A. M. Debrunner
Orthopädie

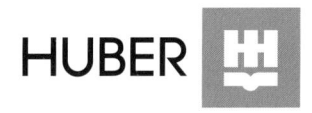

HUBER

Bücher aus verwandten Sachgebieten

Baehler
Orthopädietechnische Indikationen
ISBN 3-456-82784-9

Baud
Leben mit der Bandscheibe
ISBN 3-456-83688-0

Benini/Steinsiepe/Rohner (Hrsg.)
Die intra- und extraforaminale lumbale Diskushernie
ISBN 3-456-82420-3

Di Stefano
Das sogenannte Schleudertrauma
ISBN 3-456-83223-0

Dubs (Hrsg.)
Orthopädie an der Schwelle
ISBN 3-456-83508-6

Engelhardt/Hintermann/Segesser (Hrsg.)
GOTS-Manual Sporttraumatologie
ISBN 3-456-82792-X

Fleisch
Bisphosphonate bei Knochenkrankheiten
ISBN 3-456-82934-5

Fredenhagen/Romer/Rüttimann (Hrsg.)
Geschichte der Schweizerischen Gesellschaft für Orthopädie
ISBN 3-456-82136-0

Garbe
Zwischen Biomechanik und Pathomechanik des Femurs
ISBN 3-456-82872-1

Gerhardt/Rippstein
Gelenk und Bewegung
ISBN 3-456-81934-X

Mackrodt/Wellmitz
Der orthopädische Schuh
ISBN 3-456-83276-1

Meyer/Kappeler
Knochenchirurgie in Kaleidoskop
ISBN 3-456-82275-8

Pfingsten/Hildebrandt
Chronischer Rückenschmerz
ISBN 3-456-83134-X

Rang
Kinderorthopädie
ISBN 3-456-83656-2

Weitere Informationen über unsere Neuerscheinungen finden Sie im Internet unter: http://verlag.hanshuber.com oder per E-Mail an: verlag@hanshuber.com.

Alfred M. Debrunner

Orthopädie
Orthopädische Chirurgie

Patientenorientierte Diagnostik und Therapie des Bewegungsapparates

4., vollständig neu bearbeitete Auflage

Studienausgabe

Verlag Hans Huber

Lektorat: Dr. med. Klaus Reinhardt
Bearbeitung: Christina Weiblen
Herstellung: Peter E. Wüthrich
Illustration: Klaus Oberli
Umschlagillustration: Claudia de Weck
Lithoherstellung: Media Work, Bern und Kösel, Krugzell
Umschlag: Atelier Mühlberg, Basel
Druckvorstufe: Kösel, Krugzell
Druck und buchbinderische Verarbeitung: Kösel, Krugzell
Printed in Germany

Bibliografische Information der Deutschen Bibliothek
Die Deutsche Bibliothek verzeichnet diese Publikation in der Deutschen Nationalbibliografie; detaillierte bibliografische Daten sind im Internet über http://dnb.ddb.de abrufbar.

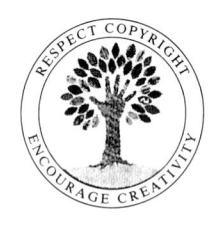

Dieses Werk, einschließlich aller seiner Teile, ist urheberrechtlich geschützt. Jede Verwertung außerhalb der engen Grenzen des Urheberrechtes ist ohne Zustimmung des Verlages unzulässig und strafbar. Das gilt insbesondere für Vervielfältigungen, Übersetzungen, Mikroverfilmungen sowie die Einspeicherung und Verarbeitung in elektronischen Systemen.

Die Wiedergabe von Gebrauchsnamen, Handelsnamen oder Warenbezeichnungen in diesem Werk berechtigt auch ohne besondere Kennzeichnung nicht zu der Annahme, dass solche Namen im Sinne der Warenzeichen-Markenschutz-Gesetzgebung als frei zu betrachten wären und daher von jedermann benutzt werden dürfen.

Anregungen und Zuschriften bitte an:
Verlag Hans Huber
Hogrefe AG
Lektorat: Medizin
Länggass-Strasse 76
CH-3000 Bern 9
Tel.: 0041 (0)31 300 45 00
Fax: 0041 (0)31 300 45 93
E-Mail: verlag@hanshuber.com
Internet: http://verlag.hanshuber.com

Studienausgabe 2005 der 4. Auflage
© 2002/2005 by Verlag Hans Huber, Hogrefe AG, Bern
ISBN 3-456-84270-8

Inhaltsübersicht

Geleitwort (M. E. Müller) 18
Vorwort 19
Risiko und Verantwortung in der orthopädischen Therapie 23
Einleitung 25
Geschichte und Entwicklung der Orthopädie 31

Erster Teil
Grundlagen der Orthopädie 37

A: Der Bewegungsapparat: Biomechanik und Pathophysiologie 39
1. Aufbau und Funktion des Bewegungsapparates 41
2. Vom Leben des Knochens: Knochenphysiologie 48
3. Die mechanische Beanspruchung der Gewebe und Strukturen des Bewegungsapparates 63
4. Pathophysiologie der Fraktur und Frakturheilung 87
5. Skelettwachstum 102
6. Knorpel und Gelenk 111
7. Die Muskulatur 128
8. Statik und Dynamik des Bewegungsapparates 134
9. Die mechanische Beanspruchung als pathogenetischer Faktor 148

B: Orthopädische Diagnostik 157
10. Die Diagnose in der Orthopädie 159
11. Orthopädische Diagnosetechnik 183
12. Konventionelle Röntgendiagnostik 203
13. Weiterführende apparative Diagnostik 210
14. Checklisten zur Diagnostik 254

C: Orthopädische Therapie 259
15. Patientenorientierte Therapie 261
16. Prinzipien, Methoden und Indikationen orthopädischer Behandlung 275
17. Konservative Therapie 286
18. Operative Therapie 329
19. Rehabilitation – Eingliederung 369

D: Orthopädie von der Geburt bis zum Tod – zwischen Patient und Wissenschaft 381
20. Jenseits der Wissenschaft 383
21. Das Rätsel der Sphinx oder Die Zeit in der Orthopädie 392
22. Kinderorthopädie 401

23. Sportorthopädie	409
24. Orthopädie zwischen Wissenschaft und Heilungsauftrag	416
25. Langzeitforschung	429
26. Statistik in der Orthopädie	444

Zweiter Teil
Allgemeine Orthopädie ... 453

A: Orthopädische Krankheiten ... 455

27. Angeborene Krankheiten und Fehlbildungen	457
28. Schäden der Epiphysenfugen – Wachstumsstörungen	466
29. Skelettveränderungen bei Allgemeinkrankheiten	474
30. Verschiedene Knochenkrankheiten	478
31. Knochennekrosen	486
32. Infektionen am Bewegungsapparat	494
33. Tumoren des Bewegungsapparates	512
34. Neuroorthopädie	529
35. Psychosomatik in der Orthopädie	563
36. Die so genannten rheumatischen Erkrankungen	570
37. Degenerative Krankheiten (Arthrosen)	579
38. Deformitäten – steife und instabile Gelenke – statische Störungen	595
39. Häufige Normvarianten bei Kindern	622
40. Überlastungs- und Sportschäden	627

B: Traumatologie des Bewegungsapparates ... 633

41. Luxationen und Bandverletzungen	635
42. Frakturen I: Pathologie und Beurteilung	639
43. Frakturen II: Therapiekonzepte	659
44. Frakturbehandlung bei Kindern	683
45. Verletzungsfolgen	693

Dritter Teil:
Regionale Orthopädie ... 711

A: Obere Extremitäten ... 713

46. Die Schulter	715
47. Oberarm und Ellbogen	737
48. Unterarm und Handgelenk	744
49. Die Hand	756

B: Die Wirbelsäule ... 773

50. Pathophysiologie der Wirbelsäule	775
51. Diagnostik der Wirbelsäule	783
52. Hals und Thorax	794
53. Die Halswirbelsäule	797
54. Kongenitale und sekundäre Wirbelfehlbildungen	808
55. Form und Haltung der Wirbelsäule	811
56. Wachstumsstörungen der Wirbelsäule	821
57. Skoliose	827
58. Spondylolyse und Spondylolisthesis	843
59. Degenerative Krankheiten der Wirbelsäule	848
60. Andere Wirbelsäulenerkrankungen	891
61. Wirbelverletzungen	896
62. Sakrum und Becken	904

C: Untere Extremitäten 909
63. Beinlängenunterschiede 911
64. Das Hüftgelenk 922
65. Der Oberschenkel 1019
66. Das Kniegelenk 1025
67. Der Unterschenkel 1106
68. Das obere Sprunggelenk 1113
69. Der Fuß 1122
70. Amputationen und Prothesenversorgung 1186

Bibliographie – Weiterführende Literatur 1197

Abbildungnachweis 1223

Sachregister 1225

Schlüssel zum Gegenstandskatalog 1261

Inhaltsverzeichnis

Geleitwort (M. E. Müller)	18
Vorwort	19
Risiko und Verantwortung in der orthopädischen Therapie	23
Einleitung	25
Geschichte und Entwicklung der Orthopädie	31

Erster Teil:
Grundlagen der Orthopädie ... 37

A:
Der Bewegungsapparat: Biomechanik und Pathophysiologie ... 39

1. Aufbau und Funktion des Bewegungsapparates ... 41
1.1	Die Gewebe des Bewegungsapparates	41
1.2	Der Bewegungsapparat als funktionelle Einheit	44

2. Vom Leben des Knochens: Knochenphysiologie ... 48
2.1	Funktioneller Aufbau des Knochens	49
2.2	Funktioneller Umbau	49
2.3	Reaktionen und Regeneration des Knochengewebes	57
2.4	Induzierte Knochenbildung und Knochentransplantation	59
2.5	Ektopische Knochenbildung	61

3. Die mechanische Beanspruchung der Gewebe und Strukturen des Bewegungsapparates ... 63
3.1	Mechanik in der Orthopädie	63
3.2	Elemente der Mechanik	64
3.3	Mechanik von Knochen und Gelenken	66
3.4	Stabilität	72
3.5	Biomechanik: Synthese von Mechanik und Biologie	76
3.6	Mechanik des Bindegewebes	83

4. Pathophysiologie der Fraktur und Frakturheilung ... 87
4.1	Bruchvorgänge	87
4.2	Frakturheilung – Kallusbildung – Pseudarthrose	90

5. Skelettwachstum ... 102
5.1	Wie wächst Stützgewebe?	102
5.2	Drei Mechanismen des Knochenwachstums	103

5.3	Steuerung des Knochenwachstums	105
5.4	Die Entwicklung der Gelenke	108
5.5	Allgemeine Faktoren, die das Knochenwachstum beeinflussen	109

6. Knorpel und Gelenk … 111

6.1	Knorpel als Gewebe	111
6.2	Eigenschaften des Gelenkknorpels	112
6.3	Funktionseinheit Gelenk	117
6.4	Reaktionen und Regeneration von Knorpel und Gelenk	122

7. Die Muskulatur … 128

7.1	Aufbau und Funktion	128
7.2	Schutz der Muskulatur vor Schäden	129
7.3	Muskelphysiologie	129
7.4	Physiologische Reaktionen	131
7.5	Pathologische Reaktionen	132
7.6	Die peripheren motorischen Nerven	133

8. Statik und Dynamik des Bewegungsapparates … 134

8.1	Statik der aufrechten Haltung	134
8.2	Die Physiologie des Stehens und Gehens	138
8.3	Der menschliche Gang	142

9. Die mechanische Beanspruchung als pathogenetischer Faktor … 148

9.1	Die biomechanisch wirksame Beanspruchung	148
9.2	Beispiele mechanischer Überbeanspruchung	151
9.3	Konsequenzen für die Praxis	155

B:
Orthopädische Diagnostik … 157

10. Die Diagnose in der Orthopädie … 159

10.1	Diagnosen für Krankheiten und Kranke	159
10.2	Orthopädische Symptome und ihre Bedeutung	169
10.3	Wie entsteht eine Diagnose?	174

11. Orthopädische Diagnosetechnik … 183

11.1	Anamnese	184
11.2	Beobachtung (Inspektion)	187
11.3	Manuelle Untersuchung	191
11.4	Bewegungsprüfungen und Gelenkmessungen	192
11.5	Weitere Untersuchungen	198
11.6	Die funktionelle Untersuchung des Bewegungsapparates	201

12. Konventionelle Röntgendiagnostik … 203

12.1	Aufnahmetechnik	204
12.2	Beurteilung	205
12.3	Messungen an Röntgenbildern	207

13. Weiterführende apparative Diagnostik … 210

13.1	Allgemeines	210
13.2	Spezielle konventionelle Röntgentechniken	216
13.3	Computertomographie	217
13.4	Kernspintomographie	225
13.5	Skelettszintigraphie	235
13.6	Sonographie	239
13.7	Die Wahl des diagnostischen Verfahrens	242

13.8	Hilfsuntersuchungen	246
13.9	Entscheidungsanalyse	249
13.10	Patienteninformation (Mitteilen der Diagnose)	251

14. Checklisten zur Diagnostik 254

14.1	Lebensalter und Krankheiten	254
14.2	Diagnosen, die man nicht verpassen darf	254
14.3	Notfälle in der Orthopädie	254
14.4	Neugeborenenuntersuchung	254
14.5	Schulärztliche Untersuchungen	254

C:
Orthopädische Therapie 259

15. Patientenorientierte Therapie 261

15.1	Ziel und Zweck orthopädischer Behandlung	261
15.2	Gespräch und Betreuung	265
15.3	Orthopädische Sprechstunde und Visite	268
15.4	Beratung des Patienten	269
15.5	Probleme der verschiedenen Altersgruppen	273
15.6	Rehabilitation als Ziel	274

16. Prinzipien, Methoden und Indikationen orthopädischer Behandlung 275

16.1	Prinzipien orthopädischer Behandlung	275
16.2	Kausale und symptomatische Behandlung	277
16.3	Das Behandlungsziel: praktisch brauchbare Funktion	279
16.4	Behandlungsplanung und Zusammenarbeit	282

17. Konservative Therapie 286

17.1	Patienten ziehen konservative Therapie vor	286
17.2	Zwei orthopädische Behandlungsprinzipien: Ruhe und Bewegung	286
17.3	Bewegungstherapie (Heilgymnastik)	291
17.4	Massage	301
17.5	Manipulationen, Redressionen	302
17.6	Physikalische Therapie	303
17.7	Medikamentöse Therapie	304
17.8	Orthopädische Apparate und Behelfe: Allgemeines	308
17.9	Extensionen	310
17.10	Gipse	311
17.11	Technische Orthopädie	315
17.12	Selbsthilfen und Einrichtungen für Behinderte (Reha-Hilfen)	327

18. Operative Therapie 329

18.1	Die Operationsindikation	330
18.2	Die Operationsplanung	340
18.3	Risiken und Komplikationen	344
18.4	Grundmuster von Operationen	353
18.5	Vor, während und nach der Operation	364
18.6	Die Nachbehandlung	365

19. Rehabilitation – Eingliederung 369

19.1	Die Idee und ihre Entwicklung	369
19.2	Rehabilitation als Teamwork	372
19.3	Von der Bewegungstherapie zur sinnvollen Arbeit	374
19.4	Reha-Hilfen	377

D:
Orthopädie von der Geburt bis zum Tod – zwischen Patient und Wissenschaft 381

20. Jenseits der Wissenschaft 383
20.1 Wissenschaft und kranker Mensch 383
20.2 Ethik in der Orthopädie 385
20.3 Orthopädie und Psyche 390

21. Das Rätsel der Sphinx oder Die Zeit in der Orthopädie 392
21.1 Die Zeit als Dimension 392
21.2 Die Wandlung des Bewegungsapparates und seiner Gewebe im Laufe des Lebens 394

22. Kinderorthopädie 401
22.1 Kinderorthopädischer Alltag 401
22.2 Kinderorthopädische Prophylaxe 402
22.3 Kinderorthopädische Diagnostik 404
22.4 Kinderorthopädische Therapie 405
22.5 Liste der kinderorthopädischen Themen in diesem Buch 406

23. Sportorthopädie 409
23.1 Wie gesund ist Sport? 409
23.2 Aufgaben der Sportorthopädie 410
23.3 Sportverletzungen 411
23.4 Therapie von Sportverletzungen 413
23.5 Liste der sportorthopädischen Themen in diesem Buch 414

24. Orthopädie zwischen Wissenschaft und Heilungsauftrag 416
24.1 Die wissenschaftliche Basis der Medizin 416
24.2 Möglichkeiten wissenschaftlicher Forschung in der Orthopädie 419
24.3 Evidence-based Medicine in der Orthopädie 422

25. Langzeitforschung 429
25.1 Orthopädie ist die Disziplin der Langzeitverläufe 429
25.2 Organisation von Langzeitforschung 433
25.3 Beurteilung, Bewertung, Qualitätskontrolle 434
25.4 Langzeituntersuchungen als Grundlagen orthopädischer Indikationen 440

26. Statistik in der Orthopädie 444
26.1 Klinische Forschung, Publikation und Statistik 444
26.2 Zweck der Statistik 445
26.3 Probleme mit der Statistik in der Orthopädie 448
26.4 Zur Datenerhebung 449
26.5 Zusammenfassung 451

Zweiter Teil:
Allgemeine Orthopädie 453

A:
Orthopädische Krankheiten 455

27. Angeborene Krankheiten und Fehlbildungen 457
27.1 Allgemeines 457
27.2 Generalisierte Entwicklungsstörungen 459
27.3 Lokalisierte angeborene Fehlbildungen 463

28. Schäden der Epiphysenfugen – Wachstumsstörungen ... 466

28.1 Entwicklung und Wandlung ... 466
28.2 Ursachen von Störungen des Knochenwachstums ... 467
28.3 Prognose der Wachstumsstörungen ... 472
28.4 Prophylaxe und Therapie der lokalisierten Wachstumsstörungen ... 472

29. Skelettveränderungen bei Allgemeinkrankheiten ... 474

29.1 Hämophilie ... 474
29.2 Stoffwechselkrankheiten ... 474

30. Verschiedene Knochenkrankheiten ... 478

30.1 Osteofibrosis derformans juvenilis ... 478
30.2 Ostitis deformans (Pagetsche Erkrankung) ... 478
30.3 Osteoporose ... 479

31. Knochennekrosen ... 486

31.1 Allgemeines ... 486
31.2 Subchondrale Knochennekrosen ... 488
31.3 Iatrogene Knochennekrosen ... 490
31.4 Juvenile Osteochondrosen (aseptische Knochennekrosen) ... 490
31.5 Osteochondrosis dissecans ... 492

32. Infektionen am Bewegungsapparat ... 494

32.1 Allgemeines ... 494
32.2 Akute hämatogene Infektion ... 496
32.3 Chronische Osteomyelitis (Osteitis) ... 499
32.4 Infizierte Frakturen und Pseudarthrosen (posttraumatische Osteitis) ... 502
32.5 Gelenkinfektionen ... 507
32.6 Seltenere Infektionskrankheiten des Skelettes ... 511
32.7 Weichteilinfektionen ... 511

33. Tumoren des Bewegungsapparates ... 512

33.1 Allgemeines ... 512
33.2 Diagnostik der Knochentumoren ... 513
33.3 Klassifizierung der Tumoren des Bewegungsapparates ... 515
33.4 Die einzelnen Knochentumoren ... 517
33.5 Zur Therapie der primären Tumoren ... 523
33.6 Knochenmetastasen und Plasmozytom ... 525
33.7 Weichteiltumoren ... 528

34. Neuroorthopädie ... 529

34.1 Schlaffe Lähmungen: Poliomyelitis ... 529
34.2 Spastische Lähmungen: zerebrale Bewegungsstörungen ... 539
34.3 Schlaffe Lähmungen mit Sensibilitätsstörungen: periphere Nervenläsionen ... 547
34.4 Spastische Lähmungen mit Sensibilitätsstörungen: Querschnittslähmungen (Paraplegie) ... 553
34.5 Andere neurologische Affektionen ... 557
34.6 Krankheiten der Muskulatur ... 562

35. Psychosomatik in der Orthopädie ... 563

35.1 Diagnostik psychosomatischer Erkrankungen ... 564
35.2 Psychopathologie ... 566
35.3 Zur Therapie psychosomatischer Störungen ... 568
35.4 Begutachtung und Versicherungsmedizin ... 569
35.5 Zusammenfassung ... 569

36. Die so genannten rheumatischen Erkrankungen 570

36.1	Rheumatoide Arthritis (chronische Polyarthritis)	570
36.2	Spondylitis ankylopoetica	576
36.3	Gicht (Arthritis urica)	577
36.4	Extraartikulärer Rheumatismus	577

37. Degenerative Krankheiten (Arthrosen) 579

37.1	Die degenerativen Gelenkkrankheiten – Arthrosis deformans	579
37.2	Andere degenerative Krankheiten des Bewegungsapparates	594

38. Deformitäten – steife und instabile Gelenke – statische Störungen 595

38.1	Allgemeines	595
38.2	Gelenksteifen (Kontrakturen) – Fehlstellungen – Ankylosen	602
38.3	Hypermobile Gelenke	610
38.4	Seitliche Fehlstellungen im Gelenk	612
38.5	Statische Beschwerden und aufrechter Gang	614
38.6	Fernwirkungen von Deformitäten auf den übrigen Bewegungsapparat	615
38.7	Richtlinien zur Vermeidung und Behandlung von Deformitäten	617

39. Häufige Normvarianten bei Kindern 622

39.1	Allgemeines	622
39.2	Torsionsprobleme an den unteren Extremitäten	624
39.3	Prophylaxe und Prognose	625

40. Überlastungs- und Sportschäden 627

40.1	Welche Beanspruchung erträgt der Bewegungsapparat?	627
40.2	Sehnenrupturen	628
40.3	Insertionstendopathien	628
40.4	Pathologische Frakturen	628
40.5	Ermüdungsbrüche (schleichende Frakturen, «Stressfrakturen»)	629

B:
Traumatologie des Bewegungsapparates 633

41. Luxationen und Bandverletzungen 635

41.1	Definitionen	635
41.2	Pathophysiologie	635
41.3	Diagnostik	636
41.4	Therapie	637

42. Frakturen I: Pathologie und Beurteilung 639

42.1	Stabilität und Instabilität	639
42.2	Stellung der Fraktur und Operationsindikation	641
42.3	Bruchart, Weichteilschaden und Heilungschancen	644
42.4	Begleitende Verletzungen und Komplikationen	652

43. Frakturen II: Therapiekonzepte 659

43.1	Konservative oder operative Frakturbehandlung?	659
43.2	Prinzipien der operativen Frakturbehandlung	661
43.3	«Primäre» oder «sekundäre» Frakturheilung?	664
43.4	Techniken der Osteosynthese	665
43.5	Vorbereitung und Nachbehandlung von Osteosynthesen	675
43.6	Die Wahl der geeigneten Behandlungsmethode (Indikationen)	678
43.7	Jenseits der Unfallchirurgie	682

44. Frakturbehandlung bei Kindern 683

44.1	Besonderheiten kindlicher Knochenbrüche	683
44.2	Schaft- und Metaphysenbrüche	684
44.3	Gelenknahe Frakturen – Epiphysenfrakturen	686
44.4	Diagnostik von Kinderfrakturen	689
44.5	Osteosynthesetechniken im Wachstumsalter	689
44.6	Einige besondere Frakturen und Komplikationen	690
44.7	Nachbehandlung kindlicher Frakturen	691

45. Verletzungsfolgen 693

45.1	Komplexe regionale Schmerzsyndrome, Sudeck-Syndrom, Algodystrophie	695
45.2	Rätselhafte Schmerzsyndrome	698
45.3	Fehlverheilte Frakturen (Malunion)	699
45.4	Posttraumatische Arthrosen	700
45.5	Instabile Gelenke	700
45.6	Pseudarthrosen (Nonunion)	701

Dritter Teil:
Regionale Orthopädie 711

A:
Obere Extremitäten 713

46. Die Schulter 715

46.1	Diagnostik bei Schulterbeschwerden	715
46.2	Erkrankungen des Schultergürtels	719
46.3	Luxationen und Instabilität im Schultergelenk	721
46.4	Schäden der Rotatorenmanschette	724
46.5	Steife Schulter (frozen shoulder)	733
46.6	Schulterlähmungen	733
46.7	Arthritis des Schultergelenkes	733
46.8	Arthrose des Schultergelenkes	735
46.9	Frakturen im Schultergelenk	735

47. Oberarm und Ellbogen 737

47.1	Der Oberarm	737
47.2	Das Ellbogengelenk	738

48. Unterarm und Handgelenk 744

48.1	Der Unterarm	744
48.2	Das Handgelenk	746

49. Die Hand 756

49.1	Allgemeines	756
49.2	Sekundäre Funktionsstörungen der Hand	760
49.3	Infektionen an der Hand	764
49.4	Arthritis und Arthrose an der Hand	764
49.5	Handlähmungen	766
49.6	Weichteilaffektionen an der Hand	768
49.7	Handverletzungen	769

B:
Die Wirbelsäule 773

50. Pathophysiologie der Wirbelsäule 775

50.1	Allgemeines	775
50.2	Die Wirbelsäule als Ganzes	775
50.3	Das Bewegungssegment	778
50.4	Achsenskelett und Nervensystem	781
50.5	Die Bedeutung der Muskulatur für die Wirbelsäule	782

51. Diagnostik der Wirbelsäule 783

51.1	Anamnese	783
51.2	Klinische Untersuchung	784
51.3	Radiologische Diagnostik	789
51.4	Weitere Untersuchungen	792

52. Hals und Thorax 794

52.1	Stenosesyndrome der oberen Thoraxapertur	794
52.2	Schiefhals (Tortikollis)	794
52.3	Der Rippenthorax	795

53. Die Halswirbelsäule 797

53.1	Angeborene Fehlbildungen	797
53.2	Degenerative Erkrankungen der Halswirbelsäule	799
53.3	Trauma und Traumafolgen der Halswirbelsäule	803
53.4	Andere Affektionen der Halswirbelsäule	807

54. Kongenitale und sekundäre Wirbelfehlbildungen 808

54.1	Assimilationsstörungen	808
54.2	Asymmetrische Wirbelfehlbildungen, kongenitale Skoliosen	809
54.3	Spina bifida: Mangelhafter Schluss des Neuralrohres	809
54.4	Wirbelsäulendeformitäten bei Systemerkrankungen	810
54.5	Neuromuskuläre Wirbeldeformitäten	810

55. Form und Haltung der Wirbelsäule 811

55.1	Haltung und Haltungsschäden	811
55.2	Fixierte Wirbelsäulendeformitäten	819

56. Wachstumsstörungen der Wirbelsäule 821

56.1	Die Entwicklung der Wirbelsäule	821
56.2	Juvenile Kyphose (Scheuermann'sche Krankheit)	821

57. Skoliose 827

57.1	Allgemeines	827
57.2	Die Skoliose als Wachstumskrankheit	828
57.3	Symptomatische Skoliosen	833
57.4	Therapie der Skoliosen	834

58. Spondylolyse und Spondylolisthesis 843

58.1	Allgemeines	843
58.2	Beurteilung und Therapie	844
58.3	Wirbelverschiebungen ohne Spondylolyse	847

59. Degenerative Krankheiten der Wirbelsäule 848

59.1	Allgemeines	848
59.2	Klinik	860

59.3	Therapie von Kreuzschmerzen	864
59.4	Bandscheibenprolaps (Diskushernie)	878
59.5	Lumbale Spinalstenose	889

60. Andere Wirbelsäulenerkrankungen … 891

60.1	Generalisierte Krankheiten der Wirbelsäule	891
60.2	Infektiöse Wirbelsäulenerkrankungen (Spondylitis)	892
60.3	Tumoren	895

61. Wirbelverletzungen … 896

61.1	Stabile und instabile Frakturen	896
61.2	Operationen bei Wirbelfrakturen	900

62. Sakrum und Becken … 904

62.1	Allgemeines	904
62.2	Die Iliosakralgelenke	904
62.3	Beckenfrakturen	906

C: Untere Extremitäten … 909

63. Beinlängenunterschiede … 911

63.1	Allgemeines	911
63.2	Möglichkeiten des Beinlängenausgleichs	915

64. Das Hüftgelenk … 922

64.1	Allgemeines	922
64.2	Die Hüfte im Wachstumsalter	929
64.3	Deformitäten des proximalen Femurendes	932
64.4	Kongenitale Hüftgelenksdysplasie und -luxation	936
64.5	Morbus Perthes	955
64.6	Juvenile Epiphysenlösung	962
64.7	Entzündliche Hüfterkrankungen (Koxitis)	969
64.8	Andere Hüftkrankheiten	971
64.9	Degenerative Hüftleiden: Koxarthrose	975
64.10	Die Totalhüftendoprothese	986
64.11	Extraartikuläre Hüftleiden	1012
64.12	Verletzungen im Hüftbereich	1012

65. Der Oberschenkel … 1019

65.1	Femurfrakturen	1019
65.2	Erkrankungen von Femur und Oberschenkel	1023

66. Das Kniegelenk … 1025

66.1	Anatomie und Funktion	1025
66.2	Diagnostik	1029
66.3	Angeborene Knieaffektionen	1041
66.4	Das Patello-Femoralgelenk	1042
66.5	Wachstumskrankheiten	1053
66.6	Meniskusläsionen	1056
66.7	Achsenfehlstellungen: Genu varum und Genu valgum	1061
66.8	Degenerative Kniegelenkerkrankungen	1067
66.9	Gonarthrose (Kniegelenkarthrose)	1068
66.10	Die Knieendoprothese	1074
66.11	Andere Knieaffektionen	1085
66.12	Affektionen der Weichteile	1088
66.13	Frakturen im Kniegelenk	1089

66.14	Verletzungen des Streckapparates	1090
66.15	Verletzungen der Kniegelenkbänder	1090
66.16	Verletzungsfolgen	1103

67. Der Unterschenkel 1106

67.1	Kongenitale Krankheiten	1106
67.2	Die Achillessehne	1107
67.3	Unterschenkelfrakturen	1108

68. Das obere Sprunggelenk 1113

68.1	Allgemeines	1113
68.2	Arthritiden	1114
68.3	Osteochondrosis dissecans	1114
68.4	Arthrose des oberen Sprunggelenkes	1115
68.5	Instabilität	1117
68.6	Verletzungen des oberen Sprunggelenkes	1118

69. Der Fuß 1122

69.1	Allgemeines, Anatomie und Physiologie	1122
69.2	Diagnostik des Fußes	1124
69.3	Kongenitale Fehlbildungen	1129
69.4	Erworbene Fußdeformitäten und Lähmungen	1135
69.5	Statische Fußinsuffizienz: Knick-, Platt- und Spreizfuß	1142
69.6	Statische Zehendeformitäten: Hallux valgus und Hammerzehen	1156
69.7	Lokalisierte Veränderungen am Fußskelett	1171
69.8	Arthritiden und Arthrosen der Fußgelenke	1175
69.9	Weichteilerkrankungen am Fuß	1177
69.10	Krankheiten der Fußsohle	1178
69.11	Die Zehennägel	1178
69.12	Der diabetische Fuß	1179
69.13	Schuhe für gesunde und kranke Füße	1180
69.14	Fußverletzungen: Frakturen	1182

70. Amputationen und Prothesenversorgung 1186

70.1	Amputationen	1186
70.2	Beinamputationen	1189
70.3	Prothesenversorgung und Rehabilitation	1192
70.4	Amputation und Prothesen an der oberen Extremität	1195

Bibliographie – Weiterführende Literatur 1197

Abbildungsnachweis 1223

Sachregister 1225

Schlüssel zum Gegenstandskatalog 1261

Geleitwort

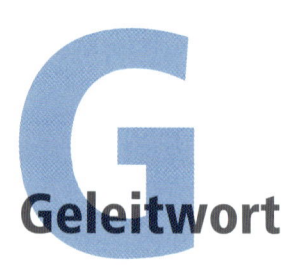

Es ist mir eine ganz besondere Freude, zum vierten Mal das Orthopädie-Lehrbuch von Alfred Debrunner begrüßen zu dürfen, das sich mittlerweile einen großen Namen gemacht hat. Schon beim ersten Mal vor zwanzig Jahren war es eine ungeheure Herausforderung, die gesamte Orthopädie didaktisch geschickt und leicht lesbar zusammenzufassen. Von einer Auflage zur nächsten hat Debrunner sorgfältig die aktuellsten Diskussionen verfolgt, das Wesentliche eingebaut und das unwesentlich Gewordene verworfen. Mit dieser vierten Auflage stellt er sich erneut der Herausforderung, das Praktische vom Theoretischen zu unterscheiden und die «Philosophie» der Orthopädie einfach, prägnant und treffsicher auszudrücken.

Möglich wird eine solche Gesamtschau durch eine Perspektive, die auch mir besonders am Herzen liegt: Letztlich zählt in unserem Fach nicht das gerade angewandte technische Verfahren, sondern das Langzeitergebnis. Störungen des Bewegungsapparates können oft nicht als Einzelereignisse, sondern müssen als meist lebenslänglich dauernde Behinderungen mit allen ihren psychologischen und sozialen Auswirkungen verstanden werden. Ein auf lange Sicht angelegter Behandlungsplan muss sich deshalb auf systematische Nachkontrollen, sorgfältige Dokumentation unter Berücksichtigung des subjektiven Befindens der Patienten und methodisch korrekte Auswertung der Langzeitergebnisse stützen.

Was aber dieses Buch so einzigartig macht, ist nicht nur seine wissenschaftliche Verantwortlichkeit, sondern zugleich die menschliche Haltung des guten Arztes, bei dem die Patienten nicht nur Therapie, sondern Verständnis, Rat und Übernahme der Verantwortung für die adäquate Behandlung ihres Leidens suchen und dem sie sich anvertrauen können.

Und schließlich beeindruckt mich aufs Neue, wie unerhört gut geschrieben dieses Buch ist (als besonderes Juwel sei nur der Teil ID: *Orthopädie von der Geburt bis zum Tod* hervorgehoben). Profundes Wissen, Aktualität, Wissenschaftlichkeit, Menschlichkeit und literarische Qualität – das sind die Eigenschaften, die dieses weit gespannte Buch beispielhaft machen nicht nur für die Orthopädie, sondern für medizinische Bücher insgesamt. So lässt es als Lehrbuch wie als Nachschlagewerk kaum Wünsche offen.

Bern, im Juli 2002   Prof. Dr. Maurice E. Müller

Vorwort

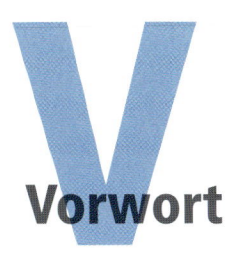

«Es macht riesigen Spaß in diesem Buch zu lesen.» Dies schrieb ein unbekannter Rezensent zur 3. Auflage, und genau das hatte ich mir gewünscht. «Und häufig benutzen wird man es dank seiner ja fast literarischen Qualitäten auf jeden Fall.» Meine Absicht ist offenbar angekommen: Ein **Lesevergnügen**, ein von Stil und Inhalt her attraktives Lesebuch soll auch die vierte Auflage sein, nicht ein Pauk- oder Kochbuch.

Irgendwann in seinem Leben möchte jeder Arzt, jede Ärztin Gegenstandskatalog, Skripten, mündliche Examina und MC-Prüfungen endlich hinter sich lassen und beginnen, eigenständig und **kritisch zu denken**. Die meisten von ihnen wollen Patienten begegnen, sie beraten, betreuen, behandeln, sie möchten selbstständig entscheiden und Verantwortung übernehmen.

An dieser Stelle will dieses Buch **die Leserin, den Leser abholen** und **ernst nehmen**: Der «derzeitige Stand des Irrtums» sollte nicht als «die Lehre» ex cathedra doziert, sondern kritisch durchleuchtet, die zahlreichen offenen Fragen angesprochen und diskutiert werden. Auch ein bisschen provozieren gehört dazu. Und wenn einzelne Statements etwas pointiert ausfallen, sind sie nicht doktrinär, sondern als Denkanstoß und Diskursgrundlage gemeint.

Ist ein Buch wie dieses – vermutlich das letzte «Einmannbuch» – noch aktuell im elektronischen Zeitalter? Wo doch neue Erkenntnisse und Operationsmethoden sich jagen? Und täglich zu aktualisieren sind mittels Surfen im Internet und Reisen zu Workshops?

Damit die riesige Flut von wichtigen und weniger wichtigen Neuheiten auch sinnvoll und *zum Nutzen der Patienten praktisch anwendbar* wird, müssen alle diese unzusammenhängenden Einzelinformationen **in ein Raster von Basiswissen eingeordnet** werden. Erst ein vertieftes Verständnis der technischen, der biologischen, der pathophysiologischen Grundlagen und des psychologischen und sozialen Umfeldes erlaubt eine kritische Beurteilung und damit eine Wertung der unzähligen Neuerungen und Angebote. Erst mit dieser Einordnung können sie zu praktischen Instrumenten zum Heil unserer Patienten werden.

Dieses Buch will eine solche Matrix vermitteln. Sein Ziel kann nicht sein, die neuesten Techniken zu beschreiben. Diese sind oft schon überholt, bevor die Druckerschwärze trocken ist. Die **Grundlagen und Prinzipien** hingegen, auf denen die Orthopädie basiert, ändern sich nicht so rasch. Sie bleiben gültig als Grundstock für unsere ärztliche Tätigkeit.

In diesem Sinne, so glaube ich, kann ein Buch wie das Vorliegende eine Aufgabe erfüllen, nicht nur als Lernbuch, sondern als **Lesebuch** und als ständiger **Begleiter**, als Nachschlagewerk für alle, die Patienten mit Krankheiten und Verletzungen der Bewegungs- und Halteorgane behandeln und betreuen.

Was ist neu?

Das ganze Buch wurde von Grund auf neu bearbeitet. Größere Änderungen und Ergänzungen haben sich ergeben v. a. in der regionalen Orthopädie: *Schulter* und *Knie*, aber auch *Hüfte*, *Wirbelsäule* und *Fuß*.

Die *Endoprothetik* ist in ein Alter gekommen, in dem eine eingehendere Analyse möglich wird. Dasselbe gilt für die *Frakturbehandlung*. Beide Gebiete wurden gänzlich neu bearbeitet.

Neu hinzugekommen sind auch Themen zur *Neuorientierung* der gesamten Medizin im dritten Jahrtausend. Auch für die Orthopädie bringt diese grundlegend neue Aufgaben:

- *Patientenbezogene Diagnostik:* Zur nosologischen Diagnose kommt die Funktionsdiagnose (Fähigkeitsassessment), d. h. die Beurteilung der Behinderung, der Beeinträchtigung, der Lebensqualität des Patienten.
- *Patientenorientierte Therapie:* Ein adäquater Behandlungsplan berücksichtigt die Bedürfnisse des

individuellen Patienten. Alternativen sind manchmal besser als Standardtherapien.
- *Indikationen*, insbesondere zu *Operationen*, erfordern «evidence-based orthopaedics» sowie ein genaues Abwägen von Erfolgschancen und Risiken.
- *Erfolgskontrollen* (Outcomes-studies), in der Orthopädie speziell auch langfristige Resultate, sind die Grundlage von Indikationen (Langzeitforschung).
- Nicht alles Machbare ist unverzichtbar. Ressourcenknappheit und Fortschritt verlangen eine *sinnvolle Allokation der Mittel*. Eine Auswahl ist notwendig. Ein heißes Eisen, aber kein Tabu mehr.

Mein Dank

Er gehört in erster Linie meinen Lehrern: meinem verstorbenen Vater, Prof. H. Debrunner, Zürich und Basel (dessen immer noch aktuellen Aufsatz über «Risiko und Verantwortung in der orthopädischen Therapie» wir im Anschluss an dieses Vorwort abdrucken), sodann vor allem Prof. Maurice E. Müller, zuletzt Leiter der Universitätsklinik für orthopädische Chirurgie in Bern, und meinem Partner und Freund H. R. Meyer, der mir die Probleme der Patienten in der freien Praxis verstehen half.

Die **Neubearbeitung** wäre ohne die Hilfe von Freunden und Kollegen nicht möglich gewesen. Ihnen bin ich für ihre tatkräftige **fachkundige Unterstützung** zu großem Dank verpflichtet: Sie haben einzelne Kapitel kritisch durchgesehen und zahllose Korrekturen und Anregungen eingebracht: Prof. Peter Engelhardt, Berlin, für den Text zu Teil II, «Allgemeine Orthopädie», Prof. R. Jakob, Fribourg, für das Kniegelenk, Prof. D. Grob, Zürich, für die Wirbelsäulenchirurgie, Prof. J. Hodler, Zürich, für die Entwicklung der bildgebenden Diagnostik, Prof. H. Jacob, Zürich, für die Biomechanik, Prof. B. Simmen, Zürich, für die Handchirurgie, Prof. U. Exner für das Tumorkapitel, PD Dr. T. Böni, Zürich, für die Orthopädietechnik und Diabetesprobleme, Prof. R. Baumgartner, Zürich, für Amputationen und Prothesenversorgung, Prof. R. Adler, Bern, für die Psychosomatik, Prof. M. Dambacher, Zürich, für die Osteoporose, Prof. P. Ochsner, Liestal, und Dr. H. Keller, Zürich, für die Traumatologie, Dr. P. Rippstein, Zürich, für die Chirurgie des Fußes, Dr. R. Brunner, Basel, für die Zerebralparalysen und Dr. H. Spiess, Zürich, als Neurologe.

Weitere Anregungen erhielt ich von Prof. N. Gschwend, Zürich, Prof. F. Hefti, Basel, Dr. T. Drobny, Zürich, Dr. E. Bönisch, Göttingen, Dr. F. Traulsen, Kiel, und vor allem auch von Dr. L. Dubs, Winterthur. Allen gilt mein herzlicher Dank.

Besonders dankbar bin ich allen jenen, die mir in großzügiger Weise Abbildungsmaterial zur Verfügung gestellt haben. Die Herkunft der **Abbildungen** geht aus dem *Abbildungsnachweis* am Schluss des Buches hervor.

Schließlich bleibt mir zu danken K. Oberli, Bern, der die Zeichnungen angefertigt und geduldig immer wieder umgezeichnet hat, dem Verlag Hans Huber, Bern, für die Fertigstellung des Buches, und insbesondere Herrn Dr. K. Reinhardt (Lektorat), Frau C. Weiblen (Bearbeitung) und Herrn P. Wüthrich (Herstellung) für ihren Enthusiasmus und ihr Verständnis.

Um *Verständnis und Nachsicht* möchte ich auch **die Leser** bitten für die vielen Unzulänglichkeiten und Mängel, deren ich mir nur zu gut bewusst bin. Mein Wunsch wäre, dass seine Kritik möglichst geradlinig den Weg zu mir finde.

Danken möchte ich schließlich Frau Claudia de Weck, die es mit ihrer Umschlaggestaltung verstanden hat, zu zeigen, dass Orthopädie, obwohl natürlich eine sehr ernsthafte Angelegenheit, durchaus auch menschliche Seiten hat, und manchmal sogar humorvolle.

Zürich, Juni 2002   Alfred M. Debrunner

Aus den Vorworten zur ersten bis dritten Auflage

Die Orthopädie gehört zu den medizinischen Fachgebieten, in welchen die pathophysiologischen Zusammenhänge nicht nur logisch, sondern auch praktisch *anwendbar*, die Wirkungen unserer therapeutischen Bemühungen überdies einwandfrei *nachprüfbar* sind. Diese **Zusammenhänge** sind zweifellos das Interessante und Wesentliche an der Orthopädie, und zu ihrer Darstellung schien die Form des Lehrbuches, des «textbook» besser geeignet als ein kurzer Leitfaden.

Auch sollte das Buch ein gewisses Lesevergnügen bereiten. Medizinische Literatur ist im Allgemeinen nicht gerade eine besonders spannende Lektüre, und während des Studiums hätte ich mir oft etwas weniger Einschläferndes gewünscht.

Gliederung des Stoffes

Zu Beginn (Teil IA) werden die *pathophysiologischen Grundlagen* aufgezeigt. Es lässt sich nicht bestreiten, dass die Gesetze der Statik und Mechanik die Funktion des Haltungs- und Bewegungsapparates ebenso beherrschen, wie etwa die Gesetze der Chemie oder der Hämodynamik die innere Medizin. Eine zusammenhängende Darstellung der «Biomechanik des Haltungs- und Bewegungsapparates» schien deshalb wesentlich.

Der **I. Teil «Grundlagen der Orthopädie»** enthält im Weiteren eine zusammenhängende Beschreibung der orthopädischen *Diagnostik* sowie der orthopädischen *Therapiemöglichkeiten*, da diese sich weniger auf einzelne Krankheitsbilder als auf bestimmte *Funktionsstörungen* des Bewegungsapparates beziehen. Auf das Erfassen der Funktion und ihrer Bedeutung für den Patienten ist denn auch besonderer Wert gelegt.

Im **II. Teil «Orthopädische Krankheiten»** werden Pathologie, Pathogenese und Klinik der großen Krankheitsgruppen, etwa der «degenerativen Gelenkkrankheiten», im Zusammenhang, unabhängig von der Lokalisation, in geschlossenen Kapiteln dargestellt.

Der **III. Teil «Regionale Orthopädie»**, in dem die Affektionen der einzelnen Körperregionen mit ihren Besonderheiten abgehandelt werden, entspricht am ehesten einem «Leitfaden».

Die dreiteilige Gliederung bringt manche Überschneidungen, doch schien mir der Vorteil der geschlossenen, auch *einzeln lesbaren Kapitel*, zu überwiegen. Die ausgiebigen *Verweise* sollten dem, der *Querverbindungen* sucht, helfen, diese zu finden. Der eilige Leser kann ohne weiteres darüber hinweggehen.

Auswahl des Stoffes

Da Vollständigkeit weder möglich noch erstrebenswert ist, kommen der *Auswahl* und *Gewichtung* des Stoffes besondere Bedeutung zu.

Jede ärztliche Handlung, sei sie diagnostisch oder therapeutisch, ist ein *Entscheid*, der letztlich vom *Arzt in freier Verantwortung* getroffen werden muss. Diesen Entscheid nimmt ihm niemand ab, auch kein Lehrbuch. Dieses kann ihm lediglich die **Entscheidungsgrundlagen** für seine Entschlüsse vermitteln. Als tragfähige Grundlage erweist sich weniger ein kumuliertes Detailwissen, das oft eher eine Unsicherheit bewirkt, als vielmehr das Erfassen der mannigfaltigen *Zusammenhänge*. Dies erlaubt eine zuverlässigere Beurteilung der individuellen Situation des Patienten und erleichtert es, eine Lösung zu finden, die seinen Bedürfnissen entspricht.

Nun wird ärztliches Handeln wesentlich von den körperlichen und psychischen *Auswirkungen der Krankheit auf den Patienten* mitbestimmt, umso mehr, als dieser zunehmend am Entscheidungsprozess teilhat.

Im Einzelnen wurden

- die *häufigen*
- die *praktisch wichtigen* und
- die *therapeutisch zugänglichen*

Probleme in den Vordergrund gestellt.

Die **Frakturenlehre** gehört als fester Bestandteil zum Arbeitsfeld der Orthopädie. Sie ausführlich darzustellen würde allerdings den Rahmen dieses Buches bei weitem sprengen. Hier wird darauf eingegangen, soweit die orthopädische Betrachtungsweise von Bedeutung ist für die Probleme der Frakturheilung und der Behandlung. Etwas ausführlicher beschrieben wurden die langfristigen Auswirkungen. Noch zu häufig müssen Patienten wegen vermeidbaren *Frakturfolgen* später orthopädische Hilfe suchen.

Die **orthopädischen Operationen** wurden in Grundzügen beschrieben. Die Operationstechnik ist nur praktisch zu erlernen und in der Fachliteratur ohnehin das bevorzugte Thema. Überdies wechseln sich die einzelnen empfohlenen Methoden immer schneller ab. So veralten Operationslehren sehr rasch.

Zu den beständigeren Grundlagen der Orthopädie gehören hingegen die Kenntnisse der gerade in diesem Fach so wichtigen **Langzeitverläufe**, sowohl *mit* Therapie als auch *ohne* Behandlung. Erst aus der Gegenüberstellung dieser beiden Möglichkeiten lassen sich Operationsindikationen verantworten. Die Kunst ist es, die Natur nicht *gegen* uns, sondern *für* uns wirken zu lassen. Dabei spielt die *Zeit* eine überragende Rolle.

Zürich, Januar 1983

Bereits ein Jahr nach Erscheinen des Buches wurde eine Neuauflage nötig. Offensichtlich besteht bei einem breiten Leserkreis Bedarf nach einem Lehrbuch dieser Art: In erster Linie Orthopäden, Chirurgen, Traumatologen, Rheumatologen, Pädiater, Radiologen, aber auch Allgemeinpraktiker, Physiotherapeuten, Krankenschwestern und Studenten zählen dazu. Nach zehn Jahren wurde bereits eine *vollständige Um- und Neubearbeitung* notwendig:

- Die *bildgebenden Verfahren* revolutionierten die orthopädische Diagnostik und brachten eine Renaissance der Anatomie. Beides gehört zum Werkzeug des Orthopäden. Und Werkzeuge gibt man nicht aus der Hand.
- Die *Arthroskopie* ist zu einer der häufigsten Operationen überhaupt geworden.
- Die *Wirbelsäulenchirurgie* ist zu einer eigenen, anspruchsvollen Spezialität geworden.
- Die *Endoprothetik* ist zum bedeutendsten Wirkungsfeld der orthopädischen Chirurgie geworden. Das Ziel, Prothesen, die bis ans Lebensende tadellos funktionieren, ist noch in weiter Ferne. Inzwischen gilt es, auch den Patienten mit gelockerten Prothesen zu helfen.
- *Knieverletzungen* in reicher Auswahl hat uns der Sport beschert. So haben wir die Biomechanik dieses Gelenkes und seiner Bänder besser verstehen gelernt.
- Die *Frakturbehandlung* ist nach dem initialen Siegeszug der Osteosynthese *differenzierter* geworden.

Die meisten dieser Neuerungen zeigen einen stark zentrifugalen Trend, sie drängen in Spezialitäten und Subspezialitäten. Die negativen Seiten dieser Entwicklung sind in den letzten Jahren immer klarer hervorgetreten. Viele Bestrebungen gehen heute dahin, den *Ganzheitsaspekt* wieder in den Vordergrund zu stellen. So werden z.B. im **Lernzielkatalog** für die Orthopäden in der Schweiz Kenntnisse gefordert, die über die reine Krankheitslehre hinausgehen und der Beurteilung und praktischen Entscheidungsfindung dienen. Es sind weitgehend dieselben Themen, die auch Schwerpunkte bei der Neubearbeitung dieses Buches bildeten. Dazu gehören:

- *kritische Gewichtung und Interpretation* der diagnostischen Verfahren
- Stellenwert *konservativer Maßnahmen*
- Abschätzung des *Komplikationspotenzials* orthopädischer Eingriffe
- Integration der Belange der Versicherungen, der sozialen Institutionen und der rechtsmedizinischen Aspekte in der *Therapieplanung*
- *Aufwand/Nutzenanalyse* von diagnostisch-therapeutischen Maßnahmen
- Bedeutung der *Dokumentation*, *Information* und Statistik für die **Qualitätssicherung** in der Orthopädie.

Die Zersplitterung in Subspezialitäten wird von vielen bedauert, viele halten sie für unvermeidlich. Ihr zu begegnen werden jedoch auch zunehmend Kräfte wach, die sich auf den ärztlichen Auftrag zurückbesinnen und den *Patienten wieder in den Mittelpunkt* stellen wollen.

Als Ärzte stehen wir in einem Spannungsfeld zwischen unserer «Wissenschaft» und der Not des Patienten, eine unbequeme Situation, nicht immer leicht zu ertragen. Weder das Abheben in die Höhenflüge der Wissenschaft, noch die Flucht in den Dschungel einer Kurpfuscherei können uns helfen. Standhalten im Spannungsfeld zwischen Patient und Wissenschaft, zwischen Theorie und Praxis, ist gefordert, ist aber auch das Faszinierende unseres Berufes. Diesem Spannungsfeld ist ein ganzer neuer Buchteil gewidmet: **Teil I D «Orthopädie von der Geburt bis zum Tod – Zwischen Wissenschaft und Patient»**.

Die Themen und Fragen, auf die hier eingegangen wird, kommen in der Fachliteratur noch kaum zur Sprache, gewinnen aber zunehmend an Bedeutung. Die *Zeit* ist einer der wichtigsten Faktoren, sowohl für das Verständnis der Krankheitsverläufe (Lebensalter) wie für unser Handeln:

- der richtige *Zeitpunkt* gehört zu jeder *Indikation*, und
- *Langzeitresultate* sind ihre Grundlagen.

Schließlich steht und fällt der Beruf des Orthopäden mit der *Verantwortung*, die sein Handeln bestimmt. Dies gilt heute in besonderem Maß, da uns immer potentere Mittel und Werkzeuge zur Verfügung stehen.

Risiko und Verantwortung in der Orthopädie ist, in diesem Lichte betrachtet, ein aktuelles Thema. Offenbar ist es auch ein Zeitloses: So scheint mir auch der Aufsatz, den mein Vater *Hans Debrunner*, Gocht-Schüler in Berlin und später Professor für Orthopädie in Basel, 1957 für die «Zeitschrift für Orthopädie» schrieb, nichts von seiner Aktualität verloren zu haben. Ich weiß nichts besseres zu tun, als diese kleine Schrift, sozusagen als «Motto» beizufügen.

Zürich, im Mai 1993

Alfred M. Debrunner

Risiko und Verantwortung in der orthopädischen Therapie[1] (Von Hans Debrunner 1889–1974)

Im September 1955 fand in Paris ein internationaler Kongreß der medizinischen Ethik statt. Mehr als 800 Männer der Wissenschaft nahmen daran teil. Einige Wochen später hielt *Joseph Marion* sein Referat über «le risque en chirurgie orthopédique» vor der französischen Orthopädengesellschaft. Wir fragen uns, ob die neue Ära der Technisierung unserer Heilkunst eine Lockerung der Verpflichtungen mit sich gebracht habe, die seit Hippokrates jedem Arzt übertragen wurden, oder wie denn sonst die Tatsache zu verstehen sei, daß man dem Arzt sozusagen selbstverständliche Verhaltensregeln erneut einzuprägen für nötig findet. Es steht außer Zweifel, daß die Erfindungen und Entdeckungen der jüngsten Zeit die Methodik medizinischer Therapeutik verändert haben. Sie haben indessen an den Grundlagen ärztlichen Handelns kein einziges Steinchen abgetragen. Die Kernsprüche vom nil nocere, von der salus aegroti suprema lex, die ihr ehrwürdiges Alter schon durch die lateinische Fassung bekunden, gelten heute wie gestern und werden morgen gelten. Warum trotzdem diese Bemühungen um ärztliche Verantwortung und therapeutisches Risiko?

Ich will mich in diesen Betrachtungen auf unsere Fachprobleme beschränken. Ich glaube, zwei große Veränderungen erkennen zu können, die uns erklären, weshalb wir uns besonders eindringlich mit den Fragen beschäftigen sollten. Als erste dieser Veränderungen möchte ich die sogenannte Aufklärung des Publikums erwähnen. Durch die Presse, Radio, Film und Television wird heute in den sogenannten zivilisierten Ländern laufend über die neuen Errungenschaften der Technik berichtet. Die medizinische Technik wird in diese Berichte mit einbezogen. Von biologischen Überlegungen hört der Laie nichts. Ihm werden nur die technischen Möglichkeiten vorgeführt. So erhält er ein vollkommen falsches Bild von den Errungenschaften der Medizin und folgert daraus den Anspruch auf ein Recht zur Gesundheit, das noch vor einem Menschenalter unvorstellbar gewesen wäre. Der Kranke gibt dem Arzt den Auftrag, ihn wiederherzustellen. Er ist nicht etwa enttäuscht, wenn der Arzt diesem Auftrag nicht gerecht zu werden vermag, sondern er ist entrüstet, spricht ihm die Kompetenz der Entscheidung und des Könnens ab und läuft zur Konkurrenz. Derartige Erfahrungen strahlen eine eigentümliche Kraft der Versuchung aus, die auch gewissenhafte Ärzte in ein Dilemma versetzen. Sie schwanken, ob sie krankhafte Zustände angehen dürfen, die zwar keineswegs lebensgefährlich, vielleicht nicht einmal lebensstörend sind, weil der Patient an Versprechungen glaubt, die ihm eine geschäftige und unverantwortliche Publizistik vorgaukelt hatte. Dem Druck einer derartig fehlorientierten öffentlichen Meinung werden die Ärzte nicht immer widerstehen – sieht man doch wie neu empfohlene Operationsmethoden, die früher an einer einzigen Klinik sorgfältig ausprobiert wurden, in unseren Tagen sofort von einem Dutzend Berufenen und hundert Unberufenen übernommen, propagiert und oft wieder verworfen werden.

Eine zweite Veränderung, welche die ärztliche Verantwortung erhöht, besteht zweifellos in der Erweiterung der Operabilität. Damit treten die großen orthopädischen Operationen in den Risikobereich der lebensgefährlichen chirurgischen Eingriffe. Denn trotz eines Arsenals von Mitteln gegen Schock, Infektion, Embolie, lauern diese Gespenster hinter den Toren, durch die wir mit dem Patienten ins Unbekannte treten. Wir können ihr Dasein erst erkennen, wenn das Tor durchschritten ist.

Das sind bekannte Dinge. Der besonnene Arzt hat sie zu allen Zeiten respektiert und respektiert sie auch heute. Er wird es sich zur Pflicht machen, den Patienten darüber aufzuklären und ihm erst dann die Entscheidung zu übertragen, wenn er um die Gefahr weiß.

---

[1] Zuerst erschienen in der Zeitschrift für Orthopädie und ihre Grenzgebiete, Bd. 88, S. 129, 1957.

Schwerer zu beurteilen, weil es zur Kunst der therapeutischen Indikationsstellung gehört, ist das funktionelle Risiko, das zu vernachlässigen uns gerade die erweiterte Sicherheit der Operation verführt. Ich glaube, daß auf diesem Feld von uns allen Fehler begangen werden, die vermieden werden sollten. Jeder Eingriff im Wiederherstellungverfahren bedeutet ein Abenteuer, das wir mit dem Patienten zusammen zu bestehen haben. Meist sind die Erfolgschancen gut; nie sind sie hundertprozentig sicher. Oft aber – denken wir nur an die blutigen Eingriffe bei veralteten Hüftluxationen, an die Verspanungen bei schweren Wirbelsäulenaffektionen, an Verlängerungs- und Verkürzungsoperationen – wird die Aussicht auf die erhoffte Besserung getrübt und unsicher; das Risiko des Abenteuers erhöht sich; sein Ausgang hängt von so viel Unbekanntem ab, daß es sich unserer Berechnung entzieht und auch die statistische Bewertung der Grenze der Zuverlässigkeit überschreitet. In solchen Fällen kann nur eine überaus gründliche Abklärung der Erwartungen des Patienten im Vergleich zu den vorhandenen Leistungen, also nur eine sorgfältige Funktionsdiagnose und -analyse, die Möglichkeiten eines reparatorischen Eingriffs einigermaßen abklären. Dazu gehört auch die Abklärung der psychologischen Voraussetzungen. Sie bestimmen das funktionelle Element in hohem Maße. Die Entscheidung selbst hat der Arzt im engsten Einvernehmen mit dem Patienten zu fällen. Er muß ihm die Risiken wenigstens in allgemeinen Grundzügen bewußt machen. Er benötigt die freie Zustimmung des Kranken ebensosehr wie seinen Anteil an der Verantwortung. Ein solches Verhalten wird uns vor der Gefahr bewahren, daß wir unserem Können mehr zutrauen als unserem Wissen!

Claude Bernard hat die Selbstgefährdung des modernen Menschen in einem schlichten Satz ausgedrückt, der wie eine Mahnung an unsere Zeit klingt: «L'homme peut plus qu'il ne sait.» Sein Können übersteigt sein Wissen. Denken wir daran, daß wir unser Können nach unserem Wissen einzurichten haben. Dann erst werden wir verantwortungsbewußte Ärzte bleiben.

Einleitung

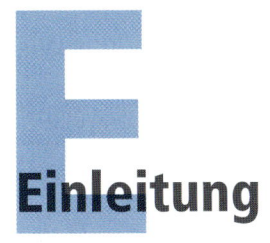

Stellung und Bedeutung der Orthopädie in der Medizin

Wussten Sie, dass beim *ersten Arztbesuch* junger Menschen *orthopädische Krankheiten* an erster Stelle stehen? Schmerzen, Überlastungserscheinungen und Verletzungen an Armen, Beinen und Rücken gehören zu den häufigsten Ursachen, wenn Patienten ihren *Hausarzt* aufsuchen (s. **Abb. 0.1**). Viele davon kann dieser aufgrund seiner Ausbildung *selbst* behandeln und beraten.

Medizinische Statistiken zeigen, dass

- **Unfallverletzungen**
- **Verletzungsfolgen**
- **degenerative Krankheiten** des Bewegungsapparates (Arthrosen)
- **Rückenbeschwerden**
- so genannte **rheumatische Krankheiten**

heute zahlenmäßig einen *Hauptanteil aller behandlungsbedürftigen Krankheiten* stellen. Die Mehrzahl dieser Patienten kommen früher oder später in die Behandlung eines orthopädischen Chirurgen oder eines anderen mit orthopädischen Problemen vertrauten Arztes.

Im vorgerückten Alter bleibt kaum jemand von degenerativen Erkrankungen am Bewegungsapparat und entsprechender Behinderung verschont. Mit der **Zunahme des Anteils alter Menschen** an der Bevölkerung steigt die Anzahl orthopädischer Patienten ständig an.

Die Orthopädie hat in den letzten Jahrzehnten eine erhebliche Ausweitung erfahren. Ihre **volkswirtschaftliche Bedeutung** geht aus den Statistiken der Unfall- und Invalidenversicherungen hervor: Die größte finanzielle Belastung erwächst diesen Versicherungen aus Schäden des Bewegungsapparates, also aus «orthopädischen» Krankheiten.

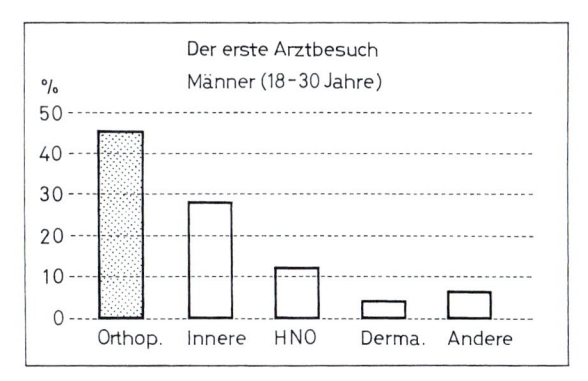

Abb. 0.1: Der erste Arztbesuch: Orthopädische Affektionen stehen an erster Stelle, vor allen anderen Erkrankungen (innere Medizin; Hals, Nasen, Ohren; Dermatologie; andere), wenn junge Männer (18 bis 30 Jahre) zum ersten Mal ärztliche Hilfe beanspruchen. Dies stellte eine Studie aus Bochum fest (Z. Orth. 137, Oa8, 1999). Es handelte sich vor allem um Sportverletzungen. Auch bei Frauen stehen orthopädische Probleme oben an, kurz nach den intern medizinischen. Betroffen waren v.a. untere und obere Extremitäten sowie die Wirbelsäule (gynäkologische und Routineuntersuchungen waren ausgeschlossen worden).

Die heutige Orthopädie hat ihren Patienten eine breite Palette von Behandlungsmöglichkeiten anzubieten. Deren **Kosten/Nutzenverhältnis** ist im Vergleich mit anderen Sparten außerordentlich günstig. Gelenkersatz und Frakturbehandlung stehen hier an erster Stelle.

Es geht nicht um Lebensverlängerung, sondern um Verbesserung der **Lebensqualität**, der Leistungs- und Arbeitsfähigkeit und um die Erhaltung der Selbstständigkeit, d.h. Unabhängigkeit von fremder Hilfe, alles Maßnahmen, die auch ökonomisch und volkswirtschaftlich positiv zu Buch schlagen.

Längst nicht alle orthopädischen Patienten brauchen eine spezifische Behandlung. Und von diesen braucht nur ein kleiner Teil eine Operation (man schätzt etwa 5%). Was aber alle brauchen, ist eine *kompetente Beratung und Betreuung*.

Eine gute **Ausbildung in Orthopädie** ist aus allen diesen Gründen nicht nur für den Facharzt für Orthopädie, sondern auch für *Allgemeinpraktiker*, für *Hausärzte* von essenzieller Bedeutung, sowie für *alle Ärzte*, die sich mit Krankheiten und Verletzungen des Bewegungsapparates befassen müssen, also auch für Chirurgen, Sportärzte, Rheumatologen, Kinderärzte, Geriater, Neurologen, Röntgenärzte, Versicherungsmediziner u. a.

In der *Physiotherapie* spielt orthopädisches Denken eine zentrale Rolle.

Fachgerechte *Pflege* und *Rehabilitation* sind ohne die Beachtung orthopädischer Prinzipen nicht denkbar.

Eine Definition der Orthopädie

Die Orthopädie erkennt und behandelt die **Funktionsstörungen des muskulo-skelettären Systems**. Zu diesem gehören:

- der **Stützapparat**: Knochenskelett mit Gelenken und Bändern
- die **Bewegungsmotoren**: quer gestreifte Muskulatur mit zugehörigen Sehnen
- der **Steuermechanismus**: Nervensystem mit motorischen, sensiblen und zentralen Anteilen sowie die dazugehörige
- **Versorgung**: Gefäße und die
- **Schutzbedeckung**: Haut.

Die hauptsächlichsten **Funktionen** des Bewegungsapparates sind:

- **aufrechte Haltung**
- **Fortbewegung**
- **Halte- und Greiffunktionen.**

Diesen drei Hauptfunktionen entspricht im Wesentlichen die **Gliederung** des Bewegungsapparates in drei Systeme:

1. *Achsenskelett:* Wirbelsäule und Becken
2. *untere Extremitäten:* Beine
3. *obere Extremitäten:* Arme und Hände.

Die Orthopädie beschäftigt sich entsprechend diesem Aufbau des Bewegungsapparates

- mit bestimmten **Geweben** des Körpers: Knochen, Knorpel, Bindegewebe, Muskulatur usw. und
- mit bestimmten **Körperregionen**: Wirbelsäule, Arme und Beine. Vgl. **Tabelle 0.1**.

Tabelle 0.1: Spezifische Merkmale der Orthopädie.

1. **Gewebe:** Stütz- und Bindegewebe (Knochen, Knorpel, Sehnen, Bänder), quergestreifte Muskulatur
2. **Organe:** Stütz- und Bewegungsorgane: Skelett, Gelenke
3. **Körperteile:** Achsenskelett: Wirbelsäule
   Obere und untere Extremitäten
4. **Funktionen:** Statische und mechanische: Aufrechter Stand. Körperhaltung, Fortbewegung, Halte- und Greiffunktion
5. **Ausfälle:** Verlust der Stützfunktion (Instabilität von Knochen und Gelenken)
   Verlust der aktiven Beweglichkeit (Lähmungen)
   Verlust der passiven Beweglichkeit (Gelenkstreifen)
   Funktionsausfall wegen Formabweichungen von der Norm
6. **Spezielle Charakteristika der Orthopädie:**
   – Langzeitbetrachtungen (über viele Jahre)
   – Funktionelle Betrachtungsweise
   – Zusammenhangsbetrachtung
   – Mechanische Betrachtungsweise (siehe Teil IA: Der Bewegungsapparat. Biomechanik und Pathophysiologie.)
   – Spezifische Leistung des Bewegungsapparates (Skala von voller Invalidität zur vollen Leistungsfähigkeit: s. Kap. 11.16 u. Tab. 11.1).

Das Besondere der Orthopädie

Physiologie und Pathophysiologie des muskulo-skelettären Systems und seiner Gewebe unterscheiden sich grundlegend von der Physiologie und Pathologie der inneren, hauptsächlich dem Stoffwechsel dienenden und vegetativ gesteuerten, Organe.

Der Bewegungsapparat und seine Gewebe unterliegen vorwiegend *mechanischen*, *statischen* und *dynamischen Gesetzen*, während bei den inneren und im Besonderen den Hohlorganen eher biochemische und hydrodynamische Probleme auftauchen.

Form und Funktion

Die Übereinstimmung von Form und Funktion ist in wenigen Sparten der Medizin so augenfällig wie in der Orthopädie. Die *im Laufe der Evolution entwickelte hochkomplizierte Konstruktion*, beispielsweise eines Knies oder einer Hand, erlaubt erst die vielfältigen erstaunlichen Leistungen, an die auch heute noch kein Roboter heranreicht.

Abweichungen von dieser Form, seien es angeborene oder erworbene Deformitäten, haben in der Regel schwerwiegende Auswirkungen auf die Funktion

(s. Kap. 3, Kap. 9 u. Kap. 38: «Deformitäten und statische Störungen»).

Diese Zusammenhänge stehen im Zentrum orthopädischen Denkens. Daraus darf keineswegs geschlossen werden, dass jede Deformität automatisch behandelt, ja operiert werden sollte. «Normen» gibt es nicht. Solche à tout prix (operativ) wiederherzustellen führt nicht selten zu Katastrophen und kann nicht der Zweck sein. Das Ziel ist vielmehr die bestmögliche Funktion und die Zufriedenheit der Patienten. Die «funktionelle Anpassung» des Bewegungsapparates (s. Kap. 1.2) und die individuellen Anpassungsmöglichkeiten der Patienten sind erstaunlich groß. Sie auszunutzen ist die eigentliche Kunst des Orthopäden.

Mechanik, Statik und Biologie

Skelett und Muskulatur haben in erster Linie den Organismus *gegen die Schwerkraft* aufrecht zu *halten* und zu *bewegen*. Der Stütz- und Bewegungsapparat unterliegt somit statischen, mechanischen und dynamischen Gesetzen. Seine Organe: Skelett, Gelenke, Wirbelsäule etc., sind für mechanische Aufgaben perfekt konstruiert, und seine Gewebe (Knochen, Knorpel, Sehnen, Muskeln) haben entsprechende *mechanische Eigenschaften* (Bruch- und Reißfestigkeit, minimale Reibung etc.; s. Kap. 1.1). Physiologie und Pathologie des Stütz- und Bewegungsapparates – das Tätigkeitsfeld der Orthopädie – sind somit weitgehend mechanisch bestimmt (s. Kap. 3: «Die mechanische Beanspruchung der Gewebe»).

Dies bedeutet keineswegs, dass «Knochenschlosserei» eine rein mechanische Aufgabe und der orthopädische Chirurg lediglich ein guter Schreiner sein sollte (vgl. Kap. 18). Entscheidend, aber auch interessant ist die Interaktion zwischen mechanischer Beanspruchung und Biologie der Gewebe und Organe, die *«Biomechanik»* (s. Kap. 3.5). In dieser Interaktion steckt viel *Heilungspotential*, z. B. im Knochenbruchheilungsprozess (vgl. Kap. 4), aber auch *Gefährdung* und Ursache von Pathologie, z. B. bei unphysiologischer Beanspruchung von Gelenken (s. Kap. 9), oder wenn die Blutzirkulation in Knochen und Weichteilen zu wenig beachtet wird (s. Kap. 31 u. Kap. 43.2).

Die **«Biomechanik»** ist deshalb auch ein besonders wichtiger, spannender und dankbarer Bereich der Orthopädie. Die richtigen Entscheide zu fällen kann eine Kunst sein. Dass dazu eine Gesamtbetrachtung des Bewegungsapparates, aber auch des Patienten in seiner individuellen und sozialen Situation notwendig ist, ist ein spezielles Merkmal orthopädischen Denkens. In einem ersten Teil (IA) werden deshalb Biomechanik und Pathophysiologie des Bewegungsapparates dargestellt.

Patienten-orientierte Diagnostik und Therapie

In der Orthopädie (wie der gesamten somatischen Medizin) war der Patient eine Zeit lang fast nur als Objekt der Forschung wahrgenommen worden. Diagnostik und Therapie waren vorwiegend im Rahmen der Wissenschaft interessant. Was «nur» dem Patienten diente, war für viele «Erledigungsmedizin» und damit nicht besonders geachtet. Inzwischen hat auch die Orthopädie den *Patienten als Subjekt* wieder entdeckt und ins Zentrum gestellt.

Damit ist auch ein Hauptanliegen dieses Buches angesprochen. Es beginnt bereits mit dem ersten Kontakt, mit dem **Gespräch**, heute erneut in seiner Bedeutung erkannt (vgl. Kap. 15.2: «Gespräch und Betreuung»). In der Diagnostik kommt nach wie vor der *Anamnese* die erste und größte Bedeutung zu (s. Kap. 10.3.2). Sie muss zu einer **Funktionsdiagnostik** führen, welche die Bedeutung und *Auswirkung* der Krankheit *auf das tägliche Leben* des Patienten in seiner individuellen Situation erfasst (s. Kap. 11.6 u. Kap. 10.1: «Versuch einer ganzheitlichen Diagnostik») und damit die Grundlage abgibt für eine patientenorientierte Therapie (vgl. Kap. 16.3: «Das Behandlungsziel»). Hier ist die **Indikationsstellung** der zentrale Akt. Sie muss im Gespräch mit dem Patienten erarbeitet und auf seine individuellen Bedürfnisse und Wünsche hin ausgerichtet werden (s. Kap. 18.1: «Die Operationsindikation»).

Orthopädie: Disziplin der Langzeitverläufe

Orthopädische Patienten haben oft lebenslange Leidensgeschichten. Orthopäden begleiten ihre Patienten nicht selten ein ganzes Leben lang. Ein Beispiel sind die Kinder mit angeborenen oder früh erworbenen Hüftkrankheiten, die als Erwachsene Beschwerden bekommen und mit 60 Jahren invalide werden. **Langfristige Planung und Betreuung** gehören deshalb zu den wichtigsten Aufgaben der Orthopädie. Geduld, die Fähigkeit, in längeren Zeiträumen zu denken, Entwicklungen, Heilungspotenziale zu erkennen und zu nutzen, langfristige Resultate anzuvisieren statt kurzfristige Erfolge, ist in der Orthopädie gefragt (vgl. Kap. 21: «Das Rätsel der Sphinx. Die Zeit in der Orthopädie»).

Langzeitforschung ist die Grundlage, die «Basis der Evidenz» für orthopädische Indikationen, insbesondere Operationen (vgl. Kap. 25). *Kontinuierliche Nachkontrollen* sind deshalb unabdingbar. Dabei genügt es nicht mehr, dass Operateure ihre Erfolge mit von ihnen neu erfundenen Operationen nachzuweisen versuchen, etwa mit willkürlich gewichteten «Scores» und nach eigenen Kriterien, sondern es werden unabhängige «outcome-studies» gefordert, in welche das Urteil der Patienten ebenso einfließt wie der «objektive» Befund. Schließlich ist das Ziel sein Wohlergehen und nicht irgend eine «Norm» (vgl. Kap. 39: «Häufige Normvarianten bei Kindern» und Kap. 12.3: «Messungen an Röntgenbildern»).

Zwischen Wissenschaft und Patient (vgl. Teil I D)

Der Graben zwischen der *universitären Akademie*, Hort der medizinischen Wissenschaft, und der *Praxis des ärztlichen Alltags*, wo der Patient im Zentrum steht, wird auch in der Orthopädie mit jedem Jahr etwas tiefer und breiter (vgl. Kap. 20 u. Kap. 24). Viele *junge Ärzte* sehen damit die Lebensaufgabe, die sie sich gestellt haben – ihren Patienten mit den Möglichkeiten der naturwissenschaftlichen Medizin zu helfen – gefährdet. Sie glauben sich vor die Wahl gestellt, entweder hoch qualifizierte Medizintechniker zu werden (und dabei den Menschen zu vernachlässigen) oder aber «bei ihren Patienten zu bleiben» (mit der Angst, dem wissenschaftlichen Standard nicht zu genügen und als Arzt minderen Ranges von der Akademie belächelt, bemitleidet und geringgeschätzt zu werden). Der Trend der Zeit, Fortschritt und Spezialisierung, scheinen für den Einzelnen keinen Mittelweg offen zu lassen, keine Möglichkeit, Wissenschaft und Menschlichkeit zu verbinden.

Wider jede Vernunft glaube ich, dass es einen solchen Weg gibt, auch heute noch, und dass *unsere Zukunft als Ärzte* auf diesem Weg liegt. Die Orthopädie hat dafür die besten Voraussetzungen: Hier, wie vielleicht nur in wenigen Sparten, ist mit soliden Kenntnissen der Grundprinzipien, mit gesundem Menschenverstand, mit Einfühlungsvermögen und Erfahrung mehr zu erreichen als mit viel auswendiggelerntem und kochbuchmäßig angewandtem Detailwissen.

Aus dieser Überzeugung heraus wurde der vielleicht etwas unvernünftige Versuch unternommen, ein für die Praxis brauchbares, «vernünftiges» Lehrbuch im Einmannbetrieb zu schreiben: *Ein Basisraster der nicht zeitgebundenen Grundlagen*, in welches sich neue Erkenntnisse sinnvoll einordnen lassen, das aber auch erlaubt, diese kritisch zu werten. Erst damit wird aus unzusammenhängenden «Informationen» ein praktisch nützliches Werkzeug.

Die Orthopädie und ihre Nachbarn

Orthopädie und Rheumatologie

Ein großer Teil der so genannten «rheumatischen» Krankheiten, vor allem auch ihre degenerativen Formen (Arthrosen) wurden seit langem von Orthopäden behandelt. Die Chirurgie der Gelenke, einschließlich ihres Ersatzes, ist zu einer besonders dankbaren Aufgabe der Orthopädie geworden.

Die richtige Indikation zu stellen, zu wissen, in welchen Fällen mit einer Operation zu helfen ist und wo nicht, ist wohl das Wichtigste und Schwierigste. Nur ein kleiner Teil aller Sprechstundenpatienten muss bzw. soll operiert werden. Alle übrigen brauchen *kompetente Beratung* und, wo nötig, adäquate *konservative Therapie*. Hier ist der Orthopäde zuständig für Rehabilitation, für Prothetik, Schienen und Apparate (Orthetik), Schuhversorgung, ebenso wie für eine funktionsgerechte Heilgymnastik.

Wo diese allein nicht ausreichen, haben die medikamentöse und die (passive) physikalische Therapie einen wichtigen Platz in der Behandlung der Rücken- und Extremitätenleiden. Dafür stellt die Rheumatologie eine breite Palette zur Verfügung, die auch der Orthopäde mit Vorteil nutzt.

Der Rheumatologe seinerseits muss die heutigen *Möglichkeiten, Resultate und Grenzen operativer Therapie* kennen, um seine Patienten entsprechend zu orientieren und sie mit der richtigen Fragestellung an die richtige Stelle überweisen zu können. Auch hier möchte dieses Buch Hilfe anbieten.

Orthopädie und Chirurgie

Hier gibt es «Grauzonen». Und es gab Grabenkämpfe. Wenn ihre mannigfachen Ursachen genauer analysiert werden, lassen sich die Probleme versachlichen und einvernehmlich lösen.

1. Selektive Chirurgie am Bewegungsapparat. Entscheidend ist letztlich die Kompetenz, nicht der Titel. Voraussetzung ist eine fachgerechte Ausbildung. Während die Chirurgie vorwiegend anatomisch orientiert ist und meist unmittelbaren Erfolg braucht, stehen in der Orthopädie *funktionelles Denken* und *langfristige Planung* an erster Stelle. Kenntnis der Pathophysiologie des Bewegungsapparates unter mechanischer Dauerbeanspruchung, seiner Reifung und Entwicklung, des Knochenwachstums, der Spontanverläufe von Krankheiten, der körpereigenen Heilungspotentiale, der Möglichkeiten funktioneller Anpassung, von Ersatzfunktionen sind Voraussetzung für eine kompetente Planung und Durchführung der Therapie zur richtigen Zeit. Dabei stehen konservative und operative Therapie nicht als Alternativen gegeneinander, sondern sind sinnvoll kombinierte Teile eines Gesamtplanes.

2. Orthopädie und Unfallchirurgie. Gewisse Schwierigkeiten ergeben sich gelegentlich in der Abgrenzung gegenüber der Chirurgie in der *Unfallchirurgie*. Die Abtrennung einer «Unfallchirurgie» von einer «Chirurgie der Krankheiten» ist so wenig sinnvoll wie die Abgrenzung von Unfällen gegenüber Krankheiten in der Versicherung. Die Trennung ist künstlich, denn die gesamte Spezialisierung der operativen Disziplinen vollzieht sich logischerweise nach Organsystemen (Neurochirurgie, Thoraxchirurgie, Abdominalchirurgie, Orthopädie etc.), und nicht danach, ob ein Organ traumatisch oder anderweitig geschädigt ist. Die Forderung nach Abgrenzung einer «Unfallchirurgie» oder «Unfallmedizin» (wie z. B. in Österreich: «Unfallkrankenhäuser» der Unfallversicherung, Facharzt für Unfallmedizin) entspringt nicht medizinischen, sondern rein *organisatorischen Problemen* (Notfalldienst, Versorgung Polytraumatisierter mit Verletzung mehrerer Organsysteme). An größeren Spitälern ist jedoch die Behandlung Verunfallter durch den Spezialisten für das betroffene Organsystem, unter organisatorischer Leitung des Allgemeinchirurgen sowie unter Mitwirkung des Anästhesisten, wohl der bessere Weg. An kleineren Spitälern muss heute noch oft der Allgemeinchirurg aus Not und Mangel an verfügbaren Spezialisten «alles» machen. Die Entwicklung am kleinen Krankenhaus geht aber eher dahin, entweder mehrere Spezialisten zuzuziehen oder mehr Schwerverletzte rasch zu größeren Zentren zu transportieren.

Orthopädie und Pädiatrie

Praktiker und **Kinderärzte** sind sich vielleicht oft gar nicht richtig bewusst, dass sie einen guten Teil ihrer Zeit *Kindern und Jugendlichen mit orthopädischen Problemen* widmen: Angeborene Fehlbildungen, Wachstumsstörungen, Haltungsprobleme sind zu beurteilen. Das wachsende Skelett hat seine eigenen Gesetze. Als *Schulärzte* haben sie vorwiegend mit solchen Fragen zu tun. Kinderorthopädie ist heute ein Spezialfach. Die Mehrzahl der Fälle können Kinderärzte und Allgemeinärzte, die über die notwendige Ausbildung verfügen, selbst beurteilen und ggf. behandeln. Dazu soll ihnen dieses Buch verhelfen. Als Einstieg findet sich in Kapitel 22 **ein spezielles Kapitel über Kinderorthopädie**.

Orthopädie und Radiologie

Auch hier ist Zusammenarbeit angesagt. Die moderne bildgebenden Techniken sind wunderbare Hilfen *für den, der die Bilder lesen kann* (vgl. Kap. 13). Hier ist der Radiologe im Vorteil dank seiner Routine. Er allein beherrscht auch die modernen Apparaturen und Techniken. Der Orthopäde jedoch kennt den Fall und die Pathologie.

Und worauf wohl kein Orthopäde verzichten möchte: Auf seine eigenen *konventionellen Röntgenbilder*. Diese sind sein Handwerkzeug, und sie zu lesen gehört zu seiner Ausbildung und seiner täglichen Arbeit. In der allergrößten Mehrzahl der Fälle lässt sich mit der nötigen Erfahrung, mit Hilfe der klinischen Untersuchung und einem konventionellen Röntgenbild bereits die Diagnose stellen. In einem besonderen Kapitel (Kap. 12.2) wird versucht zu zeigen, was aus einem gewöhnlichen Röntgenbild alles zu lesen ist. Die apparative Diagnostik, als Hilfsmittel immer erst in zweiter Linie, ist ausführlich in Kapitel 13 beschrieben.

Orthopädie, Neurologie und Neurochirurgie

Neurologische Diagnostik ist ein integrierender Bestandteil der Orthopädie, denn neurologische Krankheiten äußern sich vornehmlich als Störungen am Bewegungsapparat. Und bei vielen neurologischen Affektionen kann der Orthopäde helfen, so u. a. bei Lähmungen (s. Kap. 34).

Neurochirurgen und Orthopäden ergänzen sich in der Behandlung mancher Wirbelsäulenerkrankungen. Wegen der komplexen Verzahnung von neurologischen mit mechanischen Problemen am Achsenskelett leisten diese beiden operativen Sparten in Zusammenarbeit mehr als im Alleingang (s. dazu Kap. 59.4).

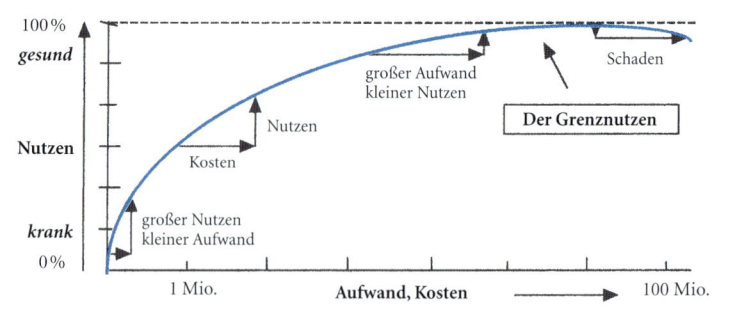

Abb. 0.2: Gesundheitsökonomie: der Grenznutzen.

Noch in der zweiten Hälfte des 20. Jahrhunderts erzielte die Orthopädie mit relativ geringem Aufwand große Erfolge. Schwer geschädigten Patienten konnte wesentlich geholfen werden. Mit dem technischen Fortschritt stiegen die Ansprüche, aber auch die Kosten.

Der Wunsch von Patienten und Ärzten gleicherweise, auch geringfügigere Abweichungen von der «Norm» zu operieren, führte zu einer *Ausweitung der Indikationen*. Das *Kosten/Nutzen-Verhältnis*, das in der Orthopädie traditionell zu den besten in der Medizin zählt, wurde gegen Ende des 20. Jahrhunderts wieder ungünstiger, denn es ist leichter, aus «schlecht» «besser» zu machen, als aus «leicht behindert» «sehr gut».

Weitere Neuerungen bedingen großen Aufwand, und der effektive Nutzen für den Patienten wird umso kleiner, je geringfügiger die Verbesserung gegenüber dem Vorzustand ist. Wenn die Unannehmlichkeiten, die Rekonvaleszenzzeit und das Risiko einer Operation diesen Nutzen übersteigt, ist der Grenznutzen erreicht, ja durch weitere Investitionen kann er negativ werden, wenn der Schaden überwiegt.

Während die Orthopädie sich bisher weitgehend darauf konzentrierte, pathologisch-anatomische Schäden und «Abnormitäten» am Bewegungsapparat zu reparieren, wird ihre Aufgabe künftig sein, die **tatsächlichen Bedürfnisse der einzelnen Patienten** zu identifizieren und herauszufinden, wie ihnen mit den ihr *zur Verfügung stehenden Mitteln* am besten zu helfen sei (vgl. Kap. 20.2).

Ausblick

Die Fortschritte der letzten Jahrzehnte haben auch in der Orthopädie zu einem beeindruckenden Leistungsangebot geführt. Das Publikum fordert dieses als Selbstverständlichkeit ein. Seine *Ansprüche* sind gewaltig gestiegen. Sportfähigkeit, Fitness bis ins hohe Alter, ein schmerzfrei funktionstüchtiger Bewegungsapparat, notfalls mit künstlichen Gelenken etc., dies alles scheint heute zu den Menschenrechten zu gehören.

Gleichzeitig aber ist all dies viel zu teuer, und niemand will und kann es bezahlen. Der «*Kostenexplosion im Gesundheitswesen*» ist der Kampf angesagt. Dass es sich in Tat und Wahrheit um eine «*Leistungsexplosion*» handelt, will niemand wahrhaben. Sparen heißt die Parole. Leistungsminderung, Qualitätsverlust und Rationierung drohen. Inzwischen ist klar geworden: Es ist nicht mehr alles zu haben, was machbar ist. Eine Standortbestimmung ist notwendig. Sie wird den **schwindenden Grenznutzen** berücksichtigen müssen: Wenn immer geringfügigere «Schäden» mit immer aufwändigeren, teureren, auch invasiveren und risikoreicheren Therapien angegangen werden, wird das Verhältnis von Nutzen zu Aufwand, Risiko und Begleitschaden immer schlechter, der Grenznutzen strebt asymptotisch gegen Null (s. **Abb. 0.2**). Hier gibt es zweifellos einige *offene Fragen*. Von ihrer Beantwortung hängt wohl die Richtung ab, in welcher sich unsere Medizin und wir Ärzte in Zukunft bewegen werden. Wenn wir sie ignorieren, werden andere darüber bestimmen.

Geschichte und Entwicklung der Orthopädie

Manche Aspekte der heutigen Orthopädie – wie der heutigen Medizin überhaupt – lassen sich nur aus der geschichtlichen Entwicklung heraus verstehen.

Aus **vorgeschichtlicher Zeit** haben wir nur sehr spärliche Zeugnisse: *Skelettfunde* bezeugen, dass es fast alle orthopädischen Krankheiten schon damals gab. Besonders häufig waren infektiöse, vor allem tuberkulöse, Wirbel- und Gelenkdestruktionen, aber auch angeborene und erworbene Missbildungen und Verletzungsfolgen kamen vor. Auch degenerative Wirbel- und Gelenkerkrankungen sind keine Erscheinungen der Neuzeit. Allerdings erlebten sie damals weniger Menschen als heute, weil die meisten schon im jungen Alter starben.

Immerhin haben die Krankheiten im Lauf der Zeit auch erhebliche Wandlungen durchgemacht: Die Poliomyelitis z. B. ist erstmals im 19. Jahrhundert bezeugt. Heute ist sie – dank medizinischer Forschung – in den Industrieländern wieder verschwunden, während sie in den Entwicklungsländern nach wie vor viele Kinder zu Behinderten macht, ein augenfälliges Zeichen des heute noch weiten und beschwerlichen Weges von der Wissenschaft bis zur praktischen Medizin.

Mechaniker im Altertum

Die ersten Zeugnisse *orthopädischer Therapie* finden sich in *niedergelegten Schriften*, allen voran in jenen des *Hippokrates:* Dort sind viele Missbildungen wie angeborener Klumpfuß, kongenitale Hüftluxation, Skoliosen usw. eingehend beschrieben und genaue Anleitungen für deren Behandlung gegeben. Die *Prinzipien,* z. B. der Klumpfußbehandlung, nämlich vorsichtige, langsame und geduldige Umformung durch kleine, aber lange Zeit wirksame Kräfte, wurden im alten Griechenland erkannt und postuliert. Sie sind heute so gültig wie damals und gehören zu den Grundlagen orthopädischer Therapie.

Während die frühere Entwicklung der Medizin angesichts der unsichtbaren und rätselhaften inneren Krankheiten durch Mystik und Magie geprägt war, entsprangen die orthopädischen Bemühungen von Anfang an eher *rationalem Denken*. Missbildungen, Deformitäten und Verletzungen sind augenfällig und leicht erkennbar; die Idee, sie mit mechanischen Mitteln zu korrigieren, liegt eigentlich auf der Hand. Die ersten Orthopäden waren denn auch mehr Therapeuten als Theoretiker, ihre Methoden waren rein mechanistisch, mit einem unverkennbaren Zug zur Simplifizierung, einer Gefahr, der die Orthopädie heute noch ausgesetzt ist. Hat man diese Gefahr erkannt, wird man ihr weniger erliegen.

Handwerker

Nach dem Gesagten erstaunt es nicht, dass wir aus dem eher mystisch empfindenden Mittelalter nur bescheidene orthopädische Zeugnisse haben und dass erst mit der *Aufklärung* die Orthopädie einen Aufschwung nahm: Anschließend an die griechisch-römische Tradition, welche wieder ausgegraben wurde, z. B. von Guido Guidi (1500 bis 1569), wurden die orthopädischen Leiden, vor allem die Deformitäten, *handwerklich in den Griff* genommen: Mit Extensionen, Manipulationen, Quengeln usw. wurde versucht, sie gewaltsam umzubiegen, zu korrigieren, wobei die Werkzeuge und Apparate nicht selten aus dem Arsenal der Folterkammern stammten.

So dienten z. B. bis in die jüngste Zeit verschiedenartige Instrumente der «Osteoklasie», dem gewaltsamen Brechen von – etwa fehlgeheilten – Knochen.

Um Ätiologie und Pathogenese kümmerte man sich weniger, die *Therapie* war auch entschieden einfacher als die *Forschung* auf diesem Gebiet. Dies hat sich nur langsam geändert.

Seit dem 16. Jahrhundert mehrten sich die Traktate über die orthopädische Therapie mittels Schienen,

Instrumenten, komplizierten Apparaten, Streckbetten usw., ein weites Experimentierfeld für den Erfindungsgeist und die Kunst des «homo faber», des Handwerkers. Sehr schöne und auch zweckmäßige Schienen, kleine Kunstwerke, entstanden etwa aus der Werkstatt der Harnisch- und Instrumentenmacher. Von Seiten der **Handwerker** hat die Orthopädie ebenso Impulse erhalten wie von den Ärzten.

In England z. B. spielten die *«trussmakers»* (Orthopädie-Mechaniker) bis im letzten Jahrhundert eine führende Rolle in der Behandlung orthopädischer Krankheiten. Sie wurden dann allerdings von den approbierten Ärzten arg bedrängt, ebenso wie die *«bone-setters»*, professionelle Therapeuten, welche in der Behandlung von Frakturen, Luxationen und Deformitäten große Erfahrung hatten, die sie von einer Generation auf die nächste überlieferten. Der bekannteste von ihnen war *Hugh Owen Thomas* (1843 bis 1891), der Erfinder des «Thomas-Splint», der sein Wissen und seine überragende **Kunst**, die er seinem Vater verdankte, nur retten konnte, indem er Medizin studierte, nachdem 1858 auf Betreiben der Ärzteschaft die Tätigkeit der «bone-setters» praktisch unterbunden worden war, obwohl nur wenige Ärzte über die gleiche Erfahrung verfügten. Schon damals spielten neben echter Sorge um das Wohlergehen der Patienten auch Prestige und Brotneid eine Rolle. Moderne Parallelen glaubt man zu erkennen im Verhältnis zwischen den verschiedenen «Leistungserbringern» auf dem Gesundheitsmarkt.

Präventivmediziner

Neben den Apparaten und Maschinen hat von Anfang an der Gedanke der **Verhütung von Deformitäten** die Orthopädie geprägt. Vorbeugender Prophylaxe sollten u. a. auch Gymnastik und überhaupt gesunde Lebensweise und Erziehung dienen: Dies schrieb *Nicolas Andry* (1658 bis 1742) in seinem Buch *L'orthopédie ou l'art de prévenir et de corriger dans les enfants les difformités du corps* (1741), womit die Orthopädie zu ihrem Namen kam und eng mit der Präventivmedizin und der Kinderheilkunde verknüpft wurde. Andry hat den **Namen** aus den beiden griechischen Wörtern *orthos* = gerade und *paidion* = Kind (nicht lateinisch pes = Fuß) gebildet und dies auch ausführlich erklärt. Trotz der möglichen Verwechslung des «Orthopäden» mit einem «Fußarzt» ist dieser Name geblieben (**Abb. 0.3**).

Orthopädische Institute: 1780 begann eine für die Orthopädie überaus wichtige Entwicklung: Damals gründete *André Venel* in Orbe (Kanton Waadt) das erste orthopädische Institut. Dem Schweizer Orthopäden kommt das Verdienst zu, erkannt zu haben, dass orthopädische Behandlung von Deformitäten oft lange Zeit braucht und in vielen Fällen nur Erfolg haben kann, wenn sie *stationär* durchgeführt wird. Die Voraussetzungen dafür schuf Venel in seinem privaten Institut in Orbe, dem ein Wohnheim für die jugendlichen Patienten, eine Therapieabteilung, eine Werkstätte und eine *Schule* angegliedert waren (**Abb. 0.4**).

Diese Einrichtung bewährte sich, und deshalb entstanden an vielen Orten in Europa ähnliche private orthopädische Institute, aus welchen ein großer Teil der bekannten *orthopädischen Kliniken* hervorgegangen ist. So erklärt sich, dass viele dieser Kliniken zuerst etwas abseits der staatlichen und Universitätsspitälern ihre Wirkung entfalteten und zum Teil erst später in die Universitäten integriert wurden.

Den Gedanken der ganzheitlichen, umfassenden **Rehabilitation** haben die orthopädischen Kliniken auf diese Weise schon früh verwirklicht.

Die **konservative Orthopädie** hat mit sehr einfachen Untersuchungsmethoden (Inspektion, Palpation), ebenso einfachen Behandlungsverfahren (Manipulationen, Anwendungen mechanischer Kräfte) und mit Hilfe großer handwerklicher Kunst erstaunliche Leistungen vollbracht, fand aber auch bald relativ enge Grenzen: vor allem dort, wo die Haut stärkeren korrigierenden Druck nicht mehr erträgt.

Es konnte nicht ausbleiben, dass man versuchte, mittels chirurgischer **Operationen** Deformitäten radikal zu korrigieren.

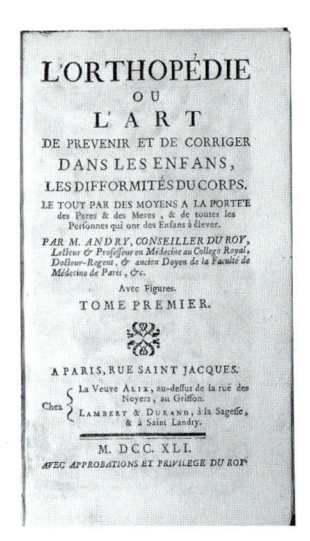

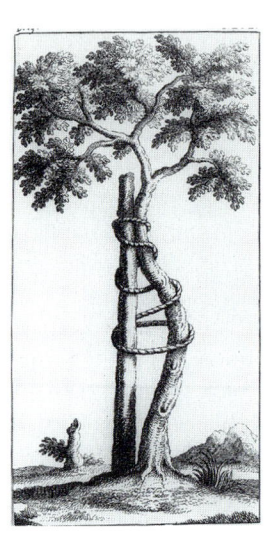

Abb. 0.3: **Das Titelblatt von Andrys Buch**, wo das Wort **«Orthopädie»** 1741 erstmals erscheint.
Andry erläutert darin am Beispiel des von einem Stab gestützten Bäumchens sein Prinzip, krumme Glieder gerade zu richten. Dieses Bild ist das Emblem der Orthopädie geworden und geblieben.

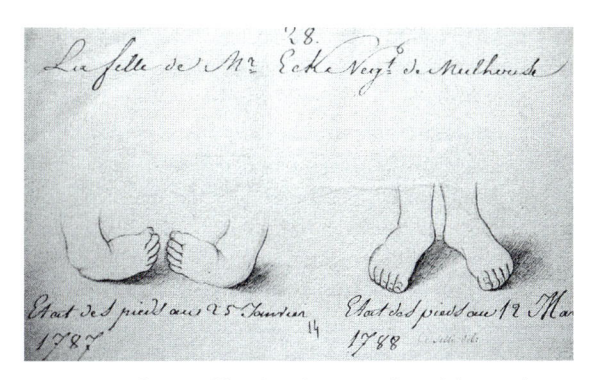

Abb. 0.4: *André Venel* hat in seinem *Institut* nicht nur heute noch gültige **Prinzipien der Orthopädie** – hier die *schrittweise Umformung angeborener Deformitäten durch kontinuierlich wirkende kleine Kräfte* – mit Erfolg angewandt, wie dieses Bild der Klumpfüße der «Tochter des M. Ecke» und des Korrekturergebnisses ein Jahr später zeigt. Er hat offensichtlich auch seine Fälle über lange Zeit beobachtet, nachkontrolliert und dokumentiert. Damit hat er einen Leitgedanken der Orthopädie, die **Langzeitbetrachtung** und die Erforschung der **Langzeitresultate**, bereits in die Tat umgesetzt. Diese für orthopädisches Handeln unabdingbare Betrachtungsweise läuft in unserer schnelllebigen Zeit Gefahr, etwas stiefmütterlich behandelt zu werden. Man besinnt sich heute wieder mehr darauf, dass sie eine Voraussetzung für jeden weiteren Fortschritt in der Behandlung unserer Patienten ist.

Chirurgen

Schon im 17. Jahrhundert hatten vereinzelte Chirurgen, Steinschneider und Feldscherer, Marktschreier und Quacksalber etwa Sehnendurchtrennungen gemacht (z.B. beim Schiefhals), doch verbot die Infektionsgefahr die allgemeine Anwendung solcher Praktiken in der Medizin noch bis ins 19. Jahrhundert hinein.

Erst nachdem Strohmeyer 1836 seinen englischen Kollegen Little (der später die zerebrale Kinderlähmung beschrieb) von einem Klumpfuß mittels subkutaner *Tenotomie* der Achillessehne heilte, konnte sich das Verfahren durchsetzen. Damals wurden denn auch (z.B. von Guérin in Paris) ausgedehnte Myotomien bei Skoliosen versucht. Die erste *Osteotomie* (Knochendurchtrennung) wurde in Amerika 1826 durch I. R. Barton durchgeführt.

Aber erst mit der Einführung der *Narkose*, der Asepsis, des Blutersatzes und schließlich der Antibiotika wurden die Voraussetzungen für routinemäßige, größere **Knochen-** und **Gelenkoperationen** geschaffen. So kam es, dass in der zweiten Hälfte des neunzehnten Jahrhunderts die Chirurgen sich der operativen Behandlung der Deformitäten des Bewegungsapparates zuzuwenden begannen. Ihnen verdankte die Orthopädie einen neuen Aufschwung.

Mit der raschen Entwicklung der Abdominalchirurgie, später der Thoraxchirurgie, verlagerte sich allerdings das Interesse der Chirurgen wieder, und die Knochenchirurgie blieb längere Zeit ein Stiefkind der Medizin. Es erstaunt deshalb nicht, dass sich auch die *Orthopädie* wieder als *Spezialfach* von der Chirurgie abspaltete und versuchte, durch Verbindung der bewährten konservativen mit den modernen operativen Methoden zu einer umfassenden Behandlung der Krankheiten und Verletzungen des Bewegungsapparates zu gelangen. So ist die Orthopädie zur **«orthopädischen Chirurgie»** geworden.

In den angelsächsischen Ländern ist diese Entwicklung konsequenter verlaufen als auf dem Kontinent: Die «orthopaedic surgery» umfasst die Behandlung nicht nur der orthopädischen Krankheiten, sondern auch die Frakturbehandlung.

Wie eng im Übrigen die Entwicklung an einzelne Methoden geknüpft ist, zeigen zwei für die Orthopädie überaus wichtige Erfindungen, welche von anderer Seite kamen:

- 1851 erfand der Holländer Mathysen die **Gipsbinde**, in manchen Fällen auch heute noch durch kein anderes Material zu ersetzen. Die Gipstechnik wurde durch die Operationen etwas in den Hintergrund gedrängt, doch ist sie nach wie vor unentbehrlich und in der Hand des Orthopäden ein ausgezeichnetes und vielseitiges Behandlungsmittel.
- Die Möglichkeit der **Darstellung des Skelettes durch Röntgenstrahlen**, welche die Erfindung *Röntgens* 1895 brachte, stellte die orthopädische *Diagnostik* auf eine solide Grundlage und eröffnete einen gangbaren Weg für die orthopädische Forschung. Es ist kein Zufall, dass ein «Handbuch der Röntgen-Lehre zum Gebrauche für Mediziner», das bereits drei Jahre später herauskam, von einem Orthopäden geschrieben wurde. *Hermann Gocht* in Berlin hatte sofort die Bedeutung der neuen Technik für sein Fach erkannt und wandte sie an. Er bezahlte dafür mit einer schweren Dermatitis der Hände, die er sich beim Durchleuchten zuzog, sodass er später nicht mehr operieren konnte.

Wandel der Krankheiten

Zu Anfang dieses Jahrhunderts hatten sich die Orthopäden vor allem mit den angeborenen und durch Krankheit erworbenen **Missbildungen** zu befassen: kongenitale Hüftgelenkluxation, Klumpfuß, Skoliosen, Tuberkulose von Wirbelsäule und Gelenken, **Deformitäten** infolge von Rachitis, Kinderlähmung und Frakturen waren die häufigsten Diagnosen, so wie das in der «Dritten Welt» auf weite Strecken heute noch der Fall ist.

Dieses Spektrum hat sich in den Industrieländern seit dem Zweiten Weltkrieg stark gewandelt: Angeborene und auch manche erworbenen Schäden werden früher erkannt und behandelt, die Infektionen des Skelettes konnten mit Hilfe der Antibiotika weitgehend zurückgedrängt werden.

Andererseits erreicht heute ein Großteil der Menschen in den Industrieländern das achtzigste Altersjahr und nähert sich damit der natürlichen Lebensbegrenzung, was eine starke – absolute und prozentuale – Zunahme der älteren Jahrgänge und damit auch der Altersgebresten, der **degenerativen Gelenkerkrankungen**, bedeutet. Diese sind orthopädischer Therapie zugänglich. So liegt hier eine Hauptaufgabe der Orthopädie: «To add life to years and not years to life» ist sicher eine dankbare Aufgabe.

Seit John Charnley die Möglichkeit aufgezeigt hat, **Endoprothesen**, d.h. künstliche Gelenke, einzubauen, welche Jahre, und, wie wir hoffen, lebenslang zur Zufriedenheit der Träger funktionieren, hat diese Chirurgie einen enormen Aufschwung genommen.

Aber auch die **Verletzungen** des Bewegungsapparates, insbesondere die *Frakturen*, haben in den letzten Jahrzehnten stark zugenommen, sind auch teilweise schwerer geworden, als Folge der wachsenden Mobilität und der Mechanisierung des Lebens.

In der zweiten Hälfte des zwanzigsten Jahrhunderts gelang der operativen **Frakturbehandlung** ein Durchbruch mit der offenen Osteosynthese. Diese war vorwiegend auf mechanische Stabilität ausgerichtet. Dass eine rein mechanische Betrachtungsweise jedoch unweigerlich auch zu Misserfolgen führt, zeigte sich bald. Eine bessere Berücksichtigung der *Biologie* (Weichteile, Blutversorgung, Frakturheilungsvorgänge) sorgte für die nötigen Korrekturen. So haben auch Praxis und Prinzipien der *konservativen Bruchbehandlung* ihre Bedeutung keineswegs verloren.

Wie in anderen Sparten führt die zunehmende Technisierung zwangsläufig zu einer **Subspezialisierung**:

- Die Möglichkeit stabiler Fixation einzelner Wirbel hat die **Wirbelsäulenchirurgie** zu einem Spezialfach innerhalb der Orthopädie werden lassen.
- Auch **Kinderorthopädie**, **Handchirurgie**, **Orthopädie des Fußes** (Podologie) und **Neuroorthopädie** sind zu eigenen Disziplinen geworden.
- Auch ließ sich eine gewisse Aufsplitterung nach einzelnen Gelenken nicht vermeiden, dies vor allem in der Endoprothetik (Hüfte, Knie, Schulter). Eine rein «regionale» *Spezialisierung* ist aber nicht angestrebt, denn sehr viele Erscheinungen (Wachstum in der Jugend, Involution im Alter, Tumoren, Verletzungen, neurologische Affektionen und viele andere) erfordern besondere Betrachtungsweisen. Orthopädisches Denken hat ein breiteres Spektrum und erschöpft sich nicht in der Anatomie eines einzelnen Gelenkes. So muss man z.B. wissen, wie sich Schäden im Kindesalter später beim Erwachsenen und alten Menschen auswirken, um sie sinnvoll behandeln zu können.
- Neue Techniken rufen nach neuen Spezialisten: Die **Endoprothetik** ist eine überaus komplexe Wissenschaft geworden. Eine Hüftendoprothese einzusetzen ist zwar im Normalfall keine Hexerei, aber bereits ein Zweiteingriff kann außerordentlich schwierige Probleme stellen, und die umfassende Betreuung der Prothesenpatienten verlangt zweifellos große Erfahrung.
- Die Miniaturisierung und Adaption optischer Systeme ermöglichte die **Arthroskopie**. Das Arthroskop war ursprünglich ein rein diagnostisches Instrument. Die direkte Einsicht in den Gelenkbinnenraum brachte neue Erkenntnisse. Die technische Entwicklung ging jedoch bald in Richtung Therapie, und da für die Diagnostik inzwischen ebenso leistungsfähige nicht-invasive Methoden zur Verfügung stehen, wird die Arthroskopie heute fast ausschließlich zu therapeutischen Zwecken eingesetzt, v.a. für Knie und Schulter. Sie ist heute eine eigene Wissenschaft und Kunst.
- Die **Mikrochirurgie** hat die Möglichkeit vaskularisierter Transplantate eröffnet, die vor allem in der Wiederherstellungschirurgie von Nutzen sind.
- Eine gewaltige, vielleicht die wichtigste, Neuerung haben die verschiedenen **bildgebenden Verfahren** gebracht. Sie haben die *Diagnostik* in mehr als einer Hinsicht revolutioniert. Die Morphologie und damit die Anatomie hat zu Recht wieder an Bedeutung gewonnen. Eine personelle Trennung der Diagnostik von der Therapie dient allerdings keiner von beiden (vgl. Kap. 13.1.1).
- Die **Grundlagenforschung** hat in den letzten Jahren zwar viele spektakuläre, doch weniger dem praktischen Nutzen des Patienten dienende Entdeckungen aufzuweisen. Insbesondere ist die Physiopathologie des Knorpels noch weitgehend unbekannt. Bis auf weiteres werden die degenerativen Gelenkerkrankungen die orthopädischen Chirurgen noch beschäftigen.

Große Hoffnungen setzt das Publikum auf Gentechnik und «Tissue Engineering». Wie viel diese der Orthopädie und ihren Patienten helfen können, ist noch nicht klar. Reale Forschungsgebiete sind derzeit die gentechnische Unterstützung der Osteogenese (s. Kap. 2.4 u. Kap. 3.5.2) und die Züchtung von autologem Knorpelgewebe (s. Kap. 6.4.1). Weitere potenzielle Nutznießer, Erb- und Systemkranke, sind nur eine kleine Gruppe. Hingegen werden sowohl die degenerativen Verschleißkrankheiten im Alter als auch die Verletzungen am Bewegungsapparat weiter zunehmen und nach wie vor orthopädisch-chirurgisch behandelt werden müssen.

- Die **klinische Forschung** hingegen sieht ihre Aufgabe zunehmend in der *Erfolgskontrolle*. Die Ansprüche, sowohl von Ärzten als auch von Patienten, sind in einer Art gestiegen, die stellenweise maßlos erscheint. Der *Indikationsstellung* kommt deshalb immer größere Bedeutung zu. Ihre einzige Grundlage aber ist das *Resultat*, in der Orthopädie, ihrem Auftrag gemäß, das **Langzeitresultat**. Dieses zu kennen ist besonders wichtig, wenn es um *prophylaktische* Operationen geht. Seriöse Langzeitforschung ist deshalb eine Aufgabe und ein noch weit offenes Feld.

Die derzeitige und **künftige Entwicklung** ist von der wachsenden Diskrepanz zwischen technischen und finanziellen Möglichkeiten geprägt. Der Fortschritt, verstanden als automatische Umsetzung alles technisch Machbaren, ist offensichtlich unbezahlbar geworden. Andererseits sei die Gesundheit das höchste aller Güter, ja sozusagen ein *Menschenrecht*, an dem zu sparen bis vor kurzem undenkbar war. Ein schwer lösbares Problem.

Publikum, Politik, Verwaltung, Kassen, Versicherungen und Ärzte sollten sich auf eine vernünftige Lösung einigen können. Angesichts des schwindenden Grenznutzens (s. *Abb. 0.2*) scheint das nicht ganz unmöglich zu sein. Dabei fällt den Ärzten als «Leistungserbringern» eine entscheidende Rolle zu. Es ist zu hoffen, dass sie diese Rolle auch wahrnehmen. Anderenfalls wird sich die Sache von selbst regulieren. Dann bleibt allerdings nur noch, sich abzufinden mit sozialisierter oder Zweiklassenmedizin, vielleicht mit beidem gleichzeitig.

Teil I
Grundlagen der Orthopädie

A: Der Bewegungsapparat: Biomechanik und Pathophysiologie 39

B: Orthopädische Diagnostik 157

C: Orthopädische Therapie 259

D: Orthopädie von der Geburt bis zum Tod – zwischen Patient und Wissenschaft 381

Der Bewegungsapparat: Biomechanik und Pathophysiologie

1. Aufbau und Funktion des Bewegungsapparates 41
2. Vom Leben des Knochens: Knochenphysiologie 48
3. Die mechanische Beanspruchung der Gewebe und Strukturen des Bewegungsapparates 63
4. Pathophysiologie der Fraktur und Frakturheilung 87
5. Skelettwachstum 102
6. Knorpel und Gelenk 111
7. Die Muskulatur 128
8. Statik und Dynamik des Bewegungsapparates 134
9. Die mechanische Beanspruchung als pathogenetischer Faktor 148

Wozu «Biomechanik»?

Physik wird zwar im Medizinstudium gelehrt und geprüft, ist aber im allgemeinen mehr gefürchtet als geliebt. Wozu soll diese tote Materie dem Arzt dienen in seinem lebendigen Alltag?

In der Orthopädie tauchen immer wieder **Fragen** auf wie diese:

- Wie wirken sich Extrembelastungen im Sport aus? (s. Kap. 23 u. Kap. 40)
- Warum heilen die meisten Frakturen/Osteotomien, aber einige nicht? (Wann gibt es Pseudarthrosen?) (s. Kap. 42.2 u. Kap. 42.3)
- Wieviel Bewegung bzw. Ruhigstellung braucht eine Fraktur zur Heilung? (s. Kap. 4.2, Kap. 42 u. Kap. 43.4)
- Warum ist das Risiko einer Pseudarthrose bei rigider Kompressionsosteosynthese (Plattenosteosynthese) größer als bei anderen Methoden der Frakturbehandlung? (s. Kap. 4.2.3, Kap. 42.3 u. Kap. 45.6)
- Warum brechen Platten nach mehreren Monaten? (s. Kap. 4.1.2 u. Abb. 4.4)
- Darf ich dem Patienten mit seiner Femurfraktur und meiner Osteosynthese erlauben, sein Bein wenigstens teilweise zu belasten? (Ja: s. Kap. 43.5). Darf er auch sein gestrecktes Bein im Bett anheben? (Nein: s. Kap. 3.3 u. Abb. 3.6).
- Wie kann ein Patient mit einer Knielähmung gehen ohne zu stürzen? (s. Kap. 8.1 u. Kap. 34.1.2).
- Weshalb benützen Patienten mit Hüftarthrose den Stock auf der Gegenseite? (s. Kap. 8 u. Kap. 64.9.2)
- Weshalb lockern sich Endoprothesen nach Jahren? (s. Kap. 3.4 u. Kap. 6.3)
- Was nützen die Menisken im Kniegelenk? Darf man sie ungestraft entfernen? (Nein: s. Kap. 6.3 u. Kap. 66.1).
- Kann ein Knie auch ohne vorderes Kreuzband funktionieren? (Es kann, in der Mehrzahl der Fälle: s. Kap. 6.3 u. Kap. 66.15)
- Warum ist treppab Gehen für Kniegelenke so belastend? (s. Kap. 8.2, Kap. 66.4 u. Abb. 66.69)
- Welche Verhaltensregeln kann ich einem Rückenpatienten empfehlen? (s. Kap. 50.2, Kap. 59.1 u. Abb. 59.2)
- Warum kommt es bei manchen Endoprothesen frühzeitig zum Verschleiß des Polyäthylen-Inlays? (s. Kap. 3.3, Kap. 6.3 u. Abb. 3.17)
- Wie ist ein neues Implantat, das von der Herstellerfirma angepriesen wird, zu beurteilen? (s. Kap. 3.5.2 u. Kap. 3.5.3).

Alle diese Fragen betreffen **mechanische Probleme**. (Mögliche Antworten finden sich in den angegebenen Kapiteln).

Der menschliche Stütz- und Bewegungsapparat – das Substrat der Orthopädie – ist eine mechanische Konstruktion, die seinen Besitzer mittels eines starren Knochengerüstes gegen die Schwerkraft stützt und trägt und ihm durch Gelenke und Motoren (Muskeln) ermöglicht, sich fortzubewegen und die mannigfaltigsten Aufgaben zu lösen. Damit *unterliegt* er unerbittlich **den Gesetzen der Statik und der Mechanik**. Dabei geht es vor allem um Kräfte, um Gleichgewicht und Beanspruchung. Wer Störungen am Bewegungsapparat erkennen, beurteilen und reparieren will, muss notgedrungen sich mit diesen Gesetzen auseinandersetzen. Ein Arzt, der wenig Interesse an mechanischen Problemen hat, wird nicht Orthopädie als seine Spezialität wählen.

Mechanik und Biologie

Im Gegensatz zu einem Ingenieurkonstrukt ist der Bewegungsapparat aber ein *lebendiges Gebilde, fähig*, sich aus einer Eizelle **selbsttätig zu entwickeln**, sich den Anforderungen seines Besitzers weitgehend **anzupassen** und sich auch **selbst zu reparieren**. Wer Orthopädie nur als «Knochenschlosserei» sieht und lediglich als Schreinerhandwerk betreibt, verpasst ihre echte Faszination und meist auch das erhoffte Resultat seiner Operationen.

Die **Wechselwirkungen** zwischen lebenden Strukturen mit einem Stoffwechsel, mit Blutversorgung, mit einer neuralen Steuerung und bestimmten mechanischen Eigenschaften einerseits und den mannigfach wirkenden mechanischen Kräften anderseits sind für Analyse, Planung und Therapie entscheidend. Sie sind das Thema der «Biomechanik» und machen den Reiz der orthopädischen Betrachtungsweise aus.

Eine Darstellung der Gesetze der Statik, der Bewegungs- und Festigkeitslehre ist hier nicht beabsichtigt. Sie findet sich in der Literatur zur Biomechanik (s. Literaturverzeichnis). Hier sollen nur einige für die **klinische Praxis relevante Aspekte** zur Sprache kommen, und zwar in der lapidaren Sprache des Arztes, ohne Mathematik und Formeln. Damit soll Anschaulichkeit gewonnen werden, wenn auch auf Kosten von streng wissenschaftlicher Präzision. Den meisten in der Praxis Tätigen wird dies genügen. Vielleicht werden sie sogar zu weiterem Studium angeregt. Wer sich mit Lehre, Forschung und Entwicklung (z.B. von Implantaten) etc. befassen muss bzw. will, und wer ein tieferes Verständnis sucht, muss auf die Spezialliteratur zurückgreifen.

1 Aufbau und Funktion des Bewegungsapparates

Der Bewegungsapparat hat mechanische Aufgaben, und zwar sowohl statische als auch dynamische. Diese beiden Aufgaben lassen sich nicht trennen. Teils überwiegt die **statische Aufgabe** (Beispiel: Wirbelsäule), teils die **dynamische Aufgabe** (Beispiel: Hand), teils überwiegt alternierend diese oder jene (Beispiel: untere Extremitäten im Stehen bzw. im Gehen).

Das Wort «Knochen» kann das Gewebe (z. B. Lamellenknochen) bezeichnen, aber auch eine Struktur, z. B. eine Tibia. Sowohl das Material als auch seine Form, seine Anatomie müssen der mechanischen Beanspruchung genügen. Es ist gut, diese beiden Dinge getrennt zu betrachten.

Die Funktion des Bewegungsapparates besteht in der **Übertragung mechanischer Kräfte**, welche teils von außen angreifen (Bodendruck, äußere Widerstände), teils von innen (Schwerkraft, Muskelkraft).

1.1 Die Gewebe des Bewegungsapparates

Die Gewebe des Bewegungsapparates müssen, um diese Kräfte übertragen zu können, je ihrer Aufgabe entsprechende mechanische Eigenschaften haben: Druck-, Zug-, Scherfestigkeit, Elastizität.

Die lebende Zelle selbst hat keinerlei mechanische Festigkeit. Die mechanischen Funktionen müssen deshalb von der **Interzellularsubstanz** übernommen werden.

1.1.1 Die Interzellularsubstanz: mechanisches Gerüst

Eine Differenzierung der Interzellularsubstanz entsprechend den mechanischen Erfordernissen des Bewegungsapparates ist notwendig und weitgehend realisiert (**Abb. 1.1**):

- **Zugfestigkeit:** kollagene Fasern (Bänder, Sehnen)
- **Druckfestigkeit:** Knorpelzellen (Gelenkknorpel, Wachstumsknorpel, Kallusknorpel).

Diese relativ einfachen Strukturen weisen im Wesentlichen nur *eine* Art von Festigkeit auf, lassen sich aber in anderen Ebenen weitgehend verformen.

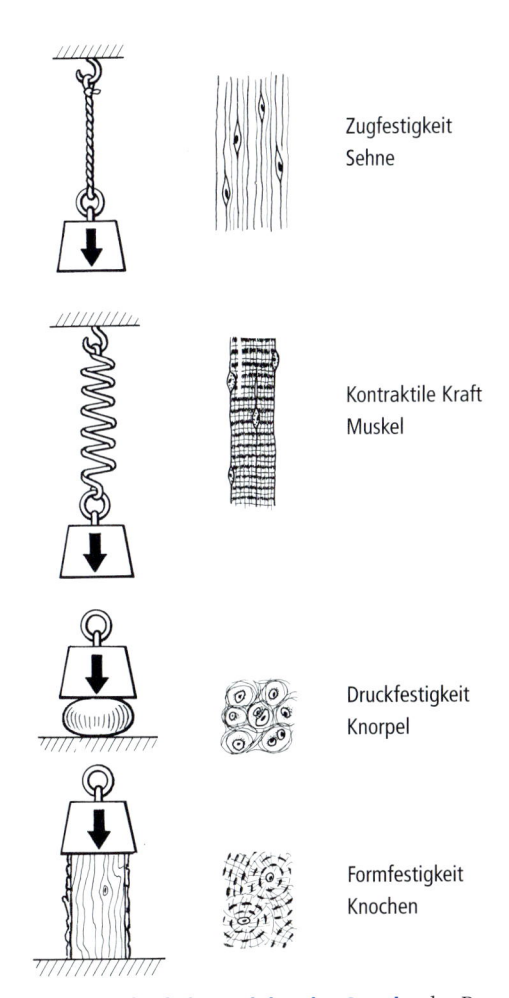

Abb. 1.1: Die mechanische Funktion der Gewebe des Bewegungsapparates.

Für die Erfordernisse des **Stützskelettes** ist indessen eine komplexe Struktur notwendig mit der Eigenschaft der **Formfestigkeit**. Diese umfasst: Zug- und Druckfestigkeit, Biegefestigkeit, Scherfestigkeit, kurz, die Eigenschaft, die Form unter dem Einfluss mechanischer Kräfte nicht, oder genauer, nur sehr wenig, zu verändern. Diesen Anforderungen entspricht das höher differenzierte, kristallin aufgebaute *Knochengewebe*.

Weitere mechanische Anforderungen sind:

- **reibungsarme Beweglichkeit,** realisiert mittels Gelenkknorpeloberfläche und Synovialflüssigkeit als Schmiermittel in echten Gelenken, sowie periartikulär und zwischen den Muskelschichten mittels der speziellen Textur des Gleitgewebes (lockeres Bindegewebe, Bursae).
- In der Kontraktilität der quer gestreiften Muskelfasern ist dazu eine **mechanische Kraftquelle** bereitgestellt, welche die Bewegung des «Bewegungsapparates» erst ermöglicht. Dieses Gewebe stellt eine besonders hohe Form der Zelldifferenzierung dar (Abb. 1.1, **Tab. 1.1**, s. a. Kap. 7.1).

Die Kenntnis und Erforschung der mechanischen Eigenschaften der genannten Gewebe (Festigkeits- und Elastizitätslehre) sind für das Verständnis der Pathophysiologie des Bewegungsapparates außerordentlich wichtig geworden. Sie stellen einen Kristallisationskern orthopädischer Denkweise dar und bestimmen die Arbeitsmethoden dieser Spezialität. Sie sollen deshalb noch eingehender besprochen werden (s. Kap. 3).

Aufbau, sinnvolle Organisation und Unterhalt der mechanischen Funktionen der Interzellularsubstanz setzen eine Reihe von Zellfunktionen voraus:

1.1.2
Zellfunktionen: Aufbau und Unterhalt

Ein wesentlicher Unterschied zwischen einem leblosen Gebilde und einem lebenden Organismus besteht darin, dass ein Bauwerk oder ein mechanischer Apparat vom Augenblick der Fertigung an keine Entwicklungs- und Reparationsmöglichkeiten mehr hat und schutzlos den Einwirkungen der Umwelt und den sofort einsetzenden Verfallprozessen (mechanische und chemische Abnützungs-, Ermüdungs- und Zerstörungsvorgänge) preisgegeben ist.

Diesem Schicksal entgeht der lebende Organismus nur, weil er **lebt**, d. h. dank der grundlegenden Funktionen der einzelnen Zelle. Orthopädische Operationen unterscheiden sich denn auch von reiner Schreinerei dadurch, dass sie die Biologie, v. a. die Regenerationskraft der Gewebe in die Planung einbeziehen.

Bildung von Interzellularsubstanz

Die für den Bewegungsapparat wichtigste Funktion der Zellen ist ihre Fähigkeit, Interzellularsubstanz (Bindegewebe, Knorpel, Knochen) zu bilden. Diese Fähigkeit erst ermöglicht den Aufbau des Bewegungsapparates und bleibt größtenteils bis ins hohe Alter erhalten (z. B. zur Frakturheilung).

Es handelt sich zum Teil um hochkomplizierte Strukturen. Der Knochen z. B. ist ein funktionsgerechter Verbund von zugfesten Fibrillen mit formfester Hartsubstanz (Mineralisation; s. **Abb. 1.2**).

Tabelle 1.1: Die mechanische Funktion der Gewebe des Bewegungsapparates.

Aufgabe	Material	Mechanische Eigenschaften	Vergleichbares Material in der Technik
Stützelemente	Knochen	druck- und zugfest, biegefest, formfest	Hartholz
	Knorpel	druckfest, elastisch, Stoßdämpfer	Hartgummi
Gelenke	Knorpel	minimale Reibung	Kugellager
Gelenkschmierung	Synovialflüssigkeit	minimale Reibung	Öl
Gelenkführung	Bänder	zugfest	Seil
Motor	Muskeln	kontraktil	nichts vergleichbares
Kraftüberträger	Sehnen	zugfest	Seil
Kontroll- und Steuerorgane	Nervensystem		Regelsysteme, Computer
Versorgung	Gefäßsystem	feinste Verzweigung (Kapillarnetz)	nur in lebenden Systemen
Schutz	Haut	zugfest (zweidimensional)	Leder

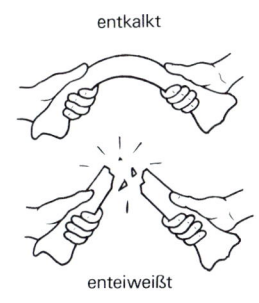

Abb. 1.2: Knochen ist ein Verbund aus einer anorganischen Komponente (Hydroxyapatit, ein Kalziumphosphat) in kristalliner Form, und organischen Polymerketten (kollagene Fibrillen). Dieses liefert die **Zugfestigkeit**, jenes die **Steifigkeit**. Nur im Verbund ist der Knochen, was er ist: einer der besten Werkstoffe der Natur. Im Gegensatz zu Holz ist er isotrop, hat also in allen Richtungen annähernd die gleichen mechanischen Eigenschaften.

Kinder haben noch relativ weiche Knochen. Im Alter werden sie immer brüchiger. Diese Unterschiede äußern sich bei Frakturen (z.B. «Grünholzfrakturen» bei Kindern). Sie sind in der Diagnostik und in der Therapie von Knochenschäden, v.a. bei Operationen, immer zu beachten.

Wandlungsprozesse

Für die spezifisch orthopädische Pathophysiologie und Therapie von zentraler Bedeutung sind folgende Wandlungsprozesse:

- **Wachstum:** Ausbildung und Ausreifung des Organismus, mit der Pubertät abgeschlossen
- **Regeneration:** Reparation erlittener Schäden und Wiederherstellung bestimmter Strukturen
- **Umbau:** Reaktion des Gewebes auf bestimmte äußere (vor allem mechanische), teils auch innere Einflüsse, Anpassung der Struktur an veränderte (äußere und innere) Gegebenheiten.

Die genannten drei Zellfunktionen und ihre Beeinflussung durch mechanische Kräfte machen das Forschungsfeld der zellulären **Biomechanik** aus.

Dazu kommt als vierte Funktion die Fähigkeit zur Artveränderung: Diese Fähigkeit besitzt das einzelne Individuum nicht; sie ist aber im Rahmen der Phylogenese der Art gegeben und ermöglicht ihr eine Weiterentwicklung im Rahmen der Evolution.

Stoffwechselvorgänge

Stoffwechselvorgänge sind Voraussetzungen für alle genannten Zellfunktionen, denn sie dienen der Erhaltung des Lebens im Bewegungsapparat. Diese Stoffwechselvorgänge müssen die Zellen und über diese als Mittler die mechanisch wirksame Interzellularsubstanz erreichen, unter ständiger mechanischer Beanspruchung des Gewebes. Dies stellt den Organismus vor komplizierte Probleme, welche in der Pathogenese vieler Erkrankungen des Bewegungsapparates eine bedeutende Rolle spielen (Degenerationserscheinungen, Nekrosen usw.). Um einen Vergleich zu geben: Es ist schwierig, eine Maschine bei laufendem Motor zu reparieren oder ein Haus während des Umbaus zu bewohnen.

Insbesondere der Knochen ist kein starres, lebloses Stützgerüst, sondern lebendiges Gewebe mit einer anspruchsvollen Mikrozirkulation (**Abb. 1.3**, **Abb. 1.4** u. **Abb. 1.5**), die vor allem bei Operationen nicht beliebig gestört werden darf (vgl. auch Abb. 4.19). Beim Gelenkknorpel hingegen ist die Ernährung durch Diffusion aus der Gelenkflüssigkeit zu berücksichtigen.

Die erwähnten Zellfunktionen bestimmen die **Pathophysiologie** des Bewegungsapparates: Während die Interzellularsubstanz passiver Träger der mechanischen Funktionen ist und somit irreversibel dem Verschleiß ausgesetzt wäre, nehmen die Heilungsvorgänge ihren Ausgang von den beschriebenen Zellfunktionen. Die orthopädische Therapie muss also auf diese aufbauen. Solche Erkenntnis ist weder neu noch spezifisch orthopädisch: «medicus curat, natura sanat», hieß sie früher. Sie hat aber in der relativ neuen Forschungsrichtung der **Biomechanik** neue und für die Orthopädie besonders fruchtbare Einsichten gebracht:

Es hat sich gezeigt, dass die mannigfaltigen Aktivitäten der Zellen des Bewegungsapparates (Knochen, Knorpel, Bindegewebe usw.) stark von den lokalen mechanischen Bedingungen beeinflusst werden (Roux, Pauwels usw.).

Zur Biomechanik gehört die Lehre von den Reaktionen des lebenden Gewebes des Bewegungsapparates auf mechanische (innere und äußere) Kräfte. Ihre Ergebnisse helfen, Diagnosen und langfristige Pro-

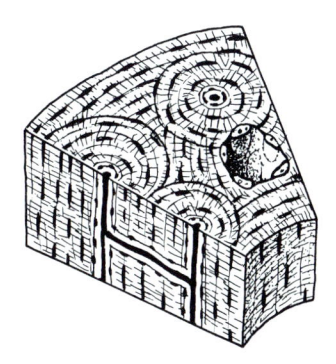

Abb. 1.3: Schematischer Schnitt aus der **Knochenkortikalis**. Lamellenknochen hat als Verbundbau große Formfestigkeit in allen Richtungen. Er lebt dank einer ausgeklügelten und empfindlichen **Mikrozirkulation**: Havers'sche Kanäle in der Mitte der von zirkulär angeordneten Lamellen umgebenen Osteone. Die einzelnen Osteozyten sind mit feinsten Fortsätzen untereinander verbunden und an die Zirkulation angeschlossen. Rechts im Querschnitt eine «Resorptionshöhle».

gnosen zu stellen und eröffnen Wege für kausale Therapie. Biomechanische Zusammenhänge sollen deshalb am Schluss des ersten Teils nochmals zusammenfassend an praktischen Beispielen dargestellt werden (s. Kap. 9).

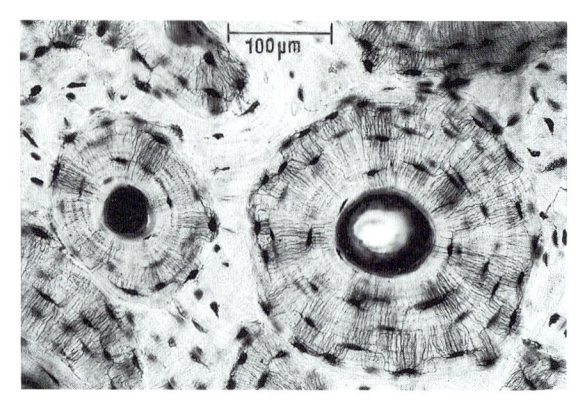

Abb. 1.4: Lebendiger Knochen.
Zwei Osteone, in der Mitte je ein (Havers'scher) Gefäßkanal. Die konzentrisch zwischen den Lamellen angeordneten Knochenzellen (Osteozyten) sind mit basischem Fuchsin angefärbt, was zeigt, dass sie leben. Ihr Stoffwechsel mit dem zentralen Gefäß benutzt die radiär verlaufenden feinsten Kanälchen (canaliculi). Das darin liegende Zytoplasma ist ebenfalls angefärbt, zum Zeichen, dass es vital ist. Der lebende Knochen ist hier von avitalem, totem Knochen (heller) umgeben, den er zum Teil ersetzt hat. Hier sind die Knochenhöhlen (Lakunen) leer (zum Teil sieht man nur deren Wand, zum Teil schwarze Artefakte). Die Kanälchen sind nicht angefärbt, sind also ebenfalls leer. Dieses Präparat stammt von einem 80-jährigen Mann und ist typisch für alten Knochen. Man sieht, dass auch im Alter avitaler Knochen immer noch laufend durch neuen ersetzt wird (s. Abb. 31.2). 360 : 1. (Präparat Prof. R. Schenk).

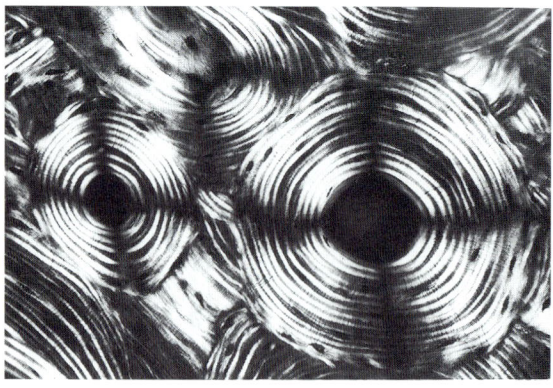

Abb. 1.5: *Gleiches Präparat, im polarisierten Licht.*
Es zeigt die konzentrische Anordnung der doppelbrechenden, parallel ausgerichteten **kollagenen Fibrillen** und des **kristallinen Hydroxyapatites**, des anorganischen Anteils des Knochens. Auch in den nekrotischen Partien bleibt die Struktur der Interzellularsubstanz erhalten. Die Anordnung der Lamellen in den Osteonen kommt schön zum Ausdruck. Natur als moderne – bzw. uralte und damit zeitlose – Kunst.

1.2
Der Bewegungsapparat als funktionelle Einheit

Bisher war von den einzelnen Bausteinen des Bewegungsapparates die Rede. Der Bewegungsapparat als Ganzes ist aber ein hochdifferenziertes, kompliziertes Gebilde, in welchem unzählige Einzelelemente zu Funktionseinheiten (z. B. Gelenke, Bewegungssegment der Wirbelsäule), zusammengefügt erscheinen, aus welchen wiederum in **hierarchischer Ordnung** höhere Funktionsorgane (z. B. eine Extremität) aufgebaut sind. Das Ganze ist schließlich in einen hoch leistungsfähigen und vielseitigen Organismus integriert, welcher letztlich dem Willen des betreffenden Individuums zur Verfügung gestellt ist und von diesem leicht und sicher kontrolliert und gesteuert werden kann (**Abb. 1.6**; s. a. Kap. 8).

Der Bewegungsapparat ist für seinen Besitzer ein äußerst vielseitiges, zuverlässiges und dauerhaftes Instrument. Der Mensch ist sich der Einzelelemente und Funktionen kaum bewusst. Er empfindet den Bewegungsapparat immer als **funktionelle Einheit**. Seine Leistungsfähigkeit ist für ihn so selbstverständlich geworden, dass sie ihm erst angesichts eines Geschädigten, z. B. eines Gelähmten, wieder richtig bewusst wird.

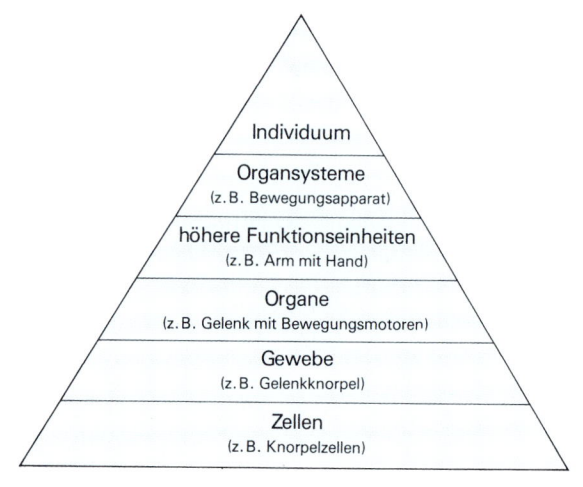

Abb. 1.6: Die Hierarchie des menschlichen Organismus.
Der Aufbau des menschlichen Organismus kann mit dem hierarchischen Aufbau einer Pyramide verglichen werden. Auf der breiten Basis einfacher Strukturen, deren Zusammenhang auf dieser Stufe noch undurchsichtig bleibt, bauen sich immer komplexere, aber in ihrer Zweckbestimmung immer leichter durchschaubare Strukturen auf, bis hinauf zur Spitze, wo eine einfache, klare, leicht fassliche Gestalt erscheint. Steuerung und Kontrolle erfolgen wieder von der Spitze nach unten in hierarchischer Ordnung und in immer kompliziertere Verzweigungen hinein (vgl. Abb. 1.8).
Die Stufenabfolge der Organsysteme erweist sich für Diagnose und Beurteilung (s. Kap. 10.1), aber auch für eine zielgerichtete und realistische Forschung als sehr wichtig (s. Kap. 24.2).

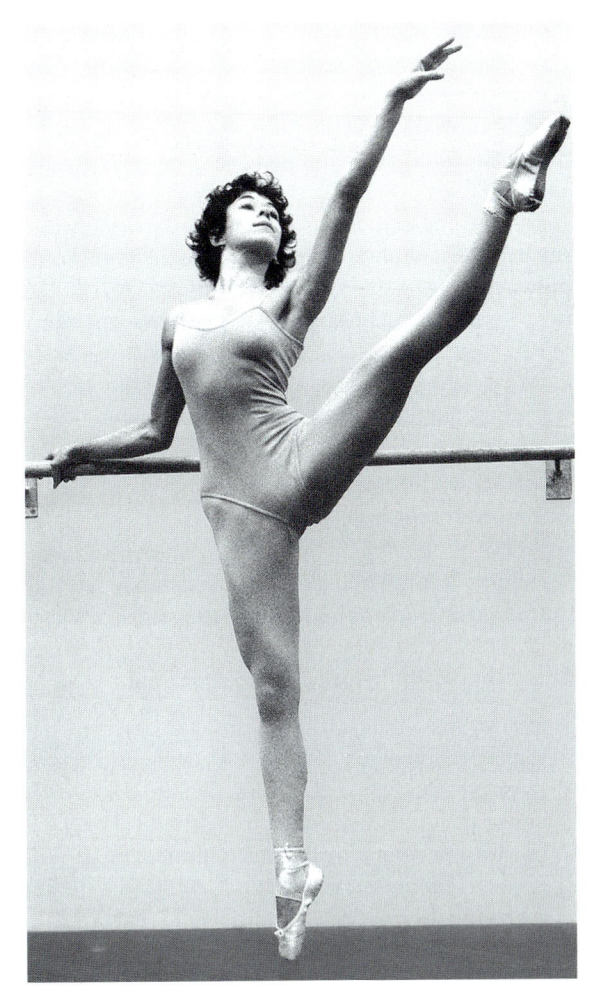

Abb. 1.7: Von einem entschlossenen Willen getragene Energie wird hier zu leichter harmonischer Eleganz, Höchstleistung des integrierten und vom Menschen vollständig **kontrollierten Bewegungsapparates**. Die meisten von uns empfinden einen solchen Anblick spontan als schön. Man kann sich des Eindruckes kaum erwehren, dass hier die einzelnen anatomischen Bausteine und Teilfunktionen, etwa eines Fußes, einer **Gesamtleistung** untergeordnet sind, einem Zweck dienen und auf ein Ziel gerichtet sind.

Unter diesem Gesichtswinkel betrachtet erscheint die Organisation des Bewegungsapparates sinnvoll, sowohl auf der Stufe der Funktionseinheiten, wie auch in der Gesamtintegration (**Abb. 1.7**).

Ein nahezu perfekter Apparat

Anatomie und Funktion des menschlichen Bewegungsapparates entsprechen einem technisch nahezu perfekt entwickelten Mechanismus von höchster Präzision und erstaunlicher Leistungsfähigkeit. Diese sind **im Verlauf der Evolution entwickelt** worden. So lässt sich z.B. der außerordentlich komplexe Aufbau des Kniegelenkes mit doppelten Femurkondylen, ziemlich flachen Tibiaplateaus, Menisken und Band-apparat bereits im Erdaltertum, vor über 300 Millionen Jahren bei ersten landlebenden Vertebraten nachweisen, und die weitere Anpassung an neue Ansprüche lässt sich bis zu den Hominiden mit ihrem aufrechtem Gang verfolgen. Das menschliche Knie ist auch vom Standpunkt des Ingenieurs aus ein sinnreicher Präzisionsapparat, der den mechanischen Anforderungen exakt entspricht.

Es sieht so aus, als wäre der Organismus zielgerichtet auf eine Endzweck hin konzipiert worden, doch lässt er sich auch durchaus *evolutionsmechanisch* erklären.[1] **Für praktische Belange** erweist sich hingegen eine finale (teleologische) Betrachtungsweise sowohl für die Forschung als auch für die Therapie immer wieder fruchtbar: So kann man wohl davon ausgehen, dass normale Strukturen nahezu perfekt angelegt sind und auch optimal funktionieren, und dass operative Eingriffe, welche diese normalen Verhältnisse verändern, selten im Stande sein werden, Verbesserungen herbeizuführen. In der Regel werden sie eher schaden, und es muss im Gegenteil unser Bestreben sein, die natürlichen Strukturen und Mechanismen möglichst zu erhalten, zu unterstützen und ggf. zu rekonstruieren.

So hat man z.B. erkannt, dass die Menisken eine wichtige Funktion haben und nicht ungestraft wahllos entfernt werden können, dass zahlreiche theoretische Operationskonzepte zu kurz greifen und mehr schaden als nützen (z.B. manche Operationen im Patellabereich), und dass für die Konstruktion von Endoprothesen die Natur der beste Lehrmeister ist.

Die Form entspricht der Funktion

Eine sinnvolle Funktionsweise setzt eine entsprechende Konstruktion voraus. Nähere Betrachtung zeigt, dass die Morphologie des Bewegungsapparates genau seiner Funktion entspricht. Tatsächlich ist mit einem gegebenen Materialaufwand die für die betreffende Funktion optimale Form realisiert (Pauwels).

Der Orthopäde wird deshalb den Beziehungen zwischen Form und Funktion größte Beachtung schenken müssen. Es geht darum, morphologische Strukturen in ihrer Bedeutung für die Funktion des Bewegungsapparates zu erkennen und von rein kosmetischen Formvarianten (z.B. des Skelettes) zu unterscheiden (Beispiele s. Kap. 38: «Deformitäten und statische Störungen»; Kap. 39: «Häufige Normvarianten bei Kindern»; Kap. 55: «Form und Haltung der Wirbelsäule»).

---

1 Scott Dye: An Evolutionary Perspective of the Knee. J. Bone Joint Surg. 69-A, 976 (1987)

Steuerung

Neben dieser eindeutig nachweisbaren Ausrichtung von Elementen des Bewegungsapparates auf mechanische Stützfunktionen fällt vor allem auf, wie leicht und einfach dieser komplizierte Bewegungsapparat zu kontrollieren und zu beherrschen ist, im eigentlichen Sinne des Wortes «kinderleicht», z. B. wenn man kleine Kinder beobachtet, wie sie schwierige Gleichgewichtsprobleme oder Handfertigkeiten meistern.

Diese einfache Steuerbarkeit des überaus komplizierten Bewegungsapparates setzt unzählige Kontrollmechanismen voraus, welche nach dem Prinzip der Rückkopplung, des Feed-back, funktionieren. Es sind größtenteils niedrigere und höhere **Reflexbogen** des Nervensystems, welche im Rückenmark, im Hirnstamm, im Kleinhirn und teilweise im Großhirn umgeschaltet werden, in der überwiegenden Mehrzahl ohne dass sie dem Individuum bewusst würden (**Abb. 1.8**).

Es leuchtet ein, dass Ausfälle von einzelnen Elementen oder Funktionseinheiten manchmal komplexe Störungen der Gesamtfunktion nach sich ziehen, welche oft nicht nur am Ort des Schadens sichtbar werden. Dies erschwert manchmal die Diagnose. Es ist deshalb notwendig, die Gesamtfunktion des integrierten Bewegungsapparates zu betrachten.

Gesamtbetrachtung

Besonders wichtig aber ist diese Gesamtbetrachtung des Bewegungsapparates für die orthopädische Diagnose, weil der Bewegungsapparat auf einen Schaden immer sofort auf mehrfache Weise reagiert:

1. mit **raschen**, reflexartigen Umstellungen der Gesamtfunktion über das *Nervensystem* (antalgische Zwangshaltungen, Gelenkblockierung, Trickbewegungen, Hinken usw.) und
2. mit **langsameren** Umstellungen auf der mikroskopischen Ebene der einzelnen Gewebe des Bewegungsapparates, ausgelöst durch eine *reaktive Zelltätigkeit* (Knochenumbau, Hypertrophien, Ankylosen usw.).

Mit diesen beiden Reaktionen ist der Körper im Stande, Schäden auszugleichen oder durch Ersatzfunktionen zu mildern. Solche Reparations- und Ausgleichsmechanismen werden am Bewegungsapparat in großer Mannigfaltigkeit in Gang gebracht. Sie werden unter dem Begriff der *funktionellen Anpassung* zusammengefasst.

Funktionelle Anpassung

Anpassungserscheinungen finden sich auf Ebene der Gewebe (s. Kap. 2.2), aber auch auf Höhe der Regulation. Sie stellen eine **große Selbstheilungspotenz** dar und müssen bei der Planung der orthopädischen Therapie berücksichtigt werden. Eine Erfolg versprechende Therapie wird diese Selbstheilungstendenz unterstützen und fördern und sie nicht hemmen wollen. Streng genommen ist dies die einzige Möglichkeit einer kausalen Therapie.

Die Gesamtbetrachtung des Bewegungsapparates sowie der Mechanismen der funktionellen Anpassung sind für orthopädisches Handeln außerordentlich wichtig. In der Praxis muss sie als Resultat der

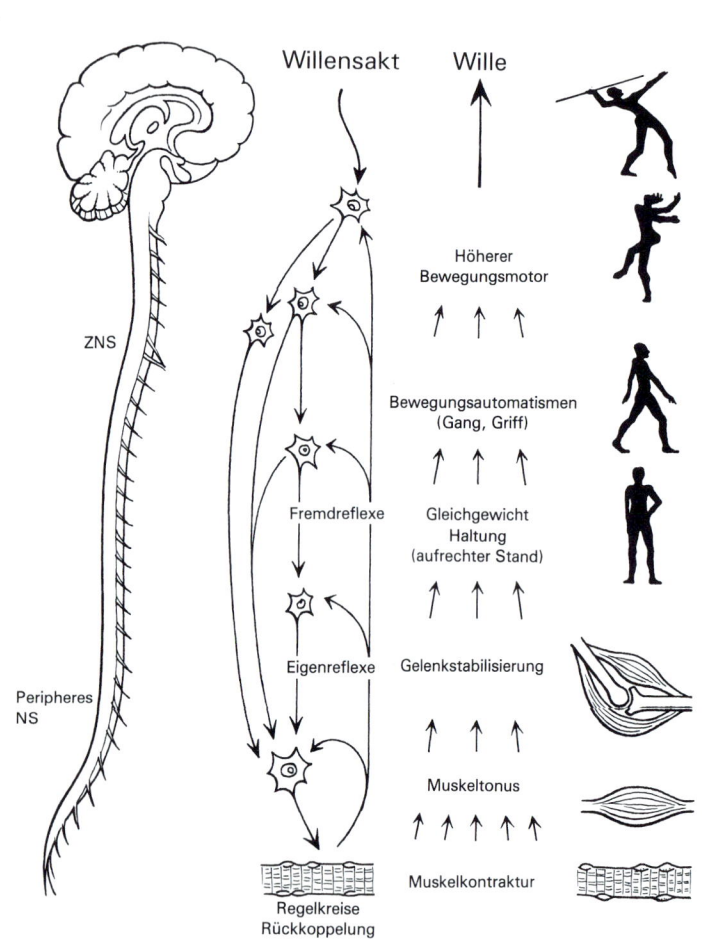

Abb. 1.8: Der **Bewegungsapparat, Funktion und Steuerung**.
Die Darstellung soll veranschaulichen, wie das Prinzip einer strengen **Hierarchie**, sowohl im Aufbau wie in Funktion und Steuerung des Bewegungsapparates verwirklicht ist. Von der Basis (Zellfunktion) bis zur Spitze (Wille und Willensakt) entspricht auf jeder Ebene einer höher integrierten Funktion des Bewegungsapparates ein höheres komplexeres Regelkreissystem des zentralen Nervensystems.
Vom Willen des Individuums bis zur Ausführung desselben geht der Weg, immer komplexer werdend, bis zur Basis (zur Peripherie) und von hier, wieder überschaubarer werdend, bis zum einfachen, klaren Willensakt. Wir haben ein eindrückliches Beispiel biologisch kybernetischer Technik vor uns.

orthopädischen Untersuchung des Patienten in Form einer **Funktionsdiagnose** zusammengefasst werden (s. dafür Kap. 10.1). Für den praktischen Untersuchungsgang vgl. Kapitel 11.6, Tabelle 11.1: «Die Leistungen des Bewegungsapparates und ihr Ausfall».

2 Vom Leben des Knochens: Knochenphysiologie

Den Anatomen zwar bestens bekannt, war Knochen für die klassische Physiologie offenbar nie ein Thema: Auch in der 24. Auflage des bekannten Springer-Lehrbuches «Physiologie des Menschen» von Schmidt und Thews (1990) sucht man «Knochen» vergeblich!

Das liegt wohl einmal daran, dass Knochen und Skelett mit dem «Schnitter Tod» und mit einem mechanischem Gerüst so stark assoziiert werden, dass man sich **«lebendigen Knochen»** schlecht vorstellen kann. Indessen hat Knochen, wie bereits erwähnt, einen intensiven Stoffwechsel und ist ständig in Wandlung begriffen, nur laufen diese Vorgänge so langsam und unspektakulär ab, dass sie erst über längere Zeiträume überhaupt sichtbar werden. Ein Ergebnis dieser ständigen Wandlung ist die komplexe anatomische Form und Struktur des Skelettes.

Dass **Form und Aufbau des Knochens seiner mechanischen Aufgabe angepasst** sind, haben erstmals (1867)

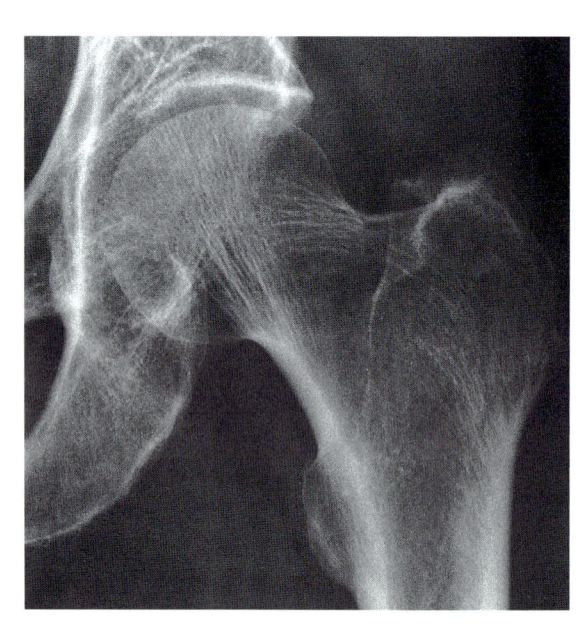

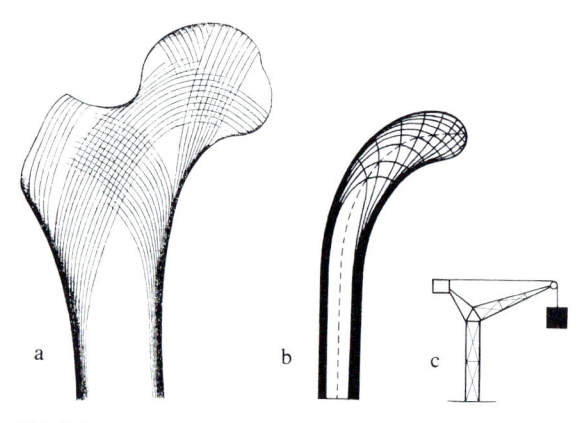

Abb. 2.1: *Das Röntgenbild des proximalen Femurendes* zeigt bei genauerem Hinsehen keine zufällige Verteilung der Spongiosa, sondern eine Anordnung in zwei Bündelsystemen, deren Analyse den **funktionellen Aufbau der Knochen** erkennen lässt.
Bei dieser 80-jährigen Frau hat die Altersosteoporose die Trabekelstruktur noch deutlicher hervortreten lassen.

Abb. 2.2:
a) So stellte 1867 G. H. Meyer die **Trabekelstruktur** des proximalen Femurendes dar: Die Spongiosabälkchen sind kein ungeordnetes Maschenwerk, sondern sehr genau nach den Gesetzen der Baustatik angeordnete Kraftträger. Man erkennt die auf Druck beanspruchten Trajektorien, die aus der medialen Kortikalis am Adambogen ausstrahlen in den Femurkopf und senkrecht auf die belastete Gelenkfläche auftreffen. Im rechten Winkel zu diesen Drucktrajektorien verlaufen bogenförmig auf der Außenseite die Zugtrajektorien, welche sich distal zur lateralen Kortikalis verdichten. Schon Meyer fasste deshalb richtigerweise die Kortikalis funktionell als verdichtete Spongiosa auf.

Wo wenig oder keine Kräfte wirken (neutrale Faser) ist wenig oder kein Knochen angelegt (Markhöhle, Wardsches Dreieck).

b) Culmann zeichnete nach den Regeln der graphischen Statik die **Spannungslinien** in ein dem proximalen Femur entsprechendes Modell ein und fand weitgehende Übereinstimmung der theoretisch berechneten Konstruktion mit der von der Natur hervorgebrachten Knochenstruktur (s. Abb. 2.1 u. Abb. 2.3).

c) Die Analogie zu einem Kran mit seiner Fachwerkkonstruktion ist deutlich.

Meyer und Culmann, ein Anatom und ein Ingenieur, klar erkannt: Sie haben z. B. das proximale Femurende mit einem Kran verglichen und ähnliche Konstruktionsprinzipien darin nachgewiesen (**Abb. 2.1** u. **Abb. 2.2**).

Pauwels hat diese Theorie zur Lehre des funktionellen Aufbaus des Knochens weiterentwickelt.

2.1
Funktioneller Aufbau des Knochens

Pauwels hat Gestalt und Struktur, also den makroskopischen und den mikroskopischen Aufbau der Knochen mit spannungsoptischen Modellen untersucht und eine sehr genaue Übereinstimmung der äußeren Form und der Trabekelstruktur des Knochens mit den **Spannungstrajektorien** (Kraftflusslinien im Innern eines Körpers) nachgewiesen: Trajektorielle Knochenstruktur (**Abb. 2.3**).

Dies bedeutet, dass die Knochensubstanz überall so angeordnet ist, dass sie mit dem geringsten Materialaufwand die auftretenden Kräfte bestmöglich auffangen und übertragen kann (Leichtbauweise nach Pauwels).

Wo wenig oder keine Kräfte wirken (z. B. im Zentrum eines Röhrenknochens) ist Material gespart, kein Knochen angelegt (s. Abb. 3.5).

Im **spongiösen** Bereich sind die Knochenbälkchen in Richtung der hauptsächlich auftretenden Kräfte ausgerichtet. Die **Kortikalis** erscheint als verdichtete Spongiosa an Stellen erhöhter Beanspruchung (**Abb. 2.4**).

Mikroskopisch lässt sich nachweisen, dass die Feinstruktur des Knochens, druckfeste Hartsubstanz (Ca-Apatit) und zugfestes kollagenes Fasergerüst im Verbundbau ebenfalls diesem Konstruktionsprinzip entspricht.

Die Ursache dieser funktionellen Strukturordnung liegt zur Hauptsache noch im Dunkeln verborgen. Wir wissen, dass die Gestalt des Bewegungsapparates **genetisch** bestimmt ist und aus der Erbmaße immer wieder getreulich und sehr genau kopiert wird.

Andererseits wissen wir aber auch, dass die differenzierte Ausbildung dieser Gestalt durch äußere Einflüsse, vor allem **Einwirkungen mechanischer Kräfte**, erheblich modifiziert werden kann.

2.2
Funktioneller Umbau

Solcher wurde von Wolff (1892) mit seinem «Transformationsgesetz des Knochens» und von Roux (1895) mit seiner Lehre der **«funktionellen Anpassung»** nachgewiesen. Sie zeigten, dass unter abnormaler Beanspruchung (z. B. Fehlstellung) ein Knochen sich über längere Zeit umbauen kann, bis sich seine

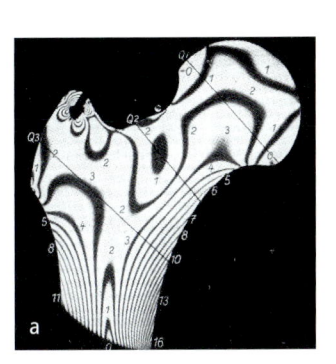

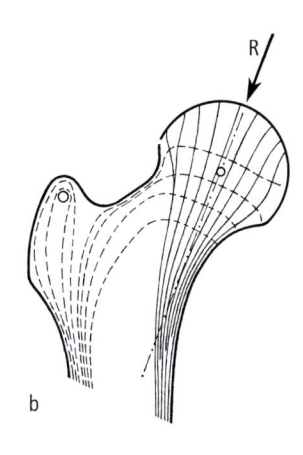

Abb. 2.3:
a) *Spannungsoptischer Versuch von Pauwels:* Plexiglasmodell des proximalen Femurendes, unter Belastung, und mit (Muskel-)Zug am Trochanter maior.
Mit Hilfe von polarisiertem Licht können die im Innern des Modells auftretenden **Kräfte (Spannungen)** sichtbar gemacht werden.
Die Spannungsgröße entspricht der Anzahl der schwarzen Linien (ähnlich wie auf Landkarten die Höhe über Meer an den Höhenkurven abgelesen werden kann). Daraus lassen sich die Spannungstrajektorien konstruieren.
b) Konstruktion der *Spannungstrajektorien* von Pauwels:
Die Drucklinien sind ausgezogen, die Zuglinien gestrichelt.
Die experimentell bestimmten Trajektorien stimmen weitgehend mit der Trabekelstruktur im anatomischen Präparat und auf dem Röntgenbild überein (s. Abb. 2.1 u. Abb. 2.2).

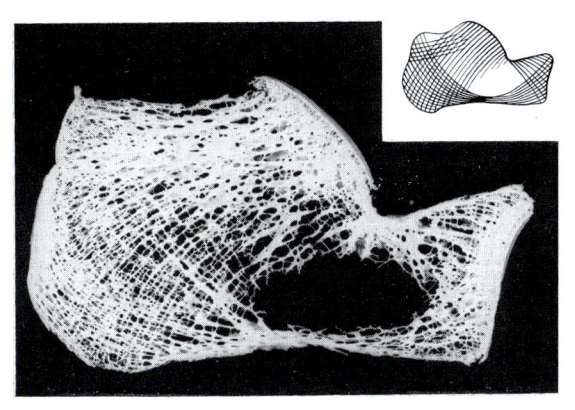

Abb. 2.4: *Knochenschliff durch einen Kalkaneus*, rechts oben eine Zeichnung von H. Meyer aus dem Jahre 1872. Verteilung und Orientierung der Spongiosabälkchen entsprechen auch hier einem **funktionellen, trajektoriellen Aufbau** des Knochens (Drucklinien vom Tuber calcanei zum unteren Sprunggelenk. Zuglinien senkrecht dazu entlang der unteren Peripherie, ausgesparte Zone in weitgehend spannungsfreiem Areal). Ein weiteres Beispiel für die «Leichtbauweise».

Struktur wieder genau der neuen Beanspruchung angepasst hat (**Abb. 2.5**).

Knochen, der nicht mechanisch beansprucht wird, **verschwindet** langsam, z. B.:

- Osteoporose bei Nichtbeanspruchung, z. B. Inaktivität (Schonung, Bettruhe), bei Lähmungen oder bei fehlender Schwerkraft (Raumfahrt)

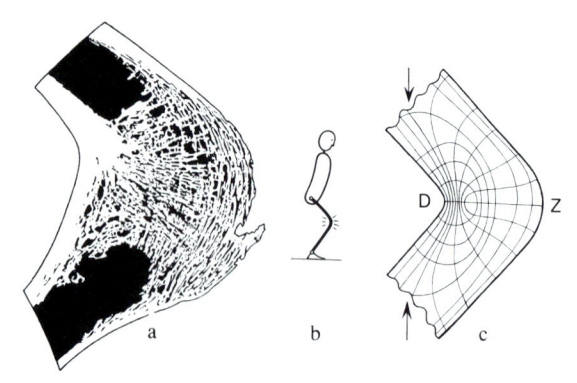

Abb. 2.5: a) *Präparat einer Knieankylose von Wolff* (Versteifung wahrscheinlich infolge einer alten Tbc). Anhand solcher Präparate haben Roux und Wolff schon vor über 100 Jahren ihre Einsichten in die **funktionellen Wandlungsprozesse** der Knochen gewonnen.

Nach der Versteifung des Knies in Beugestellung b) ist es zu einer Umstrukturierung der Knochenarchitektur gekommen, welche nun der veränderten mechanischen Beanspruchung wieder entspricht. c) das dazugehörige, theoretisch abgeleitete Spannungstrajektorienbild. D: Druckzone. An der Stelle des Knickes drängen sich sanduhrförmig die Drucklinien. Z: Die Zuglinien verlaufen dazu senkrecht, peripher und konzentrisch. Die Natur hat weitgehend technische Strukturen realisiert (nach Pauwels).

- überschüssiger Kallus nach erfolgter Frakturheilung
- nicht belastete Knochenspäne nach Operationen.

Andererseits wird **Knochen angebaut** und verdichtet sich (Sklerose) unter vermehrter lokaler Beanspruchung, z. B.

- Konkavseite verkrümmter Knochen bei Fehlstellung (**Abb. 2.6**)
- Brückenkallus bei Frakturheilung (Abb. 2.7, Abb. 2.8 u. Abb. 4.7; vgl. Kap. 4.2 «Pathologie von Fraktur und Frakturheilung»)
- lokalisierte subchondrale Sklerose bei Gelenküberbeanspruchung (Arthrose, Spondylose)
- Sporn- und Randwulstbildungen (Osteophyten), ebenfalls bei Arthrosen und Spondylosen (s. dort u. Abb. 2.16).

2.2.1
Umbau des Frakturkallus

Funktioneller Umbau mit gleichzeitigem An- und Abbau ist besonders eindrücklich zu erkennen im Anschluss an die **Kallusbildung**: Im Verlauf von etwa

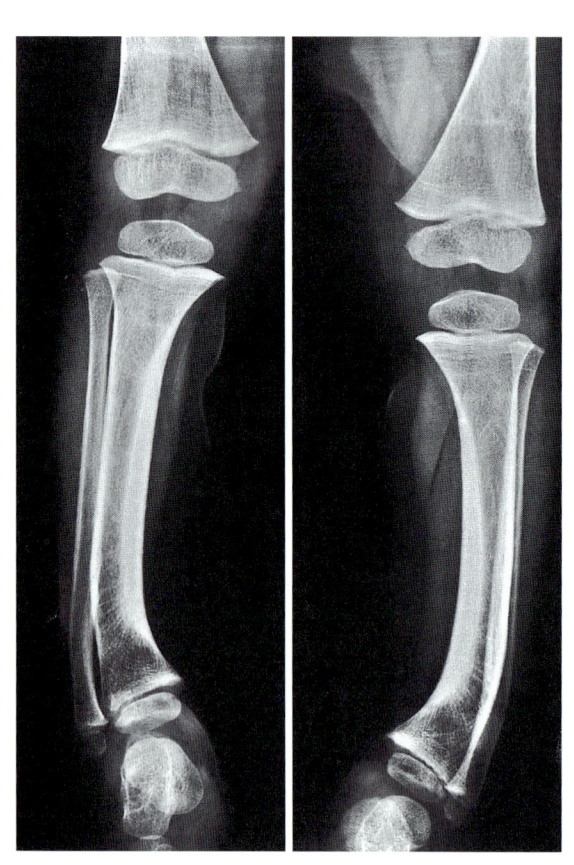

Abb. 2.6: *Crura vara congenita* (s. a. Kap. 67) bei einem 2½-jährigen Mädchen. Massive Verdickung der druckbeanspruchten medialen Kortikalis als Antwort des Skelettes auf die unphysiologische Beanspruchung. Beispiel einer **funktionellen Anpassung**.

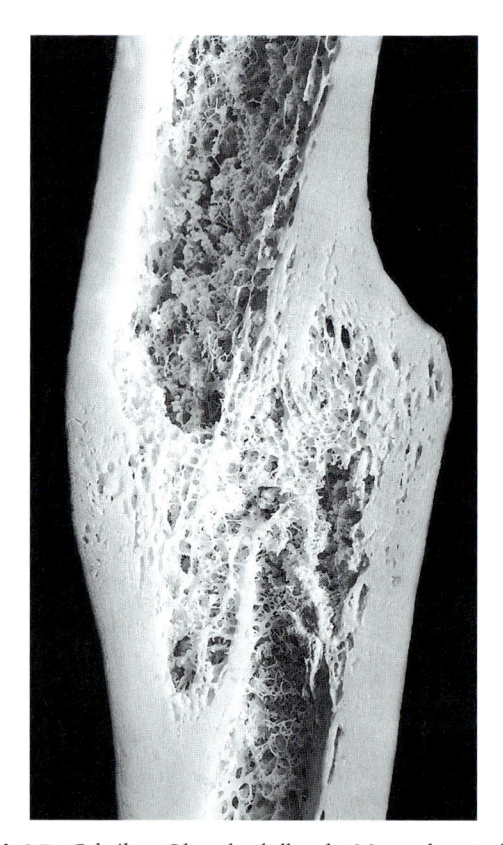

Abb. 2.7: *Geheilter Oberschenkelbruch.* Man erkennt den tiefgreifenden **funktionellen Umbau** des Frakturkallus. Ein neuer mechanisch einwandfreier tragfähiger Schaft ist entstanden. Die dichteste Knochenablagerung findet sich an den am stärksten beanspruchten konkaven Stellen. Zentral bildet sich mit der Zeit wieder eine Markhöhle.

ein bis zwei Jahren wird der Frakturkallus völlig umgebaut und in eine anatomisch und funktionell dem ursprünglichen Knochen ähnliche Struktur umgewandelt (**Abb. 2.7**). Nach Umstellungsosteotomien, Arthrodesen oder sonst veränderten mechanischen Bedingungen wird die innere Trabekelstruktur des Knochens umgebaut und der neuen Beanspruchung angepasst. Ebenso werden **Knochenspäne** funktionell um- und eingebaut (**Abb. 2.8**).

Diese Vorgänge gehen **langsam**, fast unmerklich vor sich, doch zeigen sie, dass der Knochen nicht einfach einem toten Stück Holz vergleichbar ist, Rohmaterial für den Schreiner, sondern dass er lebt. Diese Lebensäußerungen sind Voraussetzung für die Heilungsvorgänge am Knochen, und damit für unsere therapeutischen Bemühungen, v.a. Operationen am Knochen (vgl. Kap. 18.4.1: «Osteotomien», Kap. 43 «Zur Frakturbehandlung», und Kap. 44: «Kinderfrakturen»).

Der Knochen hat mit dem beschriebenen Umbaumechanismus einen wertvollen Apparat zur Verfügung, neuen Anforderungen, veränderter Beanspruchung zu begegnen, sich anzupassen.

Diese Vorgänge der funktionellen Anpassung sind für die Beurteilung orthopädischer Störungen wichtig. Sie geben Einblick in die Natur der Störung, ihren Verlauf und damit einen Hinweis auf die Prognose.

Oft ist aber auch schon für die Therapie ein Weg

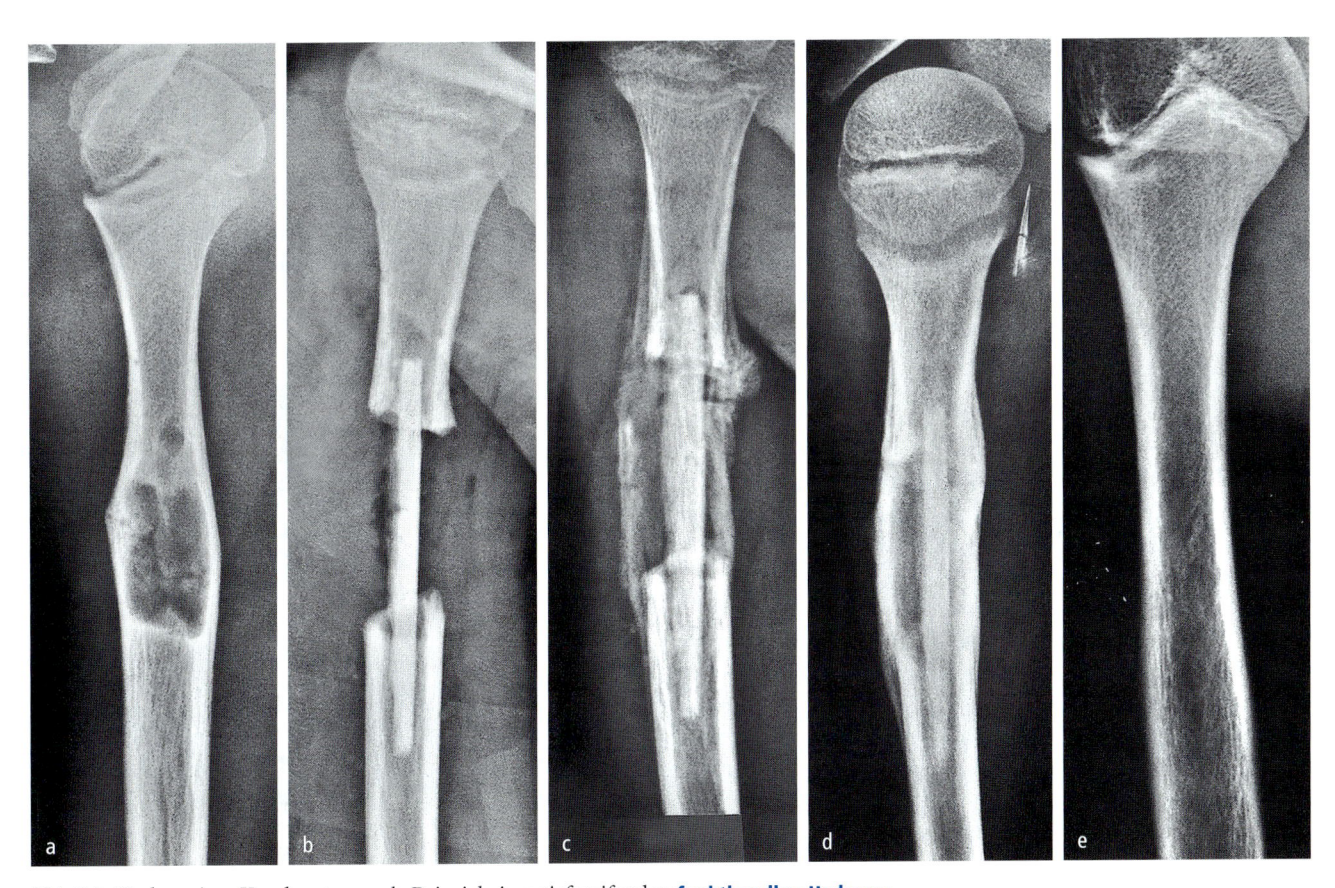

Abb. 2.8: *Umbau eines Knochenspanes* als Beispiel eines tiefgreifenden **funktionellen Umbaues**.
a) *Knochenzyste* bei einem 8-jährigen Knaben, mit schleichender Fraktur.
b) *Resektion* eines Stückes des Humerus, ersetzt durch einen Kortikalisspan aus der Tibia, der in die Markhöhle eingelegt wurde. (In Kap. 33.4.1 ist beschrieben, wie Knochenzysten einfacher behandelt werden können.)
c) *16 Tage später* bereits ausgedehnte Kallusbildung.
d) Weitere *fünf Wochen später* ist der Kallus durchgebaut, eine neue Kortikalis bildet sich, und der Span beginnt sich umzubauen.
e) *Drei Jahre später:* Anstelle des Spanes ist wieder eine Markhöhle entstanden, der überschüssige Kallus ist abgebaut, der Humerus hat praktisch wieder normale Form und Struktur.

Bei kleinen Kindern gehen die Umbauvorgänge wesentlich rascher und radikaler vor sich als bei Erwachsenen, deren Potenz zur «funktionellen Anpassung» aber immer noch erheblich ist.

Das gute Schlussresultat kann nicht darüber hinwegtäuschen, dass es sich hier um eine unnötige, mit Schmerzen, erheblichen Unannehmlichkeiten und Gefahren für den Patienten verbundenen Operation handelte infolge Unkenntnis des **Spontanverlaufes** der Krankheit.
Allgemein gesagt, stammt unser medizinisches Wissen aus der Beobachtung von natürlichen Krankheitsverläufen einerseits und Verläufen nach Operationen (die in der Humanmedizin an die Stelle von Experimenten treten) andererseits. Aus dem *Vergleich dieser beiden Verläufe* ergibt sich die richtige Operationsindikation.

vorgezeichnet: Es gilt, die Selbstheilungskräfte des Knochens zu erkennen, sie zu unterstützen und für uns wirken zu lassen, sie mindestens nicht zu stören. Dies ist das Ziel jeder orthopädischen Operation am Knochen. Sie ist nicht die Heilung selbst. Sie kann (und soll) lediglich eine günstige Voraussetzung für den natürlichen Heilungsprozess schaffen. Abbildung 2.8 zeigt ein eindrückliches (nicht unbedingt nachahmenswertes) Beispiel.

Die bisher besprochenen Phänomene werden am ausgewachsenen Organismus beobachtet. Der Bewegungsapparat im Wachstum verfügt daneben über eine zusätzliche Dimension von Umbaumechanismen: die **Wachstumskräfte**. Diese verleihen ihm noch weit größere Möglichkeiten zur funktionellen Anpassung als sie der erwachsene Bewegungsapparat schon hat (s. Kap. 5: «Wachstum»).

2.2.2
Ständiger Knochenumbau: Verschleiß und Reparatur

Neben den bisher genannten, relativ leicht erkennbaren Umbauvorgängen (bone modeling) findet ein ständiger Knochenumbau statt, welcher die Skelettstruktur nicht sichtbar verändert und nur mittels mikroskopischer Techniken (z. B. besonders schön durch in-vivo Markierung mit Tetrazyklin, vgl. Abb. 2.11) nachgewiesen werden kann. Trotzdem hat er größte Bedeutung. Es handelt sich um den so genannten **schleichenden Ersatz** (creeping substitution, bone remodeling) des Knochengewebes, welcher während des ganzen Lebens stattfindet.

Alle festen Materialien, unbelebte oder im lebenden Körper, sind überall und jederzeit dem Prozess der **Materialermüdung** (langsame Zerrüttung des Strukturgerüstes unter dauernder mechanischer Beanspruchung) ausgesetzt, werden dadurch mechanisch geschwächt und brechen schließlich (z. B. einen Draht kann man brechen, wenn man ihn lange genug hin und her biegt). Auch ein toter Knochen würde bald dieses Schicksal erleiden.

In normalem gesunden und gut trainierten Zustand halten alle lebenden Gewebe die hohe Beanspruchung regelmäßiger großer körperlicher Leistung jahrelang ohne Schaden aus, in einem Maße, wie sie kein Material aus der Technik aushalten würde. Dies ist nur möglich, weil diese Gewebe leben und ständig umgebaut werden. Tatsächlich erleidet lebender Knochen nur äußerst selten mechanische Ermüdungserscheinungen (so genannte Ermüdungsbrüche, «schleichende Frakturen», s. Kap. 4.1.2 u. Kap. 40.5). Der «schleichende Ersatz» bewahrt ihn davor. Daher ist der lebende Knochen implantiertem Fremdmaterial (metallischen Fixationen und Endoprothesen) auf lange Sicht auch rein mechanisch überlegen.

Der Knochen, dessen Kristallstruktur nach längerer Beanspruchung submikroskopische Zerrüttungserscheinungen aufweist, wird im Verlauf des Lebens durch Zellaktivität Stück für Stück abgebaut und durch neuen Knochen ersetzt. Die «Ersatzrate» (turnover-rate, bone remodeling rate) kann mit histologischen Methoden einigermaßen bestimmt werden und beträgt einige Prozent (Erwachsene) bis etwa die Hälfte (Kinder) des gesamten Skelettvolumens pro Jahr (Frost) (**Abb. 2.9**).

An mechanisch gefährdeten, schwachen Stellen des Skelettes wird dieser Umbau stark aktiviert (z. B. «Marschfrakturen», Kap. 40.5), damit der Wettlauf zwischen dem mechanischen Bruch und den Reparationsvorgängen wenn möglich gewonnen wird (meistens wird er gewonnen).

Die **«creeping substitution»** sorgt auch dafür, dass nekrotische Knochenpartien (z. B. nach Frakturen, freie Knochentransplantate, sterile Sequester) umgebaut und «revitalisiert» werden. Röntgenologisch ist von solchen Vorgängen normalerweise wenig oder nichts zu erkennen, hingegen steht uns in der **Szintigraphie** eine diagnostische Methode zur Verfügung, welche diese Umbauvorgänge sehr fein registriert (**Abb. 2.10**; s. a. Kap. 13.5).

Allen den bisher genannten Aktivitäten des Knochens liegen die gleichen histologischen Vorgänge zu Grunde.

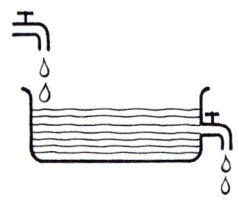

Abb. 2.9: Das Skelett steht normalerweise, wenn An- und Abbau sich die Waage halten, in einem **dynamischen Gleichgewicht**, am einfachsten darzustellen mit einem Gefäß: Sein Inhalt wird mehr oder weniger rasch erneuert je nach dem, ob der Durchfluss schnell oder langsam ist. Die Menge des Inhaltes bleibt immer gleich, außer wenn Zufluss und Abfluss nicht mehr gleich groß sind. Bei großem Umsatz genügt dann auch eine geringe Differenz, um das System rasch aus dem Gleichgewicht zu bringen. Dies ist z. B. der Mechanismus der Osteoporose.
Bei gesundem Organismus im Gleichgewicht dient der Knochenumbau zur Erneuerung und damit zur Erhaltung der Qualität des Knochens. Gleichzeitig wird das Skelett zum **Reservoir von Kalzium**, Phosphor und anderen Elementen für den Körper.

2. Vom Leben des Knochens: Knochenphysiologie

2.2.3
Histologische Vorgänge beim Knochenumbau

Der Aufbau und Umbau des Knochens wird durch zwei verhältnismäßig einfache Grundfunktionen von Knochenzellen vollzogen (deren Steuerung allerdings sehr komplex und noch größtenteils unbekannt ist):

1. *Knochenbildung* durch Osteoblasten
2. *Knochenabbau* durch Osteoklasten.

Alle Lebensvorgänge des Knochens: Wachstum, Ausformung, Wandlung, Umbau, Frakturheilung, Reparation, Abbau basieren auf diesen beiden Zellgrundfunktionen.

Ossifikation sowie Knochenabbau sind **Oberflächenphänomene**. Die aktiven Zellen sitzen an den vorhandenen Oberflächen und bauen Knochen an bzw. ab. Dabei spielen vor allem auch die mikroskopisch kleinen Oberflächen im Knocheninnern (Spongiosa, Havers'sche Kanäle) eine wichtige Rolle (**Abb. 2.11**, Abb. 2.12 u. Abb. 2.13).

Knochenbildung

Knochenbildung ist wohl für den Orthopäden der interessanteste und wichtigste biologische Vorgang. Sie schafft, bildet und formt das knöcherne Grundgerüst des Bewegungsapparates, das Skelett, und repariert es wo nötig. Alle unsere Therapie muss darauf aufbauen. Ohne die Fähigkeit des Organismus zur Knochenbildung wären wir hilflos.

Auf histologischer Ebene können wir die komplizierten Vorgänge verfolgen und kennen deshalb ihre Morphologie. Hingegen wissen wir immer noch sehr wenig darüber, wie diese Mechanismen in Gang gesetzt und gesteuert werden. Unsere Möglichkeiten sie zu beeinflussen sind entsprechend gering. So ist es leider bis heute nicht gelungen, durch irgend eine Substanz gezielt lokale Knochenbildung anzuregen (s. a. Kap. 2.4).

Die Knochenbildung erfolgt in zwei Etappen:

1. Die **Osteoblasten** bilden Säume von Grundsubstanz (Osteoidsäume), welche die organische Matrix darstellen.
2. An der Grenze zum verkalkten Knochen, d. h. an der so genannten «Mineralisationsfront», wird **Kalk in kristalliner Form** (Apatit) ins Osteoid eingelagert. Damit wird das Osteoid zu Knochen. (Dieser Mechanismus ist z. B. bei der Rachitis und der Osteomalazie gestört.) Die Kalzifizierung kann nur unter absoluter mechanischer Ruhe stattfinden. Diese Tatsache spielt bei der Knochenbruchheilung eine entscheidende Rolle. Die Mineralisa-

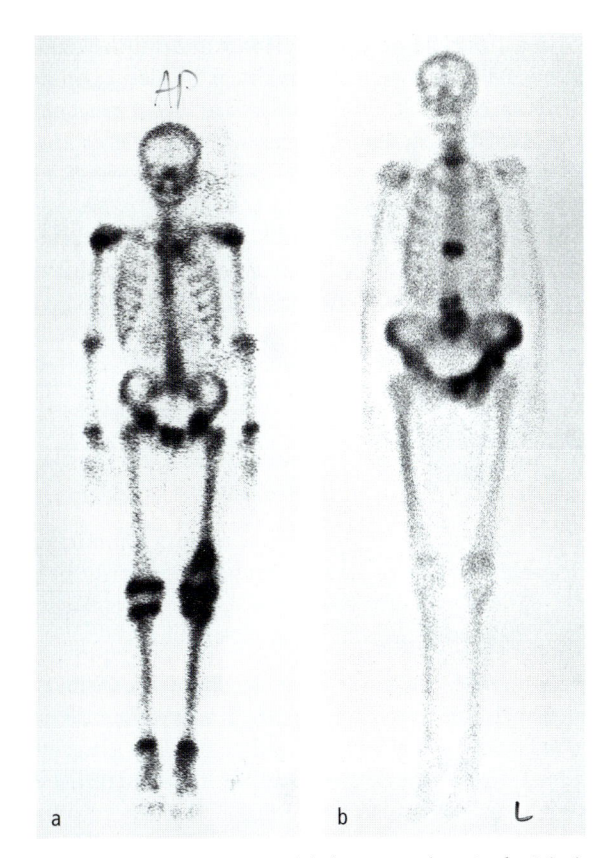

Abb. 2.10: Knochenumbau, sichtbar gemacht mittels *Szintigraphie*. Eine knochensuchende Substanz (Diphosphonat), die mit einem radioaktiven Isotop markiert ist (TC 99 M), lagert sich im Skelett an den knochenbildenden Oberflächen ab und ermöglicht so die Darstellung des normalen wie des pathologischen Knochenumbaues. Die Skelettszintigraphie ist eine aufschlussreiche diagnostische Methode: (s. Kap. 13.5)
a) Das *Ganzkörperszintigramm eines 11-jährigen Mädchens* zeigt den normalen, kontinuierlichen Knochenumbau im ganzen Skelett als feine Punktierung und eine starke Aktivität im Bereiche der Wachstumszonen, vor allem an den **Epiphysenfugen** in der Nähe der großen Gelenke, sowie einen pathologisch erhöhten Umbau im distalen Femur rechts. Es kann sich z. B. um einen Frakturkallus, einen Infekt oder einen Tumor handeln. Dieses Kind hatte ein Osteosarkom am Knie.
b) Ganzkörperszintigraphie einer *76-jährigen Frau* mit Pagetscher Erkrankung, einer Knochenkrankheit, welche durch stark vermehrten Knochenumbau gekennzeichnet ist (s. Kap. 30.2).
Im ganzen Skelett, außer in den umschrieben befallenen Knochenpartien von Becken und Wirbelsäule, herrscht nurmehr geringe Aktivität, wie sie dem normalerweise verlangsamten Knochenumbau in diesem Alter entspricht.
Ausgeschieden wird das Technetium durch die Nieren. Es erscheint schon nach kurzer Zeit in der Blase.

tionsfront kann mittels Fluoreszenzmikroskopie nach Färbung mit Tetrazyklinen in vivo sichtbar gemacht werden. Einen Großteil der Einsichten in den Knochenumbau verdanken wir dieser Methode.

Die Osteoblasten mauern sich zum Teil selbst ein, verlieren ihre Knochenbildungspotenz und werden zu **Osteozyten**. Sie bleiben durch kleine Kanälchen (canaliculi) untereinander und mit dem Gefäßsystem (Havers'sche Kanäle) verbunden und stellen die Ernährung des Knochens sicher (Abb. 1.4).

Ossifikationsformen

Die bekannte histologische Einteilung in chondrale, desmale und angiogene Knochenbildung bezieht sich auf das Gewebe, aus welchem der Knochen entsteht. Die Grundvorgänge sind immer dieselben.

- Die größte Bedeutung hat die **chondrale Ossifikation**: 1. Aus dem embryonalen Knorpelskelett entwickelt sich das Knochenskelett des Erwachsenen (s. a. Kap. 5: «Skelettwachstum»). 2. Der natürliche Frakturkallus entsteht auf dem Boden eines Knorpelkallus. Chondrale Ossifikation kommt überall dort vor, wo mechanische Unruhe im Gewebe herrscht, und das ist der häufigste Fall. Hier kann nur auf dem Umweg über eine Knorpelmatrix Knochen entstehen, denn nur der Knorpel ist im Stande, die mechanische Unruhe in ein regelmäßiges Druckspannungsfeld umzuwandeln. Ein solches aber ist die Vorbedingung für die Ossifikation (s. a. Kap. 4.2.1). Der Knorpel verkalkt und dient als Gerüst.
- Weniger häufig kommt die **desmale Ossifikation** vor: An Bandansatzstellen (Zugspannungen), am Periost und an einigen wenigen anderen Orten des Skelettes (z. B. Schädel) entsteht der Knochen primär im Bindegewebe.
- Die **angiogene Ossifikation** hat nur geringe Bedeutung: Ohne Matrix, unmittelbar aus den Endgefäßen, kann Knochen nur bei absoluter mechanischer Ruhe entstehen. Solche Bedingungen sind im Körper normalerweise nicht gegeben. Unter stabiler innerer Fixation (Osteosynthese) kann Knochen primär angiogen entstehen. Qualitativ unterscheidet er sich nicht von jedem anderen Knochen (s. a. Kap. 4.2.3).

Eine **besondere Art von Knochenbildung** ist erst verhältnismäßig spät entdeckt worden, und zwar anlässlich von therapeutischen Gliedmaßenverlängerungen: Wenn man bei Kindern und jüngeren Erwachsenen einen osteotomierten langen Röhrenknochen, etwa ein Femur oder eine Tibia, langsam kontinuier-

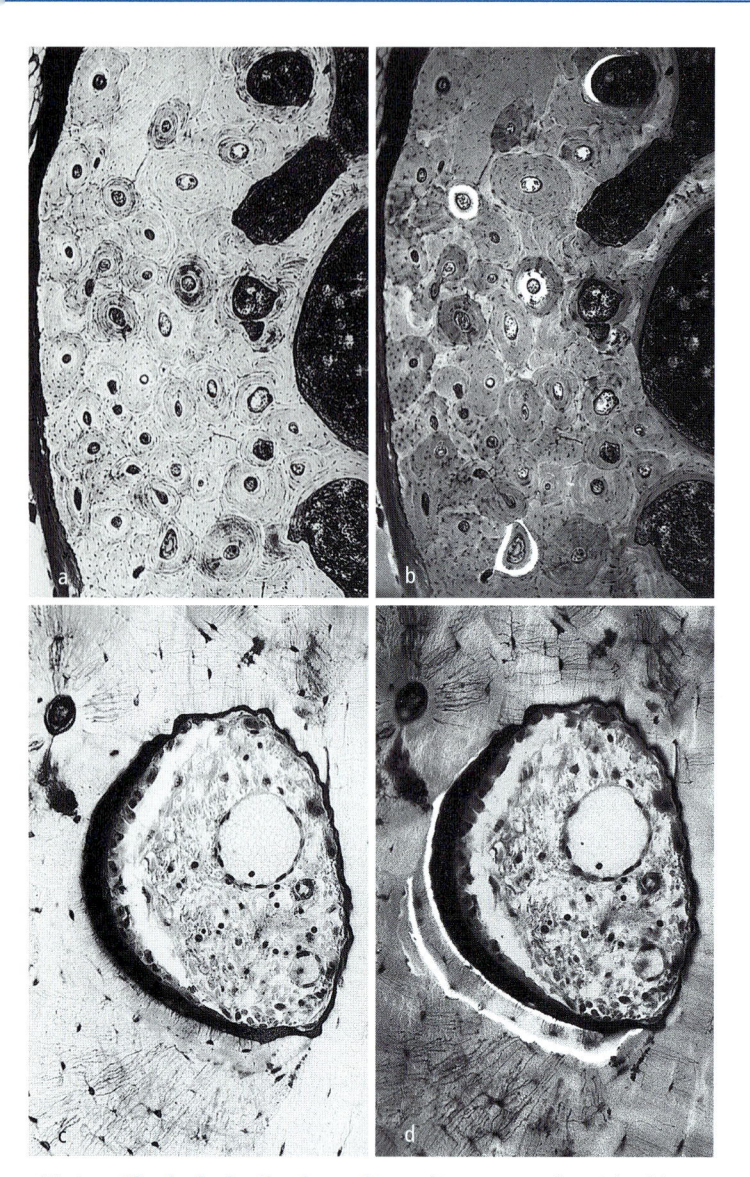

Abb. 2.11: Histologie des Knochenumbaues (Präparat Prof. R. Schenk).
a) Kortikalis mit typischem Lamellenknochen, links Periost, rechts Markhöhle. Immer wieder werden neue Osteone gebildet. Diese können mittels in-vivo-Markierung mit Tetrazyklin sichtbar gemacht werden (hier Achromycin etwa zwei Wochen lang, 1 1/2 Monate ante exitum).
b) Zeigt die *fluoreszenzmikroskopische* Darstellung von vier neugebildeten Osteonen in verschiedenen Entwicklungsstadien (weiße Ringe) (menschliche Rippe, 63 : 1).
c) Asymmetrisch wachsendes Osteon im Lamellenknochen. Man erkennt ringsum die eingemauerten Osteozyten mit ihren Ausläufern (Canaliculi), welche dem Stoffwechsel dienen. Die Wand des Havers'schen Kanals ist links unten von einem neu gebildeten, dunkel gefärbten Osteoidsaum begrenzt, dem die Osteoblasten aufsitzen, die ihn gebildet haben.
Auf dem Bild rechts
d) eine kurz nach der Tetrazyklingabe gebildete Lamelle als weißer Halbmond. Die Lakunenwand rechts ist unregelmäßig und von einigen mehrkernigen Osteoklasten besetzt. Hier wird Knochen resorbiert.
Die zwei weißen Fluoreszenzbänder begrenzen die innerhalb von 20 Tagen gebildete Knochenlamelle (menschliche Rippenbiopsie 250:1, Achromycin je 25 und 5 Tage vor Entnahme).

lich distrahiert und damit die beiden Fragmente auseinander zieht, mit einer Geschwindigkeit von etwa 1 mm pro Tag, sieht man in der entstehenden Lücke rasch und ausgiebig neuen Knochen sich bilden. Auf diese Weise können sich Defekte bis zu mehreren Zentimetern auffüllen.

Diese Art von Knochenneubildung beobachtet man auch, wenn man mittels äußeren Distraktoren zur Knochenverlängerung absichtlich eine Epiphysenlösung herbeiführt.

Als einer der Ersten hat Ilisarov aus Kurgan (Sibirien) diese Knochenregenerationspotenzen erkannt und konsequent ausgenützt (mit Hilfe eines einfachen, genialen Distraktionsapparates) zur Verlängerung von Extremitäten (s. Kap. 63.2.2), zum Schließen von Defekten bei Pseudarthrosen (s. Kap. 45.6.2) sowie zur Korrektur von Fehlstellungen. Pauwels hatte bereits darauf hingewiesen, dass Zug Knochenbildung induzieren könne.

Faser- und Lamellenknochen

Bei allen Ossifikationsarten entsteht zunächst einmal **Faserknochen**, ein Geflecht ohne geordnete Struktur, phylogenetisch und ontogenetisch älter, mit größerer Wachstumspotenz, aber geringerer mechanischer Festigkeit.

Die spezifischen mechanischen Eigenschaften bekommt dieser Knochen erst nach einem tief greifenden funktionellen Umbau: Einzelne Knochenschichten (Lamellen) werden von den Osteoblasten genau den mechanischen Anforderungen gemäß in geordneten Systemen (Osteonen) abgelagert, welche mikroskopisch gut sichtbar bleiben: Diesen (reifen, phylogenetisch jüngeren) Knochen bezeichnet man deshalb als **Lamellenknochen**. Es handelt sich um einen Verbundbau mit der größtmöglichen Festigkeit bei kleinstem Materialaufwand (**Abb. 2.12**).

Knochenabbau

Auch Knochenabbau ist notwendig. Die **Osteoklasten** (mehrkernige Riesenzellen) sitzen in Knochennischen (Howship'sche Lakunen) und «fressen» den Knochen von der Oberfläche her direkt weg.

Die wichtigste Funktion der Osteoklasten ist es, für das Einsprossen von Gefäßen sowie für jeglichen Umbau, jede Erneuerung des Knochens, den nötigen Platz und die Oberflächen zu schaffen, wo dann die Osteoblasten wieder nach Bedarf neuen Knochen anbauen können (Havers'scher Umbau; **Abb. 2.13** u. Abb. 4.19).

In der Spongiosa ist dies einfacher. Dort kann neuer Knochen an die bestehenden Knochenbälkchen angebaut werden. Deshalb geht auch die Frakturheilung im spongiösen Knochen schneller vor sich als in der Kortikalis.

Auch nekrotischer Knochen kann im Körper nicht «resorbiert», sondern nur durch Osteoklasten beseitigt werden. Normalerweise geschieht dies unbemerkt, dauert aber bei größeren Nekrosen sehr lange (Monate und Jahre; s. Kap. 31.1). Infektionen mit Knochensequestern hingegen können spontan nicht mehr ausheilen (vgl. Kap. 32.1).

Knochenumbau

Jede Veränderung der Knochenform und -struktur entsteht aus dem Zusammenwirken der beiden Grundvorgänge: Abbau hier, Anbau dort (vgl. Abb. 5.5, Abb. 5.6 u. Kap. 5.3.1: «Die Geometrie des Knochenwachstums»). Halten sie sich an einer Stelle die Waage, wird ohne Formveränderung alter Knochen durch neuen ersetzt.

Das Resultat des Umbaues hängt von der Steuerung der Osteoblasten- und Osteoklastentätigkeit ab. Sehr wenig ist bisher darüber bekannt. Wir wissen, dass

1. dieses Resultat für die Erfordernisse des Bewegungsapparates in der Regel sinnvoll und *zweckmäßig* ist
2. die Umbauvorgänge in der Regel darauf abzielen, die *Knochenstruktur* **der mechanischen Beanspruchung anzupassen** resp. diese zu verringern: Anbau von Stützsubstanz dort, wo es mechanisch notwendig ist und Abbau dort, wo die Beanspruchung gering ist. Ein solcher Mechanismus ist bestens geeignet, das Prinzip der größten mechanischen

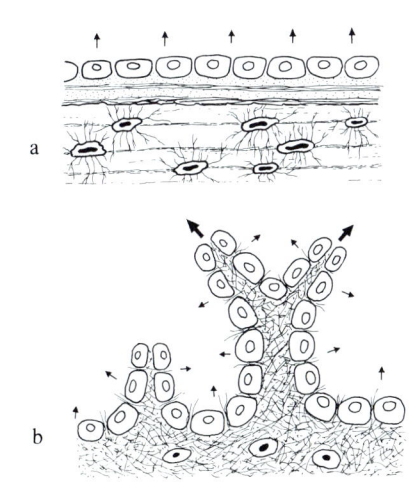

Abb. 2.12: Histogenese von a) *Lamellenknochen* und b) *Faserknochen*. Die Osteoblasten wandern in Pfeilrichtung und lagern hinter sich Osteoid ab. Faserknochen wird viel rascher, aber auch ungeordnet gebildet, z. B. im Frakturkallus. Meist wird er später ersetzt durch den funktionell strukturierten Lamellenknochen (vgl. auch Abb. 2.15).

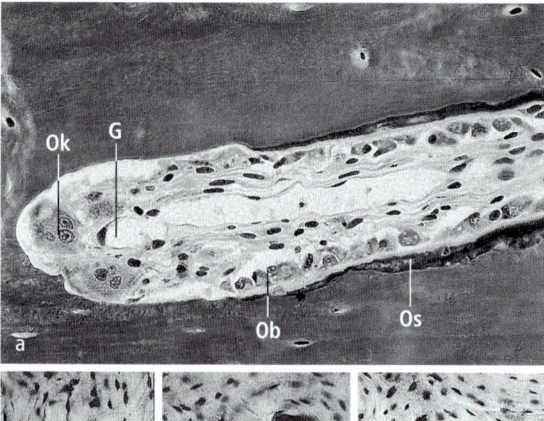

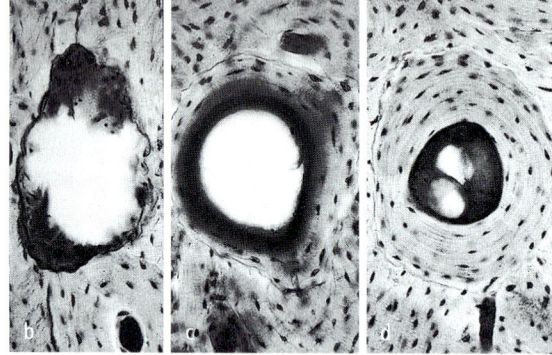

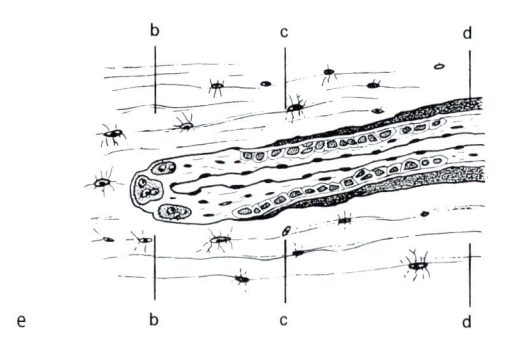

Abb. 2.13: Havers'scher Knochenumbau.
Damit die Knochenkompakta umgebaut werden kann, muss sie zuerst abgebaut werden: Dazu bohren sich Resorptionskanäle in die Kompakta hinein, welche später wieder mit Knochen aufgefüllt werden und so neue Osteone bilden.
a) *Längsschnitt* durch die Spitze eines Resorptionskanals. Ganz vorne sitzen drei mehrkernige Osteoklasten (Ok), welche in der Art eines Bohrkopfes den Kanal in die Kompakta (nach links) weiter vortreiben. Unmittelbar dahinter haben sich bereits Osteoblasten (Ob) gebildet und an der Kanalwand aufgereiht. Sie bilden rund um die Kanalwand wieder konzentrische Knochenlamellen (der Osteoidsaum ist als dunkler Streifen sichtbar (Os)) und damit ein neues Osteon. Das den Osteoklasten unmittelbar folgende Gefäß (G) verbleibt schließlich als Havers'sches Gefäß im Zentrum des neuen Osteons.
b–d) *Drei Querschnitte* an verschiedenen Stellen. b) Auf Höhe des Bohrkopfes: Unregelmäßige Resorptionsflächen, Osteoklasten. c) Etwas weiter hinten: Dunkler Osteoidsaum und bereits einige mineralisierte Lamellen. d) Weiter zurück (auf Bild a nicht mehr zu sehen): Schon weitgehend neu gebildetes Osteon, begrenzt durch die deutlich sichtbare Kittlinie. Durch den Anbau weiterer konzentrischer Lamellen wird in der Folge das Lumen auf die Größe eines normalen Havers'schen Kanales verengt. (Präparat Prof. R. Schenk.)
e) Skizze des «*Bohrkopfes*» mit Lage der Querschnitte. Der «Havers'sche Umbau» kann sowohl in vitalem wie im avitalem Knochen vor sich gehen. Er spielt vor allem auch bei der Knochenbruchheilung und bei der Revitalisierung nekrotischen Knochens eine große Rolle.

Festigkeit mit dem kleinstmöglichen Materialaufwand zu verwirklichen (Leichtbauweise, Pauwels, s. Kap. 3.3).
3. auf mikroskopischer Ebene **ein sensorisches System** vorhanden sein muss, welches die mechanische Beanspruchung wahrnimmt und mittels Rückkopplungsmechanismen (feed back) die Zelltätigkeit beeinflussen kann, sodass der Knochenumbau, das «bone remodeling», direkt durch die mechanische Beanspruchung gesteuert wird. Pauwels hat ein Modell dieser Vorgänge entwickelt.
4. dieses System wahrscheinlich die Spannungen resp. die elastischen Deformierungen des Knochens zu registrieren vermag und dass **elektrische Phänomene** dabei eine Rolle spielen. Diese Vorgänge sind indessen im Einzelnen nicht bekannt (**Abb. 2.14**). Klinisch wird versucht, die Frakturheilung elektrisch zu stimulieren, ob mit Erfolg, ist umstritten.

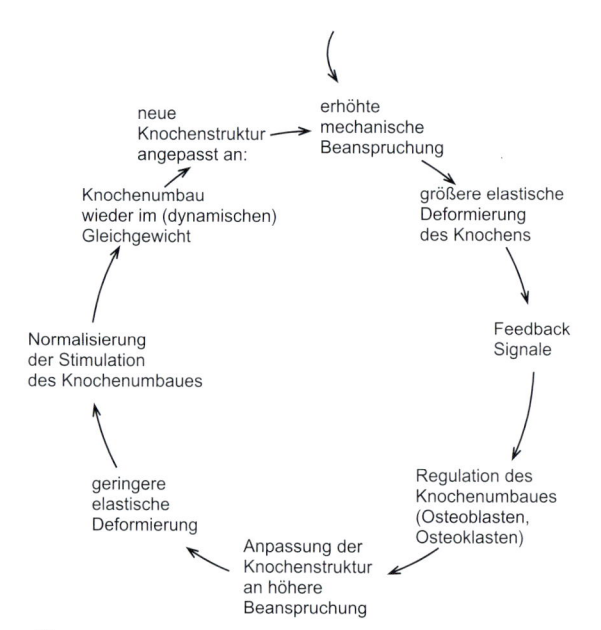

Abb. 2.14: Regelkreis des Knochenumbaues.
Im Sinne eines Rückkoppelungsvorganges wird der Knochenumbau u.a. durch die mechanische Beanspruchung gesteuert.

Mittels der beiden beschriebenen histologischen Vorgänge – Knochenbildung und Knochenabbau – ist der Körper im Stande, **alle funktionellen Probleme des Skelettes zu lösen** (**Abb. 2.15**).

Dazu gehören die drei genannten:

1. funktioneller Aufbau
2. funktioneller Umbau
3. ständiger Umbau

sowie drei weitere wichtige Mechanismen:

4. Knochenwachstum (Kap. 5.2)
5. Frakturheilung (Kap. 4.2)
6. reaktive Knochenveränderungen bei Krankheiten (s. u. und Abb. 2.15 u. Abb. 2.16).

2.3
Reaktionen und Regeneration des Knochengewebes

Um die pathologischen Vorgänge am Bewegungsapparat richtig deuten und gegebenenfalls sinnvoll in das Geschehen eingreifen zu können, ist es notwendig, diese Reaktionen und die Regenerations- und Reparationsmöglichkeiten der Gewebe zu verstehen.

Jedem Gewebe stehen nur wenige Reaktionsmöglichkeiten auf äußere und innere Schädigungen zur Verfügung. In verschiedenen Situationen treffen wir immer wieder die gleichen Gewebereaktionen an: als Antwort auf traumatisierende oder krankhafte Noxen und als Regenerations- und Reparations-, also Heilungsvorgänge: Es sind die gleichen Vorgänge, die wir aus der normalen Knochenphysiologie bereits kennen.

Als gut vaskularisiertes Gewebe reagiert der Knochen sehr aktiv.

Er hat **zwei Reaktionsmöglichkeiten**, welchen wiederum die beiden bereits bekannten Zellaktivitäten zu Grunde liegen:

1. Anbau: osteoblastische Reaktion
2. Abbau: osteoklastische Reaktion.

Normalerweise halten sich beide Prozesse die Waage (Homöostase, dynamisches Gleichgewicht). Überwiegt ein Prozess den anderen, treten Veränderungen der Knochenstruktur auf. Dabei kann eine Vergrößerung des einen Faktors oder eine Verminderung des anderen vorliegen.

Anbau > Abbau → Knochenbildung (Osteosklerose)
Anbau < Abbau → Knochenabbau (Osteoporose, Osteolyse)

Diese Vorgänge können lokalisiert oder generalisiert auftreten. Die beiden Erscheinungsformen unterscheiden sich auch hinsichtlich Ursache und Verlauf.

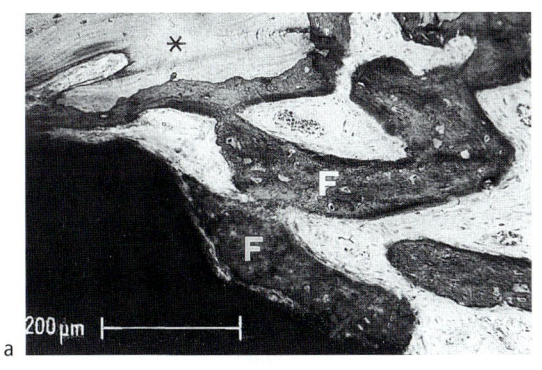

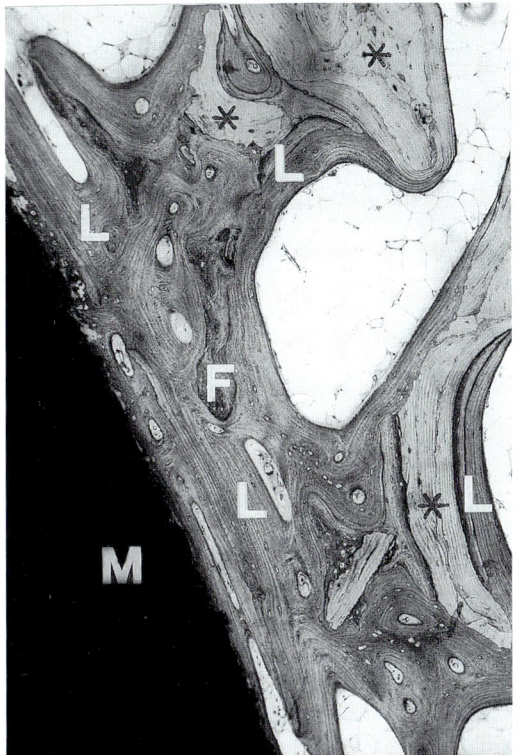

Abb. 2.15: Reaktiver Knochenumbau und -anbau.
a) 35 Tage nach Einsetzen einer Hüftgelenkspfanne ist zwischen dem alten Knochen (*) und dem Implantat (Titan, schwarz) Faserknochen (dunkelgrau, F) eingewachsen und hat sich dort angelagert.
Faserknochen wird in sehr kurzer Zeit gebildet, immer wenn ein rascher Knochenumbau erforderlich ist, wie z. B. nach Frakturen. Er dient als provisorischer Verbund und wird später umgebaut zu Lamellenknochen.
b) Histologisches Präparat ½ Jahr nach Einsetzen einer Hüftendoprothese. Schwarz der Metallschaft (Titan).
*: Alte Knochenbälkchen, beim Einsetzen der Prothese teilweise beschädigt. Der größte Teil des neugebildeten Knochens ist bereits lamellär umgebaut (L, grau). Man erkennt die neugebildeten Osteone mit den Havers'schen Kanälchen. Dazwischen liegen noch einzelne Faserknochenreste (F, dunkler). Die Höhlen zwischen den Trabekeln sind mit rotem Knochenmark gefüllt. Beachtenswert ist, wie sich neuer Knochen unmittelbar an die Titanoberfläche angelagert hat. Dies ist nur bei absoluter Stabilität möglich, wenn zwischen Implantat und Knochen keinerlei Relativbewegungen stattfinden (siehe: «Stabilität», Kap. 3.4).

Generalisierte Vorgänge

Praktisch spielt vor allem die **Osteoporose** eine große Rolle: Inaktivitätsosteoporose, postklimakterische und Altersosteoporose, Kortikoidüberschuss usw. (s. Kap. 30.2). Störungen der generalisierten Umbauvorgänge selbst sind selten:

- Bei **Rachitis, Osteomalazie** (Vitamin-D-Mangel) und ähnlichen Krankheiten ist die Kalzifikation blockiert (s. Abb. 29.1).
- Eine Störung der Osteoblastentätigkeit, evtl. auch der Kollagensynthese, liegt wahrscheinlich der seltenen **Osteogenesis imperfecta** zu Grunde (s. Abb. 27.3).
- Mangelnden Abbau findet man bei der sehr seltenen **Marmorknochenkrankheit**.

Lokale Reaktionen

Eine lokalisierte Osteoporose (Rarefizierung des Knochens) tritt auf, wenn ein Skelettabschnitt praktisch außer Funktion gesetzt ist, z.B. bei einer Lähmung, bei Nichtgebrauch durch Schmerzen usw. (s. Abb. 30.4).

Eine umschriebene **Osteolyse** (vollständiger Knochenschwund) zeigt aber oft eine den Knochen unmittelbar schädigende Einwirkung an: z.B. einen Tumor, eine Infektion. Selten sieht man, dass ohne erkennbare Ursache ein Knochenabschnitt vollständig verschwindet («idiopathische» Osteolyse).

Eine **lokalisierte Sklerose** ist in der Regel Ausdruck eines Reparationsversuches des Organismus:

- **Kallusbildung** in der Frakturheilung (s. Kap. 4.2.1, Abb. 2.7 u. Abb. 4.7) aber auch (vergleichsweise selten) «ektopisch» in traumatisiertem Gewebe.
- **hypertrophische Pseudarthrosen** (s. Kap. 45.6)
- **Sklerose** an mechanisch überbeanspruchten Stellen, z.B. an der Konkavseite deformierter Knochen (s. z.B. Abb. 2.6)
- **subchondrale Sklerose** bei lokalisierter Überbeanspruchung einzelner Gelenke bei Inkongruenz und im weiteren Verlauf degenerativer Gelenkzerstörung (Arthrosen) bzw. des Verschleißes der Wirbelverbindungen (Spondylose, s. Kap. 59.1). Diese subchondralen Sklerosen sind die ersten radiologischen Zeichen einer Gelenküberbeanspruchung und deshalb für die Diagnostik der Gelenkerkrankungen (Arthrosen) besonders wichtig (s. Kap. 12.1.1 u. **Abb. 2.16**).
- **Osteophytenbildung** in den peripheren Abschnitten der arthrotischen Gelenke. Es sieht so aus, als ziele diese Reaktion auf eine Verbreiterung der Abstützfläche hin, und tatsächlich funktionieren die Osteophyten oft auch so (s. Abb. 37.5). Osteophyten entstehen aber auch in unbelasteten Gelenkabschnitten aus Knorpelverkalkungen und an den Bandansätzen der Wirbel. Die Osteophyten sind ebenfalls typische radiologische Zeichen von degenerativen Gelenkveränderungen. Aber auch ohne Beschwerden ist ihr Erscheinen, vor allem an der Wirbelsäule, im Alter sehr verbreitet. Es sind deshalb häufig Zufallsbefunde auf Röntgenbildern und dürfen als solche nicht überbewertet werden (s. Kap. 51.3, Kap. 59.1.3 u. Abb. 59.9).
- Periostale Knochenbildungen und Sklerosen kennzeichnen auch **Infektionen** (Osteomyelitis, s. Kap. 32).
- Lokalisierte Sklerosen können aber auch durch **Tumorwachstum** entstehen und geben deshalb zu differenzialdiagnostischen Überlegungen Anlass.

Alle diese Umbauvorgänge am Knochen lassen sich radiologisch sehr genau verfolgen. Ihre Deutung im Röntgenbild ist eine der wichtigsten und auch schwierigsten diagnostischen Aufgaben des orthopädisch tätigen Arztes (s. Kap. 12.2 u. Abb. 2.16).

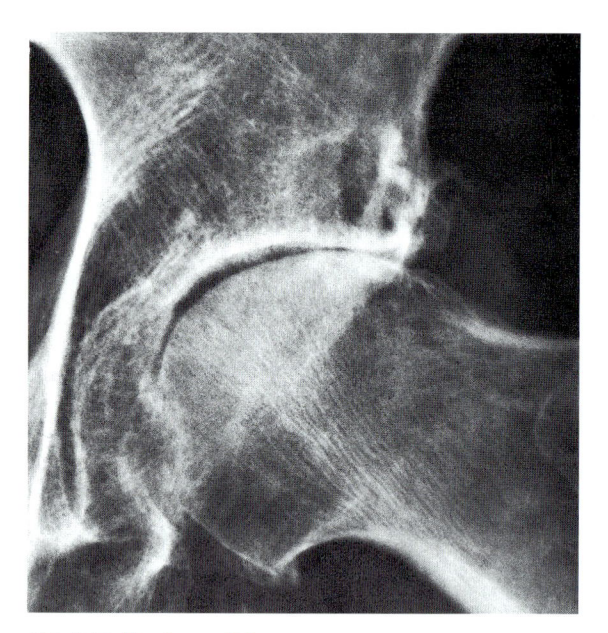

Abb. 2.16: Knochenreaktionen.
Knochenan- und -abbau nebeneinander bei einer Coxarthrose, ein Beispiel für die Mannigfaltigkeit von Umbauvorgängen: Sklerose des subchondralen Knochens in der Tragzone an Hüftkopf und Pfanne. Osteophytenbildung im Pfannengrund, am Pfannenerker und am unteren Kopfpol. Große Resorptionszysten (sog. «Geröllzysten») im Pfannendach, wo die Beanspruchung am größten ist. Lokale Osteoporose erkennt man im nicht beanspruchten unteren Kopfabschnitt.
Weitere Beispiele von Knochenreaktionen sind die Umbauvorgänge nach Frakturen (Abb. 2.7 u. Abb. 4.7), bei Infektionen (Abb. 32.6) und bei M. Perthes (Abb. 31.6), nebst anderen.

Umbauvorgänge am Knochen lassen sich immer auch mit Hilfe der Szintigraphie nachweisen. Der Befund ist unspezifisch, erscheint aber schon bevor röntgenologische Veränderungen sichtbar werden (s. Kap. 13.5 u. Abb. 2.10).

2.4
Induzierte Knochenbildung und Knochentransplantation

Spontane Knochenbildung

Das Problem des Knochenersatzes hat die Orthopäden seit jeher intensiv beschäftigt, denn bei vielen orthopädischen Krankheiten und Traumafolgen fehlt irgendwo Knochen.

Ist einmal das Skelett anatomisch ausgebildet, findet normalerweise wohl noch Knochenumbau innerhalb der anatomischen Grenzen der Knochenstrukturen statt, aber keine Knochenneubildungen mehr außerhalb derselben, es sei denn, sie wird durch bestimmte Umstände angeregt, **induziert**.

Am besten bekannt ist die **Knochenneubildung nach Frakturen**, sodann, wie oben beschrieben, als reaktiver Prozess bei Knochen- und Gelenkschäden, etwa degenerativer, entzündlicher oder neoplastischer Art. Selten entsteht Knochen spontan **ektopisch** (s. Kap. 2.5, Kap. 7.5 u. Abb. 65.3).

Für die Knochenbildung zur Heilung von Defekten steht dem Organismus der Frakturkallus zur Verfügung. Andere Möglichkeiten von Knochenneubildung gibt es im Erwachsenenalter normalerweise nicht: Einfache Höhlen, wie Zysten, traumatische oder postoperative Defekte des Knochens, werden spontan nicht geschlossen, außer bei einer Kontinuitätstrennung des Knochens, also einer Fraktur. Was Zellen, die das vorher nie taten, dazu veranlasst, plötzlich Knochen zu produzieren, ist nicht bekannt. Dies hängt natürlich damit zusammen, dass wir so fundamentale Vorgänge wie die Zelldifferenzierung, insbesondere die induzierte Zelldifferenzierung, nicht verstehen.

In der Orthopädie und Traumatologie wäre jedoch neuer Knochen und somit Knochenbildung oft erwünscht als Ersatz, z.B. bei Trümmerfrakturen, Pseudarthrosen, Knocheninfekten, Nekrosen, Tumoren, Osteolysen, in der Wiederherstellungschirurgie, der Endoprothetik usw.

Das **Osteogenese induzierende Agens** ist zweifellos in der Fraktur zu suchen. Man glaubte es im Frakturhämatom, im Periost und Endost und auch im Knochen selbst gefunden zu haben. Die Ergebnisse der bisherigen Forschung sind jedoch uneinheitlich. Knocheninduktion ist im Tierversuch gelungen, nicht aber beim Menschen. Die Forschung läuft auf Hochtouren. Die zuverlässigste Möglichkeit, Knochenbildung anzuregen, ist aber immer noch der Knochen des Patienten selbst.

Die autogene Knochentransplantation

95% der Knochenzellen im Transplantat überleben die Verpflanzung nicht, doch lagert sich neuer Knochen an die Oberfläche des nekrotischen transplantierten Knochens an, «integriert» ihn, baut ihn schließlich vollständig um und ersetzt ihn damit.

Es ist dies offenbar eine Leistung des Spanbettes, nicht des Spanes, dieser induziert die Knochenbildung lediglich.

Daraus geht **die Bedeutung des Spanlagers** für den Erfolg der Transplantation hervor: Es muss die latente Fähigkeit zur Knochenbildung haben. Diese ist an gute Vaskularisation und an Knochenmarkszellen gebunden. Ihr Ausdruck ist naturgemäß gute Kallusbildung. Spanplastiken haben deshalb nur in einem guten Spanlager eine Chance, in welchem ohnehin gute Kallusbildung zu erwarten ist. Für die Planung einer Spanplastik ist dies von Bedeutung (s. z.B. Abb. 2.8, Abb. 32.11 u. Abb. 59.20).

Knochenbildung als Oberflächenphänomen

Anbau von neuem und Umbau des transplantierten Knochens geschieht, wie jedes «bone remodeling» (s. Kap. 2.2.3), durch Osteoblasten und Osteoklasten und finden somit an der Oberfläche statt.

Das ideale Material für die klinische Knochentransplantation ist deshalb **frische autogene Spongiosa** mit ihrer großen Oberfläche und ihren vielen Hohlräumen, in die der neue Knochen einwachsen kann.

Da Integration und Umbau des Transplantates von der Oberfläche ausgehen und nur langsam in dieses hineindringen, spielt das Volumen des zu schließenden Defektes eine ausschlaggebende Rolle.

Je größer der Defekt ist, desto länger dauert es, bis das Transplantat ein- und umgebaut ist, und desto größer ist auch die Gefahr einer Osteolyse oder Sequestrierung der Späne. Wenn das Transplantat zudem unter mechanischer Beanspruchung steht, kommt es leicht zu pathologischen Frakturen und Pseudarthrosen im nekrotischen Knochen.

Schwierige Probleme ergeben sich daraus überall dort, wo große Defekte zu schließen sind: In der Tumorchirurgie, bei traumatischen Knochendefekten, in der Endoprothetik und bei orthopädischen Wiederherstellungsoperationen, zumal da autologe Spongiosa naturgemäß nur in beschränkten Mengen zur Verfügung steht.

In solchen Fällen ist die **gefäßgestielte Transplantation** von größeren Knochenstücken (Fibula, Rippe) eine interessante Alternative. Der verpflanzte Knochen bleibt am Leben und wird in kurzer Zeit integriert. Diese anspruchsvollen Operationen kommen vor allem in der Tumorchirurgie in Frage (s. Abb. 33.18).

In der übrigen orthopädischen Wiederherstellungschirurgie steht nach wie vor die freie autogene Knochenplastik an erster Stelle.

Bei vielen orthopädischen Operationen ist dem Knochenspan eine **mechanische Funktion** zugedacht (z. B. als Keile in Osteotomiespalten, bei Spondylodesen, Arthrodesen). Dazu eignen sich druckfeste kortikospongiöse Späne aus dem Beckenkamm. Allerdings lassen sich nur kleine und mittelgroße Transplantate gewinnen (s. Abb. 59.20).

Die **Spanentnahme aus dem Becken** hat aber noch einen weiteren erheblichen Nachteil: Es ist ein meist recht schmerzhafter Eingriff, und bleibende Spätschäden sind nicht selten: Schmerzen, Nervenläsionen, Beckenkammbrüche. Man wird diese zusätzliche Operation den Patienten nicht ohne Not zumuten wollen.

Es wurden deshalb **Ersatzmaterialien** gesucht:

Allogener Knochen

Arteigener Knochen, z. B. bei Endoprothesenoperationen entnommen, hat zwar keine osteogenetischen Eigenschaften, wird aber von einem vitalen Spanbett aus ebenfalls durch Osteoblasten eingebaut und schließlich integriert, allerdings viel langsamer. Die immunologischen Reaktionen halten sich in Grenzen, aber in schlecht vaskularisierten Transplantationslagern (z. B. bei einer Femurtrümmerfraktur) wird Fremdknochen schlecht integriert, fördert die Knochenbildung kaum, wird entweder weitgehend resorbiert oder kann nekrotisch werden. Es kommt auch leichter zur Infektion, und dann werden die Transplantate zu Sequestern. Bei Infektionen kann fremder Knochen somit nicht verwendet werden.

Immerhin ist homologe Spongiosa für manche Zwecke durchaus zu gebrauchen:

Bei kleinen Defekten und günstigen Verhältnissen (sauberes, gut durchblutetes knöchernes Spanbett) ist es kaum gerechtfertigt, eine Spanentnahme aus dem Beckenkamm zu machen. Als *Füllmaterial genügt homologe Spongiosa.*

Bei größeren Defekten können stabile, druckfeste Späne nach Maß zugeschnitten und eingesetzt werden, falls ihnen lediglich mechanische Funktionen zukommen. Sie werden toleriert und eingebaut, allerdings erst nach langer Zeit, und ein Umbau und Ersatz durch körpereigene Knochen erfolgt meist nur an der Oberfläche des Implantates. So kann es noch nach Jahren zu schleichenden Frakturen kommen.

Homologe Knochentransplantationen erfordern eine **Knochenbank**. Am häufigsten werden die Knochen tiefgekühlt aufbewahrt, wobei ihre Eigenschaften am besten konserviert werden. Der Betrieb ist aufwändig, und die Anforderungen an die Sicherheit sind hoch (Hepatitisvirus, HIV usw.). Knochenbanken sind deshalb in Misskredit gekommen.

Einfacher und problemloser ist denaturierter Knochen (z. B. durch Auskochen), bei welchem die Probleme mit Immunologie und Infektionsübertragung wegfallen. Naturgemäß ist seine biologische Qualität schlechter, er wird weniger gut und langsamer ein- und umgebaut. Für reine Platzhalterfunktion in gutem Milieu ist er aber tauglich. Er steht unbeschränkt zur Verfügung. Man kann daraus kräftige Späne in jeder Form für den individuellen Zweck zurechtzimmern, wenn es darum geht, mechanische Stabilität zu erreichen.

Vielleicht gelingt es, durch osteogenetisch wirksame Beigaben (z. B. Knochenmark) körperfremde Transplantate biologisch aufzuwerten.

Das beste Material ist heute noch eigenes Knochenmaterial des Patienten. Um ihm die belastende Spanentnahme zu ersparen zu können, hofft man auf weitere Forschungsergebnisse.

Anwendungsformen:

1. **Spongiosa**, meist aus dem Beckenkamm des Patienten gewonnen (autogen), seltener aus der Knochenbank (allogen): In lockerer Form wird sie am häufigsten zur Stimulation der Knochenbildung und als Füllmaterial gebraucht. Sie hat dann keine mechanische Funktion.
2. **kortikospongiöse Späne**, aus dem Beckenkamm oder aus der Knochenbank: Druckfest, belastbar. Sie werden dort gebraucht, wo mechanische Stabilität notwendig ist (z. B. ventrale Spondylodesen, Osteotomien, Endoprothesenrevisionen usw.).
3. stark **zerkleinerte** (gemahlene) **Kortikalis**. Zur Vergrößerung der Oberflächen kann damit vielleicht der gleiche Effekt erreicht werden wie mit Spongiosa.
4. Große **Transplantate** können am Gefäßsystem angeschlossen werden. So können in der Tumor- und Wiederherstellungschirurgie größere Defekte überbrückt werden (s. Abb. 33.18).

Auch ganze fremde Gelenke und Skelett-Teile wurden transplantiert, offenbar mit recht gutem Anfangserfolg. Nach längerer Zeit treten jedoch immer mehr und neue Komplikationen auf. Ermüdungsfrakturen, Abbau, Verschleiß usw. Die große Transplantationschirurgie ist zurzeit noch im experimentellen Stadium.

Knochenersatz

Optimaler Knochenersatz sollte nicht nur die mechanischen, sondern vor allem auch die biologischen Eigenschaften von körpereigenem Knochen haben. Autologe Spongiosa ist osteogen, osteoinduktiv, osteokonduktiv und 100-prozentig biokompatibel.

Osteogen bedeutet: fähig, Knochen zu bilden. Nur lebende Zellen können das. In autologen Spongiosatransplantaten kann ein kleiner Teil der Osteozyten überleben und zur Knochenproduktion beitragen. Andere Materialien haben keine osteogene Wirkung.

Osteoinduktiv sind Stoffe, die lebende Zellen veranlassen, sich in knochenbildende Zellen (Osteoblasten) zu verwandeln, die dann ihrerseits Knochen bilden können. Diese Zellen müssen bereits in der Wunde, in der lokalen Umgebung, d.h. im Spanbett vorhanden sein.

Urist hat schon 1965 gefunden, dass die Anregung (Induktion) zur Knochenneubildung von Proteinen ausgeht, die er später aus demineralisierter Knochenmatrix isolieren konnte. Diese **«Bone Morphogenetic Proteins»** (BMPs) können inzwischen gentechnisch hergestellt werden. Sie induzieren eine komplizierte Kaskade von zellulären Aktivitäten, die schließlich unter bestimmten Bedingungen zu verstärkter Knochenbildung führen.

Die Forschung auf diesem Gebiet läuft fieberhaft. Eines von vielen Problemen ist die Fixierung dieser Proteine am Ort, wo sie wirken sollen.

Osteokonduktiv ist ein biologisch inertes, mechanisch stabiles Gerüst, dessen Oberfläche von (im Spanbett vorhandenem) osteogenetischem Gewebe benützt werden kann, um neuen Knochen daran anzulagern.

Dieses Gerüst sollte je nach Zweck und Lokalisation eine bestimmte mechanische Festigkeit aufweisen, sollte aber auch in nützlicher Frist abgebaut bzw. resorbiert und wieder durch autochthonen Knochen ersetzt werden. Diese Eigenschaften sind schwierig zu erreichen. Aus Knochen hergestellte und knochenähnliche synthetische Produkte (v.a. Ca-Phosphate, z.B. Hydroxylapatit) werden im Labor und klinisch erforscht, bisher ohne durchschlagenden Erfolg.

100-prozentig **biokompatibel**: Allogenen (homologen) und xenogenen (heterologen) Knochentransplantaten und allen nicht vollständig denaturierten Knochenprodukten wohnt immer die Gefahr von unerwünschten Immunreaktionen inne. Dazu kommt das Risiko der Übertragung von Infektionskrankheiten (z.B. HIV). Die meisten Knochenbanken sind aus diesem Grund verschwunden.

Die Biokompatibilität synthetischer Ersatzstoffe stellt ebenfalls große Probleme.

Schlussfolgerungen für die Praxis

Bisher ist kein Ersatz für Eigenspongiosa gefunden worden, der alle diese Qualitäten hätte. Die derzeit klinisch verwendeten Materialien haben lediglich die eine oder die andere dieser Eigenschaften, daneben aber andere Nachteile. Unzählige biologische und synthetische, organische und anorganische Materialien werden erforscht, geprüft, angepriesen, angeboten, eingesetzt und auch wieder verworfen, ein weites Feld für Forschung und Industrie. Ein ideales Material ist noch nicht verfügbar.

Für **praktische Belange** muss sich der Operateur klar werden, was er mit dem «Knochenersatz» oder mit einer Transplantation genau erreichen will: Knochenbildung oder mechanische Wirkung? Dabei ist vor allem das **Spanbett** entscheidend.

Da die Knochenbildung von diesem ausgeht und das Implantat zuerst von außen abgebaut und ersetzt werden muss, *bestimmt die Größe des Defektes bzw. des Implantates das Tempo des Reparationsprozesses*: Je größer Defekt und Implantat, desto mühsamer und langsamer Umbau und Ersatz. Bei massiven Implantaten kommt der Prozess zum Erliegen und dieses bleibt als toter Sequester im Körper. Noch nach Jahren kann es dann zu Frakturen, Infekten und Abstoßungsreaktionen kommen (vgl. a. Kap. 32.3.)

Autogene Spongiosa spielt auch heute noch eine erhebliche Rolle in der Orthopädie und Traumatologie, doch sind die Nachteile und die Schäden an der Spanentnahmestelle (s.a. Kap. 59.3.4.) zu groß für wahllose Applikation. Autogene Knochentransplantationen (Beckenspäne) sollten auf das absolut Notwendige beschränkt werden und mit der Zeit ganz verschwinden. Die Forschung ist zuversichtlich, dass dies nächstens möglich werde.

In der *Tumorchirurgie*, bei großen Defekten, kommen als rein mechanischer Ersatz u.U. auch besonders präparierte massive homologe Knochenfragmente in Frage. Ihr langfristiges Schicksal im Körper ist ungewiss.

2.5 Ektopische Knochenbildung

Knochenbildung an Stellen und in Geweben, wo eigentlich kein Knochen hingehört, kommt spontan sehr selten vor (Myositis ossificans, s. Abb. 65.2), nach Trauma und bei Paraplegikern in der Muskulatur etwas häufiger, vor allem aber nach Gelenk- und Knochenoperationen. Solche Knochenbildungen haben meist keine oder nur geringe klinische Auswirkungen, können in einzelnen Fällen aber den Operationserfolg in Frage stellen (s. Abb. 64.94). Die genauen Mechanismen sind nicht bekannt.

Indomethacin kann (prophylaktisch) gegen solche unerwünschten Verkalkungen wirksam sein. Röntgenbestrahlung kann sie verhindern oder wenigstens verringern, allerdings nur in den allerersten Stadien, zu einem Zeitpunkt, wo man die Komplikation noch nicht diagnostizieren kann. Diese Methode ist also lediglich bei Zweitoperationen prophylaktisch anwendbar.

3 Die mechanische Beanspruchung der Gewebe und Strukturen des Bewegungsapparates

Der Stütz- und Bewegungsapparat hat, wie der Name sagt, mechanische Aufgaben und funktioniert entsprechend nach mechanischen Gesetzen. Seine Strukturen (Knochen, Muskeln, Gelenke usw.) sind diesen unterworfen, und die Gewebe, aus denen diese Strukturen gebildet sind, müssen bestimmten mechanischen Anforderungen genügen. Deshalb gehören mechanische Überlegungen zur Orthopädie.

3.1 Mechanik in der Orthopädie

Mechanisches Versagen ist das Kennzeichen spezifisch orthopädischer Störungen: Frakturen, Sehnenrupturen und Gelenkverschleiß als primäre Pathologie, aber auch sekundäre Schäden wie Lockerung von Endoprothesen, Operationskomplikationen wie Instabilität und Zusammenbruch von Osteosynthesen, Pseudarthrosen, Refrakturen usw. gehören zu den häufigsten Problemen in der Orthopädie.

Ohne mechanische Grundlagenkenntnisse ist zweckmäßige Therapie nicht denkbar.

- **Operationen:** Bei den meisten orthopädischen Operationen spielt mechanische Stabilität eine Hauptrolle: Das Resultat soll der täglichen Beanspruchung auf Dauer standhalten. Der Chirurg muss kein Ingenieur sein, ein leidlicher Handwerker immerhin schon. Ein Schreiner hat, auch ohne Physikstudium, ein sehr genaues intuitives und Erfahrungswissen. Er kennt sein Material und weiß, wie er einen Stuhl zimmern muss, damit dieser beim Draufsitzen nicht gleich zusammenbricht. Die meisten orthopädischen Chirurgen arbeiten auch auf dieser Basis. Wenn man aber immer wieder Röntgenbilder von mechanisch schlecht konzipierten Knochenoperationen, Osteosynthesen, Osteotomien etc. zu sehen bekommt, die schwere Schäden (und auch Haftpflichtforderungen) zur Folge haben, kommt man auf den Gedanken, auch Ärzte müssten es nicht unter ihrer Würde halten, sich ein wenig mit Mechanik zu befassen.
- **Konservative Therapie:** Neben den operationstechnischen Problemen werden auch die Anweisungen zu Schonung bzw. Training in der Nachbehandlung, zu Rehabilitation, Physiotherapie, die Ratschläge für Sport und Alltag, für das Verhalten bei Krankheit und zur Vermeidung von Schäden von mechanischen Überlegungen dominiert. Auch in der konservativen Therapie begegnet man oft falschen Vorstellungen.

Einige **praktisch wichtige Probleme** sollen hier herausgegriffen werden: Manche gängigen Fehleinschätzungen mechanischer Systeme beruhen auf unzulässiger Vereinfachung komplexer Zusammenhänge, z. B.

- wenn einfache Größen, wie Gewicht und Kraft simplifizierend mit Beanspruchung gleichgesetzt werden, während das Zusammenspiel von Last und Muskelkräften (mit ihren Hebelarmen) die **Resultierende** bestimmt, die für die Beanspruchung allein maßgebende Kraft. Sie erreicht oft ein Vielfaches der Last allein (vgl. Abb. 6.13 u. Abb. 8.6).
- wenn lediglich die äußeren, offensichtlichen Bedingungen betrachtet werden, während die (verborgenen) **Spannungen** im Inneren der Strukturen über deren Genügen oder Versagen entscheiden, d. h. die Kraft pro Flächeneinheit und nicht die (axiale) Belastung an sich. Umschriebene lokalisierte Spannungskonzentration an bestimmten Stellen im Gefüge macht diese zu Schwachstellen und führt dann genau dort zum Versagen (Abb. 3.9).
- Gleicherweise ist bei Gelenken weniger die gesamte Last als deren **Verteilung auf die Berührungsfläche** (d. h. der Druck als Kraft pro Flächeneinheit) ausschlaggebend für die Beanspruchung. Lokale Druckspitzen führen zur Zerstörung von Knorpel (Kap. 9.2.1) bzw. Gleitflächen von Endoprothesen (s. Abb. 3.20).
- Für die Beurteilung der Tragfähigkeit einer me-

chanischen Konstruktion sind sowohl die Eigenschaften des Materials an sich, als auch **Dimension**, **Geometrie**, **Belastungsorientierung** der einzelnen Strukturen (Knochen, Implantate) maßgebend.
- Der Einfachheit halber werden mechanische Probleme meist **zeichnerisch**, d.h. lediglich zweidimensional, betrachtet (z.B. die Hüfte in der Frontalebene), wobei die dritte Dimension vernachlässigt wird. Solche Simplifizierung führt leicht zu Fehlschlüssen. So wurden z.B. lange Zeit die Rotationskräfte zu wenig beachtet, etwa bei der Entwicklung der Hüftendoprothesen.

3.2 Elemente der Mechanik

Physikprofessoren bemühten sich redlich, Medizinstudenten in den ersten Semestern entsprechende Kenntnisse zu vermitteln, wohl mit unterschiedlichem Erfolg. Diese Grundlagen können hier nur summarisch aufgelistet werden. Für eine Auffrischung der Details muss auf die entsprechende Fachliteratur verwiesen werden.

Kräfte, Statik

Zur Darstellung der am Bewegungsapparat wirkenden statischen Kräfte findet man in der Literatur oft ein zeichnerisches Verfahren mit Hilfe von **Freikörper-Diagrammen**, in denen die (äußeren) Kräfte auf einen frei definierten Körper (z.B. ein Bein- zum Hüftgelenk) als Vektoren eingezeichen werden. Unter der Annahme eines statischen Gleichgewichts, d.h. ohne Bewegung, ist dann die Summe der Kräfte (ihrer Vektoren) und der (Dreh-)Momente gleich Null, d.h. sie heben sich gegenseitig auf (s. **Abb. 3.1**).

Gleichgewicht und Stabilität im aufrechten Gang sind häufige Probleme in der Orthopädie, z.B. bei Lähmungen. Solche sind einlässlich besprochen in Kapitel 8.1.

Für die Gelenkmechanik ist das **Zusammenspiel von Muskelkräften und Schwerkraft** entscheidend. Hebelarme spielen eine große Rolle. Diese Probleme können ebenfalls mit Vektordarstellungen (Kräfteparallelogramme, -polygone etc.) angegangen werden.

Freikörper-Diagramme sollen auch die Beanspruchung von Knochen, Gelenken, Sehnen und Muskeln veranschaulichen und berechnen lassen. So kann z.B. die Resultierende (Kraft) aus Kräfteparallelogrammen ermittelt werden (Abb. 3.1b), oder Kräfte können zerlegt werden, z.B. in senkrecht und tangential wirkende Komponenten, was etwa für Oberflächenprobleme (Gelenke, Endoprothesen), aber auch für innere Kräfte in Materialien hilfreich ist. Weitere Beispiele sind: Abbildung 8.6, Kapitel 81 und Abbildung 6.13, Kapitel 6.3.

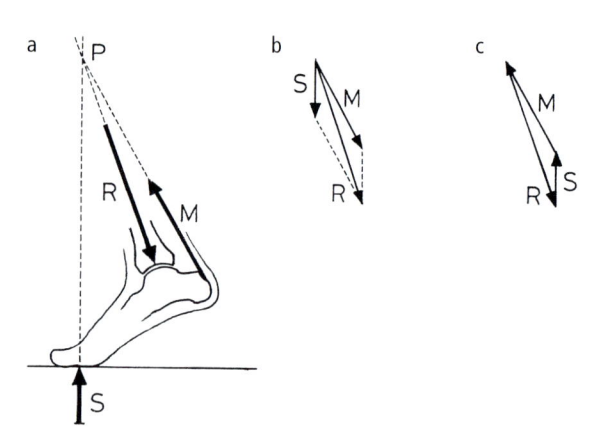

Abb. 3.1: **Freikörperdiagramm** *eines Fußes im Zehenstand* und *Vektordiagramm* der **wirkenden Kräfte**.
a) Drei Kräfte wirken von außen auf den Fuß, der als «freier Körper» definiert wird und statisch im Gleichgewicht ist: Bekannt sind: der Bodendruck S, d.h. seine Größe (= Körpergewicht), sein Angriffspunkt (Vorfußballen) und seine Richtung (senkrecht), ferner Angriffspunkt (Tuber calcanei) und Richtung (Achillessehne) der Muskelkraft M des Triceps surae, der das Gleichgewicht aufrechterhalten muss. Daraus lässt sich die Druckkraft auf das obere Sprunggelenk R (= Resultierende) ermitteln: Ihr Angriffspunkt ist bekannt (Talusrolle). Damit die Gleichgewichtsbedingungen erfüllt sind (kein Drehmoment, Summe der Kräfte = 0) muss sie (1.) aus dem Schnittpunkt der anderen beiden Kräfte wirken und (2.) vektoriell die beiden anderen Kräfte aufheben. Zur graphischen Konstruktion dient ein *Parallelogramm* der Kräfte (b) oder ein geschlossenes *Vektorpolygon* (hier Dreieck) (c).

Man sieht sogleich, dass sowohl der Muskelzug an der Achillessehne als auch die auf das obere Sprunggelenk wirkende Kraft das *Körpergewicht ohne weiteres um ein Mehrfaches übersteigen können*.

Auch für die übrigen Gelenke lassen sich solche Diagramme aufstellen, mit ähnlichen Resultaten. Da die Muskelhebelarme in der Regel sehr klein sind, werden die Zugkräfte an den Sehnen und die Druckkräfte in den Gelenken leicht sehr groß, sobald das Gelenk etwas weiter von der Schwerelinie entfernt liegt und damit der Hebelarm des Gewichtes entsprechend größer wird, z.B. bei einer Kniebeuge.

Mechanische Eigenschaften von Materialien

Unter Krafteinwirkung verformen sich feste Körper. Zuerst nur geringfügig, und wenn die Kraft nachlässt, nehmen sie sofort wieder ihre ursprüngliche Form an. Diese Eigenschaft wird als **Elastizität** bezeichnet. Knochen, Knorpel, Metalle, Kunststoffe sind elastisch. Bei steifen Materialien wie Stahl, Glas, aber auch Knochen, ist die Deformation auch unter großer Kraft kaum sichtbar.

Im elastischen Bereich gilt das Hooke'sche Gesetz, welches besagt, dass die Dehnung (strain) der Spannung (stress) proportional ist.

Übersteigt die Kraft die Elastizitätsgrenze (am «Fließpunkt»), wird ein Teil der Deformation irrever-

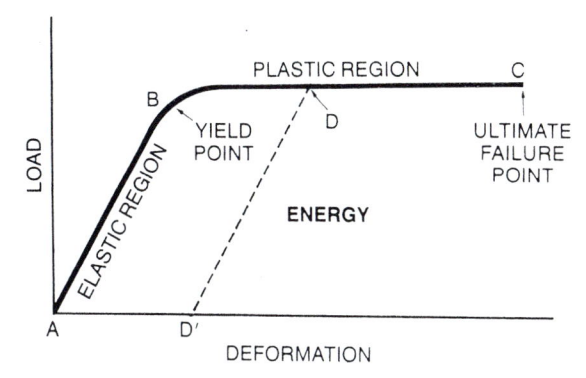

Abb. 3.2: Die theoretische **Last-Deformationskurve** (n. Nordin). Im elastischen Bereich (A–B) nimmt die Deformation proportional zur Last zu, die Kurve ist eine Gerade. Je geringer die Deformation pro Lasteinheit, d.h. je steifer das Material, desto steiler ist die Kurve.
Bis zur Elastizitätsgrenze (B) ist die Deformation vollständig reversibel. Ab diesem «Fließpunkt» (B) wird sie «plastisch», d.h. sie nimmt viel stärker zu und bleibt auch nach dem Wegfall der Last bestehen (A–D'), wobei Energie absorbiert wird (dargestellt durch die von A–B–D–D' begrenzte Fläche). Duktile Materialien (z.B. Stahl) haben eine lange «plastische Region», d.h. sie deformieren sich stark, bevor sie schließlich brechen, während spröde Materialien (z.B. Glas) schon kurz nach Erreichen der Elastizitätsgrenze brechen. Am Bruchpunkt C versagen schließlich beide.

sibel und bleibt permanent bestehen (**Abb. 3.2**). Duktile Materialien (manche «weichen» Metalle) lassen sich unter größerer Krafteinwirkung noch erheblich weiter deformieren, ohne zu brechen, was in bestimmten Situationen ein Vorteil sein kann, während spröde Materialien (z.B. Glas, auch Knochen) keine stärkere Deformierung ertragen, sondern stattdessen dann brechen.

Eine zerbrochene Tasse lässt sich mit Geduld wieder zusammenkleben, eine zerdrückte Blechdose ist nicht zu flicken. Knochenbrüche (in der Kortikalis!) lassen sich (in einfacheren Fällen), wie Tassen mit Geduld und Geschick wieder anatomisch genau reponieren. Darauf beruhen Theorie und Technik der offenen Reposition und Fixation durch «Kompressionsosteosynthese» (s. Kap. 3.4 u. Kap. 43.4.2).

Übersteigt die Kraft die Festigkeitsgrenze, versagen schließlich alle Materialien und brechen oder reißen.

Mechanisches Verhalten von Strukturen

Mindestens ebenso wichtig wie das Material ist die **Form**, die Dimension, d.h. die Geometrie der Struktur, sei es ein Knochen, ein Gelenk, ein Implantat oder eine Kombination, ein Verbund. Hält sie die mechanische Beanspruchung aus oder bricht sie? Bleiben Form und Funktion erhalten?

Für eine gegebene Struktur ist die Art ihrer Beanspruchung ausschlaggebend. Diese bestimmt die Spannungsverteilung in ihrem Inneren und damit schließlich auch ihre Festigkeit, denn Spannungskonzentrationen an einzelnen Punkten ergeben Schwachstellen, wo es schließlich zum Bruch kommen kann.

- **Axiale** Belastung ergibt die geringsten Spannungen, vorwiegend reinen Druck oder Zug (s. Abb. 3.4a).
- **Biegebeanspruchung** erzeugt sowohl Druck als auch Zug, in asymmetrischer Verteilung, an einzelnen Stellen weit höhere absolute Werte als axiale Belastung allein (s. Abb. 3.4b).
- **Schubspannungen** (Scherkräfte) sind bei jeder Beanspruchung mit im Spiel, besonders hoch aber bei Torsion (Frakturen).

Spannungen im Innern von Körpern können recht gut mit **spannungsoptischen** Methoden veranschaulicht werden (s. Abb. 3.8f.). Heute werden sie jedoch in der Regel mit **Finite-Element-Modellen** dargestellt. Dabei wird die zu untersuchende Struktur in kleine Einzelelemente unterteilt, die sich einzeln berechnen lassen. So ergibt sich ein differenziertes Bild der inneren Spannungen an jedem Ort eines Knochens, Gelenkes oder Implantates. Der Aufwand für die entsprechenden Computerprogramme ist recht groß. Anwendung findet die Methode in der Forschung, v.a. in der Industrie, in der Implantatentwicklung.

Dauerfestigkeit, Ermüdung

Wechselbeanspruchung kann auf die Dauer zum Versagen, zum Bruch führen, auch wenn die Beanspruchung unterhalb der Elastizitätsgrenze liegt. Die Ursache sind mikroskopische Strukturveränderungen bei jedem Lastwechsel, die mit der Zeit zu Rissbildungen an der Oberfläche und schließlich zum Bruch führen.

Ermüdungsbrüche sind in der Orthopädie nicht so selten. Sie können Knochen und Implantate betreffen und sind in Kapitel 4.1.2 (s.a. Abb. 4.1), sowie Kapitel 4.5 beschrieben.

Dynamik

«Bewegung ist Leben, Leben ist Bewegung». Sie gab dem Bewegungsapparat auch den Namen.

Im Zentrum orthopädischer Betrachtungen stand seit jeher der **menschliche Gang**. Die Analyse dieses hochkomplexen (und äußerst ökonomischen) Vorganges ist schwierig. Ganglabors dienen auch heute noch vor allem der wissenschaftlichen Forschung. Aber auch klinische Probleme können damit angegangen werden. Beides ist im Kapitel 8 «Statik und Dynamik des Bewegungsapparates» beschrieben.

Die Beanspruchung der Gelenke hängt nicht nur von der Last, sondern vor allem von der **Stellung** ab, in der sie belastet werden. So ist z. B. der Druck auf die Patella im aufrechten Stehen fast Null, beim Aufstehen aus der Hocke aber extrem hoch (vgl. Abb. 66.20), und die Kräfte, die am Kniegelenk wirken (Druck auf die Gelenkfläche, Zug auf der Patellarsehne) können ein Mehrfaches des Körpergewichtes erreichen. Solche Befunde sind für Operationen, z. B. für Endoprothesen, aber auch für die konservative Orthopädie natürlich von großer Bedeutung (vgl. Kap. 66.10 u. Abb. 66.69).

Dynamische Überlegungen sind auch für die obere Extremität bedeutsam geworden, so auch für die Schulter. Beispielsweise haben Probleme von Wurfsportlern die Bedeutung der Rotatorenmanschette für das Armheben und als Schulterstabilisator ins Rampenlicht gerückt (vgl. Abb. 6.13).

Schließlich spielt auch die Geschwindigkeit in manchen Fällen eine Rolle, so z. B. bei Frakturen, Weichteilverletzungen (Kap. 42.3) und beim so genannten «Schleudertrauma» (Kap. 53.3).

Energie

Energie spielt natürlicherweise eine Rolle bei der Muskelarbeit und damit auch beim Training: Statische Muskelaktivität z. B. braucht zwar Energie, diese wird jedoch nicht in (nützliche) Arbeit umgesetzt, sondern lediglich in Wärme (vgl. Abb 17.5, Kap. 17.3.1).

Auf **ergonomischen** Gesichtspunkten basiert die «Rückenschule» mit ihren Empfehlungen für rückengerechtes Verhalten (s. Kap. 59.3.2) sowie die gesamte Arbeitsmedizin.

Energie wird freigesetzt beim Überschreiten der Elastizitätsgrenze, und zwar explosionsartig bei Knochenbrüchen, während duktiles (verformbares) Material (z. B. ein Marknagel) Energie absorbieren kann durch Deformation, ohne zu brechen.

Dass es bei Unfällen nicht häufiger zu Frakturen kommt, ist dem Umstand zu verdanken, dass fast die gesamte Energie von den Weichteilen absorbiert wird – mit den entsprechenden Schäden!

Gelenkmechanik und -stabilität

Bereits im 19. Jahrhundert haben Anatomen und interessierte Ärzte wie die Gebrüder Weber, H. Meyer, A. E. Fick, E. Albert, H. Zuppinger, R. Fick, O. Fischer und H. Strasser[1], später auch F. Pauwels und viele andere Anatomie und Mechanik der einzelnen Gelenke sehr genau untersucht (ihre Studien sind auch heute noch bezüglich Präzision kaum übertroffen) und dabei festgestellt, dass diese sehr kompliziert sind: Beweglichkeit, Bewegungsachsen, wandernde Drehpunkte, abwechselnd Gleiten oder Rollen, Kongruenz in verschiedenen Stellungen, Druckverteilung unter variierender Beanspruchung, Geometrie und Führungsmechanismus des Bandapparates, Stabilisierung durch einen vielfältien Muskelapparat etc. sind schon lange Forschungsgegenstände gewesen.

Erst relativ spät hat die Gelenkstabilität vermehrtes Interesse gefunden: Interessanterweise hängt sie weniger vom Bandapparat als von der Geometrie der Gelenkflächen und der muskulären Stabilisierung ab.

Die Gelenkmechanik ist im Kapitel 6, «Knorpel und Gelenk» abgehandelt.

Beanspruchung

Unter Beanspruchung versteht man die Wirkung der äußeren Belastung und der Muskelkraft auf die Gewebe des Bewegungsapparates, d. h. die Spannungen und die daraus sich ergebenden Verformungen der Gewebe. Diese Beanspruchungen führen einerseits zum Verschleiß, im Extremfall zum Bruch, andererseits zu bestimmten Reaktionen der Gewebe, welche für das Verständnis der Pathologie des Bewegungsapparates von grundlegender Bedeutung sind (s. a. Kap. 9: «mechanische Beanspruchung als pathogenetischer Faktor»).

3.3
Mechanik von Knochen und Gelenken

3.3.1
Kräfte am und im Knochen

Die Eigenschaften von Knochen, Knorpel, Sehnen, Bänder usw. sind genau auf ihre mechanische Aufgabe abgestimmt. Die Wechselwirkungen zwischen Beanspruchung und Reaktion dieser Gewebe sind ein zentrales Thema der Biomechanik und damit der Orthopädie.

Hier soll am Beispiel des Lamellenknochens die Beanspruchung etwas näher untersucht werden. (Einfacher aber grundsätzlich gleich liegen die Dinge bei [zugfestem] Bindegewebe [Sehnen, Bänder] und beim [vorwiegend druckfesten] Knorpel, deren mechanische Beanspruchung in Kap. 3.6 beschrieben wird.)

Mechanische Eigenschaften des Knochens

Dank seiner mechanischen Eigenschaften ist der hoch differenzierte, formfeste Lamellenknochen als Baumaterial für das Grundgerüst des Bewegungsapparates, das Skelett, hervorragend geeignet.

---

1 H. H. Wetz, H. A. C. Jacob: Funktionelle Anatomie und Kinematik des Femurotibialgelenks: Forschungsergebnisse 1836–1950. Orthopäde, 30, 135 (2001)

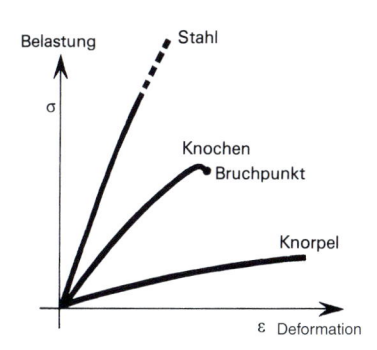

Abb. 3.3: Nach dem **Hooke'schen Elastizitätsgesetz** ist die *Deformation* (*Dehnung, strain,* ε) eines Körpers proportional zur wirkenden *Spannung* (*stress,* σ) und abhängig von einer Materialkonstante, dem Elastizitätsmodul, σ/ε, welches etwa der Steifigkeit entspricht. Dieses ist für harte Materialien (z. B. Keramik) sehr groß, für Knochen deutlich kleiner als z. B. für Stahl und für weiche (z. B. Knorpel) wesentlich kleiner.

Die verschiedene Elastizität von Knochen und Fremdmaterialien kann zu mechanischen Störungen führen und ist deshalb bei der Verwendung metallischer Implantate wie Fixationsplatten und Endoprothesen zu beachten.

Die Widerstandskraft (Festigkeit elastischer Körper) geht bis zur **Elastizitätsgrenze** (Streckgrenze): Wird diese überschritten, so erfolgt die weitere Deformation plastisch, d. h. sie bleibt nach dem Nachlassen der äußeren Kraft bestehen. Bei relativ starren (steifen) Materialien, wie z. B. Knochen, führt schon eine geringe Zunahme der äußeren Kraft über die Elastizitätsgrenze hinaus zum Bruch. Duktile Materialien (z. B. Stahl, Schmiedeeisen) erleiden unter größeren Kräften (jenseits der Streckgrenze) zuerst erhebliche (irreversible) Deformierungen, bevor sie schließlich brechen (oberste Kurve). Solche Materialien haben in manchen Situationen Vorteile: Mit der plastischen Deformierung können sie viel **Energie absorbieren** (vergleichbar einer Knautschzone) und brechen deshalb weniger schnell.

Erst in neuerer Zeit sind diese mechanischen Eigenschaften genauer untersucht worden.

Kräfte, die von außen auf einen festen Körper wirken, werden in diesem fortgeleitet und erzeugen dadurch innere Kräfte und damit Spannungen, die den Körper zu deformieren suchen. Elastische Körper, wie Knochen und Knorpel oder Stahl, setzen diesen Spannungen Kräfte entgegen, die ihre Form und Struktur zu erhalten trachten (s. **Abb. 3.3**):

Ein Gleichgewicht kommt zu Stande, wobei der feste Körper ein wenig deformiert wird. Unter physiologischen Bedingungen ist diese Deformität vollständig reversibel, d. h. sie verschwindet, sobald die äußere Kraft nachlässt, und sie ist proportional zu dieser. Solches Verhalten wird als **elastisch** bezeichnet. Es gilt das Hooke'sche Gesetz: $E = \sigma/\varepsilon$, wobei E das Elastizitätsmodul, σ die Spannung (Kraft pro Flächeneinheit, stress) und ε die Dehnung (Streckung bzw. Stauchung pro Längeneinheit (strain) bedeuten. Übersteigt die Spannung die **Elastizitätsgrenze**, kommt es bald zum Bruch.

Knochensubstanz (lamellärer Knochen) hat dank seiner mikroskopischen Struktur (Kalziumapatit und kollagene Fibrillen im Verbundbau, ähnlich armiertem Beton) eine große Zug- und Druckfestigkeit und damit auch Biegefestigkeit, ebenso eine erhebliche Scherfestigkeit. Damit erhält sie eine hohe Formkonstanz.

Da der Knochen recht hart und starr ist, lässt sich eine Deformierung von bloßem Auge kaum feststellen. Auf mikroskopischer Ebene ist sie aber durchaus vorhanden und wirksam.

Dank seiner makroskopischen und mikroskopischen Struktur hat der Knochen

1. hohe Bruchfestigkeit bei einmaligen Spannungsspitzen (Frakturen)
2. hohe Widerstandskraft gegen Dauerbeanspruchung (Ermüdungsbrüche; Abb. 4.1, Kap. 4.1.2).

Veränderungen im Lauf des Lebens

Die mechanischen Eigenschaften des Knochens verändern sich im Lauf des Lebens:

- **Kleine Kinder** haben sehr elastische und noch weitgehend biegsame Knochen, etwa einem grünen Zweig zu vergleichen. Deshalb kommt es in diesem Alter zu besonderen Frakturformen (Grünholz-, Wulstfrakturen, s. Kap. 44.1).
- Die normale Kortikalis des **Adoleszenten** und des jüngeren Erwachsenen hat eine hohe Druckfestigkeit, was eine schreinermäßige Bearbeitung des Knochens (Schrauben, Kompressionsosteosynthesen usw.) ohne weiteres erlaubt.
- **Mit fortschreitendem Alter** nimmt nicht nur die Osteoporose zu, sondern die Knochen werden auch spröder, sie brechen leichter. Auch finden z. B. Fixationsschrauben nicht mehr so guten Halt, weshalb Osteosynthesen bei alten Leuten weniger stabil sind (s. Abb. 21.7).

Die mechanische Beanspruchung

Mechanische Überbeanspruchung, akute oder chronische, führt zum Bruch resp. zur Zerrüttung der Strukturen des Bewegungsapparates, zum Verschleiß der Gewebe. Mit diesen Störungen hat sich die Orthopädie zu befassen.

Tatsächlich ist der Bewegungsapparat so konstruiert, dass er die mechanische Beanspruchung normalerweise schadlos erträgt, und zwar dank

1. der mechanischen **Eigenschaften** seiner Gewebe und
2. der **Form** seiner makroskopischen Strukturen (Knochen und Gelenke; s. Kap. 2.1).

Diese beiden Faktoren sind beim gesunden, normalen Bewegungsapparat genau aufeinander abgestimmt, derart, dass die mechanische Beanspruchung bei der vorgesehenen Leistung des Bewegungsapparates an keiner Stelle des Körpers die mechanische Belastbarkeit der Gewebe übersteigt.

Pathogene Wirkung hat die mechanische Beanspruchung dort, wo mechanische Kräfte die Elastizitätsgrenze eines Gewebes übersteigen. Sie hängt also nicht von der Gesamtbeanspruchung, sondern von der Größe der wirksamen Kraft pro Flächeneinheit, d. h. von der Spannung ab.

Gewebe und Strukturen

Das Problem ist also im Wesentlichen:

1. die ausgewogene **Verteilung** der wirkenden Kräfte über den mechanisch wirksamen Durchmesser einer Tragstruktur auf der mikroskopischen Ebene der Gewebe (Knochen, Gelenkknorpel, usw.). Diese ist abhängig von
2. der **Übertragung** der am Bewegungsapparat auftretenden Kräfte durch eine mechanisch optimale Konstruktion der statisch wirksamen Strukturen des Bewegungsapparates auf makroskopisch anatomischer Ebene.

Die normale anatomische Struktur entspricht der normalen mechanischen Beanspruchung annähernd ideal: Der «Kraftfluss» durch die mechanisch wirksamen Gebilde (Knochen, Knorpel, Sehnen, usw.) ist ziemlich regelmäßig. Zur Hauptsache treten Zug- und Druckspannungen, d. h. axiale Kräfte auf.

Die **Spannungen** und den **Kraftfluss** innerhalb eines festen Körpers bei gegebenen äußeren Kräften (Festigkeitslehre) kann man sich am besten spannungsoptisch mit Hilfe fotoelastischer Modelle veranschaulichen: Ein formtreues Modell aus Plexiglas setzt man analog dem Vorbild unter Druck. Die im Modell auftretenden Spannungen verändern die Lichtbrechungseigenschaften des Plexiglases und können durch doppelbrechende Prismen sichtbar gemacht werden (s. a. Abb. 2.3 u. Abb. 3.8).

Folgende Ergebnisse der Festigkeitslehre haben für die Orthopädie praktische Bedeutung:

Wirkung von Biegebeanspruchungen im Körper

Strukturen, welche exzentrisch statt genau axial belastet sind, also einer Biegebeanspruchung unterliegen, haben viel höhere und asymmetrisch verteilte Druck- und Zugspannungen als symmetrisch axial belastete (**Abb. 3.4**), denn hier können kleine Kräfte über lange Hebelarme große Biegemomente erzeugen.

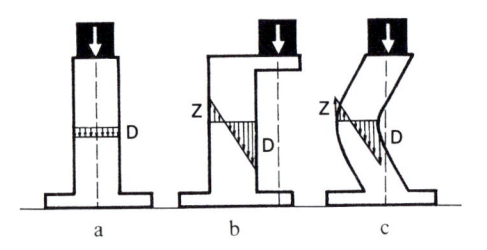

Abb. 3.4: Biegebeanspruchung.

a) Die symmetrische **axiale Belastung** eines Tragpfeilers ergibt in seinem Innern gleichmäßig über den Querschnitt verteilte Druckkräfte (D), deren Summe gleich der zu tragenden Last ist.
Im Inneren des Pfeilers ist ein Spannungsdiagramm gezeichnet. Richtung und Größe der Pfeile zeigen Richtung und Größe der an jener Stelle wirkenden Druckkräfte (Spannungen) an.

b) Eine **exzentrische Belastung**, welche nicht in der Tragachse des Pfeilers liegt, ergibt eine Beanspruchung auf Biegung. Dies bedeutet Druckspannungen (D) auf der der Kraft zugewendeten und Zugspannungen (Z) an der entgegengesetzten Seite. Die Summe dieser Kräfte hält sich zwar die Waage, aber in den äußeren Schichten des Pfeilers treten Spannungsspitzen auf, welche die Spannung bei axialer Belastung um ein Vielfaches übertreffen. Maßgebend ist hier nicht die Kraft allein, sondern das Biegemoment, d. h. das Produkt aus Kraft mal Hebarm.

c) **Achsenknickungen und Verbiegungen** haben dieselbe Wirkung: Spannungsspitzen an der Oberfläche des Pfeilers im Bereiche des Knickes. Diese sind praktisch maßgebend für die Beanspruchung des Knochens. Wo solche Achsenabweichungen im Körper vorkommen ist in der Regel auch die Beanspruchung wesentlich größer als normal.

Wo solche im Körper vorkommen, steigt die Gefahr von Schäden durch Überbeanspruchung vor allem in den gewichttragenden Strukturen (Wirbelsäule, untere Extremitäten) sofort stark an: bei Deformitäten wie Verkrümmungen nach Frakturen, X- und O-Beine, Coxa vara, Kyphosen, Skoliosen usw. (vgl. Kap. 38 «Deformitäten»).

Die Bedingungen für statisch reine Druckbeanspruchung sind am Bewegungsapparat im aufrechten Zweibeinstand gegeben (siehe Kapitel «Statik der aufrechten Haltung», Kap. 8.1).

Beim Gehen und Laufen, Bücken usw. treten Biegebeanspruchungen auf, doch sollten sie

1. möglichst gering sein und
2. nicht über längere Zeit bestehen bleiben (**Abb. 3.5**).

Maßgebend ist also nicht allein das Gewicht, das auf einem Knochen lastet, sondern vor allem die Biegebeanspruchung. Diese hängt wiederum vom Hebelarm ab, mit welchem die Kraft angreift, sowie von der Muskulatur.

Eine Femurfraktur z. B. wird stärker beansprucht, wenn der Patient im Bett liegt und das gestreckte

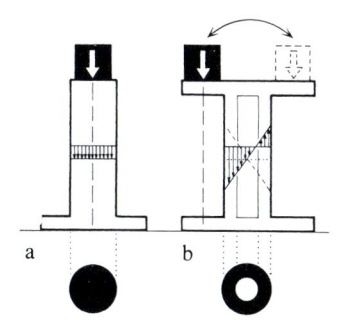

Abb. 3.5: Dynamische Beanspruchung und funktioneller Knochenbau.
a) Statische Beanspruchung einer Säule: Gleichmäßige Verteilung der wirkenden Druckkräfte über den ganzen Querschnitt der Säule.
b) Wechselweise exzentrische Beanspruchung entspricht eher der tatsächlichen (dynamischen) Beanspruchung des Bewegungsapparates, etwa beim Gehen: Die dabei auftretenden Biegemomente ergeben Druck- und Zugspannungen, welche ihre höchsten Werte in den Randzonen der Säule haben. In der Mitte der Säule wirken keine Normalspannungen (neutrale Faser).
Ein Rohr ist deshalb als Kraftträger zweckmäßiger als eine Säule (höheres Flächenträgheitsmoment). Es zeigt sich somit, dass **Röhrenknochen** nach funktionellem Prinzip gebaut und bestens für ihre Aufgabe geeignet sind (vgl. Kap. 2.1). Tatsächlich ist der Hohlzylinder die Konstruktion mit der größten Biegefestigkeit in allen Ebenen.

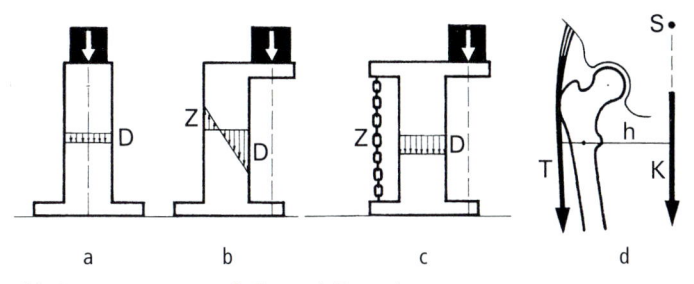

Abb. 3.7: Zuggurtungsprinzip, nach Pauwels.
a) axiale Belastung = reine Beanspruchung auf Druck: gleichmäßig auf den Querschnitt verteilte kleine Druckkräfte (Druckspannungen).
b) exzentrische Belastung = Beanspruchung auf Biegung: stark erhöhte Spannungen zur Oberfläche des Pfeilers hin. Z = Zugspannung, D = Druckspannung.
c) Kette als zugfestes Element auf der der Biegekraft entgegengesetzten Seite. Diese Biegekraft wird damit ausbalanciert, es resultiert wieder eine rein axiale Druckkraft, die Spannungen im Innern der Säule sind wieder gleichmäßig über den Querschnitt verteilt, die Spannungsspitzen am Rande der Säule sind verschwunden, wie das Druckdiagramm zeigt. Die *Druckkraft* ist allerdings *wesentlich größer* als bei a) und kann, je nach dem Verhältnis der Hebelarme, ein Mehrfaches der Last erreichen!
d) Der Femurschaft als Beispiel der Entlastung eines Knochens durch Zuggurtung. Das Femur ist beim Gehen durch die Körperlast, welche am Schwerpunkt S mit dem Hebelarm h angreift, einer starken Biegekraft K ausgesetzt. Auf der entgegengesetzten Seite wirkt der *Tractus ileo-tibialis als Zuggurtung* der Biegekraft K entgegen, allerdings mit einem wesentlich kleineren Hebelarm. Die resultierende Druckkraft auf das Hüftgelenk beträgt deshalb ein Mehrfaches des Körpergewichtes (vgl. Abb. 8.6, Kap. 8.1.1).

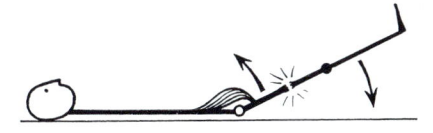

Abb. 3.6: Patient mit *Femurfraktur im Bett* versucht das Bein gestreckt zu heben: Das Gewicht des Beines mit seinem *großen Hebelarm* beansprucht die in Heilung begriffene Fraktur stärker als das Herumgehen mit Krückstöcken und teilweiser (axialer!) **Belastung** des Beines. Frakturen der unteren Extremitäten können und sollen in der Regel *frühzeitig teilbelastet* werden.

Bein zu heben versucht, als wenn er mit Stöcken umhergeht (**Abb. 3.6**). Wenn man an solche Zusammenhänge denkt, wird man in der Frakturbehandlung die Patienten eher frühzeitig aufstehen und teilbelasten lassen.

Das Entlastungsprinzip

Eine technische Möglichkeit, große Biegebeanspruchungen herabzusetzen, ist das in der Statik gebräuchliche **Zuggurtungsprinzip**, welches am Bewegungsapparat durch Muskel- und Faszienzüge ausgiebig realisiert ist, sodass vor allem die langen Röhrenknochen der unteren Extremitäten, aber auch die Wirbelsäule und das Skelett der oberen Extremitäten, zur Hauptsache axial auf Druck beansprucht werden und Biegekräfte weitgehend ausgeschaltet sind.

Durch ein zugfestes Element, eine «Zuggurte», wird eine asymmetrische Belastung ausgeglichen. Die gesamte Beanspruchung wird dadurch wieder auf eine axiale Druckkomponente reduziert, welche viel kleiner und gleichmäßig über den Querschnitt verteilt ist (**Abb. 3.7** u. **Abb. 3.8**).

Im menschlichen Körper entsprechen die Muskeln, Sehnen und Bänder solchen Zuggurten.

Das bekannteste Beispiel ist der Tractus ilio-tibialis, welcher dem starken auf den Femurschaft wirkenden Biegemoment entgegenwirken kann und ihn damit entlastet (Abb. 3.7 d).

Der ganze Bewegungsapparat kann aufgefasst werden als ein komplexes System von Tragachsen und Zuggurten, «poutres composées». Die darin wirkenden Kräfte setzen sich zusammen aus der zu tragenden Last und den wirkenden Muskelkräften. Maßgebend ist die daraus resultierende Kraft. Diese ist allerdings, je nach Verhältnis der Hebelarme, oft um ein Mehrfaches größer als die Last (vgl. Abb. 8.6).

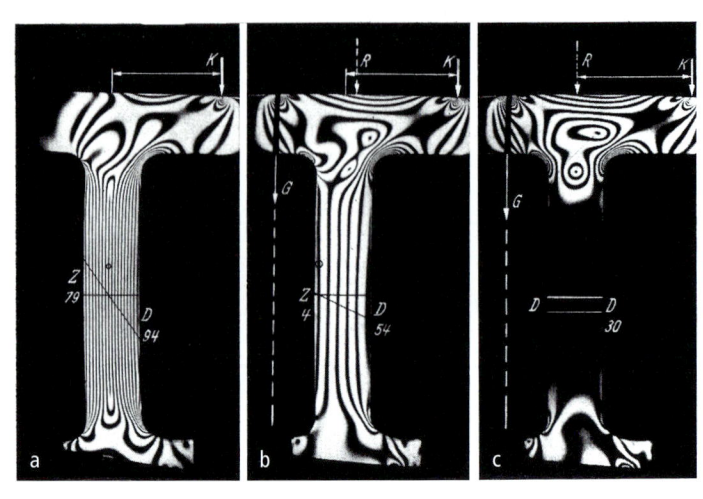

Abb. 3.8: Zuggurtung.
Im *spannungsoptischen Versuch* konnte Pauwels die Verminderung einer Biegebeanspruchung durch Zuggurtung zeigen, entsprechend der Zeichnung in Abbildung 3.7: K = die exzentrisch wirkende Biegekraft, G = die in der Zuggurte wirkende Gegenkraft, R = Richtung der aus diesen beiden resultierenden Druckkraft.
a) ohne Zuggurtung. b) und c) mit zunehmender Zuggurtungswirkung, welche in c) die Biegekraft von K gerade aufhebt. Die Zahlen kennzeichnen die Größe der Zugspannung Z, bzw. der Druckspannung D. Die Anzahl der im polarisierten Licht erscheinenden schwarzen Linien (Isoklinen) ist proportional zur höchsten Spannung an der Säulenoberfläche, welche für die Festigkeit allein maßgebend ist. O = neutrale Faser. Bei aufgehobener Biegespannung erscheinen keine Isoklinen mehr.
Das Zuggurtungsprinzip findet praktische Anwendung bei vielen Osteosynthesen.

Das Zuggurtungsprinzip hat für die Frakturbehandlung, insbesondere für die Osteosynthese, große Bedeutung gewonnen. Da die Festigkeit des Fixationsmaterials und seines Haltes im Knochen auf die Dauer begrenzt und Ermüdungserscheinungen ausgesetzt ist (s. Kap. «Ermüdungsbruch», Kap. 4.1.2 u. Abb. 4.5), müssen Osteosynthesen so angelegt werden, dass ihre Biegebeanspruchung möglichst gering ist. Dazu eignet sich – neben anderen – oft das Zuggurtungsprinzip (Drahtschlingen bei Olekranon- und Patellafraktur (Abb. 43.3), Zuggurtungsplatten bei Schaftfrakturen, Winkelplatten an der Hüfte und am Knie usw.).

Wirkung der Oberflächenbeschaffenheit

Die größten Spannungen in einem belasteten Körper treten immer an seiner Oberfläche auf und sind in seinem Innern relativ klein. Röhrenknochen z. B. haben daher einen mechanisch idealen Querschnitt. Die Form der Oberfläche spielt deshalb für die Festigkeit eine große Rolle. Kleine Eindellungen und **Kerben** rufen hohe Spannungsspitzen im Material hervor, welche dort zum Bruch führen können. (Ein starkes Papier lässt sich erst leicht reißen, wenn es eine Kerbe hat).

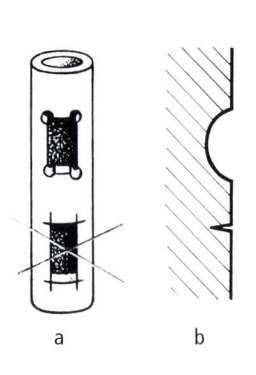

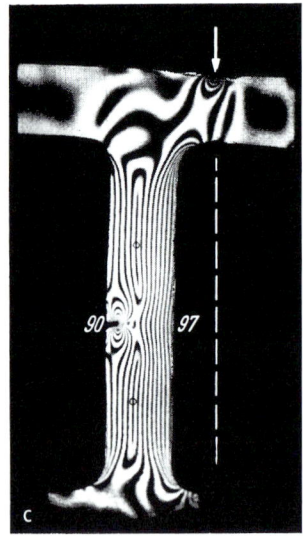

Abb. 3.9: Kerbeffekt, Spanentnahme.
a) Entnahme eines Knochenspanes aus einem Röhrenknochen (z. B. Tibia) für eine Knochenplastik. Oben: Vier Bohrlöcher mit großem Durchmesser in den vier Ecken angelegt, werden mit Säge- oder Meißelschnitten verbunden. So bleibt die Kerbwirkung relativ gering.
Unten: Die Methode, den Span direkt mit vier Sägeschnitten, welche sich in den Ecken überkreuzen, herauszunehmen, hinterlässt Schnittkerben in den Ecken, welche unter Belastung zu hohen Spannungsspitzen und damit leicht zum Bruch führen können.
b) Je größer der Radius der Kerbe, desto geringer die Gefahr eines Einrisses oder Bruches (an einem Blatt Papier leicht zu überprüfen). *Das Glätten einer Kerbe kann also die Bruchfestigkeit erhöhen.*
c) Im spannungsoptischen Versuch wird deutlich, wie sich die Spannung an einer Kerbe konzentriert. (Nach Pauwels.)

Praktisch heißt das z. B., dass jeder Defekt bei einer heilenden Fraktur oder einer Knochenkrankheit, aber auch jedes **Schraubenloch**, jeder Sägeschnitt, den Knochen stark schwächt, sodass er dort leichter brechen kann («stress riser»).
Dieser *Kerbeffekt*, jedem Ingenieur bekannt, muss bei Knochenoperationen berücksichtigt werden (**Abb. 3.9**).

Scherkräfte, Torsion

Neben den «Normalkräften» (Zug und Druck) sind immer auch Scherkräfte (Schubkräfte) im Spiel. Sie wirken, im Gegensatz zu jenen, nicht senkrecht auf Oberflächen, sondern parallel zu diesen. Damit spielen sie eine wesentliche, oft vernachlässigte Rolle bei der Lockerung von Endprothesen von ihrer Fixation im Knochenlager (vgl. Abb. 3.14 u. Abb. 3.20 g–i). Die wirksamen Rotationskräfte werden meist unterschätzt.

Dass Scherkräfte vor allem bei forcierter **Torsion** auftreten, äußert sich auch darin, dass z. B. ein geschlitztes Rohr nur einen Bruchteil der Drehfestigkeit eines Geschlossenen hat («offenes Segment»). Dies erklärt, weshalb «Fenster», die bei Operationen herausgeschnitten wurden (zur Knochenspanentnahme, Biopsie oder für besseren Zugang zur Markhöhle), die Knochen so stark schwächen, dass sie leicht brechen (Abb. 3.9).

3.3.2
Die Beanspruchung von Gelenken

Das mechanische Verhalten von Gelenkknorpel ist noch recht wenig erforscht (vgl. Kap. 6.2). Erst mit der Entwicklung der Endoprothesen wurden die wirkenden Kräfte und Spannungen in Gelenken etwas genauer unter die Lupe genommen. Bei diesen entspricht der Polyäthyleninlay dem Gelenkknorpel.

Ebenso wie beim Knochen, ist auch bei Gelenken, bei natürlichen wie bei künstlichen, nicht die Gesamtlast ausschlaggebend, sondern die Druckverteilung auf die Gelenkoberfläche, woraus sich die Spannungen im Knorpel bzw. im Inlay ergeben.

Sowohl Knorpel wie Polyäthylen sind ausgesprochen weich und haben niedere Fließpunkte (Polyäthylen: 25 MPa). Sie funktionieren auf die Dauer nur, wenn Oberflächendruck und innere Spannung diese Werte nicht übersteigt, sonst kommt es zu Abnutzung, d. h. zu Abrieb und Zerstörung (Abb. 3.20, Abb. 66.69 u. Abb. 66.70).

Die Druckverteilung auf der Oberfläche und die Spannungen im Innern des «Inlays» hängen in erster Linie von der Kongruenz, d. h. vom «Design» und von der Art der Beanspruchung, aber auch von der Dicke des Inlays ab (Abb. 3.19).

Abrieb ist ein großes Problem in der Endoprothetik. Er kommt zu Stande durch adhäsives Abschleifen des weicheren Materials, aber auch durch Unregelmäßigkeiten an der Oberfläche des härteren Materials. Schon kleinste Kratzer im Metall, aber auch kleine Metall-, Knochen- oder Zementpartikel, die zwischen die Gleitflächen geraten, können zu massivem Abrieb führen. Dies legt sauberes Arbeiten bei der Prothesenimplantation nahe.

Zyklische Belastung mit hohen Spannungsspitzen auf der Gelenkfläche führt zu **Ermüdungserscheinungen** unterhalb der Oberfläche und mit der Zeit zur vollständigen Zerstörung des Inlays (**Abb. 3.10** u. Abb. 3.20). Solche Spannungsspitzen treten auf bei punktueller Belastung des Gelenkes und bei bestimmten Beanspruchungen, im Knie z. B. beim Abwärtsgehen. Empfehlungen an Patienten, z. B. bezüglich Sport, sollten auf biomechanischen Forschungsergebnissen basieren (vgl. Abb. 66.85).

Gelenkphysiologie und -mechanik sind im Übrigen in Kapitel 6 beschrieben.

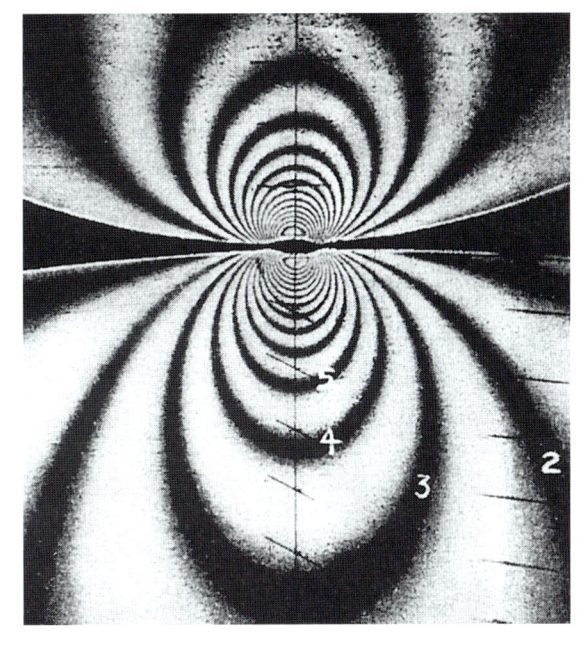

Abb. 3.10: Die **mechanische Beanspruchung von Oberflächen**. Spannungsoptische Veranschaulichung von Druckspitzen bei punktuellem Kontakt zweier Körper. Die Spannung steigt mit der Anzahl der schwarzen Ringe (Isoklinen, vgl. Abb. 3.8) und wird dicht unter dem Kontaktpunkt extrem hoch. Damit übersteigt sie an diesen Stellen die Scherfestigkeit der meisten Gewebe (Knorpel, Knochen), wodurch es an diesen Stellen zur Zerstörung derselben kommen kann. Auch an den Kontaktstellen zwischen Implantaten und Gewebe, dem «Interface», stellen solche Punktkontakte Schwachstellen dar.

Die degenerativen Arthrosen bei inkongruenten Gelenken und defektem Knorpelüberzug sind das klassische Beispiel für die pathogenetische Wirkung derartiger mechanischer Überbeanspruchung (vgl. Kap. 9.2.1 u. Kap. 37.1). Die «Geröllzysten» im Knochen unterhalb der Gelenkoberfläche entsprechen dieser Spannungsverteilung ziemlich genau. Das Versagen von flachen Polyäthylenlinern bei einigen Knieendoprothesen hat auch hier seine Ursache.

3.3.3
Wie reagiert Knochen auf mechanischen Druck?

Das Verhalten des Knochens unter mechanischer Beanspruchung war lange Zeit ein kontroverses Thema: Bekannt war die Knochenresorption unter einem pulsierenden Aneurysma, sodann die Erfahrung aus der konservativen Frakturbehandlung. Böhler hatte beobachtet, dass die Resorption der Fragmentenden an den langen Röhrenknochen regelmäßig eine Verkürzung bis zu 1 cm im Gefolge habe.

Andererseits hatten aufmerksame Beobachter (Wolff, Roux u. a.) schon im letzten Jahrhundert erkannt, dass unter Druck auch neuer Knochen entstehen kann, wie im Kapitel «Funktioneller Umbau» (Kap. 2.2) beschrieben.

Die Schweizer Arbeitsgemeinschaft für Osteosynthese (AO) konnte dann die Tatsache nachweisen, dass auch hoher Druck unter stabilen Verhältnissen keine Knochenresorption zur Folge hat (vgl. Abschnitt «Stabilität», Kap. 3.4). Diese Erkenntnis war grundlegend wichtig für die operative Frakturbehandlung und öffnete den Weg für die Kompressionsosteosynthese.

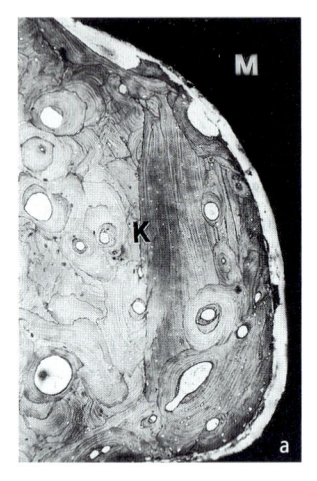

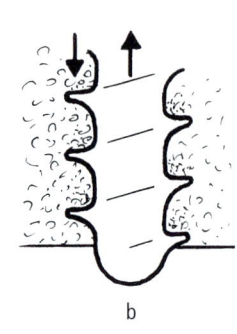

Abb. 3.11:
a) **Knochenbildung** im Gewindegang einer AO-Kortikalis-Schraube (M, schwarz), 8 Jahre nach der Osteosynthese. Die senkrechte Kittlinie (K) in der Bildmitte entspricht dem Rand des ehemaligen Bohrloches vor dem Gewindeschneiden. Links davon autochthone, umgebaute Kortikalis, rechts füllt neuer Lamellenknochen den Gewindegang aus. (Der Spalt zwischen Knochen und Implantat ist ein Verarbeitungsartefakt. Die Kongruenz der Oberflächen beweist jedoch den Kontakt in vivo.)
Das Anziehen der Schrauben bei der Operation bewirkte kontinuierlichen Druck und damit Vorspannung, womit Stabilität auf mikroskopischer Ebene erzeugt wurde. Unter solchen Bedingungen ist Knochenanbau möglich und findet tatsächlich statt, während bei Instabilität Knochenresorption zu beobachten ist. Eine solche beweist umgekehrt eine Instabilität (s. Kap. 64.10.3).
Sichtbar sind überdies die Lamellenstruktur und die durch Kittlinien verbundenen einzelnen Osteone mit den verschieden weiten Havers'schen Kanälchen, Zeugen des Knochenumbaues.
b) *Gewinde einer AO-Schraube im Profil*
  1. Die Gewindezüge der Schraube sind breit ausladend, damit sie im Knochen guten Halt finden.
  2. Sie sind schmal, die dazwischenliegenden Rinnen breit, der unterschiedlichen Härte von Stahl und Knochen entsprechend. So reißt das Gewinde im Knochen weniger aus.
  3. Die nach oben, dem Schraubenkopf zugewandten Flächen des Gewindes, welche den Druck aufnehmen und auf den Knochen übertragen müssen, sind horizontal gerichtet, damit die Druckkräfte senkrecht zur Oberfläche wirken können.

Das Profil entspricht genau jenem des histologischen Schnittes in Abbildung a.
Damit der Knochen in den Gewindegängen erhalten bleibt, wird das *Gewinde vorgeschnitten*, entweder mit einem Gewindeschneider oder mit selbstschneidenden Schrauben.

Mikrobewegungen lösen Knochenresorption aus

Andererseits werden bei unstabilen Osteosynthesen, sowohl zwischen den Knochenfragmenten als auch an den Berührungsstellen des Knochens mit gelockerten Implantaten (Schrauben, Nägel von äußeren Fixateuren usw.), Osteolysezonen beobachtet, welche, einmal vorhanden, in der Regel immer größer werden und schließlich zur völligen Lockerung des Implantates führen bzw. die knöcherne Konsolidation behindern. Die gleichen Veränderungen sieht man auch an den Kontaktstellen des Knochens mit mechanisch beanspruchten Endoprothesen. Sie führen zur Lockerung der Prothese.

Perren konnte dieses unterschiedliche Verhalten des Knochens erklären. Er konnte nachweisen, dass intermittierender Druck (unter der normalen funktionellen Belastung), der zeitweilig mit Zug wechselt (Nulldurchgang bei ungenügender Vorspannung, s. Kap. 3.4 u. Abb. 3.15), Wackelbewegungen auf mikroskopischer Ebene auslöst, was an den Kontaktstellen zu Knochenresorption und Bildung von Bindegewebe führt (s. Abb. 3.12). Unter stabilen Verhältnissen findet hingegen keine Knochenresorption statt, sondern im Gegenteil Knochenumbau und -anbau bis an die Kontaktfläche (**Abb. 3.11**).

Hoffnungen hatte man sich auch gemacht auf eine osteogenetische Wirkung der Kompression. Eine solche lässt sich aber nicht nachweisen. Der Vorteil der Kompressionsosteosynthese liegt lediglich darin, dass durch Vorspannung eine gute Stabilität erzielt werden kann. (Genaueres darüber im nächsten Abschnitt.)

3.4
Stabilität

Die Hauptaufgabe des knöchernen Skelettes, **Kraftübertragung** und damit **Stützfunktion**, erfordert *Stabilität*. Dieser Begriff wird in der Orthopädie oft gebraucht im Zusammenhang mit Osteosynthesen, Endoprothesen und Frakturheilung.

Auf den ersten Blick scheint die Definition einfach: «Es hält oder es wackelt». Bei genauerer Analyse ist jedoch das Problem komplizierter, und es ist deshalb zweckmäßig, hier genauer darauf einzugehen.

In der Orthopädie interessiert besonders die Stabilität von Verbindungen zwischen Knochen und Knochen sowie zwischen Knochen und Implantat. Die Frage ist immer, was an der Kontaktstelle geschieht.

Relativbewegungen an der Kontaktfläche

Stabilität bedeutet u. a. das Fehlen von Relativbewegungen, d. h. von Bewegungen der beiden Teile gegeneinander, und zwar auf mikroskopischer Ebene. Dies ist, wie im letzten Abschnitt dargelegt, eine unerlässliche Voraussetzung für biologisches Verhalten der Knochensubstanz. Relativbewegungen zwischen mehr oder weniger starren Strukturen (Knochen, Implantaten) erzeugen abwechselnd Druck, Zug und Scherkräfte. Dies wirkt wie Schläge, die das Gewebe schädigen und schließlich zur Resorption, zur Osteolyse an der Grenzfläche und zur Lockerung bzw. Pseudarthrose führen (**Abb. 3.12**; vgl. a. Kap. 4.2.3 u. Abb. 4.18).

Der Mechanismus der Instabilität lässt sich am besten mit einer Graphik veranschaulichen: siehe **Abbildung 3.13** und Abbildung 3.15. Das Problem ist im Alltag bekannt, etwa von ausgeschlagenen Scharnieren, wackeligen Stuhlbeinen usw.

Wenn die beiden Oberflächen nicht unmittelbar fest miteinander verbunden sind, finden unter Belas-

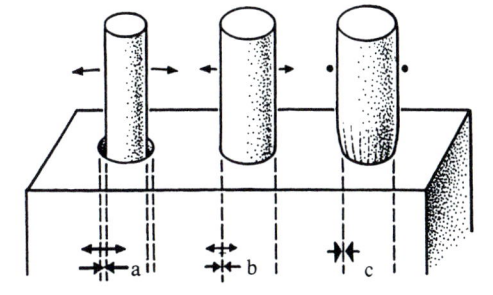

Abb. 3.13: Die Bedeutung der Vorspannung für die Stabilität.
Ein Stab (ein Nagel, eine Stange, ein Draht) in einem Rohr unter alternierender Belastung als Beispiel.
a) Hat der Stab «Spiel», so «schlägt» er hin und her. Für lebendes Gewebe sind solche Schläge schädlich. Osteolysen bei ungenügenden Osteosynthesen und gelockerten Endoprothesen usw. lassen sich fast immer so erklären.
b) Bei formschlüssigem Sitz im Rohr ist der Stab in Ruhe stabil, doch bei stärkerer alternierender Belastung tritt an den Berührungsflächen abwechselnd Druck und Zug auf (wegen der Deformation, die jeder Körper unter Belastung erfährt). Solche Wackelbewegungen führen ebenfalls zur Osteolyse. Der Lockerung von primär stabilen Osteosynthesen und Endoprothesen unter stärkerer Belastung liegt in der Regel dieser Mechanismus («Nulldurchgang») zugrunde.
c) **Vorspannung:** Der Stab ist etwas dicker als die Weite des Rohres. Indem er in dieses eingezwängt wurde und sich darin festgeklemmt, wird er etwas schlanker oder weitet das Rohr aus. Dabei entsteht ein starker, kontinuierlich wirkender Druck, der bereits in Ruhe den Stab fixiert (Vorspannung). Dieser Druck verändert sich wohl etwas unter alternierenden Biegekräften, verschwindet aber nie ganz, sofern die wechselnde Kraft die Vorspannung nicht übersteigt (s. Abb. 3.15).

Vorspannung ist auch das Prinzip der **Kompressionsosteosynthese** und erklärt die gute Stabilisierungswirkung von Schrauben (interfragmentärer Druck). Das gezeigte Beispiel kann auch die Wirkung der radialen Vorspannung z. B. von Marknägeln zeigen, oder von Nägeln und Schrauben für äußere Fixation, wenn etwas dickere Nägel eingebohrt werden, als dem Bohrloch im Knochen entsprechen würde.

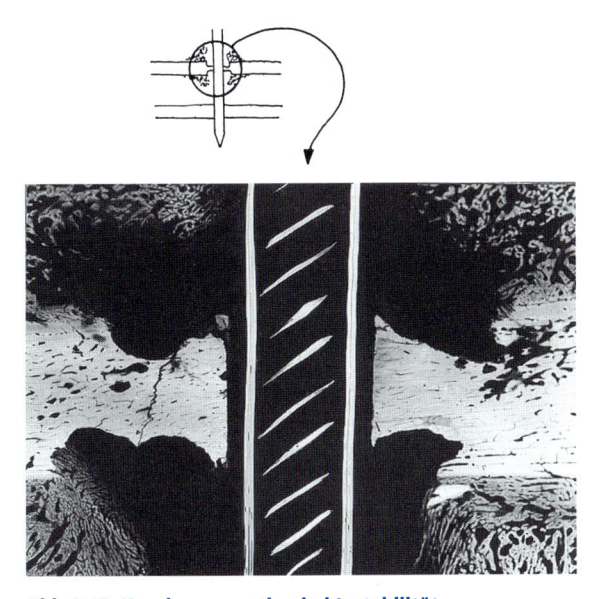

Abb. 3.12: Knochenresorption bei Instabilität.
Ein Steinmann-Nagel war im Tierversuch durch einen Röhrenknochen durchgebohrt worden und hatte sich gelockert.
Längsschnitt durch die eine Kortikalis (weiß), genau durch das Nagelloch (der Nagel ist schraffiert eingezeichnet). Von innen und außen wurde die alte, dem Nagel unmittelbar anliegende Kortikalis durch Osteoklasten resorbiert, wodurch große Lakunen entstanden (schwarz). Der Knochen hielt den Nagel nur noch mit zwei schmalen «Füßchen». Hier ist der Knochen wahrscheinlich nekrotisch. An einer Stelle ist er schon gebrochen.
Von Periost und Endost aus hat sich, in gehörigem Abstand vom Nagel, neuer Knochen (Kallus) gebildet (grau).
Bei instabilen Knochenbrüchen ist der genau gleiche Vorgang zu beobachten (vgl. Kap. 4.2.2).

tung immer geringfügige Relativbewegungen statt, die sich auf Grund der (mehr oder weniger starken) elastischen Deformierung jeden Materials unter Beanspruchung ergeben.

Theoretisch gibt es an der gemeinsamen Oberfläche nur einen Ort, an welchem keine Relativbewegungen auftreten. Zur Veranschaulichung kann man auch ein Taschenbuch in die Hand nehmen und biegen: Die Seiten bewegen sich gegeneinander, außer am gebundenen Buchrücken (s. **Abb. 3.14**). So sitzen z. B. viele *Schäfte von Hüftendoprothesen* distal mit ihrem unteren Ende fest und stabil im Schaft, während proximal am Kragen mikroskopische Relativbewegungen stattfinden, die sich radiologisch in einem Saum zwischen Knochen und Implantat äußern (s. Kap. 64.10.3). Im Bereiche der Pfanne ist in der

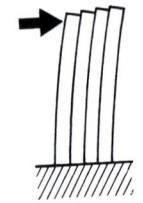

Abb. 3.14: Scherkräfte. Bei Biegung finden kleine Verschiebungen an den Grenzflächen zwischen nicht starr verbundenen Materialien statt, als Folge von tangential wirkenden Scherkräften. Solche Relativbewegungen treten z. B. zwischen Hüftendoprothesen und Femurknochen auf, und zwar auch bei Isoelastizität, wie aus der Figur leicht zu sehen ist (Beispiel: die Seiten in einem Buch). Das Problem der *Verankerung von Endoprothesen* ist bis heute nicht restlos gelöst (s. Kap. 64.10.3).

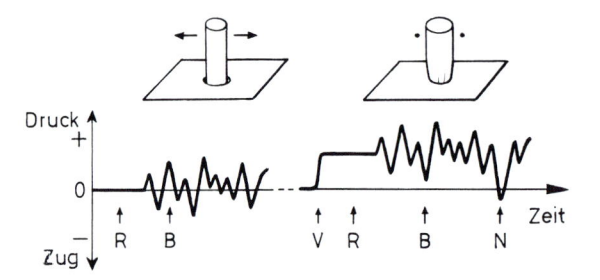

Abb. 3.15: Diagramm der **Spannung an der Grenzfläche** (interface) zwischen einem Implantat und dem Knochen (z. B. Schaft einer Hüftendoprothese, Schraube) unter alternierender (funktioneller) Beanspruchung. R steht für Ruhezustand, B für Belastung, Bewegung. Der erste Teil der Kurve entspricht etwa den Verhältnissen in Abbildung 3.13b: keine Vorspannung, Druck wechselt mit Zugspannungen, jedes Mal wenn die Kurve die Null-Linie passiert (Nulldurchgang). Solche Beanspruchung führt zur mikroskopischen Osteolyse und mit der Zeit zur Lockerung.
Der zweite Teil der Kurve zeigt die Verhältnisse unter Vorspannung (V): Kontinuierlicher Druck in Ruhe (R), wechselnder Druck unter alternierender Beanspruchung (B). Entscheidend für die Stabilität ist jedoch, dass er nicht unter die Null-Linie abfällt. Von «**Nulldurchgang**» (N) spricht man, wenn die alternierende Belastung größer wird als die Vorspannung. Dann nämlich geht der Druck in Zug über. Um dies zu vermeiden sollte die Vorspannung genügend groß gewählt werden.

Regel die Belastungszone stabil, während sich mit der Zeit in den Randzonen ebenfalls radiologische Zeichen von Relativbewegungen zeigen, da das Becken sich unter jeder Belastung etwas deformiert.

Stabilität zwischen zwei Gegenständen kann auf verschiedene Weise erreicht werden:

Stabilisierungsmethoden

1. **Axiale Belastung** ist das Grundprinzip der physiologischen Beanspruchung des Bewegungsapparates. Unter statischen Verhältnissen (z. B. im aufrechten Stand) ist dieses dank der zweckmäßigen Anatomie des Skelettes weitgehend realisiert (vgl. Kap. 8.1). Auch die bei dynamischer Beanspruchung wie *beim Gehen* auftretenden Biege- und Scherkräfte werden unter physiologischen Verhältnissen, d.h. bei intaktem knöchernem Skelett, durch Muskelkräfte kompensiert und damit neutralisiert, sodass die Gelenke im Gleichgewicht bleiben (vgl. Kap. 6.3, Abb. 6.13). Bei Kontinuitätsunterbrüchen im Knochen (Frakturen, Osteotomien, Osteosynthesen, Endoprothesen) hingegen treten schädliche Druck-, Zug- und Scherkräfte auf, die an diesen Schwachstellen Relativbewegungen erzeugen und damit die Stabilität der Verbindung kompromittieren. Wie können diese verhindert werden?

2. **Klebung** der Oberflächen ist bis heute am biologischen, lebenden Knochen nicht gelungen.

3. Die Natur realisiert die ideale und dauerhafte Knochenverbindung mit Hilfe des **Frakturkallus**. Allerdings braucht sie dazu Zeit. Therapeutisch lassen sich diese rein biologisch und noch wenig verstandenen Vorgänge nicht beeinflussen. Wichtig ist, sie wenigstens nicht zu stören.

4. **Vorspannung.** Das Prinzip ist in Abbildung 3.13 dargestellt, die Wirkung in **Abbildung 3.15**. Um mikroskopische Wackelbewegungen ausschalten zu können, muss die Vorspannung größer sein als die funktionelle, wechselnde Beanspruchung. Echte Stabilität ist nur gewährleistet, wenn die Oberflächen auch unter Beanspruchung immer in Kontakt bleiben, und dies ist nur möglich unter einem positiven, nie nachlassenden Druck. Vorspannung kann auf verschiedene Weise erzielt werden:

- **Vorspannung durch Zugschrauben** (lagscrew): Interfragmentärer Druck ist ein wichtiges Prinzip in der operativen Frakturbehandlung (**Abb. 3.16**). Indem man die Knochenbruchstücke fest gegeneinander presst, werden sie durch Reibung unverschieblich fixiert. Aber auch Implantate (Platten, Prothesenteile) können mit Schrauben stabil am Knochen befestigt werden.
- **Radiale Vorspannung:** Das Prinzip ist in Abbildung 3.13 dargestellt. Es wird wirksam beim Verkeilen eines Marknagels, eines Prothesenschaftes in der Markhöhle, beim Einsetzen, Einschrauben oder Aufspreizen einer Kunstgelenkpfanne in die knöcherne Pfanne, beim Eintreiben eines Steinmann-Nagels (etwa 0,5 mm größerer Durchmesser als das Bohrloch) und schließlich bei jeder Schraube.
- **Axiale Vorspannung:** Platten mit Spannvorrichtungen, mit Gleitlöchern, Vorbiegen von Platten und andere spezielle Techniken (s. Abb. 4.5).

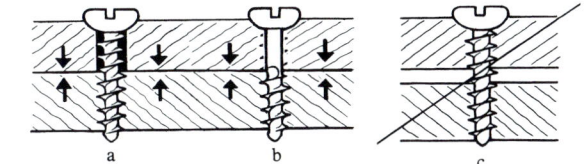

Abb. 3.16: Stabilität mittels **interfragmentärer Kompression**. Mit Schrauben können zwei Knochenfragmente fest zusammengepresst werden. Der entstehende Druck erzeugt Vorspannung und damit maximale Stabilität durch Verzahnung und Reibung an der Kontaktstelle der beiden Knochenoberflächen. Zugschrauben sind deshalb für stabile Osteosynthesen zweifellos das beste Mittel.

Der konstante Druck durch die Vorspannung schädigt den Knochen nicht, und die absolute Stabilität ermöglicht eine primäre Knochenheilung (s. Kap. 4.2.6, Abb. 3.13 u. Abb. 4.17).

Zur *Technik der Zugschraube*:
a) Entweder muss das Schraubenloch im proximalen, näheren Fragment soweit aufgebohrt werden, dass die Gewindegänge hier nicht fassen, oder
b) eine Schraube mit schlankem Hals muss verwendet werden, welche mit ihrem Gewinde nur das distale, fernere Fragment fasst.
c) Das durchgehende Schraubengewinde darf nicht in beiden Knochen fassen und damit das Zusammenpressen der beiden Knochenfragmente behindern.

Solche Details sind wesentlich. Technik und Implantate sind heute darauf ausgerichtet, u. a. dank der Pionierarbeit der Schweizerischen Arbeitsgemeinschaft für Osteosynthesefragen (AO).

5. **Äußere Fixation** (Fixateur externe): Zwei Knochenfragmente werden über ein starres äußeres System mit Nägeln bzw. Schrauben gegeneinander fixiert, wenn möglich unter Kompression. Die Stabilität hängt vom guten Sitz dieser Nägel bzw. Schrauben im Knochen und von der Stabilität des verbindenden Systems ab, aber auch vom Knochenkontakt. Stabilität durch indirekte Fixation bei fehlendem Knochenkontakt ist schwieriger herzustellen. Sie wird im nächsten Abschnitt beschrieben.

6. **Knochenzement** (Methylmetacrylat) kann für die Fixierung von Endoprothesen verwendet werden. Bei Revisionsoperationen findet man ihn häufig mechanisch sehr fest am Knochen adhärent. Histologische Untersuchungen bestätigen, dass stabile Verbindungen möglich sind (s. Abb. 37.14). Sie lassen sich wohl mit der absolut formschlüssigen Verzahnung des Zementes im Knochen erklären. **Formschlüssige Verzahnung** der Oberflächen ist somit eine weitere interessante und wirksame Möglichkeit einer festen Verbindung ohne Mikrobewegungen. Nach diesem Prinzip wird mit der Technik der Zementpressung die Stabilität von Endoprothesen erreicht. In vielen Fällen scheint sie von Dauer zu sein (vgl. dazu «Langzeitresultate von Totalhüftendoprothesen», Kap. 25.4 u. Kap. 64.10). Detaillierte Kenntnisse der nötigen Bedingungen fehlen allerdings bis heute.

7. **Isoelastizität.** Wenn auch Relativbewegungen durch Implantate mit der gleichen Elastizität wie Knochen nicht ausgeschaltet werden können (s. Abb. 3.14), ist doch anzunehmen, dass mit der Wahl solcher Materialien breitere Abstützungszonen erreicht werden könnten. Die Deformation eines Gegenstandes unter Belastung hängt jedoch nicht nur von seinem Elastizitätsmodul ab, sondern v.a. auch von seiner Form und Dimension.

8. **«Biointegration».** Offenbar haben Osteoblasten zu bestimmten Materialien und Oberflächen größere Affinität als zu anderen. Während die Grenzschicht (interface) zu manchen Implantaten durch deutliche Abschottungsphänomene (Fremdkörpergranulome, Membrane, Bindegewebsschichten) gekennzeichnet ist, kann man bei bestimmten Legierungen und Metallen (z. B. Titan) gelegentlich eigentliches Anwachsen (ongrowth) der Osteoblasten erkennen (s. **Abb. 3.17**) und makroskopisch eine gewisse Adhäsion des Knochens an der fremden Oberfläche feststellen (s. Abb. 64.116).

Bei den bisher genannten Beispielen wird der Kraftfluss im Normalfall über den Knochen geleitet. In solchem Verbund steht der Knochen unter Druck, kann diesen aufnehmen und gewährleistet damit gute Stabilität. Bei adäquater Montage genügt sie für den vorgesehenen Zweck (in der Regel die knöcherne Konsolidation).

Wesentlich schwieriger zu erreichen ist die Stabilität, wenn kein direkter Knochenkontakt besteht.

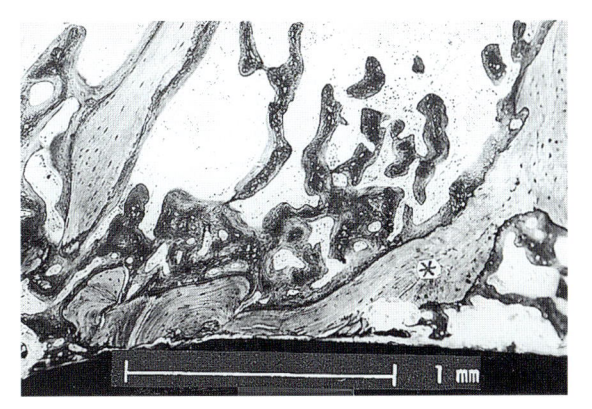

Abb. 3.17: **Kontakt** zwischen **Implantat und Knochen**, 35 Tage nach dem Einsetzen einer Titanhüftpfanne. Schwarz das Metall. In unmittelbarem Kontakt damit der vorbestehende Knochen (*). Durch Einpressen oder Einschrauben wird die Pfanne mit Vorspannung fixiert. Diese **primäre Stabilität** ermöglicht erst das Anwachsen (ongrowth) von neuem Knochen (hier noch im Stadium des Faserknochens, als dunkle schmale Trabekel) auf die alten Knochenbälkchen und bis auf die Oberfläche des Implantates.

Stabilität bei fehlendem Knochenkontakt

Wenn der Knochen nicht unter Druck gesetzt werden kann, z. B. wegen eines Defektes, muss die ganze Belastung vom Osteosynthesematerial aufgenommen werden. Der Kraftfluss wird vollständig über die Platte oder die äußere Fixation geleitet und beschreibt somit einen mehr oder weniger großen Umweg. Solche indirekte Fixationen können deshalb nie so starr und stabil sein wie direkte. Biegemomente und elastische Deformierung sind wesentlich größer als bei Verbundosteosynthesen. Innere Fixationen, die nicht auf den Knochen abgestützt sind, führen in der Regel nach kurzer Zeit zu Plattenbrüchen und Pseudarthrosen (s. Kap. 4.1.2, Abb. 4.4 u. Abb. 4.5). Für solche Probleme bieten sich äußere Fixationssysteme an.

Die Stabilität des Fixateur externe

Bei den meisten herkömmlichen äußeren Fixationsmontagen und -apparaten war jedoch die elastische Deformation unter Beanspruchung zu groß. Um einen genügenden Stabilisationseffekt zu erzielen, sind entweder aufwändige, komplizierte, mehrdimensionale Systeme, oder aber robuster gebaute, starrere Kraftüberträger nötig. Die technische Entwicklung der Fixateursysteme ging und geht denn auch in diese Richtung.

Obwohl die Stabilität des indirekt wirkenden Fixateurs nie jene der direkten Fixierung mit Platten und Schrauben erreicht, zeigt es sich, dass mit geeigneten Implantaten und Verbindungen sowie mechanisch richtiger Montage eine Stabilität erzielt werden kann, welche für die knöcherne Heilung einer Fraktur ausreicht.

Auch weiß man heute, dass zu starre Rigidität die natürliche Knochenbruchheilung eher stört als fördert. Vergleiche dazu: «Dehnungstheorie», Kapitel 4.2.2 und Kapitel 4.2.3, Abbildung 4.11 und Abbildung 4.18.

Auch für die **Stabilität der Fixationsnägel im Knochen** ist Vorspannung ausschlaggebend. Sie kann auf verschiedene Weise erreicht werden:

- wenn immer möglich durch **Kompression des Frakturspaltes**.

Bei Knochendefekten:

- Vorspannung *einzelner Nägel gegeneinander*
- **radiale Vorspannung** der Nägel im etwas engeren Bohrkanal. Dadurch verklemmt sich der Nagel und sitzt sehr stabil. Er sollte einen um etwa 0,2 mm größeren Durchmesser haben als der Bohrer. Die Stabilität nimmt mit dem Durchmesser des Nagels bzw. der Schraube überproportional zu. Dickere Implantate (4,5 bis 5 bis 6 mm) haben sich als günstiger erwiesen als dünne.
- Bei **Distraktion** ergibt sich eine Vorspannung aus dem Zug der Weichteile. Für diese Situation ist der flexiblere Apparat von Ilisarov mit gekreuzten dünnen (Kirschner-)Drähten gut geeignet. Seine Stabilität nimmt mit steigender Dehnung zu. Er wird deshalb vorwiegend für Verlängerungen gebraucht.

Prinzip und Anwendung des Fixateur externe sind in Kapitel 43.4.4 beschrieben.

3.5
Biomechanik: Synthese von Mechanik und Biologie

Orthopädische Denkweise ist maßgeblich von der Biomechanik geprägt. Diese erforscht und beschreibt die Zusammenhänge und **Wechselwirkung** zwischen der **Biologie der Gewebe** und der **Mechanik des Bewegungsapparates.** Beide Elemente gehören zum Verständnis des Bewegungsapparates, seiner Leistungen und Krankheiten: Die Biologie, damit der Orthopäde nicht zum «Knochenschlosser» bzw. «spine carpenter» (Nachemson), und Mechanik, damit er nicht zum autistischen (biologischen) Pfuscher wird.

Ein vertieftes Verständnis der Mechanik hat besondere Bedeutung gewonnen, seit mit Osteosynthese und Gelenkersatz dem Orthopäden die Verantwortung für die **Wahl des geeigneten Implantates** und seiner **biomechanisch richtigen Anwendung** zufällt. Dass er sich dabei nicht von der naturgemäß aggressiven Werbung der Hersteller leiten lässt, sondern von der weltweit gesammelten Erfahrung und von kontinuierlicher Evaluation, gibt ihm wohl die einzige Gewähr, dass er auch in Zukunft seine Methoden frei wählen kann und nicht – zum Schutz von Patient und Steuerzahler – bürokratisch reglementiert werden muss.

Mit diesen Voraussetzungen ist zwar der Erfolg nicht garantiert, aber sie helfen, viele Fehler und manche falsche Wahl zu vermeiden.

Der Bewegungs- und Stützapparat ist ein mechanischer Apparat und gehorcht deshalb ohne Einschränkung den Gesetzen der Mechanik, insbesondere der Statik und der Festigkeitslehre. Während die übrige Medizin über weite Strecken eine chemische Betrachtungsweise erheischt, sind die orthopädischen Probleme vorwiegend von der Mechanik her zu verstehen.

Rein mechanisches Denken allein genügt allerdings nicht, wie sich vor allem auf dem Gebiet der Fremdmaterialimplantationen (Osteosynthesen, Endoprothesen) gezeigt hat. Entscheidend für das Resultat ist die **Reaktion der lebenden Substanz auf die mechanischen Kräfte**.

Viele biomechanische Überlegungen waren der älteren Orthopädengeneration schon geläufig. Sie entsprangen genauer Beobachtung des gestörten Bewegungsapparates und seiner Reaktionen auf mechanische Einflüsse im Lauf des Lebens.

Dieses spezifisch orthopädische Erfahrungsgut, das in jahre- und jahrzehntelanger Betreuung und Beobachtung von Patienten erworben wurde, ist es, was die Orthopädie von den meisten anderen medizinischen Spezialitäten unterscheidet. Das Zusammendenken von Biologie und Mechanik über lange Zeiträume hinweg macht denn auch den Reiz der orthopädischen Denkweise aus (vgl. auch die Abschnitte: «Die mechanische Beanspruchung als pathogenetischer Faktor», Kap. 9, und «Langzeitresultate», Kap. 25).

Die Forschungen auf diesem Gebiet haben die Biomechanik zu einem besonderen Wissenschaftszweig gemacht (vgl. Kap. 24.2). Einige Beispiele von praktischer Bedeutung seien hier angeführt.

3.5.1
Biomechanische Forschung und Entwicklungen für die Praxis

Ziele:
- Biomechanische Grundlagen des Bewegungsapparates
- Implantate, Techniken und Instrumentarien für Osteosynthesen, Gelenkersatz und andere orthopädische Operationen, Gewebsersatz
- Evaluation, Erfolgskontrollen

Methoden:
- Mechanik (Statik, Dynamik), Festkörperphysik, Messungen, Materialprüfung
- Biologie: Morphologie/Histologie, Chemie, Molekularbiologie, Gentechnik, Tissue-Engineering
- Auswertung von klinischen Beobachtungen

Forschungsobjekte/Werkstoffe:
- Körpereigene Gewebe (Knochen, Knorpel, Bindegewebe)
- Fremdmaterial für Werkzeuge und Implantate (Metalle, Kunststoffe, Keramik, Faserstoffe usw.)
- Interaktion zwischen Fremdmaterial und lebendem Gewebe: In vitro (Experiment) und in vivo (Klinik)

Forschungsgebiete:
- Mechanische Eigenschaften, Festigkeit, Steifigkeit, Bruchverhalten und Abnützung
- Stabilität (Osteosynthesen, permanente Implantate, Orthesen)
- Rheologische (Fließverhalten) und tribologische (Gleitverhalten) Eigenschaften von Bindegewebe, Gelenken, Endoprothesen
- Simulation von langfristigen Beanspruchungen (Endoprothesen)
- Oberflächenphänomene: Verträglichkeit, Kraftübertragung, Knochen-Implantatgrenze (Interface)
- Kinematik (Ganganalysen)

Stufen der Organisation:
- Atomar
- Molekular (Verbund)
- Zellulär (Mikromechanik, Histologie)
- Makroskopisch (Mechanik, Design)
- Organ (Gelenk, Bewegungssegment, Wirbelsäule)
- Organismus (Mensch, integrierte Leistung)

Die *Forschungsmethoden* sind für jede Stufe spezifisch. Es ist wichtig, bei jeder Fragestellung zu prüfen, welche Stufe dabei involviert ist. Entsprechend muss das geeignete Experiment gewählt werden (s. Kap. 24.2).

Techniken: alle verfügbaren: Mechanik, Elektronik, Metallurgie, Werkstoffkunde, Materialprüfung, Messtechniken, Modelle, Computersimulation, mikroskopische Techniken, Morphologie (Anatomie, Histologie, Histochemie), bildgebende Verfahren (Röntgen, MRI, Nuklearmedizin).

Entwicklungen für die Praxis:
- Implantate (zur Fixation, temporär bzw. permanent), Endoprothesen
- Operationsinstrumentarium: Orthopädische Operationen an Knochen, Gelenken sind technisch einwandfrei nur möglich mit optimalen, für den Werkstoff und das Operationsziel geeigneten Instrumenten. So müssen Messer, Meißel, Sägen, Bohrer, Gewindeschneider spanabhebend schneiden, damit nicht durch Quetschung und Reibung Wärme entsteht und das Gewebe geschädigt wird. Die Entwicklung des AO-Instrumentariums ist ein Beispiel dafür.
- Apparate: Messgeräte, Apparate für die Therapie, Instrumente, Orthesen und Prothesen
- Bildgebende Diagnostik (Röntgen, MRI, Nuklearmedizin)
- Dreidimensionale Darstellung: zur Operationsplanung, für Einzelanfertigungen (z. B. custom made Prothesen), zu Unterrichtszwecken

Beispiele:
- Dehnungsmessungen (z. B. mit elektrischen Widerstands-Messstreifen) zur Bestimmung der Beanspruchung von anatomischen Strukturen und Implantaten in vitro und in vivo
- Finite Element Analyse komplexer Strukturen (Anatomie, Design)

- Telemetrie zur Ermittlung von Kräften und Spannungen in vivo (z. B. Marknagel)
- Bewegungen und Belastungsmessungen mittels äußerer Fixateure
- Goniometrie zur dreidimensionalen Messung der sechs unabhängigen Verschiebungen und Rotationen, in vitro und in vivo (z. B. an der Wirbelsäule)
- Ganganalysen mit Hilfe von Filmen und Druckmessplatten
- Knochenschrauben: spezifische Gewindeform (s. Abb. 3.11), Titanhohlschrauben
- Implantate für innere und äußere Fixation. Festigkeit, Biokompatibilität, Stabilität, mechanische Konzepte, Bedeutung der Vorspannung, Anwendung
- Zielgeräte für Operationen
- Wirbelsäulenstabilisierung: Konzepte und Implantate, Analyse und biomechanische Auswirkungen
- Endoprothesen: Materialien, Oberflächen, Gewebsaffinität, Design, Stabilität (primär in vitro und sekundär, nach längerer Verweildauer in vivo), Abrieb und Auswirkungen
- Gewebsersatz: Knochen, Bänder, Knorpel. Resorbierbar oder dauerhaft
- Neue technische Verfahren für die Diagnostik
- Konzepte für konservative Therapie, Nachbehandlung, Trainingsmethoden
- Synthetische Knochenmodelle für Ausbildungszwecke

3.5.2 Biomaterialien

Sowohl für temporäre als auch für permanente Implantate werden heute noch ausgiebig körperfremde Materialien verwendet:

- Osteosynthesematerial besteht zurzeit noch vorwiegend aus Metalllegierungen.
- Endoprothesen sind oft zusammengesetzt: Metall, Keramik, Kunststoffe werden wegen bestimmter Eigenschaften kombiniert.
- Wirbelsäulenimplantate sollen v. a. temporäre aber auch permanente mechanische Aufgaben übernehmen.

Biomaterialien müssen grundsätzlich eine Reihe von **Bedingungen** erfüllen: Sie müssen gewebefreundlich, chemisch und mechanisch stabil, sie dürfen nicht korrodierbar, nicht toxisch oder kanzerogen sein.

Je nach ihrem Verwendungszweck werden auch bestimmte mechanische Eigenschaften gefordert: Steifigkeit, Härte, Elastizität, Form- und Bruchfestigkeit, Duktilität u. a.

Osteosynthesematerial

Osteosynthesematerial muss die großen mechanischen Kräfte aufnehmen und übertragen können, welche bei Bewegung unter Last ständig im gebrochenen Knochen wirken (s. Kap. 43.2). Entscheidend ist vor allem die Wechsellast über längere Zeit. Eine geläufige Erscheinung sind die Brüche von Cerclagedrähten, von Schrauben, Platten und Nägeln bei verzögerter Frakturheilung, also meist erst nach Wochen und Monaten (s. Kap. 4.1.2 u. Abb. 4.4). Es sind praktisch immer **Materialermüdungsbrüche**: Ein Blumendraht z. B. lässt sich leicht und mit wenig Kraft brechen, wenn man ihn nur lange genug hin und her biegt (Abb. 4.1). Viel häufiger als um Materialfehler handelt es sich um unzweckmäßige Osteosynthesen, bei denen das Implantat die ganze Last trägt (vgl. Abb. 4.5).

Immerhin müssen die Implantate so dimensioniert sein, dass sie so lange halten, bis der Knochen fest konsolidiert ist. Dann haben sie ihre Funktion erfüllt und werden überflüssig. Mit dem Knochen fest verbunden machen sie aber kaum je Schmerzen und schaden in der Regel auch nicht. Internes Osteosynthesematerial wird deshalb nur dann entfernt, wenn es stört, z. B. in den Weichteilen oder bei einer Infektion (s. a. Kap. 43.5 u. Kap. 43.6.1).

Metallentfernungen können sehr komplikationsträchtig sein: Die normale Anatomie ist in der alten Operationsnarbe kaum mehr erkennbar, und Verletzungen von Nerven und Gefäßen sind nicht selten (s. a. Kap. 4.2.5).

Noch ist nicht bekannt, wie viel Stabilität bzw. wie viel Bewegung für die Frakturheilung optimal ist (vgl. Kap. 4.2.3). Entsprechend groß ist das Angebot von verschiedenen Osteosynthesematerialien und -systemen auf dem Markt. Die Wahl wird sich vor allem nach der Art der Fraktur richten (s. Kap. 46.6).

Resorbierbare Implantate würden sich ideal für Osteosynthesen eignen, indem sie nach der Konsolidation des Knochens spontan verschwinden und durch körpereigenes Gewebe ersetzt würden. Sie müssten somit auch nicht mehr chirurgisch entfernt werden. Die Verträglichkeit, die nötige Festigkeit und der richtige zeitliche Verlauf der Resorption sind allerdings noch nicht befriedigend gelöste Probleme. Resorbierbare Osteosynthesematerialien sind vorläufig noch experimentell.

Endoprothesen

Endoprothesen sollten permanent, wenn möglich, bis ans Lebensende, funktionieren, d. h. oft viele Jahrzehnte lang. Mechanische Stabilität und Bruchfestigkeit auf Dauer ist Vorbedingung. In erster Linie wer-

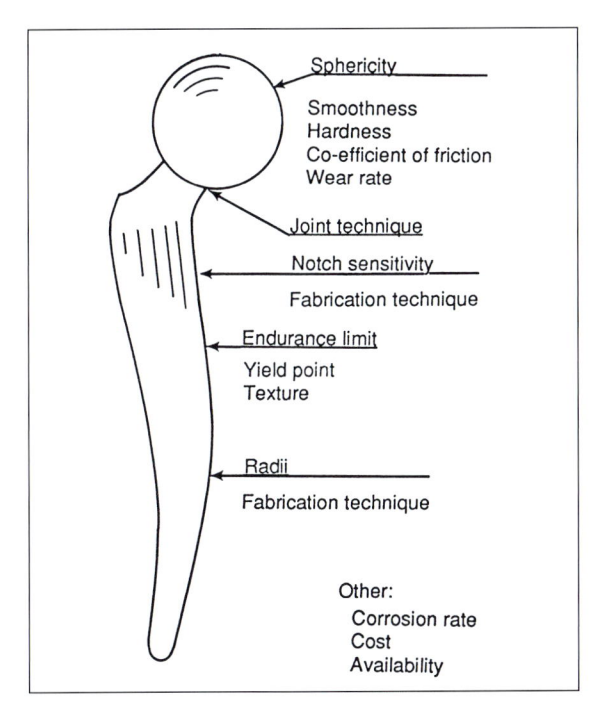

Abb. 3.18: Bruchfestigkeit, Härte, Korrosionsresistenz, Oberflächenbeschaffenheit, Gewebsverträglichkeit, Design und Kosten sind nur einige wenige Beispiele spezifischer **Eigenschaften von Endoprothesen**, die einer langen Liste von Erfordernissen genügen müssen. Die Abbildung «Design requirements, proximal femoral component» aus J. Black in «Orthopaedic Biomaterials in Research and Practice», 1989, zeigt noch einige weitere Kriterien. Die Technologie der Biomaterialien ist eine überaus komplexe Wissenschaft geworden. Längerfristige Prognosen, wie solche Implantate am Lebenden, im Menschen, auf lange Sicht funktionieren, sind kaum möglich. Wir Ärzte können und müssen uns für unsere tägliche Arbeit **an den klinischen Resultaten am Patienten orientieren**.

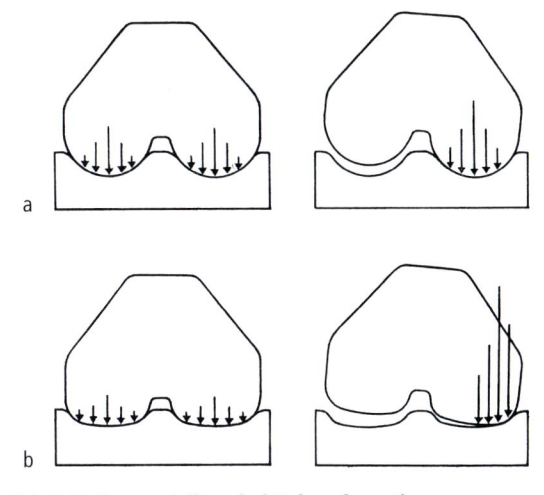

Abb. 3.19: Lastverteilung bei Knieendoprothesen.
Zwei verschiedene Designs:
a) Bei diesem Design haben beide Kondylenplateaus einen einheitlichen Krümmungsradius im medio-lateralen Querschnitt.
b) Hier sind die Kondylen in der Mitte abgeflacht, was bei axialer Belastung eine gleichmäßigere, bessere Kraftverteilung ergibt.

Bei einer asymmetrischen Belastung jedoch (Fig. rechts), bei einem Varus- oder Valgusmoment, wenn die Last auf das mediale oder laterale Kompartiment allein verlagert wird, ergibt Design A jedoch die bessere Lastverteilung als Design B. Bei diesem treten Spannungsspitzen am Rand auf, welche leicht die Festigkeit von Polyäthylen übersteigen und zu **Verschleißerscheinungen** führen können (s. a. Abb. 3.20).

den Metalle und deren Legierungen verwendet (s. a. Kap. 37.1.4; Hüfte: Kap. 64.10, Knie: Kap. 66.10).

Endoprothesen müssen einer langen Liste von Erfordernissen genügen. Die **Abbildung 3.18** «Design requirements, proximal femoral component» von J. Black zeigt nur einige davon. Die Technologie der Biomaterialien ist eine hochkomplizierte Wissenschaft. Sichere Prognosen sind kaum möglich (**Abb. 3.19**).

Gute Gewebeverträglichkeit ist Voraussetzung: Implantate müssen auch im agressiven Milieu der Körperflüssigkeiten korrosionsfest sein. Während der Knochen die meisten heute verwendeten Metalle gut toleriert, aber doch in der Regel mit einer Fremdkörpermembran reagiert, ist z. B. Titan ausgesprochen gewebsfreundlich: Der Knochen kann direkt daran anwachsen (s. Abb. 2.15 u. Abb. 64.116).

Stabile Verankerung im Knochen ist entscheidend: Sehr gute Resultate wurden und werden mit selbsthärtenden **Knochenzementen** (Polymethylmetakrylate) erzielt. Dabei ist die Zementiertechnik wesentlich.

Bei direkter **Verankerung ohne Zement** (Titan) ist gute primäre Stabilität (Verschraubung, Press-fit, d.h. Vorspannung, s. Kap. 3.4) notwendig, damit der Knochen an die Prothese anwachsen kann («ongrowth», s. a. Kap. 64.10.4). Die Steifigkeit bzw. die Elastizität sollte möglichst nahe an derjenigen des Knochens sein, damit bei der physiologischen Beanspruchung keine größeren Relativbewegungen an der Berührungsfläche entstehen (s. Abb. 3.14).

Die **Oberflächenbeschaffenheit** der Implantate spielt eine wesentliche Rolle: Eine raue Oberfläche ergibt eine Verzahnung im Knochen und damit eine bessere primäre Stabilität. Andererseits treten bei Instabilität an rauen Oberflächen u. U. vermehrt Abriebphänomene auf (vgl. Abb. 3.20).

Abriebpartikel werden für Osteolysen verantwortlich gemacht, welche schließlich zur Lockerung der Prothesen führen. Bekannt ist dies vor allem bei den Pfannen aus Polyäthylen (s. Kap. 64.10.3), aber auch bei Metallen (Titan).

Mit verschiedenen Oberflächenbehandlungen (Coatings, Hydroxyapatit) wird experimentiert.

Langfristig ist die **aseptische Lockerung** das Hauptproblem der Endoprothesen. Die Vorgänge am Interface zwischen Implantat und Knochen auf mikroskopischer Ebene sind noch zu wenig bekannt.

Gleiteigenschaften der Gelenkpaarung (Tribologie): Pfanne und Kopf müssen extrem reibungsarm gegeneinander gleiten. Die Kombination Polyäthylen/Metall weist immer noch die besten Langzeitresultate auf und wird auch heute noch bevorzugt für die meisten Totalprothesen verwendet.

Ultrahochmolekulares Polyäthylen (UHMWPE) wird wegen seiner sehr guten tribologischen Eigenschaften als Pfanne verwendet. Weil es aber ziemlich weich ist und durch direkten Knochenkontakt zerstört wird, braucht es eine stabile Verankerung im Knochen, sei es mit Zement oder mit einer Metallschale.

Trotz geringer Reibung ist Polyäthylen über die Jahre dem Verschleiß unterworfen. Die dadurch entstehenden mikroskopischen Abriebpartikel wandern im Gelenk und können erheblichen Schaden anrichten: Sie sind Ursache von Osteolysen und Prothesenlockerungen (s. Abb. 64.107 u. Abb. 64.118).

Deshalb wird nach anderen Materialien gesucht:

- Keramik zeichnet sich durch sehr geringen Abrieb aus, doch wurden immer wieder Stückbrüche in vivo beobachtet, eine doch sehr unangenehme Überraschung.
- Metall/Metall als Kombination macht ebenfalls weniger Abrieb. Solche Gelenke funktionieren nur, wenn die beiden Komponenten sehr präzise zueinander passen, damit sie nicht «klemmen». Wie sie sich auf lange Sicht bewähren, weiß man noch nicht (Kap. 64.10.3).
- Auch das Polyäthylen wurde inzwischen verbessert.

Wirbelsäulenchirurgie

Hier werden z. B. metallische Gitterkäfige als Ersatz defekter Wirbelkörper verwendet. Der Knochen soll darin sich wieder aufbauen können. Ebenso gibt es Versuche mit künstlichen Bandscheiben und Bändern. Längere Erfahrungen stehen noch aus. Permanenter Gewebsersatz bzw. mechanische Leitstrukturen sind Gegenstand intensiver Forschung in Labor und Klinik.

Kombinationen, modulare Implantate

Kombinationen verschiedener Materialien werden für spezifische Zwecke verwendet. Endoprothesen sind oft aus mehreren Komponenten (Modulen) zusammengesetzt.

Daraus können wieder neue, komplexe und unerwartete Probleme entstehen:

- Korrosionsphänomene treten mit Vorliebe an Berührungsstellen zweier verschiedener Metalle (Schraubenköpfe/Platten) auf.
- Abrieb kann sich überall dort bilden, wo zwei Oberflächen sich berühren und sich gegeneinander bewegen und reiben. So traten z. B. bei zementierten Titanprothesenschäften frühe Lockerungen häufiger auf. Die mechanischen, chemischen und biologischen Mechanismen, welche dazu führten, sind komplex (Materialeigenschaften, Oberfläche, Design) und erst zum Teil erforscht.
- Ungleiche Härte verschiedener Materialien kann zur Zerstörung des Weicheren führen.

«Modulare» Implantate haben den Vorteil, dass man verschiedene Teile, Größen, Materialien etc. beliebig kombinieren kann, was bessere Anpassung an den Einzelfall und geringere Lagerhaltung erlaubt. Umgekehrt sind solche Implantate heikler und störungsanfälliger als «Monoblocs». Die einzelnen «Module» müssen genau zueinander passen und auch richtig zusammengesetzt werden. Schwierigkeiten und Fehlschläge ergeben sich aus fehlerhafter Montage, falschen Kombinationen, beim Auswechseln einzelner Teile und wenn die Kombination auseinander bricht, sich einzelne Teile lösen («disensemblement») etc. (s. **Abb. 3.20**).

«Tissue Engineering», Gentechnik, Molekularbiologie

Große Hoffnungen werden auf diese Techniken gesetzt. Forschungsaufwand und Investitionen sind entsprechend groß (s. a. Kap. 18.4.13). Wie weit auch die Orthopädie davon profitieren kann, werden erst die nächsten Jahre zeigen.

3.5.3
Orthopädie und Industrie

Orthopädische Implantate, ein Wachstumsmarkt

Längst ist die Kontrolle der orthopädischen Implantate den Ärzten entglitten. Große und kleine Firmen bieten eine Unzahl von Produkten an. Sie entwickeln, modifizieren, kopieren immer neue Modelle, teils mit, meist ohne die Hilfe von Ärzten. Finanziers und Aktionäre wittern Profite, die Medien versprechen dem Publikum den Jungbrunnen, Ärzte agieren als Erfinder, in der Werbung, als Kunden und «Leistungserbringer». Ihr Einfluss auf die Entwicklung ist nicht mehr groß. Techniker ohne biologische Kenntnisse, Verkäufer und eine Vielzahl unterschiedlicher Interessen beherrschen den Markt. Umso wichtiger ist eine Qualitätssicherung mittels regelmäßiger klinischer Nachkontrollen.

Abb. 3.20: *Materialprobleme bei Endoprothesen.*

a, b) **Modulare Prothesensysteme.** Diese Totalhüftendoprothese besteht aus fünf Teilen: Das Femurteil besteht aus Schaft und Kopf, die Pfanne aus einer Titanschale, einem Polyäthyleninlay und einer Innenschale aus einer CrCoMo-Legierung. Alle müssen genau zueinander passen. Die Kopplungsstellen sind speziell anfällig für Komplikationen. Sie verlangen deshalb besondere Präzision, sowohl von Seiten des Herstellers als auch vom Chirurgen. *Fallbeispiel:* Bei diesem Patienten luxierte wenige Tage nach der Implantation der Kopf *samt dem Inlay* aus der Metallschale. Beide wurden operativ reponiert. Drei Monate später hatte der Patient immer noch starke Schmerzen und konnte das Bein nicht belasten. Der diskrete Befund am Schalenrand rechts oben auf dem Röntgenbild wurde kaum beachtet (a). Bei der Revisionsoperation etwa ein Jahr später fand sich die Metallschale vollständig gelockert. Das Explantat (b) zeigte, dass eine Lamelle aus der Metallpfanne ausgebrochen war. Offenbar war das Inlay bei der Primärimplantation nicht korrekt in die Metallschale eingesetzt worden. Nur so ist die Luxation des Inlays zu erklären. Der massive Schlag führte offensichtlich zum Schalenbruch und gleichzeitig zur Zerstörung der primären Stabilität der Schale im Knochen und damit zur Lockerung.

c, d) **Abrieb und Zerrüttung bei Hüftpfannen.** Zwei Polyäthylenpfannen von Totalhüftendoprothesen, wegen aseptischer Lockerung entfernt nach 10 und 12 Jahren. Der metallene Hüftkopf hat sich einige Millimeter in die Pfanne hinein «gebohrt». Die dadurch in der Pfanne entstandene Vertiefung erscheint glatt poliert. Sie entspricht einer riesigen Menge von mikroskopischen Abriebpartikeln aus Polyäthylen. Diese können mit der Zeit Osteolysen auslösen, wenn das körpereigene «Management» dieser Fremdkörper (Abtransport via Lymphsystem, Ablagerung in der Umgebung, Phagozytose durch Riesenzellen etc.) überfordert ist. Diese periprothetischen Osteolysen führen zur aseptischen Lockerung der Endoprothese (Pfanne, Schaft oder beide).

e, f) **Überbeanspruchung des Tibiaplateaus einer Knieendoprothese.** Das metallene, entsprechend der Kondylenform gewölbte Femurteil erzeugt auf dem flachen Tibiaplateau sehr hohe, lokal umschriebene Druckspitzen, denen das Polyäthylen nicht gewachsen ist. Es entsteht neben adhäsivem und abrasivem auch Ermüdungsabrieb. Dieser ist durch Zerrüttung (Delamination) in den Schichten unterhalb der Oberfläche gekennzeichnet und führt rasch zur Zerstörung des Polyäthylenimplantates (vgl. dazu Abb. 6.14).[1]

g, h, i) **Abrieb am Schaft von Hüftendoprothesen**, die wegen aseptischer Lockerung hatten entfernt werden müssen. Durch die Mikrobewegungen zwischen Metall und Knochenzement wurde die ursprünglich rauhe Oberfläche der Metallschäfte an einigen Stellen glatt poliert. Die Verteilung der Schliffspuren zeigt die Art der Beanspruchung und den Mechanismus der Lockerung. Die Metallabriebpartikel führten zu Osteolyseherden rings um die Prothese herum und schließlich zu deren Lockerung.

k, l) **Bruch eines Keramikkopfes.** Seltenes, aber für den Patienten katastrophales Ereignis, abhängig von Material, Design, Kopplung und Beanspruchung.

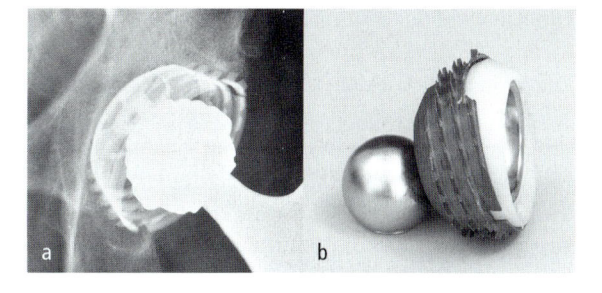

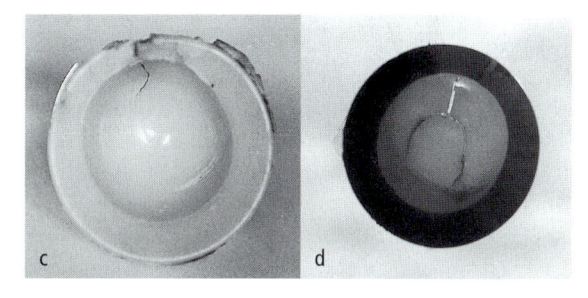

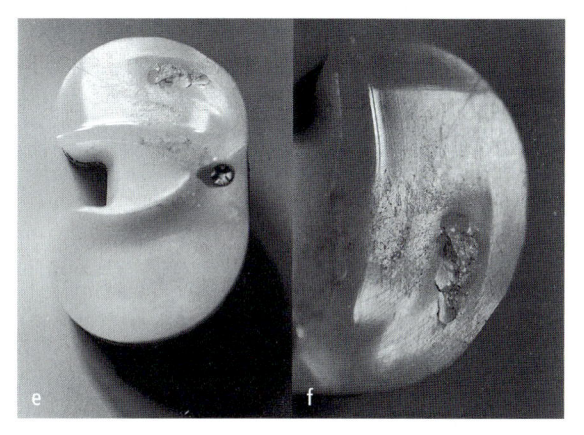

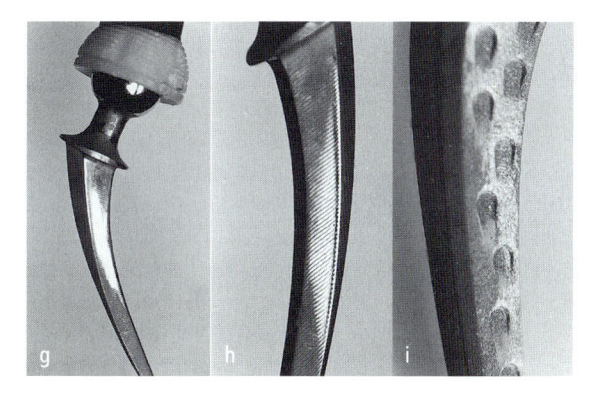

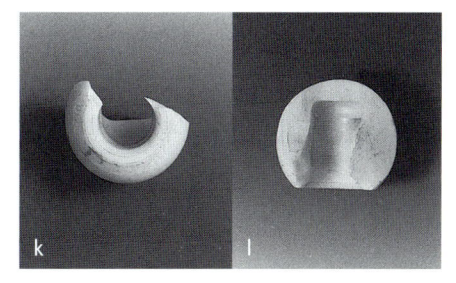

---

1 Lit.: Kuster, Orthopädie 29, 8 S., 739 f., 2000

Die Auswahl der Implantate

Der Operateur hat die Qual der Wahl, aber auch die Verantwortung seinem Patienten gegenüber. Eine gründliche Evaluation der einzelnen Produkte ist ihm nicht mehr möglich. Er muss sich auf «Fachleute» und auf die «allgemeine Erfahrung» stützen, wenn er sich nicht gänzlich der Propaganda der Industrie ausliefern will. Solche Fachleute sind einerseits die Ingenieure, die Materialien und Herstellung, nicht aber die Biologie, kennen, andererseits die Mediziner, die zwar in Materialkunde und Mechanik Laien sind, aber den klinischen Erfolg bzw. Misserfolg beurteilen können. Praktisch tätige Orthopäden müssen sich für ihre tägliche Arbeit an den langfristigen Resultaten orientieren.

Dazu sind **systematische Kontrollen**, insbesondere Langzeitstudien, erforderlich. Diese brauchen Zeit und Geduld. So kommt die «allgemeine Erfahrung» leider oft verhältnismäßig spät. Besser ist es in jedem Fall, wenn diese Erfahrungen auf dem Weg der fachlichen Fortbildung die Kollegen erreicht, bevor das Publikum und damit auch die Ärzteschaft sie durch die Medien erfährt.

Der lange Weg der Entwicklung

Von der Idee, der technischen Zeichnung, über die Fertigung und die Testphase bis zur Anwendung am Patienten ist es ein weiter Weg. Oft ist es ein langer Um- und Irrweg. Und bis ein Implantat seine klinische Bewährungsprobe schließlich auch noch bestanden hat, dauert es oft viele Jahre. Das Publikum hingegen will sofort Resultate sehen.

Für den operativ tätigen Orthopäden ergibt sich daraus ein Dilemma: Nicht selten stellt sich heraus, dass neue Materialien und Designs, die von der Industrie angepriesen (und von vielen Patienten auch ausdrücklich gewünscht!) werden, langfristig schlechtere Resultate liefern als ältere, bewährtere Modelle. Die Wahl bleibt dann dem Wunsch des Patienten und/oder dem Operateur überlassen. Im Gespräch mit den Patienten kann bzw. muss erörtert werden, ob diese lieber «auf Nummer sicher» gehen oder bis zu einem gewissen Grad ein «Versuchskaninchen» für ein neues Produkt sein wollen. Letztlich bestimmen dann die Charaktereigenschaften des Operateurs und/oder des Patienten die Entscheidung.

Neue Produkte

Der Orthopäde, der seine Implantate kaufen muss, sollte sich überlegen, ob er immer sofort das Neueste ausprobieren oder ob er nicht mit Vorteil auf bewährte Systeme zurückgreifen will. Das ist zwar weniger spannend, kann aber zum Nutzen der Patienten sein.

Als Orientierungshilfe eignen sich weniger Produktewerbeschriften auf Glanzpapier und gesponserte Symposien (inkl. Hotelzimmer und Essen etc.) als unabhängige klinische Nachkontrollstudien.

Es liegt in der Natur der Sache, dass sich unliebsame Erfahrungen mit neuen Modellen nie ganz vermeiden lassen. Es ist aber besser, der Erfinder macht diese Erfahrungen selbst, bevor das Produkt weite Verbreitung findet. Ärzte und Kliniken, die neue Produkte zusammen mit der Industrie entwickeln, haben gegenüber den Patienten, aber auch gegenüber ihren Kollegen, die solche Implantate einsetzen, eine große Verantwortung.

Ein Experiment am Menschen?

Jedes neue Implantat ist ein Risiko. Weder der Hersteller noch der Erstoperateur können dem Patienten garantieren, dass es tatsächlich funktionieren wird, auch wenn alle möglichen Labortests und Tierversuche positiv ausgefallen sind. Tatsächlich ist jede Operation mit einem neuen Implantat ein Experiment am Menschen. Damit verbunden ist die Pflicht, die operierten Patienten regelmäßig (jährlich) und langfristig nachzukontrollieren.

Neue Prothesen sollten deshalb ausschließlich an Kliniken entwickelt und getestet werden, die auch die Möglichkeit und den Willen haben, ihre operierten Patienten regelmäßig und langfristig nachzukontrollieren.

Der niedergelassene Orthopäde ist dazu kaum in der Lage. Er schützt sich und seine Patienten am besten, indem er sich an eine Schule hält und bewährte Implantate verwendet.

Ethische, juristische und wirtschaftliche Aspekte

- Sind «Experimente am Menschen» ethisch vertretbar? Eine «heiße» Frage. Tatsächlich ist «Fortschritt ohne Risiko» gar nicht möglich, eine Garantie dafür ist nicht zu haben. Experimente haben den Zweck, zu neuen Erkenntnissen zu führen. Daher ist das Wesentliche am Experiment nicht seine Durchführung, sondern seine Auswertung. Bei Operationen mit neuen Implantaten bedeutet das: seriöse, regelmäßige, langfristige, objektive Nachkontrollen. Nur unter dieser Voraussetzung sind «neue Operationen» ethisch vertretbar.
- Im Dreieck zwischen Industrie, Arzt und Patient können Haftpflichtforderungen und gegenseitige Schuldzuweisungen auftauchen, die unerfreuliche

Auseinandersetzungen und hohe Kosten zur Folge haben können. Dies ist ein weiterer Grund für Ärzte, sich an bewährte Produkte zu halten und nicht jeder neuen Mode zu folgen (vgl. a. Kap. 20.2).
- Wo viel Geld mit im Spiel ist, können immer auch finanzielle Ziele mit rein medizinischen kollidieren, ein Phänomen, von dem der Implantatmarkt nicht frei ist. Wenn sich dies auch nicht vermeiden lässt, braucht es doch kein Tabu zu sein.

3.6 Mechanik des Bindegewebes

Überall, wo Zugfestigkeit gefordert wird, setzt der Bewegungsapparat **kollagenes Bindegewebe** ein. Die **Sehnen** sind das augenfälligste Beispiel. Sie bestehen fast ausschließlich aus parallel gerichteten kollagenen Fibrillen und zeigen deren Eigenschaften am besten: Gesunde Sehnen sind wohl sehr biegsam, haben aber eine sehr **große Zugfestigkeit**. Sehnenrisse gibt es praktisch nur bei vorgeschädigten, degenerierten Sehnen.

Die parallelen Fibrillen haben Querverbindungen, welche die Sehne als Ganzes zusammenhalten, sowie einige elastische Fasern, welche im Ruhestand eine leichte Entspannung bewirken (s. Abb. 3.24). Das mechanische Verhalten wird dadurch mitbestimmt. Kollagene Gewebe sind deshalb unter Zug zuerst ein wenig elastisch dehnbar, werden dann zunehmend steifer, bleiben aber noch elastisch (d.h. die Längenzunahme ist noch reversibel), bis schließlich, unter sehr starkem Zug, ein nicht mehr lineares Fließen einsetzt, mit nicht mehr reversiblen Längenänderungen. Bei einer Dehnung, d.h. einer Längenzunahme von etwa 10%, reißt die Sehne (**Abb. 3.21**). Diese Eigenschaften sind genau auf die Anforderungen von Sehnen und Bändern abgestimmt und wären bei alloplastischen **Ersatzplastiken** zu berücksichtigen. Autologe Transplantate haben den Vorteil, dass sich solche Probleme naturgemäß weniger stellen.

Das mechanische Verhalten des kollagenen Bindegewebes ist aber auch von der Zeit abhängig: So setzt es einer kurzfristigen Belastung am Anfang den größten Widerstand entgegen, doch *lässt die Spannung mit der Zeit etwas nach (Spannungsrelaxation s.* **Abb. 3.22 a**). Als Sicherung bei abrupten Belastungen (Distorsionen) sowie als Entlastung bei einer Zwangsstellung (z.B. im Gips) scheint dies sinnvoll.

Andererseits aber werden *kollagene Bänder, die über längere Zeit konstant belastet werden, langsam länger (plastische Deformation, Kriechen, creep,* s. **Abb. 3.22 b**). Darauf beruht wohl vorwiegend die (erfolgreiche) **Behandlung von Gelenksteifen und Kontrakturen** mit Hilfe von kontinuierlichen Kräften: Mit Quengelgipsen und Apparaten (s. Kap. 17.10.2 u.

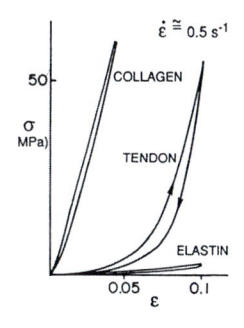

Abb. 3.21: Deformation unter Belastung.
Für Alpinisten ist es von großer Bedeutung, ob sie mit einem Nylon- oder einem Hanfseil gesichert sind. Das eine ist ziemlich starr, das andere wippt stark nach. Beide haben ihre Vorteile. In den Bändern und Sehnen des Bewegungsapparates sind beide Elemente kombiniert: *Kollagen ist relativ steif, Elastin eher dehnbar.* Elastisch sind beide, denn die Deformation, die sie unter der Belastung erleiden, ist reversibel.
Dieses Verhalten läßt sich mit Spannungs-Dehnungskurven am besten beschreiben: ε ist die Dehnung (strain, in % der Gesamtlänge), die das Gewebe unter einer bestimmten Spannung σ (stress) erleidet. Kollagen deformiert sich wenig, Elastin sehr stark. Ihre Kombination, die Sehne, gibt am Anfang etwas nach, bis sie fest hält. Alle drei Kurven kehren wieder an den Ausgangspunkt zurück, d.h. die Deformation ist reversibel, sobald die Spannung verschwindet. Die Fläche, die von einer Kurve eingeschlossen wird (Hysterese), ist ein Maß für die Energie, welche die Sehne in Wärme umsetzt und damit zu absorbieren imstande ist.
Diese Eigenschaften sind den Aufgaben der Gewebe angepasst. *Ersatzgewebe* sollten wohl ähnliche Eigenschaften haben. Dies ist natürlich bei biologischen Transplantaten des gleichen Typs (z.B. Knochen für Knochen usw.) am ehesten der Fall. Es bleiben immer noch die nicht unerheblichen Probleme der Konservierung sowie der Immunologie zu lösen.

Kap. 38.2.2), mit Etappengipsen z.B. bei der Behandlung des kongenitalen Klumpfußes und der Skoliose.

Diese Eigenschaft hängt mit dem schrittweisen Zerreißen der Querverbindungen zusammen und erklärt auch die Beobachtung, dass Gelenkbänder unter permanenter Beanspruchung mit der Zeit erschlaffen, wie etwa die zunehmende Überstreckung des Knies bei Lähmungen zeigt (s. «genu recurvatum», Kap. 38.3 u. Abb. 38.15).

Dieses Verhalten des kollagenen Gewebes ist zweifellos auch bei **Bandplastiken** und Rekonstruktionen an Gelenken zu berücksichtigen.

Die Erforschung der mechanischen Eigenschaften des Kollagens zeigen, dass diese sehr komplex (mathematisch schlecht zu erfassen) und nicht auf einen einfachen Nenner zu bringen sind.

Rheologische Modelle werden zur Klärung herangezogen (**Abb. 3.23**). Neben elastischem Verhalten, mit einer Springfeder symbolisiert, spielen Viskosität und

Reibung eine Rolle. **Viskosität** meint die Zähigkeit (innere Reibung) einer Flüssigkeit (z. B. Honig). Sie wird veranschaulicht mit einer Injektionsspritze: Hoher Druck nützt wenig. Nimmt man sich Zeit, geht es leichter. Einige der zum Teil oben genannten Eigenschaften des Kollagens können mit solchem viskoelastischem Verhalten erklärt werden, andere wieder mit Reibung zwischen festen Körpern (dargestellt mit einem Klotz auf einer Unterlage). Die entsprechenden Modelle sind recht komplex, wie das Beispiel von Abbildung 3.23 zeigt. Bei geduldigem Studium und mit genügend Vorstellungsvermögen kann man sich ungefähr ein Bild davon machen, wie Kollagen unter Zug sich im Lauf der Zeit verändert.

Was sind die praktischen Schlussfolgerungen? Bindegewebe, Sehnen, Bänder sind offenbar hoch spezialisierte, sehr gut an ihre Aufgabe angepasste Gebilde. Es wird nicht leicht sein, sie zu ersetzen, schon gar nicht mit fremden alloplastischen Materialien.

Mit autologem Material hat man wenigstens die richtigen Eigenschaften automatisch gleich mit transplantiert.

Gelenkkapseln, Bänder, Faszien

Auch Gelenkkapseln, Bänder, Faszien bestehen vorwiegend aus kollagenem Bindegewebe, haben aber, Textilien ähnlich, zweidimensionale Struktur. Sie sind

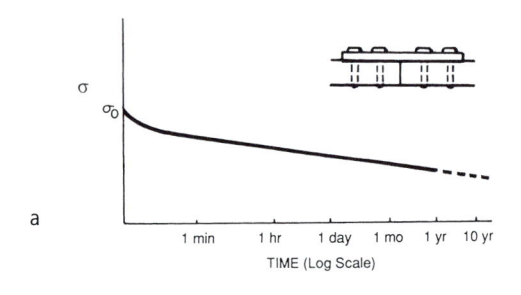

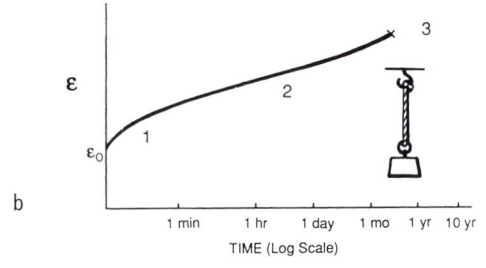

Abb. 3.22: Biologische Materialien verhalten sich nicht ideal elastisch. Unter Spannung verändern sie ihre Struktur mit der Zeit ein wenig. Dies drückt sich in der «stress relaxation» und dem «Kriechen» oder plastischen «Fließen» aus. Es sind dies verschiedene Aspekte derselben Veränderungen in der molekularen Struktur.
a) «Stress relaxation» bedeutet ein Abnehmen der inneren Spannung unter gleichbleibender Deformierung, wie sie z. B. am Knochen nach einer Kompressionsosteosynthese zu beobachten ist: Der mittels Schrauben anfänglich erzielte Druck nimmt im Laufe der Zeit ab. Zu beachten ist die logarithmische Skala, die zeigt, dass die Spannung σ am Anfang rasch, später nur noch sehr langsam abnimmt.
Bei normaler Frakturheilung ist dies nicht bedenklich, wohl aber *bei verzögerter Heilung*, da dann die Osteosynthese vielleicht instabil wird bevor der Knochen konsolidiert.
Andererseits macht man sich diese Plastizität zunutze z. B. beim Quengeln (Kap. 38.2.2), bei kontinuierlichen Verlängerungen und anderen etappenweisen Korrekturen.
b) Kollagenes Bindegewebe, Bänder, Sehnen aber auch Knorpel und Knochen deformieren sich unter konstanter Belastung mit der Zeit. Diese plastische Deformation ($\varepsilon = \Delta L/L$) ist ebenfalls Ausdruck einer Veränderung der molekularen Feinstrukturen *(Kriechen, creep)*. Sie verläuft anfangs rasch (1), später zunehmend langsamer (2), doch führt sie schließlich zum Versagen des Gewebes (3), zu *Bandlaxität* bzw. zum Riss. Diese Eigenschaft ist bedenklich und legt nahe, langedauernde kontinuierliche Belastungen zu vermeiden. Andererseits kann man auf diese Weise und mit Geduld Deformationen korrigieren (s. Kap. 17.10.2 u. Kap. 38.2.2).

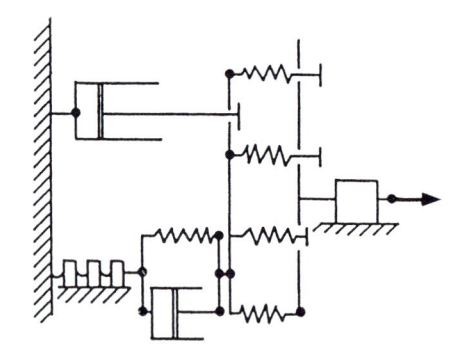

Abb. 3.23: Rheologisches Modell.
Zusammengesetzte Materialien (Bänder z. B. bestehen aus einem kollagenen, mit elastischen Fasern durchwobenen Geflecht) haben komplexe mechanische Eigenschaften. Hier ein (stark vereinfachtes) rheologisches Modell für Ligamente. Erklärung im Text.
Wenn man sich die Mühe nimmt, das Modell in Gedanken in der Richtung des Pfeils zu ziehen und sich überlegt, wann und wie die einzelnen Widerstände wirksam werden (symbolisiert durch Klötze für die Reibung, elastische Sprungfedern und mit visköser Flüssigkeit gefüllten Injektionsspritzen), bekommt man eine ungefähre Vorstellung davon, wie sich Bänder unter Zug verhalten. Eine genauere Beschreibung liefern Spannungs-Dehnungskurven usw. (s. Abb. 3.2 u. Abb. 3.21) doch ist eine exakte mathematische Erfassung nicht möglich.
Ersatzmaterialien sollten wohl möglichst ähnliche Eigenschaften haben. Für ihre Erforschung und Entwicklung sind solche theoretischen Einsichten von Bedeutung. Tatsächlich ist man praktisch aber weitgehend auf *empirische Erfahrungen* angewiesen. Eine einfache Leitidee ist wohl die, dass mit Transplantaten vom gleichen Typ (z. B. Sehne für Sehne usw.) die richtigen Materialeigenschaften automatisch mittransplantiert werden.

Gewebe im wahren Wortsinn: Die Fasern sind längs und quer ineinander verwoben (**Abb. 3.24**). Dies macht ihre mechanische Funktion derart komplex, dass sie mit einfachen Modellen nicht voll erfasst werden kann. So lassen sich die Gelenkbänder, etwa am Kniegelenk, nicht als einfache eindimensionale Zügel mit gegebener Zugrichtung und eindeutigen Ansatzstellen auffassen. Die kombinierte Wirkung von ineinander verflochtenen Bändern, Kapseln, Retinakula, Sehnen und Faszien, entzieht sich einer genauen Analyse weitgehend. Diesen Beobachtungen entspringt die Überzeugung vieler Forscher, dass eine genaue anatomische Rekonstruktion bzw. Imitation der anatomischen Strukturen, z.B. am Knie, auch funktionell dem Normalen am nächsten komme und dass künstlicher Ersatz natürlich besonders schwierig sei.

Verletzungen dieser *zweidimensionalen Gebilde* sind in der Regel nicht einfache Risse. Die Textur kann in verschiedenen Richtungen und an verschiedenen Orten geschädigt sein, ohne dass sie völlig auseinander weicht. Hier ist eine Heilung möglich. Sind jedoch die Enden bzw. die Ränder nicht mehr in Kontakt, ist vielleicht eine (operative) Adaptation zweckmäßig. Die Beurteilung des Schadens ist naturgemäß nicht leicht (vgl. «Bandverletzungen», Kap. 41 u. «Bandverletzungen am Knie», Kap. 66.15).

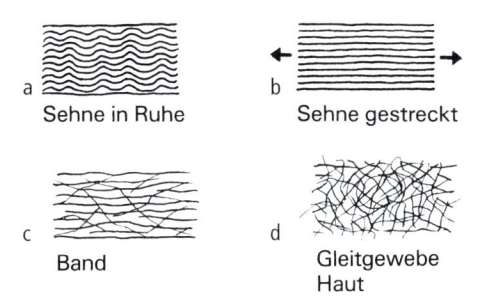

Abb. 3.24: Kollagenes Bindegewebe.
a) *Sehne im Ruhezustand.* Sie besteht zum größten Teil aus kollagenen Fasern, welche alle parallel laufen. Durch einige elastische Fasern wird die Sehne ein wenig entspannt, daher der wellenförmige Aspekt der kollagenen Fasern.
b) *Unter Zug* werden sie straff gespannt. Einige wenige Querverbindungen halten sie zusammen.
c) Bänder, Faszien usw. haben mehr *Querverbindungen* und damit zweidimensionale Funktion. Sie sind daher eher Netzen als einfachen Seilen vergleichbar.
d) Im *interstitiellen Bindegewebe* (Gleitgewebe), in Gelenkkapseln usw. sind die kollagenen und elastischen Fasern in allen Richtungen gleichmäßig verteilt und ineinander verwoben. Auch die Haut hat ähnliche Strukturen. Narben sind sogar dreidimensionale Gebilde, jedoch weit weniger dehnbar als Haut und Gleitgewebe.

Bänder als Sensoren: Bandoperationen auf dem Prüfstand

Die mechanische Funktion der Gelenkbänder ist offensichtlich. Vielleicht ist eine andere, weniger offensichtliche Funktion im täglichen Leben noch wichtiger: In menschlichen Kniekreuzbändern konnten histologisch *Mechanorezeptoren* nachgewiesen werden.[2] In den Seitenbändern am Fuß und Knie sind solche lange bekannt. Zweifellos gehören sie zu einem Reflexbogensystem, das die Stabilisierung des Gelenkes durch die Muskulatur zum Zweck hat.

Bei plötzlichen, abrupten Gewalteinwirkungen, bei Unfällen, kommt die Muskelreaktion *zu spät* (Abb. 66.75, Kap. 66.15.1). Dann erst ist die mechanische Festigkeit des Bandes gefordert. Es kann zur Verstauchung oder zum Riss kommen.

Lange Zeit war der Blick der Forscher und der Traumatologen ausschließlich auf die mechanischen Aspekte des Bandapparates gerichtet, und man versuchte, diesen operativ möglichst anatomisch wiederherzustellen. Bandnähte und -plastiken waren die Therapie der Wahl. Offenbar bringt die konservative Behandlung aber ebenso gute Resultate. So werden die Seitenbänder des oberen Sprunggelenkes in der Regel nicht mehr genäht. Es ist anzunehmen, dass die **neurale Funktion der Bänder** ebenso wichtig, vielleicht noch wichtiger ist als die rein mechanische. Wenn dies zutrifft, ist der Nutzen von Operationen fraglich, wenn nicht obsolet. Ob der zeitweilige Boom der Bandoperationen am Kniegelenk den ersten Enthusiasmus überstehen wird, ist ungewiss. Die längerfristigen Resultate werden darüber entscheiden.

Interstitielles Gleitgewebe

Kollagenes Bindegewebe ist auch in Form von **Gleitgewebe** zwischen allen Muskeln, Sehnen, Gelenken, Gefäßen, Nerven und Knochen angeordnet. Unscheinbar wie es ist, wird seine Bedeutung oft vernachlässigt. Es verbindet alle die Organe und trennt sie gleichzeitig voneinander ab. Eine wichtige Eigenschaft ist, durch eine erstaunliche Verschieblichkeit zwischen seinen einzelnen Schichten die Beweglichkeit zu ermöglichen.

Schwellungen, Ödeme, Entzündungen, Infektionen, Blutungen usw. breiten sich vorwiegend in diesen Septen aus und schädigen ihre feine spinnwebartige Struktur. Verklebungen, Narben und Versteifungen von Gelenken sind die schwerwiegenden Folgen. Frühzeitige Erkennung und Prophylaxe solcher Schäden sind deshalb von großer Bedeutung.

---
[2] R. A. Schultz et al.: Mechanoreceptors in Human Cruciate Ligaments. J. Bone Joint Surg. 66-A 1072 (1984)

Wundheilung und Narben

Verletzungsschäden repariert der Organismus an allen Geweben mit kollagenem Bindegewebe, indem er Wunden mit Narben heilt. Narben sind dichte, dreidimensionale Geflechte. Ihre beste – und gleichzeitig oft eine schlechte – Eigenschaft ist ihre mechanische Festigkeit. Sie sind schlecht verschieblich. Das wissen Chirurgen, die Operationsnarben wieder öffnen müssen. Es sind oft ungemein zähe und harte Gebilde, die sich auch nach ihrer Entfernung wieder neu bilden. Darin können Muskeln und Gelenkkapseln, aber auch Sehnen, Nerven und Gefäße, fest verbacken sein. Diese sind dann bei Zweiteingriffen besonders gefährdet.

Narben sind als Reparatur von Schäden und als Schutz ein ausgezeichnetes, aber eben immer ein **Ersatzgewebe**. Sie hinterlassen – außer wenn sie nicht sehr ausgedehnt sind – immer eine mehr oder weniger starke Beweglichkeitsminderung. Der mit jeder Narbenbildung verbundene Schrumpfungsprozess trägt erheblich dazu bei.

Operationen und die Narben, die sie hinterlassen, sind in dieser Hinsicht nie indifferent. Einfache, glatte Schnitte mit dem Skalpell machen feinere Narben als ausgedehnte Bearbeitung mit stumpfen Instrumenten.

Konservative Therapie macht in der Regel keine Narben. Dieser Gesichtspunkt ist, da heute die meisten Menschen bereits mehrere Operationsnarben tragen, nicht außer Acht zu lassen.

Die Haut

Ein besonders hoch spezialisiertes dreidimensionales Bindegewebe ist die Haut. Ihre Elastizität und Zugfestigkeit in der Ebene beruht auf einem dichten Geflecht von kollagenen und elastischen Fasern. Diese für ihren Zweck einzigartigen Eigenschaften werden in der plastischen Chirurgie der Extremitäten weidlich und bis an die Grenze (diese ist wegen der Zirkulation genau zu respektieren!) ausgenutzt. Sie werden von keinem anderen Material erreicht: Leder ist auch heute noch für viele Zwecke das Beste.

Hautverletzungen, v. a. stumpfe: Risswunden, Quetschungen, Kontusionen, Ablederung (Decollement), Nekrosen, Gangrän sind in der Traumatologie der Extremitäten besonders gefürchtet. Sie sind der grösste Feind der Osteosynthese (s. Kap. 42.3). Doch auch **Hautnähte unter Spannung**, bei primärem Wundverschluss, aber auch nach elektiven Operationen, bei denen die Haut strapaziert wird, führen regelmässig zu Desastern: Hautnekrosen, Infektionen, die oft nur mit aufwändigen, langwierigen und mutilierenden plastischen Ersatzoperationen einigermaßen zu sanieren sind.

4 Pathophysiologie der Fraktur und Frakturheilung

Knochenbrüche gehören zu den **besonderen Herausforderungen** der Orthopädie und Traumatologie des Bewegungsapparates, aus mehreren Gründen:

- **Prophylaxe**: Der ständig wachsende Energieeinsatz und die damit verbundenen hohen Geschwindigkeiten in der Arbeitswelt, im Verkehr und im Sport haben ein rapides Ansteigen der Unfälle und damit der Frakturen weltweit zur Folge. Politik, Wirtschaft und Gesellschaft zeigen sich wenig beeindruckt. Eine wirklich effiziente Prophylaxe erscheint bei der rasanten Entwicklung schwierig, und der medizinische Fortschritt (Molekularbiologie, Gentechnik etc.) wird wenig zur Verminderung der Schäden beitragen. Die **Technik der Frakturbehandlung** wird deshalb noch an Bedeutung gewinnen und als eine große und anspruchsvolle Aufgabe den Ärzten erhalten bleiben, auch wenn einmal alle hereditären und Stoffwechselkrankheiten eliminiert sein werden.
- Ein Verständnis der mechanischen **Bruchvorgänge** ist für die Behandlung unerlässlich. Knochen ist ein steifes Gewebe. Wie kann er heilen, wenn Stabilität und Steifigkeit durch die Fraktur verloren gegangen sind?
- Die **natürliche Frakturheilung** ist das A und O der gesamten Frakturbehandlung. Ohne sie geschieht nichts. Ihre Mechanismen sind überaus komplex, empirisch zwar recht gut bekannt, aber noch keineswegs voll erforscht. Ein Verständnis dieser Vorgänge ist für die Therapie unerlässlich.
- Der natürliche **Frakturkallus**, anfangs sehr biegsam, wird sukzessive steifer, bis das osteogene Gewebe eine knöcherne Brücke schlagen kann.
- Für das Ausbleiben der knöchernen Heilung, die **Pseudarthrose**, waren lange Zeit die verschiedensten Theorien im Umlauf. Erst ein Verständnis der (bio-) mechanischen Vorgänge auf mikroskopischer Ebene haben Klarheit gebracht: s. S. 94 f.
- Für eine erfolgreiche Frakturbehandlung sind sowohl die **mechanischen** als auch die **biologischen** Verhältnisse gleichermaßen ausschlaggebend. Beide Faktoren müssen «stimmen».

In diesem Kapitel sind die Grundlagen, in den Kapiteln 42 und 43 ihre Anwendung beschrieben.

4.1 Bruchvorgänge

Ein gesunder Knochen ist den mechanischen Beanspruchungen, die an ihn vernünftigerweise gestellt werden, gewachsen. Die **Belastungsfähigkeit** des Knochens, wie sie etwa beim Spitzensport gefordert wird, ist erstaunlich hoch. Immerhin hat sie Grenzen. Diese sind erreicht, wenn die Beanspruchung die Festigkeit übersteigt.

Überbeanspruchung kann **akut** oder **chronisch** erfolgen (wie bei jedem physikalisch festen Körper):

1. Akute Überbeanspruchung führt zum plötzlichen Bruch.
2. Dauerbeanspruchung führt zum so genannten «*Ermüdungsbruch*».

Beide Brucharten kommen klinisch vor.

4.1.1 Der akute Bruch

Der akute Bruch ist ein allgemein bekanntes und scheinbar banales Ereignis. Dazu gehört das **adäquate Trauma** (Unfall).

Fehlt dieses Trauma (= **«Spontanfraktur»**), liegt der Verdacht nahe, dass der Knochen vorgeschädigt war: so genannte **pathologische Fraktur** (z.B. bei Tumormetastasen; s. Kap. 40.4).

Die akute Fraktur kommt durch

1. direkte
2. indirekte

äußere Krafteinwirkung zu Stande. Die Unterscheidung ist wesentlich, denn bei direkten Frakturen werden die Weichteile gequetscht und oft schwerer geschädigt als der Knochen selbst.

Von der **Bruchform** kann auf den **Bruchmechanismus** geschlossen werden: (Torsion, Biegung, Stauchung, Trümmerfraktur). Daraus ergeben sich Hinweise auf Art und Ausmaß der Schädigung, vor allem auch der Weichteile (s. im Übrigen Kap. 42.3).

4.1.2
Ermüdungsbrüche

Ermüdungsbrüche sind in der Technik eine gut bekannte Erscheinung, z. B. bei Metallen. Es handelt sich um Zerrüttungserscheinungen in der Struktur fester Körper infolge ständig wechselnder Beanspruchung. Ausschlaggebend ist die **Anzahl der Lastwechsel**, in Abhängigkeit von deren Größe. Nach genügend langer Zeit tritt der Bruch ein bei einer wesentlich kleineren Belastung, als für einen akuten Bruch notwendig gewesen wäre. Je größer die Wechsellast, desto früher kommt es zum Bruch. Unter einer gewissen kritischen Spannung, der «Ermüdungsgrenze», besteht keine Gefahr mehr (**Abb. 4.1**).

Im Bewegungsapparat sind an sich die Bedingungen für Ermüdungsbrüche gegeben: Die tägliche Beanspruchung, etwa bei einem Fußmarsch (jeder Schritt ein Lastwechsel). Tatsächlich sind Ermüdungsbrüche am Bewegungsapparat nicht ganz selten, allerdings weniger am Knochen als **an mechanisch beanspruchten Implantaten**: Osteosynthesematerial und Endoprothesen. Seit solche in großem Stil verwendet werden, sind Platten-, Nagel- und Prothesenbrüche in der Praxis zu einem ernsthaften Problem geworden.

Das liegt weniger an Materialfehlern als an der Tatsache, dass jedes Material unter stärkerer Beanspruchung früher oder später einmal bricht, wenn nur genügend Lastwechsel erfolgt sind, also nach entsprechend langer Zeit.

Ermüdungsbrüche des Knochens

Warum sind Ermüdungsbrüche am Knochen so selten? Die Erklärung wurde im Abschnitt «Vom Leben des Knochens» (s. Kap. 2.2) gegeben, sie heißt: Weil der Knochen lebt und sich ständig regeneriert (bone remodeling, creeping substitution).

Die seltenen Ermüdungsbrüche des Knochens zeigen alle Merkmale des aus der Technik bekannten Ermüdungsbruches:

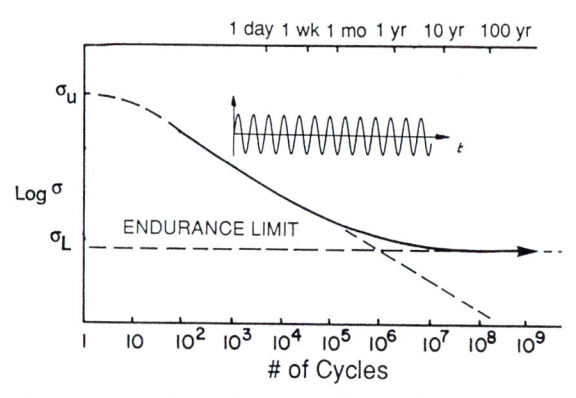

Abb. 4.1: Materialermüdungskurve (fatigue life curve).
Sie beschreibt die Beobachtung, dass feste Materialien (Knochen, Metall usw.) nicht nur unter massiver Krafteinwirkung brechen können, sondern auch, wenn sie längere Zeit wesentlich geringeren aber ständig wechselnden Belastungen ausgesetzt sind. Diese entsprechen aber genau der täglichen Beanspruchung des Bewegungsapparates (z. B. beim Gehen) und sind mithin ein echtes Problem in der Orthopädie. Es zeigt sich vor allem bei Osteosynthesen und Endoprothesen.

Die Spannung (σ) ist auf einer logarithmischen Skala gegen die Zeit aufgetragen. Bei Spannungen, welche ein Material gerade noch aushält, d.h. nahe der Festigkeitsgrenze (σ_u) braucht es nur wenige Lastwechsel (Cycles) bis zum Bruch. Bei niedrigeren Spannungen hält das Material viel mehr Lastwechsel aus, und unter einem bestimmten Wert σ_L (Endurance Limit) haben auch beliebig viele Lastwechsel keinen Ermüdungsbruch mehr zur Folge. Diese «Ermüdungsgrenze» liegt je nach Material bei etwa $1/3$ bis $1/2$ der Festigkeitsgrenze. Bei normalem Gehen kann man mit etwa einer Million Zyklen pro Jahr (1 yr auf der oberen horizontalen Skala) rechnen. Orthopädische Behandlung sollte so geplant und durchgeführt werden, dass die tatsächliche Beanspruchung von Ersatzmaterialien (Osteosynthesematerial, Endoprothesen), aber auch der körpereigenen Gewebe (Knochen, Frakturkallus, Kortikalis, Späne, Sehnen usw.), immer unter dieser Grenze bleibt.

Solche Überlegungen sind wichtig für die Frakturbehandlung, mit oder ohne Osteosynthesen, beim Ersatz von Gelenken, in der Rekonstruktionschirurgie von Knochen und Gelenkbändern, aber auch für die spezifische Beanspruchungen des Bewegungsapparates im Sport.

1. den so genannten «*Dauerbruch*» (schleichende Fraktur)
2. den *Schlussbruch*.

Dazu kommen die Zeichen der Regeneration.

Die **schleichende Fraktur**: Die Zerrüttung der Struktur beginnt immer an der Oberfläche mit einer kleinen Unregelmäßigkeit (s. Abb. 3.9). Diese bildet einen typischen **«stress riser»**. Die Beanspruchung konzentriert sich an dieser Stelle, und es entsteht eine Kerbe, dann ein Spalt, welcher immer tiefer wird (s. Abb. 3.9). Genau dieses Bild zeigt ein Ermüdungsbruch des Knochens in diesem Stadium auf dem

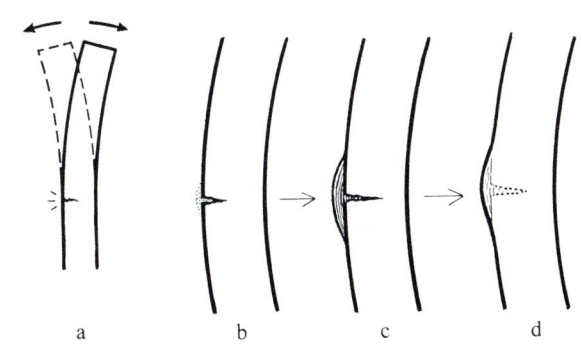

4. Pathophysiologie der Fraktur und Frakturheilung

Abb. 4.2: Ermüdungsbruch im Knochen.
a) Übermäßige, ständige, wechselnde Biegebeanspruchung kann die Tragfähigkeit des Knochens übersteigen (selten bei intakter, meist nur bei insuffizienter Knochenstruktur, s. Abb. 3.9).
b) Eine Spannungsspitze führt zu einem Riss an der Oberfläche, dieser erhöht wiederum die Spannung an dieser Stelle (stress riser, s. Abb. 3.9).
c) Während die schleichende Fraktur fortschreitet, reagiert der lebende Knochen sofort mit Reparationsvorgängen, oft mit einer stark überschießenden **Kallusbildung**, um den Schaden zu beheben. Diese ist nicht selten das erste Zeichen im Röntgenbild, während die kleine Kerbe kaum sichtbar ist (Loosersche Umbauzone).
d) Unter Schonung heilt die schleichende Fraktur in der Regel rasch, und die Knochenstruktur gleicht sich durch Umbau wieder der ursprünglichen an, wobei die verbleibende Verdickung die schwache Stelle mechanisch ideal verstärkt (vgl. Abb. 4.3 u. Abb. 69.80).

Röntgenbild (s. **Abb. 4.2**). Durch diese «schleichende Fraktur» wird die tragende Struktur schließlich so geschwächt, dass plötzlich der **Schlussbruch** eintritt.

So weit kommt es beim Knochen allerdings in der Regel nicht mehr, denn vorher haben Reparationsvorgänge eingesetzt und Schmerzen die Schonung erzwungen. So findet man denn histologisch und auf dem Röntgenbild neben dem Spalt der schleichenden Fraktur einen kräftigen Kallus. Die Heilung lässt nicht lange auf sich warten (s. Kap. 40.5: «Klinik der Ermüdungsbrüche»; **Abb. 4.3**).

Ermüdungsbrüche bei Implantaten

Ermüdungsbrüche bei Implantaten sind zu erwarten, wenn das Implantat während längerer Zeit wechselnder mechanischer Beanspruchung ausgesetzt ist. Diese Brüche verlaufen anders als die Ermüdungs-

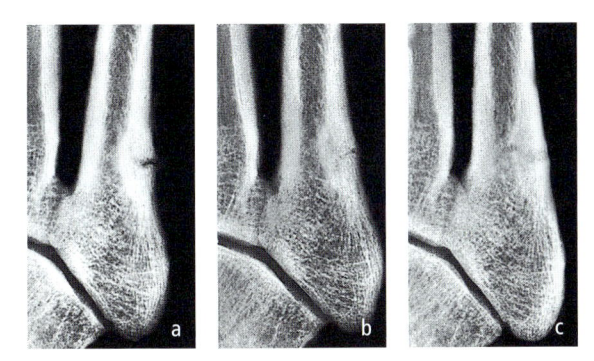

Abb. 4.3: Ermüdungsfraktur am *fünften Metatarsale* eines Rekruten (sog. «*Marschfraktur*»).
a) *Kerbe* lateral im Knochenschaft. Die Kortikalis ist durch Reparationsvorgänge bereits verdichtet und verdickt.
b) Etwa *zwei Monate* später ist die Fraktur kaum mehr zu sehen. Dank der sofort einsetzenden reaktiven Knochenumbauvorgänge ist es nicht zum Schlussbruch gekommen, vielmehr ist die Ermüdungsfraktur in Heilung begriffen.
c) *Ein Jahr später:* Knöcherne Konsolidierung der Fraktur. Der Knochen ist infolge der Kallusbildung kräftiger als vorher und somit der erhöhten Beanspruchung wieder gewachsen.

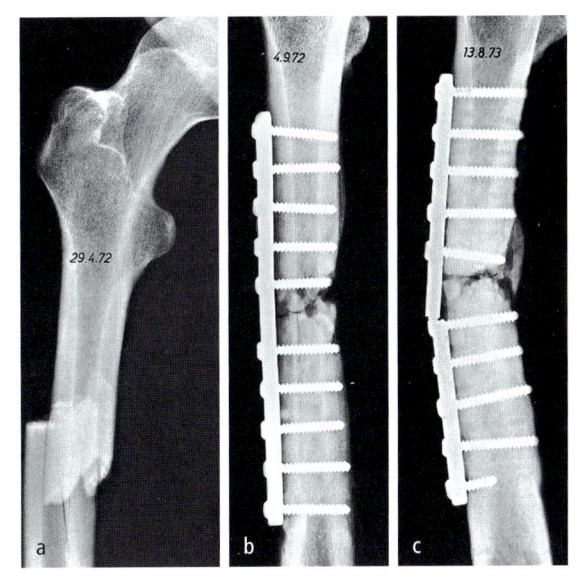

Abb. 4.4: Plattenbruch nach Osteosynthese.
a) Biegungsfraktur des Femur.
b) *5 Monate nach Osteosynthese* mit gerader Platte lateral. Beachte den großen Defekt medial. Hier fehlen ausgebrochene Knochenfragmente. Die Fraktur ist auf der medialen Kortikalis nicht abgestützt, die ganze Biegebeanspruchung wird von der Platte allein getragen.
Fünf Monate nach der Osteosynthese sind noch keine Zeichen einer Frakturheilung zu sehen, hingegen scheint ein Fragment nekrotisch zu sein, es ist knochendichter als die etwas osteoporotische Umgebung. Offenbar sind durch das Trauma und bei der Osteosynthese (Deperiostierung) die Fragmentenden teilweise devitalisiert worden: stark verzögerte Frakturheilung. Die Pseudarthrose zeichnet sich ab (vgl. Abb. 4.5).
c) *Ein Jahr später:* Ermüdungsbruch der Metallplatte, die zwangsläufige Folge der ungünstigen statischen und biologischen Situation (Platte alleiniger Kraftträger, verzögerte Frakturheilung bei Devitalisation).
Therapie dieses Zustandes: siehe Kapitel 45.6.1 und Abbildung 45.12.

brüche im Knochen: Keine Reparationsvorgänge begleiten den schleichenden Bruch und keine Symptome zeigen ihn an, bis es unvermittelt zum Schlussbruch von Implantat und Knochen kommt.

Implantate, welche nur **temporäre mechanische Funktionen** haben: Osteosynthesematerial wie Schrauben, Platten, Nägel usw., kommen regelmäßig früher oder später zu Bruch, wenn sie auf Biegung beansprucht werden und der Knochen inzwischen noch nicht fest geworden ist. Der Wettlauf zwischen Implantatbruch und Konsolidation muss vom Knochen gewonnen werden (**Abb. 4.4**). Daraus folgt:

1. Es müssen adäquat dimensionierte Implantate verwendet werden.
2. Die Implantate sollen nur auf **Zug und Druck**, nicht auf Biegung beansprucht werden. Dies ist durch biomechanisch zweckmäßige Osteosynthesen nach dem Prinzip des Verbundes zwischen Knochen und Implantat möglich (**Abb. 4.5**; s.a. in Kap. 3.3: «Das Entlastungsprinzip»). **Der Knochen soll mittragen.** Dies ist der wichtigste Faktor zur Vermeidung von Ermüdungsbrüchen nach operativer Knochenbruchbehandlung.
3. Eine Beschleunigung der Knochenheilung durch die Osteosynthese ist nicht möglich. Eine bestimmte **Minimalzeit** braucht jede Fraktur zur Heilung. Mit den unter 2. genannten Prinzipien können aber fast immer die Voraussetzungen für eine ungestörte Frakturheilung geschaffen werden. Eine Möglichkeit, die Frakturheilung bei ungünstigen Voraussetzungen (z. B. ausgedehnten Nekrosen) zu fördern, ist die Einlagerung von autologer Spongiosa.
4. Immer bleibt die Wahl offen, auf ein Implantat zu verzichten, eine Fraktur oder Osteotomie **konservativ** zu behandeln. Diese Wahl wird von der Fraktur und auch der Person des Behandlers abhängen.

Dauerimplantate: Schwieriger ist das Problem bei den Implantaten, welchen eine dauernde mechanische Funktion zugedacht ist, also den Endoprothesen. Auch hier ist die biomechanisch richtige Konstruktion und Implantation von größter Bedeutung. Selbstverständlich spielt auch das Material eine große Rolle. Ermüdungserscheinungen jedoch, vor allem in der **Verankerungszone**, werden im Verlauf der Jahre unter der täglichen Beanspruchung immer auftreten (vgl. Abb. 37.16 u. Abb. 64.101).

Gelöst ist das Problem bis heute nicht, zumindest nicht für Patienten in der mittleren und jüngeren Altersgruppe, welche die Prothesen naturgemäß stärker beanspruchen.

4.2
Frakturheilung – Kallusbildung – Pseudarthrose

Der wichtigste aber auch komplexeste Reparationsvorgang am Bewegungsapparat ist die knöcherne Wiedervereinigung zweier voneinander getrennter Knochenteile. Ohne diesen «Brückenschlag» wäre eine Wiederherstellung am Bewegungsapparat nicht denkbar. Auch die Mehrzahl der orthopädischen Operationen (Osteosynthesen, Osteotomien, Arthrodesen) wären nicht möglich ohne diese erstaunliche Leistung des Organismus. Die Kenntnis dieses Vorganges, der Frakturheilung unter verschiedenen Bedingungen, und seines Misserfolges, der Pseudarthrose, ist deshalb für den Orthopäden von grundlegender Bedeutung.

Die **natürliche Knochenbruchheilung** ist ein verhältnismäßig «narrensicherer» Vorgang. *Unbehandelte Knochenbrüche heilen bei Mensch und Tier fast immer von selbst aus,* offensichtlich auch ohne jede Fixation und Behandlung. Je weniger eingreifend die Knochenbruchbehandlung ist, desto weniger ist der natürliche Knochenbruchheilungsprozess gestört, und desto weniger Pseudarthrosen entstehen. Die Anzahl der Pseudarthrosen ist mit der Entwicklung der Knochenbruchbehandlung eher gestiegen als gesunken.

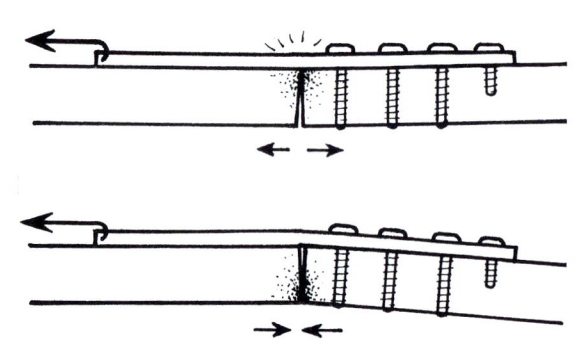

Abb. 4.5: Prinzipien der Osteosynthese.
Fixation einer Querfraktur mit einer Metallplatte.
Oben: Mittels eines Spanngerätes lassen sich die Fragmentenden aufeinanderpressen. Dadurch entsteht bei flach anliegender Platte auf der Gegenseite ein Spalt. Die Platte, als alleiniger Kraftüberträger, wird auf Biegung beansprucht und kommt meist früher oder später zu Bruch, während die Frakturheilung durch die ständigen kleinen Bewegungen im engen Bruchspalt behindert wird.
Unten: Durch leichtes Vorbiegen der Platte kann die gegenseitige Kortikalis unter Druck gesetzt werden. Auch bei wechselnder Biegebeanspruchung kann der Knochen die entstehenden Druckkräfte übernehmen, und in der (vorgespannten) Platte treten nur Zugkräfte auf. Dieser echte «Verbundbau» hält der physiologischen Beanspruchung stand, der Knochenbruch kann unter stabilen Verhältnissen ausheilen und wird tragfähig, bevor die Platte Ermüdungserscheinungen zeigt.

«Das Schicksal der Osteosynthese liegt in der Gegenkortikalis» (M. E. Müller) (vgl. Abb. 4.4).

4.2.1
Die natürliche Knochenbruchheilung

Die natürliche Knochenbruchheilung erfolgt durch den Frakturkallus. Die bei konservativer Behandlung übliche Fixierung der Fraktur (Gips, Extension) kann keine Ruhigstellung erzeugen. Sie soll lediglich die Fragmente in einer guten Stellung halten. Kleine Bewegungen der Fragmentenden gegeneinander sind dabei immer noch möglich, doch hindert dies die natürliche Knochenbruchheilung nicht, denn unter diesen mechanisch instabilen Bedingungen fixiert der Kallus selbst die Fragmentenden aneinander und schweißt sie schließlich knöchern zusammen. Der Vorgang erscheint klinisch recht einfach, doch ist er histologisch überaus kompliziert und noch nicht in allen Einzelheiten geklärt. Er basiert auf ähnlichen Mechanismen wie die embryonale Knochenbildung und die chondrale Ossifikation beim epiphysären Längenwachstum (s. Kap. 5.2).

Histologische Entwicklung des Frakturkallus
(**Abb. 4.6**)

1. Organisation des Frakturhämatoms durch einwachsendes **Granulationsgewebe.** An der Kallusbildung sind osteogenetische Gewebe aus der Umgebung der Fraktur (Periost, Endost, Zellen aus dem Knochen, Gefäße) beteiligt.
2. Im Frakturspalt entsteht vorerst ein **Knorpelkallus** (Faserknorpel und Bindegewebe).
3. Gleichzeitig entsteht periostal und endostal in Anlehnung an die Fragmentenden, jedoch in einiger Distanz vom Frakturspalt, ein **Knochenkallus (Faserknochen).**

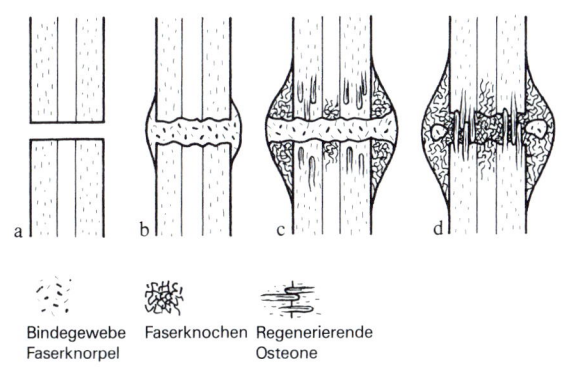

Abb. 4.6: Histologie der natürlichen Knochenbruchheilung.
a) Frische Fraktur
b) Bindegewebs- und Knorpelkallus
c) Periostale und endostale Knochenbildung und Havers'scher Umbau der (teilweise nekrotischen) Fragmentenden
d) Brückenschlag. Ossifikation des Brückenkallus, Havers'scher Durchbau.

4. Die **knöcherne Überbrückung** der Fraktur ist unter mechanisch instabilen Bedingungen nur über den Umweg des **Knorpelkallus** möglich. Dieser wird schrittweise mineralisiert und durch einsprossende Gefäße und begleitende Chondroklasten aufgebrochen. Nachfolgende Osteoblasten lagern an die Kalkknorpelreste das erste Faserknochengerüst an. Der Vorgang entspricht also ziemlich genau der chondralen Ossifikation an den Epiphysenfugen. Voraussetzung für die Ossifikation ist eine gewisse Eigenstabilität des Knorpelkallus, welche erst das Eindringen der Gefäße und die Mineralisation ermöglicht (Kalzifizierung).
5. Parallel dazu hat in den Fragmentenden der **Havers'sche Knochenumbau** stark zugenommen. Die devitalisierten Zonen werden ersetzt. Die Osteone wachsen schließlich auch in den neugebildeten, weitmaschigen Faserknochenkallus ein und ersetzen diesen durch kompakten **Lamellenknochen.**
6. Der **funktionelle Umbau** dauert so lange an, bis die ursprüngliche äußere Form und innere Struktur des Knochens wiederhergestellt sind. Dies dauert allerdings Monate und Jahre (s. Abb. 2.7, Abb. 2.8 u. **Abb. 4.7**).

Die natürliche Frakturheilung entspricht etwa einer Rekapitulation der embryonalen Knochenentwicklung (vgl. Kap. 5.2).

Theorie der Frakturheilung

Andererseits ist es eindeutig erwiesen, dass die mechanischen Bedingungen im Frakturspalt für die Heilungsvorgänge eine wesentliche Rolle spielen. Krompecher, Pauwels und andere haben Theorien über die **Biomechanik der Frakturheilung** entwickelt, die im Hinblick auf die verschiedenen Störungen der Frakturheilung (v.a. Pseudarthrosen) und die unterschiedlichen Frakturbehandlungsmethoden große Bedeutung erlangt haben.

Die Beobachtung, dass unter stabiler innerer Fixation, die auch in mikroskopischen Dimensionen jede Bewegung der Frakturenden gegeneinander verhindert (Osteosynthese), die Frakturheilung direkt (angiogen oder bindegewebig) erfolgt, ohne Umwege über einen Knorpelkallus (Kap. 4.2.3), lässt vermuten, dass mechanische Ruhe für die Knochenbildung, insbesondere für die Kalzifikation, wesentlich ist.

Bereits Pauwels hat dies postuliert und die Gewebsdifferenzierung durch lokale mechanische Bedingungen erklärt. Er hat auch an einem anschaulichen Kallusmodell zu zeigen versucht, wie sich der natürliche Kallus durch diese biomechanischen Vorgänge selbst stabilisiert (**Abb. 4.8**).

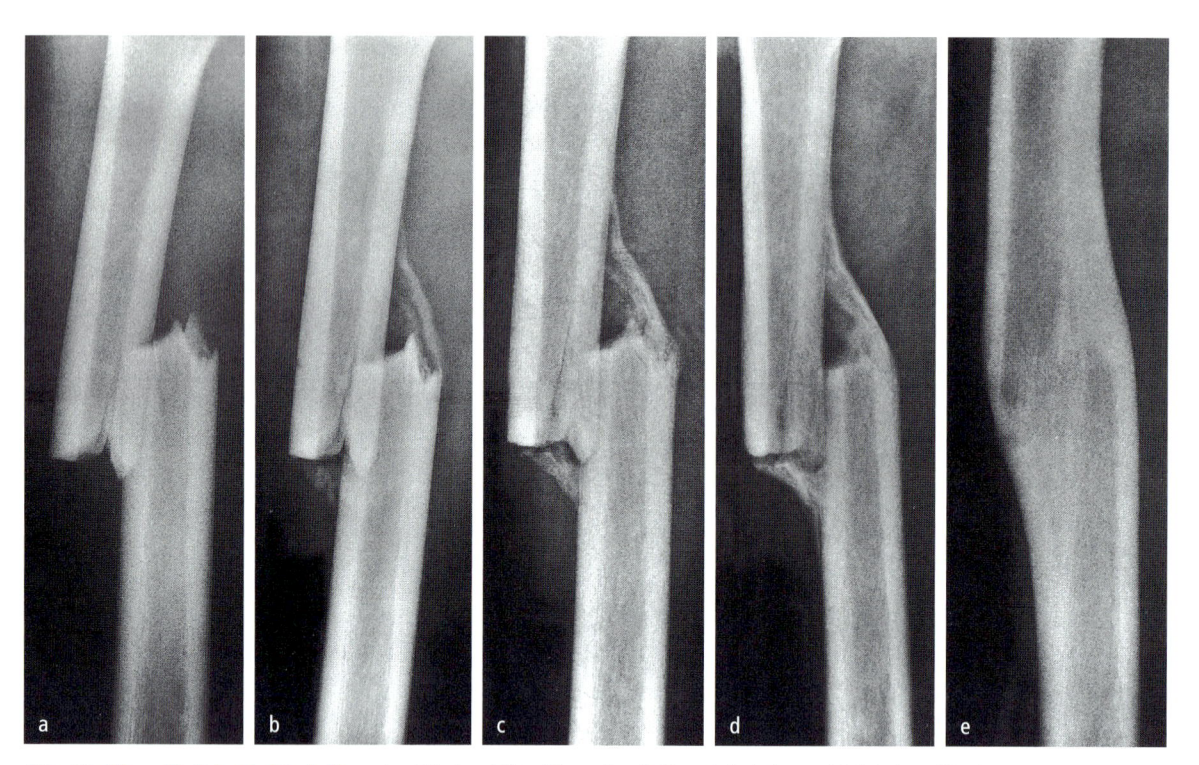

Abb. 4.7: Die natürliche Frakturheilung im Röntgenbild. Oberschenkelbruch bei einem 12-jährigen Knaben.
a) *Fraktur am Unfalltag*, seitliche Verschiebung um Schaftbreite.
b) *8 Tage später* erkennt man schon die ersten Schatten des Kallus.
c) *Nach drei Wochen* hat der Kallus die Fraktur bereits überbrückt und stabilisiert. Deutlich ist seine spindelige, vom Periost ausgehende Struktur. Die Frakturenden sind bereits etwas osteoporotisch geworden.
d) *Zwei Monate später* ist der Bruch knöchern konsolidiert. Die Kallusmanschette überbrückt nahtlos die beiden Knochenenden. Nur distal ist noch ein kleiner Spalt zwischen Kallus und unterem Fragment zu erkennen. Die scharfen Konturen der Knochenenden sind verschwunden und geglättet.
e) Bereits *ein Jahr später* ist die Frakturstelle vollständig umgewandelt, die Ecken sind ausgefüllt, geglättet, die Kortikalis ist wieder durchgehend, und bereits ist wieder eine neue Markhöhle zu erkennen, ein klassisches Beispiel für das Wolff'sche Transformationsgesetz (vgl. Kap. 2.2).
Mechanisch ist die Verbindung ideal, der Kraftfluss harmonisch. Bis in ein paar Jahren, beim Wachstumsabschluss, wird von der Fraktur praktisch nichts mehr zu sehen sein.
Die natürliche Bruchheilung ist die überaus zielstrebige, zweckmäßige Lösung eines schwierigen Problems. Diese imponierende Leistung der Natur ist nicht leicht zu überbieten. Von einer «sekundären Knochenheilung» zu sprechen (in Analogie zur «sekundären Wundheilung») suggeriert ein negatives Werturteil, was dem Phänomen nicht gerecht wird.

Nach dieser Theorie baut der Knorpelkallus vorerst selbst ein verhältnismäßig starres «Leit-» oder «Lehrgerüst», in welchem die für die Ossifikation notwendige mechanische Ruhe herrscht. Dieser «Brückenschlag» im Kallus ist der kritische Moment in der Frakturheilung. So weit die Theorie.
Praktisch klinisch entscheidend ist die Belastbarkeit der heilenden Fraktur.

Die mechanische Festigkeit des Kallus

Darüber sind kaum experimentelle Daten bekannt. Auch die Histologie gibt wenig Aufschluss.
Die klinische Erfahrung hingegen ist alt, dass die in Heilung begriffene Fraktur den Bewegungen im Frakturspalt schon bald einen «federnden» d.h. elastischen Widerstand entgegensetzt, der bis zur knöchernen Konsolidation kontinuierlich zunimmt.
Diesem Prozess ist ein bestimmter biologischer Rhythmus eigen, der sich aus der Geschwindigkeit der histologischen Umbauvorgänge ergibt. Die Zeitspanne misst sich bei unkompliziertem Verlauf in Wochen. Sie ist verschieden je nach Frakturart. Aus der **klinischen Erfahrung** heraus kennt man Mittel- und Rahmenwerte. Werden diese wesentlich überschritten, spricht man von **«verzögerter Heilung»**. Die Frakturheilung kann – muss nicht – dabei gestört sein. In den meisten Fällen kommt eine Konsolidation trotzdem noch zu Stande.
Die klinischen Kriterien zur **Beurteilung der Belastbarkeit** einer in Heilung begriffenen Fraktur sind ziemlich vage. Wir sind nach wie vor angewiesen auf:

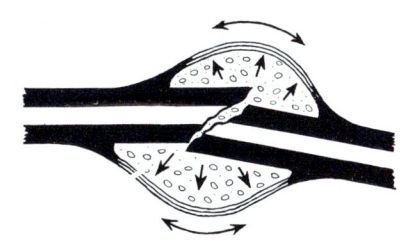

Abb. 4.8: Stabilisierung der Fraktur durch den natürlichen Kallus (nach Pauwels, modifiziert).
Druckfestes Knorpelgewebe im Innern des Kallus, umschlossen von zugfestem Bindegewebe, ergibt ein stabiles Gebilde, das einem mit Wasser prall gefüllten Ball gleicht. Der wachsende Knorpel kann bekanntlich durch seinen Turgor eine erstaunliche hydrostatische Kraft entwickeln (vgl. «Die Kraft des epiphysären Knochenwachstums», Kap. 5.5.2 u. Abb. 5.13).
Dadurch entsteht eine straffe Manschette, welche die beiden Frakturenden umgreift wie eine Faust einen gebrochenen Stab. Sobald der Knorpelkallus auf diese Weise die Fraktur genügend stabilisiert hat, kann der Knochenkallus, geschützt vor mechanischer Beanspruchung, eingebaut werden.

1. unsere rein empirischen **Erfahrungen** über den normalen Heilverlauf
2. die klinische **Prüfung** der Stabilität des Knochens **von Hand** durch vorsichtigen Biegeversuch
3. **Schmerzfreiheit** unter dosierter Belastung
4. **Röntgenverlaufsserien** lassen bei der natürlichen Frakturheilung die Kallusbildung und die Überbrückung der Fraktur gut erkennen. Meistens hinkt die röntgenologische Konsolidation der klinischen deutlich nach.
5. Zur Messung der mechanischen Festigkeit einer Tibiafraktur wurden verschiedene nicht-invasive Methoden herangezogen, so Resonanzfrequenzanalysen, Ultraschall und mechanische Dehnungsmessungen (bei Fixateur externe) zur Bestimmung der **Steifigkeit**. Allerdings korreliert diese in der Phase der klinischen Konsoldation nicht mehr gut mit der für die praktische Belastung maßgebenden Bruchfestigkeit.
6. Patienten haben in der Regel ein ziemlich untrügliches Gefühl, wann ihre Fraktur geheilt ist, ob und wie viel sie sie belasten können, und sie haben auch ein Gefühl der Sicherheit im Gehen, möglicherweise durch die Propriozeptivität vermittelt. Diese **subjektive Beurteilung** bleibt für die Klinik, wenigstens bei konservativer Behandlung, oft ausschlaggebend.

Im Normalfall wird die Fraktur (es ist hier nur die Rede von der natürlichen Frakturheilung mit biologisch aktiver Kallusbildung) früher oder später knöchern fest. Es ist immer wieder erstaunlich, wie gut dieser Vorgang funktioniert. Bemerkenswert ist dabei der Befund, dass die natürliche Kallusmanschette mit ihrer Spindelform die **mechanische Festigkeit**, v. a.

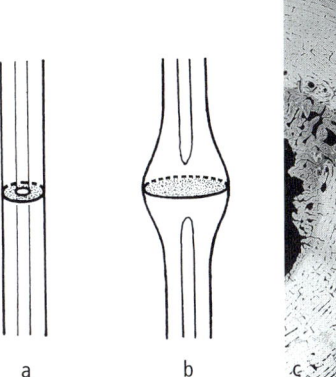

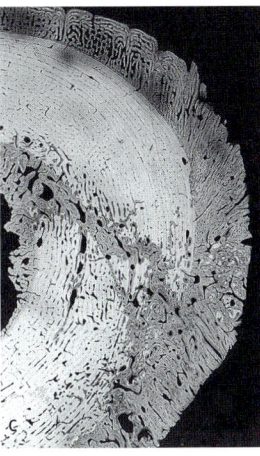

Abb. 4.9: Der **Frakturkallus** im Querschnitt.
Eine Verdickung des Knochens (a) durch der periostalen Kallus, z. B. auf das doppelte (b), vergrößert die mechanisch wirksame Verbindungsfläche zwischen den Fragmenten auf das Vierfache. Zudem werden vor allem die mechanisch wirksamen Wandpartien verstärkt (s. Abb. 4.7 u. Kap. 3.3). So steigt etwa die Torsionssteifigkeit proportional zur vierten Potenz des Radius!
Die Kallusmanschette erhöht somit die Festigkeit der heilenden Fraktur ganz erheblich. Sie fehlt bei der sog. primären Frakturheilung.
c) *Mikroradiographie.* Der alte Knochen (weiß) wird vom Kallus (grau) vollständig umwachsen und eingeschlossen: Die bedeutendste Knochenbildung geht vom periostalen Kallus aus, der den Knochen wie eine Manschette umgibt. Aber auch endostal, und bei stabilen Verhältnissen im Frakturspalt, bildet sich neuer Knochen. Dieser ist noch wenig mineralisiert, deshalb grau, während der alte Knochen im Röntgenbild weiß erscheint.

auch die Biege- und die Torsionsfestigkeit des Knochens ganz **wesentlich erhöht** (**Abb. 4.9**). Damit ist der natürliche Kallus der so genannten «primären Knochenheilung» (Abb. 4.16 u. Abb. 4.17) mechanisch eindeutig überlegen.

4.2.2
Das Ausbleiben der knöchernen Heilung (Nonunion, Pseudarthrose)

Das Ausbleiben der knöchernen Heilung ist bei der natürlichen Knochenbruchheilung ein recht seltenes Ereignis: Wenn der Frakturheilungsprozess den Versuch zum Brückenschlag definitiv «aufgibt», spricht man von **Pseudarthrose** (Klinik der Pseudarthrose, s. Kap. 45.6).

Wann ist dieser Punkt erreicht? Offenbar ist es ein «point of no return», denn eine solche Pseudarthrose heilt spontan nicht mehr, auch nicht mit der üblichen konservativen (relativen) Ruhigstellung.

Die bedeutet nicht unbedingt, dass die biologische Potenz des Kallus erschöpft ist: In vielen Fällen hat sich der Kallus – bis auf den Pseudarthrosespalt –

normal entwickelt und histologisch differenziert, und durch geeignete Maßnahmen kann der Knochenheilungsprozess wieder reaktiviert werden. Er funktioniert dann wieder genau so gut wie bei einer frischen Fraktur.

Pseudarthrose heißt lediglich, dass der Brückenschlag mit Hilfe des provisorischen Kallus als Lehrgerüst für die Ossifikation versagt hat.

Was sind die Ursachen dafür? Welches ist die kritische Phase im Verlauf der normalen Kallusentwicklung, in welcher der Brückenschlag erfolgen muss und nach welcher er nicht mehr möglich ist?

Mechanische Beanspruchung und Differenzierung des Kallus

Die Mineralisierung der Kallusbrücke sowie das zur Ossifikation notwendige Einwachsen von Gefäßsprossen in den Frakturspalt sind nur unter der Voraussetzung möglich, dass das zarte Gewebe nicht durch mechanische Beanspruchung zerstört wird. Die Verformung, die ein Gewebe ohne Schaden erträgt, ist umso größer, je dehnbarer das Gewebe ist. Der Widerstand, den es dieser Verformung entgegensetzt, nimmt aber erst mit seiner Verfestigung zu. Von diesen beiden gegensätzlichen mechanischen Eigenschaften der einzelnen Gewebe hängt die Frakturheilung ab. Entscheidend ist nicht die grob makroskopische Ruhigstellung, sondern die Beanspruchung der Gewebe und Zellen auf mikroskopischer Ebene und ihre mechanische Resistenz. Diese sind je nach Gewebsart, Lage im Kallus und zeitlicher Phase sehr verschieden (**Abb. 4.10**):

Kallusdifferenzierung: Im Lauf der Frakturheilung ändern sich mit der histologischen Ausdifferenzierung des Kallus seine mechanischen Eigenschaften,

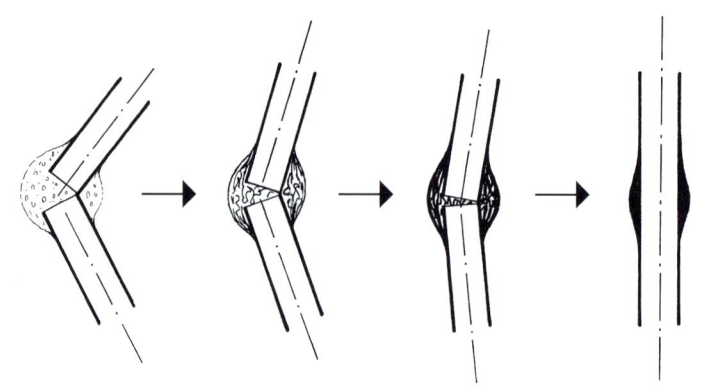

und zwar bei der natürlichen Frakturheilung so, dass die mechanische Beanspruchung unter normalen Verhältnissen so klein ist, dass sie die Zellaktivität nicht stören kann.

- In der *ersten Phase* (Granulations- und **lockeres Bindegewebe**) ist die Festigkeit des Kallus noch gering, das Gewebe aber noch sehr dehnbar, sodass es Bewegungen mit nicht allzu großen Ausschlägen ohne weiteres erträgt. Größere Bewegungen können ohne Schwierigkeiten durch äußere Ruhigstellung (Gips, Extension) verhindert werden. In dieser Phase entspricht der Kallus mechanisch etwa weichem Gummi: Er ist sehr elastisch und stark deformierbar.

- In einer *zweiten Phase* übernimmt der **Knorpelkallus** die mechanische Beanspruchung selbst. Er ist bereits recht stabil und setzt einer Verformung einen kräftigen Widerstand entgegen. Andererseits ist er schon wesentlich steifer und erträgt nur noch kleine Bewegungsausschläge. Die äußere Fixation, z. B. mit Gips, muss in diesem Stadium schon sehr genau angepasst sein, wenn sie im Stande sein soll, die gefährlichen (relativ kleinen) Bewegungsausschläge zu verhindern. Diese Phase entspricht ziemlich hartem Gummi: elastisch, noch ziemlich deformierbar und schon ziemlich belastungsfähig.

- Die *dritte Phase* entspricht Holz oder Glas: nur noch wenig elastisch, wenig deformierbar (steif), im Normalfall widerstandsfähig und gut belastbar. In dieser Phase der **Mineralisation** und **Ossifikation** erträgt der Kallus keine makroskopische Verformung mehr. Eine äußere Fixation kann so kleine Bewegungsausschläge aber nicht mehr verhindern. Sie schützt höchstens noch gegen massive äußere Kräfte, etwa bei einem Sturz. Bei normaler Bruchheilung ist aber der Kallus inzwischen so kräftig geworden, dass er sich selbst vor mechanischer Überbeanspruchung schützen kann. Ist dies nicht der Fall, d.h. bei drohender Pseudarthrose, hilft nur noch die absolute Stabilisierung der Fraktur durch eine stabile Osteosynthese (s. Kap. 45.6.3), damit der letzte Schritt der Knochenbruchheilung der **knöcherne Brückenschlag** doch noch zu Stande kommt. Offenbar ist diese dritte Phase der kritische Punkt, an welchem die Weichen zur Heilung oder zur Pseudarthrose endgültig gestellt werden.

Gleichzeitig wird klar, dass die Anforderungen an die Ruhigstellung parallel zur Gewebsdifferenzierung im Kallus ansteigen. Dies ist eine für die Praxis der Frakturbehandlung wichtige Erkenntnis.

Man beachte, dass **Steifigkeit** und **Belastungsfähigkeit** nicht zwangsläufig parallel gehen: Beispielsweise kann ein (biegsamer) Gummistab widerstandsfähiger sein als ein (spröder) Glasstab, der unter der gleichen Belastung zerbrechen würde.

Abb. 4.10:
Mechanische Auswirkungen der **Versteifung des Kallusgewebes** (in Anlehnung an Perren). Im Verlauf der zeitlichen Abfolge von Hämatom, Granulationsgewebe, Bindegewebe, Knorpel und Mineralisation zu fibrösem und schließlich lamellärem Knochen wird die Fraktur zunehmend steifer (von links nach rechts). Bei gleichbleibender Belastung nimmt die Frakturbeweglichkeit kontinuierlich ab.

Mechanische Faktoren, welche die Konsolidation beeinträchtigen

Perren hat darauf hingewiesen, dass die Größe des Frakturspaltes und damit die Form des Kallus einen Einfluss auf die Beanspruchung des Regenerates hat. Dies lässt sich an einem Modell zeigen (**Abb. 4.11** u. **Abb. 4.18**).

Offenbar ist im Fall der drohenden Pseudarthrose eine **Fehldifferenzierung des Kallus** unter mechanischer Überbeanspruchung erfolgt, in dem Sinne, dass sich der Kallus in der Umgebung der Fragmentenden

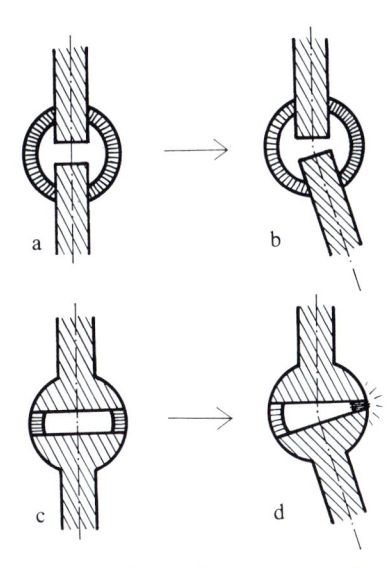

Abb. 4.11: Die **Deformierung des osteogenen Gewebes**.
Eine Achsenknickung von etwa 10° (was etwa der maximalen Verbiegung in einer Gipsfixation entspricht) ergibt eine Deformierung der einzelnen Gewebselemente (Zellen, Interzellularsubstanz) von etwa 5% in einem homogenen Manschettenkallus, was noch innerhalb der Elastizitätsgrenze eines Knorpelkallus liegt (Abb. a und b).
Bei einer Kallusform, wie man sie bei drohender Pseudarthrose findet (Abb. c und d) bewirkt hingegen die gleiche Achsenknickung von 10° eine Gewebsdeformierung im Frakturspalt von über 100%, was die Elastizitätsgrenze von z.B. Knorpelkallus, geschweige denn von Knochenkallus, bei weitem übersteigt, d.h. er würde zerstört. Eine Ossifikation, ein knöcherner Brückenschlag ist unter solchen Bedingungen nicht möglich. Das einzige Gewebe, das in mechanisch derart unruhigen Zonen existieren kann, ist gefäßloses Bindegewebe, genau was man histologisch in schmalen Pseudarthrosespalten findet.
Zur Illustration: Die Toleranz für Angulation von Granulationsgewebe liegt größenordnungsmäßig bei etwa 40°, diejenige für Knorpel bei etwa 5° (was z.B. in einem Gipsverband nur noch sehr knapp zu halten ist), und jene für Knochen bei etwa 0,5°.
Der Beweis für diese Theorie liegt darin, dass Pseudarthrosespalten in diesem Stadium unter stabiler innerer Fixation (Osteosynthese) in kurzer Zeit knöchern überbrückt werden (s. Kap. 45.6.1). Entscheidend sind somit nicht die makroskopischen (sichtbaren) Bewegungen, sondern die unsichtbar im Frakturspalt, auf mikroskopischer Ebene wirkenden Kräfte und Bewegungen.

und in Anlehnung an diese (also unter stabilen Bedingungen) normal entwickelt bis zur Ossifikation, auf Kosten eines schmalen Spaltes, auf den sich die ganze mechanische Beanspruchung schließlich konzentriert und der deshalb die normale Entwicklung des übrigen Kallus nicht mehr mitmachen kann. Die Gewebsdifferenzierung ist in diesem Spalt im Gegenteil rückläufig: wieder zu Bindegewebe, und schließlich kann sich sogar ein eigentlicher Gelenkspalt bilden: Wir haben **das klassische Bild der Pseudarthrose** vor uns. Diese Vorgänge lassen sich auf Röntgenserien genau verfolgen (**Abb. 4.12**).

Die Ursache dieser Fehldifferenzierung des Kallus ist wahrscheinlich in einem Vorgang zu suchen, der etwa als «Dauerbruch», als wiederholte Kontinuitätstrennung, als «schleichende» Kallusfraktur zu umschreiben wäre. Auf Röntgenserien lässt sich oft gut erkennen, wie der Frakturspalt immer deutlicher wird statt langsam zu verschwinden, während der knöcherne Kallus gleichzeitig breiter und dichter wird (**Abb. 4.13** u. **Abb. 4.14**).

Manchmal lässt sich ein richtiger «Wettlauf» zwischen der Kallusbildung und dem «Dauerbruch» verfolgen: Es werden immer neue periostale Manschetten gebildet, die auf Höhe des Frakturspaltes

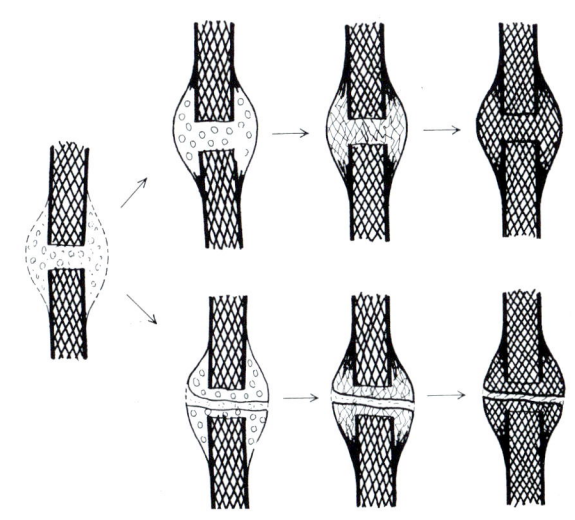

Abb. 4.12: **Kallusdifferenzierung:** Knöcherner Durchbau oder Pseudarthrose?
Obere Reihe: Gleichmäßige histologische Entwicklung des Frakturkallus entsprechend Abbildung 4.10 und Abbildung 4.11 a und b. Knöcherne Heilung.
Untere Reihe: Fehldifferenzierung des Kallus: Dieser entwickelt sich von beiden Fragmentenden aus normal, doch bleibt unter der mechanischen Überbeanspruchung der Brückenschlag aus: Der Pseudarthrosenspalt bleibt bindegewebig und avaskulär, da die einwachsenden Blutgefäße laufend zerstört werden. Der knöcherne Durchbau in diesem Stadium ist erst möglich, wenn die mechanische Unruhe ausgeschaltet ist.
Die logische Therapie der Pseudarthrosen besteht in der stabilen Osteosynthese (s. Abb. 42.6).

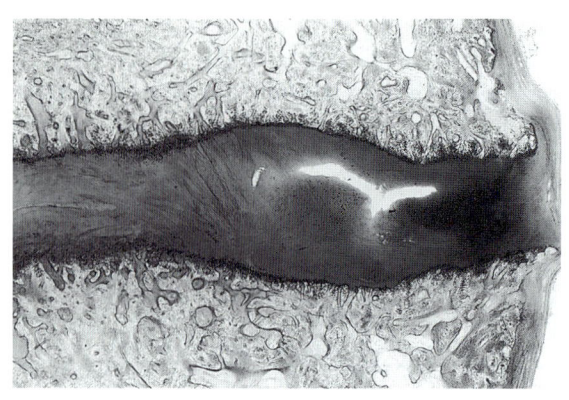

Abb. 4.13: Histologie der **Pseudarthrose** (Hunderadius, Präparat von Prof. R. Schenk). Die beiden vitalen Knochenenden sind durch einen knorpeligen und bindegewebigen Spalt getrennt. In diesem Spalt finden, vor allem durch Scherkräfte ausgelöst, Mikrobewegungen statt. Man sieht Faserzüge und einen Riss in der Spaltrichtung. Hier beginnt sich ein Falschgelenk zu bilden.
Die Grenze zwischen gut durchblutetem Knochen und gefäßlosem Pseudarthrosespalt ist ziemlich scharf. Vaskularisation und Ossifikation können aber wegen der mechanischen Unruhe diese Barriere nicht überqueren. Dass sie es unter mechanisch stabilen Verhältnissen doch können, zeigt Abbildung 4.14.

Abb. 4.14:
a) Voll ausgebildete **Pseudarthrose** nach Unterschenkelfraktur. Es hat sich wohl ein dicker spindeliger Kallus gebildet, doch blieb der «Brückenschlag» aus. Im Pseudarthrosespalt finden Mikrobewegungen statt, welche die Heilung verhindern (hier z. B. geführte Biegung bei Varusfehlstellung und stehender Fibula).
b) Nach Ausschaltung der mechanischen Unruhe im Pseudarthrosespalt durch stabile Fixation kann der knöcherne Durchbruch rasch erfolgen.

immer wieder von neuem brechen. In diesem Stadium ist eine Heilung noch möglich, aber sehr prekär. Meist hilft nur noch ganz rigorose, lang dauernde Ruhigstellung und Entlastung oder die stabile innere Fixation durch Osteosynthese (Abb. 4.14 u. Abb. 45.8).

Welche Frakturen sind gefährdet?

Pauwels hat die mechanischen Störfaktoren, die zur Fehldifferenzierung des Kallus und zur Pseudarthrosebildung führen, zu analysieren versucht. Er hat dabei vor allem «intermittierende Schub- und Scherkräfte» und «geführte Biegung», wie sie etwa durch die Sperrwirkung eines Parallelknochens (Vorderarm, Fibula) zu Stande kommen, gefunden (s. Kap. 45.6.1). Sicher sind die mechanischen Verhältnisse im Kallusgebiet oft sehr komplex und nicht immer übersehbar, doch lässt in vielen Fällen das Röntgenbild zusammen mit biomechanischen Überlegungen eine Beurteilung zu, welche den Weg für die weitere Behandlung weisen kann.

Daneben sind alle Frakturen gefährdet, die eine **verzögerte Heilung** haben: Der histologische Frakturheilungsprozess läuft normalerweise im vorgegebenen biologischen Rhythmus ab. Wenn die mechanische Festigkeit des Kallus mit dieser histologischen Umwandlung nicht Schritt hält, ist der Selbstschutzmechanismus des Kallus in der **kritischen Phase der Ossifikation** gefährdet.

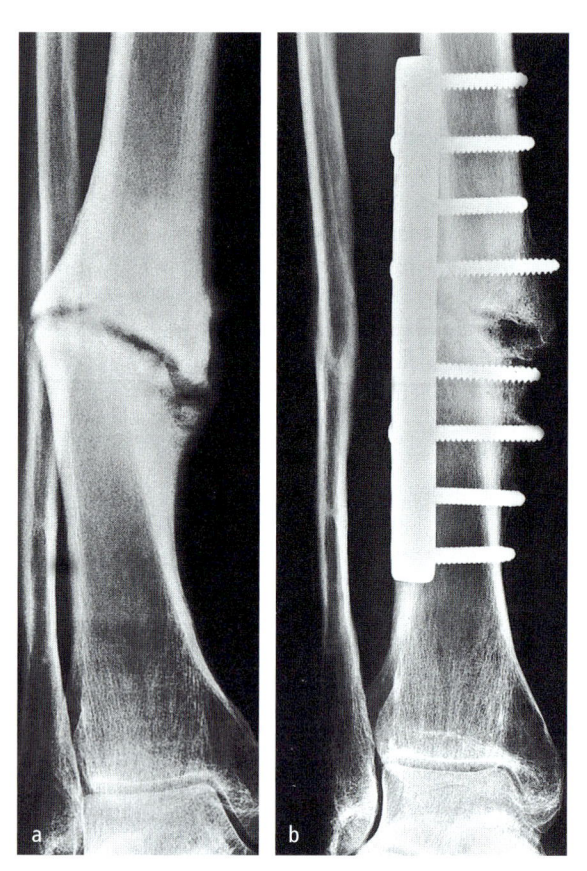

Alle Faktoren, die eine Heilung verzögern, kommen deshalb auch als *Ursache einer Pseudarthrose* in Frage. Es sind v. a. mechanische und biologische:

1. **übermäßige mechanische Beanspruchung** des Regenerates: Wiederholte Repositionen, ständige Bewegung im Kallusgebiet, einmalige oder dauernde Frakturierung des Kallus, geführte Biegung usw. Oft ist die Kallusbildung durchaus gut, die Regenerationskraft erhalten. Man spricht von **vitalen Pseudarthrosen.**
2. **mangelnde Kallusbildung** infolge fehlender lokaler Durchblutung bei Gewebsschäden: Ausgedehnte Knochendefekte, nekrotische Knochenfragmente, schwere Weichteilschäden, Infektionen usw. Diese Pseudarthrosen sind **avital,** da biologisch nicht regenerationsfähig (siehe Klinik und Therapie der Pseudarthrose, Kap. 45.6; **Abb. 4.15**).
3. **rigide (Platten-)Osteosynthesen.** Interessanterweise sind diese sehr empfindlich: Geringe (mikroskopi-

sche) Bewegungen können bereits zu Pseudarthrosen führen. Warum, wird in Kapitel 4.2.3 erläutert.

Zur Nomenklatur: Der aus dem Griechischen abgeleitete, im deutschen Sprachgebrauch übliche Name Pseudarthrose, eigentlich «Falschgelenk», stammt aus der Zeit, als man nur klinisch anhand der falschen Beweglichkeit feststellen konnte, dass ein Knochenbruch nicht zusammengewachsen war. Bei alten Pseudarthrosen entstand mit der Zeit ein eigentliches Gelenk mit Gelenkspalt und Knorpel an den Fragmentenden. Heute sieht man diese Formen nur noch bei verschleppten Fällen.

Der englische Name **«non-union»** trifft genauer das, was man heute unter Pseudarthrose versteht: den im Röntgenbild sichtbaren persistierenden Frakturspalt. Manche Autoren sprechen bereits von Pseudarthrose, wenn dieser nach einer gewissen Zeit (Monate) noch nicht überbrückt ist. Da eine spontane knöcherne Konsolidation oft doch noch erfolgt, ist «verzögerte Heilung» die genauere Bezeichnung.

4.2.3
Frakturheilung unter innerer Fixation

Die Erforschung der Frakturheilung nach Osteosynthesen hat viel zum Verständnis der biomechanischen Wechselwirkungen zwischen mechanischen Kräften und den Zellaktivitäten, welche bei der Frakturheilung ins Spiel kommen, beigetragen. Tatsächlich hat die Osteosynthese tief greifende Änderungen im natürlichen Frakturheilungsmechanismus zur Folge.

«Primäre» oder «sekundäre» Knochenheilung?

Unter mechanisch absolut stabilen Verhältnissen, wie sie eine starre Kompressionsosteosynthese ergibt, beobachtet man eine Art von Frakturheilung, welche in der Natur nicht vorkommt. Röntgenologisch ist sie gekennzeichnet durch das völlige **Fehlen eines Frakturkallus**. *Danis* nannte sie «soudure autogène». In Anlehnung an die primäre Heilung von Hautwunden wurde sie auch als «primäre Knochenheilung» bezeichnet. Der Ausdruck ist insofern unglücklich, als damit ein Werturteil nahe gelegt wird. «Primäre Knochenbruchheilung» ist aber lediglich ein Name für eine Frakturheilung, bei welcher die chondralen Zwischenstufen fehlen und die Ossifikation direkt, *angiogen*, erfolgt (**Abb. 4.16** u. **Abb. 4.17**).

Voraussetzung für diese Art von Knochenheilung ist eine absolut stabil fixierte Fraktur (z.B. Druckosteosynthese mit Schrauben und Platten). Umgekehrt ist solche «primäre Knochenheilung» ein Beweis für Stabilität. Andere, qualitative Vorteile gegenüber der Frakturheilung mit Kallusbildung hat sie nicht, hingegen einige **Nachteile**: geringere mechanische Fes-

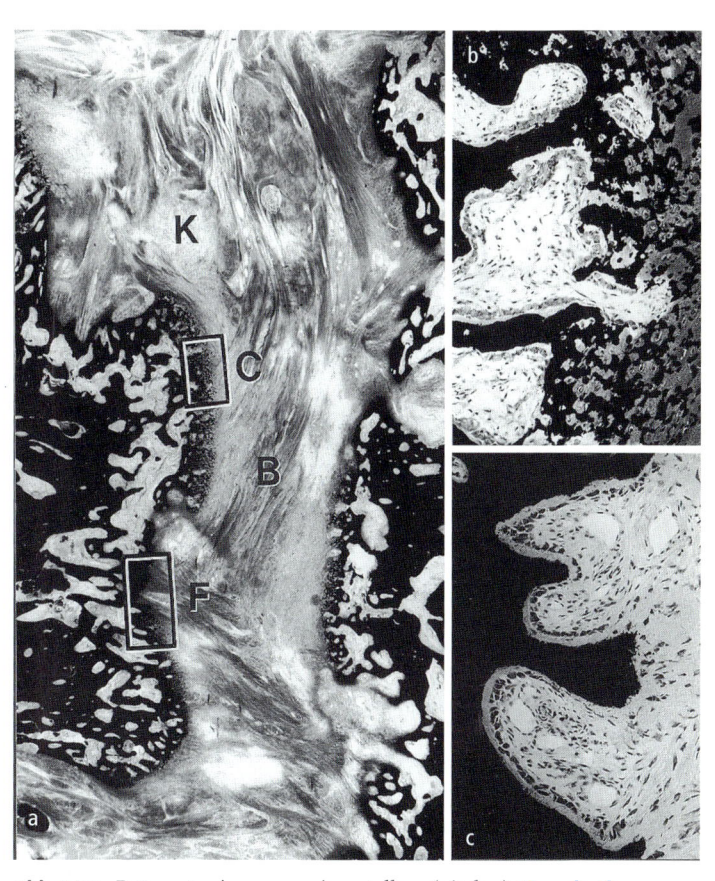

Abb. 4.15: Präparat einer experimentellen (vitalen) **Pseudarthrose** am Hunderadius, erzeugt mittels Osteotomie, von R. Schenk.
a) Der Pseudarthrosespalt ist mit Bindegewebe (B) und Faserknorpel (K) gefüllt. 16fache Vergrößerung. Unter mechanisch stabilen Verhältnissen (nach Osteosynthese) ist die Ossifikation dieses Gewebes möglich. Sie geht von der Oberfläche des vitalen Knochens zu beiden Seiten des Knochendefektes aus.
b) **Chondrale Ossifikation** (Ausschnitt C) 64fache Vergrößerung, Knochen und verkalkter Knorpel schwarz (v. Kossa-Reaktion). Von links her dringen Resorptionskanäle (hell) in den verkalkten Knorpel ein. An ihrer Wand sitzen Osteoblasten und bilden neue Knochentrabekel.
c) **Desmale Ossifikation** in fibrösem Gewebe (Ausschnitt F). An der Oberfläche des mineralisierten Knochens (schwarz) sitzen Osteoblasten auf einem Saum von Osteoid. Das Bindegewebe an dieser Stelle ist vaskularisiert.
Die Ossifikation des Bindegewebes in der Pseudarthrose kann nur vor sich gehen, wenn die Mikrobewegungen im Spalt die Dehnbarkeit der Zellen nicht übersteigen und diese nicht zerstören. Nur eine rigorose Stabilität ermöglicht die knöcherne Überbrückung des Spaltes (s. Abb. 4.14).

tigkeit, längere Heildauer und häufigere Refrakturen. Tatsächlich unterdrückt absolute, rigide Stabilität die «normale», natürliche Kallusbildung.

Kallusbildung nach Osteosynthese

Nicht selten sieht man jedoch auch nach rigiden Osteosynthesen allerlei Kallusbildung. Dies zeigt an, dass mechanische Instabilität die angiogene Ossifikation verhindert und der Organismus auf die spon-

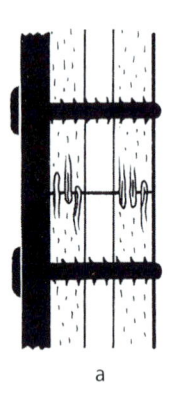

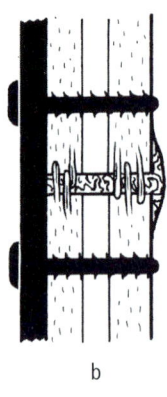

Abb. 4.16: Frakturheilung unter **stabiler innerer Fixation**, nach Schenk.

a) **«Kontaktheilung»:** Nach anatomischer Reposition und unter Kompression haben die Fragmentenden mikroskopisch an einigen Stellen unmittelbaren Flächenkontakt. An diesen Stellen, unter absolut stabilen Bedingungen, wird kein Knochen resorbiert, sondern regenerierende Osteone (s. a. Abb. 4.17) können direkt von einem Fragment ins andere hinüberwachsen und auf diese Weise die Fragmentenden miteinander verbinden.

b) **«Spaltheilung»:** Auch bei makroskopisch anatomischer Reposition bleiben zwischen den Fragmentenden an vielen Stellen Spalten offen. Unter absolut stabilen Verhältnissen wachsen hier Gefäße und Begleitzellen ein, welche direkt (angiogen) Knochen bilden und so die Spalten ausfüllen. Diese «Knochenplomben» müssen in einer zweiten Phase in den Knochenverbund integriert werden, was durch Havers'schen Umbau geschieht (vgl. Abb. 2.11 u. Abb. 2.13). Erst dadurch gewinnt der Knochen seine mechanische Festigkeit.

In beiden Fällen handelt es sich um eine unter künstlichen Bedingungen erzeugte sog. «primäre Knochenheilung». Ihre mechanische Festigkeit ist, mindestens in der ersten Zeit, geringer als jene des natürlichen Knochenkallus. Sie ist deshalb auf die Stabilität der Osteosynthese angewiesen. Rigide Osteosynthesen haben jedoch in manchen Fällen Vorteile, z. B. wenn anatomische Reposition erwünscht ist (Gelenkfrakturen, Vorderarmfrakturen, Osteotomien usw.).

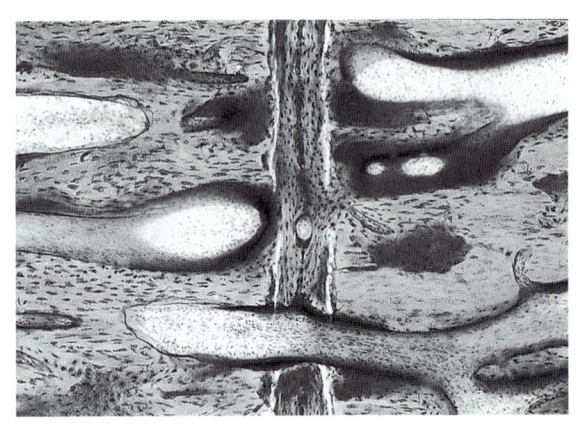

Abb. 4.17: Sog. **«primäre» Knochenbruchheilung** einer experimentell erzeugten Fraktur beim Schaf, unter stabiler Fixation, nach Perren: Frakturspalt senkrecht, 12 Wochen nach Operation von neugebildetem Faserknochen ausgefüllt (die beiden senkrechten weißen Streifen zeigen eine Tetrazyklinmarkierung drei Wochen nach der Operation). In der unteren Bildhälfte überquert ein neues Osteon («Bohrkopf», s. Abb. 2.13) den Frakturspalt von rechts nach links und «verzapft» damit die beiden Fragmentenden miteinander.

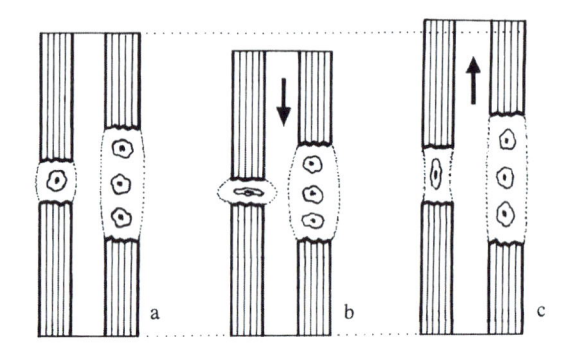

Abb. 4.18: Zur **Dehnungstheorie** (Perren).

a) Ein Knochen in Heilung habe auf der einen Seite einen schmalen Frakturspalt, auf der anderen einen weiten. Eine geringfügige Bewegung auf mikroskopischer Ebene unter funktioneller Beanspruchung wirkt sich, je nach Weite des Spaltes, verschieden aus:

b) Bei Kompression wird die gezeichnete Zelle im engen Spalt gequetscht, während die drei Zellen in weiten Spalt nur leicht komprimiert werden, aber keinen Schaden nehmen.

c) Unter Zug zerreißt das Gewebe im engen Spalt, im weiten wird es nur leicht gestreckt, aber nicht zerstört.

Entscheidend ist die Deformation, d.h. die Dehnung des Spaltes im Verhältnis zu seiner ursprünglichen Weite ($d = \Delta L/L\%$).

Diese Theorie erklärt, warum bei Instabilität die knöcherne Konsolidation in einem engen Fraktur- bzw. Pseudarthrosespalt stärker kompromittiert ist als in einem weiten, und weshalb der Brückenschlag, anders als man vielleicht erwarten würde, schlechter oder gar nicht zustande kommt.

Für Theorie und Praxis der Osteosynthese hat diese Erkenntnis tiefgreifende Konsequenzen. Sie unterstreicht die *Bedeutung des natürlichen Frakturkallus* einerseits und der *absoluten Stabilität für Kompressionsosteosynthesen* andererseits.

tane Knochenheilung mit chondraler Ossifikation zurückgreift. Die mechanische Stabilität muss nun doch durch das «Lehrgerüst» des Kallus bewerkstelligt werden.

Als Ursache solcher Störungen konnte Perren Knochenzerstörung und Resorption in Folge von Mikrobewegungen an den Kontaktstellen unter wechselnder funktioneller Belastung experimentell nachweisen. Eine Erklärung bietet die **Dehnungstheorie** (s. **Abb. 4.18** u. Abb. 3.12). Diese besagt, dass primäre Knochenheilung nur bei absolut stabilen Osteosynthesen möglich ist, dann nämlich, wenn auch im Mikrobereich unter Wechsellast keine Wackelbewegungen stattfinden (vgl. Abb. 3.13 u. Abb. 3.15). Bei kleinen Frakturspalten, wie sie nach innerer Fixation häufig verbleiben, sind auch geringfügige Bewegungen gefährlich. Das dazwischen liegende Gewebe wird zerstört, es kommt zu lokalen Osteolysen, und der Brückenschlag bleibt aus.

Wenn nach Schrauben- und Plattenosteosynthesen im Verlauf der Zeit plötzlich eine stärkere Kallusbildung auftritt, in der Regel zusammen mit lokalen Schmerzen und Entzündungszeichen, ist dies ein Zeichen dafür, dass die starre Fixation sich gelockert hat und mechanische Unruhe die angiogene Verknöcherung verhindert. Man hat solchen Kallus **«Unruhekallus»** genannt. Er ist aber nichts anderes als der verspätete spontane Frakturkallus. Wenn der Zustand rechtzeitig erkannt und die Fraktur entlastet wird, entsteht meist ein «Fixationskallus» daraus, und der Bruch wird schließlich doch noch fest. Die Gefahr, dass die Heilung verzögert oder gar nicht eintritt, ist allerdings größer, wenn der Kallus erst zu einem Zeitpunkt gebildet wird, da die Zelldifferenzierung schon ein fortgeschrittenes Stadium erreicht hat (s. Abb. 4.12).

An stabile Osteosynthesen werden somit wesentlich höhere Anforderungen gestellt, als an reine Adaptationsfixationen. Tatsächlich ist die Pseudarthroserate deutlich angestiegen, seit die operative Frakturbehandlung Allgemeingut geworden ist. Knochenbruchheilung mit Kallusbildung nach Osteosynthese ist hingegen der Normalfall, z. B. nach Marknagelung, denn der Marknagel gibt keine absolute Stabilität. Ebenso wie mit externen Fixateuren und anderen weniger starren Osteosynthesen kommt es bei diesen so genannten «flexibler Fixationen» (im Gegensatz zur Kompressionsosteosynthese) zur natürlichen «sekundären» Knochenbruchheilung über den Umweg eines kräftigen Frakturkallus. Seine Vorteile überwiegen in den meisten Fällen, u.a. bei allen Schaftfrakturen.

Besonders *pseudarthrosegefährdet* jedoch sind instabile Osteosynthesen mit mangelnder Kallusbildung:

Nur vitaler Knochen kann heilen

Neben den mechanischen Faktoren darf nicht vergessen werden, dass die überragende Rolle den biologischen zukommt: der Vitalität der Knochenfragmente und damit ihrer Vaskularisation.

Erst relativ spät wurde erkannt, dass sowohl die Fraktur selbst als auch die Osteosynthese die **Blutzirkulation** im Knochen empfindlich schädigen kann, naturgemäß umso mehr, je größer die ursprüngliche Verletzung und der bei der offenen Reposition gesetzte sekundäre Schaden waren. Besonders wenn der Knochen ausgiebig deperiostiert, von den Weichteilen abgelöst und damit von der Zirkulation abgeschnitten wird, können ausgedehnte Knochenareale nekrotisch werden (**Abb. 4.19** u. Abb. 31.1).

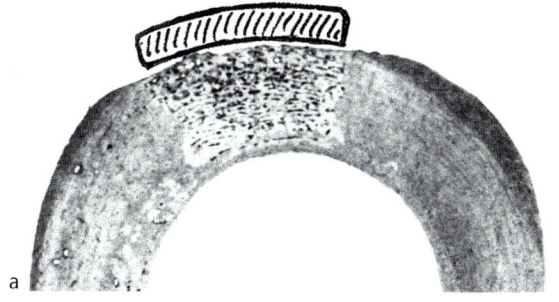

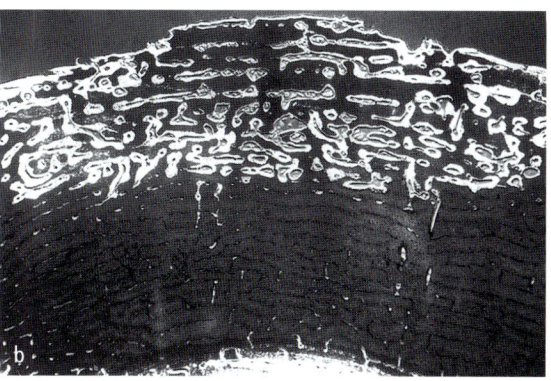

Abb. 4.19:
a) **Osteoporose und Knochenumbau** unter einer Osteosyntheseplatte (Tibia, Schaf), 10 Wochen nach Implantation, im Querschnitt. Dieses Phänomen wurde zuerst als «stress protection» interpretiert, doch handelt es sich primär um eine ischämische Knochennekrose infolge einer Zirkulationsstörung durch Operation und Implantat, mit nachfolgendem An- und Umbau.
b) *Vergrößerung:* oben als weiße Höfe die Fluoreszenzmarkierung, welche vom neu gebildeten Knochen stammt, der sich am Rand der osteoklastisch entstandenen Lakunen (Osteoporose!) an die toten Knochenreste anlagert. Unten (dunkel) der plattenferne intakt gebliebene Knochen. (Präparat P. Matter).

Knochennekrosen sind zwar auf dem Röntgenbild unspektakulär, doch können sie zur Frakturheilung nichts beitragen und geben sich später durch schlechte, verzögerte Bruchheilung, Pseudarthrosen und Refrakturen zu erkennen.

Schließlich beeinträchtigen auch Marknägel, besonders nach Aufbohren der Markhöhle, die endostale Knochendurchblutung ganz erheblich.

Die Schonung der Gewebe steht deshalb bei der Frakturbehandlung heute wieder im Vordergrund (vgl. Abb. 42.5 u. Kap. 42.4.1 u. Kap. 43.2).

Bei Plattenosteosynthesen findet man regelmäßig nach wenigen Wochen eine starke Porosierung des darunter liegenden Kortikalisabschnittes. Dies wurde als Inaktivitätsosteoporose gedeutet und mit der fehlenden mechanischen Stimulation des Knochens infolge von **«stress protection»** durch das Implantat zu erklären versucht. Tatsächlich handelt es sich aber auch hier um avaskuläre Knochennekrosen als Folge der gestörten Vaskularisation des Knochens durch die Osteosynthese.

Solche toten Knochenareale werden vom umgebenden Gewebe her, sofern dieses gut durchblutet ist, wieder vaskularisiert, indem sie von Osteoklasten durchlöchert werden, bis sie mikroskopisch wie Emmentalerkäse aussehen (Abb. 4.19). Die Löcher (Lakunen) werden anschließend durch Osteoblasten wieder mit neuem, vitalem Knochen aufgefüllt, so dass der Knochen im günstigen Fall nach etwa einem Jahr vollständig revitalisiert ist und seine ursprüngliche Dichte zurückgewonnen hat. In schlecht durchbluteter Umgebung kann dies allerdings sehr lange dauern.

Bei Infektionen hingegen ist ein solcher Umbau in der Regel nicht möglich. Stattdessen werden einzelne tote Knochenabschnitte osteoklastisch aus dem Verband ausgelöst und als Fremdkörper sequestriert (s. Kap. 32.1).

Wie viel Stabilität bzw. Bewegung braucht die Frakturheilung?

Die optimalen Bedingungen sind nach wie vor, trotz viel Forschungseifers, nicht bekannt. Zwei Erfahrungen stehen sich diametral gegenüber:

1. Der Brückenschlag, die Kalzifikation, ist nur unter stabilen Verhältnissen möglich, (zu) viel Bewegung kann zur Pseudarthrose führen.
2. Rigide Stabilität unterbindet die natürliche Kallusbildung weitgehend. Offenbar ist für die normale Frakturheilung ein gewisser (wahrscheinlich intermittierender) Bewegungsstimulus nötig. Experimentell konnte ein solcher allerdings nicht eindeutig nachgewiesen werden.

Bei konservativer Behandlung generiert der natürliche Frakturkallus offenbar selbst in jedem Stadium **optimale mechanische Bedingungen** für die Knochenbruchheilung.

Während die Pioniere der Osteosynthese anfänglich mittels rigiden Fixationen eine möglichst starre Fixation anstrebten, wurden später «flexible Fixationen» propagiert, mit der Vorstellung, damit die Kallusbildung und die Frakturheilung anregen und beschleunigen zu können. «Dynamisierung» wurde zu einem Schlagwort (vgl. Kap. 43.4.3). Allerdings fehlen experimentelle quantitative Daten. So weiß man nach wie vor nicht, wie viel «Bewegung» einer Fraktur zuträglich, wie viel schädlich und wie viel optimal wäre. Dies rührt wohl hauptsächlich daher, dass die lokalen Bedingungen im Frakturgebiet sehr unterschiedlich sind – wie nach der Dehnungstheorie nicht anders zu erwarten.

Während Theorien und Empfehlungen propagiert werden, bleibt (vorläufig) dem Operator – falls er nicht konservativ behandeln will bzw. kann – die Qual der Wahl:

Rigide oder flexible Fixation?

Beide haben ihre Vor- und Nachteile, ihre spezifischen Indikationen:

1. **Absolute Stabilität** ist praktisch nur mit **Kompressionsosteosynthesen** (Platten, Schrauben) zu erreichen. Damit sind anatomische Rekonstruktion und sofortige Mobilisation möglich. Dies ist besonders bei Gelenkfrakturen, Vorderarmbrüchen, Osteotomien u. a. wichtig. Die Heilung erfolgt vorwiegend ohne Kallus. Voraussetzung ist allerdings absolute Stabilität, sonst sind Komplikationen zu erwarten (verzögerte Heilung, Pseudarthrose, Refraktur).
2. **«Flexible Fixation»:** Alle anderen Osteosynthesemethoden. Ihre Stabilität ist relativ, d. h. eine gewisse elastische Deformation wird toleriert, doch muss die Fragmentstellung erhalten bleiben, und die Osteosynthese darf keine permanente (plastische) Deformation erleiden! Vorteile: Frakturheilung durch natürlichen Kallus. Keine anatomische Reposition notwendig. Bessere Schonung der Gewebe. Geeignet für lange Röhrenknochen, für Mehrfragmentbrüche etc.

Die Praxis der Osteosynthese ist im Kapitel 43.4 beschrieben.

4.2.4
Belastbarkeit einer operierten Fraktur

Die Beurteilung der Belastbarkeit einer operierten Fraktur ist schwierig, weil ein prüfbarer «federnder Widerstand» fehlt und der röntgenologische Befund wenig Anhaltspunkte über den Fortschritt der Heilung gibt. Die einzigen **Röntgenzeichen** sind:

- Nach der Osteosynthese evtl. noch sichtbare Frakturspalten verschwinden nach kurzer Zeit.
- Das Fehlen eines Kallus deutet auf starre Fixation durch die Osteosynthese hin – oder aber auf völliges Fehlen jeder Gewebsreaktion, etwa bei ausgedehnten Nekrosen.
- Ein unregelmäßiger wolkiger «Reizkallus» weist darauf hin, dass die Osteosynthese nicht stabil ist.
- «Glättet» sich dieser Kallus, wird er «ruhig» und überbrückt die Fraktur, ist diese spontan konsolidiert.
- Eine kräftige Kallusmanschette wirkt sich mechanisch günstig aus, sie erhöht die Belastbarkeit (s. Abb. 4.9).

Klinik: In erster Linie hängt die Belastbarkeit natürlich von der Qualität der Osteosynthese ab. Diese kann am besten der Operateur selbst beurteilen.

Grundsätzlich ist ein Implantat allein nicht geeignet, die volle Belastung zu tragen. Über kurz oder lang würde jede solche Osteosynthese zusammenbrechen, wenn nicht inzwischen die geheilte Fraktur die mechanische Funktion übernommen hätte.

Osteosynthesen müssen so angelegt sein, dass der Knochen, im Verbund mit den Platten und Schrauben, die Beanspruchung selbst trägt. Es ist deshalb notwendig, die technischen Prinzipien der Osteosynthese, wie sie in entsprechenden Lehrbüchern beschrieben und in Kursen gelehrt werden, genau anzuwenden (vgl. Kap. 3.4, Kap. 43.4.2 u. Abb. 4.5).

In der Regel werden Osteosynthesen «**übungsstabil**» angelegt, d.h. sie sollen die unbelastete Bewegung aller Gelenke ermöglichen. Aus der Erfahrung haben sich für die einzelnen Fraktur- und Osteosynthesearten Richtlinien herauskristallisiert, wann bei ungestörtem Verlauf mit der (teilweisen) Belastung begonnen werden kann. Genaue Angaben über die mechanische Festigkeit operierter Frakturen gibt es allerdings nicht.

Als einzige Ausnahme kann die mit einem kräftigen **Marknagel** als Kraftträger versorgte Schaftfraktur sofort belastet werden. Auf andere Art operierte Frakturen sind in der Regel kaum früher voll belastbar als spontan geheilte.

4.2.5
Wann soll das Osteosynthesematerial entfernt werden?

Refrakturen nach Metallentfernung sind keineswegs selten. Leider gibt es kein absolut sicheres Kriterium, um festzustellen, wann eine osteosynthetisierte Fraktur tragfähig konsolidiert ist. Man weiß aber, dass dies oft recht lange dauert, bei komplizierten Brüchen mit teils nekrotischen Fragmenten, vor allem bei Femurfrakturen, oft über zwei Jahre. Man wird deshalb mit einer Metallentfernung genügend lange zuwarten, zumal das ja in der Regel keinen wesentlichen Nachteil bringt.

Nach erfolgter Konsolidation werden die äußeren Kräfte wieder vollständig vom Knochen aufgenommen. Die metallischen Implantate (Platten usw.) haben dann keine mechanische Funktion mehr (dies lässt sich daran erkennen, dass die Schrauben nicht mehr so fest im Knochen sitzen wie am Anfang). Das Osteosynthesematerial hat seine Aufgabe erfüllt und kann an sich jetzt wieder entfernt werden.

Ursprünglich wurde alles metallische Osteosynthesematerial grundsätzlich wieder herausoperiert, weil es rostete, und weil man kanzerogene Wirkung befürchtete. Die heute verwendeten Legierungen haben sich inzwischen an einer großen Zahl von Patienten als in jeder Hinsicht gut verträglich und unschädlich erwiesen, und auch auf lange Sicht sind wohl keine Spätschäden zu erwarten.

Es besteht deshalb kein triftiger Grund, in jedem Fall das Material zu entfernen, zumal da die Materialentfernung mit Unannehmlichkeiten und nicht selten mit Risiken verbunden ist. (Verletzungen von Gefäßen und Nerven, die in der Operationsnarbe verbacken sein können, späte Refrakturen). Vor allem bei älteren Patienten ist es wohl *nicht nötig*, routinemäßig *alles Metall zu entfernen* (vgl. Kap. 43.5 u. Kap. 43.6.1).

4.2.6
Frakturheilung im spongiösen Knochen

Im spongiösen Knochen verläuft die Heilung in der Regel wesentlich rascher und besser als in der Kortikalis: Diese Frakturen sind oft primär schon ziemlich stabil, besonders wenn die Spongiosabälkchen ineinander eingetaucht sind. Zudem sind die Kontaktflächen größer. Die Spongiosa bietet auch größere Angriffsflächen für den An- und Abbau, und sie ist besser durchblutet.

Brüche in der Spongiosa, besonders auch Stauchungsbrüche, heilen deshalb sicherer und auch deutlich schneller als andere, vorausgesetzt, auf eine Reposition wird verzichtet (distale Radiusbrüche, Wirbelkompressionsfrakturen, Kalkaneus- und eingekeilte Schenkelhalsfrakturen etc.).

Reponieren oder nicht?

Scheint die Fehlstellung nicht akzeptabel, so tauchen Probleme auf: Die Reposition hinterlässt in der Regel an Stelle der Stauchung einen Defekt, und die Fraktur wird instabil. Die Retention ist meist schwierig, und die Korrekturstellung geht oft wieder verloren. Um sie zu erhalten bietet sich in manchen Fällen eine Spongiosaplastik mit zusätzlicher Osteosynthese an, allerdings kein harmloser Eingriff. Hier stellt sich in jedem Fall die Frage, ob es nicht besser ist, die Fehlstellung zu akzeptieren und damit eine rasche und sichere Heilung zu ermöglichen, statt einen komplikationsträchtigen, langwierigen Verlauf in Kauf zu nehmen (vgl. dazu Kap. 42.2.4 u. Abb. 42.11).

5 Skelettwachstum

Die erste **Skelettanlage des Embryos** ist **knorpelig**. Die ersten Knochenkerne erscheinen in der Mitte der langen Röhrenknochen und formen sukzessive die Diaphyse aus (Abb. 27.1). Erst viel später, zum Teil erst nach der Geburt, bilden sich Knochenkerne in den Epiphysen (s. Abb. 29.1, Abb. 41.33, Abb. 64.17 u. Abb. 64.31). Noch bei der Geburt besteht der größte Teil des kindlichen Skelettes aus Knorpel und ist noch recht weich und plastisch verformbar. Dies ist wichtig zu wissen für die Therapie angeborener Deformitäten.

Im Verlauf der weiteren Entwicklung schreitet die **Ossifikation** von den Knochenkernen aus weiter fort und findet ihren Abschluss mit der **Verknöcherung der Epiphysenwachstumsfugen** zur Zeit der Pubertät. In dieser kritischen Phase treten gehäuft Störungen auf, z. B. Epiphysenlösungen (s. «Störungen des Wachstums der Epiphysenfugen», Kap. 28).

5.1 Wie wächst Stützgewebe?

Interstitielles Wachstum

Knorpel als elastisches Weichteilgewebe kann von innen heraus wachsen, durch Zellvergrößerung und -vermehrung zwischen den bereits vorhandenen Zellen sowie durch interstitielle Ablagerung von Interzellularsubstanz. Man spricht von interstitiellem Wachstum, vergleichbar einem Ballon, den man aufbläst, einem entzündeten Körperteil, welcher anschwillt, oder z. B. einer Blumenzwiebel, welche von innen heraus wächst. Nur dehnbare Gewebe, wie etwa Knorpel, können interstitiell wachsen, starre Gewebe wie Knochen nicht.

Knorpel ist bei den ältesten Wirbeltieren erstmals als Stützgewebe entstanden und bildet heute noch das primäre Skelett beim Embryo.

Appositionelles Wachstum

Knochen, wie jede andere formfeste Hartsubstanz mit einer geometrisch unveränderlichen, starren Struktur, kann nur durch Anlagerung neuer Substanz an seine Oberfläche (Knochenlamellen), also durch Apposition, wachsen, wie z. B. Kristalle oder wie die Schalen von Muscheln und Schnecken, die Hörner, Nägel und Haare der Säuger (vgl. Kap. 2.2.3). Die Möglichkeiten der Formänderung sind bei dieser Wachstumsart beschränkt. Eine Vergrößerung durch Einlagerung von Substanz ist nicht mehr möglich.

So können z. B. die Exoskelette der Insekten nicht mehr weiter wachsen. Das Wachstumsproblem lösen die Insekten durch Metamorphosen.

John Hunter (1728 bis 1793) erkannte als Erster das wichtige Prinzip, dass *Knochen nur durch äußere Apposition und gleichzeitige innere Resorption wachsen kann.*

Voraussetzung für die Anlagerung von harter Interzellularsubstanz (Ossifikation) ist ein starres, unbewegliches Gerüst oder eine starre Oberfläche (bereits bestehender Knochen), denn die **Ossifikation** kann offenbar nur unter mechanisch stabilen Bedingungen, abgeschirmt von mechanischer Beanspruchung, vor sich gehen (s. Kap. 4.2.1 u. **Abb. 5.1**).

An der Ausbildung des morphologisch recht differenzierten Säugerskelettes ist sowohl Knorpel mit interstitiellem als auch Knochen mit appositionellem Wachstum beteiligt:

Der interstitiell entstandene Knorpel gibt die Form vor und wird im Lauf der Entwicklung ersetzt durch appositionell wachsenden Knochen, der die Stabilität liefert.

Das Wachstum des Knochenskelettes vom Embryonalstadium bis zur Pubertät setzt **kontinuierlichen Wandel der Knochenform**, einer komplizierten geometrischen Struktur, voraus. Bei diesem komplexen Vorgang lassen sich drei Mechanismen unterscheiden.

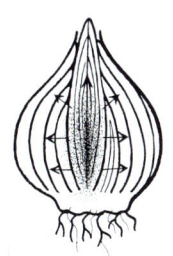

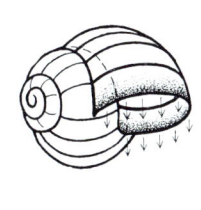

Abb. 5.1: Interstitielles und appositionelles Wachstum: Zwei Lösungen für ein Problem.
1. Zwiebel, Pflanzen, Knorpel u. a.:
   Das dehnbare Gewebe kann *von innen heraus wachsen*. Die Wachstumszone liegt im Zentrum. Die Einlagerung von Hartsubstanz würde das weitere Wachstum behindern. Beachte: die ältesten Blätter der Zwiebel bilden die äußere Schale, die jüngsten sitzen in der Mitte: Interstitielles Wachstum.
2. Schnecke, Muschel, Knochen etc.:
   An der starren Form kann das Wachstum nur *durch Ablagerung an der Oberfläche* erfolgen. Die Wachstumszone liegt am Eingang des Schneckenhauses. Dank seiner genialen Spiralform kann es durch Ablagerung allein wachsen ohne seine Form zu ändern. Bei einer Kugelform z. B. wäre das nicht möglich: Die Öffnung könnte nicht mitwachsen.
   Beachte: Die ältesten Ringe des Schneckenhauses liegen im Zentrum, die jüngsten mit der Wachstumszone an der Peripherie: Appositionelles Wachstum.

5.2
Drei Mechanismen des Knochenwachstums

5.2.1
Das enchondrale Längenwachstum

Das Längenwachstum erfolgt nicht an den gelenktragenden Enden der langen Röhrenknochen (die formgerechte Ausbildung der Gelenkkörper wäre nicht möglich), sondern in einem besonderen Organ, der **Epiphysenfuge**. Sie ist als Knorpelscheibe zwischen gelenktragender Epiphyse und dem Knochenschaft (Meta- und Diaphyse) eingefügt. Dank dieses «Kunstgriffs» der Natur ist dort ein interstitielles Wachstum aus dem Innern des Knochens heraus möglich: Der Knochenschaft wächst an den Enden in die Länge und schiebt die endständigen, gelenktragenden Epiphysen sozusagen vor sich her. Diese hingegen bilden die Gelenkkörper selbst nach den Gesetzen der Gelenkkongruenz (s. Kap. 5.4), ohne durch das Längenwachstum gestört zu werden. Der Gelenkknorpel hat eine eigene Wachstumszone. Zum Längenwachstum tragen außerdem einige Apophysen, z. B. am Trochanter maior, bei.

Endochondrales Wachstum findet somit an drei Orten statt:

- Epiphysenknorpel
- Apophysenknorpel
- Gelenkknorpel.

Das Wachstum an diesen drei Stellen unterscheidet sich nur quantitativ. Während Epiphysen- und Gelenkknorpel unter Druck stehen, steht der Apophysenknorpel unter Zug.

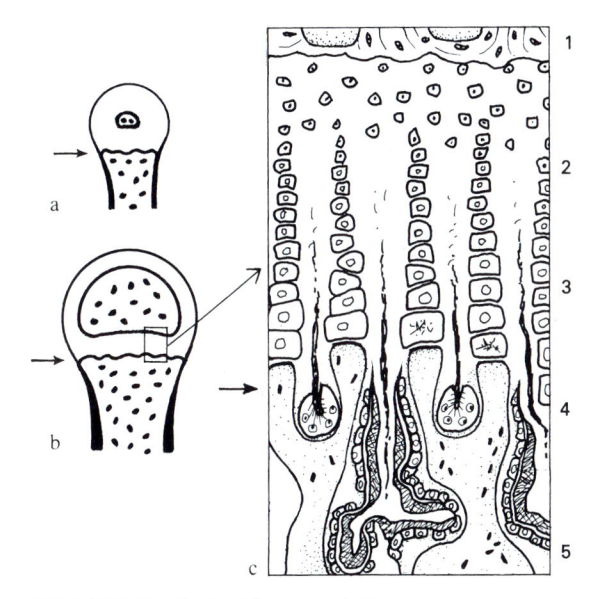

Abb. 5.2: Enchondrales Längenwachstum.
a) *Epiphyse beim Säugling:* Der erste Knochenkern erscheint, während die Diaphyse bereits aus einer Knochenmanschette besteht.
b) *Epiphyse beim Kind:* Zwischen knöcherner Metaphyse und Epiphysenkern wird die Knorpelscheibe, die Epiphysenfuge, im Verlaufe des Wachstums immer dünner. Sie enthält das «Wachstumsorgan» für das Längenwachstum.
c) Ausschnitt aus der Epiphysenfuge: Von oben nach unten:
   1. – knöcherner Epiphysenkern
   2. – *Wachstumszone:*
      – Proliferierender und Säulenknorpel
   3. – *Knorpelumbauzone:*
      – Blasenknorpel
      – Verkalkung der Septen
   4. – *Ossifikationszone*
      – Gefäßinvasion: Sinussystem
      – Osteoklasten resorbieren einen Teil der verkalkten Septen
      – Die Ossifikation beginnt an der Oberfläche der stehengebliebenen verkalkten Septen
   5. – *Metaphyse*

Die mechanisch schwächste Stelle ist die Zone, wo der Knorpel bereits zum Teil verkalkt und resorbiert ist, die Ossifikation aber erst begonnen hat, also die Grenze zwischen Epiphysenfuge und Metaphyse (Pfeile). Epiphysenlösungen (vgl. Kap. 44.3) treten entlang dieser Linie auf. Das Wachstumsorgan liegt auf der epiphysären Seite dieser Linie (Störungen dieses Wachstumsorganes s. Kap. 28.2).

Histologie

Die histologischen Vorgänge beim epiphysären Längenwachstum, also in der Epiphysenfuge, sind die gleichen, wie man sie bei jeder enchondralen Ossifikation findet: beim embryonalen Wachstum, beim Wachstum der gelenktragenden Epiphysen und auch bei der chondralen Kallusbildung nach Frakturen (s. **Abb. 5.2** u. **Abb. 5.3**):

In der Wachstumszone (Proliferationszone) des Epiphysenknorpels vermehren sich die germinativen Knorpelzellen. Sie reihen sich in Richtung Metaphyse in Kolonnen (Palisaden) auf und hypertrophieren dabei (Blasenknorpel). In diesem Stadium werden sie aufgebrochen von Gefäßsprossen, die aus der Spongiosa der Metaphyse ihnen entgegenwachsen.

Von der zwischen den Zellsäulen liegenden Knorpelgrundsubstanz bleiben dabei nur einige Septen übrig, welche zunehmend verkalken.

Von der metaphysären Seite her werden diese verkalkten Knorpelsepten teilweise durch mehrkernige Osteoklasten resorbiert, sodass größere gefäßführende Lakunen entstehen, teils werden sie von Osteoblasten besetzt, welche Osteoidsäume ablagern, die ihrerseits verkalken, d.h. ossifizieren. Mit diesen ersten aus Kalkknorpel und Knochen bestehenden Bälkchen ist die Grundstruktur für die metaphysäre Spongiosa gelegt.

Die mechanische Festigkeit der Epiphysenfuge

Während des ganzen Wachstums, vor allem aber kurz vor der Verknöcherung in Folge der hormonalen Umstellung während des pubertären Wachstumsschubes, ist die Epiphysenfuge ein heikler und mechanisch etwas schwächer Punkt. Dies kann zu pathologischen Insuffizienzerscheinungen führen wie bei der **Epiphysenlösung** oder der Scheuermann'schen Krankheit (siehe «Wachstumskrankheit», Kap. 28 u. Kap. 56).

Die Zone der Verkalkung und Gefäßinvasion ist verständlicherweise die mechanisch schwächste Stelle der Epiphysenfuge. Sie ist mit den dicken Pfeilen in Abbildung 5.2 bezeichnet. Epiphysenlösungen erfolgen immer an dieser Stelle. Dabei bleibt die Wachstumszone (der Wachstumsknorpel) an der Epiphyse, nie an der Metaphyse, hängen. Das ist für die Pathophysiologie dieser Region und die Therapie wesentlich (siehe «Epiphysenfrakturen bei Kindern», Kap. 4.4.3).

Mit der Verknöcherung während der Pubertät wird diese neuralgische Stelle eliminiert. Das «Wachstumsorgan», die Epiphysenfuge, hat ihre Pflicht getan und verschwindet.

Tatsächlich ist das Längenwachstum eine außerordentliche Leistung des Organismus, wenn man bedenkt, dass trotz der Umbauvorgänge die Stabilität des Knochens zu jedem Zeitpunkt der mechanischen Beanspruchung gewachsen sein sollte.

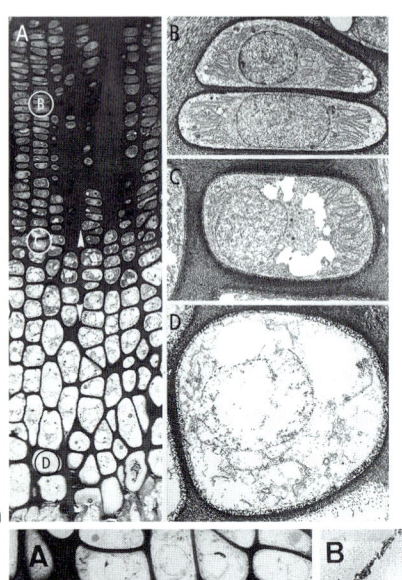

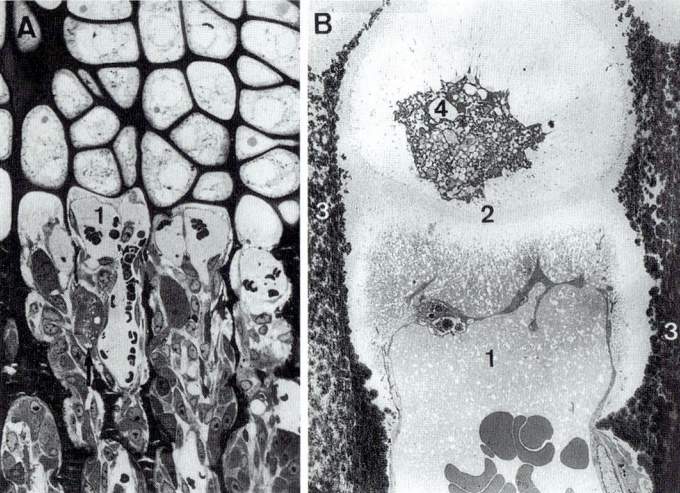

Abb. 5.3: Epiphysenfuge einer Ratte, von R. Schenk.
a) A: Die *Transformation des Knorpels* (240 : 1): Die eingekreisten Buchstaben bezeichnen die Lage der in den elektronenmikroskopischen Aufnahmen (2600 : 1, rechts) abgebildeten Zellen: B: Proliferationszone, C: Übergangszone, D: Blasenknorpel.
b) *Resorptionsvorgänge* in der Invasions- bzw. Eröffnungszone.
A: Unverkalkte quere Septen werden von den einsprossenden Kapillaren (1) aufgelöst, verkalkte Längssepten von Chondroklasten (Pfeil) abgebaut (270 : 1).
B. Im Elektronenmikroskop (1200 : 1) wird der Unterschied zwischen nicht verkalktem queren Septum (2) und verkalkten Längssepten (3) deutlich. 4: Der letzte desintegrierende Chondrozyt, 1: Kapillare sprosst in die eben eröffnete Lakune ein. Unten: Blutzellen.

Röntgenologischer Aspekt

Solange die knöchernen Epiphysenkerne noch nicht gebildet oder sehr klein sind, ist die für das Längenwachstum verantwortliche Knorpelschicht noch recht dick und erscheint nicht als Epiphysenfuge oder -linie. Besser spricht man von **Epiphysenwachstumszone.** Erst wenn die knöchernen Epiphysenkerne größer werden und sich der Metaphyse nähern und nur die knorpelige Wachstumszone ausgespart bleibt, imponiert diese Wachstumszone auf dem Röntgenbild als «Epiphysenlinie». Tatsächlich ist es eine durchgehende Knorpelscheibe, welche die knöchernen Anteile von Epiphyse und Metaphyse voneinander trennt. Während des Wachstums wird diese Knorpelscheibe immer schmaler, und während der Pubertät verknöchert sie schließlich ganz. Die röntgenologischen Veränderungen der Epiphysenfugen im Verlauf der Entwicklung spiegeln das **Skelettalter** des Kindes genau wider. Sie sind auch ein feiner Indikator für pathologische Vorgänge (z. B. Rachitis; **Abb. 5.4** u. Abb. 2.10).

5.2.2
Das periostale Dickenwachstum

Die seitliche Apposition von Knochensubstanz im Bereiche des Schaftes (der Diaphyse) erfolgt vom Periost aus direkt (desmogen) ohne Umweg über eine Knorpelmatrix. Die Osteoblasten entstammen dem Periost.

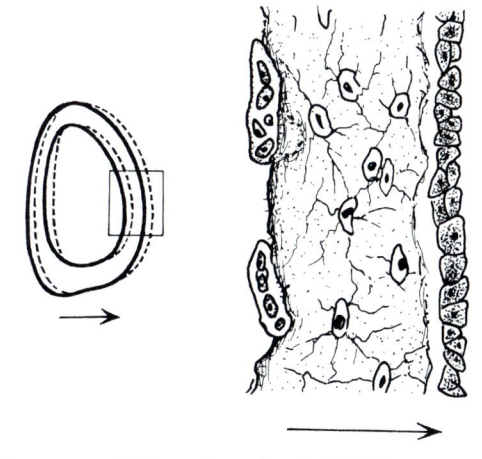

Abb. 5.5: «**Kortikaliswandern**» (cortical drift).
Röhrenknochen werden im Laufe des Wachstums dicker, die Markhöhle erweitert sich, kann sich auch seitlich verschieben durch periostales Dickenwachstum und gleichzeitige Resorption auf der Gegenseite.
Links «wandernder» Querschnitt eines Röhrenknochens, *rechts* Scheitelbein eines menschlichen Embryo mit Osteoblastensaum außen und mehrkernigen Osteoklasten innen (nach Benninghoff).
Der «funktionelle Knochenumbau» (Kap. 2.2.3) benützt dasselbe Prinzip.

In Erscheinung tritt die periostale Knochenbildung außer beim Wachstum auch bei der Frakturheilung (Kallus) und beim Ausgleich von Achsenfehlern (Kap. 4.2.1 u. Kap. 44.2; **Abb. 5.5**).

5.2.3
Der Knochenabbau

Knochenabbau ist unerlässlich zum Wachstum. Die Ausgestaltung der anatomischen Knochenform ist mit Apposition allein nicht möglich. Ohne Abbau könnte die Markhöhle von Röhrenknochen sich nicht vergrößern im Lauf des Wachstums. Der Abbau erfolgt, wie jeder geordnete Knochenabbau, mit Hilfe von Osteoklasten (s. Abb. 2.11 u. Abb. 5.5).

5.3
Steuerung des Knochenwachstums

5.3.1
Geometrie des Knochenwachstums

Die genetisch determinierte Ausformung des Knochens, einer geometrisch komplizierten Struktur, ist nur möglich dank eines koordinierten Zusammenspiels der drei beteiligten Wachstums- und Umbaumechanismen (**Abb. 5.6**).

Am Beispiel der proximalen Femurendes lässt sich eindrücklich das komplexe Gleichgewicht der Wachstumskräfte zeigen, welches für die anatomisch

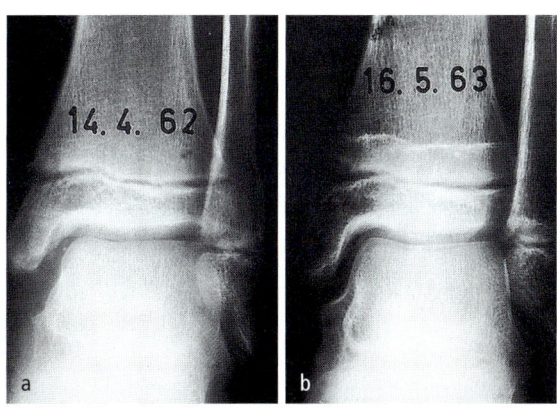

Abb. 5.4: Das **epiphysäre Längenwachstum** lässt sich manchmal auf dem Röntgenbild unmittelbar ablesen, wie bei diesem 10-jährigen Mädchen, dessen oberes Sprunggelenk wegen einer Distorsion am 14. 4. 1962 geröntgt worden war (a). Ein Röntgenbild *ein Jahr später* (b) zeigt eine feine, knochendichte Linie in der Metaphyse, parallel zur Epiphysenfuge. Diese sog. «*Harris'sche Wachstumslinie*» bezeichnet die Stelle, wo ein Jahr zuvor die Epiphysenfuge lokalisiert war. Die Inaktivitätsosteoporose nach dem Unfall hat sie sichtbar gemacht. Das Knochenstück zwischen dieser Wachstumslinie und der Epiphysenfuge ist durch Längenwachstum in der Zwischenzeit dazugekommen.

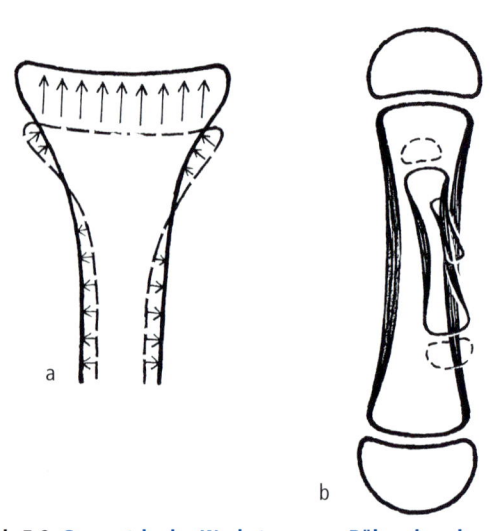

Abb. 5.6: Geometrie des Wachstums von Röhrenknochen.
a) An der anatomisch regelrechten Ausgestaltung der Metaphyse eines Röhrenknochens im Verlaufe des Wachstums wird das komplizierte Zusammenwirken von Apposition und Resorption deutlich. Die Pfeile deuten die Richtung an, in welcher die Konturen verschoben werden: Der größte Zuwachs erfolgt in der Längsrichtung im Bereiche der Epiphysenwachstumszone. Gleich dahinter im metaphysären Bereich wird vom Periost her der breit ausladende Kelch verschmälert durch Knochenabbau. Auf Höhe der Diaphyse wird der Schaft durch periostales Dickenwachstum verbreitert.

Weitere An- und Abbauvorgänge finden im Innern der Metaphyse statt. Die Markhöhle wird zudem im Schaftbereich erweitert durch Abbau der Kortikalis von innen her, parallel zum periostalen Dickenwachstum außen. (Die inneren Umbauvorgänge sind im Bild nicht dargestellt.)

b) Die Zeichnung soll verdeutlichen, wie radikal der Umbau ist. Ein Knochen kann am Schluss eine vollständig andere Form und Lage haben als ursprünglich angelegt. Im Kindesalter sind große Veränderungen der Knochenform möglich. So wird z. B. aus dem physiologischen O-Bein des Säuglings das ebenfalls physiologische X-Bein des Kleinkindes und schließlich das gerade Bein des Adoleszenten (s. Kap. 39). Die spontane Korrektur von Fehlstellungen, z. B. nach Frakturen, ist ebenfalls möglich, aber auch das Gegenteil (siehe: «Frakturen bei Kindern», Kap. 44). Alles hängt vom Zustand der Wachstumsfuge und von der Steuerung der Wachstumsvorgänge ab. *Wenn wir diese Kräfte verstehen, haben wir die Möglichkeit, sie für uns wirken zu lassen, statt gegen uns.*

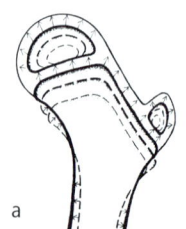

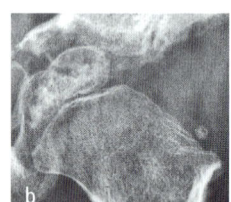

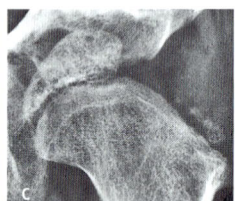

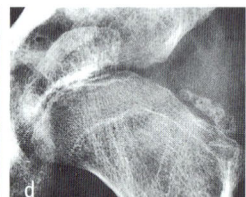

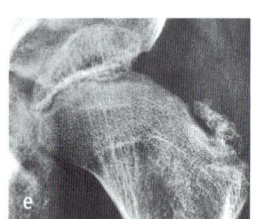

Abb. 5.7: Wachstum des proximalen Femurendes.
a) Das proximale Femurende des Kindes hat eine einzige durchgehende Wachstumszone. Obwohl die drei Abschnitte mechanisch verschieden beansprucht werden (Hüftkopfepiphyse auf Druck, Trochanter-maior-Apophyse auf Zug, dazwischen keine mechanischen Kräfte), tragen sie gleichermaßen zum Längenwachstum und zur formgerechten Ausgestaltung des proximalen Femurendes bei, wie an den Wachstumslinien ersichtlich ist.
b–e) *Röntgenserie eines vierjährigen Knaben.* Das Wachstum des proximalen Femurendes ist gut sichtbar an der Harris'schen Linie, welche im Anschluss an eine Hüftoperation wegen angeborener Hüftluxation entstand.
b) *Kurz nach der Operation*, c) *7 Monate später:* Harris'sche Linie als feine weiße Linie parallel zur oberen Begrenzung der Metaphyse sichtbar, d) *1¼ Jahre später* ist die Linie scheinbar nach unten gewandert. Ihr Abstand zur oberen Begrenzung der Metaphyse zeigt den Knochenzuwachs seit der Operation. e) *zwei Jahre später.* Weiterer Zuwachs, entsprechend der Zeichnung in Abb. a).

regelrechte Ausgestaltung der Hüfte notwendig ist (**Abb. 5.7**).

Lokalisierte Störungen dieses Gleichgewichtes verändern sehr nachhaltig die Geometrie des proximalen Femurendes und damit Form und Funktion der Hüfte. Zwei typische Beispiele zeigen **Abbildung 5.8** und Abbildung 28.3. Die in Abbildung 5.8 gezeigten Wachstumsstörungen sind klinisch und auch tierexperimentell nachzuweisen. Analoge Beobachtungen werden bei anderen Schädigungen der Wachstumszonen, auch an anderen Epiphysen (vor allem Knie, Sprunggelenk, s. Abb. 44.8) gemacht. Sie zeigen die Bedeutung der Wachstumszonen. Ihr Mechanismus gibt Anlass zu diagnostischen, prognostischen, prophylaktischen und therapeutischen Überlegungen (s. Kapitel «Wachstumsstörungen», Kap. 2.8). Sie legen nahe, die Wachstumszonen bei therapeutischen Eingriffen im Epiphysenbereich (Operationen, Röntgenbestrahlung) zu schonen.

5.3.2
Steuerung durch mechanische Beanspruchung

In erster Linie ist die anatomische Knochenstruktur genetisch determiniert. So wird aus einer normalen Femuranlage immer ein Femur werden. Normale

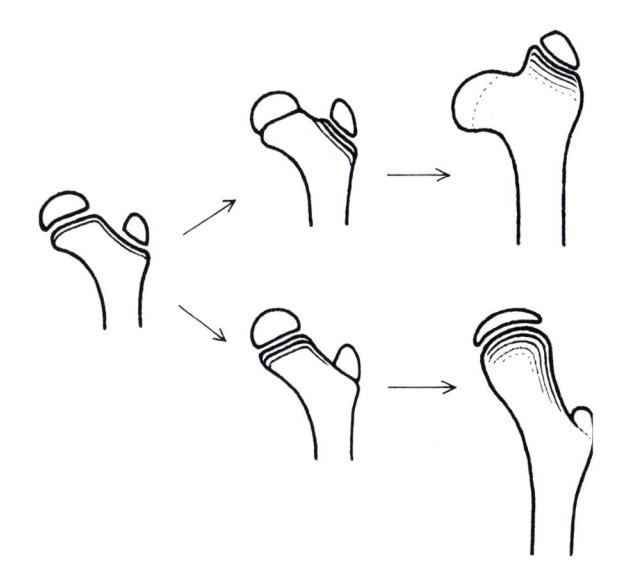

Abb. 5.8: Wachstumsstörungen des proximalen Femurendes.
Obere Reihe: Wird z. B. durch eine ischämische Nekrose (Morbus Perthes) der mediale Anteil der Wachstumszone im Kopfbereich ganz oder teilweise zerstört, so wächst der laterale Abschnitt mit dem Trochanter normal in der Längsrichtung des Femurschaftes weiter, der Kopf bleibt zurück. Daraus entsteht bis zum Wachstumsabschluss eine schwere *Coxa vara* mit Trochanterhochstand und Beinverkürzung. (Röntgenpause eines M. Perthes, zehn Jahre nach Erkrankung im Alter von fünf Jahren.)
Untere Reihe: Schädigung der lateralen Wachstumszone (Trochanterepiphysenfuge), z. B. bei Hüftoperationen, kann ein Sistieren des Wachstums an dieser Stelle bewirken. Der Trochanter maior bleibt zurück, während Kopf und Hals normal weiter wachsen in Richtung der Femurschaftachse. So entsteht eine «Aufrichtung» des Schenkelhalses, eine *Coxa valga*. Charakteristisch für diese Störung ist der schmale Hals (Schwanenhals). Keine Veränderung der Beinlänge. (Röntgenpause sieben Jahre nach einer Hüftoperation, welche im vierten Lebensjahr durchgeführt wurde.)
Beispiele für diese Entwicklung finden sich in Kapitel 28.2, Abbildung 28.3 und in Kapitel 64.2, Abbildung 4.18.

Größe und Form wird es aber nur erreichen bei normaler Trophik und physiologischer Beanspruchung. Wachstum und endgültige Ausgestaltung der Struktur werden somit noch von anderen als nur genetischen Faktoren gesteuert.

Der wichtigste Steuerungsfaktor ist die mechanische Beanspruchung. Fehlt diese, wie etwa bei Lähmungen, ist das Wachstum kümmerlich. Die Knochen bleiben zu kurz, dünn und dysplastisch.

Der Einfluss der axial wirkenden Kraft auf das Knorpelwachstum

Pauwels konnte nachweisen, dass die Epiphysenfuge auf Biegebeanspruchung reagiert, indem sie sich senkrecht zur Achse der hauptsächlichen Druckbeanspruchung einzustellen sucht. Diese Beobachtung lässt sich erklären mit der experimentell und klinisch festgestellten Abhängigkeit des Knorpelwachstums von der Größe des axialen Druckes (**Abb. 5.9**).

Ungleichmäßige Druckverteilung auf die Epiphysenfuge, wie sie besonders durch Biegebeanspruchung zu Stande kommt, hat also auch asymmetrisches Knochenwachstum zur Folge, mit dem Effekt, durch Veränderung der Achsenverhältnisse die Biegekraft in eine mechanisch günstigere, rein axiale, Druckkraft umzuwandeln. Dies ist dann erreicht, wenn die Epiphysenlinie wieder in der Belastungsachse und zu dieser senkrecht liegt.

Wir begegnen hier wieder einem ähnlichen Prinzip, wie wir es bereits beim funktionellen Umbau des Knochens angetroffen haben: Der beschriebene Mechanismus ist geeignet, im Sinne eines Regelkreises durch Rückkopplung die Achsenverhältnisse während des Wachstums unter Kontrolle zu halten. Wir haben ein weiteres eindrückliches Beispiel von funktioneller Anpassung vor uns: Da die Hauptbelastung in der Längsachse der unteren Extremitäten wirkt, wird ein achsengerechtes Wachstum gewährleistet (**Abb. 5.10**).

Achsenkorrekturen im Kindesalter

Dank dieses Mechanismus ist eine Achsenkorrektur durch Epiphysenwachstum möglich. Auch pathologische Achsenabweichungen können durch das epiphysäre Längenwachstum ausgeglichen werden. Dies

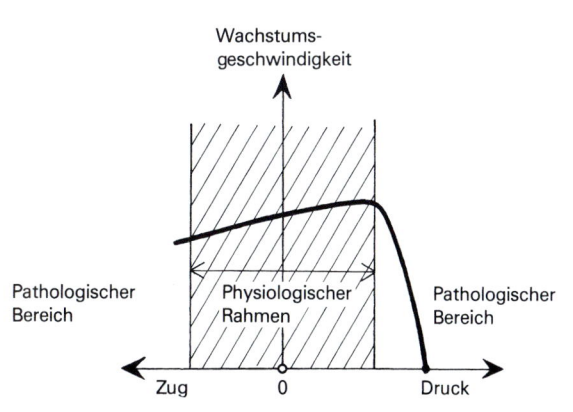

Abb. 5.9: Einfluss der axial wirkenden Kraft auf das Knorpelwachstum.
Die Wachstumsgeschwindigkeit des Epiphysenknorpels steigt bei zunehmendem axialen Druck leicht an, solange sich dieser Druck in physiologischen Grenzen bewegt. Massiver Druckanstieg kann das Wachstum ganz zum Erliegen bringen: Epiphyseodese, siehe Kapitel 55.2.
Diese Gesetzmäßigkeit regelt weitgehend das achsengerechte Knochenwachstum (Hueter-Volkmannsches Gesetz).

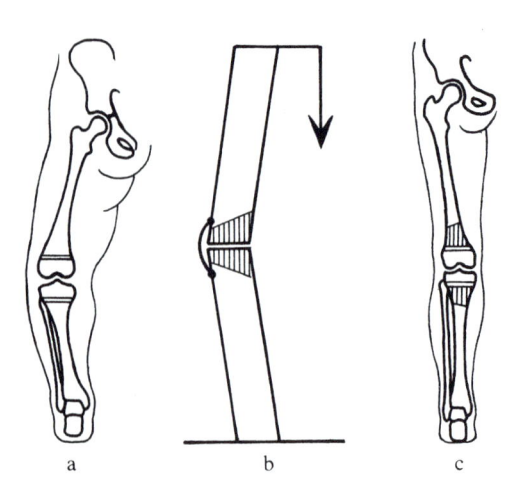

Abb. 5.10: Achsenkorrektur durch epiphysäres Längenwachstum. Am Beispiel des Säuglings-O-Beines (nach Pauwels):
a) Der Säugling hat physiologischerweise ein O-Bein. Wenn er mit etwa einem Jahr aufsteht, geraten diese O-Beine unter eine Biegebeanspruchung.
b) Das Druckdiagramm zeigt (schraffiert) den erhöhten Druck auf der Medialseite des Knies. Dieser wirkt auf die Epiphysenfugen und stimuliert ein rasches Wachstum auf der medialen Seite.
c) Der (schraffiert gezeichnete) Zuwachs ist nicht rechteckig sondern trapezförmig, medial höher als lateral. Dadurch hat sich das O-Bein in das (physiologische) leichte X-Bein des Kleinkindes verwandelt. Die Biegekräfte sind verschwunden, das Bein wird axial belastet.

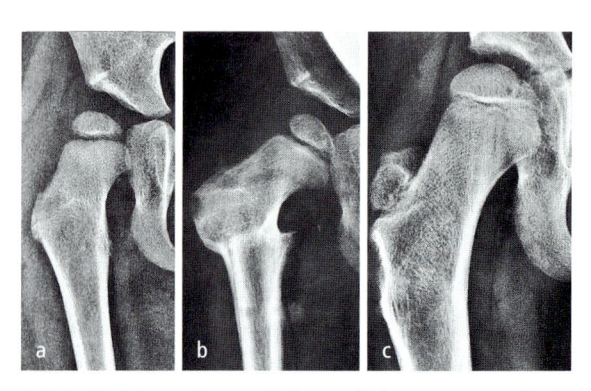

Abb. 5.11: Schenkelhalsaufrichtung bei angeborener Hüftdysplasie als Beispiel einer **Änderung von Knochenachsen durch enchondrales Wachstum.**
a) *3-jähriges Mädchen* mit etwas dysplastischem Pfannendach. Der steile Schenkelhals ist eine häufige Begleiterscheinung der Dysplasie oder von muskulärer Insuffizienz, wahrscheinlich infolge der unphysiologischen Beanspruchung des Hüftgelenkes, weil die resultierende Kraft steiler einfällt als normal (siehe Abb. 9.7). Typisch ist die horizontal stehende Epiphysenlinie.
b) Um eine bessere Zentrierung des Hüftkopfes in der Pfanne zu erreichen, wurde der Schenkelhals mittels einer *intertrochanteren Osteotomie* flacher eingestellt. Das Bild zeigt die Heilung der Osteotomie drei Monate später.
c) Eine *Kontrolle 4½ Jahre* später, im Alter von sieben Jahren zeigt, dass der Schenkelhals sich wieder aufgerichtet hat im Laufe des Wachstums. Die Epiphysenfuge steht wieder horizontal wie vorher. Offenbar ist die mechanische Beanspruchung (die steile Resultierende) gleich geblieben und hat den ursprünglichen Zustand wieder hergestellt.
Solche Phänomene sind *bei Kindern im Wachstumsalter für den langfristigen Therapieplan zu berücksichtigen.*

ist v. a. wichtig bei Frakturen im Kindesalter, die mit Achsenfehlern geheilt sind. *Je jünger das Kind ist*, desto mehr prospektives Wachstum steht für die Korrektur zur Verfügung und desto vollständiger wird die Korrektur. Gegen Ende der Wachstumsperiode nehmen Wachstumsreserve und Korrekturmöglichkeit rasch ab. Nach dem knöchernen Verschluss der Epiphyse ist auch keine Korrektur durch Längenwachstum mehr möglich (s. Abschnitt «Kinderfrakturen», Kap. 44.2). Auch bei nichttraumatischen Fehlstellungen und Deformitäten tritt oft eine Korrektur im Verlauf des Wachstums ein. Es ist wichtig, diese Korrekturmöglichkeiten zu kennen, um:

1. abschätzen zu können, welche Achsenfehlstellungen im Kindesalter sich noch ausgleichen werden im Verlauf des Wachstums und deshalb noch toleriert werden können, und welche korrigiert werden müssen (s. Kap. 44.2).
2. für die Planung von Korrekturosteotomien zu wissen, ob und wo durch Umstellung der Wachstumsfugen Rezidive auftreten können. So kommt es z. B. nach Varisationsosteotomien am proximalen Femurende sehr häufig zur Wiederaufrichtung des Schenkelhalses (s. a. Kap. 28.2.1 u. Kap. 64.4.4).

Fehlwachstum infolge unphysiologischer Beanspruchung

Ebenso wie Achsenkorrekturen durch Epiphysenwachstum ist auch Fehlwachstum infolge unphysiologischer Beanspruchung möglich. Ein Beispiel dafür ist die Auswirkung einer Hüftlähmung auf das Wachstum des Schenkelhalses (s. a. Kap. 34.1.3 u. Kap. 34.2.2; **Abb. 5.11**, Abb. 34.10, Abb. 34.15 u. Abb. 64.24).

5.4
Die Entwicklung der Gelenke

Noch wesentlich komplizierter als die Knochenentwicklung ist die Ausbildung der Gelenke im Verlauf der Wachstumsperiode. Über die dabei wirksamen Mechanismen und ihre Steuerung wissen wir noch sehr wenig.

Phylogenese

Sicher ist die Ausgestaltung der Gelenke wesentlich genetisch bedingt. So finden sich z. B. die charakteristischen Merkmale des **menschlichen Kniegelenks** mit zwei femoralen Kondylen, Menisken, intraartikulären Ligamenten und asymmetrischen Seitenbändern bereits bei Eryops, einem Amphibium des Karbon, vor 340 Millionen Jahren, und auch das Kniegelenk des Haushuhns weist ein ähnliches Design und die selben Funktionsmerkmale auf wie das Menschliche. Es handelt sich hier offenbar um eine überaus effiziente mechanische Konstruktion, die sich im Lauf der Evolution immer wieder erfolgreich an die wechselnden Anforderungen anpassen und schließlich durchsetzen konnte.[4]

Voraussetzung für eine einwandfreie mechanische Funktion ist natürlich, dass das ausgeklügelte Zusammenspiel der Einzelteile und damit die Geometrie ihrer Anatomie stimmt. Diese sind im Kapitel 6: «Knorpel und Gelenk» beschrieben.

Ontogenese

Jedes Gelenk hat eine andere Vorlage und Anlage. Voraussetzung für ein formgerechtes Wachstum ist aber auch eine einwandfreie Kongruenz der beiden Gelenkanteile und normale mechanische Funktion des Gelenkes. Ein kongenital luxiertes Hüftgelenk z. B., dessen Kopf nicht in der Pfanne steht, entwickelt nur eine rudimentäre Pfanne und einen kleinen entrundeten Kopf (Abb. 64.49).

Ohne die «modellierende» funktionelle Beanspruchung bilden sich die Gelenkanlagen nicht aus.

Das **Hüftgelenk** als Kugelgelenk muss genau sphärisch sein, damit Kopf und Pfanne in jeder Stellung formschlüssig ineinander passen. Nur unter dieser Voraussetzung ist die mechanische Beanspruchung, welche das Wachstum steuert, normal. Primäre Störungen der Gelenkkongruenz rufen falsche Kräfteverteilung im Gelenk hervor, und diese beeinflusst wiederum das chondrale Wachstum der Epiphysen unregelmäßig. Als Folge davon nehmen Inkongruenz und Subluxation des Gelenkes weiter zu. So entsteht der Circulus vitiosus der Gelenkdysplasie. Dies hat praktische Bedeutung: Wenn das Hüftgelenk frühzeitig, d. h. in den ersten Wochen nach der Geburt, in der richtigen Stellung gehalten wird, entwickelt sich daraus ein normales Hüftgelenk (s. Abb. 64.44 u. Abb. 64.45 in Kap. 64.4).

5.5 Allgemeine Faktoren, die das Knochenwachstum beeinflussen

5.5.1 Durchblutung und Trophik

Hyperämie stellt einen Wachstumsreiz dar: Dauert sie längere Zeit (Monate, Jahre) an, ist mit einer Längenzunahme zu rechnen, z. B. nach Frakturen und Operationen (vor allem Osteosynthesen bei Kindern, bei chronischer Osteomyelitis). Besonders für die Behandlung von Schaftfrakturen ist diese Erkenntnis wichtig: Bei offener anatomischer Reposition und Osteosynthese von Schaftfrakturen (Femur) bei Kindern können Längendifferenzen entstehen (s. Kap. 44.2).

Trophische Störungen mit mangelhafter Zirkulation andererseits hemmen das Längenwachstum (s. **Abb. 5.12**). So kommen z. B. massive Beinverkürzungen nach Lähmungen (bes. Poliomyelitis, s. Abb. 34.2) zu Stande. Ischämie kann zu Nekrose der germinativen Zellen und Wachstumsstop führen (z. B. bei der Perthes'schen Erkrankung).

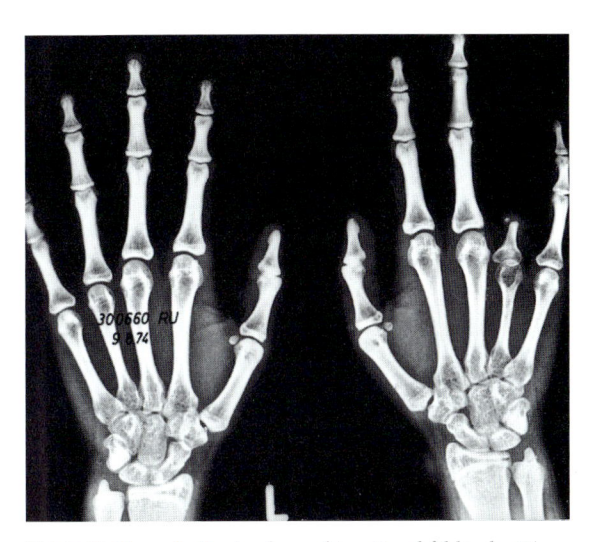

Abb. 5.12: Hypoplasie: An der rechten Hand fehlte der Ringfinger seit früher Kindheit infolge Amputation. Dadurch fehlte dem Metakarpale IV auch der notwendige Wachstumsreiz. Es wuchs nicht wie die übrigen Metakarpalknochen, sondern blieb kürzer und dünner. Auch das Gelenk entwickelte sich nicht normal.

---

[4] Scott F. Dye: »An Evolutionary Perspective of the Knee» J. Bone Joint Surg. 69-A, 976 (1987)

5.5.2 Hormonale Einflüsse und mechanische Eigenschaften der Epiphysenfugen

Man weiß nicht genau, wie der gesamte Ablauf des enchondralen Wachstums zeitlich gesteuert wird. Sicher ist, dass Hormone eine große Rolle spielen. Das hypophysäre Wachstumshormon stimuliert die Tätigkeit der Epiphysenwachstumszonen (hypophysärer Riesenwuchs), die Geschlechtshormone hemmen sie eher und fördern dagegen ihre Verknöcherung (dies wurde therapeutisch ausgenutzt, um vorzeitigen Epiphysenschluss zu erreichen). Die enge Koppelung des enchondralen Wachstums mit der körperlichen Entwicklung ist ein augenfälliges Zeichen für die Steuerung des Wachstums durch Hormone.

Wichtig ist zu wissen, dass

- mit der Pubertät die Epiphysen verknöchern
- im pubertären Wachstumsschub die mechanische Festigkeit der Knorpelfugen vermindert ist.

Traumatische Epiphysenlösungen, vollständig oder mit meta- oder epiphysären Frakturen kombiniert, sind deshalb in der Pubertät häufiger als vorher.

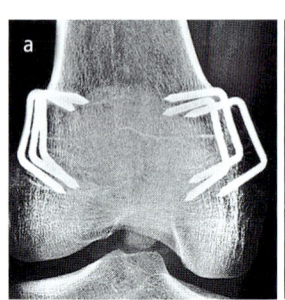

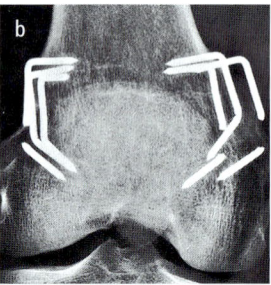

Abb. 5.13: Der Druck des epiphysären Längenwachstums: Bei diesem Knaben war im Alter von 12 Jahren wegen eines Beinlängenunterschiedes nach poliomyelitischer Lähmung eine operative Epiphyseodese mit Klammern gemacht worden, um das Längenwachstum zu stoppen (a).
b) Röntgenbild *10 Jahre später:* Der Wachstumsdruck der Epiphysenfugen hat die Klammern zerbrochen. Wo diese Operation heute noch durchgeführt wird (s. Kap. 63.2.2), werden wesentlich kräftigere Klammern benötigt. Der natürliche Frakturkallus kann ähnliche Kräfte entwickeln und damit die Fraktur stabilisieren (vgl. Kap. 4.2.1 u. Abb. 4.8).

Diese Periode ist auch das einzige Lebensalter, in welchem **spontane Epiphysenlösungen** vorkommen. Bei einzelnen noch ungeklärten hormonalen Dysregulationen kann die mechanische Festigkeit der Epiphysenfugen so stark herabgesetzt sein, dass es zu spontanen Epiphysenlösungen kommen kann. Sie betreffen ausschließlich das Hüftgelenk und sind als «endokrine Krankheit» häufig beidseitig (s. Kap. 64.6).

Zusammenhänge bestehen auch mit gewissen Störungen des Wirbelsäulenwachstums, welche ebenfalls im pubertären Wachstumsschub auftreten oder exazerbieren:

- Morbus Scheuermann (s. Kap. 56.2)
- idiopathische Skoliose (s. Kap. 57.2).

Mit der Verknöcherung der Epiphysenfugen während der Pubertät verschwindet naturgemäß auch ihre Pathologie.

Die Kraft des epiphysären Längenwachstums

Um Beinlängen auszugleichen wurde versucht, das Epiphysenwachstum auf der Gegenseite zu stoppen. Dabei zeigt sich die Kraft, welche diesem Wachstumsvorgang innewohnt. Die zur Verklammerung der Epiphysenfuge (Epiphyseodese) verwendeten Stahlagraffen waren häufig zu schwach und zerbrachen unter dem Wachstumsdruck der Epiphysenfuge (s. **Abb. 5.13**). Auch kleinere Knochenbrücken werden noch zerrissen. Massivere Implantate (Schrauben, Nägel) oder Kallusbrücken und Zerstörungen der germinativen Zellen bringen allerdings das Wachstum zum Stillstand. Diese Verhältnisse sind für die Beurteilung von Epiphysenschäden und Therapiemöglichkeiten wichtig. (Siehe Abschnitt «Wachstumsstörungen», Kap. 28.2, und Abschnitt «Kinderfrakturen», Kap. 44.) An diesem Beispiel zeigen sich die mechanischen Eigenschaften des Knorpelgewebes: hohe Druckfestigkeit (wichtig für Gelenkfunktion). Die Knorpelzelle kann sogar selbst Druck erzeugen und gegen hohen Außendruck wachsen. Diese Fähigkeit ist wichtig für die Bildung des Kallus zur Frakturheilung (vgl. Kap. 4.2.1).

Für die Praxis gilt es die Zusammenhänge zwischen Wachstum und mechanischer Beanspruchung zu erkennen. So ist es uns möglich, *die Wachstumskräfte für uns statt gegen uns wirken zu lassen.*

6 Knorpel und Gelenk

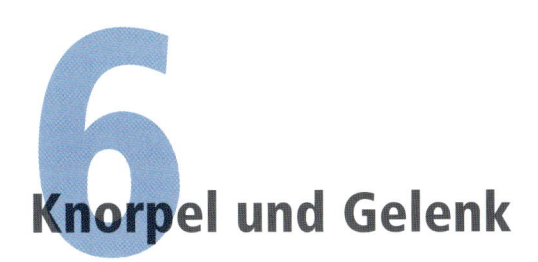

6.1 Knorpel als Gewebe

Die ideale Gelenkgleitfläche

Menschlicher Gelenkknorpel ist ein erstaunliches Gewebe: Er erträgt ca. 10 Millionen Lastwechsel pro Jahr (zum Teil mit dem mehrfachen Körpergewicht, etwa beim normalen Gehen) und versieht seinen Dienst ein Leben lang, während 8 bis 9 Jahrzehnten tadellos – physiologische Beanspruchung vorausgesetzt.

Dank der glatten Oberfläche des Gelenkknorpels können sich Knochen fast reibungslos gegeneinander bewegen – Grundlage der menschlichen Mobilität – und die großen Kräfte übertragen, welche die täglichen körperlichen Aktivitäten mit sich bringen.

Diese Kräfte mit ihren Spannungsspitzen werden überdies gedämpft abgefangen und im Gelenk gleichmäßig verteilt: Der Gelenkknorpel ist auch ein hervorragender **Stoßdämpfer**.

Damit sind die wichtigsten Eigenschaften des hyalinen Knorpels genannt:

- **minimale Reibung**, wie sie in der Technik nicht erreicht wird, dank einer extrem glatten Oberfläche und effizienter Schmierung
- große **Druck- und Zugfestigkeit**, dank des hochkomplexen Verbundbaus seiner Interzellularsubstanz
- ideale **elastische** und **viskoelastische** Eigenschaften, dank der spezifischen Zusammensetzung und Struktur der Matrix
- **Dauerhaftigkeit**, dank eines intensiven Stoffwechsels und eines ständigen Umbaus durch lebende Zellen, den Chondrozyten.

Ein großes Problem bleibt: Bereits 1734 erkannte W. Hunter, dass sich *zerstörter Knorpel nicht mehr aufbauen kann*. An dieser Erkenntnis hat sich bis heute nichts geändert.

Zwei praktische Konsequenzen lassen sich daraus ziehen:

1. Sorge tragen zum gesunden Knorpel: Unfallprophylaxe, vernünftiger Sport etc.
2. intensive Forschung auf dem Gebiet der Knorpelregneration.

Das Erste wird – leider – mit weniger Engagement und Begeisterung betrieben als das Zweite (s. Kap. 6.4.1).

Knorpel als Knochenbildungsmatrix

Knorpel hat aber auch noch andere, wesentliche Funktionen, v.a. in der Entwicklung und bei der Reparatur des knöchernen Skelettes: Das embryonale Skelett ist primär knorpelig angelegt. Wie in den beiden letzten Kapiteln «Skelettwachstum» und «Frakturheilung» beschrieben, ist der Knorpel dank seiner hohen Druckfestigkeit (vgl. «Die Kraft des epiphysären Längenwachstums», Kap. 5.5.2) sehr geeignet als Matrix für die Knochenbildung. Er stellt ein stabiles Lehrgerüst dar (s. Kap. 4.2.1), in welches die Knochensubstanz eingelagert werden kann, geschützt vor mechanischen Einwirkungen.

Vom Knorpelgewebe gehen aus:

- die Verknöcherung des ursprünglich rein knorpelig angelegten Skelettes
- das epiphysäre Längenwachstum in der Jugend
- die natürliche Frakturheilung mit Hilfe des Kallus.

Diese Vorgänge wurden ausführlich in Kapitel 4.2 und Kapitel 5.2 dargestellt.

Hyaliner und anderer Knorpel

Neben dem **hyalinen Gelenkknorpel** kommen im menschlichen Körper noch andere Knorpelarten vor:

- **Elastischer Knorpel** findet sich an verschiedenen Körperstellen, z. B. an der Ohrmuschel, am Kehlkopf u. a. Entsprechend seiner anderen Aufgaben hat er auch eine andere Zusammensetzung (elastische Fasern) und andere mechanische Eigenschaften. Er ist stark verformbar, aber vollkommen elastisch, d. h. er nimmt immer wieder seine normale Form an.
- **Faserknorpel** hat ebenfalls eine andere Zusammensetzung (Kollagen vom Typ I). Er findet sich z. B. in Syndesmosen, in Bandscheiben und Menisken. Faserknorpel wird auch gebildet im Frakturkallus und bei anderen Reparaturvorgängen, nach Verletzungen des Gelenkknorpels und bei den verschiedenen reaktiven Prozessen im Verlauf einer Arthrose. Es handelt sich offenbar um ein Reparaturgewebe ohne sehr differenzierte morphologische Struktur. Darin unterscheidet es sich vom hyalinen Gelenkknorpel, und es hat wahrscheinlich auch nicht dieselben mechanischen Eigenschaften.

Jedenfalls ist «Knorpel» nicht einfach gleich «Knorpel».

Ob Faserknorpel hyalinen Gelenkknorpel qualitativ ebenbürtig und dauerhaft ersetzen kann, ist zu bezweifeln. Dies bleibt eine der wichtigsten Fragen für die Zukunft der Therapie von Knorpelschäden an Gelenken (vgl. in Kap. 6.4.1: «Knorpelregeneration und -transplantation»).

6.2 Eigenschaften des Gelenkknorpels

Aufbau der Matrix

Der Gelenkknorpelüberzug ist beim Menschen nur wenige Millimeter dick, variabel ca. zwischen 1 und 4 mm je nach Lokalisation. Lichtmikroskopisch erscheint die Grundsubstanz des hyalinen Knorpels homogen. Es lassen sich in dieser Matrix lediglich die eher spärlichen, säulenförmig angeordneten Knorpelzellen (Chondrozyten) erkennen, sodann eine glatte Oberflächenschicht (Lamina splendens), und an der Basis eine dünne Schicht verkalkten Knorpels, die mit der subchondralen Knochenspongiosa eng verzahnt ist.

Erst im Elektronenmikroskop wird die komplexe Struktur der Interzellularsubstanz erkennbar: In einem dichten dreidimensionalen Geflecht von kollagenen Fibrillen liegen, wie in einem Käfig eingeschlossen, riesige Makromoleküle von polymerisierten Proteoglykanaggregaten.

Die **kollagenen Fasern** sind in der verkalkten Basis verankert, sind zum Teil arkadenförmig angeordnet, d. h. in den tieferen Schichten vorwiegend senkrecht zur Oberfläche, während sie an dieser umbiegen und ein kräftiges flächiges Netz bilden. In den unteren Schichten schließen sie auch die einzelnen Chondrozyten dicht in ihrem Netz ein (s. **Abb. 6.1, Abb. 6.2** u. **Abb. 6.3 a**). Diese kollagenen Fasern sind vom Typ II, lichtmikroskopisch nicht sichtbar (deshalb «hyaliner», d. h. glasartiger, durchscheinender Knorpel).

Die **Proteoglykane** sind hochmolekulare Verbindungen. Das häufigste und wichtigste, Aggrecan, besteht aus einem lang gestreckten Protein, an welchem über 100 Glycosaminoglycan-Ketten (GAG), v. a. Chondroitinsulfat und Keratansulfat, aufgereiht sind wie die Borsten an einer Bürste. Hunderte solcher Proteoglykanmonomere können ihrerseits wieder auf einem Hyaluronsäurefaden aufgereiht und via ein Binde-Protein nicht-kovalent an diesen gebunden werden, was schließlich ein Polymer mit einer dreidimensionalen doppelten Bürstenstruktur ergibt, ein Riesenmolekül mit einem Molekulargewicht von 100 bis 200 Mio. Es hat dank seiner komplexen Struktur und einer stark negativen Ladung der GAG-Ketten eine starke Wasserbindungskraft. Der Wassergehalt des Gelenkknorpels macht denn auch

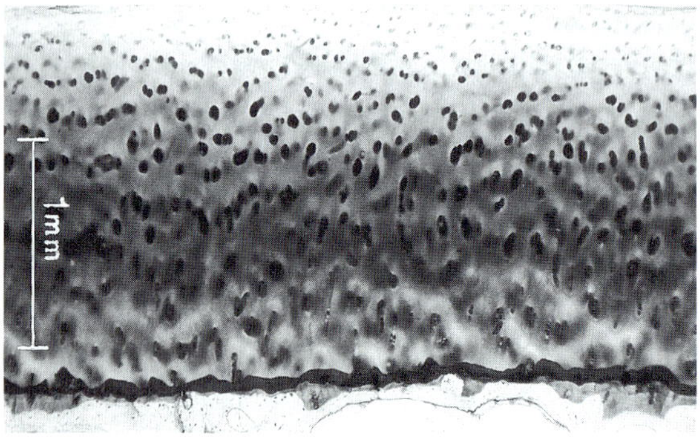

Abb. 6.1: Gelenkknorpel vom Femurkopf einer *60-jährigen Frau*.
Die Toluidinblau-MacNeal-Färbung reflektiert die ungleichmäßige Verteilung der Proteoglykane, insbesondere die Anreicherung um die Chondrome (= Territorien), und den geringeren Gehalt unter der Oberfläche. Der schwarze Steifen an der Grenze zum subchondralen Knochen (unten) ist der Kalkknorpel.
Oberfläche und Struktur sind intakt erhalten, ohne jede arthrotische Veränderung. Dies spricht für die von keinem Werkstoff erreichten optimalen mechanischen Eigenschaften des Gelenkknorpels, eines fragilen Gewebes, das überdies nur wenig Regenerationskraft hat.
Dieser Befund ist auch im Alter nicht außergewöhnlich. Gesunder Gelenkknorpel bleibt bis ins hohe Alter normal. Degenerative Veränderungen sind zwar eine häufige, aber keine obligate Alterserscheinung. (Präparat R. Schenk.)

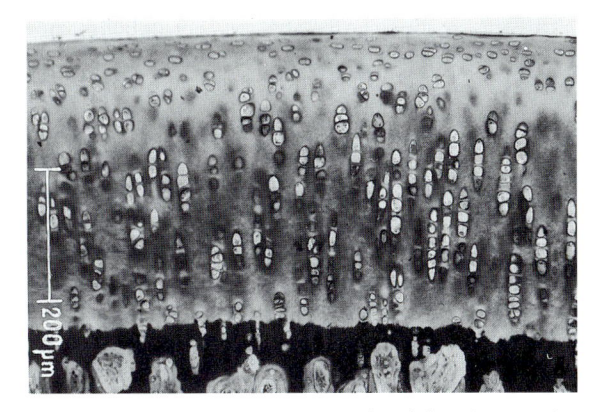

Abb. 6.2: Gelenkknorpel vom Femurkondylus eines *Kaninchens*.
Die durch Form und Anordnung der Zellen charakterisierten Schichten sind hier deutlich zu erkennen: In der Basalschicht, unten, der mit dem subchondralen Knochen (hell) verzahnte Kalkknorpel (schwarz), darüber eine Zone mit radiär senkrecht angeordneten Säulen von Chondronen mit Knorpelzellen, die zur Oberfläche hin in eine tangentiale Anordnung übergehen und damit die Richtung der (im hyalinen Knorpel nicht sichtbaren) kollagenen Fasern widerspiegeln. Die Oberflächenschicht ist absolut glatt. (Präparat R. Schenk.)

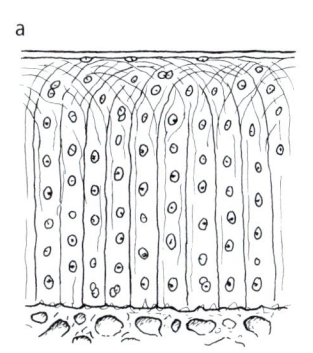

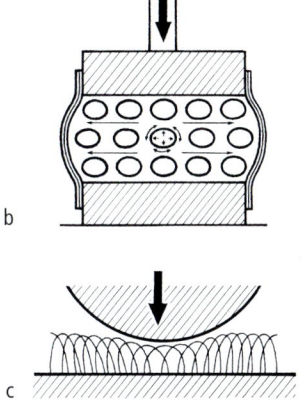

Abb. 6.3: Aufbau des hyalinen Gelenkknorpels.
a) *Faserverlauf*: Die vom Knochen ausgehenden senkrechten Fasern biegen in die waagrechte Oberflächenschicht ein, die als Gleitfläche absolut glatt und widerstandsfähig sein muss. Die Knorpelzellen sind in die Zwischenräume eingebettet. So kommt ein **druckfestes System** zustande, das auf dem Knochen fest verankert ist.
b) Veranschaulichung eines druckfesten Kugelsystems, ein Modell des belasteten Gelenkknorpels. Eine zugfeste Hülle umschließt einen unter hydrostatischem Druck (Turgor) stehenden Inhalt. Beim Knorpel entsprechen dem Inhalt die Grundsubstanz und die Chondrone, den Hüllen die kollagenen Fibrillen.
c) Knorpel unter Druck: So etwa könnte man sich die **elastische Deformierung** der Knorpelstruktur vorstellen. Diese Deformierung unter Belastung hat u.a. zwei wichtige Funktionen:
1. Eine *mechanische*: Der Druck wird gleichmäßig über die Gelenkfläche verteilt. Der elastische Gelenkknorpel wirkt überdies als Puffer (Schockabsorber), der die harten Stöße abfedert und damit den Knochen schützt.
2. Eine *biologische*: Unter Druck gibt der Knorpel Flüssigkeit ab, entlastet nimmt er Flüssigkeit auf. Auf diesen Diffusionsvorgängen beruht sein Stoffwechsel, da er keine Blutgefäße hat. Der Knorpel ist deshalb auf die funktionelle Beanspruchung, die Bewegung des Gelenkes, angewiesen für seine Ernährung.

60 bis 80% aus. Angesichts seiner enormen Tragfähigkeit scheint dieser Befund erstaunlich, allerdings nur auf den ersten Blick.

Der geschilderte Verbundbau der Matrix bildet tatsächlich die Grundlage für die einmaligen mechanischen Eigenschaften des hyalinen Knorpels, die eine lebenslange tadellose Funktion gewährleisten.

Die Chondrozyten

Die Chondrozyten liegen einzeln oder gruppenweise fest eingebettet in der Matrix und machen nur etwa 1 bis 4% ihres Volumens aus. Sie zeigen wenig Zeichen von Aktivität, und man glaubte deshalb, sie hätten höchstens einen geringen Stoffwechsel, zumal der Knorpel keine Blutgefäße besitzt und seine Ernährung durch Diffusion via die Interzellularsubstanz erfolgt. Da man auch keine Mitosen entdecken konnte, wurde auch keine Zellerneuerung, kein «Turnover», angenommen.

Inzwischen ist klar geworden, dass die Chondrozyten sehr wohl einen **intensiven Stoffwechsel** und eine wichtige Funktion haben, und zwar in der Synthese, d.h. in der Produktion der Kollagene, Proteoglykane und Proteine und schließlich wieder mit deren Abbau. Offenbar wird auch die Interzellularsubstanz des Gelenkknorpels, ähnlich wie jene des Knochens, ständig umgebaut, wobei die Produktion von neuer und der Abbau von alter Substanz sich die Waage halten. Diese ständige Erneuerung garantiert die Qualität des Knorpelgewebes ein Leben lang.

Mechanische Eigenschaften und Beanspruchung

Knorpel lässt sich mit einem Messer leicht schneiden. Auch hat er eine relativ geringe lokale Druckfestigkeit. Dass er trotzdem große Flächenbelastung ohne weiteres erträgt, erscheint auf den ersten Blick paradox. Diese eigentümlichen mechanischen Eigenschaften erklären sich aus seinem Aufbau, wie er oben beschrieben wurde.

Gelenkknorpel verhält sich wie ein auf einer Unterlage befestigtes, stark gekammertes Wasserkissen. Im Innern herrscht ein erheblicher hydrostatischer, d.h. allseitig gleichmäßig wirkender Druck wie in einem wassergefüllten Ballon, dank einer kräftigen Hülle. Diese besteht aus einem dichten Netz aus zugfesten kollagenen Fasern, während der hydrostatische Druck durch das von den Proteoglykanaggregaten gebundene Wasser aufrecht erhalten wird, in erster Linie mittels des hohen osmotischen Druckes, zum Teil auch mechanisch.

Ein solches **gekammertes Wasserkissen** ist ideal elastisch, unterscheidet sich aber wesentlich von einem elastischen Festkörper. Während dieser seiner Deformation Widerstand entgegensetzt, d.h. seine Form zu erhalten sucht, lässt sich ein hydrostatisch stabilisiertes System ohne großen Widerstand deformieren, nicht jedoch komprimieren, d.h. er setzt nicht einer Deformation, wohl aber einer Volumenverminderung großen Widerstand entgegen.

Physikalisch lässt sich das ausdrücken durch die Poisson'sche Zahl. Sie gibt das Verhältnis der Quer- zur Längsdehnung eines Festkörpers unter axialer Belastung an und ist ein Maß für dessen Zusammendrückbarkeit. Die Festsubstanz des Knorpels wird als nicht kompressibel angesehen. Dasselbe gilt, bei kurzdauernder Krafteinwirkung, für das in der Matrix «gefangene» Wasser. Inkompressible Körper oder Systeme, d.h. solche, die ihr Volumen unter Belastung nicht (genauer: fast nicht) ändern, haben eine Poisson'sche Zahl von nahezu 0,5, was für Knorpel unter momentaner Belastung auch zutrifft, während in der Mechanik und in der Biologie sonst Zahlen von 0,2 bis 0,3 üblich sind.

Diese **hydrostatische Elastizität** hat zur Folge, dass unter Belastung vorwiegend Druck- und Zugkräfte, aber kaum Biege- und Scherkräfte im Knorpel auftreten und übertragen werden. Dies ist insofern zweckmäßig, als der Gelenkknorpel, da die Reibung auf seiner Oberfläche praktisch null ist, ausschließlich senkrecht zu dieser belastet wird.

Dank der geschilderten Struktur kann der hyaline Gelenkknorpel Kräfte auf den Knochen übertragen, die das Körpergewicht oft um ein Mehrfaches übersteigen, wie z. B. schon bei normalem Gehen.

Dabei ergeben sich verschiedene *mechanische Effekte*:

1. Ein elastisches Abfedern der auftretenden momentanen Stöße und Schläge. Hyaliner Knorpel wirkt als idealer **Stoßdämpfer**.
2. Indem sich der Knorpel als «Wasserkissen» gut der Form der gegenüberliegenden, mit ihr artikulierenden, Gelenkfläche anpassen kann, werden die zu übertragenden Kräfte auf eine **größere Kontaktfläche** verteilt. Damit wird eine ideale **Gelenkkongruenz** erreicht.
3. Dank der hydrodynamischen Kraftaufnahme werden diese **Kräfte** auch **gleichmäßig** über die ganze Kontaktfläche **verteilt**. Spannungsspitzen werden damit ausgeglichen, sodass es im Normalfall trotz der großen Kräfte nicht zu unphysiologischer punktueller Überbeanspruchung kommt.
4. Oberflächengestaltung und Druckverteilung unterstützen die Schmierung und ermöglichen eine fast **reibungslose Bewegung**.

Fehlt der hyaline Knorpel, ist er defekt oder hat er nicht mehr die beschriebenen Eigenschaften, kommt es sofort zu lokalen Spannungsspitzen, welche die mechanische Festigkeit der Gewebe übersteigen und sehr rasch zu degenerativen Schäden, zur Arthrose und Zerstörung des Gelenkes führen (vgl. Kap. 9 u. Kap. 37).

Viskosität und zeitabhängiges Verhalten

1. Unter **kurz dauerndem Druck** deformiert sich der Knorpel, wie beschrieben, elastisch, und zwar wesentlich stärker als Kochen, der etwa 10 000 Mal steifer ist als Knorpel. Knorpel erträgt noch eine Deformation von bis zu 50% ohne makroskopisch zu frakturieren.
2. Unter **länger dauernder Belastung**, allerdings schon nach relativ kurzer Zeit, d.h. schon nach wenigen Minuten, zeigt er ein viskoelastisches Verhalten, d.h. er wird wie ein Schwamm zusammengedrückt und ausgepresst. Der normalerweise hohe Wassergehalt nimmt ab, und zwar durch den dem osmotischen Druck entgegengesetzten höheren hydrostatischen Druck, und auch durch rein mechanischen Wasserverlust via die Poren der Matrix. Nach einigen (ca. 5 bis 10) Minuten stellt sich ein Gleichgewicht ein: Bei gleich bleibender Deformation (Volumenverminderung) nimmt der Druck im Innern ab (stress relaxation, s. Kap. 3.6 u. Abb. 3.22a) oder aber, bei konstanter Last, nimmt die Deformation zu, die Knorpelschicht wird dünner (creep, s. Abb. 3.22b). Sobald der äußere Druck wieder nachlässt, nimmt der Knorpel das verlorene Wasser (durch Osmose) wieder auf und seine normale Konfiguration wieder ein, die **Deformation** ist also **reversibel**, der entlastete Knorpel kann sich «erholen». Hält der äußere Druck jedoch zu lange an, kommt es zu Ernährungsstörungen im Knorpel und im Extremfall zu schweren Schäden. *Starre gelenkübergreifende Fixationen* können solche Schäden verursachen. Die in der Frakturbehandlung üblichen Gipsfixationen hingegen erlauben immer einige Bewegung und sind kaum schädlich. Andererseits führt vollständiger Mangel an Belastung auf die Dauer aber ebenfalls zu Schäden.
3. **Intermittierende Belastung** entspricht, z.B. beim normalen Gehen, einer normalen Aktivität und damit einer physiologischen Beanspruchung. Vermutlich ist das genau, was der Knorpel für seine Trophik und lebenslange Funktion braucht.

Entscheidend ist nicht die gesamte Belastung, sondern *der Druck im Gelenk*. Unter normalen physiologischen Bedingungen erreicht er etwa 5 Megapascals (1 MPa entspricht etwa dem Druck, den das Gewicht eines kleinen Apfels auf einer Fläche von einem Quadratmillimeter generieren würde). Übersteigen Druck und damit Deformierung der Matrix die pysiologischen Werte deutlich, wird der Knorpel irreversibel beschädigt (Abb. 3.10 in Kap. 3.3, Abb. 6.14 u. Kap. 9.2.1).

Oberfläche und Schmierung

Die Knorpelflächen im Gelenk haben eine minimale Reibung gegeneinander, wie sie von keinem anderen Material, weder in der Natur noch künstlich, erreicht wird. Entscheidend dafür ist die (mikroskopisch) absolut spiegelglatte Oberfläche (Lamina splendens). «Schmiermittel» ist die **Synovialflüssigkeit**, wobei offenbar die von der Synovialmembran gebildete Hyaluronsäure eine Rolle spielt (**Abb. 6.4**).

Es handelt sich um eine Oberflächenschmierung (boundary lubrication), bei welcher das Schmiermittel an den Oberflächen haftet. Es gibt verschiedene Theorien, doch ist der Mechanismus nicht genau bekannt. Jedenfalls funktioniert er normalerweise ausgezeichnet. Die therapeutische Injektion eines «besseren Schmiermittels» ist obsolet.

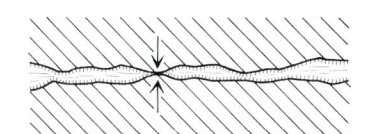

Abb. 6.4: Reibung und Schmierung im Gelenk.
Auch makroskopisch ganz glatte Oberflächen sind mikroskopisch unregelmäßig. Unter Druck berühren sie sich an vorspringenden Stellen. Bei Bewegungen werden diese etwas abgeschliffen. Dadurch entsteht Widerstand = Reibung und Abrieb. Schmiermittel können diese vermindern.
Bei der in der Technik gebräuchlichen hydrodynamischen Schmierung wird durch schnelle Bewegung Flüssigkeit zwischen die Oberflächen gepresst, sodass sich diese gar nicht berühren. Dabei ist die chemische Beschaffenheit von Gelenkoberfläche und Schmiermittel von geringer Bedeutung.
Biologische Gelenke funktionieren eher nach dem Prinzip der *Oberflächenschmierung*: Der Kontakt der Gelenkflächen wird verringert durch ein an der Gelenkoberfläche haftendes Gleitmittel. Dabei spielt die Beschaffenheit dieser Gelenkoberflächen eine wesentliche Rolle. Je glatter die Oberfläche, desto weniger Reibung (z.B. Selbstschmierung von Kunststoffgelenken).
Zusammen mit der Synovialflüssigkeit haben menschliche Gelenke einen minimalen Reibungskoeffizienten, wie er in der Technik praktisch nie erreicht wird.
Auch künstliche Gelenke sollten nach diesem Prinzip konzipiert werden.

Abnützung des Knorpels

Entsprechend der kleinen Reibung und den spezifischen Oberflächeneigenschaften des Gelenkknorpels ist die Abnützung des Knorpels, der Abrieb, normalerweise minimal. Eine während des ganzen Lebens anhaltende geringe Proliferation von Knorpel aus der Matrix genügt bei intaktem Gelenk, diesen Verlust auszugleichen. Schädigungen (auch iatrogene, z. B. arthroskopische) dieser Oberfläche jedoch erhöhen die Reibung und sind damit Ausgangspunkte von mechanischer Zerstörung der empfindlichen Knorpelstrukturen (vgl. Abb. 6.17). Die meisten sekundären Arthrosen entstehen auf diese Weise (s. Kap. 6.4.1).

Knorpelstoffwechsel durch Diffusion

Der Gelenkknorpel führt keine Blutgefäße. Er wird durch Diffusion ernährt, vor allem **aus der Synovialflüssigkeit**. Diese wird durch die Gelenkbewegungen in den Knorpel «hineingepumpt». Osmose und rein mechanischer Austausch durch Poren spielen eine Rolle.

Möglicherweise erschwert eine übermäßig dicke Knorpelschicht diesen Austausch, etwa bei der «Chondromalazie» (s. Kap. 66.43).

Das Einwalken von Gelenkflüssigkeit in den Knorpel durch intermittierenden Druck bei ausreichender Gelenkbewegung ist eine Voraussetzung für die Knorpeltrophik. Lange dauernde vollständige Immobilisation hat deshalb Ernährungsstörungen zur Folge. Dagegen wurde ununterbrochene regelmäßige Bewegung als Therapie empfohlen (*continuous passive motion*, s. Kap. 17.3.3).

Am Kniegelenk spielen bei diesem Pumpmechanismus auch die Menisken eine Rolle. Ihre Entfernung ist nicht gleichgültig.

Die Stoffwechselfunktion der Synovialmembran

Die hauchdünne Synovialmembran ist ein sehr aktives Endothel, reichlich vaskularisiert und innerviert (vgl. Abb. 66.6, Kap. 66.1). Die **Synovialflüssigkeit**, Transportvehikel für den Stoffwechsel des Knorpels und «Gelenkschmiere», wird von dieser Synovialmembran laufend in der richtigen Zusammensetzung und Menge produziert. Bildung und Resorption stehen in einem dynamischen Gleichgewicht, sodass normalerweise nur geringe, aber ausreichende Mengen Synovialflüssigkeit im Gelenk vorhanden sind. Bei krankhaften Zuständen kann dieses Gleichgewicht gestört sein. Dies äußert sich in einem **Erguss**, d.h. in einer Vermehrung und auch in einer veränderten Zusammensetzung der normalerweise klaren, gelben, viskösen Flüssigkeit. Ihre Untersuchung kann *diagnostische Hinweise* geben (rheumatische u. andere Arthritiden etc.).

Der Gelenkbinnenraum

Die Synovialmembran, die innerste Schicht der Gelenkkapsel, umschließt als Endothel die Gelenkhöhle, ähnlich wie Pleura und Peritoneum die großen Körperhöhlen begrenzen und offen halten. Dieses dünne Endothel sorgt dafür, dass der Gelenkraum offen bleibt und nur Synovialflüssigkeit in geringer Menge enthält, und es bildet eine Barriere gegen das Einwachsen von Zellen aus der Umgebung. So bleibt auch nach Verletzungen und Operationen immer ein freier, von der Umgebung scharf abgegrenzter, Gelenkbinnenraum bestehen, ohne welchen keine Bewegung im Gelenk, aber auch keine Arthrographie oder Arthroskopie möglich wäre (s. Abb. 66.8).

Die **Synovialmembran** mit ihrer Barrierenfunktion ist praktisch von größter Bedeutung: Gelenkkrankheiten und schwere Verletzungen, aber auch Operationen können sie in Mitleidenschaft ziehen, was zu Verklebungen, Verwachsungen und Obliteration des Gelenkbinnenraumes führen kann. Die Folge ist eine Versteifung des Gelenkes, eine besonders gefürchtete Komplikation. Ihre Prävention ist eine der wichtigsten Aufgaben der Orthopädie. Ihre Therapie ist ausgesprochen schwierig. Beides ist beschrieben in Kapitel 17.5, Kapitel 17.10.2 und bei «Kontrakturen», Kapitel 38.2 sowie bei den einzelnen Gelenken.

Signaltransfer im Knorpel

Gelenkknorpel führt keine Nervenfasern. Er ist somit auch nicht schmerzempfindlich (vgl. Abb. 66.6, Kap. 66.1). Auch bestehen keine Verbindungen zwischen den einzelnen Knorpelzellen. Trotzdem weisen Untersuchungen daraufhin, dass Chondrozyten mechanische Signale von der Matrix empfangen und darauf reagieren können. So verändern sie offenbar unter dem Einfluss wechselnder Beanspruchung die Proteoglykansynthese. Dadurch scheint eine gewisse Anpassung möglich, was eine lebenslange Funktion gewährleistet.

Andererseits ist die Fähigkeit der Chondrozyten, Schäden in der Matrix zu reparieren, sehr beschränkt (Näheres dazu Kap. 6.4.1). Anders als beim Knochen sind *Knorpelschäden weitgehend irreversibel*.

Gelenkkongruenz ist wesentlich

Die beiden Gelenkteile, z. B. Kopf und Pfanne, passen genau zueinander. Nur unter dieser Voraussetzung kann das Gelenk richtig und dauerhaft funktionieren.

Um den in der Orthopädie und der Traumatologie wichtigen Begriff der Gelenkkongruenz zu definieren, soll zuerst die **Gelenkgeometrie** betrachtet werden:

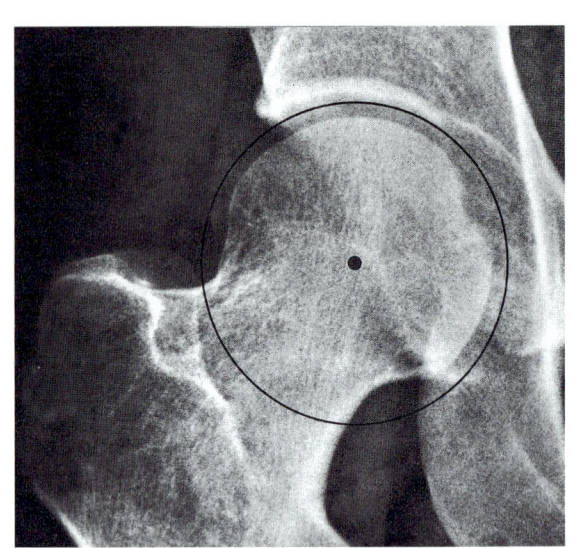

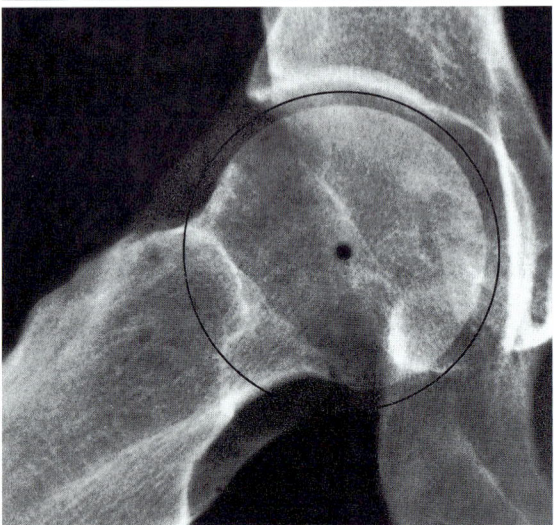

Abb. 6.5: Die **Kongruenz des Hüftgelenkes**.
Röntgenbild eines normalen Hüftgelenkes in zwei verschiedenen Stellungen (ap. und axial) mit eingezeichnetem Drehpunkt, der sich im Zentrum befindet. In beiden Stellungen deckt sich die Kontur des Hüftkopfes recht genau mit einem mit dem Zirkel gezeichneten Kreis. Der Hüftkopf hat somit Kugelform, eine Voraussetzung dafür, dass er genau in die ebenfalls kugelförmige Pfanne passt. Ohne diese Kongruenz könnte das Hüftgelenk sich nicht «rund» drehen. Ein inkongruentes Gelenk ist nur in einer einzigen Stellung schlüssig, etwa wie ein Ei im Eierbecher.
Inkongruenz hat unregelmäßige Druckverteilung, Spannungsspitzen, erhöhte Abnutzung, degenerative Veränderungen, also Arthrose zur Folge. Inkongruente Gelenke werden deshalb auch als «präarthrotisch» bezeichnet.

Die Bewegungen eines Gelenkes erfolgen um einen Drehpunkt resp. eine Drehachse herum. In jeder Stellung müssen die beiden Gelenkteile zueinander passen. Dies ist theoretisch nur möglich bei Kugel- resp. Zylinder-, Spindel- oder Tonnenform, d.h. wenn das Gelenk senkrecht zur Bewegungsachse einen kreisförmigen Querschnitt hat. Annähernd ideale Kugel- resp. Zylinderform haben das Hüft- resp. das Ellbogengelenk. Sie können als Prototyp eines idealen Kugel- resp. Scharniergelenkes gelten: In allen Gelenkstellungen passen Kopf und Pfanne genau ineinander. Auch der Druck im Gelenk ist damit möglichst gleichmäßig auf die ganze Gelenkfläche verteilt (**Abb. 6.5**).

Die Kongruenz der übrigen (komplexer geformten) Gelenke ist mit Hilfe von komplizierten Strukturen (Menisken, Syndesmosen usw.) realisiert, wobei die Elastizität des Knorpels eine ausgleichende Rolle spielt. Dass Kongruenz eine wichtige aber schwierig zu erfassende Sache ist, hat sich erst in jüngster Zeit wieder am Kniegelenk mit seiner komplexen Anatomie und Funktion (Menisken) erwiesen, seit operative Rekonstruktion und endoprothetischer Ersatz aktuell geworden sind (vgl. dazu Kap. 66.1, Abb. 66.32).

6.3
Funktionseinheit Gelenk

Aus dem bisher Gesagten wird ersichtlich, dass ein Gelenk eine Funktionseinheit (im Sinne von Kap. 1.2) ist. Seine einzelnen Bestandteile sind genau aufeinander abgestimmt, damit es «reibungslos» funktioniert. Bereits die regelrechte Entwicklung und Ausbildung eines Gelenkes während des Wachstums erfolgt in gegenseitiger Abhängigkeit (Induktion) der einzelnen Gewebe voneinander. Störungen an einer Stelle haben eine Fehlentwicklung des ganzen Gelenkes zur Folge (s. Kap. 5.4).

Aber auch später funktioniert ein Gelenk als Bewegungseinheit, wobei alle zugehörigen Anteile voneinander abhängig sind und auch so reagieren (**Abb. 6.6**).

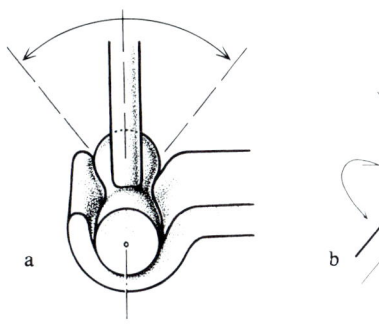

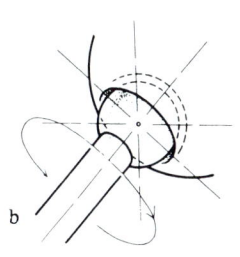

Abb. 6.7: Gelenktypen.
a) **Scharniergelenk.** *Beispiel: Ellbogengelenk.* Pfanne und «Rolle» zylindrisch und kongruent, d.h. ihre Querschnitte müssen kreisrund sein. Kongruente Scharniergelenke haben Zylinderform, bzw. eine Form, wie sie auf der Drehbank entsteht: alle Schnitte senkrecht zur Bewegungsachse sind kreisförmig, das Gelenk bewegt sich um eine einzige Achse.
Durch die genaue geometrische Ausbildung der knöchernen Gelenkanteile ist die Bewegung eindeutig festgelegt und starr geführt. Die einzige Bewegungsachse geht durch das Zentrum dieses Kreises. Die einzige Bewegungsmöglichkeit (1 Freiheitsgrad) liegt in einer Ebene senkrecht zu dieser Achse. Andere Bewegungen werden durch die Anatomie der Gelenkflächen und durch *seitliche Führungsbänder* verhindert. Diese müssen im Durchstoßpunkt der Achse befestigt sein, damit sie in jeder Gelenkstellung gleich stark angespannt sind (vgl. dazu Kap. 6.4.3 u. Abb. 6.19).
b) **Kugelgelenk.** *Beispiel: Hüftgelenk.* Pfanne und Kopf müssen genau kugelförmig sein, damit sie bei jeder Gelenkstellung genau ineinander passen (kongruent sind). Bewegungszentrum ist der geometrische Mittelpunkt, der damit auch der Ansatzpunkt der Hebelarme der am Gelenk angreifenden Kräfte (Gewicht, Muskulatur) ist. Das Kugelgelenk ist um diesen Punkt herum nach allen Richtungen beweglich (3 Freiheitsgrade). Die Bänder haben keine führende Funktion (wie beim Scharniergelenk), sondern begrenzen lediglich den Bewegungsraum. Je tiefer die Pfanne, desto stabiler ist das Gelenk (Beispiel: Hüfte). Je flacher sie ist, desto größer der Bewegungsumfang, desto geringer aber die Stabilität. Diese wird dann weitgehend durch die Muskulatur gewährleistet (Beispiel: Schulter).

Für künstliche Gelenke (Endoprothesen) gelten die gleichen Prinzipien.

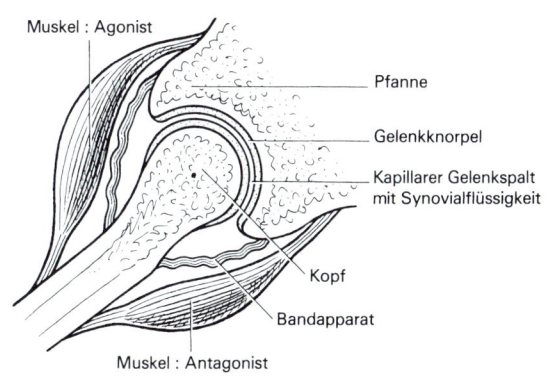

Abb. 6.6: Ein Gelenk ist eine funktionelle Einheit, bei welcher die einzelnen Teile genau aufeinander abgestimmt sind: Die beiden gegeneinander beweglichen, in jeder Stellung genau ineinander passenden Knochenanteile mit ihrem reibungsarmen Knorpelüberzug, die Gelenkkapsel, welche die Synovialflüssigkeit produziert und Stoffwechselfunktion hat, die Sicherung durch den Bandapparat, sowie die Muskulatur, in Paaren von Agonisten und Antagonisten angeordnet, die das Gelenk nicht nur bewegen, sondern vor allem auch stabilisieren müssen. Störungen eines einzelnen Teiles haben Störungen der ganzen Gelenkfunktion zur Folge. Zur **Schmerzrezeption im Gelenk** vgl. Abbildung 66.6.

Gelenkmechanik

Die Funktion eines Gelenkes ist dreifach:

1. **stabile Verbindung** zwischen zwei Skeletteilen
2. **Kraftübertragung**
3. **Stellungsänderung** zweier Skeletteile gegeneinander.

Bewegungsmöglichkeiten:

1. um eine *Drehachse* (in einer Ebene senkrecht dazu), d.h. in einer Richtung
2. um einen *Drehpunkt*, d.h. in allen Richtungen.

Diesen beiden Bewegungsmöglichkeiten entsprechen im Prinzip *zwei Gelenktypen*:

1. das **Scharniergelenk**
2. das **Kugelgelenk** (ähnliche Funktion hat auch das Sattelgelenk).

Praktisch alle großen Gelenke des Körpers sind nach einem dieser beiden Grundtypen aufgebaut (**Abb. 6.7**).

Der *Aufbau eines Gelenkes* ist bestimmt von:

1. der **Gelenkgeometrie**
2. der **Statik**
3. den **mechanischen Ansprüchen** an die Gewebe.

Gelenkgeometrie

Gelenke sollen Bewegungen der Glieder im Sinne von Stellungsänderungen um einen Drehpunkt herum ermöglichen, wobei seitliche Verschiebungen der beiden Gelenkanteile gegeneinander unerwünscht sind.

Dies verlangt gleichzeitig **Bewegungsfreiheit** und **Stabilität** – zwei Forderungen, die sich grundsätzlich entgegenstehen und nicht leicht gleichzeitig erfüllt werden können. Die Natur hat für jeden Zweck, für jedes Gelenk, besondere Konstruktionen entwickelt. Diese erfordern genaue geometrische Anordnungen, wenn das Gelenk nicht wackeln, aber auch nicht klemmen soll (s. **Abb. 6.8**).

Kraftübertragung im Gelenk

Weil die Reibung zwischen den Gelenkflächen sehr klein ist, können nur Druckkräfte übertragen werden, die senkrecht zur Knorpeloberfläche wirken. Damit das Gelenk im Gleichgewicht ist, muss die von ihm übertragene Kraft zudem durch den Drehpunkt des Gelenkes verlaufen. Sie wird als resultierende Druckkraft (R) bezeichnet (Pauwels) und setzt sich aus Schwerkrafts- und Muskelkomponenten zusammen, die sich die Waage halten müssen, um das Gelenk zu stabilisieren (s. Kap. 8.1.1 u. Abb. 8.6 u. Abb. 6.11).

Bestimmend für die mechanische Beanspruchung eines Gelenkes ist nicht die gesamte wirkende Kraft, sondern die **Druckverteilung im Gelenk**.

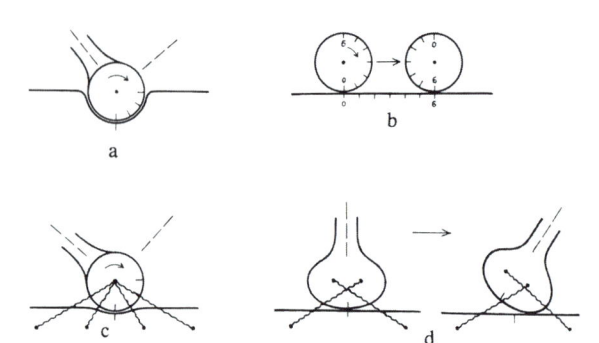

Abb. 6.8: Gelenkkinematik und Gelenkgeometrie.

a) Reines **Drehgleiten** ist nur bei genauer Kreisform des Gelenkes möglich. Dank der knöchernen Fixation findet eine reine Drehung um den Kreismittelpunkt als Drehpunkt, ohne Verschiebung, statt. Die meisten menschlichen Gelenke funktionieren mehr oder weniger genau nach diesem Prinzip. Dabei gleiten die Gelenkflächen aufeinander. Die dabei entstehende Reibung ist, dank den spezifischen Eigenschaften des Knorpels und der Synovialflüssigkeit, geringer als bei fast allen technischen Gelenken.

b) **Rollen:** Wie ein Rad auf einer Ebene rollt. Diese Bewegung ist dadurch gekennzeichnet, dass die Berührungsflächen von Rad und Unterlage sich nicht gegeneinander verschieben und somit auch kaum Reibung entsteht. Diese Art von Bewegung kommt nur im Kniegelenk, bei annähernder Streckung vor.

c) Reines Drehgleiten kann auch durch *Bänder* erzwungen werden. Dies ist aber nur möglich, wenn die Bänder genau im Kreismittelpunkt ansetzen, und wenn der sich drehende Gelenkanteil genaue Kreisform hat.

d) Bandsicherung nach dem Prinzip der geschlossenen *Viergelenkkette*, überkreuzt. Die beiden Bänder halten die Gelenkrolle fest, damit sie nicht nach links oder rechts abwandern kann. Die entstehende Bewegung ist keine Kreisbewegung um einen festen Drehpunkt, sondern die *Kombination von Rollen und Drehgleiten*. Sie ist geometrisch bestimmt durch die Bewegung der «Koppel». Die Form des Gleitkörpers ergibt sich zwangsläufig aus der Koppelhüllkurve (s. Abb. 6.10). Sie gleicht eher einer Spirale als einem Kreis. Diese Konstruktion erlaubt größere Bewegungsausschläge, am Kniegelenk maximale Flexion. Die Form der Femurkondylen entspricht genau dieser geometrischen Konstruktion. Die Rollbewegung ist für die Funktion und Pathologie des Knies, vor allem auch der Menisken, von Bedeutung (s. dort).

Normalerweise ist die Verschiebung lateral größer als medial, wobei das Femur etwas rotiert.

Der Gelenkknorpel wird durch den Gelenkdruck elastisch deformiert. Bei einem kongruenten Gelenk kann die Deformierung nur in einer axialen Kompression der tragenden Gelenkknorpelschicht bestehen, der Druck wird also entsprechend gleichmäßig über den ganzen Gelenkquerschnitt verteilt (**Abb. 6.9**).

Morphologische und funktionelle Veränderungen am Skelett und an den Gelenken, v.a. auch Inkongruenz, können ungleichmäßige Druckverteilung im Gelenk hervorrufen und damit Gelenkschäden verursachen (siehe Kapitel «Die mechanische Beanspruchung als pathogenetischer Faktor», Kap. 9.2.1)

Führung und Schutz des Gelenkes durch den Bandapparat (s.a. Kap. 8.1.2)

Alle Gelenke sind mehr oder weniger stark durch **Bänder** gesichert. Innerhalb des normalen Bewegungsumfanges eines Gelenkes lassen die Bänder alle Bewegungen zu. Andere Bewegungen verhindern und blockieren sie. Zwei verschiedene Funktionsweisen lassen sich unterscheiden:

1. **Anschlagsperren:** Kräftige Bänder verhindern z. B. das Überstrecken des Hüftgelenkes (Lig. Bertini) und des Kniegelenkes (dorsale Kapselbänder). In voller Streckstellung sind diese Gelenke dann stabilisiert und tragfähig.
2. **Führungsbänder:** Jedes Scharniergelenk ist geschützt und in der Bewegungsebene durch Seitenbänder (z. B. Knieseitenbänder, Knöchelbänder) geführt. In jeder Gelenkstellung sind bestimmte Anteile davon gespannt. Bandansatz und -länge sind entsprechend geometrisch genau festgelegt. Sie hängen vor allem von der Drehachse ab.

Die Bewegung beruht auf einer hohen Präzision der anatomischen Ausgestaltung des Gelenkes, in welchem die Geometrie der Gelenkkörper und des Bandapparates genau aufeinander abgestimmt sein müssen und es im Normalfall auch tatsächlich sind. Paradebeispiel dafür ist das Kniegelenk (**Abb. 6.10**).

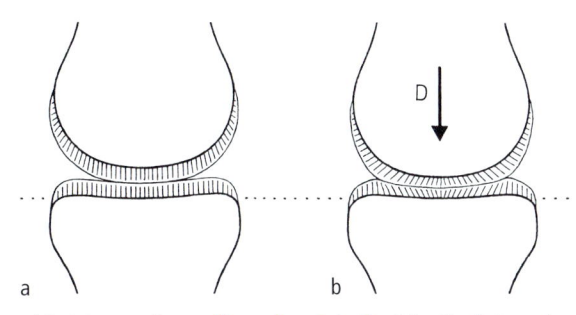

Abb. 6.9: Druckverteilung im Gelenk. Die Funktion des Knorpels: Druckausgleich und Stoßdämpfer.
a) Im unbelasteten Zustand ist die Berührungsfläche der beiden Gelenkanteile – außer bei vollkommener Kongruenz – relativ klein.
b) Unter Druck (D) wirkt der Gelenkknorpel ähnlich wie ein Wasserkissen. Das Kontaktareal wird größer, der Druck wird einigermaßen gleichmäßig über die ganze Gelenfläche verteilt. Damit werden pathologisch hohe lokale Druckspitzen ausgeglichen. Dieser Mechanismus funktioniert allerdings nur bei weitgehend kongruenten Knochenoberflächen! Damit garantiert er eine lebenslange ungestörte Funktion des Gelenkes.

Bei Inkongruenz, sei sie kongenital, im Laufe der Entwicklung enstanden oder später durch Krankheit oder Unfall erworben (z. B. bei Stufen in der subchondralen Gelenkfläche, bei Knorpeldefekten etc.) versagt dieser Ausgleichsmechanismus, es entstehen Druckspitzen an umschriebenen Stellen, was unweigerlich zum Verschleiss des Knorpels und damit zur degenerativen Arthrose führt (vgl. Kap. 9.2.1: «Die mechanische Beanspruchung als pathogenetischer Faktor»).

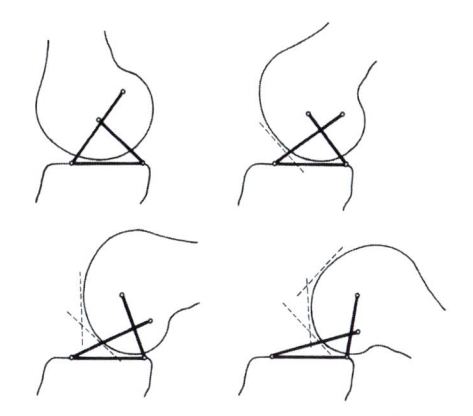

Abb. 6.10: Kinematik des Kniegelenkes (eine Theorie).
Die Form der Femurkondylen ergibt sich aus der geometrischen Anordnung der Viergelenkkette: Bei feststehendem Femur bildet die Verbindungslinie zwischen den Insertionsstellen der beiden Kreuzbänder an der Tibia die bewegliche Koppel. Diese bildet in jeder Stellung des Gelenkes eine Tangente an die Berührungsfläche der Femurkondylen. Alle diese Tangenten (gestrichelt) schließen eine spiralförmige *Koppelhüllkurve* ein, welche die geometrische Form der Femurkondylen zwangsläufig bestimmt. Tatsächlich entspricht die Anatomie im Bereich des tibio-femoralen Gelenkabschnittes genau dieser Kurve.

Der momentane Drehpunkt liegt bei jeder Kniestellung am Kreuzungspunkt der beiden Kreuzbänder. Er wandert auf einer Kurve (Gangpolkurve). Der Berührungspunkt der Gelenkflächen liegt auf einer Senkrechten durch diesen Kreuzungspunkt. Er verschiebt sich bei Beugung nach hinten. (Tatsächlich laufen die beiden Kondylen nicht symmetrisch; es kommt noch eine Rotationsbewegung hinzu; s. Kap. 66.1)

Dieser komplizierte Mechanismus gibt Stabilität in Streckstellung und erlaubt maximale Flexion. Die Anordnung der Bänder ist für die Rekonstruktionschirurgie von Bedeutung (s. Kap. 66.15.1).

Diese morphologischen Details sind für die Therapie wichtig, etwa bei Wiederherstellungsoperationen am Bandapparat, in der Physiotherapie und für die Nachbehandlung (s. Abb. 6.19 und «Bandläsionen am Kniegelenk», Kap. 66.15).

Schäden am Bandapparat eines Gelenkes, vor allem an den Führungsbändern von Scharniergelenken, können Funktionsstörungen (Instabilität) nach sich ziehen (s. a. Kap. 68.5).

Eine doppelte Sicherung

Interessant ist nun aber die Tatsache, dass bei den gewöhnlichen alltäglichen Tätigkeiten, insbesondere bei normalem Gehen, die Bänder meist nicht oder nur wenig beansprucht werden. Die Gelenkstabilität wird unter physiologischen Bedingungen praktisch ausschließlich durch die *Muskulatur* und die *Gelenkkontaktkraft* gewährleistet, deren Angriffspunkt wiederum durch die Krümmung der Gelenkfläche bestimmt wird (Abb. 6.13). Dies ist im Normalfall der primäre Stabilisierungsmechanismus, während der **Bandapparat** eher **ein sekundäres Sicherungssystem** darstellt, das erst als «second line of defense» in Aktion tritt, wenn die Muskelkraft nicht mehr genügt oder zu spät einsetzt, d.h. bei plötzlichen, übermäßig hohen Beanspruchungen, wie sie im Sport und besonders unter den extremen Bedingungen des Spitzensportes auftreten. Bandverletzungen sind denn auch in der überwiegenden Mehrzahl Sportverletzungen (vgl. dazu Kap. 66.15.1 u. Abb. 66.75).

Stabilisierung durch Muskulatur und Gelenkdruck

Dass passive Stabilisierung durch Bänder allein nicht genügt, zeigt auch das Beispiel der Lähmungen (s. Abb. 34.4 u. Abb. 34.5):

1. Mit der Zeit dehnen sich Gelenkbänder unter der ständigen Beanspruchung, wenn sie nicht durch aktive Muskelkraft geschützt sind (siehe «Kollagenes Bindegewebe», Kap. 3.6 u. Abb. 3.22).
2. Im Bewegungsraum, z. B. für Flexion, ist eine Stabilisierung des Gelenkes ohnehin nur durch Muskelkraft möglich. Nur ein stabilisiertes Gelenk kann Kräfte übertragen und eine Stützfunktion erfüllen (**Abb. 6.11a**).
3. «Stabilität» ist wesentlich mehr als lediglich «Schutz vor falschen Bewegungen». Ein störungsfreier, stufenloser, physiologischer Ablauf aller Bewegungen unter Last ist darin inbegriffen. Ein solcher ist nur mit Hilfe und unter Kontrolle der **Muskulatur** möglich.

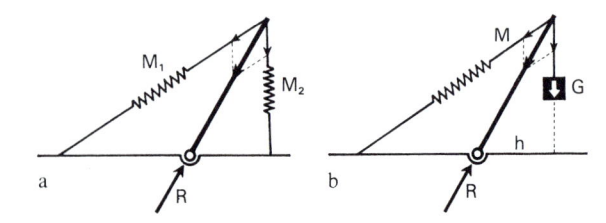

Abb. 6.11: Gelenkstabilisierung.
a) Gelenk durch zwei antagonistische Muskelkräfte M1 und M2 stabilisiert. Die Resultierende R ist die Vektorsumme von M1 und M2 und wirkt axial auf das Gelenk. R kann graphisch mit Hilfe des Parallelogrammes der Kräfte ermittelt werden.
b) Eine exzentrische Last G wirkt auf das Gelenk. Sie wird in der Waage gehalten durch die Muskelkraft M. Daraus ergibt sich die Resultierende als Druckkraft auf das Gelenk. (h = Hebelarm der Last G).
Die **Resultierende R** ist maßgebend für die Beanspruchung des Gelenkes (siehe Kap.: «Die mechanische Beanspruchung als pathogenetischer Faktor», Kap. 9).

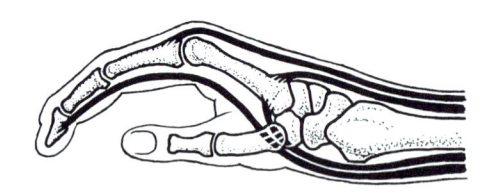

Abb. 6.12: Die Stabilisierung einer Gelenkkette.
Wenn die *proximalen Gelenke* (hier das Handgelenk) muskulär stabilisiert werden mit Hilfe eines Muskelpaares (hier die Antagonisten flexor und extensor carpi), können die *distalen* Gelenke (hier die Fingergelenke) frei bewegt werden (eingezeichnet sind hier flexor und extensor digitorum longus).
Dieses Prinzip gilt für alle Gelenke. So müssen z. B. auch Füße und Knie stabilisiert sein, damit sich Oberkörper und Arme frei bewegen können.

Unbelastet wird das Gelenk durch Muskelkraft fixiert: Agonisten und Antagonisten halten sich die Waage.

Bei einer längeren Gelenkkette (z. B. Schulter – Ellbogen – Handgelenk – Fingergelenk) müssen die proximalen Gelenke stabilisiert werden, damit die distalen bewegt werden können (s. **Abb. 6.12**).

Unter Belastung werden äußere Kräfte und Schwerkraftkomponenten durch die Muskulatur ausbalanciert und damit neutralisiert (s. a. Kap. 8.1; Abb. 6.11b).

Die **Muskelhebelarme** (Abstand zwischen Wirkungslinie der Muskelkraft und Gelenkdrehpunkt) sind bei den meisten Gelenken klein. Wenn der Hebelarm der Last dagegen groß ist, können die nötigen Muskelkräfte und die im Gelenk auftretenden Druckkraft ein Vielfaches der Last erreichen, wie z. B. am Schultergelenk beim Halten eines Gegenstandes in der ausgestreckten Hand (s. **Abb. 6.13**).

Die Stabilisierung der einzelnen Gelenke im aufrechten Stand und im Gehen ist im Kapitel 8.1 beschrieben.

Gelenkmechanik unter Last

Die primäre Gelenkstabilisierung erfolgt durch **Gelenkdruckkraft und Muskelkraft**, u.U. durch Verschiebung des Gelenkkontaktpunktes (z.B. am Knie) und größere Muskelkraft von Agonisten und Antagonisten:

Stark gewölbte Gelenkflächen geben bereits eine gewisse Stabilität durch ihre Krümmung, indem die Gelenkkraft immer senkrecht zur Gelenkfläche wirkt und damit das Gelenk in einer bestimmten stabilen Lage hält (Abb. 6.13 a). Gelenke mit schwach gekrümmten, unregelmäßigen oder gar flachen Gelenkflächen hingegen neigen zur Instabilität, weil der Kontaktpunkt statisch nicht genau bestimmt ist (s. Abb. 6.13 b).

Zudem treten punktuelle Spitzenbelastungen auf, welche die Festigkeit der Gelenkfläche überschreiten können (vgl. **Abb. 6.14**). Dies ist der Grund für den frühzeitigen Verschleiß von flachen tibialen Polyäthylenlinern bei älteren Knieendoprothesenmodellen (s. Abb. 3.20).

Im normalen Kniegelenk optimieren die **Menisken** die Geometrie der tibialen Gelenkfläche und wirken so als Stabilisatoren, Druckverteiler und Stoßdämpfer.

Steuerung

Bereits auf der Stufe einer Funktionseinheit wie z.B. eines Gelenkes ist eine weit gehende autonome nervöse Steuerung vorhanden, welche die automatische Stabilisierung des Gelenkes regelt (Sehnenreflexe, Muskelreflexe usw.).

Höhere mehr oder weniger unabhängige Funktionseinheiten wie z.B. Arm und Hand zusammen oder beide Beine (Gliederketten nach von Baeyer) sind auf bestimmte **höhere Funktionen** ausgerichtet, wie z.B. Greif- und Haltefunktion, Gehen und Stehen usw. Sie sind als Ganzes mehr oder weniger autonom (**Abb. 6.15**). Sie werden im Kapitel 8.1, «Statik der aufrechten Haltung» besprochen.

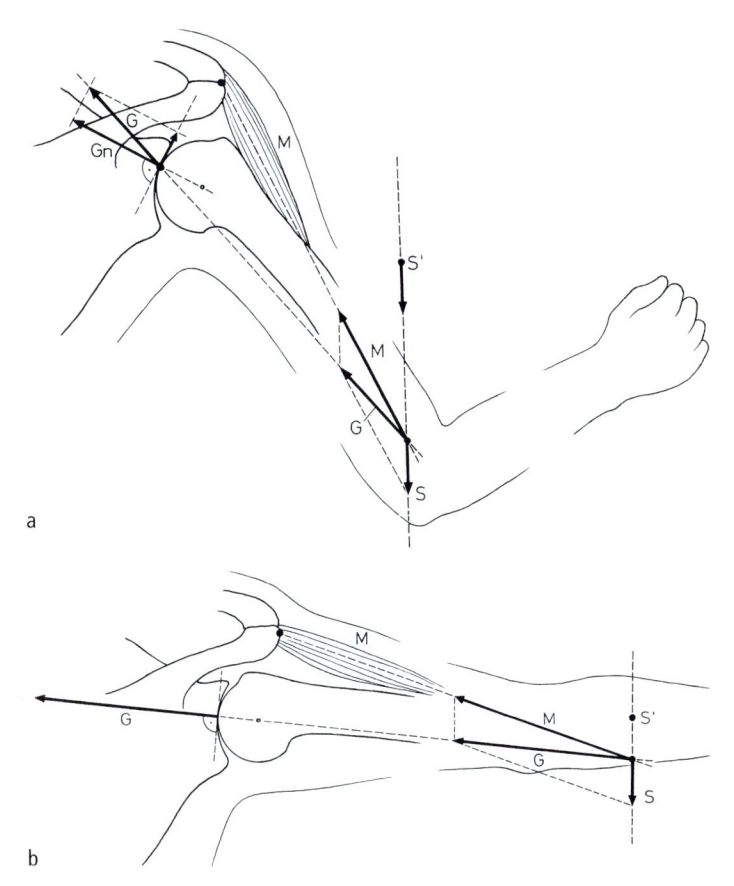

Abb. 6.13: Die **Kräfte im Schultergelenk** beim Anheben einer Last.

a) Erste Phase: Das Gewicht des Armes (S) wird angehoben, indem das Schultergelenk abduziert wird mit Hilfe der Muskelkraft M des Deltoideus. Aus dem *Vektorparallelogramm* dieser beiden Kräfte ergibt sich die Kraft auf das Gelenk G. Sie ist noch klein, solange die Abduktion gering und der Lastarm (Abstand zwischen Schwerelinie S und Gelenk) kurz sind.
Allerdings kann das Gelenk nur die horizontale, d.h. senkrecht auf die Gelenkfläche wirkende Komponente dieser Kraft (Gn) direkt aufnehmen, während die parallel zur Gelenkfläche wirkende Komponente den Gelenkkopf aus der Gelenkpfanne nach oben treibt. Um dieser entgegenzuwirken, ist eine entgegengesetzte, nach unten gerichtete Kraft notwendig. Sie wird normalerweise geliefert durch die **Rotatorenmanschette**, die den Humeruskopf nach unten und wieder ins Gelenk drückt und damit die zur Abduktion nötige stufenlose Drehbewegung im Schultergelenk erst ermöglicht. Aktives Armheben nach ausgedehnten Rotatorenmanschettenrissen ist deshalb oft nicht mehr möglich.

b) Bei *horizontal abduziertem Arm* ist der Lastarm viel größer als der Hebelarm des Deltoideus. Dementsprechend sind auch *Muskelkraft und Gelenkdruck viel größer*. Sie erreichen ohne weiteres ein Vielfaches des Gewichtes der Last.
Bei weiterem Armheben ändert sich die Richtung der Gelenkdruckkraft G, und bei 90° Abduktion dreht ihre parallel zur Gelenkfläche wirkende Komponente ihre Richtung um, sie drückt nun den Humeruskopf nicht mehr nach oben, sondern nach unten, gegen den unteren Pfannenrand. Diese plötzliche Verschiebung des Kopfes in der Pfanne bewirkt eine **momentane Instabilität**, welche im Normalfall durch die Rotatorenmanschette aufgefangen wird. Fehlt diese, z.B. nach einer Ruptur, führt diese Instabilität zu den typischen einschießenden Schmerzen (z.B. beim langsamen Senken des hoch erhobenen Armes). Die charakteristische Symptomatik der Rotatorenmanschettenverletzungen («painful arc») findet hier ihre Erklärung. Ihre Klinik ist in Kapitel 46.4 dargestellt.

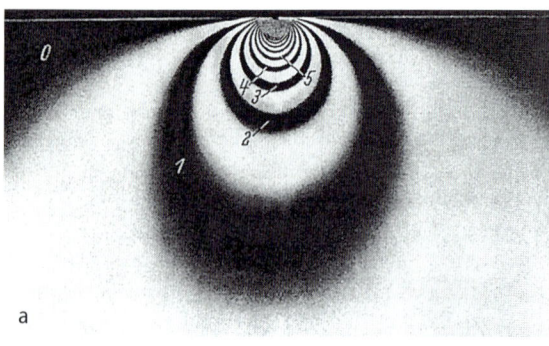

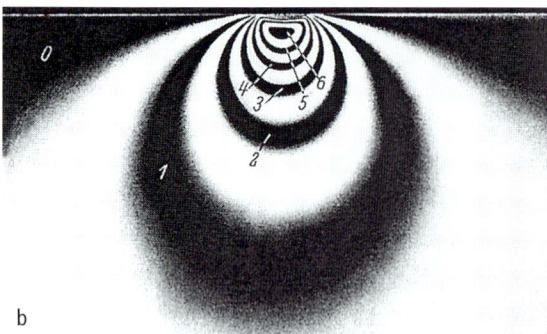

Abb. 6.14: Die **Beanspruchung der Gelenkoberfläche**.
Fotoelastisches Modell zur Darstellung der Spannungen an und unter der Gelenkoberfläche bei verschiedener Belastung.
a) Kugel auf einer flachen Gelenkfläche. Die Belastung konzentriert sich auf einen Punkt. Die dabei auftretenden Spannungen sind an dieser umschriebenen Stelle extrem hoch. Solchen **Spitzenspannungen** sind die meisten Materialien nicht gewachsen. In normalen Gelenken ist eine (mehr oder weniger) gleichmäßige Spannungsverteilung gewährleistet durch:
1. die Kongruenz der Gelenkflächen, und
2. durch die Elastizität der Gelenkknorpels
Flache Tibiaplateaus aus Polyäthylen halten der Belastung durch gewölbte metallische Femurkondylen nicht stand. Usuren und völlige Zerstörung unter Bildung von Abrieb ist die Folge, wie die Klinik erwiesen hat. Solche Implantate mussten in der Regel nach kürzerer oder längerer Zeit entfernt werden (Abb. 3.20).
In einem Kniegelenk, bei dem die *Menisken fehlen*, herrschen ähnliche Verhältnisse. Die Menisken erst machen das Knie zu einem kongruenten Gelenk mit physiologischer Spannungsverteilung. Degenerative Arthrosen sind eine bekannte Spätfolge der Meniszektomie.
b) Dasselbe unter Berücksichtigung einer elastischen Verformung der Gelenkfläche unter der Last. Die Verteilung ist ein wenig besser, die Spannungen sind nicht ganz so extrem hoch. Auffallend ist, dass die Spannungsspitzen nicht unmittelbar an der Oberfläche sondern *unter* dieser, im Innern des Materials auftreten.
Dies stimmt mit Befunden an beschädigten Polyäthylenimplantaten überein. In natürlichen Gelenken ist damit zu rechnen, dass die Spannungen nicht nur im Knorpel, sondern auch im darunter liegenden Knochen auftreten und zu Veränderungen und Schäden führen können: Die **subchondrale Sklerose** bei Arthrosen und möglicherweise auch die **Geröllzysten** lassen sich so erklären. Form und Lage dieser Zysten entsprechen jedenfalls sehr genau der Spannungsverteilung im Modell.

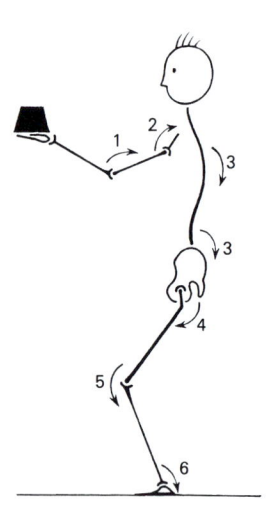

Abb. 6.15: Steuerung der Gliederkette.
Die kurze Analyse eines einfachen Vorganges zeigt, welche Rolle das Zentralnervensystem spielt für die Funktion des Bewegungsapparates. Dies kann man leicht an sich selbst nachprüfen, etwa beim *Versuch, mit der Hand ein Gewicht zu heben*: Dazu müssen die Ellenbeuger angespannt werden (1). Das Gewicht würde aber jetzt den Arm hinunterziehen. Dies muss die Schultermuskulatur verhindern (2). Damit nicht der Oberkörper nach vorne fällt, muss die Rückenmuskulatur ihn aufrichten (3). Jetzt würde das Gewicht die Hüfte nach vorn flektieren, wenn nicht die Glutaen sie stabilisieren würden (4). Dadurch entsteht eine Tendenz, nach hinten zu kippen und ins Knie zu sinken. Dies verhindert der Quadrizeps, indem er den Körper nach vorne bringt (5). Damit er aber jetzt nicht nach vorne fällt durch Drehung im oberen Sprunggelenk, muss der Trizeps dieses stabilisieren (6).

6.4
Reaktionen und Regeneration von Knorpel und Gelenk

6.4.1
Der Gelenkknorpel

Knorpel hat wenig Reaktionsmöglichkeiten

Der hyaline Knorpel ist ein bradytrophes Gewebe, ohne Innervation und ohne Blutgefäße. Die Knorpelzellen werden durch Diffusion aus der Synovialflüssigkeit ernährt. Damit ist eine regelmäßige Erneuerung der Knorpelgrundsubstanz sichergestellt, die ein Leben lang hervorragende physiologische und mechanische Eigenschaften garantiert. Die normale Erneuerung des Gelenkknorpels verläuft allerdings sehr langsam.

Im Erwachsenenalter werden keine neuen Chondrozyten gebildet, und die Reaktionsmöglichkeiten des Gelenkknorpels auf Schäden sind nur sehr gering. So fehlt auch jegliche Entzündungsreaktion. Entzündungen in Gelenken gehen immer vom subchondralen Knochen und/oder von der Synovialmembran aus.

Zerstörung des Knorpels

Zerstörung kann direkt durch Verletzung oder Krankheit (Infekt) erfolgen oder durch mechanische Überbeanspruchung z. B. bei inkongruentem Gelenk, oder indirekt durch Drosselung der Nährstoffzufuhr aus der Synovialflüssigkeit, durch einen Pannus auf der Gelenkoberfläche, z. B. bei rheumatoider Arthritis oder durch langdauernde absolute Immobilisation unter Druck (z. B. Fixateur externe, Syndesmoseschrauben, Quengelgips). Dadurch fällt der «Walkmechanismus» aus.

Die üblichen Gipsverbände fixieren ein Gelenk nie ganz starr. Sie erlauben die zur Knorpelernährung nötigen kleinen Bewegungen immer. Richtig verwendet und angelegt sind sie für den Gelenkknorpel nicht schädlich (s. a. Abb. 37.2.).

Ist eine Reparation von Knorpelschäden möglich?

Hier gilt es zu unterscheiden zwischen oberflächlichen Schäden, die lediglich den Gelenkknorpel selbst betreffen, und solchen, bei denen der subchondrale Knochen mitbeteiligt ist.

1. **Reine Knorpelschäden:** Umschriebene, oberflächliche Verletzungen der hyalinen Knorpelmatrix, die nicht bis zum subchondralen Knochen reichen, lösen keine erkennbaren Reaktionen aus auf mikroskopischer Ebene, weder Entzündungs- noch Reparaturvorgänge. Solche umschriebenen Verletzungen bleiben vorerst – und oft lange Zeit – unbemerkt, werden oft jahrelang symptomlos toleriert und kompensiert, doch ist auf längere Sicht mit einer Verschlechterung des Zustandes zu rechnen, die schließlich zur Arthrose führt. Darin liegt eine *Gefahr der Arthroskopie*.

2. **Tiefere Defekte:** Verletzungen, die bis auf den subchondralen Knochen reichen, zeigen eine ganz anderes Verhalten: Aus dem verletzten Knochen wachsen Gefäße und verschiedene Zellen in den Defekt ein und bilden eine feste bindegewebige Narbe.

Im Tierversuch treten auch Knorpelzellen auf. Allerdings handelt es sich nicht um hyalinen Knorpel, sondern um Faserknorpel, dessen mechanische Eigenschaften nicht bekannt sind. Auch zeigt sich, dass dieser Knorpel nicht mit der autochthonen Knorpelmatrix verwächst und mit der Zeit auch wieder verschwinden kann. Überdies sind die histologischen Vorgänge von Tierversuchen nicht auf den Menschen extrapolierbar, weil

1. die reaktiven Vorgänge bei kleinen Labortieren intensiver verlaufen als im zellarmen menschlichen Gewebe
2. die mechanische Beanspruchung beim Menschen wegen seines größeren Gewichtes auch ungleich größer ist.

Zusammengefasst lässt sich sagen:

- Die Fähigkeit zur **Reparation** von Knorpeldefekten ist beim Menschen äußerst gering.
- Eine **Neubildung** von hyalinem Gelenkknorpel (mit den entsprechenden physikalischen Eigenschaften) kommt beim erwachsenen Menschen praktisch nicht vor.

Das Schicksal von Knorpelschäden

- Ein wesentlicher Unterschied besteht in der **Größe des Defektes**: Kleine, nur wenige Millimeter messende Defekte werden in der Regel bindegewebig ausgefüllt und meist recht gut und auch langfristig weitgehend symptomlos toleriert. Offenbar beeinträchtigen sie die normale Gelenkfunktion relativ wenig, wie z. B. bei der Osteochondrosis dissecans (s. Kap. 31.5).
- Größere, tiefere Defekte heilen mit einer bindegewebigen Narbe aus, die eine Delle in der Gelenkfläche zurücklässt. Dadurch wird das Gelenk inkongruent, was unregelmäßige Druckverteilung mit umschriebenen Spannungsspitzen am Rand der Delle zur Folge hat (vgl. Abb. 9.9, Kap. 9.2.1). Diese Stellen sind der Ausgangspunkt degenerativer Veränderungen, welche schicksalshaft zur **Arthrose** führen: Der Knorpel geht zu Grunde, und der darunter liegende Knochen ist den mechanischen Kräften unmittelbar ausgesetzt. Er reagiert mit den bekannten, in Kapitel 2.3 beschriebenen Um- und Abbauprozessen (Sklerose, Proliferation, Resorption usw.), die für die Arthrose typisch sind.

Degeneration

Überbeanspruchung, u. U. auch fehlende Beanspruchung des Gelenkknorpels, führt zuerst zu geweblichen Veränderungen und schließlich auch zur Zerstörung. Histologisch findet man im Anfangsstadium eine **«Fibrillation»** (**Abb. 6.16**), ein Aufbrechen der Oberflächenschicht und eine Auffaserung der darunter liegenden radiären Schichten (**Abb. 6.17** u. **Abb. 37.7**). Wenn das Netz der kollagenen Fasern einreißt, verliert die Knorpelmatrix ihre Verbundstruktur, ihren Turgor und damit auch ihre Pufferwirkung.

Mit der Beschädigung der glatten Oberfläche nimmt der Reibungswiderstand zu und damit auch die mechanische Schädigung, was schließlich die Zerstörung des komplexen Knorpelaufbaues zur Folge hat. Aus dieser Sicht sind natürlich «therapeutische» oder gar «prophylaktische» Eingriffe wie die so genannte »Abrasion« («shaving»), eine «Knorpelglättung» u. ä., fragwürdig.

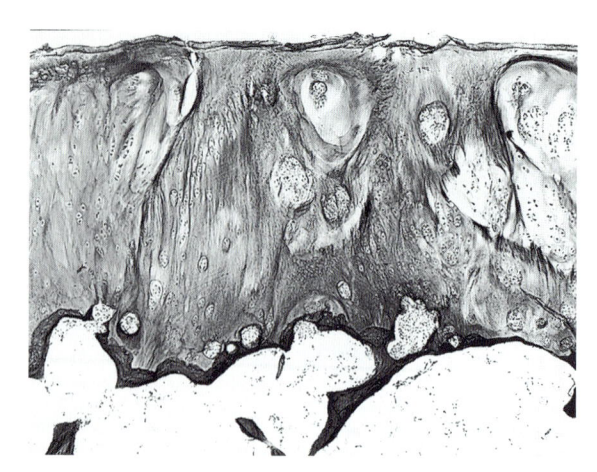

Abb. 6.16: Degenerative Veränderungen im Gelenkknorpel eines Hüftkopfes. Präparat von M. Aufdermaur, Luzern, v. Gieson, etwa 25×. Im ehemals hyalinen Knorpel werden die Fibrillen sichtbar (Demaskierung). Die Struktur wird unregelmäßig, man erkennt Zellvermehrung und Lakunenbildung sowie Infiltration vom subchondralen Knochen her.

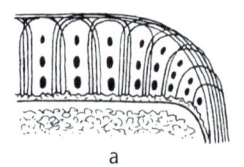

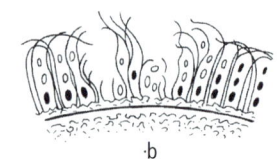

Abb. 6.17: Degeneration des Gelenkknorpels.
a) Der intakte Gelenkknorpel ist durch einen arkadenförmigen Faserverlauf gekennzeichnet, wobei die radiären, im subchondralen Knochen verankerten Fasern an der Oberfläche umbiegen und eine kräftige tangentiale Schicht bilden (Lamina splendens).
b) Nach Aufbrechen dieser Oberflächenschicht fasert der Knorpel radiär auf. **«Fibrillation»**. Dieser Befund ist charakteristisch für die Chondromalazie (s. Kap. 66.8.1), findet sich aber auch bei den übrigen degenerativen Gelenkerkrankungen (Arthrosen, Kap. 37.1).

Alle degenerativen Vorgänge führen schließlich zu einem ziemlich **uniformen Endzustand**, der **«Arthrose»**, bei welcher im Schlussstadium der Knorpel gänzlich verschwindet. Sie sind im Arthrosekapitel, 37.1, ausführlich beschrieben.

Die dabei ablaufenden chemischen und histologischen Vorgänge sind im Einzelnen noch ungenügend bekannt und in ihren Zusammenhängen nicht eindeutig geklärt. Entzündliche Reaktionen gehören nicht obligatorisch zum Bild der Arthrose. Solche treten zwar sporadisch auch immer wieder auf und äußern sich dann in Schmerzschüben, bleiben aber sekundäre Begleiterscheinungen. Bei der gewöhnlichen **degenerativen Arthrose** handelt es sich in erster Linie um rein mechanische Zerstörung durch Abschliff (vgl. Abb. 37.2).

Eindeutig zeigt denn auch die klinische Erfahrung, dass der mechanische Verschleiß progredient zunimmt und dass im fortgeschrittenen Stadium eine Knorpelregeneration praktisch nicht mehr vorkommt und auch durch kein Medikament und keine Operation mehr zu erreichen ist.

Die **Chondromalazie** ist eine nicht richtig geklärte Degenerationserscheinung mit Auffaserung und Erweichung des oft verdickten Gelenkknorpels, die hauptsächlich an der Patella beobachtet wird (s. Kap. 66.4.3).

Proliferation

Bei Arthrosen wird der überbeanspruchte Knorpel abgeschliffen und geht zu Grunde, während der randständige, nicht mehr belastete, Knorpel proliferiert und sich verdickt. Bald verkalkt er und bildet dann die bekannten blumenkohlartigen, oft recht großen Osteophyten im nicht belasteten Abschnitt arthrotischer Gelenke (s.a. «Knochenreaktionen», Kap. 2.3 u. Abb. 37.3).

Regeneration, Transplantation, Therapie

Da die natürlichen Reparationsvorgänge von Gelenkknorpel beim Menschen keine adäquate Reparatur (mit qualitativ hochwertigem hyalinen Knorpel) hervorbringen, muss man annehmen, dass Knorpelschäden schicksalshaft über kurz oder lang (evtl. nach Jahren und Jahrzehnten) zur Arthrose führen.

Gibt es Möglichkeiten bzw. Hoffnung, diesem pessimistischen Szenario zu entgehen?

- **Biomechanische Strategien:** Sie beruhen auf der Idee, mechanisch überbeanspruchte Gelenkareale zu entlasten. Dazu gehören in erster Linie die **Umstellungsosteotomien**. Sie sind in geeigneten Fällen bewährte, v.a. an den unteren Exremitäten nach wie vor sehr wirksame und dankbare Therapiekonzepte (s. Kap. 18.4.1 und bei den einzelnen Gelenken).
- **Biologische Vorstellungen:** Sie gehen von der Regenerationsfähigkeit des subchondralen Knochens aus. Dieser wird absichtlich verletzt, mittels **Anbohren**, Mikrofrakturieren u.a., woraufhin Gefäße in den Defekt einwachsen und eine fibröse Narbe entsteht, allerdings kein hyaliner Knorpel. Es sind einfache, alte Methoden (z.B. Pridie), die häufig und mit wechselnden, mäßigen Erfolgen angewandt wurden und noch werden.
- **Einfache mechanische Ideen:** Das (arthroskopische) Entfernen («Débridement») von «Knorpellappen»

und von «pathologisch aussehendem» («chondromalazischem») Knorpel oder eine mechanische «Knorpelglättung» sind natürlich einfache Prozeduren, und deshalb auch mancherorts beliebt. Eine Therapie des Knorpelschadens sind sie nicht.

Da Dauerdruck Knorpel schädigt, hat Salter das Gegenteil versucht: permanente Bewegung. Er zeigte, dass Knorpeldefekte unter solchen Bedingungen ausheilen können – beim Kaninchen. Sein Prinzip der «continuous passive motion» hat in der Therapie verschiedener Gelenkaffektionen Eingang gefunden (s. Kap. 17.3.3).

- **Stimulation:** Forschungen sind im Gang herauszufinden, ob eine Stimulation von Knorpelwachstum durch bestimmte Substanzen (Wachstumsfaktoren, Enzyme u.a.) oder mit gentechnischen Methoden möglich wäre.
- **Autologe Transplantate:** Schon früh wurden solche verwendet. Eine Erfolgskontrolle ist ausgesprochen schwierig, u.a. weil sie lange Zeiträume umfassen müsste. Ihr größtes Handicap ist die Morbidität der Entnahmestelle: «Gelenkabschnitte, die nicht gebraucht werden»! (Vgl. dazu Kap. 66.5.3.).
- **In vitro gezüchtete autologe Chondrozyten:** 1994 erregte ein Artikel im New England Journal of Medicine großes Aufsehen und einen Medienrummel: Er berichtete über die erfolgreiche Anwendung von in Zellkulturen gezüchteten körpereigenen Knorpelzellen. Man dachte, damit könnten in den USA eine halbe Million Prothesenoperationen vermieden werden. Die Börse boomte. Seither ist ein hektisches Rennen im Gang, an welchem Forscher, Ärzte, Industrie, Wirtschaft und Finanzwelt beteiligt sind. Eine wissenschaftlich haltbare Evaluation ist schwierig und fehlt bislang.
  Das Problem scheint weniger die Züchtung der Zellen zu sein als die Methode, diese an Ort und Stelle zu fixieren (z.B. mittels Periostlappen). Ob sie dann auch das leisten werden, was man von ihnen erwartet (einen vollwertigen, mechanisch tauglichen, dauerhaften Ersatz), bleibt offen. Für klinische Applikation ist die Methode noch nicht reif. Sie bleibt jedoch die große Hoffnung Vieler: Ärzte, Patienten, aber auch Firmen und Aktionäre.
- **Medikamente:** So genannte «Chondroprotektiva» wurden und werden in reichem Maß in mancherlei Form, auch intraartikulär, angewandt. Nach der derzeit geltenden internationalen Sprachregelung (ILAR) heißt der Sammelbegriff »Slow Acting Drugs in Osteoarthritis» (SADOAs). Unterschieden wird zwischen 1. einer «Therapie, die morphologische Läsionen der Arthrose in In-vivo Studien beim Menschen verhindert, verzögert oder sogar rückläufig macht» (Disease Modifying OA Drugs; DMOADs), und 2. Medikamenten, welche die **Symptome** bei Arthrose beeinflussen (Symptomatic Slow Acting Drugs in OA; SYSADOAs), v.a. die Antirheumatika. Diese zweite Gruppe gehört zu den weltweit am häufigst gebrauchten Medikamenten. Für die erste Gruppe ist eine unmittelbare Wirkung auf das Knorpelgewebe von keinem Medikament nachgewiesen. Echte DMOADs bzw. echte «*Chondroprotektiva*» gibt es somit bislang nicht (vgl. a. Kap. 17.7).

6.4.2
Die Synovialmembran

An der Synovialmembran spielen sich drei Reaktionen ab: *Erguss, Hypertrophie, Adhäsionen*

Alle diese Reaktionen sind im Wesentlichen entzündlich, im Gegensatz zu den Knochen- und Knorpelreaktionen.

Die Synovialmembranen von *Sehnenscheiden* und *Schleimbeuteln* (Bursae) entsprechen in jeder Beziehung denjenigen der Gelenke und reagieren gleich.

Erguss

Auf jede Reizung des Gelenkes reagiert die Synovialmembran mit einer erhöhten Sekretion, was klinisch als Erguss in Erscheinung tritt (Abb. 66.8). Je nach Art des Reizes (mechanisch, allergisch, infektiös, «rheumatisch» usw.) ist das Exsudat verschieden: von klar und dünnflüssig bis zu trüb, eitrig und blutig.

Schon dieser Aspekt gibt Hinweise auf die Ursache. Laboranalysen (zytologisch, chemisch, serologisch) können weitere Anhaltspunkte geben. Eine einmalige diagnostische Punktion ist deshalb sinnvoll.

Solange der Entzündungsreiz wirkt, überwiegt aber die Sekretion über die Resorption, und der Erguss wird sich bald wieder bilden, sodass in der Regel wiederholte Punktionen nicht weiterhelfen.

Nach Beheben der Ursache geht der Erguss mit der Zeit meistens von selbst wieder zurück.

Bei **Blutungen** ins Gelenk hinein entsteht ein hämorrhagischer Erguss, ein «Hämarthros», der sich nur langsam resorbiert. Er ist ein Hinweis auf eine intraartikuläre Verletzung. Das Blut im Gelenk koaguliert nicht, denn die Synovialflüssigkeit enthält kein Fibrin.

Blutergelenke: s. Hämophilie, Kapitel 29.1.

Hypertrophie

Entzündungen (außer rein seröse) der Synovialmembran führen manchmal zu massiven Verdickungen, die den Knorpel angreifen und überwuchern können. Sie sind nicht immer reversibel (Infektionen, rheumatoide Arthritis, s. Abb. 36.1).

Adhäsionen

Nach schwereren Schädigungen der Synovialmembran durch Trauma oder Krankheit und Rückgang des Ergusses verklebt diese Membran oft in den Falten und mit dem Knorpel und bildet so Adhäsionen (vgl. S. 116, «Der Gelenkbinnenraum» in Kap. 6.3). Dadurch verliert das Gelenk mit der Zeit seinen Bewegungsumfang, wird zunehmend steif und ankylosiert im Extremfall, wobei der Gelenkspalt (selten!) knöchern durchgebaut werden kann (**Abb. 6.18**).

6.4.3
Gelenkkapsel und -bänder

Bei normaler Beanspruchung des Bewegungsapparates im täglichen Leben, bei nicht extremem Sport usw., werden die Gelenke vorwiegend durch die Muskulatur stabilisiert und gesichert. Die Bänder haben dabei zwei wichtige Funktionen:

1. Über **propriozeptive Rezeptoren**, welche die Spannung in den Bändern registrieren, wird reflektorisch die Muskelspannung gesteuert und damit eine chronische Überbeanspruchung des Bandapparates verhindert. Was geschieht, wenn diese Schutzfunktion ausfällt, zeigen eindrücklich die Folgen von Lähmungen: Die Bänder werden überdehnt, die Gelenke überstreckt und wackelig, falsch beweglich usw. (siehe «Lähmungsfolgen bei schlaffen Lähmungen», Kap. 34.1.3, sowie «Deformitäten», Kap. 38.3 u. Kap. 38.4).
2. Bei **Unfällen** wirkt eine äußere Kraft so plötzlich auf die Gelenkbänder, dass der reflektorische Schutzmechanismus über die Muskulatur zu spät kommt, sozusagen «überrumpelt» wird (s. Abb. 66.75). Dann trifft die volle Wucht der äußeren Kraft die ungeschützten Bänder. Ihre hohe Rissfestigkeit garantiert einen sehr weit gehenden Schutz des Gelenkes. Bänderrisse sind meist die Folge massiver Krafteinwirkung über große Hebelarme (z. B. beim Skifahren).

Damit die Bänder ihre Funktion, d.h. Führung und Stabilisierung des Gelenkes, richtig ausüben können, müssen sie die richtige Länge haben. Eine Veränderung der Bandlänge kann zu verschiedenen Störungen und damit zu **chronischen Schäden** führen:

Überdehnung, Verlängerung

Ein Trauma (Distorsion, Luxation) kann einen totalen (Ruptur) oder teilweisen (Zerrung) Bandriss zur Folge haben.

Chronische Überbeanspruchung der Bänder (zu frühe Belastung gerissener Bänder, Fehlstellungen, Lähmungen, Ergüsse) führt mit der Zeit zu ihrer Überdehnung.

Beides ergibt eine Instabilität des Gelenkes wegen Bandinsuffizienz. Oft wird ein Circulus vitiosus (Zunahme der Fehlstellung) in Gang gebracht.

Schrumpfung, Verkürzung

Durch Entzündungen in seiner Umgebung, Fibrose und Narbenbildung kann eine Verkürzung des Bandapparates zu Stande kommen, vor allem wenn das Gelenk während längerer Zeit in einer funktionell ungünstigen Stellung fixiert ist, in der die Bänder nicht ganz gestreckt sind, und wenn das Gelenk nicht im vollen Bewegungsumfang täglich durchbewegt wird.

Funktionell ungünstige Stellungen sind z. B. die Streckstellung der Fingergrundgelenke, die Beugestellung des Kniegelenkes und die Spitzfußstellung für das obere Sprunggelenk (s. «Funktionsstellungen», Kap. 38.2.1; **Abb. 6.19**).

Solche **Gelenkkontrakturen** gehören zu den häufigsten Funktionsstörungen am Bewegungsapparat, die orthopädische Eingriffe nötig machen (s. Tab. 38.4 u. Kap. 38.2.2).

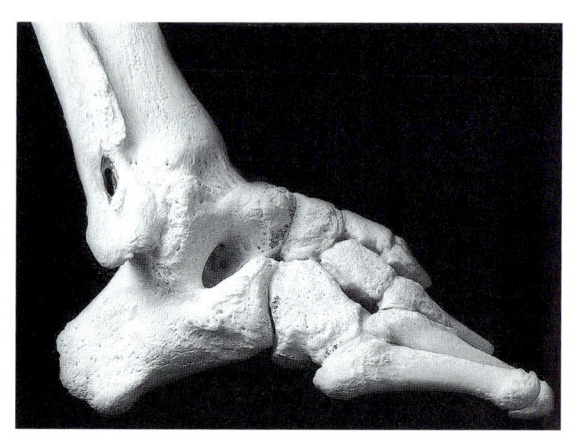

Abb. 6.18: Schwer geschädigte, vor allem infizierte Gelenke versteifen, d.h. ankylosieren nicht selten spontan mit der Zeit. Bleibt eine Restbeweglichkeit, so spricht man von bindegewebiger **Ankylose**. In diesem Zustand sind die verbleibenden Wackelbewegungen oft Ursache von Instabilität und Schmerzen. Manchmal erfolgt jedoch eine spontane knöcherne Überbrückung des Gelenkspaltes. Solche knöchernen Ankylosen sind in der Regel schmerzfrei und stabil, wie hier die knöcherne Ankylose beider Sprunggelenke eines Fußes.
Statt die unsichere und lange dauernde spontane knöcherne Ankylose abzuwarten, werden deshalb in vielen Fällen völlig zerstörte Gelenke operativ versteift, d.h. arthrodesiert. *Arthrodesen* ergeben gute Dauerresultate und sind deshalb auch heute noch dankbare Operationen. Voraussetzung ist eine gute Funktionsstellung. Dieser Fuß stand in einer zu starken Spitzfußstellung.

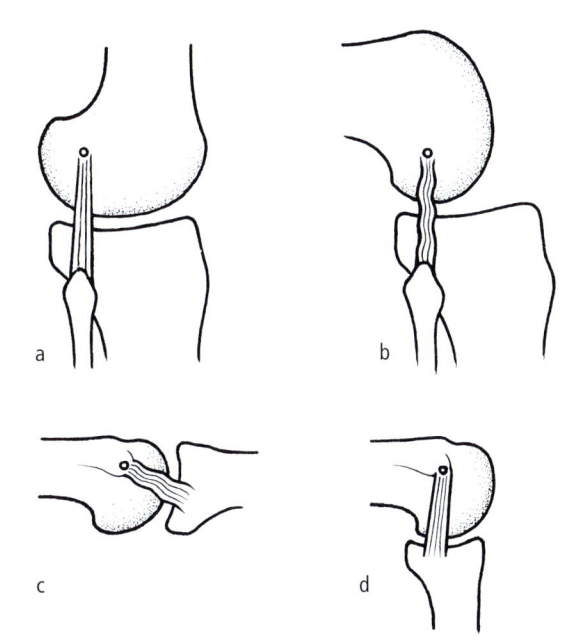

Abb. 6.19: Gelenkversteifung infolge Bandschrumpfung bei *Gelenkfixierung in ungünstiger Stellung.*
a) *Kniegelenk* in Streckstellung: Seitenband gestreckt.
b) In Beugestellung ist das Band locker. Wenn ein entzündetes Knie längere Zeit in dieser Beugestellung fixiert wird, schrumpft das Band, und das Knie kann nicht mehr gestreckt werden.
c) Umgekehrt können die Seitenbänder der *Fingergrundgelenke* in Streckstellung mit der Zeit schrumpfen, sodass die Finger nicht mehr gebeugt werden können. In Streckstellung versteifte Finger sind fast unbrauchbar.
d) Wenn eine Ruhigstellung nötig ist, müssen Finger in Beugestellung der Grundgelenke fixiert werden. In dieser «Funktionsstellung» sind die Bänder gespannt und können nicht schrumpfen (s. Kap. 49.2).

Bei Wiederherstellungsoperationen am Bandapparat (z. B. Kreuzbandplastiken am Knie) ist die Wahl der richtigen Länge und des richtigen Ansatzes von großer Bedeutung (vgl. dazu auch Abb. 66.85, Bindegewebe).

Akute Verletzungen

Auch ein totaler Bandriss kann im ersten Stadium, wenn er vor mechanischer Einwirkung geschützt ist, ohne Verlängerung ausheilen. Andernfalls kann eine Bandüberdehnung mit permanenter Bandinsuffizienz verbleiben (s. Abb. 66.88).

Weil man annahm, dass nur gut anatomisch adaptierte Bänder richtig heilen können, wurde mancherorts die operative Versorgung gerissener Seitenbänder postuliert. Tatsächlich sind die Resultate nach **konservativer Behandlung** jedoch gleichwertig, und die Operation von Seitenbändern am Fuß wurde wieder verlassen, am Kniegelenk weitgehend auch.

Die rein mechanische Betrachtungsweise greift hier wohl zu kurz: Die Rolle der Bänder mit ihren propriozeptiven Elementen bei der reflektorischen muskulären Steuerung zur Sicherung der Gelenke verdient mehr Beachtung (vgl. auch Kap. 3.6: «Bänder als Sensoren»).[5]

Partielle Rupturen heilen in der Regel problemlos in einigen (6 bis 8) Wochen, wenn das verletzte Band in dieser Zeit vor mechanischem Stress geschützt wird.

Spezialfall: Weil die Blutversorgung der Kreuzbänder im Kniebinnenraum prekär ist, heilen diese oft schlecht oder gar nicht (vgl. Kap. 66.15.7).

---

5 Brand, A. R.: Knee Ligaments – A New View. J. Biomech. Ing. 108, 106 (1986)

7 Die Muskulatur

«Des Menschen Wille ist sein Himmelreich». Ausführendes Organ dieses Willens ist ausschließlich die quer gestreifte, **die «willkürliche» Muskulatur**.

Orthopäden sind als «Knochenschlosser» bekannt bzw. verrufen. Tatsächlich haben sie sich intensiver mit dem Skelett als mit dessen «lebendem Motor» befasst. Doch ohne diesen gäbe es keinen «Bewegungsapparat», und auch der aufrechte Stand, das Markenzeichen des Homo sapiens, wäre ohne die quer gestreifte Muskulatur nicht möglich. Erst Gelähmte bringen uns so recht zum Bewusstsein, was wir der Skelettmuskulatur verdanken. Sie macht immerhin fast die Hälfte des Körpergewichtes aus und beansprucht auch die Hälfte des gesamten Metabolismus.

Bessere Kenntnis und Berücksichtigung der willkürlichen Muskulatur, ihres Aufbaues, ihrer Funktion und ihrer Pathophysiologie können helfen, auch in der Orthopädie noch bessere Resultate zu erzielen.

7.1 Aufbau und Funktion

Beide hängen eng zusammen. Bereits im Lichtmikroskop ist bei der willkürlichen Muskulatur eine sehr regelmäßige Struktur zu erkennen. Diese «Querstreifung» der Muskelfasern zeigt im Elektronenmikroskop die einzelnen winzig kleinen «Motörchen», die kontraktilen Einzelelemente. In einer einzige **Myofibrille** von 5 mm Länge können bis 20 000 solche «Sarkomere» hintereinander geschaltet sein. Wenn jedes sich ein wenig zusammenzieht, addiert sich das zu einer beträchtlichen Verkürzung.

Der einem strengen Grundmuster folgende molekulare Aufbau mit den wie Finger ineinander greifenden Filamenten von Myosin- und Aktinketten, die unglaublich schnell ablaufenden chemischen Vorgänge, welche die Verkürzung der Fibrillen bewirken und die nötige Energie dafür bereitstellen, sind staunenswerte Beispiele biologischer Hochtechnologie (**Abb. 7.1**).

Dazu kommt die überaus effiziente, differenzierte und weitgehend «narrensichere» Steuerung durch das Nervensystem mit Hilfe von freien Ca-Ionen, die erst zu bewegungsmotorischen Höchstleistungen befähigt.

Innervation

Mehrere Muskelfasern bilden zusammen mit einer Vorderhornzelle und deren Nervenfaser eine **«motorische Einheit»**. Bei vorwiegend statisch wirkenden Muskeln kann eine Nervenfaser über hundert Muskelfasern versorgen, während z. B. bei den Augenmuskeln, wo größte Präzision gefordert ist, eine motorische Einheit nur aus wenigen Muskelfasern besteht.

Die einzelnen motorischen Einheiten arbeiten nach dem **«Alles-oder-Nichts»-Prinzip**, d. h. die Muskelfasern reagieren auf jeden Nervenreiz mit einer sehr kurz, d. h. ca. 1/10 Sekunde dauernden, vollen Kon-

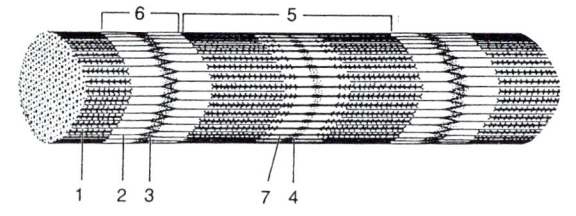

Abb. 7.1: Der *Bewegungsmotor*. Grundlage aller menschlichen Aktivitäten ist die **Myofibrille**, ein Wunderwerk der Natur in Aufbau und Funktion. Ihr Mechanismus ist kaum störungsanfällig und garantiert perfekte Leistung in Sekundenbruchteilen, und dies während eines ganzen Lebens.
1 Myosinfilamente   5 A-Bande
2 Aktinfilamente   6 I-Bande
3 Z-Scheibe   7 H-Bande
4 M-Zone

Die einzelnen Elemente greifen ineinander. Die Parallelschaltung der Einzelfibrillen ergibt den quergestreiften Aspekt im Mikroskop.

traktion. Eine länger dauernde Muskelaktion kommt durch eine Kaskade sich rasch folgender Nervenreize zu Stande. Solche «tetanische» Dauerkontraktion führt rasch zur Ermüdung, die Kraft der einzelnen Faser nimmt ab.

Die Kraft des gesamten Muskels wird reguliert durch die Anzahl der motorischen Einheiten, die von den Vorderhornzellen «rekrutiert» werden. Nie sind alle gleichzeitig aktiv, sondern sie wechseln sich ab, damit sie ihre Energievorräte (ATP) wieder ergänzen können.

Die neuromuskuläre Aktivität geht mit elektrischen Phänomenen einher, die mit entsprechenden Apparaturen (ENMG) erfasst werden können. Der **Elektrophysiologie** verdankt die Muskelforschung wesentliche Erkenntnisse. Für die Diagnostik neuromuskulärer Schäden ist sie unentbehrlich (s. Kap. 34.3.2), und auch in der Therapie spielt sie eine gewisse, allerdings eher bescheidene Rolle (s. Kap. 17.6).

Die Signalübermittlung vom Nerven auf den Muskel an den Synapsen wird selektiv durch Curarepräparate blockiert, was bei Operationen in Allgemeinnarkose zur Erschlaffung der Muskulatur benutzt wird.

Muskeln als Sinnesorgane

In Muskeln und Sehnen finden sich aber auch Sensoren (Muskelspindeln, Golgikörper u.a.), die über afferente Fasern **propriozeptive Signale** zum ZNS senden (wie Dehnung, Spannung) und deren Gradienten in der Zeit, und damit reflektorisch den Sehnen-Muskel-Apparat, schützen und die Muskelaktivität kontrollieren und regulieren. Die Mechanismen sind im Einzelnen noch längst nicht alle bekannt. Jedenfalls ist jedermann jederzeit genau orientiert über die Spannung in den einzelnen Muskeln. So können wir z.B. ein Gewicht in der Hand ziemlich genau schätzen.

Nozizeptorische Reflexe spielen eine Rolle bei den mannigfaltigen, schlecht objektivierbaren Schmerzzuständen der Muskulatur. Die Physiotherapie versucht sie in den Griff zu bekommen, mangels konkreter Forschungsresultate ein weites Feld für Empirie und Theorien.

7.2
Schutz der Muskulatur vor Schäden

Dass ein so hochdifferenziertes Gewebe wie die quergestreifte Muskulatur auf Schäden empfindlich ist und wenig Reparaturmöglichkeiten hat, erstaunt nicht (s. unten). Und Muskelersatz ist nicht in Sicht. Umso wichtiger ist der Schutz der vorhandene Muskulatur vor Schaden.

Körpereigene Schutzmechanismen

Muskelkontraktionen, willkürliche und reflektorische, sind nie so stark, dass gesundes Gewebe dadurch beschädigt würde. Dass die Muskulatur rein kraftmäßig dazu im Stande wäre, haben die Beobachtungen von multiplen Wirbelkompressionsfrakturen nach Elektroschock gezeigt. Die Sicherung liegt bei der körpereigenen Innervation, bei den beschriebenen propriozeptiven inhibitorischen Reflexen.

Muskel- und Sehnenrisse durch aktive Muskelkontraktion kommen praktisch nur bei vorgeschädigtem Gewebe und nicht adäquat trainiertem Bewegungsapparat vor (s. Kap. 40).

Der körpereigene Schutz nützt allerdings wenig, wenn die Muskulatur (z.B. im Sport) überstrapaziert oder (etwa bei Operationen am Skelett) beschädigt wird.

Wie lassen sich Muskelschäden vermeiden?

1. **Knochenoperationen:**
- erprobte Zugangswege unter genauer Beachtung der topographischen Anatomie (Muskelsepten, Innervation)
- möglichst atraumatische Darstellung unter Schonung der Muskulatur (cave Drucknekrosen!)
- Schonen der Zirkulation (Endarterien, Kompartmentsyndrom, Kap. 42.4.4)
- Zerschnittene, verletzte, genähte Muskulatur regeneriert sich nicht mehr, sondern hinterlässt Narben, die nicht mehr kontrahieren, sondern die Beweglichkeit beeinträchtigen.
- Vorsicht mit *Blutsperren:* Diese sollten nur eine, höchstens zwei Stunden dauern, zwischenzeitlich geöffnet und bei erhöhtem Risiko ganz vermieden werden.

2. **Prophylaxe im Sport:** Keine Überbeanspruchung im Spitzensport. Aber auch im Breitensport wird viel gesündigt: Überschätzen der eigenen Leistungsfähigkeit, mangelndes Training, keine «Aufwärmephase» etc. Mit Aufklärung und Vernunft lassen sich viele Muskelschäden (chronische Schmerzzustände, Entzündungen, Spasmen, Risse, Blutungen, Verkalkungen, Nekrosen usw.) vermeiden.

7.3
Muskelphysiologie

Auch im makroskopischen Bereich hängen Struktur und Leistung eng zusammen. Es sind nicht einzelne Muskeln, denen bestimmte Aufgaben zugeteilt sind, sondern es ist ihr *Zusammenspiel*, das erst eine sinnvolle Funktion ergibt. Dies gilt es sowohl bei der

Diagnostik als auch bei der Therapie zu erinnern, um nicht im Detail stecken zu bleiben. Näheres dazu siehe Kapitel 11.5.2, Kapitel 17.3.4 und Kapitel 34.1.2.

Die kontraktile Muskelsubstanz wird durch *bindegewebige Hüllen* (Endo-, Perimysium, Septen, Faszien) zusammengehalten, die ein reibungsarmes Gleiten der Elemente gegeneinander gestatten. Jede Verletzung, jede Narbe beeinträchtigt diesen feinen Mechanismus. Die Muskelkraft wird von den kollagenen Fasern dieser Hüllen gebündelt auf zugfeste Sehnen und schließlich mittels den Sharpey'schen Fasern in den Knochen eingeleitet.

Muskelkraft und Arbeitslänge

Die größte Kraft entwickelt ein Muskel bei einer mittleren Länge, der *Ruhelänge*. Bei stark verkürztem Weg fehlt die Kraft, wovon man sich leicht selbst überzeugen kann: Bei stark gebeugtem Handgelenk sind die Finger zu schwach, einen Gegenstand fest zu halten.

Auch bei stärkerer Dehnung nimmt die aktive Kraft ab, doch wächst gleichzeitig der passive Widerstand der kollagenen und elastischen Elemente im Muskel (**Abb. 7.2**). Beispielsweise bei Überstreckung von Handgelenk und Fingern wird er deutlich spürbar. Dieses Phänomen zeigt sich besonders bei zweigelenkigen Muskeln wie den Kniebeugern, zu prüfen mit dem «Lasègue» und dem Finger-Boden-Abstand. Dehnungsübungen (**«Stretching»**) sollen diesen Widerstand therapeutisch lockern.

Die Ruhelänge erreicht der Muskel wiederum durch die elastischen Elemente in seinen Hüllen. Dass aus dieser Stellung heraus die größte Kraft entwickelt werden kann, lässt sich ebenfalls an der eigenen Hand feststellen: Der kräftigste Faustschluss ist bei einer leichten Dorsalextension möglich. Dies ist denn auch die **Funktionsstellung** des Handgelenkes, d.i. die beste Stellung für eine temporäre Fixierung oder für eine Arthrodese.

Muskellängen und Muskelwege sind *bei Operationen* (Sehnentranspositionen, Umstellungsosteotomien) *zu berücksichtigen*. Knochenverlängerungs- und Verkürzungsoperationen finden hier relativ enge Grenzen, die nicht ungestraft ignoriert werden können (s. Kap. 63.2.2).

Statische und dynamische Muskelarbeit

Dass Muskeln Gelenke bewegen können und sollen, ist jedermann geläufig (dynamische Muskelarbeit). Nicht weniger wichtig, jedoch kaum bewusst, ist, dass Muskeln ständig Gelenke fixieren und damit gegen die Schwerkraft stabilisieren, was erst die aufrechte Haltung ermöglicht (vgl. Statik und Dynamik, Kap. 8.1). Solche statische Arbeit leistet die Muskulatur nicht nur beim Tragen einer Last, sondern ständig, solange man steht oder sitzt. Sie ist somit auf Ausdauer angelegt. Da dabei keine Bewegung stattfindet und die Länge des Muskels gleich bleibt, wird solche Muskeltätigkeit als *isometrisch* bezeichnet. Die verbrauchte Energie wird statt in mechanische Arbeit in Wärme umgesetzt. Solche Wärmeproduktion wird genutzt, wenn man vor Kälte zittert.

Isometrisches Muskeltraining hat in der Orthopädie, v.a. auch in der Frakturbehandlung, besondere Bedeutung, da es auch unter Ruhigstellung möglich ist (s. Kap. 17.3.1).

Dynamische Muskelaktionen können gegen Widerstand bewegen (konzentrisch) – etwa beim Treppensteigen – oder aber eine Bewegung gegen Widerstand verzögern (exzentrisch). Letzteres, z.B. treppab oder bergab steigen, ist oft noch anspruchsvoller und mühsamer als aufwärts gehen. Jeder, der untrainiert eine Bergtour absolviert hat, spürt das, vor allem am Tag danach. Die Überbeanspruchung und Übermüdung äußert sich als recht schmerzhafter «Muskelkater» im Quadrizeps. Das erstaunlich große Trainingspotenzial der Muskulatur zeigt sich darin, dass schon am dritten Tag einer Tourenwoche dieser Muskelkater wieder verschwunden ist.

Bei der **konzentrischen Muskelkontraktion** verkürzt sich der Muskel gegen Widerstand, bei der exzentrischen setzt er seiner passiven Verlängerung Widerstand entgegen, verzögert damit die Bewegung und federt sie ab (meist gegen die Schwerkraft; vgl. Abb. 8.13c). **Exzentrische** Muskelaktionen sind weniger augenfällig als konzentrische, welche sichtbare «Action» bewirken, doch zur Erhaltung des Gleich-

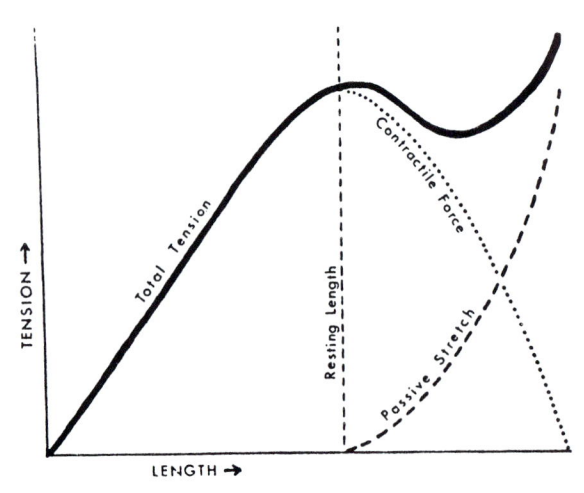

Abb. 7.2: Muskelkraft und -länge. Die größte Kraft entwickelt ein Muskel bei mittlerer Länge (Ruhelänge). Bei stärkerer Dehnung nimmt die aktive Kraft wieder ab, doch jetzt steigt der passive Widerstand an.

gewichts und zum Schutz vor Sturz und Verletzung sind sie noch wichtiger als diese.

Isotonische Kontraktionen, d. h. solche gegen gleich bleibenden Widerstand, werden z. B. in der Heilgymnastik erzeugt, als aktive Bewegung gegen die Hand der Physiotherapeutin. Wegen der wechselnden Hebelarme ist Muskelarbeit selten rein isotonisch. Im Training werden die verschiedensten Bewegungs- und Belastungsmuster angewandt (Kap. 17.3.2).

Muskelkraft und Hebelarme

Weil Muskeln und Sehnen aus anatomischen Gründen sehr nahe am Gelenk vorbeiziehen, ist ihr Hebelarm – der «Kraftarm» – meist wesentlich kleiner als der «Lastarm». Die Muskelkraft in Schulter und Ellbogen, die es braucht, um z. B. ein Gewicht bei ausgestrecktem Arm in der Hand zu halten, ist um ein Vielfaches größer als dieses Gewicht selbst (s. Abb. 6.13).

Auch in der Wirbelsäule und an den unteren Extremitäten treten schon bei alltäglichen Aktivitäten Kräfte in den Muskeln (und in den Gelenken!) auf, die das Körpergewicht um ein Mehrfaches übersteigen (vgl. Kap. 8.1.1). **Ergometrische** Überlegungen basieren u. a. auf solchen Fakten. Sie sind für Prophylaxe und Therapie oft entscheidend. So ist beispielsweise der Druck im femoro-patellaren Gelenk bei gebeugtem Knie unter Last sehr hoch, bei gestrecktem Knie hingegen nur minimal (s. Kap. 66.4.1). Der Arzt sollte seine Patienten entsprechend beraten können, z. B. auch bei Rückenproblemen: «Rückengerechtes Verhalten», siehe Abbildung 59.2, Abbildung 59.12 und Kapitel 59.3.2.

7.4 Physiologische Reaktionen

Anpassung und Training

Wenige Gewebe sind so anpassungsfähig und so trainierbar wie die Willkürmuskulatur. Die Sportmedizin hat ausgeklügelte Trainingsprogramme aufgestellt, mit denen gezielt verschiedene Leistungsqualitäten selektiv trainiert werden können wie Kraft, Schnelligkeit, Ausdauer, Beweglichkeit, Koordination.

Wirkungsvolles Muskeltraining besteht darin, dass das System kurzfristig bis an seine Grenze belastet und damit ermüdet wird. Diese Ermüdung bzw. Erschöpfung löst in der anschließenden Ruhephase eine Regeneration aus, welche die Leistungsfähigkeit auf einen höheren Stand bringt, als er vor dem Training war.

Die Mechanismen, die bei diesem Regenerationsprozess aktiviert werden, sind überaus mannigfaltig und betreffen alle Einzelelemente des Systems, sowohl seine Morphologie als auch seine Physiologie. So verschiebt sich z. B. das Verhältnis des Anteils an Muskelfasern vom Typ I (slow twitch oxydative fibres), die stärker auf Ausdauer angelegt sind, zu jenen vom Typ II B (fast twitch glycolytic fibres), die auf rasche Kraftenfaltung spezialisiert sind, in relativ kurzer Zeit, je nach Sportart, Sprint oder Marathon etc.

Auch der **Energiehaushalt** wird verbessert, indem gut trainierte Menschen die Energie für ihre Muskelarbeit länger aus Oxydation beziehen und erst spät und nur bei höheren Sprintleistungen auf die anaerobe Energiegewinnung zurückgreifen müssen.

Tatsache ist jedenfalls, dass sich die Skelettmuskulatur sehr schnell und effizient den an sie gestellten Anforderungen anpasst. Die Kunst besteht darin, wirksame Trainingsmethoden zu finden, die auch unschädlich sind. Letzteres wird häufig vernachlässigt, ist jedoch für den Erfolg natürlich entscheidend.

Die muskelphysiologischen Erkenntnisse aus der **Sportmedizin** sind auch für die **Rehabilitation** von Verletzten, Kranken und Operierten wegleitend. Allerdings lassen sie sich natürlich nicht im Massstab eins zu eins auf Patienten übertragen, sondern müssen dem Zustand, dem Alter, und den Bedürfnissen des einzelnen Rekonvaleszenten angepasst werden, eine Selbstverständlichkeit, die junge, ambitionierte Physiotherapeuten gelegentlich übersehen.

Atrophie und Hypertrophie

Bei Nichtgebrauch **atrophiert** der Muskel sehr rasch, der Querschnitt der Muskelfasern nimmt stark ab und damit auch der messbare Umfang eines Muskels.

Schonung eines Gelenkes wegen Schmerzen, auch kurzdauernde Bettruhe, die erzwungene Ruhigstellung während der Frakturheilung, Fixationsgipse, Amputationen usw. führen rasch zu massiver Atrophie. Eine beim Vergleich mit der gesunden Gegenseite (Umfangmessung!) gefundene *Differenz* ist eines der *ersten und feinsten Zeichen* einer Gelenk- oder Knochenkrankheit.

Umgekehrt antwortet der Muskel auf größere Anforderungen rasch mit einer **Hypertrophie**: Zunahme des Muskelfaserquerschnittes. Der auslösende Reiz ist die maximale isometrische Kontraktion (Kraft gegen Widerstand, ohne Bewegung). *Isometrische Kraftübungen* sind deshalb für das Training in der Physiotherapie und beim Sport besonders wichtig. Offenbar genügen wenige kräftige Kontrakturen täglich, um Kraft und Muskelsubstanz zu erhalten.

Isometrisches Krafttraining kann auch der immobilisierte Patient, z. B. *auch im Gips*, betreiben! (s. a. Kap. 17.3.1).

Die Hypertrophie verschwindet ohne regelmäßige Übung innerhalb weniger Wochen wieder.

7.5 Pathologische Reaktionen

Degeneration

Die Funktion der quer gestreiften Muskulatur ist an die Innervation gebunden. Ist diese unterbrochen, kann der Muskel auf natürliche Weise nicht mehr zur Kontraktion gebracht werden, er ist **gelähmt** (schlaffe Lähmung). Innerhalb kurzer Zeit (wenige Monate) verschwindet die kontraktile Substanz der Muskulatur vollständig, nur die bindegewebigen Hüllen bleiben übrig.

Diese morphologische Degeneration ist begleitet von einer physiologischen. Die «Entartungsreaktionen» können elektromyographisch verfolgt werden, was für Diagnostik und Therapie hilfreich sein kann (s. Kap. 34.3.2).

Fast alle Krankheiten und Schäden am Bewegungsapparat führen zur **Atrophie** der Muskulatur im betroffenen Abschnitt. Umgekehrt ist eine Atrophie ein deutlicher Hinweis auf Pathologie.

Diagnostisch verwertbar ist vor allem eine *Asymmetrie*, eine Seitendifferenz. Das *Fehlen* einer Atrophie spricht für die Harmlosigkeit eines Zustandes. Meist genügt es dann, den weiteren Verlauf zu verfolgen statt sofort die gesamte Abklärungsmaschinerie in Gang zu setzen.

Nekrose

Die quer gestreifte Muskulatur ist wegen ihres hohen Sauerstoffbedarfes besonders anfällig für Ischämie. Allerdings ist normalerweise die Blutversorgung durch weit verzweigte Kollateralen sehr gut abgesichert. **Ischämien** entstehen deshalb fast ausschließlich an bestimmten **Prädilektionsstellen** im Körper:

- bei lokaler Kompression der Arteria brachialis, am häufigsten bei Ellenbogenfraktur, mit nachfolgender **Volkmann'scher Kontraktur** (s. Kap. 44.6, Abb. 38.6 u. Kap. 47.2.6)
- durch Drosselung der Zirkulation bei lokaler Druckerhöhung in einer durch Faszien und Septen abgeschlossenen Muskelloge infolge eines Ödems. Die daraus entstehenden **«Kompartimentsyndrome»** sind dramatische Notfallsituationen, die eine sofortige aktive Therapie erheischen (Beschreibung s. Kap. 42.4.4). Unbehandelt ist der Schaden schon nach kurzer Zeit definitiv. Das bekannteste und auch häufigste Kompartimentsyndrom ist das **Tibialis-anterior-Syndrom** (s. Kap. 67.3.5).
- Auch Strangulation durch zu enge Verbände kann zu ischämischen Muskelschäden führen.

Bereits etwa sechs Stunden nach Unterbruch der Zirkulation ist die Ischämie der Muskulatur irreversibel. Der nekrotische Muskel wandelt sich zu einem verkürzten bindegewebigen Strang um (Ischämische Kontraktur, s. Kap. 38.2.1).

Kontrakturen

Bleibt ein Muskel aus irgendeinem Grund während längerer Zeit verkürzt, verliert er schließlich seine Dehnbarkeit. Die Verkürzung wird mit der Zeit permanent. Der Muskel lässt sich passiv nur mit großem Kraftaufwand oder, im fortgeschrittenen Stadium, gar nicht mehr strecken. Die **Muskelkontraktur** schränkt die freie Bewegung des zugehörigen Gelenkes ein. Irreversible Einschränkungen der Gelenkbeweglichkeit werden als **Gelenkkontrakturen** bezeichnet und sind überaus häufige Komplikationen aller möglichen Affektionen des Bewegungsapparates.

Klinik und Therapie sind beschrieben in Kapitel 38.2: «Gelenksteifen und -Fehlstellungen».

Die Ursachen solcher Kontrakturen sind reflektorische Dauerspasmen der Muskulatur infolge Gelenkschmerzen, Irritationen, Schonhaltungen usw. wegen lokalisierter Störungen am Bewegungsapparat, sodann vor allem Lähmungen (fehlende Antagonisten) und andere Funktionsstörungen der Innervation), ausführlich dargestellt im Kapitel «Neurologische Affektionen»: schlaffe Lähmungen, Kapitel 34.1.3.

Seltener verursachen *Muskelkrankheiten selbst* Kontrakturen: Ischämie führt zu Degeneration mit narbig-fibröser Umwandlung und starker Verkürzung der Muskelsubstanz: ischämische Kontrakturen (s. oben).

Kontrakturen kleinster Muskelareale sollen den so genannten **«Myogelosen»** zugrunde liegen, die für viele Muskelschmerzen angeschuldigt werden. Die histologische Evidenz ist spärlich. Umso zahlreicher sind die Erklärungsversuche und die (physio)-therapeutischen Konzepte («trigger points» u.a.).

Muskelverkrampfungen und **-verspannungen** sind ebenso häufige und lästige Schmerzverursacher. Auch hier sind die Mechanismen weitgehend unklar, doch sind auch diese «Myalgien», «Tendomyosen», «Spasmen» u. ä. dankbare Objekte der Physiotherapie. Sie arbeitet weitgehend empirisch, v.a. mit Heilgymnastik und Massage.

Regeneration

Eine echte Regeneration von kontraktiler Substanz gibt es wahrscheinlich nicht. Zugrunde gegangene Muskelfasern werden zu bindegewebigen Strängen, die die freie Bewegung behindern. Erhalten gebliebene Muskelfasern können allerdings erstaunlich hypertrophieren und damit den Verlust weitgehend wettmachen.

Traumatisch beschädigte oder bei Operationen zerschnittene und verletzte Muskeln heilen nur mit bindegewebigen, mehr oder weniger derben Narben, immer mit einem Verlust von Beweglichkeit und Kraft.

Verkalkungen

Ektopische Verkalkungen sind eine recht häufige Komplikation nach Operationen an Knochen und Gelenken. Sie werden nicht immer klinisch manifest, können jedoch infolge von Schmerzen und Bewegungseinschränkung den Erfolg der Operation zunichte machen. Je stärker die Muskulatur beim Eingriff auch mitverletzt wurde, desto ausgedehnter sind die Verkalkungen. Der Umbauprozess dauert viele Monate. Nach etwa einem Jahr ist er abgeschlossen, die Verkalkungen sind verknöchert.

Offenbar besteht auch eine individuelle Disposition. *Präventiv* können solche Verkalkungen durch nichtsteroidale Antirheumatika (z. B. Indomethacin) und durch Röntgenbestrahlung unterdrückt werden, was klinisch z. B. bei Endoprothesenoperationen ausgenutzt wird.

Die *Resektion* von (störenden) Verkalkungen sollte nicht zu früh, besser erst nach Abschluss der Umbauprozesse erwogen werden, sonst ist mit Rezidiven zu rechnen.

Seltener ist die umschriebene posttraumatische **Myositis ossificans** bei isolierten Muskelverletzungen (s. Kap. 44.6 u. Kap. 65.2.3 mit Abb. 65.2).

Extrem starke Verkalkungen werden bei Querschnittsgelähmten beobachtet, ein Hinweis darauf, dass diese Umbauprozesse auch von der neuralen Versorgung abhängig und mithin sehr komplex sind. Die auslösenden Mechanismen sind im Einzelnen nicht bekannt.

Dies gilt auch für die sehr seltene erbliche *Myositis ossificans progressiva*.

7.6
Die peripheren motorischen Nerven

Muskellähmungen in Folge von Schädigung der motorischen Nerven gehören zu den häufigeren *Operationskomplikationen*. Die peripheren motorischen Nerven sind besonders empfindlich auf Druck und Zug.

Druck durch Instrumente, Gipse, harte Unterlage usw. sind bekannte Ursachen und werden als *vermeidbare Operationsfolgen* eingestuft.

Übermäßiger Zug kann ebenfalls durch Instrumente (Haken, Hebel) erfolgen, stellt aber ein besonders hohes Risiko von Verlängerungsoperationen (und von Endoprothesen mit Verängerungseffekt) dar. Auch dieses Risiko ist grundsätzlich vermeidbar (vgl. Kap. 63.2.2). Sowohl Druck- wie Zugschäden geben häufig Anlass zu (oft berechtigten und geschützten) *Haftpflichtforderungen*.

Ob die Schäden reversibel oder irreversibel sind, hängt von der Art, der Intensität und der Dauer der Einwirkung ab. Am Anfang lässt sich eine *Prognose* kaum stellen. Der Verlauf und evtl. elektrische Untersuchungen können helfen. Eine Erholung kann, u.a bei langen Nervenwegen, viele Monate dauern. Näheres siehe bei «Periphere Nervenlähmungen», Kapitel 34.3.

8 Statik und Dynamik des Bewegungsapparates

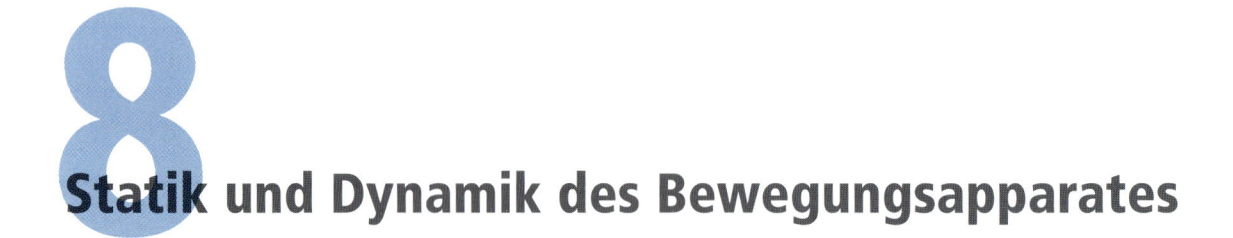

8.1 Statik der aufrechten Haltung

Statik ist die Lehre der auf feste Körper einwirkenden mechanischen Kräfte, wenn diese ausbalanciert sind, also keine Bewegungen stattfinden. Eine Hauptfunktion des Bewegungsapparates besteht darin, den aufrecht stehenden Körper **gegen die Schwerkraft im Gleichgewicht** zu halten, damit er nicht umfällt.

Ein großer Teil der orthopädischen Probleme ist deshalb statischer Natur.

Sie treten vor allem auf bei

- motorischen Lähmungen, Muskelschwächen
- mechanischer Insuffizienz der Stützstrukturen (Knochen, Gelenke)
- Deformitäten, Fehlstellungen, Kontrakturen
- Koordinationsstörungen.

Stabiles und labiles Gleichgewicht: s. **Abbildung 8.1**.

Schwerpunkt und Standfläche: s. **Abbildung 8.2**.

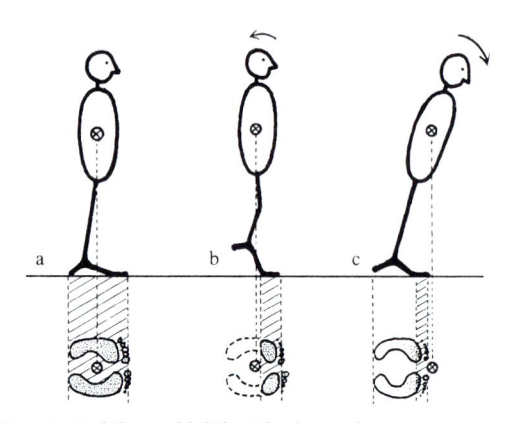

Abb. 8.1: *Stabiles und labiles Gleichgewicht.*
a) **Stabiles Gleichgewicht** im normalen Stand. Das Gleichgewicht ist stabil, wenn das Lot aus dem Körperschwerpunkt ⊕ innerhalb der Standfläche (Fußsohle) liegt (schraffiert).
b) Versuch zum **Zehenstand**: Damit man nicht auf die Ferse zurückfällt, muss der Körperschwerpunkt zuerst etwas nach vorne, über die Fußballen, gebracht werden. Das kann man an sich selbst leicht nachprüfen.
c) **Körperschwerpunkt vor den Füßen.** Der Körper kippt nach vorne über. Um einen Sturz zu vermeiden, wird jetzt normalerweise reflektorisch ein Fuß nach vorne gesetzt, und damit die Unterstützungsfläche unter das Schwerpunktslot gebracht. Diese automatischen Aktionen zur Erhaltung des Gleichgewichtes sind unbewusste komplizierte, reflektorische Vorgänge, bei welchen propriozeptive, optische, vestibuläre Reize usw. verarbeitet, in komplizierte Muskelaktionen umgesetzt, rückgekoppelt und schließlich wieder auf ihre Wirksamkeit kontrolliert werden. Auch dies ist leicht nachzuprüfen.

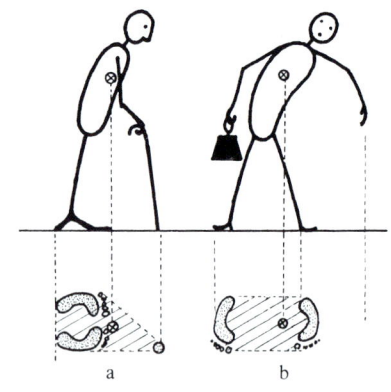

Abb. 8.2: *Schwerpunkt und Standfläche.*
a) Die **Standfläche** (schraffiert) kann vergrößert werden, z. B. mit Hilfe eines Stockes oder anderer Gehhilfen (Krücken, Gehböcke, Gehwagen usw.).
b) Beim Tragen eines schweren Gewichtes auf einer Seite wird der **Körperschwerpunkt** zur Gegenseite verlagert, damit das Lot des Gesamtschwerpunktes G (des ganzen Systems: Körper + zu tragendes Gewicht) in die Tragfläche hineinfällt.

8. Statik und Dynamik des Bewegungsapparates

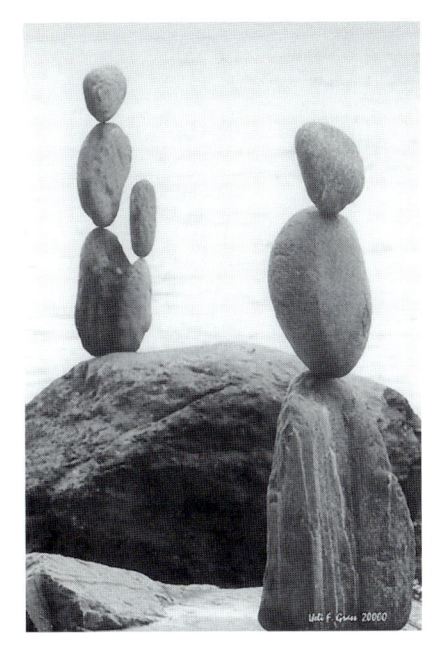

Abb. 8.3: Labiles Gleichgewicht.
Kleine ephemere Kunstwerke am Ufer des Zürichsees; ein Windhauch, und sie haben nie existiert. Sie sind nur stabil, wenn jeder einzelne Unterstützungspunkt haargenau senkrecht unter dem Gesamtschwerpunkt aller darüber liegenden Steine liegt. Bei mehreren Steinen ergeben sich somit sehr komplizierte Gleichgewichtsbedingungen. Der Künstler ist offensichtlich mit diesen vertraut. Wie er die Türme baut, bleibt sein Geheimnis. Haben Sie es schon einmal versucht?
Der Bewegungsapparat unterliegt den gleichen Bedingungen, wie Abbildung 8.4 zeigt.

8.1.1
Gelenkstabilität und Teilschwerpunkt

Wie der ganze Körper auf seiner Unterstützungsfläche im Gleichgewicht sein muss, muss jeder Körperteil auf dem ihn tragenden Gelenk im Gleichgewicht sein (**Abb. 8.3** u. **Abb. 8.4**).

Stabilisierung eines Gelenkes

In die Betrachtungen zur Gelenkstabilisierung, welche im Abschnitt «Funktionseinheit Gelenk» (Kap. 6.3) angestellt wurden, soll jetzt **die Schwerkraft** miteinbezogen werden: Der Einfachheit halber wird zuerst die Stabilisierung eines Gelenkes gezeigt, bei welchem das Lot des Teilschwerpunktes durch die Gelenkmitte geht. Ohne Bänder und Muskulatur würde dieses Gleichgewicht etwa demjenigen eines Balles auf der Nase eines Seehundes entsprechen: Es ist recht labil. Es kann stabilisiert werden ähnlich wie ein freistehender Mast oder eine Zeltstange durch seitliche Zugkräfte (Seile). In dieser Art ist z. B. das obere Sprunggelenk im Gleichgewicht bei ruhigem

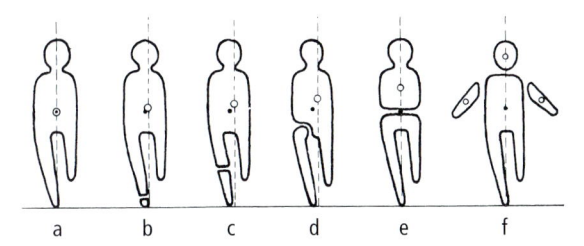

Abb. 8.4: Teilschwerpunkte.
Die Abbildung zeigt sozusagen den «Aufbau» des Körpers von unten nach oben, die einzelnen tragenden Gelenke und die darüber liegenden, von ihnen getragenen Körperteile mit den entsprechenden Teilschwerpunkten T (mit Kreis bezeichnet). Diese stimmen nicht mit dem Schwerpunkt des Gesamtkörpers (mit Punkt bezeichnet) überein. Die Körperabschnitte müssen für die Betrachtung der statischen Verhältnisse eines Gelenkes als festes Ganzes angesehen werden.
Von links nach rechts:
a) **Balance** des ganzen Körpers auf der Unterlage (Boden);
b) Körper auf dem Fußgelenk;
c) Teilkörper (ohne Unterschenkel) auf dem Kniegelenk;
d) Teilkörper (ohne Bein) auf dem Hüftgelenk;
e) Rumpf auf der Lendenwirbelsäule;
f) Kopf und Arme auf der Halswirbelsäule, resp. auf Schultergelenken.
Für die Stabilisierung eines Gelenkes ist die Beziehung zwischen dem Lot aus dem Teilschwerpunkt (des über dem Gelenk liegenden Körperabschnittes) und dem Gelenkmittelpunkt maßgebend (siehe unten).
Der Abbildung ist **der Einbeinstand der Standphase** beim Gehen zugrunde gelegt, welcher für Leistung und Beanspruchung des Bewegungsapparates ausschlaggebend ist.

Stehen. Der Stabilisierung dienen Muskeln, Sehnen und Bänder mit ihren Rezeptoren (**Abb. 8.5**). Auf Abbildung 8.4 erkennt man, dass **das Lot aus dem Teilschwerpunkt** nicht notwendigerweise durch den Mittelpunkt des tragenden Gelenkes verläuft, sondern mehr oder weniger weit davon entfernt. Besonders deutlich ist dies am Knie und an der Hüfte, natürlich auch an den seitlich ausgestreckten Armen. Daraus resultiert ein Drehmoment, welches die Tendenz hat, den Körperteil oberhalb des Gelenkes zur Seite abzukippen. Um ein stabiles Gleichgewicht zu erhalten, muss eine Gegenkraft (Muskelkraft, Bänder) diesem Drehmoment entgegenwirken und es aufheben. Als *Beispiel* diene das *Hüftgelenk* (**Abb. 8.6**):

Stabilisierung der Hüfte

Maßgebend für die Hüftfunktion ist vor allem die Belastung während des Gehens, also die Standphase (Abb. 8.6a). Sie entspricht ungefähr dem Einbeinstand (Abb. 8.6b). Das dazugehörige Gleichgewichtsdiagramm aus Abbildung 8.4d ist hier (Abb. 8.6c)

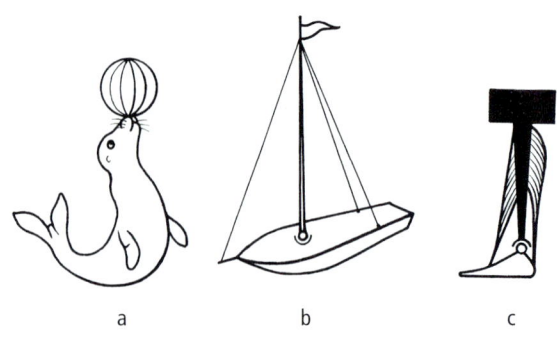

Abb. 8.5: Gelenkstabilisierung.
a) *Labiles Gleichgewicht:* Der Unterstützungspunkt muss immer genau unter den Schwerpunkt gebracht werden.
b) Absicherung eines labilen Gleichgewichtes durch seitliche Zugkräfte: z. B. Mast mit Wanten.
c) **Stabilisierung des oberen Sprunggelenkes.** Bei ruhigem Stehen ist der Körperteilschwerpunkt (Körpergewicht ohne Fuß) genau über dem Gelenk. Die ständigen kleinen Schwankungen werden ausbalanciert durch reflektorische Kontraktionen des M. triceps surae resp. des M. tibialis anterior. Dies kann man sehr gut *bei sich selbst nachprüfen im Stehen*: Bei leichtem Vornüberneigen wird sofort die Wade angespannt, bei Zurückneigen hingegen spannt sich die Sehne des Tibialis anterior vorne über dem Sprunggelenk, wo sie gut zu sehen ist.

Muskelprüfung im Stehen ist eine *elegante, einfache diagnostische Methode*, bei der auch der bewusste Wille des Patienten weitgehend ausgeschaltet werden kann.

wiederholt. Man erkennt, dass das Lot aus dem Teilschwerpunkt stark medial vom Hüftgelenk verläuft. Das entstehende Drehmoment, welches das Becken nach medial abzukippen trachtet, muss durch eine *Gegenkraft* ausbalanciert werden, wie bei einer Waage oder Schaukel (Abb. 8.6 f.). Sie wird geliefert durch die *Muskelkraft der Hüftabduktoren* (v. a. des Glutaeus medius), welche allerdings mit einem etwa drei Mal kürzeren Hebelarm am Trochanter maior angreift. Daraus ergeben sich Kräfteverhältnisse, wie sie in Abbildung 8.6 d dargestellt sind. Richtung und Größe der Kräfte können durch ein Vektordiagramm (Parallelogramm der Kräfte) graphisch ermittelt werden (Abb. 8.6 e, nach Pauwels). Die zur Stabilisierung der Hüfte nötige Muskelkraft beträgt im vorliegenden Fall etwa das Dreifache des Körpergewichtes. Die aus Körperteilgewicht und Muskelkraft **resultierende Kraft (R)** wirkt direkt als Druckkraft auf das Gelenk. Sie ist für seine Beanspruchung maßgebend. Im vorliegenden Fall ist sie etwa drei bis vier Mal größer als das Körpergewicht!

Abbildung 8.6 g zeigt die graphische Darstellung der **Gleichgewichtsbedingungen** für ein Gelenk:

1. alle Kräfte heben sich auf. $A + B + C = 0$
2. alle Drehmomente heben sich auf: $Aa + Bb = 0$.

Diese Darstellung der Statik eines Gelenkes stammt von Pauwels, der sie am Beispiel der Hüfte genau untersucht hat. Sie gilt aber auch entsprechend für alle anderen Gelenke (**Abb. 8.7**).

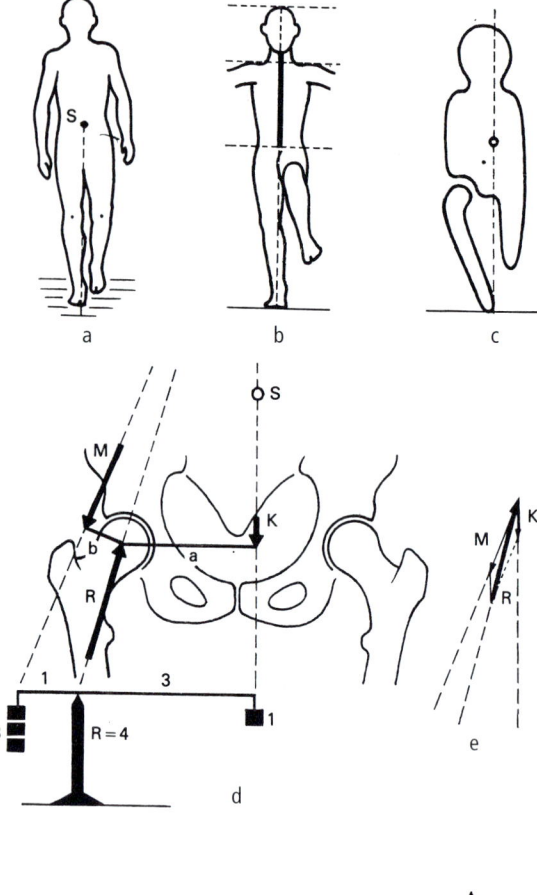

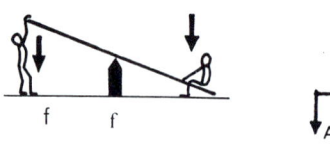

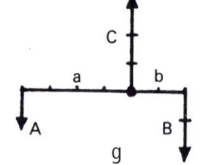

Abb. 8.6: Zur **Beanspruchung des Hüftgelenkes**. Erklärung im Text.

8.1.2
Aktive und passive Gelenkstabilisierung

(s. a. Kap. 6.3)

Statt mit Muskelkraft kann ein Gelenk durch Bänder stabilisiert werden, z. B. durch

- **Seitenbänder**, die nur Bewegungen in einer Achse zulassen, oder
- Bänder, welche als **Anschlagsperre** wirken, also die Beweglichkeit in einer bestimmten Richtung einschränken (z. B. die dorsalen Bänder des Knies, die eine Überstreckung verhindern).

Diese Stabilisierung ist *passiv* im Gegensatz zur aktiven Stabilisierung mit Muskelkraft (**Abb. 8.8**). Auch

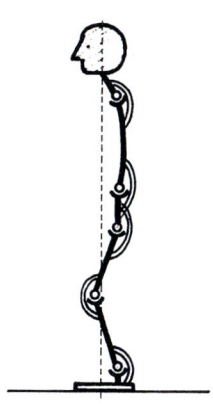

Abb. 8.7: Stabilisierung der Gliederkette.
Jedes Gelenk des Körpers muss entsprechend seinem Kippmoment stabilisiert werden. Dies hängt davon ab, ob das **Lot des Teilschwerpunktes** vor oder hinter dem Gelenk verläuft. Auf der Gegenseite ist eine Gegenkraft nötig.

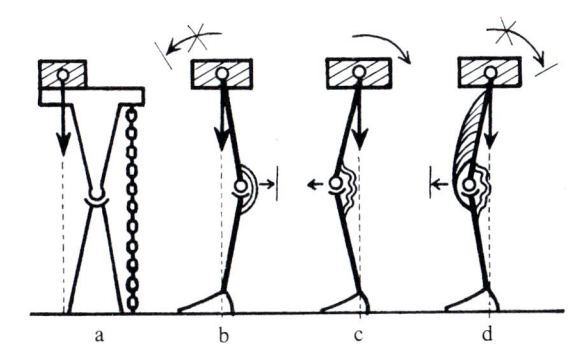

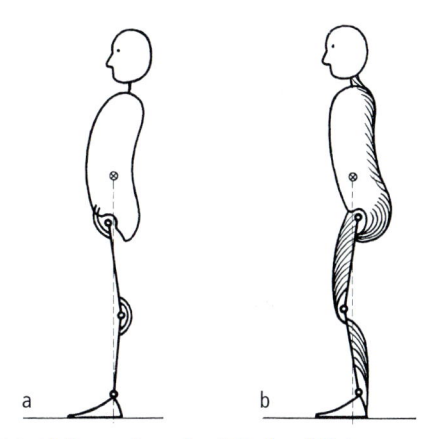

Abb. 8.8: Aktive und passive Gelenkstabilisierung.
a) zeigt das Prinzip: Eine Last erzeugt ein **Drehmoment** an einem Gelenk, da ihre Schwerelinie neben der Gelenkmitte verläuft. Eine Kette (Band) liefert die **Gegenkraft**, sodass der obere Körperteil nicht nach links abkippen kann.
b) Das Gelenk muss ein wenig von der Schwerelinie in Richtung zum Band hinübergedrückt werden, damit dieses das Gelenk stabilisieren kann (**passive** Stabilisierung).
c) Liegt das Gelenk auf der anderen Seite der Schwerelinie, so nützt das Band nichts, der Körper kippt um und das Gelenk knickt ein. Wenn keine Lähmung vorliegt, tritt reflektorisch die Muskulatur auf der Gegenseite des Bandes in Aktion und stabilisiert das Gelenk **aktiv** (d).

ein völlig versteiftes Gelenk (Ankylose) ist stabil, was man sich therapeutisch zu Nutze macht (Arthrodese).

Zum Beispiel Knie- und Hüftgelenk können (in der Sagittalebene) sowohl *passiv* (in leichter Überstreckung) als auch *aktiv* (in leichter Beugung) *stabilisiert* werden (**Abb. 8.9**):

Beim Ausfall der aktiven Stabilisierung (Lähmung) bekommt die passive besondere Bedeutung. Im Übrigen ist sie vor allem bei bequemer Ruhestellung wirksam. Eine dauernde rein passive Stabilisierung führt

Abb. 8.9: Aktive und passive Gelenkstabilisierung.
a) Bei etwas durchgedrückten Knien und herausgestrecktem Bauch kommt *das Schwerpunktslot* so zu liegen, dass Knie und Hüften ohne Muskelkraft, allein durch die Bänder, stabilisiert werden können.
b) Mit gebeugten Knien und etwas vorgeneigtem Oberkörper kann man nur aufrecht stehen, wenn die Muskulatur die Gelenke stabilisiert. Diese Haltung galt seinerzeit als «stramme Haltung», im Gegensatz zur «bequemen» in Abb. a).

mit der Zeit zur **Bandinsuffizienz**; normalerweise schützt die Muskulatur den Bandapparat davor (**Abb. 8.10 a, b**; s. a. Kap. 38.3 u. Abb. 38.15).

8.1.3
Die Bedeutung statischer Überlegungen für die Praxis

Die Bedeutung statischer Überlegungen für die Praxis soll im Folgenden kurz zusammengefasst werden:

1. Das Problem der **Stabilisierung** eines Gelenkes ist mindestens ebenso wesentlich (Gleichgewicht, Kraftübertragung) wie das seiner Beweglichkeit.
2. Wichtigste Voraussetzung für den aufrechten Stand und Gang ist das Erhalten des **Gleichgewichtes** jedes einzelnen Körperabschnittes auf seinem tragenden Gelenk.
3. Die Gelenkstabilisierung erfolgt im Wesentlichen durch die entsprechende **Muskulatur** (im Ruhestand teilweise durch Bänder, s. Abb. 8.10).
4. Die nötige Muskelkraft hängt vom Verhältnis der **Hebelarme** zueinander ab:
Muskelkraft = Teilkörpergewicht × Lastarm/Kraftarm

Je weiter das Lot aus dem Körperteilschwerpunkt vom Gelenkdrehpunkt entfernt ist, desto größer ist die notwendige Muskelkraft. Um Kraft zu sparen und die Beanspruchung zu reduzieren, ist es notwendig, das tragende Gelenk möglichst nahe an dieses Teilschwerpunktslot heranzubringen. Daraus ergeben sich viele orthopädische Probleme, vor allem bei Lähmungen (s. Kap. 34.1.2), Fehlstel-

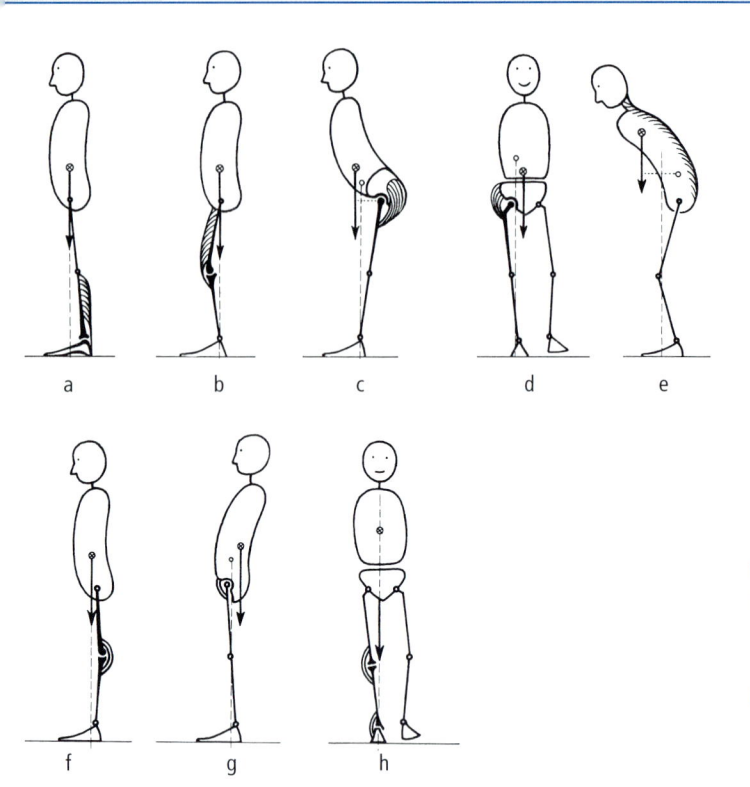

Abb. 8.10: Die fünf wichtigsten Muskelgruppen, die das Stehen ermöglichen.
a) Die Wadenmuskulatur (Trizeps und Gastrocnemius) stabilisiert das obere Sprunggelenk;
b) Die Oberschenkelmuskulatur (Quadrizeps) stabilisiert das Kniegelenk;
c) Die Gesäßmuskulatur (Glutaeus maximus) stabilisiert das Hüftgelenk;
d) Der Glutaeus medius stabilisiert die Hüfte in der Frontalebene;
e) Die Rückenmuskulatur stabilisiert die Wirbelsäule.

Die wichtigsten Bänder, die zum Stehen notwendig sind.
f) Die hintere Kniegelenkkapsel;
g) Das vordere Hüftgelenkband (Lig. Bertini);
h) In der Frontalebene: Die Knie- und Sprunggelenkseitenbänder.

lungen und Deformitäten (s. Kap. 38.1). Entlastung schmerzhafter Gelenke usw. (s. Kap. 9.1 u. Kap. 18.4.1).

5. Besonders eindrücklich zeigen sich diese Probleme der Stabilisierung bei **Gelähmten**, welche alle Kompensationsmöglichkeiten instinktiv ausnützen. Um ihre Funktion zu verbessern, etwa mittels Operationen, ist eine genaue Kenntnis der statischen Verhältnisse notwendig (s.a.: Poliomyelitische Restlähmungen, mit weiteren Beispielen, Kap. 34.1.2). **Kontrakturen** von Gelenken stören ebenfalls die normalen statischen Verhältnisse nachhaltig. Ihre Verhütung und Korrektur ist deshalb auch und vor allem aus statischen Gründen nötig. Beispiele siehe «Kontrakturen», Kapitel 38.2.

6. Die **Beanspruchung** eines Gelenkes ergibt sich nicht allein aus der Belastung durch das Körpergewicht, sondern ist abhängig von der resultierenden Druckkraft R auf das Gelenk, d.h. der (vektoriellen) Summe von Körperlast und Muskelkraft.

Diese Kräfte können das Körpergewicht um ein Mehrfaches übersteigen. Weil die Beanspruchung eines Gelenkes ein wesentlicher Faktor in der Pathogenese von Gelenkschäden ist, geht es *praktisch therapeutisch* darum, sie wo immer möglich herabzusetzen. Dies gelingt, indem man (z. B. operativ) die Hebelarme verändert (etwa bei Deformitäten, Fehlstellungen usw.), oder durch Verbesserung der Haltung, zusätzliche Abstützung (Stöcke, Schienen usw.). Beispiele finden sich in den Kapiteln «Die mechanische Beanspruchung als pathogenetischer Faktor», Kapitel 9, «Degenerative Erkrankungen», Kapitel 37, und «Deformitäten, statische Störungen», Kapitel 38.

8.2
Die Physiologie des Stehens und Gehens

Das Stehen

Im symmetrischen Zweibeinstand ist die Standfläche relativ groß, das Gleichgewicht ist recht stabil und kann mit kleiner Muskelkraft erhalten werden. Der **aufrechte Zweibeinstand** ist der Ausgangspunkt für das Gehen. Jede Gehschule, sei es bei motorisch gestörten Kindern oder in der Rehabilitation nach Unfällen, Krankheiten, Operationen usw. muss mit einem sicheren aufrechten Stand beginnen.

Dazu müssen die tragenden Gelenke in die richtige Grundstellung gebracht werden können (**Abb. 8.11**). Diese **Grundstellung** der tragenden Gelenke ist für die orthopädische Betrachtungsweise und Therapie von grundlegender Bedeutung. Sie ist wichtiger als die Gelenkbeweglichkeit an sich. Es ist z. B. außerordentlich mühsam, mit gebeugten Hüften oder Knien oder mit einem Spitzfuß zu gehen (vgl. «Der normale Bauplan», in Kap. 38.1, und «Funktionsstellung der Gelenke», in Kap. 38.2.1).

Am liegenden Patienten, z. B. bei der Arztvisite am Krankenbett, werden diese Zusammenhänge leicht übersehen. Es ist deshalb zweckmäßig, wenn Arzt, Pflegepersonal, Physiotherapeuten und der Patient selbst immer wieder den aufrechten Stand prüfen und üben, wenn immer möglich, indem der Patient auf die Füße gestellt wird. Bei Bettlägerigen sollte dieses Manöver wenigstens gedanklich genau durchgespielt werden.

Für die *funktionelle Diagnostik* (s. Kap. 10.1.1 u. Kap. 11.6) und den *Therapieplan* (s. Kap. 16.3) kann auf diese Weise viel gewonnen werden.

Auch für die *Lagerung* (s. Kap. 17.2, Kap. 17.3.4 u. Kap. 18.5) ist die Grundstellung der Gelenke wichtig, ebenso wie für eine zweckmäßige und zielstrebige *Physiotherapie* (s. Kap. 17.3).

8. Statik und Dynamik des Bewegungsapparates

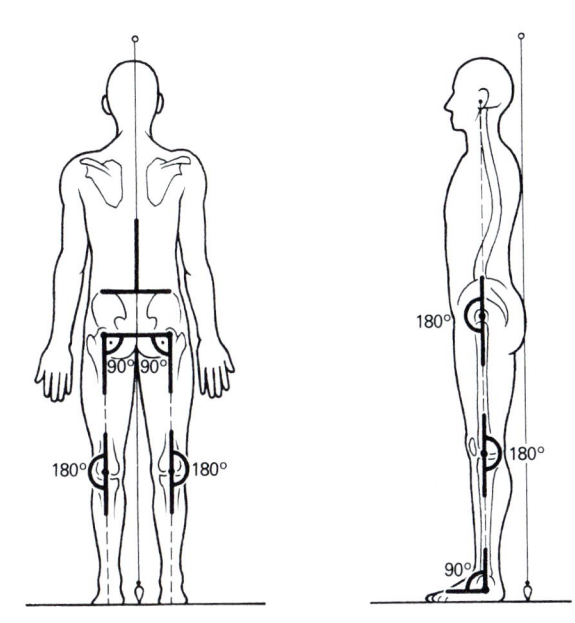

Abb. 8.11: Das Schema der **Grundstellung** ist sehr einfach: Beine, Becken und Wirbelsäule gerade, das Becken bei gleich langen Beinen horizontal. *Die drei großen tragenden Gelenke* in einer Stellung von 180° bzw. 90°.
Jede Diagnostik und Therapie geht von dieser Grundstellung aus (s. Kap. 11, Kap. 17.2 u. Kap. 38.2).

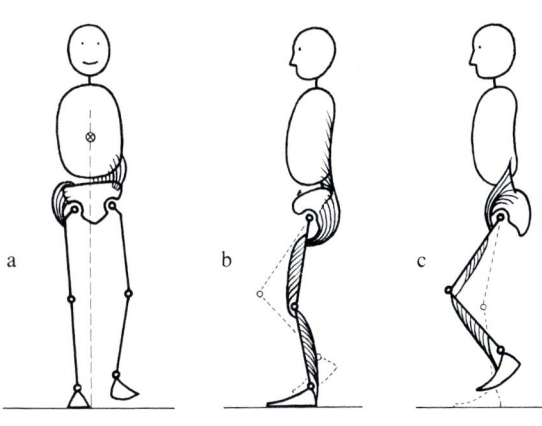

Abb. 8.12: Der **Schritt**.
a) **Standphase**, in der Frontalebene: Sie entspricht etwa dem Einbeinstand. Leichtes Anheben des Beckens auf der Schwungbeinseite durch die Hüftabduktoren und die gegenseitige Rumpfmuskulatur.
b) **Standphase**, in der Sagittalebene: Das Standbein trägt die ganze Körperlast. Stabilisierung der großen Gelenke im Wesentlichen durch ihre Streckmuskulatur.
c) **Schwungphase**, Sagittalebene: Das Schwungbein wird angehoben, indem es durch Flexion in Hüfte, Knie und Fuß verkürzt wird. Im Wesentlichen sind die Beugemuskelgruppen in Aktion: Ileopsoas, Knieflexoren (Trizeps, ischiokrurale Gruppe), Dorsalextensoren des Fußes (Tibialis anterior) und Zehenheber (Extensor digitorum und Extensor hallucis, vgl. Abb. 8.20).

Der Einbeinstand

Der Einbeinstand ist eine Voraussetzung für den aufrechten Gang: Bei jedem Schritt wird das Körpergewicht eine kurze Zeit lang auf einem Bein allein getragen (Standbein, **Standphase**), bis das andere Bein den Schritt nach vorn getan hat (Schwungbein, Schwungphase; s. **Abb. 8.12a**).

Dies entspricht etwa dem Einbeinstand, wobei allerdings beim flüssigen Gehen ein dynamisches Moment dazukommt, welches die Statik des an sich mühsamen und unnatürlichen Einbeinstandes etwas modifiziert und in eine harmonische Bewegung integriert. Immerhin gelten im Prinzip die selben statischen Gesetzmäßigkeiten. Auf jeden Fall ist es für eine Fortbewegung durch aufrechtes Gehen notwendig, dass jedes Bein einzeln im Stande ist, das Körpergewicht wenigstens während kurzer Zeit voll zu tragen, bis sich das andere Bein verschoben hat (s. Abb. 8.12 b: Standbein).

Der Schritt

Das **Schwungbein** muss einen Schritt vorwärts machen können. Dazu muss es vom Boden abgehoben und nach vorne gebracht werden. Die dafür notwendige Kraft ist wesentlich geringer als die zum Tragen des Körpergewichts notwendige, welche vom **Standbein** aufgebracht werden muss. Ein Bein versagt deshalb eher in der Standphase als in der Schwungphase.

Um einen Schritt tun zu können, besonders zum Überwinden einer Stufe, muss das Bein angehoben, also verkürzt werden. Dazu dienen, vereinfachend gesagt, die Beugemuskeln der großen Gelenke des Beines sowie Muskelgruppen, die das Becken auf der Schwungbeinseite anheben (Abduktoren der Standhüfte, Rumpfmuskulatur der Schwungseite; s. Abb. 8.12c).

Das Stufensteigen

Stufen sind für körperlich Behinderte große, oft unüberwindliche Hindernisse, welche ihren Aktionsradius begrenzen. Die Unfähigkeit, eine bestimmte Stufenhöhe zu ersteigen, verunmöglicht einem Menschen z. B., eine Wohnung in einem höheren Stockwerk zu bewohnen, ein öffentliches Verkehrsmittel zu benützen usw.

In dem Augenblick, da sie nicht mehr Stufen steigen können, werden viele Menschen abhängig von fremder Hilfe oder zu eigentlichen Pflegefällen. Das **Treppensteigen** ist deshalb für die *Beurteilung* und die *Rehabilitation* Behinderter von ausschlaggebender Bedeutung. Zur Gehschule nach Unfällen und Operationen gehört das Treppauf- und -absteigen von Anfang an als wichtiges **Training**.

Das Stufensteigen bedingt eine vertikale Verschiebung des Körpergewichtes und braucht damit viel Kraft, vor allem vom Standbein (**Abb. 8.13**).

Aus dieser Abfolge geht hervor, dass die größere Arbeit, nämlich das vertikale Verschieben der Körperlast, immer vom oberen Bein geleistet werden muss.

Wenn ein Bein geschwächt ist, wird eine Stufe automatisch mit dem stärkeren Bein voran bestiegen. Beim Treppabgehen ist es umgekehrt: Das schwächere Bein geht voraus.

Das stärkere Bein ist also immer oben, das schwächere tiefer.

Diese Art des Treppensteigens, immer mit dem selben Bein voraus (im Gegensatz zum normalen, «alternierenden» Treppengang), gibt einen einfachen aber wichtigen *funktionsdiagnostischen Hinweis* und ist für manche Behinderte die einzige Art, Schwellen und Treppen zu überwinden.

Zehen- und Fersenstand

Auf den Zehen bzw. auf den Fersen zu gehen setzt eine kräftige Waden- resp. Fußhebermuskulatur voraus. Zehen- und Fersenstand sind deshalb *einfache diagnostische Tests* für das Funktionieren dieser Muskulatur, besser als die Prüfung im Liegen, gegen den Widerstand der Hand, weil auch eine geringe Schwäche und eine kleine Seitendifferenz erkannt werden können. Selbstverständlich muss jeder Fuß einzeln geprüft werden, also am besten im Zehen- oder Fersengang (**Abb. 8.14**).

Im Gehen und Laufen spielen folgende Muskelgruppen eine besondere Rolle: Der **Trizeps** ermöglicht das Abrollen und Abstoßen am Ende der Standphase. Ohne diesen Muskel (Trizepslähmung) ist der Gang langsam, kein Abstoßen erfolgt, und schnelles Laufen ist nicht möglich.

Die **Fußheber** (v. a. der M. tibialis anterior) heben die Fußspitze zu Beginn der Schwungphase vom Boden ab, damit der Fuß nach vorne gebracht werden kann. Bei Fußheberlähmung (Peronäuslähmung) wird die Fußspitze nachgeschleift, das Knie muss höher angehoben werden, und der Fuß wird zuerst mit der Fußspitze wieder aufgesetzt (Steppergang).

Hocke und Aufstehen

Aufstehen aus der Hocke ist **ein guter Test** für die Muskelkraft. Versuchen Sie es selbst auf einem Bein! Der Körper gleicht einer zusammengedrückten Feder, welche aufspringen muss. Die drei großen Ge-

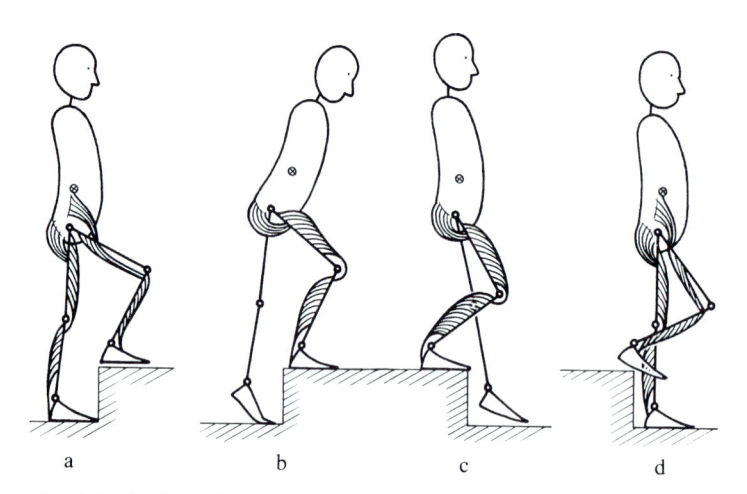

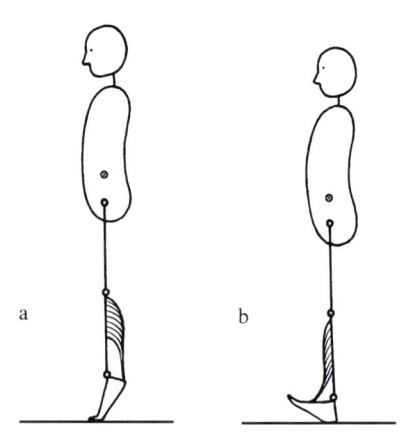

Abb. 8.13: Stufensteigen.
a) Das Schwungbein wird auf die Stufe hinaufgehoben, während das Standbein wie beim gewöhnlichen Gehen das Körpergewicht trägt.
b) Das Gewicht wird auf das andere Bein verlagert. Dieses muss jetzt das Körpergewicht um die Höhe der Stufe emporheben, indem es gestreckt wird mit Hilfe der großen Streckmuskulatur des Beines (siehe Abb. 8.10 a–c). Diese Phase erfordert am meisten Kraft. Das untere Bein wird lediglich nachgezogen.
Patienten mit Knieschäden und -schwächen können oft *nicht mehr alternierend* Treppen steigen. Sie sind dann gezwungen, jede Stufe mit dem gesunden Bein zu nehmen. Treppab geht es umgekehrt: Immer mit dem schwachen Bein zuerst.
Treppen steigen, auf und ab, sind auch sehr **gute diagnostische Tests**.
c) *Treppab* werden Schwungbein und Körpergewicht langsam tiefer gesetzt, indem das Standbein, welches oben auf der Stufe stehen bleibt, gebeugt wird. Die Beugung muss *langsam* und *kontrolliert* erfolgen, damit ein Sturz vermieden wird. Diese Phase des Treppabsteigens ist für Behinderte oft besonders schwierig, weil sie sich meist auch unsicher fühlen. Das Bremsen (*exzentrische Muskelkontraktion*, vgl. Kap. 7.4) erfordert viel Muskelkraft und ermüdet stark, was man auch als Gesunder erlebt, z. B. als Muskelkater im Quadrizeps nach einem längeren Abstieg im Gebirge.
d) Sobald das untere Bein den Boden erreicht hat, übernimmt es die Körperlast. Das obere Bein braucht nur noch nachgezogen zu werden.

Abb. 8.14:
a) **Zehenstand:** Stabilisierung des oberen Sprunggelenkes durch den Triceps surae (Gastrocnemius und Soleus), Standfläche stark verkleinert.
b) **Fersenstand:** (Hackengang): Fuß- und Zehenheber (Tibialis anterior, Extensor hallucis longus und Extensor digit. communis) stabilisieren das obere Sprunggelenk in Hackenstellung.

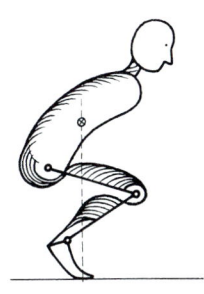

Abb. 8.15: Das **Aufstehen aus der Hocke** erfordert wegen der langen Hebelarme, vor allem des Kniegelenkes, eine erhebliche Anstrengung der drei großen Streckmuskelgruppen des Beines: Glutäen, Quadrizeps und Trizeps. Auch dies ist ein guter diagnostischer Test. Die *Beanspruchung des Knies ist dabei sehr hoch.*

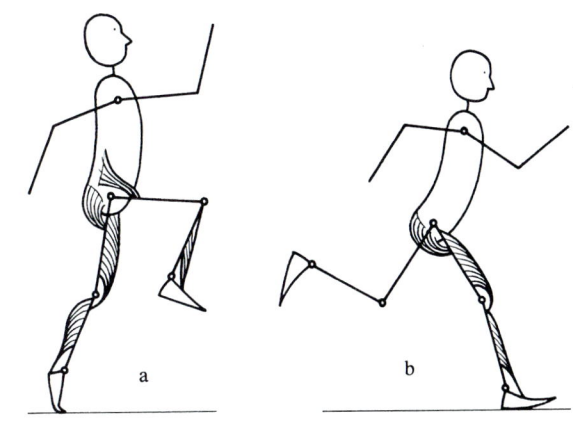

Abb. 8.16: Laufen und Springen.
a) *Sprung:* Die drei wichtigsten Muskelgruppen sind wiederum Trizeps, Quadrizeps und Glutaeus maximus. Damit wird das Bein maximal gestreckt und der Körper beschleunigt.
b) *Abfangen des Sprunges:* Die Bremswirkung der Muskulatur ist ebenso wichtig wie das Beschleunigen. Am meisten beansprucht wird der *Quadrizeps*, was man etwa bei einem raschen Abstieg von einer Bergtour zu spüren bekommt. Der *Tibialis anterior* bremst ebenfalls, damit der Fuß physiologisch abrollt und nicht mit dem Vorfuß hart auf den Boden schlägt, sobald die Ferse aufgesetzt hat, wie das bei Fußheberschwäche auch beim gewöhnlichen Gehen geschieht (Hängefuß, s. Kap. 69.4.2).

lenke (Hüfte, Knie, Sprunggelenk) liegen weit vor resp. hinter der Schwerelinie, die Hebelarme sind entsprechend groß und damit auch die nötigen Muskelkräfte (**Abb. 8.15**).

Ähnlich erfolgt das Aufstehen von einem Stuhl, von der Toilette, aus dem Bett, vom Boden. Es sind **alltägliche Bewegungen**. Ihre Beherrschung entscheidet weitgehend über das Schicksal eines Behinderten. Wer sie nicht mehr zu Stande bringt, ist pflegebedürftig und praktisch bettlägerig. Die **Rehabilitation** muss also hier ansetzen. Hilfen sind: Vornüberneigen, hohe Sitzflächen, Katapultstühle.

Laufen und Springen

Die drei wichtigsten Muskelgruppen für das Laufen und Springen (**Abb. 8.16**) sind:

1. Wadenmuskulatur: Fersenheber (Triceps surae)
2. Oberschenkelmuskulatur: Kniestrecker (Quadrizeps)
3. Gesäßmuskulatur: Hüftstrecker (Glutaeus maximus).

Diese **drei Muskelgruppen** machen aus dem Bein eine Sprungfeder und geben die Kraft des Abstoßes. Das Aufstehen aus dem Sitzen oder Liegen erfolgt im Prinzip auf die gleiche Weise, ebenso das Weit- und Hochspringen. Diese sportlichen Leistungen zeigen die Leistungsfähigkeit eines gesunden durchtrainierten Bewegungsapparates.

Sitzen

Die westliche Menschheit sitzt auf Stühlen. Für bequemes Sitzen sind die in **Abbildung 8.17** angegebenen Gelenkstellungen günstig.

Die Funktionsstellung im Stehen (s. Abb. 8.11) kommt mit der Sitzstellung oft in Konflikt. Sie wei-

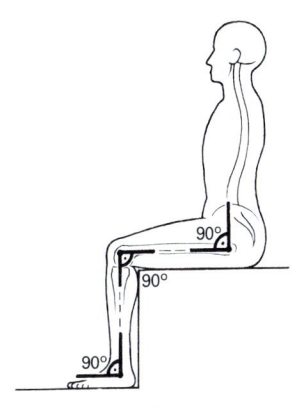

Abb. 8.17: Auch das Schema der **Sitzhaltung** ist sehr einfach:
1. Aufrechte Haltung der Wirbelsäule;
2. Hüfte 90° Flexion;
3. Knie 90° Flexion;
4. Fuß 90° = Funktionsstellung.

chen an Hüfte und Knie um je 90° voneinander ab. Manche Patienten leben im Rollstuhl und können nicht gehen, andere haben vorwiegend eine sitzende Beschäftigung. Für diese ist die gute Sitzhaltung wesentlich.

Wenn die Beweglichkeit der großen Gelenke nicht beide Haltungen zulässt, ist die *Funktionshaltung zum Stehen* in erster Linie anzustreben. Zum Sitzen kann man sich mit einer Fehlhaltung eher arrangieren als zum Stehen und Gehen. **Hohe Sitzflächen** sind dann besser als niedrige (siehe Kapitel «Deformitäten», Kap. 38.2 u. Abb. 38.10).

In vielen Ländern, in Afrika, Asien und Südamerika, sitzt man jedoch vorzugsweise auf dem Boden und ist deshalb auf bewegliche Hüft- und Kniegelenke angewiesen.

8.3
Der menschliche Gang

Der menschliche Gang ist eine einzigartige Mischung von unwillkürlichen, automatischen mit halbautomatischen und willkürlichen Bewegungen. Sein Effekt ist eine zielgerichtete Fortbewegung mit geringem Energieaufwand unter Erhaltung eines komplizierten Gleichgewichtes, sein Ablauf eine harmonische Bewegungsfolge. In regelmäßigem Rhythmus wiederholen sich bis in Einzelheiten festgelegte Muster. Trotzdem ist der Gang so individuell, dass man einen Menschen daran erkennen kann.

Der Bewegungsablauf bezieht fast alle Gelenke und Muskeln des menschlichen Körpers mit ein. Er läuft nach einer überaus **komplizierten «Partitur»** ab. So werden z. B. Rumpf und Arme im gleichen Rhythmus wie die Beine, aber gegensinnig, mitbewegt usw. (**Abb. 8.18**).

Der **Energieaufwand** bei normalem Gehen auf der Ebene ist äußerst gering. So kann man stundenlang ohne Ermüdung gehen. Der Körperschwerpunkt weicht dabei bei jedem Schritt nur ganz wenig (1 bis 2 cm) von einer gleichförmigen, geradlinigen Bewegungsbahn ab. Störungen in diesem Ablauf (etwa stärkere vertikale Verschiebungen, z. B. bei Beinlängendifferenzen oder steifen Gelenken) brauchen sofort viel mehr Energie, was zu rascher Ermüdung führt.

Die **Erforschung** des genauen Ablaufes des Gangmechanismus ist sehr aufwändig. Sie wurde erstmals wissenschaftlich genau von O. Fischer 1895 versucht – auf optischem Weg. Fischer konnte Geschwindigkeiten, Beschleunigungen und daraus die wirkenden Kräfte errechnen und hat so ein sehr genaues Bild des menschlichen Ganges beschrieben, auf dem bis heute die meisten Untersuchungen über den menschlichen Gang aufbauen. Seither sind mechanische Untersuchungen mit Bodendruckplatten, telemetrische Studien usw. dazugekommen. Die Arbeiten Fischers sind aber grundlegend geblieben.

Eine interessante Methode zur Untersuchung des menschlichen Ganges hat Scherb bereits in der ersten Hälfte des letzten Jahrhunderts entwickelt: Auf seiner Rollgehbahn (**Abb. 8.19**) können Patienten oder Versuchspersonen «am Ort» gehen, was eine bequeme, genaue Beobachtung des Bewegungsablaufes von allen Seiten und auch eine Palpation der Muskulatur während des Gehens erlaubt. Scherb konnte mit dieser **«Myokinesigraphie»** auch die zeitliche Abfolge der einzelnen Muskelkontraktionen verfolgen und ein stereotypes Muster dieser weitgehend automatischen, kaum bewussten Muskelaktionen nachweisen, eine «Muskelpartitur» (s. **Abb. 8.20**). Diese **Rollgehbahnen** waren für Forschung, Nachuntersuchungen und auch für die klinische Diagnostik sehr nützlich, ermöglichten auch einfache filmische Dokumentationen

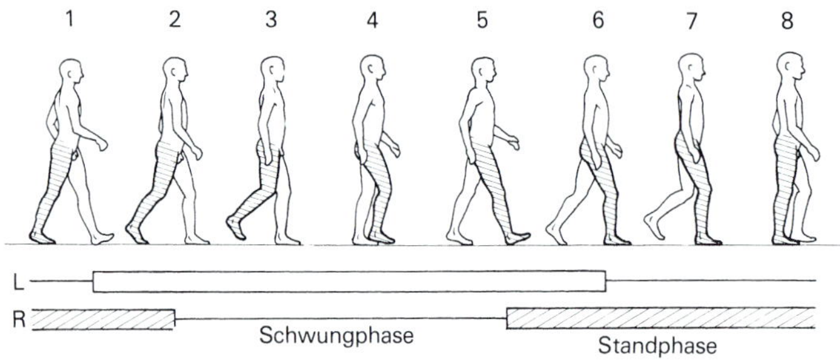

Abb. 8.18: Die Phasen eines **Doppelschrittes**. Der Zyklus des rechten (schraffierten) Beines, von links nach rechts:
1 Beide Beine am Boden, Gewichtsverlagerung von rechts nach links.
2 Abstoßen mit dem rechten Bein.
3 Beginn der rechten **Schwungphase**.
4 Durchschwingen.
5 Aufsetzen der rechten Ferse und damit Beginn der rechten **Standphase**.
6 Aufsetzen des rechten Fußes und Gewichtsverlagerung auf rechtes Bein. Beide Beine noch am Boden.
7 Das rechte Bein trägt den nach vorne beschleunigten Körper. Mitte der Standphase.
8 Linkes Bein wird vorgeschwungen.
  Unten ist die Dauer der Stand- bzw. Schwungphase von linkem und rechtem Bein eingezeichnet.

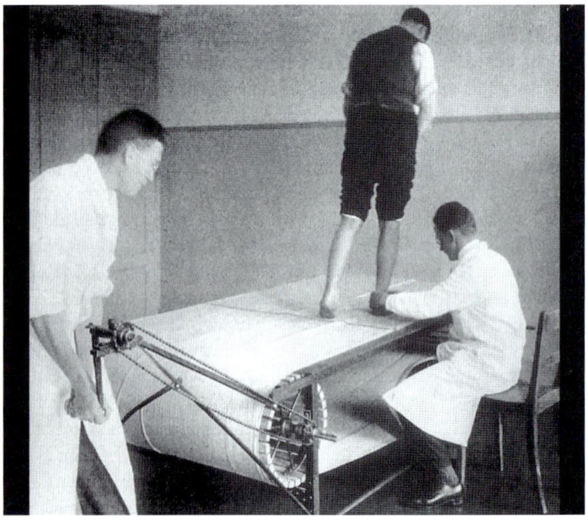

Abb. 8.19: Rollgehbahn, Orthopädische Universitätsklinik Balgrist, Zürich, auf welcher R. Scherb seine Untersuchungen (s. Abb. 8.20) durchführte in der ersten Hälfte des 20. Jahrhunderts. Ein Assistent drehte von Hand die Rolle und bestimmte damit die Gehgeschwindigkeit.

(Video), erforderten allerdings einige Erfahrung und Geduld vom Untersucher.

Leider sind die Rollgehbahnen aus der Klinik weitgehend veschwunden und höchstens noch in Forschungslabors oder als Museumsstücke anzutreffen (und natürlich in jedem Fitnesscenter). Die **wissenschaftliche Ganganalyse** hingegen wurde zu einem teuren, überaus komplizierten, vollständig automatisierten und computerisierten Hightech-Unternehmen. Die riesigen anfallenden Datenmengen sind kaum zu bewältigen, eine einzige Untersuchung benötigt einen ganzen Tag. Der finanzielle und zeitliche Aufwand macht solche Ganganalysen für den täglichen klinischen Betrieb leider weitgehend unpraktikabel.

Es scheint nicht ganz einfach zu sein, vereinfachte, rationelle Verfahren zu entwickeln, die eine praktisch klinische Anwendung ermöglichen. Das wäre wünschenswert, denn für einzelne, spezielle klinische Fragen und Probleme und auch für Nachkontrolluntersuchungen wären sie sehr hilfreich (zur klinischen Ganganalyse s. Kap. 13.8.3).

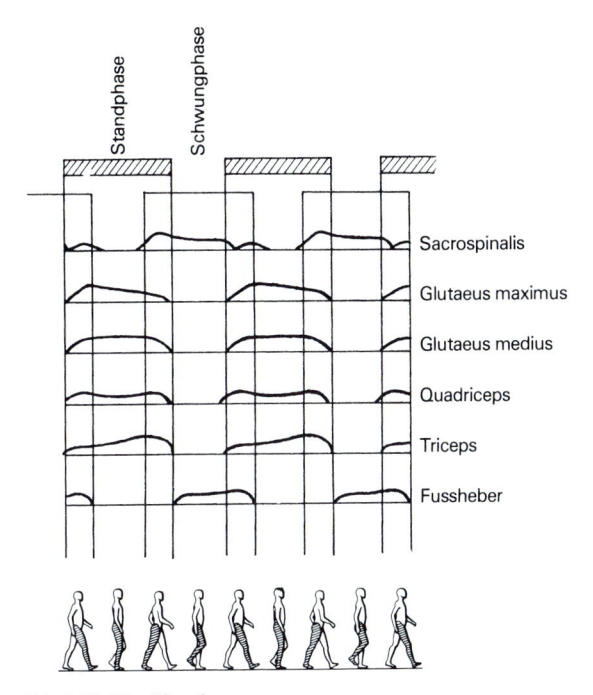

Abb. 8.20: Myokinesigramm.
Die Balgrist-Schule in Zürich (Scherb, Francillon) hat palpatorisch auf der Rollgehbahn (s. Abb. 8.19) die Muskelaktion während des Gehens untersucht. Dabei zeigte sich, dass jeder Muskelgruppe ein ganz bestimmtes Aktionsmuster, eine Aktionskurve zukommt. Der Geh-Akt ist ein hochkompliziertes, halbautomatisch gesteuertes und genau koordiniertes Zusammenspiel der gesamten Muskulatur des Bewegungsapparates. Die Abb. zeigt einen Ausschnitt aus der «*Muskelpartitur*» von Scherb. Man erkennt, dass die Mehrzahl der größeren Muskeln in der Standphase, und vor allem zu Beginn und am Schluss derselben, agiert. Mit der Elektromyographie (EMG) lässt sich zwar die Muskelaktivität objektivieren, nicht aber die Kraft.

Die automatisierte Ganganalyse

Die automatisierte Ganganalyse beruht einerseits auf Kraft- und Druckmessungen mittels **Bodendruckplatten**, auf welche die Probanden im Gehen treten und die die Reaktionskraft des Fußes in drei Richtungen (senkrecht, seitlich und in der Laufrichtung) automatisch registrieren (**Abb. 8.21**). Damit lassen sich Beschleunigungen und Schwerpunktsverschiebungen in jeder Richtung und in jeder Phase des Geh-Aktes erfassen. Eine Kurve der vertikalen Belastung während einer Standphase ist in **Abbildung 8.22** dargestellt. Ähnliche Kurven zeigen die Propulsion in der sagittalen Ebene beim Abstoßen bzw. die «Bremsung» beim «heel strike» und die seitlich wirkenden Kräfte, die beim alternierenden Wechsel des Standbeines auftreten. Daraus lassen sich bereits wesentliche Erkenntnisse gewinnen.

Ergänzend können mittels Elektromyographie die einzelnen Muskelaktionen aufgezeichnet werden.

Um die Bewegungen in den einzelnen Gelenken genauer zu erfassen, werden **optische Methoden** angewendet, wobei den Probanden an verschiedenen Körperstellen Marker angeklebt oder -geheftet und diese mittels Kameras im Bewegungsablauf verfolgt werden. Daraus kann der Computer die Koordinaten jedes Punktes im Raum und in der Zeit und in einem nächsten Schritt die Bewegung der einzelnen Gelenke errechnen. Damit ist nun eine sehr detaillierte Analyse des normalen Ganges inkl. Bewegungsausschläge, Stellung und Belastung jedes einzelnen Gelenkes in jeder Phase des Schrittes sowie allfällige Abweichungen davon möglich (s. **Abb. 8.23**).

Diese *Erkenntnisse* sind wichtig für den Prothesenbau, den Bau von Kunstgliedern und für die Entwicklung von Endoprothesen sowie für das Verständnis der Pathophysiologie von Gelenkkrankheiten und deren Prophylaxe, für die Diagnostik und für Nachkontrolluntersuchungen.

Es zeigt sich, dass der normale Geh-Akt ein äußerst **ökonomischer Vorgang**, in seinem zeitlichen Ablauf aber ein überaus komplexes Geschehen ist, das ziemlich genau einem ganz bestimmten Muster folgt, aber auch je nach Anforderung und Bedarf individuell in weitem Umfang variabel ist. Was «Norm» und was «pathologisch» ist, lässt sich nicht leicht voneinander trennen.

Gute Kenntnis des menschlichen Ganges ist jedoch für den Orthopäden unverzichtbar, ist seine Spezialität doch «die Diagnose und Therapie von Funktionsstörungen des Bewegungsapparates».

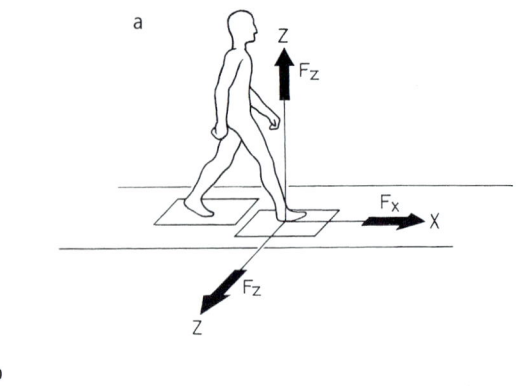

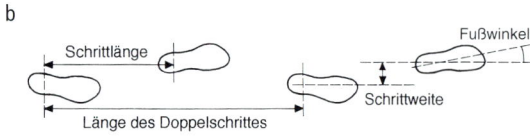

Abb. 8.21: Messung der *Bodenreaktionskraft* mittels **Bodendruckplatten**. Diese Kraft kann in drei Vektoren zerlegt werden:
- Die *vertikal wirkende Kraft* Fz wird v. a. durch die Schwerkraft erzeugt und entspricht weitgehend dem Gewicht.
- Die *in der Gangrichtung* wirkende Kraft Fx bewirkt eine Beschleunigung bzw. eine Bremsung der Fortbewegung. Sie wird durch die Reibung am Boden erzeugt.
- Die *seitlich* wirkende Kraft Fz ist ein Ausdruck der Pendelbewegung von einem Bein auf das andere bei jedem Schritt und damit des (dynamischen) Gleichgewichtes. Auch sie wird durch Reibung erzeugt.

Aus diesen drei Kraftvektoren lässt sich die Beschleunigung und damit die Bewegung des Körperschwerpunktes ermitteln.

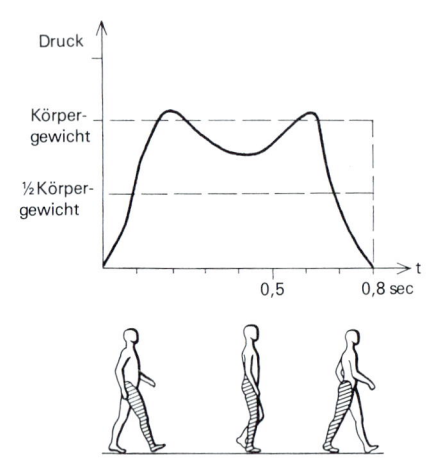

Abb. 8.22: Fußbelastung während eines Schrittes.
Normales dynamisches *Druckdiagramm einer Standphase*, wie man es etwa mit einer Bodendruckmessplatte bestimmen kann. Unten die zugehörige Schrittphase (rechtes Bein).
Nach dem Aufsetzen des Fußes sofort starker Druckanstieg bis über das volle Körpergewicht hinaus (Bremswirkung). Beim Abstoßen mit dem andern Bein sinkt der Druck wieder etwas und steigt am Schluss der Standphase, beim Abstoßen, nochmals an.
Solche dynamische Druckdiagramme zeigen auch Abweichungen vom Normalen auf und eignen sich für Ganganalysen zu klinischen und Forschungszwecken.

Ganganalyse in der Praxis

Wie erwähnt ist die objektive (apparative) Analyse des Geh-Aktes sehr kompliziert und zu aufwändig für den klinischen Routinebetrieb (s. Kap. 13.8.3).

Andererseits ist das Gangbild eine so geläufige optische Erfahrung, dass auch der Laie schon geringe Abweichungen von dieser «Norm» erkennt. Er spricht von «Hinken». Das kann auch der Arzt sehen. Bei genauer Beobachtung und auf Grund seiner Kenntnisse von Physiologie und Pathologie des Ganges ist ihm eine weitere *diagnostische Differenzierung* möglich: Schonhinken bei Schmerzen, Hinken bei (reeller oder funktioneller) Beinverkürzung, bei Gelenkfehlstellungen, Versteifungen, Lähmungshinken usw. (s. a. Kap. 11.2).

Der Bewegungsablauf im Einzelnen

Eine detaillierte Beschreibung der *einzelnen Phasen eines Doppelschrittes*, der Kräfte und Bewegungen in den einzelnen Gelenken ist hier nicht beabsichtigt. Sie wäre lang, langweilig und wenig anschaulich. Einfacher und einprägsamer ist es, **an sich selbst** die einzelnen Phasen und Bewegungen eines Doppelschrittes (Stand- und Schwungphase) einmal im zeitlichen Ablauf genau zu **beobachten** und zu **analysieren** (s. **Abb. 8.24**): Vom Aufsetzen der Ferse zu Beginn der **Standphase**, mit exzentrischer Muskelaktion der Fußheber (tibialis anterior), um das allzu rasche Abklappen der Fußohle auf den Boden zu bremsen (heel rocker), über das Auftreten der ganzen Fußohle, die Vorwärtsdrehung des Unterschenkels über den fest stehenden Fuß, d.h. im oberen Sprunggelenk, von Plantarflexion zu Dorsalextension (ankle rocker), bis zum Anheben der Ferse mittels der konzentrischen Kontraktion des kräftigen Trizeps, mit erneuter Plantarflexion des Fußes und Abrollen über den Fußballen (forefoot rocker, vgl. Abb. 69.83–85) usw.

In gleicher Weise kann die **Schwungphase** analysiert werden. Sodann folgt die Analyse der Bewegungen im Kniegelenk und der dabei wirksamen Kräfte, dann auch jener in den Hüftgelenken.

In der Standphase wird das Bein gestreckt. In der Schwungphase muss es angehoben bzw. verkürzt werden, was durch Flexion der drei großen Gelenke geschieht (Abb. 8.12). Das Vorschwingen des Beines ist dann wenigstens teilweise eine passive Pendelbewegung, die wiederum die Schrittkadenz diktiert (ein Zyklus dauert im Mittel etwa 1 sec.).

Auch die gegensinnige, fast automatische Armbewegung beim Gehen ist weitgehend eine Pendelbewegung. Bei schnellem Laufen werden die Arme angewinkelt, um das Pendel und damit die Schwingungsdauer zu verkürzen.

Abb. 8.23: Die Bewegungen der drei großen Gelenke des Beines beim normalen Gehen.
a) Die *Standphase:* Die Stellung von Hüfte, Knie, Fuß und oberem Sprunggelenk beim Fersenkontakt (links), beim Absetzen der ganzen Sohle (Mitte) und beim Abstoßen vom Boden (rechts)
b) Die *Bewegungsausschläge* von Hüfte, Knie und oberem Sprunggelenk, graphisch dargestellt während eines Doppelschrittes. Darunter die Fussbelastung, entsprechend dem Körpergewicht.

Hüfte: Während der Standphase erfolgt eine vollständige Streckung, in der Schwungphase wird die Hüfte wieder gebeugt, ca. 20° bis 30°. Ein Extensionsdefizit (Flexionskontraktur) erzwingt ein Vornüberneigen in der Standphase, während ein Flexionsdefizit weniger beim Gehen als beim Sitzen stört (vgl. Abb. 39.9 u. Abb. 39.10).

Knie: Während der Standphase wird das anfangs gestreckte Knie leicht gebeugt (um den Schritt abzufedern), meist nicht mehr als 10° bis 20°, und am Schluss wieder fast voll gestreckt. Zum Anheben des Beines in der Schwungphase wird es wesentlich stärker gebeugt, um etwa 60°, doch bis zum Auftreten (Fersenkontakt), wieder fast vollständig gestreckt. Dies bedeutet, dass die *maßgebende Beanspruchung vorwiegend bei gestrecktem* und nur wenig gebeugtem Knie erfolgt, während bei gebeugtem Knie (in der Schwungphase) nur geringe Kräfte wirken.
Diese günstigen Verhältnisse gelten allerdings nur für das Gehen auf der Ebene. Beim Auf- und Abwärtsgehen wird das Knie in Beugung belastet, und wegen der ungünstigen Hebelarme noch zusätzlich ungleich stärker beansprucht! (vgl. Abb. 8.13 u. Abb. 66.69). Dies hat Konsequenzen für Pathophysiologie, und Therapie von Knieschäden, aber auch für die Knieendoprothetik (vgl. Abb. 66.20 u. Abb. 66.70).

Oberes Sprunggelenk: Dieses beschreibt eine komplizierte Bewegung mit mehrmals abwechselnder Dorsalextension und Plantarflexion. Sie ist bestimmt durch das Anheben des Fußes in der Schwungphase und den Abrollmechanismus in der Standphase (s.o.). Bemerkenswert ist, dass die *Bewegungsausschläge relativ klein* sind und nur wenig um die plantigrade Mittelstellung oszillieren: Nicht mehr als ca. 15° Dorsalextension und ca. 20° Plantarflexion. Dies erklärt, warum ein in guter Stellung versteiftes oberes Sprunggelenk den normalen Gang verhältnismäßig wenig stört (vgl. Kap. 68.1 u. Abb. 69.72).

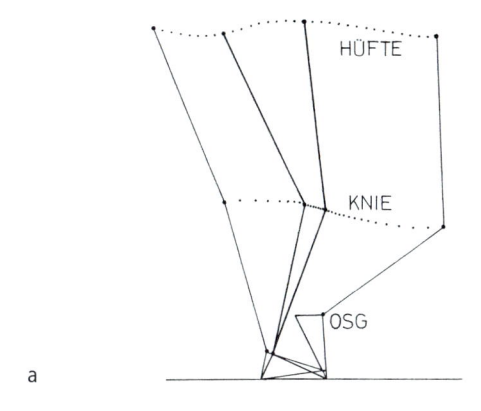

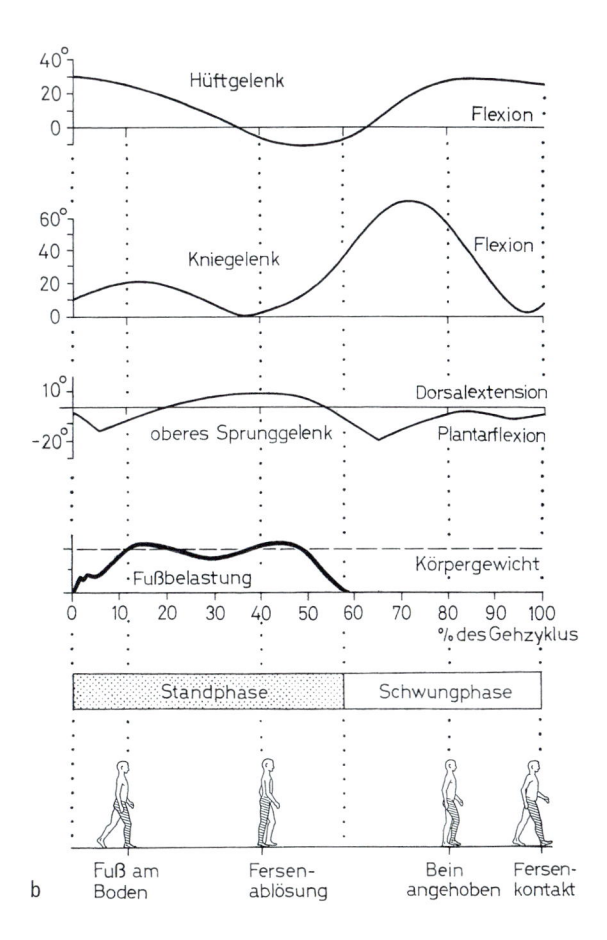

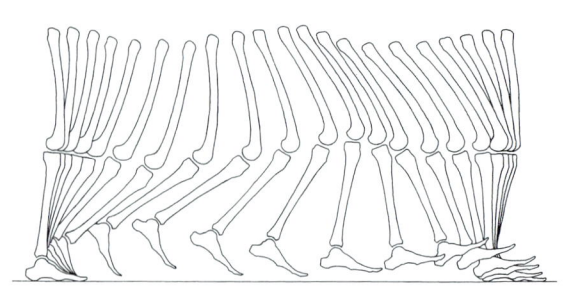

Abb. 8.24: Ein kleiner **Film eines normalen Schrittes**. In der Mitte die Schwungphase, am Anfang und am Schluss die Standphase. Die Beurteilung der Ganges von Auge ist schwierig wegen der Geschwindigkeit des Bewegungsablaufes und der Ortsverschiebung. Eine längere Gehstrecke, angemessene Distanz, Beobachtung genau von vorne, von hinten, von der Seite, Video (Zeitlupe!), Rollgehbahn u. a. helfen.
Andererseits erkennt jeder Laie sofort auch ein nur leichtes Hinken. Mit guter Kenntnis des normalen Bewegungsablaufes und einiger Erfahrung ist in den meisten Fällen eine Analyse der Störung und eine **Diagnose** möglich ohne besondere Hilfsmittel.
Diese erstaunliche Zeichnung von Fischer und Braune aus dem Jahr 1889 wurde nur wenig modifiziert. Die Versuchspersonen waren sächsische Rekruten, daher der stramme Schritt.

Zu den Bewegungen und Kräften in der **Sagittalebene**, welche die Vorwärtsbewegung erzeugen (vgl. Abb. 8.12), kommen die Seiten- und die Rotationsbewegungen, beide mit wesentlich kleineren Ausschlägen, aber mit Kräften, die klinisch durchaus relevant sind. So spielt z. B. die **Rotation** in der Kniegelenksmechanik eine wichtige Rolle, und die Rotationskräfte an der Hüfte sind oft an der Lockerung von Endoprothesenschäften maßgebend beteiligt.

Seitliche Biegekräfte wirken v. a. an den Sprunggelenken und am Knie. Die dabei auftretenden Bewegungsausschläge (Varus/Valgus bzw. Ab-/Adduktion) sind zwar klein, ein aufmerksamer Beobachter kann sie trotzdem oft erkennen.

Mit einiger Übung lassen sich noch manche weitere Eigenheiten des Ganges *mit dem Auge, ohne Hilfsmittel, erkennen*:

- Die **Dauer der Schwungphase** des einen Beines ist der beste Index für die Tragfähigkeit des **anderen** Beines, denn während dieser Zeit muss dieses die ganze Körperlast tragen.
- **Asymmetrien** sind mit dem Auge sehr gut zu erkennen: unterschiedliche Schrittlängen, verkürzte Standphase, asymmetrische Rumpf- und Armbewegungen etc.
- **Bewegungseinschränkung** einzelner Gelenke ergeben typische Gangbilder (s. Abb. 8.23).
- **Schwerpunktverschiebungen**, seien sie vertikal oder seitlich, lassen sich ebenfalls recht gut beobachten und schätzen (normalerweise sind sie sehr gering).
- **Rotationsfehlstellungen** und -bewegungen sind ebenfalls im Gehen am besten zu erkennen (normalerweise sind die Füße beim Gehen leicht auswärts gerichtet).

Die **klinische Gangdiagnostik** erfordert genaue Kenntnis des Geh-Aktes und viel Erfahrung. Sehr wissenschaftlich ist sie nicht, dafür ohne technischen Aufwand möglich, einfach, rasch und billig, d. h. im klinischen Routinebetrieb die einzige praktikable Methode. In der Mehrzahl der Fälle *weist sie den Weg zur Diagnose*.

Die Entwicklung des Ganges beim Kind

Für die klinische Beurteilung von motorischen Störungen bei Kindern ist die Kenntnis der normalen Entwicklung Voraussetzung. Von unkoordinierten Strampelbewegungen über das Kriechen zum zweibeinigen Gehen ist ein weiter, aber in seiner Abfolge recht genau vorgezeichneter Weg. Die ersten Bewegungen sind vorwiegend Manifestationen von Stell- und Haltungsreflexen. Bei zerebralen Bewegungsstörungen sind sie verändert (s. Kap. 34.2.1).

Bereits **mit einem Jahr** (mit einer recht großen Streubreite) lernen die meisten Kinder auf zwei Beinen zu gehen. Ihr Gang unterscheidet sich jedoch in den ersten Jahren, bis sie das Gleichgewicht und die nötige Sicherheit gefunden haben, vom Gang des Erwachsenen noch erheblich: breitere Abstützung, Hüften und Knie noch leicht gebeugt, weniger Anheben des Vorfußes in der Schwungphase und beim Aufsetzen des Fußes, weshalb sie leichter stolpern. Manche haben die Tendenz, auf den Zehen zu laufen, manche sind (und bleiben) etwas ungelenk. Die meisten können **mit vier Jahren** auf einem Bein hüpfen, *ein guter Test*.

David Sutherland hat die Gangstörungen im Kindesalter untersucht und beschrieben.[1]

Pathologischer Gang

Gangstörungen äußern sich durch «Hinken», einem banalen Symptom, das leicht zu beobachten ist und bereits jedem Laien auffällt (s. Kap. 11.2.5). Der Arzt muss *diagnostisch unterscheiden* zwischen:

- mangelnder Koordination (zerebrale Bewegungsstörungen)
- mechanischen Störungen
- Schmerzen (Schonhinken).

---

[1] David Sutherland: «Gait disorders in Childhood and Adolescence». Williams & Wilkins, Baltimore, 1984

Zerebrale Bewegungsstörungen, seien sie angeboren oder frühkindlich erworben, manifestieren sich anders als im Erwachsenenalter auftretende Gehstörungen (vaskuläre Hirnschäden, Hemiplegie). Beide sind schwierig zu analysieren und noch schwieriger zu behandeln (s. «Neurologische Affektionen, Spastische Lähmungen», Kap. 34.2).

Die **mechanischen Störungen** lassen sich in der Regel durch genaue Beobachtung erfassen, viele davon auch behandeln. Sie sind das ureigene Tätigkeitsfeld der Orthopädie, ihre Spezialität. Ein großer Teil dieser Störungen ist schmerzhaft, und die Art des Hinkens ist **durch die Schmerzen beeinflusst**. Rein mechanische Faktoren und Schonhinken überlappen sich und müssen für die Diagnostik differenziert werden (s. Kap. 10.2.3).

9 Die mechanische Beanspruchung als pathogenetischer Faktor

Die Gewebe und Strukturen des Bewegungsapparates sollen alle «normalen» mechanischen Einwirkungen ein Leben lang ertragen, ohne Schaden zu nehmen. Es ist zweckmäßig, alle diese Einwirkungen wie Körpergewicht, Druck, Zug, Biegung, Reibung, Schläge, Lastwechsel, Muskelkräfte etc. unter dem Begriff der **mechanischen Beanspruchung** zusammenzufassen. Tatsächlich spielt diese als pathogenetischer Faktor in der Orthopädie eine zentrale Rolle.

9.1 Die biomechanisch wirksame Beanspruchung

Sowohl einmalige, massive als auch chronisch über lange Zeit wirkende mechanische Einwirkungen können Schäden verursachen.

1. **Einmalige, kurzfristige Beanspruchungen**, welche die Bruch- bzw. Rissfestigkeit der betroffenen Gewebe und Strukturen übersteigen, haben mehr oder weniger schwere Verletzungen zur Folge wie Frakturen, Zerreißungen von Bändern, Sehnen, Muskeln etc. mit ihren Begleitschäden. Normalerweise handelt es sich um **Unfälle**, d.h. unbeabsichtigte, unvorhergesehene Ereignisse. Mit ihnen befasst sich die **Traumatologie** des Bewegungsapparates, ein spezielles Teilgebiet der Orthopädie (Teil II B, Kap. 41–45).

Seltener entstehen solche Verletzungen bei normalen Tätigkeiten aber *vorgeschädigten Strukturen*. Typisch sind z. B. die Sehnenrisse im vorgerückten Alter (Achillessehne, Rotatorenmanschette, s. Kap. 67.2 u. Kap. 46.4). Die (versicherungstechnische) Abgrenzung, ob «Unfall» oder «Krankheit», gibt dann leicht zu Streitereien Anlass.

Ein gesunder Bewegungsapparat hingegen hält «normale» kurzfristige Beanspruchung in weiten Grenzen schadlos aus. Allerdings werden im Sport diese *Grenzen zunehmend überschritten*, was immer häufiger zu Dauerschäden führt, die vermeidbar gewesen wären. Das Publikum ist der irrigen Ansicht, ärztliche Kunst könne alles reparieren. Umso wichtiger ist die Aufgabe der Ärzte in der *Prophylaxe*.

2. **Dauerbeanspruchung.** Ältere Menschen mit degenerativen Gelenkkrankheiten bilden den Hauptteil der *orthopädischen Patienten*. Bei diesen spielt die mechanische Beanspruchung eine ausschlaggebende Rolle, und zwar die über längere Zeit (Monate, Jahre) vorwiegend wirksame Dauerbeanspruchung.

Diese wechselt unter normalen Bedingungen ständig. Aus ihrer Summe über längere Zeit hinweg kann aber in der Regel ein ungefährer Durchschnitt ermittelt werden als Hauptbeanspruchung.

Diese ist keineswegs mit dem Körpergewicht identisch, sondern hängt von den Gleichgewichtsbedingungen, den Muskelkräften und deren Hebelarmen, der *Druckverteilung im Gelenk* und weiteren Parametern ab (s. Kap. 8). Für die lasttragenden und damit in erster Linie gefährdeten unteren Extremitäten ist die Stellung der Gelenke während der Standphase mit entscheidend.

Die Hauptbeanspruchung des Hüftgelenkes hat Paulwels zu bestimmen versucht. Er ging davon aus, dass das Hüftgelenk seine größte Beanspruchung beim Gehen, und zwar in der Standphase, erleidet. Er konnte Größe und Richtung dieser resultierenden Kraft R aus den Gleichgewichtsbedingungen des Gelenkes (siehe Stabilisierung eines Gelenkes, Kap. 8.1.1) errechnen und fand eine Belastung etwa 3 bis 4 Mal *größer als das Körpergewicht*, welche bei jedem Schritt auftritt. Dieser unerwartete Befund hängt damit zusammen, dass es sich nicht um eine einfache Tragfunktion handelt, sondern um die Erhaltung eines Gleichgewichtes.

Deshalb findet man an anderen tragenden Gelenken, ebenso wie am Knochen, ähnliche Verhältnisse.

Pathologische Störungen treten bei einem **Missverhältnis** zwischen den mechanischen Eigenschaften der Strukturen des Bewegungsapparates und der tatsächlichen Beanspruchung auf.

Ein **gesunder, trainierter Bewegungsapparat** ist so eingerichtet, dass er eine Beanspruchung, wie sie beim normalen Gebrauch desselben auftritt (körperliche Leistungen, wie vernünftiger Sport, Schwerarbeit, und zwar sowohl Sprinter- als auch Dauerleistungen), ein Leben lang ohne Schaden zu nehmen aushält. So zeigen auch bei alten Menschen die Extremitätengelenke normalerweise keine wesentlichen Degenerationserscheinungen (die früher gebräuchliche Bezeichnung «malum coxae senile» für Koxarthrose ist deshalb irreführend).

Zum **Versagen** kommt es durch

1. **passive Überbeanspruchung** *gesunder Strukturen.* Bei «normalen» Tätigkeiten kommt chronische Überbeanspruchung praktisch kaum vor. Im Spitzensport wurden und werden allerdings zunehmend Leistungen verlangt, die eindeutig zu chronischer Überbeanspruchung führen. **Sportbedingte Knieschäden** (Menisken, Bänder) sind seit langem bekannt, **Schulterschäden** bei jüngeren Patienten (Instabilitäten, Rotatorenmanschettenpathologie) sind eher eine neuere Errungenschaft. Erst relativ spät wurde erkannt, dass alle diese Schäden zu degenerativen Veränderungen im Gelenk und auf lange Sicht ziemlich regelmäßig zur **Arthrose** führen. Aufklärung und Prophylaxe wären wichtige ärztliche Aufgaben, doch auch auf diesem Gebiet herrscht die irrige Auffassung vor, mit den heutigen technischen Möglichkeiten der Medizin sei alles reparabel.
2. *Normale Beanspruchung* **insuffizienter** Strukturen des Bewegungsapparates (bei Krankheit, Unfallfolgen usw.). Viele chronischen Schäden am Bewegungsapparat entstehen auf diese Weise: Sekundäre Arthrosen (s. Kap. 37.1.1).
3. *Kombination* von 1. und 2., z.B. übermäßige Beanspruchung eines untrainierten Bewegungsapparates.

Die «*Insuffizienz*» von Strukturen des Bewegungsapparates kann auf mikroskopischer oder makroskopischer Ebene liegen:

1. **Insuffizientes Gewebe** (Knochenkrankheiten wie Rachitis, Osteopsatyrosis; lokalisierte Schäden wie Knochennekrosen, atrophische Pseudarthrosen, Knorpel- und andere Gelenkschäden usw.), also Gewebeschäden bei intakter Form der Strukturen.
2. **Insuffiziente Konstruktion:** Struktur und Form entsprechen nicht den normalen mechanischen Anforderungen: z.B. unfall- und krankheitsbedingte lokalisierte Schäden am Bewegungsapparat, gestörte Reparationsphase (verzögerte Heilung), Deformitäten, inkongruente und instabile Gelenke usw., wobei die Gewebe an sich nicht beschädigt zu sein brauchen.

Eine *Überbeanspruchung* tritt v.a. auf, wenn an einer einzigen Stelle im Knochen oder in einem Gelenk eine Spannungsspitze die Elastizitätsgrenze des Gewebes überschreitet. Ausschlaggebend ist also die Verteilung der auftretenden Kräfte (Spannungen).

In den vorstehenden Kapiteln hat sich immer wieder die Wechselbeziehung zwischen *Form und Funktion*, zwischen der Morphologie der statischen Strukturen und der mechanischen Leistung und Beanspruchung des Bewegungsapparates, als ein zentrales Problem herauskristallisiert. Diese Wechselbeziehungen sind im Einzelnen sehr komplex, wie eben der Bewegungsapparat eine sehr komplizierte Kombination von Mechanik und Biologie ist.

Als wesentliche *Vereinfachung* kann man davon ausgehen, dass *der Bewegungsapparat für seine Aufgabe optimal konstruiert ist* (s. Auf- und Umbau des Knochens im Kapitel «Vom Leben des Knochens», Kap. 2; «Die mechanische Beanspruchung des Knochens», Kap. 3.3; «Druckverteilung im Gelenk», Kap. 6.3; «Statik der aufrechten Haltung», Kap. 8.1.)

In erster Näherung darf man also getrost vermuten, dass anatomisch normalen Verhältnissen auch die geringste Beanspruchung entspricht.

Anatomische Abweichungen im kraftübertragenden System führen zu Veränderungen der normalen Verteilung der Kräfte in Knochen und Gelenken. Große Kräfte konzentrieren sich an bestimmten Stellen des Stützapparates, was zur Folge hat, dass die *Kraft pro Flächeneinheit* der tragenden Substanz, also z.B. der Druck an einer umschriebenen Stelle im Gelenk, oder die Spannung in einem bestimmten Knochenabschnitt das tragbare Maß überschreitet (**Abb. 9.1**).

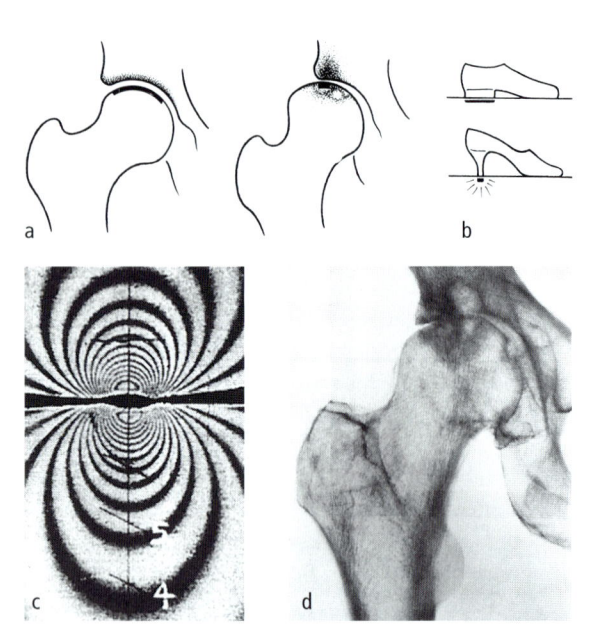

Abb. 9.1: Beanspruchung wirkt schädlich, wenn sie *an umschriebener Stelle die Belastbarkeit des Gewebes übersteigt*. Maßgebend ist also nicht die Gesamtbelastung, sondern der **Druck**, d.h. die **Kraft pro Flächeneinheit**.
Als Beispiele hier (a) das Hüftgelenk, (b) die Wirkung des spitzen Absatzes als Analogie.
c) u. d): Punktueller Kontakt im Gelenk, beim Fehlen des Knorpels, ergibt umschriebene hohe Druckspitzen im Knochen dicht unterhalb der Oberfläche. Im spannungsoptischen Modell (c) (vgl. Kap. 3.3.2 u. Kap. 6.3) entspricht die Druckverteilung ziemlich genau der *Geröllcyste* im Hüftkopf bzw. im Pfannendach (d) bei einer Koxarthrose.

Solche «**Spannungsspitzen**» können das Stützgewebe an dieser Stelle zerstören. Sie sind oft der Ausgangspunkt von Stressfrakturen, Refrakturen, Pseudarthrosen oder von degenerativen Veränderungen an Gelenken, also von Arthrosen.
Meistens kommt in solchen Fällen ein Circulus vitiosus in Gang (**Abb. 9.2**)

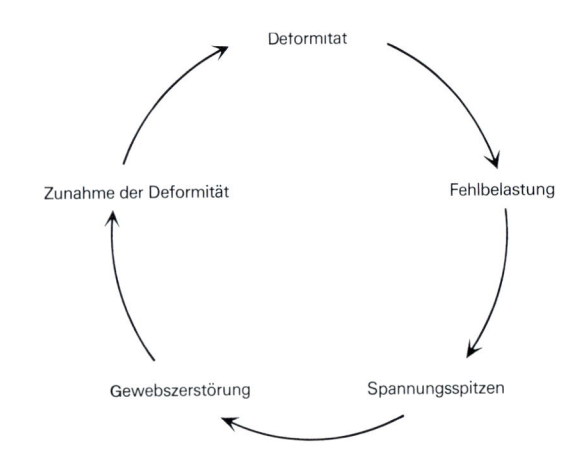

Abb. 9.2: Der **Circulus vitiosus von Deformität und Fehlbelastung**.

- **Gelenke:** Alle Schäden, seien sie durch Krankheit, Verletzung oder/und Überbeanspruchung entstanden, enden früher oder später in einer degenerativen Gelenkszerstörung, einer Arthrose. Bessere Kenntnis der pathophysiologischen Mechanismen und der Prognose von «Präarthrosen» sollten Möglichkeiten einer Prophylaxe aufzeigen.
- **Knochen:** Chronische Überbeanspruchung kann zu Ermüdungsfrakturen führen und die normale Frakturheilung stören. Besseres Verständnis der Pathomechanismen hilft, solche Komplikationen zu vermeiden.

Die Gewebe des Bewegungsapparates sind entsprechend ihrer mechanischen Funktion differenziert (s. Kap. 1). So entspricht auch jedem Gewebe eine bestimmte, spezifische mechanische Beanspruchung. Diese sowie ihre pathogenetische Wirkung sind in **Tabelle 9.1** zusammengefasst.

Tabelle 9.1: Die pathogenetische Wirkung der mechanischen Beanspruchung auf die Gewebe des Bewegungsapparates.

Gewebe, Struktur	Spezifische mechanische Beanspruchung	pathogenetische Wirkung
Knochen	Biegung, Scherkraft	Fraktur, Ermüdungsbruch «schleichende Fraktur»
Kallus	Scherkraft, Biegung	Refraktur Pseudarthrose
Gelenkknorpel	Reibung, Überdruck	Verschleiß, Degeneration, Arthrose
Bänder	Zug	Überdehnung, Schlottergelenk
Muskulatur	Überdehnung	Spannung, Verkrampfungen, Schmerzen, Myogelosen, Kontrakturen
Sehnenansätze	Zug	Tendoperiostitis

Zur **Illustration** der bisher etwas theoretischen Betrachtungen seien einige **Beispiele** dafür gezeigt, wie Abweichungen von der normalen Form zu Änderungen der Beanspruchung und damit zu **Schäden** führen können:

9.2
Beispiele mechanischer Überbeanspruchung

9.2.1
Beanspruchung der Gelenke

Bestimmend für die mechanische Beanspruchung eines Gelenkes (im Sinne der eingangs gegebenen Definition) ist nicht die Belastung (Körpergewicht, Muskelkraft, Gelenkkraft) an sich, sondern die Druckverteilung im Gelenk, insbesondere der größte Gelenkdruck pro Flächeneinheit auf den Knorpel.

Exzentrische Belastung:
Das Kniegelenk bei Genu varum

Abbildungen 9.3 bis **9.5**.

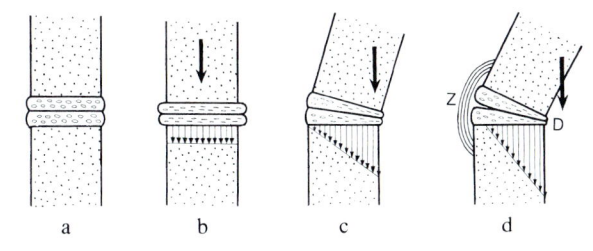

Abb. 9.3: Exzentrische Druckverteilung im Gelenk.
a) *Unbelastetes Gelenk.*
b) Eine *konzentrisch* aufgesetzte Last wird gleichmäßig über den Gelenkquerschnitt verteilt, der Gelenkknorpel wird überall gleichmäßig verformt (komprimiert), wie das Druckdiagramm (kleine Pfeile) andeutet. Die einzelnen Knorpelzellen werden auch gleichmäßig verformt (vgl. Abb. 6.3 u. Kap. 6.2).
c) *Exzentrische Beanspruchung:* Die Deformierung des Gelenkknorpels ist asymmetrisch, entsprechend der ebenfalls asymmetrischen Druckverteilung im Gelenk (kleine Pfeile: Druckdiagramm). Das Knorpelgewebe auf der rechten Seite wird stärker komprimiert und deformiert. Übersteigen Beanspruchung und Deformation ein gewisses Maß, so geht der Knorpel zugrunde, es kommt zur Arthrose. Dazu gehört auch die Sklerosierung des subchondralen Knochens an dieser Stelle als Umbaureaktion auf den erhöhten Druck.
Auch Schubkräfte treten auf, welche die Gelenkflächen gegeneinander zu verschieben trachten. Der Bandapparat muss das Gelenk zusammenhalten. Einer solchen Beanspruchung ist er auf die Dauer nicht gewachsen.
d) Hier ist die Last so *stark exzentrisch,* dass ihre Wirkungslinie neben dem Gelenk liegt und damit eine Biegewirkung hat. Die Druckspitze (D) am rechten Rand steigt noch stärker an, das dort liegende Knorpelgewebe wird zusammengequetscht.
Auf der linken Seite klafft das Gelenk auseinander und muss durch den Bandapparat zusammengehalten werden (Z). Dieser dehnt sich mit der Zeit, das Gelenk wird instabil.
Genau so entsteht die Arthrose bei einem Genu varum (s. Abb. 9.5).

Dieses Beispiel hat große klinische Bedeutung: Schon bei normalen Kniegelenksachsen wird das Knie überwiegend asymmetrisch, d. h. im Varussinn, beansprucht, v. a. beim Gehen, in der Standphase (die Erklärung dafür findet sich in Kap. 66.7). Entsprechend sind Gonarthrosen im medialen Kniekompartiment wesentlich häufiger als lateral (vgl. Kap. 38.4 u. Kap. 66.9).

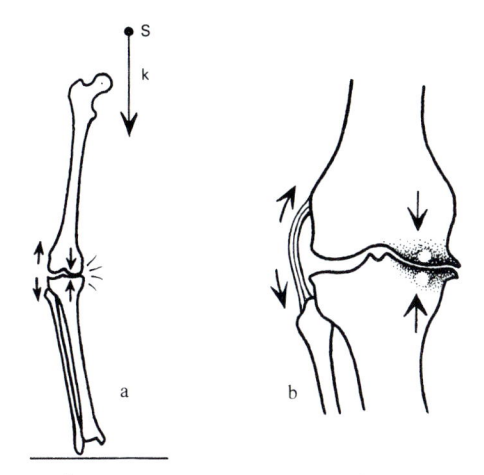

Abb. 9.4: Überbeanspruchung des Knies bei **O-Bein (Genu varum)** als Ursache einer Gonarthrose («Varusgonarthrose»).
a) Die Schwerkraft K sucht die Fehlstellung zu vergrößern: Druck im medialen Kniegelenkspalt, Zug an den lateralen Bändern. Mit der Zeit nimmt die Deformität zu. So entsteht ein *Circulus vitiosus*.
b) Instabilität durch Bandüberdehnung lateral (Wackelknie), Arthrose mit Knorpelusur und subchondraler Sklerose im medialen Kniegelenkabschnitt. Der laterale ist nicht geschädigt.
Eine Korrekturosteotomie kann normale Beanspruchungsverhältnisse wiederherstellen und den Circulus vitiosus unterbrechen.

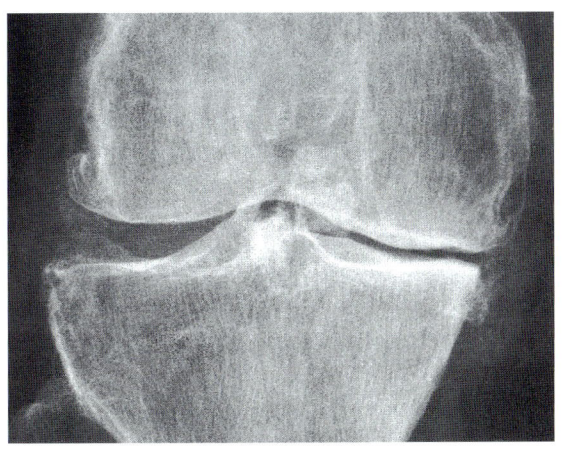

Abb. 9.5: Röntgenbild des Knies einer *67-jährigen Frau* mit starkem **O-Bein (Genu varum)**: Verschmälerung des medialen Gelenkspaltes (Knorpel- und Knochenusur), subchondrale Sklerose. Klaffen des lateralen Gelenkspaltes: Varusgonarthrose. Hier ist eine Korrekturosteotomie angezeigt (Behandlung: s. Kap. 66.93).

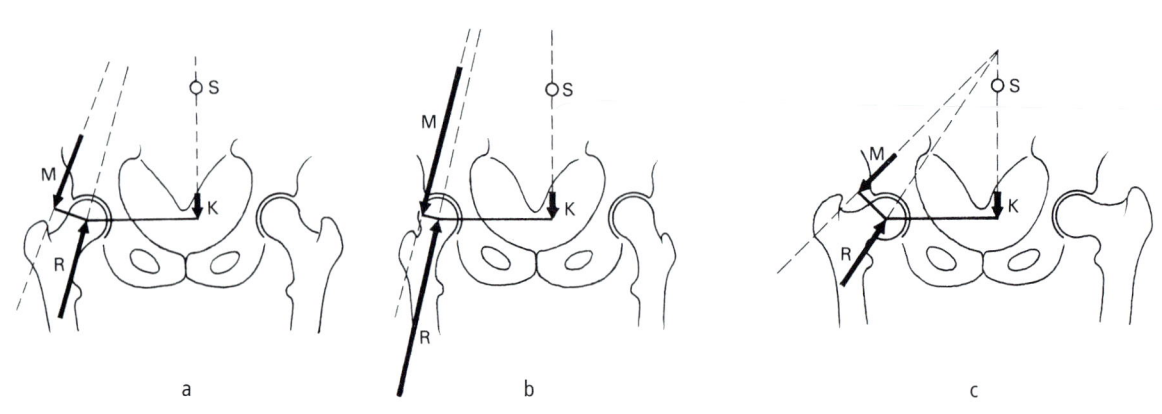

Abb. 9.6: Beanspruchung des Hüftgelenkes abhängig vom Schenkelhalswinkel.
Nach Pauwels kann die Beanspruchung des Hüftgelenkes graphisch ermittelt werden (siehe «Gelenkstabilisierung», Kap. 8.1.1, Abb. 8.6) aus der Größe des Körpergewichtes K, welches am Schwerpunkt S angreift, und der Muskelkraft M, welche am Trochanter major ansetzt. Daraus ergibt sich Richtung und Größe der Resultierenden R auf das Gelenk.
a) Bei einem *mittleren* «normalen» Schenkelhalswinkel (126°).
b) Bei einem *steilen* Schenkelhalswinkel (Coxa valga). Die Resultierende R ist größer und verläuft steiler, sie greift weiter lateral an. Die Beanspruchung des Gelenkes ist größer.
c) Bei *flachem* Schenkelhalswinkel (Coxa vara). Die Druckkraft R ist kleiner, verläuft flacher und greift mehr medial an. Die Gelenkbeanspruchung ist kleiner.

Die Abhängigkeit der Hüftbeanspruchung von der Hüftmorphologie: Schenkelhalswinkel und Resultierende

Die Geometrie des proximalen Femurendes ist maßgebend für Größe und Richtung der Resultierenden und damit für die Hüftgelenkbeanspruchung (**Abb. 9.6**).

Diese Verhältnisse geben die Möglichkeit, mittels operativer Veränderung des Schenkelhalswinkels (Osteotomie) die Hüftbeanspruchung zu beeinflussen (s. Kap. 64.9.2).

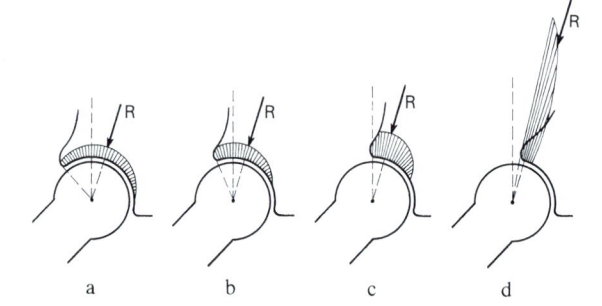

Abb. 9.7: Verteilung des Druckes im Gelenk je nach Lage der wirkenden Kraft (nach Pauwels).
a) Schneidet die *Resultierende R* das Gelenk in der Mitte, ist der Druck gleichmäßig verteilt.
b–d) Je näher die Wirkungslinie der Kraft an die Gelenkecke verschoben ist, desto kleiner wird die tragende Gelenkfläche und desto größer der Druck, d.h. die Kraft, pro Flächeneinheit.

Pfannenform und Druckverteilung

Die Druckverteilung im Hüftgelenk ist aber nicht nur abhängig von der Größe und Richtung der Resultierenden, sondern auch von der Lage des Pfannenerkers. Je näher die Resultierende am Pfannenerker liegt, desto größer wird dort der spezifische Druck: **Abbildung 9.7** und **Abbildung 9.8**.

Diese Abbildungen zeigen deutlich, wie relativ geringe Abweichungen von der normalen Anatomie die gleichmäßige Druckverteilung im Gelenk drastisch stören können. Therapeutisch operativ lassen sich solche ungünstigen Verhältnisse beeinflussen durch

1. Veränderungen von Größe und Richtung der Resultierenden R (siehe oben)
2. Vergrößerung des tragenden Pfannenerkers.

Das Schema gilt nicht nur für die Hüfte, sondern für alle Gelenke; es zeigt das Prinzip der Druckverteilung im Gelenk schlechthin.

Posttraumatische Arthrose in Folge von Inkongruenz eines Gelenkes nach Fraktur

Wenn die beiden Gelenkoberflächen nicht mehr genau zueinander passen, spricht man von **Gelenkinkongruenz**. Solche Abweichungen von der normalen Gelenkgeometrie bewirken eine unregelmäßige Druckverteilung, Druckspitzen an bestimmten umschriebenen Stellen des Gelenkes und damit Überbeanspruchung des Gelenkknorpels. Auch hier sind Degenerationserscheinungen die Folge, welche einer Arthrose gleichkommen (s. Kap. 37.1.1 u. Kap. 45.4).

Die Abweichung von der normalen Gelenkgeometrie wird, weil sie zur Arthrose prädisponiert, als **Präarthrose** bezeichnet. Eine solche kann kongenital

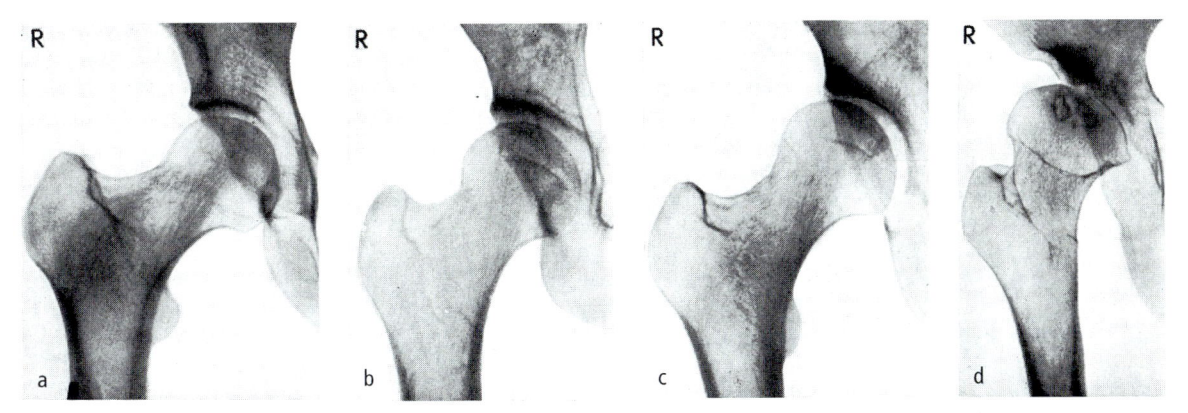

9. Die mechanische Beanspruchung als pathogenetischer Faktor

Abb. 9.8: Form und Beanspruchung des Hüftgelenkes, entsprechend dem Druckdiagramm in Abbildung 9.7 (nach Pauwels).
a) Normale Überdachung, gleichmäßige Druckverteilung, entsprechend regelmäßig dichte Knochenstruktur in Pfannendach («sourcil» = «Augenbraue») und Hüftkopf auf dem Röntgenbild.
b–c) Mit zunehmender **Dysplasie** (ungenügender Überdachung, Subluxation) wird die subchondrale Verdichtungszone im Acetabulum breiter und keilförmig, die Sklerose nimmt an der Stelle des Druckmaximums zu als Reaktion auf die erhöhte Beanspruchung. Der «Gelenkspalt» wird schmaler und verschwindet langsam, als Ausdruck der mechanischen Zerstörung des überbeanspruchten Knorpels in der Belastungszone.
d) Bei stärkerer Subluxation konzentriert sich die ganze Beanspruchung am Pfannenerker und wird extrem hoch. Der Knochen kann nicht mehr mit weiterem Anbau reagieren, sondern wird zerstört. An der Stelle der größten Beanspruchung entstehen Resorptionszysten («destruierende Arthrose», s. Kap. 37.1.1).
Die Knochenstruktur des Pfannendaches spiegelt weitgehend das Spannungsdiagramm wider, ein weiteres Beispiel des Knochenumbaues (s. Kap. 2.2 u. Kap. 2.3).
Aus der **reaktiven Sklerose** lässt sich im Röntgenbild die Beanspruchung direkt ablesen. Dies ist für Beurteilung und Therapieplan wichtig (s. Kap. 64.1.2 u. Kap. 64.9.1).

oder erworben sein (z. B. Hüftdysplasie, Fehlstellungen nach Frakturen usw.; **Abb. 9.9**).

Posttraumatische Arthrosen entstehen z. B. auch nach Syndesmosenverletzungen am oberen Sprunggelenk. Auch sie gehen auf eine Gelenkinkongruenz zurück (**Abb. 9.10** u. **Abb. 9.11**).

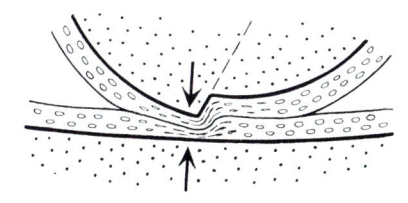

Abb. 9.9: Stufe nach intraartikulärer Fraktur.
Wenn eine Fraktur durch ein Gelenk verläuft und nicht genau anatomisch reponiert wird, bleibt eine Stufe in der Gelenkfläche zurück. Auch wenn sie nur sehr klein ist, wird die Druckverteilung im Gelenk stark verändert. Fast der gesamte Druck konzentriert sich an der Stufe, die Knorpelschicht wird hier stark gequetscht und verformt, und die Knorpelzellen leiden Schaden. Das ist der Ausgangspunkt einer *posttraumatischen Arthrose*, wie man sie nach intraartikulären Frakturen nicht selten sieht.
Die logische Schlussfolgerung ist, intraartikuläre Frakturen prophylaktisch anatomisch genau zu reponieren. Dies ist eine der Hauptindikationen für die Osteosynthese (s. Kap. 42.2.3).

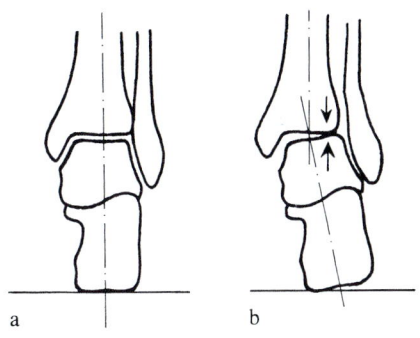

Abb. 9.10: Gelenkinkongruenz und posttraumatische Arthrose nach *Syndesmosenverletzungen* des oberen Sprunggelenkes entstehen, wenn die anatomischen Verhältnisse in der Knöchelgabel nicht sofort wiederhergestellt werden.
a) Normale Konfiguration des oberen Sprunggelenkes: Kongruenz zwischen Talusrolle und Knöchelgabel.
b) Durch die **Gabelsprengung** (meistens mit hoher Fibulafraktur kombiniert) vergrößert sich der Abstand zwischen den Malleolen, der Talus ist nicht mehr stabil gehalten. Er gerät in eine exzentrische Stellung, die Gelenkflächen von Tibia und Talus passen nicht mehr genau zusammen: Das Gelenk ist inkongruent. Der Gelenkdruck konzentriert sich am lateralen Tibiarand (Pfeile). Mit der Zeit verschwindet hier der Gelenkspalt, d. h. die Knorpelschicht, unter der enormen Beanspruchung: Posttraumatische Arthrose: Abbildung 9.11 (vgl. auch Kap. 45.4).

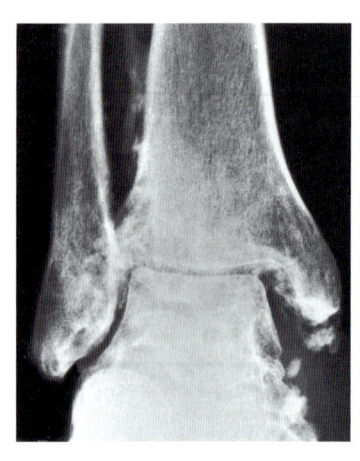

Abb. 9.11: Posttraumatische Arthrose bei **Inkongruenz** des oberen Sprunggelenkes, als Folge einer Gabelsprengung (Syndesmosenruptur, Abb. 9.10). Klinik der Gabelsprengung siehe Kapitel 68.6.

9.2.2
Beanspruchung von Knochen und Kallus

Einfluss der mechanischen Kräfte auf die Frakturheilung am Beispiel der Schenkelhalsfraktur

Im Abschnitt über «Knochenbruchheilung» (Kap. 4.2.2) wurde darauf hingewiesen, dass die Ausbildung des Knochenregenerates (Kallus) weitgehend von mechanischen Kräften abhängig ist. Diese bestimmen, ob eine knöcherne Brücke oder eine **Pseudarthrose** entsteht.

Am Beispiel des Schenkelhalses können diese Zusammenhänge gut verfolgt werden (**Abb. 9.12**).

Dieses Beispiel zeigt den Einfluss der mechanischen Beanspruchung auf die Frakturheilung, wie sie in Kapitel 4.2.2 beschrieben wurde. Ähnliche Beziehungen zwischen mechanischer Beanspruchung und Frakturheilung resp. Pseudarthrosenbildung gelten auch an anderen Stellen des Skelettes.

Die Klinik der Schenkelhalsfraktur ist in Kapitel 64.12.3 beschrieben.

Einfluss der Spannungsverteilung im Knochen auf die Knochenstruktur am Beispiel des proximalen Femurendes

Die im Beispiel der Schenkelhalsfraktur gezeigten mechanischen Verhältnisse gelten auch für den **intakten Schenkelhals**:

- *Coxa valga:* weitgehend reine Druckkräfte
- *Coxa vara:* große Biegekräfte (Druck unten, Zug oben), Scherkräfte (s. a. Abb. 64.22).

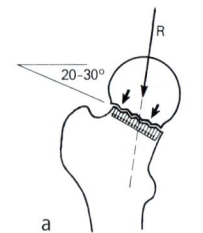

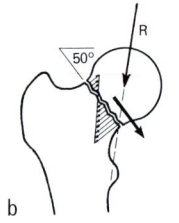

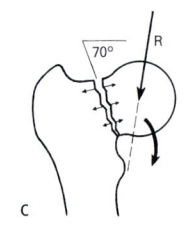

Abb. 9.12: Beanspruchung des Knochenregenerates (Kallus) *nach Schenkelhalsfraktur* (nach Pauwels).

a) **Abduktionsfraktur:** Bruchfläche ziemlich horizontal (30°). Schenkelhalswinkel in Valgusstellung (Grad 1 nach Pauwels). Die Resultierende R trifft die Frakturfläche annähernd senkrecht und nahe der Mitte. Im Frakturspalt treten fast ausschließlich Druckkräfte auf, welche zudem gleichmäßig über die Bruchfläche verteilt sind, dargestellt als kleine Pfeile im Druckdiagramm.
Dies ist die beste Voraussetzung für das Regenerat. Solche Brüche heilen fast immer in relativ kurzer Zeit aus. Manche sind eingekeilt, stabil und brauchen überhaupt nicht «behandelt» zu werden (s. Kap. 64.12.3).

b) **Schenkelhalsbruch mit schräger Bruchfläche** (50°), (Grad 2 nach Pauwels), ohne wesentliche Dislokation. Die Resultierende R trifft hier den medialen Rand der Bruchfläche. Sie wird wirksam als Scherkraft S, welche ein Abrutschen des Kopfes entlang dem Frakturspalt bewirkt. Dieser Beanspruchung ist das Regenerat schlecht gewachsen, es differenziert sich oft zu Bindegewebe aus statt zu Knochen, d. h. die Fraktur wird nicht knöchern fest, sondern es entsteht eine Pseudarthrose. Die Druckverteilung im Frakturspalt ist unregelmäßig: unten großer Druck, oben Zug, auch dies ungünstige Voraussetzungen für die Heilung.

c) **Adduktionsfraktur:** Bruchfläche steil (70°), Schenkelhals in Varusstellung (Grad 3 nach Pauwels).
Die Richtung der Resultierenden verläuft medial neben dem Frakturspalt. Daraus ergibt sich ein zusätzliches Kippmoment auf den Femurkopf. Im Frakturspalt wirken nur noch Zug- und Scherkräfte (kleine Pfeile). Unter diesen Kräften bildet sich im Frakturspalt nur Bindegewebe statt Knochen, und es entsteht eine Pseudarthrose.
Durch eine *Aufrichteosteotomie* kann diese Fraktur vom Grad 3 in eine solche von Grad 1 verwandelt werden. Pauwels konnte auf diese Weise Pseudarthrosen, die bisher als unheilbar galten, zur knöchernen Konsolidation bringen und damit in der Praxis den Beweis für seine Theorie leisten.
Die im englischen Sprachraum gängige **Einteilung von Garden (I–IV)** ist ähnlich, benützt allerdings nicht den Frakturwinkel, sondern die Dislokation als Kriterium für die Differentialindikation.

Vergleicht man diese Kräfteverteilung mit anatomischen Präparaten und Röntgenbildern des proximalen Femurendes, so findet man das Gesetz des trajektoriellen Aufbaues des Knochens sowie dasjenige des **funktionellen Umbaues** (Wolff, Roux, s. Kap. 2.2) genau bestätigt (**Abb. 9.13**).

Ist die mechanische Festigkeit des Knochens durch

9. Die mechanische Beanspruchung als pathogenetischer Faktor

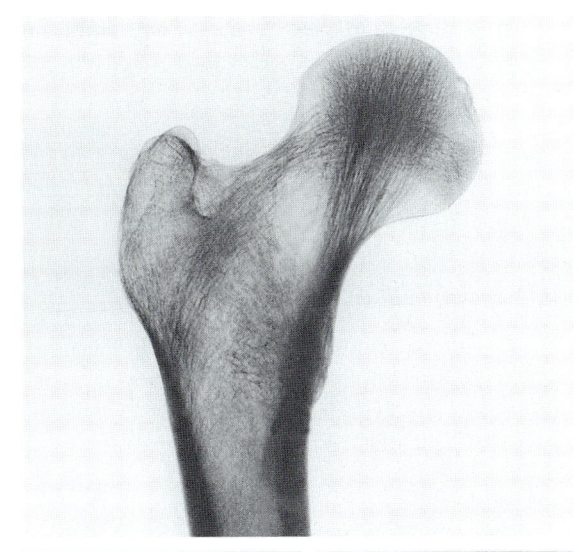

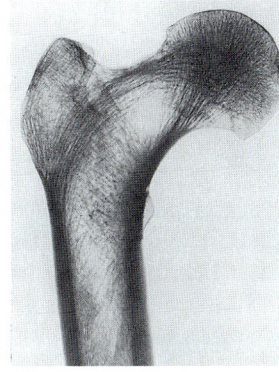

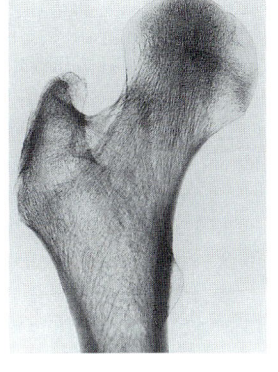

Abb. 9.13: Funktionelle Anpassung der Spongiosaarchitektur im proximalen Femurende an verschiedene mechanische Beanspruchung (nach Pauwels).
a) *Normale Hüfte.* Die Druck- und Zuglamellenbündel entsprechen der normalen Biegebeanspruchung (vgl. Abb. 2.2 u. Abb. 2.3).
b) *Coxa vara:* Sowohl Zug- wie Druckbündel sind viel kräftiger als normal. Damit kann die mehrfach höhere Beanspruchung des Schenkelhalses in weitem Rahmen aufgefangen werden. Allerdings kommen Insuffizienzerscheinungen (schleichende Frakturen, Varusabknickung) bei Coxa vara gehäuft vor. In solchen Fällen kommt eine Aufrichteosteotomie (Valgisierung) des Schenkelhalses in Frage.
c) *Coxa valga.* Das Zugbündel fehlt fast vollständig, da der Schenkelhals praktisch nur auf Druck beansprucht wird.

Krankheiten, z. B. bei einer Osteopsatyrose oder Osteomalazie, vermindert, kann es bei großer Beanspruchung, z. B. bei Coxa vara, zu Insuffizienzerscheinungen der Knochenstruktur kommen. Diese äußern sich als **schleichende Fraktur** am Ort der größten Beanspruchung, also z. B. am oberen oder unteren Umfang des Schenkelhalses (s. Abb. 64.22 u. Abb. 29.2).

9.3
Konsequenzen für die Praxis

Das Konzept der Präarthrose

Das Konzept der Präarthrose hat viel zum Verständnis der Pathogenese chronischer Schäden am Bewegungsapparat, besonders der degenerativen Gelenkkrankheiten, beigetragen.

Die Kenntnis von Ursachen hat bei Patienten und Ärzten den verständlichen Wunsch geweckt, mit Hilfe von **präventiver Orthopädie** das spätere Entstehen von Krankheiten zu verhindern.

Dies hat zu einer von viel Hoffnung, Optimismus und Enthusiasmus getragenen Welle **prophylaktischer orthopädischer Operationen** geführt. Im Vordergrund standen Osteotomien, in erster Linie im Bereiche des proximalen Femur, aber auch am ganzen übrigen Skelett.

So sinn- und segensreich Prävention sein kann, hat sie auch ihre Kehrseite und ihre Probleme. So wurden zeitweise viele beidseitige Hüftosteotomien bei Kindern ausgeführt, deren Schenkelhalswinkel von der so genannten «Norm» abwich, mit der Begründung, dass damit das zwangsläufige spätere Auftreten einer Arthrose verhindert werden könne.

Dieser Schluss entsprach einem Wunschdenken, das E. Bleuler als «autistisch-undiszipliniert» beschrieben hat. Es zeichnet sich durch unkritische, simplifizierende Kurzschlussfolgerungen aus.

Eine **Reihe von Fragen** waren nicht beantwortet:
- Wenn manche Arthrosen in ihrer Vorgeschichte gewisse als präarthrotisch betrachtete Faktoren aufweisen, ist dann auch der umgekehrte Schluss zulässig, dass diese Faktoren tatsächlich die *Ursache* der Arthrosen sind?
- Falls ja, führt dies in allen oder nur in einem mehr oder weniger großen Teil der Fälle zur Arthrose, und in welchen, in welchen nicht?
- Nach welcher Zeit, in welchem Alter manifestieren sich solche Arthrosen? Die *zeitlichen Verhältnisse* waren wenig bekannt. Zweifellos bestehen sehr große Unterschiede für die einzelnen Arthrosen (s. Kap. 37.1).
- *Welche Faktoren* sind entscheidend? Man weiß heute, dass z. B. eine Dysplasie mit mangelnder Überdachung anders zu werten ist als die Abweichung eines Schenkelhalswinkels von der «Norm» (s. Kap. 25.4 u. Kap. 64.3). Eine genaue Differenzierung ist eine unabdingbare Voraussetzung für gezielte Indikationen.
- Was ist als «*pathologisch*», was als «*normal*» zu betrachten? Oft wurden Messwerte, röntgenologisch bestimmte Winkel usw. als Kriterien angegeben und gebraucht. Eine Abgrenzung auf Grund rein

morphologischer Daten ist kaum möglich, da die «Norm» eine relativ große Schwankungsbreite aufweist. Als pathologisch wäre einzustufen, was früher oder später krank macht. Der Rest ist offensichtlich als normal, jedenfalls nicht als pathologisch, zu betrachten. In diesen Fällen liegen keine Operationsindikationen vor.

- Kann eine Arthrose mit der Operation tatsächlich verhindert werden? Da man das erst nach vielen Jahren weiß, liegt ein *Beweisnotstand* vor.

Probleme und Gefahren prophylaktischer Operationen

1. Es ist eine große Anzahl von zum Teil irreparablen **Komplikationen** nach prophylaktischen Operationen (z. B. Hüftkopfnekrosen, Fehlstellungen, Infektionen, Pseudarthrosen usw.) bekannt geworden, durch welche gesunde Kinder und junge Menschen lebenslängliche Schäden davontrugen.
2. Manche dieser Operationen haben, auch wenn sie planmäßig verlaufen und ausheilen, **ungünstige und unangenehme Folgen**: kosmetisch störende Veränderungen (z. B. nach Varisationsosteotomien) unschöner Gang, Hinken, Asymmetrien, Narben, Bewegungseinschränkungen usw.
3. Jede Operation an Knochen und Gelenken hat eine gewisse **Morbidität**. Diese ist nicht zu vernachlässigen, umso mehr, als es sich in der Regel um gesunde junge Menschen handelt.
4. Der Beweis für die Brauchbarkeit einer Operation liegt ausschließlich im Resultat, und zwar, in der Orthopädie, im **Resultat auf lange Sicht**. Echte **Langzeitergebnisse** sind bisher eher selten publiziert worden. Die Langzeitforschung ist erst spät auf größeres Interesse gestoßen (vgl. Kap. 25). Ihre bisherigen Ergebnisse zeigen, dass die Verhältnisse meist komplexer sind als ursprünglich angenommen und dass Indikationen zu prophylaktischen Operationen kritischer gestellt werden müssen, wenn wir glaubwürdig bleiben wollen.

Einfacher ist die Ausganglage für **therapeutische Operationen** auf Grund pathogenetischer Überlegungen. Der Beweis für ihre Wirksamkeit liegt in der Verbesserung eines krankhaften Zustandes. Dies lässt sich schon bald feststellen. Tatsächlich sind gute Ergebnisse bei einer Reihe solcher Eingriffe nachgewiesen (z. B. Korrekturosteotomien bei unikompartimentalen Gonarthrosen, s. Kap. 66.9).

Überdies handelt es sich hier um eindeutig krankhafte Zustände, die zu **heilen** oder wenigstens zu **lindern** wir vom Patienten selbst beauftragt sind. Begründung und Legitimation von Operationen haben in diesem Umfeld eine sicherere Basis.

Orthopädische Diagnostik

10. Die Diagnose in der Orthopädie	159
11. Orthopädische Diagnosetechnik	183
12. Konventionelle Röntgendiagnostik	203
13. Weiterführende apparative Diagnostik	210
14. Checklisten zur Diagnostik	254

«The real difficulty in orthopaedics
lies not in making a diagnosis but
in selecting the appropriate treatment»
Mercer Rang

10 Die Diagnose in der Orthopädie

> «What people want is not knowledge but certainty»
>
> *Bertrand Russell*

10.1 Diagnosen für Krankheiten und Kranke

Jeder Patient hat nicht nur ein Leiden, sondern ist auch eine **Persönlichkeit** mit einem einmaligen Charakter, fühlt seine Körperintegrität, hat einen Beruf und Liebhabereien, eine Familie und ein Heim. All dies hat entscheidenden Einfluss auf seine Krankheit und seine Behandlung. Die Diagnose darf sich deshalb nicht mit einer pathologisch-anatomischen Etikette begnügen. Sie muss auch zu einem vertieften Verständnis führen: des Patienten und wie seine Krankheit ihn und sein Leben beeinträchtigt. Da orthopädische Krankheiten selten lebensbedrohlich sind, ist eine umfassende, stärker **patientenorientierte** Sicht besonders wichtig.

Dies gilt umso mehr, als der Diagnose im Sinne der Identifizierung einer Krankheit als nosologische Einheit, einschließlich der Ätiologie, wie sie in der **ICD** (International Classification of Diseases) zum Ausdruck kommt, in der Orthopädie *nicht die zentrale Bedeutung* zukommt, die sie sonst in der Medizin hat, und zwar *aus drei Gründen*:

1. In vielen Fällen muss die Diagnose **beschreibend** bleiben, z. B. bei verschiedenen Körperdeformitäten, bei geringgradigen Abweichungen der Form von der so genannten Norm usw.
2. In anderen Fällen ist die Diagnose **evident**, gibt aber für Beurteilung und Therapie noch keinerlei Hinweise, wie z. B. bei der Diagnose «Poliomyelitis», «Unterschenkelfraktur», «Arthrose» usw.
3. Oft ist mit der Diagnose für den **Therapieplan** wenig gewonnen. So spielt es eine geringe Rolle, welche Ätiologie z. B. eine Beinverkürzung oder eine juvenile Skoliose hat. Die Behandlung ist in allen Fällen dieselbe.

Was wir darüber hinaus brauchen, ist eine so genannte **Funktionsdiagnose**.

10.1.1 Patientenorientierte Diagnose

Der alltägliche Sprachgebrauch zeigt es: «Was hat er?» (welche Krankheit?) fragt nicht nach demselben wie «Was **fehlt** Dir?» (Wohlbefinden, Kraft, Gehfähigkeit, Arbeitsfähigkeit, Einkommen, Unabhängigkeit). Diese verschiedenen Blickwinkel von Arzt und Patient verlangen auch differenzierte Ansätze in der Diagnostik.

Die Funktionsdiagnose als Planungsinstrument

Damit meinen wir eine beschreibende *Diagnose des Funktionsausfalles*, der Art und Schwere einer Störung und wie sie sich auf die Funktion des Bewegungsapparates und damit auf den Patienten selbst und sein Leben auswirkt. Dies schließt eine Beurteilung der Invalidität, ihrer Natur und ihres Grades sowie der Adaptationsmöglichkeiten des Patienten und seines Bewegungsapparates ein. Eine solche Funktionsdiagnose ist nicht mit einem Wort zu erfassen wie die nosologische Diagnose eines Krankheitsbildes; sie erfordert eine erschöpfende Beschreibung. Die **ICIDH** (International Classification of Impairments, Disabilities and Handicaps) berücksichtigt diesen Aspekt (auf ihrer zweiten Ebene) mit den so genannten «Fähigkeitsstörungen» (disabilities). Ihr Ansatz ist in Kapitel 10.1.3 ausführlich beschrieben.

Die *Funktionsdiagnose* ist der zweite Schritt nach der Diagnose der pathologisch-anatomischen Störung. Es ist die **qualitative und quantitative Analyse der Funktionsstörung des Bewegungsapparates und seiner Folgen für den Patienten**, also seiner Behinderung im täglichen Leben.

Diese hängt nicht nur von der pathologisch-anatomischen Diagnose ab, sondern noch von einer Reihe weiterer Faktoren. So kann z. B. der Träger einer ankylosierenden Koxarthrose praktisch beschwerdefrei und voll leistungsfähig sein, während eine simple Warze an der belasteten Fußsohle oder ein Hühnerauge an einer Hammerzehe einen Menschen weitgehend zu immobilisieren vermag.

Bei den Bewegungsprüfungen z. B. sind nicht die Winkelgrade ausschlaggebend, sondern die Brauchbarkeit des Gelenkes, die praktische Leistungsfähigkeit bzw. die **Behinderung im täglichen Leben**. Diese sind deshalb bei der «Bewegungsprüfung der einzelnen Gelenke» (Kap. 11.4) zusätzlich angegeben.

Besonders schwierig wird die Situation, wenn mehrere Störungen zusammenkommen, weil sie sich nicht nur addieren, sondern nicht selten potenzieren.

Nur eine genaue Funktionsdiagnose kann als Grundlage für den orthopädischen Therapieplan dienen.

Ein Grundschema für die Funktionsdiagnose ist deshalb im Abschnitt über die Untersuchungstechnik beigefügt. Es orientiert sich an den **Leistungen des Bewegungsapparates** (Tab. 11.1, Kap. 11.6). Es dient auch dem Erfassen der «**Fähigkeitsstörungen**» (disabilities) in der ICIDH (s. Kap. 10.1.3). Ein anschauliches Modell liefert **Abbildung 10.1**.

Der Platz der nosologischen Diagnose in der Orthopädie

Mit dem Vorstehenden ist nicht gesagt, dass eine nosologische Diagnose nach den Definitionen der **ICD** (Internationale Klassifikation der Krankheiten) unwichtig wäre. Im Gegenteil ist sie anzustreben und möglichst genau zu formulieren:

- Es gibt auch in der Orthopädie echte diagnostische Probleme, Krankheiten, bei denen das Schicksal eines Patienten von der rechtzeitigen Diagnose abhängt. Eine entsprechende «**Checkliste**» findet sich in Kapitel 14.
- In jedem Fall muss ernsthaft versucht werden, zu einer Diagnose zu gelangen, um eine kausale Therapie, falls eine solche existiert, zu ermöglichen.

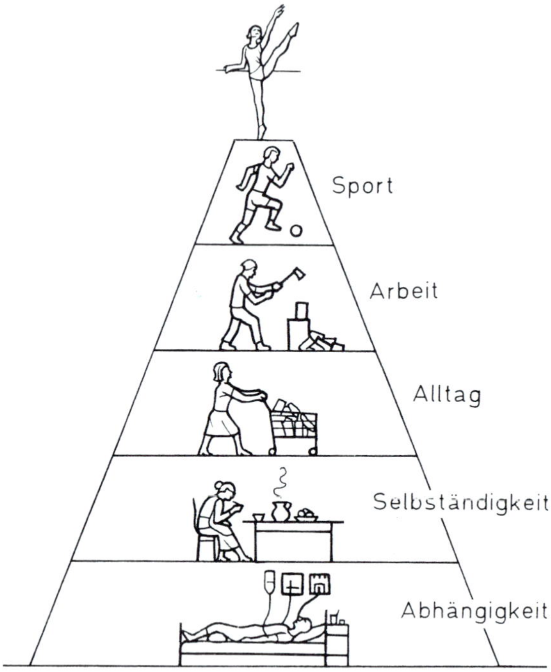

Abb. 10.1: Die «**Bedürfnishierarchie**».
Lebensnotwendige Grundbedürfnisse (Nahrung, Schutz) auf der Basisebene, *höchste Anforderungen auf der Spitze* der Pyramide (Sport, Kultur). Dazwischen die ganze Skala menschlicher Bedürfnisse: über selbstständige Lebensführung, Bewältigung des Alltags, Erwerbsfähigkeit, Freizeit bis zur «Selbstverwirklichung». Jede höhere Ebene kann nur auf der Basis der nächsttieferen erreicht werden.
Alle diese Leistungen sind unmittelbar an die Funktion des neuro-muskulo-skelettären Systems gebunden: Der «Bedürfnishierarchie» entspricht eine **Hierarchie der Leistungen des menschlichen Bewegungsapparates**. Auch hier lassen sich einzelne Stufen definieren: Von der Geh- und Greiffähigkeit **als Grundfunktionen zum «Überleben»** über jene zur Selbstständigkeit, zur (finanziellen) Unabhängigkeit und zu physisch anspruchsvolleren Leistungen (wobei der Sport heute von vielen Menschen als besonders wichtig eingestuft wird), bis zu psychomotorischen **Höchstleistungen** an der Spitze der Pyramide (Ballett, Musiker, Athleten, Bergsteiger usw.). Dazwischen finden wir alle menschlichen Tätigkeiten, wobei Haus- und Berufsarbeit von besonderer Bedeutung sind (vgl. Kap. 11.6).

Krankheit kann an verschiedenen Stellen angreifen und hat entsprechend sehr unterschiedliche Wirkung. Ein Pianist mit einer Hemiplegie hat andere Probleme (z. B. eine Sonate für die linke Hand) als eine Rentnerin mit einer Schenkelhalsfraktur, die nicht mehr in ihre Wohnung im dritten Stock zurück kann und ins Pflegeheim muss. Ein Spitzensportler mit einem Kreuzbandriss hat andere Probleme als ein Bauarbeiter nach einer offenen Unterschenkelfraktur.

Die Aufgabe des Orthopäden besteht nicht nur im Flicken von Organen (Gelenken, Knochen), sondern zuerst einmal darin, die *besondere Situation*, die Probleme und Wünsche seines *individuellen Patienten* zu erfassen. Dazu ist eine **Funktionsdiagnostik** notwendig, wie sie in Kapitel 10.1.1 und Kapitel 11.6 beschrieben ist und mit Hilfe der **ICIDH** auch dokumentiert werden kann. Als «Checkliste» kann ein Katalog der Leistungen des menschlichen Bewegungsapparates dienen, der ebenfalls hierarchisch strukturiert ist. Er findet sich in Tabelle 11.1.

Aufgrund einer solchen «Funktionsdiagnose» wird man versuchen, herauszufinden, wie man jedem einzelnen Patienten mit den verfügbaren Mitteln am besten helfen kann. Wenn es gelingt, ihm *von einer Ebene* (z. B. Abhängigkeit von fremder Hilfe, Invalidität) *zur nächsthöheren* (z. B. Selbstständigkeit, Erwerbsfähigkeit, Sportfähigkeit usw.) zu verhelfen, ist ein wichtiges Ziel erreicht. Dazu kann *rehabilitative* Medizin oft mehr beitragen als operative (vgl. dazu Abb. 10.2 u. Abb. 10.3).

10. Die Diagnose in der Orthopädie

- Die nosologische Diagnose ist Voraussetzung für Klarheit, Ordnung und damit für eine einwandfreie Dokumentation und wissenschaftlich fundierte Arbeit.

Die quantitative Diagnose

Funktionelle Diagnostik ist – ganz im Gegensatz zur rein nosologischen – im Wesentlichen quantitativ. Dies wird besonders deutlich *bei Verletzungen.* Hier ist die gewöhnliche qualitative Diagnose oft recht einfach, z. B.: «offene Unterschenkelfraktur». Prognose und Spätresultat sind jedoch weitgehend von Ausmaß und Schwere des Schadens abhängig, also von **quantitativen** Aspekten. Der Behandlungsplan richtet sich in erster Linie nach diesen Kriterien.

Da die Schwere einer Verletzung nicht leicht quantitativ zu erfassen ist, sind Einteilungen, **Klassifizierungen** entwickelt worden, z. B. für Frakturen (M. E. Müller, AO-Klassifikation), für Weichteilschäden (Gustilo, Tscherne u. a.) und viele andere.

Der *Sinn dieser Klassifikationen* ist,

1. einen der spezifischen Verletzung oder Krankheit adäquaten **Behandlungsplan** aufzustellen
2. vergleichende **Nachkontrollen** zu ermöglichen. Nur so ist eine Auswertung der Resultate und damit ein Vergleich verschiedener Behandlungsmethoden möglich.

Wegen der Bedeutung solcher Klassifizierungen sind einige davon in einzelnen Kapiteln angeführt oder wenigstens erwähnt: Frakturklassifizierung siehe Kapitel 42.3, Tabelle 42.1, Klassifizierung von Weichteilschäden bei Frakturen siehe Abbildung 42.7, Wirbelfrakturen siehe Abbildung 61.3.

Aber auch *in der Orthopädie* sind quantitative Diagnosen und Einteilungen hilfreich: Bei der überwiegenden Mehrzahl der orthopädischen Krankheiten ist das Ausmaß des Schadens ausschlaggebend für die Spontanprognose – und damit auch für die Therapie. *Beispiele* dafür finden sich in jedem Kapitel, von den kongenitalen Störungen über die Infektionen und Lähmungen zu den degenerativen Schäden, von den Rückenleiden (Skoliosen, Spondylolisthesis, Spondylosen usw.) über die pathologischen Veränderungen am Kniegelenk (Patellasyndrom, Instabilitäten usw.) bis zu den Fußleiden (Hallux valgus, Senkfuß usw.).

Bei allen diesen Krankheiten gibt es Fälle, die operativ, andere, die besser konservativ, und solche, die am besten gar nicht behandelt werden sollten. In aller Regel hängt das vom Ausmaß des Schadens ab. Damit wird klar, dass es ein starres Therapieschema für die einzelnen Krankheiten nicht geben kann.

Sinnvolle Therapie und **Beurteilung von Spätresultaten** sind nur möglich, wenn diese quantitativen Aspekte in ihrer Bedeutung richtig erfasst und diagnostiziert werden, und zwar schon bei der ersten Bestandsaufnahme. Auch dafür hat sich die bereits erwähnte **ICIDH** (Internationale Klassifikation der Schädigungen, Fähigkeitsstörungen und Beeinträchtigungen) als bestens geeignetes Instrument erwiesen. Sie ist in Kapitel 10.1.3 ausführlich beschrieben.

Zum gleichen Zweck wurden auch bei vielen orthopädischen Krankheiten *Klassifikationen* und **Stadieneinteilungen** (z. B. I–IV usw.) vorgeschlagen. Sie sollen helfen, quantitative Aspekte in den Griff zu bekommen. Wenn sie praktikabel, einfach und eindeutig sind und auch international akzeptiert werden, können sie sehr nützliche Instrumente für Diagnostik, Therapie und für vergleichende Nachkontrollen sein.

10.1.2
Ziele orthopädischer Diagnostik

Diagnostik kann nicht Selbstzweck sein. Sie ist lediglich *Mittel zum Zweck:* dem Patienten zu helfen. Sie sollte deshalb immer mit einem bestimmten Ziel vor Augen betrieben werden.

Solche Ziele sind:

- **ätiologische** Abklärung und **nosologische** Identifikation einer Krankheit. Es ist dies die herkömmliche medizinische Diagnose als Voraussetzung für jede Behandlung. In der Orthopädie ist oft eine «Blickdiagnose» möglich.

Allerdings brauchen wir in der Mehrzahl der orthopädischen Fälle zusätzliche Informationen:

- **Was will der Patient** eigentlich von uns? Nicht immer ist es genau das, was unter der Rubrik «Therapie» im Lehrbuch steht. Der Arzt, der sich die Wünsche und Probleme des Patienten anhört, wird besser gegen Missverständnisse, Fehlschläge, Ärger und Haftpflichtprozesse geschützt sein, als wer die Vorstellungen des Patienten ignoriert und «nach Kochbuch» behandelt. Temperament, Charakter, Lebenssituation des Patienten sind in der Orthopädie in hohem Maße ausschlaggebend für das weitere Vorgehen, da es sich häufig um chronische Leiden und Wahleingriffe handelt.
- eine **Funktionsdiagnose**, wie oben beschrieben, als Grundlage für den Behandlungsplan: Dazu ist eine eingehende Untersuchung mit Funktionsanalyse erforderlich. Sie orientiert sich an der integrierten Leistung des Bewegungsapparates und ist im Abschnitt «Funktionelle Untersuchung» (Kap. 11.6) beschrieben. Hilfreich sollten die Tabelle 11.1 und

die Zusätze «Praktische Funktion» zu den Bewegungsprüfungen der einzelnen Gelenke in Kapitel 11.4.3 sein.
- Eine **quantitative Diagnose** drängt sich vor allem bei Verletzungen, aber auch bei vielen orthopädischen Krankheiten, auf. Dies wurde im letzten Abschnitt begründet.
- **prophylaktische** Untersuchungen (z. B. Früherfassung angeborener Störungen, etwa einer Hüftdysplasie). Sie werden gezielt durchgeführt, oft als Reihenuntersuchungen (screening) bei der Geburt und gegebenenfalls auch später.
- **Verlaufskontrollen** zur Beurteilung des Behandlungserfolges. Dazu sind genaue Vergleichsmessungen notwendig. Oft auch bringt der Verlauf einer Krankheit erst eine Klärung der Situation. Verlaufskontrollen setzen genaue Messungen und gute Dokumentation voraus, da nicht absolute Werte, sondern Änderungen im Lauf der Zeit festgestellt werden sollen. Einzelwerte sagen nicht viel aus, hingegen kann ein Vergleich mit früheren Untersuchungen sehr aufschlussreich sein.
- **Vorsorgeuntersuchungen:** bei Neugeborenen, Schulkindern: siehe Kapitel 14.4 und Kapitel 14.5.
- Beurteilung der **Leistungsfähigkeit** (Arbeitsfähigkeit, Verkehrs-, Sport-, Diensttauglichkeit, «Check-ups»). Hier genügen oft kursorische Untersuchungen.
- **Begutachtungen**, z. B. für Versicherungen, Gerichte usw. Dazu werden wohlfundierte Beurteilungen auf Grund exakter Messungen verlangt, da es oft um hohe Versicherungssummen geht.
- **Wissenschaftliche Untersuchungen** erfordern Genauigkeit, Vollständigkeit und eine einwandfreie Dokumentation.

10.1.3
Versuch einer ganzheitlichen Diagnostik: die ICIDH (International Classification of Impairments, Disabilities and Handicaps)

1980 wurde die bereits erwähnte **ICIDH** von der WHO erstmals herausgegeben. Es handelt sich um **ein Handbuch zur Klassifikation von Behinderungen aus Krankheitsfolgen**.

Wozu eine weitere Klassifikation? Akute Krankheiten und Verletzungen erheischen rasches Handeln auf der Organebene. Oft sind schnelle, im Notfall auch einsame, Entschlüsse notwendig. Es ist dies die Spezialität des Chirurgen und traumatologisch tätigen Orthopäden. Notgedrungen ist er aktiv, während der Patient, echt «patiens», der leidende, passive Teil ist.

Im Gegensatz dazu ist Orthopädie zum größten Teil mit **chronischen Leiden** befasst. Diese spielen sich zwar auch an einem Organ ab, aber sie haben schwerwiegende Folgen für die Betroffenen auf höheren Integrationsebenen: Sie beeinträchtigen die «individuelle Wirklichkeit» des Kranken und schließlich auch seine Stellung in seiner Umwelt im weitesten Sinne mehr oder weniger nachhaltig.[1]

Ein Beispiel: Die pathologisch-anatomische Diagnose einer «Chondropathie» im Knie plagt den Patienten wohl weniger als der Schmerz und die Gehbehinderung. Am schlimmsten ist für ihn aber vielleicht die Erwerbsunfähigkeit oder die Abhängigkeit von fremder Hilfe.

Damit sind **die drei Ebenen** genannt, auf denen sich Kranksein abspielt (**Tab. 10.1**):

- die unterste, die **Organebene**
- die nächsthöhere, jene des **Individuums**
- und schließlich jene der **Person in ihrem Umfeld**.

An diesem **«somato-psycho-sozialen Modell»** orientiert sich auch die Orthopädie, sowohl für die Beurteilung als auch für den Therapieplan. Dieses Modell ist im Kapitel 20.3: «Psyche und Orthopädie» ausführlich hergeleitet und beschrieben. Es gilt als **Grundlage für die ICIDH**.

Der bio-psycho-soziale Mensch in der ICIDH

1	**Soziale Ebene** Gesellschaft Beeinträchtigung (Handicap)
2	**Psychische Ebene** Individuum Fähigkeitsstörung (Disability)
3	**Somatische Ebene** Organ Schädigung (Impairment)

Tabelle 10.1: Das bio-psycho-soziale Modell, Grundlage der ICIDH.
Die drei Ebenen, hierarchisch abgestuft, mit den entsprechenden Störungen, die sich ganz unterschiedlich äußern. Zwischen diesen drei Ebenen laufen ständig **Wechselwirkungen**, die in ihrer Komplexität nicht einfachen Kausalitäten folgen. Die ICIDH (Internationale Klassifikation der Schädigungen, Fähigkeitsstörungen und Beeinträchtigungen) basiert auf diesem dreistufigen Modell und ist ein geeignetes Instrument, um diese Wirklichkeit zu erfassen. Eine rein pathologisch anatomische Klassifizierung wie die ICD ist dazu nicht imstande. Näheres im Text und bei «Psychosomatik in der Orthopädie» (Kap. 35).

---

1 Dubs, L.: «Der Patient als Experte – ICIDH und MARA-Modell.» in: Hontschik, B., v. Uexküll, Th. (Hrsg.) Psychosomatik in der Chirurgie. Schattauer, Stuttgart 1999

ICD und ICIDH

Die **internationale Klassifikation der Krankheiten (ICD)**, als *rein aetiologisch-nosologische* Auflistung, ist für die Orthopädie nur eine begrenzte Hilfe, für manche Belange (ärztliche Beurteilung, Therapieplanung, Operationsindikation, Qualitätskontrolle, Begutachtung, Forschung) oft ungeeignet, fallweise sogar nachteilig (vgl. a. «Funktionsdiagnose», Kap. 10.1.1).

Für eine *ganzheitliche Betrachtungsweise*, insbesondere im Hinblick auf die Wiedereingliederung, die Rehabilitation, wurde von der **WHO** eine zweckmäßigere Klassifikation der Folgeerscheinungen von Erkrankungen geschaffen, welche den Menschen in seiner «somato-psycho-sozialen Ganzheit» und seine Behinderung auf drei Ebenen beschreibt: Die **ICIDH (International Classification of Impairments, Disabilities and Handicaps)**, in der deutschen Übersetzung, vielleicht nicht gerade ideal, *«Internationale Klassifikation der Schädigungen, Fähigkeitsstörungen und Beeinträchtigungen»* getauft, bezieht sich auf die drei hierarchischen Integrationsebenen:

1. biologische Ebene: *Schädigungen* (Impairments)
2. psychische Ebene: *Fähigkeitsstörungen* (Disabilities)
3. soziale Ebene: *Beeinträchtigungen* (Handicaps).

Mit diesen Kriterien ist es möglich, den Kranken (und nicht nur die Krankheit) als «bio-psycho-soziales Wesen» ganzheitlich zu erfassen.

Die ICIDH erlaubt *«eine empfindlichere und umfassendere Bewertung der individuellen (gesundheitlichen) Probleme im klinischen Alltag»* (deutschsprachige Version 1995).

Schädigungen (Impairments)

Als Schädigungen werden Störungen auf der Organebene bezeichnet, z. B viszerale, psychische und intellektuelle Schäden, Seh- und Hörschäden etc., und mit einem 2 bis 4-stelligen S-Code festgehalten.

Für die Orthopädie sind die Skelettschädigungen wichtig: **Mechanische** bzw. motorische Schädigungen wie Versteifungen, Lähmungen, Instabilität, Deformation, Defekte bzw. Verlust von Extremitäten etc., aber auch entstellende und **sensorische** Schädigungen, und, von besonderer Bedeutung, auch der **Schmerz**, eine Kausalgie etc. (vgl. Kap. 10.2).

Fähigkeitsstörungen (Disabilities)

Fähigkeitsstörungen sind Einschränkungen oder Verlust der Fähigkeit, «normale» Aktivitäten auszuüben, also Defizite auf der Ebene der Person. Dazu gehören alle zum **täglichen Leben** notwendigen Funktionen wie Fortbewegung, Gehen mit oder ohne Hilfsmittel, **Selbstversorgung**, Ankleiden, Hygiene, etc., aber auch für den Haushalt, den Lebensunterhalt notwendige Fertigkeiten, manuelle Geschicklichkeit, heben, greifen, knien etc.

Die Auflistung kann und soll, je nach Zweck der Bestandsaufnahme, sehr detailliert erfolgen, bis hin zum Büchsen öffnen, Kartoffeln schneiden, Schlüssel drehen, Stufen steigen, kämmen, waschen, Zehennägel schneiden usw. Dies ist z. B. wichtig für die Rehabilitation und die Pflege (eine Liste findet sich in Tab. 11.1, S. 202).

Hier ist der *Patient selbst der «Experte»*: Die Bestandsaufnahme erfolgt mittels Interview oder/und Fragebogen, in der Sprechstundenpraxis im Gespräch, als integrierender **Bestandteil der Anamnese** (s. Kap. 11.1).

Toleranzen, Ausdauer, Möglichkeiten bzw. Beeinträchtigungen bei manueller Arbeit etc. festzustellen ist wichtig für die Wiedereingliederung und/oder eine Kompensation.

Der F-Code hat 2 bis 3 Stellen. Zusätzlich werden auch Schweregrad der Fähigkeitsstörung (Schwierigkeiten; möglich nur mit Hilfsmittel oder fremder Hilfe; unmöglich) und Prognose (Verbesserungs- und Rehabilitationsmöglichkeiten) beurteilt.

(Soziale) Beeinträchtigungen (Handicaps)

Als Beeinträchtigungen schließlich gelten Behinderungen im **familiären**, im **sozialen**, im **kulturellen**, **ökonomischen** Umfeld, am Arbeitsplatz, auf dem Arbeitsmarkt, in der *Erwerbsfähigkeit*, die der «Beschädigte» im Gefolge seiner Krankheit, seiner Verletzung erleidet. Es sind dies (im 1-stelligen B-Code):

- Beeinträchtigung der Orientierung (1)
- der physischen Unabhängigkeit (2)
- der Mobilität (3)
- der Beschäftigung (4)
- der sozialen Integration (5)
- der ökonomischen Eigenständigkeit (6)
- andere (7),

mit einer Schwereskala von 1 bis 9.

Tangiert ist die Rolle, welche die betroffene Person in Familie und Gesellschaft spielt und spielen sollte, als Mutter oder Vater, als Partner, Ernährer, Arbeitnehmer, Bezugsperson, Mitglied, Bürger etc. Für die Betroffenen sind dies letztlich die ausschlaggebenden Faktoren in ihrer «Bedürfnishierarchie» (s. Abb. 10.1).

In der Orthopädie steht naturgemäß die **Mobilität** (3) im Vordergrund: Die betreffende Skala geht durchaus logisch vom Bezugspunkt Bett aus, von wo aus sich der Säugling allmählich die Stube und die Welt erobert und wohin die Alten wieder zurückkehren, ins Alters- und Pflegeheim, um, wieder bettlägerig geworden, schließlich zu sterben.

Die *Rehabilitation* durch und nach Operationen orientiert sich an dieser Skala ebenso wie die *Pflege* (vgl. «Die integrierte Leistung des Bewegungsapparates», Tab. 11.1 und «Funktionelle Untersuchung», Kap. 11.6).

Ähnliches gilt für die «Beeinträchtigung der physischen Unabhängigkeit» (2). Die Skala reicht von vollständiger Unabhängigkeit (0) über sieben Stufen bis zur Intensivstation (8).

Die Wechselwirkungen zwischen den drei Ebenen soll **Abbildung 10.2** verdeutlichen.

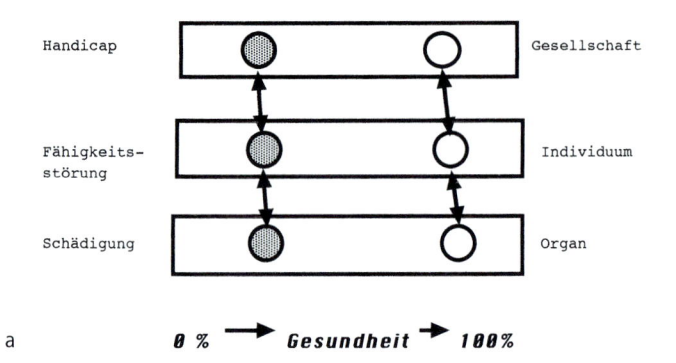

Abb. 10.2a: Das System der **ICIDH – Die drei Ebenen der bio-psycho-sozialen Wirklichkeit**. Die Schwere einer «Behinderung» kann für jede Ebene einzeln abgeschätzt und in einer «Gesundheitsskala» zwischen 0%, links, und «voller Gesundheit» = 100%, rechts, eingetragen werden. Schädigungen (Impairments) auf der Organebene, Fähigkeitsstörungen (Disabilities) auf der Ebene des Individuums und Beeinträchtigungen (Handicaps) auf der gesellschaftlichen Ebene werden gesondert dokumentiert.
Links (dunkle Kreise): Das Beispiel eines Kranken mit einer schweren Koxarthrose. Er hat ein stark deformiertes, teilsteifes, schmerzhaftes Hüftgelenk (Organschädigung), ist stark gehbehindert (Fähigkeitsstörung), ist nicht mehr arbeitsfähig in seinem angestammten Beruf und auch teilweise auf fremde Hilfe angewiesen (Handicap). *Rechts (helle Kreise):* Eine gesunde Frau (Organebene), mit 30 Jahren voll leistungsfähig als Hausfrau (individuelle Ebene), Ehefrau und Mutter zweier Kinder, arbeitet daneben zu 50% in einem Geschäft (soziale Ebene). Dies sind die «Normalfälle». Ihre Position auf der Skala stimmt in allen drei Ebenen ungefähr überein: Wenn die Organe (z.B. die Gelenke) in Ordnung sind, funktioniert auch der Mensch, und er ist gut in der Gesellschaft integriert. Ist hingegen ein Organ defekt, funktioniert auch der Mensch nicht mehr richtig und er wird schließlich zu einem «Sozialfall» im weiteren oder auch engeren Sinn. Die Aufgabe des Arztes scheint hier klar vorgezeichnet: Organ flicken, und alles ist wieder in Ordnung (s. Abb. 10.1b). In einfachen Fällen, wie in den hier genannten Beispielen, trifft dies auch oft zu, die **«Symmetrie» auf den drei Ebenen** stimmt. Die Regel ist dies aber keineswegs! Die bio-psycho-soziale Wirklichkeit ist sehr oft wesentlich komplizierter. Die mannigfaltigen **wechselseitigen Interaktionen** zwischen den einzelnen Ebenen (senkrechte Pfeile) lassen sich mit dem einfachen somatischen Modell und einer eindimensionalen kausalen Logik nicht mehr erfassen. Und sehr oft ist eine «Organreparatur» nicht oder nur unvollkommen möglich, bzw. nur unter Inkaufnahme von inakzeptablen Risiken, Schmerzen, anderen Schäden. Dann müssen andere Wege gesucht werden. Das Konzept verdanke ich zum guten Teil meinem Freund Luzi Dubs, Winterthur (CH). Diese und die folgenden graphischen Darstellungen wurden etwas modifiziert.[1]

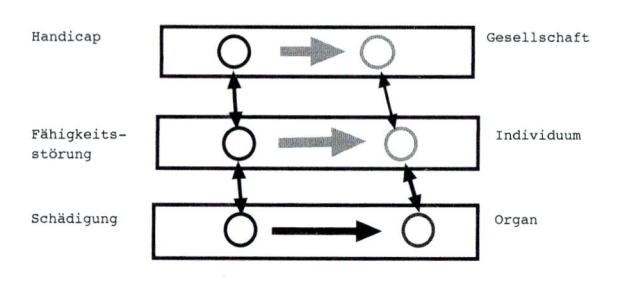

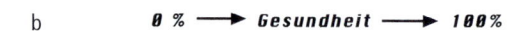

Abb. 10.2b: Medizinisch-kausale Logik. Die Koxarthrose des Patienten von Abbildung 10.1a soll mit einer TEP saniert werden (schwarzer Pfeil). Der erwartete Nutzen für den Patienten überwiegt das Risiko und den Schaden durch die Operation. Auch das Kosten/Nutzenverhältnis stimmt. Die Hoffnung auf ein gutes Operationsresultat ist gerechtfertigt (wissenschaftlich erwiesen, «evidence based», erfahrener Operator, gute Infrastruktur). Die Annahme, dass der Erfolg auch auf die individuelle und die soziale Ebene durchschlägt (graue Pfeile), wird vorausgesetzt. Tatsächlich trifft das in diesen Fällen (TEP bei älteren Koxarthrotikern) auch in der Regel ein. Allerdings sind wenige Situationen so klar und einfach wie diese.

Die Logik der Schulmedizin war und ist von der Idee der **Kausalität** geprägt. So wurde und wird auch heute noch oft mehr oder weniger selbstverständlich angenommen, dass man nur die (somatische) Ursache des Schadens beheben müsse. Damit verschwinde die Störung dann automatisch. Wie Erfahrung und Alltag lehren, ist dies längst nicht immer der Fall. Abbildung 10.1c zeigt Beispiele dafür.

---

[1] Luzi Dubs: «Der Patient als Experte – Einführung in eine evidenzbasierte Orthopädie» Z. Orthop. 2000; 138: 289–294

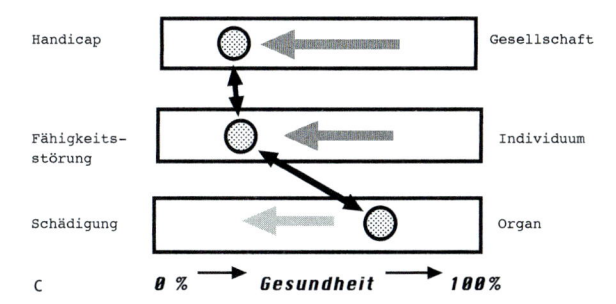

Abb. 10.2c: Asymmetrie der drei Ebenen: *Wo die kausale Logik versagt.* Bei einer Diskrepanz zwischen den einzelnen Werten auf den «Gesundheitsskalen» der drei Ebenen treten Schwierigkeiten auf. Sie lassen sich am Beispiel des bekannten Problemfeldes «Patello-femorales Schmerzsyndrom» (Kap. 66.43) aufzeigen: Der Lokalbefund ist gering, die bildgebende Diagnostik inkonstant (Organebene), doch die Kniebeschwerden sind hartnäckig, sie können zu Leistungsabnahme (individuelle Ebene) und Arbeitsunfähigkeit (soziale Ebene) führen (dunkle Pfeile). Operationen an vermeintlicher lokaler Pathologie («Chondromalacie», Plicae, «Hyperpression» etc.) verschlimmern den Zustand (heller Pfeil), Fähigkeitsstörung und Handicap nehmen ständig zu, was durch intensive Therapie meist nicht verhindert oder sogar noch verschlimmert wird (dunkle Pfeile). Aus bio-psycho-sozialer Sicht wird begreiflich, dass hier eine auf die Organebene fokussierte und beschränkte Optik (Arthroskop!) und eine *einfache kausale Logik versagen müssen.* Ein anderer Ansatz ist gefragt. Einfache Rezepte gibt es nicht. Mit dem Instrument der ICIDH können wenigstens die Eckdaten erfasst und dokumentiert werden. Das Beispiel der Patella steht für eine große Anzahl von Syndromen, Zuständen, unklaren Krankheiten (Sudeck, «Schleudertrauma», verschiedene Schmerzsyndrome, Rückenschmerzen, Wirbelsäulenpathologie, um nur einige wenige zu nennen), gilt aber auch speziell für Komorbidität (Begleitkrankheiten) sowie für viele Einzelfälle und natürlich für die eigentlichen «Psychosomatiker». Interaktionen zwischen Psyche und Körper, zwischen Individuum und Gesellschaft, Einwirkung von Behinderungen und Schmerzen auf die Befindlichkeit und die Lebensführung gehören jedoch zur Normalität. Mit echter Psychopathologie haben die Orthopäden eher selten zu tun, doch auch bei psychisch Gesunden greifen die rein somatische Sichtweise und eine eindimensionale kausale Logik immer zu kurz.

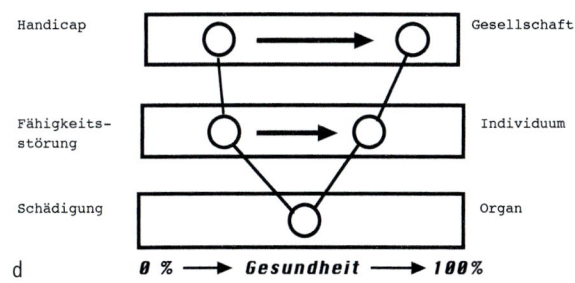

Abb. 10.2d: Rehabilitation und ICIDH. Ein körperlicher Schaden kann, unter ungünstigen Umständen, schwerere Störungen auf den höheren Ebenen auslösen, als ihm entsprechen würde. Gelähmte sind in Entwicklungsländern armselige Bettler. Ihre Leidensgenossen in Industrieländern werden, mit den richtigen Hilfen, vollwertige Mitglieder der Gesellschaft (s. Abb. 19.3, Kap. 19.3). Die Wiedereingliederung basiert ausschließlich auf den **Restfähigkeiten** auf der Organebene und auf den Möglichkeiten des Individuums auf den höheren Ebenen (zu beachten: die Schädigung selbst bleibt dabei unverändert gleich!). Rehabilitation ist nicht lediglich eine Angelegenheit von einzelnen Kliniken am Stadtrand oder in den Alpen. **Rehabilitation** ist vielleicht die vornehmste Aufgabe der Orthopädie überhaupt. Sie kann in manchen Situationen operativ möglich sein. Dem Faszinosum der Chirurgie können sich Patienten, Medien und Ärzten schlecht entziehen. In vielen Fällen ist der bessere Weg ein anderer. Die Möglichkeiten der konservativen Orthopädie sind vielfältig. Die Planung beginnt mit der Analyse der bio-psycho-sozialen Wirklichkeit des individuellen Patienten. *Die ICIDH liefert ein brauchbares Instrument dazu.*

Die praktische Bedeutung der ICIDH

Für die Behandlung, vorab für die **Indikationen** zu orthopädischen Operationen, sind alle diese Faktoren von entscheidender Bedeutung. An ihnen wird der Erfolg aller Therapie schließlich auch wieder gemessen (s.a. «Operationsindikationen», Kap. 18.1).

Behinderungen auf der sozialen Ebene treffen besonders ärmere Schichten, z.B. so genannte «Gastarbeiter», die nach Arbeitsverletzungen ihren meist schweren Beruf nicht mehr ausüben können und dadurch mit ihren Familien in eine Notlage geraten, aber oft auch Menschen, bei denen der Anschein und eine vordergründige organbezogene Untersuchung nichts Derartiges vermuten ließe und **erst eine vertiefte Anamnese die wirklichen Probleme aufdeckt.**

Endstation kann Verarmung und Bedürftigkeit, psychische Dekompensation und Elend sein. Die «Beeinträchtigung der ökonomischen Eigenständigkeit» (6) reicht von 0 (wohlhabend) bis zu «verarmt» (6) und «Not leidend» (7).

Die ICIDH hat den Vorteil, dass dabei *nicht zwischen psychischen und somatischen Komponenten unterschieden werden muss.* (vgl. dazu auch «Psychosomatik in der Orthopädie», Kap. 35).

Mit Hilfe der ICIDH lassen sich viele Probleme besser erfassen, genauer definieren und auch lösen:

1. **Diagnostik:** Wie oben beschrieben genügt die ICD allein für die meisten orthopädischen Fragestellungen nicht. Die ICIDH ist eine wertvolle und notwendige Ergänzung.

2. **Planung der Therapie:** Chronische, nicht lebensbedrohliche Zustände sind das tägliche Brot der

Orthopädie. Praktisch immer gibt es nicht nur eine einzige Behandlungsmöglichkeit, sondern es stehen mehrere **Alternativen** zur Verfügung. Die große Mehrzahl der orthopädischen Operationen sind *Wahloperationen*, d.h. Arzt und Patient haben die Wahl. Manche Leute, darunter auch viele Ärzte, meinen damit die Wahl zwischen verschiedenen Operationen. Das ist ein gründlicher Irrtum: Immer steht auch die Option «keine Operation» offen, und für die Mehrheit der Fälle ist es auch die bessere Wahl.

In anerkannten wissenschaftlichen Arbeiten steht etwa zu lesen: «Was wir wollen, kann nur ein normales, voll funktions- (und sport-)tüchtiges Knie-/Hüftgelenk sein». Dieser Anspruch bleibt auf der Organebene stecken und greift damit zu kurz: Was wir wollen, ist **ein zufriedener Patient** (Ebene der Person). Vielleicht können wir, trotz unserer hervorragenden Kunst, nicht «alles total heilen», vielleicht müssen wir manchmal ein wenig bescheidener werden und, zusammen mit dem Patienten, einsehen, dass er sich mit einem Schaden, mit einer Behinderung, abfinden muss. Unsere Aufgabe ist dann, mit ihm zusammen das Beste daraus zu machen (auf der sozialen Ebene). Rehabilitation ist keine mindere Aufgabe als Operieren.

Glücklicherweise stehen Patient und Arzt in der Orthopädie selten unter größerem Zeitdruck. Beide haben somit Zeit, die Situation zu analysieren und die für diesen **individuellen Patienten** beste Lösung zu suchen. Überholt ist das hergebrachte hierarchische Schema vom wissenden Arzt, der die Therapie bestimmt, und dem unwissenden Patienten, der sie mehr oder weniger dankbar über sich ergehen lässt. Hier gelten andere Regeln: Das Patient-Arzt-Verhältnis kann und muss ein **partnerschaftliches** sein. Der mündige Patient weiß, wenn auch oft mehr intuitiv als rational, was er will, oder besser: was ihm gemäß ist, was er braucht, er kennt seine Bedürfnisse, er ist in dieser Sache «Experte» (L. Dubs). Die ICIDH nimmt dieses «Expertenwissen» aus der psychologischen und der sozialen Ebene auf. So ist es für die Beurteilung und den Therapieplan wichtig, nicht nur die Organschädigung zu kennen, sondern auch die Funktionsausfälle und deren Folgen für das tägliche Leben der Betroffenen und ihre Rolle in Familie, Gesellschaft und Arbeitswelt.

3. **Rehabilitation:** Der Anstoß zur ICIDH ging von der Rehabilitation aus. In diesem Kontext geht es nicht mehr um Heilung, sondern darum, nach Abschluss der Organbehandlung einen Restschaden, der nicht mehr behoben werden kann, festzustellen samt seinen Auswirkungen auf das Leben des Betroffenen, als Ausgangspunkt für Wiedereingliederungsmaßnahmen. Zu diesem Zweck ist die ICIDH ursprünglich geschaffen worden, und dafür liefert sie die richtigen Daten, so auch jene für einen zweckmäßigen Einsatz von Hilfsmitteln (vgl. Kap. 17.12). Mit den Defiziten werden auch die **noch vorhandenen Funktionen und Potenziale** erkennbar. Rehabilitation bedeutet nichts anderes, als diese Ressourcen zu nutzen, zu fördern, zu unterstützen. Und diese Potenziale sind meist viel größer, als gemeinhin angenommen wird. Man kann sie unter dem Begriff der «*Salutogenese*» subsumieren (im Gegensatz zur Pathogenese).

Solche Selbstheilungskräfte wirken *auf allen drei Ebenen*: auf der Organebene als **«funktionelle Anpassung»** den älteren Orthopäden lange bestens bekannt (vgl. Kap. 1.2 u. Kap. 2.2). Im Unterschied zu einer defekten Uhr, die nur wieder läuft, wenn sie von einem Uhrmacher repariert wird, haben alle Lebewesen eine fabelhafte **Selbstheilungstendenz** sowie ungezählte **Kompensationsmöglichkeiten**. Es gilt diese zu erkennen und zu unterstützen. Dazu müssen zuerst einmal die «Schädigungen» (Impairments) gemäß dem ICIDH-Konzept festgestellt werden.

Auf der individuell-psychischen Ebene ist der Patient tatsächlich der Experte. Die große Mehrzahl aller irgendwie beschädigten Menschen arrangieren sich schließlich mit dem eindeutig als unabänderlich Erkannten und finden ihre persönliche Strategie, auf ihre Weise damit umzugehen und fertig zu werden *(coping)*, oft in ganz erstaunlicher Weise. Die »Fähigkeitsstörungen» (Disabilities) in der ICIDH werden denn auch im Interview bzw. mit Fragebogen von den Patienten selbst bzw. mit diesen zusammen festgestellt. Für therapeutische sowie rehabilitative Maßnahmen sind diese Erhebungen ausschlaggebend. Der Patient kennt seine Bedürfnisse, hat bzw. entwickelt seine Vorstellungen, «wie es weitergehen soll». Der Arzt ist sein Partner bei dieser Suche und Entscheidungsfindung.

4. **Pflege:** Die ICIDH geht detailliert auf die einzelnen Behinderungen ein, insbesondere auch auf jene, welche die **Selbstständigkeit** bzw. die **Abhängigkeit von fremder Hilfe** betreffen: «Fähigkeitsstörungen (Impairments) in der Selbstversorgung» und «Beeinträchtigung (Handicap) der physischen Unabhängigkeit» (vgl. Tab. 11.1, Kap. 11.6). Sie ist somit für die Pflegeplanung im Einzelnen wie auch im personellen, materiellen (Hilfsmittel) und finanziellen Bereich eine Hilfe. Für **die spezifischen Bedürfnisse der Pflege**, in und außerhalb des Krankenhauses, gibt es Erfassungs- und Messinstrumente, die noch weiter ins Detail gehen, z.B. etwa eine «Funktionale Selbstständigkeitsmessung» (FIM), die sieben Stufen von völliger Selbstständigkeit bis zu völliger Unselbstständigkeit unterscheidet, mit Notwendigkeit fremder Hilfe bei Essen, Trinken, Körperpflege, An- und Auskleiden, Toilettenhygiene, Transfer Bett – Stuhl – Toilette – Rollstuhl, Gehen, Treppen steigen, aber auch im so-

zialen Verhalten, bei Problemlösungen etc. Diese detaillierten Analysen sind auch und gerade für den Arzt sehr brauchbar für das Verständnis der Bedürfnisse der einzelnen Patienten und eine vernünftige Planung der Therapie, der postoperativen Periode und jeder Rehabilitation. Weiteres dazu siehe auch bei «Pflege», Kapitel 16.4.

5. **Qualitätskontrolle:** Nutzen und damit Qualität orthopädisch-ärztlicher Tätigkeit, zumal von orthopädischen Operationen, lässt sich letztlich nur an der Zufriedenheit der Patienten und am **Erfolg** ihrer Rehabilitation **messen**. Andernfalls laufen unsere Bemühungen Gefahr, «l'art pour l'art» zu werden. Hier sind ICD und die meisten ähnlichen Klassifikationen und «scores» wenig hilfreich. Um Operationsresultate vergleichen zu können, sind Instrumente notwendig, die die wesentlichen Elemente der ICIDH ebenfalls enthalten.

6. **Gesundheitspolitische** Entscheide: Für solche ist die IDH ein völlig ungeeignete Grundlage. Die Bereitstellung von Ressourcen, von Infrastruktur, personelle und finanzielle Planung, Kostenverteilung, allfällige restriktive Politik wie Rationierungsszenarien etc. können sich nicht an nosologischen Krankheitsdefinitionen (ICD) orientieren. Dazu sind reale Kosten/Nutzenvergleiche notwendig. Offenbar war es bisher auf keine Art und Weise möglich, den **volkswirtschaftlichen Nutzen** von orthopädischen Operationen, z.B. der «künstlichen Hüfte», einer der häufigsten und segensreichsten, zu beziffern. Für gesundheitspolitische Entscheide wären solche Kosten/ Nutzenerhebungen wohl die entscheidenden Parameter. Mit der ICIDH bzw. mit aus ihr abgeleiteten Instrumenten ließen sie sich erarbeiten.

7. Eigene **Erfolgskontrolle**: Jede Klinik, jeder Operateur hat ein Interesse daran, die eigene Arbeit zu evaluieren. Anders wäre es ja nicht möglich, allfällige Fehler oder Irrtümer zu korrigieren und etwas zu lernen. Die ICIDH hat einen Paradigmenwechsel eingeleitet, von der verengten, rein auf das Organ fokussierten, Sicht weg zu einem patientenbezogenen Verständnis der mannigfaltigen Wechselwirkungen zwischen Krankheit, krankem Menschen und Umwelt. Damit wird **eine kritischere Einschätzung** der Wirksamkeit des eigenen Tuns möglich. Nachkontrollen werden nicht mehr mittels irgendwelchen numerischen Codes (Scores mit willkürlicher Gewichtung der einzelnen Messgrößen) durchgeführt werden, sondern mit Instrumenten, die an die jeweilige Fragestellung angepasst sind (z.B. für einzelne Gelenke), denen jedoch die ICIDH zu Grunde liegt. Schließlich sind Vergleiche nur mit international akzeptierten Maßstäben möglich. Die ICIDH erfüllt diese Bedingung.

8. **Forschung** in der Orthopädie: Für die klinische Forschung, die in der Orthopädie besondere Bedeutung hat (Erfolgskontrolle von Konzepten, v.a. von Operationen) gilt dasselbe in noch höherem Maß.

9. **Begutachtung:** «Die derzeit üblichen Kompensationsleistungen im Haftpflichtrecht, im sozialen Entschädigungsrecht und in der Sozialversicherung sind gemeinhin aus Rechtsbegriffen hergeleitet, die die Systematik und den Genauigkeitsgrad der ICIDH bei weitem nicht erreichen» (Jochheim 1995). Hier besteht offenbar *Handlungsbedarf*.

10. **Lehre und Ausbildung:** Die ganzheitliche Betrachtungsweise, die den Kranken als *Person, als Menschen, ernst nimmt,* löst das eng auf das Organ fokussierte Denken auch in der Lehre und in der Ausbildung des Arztes ab (vgl. auch Kap. 35: «Psychosomatik in der Orthopädie»). Dazu verhelfen nicht nur psychosoziale Themen, sondern in erster Linie das Vorbild der akademischen Lehrer und das Umdenken in den medizinischen Fakultäten der Universitäten.

10.1.4
Fähigkeit und Alter: das MARA-Modell (Mean Age Related Ability)

Es ist eine Binsenwahrheit, dass die körperliche Leistungsfähigkeit eine Funktion des Alters ist. Kleine Kinder müssen diese Fähigkeit erst entwickeln, und in der zweiten Lebenshälfte nimmt sie kontinuierlich wieder ab (vgl. Kap. 21.2: «Die Bedeutung der Lebensalter»). Es ist daher notwendig, bei der Beurteilung einer «Fähigkeitsstörung» gemäß ICIDH (Disability), diese auf die **altersentsprechende** «normale» **Leistungsfähigkeit** zu beziehen. Eine Definition bzw. Bestimmung dieser «mittleren altersentsprechenden Fähigkeit» (Mean Age Related Ability) erscheint somit notwendig, ist praktisch allerdings nicht ganz einfach.

Immerhin kann sie einigermaßen approximativ in ein Schema eingezeichnet werden, das auf einer **hierarchischen Skala der Leistungsfähigkeitsstufen** beruht (**Abb. 10.3**). Die Stufen entsprechen der «integrierten Leistung des Bewegungsapparates», wie sie in Kapitel 16.3 beschrieben und in Tabelle 11.1, S. 202 aufgelistet ist. Dabei stehen die lebenserhaltenden, einfachen Funktionen, welche zu Unabhängigkeit von fremder Hilfe und Selbstständigkeit verhelfen (essen, gehen, sich ankleiden usw.), zuunterst, darüber die **«Alltagsfähigkeiten»**, die der täglichen Routine dienen, und oben, als besonders wichtige und zentrale Funktion (Erwerb des Lebensunterhaltes), die Arbeitsfähigkeit. Nach dem 65sten Altersjahr, in den meisten Ländern das Pensionsalter, ist diese nicht mehr gefragt (Ausnahmen: Professoren und Politiker)

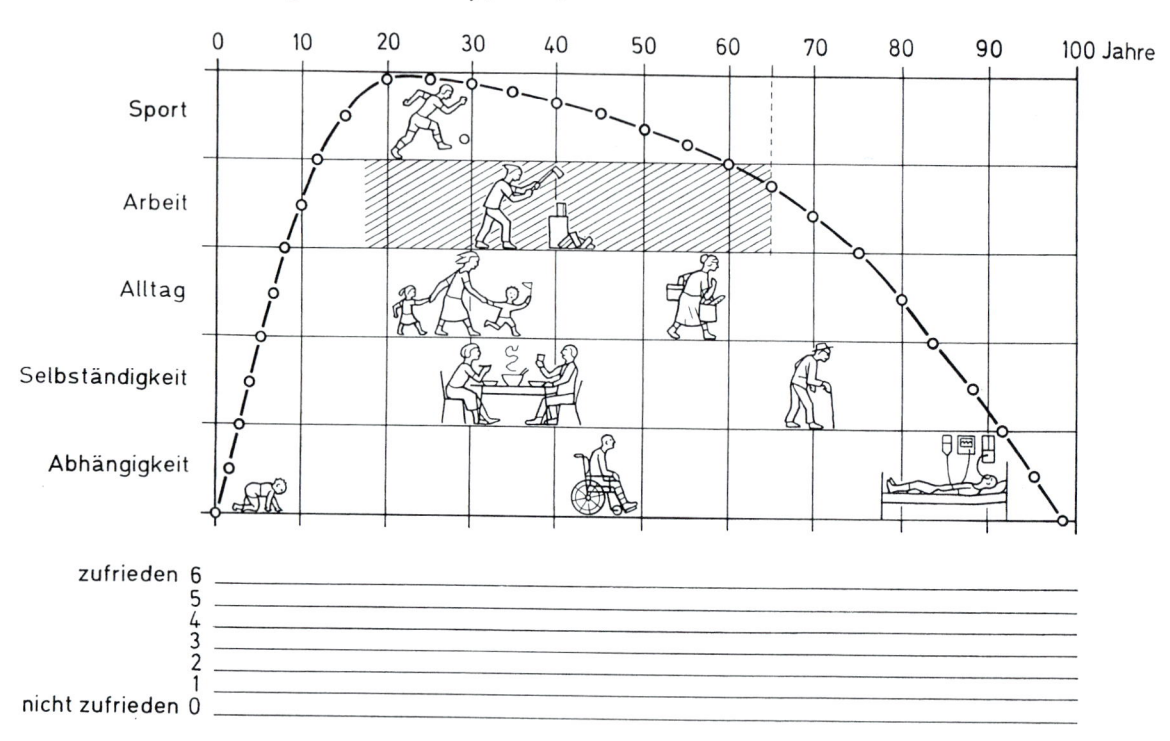

Abb. 10.3: Das **MARA-Modell – Leistungsfähigkeit, altersabhängig**.
Vom hilflosen Neugeborenen, das erst Muttermilch saugen und unkoordiniert strampeln kann, über den Starfußballer bis zum wiederum hilflosen Greis beschreibt die körperliche Leistungsfähigkeit im Laufe des Lebens eine *erst steil ansteigende*, dann *langsam aber stetig abfallende Kurve*. Sie lässt sich einigermaßen quantitativ aufzeichnen auf einer Skala, die den **einzelnen Stufen** von den überlebensnotwendigen psychomotorischen Funktionen bis zu den anspruchsvollsten Leistungen entspricht, in Analogie zur «Bedürfnishierarchie» (vgl. Abb. 10.1).
Diese Kurve erlaubt den *Vergleich* im Einzelfall mit dem altersentsprechenden Mittelwert, aber auch die Registrierung eines *zeitlichen Verlaufes*, von Fortschritt oder Verschlechterung. Auch dies kann als Planungsinstrument benützt werden.
Grundlage der Beurteilung ist die *Tabelle 11.1: «Die Leistungen des Bewegungsapparates»*.
Um die eigene Evaluation der Patienten mit einzubeziehen, ist unten eine Rubrik angefügt, wo ihre Zufriedenheit auf einer Analogskala dokumentiert werden kann.
Die Gedanken zum MARA-Konzept verdanke ich Luzi Dubs, Winterthur (CH). Die graphische Darstellung wurde etwas modifiziert.[1]

---

[1] Luzi Dubs: «Der Patient als Experte – Einführung in eine evidenzbasierte Orthopädie» Z. Orthop. 2000; 138: 289–294

---

und ist auch physiologischerweise in der Regel kaum mehr vorhanden (Ausnahme: Ärzte, Dirigenten).

Nicht zufällig stimmt die Kurve mit der Überlebenskurve (Abb. 21.5, Kap. 21.1) recht gut überein.
Sportfähigkeit ist nicht unmittelbar lebensnotwendig, wird in Industrieländern heute gesellschaftlich jedoch gefordert. Sie steht als Spitzenleistung des Bewegungsapparates in diesem Modell zuoberst. Dieser Umstand sichert der Orthopädie einen Platz am Markt und in den Medien. Dass die Spitze (Sport als das Höchste der Gefühle) auch auswechselbar ist, zeigt Abbildung 15.1.

Praktische Bedeutung des MARA-Modells

Jede Beurteilung körperlicher Leistungsfähigkeit muss vernünftigerweise von einem **alterstypischen Vergleichswert** ausgehen. Er entspricht approximativ der Kurve auf Abbildung 21.2: 18-Jährige machen den 20-Jährigen die Medaillen streitig, über 30-Jährige nehmen an Sportwettkämpfen meist nur noch als Zuschauer teil, 50-Jährige versuchen, sich und anderen ihre jugendliche Fitness zu beweisen, und 80-Jährige sind in der Regel froh, wenn sie noch in ihrem eigenen Heim selbstständig leben können. Zu hohe Erwartungen (bei Patient und Arzt) enden regelmäßig mit Enttäuschungen.

Damit dies nicht geschieht, ist auf dem Formular unten eine Rubrik «Zufriedenheit des Patienten» angefügt, mit einer Notenskala von 1 bis 6. Für die Qualitätssicherung ist dieses Kriterium letztlich entscheidend.

Mit einem solchen Schema können *Fähigkeitsstörungen festgehalten* und damit

- Krankheitsverläufe verfolgt,
- Operations- und Rehabilitationsresultate kontrolliert und
- Therapieziele bezeichnet werden.

Letzteres ist von besonderer Bedeutung für den Entscheid zu invasiven orthopädischen Eingriffen, d.h. für Operationsindikationen.

10.1.5
Asking Patients What They Want

Frag die Patienten, was sie wollen! Mit diesem Titel wurde ein Fragebogen für Patienten vorgestellt und für Qualitätskontrollen empfohlen, nachdem sich gezeigt hatte, dass Operateure die **individuellen Bedürfnisse der Patienten** (vgl. Abb. 10.1) oft zu wenig berücksichtigt hatten.[2]

Die Liste der Beschwernisse, der Klagen (patients' complaints) in diesem «Patient-Specific Index» ist lang. Sie reicht von Hinken, Schwierigkeiten mit Treppensteigen und Schuhen über ungleich lange Beine bis zu Medikamentenproblemen (s. Tab. 11.1) und kann als Checkliste dienen. Die wenigsten Punkte finden in den üblichen «Scores» Platz, und doch können sie für den einzelnen Menschen besonders gravierend, besonders wichtig sein. Für die Qualitätskontrolle sind *ausgeklügelte Protokolle* wie das Genannte, Fragebogen und Interviews notwendig, eine ziemlich *aufwändige* aber unverzichtbare Sache.

All dies kann der Arzt bereits **in der Sprechstunde**, *beim Aufnehmen der Anamnese, auf die einfachste Art der Welt und ohne großen Aufwand erfahren:* Er braucht nur zuzuhören, was ihm der Patient erzählt. Die meisten Menschen berichten das, was ihnen am Herzen liegt, was ihnen auf der Zunge brennt, wenn man sie nur reden lässt. Anderen kann man im Gespräch etwas nachhelfen (zur Technik der Anamnese vgl. Kap. 10.3.2). So kommen die individuellen Erwartungen und Bedürfnisse zur Sprache. Sie bilden Grundlage und Wegleitung für die Planung der Therapie, insbesondere für Operationsindikationen.

---

[2] Wright, James G. et al.: The Patient-Specific Index: Asking Patients what they want. J. Bone Jt.Surg.79-A, 974 (1997)

Patienten **im Nachhinein** zu befragen ist notwendige Qualitätskontrolle. Sie **vorher** zu befragen ergibt bessere Indikationen, wohl das eigentliche Ziel.

Damit ist bereits die Therapie angesprochen. Sie beginnt mit der Anamnese und ist in Kapitel 11.1 beschrieben.

10.2
Orthopädische Symptome und ihre Bedeutung

Es ist zweckmäßig, bei jedem Patienten sich gleich **zu Beginn Klarheit darüber** zu verschaffen, **was ihn zum Orthopäden führt**. So gerät man weniger in Versuchung, eine Diagnose zu therapieren, statt einem Menschen zu helfen.

Die Beschwerden, die ihn veranlassen, einen Arzt aufzusuchen und ihn um Hilfe anzugehen, liegen dem Patienten naturgemäß zuvorderst auf der Zunge. Davon möchte er zuerst sprechen. Es ist deshalb sinnvoll, wenn die erste Frage des Arztes sich nach dem Grund seines Kommens richtet. Sie ist der logische Ausgangspunkt für jede Anamnese.

In Amerika wurde erstmals auf diese simple Erkenntnis bereits auf den vorgedruckten Krankengeschichtsformularen Rücksicht genommen. Dort steht obenan, vor der Anamnese: **«chief complaint»**, also der Grund, der den Patienten veranlasste, den Arzt aufzusuchen. Es ist gut, diesen Punkt während der ganzen Konsultation und Behandlung im Auge zu behalten.

Wenn man dem Patienten Gelegenheit gibt zu erzählen, was er auf dem Herzen hat, was ihn plagt, erfährt man vieles über den Menschen selbst, aber auch über seine Ängste, seine Erwartungen. Dies alles sind wichtige Informationen, welche dem Arzt helfen, die Anamnese gezielt zu erheben, ihm aber auch schon Hinweise darauf geben, welche Art von Hilfe der Patient wahrscheinlich braucht.

Es ist vielleicht zweckmäßig, hier auf die Symptome und Probleme, welche orthopädische Patienten beschäftigen können, einzugehen.

Ein Arztbesuch kann sehr verschiedene Ursachen haben:

10.2.1
Angst

Ängste im Hintergrund als Anlass zu einem Arztbesuch sind häufiger, als man glauben würde:

- Angst vor Krebs oder einer anderen unheilbaren Krankheit
- Angst, invalide zu werden, nicht mehr gehen zu können und «im Rollstuhl zu enden»
- Angst, eine Behandlungsmöglichkeit oder eine Prophylaxe zu verpassen

- Angst, ein an sich erträglicher Zustand könnte sich verschlimmern
- Angst vor Lähmung oder Versteifung
- Angst vor Arthritis oder Rheuma, Tuberkulose oder Erbkrankheiten
- Angst, durch bestimmte Tätigkeiten, Arbeit, Sport usw. zu Schaden zu kommen.

Die *Angst vor Arztbesuchen*, schmerzhaften und schädlichen Untersuchungen, Krankenhaus («Fabrik»), Operation, Narkose, Bluttransfusion usw. ist überaus häufig und nicht immer unbegründet. Sie erweist sich nicht selten als sinnvoller Selbstschutz. Ärzte, die selbst als Patient oder mit Angehörigen solche Erfahrungen gemacht haben, wissen dies.

Eltern (Mütter häufiger als Väter) haben oft Angst, einen krankhaften Zustand ihres Kindes zu übersehen und zu wenig für seine Gesundheit zu tun. Nicht selten werden sie von Angehörigen und Nachbarn bedrängt, fühlen sich schuldig und haben Angst, später Vorwürfe zu bekommen. Wenn der Arzt die nötigen Erklärungen geben und die medizinische Verantwortung übernehmen kann, ist Müttern und Kindern in der Regel geholfen.

Sehr häufig allerdings finden wir harmlose Zustände, die sich nicht mehr verändern werden, evtl. leichte Abweichungen von der Norm ohne schwerwiegende Folgen oder geringgradige Deformitäten ohne große Bedeutung.

In den meisten dieser Fälle genügt eine *Beruhigung* des Patienten in irgendeiner Form, evtl. eine harmlose und nicht aufwändige Therapie, um die Beruhigung zu *unterstützen*.

Nicht immer genügt dies. Die Situation des Patienten – Krankheit, Schmerzen, Ungewissheit, dann das Gefühl, verloren und ausgeliefert zu sein usw. – bringt es mit sich, dass eine mehr oder weniger große Angst im *Verhältnis des Patienten zum Arzt* fast immer mitschwingt und wohl als normal betrachtet werden muss. Damit müssen beide leben. Wenn der Arzt dies weiß und rücksichtsvoll und mit Verständnis damit umgehen kann, wird das Verhältnis mit seinem Patienten gut sein.

Daneben kommen mit der Angst natürlich eine Menge psychologischer Probleme mit ins Spiel, die berücksichtigt werden müssen. Sie beeinflussen sowohl den weiteren Gang der Abklärung als auch die Therapieentscheidung maßgeblich. Hier bewährt sich psychologisches Geschick in der **Führung des Patienten**. Der Ruf nach dem Fachpsychiater ist selten notwendig, wenn der behandelnde Arzt sich etwas Zeit nimmt und mit Einfühlungsvermögen und dem auch im Privatleben üblichen Takt auf den Patienten einzugehen vermag.

10.2.2 Schmerz

Die dringlichste Klage *ist der Schmerz*. Die meisten ernsthaft Kranken kommen wegen Schmerzen zum Orthopäden. Der Schmerz ist vielleicht **das wichtigste**, sicher aber **das am schwierigsten zu beurteilende Symptom**.

Die Angaben des Patienten über die Schmerzintensität sind nur bedingt, jedenfalls nicht zum Nennwert, zu gebrauchen. Manche Patienten scheinen zu übertreiben, nicht wenige bagatellisieren ihre Schmerzen. Dies liegt zum Teil an Charakter und Temperament, kann aber auch ganz verschiedene – bewusste und unbewusste – Gründe haben. Dass die individuelle Psyche, das augenblickliche Befinden und die Umgebung eine große Rolle spielen, ist wohl unbestritten. Man wird versuchen, alle diese Umstände mit in die Beurteilung einzubeziehen, immer im Bewusstsein, dass es ein sicheres Wissen in diesem subjektiven Bereich nicht geben kann.

Nichtverbale Äußerungen, also Mimik, Bewegungen, Verhalten, Tonfall usw., geben oft besser Bescheid über den wahren Sachverhalt als Worte. Genaue Beobachtung und etwas Menschenkenntnis sind zweifellos hilfreich. Erwerben wird sie wohl nur der Arzt, der sich auch ein wenig für solche Belange interessiert (**Abb. 10.4**). Orthopädie ist ja nicht nur Schreinerhandwerk (vgl. a. Kap. 11.1.1).

Vielleicht ist der Umgang mit dem Schmerz, sowohl mit dem eigenen als auch mit dem fremden, so schwierig, weil er etwas Archaisches, Bedrohliches, Unausweichliches an sich hat, das uns unsere Ohnmacht und Hinfälligkeit in Erinnerung ruft. Dadurch ist die Beziehung zwischen Arzt und Patient doppelt belastet. Die rationalistische Weltanschauung der Schulmedizin hat hier nicht viel Hilfe anzubieten.

Immerhin ist auch zu bedenken, dass die Schmerzempfindung als ein Sinnesorgan aufgefasst werden kann und der Schmerz ursprünglich die Funktion eines **Warnsignals** hatte – und noch hat: Er soll eine Gefahr melden, damit diese erkannt und abgewendet

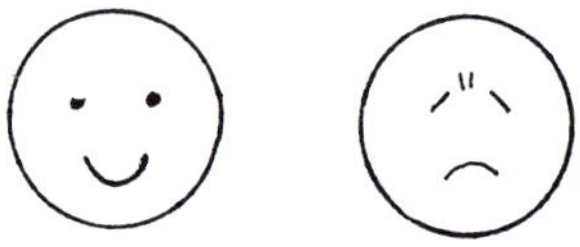

Abb. 10.4: Der **Schmerz**. **Erkennbar mit einem Blick.** Drei Striche genügen als Information. Jeder fühlt ihn und weiß, was gemeint ist. Jedoch: Messbar ist er nicht. Er ist so stark, wie der Patient ihn empfindet. Die medizinische Wissenschaft hat dieses Phänomen bis heute weder qualitativ noch quantitativ in den Griff bekommen.

Solche Dinge *erfasst der Arzt* mit seiner menschlichen Erfahrung besser. Er kann dem Patienten seine Angaben glauben oder nicht. Eine andere Wahl hat er nicht.

werde. Insofern ist Schmerz eine Aufforderung zur Diagnose.

Schmerzen am Bewegungsapparat haben sehr oft mit seiner Beanspruchung zu tun und verschwinden unter Schonung und dank der Selbstheilungskraft des Körpers innerhalb nützlicher Frist wieder von selbst. Es liegt auf der Hand, dass für solche **vorübergehenden Schmerzen** ein anatomisches Substrat oft nicht zu finden ist. Das ist aber auch nicht dringlich notwendig. Ein wenig Geduld genügt in solchen Fällen. Allerdings ist es oft nicht einfach, dies misstrauischen Patienten zu erklären.

Akute, vorübergehende Schmerzen werden erfahrungsgemäß eher akzeptiert und ertragen als **chronische Dauerschmerzen**. Solche können zermürben und die Psyche mit der Zeit beeinträchtigen und alterieren. Dies sollte man bedenken, bevor man Schmerzen als psychogen, «funktionell», «psychosomatisch» oder eingebildet etikettiert.

Viele Orthopäden haben auf Grund ihrer Erfahrung den Eindruck, dass manche Körperregionen häufiger mit psychischen Problemen verquickt sind als andere. So ist eine eindeutige Beurteilung von **Rückenbeschwerden** oft sehr schwierig, ja unmöglich, während Hüftschmerzen meist einfacher zu deuten sind.

Dass Patienten ihre Schmerzen übertreiben, also «aggravieren», ist einfühlbar, nicht nur wenn sie sich davon einen bestimmten Zweck erhoffen, etwa eine besondere Behandlung, die Dispensation von einer für sie unangenehmen Tätigkeit oder Situation oder eine Geldleistung, etwa in Form einer Rente. Die Beurteilung wird erleichtert durch eine **gesamtheitliche Betrachtung des kranken Menschen** in seinem Umfeld: Auch eine Depression kann die Ursache sein. Aufwändige zusätzliche apparative Abklärungsuntersuchungen helfen in diesen Fällen selten, können aber die Situation weiter in Richtung einer Neurose befördern (vgl. dazu auch Kap. 45.1 u. Kap. 45.2 «Rätselhafte Schmerzsyndrome»).

Dass gesunde Menschen Schmerzen bewusst erfinden, die sie gar nicht haben, also **«simulieren»**, ist wohl recht selten, außer in Ausnahmesituationen (Krieg, Konflikt mit der Justiz, Terror usw.). Sonst gehört schon eine erhebliche Unverfrorenheit dazu, denn es ist gar nicht so einfach, glaubwürdig zu simulieren. Versicherungsmediziner haben eine Reihe von Untersuchungsmethoden ausgearbeitet, solche Simulationen nachzuweisen. Der behandelnde Arzt wird selten darauf zurückgreifen. Brauchbar ist der «Lasègue» im Sitzen (s. Kap. 59.4.1).

Ein objektiver Nachweis von Schmerzen ist bis heute nicht gelungen. Der Schmerz bleibt das subjektive Symptom par excellence, jede Schmerzskala ein Surrogat für Objektivität. Wir müssen uns eingestehen, dass Gewissheit auf diesem Gebiet nicht zu haben ist.

Manche Ärzte möchten im Zweifelsfall lieber vermeiden, einem Patienten Unrecht zu tun, als sagen zu können, sie hätten sich nie täuschen lassen. *Hausärzte*, die ihre Patienten seit langem kennen, sind hier natürlich in einer besseren Position als *Versicherungsmediziner*, die lediglich auf Grund eines Stapels von Akten Gutachten erstellen sollen.

Schwierige Probleme stellen Patienten, die unbewusst Schmerzen produzieren und projizieren. Liegt ein Verdacht auf solche so genannten *psychosomatischen* oder «funktionellen» Beschwerden vor, ist die körperliche Untersuchung besonders wichtig: Sie dient der Suche nach einer somatischen Ursache, denn es wäre unverzeihlich, eine solche zu übersehen und den Patienten als «psychisch» abzustempeln. Findet man keine, und deuten die übrigen Umstände auf psychogene Komponenten, ist der Patient beim rein somatisch orientierten Orthopäden nicht mehr am richtigen Ort. Aber auch neurotische Patienten sind Kranke und brauchen eine Behandlung, allerdings dann beim entsprechenden Spezialisten. Näheres dazu im Kapitel 35: »Psychosomatik in der Orthopädie».

Weit häufiger allerdings hat es der Orthopäde mit *echten Schmerzen* bei Krankheiten des Bewegungsapparates zu tun.

Mehr als jedes andere Symptom **macht der Schmerz** die Leute **invalid**. Vor allem bei chronischen Gelenkleiden steht der Schmerz im Vordergrund, während eine Lähmung oder Versteifung den Patienten meist weniger beeinträchtigt. Leistungsausfälle und Arbeitsunfähigkeit sind viel häufiger eine Folge des Schmerzes als irgendeiner anderen Ursache.

Ständige Schmerzen sind auch das einzige, woran sich ein Mensch nicht gewöhnen kann, und so muss unsere Behandlung sehr oft eine Behandlung der Schmerzen sein, relativ einfach und dankbar bei akuten Schmerzen, schwierig bei chronischen.

Die **Indikation** zu therapeutischen (im Gegensatz zu prophylaktischen) Operationen wird denn auch in der Mehrzahl aller Fälle **wegen Schmerzen** gestellt. Für den Erfolg ist es wichtig, dieses Symptom in seiner Bedeutung für den Patienten möglichst genau zu erfassen. Weshalb dies keineswegs leicht ist, wurde bereits gesagt. Weitere Hinweise zur Beurteilung von Schmerzen sind im Kapitel 11.1.1: «Diagnosetechnik» zu finden.

Schmerzen bei degenerativen Gelenkleiden gehören zu den häufigsten Klagen orthopädischer Patienten. *Kranke Gelenke* bereiten meist nur Schmerzen bei Bewegung, versteifte Gelenke sind schmerzfrei. Stabilisierende Maßnahmen wie Orthesen, Korsette, festes Schuhwerk usw. bringen deshalb wirksamere Hilfe als die meisten Therapien, die auf eine Verbesserung der Gelenkbeweglichkeit hinzielen.

Gelenkendoprothesen sind beim Publikum beliebt, weil die Schmerzen damit oft schlagartig verschwinden, die Beweglichkeit aber erhalten bleibt. Da langfristig gesehen jedoch erhebliche Probleme zu erwarten sind, ist vor allem bei jüngeren Leuten Zurückhaltung am Platz.

Im Gegensatz dazu sind *Arthrodesen* grundsätzlich auf dauernde Schmerzbefreiung angelegt.

10.2.3
Gangstörungen, Hinken

Den Gang eines gesunden jungen Menschen empfinden wir als überaus leichte, rhythmisch-harmonische und ästhetische Bewegungsabfolge. Sie folgt normalerweise einem genauen, bis weit ins Detail festgelegten, angeborenen Bewegungsmuster: Schon kleine Abweichungen davon fallen jedem Laien sofort auf, oft, bevor es der Patient selbst merkt. Andererseits ist dieses Muster keineswegs starr, sondern überaus variabel: Am Gang erkennt man einen Menschen als Individuum, sein Alter, seine Stimmung, seine Absichten, aber eben auch seine Krankheit bzw. seine Verletzung.

Unter *Hinken* versteht man allgemein einen *asymmetrischen Gang*. Das Hinken ist das orthopädische Symptom par excellence, ein überaus **feines Zeichen**, das schon sehr geringfügige Gangstörungen verrät. Die Analyse solcher Gangstörungen wird versucht mittels verschiedener zum Teil ingeniöser Apparate und aufwändiger Untersuchungen (s. Kap. 8.3 u. Kap. 13.8.3), hat sich aber als recht kompliziert und schwierig erwiesen und kommt deshalb nur ausnahmsweise zur Anwendung. Mit einiger Erfahrung ist es jedoch oft möglich, *auf Grund bloßer Beobachtungen innerhalb weniger Sekunden* die Ursache des Hinkens zu erkennen und damit eine Diagnose zu stellen. Für den Orthopäden ist dies eine der wichtigsten Untersuchungsmethoden.

Zur Differenzierung verschiedener Gangstörungen siehe Kapitel 13.8.3.

Meistens führen die Patienten das Hinken – wenn sie keine Schmerzen haben – auf eine **Beinverkürzung** zurück. Wenn eine solche tatsächlich vorhanden ist, kann eine Absatz- oder Schuhsohlenerhöhung genügen.

Häufiger aber ist das Hinken **Begleitsymptom** der verschiedensten Affektionen und hat andere Ursachen:

- *Lähmungen*, Muskelschwächen, neurologische Störungen
- *Gelenkerkrankungen* mit Kontrakturen bzw. Versteifungen oder Instabilität bzw. Insuffizienz
- Schmerzen bei Belastung, welche zu Ausweichbewegungen zwingen (*Schonhinken*, verkürzte Standphase), etwa bei Fußverletzungen oder Gelenkaffektionen.

Vor allem bei der letzten Kategorie ist oft eine *kausale Therapie* möglich, womit auch das Hinken verschwindet. Diese Fälle sind am dankbarsten für die Behandlung. In vielen anderen Fällen jedoch kann keine vollständige restitutio ad integrum erwartet werden und damit auch kein hinkfreier Gang, was bei den komplexen Bewegungsmustern nicht weiter erstaunt.

Manchmal aber ist es das Hinken selbst, was die Patienten am meisten geniert: sie fallen auf, und ihre Umgebung lässt sie damit nicht in Ruhe. Sie erscheinen alt und werden als Invalide abgestempelt. Allerdings müssen sie mit diesem sozialen Problem selbst fertig werden, denn in der Regel ist das Hinken nicht das Übel, sondern die Überwindung des Übels: Das **Hinken** muss als **funktioneller Anpassungsmechanismus** an veränderte statische und mechanische Bedingungen der unteren Extremitäten oder auch der Wirbelsäule (Fehlstellungen, Kontrakturen, Lähmungen, Gelenkinsuffizienz) aufgefasst werden, welcher dem Patienten erlaubt, sich fortzubewegen, wenn nicht schön, so doch wenigstens so gut es eben geht.

In solchen Fällen wäre es verfehlt, das Hinken als solches beseitigen zu wollen, etwa mit einer Operation, oder auch nur dem Patienten solche Hoffnung zu machen. Das Resultat könnte schlimmer sein als der Vorzustand (besonders bei spastischen Lähmungen, aber auch vielen anderen Affektionen).

Die Redensart, dass «der Patient nach einer orthopädischen Operation zwar immer noch hinke, aber anders», hat einen realen Hintergrund: **Indikationen** zu orthopädischen Maßnahmen, insbesondere Operationen, werden primär wegen Krankheiten und nicht wegen sekundärer Symptome gestellt. Das Hinken oder ein etwas unschöner Gang kann, allein für sich, kein Grund sein zu operieren.

Bei älteren Leuten wird der kosmetische Aspekt ohnehin in den Hintergrund gedrängt. Für sie ist es wesentlich, sich selbstständig bewegen zu können, das «Wie» wird nebensächlich. Diese Einsicht muss auch für die *Heilgymnastik* wegleitend werden.

10.2.4
Steife Gelenke

Viel seltener als man annehmen sollte, suchen Patienten wegen Gelenkversteifungen den Arzt auf. In der Regel merken die Patienten sehr lange Zeit nicht, wenn ein Gelenk langsam seine Beweglichkeit verliert. Aufmerksam werden sie erst, wenn eine für sie wichtige Funktion ausfällt, z.B. wenn sie sich wegen einer Schultersteife nicht mehr kämmen können oder wenn bei Hüftleiden die Schuhe und Strümpfe nicht mehr selbst angezogen werden können. Fast nie wird ein Patient mit einer ankylosierten Hüfte oder einem versteiften oberen Sprunggelenk uns glauben, dass er tatsächlich ein völlig steifes Gelenk hat. Die **Kompensation** in anderen Gelenken, z. B. in der Wirbelsäule bzw. in den übrigen Fußgelenken, ist in der Regel so gut, dass sich die Patienten ohne weiteres – im günstigen Sinne – täuschen lassen. Dazu kommt, dass zuerst der Bewegungsumfang dort abnimmt, wo er am wenigsten gebraucht wird: z. B. bei Hüfterkrankungen verschwindet zuerst die Rotation, später die Seitenbeweglichkeit, während die Flexion als wichtigste Bewegung des Hüftgelenkes am längsten erhalten bleibt. Auf Rotation und Seitenbewegungen kann verhältnismäßig leicht verzichtet werden, solange das Bein in einer Mittelstellung und nicht in einer Fehlstellung fixiert ist und noch etwas bewegt werden kann.

Diese Beobachtungen über die Gelenkbeweglichkeit haben praktische Bedeutung: Für Diagnose, *Dokumentation*, *Begutachtung* und Qualitätskontrolle empfiehlt sich die *Messung* des Bewegungsumfanges eines Gelenkes in den drei Ebenen dem Arzt als objektive Methode, und die Physiotherapeutin möchte die Fortschritte ihrer Therapie messen. Damit haben standardisierte Messungen in der Orthopädie große Bedeutung erlangt.

Den Patienten interessieren diese abstrakten Werte weniger, als was er mit seiner eingeschränkten Beweglichkeit noch machen bzw. nicht mehr machen kann. **Der für praktisch wichtige Tätigkeiten notwendige Bewegungsumfang** ist für ihn entscheidend. Dieser kann für jede Tätigkeit und für jedes Gelenk recht genau angegeben werden: Arm in mittlerer Rotationsstellung leicht abduziert anheben für Überkopftätigkeiten, Ellbogen über den rechten Winkel beugen für Gesicht waschen, Knie ebenso, um vom Stuhl aufzustehen etc. Hier ist der Patient Experte. Nachkontrollstudien, Outcomestudies etc. haben gezeigt, dass neben den objektiven, abstrakten Gelenkmessungen die **Befragung des Patienten** ebenso wichtig und im Hinblick auf die Therapie entscheidend ist.

Häufig wird als Maß für die Funktionstüchtigkeit eines Gelenkes fälschlicherweise sein Bewegungsumfang benützt, weil diese Größe am besten messbar ist und weil der Trugschluss nahe liegt, die Beweglichkeit sei das Wichtigste an einem Gelenk. Für den Patienten ist jedoch die **Gelenkstabilität entscheidend**. Der Orthopäde sollte also bei der Beurteilung seiner Patienten und beim Aufstellen eines Behandlungsplanes weniger den vollständigen Bewegungsumfang eines einzelnen Gelenkes im Auge haben als in erster Linie **Schmerzfreiheit**, **Stabilität** und **Leistungsvermögen**.

Unter diesem Gesichtswinkel sind auch ehrgeizige Versuche, jedes steife Gelenk beweglich zu machen, sei es mittels gewaltsamer passiver «Heilgymnastik» oder mobilisierender Gelenkoperationen, mit Zurückhaltung zu beurteilen. Häufig ist es besser, ein Gelenk zu versteifen und so die Schmerzen zu beseitigen und eine gute Stabilität zu erreichen (vgl. Kap. 17.3.3 u. Abb. 17.11).

Schlimmer als eine Einschränkung der Gelenkbeweglichkeit an sich ist eine Fehlstellung, eine **Kontraktur**: Wenn ein Gelenk seine Mittelstellung, die «Normalstellung» nicht erreicht, ist die Funktion des gesamten Bewegungsapparates in der Regel empfindlich gestört (s. Kap. 38: «Deformitäten», Abb. 38.7–11). Auch geringgradige Kontrakturen müssen bei der Untersuchung erfasst werden (s. Kap. 11.4, Kap. 38.2 u. Kap. 63.1.3).

10.2.5 Deformitäten

Deformitäten sind das klassische orthopädische Symptom. Aus dem Bestreben heraus, Verkrümmungen gerade zu richten, ist die Orthopädie entstanden. Die Einstellung der Patienten zu ihren Deformitäten ist sehr unterschiedlich: Manche tragen sie ihr Leben lang und bemerken sie oft nicht einmal, andere entwickeln eigentliche Neurosen aus geringfügigen Veränderungen. Der Orthopäde wird die Deformität nicht nur feststellen und ihre Ursache ermitteln, sondern **ihre Bedeutung für den Patienten** – objektiv und subjektiv – zu erkennen suchen.

Über Sitz und Ursache von Deformitäten kann man sich leicht täuschen: Gelenkfehlstellungen, Kontrakturen, Wirbelverkrümmungen usw. können als Verdickungen, Tumoren, Knochenvorsprünge erscheinen (v. a. am Becken und am Schultergürtel). Es gilt zu unterscheiden, was zu viel (Schwellung, Ödem, Erguss, Tumor, Buckel) und was zu wenig ist (Atrophie, Aplasie, Defekt). Beinlängenunterschiede sind häufiger durch Fehlstellungen im Beckengürtel vorgetäuscht als echt (s. Kap. 63.1.3).

Die **Ursachen** von Deformitäten sind mannigfaltig. Sie sind im Kapitel 38: «Deformitäten und statische Störungen» beschrieben.

10.2.6 Lähmungen

In der Regel muss eine Lähmung schon ziemlich massiv sein, bis sie den Patienten veranlasst, den Arzt aufzusuchen. Lähmungen sind stumme und versteckte Symptome, die nur findet, wer sie sucht. Dies gilt für motorische wie für sensible Lähmungen. **Schlaffe Lähmungen** ziehen bald eine massive Muskelatrophie nach sich, ein feines diagnostisches Zeichen.

Was ein Patient als Kraftlosigkeit, als plötzliche Lähmung, empfindet, kann eine Störung im Gelenkmechanismus (Instabilität, habituelle Luxation, Blockierung, Einklemmungserscheinung) sein.

Leichtere **spastische Lähmungen**, z. B. Hemiplegie, erscheinen eher als Ungeschicklichkeit und Unbeholfenheit. Sie äußern sich vor allem bei komplexeren Bewegungen (Gehen, Springen, Handfertigkeit; siehe «Klinik der Lähmungen», Kap. 34).

10.2.7
«Probleme»

Viele Patienten haben zwar auch Symptome, vor allem aber haben sie «Probleme», die sie zum Arzt bringen: Mit ihrer Diät, mit ihrem Cholesterin und mit dem Kalzium, mit Nachbarn, Kindern und Eltern, mit der Versicherung und den Steuern, mit allen möglichen Ämtern, dem Autositz und einem Artikel in der Zeitung über neue Kunstgelenke oder Röntgenstrahlen, mit ihren verschiedenen Pillen und Pflastern, mit Sport und Yoga, Tanzen und Turnen, was ihren Lebensinhalt ausmacht, mit dem Arbeitgeber und der Kündigung, der Treppe und der Straßenbahn, der Fahrt ins Gebirge und dem Flug in die Karibik, vor allem auch mit ihren Schuhen, die drücken, obwohl sie angeblich viel zu breit sind, mit ihren hässlichen Krampfadern und kalten Füßen, den Strümpfen und Miedern, Katzenfellen und Matratzen, knarrenden Gelenken und Zugluft, mit dem Mond und dem Biorhythmus, der Allergie, der Schwiegermutter, ihren Ratschlägen und vielem anderen. Keines dieser Beispiele ist erfunden.

Alle diese **Probleme** muss man **ernst nehmen** und auf sie eingehen. Banalitäten sind es nie, wenigstens nicht für den Patienten. Bagatellisieren hilft nicht, verärgert und vertreibt ihn, Diagnosen und Therapien schießen am Ziel vorbei. Statt sich auch zu ärgern ist es besser, diese Klagen als echte Probleme zu erkennen und **Lösungen dafür** zu **suchen**. Solche lassen sich, mit gesundem Menschenverstand, etwas Fantasie und gutem Willen erstaunlich oft finden.

Dann hat man einen dankbaren statt einen unzufriedenen Patienten.

Schwieriger wird es, wenn Renten, Atteste für Arbeitsunfähigkeit und Invalidenprozente, wenn übersetzte Rechnungen, Gerichtstermine, fahrlässige Ärzte, «falsche Diagnosen», Kunstfehler, Haftpflichtprozesse und dergleichen mit im Spiel sind. Hier lohnen sich Höflichkeit, sorgfältiges Aktenstudium, eingehende Information und gut abgestützte Beurteilung. In besonderem Maße gilt dies natürlich für Gutachten.

10.3
Wie entsteht eine Diagnose?

10.3.1
Computer oder Detektiv?

Immer wieder wurde und wird versucht, Diagnosen maschinell, durch den **Computer** machen zu lassen. Sind einmal alle Symptome gespeichert, vergisst er nichts. Darin ist er dem Menschen eindeutig überlegen. Warum funktioniert es trotzdem nicht?

- Damit der Computer gut arbeiten kann, braucht er sichere, quantitative, «harte» Daten. In der Medizin sind aber die meisten **Daten** unsicher, schwer fassbar und «weich». Mit solchen ist das menschliche Hirn im Vorteil.
- Der Computer muss flächenabdeckend alle nur möglichen Möglichkeiten von einer Checkliste abhaken. Dies bedeutet einen unverhältnismäßigen Arbeitsaufwand und kann lange dauern. Der geschulte Diagnostiker hingegen kann **gezielt** und damit ökonomischer, also viel schneller, arbeiten.
- Der Computer muss die Symptome als Daten eingegeben bekommen, mittels Schrift, Zahlen oder Zeichen (Sprache funktioniert bis heute kaum). Diese **Methode** ist plump, verglichen mit der des Arztes: Ein Mensch sieht, hört, fühlt alles, was in seiner Umgebung geschieht, nimmt also mit seinen Sinnesorganen dauernd alle sich bietenden Informationen auf. Diese stehen sofort zur weiteren Verarbeitung in seinem Hirn bereit, und das alles in wenigen Sekunden.
- Der Computer kann nicht gut zwischen wichtigen und unwichtigen Daten **unterscheiden**. Dies ist jedoch die Stärke des Diagnostikers.
- Mit falschen Eingaben macht der Computer **Fehler**. In der Medizin gibt es viele falsche, zumindest zweifelhafte Informationen. Ein guter Diagnostiker merkt das aus dem Zusammenhang.

Die Liste ließe sich erweitern. Sie soll jedoch lediglich in Erinnerung rufen, dass gute Diagnostik nicht im systematischen Abhaken einer Checkliste besteht, sondern eher der Detektivarbeit von Sherlock Holmes gleicht:

Sherlock Holmes' Methode

Die Szene wird beobachtet, ein Verdacht taucht auf, eine Arbeitshypothese wird aufgestellt und damit eine Fährte verfolgt, Spuren werden gesichert, Hinweise abgewogen, Beweise gesucht, eine Sackgasse muss erkannt, die Arbeitshypothese geändert und in einer neuen Richtung gefahndet werden. Wer **mit dem kleinsten Aufwand in kürzester Zeit** das Rätsel löst, ist Meister.

Im Verlauf der ersten Konsultation erscheint ein Bündel von Symptomen und Befunden, das Assoziationen zu bekannten Bildern aus der Pathologie weckt. So entsteht die erste **Arbeitshypothese**. Diese ist das wichtigste Arbeitsinstrument, um gezielt weiterzusuchen. Das ist natürlich nur möglich mit einer guten Kenntnis der Pathologie und der dazugehörigen Symptome und Befunde.

Ständig präsent ist der lapidare Satz unseres ehemaligen Lehrers W. Löffler: «Was häufig ist, ist häufig, was selten ist, ist selten.»

Die **Checkliste** kommt trotzdem noch zu ihrem Recht. Aber erst ganz am Schluss: Nachsehen, ob man nichts vergessen hat.

Der rote Faden

Die Detektivarbeit stützt sich in erster Linie auf Bericht und **Befragung des Patienten** (Anamnese). Sie bringen in der überwiegenden Mehrzahl der Fälle bereits die Diagnose (s. Kap. 11.1).

Die körperliche **Untersuchung** dient in der Regel der Bestätigung. Manchmal, allerdings relativ selten, führt sie zu einer Revision der Arbeitshypothese. Die Anamnese kommt dann erneut zum Zug.

Untersuchungen **mit Apparaten** (außer dem konventionellen Röntgenbild, das in der Orthopädie eine besondere Stellung einnimmt) sind in verhältnismäßig wenigen Fällen angezeigt. Ihre Ergebnisse sind nur zu verwerten, wenn sie mit dem klinischen Befund übereinstimmen (vgl. dazu Kap. 13.1.1).

10.3.2
Zur Anamnese

Obwohl die Krankheitsgeschichte des Patienten auch in der Orthopädie **die erste und beste Informationsquelle** ist, besteht heute die Gefahr, dass in der Ausbildung zum Arzt die Kunst der Anamnese zu Gunsten der technischen Untersuchungen vernachlässigt wird, sowohl im Studium als auch im klinischen Betrieb. Da früher oder später die meisten auf orthopädischem Gebiet tätigen Ärzte in eigener Regie arbeiten, wo ihnen die komplizierten und teuren technischen Untersuchungsmethoden nicht immer zur Verfügung stehen und sie somit in erster Linie auf sich selbst, d.h. auf Interview und persönliche Untersuchung, angewiesen sind, soll hier etwas ausführlicher darauf eingegangen werden.

Die erste Begegnung

Ich habe schon alte Frauen (mit Knieproblemen!) splitternackt auf einem Tisch liegen sehen, in einem Untersuchungszimmer, wo ständig Leute kamen und gingen, während daneben ein junger Arzt mit seinem Schreibblock in der Hand ihre Familienanamnese zu erheben versuchte. Dass die etwas unkonzentrierten Antworten der Patientin vielleicht auch mit der ihr ungewohnten **Situation** hätten zu tun haben können, schien dem Kollegen nicht einzufallen. Offenbar hatte ihn auch noch niemand aufmerksam gemacht auf andere, weniger peinliche und sogar effizientere Methoden eine Anamnese aufzunehmen.

In der Privatpraxis ist die Situation in der Regel etwas humaner. Der niedergelassene Arzt ist auf seine Kundschaft angewiesen.

Im Krankenhaus hingegen traf ich immer wieder Patienten, die den Namen ihres Arztes nicht wussten. Manche mochten ihn vergessen haben, manche aber hatten ihn nie gehört. Dieser **anonyme Arzt** unterschätzte die Möglichkeiten einer segensreichen Wirkung seiner Person auf den Patienten zweifellos, sonst hätte er sie wohl besser genutzt.

Eine zivile Begrüßung und dass sich der Arzt mit Namen und Aufgabe vorstellt, sind nicht nur selbstverständliche Höflichkeiten. Es sind auch Voraussetzungen für das **Vertrauen**, das der Arzt vom Patienten erwartet.

Die ersten drei Minuten

Sie sind entscheidend für den weiteren Verlauf, für die Beziehung Arzt – Patient, für Erfolg oder Misserfolg. Es sind die **schwierigsten** Minuten im Beruf jedes praktisch tätigen Arztes, auch des Orthopäden. Weshalb? Das wird nicht an der Universität gelehrt, erst in der Praxis erfahren.

Jeder Arzt hat seine eigene Begrüßungsformel. Manche benützen etwa diese, eine durchaus Empfehlenswerte: «Ich heiße Jonas Heiler, was kann ich für Sie tun?» und hören erst einmal zu, was ihr Gegenüber auf dem Herzen hat – und das ist meist nicht wenig. Auch wenn es nicht immer genau das ist, was Sie als geordnete Anamnese jetzt gerne aufnehmen möchten (beginnend mit den Großeltern und so fort, wie das ja auch im Lehrbuch und auf dem Fragebogen steht). Verlorene Zeit?

William Osler schrieb: «It is better for the doctor, to know what sort of patient has the disease than what kind of disease the patient has». In der Orthopädie gilt das nicht weniger als in anderen Sparten. Und es eilt! Warum?

Patienten nehmen an, Sie wissen bereits alles über ihn und erwarten sogleich Ihr Verdikt: Diagnose und Therapie. Vom ersten Augenblick an registrieren sie misstrauisch Ihre Mimik, Ihren Tonfall. Diesen trauen sie mehr als Ihren (zu) vielen oder (zu) wenigen Worten, und vielleicht nicht ganz zu Unrecht.

Während Sie als Sherlock Holmes auf dem Pfad der Anamnese hinter einer Diagnose her sind, müssen Sie (gleichzeitig!) versuchen, sich möglichst rasch ein Bild zu machen von Ihrem Patienten, wie er denkt, was er glaubt, was er (eigentlich) will, was er verheimlicht, beschönigt, dramatisiert etc., und wie er auf Ihre Erklärungen und Empfehlungen reagieren wird. Psychiater als Profis haben es leichter: Sie legen allein zu diesem Zweck ihre Patienten eine Stunde lang auf die Couch. Der Somatiker hat dafür nur ein paar Minuten Zeit, und der Patient sollte auch die Absicht nicht bemerken.

Doch Patienten haben ein feines Sensorium. Voreilige Bemerkungen, Verlegenheitswendungen, um Zeit zu gewinnen, wenig überlegte Sprüche usw., werden sofort registriert und auf eigene Weise interpretiert. Solche (falsche, negative) Eindrücke lassen sich in der Regel mit keinen nachträglichen Erklärungen mehr ändern. Man muss also sehr behutsam, aber auch sehr schnell vorgehen, um das Vertrauen des Patienten (es ist in der Regel auch heute noch erstaunlich groß) nicht leichtfertig zu verspielen, keine kleine Kunst.

Häufiger als manche denken *entscheidet sich* in diesen ersten Minuten, ob der Patient «seinen» Arzt weiterempfiehlt, oder ob er ihn später vor den Richter schleppen wird und die Praxis sich langsam aber sicher leert.

Der größere Teil dieser «Kunst der Begegnung» scheint an angeborenem Talent zu hangen. Im besten Fall spielt dieses bei der Berufswahl eine Rolle. Ein weiterer Teil ist lernbar. Nicht so sehr an der Universität als in der praktischen Arbeit.

Auch in Büchern ist wenig davon die Rede. Eine große Ausnahme sei hier ausdrücklich empfohlen: Das Buch über die Kunst und Praxis der Orthopädie bei Kindern von Dennis R. Wenger und Mercer Rang.[1]

Auch einige Hinweise auf den nächsten Seiten können vielleicht ein wenig helfen.

Die Situation

Die Situation sollte eine gewisse Geborgenheit vermitteln und dadurch allfällige Ängste und **Spannungen abbauen** helfen. Dazu sollten sich Arzt und Patient hinsetzen. Dabei ist die Distanz von Bedeutung: **Nähe** kann, je nach Lage der Dinge, beruhigend, aber auch bedrohlich wirken. **Distanz** kann abweisende Kälte, aber auch Sicherheit bedeuten.

---

[1] Dennis R. Wenger und Mercer Rang: «The Art and Practice of Children's Orthopaedics», Raven Press, New York, 1992

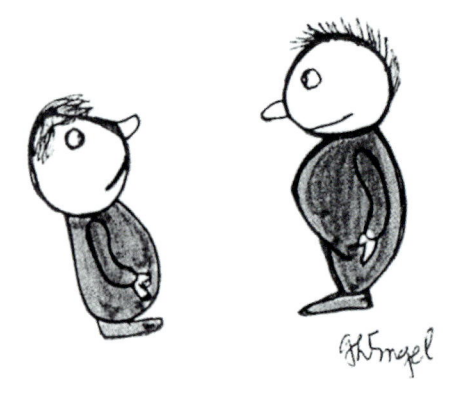

Abb. 10.5: Erste Begegnung.
Diese Zeichnung charakterisiert gut die Asymmetrie der Beziehung zwischen Patient und Arzt. Sie stammt von Prof. *George L. Engel*, Rochester, N. Y., der sich eingehend mit den psychologischen Aspekten des Krankseins befasst hat.

Eine Reihe anderer, nichtverbaler Ausdrucksmittel verdient Beachtung: Der Blickkontakt ist ein wesentlicher Informationsträger – für beide Seiten. Haltung, Bewegung von Körper, Kopf und Händen sagen viel aus, ebenso Stimme, Tonfall und Duktus der Sprache. Die Situation bringt es mit sich, dass der Patient oft genauer auf solche Botschaften des Arztes achtet als der Arzt auf jene des Patienten. Dies kann zu Missverständnissen führen und fatale Folgen haben. Vermeiden lassen sie sich nur, wenn man bewusst auf solche **«Kleinigkeiten»** achtet.

Der Patient braucht Zeit, sich in einer neuen Umgebung zurechtzufinden, da, wo der Arzt zu Hause ist (**Abb. 10.5**).

Das ärztliche Gespräch: Zuhören

Das ärztliche Gespräch stand immer und steht heute noch im Zentrum der Diagnostik und der persönlichen Betreuung des Kranken, trotz der enormen Zunahme der Labordiagnostik und der Faszination, welche diese auf Ärzte und Laien gleicherweise ausübt.

Zuhören erfordert **Geduld**. Wenig Patienten können ihre Beschwerden geordnet in Worte fassen, so, wie es der Arzt für seine Diagnose gerne hätte. Fast alle bringen ihre Beschwerden stark emotional vor. Indem der Arzt erst einmal geduldig zuhört, auf seine Not eingeht, kommt er dem Patienten entgegen, gibt ihm damit bereits die erste Hilfe – nicht selten ist es die Wichtigste.

Aus der Art, wie der Patient – mit und ohne Worte – seine Beschwerden äußert, aus seinen Emotionen, seiner Sprache, seinen Vorstellungen, erfährt der Arzt vieles über den Menschen, seinen Charakter, sein Temperament. Damit kann er besser beurteilen, wie zuverlässig diese Aussagen sind und wie er weiter fragen muss.

Er lernt aber auch die Vorstellungen und Wünsche des Patienten kennen und ist so besser in der Lage, ihm für seine Nöte eine adäquate Hilfe zu geben.

Schließlich – und dies ist wahrscheinlich das Wichtigste – gewinnt er auf diese Weise das Vertrauen des Patienten, die Basis, worauf alles Weitere bauen muss.

Voraussetzung ist natürlich ein **Gesprächsklima**, in welchem der Patient sich geborgen und angenommen fühlt, damit er überhaupt in Ruhe sprechen kann. In einer gehetzten Atmosphäre kann er dies nicht. Er sollte spüren, dass der Arzt jetzt Zeit hat für ihn und sich für seinen «Fall» interessiert.

Das Interview: Missverständnisse zwischen Arzt und Patient beim Anamnesengespräch sind die häufigste Ursache einer falschen Diagnose. Am besten lassen sie sich vermeiden, wenn man dem Patienten Gelegenheit gibt, seine Krankheitsgeschichte auf seine Art zu erzählen. Frei reden kann und wird er nur, wenn man ihm erst einmal zuhört und ihn nicht gleich in ein Frageschema einzwängt. Wie ungeordnet und konfus er auch berichten mag: Es ist die Sache des Arztes, diese Geschichte auszusortieren und zu ordnen – während des Interviews in Gedanken; schriftlich formuliert erst nachher.

Eine **Krankengeschichte aufzunehmen** scheint eine einfache Sache zu sein. Gerade dieses Feld ist aber mit Stolpersteinen übersät. Merkwürdigerweise sind sie in der somatischen Medizin kaum ein Thema.

Falsche Information kann erstaunlich viele Ursachen haben: Der Arzt ist vielleicht gestresst, pressiert, ungeduldig, müde, unkonzentriert oder voreingenommen, unerfahren, ärgerlich, unfreundlich, nachlässig. Der Patient ist häufig verunsichert und ängstlich, kann aber auch aggressiv oder depressiv, schweigsam oder redselig, nervös, unwissend, unzuverlässig, zerfahren, vergesslich, argwöhnisch, abergläubisch oder dumm sein, vielleicht ist er aber nur schwerhörig oder hat sprachliche Schwierigkeiten. So kann es geschehen, dass sich die menschlichen Unzulänglichkeiten von beiden Seiten kombinieren und die gemeinsamen guten Absichten frustrieren.

Der Stil des Interviews muss **jedem Patienten neu angepasst** werden.

Die meisten Patienten können einer der folgenden Gruppen zugeteilt werden:

- *Der ideale Zeuge.* Er gibt einen genauen Bericht seiner Symptome, in der richtigen Reihenfolge, ohne Überflüssiges und ohne Kommentare. Er beantwortet alle Fragen korrekt, knapp und klar.
- Der *Unartikulierte* kann keine Frage vernünftig beantworten, sei es aus Nervosität oder infolge beschränkter Ausdrucksmöglichkeiten oder wegen unklarer Vorstellungen. Man muss ihm alle Antworten abringen, braucht eine Menge Zeit für Banalitäten und kommt nur mit viel Mühe und Geduld zum Ziel.
- Der *Schwätzer.* Er spricht unaufhörlich, beschreibt endlos seine Symptome und ergeht sich in einer Menge unwichtiger Details. Die Zeit des Arztes ist ihm kein Problem. Seinen Redefluss zu unterbrechen ist manchmal auch mit viel Geschick und Takt fast unmöglich. Schließlich muss es doch sein. Solche Konsultationen gehören zu den anspruchsvolleren. Der Verdacht einer Neurose ist in ausgeprägten Fällen nicht von der Hand zu weisen.
- *Unbequeme Patienten.* Sie treten dem Arzt näher, als er möchte: Sie versuchen sich anzubiedern oder mit ihm zu argumentieren, sie verwenden Fachausdrücke, berichten die Diagnosen anderer Ärzte, die sie bereits konsultiert haben usw. Dies nimmt viel Zeit, bis man «zur Sache» kommt. Diese Patienten meinen es nicht schlecht, aber der Arzt muss ruhig antworten und Distanz bewahren. Sein Blut kommt sonst leicht in Wallung.
- *Unzuverlässige.* Patienten mit schlechtem Gedächtnis, Vergesslichkeit infolge von Krankheit, zerebralen Schäden oder Alter. Wesentliche Fakten werden verpasst, außer man kann Angaben von Angehörigen oder Nachbarn erhalten. Es gibt Patienten, die, bewusst oder unbewusst, aus unterschiedlichen Gründen dem Arzt bestimmte Angaben vorenthalten oder falsche machen. Manche Ärzte haben dafür ein besonderes Gespür. Ungereimtes, Unwahrscheinliches und «Löcher» in der Krankheitsgeschichte, eigenartiges Verhalten, Diskrepanzen zwischen Erzählung, Emotionen und Befund fallen auf. Eingehende Befragung kann vielleicht dem Sachverhalt auf den Grund kommen. Oft stecken psychische Störungen dahinter. Gelegentlich sind Rückfragen bei Drittpersonen nötig. Sonst wird die Diagnose vermutlich falsch. Andererseits ist zu viel Misstrauen von Seiten des Arztes einem Vertrauensverhältnis natürlich nicht förderlich.
- *Fremdsprachige Patienten.* Hier zeigt sich erst deutlich die Wichtigkeit der Anamnese für die Diagnose und die einzigartige Bedeutung der Sprache als Informationsträger und Kommunikationsmittel. Angehörige oder Nachbarn als Übersetzer sind unschätzbare Hilfen. (Auch im Krankenhaus finden sich fast immer fremdsprachige Mitarbeiter.) Sonst muss man sich zur Not mit vorbereiteten Fragebogen behelfen. Auch mehrsprachige medizinische Fragenkataloge sind nützlich (siehe Literaturverzeichnis): Der Arzt zeigt mit dem Finger auf die Frage, der Patient auf die Antwort. *Eigene Fremdsprachenkenntnisse*, auch rudimentäre, können Wunder wirken: Schon nach den ersten Sätzen

wird aus einem argwöhnischen Fremden ein guter Freund. Wer aber eine Fremdsprache beherrscht, hat über Patientenmangel nicht zu klagen.

Die Bedeutung der Sprache

Aber auch wenn sie die gleiche Muttersprache haben, sprechen Arzt und Patient oft verschiedene Sprachen. Den unter Ärzten üblichen **Fachjargon** können die Patienten als Laien nicht verstehen. Ein Patient, der die Fragen des Arztes nicht versteht, gibt auch nicht die richtigen Antworten.

Wir Ärzte müssen uns an die Umgangssprache erinnern, die wir in unserer Jugend als Erste lernten, als auch für uns eine Femurfraktur noch ein Oberschenkelbruch und die Tibia das Schienbein war. Dies ist die Sprache unserer Patienten, und in dieser müssen wir einfache, **leicht verständliche Fragen** stellen. Solche einfache Sprache ist offenbar schwieriger als wir meinen.

Umgekehrt ist es auch nicht selbstverständlich, dass der Arzt die Sprache seiner Patienten versteht und richtig interpretiert. Ihre Umgangssprache ist oft unbeholfen und undifferenziert, sie finden keine oder die falschen Wörter für ihre Symptome, ihre Zeitangaben sind ungenau, ihre Angaben unpräzis, unklar und dadurch missverständlich. Die meisten falschen Diagnosen und Indikationen entstehen aus **Missverständnissen** im ersten Gespräch.

Es wurde versucht, neuen Patienten Fragebogen zu verteilen, die sie ausfüllen sollten: Der Arzt möchte Zeit sparen mit der Anamnese. Damit bringt er sich um die interessante, wenn auch nicht neue Erkenntnis, die ein alter englischer Arzt so formulierte: «Our patients frequently neither mean what they say nor say what they mean.» Er zog daraus den kaum zu widerlegenden Schluss, dass man eben nur durch genaues Zuhören und Rückfragen herausfinden kann, was die **Wörter** tatsächlich bedeuten. So wird man beispielsweise auch lernen, dass in gewissen Alpengegenden der «Fuß» bis zur Hüfte reicht, der Patient also eigentlich «Bein» meint.

Hier hilft nur geduldiges Eingehen auf die Formulierungen, Präzisieren, Eingrenzen, Verifizieren der Wortbedeutungen mit klaren, möglichst einfachen Fragen, Umschreiben mit konkreten Beispielen usw.

Die Zeit, die der Arzt am Anfang aufbringt, um die Geschichte seines Patienten mit Anteilnahme anzuhören, wird mehr als wettgemacht dadurch, dass der weitere Untersuchungsgang von Anfang an in die richtige Bahn gelenkt wird.

Mit einer guten Anamnese und einer sorgfältigen klinischen Untersuchung kann man sich in der Mehrzahl der Fälle weitere Zeit raubende komplizierte technische Untersuchungen **sparen** und gewinnt so die Zeit, die man aufgewendet hat, reichlich zurück.

Beim ersten Gespräch werden aber auch die Weichen gestellt, ob Vertrauen oder Misstrauen das Verhältnis zwischen Arzt und Patient bestimmt. Nicht selten liegen hier bereits die Ursachen für spätere Haftpflichtprozesse versteckt. Dass solche dann mehr Zeit und Nerven brauchen und verbrauchen als das Anhören der Geschichte des Patienten, ist wohl keine Frage.

Gesprächsführung

Gesprächsführung ist zweifellos eine Kunst. Damit ist gesagt, dass angebotene Begabung eine Rolle spielt, nicht aber, dass es auf diesem Gebiet nichts zu lernen gäbe.

Analysen von Arztgesprächen haben gezeigt, dass sich viele Interviewer einseitig auf die Symptomatologie konzentrieren und dabei wesentliche Punkte der Gesprächsführung vernachlässigen – und damit ungenügend, wenn nicht falsch, informiert werden. Damit wurde die Notwendigkeit einer besseren Ausbildung im Aufnehmen von Krankheitsgeschichten erwiesen. Zur **Gesprächsschulung** eignen sich vor allem Gesprächsübungen mit Selbstkontrolle (evtl. mit Tonband und Video) in kleinen Gruppen. Die wichtigste Voraussetzung ist jedoch wohl, dass der Interviewer überhaupt für solche Belange offen ist, sie erkennt und bereit ist, ihnen Beachtung zu schenken.

Die Qualität von Arztgesprächen wurde vor allem von psychologischer und psychiatrischer Seite untersucht. Dabei zeigten sich einige besonders häufige Mängel. Sie sind ebenso gravierend wie offensichtlich und sollen deshalb hier in Erinnerung gerufen werden (zum Teil in Anlehnung an Heim und Willi).

Ungeeignete Kommunikation

- Nichtbeachten der üblichen Anstandsregeln (Anklopfen, Begrüßung, sich Vorstellen mit Namen, Erklären des Auftrags, der Absicht usw.).
- Ungeeignete Situation (in Anwesenheit anderer, «zwischen Tür und Angel», auf dem Untersuchungstisch usw.).
- Wer die Frage nach den aktuellen Beschwerden, die «Eröffnungsfrage», nicht «offen» stellt, sondern sofort mit gezielten Fragen beginnt, nimmt dem Patienten die Möglichkeit, seine Geschichte frei zu erzählen, und engt ihn ein.
- «Geschlossene» Fragen (die nur mit ja oder nein beantwortet werden können) haben ebenfalls die Wirkung, den Patienten verstummen zu lassen.

- Auf Suggestivfragen erhält man meist die gewünschte Antwort, nur entspricht diese nicht immer der Wahrheit.
- Der Arzt spricht in einer Sprache (Fachjargon, Fremdwörter, intellektuell «gehoben», kompliziert), die der Patient nicht verstehen kann, statt in seiner Muttersprache, der Umgangssprache.
- Ignorieren der Erwartungen des Patienten.
- Verkennen oder Missachten von nichtverbalen Mitteilungen.
- Mangelndes Eingehen auf den Patienten, weil man mit eigenen Problemen zu beschäftigt ist oder sich keine Zeit nimmt.
- Der Kranke spürt, dass man sich nicht für ihn, sondern nur für seine Pathologie interessiert.

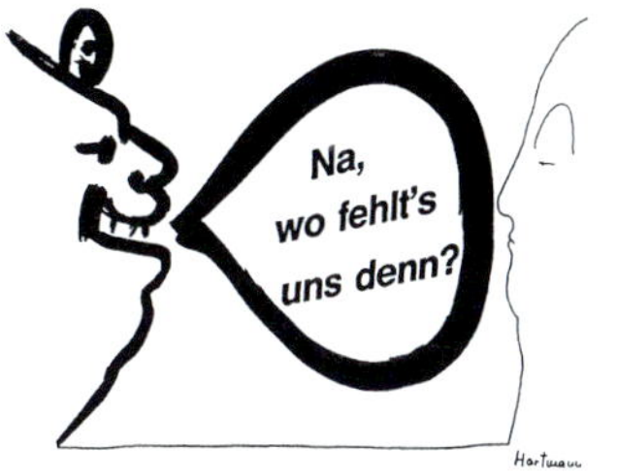

Ungeeignete Steuerung des Gesprächs

- Keine Arbeitshypothese (vermutete Diagnose, Beurteilung der Persönlichkeitsstruktur des Gesprächspartners).
- Schematisches Abfragen nach einer starren Checkliste, ohne für den Patienten einsichtigen Zusammenhang.
- Einseitige Befragung: Nur auf Krankheitssymptome oder Sekundärinformation (aus dritter Hand) ausgerichtet, statt auf aktuelle Beschwerden und Situation des Patienten.
- Manipulation des Gesprächs durch häufiges Unterbrechen, abrupte Themenwechsel, lange Reden usw.
- Keine abschließende Erklärungen über das Resultat der Untersuchung, die Bedeutung der Befunde, über das weitere Vorgehen, mögliche Therapievorschläge, Aussichten, zeitliche Verhältnisse usw.
- Keine oder unglaubwürdige Versuche, dem Kranken Mut und Vertrauen zu vermitteln und ihn zur Mitarbeit zu gewinnen.

Subjektive Einflüsse

- Autoritäres Verhalten, dogmatische Aussprüche, unpassende Äußerungen, z. B. über Dritte.
- Bloßstellen, Beleidigen, Kritisieren des Patienten, überlegenes oder herablassendes Gehabe, Streit usw. (**Abb. 10.6**).
- Unangebrachte Informationen, Ratschläge und Befehle.

Taktgefühl und Einfühlungsvermögen, kurz gesagt, Achtung vor dem Patienten als Menschen, gehörten immer schon zu den besten Eigenschaften des Arztes. Sie sind gerade auf diesem Gebiet besonders hilfreich.

Abb. 10.6: Diese böse Karikatur illustrierte einen Aufsatz mit dem Titel «Nachdenken über Arzt, Patient und Medizin». So empfanden offenbar manche Patienten, unter ihnen die Zeichnerin, ihre Situation. Es gibt Hinweise darauf, dass das **Verhältnis zwischen Ärzten und Patienten** sich seither gewandelt hat.

Nonverbale Kommunikation

Emotionen benützen vorzüglich Körpersprache. Die Begegnung des Patienten mit dem Arzt ist in der Regel stark emotionsgeladen: Angst, bange Erwartung, Misstrauen, Ohnmachtsgefühl, auch Wut und Frust bleiben oft unausgesprochen, zeigen sich aber mehr oder weniger deutlich. Als Arzt **registrieren** Sie selbstverständlich diese Signale. Als Mensch **reagieren** Sie darauf. Positiv oder negativ, rational oder irrational. Vom «Wie» hängt der weitere Verlauf der Begegnung ab. Manchmal hilft es, langsam bis zehn zu zählen.

Umgekehrt haben Patienten ein ausgesprochen feines Sensorium für Ihre spontanen bzw. voreiligen nichtverbalen Signale. Diese bleiben ihnen besser in Erinnerung als Ihre Reden. Auch hier hilft manchmal langsames Zählen.

Die **Technik** der Anamnese ist in Kapitel 11.1 beschrieben.

10.3.3
Zur körperlichen Untersuchung

Dass **Berührung** zur ärztlichen Untersuchung gehört, nehmen Ärzte und Patienten als selbstverständlich an und hin, ebenso dass sie vom Arzt ausgeht. Immerhin kann die erste Berührung ein Handschlag, ein Händedruck, sein: beidseitig, gleichzeitig.

Weiter gehende Berührung gilt in unseren Breiten als Zeichen einer gewissen Intimität, ist deshalb stark mit Emotionen besetzt, positiven und negativen. Es ist gut, diese rechtzeitig herauszufinden und sich entsprechend zu verhalten: In beiden Fällen ist wohl eher Zurückhaltung angebracht.

Es ist erstaunlich, wie **mit wenig Berührung** auch eine gewissenhafte orthopädische Untersuchung auskommen kann: Indem man den Patienten bittet zu gehen, bestimmte Bewegungen auszuführen (statt langer Erklärungen kann man sie ihm vormachen) und ihn aus Distanz beobachtet, lassen sich Haltung,

Deformitäten, Asymmetrien, Atrophien usw. erkennen. Aber auch die **Beweglichkeit** fast aller Gelenke, die Muskelkraft, Koordination usw., lassen sich einwandfrei prüfen.

Es ist dabei nicht unbedingt nötig, dass sich die Patienten nackt ausziehen. Eine kleine Unterhose und ein Büstenhalter stören die Inspektion des Bewegungsapparates nicht.

Dass Kälte, harte Liegen, unbequeme Stühle, langes Warten, besonders in unbekleidetem Zustand, unangenehm sind, wissen Ärzte am besten, die es schon einmal als Patient erlebt haben.

Die meisten klinischen Untersuchungsmethoden am Bewegungsapparat basieren auf mechanischen pathophysiologischen Phänomenen. Versteht man diese, kann man auch die Untersuchungsmethoden logisch, wenn nötig sinnvoll abgewandelt, anwenden.

10.3.4
Wie weit soll abgeklärt werden?

Diagnose um jeden Preis?

Anamnese und körperliche Untersuchung erlauben – entsprechende Erfahrung vorausgesetzt – in der Mehrzahl der Fälle bereits eine Diagnose. Der **Aufwand ist** denkbar **klein** und **unschädlich**: die Zeit von Arzt und Patient.

Einfaches *konventionelles Röntgen* und einige wenige einfache Labortests genügen in den meisten orthopädischen Fällen als zusätzliche Sicherung. Sie sind ebenfalls harmlos (die Gefahr von Strahlenschäden durch gezieltes diagnostisches Röntgen ist vergleichsweise gering).

Falls diese einfachen Mittel noch keine Diagnose erlauben, stellt sich die Frage des weiteren Vorgehens. Soll sie mit allen verfügbaren Untersuchungsmethoden erzwungen werden?

«Vor jeder Therapie steht die Diagnose» lautet ein Grundsatz der wissenschaftlichen Medizin. Konsequent mit den heute zur Verfügung stehenden Möglichkeiten angewandt, kann er eine imponierende *Eskalation* von **apparativer Diagnostik** nach sich ziehen.

Bevor der Arzt sie mit einem Federstrich in Gang setzt, sollte er sich über ihre Folgen Gedanken machen: über die Kosten, die Gefahren und Unannehmlichkeiten für den Patienten, vor allem aber auch, was damit zu seinem Nutzen tatsächlich erreicht werden soll und kann (vgl. dazu Kap. 13.1.1).

Schließlich bleibt zu bedenken, dass es eine letzte Gewissheit in vielen Fällen trotz aller Tests nicht gibt. Manche Diagnosen bleiben offen, andere haben nur einen mehr oder weniger hohen Grad von Wahrscheinlichkeit.

Viele komplizierte Abklärungsuntersuchungen bringen deshalb nicht selten statt der erhofften Klärung mehr Verwirrung und neue Unsicherheit oder führen auf eine falsche Fährte.

Medizinische Routine, Klinikvorschriften, echte oder vermeintliche Chefanweisungen, eine besondere, etwas starre Auffassung von ärztlicher Pflicht, in zunehmendem Maß auch Angst vor Verantwortung und das Bedürfnis, sich allseitig abzusichern, können zu **überdimensionierten Abklärungsprogrammen** führen, einfache Neugierde aber auch zu diagnostischen Übungen um ihrer selbst willen (**Abb. 10.7**). Solange sie für den Patienten unschädlich, zumutbar und nicht allzu teuer sind, ist wohl nicht allzu viel dagegen einzuwenden. Auch die *praktische Ausbildung* der Ärzte in Diagnostik muss zu ihrem Recht kommen.

Offensichtlich können hier keine festen Regeln aufgestellt werden, wie weit der behandelnde Arzt die Diagnostik vorantreiben soll. Letzten Endes bleibt das seine Entscheidung und seine Verantwortung.

Bevor aber eingreifende, vor allem **invasive**, für den Patienten mit Unannehmlichkeiten, Schmerzen oder Gefahren verbundene, Prozeduren angeordnet werden, ist es eine gute Gewohnheit, sich zu überlegen, welche **therapeutischen Konsequenzen** voraussichtlich daraus gezogen werden können, um dem Patienten zu helfen (vgl. dazu Kap. 13.1.2 u. Kap. 13.7).

Meistens lässt sich diese Frage schon vorher beantworten. Nicht selten muss man sich dann eingestehen, dass man keine sinnreiche Behandlung anzubieten hätte, wie auch immer das Resultat der Untersuchungen ausfallen würde. Diese trotzdem zu verordnen ist dann wohl fragwürdig.

```
        Ein endloses Nachsinnen nagte dan doch
an meiner Gesundheit. Der hohe Blutdruck überfiel
plötzlich und das Herz fing an zu poltern  und
so gab es nur noch das Einliefern in den Spital.
Dieser Afenthalt hat mich dan noch ganz fertig
gemacht. Das viele röntgen  und täglich soviele
Pillen schlucken das brachte den Tony auf den
Tiefstand. Und nun hört zu die Bestandesaufnahme
sämtlicher Aerzte kam zu Schluss - Diagnose
und landete beim Hausarzt        den ich um Auskunft
bat Dieser Brief lag vor uns und Herr Dr.
las mir vor, Dass nach all den gründlichen Untersuch-
ungen keine ensthaften Befunde A aufgedeckt worden
seien. Ein Arzt unterhielt sich noch mit mir im
Gespräch auf . Genater Arzt ging mit mir einig,
dass nach all den vielen Pflegejahren und dab am
Ende das Abschiednehmen von einem geliebten Menschen
mein Herz sehr strapaziert wurde  aber er gab mir
Mut und  meinte es komme sh schon wetder wieder
                  in Ordnung
```

Abb. 10.7: *Brief eines Achtzigjährigen*, nach seiner Rückkehr von einem zehntägigen Spitalaufenthalt zur Abklärung von Beschwerden, die nach der Beerdigung seiner Frau aufgetreten waren.
Gründliche, länger dauernde **Abklärungsuntersuchungen** werden von vielen Patienten ähnlich erlebt.

Vorübergehende Beschwerden

In der orthopädischen Sprechstunde begegnet man sehr oft Patienten mit allerlei Schmerzen und Gebresten, für die sich keine Ursache finden lässt. Bei der Mehrzahl handelt es sich um vorübergehende **Beschwerden ohne objektives Korrelat**. Sie alle mit allen heute zur Verfügung stehenden Mitteln abklären zu wollen, ist weder sinnreich noch möglich. Wer es trotzdem versucht, manövriert sich nicht selten in ein Dilemma hinein, z. B. wenn irgend ein fraglicher Befund erhoben wird, von dem man nicht weiß, was er zu bedeuten hat: Ist er überhaupt pathologisch, oder handelt es sich um eine Fehlinterpretation, ein Artefakt? Liegt hier tatsächlich die Ursache der geklagten Beschwerden oder ist es ein Zufallsbefund? Was soll man dem Patienten sagen?

Dass es bei Bagatellbeschwerden schwieriger ist, die Ursache zu finden als bei einem deutlichen Befund, lässt sich den meisten Laien nur schwer erklären.

Endlich: Bietet sich eine Therapie an? Ist sie auch wirksam und nötig? Wäre der (psychologische oder somatische) Schaden vielleicht größer als der Nutzen, bei einem harmlosen, vorübergehenden Schmerz?

Die Zeit und etwas Geduld kommen uns in solchen Fällen zu Hilfe. Oft allerdings mangelt es dem Patienten wie dem Arzt an beidem. In zwei oder drei Wochen sieht vielleicht alles wieder ganz anders aus.

Verlaufskontrollen

Es gibt kein Gesetz, wonach eine Diagnose immer sofort gestellt werden muss. Unter der Voraussetzung, dass eine einlässliche Anamnese und genaue klinische Untersuchung, wenn nötig durch konventionelles Röntgen ergänzt, keine Ursache für die geklagten Beschwerden finden lassen, kann es eine legitime und zweckmäßige Lösung sein, **abzuwarten** und den Patienten auf einen **späteren Zeitpunkt wieder zu bestellen**.

In vielen Fällen sind bis dahin die Beschwerden wieder verschwunden. In anderen zeigen sich vielleicht neue Symptome, die dann eine Diagnose ermöglichen. Solche wiederholten Untersuchungen sind, indem sie den zeitlichen Verlauf in die Diagnostik mit einbeziehen, oft ergiebiger als eine Serie von ungezielten Tests am Anfang.

The Test of Time

Noch nie gehört oder gelesen? Es handelt sich um einen der besten diagnostischen Tests: Bagatellen und *Non-Disease* verschwinden über kurz oder lang folgenlos. Die Zeit allein hat die Diagnose in diesen Fällen geklärt. Mit den verbleibenden Unklaren kann man sich dann etwas eingehender befassen.

Abwarten und den Patienten unter Kontrolle behalten ist im Zweifelsfall die einfachste, billigste und sicherste Methode.

Selbstverständlich wird man einen Patienten, bei welchem sich anlässlich der ersten Konsultation keine Diagnose stellen lässt, nicht einfach entlassen, sondern ihn mit den nötigen Erklärungen, etwa einer Vermutungsdiagnose, z. B. auf eine harmlose Überbeanspruchung, und vielleicht mit einer gefahrlosen symptomatischen Behandlung versehen **unter Kontrolle behalten**, solange er ungeklärte Beschwerden hat.

Gelegentlich bietet sich eine probatorische Therapie auf Grund einer Vermutungsdiagnose an. Der weitere Verlauf, Erfolg bzw. Misserfolg der Behandlung kann Hinweise für die Diagnose **(ex iuvantibus)** liefern.

Auch bei länger dauernden, nicht ganz eindeutigen Krankheiten empfiehlt es sich, von Zeit zu Zeit die erste Diagnose unvoreingenommen noch einmal zu überprüfen, frühere Befunde und Meinungen zu kontrollieren.

Regelmäßige Kontrollen

Regelmäßige Kontrollen gehören zu den *wichtigsten Instrumenten* des praktisch tätigen Arztes:

- Sie erlauben eine stufenweise und damit eine ökonomische Diagnostik.
- Zu späte Diagnosen lassen sich weitgehend vermeiden, falsche korrigieren.
- Laufende Kontrolle und Anpassen der Therapie
- Gute Führung und Begleitung des Patienten
- Sicherheit für Patient und Arzt
- Qualitätskontrolle
- Verlaufsstudien
- Lerneffekt.

Dass die Organisation des Krankenhausbetriebes in der Regel wenig Gelegenheit gibt, in diesem Kontext Erfahrungen zu sammeln, ist ein Mangel, ihn zu beheben *eine Aufgabe* der für die Ausbildung Zuständigen.

Diagnosen: Sicher oder wahrscheinlich?

Wenn Sie nach einer gründlichen Untersuchung nichts finden und sagen «Ich finde nichts, aber es ist sicher nichts Schlimmes», haben Sie Probleme mit Ihrem Patienten. Diese Anwort wird nie akzeptiert, und auch ein Exkurs über das Wesen der Diagnostik, die auf Statistik basiere und deshalb nur mit einer hohen Wahrscheinlichkeit, nie aber mit absoluter Sicherheit arbeite, beruhigt Ihren Klienten kaum.

«Aber woher kommen denn die Schmerzen? Die bilde ich mir doch nicht nur ein!» Jetzt müssen Sie sich etwas einfallen lassen.

Oder: «Dann machen Sie ein MRI (CT, Szinti), damit man genau weiß, was bei mir los ist!». Wenn Sie jetzt zum entsprechenden Bestellformular greifen, um Ruhe zu bekommen, haben Sie gute Chancen, die selben Probleme, und einige weitere dazu, in ein oder zwei Wochen wieder in Ihrem Büro haben. (Dass Sie der Versicherung, die diese Untersuchung nicht bezahlen will, ausführlich erklären müssen, weshalb sie nicht überflüssig war, ist noch das geringste Übel). Jedenfalls wird eine simple Sache ziemlich kompliziert, etwa nach einem vagen Befundbericht («nicht auszuschließen», «ein Szinti wäre zusätzlich angezeigt»), im Vieleck zwischen Radiologe, Hausarzt, Zweit- und Drittmeinung und einem verstörten Patienten.

Was funktioniert noch? Patienten sind der felsenfesten Überzeugung, dass

1. nichts «von selbst» gut wird
2. mit Therapie alles gut wird.

Da Sie als Arzt wissen, dass das Gegenteil zutrifft, haben Sie **eine Chance**: Geben Sie Ihrem Patienten auch eine und verschreiben Sie ihm etwas Harmloses, Unschädliches, eine Salbe etwa, es hilft in den meisten Fällen. Und geben Sie ihm unbedingt **einen Termin** in zwei Wochen. Falls es wider Erwarten bis dahin nicht besser ist: nochmals über die Bücher, und wenn immer noch nichts zu finden ist, nochmals einen Termin in zwei Wochen.

So werden Sie zwar auch immer wieder Fehler machen, aber die (seltenen) echten, schweren Pathologien (z. B. Tumore) gezielter herausfiltrieren, weniger verpassen und die (häufigen) harmlosen Beschwerden ohne übertriebenen Aufwand **ökonomisch** «managen» können.

Im Zeichen der immer knapper werdenden finanziellen Ressourcen ist dies wohl eine adäquate Strategie, und die (meisten) Patienten sind zufrieden und empfehlen «ihren» Doktor weiter.

Natürlich gibt es auch in der Orthopädie Krankheiten, die eine **sofortige Therapie** erheischen (z. B. die Säuglingsarthritis oder die juvenile Epiphysenlösung), wo Abwarten deletäre Folgen haben kann. Diese sind als eine Art «Checkliste» im Hinterkopf ständig abrufbar. Zwei entsprechende Listen finden sich im Kapitel 14.

Das «forensische Dilemma» bleibt: Wenn Kunstfehlerklagen und Haftpflichtansprüche zunehmen, fühlen sich Ärzte unsicher und versuchen sich abzusichern. Die Kostenspirale steigt, wo Kostensenkung politisch gefordert wird. Eine *vernünftige Qualitätskontrolle* ihrer Leistung und deren Kosten sollten Ärzte nicht blockieren, sondern selbst an die Hand nehmen. Und *die Öffentlichkeit muss wissen, dass ein Gesundheitswesen ohne Vertrauen nicht denkbar und nicht zu haben ist.*

11 Orthopädische Diagnosetechnik

«Information consists of differences that make a difference»

Gregory Bateson

Eine Diagnose beginnt nicht mit dem Patienten auf der Couch, sondern im Augenblick, da er *zum ersten Mal das Zimmer betritt*. Beobachtet wird seine Erscheinung, seine Haltung, sein Benehmen, sein Gang, kurz, alles.

Wie überall in der Medizin kann der größte Teil der Diagnosen schon aus der **Anamnese** gestellt werden.

Von den verbleibenden Fällen können die meisten durch die **physische Untersuchung** in der Sprechstunde abgeklärt werden.

Bei einem kleinen Rest sind **zusätzliche Untersuchungen** notwendig. Meistens genügt ein gewöhnliches **Röntgenbild**. Diesem kommt in der Orthopädie allerdings besondere Bedeutung zu:

1. Kontrolle des klinisch erhobenen Befundes
2. objektives, genaues Dokument (Vergleichs- und Verlaufskontrollen).

Nur selten sind Zusatzuntersuchungen für die Diagnosestellung notwendig.

In diesem Kapitel wird die **allgemeine Diagnostik des Bewegungsapparates** systematisch beschrieben. Spezifische Untersuchungsmethoden der einzelnen Körperregionen werden in den entsprechenden Abschnitten ergänzend dargestellt.

Die folgende Beschreibung des Untersuchungsganges kann nicht mehr als eine Art **«Checkliste»** sein. Sie ist nur sinnvoll und hilfreich auf dem Hintergrund einer guten Kenntnis der Anatomie, der Pathologie und der zugehörigen Symptome und Befunde, als Voraussetzung für ein gezieltes, ökonomisches Vorgehen.

Nur wenn die gewonnenen Informationen fortlaufend mit der Krankheitslehre verknüpft werden, geraten Befragung und Untersuchung nicht ins Uferlose und kommen in nützlicher Frist ans Ziel.

Routinemäßige klinische Untersuchung des Bewegungsapparates

Es ist zweckmäßig, sich immer an das gleiche Schema zu halten. Die **Routine** in der Untersuchungstechnik gewährleistet:

- dass nichts vergessen wird
- eine brauchbare Dokumentation
- rationelles Arbeiten.
- Schließlich kann man sich auf Wichtigeres konzentrieren, z. B. die Interpretation der Befunde, wenn man nicht ständig überlegen muss, welche Untersuchung noch fehlt.

Orthopädische Diagnosen gehören zum größten Teil zu einem von **sieben Paaren**, die sich gut merken lassen:

- kongenitale und Entwicklungsstörungen
- Infektion und Entzündung
- Verletzungen und mechanische Störungen
- Stoffwechselstörungen oder degenerative Schäden
- Arthritis und rheumatische Affektionen
- Sensibilitätsstörungen und Muskelschwäche
- Tumoren und tumorähnliche Läsionen.

Einseitig oder beidseitig?

Dies macht einen großen Unterschied. Strikte einseitige Beschwerden und Befunde sprechen für eine umschriebene, lokale Pathologie, z. B. ein Trauma. Beidseitige Beschwerden und seitengleiche Befunde deuten hingegen auf angeborene Besonderheiten und konstitutionelle Dispositionen hin. Wichtig ist deshalb immer der **Seitenvergleich**.

11.1
Anamnese

Die meisten Ärzte sind sich einig, dass das Aufnehmen der Krankheitsgeschichte eine Kunst ist. Dies ist vielleicht ein Grund, warum sie im vorwiegend wissenschaftlich orientierten Medizinstudium ein Aschenbrödeldasein fristet. **Im letzten Kapitel** (10.3.2) wurde deshalb etwas ausführlicher darauf eingegangen. Im Übrigen hat die medizinische Psychologie hier wertvolle Hilfe anzubieten (siehe Literaturverzeichnis).

Die folgende Auflistung kann deshalb nicht mehr als eine Gedächtnisstütze sein.

Die Anamnese beginnt mit der Frage nach dem **Hauptsymptom** (chief complaint), d.h. nach den Symptomen oder Störungen, welche den Patienten zum Arzt führten. Diese können massiv oder belanglos sein. Aus der Bedeutung, welche ihnen der Patient gibt, erfährt man etwas über den Menschen und seine Probleme. Viele Patienten berichten, was sie selbst oder ein anderer Arzt über ihre Krankheit denken. Auch dies kann gewisse Hinweise geben, doch sollte der Patient vor allem erzählen, was er selbst sieht und fühlt. Mit den Hauptsymptomen soll die Anamnese beginnen, denn davon möchte der Patient zuerst sprechen, von der Krankheit seiner Großeltern erst am Schluss.

Die *hauptsächlichen Symptome* bei Störungen des Bewegungsapparates sind:

- Schmerzen
- Funktionsstörungen
- verändertes Aussehen

Entscheidend für die Diagnose ist der **zeitliche Ablauf** des Geschehens:

- Erstmaliges Auftreten der Symptome, allmählich oder plötzlich, mit oder ohne erkennbare Ursache, Dauer der Symptome: Das ganze Leben, Jahre, Wochen, Tage oder nur ein Augenblick.
- Weiterer Verlauf: Schubweise, intermittierend passt z. B. zu rheumatischen Krankheiten, kontinuierliche Verschlechterung zu Infektionen, Tumoren oder Arthrosen usw., zunehmende Besserung eher zu Traumafolgen, kurze, akute Episoden mit beschwerdefreien Intervallen zu mechanischen Gelenkstörungen (**Abb. 11.1**).
- Die zeitlichen Verhältnisse werden von den Patienten oft sehr ungenau erinnert. Es lohnt sich, Beziehungen zu festen Daten zu suchen, z. B.: letzten Sonntag, an Ostern, nach den Sommerferien, vor der ersten Schwangerschaft, während der Lehre usw., und so Erinnerungshilfen anzubieten.

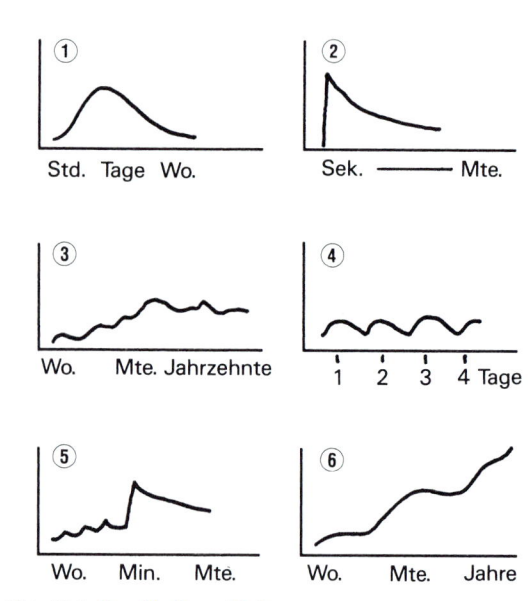

Abb. 11.1: Krankheitsverläufe.
1. *Akute Krankheit.* Typisch z. B. für Infektionskrankheiten: Rascher Beginn, Höhepunkt, Abklingen.
2. *Trauma:* Plötzlicher Beginn, dann zuerst rascher, später schleppender Rückgang der Beschwerden. Auch typisch für mechanische Störungen: Meniskuseinklemmung, freie Gelenkkörper, Subluxation, akute Epiphysenlösung, Diskushernien, Spontanfrakturen, Sehnenrupturen usw.
3. *Chronisches Leiden:* Unmerklicher, langsamer Beginn, langsame Verschlechterung, häufig wellenförmiger Verlauf. Typisch bei degenerativen Krankheiten.
4. *Intermittierende Beschwerden*, abhängig der von der Beanspruchung, vom Tagesrhythmus, vom Wetter. Typisch für Schmerzen im Bewegungsapparat, z. B. rheumatischer bzw. degenerativer Art, «Lumbalgien», «Myalgien» usw.
5. *Plötzliche akute Schmerzen*, denen aber schon früher leichte Beschwerden vorausgingen. Typisch z. B. bei Epiphyseolysis capitis femoris, M. Perthes, aber auch durch Überbeanspruchung oder Traumatisierung vorbestehender Schäden.
6. *Progredienter Verlauf* maligner Krankheiten (auch bei schweren Infektionen).

Auch die Angaben über **Ursachen** von Störungen sind mit Vorsicht aufzunehmen. Der Mensch hat ein großes Kausalitätsbedürfnis. Er sucht und findet leicht einen Unfall oder eine Überanstrengung, die er anschuldigen kann – nicht zuletzt für die Versicherung. Nur die genaue Abklärung des zeitlichen Ablaufes und der Verhältnismäßigkeit kann Klärung bringen.

11.1.1
Hauptsymptom Schmerz

Der Schmerz ist wohl **das wichtigste Symptom** in der Orthopädie. Jeder Mensch weiß, was gemeint ist. Jedoch: Es gibt Indolente und Empfindliche. Der Schmerz ist so stark, wie der Patient ihn fühlt. Messbar ist er nicht. **Analogskalen** (z. B. 0 bis 10) sind Annäherungsversuche. Wie die Angaben der Patienten irreführen können, wurde in Kapitel 10.2.2 beschrieben.

Trotzdem sollte man immer versuchen, sich ein möglichst genaues Bild zu machen. Was der Patient berichtet, sagt vielleicht mehr über ihn selbst als über seine Schmerzen. Um ihre Intensität etwas objektiver abschätzen zu können, braucht es **genauere Hinweise**:

Die Auswirkungen des Schmerzes auf das tägliche Leben

Arbeitet der Patient noch? Regelmäßig oder mit Unterbrüchen? In seinem angestammten Beruf und an seinem Arbeitsplatz? Kann er bestimmte Tätigkeiten wegen der Schmerzen nicht mehr ausführen? Muss er sich helfen lassen? Hat er den Beruf gewechselt? Wegen der Schmerzen oder aus anderen Gründen? Hat er die Arbeit zeitweilig, stundenweise, unterbrechen oder längere Zeit aussetzen müssen? Bezieht er bereits eine Rente?

Gehfähigkeit: In Stunden oder Minuten, Gehstrecke, unebenes Gelände, treppauf und -ab.

Sport: Welche Sportarten? Als Hobby oder wettkampfmäßig? Behinderung? Für bestimmte Bewegungen? Andere Freizeitbeschäftigungen (Wandern, Tanzen usw.),

Schmerzen in Ruhe? **Nachts**? Selten, gelegentlich, dauernd? Hindern sie am Einschlafen? Wecken sie den Patienten nachts?

Schmerzfreie Intervalle sind wichtige Hinweise. Was lindert, was verstärkt die Schmerzen, welche Stellungen, welche Bewegungen?

Gebrauch von **Schmerzmitteln**? Ausnahmsweise, selten, gelegentlich, regelmäßig? Wie lange schon? Spontan oder auf ärztliche Anweisung? Dosierung? Diese Fragen sollten immer gestellt werden. Sie geben wichtige Anhaltspunkte, auch im Hinblick auf die Therapie, besonders für Operationsindikationen.

Beschreibung des Schmerzes

Wie empfindet der Patient die Schmerzen? Als erträglich, lästig, behindernd, quälend, unerträglich, nicht mehr auszuhalten? Die **Intensität** des Schmerzes ist in den meisten Fällen für das weitere Vorgehen ausschlaggebend: weitere Abklärung, Therapie. Je stärker die Schmerzen, desto größer ist der Druck zur Anwendung aller Mittel des diagnostischen und therapeutischen Arsenals. Schmerzen sind der häufigste Anlass für eine Therapie, eine Operation. Um die Indikation genauer abklären zu können, ist es nützlich, herauszufinden, ob die Schmerzen für den Patienten erträglich oder unerträglich sind. Besser als direkt zu fragen, ist es, die Antwort durch **Zusatzfragen**, wie beschrieben, von allen Seiten einzukreisen, abzugrenzen und zu konkretisieren, um sich einigermaßen ein Bild zu machen. Man sollte versuchen, die Schmerzintensität so gut als möglich zu schätzen. Dazu eignet sich die folgende **praktische Skala**:

I. *Geringe Schmerzen:* Lassen sich leicht ignorieren. Keine Auswirkungen auf die normale Aktivität des täglichen Lebens.

II. *Mäßige Schmerzen:* Lassen sich nicht mehr ignorieren. Stören im täglichen Leben. Zwingen den Patienten zeitweise dazu, sich mit diesem Problem zu befassen (Therapie, gewisse Modifikationen der normalen Aktivitäten).

III. *Starke Schmerzen:* Auch in Ruhe. Erhebliche Behinderung und oft schon tief greifende Veränderungen im gewohnten Lebensrhythmus. Dauernde Behandlung notwendig (Analgetika).

IV. *Invalidisierende Schmerzen:* Verunmöglichen eine normale Lebensführung, Arbeitsunfähigkeit.

Für die Diagnose geben Lokalisation und Charakter der Schmerzen die ersten wichtigen Hinweise, in welcher Richtung weiter zu suchen sei. Häufig geben sie bereits die Diagnose selbst.

Lokalisation: Bloßes Befragen bringt ungenaue Antworten. Die anatomischen Vorstellungen mancher Patienten sind erstaunlich. Mit dem Finger können sie jedoch genau zeigen, wo es wehtut, wenn man sie dazu auffordert (s. **Abb. 11.2**). So werden Hüftschmerzen in der Regel in der Leiste lokalisiert, ausstrahlend zur Oberschenkelvorderseite und ins Knie, während Schmerzen im Gesäß eher auf eine Ursache im Rücken, in der Lumbalwirbelsäule, hindeuten, besonders auch, wenn sie auf der Rückseite ins Bein hinunter ausstrahlen. Ebenso werden Schulter-

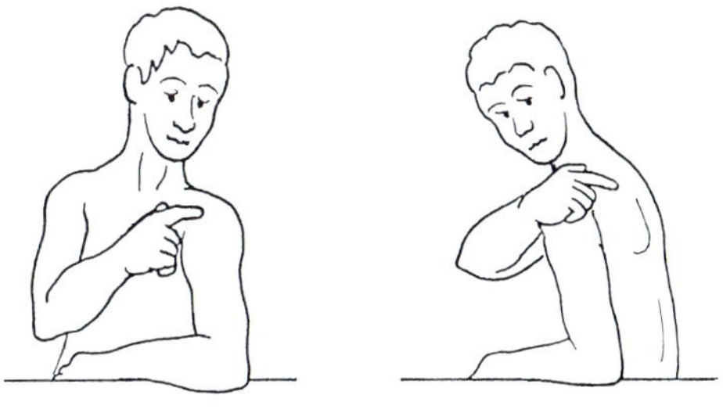

Abb. 11.2: Die **Schmerzlokalisation**.
Wo es ihm weh tut, kann der Patient besser zeigen als beschreiben. Missverständnisse lassen sich vermeiden, wenn er **mit einem Finger** möglichst genau die Stelle bezeichnet. Der *Patient links* hat wahrscheinlich eine Affektion des Schultergelenkes. Der Schmerzpunkt des Akromioklavikulargelenkes liegt noch etwas höher und ist meist scharf umschrieben. Die Schmerzen bei Affektionen der Rotatorenmanschette strahlen eher weiter nach distal aus.
Der *Patient rechts* hat vermutlich Schmerzen von seiner Halswirbelsäule aus.
An der Hüfte gilt ähnliches: (s. Abb. 64.9).

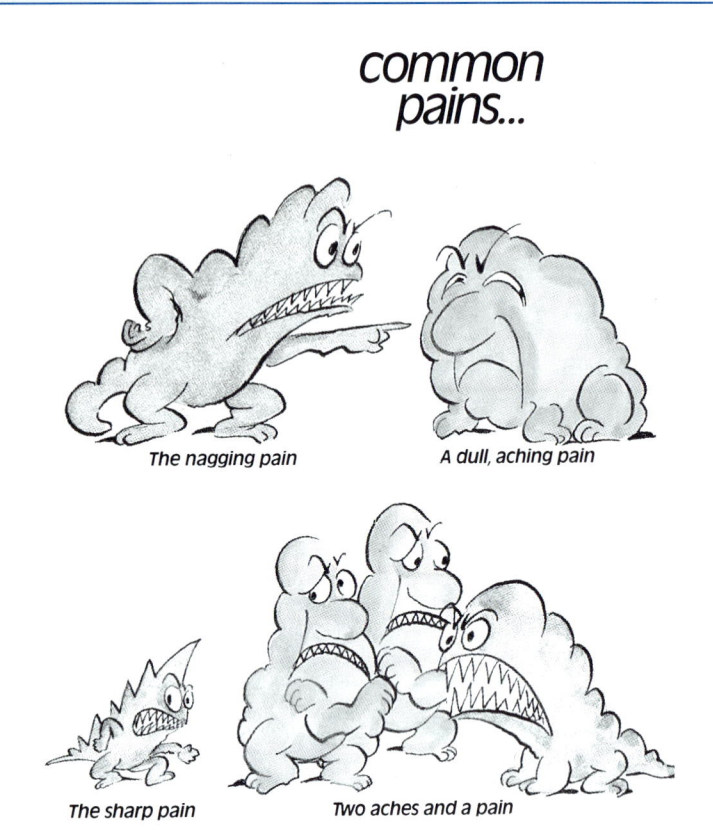

Abb. 11.3: Der Schmerzcharakter.
Hier eine etwas schnoddrige, aber immerhin differenzierte Darstellung aus einer Pharmawerbung. Tatsächlich kann der Schmerzcharakter wertvolle Hinweise für die Diagnose geben. Viele Krankheiten haben sehr typische Schmerzen: Scharf, schneidend, dumpf, wandernd, akut, schubweise, chronisch usw. Es lohnt sich, darauf einzugehen.

schmerzen meist vorne lokalisiert, während Schmerzen hinten im Schulterblattbereich eher von der Halswirbelsäule ausgehen.

Man wird sich also daran erinnern, dass **Schmerzen**

- nicht nur dort empfunden werden, wo sie entstehen, sondern auch
- ausstrahlen können; häufiger nach distal als nach proximal (z. B. Schulter → Arm, Hüfte → Knie)
- nicht selten radikulären Ursprung und entsprechende Lokalisation haben (z. B. lumbale oder zervikale Diskushernie)
- auch einmal Head'schen Zonen entsprechen können, womit innere Krankheiten orthopädische und rheumatische vortäuschen
- bei Durchblutungsstörungen oft, aber nicht immer, als claudicatio intermittens auftreten.

Auftreten der Schmerzen: umschrieben, konstant oder vage, «rheumatisch». Spontan oder in Zusammenhang mit einem bestimmten Ereignis, abhängig von Stellung, Lage des Körperteils, Belastung oder von bestimmten Tätigkeiten (liegen, sitzen, stehen, gehen, bücken, Arbeit, Sport). Ruheschmerz? Nächtliche Schmerzen? Was verstärkt, was lindert die Schmerzen? Entzündungsschmerz z. B. nimmt ab bei Ruhigstellung und Hochlagerung. Der Schmerz bei Arthrosen ist stark abhängig von Bewegung bzw. Beanspruchung. Typisch ist der «Anlaufschmerz» beim Aufstehen. «Statische Beschwerden» verstärken sich bei längerem unbeweglichem Verharren in der gleichen Stellung und nehmen bei Bewegung eher ab.

Art der Schmerzen: dumpf, dem Gefühl der Müdigkeit ähnlich, oder scharf, stechend. Brennend und klopfend bei akuten Entzündungen, krampfartig bei Muskelspasmen. Nicht zu verkennen sind die rasenden, ausstrahlenden Schmerzen bei radikulärer Symptomatologie (Ischias). Auch andere als Nervenschmerzen können ausstrahlen, z. B. Hüftschmerzen ins Knie (**Abb. 11.3**).

11.1.2 Andere Hauptsymptome

Funktionsstörungen

Funktionsstörungen des Bewegungsapparates erfährt der Patient unmittelbar und bewusst. Wenn man ihn dazu bringt, sie richtig zu beobachten und zu beschreiben, ist häufig eine Diagnose bereits möglich. Bei habituellen Luxationen (Schulter, Patella, Fibularissehnen) und schnellenden Sehnen (Finger, Hüfte) muss sie oft aus der Anamnese allein gestellt werden.

Wie äußert sich die Funktionsstörung? Welche Tätigkeiten, Verrichtungen, Bewegungen sind gestört? Durch Schwäche, Schmerzen, Blockierung, Steifigkeit, Deformität? Hinken ist häufig das erste Symptom.

Auch hier sind die **zeitlichen Verhältnisse** wesentlich: Ist die Störung dauernd, vorübergehend, wann wurde sie bemerkt, nimmt sie zu oder ab? Die Blockierungen des Kniegelenkes z. B. sind für Einklemmungen von freien Gelenkkörpern oder Meniskusteilen fast pathognomonisch.

Äußeres Aussehen

Veränderungen der Haut, Verkrümmungen, Verschmächtigung oder Verdickung von Extremitäten, Deformitäten an Thorax und Rücken, Asymmetrien, Unterschiede zwischen rechts und links, abnormer Gang, alles sind Gründe, einen Orthopäden aufzusuchen.

Seit wann bestehen diese Veränderungen? Haben sie zugenommen? Die Angaben der Patienten zu diesem Punkt sind oft unzuverlässig: z. B. werden Deformitäten lange Zeit nicht beachtet und eines Tages plötzlich entdeckt.

11.1.3
Die persönliche Situation des Patienten

Nachdem der Patient seine Hauptsymptome vorgetragen hat, versucht man sich ein Bild zu machen über die Auswirkung dieser Beschwerden auf seine persönliche Situation: Beruf und Arbeitsweise, Arbeitsausfall und Arbeitsfähigkeit, familiäre Pflichten, Lebensweise, soziale Verhältnisse, sportliche Betätigung.

Dies gibt den Rahmen, in welchem die Beschwerden gesehen werden müssen, und rückt diese in die richtigen Proportionen. Anhaltspunkte für die Behandlung zeichnen sich bereits hier ab.

Zusammenhänge zwischen Symptomen und Beanspruchung im täglichen Leben müssen gesucht werden. So kann eine Analyse der Arbeitsweise des Patienten (z. B. vornübergeneigte Körperhaltung, stereotype Bewegungen, lange dauerndes Sitzen oder Stehen in unveränderter Stellung, Bücken und Lastenheben, Knien, usw.) Hinweise auf Überlastungsbeschwerden geben.

Allgemeine Krankheitsgeschichte

Frühere Krankheiten, Verletzungen und Operationen, jetzige allgemeine Krankheiten (Diabetes, Herz- und Gefäßleiden, Infektionen, psychische Störungen, Medikamente usw.).

Allgemeinkrankheiten können Symptome am Bewegungsapparat machen oder verändern. Der Therapieplan, besonders eine Operation, hängt aber umgekehrt auch vom Allgemeinzustand des Patienten ab.

Soziale Anamnese

Die soziale Anamnese gibt oft Hinweise auf die Ätiologie (Unfälle, Berufskrankheiten, Kindsmisshandlung, Alkohol, Medikamente, psychische Komponenten usw.). In der Orthopädie bestimmt sie aber auch maßgeblich das weitere praktische Vorgehen, vor allem natürlich bei Wahleingriffen: Beruf, soziale Verpflichtungen und Abhängigkeiten müssen berücksichtigt werden im Sinne einer *ganzheitlichen Diagnostik*, nach den Prinzipien der ICIDH, wie sie in Kapitel 10.1.3 beschrieben sind.

11.1.4
Familienanamnese

Wichtig ist eine Familienanamnese vor allem in der Kinderorthopädie, wegen der angeborenen Störungen und allfälligen vererbten konstitutionellen Besonderheiten. Mercer Rang bringt dafür in seinem ausgezeichneten «Guide to Children's Orthopaedics» ein treffendes *Beispiel*:

Mutter bringt Kind wegen krummer Beine
  Doktor: «Das wird sich schon auswachsen!»
  Mutter: «Sind Sie sicher?»
  Doktor: «Ja. Gerade gestern hörte ich an einem Kongress: Experten aus Japan und New York sind sich einig darüber.»
  Mutter (zieht ihren Rock hoch): «So, und wie erklären Sie sich dann diese Narben? Meine Beine waren genau wie seine und mussten operiert werden!»

Um sich aus der Affäre zu ziehen, kann sich jetzt der Doktor überlegen, ob er eigentlich gemeint hat, 99 Prozent der Fälle würden spontan besser, und sie gehöre zum unglücklichen einen Prozent, oder die Operation sei unnötig gewesen.

11.2
Beobachtung (Inspektion)

> «Don't touch the patient – state first what you see»
> *William Osler*

Beobachtung ist die Untersuchungsmethode, die *in der kürzesten Zeit am meisten Information liefert!*

11.2.1
Erste Erscheinung

Das Alter: entspricht das Aussehen dem tatsächlichen Alter? (Manche Ärzte schätzen zuerst und kontrollieren dann.) Alter und Geschlecht engen den Kreis der möglichen bzw. wahrscheinlichen Diagnosen bereits stark ein und lassen häufig schon eine Vermutungsdiagnose zu. Als Hilfe sind in Tabelle 14.1, S. 255, Alter und Diagnosen zueinander in Beziehung gesetzt (s. a. Abb. 33.1 u. Abb. 64.8).

Weitere Hinweise geben Konstitution, Typ, Haltung, Gang usw. (**Abb. 11.4**).

Schon das **Entkleiden** selbst ist ein Test und verrät Funktionsstörungen (z. B. Schulter- und Hüftgelenkbeweglichkeit).

Die Haut: Dermatosen, Ekzeme und Entzündungen sind Hinweise auf Allgemeinkrankheiten, Kontusionsmarken, hämatome Zeichen von Verletzungen. Varicosis? Ödeme?

Operationsnarben helfen die Anamnese zu ergänzen: Viele Patienten erinnern sich nicht mehr genau. Weil Operationen bei prekären Hautverhältnissen (infektiöse Entzündungen, Ulzera, Atrophie, Kontusionen bei Frakturen usw.) eine hohe Komplikationsrate (Wundheilungsstörungen, Infekte, Nekrosen) haben, ist es gut, die Haut vorher genau zu inspizieren.

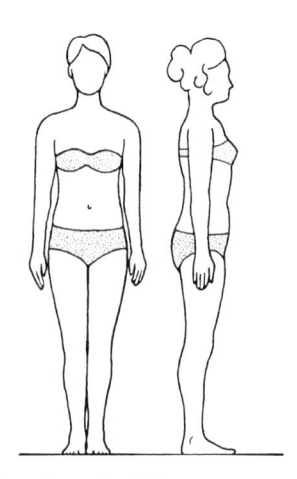

Abb. 11.4: Untersuchung im Stehen.
Eine richtige Beurteilung ist nur möglich, wenn der Patient wenigstens *so weit entkleidet* ist, wie er ins Schwimmbad gehen würde. Hautveränderungen, Narben usw. sieht man dann. Durch Rücksichtnahme auf das Schamgefühl, namentlich bei Frauen, lässt sich die Mitarbeit der Patienten bei der Untersuchung leichter gewinnen.

Unregelmäßigkeiten fallen am leichtesten auf, wenn man den Patienten genau von vorn, von der Seite und von hinten aus einiger Distanz betrachtet.

11.2.2
Inspektion im Stehen

Für die Inspektion im Stehen ist gute Beleuchtung (im Rücken des Arztes, nicht schräg) und genügende Distanz nötig. Inspektion von vorne, hinten und von der Seite: Der Patient soll gerade stehen. Nur so kann die Symmetrie des Körpers beurteilt werden. Auf Unterschiede zwischen den beiden Körperhälften ist besonders zu achten. Sie zeigen:

- Fehlstellungen und -haltungen
- Beinlängenunterschiede (siehe unten)
- Deformitäten, Achsenfehler (Definitionen: s. Kap. 38)
- Wirbelsäulenform (Definitionen: s. Kap. 55)
- Schwellungen und Atrophien.

Das menschliche Auge kann oft geringe **Asymmetrien** genauer erkennen, als dies mit Messungen möglich ist (Abb. 11.4). Mit der Feststellung der Körpersymmetrie oder einer Asymmetrie ist fast immer ein großer Schritt zur Diagnose getan.

Grundlage der Beurteilung ist die Kenntnis des normalen Bauplanes des Bewegungsapparates und der möglichen Abweichungen davon. Diese sind dargestellt in Kapitel 38.1. Die dort zu findende Tabelle 38.2 kann als «**Checkliste**» für die orthopädische Untersuchung dienen.

Eine synoptische Liste der Achsenabweichungen findet sich in Tabelle 38.5.

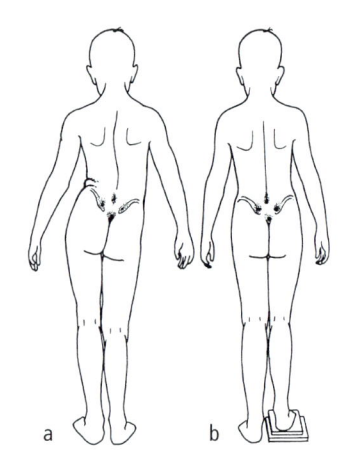

Abb. 11.5: Beinlängenmessung.
a) Im geraden aufrechten Stand wird ein nicht allzu großer Beinlängenunterschied normalerweise (bei frei beweglichen Gelenken und Wirbelsäule) ausgeglichen durch einen **Beckenschiefstand** und eine kompensatorische skoliotische Haltung. Dabei erscheint die höher stehende Hüfte dicker und das Taillendreieck stärker ausgeprägt. Die Verbindungslinie der beiden Beckenkämme bzw. Spinae ilicae post. zeigt den Beckenschiefstand an.
b) Durch Unterlegen von genügend **Brettchen** von 1 bzw. ½ cm Höhe kann der Beckenschiefstand ausgeglichen werden. Bei symmetrischem Aspekt von hinten entspricht die Höhe des Brettchenstapels der Beinverkürzung.

Diese Messmethode ist *genauer* als das Messen der Beinlängen mit dem Metermaß.

Unterschiedliche Beinlängen werden gemessen, indem sie im Stehen durch ein oder mehrere Brettchen ausgeglichen werden, auf welche der Patient mit dem kürzeren Bein steht, mit durchgestreckten Knien, bis Becken und Wirbelsäule gerade stehen. Die Höhe der Brettchen ergibt die Verkürzung. Man hat etwa sechs Brettchen von 1 cm und eines von ½ cm Dicke zur Verfügung (ausführliche Beschreibung siehe Kapitel 63: «Beinlängenunterschiede») (**Abb. 11.5**). Beinlängendifferenzen werden aber, ebenso wie Körperasymmetrien, v. a. im Beckenbereich, oft vorgetäuscht durch Fehlstellungen: Skoliose, Hüftgelenkkontraktur (s. «Funktionelle Beinlängenunterschiede», Kap. 63.1.3).

11.2.3
Inspektion im Sitzen

Wichtig zur Beurteilung der Wirbelsäule: Eine skoliotische Haltung infolge Beckenschiefstandes verschwindet beim Sitzen, ebenso die (im Stehen normale) Lendenlordose.

Eingeschränkte Hüft- und Knieflexion fallen sofort auf. An der Kniehöhe lässt sich die Unterschenkellänge ablesen usw.

11.2.4
Inspektion in Bewegung

Die Prüfung der Funktion des Bewegungsapparates ist am besten möglich durch Inspektion des Patienten im Sitzen, Stehen und Gehen, besser als auf dem Untersuchungstisch oder durch Palpation (Kap. 8.2: «Physiologie des Stehens und Gehens»).

Bei dieser Untersuchung behält der Arzt einen größeren Abstand vom Patienten (etwa 2 bis 5 m).

Dies hat *vier Vorteile*:

1. Man beobachtet **genauer**.
2. Ängstliche Patienten sind **weniger verkrampft**. Sie haben die Gewissheit, dass die Untersuchung nicht schmerzhaft ist.
3. Sie führen die Bewegungen **selbst** aus und halten in der Bewegung sofort ein, sobald sie schmerzt. Auch daraus ergeben sich wichtige Hinweise für den Untersucher.
4. Die **aktive Beweglichkeit** wird geprüft. Nur wo diese eingeschränkt ist, muss man die passive auch noch prüfen (**Abb. 11.6**):
   - *Arme* heben, senken, nach vorne, zur Seite usw. Der aktive Bewegungsumfang aller Gelenke kann so geprüft werden.
   - *Wirbelsäule:* Rumpfbeugen vorwärts, Finger bis zum Boden: Finger-Boden-Abstand (FBA)? Aufrichten der Brustwirbelsäule zuerst: Ausgleich der Kyphose?, dann des ganzen Rumpfes, Seitenneigen usw. (Weiteres s. Kap. 51.2)
   - *Becken:* Schiefstand? Ausgleich möglich? Einbeinstand: Trendelenburg? Duchenne? (s. **Abb. 11.7** u. Kap. 64.1.2: «Hüftgelenk»)
   - *Untere Extremität:* Bein anheben: aktive Beweglichkeit von Hüfte und Knie, gleichzeitig Standbein im Einbeinstand: Tragfähigkeit? Stabilität? Nimmt eine Deformität (z.B. O-Bein) zu? (Bandinsuffizienz).
   - *Absitzen:* Gelenkbeweglichkeit?
   - *Kniebeuge* bis zur Hocke: Berühren die Fersen das Gesäß? Treten beim Aufstehen Knieschmerzen auf?
   - *Aufstehen* vom Boden: Ein Kind mit progressiver Muskeldystrophie z.B. muss sich dazu mit den Händen auf den Knien abstützen. Auch bei Erwachsenen ein guter Funktionstest.
   - Hosen und Strümpfe *aus- und anziehen*, im Stehen ohne sich mit der Hand zu halten: Ein einfacher Test zur Prüfung einer Hüftinsuffizienz!

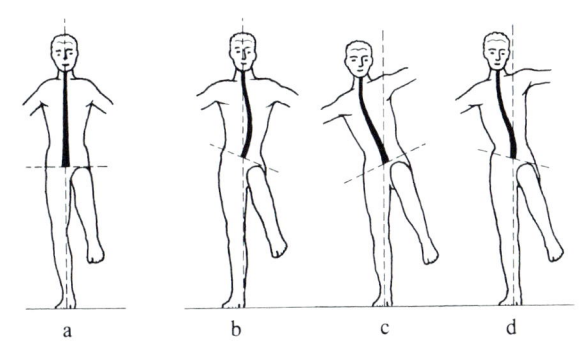

Abb. 11.7: Trendelenburg'sches und Duchenne'sches Phänomen erlauben die Prüfung der *Hüftstabilität* in der Frontalebene.

a) Der Gesunde kann im Einbeinstand das Becken mitsamt dem freien Bein anheben mit Hilfe der Abduktoren des Hüftgelenkes (Glutaeus medius). Das Becken bleibt gerade.
b) Bei einer *Hüftinsuffizienz* fällt das Becken auf der Gegenseite ab: Trendelenburg positiv.
c) Durch Überneigen des Oberkörpers und damit *Verlagerung des Schwerpunktes* über das Standbein können manche Patienten das Becken auf der Gegenseite anheben und so einen negativen Trendelenburg vortäuschen: Duchenne positiv.
d) *In schweren Fällen* sind sowohl Trendelenburg als auch Duchenne positiv. Der Patient kann auch versuchen, sich mit der gegenseitigen Hand (hier: der linken) abzustützen. Den Druck der Hand kann der Untersucher prüfen.

Beim Gehen lassen sich Trendelenburgsches und Duchennesches Hinken ebenfalls leicht erkennen. Zur Entstehung und Statik dieser Phänomene vergleiche Kapitel 8.1.1. Sie sind nicht nur bei Lähmungen des Glutaeus medius, sondern auch bei Insuffizienz anderer Genese und bei Schmerzen (Schonhinken) positiv.

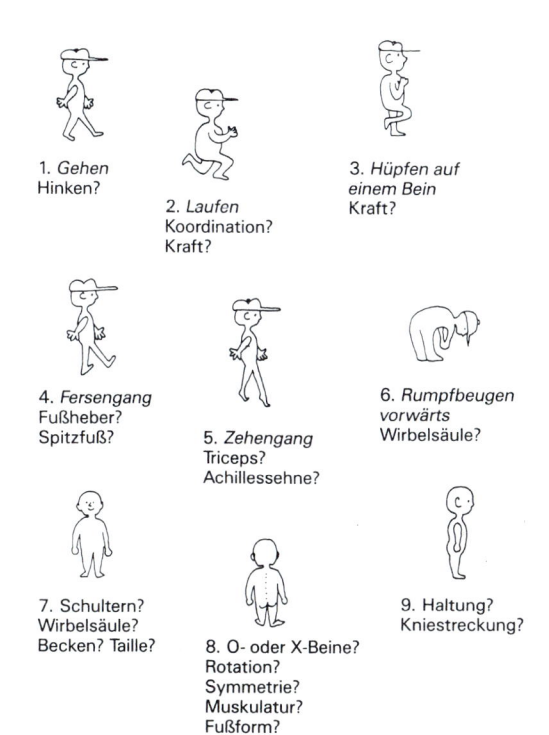

Abb. 11.6: Routineuntersuchung *in neun Schritten.*
Einfach zu merken nach einem Schema von Mercer Rang, das er für die Kinderorthopädie gezeichnet hat, das aber auch für Erwachsene zweckmäßig ist.

1. *Gehen* Hinken?
2. *Laufen* Koordination? Kraft?
3. *Hüpfen auf einem Bein* Kraft?
4. *Fersengang* Fußheber? Spitzfuß?
5. *Zehengang* Triceps? Achillessehne?
6. *Rumpfbeugen vorwärts* Wirbelsäule?
7. *Schultern? Wirbelsäule? Becken? Taille?*
8. *O- oder X-Beine? Rotation? Symmetrie? Muskulatur? Fußform?*
9. *Haltung? Kniestreckung?*

- *Zehenstand:* Plantarflexion im oberen Sprunggelenk und Kraft des Trizeps, gleichzeitig Dorsalextension der Großzehe.
- *Fersenstand:* Dorsalextension im oberen Sprunggelenk und Kraft des Tibialis anterior.

Eine Funktion kann durch **Schmerzen** behindert sein. Auch das kann man bei dieser Prüfung sehen.

11.2.5
Inspektion im Gehen

Die Beobachtung des Ganges gibt in kürzester Zeit **mehr Information** als mühsame und langwierige Gelenkbeweglichkeits- und Muskeltests auf dem Untersuchungstisch (vgl. Kap. 8.2).

Der Untersuchungsraum sollte wenigstens ein paar Meter unbehindertes Gehen erlauben. Der Gang sollte aus genügend Abstand, wenn möglich genau von vorn und hinten, beobachtet werden. Ein Korridor ist besser.

Der normale Gang ist eine komplizierte, aber harmonisch ablaufende Bewegungsfolge, und wir haben instinktiv eine recht genaue Vorstellung davon. Wie ist die Bewegungsfolge gestört? Symmetrische Gangstörung durch beeinträchtigte Koordination (Parkinson, Spastizität bei C.P.), Schwäche (Muskelkrankheiten) usw.

Jeder Mensch hat einen etwas anderen Gang. Manche symmetrischen «Gangstörungen» sind nicht eigentlich pathologisch, sondern eher als Normvarianten aufzufassen (Einwärtsgang usw.).

Was allgemein als **Hinken** bezeichnet wird, sind asymmetrische Gangstörungen. Sie haben viele Ursachen und sehr viele Erscheinungsformen (vgl. Kap. 10.2.3). Wie hinkt der Patient?

- Hinken wird vom Patienten meist einer *Beinlängendifferenz* zugeschrieben. Ist dies der Fall, bewegt sich der Körper bei jedem Schritt etwas auf und ab, es entsteht eine Art Wellenbewegung (Verkürzungshinken). Trifft das zu? Längst nicht immer.
- *Schonhinken wegen Schmerzen* ist sehr häufig: Das Bein wird möglichst wenig und möglichst kurz belastet (kurze Standphase), der Patient geht wie mit einem Dorn in der Fußsohle (Gehen auf der Außenkante usw.).
- Ein schmerzhaftes oder *insuffizientes* Gelenk (Hüfte, Knie) wird reflektorisch axial belastet, d.h. es wird unter den Schwerpunkt gebracht. Der Patient neigt sich beim Gehen auf die kranke Seite.
- Hinken wegen *Gelenkversteifung* wird nicht selten übersehen, z.B. bei Fußversteifung oder Hüftankylose. Das typische Gangbild wird aber vom guten Beobachter erkannt (Versteifungshinken).

- *Lähmungshinken* lässt sich oft schon am Gangbild erkennen: Die schlacksigen Bewegungen bei schlaffer Lähmung sind typisch und erinnern an Marionetten. Spastischer Gang wirkt steif, verkrampft, mit Bewegungen «en bloc», und ist oft mit Innenrotation verbunden.
- Der Gang des *Hemiplegikers* ist zu erkennen an der Zirkumduktion und der fehlenden Mitbewegung des Armes.
- Auch *periphere Lähmungen* machen typische Gangbilder (vgl. Kap. 8.1 u. Kap. 34.1.2):
- Bei Lähmung der Fußheber (Peronäusparese) muss das Bein hochgehoben werden, damit die hängende Fußspitze nicht am Boden schleift. Sie wird dann zuerst aufgesetzt: «Steppergang».
- Lähmung der Wadenmuskulatur verunmöglicht das Abrollen und Abstoßen vom Boden. Der Schritt wird kurz, der Gang langsam: «Hackengang».
- Bei Quadrizepslähmung muss das Knie überstreckt aufgesetzt werden (zur Stabilisierung).
- Hüftlähmung führt zum typischen Trendelenburg-Hinken mit Absinken des Beckens zur Gegenseite: siehe Kapitel 64.1.2 und Abbildung 11.7.
- *Koordinationsstörungen* können am Gangbild als solche erkannt und damit von orthopädischen Affektionen abgegrenzt werden.
- *Innen-* oder *Außenrotationsgang* werden häufig bei Kindern beanstandet. Ist er beidseitig symmetrisch, handelt es sich meistens um Varianten im Bereich der Norm, häufig um Gewohnheiten. Die Verdrehung kann überall zwischen Hüfte und Fuß lokalisiert sein. Näheres im Kapitel 39: «Häufige Normvarianten».

Stand- und Schwungfunktion sind für jedes Bein einzeln zu beobachten. Die beiden Phasen wechseln bei jedem Schritt (s.a. Kap. 8.3). Die Standbeinphase ist wichtiger.

- *Standbein:* Trägt es überhaupt? Muss der Patient mit einem oder zwei Stöcken nachhelfen? Welchem Bein hilft der Stock? (Er wird im gleichen Rhythmus wie das kranke Bein vorgesetzt, meistens auf der Gegenseite.) Trendelenburg? Duchenne? (Siehe «Diagnostik des Hüftgelenkes», Abb. 64.10). Verkürzte Standphase? Dies ist ein sicheres Zeichen für eine Störung (Schmerzen, Insuffizienz). Berührt die Ferse den Boden auch in der Standphase nicht, also Spitzfuß?
- *Schwungbein:* Können das Bein, der Fuß, genügend angehoben werden? Steppergang? Hängefuß? Zirkumduktion und Steifhaltung, wie bei Hemiplegie?
- *Abheben des Fußes:* Mit kräftigem Abstoßen auf dem Fußballen (Triceps surae)?
- *Aufsetzen* auf dem Boden: Mit Abrollen über die Ferse (Fuß- und Zehenheber) oder Aufsetzen der

ganzen Fußsohle gleichzeitig oder auf der Fußballe zuerst (Spitzfuß, Hängefuß)? Abrollen über die Außenkante oder Abknicken nach medial? usw.

Wenn die Beobachtung der einzelnen Gangphasen wegen des raschen Wechsels etwas schwierig erscheint, kann die Betrachtung des **Einbeinstandes** (als «eingefrorene» Gangphase) die Situation klären helfen.

- *Zehen-* und *Fersengang:* Damit wird die Aktion des Triceps surae bzw. der Fuß- und Zehenheber und gleichzeitig die Beweglichkeit des oberen Sprunggelenkes geprüft.
- *Treppensteigen* ist ein ausgezeichneter Funktionstest. Ist es alternierend möglich oder nur, indem immer das gleiche Bein vorausgeht und das andere nachgezogen wird? Welches wird nachgezogen? Welche Stufenhöhe überwindet das Bein?, als Schwung- und als Standbein? Zwei verschiedene Funktionen werden so gleichzeitig getestet. Treppauf geht das bessere Bein vor, das Kranke wird nachgezogen, treppab ist es umgekehrt. Stimmt es? Warum?
- *Hüpfen auf einem Bein* (Kraft, Koordination), Laufen (z. B. auf dem Korridor): wichtig bei Kindern.

11.2.6
Der «orthopädische Status»

Aus der *Beobachtung* allein ergibt sich im Allgemeinen schon ein ziemlich erschöpfendes Bild der vorliegenden **Funktionsstörung** (s. Abb. 8.12 bis Abb. 8.18, Kap. 8.2).

Die einzelnen aus der einfachen Beobachtung gewonnenen Daten sind vielleicht nicht so exakt, wie man sie mit dem Winkelmaß im Liegen *nachmessen* kann, aber sie haben den großen Vorteil, dass sie realistisch und **praxisbezogen** sind.

Sie geben ein Bild vom Zustand der Funktionsstörung in ihrer unmittelbaren Bedeutung für den Patienten. Dieses Bild muss dem Therapieplan zu Grunde liegen, wenn es um die Wiederherstellung einer für den Patienten brauchbaren Funktion geht. Für die Dokumentation eignet sich dazu sehr gut die **ICIDH**. Sie ist in Kapitel 10.1.3 eingehend beschrieben.

Eine effiziente Methode

Nach dem Vorhergehenden erscheint vielleicht die Inspektion etwas lang. Sie ist es nicht. Tatsächlich spielt sie sich, routinemäßig abgewickelt, sehr schnell ab, **in wenigen Minuten**.

Beobachtung und Interpretation sind, bei einiger Übung, viel raschere Vorgänge als z. B. das Lesen einer Krankengeschichte.

Erst jetzt soll «Hand an den Patienten gelegt werden».

11.3
Manuelle Untersuchung

Für die manuelle Untersuchung *liegt* der Patient üblicherweise auf einer flachen Unterlage. Dies ist bequem für den Arzt und zweckmäßig, z. B. für die Untersuchung der Hüfte, im Übrigen nicht allzu ergiebig.

Vieles lässt sich ebenso gut, manches besser **im Sitzen** (an Nacken, Schultern, Armen, Knien) bzw. im Stehen (Rücken) untersuchen. Man wird den Untersuchungsgang der Situation anpassen.

- Lokalisieren des **Schmerzes**
- **Druckdolenz:** Welche Gewebe sind empfindlich? Gelenk, Muskulatur, Skelett, Sehnenscheiden oder -ansatzstellen
- typische **Schmerzpunkte**, z. B. Tabatière, Proc. styloideus, Epikondylus, Schultergelenk. Bewegungs- und Stauchungsschmerz usw.
- **Hauttemperatur**
- **Ödeme**
- periphere **Arterienpulse**, v. a. am Bein: A. femoralis, A. poplitea, A. dorsalis pedis, A. tibialis
- **Schwellungen:** Konsistenz, Abgrenzung, Beziehung zum Skelett
- **Gelenkerguss**, Kapselverdickung
- Zustand der **Muskulatur**: Tonus, Atrophie, Spastizität, Verkrampfung, Myogelosen (Myokinesigraphie: s. Kap. 8.3)
- Palpation der **Gelenke** während der Bewegung: Reiben und Knarren «Schnappphänomen» bei kongenitaler Hüftluxation (siehe dort) usw.
- Palpation von **Sehnen** bei Bewegung: Das Schnellen von Daumen- und Langfingersehnen bei Tendovaginitis stenosans, dasjenige des Tractus ileofemoralis und das Knirschen bei Tendovaginitis oder Peritendinitis (Tib. ant., Achillessehne) sind einwandfrei mit den Fingerspitzen zu fühlen
- Prüfung der **Frakturkonsolidation**: Falsche Beweglichkeit, federnder Widerstand.

Anatomie am Lebenden

Klinische Untersuchung des Bewegungsapparates ist Anatomie am Lebenden, somit nur sinnreich auf Grund guter *Kenntnis der topographischen Anatomie*. Was früher eine Selbstverständlichkeit war, ist im Zeitalter der molekularen Medizin vielleicht eine nicht ganz überflüssige Bemerkung.

Zur klinischen Diagnostik hat auch die **manuelle Medizin** beigetragen. Eine verfeinerte Untersuchung der Gelenke, ihrer Bewegungsmuster, allfälliger Blockierungen, Verspannungen der Muskulatur usw. gibt dem in **manuellen Untersuchungsmethoden** Geübten diagnostische Hinweise, vor allem bei Schmerzzuständen im Bereiche der Wirbelsäule (siehe dort).

Die Befunde lassen sich kaum objektivieren, das Fingerspitzengefühl ist ausschlaggebend. Die Vermittlung dieser «Kunst» ist schwierig, schon weil die verschiedenen Schulen nicht leicht eine gemeinsame Sprache finden. Es ist deshalb nicht erstaunlich, dass die Schulmedizin diese Lehren und Techniken nur skeptisch und zögernd in ihr System eingliedert.

Die **therapeutische manuelle** Tätigkeit bleibt wohl den darin besonders geschulten Ärzten und Therapeuten vorbehalten. Die **diagnostischen** Möglichkeiten wird sich jedoch jeder Arzt, der mit Rückenpatienten zu tun hat, mit Vorteil zu Nutze machen. Es werden genügend Kurse usw. angeboten, in welchen er sich das Wissen und die nötige Fertigkeit aneignen kann.

Eine wichtige Regel ist, keine Kraft anzuwenden. Die Untersuchung muss *schmerzlos* geschehen, weil sonst der Patient sofort mit Abwehrspannungen reagiert und so die weitere Untersuchung blockiert.

11.4
Bewegungsprüfungen und Gelenkmessungen

Besonders gewissenhafte Ärzte haben sich schon bei dieser Untersuchung Sympathie und Vertrauen ihrer Patienten verscherzt. Dabei hatten sie nicht die Absicht, ihnen **Schmerzen** zuzufügen.

Es ist gut, zuerst den Patienten **selbst** die Bewegungen ausführen zu lassen. Er hat dann keine Angst, dass Sie ihm wehtun. An dem Punkt, wo der Schmerz beginnt, hält er inne.

- Prüfung des **aktiven** Bewegungsumfanges aller Gelenke, gegen die Schwerkraft, gegen Widerstand: Schmerzhemmung, Lähmung, Sehnenruptur, Gelenkversteifung?
- **Passive** Beweglichkeitsprüfung der Gelenke: Bewegungsumfang in allen Bewegungsebenen. Sie sollte nicht in einen Zweikampf zwischen Arzt und Patient ausarten bzw. als ein Test zur Prüfung der Schmerztoleranz missverstanden werden.

Indem man vorsichtig vorgeht und das Gesicht des Patienten beobachtet, statt gebannt auf das Gelenk zu starren, lassen sich solche Peinlichkeiten vermeiden (s. **Abb. 11.8**). Brauchbare Befunde lassen sich ohnehin nur an entspannten Patienten erheben.

Die Bewegungsausschläge werden gemessen mit einem **Winkelmesser** (Goniometer) oder geschätzt. Einzelne Messwerte haben keine allzu große Aussagekraft, weil die individuellen Unterschiede recht groß sind und es keine eigentlichen Normwerte gibt.

Gleichzeitig mit der passiven Beweglichkeit kann auch die **Muskelkraft** gegen Widerstand geprüft werden (s.a. Kap. 11.4 u. Kap. 11.5.2: «Muskelprüfung»), bei Lähmungen etwa nach einem Schema in drei Schritten, das für alle Gelenke gleich ist und für die Schulter (den Deltoideus) etwa so lautet:

- «Lassen Sie mich Ihren Arm anheben»
- «Halten Sie ihn jetzt selbst»
- «Bleiben Sie jetzt in dieser Stellung, wenn ich versuche, den Arm wieder hinunterzudrücken».

Zweck der Messungen ist der Vergleich:

- Vergleichsmessungen zwischen symmetrischen Organen. Auch geringe **Seitendifferenzen** zwischen rechts und links haben eine hohe Aussagekraft. Bei Arm- und Beinaffektionen müssen immer beide Seiten vergleichend untersucht werden.
- **Verlaufskontrollen:** Vergleichende Messungen des gleichen Gelenkes in regelmäßigen Zeitabständen geben ein genaues Bild des Krankheits- bzw. Heilungsverlaufes und ermöglichen eine gezielte Therapie. Voraussetzung dafür ist eine gute Dokumentation.

Genaue Messmethoden sind deshalb notwendig, obwohl man für die Diagnosestellung allein meist mit Schätzungen auskommt.

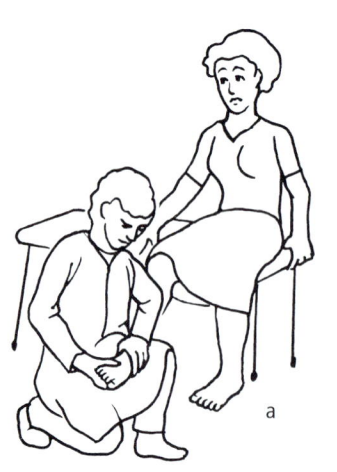

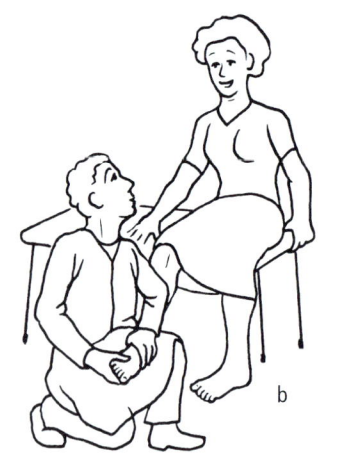

Abb. 11.8: Manuelle Untersuchung.
a) Dieser Arzt konzentriert sich auf den Fuß. Er stellt eine eingeschränkte Beweglichkeit fest. Da er keinen Blickkontakt mit der Patientin hat, entgeht ihm, dass sie möglicherweise Schmerzen hat und ängstlich den Fuß verkrampft.
b) **Blickkontakt.** Der Arzt sieht sofort, ob die Patientin Schmerzen hat, auch wenn sie das nicht sagt. Er wird bei seiner Untersuchung entsprechend vorsichtig vorgehen, z.B. zuerst die aktive Beweglichkeit prüfen usw.

Besonders zu beachten ist die

- **Einschränkung der Beweglichkeit:** Schmerzhemmung, federnder Weichteilwiderstand oder harter, knöcherner Anschlag, Blockierung? kapsuläre oder knöcherne Ankylose? Kontrakturen (Definition s. Kap. 38.2.1), Muskelkraft?
- **Übermäßige Beweglichkeit**, Laxität, z. B. überstreckbares Knie (konstitutionell oder erworben: Kap. 38.3 u. Kap. 38.4).
- **Falsche Beweglichkeit:** Instabilität, Luxation oder Subluxation (z. B. Schulter, kongenitale Hüftluxation, Patella), seitliche Bewegungen bei Scharniergelenken (Aufklappbarkeit = Bandinsuffizienz bei Bandläsionen), auch z. B. bei Varusgonarthrose, Schublade usw. (s. a. am Kniegelenk, Kap. 66.7 u. Kap. 66.16.1; am oberen Sprunggelenk, Kap. 68.5.1 u. Kap. 68.6.2).

Wichtig ist besonders, ob die **Mittelstellung** («*Funktionsstellung*», Tab. 38.4, S. 607) erreicht wird oder nicht, d. h. ob eine **Kontraktur** vorliegt, weil solche in der Regel Störungen der Funktion des gesamten Bewegungsapparates zur Folge haben (Kap. 38.1 u. Kap. 38.6).

Gelenkmessungen

Definitionen:

- *Flexion* = Beugung
- *Extension* = Streckung.

Am Fuß ist diese Bezeichnung nicht eindeutig, deshalb spricht man von:

- Plantarflexion (Senken der Fußspitze) und Dorsalextension (Heben der Fußspitze)
- *Abduktion* = Abspreizung von der Mittellinie
- *Adduktion* = Zuspreizung zur Mittellinie
- *Außenrotation* = Auswärtsdrehung
- *Innenrotation* = Innendrehung (Schulter, Hüfte)
- *Supination* = Umwendbewegung des Vorderarmes im Radioulnargelenk resp. des Fußes im unteren Sprunggelenk, so dass die Handfläche nach oben resp. die Fußsohle nach innen schaut
- *Pronation* = gegensinnige Umwendbewegung: Handfläche nach unten resp. lateraler Fußrand nach außen oben. Merkhilfe: Mit supinierter Hand hält man einen Teller Suppe, in Pronation ein Stück Brot. (Definitionen von Achsenabweichungen, s. Kap. 38.1; Tab. 38.5).

Gelenkmessungen können auf verschiedene Art gemacht und notiert werden. Hier wird die «*Neutral-0-Methode*» angegeben, die von der deutschen und der schweizerischen Gesellschaft für Orthopädie ausgearbeitet und empfohlen wurde. Diese Methode gestattet eine **einfache** und **eindeutige Messung** und **Protokollierung**.

Die Neutral-0-Methode

Die Bewegungen jedes einzelnen Gelenkes werden *von einer einheitlich definierten Neutral- oder Nullstellung aus* gemessen. Diese entspricht einer «anatomischen Normalstellung», d. h. der Stellung der Gelenke bei aufrechtem geradem Stand mit hängenden Armen.

So sind etwa Knie und Hüften in Nullstellung gestreckt, während der Fuß rechtwinklig zur Tibiaschaftachse steht. Von dieser Stellung aus werden die Winkel der Bewegungsausschläge in jeder Bewegungsebene in beiden Richtungen gemessen, im oberen Sprunggelenk z. B. in der Sagittalebene in Dorsalextension und Plantarflexion (**Abb. 11.9**).

Die **Notierung** ist am einfachsten nach der *Null-Durchgangsmethode*. Sie besteht aus der Legende und drei Zahlen: Zuerst der eine Bewegungsausschlag, gemäß der Legende, dann beim Durchgang durch die Neutralposition die Null, normalerweise in der Mitte, und als dritte Zahl der Endausschlag auf der Gegenseite. Für ein normales Kniegelenk ergibt sich also etwa:

- Flexion: 140°, Nullstellung: 0°, Extension: 5°
- im Protokoll: Flex./Ext.: 140°/0°/5°.

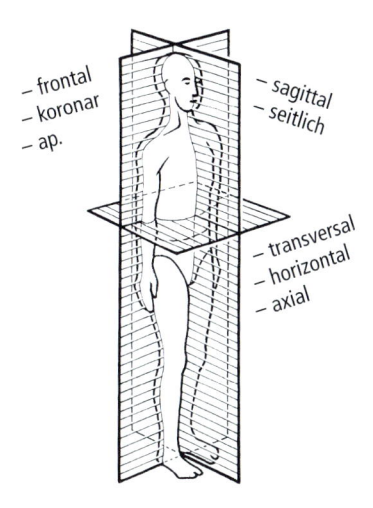

Abb. 11.9: Die «**Neutral- oder Null-Stellung**» (anatomische Normalstellung) als Ausgangsstellung für die Messung der Gelenkbeweglichkeit.
Sagittalebene: Flexion und Extension,
Frontalebene: Ab- und Adduktion,
Transversalebene: Rotation.

Drei Ebenen für die Bildgebung:

- Frontalebene: ap.-Röntgenbild;
  CT, MRI: *koronare* Schnitte
- Sagittalebene: seitliche Röntgenbilder;
  CT, MRI: *sagittale* Schnitte
- Transversalebene: mit konventionellem Röntgen nicht möglich;
  CT, MRI: *axiale* Schnitte

Wird (bei einer **Kontraktur**) die Nullstellung nicht erreicht, steht die Null nicht in der Mitte, sondern auf der Seite der Bewegungseinschränkung. Bei einem Knie mit einer Flexionskontraktur von 30° (Streckdefizit von 30°) also:

- Flex./Ext.: 140°/30°/0°
- was bedeutet: Flexion 140° bis Flexion 30°, Extensionsdefizit 30°.

Im Folgenden ist die **Messtechnik** mit Bezugspunkten, Gliedmaßenachsen und dem durchschnittlichen Bewegungsbereich bei Erwachsenen für jedes Gelenk einzeln dargestellt und als Ergänzung dazu **die Bedeutung der Gelenkbeweglichkeit** und ihres Ausfalles für die praktisch wichtige Funktion im täglichen Leben.

Eingeschränkter Bewegungsumfang und tatsächliche Behinderung

Die Messung der Beweglichkeit der einzelnen Gelenke in drei Ebenen und in Winkelgraden eignet sich gut für die standardisierte Untersuchung.

Über die praktische Funktion sagen die abstrakten Zahlen jedoch nicht viel aus. Entscheidend für die Patienten ist ihre **Behinderung im täglichen Leben** und **bei der Arbeit** und ihre verbliebenen **Restfähigkeiten** im Sinne der ICIDH (s. Kap. 10.1.3). Die Angaben der Patienten lassen sich weitgehend mit den Winkelmaßen korrelieren. Wegleitend sind die Methoden der Outcomes studies (Kap. 25.3).

Um die Routineuntersuchung etwas **praxisorientierter** zu gestalten, vor allem aber im Hinblick auf die tatsächliche Behinderung des Patienten (Gutachten!) und die therapeutische Zielsetzung (Physiotherapie, Operationen), ist es nützlich, gleichzeitig mit der Winkelmessung **die funktionellen Ausfälle** zu erfragen, festzustellen und zu notieren.

Hinweise dazu sind deshalb den Zeichnungen für die einzelnen Gelenkmessungen beigegeben.

Für die Bedeutung der Gelenkbewegung s. a. «Die Physiologie des Stehens und Gehens», Kapitel 8.2.

Wesen und Auswirkung von **Kontrakturen** (Gelenkfehlstellungen) sind im Kapitel 38.2: «Gelenkkontrakturen – Gelenkfehlstellungen – Ankylosen» beschrieben.

Die beste Stellung für versteifte Gelenke (Ankylosen, Arthrodesen), d.h. die so genannte **Funktionsstellung**, ist in Tabelle 38.4 zu finden.

Bewegungsprüfung

Siehe **Abbildungen 11.10** bis **11.19**.

Bei allen Figuren sind Grundstellung sowie **physiologischer Bewegungsumfang** notiert. Dieser ist individuell stark variabel. Signifikant sind vor allem **Seitendifferenzen**.

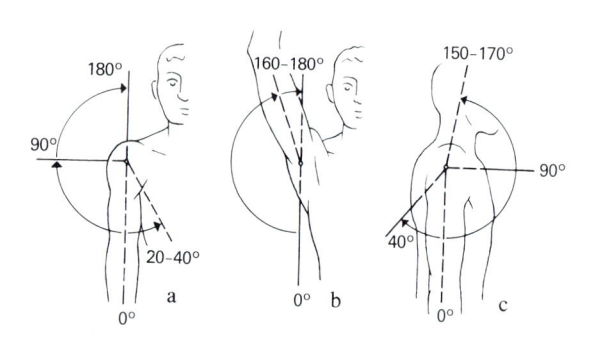

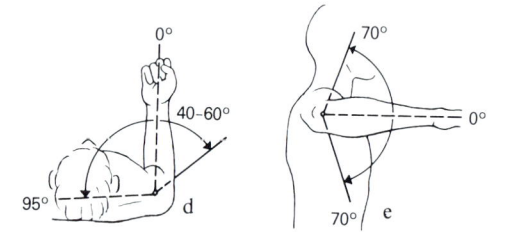

Abb. 11.10: Schultergelenk.
a) Seitwärtsheben *(Abduktion)*.
b) Beim Armheben *über die Horizontale* dreht sich das Schulterblatt mit. Bei Bewegungseinschränkung im Schultergelenk selbst setzt diese Drehbewegung früher ein und ist viel ausgeprägter (s. Kap. 46.1.1).
c) Armheben vorwärts *(Elevation)*. Auch hier dreht sich das Schulterblatt mit, je höher der Arm, desto mehr (vgl. Abb. 46.12).
d) *Rotation* bei angelegtem Ellbogen.
e) Rotation bei abduziertem Arm.

Praktische Funktion des Schultergelenkes:
– *Armheben:* Kämmen (v. a. für Frauen sehr wichtig!), Gesichtspflege, essen. Erreichen hochgelegener Gegenstände (z. B. Küchentablare).
– *Außenrotation:* Kämmen, Nackengriff (Körperpflege, Mantel anziehen, Knöpfe schließen).
– *Innenrotation:* Rückengriff. Waschen, Knöpfe, Reißverschlüsse. Griff in die Hosentasche, Intimpflege (wer sich nach dem Stuhlgang nicht selbst säubern kann, ist praktisch pflegebedürftig).
– **Überkopftätigkeiten** sind bei vielen Arbeiten (Haushalt, Baugewerbe usw.) gefordert und spielen bei bestimmten Sportarten (Werfen) eine große Rolle. Das *physiologische Armheben* geschieht normalerweise in der Ebene des Schulterblattes: Elevation in leichter Abduktion, bei mittlerer Rotation (s. a. Abb. 46.3).

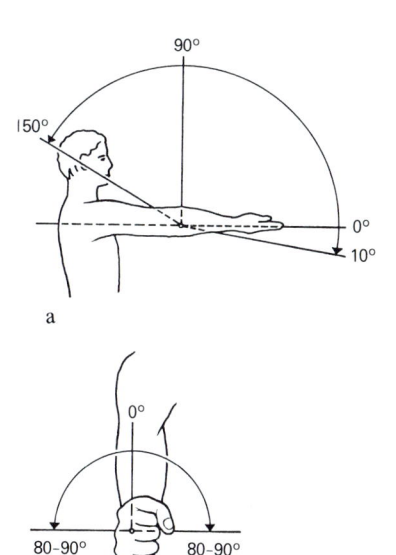

11. Orthopädische Diagnosetechnik

Abb. 11.11:
a) **Ellbogen:** Flexion – Extension
b) **Vorderarm:** Pronation – Supination (vgl. auch Kap. 48.1).

Praktische Funktion:
Ellbogen:
– Extension: Erreichen weiter entfernter Gegenstände.
– Flexion: Erreichen von Gesicht (Waschen) und Mund (Essen)

Vorderarm:
– Pronation: bequeme Arbeitshaltung: Fehlende Pronation muss durch seitliches Anheben des Ellbogens kompensiert werden, was ermüdend, unbequem und unschön ist.
– Supination: Tragen von Gegenständen auf der flachen Hand, Lasten heben, Untergriffe fassen (Schubladen), Fenstergriffe, Hahnen, Schraubverschlüsse öffnen und schließen, Schrauben ein- und ausdrehen.

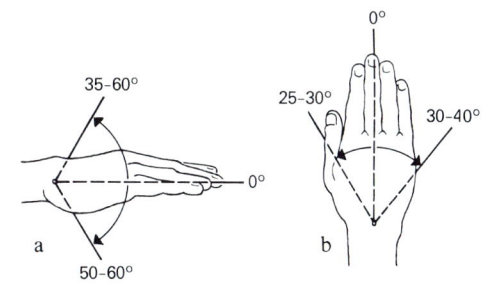

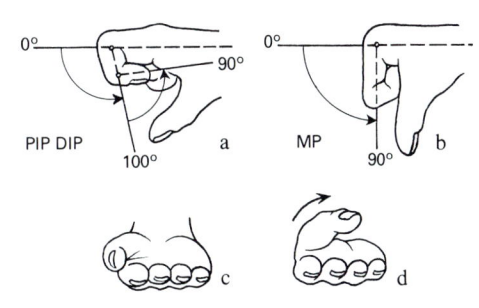

Abb. 11.13: Finger:
a) Flexion im distalen (DIP) und im proximalen Interphalangealgelenk (PIP) (vgl. Abb. 49.3)
b) Flexion im Metakarpophalangealgelenk (MP)
c) Daumen
d) Opposition des Daumens

Praktische Funktionen:
Fingergrundgelenke:
– Flexion: alle Griffarten (Kraftgriff, Feingriff). Relativ schwierige tägliche Verrichtungen sind: Knöpfe schließen, Schuhnestel binden usw.

Daumen:
– Daumenabduktion und -opposition: Kraft- und Spreizgriff. Größere runde Gegenstände halten (Flaschen, Gläser).

Dies sind nur einige besonders wichtige Bewegungen. Weiteres zur Funktion von Hand und Fingern siehe Kapitel 49.1.

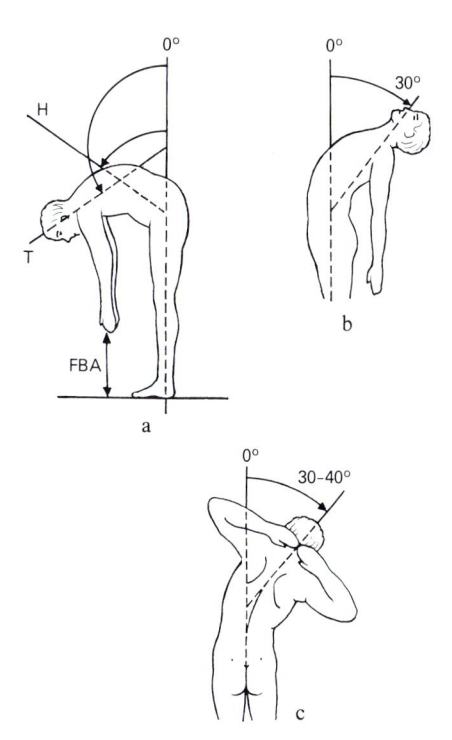

Abb. 11.12: Handgelenk.
a) Flexion (palmar) – Extension (dorsal);
b) Radialabduktion – Ulnarabduktion.

Praktische Funktion:
– Dorsalextension: notwendig für kraftvollen Faustschluss. Bei palmar gebeugtem Handgelenk haben die Finger keine Kraft.
– Ein *steifes Handgelenk* (in leichter Dorsalextension und Ulnarabduktion) hat keine allzu große Behinderung zur Folge, solange es schmerzfrei und stabil ist.

Abb. 11.14: Wirbelsäule.
a) Vorneigen (Rumpfbeugen nach vorne). H: Hüftflexion. T: Totaler Bewegungsumfang. FBA: Finger-Boden-Abstand.
b) Rückwärtsneigen.
c) Neigen zur Seite.

Differenziertere Beweglichkeitsprüfung der Wirbelsäule siehe Kapitel 51.2.

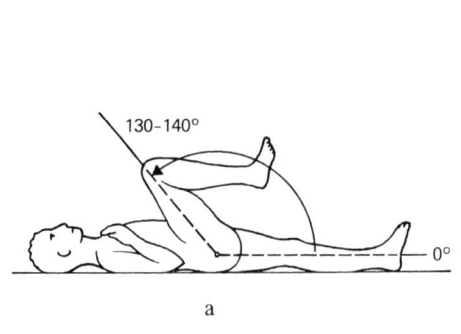

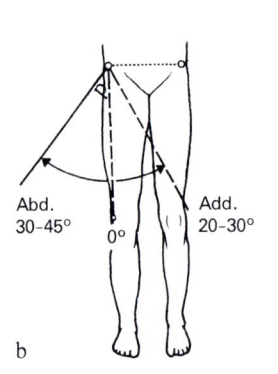

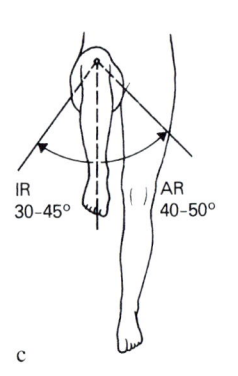

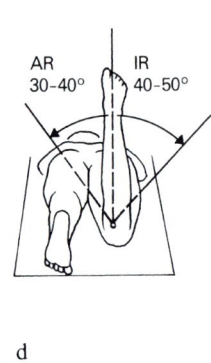

Abb. 11.15: Hüftgelenk.
a) *Flexion – Extension.* Eine Flexionskontraktur kann kompensiert werden durch Hyperlordose und wird leicht übersehen. Bei der Untersuchung muss das Kreuz auf der Unterlage aufliegen. Gegebenenfalls muss man dies durch Flexion der Gegenhüfte erzwingen: siehe Kapitel 64.1.2, Abbildung 64.11 (Thomas'scher Handgriff).
b) *Abduktion – Adduktion.* Wichtig ist die genaue Markierung der beiden Spinae iliacae ant. Ihre Verbindungslinie ist die Grundlinie der Messung. Täuschungen kommen leicht vor. Diese Winkel sollten genau gemessen werden wegen ihrer Beziehung zur funktionellen Beinlänge (s. u. Abb. 11.20).
c) *Innen-* und *Außenrotation* bei gebeugten Hüften.
d) Genauer und aussagekräftiger ist die Rotationsmessung bei gestreckter Hüfte in Bauchlage. Kleine Seitendifferenzen sind oft die ersten Zeichen eines Hüftleidens!

Praktische Funktion des Hüftbewegungsraumes.
- *Flexion:* Sitzen: auf niederen Sesseln kann nur sitzen, wer die Hüften gut flektieren kann. Je schlechter die Flexion, desto höher muss der Stuhl sein. Dabei muss der Kranke schräg und an der vorderen Kante sitzen (s. Abb. 38.10). Sitzen auf der Toilette! (evtl. mit erhöhtem Ring!)
  Bücken, Kauern, Schuhe binden, Strümpfe anziehen, Pedicure (all dies hängt auch stark von der Wirbelsäulenbeweglichkeit ab).
- *Extension:* Aufrechtes Gehen ohne Vornüberneigen und/oder Hyperlordose.
- *Abduktion:* – Abspreizen: Für Frauen kann sich ein sexuelles (meist überwindbares) Problem stellen.
  Einschränkung der Abduktion macht im übrigen, außer etwa beim Reiten, kaum Behinderungen.
- *Adduktion:* Einschränkung macht kaum Behinderung. Kontrakturen (Definition s. Kap. 38.2) in Ab- oder Adduktion machen hingegen erhebliche Störungen: Die Beine erscheinen ungleich lang (funktionelle Beinlängendifferenzen, siehe Kapitel 63.1.3 u. Abbildung 11.20). Beckenschiefstand und Skoliosen (s. Kap. 57.1).
- *Außenrotation:* Eventuell wichtig zum Schuhe binden und Strümpfe anziehen.
- *Innenrotation:* Stemmen beim Skifahren.
  Ausfälle von Außen- bzw. Innenrotation machen kaum Behinderungen.
  Kontrakturen in Außen bzw. Innenrotation machen beschwerlichen Auswärts- bzw. Einwärtsgang.
- Für das *Stehen* ist eine gute Grundstellung wichtig. Kontrakturen in Ab- oder Adduktion, Rotation oder Flexion stören beträchtlich.
- Für das *Gehen* genügen relativ geringe Bewegungsausschläge in Flexion.
- beste Stellung für Versteifung: Mittelstellung mit leichter Flexion.

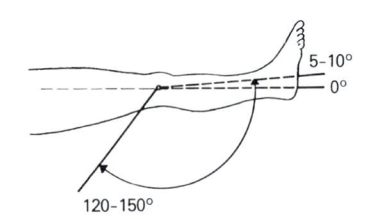

Abb. 11.16: Knie: Flexion – Extension.

Praktische Funktion:
- *Extension:* gerades Stehen mit gestreckten Knien (Stehen und Gehen mit gebeugtem Knie wirkt sich wie eine Beinverkürzung aus und ist beschwerlich).
- *Flexion:* zum bequemen Sitzen, vor allem bei engen Verhältnissen (Kino, Theater, Tram, Bus) sind wenigstens 90° nötig. Knien, kauern, Schuhe binden usw. brauchen in der Regel mehr (auch abhängig von Beweglichkeit der Wirbelsäule und der Hüfte). Zum bequemen *Aufstehen* aus dem Sitzen sind 100°–110° notwendig.
- zum *Stehen* ist die volle Extension wichtig. Schon leichte Flexion erhöht die Beanspruchung unverhältnismäßig.
- zum ruhigen *Gehen* genügen ca. 20° Flexion. Dabei ist die Beanspruchung des Gelenkes und der Muskulatur gering.
- *Belastung bei stärkerer Flexion* erfordert große Muskelkraft und ergibt sofort außerordentlich hohe Beanspruchung des Gelenkes (Laufen, Treppen steigen)!
- Das Überwinden von Unebenheiten, Schwellen etc. erfordert größere Flexionswinkel in der (unbelasteten) Schwungphase.

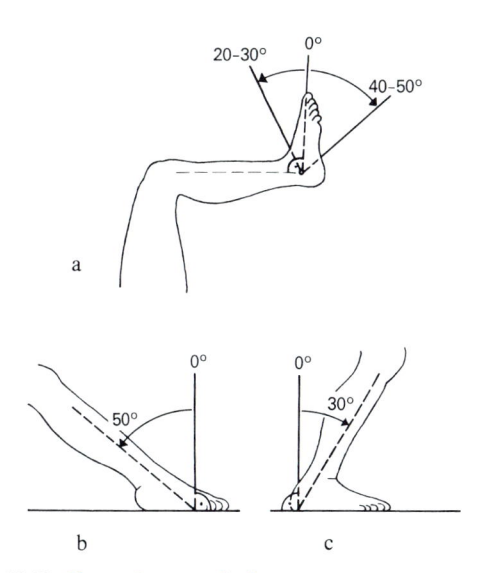

Abb. 11.17: Oberes Sprunggelenk.
a) *Dorsalextension – Plantarflexion:* bei gebeugtem Kniegelenk zu prüfen, sonst spannt der Gastrocnemius.
b und c) Genauer und der physiologischen Funktion besser entsprechend ist die Messung im Stehen.

Praktische Funktion:
– *Dorsalextension:* normales Auftreten und Abrollen, vor allem aufwärtsgehen, Treppen steigen.
– *Plantarflexion:* schnelles Laufen, Springen (abstoßen), Zehenstand, Tragen von Schuhen mit hohen Absätzen.
– *Spitzfußkontraktur* siehe Kapitel 68.1 und Kapitel 69.4.1.
– Ein in Mittelstellung (0°) steifes OSG hat keine allzu große Behinderung zur Folge, solange es schmerzfrei und stabil ist.

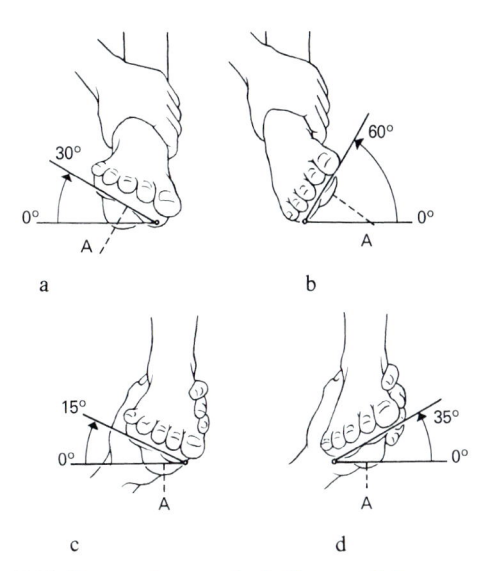

Abb. 11.18: Unteres Sprunggelenk, Chopart, Lisfranc.
Die Bewegungsachsen sind schräg und komplex, die Nomenklatur ist nicht einheitlich. Als Pronation, auch Eversion wird die Hebung des äußeren, als Supination, auch Inversion, die Hebung des inneren Fußrandes bezeichnet. Oft ist es wichtig, die Beweglichkeit des unteren Sprunggelenkes und jene des Mittelfußes getrennt zu beurteilen.

a und b) Pronation (Eversion) bzw. Supination (Inversion) im **Rückfuß**, zwischen Unterschenkel und Kalkaneus gemessen.
c und d) *Pronation* (Eversion) bzw. *Supination* (Inversion) im **Mittelfuß** (zwischen Ferse und Vorfuß) gemessen.
(A bezeichnet die senkrechte Achse des Kalkaneus.)

Praktische Funktion:
– *Gehen auf unebenem Boden*, schräg zum Hang, Anpassung des Fußes an die Unterlage.
– *Kontrakturen*, v. a. in Varusfehlstellung, sind schmerzhaft und stören das Gehen erheblich.
– *Schmerzfreie Versteifung* in leichter Valgusstellung ist mit guter Gehfähigkeit vereinbar.

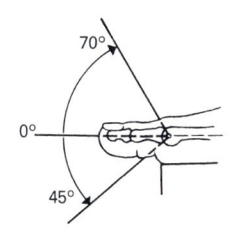

Abb. 11.19: Zehenbeweglichkeit.
Flexion – Extension. Wichtig in erster Linie für die *Großzehe*.

Praktische Funktion:
– *Flexion:* Die Zehen sollten mit Kraft gegen den Boden gepresst werden können. Sie helfen damit beim Abstoßen.
– *Extension:* Normales Abrollen und Zehenstand. In dieser Stellung am besten zu prüfen.
– *steife Zehen* in Fehlstellung passen nicht in die Schuhe und verursachen Clavi und Schmerzen (s. Kap. 69.62).
– ein steifes *Großzehengrundgelenk* stört den normalen Gang erheblich und ist schmerzhaft (s. Hallux rigidus, Kap. 69.8.3).
– Versteifung in leichter Dorsalextension ist mit guter Gehfähigkeit vereinbar.

11.5 Weitere Untersuchungen

11.5.1 Weitere Messungen

1. **Größe**, evtl. Sitzhöhe (Wirbelsäule), Gewicht

2. **Längenmessung** der unteren Extremitäten: Distanz Spina iliaca ventralis – Malleolus internus. Von Bedeutung ist die Differenz zwischen links und rechts.
   Voraussetzung für die Messung ist die symmetrische Lagerung der Beine (ein Beckenschiefstand verfälscht die Werte). Die Messmethode ist nicht sehr genau, auch wird die Fußhöhe dabei nicht berücksichtigt. Besser ist die Bestimmung der Beinlängendifferenz im Stehen (s. «Inspektion», Abb. 11.5), evtl. gesichert durch ein Röntgenbild: Becken ap im Stehen (Kap. 63.1.4 u. Abb. 63.5).
   Funktionelle Beinlängendifferenz: Am liegenden Patienten wird gemessen ob und wie viel eine Fußsohle tiefer steht als die andere. Die funktionelle Beinlängendifferenz setzt sich zusammen aus der **wahren Beinlängendifferenz** und der durch einen Beckenschiefstand (irgendeiner Genese) erzeugten, scheinbaren Längendifferenz. Sie ist die funktionell wirksame Differenz und das, was der Patient als Verkürzung bzw. Verlängerung empfindet (s.a. Kap. 38: «Deformitäten» und «Beinlängenunterschiede», Kap. 63, u. **Abb. 11.20**).

3. **Umfangmessungen:** Zur Bestimmung von Gelenkschwellungen, Muskelatrophien, Ödem, Hämatom. Aussagekraft hat nur ein Seitenunterschied oder eine Änderung im Lauf der Zeit. Die Messniveaus sollten standardisiert sein:
   - Gelenkmitte (praktisch nur Knie)
   - größter Muskelumfang (Arm, Wade)
   - 15 cm oberhalb des oberen Patellarandes
   - kleinster Fesselumfang.

4. Messung von **Achsenabweichungen**. Definitionen und Beschreibungen der Achsenabweichungen siehe Tabelle 38.5 im Kapitel 38: «Deformitäten»: und **Abbildung 11.21**. Analog der Gelenkmessung werden Achsenabweichungen der Gliedmaßen (Knochen und Gelenke) mit dem Winkelmaß (Goniometer) gemessen. Am wichtigsten ist die **Beinachse** in der Frontalebene. Normalerweise liegen die drei großen Gelenke (Hüft-, Knie-, oberes Sprunggelenk) auf einer Geraden (Mikulicz'sche Linie). Liegen die Beine nebeneinander, berühren sich beide Knie und Innenknöchel. Bei einem Genu varum (O-Bein) wird der Kniekondylenabstand in Zentimetern gemessen, bei einem Genu valgum (X-Bein) der Malleolenabstand. Sie geben

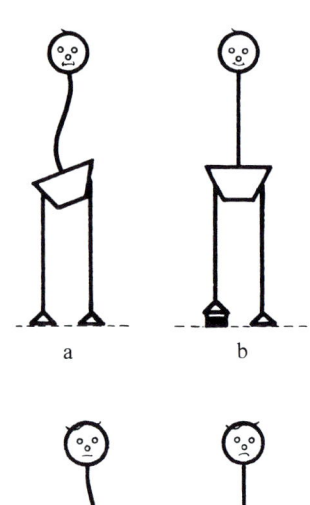

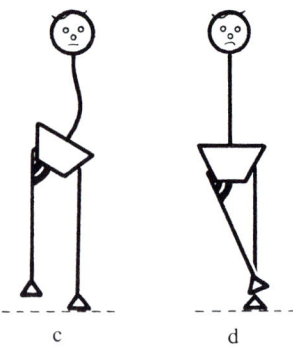

Abb. 11.20: Echte und «funktionelle» **Beinverkürzung**.
Obere Reihe: **Echte** Beinverkürzung.
Untere Reihe: **«Funktionelle»** Beinverkürzung. Das Bein scheint kürzer, ohne es zu sein.
Links: Der Aspekt im Stehen ist bei beiden Zuständen gleich: Beckenschiefstand.
Rechts: Beim Versuch, den Beckenschiefstand auszugleichen, erscheint die wahre Natur der Asymmetrie.
a) *Echte Beinverkürzung:* Im Stehen erscheinen beide Beine gleich lang, die Verkürzung rechts ist durch Beckenschiefstand und skoliotische Haltung ausgeglichen.
b) Nach *Ausgleich des Beckenschiefstandes* durch Unterlegen von Brettchen, oder im Liegen, erscheint die echte Beinverkürzung.
c) *«Funktionelle Beinverkürzung»:* Das rechte Bein erscheint im Stehen kürzer, der Patient kann nicht bequem auf beiden Beinen stehen, Beckenschiefstand.
d) Der Beckenschiefstand kann *im Stehen nicht ausgeglichen* werden, da die Ursache der Verkürzung eine Kontraktur (hier eine Adduktionskontraktur der Hüfte) ist. Der Beckenschiefstand kann nur im Liegen korrigiert werden durch Adduktion des Beines. Tatsächlich sind die Beine gleich lang, aber «funktionieren», wie wenn sie ungleich lang wären.

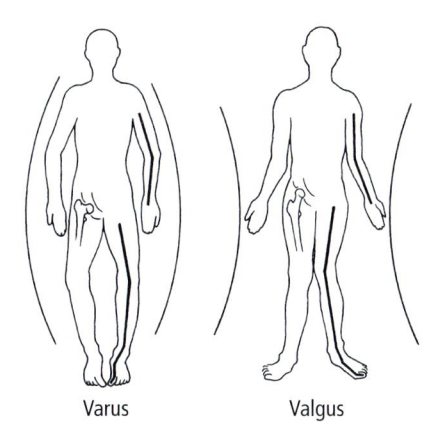

Abb. 11.21:
Achsenabweichungen in der *Frontalebene*.
Varus bezeichnet Achsenabweichungen, die zur Körperachse konkav sind: Arm, Ellbogen, Hüfte, Bein, Knie, Unterschenkel, Fuß und Zehen.
Valgus bezeichnet die gegensinnige, zur Körperachse konvexe Deformität.

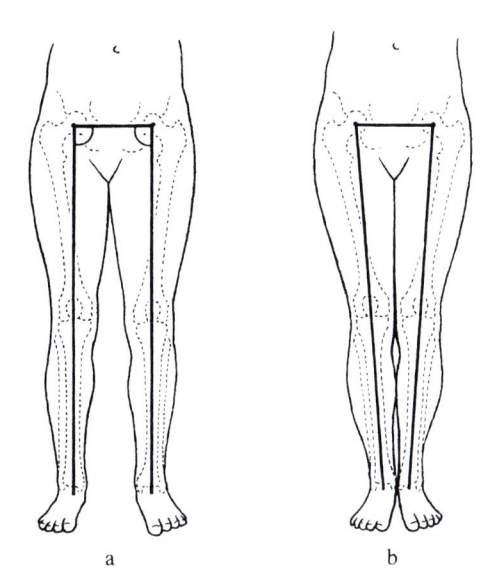

Abb. 11.22:
a) Die **drei großen Gelenke des Beines**: Hüfte, Knie, oberes Sprunggelenk, liegen *auf einer Geraden* (sog. Mikulicz'sche Linie).
b) Die Beine sind gerade, wenn sich Knie und Innenknöchel gleichzeitig berühren (im Stehen und im Liegen zu prüfen).

ein Maß für die Schwere der Deformität (**Abb. 11.22**). Näheres bei Genu varum und valgum, Kapitel 66.7.

11.5.2
Muskelprüfung

Die Kraft jedes einzelnen Muskels kann **manuell** geprüft, geschätzt und nach einer Skala bewertet werden. Ein vollständiger Muskelstatus ist wichtig bei Lähmungen, neurologischen Affektionen, zur Kontrolle des Verlaufs und für die Planung von Muskeltransplantationen.

Skala der Muskelkraft.

0 = Keine Muskelaktion
1 = Spürbare Muskelaktion, ohne Wirkung
2 = Geringe Kraft, Bewegung nur bei aufgehobener Schwerkraft (Bewegungsebene horizontal)
3 = Aufheben des Gliedes gegen die Schwerkraft
4 = Kraft gegen Widerstand (Hand des Untersuchers)
5 = Volle Muskelkraft

Die Muskelkraft wird in der Regel für jedes Gelenk geprüft. Dies genügt im Normalfall. Bei Lähmungen muss auch jeder Muskel einzeln geprüft werden, was nicht ganz einfach ist. Ein solcher **Muskelstatus** setzt gute anatomische und gelenkmechanische Kenntnisse voraus und ist eine ausgezeichnete Übung zum Studium des Bewegungsapparates. Er nimmt ziemlich viel Zeit in Anspruch. Physiotherapeuten sind geschult darin.

Praktisch wird die Muskelkraft am besten gleichzeitig mit den Gelenkbewegungen geprüft. Wie, ist in Kapitel 11.4 erklärt.

Die Muskulatur der unteren Extremität lässt sich auch gut **am stehenden Patienten** prüfen. Die willkürliche Innervation ist dabei bis zu einem gewissen Grad ausgeschaltet, die Untersuchung wird dadurch objektiver: Wenn man den stehenden Patienten an der Hand fasst und sanft hin und her schiebt, kann man sehr schön die reflektorische Innervation der einzelnen Muskeln, das Anspannen der Sehnen am Fuß beobachten.

N. B. Die elektrische Muskelprüfung ersetzt den mechanischen Muskelstatus nicht, weil sie über die Kraft des Muskels nichts aussagt.

Die Kraft des Faustschlusses kann mit einem **Dynamometer** objektiviert werden.

11.5.3
Auskultation

Hören kann man Frakturkrepitus, arteriovenöse Aneurysmen, Gelenkgeräusche: Reiben, Knacken, Schnappen. Grobes Knacken kommt auch in *normalen Gelenken* vor.

11.5.4
Neurologische Untersuchung

Der Bewegungsapparat wird vom Nervensystem gesteuert. Neurologische Affektionen, namentlich schlaffe und spastische Lähmungen und Koordinationsstörungen, haben fast immer Funktionsstörungen am Bewegungsapparat zur Folge.

Häufig ist es aber auch umgekehrt, indem Schäden am Bewegungsapparat zu neurologischen Störungen führen:

- Rückenmarkschäden (Querschnittsläsionen) bei Wirbelsäulenaffektionen
- periphere Nervenläsionen bei Extremitätenverletzungen
- iatrogene Nervenschäden durch direkte Verletzung, Druck, Zug usw.
- Kompressionssyndrome durch mechanischen Druck (Karpaltunnelsyndrom).

Ein **neurologischer Status** gehört in der Regel zur Untersuchung des Bewegungsapparates. Entscheidend ist auch heute noch die klassische klinische Untersuchung, wie sie in der Neurologie gelehrt wird. Die meisten Diagnosen und Indikationen lassen sich damit stellen. Elektrodiagnostik und bildgebende Verfahren sind aufwändig, teuer, zum Teil bereits invasiv und gelegentlich auch irreführend. In unklaren Fällen können sie die Klinik unterstützen.

Wichtig ist die Prüfung der Muskelkraft. Sie ist beschrieben in Kapitel 11.4, die quantitative Prüfung der einzelnen Muskeln in Kapitel 11.5.2.

Neurologische Elektrodiagnostik: Kapitel 13.8.2, Diagnostik bei peripheren Lähmungen: siehe Kapitel 34.3.2.

Im Übrigen muss auf die neurologische Fachliteratur verwiesen werden.

11.5.5
Angiologische Untersuchung

Die Prüfung der *Zirkulation* ist unerlässlich:

1. zur differenzialdiagnostischen Beurteilung und
2. *vor* jedem *operativen Eingriff*, damit man nicht von Komplikationen überrascht wird: Wundheilungsstörungen, Nekrosen der Haut, von tieferen Geweben, evtl. ganzen Extremitätenabschnitten. Gefährdet sind vor allem Diabetiker.

Arterielle Zirkulation

- *Anamnese:* periphere Schmerzen, Claudicatio
- Inspizieren der *Haut:* Farbe, Trophik
- Palpieren der *Extremitätenpulse*: arteria dorsalis pedis, aa.tibialis posterior, poplitea, femoralis
- *Lagerungsprobe* (Ratschow):
  1. Beine (am liegenden Patienten) hochheben, Füße bewegen lassen: Der Fuß auf der kranken Seite wird rascher blass.
  2. Beine (am sitzenden Patienten) hängen lassen: Der gesunde Fuß bekommt nach wenigen Sekunden wieder die normale Farbe, die Venen füllen sich rasch wieder von distal her. Der kranke Fuß bleibt länger blass, die Venen füllen sich nur langsam.
  3. Beim Ischämiesyndrom wird der Fuß nach etwa einer halben Minute dunkler als der gesunde.

Für die weitere (apparative) Abklärung (Doppler-Sonographie, Oszillometrie und -graphie, Angiographie, MRI) muss auf die angiologische Fachliteratur verwiesen werden.

Venöse Zirkulation

- *Variköser Symptomenkomplex:* Am ausgeprägtesten im Unterschenkel- und Knöchelbereich: Varizen, Hautatrophie, Ekzeme, Ulzera sieht man. In der Orthopädie haben sie vor allem Bedeutung wegen der möglichen Komplikationen bei Operationen: Infekte, Hautnekrosen, Thrombophlebitis. Die Insuffizienz der oberflächlichen Venen kann mit der Trendelenburg'schen Probe nachgewiesen werden: Nach Entleeren des Venensystems (durch Anheben des Beines) wird im Stand beobachtet, ob sich die Varizen von oben her füllen, womit eine Klappeninsuffizienz bewiesen wäre.
- *Tiefe Venenthrombosen, Thrombophlebitis.* Klinisch besteht Verdacht bei Schmerzen und Druckdolenz in der Wade oder an der Innenseite des Oberschenkels. Wadenschmerz auch beim Strecken der Wadenmuskulatur durch passive Dorsalextension des Fußes (Hohmann). Zur Prüfung des tiefen Venensystems dient die Perthes'sche Probe: Wenn der Patient mit einer Staubinde am Oberschenkel umhergeht, entleeren sich die Venen nur bei intaktem tiefem System.
- *Ödeme* hinterlassen Dellen beim Eindrücken mit dem Finger. Wegen der Spannung ist die Haut glatt und glänzt. Beidseitige Ödeme deuten auf kardiale Insuffizienz hin, einseitige auf thrombotischen Venenverschluss.
- *Thrombosen* und *Thrombophlebitis* spielen vor allem eine Rolle bei bettlägerigen Patienten, besonders vor und nach Operationen, wegen der Emboliegefahr. Ein immer noch nicht vollständig gelöstes Problem ist die Thromboseprophylaxe.

Für die *weitere* (apparative) *Diagnostik* tiefer Venenthrombosen und Embolien (Phlebographie, Fibrinogentests, Doppler-Ultraschall, Szintigraphie usw.) muss auf die Fachliteratur verwiesen werden.

11.6
Die funktionelle Untersuchung des Bewegungsapparates

Die bis hier beschriebenen Techniken sind zusammenhangslose Einzeluntersuchungen und geben noch keinen Überblick über die **Leistungsfähigkeit des Bewegungsapparates als Ganzes** und seine **praktische Bedeutung für den Patienten**. Zu Beginn des Diagnosekapitels wurde die Wichtigkeit der Funktionsdiagnose hervorgehoben (Kap. 10.1.1).

Im Folgenden wird versucht, einen **systematischen Untersuchungsgang** der Leistung des Bewegungsapparates zu geben. Er stützt sich vorwiegend auf die *Befragung* von Patienten und Drittpersonen, teilweise auch auf direkte Beobachtung: **Tabelle 11.1**.

Für die *Dokumentation* eignet sich die **ICIDH**: siehe Kapitel 10.1.3 für die Pflegeplanung ein Evaluationssystem wie etwa die FIM, in Kapitel 10.1.3 beschrieben.

Der Bewegungsapparat, das «animalische System», ermöglicht die Haltung und Fortbewegung des Körpers sowie jede Arbeit und spezifisch menschliche Tätigkeit, im Gegensatz zum «vegetativen System», den inneren Organen, die ausschließlich der Erhaltung und Reproduktion der lebendigen Substanz dienen (**Abb. 11.23**).

Die folgende Aufstellung unterscheidet verschiedene **Leistungsstufen**, von denen eine die nächste voraussetzt, in hierarchischer Ordnung (**Abb. 11.24**). Für den Menschen bedeuten sie zunehmende Freiheitsgrade, d.h. wachsende Unabhängigkeit von seiner Umwelt. Ihr negatives Korrelat sind Invalidität und Hilflosigkeit. Dieser Betrachtungsweise kommt große praktische Bedeutung zu bei der Beurteilung und beim **Aufstellen eines Behandlungsplanes** (s. Kap. 16.4 u. Kap. 16.3), für die **Rehabilitation** (s. Kap. 19) und soziale Wiedereingliederung. Die Fragebogen von Invalidenversicherungen und Outcome-Studies sind nach diesem Schema aufgebaut (vgl. Kap. 25.3).

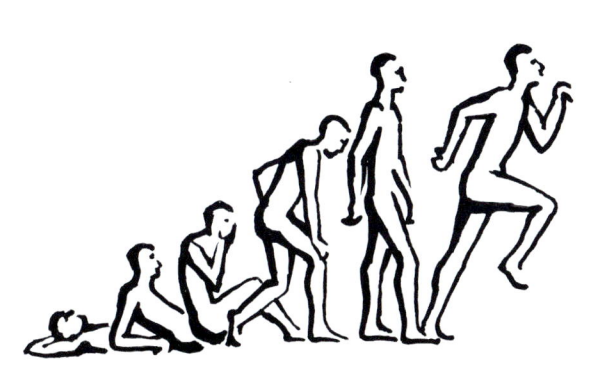

Abb. 11.23: Die **Leistung des Bewegungsapparates**.
Mit Hilfe seines Bewegungsapparates erlangt der Mensch Freiheit und **Unabhängigkeit**. Zwischen hilfloser Bettlägerigkeit und sportlichen Höchstleistungen liegt ein weiter Weg. Jeder Schritt vorwärts auf diesem Weg bedeutet für den Patienten einen Gewinn, jeder Schritt zurück einen schweren Verlust.
Orthopädische Diagnostik und Therapie, sollen sie **dem behinderten Menschen echte Hilfe** sein, müssen den Patienten auf diesem Weg Schritt für Schritt begleiten, d.h. die praktische Leistung seines Bewegungsapparates, seine Behinderung, seine Probleme, seine Restfunktionen erfassen, in Ergänzung zur Pathologie.

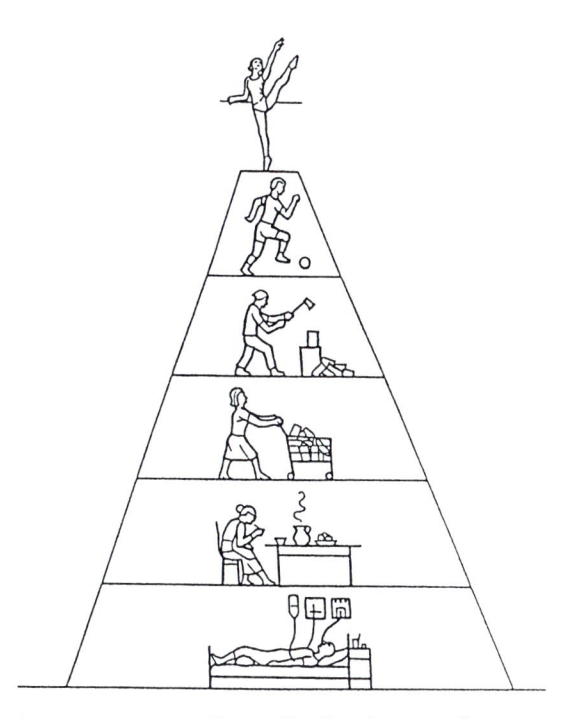

Abb. 11.24: Funktionsdiagnostik: Die Leistungsstufen.
Von totaler Abhängigkeit (unten) über Selbstständigkeit, Alltagsbeherrschung (Mitte) zu Erwerbsarbeit bis zu sportlichen und anderen Höchstleistungen (oben) ist ein weiter Weg. Er entspricht der «*Bedürfnishierarchie*» (s. Abb. 10.1, Kap. 10.1). Bei Störungen des Bewegungsapparates durch Krankheit, Unfall oder auch im Alter, wenn das Leistungsvermögen abnimmt, wird die Stufenleiter wieder abwärts durchlaufen, oft zu *Invalidität*, manchmal bis zu völliger *Hilflosigkeit*.
Entscheidend für die Patienten ist nicht allein die Diagnose seiner Krankheit, sondern in erster Linie, dass die *Leistung* seines Bewegungsapparates *erhalten* oder *verbessert* wird, damit er, ausgehend von seinen Restfähigkeiten, auf der Stufenleiter aufsteigen kann oder wenigstens auf seiner Stufe bleiben kann.
Für einen sinnvollen Behandlungsplan ist funktionelle Diagnostik Voraussetzung. **ICIDH** (Kap. 10.1.3), FIM (Funktionale Selbstständigkeitsmessung) und andere funktionsbezogene Instrumente eignen sich dazu. *Tabelle 11.1 «Die Leistungen des Bewegungsapparates»* kann als **«Checkliste»** dienen.

Tabelle 11.1: Die Leistungen des Bewegungsapparates.

1. Unmittelbare Erhaltung des Lebens

– Atmung

2. Erhaltung der Eutrophik des Körpers

– Verdauung (Bauchdeckenmuskulatur);
– Gewichtsregulation (ohne Bewegung entsteht Übergewicht);
– Normale Trophik der Extremitäten: Ohne Bewegung entstehen Zirkulationsstörungen, Venenstauungen, Ödeme, Osteoporose, Muskelatrophie, Gelenkversteifungen, Kontrakturen, Druckstellen → Dekubitalulzera.

3. Unabhängigkeit von Spitalpflege (z. B. für ein Leben im Altersheim, in Pensionen, Anstalten mit Pflegepersonal, in Haushalten, bei denen eine ungelernte Person zu Pflege zur Verfügung steht).
Die notwendigsten Körperbewegungen um sich selbstständig bewegen zu können sind:

– Drehen im Bett vom Rücken auf den Bauch und zurück;
– Sitzen und sich aufsetzen (Toilette, Sessel);
– Stehen und Aufstehen;
– evtl. sich aus dem Bett in den Rollwagen setzen und zurück ins Bett begeben;
– evtl. Rollwagen betätigen;
– Aufstehen aus dem Bett und sich wieder hinlegen ins Bett;
– Gehen (evtl. mit Hilfe von Handstock oder Krückstöcken);
– Schwelle überwinden, Stufen und Treppen steigen, treppab gehen.

4. Die notwendigsten Verrichtungen um ohne Pflegehilfe auszukommen
(z. B. in Altersheimen, Pensionen, in Hausgemeinschaften mit Berufstätigen, Familien):

– selbstständig essen: (Hand zum Mund führen, Fleisch zerkleinern, Löffel halten);
– Toilette selbstständig besorgen: Selbstständig sich zur Toilette begeben und dort sitzen, urinieren, defäcieren, anschließend Körperreinigung;
– sich selbst waschen (alle Körperteile), Nagelpflege (Füße mit den Händen erreichen), Haare kämmen (mit den Händen den Scheitel erreichen), (evtl. Bad nehmen, in die Badewanne einsteigen, evtl. duschen stattdessen);
– sich selbst anziehen, bes. Strümpfe und Schuhe (Füße mit den Händen erreichen). Schuhe binden und Kragenknopf schließen: braucht in der Regel **beide** Hände (Test!);
– Tritte steigen (öffentliche Verkehrsmittel);
– Evtl. ins Auto steigen, Platz nehmen und aus dem Auto steigen.

5. Vollständige (außer finanzielle) Unabhängigkeit von Hilfspersonen
(Leben in eigener Wohnung evtl. mit zeitweiliger Haushaltshilfe):

– wenn nötig Treppen steigen;
– außer Haus gehen zum Einkaufen: Trottoirschwellen steigen, Straße überqueren, wenigstens eine Hand frei haben um Lebensmittel zu tragen;
– Haushalt besorgen: Kochen (Hände frei haben von Stöcken), schwere Gegenstände halten, heben und tragen: sich bücken. Betten machen: sich bücken. Putzen: sich bücken, knien. Evtl. Waschen, schwerere, anstrengende Arbeit. Eine gewisse Handfertigkeit (schreiben).

6. Vollständige, auch finanzielle Unabhängigkeit: Setzt eine gewisse Arbeitsfähigkeit voraus: Weitgehend abhängig von Vorbildung und Bildungsfähigkeit, aber in der Regel ist der Gebrauch von Händen und Armen Vorbedingung. Verhältnismäßig selten stellt sich das Problem der Eingliederung wegen vollständiger Gebrauchsunfähigkeit oder Verlust eines Armes oder einer Hand, da Einhänder oft überaus geschickt sind. Eventuell sitzende Arbeit bei Gebrauchsbehinderung der Beine, evtl. besondere, leichtere, der Behinderung speziell angepasste Arbeit. Ein besonders schwieriges Problem ist die Eingliederung Invalider mit Rückenbeschwerden.

7. Besondere Leistungen, die über die Erhaltung des Existenzminimums hinausgehen:

– **Handfertigkeit:** Handwerk, hochqualifizierte Handarbeit, Schreibmaschine, Instrumente (Klavier, Violine), Feinmechanik usw.
– **Kraftleistungen:** Schwerarbeit, Lasten heben, tragen;
  Sport (Laufen, Leichtathletik, Bergsteigen, Skifahren, Spitzensport), Artistik.
  Solche Spitzenleistungen haben für viele Menschen große, oft existenzielle Bedeutung. Manchmal ist der Orthopäde in der Lage, ihnen dazu zu verhelfen.

12 Konventionelle Röntgendiagnostik

Die zentrale Bedeutung der konventionellen Radiologie für die Orthopädie

Das erste «Handbuch der Röntgenlehre» wurde vor über hundert Jahren (Enke, Stuttgart, 1898) von einem *Orthopäden* geschrieben: *Hermann Gocht* war Professor für Orthopädie in Berlin zur Zeit des ersten Weltkrieges. Im Vorwort zur 6.(!) Auflage schieb er 1921: «Nur wer die ersten tastenden Versuche mit diesen neuen Strahlen durchkostet hat, kann ihre unerhörte umwälzende Wirkung auf allen Gebieten der Heilkunde ermessen. Welch ein stolzes Gefühl lässt unsere Herzen immer wieder höher schlagen, dass es ein Deutscher war, der wie ein Prometheus dieses strahlende Geschenk uns und der ganzen Menschheit gemacht hat.» Seine Begeisterung für das «strahlende Geschenk» (damals wurde noch von Hand durchleuchtet) bezahlte Gocht mit einer schweren Strahlendermatose beider Hände, die ihm das Operieren verunmöglichte und das Alter trübte.

Vieles hat sich *geändert* in den letzten hundert Jahren. Nicht nur ist die «Heilkunde» international geworden und ihre Sprache englisch, auch die notwendigen Strahlendosen sind heute so gering, dass diagnostisches Röntgen praktisch gefahrlos ist.

Nicht geändert hat sich hingegen die Bedeutung des **konventionellen Röntgenbildes** für die Orthopädie: Trotz aller modernen bildgebenden Verfahren ist das gewöhnliche Röntgenbild das wichtigste Hilfsmittel für die Beurteilung von Störungen des Bewegungsapparates geblieben. Dem erfahrenen Arzt, der es zu lesen versteht, gibt es in kürzester Zeit eine Fülle von Informationen. In den allermeisten Fällen kann er eine Diagnose stellen. Es gibt eine sehr feine Darstellung der Knochenstrukturen. Sein **Auflösungsvermögen** ist heute noch unübertroffen. Hinsichtlich **Objektivität** steht das Röntgenbild ganz oben auf der Liste der orthopädischen Diagnostik. Es ist deshalb nach wie vor *für die Beurteilung des Bewegungsapparates von erstrangiger Bedeutung*.

Unentbehrlich ist es auch für die **Dokumentation** und für **Verlaufskontrollen**.

Nicht jedes Röntgenbild zeigt, was es zeigen sollte. Man darf sich nicht scheuen, wirklich *gute Bilder* zu verlangen, welche hinsichtlich

- Ausschnitt (genügend groß)
- Strahlengang (Gelenke orthogonal)
- Exposition (richtiger Kontrast) und
- Schärfe

in Ordnung sind, und ungenügende neu anfertigen zu lassen. Die Gefahr, etwas zu übersehen oder falsch zu interpretieren, wäre zu groß.

Allerdings sollten *alle* Bilder kontrolliert werden, sonst kann es vorkommen, dass es sich die Röntgenassistentin aus Angst vor Tadel angewöhnt, immer mehrere Aufnahmen zu schießen, bis sie ein einwandfreies Bild hat, und die «Versuche» unbesehen wegzuwerfen. Schon aus Gründen des Strahlenschutzes ist dies unzweckmäßig.

Bei der **Beurteilung von Röntgenbildern** muss man sich ständig vergegenwärtigen, dass es nur *Schatten* dreidimensionaler Strukturen sind. Es ist aus einem einzigen Bild nicht ersichtlich, ob einzelne abgebildete Elemente vorne oder hinten liegen und ob sie Beziehungen zueinander haben oder nicht, vielleicht in verschiedenen Ebenen liegen und nur übereinander projiziert sind. Übereinanderprojektion kann auch Knochendichte vortäuschen. Bei Frakturen ist die Interpretation oft nicht einfach.

Projektionsbedingte Unterschiede von strukturellen abzugrenzen ist mit einiger Erfahrung fast immer möglich.

Manchmal ist auch eine Aufnahme mit nur wenig *verändertem Strahlengang* aufschlussreich: Die auf dem ersten Bild sichtbaren Strukturen sind noch erkennbar, aus ihrer Verschiebung kann abgelesen werden, in welcher Ebene sie liegen.

12.1 Aufnahmetechnik

12.1.1 Standardaufnahmen

Strahlengang

Um die räumlichen Verhältnisse abzuklären, muss wenigstens ein zweites Röntgenbild gemacht werden, üblicherweise im rechten Winkel zum ersten: **Standardaufnahmen in zwei Ebenen**.

Standardaufnahmen:

- ap (anterioposteriore Richtung) und
- seitlich (bei Schulter und Hüfte: axial).

Die Standardisierung ist notwendig, damit die Bilder miteinander verglichen werden können.
Der Strahlengang richtet sich nach der Skelettanatomie. Schwierig ist die korrekte Einstellung bei Scharniergelenken: Damit Gelenkspalt und Gelenkrolle **orthograd** abgebildet werden, muss der Röntgenstrahl die Gelenkmitte im ap-Bild genau in der Bewegungsebene, im Seitenbild genau senkrecht dazu treffen. Schräg abgebildete Knie-, Ellbogen- und Handgelenke lassen sich nicht beurteilen. Beim oberen Sprunggelenk ap sollte man den medialen und den lateralen Gelenkspalt sehen (**Abb. 12.1**).
Im abgebildeten Ausschnitt sollte alles Wichtige gezeigt, das Übrige ausgeblendet werden (weniger Streustrahlung).

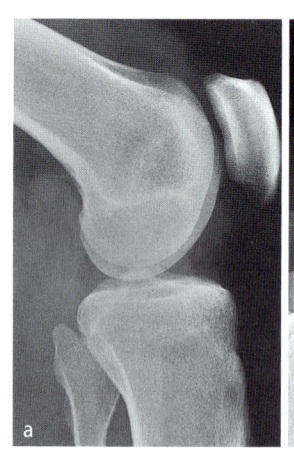

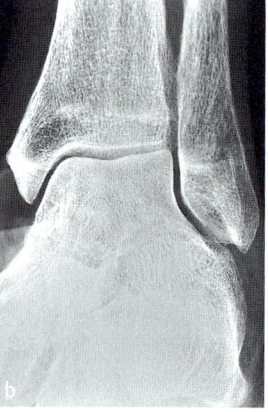

Abb. 12.1: Die **Röntgeneinstelltechnik** ist bei *Scharniergelenken* besonders heikel. Diese müssen genau orthograd getroffen werden.
a) *Kniegelenk seitlich:* Die beiden Kniekondylen sollten sich möglichst gut aufeinander projizieren.
b) *Oberes Sprunggelenk ap.:* Medialer und lateraler Gelenkspalt sollten freiprojiziert sein. Dazu ist normalerweise eine leichte Innenrotation des Unterschenkels notwendig.

Dass dem **Strahlenschutz** gebührende Beachtung geschenkt wird, ist selbstverständlich. Er besteht im Wesentlichen in der Beschränkung der am Patienten wirksamen Strahlendosis auf das notwendige Minimum und im Gonadenschutz.

Weitere Aufnahmen mit anderem Strahlengang sind in manchen Fällen notwendig, um einzelne Strukturen frei zu projizieren:

Axial:

- bei Schulter und Hüfte statt Seitenbild
- Patella
- Calcaneus.

Schräg (45°):

- Halswirbelsäule (foramina intervertebralia)
- Lumbalwirbelsäule (Bogenwurzel)
- Handgelenk (Scaphoid)
- Vorfuß.

Anderer Strahlengang: Bei manchen Gelenken können damit besondere Einzelheiten erfasst werden:

- *Schulter:* Tangentiale und ap-Aufnahmen bei Innen bzw. Außenrotation
- *Lumbosakralgrenze, Ileosakralgrenze:* ap Aufnahme mit nach hinten gekipptem Becken (Teschendorff, Barsony)
- *Becken:* schräge Aufnahmen bei Pfannenfrakturen
- *Hüften:* axiale nach Lauenstein, Antetorsionsaufnahme nach Dunn (s. Kap. 64.3.3)
- *Knie:* schräge Aufnahmen bei Tibiakopffrakturen; Tunnelaufnahme
- *oberes Sprunggelenk:* ap-Aufnahmen mit Innenrotation 10° zur Darstellung des fibularen Gelenkspaltes
- *unteres Sprunggelenk:* schräg, gezielt in den Gelenkspalt
- *Zehen:* Sesambeine axial.

Die Technik der orthopädischen Röntgenuntersuchung ist in der Spezialliteratur beschrieben (s. Literaturverzeichnis).

Symmetrische **Aufnahmen der gesunden Gegenseite** *zum Vergleich* sind in unklaren Fällen zweckmäßig. So sind etwa die Röntgenbilder von Gelenkfrakturen im Wachstumsalter wegen der Knochenfugen und Ossifikationskerne manchmal schwierig zu interpretieren. Vergleichsaufnahmen der Gegenseite zeigen die normalen Verhältnisse im entsprechenden Alter (s. Abb. 44.13). Auch Befunde, von welchen man nicht weiß, ob sie eine pathologische Bedeutung haben, lassen sich auf diese Weise klären.

Für die Beurteilung dichter *Knochenstrukturen* (Kortikalis) müssen die Aufnahmen **hart** sein. Für die

Darstellung der *Weichteilschatten* (Gelenkkapsel, Sehnen, Muskulatur, Schwellungen) sind besonders **weiche** Bilder notwendig (Weichteilaufnahmen).

Verlaufskontrollen

In vielen Fällen ist der Verlauf entscheidend, z. B. bei der Frakturheilung, bei degenerativen Schäden, Deformitäten (Skoliosen), aber auch bei Infektionen, Tumoren, bei Endoprothesen (Lockerung) und anderen.

Immer sollten deshalb neue Bilder **mit früheren verglichen** werden! Alte Bilder zu suchen ist zwar oft mühsamer als neue Untersuchungen anzuordnen, aber billiger und fast immer besser.

12.1.2 Zusätzliche Röntgenuntersuchungen

Gezielte Aufnahmen sind in manchen Fällen wertvoll: Unter Durchleuchtungskontrolle (Bildverstärker) wird der Strahlengang genau festgelegt, wenn er anders schwierig einzustellen ist oder wenn bestimmte Strukturen herausprojiziert werden sollen.

Funktionsaufnahmen

Die (normale oder falsche) Beweglichkeit eines Gelenkes kann röntgenologisch objektiviert werden, indem das Gelenk in beiden Endstellungen geröntgt wird (gebräuchlich vor allem bei der Hals- und Lendenwirbelsäule, s. Kap. 53; Abb. 53.3 u. Abb. 53.8, und auch für das Ac-Gelenk). Beurteilt wird die Stellung der beiden knöchernen Gelenkanteile bzw. Wirbel gegeneinander.

Gehaltene Aufnahmen

Zur Prüfung der *seitlichen Gelenkbänder* bei Scharniergelenken:

- Kniegelenk (vgl. Kap. 66.15)
- oberes Sprunggelenk (Kap. 68.6.2)

Von Hand oder mit einem speziellen Gerät wird das Gelenk kräftig in Varus- resp. in Valgusstellung gedrängt, «aufgeklappt». Die Erweiterung des Gelenkspaltes auf dem Röntgenbild, die **«Aufklappbarkeit»**, gibt ein Maß für eine Bandinsuffizienz, eine *Verengerung des Gelenkspaltes* zeigt einen Schaden des Gelenkknorpels (s. **Abb. 12.2**, Abb. 66.88 und Abb. 68.6).

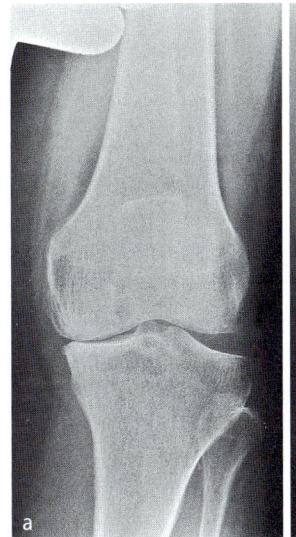

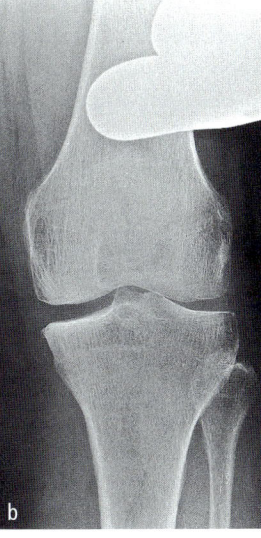

Abb. 12.2: Gehaltene Aufnahmen.
Kniegelenk einer 70-jährigen Frau.
a) Von Hand *gehalten in Varusstress*. Der mediale Gelenkspalt verschwindet fast vollständig, der laterale ist etwas erweitert: der typische Befund bei einer Varusgonarthrose.
b) *Das gleiche Knie in Valgusstress* gehalten (der Bleihandschuh ist oben außen sichtbar). Der mediale Gelenkspalt erscheint ein wenig erweitert, der laterale ist normal Dies zeigt, dass der Gelenkknorpel im lateralen Kompartiment noch weitgehend erhalten ist. Damit ist die Möglichkeit einer Korrekturosteotomie (bzw. einer unikompartimentalen Endoprothese) noch gegeben (s. a. Kap. 66.9.3).
Gewöhnliche Aufnahmen im Liegen können täuschen.

Korrekturaufnahmen

Für die Planung von Korrekturosteotomien, z. B. am proximalen Femurende, wird das Gelenk in jener Stellung geröntgt, in der es nach der Operation stehen soll.

12.2 Beurteilung

Lesen Sie den Bericht oder schauen Sie das Bild an?

Die Beurteilung der Röntgenbilder des Bewegungsapparates ist zu wichtig, als dass sie den Röntgenologen allein überlassen werden sollte (außer bei Histiocytosis X, M. Hand-Schüller-Christian u. ä.). Der Orthopäde muss die Bilder selbst **lesen** und **interpretieren**. Nur er kennt alle Begleitumstände genau, und ohne diese werden leicht falsche Schlüsse gezogen.

Röntgenbilder sind wie Gesichter: Weil man nie müde wird, sie zu betrachten, werden sie einem mit der Zeit so vertraut, dass man darin jede kleine Veränderung augenblicklich erkennt. Dabei ist Schauen hilfreicher als viel Wissen. Keine der neueren bildgebenden Methoden ersetzt jahrelange Erfahrung im Lesen von Röntgenbildern.

Die Betrachtung des Röntgenbildes ist eine erweiterte Inspektion des Patienten.

Folgende Punkte sind zu beachten:

Knochendichte

Aus Erfahrung weiß man, wie die Knochendichte in jedem Alter etwa sein soll. Generalisierte Osteoporose ist häufig, doch lässt sie sich auf dem Röntgenbild nur schätzen, nicht genau bestimmen (s. Kap. 30.3). Je nach *Exposition* und *Entwicklung* der Filme ist ein Bild hell oder dunkel. Man darf das nicht mit verschiedener Knochendichte verwechseln. Diese erkennt man am Kontrast und an der Struktur:

Die **Feinstruktur** von Kortikalis und Spongiosa, zusammen mit der äußeren Form, ist ein treues Abbild der Beanspruchung des Knochens. Die Anordnung der Struktur entspricht dem Kraftfluss. Dies gibt dem Bild eine gewisse Harmonie. Ist diese irgendwo gestört, ist dort sicher auch eine Störung am Bewegungsapparat vorhanden (vgl. etwa Abb. 30.1, Abb. 30.4 u. Abb. 32.6). Das Bild der veränderten Spongiosastruktur bei Osteoporose und beim Sudeck ist typisch (s. Abb. 30.3 u. Abb. 42.15).

Lokalisierte, umschriebene Veränderung der Knochendichte:

- Porose, Osteolyse oder
- Sklerose.

Es sind sehr feine Zeichen, nach denen man suchen muss. Sie zeigen den lokalen Knochenumbau als Reaktion auf irgendwelche Störungen (siehe «Reaktion des Knochengewebes», Kap. 2.3).

- **Lokale Porose** bei Entzündungen, nach Verletzungen, Osteolyse bei Tumoren, Metastasen usw. (vgl. Abb. 33.21): Scharf abgegrenzt oder nicht? Das ist eines der wichtigsten Kriterien zur Beurteilung der Aggressivität eines Prozesses. Mit sklerotischem Rand oder ausgestanzt?
- **Lokale Sklerose** als Ausdruck der funktionellen Anpassung, der Frakturheilung (Kallus), reaktive Pseudarthrose, subchondral bei Arthrosen, aber auch bei Stauchungsbrüchen, Knochennekrosen, reaktiv bei bestimmten Entzündungen, einigen Systemkrankheiten; osteoplastische Tumormetastasen (vgl. Abb. 33.20).

Die **Lokalisation** (Meta-Epi-Diaphyse, randständig oder zentral) gibt wichtige Hinweise für die Tumordiagnostik (s.a. «Tumoren und Tumorähnliche», Kap. 33.4 u. Abb. 33.3).

Umrisszeichnung der Knochen

Form (Deformität), Unterbrüche (Frakturen, Osteolysen), Unregelmäßigkeiten, Aufhellungen, Exostosen, Osteophyten, periostale Auflagerungen, Kallusbildung.

- *Gelenke:* Stellung der beiden Gelenkteile zueinander (Luxation, Subluxation), Weite des so genannten «Gelenkspaltes» (besser: Dicke des Gelenkknorpels): zu eng z. B. bei Arthrose, zu weit z. B. bei Perthes, Subluxation, Bandinsuffizienz. Kontinuität der Gelenkflächen, Stufe?
- *Knorpelige Epiphysenfuge:* Reifestadium? Verbreiterung bei Epiphysenlösung.
- *Weichteilschatten:* Gelenkschwellung, Erguss, Muskel, Sehnen, Verkalkung, freie Gelenkkörper sind auf weichen (schwach exponierten) Aufnahmen oft gut zu erkennen.

Knochenschatten sind strukturiert, andere Verkalkungen eher verwaschen, schummerig gezeichnet (Abb. 65.2).

Frische oder alte Läsion?

Immer soll man sich diese Frage stellen. Dabei hilft die Kenntnis des zeitlichen Ablaufes von Knochenveränderungen (s. Kap. 22 u. Kap. 61):

- Fraktur: *Sekunden*
- Osteolyse, entzündliche Reaktionen, Stressfraktur, Kallusbildung: *Wochen, Monate*
- degenerative Veränderungen, funktioneller Umbau: *Monate, Jahre*.

Stimmt der Aspekt mit der Anamnese überein?

Normvarianten im Skelettröntgenbild

«Der *Grenzbereich zwischen Gesund und Pathologisch* stellt die medizinische Wissenschaft vor außerordentlich schwierige und verantwortungsvolle Aufgaben.» Diesem Satz im Vorwort zur 13. Auflage des von *Köhler* und *Zimmer* begründeten Standardwerkes zum Thema wäre lediglich beizufügen, dass er auch für jeden behandelnden Arzt gilt. Je besser dieser geübt ist im Lesen von Röntgenbildern, desto weniger wird er sich täuschen.

Es ist peinlich, einen akzessorischen Knochen mit einer Fraktur zu verwechseln, aber unverzeihlich, wegen einer asymmetrischen Patella zu operieren, in der Meinung, ein solcher Befund sei pathologisch.

Alter

Bei *Kindern:* Knochenkerne von Epi- und Apophysen. Knochenalter? Schluss der Epiphysenfugen.

Bei *jungen Erwachsenen* ist die Kortikalis dicht und kräftig, die Spongiosa ebenso. Mit der *im Alter* mehr oder weniger physiologischen Osteoporose wird die Kortikalis dünner, die Markhöhle weiter und infolge der Rarefizierung der Spongiosa wird die strähnige Trabekelzeichnung deutlicher Auch degenerative Veränderungen an Wirbeln (Spornbildung) und Gelenken (Osteophyten) sind im Alter bis zu einem gewissen Grad normal.

Röntgenbilder sind Momentaufnahmen und damit statisch. Der Bewegungsapparat funktioniert aber dynamisch. Die meisten bildgebenden Verfahren wie Röntgen, CT, MRT zeigen einen augenblicklichen, vielleicht *zufälligen Zustand*, während die Situation in einer anderen Stellung oder Lage möglicherweise ganz anders aussieht.

Dies ist zu bedenken, wenn anatomische Lagebeziehungen zu beurteilen sind, z. B. Instabilitäten, Subluxationen, Laxitäten, Fehlstellungen und Kontrakturen von Gelenken, Fragmentstellung bei Frakturen, Statik und Dynamik der Wirbelsäule, Engpasssyndrome usw. (vgl. **Abb. 12.3**). Hier liegen erhebliche Täuschungsmöglichkeiten. Im Zweifelsfall sind gehaltene und Funktionsaufnahmen hilfreich (s. Kap. 12.1.2).

Treffsicherheit

Der größte Teil aller radiologischen Skelettbefunde lässt sich genügend sicher beurteilen, so dass keine weiteren Untersuchungen notwendig sind.

Dazu gehören: Traumafolgen, degenerative Gelenkveränderungen, Wachstumsprozesse, Normvarianten, angeborene Skelettanomalien, ferner die meisten Veränderungen bei Knochennekrosen und Infektionen sowie eine Reihe von benignen zystischen Läsionen. Die häufigste ist das nichtossifizierende Knochenfibrom (s. Kap. 33.4.1 u. Abb. 33.4).

Differenzialdiagnostische Schwierigkeiten beschränken sich weitgehend auf Tumoren und tumorähnliche Läsionen, auf ungewöhnliche entzündliche Veränderungen und seltenere Paradiesvögel. Für solche Fälle gibt es schön bebilderte Atlanten, die zur Hand sein sollten (siehe Literatur), und Fachspezialisten, die einen gerne beraten.

12.3 Messungen an Röntgenbildern

Winkelmessungen an standardisierten Röntgenbildern werden vor allem gebraucht in der Diagnostik

- der Wirbelsäule (Skoliosen, s. Kap. 57.1; Abb. 57.8)
- des Hüftgelenkes (Röntgenischiometrie, s. Kap. 64.1.2; Abb. 64.13)
- des Kniegelenkes (Achsenfehler, s. Kap. 66.7.1; Abb. 66.40)
- des Fußes (Winkel zwischen Talus und Kalkaneus, s. Kap. 69.2; Abb. 69.13)
- in der Frakturbehandlung zur Stellungskontrolle.

Diese Messungen dienen vor allem auch der **Planung** der Therapie, insbesondere von Operationen.

Zur Diagnostik der Lockerung von Endoprothesen ist das Ausmessen der Wanderung (Migration) einzelner Komponenten im Knochen wertvoll (**Abb. 12.4**).

Da das Ausmaß einer Deformität bei manchen orthopädischen Entscheidungen eine Rolle spielt (z. B. Operationsindikationen bei Skoliosen, Hüftdysplasien), ist es nicht nur notwendig, genau zu messen, sondern auch **die Grenzen der Messmethoden** zu kennen.

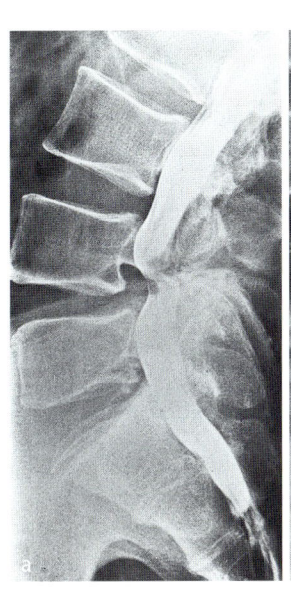

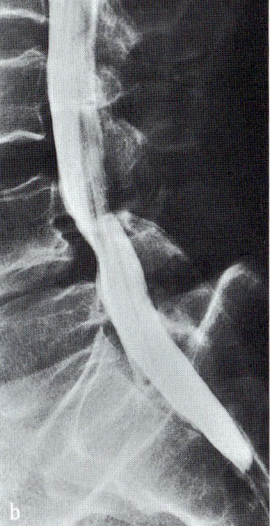

Abb. 12.3: Momentaufnahme und Funktion.
Lumbale Myelographie eines 49-jährigen Mannes mit Rückenschmerzen bei Spondylolisthesis L4/5, ohne neurologische Ausfälle.
a) *In Reklination* scheint eine Abknickung des Duralsackes vorzuliegen.
b) Sie verschwindet bei gerader Wirbelsäule, *in Rückenlage*. Alle bildgebenden Verfahren liefern Momentaufnahmen. Am Bewegungsapparat ist dies nur die halbe Wahrheit. Einblick in die Funktion (z. B. Beweglichkeit, Bewegungsabläufe, Stellung usw.) können Funktionsaufnahmen geben. Solche sind allerdings im täglichen Betrieb nur mit konventioneller Röntgentechnik möglich.

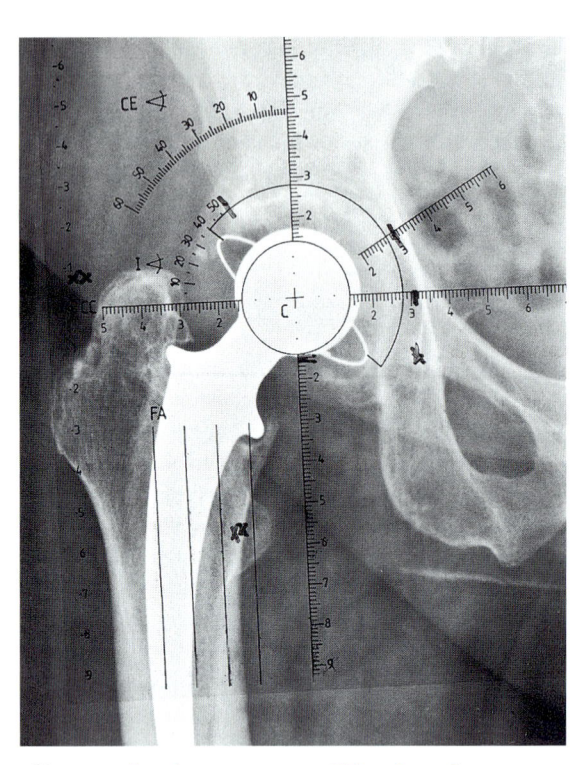

Abb. 12.4: Migrationsmessung an Hüftendoprothesen.
Die *Stabilität* bzw. *Lockerung von Endoprothesen* kann am besten anhand ihrer Wanderung («migration») im Laufe der Jahre beurteilt werden.
Im vorliegenden Beispiel wurde eine Messfolie (nach M. E. Müller) auf ein Standardröntgenbild aufgelegt, und zwar genau auf die Polyäthylenpfanne, gekennzeichnet durch das Oval des Drahtringes, der die Eingangsebene markiert. Die Protrusion des Metallkopfes in die Kunstpfanne ist ein Maß für den Abrieb. Die Position der Pfanne im Becken kann bestimmt werden mittels Messung der horizontalen und vertikalen Distanz zur Tränenfigur. Das Einsinken der Prothese im Femurschaft wird abgelesen an der Höhe des Kopfes im Verhältnis zu den beiden Trochanteren.
Relevant sind *Veränderungen* dieser Werte im Laufe der Jahre gegenüber der Ausgangslage unmittelbar nach der Operation (Näheres s. Kap. 64.10.3; Abb. 64.105–107).

Fehlerquellen

1. **Aufnahmetechnik:** Projektionsbedingte Unterschiede (Lagerung, Strahlengang) haben nachweislich Abweichungen in der Größenordnung von 5 bis 10 Winkelgraden zur Folge.
2. **Messtechnik:** Sie muss standardisiert sein: Alle Untersucher sollten mit genauen Instrumenten (prüfen!) nach der gleichen Methode messen.
Da die Referenzpunkte nicht immer mit Sicherheit zu bestimmen sind, liegt auch hier die Fehlergrenze bei 5 bis 10° (z. B. für die Skoliosemessung nach Cobb, vgl. Kap. 57.1).
3. Der **subjektive** Einfluss bei der Messung: Verschiedene Untersucher liefern verschiedene Werte *(intraobserver variation)*, und der gleiche Untersucher liefert, bei mehrmaligen Messungen desselben Parameters, ebenfalls verschiedene Werte *(interobserver variation)*. Es wird empfohlen, nur Differenzen von über etwa 10° in die klinische Beurteilung mit einzubeziehen.[1]
4. **Referenzwerte:** Zur Beurteilung, ob ein gemessener Wert normal oder pathologisch sei, wird er üblicherweise mit einem Normwert verglichen. Solche Normwerte basieren zum Teil auf alten Untersuchungen von kleinen Serien, manche nicht einmal von zweifelsfrei normalen Individuen. Oft wurde einfach ein Mittelwert ausgerechnet und zur Norm erhoben, ohne Angaben von Streubreiten, Toleranzen, Standardabweichungen usw., und über Generationen weiter zitiert. Auch wurde dem Wandel im Lauf des Wachstums nicht immer genügend Beachtung geschenkt.
5. **Die «Norm»:** Lange schlanke und kurze dicke Menschen haben z. B. verschiedene Kniewinkel. Nur weil diese von einem «Normwinkel» abweichen, wird man sie nicht als abnormal, noch weniger als «pathologisch», bezeichnen. Es versteht sich von selbst, dass solche «Normwerte» und einzelne Abweichungen davon *nicht* einfach mit «gesund» bzw. «krankhaft» gleichgesetzt werden können und deshalb nicht geeignet sind, in den Entscheidungsprozess (z. B. für einen operativen Eingriff.) mit einbezogen zu werden.
6. Röntgenbilder sind immer **Momentaufnahmen**. Im nächsten Moment ist die Stellung eines Gelenkes, die Haltung der Wirbelsäule wieder anders. Dies hängt stark von der Positionierung, also von der Aufnahmetechnik ab (vgl. Abb. 12.2 u. Abb. 12.3).

Klinische Relevanz

Die Bedeutung von radiologischen Messwerten für die Pathophysiologie, insbesondere für die Langzeitprognose, ist nur in wenigen Fällen einigermaßen klar: So ist z. B. der Einfluss des Krümmungswinkels auf den Langzeitverlauf der **Skoliose** in groben Zügen bekannt, und es gibt auch einen eindeutigen Zusammenhang zwischen dem *CE-Winkel* (Wiberg) und dem Langzeitverlauf von **Hüftdysplasien** (Engelhardt 1988). Anhaltspunkte für ähnliche Zusammenhänge fehlen bei den meisten anderen radiologischen Messwerten, so etwa zwischen dem Schenkelhalswinkel und einer frühzeitigen Arthrose, für die Abmessungen der Patella usw.

Aus all dem geht hervor, dass sich aus *radiologischen Messwerten allein keine Operationsindikationen*

---

1 J. Bone Jt. Surg. 72-A (319), 1990

ableiten lassen. In besonderem Maß gilt dies für prophylaktische Operationen.

Kommentar

Zur Anwendung radiologischer Messmethoden in der Orthopädie:

- Sie sind in erster Linie ein ausgezeichnetes Mittel zur *Ausbildung* im Lesen von Röntgenbildern.
- Es sollten damit bessere Referenzwerte zur normalen Verteilung in der gesunden Population erarbeitet werden, im Sinne von *Grundlagenforschung*.
- Die *zeichnerische Operationsplanung* mit Hilfe von Röntgenpausen ist eine wesentliche Voraussetzung für das Gelingen orthopädischer Eingriffe (s. Kap. 18.2 u. Abb. 18.5, Abb. 64.93 u. Abb. 66.55).
- *Verlaufskontrollen* sind auf genaue Messungen angewiesen.
- Messungen können gelegentlich zur Diagnostik herangezogen werden, doch sollten sie *nie allein* der Indikationsstellung für Korrektureingriffe dienen.

Zur *Bestimmung des Skelettalters* wird eine Handaufnahme ap gemacht und die Entwicklung der Ossifikation verglichen mit Standardaufnahmen (z. B. Atlas von Pyle und Greulich, vgl. Kap. 63.22; Abb. 63.10).

Eine **Photographie** ist in vielen Fällen ein ausgezeichnetes Dokument, v. a. bei Verletzungen, für Verlaufskontrollen, bei Deformitäten usw. Sie ist manchmal aussagekräftiger als ein Röntgenbild (s. z. B. Abb. 34.4 in Kap. 34.1 oder Abb. 57.6, Kap. 57.2). Von Photographien wird im Allgemeinen zu wenig Gebrauch gemacht!

13 Weiterführende apparative Diagnostik

> «Unsicherheit macht unbehaglich,
> aber falsche Sicherheit macht lächerlich»
> *Chinesisches Sprichwort*

13.1 Allgemeines

13.1.1 Grundsätzliches zur apparativen Diagnostik

Falls die in Kapitel 10 bis 12 beschriebenen einfachen diagnostischen Methoden sinnvoll angewandt und ausgeschöpft werden, ist es in den meisten Fällen möglich, eine Diagnose zu stellen und eine gezielte Therapie durchzuführen. Was in den folgenden Abschnitten an diagnostischen Möglichkeiten aufgeführt wird, ist keineswegs obligat und in sehr vielen Fällen entbehrlich. Diese Feststellung scheint nicht überflüssig zu sein in einer Zeit, da die «Kostenexplosion» in der Medizin nicht nur Experten und Politiker, sondern die gesamte Öffentlichkeit beschäftigt. Der bis hierher beschriebene diagnostische Aufwand bestand – außer den üblichen Standardröntgenaufnahmen – fast ausschließlich in **persönlicher Arbeit des Arztes** (Anamnese, klinische Untersuchung und Beurteilung) **mit entsprechend geringen Kosten**. Was an weiteren Untersuchungen jetzt noch folgen kann, sind großteils technisch aufwändige, unverhältnismäßig viel teurere Methoden (Serien von Röntgenbildern, wie sie für Tomographien, Kontrastmitteluntersuchungen, besonders Arteriographien, erforderlich sind, CT, MRI, Szintigramme, kompliziertere Laboruntersuchungen usw.).

Wenn wir als Ärzte nicht in eine immer größere finanzielle Abhängigkeit kommen wollen, ist es sicher vernünftig, sich bei allen diesen Hilfsuntersuchungen zu fragen, ob sie tatsächlich für Beurteilung und Behandlung notwendig sind, ob **der Aufwand** mit den *therapeutischen Konsequenzen* in einem vertretbaren Verhältnis steht.

Die Frage ist umso eher berechtigt, als *die bisher beschriebenen Untersuchungsmethoden* für den Patienten völlig *ungefährlich* und *schmerzlos* sind, was bei den noch folgenden nicht immer zutrifft.

Orthopädische Diagnostik ist immer noch ärztliche Kunst und kommt nicht aus der Diagnosemaschinerie. Zu dieser Kunst gehört es auch, mit einfachsten Mitteln zu einer Diagnose zu gelangen und die Hilfsuntersuchungen sparsam und gezielt dort einzusetzen, wo sie tatsächlich Informationen bringen können, mit welchen man dem Patienten weiterhelfen kann.

Für die in Ausbildung stehenden Ärzte empfiehlt es sich, dies frühzeitig zu lernen, da ihnen nach der Niederlassung nicht mehr der enorme diagnostische Apparat des Krankenhauses zur Verfügung steht.

Unter den genannten Einschränkungen können die folgenden zusätzlichen Untersuchungsmethoden ausgezeichnete Hilfsmittel sein. Voraussetzung ist allerdings, dass sie nicht nur durchgeführt und der Dokumentation beigefügt, sondern richtig **interpretiert** werden. Dazu gehört Wissen und Erfahrung. Ohne diese sind die Untersuchungen wertlos, wenn nicht irreführend. Gezielter Einsatz der Mittel statt wahlloses Verschreiben ist gefordert. Dazu soll dieses Kapitel beitragen.

Die Diagnostik hat in der Zeit seit etwa 1980 eine eigentliche Revolution erlebt mit der Einführung einer Reihe von zum Teil hochtechnologischen (und entsprechend kostenintensiven) Verfahren, unter welchen die **bildgebenden** (Imaging Techniques) für den Bewegungsapparat an erster Stelle stehen. Dadurch hat die gesamte Medizin, und mit ihr auch die Orthopädie, eine grundlegende Wandlung erfahren, welche auch für die ärztliche Tätigkeit eine Reihe von *neuen Problemen* mit sich bringt.

Renaissance der Anatomie

Die bildgebenden Verfahren (Computertomographie, Magnetresonanztomographie, Szintigraphie, Sonographie u.a.) erlauben uns Einblicke in den menschlichen Körper, wie man sie sich noch vor kurzem nicht vorstellen konnte. Dadurch ist die Morphologie, insbesondere die topographische Anatomie, wieder stark in den Mittelpunkt gerückt. Es ist faszinierend, diese Bilder mit anatomischen Schnitten zu vergleichen (s. Abb. 13.1–13.3, Abb. 13.11 u. Abb. 13.19). Auch ist dies wohl der einzige Weg, sie kritisch betrachten zu lernen (**Abb. 13.1**).

Genaue Kenntnisse der **normalen Anatomie** – neben der biochemischen Betrachtungsweise der modernen Medizin zeitweise wohl ein wenig vernachlässigt – sind wieder wichtiger geworden: Sie sind Grundlage und Voraussetzung für eine sinnvolle und Gewinn bringende Anwendung aller bildgebenden Verfahren. Der Nutzen der raffinierten Apparaturen steht und fällt mit der Kompetenz ihrer Benützer.

Aber auch die **pathologische Anatomie** hat wieder an Bedeutung gewonnen: Sie wird im Sektionssaal gelernt und im Operationssaal geprüft. Sogar hier ist es erfahrungsgemäß nicht immer leicht, Krankhaftes vom Gesunden zu unterscheiden und den Aspekt der Gewebe im Einzelfall richtig zu deuten. An harten Kriterien wie Operationsbefund und Biopsie werden die Befunde der bildgebenden Diagnostik letzten Endes getestet und ihr Wert für die Klinik beurteilt.

Die Schnittbilder (CT, MRT) stellen allerdings höhere Anforderungen an das *dreidimensionale Vorstellungsvermögen*. Sie wirken ziemlich abstrakt, während konventionelle Röntgenbilder doch einen recht anschaulichen, transparenten Eindruck vermitteln und mit einem Blick zu erfassen sind, was man von Computertomogrammen kaum behaupten kann (**Abb. 13.2** u. **Abb. 13.3**).

Die Qual der Wahl

Probleme ergeben sich heute weniger aus dem Mangel als aus der Vielfalt des Angebotes an zum Teil sehr aufwändigen und teuren diagnostischen Verfahren, die sich nicht immer ergänzen, sondern auch teilweise konkurrenzieren.

Wahllos auf einer Checkliste alle möglichen Untersuchungen abzuhaken und anzuordnen, sei es aus Bequemlichkeit, aus Angst, zur allseitigen Absicherung, ist keine Kunst und auch nicht sinnvoll: Die Maschine spuckt keine Diagnosen aus, sie gibt lediglich **Antwort auf konkrete Fragen**.

Die Fragestellung ergibt sich aus Anamnese und klinischem Befund. Die Untersuchung soll einen **Verdacht** erhärten oder entkräften. Dazu muss man zuerst einmal eine *Vermutungsdiagnose* aufstellen. Die Frage lautet dann: Ist meine Diagnose richtig oder falsch?

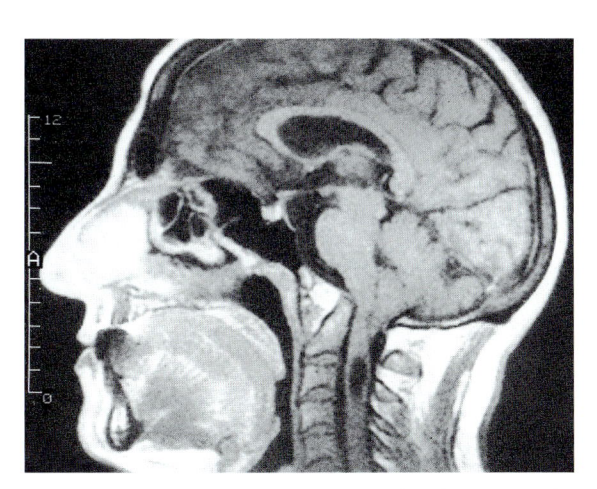

Abb. 13.1: Die **Bedeutung der Anatomie für die Diagnostik**. Sagittales *Magnetresonanztomogramm* von Schädel und oberer Halswirbelsäule. Das zentrale Nervensystem war das erste und wichtigste Indikationsgebiet für das MRT. Hier eine *Syringomyelie* mitten im Rückenmark, als schwarze Aussparung.
Aber auch die Strukturen des Bewegungsapparates lassen sich sehr gut darstellen. Vergleiche die Abbildung der oberen Halswirbelsäule hier mit dem anatomischen Schnitt von Abbildung 13.2.

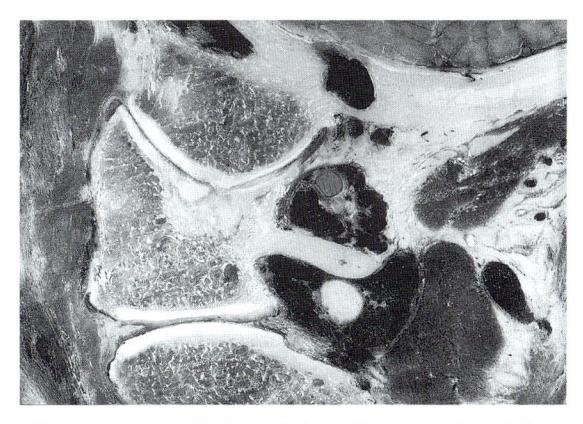

Abb. 13.2: **Anatomische Schnitte**. Parasagittaler *Gefrierschnitt* durch die Massa lateralis des Atlas. Gut zu erkennen ist kranial, konkav, das Atlanto-Occipitalgelenk, kaudal, etwas konvex, das Drehgelenk zwischen Atlas und Axis, oben rechts die hintere Schädelgrube mit dem Kleinhirn. Dieses Bild, sowie diejenigen von Abbildung 13.11 und Abbildung 13.19 stammen von Prof. Wolfgang Rauschning aus Uppsala. Es handelt sich um Photographien von Schnitten gefrorener anatomischer Präparate. Solche Schnittserien in verschiedenen Ebenen dienen als **Grundlage für die Interpretation** von Computer- und Kernspintomogrammen. Sie helfen bei der Orientierung und zeigen Anordnung und Struktur der Gewebe. Um pathologische Befunde erkennen zu können, ist Kenntnis der normalen Anatomie Voraussetzung.

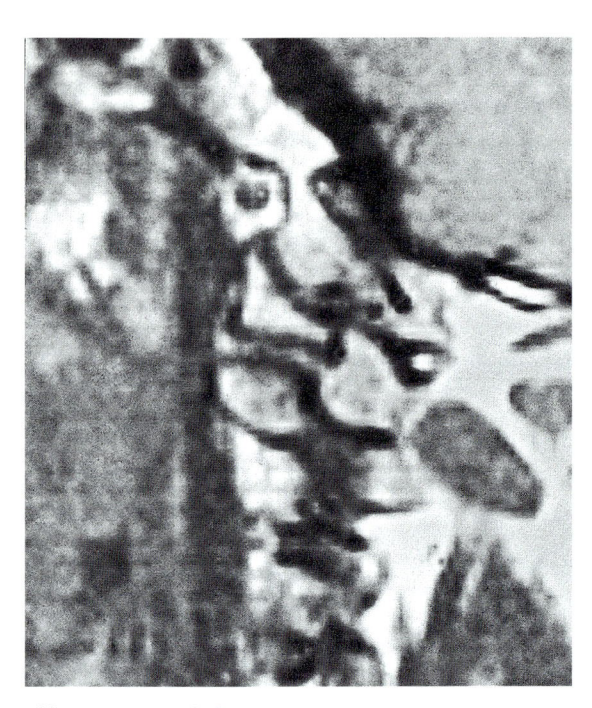

Abb. 13.3: Anatomie im MRT
Parasagittaler Schnitt durch eine *normale obere Halswirbelsäule*. Er entspricht dem anatomischen Schnitt von Abbildung 13.2. Die Konturen der wichtigen Strukturen müssen genau übereinstimmen, wenn sie identifiziert werden sollen. Die Kontraste sind allerdings sehr verschieden, ebenso die Auflösung. Es ist gut, diese Bilder miteinander zu vergleichen, um sich auch selbst ein Bild von den Möglichkeiten der bildgebenden Verfahren zu machen. Das Bild stammt aus einer Zeit, da die Auflösung des MRI noch nicht sehr gut war. Das hat sich inzwischen geändert. Solche Bilder müssen nicht mehr akzepiert werden.

Mit dieser konkreten Fragestellung kann jetzt **gezielt** die Wahl getroffen werden, auf Grund der Vorzüge der einzelnen Verfahren: Knöcherne Strukturen beispielsweise lassen sich besonders gut computertomographisch darstellen, Knochennekrosen und manche Weichteilstrukturen mit der Kernspintomographie und versteckte Herde findet man am besten mit der Szintigraphie usw.

Die bildgebenden Verfahren werden ständig weiterentwickelt, womit ihre Anwendung auch rasch ändern kann. Man wird jenes wählen, das die spezifische Fragestellung am besten beantwortet.

Schon aus **ökonomischen** Gründen ist eine Auswahl notwendig, denn die Untersuchungen sind nicht nur **teuer**, sie brauchen auch sehr **viel Zeit**: Zeit von Ärzten, Personal und Patient.

13.1.2
Ein rationaler Diagnoseplan

Eine *zielgerichtete*, patientenorientierte, zweckmäßige, ökonomische, logische Sequenz der weiterführenden Unterssuchungen ist gefragt. Das ist das Thema dieses Kapitels. Eine schiere Kumulation von Tests ist verpönt und wird auch vom Kostenträger nicht mehr bezahlt.

Richtiger Zeitpunkt

Ein *Beispiel:* Reaktive Knochenveränderungen erscheinen auf Röntgenbildern erst nach einer gewissen Zeit. Auf den ersten Bildern ist vielleicht noch nichts zu sehen. Man ist beruhigt und verpasst die Diagnose.

Falls es sich um eine Säuglingskoxitis handelte, ist auch der richtige Zeitpunkt für die Therapie verpasst. Hier darf keine Stunde verloren werden: Es wäre falsch, Zeit raubende Untersuchungen abzuwarten. Die Punktion von Eiter aus dem Gelenk erlaubt es, sofort mit der Behandlung zu beginnen. Analoges gilt für alle **Notfälle**.

Eine *Liste orthopädischer Notfälle* ist in Tabelle 14.3 zu finden.

In anderen Fällen kann es zweckmäßiger sein, den weiteren Verlauf abzuwarten: Etwa, wenn es sich um einen harmlosen Zustand handelt, wenn Aussicht auf spontane Besserung besteht, wenn die Abklärung *nicht dringlich* ist.

Dies hängt vom klinischen Befund ab, aber auch von der Person des Patienten, von seinem körperlichen und seelischen Zustand, nicht zuletzt auch von seiner Einstellung zur Krankheit und seinem Platz in seinem sozialen Netc.

Bevor die Untersuchung angeordnet wird, gilt es schließlich *abzuwägen*, ob Aufwand, Unannehmlichkeiten und Gefährdung für den Patienten in einem vernünftigen Verhältnis stehen zur Hilfe, die man ihm dafür anzubieten hat.

Praktische Relevanz

Wenn schon die Interpretation der Befunde bei den meisten Methoden nicht einfach ist, bleibt die Beurteilung ihrer klinischen Relevanz sehr oft das schwierigste Problem.

Welche (therapeutischen) **Konsequenzen** ergeben sich aus der Untersuchung?

Diese Frage kann der Untersucher dem auftraggebenden behandelnden Arzt *nicht* beantworten. Sie kommt mit dem Untersuchungsbericht an ihn zurück.

Der Bericht des Diagnosespezialisten kann positiv oder negativ, richtig oder falsch ausfallen. Nicht selten wird er aber auch unverbindlich, ausweichend formuliert sein (auch der Untersucher möchte sich absichern) oder etwas ganz anderes zeigen als vermutet. In keinem Fall ist das Problem für den Arzt und seinen Patienten damit gelöst.

Ein positiver Bericht übt auf den behandelnden Arzt einen nicht beträchtlichen Druck aus aktiv zu werden, wo das vielleicht weder nötig noch zweckmäßig, möglicherweise aber mit erheblichen Unannehmlichkeiten und einem ungerechtfertigten Risiko für den Patienten verbunden wäre.

Ein negativer Bescheid kann dazu zwingen, die Abklärung wieder von vorne zu beginnen. Vielleicht aber wiegt man sich und den Patienten in falscher Sicherheit. Statt Probleme zu lösen, schafft man sich neue.

Viele Ärzte fragen deshalb: «Welche Informationen benötige ich, um meinem Patienten auf die beste Art und Weise helfen zu können? und wie bekomme ich sie am schnellsten, einfachsten und sichersten?» Und beim Anordnen von Untersuchungen überlegen sie, ob sich sinnvolle therapeutische Konsequenzen daraus ergeben.

Diagnostik rein um der Diagnostik willen hat besonders unangenehme Folgen, wenn sich die Diagnose als falsch erweist.

Gibt es Fehldiagnosen?

Die Erwartungen an technische Systeme sind sowohl bei Laien als auch bei Ärzten im Allgemeinen sehr hoch. Das Vertrauen in Laborwerte und Diagnosen aus Maschinen grenzt bei vielen an Glauben. Dies birgt erhebliche Gefahren in sich, denn die Erfahrung zeigt, dass Fehldiagnosen häufiger sind, als man anzunehmen geneigt ist.

Zu einem Teil liegt das an den *Methoden* selbst, die ja grundsätzlich **unspezifisch** sind, d.h. nur Bilder liefern, aber keine Diagnosen. Welchen anatomischen Strukturen und Geweben die Bildelemente im Einzelnen entsprechen, ist bereits beim Normalen nicht ohne weiteres eindeutig feststellbar, und wo die Grenze zwischen gesund und krank liegt, ist schwierig anzugeben. Was einzelne Signale, etwa ein erhöhter Anteil von H-Ionen im Gewebe oder ein «heißer Herd» pathologisch-anatomisch zu bedeuten haben, ist nicht von vornherein klar.

Auch *Artefakte* können täuschen (s. Abb. 13.15 u. Abb. 13.26), und Bilder lassen sich mit technischer Manipulation verändern, wobei nicht immer genau bekannt ist, was diese Veränderungen bedeuten (s. Abb. 13.8 u. Abb. 13.22).

Schließlich sind auch diagnostische Apparate fehleranfällig wie alle technischen Systeme.

Bedeutsamer aber ist wohl die subjektive Komponente der Methode beim Erfassen und vor allem bei der **Interpretation** der Daten (vgl. auch Kap. 13.1.3 u. 13.1.4).

Es ist nicht immer einfach, all die Schatten, Konturen, hellen und dunklen Gebilde, die Punkte und Muster absolut sicher zu interpretieren. Der Untersucher markiert sie manchmal mit Pfeilen, um dem auftraggebenden Arzt zu zeigen, was er gesehen hat. Die engagierten Diskussionen darüber lassen vermuten, dass solche Zuordnungen nicht immer auf absolut sicherem Grund stehen. **Überinterpretationen** sind nicht selten und können gravierende Folgen haben.

Kenntnis und realistische Einschätzung von Fehlerquellen und Grenzen der einzelnen Methoden schützen vor unkritischer Technikgläubigkeit und übertriebenen Erwartungen.

Zusammenarbeit und Spezialisierung

Wenn beide, der Untersucher und der behandelnde Arzt als Auftraggeber, kompetent sind und zusammenarbeiten, wird das Resultat wohl in der Regel brauchbar sein. Andernfalls entstehen leicht Missverständnisse und eine Neigung, sich die Verantwortung gegenseitig zuzuschieben. Dann ist die Gefahr groß, dass die Untersuchung im Endeffekt mehr schadet als nützt.

Es scheint deshalb wichtig, dass **der behandelnde Arzt** mit den Möglichkeiten und Grenzen der modernen komplexen Diagnostik vertraut ist und die Bilder selbst lesen, also auch die Befundberichte kritisch werten, kann.

Andererseits kann er vom Untersucher (vom Radiologen) eine fundierte Diagnose und damit Hilfe nur erwarten, wenn er ihm die Anamnese genau mitteilt, die klinischen Unterlagen liefert und seine Frage genau formuliert.

Im Idealfall kennen sich beide und besprechen zusammen das Problem.

Die Technisierung der Medizin bringt zwangsläufig auch in der Orthopädie eine zunehmende Spezialisierung mit sich. Wenn diese zu einer immer größeren Kluft zwischen Diagnostik und Therapie führt, wachsen auch die hier angeschnittenen Probleme.

Eine gute Lösung wäre zweifellos jene, bei welcher der behandelnde Arzt selbst seine Diagnostik betreibt, die Bilder selbst interpretiert und dann auch selbst die Operation durchführt, so wie der Orthopäde die Arthrographie und die offene Reposition der Hüften selbst durchführt und der Kniespezialist die Arthroskopie und die anschließende arthroskopische Meniskektomie.

Ein großer Vorteil dieser Methode ist der Lerneffekt durch Feed-back: Die Kontrolle der Diagnose durch den Operationsbefund.

Diese Lösung führt zu einer anderen, mehr vertikalen Spezialisierung: zum *Organspezialisten*. Sie ist in der Orthopädie in einigen Teilgebieten bereits Tatsache geworden. Es scheint zwar keine ideale, im Interesse der Sache und der Patienten aber in manchen Fällen die bestmögliche, Lösung zu sein.

Die komplizierten technischen Apparaturen und Abläufe in der bildgebenden Diagnostik bringen es allerdings notwendig mit sich, dass **der Radiologe** als kompetenter Fachmann die Untersuchungen durchführt. Umso wichtiger ist es, dass auch **der Orthopäde** als Auftraggeber die **Möglichkeiten und Grenzen** der verschiedenen Methoden kennt und die Bilder auch **selbst lesen** kann.

13.1.3
Trennschärfe, Sensitivität und Spezifität diagnostischer Kriterien

Ein diagnostischer Test ist umso besser, je schärfer er die positiven von den negativen Fällen zu unterscheiden vermag. Idealerweise sollte er alle Fälle mit der betreffenden Diagnose erfassen. Seine Sensitivität, wäre dann 100%. Er sollte aber auch nur diese Fälle erfassen und keine anderen, womit er eine Spezifität von 100% hätte. Wenige diagnostische Untersuchungen und Tests haben eine derart exakte Treffsicherheit und Trennschärfe. Die meisten liefern – neben richtigen – eine mehr oder weniger große Anzahl falsche Resultate (vgl. **Abb. 13.4**).

Mangelnde Sensitivität ergibt **falsch negative** Resultate: Die Diagnose wird nicht gestellt, und die betroffenen Patienten erhalten keine Therapie. Die Richtige kommt vielleicht zu spät.

Nicht weniger bedenklich sind **falsch positive** Resultate, wenn der Test wenig spezifisch ist. Dann besteht die Gefahr, dass unnötige, falsche oder gar schädliche Behandlungen appliziert werden, was für die Betroffenen unter Umständen tragische Folgen haben kann, z.B. eine Amputation bei einem vermeintlich malignen Tumor.

Der praktische Wert jeder Untersuchung, seien es Tests, Laborwerte, radiologische oder andere diagnostische Kriterien, hängt somit von seiner Sensitivität und seiner Spezifität für die anvisierte Diagnose ab (vgl. **Abb. 13.5**).

Naturgemäß sind die Unterschiede in dieser Hinsicht sehr groß. Spezifität und Sensitivität eines Kriteriums verhalten sich oft *umgekehrt proportional* zueinander: Ein sehr empfindlicher Test gibt nicht selten auch falsch positive Resultate. Ein besonders spezifischer, der eine Diagnose eindeutig zu sichern vermag, verpasst sie auch gelegentlich. Brauchbar können beide sein. Je nach Fragestellung wird man den einen oder den anderen wählen:

Tests mit **hoher Sensitivität** eignen sich zum *Screening*, z.B. in der Kinderorthopädie, um vorerst ein-

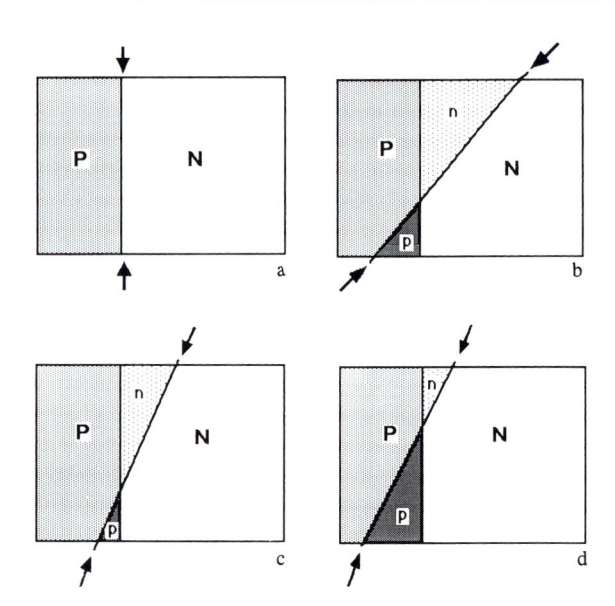

Abb. 13.4: Trennschärfe, Sensitivität, Spezifität.
a) Ein diagnostischer Test sollte so genau als möglich die *pathologischen* bzw. positiven (P) von den *normalen* bzw. negativen Fällen (N) in einer Gruppe trennen können. Diese hohe Trennschärfe ist hier mit Pfeilen angedeutet. Sie wird in der Praxis mit *keinem* Test erreicht.
b) Der Test in diesem Beispiel trennt nicht genau an der gewünschten Stelle: Er *verpasst* einige positive Fälle (p), andererseits bezeichnet er einige normale als pathologisch (n). Seine Treffsicherheit beträgt im vorliegenden Beispiel 83%. Sie ergibt sich aus der Anzahl richtiger Resultate, gemessen am Gesamttotal,
= (P + N)/(P + N + p + n).
Dies bedeutet aber 17% falsche Resultate,
= (p + n)/(P + N + p + n).

Die **Sensitivität** gibt Auskunft darüber, welcher Prozentsatz der Pathologischen vom Test erfasst wird = P/(P + p). Im vorliegenden Beispiel sind es 91%. Dies heißt aber, dass der Rest (p), hier also 9%, nicht erfasst wird: falsch Negative = p/(P + p).
Spezifität ist wichtig, weil nur die Pathologischen erfasst werden sollen und keine Normalen. Sie berechnet sich aus der Anzahl richtig negativer Tests (N) im Verhältnis zu allen Normalen = N/(N + n), im vorliegenden Beispiel 79%. Die Kehrseite davon ist, dass 21% von allen normalen Fällen als pathologisch abgegeben wurden (n). Falsch positive Resultate = n/(N + n).
c) Dieser Test erfasst verhältnismäßig viele Fälle, so fast alle Positiven. Er ist also recht *sensitiv*. Es sind jedoch auch viele Normale dabei. Er ist also *nicht sehr spezifisch*.
Wenn ein Test von dieser Sorte negativ ist, kann man die betreffende Diagnose weitgehend ausschließen. Solche Tests können auch als Screening Verwendung finden, wenn möglichst viele Fälle erfasst werden sollen. Sie sind aber z.B. als Grundlage für die Therapie zu unsicher.
d) Dieser Test schließlich erfasst viele positive Fälle nicht (p). Er ist also *nicht sehr sensitiv*. Andererseits liefert er nicht viele falsch positive Resultate (n). Er ist also ziemlich *spezifisch*.
Ein positiver Test von dieser Sorte ist somit ziemlich zuverlässig, ein negativer sagt jedoch noch nicht sehr viel aus.

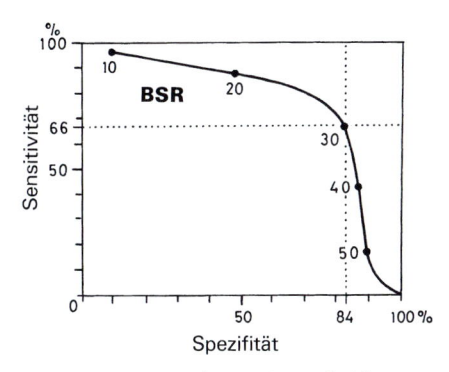

Abb. 13.5: Treffsicherheit bzw. Unterscheidungsvermögen **diagnostischer Kriterien**, am Beispiel der *Blutkörpersenkungsgeschwindigkeit* als Kriterium einer Infektion nach Totalhüftendoprothese. Eine allgemeine Aussage lautet: Hohe BSR = Infektion, niedrige BSR = keine Infektion. Wie zuverlässig ist dieses Unterscheidungsmerkmal?

Wird eine niedrige BSR (z. B. 10 oder 20 mm pro Sekunde) als Grenze zur Differenzierung zugrunde gelegt, würden wahrscheinlich alle Infekte erfasst (hohe Sensitivität) aber auch viele Nichtinfizierte (geringe Spezifität). Wird der Trennwert sukzessive höher angesetzt, so nimmt die Spezifität linear zu bis etwa 30 mm/h, während die Sensitivität nur wenig abnimmt. Über 30 mm/h sinkt die Sensitivität rasch ab und die Spezifität nimmt kaum mehr zu.

Legt man 50 mm/h als Unterscheidungsmerkmal zugrunde, werden nur wenige Infekte überhaupt noch erfasst (geringe Sensitivität), dafür sind nur noch wenige falsch positiv (hohe Spezifität).

Diese Verhältnisse lassen sich kurvenmäßig darstellen. **Der ideale Wert** würde in der rechten oberen Ecke liegen (Sensitivität und Spezifität je 100%). Er wird praktisch *von keiner diagnostischen Methode erreicht*. Der dieser Ecke am nächsten liegende Punkt auf der Kurve ist der **für die Praxis am besten geeignete**.

Der beste *Trennwert der BSR für eine Infektion* ist mithin 30 mm/h, mit einer Spezifität von 84% und einer Sensitivität von 66%.

Solche Überlegungen gelten grundsätzlich für jedes diagnostische Kriterium und sind für die praktische Diagnostik unverzichtbar.

mal alle Verdächtigen zu erfassen, und zur Herdsuche (Infekte, Onkologie usw.).

Untersuchungen mit **hoher Spezifität** sind geeignet, eine Verdachtsdiagnose zu erhärten oder auszuschließen: Indikationen für eingreifendere Therapien (Operationen, Behandlung von Tumoren) sollten nur auf Grund solcher Tests gestellt werden.

Szintigraphie und *Magnetresonanztomographie* sind Beispiele hoher Sensitivität. Die Szintigraphie ist jedoch wenig spezifisch, indem sie die Intensität des Knochenumbaues zeigt, unabhängig von der Ursache. Die Spezifität des MRI ist insofern relativ, als manche Befunde nicht als pathologisch, sondern als normal, als Varianten, als altersbedingte degenerative Veränderungen etc., zu interpretieren sind.

Die Untersuchungen mit *Röntgenstrahlen* hingegen sind hinsichtlich der Skelettbefunde sehr spezifisch, aber wohl etwas weniger sensitiv. Mit anderen Worten: Sie zeigen vielleicht nicht jede Veränderung, diese jedoch zuverlässig.

Gelegentlich wird der Terminus **«Treffsicherheit»** («accuracy») als Ausdruck der Aussagekraft eines Tests gebraucht. Er ist ein «Mix» aus Sensitivität und Spezifität (die Summe aller korrekten Tests in Prozenten) und kann zu Fehlschlüssen führen. Um zu wissen, was ein Test tatsächlich leistet, muss man die Anzahl der falsch Positiven und falsch Negativen kennen. Deshalb sollten *immer beide Eigenschaften, sowohl Sensitivität als auch Spezifität* angegeben und berücksichtigt werden.

Bezüglich Treffsicherheit steht das konventionelle Röntgenbild an erster Stelle, die Sonographie am Schluss. Tatsächlich beziehen sich Sensitivität, Spezifität und Treffsicherheit einer Methode immer nur auf eine bestimmte Diagnose. Es ist deshalb notwendig, von einer Verdachtsdiagnose auszugehen und *die richtige Frage* zu stellen.

Dies ist *Sache des behandelnden Arztes*. Nur so kann er die Untersuchungen zweckmäßig (und ökonomisch) einsetzen und auch richtig beurteilen. Dazu muss er wissen, was er von ihnen erwarten kann und was nicht.

13.1.4
Wie objektiv ist apparative Diagnostik?

Während früher manche Diagnosen gar nicht gestellt werden konnten, weil die Untersuchungsmethoden noch nicht zur Verfügung standen, liegt die Ursache von falschen Diagnosen heute eher in inkompetenter und kritikloser Interpretation und Beurteilung der beliebig und im Überfluss erhältlichen Untersuchungen.

Die vorwiegend theoretische Ausbildung während des Medizinstudiums suggeriert Sicherheit und damit ein großes Vertrauen in technische Verfahren. Häufig besteht deshalb die Neigung, komplizierten technischen Methoden mehr Kredit zu geben als einfachen. Dabei wird in der Regel das subjektive Moment der *Interpretation* unterschätzt.

Technische Einrichtungen versprechen exaktere und objektivere Daten. Eine Gewähr dafür ist nicht gegeben:

Maschinen müssen gesteuert werden. So kommt das subjektive Element wieder in die Technik hinein: Die Apparate liefern, je nach Manipulation, verschiedene Bilder.

Diese müssen interpretiert werden. Das ist das Schwierigste. So hängt die Beurteilung vom Untersucher und seiner Erfahrung ab. Damit werden «objektive» Methoden wieder subjektiv.

Es ist vielleicht zweckmäßig, zu unterscheiden zwischen Untersuchungsmethoden, welche tatsächlich harte *objektive Daten* liefern, die auch jederzeit *nachprüfbar* sind, und anderen, deren Daten bereits in der Entstehungsphase stark der Manipulation unterworfen sind bzw. gar nicht oder nur teilweise dokumentiert werden (z.B. Sonographie, Arthroskopie). Diese könnten als «semiobjektiv» bezeichnet werden.

Objektive Methoden

Zu den objektiven Methoden gehören gewöhnliche *Röntgenbilder.* Aber sogar hier können Einstellung und Exposition zu Täuschungen Anlass geben. Ihr Einfluss ist allerdings nicht allzu groß und in der Regel erkennbar. Einfache Röntgenbilder kann der behandelnde Arzt auf Grund seiner anatomischen Kenntnisse und Erfahrung lesen. Die Interpretation der Skelettbefunde lässt nicht viel Spielraum. Röntgenbefunde lassen sich **jederzeit nachprüfen** und Fehlbeurteilungen noch korrigieren.

Dies alles macht konventionelle Röntgenbilder zu den wichtigsten (und praktisch einzigen) echt objektiven Dokumenten in der Orthopädie. Für Verlaufskontrollen und Langzeituntersuchungen sind sie unentbehrlich.

Die lebenslängliche **Aufbewahrung der Röntgendokumentation** jedes orthopädischen Patienten sollte deshalb ein Anliegen nicht nur der Ärzte, sondern auch der Krankenhausverwaltungen und der Politiker sein, wohl ein frommer Wunsch. Mit der digitalen Teleradiologie ist er vielleicht doch noch zu verwirklichen.

Methoden mit subjektiven Komponenten

Bei vielen moderneren und komplexeren Untersuchungsmethoden werden die produzierten Bilder von der Aufnahmetechnik (Exposition, Schnittebenen, -dicken, -folgen, Zeiten, Fenster, Kontraste usw.) stark beeinflusst, so dass von ein und demselben Gegenstand ganz unterschiedliche Bilder hergestellt werden können. Zudem sind Schnittbilder ungewohnt und damit schwieriger zu beurteilen.

Bei Sonographie und Arthroskopie z.B. werden *nur einzelne Bilder dokumentiert*, Momentaufnahmen, die der Untersucher mehr oder weniger willkürlich auswählte, und was er berichtet gesehen zu haben, kann später nicht mehr nachkontrolliert werden.

Zu den apparativen Untersuchungsmethoden mit subjektiven Komponenten gehört in erster Linie die Sonographie, sodann die Kernspintomographie, aber auch die Computertomographie und die Szintigraphie. Der Wert dieser Methoden hängt weitgehend von der *Kompetenz des Untersuchers* ab.

Alle diese Untersuchungen setzen große persönliche Erfahrung voraus. Mit dieser steht und fällt der Wert jeder technischen Einrichtung. Der Arzt, der die Untersuchung in Auftrag gibt, ist geneigt oder gezwungen, sich auf den Spezialisten als Interpreten zu verlassen. Unerlässlich ist es, in jedem Fall die technischen Daten zu kennen und damit ihren Einfluss auf die Bildgebung.

Verantwortlich für Indikation und Therapie ist und bleibt jedoch *der behandelnde Arzt.* Damit trägt er aber auch die **Verantwortung** für die Diagnose. Niemand wird ihn davon dispensieren. Er muss seine Diagnostik selbst betreiben, die Untersuchungsbefunde, die er anfordert, selbst ansehen, interpretieren und beurteilen. Lediglich den Bericht des Untersuchers zu lesen und sich darauf zu verlassen, enthebt ihn nicht dieser Verantwortung.

13.2
Spezielle konventionelle Röntgentechniken

13.2.1
Tomographien (Schichtaufnahmen)

Die Projektion von Skeletteilen übereinander auf konventionellen Röntgenbildern verdeckt leicht kleinere Befunde, wie z.B. Osteolyseherde in der Spongiosa (Wirbelkörper, größere Gelenke), Knochendefekte in der Kortikalis, Sequester, Pseudarthrosespalten, kleinere Gelenke usw.

Die Tomographie erlaubt die scharfe Abbildung einer bestimmten Ebene, was davor und dahinter liegt, wird verwaschen. Die Schichtaufnahmen folgen sich im Allgemeinen im Abstand von $^1/_2$ cm (Abb. 69.50).

Mit den herkömmlichen Tomographen lassen sich seitliche und antero-posteriore Bilder aufnehmen, während die Computertomographie primär Schnitte in der Transversalebene erzeugt. Wo Schichten in der frontalen oder sagittalen Ebene aufschlussreicher sind, hat die konventionelle Tomographie noch eine gewisse Bedeutung. Allerdings wird sie zunehmend *durch die Computertomographie* (CT) *ersetzt*, obwohl diese einige Nachteile hat, wie eingeschränkte Wahl der Schnittebenen und höhere Anfälligkeit für Metallartefakte. Die Vorteile des CT sind einfachere Positionierung, schnellere Untersuchung, geringere Strahlenbelastung sowie Rekonstruktionsmöglichkeiten in beliebigen Ebenen auf Grund eines einzigen Datensatzes und schließlich bessere Verfügbarkeit, denn die konventionellen Tomographen und das dazugehörige technische Know-how sind am Aussterben.

Tatsächlich ist die **Wahl der Ebenen** von großer Bedeutung: *Gelenkflächen* z.B. sind nur beurteilbar, wenn sie senkrecht geschnitten sind.

13.2.2
Durchleuchtung und interventionelle Radiologie

Die Durchleuchtung mittels **Bildverstärker** hat in der Orthopädie breite Anwendung:

- *funktionelle Untersuchung* von Gelenken
- *gezielte* Röntgenbilder mit speziellem Strahlengang, wo die Standardaufnahmen nicht ausreichen (z. B. USG)
- *Infiltrationen* unter Durchleuchtungskontrolle, diagnostisch mit Lokalanästhesie und/oder therapeutisch (v. a. Wirbelsäule)
- *Kontrolle,* evtl. Navigation bei minimalinvasiven und anderen Operationen am Skelett, intra- und postoperativ

13.2.3
Kontrastmitteluntersuchungen

1. **Arthrographien** zur Darstellung des Gelenkbinnenraumes: Menisken, Kapsel- und Bandrisse, freie Gelenkkörper. An allen Gelenken möglich. Die gewöhnliche Arthrographie wurde seinerzeit durch die Arthroskopie verdrängt, doch inzwischen werden diese beiden *invasiven Methoden* sukzessive durch die Kernspintomographie **ersetzt**.

Allerdings hat die Arthrographie in der Form des Arthro-MRI oder Arthro-CT durch die Hintertüre wieder Eingang ins Diagnosearsenal gefunden (s. S. 232). Ein Arthro-MRI ist natürlich nicht weniger invasiv als die alte Arthrographie.

Gelegentlich kommt die Arthrographie noch an folgenden Gelenken zur Anwendung:

- *Knie:* Meniskusverletzungen (selten; Abb. 66.37)
- *Schulter:* Kapsel, Rotatorenmanschettenriss, Labrum (s. Abb. 13 u. Abb. 46.16), hier auch als Arthro-CT oder Arthro-MRI
- *Hüfte:* bei Kindern mit kongenitaler Hüftgelenkluxation zur genaueren Abklärung (s. Abb. 64.35 u. Abb. 64.36), bei Erwachsenen z. B. um die Lockerung einer Endoprothese nachzuweisen (Abb. 64.110)
- selten *Handgelenk*, oberes Sprunggelenk
- *gezielte Infiltrationen* von Gelenken (z. B. auch an der WS), um sicherzustellen, dass die Injektion auch wirklich am richtigen Ort erfolgt.

2. **Fistelfüllungen** zur Darstellung von Fistelgängen, Abszesshöhlen, Sequestern. Es ist eine einfache und für die Planung von Operationen bei Knocheninfekten nützliche Untersuchungsmethode.

3. **Myelographie:** Diskushernie, Tumoren, siehe Abbildung 12.3 und Abbildung 59.43. Nur noch selten, für besondere Fragestellungen

4. **Arteriographie:** vor allem in der Traumatologie

5. **Venographie**, evtl. **Lymphographie** (Ödem).

13.2.4
Teleradiologie, digitales Röntgen

Die Digitalisierung der Röntgenbilder wird der mühsamen Sucherei, dem Ärger wegen abwesenden, nicht auffindbaren, verlorenen, nicht geschickten Röntgenbildern und den gegenseitigen Schuldzuweisungen von Kliniken, Sekretärinnen, Chefs, Assistenten und Schwestern ein Ende machen, wenn dereinst alle vor ihrem Bildschirm sitzen und freundlich elektronisch miteinander kommunizieren.

13.3
Computertomographie

Eine der bedeutendsten und faszinierendsten Weiterentwicklungen der bewährten Diagnostik mit Röntgenstrahlen ist die computergenerierte Tomographie (CT).

Nach dem Prinzip der herkömmlichen Tomographie umkreist die Röntgenquelle den Patienten in einer Ebene senkrecht zu seiner Körperachse. Auf der gegenüberliegenden Seite registrieren Detektoren die Strahlenintensität. Der Computer verarbeitet die digitalen Daten wieder zu einem anatomischen Bild auf dem Bildschirm.

So können ohne Überlagerung – das ist einer der großen Vorteile gegenüber dem konventionellen Röntgenbild – schmale Schichten von wenigen Millimetern Dicke als Querschnittsbilder des menschlichen Körpers dargestellt werden, wie man sie aus Anatomiebüchern kennt.

Mit dieser Technik gelang es erstmals, **die dritte Ebene** abzubilden: Die horizontalen bzw. axialen Schnitte des CT sind eine ideale Ergänzung zu den üblichen Aufnahmen in zwei Ebenen – von vorne (ap) und seitlich – der konventionellen Röntgentechnik (**Abb. 13.6**).

Die Abbildung des **knöchernen Skelettes** gelingt mit Röntgenstrahlen zweifellos am besten. Dies ist denn auch das wichtigste Anwendungsgebiet des CT in der Orthopädie.

Für die Beurteilung von reinen Knochenläsionen, speziell an den Extremitäten, ist nach wie vor das konventionelle Röntgenbild unübertroffen in seiner Klarheit, Schärfe der Konturen und Übersichtlichkeit, aber auch seiner Genauigkeit im Detail. Sein herausragendes örtliches Auflösungsvermögen erreicht der digitale CT-Scanner mit etwa 0,5 mm nicht ganz, doch übertrifft er die Kernspintomographie und vor allem die Sonographie deutlich an Schärfe.

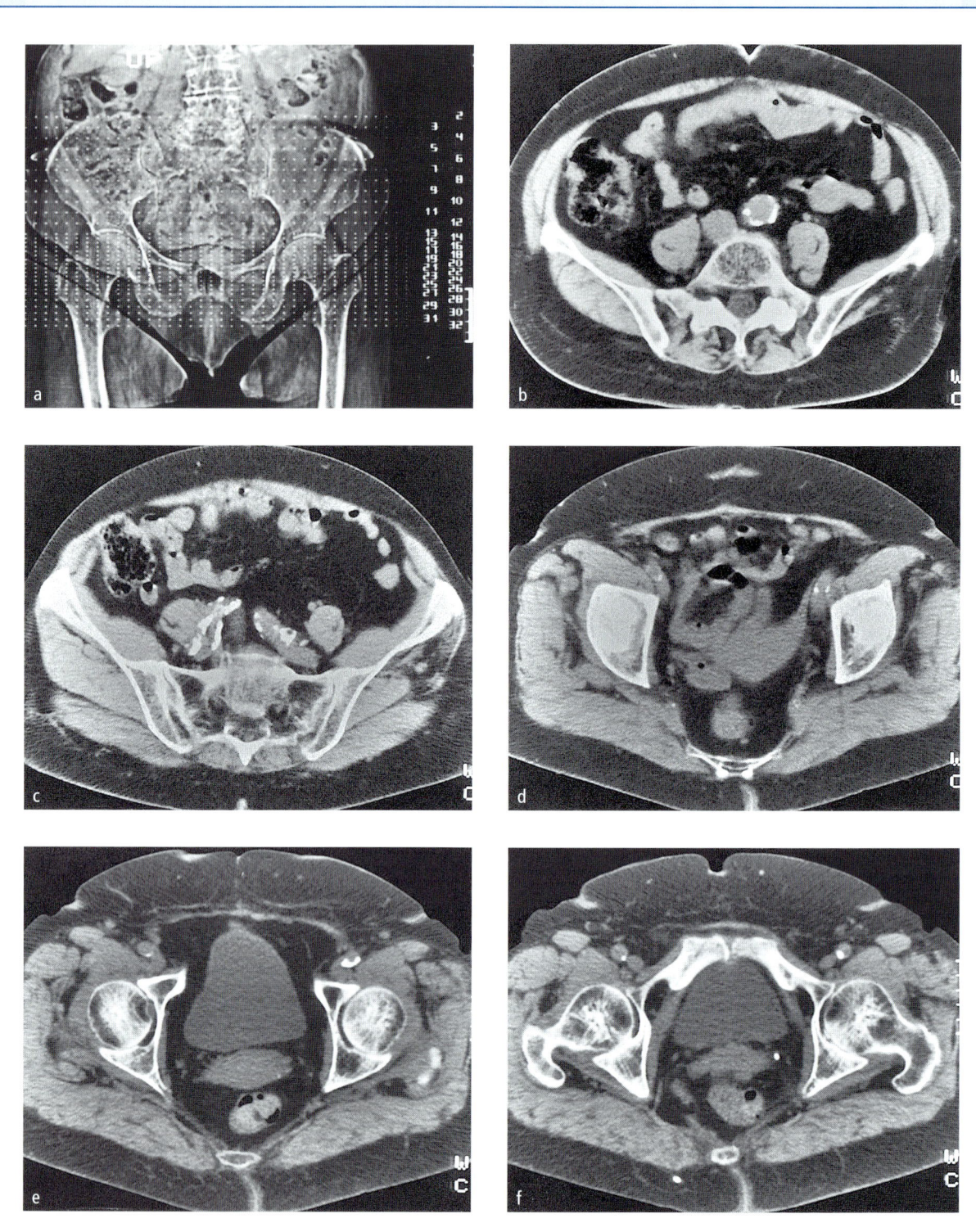

Abb. 13.6: Anatomie des Beckens im **Computertomogramm** einer 78-jährigen Frau.
a) *Leitscan* und *Übersicht:* Die axialen (horizontalen) Schnittebenen sind eingezeichnet und am rechten Bildrand numeriert, in absteigender Folge. Dies ermöglicht die Orientierung und die Lokalisierung der einzelnen Schnitte.
b) *Scan 4:* Horizontalschnitt etwa auf Höhe des *ersten Sakralwirbels*. Die Weichteile erscheinen mit gutem Kontrast, die Muskulatur grau. Gut erkennbar sind: Wirbelkörper, Wirbelbogen, Massa lateralis des Sacrum, Ileosakralgelenke, die dorsale Rückenmuskulatur (erector trunci), von der Faszie umschlossen, die Glutäen dorsal, der M. iliacus ventral an der Beckenschaufel (Ileum) anliegend. Die einzelnen Schichten der Bauchwandmuskulatur sind deutlich zu unterscheiden. Beidseits neben der Wirbelsäule die runden Psoasmuskeln, ventral davon die Aorta, deutlich an ihren Kalkeinlagerungen zu erkennen. Links davon die Vena cava, im Abdomen die Därme, zum Teil luftgefüllt (schwarz), das subkutane Fett dunkel.
c) *Scan 7:* Schnitt etwa auf Höhe der *Spina iliaca ventralis*. Sacrum mit zwei Wirbellöchern und den entsprechenden Nervenwurzeln, *Ileosakralgelenke* und *Beckenschaufeln*. Diesen außen anliegend der Glutäus medius; dahinter, ziemlich flach, der

Praktische Bedeutung

Für die Orthopädie hat das CT vor allem bei komplizierten Strukturen wie *Wirbelsäule* und *Becken* Bedeutung, die wegen Überlagerungen oft nur schwierig und für manche Fragestellungen ungenügend darzustellen waren.

- So lassen sich im CT auch kleine *Osteolyseherde* erkennen, welche im normalen Röntgenbild wegen des Überlagerungseffektes erst von einer gewissen Mindestgröße an (in Wirbelkörpern bis 1 cm Durchmesser) sichtbar werden.
- Für die *Knochen- und Gelenkdiagnostik* bei unklaren Fällen (Überlagerungen, unübersichtliche Skelettabschnitte und Gelenke, Wirbelsäule, Fußwurzel, komplizierte Frakturen usw.) kann die überlagerungsfreie Darstellung mittels CT eine wertvolle Ergänzung sein.
- Mit der *dritten Ebene* ergeben sich neue Aspekte: Zur Darstellung von Gelenken eignen sich Schnitte, welche senkrecht zur Gelenkoberfläche liegen. Tangentiale Schnitte sind kaum beurteilbar und wenig hilfreich. Deshalb trägt z.B. ein axiales CT des Kniegelenkes zur Diagnostik des Tibio-Femoralgelenkes wenig bei, wohl aber zur Beurteilung des *Femoro-Patellargelenkes*. Aus dem gleichen Grunde ist das CT zur Beurteilung des *Schultergelenkes* (vorderer Pfannenrand) und des *unteren Sprunggelenkes* unübertroffen (**Abb. 13.7** u. Abb. 13.14).

Die Wahl der Ebenen ist somit nicht beliebig, sondern wird von der Fragestellung diktiert. Für die Gelenkdiagnostik sind zweifellos jene am besten geeignet, welche den Standardröntgenbildern für die entsprechenden Gelenke entsprechen, wobei die *koronare* (frontale) Ebene einem antero-posterioren (ap) Röntgenbild entspricht, die *sagittale* einem Seitenbild (vgl. «Aufnahmetechnik», Kap. 12.11).

- *dreidimensionale Darstellung* (3-D) des Skelettes: siehe Abbildungen 13.16, 42.12 und 46.4.
- *CT-gestützte Navigation* von Operationen, Punktionen, Injektionen etc.

Weichteildarstellung

Mit der Computertomographie können die Kontraste zwischen einzelnen Geweben differenziert abgestuft werden. Dies erlaubt, nicht nur Knochen, sondern auch Weichteile abzubilden und voneinander abzugrenzen. Damit wurde erstmals ein Einblick in den *Wirbelkanal* ohne invasive Methoden möglich. Gut darstellen lassen sich aber auch anatomische Veränderungen an tiefer gelegenen Weichteilen, welche der klinischen Untersuchung ungenügend zugänglich sind (Abb. 13.8).

Auf diesem Gebiet ist das MRI dem CT allerdings überlegen.

Maximus (beachte die massiv pathologisch veränderte Glutäalmuskulatur rechts). Ventral an der Beckenschaufel anliegend M. iliacus, medial davon der Psoas. Die Aorta hat sich bereits in die beiden a. iliacae verzweigt, die Vena cava liegt dazwischen. Die enge Nachbarschaft dieser Gefäße zum Sacrum ist bei Wirbelsäuleoperationen zu berücksichtigen.

d) *Scan 13:* Schnitt knapp oberhalb der Hüftgelenke, bereits unterhalb der incisura ischiadica.
   Der Querschnitt des Os ilium ist hier am breitesten. Er entspricht weitgehend der *Tragzone des Hüftgelenkes*. In Einklang mit der mechanischen Beanspruchung ist hier die Knochenmasse und ihre Dichte am größten.
   Dorsal ist das Steißbein und die kräftige Muskulatur zu sehen: Glutäus maximus und mehr lateral m. glutaeus medius. Der m. ilipsoas ist zu einem Muskelpaket vereinigt und zieht bereits ventro-lateral aus dem Becken hinaus zur Hüfte, ebenso die Arteria iliaca bzw. femoralis, kenntlich an kleinen weißen Kalkeinlagerungen. Sie läuft in der Inguina dicht über den Knochen. Bei Hüftoperationen ist sie immer ganz in der Nähe.

e) *Scan 17:* Ab hier sind die Bilder härter: Die Weichteile treten zurück, die Knochen sind deutlicher gezeichnet (Knochenfenster). Schnitt auf Höhe Mitte *Hüftgelenke*: Das Gelenk füllt den größten Teil des Beckenquerschnittes aus. Ventraler und dorsaler Pfannenrand umschließen das Hüftgelenk etwa zur Hälfte. Die Gelenke sind kreisrund und kongruent. Die Aussparung medial entspricht der Fossa acetabuli. Die knöcherne Scheidewand zwischen Hüftgelenkpfanne und kleinem Becken ist sehr dünn.
   Ventral ist die A. femoralis kenntlich an einer Kalkeinlagerung. Daneben die Vene und etwas weiter lateral der N. femoralis. Der N. ischiadicus knapp dorsal der hinteren Pfannenlippe.
   Deutlich ist die unmittelbare Nachbarschaft von Nerven und Gefäßen im Hüftgelenk. Diese Gebilde liegen bei Hüftoperationen in gefährlicher Nähe, z.B. beim Einsetzen von Hebeln mit Haken. Lähmungen des Femoralis und des Ischiadicus, aber auch Verletzungen der Gefäße, sind nicht ganz selten.

f) *Scan 20:* Schnitt auf Höhe der *Symphyse* und des Trochanter maior. Die Antetorsion der *Schenkelhälse* ist zu sehen und kann auf standardisierten Bildern (Knie genau ventral) auch gemessen werden.
   Der m. iliopsoas liegt zwischen Hüftgelenk und Gefäßnervenbündel, etwas weiter lateral m. sartorius und m. tensor fasciae latae. Zwischen den kleinen Hüftinnenrotatoren am hinteren Pfannenrand und dem m. glutaeus maximus zieht der n. ischiadicus recht nahe am Hüftgelenk vorbei nach distal.

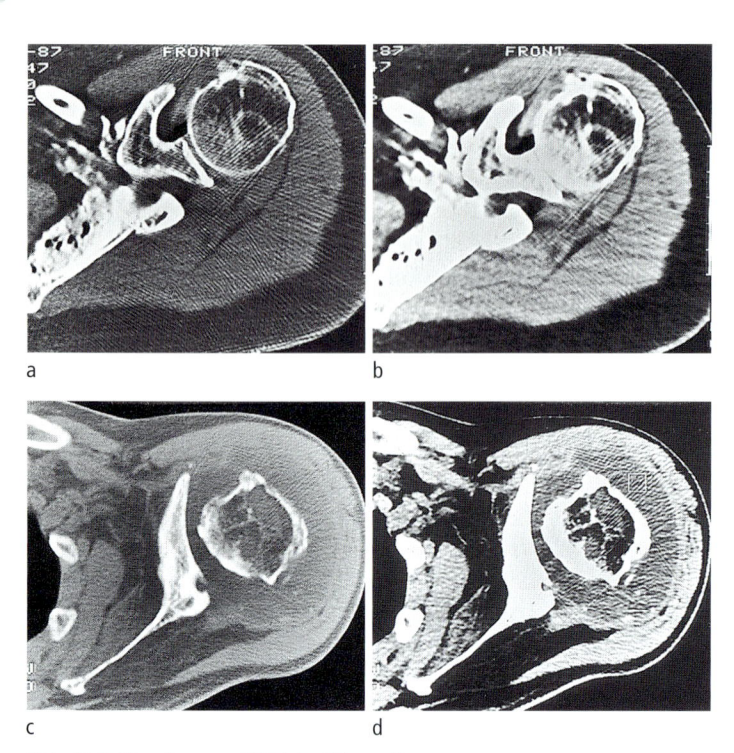

Abb. 13.7: *Knochen- und Weichteildarstellung.*
Horizontale **Computertomogramme** des *Schultergelenkes*.
Auf den Bildern *links* a) und c) sind die **Knochen** deutlich dargestellt («Knochenfenster»), auf den Bilder *rechts* b) und d) durch andere Kontrasteinstellung die **Weichteile** («Weichteilfenster»).

Obere Reihe: Geringfügige *degenerative* Veränderungen bei einer 47-jährigen Frau.
a) Die im Vergleich zum Humeruskopf kleine Gelenkpfanne ermöglicht den großen Bewegungsumfang, auf Kosten der Stabilität.
Ventral springt das Korakoid vor, links oben ist die Klavikula schräg geschnitten.
b) Gleicher Schnitt. Der Muskelmantel (M. deltoideus und M. infraspinatus) umschließt das Gelenk allseitig.

Untere Reihe: Schwere Veränderungen mit *Knochendestruktion*, Kapselverdickung und Gelenkerguss bei 65-jährigem Mann.
c) Die knöcherne Struktur des Gelenkes ist weitgehend zerstört. Medial sind zwei Rippen zu sehen.
d) Rings um den Humeruskopf ist eine dunklere Zone gegen den dichteren Muskelmantel abgrenzbar, die diesen stark ausweitet. Sie entspricht einer *Gelenkkapselverdickung mit Erguss*. Ihre Dichte kann gemessen werden (in dem kleinen Quadrat).

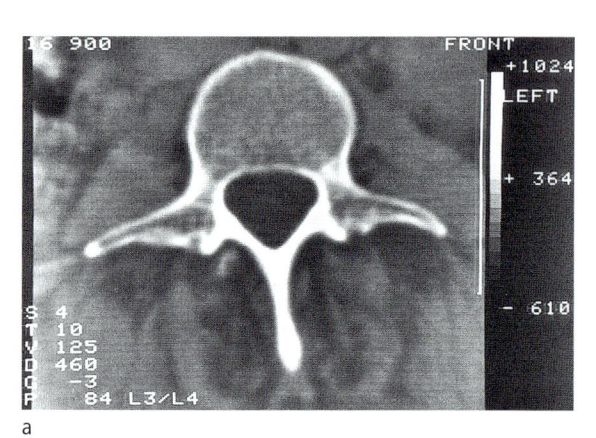

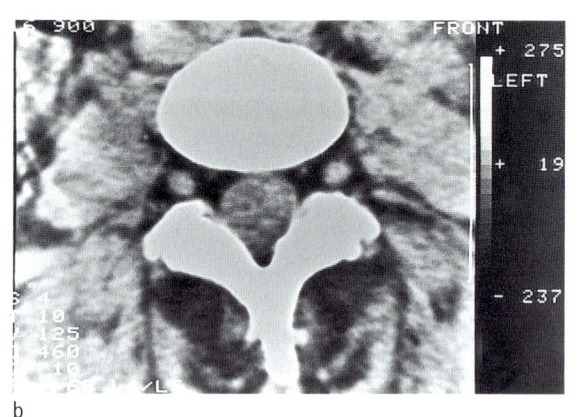

Abb. 13.8: **Kontraststeuerung** am Beispiel von zwei *normalen Wirbelsäulenquerschnitten.*

a) L3. Der Kontrast ist so eingestellt, dass die knöchernen Strukturen gut zur Darstellung gelangen; hier Kortikalis und Spongiosa von Wirbelkörper, Bogen und Fortsätzen. Damit ist auch der Rückenmarkkanal genau begrenzt («**Knochenfenster**»).
b) L4. Hier treten die Weichteilschatten ins Bild, während der Knochen nicht mehr differenziert, sondern nur noch uniform weiß überstrahlt erscheint. Deutlich sichtbar sind der Duralsack, zwei abgehende Nervenwurzeln im Foramen intervertebrale, sowie einzelne Muskelpakete paravertebral («**Weichteilfenster**»). Solche Bilder werden in der Diskusherniendiagnostik angewandt.

Die unterschiedliche Helligkeit auf diesen zwei Bildern wird eingestellt durch die Wahl der mittleren Schwächung (+ 364 bzw. 19 H.E.), sowie ihrer oberen und unteren Begrenzung (näheres im Text). Diese Angaben finden sich rechts im Bild neben der Helligkeitsskala.

Technische Grundlagen

Das Prinzip beruht auf indirekter Abbildung. Das Röntgengerät misst an jedem einzelnen Bildpunkt die im Gewebe erfolgte Abschwächung der Strahlung. Diese «Schwächungswerte» werden vom Computer digital verarbeitet, in unterschiedliche Grautöne umgewandelt und wieder zu einem Bild zusammengesetzt. Die Grauwerte auf dem Bildschirm können am Steuerpult verändert werden, bis die interessierenden Strukturen in gutem Kontrast sichtbar werden.

Die Schwächungswerte werden willkürlich so definiert, dass Knochen +1000, Wasser 0 und Luft – 1000 Houndsfieldeinheiten (H. E.) entspricht. Sie werden in eine *Grauwertskala* übersetzt, die von Weiß bis Schwarz reicht.

Die Einstellung des deutlichsten Kontrastes erfolgt mit dem Fenster, d. h. mit der Auswahl des geeigneten H. E.-Bereiches für die Grauwertskala. Durch Variieren der Grautöne mittels Fensterbreite (Window) und Fensterlage (Center) kann dann aus ein und demselben Schnitt z. B. eine Abbildung der Knochenstrukturen *(Knochenfenster)*, aber auch eine Darstellung der Weichteile *(Weichteilfenster)* erzeugt werden (**Abb. 13.8**). So lässt sich für die Abgrenzungen zweier Gewebe voneinander der jeweils beste Kontrast finden. Dies ist z. B. für die Diagnostik von Diskushernien wichtig.

Auch andere *Bildmanipulationen* sind möglich, wie z. B. Vergrößerungen, Messungen oder Rekonstruktionen anderer Ebenen (sagittal bzw. frontal). Diese Rekonstruktionen haben allerdings kein besonders großes Auflösungsvermögen (**Abb. 13.9**). Sie dienen in erster Linie als *Leitscan* für die Bestimmung der Schnittebenen (s. Abb. 13.6a). Für seitliche und frontale Bilder sind konventionelle Röntgenbilder und Tomogramme aussagekräftiger, weil schärfer.

Zur Aufnahmetechnik

Die Schnittebenen werden zuerst auf einer sagittalen Ansicht, dem *«Leitscan»* (Scoutview, Topogramm), festgelegt. Dieser dient auch der *Orientierung* bei der Auswertung.

Entsprechend der Anordnung des Tomographen ist die Wahl der Abbildungsebene eingeschränkt (s. Abb. 13.6a u. Abb. 13.14): Das *Standard-CT* liefert Querschnitte des untersuchten Körperteiles (Rumpf, Arm, Bein). Wo solche axiale Schnitte aussagekräftig sind, ist das CT eine gute Wahl.

Durch *Kippung* des Gerätes (Gantryneigung) lässt sich die Schnittebene um max. ca. 25° neigen. Praktisch ist dies z. B. für die *lumbalen Bandscheiben* (für die unterste reichen 25° allerdings normalerweise nicht; s. a. Kap. 51.3.2 u. Abb. 51.14).

Die *Extremitäten* können durch geeignete Lagerung aber auch in anderen Ebenen abgebildet werden: Die Hand lässt sich praktisch in jeder Ebene darstellen. Auch für den Fuß gibt es mehrere Möglichkeiten. Für Knie und Ellbogen ist die Wahl der Abbildungsebenen aber bereits erheblich eingeschränkt.

Schiefe und schräge Schnitte haben den Nachteil, dass sie nicht immer ganz einfach zu interpretieren sind.

Mittels **Rekonstruktionen** (aus den gleichen Datensätzen) können noch weitere Ebenen dargestellt werden (Längsschnitte). Diese Rekonstruktionen haben aber ein geringeres Auflösungsvermögen (2 mm). Ihr Wert für die Diagnostik ist deshalb beschränkt. Sie werden meist lediglich zur allgemeinen Orientierung gebraucht.

Die kleinstmögliche **Schichtdicke** beträgt bei vielen Geräten 1 oder 1,5 mm. Für den Bewegungsapparat sind Schichtdicken zwischen 5 und 2 mm und Expositionszeiten von 10 bis 1 Sekunden üblich.

Das **Auflösungsvermögen** (die Pixelgröße) beträgt bei vielen Geräten minimal etwa 0,25 mm, häufiger jedoch 0,4 mm, ist somit recht gut und derzeit noch um einiges besser als beim MRI.

Die Strahlenbelastung ist relativ gering und eher kleiner als beim konventionellen Röntgen.

Artefakte (**Abb. 13.15**) können entstehen durch:

- *Bewegung:* vor allem bei längeren Expositionszeiten
- *Strahlenaufhärtung:* In der Nähe von strahlenundurchlässigen Strukturen (Kortikalis) können die Werte verfälscht sein.
- *Fremdkörper*, vor allem Metalle, verursachen massive Artefakte, in Form von strahlenförmigen Mustern, die das Bild stark verwischen. Das CT kann deshalb bei liegenden *Implantaten* (Prothesen, Osteosynthesematerial) nicht oder nur beschränkt angewandt werden (Abb. 13.15).
- *Partial volume effect:* Das CT-Bild gibt den Summationswert der ganzen Scheibendicke wieder. Kleine oder nur angeschnittene Objekte zeichnen deshalb nur mit einem Teil ihres Kontrastes (Abb. 13.21a u. Abb. 13.26).

Aus den technischen Daten ergeben sich die Indikationen der Computertomographie in der Orthopädie.

Indikationen in der Orthopädie

1. Eine der wichtigsten Anwendungen des CT ist die Differenzialdiagnose der **radikulären Ischiasbeschwerden** (Diskushernien, enger Spinalkanal, andere Kompressionssyndrome usw.). Hier hat es die Myelographie weitgehend ersetzt (**Abb. 13.10** u. Abb. 59.39).

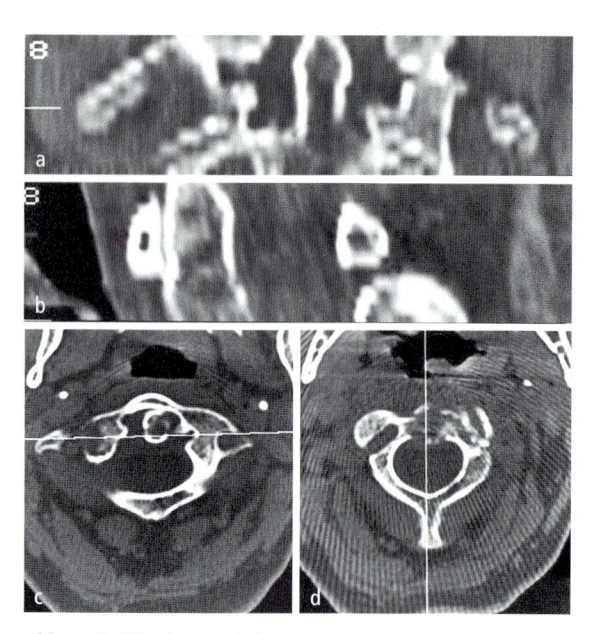

Abb. 13.9: CT-Rekonstruktionen.
Aus axialen Computertomogrammen lassen sich mittels digitaler Verarbeitung Bilder *in anderen Ebenen* rekonstruieren.
a) *Frontale* und b) *sagittale* Rekonstruktion eines Atlanto-Axialgelenkes aus axialen Computertomogrammen (c und d), in denen die Ebene der Rekonstruktion eingezeichnet ist (Befund: vgl. Abb. 33.25).
Diese Rekonstruktionen haben eine vergleichsweise schlechte Auflösung und sind deshalb nur bedingt brauchbar. Konventionelle Tomographien geben schärfere Bilder.

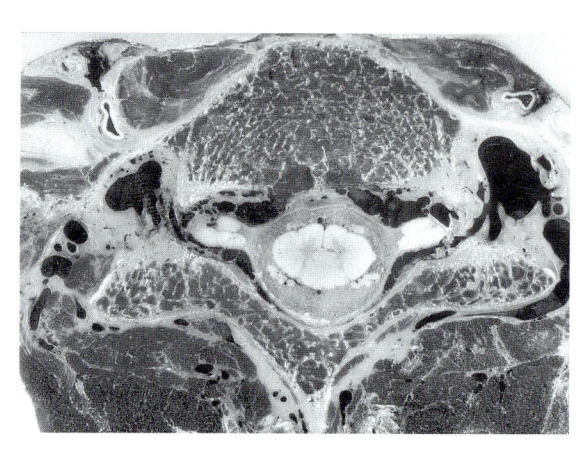

Abb. 13.11: Querschnitt durch die untere Halswirbelsäule.
Photographien gefrorener anatomischer *Präparate* aus einer Serie von W. Rauschning.
Wirbel, Bogen, Markkanal, Duralsack mit Rückenmark und abgehende Nervenwurzeln sind in allen Details zu erkennen, ebenso die umgebenden Weichteile. Was auf Tomogrammschnitten im CT oder im MRI zu sehen ist, lässt sich nur interpretieren, wenn es *mit diesen anatomischen Strukturen identifiziert* werden kann (s. Abb. 13.2 u. Abb. 13.19).

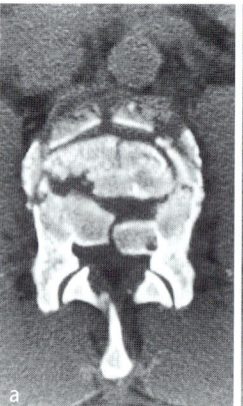

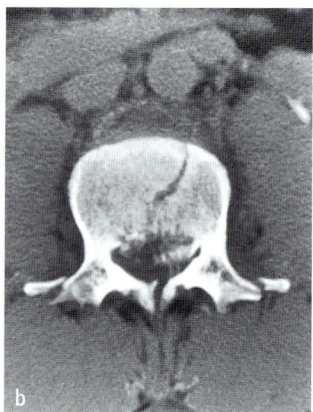

Abb. 13.12: Das **Computertomogramm** ist für die Beurteilung von **Wirbelfrakturen** wichtig geworden.
a) *Trümmerfraktur.* Die lichte Weite des Rückenmarkkanals ist jedoch weitgehend erhalten.
b) Diese Fraktur von *Wirbelkörper* und *Querfortsätzen* sieht auf den ersten Blick harmlos aus. Bei näherer Betrachtung erkennt man aber ein nach dorsal ausgebrochenes und in den Wirbelkanal eingedrungenes Knochenfragment, das für neurologische Kompressionserscheinungen verantwortlich ist.

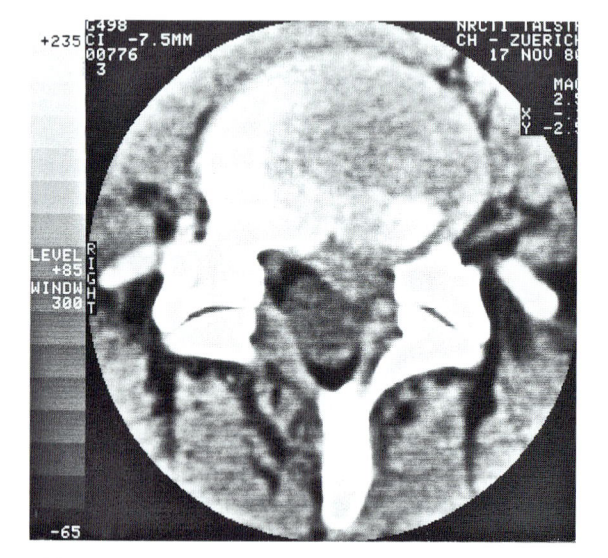

Abb. 13.10: Computertomogramm einer großen *mediolateralen Diskushernie.* Die Deckplattenebene steht etwas schief zur Schnittebene. Deshalb ist links ein Teil des Wirbelkörpers mit der Bogenwurzel (weiß) getroffen, rechts die Bandscheibe (grau) und das Foramen intervertebrale. Beidseits sieht man die kleinen Wirbelgelenke. Der Duralsack (dunkelgrau) wird von vorne rechts durch eine große Hernie (hellgrau) eingeengt.

2. Zur Darstellung der **Wirbelkörper**, ihrer knöchernen Anhangsgebilde (Bogen, Facettengelenke), des **Wirbelkanals** usw. ist die horizontale Schnittebene besonders gut geeignet (**Abb. 13.11** u. **Abb. 13.12**). Tumoren, Infektionen und Frakturen der gesamten Wirbelsäule lassen sich detaillierter und genauer darstellen, insbesondere auch ihre Ausdehnung und ihre Beziehung zu Rückenmark, Nervenwurzeln und den umgebenden Weichteilen. Zur Bedeutung des CT bei **Wirbelfrakturen** siehe Kapitel 61.1 und Abbildung 61.7. Die komplizierten Verhältnisse im Bereich der Halswirbelsäule und des zerviko-okzipitalen Überganges sind ebenfalls mit dem CT am besten zu erfassen (Abb. 53.1).
3. Unklare pathologische Prozesse am **Becken** (Tumoren, Abszesse usw.) sowie komplexe Frakturen des Azetabulum (**Abb. 13.13** u. Abb. 64.122).
4. **Knochentumoren**, Knochenmetastasen, Osteolyseherde jeder Genese, Infekte (Osteomyelitis)
5. **Weichteilprozesse:** Tumoren, Abszesse, Hämatome usw. sind oft nur im CT zu erkennen, wo sie gut abgegrenzt werden können, am besten im Vergleich mit der Gegenseite (Abb. 13.6 c). Das örtliche Auflösungsvermögen des CT ist besser als das des MRI, doch ist dieses in der Kontrastdifferenzierung dem CT überlegen.
6. Anatomische **Gelenkveränderungen**, die mit gewöhnlichen Röntgenbildern nur ungenügend, mit horizontaler (axialer) Schnittebene aber deutlich, darzustellen sind:
    - *Schultergelenk:* z. B. Darstellung der Gelenkpfanne mit vorderem Rand (Abb. 13.7 u. Abb. 46.5)
    - *Hüftgelenk* (intraartikuläre Frakturen, Abb. 64.122)
    - *Knie* (Patellagleitfläche, Abb. 66.12)
    - *unteres Sprunggelenk:* im CT – anders als im Röntgenbild – sehr schön darstellbar (**Abb. 13.14**).

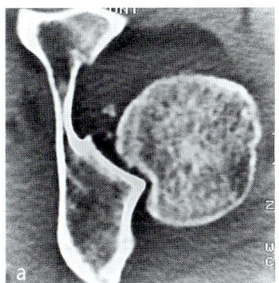

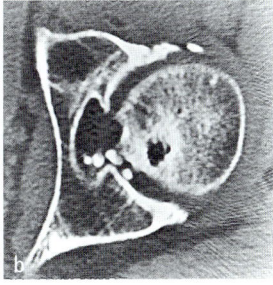

Abb. 13.13: Hüftgelenke im **Computertomogramm**.
Die axiale Darstellung zeigt in manchen Fällen Aspekte, die auf ap.-Röntgenbildern nicht oder nur schlecht zu sehen sind:
a) Dorsale *Hüftgelenkluxation*. Durch die Wucht des Traumas hat der hintere Pfannenrand eine Delle in den Hüftkopf eingeschlagen, die hier einhakt und die Reposition verhindert. An der Schulter ist dieser Mechanismus häufiger.
b) *Freie Gelenkkörper* in der Fossa acetabuli bei einer Chondromatose und typische degenerative Veränderungen: Sklerose im Femurkopf, darin eine «Geröllcyste», Osteophyten an der Fossa acetabuli, am Pfannenrand und am Hüftknopf.

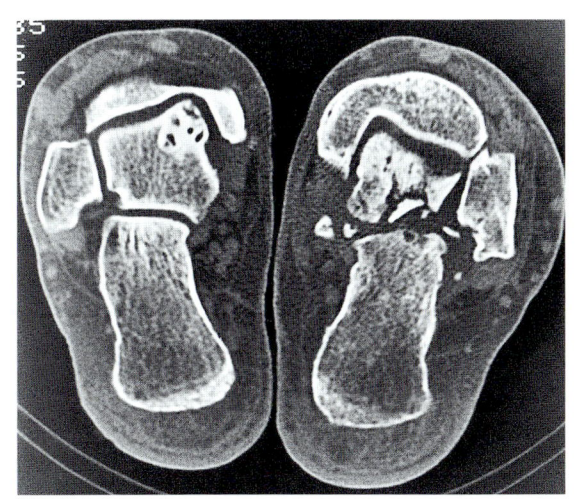

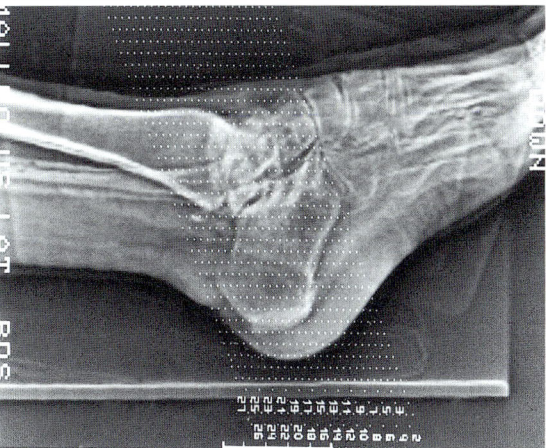

Abb. 13.14: Das **Computertomogramm** am Fuß.
Oben: Schnitt durch obere und untere *Sprunggelenke* beider Füße (Scan 16) einer 69-jährigen Frau.
Links: Oben ist die Tibia, außen der Malleolus fibularis angeschnitten. In der medialen oberen Kante der Talusrolle degenerative cystische und sklerotische Veränderungen (möglicherweise alte Osteochondrosis dissecans). Gelenke im Übrigen normal; altersentsprechende Osteoporose. Das untere Sprunggelenk zwischen Talus und Kalkaneus ist in seinem hinteren, leicht konvexen Abschnitt getroffen.
Rechts: vollständige Zerstörung und teilweise Nekrose des Talus als Folge einer alten Trümmerfraktur.
Solche Schnitte geben einen sehr guten Einblick in die komplizierten Strukturen des Mittelfußes, vor allem auch in das untere Sprunggelenk, das mit konventionellem Röntgen nur schwierig darzustellen ist.
Unten: Leitscan, mit eingezeichneten Schnittebenen. Der Fuß wird dabei in einer etwas nach vorne geneigten Frontalebene abgebildet. Wegen der ungewohnten Schnittrichtung sind Vergleich mit einem Fußskelett und räumliche Vorstellung hilfreich.

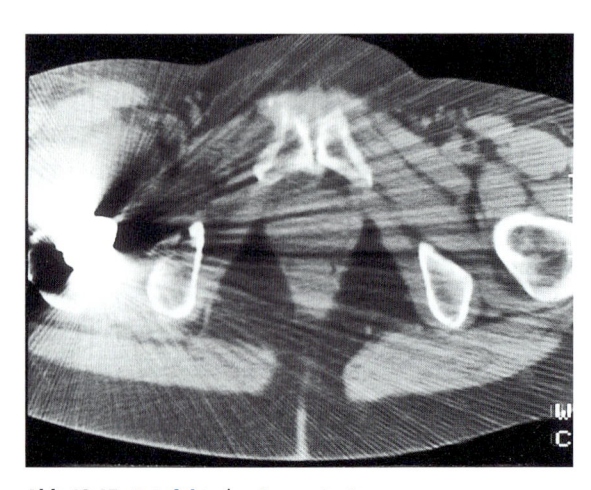

Abb. 13.15: Artefakte im **Computertomogramm**.
Radiäre strahlenförmige Muster, verursacht durch *metallischen Fremdkörper*, hier durch eine Hüftendoprothese. Dies schränkt die Anwendungsmöglichkeit auch z. B. bei liegendem Osteosynthesematerial ein.

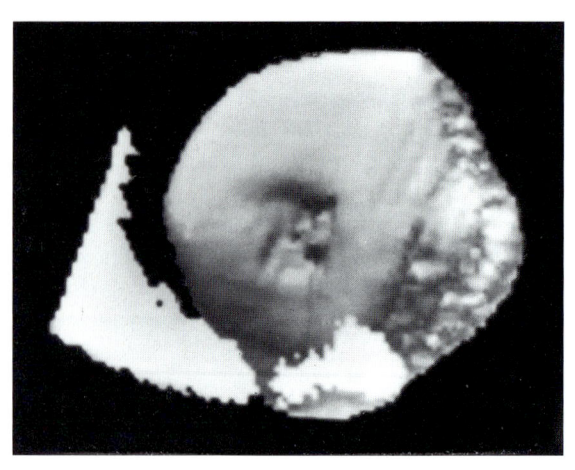

Abb. 13.17: Dreidimensionale Rekonstruktion einer *Patellarückfläche* (Prof. A. Schreiber, Orthop. Univ. Klinik Balgrist, Zürich). Mit dieser Methode wird es vielleicht möglich, Gelenkoberflächen so genau abzubilden, dass Arthroskopien zur Dokumentation eines pathologischen Befundes nicht mehr notwendig sind.

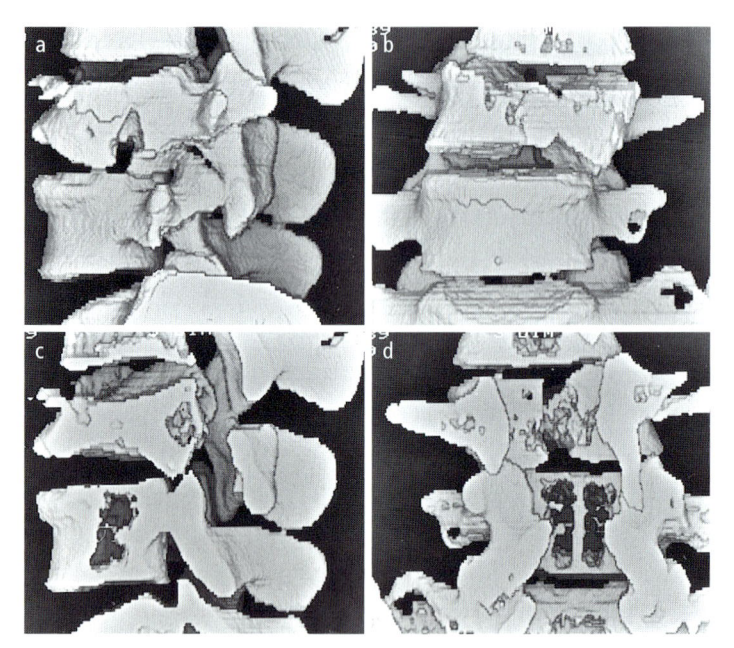

Abb. 13.16: Dreidimensionale Abbildung (3D) aus axialen *Computerprogrammen*.
Berstungsbruch der Lumbalwirbelsäule.
a) Ansicht von links
b) Ansicht von vorne. Die Abscherung zur Seite ist deutlich zu erkennen.
c) Aufsicht auf einen Sagittalschnitt und Einblick in den Wirbelkanal.
Dieser ist durch den nach hinten ausgebrochenen Wirbel eingeengt.
d) Einblick von dorsal, nach «Entfernung» des hinteren Wirbelbogens.

Durch die Rekonstruktion der Oberflächen und das Einbringen von Licht und Schatten werden solche Bilder, obwohl sie nicht besonders scharf sind und allerlei Artefakte aufweisen, sehr *anschaulich*. Für die klinische Beurteilung und Entscheidung sind sie deshalb sehr wertvoll, so etwa auch bei komplexen Beckenfrakturen.

7. *Spezielle Fragen*
- Drehfehler und *Torsionsvarianten* an den Extremitäten können mittels CT objektiviert werden. Auch manche andere besondere Fragen lassen sich mit Querschnittsbildern besser oder leichter beantworten.
- *Quantitative* Computertomographie (QCT) wird zur Bestimmung des Schweregrades einer Osteoporose eingesetzt (s. Kap. 30.3).
- *Interventionelle* Diagnostik und Therapie: CT-gesteuerte Infiltrationen an der Wirbelsäule, an Gelenken. Probatorische Lokalanästhesien, therapeutische Injektionen.
- *CT-gesteuerte* Operationen, z. B. im Wirbelsäulenbereich: Minimal-invasive Eingriffe, Pedikelschrauben usw.

Der Phantasie für weitere Anwendungen sind kaum Grenzen gesetzt. Der phantasielosen Verordnung allerdings auch (noch) nicht, doch die Ökonomen werden dafür sorgen.

Dreidimensionale Knochendarstellung

Die für die Computertomographie ermittelten Daten lassen sich relativ leicht auf verschiedene Weise weiterverarbeiten. Besonders interessant und hilfreich für die Orthopädie ist die *plastische* Darstellung einzelner Knochen. Mit dreidimensionaler Oberflächenrekonstruktion der Kortikalis aus CT-Schnittbildern ist dies technisch möglich. Störende Überlagerungen durch andere Strukturen können mit einem Computerprogramm entfernt werden, so dass der gewünschte Knochen isoliert erscheint. Auf dem Bildschirm kann er beliebig gedreht und von allen Seiten betrachtet werden.

Diese Darstellungen sind viel *anschaulicher* als manche ungewohnte und schwierig zu verstehende Schnittbilder. Sie helfen dem oft etwas strapazierten räumlichen Vorstellungsvermögen des Klinikers bei der Beurteilung komplexer Strukturen in **Becken**, **Wirbelsäule** und bei nicht ganz einfachen **Frakturen** (s. Abb. 46.4).

Die Diagnostik wird wesentlich erleichtert, und dem Operator sind solche Bilder eine willkommene Hilfe.

Es wird argumentiert, dass das Verfahren keine Steigerung des Informationsgehaltes (gegenüber dem CT) bringe. Was bei bildgebenden Methoden zählt, ist jedoch nicht nur die Informationsmenge, sondern die Verarbeitung zu einem anschaulichen, lesbaren Bild. Die vertraute anatomische Form lässt sich viel besser und sicherer beurteilen als eine Serie verwirrender Schnittbilder. So ist der menschliche Denkapparat nun einmal organisiert.

Die 3-D-Darstellung ist eine der wenigen Entwicklungen zum Einfachen hin, und nicht, wie heute üblich, zum Komplizierten. Sie wird dankbar angenommen. Beispiele dafür zeigen die **Abbildungen 13.16**, 46.4 und **13.17**.

13.4
Kernspintomographie

Mit der Kernspintomographie (**Magnetresonanztomographie**: MRT, Magnetic Resonance Imaging: **MRI**, Nuclear Magnetic Resonance: NMR) wurde ein völlig neues Spektrum diagnostischer Möglichkeiten eröffnet. Sie ist für die Orthopädie eine der wichtigsten Neuerungen.

Das größte Problem mit dieser Untersuchungsmethode sind vorläufig die hohen Investitions- und Betriebskosten, welche die Organisation ihrer praktischen Anwendung bestimmen (Finanzierung, Zentralisierung an wenigen Orten).

Davon abgesehen hat sich die Kernspintomographie als eine überaus leistungsfähige und dabei völlig unschädliche Methode erwiesen, so dass sie konventionelle diagnostische Methoden wirksam ergänzen kann.

Als **nicht-invasive** Untersuchung, die **ohne Röntgenstrahlen** arbeitet, ist sie auch dazu prädestiniert, invasive und potenziell schädliche Methoden (Myelographie, Arthroskopie usw.) zu ersetzen.

Die Bedeutung des MRT für die Diagnostik:

1. Erstmals ist es möglich geworden, einen Blick in das Innere des menschlichen Körpers zu tun, ohne ihn zu schädigen.
2. Mit der Kernspintomographie lassen sich grundsätzlich einzelne Gewebe – gesunde und kranke – voneinander unterscheiden, besonders gut in *Weichteilen* und *Knochenmark*.
3. Es können anatomische Schnittbilder in *beliebigen Ebenen* erzeugt werden.
4. Dank dieser Eigenschaften kann das MRI in den meisten Fällen *invasive Methoden ersetzen*, etwa Kontrastmitteldarstellungen wie z. B. die Myelographie bei extra- und intraspinalen Prozessen und auch die diagnostische Arthroskopie.

Die Methode hat ein außerordentlich weites Feld von Anwendungen, die noch weiter erforscht und praktisch erprobt werden. Diese Entwicklung ist noch nicht abgeschlossen. Es besteht jedoch kein Zweifel, dass das MRT – nach dem Röntgen – für zahlreiche Fragestellungen eine der wichtigsten diagnostischen Hilfen in der Orthopädie ist. Die **Nachteile** sind vor allem technischer Art:

- hohe Kosten, beschränkte Verfügbarkeit
- lange Untersuchungsdauer. Mit Zeiten von 45 Minuten und länger ist je nach Art der Untersuchung zu rechnen.
- Manche Patienten können nicht während der ganzen Untersuchungszeit unbeweglich ruhig liegen, z. B. wegen Schmerzen. Für andere ist das Gefühl des Eingeschlossenseins in der Magnetröhre und das ständige Klopfen der Maschine eine unerträgliche Belastung. Kleine *Kinder* müssen meistens sediert werden.
- Bei Herzschrittmachern, Neurostimulatoren, gewissen intrakraniellen Gefäßclips und einzelnen anderen Implantaten ist das MRI kontraindiziert.
- begrenztes Auflösungsvermögen. Die Bilder sind weniger scharf als Röntgenbilder oder CT. Technische Verbesserungen werden entwickelt.
- begrenzte Spezifität
- Die Kortikalis des Knochens und kleinere Verkalkungen sind schlecht beurteilbar.
- relativ anfällig für Artefakte
- Probleme mit der *Beurteilung der Bilder*. Es ist bereits eine immense Forschungsarbeit geleistet worden, um alle Signale, die auf den Bildern erscheinen, zu verstehen und richtig zu interpretieren. Ebenso viel steht noch bevor. Ausschlaggebend für die Praxis ist die individuelle *Erfahrung* des einzelnen Untersuchers.

Magnetresonanz in der Orthopädie

Während Röntgenstrahlen vor allem die kalkhaltigen Gewebe darstellen, praktisch also das knöcherne Skelett, verwendet die Kernspintomographie die unterschiedlichen magnetischen Eigenschaften aller Körpergewebe zur Abbildung. Dies macht sie zum idealen Diagnostikinstrument für die **Weichteile**.

Die erste und wichtigste Anwendung der Magnetresonanztomographie war die Darstellung der Anatomie des zentralen Nervensystems. Erst etwas später hat man erkannt, dass sie auch eine tadellose morphologische Darstellung des gesamten Stütz- und Bewegungsapparates erlaubt (**Abb. 13.18** u. **Abb. 13.19**).

Technische Grundlagen

In einem starken äußeren *Magnetfeld* werden die Atomkerne der Körpergewebe wie Kompassnadeln längs dieses Feldes ausgerichtet. Diese Ordnung kann durch hochfrequente elektrische Impulse gestört werden. Bei der Rückkehr der Atome in die ursprüngliche Lage *(Relaxation)* nach jedem Impuls entstehen schwache elektrische Signale, welche mit Empfängerspulen aufgefangen werden können. Ein Computer wertet sie aus, ortet sie topographisch und setzt sie rechnerisch zu einem anatomisch genauen Bild zusammen.

Maßgebend für die gute Bildqualität des Kernspintomographen sind die großen Unterschiede in der Signalintensität der einzelnen Gewebe, womit deutliche Kontraste entstehen. Damit ergibt sich vor allem für die Weichteile eine sehr gute **Gewebedifferenzierung**, die das CT weit übertrifft.

Welche Signale die Gewebe außenden, hängt offensichtlich von ihrer chemischen Zusammensetzung und Struktur ab. In der Chemie hat die Kernspintechnik ein festes Anwendungsgebiet. Die wichtigsten Signalgeber sind bewegliche *Wasserstoffkerne* (Protonen). Solche sind in den Weichteilen fast überall vorhanden, besonders reichhaltig z. B. im Fettgewebe.

Die Signale hängen aber auch von der Zeit ab, welche die angeregten Atome nach Abbruch des elektrischen Impulses brauchen, um ihren Gleichgewichtszustand wieder zu finden. Diese «Relaxationszeiten» (T_1 bzw. T_2) sind für jedes Gewebe spezifisch.

Sie haben etwas zu tun mit dem Bindungszustand der Atome: Wo diese stark gebunden sind, erscheint nur ein schwaches oder gar kein Signal, so bei kompaktem Knochen und Sehnengewebe. Aus der Signalintensität können Rückschlüsse auf den Wassergehalt gezogen werden. Dies ist bei pathologischen, z. B. entzündlichen, Gewebsveränderungen von Bedeutung.

Allerdings sind die Zusammenhänge sehr komplex und im Einzelnen nicht bekannt. Die Magnetresonanz ist eine empirische Wissenschaft. Die Interpretation der Befunde beruht auf Erfahrung, kollektiver und individueller. Beides braucht Zeit.

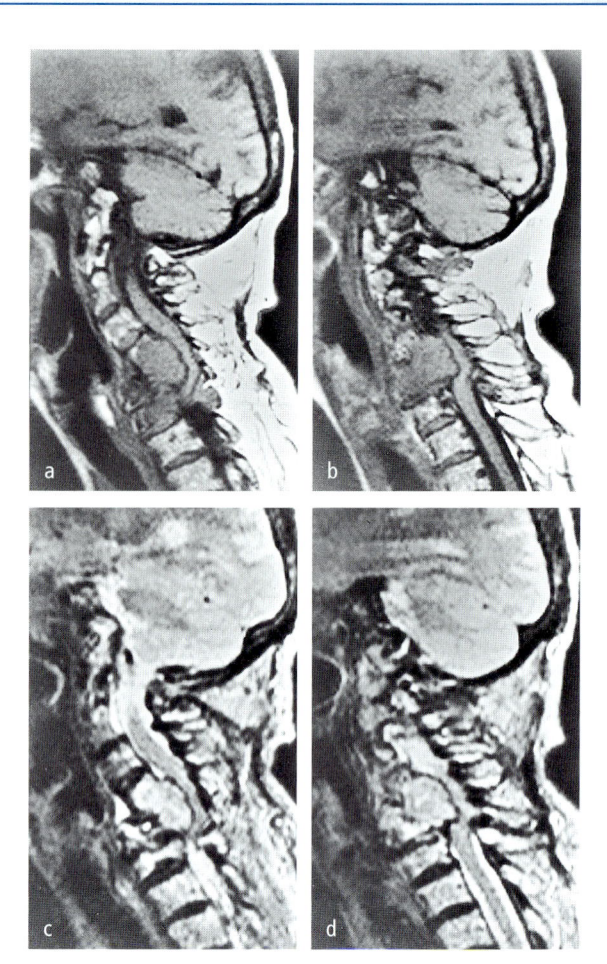

Abb. 13.18: Möglichkeiten der Kernspintomographie.
Halswirbelsäule, zwei sagittale Schnitte im Abstand von 8 mm, in je zwei Aufnahmen mit verschiedenem Kontrast:
Obere Reihe: T1-gewichtet. Signalarm (schwarz) ist Luft (Pharynx, Trachea), signalreich (weiß) Fettgewebe und markhaltige Spongiosa. Hirn und Rückenmark sind grau.
Untere Reihe: T2-gewichtet. Flüssigkeitsgefüllte Räume (Liquor) erscheinen hier nicht mehr dunkel, sondern weiß.
a) Im oberen Abschnitt sind die *HWS* und der obere Abschnitt des Wirbelkanals längs getroffen. In der Mitte erscheint die Wirbelsäule unterbrochen und verschoben, der fünfte, sechste und siebte Halswirbel sind stark verändert in Form und Kontrast (grau statt weiß), der Duralsack (grau) ist verdrängt, geknickt und eingeengt. (vgl. mit Abb. 13.1).
b) Schnitt *parasagittal*, 8 mm neben dem ersten: Hier ist distal von C5, unterhalb der Einengung, das Rückenmark wieder zu sehen. Es ist auch seitlich verschoben.
c) *Gleicher Schnitt* wie a), aber *mit anderem Kontrast* (T2-gewichtet). Im Duralsack ist jetzt das Rückenmark (grau) vom Liquor (weiß) zu unterscheiden. Das veränderte Areal erscheint jetzt hell. Viele pathologische Veränderungen (Tumoren, entzündliche Veränderungen im Gewebe) zeichnen so, was zum Teil mit erhöhtem Wassergehalt zu tun hat. Die Vorliegende erscheint ziemlich deutlich abgegrenzt. Es scheint sich um einen expansiv (abgegrenzt) wachsenden Tumor zu handeln.
d) Gleicher Schnitt wie b). Hier ist der Unterschied in der Darstellung des Duralsackes besonders deutlich.

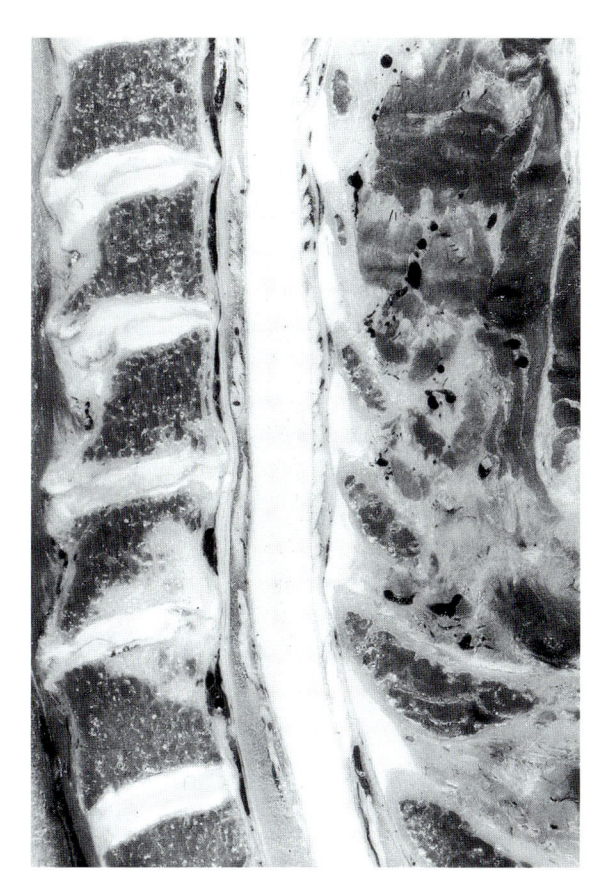

Abb. 13.19: Anatomie und **Pathologie** im **Schnittbild**.
Sagittalschnitt durch eine *Halswirbelsäule* (Gefrierschnitt von Prof. W. Rauschning). Wirbelsäule, Wirbelkanal mit Rückenmark, Dornfortsätze bzw. Wirbelbogen sind längs getroffen. Wenn es schon nicht ganz einfach ist, die einzelnen Strukturen: Nerven, Duralsack, Gefäße, Muskeln, Bänder, Zwischengewebe auf solchen schönen Schnitten einwandfrei zu identifizieren, so ist das auf CT- und MRI-Bildern naturgemäß noch schwieriger (vgl. z. B. Abb. 13.18). Die CT- und MRI Anatomie basiert auf der normalen Anatomie solcher Schnittpräparate.
Diese Halswirbelsäule zeigt überdies eine Reihe von pathologischen (degenerativen) Veränderungen an Wirbelkörpern und Bandscheiben. Nur die unterste ist einigermaßen normal.
Um CT- und MRI-Befunde richtig zu interpretieren, ist es notwendig, zu erforschen, wie sich pathologische Veränderungen auf diesen Bildern darstellen. Der Beweis ist schließlich nur durch den Vergleich mit der pathologischen Anatomie möglich, oft also nur durch die Operation.

Ein dem MRT eigentümliches Merkmal besteht darin, dass die Signale sich willkürlich durch verschiedene apparative Manipulationen verändern lassen. Damit ist einerseits die bestechende Möglichkeit gegeben, die **Kontraste zu optimieren** entsprechend der Fragestellung, andererseits steigt die Gefahr von Fehlinterpretationen.

Die von den Atomen ausgesendeten Signale zeichnen auf dem Bildschirm weiß. Wo keine Signale gesendet werden, bleibt der Schirm schwarz.

Die Intensität der Signale hängt bei der Spin-Echo-Methode hauptsächlich von *fünf Parametern* ab:

Drei davon sind *gewebsspezifisch* und damit gegeben:

- die Wasserstoff-(Protonen-)Konzentration
- T_1 (Längsrelaxationszeit)
- T_2 (Querrelaxationszeit).

Zwei lassen sich *am Gerät einstellen*:

- TR (Repetitionszeit)
- TE (Echozeit).

Bei weiterentwickelten Technologien (Gradientenechosequenzen usw.) kommen weitere hinzu (Flipwinkel usw.).

Alle diese Einstellwerte lassen sich auf unzählige Arten variieren. Für den klinischen Gebrauch ist es jedoch zweckmäßig, diese verwirrende Komplexität zu vereinfachen. So sind so genannte

- T_1-gewichtete Bilder als Standard üblich,
- T_2 gewichtete als Ergänzung (**Abb. 13.20**).

Der Kontrastunterschied zwischen diesen beiden Serien deckt die diagnostischen Probleme in den meisten Fällen ab. Seltener werden andere verwendet. Lange TR und kurze TE ergeben «protonendichtegewichtete» Bilder (intermediate-weighted images). Bei diesen sind die Störungen durch das «Bildrauschen» gering im Verhältnis zum Signal (gute «signal to noise ratio»). Sie eignen sich deshalb gut zur Darstellung der Anatomie (s. Abb. 13.22c).

Das Bild des Bewegungsapparates im MRT

Schwarz erscheinen kompakter Knochen (Kortikalis), straffes fibröses Bindegewebe (Sehnen, Bänder, Faszien) sowie fibröser Knorpel. So gelangt sozusagen das statisch tragende Gerüst des Bewegungsapparates durch dunkle Zeichnung der kraftübertragenden Strukturen (druck- und zugfeste Elemente) zu einer sinnreichen Darstellung.

Klar erkennbar sind die einzelnen Muskelpakete *(grau)*, voneinander deutlich abgesetzt durch das sehr hell erscheinende interstitielle Fettgewebe. Da das Knochenmark immer fetthaltig ist, erscheint dieses und damit auch der spongiöse Knochen (Wirbelkörper, Epi- und Metaphysen usw.) *hell*.

Dies ist das Grundmuster, wie es z. B. auf T_1-gewichteten Serien erscheint. In den meisten anderen ist es ähnlich (s. **Tab. 13.1**, unten). Damit entstehen außerordentlich anschauliche Bilder des Bewegungs-

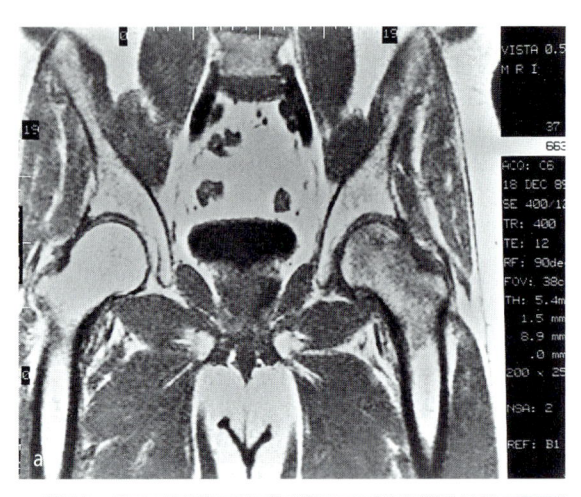

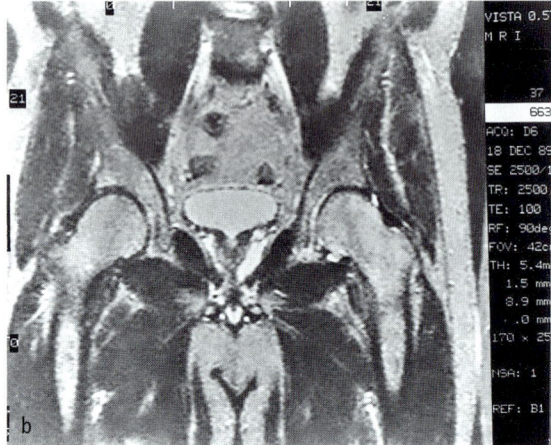

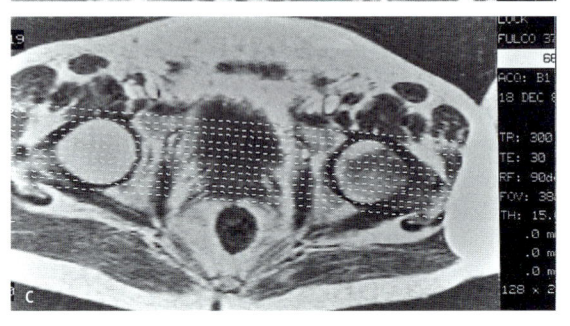

Abb. 13.20: Die Kontraste im MRT.
Frontalschnitt durch das *Becken* auf Höhe der Hüftgelenke:
a) *T1-gewichtetes Bild:* TR = 400 ms, TE = 12 ms.
   Wie ein Rahmen bildet die schwarze Kortikalis die Knochenkontur von Beckenschaufel und Femur, während die inliegende fetthaltige Spongiosa weiß erscheint, ebenso wie das interstitielle und subkutane Fettgewebe. Die Muskulatur ist dunkelgrau: Psoas, Iliaeus, Glutaeus medius, Vastus lateralis und verschiedene Adduktoren sind deutlich zu erkennen.
   Außer der Kortikalis geben auch Sehnen, Luft und freie Flüssigkeit (gefüllte Blase) kein Signal, sind deshalb schwarz.
   Das linke proximale Femurende erscheint flächig und diffus dunkel: Im Gegensatz zur Femurkopfnekrose, bei welcher in der Regel der obere Kopfpol, die Belastungszone, umschrieben und scharf begrenzt betroffen ist, handelt es sich hier um eine reversible Algodystrophie (erhöhter Wassergehalt?).
b) *Gleicher Schnitt, T2-gewichtet:* TR = 2500, TE 100: Die meisten Gewebe erscheinen etwas dunkler (Fett grau, Muskulatur dunkelgrau), freie Flüssigkeit hingegen weiß: Erguss im Gelenk (in der Kapselumschlagfalte links), Zysten, Blase.
   Durch Einstellen verschiedener Werte von TR und TE usw. kann man verschiedene Kontraste erzeugen. Damit lassen sich praktisch alle Gewebe voneinander unterscheiden.
   T2-gewichtete Bilder brauchen mehr Zeit und lösen weniger gut auf doch sind sie wertvoll, uni Flüssigkeit nachzuweisen oder abzugrenzen.
c) Lage, Abstand und Dichte der Schichten gehen aus dem *axialen Leitscan* (hier auf Höhe der Hüftgelenke) hervor. Diese Informationen sind unentbehrlich für die Orientierung und die Beurteilung der einzelnen Bilder.

apparates, deren Konturen für jeden anatomisch Geschulten lesbar sind (**Abb. 13.21**). Mehr Probleme stellen die verschiedenen Grautöne, ihre Variationen und deren Abgrenzung voneinander.

Hier kommt eine einzigartige Eigenschaft des MRT zu Hilfe, die Steuerung des Kontrastes.

Steuerung des Kontrastes

Durch Manipulation von Apparate-Parametern (Repetitionszeit, pulse repetition time: TR, Echozeit, echo delay time: TE, u.a.) hat der Radiologe die Möglichkeiten, die Signalintensität einzelner Gewebe und Körperinhalte so zu verändern, dass sie sich durch Helligkeitskontrast gegen andere abheben. Dabei wird der beste Effekt rein empirisch durch Beobachtung festgestellt.

Zu den Geweben bzw. Gebilden mit stark **variabler Signalintensität** gehören u.a. freie Flüssigkeit (Liquor, Gelenkflüssigkeit, Ergüsse, Abszesse, Urin usw.), entzündliche Infiltrationen, Hämatome und Ödeme (eine Rolle spielt dabei der Wassergehalt) sowie Tumorgewebe.

Solche Gebilde können mittels zwei MRT-Serien mit verschiedenen Kontrastintensitäten dargestellt und dadurch eindeutig abgegrenzt werden. Eine häufig verwendete Kombination sind T_1-gewichtete Bil-

Tabelle 13.1: Die Signalintensität einzelner Gewebe im MRT.

– starkes Signal: weiß
– kein Signal: schwarz

- Hell: — Fett, Knochenmark, Spongiosa
- Schwarz: — Kortikalis, Sehnen und Bänder, Faserknorpel (Meniskus, Limbus), Luft
- Grau: — Muskulatur, hyaliner Knorpel, Nervensystem
- Variabel: T_1-gewichtet: dunkel, T_2-gewichtet: hell
  - Flüssigkeitsansammlungen (Gelenkflüssigkeit, Liquor, Abszesse, Zysten)
  - Entzündliches Gewebe, Ödem
  - Tumorgewebe (die meisten)
  - Hämatom (Signalintensität ändert sich im Laufe der Zeit)

der zu ihrer Abgrenzung gegenüber Spongiosa und Fettgewebe, und T_2-gewichtete, wo sie als Kontrast gegenüber Muskulatur, Kortikalis, Bänder usw. erscheinen (s. Tab. 13.1). T_2-gewichtete Bilder sind vor allem in der Gelenk- und der Wirbeldiagnostik interessant (**Abb. 13.22** u. **Abb. 13.23**). Auch mit **Kontrastmitteln**, z.B. Gadolinium, lassen sich Kontraste erhöhen: s. S. 232.

Anatomie im Schnittbild

Das MRT liefert überaus schöne, genaue anatomische Schnittbilder, wie sie besser in keinem Lehrbuch zu finden sind. Sie geben dem Betrachter willkommenen Anlass, seine anatomischen Kenntnisse aufzufrischen und erweisen sich damit als wertvolles Hilfsmittel der permanenten Weiterbildung, aber auch für die Planung von Operationen, z.B. für die Wahl des Zugangsweges.

Am gebräuchlichsten und besonders hilfreich sind dabei die Bilder in der *Frontalebene* (*koronare* Aufnahmen) sowie der *mediane* Schnitt in der Sagittalebene. Sie entsprechen den geläufigen und bekannten Projektionen der konventionellen Röntgenbilder und sind daher auch für den Nichtradiologen lesbar und verständlich.

Standard für viele Indikationen (Extremitäten, Tumoren etc.), doch für den Ungeübten bereits schwieriger zu lesen, sind *axiale* (transversale, horizontale) Schnitte. Noch mehr gilt dies für andere Ebenen: parasagittale oder gar schräge. Die Bilder richtig zu lesen, setzt ein gutes räumliches Vorstellungsvermögen voraus, und die Gefahr von Täuschungen ist nicht klein.

Das MRT ist jedoch eine ausgezeichnete Schule in Anatomie, der gemeinsamen Grundlage von bildgebender Diagnostik und Orthopädie. Nur im Vergleich mit der normalen Anatomie lassen sich pathologische Befunde richtig beurteilen (**Abb. 13.24**).

Nicht nur operativ tätige Orthopäden legen Wert darauf, die Bilder selbst lesen können.

Anwendung in der Orthopädie

Das wichtigste Anwendungsgebiet des MRT war und ist das Zentralnervensystem, für orthopädische Belange also vor allem das **Rückenmark**. Intra- und extramedulläre Prozesse lassen sich ebenso differenzieren wie intra- und extradurale, also auch Kompressionssyndrome im Bereiche der Hals- und Brustwirbelsäule (Abb. 13.18). Für die **Bandscheibenpathologie** wird zunehmend das MRI eingesetzt. Das CT hat aber hier auch einige Vorteile, z.B. bessere Knochendarstellung, breitere Verfügbarkeit (s. Kap. 13.3).

Für die Darstellung des Knochens eignen sich kon-

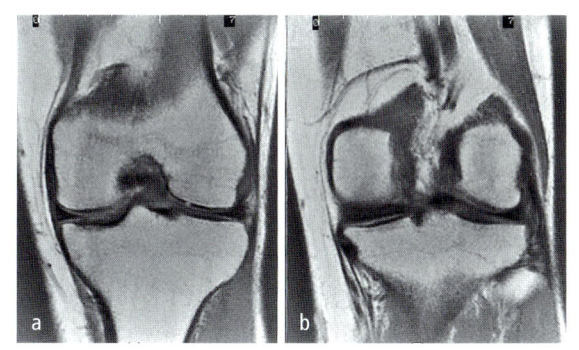

Abb. 13.21: Magnetresonanztomogramme des *Kniegelenkes* geben außerordentlich schöne und genaue Darstellungen der Anatomie. Schwarz erscheint das mechanisch wirksame Stützgerüst mit den druck- und zugfesten Elementen: Kortikalis, Bänder und Sehnen. Diese heben sich deutlich vom weißen Hintergrund der Spongiosa und des Fettgewebes ab. Hyaliner Gelenkknorpel ist hellgrau, Faserknorpel (Menisken) schwarz. (T1-gewichtete Spinechoaufnahmen. TR 800 ms, TE 20 ms).
a) *Frontalschnitt* (koronar) in *Kniemitte*: Das Gelenk ist, dank den keilförmigen **Menisken**, kongruent. Mit dem medialen Meniskus sind die medialen Seitenbänder verbunden.
Oberhalb der Femurkondylen führt der Schnitt aus dem Femurschaft dorsal hinaus. Hier entsteht ein «Partialvolumeneffekt», indem Kortikalis und interstitielles Fettgewebe in der gleichen (8 mm dicken) Schicht liegen. Dies ergibt, je nach Anteil der einzelnen Gewebe an der betreffenden Stelle, zwischen schwarz und weiß einen grauen Mittelwert.
b) *Frontalschnitt dorsal der Kniemitte*. Femurkondylen und Fossa poplitea mit Weichteilen: Kleine und große Gefäße (A. und V. poplitea). Unten rechts angeschnitten das Fibulaköpfchen, unten links die Sehnen des pes anserinus. Normaler Befund.

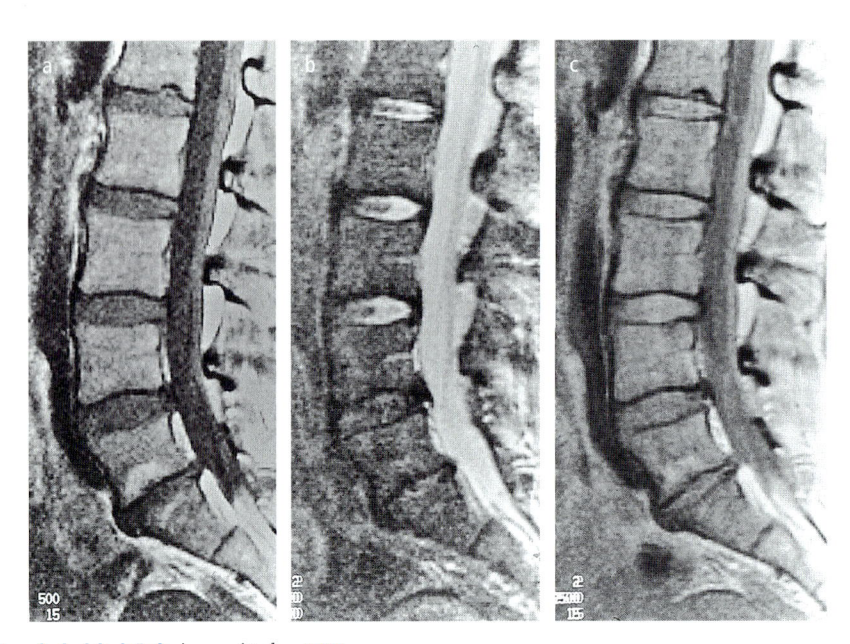

Abb. 13.22: Die **Lumbalwirbelsäule** im sagittalen **MRT**.
Verschiedene Darstellungsmöglichkeiten desselben Schnittes.
Auf allen Bildern sind die kompakten Knochenanteile (Deckplatten, Wirbelvorder- und -rückwand, Bogen, Fortsätze) und Bänder (vorderes und hinteres Längsband) schwarz. Die **Bandscheiben** hingegen erscheinen sehr verschieden: Während sie im T1-gewichteten Bild (a) (TR 500 ms, TE 15 ms) alle gleich grau aussehen, sind im T2-gewichteten Bild (b) (TR 2500 ms, TE 90 ms) diejenigen zwischen L1 und 4 weiß die untersten beiden jedoch dunkel. Dies hängt damit zusammen, dass normale Bandscheiben einen hohen Wassergehalt, im T2-gewichteten Bild also hohe Signalintensität haben, degenerierte aber ausgetrocknet sind. Die klinische Bedeutung dieses Befundes ist allerdings nicht klar: Beschwerden entstehen, wenn Bandscheiben auf Nerven drücken. «Degenerierte Bandscheiben» an sich sind nicht schmerzhaft.
Unterschiedlich gezeichnet sind auch die Wirbelkörper: im Bild (a) ist eine Aufhellung in L5 sichtbar (wahrscheinlich Fettmark), in (b) nicht. Kontraste lassen sich manipulieren.
Am deutlichsten ist dies im Spinalkanal. Dunkel und damit deutlich gegen das umgebende Fettgewebe abgegrenzt ist der Duralsack in (a) und (c), hell in (b). Dorsal darin liegt die Cauda equina (grau).
Die untersten beiden Bandscheiben zeigen eine leichte Protrusion.
Bild c) ist intermediär oder «protonendichtegewichtet» (TR 2500 ms, TE 15 ms). Die Kontraste sind ähnlich wie bei T1-gewichteten Aufnahmen. Das Verhältnis von Signal zu Bildrauschen (signal to noise ratio) ist hier noch besser. Diese Bilder geben die Anatomie besonders klar wieder. T2-gewichtete Bilder (b) sind weniger scharf.

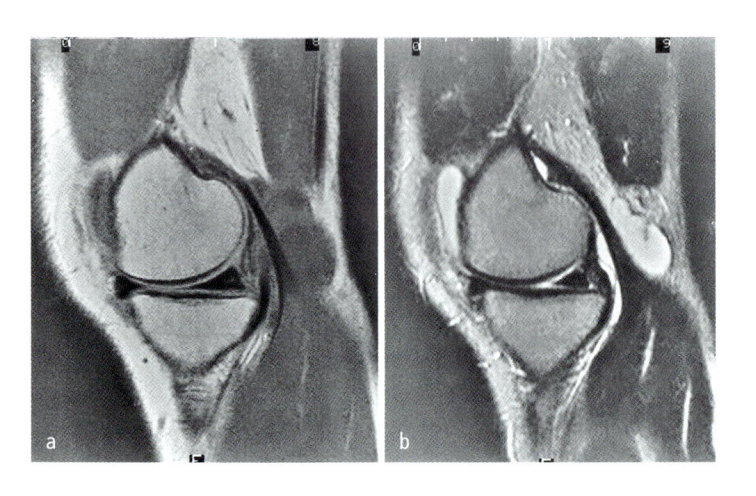

Abb. 13.23: MRI-Diagnostik des Kniegelenkes.
Sagittaler Schnitt durch ein *mediales* Kniekompartiment, die gleiche Schicht in zwei verschiedenen Kontrasten.
Auch in antero-posteriorer Richtung sichern die Menisken die Kongruenz des Kniegelenkes.
Interstitielles Fettgewebe trennt die Muskelpakete (dunkelgrau) von Quadrizeps, Gastrocnemius (mit Sehne) und Semigruppe voneinander.
a) T1-gewichtete Spinechoaufnahmen (TR 800 ms, TE 20 ms). Gelenkknorpel hellgrau, Faserknorpel (Menisken) schwarz.
b) Auf dieser T2-gewichteten Aufnahme (TR 2500 ms, TE 100 ms) erscheinen einige Areale weiß statt grau und heben sich damit deutlich von der Umgebung ab: Freie **Flüssigkeit im Gelenk**: im recessus suprapatellaris, im Gelenkspalt und dorsal innerhalb der Kapsel. In der Fossa poplitea überdies eine *Bakersche Cyste*. Im Übrigen normaler Befund.

ventionelle Röntgenbilder und auch das CT, allenfalls Tomogramme, besser als das MRI, vor allem wegen des geringeren Auflösungsvermögens des MRI, das für Routineuntersuchungen bei etwa 0,5 mm liegt. Hingegen sind Prozesse im **Knochenmark** der Spongiosa: **Knochennekrosen** (**Abb. 13.25**) und *Infiltrationen* (entzündliche, tumoröse) im MRT schon früh erkennbar, bevor das Knochengerüst selbst verändert erscheint (s. Kap. 31.1).

Zur Darstellung der **Weichteile** ist das MRT allen anderen Verfahren überlegen. Abweichungen von der normalen Anatomie lassen sich beim Vergleich mit dieser (z. B. der Gegenseite!) gut erkennen. In Frage kommen vor allem traumatische, infektiöse und tumoröse Prozesse. Unklare Veränderungen können wenn nötig durch Variierung der Signalintensität deutlicher gemacht werden.

Eine eindeutige Diagnose ist jedoch damit noch nicht gegeben: Man muss sich im Klaren sein, dass Kernspintomogramme (wie fast alle bildgebenden Verfahren) rein **morphologische** Veränderungen abbilden, welche grundsätzlich hinsichtlich ihrer Pathologie **unspezifisch** sind.

In wenigen Ausnahmefällen sind diese Veränderungen so typisch und unverwechselbar, dass sie praktisch pathognomonisch werden. Dazu gehört z. B. die Femurkopfnekrose (s. Kap. 64.8.2).

In den meisten anderen Fällen ist eine Differenzialdiagnose nur unter Zuhilfenahme anderer Kriterien möglich, wie Lokalisation, Struktur, Ausdehnung und, namentlich, der Klinik.

In der **Gelenkdiagnostik** hat das MRI die Arthrographie abgelöst, und sie *ersetzt als* nicht-invasive Methode weitgehend auch die Arthroskopie. Auf T_2-ge-

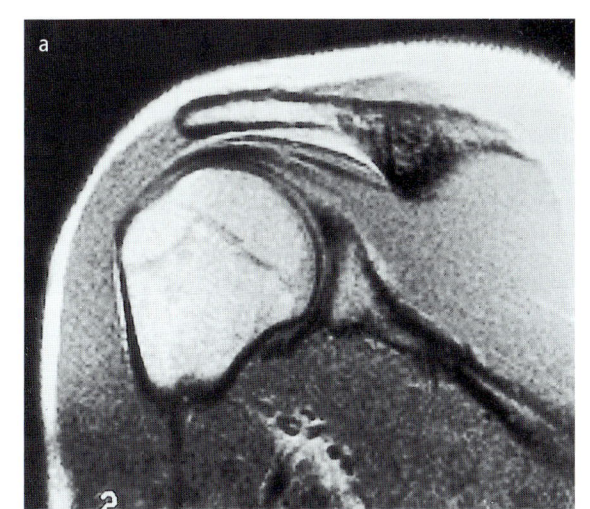

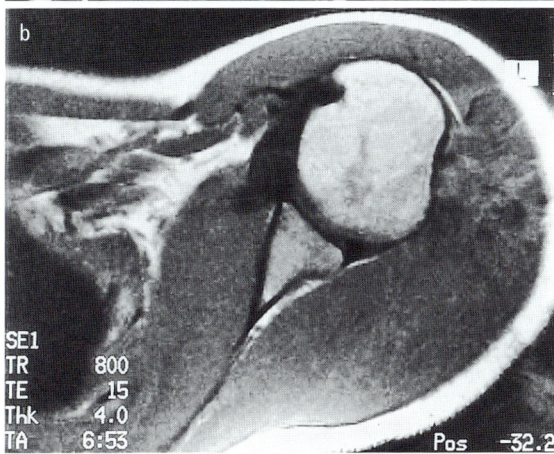

Abb. 13.24: MRI einer *normalen Schulter*.
a) *Koronarer Schnitt* durch Gelenk und Rotatorenmanschette im Engpass zwischen Akromion und Humeruskopf. Schön zu sehen ist die regelmäßige Einstrahlung der Sehne (schwarz) des *M. supraspinatus* (grau) zu ihrer Insertionsstelle am tuberculum maius des Humeruskopfes. Das ist eine Schwachstelle des, Schultergelenkes. Der Gelenkknorpel erscheint als Schmale graue Schicht.
b) *Axialer Schnitt:* Kopf und Pfanne hell, der **Limbus** ventral und dorsal am Pfannenrand schwarz; ebenso die lange Bicepssehne in ihrem Sulcus. Der kräftige Muskelmantel (dunkelgrau) besteht aus dem M. deltoideus und dem M. infraspinatus, getrennt vom dünnen Blatt der Scapula (schwarz).

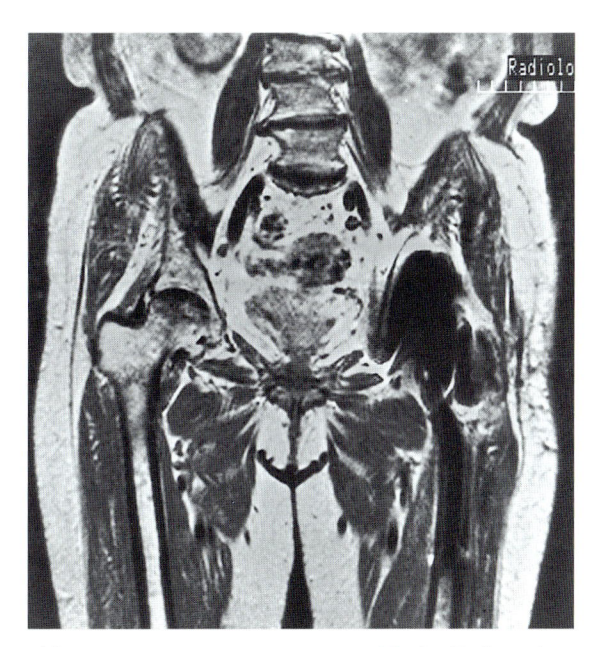

Abb. 13.25: Magnetresonanztomographie des *Beckens* einer 72-jährigen Frau, T1-gewichtet.
Rechte Hüfte: Der obere Pol des Femurkopfes erscheint umschrieben schwarz. Dies entspricht einer **Knochennekrose** in der Tragzone.
Linke Hüfte: Ausgedehntes Auslöschungsphänomen und erhebliche Verzeichnung der Umgebung bei liegender Endoprothese. Das MRT gibt bei Metallimplantaten wegen solcher **Artefakte** oft keine verwertbaren Bilder und ist deshalb in solchen Fällen nur sehr beschränkt anwendbar.
Die Operationsnarbe ist als Gewebsveränderung in den Weichteilen aber doch deutlich zu erkennen.
Das Szintigramm dieser Patientin zeigt die Abbildung 13.31.

wichteten Bildern kommen die Bänder und die Menisken, auch der Gelenkknorpel, zur Darstellung (Abb. 13.23). Allerdings ist das Auflösungsvermögen des MRI nicht (evtl. noch nicht) so gut wie bei Röntgenverfahren. Das Arthro-MRI, d.h. ein MRI mit einer Arthrographie kombiniert, hat bisher keine weite Verbreitung gefunden (s.u.).

Zweckmäßige *Indikation* und *klinische Auswertung* der MRT-Bilder fallen in den **Aufgabenbereich des behandelnden Arztes** (s. Kap. 13.1.1 f.). Auch der Nichtradiologe ist auf Grund seiner anatomischen Kenntnisse durchaus in der Lage, die Bilder zu lesen.

Dazu ist es hilfreich, auf einige **Besonderheiten** der Methode zu achten:

- *Flüssigkeitsansammlungen* (Gelenkerguss, Zysten usw.) erscheinen auf T_1-gewichteten Bildern grau, auf T_2-gewichteten jedoch weiß, womit sie sich von der Umgebung abheben. Intraartikuläre Strukturen sind deshalb auf T_2-gewichteten Bildern besser zu sehen.
- Wo keine Atome sind, erscheint auch kein Signal: *Hohlräume* (Luft) erscheinen schwarz.
- *Fließendes Blut* gibt unterschiedliche Signale, gelegentlich Bewegungsartefakte (s. **Abb. 13.26**b). Wenn das Blut rasch aus der Schicht hinausfließt, gibt es kein Signal mehr. Solche Gefäße erscheinen deshalb schwarz, während stehendes Blut in T_1 gewichteten Bildern hell zeichnet.
  Hämatome verändern ihr Aussehen im Lauf der Zeit, entsprechend ihrer Umwandlung im Körper.
- Kleine Verkalkungen sind kaum erkennbar. Sie bilden sich mit Röntgenstrahlen besser ab.

Kontrastmittel: Paramagnetische Substanzen (z.B. Gadolinium GTPA), die sich vor allem in pathologischen Geweben anreichern, können zur besseren Darstellung unklarer Befunde und für besondere Fragestellungen (Tumoren) in bestimmten Fällen herangezogen und i.v. appliziert werden.

Arthrographien mit *Gadolinium-injektion* intraartikulär erlauben als **«Arthro-MRI»** eine kontrastreichere Darstellung der intraartikulären Strukturen (Limbus, Labrum, Kapsel etc.) und sind v.a. für die Diagnostik von Schulter- und Hüftgelenk entwickelt worden (Rotatorenmanschette, Instabilität: Kap. 46.1.2; Hüfte: s. Kap. 64.8.5).

In der «Arthrographie-version» ist das MRI aber bereits wieder zu einem invasiven Eingriff geworden, womit es einen seiner Hauptvorteile wieder verliert (vgl. «Arthrographie», Kap. 13.2.3).

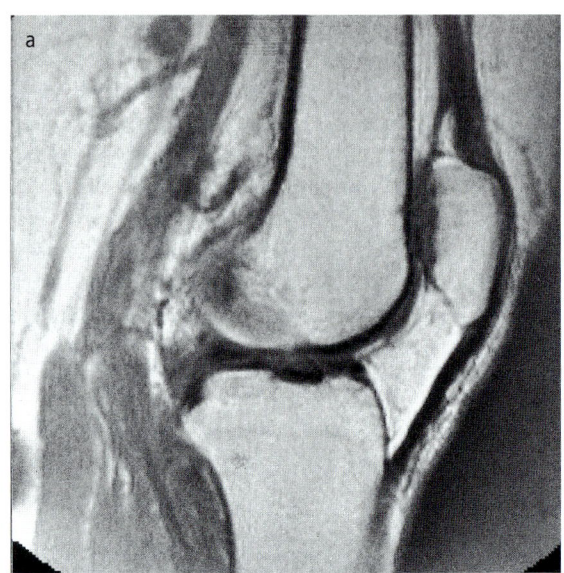

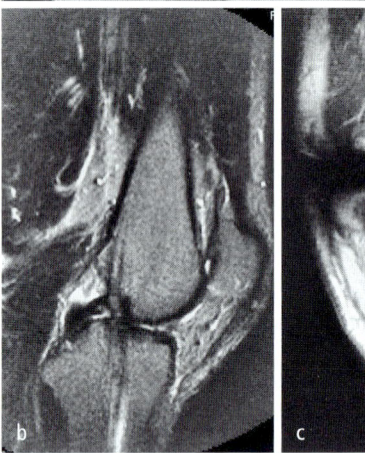

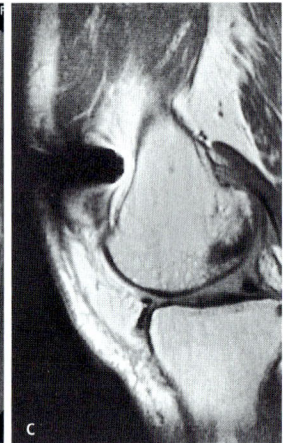

Abb. 13.26: Artefakte im **Magnetresonanztomogramm**.
a) *Partialvolumeneffekt:* Die Femurkondylenrolle erscheint dorsal grau und undeutlich, weil die abgebildete Schicht teils bereits in der Fossa poplitea liegt.
b) *Bewegungsartefakt:* Verwischter Streifen senkrecht in Bildmitte, hervorgerufen durch den Blutstrom in der Arteria poplitea, welche proximal durch die Schicht läuft (Flussartefakt).
c) Signalauslöschung und Verzerrung durch einen winzigen *metallischen Fremdkörper* im Bereiche des oberen Patellapols.

Artefakte

- *Bewegungsartefakte:* Wegen der relativ langen Expositionszeit ist das MRT auf solche anfällig: Das Bild wird z.B. verzerrt und unleserlich durch Atmungsbewegungen, Peristaltik, Herzaktion, Blut und Liquorfluss (Flussartefakte, s. Abb. 13.26b), aber auch durch Muskelbewegungen.
- *Partial volume effect:* Da wie beim CT auf einem einzelnen Schnitt eine ganze, mehr oder weniger (z.B. 3 bis 5 mm) dicke Scheibe abgebildet wird,

entspricht die Signalintensität an einer bestimmten Stelle einem Mittelwert, bei kleinen oder nur angeschnittenen Objekten also einem «Teilvolumeneffekt» (Abb. 13.26a u. Abb. 13.21a). Diese Täuschungsmöglichkeit ist bei der Beurteilung zu berücksichtigen.

- *Fremdkörper*, besonders metallische, geben kein Signal, können aber das Bild so stark stören, dass bei liegenden Implantaten (Prothesen, Osteosynthesematerial) ein MRT u.U. keine verwertbaren Bilder gibt. (Abb. 13.26c u. Abb. 13.25).
- *Signale unbekannten Ursprungs:* Die Magnetresonanz ist ein überaus komplexes Phänomen. Es ist deshalb nicht erstaunlich, dass auch allerlei Signale auf dem Bildschirm erscheinen, die noch nicht voll verstanden werden.

Technische Daten

Die Untersuchung beginnt mit einer kurzen Lokalisationssequenz, die der genauen Planung der folgenden diagnostischen Sequenzen dient. Dieser «*Leitscan*» orientiert über die Lage der einzelnen Schnitte. Diese sind fortlaufend nummeriert. Sie entsprechen Scheiben einer bestimmten Dicke, welche zwischen etwa 10 und 1 mm betragen kann. Je dünner die Schicht, desto kleiner der «partial volume effect», desto genauer auch das Bild.

Über die *Gewichtung* geben die eingestellten TR- und TE-Zeiten (unter 800 msec bzw. 20 msec und kürzer) Auskunft: Kürzere Zeiten ergeben T_1-gewichtete Bilder. Für manche Untersuchungen, z.B. für die Kniediagnostik, sind T_2-gewichtete Bilder besser geeignet. Sie erfordern längere TR- und TE-Zeiten (über 2000 msec bzw. über 60 msec) und haben entsprechende Nachteile. Weitere wichtige *Parameter* sind: Das *Gesichtsfeld* (für die Gelenkdiagnostik oft 16 × 20 cm), die *Bildmatrix* (oft 192 bis 256 × 256), die *Schichtdicke* (für die Gelenkdiagnostik oft 3 bis 4 mm) sowie der *Abstand* zwischen den Schichten (oft ca. 1 mm). Kleines Gesichtsfeld, hohe Bildmatrix und dünnere Schichten (unter 3 mm) ergeben hohe räumliche Auflösung, aber auch stärkeres Rauschen (wegen des geringeren Signales).

Technische Weiterentwicklung

Einer der größeren *Nachteile* der gebräuchlichen Spin-Echo-Technik (SE) ist die lange Dauer einer Untersuchung. Dies limitiert ihre Anwendung, macht sie für Störungen und Artefakte anfällig und kann für die Patienten unangenehm werden, vor allem für Kinder, Alte und Schwerkranke. Auch das örtliche Auflösungsvermögen ist nicht zuletzt dadurch begrenzt.

Das System wird jedoch ständig weiterentwickelt: Das Auflösungsvermögen konnte schon wesentlich gesteigert werden. Schnelle Bildsequenzen (Gradienten-Echo-Sequenzen) und andere technische Entwicklungen (3-D-Datenerhebung) erlauben in wenigen Minuten das gesamte interessierende Volumen in dünnen Schichten (1 bis 2 mm) zu registrieren und aus diesen Daten beliebige Schnittebenen zu rekonstruieren. Dadurch reduziert sich auch der «partial volume effect».

Die Kernspintomographie, als **unschädliche Methode**, kann dank technischer Verbesserungen und zunehmender Erfahrung in der Interpretation invasive und andere potenziell gefährliche Verfahren weitgehend ersetzen.

Die Orthopädie hat somit allen Grund, sich mit dem Verfahren zu befassen. Wesentlich ist sein **gezielter Einsatz**, nicht die wahllose Verordnung, nur «weil es diese Möglichkeit gibt» bzw. «um sich abzusichern». Dann wird es auch, dank seiner technischen Entwicklungsmöglichkeiten, über kurz oder lang allgemein verfügbar werden.

Die größte *Gefahr* für die Magnetresonanztomographie liegt in der **Überinterpretation**. Wenn Normalbefunde, Varianten und altersentsprechende degenerative Veränderungen als signifikante Pathologie fehlgedeutet werden, sinkt die Spezifität der MRT: Unklare und vermeintlich pathologische Befunde werden entdeckt, mit dem Zwang zu weiterer Abklärung und Therapie, dem sich zu entziehen der Arzt nicht wenig Mühe haben wird. Die Geister, die er rief, wird er so leicht nicht mehr los.

Derzeitige Indikationen für die Kernspintomographie

1. **Allgemein:** Dank seiner guten Gewebsdifferenzierung steht das MRT für einige Indikationsgebiete an erster Stelle:

- *zentrales Nervensystem:* Methode der Wahl. Intra- und extramedulläre Läsionen. Intra- und extrathekale Prozesse. Ersetzt die Myelographie weitgehend.
- *Knochenmarkerkrankungen:* Leukämien, Myelomatosen, Nekrosen, Osteodystrophie. Sehr sensitiv, effiziente Methode, dem CT überlegen.
- *Knochennekrosen:* Femurkopfnekrosen und andere Lokalisationen. Früher als im Röntgen. Zuverlässiger als Szintigraphie, aber evtl. zu sensitiv: cave falsch Positive! Abgrenzung gegen Algodystrophie schwierig, oft vorübergehende Veränderungen.
- *Tumoren:* Ausdehnung, Abgrenzung gegenüber der Umgebung (Knochenmark, Weichteile), zur Pla-

nung von chirurgischen Eingriffen. Stadieneinteilung, evtl. Ansprechbarkeit auf Chemotherapie, Verlauf, spezielle Verfahren (s.a. Kap. 33.2). Dem CT insgesamt überlegen.
- *Infektionen:* Knochenmark, Weichteile: Lokalisation, Ausbreitung. Sensitiver als CT. Genauere Lokalisation und bessere Auflösung als Szintigraphie; oft kombiniert mit dieser.
- *Traumatologie:* Hämatome, Schwellungen, Muskelrisse, Sehnenrupturen, Bandläsionen (untere Extremitäten), Kompartmentsyndrom (Seitenvergleich!). Genauer als Sonographie.
- *Gelenke,* degenerative Veränderungen: In der Regel genügt das konventionelle Röntgenbild, doch kann das MRI gelegentlich Zusatzinformationen liefern, die für den Therapieplan wesentlich sind: intraartikuläre Strukturen, Knorpel, Limbus, Erguss, Zysten, Knochenödem, umgebende Weichteile u.a.).

2. **Regional:**
- Wirbelsäule: Viele Probleme der Wirbelpathologie wie Infekte, Tumoren
- Kompressionssyndrome HWS, BWS
- Weichteile in- und außerhalb des Spinalkanales (s.a. Kap. 51.3 u. Kap. 59.4.1)
- extramedulläre Pathologie: gute Darstellungsmöglichkeiten
- Intramedulläre Pathologie: Methode der Wahl, ersetzt die Myelographie (s. Abb. 13.1)
- Bandscheibenpathologie: Degeneration, Prolaps (s. Abb. 51.15)
- Diskushernie: CT im Detail genauer, im MRI aber gute Darstellung des NS (Duralsack, Rückenmark, Nerven; **Abb. 13.27**). Myelographie dadurch praktisch nur noch sehr selten nötig.
- Becken: Tumoren, Infekte, Trauma (Kap. 62; Abb. 13.20)
- Femurkopfnekrose: erstes Zeichen (Kap. 64.8.2)
- evtl. Hüftdeformitäten bei Kleinkindern
- obere Extremitäten: Schulter (Rotatorenmanschette, Instabilitäten) z.Zt. (noch) keine eindeutigen Indikationen
- *Knie:* Binnenläsionen. Auf T_2-gewichteten Bildern sind die *Menisken* sowie die *Bänder* (Kreuzbänder, Seitenbänder) deutlich zu erkennen als dunkle Strukturen gegenüber dem umgebenden Fettgewebe und der Gelenkflüssigkeit, welche hell erscheinen. Kontinuitätsunterbrüche (Risse) sind somit grundsätzlich sichtbar. Probleme bestehen evtl. mit der teilweise noch ungenügenden Auflösung, der Technik der Darstellung (Menisken, Bänder, Gelenkknorpel), hauptsächlich jedoch mit der *Interpretation* und damit der Treffsicherheit. Die Täuschungsmöglichkeiten sind recht groß (s. Kap. 13.1.4). Dank technischer Weiterentwicklung

und zunehmender Erfahrung in der Beurteilung wird die Kernspintomographie, als nicht-invasive Methode, die diagnostische Arthroskopie weitgehend ersetzen (s. Kap. 26.2.2 u. Abb. 13.23).
- *Fuß:* Evtl. Sehnenverletzungen (s. Kap. 69.2 u. Kap. 69.10). Darstellung und Interpretation sind allerdings schwierig: auf Schnittbildern ist es fast unmöglich nachzuweisen, ob die Kontinuität einer Sehne erhalten oder unterbrochen ist (**Abb. 13.28**); Weichteile, Morton.

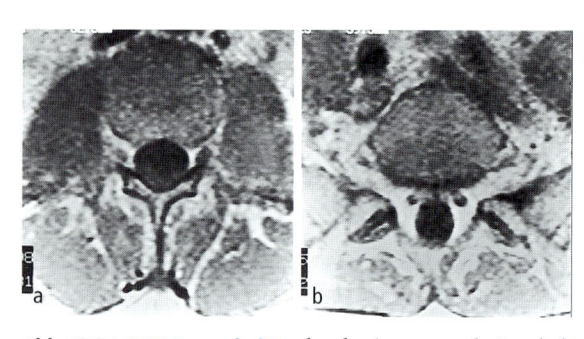

Abb. 13.27: MRI-Querschnitte durch eine *normale Lumbalwirbelsäule*.
a) L1. *Duralsack* und zwei Nervenwurzeln im Foramen intervertebrale, Wirbelbogen und Dornfortsatz.
b) L5. Zwei abgehende *Nervenwurzeln* neben dem Duralsack, Facettengelenke.
Das CT gibt ähnliche Informationen, ist jedoch weniger aufwändig.

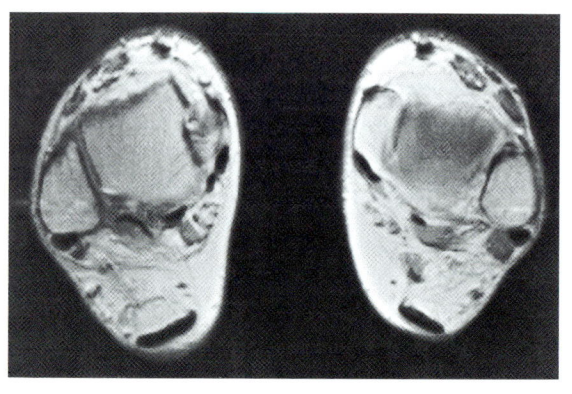

Abb. 13.28: *Normale Anatomie der Knöchelgegend* im *axialen* (transversalen) **MRT**.
TR: 1800 ms, TE 20 ms. Solche «intermediate weighted» Bilder eignen sich gut für anatomische Details.
Rechts liegt der Schnitt auf Höhe des oberen Sprunggelenkes, beide Malleolen sind zu sehen.
Links ist die Talusrolle geschnitten. Hier ist der Malleolus medialis nicht mehr getroffen. Eine Reihe von **Sehnen** sind quer geschnitten und als schwarze Punkte oder Ovale zu sehen: Hinten, breit, die Achillessehne, laterodorsal die Fibularissehnen, medio-dorsal die Sehnen von m. flexor hallucis, m. flexor digitorum comm. und tibialis post., vorne diejenigen von m. tibialis ant. und der Zehenextensoren.
Zwei schwache horizontale Flussartefaktstreifen stammen je von a. tibialis und a. dorsalis pedis.
Das MRT des Fußes kann für die Diagnostik von *Weichteilen* und Sehnen eingesetzt werden.

3. **Einschränkungen:**
- *Metallimplantate:* Die entstehenden Artefakte stören die Bildgebung. Bei liegenden metallischen Implantaten ist das MRT in der Regel nicht anwendbar.
- *Artefakte* siehe Abbildung 13.26.

13.5
Skelettszintigraphie

Während Röntgenbild und MRI die Morphologie des Skelettes darstellen, ist die Szintigraphie eine *funktionelle Untersuchung*: Sie zeigt den **Knochenumbau**. Damit ist sie von besonderem Interesse für die Orthopädie.

Das Prinzip

Das Prinzip der Szintigraphie beruht auf der Knochenaffinität einer *Trägersubstanz*, welche mit einem geeigneten *radioaktiven Isotop* markiert ist und intravenös appliziert wird. Diese Verbindung **reichert sich an Orten mit vermehrter Knochenbildung an**. Ihre Verteilung im Körper kann dann mit einer Gammastrahlenkamera abgebildet werden.

Die entstehenden Bilder spiegeln ziemlich genau die Osteoblastentätigkeit im Skelett wider. Schon daraus geht hervor, dass es sich um eine **unspezifische** Untersuchungsmethode handelt, von der man keine fertigen Diagnosen erwarten kann. Hingegen gibt sie unmittelbaren Einblick in die **normale und pathologische Knochenphysiologie**. Damit ist sie in vielen Fällen eine ausgezeichnete Diagnostikhilfe.

Schon lange ist bekannt, dass sich manche Substanzen, z. B. Vitalfarbstoffe, im wachsenden Knochen anreichern. Von allen bisher untersuchten chemischen Verbindungen haben sich *Disphosphonate* als besonders günstig erwiesen: Sie haben eine starke Affinität zum Knochen und werden offenbar selektiv an der Mineralisationsfront abgelagert. Der Mechanismus ist im Einzelnen nicht genau bekannt. Als Traceristop hat sich wegen seiner günstigen physikalischen und chemischen Eigenschaften, vor allem wegen seiner Halbwertzeit von sechs Stunden, das *Technetium 99 m* im klinischen Betrieb durchgesetzt.

Etwa 2 bis 4 Stunden nach der intravenösen Applikation hat sich die Substanz so im Knochen angereichert, dass ein **Abbild des gesamten Skelettes** hergestellt werden kann, auf dem die anatomischen Strukturen recht gut erkennbar sind. Die mit den heutigen Methoden erzeugten Szintigramme sind deshalb verhältnismäßig leicht lesbar, was als großer Vorteil anzusehen ist.

Die Verteilung der Markierungssubstanz im Körper hängt natürlich von der Zeit seit der Injektion ab:

Auf dem Blutweg wird sie in die Peripherie verfrachtet, dort selektiv angereichert und schließlich durch die *Nieren* wieder ausgeschieden.

Im klinischen Betrieb werden üblicherweise zwei oder drei Phasen abgebildet, von denen vor allem die dritte für die Skelettdiagnostik interessant ist.

Das Dreiphasen-Szintigramm

1. **Phase (flow):** Wird das Szintigramm schon in den *ersten paar Sekunden* nach der Injektion als Sequenz aufgenommen, zeigt es die Verteilung der Tracersubstanz im Gefäßsystem: Es entspricht praktisch einer *Angiographie* und ist entsprechend aufwändig. In der Orthopädie ist dies selten nötig.

Die **2. Phase** wird *einige Minuten*, z. B. eine Viertelstunde, später registriert. Sie entspricht der primären Verteilung im Gewebe (Blutpool) und wird auch als Frühszintigramm bezeichnet. Hier kommen Gebiete mit gesteigerter Durchblutung zur Darstellung, so auch die *Hyperämie* bei einer Entzündung. Damit lässt sich diese gegen andere, weniger aktive Prozesse am Knochen (**Abb. 13.29**) abgrenzen.

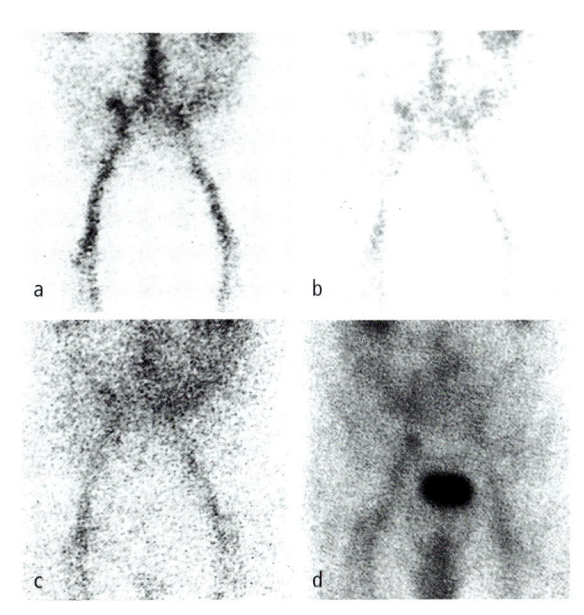

Abb. 13.29: Frühszintigramm eines *Beckens*, von ventral aufgenommen.
a) Das Bild *30 Sekunden* nach der Injektion entspricht einer Arteriographie. Die Aorta und die beiden Femoralarterien sind sichtbar.
b) $^1/_2$ *Minute später.*
c) *nach $2^1/_2$ Minuten:* In der «Blutpool»-phase zeigen sich die Gebiete mit peripherer Hyperämie, z. B. bei Infektionen.
d) Szintigramm nach *15 Minuten*. Periphere Verteilung noch deutlicher. Die Tracersubstanz ist bereits in Nieren und Blase angekommen. Das Skelett zeichnet sich noch nicht ab.

Die **3. Phase**: Die «**Spätphase**» soll die Verteilung *2 bis 3 Stunden* nach der Injektion zeigen. Sie reflektiert den *Knochenanbau*, also auch die Umbauvorgänge, welche nach Frakturen, bei degenerativen Vorgängen, ja bei den meisten Knochenkrankheiten regelmäßig in Gang kommen (vgl. «Knochenumbauvorgänge», Kap. 2.2.2). Sie ist deshalb für die Skelettdiagnostik besonders wichtig.

Diese *Spätszintigraphie* ist üblicherweise gemeint, wenn in der Orthopädie von Szintigraphie gesprochen wird.

Das normale **Ganzkörperszintigramm** hat ein typisches altersentsprechendes Aussehen: Im *Wachstumsalter* sind alle Knochen, vor allem aber die Epiphysen, stark gezeichnet (Abb. 2.10a). Im *Alter* nimmt der Umbau ab, und damit auch die Zeichnung im Szintigramm (Abb. 2.10b). Die genaue Kenntnis des normalen Szintigrammes ist Voraussetzung für das Erkennen von Abweichungen von dieser Norm (**Abb. 13.30**).

Aussagekraft der Knochenszintigraphie

Abweichungen vom Normalen erscheinen bei lokalisierten Prozessen in den meisten Fällen als «**heiße Herde**»: Orte mit vermehrter Anreicherung der radioaktiven Tracersubstanz. Diese sind leicht zu erkennen, sofern das Bild technisch einwandfrei und genau seitensymmetrisch ist, so dass linke und rechte Körperhälfte miteinander verglichen werden können.

Da der lebende Knochen auf die meisten Läsionen, krankhafte wie traumatische, mit gesteigerter Knochenneubildung reagiert, welche spezifisch im Szintigramm erfasst wird, erkennt man sofort «ob und wo etwas los ist» d.h. wo sich ein pathologischer Prozess abspielt.

Die Szintigraphie ist die **sensitivste**, d.h. die empfindlichste, Methode, um *Knochenläsionen* aufzufinden. Zudem erfasst sie diese **früher** als andere Methoden.

Während im Röntgenbild und den übrigen bildgebenden Verfahren (CT, MRT) erst die Folgen des Umbaus zu sehen sind, zeigt das Szintigramm bereits den *beginnenden Umbau* an.

Überdies werden Defekte, z. B. in den Wirbelkörpern, im Röntgenbild erst sichtbar, wenn sie eine gewisse Größe erreicht haben, also relativ spät.

Andererseits meldet die Szintigraphie aber auch den Abschluss eines Umbauprozesses, die Normalisierung, worauf man bei den anderen bildgebenden Verfahren erst schließen kann, wenn sich der Befund stabilisiert und nicht mehr weiter ändert, also auch erst spät und im Nachhinein (**Abb. 13.31**).

Aus diesen Vorteilen der *Szintigraphie* ergeben sich ihre **Indikationsgebiete in der Orthopädie**:

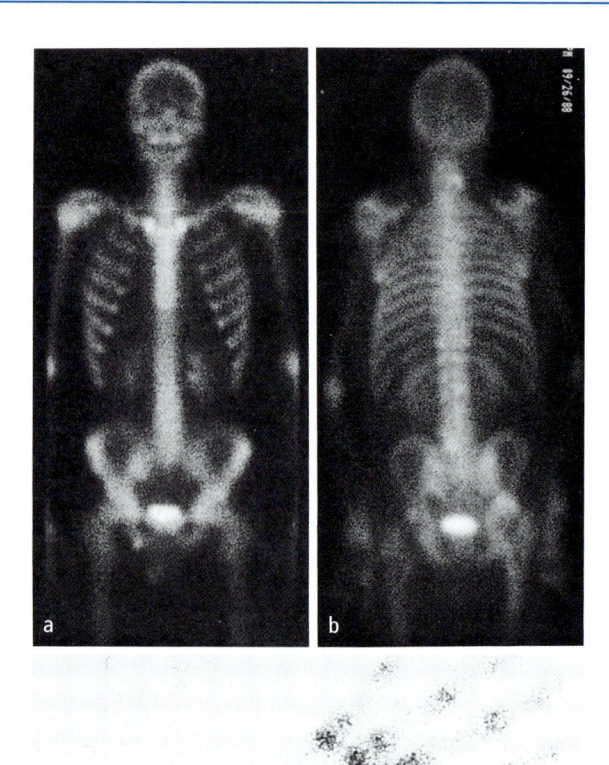

Abb. 13.30: Das **normale Szintigramm** gibt ein anschauliches Bild *des ganzen Skelettes*.
a) von *ventral*, bei einem *18-jährigen Jünglings*,
b) von *dorsal*, bei einem *71-jährigen Mann*.

Oberflächliche Knochenpartien sind kräftiger dargestellt als die tiefer gelegenen. Das Bild entspricht also einer Kombination von Aufsicht und Durchsicht. In der Abbildung *von vorne* sind Gesichtsschädel, vorderer Schultergürtel, Sternum, vordere Rippenabschnitte, crista iliaca, os pubis und Hüftgelenke kräftig gezeichnet, in der *Rückansicht* die Schädelkalotte, Schulterblätter, Wirbelsäule, Rippen, Sacrum und die spinae iliacae dorsales. Andere Partien, besonders die langen Röhrenknochen, zeichnen sehr schwach, vor allem im Alter (vgl. auch Abb. 30.33). Alles sind genaue Abbilder des normalen Knochenumbaues.
Auch die Nieren sind erkennbar, entsprechend der Ausscheidung der Tracersubstanz, ebenso die Blase, je nach ihrem Füllungszustand.
Der in der Jugend intensive Knochenumbau ist vor allem an den gelenknahen Skelettabschnitten deutlich. Im Wachstumsalter sind die Wachstumszonen aktiv (vgl. Abb. 2.10).
c) *Hand eines 17-jährigen Jünglings*. Die **Epiphysenfugen** sind teilweise noch offen.

13. Weiterführende apparative Diagnostik

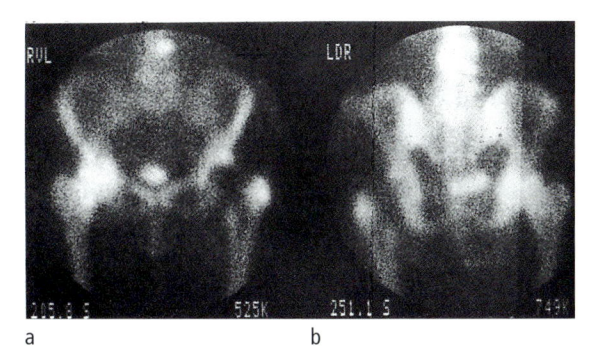

Abb. 13.31: Szintigraphie des *Beckens einer 72-jährigen Frau*.
a) Ansicht *von vorne* (RVL = Rechts-Ventral-Links). Deutlich sind die vorderen Beckenkämme, die Schambeinäste, ein Herd in der Wirbelsäule, die Blase.
In der *rechten Hüfte* massive *Isotopanreicherung*. Sie entspricht einem Knochenumbau, mit entzündlicher und reaktiver Komponente, bei Arthrose infolge einer umschriebenen subchondralen Nekrose in der Tragzone des Femurkopfes. Diese ist so klein, dass der dadurch hervorgerufene «kalte Fleck» nur andeutungsweise sichtbar wird.
Linke Hüfte. Eine vor einem Jahr eingesetzte *Totalendoprothese* ist hingegen deutlich an der entsprechenden Aktivitätsaussparung erkennbar. Erhöhte Radionuklideinlagerungen im Bereiche des Trochanter maior und des Pfannendaches. Sie entsprechen einem Knochenumbau in der Folge der Operation, sowie periartikulären Verkalkungen.
Im *Femurschaft* findet jedoch kein vermehrter Umbau mehr statt, ein Zeichen dafür, dass die Prothese fest und stabil im Schaft sitzt. Eine Lockerung kann praktisch ausgeschlossen werden. So kann das Szintigramm für die Beurteilung des Prothesensitzes hilfreich sein.
b) Das Szintigramm *von dorsal* her aufgenommen ergibt Rückansicht und Spiegelbild: Hier treten vor allem Sakrum und Wirbelsäule, hinterer Beckenkamm und Sitzbeine stärker in Erscheinung.
Eine quantitative Auswertung zeigt Abbildung 13.34, das MRT dieser Patientin Abbildung 13.25.

- Untersuchung *im Frühstadium* bei unklaren Prozessen (z. B. Infektionen, schleichende und unsichtbare Frakturen).
- Dank der hohen Sensitivität eignet sich das Szintigramm vorzüglich als *Screening-Untersuchung*.
- Beurteilung, ob ein *Umbauprozess* noch *aktiv* oder schon abgeschlossen ist (Frakturheilung, bei Pseudarthrosen, entzündlichen Veränderungen, nach Operationen, bei Endoprothesen).

Die Detailauflösung ist zwar nicht mit jener anderer bildgebender Verfahren zu vergleichen. Sie genügt jedoch durchaus, denn alle Prozesse, die mit Knochenbildung verbunden sind – und das ist der größte Teil aller pathologischen Prozesse am Knochen – erscheinen, unabhängig von ihrer Ätiologie, lediglich als uniforme Anreicherungsherde im Szintigramm. Dieser Befund ist **unspezifisch** für eine bestimmte Krankheit und die Szintigraphie somit ohnehin als alleinige Methode für die Differenzialdiagnose grundsätzlich wenig geeignet.

Immer muss sie in Verbindung mit dem Röntgenbild, der Klinik und gegebenenfalls mit anderen Untersuchungen beurteilt werden.

Nachteile der Szintigraphie

- Die *Strahlenbelastung* entspricht einer etwas aufwändigeren Röntgenuntersuchung. Bei kleinen Kindern kann sie wegen der Akkumulation in den Epiphysenfugen kritisch werden.
- Die *lange Dauer* der Untersuchung. Die Patienten müssen lange unbeweglich liegen, was für manche sehr mühsam ist und besonders Kindern, älteren und sensibleren Menschen oft Schwierigkeiten macht.
- *Geringe Spezifität:* relativ viel positive Befunde ohne klinische Bedeutung.
- *Geringes Auflösungsvermögen* (siehe oben).

Diagnostische Applikation in der Orthopädie

Ihre Indikation hat die Szintigraphie in erster Linie als Screening-Methode und in zweiter als zusätzliche Untersuchung für bestimmte klinische Fragestellungen:

1. Die **Ganzkörperszintigraphie** als **Screening-Methode** wird am häufigsten zur Suche nach Skelettmetastasen von knochenaffinen Tumoren, vor allem Mamma-Ca, Prostata-Ca usw. angewendet. Diese können damit früh und sicher erfasst werden (s. Kap. 7, «Tumoren»).
Bei *lokalisierten Affektionen* werden **gezielte Szintigraphien** gemacht:

2. **Infektionen** (Osteomyelitiden, Arthritiden): Akute Infektionen geben sich im Szintigramm wesentlich früher zu erkennen als auf dem Röntgenbild. Dies kann, vor allem bei Kindern, in unklaren Fällen wichtig sein, damit die **Therapie frühzeitig** begonnen werden kann.
Eine Differenzierung gegenüber anderen Affektionen ist im Szintigramm allerdings nicht möglich, doch spricht ein *positives Frühszintigramm* für eine Infektion (**Abb. 13.32**).
Für diesen Zweck wird auch *Gallium-67-Citrat* als Markersubstanz empfohlen, das sich in entzündlichem Gewebe anreichert, auch in den Weichteilen. Zur Frühdiagnostik der Knochen- und Gelenkinfektionen, vor allem im Kindesalter, kann

- *schleichende Frakturen* (Stressfrakturen), die im Röntgenbild (noch) nicht sichtbar sind
- *Frakturen ohne* oder *mit geringer Dislokation*, die im Röntgenbild nicht oder nicht eindeutig als solche zu erkennen sind, z. B. Wirbelkompressionsfrakturen, Schenkelhalsfrakturen
- *pathologische Frakturen* ohne adäquates Trauma, etwa bei Osteoporose (Wirbelbrüche)
- *multiple Frakturen bei kleinen Kindern* («battered-child-syndrome» bei Kindesmisshandlung).

4. **Tumoren:** Die Anreicherung geht einigermaßen parallel zu Ausmaß und Aktivität des Knochenanbaues. Diese variieren naturgemäß mit der Art und der Dignität des Tumors.
   - Eine Abgrenzung unklarer *tumorähnlicher* Veränderungen ist manchmal möglich, indem diese in der Regel geringe oder keine Aktivität zeigen.
   - Ein *Osteoidosteom* ist oft auf dem Röntgenbild kaum oder gar nicht erkennbar, kann aber mit Hilfe der Szintigraphie diagnostiziert und dann erfolgreich behandelt werden (s. Kap. 33.4.2 u. Abb. 13.33).

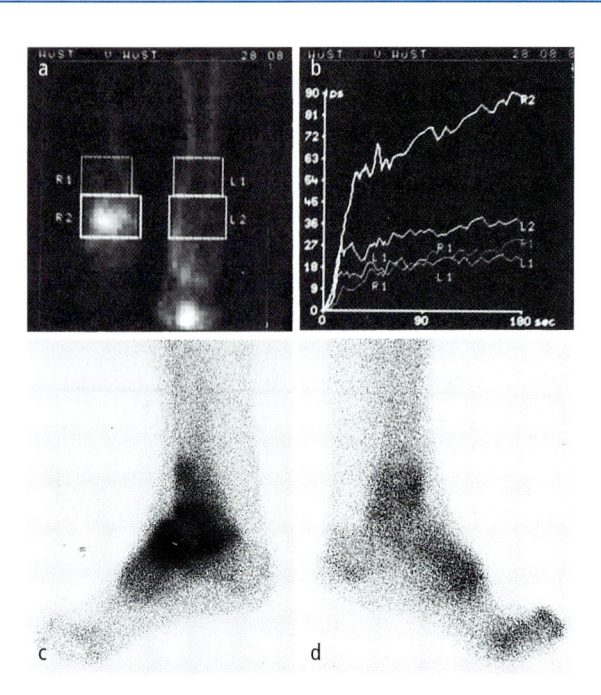

Abb. 13.32: Szintigraphie bei Infektion nach Sprunggelenkarthrodese rechts wegen posttraumatischer Arthrose.
a) *Frühszintigramm.* Schon in den ersten Sekunden und Minuten reichert sich das Tc99m-MDP stark im hyperämischen Sprunggelenkbereich an.
(Als Nebenbefund erscheint ein zweiter Herd in einer Zehe links, welche die Frau vor wenigen Tagen an einem Tischbein anschlug. Er entspricht wahrscheinlich einer Fraktur.) Der Anstieg der Radioaktivität nach der Injektion kann auch in einzelnen Abschnitten *gemessen* und damit *quantitativ* erfasst werden. Das Areal R2 entspricht dem Sprunggelenk.
b) Die *Verlaufskurve in den ersten drei Minuten* zeigt den sofortigen Anstieg der Konzentration der Tracersubstanz im Areal R2 gegenüber anderen Bezirken und gegenüber der linken Seite. Dieser Befund ist typisch für die Hyperämie bei Infektionen.
c) Spätszintigramm *vier Stunden nach der Injektion.* Massiv erhöhter Knochenmetabolismus im Bereiche des unteren Sprunggelenkes, weniger im arthrodesierten oberen. Ein Herd etwas oberhalb davon in der Tibia entspricht einem infizierten Schraubenloch.
d) Normale Aktivität im gesunden linken Fuß.

möglicherweise die Szintigraphie mit *Indium-III-markierten Leukozyten* beitragen. Diese sammeln sich in Eiterherden an. Die Methode ist zwar aufwändig, scheint aber sensitiv zu sein.

3. **Frakturen:** Die nach Knochenbrüchen sofort einsetzenden reparativen Vorgänge sind im Szintigramm gut zu erkennen. Bei eindeutigen frischen Frakturen sind Szintigramme selbstverständlich nicht nötig. Es gibt aber Knochenbrüche, die auf Röntgenbildern nicht zu sehen sind. Hier ist das Szintigramm die am besten geeignete Methode, welche die Diagnose zu stellen erlaubt. Zu diesen Brüchen gehören:

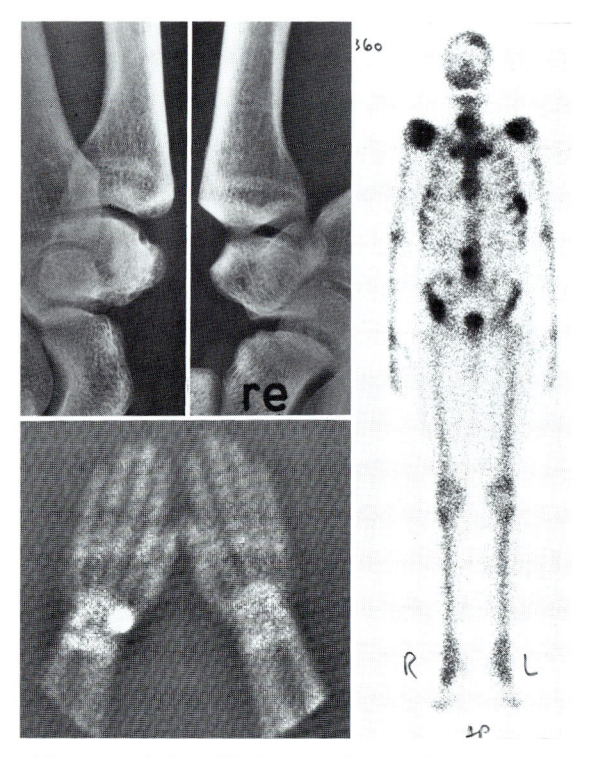

Abb. 13.33: Szintigraphische Tumordiagnostik.
Links: Die Diagnostik eines *Osteoidosteoms* im Trapezium des linken Handgelenks konnte im Röntgenbild nicht eindeutig, wohl aber mit Hilfe des Szintigrammes (unten) gestellt und auch nachträglich histologisch verifiziert werden.
Rechts: Die *Ganzkörperszintigraphie* ist eine geeignete Methode, um Skelettmetastasen zu suchen. Die bei diesem 62-jährigen Mann im ganzen Skelett verstreuten Umbauherde zeigen osteoplastische *Metastasen* eines Prostatakarzinoms an.

- Die *Tumordiagnostik* ist im Übrigen komplex und stützt sich vorwiegend auf das Röntgenbild und andere bildgebende Verfahren. Eine eindeutige Unterscheidung zwischen benigne und maligne ist szintigraphisch nicht möglich. Die Szintigraphie kann deshalb nur als Hilfsuntersuchung gelten. Letztlich ist die Histologie entscheidend.
- Die Szintigraphie kann als *Screening* zur Tumor- bzw. Metastasensuche eingesetzt werden (Abb. 13.33).

5. **Knochennekrosen:** Größere ischämische Knochennekrosen können im Szintigramm Aussparungen («cold lesions») machen. Das MRI zeigt Knochennekrosen jedoch eindeutiger und ist für die Diagnose besser geeignet (Abb. 13.25).

6. **Posttraumatische Zustände:** Wenn eine Fraktur geheilt ist, nimmt die Knochenanbauaktivität auch im Szintigramm langsam wieder ab und *normalisiert* sich mit der Zeit. Dasselbe gilt für Osteotomien und andere Operationen am Knochen. Störungen der Knochenheilung lassen sich im Szintigramm erkennen: *Verzögerte Heilung* und *vitale Pseudarthrosen* zeigen weiter starke Aktivität. Eine Klassifizierung der Pseudarthrosen ist mittels Szintigraphie möglich (siehe «Pseudarthrosen», Kap. 45.6.1). Zur Abgrenzung von posttraumatischen Infektionen (Osteitis) kann die Frühszintigraphie (s. Abb. 13.29) mithelfen, ebenso beim Sudeck.

7. **Degenerative Veränderungen:** Der gesteigerte Knochenan- und -umbau ist im Szintigramm regelmäßig zu sehen. Die Veränderungen können jedoch meist schon im Röntgenbild eindeutig diagnostiziert werden.

8. **Endoprothesen:** Nach Einbau von Endoprothesen ist eine gesteigerte Knochenaktivität während längerer Zeit nachweisbar. Bei komplikationslosem Verlauf geht sie langsam zurück. Komplikationen wie *Infektion*, ausgedehntere periartikuläre *Verkalkungen* und *Prothesenlockerungen* manifestieren sich mit stärker gesteigerter Aktivität bzw. mit dem Ausbleiben der Normalisierung (Abb. 13.31 u. **Abb. 13.34**). Allerdings gibt es auch positive Szintigramme bei asymptomatischem Verlauf. Somit lässt sich eine Prothesenlockerung mittels Szintigraphie zwar nicht sicher beweisen, wohl aber weitgehend ausschließen. Für die Indikation zum Prothesenwechsel sind klinischer Befund und Röntgenbild entscheidend (s. a. Kap. 64.10.3 u. Abb. 64.109).

9. **Generalisierte Skeletterkrankungen**, Systemkrankheiten: Die meisten dieser Krankheitsbilder sind von gesteigertem Knochenumbau begleitet und zeigen auch deutliche bis massive Befunde im Szintigramm, die oft typisch, aber selten spezifisch, sind. Für besondere Fragestellungen können Zielbilder gemacht werden. Eine *Quantifizierung* ist bei symmetrischen Körperabschnitten möglich, indem die kranke und die gesunde Seite miteinander verglichen werden.

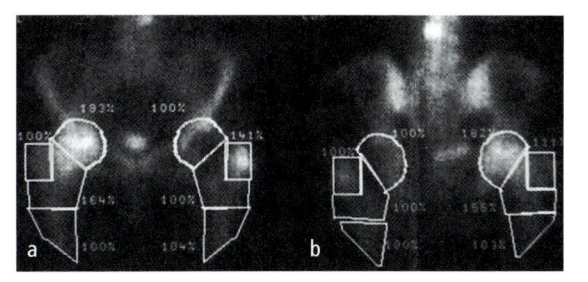

Abb. 13.34: Quantifizierung der **Szintigraphie**.
Die Aktivität in einzelnen Arealen kann gemessen und dann mit der Gegenseite und anderen Arealen verglichen werden.
Gleiche Szintigraphie wie Abbildung 13.31. a) von ventral, b) von dorsal. Im Hüftkopfbereich rechts wurde ventral eine Aktivität von 193%, dorsal eine solche von 182% gegenüber links gemessen. Der Wert links ist allerdings auch nicht normal, denn der Hüftkopf war entfernt und eine Totalprothese eingesetzt worden. Der Untersucher muss den *klinischen Befund* kennen, um Fehlschlüsse zu vermeiden.
Im Trochanter links ist die Aktivität links 141% gegenüber rechts, vermutlich infolge postoperativer Verkalkungen. Im Schaft ist sie annähernd seitengleich, ein Zeichen, dass die Prothese fest sitzt.

Die **nuklearmedizinischen Techniken** werden ständig weiter entwickelt, womit auch Anwendung und Interpretation weiter verbessert werden können.
Näheres zur Bedeutung der Szintigraphie bei einzelnen Krankheitsbildern ist dort zu finden.

Zusammenfassend lässt sich sagen, dass *die Szintigraphie* eine funktionelle, sehr *sensitive*, früh reagierende aber *wenig spezifische* Untersuchungsmethode ist, die in der Regel *nur zusätzlich* zur klinischen und röntgenologischen Beurteilung eingesetzt wird.
Die Bilder sind verhältnismäßig leicht zu lesen, aber nur *im Zusammenhang zu interpretieren*. Umso *wichtiger ist es für den behandelnden Arzt*, Wesen und Indikation des Szintigramms, aber auch sein normales und pathologisches Bild, zu kennen, denn der Nuklearmediziner kann ihm die Verantwortung für die therapeutischen Konsequenzen nicht abnehmen.

13.6
Sonographie

Auf der Suche nach unschädlichen, nicht-invasiven und nicht strahlenbelastenden Verfahren wurde mit der **Ultraschalluntersuchung** eine technisch relativ wenig aufwändige, billige und völlig harmlose Methode gefunden, welche man, bei so vielen Vorteilen, möglichst ausgedehnt angewendet sehen möchte, im Bestreben, andere, gefährlichere und kompliziertere Methoden zu ersetzen. Warum die Sonographie in der Orthopädie allerdings erst in einigen wenigen Gebieten Anwendung gefunden hat, wird zu erörtern sein.

Technische Grundlagen

Das Prinzip der Sonographie gleicht dem Verfahren, mit welchem die Fledermäuse sich im Dunkeln zurechtfinden. Hochfrequente Schallwellen (5 bis 10 Megahertz) werden zielgerichtet auf die zu untersuchende Körperpartie ausgeschickt. Ihr Echo wird von der gleichen Apparatur nach dem Radarprinzip wieder empfangen und mittels Computer in ein zweidimensionales Bild umgesetzt.

Die Ultraschallbilder stellen die Anatomie wesentlich anders dar als etwa Röntgenbilder. Zur Darstellung kommen in erster Linie **Grenzflächen**, welche die Schallwellen reflektieren, jedoch keine dreidimensionalen Gebilde.

Die Auflösung und Präzision eines Röntgenbildes wird nicht erreicht, doch lassen sich manche Strukturen in den Weichteilen recht gut darstellen, vor allem Faszien, Muskelsepten, Bindegewebskapseln, aber auch Knorpel (**Abb. 13.35**):

Die Abbildung der einzelnen Strukturen hängt von ihrer **Echogenität** ab, d.h. davon, wie stark sie die Schallwellen reflektieren:

- *totale Reflexion:* Knochen. Dahinter, im «Schallschatten», wird nichts mehr abgebildet.
- *teilweise* Reflexion: Faszien, Septen, Sehnen usw.
- *schwache* Echogenität: Muskulatur
- *keine* Signalreflexion: hyaliner Knorpel (Schalloch).

Untersuchungstechnik

Für Untersuchungen am Bewegungsapparat eignen sich lineare Schallköpfe am besten. Oft wird mit einer Frequenz von 7,5 MHz gearbeitet. Höhere Frequenzen geben höhere räumliche Auflösung, haben aber geringere Eindringtiefe. Für tiefergelegene Strukturen, z.B. Oberschenkelmuskulatur oder Hüftgelenk, sind oft 5-MHz-Schallköpfe nötig.

Damit ein gutes kontrastreiches Bild entsteht, müssen Grundverstärkung und Tiefenausgleich am Gerät eingestellt werden (die Signalintensität nimmt mit zunehmender Tiefe ab).

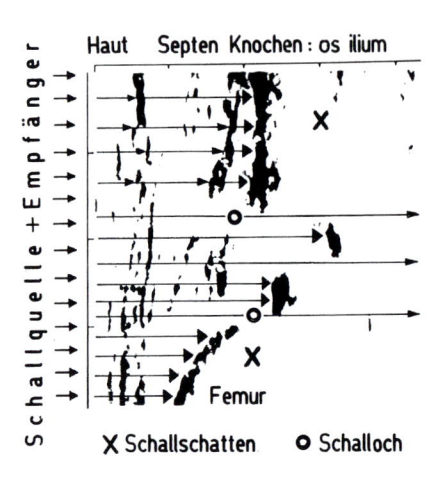

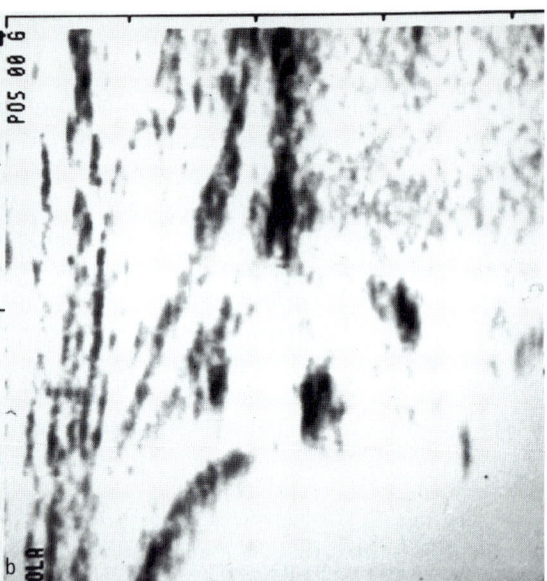

Abb. 13.35: Das Sonographieprinzip.
Rechtes Hüftgelenk eines Neugeborenen, Frontalansicht.
a) Schema, b) Originalsonogramm. Schallquelle und Empfänger lateral.
Reflexion der Schallwellen an den echogenen Strukturen (hier Muskelsepten, Faszien, Knochen). Dahinter Schallschatten (x). Echoarme Strukturen geben Schall-Löcher (o), hier z.B. der noch rein knorpelige Hüftkopf.

Das örtliche **Auflösungsvermögen** der Sonographie ist relativ gering.

Artefakte sind häufig und können erheblich stören (siehe unten).

Untersuchung erfolgt **dynamisch**: Der Untersucher führt den Schallkopf von Hand über die Haut, um die darunter liegenden Strukturen abzutasten. Dabei verfolgt er das Bild auf dem Bildschirm. Wichtig ist dabei die Wahl der richtigen Ebene. Nur in dieser ist eine Interpretation möglich und zulässig.

Ein Vorteil der Methode ist die Möglichkeit, Funktion, z.B. Verschiebungen in Gelenken, verfolgen zu können. Ihre Beurteilung ist allerdings schwierig.

Zur *Ausmessung* und *Dokumentation* wählt der Untersucher **einzelne signifikante Bilder** aus. Die so gewonnene Information ist abhängig von Apparatur, Technik und vor allem von der Schnittebene. Die Interpretation der Anatomie auf Grund der reflektierenden Grenzflächen sowie der Echogenität der Strukturen ist stark vom Untersucher und seiner Erfahrung abhängig, also mindestens teilweise subjektiv.

Eine semi-objektive Methode

Die Sonographie muss somit als «semi-objektive» Untersuchungsmethode angesprochen werden (vgl. Kap. 13.1.4), im Gegensatz etwa zu einem Röntgenbild, einem rein objektiven Dokument. Da es nicht tunlich ist, die Filmaufzeichnungen aufzubewahren, stehen für spätere Beurteilung nicht die vollständigen Unterlagen zur Verfügung. Der behandelnde Arzt muss sich auf das Untersuchungsprotokoll und den Befundbericht abstützen, der auch *später nicht mehr nachprüfbar* ist. Die Untersuchung ist so gut wie der Untersucher.

Dies schränkt den Wert des Sonogramms zweifellos ein und ist sowohl bei der Indikation als auch bei der Auswertung der Untersuchung für das weitere Vorgehen zu berücksichtigen.

Mindestens aber ist es für den auftraggebenden behandelnden Arzt vorteilhaft, wenn er die Bilder selbst lesen kann, denn die *Verantwortung* für die therapeutischen Konsequenzen kann ihm der Untersucher nicht abnehmen.

Artefakte sind recht häufig und müssen als solche erkannt werden. Sie entstehen z. B. durch:

- Wiederholungsechos, die mehrmals reflektiert werden und deshalb tiefergelegene Strukturen vortäuschen
- dorsale Schallverstärkung z. B. hinter flüssigkeitsgefüllten Hohlräumen
- Ankopplungsfehler, wo das Gerät nicht dicht an der Haut aufliegt
- Artefakte, wo die Gewebsgrenzen nicht orthograd sondern schief getroffen werden
- Echodifferenzeffekte (an den Randzonen gewölbter Objekte) usw.

Die Interpretation

Die vom Gerät ausgesandten Schallwellen werden im Körper gebrochen, gebeugt, gestreut, absorbiert, verstärkt, lateral und axial aufgelöst (durch nahe beieinander liegende Objekte), evtl. auch fokussiert, dann reflektiert (zum Teil mehrmals) und zaubern schließlich ein Muster aus vielen kleinen Punkten auf den Schirm. Lage, Einfallwinkel und viele andere Einflüsse verändern das flimmernde Fexierbild während der Untersuchung andauernd. Das dynamische Element der Methode kann ein Vorteil sein, hat aber auch wesentliche Nachteile.

Die Ultraschallbilder sind weit weniger scharf und klar als die Bilder der übrigen bildgebenden Techniken. Die Topographie kann verzerrt sein, die Signale sind oft undeutlich und lassen sich nicht ohne weiteres anatomischen Strukturen zuordnen. Wenn mehr Phantasie als Kenntnis des komplexen Prozesses im Spiel ist, besteht leicht die Gefahr der Überinterpretation. Wie beim rätselhaften Text der Bibel hängt die Auslegung (Exegese) **vom Interpreten** ab.

Die methodologischen Schwächen und das subjektive Element in der Beurteilung setzen der Sonographie des Bewegungsapparates relativ enge Grenzen:

- Mehr oder weniger grobe und vor allem **oberflächennahe Weichteilveränderungen** lassen sich oft relativ gut darstellen.
- Ins *Skelett* und in die tieferen Schichten vermag die Sonographie praktisch nicht einzudringen.

Daraus ergeben sich die **Indikationen**.

Während sich die Sonographie z. B. in der Allgemeinchirurgie gut etabliert hat, sind ihre Anwendungsmöglichkeiten in der Orthopädie eher beschränkt. Die Ultraschalluntersuchung hat ihre Bedeutung vorwiegend im Bereich der Weichteile, daher auch in der **Sportmedizin**, während sie für das Skelett sich wenig eignet. Hier ist das Röntgenbild eindeutig überlegen.

Ein wichtiger Vorteil der Sonographie liegt darin, dass sich knorpelige Strukturen darstellen lassen. Ihren wichtigsten Beitrag zur Orthopädie leistet die Sonographie mit Erfassung von Hüftreifestörungen und damit in der **Prävention von Hüftdysplasie** und -luxation.

Sonographie der Säuglingshüfte

In den ersten Lebensmonaten bestehen Pfanne und Kopf des Hüftgelenkes noch fast ausschließlich aus Knorpel. Die Sonographie zeigt in diesem Zeitabschnitt, was im Röntgenbild noch nicht zu sehen ist. Sie soll dazu dienen, Kinder mit angeborener Hüftluxation und -dysplasie frühzeitig einer Therapie zuzuführen.

Ob die Ultraschalluntersuchung als allgemeine **Screening-Methode bei** *allen* **Neugeborenen** in Frage kommt, ist schon aus organisatorischen Gründen noch umstritten: Sie ist aufwändig und wohl auch nicht absolut verlässlich. Zur Abklärung der Risikofälle *in den ersten Lebensmonaten*, wenn das Röntgen noch keine eindeutige Beurteilung erlaubt, hat sie sich gut eingeführt (s. Kap. 64.4.2), in einigen Ländern auch als obligate Neugeborenenuntersuchung (s. Kap. 64.2.2).

In der Regel werden Durchsichtsbilder auf weißem Grund angefertigt. Darauf lassen sich die Hilfslinien zum Ausmessen besser zeichnen (s. Abb. 64.32).

Sonographie der Weichteile an den Extremitäten

Flüssigkeitsansammlungen, Sehnenveränderungen und *Weichteilschwellungen* und -tumoren lassen sich relativ gut darstellen, sofern sie **oberflächennah** und nicht zu tief im Gewebe liegen oder vom Knochen verdeckt sind. Für derartige pathologische Veränderungen eignet sich die Sonographie besser als die übrigen bildgebenden Methoden, die solche Veränderungen nicht darstellen (Röntgen) oder wesentlich aufwändiger sind (MRI). Dazu gehören *Zysten, Bursen, Ergüsse, Hämatome* usw., aber auch Tumoren, Fremdkörper im Unterhautgewebe etc.

Sehnenrupturen und -verdickungen lassen sich ebenfalls darstellen. Ein Hauptanwendungsgebiet ist die *Achillessehne*.

Allerdings lassen sich Sehnenrupturen meist klinisch gut diagnostizieren, und auch Weichteilveränderungen im Unterhautgewebe sind der Palpation zugänglich, so dass die Ultraschalluntersuchung lediglich den klinischen Befund ergänzt.

Die Befunde lassen sich nur morphologisch deuten, sagen nichts aus über die Pathologie. Ein Seitenvergleich kann nützlich sein.

Aus diesen Indikationen ergibt sich, dass die Sonographie hauptsächlich in der Sportmedizin und auch in der **ambulanten Praxis** *(Traumatologie der Weichteile)* Anwendung findet.

Die Schultersonographie dient hauptsächlich der Darstellung der periartikulären Strukturen, v. a. der Rotatorenmanschette (**Abb. 13.36**). Ihr praktisch-klinischer Wert wird noch diskutiert (s. Kap. 46.1.2 u. Abb. 46.6). Fundierte orthopädische Operationsindikationen lassen sich auf Grund von Sonographien allein wohl nicht stellen.

Auch Ultraschalluntersuchungen in der Rheumatologie, bei degenerativen Gelenkveränderungen werden gemacht, sind jedoch nicht sehr ergiebig.

Skelettveränderungen lassen sich sonographisch nicht erfassen, und auch die Menikussonographie ist bedeutungslos, hingegen lässt sich eine *Bakerzyste* gut darstellen.

Bei Verdacht auf Erguss im Hüftgelenk, evtl. auch bei postoperativen Komplikationen, kann eine Sonographie angezeigt sein.

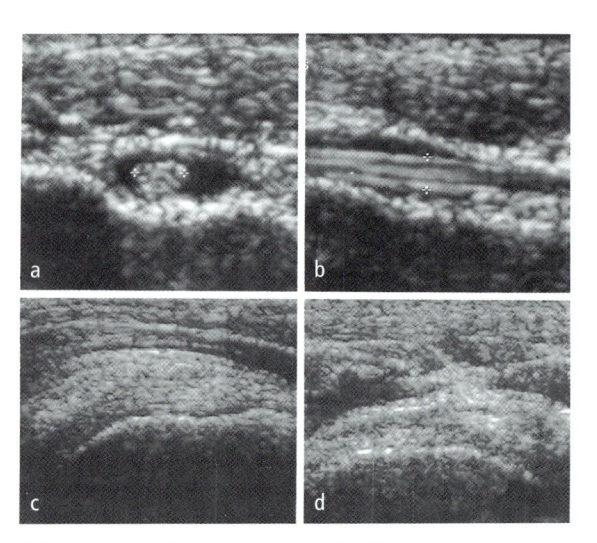

Abb. 13.36: Vier Bilder aus einer **Schultersonographieserie**.
a) Hier wurde die *lange Bizepssehne* im sulcus bicipitalis quer «beschallt»,
b) hier längs.
c) Längsschnitt,
d) Querschnitt durch die *Supraspinatussehne*. Sichtbar sind: unten der Humeruskopf als deutliche echogene Kontur, darunter Schallschatten, darüber die Rotatorenmanschette, der M. Deltoideus und die Grenzschicht dazwischen. Im Längsschnitt (c) links der Schallschatten unter dem *Akromion*.

Die einzelnen Bilder sind nicht leicht zu interpretieren. Der Untersucher, der selbst die ganze Sonographie dynamisch durchführt, ist in einer besseren Lage. Ob allerdings die Diagnose stimmt, kann letztlich erst ein allfälliger Operationsbefund beweisen.

Zusammenfassend lässt sich sagen, dass Genauigkeit und *Aussagekraft der Sonographie* wohl selten genügen, um therapeutische Konsequenzen daraus ziehen zu können, hingegen kann sie dazu dienen, grob pathologische Veränderungen auszuschließen, so dass sich bei normalem Befund eine weitere Abklärung erübrigt.

13.7
Die Wahl des diagnostischen Verfahrens

> «Tests are needed, when the answer will make a difference to management»
>
> *Mercer Rang*

Am liebsten hätte man spezifische Methoden, d. h. solche, die einem pfannenfertige Diagnosen servieren würden. Dies kann man von den bildgebenden Verfahren nicht verlangen: Weder Röntgenkontrast noch magnetische Eigenschaften von Geweben oder Stoffwechselvorgänge sind spezifisch. Sie können nur im anatomischen und *klinischen Zusammenhang* Bedeutung bekommen.

Anatomie

Zur Diagnostik am Bewegungsapparat trägt in erster Linie die genaue anatomische Abbildung bei, d.h. das Auflösungsvermögen der einzelnen bildgebenden Verfahren, und darin wird das konventionelle Röntgenbild von keinem anderen Verfahren erreicht, dicht gefolgt vom CT, das auch auf Röntgenstrahlen basiert.

Anatomische Veränderungen am *Skelett* sind mit *Röntgenbildern* nach wie vor am besten zu beurteilen, was die überragende Bedeutung der Röntgenverfahren für die Traumatologie, die degenerativen Gelenkerkrankungen und viele andere Affektionen des Bewegungsapparates erklärt.

Die lange Erfahrung, welche die Radiologie insgesamt, aber auch der einzelne Beurteiler im Lesen von Röntgenbildern hat, gibt diesem Verfahren einen Vorsprung, der nicht hoch genug eingeschätzt werden kann. Ein großer Vorteil liegt darin, dass jeder behandelnde Arzt *Röntgenbilder selbst* zu *interpretieren* vermag, in genauer Kenntnis des Falles, womit er die besten Voraussetzungen für die Diagnosestellung hat. Diese Voraussetzungen sind bei den neueren, komplizierteren Verfahren nicht immer gegeben. Neue Darstellungsarten und andere Betrachtungsebenen sind zunächst ungewohnt und schwieriger zu lesen, und der auftraggebende Arzt ist für Technik und Befund auf den *Radiologen* angewiesen.

Pathologie

An zweiter Stelle steht die Möglichkeit, pathologische von normalen Geweben zu *unterscheiden*. Dazu ist die unterschiedliche Kontrastgebung der *Magnetresonanztomographie* am besten geeignet. Entscheidend ist jedoch die *Interpretation*. Die Versuchung ist groß, Pathologie herauszulesen, wo keine vorhanden ist. Manche auffälligen Strukturen und Kontraste sind Varianten, altersbedingte Veränderungen (Bandscheiben), normal oder lassen sich nicht klar einordnen. Für weniger Erfahrene ist die Gefahr der Überinterpretation nicht klein.

Funktion

Funktionelle Untersuchungen können pathologische Prozesse erfassen, *bevor* anatomische Veränderungen zu sehen sind. Im Anfangsstadium sind deshalb die auf *Stoffwechselprozessen* basierenden Verfahren, wie die *Szintigraphie*, den rein anatomischen überlegen. Dies ist wichtig z.B. bei Infektionen, Tumoren.

Voraussetzung für eine sinnvolle und Erfolg versprechende Anwendung dieser komplexeren Verfahren ist eine gute *Zusammenarbeit* zwischen dem behandelnden Arzt und dem Radiologen schon bei der *Planung* der Untersuchung.

Es ist wichtig, dass der Kliniker die Möglichkeiten und Grenzen der einzelnen Verfahren kennt und dass er dem Radiologen die klinischen Fragestellungen genau mitteilt.

Indikationsliste

Die Liste in **Tabelle 13.2** erhebt keinen Anspruch auf Vollständigkeit. Sie kann nur einen Versuch darstellen, *aus der Sicht orthopädischer Praxis*, unter besonderer Berücksichtigung von **Effizienz** und **Ökonomie**. Technik und Indikationen werden laufend verfeinert.

Die einzelnen Tests sollen nicht *kumulativ* verordnet werden (d.h. mehrere Tests gleichzeitig), sondern gegebenenfalls *additiv*, d.h. in einer sinnreichen Sequenz, in der Regel beginnend mit einem konventionellen Röntgenbild. Nur wenn für die einzuschlagende Therapie unerlässlich, soll der nächste geeigneten Test angeordnet werden (s. dazu Kap. 13.9).

Was nützt die Bildgebung effektiv?

Natürlich sollte sie eine Diagnose ermöglichen – und natürlich auch dem Patienten irgendwie helfen. Und sie darf nicht zu viel kosten. Ein relativ simples Problem, wenigstens auf den ersten Blick. Die genauere Analyse allerdings, wie sie z.B. Dennis Fryback unternommen hat,[1] zeigt, dass das alles viel komplizierter ist. Er stellt ein **hierarchisches Modell von Effizienz** auf *sechs Ebenen* auf, von denen je die untere die unabdingbare Voraussetzung für die nächst obere ist:

1. **Die technische Ebene:** Technik, Handhabung, Ausführung müssen stimmen, nur tadellose scharfe Bilder sind brauchbar. Dies ist relativ leicht zu prüfen.
2. Diagnostische **Treffsicherheit**: Hier sind nicht nur Dinge wie Sensitivität und Spezifität gefragt, sondern vor allem auch ein versierter, erfahrener Interpret der Bilder. Damit wird es bereits schwieriger (s. Kap. 13.1.3).
3. **Einfluss auf die klinische Diagnose.** Was macht der Auftraggeber mit dem Befundbericht? Ändert er seine Meinung? Zieht er neue Schlüsse daraus? Ist die «post-» höher als die «pre-probability»? Andernfalls war der Test wertlos bzw. diente nur der Beruhigung.
4. **Einfluss auf die Therapie.** Das wäre wohl der Zweck der Übung. Es scheint jedoch schwierig, diesen Ein-

---

[1] Fryback, D.G., Thornbury, J.R.: The Efficacy of Diagnostic Imaging. Med. Decis Making 1991, 11, 88–94

fluss festzustellen. Wie entscheiden schließlich behandelnder Arzt und Patient? Ein Menge Subjektives spielt mit. Randomisierte, prospektive Vergleiche sind aus praktischen, technischen, ethischen und weiteren Gründen nicht möglich, retrospektive brauchen große Fallzahlen. Eine aufwändige statistische Multicenterstudie mit über 2000 Patienten aus den USA versuchte beispielsweise zu zeigen, dass Bildgebung bei Verdacht auf Diskushernie bei der Wahl der Therapie eine Rolle spielen kann.[2]

5. **Einfluss auf die Gesundheit des Patienten.** Dies ist letztlich das einzige, was ihn interessiert. Geht es ihm nach der Therapie nun besser, als wenn die Untersuchung nicht gemacht worden wäre, oder schlechter? Weitere «outcome-studies» sollen dieser Frage auf den Grund gehen, keine ganz einfache Sache (vgl. a. Kap. 25.3).

6. **Gesellschaftliche Effizienz.** Lohnt sich der Aufwand für die Gemeinschaft, oder ist er ihr zu teuer? Wohl eine rein politische Entscheidung. Kosten/Nutzen-Analysen sollen helfen. Auf Grund welcher Daten? Braucht Entenhausen mit seinen 5000 Einwohnern ein MRI?

Die ersten fünf Ebenen gehören zur täglichen Arbeit des praktischen Arztes von Berufes wegen. Seine Glaubwürdigkeit und sein Erfolg liegen hier. Das war schon immer so. Früher war *Intuition* gefragt, heute *Statistik*. Wo liegt die Effizienz? Das eine ist zu vage, das andere zu kompliziert. Für sich allein genügt vielleicht keines von beiden. Eine **Entscheidungsanalyse** wird in Kapitel 13.9 vorgestellt.

Letzte Frage: Sollen wir Ärzte uns auch noch mit der sechsten Ebene befassen?

Tabelle 13.2: Indikationsliste bildgebende Diagnostik. Die einzelnen Tests sollen *nicht kumulativ* verordnet werden (d. h. mehrere Tests gleichzeitig), sondern ggf. *additiv*, d. h. in einer sinnreichen Sequenz, in der Regel beginnend mit einem konventionellen Röntgenbild. Nur wenn für die einzuschlagende Therapie unerlässlich, soll der nächste geeignete Test angeordnet werden.

1 Allgemein

- ZNS (Hirn, Rückenmark): Magnetresonanztomographie (MRI)
- Knochen: grundsätzlich immer: konventionelles Röntgen
  evtl. Spezialaufnahmen
  - bei komplexen Läsionen: Computertomographie (CT)
  - akute Prozesse (Infektionen, okkulte Frakturen): Szintigraphie, evtl. MRI
  - Aktivität: Beurteilung eines Prozesses, bei Tumoren, Infektionen, Frakturheilung, Pseudarthrosen, Arthrosen: Szintigraphie
  - Knochennekrosen, transitorische Osteoporose: MRI, evtl. Scintigraphie
  - Knochenmark: MRI
- Gelenke: grundsätzlich immer: konventionelles Röntgen
  evtl. Funktionsaufnahmen (gehalten)
  - bei komplexen Läsionen (z.B. Frakturen): CT
  - Binnenläsionen (Knorpel, Menisken), umgebende Weichteile, Knochenmark: MRI
  evtl. Arthro-MRI
  - falls invasive Therapie notwendig: Arthroskopie
  - Gelenkerguss (zur Punktion): evtl. Sonographie
- Weichteile (Muskel, Sehnen, Flüssigkeitsansammlungen etc.): MRI
  - oberflächlich gelegene, harmlose (Zysten, Schwellungen): evtl. Sonographie
- Tumoren (Ausdehnung, Begrenzung, Infiltration, Diff. Dg., Staging): Röntgen, CT, MRI
  - Aktivität (Dignität, tumorähnliche): Szintigraphie
  - Metastasensuche; Osteoid-Osteom: Szintigraphie
- Infektionen: im Anfangsstadium, wenn Röntgen (noch) negativ: Punktion, Scintigraphie, MRI,
  konventionelles Röntgen als Standortbestimmung; bald wiederholen! (Verlauf)
- Frakturen: konventionelles Röntgen
  - bei komplexeren Verhältnissen: CT
  - okkulte, schleichende Frakturen: Szintigraphie

---

2 Ackerman, S. J. et al: Persistent low back pain in Patients Suspected of Having Herniated Nucleus Pulposus: Radiologic Predictors of Functional Outcome – Implications for Treatment Selection. Radiology 203, 815, 1997

Tabelle 13.2: Fortsetzung

2. Regional

• Wirbelsäule: grundsätzlich immer zuerst:	konventionelles Röntgen
	evtl. Funktionsaufnahmen, Spezialaufnahmen (anderer Strahlengang)
– Lokalisierte Prozesse, instabile Frakturen:	CT
– Diskushernie LWS:	CT, MRI (Cave Überinterpretation!)
– HWS	MRI, CT
– Wirbelkanal: knöchern (Weite, Osteophyten, Facettengelenke):	CT
– Wirbelkanal: Inhalt (RM, Nervenwurzeln):	MRI
– spezielle (z. B. neurologische) Probleme:	Myelographie (selten)
• Schulter:	Röntgen
	evtl. Spezial-, Funktionsaufnahmen
– Rotatorenmanschette:	MRI (koronar)
	evtl. Arthro-MRI (invasiv)
	evtl. Sonographie (als erste Orientierung)
– Instabilität:	MRI (axial)
	evtl. Arthro-CT (invasiv)
– wenn operative Therapie vorgesehen:	Arthroskopie
• Ellbogen:	Röntgen
– freie Gelenkkörper u. a.:	evtl. Arthro-CT bzw. Arthro-MRI
• Hand:	Röntgen, evtl. Spezialaufnahmen
– Handgelenk, Radio-ulnargelenk:	evtl. Arthrographie
– Weichteile (Sehnen):	MRI
• Hüftgelenk:	Röntgen
– komplexe Befunde:	CT, MRI
– Ischämische Nekrosen, transitorische Osteoporosen:	MRI
– Endoprothesen (aseptische Lockerung, Infektion):	Röntgen: Vergleich mit postoperativen Bildern (s. Kap. 64.10.3), BSR (s. Abb. 13.5), evtl. Scintigraphie.
– Hüftdysplasie, Reifestörung beim Neugeborenen:	Sonographie, nach ca. 3 bis 4 Monaten: Röntgen
• Knie:	Röntgen, evtl. Funktionsaufnahmen
– Binnenläsionen (Menisken):	MRI
– wenn operative Therapie notwendig:	Arthroskopie
– Patella:	Rö. axial, evtl. MRI
• Fuß:	Röntgen, evtl. Spezial- und Funktionsaufnahmen
– Sprunggelenke:	CT, MRI
– Weichteile, Sehnen (ASV):	MRI, Sonographie.

Einschränkungen: Bei liegenden metallischen Fremdkörpern (Osteosynthesematerial, Endoprothesen) sind CT und MRI wegen Artefakten nur beschränkt anwendbar.

Epilog

«Daran erkenn ich den gelehrten Herrn!
Was ihr nicht tastet, steht euch meilenfern
Was ihr nicht fasst, das fehlt euch ganz und gar
Was ihr nicht rechnet, glaubt ihr, sei nicht wahr
Was ihr nicht wägt, hat für euch kein Gewicht
Was ihr nicht münzt, das, meint ihr, gelte nicht.»
            Mephistopheles, in Goethe, Faust 2. Teil

Schon vor 20 Jahren äußerte sich G. Weber, ein bekannter Neurochirurg, im Vorwort zu einem Buch über Funktionsprüfungen[3] *kritisch* über die gedankenlose Anordnung komplizierter Abklärungsuntersuchungen. Seine Kritik hat nichts an Aktualität verloren. *In etwas gekürzter Form sei sie deshalb hier zitiert:*

«Im modernen klinischen Betrieb mag der Eindruck aufkommen, dass sich die meisten diagnostischen Probleme nur mit mehr oder weniger kom-

---
[3] Funktionsprüfungen III, Hommel, Adliswil (CH), 1981

plizierten Apparaten meistern lassen. Methoden, die sich auf die unmittelbare Untersuchung des Kranken stützen, laufen Gefahr, in Vergessenheit zu geraten, obwohl der Arzt durch das Erheben einer sorgfältigen Anamnese, durch genaue Beobachtung seines Kranken und ein wenig Denkbarkeit die meisten orthopädischen Funktionsstörungen genau erfassen kann, wenn sie sich gewissermaßen als spontanes Experiment am Menschen manifestieren. Dient nicht manchmal die zusätzliche technisch – maschinelle Untersuchung nur einem Absicherungsbedürfnis?

Apparative Untersuchungen sind aus der heutigen Medizin kaum mehr wegzudenken. Sie sollen aber nicht wahllos, allein weil man sie auch machen kann, sondern immer auf Grund einer sorgfältigen Überlegung und mit gezielter Indikationsstellung eingesetzt werden, besonders dann, wenn sie für den Kranken belastend sind. In jedem Fall muss sich der Arzt fragen, wie weit sie den Patienten belästigen oder gar einem Risiko aussetzen, bevor er sie anordnet. Und immer muss er sich auch überlegen, ob das, was er wissen möchte, für die Behandlung und die Zukunft des Leidenden auch von Bedeutung ist, oder ob es diesen nur Unannehmlichkeiten, Zeit und Geld kostet.

Diagnoseapparate liefern nicht immer eindeutige Resultate. Die Grenze zwischen einem noch physiologischen und einem schon krankhaften Befund ist unscharf. Manche Befunde liegen in dieser Grauzone. Wie soll sich der Arzt bei solchen Ergebnissen verhalten? Er muss sich entscheiden, ob der Grenzbefund in das gesamte klinische Bild passt oder nicht. Und bevor er sich entschließt, eine neue Abklärungsspur zu verfolgen, muss er sich vergewissern, dass seine bisherigen Untersuchungsresultate ein weiteres Vorgehen rechtfertigen. Kommt es nicht gelegentlich vor, dass Grenzwerte weitere Untersuchungen nach sich ziehen, die in keinem vertretbaren Verhältnis zu den Beschwerden des Kranken stehen, auf diese nicht eingehen und schließlich zu unverhältnismäßigen Behandlungsmaßnahmen führen, die vielleicht mehr schaden als nützen und die Kosten des Gesundheitsdienstes in die Höhe treiben? Gerade bei apparativen Funktionsprüfungen liegt es beim Arzt, selbstkritisch zu bleiben und die Verhältnismäßigkeit seines Tuns zu bedenken.

Neue diagnostische Methoden werden zumeist in Forschungslaboratorien entwickelt. Von diesen gelangen sie in die Klinik. Der Praktiker muss sich im Rahmen seiner Fortbildung immer wieder mit neuen Methoden vertraut machen. Sie zu kennen, ist eine Verpflichtung für den Arzt, sie weise einzusetzen, ist seine Aufgabe. Sie dürfen und sollten den Patienten nicht ängstigen. Er ist aufzuklären, weshalb sie angeordnet werden. Er muss wissen, was gemacht wird und was mit ihm geschieht. Und man sollte ihm mit gutem Gewissen sagen können, dass diese Maßnahmen notwendig sind, um ihm zu helfen.

Bei ihrer Durchführung hat er ein Anrecht, die menschliche Anteilnahme des Arztes und des ärztlichen Hilfspersonals zu spüren. Die Resultate sind ihm mitzuteilen, denn er wartet darauf, sie zu erfahren, zu hören, was sie für ihn bedeuten und welche Konsequenzen sich ergeben. Dann fällt es ihm auch leichter, die Unannehmlichkeiten zu tragen, die mit manchen Untersuchungen verbunden sind. Denn diese sind nicht Endzweck, sondern Hilfsmittel, um ihm, dem kranken Mitmenschen, beizustehen.»

13.8
Hilfsuntersuchungen

13.8.1
Punktion und Biopsie

Punktionen zur bakteriologischen, serologischen und zytologischen Untersuchung von Gelenkergüssen, Emphysemen und anderen Flüssigkeitsansammlungen (Bursen, Sehnenscheiden, Abszesse usw.).

Biopsien für histologische Untersuchungen, vor allem aus:

- Tumoren (beschrieben in Kap. 33.2)
- Knochen, z. B. Beckenkammbiopsie bei Osteoporose (Kap. 30.3)
- Muskel (Neuromuskuläre Erkrankungen, s. Kap. 34.6).

13.8.2
Neurologische Elektrodiagnostik

Die konventionelle Erregbarkeitsprüfung ist weitgehend durch die Elektromyographie und die Elektroneurographie ersetzt worden. Beide haben bestimmte, klar definierte Indikationen und sollten auf diese beschränkt bleiben, denn sie sind *aufwändig*, *unangenehm* für den Patienten und können *nur ganz bestimmte Fragen* beantworten:

Elektromyographie (EMG)

Mit Hilfe von in den Muskel eingestochenen dünnen (0,6 mm Durchmesser) konzentrischen **Nadelelektroden** können die elektrischen Aktionspotenziale der spontanen und willkürlichen Muskelaktivität abgeleitet, aufgezeichnet und qualitativ sowie quantitativ analysiert werden.

Bei vollständiger Unterbrechung der Erregungsleitung im zugehörigen Neuron (peripherer Nerv, Vorderhornzelle) treten nach etwa zwei Wochen typische **Denervationszeichen** auf. (Fibrillationspotenziale, Faszikulationen usw.). Diese geben Hinweise auf die Art der Schädigung.

- Motorische, **neurogene Lähmungen** lassen sich gegen Muskelschwächen anderer Genese: myogene (Myopathien, Nekrosen, Rupturen) sowie psychogene u. a. abgrenzen.
- Für die Therapie von *Verletzungen peripherer Nerven* und der entsprechenden Lähmungen ist die Kenntnis der Art des Schadens und seiner Prognose bedeutsam. Wichtige Hinweise können wiederholte Elektromyographien geben, mit welchen sich die **Denervation** sowie eine **Reinnervation** verfolgen lassen (s. «Periphere Nervenlähmungen», Kap. 34.3.2).

Die *topographische Verteilung* von motorischen Ausfällen kann zur

- Abgrenzung von *radikulären* gegenüber *peripheren* Nervenschäden sowie zur
- neurologischen *Höhenlokalisation* beitragen.

Elektroneurographie

Die Bestimmung der **Reizleitungsgeschwindigkeit** eines peripheren Nerven (normal um 60 m/sec), mittels Reizung erst proximal, dann distal, und Ableitung vom Muskel ist mit **Oberflächenelektroden** möglich. (Auch die sensible Leitungsgeschwindigkeit kann auf verschiedene Arten gemessen werden, zum Teil auch mit Nadelelektroden).

Die Reizleitungsgeschwindigkeit hängt von der Dicke der myelinhaltigen Markscheiden ab und ist bei *Polyneuropathien* sowie lokal bei den *Kompressionssyndromen* peripherer Nerven herabgesetzt.

Für die Indikation zur operativen Dekompression ist diese Untersuchung deshalb von besonderer Bedeutung (siehe «Kompressionssyndrome peripherer Nerven», Kap. 34.3.5).

Evozierte Potenziale

Durch periphere sensorische Reizung bzw. zentrale magnetische Stimulation können elektrische Potenziale im Hirn bzw. peripher evoziert werden. Ihre Registrierung und Beurteilung kann Hinweise auf Störungen der Leitungsbahnen im Rückenmark geben, etwa bei *Rückenmarkskompressionssyndromen*.

In der **Wirbelsäulenchirurgie** ist das *intraoperative Monitoring* zur Kontrolle der Rückenmarksfunktion wichtig geworden (s. Kap. 57.4.3 u. Kap. 59.3.4).

13.8.3
Ganganalyse

Die **Beobachtung** des menschlichen Ganges ist einer der besten und einfachsten Tests. Der Patient geht ein paar Schritte, und der Praktiker weiß, wo und wie er weitersuchen muss.

Die **wissenschaftliche Erforschung** des menschlichen Ganges hingegen ist alles andere als einfach (vgl. Kap. 8.3). Recht aufwändige Labors: Kraftmessplatten, um die Bodenreaktionskräfte der Füße in drei Dimensionen zu messen, Videoeinrichtungen, um den Bewegungsablauf in Zeitlupe analysieren zu können, halbautomatische Systeme, um die Bewegung einzelner Bewegungssegmente bzw. Gelenke mit Hilfe von Markern im Raum zu jedem Zeitpunkt zu bestimmen, u. U. auch EMG-Ableitungen, um einzelne Muskelaktionen im Zyklus der Gangphasen zu studieren.

Für den **orthopädischen Alltag** ist der Aufwand (auch zeitlich) zu groß, doch in bestimmten Fällen kann die Ganganalyse wichtige Hinweise geben. Sie wird vor allem in der Analyse der **Gehstörungen bei spastischen Lähmungen** (s. Kap. 34.2.1) angewandt, ist aber auch wertvoll für die

- Beurteilung von Ganganomalien bei Kindern
- Orthopädie des *Fußes* (Orthesen, Schuhversorgung)
- *Nachkontrollen* nach Endoprothesen (Hüfte, Knie) u. a.

Myokinesigraphie: Palpation der Muskulatur während des Gehens, zur feineren Differenzierung von Motorik und Koordination. Diese Untersuchung ist an eine so genannte Rollgehbahn («tapis roulant») gebunden, auf welcher der Patient marschiert, aber auf der Stelle bleibt (vgl. Kap. 8.3; Abb. 8.19).

Die Elektromyokinesigraphie erlaubt die objektive Aufzeichnung der Muskelaktionen während des Gehens mittels Elektroden. Diese Untersuchung hat vor allem in der Erforschung der Physiologie des Gehens Bedeutung.

13.8.4
Arthroskopie

Mit geeigneten optischen Instrumenten ist die Inspektion der Gelenkräume von innen möglich. Die ersten Versuche führte bereits 1920 der Schweizer Bircher durch, doch erst dank der technischen Entwicklung der Systeme durch den Japaner Watanabe und seine Kollegen fand sie nach 1960 weite Verbreitung.

Geeignet dafür sind vor allem die *großen Gelenke*. Ihr großer Innenraum gewährt eine gute Übersicht. Deshalb ist die Arthroskopie in erster Linie in der Diagnostik von Binnenläsionen des **Kniegelenkes**

(s. Abb. 66.15) wichtig geworden, sodann für das **Schultergelenk**.

Mit der Miniaturisierung der Optik kann man auch in die kleineren Gelenke hineinschauen, doch hält sich hier die praktische Bedeutung der Arthroskopie in Grenzen.

Tatsächlich ist die Arthroskopie keine einfache «Untersuchung», sondern eine Operation.

Da es sich um eine **invasive Methode** handelt, muss die Indikation dazu mit Zurückhaltung und nach strengen Kriterien gestellt werden. Obwohl der Eingriff eine geringe Morbidität aufweist, kommen **Komplikationen** doch immer wieder vor (Hämarthros, Thrombosen, Embolien, Infekte, steife Gelenke). *Die rein diagnostische Arthroskopie kann weitgehend durch nicht-invasive Verfahren (MRI)* **ersetzt** *werden*.

Sinnvoll ist die Arthroskopie vor allem dort, wo die *Therapie im gleichen Eingriff* durchgeführt werden kann, also z. B. bei **Meniskusläsionen**. Die diagnostische Arthroskopie wird deshalb ausführlich dort beschrieben (s. Kap. 66.6).

Die praktische Bedeutung der Arthroskopie

Die Arthroskopie ist innerhalb kürzester Zeit zur häufigsten Operation am Bewegungsapparat, ja zur einer der häufigsten Operationen überhaupt, geworden. Was hat sie (bei Patienten und Chirurgen gleicherweise) so beliebt gemacht?

Einige gängige Statements und ihre Kritik:

- «Endlich kann man einmal genau sehen, wo der Schmerz im Knie (in der Schulter, im Fuß) sitzt!» Schmerzen sieht man nicht. Ein kausaler Zusammenhang zwischen arthroskopischem Befund und Beschwerden ist nicht automatisch gegeben und lässt sich in vielen Fällen nicht oder nicht sicher nachweisen (Knorpelaspekte, Patella, Plica, degenerative Veränderungen u. a.). Diagnostik um ihrer selbst willen dient dem Patienten nicht. Anamnese und Klinik sind ausschlaggebend und genügen in den meisten Fällen, um das weitere Prozedere festzulegen.
- «Hineinschauen, Knie spiegeln, kann ja nichts schaden!» Auch eine rein diagnostische Arthroskopie ist ein invasiver Eingriff, eine eigentliche Operation mit den üblichen Risiken (s. o.). Wenn sie keine therapeutischen Konsequenzen hat, ist das Risiko, verglichen mit dem Nutzen, zu hoch. *Knorpelverletzungen durch die Instrumente* werden nicht bemerkt, können aber später zu degenerativen Schäden führen. Mit einer ergebnislosen Arthroskopie ist nicht selten der «point of no return» überschritten.
- «Am Morgen kurz ins Krankenhaus und am Abend wieder joggen»; «ambulante Chirurgie ist billig». Mehrheitlich ist nicht nur eine Lokalanästhesie erforderlich. Die Unannehmlichkeiten für den Patienten sind beträchtlich, oft dauern sie länger an. Ambulante Chirurgie wird vor allem von Ökonomen, Versicherungen und Krankenhausverwaltungen gepriesen, die Patienten ändern postoperativ ihre Ansicht oft.
- «Hineinschauen, Pathologie finden, und gleich flicken!» (veni, vidi, vici). Operationen ohne genauen Plan sind in der Orthopädie verpönt. Sie führen häufiger zu Haftpflichtklagen, vor allem wegen der ungenügenden Information des Patienten («Wenn ich sehe, was los ist, werde ich entscheiden, was zu machen ist»). Mangelnde (mentale und materielle) Vorbereitung führt zu Unsicherheit und suboptimaler Performance.
- «Die Arthroskopie ist der Goldstandard in der Gelenkdiagnostik!» «Goldstandard» impliziert einen sehr hohen Grad von Sicherheit, Reproduzierbarkeit und Überprüfbarkeit der Diagnose. Diesen Kriterien genügt die Arthroskopie nicht. Die Interpretation von dem, was man im Arthroskop sieht, ist nicht immer einfach. Was ist normale Anatomie? Was sind lediglich Normvarianten? Wie sieht normales, wie entzündliches, wie degeneriertes Gewebe aus? Was ist echt pathologisch, was sind lediglich altersbedingte Veränderungen etc? Die Vergrößerung und das enge Gesichtsfeld machen die Beurteilung der Strukturen und Gewebe nicht leichter. Da außer dem Befundbericht und einigen Schnappschüssen *keine Dokumentation* angelegt wird, sind weder spätere Kontrollen noch Vergleiche möglich.
- «Wenn wir schon im Gelenk drin sind, lasst uns auch gleich eine Gelenktoilette machen und ein wenig ‹shaven›». Der Nutzen einer solchen «Verlegenheitstherapie» ist gering, oft nur vorübergehend, und der Schaden stellt sich erst später heraus. Dass eine therapeutische Arthroskopie besser honoriert wird als eine rein diagnostische, kann keine Indikation, aber vielleicht eine Versuchung sein.

Arthroskopische Operationen: s. Kapitel 18.4.6.

13.8.5
Laboruntersuchungen

- Blutbild; Senkungsreaktion: bei entzündlichen Erkrankungen verändert, bei degenerativen nicht. Treffsicherheit: siehe Kapitel 13.1.3 und Abbildung 13.5
- Gerinnungsstatus: vor Operationen
- Serumchemie: bei Stoffwechselkrankheiten
- Serologie: rheumatische Erkrankungen

- Bakteriologie: Gelenkpunktate, Knocheninfektionen
- Liquordiagnostik
- Urinstatus usw.

Siehe auch die einzelnen Krankheiten in Teil II A: «Orthopädische Krankheiten».

Da sich die Orthopädie schwerpunktmäßig in erster Linie mit der Funktion des Bewegungsapparates befasst, stehen Morphologie und Mechanik im Vordergrund. Selbstverständlich sind jedoch die hier genannten und viele andere Laboruntersuchungen in der Orthopädie wichtig und notwendig. Für Details wird auf die chirurgische, internmedizinische, pädiatrische und vor allem rheumatologische *Literatur verwiesen*.

13.9
Entscheidungsanalyse

Diagnostik wird nicht um ihrer selbst willen betrieben, sondern soll zu **therapeutischen Konsequenzen** führen. Bisher haben Ärzte diese «Entscheidungsfindung» intuitiv betrieben. Vielleicht aber ist es notwendig, den Entscheidungsprozess genauer zu analysieren und daraus Richtlinien für die Praxis abzuleiten.

Die Amerikaner sind uns hier vorausgegangen. «*Medical decision making*» kommt aus dem anglosächsischen Sprachraum. Deshalb ist die Terminologie auch primär englisch.[1] Die deutsche Übersetzung «klinische Entscheidungsfindung» klingt etwas linkisch und weist darauf hin, dass dieses Thema auf dem Kontinent sich nur langsam etabliert.

Aktuell, ja dringlich sind diese Bemühungen jedoch geworden seit das Gesundheitswesen nicht mehr bezahlbar ist, seit die **Ökonomie** mit Kosten/Nutzen-vergleichen auch die Medizin beherrscht und *die Politik* uns Ärzte zu «Leistungserbringern» degradiert.

Wahrscheinlichkeit statt Sicherheit

Die Vorstellung, ein MRI, ein Labortest gebe Sicherheit, ein klares Ja oder Nein, ist weit verbreitet unter Laien, Patienten, «Gesundheitsexperten» aber auch manchen Ärzten. Sie alle haben Mühe mit der Tatsache, dass *diagnostische Tests lediglich statistische Wahrscheinlichkeiten* angeben. Sie sind der Meinung, die fertige Diagnose springe einfach aus dem Apparat, und man müsse dann nur noch im Kochbuch nachschlagen, was zu tun sei.

---
[1] Z.B. J. Bernstein: «decision analysis», J. Bone Joint Surg. 79-A Sept. 1997, 1404 (mit Literaturverzeichnis)

Statistik statt Unsicherheit

Was Worte wie «möglich», mehr oder weniger «wahrscheinlich» etc., etwas ungenau beschreiben, lässt sich aber auch einigermaßen **quantifizieren**, z. B. auf einer Geraden, deren Begrenzung links gleich 0% («ausgeschlossen», und rechts gleich 100% («absolut sicher») gesetzt wird. Die Praxis bewegt sich zwischen diesen beiden Extremen. Mit solchen *Skalen* ist es möglich, den Prozess der Diagnostik und der Entscheidungsfindung für die Therapie mathematisch und damit schärfer zu erfassen.

Die Aussagekraft eines diagnostischen Tests (test power)

Sie wird bestimmt durch seine *Sensitivität* und seine *Spezifität*. Diese Begriffe wurden in Kapitel 13.1.3 und Abbildung 13.4 erklärt.

Während die Sensitivität eines Tests den Prozentsatz der von ihm richtig erfassten Positiven angibt, bezeichnet man den Prozentsatz der richtig erkannten Negativen als Spezifität. Je höher der Prozentsatz, desto genauer die Aussage des Tests. (100% würden der Wirklichkeit entsprechen. Da die «Wirklichkeit» sich selten ganz erfassen lässt, wird in der Praxis mit einem «Goldstandard» verglichen, der so nahe als möglich bei 100% liegen sollte.)

Entscheidend für den Wert eines Tests ist allerdings die *Kehrseite der Medaille*, nämlich die bis 100% fehlenden Prozente: Die *falsch positiven* Tests (100% − Sensibilität) und die nicht erfassten Kranken (100% − Spezifität = *falsch Negative*).

Die Verhältnisse können in einem Vierfelderdiagramm graphisch dargestellt und auch berechnet werden: s. **Abbildung 13.37**.

Krankheitswahrscheinlichkeit und Therapieschwelle

Pre-test Probability: Sensitivität und Spezifität allein genügen nicht, um in einem bestimmten Fall den geeigneten Test auszuwählen. Die «*Vortestwahrscheinlichkeit*» spielt eine entscheidende Rolle: Eine 70-jährige Frau mit Rückenschmerzen leidet mit einer recht großen Wahrscheinlichkeit an einer Osteoporose, während eine Diskushernie bei ihr eher unwahrscheinlich ist. Diese Annahmen basieren auf der *Prävalenz* (der Häufigkeit der Krankheit in einer Bevölkerung), sodann auf der *Anamnese*, der *klinischen Untersuchung* und dem *Fachwissen des Arztes*. Damit sind nicht nur die wichtigsten, sondern auch die ökonomischsten Schritte auf dem Weg zur Diagnose genannt, und zwar bereits *bevor überhaupt ein Test ver-*

Abb. 13.37: Testanalyse *mit einer Vierfeldertafel* anhand einer Studie, in welcher der Test gegen einen «Goldstandard» geprüft wird (N = 100). Damit können Sensitivität und Spezifität des Tests bestimmt werden (nach Bernstein). Dazu *ein Zahlenbeispiel* (Gelenkinfektion und Aspiration): Bei bekannter Sensitivität und Spezifität kann der Informationsgewinn ermittelt werden.
A: alle richtig positiven Tests (20)
B: alle richtig negativen Tests (20)
C: alle falsch positiven Tests (3)
D: alle falsch negativen Tests (57)
E: alle positiven Tests: E = A + C (23)
F: alle negativen Tests: F = B + D (77)
G: alle Kranken: A + B = G (40)
H: alle Gesunden: C + D = H (60)
N: Die Gesamtzahl der Studie: N = A + B + C + D (100)
A + B/N ist die *«Prävalenz»* (Häufigkeit) der Krankheit, bzw. hier die *«Prätest-Wahrscheinlichkeit»* nach erfolgter klinischer Untersuchung (40%)
A/G = A/A+B ist die *Sensitivität* (50%)
D/H = D/C+D ist die *Spezifität* (95%)
A/E = A/A+C ist die *«Posttest-Wahrscheinlichkeit»* eines *positiven Tests* (87%). Der Informationsgewinn ist hier 47%. Er «überspringt» die Therapieschwelle und rechtfertigt damit den Einsatz von Antibiotika.
D/F = D/B + D ist die *«Posttest-Wahrscheinlichkeit»* eines *negativen Tests*, hier z. B. nur 74%, d. h. mit 26% Wahrscheinlichkeit liegt doch eine Infektion vor. Man muss weiter suchen!

ordnet wird. Mit dieser «Vortestwahrscheinlichkeit» kommt man schon recht nahe an die «Therapeutische Schwelle» heran:

Treatment Threshold: Als *«Therapeutische Schwelle»* wird jenes Stadium im diagnostischen Prozess bezeichnet, in welchem der *Entscheid für eine Therapie* gefällt werden kann. Da es keine absolute Sicherheit gibt, muss dem behandelnden Arzt und seinem Patienten eine gewisse Wahrscheinlichkeit genügen, um die Entscheidung zu treffen, ob eine Therapie eingeleitet werden soll oder nicht. Welche Wahrscheinlichkeit dafür gefordert wird, hängt natürlich vom einzelnen Fall ab: Ist die Therapie eingreifend und risikoreich, wie z. B. für ein Sarkom, wird die Schwelle so nahe bei 100% als möglich liegen. Bei einer vermuteten Gelenkinfektion hingegen wird man rasch Antibiotika einsetzen, auch wenn die Wahrscheinlichkeit nur etwa 50% ist, d. h. bei relativ niedriger «therapeutischer Schwelle».

Post-test Probability: Ein Test ist nur nützlich, wenn er einen Einfluss auf die Behandlungsstrategie hat, d. h. wenn der Gewinn an Wahrscheinlichkeit von der Vor- zur *Nachtestwahrscheinlichkeit* die «therapeutische Schwelle» zu überspringen vermag. Dies hängt nicht nur von der Sensitivität und Spezifität des Testes, sondern, wie bereits erwähnt, ganz wesentlich von der Pre-test Probability (PTP) ab. Mathematisch lässt sich diese Post-test Probability berechnen mit dem sog. **Bayes'schen Theorem**:

Für einen *positiven Test* gilt:

$$\text{Post-test Probability} = \frac{\text{PTP} \times \text{sensitivity}}{(\text{PTP} \times \text{sensitivity}) + (\{1 - \text{PTP}\} \times \{1 - \text{specificity}\})}$$

Für einen *negativen Test* gilt:

$$\text{Post-test Probability} = \frac{\text{PTP} \times (1 - \text{sensitivity})}{(\text{PTP} \times \{1 - \text{sensitivity}\}) + (\{1 - \text{PTP}\} \times \text{specificity})}$$

Graphisch lassen sich die Verhältnisse etwas einfacher darstellen, wie **Abbildung 13.38** zeigt.

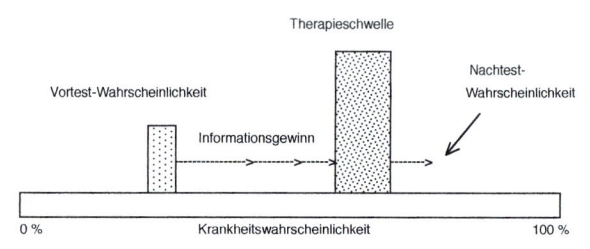

Abb. 13.38: Krankheitswahrscheinlichkeit und Therapieschwelle.
Wie sicher soll die Diagnose sein, damit eine Therapie begonnen werden kann bzw. muss? Jede Therapie hängt in erster Linie vom Verhältnis von Schaden und Risiko zum Nutzen für den Patienten ab, darüber hinaus aber auch vom Schaden und Risiko einer Therapie für Patienten, die die betreffende Krankheit nicht haben. Die Therapieschwelle wird entsprechend hoch (z. B. bei einem Tumor) oder niedrig (z. B. bei einer Infektion) angesetzt werden.
Die Grafik (nach Bernstein, modifiziert) zeigt eine Wahrscheinlichkeitsskala von 0 bis 100% für eine Diagnose und die entsprechende Therapieschwelle. Ein diagnostischer Test sollte so gewählt werden, dass der Informationsgewinn (die Differenz zwischen Prä- und Posttest-Wahrscheinlichkeit) diese Schwelle überwinden kann. Ein Test, der dazu nicht imstande ist, ist kaum zweckmässig, einer, der bereits Bekanntes bestätigt, meist überflüssig.

Theorie und Praxis

Die mathematische Berechnung kann natürlich nur so genau sein wie die zugrunde liegenden Zahlen, und diese sind gerade in der Orthopädie nur ausnahmsweise bekannt, weil die dazu notwendigen Studien und Statistiken mangelhaft sind oder fehlen. So wird in der Praxis für den Einzelfall eine genaue Analyse selten möglich sein. Dies ist aber auch nicht unbedingt nötig. Wesentlich ist, dass *der behandelnde Arzt*, insbesondere der operativ Tätige, diese Zusammenhänge kennt und sie vor jeder Operation in seine Überlegungen mit einbezieht.

Auch die *Patienten* wird man nicht mit Formeln behelligen, doch wollen sie heute mündig sein und aufgeklärt werden. So ist es gut, wenn sie sich auch darüber klar werden, dass in der Diagnostik und in der Medizin allgemein keine Sicherheit zu haben ist und dass sie sich *mit Wahrscheinlichkeit* und Statistik *zufrieden geben müssen*.

Als **Regeln für die Praxis** können gelten:

- Mit *Anamnese*, klinischer Untersuchungen, guten Fachkenntnissen: Prävalenzen («Was häufig ist, ist häufig»), Grenzen zwischen Pathologie und «Norm» und schließlich sinnreicher Verknüpfung aller dieser Daten kann eine hohe Vortestwahrscheinlichkeit erreicht werden. Dieser Weg ist äußerst ökonomisch und kann teure und invasive Tests sparen.
- Als *Screening-tests*, um möglichst viele (alle werden es nie sein) Kranke zu erfassen, eignen sich Tests mit hoher Sensitivität.
- Um Gesunde so weit als möglich auszuschließen, d.h. um möglichst sicher nur eindeutig Kranke zu therapieren, wird man eher hoch spezifische Tests wählen.
- Hohe Sensitivität geht oft mit niedriger Spezifität einher und umgekehrt. (Die «Treffsicherheit» als Summe von Spezifität und Sensitivität verwässert die Begriffe, bedeutet einen Verlust von Information und sollte deshalb nicht verwendet werden.)
- Alle Theorien, Formeln und Entscheidungsalgorithmen usw. dispensieren nicht vom Denken. Gesunder Menschenverstand ist in der Praxis nach wie vor gefragt.

13.10
Patienteninformation (Mitteilen der Diagnose)

Wie sag ich's meinem Patienten? Ein Thema, das in der Ausbildung kaum angesprochen wird. Dabei ist es das, was die Patienten am brennendsten interessiert.

Einfühlungsvermögen und *Taktgefühl* sind keine Prüfungsfächer. Bei Medizinern werden solche Dinge vorausgesetzt. Und ein Patentrezept gibt es nicht. Was und wie es der Arzt seinem Patienten sagt, ist seine Kunst und sein Markenzeichen.

Ein paar «Basics» gibt es:

Die Sprache

- *Fachjargon*, Syndromologie: Kannitverstan. PatientIn bleibt im Regen stehen, kann im Doktorbuch nachschauen oder Nachbarin fragen, und im besten Fall damit renommieren auf der nächsten Cocktailparty. Fachjargon ist verboten.
- Reden Sie mit Ihrem Patienten *in seiner eigenen Sprache*? Erinnern Sie sich an die Zeit vor Ihrem Medizinstudium, als Sie selbst noch normales, allgemein verständliches Deutsch konnten?
- Hat Ihr Patient auch *wirklich verstanden*, was Sie ihm sagen wollten? Lässt sich durch ein paar Rückfragen testen. Sie werden erstaunt sein!
- Wenn Sie mit einem *fremdsprachigen* Patienten in seiner Muttersprache sprechen, haben Sie einen begeisterten Kunden gewonnen. Er macht Ihnen bessere Werbung als jede Agentur.

Worte, Missverständnisse

- «*Wirbelbruch!*» Frau Angst sieht sich schon im Rollstuhl. Vielleicht würde «Wirbelstauchung» in ihrem Fall genügen. Was bedeuten Ihre Worte für den Patienten, wie wirken sie auf ihn?
- «Es ist die *Bandscheibe.*» Damit haben Sie einen Invaliden (inkl. Rente) für's Leben produziert und vermutlich einen Neurotiker dazu.
- *Eine Goldwaage* für Ihre Worte! Es ist fast nicht möglich, ein unbedachtes Wort wieder zu korrigieren. Der erste Eindruck sitzt fest! Und:
- Ihre Diagnose bedeutet für den Patienten, was das *Urteil des Richters* für den Angeklagten.
- «*Es ist nichts.*» Funktioniert praktisch nie: «Warum tut's mir denn weh, Herr Doktor»? (Er nimmt mich nicht ernst! Er denkt, ich simuliere. Arzt wechseln!)
- «*Eine Bagatelle...*» Kann eine Beleidigung sein. Ob Sie sich mit saloppen Kommentaren Freunde oder Feinde schaffen, hängt vom Charakter Ihres Gegenüber ab.

Was weiß der Patient bereits?

- «Eine kleine Thrombose, *harmlos*!» «Aber meine Mutter ist daran gestorben!» Jetzt sind Sie als Arzt

eine Erklärung schuldig. Erlebtes, Gehörtes, Gelesenes, Ausbildung etc. prägen die vorgefasste Meinung. Es lohnt sich, Vorstellungen und Wissensstand des Patienten etwas auszuloten, bevor man in einen Fettnapf tritt.
- *Rheuma*. Bedeutet für viele Invalidität, Rollstuhl, lebenslange Gelenkschmerzen, für andere Muskelziehen, Badekur, Erholung, Ferien im Süden. Ein Wort allein, ohne Umschreibung, Erklärung, ist sinnlos und zuweilen schädlich.
- *Degeneration*», «Abnützung», «Wachstumsstörung», «Entzündung», «Tumor», alle diese Worte wecken bestimmte Vorstellungen, sind auch emotional befrachtet, immer klärungsbedürftig.

Kausalität und Logik

Die meisten Menschen haben ein ausgeprägtes *Kausalitätsbedürfnis*. Die Frage nach der Ursache steht bei vielen im Vordergrund. Alles muss herhalten: das Wetter, die Ernährung, der Arbeitsplatz, der Stress, eine Wasserader usf. Logik ist Nebensache. Vieles ist harmlos, und man kann den Leuten ruhig ihre fixen Ideen lassen.

Oft muss allerdings ein «Schuldiger» gefunden werden, ein «*Sündenbock*», sei es eine Sache oder ein Mensch. Manchmal geht es um Genugtuung, auch finanzieller Art. An einem unbedachten Wort werden Sie festgenagelt:

- «Überarbeitung» (Arbeitsunfähigkeitszeugnis muss nachgeliefert werden)
- «unfallbedingt» («Melden Sie das der Versicherung!»)
- «angeboren» (Mutter ist die Schuldige)
- «falsche Behandlung» (Haftpflicht)

Freundliches und Unfreundliches

- «Ein schwieriger, ein *interessanter Fall*.» Wer möchte das nicht sein? Damit lässt sich hausieren.
- «Da, dieser Schatten auf dem Bild...» (Wir verstehen uns). Viele Patienten schätzen das sehr.
- «Das kommt *vom Übergewicht*, von zu wenig/zu viel Sport» usf. (selbst schuld!). Doch was nun? Diskussionen sind meist verlorene Zeit, gute Ratschläge in den Wind gesprochen.
- «Es ist *Morbus X und nicht Morbus Y*, wie Dr. Schallmeier meinte.» (Der Kluge im Nachhinein). Nächstes Mal hat Schallmeier recht und ist vielleicht etwas kollegialer.
- «*psychisch bedingt*»: Wird, ob es zutrifft oder nicht, in der Regel als böswillige Unterstellung empfunden. Ein heißes Eisen!
- «*Es gibt Schlimmeres!*» Wie würden Sie – als Patient – darauf reagieren?
- «Sie hätten *früher kommen* sollen!» (Ich bin nicht schuld, wenn meine Behandlung nichts nützt).

Strategien

- «Gut, dass Sie *(zu mir)* gekommen sind.» (Ich bin der berühmte Dr. Sano. Ich werde Sie heilen, koste es, was es wolle!)
- «*Meniskus*, da, Sie sehen es auf dem Bild: Operation unumgänglich!» (Operateur auf Aquisitionstour).
- «Sie kommen grad noch *zur rechten Zeit*» (Last-Minute-Op.-Angebot für Schnellentschlossene).
- «*Der Radiologe* meint ...» (Mein Name ist Hase)
- «*Klarer Fall*» (Eine Zweitmeinung gefällig?)
- Der *Schwarzmaler:* Verängstigte Patienten sind leichter zu führen. Und verehren ihren Retter. Methode des vergangenen Jahrhunderts.
- *Sunny boy:* Gelegentlich adäquat (mein Doktor ist sympathisch). Heikel, wenn es ernst wird.
- «Osteopathia spuria! Schwester Ancilla gibt Ihnen unser Informationsblatt am Ausgang» (der coole, der effiziente «*Leistungserbringer*» für seine «Kunden»). Es gibt auch heute noch Patienten und Ärzte, die ein persönliches Gespräch vorziehen.
- «Destinatio invariabilis! Damit müssen Sie leben. *Nichts zu machen.* Auf Wiedersehen!» (Der Realist). Oft notwendig, allerdings nicht so knapp bitte! Es würde bereits als *echte Hilfe* erlebt, wenn er wenigstens eine Viertel- bis eine halbe Stunde (je nach Fall auch eine ganze) investieren würde in ein einlässliches Gespräch, damit die/der Patient/in auch begreift, was das für sie/ihn und ihr/sein Leben bedeutet: Vielleicht weniger schlimm als befürchtet, vielleicht auch neue Chancen ...

Schicksal – Prognosen

- «In einem Jahr sind Sie *im Rollstuhl* ...» Es ist immer wieder erstaunlich, wie weit sich manche Ärzte mit Prognosen aus dem Fenster lehnen. Man weiß von Patienten, denen am Morgen «ein Herz wie ein Zwanzigjähriger» attestiert wurde, und die am Abend tot waren, hört aber auch immer wieder von anderen, denen noch zwei Monate Lebenszeit vorausgesagt wurde, und die noch Jahre weiter lebten, unter diesem «Damoklesschwert» mehr oder weniger fröhlich.
- «Spondylolisthesis». Zufallsbefund ohne Belang oder lebenslängliche schwere Krankheit? Die pathologisch-anatomische Etikette sagt darüber noch nichts aus. Doch das *Schicksal* des Betroffenen ent-

scheidet sich an dieser Frage. Was erwartet mich? Heute? Morgen? In naher und/oder ferner Zukunft?

- Die Frage nach dem *Spontanverlauf* der Krankheit ist legitim, doch über Spontanprognosen weiß man so wenig (s. Kap. 25), dass Zurückhaltung mit (negativen) Prophezeiungen angebracht ist. Unnötig ängstigen will man niemanden.
- Hingegen können und sollen die unmittelbaren kurz- und mittelfristigen *Auswirkungen auf sein Leben* dem Betroffenen in geeigneter Form erklärt werden: Schmerzen, Unannehmlichkeiten, Behinderung und Einschränkung im Alltag, bei der Arbeit, in der Freizeit, im Sport, und deren voraussichtliche Dauer, sowie die weiteren Aussichten.
- *Zeithorizonte* sind in der Orthopädie besonders wichtig: Ob es sich um Stunden, Tage, Wochen, Monate oder Jahre und Jahrzehnte handelt ist für den Patienten entscheidend.
- «Fehlstellung»! (bzw. Labrumschaden, Kreuzbandriss usw.) «Das führt *zwangsläufig zur Arthrose*, wenn nicht ...» (Operateur auf Aquisitionstour II). Solche Prognosen sind notorisch heikel, und sie sind nicht nur wissenschaftlich selten genügend untermauert, sondern werden auch ethisch fragwürdig, wenn sie auf prophylaktische Operationen hinzielen (s. Kap. 18.1.3).

Die Wahrheit?

- «Typische Algodysplasie!» «Aber mein Arzt versicherte mir, es sei Sudeck, und der Spezialist sagte, es sei Sympathische Reflexanomalie, *wem soll ich jetzt glauben*?» Um Ihrem Patienten diesen Dschungel zu erklären, müssen Sie weit ausholen (Statistik, Semantik, so viel Ärzte, so viel Meinungen usw.), falls es Ihnen nicht gelingt, das Gespräch auf Wesentlicheres zu lenken.
- «Zu enge Schuhe!» Damit provozieren Sie leicht längere, engagierte *nutzlose Kontroversen* mit streitbaren Damen. Am Schluss geben Sie auf und operieren den Hallux. Viel einfacher! (Im Moment! Vielleicht aber hören Sie später wieder von dieser Patientin via ihren Advokaten!)
- «Bitte, Herr Doktor, mir können Sie alles sagen, ich *ertrage die Wahrheit*». Die meisten Menschen wollen nur ihre Hoffnung bestätigt hören.

Kennen wir die Wahrheit so genau? Kann, soll, muss man sie wirklich sagen? Schweigen? Lügen? Eine schwierige Gewissensfrage, nicht generell zu beantworten. Jeder Arzt ist anders, auch jeder Patient. Wie ist ihm am besten geholfen?

Ernsthafte, schwere Krankheiten

Zu den schwierigsten ärztlichen Aufgaben gehört es, Patienten, oder *Eltern von kranken Kindern*, die «Diagnose» zu «eröffnen». Hier geraten wir langsam von der Wissenschaft in den Bereich der Religion. Uralte, traditionelle Werte treten wieder in den Vordergrund, so, neben anderen, auch die alte christliche Dreiheit von *Glaube, Liebe* und *Hoffnung*:

- Wissenschaft ist (noch?) weit von absoluter Sicherheit entfernt. Es bleibt für *Glauben* genug Raum.
- Empathie und *Zuwendung* gehören (immer noch) zur Motivation, Arzt zu sein, und zu seinem Beruf, und
- *Hoffnung* ist unabdingbar: Eine 60-jährige Frau mit einem Non-Hodgkin Lymphom erträgt jahrelang Bestrahlung, Chemotherapie, Rückfälle, Operationen, Schmerzen, längere Hospitalisationen usw., ohne ihren Humor und ihre Tatkraft zu verlieren. Am Tag, da ihr der behandelnde Arzt erklärt: «Ich kann jetzt nichts mehr für sie tun», sie «entlässt», fällt sie in eine schwere *Depression*. Der Hausarzt nimmt sie wieder in Obhut, beginnt eine symptomatische Behandlung, und mit Hilfe von Familie, Freunden und Nachbarn schöpft sie wieder neue Hoffnung und erholt sie sich noch einmal, bis sie schließlich gefasst stirbt.

Information, Gespräch sind bereits Therapie

- Das Mitteilen der Diagnose, das *Ausräumen von Missverständnissen und Ängsten*, ist immer bereits Therapie, oft die Wichtigste, nicht selten die Einzige, und in jedem Fall ein wesentlicher Teil der ganzen Behandlung.
- Die pathologisch-anatomische Etikette genügt nicht. Der Patient will und muss wissen, was alles *auf ihn zukommt*.
- Er muss *Auswirkungen* und *Verlauf* mit und ohne Therapie (Behandlungsoptionen und Spontanprognose als Alternative) kennen, um kompetent entscheiden zu können, z. B. über allfällige Operationen.
- Alle diese Informationen und Erklärungen gehören als integrierender Bestandteil zur Diagnose. Sie bilden den *Ausgangspunkt für eine Therapie*, die nicht nur das Organ, sondern den ganzen Menschen im Blick hat. Diese ist das Thema der folgenden Kapitel.

14 Checklisten zur Diagnostik

14.1 Lebensalter und Krankheiten (Tab. 14.1)

Die Mehrzahl der orthopädischen Krankheiten kommt **nur in einem bestimmten Lebensalter** vor, manche, z. B. die juvenile Epiphysenlösung, sind sogar auf eine ganz kurze Zeit des Lebens beschränkt. Vorher und nachher findet man sie nicht. So lässt sich auf Grund des Alters des Patienten bereits eine Reihe von Krankheiten ausschließen und oft auch schon eine Wahrscheinlichkeitsdiagnose stellen.

Es ist gut, diese Zusammenhänge zu kennen, denn sie sind nicht nur eine große Hilfe für die Diagnose, sondern auch für das Verständnis der Krankheiten. In *Tabelle 14.1* ist eine Anzahl wichtiger Krankheiten einzelnen Lebensaltern zugeordnet.

Berücksichtigt ist der Zeitpunkt der Manifestation, nicht jener der Entstehung der Krankheit. Eine kongenitale Hüftdysplasie oder eine zerebrale Paralyse z. B. sind bereits bei der Geburt vorhanden, werden aber meistens erst später manifest (Tab. 14.2).

- Neben der Altersverteilung sind weitere *epidemiologische Daten* und Statistiken hilfreich für diagnostische, aber auch therapeutische und ökonomische Überlegungen, etwa solche zur Prävalenz (Anzahl Betroffene im Verhältnis zur Bevölkerung) und Inzidenz (Anzahl der neu Erkrankten pro Jahr), zur geographischen Verteilung, aber auch zum Wandel der Krankheiten in der Zeit. Entsprechende Daten sind in der Literatur zu finden.

Weitere Tabellen:

- *Tumore und Lebensalter:* Abbildung 33.1, Kapitel 33.2.
- *Hüftkrankheiten und Lebensalter:* Abbildung 64.8, Kapitel 4.1.2.

14.2 Diagnosen, die man nicht verpassen darf (Tab. 14.2)

Die wichtigsten orthopädischen Krankheiten, welche rechtzeitig erkannt werden müssen, damit der günstige Zeitpunkt für die Therapie nicht verpasst wird.

14.3 Notfälle in der Orthopädie (Tab. 14.3)

Abgesehen von Unfällen (Frakturen und Luxationen usw.) sind Notfälle in der Orthopädie selten. Umso wichtiger ist es, die wenigen wirklichen orthopädischen Notfälle zu kennen und konsequent als solche zu behandeln.

14.4 Neugeborenenuntersuchung (Tab. 14.4)

14.5 Schulärztliche Untersuchungen (Tab. 14.5)

Abweichungen von der Norm sollen erfasst und allenfalls einer effizienten Prävention oder Therapie zugeführt werden. Die Untersuchung des Bewegungsapparates und seiner Funktion ist relativ einfach, die Abgrenzung echter Pathologie von Normvarianten allerdings nicht leicht und nicht immer möglich (vgl. «Häufige Normvarianten»; Kap. 39).

Auch bezüglich der Wirksamkeit präventiver und therapeutischer Maßnahmen ist der einstige Enthusiasmus einer skeptischeren Beurteilung gewichen.

Tabelle 14.1: Lebensalter und Krankheiten

Geburt	Kongenitale Schäden:	– Dysmelien – Klumpfuß – Hüftreifestörung, -dysplasie und -luxation – Coxa vara – Tibiapseudarthrose – Osteogenesis imperfecta
	Geburtstrauma:	– Hirnschäden (C. P.) – Geburtslähmungen (Plexus brachialis, obere und [seltener] untere Lähmung) – Frakturen (Klavikula, Humerus usw.)
Säuglingsalter		– kongenitale Hüftluxation – zerebrale Paresen – septische Arthritis (Hüfte)
Kindheit		– M. Perthes (Vorschul- und Schulalter)
	Infekte:	– hämatogene Osteomyelitis
	Frakturen:	– Ellbogen, Unterarm (Grünholzbrüche) – Primäre Knochentumore
Adoleszenz		– Epiphyseolysis capitis femoris (Pubertät) (oft beidseitig) – M. Scheuermann – Skoliose – habituelle Patellaluxation – M. Osgood-Schlatter, M. Köhler – Plattfuß, spastischer
junge Erwachsene		– Meniskusläsion (Jugendliche selten) – Diskushernie (Jugendliche und Alte selten) – Osteochondrosis dissecans (auch schon früher)
ältere Erwachsene		– degenerative Gelenkerkrankungen: Arthrosen, Spondylosen (junge Erwachsene meist nur sekundär) – Sehnenrupturen
Menopause		– Osteoporose – Osteomalazie – Gonarthrose
Alter		– Tumormetastasen – Osteoporose → Wirbelimpression – Frakturen: Schenkelhals, Radius, Humerus, Wirbel – Hemiplegie – Zirkulationsstörungen

Tabelle 14.2: Die wichtigsten orthopädischen Krankheiten, welche rechtzeitig erkannt werden müssen, damit der günstige Zeitpunkt für die Therapie nicht verpasst wird

Lebensalter	Krankheit	Diagnose
Bei der Geburt	Kongenitale Hüftgelenkluxation (Luxationsbereitschaft, instabile Hüfte)	– Abduktionshemmung der Hüfte – Schnappphänomen (Ortholanisches Zeichen) (s. Kap. 64.4.2), Sonographie
Erste Lebenswochen	Kongenitaler Klumpfuß	fixierte Equino-varus-Stellung des Fußes, nicht redressierbar (s. Kap. 69.3.1)
Mit 3 bis 5 Monaten	Kongenitale Hüftgelenkluxation (Luxationsbereitschaft, instabile Hüfte)	– Abduktionshemmung der Hüfte – Röntgenkontrolle (Hüftkopfkerne in diesem Alter sichtbar)
Säuglingsalter und Kindesalter	Septische Arthritis, Osteomyelitis Tbc-Arthritis	– septischer Zustand, Funktionsstörung – Veränderungen im Röntgenbild erst nach Tagen/Wochen (s. Kap. 32.2 u. Kap. 64.7.2)
Erstes und zweites Lebensjahr	zerebrale Parese	spezifische Reflexe im Säuglingsalter, abhängig von der Entwicklung des ZNS (siehe «Zerebrale Parese», Kap. 34.2.1)
Mit etwa 4 bis 6 Jahren	Morbus Perthes (aseptische Nekrose des Hüftkopfes)	Schmerzen in Hüften oder Knie, Hinken – Beckenröntgen: Veränderungen des Hüftgelenkes (siehe «Morbus Perthes», Kap. 64.5)
Vor der Pubertät (Knaben 13 bis 15 Jahre, Mädchen 9 bis 12 Jahre)	Juvenile Hüftkopfepiphysenlösung	Schmerzen in der Hüfte, evtl. nur im **Oberschenkel oder Knie**, Hinken 1. Klinisches Zeichen: Einschränkungen der Innenrotation der Hüfte (am besten in Bauchlage bei gestreckter Hüfte zu prüfen) – Röntgen: Bei Verdacht immer **axiales Röntgenbild** bild (siehe «Juvenile Epiphysenlösung», Kap. 64.6.2) – Gegenseite!

Tabelle 14.3: Orthopädische Notfälle

- Akute Epiphyseolysis capitis femoris (s. Kap. 64.6);
- eitrige Arthritis beim Säugling (s. Kap. 32.2.2 und Kap. 64.7.2);
- Osteomyelitis im Kleinkindesalter (s. Kap. 32.2.1);
- Ischiaslähmungen (Kompression durch Tumoren, bei Skoliosen usw.) (s. Kap. 60);
- Rückenmarkskompressionssyndrome (s. Kap. 34.4.4);
- Cauda equina-Syndrom (s. Kap. 59.5);
- Phlegmonen (Sehnenscheiden) usw. (s. Kap. 32.7);
- periphere Embolien (arterieller Verschluss);
- Thromboembolien.

Besondere Notfallsituationen nach Verletzungen:

- Schenkelhalsfrakturen bei Kindern (s. Kap. 44.6);
- Frakturen und Luxationen mit Kompression von Nerven, Gefäßen (Ellbogen: Volkmannsche Kontraktur, s. Kap. 44.6), Druck auf die Haut von innen (s. Kap. 42.4);
- Instabile Wirbelfrakturen mit und ohne neurologische Symptome (s. Kap. 61.1);
- offene Frakturen (s. Kap. 42.4.2);
- Tibiafrakturen mit Dislokation und drohendem Hautschaden;
- Kompartmentsyndrome: Kap. 42.4.4 (Tibialis-anterior-Syndrom, s. Kap. 67.3.5).

Tabelle 14.4: Neugeborenenuntersuchung

- Hüfte: Die wichtigste Untersuchung. Die Inzidenz der kongenitalen Hüftgelenksluxation, -dysplasie und von Entwicklungsstörungen ist hoch, die Diagnose relativ leicht und die Chance einer erfolgreichen Prävention und Therapie ist sehr gut, nimmt allerdings in den ersten Tagen und Wochen und Monaten rasch ab: siehe Kapitel 64.4.
- Füße: Fixierte Deformitäten (z. B. Klumpfüße) sind im Säuglingsalter relativ gut, später nur noch sehr mühsam zu korrigieren: Kapitel 69.3.1.
- Schiefhals: siehe Kapitel 52.2
- weitere kongenitale Fehlbildungen: Kapitel 27
- seltenere Störungen: neurologische Schäden: zerebrale Paresen (Kap. 34.2), Geburtsschäden wie Plexuslähmungen (Kap. 34.3.6), Klavikulafrakturen (Kap. 44.6) u. a.

Tabelle 14.5: Schulärztliche Untersuchungen

- Wirbelsäule: Ein Problem sind die progredienten Skoliosen und die steifen Kyphosen (Kap. 57 bzw. Kap. 56.2). Gute Tests sind der Vorneige- und der Aufrichtetest. Fachärztliche Beurteilung ist im Zweifelsfall angezeigt.
- eine sog. «schlaffe Haltung» hingegen ist bei vielen Schulkindern anzutreffen und nicht pathologisch (vgl. dazu Kap. 55.1).
- Füße: Leichte (bewegliche) Knicksenkfüße sind im Schulalter normal (s. Kap. 69.5).
- Beinachsen: Leichte X-Beine (genua valga) sind im Schulalter noch «normal» (vgl. Kap. 66.7).
- Torsionsvarianten: Einwärts- und Auswärtsgang sind bei Kindern nur in Extremfällen behandlungsbedürftig (vgl. dazu Kap. 39.2 u. Kap. 64.3.3).
- Beinlängendifferenzen sind nicht ganz leicht zu bestimmen (funktionelle Beinlängendifferenzen! s. Kap. 63.1 u. Kap. 63.1.3. Lumbale Skoliosen können Beinlängenunterschiede vortäuschen). Differenzen von mehr als 1–2 cm sind abklärungsbedürftig.
- Gangstörungen: Die schlechten Turner. Der Turnlehrer kennt sie am besten.
- Zeitpunkt: Erste Untersuchung am zweckmäßigsten nach dem ersten Schuljahr. Die Lehrer kennen die Schüler. So kann gezielter untersucht werden.
Weitere Untersuchungen zu Beginn der Pubertät, einer erhöht anfälligen Periode (Wachstumsstörungen, s. Kap. 28.2).

Orthopädische Therapie

15. Patientenorientierte Therapie 261
16. Prinzipien, Methoden und Indikationen orthopädischer Behandlung 275
17. Konservative Therapie 286
18. Operative Therapie.. 329
19. Rehabilitation – Eingliederung 369

15 Patientenorientierte Therapie

«Guérir quelquefois
Soulager souvant
Consoler toujours»
Claude Bernard (1813 bis 1878)

15.1
Ziel und Zweck orthopädischer Behandlung

Krankheit heilen oder Patient behandeln?

Ist das denn nicht dasselbe? Lange Zeit war dies keine Frage gewesen, sondern eine Selbstverständlichkeit. In Lehre und Ausbildung galt das Interesse fast ausschließlich der Krankheit als solcher, und es wurde stillschweigend vorausgesetzt, dass mit der Behandlung der Krankheit automatisch auch dem Patienten geholfen sei. Und was ihm fromme, das wisse ja der Arzt kraft seiner Kenntnisse.

Inzwischen wurde erkannt, dass dies keineswegs die Regel ist, und es fand ein Umdenken, ein so genannter «Paradigmenwechsel» statt: Die unverwechselbare Patientin, der individuelle Patient stehen mit ihren Nöten, ihren Wünschen und ihrem besondern Charakter wieder im *Mittelpunkt*, und alle ärztlichen Anstrengungen sind darauf gerichtet, dem betroffenen Menschen in seiner besonderen Situation mit der bestmöglichen, maßgeschneiderten Lösung zu helfen. Damit sind ein altes Postulat und eine alte Weisheit wieder zu Ehren gekommen.

Natürlich haben das die meisten Ärzte immer gewusst und auch entsprechend gehandelt, doch im Banne des technischen Fortschrittes der Organmedizin verloren einige diese Grundbedingungen ein wenig aus den Augen. Manchen wäre es nie eingefallen, einmal ihre Patienten nach ihren Ansichten und Wünschen zu fragen. Und so waren es schließlich nicht nur wir Ärzte selbst, sondern auch Einflüsse von außen (Outcomes Research, Ökonomie, Patienten, Gesundheitspolitik, «Ganzheitsmedizin», Pflege u. a.), die wieder zu einer umfassenderen Sicht und einer **patientenorientierten Therapie** drängten. Einen Ausdruck findet dieses Umdenken bereits in der Diagnostik mit der Ergänzung der (für die Therapie ungeeigneten) ICD-Klassifikation durch die ICIDH (s. Kap. 10.1.3).

Fragen Sie Ihre Patienten, was sie wollen! (vgl. dazu Kap. 10.1.5). Wenn Sie offen auf sie zugehen, werden Sie auch Antworten erhalten, die Ihnen den Weg zur erfolgreichen Behandlung weisen können.

Wege, zu helfen

«Heilen manchmal, lindern oft, trösten immer.» Das Motto dieses Kapitels hat offensichtlich europäische Tradition. Unter diese dreifache Richtschnur lässt sich der ärztliche Auftrag auch in der Orthopädie stellen:

1. Im besten Fall kann eine **Krankheit geheilt** und damit der Patient wiederhergestellt werden. Längst nicht immer ist dies möglich. Insuffizienz und Risiken der Organtherapie setzen Grenzen. Diese sind enger, als die Patienten hoffen, die Medien suggerieren und auch viele Ärzte glauben. Längst nicht immer ist eine Organtherapie die beste oder die einzige Alternative. Auch hier weisen Kosten/Nutzen-Analyse und Risiken oft bessere Lösungen.
2. Sehr oft ist in der Orthopädie **Linderung der Beschwerden** und *Hilfe bei Behinderung* möglich, auch ohne kausale bzw. interventionelle Behandlung. Maßgeschneiderte Lösungen setzen ein eingehendes Gespräch mit dem Patienten und ein Eingehen auf seine individuellen Nöte und Probleme voraus. Das beginnt schon mit der Anamnese (vgl. dazu Kap. 10.3.2), setzt sich fort mit der Information über die Optionen und Alternativen und mündet in Entscheidungsfindung und Rehabilitation. Kochbuchrezepte aus der Krankheitslehre (ICD) greifen zu kurz. Ein breites Spektrum, etwas

Fantasie, Motivation und manchmal eine gewisse Polypragmasie sind unabdingbar.
3. **Trost** in der Not, Beruhigung in Ängsten, Auskunft auf Fragen, fachkundiger Rat bei spezifischen Problemen, psychologische *Begleitung* und *Betreuung* seiner Patienten gehören zu den ersten und wichtigsten Aufgaben jedes Arztes, auch in der Orthopädie. Einfühlungsvermögen, Verständnis, Geduld und eine gediegene Gesprächskultur sind wesentliche Voraussetzungen dafür. Manche Patienten finden besseren Trost und glaubwürdigere Beratung bei anderen Patienten mit derselben Krankheit. Der Arzt kann entsprechende Adressen vermitteln.

Interesse an Menschen und Kommunikation, eine häufige Motivation, den Arztberuf zu ergreifen, ist dabei hilfreich. Die Beschränkung auf rein fachliche, organspezifische Probleme, auf Operationstechniken, mag für den Superspezialisten und den Forscher angemessen sein. Der praktisch tätige Orthopäde würde damit die Bedürfnisse seiner Patienten nicht abzudecken vermögen. Das entstehende Vakuum würde er alternativen Heilern und Gesundheits-Scharlatanen überlassen müssen, zum Schaden seiner Patienten, der Gesellschaft und der naturwissenschaftlichen Methode, die die unabdingbare Basis jeder ärztlichen Tätigkeit ist.

Eine «Bedürfnishierarchie»

Im Kapitel 10.1 wurde bereits auf die Bedeutung der *Funktionsdiagnose* und der *ICIDH* (im Gegensatz und als Ergänzung zur nosologischen Diagnose, der ICD) hingewiesen und empfohlen, *die Patienten nach ihren Vorstellungen und Wünschen zu fragen* («Asking patients what they want», Kap. 10.1.5).

Eine auf die persönlichen Nöte und Probleme des Patienten in seinem familiären und sozialen Umfeld ausgedehnte Anamnese deckt eine Hierarchie von Bedürfnissen auf, die für einen sinnreichen *Therapieplan* wegleitend sein sollte. In **Abbildung 15.1** ist sie, leicht abgeändert, nochmals dargestellt.

Für orthopädische Probleme ist sie natürlich vor allem in Zusammenhang mit dem Leistungsvermögen des Bewegungsapparates von Bedeutung (vgl. Tab. 11.1: Die Leistungen des Bewegungsapparates, Kap. 11.6).

Bedürfnisse und Notwendigkeiten

Die Basisbedürfnisse des Menschen (Unabhängigkeit von fremder Hilfe, «Alltagsfähigkeit», Arbeitsfähigkeit) sind wohl in erster Linie zu berücksichtigen, während die «höheren» Bedürfnisse (Hobbys, Freizeit, Sport, «Selbstverwirklichung») zweifellos motivierend wirken, im Sinne der «*Salutogenese*», und damit einen wichtigen Faktor im Heilungsprozess darstellen (Abb. 15.1).

In jedem Fall sollten des Patienten Bedürfnisse und Wünsche auch des Orthopäden Leitmotiv sein. Dabei steht die Funktion des Bewegungsapparates naturgemäß im Zentrum.

Im Gespräch mit dem Patienten tauchen aber fast immer auch andere, persönliche Probleme und Nöte auf, in mehr oder weniger engem Zusammenhang mit der somatischen Störung. Sie sind ebenso wichtig wie jene und müssen in den Therapieplan mit einbezogen werden: Hier liegt ein weites Feld für Betreuung und Beratung, oft für konservative Behandlung,

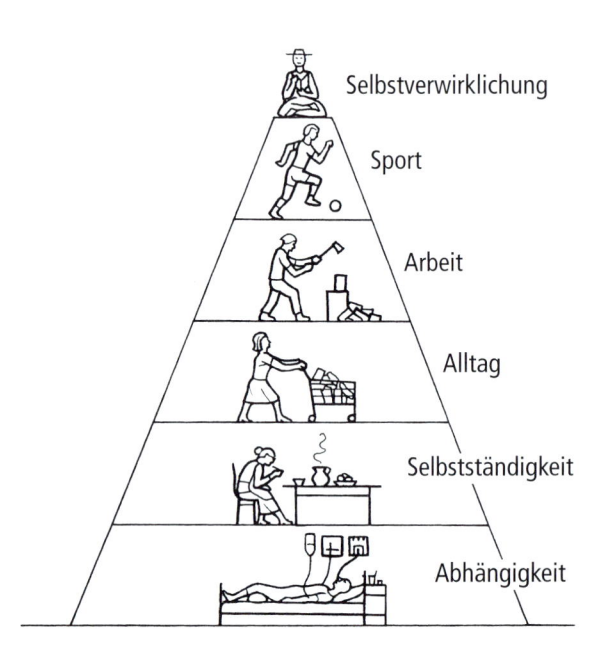

Abb. 15.1: Eine **«Bedürfnishierarchie»**.
Die in Kapitel 10.1.1 dargestellte Pyramide (Abb. 10.1) erscheint hier nochmals, allerdings ein klein wenig abgeändert: Auf der Spitze steht nicht die Ballerina, als Inbegriff höchster Leistung des Bewegungsapparates, sondern dort sitzt ein *Yogi*, bewegungslos, leistungslos; höchstens seine Gelenke werden in einer Extremstellung etwas malträtiert. Er symbolisiert die «*Selbstverwirklichung*», das höchste der Gefühle des modernen Individuums. Er will keinen Sport, auch keine strenge Arbeit. Was hat ihm der Orthopäde zu bieten?
Alle Patienten haben ihre **individuellen Vorstellungen** und **Wünsche**, und wehe, wenn der Arzt an diesen vorbei therapiert oder gar operiert! Haftpflichtklagen unzufriedener Patienten zielen heute zunehmend auf falsche Operationsindikationen (auch bei einwandfreier Technik). Nehmen Sie die Ideen und Wünsche Ihrer Patienten ernst, auch wenn Sie sie nicht immer ganz verstehen! Und adaptieren Sie Ihren Behandlungsplan entsprechend!

und immer sind *Operationsindikationen* daran zu messen und zu prüfen. Kennt der Arzt die individuellen Wünsche und Bedürfnisse, zeigen sich häufig zweckmäßigere **Alternativen**.

Orthopädische Chirurgen haben zur Kenntnis nehmen müssen, dass Patienten mit ihren Operationsresultaten nicht zufrieden waren, dass sie ihre spezifischen Anliegen und Wünsche nicht berücksichtigt, ihre Erwartungen nicht erfüllt sahen. Die Operation war zwar *technisch korrekt* durchgeführt, *falsch war die Indikation*. Solche Pannen lassen sich nur mit einem vorgängigen eingehenden Gespräch zwischen Arzt und Patient vermeiden.

«It is more important for the doctor to know what sort of patient has the disease than what kind of disease the patient has».

Dies schrieb der kanadische Internist William Osler (1849 bis 1919). Etwas überspitzt, aber wahr. Auch im Hinblick auf das Folgende:

Ansprüche und ihre Grenzen

Angesichts der zunehmenden Anspruchshaltung und einer kritiklosen Technikgläubigkeit des Publikums stoßen medizinische Leistungen an Grenzen bei (zu) hoch geschraubten Ansprüchen und Erwartungen: Viele Zeitgenossen glauben, die moderne Medizin könne alles reparieren, und sie hätten durchaus ein verbrieftes Recht auf Gesundheit und auf alle heute möglichen medizinischen Leistungen, und zwar gratis, d. h. auf Kosten der Allgemeinheit. Es ist dann Aufgabe des Arztes, solche Patienten auf den Boden der (oft harten) Wirklichkeit zurückzuführen und ihre *unrealistischen Vorstellungen* zurechtzurücken, statt z. B. zu operieren.

Machbarkeit und Solidarität

Ressourcenknappheit und drohende Rationierung zwingen zu einer *Diskussion über das Notwendige*. Die Bedürfnisse der Patienten sind auf einer breiten Skala zwischen der (notwendigen) Versorgung einer offenen Fraktur und einer (lediglich erwünschten) kosmetischen Operation angesiedelt. Einige Ethiker möchten zwischen «Bedarf» und «Bedürfnis» unterscheiden (H. P. Schreiber), wobei der Bedarf etwa der für Leben und Arbeit notwendigen Gesundheit entsprechen würde, die als «Ration» jedem Menschen zustehen würde (und durch die soziale Grundversicherung zu zahlen wäre), während die darüber hinaus gehenden Forderungen zum Luxus zählen würden, auf die kein Anspruch besteht. Wer medizinische Leistungen in diesem Bereich wünscht, müsste sie auch selbst bezahlen. Dies entspricht der Gerechtigkeit und dem Gedanken der Solidarität (z. B. in der Versicherung).

Dass bei der Abgrenzung des Luxus von der Notwendigkeit der Teufel im Detail steckt, bleibt ein dauerndes Problem der Krankenkassen und Versicherungen, erfährt aber auch der Orthopäde täglich, wenn er Indikationen zu stellen hat und dabei die Bedürfnisse seines Patienten richtig einschätzen muss.

Alter, Komorbidität und weitere Faktoren

Vorstellungen und Wünsche eines Patienten mögen sein Himmel sein, für die Möglichkeiten einer erfolgreichen Therapie ist allerdings letztlich *seine reale Situation* entscheidend: Alter, Allgemeinzustand, andere Krankheiten, seine Arbeit, seine familiären und sozialen Verhältnisse. Selbstverständlich hat sich der Therapieplan an diesen Gegebenheiten zu orientieren. Ein Kreuzbandschaden bei einer alten, gebrechlichen Frau ist nicht dasselbe wie bei einem Spitzenfußballer und erfordert eine andere Behandlung. Auch in dieser Hinsicht ist individuelle, maßgeschneiderte Therapie notwendig.

Andere Krankheiten: Untersuchungen haben gezeigt, dass die *Komorbidität* einen großen Einfluss auf Verlauf und Resultat hat. Begleitkrankheiten sind deshalb gebührend zu berücksichtigen, vor allem bei Operationsindikationen.

Soziale Verhältnisse: Sie spielen eine wesentliche Rolle. So zeigen Statistiken z. B., dass Versicherte im Allgemeinen schlechtere Behandlungsresultate aufweisen. Auch zeigen Patienten, die bereits in juristische Prozesse verwickelt sind, in der Regel wenig Interesse an einer Therapie.

Charakter und psychische Konstellation: Belastbarkeit, Gesundungswille, Kooperation, Ansprüche des Patienten sind für den Erfolg jeder Behandlung entscheidend. Um einen ihm angepassten Therapieplan aufstellen zu können, muss der Arzt herausfinden, was er seinem Patienten zumuten kann und wie dieser wohl darauf reagieren wird. W. Oslers Rat (s. o.) bekommt hier seine tiefere Bedeutung. Zwischen dem Glauben, der Berge versetzt, und der Resignation des Depressiven liegt eine Welt.

Hier die richtige Therapie zu finden ist schwierig (Abb. 16.3). Schematische Kochbücher, starre monokausale Anweisungen zur Organtherapie sind ungeeignet. Algorithmen, Entscheidungsbäume können gelegentlich ein wenig helfen. Die Indikationsstellung bleibt eine Kunst (Abb. 16.4).

Entsprechend den individuellen Unterschieden können die **Therapieziele** sehr mannigfaltig sein. *Die folgende Liste* ist bei weitem nicht vollständig.

Therapieziele

- *Betreuung und Beratung.* Beseitigung von Ängsten und Missverständnissen, Beratung im Dschungel zwischen Medien, Werbung, Bürokratie und Juristerei, Prophylaxe und Lebensführung usw. findet praktisch in allen Fällen statt, etwa in der Hälfte als alleinige «Therapie». Dieses Kapitel ist deshalb vor allem dem *Gespräch zwischen Patient und Arzt* gewidmet.
- *Leben erhalten* (Verletzungen, Tumore); in der Orthopädie die Ausnahme.
- *Gesundheit:* Jeder/jede (inkl. die WHO) hat eine etwas andere Definition.
- *Lebensqualität:* Hat als Begriff die «Gesundheit» weitgehend abgelöst, ist mehr funktionell und individuell verstanden. Orthopädie hat ein unschätzbares Privileg: Ihre Aufgabe ist es nicht, Leben zu verlängern, sondern Leben zu verbessern (s. Kap. 16.3).
- *Prophylaxe:* Sie wird allgemein als vorrangig bewertet, insbesondere auch von Gesundheitspolitikern und anderen Laien. In der Orthopädie hat sie einige sehr wichtige Indikationen, z. B. zur Vermeidung der kongenitalen Hüftschäden und des Klumpfußes dank Früherkennung und -behandlung mit wirksamen, sanften Methoden.
Operative Prophylaxe hingegen hat enge Grenzen. Sie hat im Allgemeinen die hohen Erwartungen nicht erfüllt (z. B. bei der Arthroseprophylaxe) und oft mehr Schaden angerichtet als Nutzen gebracht. Näheres dazu «Prophylaktische Indikationen», Kapitel 18.1.3 und Kapitel 22.2.
- *Schmerzfreiheit:* In der Orthopädie wohl das häufigste und wichtigste Ziel (s. Kap. 10.2.2 u. Kap. 11.1.1).
- *Arbeitsfähigkeit:* Rehabilitation steht im Vordergrund (s. Kap. 15.4, Kap. 15.6 u. Kap. 19).
- *Erwerbsfähigkeit:* Oft ist eine berufliche Umschulung notwendig.
- *Unabhängigkeit von fremder Hilfe* ist ein zentrales Anliegen der Orthopädie (s. Tab. 11.1 u. Abb. 15.1).
- *Basisfunktionen:* Stehen, Aufstehen, Gehen, Sitzen, Liegen, Schlafen ohne Schmerzen, Fortbewegung (evtl. Hilfsmittel), Selbstpflege, Essen (Ellbogen: Flexion) (Abb. 10.3 u. Abb. 18.9).
- *Spezifische Fähigkeiten:* Leben im Haus, Bewegen draußen, Haushalt, Küche, Gartenarbeit u. a.: Bücken, Lasten heben, Tragen (Rücken), Greiffähigkeit (Hand), Überkopfarbeit (Schulter).
- *Sportfähigkeit:* Ein spezielles Anliegen vieler Menschen, mit großer gesellschaftlicher Bedeutung. Spitzensportler haben andere Bedürfnisse als ältere Menschen und solche mit weniger körperorientierten Interessen. Entsprechend sind auch die Behandlungsstrategien durchaus verschieden und können nicht einfach von einer Gruppe auf die andere übertragen werden (z. B. in der Kniechirurgie). Gerade hier ist ein individueller Behandlungsplan notwendig. Vgl. dazu «Geriatrische Orthopädie», Kapitel 21.2.4, und «Sportorthopädie», Kapitel 23.
- *Funktionsverbesserung:* Ein altes, zentrales Postulat der Orthopäden. Selbstverständlich steht die Funktion des Bewegungsapparates auch heute im Mittelpunkt orthopädischen Denkens. Allerdings können Gelenkbeweglichkeit und Muskelkraft für sich allein keine Ziele sein. Allzu oft waren sie die einzigen Kriterien zur Bewertung eines Resultates. Bedeutung haben sie einzig und allein im Rahmen des gesamten Behandlungsplanes. Vor allem in der Physiotherapie wird auch heute noch zu oft Gelenkbeweglichkeit abstrakt trainiert, l'art pour l'art. Sinn hat sie nur im praktischen Kontext (Stehen, Gehen, Greifen) im Hinblick auf die oben genannten Ziele (vgl. a. Kap. 16.3).
- *Weitere Ziele:* Soziale Akzeptanz (Deformitäten, Hinken, Schuhe usw.), Kosmetik (s. Kap. 18.1.6).
- *Beurteilung von Arbeitsfähigkeit und Invalidität* gehört auch zur Therapie im weiteren Sinne (Kompensation). Zur Begutachtung siehe Kapitel 16.4.

Akute und chronische Krankheiten

Während in der Traumatologie vor allem *Notfälle* behandelt werden müssen, was *rasches Handeln* bedingt, sind für orthopädische Patienten in der Mehrzahl *chronische Verläufe und Endzustände* typisch. Dies bedeutet, dass in der Regel *genügend Zeit* zur Verfügung steht für eingehende Evaluation und Selektion der am besten geeigneten Behandlung für den betroffenen Patienten.

So ist es z. B. selten nötig und zweckmäßig, bereits in der ersten Konsultation eine Operation für nächste Woche zu organisieren. Meistens sind die Patienten damit überrumpelt und überfordert. Da es sich fast immer um **Wahloperationen** handelt, können Arzt und Patient **ohne Zeitdruck** besprechen und überlegen, wie vorgegangen werden soll: *Nicht-invasive Alternativen* können versucht, die weitere Entwicklung kann abgewartet werden, und der Entscheid kann «reifen». Erfahrungsgemäß brauchen die Patienten dazu wesentlich mehr Zeit dazu als der Operateur (Näheres dazu s. Kap. 18.1).

Zwei oder drei Konsultationen, im Abstand von zwei Wochen oder mehr, sind zweckmäßiger als eine einzige – und durchaus kein Luxus. Bleibt das Gespräch zu knapp, sucht sich der Patient seine Zweitmeinung selbst – und damit vielleicht einen anderen Arzt.

«Therapie» soll hier in einem umfassenden Sinn verstanden werden als Hilfe für den Patienten, den Menschen in seiner persönlichen Situation, seiner Umwelt. Nur so bekommt unsere praktische ärztliche Tätigkeit ihren Sinn.

Ein Paradigmawechsel

Im Verlauf der rein *wissenschaftlich orientierten Ausbildung* des Arztes wird das kausale Schema: «Aus Untersuchung folgt Diagnose, aus Diagnose folgt Therapie» zu einem Reflex eingeschliffen, der Gefahr läuft, zur einzig wirksamen Richtlinie zu werden.

Der Griff zum Rezeptblock oder zum Messer (bzw. zum Arthroskop) folgt dann oft fast automatisch.

Doch nur ein kleiner Bruchteil der Patienten braucht Operationen. «We are not just surgeons, we are physicians!», steht zu lesen in einem Leitartikel der American Academy of Orthopaedic Surgeons.[1] Wir sind nicht nur Chirurgen, wir sind auch Ärzte. Und weiter: «We need to insert the heart between the head and the hand!» Ein Herz zwischen Kopf und Hand. Das könnte Kurzschlüsse wie jene von der Diagnose zum Skalpell verhindern oder wenigstens etwas bremsen.

In der Orthopädie geht es in erster Linie um eine **Analyse** der Situation und eine **Entscheidungsfindung** – zusammen mit dem Patienten. Und in der überwiegenden Mehrzahl sind konservative, nicht-interventionelle, nicht-invasive Methoden angezeigt und auch erfolgreich. Tatsächlich ist das genau, was sich die Patienten wünschen.

15.2
Gespräch und Betreuung

Mehr als die Hälfte aller Patienten – auch Eltern mit ihren Kindern – kommen zum Arzt in erster Linie, um sich beraten zu lassen, und brauchen keine «Behandlung». In manchen orthopädischen Fällen ist eine Heilung der Grundkrankheit auch gar nicht möglich, und trotzdem kann dem Patienten geholfen werden.

Die Hilfe, die der Orthopäde seinen Patienten geben kann, fällt in *eine der drei folgenden Kategorien*:

1. Beratung und Betreuung
2. konservative Therapie
3. operative Therapie.

Hilfe der ersten Kategorie ist in jedem Fall notwendig, sie wird vom Patienten immer erwartet, ist immer *wirksam* und – bei genügend Einfühlung und Takt – *unschädlich*. Sie basiert auf dem Gespräch zwischen Patient und Arzt. Dieses ist in jeder Phase ihrer Beziehung Angelpunkt und Drehscheibe. Es hat mehrfache Funktion:

Zweck des Gesprächs

Das ärztliche Gespräch erfüllt eine *Vielzahl* von Zwecken:

1. Gegenseitiges **Kennenlernen**. Wenn Patient und Arzt sich von Anfang an nicht besonders sympathisch sind, ist die Aussicht auf ein ersprießliches Verhältnis und damit auf erfolgreiche Behandlung gering.
2. **Vertrauen** schaffen. Eine unabdingbare Voraussetzung. Da der Patient den Arzt wegen seines Wissensvorsprungs ja nicht kontrollieren kann, bleibt ihm nichts anderes übrig, als ihm zu vertrauen. Andererseits ist auch der Arzt auf die Ehrlichkeit des Patienten angewiesen und auf seinen guten Willen, gesund zu werden, wenn die Behandlung erfolgreich sein soll. Dank Selbstvertrauen kann und soll der Patient *Selbstverantwortung* übernehmen.
3. Die *Diagnose* basiert weitgehend auf der **Anamnese**, und diese auf dem Gespräch. In den Kapiteln 10.3.2 und 11.1 sind Technik und Kunst des Gespräches ausführlich besprochen. Hier kann darauf verwiesen werden.
4. Die **Information** des Patienten über Diagnose und die Auswirkungen und Folgen seiner Krankheit sollte im Gespräch erfolgen, damit er auch Fragen stellen kann (vgl. Kap. 18.1.5). Informationsblätter, «Hand-outs» können als Ergänzung zweckmäßig sein.
5. Erfahren Sie die **Wünsche** Ihrer Patienten! Fragen Sie sie, was sie (eigentlich) wollen! Wie wichtig das ist, wurde schon mehrmals betont (s. Kap. 10.1 u. Kap. 10.1.5). Wie reagieren Sie auf die stereotype Antwort vieler Patienten: «Sie sind der Arzt! Sie müssen es wissen!»? Irritiert oder geschmeichelt? Die meisten Patienten sind nicht im Stande, ihre Wünsche zu formulieren. Es ist Ihre Aufgabe und Ihr Geschick, ihnen im Dialog, mit Gegenfragen, zu helfen, sich selber ins Klare zu kommen, was sie wirklich, «eigentlich», wollen.
6. Erst dann ist der Weg frei für die **Entscheidungsfindung** (speziell eine allfällig Operationsindikation). Sie ist – wie der Name sagt – entscheidend. Sie wird zusammen mit den Patienten im Gespräch erarbeitet. Alternativen (keine Therapie, Abwarten usw.) sind aufzuzeigen und zu diskutieren. Letztlich entscheidet der Patient.
7. **Risiken, Idiosynkrasien, Kontraindikationen:** Im Gespräch müssen sie erkannt werden. Manches wird verschwiegen, bewusst oder unbewusst, z. B. psychische Probleme. Manches Wesentliche erscheint

---

[1] R.D. D'Ambrosia: «Orthopaedics in the New Millenium. A New Patient-Physician Partnership.» J. Bone Joint Surg. 81-A, 447 (1999)

den Patienten gar nicht erwähnenswert. Man muss *gezielt* fragen, um nicht in allerlei Gruben zu stolpern.

8. **Was erwartet mich?** Was bringt diese oder jene Therapie mit sich? Schmerzen? Risiken? welche Unannehmlichkeiten? Was geschieht, wenn man nichts macht, wenn etwas schief geht? Vor allem der *Zeithorizont* interessiert immer: Wie lang im Krankenhaus, im Bett, in der Reha-Klinik? Wann kommt der Gips weg? Wann bin ich wieder gesund? Wann kann ich wieder laufen ohne Stock, ohne Hinken, wann wieder arbeiten, Fußball spielen usw.? Unklarheit über diese Fragen, Versprechungen die nicht eingelöst werden können, sind nicht selten Ausgangspunkt von Missverständnissen, Querelen und schließlich von Misserfolg und Haftpflichtansprüchen.
9. **Verständnis** und **Kooperationsbereitschaft** des Patienten für die Behandlung sind unabdingbare Voraussetzungen für jede Therapie. Die Motivation des Patienten zu gewinnen ist Aufgabe des Arztes im Gespräch mit ihm. Keine kleine Kunst!
   Es gibt zwei Extreme: «Lassen Sie mich nur machen, kein Problem, ich heile (operiere) Sie, in wenigen Tagen sind Sie wieder fit, gesund, schmerzfrei, jung und schön!» Wer wollte da nicht mitmachen? Der Rattenfänger von Hameln hat Nachfolger auch unter den Ärzten. Auf die Dauer ist diese Taktik allerdings etwas gefährlich. Man muss schon ein hervorragender Operateur sein – oder einen breiten Rücken haben –, wenn die Haftpflichtklagen wegen nicht erfüllter Versprechen dann kommen. Das andere Extrem: «Blut und Tränen» versprach Winston Churchill 1940 seinem Volk. Das war keine sehr einladende Offerte. Doch gemeinsam besiegten sie in schlimmen fünf Jahren einen Moloch. *Blut und Tränen gehören auch zur orthopädischen Realität.* Sie erscheinen nicht in den Fachpublikationen, aber sie haben viele Menschen gezeichnet. Kann und soll der Arzt dem Patienten diese Tatsachen verschweigen, sie beschönigen? Was alles klein gedruckt auf den Patienteninformationsblättern steht, gelesen und unterschrieben werden muss als «informed consent» vor Operationen, kann auch recht abschreckend wirken. Immerhin ist es auf lange Sicht vermutlich besser, den Patienten klaren Wein einzuschenken über das, was sie erwartet.
   Zwischen Abschreckung und leeren Versprechungen bleibt ein weiter Raum. Die meisten Ärzte werden sich irgendwo im Mittelfeld ansiedeln. Unter den Patienten gibt es Optimisten und Pessimisten. Unter den Ärzten auch. Nur im Gespräch und unter Einbezug dieser Charaktereigenschaften wird es dem Arzt im besten Fall gelingen, den richtigen *Mittelweg* zwischen irrationaler Angst und kritiklosem Leichtsinn für seine Patienten zu finden. In manchen Fällen hilft es den Patienten, wenn sie andere, die die gleiche Krankheit haben, kennen lernen können, z. B. solche, die eine Operation bereits hinter sich haben.
10. **Beratung.** Wenn man Zeit hat zuzuhören bzw. sie sich nimmt, haben Patienten eine Menge Fragen. Auch die Unwichtigen hört man geduldig an. Sie sind nur für den Arzt unwichtig. Auch heute noch glauben Patienten dem Arzt das meiste. Eine seltene Chance!
11. **Betreuung.** Gehört vielleicht zu den wichtigsten Aufgaben des Orthopäden, denn Langzeitverläufe sind seine Spezialität. Er plant auf Jahre hinaus und begleitet seine Patienten oft durch das ganze Leben.

Psychische Betreuung

Wichtig ist, dass der Arzt zuerst einmal auf die Klagen des Patienten eingeht (siehe «Orthopädische Symptome», Kap. 10.2).

Fast jeder Patient hat zu Beginn *Angst:* vor dem Kranksein und oft noch mehr vor dem Arzt und der Behandlung, besonders vor einer Operation. Dies vergessen wir Ärzte oft bei der täglichen Arbeit. Sobald wir selber Patienten sind, erfahren wir wieder, dass dies gar nicht «abnormal» ist.

Anormal für den Menschen ist vielmehr seine Situation in der Krankheit: Die Begrenzung seiner Existenz wird ihm mehr oder weniger drastisch vor Augen geführt. Er erlebt oder ahnt, dass dies im Grunde der «Anfang vom Ende» sei (**Abb. 15.2**).

Nichts greift so tief in sein Leben ein wie die Krankheit, und so sind psychische Reaktionen nicht erstaunlich, sondern die Regel.

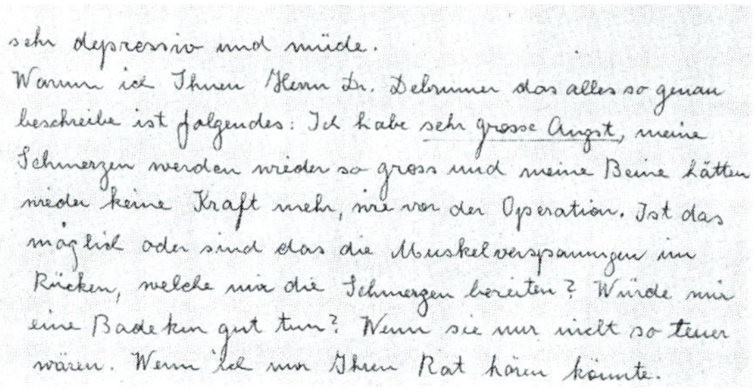
sehr depressiv und müde.
Warum ich Ihnen Herrn Dr. Debrunner das alles so genau beschreibe ist folgendes: Ich habe sehr grosse Angst, meine Schmerzen werden wieder so gross und meine Beine hätten wieder keine Kraft mehr, wie vor der Operation. Ist das möglich oder sind das die Muskelverspannungen im Rücken, welche mir die Schmerzen bereiten? Würde mir eine Badekur gut tun? Wenn sie nur nicht so teuer wären. Wenn ich nur Ihren Rat hören könnte.

Abb. 15.2: Die meisten Menschen **können ihre Not, ihre Angst nicht formulieren**. Viele Patienten sind nervös, depressiv, aggressiv, verwirrt, gehemmt. Viele reden, erzählen; wenige von dem, was sie bedrückt. Einige wenige können es schreiben. Die allermeiste und größte Not bleibt unausgesprochen.

Eine akute Krankheit, ein Unfall, kann als *Schock* wirken. Noch tiefer greifende Wirkungen haben aber *lange dauernde, schmerzhafte, invalidisierende Krankheiten*, und psychische Veränderungen treten nach einiger Zeit praktisch bei jedem Patienten auf.

Psychische Betreuung ist deshalb immer notwendig. Dazu ist *auch der Nichtpsychiater ohne weiteres in der Lage* (Bleuler): Es handelt sich ja in der Regel nicht um psychopathologische Reaktionen, sondern um normale psychische Reaktionen auf einen Ausnahmezustand. Was Not tut, ist keine Psychotherapie, sondern Verständnis, Einfühlung, rein menschliche Anteilnahme sowie die sichere ruhige Führung durch den fachlich kompetenten Arzt.

Mit *Etiketten* wie «psychische, funktionelle oder hysterische Überlagerung» usw. wird dem Patienten die Schuld am Versagen der Behandlung zugeschoben. Sie verraten meistens Unsicherheit, mangelnde Kompetenz und Ungeduld des Arztes.

Ein Vertrauensverhältnis zwischen Patient und Arzt wird dadurch unmöglich und jede weitere «Behandlung» aussichtslos.

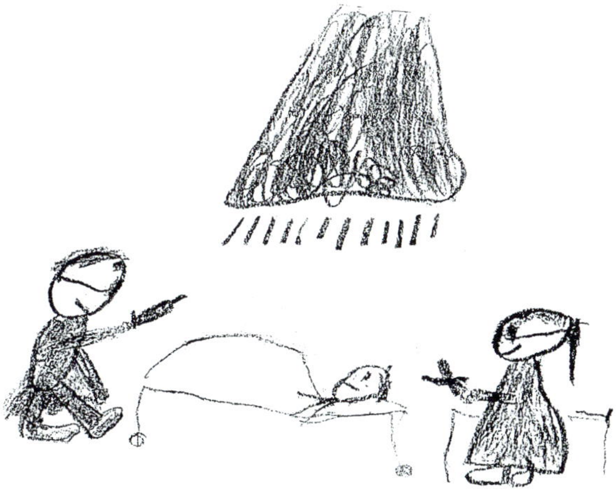

Abb. 15.3: Ein Kind zeichnet seine Eindrücke im Spital. Die große OP Lampe, das Bett in der Mitte. Die Schwester steht am Kopfende, der Arzt nähert sich mit vorgehaltenem Instrument von der anderen Seite.
Verschiedene Interpretationen lassen sich unschwer finden. Kinder haben hauptsächlich Angst, wenn sie nicht wissen, was auf sie zukommt. Sie nehmen es aber auch übel, wenn man ihnen verspricht, es tue nicht weh, und es tut dann doch weh.

Gestörtes Vertrauensverhältnis

Bei diesen Fällen handelt es sich meistens um:

- insuffiziente Kommunikation
- fehlende Gesprächskultur
- Zeitmangel
- mangelhafte Information
- Missverständnisse
- Patient fühlt sich nicht ernst genommen
- fehlende oder falsche Diagnose
- unzweckmäßige Therapie
- ungenügende psychologische Führung
- Versuch, dem Patienten die Wahrheit ganz oder teilweise vorzuenthalten (z. B. bei Komplikationen)
- Schwierigkeiten finanzieller Art, z. B. die ungenügende Versicherungsdeckung, besonders bei Leistungskürzung oder -ablehnung aus juristischen Gründen, welche vom Standpunkt des Patienten aus kaum verständlich und ungerecht sind
- monate- und jahrelang dauernde, schmerzhafte therapieresistente und invalidisierende Leiden, z. B. nach schweren Unfällen, die praktisch immer mit psychischen Veränderungen einhergehen. Diese sind aber *nicht die Ursache* der Schmerzen, *sondern die Folge* eines desperaten Zustandes, der den «Knick in der Lebenslinie» bewirkt hat.

Zur Behandlung dieser Fälle wird am besten zuerst die Ursache der Überlagerung beseitigt, d. h.: die richtige Diagnose gestellt, eine zweckmäßige (somatische) Therapie angewandt usw., kurz, die fachliche Autorität muss wiederhergestellt werden, in welche der Patient Vertrauen haben kann.

Diese Situation erheischt meist einen **Arztwechsel**. Oft führt ihn der Patient von sich aus durch. Es ist aber sicher nicht falsch, wenn der Arzt selbst dazu rät und den Patienten einem Kollegen überweist. Es braucht nicht unbedingt ein Psychiater zu sein.

Ein schwieriges und therapeutisch problemreiches Feld sind die psychosomatischen Wechselwirkungen: siehe «Psychosomatik in der Orthopädie», Kapitel 35.

Die «normale» psychische Betreuung jedes Patienten durch seinen Arzt hat jedoch nichts mit Psychiatrie, wohl aber mit Psychologie, zu tun. Sie ist Voraussetzung für jeden Behandlungserfolg und wird in zwei Formen angewandt:

1. als alleinige Behandlung in Verbindung mit einer sachlichen Information und Beratung, wenn keine somatische Therapie angezeigt ist
2. als psychologische Führung und Beruhigung vor, während und nach somatischen Therapiemaßnahmen, insbesondere Operationen (s. **Abb. 15.3**).

Der größte Teil der Betreuung findet statt in der **orthopädischen Sprechstunde**, ein kleiner Teil während der **Visite** am Krankenbett.

15.3 Orthopädische Sprechstunde und Visite

Die Sprechstunde

Arzt sein ist eine soziale Funktion. Sie wird als zwischenmenschliche Beziehung wirksam, und zwar (faktisch und juristisch) als Auftrag des Patienten an den Arzt. In der Begegnung von Patient und Arzt ist die Sprechstunde das erste, das zentrale und wichtigste Ereignis. Alle weiteren Ereignisse werden darin festgelegt und sind nur Folgeerscheinungen, z. B.: Weiterführen des Auftrages in Form von Behandlung, mit Erfolg oder ohne, Einschaltung von Versicherungen, Überweisung, Arztwechsel durch den Patienten, Bezahlung oder Nichtbezahlung eines Honorars, Strafklagen und Prozesse – darüber fällt die Entscheidung fast immer schon **in der ersten Sprechstunde**. Deshalb ist es nicht nur für den Patienten, sondern auch für den Arzt wichtig, was in dieser «Sprechstunde» geschieht.

Die volle Stunde steht aus praktischen Gründen nicht regelmäßig zur Verfügung. Eine halbe Stunde sollte es eigentlich das erste Mal sein, und eine Viertelstunde wäre schon ein Minimum. Wenn die «Sprechstunde» zur «Spritzminute» degeneriert, ist ärztliche Tätigkeit und «Begegnung» nicht mehr möglich.

Das Wort «*Sprechstunde*» hat seinen Sinn: Es sollte vor allem gesprochen werden: zuerst vom Patienten, dann vom Arzt, schließlich im Zwiegespräch. Der Arzt muss deshalb zweierlei:

1. sein *Gehör* dem Patienten leihen
2. mit seinem *Wort* wirken.

Beides ist schwierig und wichtig zugleich.

Das **Zuhören** verlangt eine gewisse Demut des Arztes. Er muss auf die Stufe des Patienten heruntersteigen, falls er sich auf einer höheren vermutet. Es verlangt viel Geduld (u. a. weil der Patient nie erzählt, was der Arzt hören will). Aber es bringt Wesentliches, unter anderem:

- das Vertrauen des Patienten
- den Schlüssel zur Diagnose
- das Erkennen der psychischen und sozialen Situation des Patienten
- die Kenntnis dessen, was der Patient eigentlich will.

Aus dem Vorstehenden ergibt sich, *was der Patient tatsächlich braucht*:

- Das Wichtigste ist nicht selten, dass der Patient überhaupt jemandem *seine Nöte klagen darf*. Damit ist ihm schon sehr viel geholfen.
- Das *Wort des Arztes* wiegt beim Patienten (auch heute noch) erstaunlich viel. Es schneidet schärfer als sein Skalpell. Es ist deshalb nicht unbillig, dass er es tatsächlich auf die Goldwaage legt und sich unüberlegter unnötiger Äußerungen enthält. Dies ist keine ganz leichte Aufgabe, weil der Arzt nur wenig Zeit zum Überlegen hat: ein Zögern und eine Unsicherheit wird vom Patienten sofort mit Argwohn registriert, wirkt noch stärker als ein ausgesprochenes Wort und kann nicht mehr ausgelöscht werden. **Das Wort** ist die erste, manchmal die wichtigste Therapie, es ist nötig für Folgendes:
- das Vertrauen des Patienten zu gewinnen und zu stärken
- eine Bestätigung: «Ich habe Dir zugehört und Dich verstanden», und damit das Eingehen auf den Patienten und seine Nöte als moralische Unterstützung.
- Der Patient wünscht und braucht eine Erklärung seiner Krankheit, ihrer Implikationen, Folgen und ihres langfristigen Verlaufs in einfachen, verständlichen Worten zu seiner Beruhigung, und damit er sein Leben danach einrichten kann.
- Er wünscht und braucht eine Führung durch seine Krankheit. Obwohl er grundsätzlich alle Entscheide hinsichtlich Behandlung usw. selber fällen muss, ist er damit in vielen Fällen einfach überfordert (z. B. Operationsindikationen, s. Kap. 18.1).
- Die Mitarbeit des Patienten ist Voraussetzung für die vorgesehene Behandlung. Sie wird im Gespräch gewonnen.
- Selbstverständlich bedarf eine einschneidende Therapie, die auch Gefahren in sich schließt, wie z. B. eine Operation, eines einlässlichen Gespräches (s. Kap. 18.1.5).

Die Visite am Krankenbett

Die meisten Kliniken, wo orthopädische Operationen durchgeführt werden, dienen gleichzeitig als Lehrstätte für junge Ärzte und Personal. Dies hat dazu geführt, dass auch die Visite am Krankenbett der *Ausbildung* dienlich gemacht wird. Das Bild ist bekannt: Der Chefarzt mit seinen Trabanten, früher lateinisch, heute englisch sich unterhaltend. Aber auch ihr Deutsch wäre dem Patienten unverständlich, jedenfalls wird mehr *über* ihn als *mit* ihm gesprochen.

Eine Krankenvisite, bei welcher der behandelnde Arzt, eventuell ein älterer Arzt mit einem jüngeren Assistenten, dazu die Stationsschwester, wenn möglich auch die Physiotherapeutin und die Fürsorgerin anwesend sind, ist zweckmäßig: Alle Probleme des Patienten können besprochen und gelöst werden.

Dass die Art und Weise, wie die *traditionelle Chefarztvisite* an manchen Kliniken heute noch durchgeführt wird, stark der Kritik ausgesetzt und überdacht werden muss, zeigen immer wieder engagiert geführte Diskussionen in den Medien. Ansätze zur Remedur finden sich an mehreren Stellen. Zu den wichtigsten gehören:

1. Wir Ärzte sollten uns vielleicht etwas mehr in die Gedankenwelt des einzelnen Patienten hineinzudenken versuchen (vgl. «Zur Anamnese», Kap. 10.3.2).
2. *Ausbildung und Organisation:* Die Auslese der leitenden Kader ist fast ausschließlich auf fachliches Wissen ausgerichtet. Dies führt zu einer entsprechend einseitigen Ausbildung der Ärzte. Beides ist weitgehend von den Universitäten und ihren Habilitationsusanzen geprägt, welche naturgemäß das rein fachliche Denken fördern. Wenn Vorgesetzte erkennen lassen, dass sie auch die menschliche Dimension des Arztseins ernst nehmen, geben sie damit den jüngeren Kollegen Gelegenheit, auch diese Seite ihres Arzttums zu entwickeln. Das Vorbild kann fortwirken. Bei Wahlen zu höheren Weihen wären solche Gesichtspunkte mit einzubeziehen.
3. *Der «Chefarzt»* – Direktor, Dozent, Forscher, Autor, Operateur, verantwortlicher behandelnder Arzt für seine privaten, aber auch die allgemeinen Patienten, letzte fachliche Instanz, Vorsitzender verschiedenster Kommissionen, oft auch noch Bauherr, Personalchef und Klagemauer, alles in Personalunion – muss entlastet werden. Wie aber das? Eine Knacknuss, die geknackt werden wird, wenn nicht von uns Ärzten, dann von Verwaltung und Politikern.

15.4
Beratung des Patienten

Die sachliche Beratung des Patienten ist Voraussetzung für jede weitere Tätigkeit des Orthopäden. Sie hat zum Zweck:

- die *Erklärung* des Krankheitsgeschehens zur Beruhigung des Patienten und um seine Mitarbeit für die Therapie zu gewinnen
- *Anweisungen* für zweckmäßiges Verhalten, evtl. Selbsttherapie, Arbeit, Beruf usw.
- *Adressen vermitteln:* Oft sind Patienten froh, wenn sie mit einem anderen Patienten sprechen können, der das gleiche Leiden hat. Dieser kann ihm besser (und glaubwürdiger als der Arzt) erklären, welche Auswirkungen die Krankheit auf das tägliche Leben hat. Falls Sie als Arzt eine Operation empfehlen, ist ein erfolgreich operierter Patient die beste Referenz.

Die Erklärungen müssen dem Auffassungsvermögen des Patienten entsprechen und ihm verständlich sein.

Häufig gilt es, zuerst allerlei Missverständnisse und falsche Vorstellungen auszuräumen. Klare Information ist die Grundlage des Vertrauens zwischen Patient und Arzt. Wichtiger als die wissenschaftlich genauen Namen der Krankheit sind Angaben über ihre Wirkungsweise, ihre Auswirkungen für seine Lebensweise, seine Arbeit und über mutmaßlichen Verlauf und Dauer der Krankheit.

Angaben über Nutzen, Dauer und Auswirkungen einer Therapie sind notwendig, vor allem wenn eine Operation geplant ist. In diesem Fall muss der Patient auch auf mögliche Gefahren hingewiesen werden (s. dazu auch Kap. 18.3).

Zeit strukturieren

Krankheiten und Heilungsprozesse verlaufen fast immer *langsamer*, als Patient und Arzt es wünschen. Immerhin hat es der Arzt etwas leichter, sich in Geduld zu üben. Eine wichtige Aufgabe ist es, diese so gut wie möglich auch dem Patienten zu vermitteln. Ein unabsehbares Krankenlager ist schlecht zu ertragen. Nur die Unterteilung und Strukturierung einer unendlich scheinenden Zeit kann helfen. **Ein Therapieplan** mit zeitlich möglichst genau festgelegten Etappen, schrittweiser Steigerung der Bewegungstherapie, z. B. wöchentliche, wenn auch kleine, Teilziele in der Rehabilitation und sukzessive Steigerung der Anforderungen.

Auch ganz geringe *Fortschritte* müssen regelmäßig registriert werden. Dem Patienten bedeuten sie Bestätigung seiner Hoffnung, Ansporn und Richtung auf ein Ziel hin, nämlich Unabhängigkeit von seiner Umgebung und Arbeitsfähigkeit.

Rehabilitation als Leitgedanke

Die genannten Ziele weisen darauf hin, dass der Rehabilitation eine zentrale Bedeutung zukommt. Sie ist keine Spezialwissenschaft, die nur in Außenstationen am Stadtrand oder in den Alpen gepflegt wird, sondern sie ist orthopädischer Alltag, in der täglichen Sprechstunde, im klinischen Betrieb, vor und nach Operationen, kurz, immer und bei jedem einzelnen Patienten. Vom ersten Tag an muss sein Blick darauf gerichtet sein. Wenn er es nicht von selbst tut, muss der Arzt ihn dazu anhalten.

Rehabilitation ist ein integrierender Bestandteil der Orthopädie, ja ein übergeordnetes Ziel jeder ärztlichen Tätigkeit schlechthin. Sie ist in den Kapiteln 15.6 und 19 ausführlich dargestellt.

Die Beratung im Einzelnen

Die Beratung erstreckt sich auf *folgende Fragen* (s.a. **Tab. 15.1**):

- *Ernährung*, Diät: Dies interessiert die Patienten sehr. Sie erwarten Erklärungen und Ratschläge. Selten ist in der Orthopädie eine spezifische Diät nötig, es sei denn für eine Abmagerungskur.
- *Bewegung oder Ruhe?* Beides sind Heilverfahren par excellence. Oft ist die richtige Kombination entscheidend (s. Kap. 17.2). Für den Patienten ist dies manchmal nicht leicht zu begreifen. Er braucht einfache, verständliche Erklärungen und genaue Anweisungen.
- *Belastung*: Ob, wie viel und wie lange ein Bein z. B. nach einer Fraktur oder Operation belastet werden darf, ist für die Heilung entscheidend. Die Instruktion mittels einer Bodenwaage ist sehr wertvoll (s. Abb. 17.14).
- *Verhaltensweise:* Wie man z. B. bei einem Rückenleiden eine Last vom Boden aufhebt, wie man zweckmäßig sitzt, wie man bei Beinleiden regelmäßig hochlagern soll usw. Von solchen Anweisungen hängt oft das Wohlergehen der Patienten ab.
- *Bekleidung:* Elastische Strümpfe sind zur Behandlung der so genannten «Beinleiden» (Varikosis, Ödeme) unentbehrlich. Es gibt Modelle, welche annähernd elegant aussehen.
- *Das Schuhproblem* ist ein leidiges. Keinem Arzt ist es noch gelungen, eine Frau so weit zu überzeugen, dass sie genügend große Schuhe trägt. Und wäre das noch möglich, findet sie auf dem Markt keine, wenigstens keine, welche sie tragen würde. Manche Spezialgeschäfte haben in dieser Richtung etwas größere Auswahl als andere.

Tabelle 15.1: Checkliste Orthopädische Beratung.

- Verhaltensmaßregeln (Lebensweise, Schonung und Belastung);
- Berufsberatung (Umschulung);
- Schulberatung (Spezialschulung, Turnen);
- Sportberatung (Training);
- Beobachtung, regelmäßige Kontrollen;
- Besprechung der Therapiemöglichkeiten;
- Invalidenberatung;
- Beurteilung von Arbeitsfähigkeit, Invalidität, Wiedereingliederungsfähigkeit, Tauglichkeit für Sport, Verkehr (Auto), Militärdienst;
- Beurteilung für Versicherungen, Gerichte (Gutachten, Zusammenhänge);
- Konsiliarische Beratung des behandelnden Arztes.

- *Schuhabänderungen* und *Einlagen* zu verschreiben gehört zu den täglichen Aufgaben des Orthopäden (s. Kap. 69.13). Spreizfuß- und Knickfußeinlagen sind aber recht einfache Hilfsmittel, und es ist nicht einzusehen, warum ein Allgemeinpraktiker, ein Chirurg oder sonst ein Nichtorthopäde sie nicht auch *verschreiben* sollte, so gut wie jedes Sanitätsgeschäft serienweise vorgefertigte Einlagen verkauft, offenbar mit Erfolg. Falls solche nicht genügen, kommt der Patient ohnehin früher oder später zum Orthopäden.
- *Maßschuhe* sind teuer, gute Maßschuhmacher rar. Es gilt, eine Versicherung zu finden, welche sie zahlt, und einen guten Orthopädieschuhmacher mit nicht zu langen Lieferfristen. Maßschuhe können auch ganz elegant gemacht werden und sind für viele Füße die einzig tragbaren Schuhe.
- *Leibbinden* halten warm, *Bandagen* und *Korsette* geben Halt (s. Kap. 59.3). Beides ist bei Rückenschmerzen ausgezeichnet und wird oft und gern getragen. Falsch ist das *Vorurteil*, dass die Rückenmuskulatur unter einem Korsett zu Grunde geht (vgl. Kap. 59.3.2). Bei Kreuzschmerzen ist ein Korsett oder mindestens eine Bauchbandage praktisch immer besser als nichts, und es ist unsinnig, es dem Patienten zu verbieten, wenn er damit weniger Schmerzen hat. Das würde ihm auch erlauben, seine Muskulatur wieder besser zu trainieren, was er unter Schmerzen nicht tut.
- *Behandlungsmöglichkeiten zu Hause:* Es ist für die Patienten sehr wichtig, dass sie selbst zu ihrer Gesundung etwas beitragen können. Die Mitarbeit und Mitverantwortung des Patienten für den Heilungsprozess, auf die der Arzt angewiesen ist, kann so gewonnen werden. Eine Menge alter und neuer unschädlicher Hausmittel steht zur Verfügung: Salben und Öle für Einreibungen, Pflaster, Umschläge, Bäder, Verbände usw., dann vor allem regelmäßige Bewegungs- und Muskelübungen (**Abb. 15.4**).
- *Die Arbeit:* Orthopädische Leiden stehen weit an der Spitze aller Invaliditätsursachen. Im Einzelfall besteht fast immer eine Behinderung für eine bestimmte Bewegung, eine bestimmte Tätigkeit, z. B. Lasten heben, ganztägiges Stehen, gewisse Handfertigkeiten usw., wobei der Patient aber eine geeignete Arbeit ohne weiteres auszuüben im Stande ist, wenn auch vielleicht nur während beschränkter Zeit täglich.

Arbeitsfähigkeit

Für den Patienten ist es von vitaler Bedeutung, dass er arbeiten kann. Die Aufgabe des Arztes besteht darin, im gemeinsamen Gespräch mit dem Patienten, gegebenenfalls *auch mit dem Arbeitgeber*, einer Fürsorgestelle, dem Berufsberater und der zuständigen Versicherung, **die praktischen Arbeitsmöglichkeiten** des Patienten abzuklären. Der Arzt muss sich zu diesem Zwecke den Arbeitsplatz und die Arbeit im Detail schildern lassen, aber auch die individuellen Möglichkeiten des Patienten auf dem Arbeitsmarkt auf Grund seiner psychischen, intellektuellen und sozialen Situation mit ihm gemeinsam aufsuchen. **Die Arbeitsmedizin** führt mancherorts noch ein Aschenbrödeldasein. Ganz zu Unrecht. Orthopäden haben dank ihrer Ausbildung beste Voraussetzungen, arbeitsmedizinisch tätig zu sein (s.a. Kap. 19.3). Der Bedarf an Arbeitsmedizin ist groß. Auch in den USA haben die Orthopäden sie für das neue Jahrtausend wieder neu entdeckt.[2]

Die Arbeitsfähigkeit muss kurzfristig beurteilt und bescheinigt werden. Sie wird üblicherweise in Prozentzahlen ausgedrückt. Es ist gut, wenn sich der Arzt eine Vorstellung davon verschafft, was z.B. eine «50-prozentige Arbeitsfähigkeit» bedeutet. Versicherung und Arbeitgeber verstehen darunter einfach halbes Taggeld, halben Lohn, halbtägige Arbeit. Dies funktioniert aber nicht immer, z.B. wenn der Patient seine bisherige Arbeit (noch) gar nicht, eine leichtere, geeignete aber ganztags ausüben könnte. So bleibt der Patient schließlich viel länger arbeitsunfähig geschrieben als nötig.

Sinnvoller ist in diesen Fällen, eine genauere, qualitative Umschreibung der Arbeitsfähigkeit (z.B. keine Lasten heben, nicht ganztags stehen). Nicht selten ist der Arbeitgeber dann in der Lage und willens, den erst teilarbeitsfähigen Patienten so zu beschäftigen, zu beider Nutzen.

Eine **Dauerinvalidität** muss langfristig beurteilt und die verbliebenen Berufsmöglichkeiten des Patienten müssen herausgefunden werden. Bei Erwachsenen stellt sich das Problem der *Umschulung*. In manchen Ländern sind die Voraussetzungen dazu dank einer ausdrücklich daraufhin angelegten Gesetzgebung und den Institutionen einer (staatlichen) Invalidenversicherung (Berufsberatung, umfassende Wiedereingliederungsmaßnahmen) gut. Es ist weitgehend die Aufgabe des Arztes, in Zusammenarbeit mit Fürsorgestellen, diese Möglichkeiten für den Patienten auszunützen und ihn darauf hinzuweisen. Sozialarbeit setzt heute professionelle Kenntnisse im juristischen und administrativen Bereich voraus, um den Patienten den Weg durch den Dschungel der Paragraphen und Bestimmungen weisen zu können (s.a. Kap. 15.6 u. Kap. 19: «Rehabilitation»).

Berufswahl: Bei Jugendlichen mit orthopädischen Affektionen (z.B. des Rückens), welche vor der Berufs-

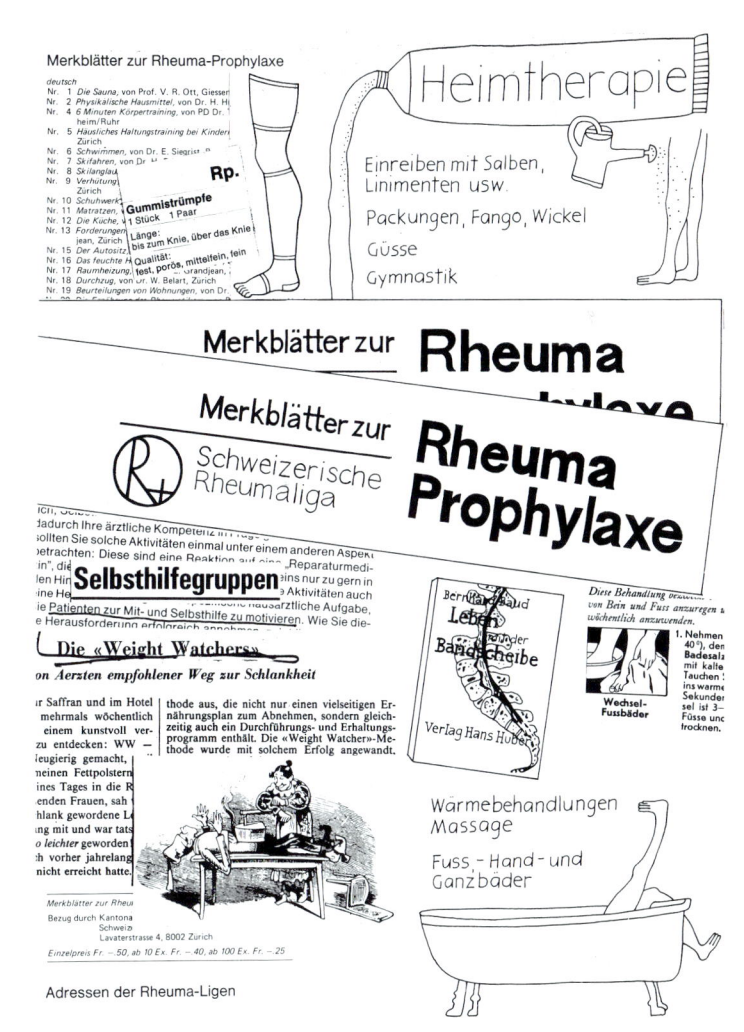

Abb. 15.4: Glücklicherweise wollen auch heute noch die meisten **Patienten selbst etwas tun für ihre Gesundheit**. Wir Ärzte können diesen Willen nur unterstützen und sollten den Patienten Gelegenheit und Anleitung dazu geben.
Nebst Ratschlägen *für den Alltag* (wenn möglich Anregungen statt Verbote) dienen diesem Zweck ausgezeichnet die alten, bewährten und *unschädlichen Hausmittel* und *Selbsttherapien*, die der Patient selbst zu Hause durchführen kann, wie etwa die verschiedensten Wärmeanwendungen usw.
Wer selbst zu wenig Erinnerung und Fantasie hat (im Studium wird das nicht geprüft) findet Anregungen bei vielen verschiedenen Organisationen, Vereinigungen, im Schrifttum für Laien usw. Die Merkblätter der Rheumaliga sind nur ein Beispiel von vielen Hilfen, die wir unseren Patienten vermitteln können.

---

[2] J. Mark Melhorn: «Rediscovering Occupational Orthopaedics for the Next Millenium» J. Bone Joint Surg. 81-A, 587 (1999)

wahl stehen, hat der Arzt eine große Verantwortung. Er ist rasch geneigt, pauschal von bestimmten Berufsgattungen abzuraten (z. B. von körperlich anstrengenden, handwerklichen Berufen). Aber z. B. Büroberufe mit ganztags sitzender Arbeit ohne Abwechslung sind keineswegs günstiger. Überdies erträgt der Mensch in einem Beruf, der ihm Freude macht, ungleich mehr Beschwerden als bei einer ihm aufgezwungenen, unbeliebten Arbeit.

Ich halte es für bedenklich, als Arzt einem jungen Menschen von einem Beruf, den er mit Begeisterung gewählt hat, aus rein medizinisch-prophylaktischen Gründen abzuraten oder gar ihm diesen verbieten zu wollen. Ein solcher Eingriff in die persönliche Sphäre, in das Leben eines jungen Menschen ist derart groß und unsere Kenntnis über die Prognose orthopädischer «Leiden» so gering, sowohl für bestimmte Zustände (z. B. die so genannte «Scheuermann'sche Krankheit») als auch im Einzelfall, dass sich ein solcher Eingriff in die Berufswahl nur bei ganz triftigen Gründen und nach eingehender Abklärung aller Umstände rechtfertigt (vgl. auch «M. Scheuermann», Kap. 56).

Der Arbeitsplatz (auch jener der Hausfrau!) ist einer Beachtung wert. Nicht selten erfährt man vom Patienten auf Befragen, dass der Arbeitsplatz für seine Behinderung ungünstig gestaltet ist. Manche Verbesserungen sind möglich: Richtige Höhe des Arbeitsplatzes (Tisch, Maschine) und der Sitzfläche, richtige Stuhllehne und Rückenstütze, physiologischere Einrichtung von Arbeitsgängen, z. B. durch Verbesserung der Anordnung und andere Änderungen: trockene statt nasse Böden, höhere und leichtere Betten für die Hausfrau, damit sie sich weniger bücken muss beim Bettenmachen usw. Gelegentlich sind auch spezielle Einrichtungen notwendig: Verstellbare Stühle, hohe Sattelhocker usw. Oft sind eigentliche orthopädische Hilfen nötig: spezielles Schuhwerk, Rücken- und Nackenstützen, Arbeitsschienen (s. Kap. 17.8 u. Kap. 17.11). Die Arbeitsmedizin und Ergonomie befassen sich eingehend mit diesen Fragen und können eine große Hilfe sein (s. a. Kap. 19.3).

Der Weg zum Arbeitsort hängt unter Umständen von einem geeigneten Transportmittel ab.

Schule

Orthopädische Krankheiten bei Kindern und Jugendlichen können Probleme mit der Schule aufwerfen: Bei *leichten* zerebralen *Bewegungsstörungen* und genügenden geistigen Fähigkeiten ist der Besuch einer normalen Schule möglich. Psychologische und soziale Schwierigkeiten überwinden zu helfen sind Eltern und Lehrer, auch die anderen Kinder, gerne bereit, wenn sie vom Arzt die nötigen Erklärungen über die Natur der Krankheit bekommen. Dies gilt auch bei anderen Mängeln am Bewegungsapparat, angeborenen und erworbenen.

Eine häufige Frage von Kindern und Eltern betrifft den *Turnunterricht*. Er ist für die Kinder, auch die orthopädischen Patienten unter ihnen, wichtig. Dispens sollte nur erteilt werden, wenn unbedingt nötig (z. B. bis eine Fraktur geheilt ist), und evtl. nur für einzelne Übungen (z. B. Sprünge). Bei etwas gutem Willen aller Beteiligten lässt es sich meistens so einrichten, dass auch behinderte Kinder am Turnunterricht teilnehmen können.

Während eines *längeren Krankenlagers*, wie z. B. bei Perthes'scher Krankheit, nach Operationen oder Unfällen, versäumt ein Kind leicht so viel Schulunterricht, dass es eine oder sogar mehrere Klassen repetieren muss. Um dies zu vermeiden, sind in den orthopädischen und pädiatrischen Kliniken Krankenhausschulen eingerichtet. Kommt das Kind nach Hause, muss oft der Arzt darauf drängen, dass es dort auch für die Schule arbeitet und dass es so bald wie möglich die Schule wieder besuchen kann, evtl. mittels eines besonderen Transportes und mit Gehhilfen.

Weitere Beratungsthemen

Sport ist Spitzenleistung des Bewegungsapparates, seine beste Trainingsmöglichkeit, aber auch seine größte Beanspruchung. Deshalb ist er leider oft das Erste, worauf ein Patient wegen eines Schadens an diesem Bewegungsapparat verzichten muss. Nach Frakturen und Operationen ist jeder Sport außer Schwimmen während genügend langer Zeit zu verbieten. Bei chronischen degenerativen Leiden ist dies weniger einfach. Wenn man dem Patienten davon abrät, ist er unglücklich – und das Leiden heilt doch nicht. Vielleicht kann der *Schmerz* für den Patienten *ein brauchbarer Indikator* für seine Leistungsfähigkeit sein. Was er ohne oder mit wenig Schmerzen noch tun kann, ist kaum sehr schädlich. Werden die Schmerzen zu stark, beschränkt sich der Patient von selbst (Weiteres zur Sportorthopädie s. Kap. 23).

Erbleiden: Manche Patienten möchten vom Arzt wissen, ob sie heiraten können oder dürfen, wenn sie selbst oder ihr Partner unter einer angeborenen Krankheit leiden, und ob für Kinder die Gefahr einer Vererbung des Leidens bestehen würde (vgl. Kap. 27.1).

Man wird dies abzuklären versuchen. Vielleicht ist es nötig, den Unterschied zwischen «angeboren» und «vererbt» zu erklären, den viele Laien zu wenig kennen. Ebenso trägt es manchmal zur Beruhigung bei, wenn man einem Patienten versichern kann, dass seine Krankheit nicht ansteckend sei.

Manche Leute machen sich Sorgen über ihre schwächliche Konstitution und Anfälligkeit für bestimmte Leiden. In der Regel darf man ohne Zwecklügen solche Bedenken zu zerstreuen versuchen.

Finanzielle und soziale Probleme tauchen bei länger dauernden Krankheiten fast immer auf. Für den Patienten sind deshalb die Angaben des Arztes zu Handen der Versicherung von großer Bedeutung. Aus dieser Einsicht heraus wird sich der behandelnde Arzt dieser lästigen Büroarbeit unterziehen.

Manche Patienten wissen nicht, welche Versicherungsleistungen sie zu erwarten haben und von welcher *Versicherung* (Unfall, Krankheit oder Invalidität?). Hier ist ein Hinweis des Arztes nötig.

Oft brauchen die Patienten auch Beratung und Hilfe von *Fürsorgestellen*, sozialen Institutionen oder Selbsthilfegruppen (Abb. 15.4). Es ist gut, wenn der behandelnde Arzt entsprechende **Adressen und Kontakte vermitteln** kann.

Nicht selten kommen zur Krankheit psychische, familiäre, soziale Nöte usw. hinzu. Diese werden dem Arzt erzählt oder verschwiegen. In jedem Fall stellt sich ihm auch hier eine Aufgabe, ob er nun sich selbst damit befassen oder die Hilfe Anderer vermitteln will. Weiteres siehe «Rehabilitation», Kapitel 19.

Technische Hilfsmittel: Behinderte Patienten sind oft auf Hilfsgeräte für ihre täglichen Verrichtungen angewiesen: Strumpfanzieher, Greifscheren, Koxarthrosestuhl usw. Diese «Selbsthilfen» sind in Kapitel 17.12 und Kapitel 19.4 («Selbsthilfen und Rehabilitation») aufgeführt. Sie werden im Krankenhaus in der Regel von der Ergotherapie (Beschäftigungstherapie) hergestellt, improvisiert oder beschafft. Sie sind auch in einschlägigen Geschäften erhältlich.

15.5
Probleme der verschiedenen Altersgruppen

Je nach Alter stellen sich dem Patienten ganz verschiedene praktische Probleme, bei deren Bewältigung der orthopädisch tätige Arzt helfen muss (**Abb. 15.5**). Sie sind in der folgenden Liste zusammengefasst:

- **Säuglingsalter:** Prophylaktische Untersuchungen (Hüftdysplasie und -luxation, andere kongenitale Fehlbildungen, zerebrale Schäden)
- **Kleinkindesalter:** Sehr oft sind die Mütter verängstigt durch Bemerkungen von Verwandten, Nachbarn usw. und haben Angst, später Vorwürfe zu bekommen, weil sie die Kinder vernachlässigt hätten. Es handelt sich meist um tatsächliche oder vermeintliche leichtere Gangstörungen, Gestaltanomalien usw. In solchen Fällen kann der Orthopäde als Fachmann die Mutter in der Regel beruhigen.
- **Schulalter:** Haltung (Füße, Rücken). Turndispens, Schuldispens, Möglichkeit des Schulbesuches, evtl. mit Gehgips, Apparaten, Stöcken, evtl. Transport zur Schule usw. Bei längerer Krankheit evtl. Verlust eines oder mehrerer Schuljahre. Spezialschule. Möglichkeit der Schulung im Krankenhaus oder zu Hause.
- **Adoleszenz:** Wachstumsstörungen (Epiphysenlösungen, Scheuermann, Skoliose). Berufswahl, Arbeits- und Bildungsfähigkeit, Lehre (z. B. kontrakter Plattfuß, Kap. 69.5.3). Bei der Berufswahl spielen in erster Linie Neigung, Eignung und Einsatz eine Rolle, erst in zweiter Linie orthopädische Probleme. Die Prognose vieler orthopädischer Leiden ist so unsicher, dass größere Eingriffe in die Berufswahl, z. B. Verbote bestimmter Berufe oder Ähnliches, nur ausnahmsweise und nach genauer Abklärung aller, auch der nicht medizinischen (sozialen), Probleme gerechtfertigt sind.
- **Junge Erwachsene:** In diesem Alter sind orthopädische Krankheiten, außer Unfallfolgen, relativ selten. Beurteilung von Sport- und Diensttauglichkeit. Beratung von Ehekandidaten: Erbkrankheiten, Belastung der Frau durch Schwangerschaft und Geburt (Rücken, Lähmungen, Beckenenge usw.). Beurteilung der Arbeitsfähigkeit und evtl.

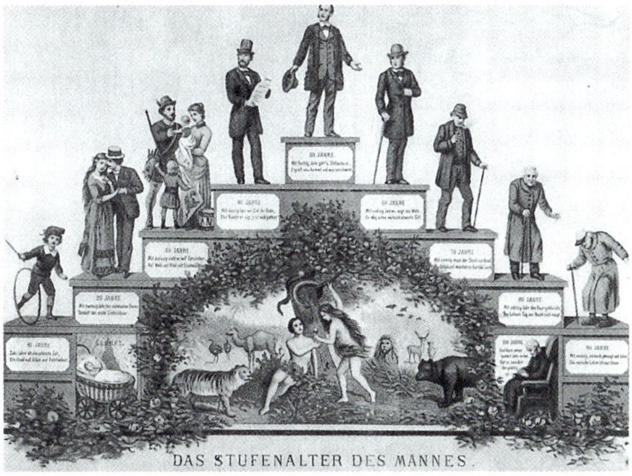

Abb. 15.5: Die **traditionelle Darstellung des Menschenlebens** braucht das Bild der **Treppe** für Aufstieg und Niedergang. Die Figuren stellen eindrücklich die Veränderungen des Bewegungs- und Stützapparates in seinem Werden und Zerfall dar. Jede Stufe hat ihre eigenen Gegebenheiten und Gesetze. In jedem Lebensabschnitt stellen sich deshalb auch wieder andere Probleme, sowohl für den Patienten wie für seinen Arzt. (Eine neuere Version gibt Abb. 21.4, des Autors eigene Abb. 25.1).

einer Dauerinvalidität. Wiedereingliederung in den Arbeitsprozess (psychische und somatische Voraussetzungen). Die Unersetzbarkeit der Hausfrau und Mutter, Probleme der Familie, wenn die Frau krank und ihre Arbeitsfähigkeit beeinträchtigt ist.

- **Ältere Patienten:** Degenerative Erkrankungen. Dies sind oft Krankheiten, welche nicht mehr geheilt werden können, «mit denen der Patient leben muss». Arbeitsfähigkeit, Umstellung der Arbeitsweise oder Pensionierung. Familiäre Verpflichtungen. Unterhalt nicht arbeitender Familienmitglieder, Sorge für unmündige Kinder.
- **Senioren:** Behinderung und Invalidität machen das tägliche Leben zunehmend beschwerlicher und schwieriger. Daraus entstehen Probleme, für deren Lösung der Arzt gefragt ist. Möglichkeit in einer eigenen Wohnung zu leben, evtl. bei der Familie, evtl. im Heim oder Krankenhaus. Der Grad der Selbstständigkeit und Unabhängigkeit solcher Patienten bestimmt ihre Lebensweise (siehe Kap. 11.6; Tab. 11.1).

Eine ausführliche Darstellung der Probleme der verschiedenen Altersgruppen findet sich im Kapitel 21.2.

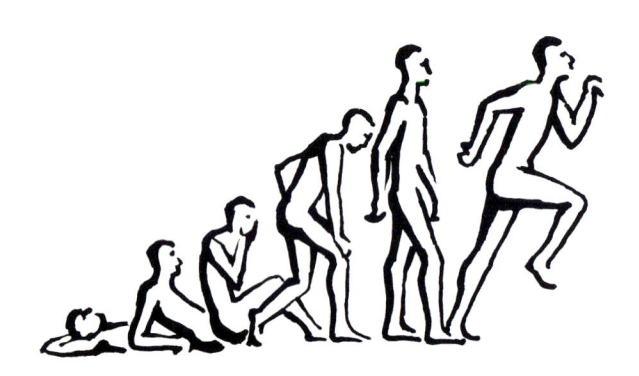

15.6
Rehabilitation als Ziel

Die **Wiedereingliederung** eines kranken oder invaliden Menschen in seine normale Umgebung und Arbeit, kurz, **in ein normales Leben** – soweit wie irgend möglich –, ist der umfassendste Begriff ärztlicher und allgemein menschlicher Hilfe: Einem Menschen zu helfen, sich selbst zu helfen, ist wohl das Beste, was man ihm geben kann.

Unter Rehabilitation, Wiedereingliederung, versteht man *die Gesamtheit* aller medizinischen und nichtmedizinischen Bemühungen, einem Behinderten oder Invaliden den Weg zurück in die Gesellschaft, in die Arbeitswelt zu ebnen.

Rehabilitation ist immer **Teamwork**. Es braucht dazu die Zusammenarbeit von Ärzten (Orthopäden, Rehabilitationsmediziner, Werkarzt, evtl. Psychiater), anderen medizinischen Berufen (Pflegepersonal, Physiotherapeuten, Ergotherapeuten, Orthopädiemechaniker) und Sozialarbeitern wie Fürsorgestellen, Berufsberatung, Stellenvermittlung, Personalchefs usw.

In diesem Gemeinschaftswerk kann der *Orthopäde* eine wichtige, zweifache *Aufgabe* erfüllen:

1. Koordination der gemeinsamen Bemühungen
2. Aufstellen und Durchführen eines Behandlungsplanes.

Für das Aufstellen des Behandlungsplanes ist es zweckmäßig, von den Leistungsmöglichkeiten des Bewegungsapparates und ihrer Bedeutung für den Patienten auszugehen. Dazu dienen Tabelle 11.1 auf S. 202, Kapitel 11.6 und Kapitel 10.1.3.

Wesen und Methoden der Rehabilitation sind eingehend in einem eigenen Kapitel, Kapitel 19, dargestellt.

16 Prinzipien, Methoden und Indikationen orthopädischer Behandlung

«From inability to leave well alone
From too much zeal for what is new and
   contempt for what is old
From putting knowledge before wisdom,
service before art, cleverness before
   common sense
From treating patients as cases,
and from making the cure of a disease
   more grievous than its endurance
Good Lord deliver us.»

Sir Robert Hutchinson (1953)

Orthopädie wurde als die Disziplin der *Geduld* bezeichnet. Typisch sind:

- langfristige, meist lebenslange Verläufe (im Gegensatz zur Traumatologie)
- chronische Krankheiten (im Gegensatz zur Chirurgie)
- Funktionsstörungen als Endzustände.

Orthopädische *Therapie* zeichnet sich entsprechend aus durch:

- langfristige Planung
- Behandlung funktioneller Defizite
- Wahleingriffe (elektive Chirurgie).

An dieser Liste fällt auf, dass die Behandlung der «Krankheit an sich» nicht dieselbe Bedeutung hat wie in anderen Fächern.

16.1 Prinzipien orthopädischer Behandlung

Ein unzureichendes Schema

Das einfache Schema «Untersuchung → Diagnose → Therapie» mag für akute und lebensbedrohliche Krankheiten genügen. In der Orthopädie jedoch haben wir es nur selten mit lebensbedrohlichen Zuständen zu tun, dafür umso mehr mit chronischen, Jahre und Jahrzehnte dauernden, mehr oder weniger invalidisierenden Krankheiten, welche oft das Leben der Betroffenen tiefgreifend beeinflussen.

Noch mehr als anderswo in der Medizin steht ein Mensch vor uns, dem wir aus einer Not – und sei sie «nur» psychisch – mit Rat und Tat helfen müssen, und nicht eine bestimmte Krankheit, die wir zu benennen haben, damit wir automatisch die Therapie im Lehrbuch nachschlagen können.

Beispiel: Eine poliomyelitische Restlähmung können wir nicht heilen, wohl aber eine daraus entstandene Beininstabilität und Gehbehinderung durch eine Fußarthrodese beseitigen. Die Indikation zur Operation ergibt sich nicht aus der Diagnose «Poliomyelitis», sondern aus der Funktionsstörung und ihrer Bedeutung für den Patienten im konkreten Fall (siehe «Funktionsdiagnose», Kap. 10.1.1).

Die naturwissenschaftliche Basis der Orthopädie: Orthopädie zwischen Hightech und «Ganzheit»

«The practice of medicine is an art
based on science»   *Sir William Osler*

Praktische Medizin ist keine Wissenschaft, wie viele Laien und auch manche Ärzte glauben, sondern eine Kunst, allerdings mit einer soliden (naturwissenschaftlichen) Basis.

Grundlage orthopädischer Therapie sind die Naturgesetze, Biologie und Mechanik als «Biomechanik» an erster Stelle, wie sie im ersten Teil dieses Buches beschrieben sind. Die Gewebe und Organe des Bewegungsapparates haben ein großes Potenzial an Wachstumskräften, Reparationsmöglichkeiten und Kompensationsmechanismen (Knochenwachstum, Kap. 5.2, Frakturheilung, Kap. 4.2, reaktive Prozesse, funktionelle Anpassung, Kap. 1.2 u. Kap. 2.3 u.a.).

*Erfolgreiche Therapie arbeitet **mit der Natur zusammen**,* nicht gegen sie. Beispiele finden sich in jedem Kapitel.

Als Basis der Orthopädie gilt *die naturwissenschaftliche Methode.* Sie hat die hoch entwickelte Technologie der Operationen am Bewegungsapparat ermöglicht, doch verloren die Orthopäden in ihrer Begeisterung den kranken Menschen strichweise etwas aus den Augen. Dies gab einer «Ganzheits-» und einer «Alternativmedizin» Gelegenheit, den verlorenen kranken Menschen für sich zu reklamieren, mit dem Anspruch, ihn besser verstehen und heilen zu können.

So sieht sich die alte Orthopädie zwischen einer kalten, seelenlosen Hochtechnologie und verschiedenen etwas unkontrollierbaren Heilslehren eingeengt und muss sich *nach beiden Seiten abgrenzen*: Technologie, doch mit Herz, und ganzheitliche Betrachtung des kranken Menschen, aber auf naturwissenschaftlicher Basis. Das muss die Devise sein, wenn die Orthopädie weiter ihren Platz behaupten will.

Diagnose und Prognose als Ausgangspunkt

Dass eine korrekte Diagnose erste Voraussetzung für jede Therapie sein soll, gilt auch für die Orthopädie. Allerdings ergeben sich daraus noch keine *Indikationen,* wie bereits mehrfach erwähnt wurde, bei der Diagnostik (Kap. 10.1) und bei der «Patientenorientierten Therapie» (Kap. 15), unter Hinweis auf die Funktionsdiagnose (Kap. 11.16) und die ICIDH als Ergänzung zur ICD (Kap. 10.1.3). Ein nützliches Instrument ist auch die «Entscheidungsanalyse» (s. Kap. 13.9 u. Abb. 13.38).

Expektative Behandlung: die Methode «Abwarten und Tee trinken»

Oft jedoch lassen sich Schmerzen im Bewegungsapparat nicht eindeutig lokalisieren und einer klaren Diagnose zuordnen. Im Anfangsstadium ist in der Regel, d.h. bei aller Wahrscheinlichkeit nach harmlosen Krankheitsbildern, eine *symptomatische Behandlung* angezeigt, welche gleichzeitig einer weiteren *Diagnostik «ex iuvantibus»* dienen kann (etwa eine gezielte Heilgymnastik, eine lokale Infiltration). Man wartet den weiteren Verlauf ab und hofft, dass die Sache spontan ausheile (was in der Mehrzahl der Fälle eintritt), bzw. man versucht, aus der Reaktion auf die Therapie Hinweise auf die Diagnose zu bekommen (vgl. Kap. 16.2).

Der große *Vorteil dieser Methode:* Sie ist vernünftig, ökonomisch, risikoarm, nicht-invasiv, effizient, in sehr viel Fällen anwendbar, und man gewinnt Zeit damit. Gerade Letzteres ist aber auch ihr Problem: Die *Geduld von Patient und Arzt* wird auf eine harte Probe gestellt, für moderne, ungeduldige Menschen schier unerträglich.

Prognose: Spontanverlauf versus Therapieerfolg

> «Treatment is an attempt to improve upon the natural history» *Mercer Rang*

Wenn die Spontanprognose gut ist, wird niemand auf die Idee verfallen, eine invasive Therapie zu beginnen oder gar zu operieren. Dazu muss natürlich der Langzeitverlauf bekannt sein. Tatsache aber ist, dass wir über die Spontanprognose von Krankheiten und Verletzungen erstaunlich *wenig wissen.* Dies hat verschiedene Gründe: Die oft lebenslangen Verläufe (z.B. von einer «Präarthrose» zur Arthrose, etwa bei Hüfterkrankungen im Kindesalter, das Schicksal von Skoliosen, Rückenschmerzen, Deformitäten usw.), die mangelnde und/oder ungenügende Dokumentation, die Mobilität der Patienten, die nicht mehr auffindbar sind, mangelndes Interesse an Langzeitforschung: Neue Operationsverfahren sind interessanter (vgl. dazu auch: «Langzeitforschung», Kap. 25). Auch gibt es heute kaum mehr Spontanverläufe, weil fast alles schon einmal operiert wurde.

Diese Situation legt *zwei Dinge* nahe:

1. verstärkte Anstrengungen, *Langzeitverläufe,* auch Spontanverläufe, zu dokumentieren und zu erforschen
2. *Operationsindikationen* entsprechend zurückhaltend zu stellen bei Krankheiten, deren Spontanprognose schlecht bekannt ist.

Kriterium Outcome-Resultat

Ähnlich liegen die Verhältnisse bei den Ergebnissen von Therapie, insbesondere von Operationen. Vernünftigerweise wird man nur operieren, wenn gute Erfolgschancen bestehen, und zwar nicht nur kurzfristig, sondern auf lange Sicht, in der Regel viele Jahre und Jahrzehnte. Auch hier zeigt sich **ein «Beweisnotstand»**, vor allem für neuere Operationsmethoden, deren nachhaltige Resultate ja erst nach Jahren beurteilt werden können.

Aber auch viele unzuverlässige, voreingenommene (Stichwort «bias»), methodisch ungenügende Studien und Statistiken haben keine sehr aussagekräftigen Schlüsse betreffend den Wert solcher Therapien ermöglicht, und Studien, die wissenschaftlichen Ansprüchen genügen, fehlen auf weite Strecken, so z. B. bei der neueren Endoprothetik, bei der Knie- und Schulterchirurgie und in der Traumatologie (vgl. Kap. 24.3: «EbM in der Orthopädie»).

Auch hier gilt dasselbe wie für die Spontanprognosen:

1. bessere *Dokumentation* und «Outcomes-studies», mehr Anstrengungen in der Erforschung langfristiger Operationsergebnisse
2. Zurückhaltung in der *Indikation* invasiver, eingreifender Therapien mit potenziellem Risiko, vorab Operationen (auch «miniinvasive», arthroskopische).

Als *Schlussfolgerung* ergibt sich:

1. Eine Therapie ist nur «gut», wenn erwiesen ist, dass ihre Resultate langfristig deutlich *besser sind als der Spontanverlauf* der Krankheit oder Verletzung.
2. Von den meisten Krankheiten des Bewegungsapparates sind weder die Spontanprognose noch die langfristigen Resultate der derzeitigen Behandlung bekannt. Dies ist bei Therapieempfehlungen zu berücksichtigen. Indikationen sollten entsprechend vorsichtig und zurückhaltend gestellt werden.

16.2
Kausale und symptomatische Behandlung

Kausale Behandlung in der Orthopädie

Kausale Behandlung ist natürlich anzustreben wo immer möglich. Immerhin müssen funktionelle und praktische Gesichtspunkte den Ausschlag für die Wahl des Behandlungsverfahrens geben, und meistens sind symptomatische Maßnahmen zur Erhaltung und Verbesserung der Funktion zusätzlich notwendig.

Optimal statt maximal

In vielen Fällen steht eine kausale Behandlung nicht zur Verfügung. Trotzdem kann den Patienten durch Linderung ihrer Beschwerden und Verbesserung der Funktion des Bewegungsapparates sehr viel geholfen werden.

Vielleicht muss man sich zuweilen ein wenig von der aus dem Studium mitgebrachten Vorstellung einer lehrbuchmäßigen Funktion des Bewegungsapparates und einer vollständigen Integrität des Körpers lösen. Anders als eine Maschine hat der Mensch mit seinem Bewegungsapparat unzählige Möglichkeiten, Störungen im «normalen» Funktionsablauf irgendwie zu kompensieren («Funktionelle Anpassung», Kap. 1.2 u. Kap. 34.1.2).

Diese Möglichkeiten, dieses «irgendwie» herauszufinden und therapeutisch zu unterstützen, macht den Reiz orthopädischen Denkens und Handelns aus.

Lebensqualität

Gegenüber den Definitionen von «Krankheiten» und von «Gesundheit», welche das herkömmliche Leitmotiv der Medizin seit dem vorigen Jahrhundert sind, hat erst in letzter Zeit die «Lebensqualität» größere Bedeutung erlangt. Dass diese durch wissenschaftlich einwandfrei fundierte Therapie nicht immer verbessert, nicht selten jedoch massiv verschlechtert wird, hat sich an vielen Orten gezeigt.

Ein eindrucksvolles Beispiel für die Bedeutung der Lebensqualität ist die chronische Polyarthritis. Diese Patienten empfinden es als wesentliche Verbesserung, wenn sie wieder vom Bett aufstehen, den Rollstuhl erreichen, die Toilette benutzen und sich selbst besorgen können.

An diesem Beispiel zeigt sich exemplarisch die Aufgabe der Orthopädie: Selten hat sie lebensbedrohliche Zustände zu behandeln, Leben zu verlängern nie. Den meisten orthopädischen Patienten kann sie jedoch zu einer Verbesserung ihrer Lebensqualität verhelfen. «*To add life to years, not years to life*» ist vielleicht ihre wichtigste Aufgabe. Dies macht sie zu einer überaus dankbaren Spezialität.

Unter diesem Aspekt verliert die Vorstellung von der «nur symptomatischen» Behandlung vielleicht etwas von ihrem abschätzigen Beiklang und gewinnt dafür an Interesse und Wert.

Symptomatische Behandlung: Schmerzbekämpfung hat Vorrang

Fast immer steht Schmerzbekämpfung für den Patienten an erster Stelle. Sie hat aber einen weiteren Zweck: Schmerzen beeinträchtigen die Funktion praktisch immer sehr stark. Beseitigung von Schmerzen ist deshalb auch Funktionsverbesserung, sogar in Fällen, bei denen man das Gegenteil erwarten würde (z. B. nach Ausschalten eines schmerzhaften Gelenkes mittels Arthrodese).

Schmerztheorien und Schmerztherapie sind zu einer eigentlichen *Spezialwissenschaft* geworden. Da die Schmerzbehandlung in der Orthopädie einen zentralen Platz einnimmt, kann sie davon profitieren.

Je nach Schmerzart, -dauer und -ursache steht ein großes **therapeutisches Arsenal** zur Verfügung. In der Orthopädie kommt die ganze Palette zum Einsatz:

- Die besten Erfolge werden natürlich in jenen Fällen erreicht, in denen die *Schmerzursache gezielt* ausgeschaltet werden kann (Beispiele: Osteoid-Osteom, Endoprothesen).
- Schmerzen im Bewegungsapparat, an Knochen und Gelenken, sind in der Regel *Signale*, die nicht einfach mit Medikamenten überdeckt und ausgeschaltet werden sollten:
- Schmerzen nach *Verletzungen* legen Schonung, befristete Ruhigstellung nahe.
- *Entzündungsschmerzen* äußern sich als Dauerschmerzen und erfordern ebenfalls temporäre Ruhigstellung.
- *Muskuläre* Verspannungen und Schmerzen sollten ebenso wie statische Beschwerden in den meisten Fällen mit aktiven physikalischen Maßnahmen und geeigneten Änderungen der Lebensweise allein behandelt werden können.
- *Akute Schmerzen* sprechen auf Kälte, chronische eher auf Wärme an.
- *Dauerschmerzen* benötigen oft Analgetika. Je nach Art und Intensität der Schmerzen stehen unterschiedliche Wirkstoffe zur Verfügung. Sie werden niedrig, nach Wirkung dosiert und befristet eingesetzt (s. Kap. 17.7).
- Zusätzliche unregelmäßig *exazerbierende* Schmerzen (z. B. Ischiasattacken) benötigen eine Schmerzreserve eines potenteren Medikamentes.
- *Starke akute Schmerzen* sollen von Anfang an mit wirksamen Mitteln und nicht homöopathisch behandelt werden. Die Gefahr einer Chronifizierung ist geringer und damit auch jene einer Sucht. Beispiel: postoperative Analgesie.
- *Neuropathische Schmerzen* sind unberechenbar und oft therapierefraktär (Beispiele: Narbenneurom, Kausalgie, Phantomschmerz, Algodystrophie, Sudeck, Reflexdystrophie, Komplexe regionale Schmerzsyndrome, Schulter-Handsyndrom, Quadrantensyndrome). Hier werden alle möglichen Schmerztherapien versucht, von physikalischen Anwendungen (TENS etc.) über Medikamentenkombinationen bis hin zu den interventionistischen Methoden der Anästhesie (regionale Blocks und Stimulationen, Sympathikusblockaden, Schmerzpumpen, intrathekale Applikationen) und der Neurochirugie, in der Mehrzahl der Fälle ohne Erfolg. Vgl. dazu Kap. 45.2: «Schmerzsyndrome».
- *Chronische Schmerzzustände* sind außerordentlich schwierig zu behandeln. Wichtig ist die Prophylaxe, d.h. die prompte und effiziente Behandlung akuter Schmerzen, damit keine Chronifizierung eintritt. *Psychische Faktoren* spielen entscheidend mit und sind von Anfang an zu berücksichtigen: Vgl. dazu «Psychosomatik in der Orthopädie», Kapitel 35.

Verbesserung der Funktion

1. Verbesserung **statisch ungünstiger Verhältnisse**, z. B. mittels Korrektur von Deformitäten (Arthrolysen, Tenolysen, Osteotomien, Arthrodesen).

2. **Stabilisierung der Gliederkette** mittels Osteosynthesen, Arthrodesen, Sehnen- und Bandplastiken, Apparaten usw. bei
   - Lähmungen
   - Gelenkinsuffizienz
   - gestörter Tragfunktion des Skelettes (Frakturen, Pseudarthrosen usw.).

3. Verbesserung statisch ungünstiger Verhältnisse und Stabilisierung der Gliederkette sind die beiden Grundpfeiler orthopädischer Therapie im engeren Sinne. Erst an dritter Stelle folgt die Verbesserung des **Bewegungsumfanges** der Gliederkette. Schmerzfreiheit, Stabilität und praktische Funktion haben den Vorrang vor Gelenkmobilisierungsversuchen als Selbstzweck.

Korrektur von Deformitäten

Nicolas Andry begründete die «Kunst, Deformationen bei Kindern zu verhüten und zu korrigieren» und taufte sie «Orthopädie» (s. S. 32). Auch das krumme Bäumchen mit dem stützenden Stab, das er seinem Buch voranstellte, ziert heute noch als Sinnbild alle bedeutenden und auch weniger bedeutende orthopädische Publikationen (s. Abb. 0.3).

Die körperliche Integrität hat in unserem Menschenbild einen hohen ästhetischen Wert, und sie prägt auch unsere Beziehungen zum Mitmenschen stark. Wir alle wissen genau, wie ein Mensch aussehen sollte, und viele haben Schwierigkeiten im Umgang mit «Krüppeln», «Missgebildeten», Buckligen etc. Aus dieser Sicht bezog die Orthopädie ihren ersten Sinn.

Auch heute suchen viele Patienten den Orthopäden mit der Bitte auf, eine **ästhetisch störende Deformität** zu beseitigen. Dem Arzt stellt sich die verantwortungsvolle Aufgabe, Berechtigung eines solchen Anliegens gegen Gefahren und Nachteile einer Operation abzuwägen und den Patienten entsprechend zu beraten. Einerseits wird man nicht leichtfertig «Schönheitsoperationen» anpreisen und ausführen. Andererseits kann man sich den oft echten und schwierigen psychischen und sozialen Problemen, welche manche Patienten tatsächlich haben, nicht entziehen, indem man sie einfach als «neurotisch» abtut. Eine eingehende Aussprache ist in jedem Fall notwendig (vgl. auch Kap. 18.1.6: «Kosmetische Indikation?» und Abb. 66.43, Kap. 66.7.2).

Bei dem offensichtlichen, engen *Zusammenhang zwischen Form und Funktion* erscheint es logisch, dass mit der Korrektur einer Deformität auch die Funktion wiederhergestellt oder wenigstens verbessert werden kann. Dies ist in manchen Fällen möglich. Sie sind im Kapitel «Deformationen und statische Störungen», Kapitel 38, beschrieben. Ein Beispiel ist die Osteotomie bei der monokompartimentalen Varusgonarthrose (Kap. 66.9.3).

Allerdings ist eine Deformität – zumal eine geringgradige – an sich noch keine Operationsindikation. Theorie und Plausibilität allein genügen nicht, entscheidend sind die Resultate: Sind sie besser als die Spontanprognose?

Prophylaktische Korrekturen? Besonders heikel wird die Indikation, wenn eine Formkorrektur als präventive Maßnahme *bei Kindern* gemacht werden soll. Rein theoretisch erscheint das logisch, und es wurden auch reihenweise solche Operationen gemacht. Langfristige Kontrolluntersuchungen haben dann allerdings gezeigt, dass die Resultate nach Abschluss des Wachstums und später in vielen Fällen keineswegs den Erwartungen entsprachen. Die Verläufe sind wesentlich komplizierter, insbesondere das weitere Knochenwachstum ist nicht leicht vorhersehbar. Manche (iatrogenen) Komplikationen und Spätschäden hätten vermieden werden können. Ein Beispiel ist die intertrochantere Osteotomie bei geringgradiger Dysplasie oder bei so genannten «vermehrter Antetorsion» (Kap. 64.3.3, Abb. 64.27).

«Norm» und «Pathologie». Ein heikles, bisher ungelöstes und auch kaum generell lösbares Problem ist die Abgrenzung so genannter «pathologischer» Werte (z. B. Winkelgrade) von so genannten «Normwerten». Vgl. dazu Kapitel 18.1 und Kapitel 38.1.2 sowie «Häufige Normvarianten bei Kindern», Kapitel 39.

16.3
Das Behandlungsziel: praktisch brauchbare Funktion

Unserer idealen Vorstellung gemäß, die wir von der Ausbildung her mitbringen, ist das Ziel jeder Behandlung die Ausschaltung der krank machenden Noxe und eine «Restitutio ad integrum», eine vollständige Wiederherstellung.

Nur beim kleineren Teil der orthopädischen Krankheiten ist dies möglich, teils weil eine «kausale Therapie» fehlt, teils weil die Schäden *irreversibel* sind. Unser Behandlungsziel muss dann ein anderes sein: Erreichen der bestmöglichen für den betreffenden Patienten brauchbaren Funktion. Dabei muss von der *integrierten Leistung des gesamten Bewegungsapparates* und ihrer *Bedeutung für Leben und Arbeit dieses Patienten* ausgegangen werden (siehe Liste «Die Leistungen des Bewegungsapparates», Tab. 11.1 u. Tab. 11.6).

Unter diesem Gesichtspunkt wird es sinnvoll, etwa ein schwer beschädigtes, schmerzhaftes Gelenk nicht zu retten zu versuchen, sondern zu versteifen, damit das beschädigte Glied wieder für die Gesamtfunktion des Bewegungsapparates brauchbar wird.

Ersatzfunktionen

Natürlich entspricht die neue Funktion nicht mehr genau der früheren, «normalen». Es ist eine abgewandelte «Ersatzfunktion», pathologisch vielleicht im Sinne der Lehrbuchphysiologie, aber für die Bedürfnisse des betreffenden Menschen von unersetzlichem Wert.

Wir müssen in der Orthopädie Hilfsfunktionen, Improvisationen, Ersatzlösungen usw. erkennen und akzeptieren. Die Natur und unsere Patienten kennen sie schon lange und wenden sie an.

Oft sind solche nicht lehrbuchmäßige Funktionen mühsam durch funktionelle Anpassung und *jahrelange Übung* vom Patienten *erworben* worden, und er ist in Ermangelung der «regelgerechten» Funktion **darauf angewiesen**.

Unverzeihlich wäre es, ihn solcher unentbehrlicher Funktionen etwa durch eine Operation zu berauben, mit dem Blick auf eine «Normalisierung», eine Wiederherstellung anatomischer Lehrbuchverhältnisse.

Diese Gefahr ist nicht so klein, wie es scheinen könnte. Beispiele von Operationen bei Spastikern, bei multiplen Deformitäten oder Lähmungen, bei Folgen von Verletzungen oder polyarthritischen Schüben an mehreren Gelenken, aber auch bei nicht anatomisch geheilten Frakturen usw., zeugen davon.

Vor solchen Fehlleistungen kann nur eine aufmerksame **Gesamtbetrachtung** schützen, eine genaue Funktionsdiagnose, das Verständnis der Wechselwirkung zwischen mechanischen Anforderungen und biologischer Leistung zusammen mit einiger Erfahrung.

Hier muss sich die orthopädische Betrachtungsweise bewähren. (Vgl. «Funktionelle Diagnostik»: Kap. 10.1.1 u. Kap. 11.6).

Die Funktion des Bewegungsapparates im Hinblick auf praktische Fähigkeiten

Die Funktion des Bewegungsapparates ist die Grundlage dieser Betrachtungsweise: Von der Atmung für die unmittelbare Erhaltung des Lebens bis zu Spitzenleistungen in Handfertigkeit und Sport ist ein langer Weg, auf dem *jede Stufe die vorhergehende voraussetzt.*

Im Verlauf der *menschlichen Entwicklung* wird dieser Weg von Stufe zu Stufe durchlaufen von der völligen Hilflosigkeit des Säuglings über die vollständige, auch finanzielle, Unabhängigkeit, die von einem normalen Erwachsenen erwartet wird, bis zu spezifischen überdurchschnittlichen Fertigkeiten und Leistungen eines bestimmten Individuums. All dies setzt einen intakten, tadellos funktionierenden Bewegungsapparat voraus.

Wenn die Funktionen des Bewegungsapparates sich entweder wegen frühkindlicher Störungen nicht normal entwickeln oder aber später wieder abgebaut werden, fallen in erster Linie die hochdifferenzierten Leistungen aus, und die «Entwicklungsstufen» werden in umgekehrter Reihenfolge wieder rückwärts durchlaufen in immer größere Abhängigkeit des Betroffenen von seiner Umgebung hinein.

Dies geschieht bei Krankheiten langsam, durch Unfälle plötzlich und im Alter oft fast unmerklich und nur am Grade der Abhängigkeit erkennbar. Das ist, was wir mit *Invalidität* bezeichnen.

Invalidität und Reintegration

Diese Invalidität steht für den Patienten des Orthopäden in der Regel im Vordergrund, und unsere therapeutischen Überlegungen kreisen um ihre zentrale Bedeutung. Für jeden Patienten ist sie verschieden: Bei einem *Musiker* kann es darum gehen, ob er wieder sein Instrument spielen kann oder nicht, bei einem *Arbeiter*, ob er seine Familie selbst durchbringen kann oder nicht. Ein schwer *Verunfallter* sollte wieder in einen Arbeitsprozess eingegliedert werden, und bei einem *alten Patienten* kann die Frage sein, ob er nach einer geheilten Schenkelhalsfraktur wieder zu Hause zu leben im Stande ist, in ein Heim übersiedeln muss oder überhaupt nicht mehr das Krankenhaus verlassen kann.

In jedem Fall ist es die wichtigste und schönste Aufgabe des Orthopäden, Mittel und Wege zu suchen, seinen **Patienten wieder in die nächsthöhere Stufe** der Selbstständigkeit zu bringen. Dies ist für das Leben des Betroffenen von zentraler Bedeutung und für die Gesellschaft von großem Interesse.

Es ist für den orthopädisch tätigen Arzt zweckmäßig, sich bei jedem seiner Patienten die Frage nach der Stufe seiner Unabhängigkeit vorzulegen und alle Möglichkeiten zu prüfen, ihm einen größeren Freiheitsgrad zu verschaffen. Dazu ist das Studium und die Kenntnis des Bewegungsapparates und seiner Funktionsweise im gesunden und gestörten Zustand notwendig.

Grundlage der Beurteilung ist eine **Funktionsdiagnostik** des Bewegungsapparates. Sie ist in Kapitel 10.1.1 und Kapitel 11.6 dargestellt.

Als Instrument zur Beschreibung und Dokumentation der praktisch relevanten Fähigkeiten bzw. Behinderungen bietet sich die **ICIDH** an, die «International Classification of Impairments, Disabilities and Handicaps», zu deutsch die «Internationale Klassifikation der Schädigungen, Fähigkeitsstörungen und Beeinträchtigungen». Sie wurde im Kapitel 10.1.3: «Versuch einer ganzheitlichen Diagnostik», dargestellt (die ICD, die internationale Klassifikation der Krankheiten ist dazu nicht geeignet).

Das **MARA-Modell** (Mean Age Related Ability) setzt Leistungen und Fähigkeiten in Beziehung zum Lebensalter. Es ist in Kapitel 10.1.4 beschrieben. Die MARA-Kurve (Abb. 10.3) der «mittleren altersentsprechenden Fähigkeit» gestattet Vergleiche und kann auch als Instrument zur *Behandlungsplanung* und zur *Dokumentation* von Verläufen dienen. Sie ist deshalb hier nochmals wiedergegeben (**Abb. 16.1**).

Funktionsdiagnostik, ICIDH und MARA-Kurve sind für die Planung orthopädischer Therapie wegleitend (vgl. a. Abb. 10.2, S. 164).

AIs «Checkliste» kann die Liste «Leistungen des Bewegungsapparates» im Abschnitt «Funktionelle Diagnostik», Kapitel 11.6 dienen: (Tab. 11.1, S. 202).

Bedeutung der Rehabilitation

Zusammenfassend lassen sich alle die genannten Bemühungen unter einem einzigen übergeordneten Ziel subsumieren: der Rehabilitation. Sie ist kein Spezialfach am Rande, sondern steht bei jedem Einzelfall von Anfang an im Zentrum jeder orthopädischen Therapie, sei sie konservativ oder operativ. Prinzipien und Details sind beschrieben im Kapitel 19: «Rehabilitation – Eingliederung».

Primum nil nocere, das erste Gebot

Das erste Gebot des Hippokrates, nicht zu schaden, hat auch im dritten Jahrtausend seine Berechtigung, ja es gilt umso mehr, als die technischen Möglichkeiten fast alles mach- und heilbar erscheinen lassen.

Iatrogene, d. h. durch Ärzte verursachte Schäden haben eine stark steigende Tendenz, wobei die Orthopädie einen unrühmlichen Spitzenplatz einnimmt. Folgeoperationen gehören bereits zu den häufigeren Eingriffen an spezialisierten Zentren, und Dauerschäden beschäftigen Gutachter und Gerichte in zunehmendem Maß.

Bei den Ursachen für *Haftpflichtklagen* handelt es sich nicht nur um Fahrlässigkeit und so genannte «Kunstfehler», sondern immer häufiger um *Fehler der Indikation*: «Wenn ich gewusst hätte, was ich jetzt weiß, hätte ich in diesen Vorschlag nie eingewilligt,

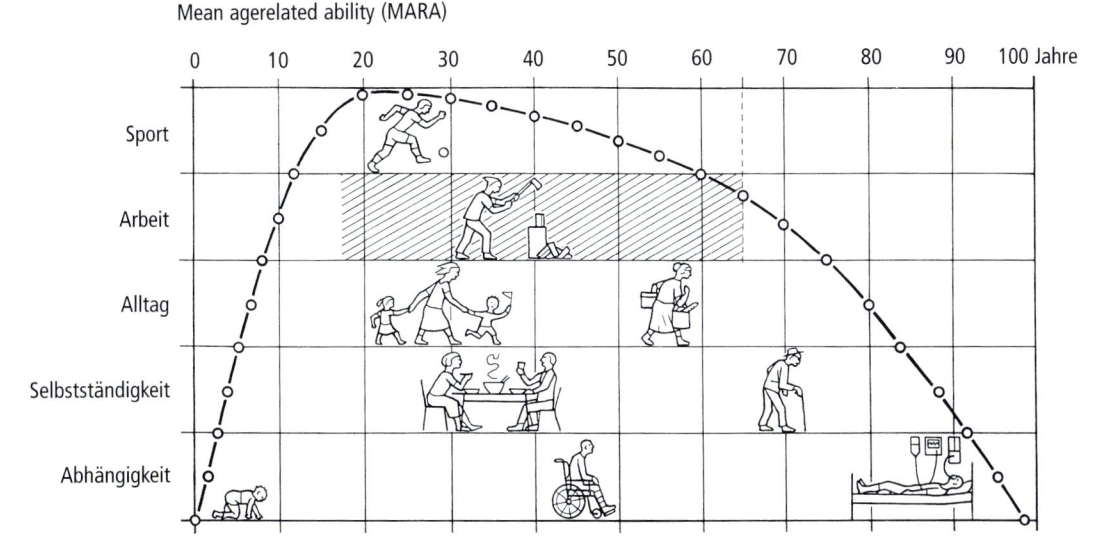

Abb. 16.1: MARA-Kurve: Altersabhängige Leistungsfähigkeit.
Das MARA-Modell wurde in Kapitel 10.1.4 erläutert. Die Kurve von Abbildung 10.3 ist für die Behandlung als Entscheidungshilfe nützlich. Die Stufen entsprechen der zunehmenden Leistungsfähigkeit *von den überlebensnotwendigen* psychomotorischen Funktionen *bis zu den anspruchsvollsten* Leistungen, die das Kind in seiner Entwicklung erreicht, und die im Alter langsam wieder abgebaut werden, bis zum Tod.
Die Kurve entspricht einem ungefähren mittleren Wert in jedem Alter. Sie kann als Planungsinstrument dienen. Ein **Ziel** und ein **Erfolg** können sein: das *Erreichen einer höheren* oder das *Erhalten der aktuellen Leistungsstufe* des betreffenden Patienten. Im Alter müssen die Ansprüche notgedrungen zurückgeschraubt werden. Die abfallende Kurve gibt Hinweise darauf, welche Erwartungen und Hoffnungen (noch) **realistisch** und welche **utopisch** sind. Der individuelle Therapieplan muss sich an diesen Gegebenheiten orientieren. Während im erwerbsfähigen Alter die Arbeitsfähigkeit wichtigstes Ziel ist, steht im höheren Alter meist das Erhalten von Alltagsfähigkeit und Selbstständigkeit im Vordergrund.
Verläufe, Erfolge oder Misserfolge lassen sich mit der Kurve *dokumentieren*. Sie dient damit auch der Evaluation.

hätte mich nicht operieren lassen» usw. Ungenügende Information, keine Alternativen, mangelnde wissenschaftliche «Evidenz», unverhältnismäßige Eingriffe, nicht erfüllbare Versprechungen werden in Prozessen vom Richter nicht (mehr) geschützt.

Was schwerer wiegt, ist allerdings das durch ärztliche Handlung angerichtete Leid: «*Not to be made better by treatment is discouraging, but to be made worse is devastating for your patients!*», schreibt *Robert Salter* in seinem Lehrbuch. Der psychologische Schaden ist dabei oft ebenso groß wie der somatische – und auch der Arzt leidet in der Regel unter dem Misserfolg, manchmal auch beruflich und finanziell.

Risiko verlangt *Verantwortung*. Vor 50 Jahren, als ich gerade mein Medizinstudium begann, wies mein Vater, H. Debrunner, angesichts der rasch wachsenden technischen Möglichkeiten bereits darauf hin. Seine Mahnung ist immer noch bzw. wieder aktuell. Ich habe sie dem Buch vorangestellt (s. S. 23).

Risiken und Sicherheit

Mit «*minimalinvasiven*» *Eingriffen,* «halbkonservativen» Methoden lassen sich die normalen Gefahren zwar vermindern, doch sind sie keineswegs gegen Risiken gefeit, wie viele Laien (und offenbar auch viele Ärzte) glauben. Auch bei diesen «kleinen Eingriffen» ist der Nutzen gegen das Risiko abzuwägen.

Dies gilt natürlich auch für die «interventionelle Diagnostik», von welcher der Patient ja keinen unmittelbaren Nutzen hat.

Die Orthopädie verfügt über ein großes und effizientes Arsenal von *konservativen Behandlungsmethoden*. Sie sind weitgehend *gefahrlos*. Sie werden im nächsten Kapitel beschrieben.

Unter dem Eindruck der raschen Entwicklung potenter Operationsmethoden sind sie von den Orthopäden streckenweise vernachlässigt worden, vor allem in der Ausbildung. Manche dieser konservativen Techniken sind ihnen auch entglitten und wurden von anderen Arztgruppen und medizinischen Berufen aufgegriffen, die nicht alle über die wissenschaftlichen Grundlagen (Funktionsweise des muskuloskelettären Apparates und seine Störungen, Biomechanik) verfügen, die für eine zweckmäßige Anwendung dieser Mittel notwendig sind.

Die *Orthopäden* haben allen Anlass, sich wieder auf ihre **konservativen Methoden** und *ihre Kompetenz* in diesem Bereich zurückzubesinnen, nicht zuletzt wegen des ersten Gebotes des Hippokrates.

Klare, rationale Ziele

Jede therapeutische Maßnahme soll ein klar umschriebenes, praktisches Ziel haben. Es ist gut, sich jedes Mal darüber Rechenschaft zu geben:

1. «Was genau will ich erreichen für diesen Patienten?»
2. «Ist meine Methode im Stande, dieses Ziel zu erreichen?»
3. «Überwiegt der erhoffte Nutzen das Risiko?»

Manche Methoden erscheinen durchaus plausibel und logisch in der Theorie, sind aber weder praktisch bewiesen noch hilfreich. Nicht nur ältere mechanische Gerätschaften und «Geraderichter» (auch manche Einlagen) gehören dazu, sondern auch eine große Zahl von Operationsmethoden, die publiziert, eifrig nachgeahmt und modifiziert wurden und schließlich wegen schlechter Resultate wieder von der Bildfläche verschwanden, wie etwa die beidseitige Derotationsosteotomie bei kleinen Kindern mit so genannter «vermehrter Antetorsion», aber auch viele andere.

Es genügt natürlich nicht, dass eine Maßnahme, eine Operation logisch «einleuchtet». Meistens sind die realen Verhältnisse viel zu komplex, und solche monokausalen und eindimensionalen Eingriffe stiften nur Schaden statt Nutzen. **Logik allein ist kein hinreichender Grund für eine Therapie.** Die Methode muss auch erwiesenermaßen nützlich sein. Dies lässt sich nur mit Nachuntersuchungen herausfinden. Die «evidence based medicine» soll dabei helfen.

Etwas anders liegen die Verhältnisse bei unklaren Schmerzen, bei vorübergehenden harmlosen Beschwerden. Für die Milderung solcher Symptome sind harmlose Behandlungen durchaus zweckmäßig, auch wenn ihre Wirkung schlecht nachzuweisen ist. Dabei ist auch eine gewisse *Polypragmasie* manchmal nicht zu umgehen. Auch von der Plazebowirkung wird man Gebrauch machen.

16.4
Behandlungsplanung und Zusammenarbeit

Der Behandlungsplan

Kaum irgendwo ist ein langfristiger Behandlungsplan so wichtig wie in der Orthopädie. Als Beispiel sei die kongenitale Hüftgelenkluxation und die Klumpfußbehandlung angeführt: Eine Korrektur der Deformität in einem Akt ist nicht möglich und würde mit einer Katastrophe enden. Die Behandlung muss oft über mehrere Jahre geführt werden. Verschiedene konservative und operative Methoden ergänzen sich in bestimmter Folge, und **der richtige Augenblick** für den nächsten Schritt muss genau erfasst werden.

Das Aufstellen eines langfristigen Behandlungsplanes ist auch notwendig, um die unerlässliche Mitarbeit der Patienten bzw. der Eltern der betroffenen Kinder zu gewinnen.

Orthopädische Leiden begleiten die Patienten oft **durchs ganze Leben**. Eine Gelenkdeformierung, Epiphysenlösung oder Fraktur in der Jugend führt mit den Jahren zur deformierenden Arthrose. Auch wenn der Patient nichts davon zu wissen braucht, wird der Orthopäde sich einen **langfristigen Plan** zurechtlegen, wie dieser Patient therapeutisch durch die Jahre zu betreuen sei, und er wird versuchen, unmittelbar notwendige Maßnahmen auf später erforderliche abzustimmen.

Nicht selten soll eine Operation, die für notwendig erachtet wird, nicht sofort ausgeführt werden, sondern man wartet besser den geeigneten Zeitpunkt dafür ab, z. B. eine gewisse Skelettreifung bei Epiphyseodesen, Skoliose- und Arthrodeseoperationen, ein Mindestalter bei Endoprothesen usw., obwohl damit die Geduld von Patient und Operateur unter Umständen ein paar Jahre lang strapaziert wird.

Pflege im Krankenhaus

Gefragt nach ihren Erlebnissen im Krankenhaus erinnern sich operierte Patienten lebhaft an die ersten Tage nach der Operation, an die Schmerzen und Unannehmlichkeiten, die langen Nächte, besonders aber an *die Krankenschwester*, die sich nach ihrem Befinden erkundigte, die sie pflegte und versuchte, ihre Schmerzen zu lindern, und sie erinnern sich an jedes gute Wort. Vielleicht auch an das Essen, das die Schwester brachte, doch Erinnerungen an Ärzte haben sie kaum. Während und nach der Operation schliefen oder dösten sie, und später tauchten Ärzte nur noch sporadisch auf.

Ohne Pflege ist keine stationäre Therapie denkbar; orthopädische Chirurgen sind auf Pflegende angewiesen. Die Zuwendung, die der Patient erfährt (oder, etwa bei Personalmangel, vermisst) ist von wesentlicher Bedeutung für seine Genesung.

Pflegende sind rund um die Uhr am Patienten, und das Ausführen ärztlicher Anordnungen nimmt nur einen kleinen Raum ein. Es erscheint deshalb legitim, dass die Pflege sich nicht als Handlanger der Ärzteschaft verstanden wissen will, sondern als **eigenständiger Beruf**.

Vorbei sind zwar die Zeiten, da Klosterfrauen und Diakonissen von Morgens früh bis Abends spät und auch an Sonn- und Feiertagen für Gottes Lohn Kranke pflegten und dem Arzt zur Hand zu gehen hatten, doch erheblich ist auch heute noch das soziale

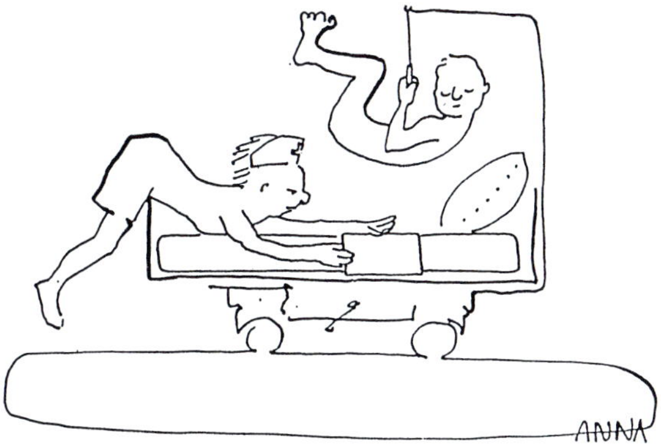

Abb. 16.2: Was Patienten im Spital wahrnehmen und registrieren, ist **die Pflege**. Ärzte spielen, zeitlich und psychologisch, meist eine eher marginale Rolle. Nicht weniger wichtig als die ärztliche «Behandlung» sind jedoch therapeutische Begleitung, prä- und postoperative Vor- und Nachsorge, psychologische Betreuung und Zuwendung, und natürlich auch die professionelle Grundpflege. Alle diese Leistungen der Pflege sind für Verlauf und Erfolg entscheidend.
Bettenmachen im Alleingang ist außerordentlich mühsam. Wer hilft? Eine Kollegin? ein Kollege? ein Arzt? oder (bei Personalmangel) der Patient selbst?

Gefälle, das sich am Lohn misst, am Ansehen in der Gesellschaft und an den beruflichen Aussichten. So ist Arbeit in der Pflege wenig attraktiv für junge Menschen. Kein Wunder, dass in den Spitälern Mangel an Pflegepersonal herrscht. Schon deshalb ist Aufwertung des Berufes dringlich (**Abb. 16.2**).

Angesichts dieser Situation kann es nur positiv gewertet werden, wenn sich Pflegende für die wissenschaftlichen Grundlagen ihres Berufes und die Wirkungsmechanismen ihrer Tätigkeit interessieren. Diese spielen im Heilungsprozess eine eminente Rolle, bilden gerade in der Orthopädie ein Gegengewicht zur techniklastigen Medizin der Ärzte und eine wesentliche Ergänzung derselben. Konfrontation zerstört. Gleichberechtigte **Partnerschaft** und Zusammenarbeit ist angesagt. Achtung, Respekt vor der jeweiligen Kompetenz und guter Wille sind ihre Grundlagen. Das Wohl des Patienten sollte Motivation genug sein.

Ambulante Chirurgie und Pflege

Unter dem Druck der Ökonomie (Verwaltung, Kassen etc.) und dank neuer technischer Möglichkeiten (Arthroskopie, minimal invasive Chirurgie, regionale Anästhesie usw.) besteht derzeit eine Tendenz, möglichst viele Operationen ambulant durchzuführen und die Patienten am Abend wieder nach Hause zu schicken. Ob, wie beabsichtigt, damit Kosten gespart werden können, ist noch unklar, muss doch die Pflege zu Hause auch bezahlt werden. Dasselbe gilt für die Tendenz, den Krankenhausaufenthalt nach Operationen abzukürzen und die Patienten möglichst rasch zu entlassen.

Indessen zeigen sich noch andere *Nachteile* und *Gefahren dieses «Managements»*: Wundheilung und Rekonvaleszenz brauchen nicht weniger Zeit als früher, und für viele ältere, gebrechliche Leute, aber auch für Hausfrauen, Mütter mit Kindern, für Alleinstehende usw. führt diese Politik zu Härten und oft zu kaum zu überwindenden Schwierigkeiten, aber auch zu Komplikationen mit sekundären Schäden. Kommunikationsprobleme und Missverständnisse spielen dabei eine nicht zu unterschätzende Rolle. Vom ärztlichen Standpunkt aus lassen sich diese Risiken nicht leicht verantworten, vom menschlichen noch weniger.

So soll hier ein Wort für die Krankenhauspflege eingelegt werden. Sie ermöglicht eine *ungestörte Heilung* sowie *angemessene Pflege und Überwachung*, bis der Patient wieder problemlos in seine gewohnte Umgebung zurückkehren kann.

Ärzte und andere Helfer

Ärzte sind Akademiker, sie haben mit 25 Jahren den Kopf voll theoretischen Wissens, aber noch kaum rudimentäre Ahnung von der Praxis. Krankenschwestern, PhysiotherapeutInnen, Techniker sind ihnen da eine gute Nasenlänge voraus. Nach dem Verständnis früherer Generationen muss der Dr. med. die Anweisungen geben, und die «medizinischen Hilfsberufe» sind gehalten, sie auszuführen. Das gibt Probleme. Wer eigene Unsicherheit mit Arroganz zu überspielen versucht, steht bald einsam und allein auf weiter Flur.

Andere Ärzte nehmen die Chance wahr, vom Wissen und der praktischen Erfahrung der «nichtärztlichen Medizinalpersonen» zu lernen und gewinnen damit deren Achtung und Hilfe. Dabei fällt ihnen kein Stein aus der Krone. Sie hören zu, fragen zuerst, besprechen ihre Absichten im Team und finden gemeinsame Lösungen – zum Wohl des Arbeitsklimas und der Patienten.

Organisation: Spezialisierung und Teamwork

Die zunehmende Spezialisierung ruft nach Aufgabenteilung, auch in der Orthopädie. Nicht mehr kann jeder alles.

- Der *orthopädische «Generalist»* ist primär für alle Krankheiten des Bewegungsapparates und ihre konservative Behandlung zuständig, wird sich allerdings auf die einfacheren Probleme und Operationen beschränken, die er entsprechend seiner Ausbildung beherrscht. Ihn braucht es vor allem in ländlichen Gegenden und an regionalen Spitälern. Man erwartet, dass er seine Grenzen kennt und schwierigere, seltenere Fälle, schwierigere Operationen und Komplikationen etc. an einen spezialisierten Kollegen bzw. an ein Referenzzentrum weiterleitet.

- Der *Generalist mit einem Schwerpunkt*, einem besonderen Interessensgebiet (z. B. Fuß, Sport, Kinder, Spastiker, Rehabilitation etc.). Er findet sein Tätigkeitsfeld eher in städtischen Verhältnissen.
- Der *Superspezialist* beschränkt seine Tätigkeit ausschließlich auf ein bestimmtes Thema (Tumoren, Neuroorthopädie) bzw. auf ein Organ (Hand, Wirbelsäule usw). In der Regel arbeitet er an einem zentralen Krankenhaus (z. B. einer Universität) im Team mit einer Arbeitsgruppe als Referenzzentrum und «letzter Instanz» für eine größere Region. Dank seiner Ausbildung und Erfahrung liegt seine Tätigkeit vor allem auf operativem Gebiet.

Referenzzentren sind zuständig für seltene und schwierige Probleme und Eingriffe. Sie bekommen iatrogene Schäden, Mehrfachoperierte, Komplikationsfolgen, Fehlschläge zugewiesen und übernehmen damit große *Verantwortung* für diese Patienten und auch für Forschung und Lehre (s. **Abb. 16.3**).

Mit solchen Aufgaben lässt sich kaum Geld verdienen. Sie müssen deshalb in der Regel von der öffentlichen Hand übernommen werden.

Der Hausarzt spielt für orthopädische Patienten eine zentrale Rolle: Über die Hälfte aller Patienten, die ihn erstmals aufsuchen, haben ein orthopädisches Problem, d.h. eines mit ihrem Bewegungsapparat. Die meisten kann der Hausarzt durchaus *selbst lösen*, dank seiner Ausbildung, mit gesundem Menschenverstand – und mit Hilfe dieses Buches.

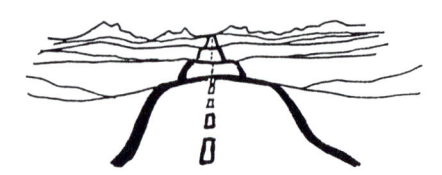

Abb. 16.3: «*Principles of care of neuromuscular disease – seeing the road ahead.*» schrieb *Mercer Rang* unter diese verblüffend einfache und doch eindrückliche Illustration in seinem fabelhaften Buch «Art and Practice of Children's Orthopaedics», das er zusammen mit Dennis R. Wenger verfasst hatte (s. Literaturverzeichnis).
Voraussicht ist nicht nur bei den neuromuskulären Störungen notwendig, sie ist ein Markenzeichen orthopädischen Denkens und orthopädischer Therapie allgemein.

Begutachtungen, Atteste

Wenn Begutachtungen und Atteste auch den praktisch tätigen Orthopäden wenig interessieren und nur belasten: Sie sind notwendig und leisten ihr Teil zur Therapie. Arbeits- und Erwerbsunfähige benötigen finanzielle Hilfe für ihren Lebensunterhalt und haben im Sozialstaat auch ein Anrecht darauf von der Versicherung. Es gilt, die Interessen des Geschädigten mit jenen der Gesellschaft in Einklang zu bringen im Sinne des Gesetzgebers, **eine soziale Aufgabe, die nur der Arzt erfüllen kann**.

Ärgerlich sind dabei die juristischen Spitzfindigkeiten, die Blindheit der Paragraphen und der Bürokratie für menschliche Belange, eine künstliche Unterscheidung zwischen Krankheit, Unfall und Invalidität, die medizinisch und sozial keinen Sinn macht, und die schematische, starre Beurteilung einer Arbeitsfähigkeit in Prozentzahlen. Die praktische Realisierung einer reduzierten Arbeitsfähigkeit ist damit kaum möglich.

Bereits vor einem halben Jahrhundert schrieb mein Vater, seinerzeit Professor für Orthopädie in Basel: «Wenn nur ein Teil des Scharfsinnes, der in Gutachten und Gerichtsurteilen zur Festlegung solch imaginärer Ziffern aufgewendet wird, den Fragen zugute käme, wie man den Invaliden wieder zu einer anders gerichteten Vollleistung bringen könnte, dann wäre viel bitteres Nachgefühl aus der Welt geschafft.»[1] Man sieht: Ein altes Problem, immer noch aktuell.

Da die Beurteilung einer Invalidität einen weiten *Ermessensspielraum* offen lässt, sind Streitereien zwischen Vertrauens- und behandelnden Ärzten und ihren Juristen vorprogrammiert, die Sache zieht sich in die Länge, und in der Zwischenzeit mutiert der Patient zu einem Neurotiker, Querulanten oder Depressiven, was er vorher nicht war (von der Versicherung wird ihm dann zuerst eine «prämorbide pathologische Persönlichkeit» und nachher eine «pathologische Schmerzverarbeitung» angedichtet).

Trotzdem: Wir kommen nicht darum herum und versuchen, so gerecht wie möglich zu bleiben.

Gerichts- und ähnliche Gutachten, z. B. auch in Haftpflichtfragen: Sie sind ausführlicher als die Vorigen und stellen hohe Ansprüche. Hier haben Ärzte Gelegenheit, *von den Juristen* klares Denken, Logik und Systematik *zu lernen*, eine gute Schule.

Haftpflichtklagen gegen Kollegen beurteilen zu müssen, sind heikle Aufgaben. Gutachter sollten die Unterstellung, keine Krähe hacke der anderen ein Auge aus, Lügen strafen mittels fundierter und objek-

---

[1] Hans Debrunner: «Über die Arthrosis deformans», Z. Orthop. 81, 212 (1951)

tiver Analysen – im eigenen standespolitischen Interesse. Es ist besser, Ordnung in den eigenen Reihen zu halten, als zu warten, bis Fremde für Ordnung sorgen (**Abb. 16.4**).

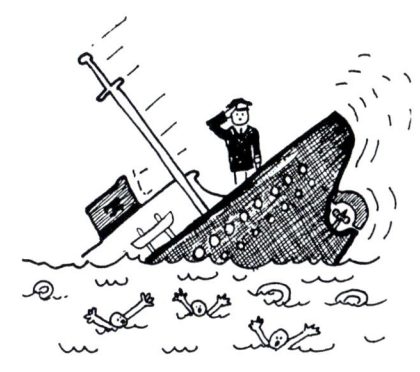

Abb. 16.4: «The ‹*doing your own professional thing* (regardless of cost-benefit ratio and anything else)› type of approach. There is no substitute for common sense.» Bild und Text von *Mercer Rang* (aus dem gleichen Buch wie Abb. 16.3) scheinen darauf hinzuweisen, dass es auch jenseits des Atlantik **Kapitäne** gibt, die stark an sich selbst glauben.

17 Konservative Therapie

17.1 Patienten ziehen konservative Behandlung vor

Die Orthopädie verfügt über ein großes Arsenal konservativer Behandlungsmöglichkeiten. Bei chronischen Krankheiten sollten sie immer zuerst ausgeschöpft werden, bevor Zuflucht zu invasiven Methoden, zu Operationen gesucht wird. Neun von zehn Patienten kann damit geholfen werden.

Die in der Orthopädie heute gebräuchlichen Methoden (**Tab. 17.1**) fußen zu einem großen Teil auf gesicherten Grundlagen. Es ist daher in den meisten Fällen möglich und richtig, einen logischen, rationalen Behandlungsplan aufzustellen.

In manchen Fällen kann es allerdings zur Betreuung und psychologischen Führung des Patienten wesentlich sein, dass «etwas gemacht wird», also eine Therapie «ut aliquid fiat». Selbstverständlich wird man **harmlose Applikationen**, vielleicht etwas Bewegung, Bäder, Einreibungen usw. wählen, welche der Patient wann immer möglich selbst zu Hause anwenden kann. Ein guter Teil der in der physikalischen Therapie verwendeten Methoden hat, neben anderen, vor allem **schmerzlindernden** Wirkungen, einen nicht zu unterschätzenden Pazeboeffekt. Medikamente sind in solchen Fällen in der Orthopädie entbehrlich.

17.2 Zwei orthopädische Behandlungsprinzipien: Ruhe und Bewegung

Die spezifisch orthopädischen Behandlungsprinzipien stützen sich vor allem auf die Anwendung bzw. Ausschaltung mechanischer Kräfte.

Sie fallen in eine der drei folgenden Gruppen:

- **Ruhe**
- **Stützung** instabiler Struktur (Knochen, Gelenke)
- **Korrektur** und Verhinderung von Deformitäten.

Alle bedienen sich ähnlicher Methoden: äußere Stützen und Fixationen. Schienen, Gipse, Apparate usw.

In einem scheinbaren Gegensatz dazu stehen bewährte Methoden, welche die **Bewegung** als Behandlungsprinzip in den Vordergrund stellen: Heilgymnastik, Manipulation, Massage usw.

Bewegung und Ruhe, ein Gegensatz?

Zur Erhaltung seiner *Funktion* braucht der Bewegungsapparat die *Bewegung*. Für die *Heilung* von Krankheit und Verletzung braucht es hingegen *Ruhe*. Was braucht nun der kranke und verletzte Bewegungsapparat?

Diesen grundsätzlichen Anforderungen gerecht zu werden ist ein zentrales Anliegen der orthopädischen Therapie, das uns in unzähligen Abwandlungen auf

Tabelle 17.1: **Konservative orthopädische Therapie.**

- Ruhigstellung, Hochlagerung
- Fixierung und Stützung, Redression
- Bewegung
  - Heilgymnastik, Ergotherapie
  - Massage
  - Manipulation (Frakturen, Luxationen, Gelenke, Wirbelsäule)
- Physikalische Applikationen
  - Wärme und Kälte
  - Wasser
  - elektrische und andere
  - Ultraschall
  - Röntgenbestrahlung
- Medikamente
  - allgemein
  - lokal
- orthopädische Apparate und Behelfe

Schritt und Tritt begegnet und sich wie ein roter Faden durch konservative und operative Therapie zieht: Körpertraining, Heilgymnastik, Mobilisation, Gelenkoperationen auf der einen, Schonung, Ruhigstellung, Fixation mit Gipsen und Apparaten, Osteosynthese, Arthrodese auf der anderen Seite.

Manchmal ist das eine, oft das andere besser, häufig ein Kompromiss – und nicht selten auch beides zugleich, z. B. bei einem Gehgips oder einer Mobilisation nach Osteosynthese.

Welches sind die Prinzipien, nach denen die vielfältigen Möglichkeiten aus dem Arsenal der konservativen orthopädischen Therapie angewendet werden? Vielleicht ist es am besten, sich erst einmal **die Wirkung von Ruhe und Bewegung auf die Gewebe** des Bewegungsapparates klar zu machen, um daraus die *Behandlungsprinzipien abzuleiten*.

1. Nur ein **normaler Gebrauch** gewährleistet eine normale Trophik (Eutrophie) der Gewebe und eine normale Funktion des Bewegungsapparates. Sobald dieser normale Gebrauch ausfällt, sei es, weil er durch Krankheit unmöglich gemacht oder einfach vernachlässigt wird, reagieren die Gewebe mit regressiven und involutiven Veränderungen, mit Atrophie und Mobilitätsverlust.
2. Die **Heilung von Krankheiten** des Bewegungsapparates benötigt in der Regel eine bestimmte Zeitspanne der *Ruhe für den Heilungsprozess* (Entzündung, Wundheilung, Frakturheilung). Zudem **lindert Ruhigstellung die Schmerzen**, welche durch Bewegung ausgelöst werden. Schmerzhafte, entzündete und verletzte Gelenke und Gliedmaßen werden instinktiv immobilisiert (**Tab. 17.2**). An der Bedeutung von Ruhe und Hochlagerung für den Heilungsprozess bei akuten Krankheiten und nach Verletzungen ist ebenso wenig zu zweifeln wie an der Schädlichkeit allzu früher und forcierter Bewegung.

Dem **Prinzip der Ruhigstellung** dient denn auch ein großer Teil aller orthopädischen Therapie (Schonung, Bettruhe, Extensionen, Gipse, Apparate, Korsette, Osteosynthesen).

Wie wirken sich diese Maßnahmen auf die Gewebe des Bewegungsapparates aus (**Tab. 17.3**)?

Die Wirkungen treten rasch ein (Tage, Wochen) und sind tiefgreifend. Der Stoffwechsel der Gewebe des Bewegungsapparates reagiert schon auf geringe Änderungen in der Beanspruchung sehr fein.

Länger dauernde, weit gehende *Immobilisierung* birgt die Gefahr einer Gelenkversteifung in sich und kann gewisse Schäden nach sich ziehen, die allerdings – je nach Alter und Zustand der Gelenke – mehr oder weniger lange Zeit reversibel bleiben.

Die Ruhigstellung erweist sich somit als ein «notwendiges Übel», weshalb eine gewisse *Atrophie* der Gewebe zum Bild fast aller Erkrankungen und Verletzungen des Bewegungsapparates gehört. Es gilt, diese 1. im kleinstmöglichen Rahmen und 2. *reversibel* zu halten. Daraus ergeben sich *zwei Behandlungsprinzipien für die Ruhigstellung*:

1. **Zeitliche Begrenzung** der Ruhigstellung auf das unbedingt notwendige Maß
   - vollständige Ruhe (Bettruhe; z. B. nach Schock, Operationen): wenige Tage
   - Wundheilung: wenige (4 bis 6) Tage
   - Frakturheilung: bis Konsolidation eingetreten
   - Entzündungsheilung: bis Entzündung abgeklungen.

2. **Örtliche Beschränkung** auf das unbedingt notwendige Maß:
   - verletztes oder erkranktes Gelenk
   - Wunde
   - verletzter Knochen
   - entzündeter Körperabschnitt.

Dabei wird man alle jene Gelenke und Muskeln, welche nicht unbedingt ruhig gestellt werden müssen, weiter übungsmäßig bewegen und womöglich normal funktionieren lassen (z. B. Finger im Handgips bewegen und benutzen, Schultern bewegen bei Ruhigstellung der Hand usw.).

Die *Beurteilung*, ob Ruhigstellung oder Bewegung im einzelnen Fall das Richtige ist, kann nur die Beobachtung lehren: Wenn bei forcierter Bewegungstherapie ein Glied anschwillt, sich verfärbt, stärker schmerzt und schlechter bewegt werden kann, benötigt es eben noch Ruhe, bis diese Symptome wieder verschwunden sind. Bald wird man aber, diesmal etwas vorsichtiger, mit aktiven Bewegungsübungen wieder beginnen und sehen, dass jetzt die Heilung Fortschritte macht, die Schmerzen und das Ödem verschwinden und die Funktion sich verbessert. Dies war dann das richtige Maß von Ruhe und Bewegung.

Die *Methoden der Ruhigstellung* sind mannigfaltig:

Ruhigstellung, Hochlagerung, Fixation

Ruhigstellung, Hochlagerung und Fixation gehören bei Entzündungen jeder Genese, nach Verletzungen, Operationen usw. zu den wichtigsten Therapiemaßnahmen. Im akuten Stadium ist dazu in der Regel *Bettruhe* notwendig.

Dabei ist eine **korrekte Lagerung** zu beachten: Grundstellung der Gelenke, damit keine Kontrakturen entstehen: ausführliche Beschreibung im Kapitel «Deformitäten», (Kap. 38.1 u. **Abb. 17.1**).

Die korrekte Lagerung *in Funktionsstellung* ist besonders wichtig bei Lähmungen. Sie ist dort (Kap. 34.1) ausführlich beschrieben. Arm und Hand

Tabelle 17.2: Wirkung von Ruhe und Bewegung auf die Entzündungs- und Heilungsvorgänge.

	Knochen	**Gelenke**	**Muskulatur und Bindegewebe**
Ruhe (Hochlagerung): therapeutisch	Normale Frakturheilung, keine Schmerzen	Rückgang von Entzündung, Schmerzen und Erguss; Bewegungseinschränkung in der Regel reversibel	Rasche Wundheilung, Rückgang des Ödems, Atrophie, reversibel
Tieflage: ungünstig	evtl. Sudecksche Atrophie	Schwellung, Erguss, Schmerzen und Versteifung	Venöse Stauung, Ödem, Schmerzen
Bewegung: schädlich (besonders die passive Mobilisation)	– Entzündung nimmt zu – Frakturheilungsstörung: überschießender Kallus, evtl. verzögerte Heilung, Fehlstellung, Refraktur Pseudarthrose mit Schmerz, Schwellung, Rötung evtl. Sudeck	Stärkere Entzündung mit Schmerzen, Schwellungen, Erguss und zunehmender Versteifung (paradoxe Wirkung!)	evtl. Myositis ossificans, evtl. stärkere Entzündung, Schwellung, Ödem und **Schmerzen**
Aktive Bewegungsübungen soweit schmerzfrei: sobald es die Situation erlaubt		Verbesserung der Beweglichkeit	Rückgang der Atrophie Abnahme der Schwellung

Tabelle 17.3: Wirkung von Ruhe und Bewegung auf die gesunden Gewebe des Bewegungsapparates.

	Knochen	**Gelenke**	**Muskulatur und Weichteile**
– Immobilisation: Bettruhe, Gipsfixation (Liegegips): **notwendiges Übel**, nicht länger als nötig	Inaktivitätsosteoporose, reversibel	Ohne tägliche Bewegungsübungen leicht Versteifung möglich, vor allem bei Gelenkerkrankungen und Lähmungen. Bei Jugendlichen praktisch nie Versteifung. Bei älterem und vorgeschädigtem Gelenk evtl. Bewegungseinschränkung, meist reversibel, bei Gelenkerkrankungen und Lähmungen aber oft bleibend	Inaktivitätsatrophie (bei Jugendlichen ohne weiteres reversibel)
Besser, wenn möglich ist: – partielle Fixation, jedoch mit möglichst normaler Funktion (Belastung) z. B. Gehgips, Funktionsgips (Arm, Hand), Apparat, Stützkorsett	Geringe Osteoporose	Beweglichkeit bleibt erhalten	Geringe Atrophie
Ideal ist: Normale schmerzfreie Funktion (Gehen mit Belastung, Handarbeit): **wo immer möglich.**	Eutrophie	Schmerzfreie Beweglichkeit im Rahmen des Möglichen	Eutrophie (wenn keine pathologischen Zustände vorhanden sind, welche Ruhe verlangen)

Normale Funktion ist das beste Training

17. Konservative Therapie

Absolute und relative Ruhigstellung

Vollständige Ruhigstellung bedeutet

- Bettruhe oder
- Gipsfixation, fixierende Orthese.

Oft ist jedoch nur eine gewisse *Schonung* und *Entlastung* vor übermäßiger Beanspruchung notwendig (**Abb. 17.3**). Zum Schutz vor der normalen Beanspruchung dienen:

- an der *oberen Extremität*: eine einfache Armschlinge
- für die *untere Extremität*: Krückstöcke, Entlastungsapparate
- für die *Wirbelsäule*: Lendenmieder und Halskragen.

Stützung und Halt

Stützung und Halt sind oft gleich bedeutend mit Ruhigstellung und werden auch mit ähnlichen Mitteln erreicht.

In vielen Fällen jedoch ist *Stützung notwendig*, aber *keine Ruhigstellung*.

Während Ruhe unentbehrlich ist für die Heilungsvorgänge am Bewegungsapparat, sind **Stabilität** und **Belastbarkeit** der Strukturen die Voraussetzung für die Funktion.

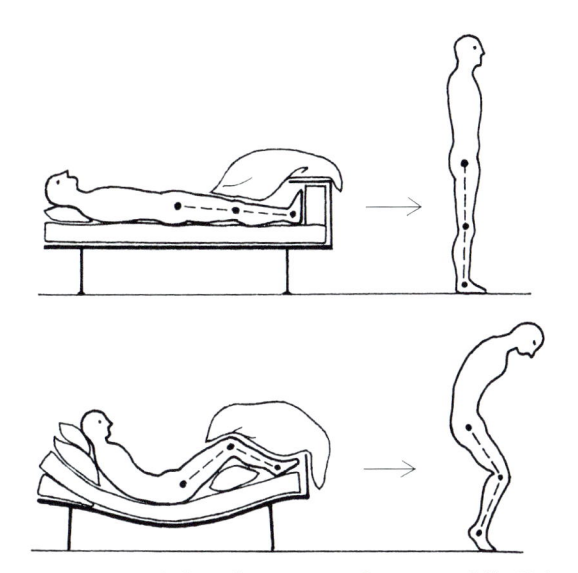

Abb. 17.1: Der Einfluss der **Lagerung im Bett** auf die Haltung im aufrechten Stand:
Oben: Korrekte Lagerung im Bett: feste gerade Unterlage, Brettchen oder Kiste zum Abstützen der Fußsohle und Bettbogen, damit die Decke nicht auf den Fuß drückt. Diese Stellung ergibt im Stehen eine gerade aufrechte Haltung.
Unten: Eine häufig anzutreffende Lagerung im Bett: Kopf hochgestellt, die weiche Unterlage sackt durch, Kissen unter den Kniekehlen, die Bettdecke drückt auf den Fußrist. Diese Körperhaltung ist zum Stehen denkbar ungünstig.

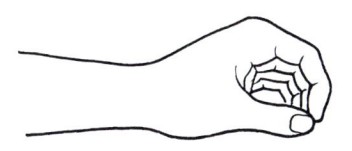

Abb. 17.2: **Funktionsstellung** der Hand.
Lockerer Faustschluss, Daumen und Zeigefingerkuppe berühren sich. Detaillierte Beschreibung siehe Kapitel 49.2, s. a. Abbildung 6.19.

werden hochgelagert, die *Hand* ebenfalls in Funktionsstellung (s. Kap. 49.3 u. **Abb. 17.2**).

Die **Fixation eines Gelenkes**, eines Gliedmaßenabschnittes, wie sie bei Gelenk- und Knochenerkrankungen, nach Gelenkverletzung, Frakturen, Operationen wie Osteotomien, Arthrodesen usw. häufig notwendig ist, kann kurzfristig mit Schienen, mit Gipsverbänden, im Dauerzug (Extension) erfolgen, längerfristig mit Apparaten (Orthesen).

Je nach Krankheit oder Verletzung muss die Fixation mehr oder weniger starr sein (mehr oder weniger gepolsterter Gips, Liegegips oder Gehgips). Eine völlig starre Fixation ist mit konservativen Methoden nicht zu erreichen, aber auch selten unbedingt notwendig.

Falls – in seltenen Fällen – eine absolute Fixation notwendig ist (z. B. bei manchen Pseudarthrosen), hilft nur eine Operation (Osteosynthese).

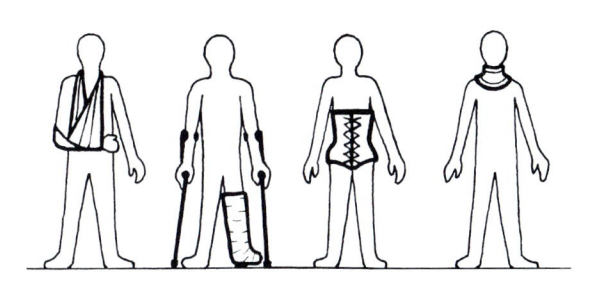

Abb. 17.3: Ruhigstellung und Entlastung von Arm, Bein und Wirbelsäule.
– Die *Armschlinge* ist einfach und zweckmäßig. Der Gefahr der Schulterversteifung muss durch möglichst frühes regelmäßiges Armheben begegnet werden. Eine ruhigzustellende Hand sollte allerdings, anders als auf der Zeichnung, auch in der Schlinge liegen.
– Mit *Krückstöcken* kann man auf einem Bein gehen ohne das andere zu belasten. Der Fuß sollte aber wenn möglich normal aufgesetzt und abgerollt und nicht in der Luft gehalten werden, da sonst rasch trophische Störungen (Ödem, Versteifung) auftreten.
– *Beingipse* sollten wenn immer möglich als Gehgips gefertigt werden.
– *Lendenmieder* und *Halskragen* geben eine relative Ruhigstellung, ohne dass die Funktion der Muskulatur dadurch behindert wird.

Gebrochene, pseudarthrotische oder weiche Knochen, instabile, insuffiziente Gelenke, gelähmte Gliedmaßen bedürfen der Stützung, damit sie funktionieren können. Oft soll damit nicht in erster Linie eine Ruhigstellung angestrebt, sondern im Gegenteil sollen Bewegung, Belastung und normale Funktion ermöglicht, erlaubt und gefördert werden.

Stützung und Entlastung ist kurzfristig am besten mittels Schienen, Gipsverbänden usw. möglich. Für langfristige Fixation lohnt es sich, abnehmbare Behelfe: Schienen, orthopädische Apparate usw. herzustellen. Die Patienten sind dankbar, wenn sie sich waschen können.

- **Arm und Hand:** Einfache Schienen, Manschetten, Gipsverbände, welche die Fingergrundgelenke freilassen, ermöglichen einen weitgehend normalen Gebrauch der Hand. Eine Hand, die nicht gebraucht wird, versteift rasch (s. Kap. 49.2).
- **Wirbelsäule:** Gipskorsett, Bauchbandage, Lendenmieder, Halskragen (s. Kap. 53.2 u. Kap. 59.3).
- **Beine:** Vollständige Entlastung ist selten nötig und nur mit Krückstöcken oder mit Entlastungsapparaten möglich, auf welchen sich Becken oder Bein direkt abstützen (s. Abb. 17.14 u. Abb. 17.32). Wenn immer möglich, soll aber normales Gehen mit voller oder wenigstens **teilweiser Belastung** angestrebt werden: Dazu eignet sich kurzfristig am besten ein Gehgips (Unter- oder Oberschenkelgips; **Abb. 17.4**). Aber auch nach Osteosynthesen, Gelenkersatz und anderen Operationen, die keine äußere Fixation erheischen, ist es besser, **beim Gehen Bodenkontakt** zu haben, den Fuß aufzusetzen und möglichst *normal abzurollen*. Dies ist sicherer, als wenn die Patienten auf einem Bein herumhüpfen müssen. Teilweise Belastung kann mit einer **Bodenwaage** kontrolliert werden (s. Abb. 17.14 a). Für chronische Zustände, vor allem auch Lähmungen, kommen Gehapparate und Lähmungsschienen in Betracht. Auch ein gewöhnlicher Handstock ist oft schon eine große Hilfe.
- **Füße:** Einlagen, Stiefel, Maßschuhe (s. Kap. 69.5.4 u. Kap. 69.13).

Ein Beispiel für die konsequente Durchführung des Prinzips von Ruhigstellung und Bewegung gleichzeitig ist die *Osteosynthese:* Durch stabile Fixation der gebrochenen Knochen kann auf die Ruhigstellung verzichtet und stattdessen Bewegung und normale Funktion gefördert werden.

Verhinderung und Korrigieren von Deformitäten

Während in der Fraktur- und Luxationsbehandlung und bei der Manipulation von Wirbelsäule und – selten – Gelenken mit einem kurzen aber oft massiven Kraftaufwand eine Reposition bzw. Mobilisation versucht wird, benützt die konservative Orthopädie zur Korrektur von Deformitäten stete, über lange Zeit hinweg wirkende, Kräfte, welchen die Deformitäten mit der Zeit nachgeben sollen: Redression.

Mindestens ebenso wichtig ist es, *Rezidive* von korrigierten Deformitäten zu *verhindern*, weil diese immer die Tendenz haben, sich sofort wieder zu bilden (siehe «Kontrakturen», Kap. 38.2).

Angewendet wird die **Redression** bei kongenitalen Deformitäten (Klumpfuß: Gipse, Apparate, Nachtschienen, s. Kap. 69.3.1) und gelegentlich bei kindlichen Stellungsvarianten.

Bei schlaffen und spastischen Lähmungen sind sie unentbehrlich (Prophylaxe von Gelenkfehlstellungen mit Schienen und Apparaten, s. Kap. 34). Technisch recht schwierig und aufwändig ist die konservative Skoliosebehandlung (Korrekturgipse, Extensionskorsette, s. Kap. 57).

Auch bei Gelenkerkrankungen mit muskulären Kontrakturen werden Schienen und Apparate verwendet, und schließlich kommt das Prinzip auch bei der Frakturbehandlung gelegentlich zur Anwendung (3-Punkte-Gips, Gipskeilen, s. Kap. 17.11.5).

Eine besondere Vorrichtung zur Gelenkredression ist der Quengel (als Gips oder Apparat, s. Abb. 17.23).

Das *Hauptproblem* bei allen diesen Redressionsbehandlungen ist **der Druck auf die Haut** mit der Gefahr von Hautnekrosen, von Dekubitalgeschwüren. Dies zu vermeiden und trotzdem genügend Druck auf das Skelett auszuüben, ist eine Kunst. Hier ist dieser Methode eine Grenze gesetzt.

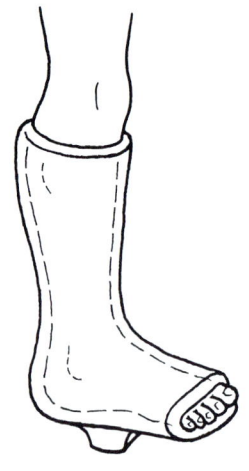

Abb. 17.4: Gehgips.
Trophik und Zirkulation sind im Gehgips wesentlich besser als im Liegegips, weil bei jedem Schritt automatisch isometrische Muskelaktionen stattfinden und Knochen und Gelenke physiologisch beansprucht werden. Statt eines Gummiabsatzes an der Sohle kann auch ein Behelfsschuh, z. B. aus einem alten Autopneu angelegt werden.

17.3
Bewegungstherapie (Heilgymnastik)

Die Heilgymnastik hat eine Reihe verschiedener Aufgaben. Sie sind in **Tabelle 17.4** aufgelistet.

Jede dieser Aufgaben erfordert verschiedene heilgymnastische Methoden Alle sollen letztlich dem Patienten ermöglichen, seine normalen Aktivitäten wieder schmerzfrei ausüben zu können:

Die *Bewegungsbehandlung* ist weitgehend die Domäne der

- **Heilgymnastik (Physiotherapie)** und der
- **Beschäftigungstherapie (Ergotherapie)**,

beides medizinische Berufe mit einer langen und gründlichen Ausbildung.

Während die Physiotherapie sich vorwiegend Armen und Beinen und dem Rücken widmet, nimmt sich die Ergotherapie besonders der Hand und ihren Fertigkeiten an (s. Kap. 17.3.4 u. Kap. 19.3).

Ihre *Hauptaufgabe* haben beide **in der Nachbehandlung** von Verletzungen und Operationen sowie von Krankheiten, welche länger dauernde Immobilisation erfordern.

Daneben gibt es aber eine ganze Reihe von spezifischen Indikationen, vor allem bei schlaffen und spastischen Lähmungen und bei manchen statischen Störungen und Schmerzen, v.a. im Bereich des Rumpfes, des Schulter- und Beckengürtels.

Eine besonders wichtige und dankbare Aufgabe erwächst der Physiotherapie und der Ergotherapie bei der **Rehabilitation**, der Wiedereingliederung invalider und nach längerer Immobilisation behinderter Patienten in das tägliche Leben. Diesen Patienten muss man **helfen, sich selbst zu helfen**. Dies beginnt mit Einübung der einfachsten täglichen Verrichtungen und führt bis hin zu spezifischen Leistungen, welche besondere Kraft und Geschicklichkeit verlangen (s. Kap. 17.3.4 u. Kap. 19.3).

Formen der Bewegungstherapie

1. *Muskeltraining:*
    - isometrisch (reines Krafttraining ohne Bewegung)
    - isotonisch (Bewegung gegen gleichbleibenden Widerstand)
2. *aktive Bewegungsübungen:* funktionelle Bewegungsabläufe
3. *passive Bewegungsübungen:* z. B. bei schlaffen Lähmungen zur Verhinderung von Kontrakturen; CPM s. Kap. 17.3.3
4. *Koordinationstraining* bei spastischen Lähmungen (Bobath usw.)
5. *Haltungsturnen* (vgl. a. Kap. 55.1.3)
6. *Lockerungsübungen* und Massage
7. *funktionelles Training:* praktisch orientiertes Üben der normalen Funktionen
    - Gehschule
    - Üben der täglichen Verrichtungen
    - Handfertigkeit (Ergotherapie).

17.3.1
Muskeltraining

Dynamische und statische Muskelarbeit

Dynamische, also mit **Bewegung** verbundene, Muskelarbeit (z. B. Gehen, Fenster putzen, Rudern) fördert Durchblutung und Stoffwechsel und erhält den Bewegungsapparat in gutem Trainingszustand. Dynamische, rhythmische Muskelarbeit kann man bei bestem Wohlbefinden sehr lange leisten ohne zu ermüden, kurz, sie ist *gesund* und natürlich.

Aber auch bei bewegungslosem Verharren in einer bestimmten Stellung ist die Muskulatur ständig in Aktion: z. B. beim Stehen, Sitzen oder Lasten tragen muss sie den Körper gegen die Schwerkraft aufrecht halten. Dazu braucht es **Haltearbeit**. Diese wird als statische Muskelarbeit bezeichnet. Bei unserer modernen Lebensweise überwiegt leider oft die statische Muskelarbeit: Langes Verharren in vornübergeneigter Stellung, am Tisch, an der Schreibmaschine, am Fließband beansprucht die Muskulatur unphysiologisch. Man **ermüdet** rasch, es stellen sich bald Verkrampfung und Schmerzen als Zeichen der Überdehnung und des ungenügenden Metabolismus ein (**Abb. 17.5**).

Tabelle 17.4: **Aufgaben der Heilgymnastik.**

1. **Kräftigen** einer geschwächten Muskulatur.
2. **Erhalten der Muskeltrophik** während (durch Krankheit oder nach Operationen) erzwungener Inaktivitätsperioden.
3. Erhalten oder Wiedergewinnen der **Gelenkbeweglichkeit** während erzwungener Immobilisierung.
4. **Verbessern** einer ungenügenden «schlaffen», muskelschwachen Haltung.
5. **Lockern** muskulärer Verkrampfung und Spannungen, sowie ungünstiger verkrampfter Gewohnheitshaltungen.
6. Verbessern der **Koordination** bei neurologischen Störungen (zerebrale Bewegungsstörungen).
7. **Verhindern sekundärer Komplikationen** (Thrombosen, Decubitus, Pneumonien) bei Bettlägerigen.
8. Verbessern und **Wiedererlangen der normalen Gebrauchsfunktionen**: Greifen, Halten, Stehen, Gehen, Aufstehen, Treppensteigen usw.

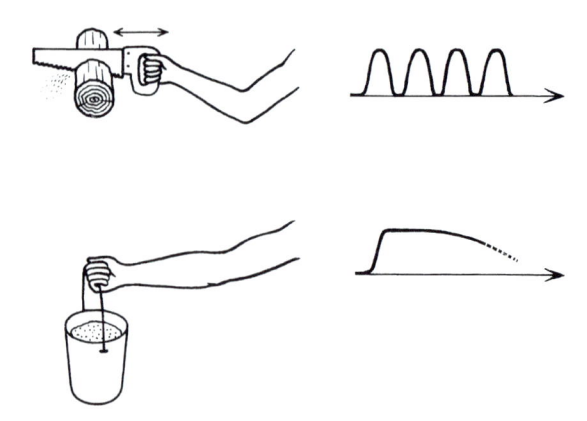

Abb. 17.5: Dynamische und statische Muskelarbeit.
Oben: Dynamische Muskelarbeit ist physiologisch, rhythmisch, fördert die Trophik und ermüdet wenig.
Unten: Statische Haltearbeit leistet keine Arbeit im eigentlichen Sinn (man könnte den Kessel auch aufhängen oder abstellen). Wegen rascher Ermüdung nimmt die Kraft bald ab.

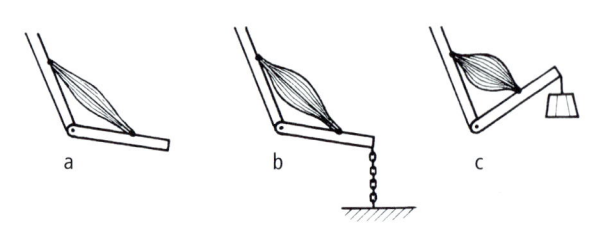

Abb. 17.6: Isometrische und isotonische Muskelaktionen.
a) Muskel (z. B. Bizeps am Vorderarm) in Ruhe.
b) *Isometrische* Muskelaktion: Bei gleichbleibender Länge des Muskels (bei fixiertem Gelenk) Muskelspannung gegen Widerstand.
c) Um das Gelenk gegen gleichbleibenden Widerstand zu bewegen muss der Muskel sich *isotonisch* kontrahieren.

Viel kann erreicht werden, wenn es gelingt, im täglichen Leben – am Arbeitsplatz – durch Verbesserung der Körperhaltung und Rationalisierung der Arbeitsweise die statische Muskelbeanspruchung zu verringern und stattdessen Rhythmus und Bewegung in den Alltag zu bringen.

Beim Kranken und Verletzten liegen die Dinge etwas komplizierter. Oft ist Immobilisierung notwendig und Bewegung verboten. Trotzdem ist dynamische Muskelarbeit möglich: dank isometrischen Muskeltrainings. Dieses ist nicht zu verwechseln mit statischer Muskelarbeit: Isometrisches Muskeltraining wird rhythmisch betrieben.

Isometrische Muskelübungen

Der Muskel wird während ein paar Sekunden so stark wie möglich angespannt, ohne das Gelenk zu bewegen (Gelenk in Endstellung oder durch Antagonisten fixiert). Diese Art von Muskeltraining hat große *Vorteile*.

1. Muskelphysiologische Untersuchungen haben gezeigt, dass isometrisches Muskeltraining genau der richtige Stimulus ist, eine maximale Hypertrophie des Muskels hervorzurufen. Im Leistungssport wird es deshalb gezielt als **Krafttraining** benutzt. Es genügt, mehrmals täglich die betreffende Muskelgruppe (z. B. den Quadrizeps) während ein paar Sekunden mit maximaler Kraft einige Male hintereinander anzuspannen, um in kurzer Zeit die größtmögliche Hypertrophie zu erreichen (**Abb. 17.6**).
2. Diese Übungen sind, hat man den «Trick» einmal begriffen, sehr einfach und *ohne Hilfsmittel* durchzuführen, eignen sich also besonders gut als «Hausaufgaben».
3. Sie erlauben **Muskeltraining bei immobilisierten Gelenken**, also im Bett, im Gips usw., kurz, es gibt keine Situation, in welcher auf ein Muskeltraining verzichtet werden muss! Beim Gehen in einem Gehgips finden infolge der normalen Innervation automatisch isometrische Muskelaktionen statt. Dies ist einer der Gründe, warum der Gehgips dem Liegegips weit überlegen ist. Analoges gilt für Korsette, Apparate usw.
4. Isometrisches Muskeltraining kommt, auch wenn die Gelenke selbst nicht bewegt werden, der Gelenkbeweglichkeit zugute: Es fördert die Zirkulation und damit die Resorption von Ödemen, verhindert ausgedehnte Inaktivitätsatrophie und -dystrophie sowie Gelenkkapselschrumpfung und -verklebung und ermöglicht damit später eine raschere Gelenkmobilisierung. Besonders deutlich ist *die Wirkung des isometrischen Muskeltrainings am Knie zu beobachten*. Das Spiel der Patella zeigt dem Arzt, der Heilgymnastin und dem Patienten selbst, ob er seine Quadrizepsübungen richtig macht. Diese Bewegung der Patella hilft wesentlich mit, dass auch ein immobilisiertes Kniegelenk beweglich bleibt (**Abb. 17.7**).
5. Das **funktionelle Training**, z. B. in Form der Gehschule, beansprucht die Muskulatur weitgehend isometrisch.

Isotonische Muskelübungen

Isotonische Muskelübungen erfolgen *gegen gleich bleibenden Widerstand*, z. B. Gewichte. Sie dienen ebenfalls der Muskelkräftigung und sind gleichzeitig die besten Übungen für die Gelenkmobilisierung (s. Abb. 17.10).

Isokinetisches Training

Für isokinetisches Training benötigt man *Apparate*. Es beruht auf dem Prinzip der gleich bleibenden Winkelgeschwindigkeit über einen größeren oder

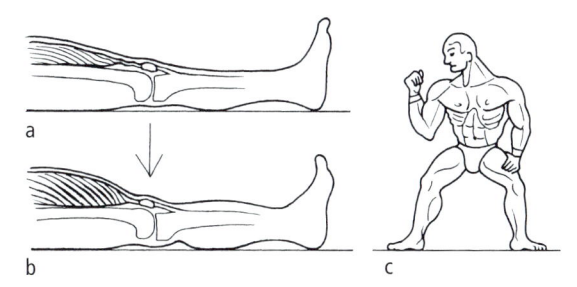

Abb. 17.7: Isometrisches Krafttraining.
a) Bei erschlafftem Quadrizeps steht die Patella tief und lässt sich von Hand leicht verschieben.
b) Der *angespannte Quadrizeps* zieht die Patella hoch und fixiert sie fest. So lassen sich isometrische Quadrizepsübungen leicht palpatorisch kontrollieren.
c) *Maximale Hypertrophie* der Muskulatur wird beim «body-building» mit isometrischem Muskeltraining erreicht. Eine der wichtigsten Aufgaben der Heilgymnastik ist das Verhindern bzw. die Rückbildung der Muskelatrophie.

den ganzen Bewegungsumfang. Die Bewegung ist kontrolliert geführt. Der Widerstand, gegen den trainiert wird, kann variiert werden. Damit werden Kraft und Beweglichkeit gleicherweise und wirkungsvoll trainiert. Beliebte und zweckmäßige Geräte sind z. B. das stehende Fahrrad für die Beine und das Rudergerät für Arme und Rücken.

17.3.2
Aktive Bewegungstherapie

Aktive Bewegungsübungen bilden **die Grundlage der Physiotherapie**. Am besten sind Übungen gegen Widerstand: gegen die Schwerkraft, evtl. die Hand der Physiotherapeutin, gegen Gewichte, Übungen, die der Patient selbst machen kann (**Abb. 17.8**).

Auch zur Mobilisierung steifer Gelenke sollte auf aktive Bewegungsübungen vertraut werden.

Die Versuchung, mit passiven Bewegungen, also von Hand, nachzuhelfen, ist groß. Tatsache ist, dass entzündlich gereizte Gelenke, etwa nach Frakturen oder Operationen, unter ständig wiederholten gewaltsamen passiven Bewegungsversuchen nicht besser beweglich sondern steifer werden, abgesehen von den sehr unangenehmen *Schmerzen*, die solche Versuche auslösen.

Passive Bewegung kann schaden

Der Grund für den «kontraproduktiven» Effekt solcher Manipulationen liegt darin, dass die Gelenkentzündung durch die mechanische Reizung verschlimmert wird. Dadurch entstehen Exudate, Ödeme und

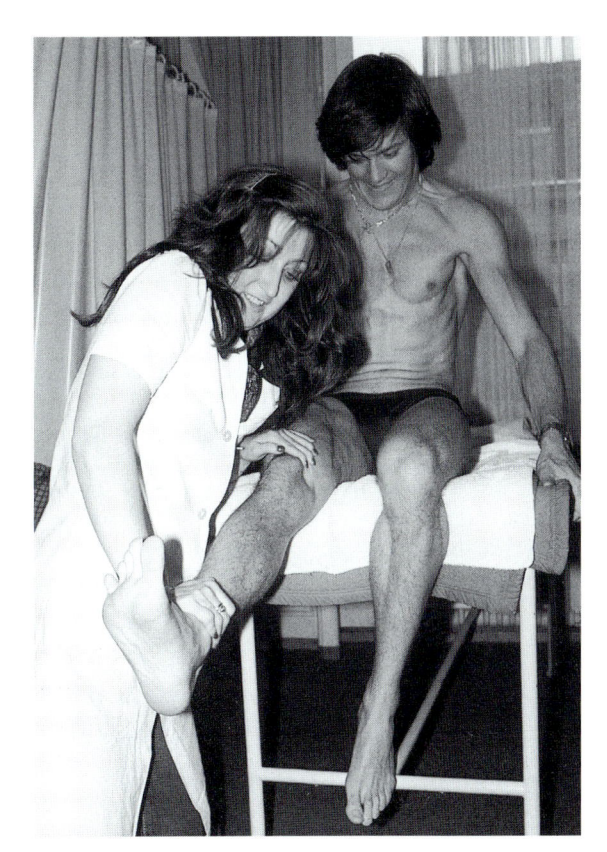

Abb. 17.8: Aktives Muskeltraining gegen *Widerstand* ist das Prinzip, auf welches Skiabfahrtsmeister Russi vertraut für die Rehabilitation seines havarierten Kniegelenkes. Die Motivation spielt bei der Heilgymnastik die Hauptrolle. Sie obliegt der Therapeutin. Nicht immer hat sie es so leicht mit den Patienten und so schwer mit dem Widerstand des Quadrizeps wie hier.

zelluläre Infiltrationen, welche ihrerseits wieder zu Narbenbildung und *Versteifung* führen. Die Schmerzen tun das übrige. Sie bewirken *Verkrampfung*, Abwehr und Passivität (s. **Abb. 17.9**, «Bindegewebe», Kap. 3.6 u. Kap. 38.2 «Therapien der Kontrakturen»). Unerfahrene und übereifrige Physiotherapeuten richten gelegentlich ihr Augenmerk zu einseitig auf die Gelenkbeweglichkeit und messen ihre Erfolge mit dem Winkelmaß. Wichtig ist hingegen, **die Schmerzgrenze als natürlichen Schutzmechanismus** zu beachten. Als Faustregel kann gelten, dass die beste Heilgymnastin jene ist, welche mit den Händen auf dem Rücken arbeitet. Diese vielleicht etwas überspitzte Formulierung garantiert, dass das Hauptgewicht auf die aktive Gymnastik gelegt wird: Der Patient muss sie selbst betreiben (**Abb. 17.10**).

Mit Hilfe der Schwerkraft und einfachen Einrichtungen (Gewichte) kann der Patient mit diesem Programm auch eine kontrollierte «passive» Gelenkmobilisierung durchführen, ohne dass die Heilgymnastin «assistiert» (Abb. 17.10).

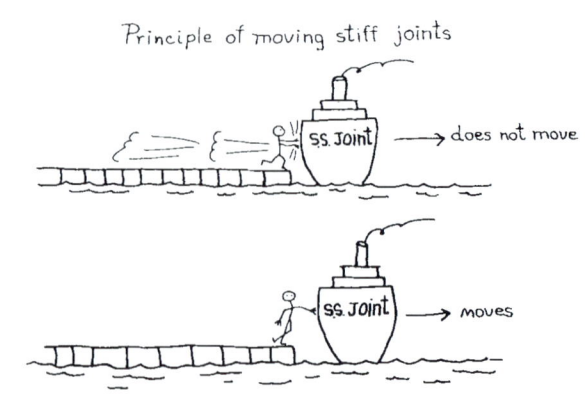

Abb. 17.9: *Das Prinzip,* **steife Gelenke zu bewegen**, haben *Howard* und *Flatt* so dargestellt: Abrupte Gewalt nützt nichts, macht nur Schmerzen und entzündliche Gewebsreaktionen. Einer sanften aber stetigen Kraft gibt das vernarbte periartikuläre Gewebe eher nach ohne Reaktion.

Immerhin sei zugestanden, dass eine einfühlende, vorsichtige manuelle Hilfe durch eine geschickte Physiotherapeutin eine ausgezeichnete Wirkung haben kann, nicht zuletzt deshalb, weil der Patient durch die Anwesenheit und Zuwendung der Therapeutin (die mehr Zeit für ihn hat als der Arzt) zu intensiver *Mitarbeit* angespornt wird.

Diese Übungen sind in erster Linie aktiv, sie ergeben aber gleichzeitig auch eine **vom Patienten selbst kontrollierte** passive Bewegungsmöglichkeit.

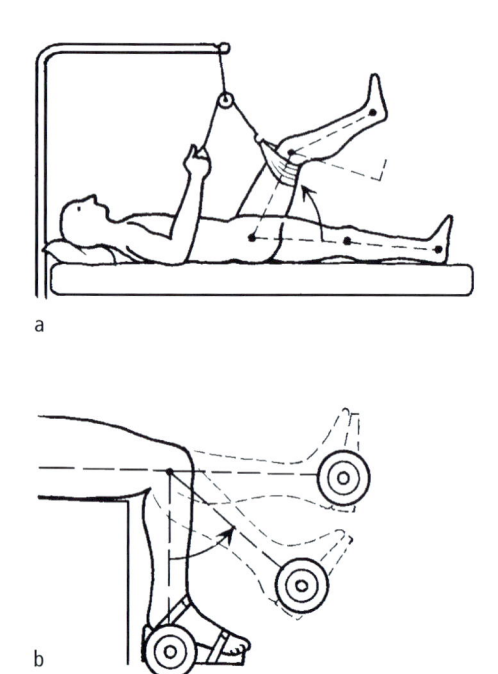

Abb. 17.10: Aktive Gymnastik: Für jedes Gelenk eine Übung, *die der Patient allein durchführen kann.*
a) *Hüften* und *Knie im Bett* mit Hilfe eines Rollenzuges.
b) *Knie:* Quadrizeps (aktiv und passiv) Gewicht heben und langsam senken.
c) *Fuß:* am besten in normaler Funktion: Zehen- und Fersengang.
d) *Schultern* aktiv und passiv: mit Hilfe eines Stockes und der anderen Hand.
e) *Hand:* Faustschluss, Finger in Funktionsstellung: Drücken eines kleinen Balles, Kneten von Silikonmasse o. ä.
f) Übung für die *obere Extremität:* Arm hochhalten, Hand und Finger zur Decke strecken, dann Arm senken, Ellbogen beugen, Faust schließen. Diese Übung mehrmals hintereinander jede Viertelstunde.
g) *Rücken:* in Rückenlage: für die Bauchmuskulatur; in Bauchlage: für die Rückenmuskulatur.

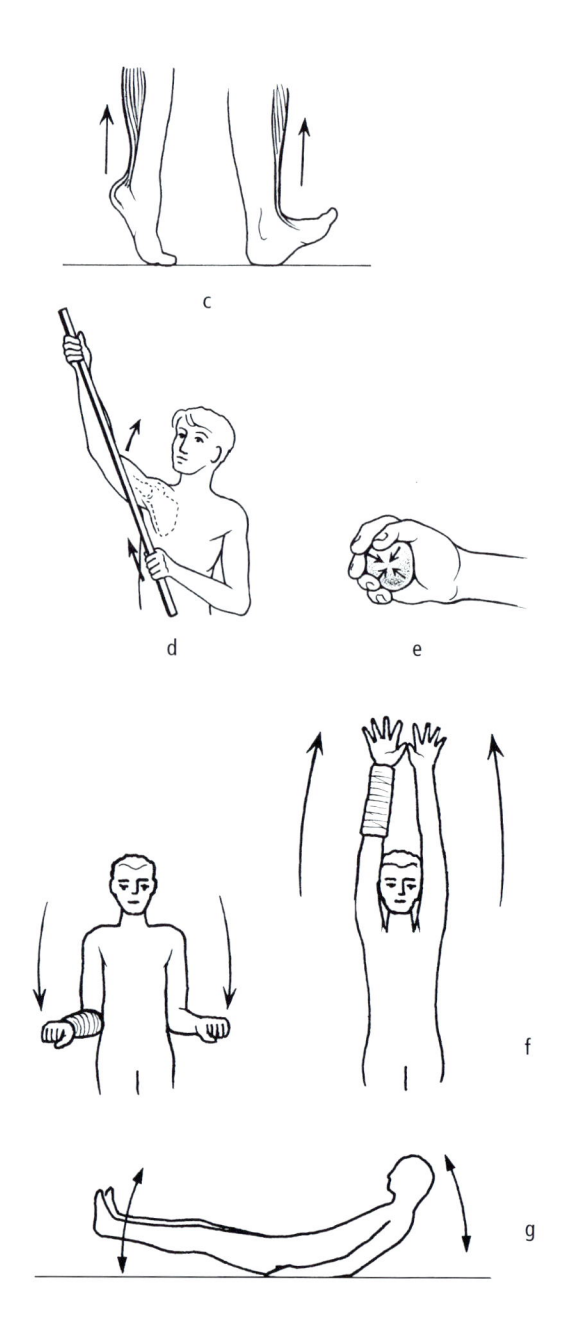

17.3.3
Passive Bewegungstherapie

Die rein passive Bewegungstherapie von Hand ist nur angezeigt als Prophylaxe, wenn ein Gelenk aktiv nicht mehr bewegt werden kann, z. B. **bei Lähmungen**. Das tägliche Durchbewegen solcher Gelenke verhindert Kontrakturen, welche sonst unweigerlich auftreten würden (vgl. Kap. 38.2). Dass im Übrigen die Nachteile der passiven Bewegungen ihre Vorteile meistens überwiegen, wurde oben dargelegt (**Abb. 17.11**).

Kontinuierliche passive Bewegung

Passive Bewegungen, durch Therapeuten von Hand ausgeführt, können naturgemäß höchstens ein paar Mal täglich appliziert werden. Genaue Dosierung und Kontrolle sind schwierig und sehr subjektiv. Diese Nachteile werden mit der maschinell betriebenen und vom Patienten selbst gesteuerten **«continuous passive motion»** (CPM) ausgeschaltet (s. **Abb. 17.12**). Es handelt sich um ein völlig anderes Prinzip als die manuelle passive Bewegung: Auf einer motorgetriebenen Schiene werden ununterbrochen langsame Bewegungen – hier Flexion und Extension des Knies – ausgeführt. Geschwindigkeit sowie Bewegungsumfang sind wählbar und werden vom Patienten selbst eingestellt. Damit ist gewährleistet, dass die Schmerzgrenze respektiert wird, eine wichtige Voraussetzung für den Erfolg. In dieser Form ist die passive Bewegung eine wirkungsvolle Therapie. «Continuous passive motion» wird hauptsächlich in der *Nachbehandlung* von Frakturen und orthopädischen Operationen gebraucht, vorzugsweise am Knie, aber auch an anderen Gelenken (Fuß, Ellbogen). Sie hilft trophische Störungen zu vermeiden und die Gelenkbeweglichkeit wieder zu erlangen.

Muskeldehnübungen *(stretching)* sind vor allem im Sport- und Fitnesstraining beliebt, haben aber auch bei manchen Schmerzzuständen, bei leicht kontrakter Muskulatur, gute Wirkung. Dabei wird versucht, durch Dehnung den Bewegungsumfang eines Gelenkes bzw. einer Gelenkkette auszuweiten.

Um zweigelenkige Muskeln zu dehnen, müssen beide Gelenke gleichzeitig in der gleichen Richtung bewegt werden (z. B. wird die ischio-krurale Muskulatur durch Hüftflexion bei gestrecktem Knie gedehnt, der M. rectus femoris durch Strecken der Hüfte bei gleichzeitiger maximaler Flexion des Knies).

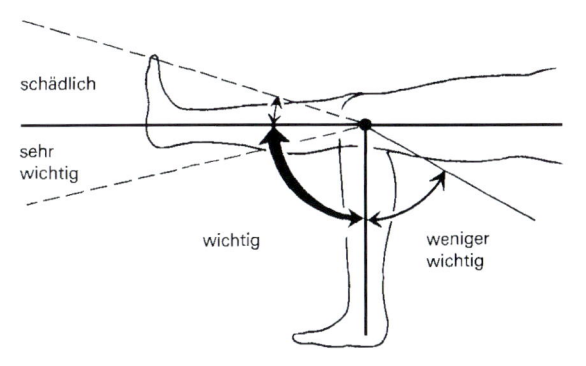

Abb. 17.11: Die praktische Bedeutung des Bewegungsumfanges.

Entscheidend ist nicht der Bewegungsumfang allein, in Winkelgraden gemessen, sondern *die Beweglichkeit im richtigen, funktionell wichtigen Bereich:* siehe Kapitel 11.4, Abbildungen 11.10 bis 11.19.

Das *Kniegelenk* z. B. sollte voll gestreckt werden können (Funktionsstellung), denn Gehen mit gebeugten Knien ist ungünstig. Eine Flexion von 90° erlaubt bequemes Sitzen und genügt oft, besonders bei älteren Menschen.

Der *Ellbogen* sollte so weit gebeugt werden können, dass die Hand das Gesicht erreicht, zum Essen und zur Körperpflege. Ähnliches gilt für alle anderen Gelenke auch.

Der Ehrgeiz des Physiotherapeuten sollte weniger auf die möglichst große Beweglichkeit als auf die beste Funktion gerichtet sein. Wesentlich ist in diesem Zusammenhang vor allem das Verhindern und Bekämpfen von Kontrakturen (s. dazu Kap. 38.2.2).

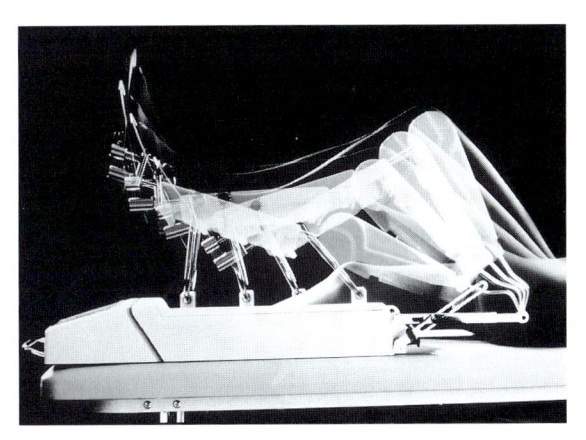

Abb. 17.12: «Continuous passive motion».

Da rigorose, langdauernde Fixation dem Gelenkknorpel schaden kann, hat Salter versucht, das Gegenteil, nämlich ununterbrochene passive Bewegung als Therapieprinzip zu nutzen. Es wurden elektrische Maschinen entwickelt, mit welchen die Gelenke langsam (etwa einmal pro Minute) und gleichmäßig durchbewegt werden können. Diese Apparate sind besonders in der Nachbehandlung von Gelenkoperationen sehr nützlich. Sie werden hauptsächlich für das Kniegelenk, aber auch für Schulter, Ellbogen, Sprunggelenk eingesetzt (s. Kap. 66.15.4, Abb. 66.86).

Das Prinzip beruht darauf, dass *die Schmerzgrenze beachtet wird:* Den Bewegungsumfang kann der Patient selbst einstellen. Wenn die Bewegung ohne Schmerzen möglich ist, kann er ihn langsam steigern.

17.3.4
Das Üben der Gebrauchsfunktion

Das Üben der Gebrauchsfunktion, also der natürlichen Aufgaben des Bewegungsapparates, ist in der Orthopädie wichtiger als das isolierte Üben von Teilfunktionen. Statt z. B. die isolierte Dorsal- und Plantarflexion des Fußes gegen Widerstand im Liegen zu üben, ist es sinnvoller, den Zehen- und Fersenstand zu trainieren.

Das Üben der koordinierten **Funktionen im natürlichen Zusammenhang** gibt bei geringerem Zeitaufwand bessere funktionelle und für den Patienten praktisch brauchbarere Resultate. Es gilt, diesem zu helfen, sich selbst zu helfen: Die Rehabilitation zielt darauf ab, den Patienten wieder *von seiner Umwelt unabhängiger* zu machen. Nach schweren Krankheiten, Unfällen, Operationen usw. muss er die einfachsten täglichen Verrichtungen oft erst wieder lernen: Aufstehen, Gehen, sich selbstständig an- und auskleiden, allein auf die Toilette gehen, seine Körperpflege selbst besorgen, Schwellen und Treppenstufen steigen usw. (s. a. Kap. 11.6, Tab. 11.1: «Die Leistungen des Bewegungsapparates», u. Kap. 19.3: «Rehabilitation»). *Alle praktisch wichtigen Fähigkeiten* zu üben ist die Hauptaufgabe der Physiotherapeutin. Deshalb legen wir besonderen Wert auf die Gehschule.

Gehschule

Die Gehschule schließt auch die *richtige Handhabung der Stöcke* mit ein (s. «Physiologie des Stehens und Gehens», Kap. 8.2, u. «Gehhilfen», Kap. 17.11.7).

Das **Gehen mit Krückstöcken** muss gelernt werden. Anzustreben ist der *4-Punkte-Gang*, d. h. gleichzeitiges Vorsetzen eines Fußes und des gegenseitigen Stockes. Bei dieser Gangart werden beide Beine teilweise belastet (**Abb. 17.13 c**).

Wichtig ist es, die Stöcke auf die *richtige Länge* einzustellen: siehe Abbildung 17.37.

Ist keine Belastung möglich bzw. erlaubt, bewegen sich beide Stöcke im gleichen Rhythmus wie das zu entlastende Bein (Abb. 17.13 b).

Der kranke Fuß wird wenn möglich *abgerollt* wie beim normalen Gehen, auch bei vollständiger Entlastung. Das Hochziehen des kranken Beines während des Gehens fördert Atrophie, Dystrophie und Fehlstellungen und sollte möglichst vermieden werden (**Abb. 17.14**).

Ein großer *Spiegel* hilft dem Patienten und der Physiotherapeutin zur Kontrolle der aufrechten geraden Haltung.

Nur wenn es nicht anders geht, wie etwa bei Lähmungen, muss der «*Durchschwinggang*» benützt werden (Abb. 17.13 a u. **Abb. 17.15**). Als Übung für das normale Gehen sind die anderen Gangarten besser.

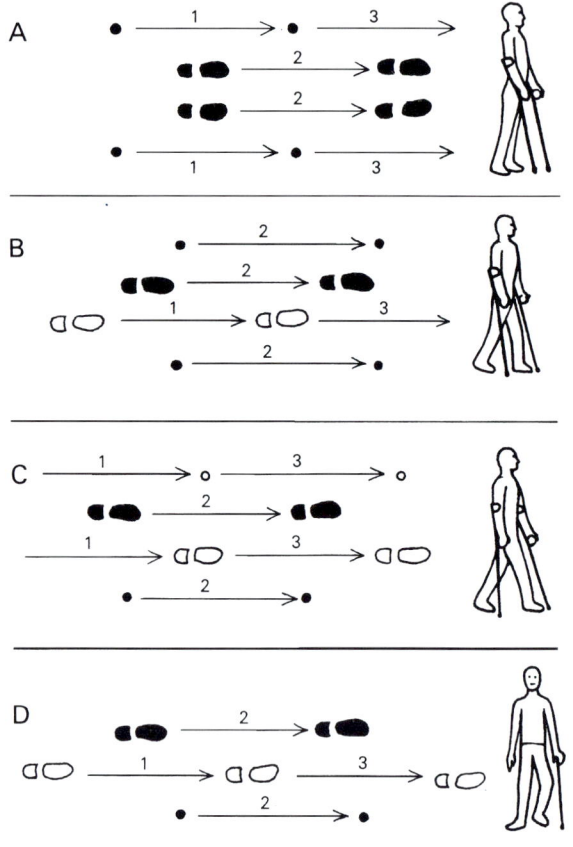

Abb. 17.13: Verschiedene Gangarten mit Krückstöcken, in der Reihenfolge, in der sie bei fortschreitender Rehabilitation erlernt werden.
Die Zahlen 1, 2, 3, bedeuten drei Schritte. Schwarz das kranke Bein, mit der entsprechenden gleichzeitigen Stockhilfe, weiß das gesunde Bein.
a) «*Durchschwinggang*». Im Rhythmus: Beide Stöcke gleichzeitig vor, dann beide Beine zwischen den Stöcken durchschwingen. In der Regel nur bei Lähmungen beider Beine, meist mit Gehapparaten (vgl. auch Abb. 17.15).
b) *Vollständige Entlastung*. Beide Stöcke immer zusammen mit dem zu entlastenden Bein. Meist am Anfang der Rehabilitation (nach Frakturen, Operationen usw.). Wenn zuerst noch Schwierigkeiten bestehen, vor allem mit dem fehlenden Gleichgewicht, beginnt man mit Gehböcken oder Gehwagen (s. Abb. 17.38).
c) *4-Punkte-Gang* (alternierend): Stöcke bewegen sich gegensinnig zu den Beinen (gleich wie das automatische Armschwingen beim normalen Gehen). Teilweise Belastung beider Beine, weitere Stufe in der Rehabilitation. Vorteil: Gang symmetrisch. Bei beidseitigen Affektionen. Bei einseitigen kann man bald übergehen zu D.
d) *Gang mit einem Stock* (Krück- oder Handstock). Stock in der Regel auf der Gegenseite (Patienten mit schwerer Insuffizienz benützen ihn gelegentlich auf der kranken Seite).
Ein gewöhnlicher Handstock bringt auch vielen Patienten mit Schmerzen Erleichterung (s. a. Kap. 17.11.7 u. Kap. 64.9.2).

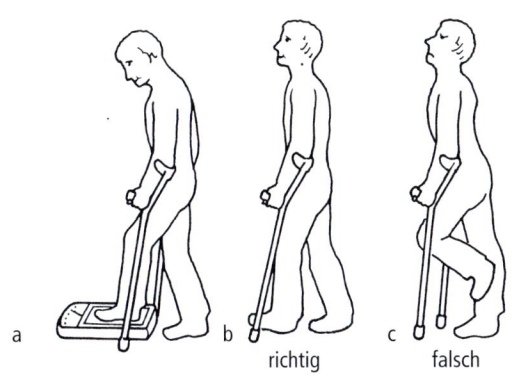

Abb. 17.14: Technik der **Entlastung mit Krückstöcken**.
a) Entsprechend der Belastungsmöglichkeit wird der Fuß mit mehr oder weniger Gewicht aufgesetzt. Mit der Bodenwaage ist das leicht zu kontrollieren und zu üben.
b) Auch bei vollständiger Entlastung wird der *Fuß auf dem Boden aufgesetzt und normal abgerollt*, so dass von Anfang an ein normales Gangbild eingeübt wird.
c) Diese Gehtechnik mit dem Bein in der Luft ist schlecht. Sie fördert Atrophie, Dystrophie und Fehlstellung, die Funktion wird vernachlässigt, der Patient gewöhnt sich einen schlechten Gang an und hat nachher große Mühe, wieder umzulernen. Alte Leute und Behinderte können überhaupt nicht so gehen, sind unsicher und stürzen.

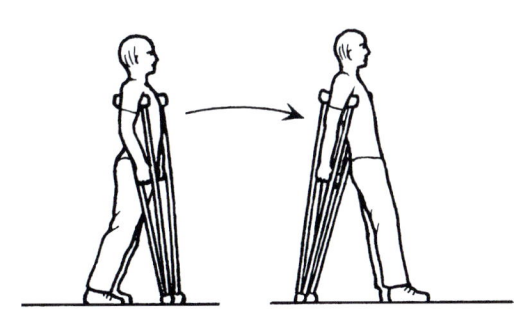

Abb. 17.15: «Durchschwinggang» mit Krücken. Bei ausgedehnten schlaffen Lähmungen beider Beine ist mit Hilfe von Oberschenkelgehapparaten und Krücken das Gehen auf diese Weise möglich (vgl. Kap. 34.1.2; Abb. 34.8). Auch manche Paraplegiker können auf diese Weise gehen lernen, evtl. ohne Apparate, wenn sie auf den spastischen Beinen stehen können.

Für die ersten Gehversuche (postoperative Nachbehandlung) muss man oft auf zusätzliche **Gehstützen** (Gehwagen, Gehböcke, Achselkrücken) zurückgreifen (Abb. 17.38 u. Abb. 17.36) oder aber auf das *Gehbad*, wo ein schwereloses Gehen den Anfang erleichtert.

Aber schon das *Aufstehen aus dem Bett*, aus dem Sitzen, muss gelernt werden (Abb. 18.9).

Gehunfähige Patienten brauchen ein praxisbezogenes *Rollstuhltraining*, damit sie von fremder Hilfe so weit wie möglich unabhängig werden. Das ist für alle Beteiligten befriedigender als mühsame, frustrane Gehversuche.

Funktionelles Training bei Hand- und Armaffektionen – Ergotherapie

Ergotherapie ist für die oberen Extremitäten, was die Gehschule für die unteren. Hier geht es darum, die *praktische Gebrauchsfähigkeit der Hand* zu erhalten und zu fördern. Einfache, isolierte Bewegungsübungen genügen nicht. Aus dieser Erkenntnis heraus ist die «*Beschäftigungstherapie*» (Ergotherapie) entstanden. Bestimmte Handfertigkeiten – oder noch besser echte nützliche handwerkliche Arbeiten – werden so auf die funktionellen Verhältnisse der Hand abgestimmt, dass daraus ein kombiniertes Training von Koordination, Kraft und Geschicklichkeit entsteht, welches einem vollständigen heilgymnastischen Programm entspricht.

Diese Aufgaben sind, wie die Funktion der Hand selbst, sehr kompliziert, erfordern viel Kenntnisse und Geduld. Wo keine Ergotherapeutin diese Aufgabe übernehmen kann, ist es zweckmäßig, den Patienten wenigstens zu irgendeiner *Handarbeit* anzuhalten, z.B. Stricken oder Puzzles legen, ihn so weit wie möglich bei den täglichen Verrichtungen die behinderte Hand brauchen zu lassen und ihm einen kleinen Gummiball oder noch besser einen Klumpen Silikonmaße in die Hand zu drücken, damit er diese kneten kann (Abb. 17.10 f.).

17.3.5
Einzelne spezielle Formen der Heilgymnastik

Lockerungsgymnastik

Lockerungsgymnastik ist angezeigt bei ungünstigen, nicht fixierten Gewohnheitsfehlstellungen, bei Muskelverkrampfungen und bei manchen Schmerzzuständen.

Bei ernsthafteren Krankheiten am Bewegungsapparat nehmen die Schmerzen in der Regel bei Bewegung zu. Dies ist geradezu *ein diagnostischer Test*. Im Gegensatz dazu gibt es überaus häufig mehr oder weniger *harmlose Schmerzzustände* und *Verkrampfungen*, die auf Bewegung günstig ansprechen. Es handelt sich wohl meistens um statische Beschwerden infolge Insuffizienz der Muskulatur, Trainings- und Bewegungsmangel usw.

Diese – weil ohne anatomisch-pathologisches Substrat – schlecht fassbaren Beschwerden, welche von den so genannten «rheumatischen» oft nicht eindeutig abgegrenzt werden können, bessern sich – im Gegensatz zu den ernsthafteren Erkrankungen, die in der Regel ruhig gestellt werden müssen – häufig unter heilgymnastischer Behandlung. Die Beschwerden machen weniger den Eindruck eines entzündlichen Geschehens als eines «eingerosteten» Bewegungsapparates. Es handelt sich vor allem um Beschwerden im Rücken, Nacken, Kreuz, im Becken- und Schultergürtel.

Ein Versuch mit heilgymnastischer Behandlung, vor allem Lockerung von Versteifungen und Muskeltraining, auch evtl. gezielte Massage, wird in solchen Fällen meistens belohnt. Gelingt er nicht, muss nach anderen Ursachen gesucht werden.

Haltungsgymnastik

Haltungsgymnastik hat eine straffere, besser aufgerichtete, bewusstere Haltung, vor allem des Rumpfes, aber auch der Füße und Beine zum Ziel.

Die Patienten sind in der Regel Kinder und Jugendliche. Oft werden die Übungen prophylaktisch und in Gruppen durchgeführt. Der Erfolg ist nicht eindeutig nachgewiesen. Er ist nur zu erwarten, wenn die Patienten auch regelmäßig täglich zu Hause turnen und tatsächlich zu einer bewusst besseren Haltung gelangen (vgl. dazu auch Kap. 55.1.3).

Heilgymnastik bei zerebralen Bewegungsstörungen

Eine besondere und besonders schwierige und mühsame Bewegungstherapie beschäftigt sich mit den zentral-nervös bedingten Koordinations- und Bewegungsstörungen, vor allem bei Kindern mit angeborenen Schäden (C. P.), aber auch mit anderen Patienten, z. B. mit *Hemiplegikern*.

Es existieren verschiedene, zum Teil recht komplizierte Systeme von neurophysiologisch theoretisch gut untermauerten Therapieschulen, wie z. B. jene des Ehepaars *Bobath*. Das Ziel ist bessere Koordination der Bewegungen, was u. a. durch *Ausnutzen der reichlich vorhandenen Reflexe* zu erreichen versucht wird. Diese spezielle Heilgymnastik braucht eine längere zusätzliche Ausbildung. Sie ist zweifellos von großem Wert für die zerebral bewegungsgestörten Patienten, wenn der Aufwand auch recht groß ist und man natürlich bei diesen Krankheitsbildern keine Wunder erwarten darf (s. a. Kap. 34.2).

Moderne Schulen und Theorien

Auf die verschiedenen modernen Schulen und ihre Theorien und Techniken kann hier nur summarisch eingegangen werden.

Einen großen Fortschritt brachte die «*Funktionelle Bewegungslehre*», weniger wegen einzelner theoretischer Hypothesen und der etwas mühsamen Sprache als wegen des gründlichen Studiums der Funktionen des Bewegungsapparates unter Einbezug der Schwerkraft, also nicht mehr nur im luftleeren Raum der Theorie, sondern auf dem Boden. Es sind dies die gemeinsamen Grundlagen der Orthopädie und der Heilgymnastik. Sie sind im Kapitel 8 beschrieben.

Ebenso wichtig ist die *funktionelle Diagnostik*. Sie deckt sich ebenfalls mit der Diagnostik in der Orthopädie. Dazu muss allerdings als ein weiterer Schritt die Diagnostik der praktischen Leistungen des Bewegungsapparates kommen, mit der die individuellen Anforderungen der Patienten an ihren Bewegungsapparat im täglichen Gebrauch zusätzlich erfasst werden. Beide sind im Teil I.B unter «Funktionsdiagnose» (Kap. 10.1.1) und «Orthopädische Symptome» (Kap. 10.2) sowie «Funktionelle Untersuchung des Bewegungsapparates» (Kap. 11.6), ICIDH und MARA-Modell (Kap. 10.1.3 u. Kap. 10.1.4) ausführlich beschrieben, so dass hier darauf verwiesen werden kann.

17.3.6
Physiotherapie und Medizin

Ideen und Realität

Das Ziel eines schönen, eleganten und geschmeidigen Bewegungsapparates als Ausdruck und Gehäuse einer glücklichen Seele und eines freien Geistes ist zweifellos ein erstrebenswertes Ideal, doch ist es für viele orthopädische Patienten nicht mehr erreichbar (vgl. Abb. 15.1). Umso mehr müssen diese sich darauf konzentrieren, *die ihnen verbliebenen Möglichkeiten voll auszuschöpfen*, um den Anforderungen des täglichen Lebens noch gewachsen zu sein. Hier bleibt das «richtige Bewegungsmuster» oft Theorie, und in der Praxis gilt es, **Ersatzfunktionen** für verloren gegangene Fähigkeiten zu suchen, zu lernen und zu trainieren. Den Patienten dabei zu helfen kann eine besondere Herausforderung für die Physiotherapie sein. Auch wenn das nicht dem Idealbild der «richtigen Lehre» entspricht, können daraus große seelische und körperliche Kräfte erwachsen, wie z. B. viele schwer gelähmte Patienten immer wieder gezeigt haben (vgl. dazu Kap. 34.1).

Diese Sicht erklärt auch, weshalb in der orthopädischen Rehabilitation so viel Wert auf das **Training der praktischen Gebrauchsfähigkeit** gelegt wird.

Viele der modernen Theorien, welche vorwiegend die Wechselwirkungen zwischen Schmerzen und Fehlregulationen zum Gegenstand haben, sind an Patienten mit schwer fassbaren Störungen (Weichteilrheumatismus) erarbeitet worden und naturgemäß schwierig zu beweisen. Manche davon sind mit viel Enthusiasmus und Überzeugung propagiert worden (wenn man etwa liest von «unendlicher Bereicherung»). Ihre Wirksamkeit scheint oft stark an ihre Promotoren gebunden zu sein, was nicht gegen sie spricht, aber die Reproduzierbarkeit der betreffenden Technik beeinträchtigt. So lange sie nicht schaden, ist wohl nichts dagegen einzuwenden.

Andere Theorien betreffen die Wirkung verschiedener empirischer Behandlungsverfahren bei *Sportlern im Training*. Auch diese können nicht unbesehen auf orthopädische Patienten übertragen werden.

Schließlich liegt ein erheblicher Teil aller physiotherapeutischen Angebote und Aktivitäten in der Grauzone zwischen Gesund und Krank, zwischen Sport, Fitness, Arbeitswelt und Sozialversicherung, Psychotherapie und Freizeit. Es ist selbstverständlich, dass sich die Orthopädie auch für diese Aspekte interessiert, doch können Behandlungen in diesem Umfeld *nicht zu Lasten des Gesundheitswesens,* der Kassen und Sozialversicherungen gehen.

Die klassische Heilgymnastik jedoch ist zweifellos eine der wichtigsten Hilfen in der **Nachbehandlung** von orthopädischen Operationen.

Wirkungsmechanismen

Allen Techniken und Schulen gemeinsam ist der enge, intensive und länger dauernde *Körperkontakt*. Daraus ergeben sich für die Therapeutin Möglichkeiten und Chancen, die der Arzt nicht hat. Die Wirksamkeit der Therapie ist stärker von der behandelnden Person abhängig als von ihrer Technik. Damit ist die Wirkung auch eine ganz andere: Sie ist bei den Patienten sehr beliebt, weil (wenn richtig appliziert) *schmerzlos* und *ungefährlich,* durchaus erfolgreich, wenn auch zum Teil eher subjektiv als objektiv belegbar, sie hat vor allen Dingen einen stark positiven psychologischen Effekt. *An erster Stelle steht die schmerzlindernde Wirkung,* während schmerzhafte passive Bewegungsübungen das Gegenteil bewirken.

Der Gewinn für die Patienten überwiegt bei weitem die methodischen Vorbehalte der strengen naturwissenschaftlichen «Evidenz» und auch gelegentliche Fehlschläge, wenn einzelne Vertreter einzelner Schulen starr ihr Credo durchsetzen wollen.

Wie können Physiotherapeutin und Arzt sich verständigen?

Operativ tätige Orthopäden waren (und sind) fast ausschließlich Männer. Physiotherapeuten waren (und sind) in der Mehrzahl Frauen. Noch zu meines Vaters Zeiten waren die Rollen klar verteilt: Hier der Arzt, dort sein Hilfspersonal. Das hat sich geändert.

Auf Grund ihrer Ausbildung melden die Physiotherapeuten für ihren Beruf den Anspruch auf selbstständige Tätigkeit in der Behandlung von Kranken und Verunfallten an. Zu diesem Zweck reklamieren sie die Kompetenz, die geeignete Methode selbst zu bestimmen und die Technik selbst zu wählen. Konsequenterweise wollen sie auch die *Verantwortung* dafür selbst übernehmen.

Tatsächlich ist ihre Ausbildung in Anatomie, Bewegungslehre und vor allem in den verschiedenen Behandlungsmethoden besser als diejenige der meisten Ärzte, die sich nicht speziell mit den Störungen des Bewegungsapparates befassen.

Andererseits wird auch von den Physiotherapeuten nicht bestritten, dass die *Verantwortung für das Gesamtkonzept* einer orthopädischen Behandlung beim Orthopäden liegt und dass somit die physikalische Behandlung auch von ihm verordnet werden muss. Eine vollständige Arbeitsteilung und eine Verselbstständigung der Physiotherapie wäre zum Schaden von Patienten, Physiotherapeuten und Ärzten.

Wie aber lässt sich der vorprogrammierte Kompetenzkonflikt lösen? Wie kann die *Kommunikation* zwischen PhysiotherapeutIn und Arzt zur Zufriedenheit beider Partner funktionieren?

Der Arzt kennt:

- die Krankheit des Patienten und
- ihre Prognose, also was zu erwarten steht,
- was sein beschädigter Bewegungsapparat noch erträgt und
- was diesem heute und in den nächsten Tagen und Wochen zugemutet werden kann, und schließlich,
- was er von der Therapie wünscht und erhofft.

Dies alles kann der Physiotherapeut nicht wissen.

Es ist wohl ziemlich klar, dass eine Therapie ohne diese Kenntnisse eine Irrfahrt im Nebel und eine Reise in die Nacht bedeutet, die mit Gefahren verbunden ist, besonders nach orthopädischen Operationen (Endoprothesen, Osteosynthesen, Bandplastiken), bei ernsthaft kranken und bei älteren Patienten.

Andererseits kennt *der Therapeut:*

- die Anatomie und Physiologie des Bewegungsapparates
- die Methoden und Techniken und
- weiß, wozu sie gut sind.

Davon versteht der Arzt, der nicht darauf spezialisiert ist, oft wenig. Dann kann er der Therapeutin oder dem Therapeuten getrost Auswahl und Ausführung im Einzelnen überlassen. Was er ihnen aber genau sagen muss und auch kann, ist, *welche Ziele* er damit erreichen möchte (**Tab. 17.5**).

Tabelle 17.5: Ziele und Mittel der physikalischen Therapie.

• **Schmerzen lindern**	– Kälte, evtl. Wärme, niederfrequente Ströme, Heilgymnastik, Massage
• Praktische Fähigkeiten: Alltags-, Arbeitsfähigkeit	– Funktionelles Training: gezielte Heilgymnastik, Gehschule, Ergotherapie
• Muskeln kräftigen	– Isometrisches Muskeltraining, evtl. niederfrequente Ströme
• Muskeln entspannen	– Wärme, Kälte, Heilgymnastik, Massage
• Entzündung hemmen	– Kälte, Ruhe, Hochlagern
• Resorption fördern bei – Hämatomen, **akuten** Schwellungen und Ödemen	– Kälte, Ruhe, Hochlagern
– bei **chronischen** Schwellungen und Ödemen	– Wärme, Heilgymnastik, Massage
• Gelenkbeweglichkeit	– Aktive, evtl. passive Heilgymnastik, isokinetisches Training, «continuous passive motion», Wasserbad
• allgemeine Wirkung	– Heilgymnastik, Bad
• Thromboseprophylaxe	– Mobilisation, Bewegung
• Dekubitusprophylaxe	– Lagerung, Bewegung
• Pneumonieprophylaxe	– Atmungstherapie
• psychologische Wirkung	– Heilgymnastik, Massage
• neuro-vegetative Umstimmung	– Wärme, Heilgymnastik, Wasser, verschiedene physikalische Anwendungen, Massage

Ziele der Physiotherapie in der Orthopädie

- Muskelkräftigung
- Lockerung verkrampfter Muskulatur
- Gehschule
- Thrombose- und Dekubitusprophylaxe
- Gelenkbeweglichkeit verbessern
- Koordination
- Schmerzlinderung, zweifellos die häufigste Indikation
- Restitution der praktisch wichtigen Gebrauchsfunktionen (Alltagsfähigkeiten, Arbeitsfähigkeit etc.).

Die wichtigsten Aufgaben, das sei noch einmal betont, sind die beiden zuletzt Genannten. Alle anderen sind diesen Zielen untergeordnet.

Zu den *Anweisungen* betreffend das Behandlungsziel gehören *zusätzliche Angaben* über:

- die *zeitlichen Verhältnisse*, z. B. in welchem Rhythmus die Beanspruchung gesteigert werden darf und Fortschritte zu erwarten sind
- die *Belastbarkeit* des Kranken im Allgemeinen bzw. eines verletzten Gelenkes oder Knochens. Der Physiotherapeut muss also vom Arzt wissen, welche Maßnahmen wann *gefährlich* und deshalb *nicht erlaubt* sind. Bei orthopädischen Patienten sind es in erster Linie bestimmte Bewegungen, Belastungen, Übungen oder physikalische Maßnahmen, welche unmittelbar nach operativen Eingriffen vermieden werden sollen, ebenso wie nach schweren Verletzungen, nach Osteosynthesen und Bandplastiken, bei Endoprothesen, aber auch nach manchen Frakturen, bei Krankheiten mit mechanischen Schäden am Bewegungsapparat.

Solche Vorbehalte, «Kontraindikationen» dem Physiotherapeuten zu melden ist jeder behandelnde Arzt gehalten und auch durchaus in der Lage, auch wenn er in der physikalischen Therapie nicht so gut ausgebildet ist wie der Therapeut oder die Therapeutin. Diese andererseits sollten solche Anweisungen partnerschaftlich akzeptieren können und nicht als Bevormundung auffassen. Ein Telefonat, eine kurze Besprechung können Wunder wirken.

Kontrollen, realistische Ziele

Schließlich ist eine regelmäßige Erfolgskontrolle in jedem Fall notwendig. Dabei geht es weniger um Kritik als um das Überprüfen der weiteren Marschrichtung. Mehr noch als andere medizinischen Maßnahmen muss die physikalische Therapie, als empirische Behandlung, bei jedem Patienten **nach der Wirkung appliziert und dosiert** werden, und nicht nach einem starren Schema, schon gar nicht nach irgendwelchen Theorien.

Dies gilt umso mehr, als die Ziele, die anvisiert werden sollen, außerordentlich verschieden sein können. Sie reichen vom hohen Anspruch, die Topfitness eines Spitzensportlers wiederherzustellen, bis zum mühsamen und bescheidenen Versuch, einen invaliden alten Menschen aus dem Bett wieder an den Esstisch zu bringen. Es wäre unsinnig, bei beiden die gleichen Methoden und die gleichen Maßstäbe anwenden zu wollen.

Während bei einem jungen Sportler jede neue, Erfolg versprechende Methode gut ist, weil sie die Motivation fördert, sind beim alten kranken Menschen die Möglichkeiten der Therapie beschränkt, die erreichbaren Ziele begrenzt. Der berufliche Ehrgeiz von Arzt und Therapeut muss sich bescheiden, sollen die gut gemeinten Behandlungen nicht in der Frustration aller Beteiligten enden.

Regelmäßige Kontrollen sind gerade bei älteren Patienten besonders wichtig, um realistisch das Mögliche abzuschätzen. Es spricht nichts dagegen, dass *PhysiotherapeutIn und Arzt dies gemeinsam tun.* Wenn sie dabei vielleicht nicht ganz gleicher Meinung sind, ob ein Erfolg bzw. Misserfolg der Therapie zuzuschreiben sei oder nicht, ist das nicht weiter schlimm, solange sie sich über das weitere Vorgehen einigen können. Dass ohne *Qualitätskontrolle* und *Kostenbewusstsein* eine vertretbare (und bezahlbare) Physiotherapie nicht möglich ist, braucht wohl kaum betont zu werden.

Die Schmerzgrenze

Die Schmerzgrenze ist wohl *das wichtigste Kriterium zur Beurteilung,* was in der Physiotherapie nützlich oder schädlich sei. Es gibt Patienten (auch Physiotherapeuten und sogar Ärzte), die überzeugt sind, dass Heilgymnastik schmerzhaft sein müsse, um wirksam zu sein. Die Mehrheit in jeder dieser drei Gruppen ist anderer Ansicht. Für sie ist die Schmerzgrenze ein einfacher, vernünftiger und zweckmäßiger Anhaltspunkt, in der Heilgymnastik eine brauchbare und bewährte Richtschnur.

Während *Spitzensportler* um ihrer Karriere willen Schmerzen auf sich nehmen, haben **alte kranke Menschen** oft nur den Wunsch, in Ruhe und ohne Schmerzen zu leben und sich noch selbst versorgen zu können. Ihnen dazu zu verhelfen ist zwar eine weniger spektakuläre Aufgabe für die medizinischen Betreuer, aber der Dank dieser Patienten ist ihnen gewiss.

Kinder *haben keine Probleme.* Sie bewegen sich, so viel sie können, beachten spontan die Schmerzgrenze und brauchen deshalb nach Unfällen und Operationen keine besondere Heilgymnastik.

Nachbehandlung nach Operationen und Verletzungen

Für eine komplikationslose Heilung ist Ruhigstellung das erste Gebot. Für die Funktion jedoch ist Bewegung wichtig. Hier hat die Heilgymnastik eine ihrer wichtigsten Aufgaben in der Orthopädie. Sie darf aber den Heilungsprozess auf keinen Fall stören. In diesem «Interessenkonflikt» den richtigen Weg zu finden, ist nicht leicht. Im Abschnitt «Ruhe und Bewegung, ein Gegensatz», Kapitel 17.2, wurde versucht, diese Probleme aufzuzeigen.

Die Heilgymnastik darf und soll von Anfang an in Aktion treten, muss aber die operierten oder verletzten Abschnitte des Bewegungsapparates in den ersten Tagen aussparen. Sobald es der Heilungsprozess erlaubt, kann auch mit Bewegungen der operierten oder verletzten Gelenke begonnen werden, doch muss dies sehr **vorsichtig** geschehen, damit keine Band- oder Sehnennähte reißen, keine Blutungen und Hämatome, Schwellungen und Entzündungen entstehen, Endoprothesen nicht luxieren, Osteosynthesen nicht zerbrechen usw., was alles in den ersten Tagen und Wochen leicht geschehen kann. In diesem Stadium ist die Physiotherapeutin auf die Anweisungen des Operateurs angewiesen.

Im Zweifelsfall ist die **Schmerzgrenze** maßgebend. Als verlässliche Richtschnur hat sie sich ausgezeichnet bewährt.

An den meisten Kliniken haben Orthopäden und Physiotherapeuten gemeinsam detaillierte *Nachbehandlungspläne* ausgearbeitet. Sie können nicht immer starr schematisch angewandt werden. Im Einzelfall müssen Heilgymnastin und Operateur zusammen den richtigen Weg finden. Kommunikation ist alles.

17.4
Massage

Massage ist überaus beliebt bei Kranken wie bei Gesunden, heute wie bereits vor 4000 Jahren in China. Sie wird in einer Reihe von verschiedenen Spielarten angewandt. Die klassische Massage ist alt. Ihr Repertoire besteht aus genau beschriebenen Handgriffen: Streichen (effleurage) soll beruhigen, mit Kneten (pétrissage) und Klopfen (tapotement) können die Muskeln bearbeitet werden, Erschüttern (vibration) und Reibung (friction) haben wieder andere Wirkungen, doch steht die **Schmerzlinderung** immer an erster Stelle.

Jede Massage ruft auch eine *Hyperämie* mit allen ihren sekundären Wirkungen hervor.

Eine der sinnreichsten Anwendungen der Massage ist zweifellos, verkrampfte Muskulatur und umschriebene Muskelhärten (Myogelosen) zu lösen. Wohl ist es auch möglich, den venösen und lymphatischen Rückfluss zu unterstützen.

Zur klassischen Massage, welche nach wie vor verbreitet ist, sind immer wieder neue «Schulen» mit neuen Theorien und Techniken gekommen (Bindegewebs- oder Reflexzonenmassage, «triggerpoint»-Bearbeitung, wobei sich «der Finger tastend in die Tiefe bohrt», und viele andere). Wissenschaftlich fundiert ist davon nur wenig. Auch Unterwassermassage ist beliebt.

Bei Entzündungen (Phlebitiden) ist Massage kontraindiziert.

Zur Kräftigung der Muskulatur (des Patienten) trägt Massage *nichts* bei. Hier hilft nur eigenes Muskeltraining. Die Massage ist aber angenehmer und bequemer und tatsächlich in geeigneten Fällen sehr nützlich. Das wird ihr ihre Verbreitung erhalten.

17.5
Manipulationen, Redressionen

Manuelle Methoden zur Beeinflussung von Störungen des Bewegungsapparates wurden ursprünglich von drei ganz verschiedenen Seiten her entwickelt:

Orthopädische Manipulation

Die ersten Orthopäden auf dem Kontinent versuchten, Deformitäten mit Brachialgewalt zurechtzubiegen, teils mit, teils ohne Erfolg. Die meisten gewaltsamen Handgriffe sind subtileren Methoden gewichen, einige haben sich in verfeinerter Form erhalten, so z. B. die *manuelle Redression des angeborenen Klumpfußes* (s. Abb. 0.4). Ganz verlassen wurde die manuelle Reposition der angeborenen Hüftgelenkluxation, weil sie sehr häufig zur Zerstörung des wachsenden Hüftkopfes führte.

Die gewaltsame manuelle Mobilisation eines Gelenkes, ohne oder mit Narkose, ist eine nicht ungefährliche, aber in geeigneten (seltenen) Fällen wirksame Methode, wenigstens für Schulter- und Kniegelenk (Gefahr einer Patellafraktur!; vgl. «Behandlung der Kontrakturen», Kap. 38.2).

Maschinelle Therapie

Die an Folterwerkzeuge erinnernden Maschinen zur Redression und Gelenkmobilisation, die endgültig in den Kellern der orthopädischen Kliniken verschwunden schienen, sind in Form moderner Therapie- und Kraftmaschinen neu erstanden und erfreuen sich großer Beliebtheit bei Jung und Alt (**Abb. 17.16**). Dass sie auch Gesunden für Fitness- und Sporttraining dienen, macht sie für Verletzte und Kranke ebenfalls attraktiv. Zum Krafttraining, für Ausdauer, aber auch für Beweglichkeit sind sie ausgezeichnet geeignet. Auch manche ältere Hüftpatienten besorgen sich ein stehendes Fahrrad als «Hometrainer». Motivation ist alles.

Frakturreposition

In England waren die so genannten «bone-setters» eine eigene, mehr oder weniger paramedizinische Spezialität. Sie haben das Geraderichten gebrochener

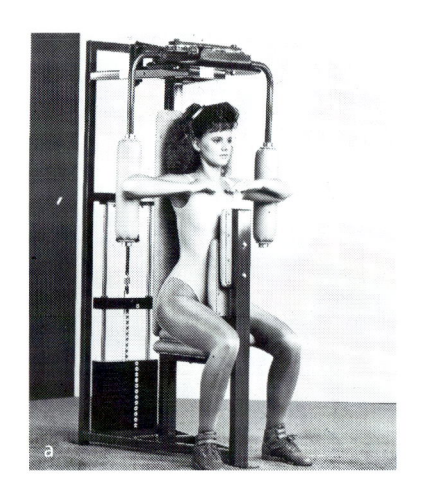

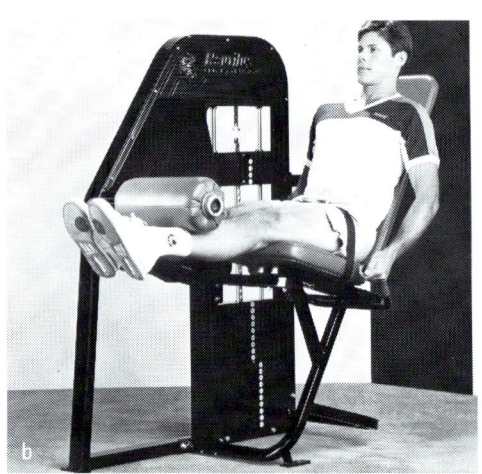

Abb. 17.16: Kraft- und Bewegungstraining mit Maschinen. Sehr beliebt im Sport, für Fitness, bei Jung und (in Grenzen) Alt. Zweckmäßig aber auch in der Therapie von Störungen des Bewegungsapparates. Bewegungen gegen Widerstand gehören zu den besten Übungen zur Kräftigung der Muskulatur. Widerstand und Bewegungsausschläge können nach Bedarf reguliert werden.
a) Effekt gleich wie beim Rudern: für *Schultergürtel* und *Rücken*.
   Verbessern der Haltung
b) Kniestrecken gegen Widerstand. Training des *Quadrizeps*, des größten und für das Knie wichtigsten Muskels. Ob Fitnesstraining allerdings von den Kassen als Pflichtleistung übernommen werden soll, ist diskutabel.

Knochen zu einer Kunst entwickelt. Im deutschen Sprachgebiet haben Unfallärzte und Orthopäden, vor allem auch die österreichische Schule, die manuelle Frakturreposition zu technischer Vollkommenheit entwickelt. Trotz der heute vorhandenen operativen Möglichkeiten der «Osteosynthese» bleibt die manuelle Reposition für die meisten Brüche die beste Behandlungsmethode und verdient, technisch einwandfrei erlernt und beherrscht zu werden. Darüber sind sich nach wie vor die Befürworter der konservativen mit denen der operativen Frakturbehandlung einig. Eine einwandfreie Retention der erreichten Reposition ist allerdings unerlässlich. Ohne eine tadellose Gipstechnik (s. Kap. 17.10.1) geht die gute Fragmentstellung bald wieder verloren (s.a. «Frakturbehandlung», Kap. 43.1 u. Kap. 44).

Manuelle Behandlung

Von einer ganz anderen Seite her kam die amerikanische Schule der Chiropraktiker zu manipulativen Techniken. Ihre Theorie geht davon aus, dass viele Krankheiten, auch innerer Organe, ihre Ursache in Unstimmigkeiten (Verschiebungen) im Bereich der Wirbelverbindungen haben sollen. Durch bestimmte genau vorgeschriebene Handgriffe gelingt es, diese Wirbelverbindungen zu beeinflussen, Verklemmungen zu lösen und «Luxationen» zu reponieren. Nach den Vorstellungen der Schulmedizin bestehen Beeinflussungsmöglichkeiten über die Head'schen Zonen, doch ist es wohl illusorisch, innere Krankheiten auf diese Weise kurieren zu können. Das Laienpublikum jedoch hat sich am eigenen Leib vom **Erfolg chiropraktischer Behandlung bei Rückenschmerzen** überzeugen lassen.

Mit einiger Verspätung ist die Schulmedizin dieser Erkenntnis gefolgt und hat begonnen, sie sich selbst zu Nutze zu machen. Vieles liegt hier noch im Dunkel der archaischen Strukturen des Achsenskelettes verborgen, doch steht fest, dass die Kunst der Manipulation, der manuellen Beeinflussung von Schmerzen im Bereich der Wirbelsäule, vor allem Kreuz- und Nackenschmerzen, erlernbar ist und oft spektakuläre Erfolge zeitigt – mit wenig Aufwand und Gefahr. Im Arsenal der Therapiemöglichkeiten ist die manuelle Therapie also eine gute Alternative, neben anderen, für geeignete Fälle. Darüber hinaus zeigen die Erfolge der Chiropraktiker, was eine gute Führung der Patienten vermag.

Inzwischen hat sich die **«manuelle Medizin»** etabliert. Sie hat den größten Teil des theoretischen Ballastes der Chiropraktiker und Osteopathen über Bord geworfen und dafür versucht, ihre erfolgreichen Handgriffe zu studieren. Allerdings ist es bisher kaum gelungen, die Palpationsbefunde zu objektivieren. So liegen z.B. die Verschiebungen und geringfügigen Bewegungsdifferenzen, die manuell diagnostiziert werden, innerhalb der methodischen Fehlerbreite der Beurteilung von Röntgenbildern. Und wie etwa die Bewegungen in einem Ileosakralgelenk manuell erfassbar sein sollen, ist schwierig zu verstehen, wenn über die Beweglichkeit dieses Gelenkes objektiv lediglich feststeht, dass sie nur sehr wenige Millimeter bzw. Winkelgrade beträgt.

Die manuelle Medizin ist immer noch weitgehend eine empirische Wissenschaft. Ihre theoretische Untermauerung hat erst begonnen.

17.6 Physikalische Therapie

Physikalische Applikationen haben eine Jahrhunderte alte Tradition. Sie sind heute so beliebt wie im Altertum und im Mittelalter. Ihre Wirksamkeit bei Beschwerden des Bewegungsapparates ist somit rein empirisch bewiesen. Daneben sind sie – bei vorsichtiger Handhabung – weitgehend unschädlich, sind also geradezu ideale Heilmittel.

Die Schulmedizin versuchte, sie wissenschaftlich in den Griff zu bekommen, doch ist ihr dies, zu ihrem Ärger, bis heute nur zu einem kleinen Teil gelungen. Sie braucht deswegen nicht auf ihre heilsamen Wirkungen zu verzichten, doch muss sie den vorwiegend **empirischen Charakter** der physikalischen Medizin akzeptieren.

Dies bedeutet, die physikalischen Methoden nicht nach starren Schemata, sondern **nach der Wirkung** anzuwenden und zu dosieren. Das Prinzip von «Versuch und Irrtum» ist hier – anders als etwa bei der operativen Therapie – im Einzelfall der richtige Weg, vorausgesetzt, dass dem Irrtum umgehend die Korrektur folgt.

Wärme und Kälte

Wärme und Kälte sind wohl die **wirksamsten** physikalischen Mittel, um lokal auf kranke Gewebe, wie schmerzhafte Weichteile, verhärtete, verspannte Muskeln usw., einzuwirken. Wärme in unzähligen Formen ist die häufigste Anwendung.

Der Wärmeapplikation dient ein großer Teil der physikalischen Behandlungsmethoden. Bei vielen wird die Wärme von außen zugeführt: Umschläge, Packungen, Bäder, Lampen, Lichtbogen usw., bei einigen wird sie im Körperinneren erzeugt: Kurzwellenapparate (kontraindiziert bei Metallimplantaten), Ultraschall usw.

Wärme bewirkt eine Zunahme der lokalen Durchblutung und des Stoffwechsels. Bei vielen *chronischen Zuständen* wirkt dies schmerzlindernd, resorptionsfördernd und «heilend». *Bei akuten Entzündungen* und Schwellungen jedoch verstärkt Wärme die Schmerzen. Hier wirkt sich im Gegenteil **Kälte** günstig aus. Auch bei frischen Verletzungen wirkt Kälte schmerzlindernd. Zudem hat sie entzündungshemmende und muskelrelaxierende Wirkung.

Kälte wird in der Regel in Form von feuchten Umschlägen, Packungen oder Eisbeuteln angewandt.

Ob Kälte oder Wärme besser wirkt, kann nicht immer vorausgesagt werden. Das lässt sich nur empirisch herausfinden, indem man auf Wärme umstellt, wenn Kälte nicht wirkt. Warum dies logisch ist, muss man den Patienten vielleicht erklären.

Wasser

Wärme und Kälte wirken im feuchten Milieu viel intensiver als im Trockenen. Darauf beruht ein Teil der Wirkung des Wassers. Dass *Thermalbäder* als angenehm empfunden werden, ob sie nun Schwefel, Sole oder Schlamm enthalten, ist altbekannt. Ihre Wirkung ist zwar wenig erforscht, doch ist dies kein Grund, darauf zu verzichten. Ob die chemische Zusammensetzung des Wassers eine große Rolle spielt, ist nicht ganz klar, vielleicht auch nicht so wichtig.

Eine für den orthopädischen Patienten wesentliche Wirkung des Wassers ist die **Aufhebung der Schwerkraft**. Bewegungsübungen (Schwimmen) und vor allem Gehübungen sind deshalb im Bad viel leichter und müheloser möglich. Auch schwer Gehbehinderte und Invalide können oft noch gut schwimmen. Die Rehabilitation eines insuffizienten Bewegungsapparates wird durch Wassergymnastik und **Gehbad** enorm erleichtert. Schrittweise kann der Patient durch Senken des Wasserspiegels wieder «aufs Land» trainiert werden.

Für die orthopädische Therapie ist daher vor allem das *Gehbad* von großem Wert.

Elektrische Behandlung

Wissenschaftlich gesichert ist die elektrische Wirkung auf die Skelettmuskulatur: Denervierte, noch nicht degenerierte Muskelfasern können durch intermittierende Ströme zur Kontraktur gebracht werden. Theoretisch ist deshalb die *elektrische Stimulation gelähmter Muskelgruppen* indiziert, um ihre Degeneration hintanzuhalten, bis eine Reinnervation zustande kommt, falls eine solche überhaupt erhofft werden kann. Ob solche Behandlungen tatsächlich einen praktischen Nutzen haben, ist nicht mit Sicherheit erwiesen.

Die Anwendung anderer elektrischer Wirkungen erfolgt eher auf *empirischer* Basis. Mittels Jontophorese ist es möglich, in beschränktem Maß Wirkstoffe durch die Haut in den Körper zu bringen. Dazu braucht es Gleichstrom (galvanischer Strom). Diadynamische (intermittierende) oder niederfrequente Wechselströme (faradischer Strom) haben lokal analgetische Wirkung (diadynamisch, TENS u.a.). Der Patient verspürt auch ein deutliches Stromgefühl.

Hochfrequenz hat keine elektrische Wirkung auf die Gewebe. Diathermie und Kurzwellen wirken durch die produzierte *Wärme*. Diathermie wirkt oberflächlich, die Gefahr von Verbrennungen muss beachtet werden.

Kurzwellen haben eine Tiefenwirkung und deshalb ein weiteres Anwendungsgebiet, vor allem bei chronischen, nicht entzündlichen, degenerativen, rheumatischen und posttraumatischen Zuständen usw. Bei metallischen Implantaten dürfen sie wegen der Hitzeentwicklung nicht verwendet werden.

Ultraschall bringt das Gewebe zum Vibrieren, wodurch auch Wärme entsteht, und wird zur Schmerzlinderung angewandt. Die Tiefenwirkung ist gering.

Infrarot als lokale Wärmeapplikation wird zur Vorbereitung der Heilgymnastik angewandt sowie z.B. zur Behandlung des Patellasyndroms.

Alle diese Applikationen müssen nach ihrer **Wirkung dosiert** und dauernd **überwacht** werden, damit sie für den Patienten angenehm und nicht schmerzhaft oder schädlich sind (Vorsicht vor Verbrennungen).

Mittels «Stoßwellen» (ESWT) sollen sich Kalkherde zertrümmern lassen.

Röntgenbestrahlung

Im Rahmen der Therapie von wenig differenzierten, rasch wachsenden malignen *Tumoren* (z.B. Ewing-Sarkom).

«Entzündungsbestrahlung», «Schmerzbestrahlung» wird gelegentlich bei hartnäckigen chronischen Gelenkschmerzen angewandt (M. Bechterew), wenn die anderen Behandlungsmöglichkeiten erschöpft sind. Nach Endoprothesenoperationen wird bei bekannter Neigung zu Verkalkungen prophylaktisch röntgenbestrahlt.

Röntgenbestrahlung kann schwer wiegende *Schäden* am Skelettsystem verursachen. Vor allem die Epiphysenwachstumszonen sind sehr empfindlich.

Sie können leicht zerstört werden und haben dann schwere Wachstumsstörungen mit späteren, evtl. massiven Deformitäten zur Folge (s. Kap. 28). Höhere Röntgendosen (bei Tumorbestrahlungen) machen Knochennekrosen mit Ermüdungsfrakturen, die nicht mehr heilen.

17.7
Medikamentöse Therapie

Orthopädische Gedankengänge kreisen zwar eher um Mechanik als um Chemie. In der praktischen Behandlung von Störungen des Bewegungsapparates spielen Medikamente jedoch dieselbe große Rolle wie in der übrigen Medizin. Auch Indikationen und Anwendung sind gleich. Spezifisch orthopädische Medikamente gibt es nicht.

Es kann und muss deshalb *auf die allgemeine Pharmakotherapie verwiesen* werden. Lediglich einige *für die Orthopädie wichtige* allgemeine und spezifische *Gesichtspunkte* sollen hier erscheinen:

Die **Schmerzbekämpfung** steht an erster Stelle. Allgemeine Richtlinien finden sich auf S. 307.

Medikamente sind neben Ruhigstellung, physikalischen Methoden, Operationen usw. nur eines von vielen Mitteln. Sie werden in erster Linie zur Unterstützung der eigentlichen orthopädischen Therapie eingesetzt, wobei die Behandlung von akuten und chronischen Schmerzen unterschiedliche Probleme stellt (Kap. 45.1 u. Kap. 45.2).

Die Schmerztherapie im Zusammenhang mit Operationen, Manipulationen etc. ist in Kapitel 18.5 beschrieben.

Gezielte medikamentöse Therapie in der ambulanten Orthopädie, mit spezifischer Indikation:

- Vitamin C in der Behandlung der Rachitis
- spezifische Gichtmittel (s. Kap. 36.3)
- Die Behandlung der Osteoporose ist zu einer Spezialwissenschaft geworden (s. Kap. 30.3).
- Algodystrophie, Sudeck, Reflexdystrophie u. Ä. verlangen oft eine gewisse Polypragmasie (s. Kap. 45.1).
- spezifische Medikamente bei neurologischen Krankheiten, z. B. Parkinson (Levodopa u. a.), bei spastischen Zuständen, Muskelkrämpfen (z. B. Muskelrelaxantien) u. a.
- Stoffwechselstörungen
- Kalzium bei Mangelzuständen
- Kalzitonin, ein Schilddrüsenhormon, greift in den Kalziumstoffwechsel ein, hat evtl. analgetische Wirkung, auch intranasal wirksam (Spray). Bei M. Paget, Algodystrophie (Sudeck), Osteoporose (s. d.), Hyperkalzämie. Teuer!
- Kortikosteroide: sind potente aber gefährliche Drogen: siehe S. 306.
- Lokale Infiltrationen, z. B. als Lokalanästhesie, werden häufig angewandt, auch diagnostisch: siehe unten.
- Eine spezifische Wirkung von Knorpelextrakten oder -enzymen und dergleichen ist nicht erwiesen.

Die medikamentöse Therapie wird zweckmäßigerweise in Absprache mit dem zuständigen Spezialisten (Internisten, Rheumatologen, Neurologen) oder von diesem selbst verordnet und auch überwacht.

Zünftige Orthopäden verstehen sich eher als Handwerker denn als Pharmakotherapeuten. Dies schließt einige Gefahren ein: unnötige Medikationen, ungeeignete Wahl des Arzneimittels, ungenaue Dosierung, Nebenwirkungen, Interaktionen zwischen verschiedenen Medikamenten, zu kurze oder (häufiger!) zu lange Dauer der Verordnung. Empfehlenswert ist ein überschaubares Standardsortiment *bewährter* und bekannter Medikamente, Dosierung nach der *Wirkung*, regelmäßige *Kontrolle* und auch *Absetzen* der Therapie so bald wie möglich.

Schmerzmittel

Bei akuten Zuständen, nach Operationen, Frakturen usw. sind Analgetika unentbehrlich. Bei mäßig starken Schmerzen werden Paracetamol, Pyrazolonderivate, Salyizylate und v. a. auch nichtsteroidale Antirheumatika gebraucht. Alle diese wirken bis zu einem gewissen Grad spezifisch (z. B. fiebersenkend, entzündungshemmend). Alle haben Nebenwirkungen.

Im **akuten Stadium** sind bei **starken Schmerzen** jedoch potente Analgetika wie Opiate und Derivate oft die bessere Wahl. Sie haben eine große therapeutische Breite (z. B. Morphium: 20 bis 1000 mg/Tag). Wenn sie von Anfang an genügend hoch (nach der Wirkung!) dosiert und nur für eine beschränkte, kurze Zeit verordnet werden, besteht keine Suchtgefahr.

Schmerzfreiheit hat einen erwiesenermaßen positiven Einfluss auf den Heilungsprozess, sowohl auf der somatischen als auch auf der psychischen Ebene. Die Gefahr der Chronifizierung des Leidens ist wesentlich geringer als bei länger dauernden stärkeren Schmerzen. So ist Schmerztherapie auch Prävention, z. B. eines M. Sudeck (s. Kap. 45.1).

Chronische Schmerzen sind schwieriger zu behandeln. Bei den degenerativen Arthrosen und Spondylosen spielen die nichtsteroidalen «Antirheumatika» eine zentrale Rolle. Sie sind Gegenstand einer umfangreichen rheumatologischen Literatur. Darauf kann verwiesen werden. Dosierung, Applikationsmodus, Dauer, Verträglichkeit, Nebenwirkungen (v. a. auf den Magen), Akzeptanz, Compliance u. a. sind zu beachten, Depotpräparate, Generika, Alternativen zu erwägen. Lange dauernder regelmäßiger Schmerzmittelkonsum bei chronischen, invalidisierenden Gelenkleiden ist an sich ein Indiz für eine *Operation*. Nicht immer aber ist eine solche möglich oder erwünscht. So kann man oft auf eine länger dauernde Medikation mit Schmerzmitteln nicht verzichten.

Gelenkschmerzen sind meist von der Beanspruchung abhängig. In Ruhe verschwinden sie in der Regel. Vernünftige Schonung und sparsamer, gezielter Gebrauch von Schmerzmitteln, z. B. nur vor einer körperlichen Anstrengung, nur bei stärkeren Schmerzen, sind somit eine gute Alternative zum routinemäßigen täglichen Pillenschlucken. Viele Patienten können damit jahrelang leben.

Weit unangenehmer, unerträglich und auch schwieriger zu behandeln sind chronische Schmerzen, die auch in Ruhe und nachts nicht verschwinden. Es sind oft **neuropathische Schmerzen** (s. a. Kap. 45.2). Sie neigen zur Chronifizierung und permanenten Fixierung. Schmerztherapie ist eine eigene Spezialität geworden. Ihr Arsenal umfasst medikamentöse, physiotherapeutische, psychische, alternative, interventionelle bis hin zu chirurgischen Techniken. Ein großer Teil dieser Schmerzen bleibt therapierefraktär.

Dann gibt es die lästigen, alltäglichen unklaren **Rücken- und Gliederschmerzen**. Sie sind die Domäne der Physiotherapie. Sie ist unschädlich und immer irgendwie wirksam.

In manchen Fällen ist eine dosierte Polypragmasie nicht zu umgehen (z. B. Muskelrelaxantien, Sedativa).

Öfter als man glaubt sind Schmerzpatienten *depressiv*. Antidepressiva und/oder andere Psychopharmaka sind zusätzlich notwendig.

Schmerzgeplagte Patienten wünschen oft Schlafmittel. Vielleicht hilft ein kurzfristiges Einschlafmittel. Sonst ist ein Analgetikum besser.

Zur perioperativen Analgesie siehe Kapitel 18.5.

Antibiotika

Bei akuten bakteriellen Entzündungen, wie eitriger Arthritis oder hämatogener Osteomyelitis bei kleinen Kindern, können gezielt eingesetzte Antibiotika im Frühstadium eine ausgezeichnete Wirkung haben, so dass außer Ruhigstellung keine weiteren Maßnahmen mehr notwendig sind.

In der Mehrzahl von Infektionen im Bereiche des Bewegungsapparates, zumal bei chronischen Osteitiden usw., genügen Antibiotika allein nicht, um eine solche Infektion zu heilen. Sie werden zur Unterstützung und Abschirmung bei chirurgischer Behandlung eingesetzt, evtl. auch lokal.

Die prophylaktische Anwendung von Antibiotika während und kurz nach orthopädischen Operationen kommt bei Endoprothesen in Frage (vgl. Kap. 37.1).

Bei tuberkulösen Erkrankungen des Bewegungsapparates wird die tuberkulostatische Therapie im Rahmen der allgemeinen Tuberkulosebehandlung durchgeführt.

Verbindliche Richtlinien für die Anwendung von Antibiotika sind unumgänglich, vor allem im Krankenhausbetrieb, um
1. die Resistenzbildung zu reduzieren und
2. die hohen Kosten zu senken.

Diese **Richtlinien** müssen *beinhalten*:
- die empirische Therapie der wichtigsten bzw. häufigsten Infektionen
- Strategie nach mikrobiologischer Identifizierung
- Liste der zu verwendenden Antibiotika
- Dosierung
- zeitliche Begrenzung des Einsatzes
- perorale statt parenterale Therapie, wo immer möglich
- Richtlinien für Breitspektrumantibiotika
- infektiologisches Konsilium
- Richtlinien für die peri- und postoperative Prophylaxe, mit zeitlicher Begrenzung: z. B. eine Dosis zu Beginn der Operation (höchste Antibiotikakonzentration im Wundhämatom!) und eine am Schluss.

Kortikosteroide

Die Wirkung von Kortikosteroiden bei rheumatischen und anderen Gelenkleiden ist frappant, allerdings nur kurzfristig. Die systemische Applikation, über längere Zeit durchgeführt, ist gefährlich und komplikationsreich und wird deshalb so sparsam wie möglich angewandt (s. a. Kap. 36.1.3).

In der orthopädischen Praxis wird die lokale Injektion mit Depotpräparaten bevorzugt. Bei gut zu lokalisierenden, umschriebenen Schmerzpunkten ist sie sehr wirksam.

Knochenoperationen unter Kortisonbehandlung sind möglich. Die Osteoporose und die erhöhte Infektionsgefahr sind allerdings zu berücksichtigen.

Lokale Injektionen

Lokale Injektionen eines **Lokalanästhetikums** an umschriebene schmerzhafte Stellen des Bewegungsapparates wie Bandansätze, Muskelhärten, Gelenke bringen sofortige Schmerzfreiheit, allerdings oft nur von kurzer Dauer. Das gezielte probatorische Ausschalten schmerzhafter Areale und Gewebe mittels einer Lokalanästhesie eignet sich auch ausgezeichnet zur *diagnostischen* Abklärung unklarer Schmerzen. Manchmal verschwinden damit die Schmerzen permanent.

Lokale Infiltrationen werden in der Behandlung von *akuten Lumbalgien* häufig und mit Erfolg eingesetzt, meist gezielt unter radiologischer Kontrolle (s. Kap. 59.3.1).

Die lokale Injektion von **Kortikosteroiden** hat anhaltende Wirkung, ist aber nicht ungefährlich. Die Injektion muss vorsichtig, mit geringen Dosen und unter strenger Asepsis erfolgen. Dann ist sie in vielen Fällen eine große Hilfe. Allerdings bringen öftere Wiederholungen die Gefahr von trophischen Schäden, Sehnenrupturen usw. mit sich.

Depots im Periost oder dicht unter der Haut können zu unangenehmen Schmerzzuständen bzw. Hautschäden führen. Infektionen nach Kortisonspritzen sind zu Recht gefürchtet, besonders nach intraartikulären Injektionen (s. Kap. 32.5).

Intraartikuläre Injektionen von Kortikosteroiden helfen vielen alten Patienten, deren Gelenke nicht mehr operiert werden können. Die direkteste und gefahrloseste Einstichstelle ist für jedes Gelenk standardisiert. Am Knie z. B. sticht man von lateral unter die Kniescheibe.

Eine prophylaktische Wirkung so genannter «chondroprotektiver» Extrakte, welche gelegentlich in längeren «Spritzenkuren» intraartikulär appliziert werden, ist nicht erwiesen. Sie können jedoch unangenehm sein und sind nicht ungefährlich (Infektion).

Zwischenfälle nach Injektionen sind zwar selten, aber vor allem in der Privatpraxis höchst unangenehm. Es ist gut, mit aller nötigen Umsicht vorzugehen, aber auch, für die Behandlung derartiger Notfälle vorbereitet zu sein,[1] um nicht dem Vorwurf fahrlässigen Handelns ausgesetzt zu sein.

Thromboseprophylaxe

Sowohl bei elektiven Operationen als auch in der Traumatologie gehören Thrombosen und Embolien zu den gefürchtetsten Komplikationen. Als Thromboseprophylaxe sind neben der Frühmobilisation und physikalischen Maßnahmen (Stützstrümpfe usw.) verschiedene Medikamente in Gebrauch, worunter Heparine und Antikoagulantien der Dicumarinreihe die wichtigsten sind. Art, Dosierung, Beginn und Dauer der Medikation sowie ihre Effizienz sind nach wie vor umstritten (vgl. Kap. 18.3). Verschiedentlich wurden die Indikationen stark ausgeweitet, nicht zuletzt aus forensischen Gründen. Ob es z.B. tatsächlich notwendig ist, jeden Patienten mit einem Beingips zu antikoagulieren, bleibt fraglich.

Integrale Schmerztherapie

Die meisten Patienten suchen bei Orthopäden Hilfe wegen Schmerzen. Die Schmerzbekämpfung hat heute in der Orthopädie erstrangigen Stellenwert als

- begleitende und unterstützende Ergänzung kausaler Therapie
- alleinige symptomatische Behandlung, wo andere Konzepte fehlen oder unwirksam bleiben
- vor, während und nach Operationen.

Erst relativ spät wurde die überragende Bedeutung der Schmerzen und ihrer Bekämpfung für den Heilungsverlauf erkannt. Die heroischen Zeiten sind vorbei, als Ärzte Tapferkeit von ihren Patienten verlangten und es z.B. normal fanden, dass diese nach Operationen noch stunden- und nächtelang von Schmerzen und Übelkeit geplagt wach lagen und erbrachen.

Länger dauernde Schmerzen haben eine starke Neigung, **chronisch** zu werden, und Schmerzen stehen an erster Stelle als Ursache von gestörter Funktion. Die komplexen somato-psycho-sozialen Interaktionen und Defizite stehen fast immer mit Schmerzen im Zusammenhang, Grund genug für den Orthopäden, die Schmerzen seiner Patienten ernst zu nehmen und Schmerzbekämpfung in jeder Form zu pflegen.

Integrale Schmerztherapie ist zu einer interdisziplinären Spezialität geworden, in welche Physiologen, Neurowissenschafter, Internisten, Pharmakologen, Psychologen, Physiotherapeuten u.a. ihre Theorien und Methoden einbringen. Jenseits der komplexen (und umstrittenen) Theorien über Nozizeption, Nervenbahnen, Reflexbogen, Aktivierungen und Blockierungen etc. wird der Orthopäde im täglichen Betrieb pragmatisch handeln müssen und das anwenden, was sich anbietet und bewährt. Auch hier kann nicht schematisch vorgegangen werden, sondern es muss **«nach der Wirkung» angewandt** und **dosiert**, gegebenenfalls geändert, gewechselt werden. Dies bedeutet natürlich fortlaufende Kontrolle und Reagieren auf das Feed-back, das vom Patienten kommt.

Interventionelle Schmerztherapie

Als Schmerzspezialisten haben die **Anästhesisten** eine Reihe von Verfahren entwickelt, die der prä- und postoperativen Schmerzbekämpfung dienen, aber auch für hartnäckige und therapierefraktäre Schmerzzustände in Frage kommen. Es handelt sich um **gezielte lokale Applikationen** (Injektionen, Infiltrationen, regionale Anästhesien, Blockaden etc.) im Bereich von Nerven, Nervenwurzeln, Ganglien, para- und epidural etc., aber auch solche via das Gefäßsystem (Schmerzpumpen, Ports, Dauerkatheter etc.). Manche dieser im Operationssaal gebräuchlichen Methoden können auch im ambulanten oder stationären Betrieb schwer schmerzgeplagten Patienten eine Erleichterung bringen.

Die **interventionelle Radiologie**, zum Teil zusammen mit den Rheumatologen, hat ebenfalls solche Methoden entwickelt (Infiltrationen anatomisch schwierig zu erreichenden Strukturen, v.a. im Wirbelsäulenbereich, wie Facetten- und Wurzelblockaden, sakrale Plexusanästhesie u.a.).

Ob der Orthopäde diese Methoden selbst anwenden kann oder ob er seine Patienten einem Kollegen oder einem spezialisierten Team, einer seriösen «Schmerzklinik» zuweisen will, ist weniger wichtig, als dass er solche Möglichkeiten kennt und für seine Patienten bereithält.

Als letzte Zuflucht bei schweren Schmerzzuständen gelten die **Neurochirurgen**, die ebenfalls Methoden zur Ausschaltung von Schmerzen entwickelt haben, allerdings nicht immer ganz harmlose. Spätestens an diesem Punkt, lieber allerdings schon etwas früher, wird man sich daran erinnern, dass bei der Schmerzentste-

---

1 A. Bernau, Z. Orthop. 128, 322, 1990

hung wie bei der Schmerzbekämpfung die **Psyche** eine eminente Rolle spielt (vgl. dazu «Psychosomatik in der Orthopädie», Kap. 35).

Alternative, «ganzheitliche» und Komplementärmedizin

Orthopädisches Denken entspringt in erster Linie naturwissenschaftlichen Methoden, d.h. rationalem Gedankengut. «Alternative» Medizin reklamiert andere Erfahrungsgrundlagen. Da diese nicht reproduzierbar sind, gehören alternative Methoden nicht zum Repertoire der Orthopädie als Lehre. Selbstverständlich ist es Ärzten mit entsprechender Erfahrung unbenommen, solche Techniken, Naturheilmethoden wie Homöopathie, Akupunktur, Neuraltherapie etc. ergänzend anzuwenden, etwa, wenn die schulmedizinischen versagen oder am Ende sind. Ob eine Abgeltung solcher Leistungen durch die allgemeine Krankenversicherung sinnreich und finanziell tragbar ist, bleibt eine andere Frage.

So genannte «ganzheitliche» Methoden unterstellen implizit allen anderen, sie seien «nicht ganzheitlich», und grenzen sich von diesen ab. Zweifellos verfügen sie über wesentliche und wirksame Elemente, die manchen organbezogenen Therapiemethoden teilweise oder ganz fehlen. In diesem Buch wurde Wert darauf gelegt zu zeigen, dass eine ganzheitliche Betrachtungsweise Grundvoraussetzung für erfolgreiche orthopädische Therapie und integrierender Bestandteil der Orthopädie ist. «Ganzheitliche» Methoden als «Alternative» oder Ergänzung drängen sich somit nicht extra auf, doch ist nichts dagegen einzuwenden, solange die erwiesen wirksame Therapie daneben nicht vernachlässigt wird (s.a. Kap. 24).

17.8
Orthopädische Apparate und Behelfe: Allgemeines

Früher bestand die «Kunst» des Orthopäden zu einem großen Teil darin, ausgeklügelte technische Apparate zur Behebung von Deformitäten usw. zu entwickeln. Die Entfaltung der operativen Orthopädie hat scheinbar die «technische Orthopädie» etwas in den Hintergrund gedrängt und auch manche Hilfsmittel entbehrlich gemacht. Tatsache ist aber, dass

- die *Gipstechnik* nach wie vor unersetzbar ist in der Orthopädie, besonders auch in der Frakturbehandlung
- die *Orthopädietechnik* (Orthesen, Prothesen) weiter in rascher Entwicklung begriffen ist. Sie ist bereits zu einer Spezialwissenschaft innerhalb der Orthopädie geworden.

Nach- und Vorteile

Gipse, Apparate, Schienen, Korsette sind notorisch unbeliebt. Sie stören ästhetisch, sind unbequem zu tragen, man hat Schwierigkeiten mit der Kleidung, mit der persönlichen Hygiene, sie fallen auf und diskriminieren. Patienten und auch Ärzte möchten lieber eine «definitive, saubere Lösung», eine «Wiederherstellung» der «Norm», am liebsten mit einer Operation.

Temporäre Lösungen (z.B. Gipse), aber auch Orthesen, haben gegenüber Operationen einen ganz großen *Vorteil:* Sie sind **«reversibel»**. Operationen lassen sich nicht rückgängig machen, auch Fehlschläge und unbefriedigende Resultate sind definitiv. Gipse hingegen sind leicht zu entfernen oder auszuwechseln, und Orthesen **lassen sich abändern** und *reparieren*, aber auch ersetzen oder entsorgen, wenn sie nicht befriedigen oder nicht mehr gebraucht werden. Dies erlaubt auch Versuche, Irrtümer, Korrekturen und Verbesserungen.

Überdies sind äußere Behelfe **ungefährlich**. Diese beiden Vorteile machen sie zu hervorragenden und in vielen Fällen bevorzugten Hilfsmitteln des Orthopäden.

Die Indikationen wurden in Kapitel 17.2 und Kapitel 17.3.4 eingehend begründet.

Aufgabe von orthopädischen Apparaten und Gipsen

1. *Ruhigstellung* von Teilen des Bewegungsapparates zur Schmerzlinderung, bei Entzündungen, nach Trauma oder Operationen (z.B. Liegeschalen, gepolsterte Verbände, Extensionen)
2. *Fixierung* einzelner Gelenke und Skelettabschnitte (z.B. Frakturgipse)
3. *Stützung* insuffizienter Tragstrukturen des Bewegungsapparates (z.B. Gehgipse, Führungsapparate, Korsette)
4. *Entlastung* nicht tragfähiger Gelenke oder Skelettteile (Entlastungsapparate, z.B. Thomasbügel, Schuheinlagen usw.)
5. *Korrektur* von Deformitäten (z.B. redressierende Gipse, Quengelapparate)
6. Verhindern von Deformitäten und Fehlstellungen (Kontrakturen) (z.B. Schienen, Korsette)
7. *Gliederersatz* (Prothesen)
8. Ersatz gelähmter Muskelkraft (Motor-angetriebene Prothesen und Orthesen)
9. Maßnahmen zur Verbesserung der Statik und Mechanik (z.B. Hängefußschiene, Änderungen am Schuhwerk usw.)
10. Andere *Behelfe*, welche die täglichen Verrichtungen ermöglichen und erleichtern (z.B. Strumpfanzieher, Greifzange).

Manche dieser Funktionen überschneiden sich, und viele Apparate und Gipse dienen mehreren Zwecken gleichzeitig.

Mit fast jeder Gips- und Apparatebehandlung muss als entscheidender Nachteil eine mehr oder weniger massive Behinderung der normalen Funktion, vor allem der Bewegungsmöglichkeiten, in Kauf genommen werden. Die Kunst der orthopädischen Therapie besteht darin, die – therapeutisch beabsichtigte – Funktionsbehinderung auf das absolut notwendige Minimum zu beschränken. Alle übrigen Funktionen sollen ermöglicht, erlaubt und unterstützt werden.

Die Aufgabe des Arztes

Das Angebot an technischen Behandlungsmöglichkeiten ist so groß, dass für jeden einzelnen Fall eine individuelle, auf die speziellen Bedürfnisse zugeschnittene, optimale technische Lösung zur Verfügung steht.

Es ist die Aufgabe des Arztes, diese Lösung zu finden und anzuwenden bzw. exakt anzuordnen. Dazu ist es zweckmäßig, sich jedes Mal die Frage vorzulegen, was man eigentlich vom Gips oder vom Apparat im konkreten Fall erwartet. Diesem Zweck dient die *obige «Checkliste»*. Sie erleichtert die Auswahl des geeignetsten Hilfsmittels und hilft, das Zweckmäßigste auszudenken, das die gestellte Aufgabe erfüllt, ohne mehr zu behindern als unbedingt notwendig.

So wird verhindert, dass *wertvolle Zeit verloren* geht: Bettlägerige Patienten können mit Rollenzügen und anderen Hilfsmitteln (Brett und Rolle für die Ferse) schon im Bett Bewegungsübungen machen. Sie müssen nicht länger auf Sofas und in Rollstühlen sitzen, wenn mit Schienen oder Apparaten eine Gehschule begonnen werden kann, oder sich auf einem Bein herumquälen und das andere in die Luft hoch halten, wenn ein normales Gehen mit voller oder wenigstens teilweiser Belastung mit einem guten Gehgips oder dem richtigen Apparat möglich ist. Viele Patienten können, mit den richtigen technischen Hilfsmitteln versorgt, auch früher ihre Arbeit aufnehmen, statt sich wochen- und monatelang zu Hause zu langweilen und ihre «Genesung» abzuwarten.

Besonders wichtig ist das Üben der normalen Gebrauchsfähigkeit der Hand. Oft gelingt das mit Hilfe von kleinen Schienen oder Apparaten. Untätig in der Armschlinge, wird eine Hand bald steif und gebrauchsunfähig.

Tests

Einfache Stützbehelfe und probatorische Gipse werden gelegentlich *zur genaueren Abklärung einer Operationsindikation* herangezogen: Vor einer Arthrodese oder Spondylodese kann man das betreffende Gelenk mit einer Schiene oder einem leichten Gips fixieren, um festzustellen, wie sich das auf die Gesamtfunktion auswirkt. Arzt und Patient können sich dann ein ungefähres Bild von den Auswirkungen der geplanten Operation machen.

Die einzelnen Techniken

- Verbände
- Extensionen
- Gipstechnik
- Orthopädietechnik
- Orthetik (äußere Apparate)
- Orthopädieschuhtechnik
- Prothetik
- Reha-Hilfen.

Stützverbände mit elastischen Klebebinden oder gewöhnlichen elastischen Binden werden angewendet, wo eine starre Fixierung nicht notwendig erscheint. Als *«Taping»* sind Klebeverbände im Sportbetrieb wieder zu hohen Ehren gelangt dank ihrer heute wie früher guten stabilisierenden Wirkung (s. Abb. 23.4).

Etwas weniger wirksam, dafür komfortabler, sind konfektionierte elastische Bandagen, z. B. für Knöchel und Knie.

Zinkleimverbände werden vor allem nach längeren Liege- und Gipsperioden angelegt, um Schwellungen und Ödeme zu vermeiden, und zur Stabilisierung (**Abb. 17.17**).

Dem gleichen Zweck dienen elastische *Kompressionsstrümpfe*. Sie sind bei den weit verbreiteten «Beinleiden» (Varikosis, Ödeme) unentbehrlich.

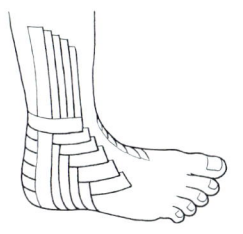

Abb. 17.17: Beispiel eines **Stützverbandes** aus dachziegelartig gekreuzten elastischen Klebebindungen für die Knöchelgegend, etwa bei leichteren *Fußverstauchungen* (Gibneyverband). Solche Verbände sind bei Sportverletzungen wieder aktuell geworden (Taping).

17.9
Extensionen

Extensionen sind ein wichtiges Hilfsmittel mit verschiedenen Anwendungen:

Extensionen zur Behandlung unstabiler Frakturen

Die Extension hat den Zweck,

- die Achsenstellung der Fragmente zu erhalten
- eine stärkere Verkürzung zu verhindern (eine Distraktion ist auf jeden Fall zu vermeiden!)
- die Ruhigstellung während der ersten Zeit der Frakturheilung zu gewährleisten (s. Kap. 43.1).

Extensionen zur Behandlung von Deformitäten

Extensionen zur Behandlung von Deformitäten sind z. B. bei der kongenitalen Hüftgelenkluxation (s. Abb. 64.42) oder bestimmten Kontrakturen (z. B. Hüfte, kontrakter Knickfuß usw., siehe dort) indiziert.
Technik: Bei Kindern und bei relativ geringem Zug genügt die Extension an der Haut (Klebebinden) oder mittels Manschetten.

Wenn stärkere Zugwirkung nötig ist, besonders bei Erwachsenen, wird die Extension direkt *am Skelett* mittels eines Drahtes (Kirschnerdraht) angelegt oder, besser, eines Nagels (Steinmann-Nagel) quer durch das distale Femur oder die proximale Tibia (**Abb. 17.18a**).

Für kürzere Zeit (einige Wochen) ist die Extension *am proximalen Tibiaende* jener durch das Femur vorzuziehen, weil die Gefahr einer Infektion oder Versteifung des Kniegelenkes weniger groß ist. Muss längere Zeit extendiert werden, ist die Extension am *Femur* besser, weil dann Dehnungsschäden am Kniebandapparat sicher vermieden werden können.

Extensionen für den Unterschenkel greifen am *Tuber calcanei* oder an der *distalen Tibia* an.

Die Technik mit dem dünnen Kirschnerdraht und dem Spannbügel hat den Nachteil, dass sich der Draht im Knochen ständig etwas bewegt, was einer Infektion des Knochens von der Drahteintrittsstelle her Vorschub leistet. Dickere *Nägel*, besonders solche mit einem Gewinde, sitzen unbeweglich fest im Knochen. Sie werden deshalb nicht an Bügeln festgeschraubt, sondern an beiden Enden direkt mit der Zugschnur verbunden.

An der *Nageleintrittstelle* darf die Haut nicht gespannt sein, weil sonst dort lokale Hautnekrosen und Infektionen entstehen (**Abb. 17.18b**).

Bei *Kindern* ist darauf zu achten, dass die Nägel

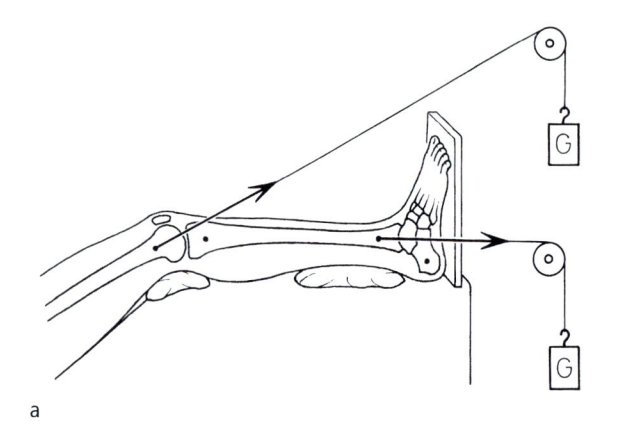

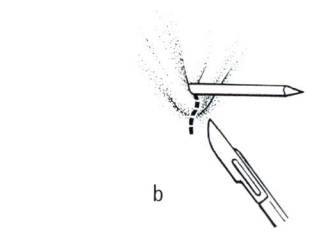

Abb. 17.18
a) **Extensionen am Skelett.**
Extensionen werden vor allem in der konservativen *Knochenbruchbehandlung*, aber auch gelegentlich in der Orthopädie angewandt, z. B. bei kongenitaler Hüftgelenksluxation.
Heftpflasterzüge sind nur bei Kindern stark genug. Bei Erwachsenen muss die Zugkraft am Skelett angreifen. Dazu werden mit Vorteil Steinmannnägel, ca. 4 mm dick, verwendet. (Drähte an Spannbügeln haben den Nachteil, dass sie sich im Knochen bewegen). Eingesetzt werden die Nägel:
– für *Zug am Oberschenkel*: im Femurschaft, ca. handbreit oberhalb des Kniegelenkes. Als zweite Wahl dient der Tibiakopf (Nachteil: Zug über das Gelenk).
– Für *Zug am Unterschenkel*: Tibiaschaft, wenige cm oberhalb des Sprunggelenkes, oder der Kalkaneus (Nachteil: wie oben). Wegen der Spitzfusstendenz muss die Fußsohle gestützt werden.
b) Zur *Technik der Nagelextension*. Wenn der Nagel die Haut spannt, muss sie mit dem Messer eingeschnitten und auf der Gegenseite wieder spannungsfrei genäht werden, sonst gibt es Hautnekrosen und Infektionen dem Nagelkanal entlang bis in den Knochen hinein.

nicht durch die Epiphysenfuge, d. h. durch die Wachstumszone eingebohrt werden, sondern im Schaftbereich.

Der Zug wird über eine Rolle geleitet und lässt sich durch das An- bzw. Abhängen von *Gewichten* einfach regulieren. Weniger leicht ist es, die Wirkung des Zuges zu kontrollieren und zu dosieren. Davon hängt aber der Effekt der Extension wesentlich ab.

In der *Frakturbehandlung* sind die nötigen Gewichte ziemlich genau bekannt. Man richtet sich am besten genau nach den Vorschriften, doch muss die Wirkung kontrolliert werden. Ein zu großer Zug führt zur Distraktion der Fragmente und damit gewöhnlich zu einer Verzögerung oder gar zum Ausbleiben der Frakturheilung. Zeigt eine Röntgenkontrolle ein Auseinanderklaffen der Fragmentenden, muss sofort Gewicht abgehängt werden.

Extensionen an der Wirbelsäule

Extensionen an der Wirbelsäule wirken bei akuten Schmerzen im Kreuz oder im Nacken unmittelbar schmerzlindernd. Die Wirkung beruht wahrscheinlich auf behutsamem Dehnen von Wirbelblockierungen und dem Lösen reflektorischer Muskelverspannung.

Die Extension kann intermittierend, also auch ambulant, angewandt werden oder aber als Dauerextension. Sie greift an den Beinen oder am Becken an.

Die «Glisson'sche Schlinge» zur Extension der Halswirbelsäule greift am Kinn und Hinterhaupt an und kann im Liegen oder im Sitzen verwendet werden (s. Abb. 59.47).

Bei Frakturen kommen Extensionen an der Schädelkalotte (Crutchfield-Klammern, *Halo-Traction*) zur Anwendung (Abb. 17.26).

17.10
Gipse

17.10.1
Gipstechnik

Die Gipstechnik ist ein Beispiel dafür, dass nicht immer das Neue auch das Bessere ist. Sowohl das *Material* als auch die *Technik*, wie sie von Generationen von Orthopäden entwickelt wurde, sind *unübertroffen* und heute so unentbehrlich wie damals. Gips lässt sich ausgezeichnet modellieren wie kein anderes Material. Zudem ist er billig.

Die neuen *Kunststoffe* zum Gipsersatz sind dagegen wesentlich leichter, ein besonders geschätzter Vorteil, und wasserbeständig. Sie sind jedoch teurer und lassen sich schlechter modellieren. Umso besser muss gepolstert werden. Wo es auf genaue Formgebung ankommt, ist deshalb Gips vorzuziehen. Dass der Orthopäde die Technik beherrscht, ist selbstverständlich, ebenso, dass die Kunst und der Teufel im Detail liegen.

Polsterung

Gepolstert oder ungepolstert braucht keine Streitfrage mehr zu sein, wie sie es lange Zeit war. Die österreichische Schule *(Böhler)* hat *mit dem ungepolsterten Gipsverband* in der **Frakturbehandlung** ausgezeichnete Resultate erzielt. Tatsächlich ist zur Retention reponierter frischer Frakturen ein sehr satt sitzender, genau angepasster Gips nötig.

Je weniger Polster verwendet wird, desto sorgfältiger muss ein Gips anmodelliert werden, sonst gibt es unweigerlich **Druckstellen**, Schmerzen und Hautnekrosen. Wenn zu viel gepolstert wird, sitzt der Gips schlecht.

Druckulzera entstehen in der Regel an Knochenvorsprüngen mit dünner Hautdecke ohne subkutanes Polster, also an Stellen mit schlechter Heilungstendenz. Am besten ist es deshalb, diese besonders gefährdeten Stellen zu polstern (**Abb. 17.19**).

Als *Polster* eignet sich am besten dünner Filz. Schaumstoff wird leicht durchgedrückt und schützt weniger gut. Die Gipsbinden werden satt abgerollt, jedoch nicht angezogen. Mit der Handfläche kann eine relativ dünne Schicht gut anmodelliert werden, wobei Eindrücke mit den Fingern vermieden werden. Dickere Schichten lassen sich weniger genau anpassen. Während des Anlegens und des Härtens des Gipsverbandes darf das Glied nicht mehr bewegt werden, weil sonst Falten im Gips entstehen, welche, einmal hart geworden, schmerzhafte Druckstellen ergeben (z. B. vorne über dem oberen Sprunggelenk oder in der Kniekehle; **Abb. 17.20**).

Solche wenig gepolsterten Gipse müssen, wenn eine auch nur geringe Schwellungsneigung besteht (also immer nach frischen Verletzungen), sofort *in der ganzen Länge vollständig gespalten* werden, damit keine Zirkulationsstörungen entstehen (Abb. 17.24).

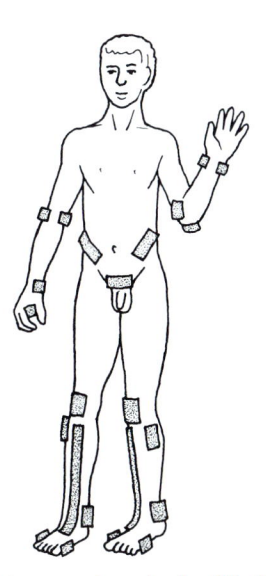

Abb. 17.19: **Polsterung der druckgefährdeten Stellen:** Knöchel, Fibulaköpfchen, Kondylen, Beckenkämme usw., sowie ein Streifen vorne längs für die spätere Gipsentfernung. Am besten eignen sich Filz und Zellstoffbinden.

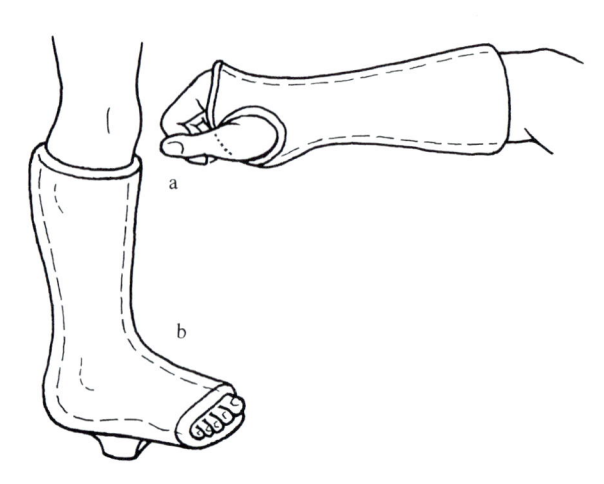

Abb. 17.20:
a) **Vorderarmgips.** Hand in *Funktionsstellung.* Die Fingergrundgelenke sollen, wenn immer möglich, bis 90° gebeugt werden können. Oben muss der Gips bis zu den Fingerknöcheln reichen, sonst gibt es Ödeme auf den Handrücken. Der Daumen wird nach Möglichkeit freigelassen, was eine gute Greiffunktion ermöglicht.
b) **Unterschenkelgehgips.** Wichtig ist die *plantigrade* Stellung des Fußes, damit die Fußsohle im Stehen gerade auftritt: Rechtwinkelstellung zum Unterschenkel (kein Spitzfuß) und keine seitliche Kippung. Die Fußsohle soll modelliert, der Vorfuß nicht seitlich zusammengepresst werden.
Der Gips muss oben bis zu den Zehengrundgelenken reichen, sonst gibt es ein Ödem auf dem Fußrücken. Der Gips darf nicht auf das Fibulaköpfchen drücken, damit keine Fibularislähmung entsteht.
Statt eines Gummistollens zum Draufstehen kann ein Behelfsschuh, käuflich im Sanitätsgeschäft oder hergestellt aus einem alten Autopneu, verwendet werden.

Oft ist eine starre Fixation nicht nötig und auch nicht erwünscht (z. B. soll eine reponierte Hüfte nach kongenitaler Luxation bei einem Kind im Beckengips ein gewisses Spiel haben). Auch bei der *postoperativen Ruhigstellung* oder zur Vermeidung von Fehlstellungen bei bettlägerigen Patienten geht es lediglich darum, größere Bewegungsausschläge zu verhindern.

In solchen Fällen ist es zweckmäßig, einen gut *gepolsterten Gips* anzulegen, der einen gewissen Spielraum lässt und hinsichtlich Druckstellen und Zirkulationsstörungen weniger problematisch ist. Als Polstermaterial eignet sich Zellstoff in Rollen.

17.10.2
Verschiedene Gipsformen

Zirkuläre Gipse

Zirkuläre Gipse geben den besten Halt durch kontinuierliche, ununterbrochene Fixation (z. B. bei Frakturen unerlässlich). *Nachteil:* Kontrolle und Pflege der Haut ist nicht möglich.

Gipsschienen

Gipsschienen sind *einfache, billige,* aber sehr *wirksame* Hilfen. Sie werden mit elastischen Binden angewickelt, sind abnehmbar und ermöglichen die Körperpflege und Kontrolle. Gipsschienen können aus zirkulären Gipsen geschnitten oder unmittelbar aus mehreren Schichten längs gelegter Gipsstreifen angefertigt werden. Als Polster eignet sich Flanell.

Gipsschienen haben viele Anwendungsmöglichkeiten, vor allem auch als Nachtschienen (Fuß, Hand), um Gelenkfehlstellungen zu verhindern.

Zur vollständigen Ruhigstellung von Wirbelsäule und unteren Extremitäten werden Liegeschalen (Gipsbett) verwendet.

Gehgipse

Gehgipse haben gegenüber Liegegipsen unschätzbare **Vorteile:** automatisches, adäquates Training durch normale Funktion, bessere Trophik, raschere Heilung. Daneben kann der Patient seine normale Tätigkeit ausüben. Wenn immer eine Belastung, auch nur eine teilweise, möglich ist, wird man den Beingips mit einem Absatz versehen, damit der Patient mit dem Fuß *auftreten* und *abrollen* kann. Dazu eignet sich ein einfacher Gummistopfen. Er soll etwas hinter der Mitte der Sohle, wenig vor der Verlängerung der Unterschenkelachse befestigt werden, und zwar so, dass er sich nicht gleich beim Draufstehen lockert (Abb. 17.19). Hygienischer sind allerdings Behelfsschuhe, die über den Gips an- und nachts ausgezogen werden können.

Auch mit Gipshülsen (z. B. zur Kniestabilisierung) kann man gehen. Diese Hülsen müssen aber gut anmodelliert und evtl. mit Trägern über die Schulter aufgehängt werden, damit sie nicht hinunterrutschen.

Gipskorsette

Gipskorsette dienen verschiedenen Zwecken: siehe **Abbildung 17.21** und die Kapitel 57, 59 und 61. Richtig angepasst sind sie sehr wirksam.

Gipse zur Korrektur von Fehlstellungen

Das *Prinzip* ist in der Regel *Druck an drei Punkten:* am Ort der Deformität und Gegendruck auf der Gegenseite oben und unten (**3-Punkte-Gipse**; **Abb. 17.22**, s.a. Kap. 42.1 u. Kap. 44.2).

Solche Gipse werden zur etappenweisen Redression von kongenitalen Klumpfüßen (s. Kap. 69.3.1) angewandt, in der Frakturbehandlung zur Verhinderung

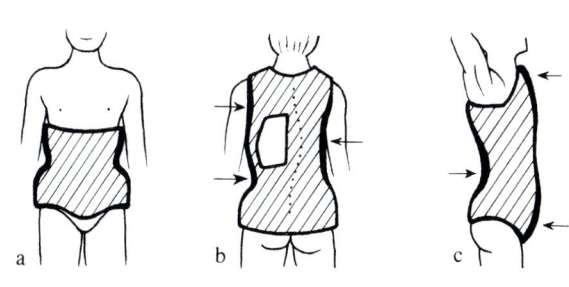

Abb. 17.21: Gipskorsette können verschiedene Funktionen haben. Hier drei Beispiele:
a) *Gipsmieder* zur Ruhigstellung der Lumbalwirbelsäule, bei starken Kreuzschmerzen und nach Operationen. Taille und Beckenkämme müssen gut ausmodelliert werden.
b) *Korrekturgips* zur Behandlung von Skoliosen, nach dem 3-Punkte-Prinzip (vgl. Kap. 57.4, Abb. 57.14).
c) *Gipskorsett* zur Erhaltung der Reklinationsstellung nach Aufrichtung einer Kyphose, z. B. bei Wirbelkompressionsfrakturen und Spondylitiden. Nach dem 3-Punkt-Prinzip werden Symphyse, Lumbalwirbelsäule und Sternum abgestützt.

Die Punkte, wo Druck ausgeübt werden soll, sind mit Pfeilen bezeichnet. Polsterung und Modellierung dieser Stellen ist besonders wichtig.

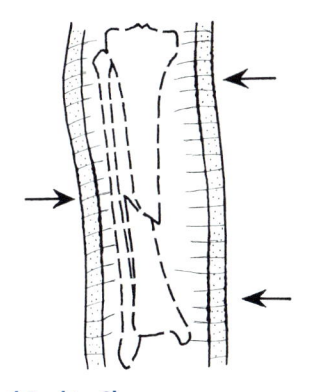

Abb. 17.22: Drei-Punkte-Gips.
Gipse zur Korrektur oder Erhaltung einer Korrektur müssen *gezielt modelliert* werden. *Beispiel:* Eine isolierte Tibiaschaftfraktur hat wegen der Sperrwirkung der intakten Fibula die Tendenz, in Varusstellung abzuknicken. Dieser Tendenz kann schon beim Anlegen des Gipses entgegengewirkt werden durch Gegendruck an drei Punkten mit der flachen modellierenden Hand.

von Achsenfehlern, als Korsette zur Aufrichtung von Kyphosen und Redression von Skoliosen (s. Kap. 56.2 u. Kap. 57). Eine Variante ist der Quengelgips (s. u.), eine weitere das Gipskeilen (s. Abb. 17.25).

Da diese Gipse Druck ausüben sollen, besteht immer die **Gefahr von Hautschäden**, Druckstellen, Dekubitalgeschwüren, welche sehr schlecht heilen und schwierig zu behandeln sind. Korrekturgipse erfordern deshalb eine besonders *sorgfältige Gipstechnik* und *genaue Überwachung*. Anwenden soll sie deshalb nur, wer die Technik gut beherrscht und Geduld hat.

Quengelgipse: Eine Methode, um Gelenkkontrakturen zu korrigieren. Ein zirkulärer Gips wird auf Höhe des zu redressierenden Gelenkes (am häufigsten Knie) quer durchgetrennt und mit einem mechanischen Scharniergelenk versehen. Eine einfache Quengelvorrichtung gestattet, mit zunehmender Kraft das Gelenk zu strecken (seltener: zu beugen). Die Quengelbehandlung muss über längere Zeit durchgeführt werden (**Abb. 17.23**). Ihr Anwendungsgebiet ist beschränkt (Lähmungen, muskuläre Kontrakturen bei manchen Gelenkkrankheiten. Hämophilie).

Für Fingerkontrakturen (z. B. bei Polyarthritis) werden gelegentlich Quengelgipse mit Gummizügen angefertigt.

Gipsmodelle

Gipsmodelle werden *zur Herstellung von orthopädischen Apparaten* und Schienen benötigt. Die Modelle macht in der Regel der Orthopädist selbst. Bei Behelfen, die in einer bestimmten Korrekturstellung wirken sollen, ist es gut, wenn der Arzt den Gips für das Modell selbst herstellt oder wenigstens dabei mithilft, denn nur er weiß genau, welche Stellung dem Glied, z. B. dem Fuß, gegeben werden soll. Zuerst wird ein ungepolsterter, dünner zirkulärer Gipsverband angelegt, während das Glied in Korrekturstellung gehalten wird. Bevor der Gips ganz hart geworden ist, wird er über einem auf der Haut liegenden Band längs gespalten, abgenommen und schließlich wieder zusammengesetzt. Durch Ausgießen dieser Form erhält der Orthopädietechniker den Leisten, über dem er den Behelf herstellen kann.

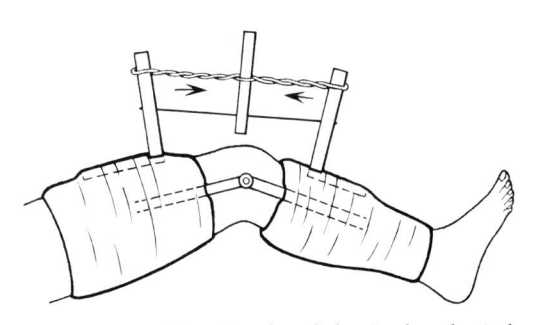

Abb. 17.23: Quengelgips. Durch tägliches Drehen des Stabes wird die Schnur gespannt und das Knie langsam gestreckt. Auch mit dem Keilen des Gipses (siehe Abb. 17.25) können in ähnlicher Weise in mehreren Etappen Gelenke gestreckt werden.

Das dargestellte System ist einfach, billig und leicht herstellbar. Es eignet sich z. B. auch für Arbeit in der Dritten Welt, wo es bei poliomyelitisgelähmten Kindern gute Dienste leistet. Man kann das natürlich auch mit Kunststoff und modernerer Technik viel schöner und besser – auch teurer – machen.

17.10.3
Kontrolle und Änderungen von Gipsen

Mit dem Hartwerden des Gipses hat die Behandlung erst begonnen: Jetzt muss kontrolliert werden, ob die Stellung richtig ist und bleibt, ob keine Zirkulationsstörungen, Druckstellen, Hautschädigungen entstehen. Solche müssen sofort behoben werden.

Druckstellen

Klagt der Patient von Anfang an über Schmerzen an einer bestimmten Stelle im Gips, ist immer anzunehmen, dass dort der Gips drückt. Ein Fehler wäre es, Schmerzmittel zu geben und abzuwarten. Fast sicher würden zwar die Schmerzen nach wenigen Stunden verschwinden, doch ist dies kein Grund zur Beruhigung. Im Gegenteil: Die Haut ist unter dem Gipsdruck anästhetisch geworden und wird bald ischämisch und nekrotisch. **Schon nach ein paar Stunden** kann es **zu spät** sein. Die Haut wird zuerst livide, dunkel, dann blau und schwarz, demarkiert sich schließlich und hinterlässt ein schmerzhaftes, schlecht heilendes Dekubitalgeschwür.

Druckstellen im Gipsverband können vermieden werden, wenn man darauf in der ersten Zeit kurz nach Anlegen des Gipses achtet. Gibt der Patient an einer umschriebenen Stelle Schmerzen an, schneidet man genau dort ein genügend großes Fenster aus dem Gips und sieht nach. Ist eine Druckstelle vorhanden, wird diese abgepolstert, die Ränder des Fensterrahmens werden mit einer Zange etwas aufgebogen, damit sie nicht drücken, und dann wird das Fenster wieder mit dem ausgeschnittenen Deckel geschlossen, damit kein Fensterödem entsteht.

Bei Druckstellen am Rand des Gipses wird der Rand besser mit einer Zange aufgebogen als abgeschnitten, da sonst ein Ödem und ein neuer Druck am Rand entsteht (**Abb. 17.24**).

Zirkulation

In den ersten Stunden und Tagen müssen auch Zirkulation und Sensibilität überwacht werden, vor allem bei zirkulären Gipsen. *Schmerzen* und *Unfähigkeit, Finger bzw. Zehen zu bewegen,* Verfärbungen (Zyanose oder Blässe) sowie Ödeme sind **Alarmzeichen**. Der Gips muss sofort der Länge nach vollständig gespalten (falls das nicht schon beim Anlegen geschah), oder, wenn die Störungen nicht gleich verschwinden, ganz entfernt werden, damit keine ischämischen Muskelnekrosen (Kompartimentsyndrom) bzw. keine Stauungen entstehen (s. Kap. 42.4.4).

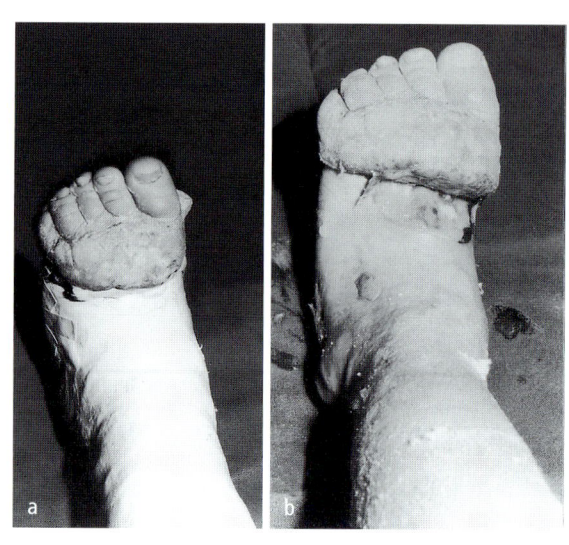

Abb. 17.24: Druckstellen, Dekubitalulzera, Ödeme, Infektionen und Hautnekrosen unter **Gipsdruck** sind sehr unangenehme, langwierige Komplikationen, die irreparable Schäden hinterlassen können (siehe auch Abb. 34.22). Sie sind vermeidbar durch sorgfältige Gipstechnik (richtige Polsterung der gefährdeten Stellen, kein Fingerdruck und keine Falten, während der Gips erhärtet; Fußgips bis zu den Zehen, damit keine Schwellung auf dem Fußrücken entsteht) und *genaue Kontrolle in den ersten Stunden* und Tagen. Wenn der Gips drückt, muss er *sofort geöffnet* und die Haut darunter inspiziert werden.

Durch Gipsdruck können auch periphere *Nerven gelähmt* werden. Besonders gefährdet ist der Nervus fibularis am Fibulaköpfchen in der Kniekehle.

Korrektur von Fehlstellungen

Bei *Frakturen* und *Osteotomien* sollte in den ersten Tagen die Stellung der Fragmente kontrolliert werden. Schon nach zwei bis drei Wochen ist eine Korrektur oft nicht mehr möglich, vor allem bei Kindern (s. a. Kap. 44).

Bei Frakturen ist es oft nützlich, eine leichte Achsenabweichung im Gips durch **Keilen des Gipses** zu korrigieren. Am einfachsten geht das, indem der Gips an der Stelle, wo gekeilt werden soll (im Röntgenbild zu bestimmen), zirkulär bis auf eine Stelle auf der konvexen Seite des Achsenknicks durchtrennt wird, über welche der Gips dann aufgebogen wird, bis die Achse gerade steht. In den klaffenden Spalt auf der gegenüberliegenden Seite wird ein passendes Kork- oder Holzstück eingeklemmt und der Gips wieder verschlossen (**Abb. 17.25**).

Diese Methode wird gelegentlich auch zur Redression von Kontrakturen, etwa nach Lähmungen (Poliomyelitis), angewandt.

Meistens verspüren die Patienten keine Schmerzen, solange die Abwinkelung nicht zu groß ist (etwa bis

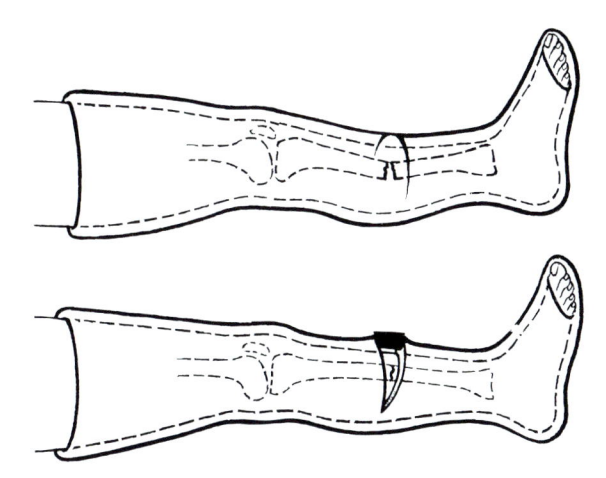

Abb. 17.25: «Gipskeilen». Erklärung im Text. Diese Methode ist besser, als ein Keil aus dem Gips herauszuschneiden, da sonst die Weichteile eingeklemmt werden können (vgl. auch Abb. 44.6).

zu 10°). Man muss aber kontrollieren, ob nicht an der Stelle, über welche der Gips aufgebogen wurde, evtl. eine Druckstelle entsteht.

Gipsentfernung

Zur Gipsentfernung sollten *die richtigen Werkzeuge* vorhanden sein: Gipsschere mit flacher unterer Klinge, welche ohne Gewalt zwischen Haut und Gips eingeschoben werden kann, Gipsspreizzange und «Rabenschnabelzange» zum Aufbiegen der Gipsränder.

Gipsfräsen erschrecken die Patienten, besonders Kinder, nicht nur wegen des fürchterlichen Lärms. Zwar oszillieren die Sägeblätter nur, so dass schwere Verletzungen ausgeschlossen sind (den Patienten zur Beruhigung kann das der Arzt am eigenen Handballen demonstrieren), doch entstehen **schmerzhafte Striemen** auf der Haut durch die vom Fräsen stark erhitzten Sägeblätter. Man sollte also, wenn überhaupt, mit der Gipsfräse *dort schneiden, wo Gipse gut gepolstert sind.* Deshalb werden Gipse *vorne* mit einem *Polsterstreifen* versehen.

Kleine Fußgipse bei *Säuglingen* werden am leichtesten nach einem Bad im warmen Wasser entfernt. Die Gipsbinden lassen sich dann abwickeln.

17.11
Technische Orthopädie

Was der Arzt mit dem Gips bezweckt, kann der **Orthopädietechniker** – eleganter, differenzierter, für den Patienten bequemer, aber auch wesentlich teurer – mit der Orthopädietechnik erreichen, und dazu einiges mehr.

Für rasche, kurzfristige Behandlung kommt Gips, für langfristige oder dauernde Versorgung Orthopädietechnik in Frage. So kann man, grob gesagt, die Indikationen etwa abgrenzen, wobei wir natürlich auch von den viel größeren Möglichkeiten der Orthopädietechnik gerne Gebrauch machen.

Prothesen sind Körperersatzstücke. Sie sind im letzten Kapitel dieses Buches: «Amputationen und Prothesen», Kapitel 70.3 abgehandelt.

Als **Orthesen** werden «körpernahe» Hilfsmittel (äußere Stützapparate, Schienen, Korsette, Einlagen etc.) bezeichnet, im Unterschied zu den «körperfernen» (z. B. Rollstuhl, Stöcke, Sitzschalen usw.).

17.11.1
Orthopädie und Orthopädietechnik

Technik und Biologie

Orthesen sind im Allgemeinen nicht besonders beliebt. Die Patienten haben große psychologische Probleme damit und möchten lieber durch eine Operation davon befreit werden.

Trotzdem hat die **Apparatebehandlung** große **Vorteile**: Im Gegensatz zur Operation ist sie **risikolos** und **reversibel**. Wenn der Apparat nicht passt, kann er abgeändert oder weggelassen werden. Viele, vor allem ältere, Patienten haben sich an ihren Apparat gewöhnt, er dient ihnen für ihre praktischen Bedürfnisse. Für manche Behelfe, z. B. die Prothesen, gibt es ohnehin keine Alternativen.

Wo der menschliche Stützapparat versagt, muss er selbst gestützt werden. Für Patienten, die nicht mehr aufstehen und gehen können, waren äußere Stützen früher die einzige Hoffnung und Chance. Aus dieser Möglichkeit, Bettlägerige wieder gehfähig zu machen, ist die Orthopädietechnik entstanden, und sie machte aus der Not gleich auch eine Tugend – und aus dem Handwerk eine **hoch entwickelte Kunst**.

Ihre Apparate und Prothesen waren schon früh wahre Meisterstücke, und sie blieben vielen Behinderten treue Begleiter fürs ganze Leben: «Als wär's ein Stück von mir.»

Doch gerade dies wurden auch die schönsten Kunstwerke nie ganz. Ihnen fehlt das Leben: das Gefühl, die Bewegung, das lebendige Aussehen. Dies spürt der Träger, und seine Umgebung sieht es. Beide akzeptieren diese Fremdkörper nur ungern. Es sind und bleiben Notbehelfe.

Die orthopädische Chirurgie eröffnete andere, neue Wege: innere Fixation und Endoprothesen, stabil, voll integriert, unsichtbar. Und mit dem Fortschritt wuchsen die Ansprüche und Forderungen des Publikums, und die Ärzteschaft nahm sie gerne auf. Restitutio ad integrum, weg vom Apparat!

Die Orthopäden verlegten sich aufs Operieren, und die Orthopädietechnik lief Gefahr, als überholt und obsolet vernachlässigt zu werden.

Die Grenzen des operativ Machbaren, Sinnvollen (für den Patienten) und Vertretbaren sind aber inzwischen deutlicher geworden. Sie werden vielleicht früher erreicht als erhofft. Und auch die Physiotherapeuten konnten keinen Jungbrunnen anbieten. Tatsächlich bleibt trotz all dieser Bemühungen eine große Gruppe von Patienten zeitweilig oder dauernd behindert, wenn nicht pflegebedürftig oder gar bettlägerig.

Hier wäre Resignation fehl am Platz. Diesen Patienten kann geholfen werden. Nicht nur mit spektakulären, komplizierten Konstruktionen, sondern sehr häufig auf einfachste Weise.

Handwerker und Arzt

Die moderne technische Orthopädie hat eine breite Palette von verschiedenen Hilfsmitteln anzubieten. Der Orthopäde, aber auch der Praktiker, der Chirurg, der Rheumatologe, der Physiotherapeut, der die Prinzipien und Möglichkeiten apparativer Versorgung auch nur in den Grundzügen kennt, wird sich in der Sprechstunde, auf der Visite eher daran erinnern. So kann er seinen Patienten Hilfe anbieten, zu welcher ihnen sonst niemand verhilft.

Technische Details sind natürlich Sache des Spezialisten, aber die Prinzipien und Einsatzmöglichkeiten muss der behandelnde Arzt kennen und für seinen Patienten wahrnehmen. **Verordnung des Behelfs** und Zuweisung zum zuständigen Spezialisten sind seine Aufgabe. Das **Rezept** muss die Diagnose, den Zweck und die genauen Anweisungen zur Herstellung enthalten. Es ist auch die Grundlage für die Finanzierung durch die zuständige Versicherung. *Dies alles, ebenso wie die Abnahme und* **Kontrolle** *des Hilfsmittels, ist Sache des Orthopäden.*

Dazu muss er wissen, wer wofür zuständig ist bzw. welcher Handwerker was macht:

Der **Orthopädist** oder **Orthopädietechniker**, früher auch Orthopädiemechaniker genannt, stellt

1. Einlagen und Fußbettungen
2. Orthesen, d.h. Schienen, Apparate und Korsette aus harten Werkstoffen
3. Prothesen für die Extremitäten

her. Sein Handwerk schließt unter anderem Schlosserei, Schreinerei und heute vor allem auch die Verarbeitung von Kunststoffen ein. Seine Erzeugnisse haben meist mechanische Tragfunktionen.

Der **Bandagist** verfertigt Stoffkorsette und Mieder, vor allem also Stützen für den Rumpf, aber auch Bandagen für die Extremitäten, Kompressionsstrümpfe etc. Sein Handwerk ist das des Sattlers und Schneiders, er arbeitet auch mit Kunststoffen und Leder, vorzüglich aber mit Textilien, seine Behelfe sind also eher Leichtgewichte.

Die meisten Orthopädiewerkstätten liefern auch Bandagistenerzeugnisse und Schuheinlagen.

Der **Orthopädieschuhmacher** stellt Maßschuhe und Innenschuhe her und kann Änderungen und Anpassungen an Serienschuhen vornehmen. Überdies stellt er individuell angepasste Einlagen (Fußbettungen) her (Schuhwerk und Einlagen s. Kap. 69.5 u. Kap. 69.13).

Die Grenze zwischen dem Orthopädieschuhmacher und dem Orthopädisten liegt etwa auf Höhe der Wade. Manche Sprunggelenkprobleme können ebenso gut mit einem hohen Schaftschuh wie mit einem Unterschenkelapparat gelöst werden.

Verschiedene einfache, aber nicht weniger nützliche, vor allem temporäre, Hilfen kann die **Ergotherapie** (Beschäftigungstherapie) liefern, mit ihren Materialien Schaumstoff, Kork, Textil, thermoplastische Kunststoffe (s. Kap. 19.3).

Temporäre und permanente Hilfen

Der Gedanke, eine (teure) Hilfe herstellen zu lassen, liegt naturgemäß nahe, wenn der Behinderte zu seiner Rehabilitation für dauernd einer solchen bedarf, wie z.B. nach einer Amputation oder bei einer irreversiblen Lähmung. Diese Einsicht erleichtert dem Patienten den Entschluss, aber auch seiner Umgebung, insbesondere auch dem Kostenträger.

Weniger eindeutig ist die Notwendigkeit einer temporären Versorgung, wenn die Aussicht besteht, dass das Hilfsmittel in absehbarer Zeit nicht mehr benötigt wird, wie zur Nachbehandlung von Frakturen, Operationen oder bei Krankheiten, die vorübergehende Ruhigstellung erheischen usw.

In allen solchen Fällen ist *die Zeit* in Rechnung zu stellen, welche für die Rehabilitation bzw. bis zur Wiederaufnahme der Arbeit für den Patienten verloren geht.

Oft ist es möglich, diese Zeit mit **behelfsmäßigen, kostengünstigen Orthesen** zu *überbrücken*, was per saldo billiger kommt als untätiges Warten. Es stehen auch zahlreiche Fertig- und Halbfertigprodukte zur Verfügung.

Der psychologische Vorteil für den Patienten ist ohnehin unbezahlbar. Hier hat der Arzt Möglichkeiten, mit einer einfachen Anweisung an den Techniker seinem Patienten eine Hilfe zu bieten. Sein Dank ist ihm gewiss.

Ebenso ist es sinnvoll, die Zeit bis zur Fertigstellung einer definitiven Orthese oder Prothese mit einer *provisorischen* zu überbrücken. Damit lassen sich Erfahrungen sammeln, Anpassungen und Änderungen können vorgenommen werden, und schließlich braucht jeder Patient, der für sein tägliches Leben und seine Arbeit dauernd auf ein Hilfsmittel angewiesen ist, deren zwei: zum Wechseln, Reinigen und für Reparaturen.

Die **probatorische Versorgung** mit aus Leichtgips und anderen Materialien gefertigten Behelfen, z.B. Hinterschienen, Hülsen, Korsetten usw., dient der Erprobung, Kontrolle und Indikation definitiver Maßnahmen, seien es Orthesen oder Operationen.

Verschreiben – Herstellen – Kontrollieren

Es ist heute auch für den praktisch tätigen Fachorthopäden kaum mehr möglich, die technische Orthopädie in allen Details zu kennen. Besonders durch die Verwendung plastischer Materialien ist eine Vielfalt von neuen Verfahren und Techniken entstanden. Immerhin sind die altbewährten Materialien wie Leder und Metall dank ihrer guten Verträglichkeit und Stabilität unentbehrlich geblieben.

Wichtig ist, dass der Arzt dem Orthopädietechniker genau sagen kann, was er für seinen Patienten braucht. Das beste Resultat wird erzielt, wenn *Arzt und Orthopädist gemeinsam* besprechen können, welche Art von Behelf im gegebenen Fall am zweckmäßigsten ist und was er bewirken soll. Die Ausführung des Behelfs bleibt Sache des Orthopädietechnikers.

Die Kontrolle, ob der Behelf tatsächlich passt und richtig funktioniert, ist wiederum **Sache des Arztes**. Dazu sind gute Vorstellungen vom Wesen orthopädischer Apparate notwendig, jedoch nicht unbedingt detaillierte Spezialkenntnisse der orthopädischen Technik. Es ist auch ohne solche möglich, Druckstellen, schlechte Passform, ungenügende Korrekturwirkung, falsche Gelenkstellung, überflüssige oder fehlende Teile am Apparat zu erkennen und dies dem Orthopädisten mitzuteilen, damit er die Sache *korrigiert.* Es wäre falsch, auf diese **Kontrollen** zu verzichten und sich als Arzt auf die größere technische Erfahrung des Orthopädisten zu verlassen. Nur der Arzt kennt Funktionsstörungen und Bedürfnisse seiner Patienten genau und kann somit die biomechanische Wirkung des Apparates beurteilen. Der Orthopädist kennt lediglich seine Funktionsweise – und auch er macht Fehler. Schlecht angepasste, schmerzhafte und unzweckmäßige Apparate aber sind für die Patienten eine Mühsal, wenn nicht eine Qual. An der Haut lässt sich das ablesen (Druckstellen, Friktion, Dermatosen).

Die Kontrolle sollte erfolgen, sobald der Patient *den Behelf während einiger Zeit praktisch erprobt* hat.

17.11.2
Prinzipien orthopädietechnischer Versorgung

Kraftübertragung

Jeder äußere Apparat, jede Orthese, Prothese, Schuhzurichtung, soll sie ihren Zweck erfüllen, wirkt durch Übertragung einer Kraft auf den Körper bzw., da Kraft gleich Gegenkraft ist, vom Körper auf den Behelf.

Die Kraft muss vom orthopädischen Apparat auf den menschlichen Stützapparat, d.h. das Skelett, übertragen werden. Dazwischen eingeklemmt werden Haut und Unterhautgewebe. Hier liegen auch die größten Probleme orthopädietechnischer Versorgung.

Haut- und Unterhautpolster von Fußsohle und Handflächen lassen schon in Aufbau und Struktur ihre besondere Eignung für Druckaufnahme erkennen. Wenige andere Körperstellen ertragen andauernd so viel Druck, ohne Schaden zu nehmen: Schmerzen, Druckstellen, Entzündung, Ekzeme, Blasen, Falten, Störungen von Trophik und Zirkulation, schließlich Sensibilitätsverlust, Hautnekrose und Dekubitus sind die unausweichlichen Folgen von zu viel Druck auf die Haut am falschen Ort.

Wirksame Kraftübertragung vom äußeren Apparat auf den Knochen ist aber ohne erheblichen *Druck auf die Haut* nicht möglich. Die hohe Kunst des Orthopädietechnikers besteht darin, diesen **Druck am richtigen Ort** zu applizieren, richtig zu verteilen und so zu dosieren, dass die gewünschte Wirkung erreicht wird, ohne dass die Haut Schaden nimmt.

Dies erreicht er durch:

1. mechanisch richtige Konstruktion des Hilfsmittels (richtige Lage der Gelenkachsen, Hebelarme, Kraftwirkung, geeignete Gelenke)
2. richtiges Wählen der Angriffspunkte der Kräfte am Körper
3. richtige Verteilung des dazu nötigen Druckes auf die Haut
4. genaues Anpassen des Behelfs an die Anatomie (Maß und Modell)
5. unverschieblicher Sitz der Orthese bzw. Prothese, um «Pumpen», Abrutschen, Reiben und Wundscheuern zu vermeiden (Behelf richtig abstützen, anpassen, evtl. aufhängen)
6. Nachformen des Produktes: Entlasten (Hohllegen und Abpolstern) von Druckstellen, Ausmodellieren (Auftragen) von Stellen, wo zu viel «Spiel» vorhanden ist.

Die zu übertragenden Kräfte wirken in drei Richtungen (s. **Abb. 17.26**):

1. *axiale* Kräfte für Trag- und Stützfunktion
2. *seitliche* Kräfte gegen Deformitäten, Achsenabweichungen: Drei-Punkte-Prinzip
3. das *Gewicht* des Behelfes.

Stützen und Tragen (axiale Kräfte)

Beim normalen aufrechten Stehen und Gehen wird die Last des Körpers von den Fußsohlen getragen.

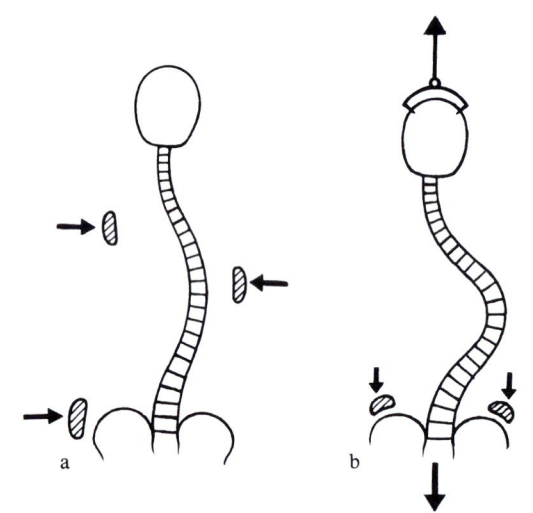

Abb. 17.26: Zwei mechanische Prinzipien zur «Geraderichtung» in der Orthopädie, am Beispiel der Skoliose.
a) **Drei-Punkte-Prinzip:** Um einen krummen Stab gerade zu biegen, fasst man ihn an den beiden Enden und drückt mit dem Knie gegen die Krümmung: Für Biegung braucht es drei Kräfte. Dieses Prinzip wird in den verschiedensten Varianten angewandt um Deformitäten zu korrigieren bzw. zu verhindern. Es ist am wirksamsten, wenn die Krümmung verhältnismäßig gering ist.
Richtige Wahl der Angriffspunkte (an den Rippen, die am Scheitelpunkt ansetzen) und breitflächige Applikation der Kräfte machen die Kunst des Gipsens und der Orthopädietechnik aus (vgl. Abb. 17.27).
b) **Extension in der Längsrichtung** vermag eine Krümmung zu strecken, besonders wenn diese stark ausgeprägt ist. Extensionen haben, indem sie nicht durch Druck, sondern durch Zug wirken, auch einen entlastenden Effekt. Außerdem besteht keine Gefahr der Überkorrektur: Die Streckung bewirkt automatisch eine Geraderichtung.
Extensionen werden deshalb hauptsächlich in der Frakturbehandlung angewandt (vgl. Abb. 43.1). Zug an der Haut, mit Klebeverbänden, Schlingen, Pelotten (vgl. Abb. 17.27) stößt rasch auf Grenzen. Genügend starker Zug über längere Zeit kann nur am Skelett selbst aufrecht erhalten werden (Nagel- und Drahtextensionen an Femur und Tibia, s. Abb. 17.18). Der Zug mittels Klammern (Crutchfield) oder Nägeln (Halo) direkt an der Schädelkalotte findet bei der Behandlung von instabilen Halswirbelfrakturen Anwendung (s. Kap. 53.3).

Falls dies nicht möglich ist, z. B. nach einer Amputation oder wenn das Skelett nicht tragfähig ist, muss das Körpergewicht irgendwo weiter oben gestützt werden. Dies ist praktisch nur an wenigen Körperstellen möglich (s. **Abb. 17.27**):

- Die Tragfähigkeit von *Amputationsstümpfen* hängt in erster Linie von der Amputationshöhe und Stumpfqualität ab. Siehe dazu Kapitel «Amputationen und Prothesen», Kapitel 70.
- *Orthesen* jedoch können wegen der beschränkten Stützmöglichkeiten am Körper das Körpergewicht in der Regel nur teilweise tragen.

Die geeigneten **Unterstützungspunkte** am Körper, wie in Abbildung 17.27a dargestellt, von unten nach oben:

- Einzelne intakte *Fußsohlenpartien* (z. B. Ferse, Fußballen, mediale Wölbung). Bei manchen Fuß- und Fußsohlenaffektionen kann die schmerzhafte Stelle entlastet und das Gewicht auf besser belastbare Sohlenpartien verteilt werden. Dazu dienen Einlagen, Fußbettungen, Innenschuhe.
- *Unterschenkel:* In beschränktem Maß kann die Wadenpartie, sofern die Muskulatur kräftig genug ist, einen Teil der Körperlast tragen. Vollständige Entlastung ist erst im Kniebereich möglich.
- *Knie:* Volle Abstützung ist an den Tibiakondylen, vorne beidseits der Tuberositas tibiae, und zusätzlich an der Patellarsehne, dorsal am Tibiakopf, möglich (cave N. fibularis!). Dazu wird bei Unterschenkelprothesen und Unterschenkelentlastungsapparaten, etwa nach Frakturen, Gebrauch gemacht, aber auch wenn Unterschenkel, Sprunggelenke oder Fuß nicht belastet werden dürfen.
- *Oberschenkel:* Bei genügend gut ausgebildeter Muskulatur und konischer Form des Oberschenkels kann ein Teil der Körperlast dort abgefangen werden, z. B. wenn das Knie entlastet werden soll.
- «*Tuberansitz*». Das Prinzip ist «Sitzen im Stehen». Die modernere, bessere Alternative ist die längsovale Form (s. Kap. 70.3.2; Abb. 70.1). Sie muss sehr genau angepasst und unter dem Sitzbein gut anmodelliert und überdies eng genug sein, damit das Becken nicht nach innen abrutscht. Anwendung: Oberschenkelapparat, wenn das Bein nicht belastet werden kann oder darf, Thomasbügel zur Entlastung der Hüfte bei Perthes im Kindesalter (diese Wirkung ist umstritten), Oberschenkelprothese.
- Stützen der *Wirbelsäule* am Thorax. Starre Korsette stützen den Brustkasten seitlich an den unteren Rippen, dazu evtl. auch vorne am Sternum, etwa bei Kyphosen, mit Gegenhalt an Beckenkämmen und Symphyse. Die Unterstützung in den Achseln, gleich wie bei Krücken, ist nicht ideal, muss aber

doch gelegentlich benützt werden, etwa für Korsette und Sitzschalen bei schweren Lähmungen.
- Obere *Brustwirbelsäule* und *Halswirbelsäule* können nur am Kopf gestützt werden: Vor allem am Okziput, weniger gut am Kinn. Beispiel: Milwaukee-Korsett bei Skoliosen und Kyphosen. Eine gewisse Stützwirkung haben auch mehr oder weniger weiche zirkuläre Halskragen.
- Vollständige Stützung und Ruhigstellung der *Halswirbelsäule* ist nur mittels eines Angriffspunktes an der Schädelkalotte möglich. Beispiel: Halo-Traction (s. Abb. 17.26, Minervagips).

Abstützen und Aufhängen der Behelfe

Apparate, Schienen und Prothesen haben selbst ein Gewicht und damit eine für den Patienten recht lästige Tendenz, nach unten zu rutschen. Schon mancher Behelf ist aus diesem Grunde im Mülleimer gelandet.

Das Abstützen bzw. Aufhängen der Prothesen und Orthesen ist ein Problem, das an die Orthopädietechniker besondere Anforderungen stellt. **Wo lässt sich der Behelf aufhängen** bzw. **abstützen?** (s. dazu auch Abb. 17.27).

- *Am Fuß*: Schuhe halten in der Regel über dem Rist (Gegenhalt: Fersenkappe), wenn sie gut angepasst und leicht sind, auch ohne Schnürung.
- Damit sie nicht abrutschen, brauchen viele Apparate ein *Fußteil*, welcher sie im Gehen und Stehen direkt am Boden abstützt. Unterschenkelapparate und Fußschienen können entweder im Schuh oder mit eigenem Fußteil befestigt, «aufgehängt» werden. Auch Knieschienen werden meist, Oberschenkelapparate praktisch immer, mit Fußteil ausgerüstet, weil sie sich sonst drehen und hinunterrutschen würden. So kommen sie auch bei jedem Schritt wieder in die richtige Lage. Ein Abstützen auf den Knöcheln ist meist wegen Druckerscheinungen nicht möglich.
- Halt *oberhalb des Kniegelenkes*: Dieses Prinzip wird für Unterschenkelprothesen angewendet (s. Kap. 70.3.2, Abb. 70.1, KMB-Prothesen). Im Übrigen finden nur leichtere Kniebandagen und -apparate genügend Halt oberhalb des Knies, und dies nur bei schlanken Patienten, wenn Kniegelenk und Oberschenkel ein deutliches Profil haben.
- Stützen für den *Rumpf* (Korsette) können nur wirklich stützen, wenn sie auf den Beckenkämmen gut aufsitzen. Dazu müssen Taillen speziell gut und tief ausmodelliert werden (Problem: Adipositas).
- Auf den *Schultern* können Halskragen abgestützt, aber auch Armprothesen, Beinapparate und Oberschenkelprothesen mit Bändern aufgehängt werden.

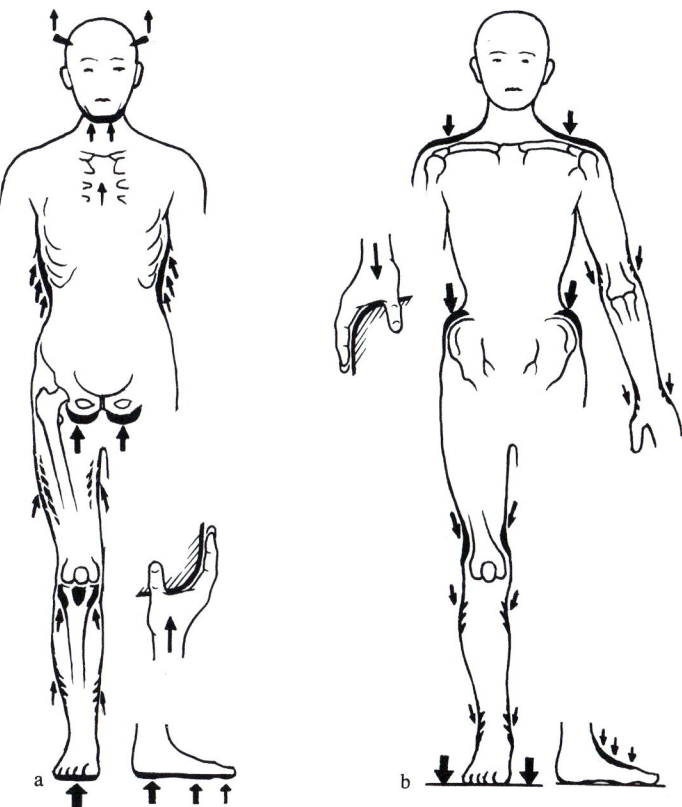

Abb. 17.27: **Stütz- und Aufhängepunkte** am Körper für **Orthesen und Prothesen**.

a) **Hier können Orthesen das Körpergewicht unterstützen.**

Zum Stützen des Körpergewichtes sind naturgemäß Fußsohlen und Gesäß (Sitzbein) geeignet. Das Stützen an anderen Stellen ist fast immer mit Schwierigkeiten verbunden und in der Regel nur teilweise möglich: Am Tibiakopf, weniger gut am Unter- und Oberschenkel, etwas besser am Sitzbeinknochen mit Beckenring, Thomasbügel, (Abb. 17.32). Die meisten Orthesen haben deshalb einen Fußteil: Die Fußsohle trägt mit. Zur vollständigen Entlastung ist eine Erhöhung nötig, damit der Fuß frei schwebt.

Der Oberkörper kann mit Korsetten an der Thoraxwand abgestützt werden, evtl. am Sternum. Heroischer ist das Stützen des Kopfes am Hinterhaupt mit Kinnteil oder das Aufhängen am knöchernen Schädel (Halo), etwa bei schweren Skoliosen.

Bei allen tragenden Orthesen ist der gute Sitz das Wichtigste. Sonst machen sie Beschwerden durch Druck und Reibung, werden nicht getragen oder nützen nichts.

Zu ergänzen wäre, dass das Körpergewicht mit Stöcken und Krücken auch auf Händen, Unterarmen und Achseln abgestützt werden kann.

b) **Hier können Orthesen und Prothesen abgestützt bzw. aufgehängt werden.**

Orthesen müssen nicht nur stützen, sie müssen auch *halten*, damit sie *nicht herunterrutschen*. Besonders Beinorthesen haben eine notorische Tendenz dazu. Abstützen oberhalb des Knies genügt selten, auf den Knöcheln fast nie. Mit Ausnahme von leichteren Bandagen müssen Beinorthesen deshalb meist mit einem Fußteil versehen werden, auf dem sie stehen.

Korsette sitzen auf den Beckenkämmen. Diese müssen deshalb mit einer tiefen Taille gut ausmodelliert werden.

Auf den Schultern können Halskragen, Glissonextensionen abgestützt, aber auch Prothesen oder Beinapparate (Thomasbügel) aufgehängt werden.

Armorthesen und -prothesen brauchen ebenfalls guten Halt oberhalb der Gelenke.

Seitliche Kräfte

Sollen Achsenabweichungen, Deformitäten oder Gelenkfehlstellungen mit Apparaten beeinflusst werden, muss man seitliche Kräfte angreifen lassen. Dies kann nur nach dem **Drei-Punkte-Prinzip** wirksam funktionieren (s. Abb. 17.26a): Eine Kraft wirkt gegen den Scheitelpunkt der Deformität, je eine Gegenkraft greift distal und proximal davon an. Je größer die Hebelarme sind, also je länger der Apparat, desto besser die Wirkung (s. **Abb. 17.28**). Je großflächiger die Kraft verteilt wird, desto kleiner ist der Druck auf die Haut. Der Arzt muss sich im Klaren sein, welche Wirkung der Behelf haben soll, welche er erwartet, und der Orthopädietechniker muss zusehen, ob und wie er das optimal realisieren kann.

Die Möglichkeiten dazu sind *beschränkt:* Beeinflussung von Fehlstellungen im Wachstumsalter setzt kontinuierliche, langfristige Krafteinwirkung voraus, wenn überhaupt ein Effekt zu erhoffen sein soll. Dies bringt erhebliche praktische Probleme mit sich. Wo trotz konsequenter Anwendung eine Wirkung zweifelhaft bleibt, wird in der Regel heute auf solche prophylaktisch wirken sollende Hilfsmittel verzichtet. Dazu gehören X- und O-Beinschienen und -apparate für Kinder.

Skoliosekorsette, allerdings nur wenn tadellos angepasst und rigoros angewendet, können einen präventiven und begrenzt korrigierenden Effekt haben und manchen Kindern eine Operation ersparen.

Achsen- und Gelenkfehlstellungen mit Bandinsuffizienzen sind eine gute Indikation für **Führungsapparate**, solange die Deformität nicht zu ausgesprochen ist (s. Kap. 66.61.1).

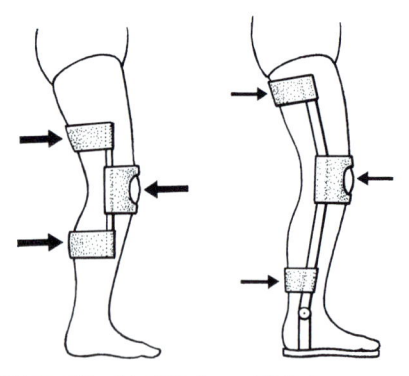

Abb. 17.28: Drei-Punkte-Prinzip und **Hebelarme**.
Eine Orthese – hier zur Stabilisierung des Kniegelenkes – wirkt besser über längere Hebelarme.
a) Ein kurzer Apparat scheint bequemer zu sein, doch ist wegen der kurzen Hebelarme starker Druck zur Stabilisierung notwendig.
b) Mit einer langen Orthese ist gute Stabilisierung möglich, mit weniger Druckproblemen, dank längerer Hebelarme. Meist ist **ein Fußteil nötig**, damit die Orthese nicht dreht und hinunterrutscht.

Gelenkige Verbindungen

Die mechanischen Scharniere an den Apparaten müssen genau in der Achse des anatomischen Gelenkes liegen, sonst schiebt der Apparat und zwingt dem Gelenk falsche Bewegungen auf, statt es zu entlasten. Dies hätte bei schonungsbedürftigen Gelenken, z. B. nach Bandnähten, deletäre Wirkung. Die richtige Platzierung der Achse ist Aufgabe des Mechanikers, aber der Arzt muss sie auf Grund seiner anatomischen Kenntnisse kontrollieren.

Weil das **Kniegelenk** keine fest fixierte Drehachse hat (s. Abb. 6.10), ist viel Erfindergeist darauf verwendet worden, seine komplizierte Kinetik technisch nachzuahmen, z. B. mit verstellbaren Achsen oder mit Vierachsengelenk (s. Kap. 66.1). Wie weit dies nötig und zweckmäßig ist, hängt wohl von speziellen Indikationen ab. Im Allgemeinen genügt es, das Kniescharnier etwa 2 cm hinter die Kniemitte (auf der Strecke zwischen Patella und Kniekehle am Übergang vom mittleren zum hinteren Drittel) und etwa 2 bis 2,5 cm über den Gelenkspalt zu legen.

Mit einer Verlagerung des mechanischen Gelenkes nach hinten wird überdies das Kniegelenk stabiler, was bei Quadrizepsschwäche und besonders bei Oberschenkelamputierten wichtig ist.

Mit **Anschlagsperren** kann der Bewegungsumfang von Gelenken beliebig eingeschränkt werden (s. Abb. 17.31c), z. B. zur Schonung und Immobilisierung, oder etwa zur Stabilisierung eines Genu recurvatum (s. Kap. 38.3, Abb. 38.15 u. Abb. 34.7).

Ein Gelenk kann aber auch ganz blockiert werden zur Stabilisierung, z. B. bei Quadrizepslähmung. Es kann dann zum Sitzen freigegeben werden (Schweizerschloss, s. Abb. 17.31b).

Auch Zügel und Federn können angebracht werden, um fehlende Muskelkraft teilweise zu ersetzen, z. B. bei einer Hängefußschiene.

17.11.3
Anpassen der Behelfe

Damit Prothesen und Orthesen ihre Funktion erfüllen können, müssen sie in erster Linie genau passen. **Maß und Modell** zu **nehmen** ist Sache des Orthopädisten. Gipsmodelle herzustellen ist eine Kunst, die viel Geschick und Erfahrung erfordert. Der betreffende Körperteil wird eingegipst, wobei die Form zweckentsprechend modelliert wird (Zweckmodellierung), insbesondere an Abstützflächen wie Fußwölbung, Kniekondylen, Tubersitz, Beckenkämmen. Das abgenommene Gipsnegativ wird wieder geschlossen und ausgegossen. Das so entstandene Positiv wird wenn nötig noch weiter ausmodelliert. Gips wird aufgetragen etwa an Knochenvorsprüngen, damit dort später keine Druckstellen auftreten, während zu dicke

Weichteilpartien am Modell noch einer Schlankheitskur unterzogen werden, indem dort Gips weggenommen wird, damit der Behelf nachher satter sitzt.

Über den fertigen Gipsmodellen werden schließlich alle Apparate, Korsette, alle Prothesen und Maßschuhe individuell hergestellt.

Damit ist immer noch keine Gewähr gegeben, dass der Behelf auch wirklich passt. Dies stellt sich bei der Probe, oft erst nach einigem Gebrauch, heraus:

Schmerzhafte Druckstellen an der Haut gibt der Patient bald an, sofern die Sensibilität gut ist (cave Diabetes!). Sie sind rot und daran leicht zu erkennen. Der Behelf muss an dieser Stelle sofort ausgeweitet und evtl. abgepolstert werden.

Ein Apparat, der drückt, wird nicht getragen, wegen der Schmerzen. Sie sind ein Warnzeichen. Werden sie ignoriert oder fehlt die Sensibilität, geht die Haut zu Grunde. Drucknekrosen heilen schlecht und machen weiteres Tragen des Behelfes unmöglich.

Aber auch zu **lose sitzende Apparate**, die nicht richtig passen und sich ständig bewegen, verursachen Hautschäden durch *Friktion*: Schmerzen, Rötung, Entzündung, Falten, Blasen, nässende Wunden, Hautinfektionen mit Pusteln, Ekzemen usw., welche auch das Tragen schließlich verunmöglichen. Satter, unverrückbarer Sitz ist Vorbedingung. Der Arzt kann das leicht kontrollieren. Der Orthopädist muss Abhilfe schaffen: durch Ausweiten, Verengen, Auftragen, Ausmulden, Polstern, je nach lokaler Situation und Material. Kompressionsstrümpfe können bei Schwellungen helfen.

Nachbessern, Abändern

Eine Schwierigkeit mit der Passform ergibt sich daraus, dass sich Volumen und Form der Weichteile immer wieder ändern. Über längere Zeiträume sind es Muskelatrophien, Fettansatz oder -abnahme, Ödeme, Schwellungen bei Entzündungen, Schrumpfungen bei ihrer Heilung. Aber auch schon im Tagesrhythmus ändert sich das Volumen: Schuhe oder Apparate, die am Morgen noch locker sitzen, können am Abend bereits zu eng sein.

Der Orthopädist muss auf diese Dinge eingehen. Meist kann er korrigieren mit Ausweiten, Verengen, Ab- oder Auftragen, je nach Material und Situation.

Aber auch der Arzt muss erkennen, wann eine Anpassung, eine Änderung oder ein neuer Behelf fällig ist. Auf jeden Fall muss er immer genau passen.

Bei raschen Veränderungen der Form des Beines bzw. Armes ist es besser, *einen provisorischen Behelf anzupassen*, als zu warten, bis der Definitive gemacht werden kann.

Bei *Kindern* im Wachstumsalter ist dies ohnehin nötig.

Die Adipositas ist ein ganz wesentliches und oft fast unüberwindliches Hindernis für das Anpassen von Orthesen. Diese finden mangels deutlicher anatomischer Formen keinen Halt und keine Angriffspunkte für die zu übertragenden Kräfte.

Ein großes Problem, das fast bei jeder orthopädietechnischen Versorgung auftaucht, ist **das Schwitzen**.

Nicht nur ist es für die Patienten meistens lästig, sondern fördert auch die Mazeration der Haut, verdirbt die Behelfe und erschwert die richtige Anpassung. Ein probates Mittel dagegen fehlt nach wie vor. Puder trocknet immerhin etwas. Strümpfe aus Naturfasern sind besser als synthetische.

Natürliche Materialien wie Leder, Baumwolle, Leinen, Holz sind in dieser Hinsicht günstiger als die Kunststoffe und synthetischen Textilien. Andererseits sind Kunststoffbehelfe abwaschbar. Solche aus Leder sind schlecht zu reinigen, Flecken bleiben.

Manche Patienten verwenden dünne Socken, Strümpfe, Leibchen unter den Prothesen bzw. Orthesen, die sie häufig wechseln. Damit können sie auch kleine Volumenveränderungen ausgleichen.

Kunststofforthesen werden mit vielen Löchern versehen, um die Folgen des Schwitzens zu mildern. An den Fußsohlen kann Formalin wirken. Das Problem bleibt bestehen. Es ist auch ein wesentlicher Grund, warum viele Patienten ihre Apparate nicht tragen.

Orthesen im praktischen Gebrauch

Orthesen, die dem Patienten das Leben eher erschweren als erleichtern, landen höchstwahrscheinlich früher oder später auf dem Dachboden oder beim Abfall. Ein gewisser *Komfort* darf erwartet werden: Sie sollen sich einigermaßen bequem an- und ausziehen und tragen lassen, nicht schwerer und sperriger sein als unbedingt nötig. Hingegen sollten sie pflegeleicht sein und sich auch einigermaßen akzeptabel präsentieren.

Mit den modernen Materialien und Techniken kann man hier den Wünschen der Patienten schon weitgehend entgegenkommen, und dies ist, mindestens bei Behelfen, die der Patient tagtäglich tragen muss, kein Luxus.

Dies gilt auch für Ästhetik und Kosmetik, die bei den meisten Patienten eine wichtige Rolle spielen. Auch hier hat der Orthopädietechniker heute viele neue Möglichkeiten, den Patienten ihre Wünsche bezüglich Material, Ausführung, Farbe usw. zu erfüllen.

Apparate werden im täglichen Gebrauch enorm **strapaziert**. Sie verschleißen und brechen. Daran wird jedenfalls ihre Wirkung erkennbar. Sie müssen also **robust** sein und **reparaturfähig**. Einfache Konstruktionen sind in dieser Beziehung besser als komplizierte. Solche Überlegungen sind vor allem in der Dritten Welt entscheidend, dort, wo orthopädietechnische

Versorgung einer großen Bevölkerungsgruppe eine dringende Notwendigkeit ist, z. B. für die Lähmungsfolgen nach Poliomyelitis (s. a. Kap. 34.1.3).

Orthopädietechnik heute

Dazu ein Zitat von *R. Baumgartner*: «Wer die ältere Literatur kennt, stellt bald fest, dass grundlegend neue Entwicklungen im Bereich der Orthesen selten sind. Die Grundlagen sind bekannt und von hervorragenden Fachleuten früherer Generationen bereits zur Perfektion gebracht worden. Neuheiten werden oft aus kommerziellen Gründen vorschnell angepriesen. Daneben werden aber Modelle aus dem 19. Jahrhundert praktisch unverändert nachgebaut, weil sie heute noch unübertroffen sind. Immerhin haben neue Werkstoffe Orthesen ermöglicht, die ihren Vorgängern in Funktion, Kosmetik, Hygiene und Tragkomfort eindeutig überlegen sind. Die Suche nach Werkstoffen, die sich leicht bearbeiten lassen, trotzdem genügend fest, dauerhaft, hygienisch, pflegeleicht, nicht zu schwer und auch nicht zu teuer sind, geht weiter. Der Preis der Orthese wird aber heute weniger durch den Aufwand an Material als an Arbeit bestimmt. Daher kommen auch immer mehr Orthesen aus vorfabrizierten Passteilen oder als Fertigprodukte auf den Markt, die sich rasch und einfach den individuellen Erfordernissen anpassen lassen.»

Und *G. K. Rose* schreibt in seinem hervorragenden Buch «Orthotics, Principles and Practice»: «Das Prinzip ist wichtig, nicht die Marke.»

Immer gilt es zu bedenken: Wenn sie auch nicht sehr beliebt sind, haben Orthesen gegenüber Operationen einen unschätzbaren Vorteil: Sie sind (außer bei neuropathischen Störungen) unschädlich.

Die orthopädietechnische Versorgung ist, im Gegensatz zu Operationen, kein Risiko (Baumgartner). Sie ist reversibel und im Zweifel immer einen Versuch wert.

Hier sollen nur **einige Grundformen** orthopädischer Behelfe und Apparate beschrieben werden, besondere Behelfe hingegen bei den entsprechenden Krankheiten.

17.11.4
Prothesen

Prothesen werden im Kapitel über «Amputationen und Prothesenversorgung», Kap. 70, behandelt.

17.11.5
Orthesen

Äußere Stützapparate werden im Gegensatz zu den Prothesen auch als Orthesen bezeichnet.

Schienen

- Einfache, starre *Schienen zur Ruhigstellung* und/oder Erhaltung einer bestimmten Gelenkstellung, ähnlich den Gipsschienen. Aus armiertem Leder oder Kunststoff, z. B. Handgelenkschiene, Radialisschiene (Lähmungsschienen s. Kap. 34.3 u. **Abb. 17.29**, Abb. 34.19, Abb. 49.9 u. Abb. 49.17). *Beinschienen*, z. B. Spitzfußschiene (Schale), zur Vermeidung einer Spitzfußdeformität bei Bettlägerigen, Peronäusschiene (z. B. Heidelbergerschiene) bei Fibularislähmung (Abb. 69.24). *Kniehinterschienen:* Für Gehübungen bei Gelähmten zur Stabilisierung eines insuffizienten Kniegelenkes.
- *Nachtschienen:* Zur Behandlung leichter Deformitäten bei Kindern (Torsionsvarianten, X- und O-Beine). Über längere Zeit wirkende kleine äußere Kräfte sollen die Fehlstellung beeinflussen. Dazu werden während der Nacht Korrekturschienen angelegt. Ihr Wert ist nicht eindeutig nachgewiesen, im Gegensatz zu den folgenden: Durch manuelle Redression und Operation erreichte Korrekturen (z. B. von kongenitalen Klumpfüßen) müssen erhalten werden, sonst gehen sie bald wieder verloren. Zu dieser *Rezidivprophylaxe* dienen ebenfalls Nachtschienen, mehr oder weniger komplizierte Apparate, welche in Korrekturstellung angefertigt

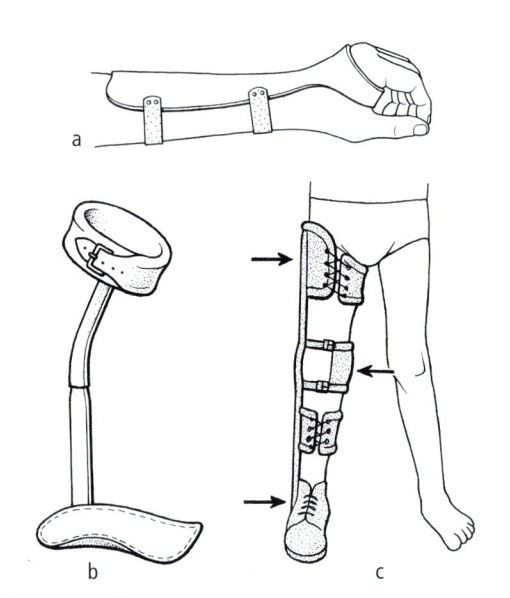

Abb. 17.29: Schienen.
a) *Handschiene* aus Kunststoff zur Stabilisierung des Handgelenkes bei Radialislähmung (Fallhand).
b) *Peronäusschiene:* Stützung der Sohle bei Fußheberschwäche. Die mit Stab verbundene Einlage wird im Schuh getragen (siehe Kap. 69.4.2).
c) Apparat bei instabilem Genu valgum. Die Wirkung solcher Schienen zur X-Bein-Korrektur im Wachstumsalter lässt sich kaum eindeutig objektivieren.

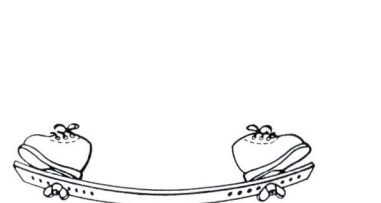

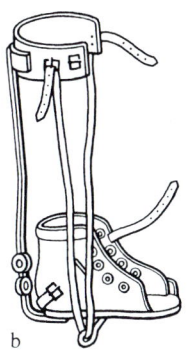

Abb. 17.30: Nachtschienen.
a) Beispiel einer Nachtschiene *für Kleinkinder*. Die Schuhe können verstellt werden. Man kann damit Spreizstellung sowie Innen- oder Außenrotation der Beine und Füße fixieren während der Nacht.
Solche Schienen werden manchmal auch in der Behandlung der angeborenen Hüftgelenkluxation gebraucht (Ponseti-Schiene).
b) Nachtschiene zur Behandlung des *angeborenen Klumpfußes*. Diese Schienen dienen der Erhaltung der mittels manipulativer und operativer Techniken erreichten Korrekturstellung und müssen konsequent und während langer Zeit nachts getragen werden, weil sonst sehr leicht Rezidive entstehen.

und angelegt werden, evtl. mit eingebauten Gelenken und elastischen oder starren Zügeln (siehe z. B. Klumpfußbehandlung, Kap. 69.3.1). Auch in der Behandlung der kongenitalen Hüftgelenkluxation usw. werden verschiedene Schienen verwendet (**Abb. 17.30**).

- Bei manchen Kontrakturen werden *Quengelschienen* verwendet, welche gleich funktionieren wie die Quengelgipse (s. Kap. 17.10.2; Abb. 17.23).

Apparate für die untere Extremität

Gehapparate erfüllen etwa denselben Zweck wie Gehgipse: Stützung, Stabilisierung des Beines bzw. eines Gelenkes, damit der Patient belasten und gehen kann.

Die klassische Indikation für den Gehapparat ist die schlaffe Lähmung (s. Kap. 34.1; Abb. 34.7). Ein instabiles Gelenk (z. B. Kniegelenk bei Quadrizepslähmung, Sprunggelenk bei Fußlähmungen) wird zum Gehen fixiert, damit es nicht unter der Körperlast einknickt.

Gehapparate werden je nach Bedarf als

- *Unterschenkelapparat* (für den Fuß) oder als
- *Oberschenkelapparat* (für das Knie) angefertigt (**Abb. 17.31**).

Gelegentlich ist noch ein zusätzlicher Beckenteil notwendig. Die Stabilisierung der Hüfte mit Apparaten ist aber schwierig: Hohmann-Apparat.

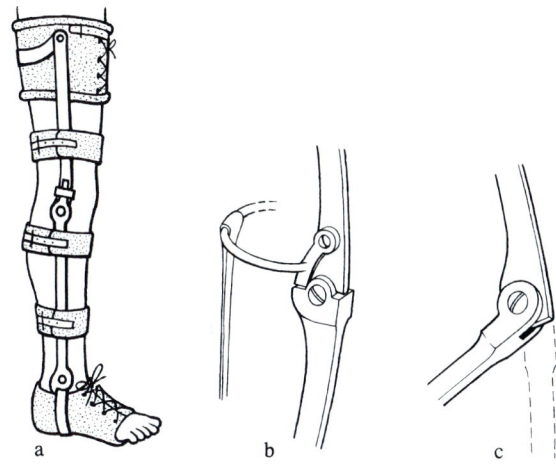

Abb. 17.31: Oberschenkelapparat. Feststellbares **Kniegelenk**, Fußgelenk mit Anschlag gegen Spitzfuß. Der Fußteil ist bei allen Beinschienen nötig, damit der Apparat nicht hinunterrutscht (a). Mancherorts werden die Apparate stattdessen direkt am Schuh befestigt.
Rechts: Details eines *Knieschlosses:* b) sog. «Schweizerschloss», in Streckstellung blockiert. Kann zum Sitzen ausgeklinkt und gebeugt werden. Zum Beispiel bei Quadrizepslähmung.
c) *Führungsscharnier:* bleibt beim Gehen beweglich, mit Anschlag gegen Überstreckung. Zum Beispiel bei Kniebandinsuffizienz, Wackelknie, Genu recurvatum.
Die hier abgebildeten Orthesen zeigen *das Prinzip*. Moderne Orthesen mit moderneren Materialien sehen eleganter aus und bieten mehr Komfort, doch sind die Konstruktionsprinzipien genau die gleichen geblieben. Um nicht einzelne Modelle zu propagieren, werden hier herkömmliche dargestellt. Wo weniger Geld und technische Möglichkeiten zur Verfügung stehen, sind sie auch heute noch ideal.

Zu jedem Beinapparat gehört in der Regel ein **Fußteil**, um das Gewicht des Apparates zu tragen, damit er nicht auf die Knöchel herunterrutscht und sich verdreht.

Oberschenkelapparate werden in der Regel mit einem beweglichen Kniegelenk ausgerüstet. Dieses wird zum Gehen blockiert und beim Sitzen freigegeben. Dazu dient ein spezieller Verschluss («Schweizersperre», Abb. 17.31 b). Das Fußgelenk ist je nach Bedarf starr (etwa zur Blockierung der Sprunggelenke bei Arthrose) oder beweglich, wenn lediglich eine Stützung nötig ist (z. B. bei Lähmungen).

Eine besondere Art des Gehapparates ist der **Führungsapparat**, welcher bei einer Bandinsuffizienz angewandt wird, also einer seitlichen Instabilität des Knies (s. Kap. 66.16.1) oder Sprunggelenkes. Er lässt die normale Gelenkbewegung frei, verhindert aber das seitliche Abknicken. Die Gelenke solcher Führungsapparate werden nicht blockiert.

Bei vielen Geh- und Führungsapparaten ist es zweckmäßig, die Gelenke mit einer **Anschlagsperre** zu versehen, um unerwünschte Bewegungen zu verhindern, während die erwünschten Bewegungen frei bleiben, z. B.

- Anschlag *gegen Spitzfuß-* oder Hackenfußstellung
- Anschlag *gegen Überstreckung* des Kniegelenkes (z. B. bei Genu recurvatum usw.).

Apparate werden in *zwei Grundtypen* hergestellt:

1. als **Metallapparat** mit Ledergurten (Schellen; Abb. 17.31). Diese Ausführung ist einfacher und billiger. Moderner und leichter ist die Version in Karbonfaser-Verbundtechnik, allerdings schwieriger herzustellen und kaum mehr abzuändern.
2. als **Schienenhülsenapparat**. Die Gliedmaßen werden gefasst und gehalten von modellgefertigten Leder- oder Kunststoffhülsen (s. Abb. 34.6). Solche Apparate sind anspruchsvoller, sitzen satter und geben besseren Halt, sie sind aber teurer.

Im Gegensatz zu den Gehapparaten, bei welchen das Körpergewicht vom Bein mehr oder weniger selbst getragen wird und der Apparat lediglich stützt und führt, trägt der **Entlastungsapparat** das Gewicht des Körpers teilweise oder ganz. Eine teilweise Entlastung ist mit einem gut angepassten, kräftigen Gehapparat gut möglich. Eine vollständige Übertragung des Gewichtes vom Körper auf den Apparat ist jedoch schwierig. Es stellt sich das gleiche Problem wie bei der Abstützung einer Prothese.

Unterschenkelentlastungsapparate können während beschränkter Zeit getragen werden, doch kommt auf lange Sicht nur die Abstützung am Becken, auf dem Sitzbein in Frage. Der entsprechende Apparat (Thomasbügel) hat einen starren Ring auf Gesäßhöhe. Beim Gehen «sitzt» der Patient auf diesem Ring, das Bein hängt darin, ohne den Boden zu berühren. Die Anpassung des Ringes, vor allem am Sitzbein, hat sehr genau zu erfolgen.

Am anderen Bein muss entsprechend die Schuhsohle erhöht werden (**Abb. 17.32**).

Apparate für die obere Extremität

Da die Arme keine Tragfunktion haben, sind Stützapparate seltener notwendig als an den unteren Extremitäten.

Relativ häufig werden gebraucht:

- Manschetten oder Schienen, um ein schmerzhaftes oder gelähmtes *Handgelenk* zu fixieren und so den Gebrauch der Finger zu ermöglichen
- funktionelle *Fingerschienen* (Bunnell), um die Beweglichkeit der Fingergelenke zu verbessern und Fehlstellungen und Kontrakturen zu vermeiden (z. B. bei cP; **Abb. 17.33**).

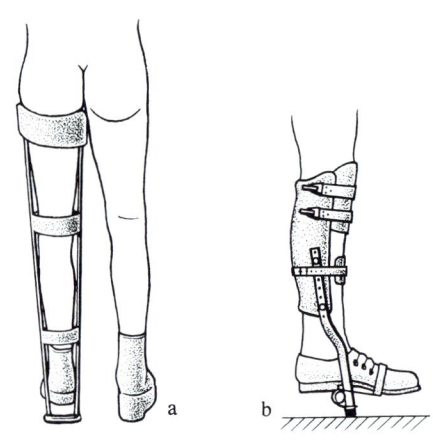

Abb. 17.32: Entlastungsapparate.

a) *Thomasbügel* zur Entlastung des Beines. Dieses hängt frei im Apparat, das Körpergewicht wird vom Beckenring getragen, der Patient «sitzt» darauf. Der Ring muss genau angepasst sein. Auf der Gegenseite ist eine Schuherhöhung nötig. Es hat sich gezeigt, dass das Hüftgelenk nicht richtig entlastet wird. Deshalb wird der Thomasbügel z. B. beim M. Perthes kaum mehr gebraucht (s. Kap. 64.5).

b) **Unterschenkelgehapparat** zur Entlastung des Fußes, verwendet vor allem in der Frakturnachbehandlung, wenn die Belastung noch nicht erlaubt ist. Die Fußspitze wird mit einer Feder gestützt, damit sie nicht herunterhängt und evtl. auch mitträgt. Das Knieteil muss individuell nach Modell angefertigt werden. Auf der Gegenseite wird eine entsprechende höhere Sohle getragen.

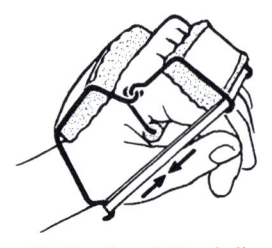

Abb. 17.33: «Knuckle-bender» («Knöchelbeuger»). Mit einem Gummizug werden die Fingergrundgelenke gebeugt. Eine wichtige Schiene gegen die funktionell ungünstige und häufige Versteifung der Fingergrundgelenke in Streckstellung.

Wichtig ist es in jedem Fall, die gute Funktionsstellung der Hand zu erhalten (siehe Kapitel «Hand», Kap. 49.2; Abb. 17.2).

Finger- und Handschienen spielen ein große Rolle in der Chirurgie polyarthritischer Hände (s. Kap. 36.1.3).

Für gelähmte Arme und Hände werden recht komplizierte Apparate konstruiert, um die verlorene Muskelkraft zu ersetzen und geeignet zu steuern. Dazu kann die eigene Kraft des Schultergürtels verwendet werden oder aber fremde, elektrische Kraft (Kap. 19.4 u. Kap. 70.4).

17.11.6
Stützen für den Rücken

Gegen Korsette bestehen **Vorurteile**, bei Ärzten wie bei Laien: Die Muskulatur «verkümmere» darunter. Dem ist *entgegenzuhalten*:

1. Der Muskeltonus ist zur Hauptsache *reflektorisch*, nicht willkürlich, und wird deshalb nicht einfach «abgeschaltet». Die Reflexmechanismen sorgen für Muskelaktivität auch unter dem Korsett.
2. Schmerzen und schlechte Haltung führen zu Verkrampfung, Überdehnung und Atrophie der Rückenmuskulatur. Das Korsett *vermindert die Schmerzen* und verbessert die Haltung. Es verhilft damit zu einer besseren Funktion der Rückenmuskulatur.
3. Das wichtigste Argument ist *die Praxis*: Rückenstützen sind tatsächlich sehr oft ausgezeichnete Mittel gegen Rückenbeschwerden. Sie werden natürlich nur bei vermehrter Beanspruchung, also bei der Arbeit, bei längerem Stehen usw. getragen, nicht im Liegen (s. a. Kap. 59.3.2).

Eine Vielfalt von Behelfen steht zur Verfügung. Die Skala reicht von der einfachen Leibbinde über das Stoffmieder bis zum Stahlkorsett (**Tab. 17.6**).

In dieser Skala nimmt die Fixationswirkung von oben nach unten zu (aber auch Preis und Behinderung), während Bewegungsfreiheit und Komfort bei den zuerst genannten am größten sind.

Die Wahl richtet sich in erster Linie nach der Fixationswirkung, die nötig ist, dann aber auch nach der gewünschten Bewegungsfreiheit usw. (s. Tab. 17.6).

Die Stützwirkung dieser Behelfe beruht auf zwei verschiedenen Mechanismen (s. a. Kap. 50.5):

1. **Hydrostatischer Druck** (im Abdomen). Eine straffe Binde eng um den Leib gewickelt erhöht den intraabdominalen Druck. Darauf beruht die Stützwirkung von Bauchbandagen, Miedern usw. ohne oder mit wenig stabilen Teilen. Voraussetzung ist eine straffe Bandagierung. Wollene Leibbinden sind ein guter Kälteschutz, haben aber keine Stützwirkung, ebenso wenig locker gebundene Mieder.
2. **Äußere Stützwirkung** am Skelett: starre Korsette. Die untere Abstützung erfolgt am Becken, und zwar an den Beckenkämmen, am Kreuz und an der Symphyse. Die obere Abstützung greift am Rippenthorax an, bei Bedarf auch höher, am Sternum, evtl. lateral davon (**Abb. 17.34**).

Der nächst höhere Stützpunkt ist der Kopf und zwar Hinterhaupt und Kinn, wenn die obere Brust- und Halswirbelsäule mitgestützt werden müssen (z. B. das «Milwaukee»-Korsett von Blount zur Behandlung von Skoliosen und schweren Kyphosen, s. Abb. 57.12).

Wenn der Unterkiefer als Stützpunkt dienen soll, sind kieferorthopädische Maßnahmen zum Schutz der Zahnentwicklung notwendig. Besser ist allerdings eine einfache Mahnpelotte unter dem Kinn.

Größere Kräfte müssen durch Skeletttraktion direkt auf die Schädelkalotte übertragen werden (Halo-Traction).

Korsette, welche eine Korrekturwirkung ausüben sollen, werden nach dem 3-Punkte-Prinzip konstruiert (s. Abb. 17.26). Anwendung finden sie bei Skoliosen (s. Kap. 57.13), starken Kyphosen (s. Kap. 56.2) und Wirbelfrakturen (**Abb. 17.35** u. Kap. 61; Abb. 61.2).

Die gewählten Stützpunkte müssen besonders gut ausmodelliert und gepolstert werden, damit keine Druckstellen entstehen.

Tabelle 17.6: Die Wirkung von Rückenstützen.

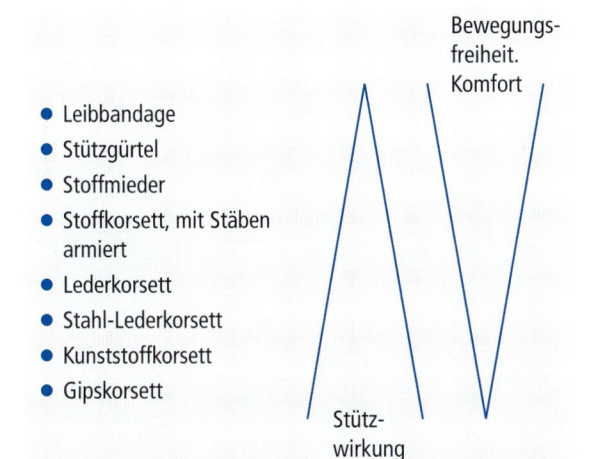

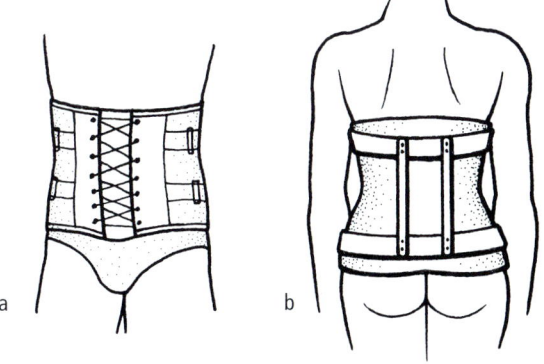

- Leibbandage
- Stützgürtel
- Stoffmieder
- Stoffkorsett, mit Stäben armiert
- Lederkorsett
- Stahl-Lederkorsett
- Kunststoffkorsett
- Gipskorsett

Abb. 17.34: Halt und Stütze für den Rücken bei Kreuzschmerzen.
a) Ein *Stoffmieder*. Solche «Campgürtel» und schmalere Bauchbandagen sind als Konfektionsartikel in verschiedenen Größen im Handel.
b) Ein nach Maß und Modell gefertigtes *Überbrückungsmieder* aus Leder mit Metallverstärkung. Es stützt sich auf den Beckenkämmen ab.

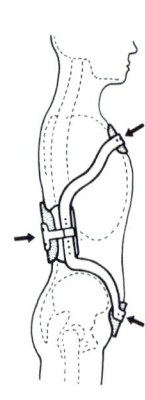

Abb. 17.35: *Das Prinzip* des **Drei-Punkte-Korsetts**. Um die Brustwirbelsäule gerade aufrecht zu halten und eine Kyphose zu verhindern, muss sie an der vorderen Thoraxwand bzw. am Sternum abgestützt werden. Gegendruck am thorakolumbalen Übergang und auf der Symphyse. Das Abdomen bleibt zur Atmung frei. Selbstverständlich gibt es verschiedene Modelle und Ausführungen, je nach den Erfordernissen der Stabilität und den individuellen Anforderungen. Nur wenn das Korsett gut sitzt, kann es seinen Zweck erfüllen. Dazu müssen Beckenkämme und Taillen beim Abnehmen des Modelles gut ausgeformt werden. Solche Stützkorsette finden Verwendung bei jeder Art von Insuffizienz der Wirbelsäule mit Kyphose: Osteoporose, *Wirbelfrakturen*, Spondylitiden, Spondylose, Lähmungen usw.

17.11.7
Gehhilfen

Im weitesten Sinne gehören dazu:

- Physiotherapie mit Gehschule (s. Kap. 17.3.4)
- Gipse und Apparate (s. Kap. 17.10.2 u. Kap. 17.11.5).

Grundlage ist die Physiologie des Stehens und Gehens, wie sie in Kapitel 8 beschrieben ist.

Gehhilfen im engeren Sinne sind

- Handstöcke
- Krückstöcke
- Gehböcke
- Gehwagen (Eulenburg, Rollator)
- Gehbarren.

Die einfachste Gehhilfe ist ein gewöhnlicher **Handstock**. Tatsächlich ist er eine sehr große Hilfe, sowohl für das Gleichgewicht als auch für die Entlastung und damit zur Schmerzlinderung. Die Beanspruchung z. B. des Hüftgelenkes kann durch einfache Stockhilfe auf etwa $1/4$ reduziert werden. Dazu wird der Stock auf der *der kranken gegenüberliegenden Seite* getragen (s. a. Kap. 64.9.2). Die Patienten machen das in der Regel von selbst richtig, sonst muss man es ihnen zeigen.

Der Stock sollte unten mit einem Gummistopfen versehen sein, damit er auf der Unterlage nicht ausrutscht (**Abb. 17.36**).

Krückstöcke geben einen etwas stabileren Halt, da der Unterarm kräftig abgestützt werden kann. Die Länge der Krückstöcke muss richtig eingestellt werden: Nicht zu kurz, damit der Patient aufrecht stehen kann und sich nicht bücken muss, nicht zu lang, damit die Arme bequem herunterhängen und der Ellbogen nicht zu stark gebeugt oder die Schulter angehoben werden muss.

Mit zwei Krückstöcken ist eine vollständige Entlastung eines Beines möglich (Abb. 17.13).

Das Gehen mit Krückstöcken muss erlernt werden. Die Gehschule hat eine zentrale Stellung im Physiotherapieprogramm (s. Kap. 17.3.4; **Abb. 17.37**).

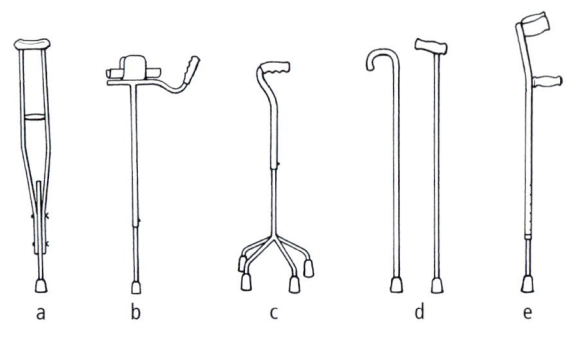

Abb. 17.36: Verschiedene Stockhilfen.

a) *Achselkrücken* sind nötig, wenn das ganze Körpergewicht beim Schritt getragen werden muss. Sie müssen gut gepolstert und verstellbar sein.
b) *Polyarthritikerstöcke* gestatten das Abstützen mit dem Vorderarm bei invaliden Händen.
c) Die drei- oder vierbeinige *Gehstütze* gibt mehr Sicherheit und Stabilität, etwa für Kinder, Spastiker, oder alte Leute mit Gleichgewichtsproblemen.
d) *Gewöhnliche Handstöcke* mit verschiedenen Griffen. Auf einem geraden, wenn nötig der Hand eigens angepassten Griff, kann man besser abstützen. Alle Stöcke müssen Gummistopfen haben, damit sie nicht rutschen.
e) Der am häufigsten gebrauchte *Krückstock* (Unterarmstock) mit Unterarmführung erlaubt weitgehende Entlastung. Alle Krückstöcke müssen verstellbar sein. Sie sollten auch so leicht als möglich sein.

Manche Patienten genieren sich «am Stock zu gehen», aber auch ein *Wanderstab*, ein Schirm, ein elegantes Stöcklein sind oft schon eine große Hilfe und werden eher akzeptiert.

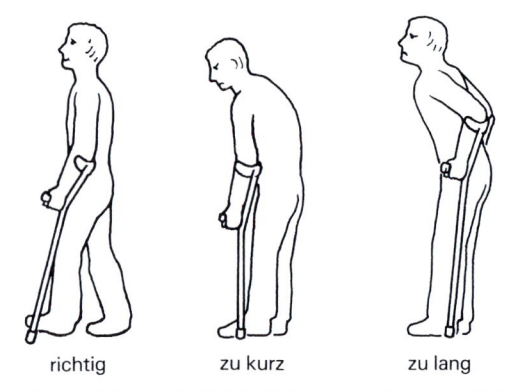

Abb. 17.37: Gehen mit Krückstöcken. Der Patient soll bequem aufrecht gehen und den Fuß richtig *abrollen* (s. Kap. 17.3.4 u. Abb. 17.14). Die Stöcke müssen auf die richtige Länge eingestellt werden (a). Sind sie zu kurz geht der Patient gebückt (b), sind sie zu lang, zieht es die Schultern hoch (c).

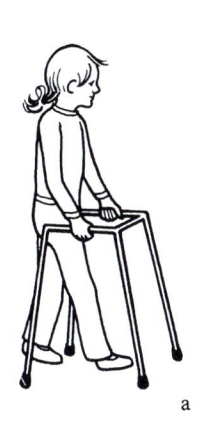

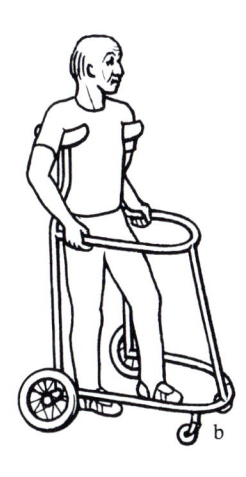

Abb. 17.38: Gehhilfen.
a) **Gehböcke** geben Stabilität und Sicherheit. Sie sind geeignet für Kinder, aber auch für Erwachsene mit Gleichgewichtsstörungen und ältere Menschen, die wegen Schwäche und Krankheit nicht mehr ohne Hilfe gehen können.
b) Der **Gehwagen** mit Rädern und Achselstützen (Eulenburg) wird vor allem von älteren Patienten für die ersten Gehversuche nach Unfällen und Operationen benützt. Der «Rollator» ist eine Kombination von a und b: vorne Räder, hinten Stützen.

Mehr Stabilität und Gleichgewicht geben

- Stützwagen mit Achselstützen (Eulenburg, Rollator),
- Gehböcke,

von denen es verschiedene Modelle gibt (**Abb. 17.38**). Diese Hilfen dienen den ersten Gehversuchen nach Operationen und manchen Frakturen. Besonders auch für Kinder sind sie zweckmäßig, für Alte und Gebrechliche oft unentbehrlich.

Bei fehlendem Gleichgewicht und schweren Lähmungen lernen die Patienten das Gehen am besten zuerst an starren Gehbarren (Abb. 34.1).

17.12
Selbsthilfen und Einrichtungen für Behinderte (Reha-Hilfen)

Viele Patienten, vor allem Polyarthritiker, sind bei ihren einfachsten täglichen Verrichtungen behindert. Koxarthrotiker etwa können ihre Strümpfe nicht selbst anziehen. *Eine ausführliche Liste* solcher Behinderungen findet sich in Kapitel 36.1.4.

Diese Patienten können sich oft mit ganz einfachen Hilfsmitteln selbst helfen, und sie sind sehr dankbar, wenn man ihnen diese vermittelt.

In der **Ergotherapie** werden sie in einfacher Form ad hoc hergestellt. Sie sind auch in Fachgeschäften erhältlich (**Tab. 17.7** u. **Abb. 17.39**).

Großen Verdienst um die Hilfen für Behinderte haben die *Rheumaligen*. Ihre Fürsorgestellen haben einen Beratungsdienst, geben Merkblätter heraus

Tabelle 17.7: Hilfsmittel für Behinderte.

Für Kranke mit steifem Rücken und steifen Beinen:
- Strumpfanzieher
- Greifzangen
- Koxarthrosestuhl mit absenkbarem Beinteil
- Erhöhter WC-Sitz
- Haushaltgeräte (Wischer, usw.) mit langem Stiel

Für Kranke mit steifen Armen oder Einhändige:
- Bürste und Kämme mit langem Stiel
- Gestielte Bestecke
- Teller mit aufgesetztem Rand

Für Kranke mit schmerzenden, schwachen Händen:
- Flaschendeckel- und Hahnenöffner
- Feststeller (Saugunterlagen) u. a. Küchenhilfen
- Geräte mit dickem und abgewinkelten Stielen, welche besser in die deformierte Hand passen
- Krückstöcke zum Abstützen des Vorderarmes (Abb. 13.36b).

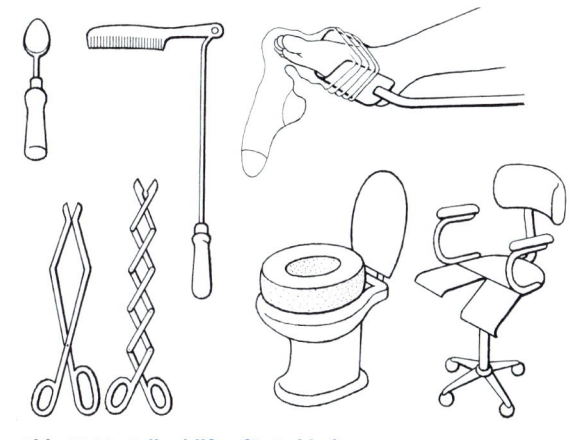

Abb. 17.39: Selbsthilfen für Behinderte.
- Löffel mit dickem Griff für behinderte Hände. Griffe können allgemein auch genau der Form der Hand angepasst werden (z. B. cP).
- Kamm mit langem Griff. z. B. bei steifer Schulter.
- Strumpfanzieher: Unentbehrlich bei steifer Hüfte (Koxarthrose), steifen Knien und Rücken. Dazu Schuhlöffel mit langem Griff.
- Greifzangen (2 Arten) für Patienten, die sich nicht bücken können, um Gegenstände vom Boden aufzuheben (z. B. Rückenpatienten).
- WC mit erhöhter Schüssel. Für Hüftpatienten, die schlecht sitzen können.
- Koxarthrosestuhl, für steife Hüfte einstellbar (hier für die linke). Mit fünf Rollen ist er stabiler!

usw. Ihre Mitarbeit ist auch für den Arzt eine große Hilfe.

Besondere Aufmerksamkeit verdient die **tägliche Toilette** (Ankleiden, Kämmen, Fußpflege usw.), sodann die Arbeit in **Küche und Haushalt**, welche auch der schwerbehinderten Hausfrau praktisch nie abgenommen wird. Dafür gibt es eine Reihe von Geräten: Halterungen, Patentgriffe, Haushaltmaschinen, Barhocker zum Sitzen in halb stehender Stellung, «Helping Hand» (Greifzangen) usw.

Behinderte und Betagte brauchen oft eine besondere **Wohneinrichtung**: Gummimatten in der Badewanne und Haltegriffe, um das Ausrutschen zu vermeiden, Duschehilfen, Klosettstühle, Badelifte usw.

Ältere Behinderte, besonders auch Knie- und Hüftpatienten, haben Mühe mit dem Aufstehen vom Stuhl. Armlehnen helfen. Niedrige Sitzgelegenheiten sind ungünstig, hohe besser, verstellbare am besten (s. Abb. 17.39). Es gibt auch solche mit Federn (Katapult).

Ein wichtiges Ziel in der Rehabilitation ist auch die **Mobilität der Behinderten**, so dass diese sich im Haus und außer Haus frei und ohne Hilfe bewegen können. Dazu dient eine Reihe von Einrichtungen, von Gehhilfen über architektonische Veränderungen an Wohnung und Häusern (Schwellen, Rampen, Geländer, Lifte) bis zu speziellen Fortbewegungsmitteln.

Architektonische Gesichtspunkte sind zu beachten, wenn die Behinderten nicht gut gehen, sich nicht bücken, keine hoch gelegenen Regale erreichen können oder gar auf einen Rollstuhl angewiesen sind:

Keine Schwellen und Treppen, gute Erreichbarkeit von Gegenständen (Abstellflächen und Kästen, nicht zu hoch oder zu tief.), richtige Sitzhöhe und Höhe der Arbeitsfläche, genügend Verkehrsraum.

Rollstühle brauchen bestimmte minimale Abmessungen von Türen, Aufzügen, WC usw. und zusätzlichen Verkehrsraum. Auch Treppen und Schwellen sind meist unüberwindliche Hindernisse (s. a. Kap. 19.4).

Um sich auch außerhalb der Wohnung fortbewegen zu können, brauchen Rollstuhlpatienten Motorantrieb, spezielle Fahrzeuge und besonders eingerichtete Autos mit Lenkhilfen etc.

Schließlich gilt es, durch **geeignete Arbeitsplätze** den Behinderten die Arbeit zu erleichtern oder zu ermöglichen.

Für deren Einrichtung, Gestaltung und Änderung steht an manchen Orten ein betriebseigener Werkarzt, welcher mit der Arbeitsmedizin vertraut ist, zur Verfügung, daneben Wiedereingliederungsstellen der Sozialversicherung usw.

Wichtig ist, an diese Dinge zu denken und sie zu veranlassen, denn die Patienten kennen sie oft nicht. Detailkenntnisse sind auch für den behandelnden Arzt nicht nötig. Im Bedarfsfall ist es aber gut, Adressen zu kennen, wo man sich informieren kann.

Eine *eingehende Darstellung* von technischen Hilfsmitteln ist *im Kapitel 19.4: Rehabilitation* zu finden, weitere Angaben auch bei den einzelnen Krankheitsbildern.

18 Operative Therapie

Früher nur zögernd als Hilfsmethode angewandt, ist die operative Therapie zur wichtigsten und wirksamsten Behandlungsmethode von Störungen des Bewegungsapparates geworden. Die ehemals erzkonservative Orthopädie hat sich zu einer recht aggressiven orthopädischen Chirurgie gemausert. Es gibt kaum eine Krankheit oder Verletzung, die nicht operiert werden könnte. Soll aber alles Machbare auch gemacht werden? Es ist uns eine wirkungsvolle Methode in die Hand gegeben, aber auch ein zweischneidiges Schwert. Iatrogene Schäden aus unzulänglicher Anwendung sind häufiger und schwerer als je zuvor.

Es ist deshalb vielleicht nicht überflüssig, einige grundsätzliche Fragen zur operativen Therapie hier aufzuwerfen.

Sechs allgemeine Behandlungsprinzipien

Robert Salter, ein kanadischer Orthopäde, gibt in seinem ausgezeichneten Lehrbuch sechs allgemeine Behandlungsprinzipien zu beherzigen. Obwohl sie banal scheinen mögen, sind sie so grundlegend und wichtig, dass sie hier in Form von sechs Gewissensfragen gebracht werden sollen:

1. Habe ich dem Patienten *geholfen oder geschadet*? Durch die Behandlung nicht gebessert worden zu sein ist deprimierend. Durch die Behandlung verschlechtert worden zu sein ist niederschmetternd.
2. Gründet meine Behandlung auf *gesicherter Diagnose und Prognose*? Eine mögliche Behandlung unterlassen zu haben bei schlechter Prognose ist schlimm. Aber auch eine Krankheit aktiv zu behandeln, welche von selbst heilen würde, ist ein schlechter Dienst am Patienten.
3. Habe ich ein bestimmtes *Behandlungsziel* im Auge? Entsprechend den orthopädischen Symptomen gilt es 1. Schmerzen zu lindern, 2. Funktion zu verbessern, 3. Deformität zu verhindern bzw. zu beseitigen.
4. Wirke ich *mit den Gesetzen der Natur* oder gegen sie? Unsere Behandlung ist völlig abhängig von der Reaktion der Körpergewebe. Nur wenn wir sie unterstützen, können wir etwas erreichen, sonst nicht: «medicus curat, natura sanat».
5. Ist mein Behandlungsziel *vernünftig*? Wenn ja, erreiche ich es mit meinen Behandlungsmethoden? Und schließlich: Lohnt sich dieses Ziel für meinen Patienten, gemessen an den Gefahren, Unannehmlichkeiten und Opfern, die er dafür auf sich nimmt?
6. Helfe ich meinem Patienten mit seinen besonderen Problemen und *individuellen Bedürfnissen* in seiner persönlichen Situation (vgl. Kap. 15; Abb. 15.1), oder behandle ich lediglich einen «Fall» oder eine Diagnose? Der größte Teil der orthopädischen Operationen sind «Wahloperationen», also nicht dringlich. Deshalb hat der Orthopäde immer Zeit und Möglichkeit, bei der Wahl der Therapie die individuellen Faktoren wie Alter, Geschlecht, Beruf, persönliche Situation, aber auch Charakter und psychische Reaktion des Patienten auf sein Leiden zu berücksichtigen.

Grundbedürfnisse

Was bedeuten Leistungseinbußen des Bewegungsapparates **für das tägliche Leben eines Patienten**? *In Kapitel 10 wurde anhand von Abbildung 10.1 zu zeigen versucht, wie* **jede höhere Funktion bestimmte Basisfunktionen voraussetzt**. Die einzelnen Stufen sind (von unten nach oben):

1. Überleben – totale Abhängigkeit
2. Selbstständigkeit
3. Alltagskompetenz
4. Arbeit, Erwerbsfähigkeit
5. Sport, besondere Fertigkeiten
6. «Selbstverwirklichung»

Diese «Bedürfnishierarchie» darf auch als **Richtlinie für Operationen** gelten: Wenn es gelingt, mit einem Eingriff den Patienten *auf eine höhere Stufe der Leistungsfähigkeit und Unabhängigkeit zu bringen oder ihn davor zu bewahren, in eine tiefere abzufallen*, hat sich diese gelohnt. Andernfalls ist die Indikation der Kritik ausgesetzt. Prophylaktische Operationen sind davon nicht ausgenommen (vgl. dazu Kap. 18.1.3).

Wegleitend ist die *Funktionsdiagnose* (Kap. 10.1.1) auf der Basis der *ICIDH* (Kap. 10.1.3). Als **Checkliste** kann Tabelle 11.1 dienen.

Während die unteren Stufen auch vom Arzt meist rational erfasst werden können, wissen nur die Patienten selbst, was sie für ihre Selbstrealisierung brauchen (vgl. Abb. 15.1). Sie dazu zu befragen, hilft vermeiden, dass Operationen ihr Ziel verfehlen.

18.1
Die Operationsindikation

> «L'homme peut plus qu'il ne sait»
> *Claude Bernard*

18.1.1
Der Stellenwert der Indikation in der Orthopädie

Wenn man in Orthopädielehrbüchern blättert, fällt auf, dass überall die Krankheitslehre ausführlich dargestellt ist, gefolgt von den einschlägigen Operationen, dass hingegen *die Operationsindikation kaum oder nur marginal erwähnt* wird. Offenbar wird stillschweigend vorausgesetzt, dass die Lehre ex cathedra weiß, was für den Patienten gut ist, der behandelnde Arzt diesem mitteilt, was not tut, worauf der Operateur zur Tat, also zur Operation, schreitet. Der Patient spielt dabei eine rein passive Rolle.

Eine solche paternalistische Sicht gehört indessen der Vergangenheit an. Im 3. Jahrtausend steht der Patient im Mittelpunkt. Damit hat auch die Indikation einen ganz anderen Stellenwert. *Robert Salter* bringt es auf den Punkt, wenn er schreibt: **«Decision is more important than incision.»**[1] Entscheiden ist wichtiger als Schneiden. Eine gute Indikation zu stellen ist wohl die schwierigste und gleichzeitig die wichtigste Aufgabe in der Orthopädie.

Deshalb soll hier ausführlich darauf eingegangen werden.

Solange nur offensichtliche, massive Störungen operiert wurden, war die Frage, wo, wann und wie operiert werden sollte, vergleichsweise klar und einfach zu beantworten. Mit der rasanten Zunahme von Operationen, auch bei geringfügigeren Befunden und Normabweichungen, ist auch die Indikationsstellung schwieriger, komplizierter und damit auch heikler und verantwortungsvoller geworden. So spielen z. B. *Fragen der Indikation bei Haftpflichtforderungen* eine immer größere Rolle. Sie haben die «technischen Kunstfehler» bereits überrundet.

Die meisten orthopädischen Operationen sind Wahloperationen

Orthopädie befasst sich zu einem großen Teil mit chronischen Leiden, mit Funktionsstörungen, mit Defektzuständen, die sich kaum oder nur langsam verändern. Echte Notfälle sind die Ausnahme. Orthopädische Operationen sind deshalb in der überwiegenden Mehrzahl Wahloperationen. Dies bedeutet, dass **der Patient die Wahl hat**:

1. Es besteht selten die zwingende Notwendigkeit, eine bestimmte Operation, und nur diese, bei einem Patienten auszuführen. **Alternativen** gibt es praktisch immer (vgl. die drei vorangehenden Kapitel).

2. Weder der Patient noch der Arzt steht unter Zeitdruck. Beide haben in der Regel **genügend Zeit**, gemeinsam die Situation zu analysieren und den für den individuellen Patienten geeigneten Behandlungsplan aufzustellen (s. dazu Kap. 15.1 u. Kap. 16.4).

3. Es ist zu wünschen, dass die Patienten **selbst entscheiden**, ob sie sich operieren lassen wollen oder nicht, und welche Operation sie machen lassen wollen. (Dabei geht es nicht um technische Details, z. B. eine bestimmte Implantatmarke, sondern um die Auswirkung des Eingriffs, Chancen, Risiken usw.)

4. Die «Entscheidungsfindung» ist ein Prozess, der **gemeinsam** und **partnerschaftlich** vom Patienten und seinem behandelnden Arzt im Dialog abgewickelt wird und zur Indikation führt. Voraussetzungen und Begründung dieses Entscheidungsprozesses wurden bereits bei der Diagnostik erläutert: siehe Kapitel 10.1 und Kapitel 10.1.5.

5. Als **Entscheidungsgrundlage** ist der Patient auf die nötigen Informationen vom Fachmann angewiesen.

6. Die **Aufgabe des Arztes** besteht darin, dem Patienten die Informationen, die dieser wünscht, zu geben, und ihm im Zwiegespräch zu helfen, eine freie Entscheidung zu treffen.

7. Die **Patienteninformation** ist somit von grundlegender Bedeutung, nicht nur als «informed consent», sondern als Ausgangspunkt für die Indikation. Sie wird deshalb in Kapitel 18.1.5 ausführlich dargestellt.

---

[1] Robert B. Salter: Textbook of Disorders and Injuries of the Musculoskeletal System. 3rd. Ed. William & Wilkins, Baltimore, 1999

18.1.2
Wie wird eine Indikation gestellt?

Eine Operationsindikation ist eine Entscheidung. Diese kann intuitiv, affektiv oder aber rational logisch sein. Für eine Operationsindikation ist eigentlich nur Letzteres zulässig. Eine rational-logische Entscheidung basiert auf bestimmten Entscheidungsgrundlagen (medizinische und andere Informationen vom Patienten, medizinische Kenntnisse auf Grund der Ausbildung, im besten Fall entsprechend dem derzeitigen Stand des Wissens). Diese Entscheidungsgrundlagen können falsch oder richtig sein. Ein logischer Denkprozess führt dann zur «Indikation». Wie läuft dieser ab?

Ziel einer Operation ist in der Regel nicht nur, einen gegebenen Zustand zu ändern, sondern die **Spontanprognose zu verbessern**. Die Indikation sollte also nur gestellt werden, wenn die Prognose nach dem Eingriff besser ist als jene ohne Eingriff.

Dieses Kriterium allein genügt aber noch nicht: Die Indikation ist nur gegeben, wenn **der Unterschied zwischen Operations- und Spontanprognose** größer ist als die Gefahren, Unannehmlichkeiten und Opfer, die der Patient für die Operation auf sich nehmen muss. Wiegt die mögliche Verbesserung der Prognose jedoch diese Opfer und Gefahren nicht auf, ist die Operation nicht angezeigt, besonders, da die Mehrzahl der orthopädischen Eingriffe «Wahloperationen» sind (**Abb. 18.1**). Alle diese Größen liegen in der Zukunft und können deshalb nur statistisch als Wahrscheinlichkeit erfasst werden. Je mehr unsichere Größen in der Rechnung vorkommen, desto größer wird die Unsicherheit der Indikation, da die Unsicherheitsfaktoren der einzelnen Größen sich nicht nur addieren, sondern multiplizieren (**Abb. 18.2**).

Den Patienten interessieren nur zwei Fragen:

1. Was kann er auf lange Sicht von einer Operation erwarten?
2. Was geschieht, wenn nicht operiert wird?

Immer mehr setzt sich die Erkenntnis durch, dass diese Fragen ebenso wichtig sind wie Fragen der Operationstechnik. Im Teil ID. wird deshalb nochmals darauf eingegangen: «Langzeitresultate als Grundlagen orthopädischer Indikationen», Kapitel 25.4, «Langzeitforschung», Kapitel 25, «Prophylaktische Operationen bei Kindern», Kapitel 22.2, «Evidence based Medicine in der Orthopädie», Kapitel 24.3 und «Statistik», Kapitel 26.

Die Prognose

Die Prognose ist in der Regel der große Unsicherheitsfaktor in der Rechnung: Es gibt Leiden, bei denen sie ziemlich eindeutig ist, andere, bei denen sie

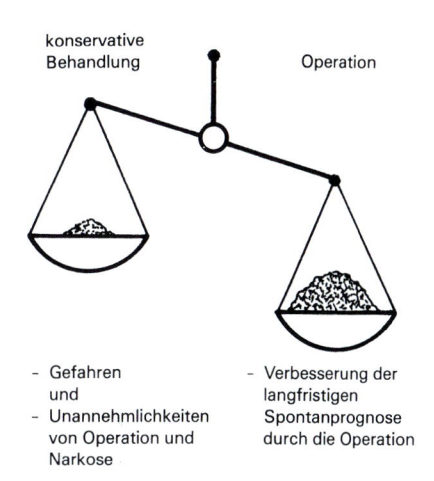

Abb. 18.1: Abwägen der Operationsindikation. Nur wenn alle Argumente auf die Waage gelegt werden und sich eindeutig die rechte Schale senkt, sollte operiert werden.

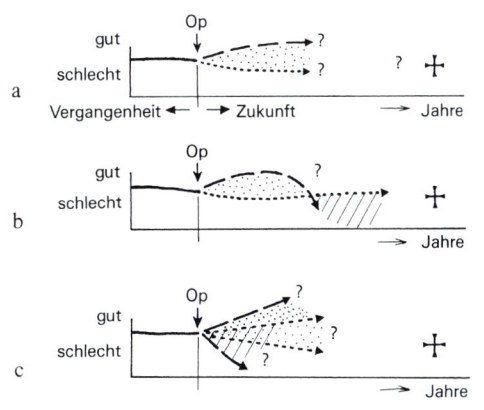

Abb. 18.2: Die **Prognose** kann als **eine Kurve in die Zukunft** dargestellt werden.
a) Vom Tage der Operation an trennen sich die beiden Kurven: *Spontanprognose* (punktiert) und *Prognose nach Operation* (gestrichelt). Der Gewinn für den Patienten liegt im Feld dazwischen (punktiert). Nur wenn die Verbesserung der Prognose durch die Operation die Gefahren und Unannehmlichkeiten der Operation aufwiegt, ist der Entschluss zur Operation gerechtfertigt. Was wissen wir über die beiden Kurven?
b) *Langfristige und kurzfristige Prognosen* brauchen nicht übereinzustimmen. Über langfristige Prognosen wissen wir in der Orthopädie immer noch viel zu wenig. Was nützt es einem Patienten, wenn das Operationsresultat langfristig schlechter wird, als die Spontanprognose gewesen wäre?
c) *Prognosen* sind im besten Fall *statistische Mittelwerte*. Wir müssen deshalb mit einem großen Unsicherheitsfaktor und großer Streuung rechnen. So bleibt die Indikation, trotz aller Bemühungen, sie zu objektivieren, letztlich ein persönlicher Entscheid des Operateurs.

sehr stark variieren kann, also unsicher ist. Dasselbe gilt für Operationen.

Prognosen haben überdies nur statistische Wahrscheinlichkeit und brauchen im Einzelfall nicht zu stimmen.

F. Niethardt hat die Anzeige zur Operation in der Orthopädie auf den folgenden kurzen und treffenden Nenner gebracht:

«*Eine Operationsindikation besteht nur dort*, wo

- die Prognose als ungünstig,
- die Operationsmethode als technisch sicher und
- der Operationserfolg durch Nachuntersuchungsergebnisse als hinreichend gesichert angesehen werden kann.»

Die Unsicherheitsfaktoren der Prognose können verringert werden, wenn statt auf die Prognose auf den Jetztzustand abgestellt wird. Dann bleibt lediglich die Unsicherheit, ob der Eingriff tatsächlich den bestehenden (schlechten) Zustand verbessern kann. Diese Unsicherheit ist relativ gering gegenüber derjenigen, bei welcher prognostische Überlegungen für die Indikation im Vordergrund stehen.

Praktisch heißt das: Rein **therapeutische Eingriffe haben zuverlässigere Grundlagen als prophylaktische**.

Ziemlich eindeutig ist die Situation bei Schmerzen, auch bei körperlich störenden Leiden und Deformitäten. Der Nutzen einer guten und bewährten Operation wird dann ihre Unannehmlichkeiten und Gefahren sicher aufwiegen, so dass man sie dem Patienten mit gutem Gewissen empfehlen kann. In der Regel wird die Operation auch vom Patienten, der seine Schmerzen loswerden will, gewünscht.

Therapeutische Eingriffe werden denn auch im Regelfall Anlass zu orthopädischen Operationen sein, während die Indikation zu prophylaktischen Operationen (z.B. «um eine spätere Arthrose zu vermeiden») auf wesentlich wackligeren Füßen steht.

Die Operation im Behandlungsplan: Risiko und Alternativen

Dass Therapie zuerst und vor allem nicht schaden soll, ist wohl zu Recht das erste Gebot des Hippokrates. Es gilt heute, da uns viel wirkungsvollere – zum Nutzen wie zum Schaden – Methoden in die Hand gegeben sind, mehr denn je.

Es ist deshalb zweckmäßig, sich bei der Auswahl der zur Verfügung stehenden Mittel an die bewährte Reihenfolge zu halten und *mit den am wenigsten gefährlichen Maßnahmen zu beginnen*:

1. keine Therapie, lediglich Aufklärung und Beratung
2. konservative (nicht operative) Therapie
3. operative Therapie.

Wenn immer möglich, wird man einen Versuch mit der niedrigeren, harmloseren Stufe machen und nur wenn unbedingt nötig zur nächst höheren «eskalieren».

Vor allem Operationen, aber auch konservativen Methoden, wohnt eine erstaunliche Mannigfaltigkeit von **Komplikationsmöglichkeiten** inne. So genannte iatrogene Schäden, Misserfolge, ja tragische Katastrophen, sind häufiger, als man nach den Angaben in der Fachliteratur vermuten würde. Und sehr oft entstehen diese Schäden aus kleinen Versehen, Fehlern in der Beurteilung, Nachlässigkeiten in der Ausführung, welche bei der Planung der Therapie nicht vorausgesehen wurden. In den Vereinigten Staaten hat die Verurteilung von Ärzten zu Haftpflichtleistungen in der Folge von «malpractice suits» (Kunstfehlerprozessen) solche Ausmaße angenommen, dass die Haftpflichtversicherungen begonnen haben sich zu weigern, Ärzte überhaupt zu versichern. Orthopädische Chirurgen stehen dabei konkurrenzlos an erster Stelle. Ein zweifelhafter Ruhm. In Europa ist eine ähnliche Entwicklung im Gange.

Sicher fällt die Entscheidung, ob Operation oder nicht, oft schwer. Es ist aber sicher besser, im Zweifelsfall sich einmal auf der Seite der konservativen Therapie zu irren.

Bewährte und weniger bewährte Operationen

Hüftendoprothesen-, Karpaltunnel- und Hammerzehenoperationen sind drei Beispiele aus einer Reihe von dankbaren Operationen: Sie sind erprobt, technisch nicht übermäßig schwierig, haben erwiesene hohe Erfolgsraten und wenig Komplikationen. Es sind *zumutbare* und – richtige Indikation vorausgesetzt – *empfehlenswerte* Eingriffe.

Am anderen Ende der Skala finden sich viele Operationen am femoro-patellaren Gelenk, an der Wirbelsäule, einige Osteosynthesetechniken bei komplexeren Frakturen und manche andere Eingriffe, die zum Teil noch weitgehend experimentell, außergewöhnlich groß, schwierig, komplikationsträchtig, risikoreich und/oder ungenügend belegt, mit schlechten Resultaten belastet und statistisch von mäßigem Erfolg begleitet sind. Solche Operationen können natürlich nicht mit Überzeugung empfohlen werden.

Alle Operationen lassen sich auf dieser *Skala irgendwo einreihen* zwischen «empfehlenswert» und «eher abzuraten». Nationale und andere **Fachgesellschaften** haben sich immer wieder um eine Bewertung einzelner Operationsmethoden und -techniken bemüht, um damit einen Einfluss auf die Praxis auszuüben. Es wurden *Negativ-* und *Positivlisten* entworfen, in der Absicht, einzelne Operationen möglichst auszuklammern oder aber nur die Aufgelisteten zu sanktionieren, etwa zu Handen der Versicherer. Keine dieser Bemühungen war bisher erfolgreich; zu disparat sind die Ansichten, die Unterschiede zwischen den einzelnen Schulen etc., und zu gering das Interesse an einem Konsens. Einig hingegen waren sich die Chirurgen, dass ihre Entscheidungsfreiheit nicht angetastet werden sollte.

Andererseits sind Kassen, **Versicherungen**, Verwaltung, Administration und Politik an solcher Reglementierung interessiert und nicht abgeneigt, selbst hier einzugreifen, auch über die Köpfe der Ärzte hinweg. So wäre es zweifellos wünschenswert, dass diese selbst das Problem wieder aufgreifen würden, im Sinne einer *Qualitätskontrolle*. Vielleicht wäre es möglich, die einzelnen Operationen etwas zu charakterisieren bezüglich der genannten Parameter: Größe, Schwierigkeit, Risiken und Komplikationen, Erfolgsaussichten, Resultate etc., womit keine unmittelbaren Vorschriften verbunden wären, sondern nur *ein Erklärungsbedarf:* Wer eine dieser kritischen Methoden anwenden möchte, müsste im konkreten Fall seine Gründe dafür formulieren.

18.1.3
Prophylaktische Operationen

Wie erwähnt, sind die **Entscheidungsgrundlagen** prophylaktischer Operationen (Prognosen spontan bzw. nach Eingriff.) in hohem Grade **unsicher**. Auch haben die Patienten von sich aus keine Ursache, sich operieren zu lassen, da sie ja oft völlig gesund sind, und schließlich **widersprechen** solche Operationen wohl auch dem Prinzip des «primum nil nocere».

Wenn eine Operation bei einem schweren, schmerzhaften Leiden nicht den gewünschten Erfolg hat, wird doch ihre Notwendigkeit nachträglich kaum bezweifelt. Wenn aber ein praktisch gesunder, arbeitsfähiger, in der Regel junger Mensch oder ein Kind durch eine prophylaktische Operation zu Schaden kommt, dann wird mit Recht gefragt, ob denn der Eingriff tatsächlich notwendig gewesen sei.

Es ist zweckmäßig, diese Frage, die vor Gericht entsprechend logisch und stichhaltig beantwortet werden muss, sich regelmäßig schon vor jeder Operation zu stellen und sie als **strengen Maßstab** für die Indikation zu Grunde zu legen. So wird man dem Vorwurf entgehen, überflüssige Operationen um einer unsicheren Prognose willen bei gesunden Kindern fahrlässig mit ihren Risiken in Kauf genommen zu haben.

Selbstverständlich ist dies keine Verurteilung prophylaktischer Operationen an sich. Sie erfordern aber – und das gilt grundsätzlich – eine noch wesentlich strengere Indikationsstellung als therapeutische Eingriffe. Aus diesem Grunde scheint es zweckmäßig, noch etwas näher auf die prophylaktische Indikation einzugehen.

Normvarianten oder Formfehler?

Mit dem Fortschritt der orthopädischen Chirurgie und dem Verschwinden schwerster Deformitäten hat sich die Orthopädie auch den weniger ausgeprägten Formfehlern zugewandt, besonders seit man erkannt hat, dass solche Abweichungen von der Norm in einzelnen Fällen degenerative Krankheiten im Gefolge haben können mit Schmerzen und Invalidität. Da Operationen heute weniger gefährlich sind als früher, ist die Frage der operativen Korrektur dieser Formabweichungen im Sinne der Arthroseprophylaxe aktuell geworden.

Bekannte Beispiele, wie Abweichungen von der normalen Form mit der Zeit zu degenerativen Gelenkerkrankungen führen können, sind vor allem die Achsenfehler der unteren Extremitäten und die Inkongruenzerscheinungen der belasteten Gelenke, insbesondere die Hüftdysplasien, welche mit Arthrosen enden. Es liegt auf der Hand, solche Deformitäten frühzeitig zu korrigieren, um Krankheiten zu vermeiden.

Immerhin wird man sich bewusst bleiben müssen, dass sich hier **prophylaktische und kosmetische Indikationen leicht vermischen** mit all ihren Problemen, und ihre Grenzen sich verwischen.

Schwierig wird die Entscheidung, wenn die Deformität verhältnismäßig gering ist, so dass sie nicht mehr eindeutig als pathologisch bezeichnet werden kann, sondern an der Grenze zwischen den normalen und pathologischen Formvarianten liegt. Unsere Kriterien zur Abgrenzung sind nicht sehr scharf. Schon die Definition, was pathologisch sei und was nicht, ist nicht eindeutig.

Gibt es «Normalwerte»?

Wir benützen für unsere Beurteilung wohl eine Reihe von so genannten «Normalwerten». Es handelt sich bei diesen aber durchwegs **lediglich um Mittelwerte** einer verhältnismäßig kleinen Population so genannter «normaler» Individuen, wobei sehr häufig nicht einmal die **statistische Streuungsbreite** bekannt ist (s. die Kapitel «Radiologische Messmethoden», Kap. 12.3, «Häufige Normvarianten bei Kindern», Kap. 39, «Form und Haltung der Wirbelsäule», Kap. 55, «Torsionsvarianten am Schenkelhals», Kap. 64.3.3, «Achsenfehlstellungen», Kap. 42.2.2).

Zumindest müsste man noch die *normale Verteilung* kennen, die *Standardabweichungen*, die *Perzentilenzahlen* usw., um sich einigermaßen ein Bild machen zu können, in welchem Rahmen die normalen Werte tatsächlich streuen. Ohne diese Daten, welche heute noch weitgehend fehlen, ist es kaum zulässig, apodiktisch scharfe Grenzen zwischen normal und pathologisch zu ziehen. Und doch tun wir das häufig und gründen sogar Operationsindikationen darauf (s. a. Kap. 24.3 u. Kap. 26: «Statistik»).

Haben wir andere Kriterien, um die tatsächlich pathologischen Abweichungen von den «Normvarianten» zu unterscheiden? Sinngemäß wären es diejenigen, welche später zu Störungen, etwa zu Arthrosen und Schmerzen, führen. Praktisch läuft dies auf die Frage des *Risikos* hinaus, *früher oder später im Lauf des Lebens an einer Arthrose zu erkranken*.

Das Risiko einer sekundären Arthrose

Was wissen wir über das Risiko einer sekundären Arthrose? Die Theorie gibt uns wohl sehr genaue und einleuchtende Kausalzusammenhänge und Hypothesen, aber keine Fakten. Nur **langfristige Verlaufskontrollen** können solche liefern. Leider fehlen uns, aus verschiedenen Gründen, langfristige Verlaufsserien und stichhaltige, statistisch einwandfreie Reihenuntersuchungen noch weitgehend. Immerhin hat man erkannt, dass solche Untersuchungen dringend notwendig sind.

P. Engelhardt hat mit seinen Untersuchungen über «*Das Risiko der sekundären Koxarthrose*»[2] einen bahnbrechenden Anfang gemacht (vgl. auch «Langzeitresultate als Grundlage orthopädischer Indikationen», Kap. 25.4, und «Statistik in der Orthopädie», Kap. 26.3). Er konnte retrospektiv auf Röntgenserien aus der orthopädischen Klinik Balgrist, Zürich, Langzeitverläufe von Patienten mit Hüftleiden über mehrere Jahrzehnte, von der Kindheit bis ins Alter, verfolgen und daraus radiologische Kriterien herleiten, welche schon im floriden Stadium erlauben, langfristige Prognosen aufzustellen. So wissen wir seither viel genauer, welches die Risikofaktoren bei diesen Krankheiten sind. Sie werden bei der kongenitalen Hüftluxation, beim Morbus Perthes und bei der juvenilen Epiphysenlösung beschrieben (Kap. 64.4–6).

Es hat sich dabei erneut gezeigt, dass **die Spontanverläufe** in der Regel *besser* sind, als wir vielleicht anzunehmen geneigt waren, während andererseits die **Resultate nach operativer Therapie** oft nicht ganz unseren Erwartungen entsprachen. Dies weist darauf hin, dass die tatsächliche Verbesserung der Spontanprognose durch unsere Therapie hinter unseren optimistischen Hoffnungen herhinkt. So weiß man z. B. heute auch, dass sich eine vermehrte Antetorsion des Schenkelhalses fast immer bis zum Wachstumsabschluss normalisiert, dass man also nicht operieren muss.

Das sind eindringliche Mahnungen. Sie legen nahe, die Indikationen zu prophylaktischen Operationen wesentlich strengeren Kriterien zu unterwerfen.

Kriterien für prophylaktische Operationen

1. Zurückhaltung mit prophylaktischen Operationen ist angezeigt, solange genaue prognostische Kriterien fehlen.
2. Die Indikation zu prophylaktischen Operationen auf Grund von pathophysiologischen Hypothesen, ohne Kenntnis der empirisch ermittelten Risikofaktoren, ist nicht zu verantworten.
3. Bei der Information des Patienten oder seiner Eltern muss in aller Deutlichkeit auf die Unsicherheit der Prognose, den hypothetischen Charakter prophylaktischer Operationen sowie die daraus entstehenden Unannehmlichkeiten, Nachteile, Schäden und Risiken hingewiesen werden. Die Alternativen sind anzugeben, und der statistische Charakter der Spontanprognose muss klargelegt werden. «Wahrscheinlich werden Sie früher oder später im Rollstuhl landen» (falls Sie sich nicht operieren lassen!) und ähnliche Warnungen sind schon aus psychologischen Gründen abzulehnen und können kaum als wissenschaftlich gelten.
4. Selbstverständlich kommen oft therapeutische und prophylaktische Gesichtspunkte zusammen. Sie müssen in der Aufklärung und der Argumentation deutlich voneinander unterschieden und einzeln gewichtet werden.

Weitere groß angelegte prospektive Reihenuntersuchungen im horizontalen (größere Anzahl) wie im vertikalen (längere Zeitspanne) Querschnitt sind als Grundlage für gezielt indizierte prophylaktische Eingriffe notwendig. Ein großer Teil der in der Orthopädie noch zu leistenden Arbeit liegt in solchen Untersuchungen.

Vorläufig können so genannte «Normalwerte» und Abweichungen davon lediglich als Vergleichswerte zur Beurteilung herangezogen werden. Für die Indikation wird im Einzelfall noch eine Reihe anderer Umstände berücksichtigt werden müssen.

Vergleiche dazu auch «Prophylaktische Operationen bei Kindern», Kapitel 22.2, und «Risikoforschung als Grundlage prophylaktischer Operationen», Kapitel 25.4.

18.1.4
Therapeutische Operationen

Anders als bei prophylaktischen Operationen ist es bei therapeutischen Operationen nicht selten *der Patient*, der den Arzt zur Operation drängt. Dies ist meist besser als umgekehrt, doch ist es die Pflicht des Operateurs, zu hochgespannte Erwartungen des Pa-

---

2 Thieme, 1988

tienten zu erkennen und ihn auf Gefahren, Unannehmlichkeiten und Opfer, die er auf sich nehmen muss, aufmerksam zu machen.

Dabei sollte er nicht nur einen kurzfristigen Erfolg, sondern *das spätere Schicksal* des Patienten im Auge haben. Dies scheint selbstverständlich zu sein, doch zeigt gerade der Aufschwung der Endoprothesenchirurgie oft das Gegenteil. So ist es beispielsweise fragwürdig, bei jungen, aktiven Menschen solche Prothesen einzusetzen, nur weil sie dies wünschen, und «weil der Patient sonst doch nur zu einem anderen Chirurgen ginge». Vielleicht ist es doch möglich, mit dem Patienten ins Gespräch zu kommen und ihn eingehend zu informieren, damit er in Kenntnis der Situation entscheiden kann.

Letzten Endes bleibt die Indikation im Einzelfall eine freie Entscheidung des Operateurs, die ihm niemand abnehmen kann, weder Lehrmeinungen noch Standardschemata, weder Professoren noch andere Kollegen, und schon gar nicht Publikumsmeinungen oder Massenmedien, nicht einmal der Patient selbst.

Diese **Entscheidung** wird getroffen für den individuellen Patienten, um ihm in seiner besonderen persönlichen Situation zu helfen, und im Einvernehmen mit ihm, denn so wenig der Operateur über den Patienten entscheiden kann, so wenig kann er diesem die Entscheidung allein überlassen.

Zufriedene und unzufriedene Patienten

Prophylaktische Operationen können Anlass für ein besonderes Problem geben: Wenn man Patienten mit dem unsicheren Versprechen, dass sie dann später, in vielen Jahren, wahrscheinlich keine Arthrose bekommen würden, zu einem «prophylaktischen» Eingriff überredet, zu einem Zeitpunkt, da sie (noch) keine Beschwerden haben, geht es ihnen nachher ja kaum besser, manchmal schlechter. Ihre Logik ist dann einfach: Bisher ging es mir immer gut, und seit der Operation habe ich Schmerzen, Beschwerden und Schwierigkeiten; also ist der Eingriff schuld am ganzen Elend. Es erstaunt deshalb kaum, dass sich unter diesen Patienten viele Unzufriedene finden.

Wenn die Patienten hingegen stärkere Schmerzen haben und eine Operation wünschen, sind sie froh um jede Erleichterung. Auch wenn die Schmerzen nicht vollständig verschwinden, sind sie dankbar. Damit sind die Aussichten auf einen Erfolg ungleich besser, als wenn man Menschen, die sich gesund fühlen, eine Operation empfiehlt.

Die Statistik der Haftpflichtklagen spiegelt den Unterschied deutlich wider.

Fazit: Mit therapeutischen Indikationen hat man zufriedene Patienten, mit prophylaktischen nicht immer.

18.1.5
Die Operationsinformation

Jeder Chirurg informiert seinen Patienten über den Sinn und die Aussichten einer geplanten Operation. Jeder Patient wünscht solche Orientierung. Dieses Gespräch begründet das Vertrauens- und auch das Vertragsverhältnis. Doch erst die Zunahme von Kunstfehler- und anderen Haftpflichtprozessen hat dazu geführt, dass Chirurgen sich vorher absichern wollen und vom Patienten eine schriftliche Bestätigung verlangen, über alle möglichen Komplikationen genau und vollständig aufgeklärt worden zu sein.

Wissenschaftlich exakte Untersuchungen[3] haben indessen gezeigt, dass die meisten Patienten zwar rasch erfassen und auch später *gut erinnern*, was sie vom Eingriff *erhoffen* können, jedoch die ihnen geschilderten *Gefahren und Komplikationsmöglichkeiten* ungenügend aufnehmen, zum größten Teil *verdrängen* und bald wieder *vergessen*. Dies entspricht langer Erfahrung praktisch tätiger Chirurgen.

Zweifellos handelt es sich um psychische Abwehrmechanismen in einer Angstsituation – angesichts der seitenlangen, kleinbedruckten Formulare mit all den möglichen Horrorszenarien, die sie unterschreiben sollten. Diese Versuche, sich juristisch abzusichern, sind Ausdruck von Misstrauen der Ärzte, was natürlich wiederum auch das Misstrauen der Patienten weckt, an einem kritischen Punkt, wo gegenseitiges Vertrauen am wichtigsten wäre. Schriftlicher «informed Consent» in dieser Form, wie er zum Teil in Amerika verlangt wird, ist kontraproduktiv und nicht die geeignete Art und Weise, Patienten zu informieren.

Das Informationsprotokoll, eine bessere Alternative

Mündliche Information ist in jedem Fall unverzichtbar. Nur im Gespräch kann der Arzt sich versichern, dass der Patient auch wirklich verstanden hat, was er ihm sagen wollte. Nur im Gespräch kann der Patient auch seine Fragen stellen, die ihn beschäftigen. Nur ein Gespräch kann Vertrauen schaffen.

Das Protokoll ist strukturiert. Es folgt einem Raster, das alle wichtigen Punkte enthält:

- *Diagnose/Leiden* (keine Fachausdrücke). Nicht nur Art, sondern auch Schwere des Zustandes und die Auswirkungen auf das Leben des Patienten müssen besprochen werden. Alles mit einfachen Worten in seiner eigenen Sprache.

---

[3] M. Hutson et al.: «Patients' Recall of Preoperative Instruction for Informed Consent for an Operation» J. Bone Jt. Surg. 73-A, 160 (1991)

- *Voraussichtlicher Verlauf* mit bzw. ohne Behandlung, evtl. zeitliche Dringlichkeit. Das mit der Operation zu erreichende bzw. erhoffte Resultat ist immer im Vergleich zur Spontanprognose darzustellen.
- *Behandlungsalternativen* (Medikamente, Physiotherapie, Apparate etc.). Alternative Optionen werden sehr häufig nicht erwähnt. Offenbar sind die betreffenden Operateure überzeugt, dass ihre Operation das einzig Richtige und die einzige Möglichkeit sei. Damit der Patient aber überhaupt eine Wahl hat und eigene Verantwortung übernehmen kann, müssen andere Alternativen (inkl. «warten», «keine Behandlung» oder «konservative Therapie») in jedem Fall offeriert werden.
- *Die geplante Operation* selbst. Viele Patienten möchten ganz genau wissen, was der Chirurg macht und wie. *Operationsskizzen* wirken für manche Vertrauen erweckend. Auch stärken sie das Selbstbewusstsein von Patient und Arzt: «Ich kann's» und «Ich weiß Bescheid», keine schlechte Voraussetzung.
 Wichtiger jedoch ist wohl, was die Operation erreichen soll und welchen Effekt auf lange Sicht man sich versprechen kann bzw. erhofft. Die Erfolgschancen interessieren den Patienten natürlich in erster Linie. Prozentzahlen klingen wissenschaftlicher, als sie in Wahrheit sind. Hier hat es der Arzt weitgehend in der Hand, den Patienten von der Notwendigkeit des Eingriffes zu überzeugen bzw. davon abzuraten, hauptsächlich eine Frage des Temperaments. Zum Beispiel erscheint «95% gut» den meisten Leuten besser als «5% schlecht» etc. Hautschnitt zeigen und anzeichnen kann vor Verwechslungen schützen!
- Mögliche *Operationserweiterungen* und/oder -änderungen. Falls intraoperativ auf Grund eines (unerwarteten) Befundes eine (unvorhergesehene) Änderung des Operationsplanes notwendig erscheint und der Patient in Narkose ist, und man versäumt hatte, ihn vorher darüber zu informieren, hat man nachher Probleme, seine Handlungsweise zu erklären und zu rechtfertigen.
- Mögliche *allgemeine Komplikationen* und *Nebenwirkungen*. Es gibt schicksalshafte und solche aus Fehlern. Beides muss erwähnt werden. Bei manchen ist die Ursache nicht eindeutig (z.B. Infektionen, Blutungen, Thrombosen, Embolien). Lagerungsschäden und Hautverbrennungen durch elektrische Apparate u.ä. hingegen sind keine Komplikationen, sondern Verletzungen der Sorgfaltspflicht und als solche der Haftpflichtversicherung zu melden.
- *Operationsspezifische Komplikationen*. Verletzungen von Gefäßen, Nerven etc. intraoperativ; Pseudarthrosen, Fehlstellungen, Implantatlockerungen usw. später. Auch hier klingen Prozentzahlen nach Objektivität. Nichts ist jedoch leichter, als den Patienten an diesem Punkt zu beeinflussen: Die Komplikationen zu bagatellisieren oder aufzubauschen (bewusst oder unbewusst). Überzeugen bzw. Abraten kulminiert häufig am Punkt «Risiko», und der Patient wird mit wenigen Ausnahmen der (immer subjektiv gefärbten) Darstellung des Arztes folgen.
- *Häufige und seltene Risiken.* Grundsätzlich sollen häufige Risiken und ihre Folgen genannt werden, auch wenn diese meist reversibel und zeitlich begrenzt sind. Doch auch Komplikationen, die zwar nur selten auftreten, aber dann schwere Schäden verursachen (Thromboembolie, Infektion, Tod), sind zu nennen, führen sie doch gerade bei einfachen, harmlos scheinenden Eingriffen zu besonders unerwarteten, für die Betroffenen schwer zu ertragenden Situationen.
- *Spezifische Risiken des Patienten.* Schlechter AZ, Herzkrankheiten, Alter usw. Sicher auch sehr wichtig, sicher auch sehr subjektiv.
- *Behandlungs- und Pflegeplan postoperativ.* Überwachungsstation, Bettruhe, Mobilisation, Krankenhausaufenthalt, Dauer der Arbeitsunfähigkeit usw. Besondere Anweisungen: «Sicherungsaufklärung», zur Sicherung der Compliance, der Mitarbeit des Patienten in der Nachbehandlung.
- *Besonderes:* Spezielle Wünsche des Patienten, z.B. auch vollständiger oder teilweiser Verzicht auf Aufklärung.
- *Ort, Zeit und Dauer des Aufklärungsgesprächs*
- *Unterschrift des Arztes*
- *Kopie an Patient.*

Diese Form der Aufklärung hat sich z.B. 1999 in einer Pilotstudie der Schweizerischen Gesellschaft für Chirurgie bewährt. Sie hat *eine Reihe von Vorteilen*:

- Kombination von Gespräch und schriftlichem Protokoll. Keines allein würde genügen.
- Strukturierte Information. Alle wichtigen Punkte müssen angesprochen werden, nichts geht vergessen.
- Arzt und Patient haben die Möglichkeit, alle Probleme und allfällige weitere Fragen und Befürchtungen miteinander zu besprechen.
- Gespräch und Protokoll dienen in erster Linie der Qualitätssicherung der Information und nicht der legalistischen «Absicherung». Die Verbesserung für die juristische Beurteilung ist lediglich eine positive Begleiterscheinung.
- Gute Akzeptanz bei den Patienten. Sie bekommen eine Kopie, müssen nichts unterschreiben. Vertrauen wird gefördert, Misstrauen abgebaut.
- «Chirurgen sind oft wortkarg», ein mildes State-

ment von Patientenseite. Die vorgedruckte Liste hilft den Wortkargen sanft, sich etwas offener zu geben.
- Das Protokoll wird auch vom Arzt nicht als Schikane empfunden. Es gibt im Gegenteil dem Operateur die Gelegenheit, sich nochmals genau Rechenschaft zu geben über den Zweck der vorgeschlagenen Operation, die realistischen Aussichten und evtl. utopischen Erwartungen des Patienten, über Alternativen inkl. Spontanverlauf, d.h., was geschieht, wenn nicht operiert wird, und über die Risiken, die der Patient letztlich allein zu tragen hätte.
- Das standardisierte Protokoll kann für die vorgesehene Operation entsprechend modifiziert werden.
- Im Falle einer Haftpflichtklage kann der Arzt anhand eines solchen Protokolls, das ein Bestandteil der Krankengeschichte ist, nachweisen, dass er den Patienten ausreichend informiert hat.

Die Patienteninformation, wie sie üblicherweise an den Spitälern gepflegt wird, ist wesentlich besser als noch vor wenigen Jahren, hat aber immer noch *verschiedene Mängel*:

- Ausdrücke wie «Recht des Patienten auf Information», «das Recht, eine Operation abzulehnen» oder gar «zu verweigern», oder auch nur «zuzustimmen» klingen nach Juristerei, nach Bevormundung und Auflehnung dagegen, nicht nach Vertrauen. Von Mitverantwortung des Patienten spürt man noch recht wenig.
- Tatsächlich ist der administrative, praktische Ablauf der «Information» im Krankenhaus nicht dazu angetan, den Patienten in die Entscheidung mit einzubeziehen: Meist findet die Information (auch in der Protokollvariante) am Vorabend vor der Operation und bei ambulanten Patienten kurz vor dem Eingriff statt. Die Entscheidung ist längst gefallen, irgendwo im Vorfeld, zwischen zuweisendem Kollegen, Ambulanz und Krankenhaus, oft Wochen vorher, und das weitere Prozedere läuft automatisch ab.

Weder der Arzt noch der Patient können oder wollen zu diesem Zeitpunkt noch etwas ändern. Tatsächlich geht es nur noch um eine Formsache. Es wäre eine Sensation, wenn ein Patient jetzt, wenn das Operationsprogramm bereits feststeht, auf Grund der eben erfolgten «Information» seine Meinung ändern, aufstehen und das Krankenhaus verlassen würde. Das patriarchalische Modell, in dem der Arzt entscheidet und der Patient sich vertrauensvoll fügt, ist lediglich in so weit etwas modernisiert worden, dass der Patient jetzt wenigstens zustimmen darf bzw. soll, wo man ihn früher schon gar nicht fragte. Doch das eigentliche Ziel: den Patienten in die Entscheidungsfindung und damit in die Verantwortung einzubinden, wird mit dieser (zu) späten Information nicht erreicht.

Entscheidung und Verantwortung

Der mündige, «aufgeklärte» und informierte Patient will und soll – das ist die heute vorherrschende Ansicht – selbst entscheiden über seine Gesundheit, und er soll auch die Verantwortung dafür übernehmen. Der Arzt hat lediglich die Aufgabe, ihn mittels seiner Fachkenntnis in den (Wissens-)Stand zu setzen, die Entscheidung selbst treffen zu können, ob und wie er sich behandeln lassen möchte, welche Therapie er wählen, ob er sich z. B. operieren lassen will und nach welcher Methode.

Der ganze Informationsprozess gehört somit zeitlich *vor* denjenigen der Entscheidungsfindung!

Das ist bei Wahloperationen, die ja in der Orthopädie die große Mehrheit ausmachen, nicht mit einer Information am Vorabend oder unmittelbar vor der Operation möglich.

Zweifellos ist ein letztes Gespräch mit dem *Operateur* selbst (und nicht mit einem anderen Arzt, einem Unerfahrenen, der den Patienten nicht kennt) und dem *Anästhesisten*, kurz vor der Operation, zwecks Begrüßung, gegenseitiger Bestätigung sowie nochmaliger Rekapitulation nicht nur ein Gebot von Anstand und Vernunft, sondern ist auch eine ganz praktische Notwendigkeit: Fehler, Verwechslungen können ausgeschaltet werden, und das Vertrauen und die Mitwirkung des Patienten sind für die Nachbehandlung unabdingbar.

Der eigentliche Zweck der Information

Tatsächlich ist die Absicht, den Patienten partnerschaftlich in den Entscheidungsprozess einzubeziehen, ja ihn letztlich selbst entscheiden zu lassen. Damit, und nur damit, kann er auch in die Verantwortung eingebunden werden. Er ist dann nicht mehr bloß der passive «Patiens», der Leidende, der auch die Therapie nur «erleidet», der alle seine Hoffnung auf den Arzt und seine Operation setzt (und nacher enttäuscht ist, wenn seine Erwartungen nicht vollständig erfüllt werden, und zwangsläufig die Schuld dafür dem Arzt in die Schuhe schiebt), sondern er ist motiviert, den Heilungsprozess selbst aktiv zu fördern, und er nimmt auch seine Verantwortung dafür wahr. Wenn Komplikationen auftreten sollten, kann er sie eher als Schicksal akzeptieren, und es braucht nicht automatisch zu einem Zerwürfnis in der Beziehung zu seinem Arzt zu kommen.

Erwiesen ist schließlich, dass eine derart positive Einstellung zur selbstgewählten Therapie auch einen ganz wesentlichen, positiven Einfluss auf den Heilungsprozess und das Endresultat hat.

Von der «Information» zur «Behandlungsvereinbarung»

Die meisten orthopädischen Operationen sind Wahloperationen. Sie sind selten zwingend; fast immer gibt es Alternativen; in sehr vielen Fällen ist auch die Möglichkeit, abzuwarten, einen Eingriff auf später aufzuschieben, nur konservativ oder gar nicht zu behandeln, durchaus gegeben, ja zu empfehlen.

Erinnert sei nur z. B. an die Endoprothesenoperationen, die bei jüngeren Leuten wenn immer möglich hinausgeschoben werden, auch um Jahre und Jahrzehnte. Aber auch bei «Notfällen», z. B. in der Frakturbehandlung, hat man, von wenigen Ausnahmen abgesehen, immer genügend Zeit, in Ruhe, zusammen mit dem Patienten, verschiedene Optionen zu prüfen, eine Indikation zu stellen, einen Entscheid zu treffen.

Eine Forderung von Patientenseite ist jene nach genügend «Bedenkzeit». Wozu? Sicher nicht allein, um die «Information» zu verarbeiten und Bedenken gegen den vorgeschlagenen Eingriff auszuräumen (die Idee des «informed Consent»), sondern um die eigene Situation zu überdenken, die möglichen Alternativen zu vergleichen, und schließlich zusammen mit dem behandelnden Arzt über das weitere Vorgehen zu entscheiden. Dazu benötigt er die Information und die Bedenkzeit, und nicht erst, wenn er bereits im Krankenhaus oder gar schon auf dem Operationstisch liegt.

Auch von Gerichten wird eine «Aufklärung» am Operationstag oder auch, bei größeren Operationen, beim Krankenhauseintritt am Vortag, als zu kurzfristig beurteilt: Der Patient hat praktisch gar keine Wahl mehr.[4]

Das Informationsgespräch muss also schon zu einem viel *früheren Zeitpunkt* geführt werden: Es dient dem Erarbeiten der Indikation und damit der einvernehmlichen Behandlungvereinbarung zwischen Patient und Arzt.

Dass ein solches Gespräch mehr Zeit beansprucht als die bisher geübte «Information» bzw. «Aufklärung des Patienten», ergibt sich zwangsläufig aus seiner gewandelten Bedeutung. 15 Minuten für eine Routineoperation dürfte das notdürftigste Minimum sein.

Wer stellt die Indikation?

Offenbar ist das im praktischen Betrieb nicht immer und überall eindeutig kar. Die Diskussionen rund um die Patienteninformation haben gezeigt, dass der Operationsentscheid in der Orthopädie, wo Wahloperationen die Regel sind, oft viele Wochen vor dem Operationstermin bereits gefallen ist. In größeren Spitälern ist es längst nicht immer der Operateur, der die Indikation stellt. Je nach Zuweisungspraxis kann es auch der behandelnde Arzt oder ein in der Ambulanz tätiger Kollege sein.

Dass der Orthopäde, der die Indikation stellt, dann auch den Patienten selbst operiert, ist nicht die allgemeine Regel, doch bei stark spezialisierten Operateuren und in der Privatpraxis etwas häufiger der Fall.

«Decision is more important than incision.» Dieser bereits zitierte Satz von Robert Salter gilt angesichts der rasch wachsenden operativen Möglichkeiten mehr denn je. Die Indikation ist wichtiger als die Operation. Und oft schwieriger. Jedenfalls verlangt sie Erfahrung, nicht nur manuelles Geschick.

Das **Indikationsgespräch** als Grundlage der Behandlungsvereinbarung ist die anspruchsvollste Aufgabe im gesamten Ablauf und sollte deshalb Sache des erfahrensten Orthopäden sein.

Es muss genügend Zeit dafür reserviert werden. Es muss dem Patienten auch genügend Bedenkzeit eingeräumt werden, wenigstens ein paar Wochen oder auch länger. Oft kann vorerst der Effekt einer konservativen Behandlung abgewartet werden. Zweckmäßig ist, außer in ganz einfachen Fällen, ein gestaffeltes Vorgehen: Zum Beispiel eine erste Konsultation und in ein paar Wochen eine zweite, evtl. später eine dritte, damit Arzt und Patient Gelegenheit haben, sich die Sache gut zu überlegen.

Idealerweise sollte *der Operateur* auch *die Indikation* stellen, oder, umgekehrt: Derjenige, der die Indikation stellt, sollte auch selbst operieren. Damit übernimmt er auch die gesamte Verantwortung. So lässt sich vermeiden, dass bei Misserfolg der Operateur und sein Kollege, der die Indikation stellte, sich gegenseitig die Schuld in die Schuhe schieben: «Technisch schlecht operiert» gegen «Falsche Indikation». Geteilte Verantwortung ist dem Erfolg nicht förderlich.

Ratio und Psyche

Die aufklärerische Idee vom «*mündigen Patienten*» ist einleuchtend, und glücklicherweise funktioniert die partnerschaftliche Entscheidungsfindung auch in vielen Fällen. In der Praxis entspricht diese Idee jedoch nicht immer der Realität. Krankheit und un-

---

[4] R. T. Müller, K. O. Bergmann: Haftungsgefahren und Risikomanagement in Orthopädie und Chirurgie, Thieme, 2000

gewisse Zukunft lösen Ängste und Unsicherheit aus, neben der «Vernunft» drängen Emotionen in den Vordergrund und bestimmen stärker Reaktionen und Vorstellungen. So erstaunt es nicht, wenn die erste Konsultation beim Arzt für viele Patienten von Ängsten geprägt ist und eine starke seelische Belastung darstellt.

Dass in einer solchen Situation eine emotionslose, rationale Diskussion aller Aspekte und Implikationen einer Operation möglich sei, erweist sich oft als *Illusion*.

Zweifel und Ängste lähmen und deprimieren. So setzen die Patienten alle Hoffnung auf die Operation und klammern sich daran. Kein Arzt wird ihnen diese Hoffnung nehmen wollen. So wird das Gespräch zu einer schwierigen Gratwanderung für ihn: Er muss für jeden Patienten die ihm zuträgliche und für ihn richtige Mischung von Ermunterung und Warnung finden (s.a. Kap. 10.3.2 u. Kap. 15.2).

Auch wenn heute die Patienten für mündig erklärt werden und der Arzt ihnen wie ebenbürtigen Partnern begegnen soll, sind sie doch erstaunlich oft froh und dankbar, wenn er ihnen bei der Entscheidung hilft, ja sie ihnen abnimmt. Ist diese einmal getroffen, muss er sie voll unterstützen. Zweifel sind jetzt nicht mehr am Platz. Damit aber ist die Verantwortung des Arztes, die er mit dem Patienten teilen sollte und wollte, wieder weitgehend auf ihn allein zurückgefallen. Sie wiegt nicht leicht (vgl. **Abb. 18.3**).

Noch einmal wird die Information zu einem Problem:

Überinformation?

Die Pflicht, zu informieren, hat ihre Grenzen. Diese werden auch von der Jurisdiktion anerkannt. Was kann ein kranker Mensch verkraften? Was kann ihm *zugemutet* werden? Information darf auch nicht schaden. Es kann ja nicht Absicht und Aufgabe des Arztes sein, seine Patienten zu verunsichern, zu verängstigen und zusätzlich zu ihrem Leiden noch seelisch zu belasten mit Horrorszenarien, z. B. mit dem akribischen Auflisten aller nur denkbaren Komplikationen.

Information soll ja «vernünftige» Patienten in Stand setzen, für sich selbst richtig zu entscheiden. Nun spielen neben der «Vernunft» aber Charaktereigenschaften und Emotionen eine ebenso gewichtige Rolle. Optimisten und Pessimisten, Ängstliche und Mutige, Starke und Schwache reagieren sehr verschieden. Manche glauben an die Vorsehung, andere an den Fortschritt der Wissenschaft. Jeder braucht eine andere Information. Der Arzt muss Form und Dosis der Information den individuellen Bedürfnissen seines Patienten anpassen.

Die «richtige» Aufklärung ist auch abhängig von der Indikation

Bei *eindeutigen* Indikationen, wenn eine bewährte Operation bei dem betreffenden Patienten eine hohe Erfolgschance verspricht, wird man den Patienten nicht unnötig verängstigen, sondern zu einer positiven Einstellung und zur Mitarbeit motivieren wollen. Die Information kann sich auf das Notwendige beschränken.

In *weniger klaren* Fällen, bei wenig erprobten Operationen, unsicherer Prognose, bei größeren, riskanten Eingriffen, wenn keine Dringlichkeit besteht, wenn vertretbare Alternativen zur Verfügung stehen etc., ist eine ausgiebigere Information zu fordern, mit rückhaltloser Offenlegung der Risiken, Unsicherheitsfaktoren etc.

Dies gilt vor allem auch für die bereits angesprochenen prophylaktischen Operationen. Hier ist klar darauf hinzuweisen, dass prognostische Voraussagen statistischen Charakter haben, dass es sich um Wahrscheinlichkeit und nie um Sicherheit im Einzelfall handelt und dass weder für den Spontanverlauf noch für den langfristigen Operationserfolg genügend kontrollierte Daten zur Verfügung stehen. Der Patient muss wissen, dass es sich in vielen Fällen eher um Hypothesen als um gesichertes Wissen handelt. Für seine Entscheidung sind diese Dinge durchaus relevant.

Dass mündige Patienten auch über die Ausbildung und Erfahrung des Operateurs ein wenig informiert sein möchten, scheint nicht unbillig.

Schonungslose Aufklärung inkl. aller Risiken ist angezeigt bei Operationen im experimentellen Stadium, bei fachlich umstrittenen Indikationen, bei Operationen von zweifelhafter, hypothetischer, nicht oder noch nicht nachgewiesener Wirkung, bei gro-

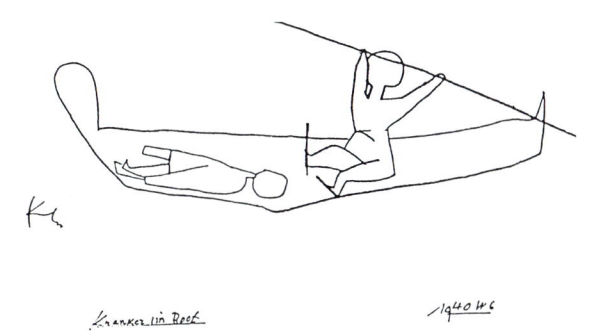

Abb. 18.3: *Paul Klee: «Kranker im Boot», Zeichnung, 1940, Bern, Kunstmuseum.*
Klee hat die Situation so gesehen und mit wenigen Strichen charakterisiert, besser als viele Worte es können. Es sieht so aus, als hätte er das Bild im Blick auf orthopädische **Operationsindikationen** gezeichnet.

ßen, schwierigen und risikoreichen und schließlich bei kosmetischen Operationen.

Sachgerechte, individuelle präoperative Information wirkt sich nachgewiesenermaßen positiv auf das Resultat aus: Weniger Angst, weniger Schmerzen, weniger Medikamente, bessere Compliance, kürzere Rekonvaleszenz, bessere Zufriedenheit aller Beteiligten.

18.1.6
Kosmetische Indikation?

Form und Funktion sind die beiden Pole, zwischen denen sich die Orthopädie bewegt. Beide sind untrennbar verbunden. Trotzdem ergeben sich sehr verschiedene Aspekte desselben Problems: Ein funktionelles und ein ästhetisches, kosmetisches, je nach Standort des Betrachters. Betrachter ist nicht nur der Patient, sondern auch der Arzt. Beide Betrachtungsweisen sind an sich legitim, nur wissen manchmal beide, Arzt und Patient, nicht genau, von welchem Standpunkt aus sie das Problem gerade betrachten, und vermengen leicht beides. Dass der Patient das tut, ist ihm nicht zu verargen: Sein Problem ist komplex, vielschichtig, affektiv beladen, aber als solches ein Ganzes, nicht auftrennbar (s. «Deformitäten und statische Störungen», Kap. 38).

Umso mehr muss der Arzt auf der Hut sein, die beiden Gesichtspunkte nicht durcheinander zu bringen, sondern klar zu trennen. Sonst wird seine Indikation irrational.

Damit soll nicht gesagt sein, dass der Wunsch des Patienten nach Körperintegrität, nach Korrektur hässlicher, verkrüppelnder Deformitäten nicht ebenso ernst zu nehmen wäre wie seine Funktion. Die psychischen Probleme mancher Patienten in dieser Hinsicht sind oft nicht geringer als ihre somatischen.

Diesen Problemen sich zu verschließen, wäre wohl zu mechanistisch gedacht. Andererseits sollten funktionelle Betrachtungen kein Vorwand sein, um bewusst oder unbewusst kosmetische Chirurgie zu betreiben (vgl. Abb. 66.43).

Die Indikationen sind auch auf diesem Gebiet nicht leicht zu stellen und nur unter Berücksichtigung der persönlichen Situation des Patienten und seiner Nöte möglich. Indem er sich Rechenschaft über Motive und Ziele gibt, wird der Operateur am ehesten die richtige Lösung für das spezifische Problem seines Patienten finden.

In den letzten Jahren ist der Druck auf die Ärzte gewachsen: Während frühere Generationen von Patienten sich mit ihrem Schicksal abfinden mussten und auch eher willens waren, es zu *akzeptieren*, sind die Bewohner der Industrieländer heute immer weniger dazu bereit. Sie reklamieren ein Recht auf Gesundheit und Körperintegrität, wünschen vom Arzt Beseitigung ihrer kosmetischen Störungen und stellen ihn damit vor schwierige Entscheidungen, die ein genaues Abwägen aller Möglichkeiten und Risiken verlangen.

Kosmetische Operationen haben denn auch die *höchste Rate von Haftpflichtprozessen*.

18.1.7
Die individuelle Indikation

Alle bisher gemachten Überlegungen können höchstens Richtlinien sein. Im konkreten Fall kann die Indikation nur im Gespräch mit dem Patienten erarbeitet werden. Seine persönliche Situation ist letztlich ausschlaggebend (s. dazu Kap. 10.1.5, Kap. 25 u. Abb. 15.1).

Auf alle Faktoren einzugehen, welche die Operationsindikation schließlich bestimmen, würde ein weiteres Buch füllen. Hier seien nur einige pro memoria angeführt:

- Ziel, Wert und Erfolgsaussichten des Eingriffs
- Größe, Schwierigkeit, Gefahren des Eingriffs
- personelle und materielle Voraussetzungen für die Operation
- Alter, Geschlecht, persönliche Situation, Arbeit, Charakter, Psyche des Patienten
- pathologische Anatomie, lokale und allgemeine Situation
- Zeitpunkt, Dringlichkeit
- Obwohl Indikationen eigentlich nur rational logisch gestellt werden, zeigt sich immer wieder, dass Temperament von Operateur (und Patient) oft eine ausschlaggebende Rolle spielen (**Abb. 18.4**).

18.2
Die Operationsplanung

Wahl, Planung und Ausführung orthopädischer Operationen sind ärztliche und gleichzeitig Ingenieuraufgaben. Eine sorgfältige Planung macht aus einem Zufallsspiel eine verlässliche Hilfe für den Patienten mit reproduzierbarem Resultat. Dies garantiert zwar den

Resultate	Behandlungsmethode	
	A	B
sehr gut	50%	95%
befriedigend	50%	–
schlecht	–	5%

Abb. 18.4: **Wie objektiv sind Ihre Beurteilungskriterien? Testen Sie selbst:** *Fiktive Erfolgsstatistik*, Vergleich der Behandlungsmethoden A und B. Welche Methode ist besser? Welche würden Sie wählen? Warum?

Abb. 18.5:
Planung einer *intertrochanteren Varisations- und Derotationsosteotomie* mit Versetzung des Trochanter major, nach M. E. Müller.

1 Präoperatives Röntgenbild.
2 Vom ap.-Röntgenbild der Hüfte Konturen des Hüftgelenkes und des proximalen Femur auf Transparent-Zeichenpapier übertragen. Die Femurachse (a) wird gestrichelt markiert. In der Intertrochantergegend wird senkrecht zur Femurschaftachse eine Linie, die voraussichtlich die Osteotomielinie (0) sein wird, gezogen. Vom lateralen Ende dieser Linie aus wird die Trochanterosteotomie (T) bis zur Trochanterspitze eingezeichnet.
3 Neuen Bogen Transparent-Zeichenpapier über A legen. Pfannenkonturen und gestrichelte Femurachse (a') nachziehen.
4 B wird über A gedreht, bis der Schenkelkopf im Acetabulum die bestmögliche Kongruenz aufweist. Sobald diese Stellung gefunden ist, wird das proximale Femur kranial der Osteotomielinie und ohne Trochanter major nachgezeichnet, zwischen a und a' der Varisationswinkel (25°).
5 B wird auf A verschoben, bis die Femurachsen (a. u. a') übereinanderliegen und die mediale Ecke der kranialen Osteotomiefläche in die distale Osteotomiefläche des proximalen Femur etwas hineinragt. Dann werden Femurschaft distal der Osteotomie sowie Trochanter major-Massiv lateral der Trochanterosteotomie eingezeichnet. Zwischen beiden Osteotomielinien kann der Winkel der notwendigen Varisation gemessen werden (hier 25°). Gleichzeitig werden das aus dem Schenkelhals zu resezierende Dreieck (b) und die überragende Trochanterspitze (c), die später ebenfalls entfernt werden kann, erkennbar.
6 Eine neue Pause ohne die zu resezierenden Dreiecke (b u. c) über die Implantatschablone der AO legen. Die passende Rechtwinkel- oder Kondylenplatte einzeichnen, wobei der Abstand zwischen Osteotomie und Eintrittsstelle mindestens 12 mm betragen sollte. Sollte es sich jetzt zeigen, dass die Klinge der Platte zu hoch zu liegen kommt, so wurde anfangs die Femurquerosteotomie zu kranial vorgesehen, und die Zeichnungen müssen neu erstellt werden. Die Klinge der Platte sollte 1/2 bis 1 cm distal der kranialen Halskontur und 1 bis 1 1/2 cm proximal der Femurosteotomie eingesetzt werden.
Das Dreieck b wird zwischen den beiden Osteotomieflächen eingesetzt.
Dieses Bild sollte dem postoperativen Ergebnis entsprechen. Darauf werden folgende Angaben notiert: Ab- und Adduktion in Rückenlage, Außen- und Innenrotation in Bauchlage, errechnete Varisation, Derotation, Streckung und Verkürzung sowie Maße der gewählten Platte: 90°, Klinge 60 mm, Ausladung 10 mm.
7 Auf der ersten Pause (2) und einer zweiten Pause von 6 wird die Reihenfolge der verschiedenen Schritte des Eingriffes eingetragen.
Auf 2: (1) Kirschnerdraht (K 1) über Schenkelhals gelegt zeigt die Richtung des Schenkelhalses in der Rotationsebene an. (2) Kirschnerdraht (K2) in der Mitte des Femurschaftes auf Höhe des Trochanter minor senkrecht zum Schenkelschaft. Richtung in Bezug auf Rotationsebene gleich wie Kl. Meist muss vorher ein 2,0 mm-Bohrkanal angelegt werden. (3) Markieren der Höhe der intertrochanteren Osteotomie mit dem Meißel. (4) Plattensitzinstrument parallel zu K2 um 2 cm in das Trochanter major Massiv zirka in der Mitte einschlagen. Anschließend wird es wieder herausgeschlagen. (5) Von der markierten Höhe der intertrochanteren Osteotomie aus wird das Trochantermedaillon bis zur Trochanterspitze durchsägt. (6) Etwas kranial von K2 wird mit der Oszillationssäge eine intertrochantere Teilosteotomie auf einer Distanz von 2 cm angelegt (wie gestrichelt). (7) Proximale Osteotomie zur Verkürzung des Schenkelhalses senkrecht zur intertrochanteren Osteotomie. Entfernung des Knochenkeiles b (punktiert). (8) Kirschnerdraht (K3), möglichst kranial in den Schenkelhals eingeführt, bildet mit K2 einen Winkel von 25°. In der Sagittalebene liegt er parallel zum Schenkelhals, d. h. parallel zu Kl. (9) Verkürzung von K2, dessen Ende sonst stören würde. Entfernung von Kl. (10) Platteneintrittsstelle 10 bis 15 mm kranial der intertrochanteren Osteotomie. (11) Plattensitzinstrument um 50 mm einschlagen. Zurückschlagen desselben um 10 mm. (12/13) Je ein Kirschnerdraht senkrecht zum Schaft unterhalb des Plattensitzinstrumentes und distal der vorgesehenen Osteotomie einsetzen. Sie dienen zur Kontrolle der Rotationskorrektur. (14) Beendigung der Osteotomie. Das proximale Femur wird nun gekippt und die Osteotomie aufgeklappt. (15) Eventuell überragende Trochanter major-Spitze am kranialen Halsanteil mit Luer entfernen. (16) Entfernung des Plattensitzinstrumentes.
8 Pause von 1.5: (17) Einschlagen der Klinge der Platte vorerst durch das Trochantermedaillon, dann in den vorbereiteten Plattensitz im Schenkelhals. (18) Durch das obere Plattenloch wird eine lange Kortikalisschraube (gleich lang wie die Klinge der gewählten Platte) in den Schenkelhals eingedreht. (19) Nachdem alle Korrekturen vorgenommen worden sind, wird die Platte mit einer Haltezange fixiert. (20) Anlegen des Spanners. (21) Entferntes Knochendreieck (b) zwischen den Osteotomieflächen einklemmen. Kontrolle der Stellung. Osteotomie unter Kompression setzen. (22) Einsetzen der restlichen Schrauben.
9 Bei richtiger Planung und Ausführung stimmt das postoperative Röntgenbild mit der Zeichnung (8) überein.

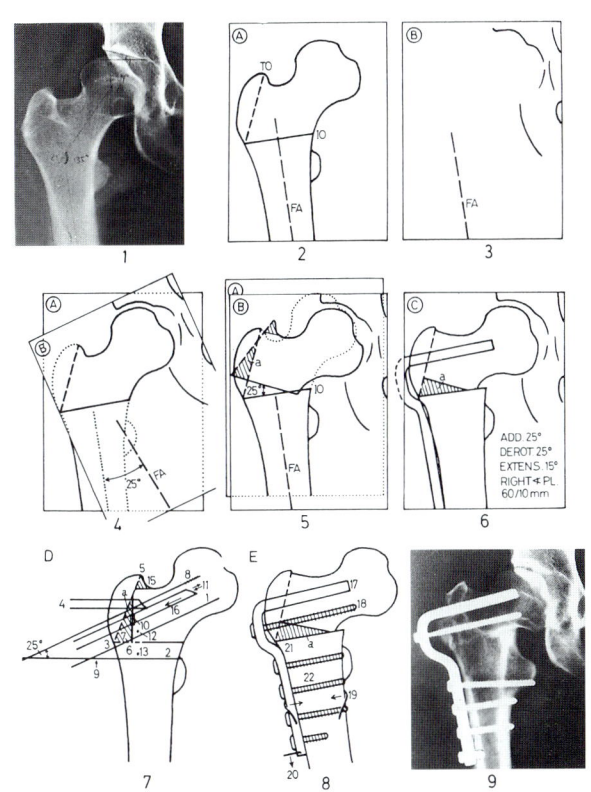

Erfolg noch nicht, aber es hilft viele Fehler vermeiden und manche falsche Wahl.

Was in wissenschaftlichen Publikationen einfach erscheint und als problemlos dargestellt wird, zeigt in der praktischen Anwendung oft erst die verdeckten Klippen und Tücken, die zum Misserfolg führen können. Darüber ist aus Krankengeschichten und Röntgendossiers in der Regel mehr zu erfahren als aus Fachzeitschriften und Büchern.

M. E. Müller und viele andere haben immer wieder auf die Bedeutung einer minutiösen präoperativen Planung bis ins Detail hingewiesen. Orthopädische Operationen lassen sich mit Hilfe von **Röntgenbildern** im Maßstab 1:1 planen und **mit Bleistift auf Pauspapier** «trocken» durchführen. Damit kann man sich manche Überraschung während der Operation selbst ersparen. Winkel und Distanzen können genau gemessen und die passenden Implantate ausgewählt werden (mit entsprechenden Schablonen). **Abbildung 18.5** zeigt das Vorgehen exemplarisch am Beispiel einer komplexen Femurosteotomie.

Handwerk und Biologie

Richtige technische Planung und Durchführung sind für orthopädische Operationen eine unabdingbare Voraussetzung, doch sind sie *nur ein* Aspekt unter vielen. Es wäre verfehlt, ein Kochrezept einfach zu befolgen nach dem Muster «man nehme» usw. Dazu würde eine Schreinerlehre genügen.

Nachemson hat an einem Workshop über neue Operationsmethoden mit Recht gefragt: «*Are we surgeons or carpenters?*», und damit auf die biologischen und ärztlichen Probleme hingewiesen, welche vor und hinter der technischen Operation stehen. Auf diese wurde an verschiedenen Stellen dieses Buches ausführlich eingegangen, so dass hier lediglich darauf verwiesen werden kann:

- Pathophysiologie: siehe Teil II, Kap. 1–8
- Biologie des lebenden Knochens: s. Kap. 2
- mechanische Beanspruchung der Gewebe und ihre Reaktionen: s. Kap. 3
- Pathophysiologie der Frakturheilung: s. Kap. 4
- Knochentransplantationen: s. Kap. 2.4 u. Kap. 8.4.7
- Fremdmaterial im Bewegungsapparat: s. Kap. 3.5.2 u. Kap. 18.4.13
- das wachsende Skelett: s. Kap. 5
- Reaktionen und Regeneration von Knorpel und Gelenk: s. Kap. 6.4
- Statik und Dynamik des Bewegungsapparates: s. Kap. 8
- die mechanische Beanspruchung als pathogenetischer Faktor (Präarthrosen): s. Kap. 9
- Konsequenzen für die Praxis: s. Kap. 9.3
- Beurteilung: s. Kap. 10.1
- orthopädische Symptome und ihre Bedeutung: s. Kap. 10.2
- Wie sicher ist eine Diagnose? s. Kap. 13.1
- Funktionsdiagnose: s. Kap. 10.1.1
- quantitative Diagnose: s. Kap. 10.1.1
- Messungen an Röntgenbildern: s. Kap. 12.3
- ICIDH und MARA: Kap. 10.1.3 u. Kap. 10.1.4
- Orthopädie zwischen Patient und Wissenschaft: s. Kap. 24
- die Bedeutung der Zeit in der Orthopädie: s. Kap. 21.1
- die Wandlung des Bewegungsapparates im Lauf des Lebens: s. Kap. 21.2
- Methoden wissenschaftlicher Forschung: s. Kap. 24.2
- Wozu Nachkontrollen? s. Kap. 25.1
- klinische Forschung und EbM: s. Kap. 26.1 u. Kap. 24.3
- Langzeitforschung: s. Kap. 25
- Was bestimmt den Verlauf der Krankheit? s. Kap. 25.1
- Spontanverläufe und solche nach Operationen: s. Kap. 18.1 u. Abb. 18.2
- retrospektive Untersuchungen: s. Kap. 24.3 u. Kap. 25.2
- Beurteilung, Bewertung und Vergleich: s. Kap. 25.3
- der Wert der «Scores»: Kap. 25.3
- an Assessment of Assessment: s. Kap. 24.3
- die Sicht des Patienten: s. Kap. 25.3
- Langzeitresultate als Grundlagen orthopädischer Operationen: s. Kap. 24.4
- Statistik in der Orthopädie: s. Kap. 25
- Möglichkeiten orthopädischer Therapie, s. Kap. 15.1 u. Kap. 16
- Alternativen: Konservative Therapie: s. Kap. 17
- Alternativen: Technische Orthopädie. s. Kap. 17.11
- zur Operationsindikation: s. Kap. 18.1
- Gespräch und Betreuung. s. Kap. 15.2
- Probleme verschiedener Altersgruppen: s. Kap. 15.5
- prophylaktische Operationen: s. Kap. 18.1.3
- prophylaktische Operationen bei Kindern, s. Kap. 22.2
- Normvarianten und Formfehler: s. Kap. 38
- häufige Normvarianten bei Kindern: s. Kap. 39
- Patienteninformation: s. Kap. 18.1.5
- Nachbehandlung: s. Kap. 18.6
- Heilgymnastik: s. Kap. 17.3
- Rehabilitation: s. Kap. 19
- Nachkontrollen: s. Kap. 18.5 u. Kap. 18.6
- Evaluation: s. Kap. 24.3 u. Kap. 25.3

Diese lange Liste soll lediglich zeigen, dass es mit einer technisch perfekt durchgeführten Operation allein *noch nicht* getan ist.

Mit der Zunahme von orthopädischen Operationen allgemein häufen sich die Haftpflichtfälle, und zwar vor allem jene, bei denen dem Chirurgen kein technischer Fehler, sondern eine falsche Indikation zur Last gelegt wird: Vor Gutachtern und Richter wird er künftig Mühe haben, sich zu verteidigen mit dem Argument, technisch richtig nach «Vorschrift» operiert zu haben, wenn die Operation für den spezifischen Zustand des Patienten ungeeignet war, am falschen Ort, zur falschen Zeit eine falsche Operation.

Zur Planung gehört auch die *richtige zeitliche Abfolge von Eingriffen*. Ein Beispiel soll genügen: Eine Tenolyse verlangt Frühmobilisation, eine Sehnenrekonstruktion Ruhigstellung. Die beiden sind inkompatibel, sie können nicht gleichzeitig durchgeführt werden. Eine kluge, sinnvolle Planung ist notwendig: Aufteilung in Teilziele, richtige Reihenfolge, mit Einbezug der Nachbehandlung.

Voraussetzungen der orthopädischen Operationstechnik

Operieren lernen kann man nicht aus Büchern. Überdies besteht an technischen Operationsanleitungen im chirurgischen, traumatologischen und orthopädischen Schrifttum kein Mangel. Sie veralten allerdings sehr rasch. Die Verbreitung der technischen Details geschieht über alle möglichen Medien: Operationslehren in Buchform mit rasch wechselnden Auflagen, Zeitschriften, Kongresse, Kurse und Studienaufenthalte an Kliniken, wo spezielle Gebiete besonders gepflegt werden, «Workshops», wo Operationen an Kunstknochen «trocken» geübt werden können, sodann, in erster Linie, der Anschauungsunterricht und die praktische Arbeit in einer orthopädischen Ausbildungsklinik. Das Angebot für jüngere und ältere Operateure ist breit und groß. Nur permanente Weiter- und Fortbildung hilft.

Es kann deshalb *nicht Aufgabe eines Orthopädielehrbuches* sein, kochbuchmäßige Rezepte für einzelne Operationen zu geben. Wichtiger sind die *Prinzipien*, die auch noch Gültigkeit haben, wenn die einzelnen Operationsmethoden längst wieder vergessen und überholt sind. Dazu gehören die Themen der oben angeführten Liste.

Orthopädische Chirurgie ist ein Handwerk und als solches erlernbar. Neben *manuellem Geschick* sind einige weitere **Voraussetzungen** notwendig:

- Dreidimensionales Vorstellungsvermögen. Anders als in den großen Körperhöhlen ist nur sichtbar, was mit dem Skalpell dargestellt wird, d.h. möglichst wenig und nur, was zur Darstellung unbedingt nötig. Dreidimensionales Vorstellungsvermögen ist besonders gefordert bei arthroskopischem und endoskopisch assistiertem Operieren, bei Operationen mit bildgebender Unterstützung und bei Robotertechniken.
- Orthopädisches Operieren ist angewandte Anatomie am Lebenden. Genaue Kenntnis der topographischen Anatomie ist das A und O jeder Operation. Bildverstärker und Röntgen während der Operation sind wichtige Hilfen. Manche Operateure brauchen weniger als andere. Zu wenig kann verhängnisvoll sein.
- Ebenso wichtig ist gute Kenntnis der normalen Gewebe und ihrer pathologischen Veränderungen. Offene Operation und Arthroskopie wurden als «Goldstandard» der Diagnostik bezeichnet, d.h. der Augenschein gilt als letzte Instanz! Es ist unverzeihlich, z.B. Nerven mit Sehnen zu verwechseln, aber auch, gesundes Gewebe als «pathologisch verändert» zu entfernen.
- Bei Folgeoperationen, im Narbengewebe ist die Orientierung besonders schwierig. Intraoperative Verletzungen intakter Strukturen (Nerven, Gefäße) sind nicht selten.
- Verständnis für die Biologie der Gewebe, ihrer Eigenschaften, Veränderungen, Reaktionen, Wachstumsvorgänge, Regrationsfähigkeit.
- Operationen am Knochen: Die Mechanik muss stimmen. Knochen haben mechanische Aufgaben. So müssen z.B. Osteosynthesen, Arthrodesen, Endoprothesen mechanisch stabil sein. Andererseits müssen die Gewebe, muss insbesondere die Blutversorgung des Knochens, geschont, erhalten werden.
- Zugangswege: Anders als in der Chirurgie der Körperhöhlen ist der Zugang nur durch mehr oder weniger dicke Weichteilschichten möglich. Um diese zu schonen und um keine Gefäße, Nerven usw. zu verletzen, werden in der Regel anatomisch festgelegte, erprobte Zugänge entlang der Septen gewählt, die gute Übersicht über das Operationsgebiet geben. Wahl und Kenntnis des Zugangsweges ist der erste Schritt zur Planung, klare Darstellung jener zur Realisierung. Die besten Zugangswege für jede Operation sind in einschlägigen Büchern und Atlanten genau beschrieben (siehe Literatur). Sie sind für die Operationsvorbereitung unentbehrlich, doch ist das Studium der topographischen Anatomie an der Leiche die Grundlage.

Standardoperationen, ja oder nein?

Kochbücher sind beliebt. Sie haben etwas Verführerisches, aber auch etwas Banales an sich. Man muss nicht viel überlegen, nur die einzelnen Schritte genau nach Rezept ausführen. Schließlich wird dies zur Routine, zum Vorteil der Patienten: weniger Komplikationen. Für Lehre und Praxis hat eine solche Standardisierung große Vorteile. Operationen und Resultate werden vergleichbar.

Andererseits ist kein Fall genau gleich wie der andere. Flexibilität im Denken und Handeln ist unabdingbar. Eine schematische Anwendung nach dem starren Muster: «Aus der und der Diagnose folgt die und die Operation» widerspricht der eigentlichen ärztlichen Aufgabe. Orthopädisches Denken bewährt sich in erster Linie an der Indikationsstellung, und diese ist immer individuell.

Fazit: Standardisierung der Technik, nicht aber der Indikation.

Technisch schwierige Operationen

Selbstverständlich sind technisch anspruchsvolle Operationen, technisch perfekt durchgeführt, der Stolz des Operateurs. Er ist der allgemeinen Bewunderung gewiss, und viele werden ihm folgen. Je schwieriger seine Operation aber ist, desto mehr Fehlschläge werden seine Nachahmer haben.

Gute Operationen sind solche, die auch vom durchschnittlichen Operateur *nachvollzogen* werden können und auch ihm in einem hohen Prozentsatz *gleich gute Resultate* liefern.

18.3 Risiken und Komplikationen

> «There is no orthopaedic condition that cannot be made worse by surgery»
>
> *insider wisdom*

Es gibt keine Operation ohne Risiko. Und es gibt keine Versicherung dagegen. Die statistische Wahrscheinlichkeit mag gering sein, doch wen es trifft, der ist schwer betroffen. Risiken sind die Achillesferse der Operationen.

Im Umgang mit Risiken agieren Menschen selten rational. Jeder hofft auf das große Los in der Lotterie, keiner fürchtet den Autounfall, obwohl dieser viel wahrscheinlicher ist. Auch in der Medizin ist der Umgang mit Risiken stark emotional gefärbt. Rationales Risikomanagement, falls überhaupt möglich, ist noch nicht einmal ein Thema (vgl. Kap. 18.3.7). Fest steht hingegen zweierlei:

1. Ob ich mich operieren lassen will oder nicht, hängt ganz entscheidend vom Risiko der betreffenden Operation ab.
2. Orthopädische Operationen gehören zu den größten Risiken in der Medizin.

Der Arzt muss die Gefahren jeder Operation kennen und in jedem einzelnen Fall abzuschätzen versuchen, bevor er sie mit gutem Gewissen empfehlen kann.

Der Patient muss, wie bereits betont, orientiert werden, damit er sich in Kenntnis der Sachlage für oder gegen eine Operation entscheiden kann und damit der Arzt gegen Forderungen aus Haftpflicht wegen ungenügender Information geschützt ist (vgl. Kap. 18.1.5).

Die Erklärung, welche ein Patient an einem größeren amerikanischen Krankenhaus unterzeichnen muss[5] (andere sind ähnlich), wenn er sein Einverständnis für eine Totalhüftendoprothesenoperation gibt, listet *18 Risiken* bzw. Komplikationen auf, über welche vom Arzt aufgeklärt worden zu sein er bestätigt. Es sind:

- Nachblutung
- Infektion
- Thrombophlebitis
- Lungenembolie
- Tod
- Lähmung
- Wundheilungsstörung
- verzögerte Knochenheilung
- die Risiken der Anästhesie
- Transfusionsreaktionen
- Abnutzung
- Lockerung und
- Luxation der Prothese
- Schmerzen
- Steifigkeit
- Instabilität
- Bruch
- Beinlängendifferenz
- unkontrollierte Blutung.

Hinzugefügt wird, dass diese Liste nicht vollständig sei. Nach der Gerichtspraxis besteht *Informationspflicht* für:

- **häufige** Komplikationen, auch solche, die keine Dauerschäden hinterlassen, aber auch für
- **seltene** Komplikationen, wenn sie **schwerwiegende, irreparable Folgen** haben können.

Im Weiteren muss der Patient unterschreiben, dass er sich im Klaren darüber sei, dass die Praxis der Medizin und Chirurgie keine exakte Wissenschaft ist und dass Resultate nicht immer vorausgesehen werden können, ebenso, dass er von niemandem eine Garantie bekommen habe hinsichtlich des Resultates, und schließlich, dass mit der Operation eine vollkommene Wiederherstellung möglicherweise nicht erreicht werden könne.

Die Erklärung («*informed Consent*») umfasst eine ganze Seite in Kleindruck, ähnlich einer Versicherungspolice.

---

[5] Richard H. Rothman: Complications of Total Hip Arthroplasty, W. B. Saunders Company, Philadelphia, 1988

Wie viele Patienten weltweit solche Erklärungen nicht nur unterschreiben, sondern auch genau lesen und richtig verstehen, ist nicht bekannt (vgl. dazu Kap. 18.1.5). Bekannt ist hingegen, dass Ärzte und ihre Angehörigen, obwohl sie leichteren Zugang zu solchen Dienstleistungen haben und besser aufgeklärt sind als das Laienpublikum, sich weniger häufig operieren lassen als die übrige Bevölkerung,[6] welche weitgehend auf die Empfehlungen des Arztes angewiesen ist. Könnte es sein, dass Ärzte, wenn sie für sich selbst entscheiden müssen, Operationsrisiken stärker gewichten, als wenn sie die Indikation für ihre Patienten stellen?

Dies lässt die Vermutung aufkommen, dass mehr operiert wird als unbedingt nötig, eine Vermutung, die nicht ganz leicht von der Hand zu weisen ist, schon deswegen nicht, da ja nicht der Arzt, sondern der Patient das Risiko letztlich tragen muss.

Darin braucht noch kein Vorwurf zu liegen: Der Operateur muss ja ein Optimist sein und diesen Optimismus auch auf seine Patienten übertragen können. Angst ist ein schlechter Ratgeber. So hat der Chirurg die natürliche Neigung, die Risiken eher zu unterschätzen, wenn nicht zu verdrängen. Doch da schon sein Patient dies tut, hat er allen Grund, dieser Neigung zu widerstehen und umso gewissenhafter

1. die nicht beeinflussbaren Risiken genau abzuwägen und
2. die beeinflussbaren Risiken zu mindern suchen.

Risiken und Komplikationen werden üblicherweise *nach ihrem zeitlichen Auftreten eingeteilt.*

- Komplikationen während und kurz nach der Operation
- Nichterreichen des Operationszieles
- späte Komplikationen.

Diese Einteilung ist übersichtlich und zweckmäßig für die Therapie. Besser noch ist allerdings die *Prävention*. Deshalb werden hier *zuerst die vermeidbaren* Risiken und Komplikationen vorgestellt, die mehr schicksalhaften nachher.

18.3.1
Präoperativ vermeidbare Komplikationen

Vieles liegt an der präoperativen *Beurteilung* und *Planung*:

- Nichterreichen des *Ziels* der Operation, z. B. bei falscher Diagnose, mit falsch indizierter oder unzweckmäßiger Operation. Darauf wird bei den einzelnen Operationen hingewiesen.
- Komplikationen aus *allgemeinmedizinischen* Krankheiten und anderen begleitenden Störungen, z. B. Infektionen, Gangrän bei Diabetes, unvorhergesehene Folgen bei Lähmungen usw.
- *Wrong site surgery.* So unwahrscheinlich es klingt: Zwischen erster Konsultation, Vorbereitung, Anästhesie, Operationsfeldabdeckung und Hautschnitt geschieht es immer wieder einmal, dass die Seite verwechselt und das falsche Bein, der falsche Arm operiert wird. Berichte und Röntgenbilder können falsch beschriftet sein etc. Das einzig sichere Mittel dagegen: Kurz vor der Operation fragt der Operateur den noch wachen Patienten nochmals und markiert die Inzisionsstelle mit seinen Initialen (Empfehlung der AAOS).

18.3.2
Vermeidbare intraoperative Komplikationen

Zu den häufigsten und schwerwiegendsten Komplikationen gehören **Verletzung kritischer anatomischer Strukturen** mit Instrumenten:

Nervenverletzungen

Nerven können zerschnitten, gequetscht und überdehnt werden, z. B. bei Verlängerungsoperationen, aber auch länger dauernder Druck von Haltehaken oder von außen (Lagerung) verursachen Lähmungen. Diese sind je nach Verletzung definitiv oder reversibel (oft allerdings nur unvollständig und erst nach längerer Zeit). Gefährdet sind in erster Linie der N. radialis am Oberarm und der N. fibularis im Bereich des Fibulaköpfchens (Drucklähmung durch unzweckmäßige Lagerung). Alle Nervenverletzungen und ihre Folgen: siehe Tabelle 34.4, Kapitel 34.3.

Besonders schwerwiegend sind Verletzungen des Rückenmarkes mit entsprechenden Lähmungen (Querschnitt). Gefahr besteht bei allen Wirbelsäulenoperationen, vor allem, wenn dabei auch Wirbel gegeneinander verschoben werden (Repositionen von Frakturen, Spondylolisthesen, Skoliosen).

Gefäßverletzungen

Verletzung größerer Gefäße während der Operation sind dramatische Episoden: Bei stärkerer Blutung kann in kurzer Zeit ein gefährlicher Blutverlust eintreten. Im Blutsee sieht man aber die Blutungsquelle nicht, was die Blutstillung sehr schwierig machen kann. Das führt zuweilen zu hektischen, unvergessli-

---

[6] G. Domienighetti, Lancet, 1988/II, 1470 und G. Domienighetti, Informationsbulletin der Union Schweizerischer Chirurgischer Fachgesellschaften 13, 77 (1990)

chen Momenten. Die Gefahr, dass in unvorsichtiger Eile weitere Strukturen verletzt werden, ist groß. Also: erst einmal abtamponieren und dann sorgfältige Suche und Identifizierung des verletzten Gefäßes.

Solange es sich um Gefäße handelt, die ligiert werden können bzw. dürfen, ist die Sache einfach. Schwieriger wird es, wenn wichtige größere Gefäße und Endarterien verletzt sind oder wenn kleinere Gefäße dicht an ihrer Abzweigung vom Hauptstamm abgetrennt wurden. Ohne Ausbildung in Gefäßchirurgie oder einen Gefäßchirurgen in der Nähe kann die Situation heikel werden.

Gefährdet sind in erster Linie Wirbelsäuleneingriffe von ventral her, aber auch Operationen am Schultergürtel und am Becken, an Oberschenkel und Knie.

Grundsätzlich ist die genaue Kenntnis der Anatomie und das Benützen bewährter Zugangswege die beste Vorsorge gegen solche Komplikationen: Entweder im sicheren Bereich operieren oder kritische Strukturen zuerst identifizieren. Wichtig ist gute Übersicht mit Hilfe klarer Darstellung des Operationsfeldes. Weichteilschäden lassen sich am besten vermeiden, wenn man hart am Knochen bleibt.

Blutleere: An den Extremitäten hilft die Blutleere (Auswickeln mit der Esmarch'schen Staubinde) oder die Blutsperre mit der Blutdruckmanschette. Sie gibt sehr schöne Sicht. Plötzliche Blutungen gibt es nicht, doch können Gefäßverletzungen unbemerkt bleiben. Die Blutsperre sollte deshalb vor Abschluss der Operation *geöffnet* werden, damit eine genaue Blutstillung (Hämostase) durchgeführt werden kann.

Falls die Blutsperre länger als etwa eine Stunde benötigt wird, sollte sie zwischenhinein geöffnet werden, da sonst irreversible Zirkulationsstörungen (Nekrosen) auftreten können, vor allem bei alten Patienten und solchen mit arterieller Insuffizienz.

Verletzungen von Nerven, Venen und Arterien können auch durch stumpfe Instrumente, etwa durch allzu starken Zug an Hohmannhebeln, gesetzt werden.

Besonders gefährlich sind Gefäß- und Nervenverletzungen in der Tiefe bei blindem Operieren: beim Bohren, Eintreiben von Drähten, Nägeln, Schrauben, beim Setzen eines Fixateur externe usw., denn diese Verletzungen bleiben oft zuerst unbemerkt.

Auch hier hilft nur genaue Kenntnis der topographischen Anatomie: Operieren nur im sicheren Bereich, Vermeiden der kritischen Zonen.

Zweitoperationen sind besonders gefährdet, da man hier nicht mit normalen anatomischen Verhältnissen rechnen kann und die Gefäße und Nerven in den derben Narben eingemauert sind. Vor allem die dünnen Venenwände können dann leicht einreißen.

Endoprothesenwechsel sind wesentlich heikler als Erstimplantationen: Wenn wegen ausgedehnten Osteolysen oder/und massiver Osteoporose der Knochen brüchig ist oder fast ganz fehlt, sind die Weichteile natürlich viel stärker gefährdet. Verletzungen großer Gefäße sind darum häufiger.

Falsch gesetzte Implantate

Wenn Osteosynthesematerial und Endoprothesen usw. nicht stabil im Knochen halten, brechen sie aus und richten Schaden an den Weichteilen an. Schrauben, Plattenklingen, Nägel, Drähte, Agraffen usw. können leicht intraartikulär zu liegen kommen und das Gelenk beschädigen oder zerstören. Eine Röntgenkontrolle in einer Ebene genügt nicht: Nicht selten zeigt erst ein Röntgenbild in einer zweiten Ebene, dass das Implantat nicht richtig im Knochen, sondern im Gelenk liegt (s. Abb. 64.65, Kap. 64).

Als besonders gefährlich haben sich Spickdrähte («Kirschnerdrähte») erwiesen: Sie brechen und wandern leicht und haben vor allem im Schulterbereich, aber auch im Becken, zu Verletzungen von inneren Organen und großen Gefäßen und damit schon zu Todesfällen geführt.

Spickdrähte sollten mindestens hinten abgebogen und nicht lange belassen werden. Wo sie bewegliche Verbindungen überkreuzen, also Gelenke, Frakturen und Pseudarthrosen, brechen sie bald. Das tiefere Fragment kann dann kaum mehr entfernt werden und wandert unkontrolliert nach innen.

Knochenschäden

Intraoperative *Frakturen* können mit Instrumenten (Meißel, Säge am falschen Ort angesetzt oder Plattensetzinstrument, Bohrer, Marknagel, Endoprothesen), aber auch durch Manipulation von außen gesetzt werden.

Mechanisch ungenügende *Osteosynthesen brechen* ebenfalls auseinander. Wenn Schrauben ausreißen und wenn der Verbund nicht hält, geschieht dies schon intraoperativ oder bald darauf, oder dann später durch Ermüdungsbruch der überbeanspruchten Implantate. Osteoporotischer Knochen ist sehr brüchig. Schrauben halten schlecht, Nägel reißen leicht aus.

Fehlstellungen: Bei Osteotomien, Osteosynthesen und Endoprothesen hängt die richtige Stellung in erster Linie von der präoperativen Planung ab. Aber sowohl klinische als auch radiologische Messungen haben ihre Fehler, und der Knochen wie auch die Implantate sind elastisch. Eine Kontrolle ist nicht mit letzter Sicherheit möglich, und so bleibt eine gewisse Unsicherheit.

Verletzungen am Gelenkknorpel

Knorpel ist weich, das Gelenk eng. Knorpelverletzungen mit Instrumenten geschehen sehr leicht, werden kaum oder gar nicht bemerkt und haben keine unmittelbare Folgen. Da der Knorpel sich aber nicht regeneriert, führen sie später zu Arthrosen (s.a. Kap. 6.4.1).

Infektionen (s.a. Kap. 18.3.6)

Eine *Infektion* wird *praktisch immer bereits während der Operation* gesetzt. Mit großer Disziplin und rigoroser Asepsis lässt sie sich weitgehend, jedoch nicht vollständig, vermeiden: siehe Kapitel 18.3.6.

Die Übertragung von Infektionskrankheiten wie Hepatitis, HIV u.a. durch **Bluttransfusionen** oder **heterologen Knochen** ist ein reales Risiko geblieben. An die Testverfahren werden inzwischen außerordentlich hohe Ansprüche gestellt, die praktisch oft kaum mehr erfüllbar sind. Auch das Risiko von Verwechslungen mit u.U. tödlichem Ausgang kann nie ganz ausgeschlossen werden.

Bluttransfusionen werden deshalb auf das notwendige Minimum beschränkt. Die intraoperative Rückgewinnug von Erythrozyten ist eine große Hilfe. Auch sind Eigenbluttransfusionen bei Wahloperationen fast immer möglich und zu empfehlen.

Das Problem der *Knochentransplantationen* ist bisher nicht gelöst. Das Risiko von Infektionen (v.a. HIV) durch allogene Transplantate konnte trotz aller Vorsichtsmaßnahmen nicht ganz eliminiert werden, und so wurden viele Knochenbanken geschlossen. Autologer Knochen ist nur beschränkt zu gewinnen und hinterlässt oft beträchtliche Morbidität an der Entnahmestelle. So hofft man auf künstlichen Ersatz, wie z.B. BMP (s. Kap. 2.4).

Komplikationen bei minimalinvasiven Eingriffen, Injektionen usw.

Entgegen einer nicht nur bei Laien, sondern auch bei vielen Ärzten weit verbreiteten Meinung haben auch diese – juristisch gesehen – «Körperverletzungen» ihre handfesten Risiken: Schmerzen, lokale Entzündungen, Blutungen, evtl. Nekrosen (Kortikoide), allergische, anaphylaktische Reaktionen, Verletzung von Strukturen und Organen wie Nerven, Gefäße, Gelenkknorpel usw. sind nicht ganz selten.

Immer, wenn die Haut durchstoßen wird, besteht das Risiko einer Infektion. Es tritt zwar selten ein, ist dann aber für die Betroffenen umso gravierender, gerade, weil die Ursache eine als harmlos geltende «Kleinigkeit» war.

So genannte «miniinvasive Operationen» wurden konzipiert in der Absicht, weniger Gewebsschaden anzurichten, doch ist dies in der Praxis nicht immer der Fall: Technische Schwierigkeiten, schlechte Sicht, «blindes» Operieren können zu unerwarteten (und unerkannten!) Verletzungen führen, auch zu längeren Operationszeiten mit zusätzlichen Schäden.

Ähnliches gilt für die Regionalanästhesie, für die interventionelle Diagnostik und Therapie, für lokale Infiltrationen zur Schmerz- und Entzündungsbehandlung etc.

18.3.3
Vermeidbare postoperative Komplikationen

Wundheilungsstörungen

Wunde und Naht sind das Einzige, was der Patient von der Operation sieht. Sie sind das Markenzeichen des Operateurs. Aber nicht nur deshalb ist es lästig, wenn Operationswunden nicht primär heilen, schwarze Krusten bilden und eitern. Dies verzögert auch die Rekonvaleszenz beträchtlich und birgt die **Gefahr einer tiefen Infektion** in sich.

Gequetschte Wundränder werden nekrotisch. Es ist besser, sie vor der Hautnaht auszuschneiden. Aber auch unter Spannung vernäht wird die Haut nekrotisch. Sie muss durch Entlastungsschnitte entspannt oder aber offen gelassen werden. Wichtig ist dies vor allem in der Traumatologie.

Hämatome, Nachblutungen

Stärkere Nachblutungen in die Operationswunde hinein führen ebenfalls zu Wundheilungsstörungen und damit zu tiefen Infekten. Gute Hämostase und gegebenenfalls Druckverbände helfen, Anzahl und Ausmaß postoperativer Hämatome zu reduzieren; ganz vermeiden lassen sie sich nicht.

Massive postoperative Blutungen können das Leben des Patienten gefährden oder z.B. das Schicksal einer Endoprothese besiegeln. Bevor das Hämatom spontan nach außen durchbricht und sich entleert, sollte es operativ ausgeräumt werden, damit es sich nicht infiziert.

Solche massive Blutungen können noch ein oder zwei Wochen nach einer Operation auftreten. Sie sind häufiger unter Antikoagulationsbehandlung.

Zirkulationsstörungen

Nekrosen, trockene Gangrän kommen vor allem bei Diabetikern, bei alten Patienten und solchen mit peripheren arteriellen Durchblutungsstörungen vor.

Bei diesen ist besondere Vorsicht am Platz: keine Blutsperren, kein Adrenalin in der Lokalanästhesie, keine engen Verbände.

Die Gefahr von **Drucknekrosen**, Dekubitalulzera an Fersen und Sakrum ist in diesen Fällen ebenfalls besonders groß, da die Patienten oft auch lange unbeweglich auf dem Rücken liegen. Nur äußerst sorgfältige Pflege (Umlagern, Polstern, Hohllegen der Druckstellen) in den ersten Stunden und Tagen nach der Operation lassen diese sehr unangenehmen und häufig irreparablen Schäden vermeiden.

Auch Gipse, Schienen oder straffe Verbände können in kurzer Zeit Druckstellen, Hautnekrosen und Wundheilungsstörungen verursachen. In Risikofällen ist frühzeitige postoperative Kontrolle *(Verbandwechsel)* notwendig.

Besonders heimtückische Komplikationen sind die **Logensyndrome** (Kompartmentsyndrome, Kap. 42.4.4, Tibialis-anterior-Syndrom, Kap. 67.3.5) und andere ischämische Muskelnekrosen (Kap. 38.2), denn wenn man die ersten Symptome nicht richtig deutet und nicht sofort notfallmäßig handelt, ist es meist schon zu spät.

Thromboembolie

Fach- und situationsgerechte peri- und postoperative **Thromboseprophylaxe** ist unabdingbar. Mängel führen nicht selten zu Haftpflichtklagen. Trotz aller Vorsichtsmaßnahmen lässt sich diese schwere Komplikation jedoch nicht mit letzter Sicherheit verhindern. Siehe dazu Kapitel 18.3.4.

Knochennekrosen und Pseudarthrosen

Ausgedehnte Knochenfreilegung, z. B. zum Zweck einer anatomischen Reposition, mit Deperiostierung von größeren Knochenpartien und ausgebrochenen Fragmenten berauben den Knochen seiner Zirkulation, er wird nekrotisch. Die Gefäße haben Mühe, in eine harte, kompakte Kortikalis wieder einzuwachsen. Wenn noch eine oder gar zwei Metallplatten oder mehrere Operationen hinzukommen, kann die Nekrose irreversibel werden. Damit verliert der Knochen die Regenerationskraft, bricht durch Ermüdung, unter Umständen noch Jahre später, und heilt nicht mehr zusammen (Kap. 42.4.1 u. avitale Pseudarthrose, s. Kap. 45.6.1).

Wachstumsstörungen und Fehlstellungen

Epiphysenverletzungen im Wachstumsalter können noch nach Jahren schwere Fehlstellungen verursachen (s. Kap. 28). Der Wachstumsknorpel ist ein empfindliches Organ des jugendlichen Skelettes und muss entsprechend geschont werden.

Fehlstellungen nach Operationen bei Erwachsenen sind die Folge falscher Planung, unplanmäßiger Operation oder ungenügender Fixation bzw. Fixation in falscher Stellung. Falls diese im Gips erfolgte, lässt sie sich noch korrigieren, sofern die Fehlstellung innerhalb der ersten Tage erkannt wird.

18.3.4
Risiken, die wenig oder nicht beeinflussbar sind

Nur die Wichtigsten können genannt werden:

Thrombose und Lungenembolie

Thrombose und Lungenembolie sind auch heute noch gefürchtete und trotz großer Anstrengungen (medikamentöse und physiotherapeutische Prophylaxe) nicht vollständig beherrschbare Komplikationen. Thrombosen z. B. nach Hüftoperationen sind außerordentlich häufig und haben oft beträchtliche Beinödeme zur Folge und nicht selten Lungenembolien. In einigen wenigen Fällen verlaufen diese tödlich.

Infektion

Wegen ihrer Bedeutung in der orthopädischen Chirurgie erheischt die Infektion *ein eigenes Kapitel*: siehe Kapitel 18.3.6.

Risiken der Anästhesie

Sowohl Narkose als auch regionale Anästhesie haben ihre Risiken. Der Operateur, sofern er sie nicht selbst durchführt, hat darauf wenig Einfluss.

Einer der gewichtigeren Vorbehalte gegen die **Narkose** sind die Bedenken, dass dadurch vor allem bei älteren Patienten die Hirnfunktion, besonders das Gedächtnis, beeinträchtigt werden könnte. Andererseits ziehen ängstliche Patienten oft eine Narkose vor. Es ist Sache des Anästhesisten, die beste und risikoärmste Anästhesie zu wählen, nach den Bedürfnissen des Patienten, der Operation und nach seinen eigenen Fähigkeiten. In der Regel informiert er auch den Patienten selbst. Zur Aufklärung des Patienten und zur Abschätzung des perioperativen Risikos ist eine frühzeitige, einlässliche **Anästhesievisite** ratsam.

Die **Regionalanästhesie** hat einen hohen Standard erreicht. Sie ist, fachgerecht durchgeführt, risikoärmer und eignet sich für viele orthopädische Eingriffe. Mit dem postoperative Schmerzmanagement lassen sich nicht nur die Schmerzen, sondern auch die lästige Übelkeit weitgehend beherrschen.

Komplikationen mit **Bluttransfusionen** (Inkompatibilität, Verwechslungen, Hepatitis, in zunehmendem Maße auch HIV) lassen sich trotz aller nötigen Vorsichtsmaßnahmen nicht mit absoluter Sicherheit vermeiden. Auch Todesfälle kommen immer wieder vor.

Eigenblutspende und Retransfusion des während der Operation verlorenen Blutes sind zweifellos sinnreiche Maßnahmen.

18.3.5 Misserfolg der Operation

Steife Gelenke

Steife Gelenke werden meist der ungenügenden postoperativen Mobilisation, d.h. der Physiotherapie, angelastet. Dies ist ungerecht: Wenn schon die intraoperative Beweglichkeit eingeschränkt ist, was z.B. bei Arthroseoperationen häufig der Fall ist, kann natürlich auch die Physiotherapie keine bessere Beweglichkeit zustande bringen.

Auch das postoperative Ödem, die mechanische Entzündung, die Schmerzen und die Heilungsvorgänge, die nicht gestört werden sollen, sowie Rücksicht auf die je nach Operation noch verminderte mechanische Belastbarkeit schränken die Möglichkeiten der Physiotherapie in den ersten Tagen und Wochen nach der Operation erheblich ein.

Später kommen manchmal periartikuläre Verkalkungen hinzu, die schlecht voraussehbar und kaum zu beheben sind (s. Kap. 7.5, Kap. 34.6 u. Abb. 64.96 d u. e).

Schmerzen

Das **peri-** und **postoperative Schmerzmanagement** findet nur langsam Eingang in die Praxis. In den ersten Tagen und Wochen nach größeren Operationen waren (und sind bis heute; vgl. Kap. 18.5) Schmerzen «normal». Das muss der Patient wissen. Auch dass eine gewisse Wetterfühligkeit, Schmerzen bei größerer Beanspruchung, empfindliche Narben usw. längere Zeit oder dauernd bestehen bleiben, ist noch nicht als abnormal zu bezeichnen. Die Schmerzempfindung ist individuell außerordentlich verschieden. Damit sei nicht gesagt, dass man bei überdurchschnittlicher Schmerzäußerung eines Patienten nicht eingehend nach einer spezifischen Ursache suchen soll. Gefürchtet sind v.a. die postoperativen Schmerzsyndrome wie Sudeck, Reflexdystrophie, Algodystrophie usw., die ziemlich unberechenbar aber nicht ganz selten sind. Sie gehören zu den unangenehmsten Operationsfolgen (s. Kap. 45.1).

Hinken, Insuffizienz, Gehstörungen

Viele Patienten mit Hüftendoprothesen gehen völlig normal. Daraus zu schließen, dass alle Patienten nach dieser Operation hinkfrei gehen werden, ist Wunschdenken. Viele haben die erheblichen funktionellen Reserven nicht mehr, die es braucht, um die immer vorhandene postoperative Insuffizienz zu kompensieren.

Fehlstellungen sind, wie oben dargelegt, nicht immer ganz zu vermeiden. Oft sind sie auch Folgen steifer Gelenke: Kontrakturen, siehe auch Kapitel 38.2. Beinlängendifferenzen nach Hüftoperationen, gerade auch nach Endoprothesen, sind nicht selten. Sie lassen sich mit guter Planung meist, aber nicht immer, vermeiden. Für die Patienten sind «ungleich lange Beine» häufig ein größeres Problem, als der Operateur glaubt, und ein Längenausgleich am Schuh wird meist nur ungern akzeptiert.

18.3.6 Die Infektion

Die Infektion gehört zu den am meisten **gefürchteten** und bedenklichsten Komplikation in der Orthopädie. Sie ist ein Risiko jeder Operation, und unter ungünstigen Umständen kann sie dazu zwingen, einen Operationsbetrieb für längere Zeit vollständig einzustellen, etwa bei einer Hospitalismusepidemie.

Die Infektionsgefahr lässt sich nie ganz ausschalten, wohl aber verringern, und dies ist eine der wichtigsten Aufgaben im orthopädischen Operationsbetrieb.

Bei orthopädischen Operationen und Osteosynthesen von primär geschlossenen Frakturen ist es möglich, die Infektionsrate unter 1%, höchstens 2%, zu halten. Bei höheren Infektionsraten muss der Betrieb überdacht und revidiert werden. Die Analyse der Ursachen weist den Weg.

1. **Peinlich genaue Asepsis** ist wohl die wichtigste Voraussetzung. Verstöße gegen diese Regel verursachen die meisten Infektionen. Dies beginnt mit der Hospitalisierung: Wichtig ist die bestmögliche Abschirmung der neu eintretenden Patienten vor Krankenhauskeimen, besonders z.B. bei frischen offenen Frakturen. Aseptisches Arbeiten im Operationssaal ist eine in der Ausbildung von Chirurgen und Operationsschwestern heute noch fest verankerte Tradition. Sie bildet die Grundlage der Infektionsprophylaxe. Eine Lockerung und Aufweichung dieser rigorosen und manchmal als kleinlich empfundenen Gewohnheiten wäre nur zum Schaden der Patienten.
2. Der größere Teil der Krankheitserreger stammt von der **Haut der beteiligten Personen**: Patient,

Operateur und seine Helfer. Eine gute Hautdesinfektion ist wesentlich. Sie verliert allerdings ihre Wirksamkeit mit der Zeit, d.h. bei länger dauernden Operationen, indem Keime aus der Tiefe (Schweißdrüsen, Haarbälge) an die Oberfläche treten. Schutzhandschuhe aus Leinen über den Gummihandschuhen schützen diese vor Perforationen und haben auch sonst bei Knochenoperationen Vorteile (besserer Griff usw.).

3. Die **Dauer einer Operation** hat statistisch einen deutlichen Einfluss auf die Infektionsrate: Je länger die Wunde offen ist, je mehr Gewebe geschädigt wird, durch direkte Verletzung, durch Druck von Haken usw., desto größer ist die Infektionsgefahr. Scharfe Instrumente (Messer, Meißel) und klare gerade Schnitte schonen das Gewebe besser als stumpfes Quetschen, Schaben usw. Geschädigtes, nekrotisches Gewebe ist ein guter Nährboden für Bakterien. Gut durchblutetes Gewebe hingegen hat gute Abwehrkraft. Da keine Operationswunde absolut steril ist, sind diese Verhältnisse im Wundgebiet von großer Bedeutung.

4. **Keime aus der Luft** können die Wunde kontaminieren. Sie stammen aus den Atemwegen und den Kleidern. Eine gute Ventilation ist im Stande, sie fortlaufend aus dem Operationsgebiet hinaus zu blasen bzw. zu saugen. Die industrielle Reinraumtechnik hat dazu viel beigetragen. Allerdings sind Forderungen z.B. nach «laminarer Luftströmung» usw. eher utopisch und auch gar nicht nötig: Nur im leeren Operationssaal kann ein laminarer Luftstrom erzeugt werden. Sobald Patienten und Operationspersonal darin sind, entstehen Turbulenzen. Es genügt jedoch, mit einem raschen Luftwechsel die vorhandenen Keime schnell aus der Operationszone zu entfernen. Reinraumtechnik und «Operationsboxen» geben keine Garantie gegen Infektionen und entheben nicht von einer minutiösen Asepsis und gewebeschonender Operationstechnik.

5. Auch der Einsatz von **Antibiotika** dispensiert nicht davon. Immerhin scheint kurz dauernde perioperative hochdosierte Anwendung eines breit wirksamen Antibiotikums eine gewisse prophylaktische Wirkung zu haben, z.B. bei Endoprothesenoperationen.

Praktisch alle Infektionen nach Operationen entstehen durch *Kontamination der Operationswunde*. Ist die Wunde einmal geschlossen, besteht keine Gefahr mehr von außen. Komplikationslose primäre Wundheilung ist die beste Garantie.

Infektionsprophylaxe kann nur wirksam werden, wenn sie *alle* Faktoren berücksichtigt, wenn *alle* Eingangspforten für Bakterien bestmöglichst geschlossen werden und die körpereigene Abwehr gut funktioniert. Einzelne käufliche Einrichtungen (Sterilbox, UV u.a.) geben weder eine Garantie noch ein Alibi.

Das einzige Kriterium für die Wirksamkeit der Infektionsprophylaxe ist die **Infektionsstatistik** des Krankenhauses bzw. des Chirurgen.

Neben der aktiven Prophylaxe kann eine zurückhaltende Indikation bei erhöhtem Risiko zur Senkung der Infektionsrate beitragen.

Welche **Operationen** und welche **Patienten** sind **besonders gefährdet**?

1. Große, langdauernde Operationen mit viel zerstörtem, schlecht durchblutetem Gewebe, Nekrosen.
2. Wundheilungsstörungen, sekundäre (p.s.) Wundheilungen.
3. Größere Blutungen, Hämatome
4. Mehrmalige Operationen, Narben von Verletzungen und früheren Operationen; Bestrahlungen
5. Prekäre Hautverhältnisse: Durch Verletzungen und/oder Operationen usw. geschädigte Hautdecke (etwa bei direkten Frakturen). Hautkrankheiten: Ekzeme, Dermatitis, Varikose, Ödeme
6. Instabile Osteosynthesen
7. Endoprothesen
8. Schlechter Allgemeinzustand (Kachexie, Alkoholismus, Anämie), Diabetes, hohes Alter
9. Distale Körperpartien: Zehen, Füße, Knöchel, Unterschenkel sind stärker gefährdet als stammnahe Partien.

18.3.7
Umgang mit Risiken und Komplikationen

Die Liste der Komplikationen lässt sich mühelos verlängern. Sie ist wohl den meisten Ärzten, ob sie operativ tätig sind oder nicht, bereits viel zu lang. Es ist durchaus begreiflich, dass die Mehrzahl der Patienten mit derartiger Aufklärung überfordert ist. Manche lassen sich verunsichern und abschrecken, andere nehmen die Risiken und Gefahren gar nicht erst zur Kenntnis oder verdrängen sie (vgl. Kap. 18.1.5). Sie geben sich vertrauensvoll in die Hand ihres Arztes. Auf ihn fällt somit die doppelte Verantwortung.

Es ist nicht der Zweck dieses Kapitels, auch die Ärzte von Operationen abzuschrecken, im Gegenteil: Es gibt viele ausgezeichnete und hilfreiche orthopädische Operationen, mit denen sie ihren Patienten entscheidend helfen können, die in einem hohen Prozentsatz erfolgreich sind und, dank einer gewissen Standardisierung, wenig Komplikationen haben. Manche andere Operationen mögen spektakulärer sein, werden aber diesen Kriterien nicht durchwegs gerecht (s. dazu: «Bewährte und weniger bewährte Operationen» in Kap. 18.1.2).

Die **Aufgabe des Arztes** könnte vielleicht so umschrieben werden:

1. die Bedürfnisse des Patienten festzustellen
2. ihm bei seinem Entscheid zu helfen ohne ihn zu stark zu beeinflussen
3. Wenn der Entscheid einmal getroffen ist, ihn nicht mehr zu verunsichern, sondern ihm Mut zu machen.
4. Alles vorzukehren, damit die Operation ein Erfolg wird.
5. Für einen allfälligen Misserfolg ein (somatisches und psychisches) Auffangnetz bereitzuhalten. Trotz aller Vorsicht ist niemand vor Komplikationen gefeit. Wenn es einmal dazu gekommen ist, zeigt sich die Kompetenz des Operateurs:

Im *Umgang mit Komplikationen* entscheiden drei Dinge:

1. Die Sache ernst nehmen und sofort reagieren.
2. Ehrlichkeit und Offenheit
3. Der Operateur muss die Sache *selbst* in die Hand nehmen, kann sie nicht einfach delegieren.

Wenn er die Situation nicht rasch sowohl fachlich als auch psychologisch in den Griff bekommt, sind Misserfolg, Schwierigkeiten, Vertrauensschwund und Haftpflichtklagen vorprogrammiert.

Für den Patienten ist jede Komplikation eine große Enttäuschung. Er ist verunsichert, sucht nach Ursachen und wird misstrauisch. Andererseits ist seine Mithilfe gerade in diesem Moment besonders wichtig, denn mit den richtigen, rasch eingeleiteten Maßnahmen kann oft Schlimmeres verhindert werden. Nur mit optimaler, psychologisch einfühlsamer Patientenführung kann der Operateur die für eine erfolgreiche Behandlung nötige Vertrauensbasis wieder schaffen.

Nicht immer gelingt dies. Dann ist es besser, dem Patienten selbst einen *Arztwechsel* zu einem kompetenteren Kollegen vorzuschlagen, als zu warten, bis der Patient dies selbst wünscht.

Zur Überweisungspraxis

Fortschritt bedingt heute Spezialisierung, auch in der Orthopädie. Die Entwicklung geht eindeutig und unaufhaltsam in diese Richtung. Kein Arzt braucht *alles zu wissen*, doch sollte er wissen, wo sein Wissen endet und eine Vorstellung davon haben, was der Spezialist weiß.

Aber auch kein Chirurg oder Orthopäde kann *alle Techniken beherrschen*. Seine Grenzen zu kennen ist jedoch keine Schande. Wenn ein Arzt seinen Patienten einem Fachmann und Operateur zuweist, der Erfahrung auf dem betreffenden Gebiet hat, ist dem Patienten, und damit allen Beteiligten, am besten geholfen.

Risikomanagement

Das Vermeiden von Schäden, aber auch das rasche, richtige Handeln, wenn sich ein Risiko einmal realisiert, wird im Krankenhausbetrieb immer wichtiger. Erste Voraussetzung ist das Erkennen von Schwachstellen. Noch häufiger als aus «Behandlungsfehlern» ergeben sich Haftpflichtansprüche aus:

- Versäumnissen bei der Information
- mangelhafter Dokumentation
- Mängel in der Organisation
- Abgrenzung der Verantwortlichkeiten im Team.

Risikomanagement bedeutet Setzen von Qualitätsstandards. Als besonders kritische Schwachstellen wurden u.a. einzelne Schritte in der Organisation des normalen Ablaufes festgestellt:

- die Patientenaufnahme
- die Behandlungsvereinbarung
- der Austritt (Nachbehandlung).

Dabei sind nicht nur medizinisch-fachliche Probleme, sondern ebenso sehr organisatorische und vor allem auch psychologische Aspekte ausschlaggebend.

Im Umgang mit Risikiosituationen tritt oft eine gewisse Hilflosigkeit zu Tage, man ist zu wenig darauf vorbereitet. Bereit sein, sofort fachlich und auch psychologisch richtig zu reagieren, ist entscheidend.

Besondere Aufmerksamkeit verdient eine klare, transparente Organisation der Teamarbeit. Jede Mitarbeiterin, jeder Spezialist, von der Administration über die Pflege, die Anästhesie bis zur Physiotherapie, hat eine bestimmte Aufgabe und Verantwortung. Die *Nahtstellen* sind notorisch neuralgische Punkte. Verwechslungen, Versäumnisse, Missverständnisse treten immer hier auf und können katastrophale Folgen haben.

Genaue Regelungen sind notwendig. Das Arbeitsklima spielt eine entscheidende Rolle. Damit sind psychologische Aspekte und ihre Bedeutung angesprochen.

Was im stationären Krankenhausbetrieb gilt, gilt bei ambulanten Operationen umso eher, als der Zeitdruck noch größer ist.

18.3.8
Rückzugsmöglichkeiten nach Fehlschlägen

Operationen sind definitiv. Fehlschläge somit auch. Sie prägen das Image eines Operateurs mehr als seine Erfolge.

Wie lassen sich Fehlschläge vermeiden?

1. einwandfreie Indikation
2. genaue Planung
3. sorgfältige Ausführung.

Diese drei Voraussetzungen garantieren zwar noch nicht den Erfolg, helfen aber, die Fehlschläge auf das unvermeidliche Minimum zu reduzieren. Überdies schützen sie den Operateur gegen unberechtigte Klagen und Forderungen.

Die heutige Patientengeneration ist rasch geneigt, die Schuldfrage aufzuwerfen und daraus Haftpflichtansprüche abzuleiten und zu stellen. Hat man sich nicht an die anerkannten Regeln der «ärztlichen Kunst» gehalten, gilt das als «Kunstfehler». Doch auch technische Fehler werden nur entschuldigt, wenn Fahrlässigkeit oder mangelnde Sorgfalt ausgeschlossen werden kann.

Zunehmend wird aber auch falsche Indikation zu einem Vorwurf, der nicht immer leicht zu entkräften ist.

Wer die drei oben genannten Punkte beachtet, hat den Komfort eines guten Gewissens und die Zuversicht, vor fremden Gutachtern oder Richtern bestehen zu können. Eine Garantie gegen Fehlschläge hat er damit jedoch nicht.

Operationen sind – anders als Orthesen – irreversibel, «Zurückoperieren», wie es enttäuschte Operierte manchmal möchten, kann man nicht. Dies müssen Patienten wissen und Ärzte bedenken. Sonst stehen beide gelegentlich vor einem Scherbenhaufen, der, je nach Situation, schwierig oder kaum mehr zu reparieren ist.

Ganze Reihen von Scherbenhaufen entstanden durch die unkritische und verfrühte Anwendung von neuen Operationen und Implantaten, die noch nicht genügend getestet waren und von denen sich erst später, im längeren Verlauf, herausstellte, dass sie ungeeignet, ja schädlich waren. Das Neueste ist nicht immer auch schon das Beste.

Welche Rückzugsmöglichkeiten bleiben offen?

Diese Frage muss schon bei der Planung der ersten Operation beantwortet werden. Ein Beispiel: Nach dem Misserfolg einer intertrochanteren Osteotomie ist jederzeit eine Endoprothese, eine Arthrodese, eine Resektion oder jede andere Operation möglich, weil der Hüftkopf noch vorhanden ist. Beim Fehlschlag einer Endoprothese bleiben nur wenige und schlechtere Optionen. Der letzte Ausweg ist die ersatzlose Entfernung. Auch diese Aussicht ist noch erheblich besser als die Rückzugsmöglichkeiten nach fehlgeschlagenen Knieendoprothesen, wo in ungünstigen Fällen nur die Amputation übrig blieb. (Deshalb versucht man, bei den Knieendoprothesen möglichst viel Knochen zu erhalten.)

Die Rückzugsmöglichkeiten abzuschätzen unter Einbezug der Lebenserwartung gehört vielleicht zu den wichtigsten Punkten bei der Indikationsstellung. Wenn Endoprothesen schon bei Jugendlichen eingesetzt werden, wird die Bedeutung solcher Entscheidungen ersichtlich.

Revisionsoperationen

Im Gefolge der starken Zunahme der Operationen sind auch Anzahl und Anteil der Zweit- und Mehrfachoperationen rasch angestiegen. Es sind wesentlich heiklere, schwierigere und vor allem auch größere und belastendere Operationen. Sie dauern wesentlich länger, ihre Komplikationsrate ist um ein Mehrfaches höher als bei Erstoperationen und ihre Erfolgsrate kleiner. Das gilt in besonderem Maße für Operationen an der Wirbelsäule, für das Auswechseln von Endoprothesen, aber auch für alle anderen Revisionsoperationen.

Patienten und nicht operativ tätige Ärzte, aber auch viele Operateure unterschätzen das regelmäßig:

- Der Zugang ist durch die derben, stark verwachsenen und verbackenen Narben erheblich erschwert, Die Exposition verlangt größere Schnitte, sie braucht wesentlich mehr Zeit und mehr Blut.
- Durch die Narben sind die einzelnen Gewebe stark verändert, ihre Grenzen verwischt. Die anatomischen Strukturen sind nicht mehr eindeutig erkennbar oder fehlen ganz. Die Orientierung ist schwierig, und die Gefahr, wichtige Strukturen zu verletzen, ist groß.
- Oft fehlen größere Knochenteile infolge früherer Resektion, Osteolyse, Porose usw., was Rekonstruktionsoperationen stark erschwert oder verunmöglicht.
- Stumpfes, atraumatisches Eingehen durch die Septen, bei Erstoperationen dank der Dehnbarkeit der Weichteile üblich, weil einfach und schonend, ist im derben Narbengewebe nicht mehr möglich. Die «Weichteile» sind hart und unelastisch geworden und reißen leicht ein (Gefahr von Gefäß- und Nervenverletzungen).

Mehrfachoperationen

Man kann Operationen nicht beliebig wiederholen, z. B. Endoprothesen beliebig oft wechseln. Der Knochenstock nimmt ab, die Qualität des Gewebes, des Knochens, seine Durchblutung werden jedes Mal schlechter, die Komplikationsrate steigt mit jedem Eingriff.

18.4 Grundmuster von Operationen

> «If the only tool you have is a hammer, you tend to see every problem as a nail»
> *Abraham Maslow*

Chirurgie ist auch heute noch ein *Handwerk* und wird es trotz Robotern und Computersteuerung wohl noch eine Weile bleiben. Die Arbeitsweise der orthopädischen Chirurgie hat viel vom Schreinerhandwerk an sich: der Werkstoff bestimmt die Instrumente, und Knochen lässt sich am ehesten mit Holz vergleichen. Eine entsprechende handwerkliche Ausbildung ist die Grundlage für die Operationstätigkeit in der Orthopädie.

Die Wirkungsweise der meisten orthopädischen Eingriffe ist einfach und beruht im Prinzip auf Schnitt und Naht. Am Knochen braucht es dazu die Instrumente des Schreiners: Meißel, Säge, Bohrer zur Trennung; Schrauben, Platten, Nägel, Drähte zur Verbindung. Das Prinzip von Schnitt und Naht, von Trennen und Verbinden, bleibt sich gleich.

Daraus ergeben sich die weiteren Möglichkeiten des Ausschneidens (Resektion) von Gewebe bzw. des Ersatzes.

Kombinationen dieser vier Grundoperationen werden angewandt etwa zur Rekonstruktion komplexer Strukturen, z. B. von Gelenken. Solche Operationen werden auch als Plastiken bezeichnet (**Tab. 18.1**).

Im Folgenden werden die wichtigsten orthopädischen Operationen kurz beschrieben (**Abb. 18.6**).

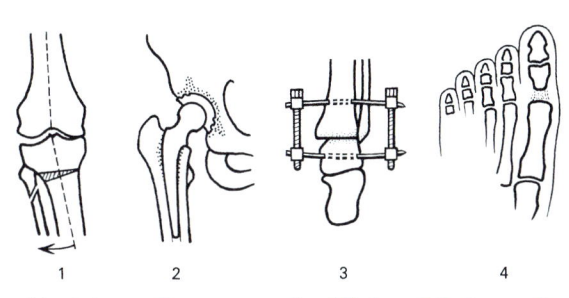

Abb. 18.6: Grundtypen von orthopädischen Gelenkoperationen, an je einem typischen Beispiel gezeigt.
1. Osteotomie: Knochendurchtrennung, zur Änderung bzw. Korrektur der Achsenverhältnisse. Hier bei Genu varum mit Arthrose.
2. Gelenkendoprothese: künstliches Gelenk, z. B. Hüftgelenk.
3. Arthrodese: Gelenkversteifung. Hier oberes Sprunggelenk.
4. Resektion: Hier bei Hallux valgus.

Tabelle 18.1: Terminologie der orthopädischen Operationen.

	Schnitt	Naht
Knochen:	• Trennen (-tomie) • Lösen (-lyse) • Osteotomie = Knochendurchtrennung	• Verbinden (-dese) (Synthese) • Osteosynthese = stabiler Knochenverbund
Gelenk:	• Arthrotomie: Eröffnen eines Gelenkes • Arthrolyse: operative Gelenkmobilisierung	• Arthrodese: operative Gelenkversteifung (knöcherne Verbindung der beiden Knochen)
Sehne:	• Tenotomie = Sehnendurchtrennung • Tenolyse = Befreien einer verwachsenen Sehne • Sehnentransposition = Verlagerung des Sehnenansatzes	• Sehnennaht • Tenodese = Fixation einer Sehne zur Gelenksperre
Nerv:	• Neurolyse: Auslösen eines Nervs aus einer Narbe	• Nervennaht

	Entfernen von Gewebe:
	• Exzision, Resektion, Exkochleation
	• Amputation
		Ersatz von Gewebe:
		• Gewebstransplantate: werden um- und eingebaut, z. B.
		  – Knochenspäne
		  – Sehnentransplantation
		• durch Fremdmaterial: bleibt im Körper unverändert, z. B. Gelenkendoprothesen

Rekonstruktionsoperationen (Plastiken)
Das Wort «Plastik» wird manchmal etwas missbräuchlich und missverständlich gebraucht für gewöhnliche Resektionen (z. B. «Akromioplastik», wo lediglich Knochen abgefräst wird).

18.4.1
Osteotomien

Osteotomie: Knochendurchtrennung zur Stellungsänderung. Die Osteotomie mittels Meißel, Bohrer oder Säge hat die früher geübte «Osteoklasie», das manuelle Brechen der Knochen, z. B. bei rachitischen Deformitäten verdrängt.

Die «Kortikotomie» (Ilisarow) nimmt den Gedanken der schonenden Knochendurchtrennung wieder auf, in der Meinung, dass dann die Kallusbildung besser sei (s. S. 55). Dies ist allerdings nicht erwiesen.

Die Osteotomie dient der Korrektur einer Knochenfehlstellung (z. B. nach Fraktur) sowie der Fehlstellung eines Gelenkes (gelenknahe Osteotomie). Gerade Letztere hat aber auch biomechanische Wirkungen (z. B. Hüfte, Knie) und hat sich als erfolgreiche Operation zur Ausschaltung von Schmerzen bei überbeanspruchten arthrotischen Gelenken erwiesen.

Über den **Wirkungsmechanismus** existieren viele Theorien. Wahrscheinlich spielen mehrere Faktoren eine Rolle: Verringerung der mechanischen Beanspruchung durch Korrektur von Fehlstellungen, Entlastung überbeanspruchter Gelenkabschnitte, Änderung der Blutzirkulation, Umbauvorgänge im Knochen usw.

Indikationen zur Osteotomie:

- stärkere Fehlstellungen und Deformitäten von Knochen (angeboren, krankhaft oder nach Frakturen) und Gelenken (Kontrakturen). Siehe dazu Kapitel 38: «Deformitäten».
- Schmerzen bei arthrotischen Gelenken: siehe «Degenerative Krankheiten»: Kapitel 37, Hüfte, Kapitel 64.9; Knie, Kapitel 66.9.
- Biomechanisch wirksame Osteotomien sind z. B. die Aufrichteosteotomie bei Schenkelhalsfrakturen (s. Kap. 64.12.3 u. Kap. 9.2.2), die Korrekturosteotomie bei Varus-Gonarthrose (Kap. 66.9.3) u. a.

Heilungsverlauf: Die Osteotomie ist eine gezielt gesetzte Fraktur. Es gelten deshalb die Gesetze der Frakturheilung (Kap. 4.2) und der Frakturbehandlung (Kap. 43). Man wird natürlich eine günstige «Fraktur» setzen, die leicht heilt (z. B. möglichst im spongiösen Bereich, möglichst kleiner Hebelarm usw.). Häufig wird eine Osteosynthese angeschlossen.

Bei Kindern ist eine Nachbehandlung im Gips meist einfacher und zweckmäßiger. Auch ist eine nachträgliche Stellungskontrolle noch möglich.

18.4.2
Arthrodesen

Arthrodese: Gelenkversteifungsoperation mit dem Ziel der knöchernen Ankylose der beiden beteiligten Knochen. Ein krankes, schmerzhaftes Gelenk wird praktisch immer schmerzfrei und stabil, sobald es knöchern durchgebaut ist. Die Grundkrankheit heilt in der Regel gleichzeitig aus. Diese Schmerzbefreiung ist zuverlässig und dauernd, ein unschätzbarer Vorteil gegenüber anderen Operationen.

Funktionell kann die Arthrodese ebenfalls sehr gute Resultate geben, vorausgesetzt dass

1. die Stellung gut ist (s. Tab. 11.1 u. Tab. 38.4: «Die Funktionsstellung der Gelenke»)
2. die benachbarten Gelenke gut funktionieren.

Vor allem die Greiffunktion (Arthrodesen an der Hand und am Handgelenk) und die Gehfunktion (Arthrodesen an Hüfte, Knie oder Fuß) kann in geeigneten Fällen entscheidend verbessert werden. Der Verlust an Beweglichkeit wird dadurch mehr als wettgemacht und fällt funktionell meist erstaunlich wenig ins Gewicht (vgl. a. «Die praktische Bedeutung des Bewegungsumfanges», Kap. 11.4, und «Gelenksteifen», Kap. 10.2).

Ein großer Vorteil ist die Stabilität des arthrodesierten Gelenkes. Deshalb werden auch instabile Gelenke manchmal versteift (z. B. bei Lähmungen, s. Kap. 34, und Bandinsuffizienz).

Indikation

Ihre Hauptindikation hat die Arthrodese bei infektiösen Arthritiden (s. Kap. 32.5), bei posttraumatischen Gelenkzerstörungen und bei degenerativen Gelenkerkrankungen. Weiteres zur Arthrodese siehe im Kapitel «Arthrosen»: Kapitel 37.1, und bei den einzelnen Gelenken. An der Wirbelsäule entspricht der Arthrodese die Spondylodese: siehe Kapitel 59.3.4.

Die Indikation zur Arthrodese ergibt sich vor allem:

1. bei Befall eines einzigen Gelenkes
2. bei jüngeren Patienten
3. bei körperlich schwer arbeitenden Patienten.

Im Zeitalter der Endoprothesen sind Arthrodesen verpönt, sowohl bei Patienten als auch bei Ärzten. Zu Unrecht. Tatsächlich ist die Behinderung durch das versteifte Gelenk erstaunlich gering, jedenfalls meist geringer, als Patient und Arzt befürchten.

Dies gilt uneingeschränkt für das Handgelenk und die Sprunggelenke, aber auch für andere Glenke an Hand und Fuß.

Es kann deshalb zweckmäßig sein, das Gelenk vorher versuchsweise für einige Zeit mit einer Gipshülse ruhig zu stellen, damit der Patient den Effekt der Versteifung erleben kann. Besser noch ist es, ihm die Adresse eines bereits erfolgreich operierten anderen Patienten zu vermitteln, damit er sich über das Resultat informieren kann.

Technik

Ein arthrodesiertes Gelenk muss heilen wie ein Knochenbruch. Große angefrischte Kontaktflächen fördern den Durchbau, d.h. der Gelenkknorpel sollte möglichst weitgehend entfernt werden. Durch die Versteifung wird der Hebelarm größer. Dies ist einer der Gründe, warum die Pseudarthroserate von Arthrodesenoperationen gewöhnlich höher liegt als jene von Frakturen und Osteotomien. Aber nicht nur deshalb ist die Fixation (Osteosynthese) von Arthrodesen bedeutsam: Sie hat auch die Aufgabe, die richtige Stellung bis zur Konsolidation zu sichern, was für die Funktion ausschlaggebend ist. Die beste Stellung der Arthrodese für jedes Gelenk ist in Kapitel 38.2.1, in Tabelle 38.4 angegeben.

Pseudarthrotische Gelenke bleiben fast immer schmerzhaft, was sogar als diagnostischer Test gelten kann. Solche Pseudarthrosen nach Arthrodeseversuchen müssen deshalb meist nochmals operiert werden, und zwar nach den Regeln der Pseudarthrosebehandlung (s. Kap. 45.6).

18.4.3
Gelenkendoprothesen

Die ersten Versuche mit künstlichen Gelenken wurden am Hüftgelenk gemacht. Zuerst wurden Femurköpfe aus Plexiglas, dann aus Metall, eingesetzt. Diese Operation hat sich bei Schenkelhalsfrakturen, also bei intaktem Gelenkknorpel in der Pfanne, bewährt und gehört heute noch zu den Standardoperationen der Traumatologie.

Bald erkannte man, dass bei zerstörtem Gelenkknorpel, also bei Arthrosen und aseptischen Arthritiden, beide sich berührenden Gelenkflächen ersetzt werden müssen. Solche «künstliche Gelenke» werden als «Totalprothesen» bezeichnet. Mit ihrer Einführung ist erstmals die große Hoffnung, zerstörte, steife Gelenke wieder beweglich zu machen, in Erfüllung gegangen.

Tatsächlich ist es möglich, Endoprothesen aus Metall und verschiedenen Kunststoffen einzusetzen, die

1. vom Körper akzeptiert werden und
2. die mechanischen Kräfte auf den Knochen übertragen, ohne dass dieser unter der Beanspruchung zerstört wird oder verschwindet. Wir wissen heute, dass die Totalhüftendoprothesen während vieler Jahre in günstigen Fällen wie normale Gelenke funktionieren können.

Diese an sich ausgezeichneten Resultate dürfen nicht darüber hinwegtäuschen, dass die *Probleme*, welche die Gelenkendoprothesen mit sich bringen, enorm groß sind:

1. Wegen der oft irreversiblen **Komplikationen**
2. Wir wissen (noch) nicht, **wie lange** die Endoprothesen funktionieren können. Jedenfalls ist ihre Lebensdauer begrenzt.
3. Die **Infektion**. Sie ist die schwerste Komplikation. Die Chance, dass eine solche heilt, ist trotz Antibiotika gering, und meist wird die Prothese mit der Zeit instabil und muss ersetzt, häufig jedoch über kurz oder lang schließlich ersatzlos entfernt, werden (s. Kap. 37.1.4). Infektionen können zu jedem Zeitpunkt entstehen, auch noch viele Jahre nach der Operation. Bei diesen handelt es sich meist um hämatogene Infekte, z. B. bei allgemeiner Sepsis, so dass der Patient zeitlebens einer gewissen Komplikationsgefahr ausgesetzt bleibt.

Neben einer Reihe von Frühkomplikationen, welche das Resultat beeinträchtigen können (Luxation, Verkalkung, Versteifung, mechanische Insuffizienz u.a.), ist die **Langzeitprognose** der größte Unsicherheitsfaktor:

1. Ermüdungs- und Abnützungserscheinungen des implantierten Materials (s. Kap. 4.1.2). Die Beanspruchung ist beträchtlich: Ermüdungsbrüche der Prothesen, des Prothesenlagers, Usurierungen und Abrieb zerstörten die früheren Prothesenmodelle schon in den ersten Jahren. Ob die technische Entwicklung das Auftreten dieser Schäden am Fremdmaterial verhindert oder nur hinausschiebt, werden wir erst im Lauf der nächsten Jahre und Jahrzehnte erfahren.
2. Die Kraftübertragung von der Prothese auf den Knochen wirft die größten Probleme auf. Lokale Überbeanspruchung, Osteolysen durch Abriebpartikel und unterschiedliche Elastizität von Knochen und Fremdmaterial führen häufig zu Lockerung und Knochenresorption. Trotz der Versuche, die Nachteile des «Knochenzementes» (Zementbruch) durch zementlose (formschlüssige) Verankerung zu vermeiden, bleibt das Problem bestehen.

Besonders stark beansprucht in dieser Hinsicht sind Scharnierprothesen (Knie, Ellbogen), bei welchen die seitlichen Kräfte zur Gelenkstabilisierung nicht von den Bändern abgefangen, sondern direkt auf den Prothesenstiel und die Verankerung übertragen werden (s. Abschnitt «Seitliche Fehlstellungen in Gelenken»: Kap. 38.4).

Durch alle diese Vorgänge können Endoprothesen **auslockern**. Ohne feste Verankerung geht jedoch die Stabilität verloren, Schmerzen entstehen, und der Knochenabbau schreitet unaufhaltsam weiter. Solche Prothesen müssen ausgewechselt werden. Allerdings nimmt mit jeder Operation die Aussicht auf ein gutes Resultat ab.

Ist wegen Infektion oder zu ausgedehnter Knochenresorption kein Wechsel mehr möglich, bleibt als Rückzugsmöglichkeit schließlich nur die ersatzlose Entfernung der Prothese übrig. Bei großen Knochendefekten ist auch eine Arthrodese kaum mehr möglich.

So trägt der Patient also eigentlich mit seiner Prothese während seines ganzen Lebens eine kleine «Zeitbombe» mit sich herum, von der niemand weiß, ob und wann sie «losgeht» (Abb. 37.16, Abb. 64.100–64.113 u. Abb. 66.58).

Die **Lockerung im Lauf der Jahre** ist heute zweifellos das größte Problem der Endoprothesen (s. Abb. 25.5–25.7): Die durchschnittliche Lebensdauer von Endoprothesen ist kleiner als die durchschnittliche Lebenserwartung eines 65-jährigen Patienten (s. Kap. 25.4).

Wir haben deshalb allen Grund, mit der Indikation zurückhaltend zu sein und sie zu beschränken auf

- ältere Patienten, entsprechend ihrer geringeren Lebenserwartung (Abb. 66.54)
- Patienten, welche die Prothese wenig strapazieren, also wiederum ältere Menschen und schwer Invalide.

Junge aktive Menschen, die noch im Erwerbsleben stehen, würden voraussichtlich eine Endoprothese während vieler Jahre großer Beanspruchung aussetzen. Wir wissen nicht, wie lange Implantat und Körper das aushalten und einwandfrei funktionieren, doch wissen wir, dass die Langzeitresultate bei Jüngeren schlechter sind als bei Alten.

Eine Komplikation kann leicht zur lebenslangen Invalidität führen. Der Chirurg, der bei einem jüngeren Menschen eine Endoprothese einsetzt, nimmt eine große Verantwortung auf sich (siehe «Langzeitresultate als Grundlagen für Indikationen», Kap. 25.4).

Endoprothesen werden vor allem bei degenerativen Gelenkveränderungen eingesetzt, also bei Arthrosen, welche ja ohnehin überwiegend eine Krankheit des Alters sind (s. Kap. 37.1), sowie bei invaliden Polyarthritikern (s. Kap. 36.1), aber auch bei anderen nicht-infektiösen Gelenkerkrankungen.

In der Traumatologie haben primäre Prothesen Vorteile, wenn es darum geht, alte Patienten rasch zu mobilisieren. Problematisch sind sie hingegen bei jüngeren Patienten.

Technik: Grundsätzlich können alle Gelenke durch Endoprothesen ersetzt werden. Nicht alle eignen sich jedoch gleich gut dafür. Das Hüftgelenk als gut gesichertes Kugelgelenk ist bisher am längsten, am häufigsten und am erfolgreichsten ersetzt worden. Verankerung (mit oder ohne «Zement») und Abrieb sind zurzeit die größten Probleme bei den Hüftendoprothesen.

Zusätzliche Schwierigkeiten (Stabilität, Führung, Scharniermechanismus, Anschlag, komplexe Gelenkmechanik, Hautbedeckung usw.) treten bei anderen, vor allem bei Scharniergelenken, auf (siehe einzelne Gelenke).

Inzwischen hat sich die Totalendoprothese des Kniegelenkes gut eingeführt. Allerdings sind die «Rückzugsmöglichkeiten» bei Misserfolg (Infektion) hier deutlich schlechter.

Am Sprunggelenk und am Fuß haben sich Endoprothesen bisher nicht bewährt. An der oberen Extremität jedoch, wo Beweglichkeit wichtiger ist als Stabilität und wo die Beanspruchung weniger groß ist, werden, vor allem bei Polyarthritis, Finger-, Schulter-, auch Ellbogen- und gelegentlich Handgelenksendoprothesen eingesetzt. Die Resultate scheinen mit der Erfahrung besser zu werden.

In der Prothesenentwicklung geht der Trend allgemein zu kleinen, weniger voluminösen Prothesen, die weniger Knochenresektion verlangen und damit bessere Rückzugsmöglichkeiten offen lassen, und zu weniger starren Verbindungen (semi- bzw. non-constrained), die dem Gelenk selbst etwas mehr Spiel lassen, womit die Verankerung entlastet wird (vgl. Knieendoprothesen in Kap. 66.10).

Sind neuere Modelle besser?

Obwohl auf dem technischen Gebiet pausenlos Fortschritte gemeldet werden, ist es sehr schwierig, diese zu beurteilen. Von einer guten Hüftendoprothese kann und muss man heute eine Lebensdauer von über 10 Jahren, etwa 15 Jahre, verlangen. Neue Entwicklungen sollten besser sein (s. Kap. 35.2 u. Kap. 35.3). Das bedeutet, dass eine neue Prothese länger als 15 Jahre funktionieren sollte, doch das wissen wir erst am Ende dieser 15 Jahre. Es liegt hier ein eigentlicher «Beweisnotstand» vor. So lange will der Fortschritt natürlich nicht warten (vgl. dazu Kap. 25).

Für die Praxis bedeutet dies, dass es kaum sinnreich ist, wenn viele einzelne Chirurgen oder einzelne kleinere Krankenhäuser mit neuen Modellen an wenigen Patienten ungefähr die gleichen Versuche und Erfahrungen machen. Diese Erfahrung zusammenzutragen und auszuwerten kann nur Aufgabe von größeren Zentren sein, welche auch über die nötigen Patientenzahlen für eine relevante Statistik und die

Infrastruktur für die Entwicklung verfügen, aber auch die Möglichkeiten und den Willen haben, alle ihre Fälle **regelmäßig nachzukontrollieren**. Wer operiert, ohne diese Voraussetzungen zu erfüllen, bleibt mit Vorteil beim Bewährten, bis genügend Erfahrung mit den neuen Modellen vorliegt, damit er sich nicht dem Vorwurf aussetzt, die Patienten als «Versuchskaninchen» zu behandeln.

Ein nachahmenswertes *Beispiel* ist die Entwicklung der *Hüftendoprothese* in Wrightington durch *Charnley*, der seine Prothese erst nach mehreren Jahren, als sie ihre Bewährungsprobe bestanden hatte, zum Verkauf freigab. Ein Gegenbeispiel ist das «Resurfacing», die «Doppelcupprothese» für die Hüfte, welche bereits kurz nach ihrer Erfindung weltweit in großer Zahl eingesetzt wurde. Sie war ein Misserfolg. Schon nach wenigen Jahren mussten die meisten Prothesen wieder entfernt und gegen ältere Modelle ausgewechselt werden. Dies hätte den Patienten vielleicht erspart bleiben können, wenn nur ein oder zwei größere Zentren die Studie durchgeführt hätten.

Auch neue Designs, Materialien und Kombinationen, wie sie die Industrie laufend entwickelt, erweisen sich manchmal erst Jahre später als ungeeignet (z. B. manche zementierte Titanprothesen) (s. dazu Kap. 18.4.13).

Zweit- und Mehrfachoperationen

Prothesenrevisionsoperationen gehören heute zum Routineprogramm jeder orthopädischen Klinik. Es sind ausgesprochen aufwändige, oft große und nicht selten schwierige Eingriffe (Entfernen der Prothese aus derbem, zähem Narbengewebe, oft ausgedehnte Knochendefekte, Osteoporose usw.). Dabei handelt es sich fast immer um alte oder sehr alte Patienten.

Prothesenlockerungen sind häufig. Nicht immer machen sie Beschwerden, und nicht selten sind es Zufallsbefunde auf dem Röntgenbild. Für viele ältere Patienten ist der Zustand durchaus erträglich. Ihnen wird man nach Möglichkeit einen zweiten Eingriff ersparen. Viele Patienten und auch viele Ärzte wissen nicht, dass ein Prothesenwechsel ein wesentlich größerer und schwererer Eingriff als eine Erstoperation ist. Näheres siehe Kapitel 64.10.3.

18.4.4
Resektions- und Interpositionsarthroplastiken

Definition: Resektion eines zerstörten Gelenkes, ohne oder mit nachfolgender Interposition von Weichteilen aus der Umgebung (Kapsel, Faszie).

Seit der Einführung der Endoprothesen sind solche Gelenkplastiken kaum mehr gefragt. Sie sind jedoch besser als ihr Ruf, und in manchen Fällen sind sie die beste oder die einzige Möglichkeit, so z. B. wenn gelockerte Endoprothesen wegen Infekt oder Knochenschwund entfernt werden müssen, aber auch gelegentlich primär. Bei kleinen Gelenken (Zehen) stehen sie immer noch an erster Stelle.

An Stelle des früheren Gelenkes bildet sich eine dicke derbe Narbe, die mit der Zeit eine gewisse Stabilität und Belastbarkeit ergibt und auch eine beschränkte Beweglichkeit, meist ohne oder mit geringen Schmerzen.

Bedeutung haben solche Plastiken vor allem an der Hüfte (Girdlestone, s. Kap. 64.10.4), seltener am Ellbogen, an der Hand, doch als Methode der Wahl an den Zehengelenken (s. Kap. 69.6.2).

18.4.5
Osteosynthesen

Definition: Temporärer mechanischer Knochenverbund mittels Schrauben, Platten, Drähten, Nägeln oder äußeren Fixateuren zum Zweck der unverschieblichen Fixation von Knochenfragmenten, vor allem nach Frakturen, aber auch nach Osteotomien und Arthrodesen (vgl. «Operative Frakturbehandlung», Kap. 43).

Es ist festzuhalten, dass eine Osteosynthese die knöcherne Heilung weder ersetzt noch beschleunigt. In jedem Fall muss auf die Dauer die körpereigene Knochenheilung für den dauernden, stabilen und belastbaren Knochenverbund sorgen, mit und auch ohne Osteosynthese (s. «Frakturheilung», Kap. 4.2.1 u. Kap. 4.2.3).

Wozu Osteosynthesen?

Die Indikation zur Osteosynthese ergibt sich aus dem Abwägen verschiedener unbestrittener Vorteile in bestimmten Fällen gegen die Gefahren jeder offenen Knochenoperation. Kaum eine Indikation in der Chirurgie des Bewegungsapparates ist so umstritten wie jene zur Osteosynthese primär geschlossener Frakturen. In den meisten Fällen ist sie relativ, selten zwingend:

1. Gelenkbrüche: Die genaue Reposition der Fragmente zur anatomischen Wiederherstellung der Gelenkflächen ist in der Regel nur mit offener Reposition und Osteosynthese möglich (Kap. 42.2.3). (Bei Kindern evtl. auch die anatomische Wiederherstellung gebrochener Epiphysenfugen: Kap. 44.3).
2. Pseudarthrosen: Viele Pseudarthrosen heilen unter konservativer Behandlung nicht mehr. Die stabile Kompressionsosteosynthese ist die Operation der Wahl (s. Kap. 43.4.2).
3. Sofortige Mobilisation: Um die Komplikationen

der konservativen Frakturheilung, d.h. vor allem der Immobilisierung, zu vermeiden:
- allgemein: Thrombose, Embolie, Pneumonie, Dekubitus usw.
- lokal: die so genannte «Frakturkrankheit»: Versteifung, Dystrophie, Zirkulationsstörung, Ödeme, Druckstellen usw. (s. Kap. 42.4: «Frakturbehandlung»).

Diese Komplikationen kommen nur bei Erwachsenen, praktisch nie bei Kindern, vor. Deshalb gilt diese Indikation zur Osteosynthese auch nur für Erwachsene, nicht für Kinder (s. «Frakturen bei Kindern», Kap. 44.1).

4. Ein weites Feld relativer Indikationen sind Frakturen und Osteotomien, die konservativ schlecht zu halten sind (vor allem im Hüft- und Oberschenkelbereich). Am meisten umstritten ist wohl die Osteosynthese am Tibiaschaft.
5. Die Möglichkeit der raschen Mobilisation hat viele praktische (nicht unbedingt vitale) Vorteile: Einfachere Nachbehandlung, größeren Komfort für Patient und Arzt, kürzere Hospitalisationsdauer, raschere Erlangung einer gewissen Unabhängigkeit, und in manchen Fällen frühere Arbeitsfähigkeit. All dies sind wesentliche, wenn auch mehr ökonomische als medizinische Gesichtspunkte. Gegen die Osteosynthese von primär geschlossenen Knochenbrüchen sprechen die nicht unbeträchtlichen Risiken, besonders, wenn konservative Alternativen zur Verfügung stehen. Solche Indikationen sind nicht zwingend und deshalb anfechtbar.
6. Osteosynthesen bei orthopädischen Operationen wie Osteotomien und Arthrodesen haben ihren festen Platz in der orthopädischen Chirurgie. Es ist sinnvoll und zweckmäßig, im Anschluss an solche Operationen die Knochenfragmente in der gewünschten richtigen Stellung zu fixieren. Meist ist rasche Mobilisation und Belastung möglich.

Stabilität und Belastbarkeit

Stabile Osteosynthesen können mit Schrauben und Platten und unter bestimmten Umständen mit Drähten (Zuggurtung) erreicht werden: Unverrückbare Stellung der Fragmente gegeneinander, keine Bewegung im engen Frakturspalt. Grundsätzlich sollten bei Erwachsenen nur stabile Osteosynthesen gemacht werden (nicht gleich bedeutend mit «starr»: vgl. Kap. 3.4). Nur unter stabilen Bedingungen kann die Frakturheilung ungestört erfolgen (s. Kap. 4.2.3). Instabiles Flickwerk stört die Frakturheilung und schadet mehr, als es nützt. Die Implantate dürfen nicht auf Biegung beansprucht werden, vielmehr soll der Knochen selbst den Druck und im Verbund mit ihm das Implantat den Zug aufnehmen, damit keine Ermüdungsbrüche entstehen (s. Kap. 4.1.2). Stabile Osteosynthesen setzen Kenntnisse, Erfahrung und Geschick voraus. Die Prinzipien der Mechanik und des Handwerkes müssen genau beachtet und für jeden Einzelfall individuell appliziert werden. Die Erforschung und Verbreitung dieser Prinzipien hat sich z.B. die Schweizerische Arbeitsgemeinschaft für Osteosynthese (AO) zum Ziel gesetzt.

Theorie und Praxis der Osteosynthese haben in den letzten 20 Jahren eine grundlegende **Wandlung** erfahren: Rein mechanisches Denken hat sich als verhängnisvoll erwiesen. Die **Biologie** hat wieder **Priorität**. Der natürliche Knochenkallus ist in seiner Bedeutung wieder erkannt worden. Wie viel Steifigkeit bzw. «Dynamisierung» unter welchen Bedingungen notwendig sei, ist immer noch nicht eindeutig klar. Hier kann auf die «Theorie der Frakturheilung», Kapitel 4.2.1, und «Biologische Osteosynthesen», Kapitel 43.2, verwiesen werden.

Belastbare Osteosynthesen: Stabile Osteosynthesen mit Schrauben und Platten sind in der Regel nur teilweise belastbar. Die Belastbarkeit sollte der Operateur am Schluss der Operation einigermaßen abschätzen können (s.a. Kap. 3.4 u. Kap. 4.2.4). Voll belastbare Osteosynthesen, d.h. solche, mit denen der Patient ohne Stöcke herumgehen kann, können eigentlich nur mit Marknägeln erzielt werden (dies sind allerdings nicht ganz starre Osteosynthesen).

Mit dem Verriegelungsnagel (s. Kap. 43.4.3) wurde die Indikation zur Marknagelung bedeutend erweitert.

Osteosynthesen sollten mindestens die Mobilisation der Gelenke ohne Belastung erlauben (Übungsstabilität). Volle Belastung ist jedoch selten möglich. In der Regel ist eine Teilentlastung mittels Stöcken, seltener Schienen oder Gipsen, notwendig.

«Adaptationsosteosynthesen», z.B. einfache Drahtschlingen («Cerclagen»), halten die Fragmente lediglich einigermaßen zusammen, ohne ihre Bewegungen gegeneinander zu verhindern. Solche Osteosynthesen sind bei Kindern in Form der Spickdrahtfixation die Technik der Wahl, z.B. bei Epiphysenbrüchen (s. Kap. 44.3). Bei Erwachsenen sind sie jedoch in der Regel ungenügend und stören die Bruchheilung. Sie schaden mehr, als sie nützen (Infekt, Pseudarthrosen). Missglückte Versuche, stabile Osteosynthesen zu erzielen, gehören zu den Hauptursachen von iatrogenen Schäden in der Frakturbehandlung und bringen die Osteosynthese in Misskredit.

Die **Gefahren** der Osteosynthese sind vor allem:

- Infektion (Osteitis)
- Hautdefekt (Nekrose)

- Zusammenbruch der Osteosynthese
- Knochennekrosen nach ausgedehnter Deperiostierung
- verzögerte Heilung, Pseudarthrose
- Refraktur.

Deshalb müssen hohe Anforderungen gestellt werden: hochgradige Asepsis, gute Hautverhältnisse, gute mechanische Stabilität.

Die Osteosynthese ist eine anspruchsvolle Methode. Andererseits ist sie kaum je unbedingt notwendig. Die Knochen heilen auch ohne Operation zusammen.

Man wird sich also bei einer geschlossenen Fraktur nur zur Osteosynthese entschließen,

1. wenn eine klare Indikation vorliegt und
2. wenn die personellen und materialen Voraussetzungen dafür gegeben sind.

Die entsprechenden Erkenntnisse sind in einer umfangreichen Literatur niedergelegt. Die notwendige Erfahrung und das erforderliche Können sind groß und nur in praktischer Arbeit zu erwerben.

Grenzen der Osteosynthese

Die Grenzen der Osteosynthese sind in den letzten Jahren deutlicher geworden. Relativ spät wurde die Bedeutung der Gefäßversorgung des Knochens erkannt.

Dass es schwierig ist, **Mehrfragmentefrakturen und Trümmerbrüche** anatomisch genau zu reponieren, kann zwar eine Herausforderung bedeuten, doch ist mit der säuberlichen Darstellung und Verschraubung der Fragmente eine erhebliche Gewebeschädigung verbunden (s. Kap. 42.4.1), so dass im Endeffekt der Schaden größer ist als der Nutzen. Deshalb werden Wege gesucht zu mehr «biologischen» Osteosynthesen (s. Kap. 43.2). Im Kapitel 43.4.4 «Prinzipien der operativen Frakturbehandlung» wird ausführlich darauf eingegangen. In diesem Rahmen hat auch die äußere Fixation wieder größere Bedeutung erlangt (s. Kap. 43.4.4).

Die besonderen Probleme der *Gelenkfrakturen* sind auf S. 650–652 ausführlich erörtert.

Grenzen hat die Osteosynthese auch bei der **Osteoporose**. Bei jüngeren Menschen lassen sich Osteosynthesen nach Schreinermanier machen, weil ihre Knochen bestem hartem Holz vergleichbar sind. Im Alter werden sie dünn und brüchig, so dass eine Stabilisierung von Frakturen oft kaum mehr möglich ist: Schrauben drehen durch, Zuggurtungsdrähte und Nägel reißen aus, Spickdrähte wandern, und Platten lockern sich.

18.4.6
Arthroskopische Operationen

Die Arthroskopie, ursprünglich nur für die Diagnostik entwickelt, erlaubt dank geringer Gewebstraumatisierung auch ambulante Operationen an Gelenken, sofortige Mobilisation und raschere Rehabilitation. Bei Patienten wie bei Operateuren ist sie deshalb außerordentlich populär. Ein weiterer Grund für ihre Beliebtheit ist die Meinung, sie sei völlig ungefährlich. Bei einfachen, diagnostischen Arthroskopien sind die Risiken wohl geringer als bei offenen Operationen, aber keineswegs nicht vorhanden (Hämarthros, Thrombophlebitis, Gelenksteife, Schmerzen, Infektion).

Therapeutische Arthroskopien jedoch sind oft aufwändige, schwierige und oft mühsame Operationen. Wenn sie zwei und mehr Stunden dauern (was durchaus vorkommt) und das Gelenk ständig mit Wasser gefüllt, aufgepumpt, mit Kraftaufwand manipuliert und mit verschiedenen Instrumenten von mehreren Portalen aus bearbeitet wird, können Gewebeschaden und Risiken jene einer offenen Operation übersteigen.

Technische Schwierigkeiten (mit entsprechenden Risiken) bietet die arthroskopische Methode reichlich, vor allem auch für rekonstruktive Eingriffe, z. B. Bandplastiken. Es ist der Ehrgeiz besonders geschickter Operateure, mittels ausgeklügelter Techniken und ebensolchem Instrumentarium auch schwierige Rekonstruktionen rein arthroskopisch durchzuführen, auch wenn das ziemlich lange dauert. Die «Lernkurve» ist recht lang und flach.

Derartige Operationen werden deshalb von vielen Orthopäden und Chirurgen weiterhin offen durchgeführt. Auch eine Kombination ist möglich: Eingriff offen, durch kleine Inzision, Operation arthroskopisch assistiert.

Die Indikationen sind beschränkt. Hauptanwendungsgebiet sind die Binnenläsionen des Kniegelenkes, vorab der *Menisken*. Die arthroskopische Operationsmethode ist deshalb dort beschrieben: Kapitel 66.2.3 und Kapitel 66.6.3. Auch am Schultergelenk hat sie Indikationen, z. B. beim «Impingementsyndrom» (s. Kap. 46.4.). Die so genannte «Akromioplastik» besteht lediglich im Abschleifen des Knochens: siehe Kapitel 46.4.2.

Am oberen Sprunggelenk wird versucht, Arthrodesen arthroskopisch durchzuführen. An anderen Gelenken wird (noch) wenig arthroskopisch operiert. Die Verhältnisse sind sehr eng.

Bei komplexen Gelenkbrüchen wird das Arthroskop für («arthroskopisch assistierte») Osteosynthesen zu Hilfe genommen.

Auch in der Wirbelsäulenchirurgie findet das Endoskop Anwendung (s. Kap. 59.4.2).

Operationen am Knorpel?

Die Möglichkeiten für hilfreiche und damit sinnreiche Eingriffe am Gelenkknorpel sind beschränkt: Knorpelschäden lassen sich nur selten mit reellen Aussichten auf Erfolg operieren. Die Resultate der beliebten (motorisierten) Operationen wie «Abrasion» («Shaving»), «Knorpelglättung» usw. sind auf die Dauer durchwegs enttäuschend. Dies gilt sowohl für umschriebene Knorpelschäden als auch für die degenerativen Veränderungen bei der Arthrose. Angesichts der geringen Regenerationsfähigkeit des Gelenkknorpels ist dies auch nicht weiter erstaunlich (vgl. Kap. 6.4.1 u. Kap. 37.1.5).

Das Dilemma der Arthroskopie

Der Arthroskopeur muss mit einem Dilemma leben, das er nicht los wird, denn es ist «systemimmanent». Das Arthroskop ist ein Zwitter: Primär ist es ein Instrument der Diagnostik, und erst anschließend, und nur bei eindeutigem Befund, auch ein Werkzeug zur Therapie.

Normalerweise basiert ein Operationsplan auf der Diagnose, und der Operateur weiß im Voraus, was ihn erwartet und was er tun will. (Er hat auch den Patienten entsprechend informiert und dessen Einverständnis eingeholt).

Der Arthroskopeur hingegen schaut erst einmal hinein, muss sich orientieren, herausfinden, was pathologisch und was noch normal ist und ob eine allfällige Pathologie auch mit den Beschwerden des Patienten in einem Zusammenhang stehen. Schon dies keine einfache Sache. Erst dann kann er entscheiden, ob er dem Patienten, nach den Unannehmlichkeiten der (diagnostischen) Exploration, auch noch konkret etwas helfen kann, da er ja gerade schon das Instrument im Gelenk hat.

So sind Pflicht, Druck und Versuchung groß, irgendeinen therapeutischen Eingriff (z.B. «Shaven») anzuschließen, auch wenn die Situation nicht ganz klar ist, die Chancen nicht eindeutig sind und das Arthroskop für die vorgesehene Operation vielleicht nicht das optimale Instrument ist. Kein ideales Verfahren! Erfahrung, Urteil und Verantwortung sind hier gefragt. Das Dilemma bleibt.

18.4.7
Knochentransplantationen

Zum Knochenersatz dienen:

- Kortikalis, mit vorwiegend mechanischer Funktion
- Spongiosa, mit hauptsächlich biologischer Wirkung.

Freie Knochentransplantate werden mit der Zeit umgebaut und durch körpereigenen Knochen ersetzt (vgl. Kap. 2.2.1).

Das ideale Transplantat ist **autologe Spongiosa**. Sie heilt problemlos ein und wird rasch umgewandelt. Dies ist vor allem bei ungünstigem Spanbett wichtig. Autologe Spongiosa wird deshalb bei Knocheninfekten und Tumoren bevorzugt. Eigenspongiosa wird wenn möglich aus der unmittelbaren Umgebung des Operationsgebietes gewonnen oder aber aus dem Beckenkamm.

Die Technik der **Spanentnahme** muss genau beachtet werden, um Komplikationen wie Nervenschäden, Frakturen, Wundheilungsstörungen und Narbenschmerzen zu vermeiden. Tatsächlich ist die Morbidität nach Spanentnahmen erheblich. Viele Patienten klagen über Dauerschmerzen. Die großzügige Verwendung von Eigenspongiosa, wie sie z.B. in der Traumatologie lange Zeit üblich war, ist nur in seltenen, ausgewählten Fällen wirklich notwendig und gerechtfertigt.

Da allogene Spongiosa keine knocheninduktive Wirkung hat, wird vorläufig weiterhin autogene verwendet. Angesichts dieser unbefriedigenden Situation, und da autogene Spongiosa ohnehin ein rarer Artikel ist, wurden und werden andere Möglichkeiten gesucht, die Knochenbildung anzuregen, z.B. mittels Knochenmarksderivaten oder gentechnisch hergestellten Produkten. Viel verspricht man sich vom BMP, dem «*Bone Morphogenetic Protein*» (Kap. 2.4). In der Wirbelsäulenchirurgie ist es in klinischer Erprobung (s. Kap. 59.3.4).

Kortikalisspäne werden wesentlich langsamer umgebaut. Sie werden nur noch verwendet, wenn das Transplantat eine mechanische Stützfunktion erfüllen muss. Die Spanentnahme soll so erfolgen, dass kein Ermüdungsbruch auftritt (Technik s. Kap. 3.3.1).

Um den Patienten die *unangenehme* und nicht ganz selten *mit Komplikationen belastete Spanentnahme zu ersparen*, und weil autologer Knochen ohnehin nur in beschränktem Maß zu gewinnen ist, kann in vielen Fällen *homologer Knochen* verwendet werden, vor allem, wenn die Späne lediglich mechanische Platzhalterfunktion haben und in ein gut durchblutetes Spanbett zu liegen kommen.

Die Knochen werden steril gewonnen, z.B. bei Endoprothesenoperationen. Die Anforderungen an die Knochenbank sind außerordentlich hoch, insbesondere auch, um eine Infektionsmöglichkeit (HIV u.a.) auszuschließen. Viele *Knochenbanken* wurden deswegen aufgegeben.

Bei Endoprothesenwechseln wurde oft von homologen Bankspänen Gebrauch gemacht, in der Absicht, fehlenden Knochenstock zu ersetzen. Tatsächlich ist dies eher selten nötig. Diese Späne wachsen schlecht und nur langsam ein, während sich um eine stabile Titanprothese spontan rasch neuer Knochen bildet.

Größere kompakte *Allografts*, wie sie z. B. auch in der Tumorchirurgie gebraucht werden, infizieren leichter, bauen sich schlecht um und wirken schließlich wie nekrotische Sequester, mit der Gefahr von Frakturen, Pseudarthrosen und therapierefraktären Infektionen.

Da homologer Knochen auch keine knocheninduktive Wirkung hat, können für rein mechanische Aufgaben ebensogut andere Ersatzmaterialien verwendet werden. Das Ideale ist noch nicht gefunden.

Die biologischen Aspekte der Knochentransplantation sind im Kapitel 2.4 «Induzierte Knochenbildung, Knochentransplantation» eingehend erörtert.

Indikationen:

- Ersatz von tragfähigem Knochen bei Defekten, Tumoren, Frakturen, vor allem Stauchungsfrakturen an Gelenken (siehe dort)
- Förderung der Frakturheilung, wo dies notwendig erscheint (verzögerte Heilung, atrophische Pseudarthrosen, Kap. 45.6.1)
- Arthrodesen, Spondylodesen (siehe dort)
- Knocheninfektionen: autologe Spongiosa hat sich zur Auffüllung von Defekten nach Ausräumung von infiziertem, nekrotischem Knochen besser bewährt als alle anderen Materialien. Das Spanbett muss gut durchblutet sein (s. bei «Osteitis», Kap. 32.4).
- Gestielte (vaskularisierte) Späne werden gelegentlich gebildet, u.a. in Form der so genannten «Dekortikation» bei Pseudarthrosen (s. Kap. 45.6, Abb. 45.9).

18.4.8
Weitere Knochen- und Gelenkoperationen

- **Resektion:** Tumoren, Exostosen usw.
- **Arthrotomie:** Eröffnung des Gelenkes zur Inspektion und Revision und für weitere Gelenkoperationen
- **Arthrolyse:** Lösung von Weichteilkontrakturen zur Mobilisierung eines steifen Gelenkes
- **Synovektomie:** Resektion der (pathologisch veränderten) Synovialmembran (z. B. bei cP und anderen Arthritiden, s. Kap. 36.1.2)
- **Arthrorhise:** Konstruktion einer knöchernen Anschlagsperre. Kaum mehr gebraucht.
- Hinter dem Ausdruck **Plastik** verbergen sich gelegentlich banalere Eingriffe, als der Name erwarten lässt. So ist z. B. «Akromioplastik» lediglich ein etwas hochtrabender Ausdruck für eine einfache Knochenabhobelung.

18.4.9
Bandrekonstruktionen

Bandrekonstruktionen: Naht oder Rekonstruktion gerissener oder insuffizienter Bänder. Die Indikationen stehen noch keineswegs fest. In den letzten Jahren wurde – als Folge zunehmender schwerer Sportverletzungen – auf diesem Gebiet intensiv gearbeitet. Dabei stellte sich heraus, dass noch viel mehr Fragen offen sind als beantwortet:

- Definition, genaue Erfassung und klinische Bedeutung einer «*Gelenkinstabilität*» ist keineswegs eindeutig klar und einfach (s. Kap. 6.3; Abb. 6.13). In vielen Fällen ist die Behinderung gering. Die meisten Bandverletzungen heilen auch ohne Operation folgenlos aus (z. B. am oberen Sprunggelenk, s. Kap. 68.6.2).
- Weder klinisch noch radiologisch ist die eindeutige *Quantifizierung* einer Bandverletzung, einer Instabilität – als unabdingbare Voraussetzung für klare Indikationsrichtlinien – möglich (vor allem am Kniegelenk, s. Kap. 66.15).
- Wie sich die mechanischen Eigenschaften der Bänder in der Heilungsperiode und unter verschiedener Beanspruchung ändern, weiß man noch nicht genau. Die Stabilität eines Gelenkes kann sich nach einer Operation oder Verletzung im Lauf der Zeit verändern (Kap. 3.6). Das Resultat ist nicht ohne weiteres vorausssehbar, und längerfristige Ergebnisse liegen noch kaum vor.

Bandoperationen waren viele Jahre lang in Mode. Inzwischen werden frische Bandverletzungen nur noch ausnahmsweise operiert.

Seitenbänder sind gut vaskularisiert und heilen spontan sehr gut. Seitenbandrupturen können meist konservativ behandelt und müssen nur selten operiert werden. Näheres dazu siehe «Bandverletzungen», Kapitel 41, und die einzelnen Gelenke.

Kreuzbandverletzungen am Knie stellen besondere Probleme: siehe Kapitel 66.15.7.

Bei einem gut funktionierenden und stabilen Gelenk sind die Insertionsstellen der Bänder genau auf die Geometrie der Gelenkbewegung abgestimmt (Kap. 6.3, Kap. 66.1 u. Abb. 66.77 u. Abb. 66.85). Diese Zusammenhänge sind außerordentlich komplex. Deshalb gibt eine möglichst genaue Wiederherstellung der normalen anatomischen Verhältnisse am ehesten Gewähr für gute Funktion. Da die meisten der früher empfohlenen Ersatzoperationen (vor allem am Knie) mittels Sehnen- und Muskeltranspositionen darauf zu wenig Rücksicht nahmen, sind sie weitgehend aus dem Repertoire verschwunden.

Fremdmaterial als Bandersatz hat bisher nicht zu überzeugenden Resultaten auf längere Sicht geführt. Autogenes Sehnenmaterial ist immer noch der beste

Ersatz z. B. für Kreuzbänder. Dies gilt auch für die «Augmentation», d.h. die Verstärkung geschwächter Bandstrukturen.

Die Morbidität der *Entnahmestelle* kann erheblich sein und ist ein Grund zu Zurückhaltung (s. a. Kap. 66.84).

18.4.10
Sehnenoperationen

- **Tenotomie:** Sehnendurchtrennung bei Kontrakturen (z. B. Adduktoren der Hüfte, bei gewissen kongenitalen oder spastischen Kontrakturen)
- **Sehnenverlängerung:** Zur Lösung von Kontrakturen. Differenzierter und besser dosierbar als die einfache Tenotomie (**Abb. 18.7**).
- **Sehnentransposition:** Verlagerung des Sehnenansatzes, um dem Muskel eine andere Funktion zu geben und damit eine fehlende zu ersetzen. Dabei muss die alte geopfert werden. Die Umstellung der Innervation auf die neue Funktion erfolgt in der Regel erstaunlich rasch und gut. Wird angewandt z. B. bei Fußdeformitäten und bei schlaffen Lähmungen, vor allem an der Hand, evtl. bei Sehnenrupturen (Finger).
- **Muskel-Sehnen-Transplantation:** Vollständige Verpflanzung von Muskel und Sehne als Gefäß-Nerven-gestieltes Transplantat. Die Ersatzsehne muss einen genügend kräftigen Muskel haben. Am Bein des Erwachsenen z. B. finden sich solche kaum je (Stützfunktion!), an der Hand eher (Greiffunktion).
- **Freies Sehnentransplantat** zur Überbrückung größerer Defekte sowie bei Sehnenverletzungen in der Hohlhand, um Nähte dort zu vermeiden, wo die Sehnen in den engen Sehnenscheiden frei gleiten sollen.
- **Tenodese:** Fixation der Sehne eines gelähmten Muskels am Knochen, als Anschlagsperre für das Gelenk. Kaum mehr gebraucht, weil meist von ungenügender Wirkung.

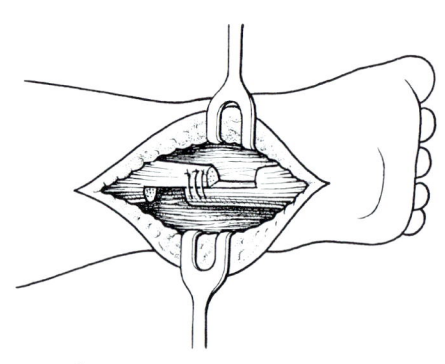

Abb. 18.7: Z-förmige **Sehnenverlängerung** mit Seit-zu-Seit-Naht. Hier Achillessehnenverlängerung bei einem Säugling mit kongenitalem Klumpfuß.

18.4.11
Operationen an Nerven

- **Nervennaht:** End zu End, evtl. unter Zwischenschaltung eines freien Transplantates. Mikrochirurgische Technik.
- **Neurolyse:** Herauslösen eines schmerzhaften und beschädigten Nerven aus einer Narbe, Verwachsung oder anderer Einengung (Tunnelsyndrome, Kap. 34.3.5) (evtl. Nervenverlagerung, z. B. N. ulnaris).
- **Neuromversorgung:** Stumpfversorgung eines schmerzhaften Narbenneuroms (s. Kap. 34.3.3).
- **Nervenresektion:** Zur Schmerzausschaltung.

18.4.12
Plastische Operationen

Bei kongenitalen Deformitäten, Kontrakturen, traumatischen und anderen Hautdefekten, Dekubitalulzera sind gelegentlich plastische Operationen an der Haut notwendig. Die Orthopädie ist in solchen Fällen auf die Hilfe der Spezialisten für plastische Chirurgie angewiesen.

Die **mikrochirurgische Technik** hat der Transplantationschirurgie neue Wege erschlossen: Indem Gefäße bis hinunter zu einem Durchmesser von etwa 1 mm anastomosiert und End zu End vernäht werden können, ist es möglich, größere zusammenhängende Gewebekomplexe als Ganzes zu transplantieren und dank wiederhergestellter Blutzirkulation am Leben zu erhalten: Knochen (z. B. den Fibulaschaft), große Weichteillappen mit Haut, Unterhaut und Muskel.

Profitiert haben davon die Tumorchirurgie und die **Unfallchirurgie** für den Ersatz oder die Deckung großer Defekte.

18.4.13
Implantate

In der Orthopädie wird Fremdmaterial hauptsächlich für zwei Gruppen von Implantaten gebraucht:

1. *temporäre Implantate* vor allem zur Fixation von Knochenfragmenten, zur Osteosynthese in der Frakturbehandlung, bei Pseudarthrosen, Osteotomien, Arthrodesen
2. *permanente Implantate*, für Endoprothesen, «künstliche Gelenke».

Ist Metallentfernung nötig?

Temporäre Implantate haben ihre Pflicht getan, sobald der Knochen geheilt und mechanisch (wieder) tragfähig ist, und können wieder entfernt werden.

Dies war auch als mehr oder weniger selbstverständlich zur Routine geworden. «Metallentfernungen» füllten die Operationsprogramme, meist als Assistentenoperationen. Sie haben jedoch ihre Tücken: Intraoperative Verletzungen von Nerven und Gefäßen, Infektionen und Refrakturen belasten einen wahrscheinlich überflüssigen Eingriff. Inzwischen hat sich gezeigt, dass tatsächlich *keine Notwendigkeit* besteht, grundsätzlich alle Metallimplantate wieder zu entfernen (der so genannte «Stress-shielding-Effekt» wurde überschätzt). Schließlich werden ja Endoprothesen etc. auch wenn möglich lebenslänglich belassen. Die Indikationen zur Metallentfernung sind in Kapitel 42.5, Kapitel 43.5 und Kapitel 43.6.1 beschrieben.

Orthopädie und Industrie

Die Entwicklung *permanenter Implantate* ist zu einer unüberblickbaren Wissenschaft geworden. Die Forschung ist weiter im Fluss. Sie wird weitgehend von der Industrie dominiert.

Der Arzt hat wenig Einfluss auf die technische Entwicklung. Als «Konsument» dieser Produkte muss er aus dem riesigen Angebot eine Auswahl für seine eigene Operationstätigkeit treffen. Damit hat er eine Verantwortung seinen Patienten gegenüber. Wie kann er sich orientieren, ohne dem massiven Druck der überwältigenden Werbung mit ihrer gewaltigen, mitunter aggressiven und schöngefärbten Informationsflut allzu stark zu erliegen?

- Das *Neueste*, Modernste, ist nicht immer auch schon das Beste. In der Orthopädie zählen nur langfristige, dauerhafte Erfolge. Die technische Entwicklung hingegen wird auch künftig nach dem Prinzip von Versuch und Irrtum laufen. Ein erheblicher Teil der angepriesenen Implantate erfüllt die Erwartungen nicht und verschwindet sang- und klanglos wieder vom Markt. Reihenweise Misserfolge, geschädigte, unzufriedene Patienten, Haftpflichtforderungen kamen und kommen immer wieder vor. Auch wenn den Operateur keine unmittelbare Schuld im juristischen Sinn trifft, ist seine Bilanz traurig. Und der Tag wird kommen, wo er auch seine Produktewahl vor dem Richter wird verantworten müssen.
- *Bewährte Produkte.* Die ersten Hüfttotalprothesen von John Charnley haben sich im Langzeitverlauf von über 20 Jahren bewährt. Eine Unzahl von Modifikationen wurden auf den Markt gebracht. Einige haben sich auch bewährt, die Mehrzahl nicht. Also: «Never change a winning horse»? «Nie» wäre vielleicht zu ersetzen durch: «Nur wenn Hinweise darauf bestehen, dass das verwendete Modell Mängel hat und/oder ein anderes eindeutig bessere Langzeitresultate bringt.»
- *Modulare Systeme* haben den Vorteil, dass ohne übermäßig große Lagerhaltung viele maßgeschneiderte Lösungen möglich sind, doch sind sie deutlich komplikationsanfälliger: Dislokationen, «Disassemblement» und zu wenig genaues Zusammenpassen der Einzelteile, Korrosion und mechanisches Versagen an den Verbindungsstellen, Bruch (Keramikköpfe), Inkompatibilität verschiedener Produkte.
- Etwas objektiver als die Werbung der Industrie sind die Erfahrungen und *Resultate ärztlicher Nachkontrollen*. Erfahrungsaustausch, klinische Studien, multizentrische Vergleiche sind besser als Geheimniskrämerei, Kollegialität ist besser als eifersüchtige Abschottung.
- Im Verlauf seiner Ausbildung an einer Klinik lernt jeder Orthopäde ein technisches System kennen und anwenden. Von dieser «*Schule*» kann er sinnvollerweise ausgehen.
- Schließlich ist es hilfreich, die wesentlichen Eigenschaften der Implantate *wenigstens einigermaßen kennen*:

Material für Implantate

Implantate müssen selbstverständlich gut körperverträglich und chemisch inert sein, auch dürfen sie nicht kanzerogen sein. Dies ist bei den heute verwendeten Materialien weitgehend der Fall. Auch Allergien sind sehr selten.

Je nach ihrem Zweck sollen Implantate *bestimmte Eigenschaften* haben:

- **Festigkeit.** Für Fixationen, Osteosynthesen, zur stabilen Verankerung von Endoprothesen haben sich Metalle in verschiedenen Formen und Legierungen bewährt und durchgesetzt. Korrosion ist kaum mehr ein Problem. Die gewünschten mechanischen Eigenschaften lassen sich metallurgisch recht genau erzeugen. Das Hauptproblem sind Ermüdungsbrüche bei Implantaten, die längere Zeit mechanisch beansprucht werden.
- **Knochenzement** (Polymethylmethakrylat) zur Fixation von Endoprothesen hat eine über 30-jährige Bewährungsprobe bestanden. Das Monomer ist toxisch. Beim Einbringen des Zementes in noch halbflüssigem Zustand kommen Narkosezwischenfälle vor. Größere Zementklumpen können beim Abbinden schädliche Temperaturen erreichen. Verschiedene Knochenzemente werden auch gelegentlich als Platzhalter und zur besseren Fixation von Osteosynthesen eingesetzt, etwa bei pathologischen Frakturen, Osteoporose, Tumoren, Infektionen, zweizeitigen (Wechsel-) Operationen u.a.

- **Oberflächenbeschaffenheit** für den Gelenkersatz. Gute tribologische Eigenschaften, d.h. minimale Reibung ist gefordert. Die Kombination eines harten Materials (Metall, Keramik) mit einer Pfanne aus dem Kunststoff Polyäthylen ist auch heute noch die erste Wahl. Andere Materialien konnten bisher langfristig nicht überzeugen. Das ungelöste Problem mit dem weichen Polyäthylen ist der **Abrieb**. Die mikroskopisch kleinen Partikel können Osteolysen auslösen, die dann zur Auslockerung der Prothese führen. Nur gegenüber absolut glatten Oberflächen ist der Abrieb so gering, dass er erst nach Jahren bemerkbar wird. Man hofft, mit verbesserten Polyäthylenen die Langlebigkeit der Prothesen zu erhöhen. Kombinationen wie Metall/Metall und Keramik/Keramik haben sehr wenig Abrieb, doch wieder andere Probleme (Impingement, Bruch u.a.). Ob sie sich im Langzeitverlauf bewähren werden, steht noch aus. Unmittelbar am Knochen ist das weiche Polyäthylen großem Verschleiß ausgesetzt. Es muss mit Zement oder Metall unterlegt werden.
- **Knochen-Implantat-Grenze.** Ideal wäre eine stabile Verbindung zwischen Knochen und Implantat. Die üblichen Metalllegierungen und das Methylmethakrylat haben zwar engen, formschlüssigen Kontakt mit dem Knochen, was eine gute Verbindung ergibt, aber sie «kleben» nicht aneinander. Der Traum ist die «Biointegration», das Anwachsen des Knochens an das Implantat. Titan scheint in dieser Hinsicht günstige Eigenschaften zu zeigen, ebenso Hydroxyapatit.
- **Elastizität.** Silastik wurde und wird als Ersatz von Fingergelenken verwendet, doch neigt das Knochenlager zu Osteolyse und Granulombildung.
- **Zugfestigkeit.** Als Ersatz von Bändern und Sehnen wurden verschiedene Materialien erprobt, u.a. Kohlenstofffasern, in der Hoffnung, dass diese eine Neubildung von kollagenen Fasern induzieren. Die bisherigen Resultate auf längere Sicht sind unbefriedigend.

Resorbierbare, «biodegradable» Materialien wären von größtem Interesse: als Platzhalter, Fixationsmaterial, Knochen- und Bandersatz usw., doch hat die Forschung auf diesem Gebiet noch nicht zu praktisch brauchbaren Produkten geführt.

Klebstoffe für Knochen, Knorpel usw. wären ebenfalls außerordentlich nützlich, doch wurden bisher keine brauchbaren gefunden.

Tissue Engineering, Gentechnologie

Tissue Engineering, Gentechnologie: eine große Hoffnung. In der Orthopädie bisher wenig praktische Anwendungen. Forschungsgebiete sind u.a.:

- die Züchtung von *autologen Knorpelzellen* zum Ersatz bei umschriebenen Gelenkknorpeldefekten. Eines der vielen Probleme ist die Fixation mittels eines Trägervehikels (z.B. Periost).
- Knocheninduktion. *Bone Morphogenetic Protein* (BMP) (s.a. Kap. 2.4 u. Kap. 18.4.7). Auch hier ist eine geeignete Trägersubstanz notwendig.

18.5
Vor, während und nach der Operation

Patientenvorbereitung

Es gelten die Regeln der allgemeinen Chirurgie betr. Risikoabklärung etc.

Thrombose- und Infektionsprophylaxe sind wichtige, aber auch heute noch nicht vollständig geklärte Themen. Forensische Gesichtspunkte spielen mit eine Rolle (s. «Risiken», Kap. 18.3).

Ohne zweckmäßige (und ungefährliche) Lagerung kann eine Operation zum Albtraum werden.

Anästhesie

Anästhesie hat zum Zweck:

- **Analgesie.** Auch kleine Operationen sollten schmerzfrei möglich sein. Angst vor Schmerzen und die Erinnerung daran beeinträchtigen nicht nur das Arzt-Patient-Verhältnis, sondern auch den Heilungsverlauf und das Resultat auf mehrfache Weise.
- **Muskelrelaxation:** Viele orthopädische Operationen lassen sich nur bei vollständig erschlaffter Muskulatur durchführen, z.B. Endoprothesen, offene Reposition von Frakturen.
- **Amnesie:** Manche Patienten möchten die Operation mitverfolgen (z.B. am Bildschirm). Andere möchten schlafen, von nichts wissen und erst gesund wieder erwachen.

Die **Regionalanästhesie** (lokal, Nervenblockaden oder rückenmarksnah) hat eine Reihe von Vorteilen, kann aber nicht bei allen Operationen angewandt werden und stößt auch gelegentlich auf technische Schwierigkeiten. Die **Allgemeinnarkose** hat auch ihre Kontraindikationen. Abgesehen von diesen Einschränkungen kann die Art der Anästhesie dem Patienten bzw. dem Anästhesisten überlassen werden.

Postoperatives Schmerzmanagement

Wenn Patienten schlechte Erinnerungen haben, dann fast nie wegen der Operation, sondern wegen der ersten Stunden, Tage und Nächte darnach. Offenbar waren Chirurgen und auch Patienten überzeugt davon, dass Schmerzen zu Operationen gehören. Standarddosen eines Opiates intramuskulär in Abständen von etwa 4 bis 6 Stunden waren die übliche alte, vom Operateur verschriebene, Routine. Oder die Krankenschwester sollte eben spritzen, wenn die Patienten klagten. Viele trauten sich nicht, ängstigten sich stattdessen, litten und hofften.

Die Mehrzahl der orthopädischen Operationen dient der *Linderung von Schmerzen*. Es ist erstaunlich, wie wenig sich Operateure von den akuten postoperativen Schmerzen ihrer Patienten beeindrucken lassen. **Anästhesisten** sind da anderer Ansicht. Sie sehen ihre Aufgabe darin, auch die postoperative Phase für den Patienten sicher und schmerzfrei zu gestalten. Auch die früher obligate Nausea nach Narkosen wollen sie dem Patienten ersparen. Mit den ihnen zur Verfügung stehenden Medikamenten und Techniken (z. B. kontinuierliche epidurale Anästhesie, PCA = Patient Controlled Analgesia) können sie das auch.[7] Ein gezielteres Management mit p.o.-Opiaten kennen sie ebenfalls. Der Dank der Patienten ist ihnen gewiss, und auch die Operateure sollten ihre Hilfe schätzen. Selbst das Image des Krankenhauses kann nur profitieren, wenn weniger Horrorstorys die Runde machen.

18.6
Die Nachbehandlung

Die Nachbehandlung nach Operationen und Verletzungen (Knochenbrüchen) ist ein wesentlicher Bestandteil der gesamten Therapie. Sie wird schon vorher im Behandlungsplan festgelegt. Entscheidend ist die Mitarbeit des Patienten. Diese kann am besten gewonnen werden, wenn der Arzt selbst die Patienten schon vorher genau informiert und die Nachbehandlung persönlich leitet.

Das *Ziel* ist eine möglichst vollständige funktionelle Wiederherstellung.

Postoperative Kontrollen

Unmittelbar nach der Operation werden Zirkulation und Motorik geprüft. Mit Vorteil wird das auch gleich im Operationsbericht vermerkt.

Dass der Operateur noch *am gleichen Tag* mit dem Patienten spricht, ist wohl selbstverständlich, ebenso, dass in den nächsten Tagen nach größeren Operationen regelmäßig Temperatur, Puls und Blutdruck gemessen und Lokal- und Allgemeinzustand kontrolliert werden, um Komplikationen sofort erkennen zu können.

Wundbehandlung, Verbände

Eine gute und allgemein verwendete Maßnahme zur Vermeidung von Hämatomen ist die postoperative Saugdrainage.

Verbände soll der behandelnde Arzt selbst anlegen und auch regelmäßig kontrollieren. Das Pflegepersonal muss genau über die durchgeführte Behandlung orientiert sein. Bei starken Schmerzen sollten nicht einfach Schmerzmittel gegeben, sondern zuerst muss der Verband *kontrolliert* werden, ob er zu eng ist, denn innerhalb weniger Stunden können Druckstellen an der Haut gefühllos und nekrotisch werden. Auch Nervendruckschäden und periphere Zirkulationsstörungen müssen in den ersten Stunden erkannt und behoben werden. Vergleiche dazu auch den Abschnitt «Kontrolle und Änderung von Gipsen», Kapitel 17.10.3.

Größere postoperative Hämatome und auch Wundinfekte werden mit Vorteil sofort chirurgisch ausgeräumt und drainiert. Die Wundheilungsstörung kann damit auf ein Minimum beschränkt werden.

Lagerung

Ruhigstellung und *Hochlagerung* gehören fast immer zur Nachbehandlung. Vgl. dazu die Abschnitte «Bewegung und Ruhe, ein Gegensatz?» und «Ruhigstellung, Hochlagerung, Fixation», Kapitel 17.2. Operierte und verletzte Arme und Beine werden höher gelagert als der übrige Körper, um einer Ödembildung entgegenzuwirken.

Besonders wichtig ist die Lagerung in Funktionsstellung, weil sonst in kurzer Zeit irreversible Kontrakturen entstehen können. Vgl. dazu die Tabelle 38.4 in Kapitel 38.2.1: «Prophylaxe der Kontrakturen». Zur Lagerung bei Lähmungen siehe Kapitel 34.3.3.

Peinlich genau ist darauf zu achten, dass keine Druckstellen und daraus *Dekubitalgeschwüre* an Fersen, Gesäß usw. entstehen, sowie durch Schienen, Aufhängevorrichtungen usw. Vor allem ältere Patienten, welche längere Zeit im Bett liegen, müssen häufig umgelagert werden. Gummiringe, Schaumstoffpolster, Wasserkissen und ähnliche Behelfe sind oft unentbehrlich (Abb. 17.1, **Abb. 18.8**, Abb. 34.21 u. Abb. 34.22).

---

[7] Alastair A. Spence: «Pain after surgery». (Editorial) J. Bone Joint Surg. 73-B, 189 (1991)

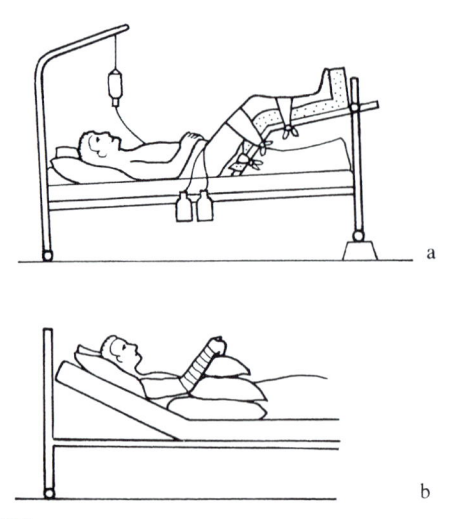

Abb. 18.8:
a) **Hochlagerung** des *Beines* auf Schiene mit Fußstütze. Hochstellen des unteren Bettendes.
b) Hochlagerung von *Arm und Hand* auf Kissen, auch auf Schienen, oder aufhängen in einem Sack.

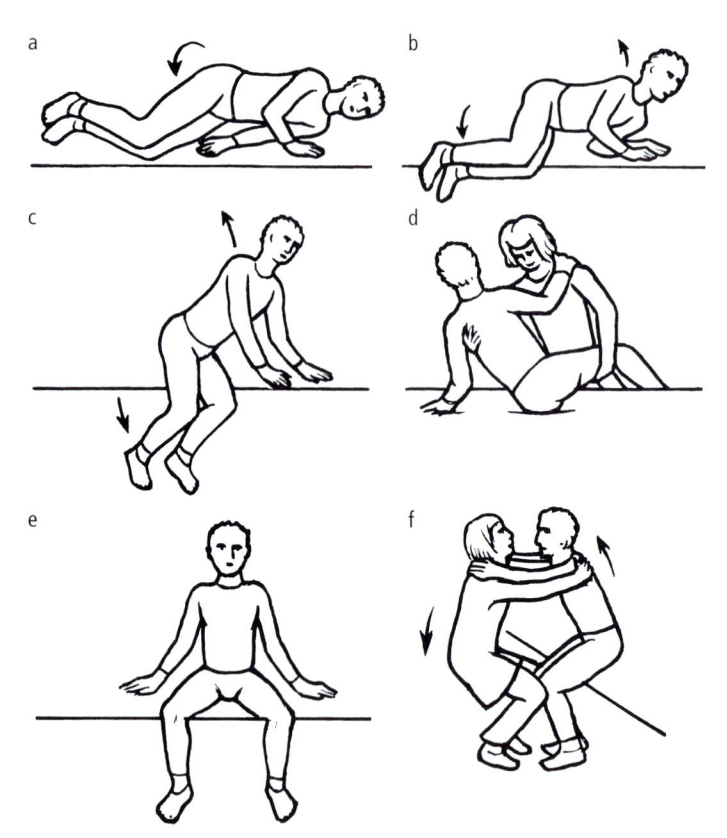

Abb. 18.9: Aufstehen aus dem Bett.
Darf ein Gelenk (Hüfte, Knie) nach Unfall oder Operation noch nicht gebeugt werden, muss der Patient «en bloc» aufstehen. Dies gelingt, wenn er nicht zu schwer und zu unbeholfen ist, mit Hilfe einer geschickten Pflegeperson.
a) Drehen zur Seite.
b) Oberkörper aufstützen, Beine über den Bettrand.
c) Aufrichten und Aufsitzen, d) mit Hilfe.
e) Mit hochgestelltem Bett geht das Aufstehen aus dem Sitzen leichter.
f) Aufstehen mit Hilfe. Druck gegen die Knie des Patienten, damit sie nicht einknicken.

Medikamente

In den ersten Tagen wird man selten ohne *Schmerzmittel* auskommen, allerdings erst, wenn lokale Schmerzursachen so weit wie möglich behoben sind. Eine schmerzfreie Funktion vermindert die Gefahr von trophischen Störungen (Sudeck) wesentlich.

Meist wird bei bettlägerigen Patienten eine *Thromboseprophylaxe* durchgeführt. Nicht weniger wichtig ist die aktive Bewegungsgymnastik.

Antibiotika sind nach aseptischen orthopädischen Operationen selten indiziert. Eine kurz dauernde perioperative Prophylaxe scheint bei offenen Frakturen und Endoprothesen wirksam zu sein.

Mobilisation

Eine aktive Frühmobilisation ist in jedem Fall anzustreben (s. Kap. 17.2). Sie wird sich nach der Art der Operation bzw. der Stabilität einer Osteosynthese richten (s. Kap. 3.4, Kap. 42.4 u. Kap. 43.5).

Auch im Gipsverband, und wenn noch nicht bewegt werden darf, ist immer ein isometrisches Muskeltraining möglich (vgl. dazu Kap. 17.3.1).

So früh wie möglich sollen die Patienten aufstehen (**Abb. 18.9**) und herumgehen, wenn nötig mit Stock- und anderen Hilfen («Gehhilfen»: Kap. 17.11.7).

Die Pflege im Krankenhaus

Ein Krankenhausaufenthalt ist für die meisten Patienten ein nachhaltiges Erlebnis. Dabei sind es immer die ersten Stunden und Tage nach der Operation, die sich ins Gedächtnis einprägen, nicht die Operation selbst. Die Bedeutung der Pflege ist offensichtlich.

Betreuung und Zuwendung oder aber Zeitmangel und das Gefühl, hilflos ausgeliefert zu sein, bestimmen die Patientenzufriedenheit, sind aber auch entscheidend für den Heilungsverlauf selbst. Die Pflege wird zum Maßstab für die Qualität das Krankenhauses (s. a. Kap. 16.4).

Es sei daran erinnert, dass Krankenschwestern und andere Pflegende nicht Ausführende ärztlicher Anordnungen sind, sondern eine eigenständige wichtige Aufgabe erfüllen, für die sie ausgebildet, befähigt und motiviert sind. Ohne Pflege keine Operation.

Heilgymnastik und Ergotherapie

Regelmäßige Atmungsgymnastik muss schon vor der Operation geübt werden.

Die Heilgymnastin hat in der Nachbehandlung von orthopädischen Operationen und Frakturen hauptsächlich überwachende und leitende Funktion. Sie arbeitet am besten mit den Händen auf dem Rücken, und nur selten wird sie selbst aktiv eingreifen. Die Hauptarbeit leistet der **Patient selbst**. Zweckmäßig sind Flaschenzüge, Pullingformer, Hanteln und andere Geräte, mit welchen der Patient selbst gegen Widerstand arbeiten kann (vgl. Abb. 17.16).

Aktive heilgymnastische Übungen für jedes Gelenk sind im Kapitel 17.3.2 aufgeführt (vgl. Abb. 17.10). Für die Gelenkmobilisation, z. B. nach Knieoperationen, ist die maschinelle kontinuierliche Bewegung («continuous passive Motion») ein wertvolles Hilfsmittel (Kap. 17.3.3).

Schwierig ist es, mit der Heilgymnastik **das richtige Maß** von Bewegung zu finden, das nötig ist, um eine befriedigende Gelenkbeweglichkeit zu erreichen, ohne den Heilungsverlauf zu stören (Ödeme, mechanische Entzündung, Nachblutungen), ohne das Operationsresultat zunichte zu machen (Zerreißen von Nähten, von Bandplastiken, Bruch von Osteosynthesen oder porotischen Knochen, Luxation oder Lockerung von Endoprothesen usw.) und, nicht zuletzt, ohne den Patienten unnötige Schmerzen zuzufügen.

Vor allem bei **alten Menschen** ist das Ziel der Operation in der Regel die Schmerzfreiheit und nicht eine hundertprozentig normale Gelenkbeweglichkeit.

Kinder brauchen ohnehin keine postoperative Physiotherapie.

Von größter Bedeutung ist das möglichst frühzeitige Üben der **normalen Gebrauchsfunktion** (s. Kap. 17.3.4): die Greiffunktion der Hand (Ergotherapie, Knetübungen mit Silikonkitt) und die Gehschule.

Von Fall zu Fall muss verordnet werden, wie viel das Bein belastet werden darf. Wenn immer möglich, soll der Fuß beim Gehen auf dem Boden aufgesetzt und nicht in der Luft hoch gehalten werden! Meist ist eine **Belastung** von einigen Kilogramm möglich. Sie kann mit einer einfachen kleinen Personenwaage gemessen und geübt werden. Das Gehen mit Stockhilfe muss gelernt werden (Abb. 17.13 u. Abb. 17.14).

Bei den ersten Gehversuchen wird das Bein mit elastischen Binden eingebunden, um das fast obligate Ödem zu vermeiden. Gummistützstrümpfe tun denselben Dienst.

Physikalische Applikationen

In den ersten Tagen kommen höchstens kalte Packungen zur Abschwellung in Frage. Nach Wundheilung sind Bewegungsübungen im warmen Wasser (Bad) zweckmäßig.

Andere Applikationen kommen gelegentlich später als Hilfsmaßnahmen in Frage.

Ambulante Nachbetreuung

Vor der Krankenhausentlassung ist abzuklären, ob der Patient genügend selbstständig ist, um nach Hause gehen zu können (Aufstehen, Gehen, Treppen steigen, Toilette, sich selbst ankleiden, evtl. Kochen, Haushalt, Einkaufen usw.). Kinder werden in der Regel in die Obhut der Mütter entlassen. Auch Männer finden meist genügend Hilfe und gute Pflege zu Hause durch ihre Frauen.

Allein stehende Patienten brauchen wenigstens eine zeitweise Hilfe zu Hause (Angehörige, Nachbarn, Gemeindehelferin), sonst gehen sie besser zuerst in ein Erholungsheim (nicht unbedingt in eine Badekur, dazu ist es oft noch zu früh).

Hausfrauen sollte man nicht zu früh aus dem Krankenhaus entlassen, denn meistens können sie sich nicht schonen und müssen sofort wieder anderen helfen, statt Hilfe zu erhalten. Eine Haushaltshilfe ist ein Minimum, löst aber nicht immer alle Probleme.

Die **ärztlichen Nachkontrollen** sind zu regeln und wenn möglich wieder dem Hausarzt zu überlassen. Dabei muss die **schrittweise Arbeitsaufnahme** gefördert und den individuellen Gegebenheiten angepasst werden, im Einvernehmen mit Arbeitgeber und Versicherung (**Abb. 18.10**, s. a. Kap. 15.4 u. Kap. 19.2.2).

Jeder Operateur wird sich über den Erfolg seiner Operation informieren wollen. Von Bedeutung ist weniger der Befund bei Krankenhausaustritt als das Ergebnis auf lange Sicht. Entsprechende Nachkontrollen sind vor allem in der Orthopädie besonders wichtig. **Spätresultate** bilden die Grundlage unserer Indikationsstellung (s. a. Kap. 25.3 u. Kap. 25.4).

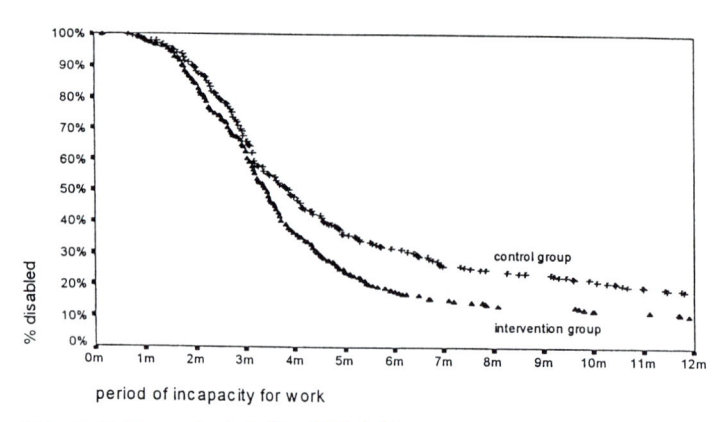

Abb. 18.10: Dauer der Arbeitsunfähigkeit.
Am Beispiel einer Studie von Diskushernienoperationen bei 700 Arbeitern[1] lässt sich eine Reihe von typischen Erscheinungen bei postoperativen Verläufen und Problemen zeigen, die auch für die meisten anderen orthopädischen Operationen gelten: Nach zwei Monaten waren noch neun von zehn Patienten arbeitsunfähig, nach drei Monaten noch etwa sechs von zehn. Nach fünf Monaten waren etwa $^1/_5$ der Patienten, die regelmäßig betreut wurden, noch nicht wieder am Arbeitsplatz, während es in der nicht betreuten Gruppe noch etwa $^1/_3$ waren. Nach einem Jahr waren es immer noch 10% in der ersten und 18% in der zweiten Gruppe.

Dies zeigt, dass die **Rekonvaleszenz** sehr unterschiedlich verläuft und meist länger dauert, als angenommen wird. Zu einem bestimmten Zeitpunkt (hier nach ca. drei Monaten) verläuft die Kurve besonders steil nach unten, d. i. wenn die meisten Patienten zur Arbeit zurückkehren. Dies kann man als die «normale» Dauer der Rekonvaleszenz betrachten.

Später wird die Kurve wieder flacher, d.h. einige Patienten kehren erst sehr spät oder innerhalb eines Jahres gar nicht mehr zur Arbeit zurück. Hier zeigt sich deutlich ein Unterschied, ob die Patienten während der ganzen Rekonvaleszenz regelmäßig betreut oder sich selbst überlassen werden.

Zur **Betreuung** gehören regelmäßige, monatliche Konsultationen, zum Zweck der Standortbestimmung und der Besprechung des bisherigen und des zu erwartenden Heilverlaufes sowie von somatischen, psychischen und sozialen Problemen. Wichtig sind klare, konkrete Anweisungen, Zeitstrukturierung, Evaluation der praktischen Arbeitsmöglichkeiten, Arbeitsplatzabklärung. Auch sollen medizinische und rechtliche Fragen beantwortet und persönliche Aktivitäten unterstützt werden. Zweck der regelmäßigen Kontrollen ist schließlich die Koordination aller an der Rehabilitation Beteiligten durch den behandelnden Arzt: Therapeuten, Sozialarbeiter, ärztliche Spezialisten, Arbeitsmediziner, Arbeitgeber, Versicherungen, Rechtsberatung etc. Die **Rehabilitation** ist ausführlich in Kapitel 19 beschrieben.

---

1 P. Donceel et al.: Return to Work After Surgery for Lumbar Disc Herniation. Spine, 24, 9, 872–876 (1999)

19 Rehabilitation – Eingliederung

19.1
Die Idee und ihre Entwicklung

Die Idee, ihren behinderten Mitmenschen im Überlebenskampf zu helfen, kam den Gesunden verhältnismäßig spät. Das Naturprinzip des «Kampfes ums Überleben» war ihnen geläufiger. Im Altertum, und mancherorts bis heute, wurden und werden Behinderte eliminiert, als Kinder ausgesetzt, als Erwachsene ausgegrenzt, wenn möglich ins Ghetto verbannt: Aus den Augen, aus dem Sinn.

Andererseits waren viele Behinderte in Familien und Dorfgemeinschaften bestens integriert, aufgehoben und angenommen. Solches fällt der Industriegesellschaft sichtlich schwerer. Sie möchte Probleme lieber durch Organisation lösen. Der Ruf nach dem Staat ertönt.

Organisierte Hilfe gab es bis zur ersten Hälfte des 20. Jahrhunderts wenig, und zumeist in Form von Almosen auf karitativer Basis. Zu den Ersten, die sich dieser Behinderten annahmen, gehörten Orthopäden, die nicht nur die Korrektur der Deformitäten, sondern auch die Schulung und Eingliederung der Kinder unternahmen (s. S. 32).

Zwischen Caritas, Staat und Marktwirtschaft

Der Ruf nach dem Staat kam aber auch von einer anderen Seite: Die Heere von Verletzten, die in zwei Weltkriegen als Helden für ihre jeweiligen Vaterländer gekämpft hatten und als Invalide zurückkamen, förderten den Gedanken, der Staat könnte für diese Kriegsversehrten verantwortlich sein und wenigstens die Folgekosten zu zahlen haben. Damit ging auch die «Krüppelfürsorge» von privaten immer mehr auf staatliche Institutionen über.

So kamen die Behinderten zwar von Almosen weg, gerieten jedoch in den Einflussbereich von Politik (Gesetzgebung) und Verwaltung (Versicherung). Diesen anonymen Mächten stehen Patienten wie Ärzte ziemlich hilflos gegenüber. Auch war mit der Namensänderung zu «Körperbehinderten-Fürsorge» die Diskriminierung in der Gesellschaft nicht aufgehoben.

Die private Wirtschaft überlässt dem Sozialstaat die Fürsorgepflicht, hat aber aus marktwirtschaftlicher Rechnung recht große Mühe, Behinderte in diese Marktwirtschaft einzugliedern. Genau dies aber wäre das Ziel der Rehabilitation, wie der Begriff heute international heißt.

In diesem Spannungsfeld zwischen privater Marktwirtschaft und Sozialstaat spielt sich der Kampf des Behinderten um seine vollständige Eingliederung in die Gesellschaft ab. Der Anspruch ist hoch:

Selbstständig das Leben bewältigen, trotz Behinderung

Rehabilitation bedeutet für den Behinderten:

1. maximale Nutzung seiner Fähigkeiten, Chancengleichheit im Erwerbsleben, am Arbeitsplatz, aber auch
2. Recht auf ein normales privates Leben, also auf eigene Wohnung, unbeschränkte Mobilität, vollwertige Freizeitgestaltung usw., und schließlich
3. vollständige gesellschaftliche Integration.

Dass diese Gesellschaft alle diese Forderungen mit Begeisterung, Großzügigkeit und persönlichem Einsatz erfüllen würde, war kaum zu erwarten. Die praktischen Erfahrungen in der Rehabilitation zeigen, dass Invalide, die einen ausdauernden Willen und besondere Fähigkeiten für eine Eingliederung mitbringen, auch die besten Chancen dafür haben. Hier kann Rehabilitation mit **Hilfe zur Selbsthilfe** Erfolge erzielen.

Behinderte ohne ein überdurchschnittliches Maß an Willen und Fähigkeiten überwinden das Handicap nur sehr schwer. Zu diesen gehören in erster Linie geistig Behinderte, Ungelernte, Anderssprachige und Alte, aber auch viele Patienten mit schwereren körperlichen Behinderungen, mit Schmerzen, und nicht zuletzt wenig motivierte Renten- und Unterstützungsempfänger. Ein großer Teil davon sind orthopädische Patienten.

Dass nicht bei allen eine vollständige Rehabilitation möglich ist, darf kein Grund zur Resignation sein: Auch jede teilweise Wiedereingliederung ist ein wichtiger Erfolg.

Rehabilitation, eine «Philosophie in Aktion»

«Rehabilitation is not a specialized technique of treatment, not a method of treatment, not even a principle of treatment; rehabilitation is a philosophy in action» schreibt *R. Salter* in seinem bekannten Lehrbuch. Rehabilitation ist weder eine Spezialwissenschaft noch eine Hilfsdisziplin. Sie ist ein integrierender Bestandteil der Orthopädie und das übergeordnete **Ziel jeder Behandlung**, sei sie konservativ, beratend oder operativ. Ob in der Allgemeinpraxis oder im Krankenhaus, immer muss Rehabilitation das «Leitmotiv» sein.

- Bereits *in der ersten Sprechstunde*, in der ersten Anamnese kommen Arbeit, Lebensweise, soziales Umfeld, Behinderung des Patienten zur Sprache, und der Therapieplan wird auf diese Gegebenheiten ausgerichtet.
- *Operationen* müssen immer im größeren Rahmen der Rehabilitation des individuellen Patienten geplant werden. So haben, um nur ein banales Beispiel zu nennen, junge Menschen andere Bedürfnisse und Möglichkeiten als Alte.
- Die *postoperative Rehabilitation* ist ausschlaggebend für den Erfolg. Sie ist so wichtig wie die Operation selbst.
- In der *Beratung* stehen Fragen der Rehabilitation an erster Stelle: Alltagsbewältigung, Arbeitssituation, Restfähigkeiten, familiäre, soziale, finanzielle Situation, Aussichten einer Therapie usw.
- *Arbeitsmedizin* und Orthopädie gehören zusammen: Arbeitsplatzabklärung und -gestaltung, Ergonomie, geeignete und nicht geeignete Arbeit, Prävention, Umschulung etc.
- *Beurteilung* (Begutachtungen) für Versicherungen usw. Auch hier stehen Wiedereingliederungsmöglichkeiten im Vordergrund.

19.1.1
Was bedeutet «Invalidität?»

«Assessment» – Funktionsdiagnostik – ICIDH

Die Rehabilitation befasst sich – im Gegensatz zur kurativen Medizin – nicht mit der Heilung von Krankheiten, sondern mit den **Folgen von Krankheiten und Unfällen**. Ihr Ziel ist, Menschen zu helfen, ihr Leben trotz Behinderungen zu bewältigen. Was interessiert, ist nicht der Defekt, sondern die noch vorhandenen Fähigkeiten.

Ärzte sind geschult, mit detektivischem Spürsinn das Abnormale, das von der Norm Abweichende, zu suchen, zu diagnostizieren und in einen kausalen Zusammenhang einzuordnen. Das entsprechende Ordnungssystem ist der internationale Diagnoseschlüssel, die ICD (International Classification of Diseases).

Damit lassen sich Behinderungen aber nicht erfassen. Dazu braucht es ein final orientiertes Ordnungssystem, mit welchem die funktionellen Defizite, und, komplementär, die **verbliebenen, noch nutzbaren Fähigkeiten** beschrieben und dokumentiert werden können. Erst eine solche «Funktionsdiagnose» (s. Kap. 10.1.1) erlaubt die gezielte Planung einer Wiedereingliederung und kann auch als Grundlage für Operationsindikationen dienen.

Ein für diesen Zweck geeignetes Ordnungssystem ist die **ICIDH**, die «International Classification of Impairments, Disabilities and Handicaps» (Internationale Klassifikation der Schädigungen, Fähigkeitsstörungen und Beeinträchtigungen).

Die Idee ist folgende: Körperliche Schäden (Impairments) haben Funktionsstörungen und damit Behinderungen bei verschiedenen Tätigkeiten (Disabilitys) zur Folge, was für die Betroffenen zu Benachteiligungen (Handicaps) im sozialen Bereich, bei der Arbeit, in der Gesellschaft führt.

Die Rehabilitation soll den derart Benachteiligten helfen, **trotz ihrer Behinderung ein möglichst normales Leben führen** zu können. Dazu ist die Analyse der Krankheits- oder Unfallfolgen sowie der verbliebenen Funktionen und Fähigkeiten der erste Schritt. Statt rückwärts aus der Pathologie auf die Ätiologie zu schließen, wie die ICD das tut, **erlaubt die ICIDH eine Beurteilung in die Zukunft**, ein «Assessment» im Hinblick auf eine Rehabilitation. Sie ermöglicht aber auch eine Verlaufs- und Erfolgs- und damit schließlich eine Qualitätskontrolle.

ICIDH und **MARA-Modell** (die altersabhängige mittlere Leistungsfähigkeit, Abb. 10.2) wurden ausführlich in Kapitel 10.1.3 und Kapitel 10.1.4 sowie *Abbildung 16.1* beschrieben, so dass hier darauf verwiesen werden kann.

Weitere Erfassungsmethoden

Neben der ICIDH dienen verschiedene davon abgeleitete Erfassungssysteme (v.a. Fragebogen) speziellen Fragestellungen: Die einen entstammen der Rehabilitationsarbeit der Rheumatologie (z. B. WOMAC), andere dem Pflegebereich (z. B. funktionale Selbstständigkeitsmessung), viele beziehen sich auf einzelne Gelenke (z. B. «Hip-Scores»), und einige stellen die Sicht des Patienten in den Vordergrund (z. B. der «Patient-Specific Index»).

Zur Kritik der «Scores»: Zu einer Zeit, da die Endoprothetik ihren Erfolgszug antrat, wurden viele «Scores» von den Operateuren selbst entwickelt, hauptsächlich in der Absicht, die Überlegenheit ihrer neuen Operationsmethoden ins rechte Licht rücken und gegenüber der Konkurrenz beweisen zu können (vgl. a. Kap. 25.3). Die *Defizite* aller dieser «Scores» wurden allerdings bald erkannt:

- Die einzelnen Kriterien (Beweglichkeit, Funktion, Schmerzen, Röntgenbild usw.) waren völlig willkürlich gewählt und gewichtet, je nach Autor.
- Quervergleiche waren deshalb nicht möglich.
- Die Untersuchungen wurden durch die Operateure selbst bzw. ihren Stab durchgeführt, was natürlich nicht gerade dem Ideal einer unvoreingenommenen Beurteilung entsprach.
- Die Meinung der Patienten wurde (zu) wenig berücksichtigt.

In den letzten Jahren wurde versucht, diese Unzulänglichkeiten auszumerzen. Die Erkenntnis setzte sich allmählich durch, dass es schließlich der Patient selbst ist, der entscheidet, ob ihm diese oder jene Operation geholfen hat oder nicht, dass man also in erster Linie ihn selbst fragen muss. Es nützt ja wohl wenig, wenn z. B. die Beweglichkeit eines Gelenkes um 15° verbessert wird, aber die Kraft zur Stabilisierung nicht mehr ausreicht oder die Schmerzen den Patienten immobilisieren (vgl. dazu Kap. 10.1 u. Kap. 25.3).

Aus diesen Überlegungen heraus sind die «Outcome Studies» entstanden. Der Rehabilitationsgedanke stellt den Menschen in seiner Individualität und in seinem sozialen Umfeld in den Mittelpunkt. So erscheint es nur logisch, dass auch die entsprechenden Erfassungs- Dokumentations- und Evaluationsmethoden **den Patienten und seine Bedürfnisse** und Nöte in den Vordergrund stellen. Das Einfachste und nahe Liegendste ist, ihn direkt zu *befragen*.

Stufen von Invalidität

Die Kurve des *MARA-Modells von Abbildung 10.3 in Kapitel 10.1.4* illustriert sehr schön **die Idee der Rehabilitation**: Die einzelnen Stufen der Leistungsfähigkeit, von den Grundfunktionen, die eine Unabhängigkeit von fremder Hilfe ermöglichen (unten), über die Alltagsfähigkeiten bis zur Arbeitsfähigkeit (schraffiert, oben), und als Spitzenleistung und «Luxus» die Sportfähigkeit (zu oberst). Diese Fähigkeiten sind vom Alter abhängig (Kurve: mittlere altersabhängige Fähigkeit).

In der Rehabilitation geht es darum, dem individuellen Patienten **von einer Stufe auf die nächsthöhere zu verhelfen**. Die Kurve zeigt ungefähr die obere Grenze dessen, was in einem bestimmten Alter etwa möglich ist und realistisch noch erwartet werden darf: Im mittleren Lebensabschnitt steht die Arbeitsfähigkeit im Vordergrund, im fortgeschrittenen Alter wird die Selbstständigkeit, die Unabhängigkeit von fremder Hilfe wichtig. *Jeder Schritt auf eine höhere Stufe ist ein Erfolg.* Das ist der Sinn der Rehabilitation in der Orthopädie.

In Zukunft werden vor allem «Assessment-Methoden» akzeptiert und gebraucht werden, die nach solchen Kriterien konzipiert sind. Der Teufel liegt, wie überall, im Detail. Viel Arbeit bleibt noch zu tun. Wegweisende Ansätze sind vorhanden, z. B. der «Patient-Specific Index» («Asking Patients what they want», s. Kap. 10.1.5), für die Rehabilitation im Pflegebereich z. B. das FIM, ein Fragebogen, mit dem die Selbstständigkeit bzw. Abhängigkeit von fremder Hilfe in den Grundfunktionen (Mobilität, Essen, Hygiene, Haushalt etc.) im Detail erfasst wird (vgl. Kap. 24.3 u. Kap. 25.3).

19.1.2
Rehabilitation in der Orthopädie

Orthopädie ist Rehabilitation. Der Rehabilitationsgedanke begleitet deshalb die Orthopädie überall:

- in der täglichen orthopädischen Sprechstunde
- bei Beurteilungen, Beratungen, Empfehlungen usw.
- bei Begutachtungen: Wiedereingliederung geht vor Rente.
- bei der ambulanten Therapie. Das Ziel, ein «normales» Leben und die normale Arbeit so rasch wie möglich wieder aufzunehmen, ist wegleitend.
- vor Operationen. Die Indikation wird maßgeblich vom Rehabilitationsgedanken bestimmt.
- nach Operationen. Die postoperative Rehabilitation spielt in der Nachbehandlung eine zentrale Rolle. Sie ist für den Heilungsverlauf und für das Resultat entscheidend.
- Die Wiedereingliederung bei Folgezuständen von Unfallverletzungen und Krankheiten ist üblicherweise gemeint, wenn von «Rehabilitation» gesprochen wird. Diese «Rehabilitation im engeren Sinne», als Spezialgebiet, ist auch das weitere Thema dieses Kapitels.

- Dazu gehört auch das Verschreiben und Kontrollieren von orthopädischen und anderen Hilfsmitteln (s. Kap. 17.11.1).
- Zu den häufigsten und schwierigsten Problemen der Rehabilitation gehören chronische Schmerzen. (Vgl. dazu Kap. 17.7 u. Kap. 18.5.)
- die Eingliederung von Behinderten mit Geburtsschäden. Bei zerebralen Störungen stellen sich ebenfalls oft außerordentlich schwierige Probleme (s. Kap. 27 u. Kap. 34.2).
- In der Pflege alter und gebrechlicher Patienten spielt die Rehabilitation eine zentrale Rolle. Selbstständigkeit, größtmögliche Unabhängigkeit von fremder Hilfe ist das Ziel. Für die Pflegeplanung sind besondere, ausführliche Erfassungssysteme notwendig (z. B. die funktionale Selbstständigkeitsmessung).

Im Folgenden ist vor allem von der «*Rehabilitation im engeren Sinne*» als «Spezialfach» (s. o.) die Rede.

19.2
Rehabilitation als Teamwork

Auf dem Weg von der medizinischen Behandlung bis zur vollen Integration benötigt der Patient eine Reihe von verschiedenen Therapien, Hilfen und Unterstützungen, welche zeitlich und räumlich in der richtigen Abfolge koordiniert werden müssen (**Abb. 19.1**).

Daraus ergibt sich die Zusammensetzung des Rehabilitationsteams.

Dazu gehören, ungefähr in der Reihenfolge ihres Auftritts:

- der behandelnde Arzt
- medizinische Spezialisten (Ärzte)
- Pflegedienst
- Physiotherapie
- orthopädietechnische Versorgung
- Ergotherapie (Beschäftigungstherapie)
- Sozialdienst
- Berufsberatung (Berufsfindung, berufliche Evaluation)
- Schulung bzw. Umschulung
- Arbeitserprobung, evtl. Arbeitstherapie
- Stellensuche/Berufsarbeit evtl. geschützte Arbeit (Werkstätten)
- Wohnung mit behindertengerechter Einrichtung (architektonische Gesichtspunkte)
- Beförderungsmittel.

Diese (unvollständige) Liste macht sofort klar, dass eine solche Reihenfolge nicht starr sein kann und dass kein Nacheinander, sondern nur ein Nebeneinander, sinnvoll ist, ein Ineinandergreifen der einzelnen Maßnahmen, sonst geht viel zu viel Zeit und damit auch die Motivation verloren.

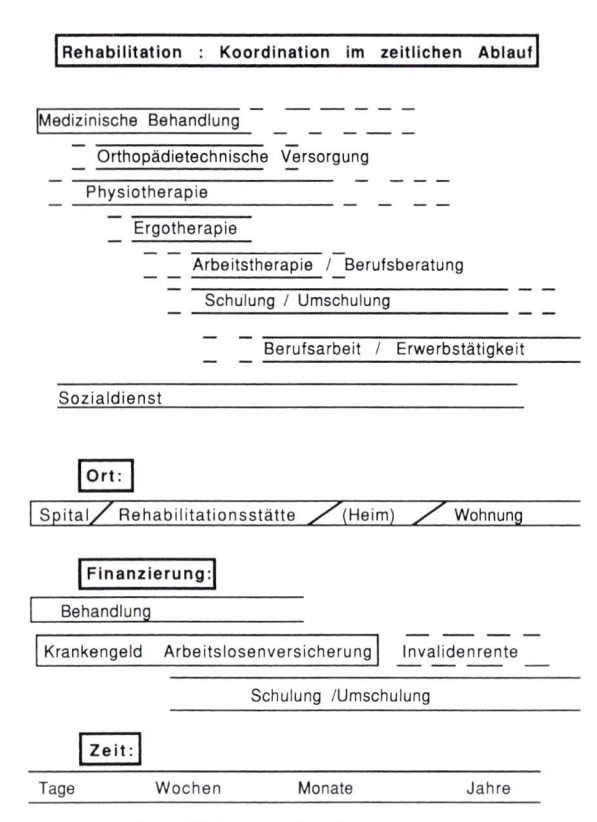

Abb. 19.1: Die zeitliche Koordination der Rehabilitation.
Die einzelnen Dienste greifen zum Teil gleichzeitig, zum Teil nacheinander ein. Ihr Einsatz muss früh geplant und koordiniert werden. Der Zeitpunkt richtet sich nach den Fortschritten der Rehabilitation des Patienten.
Wie in jedem Konzert ist es gut, wenn alle wissen, wer der *Dirigent* ist. Im Allgemeinen wird es der behandelnde Arzt sein. Auch er muss nicht alle Instrumente spielen können, jedoch den Blick fürs Ganze haben.

19.2.1
Die Aufgabe des behandelnden Arztes

Der behandelnde Arzt kann *die Rehabilitation* zwar *nicht allein* durchführen, aber er muss sie **im richtigen Zeitpunkt veranlassen und auch begleiten**. Nur er weiß, was getan werden muss, warum, wie und wann. Die Rehabilitation selbst ist Aufgabe des Rehabilitationsteams, von Spezialisten aus dem Medizinalbereich sowie aus paramedizinischen Berufen. Dieses Team wird nicht von sich aus aktiv, sondern erst auf Anregung bzw. auf Anweisung des behandelnden Arztes. Welche Maßnahmen dieses Team ergreifen soll, hängt von medizinischen Gegebenheiten ab wie: Heilungsverlauf, Therapie, Dauer der Behandlung, Belastungsfähigkeit, Arbeitsfähigkeit für bestimmte Tätigkeiten (sitzend, stehend, stundenweise), Prognose, Restinvalidität. Die nichtärztlichen Mitglieder des

Rehabilitationsteams sind auf diese Angaben des Arztes angewiesen, damit sie in Aktion treten können.

Jeder Arzt ist Rehabilitationsspezialist

Diese Angaben kann jeder Arzt machen, er braucht dazu nicht Rehabilitationsspezialist zu sein: Kennen muss er lediglich die Möglichkeiten der Rehabilitation und die Adressen bzw. die Telefonnummern der verschiedenen Personen und Institutionen, welche in der Rehabilitation mitwirken können und sollen.

Das sind allerdings ziemlich viele, denn die Eingliederung bezieht sich auf alle Lebensbereiche des Behinderten. Von der medizinischen Behandlung bis zur vollwertigen Berufsarbeit und damit zur wirtschaftlichen Unabhängigkeit, vom Krankenhausbett zur eigenen Wohnung und zum eigenen Fahrzeug, womit erst die gesellschaftliche Unabhängigkeit erreicht ist, führt *ein weiter Weg*, der auch lange Zeit – oft Jahre – braucht.

Hier liegen auch *die Schwierigkeiten* jeder Rehabilitation: **Koordination** der beteiligten Stellen und **Kontinuität**. Beides kann nur der behandelnde Arzt gewährleisten. Nur er kann den richtigen Zeitplan aufstellen und kontrollieren.

19.2.2
Medizinische und soziale Betreuung

Finanzierung und Organisation

Gleichzeitig und als Voraussetzung für alle diese Maßnahmen muss die **Finanzierung** geregelt werden. Häufig sind, je nach Gesetzeslage, mehrere Kostenträger für einzelne Teilaspekte des Rehabilitationsprogrammes zuständig, was das Problem nicht erleichtert. Gelöst werden muss es trotzdem. Auch hier hat der Arzt wieder eine Schlüsselposition, indem er Krankheits- und Unfallfolgen trennen, Behandlungskosten zuweisen, Erwerbsausfallanteile feststellen und allfällige Rentensätze abschätzen muss. Auch dies kann er, und nur er, auf Grund seiner Ausbildung, wobei es genügt, wenn er die wichtigsten Gesetzesbestimmungen kennt sowie die Adressen bzw. Telefonnummern der für Detailfragen zuständigen Stellen:

Als Koordinations- und Anlaufstelle für alle Beteiligten bietet sich der **Sozialdienst** an.

Medizinische Behandlung steht in den meisten Fällen am Anfang einer Rehabilitation. Sie schließt je nach Situation pflegerische, konservative, operative, physiotherapeutische Maßnahmen ein. In schweren Fällen wird Krankenhausbehandlung während längerer Zeit notwendig sein. Bei Mehrfachgeschädigten müssen oft Spezialisten zugezogen und koordiniert werden.

Da die Probleme nicht nur medizinischer Art sind, sondern die Zukunft des Patienten gesamthaft in Frage steht und oft seine Familie auch unmittelbar betroffen ist, was häufig schwierige Probleme aufwirft, ist eine gute **psychologische Führung** während der ganzen langen Dauer der Rehabilitation besonders wichtig. Ob es zweckmäßig und nötig ist, Fachleute, d.h. Psychologen und Psychiater, zuzuziehen, wird der behandelnde Arzt entscheiden müssen. Die Mitarbeit des **Sozialdienstes** ist in jedem Fall von großem Nutzen und meist auch unentbehrlich.

Psychische Voraussetzungen

Echte Wiedereingliederung ist nur möglich, wenn sie der Patient auch wirklich selbst will. Seine Mitarbeit unerlässlich für den Erfolg. Darüber hinaus braucht er ein starkes Durchhaltevermögen, vor allem, wenn es dabei um Operationen geht. Wie kann sich der Arzt dieser Voraussetzungen versichern?

Die Indikationsstellung in solchen Fällen gehört zum Schwierigsten überhaupt. Die Bedeutung der Anamnese kann nicht hoch genug eingeschätzt werden. Falls Zweifel bestehen, wenn falsche Hoffnungen im Spiel sind, ist es besser, zu verzichten. Ohne stabile Psyche ist ein Erfolg kaum zu erwarten.

19.2.3
Orthopädietechnische Versorgung

Die Versorgung mit Orthesen, Prothesen usw. sollte so früh wie möglich an die Hand genommen werden. Orthopädische Kliniken und Rehabilitationskrankenhäuser haben meist eigene Werkstätten, was das Anpassen, Kontrollieren und Abändern erleichtert.

Die Möglichkeiten der technischen Orthopädie sind in Kapitel 17.11 aufgezeigt.

Andere orthopädietechnische Hilfsmittel

Um ihre Funktionsausfälle einigermaßen auszugleichen, sind viele Körperbehinderte auf solche Hilfsmittel angewiesen. Vom einfachen Strumpfanzieher über den Rollstuhl zu komplexen elektronischen Einrichtungen steht heute ein riesiges Arsenal für die Rehabilitation zur Verfügung. Es ist dem Nichtspezialisten unmöglich, alle Angebote zu kennen. Aber es ist hilfreich, wenn der Arzt wenigstens eine Ahnung hat, welche technischen Möglichkeiten grundsätzlich bestehen, um bestimmte Behinderungen zu überwinden oder wenigstens zu mildern. Im konkreten Fall kann man sich am geeigneten Ort, an Rehabilitationsstellen, aber auch in Fachgeschäften und Katalogen orientieren. Eine ausgezeichnete Darstellung findet sich im Handbuch für Orthopädie («Orthopädie in Praxis und Klinik», Bd. II., siehe Literatur), eine Liste am Schluss des Kapitels 19.4.

Es ist zweckmäßig, auch diese Hilfsmittel früh einzusetzen. Wichtig ist es, daran zu denken. Die Behinderung ist ja meist offensichtlich, für den Betroffenen ohnehin. Es genügt, ihn zu fragen (s. Kap. 10.1.5, Kap. 10.2 u. Kap. 15.4). Er empfindet sie schmerzlich und ist froh um die kleinste Hilfe. Eine kleine Zusammenstellung von einfachen Selbsthilfen findet sich auch in Kapitel 17.12.

Besonderheiten zur Versorgung und Rehabilitation der einzelnen Behinderungen finden sich in den entsprechenden Kapiteln:

- Lähmungen, Muskelkrankheiten: siehe schlaffe Lähmungen (Kap. 34.1)
- Zerebrale Behinderungen mit spastischen Lähmungen: siehe spastische Lähmungen, Kapitel 34.2
- Querschnittslähmungen, Tetraplegie: siehe Paraplegie, spastische Lähmungen mit Sensibilitätsstörungen, Kapitel 34.4
- Hemiplegie siehe Kapitel 34.5.1
- Amputationen der unteren Extremitäten: siehe Kapitel 70
- Gehbehinderte: siehe Gehschule und das Üben der Gebrauchsfunktion Kapitel 17.3.4, Gehhilfen Kapitel 17.11.7, Selbsthilfen für Behinderte Kapitel 17.12
- Gehunfähige benötigen Transportmittel wie Lifte, Rollstühle, Fahrzeuge, also technische Hilfsmittel: siehe Kapitel 19.4
- Im Gebrauch von Händen und Armen Behinderte: Selbsthilfen für Behinderte, progressiv chronische Polyarthritis Kapitel 36.1.4
- Hand: «Gefühllose Finger», «Die verstümmelte Hand» und «Handlähmungen», Kapitel 49.2
- Amputationen und Prothesen an den oberen Extremitäten: Kapitel 70.4
- Extremitätenfehlbildungen: Kapitel 27.2.3
- Schwerste Lähmungen, Tetraplegie: siehe Kapitel 34.4; siehe auch technisch/orthopädische Hilfsmittel Kapitel 19.4 und Abbildung 19.3.

19.3
Von der Bewegungstherapie zur sinnvollen Arbeit

Von den Bewegungen, die in der Physiotherapie geübt werden, führt ein langer Weg zu den sinnvollen Bewegungen, die eine Berufsarbeit ermöglichen und damit ein Einkommen sichern können.

Die einzelnen Stufen der Rehabilitation sind:

- Physiotherapie
- Beschäftigungstherapie (Ergotherapie)
- Arbeitstherapie
- Berufslehre
- berufliche Arbeit.

Physiotherapie

Die Physiotherapie ist eine medizinische Behandlung. Ihr Augenmerk richtet sie ausschließlich auf die erkrankten Gelenke und Muskeln. Auch die Patienten sollen sich auf die Bewegungen um ihrer selbst willen konzentrieren. Dass dies manchen von ihnen mit der Zeit langweilig wird, ist wohl einfühlbar.

In der Absicht, ihre Motivation dauerhafter zu erhalten, wurde die *Beschäftigungstherapie* (Ergotherapie, occupational therapy) erfunden.

Ergotherapie

Die Patienten sollen etwas tun, was sie als sinnvoll empfinden können und was ihnen Freude macht. Handarbeiten bieten sich dazu an, aus welchen bei kreativer Tätigkeit auch ein Erzeugnis entsteht, das Befriedigung gibt: Weben, Flechten, Knüpfen, Papierarbeiten, Buchbinden, Modellieren, Töpfern, Leder- und Holzarbeiten, Stoffdruck, Metalltreiben usw. Die Ergotherapie benützt leicht zu bearbeitende Materialien: Bast, Rohr, Textilien, Ton, Holz, Kunststoff usw. Durch **ergonomisch richtige Auswahl** und Anordnung der Arbeiten und Arbeitsplätze kann man genau die gleichen Muskel- und Gelenkübungen ausführen lassen, wie in der Physiotherapie.

Die positive Wirkung auf die Psyche des Patienten, der Gewinn an Motivation und Ausdauer sind beträchtlich. Überdies kann er brauchbare Handfertigkeiten und Geschicklichkeiten erlernen. Dies ist besonders auch bei Lähmungen, Fehlbildungen und Verletzungen von Händen und Armen wertvoll. Aber auch Spiele machen Spaß und fördern Fingerfertigkeit und zielstrebiges Denken.

Die Ergotherapie umfasst daneben:

- funktionelles Training: Das Wiedererlangen bzw. Erhalten der normalen Funktionen sowie das Erlernen von Ersatzstrategien im Selbsthilfe- und Haushalttraining (Körperpflege, Essen, Fortbewegung), aber auch in Schule und Beruf durch Konfrontation mit dem Alltag.
- Erproben und Anpassen von Hilfsmitteln (z. B. Rollstuhl, Werkzeuge, Ess- und Badehilfen)
- Herstellen von Lagerungs- und Übungshandschienen
- Heim- und Arbeitsplatzabklärung
- Therapieprogramme nach Entlassung aus dem

Krankenhaus, oder um eine Hospitalisation zu umgehen
- Beratung, Unterstützung und praktische Anleitung von Angehörigen.

Kurz gesagt, sie ist am oft vernachlässigten Übergang zwischen Krankenhaus und Wohnung angesiedelt und überbrückt den Graben zwischen stationärer und ambulanter Behandlung, eine große Hilfe für die Patienten, aber auch für den behandelnden Arzt.

Arbeitsmedizin

Beschäftigung ist nicht gleichzusetzen mit Arbeit. Die Erzeugnisse der Flechterei, Weberei, Töpferei usw. werden als hübsche Nebenerscheinungen angesehen, *nicht* jedoch als Arbeitsprodukte für den Verkauf und zum Broterwerb.

Erst dies aber würde echte Eingliederung bedeuten, und die meisten Patienten, die Gesellschaft und die Kostenträger sehen es denn auch so. Hier hätte die **Arbeitsmedizin** einzusetzen: Erst wenn die vom Behinderten geleistete Arbeit einen wirtschaftlichen Wert hat, benötigt wird und sich verkaufen lässt, ist die wirtschaftliche Eingliederung geglückt. Dies ist nicht nur die vorherrschende Ansicht der freien Marktwirtschaft, sondern auch der Betroffenen selbst.

Vorbildliches richteten Autofabriken in England und Schweden ein: Statt ihre Arbeiter nach Unfällen oder Krankheiten vom Werkarzt arbeitsunfähig schreiben zu lassen, bis sie wieder voll einsatzfähig waren, ermöglichten sie ihnen, im Produktionsbetrieb, und zwar in **werkeigenen Rehabilitationsabteilungen**, sofort wieder eine Arbeit aufzunehmen, die ihrem Heilungsstadium bzw. ihrer Behinderung genau entsprach und gleichzeitig als Therapie diente. Zu diesem Zweck waren einige Maschinen speziell umgebaut worden, damit bestimmte Bewegungen gefördert und andere vermieden werden konnten, ähnlich wie bei den kinetischen Physiotherapieapparaten.

Die Führung der Abteilung oblag dem Werkmeister; der Einsatz an den Maschinen wurde vom *Werkarzt* nach medizinischem Gesichtspunkt organisiert. Als entscheidend wichtig für den Erfolg stellte sich heraus, dass die auf diese Weise hergestellten Bestandteile auch tatsächlich in die Autos eingebaut und nicht wieder eingeschmolzen wurden. Dies gab den Patienten die Gewissheit und Befriedigung, dass ihre Arbeit für die Produktion notwendig war und sie somit ihren Lohn auch redlich verdient hatten. Der Schritt von der reinen Beschäftigung zu diesem Konzept war enorm, der Erfolg entsprechend groß, und nach Angaben von Firma und Versicherung, welche zusammenarbeiteten, auch betriebswirtschaftlich positiv.

Solche **Wiedereingliederung** entspricht einem Ideal. Tatsächlich ist sie nur an wenigen Orten realisiert und auch nicht überall realisierbar. Dass aber zwischen Behandlung und Beschäftigung einerseits und Berufs- und Erwerbsarbeit andererseits ein Graben klafft, den Behinderte nur schwer, wenn überhaupt, überspringen können, und dass Brücken immer noch weitgehend fehlen, ist eine unbestreitbare Tatsache. **Stellensuche** ist für Behinderte eine frustrierende Angelegenheit.

Der Einzelne kann an diesen Verhältnissen kaum viel ändern. Die Gesellschaft, der freien Marktwirtschaft verpflichtet, hat andere Sorgen und überlässt ihre nicht konkurrenzfähigen Mitglieder lieber dem Sozialstaat. Die Verwaltung ihrerseits ist mit einer echten Eingliederung oft überfordert und hat die Tendenz, auf die einfachere Berentung auszuweichen.

Es ist eine **Pflicht der Ärzte**, stattdessen auf die Abklärung von Berufsmöglichkeiten, auf Arbeitserprobung und Arbeitsplatzvermittlung hinzuwirken und die Bereitstellung der entsprechenden Infrastrukturen (Beratungsstellen, geschützte Werkstätten, Arbeitsplätze für Invalide, Teilzeitarbeit usw.) im öffentlichen und politischen Bereich zu unterstützen.

Schulung, Umschulung

Bei Kindern und Jugendlichen steht die Erstschulung, bei jüngeren Behinderten die Umschulung, im Vordergrund der Rehabilitation. Hier kommt naturgemäß der medizinischen Beurteilung und Eignungsabklärung erste Bedeutung zu.

Berufsfindung und Berufsberatung Behinderter braucht das Wissen eines erfahrenen Spezialisten. Schon frühzeitig muss er eingeschaltet werden. Auch er muss sich auf die ärztliche Einschätzung der Belastbarkeit und der spezifischen Behinderung des Exploranden abstützen können.

Die Ergotherapeutin kann aus ihrer Erfahrung zweckdienliche Angaben und Vorschläge machen.

Schließlich ist die geeignete Ausbildung zu vermitteln und zu organisieren.

Kinder besuchen, soweit es geht, die normalen Schulen. Wo dies nicht möglich ist, müssen sie Sonder- und Spezialschulen zugewiesen werden.

Die Rehabilitation von zerebral behinderten Kindern und Jugendlichen und von Querschnittsgelähmten in eigenen Zentren ist besonders organisiert.

Arbeitserprobung, Berufslehren und Umschulung sind oft nur in *geschützten Werkstätten* und im Internat möglich.

Für orthopädische Patienten kommen Berufe in der elektronischen Branche, Datenverarbeitung, Feinmechanik, Verwaltung vor allem in Frage, aber auch im akademischen Bereich (s. Abb. 19.3).

Der Sprung ins Erwerbsleben ist, wie schon erwähnt, auch nach abgeschlossener Ausbildung nicht einfach. Manche geistig und besonders schwer Behinderte müssen in Wohnheimen bleiben und dort «beschäftigt» werden.

Wohnen, Mobilität

Für die Behinderten ebenso wichtige Fragen wie der Arbeitsplatz sind Wohnen und Mobilität.

Während es für die Gesellschaft bequemer ist, Körperbehinderte in Wohnheimen usw. zusammenzufassen, möchten und sollten sie auch eine **eigene Wohnung** haben und nicht immer nur unter Ihresgleichen leben müssen.

Normale Wohnungen müssen für Behinderte, vor allem Rollstuhlfahrer, meist speziell eingerichtet, ja umgebaut werden. Dies sind Aufgaben für Architekten und Planer.

Der **Weg zum Arbeitsplatz** kann nicht immer mit öffentlichen Verkehrsmitteln zurückgelegt werden, denn diese sind im Allgemeinen nicht sehr behindertenfreundlich. Auch sonst möchte der Behinderte sich frei bewegen können, wie es für seine Umgebung selbstverständlich ist. Dazu ist ein Kleinfahrzeug oder ein Auto notwendig. Dieses muss für manche Behinderte umgebaut werden. Für Paraplegiker, die auf einen Rollstuhl angewiesen sind, stellen sich hier besondere Probleme.

Sport

Auch der *Behindertensport* spielt für die Invaliden eine wichtige Rolle. Entsprechende Verbände und Sportlehrer bieten ihnen Gelegenheit dazu. Hier kann die Restfunktion im Wettkampf geübt werden, sei es beim Schwimmen, Skifahren, Ballspiel, Bogenschießen usw. Die Resultate sind erstaunlich, und der Gewinn an Selbstbewusstsein, die Freude und das gemeinsame Erlebnis sind wichtig für den Behinderten.

Woher das Geld?

Finanzielle Probleme bilden einen großen Teil der Sorgen der Behinderten, ihrer Familien und Betreuer.

Finanzierung von Behandlung, Hilfsmitteln, Erwerbsausfall, Schulung, Eingliederung ist wohl in den meisten Industrieländern irgendwie möglich, doch sind in der Regel ganz *verschiedene Kostenträger* zuständig, was viel administrativen Aufwand und meist auch frustrierende Verzögerungen und Wartezeiten zur Folge hat. Dies ist auch für den Arzt ärgerlich, doch sollte er die Mühe auf sich nehmen, den Kassen und Versicherungen *die medizinischen Angaben* rasch zu melden, da ohne diese nichts geschieht. Die Fragen auf den vielen Formularen scheinen ihm zwar lästig, doch sind sie in der Regel wenigstens klar gestellt – und somit auch klar zu beantworten.

Im Übrigen nimmt ihm der *Sozialdienst* viel Arbeit auf diesem Gebiet ab. Er braucht sich um Details nicht zu kümmern. Er muss lediglich die Adresse und Telefonnummer des zuständigen Sozialarbeiters wissen und diesen informieren. Der Sozialdienst ist Koordinations- und Anlaufstelle für alle an der Rehabilitation Beteiligten. Er kann auch weitere Personen, Institutionen und Ämter einschalten, wenn nötig auch einmal einen Rechtsdienst.

Schließlich ist es zweckmäßig, dass *der Arzt zusammen mit dem Sozialdienst den Plan* für die Rehabilitation aufstellt.

Zeitliche Koordination

Monate und Jahre untätigen Daseins sind für die meisten Patienten eine lange Zeit, besonders, wenn in dieser Zeit nicht viel geschieht. Damit in der Rehabilitation nicht noch mehr Zeit verloren geht und keine Leerläufe dem Patienten die Motivation nehmen, muss die in der Abbildung 19.1, Kapitel 19.2 angedeutete zeitliche Abfolge zusammengedrängt werden. Manche Dienste müssen gleichzeitig tätig werden. Ihren Einsatz diktiert der Fortschritt in der Rehabilitation. Da nur der Arzt diesen beurteilen kann, obliegt ihm die Planung.

Örtliche Koordination

Zu Beginn einer Krankheit oder nach einem Unfall ist oft ohnehin eine Behandlung im Krankenhaus notwendig. Ob die weitere Behandlung und Eingliederung **ambulant oder stationär** erfolgen soll, ist ein wichtiger Entscheid. Er hängt vor allem auch davon ab, wo welche Dienste angeboten werden.

An größeren Zentren, in *Eingliederungsstätten*, wo alle diese Dienste am gleichen Ort verfügbar sind, lässt sich der zeitliche Ablauf straffer und effizienter gestalten. Dieser Vorteil ist gegen denjenigen abzuwägen, wenn der Patient *zu Hause* wohnen kann.

Letzteres ist der Normalfall bei allen leichteren Unfällen und kürzeren Arbeitsunterbrüchen. Oft wird leider bei solchen Fällen nach Krankenhausaustritt einfach gewartet, bis der Patient wieder voll arbeitsfähig ist. In der Zwischenzeit geschieht nichts, und es ist möglich, dass sich der Patient langweilt, sich ans Nichtstun und seine Rente gewöhnt, seine Behinderung assimiliert und schließlich permanent invalide wird und unzufrieden bleibt. Mit etwas gutem Willen und Phantasie aller Beteiligten ist es oft möglich, die Patienten *schon in der Rekonvaleszenz wieder in den Arbeitsprozess einzugliedern.*

Der Gedanke der Rehabilitation, der Wiedereingliederung, gilt ebenso für diese leichteren Fälle wie für die Schwerbehinderten. «Rehabilitation ist keine Technik, sie ist eine Philosophie in Aktion.»

Eine Aufgabe der Gesellschaft

Rehabilitation ist nicht nur eine private, medizinische, sondern auch eine gesellschaftliche, eine politische Angelegenheit. Bis zur vollständigen Gleichstellung der Behinderten in der Gesellschaft ist noch ein weiter Weg zu gehen.

- *Das finanzielle Engagement.* Ein kompliziertes System von Gesetzen, Versicherungen, Beihilfen. Verbesserungen, Vereinfachungen, bessere Information sind notwendig. Bessere Verankerung des Gedankens, dass Hilfe in diesem Bereich ein Gebot menschlicher Solidarität gegenüber benachteiligten Mitmenschen ist, dass dies nicht nur lästige Kosten bedeutet, sondern dass es auch ökonomisch sinnvoll ist, wenn Behinderte arbeiten.
- *Arbeitsplätze.* Die meisten Behinderten sind durchaus fähig, wertvolle, sinnvolle und befriedigende Arbeit zu leisten. Allerdings sind sie auf spezielle, geeignete Arbeitsplätze angewiesen. Wer stellt sie bereit? Die Wirtschaft ist gefordert. Fortschrittliche Firmen nehmen ihre Verantwortung wahr, andere sind ängstlich oder ablehnend. Sollte die Aufgabe an den Staat abgeschoben werden? Oder sollten die Unternehmen per Gesetz verpflichtet werden, Arbeitsplätze für Behinderte bereitzustellen, wie dies z.B. in der Bundesrepublik Deutschland bereits vorgeschrieben ist – allerdings mit mäßigem Erfolg, da sich die Unternehmen gegen einen Geldbetrag von dieser Verpflichtung «freikaufen» können? Aufgaben, die noch gelöst werden müssen.
- *Auch Wohnungen und Küchen sind Abeitsplätze.* Sie werden leicht vergessen. Planung und Angebot an geeigneten Einrichtungen und Geräten usw. lassen immer noch zu wünschen übrig.
- *Mobilität:* Verkehrsreiche Straßen, Bürgersteige, Treppen, Stufen, enge Türen, Etagen etc. sind Barrieren für Behinderte (s. Kap. 19.4). Abhilfe kann nur über Planung und Politik geschaffen werden. Behindertenorganisationen setzen sich für ihre Mitglieder ein. Ärzte als Fachleute können das auch tun.
- *Gesellschaftliche Akzeptanz.* Die Wurzel des Problems liegt wohl in der heute wie früher verbreiteten landläufigen Vorstellung von «Norm». Alles «Abnormale», was dieser Norm nicht entspricht, wird bewusst oder unbewusst abgelehnt. Zwar haben sich die Ansichten, vor allem in den letzten zwei Jahrhunderten, entschieden gewandelt. In der Praxis, im täglichen Leben ist die Diskrimination der Behinderten aber noch beträchtlich. Hier haben Gesellschaft und Politik noch einige Aufgaben. Alte Vorurteile müssen ausgeräumt werden, der Solidaritätsgedanke ist noch zu schwach.

Ärzte haben als Fachleute die besten Möglichkeiten, hier aktiv einzugreifen, den Rehabilitationsgedanken zu verbreiten.

19.4
Reha-Hilfen

Reha-Hilfen sollen Körperbehinderten helfen, ihre Funktionsausfälle zu überwinden und auszugleichen. Sie dienen somit der Rehabilitation (s. Kap. 17.11).

Selbstverständlich müssen sie dem Einzelfall angepasst sein. Das breit gefächerte Angebot der Industrie vermag indessen die meisten Bedürfnisse zu befriedigen, da die Erzeugnisse in reichhaltiger Abwandlung und verschiedenen Größen erhältlich sind.

Wichtig ist, dass der Patient gut mit seinem Hilfsmittel umgehen kann. Deshalb sollte es *möglichst einfach* sein. Eine eingehende Schulung darin durch Physiotherapeuten und/oder Ergotherapeuten usw. ist immer notwendig.

Hilfsmittel für Gehbehinderte

- Gehhilfen (Stöcke usw.) siehe Kapitel 17.11.7
- Strumpfanzieher, Greifzangen, Stühle, siehe Kapitel 17.12: «Selbsthilfen für Behinderte»
- Für Patienten, die beim Aufstehen aus dem Sitzen Mühe haben, gibt es «Katapultsessel».
- Die Pflege erleichtern: Patientenlifte, Badelifte, Badewannensitze usw.
- Für bettlägerige Patienten gibt es Lesehilfen, wie Prismen-Brillen, Glaspult, auf welches Bücher und Zeitschriften, nach unten offen, gelegt werden können.
- Wohnung: Handläufe, Geländer, keine Schwellen und Treppen, Kücheneinrichtung und Arbeitsplatz auf Augen- bzw. Tischhöhe
- Einbaubare Treppenaufzüge

Hilfen für Gehunfähige

Alle Menschen, die gehunfähig sind, aber sitzen können, brauchen **Rollstühle**.

Aber auch für Gehbehinderte, die nur mühsam wenige Schritte gehen können, ist es weitaus besser und befriedigender, wenn sie sich definitiv auf ein Leben im Rollstuhl einrichten können.

Rollstühle sind heute technisch perfekt entwickelt. Es gibt verschiedene Typen für verschiedene Zwecke: Fortbewegung in der Wohnung, für die Toilette, den Arbeitsplatz, für außer Haus, Sport, in Kombination mit einem Auto usw., aber auch solche für vollständig hilflose Patienten.

Für die Auswahl des richtigen Modelles sind gute Kenntnisse in der Rehabilitation wichtig.

Rollstühle werden Statistiken zufolge am häufigsten *vom praktischen Arzt verordnet*. Zusammenarbeit mit dem Sozialdienst (Finanzierung, Wohnungsverhältnisse), mit der Orthopädietechnik, der Beschäftigungstherapie (Feineinstellung) und der Physiotherapie (Art der Behinderung) ist wesentlich für die zweckmäßige Verordnung und Auswahl, damit Fehlinvestitionen (in über einem Drittel der Fälle der Grund für die Rückgabe des Rollstuhles) vermieden werden.

Der übliche Rollstuhl für die Wohnung, das Heim, ist einigermaßen standardisiert. Falls der Patient noch genügend Kraft in Armen und Händen hat, kann er ihn mit Hilfe von Greifreifen selbst bewegen und steuern. Damit er in der Wohnung manövrierfähig ist, lässt sich der Rollstuhl an Ort wenden. Dazu eignen sich die üblichen großen hinteren Räder am besten. Die Beinstützen sollen sich hochklappen und schwenken lassen. Das Überwechseln auf das Bett, die Toilette ist ohne abnehmbare Seitenteile kaum möglich (**Abb. 19.2**).

Sitzflächen, Rückenlehne, Armlehne evtl. Kopfstützen müssen dem Patienten und seiner Behinderung angepasst sein, ebenso für besondere Situationen entworfene Zubehörteile, von denen es eine große Auswahl gibt. Nicht alle sind unbedingt notwendig.

Damit der Rollstuhl seinen Zweck erfüllt, muss der Patient lernen, richtig damit umzugehen. Ihm dies beizubringen ist Aufgabe der Physiotherapie. In einem intensiven Rollstuhltraining muss der Patient lernen, ein- und auszusteigen, zu manövrieren, Schwellen, womöglich auch Randsteine, durch Kippen zu überwinden usw.

Spezielle Modelle für bestimmte Zwecke:

- Schiebewagen für Patienten, die sich nicht mehr selbst fortbewegen können
- Rollstühle mit besonderen Stützen und Halterungen für Spastiker, für Patienten mit Lähmungen des Stammes
- Toiletten- und Duschstühle
- Handbetriebselbstfahrer (mit Hebeln)
- Elektrorollstühle für Haus und Straße. Patienten welche nicht im Stande sind, sich mit der Kraft ihrer Arme fortzubewegen (Lähmungen, Krankheiten der oberen Extremitäten), können damit selbstständige Mobilität gewinnen. Je nach Behinderung kann die Steuerung durch Füße, Hände, evtl. das Kinn im Servosystem erfolgen.
- Rollstühle für spezielle Zwecke: Treppenfahrer, Aufrichterollstuhl für Stehfähige, Sportstühle, verschiedene Größen, Adaptationen für Spastiker, Einarmige, Patienten mit steifen Gelenken, mit Dekubitusgefahr usw.
- Manche Standardrollstühle lassen sich zusammenfalten (z. B. damit sie im Auto mitgeführt werden können), sind aber etwas weniger komfortabel, kommen evtl. als Zweitrollstuhl in Frage.

Bei der **Auswahl** *des Rollstuhls* ist entscheidend:

- Zweck, praktische Bedürfnisse, gezielter Ersatz der Funktionsausfälle des Patienten
- richtige Maße, Sitzkomfort
- optimale Förderung der Unabhängigkeit des Behinderten in seiner Umgebung
- Sicherheit, Stabilität. Rollstühle für Doppelamputierte müssen wegen der Schwerpunktsverlagerung die Räder weit hinten haben.
- robustes, reparaturfähiges Gerät

Rollstuhlgängige Architektur:

In Wohnungen und Häusern herumzufahren braucht etwa das, was die *Straßen* für Autos sind: Breite, flache, glatte Verkehrswege ohne Hindernisse und gute Zufahrtsmöglichkeiten zu Tisch, Bett, Schrank, Toilette usw., incl. Kehrplatz.

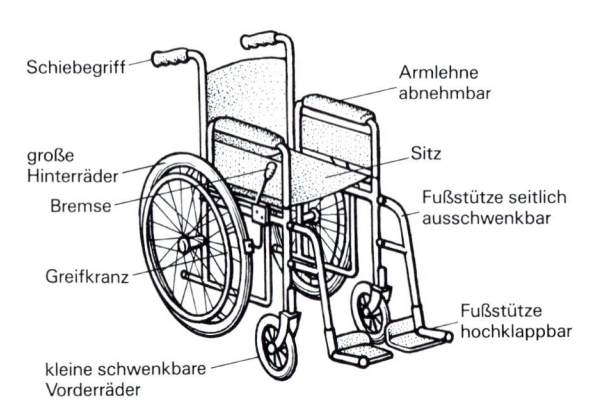

Abb. 19.2: Standardrollstuhl, zusammenfaltbar, mit Greifkranz für Handbetrieb. Alle Details müssen stimmen, denn Gehunfähige verbringen darin ihr ganzes Leben.

Manche Türen sind zu schmal, die meisten Toiletten und Badezimmer zu eng. Dafür gibt es genaue Maße und Anleitungen, die erhältlich und zu beachten sind. Kleine Niveauunterschiede können zur Not mit Rampen oder Armkraft überwunden werden, Treppen praktisch nicht. Rollstuhlfahrer müssen zu ebener Erde wohnen, sonst sind sie auf genügend breite Aufzüge angewiesen.

Diese Probleme berühren auch die Öffentlichkeit. Trotzdem muss für jeden Einzelfall seine individuelle Lösung gesucht und gefunden werden. Hier ist die Zusammenarbeit mit dem Sozialdienst unentbehrlich.

Für die *Mobilität außer Haus*, im Straßenverkehr, sind Rollstühle ungenügend und unzumutbar, schon wegen der Gefahr und der Witterung.

Autos können je nach Behinderung umgerüstet und angepasst werden. Hilfen für die Hand- bzw. Fußbedienung gibt es in verschiedenen Formen. Mit einem ärztlichen Attest sowie entsprechender Ausbildung und Prüfung kann der behinderte Fahrer im Straßenverkehr zugelassen werden. Erst dann kann im Autozeitalter von einer vollständigen Eingliederung gesprochen werden.

Technische Hilfsmittel für Funktionsstörungen von Händen und Armen

Vielen Patienten, vor allem Polyarthritikern, fehlen Kraft und Beweglichkeit der Hand zum Greifen (vgl. Abb. 49.4 mit Abb. 36.3).

Küche, Haushalt: Essbesteck, Toiletten- und Haushaltgeräte können mit dicken Griffen, welche in die Hand passen, versehen werden. Solche sind auch im Handel. Was Kraft zur Bedienung braucht, wie Flaschenöffner, Schraubendeckel, Deckelzangen, Wasserhahnen, Türgriffe, Schlüssel, Gemüserüster usw., kann ebenfalls mit geeigneten Griffen und größeren Hebelarmen versehen werden. Die Ergotherapie hat dank ihrer Kreativität und einfacher Materialien viele Möglichkeiten. Hilfsmittel können auf einfache und billige Art «ad hoc» hergestellt und ausprobiert werden (Schienen, Ankleide- und Haushalthilfen, Ess- und Schreibhilfen usw.). Aber auch das Angebot im Handel ist groß. Kataloge helfen bei der Auswahl.

Reha-Hilfen für Einhänder: Patienten, die sich ganz oder teilweise mit einer einzigen Hand helfen müssen (Amputierte, Gelähmte, Hemiplegiker), sind oft äußerst geschickt mit dieser. Da aber die zweite Hand fehlt, mit welcher der zu bearbeitende Gegenstand festgehalten werden soll, braucht es Feststellhilfen für Küche, Haushalt, Schreibtisch usw. Auch für diesen Zweck gibt es viele nützliche Geräte wie z.B. Kartoffelschäler, Dosenöffner, rutschfeste Schreib- und Arbeitsunterlagen usw.

Für **Ohnhänder** und manche andere Behinderte ist eine Toilette mit automatischer Spülung und Warmluft (Closomat) kein Luxus.

Manche Kinder ohne Arme haben gelernt, ihre Füße wie Hände zu gebrauchen (wobei sie die Großzehe wie einen Daumen abspreizen und benützen können, s. Abb. 27.6). Dieses Beispiel zeigt die Anpassungsfähigkeit vor allem junger Menschen, die immer voll ausgenützt werden sollte.

Elektronische Steuerungen

Allerdings gibt es Behinderte, die ohne aufwändige äußere Hilfen vollständig hilflos wären. Dazu gehören hohe Querschnittslähmungen, Tetraplegien, bestimmte Systemerkrankungen der Muskulatur und andere Lähmungen. Der Fortschritt der Elektronik hat erstaunliche technische Hilfen gebracht für diese

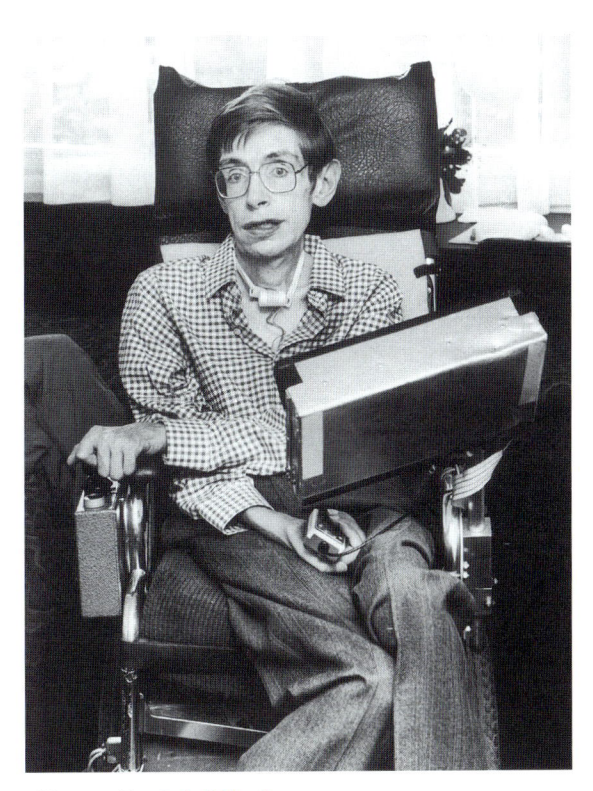

Abb. 19.3: Zur **Rehabilitation**.
Der Nobelpreisträger Stephen W. Hawking ist wegen seiner Lähmung an den Rollstuhl gebunden. Er kann nicht schreiben und auch nicht mehr sprechen. Mit Hilfe einer komplizierten elektronischen Einrichtung kann er Vorlesungen und Vorträge halten, kosmologische Forschung betreiben und sogar spannende Bücher darüber verfassen (so z.B. «A Brief History of Time»).

Aber auch im Mittelfeld leisten viele Behinderte dank Rehabilitation Erstaunliches.

Schwerstbehinderten, welche nur noch atmen, Augen, Mund und Zunge und vielleicht einen Finger bewegen können. Mit diesen minimalen Bewegungen, mit dem Luftstrom der Atmung oder mit gesprochenem Wort lassen sich alle möglichen Apparate einschalten und steuern, wie z. B. die Betteinstellung, elektrische Haushaltgeräte, Fernseher usw., Kommunikationshilfen wie Telefon, Schreibmaschine, Computer bedienen, aber auch Roboter für beliebige Zwecke, z. B. um Buchseiten zu wenden.

Dass ein Mensch mit Willen und Intelligenz sich mit Hilfe solcher Geräte voll in die Gesellschaft integrieren kann, hat Stephen W. Hawking bewiesen, der trotz seiner progressiven Muskeldystrophie nicht nur einen Lehrstuhl für Kosmologie innehat, sondern für seine Arbeiten auch mit dem Nobelpreis ausgezeichnet wurde, ein Beispiel unter vielen, dass moderne Rehabilitation nicht nur mit Hilfe von Muskelkraft, sondern auch durch die Kraft des Geistes möglich ist (**Abb. 19.3**).

Orthopädie von der Geburt bis zum Tod – zwischen Patient und Wissenschaft

20. Jenseits der Wissenschaft 383
21. Das Rätsel der Sphinx oder Die Zeit in der Orthopädie 392
22. Kinderorthopädie 401
23. Sportorthopädie 409
24. Orthopädie zwischen Wissenschaft und Heilungsauftrag 416
25. Langzeitforschung 429
26. Statistik in der Orthopädie 444

Eine kleine «Philosophie» der Orthopädie

In den folgenden Kapiteln werden ein paar Gedanken formuliert zu Themen, die normalerweise nicht in Lehrbüchern vorkommen und auch in Vorlesungen, während des Studiums, kaum angesprochen werden. Die Texte sind im Laufe der Redaktion der verschiedenen Auflagen des Buches entstanden. Manche stammen weniger aus wissenschaftlicher Erkenntnis als aus jahrelanger praktischer Beschäftigung im Beruf. Sie möchten als *Denkanstöße* verstanden werden, *keinesfalls als etablierte Lehre*. Wenn sie Kritik und Diskussion anregen könnten, wäre ihr Zweck erreicht.

20 Jenseits der Wissenschaft

> «It is better to know some of the questions than all of the answers»
>
> *James Thurber*

Pathologie, Diagnose und Therapie sind die drei Pfeiler der medizinischen Wissenschaft, welche die Universität dem Studenten vermittelt. Sie bilden die Basis des Arztberufes. Daneben und darüber hinaus gibt es ärztliches Wissen und Erfahrungen, die mit streng wissenschaftlichen Methoden schwierig zu erfassen sind, aber für unser *tägliches Handeln wegleitend* sind. Sie sollen hier zur Sprache kommen, soweit sie für die Orthopädie spezifische Probleme stellen:

- die Zeit als Dimension im Krankheits- und Heilverlauf: Kapitel 21.1
- die Lebensalter: Kinderorthopädie: Kapitel 22, Sportorthopädie als Erwachsenenorthopädie: Kapitel 23, geriatrische Orthopädie: Kapitel 21.2.4
- die Problematik prophylaktischer Eingriffe, v. a. bei Kindern, aber auch bei Erwachsenen: Kapitel 22.2
- Wissenschaft als Grundlage des Heilauftrages: Kapitel 20.1, Experimente: Kapitel 24.1; Klinische Forschung: Kapitel 24.2; Evidence-based Medicine: Kapitel 24.3
- Publizieren, Lesen, Statistik: Kapitel 24.3 und Kapitel 26.1
- Qualitätsmessung, Qualitätskontrolle: Kapitel 25.3; Assessment, wie soll man Lebensqualität messen? Kapitel 24.3
- Nachkontrollen, Langzeitverläufe: Kapitel 25
- der individuelle Patient: patientenorientierte Indikation und Therapie: Kapitel 20.1 und Kapitel 25.3
- Sicht des Arztes, Sicht des Patienten: Kapitel 25.3 und Kapitel 20.1
- Orthopädie und Psyche: Kapitel 20.3
- ethische Probleme in der Orthopädie: Kapitel 20.2

20.1 Wissenschaft und kranker Mensch

Wissenschaft als Grundlage unseres Heilauftrages

Woher wissen wir Ärzte, was unsere Patienten brauchen? Als Quelle unseres Wissens gilt die medizinische Wissenschaft. Sie wird allgemein als verlässlich angesehen. Die Universität zeigt in der Regel keine Neigung, diesen Glauben bei den Studenten zu untergraben. So kann medizinisches Wissen zuweilen zwar etwas kritiklos, aber recht selbstsicher, apodiktisch und autoritär auftreten und damit Patienten und Ärztekollegen beeindrucken.

Erst in der praktischen Arbeit drängt sich die Einsicht auf, dass eine gewisse Relativierung notwendig ist. Die Erfahrung, dass das Wissen von heute oft der Irrtum von morgen ist, sowie ein Einblick in die Methoden der medizinischen Wissenschaft können vor ihrer Überschätzung schützen, etwas Bescheidenheit vermitteln und damit unser Handeln beeinflussen. Sie helfen uns, nicht nur «Mediziner», sondern Ärzte zu sein.

Der unverstandene Patient: Schul- oder «Ganzheits»-medizin?

Gegen Ende des letzten Jahrhunderts hat sich zunehmend ein Unbehagen, ja eine Feindseligkeit gegen die *Schulmedizin* etabliert. Seelenlose Technologie, mangelndes Einfühlungsvermögen in die Psyche, Nöte und Wünsche der Patienten, Arroganz, autoritäres, paternalistisches Verhalten wird ihren Vertretern vorgeworfen, leider nicht immer zu Unrecht (vgl. Kap. 20.3). Eine zunehmende Abwanderung des Publikums zu Anbietern *alternativer* Heilmethoden setzte ein, unter dem Titel «*Ganzheitsmedizin*». Viele Patienten fühlen sich nicht ernst genommen von den Ärzten und unverstanden. Sie suchen stattdessen Heil in Psychotherapien verschiedenster Schulen und esoterischen Zirkeln.

Die «Schulmediziner» sind nicht unschuldig an dieser Entwicklung. Sie haben sich auf die Krankheit konzentriert und dabei die Kranken ein wenig aus den Augen verloren. Und schließlich sind ihre Patienten zu den selbst ernannten Heilsanbietern übergelaufen, die ihnen boten, was sie vom Arzt vergeblich erhofften. Doch die so genannte «Ganzheitsmedizin» ist ebenso wenig ganzheitlich wie die «seelenlose Medizin». Und Scharlatanerie ist auch nicht besser als diese (vgl. Kap. 16.1).

Das Problem ist erkannt. Es geht nicht darum, die Alternativmedizin zu bekämpfen, sondern eine menschliche Medizin zu betreiben. Aus dem Bestreben, diese auf eine solidere wissenschaftliche und gleichzeitig besser patientenbezogene Basis zu stellen, ist u.a. die **«Evidence-based Medicine»** erwachsen (s. Kap. 24.3). Kapitel 24, «Orthopädie zwischen Wissenschaft und Heilungsauftrag» und Kapitel 26, «Statistik in der Orthopädie», gehen auf diese Probleme ein.

Nur das Resultat am Patienten zählt

Am Ende zählt für den Patienten nicht die Theorie, sondern einzig und allein der Erfolg. Jede Therapie, jede Operation ist nur so gut wie das Ergebnis. Verlaufskontrollen entscheiden über Wert und Unwert einer Operationsmethode und nicht theoretische Überlegungen. Ohne **Nachkontrolle** der Patienten ist keine Wertung möglich. Verlaufskontrollen liefern die Entscheidungsgrundlagen für Indikationen, für konservative und operative Therapie. Ohne langfristige Kontrollstudien ist «wissenschaftliche Evidenz» in der Orthopädie nicht zu haben. Die Bedeutung der Langzeitforschung für die Orthopädie ist in Kapitel 25 beschrieben.

Beurteilung des Nutzens für den Patienten («Assessment»)

Wissenschaft misst. Wie misst man ein Operationsresultat? Lassen sich Schmerzen, Hinken, Behinderung messen? Oder sind Winkel und Distanzen ausschlaggebend? Siehe dazu «An Assessment of Assessment» am Schluss von Kapitel 24.3. In den letzten Jahren sind Instrumente entwickelt worden, den Nutzen von Therapien, von Operationen insbesondere, zu erfassen, die in erster Linie die Beurteilung durch die Patienten selbst berücksichtigen, während früher einseitig das Ergebnis der klinischen Untersuchung maßgebend gewesen war. Fähigkeitsassessments, «Outcome studies» etc. beruhen auf Befragung der Patienten, zum Teil mittels Fragebogen, wobei die Behinderung bzw. die noch erhaltenen praktischen Fähigkeiten zur Bewältigung des Alltags, die Arbeits- und Sportfähigkeit sowie ihre Zufriedenheit im Zentrum stehen.

Eine **patientenbezogene Klassifikation**, (im Gegensatz zur pathologisch-anatomischen ICD), die «International Classification of Impairments, Disabilities and Handicaps» **(ICIDH)** dient als Grundlage und ist eine wichtige Hilfe sowohl für die individuelle Beurteilung als auch für Vergleichsstudien in der klinischen Forschung. Sie ausführlich im Diagnostikteil (Kap. 10.1.3) beschrieben.

Die Probleme zwischen Forschung und Dienst am Patienten sind in den Kapiteln 24 und 25: «Orthopädie zwischen Wissenschaft und Heilungsauftrag» und «Langzeitforschung» ausführlicher erörtert.

Alle Macht den Patienten?

Unter diesem Titel beschrieb eine Gruppe für praxisorientierte Forschung und Wissenstransfer den Weg vom ärztlichen Paternalismus zum «Shared Decision Making».[1] In der guten alten Zeit entschied der Arzt die Therapie, und der Patient ließ sie, notfalls unter mehr oder weniger sanftem Druck, geduldig über sich ergehen. Diese Methode des «Paternalistic Decision Making» wurde abgelöst, ebenfalls wieder unter mehr oder weniger sanftem Druck, vom «Informed Decision Making». Hier besteht die Aufgabe des Arztes lediglich darin, den Patienten so weit zu informieren, dass dieser in Kenntnis aller Details und Umstände der Krankheit, der Prognose, der therapeutischen Alternativen und ihrer jeweiligen Risiken, selbst entscheiden kann, wie, wann und wo er sich behandeln lassen will (s. Kap. 18.1.5). Diese «Philosophie» geht davon aus, dass der Patient

1. mit umfassender Information in die Lage versetzt werden kann, sozusagen als Fachmann objektiv zu entscheiden («problem solving»), und
2. dass er trotz seiner Krankheit und ihrer Begleitumstände auch vollumfänglich fähig ist, einen rationalen Entscheid zu fällen («decision making»).

Dies sind hohe und zum Teil unrealistische Erwartungen. So ist ernsthafte Krankheit für die meisten Patienten einen Ausnahmezustand, in dem sie psychisch überfordert und entscheidungsunfähig sind. Wissen allein ist noch unverbindlich, entscheiden hingegen heißt auch Verantwortung übernehmen, doch diese möchten sie lieber dem Arzt überlassen.

---

[1] M. Büchi, J. Steurer et al.: «Alle Macht den Patienten? Vom ärztlichen Paternalismus zum Shared Decision Making.» Schweiz. Ärztez. 2000; 81 Nr. 49, 2776

Als Mittelweg aus dem Dilemma wird «Shared Decision Making» empfohlen:[2] Der Arzt ist der Experte des Wissens, der Patient jener der Präferenzen, d.h. seiner eigenen Wertevorstellungen, an denen sich die Entscheidung orientieren soll. *Gemeinsam* soll er erarbeitet werden, zweifellos ein erstrebenswertes Ziel.

Nun denkt der Mediziner in statistischen Wahrscheinlichkeiten, der Patient jedoch will Gewissheit. So hängt sein Entscheid schließlich weitgehend davon ab, auf welche Art, in welchen Worten ihm die Botschaft vermittelt wird. «Framing» heißt das in der Fachliteratur. Damit hat es der Arzt auch heute noch weitgehend in der Hand, seinen Patienten dorthin zu bringen, wo er ihn haben will. Andererseits sind nach meiner Erfahrung sehr viele Patienten nicht im Stande, sich über ihre Präferenzen und Wünsche klar zu werden und sie auch klar zu formulieren. Damit drängen sie den Arzt wieder in die paternalistische Rolle. Um nicht in diese zurückzufallen, bleibt oft nur, zu versuchen, auf allen möglichen Umwegen, durch Rückfragen, Querfragen, Beobachtungen ihre eigentlichen Wünsche herauszufinden und so mit ihnen gemeinsam zur Entscheidung zu gelangen. Ein Schritt in diese Richtung ist *das Informationsprotokoll:* siehe Kapitel 18.1.5.

Die Probleme der individuellen Indikation wurden im Kapitel 15 «Patientenorientierte Therapie» und Kapitel 18.1: «Operationsindikation» ausführlich erörtert.

20.2
Ethik in der Orthopädie

Ethik, heißes Eisen oder kalter Kaffee?

In der zweiten Hälfte des letzten Jahrhunderts waren sich Ärzte und Publikum einig in der Überzeugung, dass der technische Fortschritt der Medizin die gesamte Menschheit von Krankheit und Leiden würde erlösen können. Die Erfolge waren tatsächlich spektakulär, doch wuchsen neue Probleme wie Pilze aus dem Boden.

Spätestens um die Jahrtausendwende wurde klar, dass Wissenschaft allein nicht genügen würde. Vernachlässigte Psychen, Verlust von Menschlichkeit, Grenzsituationen infolge von grenzenlosen Möglichkeiten, ungerechte Verteilung von Leistungen, Bürokratie und schließlich Streit ums Geld ließen ein allgemeines Malaise aufkommen, und es ertönte der Ruf nach Kontrolle der Götter in Weiß, nach Qualitätsmanagement, nach Reglementierung des Gesundheitswesens, nach Ethik.

Ethik ist eine Forderung der Gesellschaft an das Individuum. Dieses aber reklamiert seine Freiheit, zu tun und zu lassen, was ihm beliebt. Der freie Markt ist sein Element. Dort schließen Partner mit gleich langen Spießen Verträge.

Nicht so im Gesundheitswesen. Ernsthaft kranke Menschen haben keine Spieße mehr. Krankheit ist nicht nur schmerzhaft und behindernd, sie hat auch tief greifende Wirkung auf die Psyche und bedroht die materielle Existenz, oft einer ganzen Familie. Schwer und langfristig Kranke sind und fühlen sich auf Gedeih und Verderb ausgeliefert, und der Arzt ist dann nicht mehr ein Kontrahent in einem freien Markt, mit dem man verhandeln kann. Er gleicht eher einem Rettungsring für Ertrinkende. Er ist die letzte Hoffnung, und dem Patienten bleibt nichts anderes übrig, als ihm zu glauben und zu vertrauen. Eine andere Wahl hat er nicht.

Die *finanziellen* Folgen dieser asymmetrischen Situation versucht die Gesellschaft mit den Instrumenten der Versicherung und mit Hilfe durch die öffentliche Hand aufzufangen. Der *psychischen* Ausnahmesituation des Patienten steht der Arzt tagtäglich allein gegenüber. Seine Stellung zwischen Patient und Gesellschaft ist notorisch heikel, der Versuchung, sie auszunutzen, widersteht nicht jeder zu jedem Zeitpunkt.

Ethik spielt sich ab im Spannungsfeld zwischen Individuen und Gesellschaft. Diese wünscht und fordert sie, gelebt wird sie aber nur durch jeden Einzelnen. Zwischen Heiligen und Verbrechern liegt ein weites Feld. Schwarz und Weiß zu beiden Enden sind eindeutig und klar. Die «gewöhnlichen», «normalen» Menschen, Ärzte eingeschlossen, tummeln sich dazwischen irgendwo in der «Grauzone», die einen etwas weißer, andere etwas grauer. Schwarze Schafe sind selten, aber es gibt sie. Sie schaden allen.[3]

Die besondere Situation des Arztes, seine Verpflichtung gegenüber seinen Hilfe suchenden Klienten, erheischt auch erhöhte Verantwortung, besondere Sorgfalt und überdurchschnittliches Engagement. All dies lässt sich weder mit amtlichen Erlassen noch mit Kontrollinstanzen oder Ethikkommissionen durchsetzen. Bei der Mehrzahl der Ärzte war jedoch eine entsprechende Motivation ausschlaggebend für ihre Berufswahl. Und bei günstigen Rahmenbedingungen bleibt ihnen diese Motivation ein Leben lang auch erhalten. So gesehen ist und bleibt Ethik eine persönliche Angelegenheit jedes Einzelnen.

---

2 C. Charles et al.: «Decision making in the physician-patient encounter: revisiting the shared treatment decision-making model.» Soc Sci Med 49 (5), 651 (1999)

3 Donald B. Kettelkamp: «Achilles' Heel». President's Address, read at the Annual Meeting of the American Orthopaedic Association, Colorado Springs, June 1989. J. Bone Joint Surg. 71-A, 959 (1989)

Andererseits müssen die Ärzte als Berufsgruppe ein Interesse daran haben, dass ihre Arbeit und ihre Glaubwürdigkeit nicht durch einzelne schwarze Schafe in Frage gestellt werden. Es ist deshalb vermutlich besser, dass die Ärzteschaft ihr eigenes Haus in guter Ordnung hält und wenn nötig auch einmal ihren Stall ausmistet, bevor andere sich dazu gedrängt und legitimiert fühlen.

Ethische Probleme in der Orthopädie

Ethik hat viele Themen. Orthopädie ist nicht von allen gleich stark berührt. So ist sie z. B. in der glücklichen Lage, weder Leben verlängern noch sich mit pränatalen und transplantationstechnischen ethischen Problemen befassen zu müssen. Andererseits ist etwa ihre Abhängigkeit von der Industrie nicht immer erfreulich. Hier soll kein Ethikkurs folgen, sondern nur eine stichwortartige Aufzählung der Problemkreise, welche die Orthopädie besonders betreffen.

- **Das Arzt-Patient-Verhältnis:** Orthopäden, zumal operativ tätige, sind mechanisch orientierte Ärzte, von Charakter und Ausbildung her. Damit verfügen sie über eine wichtige Voraussetzung für ihren Beruf. Die andere ist nicht weniger wichtig: Psychologische, soziale, kommunikative Kompetenz sind unabdingbare Voraussetzungen für jeden praktisch tätigen Arzt. Manchem guten Techniker fällt dieser Spagat nicht leicht. Zu einfach ist die oft gehörte Ausrede «Zeitmangel». Klagen über arrogantes Verhalten von Orthopäden, mangelhaftes Eingehen auf die Probleme der Patienten, Vernachlässigung der postoperativen Betreuung, aber auch schlicht und einfach fehlende Kinderstube, sind immer wieder gehörte Vorwürfe an Orthopäden. Und sie sind nicht aus der Luft gegriffen.[4] Wir sind nicht bloß Techniker und der Patient ein «interessanter Fall».[5]
- **Die Wahrheit:** Erfahrungsgemäß wünschen orthopädische Patienten genaue, auch technische, Informationen. Wenn in einfacher Sprache erklärt, verstehen und ertragen sie sie auch. Fachsprache ist dabei nicht hilfreich. Schwierige, psychologisch heikle Situationen treten bei angeborenen Schäden und in der Onkologie auf. Bei degenerativen Krankheiten und bei Verletzungen ist es in der Regel besser, den Patienten keine unrealistischen Versprechungen zu machen, sondern sie auf die in der Orthopädie übliche längere Rekonvaleszenz bzw. Krankheitsdauer vorzubereiten.
- **Religion:** Vielen Menschen ist sie eine große Hilfe in Krankheit und Not, manchen die letzte Hoffnung. Damit kann sie dem Arzt Verbündete sein. Respekt vor den Überzeugungen des Mitmenschen, Einfühlung und Anteilnahme sind wohl auch für den «naturwissenschaftlich» orientierten Arzt der einzig adäquate Zugang zum Patienten.
- **Experimente am Menschen:** Solche sind natürlich verpönt. Tatsächlich ist aber jede neue Operation ein solches Experiment, denn In-vitro-Tests und Tierversuche geben keine Garantie, dass die Operation auch am Menschen erfolgreich sein wird. Erst der Test am Menschen selbst zeigt dies, und meist auch erst nach längerer Beobachtungszeit. *Das Wesentliche am Experiment ist natürlich seine Auswertung,* und so sind auch solche Operationen nur ethisch vertretbar, wenn sie nachkontrolliert und ausgewertet werden (vgl. dazu Kap. 24.1 u. Kap. 24.2). Bernhard Shaw über mutige Chirurgen: «While I have known of several audacious mountaineers who have died while climbing, I have not known of any audacious surgeons who have died while operating». Mustergültig sind hingegen die Selbstversuche von Scott Dye (s. Kap. 66.1, Abb. 66.6) und anderen.
- **Chirurgische Eingriffe:** Juristisch und faktisch sind sie Körperverletzungen. Nebst der Einwilligung des Patienten, gegeben auf Grund ausführlicher Information über Folgen, Risiken und Alternativen, gehören Kompetenz, gewissenhafte Indikationsstellung, umsichtige Planung und korrekte Durchführung zu den ersten Erfordernissen ethischen chirurgischen Handelns, noch lange bevor Selbstschutz vor Haftpflichtansprüchen wegen Versäumnissen, Fehlern und fahrlässigen Verhaltens dazu zwingt (vgl. dazu Kap. 18.3 bes. Kap. 18.3.7).
- **Ärzte und Industrie:** Eine heikle Symbiose. Ein meist tabuisiertes Thema. Die Industrie wirbt bei den potenziellen Kunden für ihre chirurgischen Instrumente, Implantate, Apparate und Medikamente mit Einladungen zu Symposien und Kongressen (Reise, Hotel inkl.) etc. Ärzte sollen für Firmen Produkte entwickeln helfen, testen, empfehlen in Forschung, Vorträgen, Publikationen, Symposien etc. und werden dafür auch bezahlt, beschenkt und am Verkaufserfolg beteiligt. Sie kommen damit nicht selten unter Druck, dem zu widerstehen es nicht immer leicht ist. «Wes' Brot ich ess, des Lied ich sing», hieß das früher. Die Orientierung im Dschungel derartiger «Fortbildung» durch solche Publikationen und Veranstaltungen wird durch diesen «Bias» nicht erleichtert. Mindestens ist eine kritische Haltung angebracht. Führende Zeitschrif-

---

4 C.R Gerson: «A Commentary on Healing» (Editorial) J. Bone Joint Surg. 80-A, 2 (1998)

5 H.R. Cowell: «The Boston Tea Party» (Editorial) J. Bone Joint Surg. 80-A, 1 (1998)

ten wie das englische und amerikanische Journal of Bone and Joint Surgery und andere verlangen deshalb eine Offenlegung solcher Verbindungen und Zuwendungen (vgl. dazu Kap. 3.5.3 u. Kap. 18.4.13).

- **Datenschutz:** Selbstverständlich ist das Recht des Kranken auf seine Privatsphäre zu schützen. Das Arztgeheimnis ist keine neue Erfindung. Politik, Verwaltung, Bürokratie, Jurisprudenz und Patientenängste haben jedoch mit Hilfe der EDV aus dem Datenschutz einen komplizierten, unhandlichen, teuren Apparat gebastelt, der vernünftiges, effizientes ärztliches Handeln erheblich behindert, ja manchmal verunmöglicht.

- **Mode, «Zeitgeist»:** Wer lange Zeit Gelegenheit hatte, die Entwicklung der Medizin, im besondern der Orthopädie, zu verfolgen, staunt über die Tatsache, wie stark sie den verschiedensten Modeströmungen unterworfen war und ist. Neue Operationen werden hoch gepriesen, bevor jemand weiß, ob sie tatsächlich etwas taugen. Ein paar Jahre später sind sie verschwunden und vergessen. Zu einer ethisch vertretbaren Haltung gehört vielleicht auch eine kritische Wertung von allerlei Moden und Neuerungen.

- **Kollegen:** Patienten sind erstaunt bis entrüstet, wenn sie von verschiedenen Ärzten immer wieder andere Meinungen hören. Dass in der Medizin unterschiedliche Ansichten möglich und auch legitim sind, ist ihnen schwer begreiflich. Sie werden – ebenso wie ihre Ärzte – mit der Tatsache leben müssen, dass es die eine und unteilbare Wahrheit in der Medizin nicht gibt. Wenn es um orthopädische Operationsindikationen geht, schon gar nicht. Niemandem wird allerdings ein Dienst erwiesen, wenn Kollegen über befreundete oder verfeindete Kollegen abschätzige Bemerkungen machen in der Gegenwart von Patienten. Es ehrt jeden Kollegen, wenn er etwas besser weiß als der andere Kollege, doch liegt vielleicht bei nächster Gelegenheit der Fall umgekehrt.

- **Numismatik:** Fachausdruck für Geldsammeln. Notorisch ist der Arzt in der Zwickmühle des barmherzigen Samariters: Wie kommt er zum Mantel, den er mit dem Kranken teilen kann? Wohl das älteste und schwierigste ethische Problem. Ärzte, Chirurgen im Besonderen, waren immer eine privilegierte Gruppe. Dies erlaubte ihnen in der Regel nicht nur eine gesicherte, komfortable Existenz, sondern auch befriedigende, verantwortungsvolle Arbeit und ein Engagement für ihre Patienten, das auch über das Durchschnittliche hinausgehen konnte, etwa dank einer «Mischrechnung», einem «Umlageverfahren»: Gute Honorierung durch Zahlungskräftige kompensierte für geringe Entschädigung im Sozialbereich und Gratisarbeit für Bedürftige. Geldmangel und Etatierung können diese Verhältnisse gründlich ändern. Eine prononcierte Zweiklassenmedizin wäre die Folge. Dies wäre nicht zum Vorteil der Bevölkerung und würde die Ärzteschaft spalten. Ohne ein Minimum an Solidarität unter den Ärzten ist eine solche Entwicklung jedoch kaum aufzuhalten. Schwarze Schafe, so genannte «Numismatiker», sind Spaltpilze. Sie sind medienwirksam und wecken den Neid des Publikums. Manches wird davon abhängen, wie die Ärzteschaft, die Fachgesellschaften, mit diesem Problem umgehen.

- **Scharlatanerie und Schulmedizin:** Letztere steht unter Beschuss. Die Vorwürfe sind berechtigt: Zwischen Spezialisierung, Technisierung und Bürokratie gerät der Patient als Mensch aus dem Blickfeld. Er fühlt sich ausgeliefert und verloren. «Ganzheitsmedizin» wird gefordert, und zu Recht. Unter diesem Titel drängt sich jedoch ein Rattenschwanz von allen möglichen Heilpraktiken, von esoterischen, psychologischen, der Natur oder anderen Kulturen verpflichteten oder religiös verbrämten Heilmethoden und von selbst ernannten Fachpersonen auf den Markt, zur Kasse und an die potenziellen Patienten. Wem die Schulmedizin nicht mehr helfen kann, der sucht das Heil dort, wo es ihm versprochen wird.

  Dies ist legitim, und es zeugt nicht von ausgeprägtem Einfühlungsvermögen, wenn der Schulmediziner achselzuckend seinen verzweifelnden Patienten mit der Bemerkung entlässt: «Da kann man eben nichts mehr machen, Sie brauchen nicht mehr zu kommen!». Hier besteht Nachholbedarf innerhalb der Schulmedizin selbst, u. a. auf den Gebieten Allgemeinmedizin, Begleitung, Betreuung, psychologische und soziale Aspekte, Schmerzbekämpfung, Palliativmedizin, einzelne alternative Methoden (vgl. dazu auch Kap. 15 u. Kap. 16), nicht zuletzt in der akademischen Lehre. Diese steht nach wie vor auf dem Boden der Wissenschaft als Basis, deren wichtigste Regel, nämlich Nachweis der Wirksamkeit und Reproduzierbarkeit der Erfolge, nichts von ihrer Gültigkeit verloren hat. Dem Patienten alle Hoffnung zu nehmen ist jedoch ebenso unethisch, wie ihm falsche Hoffnungen zu machen.

- **Die Werbetrommel:** Noch vor wenigen Jahren war es verpönt, sie zu rühren. Seriöse Arbeit sollte zählen und genügen. Die freie Marktwirtschaft hat da andere Regeln und Vorstellungen. Wie weit diese notwendig bzw. wünschbar sind im Gesundheitswesen (nur in der Zweiklassenmedizin ein echt freier Markt), ist eine der ethischen Fragen, welche die Ärzteschaft weiter beschäftigen werden.

- **Wissen und Gewissen:** Handeln «nach bestem Wissen und Gewissen» war lange Zeit eine auch von der Gesellschaft und der Rechtsprechung akzeptierte Rechtfertigung ärztlichen Tuns. Alternative: Staatliche Kontrolle. Weitere denkbare Alternativen: Selbstkontrolle durch die Ärzteschaft, durch Fachgesellschaften, mittels Empfehlungen, Guidelines, positiven oder Negativlisten und durch Kommissionen für Standesfragen, Expertenausschüssen, Ethikkommissionen, Ombudsmänner und -frauen u. Ä.

- **Eigene Fehler:** Jedem kann einmal einer unterlaufen, auch Ärzte sind nicht davor gefeit. Im medizinischen Bereich ist allerdings die Toleranz sehr gering. Das Damoklesschwert eines Haftpflichtprozesses schwebt über den Häuptern der Chirurgen. Wie kann bzw. soll man mit eigenen Fehlern umgehen? Eine schwierige und heikle Sache. Fehler verschweigen und abstreiten, lange Zeit gang und gäbe, wird je länger desto schwieriger. Eine harte Belastungsprobe erfährt das Vertrauensverhältnis zwischen Arzt und Patient. Ehrlichkeit und psychologisches Fingerspitzengefühl können es doch in vielen Fällen retten. Ärzteeigene Einrichtungen wie z. B. die außergerichtliche Gutachterstelle der Schweizerischen Ärztegesellschaft, können helfen, Vergleiche zu finden, statt Prozesse zu führen. Die Haftpflichtversicherer unterstützen solche Bestrebungen.

- **Fehlermanagement:** Wo Fehler geschehen, wird üblicherweise automatisch nach Schuldigen wenn nicht nach Sündenböcken gesucht. Die entsprechenden Schaustücke haben meist einen schalen Geschmack. Sie helfen weder den Geschädigten noch weitere Fehler verhindern. Es gibt bessere Wege der Qualitätssicherung: Analyse der (oft multiplen) Ursachen, der (oft komplizierten) Abläufe, skrupulöse, gewissenhafte Vorbereitung, Professionalismus. Fahrlässigkeit kann ein Straftatbestand sein. Eine Mehrzahl der Fehler, v. a. im Krankenhaus, haben ihre Ursache in einer ungenügenden Kommunikation zwischen den (oft zahlreichen) Beteiligten (vgl. dazu Kap. 18.3.7).

- **Publizieren:** Publikationen haben den Zweck, die Behandlung der Patienten zu verbessern. Die Publikation von Forschungsergebnissen, von neuen Methoden, etwa Operationen soll etwas bewirken und tut das auch gelegentlich. Doch neben echtem Fortschritt gibt es genug Beispiele von Katastrophen, Dutzende von neuen Operationen, mit denen Hunderten und Tausenden von Patienten Schaden zugefügt wurde, bevor die zuerst warm empfohlenen Methoden als obsolet wieder in der Versenkung verschwanden. Ob die Autoren sich ihrer Verantwortung immer im vollen Ausmaß bewusst waren? Dazu auch Kapitel 26.1 und Kapitel 24.3.

  Publikationen haben aber auch noch andere Zwecke: Sie fördern Prestige, Karrieren, Wählbarkeit, ebnen den Weg zu höheren Weihen. Zitationsindex und Publikationsliste sind gewichtige Argumente. Die Interessenkonflikte, die sich daraus ergeben, werden nicht von allen Autoren genügend klar erkannt. Henry R. Cowell stellt am Ende seiner 12-jährigen Amtszeit als Chief Editor des amerikanischen Journals of Bone and Joint Surgery fest, dass das ethische Verständnis und Verhalten vieler Autoren durchaus verbesserungsbedürftig sei und listet eine Reihe von Unzulänglichkeiten auf, angefangen von der Planung, der mangelnden Professionalität und Redlichkeit der Studie, über falsche Zahlen, das Eliminieren schlecht in die Studie passender Zahlen, dürftige Statistik, saloppe Zitationspraxis, Salami-Publikationen (Aufteilung in mehrere Papers), gleichzeitige Publikation in verschiedenen Zeitschriften, multiple Autorschaft, wobei manche Koautoren oft nicht viel mit der Arbeit zu tun haben, bis hin zu eigentlichem Betrug (fraud).[6]

- **Der perfekte orthopädische Chirurg:** C. R. Michel dazu: «The perfect orthopaedic surgeon should have a sensible mix of all these qualities and faults: skilful enough to undertake the right treatment, intelligent enough to appreciate the natural history of the illness and the likely result of surgery, concerned about the outcome and sufficiently ‹cool› and relaxed to be able to cope with any unexpected problems or complications. He or she should also combine these ‹human qualities› with a sense of duty and a lack of interest in financial or material rewards. Can all these qualities be found in a single surgeon? This rhetorical question was put to Paul Valery: His famous if ironic reply was: ‹Nevertheless, gentlemen, this is what you are›».[7]

- **Ökonomie, Kosten und Nutzen, Rationierung:** Der Arzt ist seinem Patienten, aber auch der zahlenden Gesellschaft verpflichtet. Mit der Verordnung teurer diagnostischer und therapeutischer Maßnahmen, besonders aber mit Zeugnissen für Arbeitsunfähigkeit, Kuraufenthalten, Invalidität, Beihilfen usw. nimmt er immer viel Geld in die Hand und verteilt es um: zwischen Kunden, Kasse, Versicherung, Steuerzahler und «Leistungserbringern», wovon er selbst einer ist. Am Schalthebel also, doch eingeklemmt von allen Seiten. Ob dies eine beneidenswerte Position ist oder nicht, bleibt fraglich. Sie hat auch eine ethische Komponente.

---

[6] H. R. Cowell: «Ethics of Medical Authorship» (Editorial) J. Bone Joint Surg. 80-A, 151 (1998)

[7] C. R. Michel: The Philosophy of Orthopaedics. Efort Bulletin 8, 6 (May 1998)

Fortschritt und Grenznutzen

Seit der letzten Auflage dieses Buches im Jahr 1994 hat sich die Situation der Medizin, und damit der Orthopädie, grundlegend gewandelt. In die Euphorie des unaufhaltsamen Fortschrittes ist plötzlich, für die meisten völlig unvermutet, der Katzenjammer einer *Hilf- und Auswegslosigkeit im Gesundheitswesen* der modernen Gesellschaft eingebrochen, und die Ärzte sind aus weißen Göttern zu Prügelknaben der Nationen geworden. Und dies nicht nur in Deutschland, in der kleinen Schweiz und im alten Europa, sondern auch im Zukunftsland Amerika. Wie kam das? **Was haben wir Ärzte falsch gemacht?**

- Als die neuen **Magier** haben wir unseren Patienten einen Jungbrunnen und ewige Gesundheit versprochen – und sie haben es freudig geglaubt.
- Wir haben die **Wissenschaft** als neue Ersatzreligion etabliert, die das Heil bringen wird – und sie wurde vom Publikum unbesehen übernommen.
- Wir haben die **Technik** zum Ritual erhoben, das allein alles Elend heilen kann – und alle drängten sich herzu.
- Wir haben dies alles als festgeschriebene **Menschenrechte** für jedermann proklamiert – und jetzt fordern diese Menschen diese Rechte ein.
- All dies sollte schließlich auch **gratis** oder mindestens wohlfeil für alle zu haben sein.
- Der Aufwand für den Fortschritt wird immer größer, während der dadurch erzielte volkswirtschaftliche Nutzen immer kleiner wird, d.h. der **Grenznutzen** strebt asymptotisch gegen Null (**Abb. 20.1**).
- Inzwischen geht das Geld aus. **Sparen** heißt die Parole.

So tauchte aus verschiedenen Quellen die bislang ketzerische Frage auf, ob denn alles, was die technische Medizin anzubieten hat, auch sinnreich sei. Der «*Kostenexplosion im Gesundheitswesen*» ist der Kampf angesagt. Dass es sich in Tat und Wahrheit um eine «*Leistungsexplosion*» handelt, will niemand sehen. Haben möchten alle alles, bezahlen will niemand. But you can't have the cake and eat it.

Das Kosten-Nutzen-Verhältnis sei entscheidend, lehren uns die Ökonomen. Kosten lassen sich genau berechnen. Und der Nutzen? Bisher ist es der Ärzteschaft nicht gelungen, ihn überzeugend aufzuzeigen, geschweige denn zu berechnen!

Bleibt nur die Rationierung? Ein Horrorszenario für viele. Oder die Zweiklassenmedizin, wie sie in allen armen Ländern die Regel war und ist und in den modernen Sozialstaaten als einigermaßen überwunden galt? Oder die sozialistische Medizin, nach dem Rezept: «Alle bekommen gratis Nichts»? Politik und

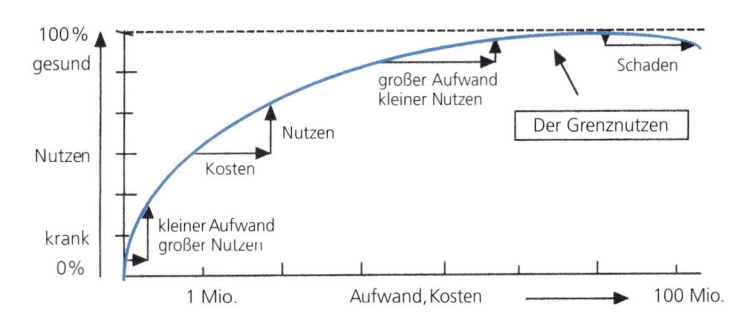

Abb. 20.1: Gesundheitsökonomie: Der Grenznutzen.
Noch in der zweiten Hälfte des 20. Jahrhunderts erzielte die Orthopädie mit relativ geringem Aufwand große Erfolge. Schwer geschädigten Patienten konnte wesentlich geholfen werden. Mit dem technischen Fortschritt stiegen die Ansprüche, aber auch die Kosten.

Der Wunsch von Patienten und Ärzten gleicherweise, auch geringfügigere Abweichungen von der «Norm» zu operieren, führte zu einer Ausweitung der Indikationen. Das **Kosten/Nutzen-Verhältnis**, das in der Orthopädie traditionell zu den besten in der Medizin zählte, wurde gegen Ende des 20. Jahrhunderts wieder ungünstiger, denn es ist leichter, aus «schlecht» «besser» zu machen als aus «leicht behindert» «sehr gut».

Weitere Neuerungen bedingen großen Aufwand, und der effektive Nutzen für den Patienten wird umso kleiner, je geringfügiger die Verbesserung gegenüber dem Vorzustand ist. Wenn die Unannehmlichkeiten, die Rekonvaleszenzzeit und das Risiko einer Operation diesen Nutzen übersteigt, ist der Grenznutzen erreicht, ja durch weitere Investitionen kann er negativ werden, wenn der Schaden überwiegt.

Während die Orthopädie sich bisher weitgehend darauf konzentrierte, pathologisch-anatomische Schäden und «Abnormitäten» am Bewegungsapparat zu reparieren, wird ihre Aufgabe künftig sein, die tatsächlichen Bedürfnisse der einzelnen Patienten zu identifizieren und herauszufinden, wie ihnen mit den ihr zur Verfügung stehenden Mitteln am besten zu helfen sei.

Ethik. Welche Rolle spielen wir Ärzte in diesem Nullsummenspiel?

Drei Aufgaben stehen im Vordergrund:

1. die wissenschaftliche Basis der Medizin. Qualitätskontrolle, «Evidence based Medicine», «Outcome Studies» etc.
2. die Fokussierung unserer Leistungen auf die individuellen Bedürfnisse unserer Patienten.
3. realistisches Erkennen unserer Möglichkeiten und Grenzen sowie die Konsequenzen daraus.

Von ihrer Lösung hängt wohl die Richtung ab, in welcher sich unsere Medizin und wir Ärzte in Zukunft bewegen werden. Wenn wir sie ignorieren, werden andere dies bestimmen.

Qualitätssicherung

Qualitätskontrolle gehörte immer schon zur medizinischen Praxis. Regelmäßige und langfristige klinische Nachuntersuchungen der operierten Patienten sind ihre Methoden. Sie sind im Kapitel «Langzeitforschung», Kapitel 25, ausführlich beschrieben.

«Qualitätsmanagement» jedoch ist ein Kind der elektronischen Datenverarbeitung und stammt ursprünglich eher aus dem **administrativen** als aus dem ärztlichen Bereich. Mittels lückenloser Datenerfassung sollte eine durchgehende systematische Qualitätskontrolle aller administrativen, organisatorischen, kommunikativen und technischen Abläufe im Krankenhaus etabliert werden. Die Idee ist einleuchtend: Fehler sind zwar nie ganz vermeidbar, doch aus Fehlern ist am meisten zu lernen. Auch die Ärzte möchten natürlich alles tun, damit ein Qualitätsstandard erhalten, der «Dienst am Kunden» noch besser, sicherer wird. Der Aufwand für die Datenerhebung ist allerdings nicht klein, und ohne Auswertung bleiben nur «Datenfriedhöfe» übrig. Trotzdem können und wollen sie mitmachen.

Das «Qualitätsmanagement» soll ausschließlich der internen Kontrolle dienen, wird gesagt. Ökonomen und Politiker, Verwaltung und Kostenträger haben natürlich noch *andere*, quantitative *Ziele:* Die «medizinischen Leistungen» sollen mess- und vergleichbar, damit billiger und am Markt konkurrenzfähiger werden. Dies bedeutet aber **Kontrolle von außen**. Es wird für die Ärzte nicht leicht sein, diesem Druck standzuhalten.

20.3
Orthopädie und Psyche

Die Mühe der Naturwissenschaft mit der Seele

Die klassische Schulmedizin hat ihre Wurzeln bei *Descartes* (1596 bis 1650). Er stellte fest, dass Tiere und Menschen kleine Maschinen sind, die man auseinander nehmen, untersuchen und auf diese Weise ihren Mechanismus verstehen kann. Der Mensch allerdings, das wusste er auch, hat eine Seele, und die kommt von Gott. Und diese beiden ließ er damals ungeschoren. Damit begründete er den Dualismus, die Dichotomie bzw. die Schizophrenie der Wissenschaft.

Seine eifrigen Schüler zerlegten Leichen, mikroskopierten, fanden Zellen, erfanden die Chemie und damit auch die Schulmedizin. Da der große Anatom *Virchow* nach eigenen Aussagen bei seinen Sektionen nie eine Seele gesehen hatte, suchte sie *Sigmund Freud* auf seiner Couch und fand sie auch, wie nicht anders zu erwarten, in der Tiefe.

Seither gibt es die somatische und die psychische Medizin, und beide haben ihre Zeitschriften, ihre Kongresse, ihre Lehrkanzeln, Dozenten und Schulen, und beide kümmern sich nicht allzu sehr um die Kollegen und Lehren der anderen Richtung.

Die Verlierer zwischen Stühlen und Bänken

Zurück und dazwischen bleiben *die MedizinstudentInnen*, die ihre Prüfungen bei den respektiven Exponenten abzulegen haben, und *die praktischen ÄrztInnen, die Grundversorger* mit ihrer Sprechstunde voller Patienten, *die Krankenhausärzte* und die niedergelassenen Kollegen. Für diese Ärztinnen und Ärzte, die ihren Beruf aus Berufung gewählt haben, ist der Spagat zwischen der Lehre vom Soma und der Wissenschaft von der Psyche eine Zumutung. Sie suchen die Ganzheit des kranken Menschen und finden sie nicht in ihrer Ausbildung, weder in den Vorlesungen noch in den Büchern.

Und zurück und dazwischen bleiben schließlich *die Patienten* mit einer perfektionierten teuren technischen Medizin, die ihr Wohlbefinden, Fitness und Glück bis ins hohe Alter verspricht, von der sie alles Heil erwarten, und die ihre Wünsche doch nicht erfüllen kann. Enttäuscht von der Schulmedizin wenden sich einer «ganzheitlichen» Alternativmedizin zu. Enttäuscht sind auch die somatischen Spezialisten mit ihrer reinen Bio-Medizin. Sie überweisen «schwierige» Patienten als «psychosomatisch», «funktionell» oder «überlagert» usw. den Kollegen in der Psychiatrie, die sich dann z. B. mit der «pathologischen Schmerzverarbeitung» herumschlagen sollen.

Eine Brücke zwischen der einseitig somatisch orientierten Schulmedizin und der Psychiatrie (die ja auch wissenschaftlich und Schulmedizin ist) tut Not.

Die Hierarchie der Organisationsebenen

Der Ansatz geht davon aus, dass *das Ganze mehr ist als die Summe der Teile*, eine Zelle mehr als die Summe der darin enthaltenen Moleküle und ein Lebewesen mehr als die Summe seiner Zellen. Dieser Ansatz impliziert eine Hierarchie der Systeme, der Organisationsformen, welche ja für jeden Beobachter offensichtlich ist: Atom – Molekül – Zelle – Organ – Organismus – Sozietät (s. Abb. 1.6, Kap. 1.2). Auf jeder nächsthöheren Ebene entstehen neue, komplexere Strukturen und Zusammenhänge, die mit den Elementen der niedrigeren Stufe nicht kausal erklärt und nicht begriffen werden können. Sie haben je ihren eigenen Sinn, ihre eigene Bedeutung, so etwa die Zelle als Lebewesen und der menschliche Organismus als Individuum.

Während die herkömmliche Wissenschaft reduktionistisch die Analyse nach unten, zur Chemie, zum Atom, treibt, verpasst sie die unvergleichlich reichere, spielerische und kreative Kombinatorik, welche die Natur und das Leben offerieren. Hier ist eine kausale Betrachtungsweise hoffnungslos verloren, indem sie die Fülle der Erscheinungen und gegenseitigen Einflüsse nicht mehr zu erfassen vermag. Wie soll beispielsweise ein «Forscher» die Bilder Van Goghs «verstehen», indem er dessen Farben chemisch analysiert? Eine andere Sichtweise ist gefragt.

Zeichen, Sprachen, Bedeutung, Kommunikation

Auf jeder dieser hierarchischen Ebenen ist **Kommunikation in horizontaler** Richtung möglich durch eine je eigene Sprache, während eine direkte vertikale Kommunikation zwischen den verschiedenen Ebenen wegen der grundsätzlichen Verschiedenheit dieser Sprachen nicht möglich ist. Dies ist das Dilemma der «Psychosomatik».

Dass allerdings intensive **Wechselwirkungen zwischen den einzelnen Ebenen** stattfinden, ist offensichtlich, nur spielen sie sich nicht in den gängigen monokausalen Formen ab (vgl. dazu Kap. 10.1 u. Abb. 10.2).

Man kann sich kybernetische Regelkreise mit negativer Rückkopplung vorstellen, wie sie ja für lebende Systeme typisch sind, z. B. für die Homöostase. So reagieren diese auf ihre Umgebung. Dabei werden Zeichen mit Bedeutung belegt, wie etwa der Pawlow'sche Hund den Ton der Glocke mit Futter verknüpft und ihm das Wasser im Maul zusammenläuft, auch dann, wenn es nach dem Geläute gar nichts zu fressen gibt. Solche Mechanismen sind oft sehr komplex und deshalb nicht immer einfach zu durchschauen, spielen aber im Krankheitsgeschehen oft eine entscheidende Rolle, und der Arzt, auch der Orthopäde, muss sie erkennen, wenn seine Therapie Erfolg haben soll.

Krankheit wird individuell unterschiedlich empfunden

Die primären Symptome, die zum somatischen Leiden gehören, wie Schmerz, Schwäche, Gefühlsstörungen etc., erscheinen auf der psychologischen Integrationsebene des Individuums. Sie sind jedem Arzt dank seiner Ausbildung geläufig. Damit weiß er aber noch nicht, wie der individuelle Mensch seine Krankheit empfindet, wie er sie erlebt und welche existenzielle Bedeutung sie für ihn hat. Die meisten Ärzte erfahren dies zum ersten Mal, wenn sie selbst Patienten sind. Die Schwierigkeiten beginnen bereits mit dem Schmerz, der sich nicht objektiv erfassen und schlecht quantifizieren lässt. Geduldiges Zuhören gibt den Patienten Gelegenheit, seine eigene, ihm und für ihn wichtige Geschichte zu erzählen, was zwar umständlicher ist, aber mehr Einblick gibt als geschlossene Fragen (s. a. Kap. 10.2).

Eine neue Dimension erscheint auf der nächsthöheren, der sozialen Integrationsebene.

Patienten sind soziale Wesen

Das Leben der Menschen, die wir behandeln, spielt sich immer in einer ganz bestimmten Umgebung ab, aus der sie durch die Krankheit oft abrupt herausgerissen oder schleichend ausgegrenzt werden. Dies kann viel schlimmer als die Krankheit selbst sein.

Die Auswirkungen auf den Alltag, der Arbeitsunterbruch infolge eines Unfalles, eine längerdauernde oder endgültige Invalidität, die Probleme für die Familie, mit der Umgebung, am Arbeitsplatz, die Abhängigkeit von fremder Hilfe, die gesellschaftliche Ausgrenzung etc. sind Folgeerscheinungen, die oft viel schwerer wiegen als die rein somatischen Beschwerden. Sie können die Betroffenen ängstigen, belasten, bedrücken, quälen, deprimieren, zermürben, letztlich psychisch zerstören. Was sich hier abspielt, ist die Interaktion des Individuums mit seiner Umgebung und gehört zur sozialen Integrationsebene, die wiederum ihre eigenen Zeichen, ihre eigenen Gesetzmäßigkeiten hat und einen besonderen Zugang erfordert. Dazu eignet sich der psychosoziale Ansatz.

Der bio-psycho-soziale Zugang

Indem die drei hierarchischen Integrationsebenen:

1. die biologische
2. die psychische und
3. die soziale Ebene

mit ihren komplexen Verknüpfungen in einem bio-psycho-sozialen Modell zum Verständnis der Beziehungen zwischen Soma und Psyche herangezogen werden, gelangt man zu einem praktikablen Konzept für eine umfassende, «ganzheitliche» Beurteilung, welche als Grundlage eines Therapieplanes dienen kann. Als Vorteil stellt sich dabei heraus, dass man *nicht zwischen physischen und psychischen Ursachen unterscheiden muss.*

Als hilfreich für die Orthopädie hat sich die «Internationale Klassifikation der Schädigungen, Fähigkeitsstörungen und Beeinträchtigungen», **die ICIDH**, die im Unterschied zur rein ätiologischen Sichtweise der ICD *die Funktion berücksichtigt* und die drei Integrationsebenen einzeln anspricht, herausgestellt. Für die Praxis, für die individuelle Beurteilung, den Therapieplan und insbesondere Operationsindikationen ist sie eine solide Grundlage. Sie ist in den Kapiteln 10.1 und 18.1 ausführlich beschrieben.

Diese Basis vermittelt auch dem vorwiegend somatisch tätigen Arzt einen Zugang zu den in der Orthopädie bisher eher stiefmütterlich behandelten «psychosomatischen» Krankheitsbildern. Ihnen ist ein eigenes neues Kapitel (Kap. 35) gewidmet.

21 Das Rätsel der Sphinx oder Die Zeit in der Orthopädie

«Ars brevis, vita longa» –
die Kunst (des Chirurgen) ist kurz,
das Leben (seines Patienten) lang.

*Moderne Umkehrung
antiker philosophischer Einsicht*

21.1
Die Zeit als Dimension

«Was ist des Morgens vierfüßig, des Mittags zweifüßig, des Abends dreifüßig? Ödipus hat das Rätsel der Sphinx gelöst, das den Menschen in seinen drei Lebensaltern charakterisiert und damit die einfachste Formel gibt für die Entwicklung unserer funktionellen Gestalt vom kriechenden Kind bis zum stockgebeugten Greis. Es zeigt uns, wie stark die Phasen von der Gestalt her bestimmt sind (**Abb. 21.1**). Wir finden keine knappere Begründung für die Tatsache, dass sich die Orthopädie in besonderem Maße mit den **Problemen der Lebensalter** zu befassen hat.»

Was mein Vater, Hans Debrunner, 1958 schrieb, stimmt wohl immer noch, wenn auch die Betrachtungsweise heute etwas nüchterner, «wissenschaftlicher» sein mag.

Immerhin lässt sich die Entwicklung von drei besonderen Sparten der Orthopädie daraus zwanglos herleiten, und zwar der

- **Kinderorthopädie**
- **Sportorthopädie**
- **geriatrischen Orthopädie.**

Andererseits stehen diese Disziplinen nicht isoliert im Raum, sondern sind durch die zeitliche Dimension eng verknüpft, gehen ineinander über und auseinander hervor. Schäden im Kindesalter (auch iatrogene) haben **Folgen für das ganze Leben**. Klinische Langzeitforschung ist deshalb eine der wichtigsten Aufgaben orthopädischer Forschung. Sie ist in den Kapiteln 24 und 25 beschrieben.

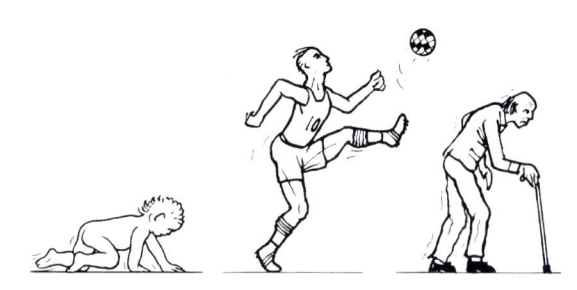

Abb. 21.1: Das Rätsel der Sphinx oder **Die drei Lebensalter**.

Die Bedeutung der Zeit für die Orthopädie

Orthopädie ist keine Eintagsfliege. Sie spannt den Bogen von Geburt über Wachstum und Leistung zum Verfall des Bewegungsapparates. Ihre zeitliche Dimension ist ein Menschenalter. **Orthopädie ist die Disziplin der Langzeitverläufe.**

Im Studium können nur Momentbilder gezeigt werden. Die Zeit bleibt eingefroren. Krankheit und Heilung aber spielen sich in Zeiträumen von Wochen, Monaten, Jahren und Jahrzehnten ab:

- «Die Zeit heilt Wunden», aber auch Frakturen und Krankheiten. Sie spielt im Heilungsprozess die wichtigste Rolle. Sie ist die verlässlichste Verbündete von Patient und Arzt. Ein wesentlicher Teil der orthopädischen Kunst besteht darin, sie richtig zu nutzen.
- Andererseits «nagt der Zahn der Zeit» während des ganzen Lebens am Bewegungsapparat, vor allem an seinen Gelenken, in Form der Verschleißkrankheit, der Arthrose. Nur wenn wir zeitliche Verläufe kennen, können wir Prognosen wagen und Therapie planen.
- Orthopädische Krankheiten schreiben die Biographie ihrer Träger. Oft betreuen wir diese Patienten ein Leben lang.
- Pathologie wandelt sich ständig im Lauf des Lebens. Sie tritt uns in jedem Lebensalter wieder an-

ders entgegen. Die drei nächsten Kapitel sind diesem Wandel gewidmet.
- Orthopädische Leiden sind durch ihre Verläufe in langen Zeiträumen gekennzeichnet. Nur wer Monate, Jahre und Jahrzehnte zu überblicken vermag, ist in der Lage, richtige Entscheidungen zu treffen. Langzeitforschung ist eine zentrale Aufgabe der Orthopädie (s. Kap. 25).
- Orthopädische Behandlungen haben Wirkungen auf die ganze Lebenszeit. *Kenntnis der Resultate*, insbesondere der langfristigen, hilft, gute orthopädische Indikationen zu stellen. Diesem Anliegen von Patienten und Praktikern sollen die folgenden Kapitel gerecht werden.
- Prophylaktische Eingriffe sind *besonders heikel* und risikoträchtig, denn oft handelt es sich um junge, sich gesund fühlende Menschen, bei denen weder die langfristige postoperative noch die Spontanprognose genau bekannt sind.

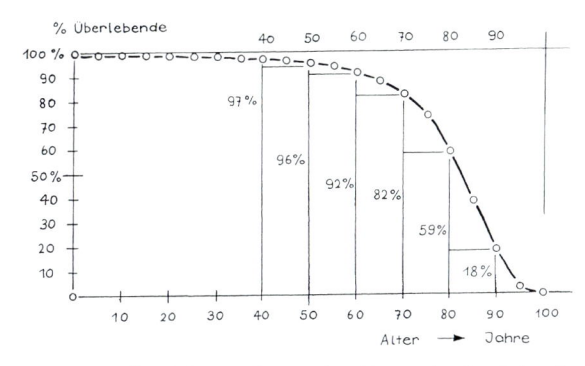

Abb. 21.2: Überlebensordnung der *Frauen in der Schweiz 1983.*
(Daten aus dem statistischen Jahrbuch der Schweiz, 1985.)
Die Kurve gibt die Anzahl der Schweizerinnen an, die im Alter von 40 bzw. 50, 60 usw. Jahren noch leben.
Mit 70 Jahren sind noch über 80% und mit 80 Jahren noch fast 60% am Leben. Die Überalterung ist evident. Andererseits ist die Zahl der überlebenden 100-jährigen statistisch praktisch gleich Null: Die natürliche obere Grenze des erreichbaren Alters scheint ungefähr dort zu liegen, was der Kurve auch eine einfache, schwungvolle Eleganz verleiht.

Die Bedeutung der Lebensalter für die Orthopädie

Ein Leben lang bewegt sich der Mensch dank seines Bewegungsapparats und stützt sich auf seinen Stützapparat. Die Orthopädie fasst deshalb logischerweise die **Zeitspanne eines Menschenlebens** von der Wiege bis zur Bahre ins Auge. Was bedeutet dies?

«Unser Leben währet 70 Jahre, und wenn es hoch kommt, sind es 80 Jahre.» Diese Beobachtung des Psalmenschreibers vor über 2000 Jahren ist erstaunlich aktuell. Die Statistiken zeigen heute eine Überalterung der Bevölkerung, jedoch keine unbegrenzte Verlängerung des Lebens: Offenbar gibt es eine natürliche (genetisch bestimmte) **obere Grenze bei etwa 100 Jahren**. Die Überalterung rührt daher, dass heute viel mehr Menschen ihr natürliches Ende erleben als frühere Generationen.

Diese beiden Tatsachen sind aus den statistischen Überlebenskurven deutlich ersichtlich (**Abb. 21.2** u. **Abb. 21.3**). Sie prägen die heutige Orthopädie nachhaltig.

Die 80 bis 100 Jahre eines Menschenlebens bilden den zeitlichen Rahmen, den die orthopädische Betrachtung erfassen muss. Diese Zeitspanne zwischen Geburt und Tod ist in einem großen Bogen angelegt und durchläuft eine Reihe von ganz verschiedenen Epochen. Ihre Struktur wird deutlich in der volkstümlichen Darstellung der «Lebenstreppe» (Abb. 15.4), hier noch einmal in einer moderneren Version: **Abbildung 21.4**.

Schon ein kurzer Blick darauf zeigt die enorme **Wandlung**, die der Bewegungsapparat in diesem Zeitraum erfährt: Die Figuren auf der Treppe charakterisieren eindrücklich die verschiedenen biologisch vorgegebenen Abschnitte des Menschenlebens, wel-

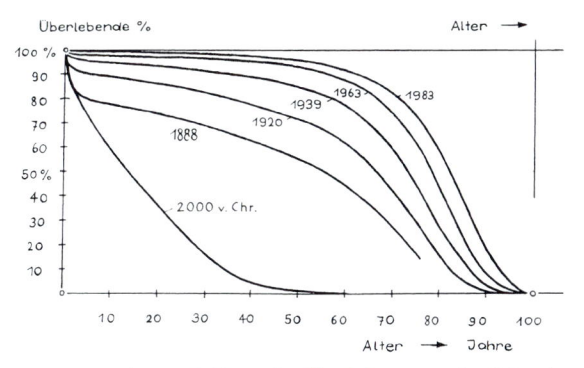

Abb. 21.3: Die **Entwicklung der Überlebensrate** der Schweizer *Frauen in den letzten 100 Jahren*.
(Daten aus dem statistischen Jahrbuch der Schweiz, 1983.)
Die einzelnen Kurven geben die Überlebensraten seit 1888 an, mit Ausnahme der ersten, die für die Jungsteinzeit archäologisch ermittelt wurde.
Alle Kurven haben einen ähnlichen charakteristischen Verlauf: Kurz nach der Geburt ein steiler Abfall infolge der Neugeborenensterblichkeit. Anschließend verlaufen die Kurven mehr oder weniger flach, bis sie im mittleren Alter immer steiler abzufallen beginnen.
Die Veränderung im Laufe der letzten 100 Jahre betrifft zunächst die ersten Lebensjahre: Die Kindersterblichkeit ist kontinuierlich zurückgegangen von etwa 20% im Jahre 1888 bis auf etwa 1% heute. Eine größere Veränderung jedoch betrifft die höheren Altersgruppen: Die Kurven verschieben sich immer weiter nach rechts oben, d.h. die Alten werden älter. Allerdings treffen sich alle Kurven wieder auf dem Nullpunkt bei einem Alter von 100 Jahren: Ein Indiz für die These, dass hier eine natürliche obere Grenze liegt.

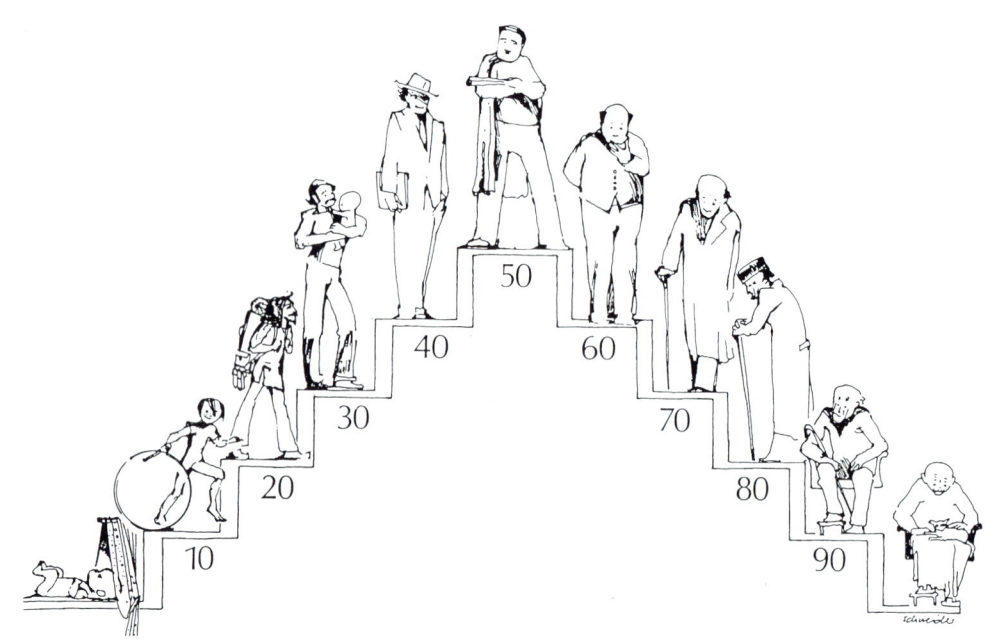

Abb. 21.4: Der *Bewegungsapparat* des Menschen ist **von der Geburt bis zum Tod** einer *ständigen Wandlung* unterworfen, was nicht nur wegen der unterschiedlichen Beschaffenheit der Gewebe (besonders des Knochens) z. B. unsere Operationstechnik weitgehend bestimmt. Auch die Leistungsfähigkeit des Bewegungsapparates ändert sich mehr als wir wahrhaben wollen. Man ist oft erstaunt, was etwa jüngere Medizinalpersonen älteren Menschen noch zumuten, z. B. an Heilgymnastik. Offenbar haben junge Menschen gar keine Möglichkeit, das Körpergefühl eines Alten nachzuempfinden. Wichtiger ist aber wohl, dass auch die gesamte Vorstellungswelt völlig verschieden ist, dass kein Lebensalter sich in ein anderes hineinzuversetzen vermag. Diese unsichtbare Barriere überwinden zu helfen ist Aufgabe des Arztes.

Das Menschenleben ist kein Zustand, sondern ein Ereignis mit Ursprung und Ziel. So radikal wie sich die Gestalt wandelt, so grundlegend wandeln sich Inhalt und Sinn des Lebens in der Spanne zwischen Geburt und Tod. Die bekannte alte bildliche Darstellung der Lebensalter stellt die Verhältnisse sehr gut dar. Es lohnt sich, die Stationen einzeln anzusehen. Der Arzt, der nur Chemie, Mechanik und Pharmakokinetik weiß, wird die Bedeutung der Lebensalter für den Patienten, für seine Krankheit und die adäquate Therapie kaum verstehen und deshalb auch die wirklichen Bedürfnisse seiner Patienten nicht erkennen.

che für das Leben des Patienten und somit auch für seinen behandelnden Orthopäden von entscheidender Bedeutung sind. Tatsächlich entsprechen dieser Wandlung auch einschneidende **Veränderungen der Gewebe** und ihrer mechanischen und chemischen Eigenschaften, welche nicht ungestraft ignoriert werden können.

Eine **Strukturierung dieses Zeitraumes** drängt sich deshalb, und vor allem auch im Hinblick auf die orthopädische Indikationsstellung, auf.

Zu diesem Zweck lässt sich das menschliche Leben vereinfachend in vier oder fünf Epochen von je 20 Jahren gliedern (s. **Abb. 21.5**).

21.2
Die Wandlung des Bewegungsapparates und seiner Gewebe im Laufe des Lebens

Die ersten 20 Jahre sind vom Wachstum geprägt. Kennzeichnendes Organ sind die knorpeligen Wachstumszonen, die Epiphysenfugen. In dieser Zeit bilden sich mit dem wachsenden Skelett die Gelenke aus. Ihre endgültige Form ist entscheidend für ihr späteres Schicksal. Wo und wann sind prophylaktische Maßnahmen, insbesondere Operationen, gerechtfertigt bzw. nötig? Die Orthopädie muss hier Zeiträume von

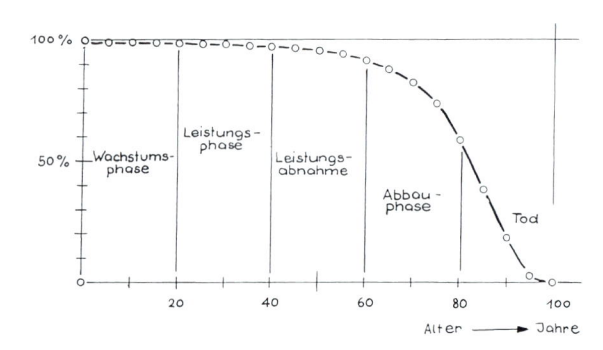

Abb. 21.5: Die **vier oder fünf Lebensabschnitte**.
Im Hinblick auf ärztliche Entscheide, insbesondere orthopädische Indikationen, kann eine Gliederung des menschlichen Lebens in vier oder fünf Abschnitte nützlich sein. Weiteres dazu im Text.

vielen Jahrzehnten, 30 Jahre und mehr, ins Auge fassen. Orthopädische Langzeitforschung ist die Grundlage dazu.

Mit diesem Lebensabschnitt befasst sich die **Kinderorthopädie**. Die spezifische Pathophysiologie des wachsenden Skelettes, nebst manchen anderen Besonderheiten (z. B. Tumoren), rechtfertigt eine eigenständige, äußerst anspruchsvolle Spezialität. Zu ihren Aufgaben gehört die Behandlung der kongenitalen Fehlbildungen und der Wachstumsstörungen.

Die nächsten beiden Jahrzehnte, von 20 bis 40, sind die Jahre optimaler Arbeits- und Leistungsfähigkeit. Rasche Wiederherstellung von Körperintegrität, Erwerbs- und Sportfähigkeit sind die anspruchsvollen modernen Ziele, neben welchen Langzeitfolgen nicht aus den Augen verloren werden dürfen. Hier hat die **Sport- und Unfallorthopädie** ihre Domäne. Auch sie hat sich zu einer eigenen Spezialität entwickelt.

Die fünfte und sechste Dekade, von 40 bis 60, bringt eine gewisse Involution des Bewegungsapparates, mit absinkender Leistungsfähigkeit, die es möglichst lange zu erhalten gilt. Auch beginnen sich Degenerationserscheinungen bemerkbar zu machen. Schäden, Missbildungen aus der Jugend können manifest werden. Andererseits sollten Gelenkimplantate, in diesem Alter eingesetzt, noch während Jahrzehnten funktionieren. Beides sind wichtige Themen der konventionellen **Orthopädie des Erwachsenenalters**.

Die letzten 20 Jahre, von 60 bis 80, bringen den langsamen aber sicheren Abbau, der unweigerlich zum Zerfall und zur Auflösung führt. Kennzeichnende Merkmale sind Osteoporose und Unsicherheit, was zu den typischen Altersfrakturen führt, sowie die in diesem Alter fast obligaten degenerativen Veränderungen. Die Ansprüche an den Bewegungsapparat werden bescheiden: Fortbewegung und Erhaltung der Selbstständigkeit müssen oft genügen. «To add life to years, not years to life»: So wurde die noble Aufgabe der **geriatrischen Orthopädie** umschrieben.

Die Jahre über 80 sind geschenkt. Die orthopädischen Aufgaben wandeln sich noch einmal, sie werden **palliativ**. Es gilt, die Mobilität so lange wie möglich zu erhalten und das Ende erträglich zu machen.

Diese kurze Übersicht zeigt die Mannigfaltigkeit der Probleme und die Dringlichkeit der Aufgaben, die sich der Orthopädie in den einzelnen Lebensaltern stellen.

Sie sollen *in der folgenden Zusammenstellung konkretisiert* werden:

21.2.1
Orthopädie der Wachstumsphase

Bei der Geburt sind die Gewebe des Bewegungsapparates **noch nicht ausgereift**: Das Skelett besteht noch zum überwiegenden Teil aus Knorpel (s. Abb. 5.2 u. Abb. 27.1), die bereits vorhandenen Knochen sind noch weich und elastisch, das Periost ist fast kräftiger als diese selbst, die Muskeln sind noch wenig differenziert, das Ganze gut in einem dicken Fettpolster verpackt, was z. B. Plattfüße vortäuschen kann. Körperformen und Proportionen müssen noch eine imponierende Wandlung erfahren, ehe sie diejenigen des Erwachsenen erreicht haben.

Das Zentralnervensystem ist noch nicht ausgereift, was für seine Pathophysiologie in diesem Alter von Bedeutung ist.

Der Geburtsvorgang selbst kann traumatisch sein: Neugeborenenfrakturen (z. B. Klavikula), Plexuslähmungen oder Hirnschäden können schwerwiegende Folgen haben.

Die Geburt gibt Gelegenheit, kongenitale Schäden zu erkennen. Manche Fehlbildungen sind auffällig, andere muss man gezielt suchen (z. B. Hüftdysplasie und -luxation) (s. Kap. 27 u. Kap. 64.4.2).

Bei der Beurteilung ist die vom Erwachsenen abweichende Anatomie zu berücksichtigen: Wirbelsäule noch ohne Lendenlordose, O-Beine, übermäßig bewegliche Gelenke (Knickfüße) usw.

Auch die Physiologie ist noch wesentlich anders: Es ist gut, die normale Entwicklung in den ersten Jahren zu kennen: Das Reflexverhalten, die Fortschritte der Motorik bis zum aufrechten Gang geben Hinweise auf die Entwicklung des ZNS (s. Kap. 34.2.1) und des Bewegungsapparates (z. B. Hüftluxation).

Das **Knochenwachstum** ist ein komplexer intensiver Vorgang, gekennzeichnet durch die Wachstumszonen an *Epiphysenfugen*, Apophysen und Periost (s. Kap. 28.1). Sein Fortschritt kann am Auftreten der Knochenkerne abgelesen werden. Er folgt einem ziemlich genau festgelegten Fahrplan und kann mit Normtabellen verglichen werden.

Die stark vaskularisierten Epiphysen sind anfällig für Infektionen (Säuglingsosteomyelitis, und -arthritis), ihre sofortige Diagnose ist besonders wichtig, soll das Gelenk erhalten bleiben (s. Kap. 32.2).

Die definitive Ausformung der Gelenke erfolgt in der frühen Kindheit. Inkongruenzen verstärken sich, bei Kongruenz ist eine gewisse Nachholentwicklung noch möglich (s. Kap. 5.4 u. Kap. 28.2).

Primäre Knochentumore treten vorwiegend am wachsenden Knochen auf.

Knochenbrüche im Wachstumsalter präsentieren sich wesentlich anders als bei Erwachsenen. Ihre Diagnose kann schwieriger sein, vor allem im Gelenkbereich, wegen der verschiedenen Knochenkerne. Vergleichsbilder der Gegenseite sind hilfreich. Die Behandlung folgt besonderen Richtlinien.

Dabei spielt in erster Linie das Verhalten der **Wachstumszonen** eine Rolle: Sie können gewisse Fehlstellungen im Verlauf des Wachstums noch ausgleichen. Andere entstehen erst später bei bestimmten Verletzungen der Wachstumszone selbst. Für die Behandlung ist es wichtig, die Verletzungsmechanismen und ihre Prognose richtig einzuschätzen (s. Kapitel «Gelenknahe Frakturen bei Kindern», Kap. 44.2, und «Störungen des Wachstums der Epiphysenfugen», Kap. 28). Aber auch die erhebliche Elastizität der Knochen, das kräftige Periost, die rasche und sichere Heilung und die anschließende Modifikation der Anatomie durch das weitere Wachstum beeinflusst die Frakturbehandlung bei Kindern: Sie ist – von wenigen Ausnahmen abgesehen – grundsätzlich konservativ (siehe Kapitel «Kinderfrakturen», Kap. 44).

Wachstumszonen und Epiphysen sind auch bei älteren Kindern noch gefährdet: Altersspezifische Krankheiten sind Perthes (s. Kap. 64.5), Epiphysenlösung (s. Kap. 64.6) und manche primäre Knochentumoren (s. Kap. 33.3).

Zu den Wachstumskrankheiten gehören auch Skoliose und Scheuermann'sche Kyphose (s. Kap. 57 u. Kap. 56).

Ein besonderes Kapitel sind die **Haltungsprobleme** von Rücken, Schultern, Beinen, Füßen, welche schon bei kleinen Kindern, dann vermehrt im Schulalter, speziell aber in der Adoleszenz im Zusammenhang mit der Pubertät auftreten und in der Regel die Umgebung der Kinder, vor allem Eltern, Lehrer, Therapeuten usw., mehr beschäftigen als diese selbst. Über ihre Prognose wird viel spekuliert und diskutiert, von Laien wie von Ärzten, doch fehlen Untersuchungen über Langzeitresultate und Spontanverläufe noch weitgehend.

Die Möglichkeiten, die Haltung zu beeinflussen, werden wohl oft überschätzt. Andererseits sind «schlechte Haltungen» vermutlich weniger schädlich als oft angenommen. Diese Fragen sind ausführlich diskutiert in den Abschnitten («Normvarianten», Kap. 39, «Haltung», Kap. 55 und «Füße», Kap. 69.5).

Wesentliche Faktoren sind sicher Konstitution und Vererbung (s. Abb. 55.2). Dies gilt auch für Torsionsvarianten (s. Kap. 39.2).

Ein ganz wesentliches Merkmal des kindlichen Organismus ist seine erstaunliche **Anpassungsfähigkeit**. Sie äußert sich in seiner großen Heilungspotenz und Regenerationskraft, etwa nach Verletzungen, in einer Wachstumspotenz, welche erhebliche Korrekturmöglichkeiten noch in sich schließt. Diese ist umso größer, je jünger das Kind ist.

Aber auch die Art, wie Kinder mit ihren Behinderungen umzugehen lernen, zeigt ihre oft verblüffende physiologische und psychische Anpassungsfähigkeit (s. Kap. 27.2). Hier liegen große Hilfen bereit, auch für den behandelnden Arzt, wenn er sie kennt.

Alle diese Besonderheiten des Wachstumsalters rechtfertigen und begründen **eine eigenständige Kinderorthopädie** und als *Subspezialität der Orthopädie ein besonderes Kapitel* in diesem Buch: Kapitel 22.

«Vorbeugen», «Prophylaxe» ist eines der Hauptthemen der Kinderorthopädie. Auf ihre Problematik wird in Kapitel 22.2 und Kapitel 18.1 eingegangen.

21.2.2
Orthopädie nach Abschluss des Wachstums

Mit dem Erreichen des Erwachsenenalters hat der Mensch seine höchste körperliche Leistungsfähigkeit erreicht. Es ist auch die Zeit, in welcher am wenigsten Krankheiten auftreten. Diese glücklichen Umstände führen den modernen Menschen zum Sport, mit den entsprechenden Unfällen, was den Orthopäden in die Lage versetzt, sich als Sportarzt zu betätigen.

Die **Sportorthopädie** ist damit zu einer besonders wichtigen Branche der Orthopädie geworden. Sie befasst sich einerseits mit verschiedenen, meist verhältnismäßig harmlosen, Weichteilverletzungen wie Prellungen, Zerrungen, Verstauchungen usw., aber auch mit den ernsthafteren und folgeschweren Verletzungen, vornehmlich von Gelenkbändern, und ganz besonders mit den Bandverletzungen der Knie der Spitzensportler, insbesondere der Fußballer. Dank der großen Bedeutung dieses Sports in unserer Gesellschaft ist das Kniegelenk mit seinen Bändern – noch bei Morgenstern «ein Knie, sonst nichts» – ins Zentrum des Interesses gerückt. Diesem zentralen Thema der Sportmedizin ist ein eigenes Kapitel gewidmet (s. Kap. 23).

Andere Verletzungen sind zwar typisch für bestimmte Sportarten, kommen aber auch auf andere Weise zu Stande. *Alle diese Verletzungen sind in den Kapiteln «Verletzungen», «Frakturen» und im dritten Teil des Buches unter der betreffenden anatomischen Lokalisation besprochen und dort zu finden. Im Kapitel «Sportmedizin – Sportorthopädie» wird somit lediglich auf diese verwiesen.*

Die Sportorthopädie hat unser Verständnis der Anatomie und Funktion des Kniegelenkes sowie der Bandverletzungen entscheidend gefördert. Andererseits ist die Gefahr einer gewissen Kommerzialisierung der Sportmedizin nicht zu verkennen. Dass die Medien sie vereinnahmen, trägt dazu bei. Selbstverständlich sollen Sportler optimal betreut werden, doch wäre es bedauerlich, wenn daraus eine Luxusmedizin entstünde, die nur wenigen zugute käme und an den Bedürfnissen der älteren Generation vorbeizielte.

Verletzungen im jungen Erwachsenenalter

Zum Verständnis der Verletzungen im jungen Erwachsenenalter ist es wichtig, sich daran zu erinnern, dass alle Gewebe, insbesondere Muskulatur, Bänder und Sehnen, vor allem auch die Knochen in der Regel kräftig und kompakt sind, dass es also schon großer Kräfte bedarf, sie zu brechen bzw. zu zerreißen.

Die Gewebszerstörungen sind denn auch oft ausgesprochen schwer. Besonders der Schaden an Weichteilen und Bändern wird leicht unterschätzt. Ihre Bedeutung für die Frakturbehandlung hat man erst in letzter Zeit in ihrer ganzen Tragweite erkannt (s. Kap. 42.3).

Andererseits haben gerade junge Sportler mit gutem Trainingsstand und guter Motivation die besten Chancen für eine Wiederherstellung. Die hohen Ansprüche dieser Gruppe sind allerdings bei schweren Verletzungen natürlich nicht immer zu erfüllen.

Schwere Mehrfachverletzungen (Polytrauma) haben infolge der erhöhten Mobilität und Mechanisierung in den letzten Jahren stark zugenommen. Ihr Kennzeichen ist die große Energie, die zu schweren Zertrümmerungen der Gewebe führt.

Die Behandlung dieser schweren Verletzungen ist eine drängende und schwierige Aufgabe, die auch große organisatorische Probleme mit sich bringt: Fachgerechte Versorgung ist nur in enger Zusammenarbeit von traumatologisch geschulten, engagierten und teamfähigen Orthopäden und Chirurgen möglich. An die Infrastruktur (Notfallservice, Traumazentren mit der nötigen personellen und materiellen Dotierung) werden hohe Anforderungen gestellt. Dazu ist die Hilfe einer einsichtigen öffentlichen Hand notwendig.

21.2.3
Orthopädie des mittleren Alters

Die Orthopädie des mittleren Alters entspricht etwa der Lehre der nicht spezifisch altersbezogenen Orthopädie, ist also Gegenstand des ganzen Buches. Patienten in diesem Alter sind in der Regel stark *in einem sozialen Netz eingebunden und engagiert*: Arbeit, Familie, Unterhaltspflicht stehen bei den meisten im Vordergrund. Darauf müssen und wollen sie Rücksicht nehmen. Eine maximale Therapie à tout prix ist deshalb oft nicht möglich oder nicht wünschenswert. Viele Patienten müssen sich mit ihren orthopädischen Problemen – häufig beginnende degenerative Erscheinungen – abfinden und damit leben. Ihnen ist mit erleichternden Maßnahmen manchmal besser geholfen als mit einer Operation, die vielleicht mehr verspricht, als sie halten kann.

21.2.4
Geriatrische Orthopädie

Die **altersspezifische Leistungskurve** (MARA: mean age-related ability) von Abbildung 10.3, Kapitel 10.1.4 erscheint hier nochmals (**Abb. 21.6**). Sie zeigt unerbittlich den Leistungsabfall im Alter, der schon in jungen Jahren langsam beginnt und ziemlich parallel zur Sterbekurve verläuft. An dieser Kurve orientiert sich die Beurteilung und der Therapieplan in der zweiten Lebenshälfte.

Alter und Degeneration

Alterungsvorgänge und degenerative Veränderungen werden oft als ein- und dasselbe empfunden und verstanden. Tatsächlich ist es in vielen Fällen sehr schwierig, Unterschiede und Grenzen zwischen diesen beiden Vorgängen zu orten. So ist z. B. die primäre Koxarthrose eine typische Alterskrankheit, doch weisen die Hüftgelenke vieler hochbetagter Menschen nachgewiesenermaßen *keine* degenerativen Schäden auf.

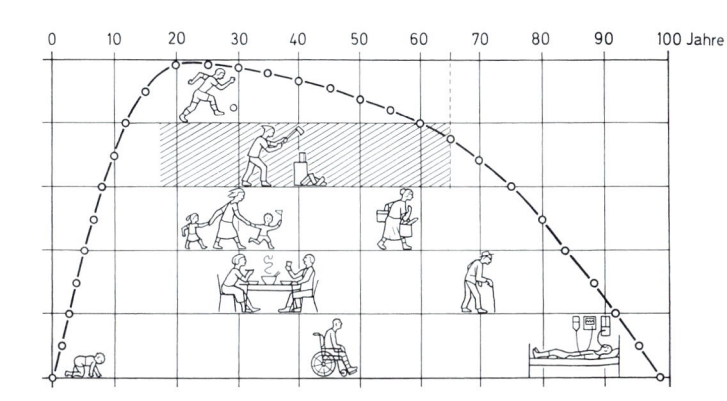

Abb. 21.6: Wandlung der Leistungsfähigkeit im Laufe des Lebens.
In Kapitel 10.1.4 und Abbildung 10.2 wurde die Kurve der altersabhängigen Leistungsfähigkeit (Mean age-related ability, MARA) präsentiert. Sie zeigt zuerst den **raschen Anstieg** der körperlichen Leistungsfähigkeit in der Jugend. Mit 20 bis 25 Jahren ist der Zenit erreicht und der Abfall beginnt bereits. Zwischen 60 und 70 Jahren nimmt die Arbeitsfähigkeit offensichtlich ab. Nicht zufällig ist das **Pensionsalter** in vielen Ländern **65 Jahre**.
Mit 80 Jahren und später sind bei den meisten Menschen Alltagsfähigkeiten und Selbstständigkeit tangiert. Der natürliche Lebenslauf endet, obwohl die Leute immer älter werden, nach wie vor mit etwa 100 Jahren.
Jeder Therapieplan muss sich an diesen harten Fakten orientieren. Es hat keinen Sinn, hochgesteckte, unrealistische Ziele anzuvisieren, etwa aus Siebzigjährigen Kunstturner machen zu wollen. Von allen Kriterien, die zu berücksichtigen sind, hat *das Alter den größten Einfluss auf die Indikation.*

- *Degenerative Veränderungen* am Bewegungsapparat entstehen durch mechanischen Materialverschleiß, sei es durch Trauma, Krankheit oder chronische Überbeanspruchung. Die entstehenden Bilder sind als pathologische Befunde, als Arthrosen, bekannt. Sie sind *nicht* auf ein bestimmtes Lebensalter beschränkt.
- *Altersveränderungen* sind genetisch programmierte Abbauvorgänge, die von den einzelnen Körperzellen nach genau vorgegebenem Muster und nach genauem Zeitplan abgewickelt werden und gezielt zum Abbau und zum Tod des Organismus, des Individuums führen. Die Lebensdauer ist artspezifisch im Erbgut festgelegt. Für den Menschen scheint sie gerade etwa 100 Jahre zu betragen, wie die Kurven der Überlebensrate von Abbildung 22.3 und ihre Extrapolation eindrücklich demonstriert.

Beiden Vorgängen gemeinsam ist eine qualitative Verschlechterung des Gewebes und ein Funktionsverlust. Beide Prozesse verlaufen **progredient** und sind **irreversibel**. Im Alter sind sie sehr häufig gekoppelt und potenzieren sich.

Immerhin: Alter und Tod sind zwar unentrinnbares Schicksal jedes Menschen, doch die degenerativen Veränderungen sind in manchen Fällen einer Therapie zugänglich. Aufgabe und Kunst des Arztes wird es sein, die komplexen, sich oft überlappenden Erscheinungsbilder richtig zu deuten, Möglichkeiten und Grenzen einer Therapie zu erkennen und schließlich das Richtige für den alten Patienten zu tun: *Kausale Therapie*, wo sie möglich und hilfreich erscheint, und *symptomatische Behandlung, Betreuung* und *Begleitung* dort, wo beide, Patient und Arzt, das letztlich Unabwendbare zugeben und annehmen müssen.

Schicksal akzeptieren entspricht jedoch nicht dem Zeitgeist. Die Diskrepanz zwischen Utopie und Realität ist die Ursache mancher Misserfolge und Enttäuschungen in der geriatrischen Orthopädie:

- der zunehmende Anspruch der Alten, ewig jung bleiben, Sport betreiben zu können etc.
- die unbegrenzt scheinenden neuen Therapiemöglichkeiten
- die oft (bei Patient und Arzt) erstaunliche Wissenschafts- und Fortschrittsgläubigkeit
- das unkritische Ausklammern der Risiken
- die Unmöglichkeit (bei Patient und Arzt), Einschränkung und Verzicht zu akzeptieren.

Der Bewegungsapparat im Alter

Im Alter nehmen alle Kräfte ab, die Knochen werden dünner, brüchiger. Ihr Kennzeichen ist die **Osteoporose** (s. **Abb. 21.7**). Zudem werden die Muskeln schwächer, Reaktionsvermögen und Koordination

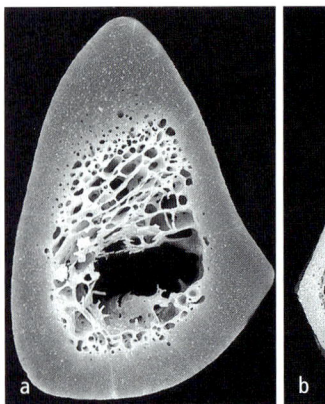

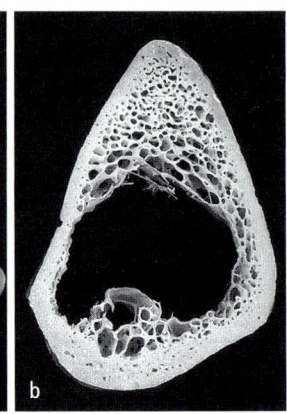

Abb. 21.7: Veränderungen des Knochens im Laufe des Lebens. Struktur und Zusammensetzung der Knochen machen im Laufe des Lebens eine ständige Wandlung durch, welche bei einer Therapie zu berücksichtigen ist. Während im Knochen des Kindes der Anteil der organischen Substanz (Kollagen) noch verhältnismäßig groß, der Knochen deshalb noch biegsam ist, nimmt im Alter der anorganische Anteil (Kalziumsalze) ständig zu, die Knochen werden starrer und brüchiger. Gleichzeitig setzt im Alter eine mehr oder weniger physiologische Reduktion der Knochensubstanz ein, die Altersatrophie oder -osteoporose, wodurch die mechanische Festigkeit der Knochen erheblich abnimmt.
a) *Normaler Tibiaquerschnitt* von einem *gesunden jungen Mann*.
b) Vergleichbarer Querschnitt von *einer 75-jährigen Frau*. Die äußere Form ist erhalten, die Markhöhle jedoch ist erweitert, und die innere Kortikalis aufgelockert, «spongiosiert».

Diese Veränderungen haben auch Einfluss auf die Pathologie (Frakturen), sowie auf die Therapie. Es leuchtet ein, dass beispielsweise Schrauben für eine Osteosynthese im Knochen eines jungen Erwachsenen besseren Halt finden, als im Knochen eines älteren Menschen.

Die Ausweitung der Femurmarkhöhle im Alter schwächt möglicherweise auch die Stabilität der Hüftendoprothesen.

nehmen ab. Menschen, die früher laufen und springen konnten, brauchen jetzt einen Stock, nicht nur wegen der allgemeinen Schwäche, sondern auch wegen der Unsicherheit, die oft noch verschlimmert wird durch Gleichgewichtsstörungen, Schwindel, Tremor, Sehschwäche usw. Unfälle werden damit häufiger, und Stürze führen leichter zu **Frakturen** (**Abb. 21.8**), ja die Knochen brechen auch ohne nennenswertes Trauma. Viele Leute werden wieder klein und bucklig. Im Röntgenbild findet man dann spontane Wirbelimpressionsfrakturen, nicht selten als Zufallsbefund (Abb. 30.3, Abb. 60.1 u. Abb. 60.2).

Überhaupt darf man sich bei alten Leuten mit einer einzigen Diagnose nicht zufrieden geben. Fast immer findet man mehrere Krankheiten. Nicht alle erheischen eine Therapie. Wichtig ist es, den Stellen-

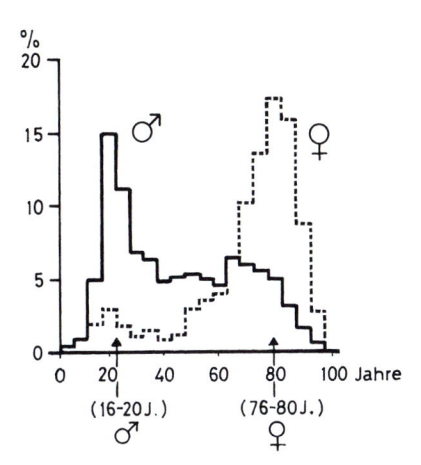

Abb. 21.8: Statistik der Femurfrakturen: Auswertung von etwa 5000 Oberschenkelbrüchen (inkl. proximales Femurende).
Altersverteilung: Männer: ausgezogene Kurve, *Frauen:* unterbrochene Kurve.
– Im *Kindesalter* sind Femurfrakturen selten. Die Kinder stürzen zwar pausenlos, aber sie haben eine gute Reaktion und brechen ihre elastischen Knochen nur selten.
In der *Adoleszenz* beobachtet man einen raschen Anstieg der Femurfrakturen, fast ausschließlich bei *Männern*. Meist sind es schwere Unfälle, denn die Knochen sind in diesem Alter sehr resistent und brechen nicht leicht. Ein Gipfel ist erreicht bei Männern im jungen Erwachsenenalter, in welchem auch der Sport eine besonders wichtige Rolle spielt. Eine Hauptursache dieser schweren Verletzungen ist die Ansicht vieler junger Männer, dass der Straßenverkehr ebenfalls zum Sport gehöre. Frauen scheinen da weniger Probleme zu haben.
– Im *mittleren Alter* nehmen die Femurfrakturen rasch ab. Offenbar werden auch Männer und ihre sportlichen Aktivitäten vernünftiger.
– Etwa *nach dem 60. Altersjahr* nimmt die Frakturhäufigkeit noch einmal zu, bei Männern allerdings nur unbedeutend.
Bei den *Frauen* beginnt dieser Anstieg schon gute *10 Jahre früher* und erreicht einen einsamen *Gipfel bei etwa 80 Jahren*. Darin kommt die **Osteoporose** zum Ausdruck, die bei den Frauen schon mit der Menopause einsetzt und in einem hohen Prozentsatz eine so starke Verminderung der Knochenmasse zur Folge hat, dass auch leichte Unfälle – meist sind es **einfache Stürze** – zu Frakturen führen können. Am häufigsten sind Brüche des proximalen Femurendes (pertrochantere und Schenkelhalsfrakturen), des Handgelenkes, des Humeruskopfes.

wert der einzelnen Gebresten für den Patienten zu ermitteln. **Komorbidität** kann auch die Leistungsfähigkeit des Bewegungsapparates erheblich beeinträchtigen. Dies ist eine recht häufige Ursache von schlechten Resultaten nach Endoprothesenoperationen (s. dazu Kap. 25.3 u. Kap. 25.4).

Degenerative Wirbelveränderungen und Gelenkschäden sind eine fast obligate Begleiterscheinung des Alters.

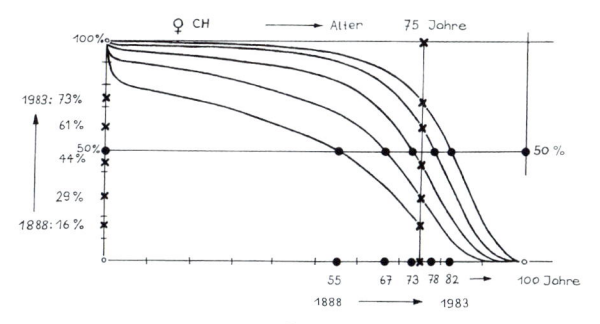

Abb. 21.9: Die Zunahme des Überlebensalters in den letzten 100 Jahren.
Aus der gleichen Kurve wie in Abbildung 21.2 sind hier zwei Entwicklungen herausgegriffen:
1. *Horizontal* mit Punkten dargestellt ist die Zunahme des Alters, bei welchem 50%, d.h. die Hälfte der Schweizerinnen noch am Leben waren bzw. sind (einer «Halbwertzeit» entsprechend): 1888 lag dieses Alter bei 55 Jahren, während es heute, 100 Jahre später, bereits 82 Jahre beträgt.
2. *Vertikal* mit Kreuzen dargestellt ist die Zunahme der Überlebensrate der 75-Jährigen seit 1888. Von diesen waren damals nur noch 16% am Leben. Heute sind es 73%.
Die *Zahlen* sind noch eindrücklicher als die Kurven vermuten lassen.

Die starke Zunahme der älteren und sehr alten Jahrgänge (s. **Abb. 21.9**) bringt es mit sich, dass die Orthopäden sich einer ständig **wachsenden Zahl** *von alten und gebrechlichen Patienten* mit chronischen degenerativen Schäden, aber auch Unfallfolgen des Bewegungsapparates gegenübersieht.

Die **geriatrische Orthopädie und Traumatologie** ist rein zahlenmäßig zu einer der *bedeutendsten Aufgaben* der Orthopädie und Traumatologie geworden.

Der operative Hüftgelenkersatz, sei es wegen Koxarthrosen oder Frakturen, gehört zu den häufigsten Operationen überhaupt. Aber auch alle anderen Gelenke sind betroffen, nicht selten mehrere gleichzeitig: Knie, Schultern, Sprunggelenke, Handgelenk. Vielen Patienten kann und muss operativ geholfen werden.

Sind ihnen größere Eingriffe noch zumutbar? Ein einwandfreier Allgemeinzustand ist bei diesen Patienten die Ausnahme. Die **Operabilität** ist oft eine Ermessensfrage. Diese fordert Entscheide: Abwägen der Chancen gegen das Risiko. Charakter und Lebenswille des Patienten spielen dabei eine Rolle, die in der Regel unterschätzt wird. Seine Schmerzen und seine Not erleichtern dem Arzt die Entscheidung. Aber auch von den lokalen Verhältnissen her tauchen Probleme auf: Das größte ist wiederum die Osteoporose. Stabile Osteosynthesen sind bei den oft überaus dünnen, weichen, brüchigen Knochen praktisch nicht mehr möglich. Andererseits ist die **rasche Mobilisierung** in diesem Alter besonders wichtig.

Da eine perfekte Wiederherstellung ohnehin häufig nicht mehr erreichbar ist, sieht man sich oft gezwungen, Kompromisse einzugehen. Lehrbuchmäßige Lösungen sind somit nicht immer die besten. Oft müssen, dem Zustand des Patienten angepasst, auch unkonventionelle Entscheide getroffen werden: Einfache, sichere, wenig belastende, rasch greifende Maßnahmen, welche eine frühzeitige Mobilisation und Wiederaufnahme des normalen Lebensrhythmus erlauben.

Ein Beispiel dafür, dass Ideallösungen unter solchen Umständen vielleicht grundsätzlich unmöglich sind, ist die pertrochantere Femurfraktur der Frauen im achten und neunten Lebensjahrzehnt, für deren Behandlung bis heute keine Patentmethode existiert (s. Kap. 64.12). Alte Menschen können nicht mehr ihre operierte Hüfte entlasten. Es ist illusorisch, dies zu verlangen. Sie werden trotzdem auf das Bein stehen. Eine Osteosynthese muss entsprechend konzipiert sein. Irgendwo stoßen Medizin und Chirurgie an ihre Grenzen. Sicher liegen diese dort, wo auch das menschliche Leben sich seiner naturgegebenen Grenze nähert.

Das Ziel solcher Operationen ist somit beschränkt: Linderung der Schmerzen, Erhalten der Gehfähigkeit, der Mobilität, der größtmöglichen Selbstständigkeit und Unabhängigkeit von fremder Hilfe, gelegentlich das Erleichtern der Pflege (z. B. Beseitigung von Kontrakturen) und endlich der letzten Zeit bis zum Sterben.

Geriatrie aus der Sicht der Betroffenen

Am Schluss dieses Kapitels soll noch eine ältere Dame selbst zu Wort kommen. Als Fachfrau und ehemalige Patientin hat sie den *folgenden Brief* an die Redaktion einer Ärztezeitung geschrieben:

> «Anlässlich einer Veranstaltung, an der ich mich zu Fragen und Äußerungen zu Problemen der Gerontologie zu stellen hatte, kamen auch Bemerkungen über das Verhalten vieler Ärzte zur Sprache, z. B. dass es oft vorkomme, dass sie die Betagten mit Ihr anredeten; oder, dass sie über den Kopf des Patienten hinweg sich an die Begleitperson wendeten und so tun, auch wenn dazu keine Veranlassung besteht, als ob der Betagte ja doch nicht mehr zurechnungsfähig wäre. Überhaupt wurde festgestellt, dass viele Ärzte den Patienten gegenüber eine gewisse Herablassung zur Schau stellen.
>
> Ich habe das selber einmal im Krankenhaus als Patientin empfunden, als der Oberarzt, mich ins Auge fassend, zu den Assistenzärzten sagte: ‹Eigentlich würde man ihr das Alter nicht geben.› Ich bin mir dann fast so vorgekommen wie ein Stück Vieh, dessen Preis festgelegt wird. Ich weiß um die großen Anforderungen, die an das Können und Wissen der Ärzte gestellt werden; aber wäre dabei nicht noch etwas Raum für einen Hinweis auf taktvolles Verhalten und Menschlichkeit für den Fall, dass dazu Veranlagung und gute Kinderstube nichts oder zu wenig beigetragen haben?»

Ein Kommentar ist wohl überflüssig.

22 Kinderorthopädie

In der Kinderorthopädie hat die Orthopädie ihre Wurzeln. Ihr Name zeugt noch davon. Nicolas Andry leitete ihn vom griechischen Wort paidion, Kind ab (s. S. 32). Orthopädisches Denken orientiert sich auch heute noch an Form, Wachstum, Wandlung und Funktion. Solche typisch kinderorthopädischen Themen ziehen sich durch dieses ganze Buch.

In diesem Kapitel sollen deshalb lediglich die spezifischen Aspekte der Orthopädie bei Kindern und die besonderen Probleme des **Wachstums** besprochen werden. *Anhand einer Liste am Schluss des Kapitels lassen sich die einzelnen orthopädischen Krankheiten und Verletzungen im speziellen Teil des Buches leicht auffinden.*

Im letzten Kapitel wurden die Besonderheiten des wachsenden Bewegungsapparates aufgezeigt, die eine besondere Subspezialität «Kinderorthopädie» rechtfertigen:

Das Skelett hat ein eigenes **Wachstumsorgan**, die **Epiphysenfugen**. Seine Physiologie wurde im Kapitel 5 «Skelettwachstum», seine Pathophysiologie ist im Kapitel 28 «Störungen des Wachstums der Epiphysenfugen» beschrieben. Das Knochenwachstum ist eine großartige natürliche Verbündete im Bestreben, Schäden auszugleichen, kann aber auch Fehlentscheide, falsch indizierte Operationen bitter rächen. Kenntnis dieser langsam und kaum bemerkt wirkenden Mechanismen sind das Markenzeichen von Kinderorthopädie und -traumatologie. Therapie ist nur erfolgreich, wenn sie *mit* der Natur und nicht *gegen* sie arbeitet.

22.1 Kinderorthopädischer Alltag

Orthopädie und Pädiatrie

Praktiker und *Kinderärzte* sind sich vielleicht gar nicht richtig bewusst, dass sie *ein gutes Teil ihrer Zeit Kindern und Jugendlichen mit orthopädischen Problemen widmen*: Mütter, und wenn's ernst wird auch Väter, sorgen sich über abnormales oder abnormal scheinendes Aussehen oder unschönen Gang ihrer Kinder und suchen ärztlichen Rat. Und wenn Kinder oder Adoleszente Schmerzen haben im Rücken, in Beinen und Armen, ist das ungewöhnlich und beängstigend. All dies sind kinderorthopädische Probleme. Sehr häufig sind es Bagatellen, aber dazwischen tauchen unvermittelt schwere und gefährliche Krankheiten auf, sei es eine vorerst unbemerkte kongenitale Störung, eine Epiphysenlösung bei einem Adoleszenten oder ein Tumor. Diese **rechtzeitig zu erkennen** ist für den Patienten entscheidend. Er hat ja sein ganzes Leben noch vor sich.

Eine vernünftige **Zusammenarbeit** bzw. Arbeitsteilung drängt sich auf. Screening, erste Diagnostik, Früherkennung von therapierbaren Schäden sind *Aufgaben aller Ärzte, die mit Kindern, mit Neugeborenen, Säuglingen und Adoleszenten zu tun haben.*

Aufgaben der Kinderorthopädie

Kongenitale Störungen und frühkindliche Krankheiten haben Auswirkungen auf das ganze spätere Leben. Ihre Beurteilung und Behandlung hat weitreichende Konsequenzen und ist deshalb besonders verantwortungsvoll.

Manche Therapien sind schwierig und erfordern viel Erfahrung (z. B. bei kongenitalen Defekten, Hüftgelenkdysplasien und -luxationen, Klumpfüßen, MMC und anderen Lähmungen verschiedener Genese, bei Skoliosen, Spondyloptosen, Infektionen des Skelettes, Knochentumoren, Epiphysenlösungen u. a.). Sie gehören in die Hände besonders *spezialisierter Orthopäden* bzw. *Kliniken*.

Andererseits sind *Kinderärzte, Geburtshelfer, Allgemeinpraktiker, Chirurgen, Schulärzte* in ihrer täglichen

Arbeit sehr häufig mit orthopädischen Problemen bei Kindern konfrontiert, die zwar keine hochspezialisierte Therapie erheischen, aber doch beurteilt, evtl. behandelt und jedenfalls irgendwie gelöst werden müssen.

Dazu gehören:

- Neugeborenenuntersuchung
- Vorsorgeuntersuchungen im Verlauf des Wachstums
- Normvarianten und mehr oder weniger ausgeprägte Deformitäten, v. a. der Füße, der Beine und des Rückens sowie Gangstörungen
- Verletzungen von Knochen und Gelenken
- Berufs- und Sportberatung
- Erklärungen und Beratung der Eltern
- prophylaktische Maßnahmen.

Es ist nützlich, bald herauszufinden, weshalb die Mutter das Kind bringt. Hat es Schmerzen und klagt? Hat sie selbst etwas bemerkt, oder war es die Großmutter, die Nachbarin oder eine Verwandte? Mütter möchten sich absichern, nichts verpassen, haben Angst. Wenn man ihr Problem kennt und weiß, wie groß es ist, kann man auch besser darauf eingehen.

«Der Hauptunterschied zwischen Kindern und Erwachsenen ist, dass Kinder Eltern haben.» *Mercer Rang*, der ein ausgezeichnetes Buch über Kinderorthopädie geschrieben hat, weiß, wovon er spricht: Eltern sorgen sich wegen der Form der Beine, Füße oder des Rückens ihres Kindes, und dies füllt einen großen Teil der orthopädischen Sprechstunde (**Abb. 22.1**). In den meisten Fällen sind die Sorgen unbegründet, die Kinder wachsen gerade. So muss der Arzt nur zwei Dinge können:

1. *eine einleuchtende* **Erklärung** zur Hand haben (beruhigen allein nützt nichts) und
2. *die seltenen Fälle* **erkennen**, die nicht in dieses Schema passen.

Die zweite, nicht immer einfache Aufgabe nimmt den Allgemeinpraktikern und den Kinderärzten niemand ab. Manche von ihnen überweisen dem Facharzt für Orthopädie im Zweifelsfall lieber einmal einen Patienten zu viel als einen zu wenig. Sie sind der Ansicht, dass dies ihrer Ehre keinen Abbruch tue und sie dabei noch etwas lernen.

22.2
Kinderorthopädische Prophylaxe

Vorbeugen sei besser als Heilen. Diesem Grundsatzpostulat steht das höhere Gebot «primum nil nocere» entgegen. Prophylaxe kann heißen:

- **Unfallprophylaxe:** Verkehr und Freizeit fordern einen jährlich steigenden Tribut an Unfällen bei Kindern. Hier hat die Ärzteschaft eine ganz dringliche Aufgabe. Kampagnen zur Verkehrssicherung, Sicherungsmaßnahmen im Sport etc. sind ebenso wichtig wie die individuelle Beratung.
- **Früherfassung** von kongenitalen und erworbenen Krankheiten, die einer Behandlung zugänglich sind. An erster Stelle stehen kongenitale Hüftinstabilität und -dysplasie, angeborener Klumpfuß, Osteomyelitis, juvenile Epiphysenlösung. Die Grenzen der Prophylaxe zeigen sich dort, wo die Möglichkeiten, die Spontanprognose zu verbessern, gering sind. Dazu gehören leider viele Krankheiten des Bewegungsapparates. Bei manchen sind auch unsere Kenntnisse betreffend Spontanprognose und Langzeitverlauf nach Intervention ungenügend.
- **Sekundäre Prävention.** Das Verhüten von sekundären Unfallfolgen ist das Ziel der Frakturbehandlung bei Kindern. Siehe Kapitel 44: «Frakturbehandlung bei Kindern».
- **Prophylaktisch intendierte Operationen** (s. u.) haben schon viel Unheil angerichtet.

Prophylaktische Maßnahmen bei Kindern

Vorbeugen ist eines der Hauptthemen der Kinderorthopädie. Die Idee ist einleuchtend, und es scheint einfach, sie in die Praxis umzusetzen. Bei genauerem Zusehen tauchen jedoch immer mehr Fragen und Zweifel auf: Sinnvolle Prophylaxe ist nur jene, die **einen schlechten Spontanverlauf zum Besseren zu ändern** vermag. Darüber hinaus muss sie **unschädlich** und **zumutbar** sein.

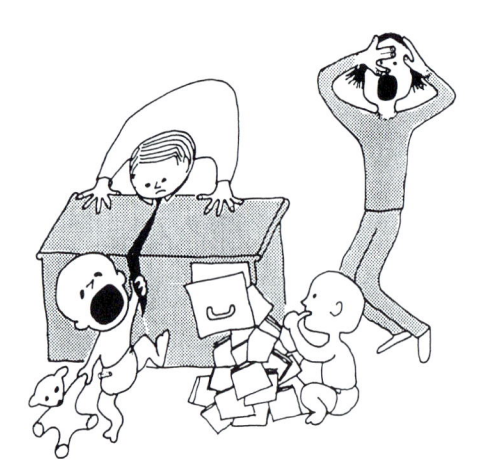

Abb. 22.1: «The Real Challenge of Children's Orthopaedics». Dieses Titelblatt stellte Mercer Rang seinem *Leitfaden für Kinderorthopädie* voran.

Das erste Problem stellt sich bereits bei der *Diagnose.* Das *Wichtigste an ihr ist die* **Prognose**: Wissen wir, welche Zustände tatsächlich später zu Schäden führen? Dazu wäre die Kenntnis der Spontanverläufe notwendig. In Wirklichkeit wissen wir darüber in den wenigsten Fällen genau Bescheid. Was wird aus den «schlechten Haltungen», aus den Torsionsvarianten, den Knick- und Plattfüßen usw.? Nur sehr selten sehen wir im späteren Leben Schäden, die eindeutig auf diese «Leiden» zurückzuführen sind.

Wissenschaftlich stichhaltige Untersuchungen und Statistiken dazu *fehlen* weitgehend. Es gibt sogar Arbeiten, die nachweisen, dass es praktisch unmöglich ist, z. B. die Wirkung von Schuheinlagen bei Senkfüßen im Kindesalter auf die spätere Entwicklung objektiv nachzuweisen.[1]

Prophylaktische Operationen

Schuheinlagen, Haltungsturnen und ähnliche harmlose Dinge schaden wenigstens nicht. Stärker der Kritik ausgesetzt sind prophylaktische Operationen, z. B. Osteotomien, bei auf Röntgenbildern gemessenen «Fehlstellungen». Der Nutzen solcher Eingriffe sollte mindestens die Risiken, die kleineren echten Schäden (Narben, Änderungen der Proportionen) und die Unannehmlichkeiten für Mutter und Kind aufwiegen.

Über den **langfristigen Spontanverlauf** liegen wenige Untersuchungen vor. Falls dieser schlecht ist, wie vermutet wird (sonst würde man wohl keine prophylaktische Operation bei einem gesunden Kind machen), wäre erst noch nachzuweisen, dass er durch die geplante Operation tatsächlich zum Guten verändert wird. Darüber liegen aus nahe liegenden Gründen keine Untersuchungen vor. Hingegen musste man erfahren, dass manche dieser Operationen den anvisierten Zweck nicht erreichen und sich später auch nachteilig auswirken können.

Plausibilität allein ist kein zureichender Grund für eingreifende Interventionen. Ein Beispiel: Beidseitige Derotationsosteotomien bei so genannter «vermehrter Antetorsion» bei kleinen Kindern waren eine Zeitlang in Mode. Der Eingriff erschien logisch. Er hat den gesunden «Patienten» mehr geschadet als genützt, in einigen Fällen auch katastrophale Folgen hinterlassen. Als ich damals eine neue Stelle an einem Krankenhaus antrat, standen noch zahlreiche Kinder auf der Warteliste für diesen Eingriff. Statt zu operieren, ließ ich neue Röntgenbilder anfertigen und teilte den Eltern mit, der Befund habe sich in der letzten Zeit erstaunlich rasch und gut gebessert, und eine Operation sei deshalb nicht mehr nötig. Sie waren sehr erfreut über diesen Bescheid und nahmen ihre Kinder unoperiert wieder mit nach Hause.

Selbstverständlich müssen schwere Schäden, wie angeborene Klumpfüße, Epiphysenlösungen usw. behandelt werden, denn erstens haben diese Kinder tatsächlich Symptome, und zweitens kennt man schlechte Spätfolgen dieser Krankheiten.

Allerdings gilt es, genau zu differenzieren: Wie ist die Spätprognose im Einzelfall, wie groß ist das Risiko eines späteren Schadens? Und wie weit ist es tatsächlich möglich, solche (vermuteten) Spätschäden abzuwenden?

Unsere bisherigen *Kenntnisse sind spärlich.* Erst in jüngster Zeit konnte z. B. nachgewiesen werden, dass die Epiphyseolysis capitis femoris längst nicht in allen Fällen die deletären Spätfolgen hat, die man vermutete, und dass andererseits die kongenitale Hüftdysplasie oft trotz aller möglichen Eingriffe mit der Zeit unaufhaltsam ihren ungünstigen Verlauf nimmt. In beiden Fällen ist somit zu fragen, ob manche risikoreiche Eingriffe nicht vielleicht mehr schaden als nützen. Prophylaktische Operationen bei Kindern, die allein auf Logik und Plausibilität basieren, sind eigentliche **Experimente an Menschen**.

Evidence-based Prophylaxis

Ein **Beweisnotstand** *für die Wirkung prophylaktischer Eingriffe* wird offensichtlich. Diesem Notstand abzuhelfen ist nur möglich durch klinische Langzeituntersuchungen. Sie sind die einzigen sicheren Grundlagen unserer Indikationen. An drei Beispielen wird dies im Abschnitt «Langzeituntersuchungen als Grundlage orthopädischer Operationen», Kapitel 25.4, aufgezeigt.

Hier liegt ein weites, noch kaum beackertes Feld. Langzeitforschung ist eine der wichtigsten Aufgaben der heutigen Orthopädie. Sie steht noch am Anfang. *Der Weg ist gewiesen:* Er muss **in den Archiven der orthopädischen Kliniken** ansetzen. Diese Fundgruben auszuwerten ist dringlich, solange die Unterlagen noch vorhanden sind und die Patienten für die Spätkontrollen noch leben.

Diese Arbeit ist noch zu leisten. Die wenigen bisher gemachten Untersuchungen zeigen, dass dieser Weg tatsächlich zu neuen Erkenntnissen führt und dass es der einzig mögliche Weg dazu ist. Die Organisation der Langzeitforschung ist in Kapitel 25.2 ausführlich beschrieben.

Die Hoffnung, mit *prospektiven* Untersuchungen Spätresultate zu erhalten, ist aus verschiedenen Gründen weitgehend illusorisch:

---

[1] Dennis R. Wenger et al.: «Corrective Shoes and Inserts as Treatment for Flexible Flatfoot in Infants and Children». J. Bone Jt. Surg., 71-A, 800 (1989)

- Die Zeitspannen sind viel länger, als sie für prospektive Studien realistisch sind.
- Spontanverläufe ohne Therapie sind ebenso wichtig wie solche nach Operationen. Sie umfassen ebenfalls Zeitspannen, die eine einzige Ärztegeneration selbst gar nicht begleiten kann.
- Bis prospektive Langzeitstudien evaluiert werden können, ist ihr Thema beim heutigen «Tempo des Fortschritts» nicht mehr aktuell. Und so lange können wir gar nicht warten.

Umso wichtiger ist es, die (noch vorhandenen) Archive zu erhalten und auszuwerten. Zentrale Bedeutung haben dabei die **Röntgenbilder als die einzigen objektiven Dokumente**. Ihre Vernichtung im kleinen und großen Stil ist ein Schaden, der nicht wieder gutzumachen ist.

Bevor genügend wissenschaftlich gesicherte Unterlagen für die positive Wirkung von prophylaktischen Operationen bei symptomfreien Kindern zur Verfügung stehen, ist wohl nur eine **zurückhaltende Indikationsstellung** im Sinne des «primum nil nocere» zu verantworten.

22.3
Kinderorthopädische Diagnostik

Epidemiologie

Nebst der klinischen Diagnostik geben epidemiologische Überlegungen die wichtigsten richtunggebenden Hinweise.

- Das **Alter** der Kinder. Damit lässt sich einerseits das diagnostische Spektrum bereits stark einschränken, andererseits ist es die Grundlage für eine gezielte Suche. So wird man bei Kindern nicht nach Arthrosen fahnden, wohl aber bei Knieschmerzen in der Pubertät nach einer Epiphysenlösung der Hüfte. Entsprechende Tabellen finden sich auch im Kapitel 14: «Tabellen zur Diagnostik», in Abbildung 64.8 (Hüfte) und Abbildung 33.1 (Tumoren).
- Die **Häufigkeit** der Krankheit (Prävalenz bzw. Inzidenz). Das Ehlers-Danlos-Syndrom ist selten, Prävalenz ca. 3 Patienten pro 1 Million Einwohner. Wenige Ärzte bekommen je eines zu sehen. Auf die Darstellung von Raritäten wird deshalb in diesem Buch weitgehend verzichtet. Pes adductus, Einwärtsgang, Knickfüße, so genannte «schlaffe Haltung» hingegen sind überaus häufig, glücklicherweise in den meisten Fällen harmlos.
Auf etwa 2000 Knaben bzw. 3000 Mädchen kommt je eine Epiphysenlösung. Nicht besonders häufig, führt sie aber unbehandelt zu schweren Hüftschäden und Invalidität. Rechtzeitig behandelt können die Hüften gerettet werden, ein guter Grund, beim geringsten Verdacht an die Diagnose zu denken.
Auf etwa 100 Neugeborene kommt eines mit einer Hüftinstabilität. Die Früherkennung (und -behandlung) gehört zu den wichtigsten Anliegen der Kinderorthopädie.
- **Geographische** Unterschiede. Kongenitale Hüftluxationen erschienen endemisch in manchen Ländern gehäuft. Die Poliomyelitis ist in Industrieländern dank Impfung verschwunden, in manchen Ländern der Dritten Welt jedoch noch ein großes Problem, ebenso wie Knocheninfektionen inkl. Tuberkulose.
- **Wandel in der Zeit.** Krankheiten ändern sich, kommen und gehen, Infektionskrankheiten zumal, aber auch andere. Motorische Störungen infolge zerebraler Schäden haben zugenommen, zum Teil wegen vermehrten Unfällen, aber auch, weil mehr Kinder überleben, die früher gestorben wären. Das «patello-femorale Schmerzsyndrom» der Adoleszenten (Kap. 66.4.3) existiert erst seit 20 bis 30 Jahren. Gibt es vielleicht «Modekrankheiten»?

Spezielle kinderorthopädische Probleme

Sieben von zehn Kindern, die in die orthopädische Sprechstunde kommen, brauchen keine Behandlung, und nur eines von zwanzig braucht eine Operation. Weshalb werden sie zum Arzt gebracht?

- **Normvarianten.** Nicht alle Kinder sind so schön, klug und erfolgreich, wie sie nach der Vorstellung ihrer Eltern sein sollten. Ihre krummen Beine, den krummen Rücken, ihre Plattfüße, ihr Einwärtsgang sollte der Arzt korrigieren. Und der selbstbewusste Orthopäde war nur zu gerne bereit, diesem Wunsch nachzukommen. In der konservativen Ära wurden die Kinder mit allen möglichen Apparaten, Schienen, Korsetten etc. jahrelang gequält, meist ohne viel Erfolg, später wurden sie reihenweise operiert («Korrekturosteotomien»), zum Teil mit katastrophalen Folgen.
Schwieriger und aufwändiger, aber ehrlicher ist es, die Eltern zu überzeugen, dass diese Kinder nicht krank oder abnormal sind, sondern dass es sich um Normvarianten handelt, die keine nachteiligen Folgen haben und keine Behandlung benötigen.
- **Angst und Verantwortung.** Sehr viele Eltern, v.a. Mütter, sind verunsichert durch Verwandte, Bekannte, Medien etc. und fürchten, ihr Kind mache ihnen später einmal Vorwürfe, nicht alles für ihre Gesundheit getan, eine Therapie versäumt zu haben. Hier hat der Arzt die dankbare Aufgabe, sie zu beruhigen, indem er Verantwortung und weitere Kontrolle übernimmt.
- Könnte es ein bösartiger **Tumor** sein? Diese Angst ist immer, oft unausgesprochen, vorhanden. Sie muss ausgeräumt werden. Es bleibt die Kunst und

die wichtigste Aufgabe des Arztes, unter den vielen Bagatellen die wirklich bedrohlichen Krankheiten herauszufinden – und dies ohne jedes Mal den ganzen Diagnostikapparat in Gang zu setzen. Neben einer guten Nase ist Kenntnis dieser Krankheitsbilder nötig, dann die richtige Assoziation im richtigen Moment, «daran denken», ein paar «Links» während der Anamnese: Hartnäckige einseitige Schmerzen in Ruhe müssen den Reflex für ein Röntgenbild auslösen. Bei Knieschmerzen in der Pubertät muss aber auch eine Epiphysenlösung auf der «inneren Checkliste» erscheinen.

- **«Non-disease».** Schwierigkeiten stehen ins Haus, wenn Sie nichts finden. «Es ist nichts». Das wird als Diagnose nicht akzeptiert und als Beleidigung empfunden. Jetzt ist psychologisches Feeling gefragt. Die Unwissenheit der Arztes (der Medizin) lässt sich mit Pseudoerklärungen («Wachstumsschmerzen», «Knochenhautentzündung») vertuschen, auf die Gefahr hin, dass der nächste Arzt eine andere Erklärung offeriert. Stattdessen kann der positive Aspekt der Situation in den Vordergrund gerückt werden: keine ernsthafte Erkrankung, die gute Selbstheilungstendenz der Kinder, man verpasst nichts, Kontrolle in zwei oder drei Wochen, wenn noch nötig.
- **Langfristige Probleme.** Für manche Krankheiten gibt es keine Heilung und nur beschränkt wirksame Behandlung. Zerebrale Paralysen brauchen ständige Betreuung, Hilfe und Zuwendung. Der Aufwand, z.B. für Physiotherapie, ist groß, die Wirkung verhältnismäßig klein. Auch manche kongenitalen Schäden gehören in diese Gruppe. Die Patienten bleiben dem Arzt erhalten, oft lebenslang. Frustration und Resignation sind ständige Begleiter, Erfolge eher spärlich, Lorbeeren sind nicht zu ernten. Und doch sind die Kinder und ihre Eltern auf kompetente Hilfe und Unterstützung angewiesen und dankbar dafür.

22.4
Kinderorthopädische Therapie

Kinder haben eine große **spontane Heilungspotenz**. Sie brauchen z.B. praktisch nie Physiotherapie, weder nach Frakturen noch postoperativ.

Die Wirkung von Gymnastik auf Fehlhaltungen, an die man früher glaubte, wird heute eher bezweifelt. Auch ist man nicht mehr so sicher, ob mit Einlagen, Schienen, Korsetten usw. eine Korrektur von Fehlstellungen möglich sei. Viel Streit wurde damit in Familien getragen und in Kauf genommen. Dies sucht man heute zu vermeiden und derartige Therapie auf jene Fälle zu beschränken, bei welchen ihre Wirkung und Notwendigkeit erwiesen sind.

Operationen am wachsenden Skelett

Bei Operationen am wachsenden Skelett ist das Endresultat weniger von der postoperativen Stellung der Knochen als vom **weiteren Wachstum** in den Jahren bis zum Wachstumsabschluss abhängig. Manche auf den ersten Blick einleuchtende Operationen haben sich als unzweckmäßig, ja als schädlich erwiesen, weil sie noch nach Jahren zu neuen Fehlstellungen führten.

Dazu gehören: Einige Operationen am Knie, besonders die Versetzung der Tuberositas tibiae (Roux) bei habitueller Patellaluxation (s. Kap. 66.4.2), manche Osteotomien am proximalen Femurende, Operationen an der Hüftgelenkpfanne (s. Kap. 64.2.3 u. Kap. 64.4.4), Osteosynthesen im Gelenkbereich, aber auch am Femurschaft (s. Kap. 44.3 u. Kap. 44.2) u. a.

Kenntnis der Physiologie (s. Kap. 5.2) und Pathologie (s. Kap. 28) des Knochenwachstums sowie der Langzeitresultate schützen vor Fehlindikationen und helfen, solche Schäden zu vermeiden.

Die Stellung der Kinderorthopädie

Dank Vorbeugeuntersuchungen und -maßnahmen sind die orthopädischen Krankheiten im Kindesalter in den Industrieländern zurückgegangen. Andererseits ist ihre Behandlung anspruchsvoller geworden.

Im Gegensatz dazu haben die **Verletzungen** im Kindesalter weiter *zugenommen*, eine Folge vor allem des Straßenverkehrs. Die Kenntnis der Besonderheiten des Bewegungsapparates im Wachstumsalter ist deshalb für alle, die solche Verletzungen zu behandeln haben, unentbehrlich.

Entscheide und Behandlungen, vor allem operative, bestimmen die Zukunft dieser Kinder und haben schwerwiegende lebenslängliche Folgen. Sie sind deshalb besonders verantwortungsvoll.

All dies führt dazu, dass *Kinderorthopädie* zunehmend **eine eigene Spezialität** in der Hand einiger weniger besonders erfahrener Kinderorthopäden wird, im Interesse der betroffenen Kinder und Adoleszenten.

Anders sind die Verhältnisse in den *Entwicklungsländern*, wo nur wenige orthopädisch ausgebildete Ärzte einer riesigen Anzahl jugendlicher orthopädischer Patienten gegenüber stehen, solchen mit poliomyelitischen Lähmungen, Infektionen, Mangelkrankheiten, unbehandelten angeborenen Deformitäten, neurologischen Krankheiten, Unfallfolgen u. a.

Orthopäden aus den Industrieländern, die sich entschließen können, den dortigen Ärzten bei der Behandlung dieser Kinder zu helfen, finden eine **dankbare Aufgabe** und eine unschätzbare **Erfahrung**, die zu machen anders nicht mehr möglich ist (vgl. Kap. 34.1: Poliomyelitis).

22.5
Liste der kinderorthopädischen Themen in diesem Buch

Die *Besonderheiten des Bewegungsapparates im Wachstumsalter* wurden in verschiedenen Abschnitten des ersten Teils dargestellt (s. Teil I A). Auf die einzelnen Krankheiten und Verletzungen wird im Teil II «Orthopädische Krankheiten» und im Teil III «Spezielle Orthopädie» eingegangen.

Eine eigene «Kinderorthopädie» kann und soll in diesem Rahmen nicht gebracht werden, doch kann vielleicht eine **Übersicht der Orthopädie im Kindesalter**, mit Hinweisen auf die einschlägigen Kapitel in diesem Buch, das Auffinden der einzelnen Krankheiten und Problemkreise erleichtern.

Allgemeines

- Entwicklung und Wandlung: Kap. 21.2
- Skelettwachstum: Kap. 5
- Kinderorthopädische Beratung: Kap. 15, Kap. 15.5 und Kap. 22.2
- Zur Operationsindikation: Kap. 18.1, Kap. 22.2

Orthopädische Krankheiten

- Angeborene Krankheiten: Kap. 27
- Teratogenese: Kap. 27.1
- Skelettsystemerkrankungen: Kap. 27.2
- Achondroplasie, Osteogenesis imperfecta, Dysmelien: Kap. 27.2.3
- Störungen des Wachstums der Epiphysenfugen: Kap. 28.2
- Skelettveränderungen bei Allgemeinkrankheiten: Kap. 29
- Hämophilie: Kap. 29.1, Rachitis: Kap. 29.2.1
- Osteofibrosis deformans juvenilis = fibröse Dysplasie: Kap. 30.1
- Die juvenilen Osteochondrosen (aseptische Knochennekrosen): Kap. 34.1
- Osteochondrosis dissecans: Kap. 31.5
- Infektionen am Bewegungsapparat: Kap. 32
- Akute hämatogene Osteomyelitis der Kinder: Kap. 32.2.1, Säuglingsarthritis: Kap. 32.2.2
- Tumoren des Bewegungsapparates: Kap. 33
- Tumorähnliche harmlose Veränderungen: Kap. 33.4.1 (Fibröser Kortikalisdefekt, nicht ossifizierendes Fibrom, Juvenile Knochenzysten)
- Benigne Tumoren: Kap. 33.4.2, Kartilaginäre Exostosen, Osteoid Osteom
- Maligne Tumoren Kap. 33.4.3, Osteosarkom, Ewingsarkom
- Neurologische Affektionen: Kap. 34
- Poliomyelitis: Kap. 34.1
- Zerebrale Bewegungsstörungen, spastische Lähmungen: Kap. 34.2, Armplexuslähmungen bei Säuglingen (Geburtslähmungen): Kap. 34.3.6
- Myelomeningozele (MMC): Kap. 34.5.3
- Rheumatoide Arthritis: Kap. 36.1
- Deformitäten und statische Störungen: Kap. 38
- Bedeutung der Form für die Funktion: Kap. 1.2, Definition von Achsenabweichungen bei Knochendeformitäten und Gelenkfehlstellungen: Tab. 38.5
- Torsionsfehler: Kap. 39.2
- Fixierte und nicht fixierte Deformitäten: Kap. 38.2, Ursache von Deformitäten: Kap. 38.1, Gelenkkontrakturen, Kap. 38.2, Prophylaxe der Kontrakturen: Kap. 38.2.2, Hypermobile Gelenke: Kap. 38.3
- Statische Deformitäten und aufrechter Gang: Kap. 38.5
- Allgemeine Richtlinien zur Vermeidung und Behandlung von Deformitäten: Kap. 38.7
- Häufige Normvarianten bei Kindern: Kap. 39
- Der spontane Verlauf, die physiologische Schwankungsbreite, Wesen der häufigsten Normvarianten: Kap. 39.1, Prognose: Kap. 39.3

Verletzungen

- Frakturbehandlung bei Kindern: Kap. 44
- Unterschiede zum Erwachsenen: Kap. 44.1, zur Diagnose der Frakturen bei Kindern: Kap. 44.4, Schaft- und Metaphysenbrüche: Kap. 44.2, Gelenknahe Frakturen. Kap. 44.3, Traumatische Epiphysenlösungen: Kap. 44.2
- Epiphysenfrakturen: Kap. 44.3, Zur Technik der Osteosynthese von Epiphysenfrakturen: Kap. 44.5
- einige besondere Frakturen und Komplikationen: Kap. 44.6, Traktionsfrakturen
- Schenkelhalsbrüche: Kap. 64.12.3, Ellbogenfrakturen, Myositis ossificans, Frakturen bei Neugeborenen: Kap. 44.6
- Behandlungsrichtlinien für Frakturen bei Kindern: Tab. 44.1

Obere Extremitäten

- Ellbogengelenk, Kongenitale Störungen: Kap. 47.2.1, Ellbogenbrüche bei Kindern: Kap. 47.2.5, Volkmann'sche Kontraktur: Kap. 47.2.6
- Kongenitale Deformitäten der Hand: Kap. 49.2, Tendovaginitis stenosans (schnellender Daumen): Kap. 49.6.2

Wirbelsäule

- Tortikollis (Schiefhals): Kap. 52.2
- Kongenitale Wirbelfehlbildungen: Kap. 53.1, Assimilationsstörungen: Kap. 54.1, Asymmetrische Wirbelfehlbildungen: Kap. 54.2, Spina bifida: Kap. 54.3, Spaltbildungen: Kap. 54.3
- Form und Haltung der Wirbelsäule: Kap. 55.1, «Was ist eine gute Haltung»? Aktive und passive (schlaffe) Haltung, Einige typische Haltungsformen, Haltung und Deformität, Gibt es «Haltungsschäden?» Kap. 55.1.1
- Kriterien für die Beurteilung von Leistungsfähigkeit und Prognose der Wirbelsäule: Kap. 55.1.2, Prophylaxe und Therapie von «Haltungsschäden»: Kap. 55.1.3
- Fixierte Wirbelsäulendeformitäten: Kap. 55
- Wachstumsstörungen der Wirbelsäule: Kap. 55.2
- Die juvenile Kyphose (Scheuermann'sche Krankheit): Kap. 55.2
- Skoliose: Kap. 57, Ätiologie der Skoliosen: Kap. 57.1, Skoliose als Wachstumskrankheit, Formen der idiopathischen Skoliose: Kap. 57.2, Säuglingsskoliose, Die infantile Skoliose, Die juvenile Skoliose, Die Adoleszentenskoliose, Prognose: Kap. 57.2
- Beurteilung und Indikation: Kap. 57.4.1, Prinzipien der Skoliosebehandlung: Kap. 57.4.2
- Spondylolyse und Spondylolisthesis: Kap. 58

Beinlängenunterschiede

- Ursachen: Kap. 63.1.1, Prophylaxe: Kap. 63.1.2, Echte, und «funktionelle» Beinlängenunterschiede. Kap. 63.1.3
- Diagnose: Kap. 63.1.4, Auswirkungen des Beinlängenunterschiedes: Kap. 63.1.5
- Möglichkeiten des Beinlängenausgleichs: Kap. 63.2, Konservativ: Kap. 63.2.1, Operative Methoden: Kap. 63.2.2, Beeinflussung des Wachstums, Verkürzungs- und Verlängerungsosteotomien: Kap. 63.2.4
- Zur Indikation: Kap. 63.2.3, Therapie bei funktionellen Beinlängenunterschieden: Kap. 63.2.4

Hüftgelenk

- Das Hüftgelenk im Wachstumsalter: Kap. 64.2
- Wechselwirkungen zwischen Gelenkbeanspruchung und Wachstum: Kap. 64.2.1, Die Blutversorgung: Abb. 64.20
- Orthopädie der Hüfte im Kindesalter: Kap. 64.2.3, Deformitäten des proximalen Femurendes: Kap. 64.3, Coxa vara congenita, Kap. 64.3.1, Coxa valga: Kap. 64.3.2, Torsionsvarianten am Schenkelhals: Kap. 64.3.3
- Luxatio coxae congenita – Angeborene Hüftluxation und -dysplasie: Kap. 64.4
- Morbus Perthes (juvenile Hüftkopfnekrose): Kap. 64.5
- Juvenile Epiphysenlösung: Kap. 64.6
- Entzündliche Hüfterkrankungen: Kap. 64.7
- Schenkelhalsfrakturen bei Kindern und jungen Erwachsenen: Kap. 64.12.3

Kniegelenk

- Das Kniegelenk: Kap. 66
- Angeborene Knieaffektionen: Kap. 66.3
- Habituelle Patellaluxation und -dysplasie: Kap. 66.4.2
- Chondropathia patellae: Kap. 66.4.3
- «Femoro-patellares Schmerzsyndrom»: Kap. 66.4.3
- Wachstumskrankheiten: Kap. 66.5, Schädigung der Wachstumszonen: Kap. 66.5.1, angeborene Dysplasie: Genu varum (Bount), erworbene Schädigungen der Epiphysenfugen am Kniegelenk, andere Wachstumsdeformitäten: Kap. 66.51
- Apophyseopathie der Tuberositas tibiae (M. Osgood-Schlatter): Kap. 66.5.2
- Osteochondrosis dissecans: Kap. 66.5.3
- Achsenfehlstellung: Genu varum und Genu valgum (O- und X-Bein): Kap. 66.7, Beinachsen im Kindesalter: Kap. 66.7.1, Prognose, Prophylaxe und Therapie im Wachstumsalter: Kap. 66.7.1
- Die einzelnen Fehlstellungen, Kap. 66.7.3: Genu varum, Genu valgum, Genu recurvatum, Genu flexum

Unterschenkel und oberes Sprunggelenk

- Crus varum congenitum und angeborene Tibiapseudarthrose: Kap. 67.1, Unterschenkelfrakturen bei Kindern: Kap. 67.3.1
- Osteochondrosis dissecans des oberen Sprunggelenkes: Kap. 68.3, Habituelle Distorsion: Kap. 68.5.1, Luxation der Fibularissehne: Kap. 68.5.2

Fuß

- Der Fuß: Kap. 69
- Anatomie und Physiologie: Kap. 69.1
- Diagnostik: Kap. 69.2, Podogramme
- Kongenitale Missbildungen: Kap. 69.3
- Der angeborene Klumpfuß (Pes equino-varus congenitus), Frühbehandlung, Behandlung des residuellen Klumpfußes: Kap. 69.3.1
- Pes adductus congenitus: Kap. 69.3.2

- Andere angeborene Deformitäten: Pes calcaneovalgus congenitus, Pes planus congenitus: Kap. 69.3.4, erworbene Fußdeformitäten: Kap. 69.4
- Statische Fußinsuffizienz: Kap. 69.5, der Fuß im Wachstumsalter: Kap. 69.5.1
- Der Knickfuß (Pes valgus): Kap. 69.5.2, der Lähmungsknickfuß
- Der Plattfuß: Kap. 69.5.3, der schwere kindliche Plattfuß: Kap. 69.4.6, der kontrakte Knick- oder Plattfuß des Jugendlichen: Kap. 69.5.3
- Digitus quintus varus: Kap. 69.6.2, die Haglundsche Fersenexostose: Kap. 69.7.2, Apophysitis calcanei: Kap. 69.7.3, überzählige Fußknochen: Kap. 69.7.6
- Die Osteochondrose des os naviculare (M. Köhler I: Kap. 69.7.7, die Osteochondrose an den Metatarsalköpfchen (M. Köhler-Freiberg): Kap. 69.7.8
- Marschfraktur: Kap. 69.7.9, Tendovaginitis crepitans: Kap. 69.9.3, Bursitiden am Fuß: Kap. 69.9.4, Krankheiten der Fußsohle: Kap. 69.10, Verruca plantaris: Kap. 69.10.1, Zehennägel: Kap. 69.11
- Fußverletzungen: Kap. 69.14
- Schuhe: Kap. 69.13

Amputationen und Prothesenversorgung

- Amputationen bei Kindern: Kap. 70.1, Amputationen und Prothesen der oberen Extremitäten: Kap. 70.4

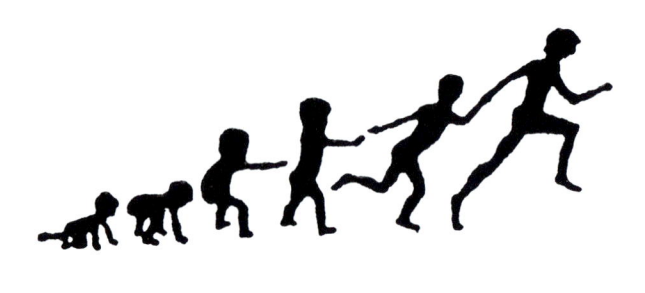

23 Sportorthopädie

Ohne Sport scheint heute ein erfülltes Leben schlicht unmöglich zu sein: Die einen fühlen sich nur joggend, surfend, stemmend oder gleitend als Mensch, die anderen schauen zu, im Stadion oder zu Hause am Bildschirm. Sport steht zuoberst auf der Pyramide der «Bedürfnishierarchie» und an der Spitze der Leistungen des Bewegungsapparates: **Abbildung 23.1**. Sport ist, als Antwort auf die bewegungsarme Arbeitswelt, zu einem **Lebensinhalt** vieler moderner Menschen geworden. Damit wurde auch die Vorstellung, dass Bewegung, aktives Leben und damit Sport nebst Spaß und Erfüllung auch Gesundheit bedeute, zu einem festen, unbestrittenen Glaubenssatz.

Andererseits haben die **Sportverletzungen** Jahr für Jahr rasant zugenommen. Sie haben die Arbeitsunfälle längst überflügelt und zählen zu den größten Kostenfaktoren der Versicherungen und der Volkswirtschaft infolge von Arbeitsausfällen und Invalidität, ganz zu schweigen von den größtenteils jungen Opfern der oft schweren, irreversiblen Verletzungsfolgen. Wie sieht die Bilanz aus?

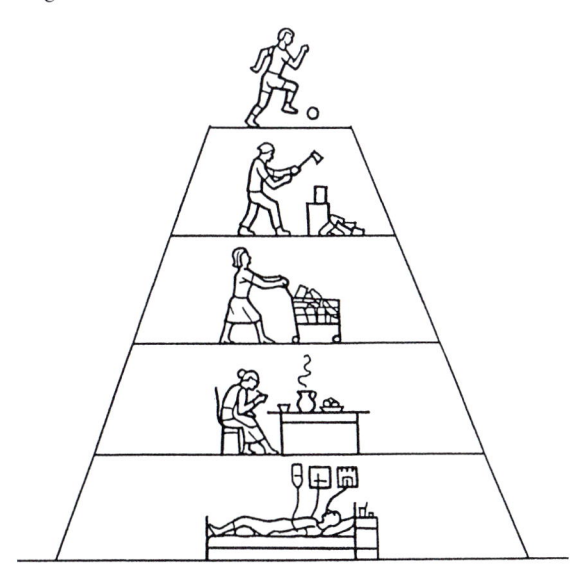

Abb. 23.1: Die **«Bedürfnishierarchie»** (vgl. Abb. 10.1), s. Text.

23.1
Wie gesund ist Sport?

Bewegungsarmut fördert Fettleibigkeit, Osteoporose, Muskelschwund etc., Dinge, die sich normalerweise erst im vorgerückten Alter unliebsam bemerkbar machen. In der Jugend halten sich ihre Auswirkungen in Grenzen. Trotzdem wird der **präventiven Wirkung** des Sportes von Fachleuten wie von Laien größte Bedeutung beigemessen. Worauf beruht sie? Neben den unbestrittenen psychischen Wirkungen sind es v. a. zwei Faktoren, für welche ein positiver Effekt nachgewiesenen wurde:

- regelmäßige aktive Bewegung und
- Krafttraining.

Nutzen und Risiko einzelner Sportarten

In jüngster Zeit wurde, entgegen früheren Annahmen, konstatiert, dass nicht unbedingt extremes Bewegungstraining an der Leistungsgrenze notwendig ist, sondern dass etwa **eine halbe Stunde tägliche Bewegung mittlerer Intensität** durchaus genügt, den notwendigen und erwünschten Effekt zu erzielen.[1] Statt Sport können es auch Alltagstätigkeiten sein wie Treppensteigen, rasches Gehen, Radfahren, Haushalt- oder Gartenarbeit usw., alles Aktivitäten mit sehr geringem Risiko, ganz im Gegensatz zu vielen Trend-Sportarten.

Gleicherweise «gesund», wirksam und empfehlenswert sind aber auch einige weniger spektakuläre, dafür risikoarme Sportarten wie Schwimmen, Wandern, Laufen etc. Alle diese eignen sich auch durchaus für ältere Menschen. Hier hat der Arzt zweifellos eine wichtige Aufgabe in der Beratung und Förderung.

---

1 S. Titze, B. Marti: «Individuell adaptierte Bewegungsberatung in der Arztpraxis». Orthopäde, 11, 935, 1997

Auch Turnen und die meisten Disziplinen der Leichtathletik können zu den Sportarten gezählt werden, bei denen die positiven Effekte – aktive Bewegung und Krafttraining – offensichtlich und die Risiken (außer im Spitzenleistungsbereich) vergleichsweise gering sind.

Das Krafttraining als solches hat seinen eigenen Stellenwert. Neben den professionellen Techniken (mit allerlei Apparaten, Maschinen etc.) gibt es auch einfachere, durchaus wirksame Methoden, die überall, jederzeit und ohne jeden Aufwand angewandt werden können. Dazu gehört in erster Linie das **isometrische Muskeltraining** (s. Kap. 17.3.1), sodann natürlich die gute alte bekannte Gymnastik mit tiefen Kniebeugen, Liegestützen, Gewichte heben etc.

Zu den *Sportarten mit* **negativer Bilanz** gehören vor allem jene, bei denen hohe Geschwindigkeiten im Spiel sind, welche die Teilnehmer nur mehr schlecht kontrollieren können: Der alpine Skilauf fordert jährlich eine große Anzahl zum Teil schwerer Verletzungen, immer häufiger auch durch Kollisionen verursacht. Zuerst waren die Sprunggelenke, später die Schienbeine, dann die Knie, und schließlich auch Arme, Rumpf und Kopf betroffen. Snowboard ist doppelt so gefährlich wie Ski alpin. Inline-Skating liefert ebenfalls größere Unfallzahlen.

Kampfspiele, Ballspiele, in Europa besonders der Fußball, haben **die höchste Unfallrate**, ebenfalls mit oft schweren Verletzungen. In der Schweiz übersteigen die Kosten durch Unfälle bei Spiel und Sport jedes Jahr bei weitem die Milliardengrenze. Demgegenüber ist der präventive, gesundheitsfördernde Effekt aller dieser Sportgattungen vom rein medizinischen Standpunkt aus relativ gering: Die Bewegungsmuster sind zum Teil durchaus unphysiologisch, und die äußeren Kräfte überwiegen die aktiven eigenen auf weite Strecken erheblich. Damit wird der Bewegungsapparat oft mehr passiv strapaziert als aktiv trainiert. *Die Leidtragenden* sind in erster Linie **die Gelenke**.

Bedenklich sind die Unfallzahlen bei Kindern, wo die Verletzungen den empfindlichen wachsenden Bewegungsapparat treffen. Hier ist **Unfallprophylaxe** groß geschrieben.

Besonders **risikoreich** sind natürlich die so genannten Trend-Sportarten wie Bungee-Jumping, Canyoning, Gleitschirmfliegen, Auto- und Motorradrennen etc. Bei den meisten handelt es sich auch nicht mehr um eigentlichen Sport, im Sinne von aktivem Bewegungstraining, sondern um eine vorwiegend **passive** Beanspruchung des Bewegungsapparates. Ein gesundheitsfördernder Effekt ist kaum mehr auszumachen, das Risiko steht eindeutig im Vordergrund, sowohl sachlich als auch ideell. No risk, no fun!

23.2 Aufgaben der Sportorthopädie

Prävention als ärztliche Aufgabe

Aus dem Gesagten geht hervor, dass Sport nicht gleich «Sport» ist, dass eine differenzierte Betrachtung notwendig ist. Echte Prävention setzt eine umfassende Beurteilung der einzelnen Sportarten, ihres Nutzens, Schadens und Risikos voraus.

Prävention im Sport ist in erster Linie **Unfall- und Schadenverhütung**. Hier haben alle Ärzte, nicht nur die Sportärzte, eine wichtige Aufgabe. Sie besteht im Aufzeigen der gesundheitsschädigenden, negativen Aspekte der einzelnen Sportarten und ihrer Risiken einerseits und in der Unterstützung positiver, gesundheitsfördernder sportlicher Aktivitäten andererseits. Eine differenzierte, ehrliche und schonungslose **Aufklärung und Beratung** sowohl im öffentlichen als auch im individuellen Bereich tut Not.

Möglichkeiten und Grenzen der Sportmedizin

Die *Sportmedizin* hat, nach ihrem Selbstverständnis, den Zweck, den Spitzensportlern zu helfen, ihre Spitzenleistungen zu steigern und die übrige Menschheit durch Sport zur Gesundheit zu führen. Die *Sportorthopädie* hingegen hat sich offensichtlich zum Ziel gesetzt, entstandene Schäden zu reparieren und verletzte Spitzensportler raschmöglichst wieder ins Rennen zu schicken. Im Rampenlicht der Medien hat sie sich zu einer sehr erfolgreichen Spezialität entwickelt.

Spitzensportler sind junge, extrem motivierte Menschen mit großem Gesundheitswillen, guter Compliance, aktiv und kooperativ in der Nachbehandlung. Damit sind sie **die idealen Patienten** für den Sportarzt. Beide haben ehrgeizige Ziele und nicht selten auch spektakuläre Erfolge, die dann in den Medien auch großes Echo auslösen.

Dank solcher Publizität und Unterstützung hat die Sportorthopädie in den letzten Jahren einen ungeahnten Boom erlebt. Auf Kongressen, in Journalen und auf Fortbildungsveranstaltungen nehmen diese Themen (z. B. das Sportlerknie, insbesondere das vordere Kreuzband, vgl. Kap. 66.15.7) einen im Vergleich zu anderen Themen überproportional breiten Raum ein. Davon konnte auch die gesamte Orthopädie viel lernen. Viel Pionierarbeit wurde geleistet, die Möglichkeiten und Grenzen der **Wiederherstellungschirurgie** wurden ausgelotet.

Damit wurden diese *Grenzen* aber auch *deutlicher erkennbar*:

- *Erfolgs- und Zeitdruck* sind groß. Kurzfristige Ziele stehen im Vordergrund. Ungenügende Schonzei-

ten, Überbeanspruchung bereits in der Rekonvaleszenz wirken sich ungünstig aus. Dem Sportarzt fällt die Aufgabe zu, gegen Ungeduld und Unvernunft zu kämpfen.
- Der Langzeitverlauf wird zu Gunsten eines raschen Erfolges oft vernachlässigt. Das Gelenk wird *weiter strapaziert*. Zunehmend zeigen sich schmerzhafte und invalidisierende Spätfolgen (degenerative Veränderungen, Arthrosen).
- Das *hoch gesteckte Ziel* ist eine «restitutio ad integrum» und damit wieder *uneingeschränkte Sportfähigkeit*. Dies erweist sich längerfristig in der Regel als Illusion. Die Leute glauben an Magie, an einen Jungbrunnen, aus dem sie wieder fit und schön herausspringen, doch ein «geflicktes Gelenk» hat nie mehr die gleiche Qualität wie ein normales Gesundes. Der Glaube an die Machbarkeit stößt hier an seine Grenze. Für die meisten Spitzensportler bedeutet eine größere Operation früher oder später das Ende ihrer Karriere.
- Das natürliche Selbstheilungspotenzial wird meist unterschätzt. Damit es zum Tragen kommen kann, ist allerdings etwas *Geduld* notwendig. Diese fehlt leider häufig, beim Sportler wie beim Sportarzt.
- *Komplikationen* nach aufwändigen, heiklen und/oder ungenügend indizierten Operationen sind häufig und haben oft schwerwiegende Dauerschäden zur Folge.
- Die Methoden und Erfolge der Sportorthopädie lassen sich *nicht im Maßstab 1 : 1 auf andere Patientengruppen übertragen*. Die gleichen guten Resultate lassen sich selten erreichen, denn die dafür notwendigen Voraussetzungen: Jugend, durchtrainierter Körper, starke Motivation, Kooperation, Gesundungswille sind nicht in gleichem Maße vorhanden. Umgekehrt sind die *Ansprüche* an körperliche Spitzenleistungen geringer, und die Patienten haben ganz andere Prioritäten und Wünsche. Für die Wahl des Therapieverfahrens sind individuelle Daten wie Alter, Trainingszustand, Gewohnheiten und Bedürfnisse ausschlaggebend. Ein Kreuzbandersatz bei einem älteren Menschen ist weder nötig noch sinnreich, und das Resultat wird in der Regel unbefriedigend sein.

Spitzensport und Breitensport

Schäden entstehen bei beiden Gruppen, den Sportlern und den Amateuren: Indem sie ihre Grenzen überschreiten. Kurzfristig durch Unfälle, langfristig durch **Überbeanspruchung**. Spitzensportler können sich diesen Risiken kaum entziehen, und Amateure setzen sich ihnen **mangels Training** und Einsicht aus.

Während Spitzenathleten ihre Gelenke, Sehnen, Muskeln und Knochen extrem stark beanspruchen und entsprechend viele und auch schwere Verletzungen erleiden, kommen die meisten «Hobbysportler» in Behandlung, weil sie nicht genügend trainiert waren, ohne Aufwärmphase durchstarteten, die Regeln und Tücken der betreffenden Sportart nicht kannten, kurz, weil sie ihre Fähigkeiten und Möglichkeiten ganz allgemein überschätzten. Beispiele dafür sind die so genannten «Gerümpelturniere» der älteren Herren und die Kollisionsunfälle auf den Skipisten. Aber auch Sport mit Endoprothesen ist natürlich nur in sanften Formen zu empfehlen, sonst ist mit Frühlockerungen zu rechnen.

Auch hier ist viel **Aufklärungsarbeit** nötig, sowohl für die Öffentlichkeit als auch als individuelle Beratung. Dazu braucht der Arzt kein Spezialist für Sportmedizin zu sein. Jede vernünftige Sportart hat ihre positiven Trainingseffekte, sei es in punkto Kraft, Beweglichkeit, Ausdauer, Koordination oder Geschicklichkeit, aber auch ihre besondern Tücken und Gefahren. So sind beispielsweise beim Tennis Schulter und Ellbogen stark beansprucht, wegen der abrupten Dreh- und Laufbewegungen auf harter Unterlage aber auch Rücken und Füße. Auf Grund seiner *Kenntnisse der Bewegungsabläufe* kann jeder Orthopäde, ja jeder Arzt, der Krankheiten oder Verletzungen des Bewegungsapparates behandelt, seine Patienten auch «sportlich» betreuen, beraten und ihm Trainingsanleitung vermitteln.

23.3
Sportverletzungen

Schwere Verletzungen

Schließlich liefern die risikofreudigen Freizeitsportler immer mehr schwere Verletzungen wie Gelenkrupturen, Wirbelsäulenbrüche, Polytrauma usw. Diese unterscheiden sich grundsätzlich nicht von Unfallverletzungen aus anderen Ursachen. Auch ihre Behandlung ist nicht anders.

Natürlich gibt es für jede Sportart typische Verletzungen: Meniskus- und Kniebandschäden beim Fußball, Torsionsverletzungen beim Skifahren usw.

Alle diese schwereren Unfallverletzungen werden nach den *allgemeinen in der Traumatologie und Orthopädie geltenden Regeln* für die betreffende Verletzung behandelt. Hier kann deshalb auf diese verwiesen werden: (Eine **Liste der «Sportverletzungen»** *findet sich in Kap. 23.5*).

Wohl ist einmal eine spektakuläre Heilung möglich, etwa mit der arthroskopischen Entfernung eines freien Gelenkkörpers, so dass der Operierte am nächsten Tag das Abfahrtsrennen bzw. den Fußballmatch gewinnt – Sternstunden auch für die Medizin – doch das sind Ausnahmen. Für die meisten Spitzensportler bedeutet eine schwere Verletzung das baldige Ende ihrer Karriere (**Abb. 23.2**).

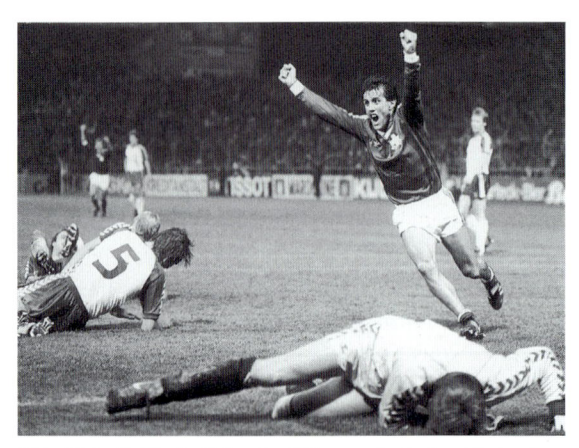

Abb. 23.2: Fußball. Schweiz–Dänemark 1:0. «Nach dem entscheidenden Treffer von Barberis liegen die Dänen geschlagen am Boden». Bild + News Zürich, 18. Oktober 1984.
Sport als Ventil für Nationalismus und Ersatz für Krieg. Einer gewinnt immer, viele bleiben auf der Strecke. Panem et circenses, Brot und Spiele: Spiele für das Volk, Brot für Ärzte.
Die wichtigste Aufgabe der Sportorthopädie ist die **Unfallprophylaxe**. Nicht jeder Schaden lässt sich reparieren. Spitzensportler, ihre Sponsoren und das Publikum stellen **extreme Ansprüche** an die Medizin und haben **hohe Erwartungen**. Athleten sind in der Regel jung, bestens trainiert und motiviert. Sportorthopädie bewegt sich hier an der **Leistungsgrenze**, medizinisch wie psychologisch. Sie verlangt überdurchschnittlichen Einsatz des Patienten. Die Kriterien, die hier gelten, die Strategie, Techniken und die spektakulären Erfolge, die auf diesem faszinierenden Spezialgebiet möglich sind, lassen sich *nicht unbesehen auf die große Mehrheit der Bevölkerung übertragen*. Ältere, weniger trainierte und weniger auf Bewegung und Kraft fokussierte Menschen haben oft unrealistische Erwartungen, weniger Ressourcen und andere Ziele als Sportler. Sie brauchen deshalb auch andere Behandlung, wenn Patient und Arzt Enttäuschungen erspart werden sollen.

Bandverletzungen

Bandverletzungen stehen bei Spitzensportlern an erster Stelle. Dank der Publikumsattraktion des Fußballsportes ist das Kniegelenk ins Rampenlicht gerückt. Ein besonderes Interesse der Sportmedizin gilt deshalb den **Knieverletzungen** mit ihren Instabilitäten und damit dem vorderen Kreuzband und den verschiedenen Konzepten, die gerissenen Bänder wieder richtig zu flicken. Die damit verbundenen Probleme sind im Kapitel 41 «Bandverletzungen» und in Kapitel 66.15 beschrieben.

Weichteilverletzungen

Ein großer Teil der Sportverletzungen sind Weichteilverletzungen. Es handelt sich meist um Bagatellverletzungen, die auch ohne spezifische Behandlung mit der Zeit immer folgenlos ausheilen: Kontusionen, Prellungen, Quetschungen, Verstauchungen, Zerrungen, Distorsionen, Schürfungen, Blutungen, Hämatome, Muskelkrämpfe und -verspannungen usw.

Ein paar Umschläge, Kältewickel, etwas Therapie, und, vor allem, ein paar Tage Ruhe würden meistens genügen. Diese allerdings sind für den Spitzensportler und seine Umgebung zu teuer. Er muss sofort wieder wettkampffähig werden. Dazu soll ihm der Sportarzt verhelfen, wenn möglich ohne dass dadurch Dauerschäden entstehen.

Dies erfordert eine **genauere Beurteilung** der Läsion und ihrer Prognose. Davon hängt der Entscheid ab, ob der Sportler sofort wieder antreten kann oder ob eine Schonfrist notwendig ist – ein verantwortungsvoller Entscheid im Flutlicht der Medien.

Die Behandlung dieser Bagatellverletzungen selbst ist weniger spektakulär: Kälte, Umschläge, einfache Hochlagerung, Physiotherapie, Ruhigstellung mit elastischen Klebeverbänden, Kompression, Stützbandagen, evtl. weitere antiphlogistische und analgetische Mittel, und möglichst nicht zu viele lokale Spritzen und Kortison. Es sind die bekannten und üblichen einfachen Mittel, die jeder Arzt in solchen Fällen anwendet.

Wesentlich ist *die Diagnose*. Sie stützt sich meist ausschließlich auf die **klinische Untersuchung** und den Verlauf. Maßgebend sind vor allem **Funktionstests** für Gelenke, Sehnen, Muskeln: Die endgradige Beweglichkeit von Gelenken wird mit der Gegenseite verglichen, die Muskeln werden gedehnt, gestreckt, ihre Kraft und Schmerzhaftigkeit festgestellt usw.

Muskelverletzungen

Muskelverletzungen werden beim Sport häufig beobachtet. Typisches Beispiel ist der Schlag gegen die Vorderseite des Oberschenkels mit Kontusion des Quadrizeps. Risse und Blutungen machen Schmerzen und Schwellung. Blutung in die Interstitien, die Zwischenräume zwischen den Muskeln, sind meist harmlos. Das **Hämatom** kann sich in den Septen ausbreiten (**Abb. 23.3a**). Es erscheint nach einiger Zeit weiter unten als violette Verfärbung, die langsam grün und dann gelb wird (s.a. Abb. 65.3).

Ernster zu beurteilen sind **intramuskuläre Blutungen** in den Muskel hinein, da sie einen Druckanstieg im Muskel bewirken, der bis zu einem Muskelkompressionssyndrom führen kann (**Abb. 23.3b**). Dann kann eine operative Entlastung notwendig werden.

Unangenehm und lästig für den Sportler, aber überaus häufig sind Überlastungserscheinungen.

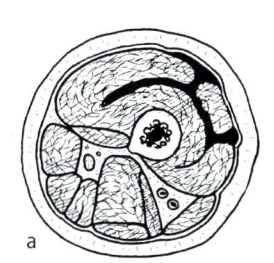

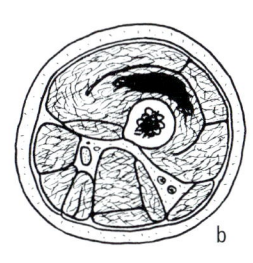

Abb. 23.3: Stumpfe Muskelverletzungen.
a) Eine Blutung in die Interstitien und Septen kann sich verteilen und weit ausbreiten (meist nach distal). Starke Schwellung ohne wesentlichen Druckanstieg, relativ harmlos.
b) Blutung in den Muskel hinein: Starker intramuskulärer Druckanstieg, da das Hämatom gefangen ist und nicht abfließen kann. Gefahr eines Muskelkompressionssyndroms.

Überlastungserscheinungen

Überlastungserscheinungen entstehen naturgemäß bei einem **Missverhältnis** *zwischen Belastung und Belastbarkeit* des Bewegungsapparates. Der Spitzensportler muss die Beanspruchung immer bis an die Grenze seiner Belastbarkeit steigern. Der Amateur ist zu wenig trainiert, überschätzt sich selbst und macht vor allem am Anfang viele Fehler. Bei beiden sind «Überlastungssyndrome» eine sehr häufige Erscheinung.

Ihre Entstehung ist nicht klar. Es handelt sich um chronische lokale Entzündungserscheinungen an allen möglichen Stellen des Bewegungsapparates:

- Sehnenansätze (Tendoperiostitis, Enthesiopathie)
- Sehnen- und Sehnenscheiden (Tendinitis und Peritendinitis)
- Knochenhaut (Periostitis). Bei länger dauernder «Periostitis» sollte ein Röntgenbild gemacht werden: Es könnte ein Ermüdungsbruch (Stressfraktur) sein.
- Schleimbeutel (Bursitis).

Offenbar sind ständig sich wiederholende mechanische Einwirkungen (Reibung, Druck, Zug) die Ursache, hauptsächlich bei stereotypen Bewegungen und lange dauerndem Training.

Falls die Schmerzen nicht im Anfangsstadium rasch wieder verschwinden (unter Schonung, evtl. antiphlogistischer Behandlung) werden sie rasch **chronisch** und sind oft sehr hartnäckig und therapieresistent. Sie können zum Unterbruch, ja zur Aufgabe des betreffenden Sportes zwingen. Dies gilt besonders auch für Entzündungen im Bereiche von Sehnen. Anpassen und Umstellen der Trainingsmethode ist notwendig.

Auch **Risse von Sehnen und Muskeln** als Ausdruck von Überlastungsschäden bei degenerativ veränderten Sehnen sind typische Sportverletzungen im mittleren und höheren Alter. Wichtig ist es, die Diagnose zu stellen, denn nur eine baldige operative Wiederherstellung gibt bei vollständigen Rupturen Aussicht auf eine Heilung ohne funktionelle Ausfälle. Diese Verletzungen sind in Kapitel 40.2 (allg.), Kapitel 66.14 (Knie) und Kapitel 67.2 (Fuß) beschrieben.

Stressfrakturen, d.h. schleichende Ermüdungsfrakturen, z. B. die so genannten «Marschfrakturen», treten vorwiegend bei Untrainierten auf. Sie sind in Kapitel 40.5 beschrieben.

23.4
Therapie von Sportverletzungen

Für die Therapie von schwereren Verletzungen bei Sportlern gelten die gleichen Richtlinien wie für alle anderen Patienten auch. Eine Liste am Schluss dieses Kapitels soll helfen, die einschlägigen Stellen in diesem Buch aufzufinden.

In der Behandlung von leichteren Sportverletzungen und zum Schutz vor solchen wird viel von **Bandagen**, Klebeverbänden (Taping, s. **Abb. 23.4**), Führungsschienen (Braces), besonders von funktionellen Kniegelenkbandagen, Stützen für das Sprunggelenk und von speziell physiologisch gebauten Turnschuhen Gebrauch gemacht.

Der **Physiotherapie**, in erster Linie der Heilgymnastik, kommt im Sport größte Bedeutung zu. Im Vordergrund steht die **Motivation** des Sportlers. Sie ist Voraussetzung und Garant des Erfolgs. Solange noch Ruhigstellung nötig ist, kann isometrisch trainiert werden, also ohne Bewegung des Gelenkes, nachher dynamisch isotonisch, d.h. Bewegung gegen gleich bleibenden Widerstand.

Beliebt und wirksam ist auch das **isokinetische Training**: Dazu sind Maschinen erforderlich, bei denen der Widerstand variabel eingestellt werden kann (z.B. stehendes Fahrrad), damit bei gleich bleibender Geschwindigkeit trainiert werden kann (s. Abb. 17.16).

Auch **Muskeldehnung** (Stretching, statisch) gehört zum Arsenal der Physiotherapie in der Sportmedizin.

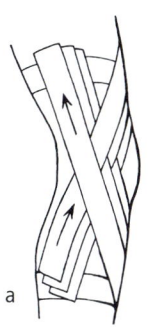

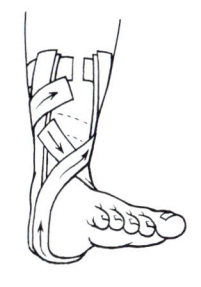

Abb. 23.4: Klebeverbände zur Stabilisierung und Stützung («Taping») erlauben dem Sportler frühzeitig die Wiederaufnahme des Trainings. a) Knie, b) Sprunggelenke.

Wenn man liest, dass «für viele Menschen der Sport fast ebenso wichtig geworden ist wie die Berufsarbeit», da es «für sie wesentlich ist, nach Verletzungen ihr Training so rasch wie möglich wieder aufzunehmen» und dass «auch der weniger anspruchsvolle Gelegenheitssportler physisch und psychisch unter kleineren Verletzungen leiden kann, die ihn zur Untätigkeit verdammen und dadurch in seinem Wohlbefinden und seiner Lebensqualität einschränken» (Zitate aus einem Handbuch über Sportverletzungen), wird klar, welche **Ansprüche** heute gestellt werden in unserer Gesellschaft, wie der Erwartungsdruck an die Medizin gewachsen ist. Und dem leichtgläubigen Publikum gaukeln Medien und Markt, Werbung und Gesundheitsindustrie, aber auch Ärzte, einen Jungbrunnen vor, aus dem ewig junge, ewig schöne, ewig sportlich fitte glückliche Menschen steigen, nach dem Motto «Live now, pay later». Ein Vergleich etwa mit der medizinischen Grundversorgung in den Entwicklungsländern zeigt die extremen Unterschiede deutlich.

23.5
Liste der sportorthopädischen Themen in diesem Buch

Jede Sportart hat ihre **spezifischen Verletzungen**: Tennisellbogen, Meniskusverletzungen des Fußballers, «Werferarm» usw., die mit der spezifischen Beanspruchung im betreffenden Sport zusammenhängen.

Eine kleine *Zusammenstellung einiger häufiger Sportverletzungen* soll das Aufsuchen der betreffenden Stelle im Buch erleichtern:

Allgemeines

- Die mechanische Beanspruchung der Gewebe: Kap. 3
- Pathophysiologie der Fraktur und Frakturheilung Kap. 4
- Knorpel und Gelenke: Kap. 6
- Die Muskulatur: Kap. 7
- Statik und Dynamik des Bewegungsapparates: Kap. 8
- Die mechanische Beanspruchung als pathogenetischer Faktor: Kap. 9
- Diagnostik: Kap. 11
- Bewegungsprüfungen, Gelenkmessungen: Kap. 11.4, Muskelprüfungen: Kap. 11.5.2

Therapie

- Allgemeines: Kap. 17.2
- Zwei orthopädische Behandlungsprinzipien: Ruhe und Bewegung. Kap. 17.2, Bewegungstherapie (Heilgymnastik): Kap. 17.3, Muskeltraining: Kap. 17.3.1, Aktive Bewegungstherapie: Kap. 17.3.2
- Orthesen: Kap. 17.11.5
- Zur Operationsindikation: Kap. 18.1
- Überlastungsschäden: Kap. 40, Sehnenrupturen: Kap. 40.2, Übermäßige Beanspruchung: Kap. 40.1, Stressfrakturen: Kap. 40.5
- Verletzungen des Bewegungsapparates: Kap. 41–45
- Luxationen und Bandverletzungen: Kap. 41
- Zur Frakturbehandlung: Kap. 42 u. Kap. 43
- Verletzungsfolgen: Kap. 45

Schultergürtel, Arm und Hand

- Der Schultergürtel: Kap. 46.2, Akromioklavikulargelenk: Kap. 46.2.3
- Habituelle Schulterluxation. Kap. 46.3, Die Rotatorenmanschette: Kap. 46.4, Frakturen am Schultergelenk. Kap. 46.9
- Epicondylitis radialis humeri, Ulnarisschädigung, Bursitis olecrani: Kap. 47.2.4, Frakturen und Luxationen am Ellbogen: Kap. 47.2.5
- Lunatumnekrose: Kap. 48.2.2, Skaphoidpseudarthrose: Kap. 48.2.4, Sehnen und Sehnenscheiden am Handgelenk: Kap. 48.2.7, Verletzungen an der Hand: Kap. 49.7

Wirbelsäule

- Trauma und Traumafolgen an der Halswirbelsäule: Kap. 53.3
- Wirbelverletzungen: Kap. 61

Hüftgelenk

- Extraartikuläre Hüftleiden: Kap. 64.11, Myositis ossificans des Quadrizeps: Kap. 65.2.3

Kniegelenk

- Das Kniegelenk: Kap. 60
- Diagnostik: Kap. 66.2, Arthroskopie: Kap. 66.2.3
- Patellasyndrom: Kap. 66.4.3, Apophyseopathie der Tuberositas tibiae: Kap. 66.5.2, Osteochondrosis dissecans: Kap. 66.5.3
- Meniskusläsionen: Kap. 66.6, Zysten: Kap. 66.12.1, Bursa praepatellaris: Kap. 66.12.3
- Verletzungen des Kniegelenkes, Frakturen: Kap. 66.13, Verletzungen des Streckapparates: Kap. 66.14
- Bandläsionen: Kap. 66.15, Diagnose: Kap. 66.15.3, Therapie: 66.15.4, Kreuzbandverletzungen: Kap. 66.15.7

- Verletzungsfolgen: Kap. 66.16, Bandverletzungen am Knie: Kap. 66.16.1

Unterschenkel und Sprunggelenk

- Unterschenkel, Verletzungen: Kap. 66.3, Achillessehnenriss: Kap. 66.2, Frakturen: Kap. 66.3
- Oberes Sprunggelenk: Kap. 68, Seitliche Instabilität: Kap. 68.5, Osteochondrosis dissecans: Kap. 68.3, Habituelle Distorsion: Kap. 68.5.1, Luxation der Fibularissehnen: Kap. 68.5.2, Verletzungen des OSG: Kap. 68.6, Bandläsionen: Kap. 68.6.2

Fuß

- Der Fuß: Kap. 69
- Diagnostik: Kap. 69.2, Statische Fußinsuffizienz: Kap. 69.5
- Der kontrakte Knick- oder Plattfuß des Jugendlichen: Kap. 69.4.6, Clavi (Hühneraugen): Kap. 69.6.2, Statische Zehendeformitäten: Kap. 69.6
- Lokalisierte Veränderungen am Fußskelett: Kap. 69.7, die Haglund'sche Fersenexostose, Kap. 69.7.2, Fersensporn: Kap. 69.7.4
- Marschfraktur: Kap. 69.7.9
- Weichteilerkrankungen am Fuß: Kap. 69.9, Peritendinitis der Achillessehne: Kap. 69.9.1, Tendovaginitis crepitans: 69.9.3, Bursitiden am Fuß: 69.9.4, Krankheiten der Fußsohle: Kap. 69.10, Verucca plantaris: Kap. 69.10.1, Zehennägel: Kap. 69.11
- Fußverletzungen: Kap. 69.14, Luxationen und Luxationsfrakturen am Fuß: Kap. 69.14.4

24 Orthopädie zwischen Wissenschaft und Heilungsauftrag

«Reading is sometimes an ingenious device for avoiding thought»

Sir Arthur Helps 1850

24.1 Die wissenschaftliche Basis der Medizin

Als Grundlage unserer ärztlichen Tätigkeit gilt das medizinische Wissen. *Medizin* wird heute nach allgemeinem Verständnis *zu den Naturwissenschaften gezählt*, und damit zu den **exakten Wissenschaften**. Daran knüpfen sich große Hoffnungen und hohe Erwartungen des Publikums, aber auch der Ärzte. Entsprechende Verpflichtungen und Verantwortung sind damit verbunden.

Von der Schule bis zur Universität wird Wissen gelehrt, gelernt und geglaubt. Die **Autorität**, mit welcher früher die Kirche auftrat, nimmt heute mit Selbstverständlichkeit die Wissenschaft für sich in Anspruch. Erst in der praktischen Arbeit erkennt der Arzt die **Relativität** *der Wahrheiten*, die Unsicherheit des Wissens, das Schwanken des Grundes, auf dem er sicher zu stehen glaubt. Vorher macht ihn kaum jemand darauf aufmerksam, und an der Akademie ist Auswendiglernen von «Fakten» oftmals immer noch wichtiger als kritisches Denken. Es ist deshalb vielleicht nicht überflüssig, hier kurz der Frage nachzugehen, woher unser medizinisches Wissen stammt.

Wissenschaftliche Forschung hat **Methode**. Die strengen Maßstäbe, die daran angelegt werden, lassen wenig Freiraum: Harte Daten sind gefragt. Das **Experiment** hat sie zu liefern. Es wird geplant und muss reproduzierbare Resultate liefern, soll es glaubwürdig sein. Die Auswertung hat den unerbittlichen Regeln der Logik, der Mathematik, der Statistik zu folgen. Harte Daten suggerieren Präzision und Sicherheit, weiche sind lästig, ja suspekt.

Andererseits: Der Gegenstand dieser Wissenschaft ist ein für die Forschung in vieler Hinsicht denkbar ungeeignetes Objekt. Dieses, der Mensch selbst, ist ein organisches, gewachsenes Gebilde, wohl das komplizierteste auf diesem Planeten. Er entzieht sich wissenschaftlichem Griff immer wieder, sei es durch morphologische Variabilität, Unbestimmtheit, mehrschichtige Funktionen, sei es durch seine unberechenbare Psyche. Ihn wissenschaftlich zu erfassen erweist sich, sobald man über die Ebene chemischer Grundvorgänge hinaus von *komplexeren Zusammenhängen* etwas zu begreifen versucht, als außerordentlich schwierig. Die erhobenen Daten sind fast alle weich, was ihre statistische Bearbeitung nicht erleichtert. Analogskalen, Scores, Qualitätsmessinstrumente, Assessments, Erhebungsbogen, Erfassungsmethoden und schließlich die Evidence-based Medicine sollen Abhilfe schaffen. Trotzdem bleibt auf weite Strecken ein eigentlicher Beweisnotstand in der medizinischen Wissenschaft.

Das alles kümmert allerdings das Forschungsobjekt, den Menschen selbst, wenig, wenn er *als Patient beim Arzt Hilfe* in seiner Not sucht. Er setzt das Wissen um seine Krankheit bei der Medizinergilde als selbstverständlich voraus und fragt nicht, woher es komme. Als Auftraggeber verlangt er von seinem Arzt Behandlung und Heilung und wünscht nicht, Forschungsobjekt zu sein.

Durch *Auftrag und Ethik* sind mithin der Anwendung der wissenschaftlichen Methode auf den Menschen enge *Grenzen gesetzt*. So gerät der Arzt in ein Dilemma zwischen seiner Wissenschaft und seinem Patienten. Es ist dies vielleicht heute das größte Problem des praktisch tätigen Arztes, der mit Patienten zu tun hat und sich nicht in sein Labor zurückzieht.

Woher wissen wir Ärzte was unsere Patienten brauchen?

Die genaueste *Definition* des ärztlichen Auftrags liefern uns die Juristen: Die Behandlung hat «nach den Regeln der Kunst» und «dem derzeitigen Stand der Wissenschaft» zu erfolgen, sonst liegt ein «Kunstfehler» vor. Der Gesetzgeber weiß also, dass die Erkenntnis von heute der Irrtum von morgen sein kann und ist damit manchem Mediziner eine Nasenlänge voraus. EbM soll hier helfen (s. Kap. 24.3).

Die wissenschaftliche Methode

Die wissenschaftliche Methode stammt aus der Renaissance und löste den Glauben des Mittelalters ab. *Der Erfolg – die Zivilisation der Neuzeit – beweist ihre* **Leistungsfähigkeit**, und niemand bestreitet ihren Platz als erste und wichtigste Grundlage unserer beruflichen Tätigkeit, sei es als Forscher, als Kliniker oder als niedergelassener Arzt. Von so genannter «Erfahrungsmedizin», von «Ganzheitsmedizin» und anderen «alternativen» Heilmethoden grenzt sich die universitäre «Schulmedizin» denn auch deutlich ab durch ihr Bekenntnis zur Naturwissenschaft und ihren Wegen zur Erkenntnis, d.h. ihren Forschungsmethoden (vgl. Kap. 16.1).

Diese basieren auf dem Prinzip der Kausalität, und ihre Instrumente sind Beobachtung und Logik. Dies besagt, dass nicht die Technik das Entscheidende ist, sondern das Schauen und das Denken. Ob mit optischen Geräten oder mit chemischen Substanzen, ob im Labor oder am Krankenbett gearbeitet wird, ob im Röntgenarchiv oder im Untersuchungszimmer Nachkontrollen durchgeführt werden, bleibt sich gleich, die Methode der medizinischen Forschung ist immer dieselbe: Sie umfasst eine Reihe von Schritten in einer bestimmten Reihenfolge. Sie beginnt beim Patienten und führt in einem Kreis wieder zu ihm zurück. Verständnis der Methoden erleichtert kritische Beurteilung ihrer Ergebnisse und deutlicheres Erkennen ihrer Grenzen.

Die Methodik medizinischer Forschung:[1]

1. Ein aufmerksamer **Beobachter** sieht ein ungelöstes Problem; allerdings nur, wenn er bereit ist, unvoreingenommen zu schauen, sich von der Lehrbuchweisheit zu lösen und kritische Fragen zu stellen. In der Orthopädie sind dem Experiment enge Grenzen gesetzt. Die klinische Erforschung der spontanen Verläufe und der längerfristigen Verläufe nach Therapie ist praktisch nur selten durch breit angelegte prospektive Studien durchführbar. Die Orthopädie ist nach wie vor auch auf sorgfältige Fallbeobachtungen angewiesen.
2. **Zusammenhänge** zu ahnen bzw. zu erkennen erfordert kreatives Denken, das über das Schullernen hinaus geht. Das Problem muss zuerst klar in seinen Umrissen erkannt, sodann formuliert werden, bevor es bearbeitet werden kann.
3. Die Chance, dass das Problem nicht bereits irgendwann irgendwo von irgendjemandem bearbeitet wurde, ist verhältnismäßig klein. Das Rad noch einmal zu erfinden trägt höchstens bei zur Vermehrung der Papierflut. **Gezieltes Literaturstudium** kann dies verhindern. Mit Hilfe computerisierter Datenbanken ist dies durchaus möglich.
4. **Die richtige Frage** zu stellen ist oft nicht so einfach. Sie sollte so formuliert werden, dass eine Antwort mit Hilfe einer Untersuchung, eines Experimentes möglich erscheint.
5. **Eine Arbeitshypothese** als mögliche Antwort auf eine Frage wird aufgestellt. Sie soll durch das Forschungsprojekt verifiziert oder falsifiziert – jedenfalls nicht um jeden Preis bewiesen – werden.
6. Das **Protokoll**. *Genaue Planung* vor Beginn der Untersuchung ist unabdingbar. Dazu gehört die Wahl der richtigen Methode (Labor, Klinik), Art der Durchführung, Beschreibung des Materials, aus welchem die Daten gewonnen werden sollen, der Kontrollgruppe, endlich die Auswertung einschließlich der statistischen Methoden.
7. Forschungsprojekte erheischen oft das Zusammenwirken verschiedener Disziplinen, Techniken und Spezialisten. **Zusammenarbeit** ist ein besonderes Merkmal medizinischer Forschung. In der Orthopädie sind wegen der meist kleinen Fallzahlen oft Multicenterstudien erforderlich. Definitionen und Kriterien müssen genau festgelegt werden, damit Vergleiche möglich sind.
8. *Beibringen der* **nötigen Mittel**. Die finanziellen Grundlagen hängen u.a. davon ab, wie klar, wie relevant ein Projekt ist, welche Erfolgschancen und praktische Bedeutung es hat. In der Orthopädie ist die Gefahr einer Abhängigkeit der Ärzte von der Industrie, von Produzenten von Instrumenten und Implantaten groß, und nicht immer ist es leicht, ihr zu widerstehen.
9. **Durchführung** der Untersuchung, des Experimentes. Moralische Motive, aber auch Ethik-Komitees setzen den Versuchen am Menschen natürlich sehr enge Grenzen. Auch *Tierversuche* sind heute erheblichen Restriktionen unterworfen, sicher zu Recht. Laborexperimente können nur einen kleinen Teil der für die Humanmedizin wichtigen Fragen beantworten. So bleibt die **klinische Forschung** am Patienten die wichtigste Erkenntnisquelle in der Orthopädie. Dazu gehört insbesondere die genaue Dokumentation und Nachkontrolle von neueren Operationen, die immer ein «Experiment am Menschen» sind. Klinische Untersuchungen, v.a. langfristige **Verlaufskontrollen**, haben in der Orthopädie größte Bedeutung, besonders auch um neue Behandlungsverfahren, v.a. Operationen, zu

---

[1] Die Liste der «Methodik medizinischer Forschung» folgt in modifizierter Form *R. Salter* in: «Textbook of Disorders and Injuries of the Musculoskeletal System» (1999)

überprüfen. Bei diesen «Follow-up studies» handelt es sich in Tat und Wahrheit um nichts anderes als die beobachtende und statistische **Auswertung von klinischen Experimenten**. Sie bilden die Grundlage unserer Indikationen und können allen wissenschaftlichen Kriterien genügen. Sie begegnen – im Gegensatz zu Experimenten als solchen – offenbar keinen moralischen Bedenken.

10. **Analyse der Daten.** Voraussetzung ist eine gute, d.h. genaue, **Dokumentation**, in der Orthopädie ein permanentes, oft ein leidiges Problem: Großer zeitlicher und finanzieller Aufwand, schlechte Durchsetzbarkeit, viele Fehlerquellen. Schwierig ist die Aufbewahrung großer Datenmengen in Form von Papier, von Röntgenfilmen. Mikrofilm und EDV sollen die Probleme lösen. Auch die Auswertung der Daten ist anspruchsvoll. Nicht wenige Entdeckungen bzw. Erfindungen wurden mehr oder weniger zufällig gemacht, wie etwa die des Penizillins: Indem ein Forscher sein Interesse nicht nur auf den Zweck seiner Untersuchung fokussierte, sondern auch für andere Erscheinungen offen hielt.

11. **Interpretation.** Bei prospektiven Studien besteht immer eine gewisse Gefahr, dass der Autor versucht ist, seine Theorie oder den Erfolg seiner Operationsmethode zu beweisen. Daten wurden und werden der Theorie angepasst statt umgekehrt, sowohl unbewusst als auch bewusst. G. B. Shaw schrieb: «Beware of false knowledge – it is more dangerous than ignorance.»

12. **Schlüsse ziehen:** Dies ist wiederum nicht immer leicht, und man ist oft erstaunt, wie aus den gleichen Daten ganz verschiedene Konsequenzen gezogen werden.

13. **Antwort auf die ursprüngliche Frage.** In der Regel soll damit die Arbeitshypothese getestet werden können, ob sie richtig oder falsch war. Karl Popper postulierte, dass nur die Falsifikation einer Hypothese konklusiv sei. Ihre Wahrheit zu beweisen hingegen sei nicht möglich. So ist Erkenntnis immer nur vorläufig, und die Wahrheit von heute wird zum Irrtum von morgen. Doch daraus ergeben sich neue Fragen und neue Zyklen von Forschungsprojekten.

14. **Präsentation der Resultate.** Erst die Kritik von Kollegen in Forschung und Klinik erweist die innere Konsistenz der Arbeit und hilft, die eigenen Ideen zu präzisieren. Der direkte Gang zu den Medien weckt fast immer Neid, Begehrlichkeit und falsche Hoffnungen und den Verdacht auf Geltungssucht.

15. **Publikation.** Zwar schwappt die Papierflut über alle Ufer, und nur ein Bruchteil davon ist neu und relevant. Trotzdem hat jede Publikation ihren Wert – vor allem für den Autor selbst: Sie zwingt zur Formulierung und damit zur Klarheit. Der Wert für den Leser hingegen misst sich am Nutzen für den Patienten. Dieser ist nur bei wenigen Publikationen gegeben.[2] Evidence-based Medicine fordert rigorose Kriterien (vgl. Kap. 24.3). «Peer Review» ist eine hohe Hürde, aber eine unabdingbare Hilfe für Autor und Leser (vgl. a. Kap. 26.1). Schließlich hat das Publizieren verschieden ethische Aspekte (s. Kap. 20.2).

16. **Praktische Applikation.** Anwendung neuer Ideen als Hilfe für Patienten ist natürlich das oberste Ziel. Doch bevor eine neue Methode, eine neue Operation, eine neue Endoprothese auf den Markt gebracht und routinemäßig an Patienten angewandt wird, muss der «Erfinder» den Nachweis ihrer Wirksamkeit und ihres relativ geringen Risikos erbringen. Auf ihm lastet eine große Verantwortung, die er nicht von sich weisen kann, ohne zum «Schreibtischtäter» zu werden. Andererseits darf der «Anwender» sich nicht einfach auf ihn berufen. Wenn sich die Sache als Flop erweist, setzt auch er sich dem Vorwurf aus, eine ungenügend geprüfte Methode voreilig angewandt zu haben.

Nicht weniger wichtig als ein positiver ist auch ein negativer Wirkungsnachweis, als notwendige Warnung, wenn es sich herausstellt, dass eine bestimmte Operation schlechte Folgen hat. Solche Meldungen sind leider selten. Sie fordern einige Zivilcourage vom Autor, doch können nur sie verhindern, dass noch viele weitere Patienten mit dieser Methode «behandelt» werden.

Es ist nicht nur für den Arzt als Forscher wichtig, einige grundsätzliche Überlegungen anzustellen, wie mit der wissenschaftlichen Methode neue Erkenntnisse erworben werden. Auch dem im Auftrag des Patienten praktisch tätigen Arzt kann es helfen, sich daran zu erinnern, wie der «derzeitige Stand der medizinischen Wissenschaft» erreicht wurde.

Er erinnert sich, dass es weit mehr offene Fragen als Antworten gibt und dass das Fundament, auf welchem er seine Schulmedizin betreibt, etwas weniger sicher ist, als er vielleicht gedacht hatte während seiner theoretischen Ausbildung, wo alles so klar und einfach dargestellt worden war.

Das Wissen um die Relativität und Vergänglichkeit vieler Lehrmeinungen vermittelt Bescheidenheit und legt beispielsweise nahe, therapeutische Empfehlungen an die Patienten (z. B. Berufs- und Sportverbote) nicht unnötig starr zu handhaben und Operations-

---

[2] Leela Rangaswamy: «Conversations with a Cab Driver» (Editorial). J. Bone Joint Surg. 80-A, 1407 (1998), eine sehr lesenswerte Kritik

indikationen eher zurückhaltend zu stellen. Dies gilt in besonderem Maß für prophylaktische Maßnahmen und Operationen, die wissenschaftlich nicht genügend begründet sind.

24.2
Möglichkeiten wissenschaftlicher Forschung in der Orthopädie[3]

Auf die Forschungsmöglichkeiten und ihre Einschränkungen, die sich für den wissenschaftlich tätigen Orthopäden daraus ergeben, dass *sein Patient gleichzeitig Forschungsgegenstand und Auftraggeber* ist, soll hier noch etwas ausführlicher eingegangen werden.

1. **Experimente am Menschen selbst** sind aus moralischen und ethischen Gründen grundsätzlich verpönt. Seit den Erfahrungen, die im Dritten Reich damit gemacht worden waren (A. Mitscherlich: «Medizin ohne Menschlichkeit», 1949) besteht Einhelligkeit darüber. Dass hingegen unsere neuen Operationen auch alle charakteristischen Merkmale eines Experimentes haben, geht leicht vergessen. Das bürdet dem Operateur große Verantwortung auf,[4] aber auch die Pflicht, die einmalige Chance zu nutzen: Professionelle klinische Forschung ist das wichtigste Instrument der Forschung in der Orthopädie überhaupt. Im nächsten Abschnitt soll deshalb näher darauf eingegangen werden. In jeder Hinsicht vorbildhaft sind *die Selbstversuche von Scott Dye*. Sie sind beschrieben in Kapitel 66.2.1 und Abbildung 66.6.

2. **Menschliches Gewebe**, das im Lauf diagnostischer Abklärungen und therapeutischer Eingriffe oder bei Sektionen postmortem gewonnen wird:
- *Körperflüssigkeiten,* v. a. Blut, geeignet hauptsächlich für chemische, immunologische u. ä. Untersuchungen. Sie sagen über die Vorgänge im Inneren der Zellen und die Funktion des Bewegungsapparates relativ wenig aus.
- *Gewebsteile:* aus Biopsien, von Operationen und Sektionen. Sie können histologisch, evtl. histochemisch aufgearbeitet werden und damit Einsichten in die Morphologie, auch die Biochemie, ermöglichen. Allerdings sind diese fast immer rein deskriptiv und bringen wenig Information über zelluläre oder biomechanische Zusammenhänge. Der operative Gelenkersatz etwa ermöglichte das Studium kranker Gelenke, allerdings nur in fortgeschrittenen Stadien, und Kontrollgruppen stehen nicht zur Verfügung. Solche klinische Forschung ist oft weiter behindert durch das Fehlen von repräsentativen und statistisch signifikanten Serien.
- *Implantate:* Osteosynthesematerial und Endoprothesen, die aus irgendeinem Grund entfernt wurden, sollten genau, ggf. labormäßig, untersucht werden. Sie können Aufschluss liefern über die Ursache eines Versagens und Schwächen von Material und Design aufdecken (Ermüdungsbrüche, Korrosion, Abrieb, Verschleiß, Metallosen, Inkompatibilitäten usw.).

3. **Tierexperimente**. Sie sollen die fehlenden Experimente am Menschen ersetzen, doch gibt es in verschiedener Hinsicht erhebliche Probleme:
- *Größenverhältnisse:* Biomechanische Untersuchungen, bei welchen größere Kräfte ins Spiel kommen, sind naturgemäß bei kleinen Tieren nicht möglich. Die Beanspruchung z. B. eines menschlichen Hüft- oder Kniegelenkes kann bei einer Maus nicht simuliert werden. Experimente mit vergleichbar großen Tieren sind jedoch aus anderen Gründen problematisch.
- *Zeitliche Verhältnisse:* Arthrotische Veränderungen z. B. entwickeln sich über lange Zeiträume, meist Jahre hinweg. Diese Zeitspannen lassen sich im Experiment nicht komprimieren.
- *Biologische Unterschiede* zwischen verschiedenen Arten. Tierversuche sind nur relevant für die Humanmedizin, wenn Physiologie und Pathologie der betreffenden Tierart denjenigen des Menschen gleich oder ähnlich sind. Man hatte angenommen, dass die Artverwandtschaft im Stammbaum der Evolution dafür ausschlaggebend sei, dass also Experimente mit Primaten mehr Aussagekraft hätten als solche mit Ratten oder gar Hühnerembryonen. Dies ist keineswegs immer der Fall. Physiologische Gewebereaktionen sind für alle Arten verschieden, und es ist deshalb für Tierversuche Bedingung, dass der Untersucher Artunterschiede hinsichtlich der biologischen Reaktion kennt und weiß, bei welchen Versuchstieren diese im Hinblick auf seine spezifische Fragestellung mit jener des Menschen übereinstimmen und bei welchen nicht.

4. **In-vitro-Experimente**. Untersuchungen am Lebenden sind oft widersprüchlich und haben viele Variablen. Mit Zellkulturen kann die Versuchsanordnung wesentlich vereinfacht werden. Allerdings ist ihre Aussagekraft beschränkt und nur für wenige bestimmte, vor allem biochemische, Fragen genügend.

---

[3] Dieser Abschnitt stützt sich teilweise auf Beiträge maßgebender amerikanischer Orthopäden zum 100-jährigen Jubiläum der American Orthopedic Association im J. Bone Jt. Surg. 69-A (1987), 1250–1290, sowie von H. I. Roach et al.: «The Choice of an experimental model», J. Bone Jt. Surg. 71-B, (1989) 549

[4] T. A. Einhorn, A. H. Burstein, H. R. Cowell: «Human Experimentation» (Editorial) J. Bone Joint Surg. 79-A, 959 (1997)

Von der Züchtung körpereigener (autologer) Zellen verspricht man sich einiges, z. B. für die Therapie von Knorpeldefekten (s. Kap. 6.4.1). Die Größenverhältnisse spielen allerdings eine erhebliche Rolle: Für kleine Defekte besteht eine gewisse Hoffnung, für größere kaum.

Die Wahl des Versuchsmodells wird durch die Hierarchie der Organisationsstufen bestimmt:

- Subzellulär
- Zelle
- Gewebe (z. B. Knochen)
- Organ (z. B. Femur, Hüftgelenk)
- Organsystem (z. B. Skelett)
- Organismus (z. B. Tier, Mensch).

Die Wirkung des Vitamins C etwa spielt sich auf subzellulärer Ebene ab, hat jedoch Auswirkungen bis auf die Stufe des Organismus hinauf (Skorbut). Erforscht wurde diese Wirkung an Zellkulturen von Hühnerembryonen. Dieses Beispiel illustriert einen für die Forschung wichtigen Punkt: Fragestellungen auf einer bestimmten Ebene lassen sich am wahrscheinlichsten mit **Experimenten auf derselben Ebene** lösen. Für biochemische Probleme können also Zellkulturen von Hühnerembryonen durchaus geeignet sein, denn auf dieser Stufe sind die Zellen und ihre Reaktionen auch bei genetisch stark verschiedenen Arten auf weiten Strecken noch gleich.

Die Orthopädie als chirurgische Disziplin befasst sich zwar ausgiebig mit grundlegenden zellulären Mechanismen (z. B. Frakturheilung, Pseudarthrosen, Knocheninduktion), doch naturgemäß auch mit komplexeren Organisationsstufen: Mit Geweben (Knochengewebe, Knorpel, Sehnen), vorwiegend aber auch mit Organen und Organsystemen (Knochen, Gelenke).

Experimente auf dieser Ebene wären nur mit lebenden *Tieren* möglich. Die Schwierigkeiten, die sich dabei ergeben, sind allerdings in der Mehrzahl der Fälle größer als der Nutzen. Die Resultate sind längst nicht immer auf den Menschen übertragbar. So scheitern z. B. Tierversuche über Pseudarthrosen daran, dass es außerordentlich schwierig ist, überhaupt solche zu produzieren.

Künstlicher Gelenkersatz bei Tieren ist wenig aussagekräftig, weil die biomechanischen Bedingungen ganz anders sind, vor allem auch bei kleinen Tieren, und weil die Beobachtungszeiten in der Regel viel zu kurz sind.

Gerade der künstliche Gelenkersatz hat gezeigt, dass nur **Beobachtungen am Menschen selbst** signifikant sind. Tatsächlich sind bisher praktisch alle Erkenntnisse und Fortschritte so zu Stande gekommen. Der Weg, den dabei etwa Friedrich Pauwels und John Charnley, um nur zwei zu nennen, beschritten haben, ist beispielhaft für orthopädische klinische Forschung und gleichzeitig ein Beweis dafür, dass der Orthopäde, der gleichzeitig Arzt und Forscher ist, sowohl für seine Patienten als auch für die Wissenschaft das Beste leistet (**Abb. 24.1**).

Klinische Untersuchungen und **langfristige Nachkontrollen** von Patienten sind das Rückgrat der Forschung in der Orthopädie.

Klinische Forschung

Am *Beispiel John Charnleys* (1911 bis 1982) seien die Arbeitsmethoden der klinischen Forschung nochmals aufgezeigt:

- Charnley war ein ausgezeichneter Beobachter, der die klinischen Probleme rasch sah.
- Mit seinem intuitiven kreativen Geist erkannte er Möglichkeiten zur Lösung dieser Probleme.
- Als Ingenieur und in kollegialer Zusammenarbeit mit anderen Fachleuten konnte er praktische Lösungen entwickeln. Neben Innovationen in der Frakturbehandlung hat er auch die Kompressionsarthrodese zur Klinikreife gebracht und schließlich der Totalhüftendoprothese zum weltweiten Durchbruch verholfen.
- Er evaluierte und testete die Implantatmaterialien und ihr Design mechanisch und biologisch sehr genau im Labor, bevor er sie beim Menschen einsetzte.
- Er entwickelte die Operationsmethode und operierte seine Patienten selbst.
- Für manche Chirurgen ist dies der Zeitpunkt, ihre Methode zu propagieren und kommerziell auszu-

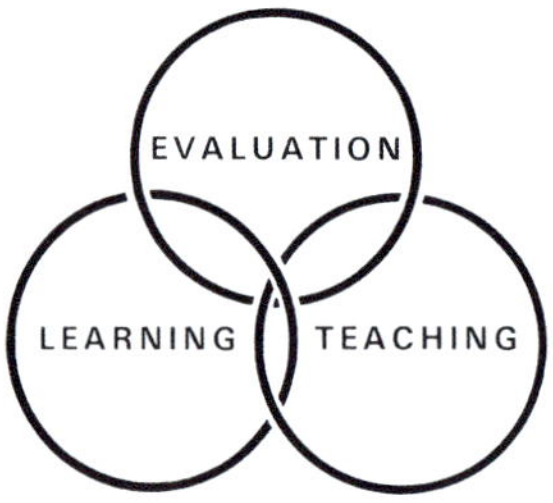

Abb. 24.1: Den engen **Zusammenhang** zwischen **Evaluation, Lernen und Lehren** hat M. E. Müller so dargestellt: Beobachtend und erfahrend lernen wir. Gedanklich wird das Gelernte geklärt zu praktischer Anwendung. Der Erfolg muss evaluiert werden. Damit wird eine Rückkopplungsschlaufe (feedback loop) in Gang gesetzt: Wir korrigieren und lernen neu.

Lehren zwingt zur Klarheit von Wort und Schrift. So lernen wir unsere eigenen Gedanken ordnen, die Bedeutung unserer Worte genauer verstehen. Und aus der Kritik anderer lernen wir wieder.

werten. Nicht so für Charnley: Er richtete genaue Nachkontrollen ein für seine operierten Patienten und evaluierte auf diese Weise seine Resultate. Dazu entwickelte er eine eigene, sinnreiche, praktische Evaluationsmethode (s. Kap. 25.3). Dank dieser Nachkontrollen erkannte er früh die Unzulänglichkeiten seiner Methode und versuchte sie zu verbessern.

- Um Erfolg zu haben, musste er alle Faktoren berücksichtigen, so auch die Infektionsgefahr, an der sein ganzes Projekt hätte scheitern können: Er richtete deshalb einen speziellen Operationssaal mit keimfreier Luft ein.
- Er versuchte den Kontakt mit seinen Patienten zu behalten, um über den weiteren Verlauf orientiert zu sein. Zu diesem Zweck führte er die Nachkontrollen regelmäßig jedes Jahr durch. Er wertete die Daten seiner Nachkontrollen systematisch aus. So war es ihm möglich, den Effekt von Änderungen und Verbesserungen seiner Operation statistisch nachzuweisen.
- Durch systematische und phantasiereiche Bemühungen gelang es ihm, eine größere Anzahl von Autopsiepräparaten zu gewinnen. Er arbeitete sie auf und konnte so auch histologisch die Gültigkeit seines Konzeptes der stabilen Verankerung der Prothesen im Knochen mit Zement nachweisen.
- Erst nach Jahren, als die Spätresultate sowohl klinisch als auch radiologisch den Erfolg seiner Methode eindeutig erwiesen, gab er seine Hüftprothesen zur kommerziellen Nutzung durch die Herstellerfirma und für den allgemeinen Gebrauch frei.
- Auch nach seinem Tod sind die Langzeitresultate von Charnleys originalen Prothesen noch von keinem anderen Modell übertroffen.

Charnley hatte erkannt, dass seine Operation, mit welcher er seinen Patienten half, gleichzeitig das entscheidende **Experiment** war, wenn er es **auszuwerten** *verstand und sich dafür die Mühe nahm.*

Auch wenn nach strengsten Kriterien vielleicht nicht alle Anforderungen experimenteller Wissenschaft genau erfüllt waren, kann man die Entwicklung und Nachkontrollen seiner Hüftendoprothesen ohne Zweifel ein Experiment und eine kontrollierte prospektive Studie nennen, die im Einklang mit der besten wissenschaftlichen Tradition steht und für orthopädische klinische Forschung mustergültig bleibt.

Dies festzustellen ist vielleicht nicht überflüssig in einer Zeit, die klinische Forschung als Empirismus belächelt, wenn nicht verachtet und nur experimentelle Studien gelten lassen möchte. Allzu oft sind Grundlagen oder Schlussfolgerungen solcher Arbeiten dem Thema nicht adäquat.

Ärzte wie Laien werden sich eingestehen müssen, dass Medizin und Chirurgie mehr sind als puristische Wissenschaft, dass ihre Wege vielleicht komplizierter sind als z. B. jene der Chemie und dass sie eben auch auf mancherlei verschiedenen Wegen zu ihren Einsichten und Ergebnissen kommen müssen.

Weder Theorien noch Laborexperimente helfen hier weiter.

Die Langzeitverläufe unserer Patienten sind unsere Experimente. *Experimente aber erhalten ihre Berechtigung erst durch die* **Auswertung.**

Dokumentation und Evaluation unserer Langzeitresultate sind **die wissenschaftlichen Grundlagen unserer Indikationen** und damit unserer gesamten orthopädischen Tätigkeit.

In diesem Kontext ist es vielleicht interessant, sich zu erinnern, wie die heutige medizinische Wissenschaft, insbesondere die Orthopädie, im Lauf der letzten drei Jahrhunderte bis heute zu ihrem Wissen gekommen ist. Experimente spielten nur eine geringe Rolle:

- Am Anfang stand genaue Beobachtung von Einzelfällen. Sie führte zur Klassifizierung von Krankheiten, zu Gedanken über Ursachen und zur Beobachtungen von Ergebnissen verschiedener Behandlungsmethoden.
- Untersuchung der normalen Strukturen. Genaue Beobachtung, erweitert durch das Mikroskop, erschloss den gerade in der Orthopädie besonders wichtigen Bereich der Morphologie.
- Schwieriger war die Erforschung der Funktion (Weber, Duchenne, Braune und Fischer, Marey, Meyer, Culmann, Strasser, Fick). Auch sie beruht vorwiegend auf Beobachtung.
- Mit den gleichen Methoden wurden Krankheiten und ihre Verläufe studiert (Wolff, Roux). Damit kam die Dimension der Zeit in die medizinische Wissenschaft. Auch sie spielt in der Orthopädie eine dominierende Rolle.
- Versuche, Krankheitsprozesse und -verläufe zu ändern, etwa mittels Operationen, mussten verfolgt und beobachtet werden (Pauwels). Dies war der Beginn der eigentlichen klinischen Forschung: Verlaufskontrollen und Langzeitresultate bilden auch heute noch das Fundament orthopädischen Handelns, insbesondere orthopädischer Operationsindikationen.
- Schließlich sollten manche Fragen durch Experimente geklärt werden.

Die kurze Rückschau zeigt, dass der größte Teil des derzeitigen orthopädischen Wissensstandes aus der **klinischen Forschung**, insbesondere *aus genauer Beobachtung* und intelligenter Interpretation, stammt und zum kleineren Teil aus Experimenten oder prospektiven Studien. Diese sind zur Lösung bestimmter Probleme unverzichtbar, doch genügen sie für die weitere Forschung bei weitem nicht.

Die Bedeutung weiterer klinischer Forschung für unsere praktische ärztliche Tätigkeit geht aus dem Gesagten klar hervor.

Ebenso klar erhellt daraus jedoch auch, dass Medizin nie eine exakte Wissenschaft war und auch nie eine solche sein kann. Der Arzt, der den schwankenden Grund erkennt, auf dem er steht, der Modetrends und neue Erkenntnisse kritisch wertet und den Menschen im Patienten zuerst sieht, wird diesem besser helfen können, als einer, der alles für bare Münze nimmt, was publiziert und ex cathedra verkündet wird. Dieser kritischen Haltung ist auch die «Evidence-based Medizin» verpflichtet.

24.3
Evidence-based Medicine in der Orthopädie

Idee und Praxis

Worauf sollte Medizin basieren, wenn nicht auf Evidenz? Tat sie das nicht immer schon? Zweifel traten in der Schulmedizin (auch in der Orthopädie) erst relativ spät auf. Sie betrafen zwei Bereiche:

1. Ist Medizin tatsächlich eine exakte (Natur-)wissenschaft, wie wir das geglaubt haben?
2. Ist die Therapie (oder Prophylaxe), die wir unseren Patienten (auf Grund dieser Wissenschaft) anbieten, tatsächlich immer genau das, was sie brauchen?

Evidence-based Medicine ortet in beiden Bereichen Verbesserungsmöglichkeiten und will sowohl zur Qualitätssicherung der wissenschaftlichen Basis als auch zu besseren, patientengerechteren Indikationen beitragen. Tatsächlich besteht auch in der Orthopädie ein erheblicher *Handlungsbedarf*.[5] Evidence-based Medicine ist dabei ein wertvolles Hilfsmittel. Sie muss für die spezifischen Bedingungen und **Bedürfnisse der Orthopädie** allerdings entsprechend sinnvoll **angepasst** werden.

Praktische Medizin und Wissenschaft sind zwei verschiedene Dinge.

Während Wissenschaft Ursachen erforschen und Naturgesetze entdecken möchte, will und muss der tätige Arzt handeln. «Handlungswissenschaft» ist ein schiefer Zwitter. Ehrlicher und genauer scheint folgende **Definition**: Medizin bedeutet Handeln im Interesse, zu Gunsten und im Auftrag des Patienten, wenn immer möglich auf der Basis naturwissenschaftlicher Erkenntnis.

Medizinische Forschung ist *wertungsfreie* Beobachtung. Ärztliche Tätigkeit hingegen ist Entscheiden und Handeln auf Grund von *Wertvorstellungen* (in erster Linie des Patienten).

Forschung in der Orthopädie

Orthopädische Therapie, insbesondere neue Operationen, werden auch heute noch zum größeren Teil auf der Basis von empirischen Versuchen und Erfahrungen entwickelt, wobei die Plausibilität biomechanischer Vorstellungen am Anfang der Überlegungen steht. Diese sind nicht selten zu mechanistisch, simplifizierend, zu monokausal.

Grundlagenforschung auf dem Gebiet des Bewegungsapparates ist schwierig, nur bedingt hilfreich und genügt jedenfalls nicht für die weitere Entwicklung. **Klinische Forschung** (an Patienten) ist notwendig, aber naturgemäß praktisch limitiert. Überdies ist sie sehr aufwändig, nicht besonders attraktiv, oft frustrierend und wurde lange Zeit als zu wenig wissenschaftlich gering geschätzt und vernachlässigt.

Orthopädische Therapieanweisungen, insbesondere Operationsempfehlungen, wie sie in jedem Lehrbuch zu finden sind, wurden und werden auch heute noch in der Regel von einzelnen Schulen, meist Universitäts- oder wenigstens größeren Fachkliniken ausgegeben, deren Autorität anerkannt ist und auf die verwiesen werden kann. Sie beruhen einerseits auf meist einfachen mechanischen Überlegungen, andererseits auf den «Erfahrungen», welche die leitenden Professoren und Chefärzte und ihre Mitarbeiter während ihrer klinischen Arbeit machten und an ihre Schüler weitergaben. Inzwischen hat man erkannt, dass **weder Plausibilität noch Erfahrung genügt** für die Erklärung aller komplexen biologischen Phänomene, und schon gar nicht als alleinige Wegleitung für den «Dienst am Patienten», z. B. für Operationsindikationen.

Kontrollstudien, wie sie gewöhnlich von den Operateuren selbst durchgeführt wurden und werden, leiden sehr oft an:

- methodischen Schwächen
- mangelndem Patientenbezug
- Voreingenommenheit (Bias, in der Regel zu Gunsten der selbst erfundenen Operationsmethode)
- mangelnder Unabhängigkeit (u. a. von der Industrie).

Evidence-based Medicine entwickelt und fördert Methoden, Studiendesigns, Kontrollmechanismen, diese Unzulänglichkeiten zu beseitigen oder wenigstens zu vermindern. Kritisches Denken ist ihr erstes Anliegen.

Patienten und Ärzte beurteilen das Resultat (einer Therapie, einer Operation) **verschieden**.

---

[5] Luzi Dubs: «Der Patient als Experte – Einführung in die evidenzbasierte Orthopädie». Z. Orthop. 138, 289 (2000)

Während Ärzte objektive, messbare Parameter (z. B. Gelenkbeweglichkeit in Winkelgraden) zur Erfolgskontrolle bevorzugen und auch vorwiegend benutzen, stehen für die Patienten subjektive Dinge wie Schmerzlinderung und Lebensqualität an erster Stelle. Da Therapien, insbesondere Operationen, ja in erster Linie leidenden Menschen helfen und nicht wissenschaftliche Thesen beweisen sollen, ist die Sicht des Patienten letztlich wichtiger als jene des Arztes.

Daraus ergibt sich die Forderung nach entsprechenden **epidemiologischen Studien**, d. h. nach zuverlässiger klinischer Forschung. Gefragt sind weniger kausale, pathologisch-anatomische Zusammenhänge als die statistische Erfassung («Assessment») von Erfolg, von Wirkungen am Patienten selbst. Dieser selbst soll befragt werden (z. B. mittels Fragebogen). Eine patientenorientierte, vom Operateur möglichst unabhängige, Beurteilung («Outcome Studies») ist ein wichtiger Pfeiler der Evidence-based Medicine. Sie wird unter dem Titel «Der Patient als Experte» in Kapitel 25.3 ausführlich beschrieben.

Der lange Weg von der Forschung zur Evidenz

Dieser Weg ist natürlich sehr viel beschwerlicher als jener von der Intuition zur Tat, etwa zur Operation. Mit den potenteren Mitteln, den dadurch erhöhten Risiken und den extrem gestiegenen Ansprüchen sind aber auch die Anforderungen an Professionalität und Verantwortung gestiegen. Der Nutzen einer Therapie für den Patienten muss stichhaltig nachgewiesen werden, auch auf der Ebene der Ökonomie.

Epidemiologisch einwandfreie Studien sind deshalb unumgänglich. Solche sind strengen Kriterien unterworfen und wurden vor allem im **pharmakologischen** Bereich weitgehend standardisiert. *Prospektive, kontrollierte, randomisierte, doppelt verblindete Studien* gelten z. B. in der inneren Medizin als unabdingbarer **«Goldstandard»**. Wünschenswert wären sie überall, auch in der Orthopädie. Allerdings herrschen hier wesentlich **andere Rahmenbedingungen** als in der Pharmakologie (**Abb. 24.2**).

Evidence-based Medicine etabliert eine «Hierarchie der Evidenz», mit diesem Goldstandard an der Spitze, retrospektiven Kohortenstudien weit unten und Fallstudien zuunterst. Wenn jedoch im Bereich des Bewegungsapparates, in der Orthopädie, ausschließlich solche Spitzenstudien akzeptiert würden, wäre es um die Praxis schlecht bestellt. Da die praktische Durchführung solcher Studien auf große Hindernisse stößt, sind sie seltene Ausnahmen. Ein Beispiel soll die Probleme aufzeigen:

Eine prospektive, randomisierte klinische Doppelblindstudie

Ein Studienbeispiel: Patella-Resurfacing bei Knieendoprothesen, ja oder nein?[6] Die Studie wurde prospektiv angelegt. Während zwei Jahren wurde an drei Spitälern von nur drei Operateuren nach standardisiertem Protokoll bei 89 Patienten das gleiche Knieendoprothesenmodell eingesetzt. Die Ausschlusskriterien waren streng: keine vorgängige Osteotomie, keine Achsenabweichung über 15°, keine Komorbidität, keine stärkere Behinderung usw. Danach waren von 137 Patienten noch 97 verblieben. Die Patienten wurden randomisiert, d. h. nach Zufälligkeit einer von zwei Gruppen zugeteilt, von denen die eine zusätzlich zur Knieprothese eine Patellaprothese bekommen sollte, die andere nicht. Die Fragestellung sollte sein, ob und in welchen Fällen ein Unterschied im Resultat festzustellen sei.

Die Patienten wurden befragt, ob sie bereit wären, an der Studie teilzunehmen, wobei sie nicht wissen sollten, ob sie eine künstliche Patella erhalten würden oder nicht. Von den 97 Patienten willigten 89 (92%) ein, bei der Studie mitzumachen.

Die Randomisierung erfolgte erst im Verlauf der Operation, nach dem Einsetzen der Prothese, wenn die Reihe an die Patella kam, mittels eines verschlossenen Couverts, worauf die Patella, entsprechend der Zuteilung des Patienten zu einer der beiden Gruppen, entweder mit einer Oberflächenprothese versehen oder in hergebrachter Weise operativ behandelt wurde.

Die Nachbehandlung erfolgte bei beiden Gruppen gleich. Weder Therapeuten noch Patienten wussten, ob ein Patellagleitflächenersatz stattgefunden hatte oder nicht. Kontrollen fanden vor der Operation, sechs

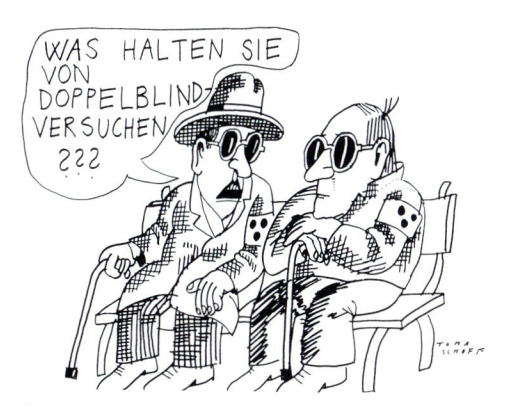

Abb. 24.2: Doppelblindversuche? In der Pharma das einzig Wahre, in der Orthopädie eher schwierig (s. Text).

---

6 Barrak, R. L. et al.: «Resurfacing of the Patella in Total Knee Arthroplasty. A Prospective, Randomised, Double-Blind Study». J. Bone Joint Surg. 79-A, 1121 (1997)

Monate später, und dann jährlich statt, und zwar durch eine Krankenschwester, die ebenfalls nicht wusste, wer wie operiert worden war. Die Evaluation erfolgte nach dem «Knee Society Scale» (0 bis 200 Punkte). Dazu kamen Fragebogen, auf welchen die Patienten ihre Schmerzen auf einer Analogskala eintragen und Auskunft darüber geben sollten, wie ihre Kniesymptome ihre täglichen Aktivitäten, ihre Arbeit und ihre Zufriedenheit tangierten. Wichtig waren außerdem Treppensteigen, Aufstehen vom Stuhl, Ein- und Aussteigen aus dem Auto als spezifische Parameter bei Kniepatienten. Auch die Röntgenbilder wurden von unbeteiligten Ärzten beurteilt. Die Patienten wurden im Mittel 2 1/2 Jahre (mindestens 2, längstens 3 2/3 Jahre) nachkontrolliert. Die Studie wurde nach verschiedenen Fragestellungen statistisch ausgewertet. Spätere Nachkontrollen seien vorgesehen.

Die Studie kam zu einigen *erstaunlichen Ergebnissen*: Zwischen den beiden Gruppen konnten keine signifikanten Unterschiede festgestellt werden. Insbesondere fand sich kein Zusammenhang zwischen präoperativen Schmerzen im Patellabereich, Operation und späteren solchen Schmerzen, und zwar weder bei der einen noch bei der anderen Gruppe. Es bleibt demnach weiterhin unklar, in welchen Fällen ein «Resurfacing» der Patella angezeigt wäre und in welchen nicht. Was man weiß, ist lediglich, dass in manchen Fällen sekundär ein Resurfacing gemacht wurde wegen präpatellarer Schmerzen, wo hingegen bei vorderen Knieschmerzen nach primärem Resurfacing keine operative Behandlung mehr angeboten werden konnte. Resurfacing kann überdies mit der Zeit zu Komplikationen führen.

Trotzdem ist die Arbeit für die Orthopädie *beispielhaft* in ihrer mustergültigen Durchführung. Sie zeigt exemplarisch die hohen Anforderungen, die mannigfaltigen Probleme und die sich daraus ergebenden *engen Grenzen kontrollierter, prospektiver, randomisierter und verblindeter Studien in der Orthopädie:*

- Die **Anzahl Patienten:** Kontrollierte Vergleichsstudien brauchen, um statistisch signifikant zu sein, größere Zahlen, als normalerweise in der Orthopädie, zumal im operativen Bereich, zur Verfügung stehen. Multicenterstudien können bis zu einem gewissen Grad helfen, haben aber hohe organisatorische, methodische und personelle Schwierigkeiten zu überwinden. Andererseits verdankt die Orthopädie viele grundlegende Erkenntnisse Studien **kleinerer Serien** und **Einzelbeobachtungen**. Erinnert sei nur an den *Selbstversuch von Scott Dye*, seit dem wir wissen, welche Strukturen im Knie schmerzempfindlich sind und welche nicht (s. Kap. 66.2.1 u. Abb. 66.6). **Fallstudien** können auch frühzeitig *Komplikationen* und *Fehler* aufdecken usw.

- **Der Zeithorizont:** Orthopädie ist die Spezialität der Langzeitverläufe (vgl. Kap. 21.1). Die vorliegende Studie dauerte, von der Planung bis zur Publikation, über sechs Jahre, bei der im Krankenhaus üblichen Personalrotation eine lange Zeit. Dabei betrug die Nachkontrollzeit lediglich etwa 2 1/2 Jahre, was wiederum für die Beurteilung von Verläufen bei degenerativen Krankheiten und nach Endoprothesen eine relativ kurze Zeit ist.

- **Prospektiv oder retrospektiv?** In der Orthopädie sind Zeiträume von vielen Jahren und Jahrzehnten maßgebend für Verläufe und Ergebnisse. Prospektive Studien und ihre Initianten haben selten so langen Atem. Ohne retrospektive Studien hätte die Orthopädie ihre Entwicklung nicht machen können. Bei prospektiven Studien erhält man lediglich Antwort auf bekannte Fragen, in der Regel nur «ja» oder «nein». Retrospektive Studien hingegen können unerwartete neue Erkenntnisse liefern, Denkanstöße vermitteln, innovativ wirken. Wer weiß heute, was uns in ein paar Jahren interessiert? Manche prospektive Studien werden obsolet sein, andere wurden verpasst. Eine retrospektive Studie[7] bewies kürzlich, dass Charnleys Hüftendoprothesen, die er in den Sechzigerjahren des letzten Jahrhunderts entwickelte, nach 30 Jahren noch funktionieren können, immerhin ein eindrückliches Lehrstück und als prospektive Studie kaum denkbar.

  Dasselbe gilt auch z. B. für die Langzeitstudie von P. Engelhardt über das spätere Schicksal der Hüftdeformitäten im Wachstumsalter (s. Kap. 25.1, Abb. 25.1) und viele andere. Auch Spontanverläufe können praktisch nur retrospektiv erforscht werden.

- **Randomisierung:** Notwendigkeit und Indikation des Patellaresurfacing bei Kniendoprothesen waren und sind unklar und umstritten. Dies ist wohl der Grund, weshalb ethische Probleme bei dieser Studie erstaunlicherweise nicht auftauchten. 89 von 97 Patienten war es egal, ob sie ein Resurfacing bekämen oder nicht, und waren einverstanden, dies auch nicht zu wissen. Ob dies in anderen Fällen auch möglich wäre, scheint zumindest fraglich. So beliebig sind Operationsindikationen in der Regel nicht. Viele randomisiert geplante Studien scheitern denn auch am Argument, dass es die Ethik verbiete, Patienten eine als wirksam geltende Behandlung zu verweigern. Da andererseits unwirksame Behandlungen ohnehin unethisch sind, erscheint die Indikation als ziemlich zwingend,

---

[7] D. H. Sochart et al.: «Long-term results of total hip replacement in young patients who had ankylosing spondylitis – Eighteen to thirty-year results with survivorship analysis». J. Bone Joint Surg. 79-A, 1181 (1997)

und so bleibt hier wenig Spielraum für Randomisierung. Randomisierung, d.h. Zufallszuteilung, ist für statistische Signifikanz wichtig. Viele klinischen Beobachtungen sind jedoch auch ohne den aufwändigen Apparat der analytischen Statistik möglich und wertvoll. So ist gerade das für die Qualitätssicherung besonders wichtige *Erfassen von Komplikationen und Fehlschlägen* relativ leicht mit retrospektiven Erhebungen möglich. EbM legt großen Wert auf epidemiologische Vergleichsstudien. Doch gerade in der Orthopädie müssen es nicht immer große Gruppen sein. Auch kluge Einzelfallstudien können durchaus valable Erkenntnisse liefern. Ein Musterbeispiel ist der Selbstversuch von Scott Dye. Er ist in Kapitel 66.1 beschrieben.

- **Verblindung:** Im operativen Bereich ist eine primäre Verblindung nur in Ausnahmefällen (wie im beschriebenen Beispiel) möglich. «Plazebooperationen» sind verpönt und wären unethisch. Jede Operation hinterlässt eine sichtbare Narbe, und in der Regel bekommen Patienten ihre Röntgenbilder zu sehen. Eine besonders günstige Ausgangssituation für eine kontrollierte Vergleichsstudie boten die 32 Patienten, die sich beidseitig operieren ließen. Sie waren einverstanden, dass das eine Knie ein Patellaresurfacing erhielt, das andere nicht, und dass sie nicht wissen sollten, welches wie operiert worden war. Solche Voraussetzungen finden sich wohl nur in seltenen Fällen. Normalerweise ist die Art der Operation nicht beliebig, und die einzig mögliche (und auch notwendige!) Verblindung besteht darin, dass die Nachkontrolle durch vom Operateur (und von der Industrie!) unabhängige Untersucher durchgeführt wird. Hier besteht durchaus ein Nachholbedarf in der Orthopädie.

Evidence-based Medicine für die Orthopädie

Evidence-based Medicine legt großen Wert auf die «Hierarchie der Evidenz». Der Goldstandard der prospektiven, randomisierten Doppelblindstudie wurde durch die Pharmakologie erarbeitet, ist auf die **Prüfung von Medikamenten** zugeschnitten und dort unverzichtbar. Dieses Studiendesign basiert auf großen Zahlen, auf der Möglichkeit einfacher Planung, leichter Ausschaltung von Kovariablen, problemloser Randomisierung, relativ einfacher, standardisierter Statistik und vor allem rascher Abwicklung, alles Voraussetzungen, die in der Orthopädie selten, wenn überhaupt je, gegeben sind. Pharmakologische Studien können, von der Planung bis zur Publikation, in ein oder zwei Jahren durchgezogen werden. So kurzfristige Arbeiten bringen in der Orthopädie selten Wesentliches.

Es nützt wenig, ständig den Mangel an Studien, die alle Kriterien der «obersten Stufe der wissenschaftlichen Evidenz» erfüllen, in der Orthopädie zu beklagen. **Orthopädie braucht ihre eigene, für ihre speziellen Bedürfnisse maßgeschneiderte «Evidence-based Medicine».** Die Gründung von Arbeitsgruppen für «nicht randomisierte Studien», die trotzdem wissenschaftlich valabel sind, zeigt, dass die Notwendigkeit solcher Studien erkannt ist. Ohne sie würden wesentliche Quellen neuer Erkenntnisse wegfallen.

Die Beurteilung von Publikationen

Ein wichtiges Anliegen der Evidence-based Medicine ist die *Schulung kritischen Denkens*, insbesondere im Hinblick auf die Beurteilung wissenschaftlicher Publikationen in Zeitschriften. Dazu wird eine «Hierarchie der Evidenz» aufgestellt, die auf einer Reihe von Kriterien beruht: Art und Anlage der Studie, Design, Methodologie, Vergleichsbasis, Zahlenmaterial, Statistik usw. Je besser die Studie alle Bedingungen erfüllt, desto glaubwürdiger ist ihre Schlussfolgerung, desto größer die Evidenz.

Klinische Forschung ist per se nicht sehr exakt. Fehler entstehen bei jeder Untersuchung, bei jeder Datenerhebung, bei jeder Dokumentation. Zwei Untersucher messen verschiedene Winkel auf demselben Röntgenbild (inter-observer-variability), ja derselbe Untersucher misst nächste Woche denselben Winkel wieder etwas anders (intraobserver variability).

Klinische Forschung ist auch nie frei von «Bias», d.h. Voreingenommenheit. Dutzende von «Biases» wurden ausgemacht (selection-bias, score bias, confounding bias usf.) und Wege gesucht, sie zu eliminieren. Das ist sicher wichtig. Ganz ausschalten lassen sich alle Fehler und «Biases» jedoch nie. Wir müssen damit leben. Eine erstaunlich blauäugige, weltferne Wissenschaftsgläubigkeit ist beim Publikum festzustellen. Ärzte sollten es besser wissen. Wichtiger als absoluter (unerreichbarer) Purismus ist vielleicht eine «gesunde» Kritikfähigkeit.

Metaanalysen

Der ungeheuren *Inflation von Publikationen* soll mit einem Auswahlverfahren begegnet werden: Alle Arbeiten, die einen definierten wissenschaftlichen Standard nicht erreichen, werden ausgeschieden, und nur die Verbleibenden weiter ausgewertet. Meist bleiben nur wenige übrig, was die weitere Evaluation erleichtert.

Trotzdem ist die Riesenarbeit dem einzelnen Leser ja nicht zumutbar. Als Ausweg wird die Metaanalyse angeboten: Die als wissenschaftlich stichhaltig befundenen Arbeiten werden alle in einem Topf gepoolt und zusammen statistisch ausgewertet, was größere Zahlen und damit höhere Signifikanz ergibt. So braucht der Konsument, in diesem Fall der Arzt als Leser, nur noch die Metaanalyse zu lesen und weiß dann, was er zu tun hat.

In der Zwischenzeit sind allerdings auch **Zweifel** an diesem Verfahren aufgetaucht. So lautet z. B. die Schlussfolgerung einer Metaanalyse von drei Behandlungsmethoden bei geschlossenen Tibiafrakturen,[8] in welcher 2372 Arbeiten evaluiert wurden, so: «The data from the published literature are inadequate for decision-making with regard to the treatment of closed fractures of the tibia.» Somit weiß man auch heute noch nicht, ob man geschlossene Tibiaschaftfrakturen gipsen, offen reponieren und intern fixieren oder marknageln soll. Die Hoffnung wird ausgedrückt, dass weitere Studien die Sache klären werden.

Aber nicht nur die zu wenig wissenschaftlichen Arbeiten werden beklagt. Die Metaanalysten geraten selbst ins Kreuzfeuer der Kritik: Eine systematische Analyse von Metaanalysen in der Orthopädie[9] kommt zum folgenden vorsichtigen Schluss: «The majority of meta-analyses on orthopaedic-surgery-related topics have methodological limitations.» Dieser eher ernüchternden Feststellung folgt die Empfehlung auf dem Fuß: «Limitation of bias and improvement in the validity of meta-analyses can be achieved by adherence to strict scientific methodology.» Ein nur schlecht versteckter Seitenhieb gegen die schreibenden Orthopäden fehlt nicht: «However, the ultimate quality of a meta-analysis depends on the quality of the primary studies on which it is based.» Doch Hoffnung bleibt: «A meta-analysis is most persuasive when data from high-quality randomized trials are pooled.»

«Time will tell». «Die Zeit wird's zeigen» ist ein probater Schlusssatz wissenschaftlicher Publikationen. Die «Peer reviewed»-Zeitschriften geben sich optimistisch: Bei ihnen finde der geneigte bzw. gestresste Leser, was er brauche,[10] doch haben sie ständig Probleme mit den Autoren (s. Kap. 20.2 u. Kap. 26.1) und mit der Qualität der eingereichten Artikel.[11]

Forschung zum Nutzen der Patienten

Grundlagenforschung, Entwicklung von sichereren Operationsverfahren, von Implantaten spielen in der Orthopädie zweifellos eine wichtige Rolle, doch ist **klinische Forschung**, mit systematischen *Nachkontrollen* von Patienten, *Vergleichen* zwischen langfristigen *Resultaten* nach Therapie, speziell nach Operationen, mit *Spontanverläufen*, entsprechenden *Langzeitstudien* der einzig mögliche Weg der Orthopädie zu einer Therapie, die dem Patienten das bieten kann, was er braucht in seiner individuellen Situation, was seine Lebensqualität verbessert.

Da es sich auf weite Strecken um weiche Daten, um subjektive Kriterien handelt, bietet *die Beurteilung des Therapieresultates* besondere Probleme (vgl. dazu Kap. 25.3 u. Kap. 26.3).

Selektion in der Informationsinflation

Judge: **«I have read your case, Mr. Smith, and I am no wiser now than I was when I started.»**

F. E Smith: **«Possibly not, my lord, but much better informed.»**

Wie orientiert sich der gestresste Praktiker, der seinen Patienten nach dem neuesten Stand der Wissenschaft helfen will, in der unübersehbaren Flut von «Information»? «Dieser Trottel liest alles» war ein unvergessliches Verdikt eines meiner medizinischen Lehrer. Offenbar war Selektion des zu Lesenden schon vor 50 Jahren ein echtes Problem: Lehrbücher sind schon veraltet, wenn man sie kauft, der unbestrittenen Autorität von Professoren träumen nur einige von diesen selbst noch nach, Experten ist nicht zu trauen, Kollegen wissen es auch nicht besser, Werbung und Industrie wollen uns verführen und kaufen, und die Patienten bringen uns noch druckwarme wissenschaftliche Artikel aus dem Internet und allen möglichen Heftchen mit. Wir haben die einschlägigen Zeitschriften abonniert. Wir sind ausgezeichnet informiert. Sind wir auch klüger?

Fortbildung ist eine Frage der **Zeitökonomie**. Zeitschriften lesen ist ein integrierender Bestandteil davon. Evidence-based Medicine gibt Anleitung zur Selektion der Lektüre: Ist das paper valabel? War es tatsächlich eine kontrollierte, randomisierte Studie nach allen Regeln der Kunst? Wie steht es mit der Interobserver-Variability, mit dem Confounding-Bias und mit der Statistik? Eine herkulische Arbeit, und ohne den guten Freund, den Biostatistiker, kommen wir kaum mehr durch.

«*Orthopaedic Information Mastery*», Selektion, Zeitökonomie ist gefragt. Im «Orthopaedic Forum»

---

8 B. Littenberg et al.: »Closed Fractures of the Tibial Shaft. A Metaanalysis of Three Methods of Treatment» J. Bone Joint Surg. 80-A, 174 (1998)

9 M. Bhandary et al.: «Meta-Analyses in Orthopaedic Surgery. A Systematic Review of their Methodologies». J. Bone Joint Surg. 83-A, 15 (2001)

10 J. G. Wright, M. F. Swiontkowski:» Introducing a New Journal Section: Evidence Based Orthopaedics» (Editorial) J. Bone Joint Surg. 82-A, 759 (2000)

11 H. R. Cowell: «The Millenium Enigma: More is Less» (Editorial) J. Bone Joint Surg. 81-A, 1509 (1999)

des amerikanischen Journal of Bone and Joint Surgery, Juni 2000, findet sich ein Rezept:[12] Lies nur die POEM's (Patient-Orientated Evidence that Matters) und überschlage die POM's (Patient-Orientated Evidence, that does not have a relevance measure) und auch die DOE's (Disease Orientated Evidence). Validity mal Relevance geteilt durch die aufgewendete Zeit ist die Usefulness Equation, die Zauberformel, die angibt, welche Papers zu lesen sich die Zeit lohnt. Das hilft auch gegen schlechtes Gewissen wegen allem, was man nicht gelesen hat. Der zitierte Artikel ist lesenswert, nur schon wegen seines ungebrochenen Optimismus.

«An Assessment of Assessment», eine Beurteilung und Kritik der Methoden, mit welchen wir Erfolge zu erfassen und zu beurteilen versuchen, stammt von *A. Graham Apley*, Herausgeber des Britischen Journal of Bone and Joint Surgery, und gehört zum Besten, was zu diesem Thema geschrieben wurde. Es ist überdies ein sprachliches und stilistisches Meisterstück, ein Beispiel, wie auch Fachpublikationen *lesbare packende Sprache* sein können. Im Land Shakespeares hat solche Schreibe mehr Tradition als im Land Goethes. Und da die englische Sprache ohnehin heute die Sprache der Orthopädie ist, bleibt nichts Besseres, als jenes «Editorial» im vollen und originalen Wortlaut hier zu zitieren.[13]

An Assessment of Assessment

«A cynic, according to Oscar Wilde, is a man who knows the price of everything but the value of nothing. If this is true, surgeons should avoid cynicism, since to them evaluation is vital. It is clearly important to be able to compare the patient's state before operation with that after it, and to assess if one procedure is more beneficial than another. Surgeons seek, readers require and editors encourage such comparisons; but are they always valid, or are we sometimes fooled by pseudo-science? An article and an editorial published in February 1990 by our sister Journal (J. Bone Joint Surg. [Am] 1990; 72-A: 159 to 168) highlights these important problems, which are also referred to in this issue (page 1008).

Science is measurement. True, but it may be as difficult to measure success as to measure beauty, joy or sorrow; we cannot easily quantify the embarrassment of a limp, nor readily compare occasional agony with constant ache. Often we cannot even decide whether higher marks mean more pain or less.

Perhaps we have succumbed too readily to the tyranny of numbers. Some factors, such as walking distance and angular deformity can easily be allocated points. But to judge the patient's condition by adding these together (a not uncommon practice) implies that different factors have equal value. This is manifest nonsense. We should not substitute bad accounting for good judgement.

In the field of joint replacement, where accurate assessment is notably important, it is also particularly difficult. We must have a long follow-up, but new models are continually introduced, new cases are continually added, and old patients intermittently fall by the wayside. ‹Survivorship› is an attractive solution, but if retention of the prosthesis is the sole criterion, the patient may be classified as a success when he (and common sense) would tell us that the operation has failed. Nor is it sensible for a painless arthrodesis to receive more marks than a moderately successful replacement, which may happen with a rheumatoid patient. It is so easy to devise a numerical scoring system which allocates a high proportion of the total to those features in which a particular prosthesis excels and only a few marks to its weaknesses.

Moreover, even the most conscientious evaluation will vary with the assessor. If he is the surgeon in charge the patient may be reluctant to disappoint him; a friend may be biased in his favour; a junior may have his eye on future patronage; and an enemy may be against him.

In the face of such difficulties it is tempting to abandon science and simply to ask a skilful, experienced and scrupulously honest surgeon whether or not an operation works. Unhappily even he may become temporarily deaf when his patients report unpleasant symptoms, and the inventor of a prosthesis may find it distinctly difficult to avoid bias, if prompted by its manufacturers and marketers.

The ideal evaluation needs an unprejudiced assessor. It should compare series which are comparable, with numbers large enough to minimise error and which have been studied long enough for any faults to have emerged. It should define clearly the factors being studied and only those which are quantifiable should be quantified. It should produce answers which are conclusive and conclusions which are constructive. Manifestly, this ideal is pie in the sky. So what are we to do?

Clearly we should resist the seductive simplicity of numerical scores and we should abandon the practice of adding unrelated scores. But assessment is as much an art as a science and even though the science of

---

[12] S. R. Hurwitz, D. Slawson, A. Shaughnessy: «Orthopaedic Information Mastery: Applying Evidence-Based Information Tools to Improve Patient Outcomes While Saving Orthopaedists' Time» (Orthopaedic Forum) J. Bone Joint Surg. 82-A, 888 (2000)

[13] A. Graham Apley: Editorial, J. Bone Jt. Surg. [Br], 72-B, 957, 1990

numbers is fallible, the art of words remains. Words, as Huxley said, are tools of thought. We should hammer out precise verbal definitions of all the important factors, we should all agree to use these definitions and we should publish only those papers which abide by them.

SICOT, the HIP Society and the AAOS have shown the way forward and produced a valuable prescription. Some readers may feel that it needs distillation before they can swallow it! The clinical research worker may need to start with a pro forma which lists everything from the range of every movement to whether the examination was conducted when the moon was full; but when he is writing for publication let him remember that most readers are busy surgeons, so in the text he should give us the essence, the whole essence and nothing but the essence – so help the patient!»

25 Langzeitforschung

«Truth is the daughter of time and
not of authority» *Francis Bacon*

25.1
Orthopädie ist die Disziplin der Langzeitverläufe

Indem Ödipus das Rätsel der Sphinx löste (in Kap. 21), hat er **die Bedeutung der Lebensalter** für die Funktion des Bewegungsapparates erkannt. Dessen Wandlung im Lauf eines Menschenlebens ist für die Orthopädie von grundlegender Bedeutung:

1. **Die «normale» Entwicklung.** Im Kindesalter entwickelt sich die Leistungsfähigkeit des psychomotorischen Systems vom hilflosen Säugling zum Adoleszenten und jungen Erwachsenen, zielstrebig bis zu sportlichen Höchstleistungen. Schon bald aber ist der Zenit überschritten, und die motorische Leistungsfähigkeit nimmt langsam aber sicher wieder ab. Ein paar Jahrzehnte lang reicht sie noch für einen westlich zivilisierten Alltag und etwas unprätentiösen Sport, geht aber im Alter zunehmend verloren, und mit ihr auch die Alltagsfähigkeit der Senioren. Viele werden invalide und abhängig von ihrer Umgebung. Diese «normale» Wandlung muss in die orthopädischen Therapiekonzepte eingebracht werden, wenn dem Patienten sinnvoll geholfen werden soll. Mit einer altersabhängigen Leistungskurve **«MARA»** (Mean Age Related Ability) lässt sich diese Entwicklung beim individuellen Patienten erfassen. Sie ist eine wichtige Hilfe in der Diagnostik (s. Kap. 10.1.4).

2. **Wandel der Pathologie** des muskulo-skelettären Systems im Lauf des Lebens. In der Kindheit entstandene Schäden werden oft erst im Erwachsenenalter manifest. Manche verursachen bis ins Alter keine Beschwerden, andere führen zu Invalidität. Viele Krankheiten des Bewegungsapparates ziehen sich über Jahre und Jahrzehnte hin, teils nur langsam progredient, teils in Schüben, gelegentlich stationär bleibend. Gelenkschäden können früher oder später zu degenerativen Arthrosen führen. Auch Heilungsprozesse, z. B. nach Verletzungen, brauchen lange Zeit, meist Monate, manchmal Jahre. **Lebenslange Krankengeschichten** sind in der Orthopädie typisch. Und wir als Ärzte begleiten diese Patienten auch ein Leben lang. Erst wenn wir mit ihnen zusammen alt geworden sind, wissen wir, was aus ihnen geworden ist – und ob unsere Therapie richtig war.

Längsschnittstudien lebenslanger Verläufe sind gefragt. Solange sie fehlen, sind Prognosen schwierig.

Die Bedeutung von Nachkontrollen

Wenn wir einem Patienten eine Operation vorschlagen, müssen wir ihm *zwei Fragen* beantworten können:

1. **Was kann ich auf lange Sicht erwarten, wenn operiert wird?** Alle Orthopäden sind sich einig, dass nur Nachkontrollen operierter Patienten uns diese Auskunft liefern können (vgl. «Klinische Forschung», in Kap. 24.3).

Nicht weniger wichtig aber ist *des Patienten zweite Frage:*

2. **Was geschieht, wenn man nicht operiert?** Um diese Frage beantworten zu können, sollten wir langfristige Spontanverläufe kennen.

Gefragt sind somit stichhaltige Vergleiche von langfristigen Spontanverläufen mit solchen nach Operationen, und zwar für die Zeitspanne eines ganzen Lebens.
 Woher sonst könnte uns die Berechtigung kommen, solche Eingriffe den oft beschwerdefreien Pa-

tienten zu empfehlen? Und mit welchem Recht dürften wir ihnen Schmerzen, Mühsal und Risiko einer Operation zumuten?

Dies gilt für alle Wahloperationen, in ganz besonderem Maß aber für Operationen, die vorwiegend oder ausschließlich prophylaktische Zwecke im Auge haben:

- **Wahloperationen.** Im Gegensatz zur Chirurgie, wo akute Zustände behandelt und Leben gerettet werden müssen, geht es bei orthopädischen Patienten meist um Lebensqualität und Funktion. Für die Indikation ist somit Kenntnis der Prognose mit und ohne Operation ausschlaggebend (s. Kap. 18.1)

- **Prophylaktische Operationen.** Diese sind besonders heikel: Der Gewinn muss mindestens das Risiko rechtfertigen, und die Prognose nach Operation muss eindeutig besser sein als die langfristige Spontanprognose. Dies stellt hohe Ansprüche an unsere diesbezüglichen Kenntnisse. Die Indikationen für prophylaktische Operationen in der Orthopädie und ihre Probleme sind eingehend beschrieben in Kapitel 18.1.3 und Kapitel 22.2.

Tatsächlich gründen manche unserer **Operationsindikationen** weniger auf Erfahrung als auf Theorien. Viele von diesen Theorien sind logisch und einfach, doch die Biologie ist viel komplizierter, als wir es gern haben möchten. Theorien sind lediglich Hypothesen. Ihr Erfolg erweist sich erst an der harten Realität. Erst die Langzeitverläufe zeigen, ob eine Operation hält, was sie verspricht. Die Frage, ob eine Korrekturoperation tatsächlich im Stande ist, eine spätere Arthrose zu verhindern, die sonst nicht aufgetreten wäre, lässt sich nur mittels Langzeitstudien beantworten.

Viele Publikationen, in denen neue Operationsmethoden empfohlen werden, schließen mit dem Satz: «Time will tell», die Zeit wird es an den Tag bringen. Das tut sie aber nicht spontan. Wir müssen sie befragen. Das ist nur mit klinischer Langzeitforschung möglich.

Regelmäßige, periodische Nachkontrollen

Die Betonung von Langzeitstudien bedeutet natürlich nicht, dass kurzfristige Nachkontrollen weniger wichtig wären. Im Gegenteil: Regelmäßige postoperative Kontrollen, konsequentes «Follow-up», können schon früh Probleme, Fehler, Komplikationen erfassen und aufdecken. Sie sind notwendig, um rechtzeitig darauf reagieren zu können. So sollen z. B. ungeeignete Modelle von Implantaten möglichst früh erkannt und eliminiert werden, und nicht erst, wenn schlechte Spätresultate dazu zwingen. Auch ist es natürlich nicht sinnvoll, sich von der Entwicklung überrollen zu lassen, während man auf Langzeitresultate wartet.

Bei sehr vielen Publikationen sind die Nachkontrollzeiten jedoch eindeutig zu kurz. So empfiehlt z. B. das «International Knee Documentation Committee» (IKDC) für Kurzzeitresultate eine minimale Nachkontrollzeit von zwei Jahren, für mittelfristige Resultate eine solche von fünf und für **Langzeitresultate** eine *minimale* (nicht durchschnittliche!) *Beobachtungszeit von zehn Jahren.*[1]

Es gilt, das eine zu tun und das andere nicht zu lassen, d. h. regelmäßige Erfolgskontrollen und langfristige Studien durchzuführen.

Und last but not least: In der Orthopädie gehören Nachkontrollen ganz einfach zur Behandlung. Sie dienen der Betreuung, der Begleitung und Beratung der Patienten (vgl. Kap. 10.3.4 und Kap. 18.6).

Was bestimmt den Verlauf?

Orthopädische Leiden sind in der Regel keine statischen Zustände, sondern dynamische Prozesse, in ständigem Wandel. Sie begleiten die Patienten ihr **ganzes Leben lang** und bestimmen oft ihr Schicksal.

Die pathologisch-anatomischen Vorgänge welche diesen Prozessen zu Grunde liegen, sind überaus komplex, indem einerseits die verschiedenen Gewebe des Bewegungs- und Stützapparates permanenter mechanischer Beanspruchung und dauerndem Verschleiß unterliegen, andererseits aber die lebende Substanz eine ganze Reihe von komplizierten Mechanismen in Gang zu setzen vermag, um diesen Prozessen entgegenzuwirken und sich der veränderten Situation anzupassen. Es sei hier lediglich an einige Beispiele erinnert:

- korrigierende und deformierende Wachstumskräfte des Knochens
- Prozesse bei der Frakturkonsolidation
- das Knochenremodeling unter mechanischer Beanspruchung
- spontane Gelenkreparationsvorgänge
- Narbenbildungen
- Kompensationsmechanismen der Muskulatur und des Nervensystems
- psychische Kräfte zur Überwindung von Krankheit und Invalidität, ohne deren Hilfe alle unsere therapeutischen Bemühungen von vorneherein zum Scheitern verurteilt wären.

---

[1] F. Hefti, Müller, W.: «Heutiger Stand der Evaluation von Kniebandläsionen. Das neue IKDC-Knie-Evaluationsblatt.» Orthopäde, 22, 351 (1993)

Während wir die Wirkungsweise der Noxen einigermaßen erkennen können, verstehen wir die Reparations- und Kompensationsmechanismen nur ansatzweise. Alle diese nur unvollkommen erfassbaren Faktoren und Kräfte bestimmen den **Spontanverlauf** des Leidens.

Wenn wir durch unsere Eingriffe diesen Spontanverlauf zum Besseren verändern wollen, sollten wir ihn ebenso gut kennen wie die Folgen unserer Eingriffe.

Ein Blick in die orthopädische Literatur zeigt, dass unsere Kenntnisse unter diesem Aspekt noch recht rudimentär sind (**Abb. 25.1**). Es ist offensichtlich:

Die Langzeitforschung steckt noch in den Kinderschuhen

Was sind die Ursachen für diesen Rückstand? Langzeitstudien sind eine mühsame und Zeit raubende Angelegenheit und schon deswegen wenig beliebt. Oft wurden **Nachkontrollen** ohnehin nur als notwendiges Übel betrachtet, als Beweis für bessere orthopädische Leistung im Konkurrenzkampf mit den Kollegen. Das interessierte außer dem Operateur kaum jemanden. Kein Wunder, dass solche Studien als nicht sehr wissenschaftlich angesehen wurden. Im akademischen Bereich waren damit auch kaum Lorbeeren zu ernten: So wurden mancherorts als Habilitationsschriften fast ausschließlich experimentelle Forschungsprojekte akzeptiert, was zur Folge hatte, dass die klinische Forschung als unwissenschaftlich ins Abseits gedrängt und aus der Akademie verbannt zu werden drohte, eine aus orthopädischer Sicht bedauerliche Entwicklung.

Als Beweis, dass diese Entwicklung nicht unausweichlich ist, sei eine Untersuchung von *P. Engelhardt* über «*das Risiko der sekundären Arthrose*»[2] angeführt: Sie zeigt, dass auch aus einer retrospektiven Studie, auf der Basis eines lückenlosen Archivs, eine streng wissenschaftliche und aussagekräftige Arbeit entstehen kann (**Abb. 25.2**). So ließen sich für die Behandlung der drei wichtigsten **Hüfterkrankungen** im Kindesalter (Hüftgelenkluxation, Perthes und Epiphysenlösung), auf Grund von **Langzeitverläufen über 30 Jahre** und länger, wissenschaftlich fundierte, konkrete Richtlinien, d. h. **Hilfen für die Indikationsstellung**, aufstellen (s. Kap. 64.2.3).

Hier werden Wege aufgezeigt zu einer eigentlichen klinischen «Langzeitforschung», die von der Wissenschaft akzeptiert und von der Praxis angewendet werden kann. Solche Arbeiten beweisen, dass zwischen Wissenschaft und Klinik keine unüberwindbaren Gegensätze bestehen, sondern sehr wohl eine äußerst fruchtbare Synthese möglich ist. Damit kann auch einer im akademischen Betrieb herrschenden Tendenz, diese beiden Bereiche als inkompatibel noch weiter voneinander zu trennen, entgegengewirkt werden (**Abb. 25.3**).

Angesichts unserer fast unbegrenzten operativen Möglichkeiten und unserer Bereitschaft, diese auch ausgedehnt anzuwenden, ist eine **Kontrolle der Spätresultate** noch wichtiger geworden, als sie immer schon war. Die Langzeitforschung ist ein relativ junger Zweig der Wissenschaft. Ihre Bedeutung für die Orthopädie liegt darin, dass sie, und nur sie, Rechtfertigung für unsere Operationen und **Grundlagen für** unsere **Indikationen** liefert, welche wir vor unseren Patienten verantworten können.

F. U. Niethard schreibt: «Was bringt der Orthopädie schon die Vielzahl von Grundlagenuntersuchungen, wenn diese nicht auch durch eine Evaluation klinischer Ergebnisse im Langzeitverlauf überprüft werden?»

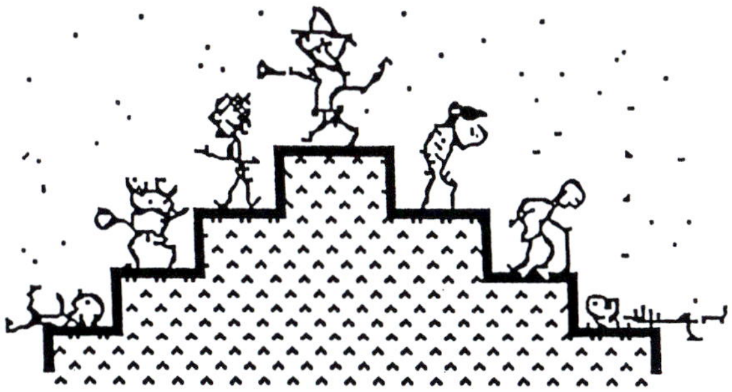

Outcomes Studies

Da echte, vergleichende Kontrollstudien von den Orthopäden einigermaßen vernachlässigt wurden, hat man diesen mangelnde Qualitätskontrolle vorgeworfen. An ihrer Stelle haben, auf Betreiben von Verwaltung, Ökonomie, Politik, Versicherungen und Publikum, nichtärztliche Untersucher Erfolgskontrollen begonnen, zuerst in den USA, unter dem Titel «Outcomes studies». Dabei wurde nicht nach der Pathologie, sondern in erster Linie nach dem **Nutzen für den Patienten** gefragt. Auch im Namen der «Evidence-based Medicine» werden valable, vorurteilsfreie Vergleichsuntersuchungen gefordert.

Langzeitforschung in der SGO

Abb. 25.1: Langzeitforschung hat in der Schweizerischen Gesellschaft für Orthopädie (SGO) bereits eine kleine Tradition. An ihrem Jahreskongress 1978 waren «10-Jahres-Ergebnisse in der Orthopädie» und 1988 «Langzeitresultate» die Hauptthemen. Sie wurden auch publiziert (s. Literaturverzeichnis).

---

2 P. Engelhardt, 1988, siehe Literaturverzeichnis

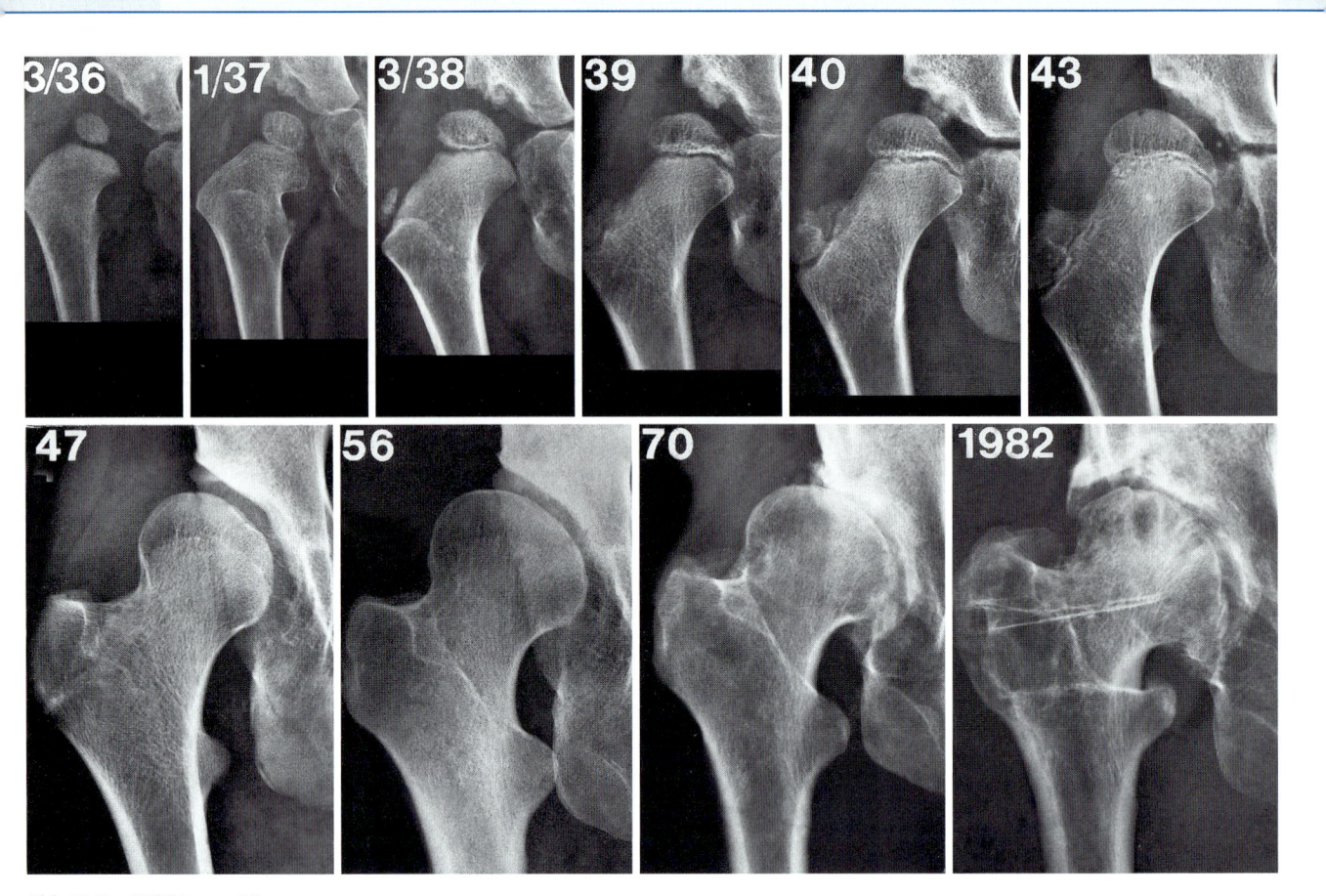

Abb. 25.2: «Hüftbiographie».
Langzeitserie über 46 Jahre eines dysplastischen Hüftgelenkes. Aus dem Röntgenarchiv der orthopädischen Universitätsklinik Balgrist, Zürich (P. Engelhardt, 1988).
Reposition einer kongenitalen Hüftluxation im Alter von einem Jahr und zehn Monaten (3/36). Mit einem ungenügend ausgebildeten Pfannendach (CE-Winkel −5°) ist eine normale Hüftentwicklung durch das Wachstum nicht möglich. Mit 34 Jahren (70) bereits schwere Arthrose. Deshalb damals Beckenosteotomie und intertrochantere Osteotomie. Bis zu diesem Zeitpunkt wurde also ein «Spontanverlauf» aufgezeichnet, ab hier der Verlauf nach Operation.
Solche Langzeitstudien geben Einblicke in die Wechselwirkung zwischen Wachstumskräften (Epiphysen) und Deformität (Dysplasie), und später, zwischen Verschleiß (Arthrose) und reaktiven Knochenveränderungen (Sklerose). Vgl.: Statistik, Abbildung 26.5 und Hüfte, Kapitel 64.2.3.

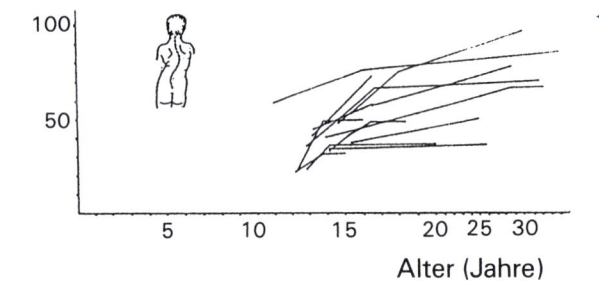

◀ **Abb. 25.3: Verlaufskurven** der Krümmung (in Winkelgraden nach Ferguson) von unbehandelten *Adoleszentenskoliosen bei zwölf Mädchen*, aus einer Arbeit von H. Scheier (1967).
Solche Kurvenscharen geben Trends und Streuungen genau wieder, besser als dies ein statistischer Mittelwert kann. Alle Daten sind einzeln ersichtlich. Auch mit **kleinen Kollektiven** können **aussagekräftige Studien** gemacht werden.
Mit Hilfe von Graphiken können auch größere Zahlenmengen, die in Tabellen verwirrend, wenn nicht abschreckend wirken, **übersichtlich** dargestellt werden.
Die Kenntnisse von Spontanverläufen sind die Grundlagen für die Behandlung. Studien wie die obige sind Langzeitforschung im besten Sinne. Sie können nicht hoch genug eingeschätzt werden. Leider sind sie immer noch viel zu selten.

Dies sind berechtigte Anliegen. Solche Studien sind in mancher Hinsicht besser als viele der gängigen «Erfolgsberichte» von Ärzten und Kliniken, wie sie lange Zeit üblich waren. Auch wir Orthopäden haben viel gelernt, u. a. eine patientengerechte Beurteilung des Resultates (s. Kap. 20.1), aber auch einen objektiveren Forschungsansatz (s. Kap. 24.3). Es ist zu wünschen, dass die Ärzteschaft selbst hier vorangeht und nicht den Laien das Feld überlässt (vgl. dazu Kap. 25.3).

25.2
Organisation von Langzeitforschung

Einer der Hauptgründe, warum bis heute so wenige gute Langzeitstudien zur Verfügung stehen, liegt bei den großen Schwierigkeiten, ehemalige Patienten wiederaufzufinden und sie dann auch noch für eine Untersuchung zu gewinnen. Der Anteil der schließlich für die Auswertung zur Verfügung stehenden Dossiers und Patienten ist denn auch sehr oft enttäuschend klein: Häufig findet man die Patienten schon in der eigenen **Dokumentation** nicht mehr. Ihre Adressen haben geändert, sie haben geheiratet und ihren Namen gewechselt, Briefe kommen zurück mit dem Vermerk «Adressat unbekannt», von vielen Angeschriebenen hört man nichts: Sie sind weggezogen, im Altersheim, gestorben, unzufrieden, uninteressiert oder verstehen den Sinn der Anfrage nicht. Manche Fragebogen sind unbrauchbar, weil ungenügend ausgefüllt usw.

Schließlich ist es oft schwierig, die Gefundenen für eine Kontrolle nach so langer Zeit zu motivieren.

Als Ausweg aus diesen Schwierigkeiten wird die prospektive Studie empfohlen. Aber auch diese hat ihre Tücken: Oft ergibt sich die Fragestellung erst aus späteren Erfahrungen und Entwicklungen, die bei der Planung noch nicht erkannt waren. Nicht selten ändert aber auch das Interesse mit der Zeit und mit anderen Untersuchern. Schließlich werden prospektive Studien in der Regel mit einer bestimmten Absicht unternommen, was ihre Objektivität nicht unbedingt fördert.

Alle diese Probleme wären zur Not lösbar, doch wer kann heute eine Studie planen und beginnen, *und 10, 20 oder mehr Jahre auf die Resultate warten?*

Hier bieten sich *retrospektive Studien* an.

Retrospektive Untersuchungen

Retrospektive Untersuchungen liefern *Resultate jetzt*, d. h. etwa innerhalb Jahresfrist von der Planung an gerechnet. Nachkontrollen nach vielen Jahren unterliegen auch den übrigen Nachteilen weniger: Die Nachfolger der Operateure von damals sind persönlich weniger involviert und deshalb meist objektiver.

Retrospektive Untersuchungen sind durchaus möglich und aussagekräftig, wie eine Reihe von wegweisenden Arbeiten zeigt. Das Wichtigste aber: Sie können uns heute Antwort geben auf die Fragen, die uns heute interessieren. Allerdings erfordern sie einige einfache **Voraussetzungen**:

1. Einigermaßen **vollständige Listen des anvisierten Kollektivs**. Seine *genaue Definition und Abgrenzung* (Diagnose, Operationstyp) ist Bedingung. Ohne diese sind Vergleiche nicht möglich.
2. **Dokumentation der Ausgangssituation.** In der Regel gehören *Röntgenbilder* dazu. Die Bedeutung des Röntgenbildes in der orthopädischen Langzeitforschung kann nicht genug betont werden: Es ist das einzige objektive Dokument und für die Beurteilung der Ausgangslage in den meisten Fällen ausreichend. Die Röntgenarchive von Spitälern und Ärzten sind deshalb die Grundlagen der orthopädischen Langzeitforschung. Alte Archive, wie z. B. dasjenige der orthopädischen Universitätsklinik Balgrist, Zürich, (seit 1912 sind alle Krankengeschichten und Röntgenbilder noch vorhanden und greifbar) sind dafür unschätzbare Quellen. Auch heute noch fehlt bei vielen Verwaltungen und sogar bei manchen Ärzten das *Verständnis für das Aufbewahren alter Röntgenbilder*. Dafür zu werben muss uns dringende Aufgabe sein.
3. Bei Operationen: **Operationsbericht** und **postoperative Dokumentation** (Röntgenbild bei Eingriffen am Skelett) sollten vorhanden sein.
4. Aktuelle, nachgeführte **Adresskartei**: Dass das Wiederfinden und Aufbieten von Patienten nach mehrjährigem Intervall bei der heutigen Mobilität offenbar unerwartet große Schwierigkeiten bereitet, ist eine allgemeine Klage: Arzt und Patient verlieren sich rasch aus den Augen. Um dieser Situation zu begegnen, kann es nützlich sein, dass der Arzt bzw. das Krankenhaus in der Zwischenzeit einen wenn auch lockeren *Kontakt mit dem Patienten* aufrechterhält. Dies kann das Auffinden, die Motivation sowie die Einbestellung der Patienten zur Untersuchung wesentlich erleichtern. Manche Ärzte und Kliniken halten diesen Kontakt aufrecht durch
5. **regelmäßige Nachkontrollen** (Follow-up), z. B. bei Endoprothesenträgern zuerst jährlich, später in Abständen von drei oder fünf Jahren, oder mittels Fragebogen, Kontrollangeboten usw. Auch Versicherungen haben nutzbare Verbindungen. Solcher nie abgerissener, mehr oder weniger persönlicher Kontakt fördert auch wesentlich **Verständnis** und **Motivation der Patienten** für eine Nachkontrolle, welcher sie sonst oft recht verständnislos bis skeptisch gegenüberstehen. Gerade unter diesem Aspekt sind die niedergelassenen Ärzte gegenüber

den eher anonymen Spitälern in einer günstigeren Ausgangslage, und nicht wenige nutzen sie.

6. Die **«fehlenden Patienten»**. Um diese zu finden, würde die ideale (prospektive) Studie einen jährlichen Kontakt und das Nachführen der Adresskartei einschließen. In vielen Fällen stehen solche Unterlagen nicht zur Verfügung. Dann ist man versucht, die nicht aufgefundenen Patienten aus der Studie zu eliminieren. Dies kann zu **falschen Schlüssen** führen: Es ist erwiesen, dass die Patienten mit guten Resultaten in der Regel relativ leicht zu erreichen und kooperativ sind. Unter denjenigen, die nicht mehr auffindbar sind, und denen, die eine Zusammenarbeit ablehnen, sind die Patienten mit schlechten Ergebnissen überproportional häufig vertreten.[3] Also gehören gerade diese auch in die Studie. Dazu genügt die einfache Methode, einen Fragebogen ein- oder zwei Mal an die alte Adresse zu schicken, natürlich nicht.

Stanley M. K. Chung hat aus seiner Erfahrung *Hinweise* gegeben,[4] wie man Patienten finden kann, die mit Fragebogen nicht zu erreichen sind. (Er hatte im Raum Philadelphia alle 56 Patienten, bei denen vor durchschnittlich 17 Jahren eine Colonnaplastik gemacht worden sind, nachkontrollieren können.) Der Schlüssel sei ausgiebiger Gebrauch des Telefons, dazu etwas Fantasie und Zeit. Seine Tipps erinnern an die Fahndungsmethoden von Sherlock Holmes oder des Roten Kreuzes. **Informationsquellen** waren: Die gesamte Krankenhausdokumentation des Patienten, einschließlich die Adressen von Eltern, Verwandten, Arbeitgebern, Hausarzt, Versicherungen usw. Telefonische Anfragen bei Nachbarn, Arbeitgeber, Arbeitskollegen, Post- und anderen Ämtern. Kataloge, Listen von Berufsleuten, Telefonbüchern usw. J. Scott Smith hält ebenfalls die rigorose Suche nach den «fehlenden Patienten» für unabdingbar, notfalls mit Hilfe von professionellen Instituten, von «Information Brokers».[5] Er empfiehlt auch das Budgetieren der dazu **nötigen finanziellen Mittel** bereits bei der Planung von klinischen Studien, ob sie prospektiv seien oder nicht.

7. Da für klinische Nachuntersuchungen trotz aller Anstrengungen nie mehr alle Patienten erreicht werden können (Todesfälle usw.), ist eine spezielle statistische Bearbeitung nötig, die **Schlüsse aus unvollständigen Datensätzen** zulässt. Dazu eignen sich die **«Survivalship Analysis»** (Kaplan/Meier) und die daraus hervorgehenden *«Survivalship Curves»* (Abb. 21.2 u. Abb. 25.5–25.7, Kap. 25.4). Sie bilden die statistische Basis für Langzeitstudien. Damit ist auch die fortlaufende Kontrolle eines Kollektivs möglich. Survivalship-Analysen als Erfolgskontrollen sind allerdings mit Vorsicht zu genießen. Bei Endoprothesen z. B. wird als «Endpunkt» meist der Prothesenwechsel gewählt, auch wenn Beschwerden und Invalidität schon viel früher eintraten (vgl. Kap. 64.10.3 für die Hüftendoprothesen). Eine Kritik der Methode findet der Leser in Kapitel 26.4, einen Verbesserungsvorschlag im Folgenden.

25.3 Beurteilung, Bewertung, Qualitätskontrolle

Was ist ein «gutes Resultat»? So einfach die Frage ist, so schwierig ist die Antwort. *A. Graham Apley*, Herausgeber des Britischen Journal of Bone and Joint Surgery, hat sie wohl *am besten formuliert* in seinem Editorial, das auf S. 427 in extenso abgedruckt ist. Eine gute bildliche Darstellung der Situation gibt H. R. Meyer[6] (**Abb. 25.4**).

Die Beurteilungskriterien sind so vielfältig, subjektiv und unterschiedlich, dass eine objektive Bewertung auf größte Schwierigkeiten stößt, ja manchmal unmöglich ist. Unzählige Punktesysteme wurden entworfen, um Resultate zu **quantifizieren**. Die meisten Kontrollstudien bewerten ihre Erfolge nach einem dieser «Scores». Attraktiv an ihnen ist, dass das Endresultat mit einer einzigen Zahl ausgedrückt werden kann. Damit sollen sich Studien untereinander leichter vergleichen lassen. Doch da viele Autoren ihre eigenen Scores brauchen (so ist z. B. der «Harris Hip Score» (HHS) nur einer von etwa einem Dutzend Hüftscores), ist auch dies illusorisch. Die Unzulänglichkeiten vieler dieser Bewertungssysteme überwiegen denn auch bei weitem.[7]

«Scores» und ihre Unzulänglichkeiten

Allen diesen so genannten «Scores» ist gemeinsam, dass sie subjektive und objektive Befunde, klinische und radiologische Daten, aber auch Gesichtspunkte des Patienten wie des Arztes, relativ **willkürlich gewichten**, in einen Topf werfen und daraus einen Summationswert brauen, der dann nochmals ziem-

---

3 D. W. Murray et al.: «Loss of Follow-up Matters». J. Bone Joint Surg. 79-B, 256 (1997)

4 Stanley M. K. Chung: Methods for Locating the «Missing Patients» in Long-Term Follow-up Studies, J. Bone Jt. Surg. 53-A, 1448 (1971)

5 J. Scott Smith et al.: «Current Concepts Review: Methods for Locating Missing Patients for the Purpose of Long-Term Clinical Studies». J. Bone Joint Surg. 80-A, 431 (1998)

6 H. R. Meyer, 1990, siehe Literaturverzeichnis

7 M. J. Briant et al.: «A statistical analysis of hip scores.» J. Bone Joint Surg. 75-B, 705 (1993)

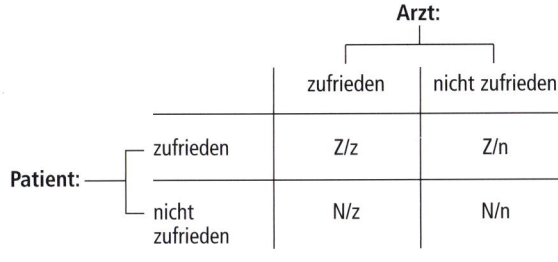

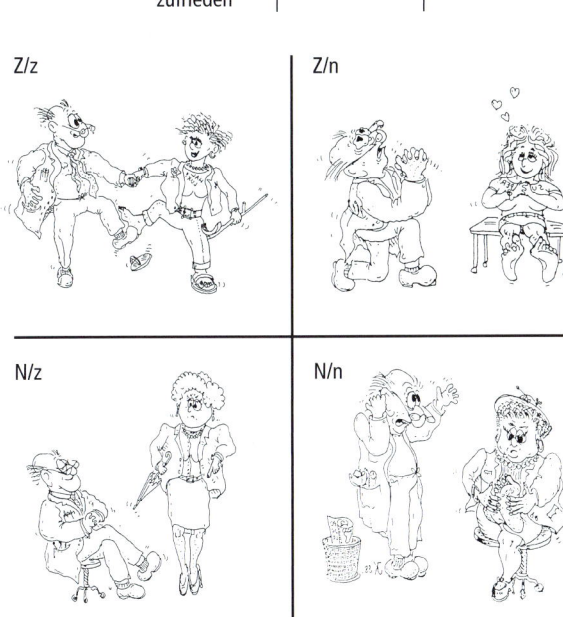

Abb. 25.4: Die **Beurteilung des Behandlungsresultates** hängt unter anderem *vom Standpunkt ab*: Patient und Arzt sind nicht immer gleicher Meinung. H. R. Meyer versuchte diesen Tatbestand in einer *Vierfeldertafel* einzufangen (oben): Er meinte jedoch, die vier *Bilder von J. Knessl* (unten) sollten mehr als viele Worte sagen.

lich willkürlich als «ausgezeichnet», «gut», «mäßig» bzw. – erstaunlich selten – als «schlecht» bezeichnet wird (vgl. dazu Kap. 19.1.1).

Für einen ersten Überblick mögen solche Pauschalurteile genügen. **Zusammenhänge** werden jedoch dadurch eher **verwischt** als beleuchtet. Differenzen werden eingeebnet statt verdeutlicht. Dies ist in besonderem Maß der Fall, wenn auch noch die Röntgenbefunde (Arthrosegrad, Migrationszeichen bei Endoprothesen) in die globale Beurteilung mit einbezogen werden: Bei der bekannten Diskrepanz zwischen Klinik und Röntgenbefund ist viel eher eine Gegenüberstellung der beiden angebracht. Irritierend ist auch die willkürliche Gewichtung der einzelnen Kriterien. Es macht beispielsweise einen Unterschied, ob die Beweglichkeit 30 Punkte von 100 bekommt und die Schmerzfreiheit nur zehn oder umgekehrt. So werden Resultate «geschönt», und mit einem subjektiven, willkürlich festgelegten Wertschema wird statistische Objektivität vorgetäuscht (vgl. auch dazu «Assessment of assessment», von A. G. Apley, in Kap. 24.3).

Bessere Evaluationsmöglichkeiten

M. E. Müller[8] hat diese Mängel analysiert und einen gangbaren Weg vorgeschlagen: Subjektive und objektive Befunde sollen getrennt beurteilt, einander gegenübergestellt und miteinander verglichen werden:

1. klinische Funktion
2. Röntgenbefund
3. Lebensqualität.

Eine solche **differenzierte Beurteilung** ist in jedem Falle ergiebiger als die summarische mit irgendeinem «Score».[9] Auch sollten z. B. Bezeichnungen wie «sehr gut» vermieden werden. Besser als «normal» kann ein Knie, zumal ein operiertes, ja nicht sein.

Die **Bewertungsschemata** wurden ursprünglich kreiert, um Vergleiche zwischen verschiedenen Methoden, Operateuren, Kliniken usw. zu ermöglichen. Dazu sollten sie nicht allzu kompliziert sein und klare Kategorien schaffen. *Charnley* z. B. hat für seine Hüftprothesennachkontrollen (s. Kap. 24.2) eine klinisch **brauchbare, einfache Einteilung** benutzt:

A: einseitige Hüftkrankheit
B: beidseitige Hüftkrankheit
C: mehrere Gelenke befallen, Gehbehinderung aus anderen Gründen.

Solche Untersuchungen sind natürlich wichtig und nötig. Das subjektive Element, das die verschiedenen Untersucher mit einbringen, macht sie jedoch oft schwierig und unbefriedigend. Echte Vergleiche kommen nur selten zu Stande.

Nützlicher und fruchtbarer, allerdings auch mühsamer ist es, wenn einzelne Autoren aus verschiedenen Kliniken und Schulen, statt ihre Resultate zusammenhangslos in Referaten und Artikeln einzeln in den Raum zu stellen, sich an einen runden Tisch setzen und versuchen, ihre Erfahrungen auszutauschen und zu vergleichen. Erst spät legte sich die Ärzteschaft Rechenschaft darüber ab, dass letztlich nicht sie, sondern **der Patient das entscheidende Urteil** über eine Behandlungsmethode spricht.

Die Sicht des Patienten

Obwohl dieses Kriterium naturgemäß ausschließlich *subjektiv* ist, hat es das größte Gewicht und muss

---

[8] P. Koch, M. E. Müller, 1990, siehe Literaturverzeichnis
[9] R. C. Johnston et al.: «Clinical and radiographic evaluation of total hip replacement. A standard system of terminology for reporting results.» J. Bone Joint Surg. 72-A, 161 (1990)

selbstverständlich in die Studie Eingang finden. Ein verlässliches Rezept, wie dies zu bewerkstelligen sei, damit die Schlussfolgerungen der Wirklichkeit auch einigermaßen entsprechen, fehlt allerdings bis heute bzw. ist erst in Ansätzen vorhanden (s. dazu Kap. 20.1). Die Gründe dafür liegen auf der Hand: Wunschdenken und Wahrheit, auch die Sicht von Patient und Behandler, liegen oft weit auseinander, und der nicht fassbare Schmerz, psychische Faktoren, die Interessenlage der Beteiligten usw. spielen ihre Rolle.

All dies macht solche Studien *nicht* von vornherein wertlos, solange sich sowohl der Untersucher als auch die Leser der Publikation all dieser psychischen Interaktionen und der dadurch möglichen Beeinflussung und Verfälschung bewusst sind. Ihre Mechanismen sind noch wenig erforscht. Die Erfahrung kennt aber einige typische Konstellationen, welche zu solchen **Verfälschungen** führen können und deshalb in die Beurteilung von Kontrollstudien und ihren Resultaten mit einbezogen werden sollten, will man nicht groben Täuschungen erliegen:

- Die meisten Langzeitstudien stammen aus größeren Kliniken und betreffen die eigenen Operationsergebnisse. Die Untersuchungen werden in der Regel vom Operateur selbst oder in seinem Auftrag und unter seiner Leitung durchgeführt. Es ist wohl selbstverständlich und sicher nicht verwerflich, dass der Operateur und sein Team gute Ergebnisse erhoffen und erwarten. Aber es ist nicht sinnvoll, das Faktum zu negieren oder zu verdrängen, dass die spezifische Interesselage die Beteiligten und allfällige Abhängigkeitsverhältnisse das Resultat beeinflussen können.
- Auch der Patient hat natürlich große Hoffnungen und Erwartungen. Nur ungern gesteht es sich selbst einen Misserfolg ein. Das Opfer und die Schmerzen dürfen nicht umsonst gewesen sein. Dies kann dazu führen, dass Patienten das Resultat besser beurteilen, als es tatsächlich ist.
- Die meisten Patienten haben Sympathie für ihren Arzt und möchten ihn nicht enttäuschen. Sie neigen dann dazu, Schmerzen zu bagatellisieren und das Ergebnis zu beschönigen.
- Viele Patienten wissen, dass sie ihren Arzt mit einem schlechten Resultat nicht nur enttäuschen, sondern auch verärgern – und dies suchen sie natürlich zu vermeiden.
- Erfahrungsgemäß haben auch viele Patienten Angst, dass der Operateur sie bei schlechtem Resultat nochmals operieren möchte bzw. muss. Auch dies ist nicht selten ein Grund, Beschwerden zu bagatellisieren.
- Missverständnisse zwischen Arzt und Patient sind überaus häufig: Zeitmangel, sprachliche Schwierigkeiten, Mühe mit dem Ausdruck und dem Verstehen des anderen usw. Erhebungen mittels Fragebogen sind dafür besonders anfällig.
- Verschiedene Erwartungen: Ein älterer Mensch ist manchmal zufrieden, von den schlimmsten Schmerzen erlöst zu sein, ein Spitzensportler verlangt, morgen wieder in Topform eine Meisterschaft zu bestreiten. Es gibt Patienten, die mit Fußarthrodesen wieder Klettertouren unternehmen, andere sind unglücklich, dass sie nicht mehr jeden Schuh tragen können. Unter Lebensqualität versteht jeder Mensch etwas anderes.
- Eine ausschlaggebende Rolle spielt demnach die psychische Konstellation der Patienten. Manche akzeptieren ihr Schicksal und damit auch miserable Resultate, andere sind nie zufrieden. Nicht selten steckt hinter einem Misserfolg eine larvierte Depression oder eine verfehlte Operationsindikation.
- Unzufriedenheit mit dem behandelnden Arzt ist eine Erscheinung, die im Zunehmen begriffen ist. Sie hat mannigfaltige Ursachen. Die stets steigenden Ansprüche sind nur eine davon. Eine andere, häufige, ist mangelnde Kommunikation. All dies schlägt sich natürlich auch in der Beurteilung des Resultates nieder.
- Rentenansprüche, Kompensationsbegehren usw. beeinflussen die Aussagen.

Ein Teil dieser Schwierigkeiten kann eliminiert werden, wenn **nicht der Operateur** bzw. Mitglieder seiner Klinik die persönliche Befragung durchführen, sondern *andere, unabhängige Ärzte,* evtl. auch Sozialarbeiter oder andere.

Angesichts all dieser komplexen Probleme, die sich einer objektiven Beurteilung entgegenstellen, drängt es sich, wie bereits erwähnt, einmal mehr auf, die *objektiven Daten* (klinischer Status, Röntgenbefunde) und die *subjektive Beurteilung* bei solchen Erhebungen *getrennt* auszuwerten und *vergleichend* gegeneinander zu stellen. Nur dieser Vergleich erlaubt Rückschlüsse auf die Leistungsfähigkeit einer Behandlungsmethode und ermöglicht die Beantwortung der nicht unwichtigen Frage, ob eine objektive feststellbare Veränderung (und vermeintliche Verbesserung) für den Patienten auch tatsächlich eine willkommene Hilfe bedeutet, was keineswegs selbstverständlich ist.

Publikationen, in welchen alle Daten gepoolt werden (z. B. mit Hilfe eines «Scores»), laufen Gefahr, auf diese Weise die Zusammenhänge eher zu verschleiern als zu klären.

Der Patient als Experte

Wenn alles gut geht, sind sich Patienten und Operateur über die Bewertung des Resultates einig. Der

Harris-Hip-Score z. B. lautet «sehr gut», der Patient ist zufrieden mit seiner Hüfte, mit seinem Leben und auch mit seinem Arzt. Bereits bei einem – nach ärztlicher Beurteilung – lediglich «guten» Resultat gehen die Meinungen auseinander:[10] Die von den Patienten ausgefüllten Fragebogen zeigten keinen signifikanten Unterschied zwischen den (nach Harris-Hip-Score) «guten», den «mäßigen» und den «schlechten» Resultaten. Alle diese wurden als unbefriedigend beurteilt. Auch eine amerikanische Arbeit stellte fest, dass Ärzte die Schmerzen ihrer Patienten weniger schwer einstufen, als diese selbst sie empfinden, und dass die Operateure auch bezüglich Funktion und Lebensqualität das Resultat besser fanden als die Operierten selbst.[11] Die Autoren bezweifelten, was lange Zeit als selbstverständlich galt: dass Ärzte im Stande seien, die Lebensqualität ihrer Patienten sowie Erfolg oder Misserfolg ihrer Operationen zu beurteilen.

Da es schließlich darum geht, dem Patienten bestmöglich zu helfen, liegt es eigentlich nahe, ihn selbst zu befragen. Zur Beurteilung der Schmerzen ist dies ohnehin der einzige Weg. Erstaunlich spät kam man auf die Idee, dies systematisch und mittels Fragebogens zu tun. So wurde z. B. erst in den 1990er-Jahren von der American Academy of Orthopaedic Surgeons ein «Outcomes Committee» eingesetzt mit dem Ziel, zur Verbesserung der medizinischen Versorgung Daten über Verläufe und Resultate zu sammeln und dazu geeignete Patientenfragebogen zu entwickeln.[12] Es zeigte sich bald, dass dies nicht so einfach ist.

Patientenfragebogen, «*Questionnaires*», Selbsteinschätzungsfragebogen waren schon früher entworfen worden, von verschiedenen Seiten und für verschiedene Zwecke. Die Bandbreite zwischen objektiven und subjektiven Befunden ist groß:

1. Die **motorische Funktion** des Bewegungsapparates lässt sich relativ einfach und eindeutig prüfen.
2. Die **praktisch relevante Funktion**, d. h. die Alltagsfähigkeit bzw. die Behinderung im täglichen Leben, ist bereits deutlich schwieriger zu dokumentieren, aber mit geeigneten Instrumenten (Fähigkeitsassessment, **ICIDH**, s. Kap. 10.1.3) durchaus möglich.
3. Das Erfassen der **Lebensqualität** schließlich, d. h. der Einbezug psychischer und sozialer Faktoren, gestaltet sich praktisch außerordentlich schwierig. Trotzdem muss auch dies getan werden.

Die praktische Funktion des Bewegungsapparates

Die (mehr oder weniger) objektiv klinisch geprüfte Gelenkbeweglichkeit (z. B. nach der Null-Durchgangsmethode) ist für den Patienten selbst weniger wichtig als die praktische Funktion im Alltag und bei der Arbeit. Es hat sich gezeigt, dass mittels **gezielter Fragen** eine gute Beurteilung der Funktion möglich ist, die auch mit dem klinischen Status, zum Teil auch mit der passiv geprüften Beweglichkeit, gut korreliert.

Einzelne Fragen sind für ein bestimmtes Gelenk einigermaßen spezifisch: Für die Hüfte z. B. die Gehleistung, das Sitzen, Bücken, Schuhe und Strümpfe anziehen, Einsteigen ins Auto etc., für das Knie: Treppensteigen, Aufstehen vom Stuhl, für die Hand: Flasche öffnen, Anziehen, für die Schulter: Kämmen, hohe Ablageflächen erreichen usw. (s. dazu auch Kap. 19.1.1: «Invalidität»).

So lassen sich mit geeigneten Fragen für einzelne Gelenke **spezifische** «Questionnaires» entwerfen, die der Verlaufskontrolle nach Operation dienen und dann auch z. B. für die Beurteilung und den Vergleich von Endoprothesen benützt werden können.

Etwas weiter gehen die **allgemeinen Funktionserhebungen**, wie z. B. das «Short Musculoskeletal Function Assessment Questionnaire» (SMFA),[13] eine Kurzform (SF-36) des MFA, das mit 101 Fragen sehr lang ist. Es wurde auch deutsch adaptiert und damit im deutschsprachigen Raum anwendbar gemacht.[14] 34 Fragen erkunden die *Alltagsfunktionen* (Mobilität, Gang, Griff, Ankleiden, Hygiene, Hausarbeit, Arbeit etc.), zwölf weitere Fragen nach bestimmten Beeinträchtigungen im Arbeits-, Familien- und Sozialbereich, nach Schlafstörungen etc. Zwischen den Extremen «nicht schwierig» und «unmöglich» für die Funktionen bzw. «niemals» und «immer» für die Störungen sind drei weitere Abstufungen (ähnlich einer visuellen Analogskala) möglich.

Weite Verbreitung und Akzeptanz hat der «Western Ontario and McMaster University Osteoarthritis Index» **(WOMAC)**[15] gefunden. Er wird v. a. zur Beurtei-

---

10 K. Knahr et al.: «Beurteilung der Lebensqualität vor und nach Implantation einer Hüftprothese». Z. Orthop. 136, 321 (1998)

11 Jay R. Lieberman et al.: «Differences between Patient's and Physician's Evaluations of Outcome after Total Hip Arthroplasty». J. Bone Joint Surg. 78-A, 835 (1996)

12 Symposium: «The Outcomes Movement in Orthopaedic Surgery: Where we are and where we should go». J. Bone Surg. 81-A, 731 (1999)

13 M. F. Swiontkowski et al.: «Short Musculoskeletal Function Assessment Questionnaire: Validity, Reliability, and Responsiveness.» J. Bone Joint Surg. 81-A. 1245 (1999)

14 A. König et al.: «I. Kulturelle Adaptation, Praktikabilitäts- und Reliabilitätsprüfung des Funktionsfragebogens Bewegungsapparat (SMFA-D)». Z. Orthop. 138, 395 (2000)

15 N. Bellamy et al.: «Validation study of WOMAC: A health status instrument for measuring clinically important patient relevant outcomes to antirheumatic drug therapy in patients with osteoarthritis of hip and knee.» J. Rheumatol 15, 1833 (1988)

lung der Funktionseinbussen bei Arthrosen benützt und ist auch in der *Funktionsdiagnostik* ein wertvolles Hilfsmittel, in Verbindung mit der *ICIDH*. Beide sind ausführlich beschrieben in Kapitel 10.1.3 und Kapitel 11.6.

Lebensqualität

Die besondere Bedeutung der Lebensqualität für den Patienten wurde bereits bei der Diagnostik und der Therapie betont, immer im Hinblick auf die individuelle Indikation (Kap. 16.3). In diesem Zusammenhang wurde auch auf die «Bedürfnishierarchie» hingewiesen, d.h auf die **Werteskala des Patienten** (vgl. Kap. 15.1, Abb. 15.1). Indem die ärztliche Beurteilung mit ihren Scores arbiträre Wertungen vornimmt, d.h. einzelne Symptome und Behinderungen willkürlich gewichtet, ignoriert sie die Vorstellungen und Empfindungen der Patienten über das, was ihnen wichtig oder unwichtig ist, was sie besonders plagt. Hat man sie je gefragt?[16] Offenbar stehen etwa bei Patienten mit Hüftleiden *andere Dinge zuoberst auf der Liste, als Ärzte meinen* (z.B. Nachtschmerz, Behinderung durch Schmerz im Sozialleben).[17]

Um diesem Missstand abzuhelfen, wurden, allerdings erst in den letzten Jahren, große Anstrengungen unternommen, mit Hilfe von aufwändigen psychometrischen und statistischen Techniken, visuellen Analogskalen etc. Fragebögen wurden entworfen, mit denen die gesamte psycho-soziale Befindlichkeit des Patienten erfasst werden sollte.

Eines dieser **Instrumente** ist das «Nottingham Health Profile» **(NHP)**. Auch dieses wurde übersetzt bzw. adaptiert.[18] Die 38 Fragen, die lediglich mit Ja oder Nein zu beantworten sind, sollen sechs Bereiche beleuchten: *Energieverlust, Schmerz, emotionale Beeinträchtigung, Schlafprobleme, soziale Isolation, Einschränkung der Mobilität.*

Während Fragen wie «Ich habe nachts Schmerzen», «ich habe Schwierigkeiten, Treppen oder Stufen hinauf- und hinunter zu gehen», «es fällt mir schwer, mich zu bücken», «es fällt mir schwer, mich selbst anzuziehen», «ich kann mich nur innerhalb des Hauses bewegen» u.Ä. noch einen deutlichen Bezug zum Bewegungsapparat haben, ist dieser Zusammenhang bei Fragen wie «ich bin andauernd müde», «ich nehme Tabletten, um schlafen zu können», «ich fühle mich einsam», «die Tage ziehen sich hin», «es fällt mir schwer, mit anderen Menschen auszukommen», «ich habe das Gefühl, für andere Menschen eine Last zu sein» auf den ersten Blick kaum mehr gegeben. Obwohl diese Probleme natürlich weit über die spezifisch orthopädischen, körperbezogenen hinausgehen, sind sie wegen der zahlreichen **Wechselwirkungen** auch in diesem Kontext durchaus relevant:

- Dass v.a. *chronische Krankheit*, körperliche Behinderung und Invalidität die psychische Befindlichkeit nachhaltig beeinträchtigen, ist offensichtlich.
- *Im Alter* wirken sich körperliche Schäden gravierender auf die bereits verminderte Leistungsfähigkeit aus als bei Jungen. Dies kann zu Resignation, zu Depression führen. Andererseits sind meist die Ansprüche auch geringer, und viele ältere Patienten können sich mit Einschränkungen besser abfinden.
- *Komorbidität:* Andere allgemeine oder lokalisierte Krankheiten, wie Lumbalgien, der Befall mehrerer Gelenke, Unfallfolgen etc., wirken sich nachhaltig auch auf die im speziellen Fall orthopädisch relevanten Parameter aus, so z.B. nachgewiesen für das Knie[19] und für die Schulter[20]. Charnley hatte bereits vor 40 Jahren darauf hingewiesen (vgl. Kap. 24.2).
- Durch alle diese Wechselwirkungen werden Daten, die für statistische Vergleichsstudien orthopädischer Therapie erhoben werden, beeinflusst, evtl. verzerrt.

Auswahl und Anwendung von Questionnaires

Auswahl und Anwendung der genannten «Erfassungsinstrumente» richten sich nach dem Zweck, der damit erreicht werden soll:

1. In der **orthopädischen Praxis**. Hier sind die Daten zur individuellen Lebensqualität des Patienten wegleitend für die adäquate Therapie. Das waren sie in der professionellen Praxis immer schon. «Ask patients what they want» als Ausgangspunkt für die maßgeschneiderte (Operations-)Indikation im Einzelfall (vgl. Kap. 10.1.5), als Indikations- und *Entscheidungshilfe*. Darauf wurde schon an verschiedenen Stellen hingewiesen. Auch dazu können geeignete Frageb0-

---

[16] P.C. Amadio: «Outcomes Measurements – More Questions; some Answers» (Editorial) J. Bone Joint Surg. 875-A, 1583 (1993)

[17] J.G. Wright et al.: «Evaluating total hip replacement by expanding the spectrum of complaints and having patients rate importance». Clin.Res., 40 (2): 183A (1992)

[18] T. Kohlmann et al.: «Zur Messung von Dimensionen der subjektiven Gesundheit – Die deutsche Version des ‹Nottingham Health Profile› (NHP).» Gesundheitswesen, 54, X–XI (1992)

[19] W.G.V. Harcourt et al.: «Specifity of the Oxford knee status questionnaire. The effect of disease of the hip or lumbar spine on patients› perception of knee disability». J. Bone Joint Surg. 83-B, 345 (2001)

[20] R. Rozencwaig et al.: «The correlation of comorbidity with function of the shoulder and health status of patients who have glenohumeral degenerative joint disease.» J. Bone Joint Surg. 80-A, 1146 (1998)

gen beitragen (vgl. Kap. 10.1.3). Ob das, was erfahrene Orthopäden früher im Gespräch mit dem Patienten zusammen erarbeiteten, nämlich die Entscheidung für eine bestimmte Behandlung, durch solche Fragebogen unterstützt oder ersetzt werden soll bzw. kann, ist noch offen. Dass die Bedeutung der *Bedürfnisse des Patienten* für die Therapiewahl mit diesen «Questionnaires» ins Rampenlicht und ins Bewusstsein der Ärzte gerückt wird, ist zweifellos ein echter Gewinn.

2. **Wissenschaftliche Arbeit.** Klinische Langzeitforschung, Vergleichsstudien, zur Verbesserung der Therapie. Das Ideal: eine laufende, lückenlose Dokumentation aller Patientendaten in Praxis und Krankenhaus und Sammlung derselben in einer zentralen Datenbank, wo möglich national oder international, mit freiem Zugriff für alle, die wissenschaftlich arbeiten wollen, von manchen ernsthaft für möglich gehalten und betrieben, ist eine hoffnungslose Illusion. **Zeitaufwand und Kosten** sind enorm, Erheben und Sammeln der Daten immer lücken- und fehlerhaft, Verarbeitung und Verwaltung der riesigen Datenmengen schwierig. Der freien Verfügbarkeit steht der Datenschutz im Weg, und die Auswertung ist oft enttäuschend bescheiden, steht mit dem Aufwand in keinem Verhältnis.
Daten nützen nur, wenn sie auch ausgewertet werden. Oft wurden und werden unrealistische, großartige Ziele angepeilt. Es wird nichts anderes übrig bleiben, als dass man versucht, in kleinen Schritten gezielt weiterzuarbeiten. *Ein Beispiel:* Endoprothesen werden vorzugsweise mit der «Survival-Analysis» beurteilt. Da aber meist erst eine Revisionsoperation als Endpunkt definiert wird, ist die Methode recht grob und sicher zu optimistisch. Der Einbezug von Daten aus Patientenfragebogen (Belastungsschmerz etc.) kann sie aussagekräftiger machen.[21] Die Wahl der für den spezifischen Zweck geeigneten Fragen ist entscheidend.[22]

Mit der sinnreichen und differenzierten Auswertung guter, gezielt erhobener Daten, durch Gegenüberstellung und Vergleich der einzelnen Kategorien (Röntgen, Klinik, praktische Funktion, Lebensqualität) lassen sich bessere Erkenntnisse gewinnen als mit dem Poolen einer riesigen Datenmenge, ausgeklügelter statistischer Aufbereitung und der Bewertung und Benotung des Ganzen mit einer einzigen Zahl.

3. **Qualitätskontrolle.** Kein Arzt wird ins Blaue hinein therapieren, geschweige denn operieren, ohne sich um die Folgen zu kümmern. Eine *eigene Erfolgskontrolle* ist durchaus möglich und ist auch die Regel. Nur damit kann ein Standard gewahrt und die Qualität des Service verbessert werden. Zudem ist die eigene einer von außen eingesetzten «Qualitätskontrolle» vorzuziehen, auch im eigenen Interesse der Ärzte (s. a. Kap. 20.2).

Praktische Probleme mit den Fragebogen

Fragebogen zu kreieren ist offenbar eine Kunst. Sie müssen eine Reihe von Bedingungen erfüllen: Sie sollen z. B. valabel, reliabel, änderungssensitiv und praktikabel sein, kurz gesagt, sie sollen die «richtigen» Fragen stellen. Die Validitätsprüfung (content validity, convergent construct validity, discriminant construct validity, responsiveness u. a.) ist bereits eine Wissenschaft für sich geworden.[23]

Ein Problem besteht darin, die Patienten dazu zu bringen, diese Fragebögen auszufüllen. Sie müssen kurz und leicht verständlich, in einer Viertelstunde zu erledigen sein. Die Patienten müssen genau wissen, wozu ihnen das zugemutet wird. Sie haben nur ein Interesse, wenn auch ihr Arzt ein Interesse an ihren Antworten zeigt.

Die beschriebenen Erhebungstechniken sind zeitaufwändig. Es ist immer wieder erstaunlich, was ein erfahrener Arzt im Interview mit seinem Patienten, ohne weitere Hilfsmittel, in vergleichsweise kurzer Zeit alles erfahren kann. Im hektischen Alltag ist diese Fähigkeit nicht gering zu achten.

Ausblick: Wie weit die Fragebogen sich im hektischen Alltagsbetrieb durchsetzen werden, wird davon abhängen, ob sie mit einem vertretbaren Aufwand einem praktischen Zweck dienstbar gemacht werden können. Sie werden den Arzt, seine professionellen Leistungen und seine Zuwendung zum Patienten nicht ersetzen. Wenn sie seine Arbeit unterstützen und verbessern helfen, sind sie willkommen.

Nichtärztliche «Erfolgskontrollen» ärztlicher Therapie

Interesse an Erfolgskontrollen haben zunehmend auch nichtärztliche Stellen: Die Versicherung, die ihre Leistungen begrenzen, die Administration, die die «Kostenexplosion» in den Griff bekommen möchte, staatliche Stellen, welche die Effizienz des Gesundheitswesens unter die Lupe nehmen möchten, die

---

21 A. R. Britton et al.: «Pain levels after total hip replacement. Their use as endpoints for survival analysis.» J Bone Joint Surg. 79-B, 93 (1997)

22 M. J. Dunbar et al.: «Appropriate questionnaires for the knee arthroplasty. Results of a survey of 3600 patients from the Swedish knee arthroplasty registry.» J. Bone Joint Surg. 83-B, 339 (2001)

23 J. Dawson, Carr, A.: «Outcomes evaluation in Orthopaedics» (Editorial, mit Literatur). J. Bone Joint Surg. 83-B, 313 (2001)

Regierung, die damit die Medizin auch **ins politische Spiel** bringt. «Qualitätskontrolle» ist auch von Seiten der Konsumenten, der Patienten, immer mehr gefragt.

Vor allem in den USA, aber auch in Europa, wird unter den Titeln «Outcomes Research» und «Qualitätskontrolle» auch Statistik mit ganz anderer Zielrichtung, von ganz anderer Dimension und mit ganz anderen finanziellen Mitteln betrieben. Die Daten stammen aus den Spitälern, deren Administration, von den Versicherungen, den Verwaltungen, zum Teil aus Datenbanken von nationalen Gesundheitsdiensten und Regierungen. Es handelt sich dabei nicht um wissenschaftliche Daten, sondern um die Stammdaten der Patienten: Name, Alter, Geschlecht, Versicherung und die für die Verrechnung erhobenen Daten wie Länge des Krankenhausaufenthaltes, medizinische Leistungen und deren Kosten. Die einzige von ärztlicher Seite gelieferte, rein medizinische, Information ist die Diagnose nach ICD-Standard.

Das Ziel sind Kostenvergleiche, so genannte Kosten/Nutzen-Relationen, die Akteure sind Ökonomen, Verwaltung, Versicherungen, Politiker, staatliche Stellen, Regierungen. Zuteilung bzw. die Streichung von Mitteln für das Gesundheitswesen wird mit solchen Statistiken begründet, *Rationierung, Staats-* bzw. *Zweiklassenmedizin werfen ihre Schatten voraus.*

Auch Mediziner publizieren in diesem Rahmen.[24,25] So wird z. B. nachgewiesen, dass in USA in manchen Regionen zehnmal weniger Diskushernien operiert werden als in anderen[26] oder dass (z. B.) in Idaho mehr Rotatorenmanschetten operativ behandelt werden als in Mississippi.[27] Wird hier zu wenig oder dort zu viel operiert? Soll der mittlere Wert als Standard verbindlich sein? Ist die Diskrepanz vielleicht ein Ausdruck der Unsicherheit oder gar finanziell bedingt? Eine andere Arbeit[28] hingegen ortet in manchen Gegenden einen Nachholbedarf an Instruktion für Hausärzte, die offenbar ihre Patienten zu wenig zu Knieendoprothesenoperationen ermuntern. Begründung: Revisionsoperationen seien relativ selten (4,3% nach 7 Jahren). Auf Grund der Daten (aus dem Canadian Health Information Abstract Master File, held by the Canadian Ministry of Health) konnten die Autoren allerdings nicht feststellen, welche Knie revidiert worden waren, infolge von «absence of coding for laterality (left or right side) in the hospital database».

Bisher spielte allerdings die Ärzteschaft in den planenden Gremien eine kleine Rolle. Zweifellos wird die weitere Entwicklung aber auch für die Zukunft ihrer Arbeit weit reichende Folgen haben. «A Call to Leadership»,[29] **ein Aufruf** an die Orthopädischen Chirurgen, *bei solchen Langzeitstudien die Führung zu übernehmen*, zeigt, welche Bedeutung die führenden Ärzte in den USA diesem Problem beimessen.

25.4
Langzeituntersuchungen als Grundlagen orthopädischer Indikationen

Orthopädische Operationen sind überwiegend und typischerweise *Wahleingriffe*. Es stehen somit *Alternativen* zur Verfügung: andere Operationen, konservative Therapie, aber auch: keine Behandlung, Warten, regelmäßige Kontrollen. Indem wir die Wahl treffen, stellen wir die Indikation.

Zwischen dem «alles dominierenden Wunsch zu heilen» (E. Bleuler) und dem «primum nil nocere», beides ausgesprochen ethische Motive, liegt unser Handlungsspielraum. Damit sind auch unsere **Entscheidungskriterien** vorgezeichnet: *Mit* unserer Behandlung soll es dem Patienten besser gehen als *ohne* diese. Darin sind sich Arzt und Patient einig.

Bei beiden bestehen jedoch nicht selten unklare Vorstellungen und Missverständnisse in Bezug auf die zeitlichen Verhältnisse: Soll ein im Augenblick unerträglicher Zustand behoben werden, oder geht es mehr darum, spätere schlimme Folgen zu vermeiden? Selbstverständlich überschneidet sich beides in vielen Fällen, doch ist es gut, beide Indikationen, die therapeutische und die prophylaktische, möglichst scharf zu trennen:

1. Was soll *jetzt* erreicht werden?
2. Welche *spätere Folgen* will man vermeiden?

Verschiedene Zeithorizonte

Fünf Beispiele sollen die Probleme zeigen:

1. Bei *Fehlstellungen*, Abweichungen von der Norm, bei «Präarthrosen» werden manche orthopädischen Operationen aus prophylaktischen Überlegungen gemacht: Die Patienten, meist Kinder oder Jugendliche, sind zwar praktisch gesund, aber der

---

24 R. B. Keller: «Value of Collection of outcomes data at the state level.» J. Bone Joint Surg. 81-A, 735 (1999)

25 R. Haralson: «Linking practice-management data with outcomes data.» J. Bone Joint Surg. 81-A, 738 (1999)

26 R. B. Keller et al.: «Relationship between rates and outcome of operative treatment for lumbar disc herniation and spinal stenosis.» J. Bone Joint Surg. 81-A, 753 (1999)

27 M. G. Vitale et al.: «Geographic variations in the rates of operative procedures involving the shoulder, including total shoulder replacement, humeral head replacement and rotator cuff repair.» J. Bone Joint Surg. 81-A, 763 (1999)

28 P. C. Coyte et al.: «Rates of revision knee replacement in Ontario, Canada.» J. Bone Joint Surg. 81-A, 773 (1999)

29 Bernhard A. Rineberg: «A call to leadership» (Editorial). J. Bone Jt. Surg. 72-A, 1439 (1990).

Henry R. Cowell: «Hard Decisions from Soft Data» (Editorial). J. Bone Jt. Surg. 72-A, 1441 (1990)

Arzt verspricht ihnen, dass sie später nicht erkranken werden, sofern sie sich jetzt operieren lassen. Der Patient bzw. seine Eltern glauben das, doch ohne Kenntnis des Langzeitverlaufes ist die Vision des Arztes eine rein theoretische Hypothese.

2. Gonarthrose *nach Meniszektomie*
3. *Endoprothesen* werden in der Regel eingesetzt, damit die Patienten ihre Schmerzen jetzt loswerden. Was später daraus wird, ist im Augenblick weniger wichtig. Der Patient glaubt ohne weiteres, der Arzt wisse es, doch kann dieser ohne Kenntnis von Langzeitresultaten höchstens Vermutungen haben.
4. Wie genau müssen frische *Frakturen jetzt reponiert* werden, damit *später* keine sekundären Schäden entstehen?
5. Spätschäden nach Operationen an den *Wachstumszonen*.

In allen fünf Fällen, so grundverschieden ihre Problematik auch ist, bleibt die *Kenntnis von Langzeitverläufen* Voraussetzung für eine verantwortungsvolle und wohl begründete Indikationsstellung.

Beispiel 1: Präarthrosen

Seit Abweichungen von einer so genannten «normalen» Gelenkanatomie allgemein als «Präarthrose» bezeichnet worden sind, weil sie in bestimmten Fällen zu Arthrosen führten, ist das Bestreben, solche Deformitäten prophylaktisch operativ zu korrigieren, unter den Orthopäden sehr stark gewesen. Um den Wert solcher Operationen objektiv beurteilen zu können, sind **Vergleichuntersuchungen** zwischen dem *Spontanverlauf* und dem *Verlauf nach Operationen* notwendig, und zwar, da die befürchteten degenerativen Veränderungen häufig erst nach mehreren Jahrzehnten auftreten, mindestens über denselben Zeitraum. Engelhardt hat in der bereits erwähnten Arbeit (Kap. 25.1) für die drei häufigsten Hüfterkrankungen im Kindesalter eine notwendige **Beobachtungszeit von wenigstens 30 Jahren** ab Krankheitsbeginn ermittelt. Vorher kann nicht von aussagekräftigen Langzeitresultaten gesprochen werden. Für andere «Präarthrosen» gelten noch größere Intervalle, und in manchen Fällen werden erst lebenslange Beobachtungen schlüssige Resultate erbringen.

Die Arbeit Engelhardts ist exemplarisch: Er wollte wissen, was aus Kindern und Jugendlichen mit Hüftkrankheiten (angeborene Hüftdysplasie, M. Perthes, juvenile Epiphysenlösung) später geworden war. Dazu verglich er ihre alten Röntgenbilder mit neuen, die er anlässlich einer Nachkontrolle 30 bis 70(!) Jahre später machte.

Auf den ersten Bildern hat er die verschiedenen Merkmale der Krankheit (Winkel, Quotienten, Rundung des Hüftgelenkes) gemessen, womit die so genannte «präarthrotische Deformität» quantifiziert werden konnte. Diese Werte setzte er dann in Beziehung zur Schwere einer allfälligen späteren Arthrose auf den Schlussbildern. So gelang es ihm, retrospektiv *die Wahrscheinlichkeit*, d.h. das Risiko, zu ermitteln, mit der eine bestimmte «Präarthrose» im Lauf des Lebens zu einer Arthrose führt. Er konnte auch bestimmte **«Risikofaktoren»** dingfest machen, welche für die Prognose ausschlaggebend sind (beispielsweise einen CE-Winkel von weniger als 10 bis 15° bei Hüftdysplasien, s. Kap. 64.4.4). Damit waren erstmals stichhaltige Grundlagen geschaffen für Operationsindikationen, die auch wissenschaftlich standhalten und nicht nur von Vermutungen und theoretischen Hypothesen diktiert sind.

Auf diesem Gebiet ist **noch viel Forschungsarbeit zu leisten**, damit wir unseren Patienten mit gutem Gewissen alle jene prophylaktischen Operationen vorschlagen können, die uns in den letzten Jahren auf Grund theoretischer Hypothesen selbst empfohlen wurden.

Beispiel 2: Die Spätfolgen der Meniszektomie

Die totale Meniszektomie gehörte während langer Zeit zu den häufigsten Operationen am Knie und am Bewegungsapparat überhaupt. Sie war der Standardeingriff bei vielen Knieschmerzen. Die Frühresultate waren gut, die Blockaden verschwanden, die Leute konnten wieder Sport treiben. **Erst viel später**, nach Jahrzehnten, fiel auf, dass sich unter den *Gonarthrosen überproportional viele meniszektomierte Knie* fanden. Doch erst vergleichende Langzeituntersuchungen konnten einen kausalen Zusammenhang beweisen und eine Umkehr der Routine bewirken. Seither ist die totale Meniszektomie verpönt und die partielle, arthroskopische en vogue. Ihre Langzeitresultate wird man erst in Jahren kennen. In der Zwischenzeit scheint die Option, beschädigte Menisken in Ruhe zu lassen, solange sie keine oder nur wenig Beschwerden verursachen, keine schlechte Alternative zu sein[30] (vgl. dazu Kap. 6.3 u. Kap. 66.6).

Beispiel 3: Endoprothesen

Endoprothesen sind als endgültige Lösungen von Gelenkproblemen konzipiert. Die Idee ist, ob ausgesprochen oder nicht, dass sie funktionieren und ihrem

---

[30] M. F. Macnicol, N. P. Thomas: «The Knee after Meniscectomy» (Editotial) J. Bone Joint Surg. 82-B, 157 (2000)

Träger dienen, so lange er lebt. Inzwischen haben wir gelernt, dass die Prothesenverankerung nicht starr und endgültig hält, sondern dass sie wahrscheinlich dauerndem Wandel unterworfen ist. Das **Resultat** der Prothesen hängt **von der Zeitspanne seit der Implantation** ab, es wird mit jedem Jahr etwas schlechter. Die Prothesen haben also eine «Survial Rate», eine «Überlebensrate» wie ihre Träger, welche am besten ihre Lebensdauer beschreibt (**Abb. 25.5**).

In der Erforschung der Langzeitresultate von Endoprothesen ist die **«Survival Rate Analysis»** heute unabdingbar geworden (Kap. 26.4; Abb. 26.6). Zweckmäßigerweise sollte **die Überlebensrate des künstlichen Gelenkes mit jener ihres Trägers übereinstimmen**. Nimmt man einmal optimistisch eine mittlere Überlebensrate einer Endoprothese von 15 bis 20 Jahren an, entspricht das etwa der Überlebenswahrscheinlichkeit eines 60- bis 65-jährigen Patienten. Wird die Prothese in diesem Alter eingesetzt, ergibt die statistische Wahrscheinlichkeit, dass sie gerade etwa so lange hält, wie ihr Träger lebt, eine annähernd ideale Situation (**Abb. 25.6**). Die Prothesenversorgung von alten Menschen ist denn auch heute recht gut gelöst, da ihr «Langzeitverlauf» auf natürliche Weise begrenzt ist.

Setzt man die Prothese dagegen bei jüngeren Patienten ein, stimmen die bekannten statistischen Überlebensraten von Prothese und Patient nicht mehr überein (**Abb. 25.7**), und es können sich Schwierigkeiten ergeben mit mehrfachen Revisionsoperationen,

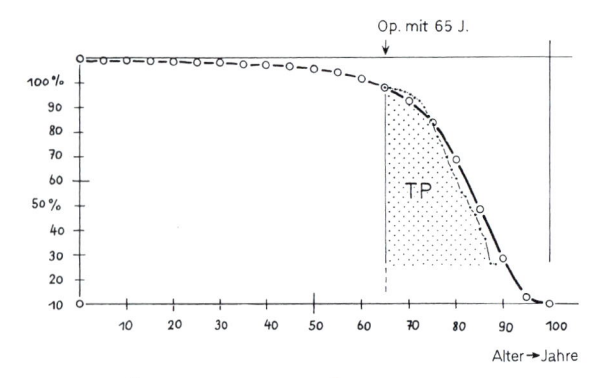

Abb. 25.6: *Übereinstimmung* der **Überlebensraten von Hüftendoprothesen und Population**.
Die Survival rate der Hüftendoprothesenserie aus Abbildung 25.5 ist hier mit der Überlebensordnung der Schweizer Frauen aus Abbildung 25.7 auf denselben Maßstab gebracht worden. Es ergibt sich eine Übereinstimmung der beiden Überlebensraten, wenn die Patienten im Alter von etwa 65 Jahren operiert werden. Diese Patienten haben deshalb statistisch eine *gute Chance*, dass die Prothese bis zu ihrem Tod in situ bleibt, bzw. dass sie das Ende der Prothese nicht mehr erleben.

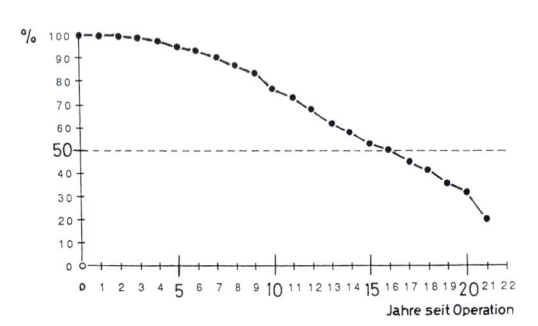

Abb. 25.5: Die **«Survivorship Curve»** von annähernd *2000 Totalhüftendoprothesen* einer größeren Schweizer Klinik.
Die Kurve gibt den Prozentsatz der Prothesen an, die nach einer bestimmten Anzahl Jahren nach der Implantation noch «in situ» sind. Es handelt sich statistisch um die gleiche Kurvenart wie die Überlebensraten von Abbildung 22.2. Allerdings ist die horizontale Altersskala stärker auseinander gezogen: Sie umfasst nicht 100 Jahre, sondern reicht nur bis 22 Jahre. (In Abb. 25.6 und Abb. 25.7 sind beide Kurven auf den gleichen Maßstab gebracht worden.) Die Lebensdauer der Prothesen ist also etwa 4- bis 5-mal kleiner als jene des Menschen.
Die Resultate sind zwar *inzwischen verbessert* worden, doch der *Trend* zum progredienten Abfallen der Kurve und die im Vergleich mit dem menschlichen Leben kurzen Zeiträume sind *konstant* geblieben. Sie sind deutlich und wohl nicht leicht zu ändern.

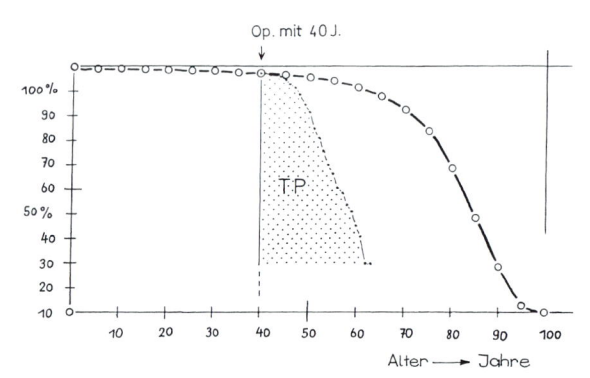

Abb. 25.7: Die *Diskrepanz* der **Überlebensrate von Prothese und Patient**.
Diese Darstellung zeigt das Auseinanderklaffen der beiden Kurven, d.h. der Überlebenschance von Prothesen und Patienten für den Fall, dass z.B. schon im Alter von 40 Jahren operiert wird. Praktisch alle Patienten überleben ihre Prothese um die doppelte bis dreifache Zeitspanne (entsprechend der horizontalen Distanz zwischen den beiden Kurven). Was in diesen verhältnismäßig langen Zeiträumen geschieht, wissen wir noch zu wenig.
Wiederholte Revisionsoperationen sind inzwischen zu einem quantitativen und qualitativen Problem geworden. Sie sind keine Patentlösung. Die Ergebnisse von Langzeitstudien werden von großer Bedeutung sein für uns und unsere Patienten.

Komplikationen, evtl. bis zur Notwendigkeit, die Prothese irreversibel entfernen zu müssen, alles Dinge, über welche wir noch zu wenig wissen. «In der Hüftendoprothetik zählen nur gute Langzeitresultate.»[31] Immerhin kommen die Autoren zum Schluss, dass sich vielfach schon beim Primäreingriff entscheidet, ob und wann eine Revision nötig wird, aber auch, dass Nachkontrollen unverzichtbar sind.

Das **langfristige Schicksal von Endoprothesen** bei jüngeren Menschen umgreift viel größere Zeiträume, als unsere bisherigen Langzeituntersuchungen zu erhellen vermögen (vgl. Kap. 24.2). Für eine verantwortungsvolle Indikationsstellung müssen wir offensichtlich auch auf diesem Gebiet *Beobachtungszeiten* ins Auge fassen, die *mit der Lebenserwartung* unserer *Patienten vergleichbar* sind.[32]

Beispiel 4: Frakturreposition und Fehlstellung

Geringfügige Fehlstellungen nach Knochenbrüchen stören die Frakturheilung nicht. Was aber geschieht auf lange Sicht? Gibt es nicht statische Störungen, etwa Rückenbeschwerden bei Beinverkürzungen, Arthrosen bei Achsenfehlern oder bei Verschiebungen der Gelenkflächen nach intraartikulären Brüchen? *Welche Fehlstellungen dürfen toleriert werden?* Die Kontroverse zwischen konservativer und operativer Frakturbehandlung entzündet sich immer wieder an dieser Frage:

Die Anhänger einer anatomisch genauen Reposition (und damit der Osteosynthese) führen in erster Linie biomechanische Überlegungen an, die Verfechter der konservativen Behandlung (welche geringfügige Fehlstellungen immer in Kauf nehmen muss) vor allem die lange Erfahrung, dass solche Fehlstellungen relativ gut toleriert werden und auffallend selten später zu behandlungsbedürftigen Beschwerden führen. Beide Argumente stimmen. Die Frage ist, **welche Fehlstellungen Spätschäden verursachen** und **welche nicht** (bei Kindern ist die Prognose wegen des noch zu erwartenden Wachstums besonders schwierig, s. dazu Kap. 44).

Nur weitere Langzeituntersuchungen können darüber Auskunft geben und die Diskussion aus dem Bereich unbewiesener Vermutungen führen. Wichtig wäre dies in erster Linie für die Indikationsstellung in der **Frakturbehandlung**, aber auch für die Begutachtung von residuellen Fehlstellungen und die schwierige Frage, wann nachträgliche **Korrekturosteotomien** angezeigt sind und in welchen Fällen nicht.

Genauere Daten aus Längsschnittuntersuchungen fehlen bis heute. In groben Umrissen zeigt sich, dass in erster Linie zwischen Frakturen ohne und solchen mit Beteiligung eines Gelenkes unterschieden werden muss:

Betrifft eine Fraktur nur die Knochen allein, und bleiben die Gelenke intakt, sind Spätschäden selten. Offensichtlich ist die Toleranz für Fehlstellungen relativ groß, jedenfalls größer, als oft vermutet und theoretisch postuliert wurde.

Ist jedoch das Gelenk mitbetroffen, bei intraartikulären Frakturen, sind Spätfolgen in Form der posttraumatischen Arthrose häufig. Erwartungsgemäß treten sie rasch ein bei schlecht reponierten Gelenkflächen mit Stufenbildung, doch werden auch tadellos reponierte Gelenke auf längere Sicht arthrotisch, so dass mithin auch eine anatomisch genaue Reposition keine Garantie für ein lebenslänglich gesundes Gelenk ist.

Die wichtigste Frage, welche Fehlstellungen toleriert werden und welche Spätschäden machen, ist bis heute nur ungenügend beantwortet. Sie bleibt offen, bis jemand es unternimmt, die einschlägigen Langzeituntersuchungen zu machen. Solche sind, wegen der langen Zeiträume, praktisch **nur mit retrospektiven Untersuchungen** *möglich*, die sich auf alte Röntgenarchive stützen können.

Beispiel 5: Spätschäden nach Operationen am wachsenden Knochen

Manche Operationen im Bereiche der Wachstumszonen, an Epiphysen oder Apophysen, stören das normale Wachstum nachhaltig, was langsam, im Verlauf von Jahren, zu massiven *Deformitäten* führen kann. Diese Spätschäden zeigen ihr volles Ausmaß erst am Ende der Wachstumsperiode, nach der Pubertät. Der Operateur bekommt sie kaum mehr zu Gesicht.

Viele dieser Operationen wurden während Jahren empfohlen und ausgeführt, bis **Langzeitresultate** die zum Teil schwerwiegenden Folgeschäden aufdeckten (s. Kap. 28).

---

31 W. Dick, R. Elke: «Hüftendoprothetik – nur gute Langzeitresultate zählen!» Editorial zum Themenheft «Die gelockerte Hüftprothese». Orthopäde, 5, 257 (2001)

32 D. W. Murray et al.: «Which Primary Total Hip Replacement?» J. Bone Joint Surg. 77-B, 520 (1995)

26 Statistik in der Orthopädie

> «Many authors use statistics the way a drunk uses a lamppost: For support rather than illumination»
> *Anonymous*

> «La statistique est comme un bikini: Elle montre beaucoup, mais elle cache l'essentiel»
> *M. E. M.*

Ohne Statistik ist in der Wissenschaft nichts mehr glaubwürdig. Statistik soll auch die Orthopädie zu einer Wissenschaft machen. Andererseits: Welcher Arzt studiert ihre Methoden so, dass er sie beherrscht und durchschaut? Klinisch tätige Orthopäden haben meist anderes zu tun. Sie haben dann die Wahl, sich auf die Hilfe von Fachleuten zu verlassen oder zu dilettieren. So gerät Statistik in Gefahr, ihrem eigentlichen Zweck entfremdet und zum Alibi zu werden.

26.1 Klinische Forschung, Publikation und Statistik

Zwei Gruppen von Ärzten kommen um Statistik nicht herum: Die eine will forschen und möchte mittels Statistik ihre Hypothesen beweisen, die andere sucht Anleitung aus dieser Forschung für ihre tägliche Arbeit. Die eine publiziert Papers, die andere liest sie. Als Brücke dient die Statistik. Nur ein hochwissenschaftlicher statistischer Apparat gilt als Garant für Kompetenz und **Glaubwürdigkeit**. Das wissen die Autoren, und das glauben die Leser. Ein Blick in amerikanische Journale zeigt, dass auch in der Orthopädie 95% der Publikationen zur klinischen Forschung mit mehr oder weniger komplizierten statistischen Tests ihre Glaubwürdigkeit untermauern. Da die meisten Leser mangels statistischer Fachkenntnisse diese nicht kritisch zu beurteilen vermögen, bleibt ihnen in der Regel nur, zu glauben oder nicht zu glauben. Die meisten glauben. Kompetente Statistiker sind der Ansicht, dass Ärzte zu kritiklos alles glauben, was sie lesen, aus Ehrfurcht vor der **magischen statistischen Signifikanz**.

Nun wollte aber eine amerikanische Forschergruppe ihren Kollegen Autoren genauer auf den Zahn fühlen und *analysierte* zu diesem Zweck *alle wissenschaftlichen Arbeiten*, die im Jahre 1997 in den drei führenden orthopädischen Zeitschriften (Journal of Bone and Joint Surgery, amerikanische und englische Ausgabe; Clinical Orthopaedics and Related Research) publiziert worden waren.[1] Sie stellten in ihrer Metaanalyse Folgendes fest: Von den etwa 700 wissenschaftlichen Arbeiten betrafen ca. 500 klinische Forschung. Davon waren etwa $3/4$ Fallserien, nur fünf prospektive Kohortenstudien und nur 33 randomisierte, kontrollierte Studien. Diese letzteren (als die potenziell aussagekräftigsten) untersuchten sie genauer: $1/4$ dieser Arbeiten hatten signifikante Unterschiede zwischen je zwei Gruppen gefunden, $3/4$ keine solchen. Bei keiner einzigen dieser Studien hätte die **statistische Aussagekraft** (statistical power: $1-\beta$) ausgereicht, kleine Unterschiede (small effect size) festzustellen, und $1/3$ wäre nicht einmal im Stande gewesen, große Unterschiede (large treatment effect) nachzuweisen. Der Grund: Viel zu kleine Fallzahlen und damit ungenügende statistische Aussagekraft, d. h. anfällig für Fehler Typ II.

Die Kritiker empfahlen ihren Forscherkollegen u. a., bereits bei der Studienplanung die für gültige Aussagen nötige Fallzahl zu berechnen. Vielleicht können sie in einigen Jahren mit einer ähnlichen Studie kontrollieren, ob ihre beherzigenswerten Empfehlungen auf fruchtbaren Boden fielen. Inzwischen überlassen sie wohl manchen Leser etwas verunsichert sich selbst.

---

[1] K. B. Friedman, S. Back, J. Bernstein: «Sample size and statistical power of randomised, controlled trials in orthopaedics.» J. Bone Joint Surg. 83-B 397 (2001)

26.2
Zweck der Statistik

Die Erwartungen an die Leistungsfähigkeit statistischer Methoden sind, bei Laien wie bei Ärzten, außerordentlich hoch, höher als bei den Fachleuten, den Statistikern. Man erhofft Antwort auf fast alle offenen Fragen. Was aber darf realistischerweise erwartet werden?

Vorab ist es vielleicht gut, zwischen **beschreibender** und **analytischer** Statistik klar zu unterscheiden.

26.2.1
Beschreibende Statistik

Die Aufgabe dieser «deskriptiven» Statistik ist in erster Linie das Erfassen von Daten und ihre geordnete, übersichtliche Darstellung. Damit ermöglicht sie dem praktisch tätigen Orthopäden, sich im klinischen Betrieb Rechenschaft über seine Tätigkeit, seine Entscheidungen und seine Resultate zu geben. Diese Rückmeldung aber ist unabdingbare Voraussetzung für die **Evaluation der eigenen Arbeit**, für echte Erfahrung, kritische Wertung und für neue Ideen. Nur mit diesem «*Feed-back*» besteht Gewähr, dass die Methode «Versuch und Irrtum» – auch heute noch wichtigster Motor des Fortschritts – nicht beim Irrtum verharrt, sondern lernfähig bleibt.

Mit solcher beschreibender Statistik können Häufigkeiten, Verteilungen, Trends, zeitliche Abläufe u. a. sichtbar gemacht werden (s. **Abb. 26.1**). Für viele Zwecke genügt dies. Besondere fachspezifische Kenntnisse in Statistik sind dazu nicht in jedem Fall erforderlich. Damit ist **jeder klinisch tätige Arzt** in der Lage, solche Betrachtungen zu machen, und auch dazu verpflichtet.

Obwohl in der Orthopädie Einzelbeobachtungen in manchen Fällen klarere Einsichten in biologische Zusammenhänge bringen als Statistiken, sind solche zur Beurteilung von Behandlungsresultaten, insbesondere von Operationen, unverzichtbar.

Wir sind es unseren Patienten schuldig, verlässliche **Zahlenangaben über Erfolge und Risiken** der verschiedenen Behandlungsmöglichkeiten zur Verfügung zu haben, sowohl zu ihrer Information als auch als Grundlage für unsere Empfehlungen und Operationsindikationen (**Abb. 26.2**).

Schlüsse auf kausale Zusammenhänge lassen sich aus solchen einfachen Statistiken allerdings *nicht* ziehen. Die beschreibende Statistik kann lediglich die Daten für eine allfällige analytisch-statistische Auswertung bereitstellen. Nichtsdestoweniger liefert sie eine Fülle wichtiger und **notwendiger Informationen** und **Entscheidungsgrundlagen**, ohne dass ausgeklügelte statistische Methoden zu Hilfe genommen werden müssten.

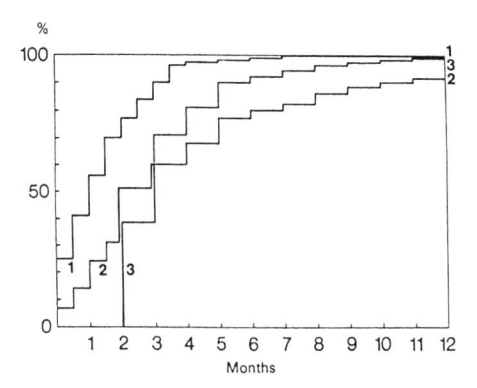

Abb. 26.1: **Statistik** aus einer *norwegischen Arbeit über Verriegelungsnagelung.* Kumulative prozentuale Resultate für (1) volle Belastung, (2) Arbeitsaufnahme und (3) radiologische Konsolidation von 93 Tibiaschaftfrakturen.
Solche **aussagekräftigen** Statistiken samt **anschaulicher** graphischer Darstellung sind *ohne* großen statistischen Aufwand möglich.
Im hier gewählten Beispiel kommen die *zeitlichen* Verhältnisse gut zum Ausdruck, ebenso die große *Streuung*. Die Art der *Verteilung* ist besonders instruktiv: Rascher Anstieg am Anfang, dann Abflachung der Kurve und langwieriger Verlauf. Es leuchtet ein, dass einfache Mittelwerte keine sinnvollen Aussagen zulassen würden.

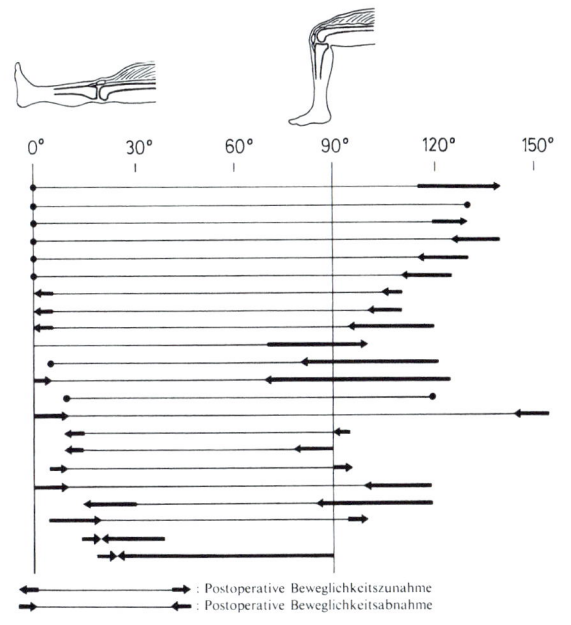

Abb. 26.2: *Kniebeweglichkeit von 22 Patienten aus einer Langzeitkontrolle nach infrakondylärer Tibiakorrekturosteotomie.*
Mit solchen **Grafiken** lässt sich ein unübersichtliches Zahlenmaterial gestalten. Sie geben *Überblick* und lassen das *Resultat*, besondere *Trends, Streuung* und größere *Abweichungen* bei Einzelfällen erkennen.
Alle Daten werden klar offengelegt. Damit wird die Statistik **transparent** und überprüfbar. An die Daten werden *keine* andere Anforderungen gestellt, als dass sie einigermaßen stimmen. Mathematische Analysen sind nicht unbedingt notwendig und waren hier nicht beabsichtigt.

Beschreibende Statistik ist eine große Hilfe im orthopädischen Alltag: Epidemiologische Daten, Häufigkeiten, Verteilungen, Diagnose- und Operationsstatistiken, Jahresstatistiken sind notwendig als **Orientierungs-** und **Entscheidungshilfen**. Beschreibende Statistik hilft, große Datenmengen übersichtlich darzustellen, sei es zahlenmäßig in Tabellen oder optisch in Graphiken. An der eigenen Erfolgskontrolle sollte eigentlich jeder Arzt interessiert sein. Komplikationen und Misserfolge müssen zahlenmäßig erfasst und verglichen werden, damit Chancen und Risiken einer Operation (wo möglich in Prozentzahlen) abgeschätzt und mit dem Patienten besprochen werden können.

Beschreibende Statistiken sind aber auch ein **machtvolles Instrument in der Hand von Verwaltung, Administration, von Ökonomen und Politikern**, um Einfluss auf ärztliche Tätigkeit zu nehmen, sie wenn möglich zu kontrollieren. Diesen Bestrebungen können die Ärzte nur mit den gleichen Mitteln begegnen, eine echte «Herausforderung».

Analytische Statistik ist etwas ganz anderes. Forscher wollen damit kausale Zusammenhänge nachweisen und dem geneigten Leser in Form von «Papers» präsentiert. Wenn die Resultate als «signifikant» deklariert werden, ist der Leser gehalten, sie zu glauben.

26.2.2
Analytische Statistik

Stichhaltige wissenschaftliche Erkenntnisse lassen sich mittels Statistik nur **durch mathematische Bearbeitung** des gesammelten Materials gewinnen. Damit befasst sich die analytische Statistik (*Inferenz-Statistik*). Sie stellt eine anspruchsvollere Stufe der Statistik dar und setzt entsprechende theoretische Kenntnisse voraus, stellt aber auch wesentlich **höhere Anforderungen** an das Datenmaterial. Es ist gut, diese beiden Stufen und ihre Anwendungsgebiete deutlich auseinanderzuhalten.

Analytisch-mathematische Methoden erlauben dem Statistiker, mit Hilfe der Gesetze des Zufalls **Arbeitshypothesen zu verwerfen**, (in selteneren Fällen auch zu verifizieren), indem er nachweisen kann, ob eine empirisch gefundene Verteilung der Daten einer Stichprobe auf Zufall beruhe oder nicht.

Dazu stehen ihm verschiedene Prüffunktionen zur Verfügung, die alle auf der Wahrscheinlichkeitsrechnung basieren. Als mathematisches Modell für zufällige Ereignisse spielt die **Gauß'sche Normalverteilung** in Form der graphischen Darstellung (Glockenkurve) und als algebraische Formel eine zentrale Rolle. Die wichtigsten Parameter sind Mittelwert bzw. Median und Streuung (Standardabweichung) bzw. Varianz (vgl. Abb. 39.3) und natürlich die Anzahl der Fälle (n).

Auswahl und Anwendung der Prüffunktionen hängen von der Art der Untersuchung, der Daten, der Fragestellung usw. ab und müssen in jedem Fall sorgfältig festgelegt werden, in der Regel schon bei der Planung der Studie.

Die meisten klinischen Fragestellungen zielen darauf hin, festzustellen, dass ein gefundener Unterschied (z.B. zwischen zwei Behandlungsmethoden) *nicht* zufallsbedingt sei. Es liegt in der Natur der Statistik, dass sie dies nicht absolut, sondern nur mit einem mehr oder weniger hohen Grad von Wahrscheinlichkeit anzugeben vermag (**Abb. 26.3**). Stich- und Schlagwort dafür ist **die Signifikanz**, ein in der medizinischen Literatur oft verwendeter Ausdruck.

Im medizinisch-biologischen Bereich wird meist eine **Wahrscheinlichkeit von 95%** ($p \leq 0{,}05$) als «signifikant» («statistisch gesichert») angesehen. In manchen Arbeiten wird dies gar nicht mehr besonders erwähnt, was dazu führen kann, dass der Leser (und vielleicht sogar der Autor) meint, es lägen bewiesene Tatsachen vor. Dies ist natürlich nicht der Fall:

1. Man nimmt in Kauf, sich mit 5% Wahrscheinlichkeit zu irren, d.h. in einem von 20 Fällen. *Norman und Streiner* schreiben in ihrem für kritische Leser und Ärzte *lesenswerten Buch «PDQ Statistics»:*[2] «It's really too bad, that in the history of statistics someone decided to call this phenomenon statistical significance as opposed to, say, ‹a statistically non-zero effect› or ‹a statistically present effect› because the term is, somehow, so significant. The basic notion has been perverted to the extent that $p < 0.05$ has become the holy grail of clinical research, and $p < 0.0001$ is cause to close down the lab for the afternoon and declare a holiday.»

2. «Signifikanz» allein genügt nicht. *Statistische Aussagekraft* (statistical power) ist notwendig, damit eine Statistik überhaupt signifikante Unterschiede festzustellen vermag. Dazu ist, je nach Art der Studie, eine minimale Fallzahl nötig. Diese wird in der Orthopädie häufig nicht erreicht.

3. Der Satz, dass ein gefundener Unterschied mit hoher Wahrscheinlichkeit *nicht* zufällig sei, sagt noch nichts darüber aus, *worauf* denn sonst dieser Unterschied beruhe. Insbesondere ist ein kausaler Zusammenhang damit *noch nicht bewiesen* (wie etwa: Die meisten Menschen sterben im Bett, ergo ist im Bett liegen gefährlich). **Zur Kausalität kann die analytische Statistik keine Aussage liefern.** Sie muss es dem logischen Scharfsinn des Untersuchers überlassen, sich darüber Gedanken zu machen und allfällige Schlüsse hinsichtlich kausaler Zusammenhänge zu ziehen.

---

2 G.R. Norman, D.L. Streiner: «PDQ Statistics» B.D. Decker Inc. Toronto, Philadelphia, 1986

4. **Weitere Variablen:** Die Schlussfolgerung, dass z.B. eine Behandlungsmethode besser sei als eine andere, wäre nur zulässig, wenn *die beiden Kollektive sich in keiner Eigenschaft* (Alter, Geschlecht, Diagnose, usw.) *unterscheiden* würden, außer in eben dieser Behandlung, oder genauer: dass andere bestehende Unterschiede rein zufällig wären. Dies trifft bei orthopädischen Statistiken selten zu. Bei Patienten handelt es sich um komplexe Gebilde und nicht um weiße und rote Kugeln, die sich nur durch eine einzige Eigenschaft, nämlich die Farbe, unterscheiden und damit das klassische Muster für statistische Spiele und Berechnungen darstellen. Immer ist noch eine große Anzahl anderer Variablen vorhanden. Manche Unterschiede kennt man, andere sind versteckt. Die Ersten versucht man durch Randomisieren auszuschalten, die Zweiten tauchen als «Bias» ständig und überall auf, wo man sie gar nicht vermutete (vgl. Abb. 26.3).

Das notwendige «*Randomisieren*» («Verzufälligen») ist im klinischen Betrieb meist nicht einfach, ja oft unmöglich, nicht zuletzt, weil bei diesem Prozedere oft so viele Daten verloren gehen, dass die Anzahl der verbliebenen Fälle für eine statistisch-analytische Auswertung nicht mehr ausreicht (vgl. Kap. 24.3).

Bei genauer Durchsicht der Literatur beschleicht den geneigten Leser manchmal das Gefühl, der Ausdruck «statistisch signifikant» werde häufig und leicht gebraucht. *Eine Versuchung* sind natürlich die *käuflichen Statistik-Softwarepakete*, die auch dem Nicht-Fachmann für seine Papers fixfertige statistische Programme liefern und Lösungen versprechen. «Statistische Signifikanz» bedeutet aber noch nicht «klinische Signifikanz». Um **Bias** und **Artefakte** zu erkennen, ist kritisches Denken nötig, und eine schlecht geplante Arbeit wird nicht besser dadurch, dass man sie durch ein Computerprogramm statistisch analysieren lässt. Eine gewisse Skepsis den gemeldeten Resultaten und Schlussfolgerungen gegenüber erscheint nicht unangebracht (**Abb. 26.4**).

Die bereits angedeuteten Schwierigkeiten mit der Statistik in der Orthopädie haben verschiedene Gründe (vgl. dazu auch «Operationsindikation», Kap. 18.1).

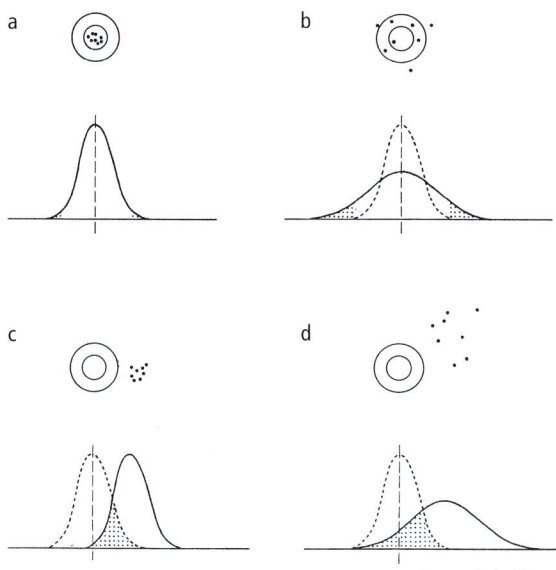

Abb. 26.3: Normalverteilung, Streuung, Bias. *Scheibenschießen und Statistik:*

a) Die meisten Schüsse liegen im oder nahe beim Ziel: Guter Schütze, deshalb *kleine Streuung*; Präzisionsgewehr, d.h. kein Bias. Schmale Glockenkurve. Der Traum der Forscher.

b) *Große Streuung* um den Zielpunkt herum. Die Schüsse entsprechen der statistischen Normalverteilung bei einem mäßig guten Schützen, der Fehler liegt nicht am Gewehr, d.h. kleiner Bias. Je größer die Streuung, desto mehr Schüsse sind notwendig, um diese Gesetzmäßigkeiten zu zeigen.

c) Alle Schüsse liegen dicht beieinander, jedoch *nicht im Zielpunkt*. Der Fehler ist nicht statistisch, sondern echt, d.h. *großer Bias*: Das Gewehr ist *falsch* eingestellt. Je größer die mittlere Abweichung vom Zielpunkt und je kleiner die Streuung, desto deutlicher wird der Fehler erkennbar. *Der kleine Unterschied* zwischen Scheibenschießen und klinischer Forschung: Bei dieser ist das Ziel und damit auch der Bias nicht bekannt.

d) Große Streuung, jedoch nicht um den Zielpunkt herum, sondern an einer anderen Stelle. *Streuung, Bias oder beides?* Je größer die Streuung, desto mehr Schüsse sind nötig, sie auszugleichen, doch der Bias ist nicht bekannt. Nur größere Abweichungen sind «signifikant».

Echte Differenzen (etwa zwischen verschiedenen Operationen) *festzustellen, ist hier schwierig*. In der Orthopädie ist **diese Situation der «Normalfall»**. Nur ausnahmsweise ist es möglich, randomisierte kontrollierte Studien mit genügend Fällen durchzuführen. Deshalb müssen in der klinischen Forschung auch andere Wege gesucht werden.

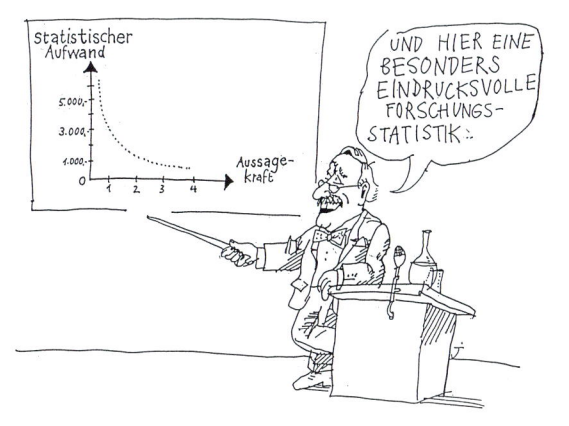

Abb. 26.4: Diese *etwas bösartige Karikatur* drückt das verbreitete unterschwellige Unbehagen zweifelhaften **Statistiken** gegenüber aus. Es ist nur auszuräumen durch Beachten der *Möglichkeiten und Grenzen* statistischer Methoden sowie sachgerechte Datenerhebungen und Auswertung.

26.3
Probleme mit der Statistik in der Orthopädie

- Die Hauptschwierigkeit mit der Statistik in der Orthopädie sind *die kleinen Zahlen*. Die Inferenzstatistik ist das wichtigste Instrument in der Pharmakologie und auf diese zugeschnitten: Prospektive Planung, Randomisierung etc. sind leicht möglich, genügend große, repräsentative Stichproben und Kontrollgruppen sind verfügbar, die Zeithorizonte sind kurz. All dies trifft für die Orthopädie nur ganz ausnahmsweise zu (vgl. «Evidence-based Medicine», Kap. 24.3, mit Beispiel «Patellaresurfacing»). So bleiben fast immer zu kleine Zahlen übrig, die keine genügende statistische Aussagekraft mehr haben.
- Mit der Datenerhebung steht und fällt jede Statistik. *Fehlende und falsche Daten* schmälern ihre Aussagekraft, indem sie das verwertbare Kollektiv drastisch reduzieren.
- Die Daten werden in aller Regel im Lauf des klinischen Betriebes *als Nebenprodukte* gesammelt, meist von verschiedenen, nicht unmittelbar an der Studie beteiligten Mitarbeitern und ohne gesichertes Budget. Solche Daten sind naturgemäß defizitär, und ihre Übertragung fehleranfällig.
- *Einzelne größere Fehler* und Abweichungen können die Statistik u. U. stark verändern und verfälschen. (Zur Genauigkeit radiologischer Messungen s. Kap. 12.3)
- *«Weiche» Daten* spielen in der Orthopädie wahrscheinlich eine noch größere Rolle als in der Medizin allgemein (Schmerz, «gutes» Resultat, Hinken usw.). Sie bereiten von der Erhebung bis zur Auswertung viel Kopfzerbrechen. Das Problem ist von einer Lösung weit entfernt. Bei der Datenerhebung ist darauf zurückzukommen.

Nach Eliminierung aller unbrauchbaren, nicht verwertbaren und unsicheren Daten sind die verbleibenden Kollektive oft so klein, dass eine *inferenzstatistische Bearbeitung* nicht mehr möglich ist:

- *Rücklaufquoten* sind bei klinischen Studien nie 100%. Mit einem mehr oder weniger großen Anteil von Ausfällen, «drop-outs», «lost to follow up's», Todesfällen muss jede längerfristige orthopädische Studie rechnen. Keine statistische Analyse kann diese kompensieren. Nur schon die Tatsache, dass sie aus der Studie fielen, zeigt, dass sie nicht genau gleich waren wie die anderen.
- Eine echte *Randomisierung* der häufig relativ kleinen Kollektive ist bei klinischen, vor allem bei retrospektiven, Studien oft kaum möglich (vgl. Kap. 24.3 «Evidence-based Medicine für die Orthopädie»). Auch werden Bedenken laut, dass durch ein solches Auswahlverfahren das Verhältnis zwischen Arzt und Patient gestört werden könnte. Einen Ausweg bietet vielleicht das «Vorauswahlverfahren».[3]
- *Kontrollgruppen* (z. B. ohne Behandlung) stehen selten zur Verfügung, denn es ist kaum zu verantworten, lediglich zu wissenschaftlichen Zwecken Patienten unterschiedlich zu behandeln oder ihnen bestimmte Behandlungsmethoden vorzuenthalten (vgl. dazu Kap. 24.3).
- *Spontanverläufe* sind in Industrieländern eine Rarität geworden. Damit fehlt die wichtigste Kontrollgruppe.
- Die meisten *orthopädischen Kollektive* sind *uneinheitlich* in mehrfacher Hinsicht, z. B. Alter, Geschlecht, detaillierte Diagnose, Komorbidität, Mehrfachoperationen usw. Direkte Vergleiche sind dann nicht ohne weiteres zulässig.
Wenn man zu Vergleichszwecken homogene Gruppen bildet, werden die Zahlen oft so klein, dass ihre statistische Aussagekraft verloren geht.
- *Prospektive Studien* sind für statistische Bearbeitung an sich besser geeignet als retrospektive. Aus verschiedenen nahe liegenden Gründen (Zeithorizont) lässt sich diese Empfehlung bei Längsschnittuntersuchungen *nur ausnahmsweise realisieren*.
- *Retrospektive Studien* lassen sich weniger leicht für mathematische Analysen präparieren. Dass dies trotzdem möglich ist, zeigt, neben anderen, die Studie von *Engelhardt* (s. a. Kap. 25.4). Solche Untersuchungen haben große Bedeutung in der Orthopädie wegen der lebenslangen Beobachtungszeit (siehe dazu: «Langzeitresultate, Kap. 25.1).
- *Kleine Fallzahlen* sind im klinischen Betrieb die Regel und eine permanente Krux für die Statistik. Damit muss man leben. Beschreibende Statistik ist immer möglich und anzustreben. Unzweckmäßig, wenn nicht falsch wäre es hingegen, für kleine Zahlen (< 100) und unsichere Daten Signifikanztests zu bemühen und analytische Auswertungen erzwingen zu wollen.
- *Prozentzahlen* anzugeben ist nur bei größeren Zahlen (≥ 100) sinnreich. Die häufig anzutreffende Unsitte, auch bei einem Dutzend Fälle Prozente auszurechnen, suggeriert eine nicht vorhandene Genauigkeit.[4]
- *Mittelwerte* werden nicht selten als Referenzwerte für die Norm ausgegeben, z. B. für radiologische Messungen usw. Eine solche Verwechslung kann schwerwiegende Folgen haben, etwa wenn Ope-

---

[3] R. W. Chang: Prerandomisation, J. Bone Joint Surg. 72-A, 1451, 1990

[4] H. R. Cowell: «The Use of numbers and Percentages in Scientific writing» (Editorial). J. Bone Joint Surg. 80-A, 1095 (1998)

rationen empfohlen werden, um Abweichungen von dieser «Norm» zu korrigieren (s. Kap. 39 u. Kap. 18.1.3). Mittelwerte allein sind irrelevant, wesentlich ist die Streuung. Sie sollte immer angegeben sein. Biologische (auch anatomische und radiologische) Daten haben immer eine mehr oder weniger große Streubreite. Diese muss bekannt sein, bevor ein Befund als «pathologisch» eingestuft wird.

- *Inferenz-Statistik* bietet sich an, wenn eine Reihe von Voraussetzungen erfüllt ist. Dazu gehören: Homogene Stichproben, hinreichend große Zahlen, hinreichend diskrete Merkmale und für die besondere Fragestellung spezifische Tests, alles hohe Anforderungen, die in der Klinik, zumal in der Orthopädie, schwierig zu erreichen sind, sowohl vom Material als auch von der theoretisch statistischen Bearbeitung her.

Dass trotz all der genannten Schwierigkeiten aussagekräftige statistische Erhebungen möglich sind, zeigt das Beispiel der bereits erwähnten Arbeit von *Engelhardt*. Auf Grund von **retrospektiven Längsschnittuntersuchungen** und Auswertung von **röntgenologischen Parametern** konnte er Risikofaktoren für die langfristige Prognose von Hüftgelenkkrankheiten ermitteln, die als **Grundlage** für die Beurteilung und Indikationsstellung gelten können:

Die statistische Bearbeitung wurde mit Hilfe von **uni-** und **multivariaten Analysen** durchgeführt, für kontinuierliche Messwerte (Zahlen) mit einer graphischen Methode (Box and Whiskers Plot, s. **Abb. 26.5**), für klassierte Größen mit Kontingenz- bzw. Vierfeldertafeln.

Die **Langzeitforschung** ist auf solche Untersuchungen **angewiesen**. Für die klinische Arbeit sind sie außerordentlich wichtig und dringend nötig, damit Indikationen nicht länger auf Hypothesen und Vermutungen gegründet werden müssen.

26.4
Zur Datenerhebung

Zahlen

Messwerte, zeitliche Angaben (Alter) usw., d.h. harte Daten, eignen sich am besten für mathematisch statistische Beurteilung. Leider lassen sich bei der klinischen Untersuchung viele Merkmale nicht oder nur ungenau mit einer erheblichen Fehlerbreite messen.

Quantifizierbare Größen

Manche Eigenschaften, die in mehr oder weniger hohem Maß vorhanden sind, lassen sich zwar nicht direkt messen, aber immerhin in eine **Skala** zwischen zwei Extremen (z.B. gut – schlecht, Schweregrad einer Verletzung usw.) einordnen. Um sie quantifizieren zu können, ist eine **Klassifikation** zu erstellen (s. z.B. die Frakturklassifikation Kap. 42.3). Darin müssen Stufen definiert, einzelne Gruppen abgegrenzt werden, um die nötige **Trennschärfe** zu errei-

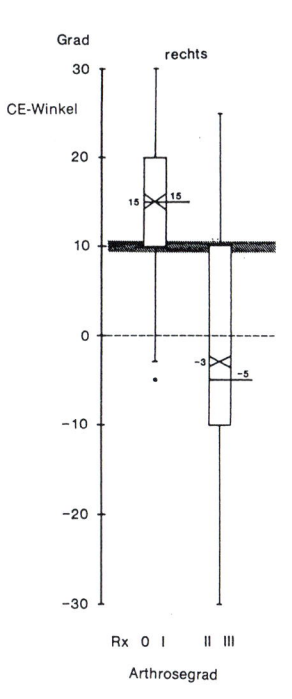

Abb. 26.5: Statistische Bearbeitung von Langzeituntersuchungen als Grundlage für Beurteilung und Indikation.
Graphische Darstellung der kontinuierlichen Messwerte (hier des CE-Winkels, als Qualitätsmerkmal des Pfannendaches am Hüftgelenk) in Form eines **Histogrammes** (*aus der Arbeit Engelhardt*, siehe Text).
5 statistisch relevante Kennzahlen sind als «Box and Whisker Plots» rechts neben der Skala des Merkmals aufgezeichnet. Sie erlauben eine einfache Beurteilung mit einem Blick: Oberes und unteres Ende der Kästchen (box) entsprechen dem 75%- bzw. dem 25%-Quartil. Die Kästchen selbst umfassen somit 50% der Messwerte und sind ein Maß für die Streuung um den Median. Die «Whiskers» begrenzen den Bereich der nicht auffallenden Streuung. Zwischen ihren Enden liegen etwa 95% aller Messwerte. Der Median ist mit einem Querstrich, das arithmetische Mittel mit einem Kreuz bezeichnet. Diese Darstellung gibt **die wesentlichen Elemente der Verteilungskurve** wieder.
Im gewählten Beispiel ist *links die Verteilung der CE-Winkel* derjenigen Hüftgelenke dargestellt, die im Alter *keine oder nur geringe Arthrosezeichen aufweisen* (Rx 0 I), *rechts* derjenigen, die *später zu Arthrosen führen* (Rx III). Es zeigt sich, dass eine gute **Trennung** zwischen günstiger und ungünstiger Entwicklung möglich ist, und zwar bei einem CE-Winkel von 10°.
Wird somit die Prognose dysplastischer Hüften aufgrund dieses Kriteriums gestellt, so stimmt sie in 75% der Fälle. *Solche Untersuchungen müssen in Zukunft Hypothesen und Vermutungen ersetzen.*

chen. Hier treten bereits erhebliche **Probleme** auf. Wann soll z. B. eine Wundheilungsstörung oder eine Thrombose als Operationskomplikation eingestuft werden? Oft erweist es sich als unmöglich, genaue Kriterien für eine eindeutige Zuordnung zu formulieren, was zur Folge hat, dass diese Zuordnung dann stark subjektiv geprägt ist und recht willkürlich sein kann. So werden verschiedene Untersucher ein und dasselbe Operationsresultat vielleicht verschieden beurteilen. *Was ist ein «gutes», ein «sehr gutes», ein «mäßiges» oder ein «schlechtes» Resultat?* Besser als «normal» kann z. B. ein Gelenk ja wohl nicht sein (vgl. dazu: *«An Assessment of Assessment»*, am Schluss von Kap. 24.3).

Weil solche Daten nicht allzu viel besagen, wird die Aussagekraft vieler Statistiken gering. Hier hilft auch eine z. B. mit einem χ^2-Test nachgewiesene «hohe Signifikanz» nichts, im Gegenteil: sie spiegelt falsche Tatsachen vor.

Bei ungenügendem und fehlerhaftem Datenmaterial ist eine analytische statistische Auswertung natürlich nicht angängig.

Ungenügendes Datenmaterial

Viele klinischen Statistiken haben sich als unbrauchbar erwiesen wegen unvollständigen Datenmaterials und fehlerhafter Eingaben.

Statistiken sind von der Methode her auf Vollständigkeit des Datensatzes angewiesen. Die Klinik kann solche aber praktisch nie liefern: Die strengen Randbedingungen, die für wissenschaftliche Experimente gefordert werden müssen, sind aus nahe liegenden Gründen nicht zu realisieren. Für Kontrolluntersuchungen können nie mehr alle Patienten erreicht werden. Der Prozentsatz der Ausfälle nimmt von Jahr zu Jahr zu, wegen Adressänderungen, Wegzug, Namensänderungen, Desinteresse, Krankheit und Tod. Diese Ausfälle können nicht einfach ausgeklammert werden (s. Kap. 25.2).

Die Methode der **«survivorship analysis»** (Kaplan/Meier) ermöglicht die Auswertung von unvollständigen Statistiken. Die «survivorship curves» – sie entsprechen etwa den Überlebenskurven aus den Sterbetafeln (Abb. 22.1 u. Abb. 22.2) – sind für klinische Studien wichtig geworden. Für Langzeituntersuchungen sind sie heute unabdingbar (**Abb. 26.6**). Weitere Beispiele finden sich in Kapitel 25.4 und Kapitel 37.1.4.

Die Survivorship-Analyse wird vor allem für die Beurteilung des langfristigen Schicksals von Endoprothesen eingesetzt. **Als Endpunkt** des «Überlebens» wird in der Regel die Revisionsoperation, d.h. der Ersatz bzw. die Entfernung der Prothese (ein hartes Datum), benutzt, da dies am einfachsten ist. Weil

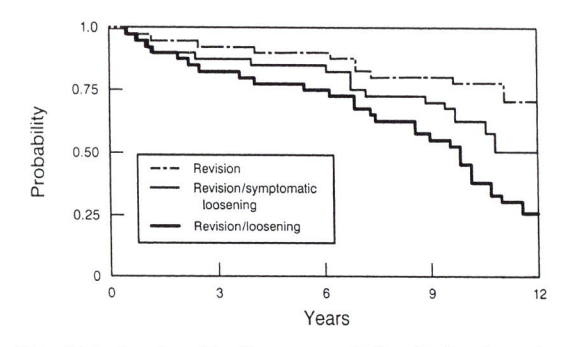

Abb. 26.6: Survivorship Curve von *55 Totalhüftendoprothesen nach Acetabulumfrakturen* aus einer *amerikanischen Arbeit*. Sie gibt für jedes Jahr die kumulierte prozentuale Überlebensrate der Prothesen an. Darin kommt zum Ausdruck, dass das Resultat eine Funktion der Zeit ist: Der Prozentsatz der guten Resultate nimmt von Jahr zu Jahr ab.
Die *obere Kurve* (Revision) zeigt die Prothesen in situ, die *mittleren* (Revision/symptomatic loosening) den Anteil der beschwerdefreien, die *unterste* (revision/loosening) den Anteil der schmerzfreien und auch radiologisch (noch) nicht gelockerten Prothesen. Dieser beträgt nach zwölf Jahren noch etwa 25% aller Fälle gegenüber 70% die noch «in situ», also (noch) nicht ausgewechselt oder entfernt wurden. Die Kurve «Revision» gibt also ein wesentlich **optimistischeres** Bild als die beiden anderen. Zu Vergleichszwecken wird in der Regel aber nur diese angegeben, da die Revision das einzige klare objektive Kriterium ist.
Solche «Kaplan-Meier-Kurven» sind für die Beurteilung der Langzeitresultate von Endoprothesen unabdingbar.
Dank einer speziellen statistischen Methode (keine Signifikanztests) sind die Anforderungen an das Datenmaterial vergleichsweise klein, und retrospektive Studien sind möglich.

Schmerzen, Gehfähigkeit usw. statistisch nur sehr ungenau erfassbar sind (weiche Daten), werden sie bei Vergleichsstudien meist ausgeklammert. Gerade sie wären jedoch für die Beurteilung des Erfolges von Bedeutung. So aber bleibt die Sicht des Patienten unberücksichtigt. Dies *schränkt* natürlich die *Aussagekraft* der meisten Survivorship-Analysen erheblich *ein*: Alle Prothesen, die noch «in situ» sind, werden als «gut» eingestuft, auch wenn ihre Träger Schmerzen haben und gehbehindert sind.

Andererseits ist vielleicht nur mit dieser starren aber klaren Definition ein objektiver Vergleich zwischen einzelnen Prothesenmodellen und verschiedenen Kliniken überhaupt möglich. Eine Kritik der Methode, ihrer zahlreichen «Biases» und ihrer Grenzen sowie Empfehlungen, wie sie verbessert werden könnte, finden sich bei D. W. Murray.[5]

---

[5] D. W. Murray et al.: «Survival Analysis of Joint Replacements.» J. Bone Joint Surg 75-B, 697 (1993)

26.5
Zusammenfassung

Gute Statistik ist ein wertvolles Hilfsmittel, aber falsche Statistiken sind irreführend und somit schlechter als gar keine.

Aus statistischen Korrelationen lassen sich, streng genommen, **keine Kausalitäten** ableiten. Mit Statistik allein kann man nicht herausfinden, wie und warum etwas funktioniert, und damit ist man von einem echten Verständnis von Zusammenhängen noch weit entfernt. Statistikprogramme im PC dispensieren nicht vom Denken (**Abb. 26.7**).

Im Zweifelsfall ist es wohl ehrlicher und dient der Wahrheitsfindung besser, von einer mathematisch-analytischen Auswertung abzusehen und sich auf eine **beschreibende Statistik** zu beschränken, die weniger der Kritik ausgesetzt ist und viele nützliche Erkenntnisse bringen kann, als mit unzulänglichen Mitteln und unstatthaften Manipulationen falsche Sicherheit vorzutäuschen.

«**Signifikanz** ($p < 0.05$)» ist ein rein statistischer Begriff und bedeutet **noch lange nicht klinische Relevanz**. Der «heilige Gral» $p < 0.05$ ist für Autoren oftmals die Pforte und Leiter zu höheren Weihen und Pfründen. Allzu leicht lassen sich allzu viele davon blenden und bluffen.

An den **klinischen Forscher** und sein Projekt werden somit hohe Ansprüche gestellt.[6]

Der Empfänger der Botschaft, der lernende und der **praktisch tätige Arzt als Leser**, werden hingegen gut beraten sein, Statistiken in Zeitschriften, Kongressbänden und Büchern zuerst **kritisch** unter die Lupe zu nehmen und die behaupteten Ergebnisse nicht gleich unbesehen für bare Münze zu nehmen.

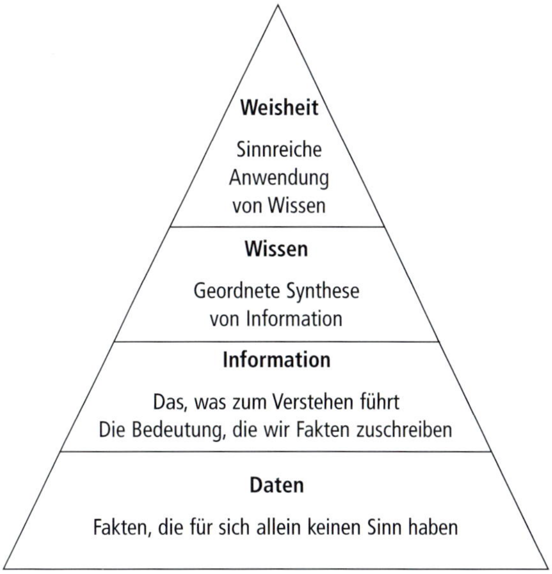

Abb. 27.7: Die Weisheitspyramide. Vom Daten sammeln über die Konstruktion von Information führt der Weg zur Formulierung von Wissen. Doch erst die Weisheit der **praktischen Anwendung** hilft den Patienten. Im Laufe der Aszension der Pyramide muss die *Datenflut sukzessive kondensiert und destilliert werden.*[1]

---

1 adaptiert aus: The Orthopaedic Forum. J. Bone Joint Surg. 82-A, 889 (2000) (s. Bibliographie)

Retrospektive Längsschnittuntersuchungen sind in der Orthopädie unumgänglich, grundlegend wichtig und lassen sich statistisch durchaus einwandfrei bearbeiten.

---

6 R.M. Szabo: «Principles of Epidemiology for the Orthopaedic Surgeon» (Current Concepts Review) J. Bone Joint Surg. 80-A, 11–120 (1998)

Teil II
Allgemeine Orthopädie

A: Orthopädische Krankheiten 455

B: Traumatologie des Bewegungsapparates 633

Die «allgemeine Orthopädie»

Sie umfasst: *im* Teil II A die **Krankheiten** des Bewegungsapparates nach **ätiologischen** bzw. **nosologischen** Gesichtspunkten, *im* Teil II B die **Traumatologie** des Bewegungsapparates, d. h. die Verletzungen von Knochen, Gelenken und Weichteilen, wobei die **Art der Verletzung** und die **entsprechende Therapie** wegleitend sind.

Die Krankheiten und Verletzungen nach anatomischer Lokalisation, **nach einzelnen Körperregionen** sind im **Teil III**: *Regionale Orthopädie* besprochen.

Im Teil II sollen die pathologisch-anatomischen **Grundlagen** und die **Prinzipien** der Diagnostik und Therapie ausführlich dargestellt werden, während *im Teil III* lediglich die **speziellen Probleme** der einzelnen Körperregionen, Knochen und Gelenke zu finden sind, wobei auf die Grundlagen in Teil II **verwiesen** werden kann. **Querverweise** sollen das Auffinden einzelner Inhalte erleichtern.

Damit lassen sich Überschneidungen und Wiederholungen weitgehend, doch nicht vollständig vermeiden. Eine flüssigere Lektüre soll diesen Mangel wettmachen.

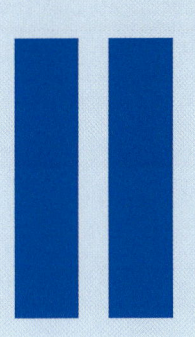

II Orthopädische Krankheiten

27. Angeborene Krankheiten und Fehlbildungen 457
28. Schäden der Epiphysenfugen – Wachstumsstörungen 466
29. Skelettveränderungen bei Allgemeinkrankheiten 474
30. Verschiedene Knochenkrankheiten 478
31. Knochennekrosen 486
32. Infektionen am Bewegungsapparat 494
33. Tumoren des Bewegungsapparates 512
34. Neuroorthopädie 529
35. Psychosomatik in der Orthopädie 563
36. Die so genannten rheumatischen Erkrankungen 570
37. Degenerative Krankheiten (Arthrosen) 579
38. Deformitäten – steife und instabile Gelenke – statische Störungen 595
39. Häufige Normvarianten bei Kindern 622
40. Überlastungs- und Sportschäden 627

27 Angeborene Krankheiten und Fehlbildungen

27.1 Allgemeines

Begriffsbestimmung

Angeborene oder **kongenitale** Krankheiten und Fehlbildungen sind bei der Geburt bereits vorhanden, teils bereits erkennbar, teils noch nicht. Die meisten manifestieren sich innerhalb des ersten Lebensjahres, einige wenige erst später. (Der früher gebrauchte Ausdruck «Missbildung» sollte besser durch «Fehlbildung» ersetzt werden, da er weniger diskriminierend klingt.)

Als **perinatale** Krankheiten werden solche bezeichnet, welche in Zusammenhang mit der Geburt entstehen, wie z. B. Geburtstraumata und manche Formen der Cerebralparalysen.

Ätiologie

1. **Genetische Schäden:** Vererbung (z. B. viele Systemerkrankungen); andere (z. B. Genmutationen, Chromosomenschäden).
2. **Schädigung während der Schwangerschaft:** Virus-Embryopathie (z. B. Rubeolen), Röntgenstrahlen, Medikamente (z. B. Thalidomid), O$_2$-Mangel, mechanische Schädigung im Uterus (z. B. kongenitale Amputationen), andere, unbekannte Ursachen (**Abb. 27.1**).
3. **Zusammenwirken von genetischen und exogenen Faktoren:** Eine vererbte Prädisposition kann durch äußere Einwirkung zur manifesten Krankheit führen. Beispiel: Bei genetisch bedingter Laxität und Instabilität der Hüftgelenke führt die mechanische Umstellung nach der Geburt (Streckung und Adduktion) zur Subluxation, zur Dysplasie und schließlich zur bekannten «kongenitalen Hüftgelenkluxation», welche bei der Geburt meistens noch nicht vorhanden war. Die Prophylaxe bei Neugeborenen (Abduktionsstellung der Hüften durch breites Wickeln, Spreizhose) verhindert fast immer die Krankheit (siehe «Luxatio coxae congenita», Kap. 64.4.4).
4. Bei einer Reihe von kongenitalen Krankheiten ist die **Ursache nicht geklärt**, wie z. B. beim kongenitalen Klumpfuß.
5. Bei manchen Krankheiten, welche erst im Laufe des späteren Lebens auftreten, scheinen **kongeni-**

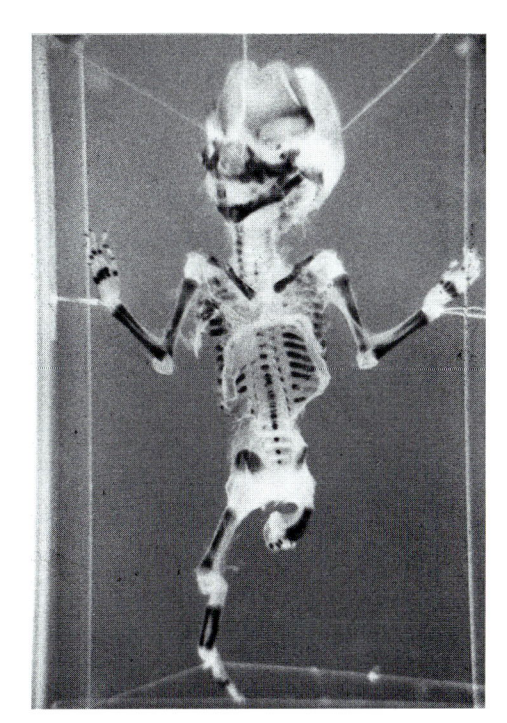

Abb. 27.1: Embryo von etwa drei Monaten (Präparat von Dr. Ch. Petri). Die Skelettanlage ist schon voll ausgestaltet. Die Knochenkerne sind in den Diaphysen der langen Röhrenknochen, in der Wirbelsäule und in den Extremitäten bereits weitgehend ausgebildet. Die meisten gelenktragenden Epiphysenkerne verknöchern erst nach der Geburt. Die **Fehlbildung** des linken Beines, wo nur der Fuß und ein verkürzter Röhrenknochen angelegt sind, muss in den ersten Schwangerschaftswochen entstanden sein.

tale **Prädispositionen** eine Rolle zu spielen, wie z. B. bei der Dupuytrenschen Kontraktur, bei manchen Hüftaffektionen, beim Hallux valgus und bei anderen.

Teratogenese

Kongenitale Krankheiten und Fehlbildungen des Bewegungsapparates entstehen aus Störungen der embryonalen Entwicklung. Ihre Erscheinungsform hängt hauptsächlich vom Stadium der Organogenese zum Zeitpunkt der Schadeneinwirkung ab. Diese spielt sich im Wesentlichen zwischen der dritten und siebenten Woche ab.

So haben toxische Schäden (z. B. Medikamente wie Thalidomid) vor allem in **frühen Stadien** schwerwiegende Folgen: Die sich entwickelnden Extremitätenknospen werden so geschädigt, dass sie sich gar nicht ausbilden können (Amelie).

Wirkt die Noxe in einem **späteren Zeitpunkt**, wenn die Extremität schon angelegt ist, so wird z. B. nur noch etwa eine Tibia oder ein Finger missgebildet. Die gefährliche Zeit sind die ersten zwei Schwangerschaftsmonate. Die Art der Fehlbildung lässt auf den Zeitpunkt der Schädigung rückschließen (s. Abb. 27.1).

Erscheinungsformen der orthopädisch wichtigen kongenitalen Krankheiten

1. **Generalisiert** als a) Skelettsystemerkrankungen, b) multiple, komplexe Fehlbildungen
2. **Lokalisiert** als a) Fehlbildungen einzelner Extremitätenteile (Dysmelien), b) an bestimmten Punkten des Bewegungsapparates lokalisierte Störungen (z. B. Wirbelmissbildungen, Hüftdysplasie, Klumpfuß)
3. Kongenitale Schäden des **Zentralnervensystems** haben je nach Ausmaß und Lokalisation mehr oder weniger schwere Störungen des Bewegungsapparates zur Folge (Hirnschäden, degenerative Erbkrankheiten, Spina bifida mit Meningozele usw., siehe «Neurologische Affektionen», Kap. 34).

Diagnostik

Manche kongenitalen Fehlbildungen sind bei der Geburt leicht erkennbar, etwa ein kongenitaler Klumpfuß, andere werden nur bei sorgfältigem Suchen entdeckt, wie z. B. die kongenitale Hüftgelenksdysplasie. Da die frühzeitige Behandlung eine Voraussetzung für eine erfolgreiche Behandlung und eine gute Prognose ist, gehört das gezielte Fahnden (Screening) nach solchen kongenitalen Störungen zur **Routineuntersuchung** bei jedem Neugeborenen. (Hüftuntersuchungen bei Neugeborenen siehe «Kongenitale Hüftluxation», Kap. 64.4.2).

Manche weniger schwerwiegenden Fehlbildungen werden in der Regel als **Zufallsbefunde** auf Röntgenbildern entdeckt, wie etwa eine Spina bifida occulta. Ihre Bedeutung liegt lediglich darin, dass man sie richtig interpretiert und keine falschen therapeutischen Schlussfolgerungen zieht.

Prophylaxe

In den letzten Jahren konnten viele kongenitalen Krankheiten ursächlich geklärt werden. Eine Prophylaxe ist damit in vielen Fällen möglich geworden: Die wichtigste Maßnahme ist das Fernhalten schädigender Einflüsse vom Fötus, vor allem in den ersten Schwangerschaftswochen und -monaten. Dazu gehören die bekannten Noxen wie Röntgenstrahlen, Rubeolen, schädigende Medikamente usw. Die Tragödie der durch Thalidomid (Contergan) geschädigten Kinder hat gezeigt, dass auch als harmlos geltende Medikamente verheerende Wirkung haben können und dass man noch weit davon entfernt ist, alle schädigenden Einflüsse zu kennen.

Die **genetische Beratung** *der Eltern* ist eine wesentliche Aufgabe des Arztes. Sind bereits kongenitale Krankheiten in der Familie bekannt, geht es darum, die Prognose für ein zu erwartendes Kind zu stellen und die Eltern entweder zu beruhigen, wenn die Wahrscheinlichkeit einer Störung gering ist, zumal wenn die Krankheit nicht erblich ist, oder sie eingehend zu beraten, falls die Gefahr einer Schädigung des Kindes besteht.

Therapie

Manche kongenitalen Anomalien haben keine Funktionsstörung zur Folge und brauchen deshalb keine Therapie, außer vielleicht einer kosmetischen.

Bei anderen, z. B. bei Extremitätenfehlbildungen, stellt sich die Frage, ob *eine Therapie* **möglich**, aber auch ob sie **nötig** ist.

Für Korrektur- und Rekonstruktionsoperationen muss der **richtige Zeitpunkt** gewählt werden: Im ersten Lebensjahr sind die anatomischen Strukturen noch klein und so zart, dass kompliziertere Operationen aus technischen Gründen besser auf später verschoben werden.

Einige allerdings, wie z. B. die kongenitale Hüftdysplasie und -luxation oder der kongenitale Klumpfuß, können nur geheilt werden, wenn die Behandlung in den *ersten Tagen*, höchstens Wochen nach der Geburt begonnen wird. Je später die Therapie einsetzt, desto schwieriger wird sie und desto schlechter sind die Resultate. Schon nach einem halben Jahr sind meistens nicht wieder gutzumachende Schäden entstanden.

Kenntnis der **Spontanprognose** und des **Langzeitverlaufes** unter Therapie ist Voraussetzung für einen sinnvollen Behandlungsplan. Dieser zielt in erster Linie darauf hin, eine möglichst normale Funktion zu gewährleisten. Wegleitend dafür sind die biomechanischen und allgemein orthopädischen Gesichtspunkte.

Sodann sind natürlich auch kosmetische Gesichtspunkte wichtig. Vielleicht ist auf diesem Gebiet nicht alles Machbare auch gut. Größere Rekonstruktionsoperationen haben den Charakter von Experimenten, die Gefahr von Komplikationen und Fehlschlägen ist nicht klein.

Welche Therapie auch immer angezeigt sein mag, eine genaue Bestandsaufnahme und Beurteilung sollte möglichst früh gemacht werden. **Die Eltern brauchen Aufklärung und Hilfe.** Oft haben sie Schuldgefühle und müssen erst eine Vorstellung über die Zukunft ihres Kindes bekommen. Im eingehenden Gespräch sollten alle ihre Fragen kompetent beantwortet werden können. Erfahrene Orthopäden haben solche Gespräche auf ein Tonband aufgenommen und dieses den Eltern mitgegeben, weil ausführliche Informationen oft ungenau erinnert werden.

27.2
Generalisierte angeborene Entwicklungsstörungen

27.2.1
Skelettsystemerkrankungen

Es handelt sich um generalisierte, meistens vererbte Störungen einer bestimmten Phase im Ablauf der normalen Skelettentwicklung. Diese (mit Ausnahme der kartilaginären Exostosen) **sehr seltenen** Krankheiten bekommt der Praktiker kaum je zu sehen, sie sind jedoch für das Verständnis der Pathophysiologie der Knochenbildung interessant, so z. B.:

- Störung der (für das enchondrale Längenwachstum wichtigen) **Knorpelbildung**: Achondroplasie (Chondrodystrophie, s. u.)
- Störung der **enchondralen Ossifikation**: Dysostosis enchondralis
- **generalisierte Dysostosen** (Morquio, Pfaundler usw.)
- **lokalisierte Störungen des enchondralen Wachstums:** Multiple kartilaginäre Exostosen, Enchondromatose (relativ häufig, s. u.)
- Störung der periostalen und endostalen **Knochenbildung**: Osteogenesis imperfecta (s. u.)

- Störung des **Knochenabbaus**: Marmorknochenkrankheit (Albers-Schönberg, äußerst selten).

Neben den genannten gibt es eine lange Reihe von weiteren kongenitalen generalisierten Störungen der Skelettentwicklung. Die meisten davon sind außerordentlich **selten**. Hier werden nur einige wenige aufgeführt, die für die Orthopädie von klinischer Bedeutung sind.

Achondroplasie (Chondrodystrophie)

Gestörtes epiphysäres Längenwachstum der langen Röhrenknochen. Daraus entsteht ein dysproportionierter Zwergwuchs: Extremitäten stark verkürzt, oft deformiert, während Schädel und Stamm annähernd normal sind. Einige sind bekannte Zirkusclowns. Eine Behandlung ist nicht möglich, außer, wenn nötig, die operative Korrektur stark deformierter Beine (**Abb. 27.2**).

Osteogenesis imperfecta (Osteopsatyrosis, angeborene Knochenbrüchigkeit)

Sehr dünne, porotische, brüchige Knochen. Multiple Frakturen, in schweren Fällen schon im Uterus, schleichende Frakturen, Pseudarthrosen, schließlich schwere Deformitäten der Extremitäten, vor allem Femur (Coxa vara, Hirtenstab), Tibia. In schweren Fällen Gehunfähigkeit und Hilflosigkeit. Je älter die

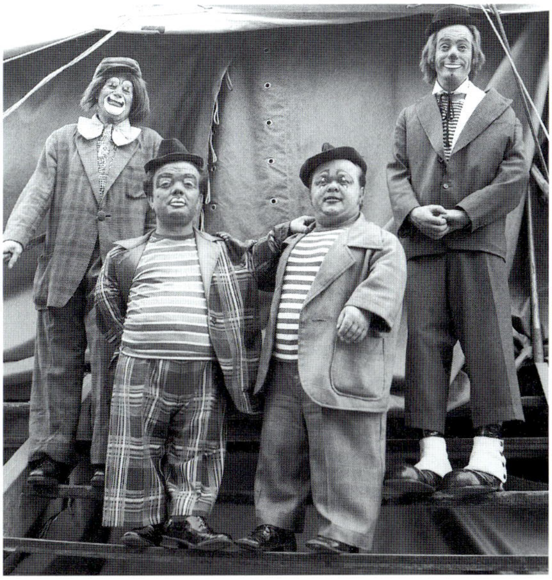

Abb. 27.2: Chondrodystrophiker sind gesunde Menschen. Ihr Problem ist weniger medizinischer als sozialer Art: ihren Platz in der Gesellschaft zu finden. Diese beiden scheinen eine befriedigende Lösung gefunden zu haben.

Patienten bei der ersten Manifestation sind, desto leichter ist die Krankheit. Nach der Pubertät treten nur noch selten Frakturen auf.

Bei stärkeren Deformitäten sind Korrekturosteotomien (Armierung mit einem dünnen Marknagel) notwendig, um weitere Frakturen zu verhindern. Evtl. Gehapparat, Rollstuhl (**Abb. 27.3**).

Multiple kartilaginäre Exostosen

Relativ häufige familiäre Erkrankung. Im Verlauf des Wachstums bilden sich von den Epiphysen ausgehend zahlreiche kleinere und größere Knochenauswüchse mit Knorpelkappen, kartilaginäre Exostosen. Sie entstehen durch eine lokale Störung des periostalen osteoklastischen Abbaus in der Metaphyse. Die einzelnen Exostosen entsprechen in jeder Beziehung den solitären kartilaginären Exostosen, welche im Tumorkapitel (Kap. 33.4.2) beschrieben sind.

Die Exostosen sitzen in Gelenknähe. Sie verursachen gelegentlich Schmerzen und Funktionsbehinderung durch ihre Ausdehnung und Lokalisation. Befallen sind vor allem Knie, Knöchel, Schultergegend, Handgelenk, Ellbogen (**Abb. 27.4**).

Mit dem Verschluss der Epiphysenfugen hört auch das Exostosenwachstum auf. Späteres Wachstum ist auf maligne Entartung (Chondrosarkom) verdächtig.

Störende Exostosen können operativ entfernt werden. Die Operation sollte wenn möglich erst nach dem 10. bis 12. Jahr gemacht werden, sonst gibt es oft Rezidive.

Enchondromatose

Selten. Von enchondralen Ossifikationszentren ausgehende tumorartige Knorpelinseln, welche den Knochen auftreiben und verdicken können. Sie persistieren als multiple Enchondrome (vgl. Kap. 33.4.2) im Knochen und können das normale Längenwachstum stören. Befallen sind vor allem die Fingerknochen, gelegentlich auch die langen Röhrenknochen: Olliersche Krankheit: einseitiger Befall einer Körperhälfte (Beinlängendifferenz).

Knochendeformitäten müssen gelegentlich operativ korrigiert werden.

Dysostosis enchondralis

Verschiedene leichtere Gelenkdeformitäten, Abweichungen von der normalen anatomischen Form, vor allem des Hüftgelenks, hat man als kongenitale Dysostosen abzugrenzen versucht (s. Abb. 64.75).

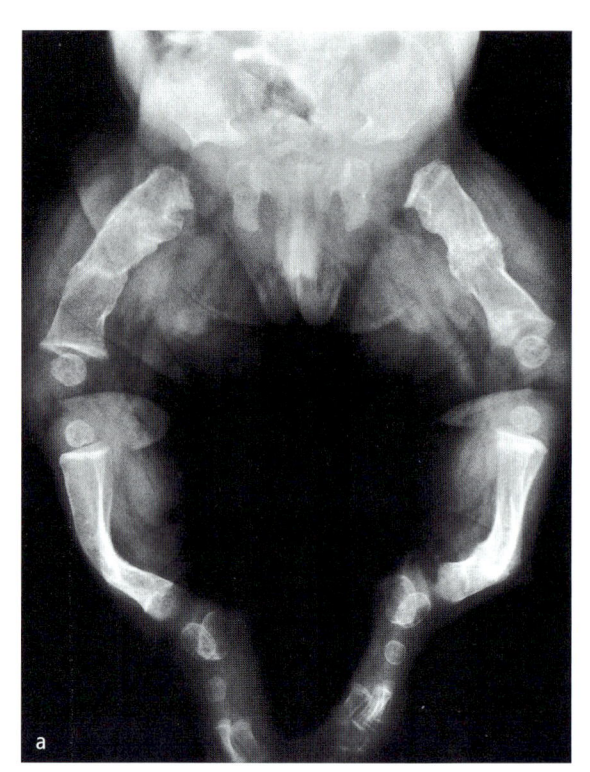

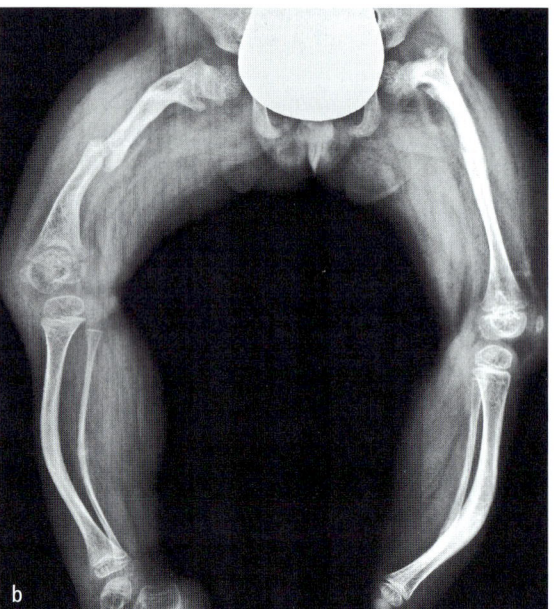

Abb. 27.3: Osteogenesis imperfecta.
a) Kurz *nach Geburt*. Bereits multiple Frakturen.
b) Mit *drei Jahren*: Dünne, stark verbogene Knochen (beachte die Sklerose und Verdickung im Knickbereich als Ausdruck des reaktiven Knochenumbaues, mit welcher der Organismus die mangelnde Qualität des Knochens wettzumachen versucht). Pathologische schleichende Frakturen in beiden Femora: Coxa vara.

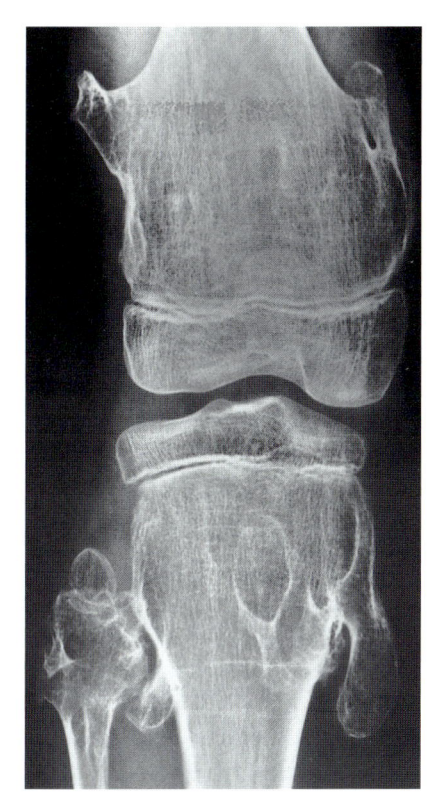

Abb. 27.4: Multiple kartilaginäre Exostosen.
Manche Patienten haben fast an allen Gelenken mehrere Exostosen und zum Teil erhebliche Deformitäten der Knochenenden. Die Exostosen wachsen, solange die Epiphysenfugen noch offen sind (wie hier), nachher verändern sie sich in der Regel nicht mehr (vgl. S. 372).

27.2.2
Multiple komplexe Störungen

Fehlbildungen, die mehrere Organsysteme betreffen (Skelett, Bindegewebe usw.). Von der Vielfalt dieser meist sehr seltenen Erscheinungen sollen nur einige für die Orthopädie wichtige erwähnt werden.

Arachnodaktylie (Marfansyndrom)

Extrem asthenischer Habitus, oft Insuffizienz des statischen Apparates (Senk-Plattfüße, überstreckbare und Schlottergelenke [s. Kap. 38.3], Haltungsstörungen der WS, Skoliosen usw.). Nur wenn Deformitäten die Funktion beeinträchtigen, kommt eine Therapie, evtl. eine Operation, in Frage.

Arthrogrypose

Kongenitale, generalisierte Störung, wahrscheinlich der Muskelanlagen (Amyoplasie), vielleicht neurogen. Die Gelenke sind alle weitgehend versteift infolge periartikulärer Kontrakturen. Fehlstellungen, schwere Invalidität. Die Gelenke können nur sehr schwierig und auch operativ meist nur ungenügend mobilisiert werden. *Therapie:* Als minimales Ziel sollte das Kind wenn möglich stehen lernen. Dazu braucht es gerade Beine und plantigrade Füße (Fußsohlen flach auf dem Boden stehend). Es sollte auch wenigstens mit einer Hand den Mund erreichen können.

Neurofibromatose

Systemerkrankung des peripheren Nervensystems. Hellbraune Hautflecken (café au lait). Häufig Skoliosen, welche besonders rasch progredient und schwer verlaufen (s. «Skoliosen», Kap. 57.1).

Myositis ossificans progressiva

Massive generalisierte heterotopische Knochenbildung in der Skelettmuskulatur (keine Beziehung zur posttraumatischen Myositis ossificans).

Andere angeborene Muskelkrankheiten: siehe «Muskelerkrankungen», Kapitel 34.6.2.

27.2.3
Extremitätenfehlbildungen (Dysmelien)

Erscheinungsformen

Dysmelien können eine einzige oder mehrere Extremitäten, sogar alle vier gleichzeitig befallen. Alle Varianten kommen vor, von kleinen Defekten oder Überschussbildungen einzelner Strahlen (z. B. Hexadaktylie) über die Verstümmelung einzelner Extremitäten (Phokomelie = Robbengliedrigkeit) bis zu ihrem völligen Fehlen (Amelie).

Zu den relativ **häufigeren** Fehlbildungen gehören fehlende Trennung der Strahlen (Syndaktylie), überzählige Strahlen (Hexadaktylie), Hyper- und Hypoplasien.

Die Terminologie der zahllosen Varianten ist uneinheitlich und interessiert vor allem Philologen. Große Anstrengungen wurden gemacht, eine Systematik in die Vielfalt der Formen zu bringen. Praktische Bedeutung hat allerdings nur die einfache Einteilung der International Society for Prosthetics and Orthotics für die **Extremitätendefekte**:

1. **Transversale** Defekte sehen aus wie Amputationsstümpfe (kongenitale Amputationen).
2. **Longitudinale** Defekte sind alle übrigen. Sie betreffen oft ein Segment (z. B. den proximalen Teil des Femur, s. Kap. 64.3; Abb. 27.1 u. Abb. 63.9a), eine Seite von Unterarm bzw. Unterschenkel (z. B. Radius, Tibia) oder einzelne Strahlen von Hand bzw. Fuß (**Abb. 27.5**).

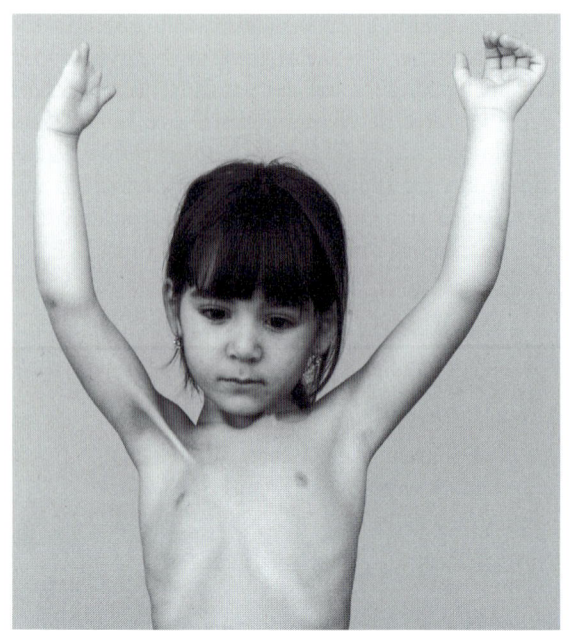

Abb. 27.5: Kongenitale Fehlbildungen der rechten Körperhälfte: Aplasie des M. pectoralis. Der Muskel fehlt, an seiner Stelle sitzt nur ein bindegewebiger Strang. Fehlbildungen *aller Finger der rechten Hand*. Die Finger sind verwachsen (Syndaktylie) und zu kurz, der Daumen ist nicht abgesetzt. *Unten:* Die deformierte Hand und das Röntgenbild beider Hände, zum Vergleich.
Der Zustand kann funktionell und kosmetisch verbessert werden: Nach Durchtrennung der Finger voneinander (Syndaktylieoperation) wird die Gebrauchsfähigkeit der Hand, vor allem des Daumens, besser. Mittels einer Z-Plastik der Haut kann der Strang in der Achsel beseitigt werden.
Wahrscheinlich handelt es sich um ein autosomal vererbtes Leiden (Polandsyndrom). Die Noxe muss zur Zeit der Organogenese der Extremitäten gewirkt haben (um die vierte Embryonalwoche).

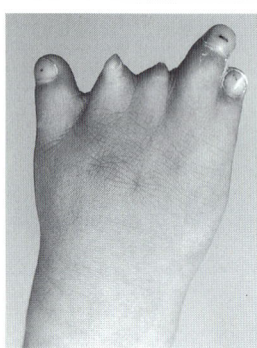

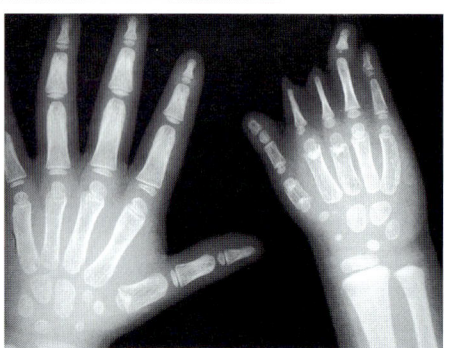

Therapie von Defekten der unteren Extremität

Größere **transversale** Defekte brauchen eine prothetische Versorgung, die beginnen sollte, sobald das Kind ins Laufalter kommt. Die **ersten Prothesen** sind möglichst einfach. Bewegliche Gelenke (Kniegelenk) werden erst bei älteren Kindern eingebaut. Das Ziel der Behandlung ist die Gehfähigkeit: Belastbarkeit und Längenausgleich der Beine.

Longitudinale Defekte brauchen, wenn die Extremität nicht belastbar ist, eine prothetische Stützung am Becken. Große, zum Teil heroische Rekonstruktionsoperationen wurden angegeben. Ob die Resultate, vor allem auf lange Sicht, besser sind, ist fraglich. Wenn gute Prothesenversorgung möglich ist, sollte man sich vielleicht damit begnügen.

Therapie von Defekten der oberen Extremität

Das Ziel ist die *praktische Funktion* im täglichen Leben. Die Frage «Prothese oder nicht» kann nicht generell beantwortet werden: Elektronisch steuerbare Prothesen geben zwar dem Kind gute motorische Greiffunktion, doch beobachtete man, dass die Kinder sie kaum in ihr Körperschema integrieren wie richtige Hände, sondern sie eher als Werkzeuge brauchen: Die **Prothesen** haben keine Sensibilität und werden daher oft als lästige Fremdkörper empfunden. Viele Kinder legen deshalb ihre Prothesen weg und lernen lieber, mit ihren Stümpfen zu arbeiten, oder, wenn dies nicht möglich ist, mit den Füßen, und sie entwickeln darin *erstaunliche Fertigkeiten* (s. **Abb. 27.6**). Wichtiger als Prothesen sind Hilfsmittel zum Essen, Schreiben, für die Toilette usw.

Trotzdem sollte allen Kindern die Möglichkeit geboten werden, mit Prothesen zu üben, zuerst mit einfachen, später mit komfortableren. Manche Jugend-

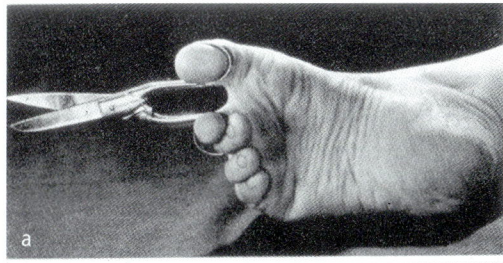

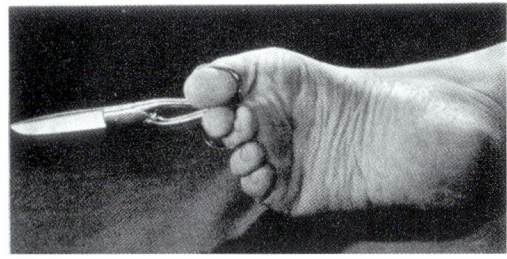

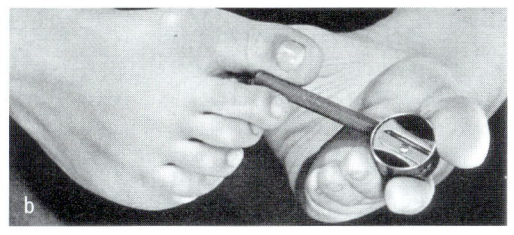

Abb. 27.6: *Ohnhänder von Geburt* können ihre **Füße wie Hände gebrauchen** und entwickeln darin erstaunliche Fähigkeiten. Dieses Beispiel zeigt die Möglichkeiten **funktioneller Anpassung**. Diese gilt es zu unterstützen. a) Schneiden mit der Schere. b) Bleistift spitzen mit beiden Füßen.
Umgekehrt ist der Fuß des zivilisierten Menschen im Schuh ein Beispiel dafür, wie ein Organ mit mannigfachen Anlagen verkümmern kann.

Die Behandlung von Kindern mit Fehlbildungen ist spezialisierten Zentren vorbehalten, die über orthopädietechnische Werkstätten, Schulungseinrichtungen, Operationsmöglichkeiten und – vor allem – über viel Erfahrung verfügen.

Kinder mit schweren angeborenen Extremitätenfehlbildungen vermitteln dem Orthopäden *drei wichtige Erkenntnisse* (s. Abb. 27.6):

1. Die fast unglaubliche **Geschicklichkeit** und Willenskraft, mit der angeborene (auch früh erworbene) Körperbehinderungen von geistig normalen Kindern bewältigt werden. (Ein Kind ohne Beine kann gehen lernen, eines mit zwei Oberarmstümpfen kann z. B. ohne Prothesen stricken.)
2. Der hohe Wert von kurzen, **unscheinbaren Extremitätenstümpfen**, sofern sie mit guter Sensibilität ausgestattet und nicht schmerzhaft sind.
3. Kinder mit Extremitätenmissbildungen können sehr geschickt mit zweckmäßigen **Prothesen** (für Arme und Beine) umgehen, doch wollen und müssen sie im täglichen Umgang damit selbst herausfinden, ob und wie sie diese brauchen können.

27.2.4
Kongenitale Pseudarthrosen

Kongenitale Pseudarthrosen (proximales Femurende, distaler Tibiaabschnitt) entstehen aus angeborener Gewebsinsuffizienz einzelner Knochen (coxa vara congenita, tibia vara congenita). Diese seltenen Krankheiten stellen besondere Probleme. Wegen der mangelnden Knochenbildungspotenz im betroffenen Skelettabschnitt heilen sie ausgesprochen schlecht. Sich selbst überlassen resultieren schwere **Verkürzungen** des Beines. Behandelt wie unbehandelt neigen diese Krankheiten zu *Ermüdungsfrakturen*, rezidivierenden *Achsenfehlstellungen* und *Pseudarthrosen*. Die Therapie ist schwierig. Sie schließt Osteosynthesen und Knochentransplantationen ein. Fehlschläge sind häufig und erfordern neue Eingriffe, oft während der ganzen Wachstumsperiode. Gute Spätresultate sind Lehrstücke in angewandter Biomechanik und erscheinen so spektakulär, dass sie gerne publiziert werden. Näheres siehe im speziellen Teil: «Femur» Kapitel 64.3, «Tibia» Kapitel 67.1.

27.3
Lokalisierte angeborene Fehlbildungen

Es gibt eine Reihe lokalisierter kongenitaler Fehlbildungen (**Abb. 27.7**), welche **nie** oder nur bei einer Röntgenuntersuchung **zufälligerweise** gefunden werden (z. B. Spina bifida occulta u. a. Wirbelfehlbildungen, Zusatzknochen, Halsrippen).

liche brauchen sie dann für ganz bestimmte Zwecke, manche kommen auch später wieder darauf zurück. Schließlich entscheidet das Kind im Verlauf der Entwicklung zum Erwachsenen selbst, ob und wie es eine Prothese brauchen will (Kap. 70.4).

Fehlstellungen und größere Defekte erfordern manchmal schwierige Rekonstruktionsoperationen, oft prothetische Versorgung, nicht selten beides. Die Indikationen sind komplex und **individuell**. Im Vordergrund steht die Funktion der Hand bzw. das Zusammenspiel beider Hände. Besonders wichtig ist eine gute **Sensibilität** und Belastbarkeit der Greiffläche. Auch mit schwer defekten Händen und Armen sind viele Kinder erstaunlich geschickt und leistungsfähig. Daran operativ etwas zu verbessern ist nicht einfach. Die Weichteilverhältnisse setzen einer operativen Verlängerung enge Grenzen. Narben können das Wachstum stören und sind empfindlich. Andererseits sind auch kleine sensible Stummel sehr wertvoll, etwa zur Steuerung einer Prothese. Sie dürfen **nicht amputiert** werden (s. Kap. 70.3).

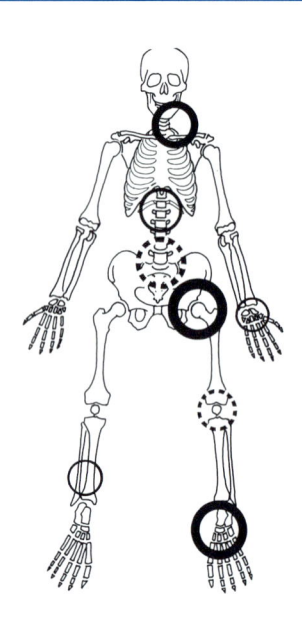

Abb. 27.7: Gezielte **Untersuchung des Neugeborenen** zur Erkennung kongenitaler Fehlbildungen am Bewegungsapparat:
Dicke Kreise: *Häufige* Lokalisationen.
Dünne Kreise: *seltenere* Lokalisation.
Ausgezogene Kreise: Fehlbildungen, die *schon bei der Geburt* erkannt werden können:
1. Hüfte: Kongenitale Hüftluxation.
2. Fuß: Kongenitaler Klumpfuß u. a. Fußdeformitäten.
3. Kongenitaler Schiefhals.
4. Andere Lokalisationen: Wirbelsäule, Hand, Finger, Unterschenkel.
Gestrichelte Kreise: Manifestation der Fehlbildung meist *erst im Laufe des Wachstums*: Wirbelsäule (Spina bifida occulta, Spondylolisthesis u. a.), Knie: Patella.

Andere werden **früher oder später im Leben manifest**, z. B. wenn ein Gelenk oder ein Bewegungssegment der WS mit der Zeit unter der Belastung degenerative Veränderungen durchmacht und damit schmerzhaft wird (kongenitale Hüftdysplasie und -luxation, Spondylolisthesis, Assimilationsstörungen der WS usw.).

Die Mehrzahl der Fehlbildungen wirkt sich von Anfang an mehr oder weniger störend aus, zum Teil rein **kosmetisch** (einzelne Fingerfehlbildungen, Sprengel, Klippel-Feil usw.), manchmal aber auch **funktionell** (Coxa vara congenita, kongenitale Tibia vara, Klumpfuß usw.). Bei letzteren ist eine Therapie fast immer notwendig, oft operativ.

Bei den rein kosmetischen Störungen muss die Indikation von Fall zu Fall gestellt werden (Abb. 27.5).

In der **Tabelle 27.1** sind die nicht ganz seltenen lokalisierten angeborenen Fehlbildungen aufgeführt, die häufigsten und für den Orthopäden besonders wichtigen sind fett gesetzt. Wo im speziellen Teil eine ausführliche Beschreibung folgt, ist darauf hingewiesen.

Es ist wichtig, diese Fehlbildungen zu erkennen, um sie von erworbenen Veränderungen abgrenzen zu können.

Tabelle 27.1: Lokalisierte kongenitale Fehlbildungen.

Thorax

- **Trichterbrust:** Meist nur kosmetisches Problem: siehe Kapitel 52.3.
- Hühnerbrust: rein kosmetische Bedeutung.
- Clavicula-hypoplasie und -agenesie. keine Therapie möglich.
- Aplasie des Musculus pectoralis (Abb. 27.5).
- Schulterhochstand (Sprengel). Kapitel 46.2.4.

Hals

- Basiläre Impression
- Wirbelsynostosen: angeborener Kurzhals (Klippel-Feil): Kapitel 53.1.
- **Schiefhals** = Torticollis (s. Kap. 52.2);
- Halsrippe (s. Kap. 52.1)

Wirbelsäule

- symmetrisch: Blockwirbel, Spaltwirbel
- asymmetrisch; Halbwirbel, Keilwirbel: **kongenitale Skoliose** (s. Kap. 54 u. Kap. 57.1)
- **Assimilationsstörungen:** vor allem am Lumosakralübergang: Hemilumbalisation resp. -sacralisation (s. Kap. 54)
- Spondylolyse → **Spondylolisthesis** (s. Kap. 58)
- Spina bifida occulta. Sehr häufig, Zufallsbefund, klinisch ohne Bedeutung
- **Spina bifida mit Meningo- oder Meningomyelozele.** Je nach neurologischer Störung sehr schwere Erkrankung (s. Kap. 34.5.3)

Arme

- Radio-ulnare Synostose (Kap. 47.2.1)
- Luxation des Radiusköpfchen (Kap. 47.2.1)
- Madelungsche Deformität am distalen Vorderarm (Kap. 48.2.1)
- Klumphand (Radiusdefekt)
- **Syndaktylie:** Zusammengewachsene Finger (Abb. 27.5b) (Kap. 49.3)
- **Polydaktylie:** überzählige, evtl. fehlgebildete Finger, Klino-, Kamptodaktylie: leichtere, relativ häufige Fingerfehlbildungen (Kap. 49.3)

Beine

- Kongenitale Hemi-hypertrophie, evtl. mit Beinlängendifferenz (Kap. 63.1)
- Protrusio acetabuli und andere Hüftdeformitäten (Dysostosen) (s. Kap. 64 «Hüftgelenk»)
- **Luxatio coxae congenita:** Angeborene Hüftdysplasie und -luxation. Bei etwa 1,5‰ aller Neugeborenen (Kap. 64.4)
- Coxa vara congenita (Kap. 64.3.1)
- Kongenitaler Femurdefekt, mehr oder weniger ausgedehnt (Abb. 27.1 u. Abb. 63.9)
- Patella alta, **Patelladysplasie** (s. Kap. 66.4.2), Patella bipartia; kongenitale Patellaluxation (Kap. 66.3)
- Diskoider Meniskus (s. S. 796);
- Tibia pronata, – **kongenitale Tibiapseudarthrose** (Kap. 67.1; Abb. 67.1)
- Fibulahypoplasie und -agenesie, selten Tibiaagenesie
- **Pes equinovarus: kongenitaler Klumpfuß.** Bei etwa 2‰ aller Neugeborenen (Kap. 69.3.1)
- **Pes adductus congenitus** = kongenitaler Sichelfuß (Kap. 69.3.2)
- Kongenitaler Plattfuß, Hackenfuß (Kap. 69.3)
- Coalitio talo-navicularis (s. «Der kontrakte Plattfuß», Kap. 69.5.3)
- Os tibiale externum und andere Zusatzknochen am Fuß (Kap. 69.7.6)
- Hallux varus congenitus usw.
- Kongenitale Zehendeformitäten (Kap. 69.6.2)
- Hexadactylie (6 Strahlen bzw. Zehen)

28 Schäden der Epiphysenfugen – Wachstumsstörungen

Kinder sind keine kleinen Erwachsenen. Ihre Anatomie, im Organaufbau wie in den Proportionen, unterscheidet sich wesentlich von jener des Erwachsenen, ihre Psyche nicht weniger. Insbesondere aber haben sie von der Geburt bis zur Pubertät ein eigenes «**Wachstumsorgan**»: die **Epiphysenfugen**. Ihre Physiologie ist im Kapitel 5: «Skelettwachstum» beschrieben (vgl. auch Abb. 2.10).

Eine Reihe von Störungen am Bewegungsapparat entstehen und verlaufen in engem wechselseitigen Zusammenhang mit dem Skelettwachstum: Es handelt sich um Schäden an diesem Wachstumsorgan, an den Epiphysenfugen, welche dann das weitere Wachstum stören.

Der Ursprung des Namens «Orthopädie» geht auf die Sorge um das «gerade Wachstum der Kinder» zurück. Das Wachstum ist ein zentrales Anliegen auch der heutigen Orthopäden geblieben. Seine besonderen Probleme, insbesondere der meist viele Jahre dauernde Verlauf, machen das Wesen der Kinderorthopädie aus.

28.1 Entwicklung und Wandlung

Das *Skelettwachstum* verläuft nicht gradlinig, sondern in kleineren und größeren **Schüben**. Es spiegelt damit die Reifung und Entwicklung des Kindes wider, welche ebenfalls nicht geradlinig verläuft. Es zeigt sich, dass manche Entwicklungsphasen mehr gefährdet sind als andere (z. B. die Pubertät) und dass bestimmte Störungen in bestimmten Phasen auftreten.

Die einzelnen Entwicklungsphasen des Skelettwachstums und ihre Beziehungen zu Störungen am Bewegungsapparat sind in einem Diagramm zusammengefasst (**Abb. 28.1**).

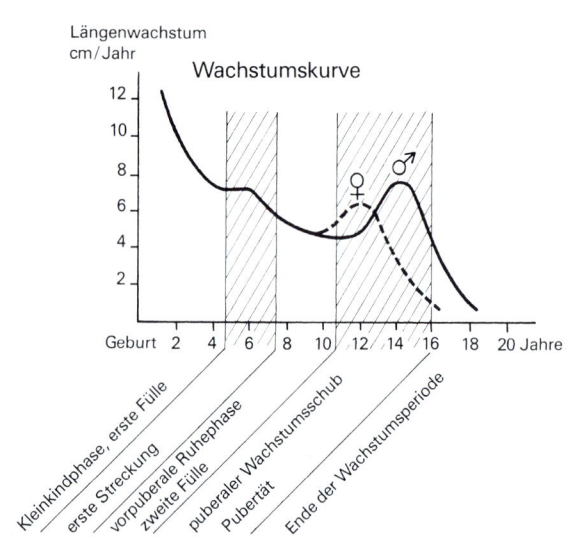

Abb. 28.1: **Wachstumskurve**, welche das jährliche Längenwachstum zeigt, in cm pro Jahr. Das Längenwachstum ist bei der Geburt am schnellsten, wird ständig langsamer und hört im Alter zwischen 16 und 20 Jahren ganz auf. Die Abnahme ist aber nicht kontinuierlich. Dazwischen gibt es **Wachstumsschübe**, vor allem in der Pubertät, bei den Mädchen früher als bei den Knaben. Der Zusammenhang mit hormonalen Umstellungen ist offensichtlich, aber im Einzelnen noch nicht restlos klar. Diese Wachstumsschübe sind Perioden erhöhter Gefährdung und fallen zusammen mit dem Auftreten spezifischer Wachstumsstörungen (Epiphyseolysis der Hüften, Scheuermann, Skoliose u. a.) Weiteres siehe Text.

Die Phasen der Skelettentwicklung

1. **Bei der Geburt** ist das Bindegewebe unter dem Einfluss mütterlicher Hormone besonders dehnbar: hypermobile Gelenke (kongenitale Hüftluxation), dünne Extremitäten. Die Schwerkraft hat noch keinen formenden Einfluss.
2. Das Säuglingsalter wird abgelöst von der **Kleinkindphase**: Typisch sind die frühkindlichen Proportio-

nen und eine gewisse Fülle. Das Kind richtet sich auf und belastet erstmals Beine und Wirbelsäule axial. Die bisher gebeugten Knie und Hüften werden gestreckt, was die Beanspruchung dieser Gelenke grundlegend ändert: Aus dem physiologischen *O-Bein des Säuglings* wird im dritten Lebensjahr ein X-Bein (s. Abb. 39.1 u. Abb. 66.41). Die Antetorsion der Hüfte nimmt ab. Allerdings ist das Becken noch stark nach vorne gekippt, die Wirbelsäule einigermaßen gerade. In dieser Phase verläuft das Wachstum ruhiger.

3. **Der erste Gestaltwandel.** Zwischen dem fünften und dem siebenten Altersjahr liegt ein kleiner Wachstumsschub, die «erste Streckung». Sie löst die «erste Fülle» des Kleinkindes ab, Proportionen und Gestalt ändern sich. Die *Perthessche Erkrankung* der Hüften kommt in dieser Phase besonders häufig vor. Auch für Haltungsschäden scheint diese Periode anfälliger zu sein.
4. Im **Schulalter**, vor der Pubertät, durchlaufen die Kinder eine etwas ruhigere Entwicklungsphase. Wachstumsstörungen sind seltener. Auch die Haltung gibt weniger Anlass zur Beanstandung.
5. Besonders eindrücklich ist der **Pubertätswandel**. Am Skelett äußert er sich durch einen starken, letzten Wachstumsschub, bevor das Längenwachstum aufhört. In dieser Phase ist der Bewegungsapparat besonders **gefährdet**. Offenbar erreicht die Beanspruchung durch das intensive Wachstum eine kritische Schwelle. Eine ganze Reihe von mehr oder weniger schweren Störungen und Beschwerden tritt in dieser Phase gehäuft auf. Schlaffe Haltung der Wirbelsäule, Adoleszentenkyphosen, Knie- und Fußbeschwerden mit Akzentuierung von Deformitäten wie X-Bein, Knickfuß, kontrakter Plattfuß. Manche leichten Deformitäten oder Fehlhaltungen mögen vorbestanden haben, nehmen aber in dieser Phase zu und verursachen erstmals Beschwerden. Diese «Wachstumsstörungen» haben eher den Charakter einer konstitutionellen Insuffizienz des Muskel- und Bandapparates, welche während der Periode stärkerer Beanspruchung (zum Wachstumsschub kommen psychische Belastungen und der Eintritt ins Berufsleben hinzu) manifest werden kann. Sie können am ehesten als statische Insuffizienzen am Haltungsapparat (Wirbelsäule, untere Extremität) gedeutet werden (vgl. Kap. 38.5 u. Kap. 55.1). Aber auch eine Reihe von ernsthafteren Krankheiten erscheint in dieser Phase:
   - Scheuermannsche Krankheit (s. Kap. 56.2)
   - Juvenile Epiphysenlösung (s. Kap. 64.6)
   - Idiopathische Skoliose u. a. (s. Kap. 57.2)

Wahrscheinlich bestehen auch Zusammenhänge zwischen diesen Krankheiten. Allen ist gemeinsam eine *mechanische Insuffizienz* der Epiphysenwachstumszonen, des «Wachstumsorgans». Offenbar sind die Epiphysenwachstumsfugen in dieser Phase überbeansprucht und besonders anfällig. Sicher spielt die hormonale Umstellung eine wesentliche Rolle dabei. Es handelt sich bei diesen Krankheiten also um eigentliche **«Systemkrankheiten»** des Wachstumsorgans.

28.2
Ursachen von Störungen des Knochenwachstums

Alle Krankheiten oder äußeren Einwirkungen, die eine wachsende Epiphysenfuge zu schädigen vermögen, können Störungen des Knochenwachstums zur Folge haben.

Neben den oben genannten Systemerkrankungen des Wachstumsorganes sind es:

- **kongenitale Krankheiten** wie Chondrodystrophie, Osteogenesis imperfecta, kongenitaler Klumpfuß usw.
- **Stoffwechselkrankheiten:** Die Rachitis als Ossifikationsstörung verändert das Knochenwachstum in spezifischer Weise (s. Kap. 29.2).
- **Lähmungen** und **Gelenkdysplasien**, die das Wachstum nachhaltig beeinflussen können (s. Kap. 34.1.3 u. Kap. 64.4.3)
- **lokalisierte Schädigungen der Epiphysenfugen**, die schwere Deformitäten zur Folge haben können. Sie werden im Folgenden besprochen:

28.2.1
Lokalisierte Schädigungen der Epiphysenwachstumszonen

Ätiologie

- Lokal destruierende Prozesse (Infektionen, vor allem Arthritis, Osteomyelitis; Tumoren, Exostosen usw.)
- Aseptische Nekrosen (z. B. Perthes)
- Röntgenbestrahlung
- Trauma: Epiphysenfrakturen, Stauchungsfrakturen, Epiphysenlösungen
- Operationen im Bereich der Epiphysenfuge (Marknägel, Nägel und Drähte für Skeletttraktion)
- Epiphysenfugenläsion am distalen Femur nach langdauernder Ruhigstellung bei Coxitis tbc
- Angeborene Störungen der enchondralen Verknöcherung (Chondrodystrophie, kartilaginäre Exostosen, enchondrale Dysostosen, Tibia vara [Blount] usw.).

Auswirkungen

Eine Schädigung der germinativen Zone im Epiphysenwachstumsknorpel (Abb. 5.2 u. Abb. 5.3) kann je nach Schwere, Lokalisation und Ausdehnung des Schadens ganz unterschiedliche Wachstumsstörungen zur Folge haben:

1. gleichmäßige Verlangsamung des Wachstums
2. totaler Wachstumsstopp
3. asymmetrische Verlangsamung des Wachstums
4. asymmetrischer Wachstumsstopp.

Diese Störungen können *vorübergehend* oder *permanent*, d. h. während der ganzen Wachstumsphase wirksam sein. **Je jünger das Kind** ist, **desto schwerer** sind die bis zum Wachstumsabschluss *zu erwartenden Deformitäten* (s. Abb. 48.6).

Ein Beispiel für falsch gesteuertes Wachstum infolge einer Anlagestörung der Epiphysenfuge sind die kartilaginären Exostosen. Ihre Entwicklung geht mit dem enchondralen Wachstum parallel und hört mit diesem auf (s. Kap. 33.4.2). Auch die juvenilen Knochenzysten entstehen nur während der Periode des enchondralen Wachstums.

1./2. gleichmäßige, symmetrische Wachstumshemmung: Sie hinterlässt nach Abschluss des Wachstums eine Verkürzung des betroffenen Gliedes, die, besonders bei früheren Schädigungen (z. B. im Säuglingsalter) viele Zentimeter betragen kann (z. B. nach Schädigung der Wachstumszonen im Hüft- oder Kniebereich durch eitrige Coxitis, Osteomyelitis, nach traumatischer, nicht reponierter Luxation der Hüftkopfepiphyse, vgl. Kap. 63.1).

3./4. asymmetrische Wachstumshemmung: Manchmal ist nur ein Teil der Epiphysenscheibe beschädigt, blockiert oder zerstört. Der intakt gebliebene Anteil wächst normal weiter, während der geschädigte Anteil zurück bleibt oder ganz ausfällt. Dies führt zu einer asymmetrischen, einseitigen Knochenbildung und damit zu einem völlig ungleichmäßigen Wachstum, meist zu einer starken Achsenknickung. Nach einer Korrekturosteotomie entsteht die Deformität wieder und oft sind mehrere Eingriffe bis zum Wachstumsabschluss notwendig.

Epiphysenfugenschäden sehen zu Beginn recht harmlos aus. Manche (vor allem traumatische) werden gar nicht diagnostiziert. Die Kinder werden als geheilt entlassen. Erst nach einem oder mehreren Jahren beginnt sich das Glied immer stärker zu deformieren (Problem der Haftung einer Unfallversicherung!). Die Deformität nimmt dann bis zum Abschluss des Wachstums zu, d. h. bis die Epiphysenfuge gänzlich geschlossen ist.

Beispiele:

- *Genu valgum nach Bestrahlung* eines Hautnaevus lateral am Knie mit Schädigung der lateralen Knieepiphysenscheiben (**Abb. 28.2**)
- *Coxa vara bei M. Perthes:* siehe Abschnitt «Skelettwachstum» (Abb. 5.7, Kap. 64.5 sowie **Abb. 28.3 c und d** u. Abb. 64.58)
- *Schenkelhalsaufrichtung* nach Schädigung der Trochanterepiphysenlinie (s. Abb. 5.8 u. Kap. 64.4.4 sowie **Abb. 28.3** u. Abb. 64.18)
- *Traumatische Schädigung* des medialen Abschnittes der distalen Tibiaepiphysenfuge: Varusfehlstellung des oberen Sprunggelenks (**Abb. 28.4** u. **Abb. 28.5**)
- **Blockierung der Epiphysenfuge.** Ein massiver äußerer Druck, der den Wachstumsdruck übersteigt, bringt das Wachstum der Epiphysenfugen zum Erliegen (s. Druckdiagramm in Abb. 5.9). Dies kann

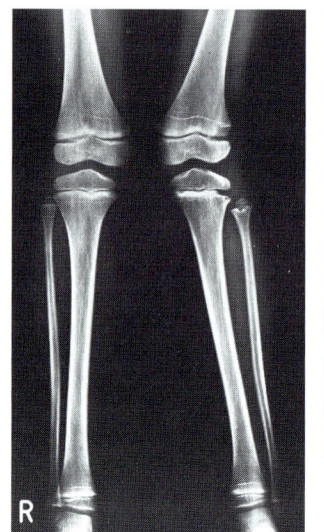

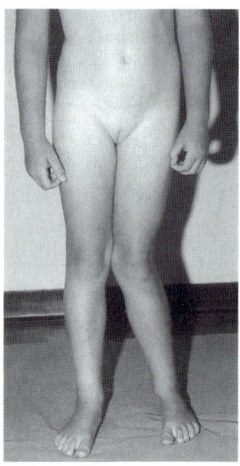

Abb. 28.2: Beispiel einer **Wachstumsstörung** infolge eines Schadens an der Wachstumszone in der Epiphysenfuge, hier im Anschluss an die *Röntgenbestrahlung* eines Hautnaevus lateral am linken Knie bei einem fünfjährigen Kind. Die Veränderungen im lateralen Abschnitt der Epiphysenfugen am linken Knie (Femur, Tibia, Fibula) sind deutlich zu erkennen: Defekt, Deformität, Sklerose. Der Längenzuwachs seit der Störung lässt sich an der Harrisschen Linie ablesen: Lateral ist er geringer als medial, was zu einer Achsenabweichung führt.
Solche Wachstumsstörungen kommen auch nach anderen lokalen Schädigungen der Epiphysenfuge vor. Die Deformität wird erst längere Zeit nach der Schädigung manifest und **nimmt** bis zum Wachstumsabschluss **noch weiter zu**.
Dieses X-Bein muss korrigiert werden, wenn nötig mehrmals bis zum Wachstumsabschluss.

28. Schäden der Epiphysenfugen – Wachstumsstörungen

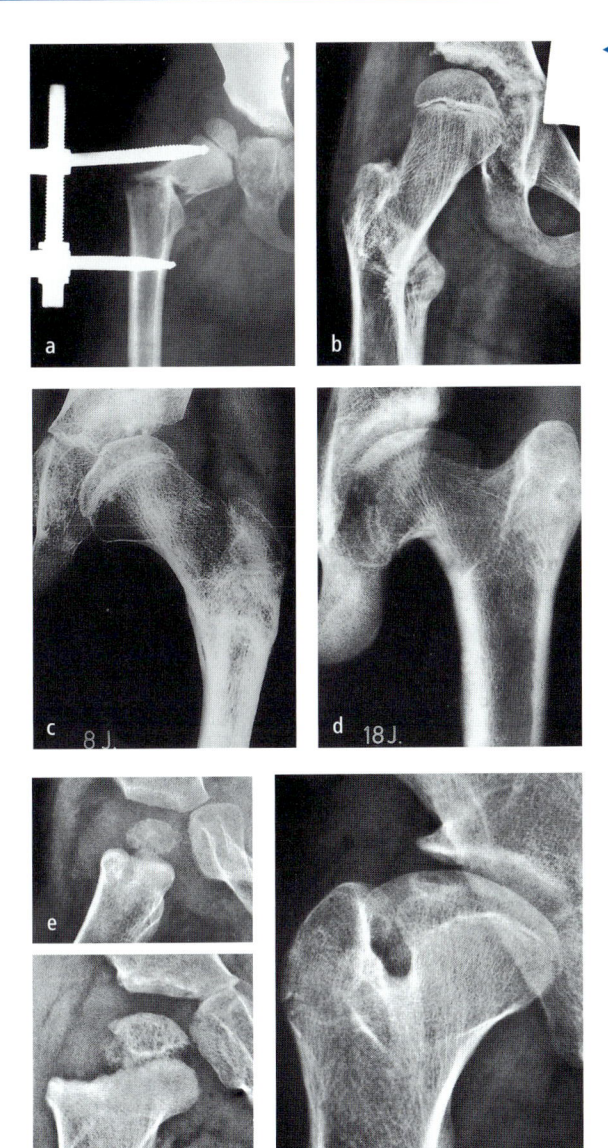

◄ Abb. 28.3: Je nach Lokalisation eines **Schadens an der Epiphysenwachstumszone** des proximalen Femurendes verläuft das weitere Wachstum ganz *verschieden*. Hier *drei Beispiele* zur Illustration der Skizze von Abbildung 5.8, S. 79, wo die Theorie der Wachstumsstörung erläutert wird.

a) Während einer Derotationsosteotomie bei kongenitaler Hüftluxation wurde die *Trochanterapophysenfuge* verletzt. Osteotomie und Fixationsschraube liegen zu hoch: postoperatives Bild im Alter *von drei Jahren*.

b) Dieselbe Hüfte im Alter *von elf Jahren*: Steilstellung des Schenkelhalses wegen vorzeitigen Verschlusses der Trochanterapophysenfuge. Diese Deformität ist vermeidbar.

c) «*Luxationsperthes*» (siehe S. 718) mit Schädigung der Wachstumszone des Hüftkopfes.

d) Bild *10 Jahre später:* Ausgeprägte Coxa vara, da der Trochanter weiter gewachsen ist, der Schenkelhals nicht mehr.

e) *Säuglingscoxitis* mit osteomyelitischem Herd im Schenkelhals.

f) Im Alter von *drei Jahren*: Defekt im Bereiche der Wachstumszone zwischen Kopf- und Trochanterepiphyse.

g) Dieselbe Hüfte nach Abschluss des Wachstums mit *14 Jahren*. Der Wachstumsdefekt liegt genau zwischen Kopf und Trochanter. Dieses Beispiel zeigt, dass auch an dieser Stelle eine Wachstumszone liegt, welche zur formgerechten Ausgestaltung des proximalen Femurendes wesentlich beiträgt.

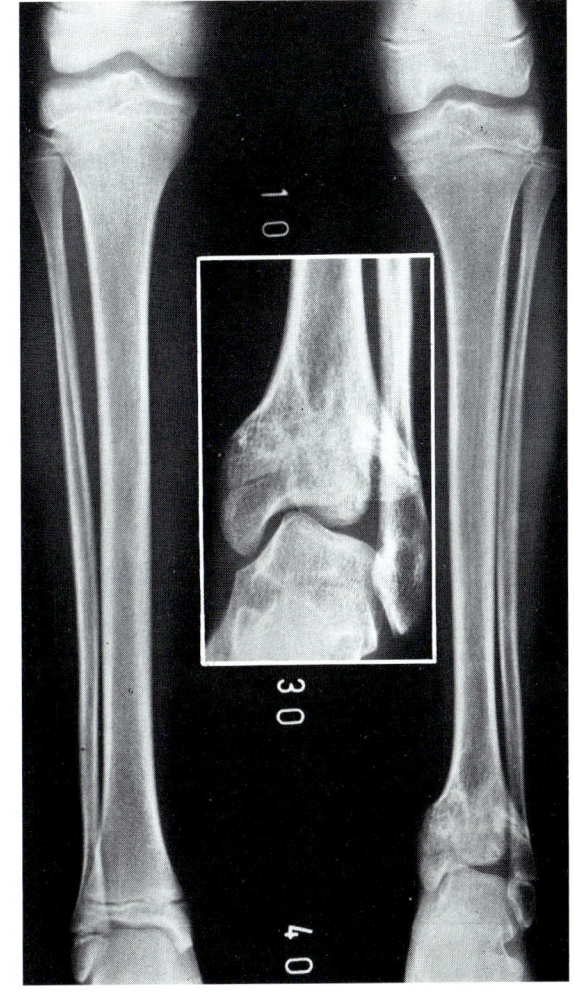

Abb. 28.4: Wachstumsstörung bei einem elfjährigen Mädchen, das *als Säugling eine Osteomyelitis* in der linken distalen Tibiaepiphyse hatte: Der linke Unterschenkel ist um etwa 4 cm kürzer als der rechte. Zudem ist das obere Sprunggelenk stark schiefgestellt und deformiert (siehe Inset). Die Beinlängendifferenz wird bis zum Wachstumsabschluss noch zunehmen. ▶

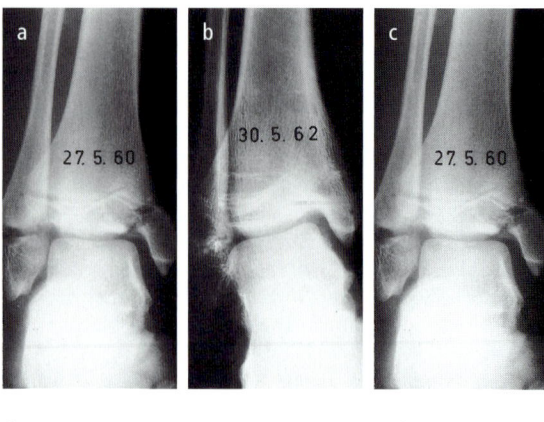

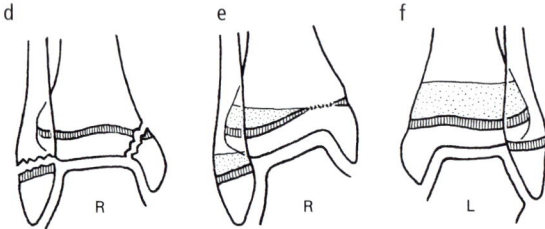

Abb. 28.5: Wachstumsstörung nach Knöchelbruch (a) mit Fraktur und anschließender Verödung der medialen Epiphysenfuge am Innenknöchel bei *13-jährigem* Mädchen.
b: zwei Jahre später Varusfehlstellung des oberen Sprunggelenkes infolge Blockierung des Wachstums der Epiphysenfuge medial.
Solche Deformitäten können vermieden werden durch anatomische Reposition und Osteosynthese der gefährdeten Epiphysenfraktur (s. S. 505).
c: Kontrollbild der Gegenseite: Normales Wachstum (beachte die Harrissche Epiphysenlinie, die den normalen Längenzuwachs markiert).
d–f: Schema zu Abbildung a–c (Pausen nach den Röntgenbildern). *Schraffiert:* Die Epiphysenfuge. *Punktiert:* Die seit dem Unfall hinzugewachsenen Knochenpartien, bis zur Harris-Linie.

man experimentell nachweisen, indem man die Knorpelfuge mit kräftigen Agraffen fest verklammert (Abb. 5.13). *Therapeutisch* wird dieser «Epiphyseodese» genannte Eingriff angewandt z. B. zum Beinlängenausgleich (s. Kap. 63.2.2: «Beinlängendifferenzen»).
Die gleiche Wirkung hat eine Knochenspange, welche die knöcherne Epiphyse mit der Metaphyse verbindet und damit die dünne Epiphysenscheibe, welche die beiden Knochenteile trennt, überbrückt. Eine sehr schmale Knochenbrücke wird allerdings vom Wachstumsdruck der Epiphysenfuge gesprengt (s. «Die Kraft des epiphysären Längenwachstums», Kap. 5.5.2).

Transepiphysäre Knochenbrüche verlaufen quer durch die Epiphysenfuge. Der Kallus kann in den klaffenden Frakturspalt in der Epiphyse hineinwachsen und eine solche Brücke bilden. Durch die lokale Wachstumssperre kommt eine schwere asymmetrische Wachstumsstörung zustande wie bei einer lokalisierten Zerstörung der Epiphysenfuge (Abb. 28.5 u. **Abb. 28.6**). Eine anatomisch **exakte Reposition** solcher Epiphysenfrakturen kann dies verhindern (siehe «Kinderfrakturen», Kap. 44.3).

Andererseits können **Operationen** im Bereich der Wachstumsfugen zu unbeabsichtigten Wachstumsstörungen führen. So sollte z. B. die Verpflanzung der Tuberositas tibiae bei der habituellen Patellarluxation (nach Roux) sowie die Tibiamarknagelung im Wachstumsalter wegen der Gefahr eines späteren Genu recurvatum vermieden werden. Schädigungen der Trochanterepiphyse können zu Coxa valga führen (Femurmarknagel). Die Resektion des Radiusköpfchens im Kindesalter ist ein Fehler: Sie führt zu einem Cubitus valgus.

Zu einer spontanen Epiphyseodese kam es zuweilen im Kniebereich bei Coxitis tuberculosa. Die außerordentlich starke Osteoporose (lange Liegezeit, trophische Störungen) führte zu indirekten Mikrofrakturen im Bereich der Wachstumszone und zur Brückenkallusbildung.

28.2.2
Indirekte Störung des epiphysären Wachstums

Überschießendes Längenwachstum

Ein überschießendes Längenwachstum durch Stimulation der Wachstumsfuge wirkt störend vor allem an den unteren Extremitäten, wenn dadurch Beinlängendifferenzen entstehen. Ursache ist meist eine über längere Zeit *vermehrte Durchblutung* der Diaphyse eines langen Röhrenknochens (Osteomyelitis, arteriovenöse Fistel).

Am häufigsten sieht man dies heute nach anatomisch reponierten Schaftfrakturen, besonders nach *Osteosynthesen* bei Kindern und Jugendlichen. Das Röntgenbild unmittelbar nach der Operation kann den Chirurgen freuen, das Spätresultat sieht er nicht mehr. Wenn der Fall längst abgeschlossen ist, kommt der Patient zum Orthopäden für den Beinlängenausgleich (s. a. «Frakturbehandlung im Kindesalter», Kap. 44, und «Beinlängendifferenzen», Kap. 63).

Störungen der normalen mechanischen Verhältnisse bei Lähmungen

Im Kapitel Skelettwachstum ist die Bedeutung der normalen physiologischen mechanischen Beanspruchung für das Wachstum beschrieben worden (s. Kap. 5.3). Diese fehlt vor allem bei Lähmungen: Bei schlaffen Lähmungen fehlt der physiologische Mus-

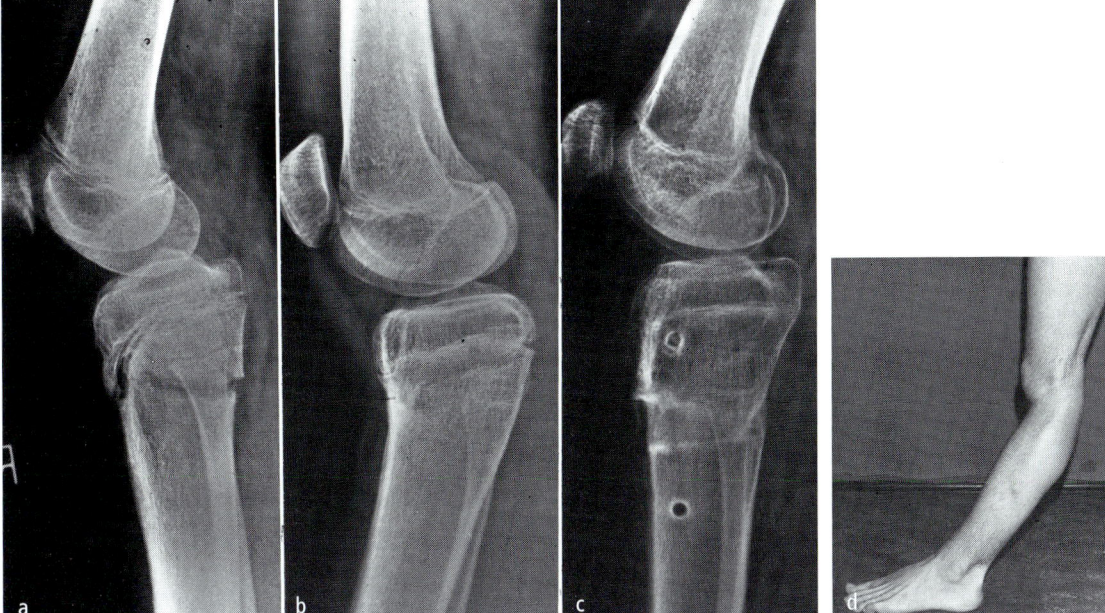

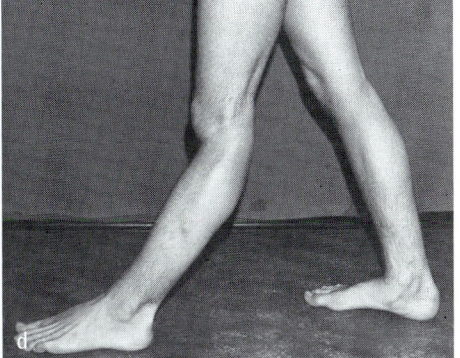

Abb. 28.6: Wachstumsstörung nach Fraktur am Tibiakopf bei *14-jährigem Knaben*.
a) Die Fraktur verläuft quer durch die Wachstumszone in die Tuberositas tibiae hinein.
b) *1¼ Jahre später:* Verschluss der Epiphysenfuge an der Tuberositas tibiae. Ventral kein Längenwachstum mehr, nur noch dorsal. Dadurch Achsenabweichung: Genu recurvatum.
c) Zustand *drei Monate* nach Korrekturosteotomie und Einsetzen eines keilförmigen Knochenspanes zum Verkürzungsausgleich. Äußere Spanner dienten zur Fixation unter Druck, die Nagellöcher sind noch sichtbar.
d) Das Genu recurvatum vor der Korrekturoperation.

keltonus ganz oder teilweise, bei spastischen Lähmungen ist seine Koordination gestört.

Am Hüftgelenk können die Auswirkungen katastrophal sein, besonders wenn die Lähmung bereits im frühen Kindesalter entsteht (Poliomyelitis, zerebrale Parese, s. Kap. 34.1 bzw. Kap. 34.2).

Wie in Abbildung 5.11 gezeigt, richtet sich der Schenkelhals unter der veränderten Beanspruchung im Verlauf des Wachstums auf (Coxa valga). In ausgeprägten Fällen führt das zur Subluxation, ja Luxation der Hüfte (Coxa valga luxans), was schwerste Behinderung nach sich zieht (**Abb. 28.7**). Meist lässt sich diese Entwicklung nur operativ verhindern (s. a. Kap. 64.3.2).

Allerdings ist die Gefahr von Rezidiven groß, was nicht verwundert, wenn man bedenkt, dass sich unter der pathologischen Beanspruchung der Schenkelhals von neuem aufrichtet.

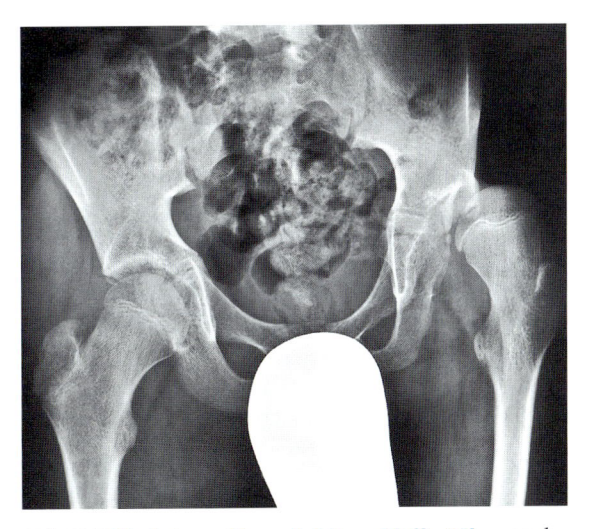

Abb. 28.7: Wachstumsstörung infolge schlaffer Lähmung des linken Beines (Poliomyelitis im Kleinkindesalter): Aufrichtung des Schenkelhalses (extreme Coxa valga), Subluxation der linken Hüfte. Als weitere Folge bleibt die Pfannenentwicklung aus und an Stelle des Pfannendaches bildet sich eine sekundäre Abstützfläche, ein kümmerliches Ersatzgelenk.

IIA. Orthopädische Krankheiten

Störungen der Gelenkentwicklung

Störungen der geometrisch genau festgelegten Anlage eines Gelenks oder des Muskelgleichgewichts leiten einen Circulus vitiosus ein, der wechselweise Beanspruchung und Entwicklung des Gelenks in falsche Bahnen lenkt. Typisches Beispiel dafür ist die **Hüftdysplasie** im Kindesalter, welche das Gelenk früher oder später zerstört, wenn der Circulus vitiosus nicht unterbrochen wird. Dies ist im Abschnitt «Gelenkentwicklung», Kapitel 5.4, erläutert. Die Klinik der Hüftdysplasie ist in Kapitel 64.4 «Kongenitale Hüftdysplasie» beschrieben.

Ähnliche **Fehlentwicklungen** kommen aber auch an *anderen Gelenken* vor, z.B. beim:

- *Fußgelenk*, z.B. beim kongenitalen Klumpfuß (Kap. 69.3.1)
- *oberen Sprunggelenk*, bei Fehlstellungen des Fußes und Fehlbelastung der Talusrolle in der Malleolengabel
- *Kniegelenk*, bei Fehlstellungen (z.B. Genu recurvatum), bei Dystopie der Patella mit veränderter Zugrichtung des Quadrizeps und habitueller Patellaluxation
- *Ellbogengelenk:* Ist die Kongruenz der drei zusammenwirkenden Gelenkanteile (Scharniergelenk zwischen Trochlea humeri und Ulna, Kugelgelenk zwischen Radiusköpfchen und Capitulum humeri, Drehgelenk zwischen Radiusköpfchen und Ulna) aus irgend einem Grunde gestört, so kann sich das Ellbogengelenk nicht normal entwickeln. Daraus können Fehlstellungen und Bewegungseinschränkungen entstehen. Deshalb darf z.B. das *Radiusköpfchen* beim Kind nie entfernt werden (s. Kap. 47.2.5).

28.3
Prognose der Wachstumsstörungen

Allen in diesem Kapitel aufgeführten Wachstumsstörungen ist gemeinsam, dass sie meistens unauffällig beginnen, kaum Symptome zeigen und deshalb oft nicht erkannt werden. Anstatt auszuheilen **nehmen die Störungen zu**, allerdings so langsam und in so langen Zeiträumen, dass sie oft nur mit Verlaufskontrollen über Monate und Jahre hin erfasst werden können.

Die Beurteilung der Prognose und die daraus sich ergebende Planung der prophylaktischen Therapie stellen manchmal recht schwierige Probleme, welche nur in **jahrelanger Betreuung** der Kinder – in der Regel bis zum Wachstumsabschluss – gelöst werden können. Es sind typisch orthopädische Probleme. Ihre Lösung verlangt:

- biomechanische Überlegungen
- Gesamtheitsbetrachtung
- erfassen der langfristigen Entwicklung
- viel Geduld!

28.4
Prophylaxe und Therapie der lokalisierten Wachstumsstörungen

Ist die Bedeutung der Epiphysenwachstumszonen einmal erkannt, so kann die oberste Regel nur heißen, sie zu **schützen** und zu **schonen**:

- Pathologische Prozesse in ihrer Nähe sofort eliminieren, bevor sie größeren Schaden anrichten, ohne dabei die Wachstumszone selbst zu beschädigen.
- Bei *Operationen* die Epiphysenfugen (und auch die übrigen Wachstumszonen, z.B. an Apophysen) nicht berühren, vor allem nicht überqueren (außer mit ganz dünnen Kirschnerdrähten in senkrechter Richtung; siehe auch «Frakturen bei Kindern», Kap. 44.5).

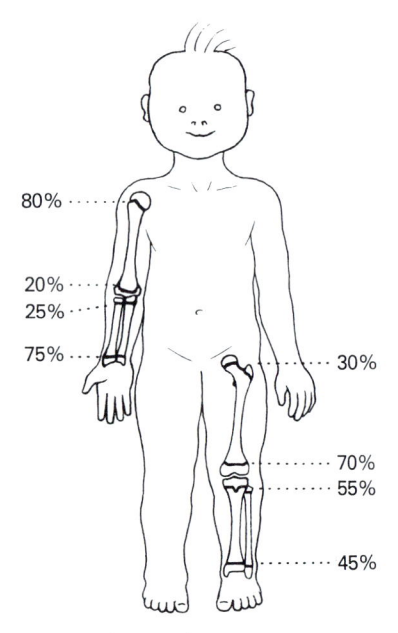

Abb. 28.8: *Beitrag der einzelnen* **Wachstumsfugen** *zum* **Längenwachstum** *der Extremitätenknochen* (Länge jedes Knochens zu 100% gerechnet): *Am Bein* haben die knienahen Epiphysenfugen den größten Anteil am Längenwachstum, *am Arm* jedoch die ellbogenfernen Wachstumszonen (s.a. Abb. 2.10).
Wichtig sind diese Werte für die Beurteilung von Wachstumsstörungen und deren **Prognose** im Kindesalter, und damit für das Aufstellen eines Behandlungsplanes (s. Kap. 63.2). Überdies erklären diese Verhältnisse, warum nach Amputationen an Oberarm und Unterschenkel bei Kindern manchmal der Knochen aus dem Amputationsstumpf herauswächst (s. Kap. 70.1).

Defekte Wachstumszonen konnten bisher nicht erfolgreich wieder hergestellt (transplantiert) werden. Hingegen ist es möglich, kleinere Knochenbrücken, die das epiphysäre Wachstum blockieren, gezielt zu resezieren (**Desepiphyseodese**; evtl. in Kombination mit einer Korrekturosteotomie). Ein geeignetes Interponat soll eine neue Brückenbildung verhindern.

Die Epiphysensprengung mit der Technik von Ilisarow, eine interessante Idee, hat sich bisher klinisch nicht bewährt (s. a. Kap. 63.2.2).

Manchmal ist aber die Entwicklung von Fehlstellungen und Verkürzungen nicht zu vermeiden. Es gilt dann, mittels individuell geplanter Korrekturosteotomien solche Deformitäten zu korrigieren. Falls vorauszusehen ist, dass die Wachstumsstörung nachher noch weiter wirkt, wird man überkorrigieren. Meist ist auch eine gewisse Verlängerung erwünscht. Nicht selten sind aber bis zum Wachstumsabschluss mehrere Eingriffe notwendig.

Mit **gezielten Epiphyseodesen** (Verödung von Epiphysenfugen: s. Kap. 63.2.2) ist es manchmal möglich, weitere Deformierungen zu verhindern und/oder Verkürzungen auszugleichen (auf der gesunden Gegenseite). (Siehe auch «Deformitäten», Kap. 38.1, und «Achsenfehlstellungen», Kap. 38.4, u. **Abb. 28.8**)

Bei Fehlentwicklungen von Gelenken können gelenkmechanisch wirksame Operationen die normale Gelenkfunktion und damit eine normales Wachstum fördern.

29 Skelettveränderungen bei Allgemeinkrankheiten

Orthopädische Probleme ergeben sich bei bestimmten Allgemeinkrankheiten, manchmal dominieren sie das Krankheitsbild.

29.1 Hämophilie

Bei diesem rezessiv vererbten Fehlen von einzelnen Gerinnungsfaktoren führt die Blutungsneigung immer wieder zu **Blutergüssen in die Gelenke** hinein (*Hämarthros*). Betroffen sind v. a. Knie und Ellenbogen. Der entstehende Pannus auf der Gelenkoberfläche beeinträchtigt die Ernährung des Knorpels. Dadurch kommt es zu einer Fibrose der Gelenkkapsel und zur langsamen Zerstörung des Gelenks, zur Arthrose.

Im akuten Stadium, das klinisch wie eine Entzündung aussieht, ist neben der intermedizinischen Behandlung (Substitutionstherapie, Faktor 8) eine kurzfristige Ruhigstellung der Gelenke notwendig (Gefahr: Knieflexionskontraktur, vgl. Kap. 38.2.1). Im Frühstadium kommen arthroskopische Spülung, Synovektomie, kontinuierliche passive Bewegung, bei fortgeschrittener Zerstörung Korrekturosteotomien, Arthrodesen und Arthroplastiken in Frage. Hämophiliegelenke sind schwierig zu behandeln. Operationen sind bei genauer Überwachung der Blutgerinnung möglich. Aufwand (Frischblut, Substitutionspräparate) und Kosten sind hoch.

29.2 Stoffwechselkrankheiten

Das Skelett ist der größte Kalzium- und Phosphorspeicher des Körpers. Sein Stoffwechsel ist intensiv, rasch und sehr variabel (An- und Abbau durch bone-remodeling: s. Kap. 2.2.2). Veränderungen im **Kalziumstoffwechsel** machen sich rasch am Skelett bemerkbar. Umgekehrt kann eine überstürzte Kalziumfreisetzung aus dem Skelett sich in allgemeinen Symptomen, wie z. B. Nierensteinen, manifestieren, etwa bei Inaktivitätsosteoporose infolge längerer Bettruhe. **Tabelle 29.1** zeigt die wichtigsten Stoffwechselstörungen, die zu orthopädischen Erkrankungen führen können.

Hier sollen nur die orthopädischen Aspekte der wichtigsten Stoffwechselkrankheiten besprochen werden. Die Krankheitsbilder selbst sind in der internmedizinischen oder pädiatrischen Literatur nachzulesen.

29.2.1 Vitamin D-Mangel: Rachitis und Osteomalazie

Früher und in Krisenzeiten außerordentlich häufig und eines der Hauptprobleme in der Orthopädie. Heute beinahe – aber nicht vollständig – verschwunden. Die Diagnose ist deshalb schwieriger geworden.

Pathophysiologie

Die Zellen (Osteoblasten, Osteoklasten usw.) funktionieren normal, gestört ist die Kalkeinlagerung in die vorgebildete Knochengrundsubstanz (Matrix). Der Knochen bleibt deshalb weich. Kompensatorische Überproduktion von Grundsubstanz, beim **wachsenden Skelett** vor allem im Bereich der Wachstumszonen (Epiphysenfugen), welche aber keine mechanische Festigkeit hat. Dies führt zu Verbiegungen, evtl. massiven Deformitäten dieser wachsenden Knochen, im Kindesalter also zum typischen Bild der **Rachitis**, wie man es früher sehr häufig sah, heute nur noch in Krisengebieten.

Bei voll *ausgebildetem* Skelett, d.h. nach Wachstumsabschluss, äußert sich die mangelnde Mineralisation vor allem in einem generalisierten Knochenschwund. Deformitäten kommen durch multiple **schleichende Frakturen** (*Loosersche Umbauzonen*, sog. «*Milkmansyndrom*») zustande. Die Krankheit hat deshalb bei Erwachsenen eine andere Erscheinungsform und auch einen anderen Namen: **Osteomalazie**.

Tabelle 29.1: Stoffwechselstörungen mit orthopädischen Folgen.

1. Störungen der Vitaminzufuhr

Vitamin D-Mangel: Bei wachsendem Skelett: Rachitis (s. Kap. 29.2.1).
Nach Wachstumsabschluss: **Osteomalazie** (s. Kap. 29.2.1).

Vitamin D-Überdosierung: Hypervitaminose.

Vitamin C-Mangel: Skorbut = Möller-Barlowsche Krankheit: u. a. Störungen der enchondralen Ossifikation, subperiostale Blutungen, Epiphysenlösungen. Typische Erscheinungen im Röntgenbild. Rasche Heilung nach Vitamin C-Zufuhr.

Vitamine A, B, E: Mangelerscheinungen

2. Störungen des Hormonhaushaltes

Parathyreoidea
Hyperparathyreoidismus: **Ostedystrophia generalisata** = Ostitis fibrosa cystica generalisata (s. Kap. 29.2.2)

Nebennieren
Morbus **Cushing**: schwere Osteoporose, evtl. mit pathologischen Frakturen und (Wirbel-)deformitäten. Auch iatrogen durch Steroidmedikation (Cortison usw.) (s. Rheumatische Erkrankungen, Kap. 36.1.2)

Thyreoidea:
Hypothyreose: Kretinische Wachstumsstörung.
Hyperthyreoidismus: Osteoporose.

Hypophyse:
Hypophysärer Riesenwuchs, Akromegalie.
Wachstumsstörungen (hypophysärer Zwergwuchs).

Gonaden:
gestörtes Hormongleichgewicht im Klimakterium: **präsenile Osteoporose** (s. Kap. 30.3.1).

Störungen bei Diabetes (s. Kap. 29.2.3):
Zirkulationsstörungen, Infektanfälligkeit, diabetische Osteopathie mit schmerzhafter Osteoporose. Diabetischer Fuß: siehe Kapitel 69.12

Störungen bei Schwangerschaft – Osteoporose.

3. Andere Stoffwechselstörungen

Renale Osteopathien (Renale Rachitis)
Skelettsystemveränderungen bei bestimmten Formen von Niereninsuffizienz simulieren das klinische Bild der Rachitis, sprechen aber auf Vitamin D-Zufuhr in normalen Dosen nicht an:

Vitamin D-resistente Rachitis: vererbte tubuläre Niereninsuffizienz. Therapie mit hohen Dosen Vitamin D.

Renale Osteodystrophie bei chronischem Nierenschaden: Kombination von Vitamin D-resistenter Rachitis und sekundärem Hyperparathyreoidismus.

Resorptionsstörungen: z. B. Sprue, auch länger dauernde Hungerzustände, können zu Skelettveränderungen, vor allem zu Osteomalazie, führen.

Speicherkrankheiten: gelegentlich Skelettveränderungen.

Gicht = Arthritis urica: siehe Kapitel 36.3.

Die «Looserschen Umbauzonen» sind keine eigene Krankheit. Sie sind ein Symptom und kommen überall dort vor, wo das Verhältnis zwischen mechanischer Beanspruchung und mechanischer Festigkeit des Knochens gestört ist. Sie sind die charakteristische Antwort des lebenden Knochengewebes auf **Ermüdungsbrüche** der Knochengrundsubstanz (s. «Ermüdungsbrüche», Kap. 40.5). Bei der Osteomalazie sind sie besonders häufig und deutlich zu verfolgen.

Rachitis

Typische Deformitäten: säbelförmige Verbiegung der langen tragenden Röhrenknochen: O- oder X-Beine, Auftreibungen der distalen Epiphysenfugengegend (äußerlich und im Röntgenbild sichtbar, palpierbar, vor allem an Handgelenk und Knöchel. Verdickungen am Knochen-Knorpel-Übergang der Rippen (Rosenkranz), weiche Schädelknochen am Hinterkopf (Kraniotabes).

Röntgen: Starke Verbreiterung der Epiphysenfuge, typische becherförmige Ausweitung der Metaphyse. Auflockerung der Knochenstruktur an der Grenze Metaphyse-Epiphysenwachstumsknorpel, Osteoporose (**Abb. 29.1**).

Diagnose: Rachitis wird vermutet bei mangelhafter Ernährung und den typischen Erscheinungen der Krankheit. Sie wird erhärtet durch Röntgen und Labor (erhöhte Serumphosphatose) sowie durch promptes Ansprechen auf Vitamin-D-Zufuhr (Diagnose ex juvantibus, DD. gegen Vitamin-resistente Rachitis).

Therapie: Vitamin-D-Zufuhr, z. B. Vitamin-D-Stoß (1 × 300 000 E.). Besser, wenn möglich: tägliche Zufuhr von 100–200 E., Sonnenlicht. Überdosierung von Vitamin D kann zu allgemeinen Krankheitserscheinungen führen! (Hypervitaminose mit typischen Röntgenzeichen).

Bereits bestehende Knochendeformitäten *korrigieren sich* vor allem bei kleinen Kindern im Verlauf des weiteren Wachstums weitgehend **spontan** (s. Kap. 5.2), evtl. sind temporär Schienen und Apparate zweckmäßig. So kann man unter medikamentöser Therapie meistens abwarten, bis die verbogenen Knochen wieder gerade wachsen. Bei schweren Deformitäten kommen Korrekturosteotomien in Frage (s. **Abb. 29.2**).

Osteomalazie

Osteomalazie tritt im höheren Alter und vor allem bei Frauen auf. Die Osteomalazie in Folge mangelnder Zufuhr von Vitamin D ist bei normaler Ernährung selten, kommt aber vor in Folge von Fettresorptionsstörungen im Darm.

Das Leitsymptom sind *generalisierte Schmerzen* am ganzen Skelett. Sie werden verstärkt durch Druck auf den Thorax oder die Symphyse. Bei Verdacht sollte die alkalische Phosphatase bestimmt werden. Zusammensintern der Wirbel, Schrumpfen der Thoraxhöhe, Kyphose, evtl. Gibbus. Multiple Stauchungsfrakturen der Wirbelsäule. Deformitäten infolge schleichender Frakturen.

Röntgen: Entkalkung des gesamten Skelettes. Das Röntgenbild ist verwaschener und weniger scharf gezeichnet als bei der Osteoporose. Wirbeldeformitäten: Fischwirbelformen. Beckendeformierung (Kartenherzbecken). Coxa vara. An den Stellen größter Beanspruchung schleichende Frakturen, Umbauzonen (Looser): Scham- und Sitzbeinäste, Schenkelhals (Abb. 29.2 u. Abb. 64.22), oberer Femurschaft.

Therapie: Unter Vitamin-D-Zufuhr kommt es bei reinem Vitaminmangel meist rasch zur Besserung der Beschwerden (Calciferol p. o., etwa 1000 E. täglich, bei Malabsorptionsyndrom i. m.).

29.2.2
Hyperparathyreoidismus: Osteodystrophia fibrosa generalisata

Die Osteodystrophia fibrosa generalisata = Ostitis fibrosa cystica generalisata (v. Recklinghausen) ist eine seltene Krankheit, die neben allgemeinen Symptomen (Nierensteinen) im Spätstadium generalisierte und gleichzeitig lokalisierte Knochenveränderungen macht, aufgrund einer Stoffwechselstörung durch erhöhte Ausschüttung von Nebenschilddrüsenhormonen. Als Ursache findet man fast immer ein **Adenom der Parathyreoidea**. Regellose Entkalkung des Skelettes, Verdünnung der Kortikalis,

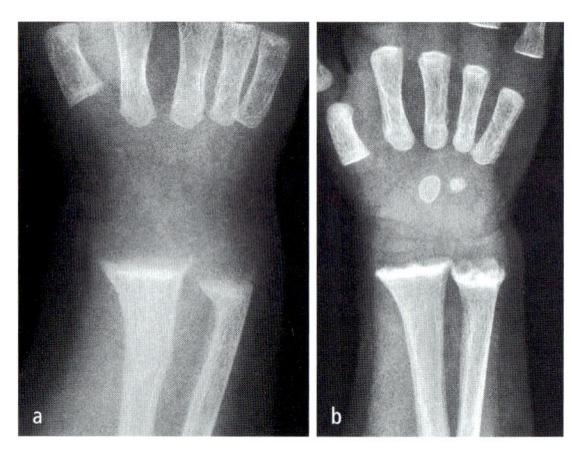

Abb. 29.1: a): **Handgelenk eines Kleinkindes** bei florider **Rachitis**, mit einer *Grünholzfraktur* im Radius und distal an der Ulna. b): Rachitis nach einigen Wochen *Therapie*.

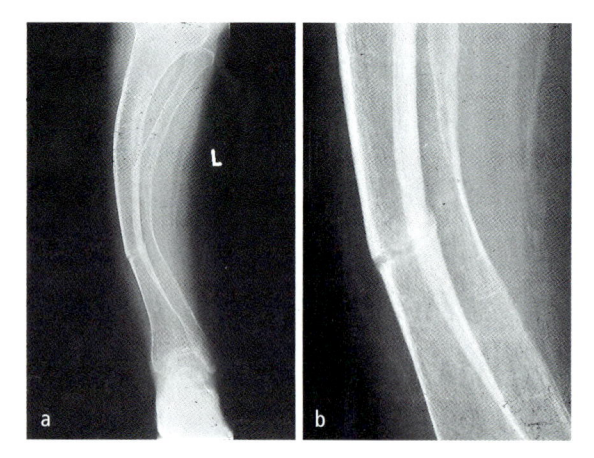

Abb. 29.2: **Osteomalazie** unbekannter Genese bei einer *70-jährigen Frau*. Massiver generalisierter Knochenschwund, extreme Verbiegung des Unterschenkels (crus valgum), Ermüdungsfraktur im Tibiaschaft (Loosersche Umbauzone, b: Ausschnitt). Das Bein ist kaum belastbar, die Frau ist auf Gehhilfen angewiesen. In solchen Fällen kommen Korrekturosteotomien in Frage.

fibröse Umwandlungen des Knochenmarkes, Zystenbildungen, braune Tumoren als Folge von Blutungen, Frakturen, in schweren Fällen massive Skelettdeformitäten. Zuerst Schmerzen, später funktionelle Störungen.

Die Diagnose wird vermutet bei unklaren Knochenveränderungen und gesichert durch den Nachweis der Störung im Kalzium-Phosphatstoffwechsel.

Die Krankheit ist **heilbar** durch die Exstirpation des Epithelkörperchenadenoms.

29.2.3
Komplikationen bei Diabetes mellitus

Mehrere typische diabetische Komplikationen haben Auswirkungen auf den Bewegungsapparat:

- arterielle Verschlusskrankheit
- erhöhte Infektanfälligkeit
- diabetische Neuropathie
- diabetische Osteo- und Arthropathie.

Diese Komplikationen machen den «diabetischen Fuß» zu einer therapeutischen Crux: Trockene Nekrosen oder feuchte Gangrän, letztere meist infiziert, erfordern Amputationen (**Abb. 29.3**). Die **verminderte Schmerzempfindung** kann leicht zu Verletzungen, zu Druckstellen und nachfolgenden Infektionen Anlass geben. Das **Malum perforans** der Fußsohle, das infiziert und nie ausheilt, ist typisch für den Diabetes (Abb. 29.3 d). Die Neuropathie kann schließlich auch zur diabetischen Osteoarthropathie mit schweren Knochen- und Gelenkzerstörungen führen (Charcot-Gelenk, s. Kap. 34.5.4 mit Abb. 34.26).

Wichtig ist die **Prävention**: Peinlich genaue Fußpflege und entlastende Schuhversorgung und in erster Linie die internistisch richtige Einstellung des Diabetes.

In unseren Breiten gehört der Diabetes heute noch zu den *häufigsten* Ursachen von Beinamputationen. Nur eine gute **Schulung** und lebenslange **Betreuung** der Diabetiker kann diese Situation verbessern. Die Behandlung des diabetischen Fußes wird in Kapitel 69.12 beschrieben.

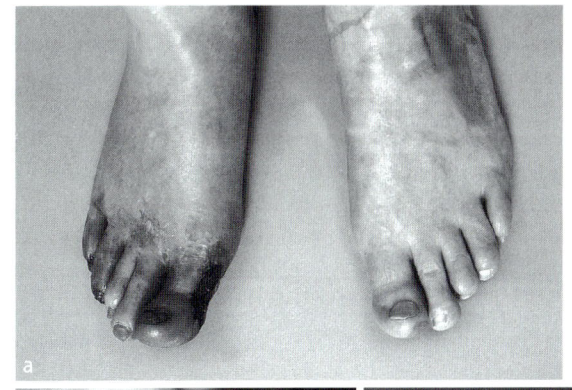

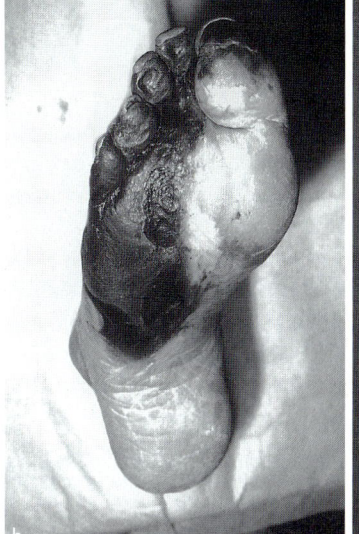

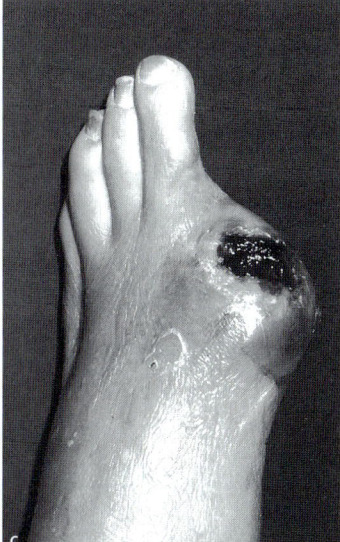

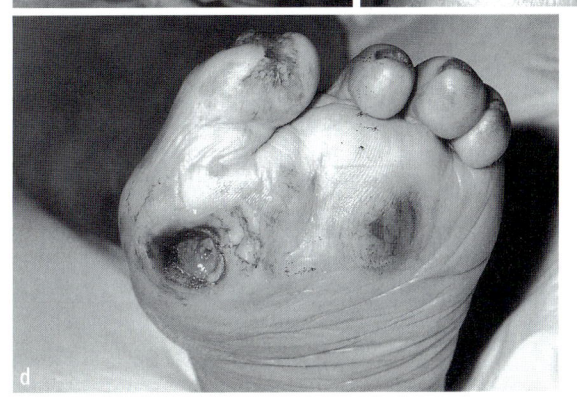

Abb. 29.3: Füße bei Diabetes
a) beginnende **Gangrän** aller Zehen
b) fortgeschrittene Gangrän des ganzen Vorfußes
c) nach *Amputation* der Großzehe
d) **Malum perforans** unter den Metatarsaleköpfchen I und IV

30 Verschiedene Knochenkrankheiten

In diesem Kapitel werden einige Erkrankungen des Skelettes abgehandelt, deren Ätiologie nicht bekannt ist oder die nicht leicht nach ihrer Ätiologie in anderen Kapiteln eingereiht werden können.

30.1
Osteofibrosis derformans juvenilis

Die Osteofibrosis derformans juvenilis = fibröse Dysplasie (Jaffé, Lichtenstein, Uehlinger) ist eine ätiologisch nicht geklärte, **seltene** Skelettaffektion mit fibröser Umwandlung von Knochenmark einzelner (monostotische Form) oder mehrerer Knochen (polyostotische Form). Bei Kindern und jungen Erwachsenen gelegentlich zusammen mit Störungen außerhalb des Skelettes.

Die Knochenveränderungen gleichen jenen bei der Osteodystrophia fibrosa: Größere **wabig-zystische Auftreibungen**, vor allem der langen Röhrenknochen, wobei eine dünne Kortikalisschicht immer erhalten bleibt. Stoffwechselstörungen fehlen jedoch.

Wichtig ist die differentialdiagnostische Abgrenzung von den zystischen Tumoren, damit keine unnötigen Resektionen gemacht werden.

Nur Spontanfrakturen und Deformitäten verlangen manchmal chirurgische Interventionen wie Spongiosaplastiken und Osteotomien.

30.2
Ostitis deformans (Pagetsche Erkrankung)

Ungeklärte, nicht allzu seltene Erkrankung einzelner oder mehrerer Knochen im fortgeschrittenen Erwachsenenalter (etwa 3% aller Männer über 40 sind befallen) mit stark erhöhtem, überstürztem Knochenumbau. Die lamelläre Knochenstruktur wird abgebaut und ersetzt durch rasch wachsenden **Faserknochen von ungeordneter Struktur**, meist größerer Dichte, aber geringer mechanischer Festigkeit. Die normalen **Knochenformen** werden **grob verändert**: Vergrößerung des Schädels (Hut wird zu klein), Verkrümmung langer Röhrenknochen, Veränderungen auch an Wirbelsäule, Becken und Sakrum. Gewöhnlich unbemerkter Beginn und schleichender Verlauf über Jahre hinweg. Nicht selten Zufallsbefunde auf Röntgenbildern.

Gelegentlich symptomlos, oft schmerzhaft. Auffällig wegen der langsam entstehenden Deformitäten und akut bei pathologischen Frakturen. Oft Ermüdungsfrakturen (größere Beanspruchung wegen Deformität, geringe Belastbarkeit des Faserknochens), besonders Schenkelhals, proximale Tibia. Auch Arthrosen, wenn in Gelenknähe.

Gelegentlich entartet der M. Paget in ein sehr malignes Sarkom. Außer in diesen Fällen ist der Verlauf langsam protrahiert und kommt oft spontan zum Stillstand.

Diagnose: Typischer Aspekt im Röntgenbild: im Frühstadium Rarefikation, später grobsträhnige, unregelmäßige, oft sklerotische Struktur. Grobe Veränderungen, Verkrümmungen und Verdickungen der Knochenform (**Abb. 30.1**). *Labor:* Alkalische Phosphatase fast immer erhöht, übrige Laborbefunde normal.

Therapie: Symptomatisch-orthopädisch. Schmerztherapie medikamentös, Deformitäten wenn möglich operativ. Bei Gelenkbefall evtl. Endoprothesen. Da die Ätiologie nicht bekannt ist, gibt es auch keine kausale Therapie. Zwei Medikamente, die in den komplizierten Kalziumstoffwechsel eingreifen, zeigen Wirkungen:

- *Calcitonin* scheint die primären Knochenschmerzen beeinflussen zu können. Allerdings ist ein Effekt nur in den ersten Wochen zu erwarten.
- *Phosphonate* sind zurzeit noch im Versuch. Die Knochenbruchheilung verläuft beim Paget normal. Korrekturoperationen sind manchmal notwendig und heilen normal aus.

30.3
Osteoporose

30.3.1
Allgemeines

Definition und sozialmedizinische Bedeutung

Die Osteoporose ist bei weitem die *häufigste Skelettkrankheit*. Etwa 25% aller Frauen über 60 Jahren leiden darunter.

Das Hauptsymptom sind **Rückenschmerzen** infolge von Spontanfrakturen von Wirbelkörpern. Die Osteoporose ist aber auch die Ursache der so überaus häufigen **Altersfrakturen** von Hüfte, Radius, Humerus usw. (s. Abb. 21.8).

Über eine halbe Million Spitaltage pro Jahr in der Schweiz und Folgekosten im Milliardenbereich unterstreichen die sozialmedizinische Bedeutung der Osteoporose. Die Bemühungen um eine Prophylaxe sind deshalb groß, haben allerdings (noch) nicht zu einer patenten Lösung geführt.

Schwierig ist bereits die **Definition** – sie wurde 1996 in Amsterdam international so festgelegt: «Die Osteoporose ist eine systemische Knochenkrankheit, gekennzeichnet durch niedrige Knochenmasse und pathologische Strukturveränderungen des Knochengewebes, mit größerer Knochenbrüchigkeit und erhöhtem Frakturrisiko.

Begriffe: Primär bezeichnet **Osteoporose** allerdings lediglich ein Symptom, «Knochenschwund», und damit eine Begleiterscheinung vieler generalisierter sowie lokalisierter Skelettaffektionen. Mit **Osteopenie** wird eine Rarefizierung des Skelettes bezeichnet, eine Verminderung, jedoch keine qualitative Veränderung der normalen Knochensubstanz. Als Altersatrophie ist dies eine normale Erscheinung. Die Grenze zur pathologischen Osteoporose ist fließend. Im Röntgenbild erscheinen die Knochen durchsichtiger, weniger dicht, im Übrigen von normaler Form und Struktur.

Pathophysiologie

Das menschliche Skelett besteht je etwa zur Hälfte aus Hartsubstanz (Hydroxylapatit), der druck- und formfesten Komponente, und der organischen Grundsubstanz, dem zugfesten Element im Verbund.

Die gesamte Knochenmasse stellt ein **Kalziumreservoir** des Körpers dar. Beim jungen Menschen halten sich An- und Abbau des Knochens die Waage (vgl. «Ständiger Knochenumbau», Kap. 2.2.2 mit Abb. 2.9). Es handelt sich also um ein dynamisches Gleichgewicht. Allerdings nimmt die gesamte Knochenmenge eines gesunden Erwachsenen von Jahr zu

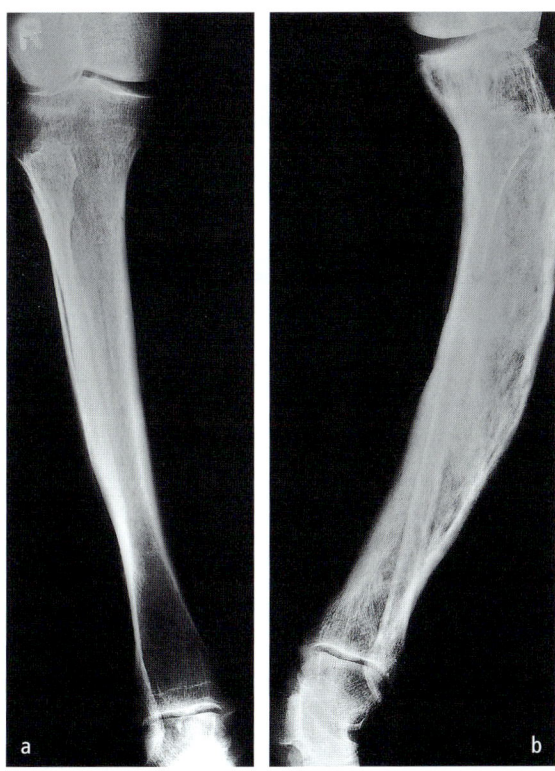

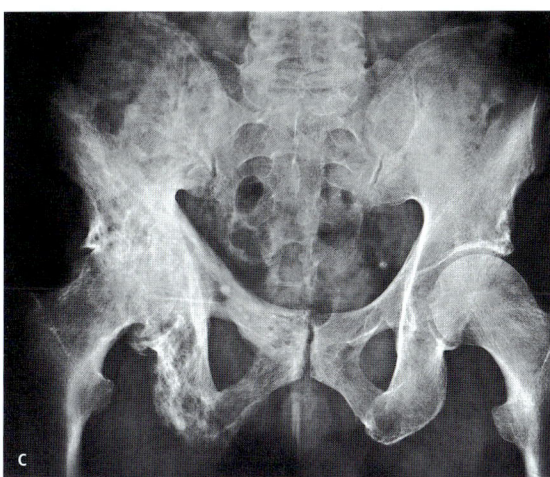

Abb. 30.1: Ostitis deformans: Pagetsche Erkrankung bei einem *70-jährigen Mann*.
a) Rechter Unterschenkel mit leicht veränderter Knochenstruktur.
b) Linke Tibia massiv deformiert (Crus varum), die Spongiosastruktur grob strähnig und unregelmäßig umgebaut durch ungeordneten Knochenumbau.
c) Massiver Knochenumbau in der rechten Beckenhälfte infolge M. Paget, mit Koxarthrose, bei *einem 74-jährigen Mann*.

Jahr etwas ab, zuerst weniger, im mittleren und höheren Alter mehr, etwa in der Größenordnung von bis zu 1% pro Jahr. Das ist die physiologische Altersatrophie bzw. -osteoporose (**Abb. 30.2**).

Bei Frauen ist sie schon normalerweise zur Zeit der Menopause stärker ausgeprägt und kann dann leicht pathologisches Ausmaß annehmen. Der Übergang zum Knochenschwund, in höherem Alter zur «senilen Osteoporose», ist gleitend. Es sind dies die *weitaus häufigsten Formen einer generalisierten Osteoporose* (**Abb. 30.3**).

Der Mechanismus dieses «Knochenschwundes» ist komplex, entsprechend dem komplexen, durch eine Reihe von Hormonen, Enzymen und Zellaktivitäten gesteuerten Gleichgewicht zwischen Knochenan- und -abbau. Dabei können ein verminderter Knochenanbau, aber auch ein vermehrter Abbau eine Rolle spielen, jedenfalls ist die **Bilanz des Umbaues negativ**. Der Umbauprozess läuft, im Gegensatz zu anderen Knochenkrankheiten, geordnet ab.

Die histologischen Veränderungen sind zunächst ebenfalls lediglich quantitativ: Die Spongiosatrabekel sehen normal aus, sind jedoch spärlicher, das Maschennetz erscheint lockerer, ausgedünnt, verändert sich aber mit der Zeit auch, wird grober und strähniger etc. (Abb. 30.3 u. Abb. 30.6).

Ätiologie

Postmenopausale und **Altersosteoporose** lassen sich nicht scharf voneinander trennen und sind als pathologische Steigerung der normalen Involutions- und Altersvorgänge aufzufassen. 95% aller Osteoporosen fallen in diese Kategorie.

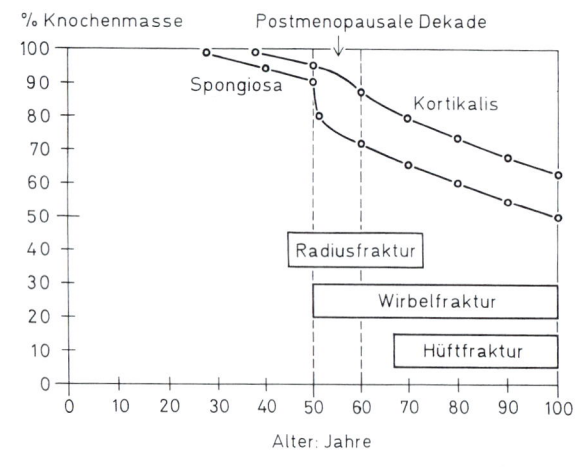

Abb. 30.2: **Abnahme der Knochenmasse im Laufe des Lebens.** Nach der Menopause ist zuerst vor allem die *Spongiosa* betroffen. Es kommt zu Wirbelkörperbrüchen und Radiusfrakturen, später auch zu Brüchen der Kortikalis. Hüftfrakturen sind besonders häufig.

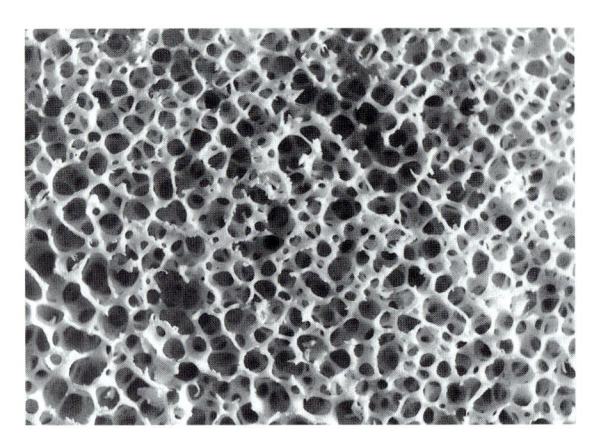

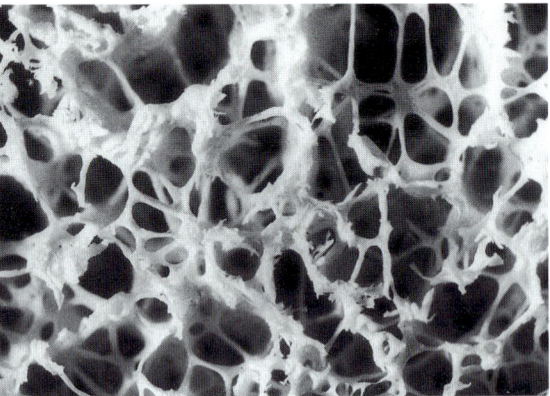

Abb. 30.3: Vergleich der *Spongiosa eines normalen Wirbelkörpers* (oben) mit der Spongiosa eines Wirbelkörpers bei schwerer **Osteoporose** (unten).

Die **peri-** und **postmenopausale Osteoporose** wird als «Osteoporose Typ I» bezeichnet. Der Ausfall der Östogene spielt die Hauptrolle. Betroffen ist vor allem die Spongiosa. Wirbelfrakturen sind charakteristisch.

Bei der **«senilen Osteoporose»** des höheren Alters (Typ II) spielen Alterungsvorgänge, Mangelerscheinungen, Resorptionsstörungen etc. eine Rolle. Betroffen ist jetzt auch die Kortikalis, was das Frakturrisiko erhöht.

Differentialdiagnostisch von diesen abzugrenzen sind **sekundäre Osteoporosen**:

1. *Generalisierte Stoffwechselstörungen*, vor allem Störungen des hormonalen Gleichgewichtes zwischen anabolen und katabolen Hormonen: Steroidosteoporose. Hemmung des Knochenanbaues und gesteigerter Abbau können rasch zu schweren Osteoporosen führen. Entscheidend ist die Dosis über längere Zeit: Über 5 bis 7mg Prednison pro Tag während einem Jahr verursacht einen substanziellen Spongiosaverlust: Cushing-Syndrom, Hyperthyreose, rheumatische Krankheiten, Hypogonadismus u.a.

2. **Lokalisierte Osteoporosen** bei lokalen Entzündungen, Tumoren und bei der Sudeck'schen Dystrophie.
3. **Inaktivitätsosteoporose:** Die massive Osteoporose der Astronauten hat gezeigt, dass das Fehlen der mechanischen Beanspruchung des Knochens innerhalb weniger Tage und Wochen zur Knochenatrophie führt. Dasselbe geschieht *generalisiert* bei Bettlägerigkeit und *lokalisiert*, wenn wegen einer Verletzung oder Krankheit ein Körperteil ruhig gestellt wird, sei es durch Schmerzhemmung oder äußere Fixation. Zum Beispiel nach Frakturen und lokalisierten Knochenkrankheiten ist die Osteoporose ein regelmäßiger, meist recht massiver Befund.
   Bei längerer Immobilisierung (etwa 3 bis 4 Monate) bei älteren Patienten (ab 50 bis 60 Jahren) und bei massivem fortgeschrittenen Zustand ist die Osteoporose kaum mehr reversibel (**Abb. 30.4**).
4. **Die Sudeck'sche Dystrophie**, eine besondere, wenig geklärte lokalisierte Osteoporose ist in Kapitel 45.1 beschrieben. Charakteristisch ist ein grobfleckiges Aussehen der stark rarefizierten Knochenstruktur.

Die postmenopausale Osteoporose

Die generalisierte Osteoporose im vorgerückten Alter ist die *häufigste Knochenkrankheit*. Sie betrifft fast ausschließlich Frauen in der Menopause, ist bei Männern eher selten.

Während die Porose selbst klinisch stumm bleibt, sind ihre Folgen schmerzhaft und invalidisierend: Durch den Substanzverlust wird der Knochen mechanisch geschwächt, spröde und bricht leicht. Den Unterschied zwischen einem jungen, kräftigen und einem alten, brüchigen Knochen kennt jeder, der am Knochen operiert (vgl. Abb. 21.7).

So kommt es schon bei geringfügigem Trauma, häufig auch ohne ein solches, zu *Kompressionsfrakturen* der **Wirbelkörper**. Diese **Spontanfrakturen** machen die Osteoporose erst zur manifesten Krankheit (**Abb. 30.5**).

Physiologische Altersatrophie und pathologische Osteoporose lassen sich nicht immer voneinander abgrenzen. Die Übergänge sind fließend. Immerhin gibt es Unterschiede: Die Altersosteoporose entsteht relativ langsam, kontinuierlich und ohne klinische Symptome. Sie schwächt neben der Spongiosa typischerweise auch die Kortikalis (s. Abb. 21.7 u. Abb. 64.97). Die im höheren Alter so **häufigen Frakturen** am *proximalen Femurende*, von *Humerus* und *Radius* haben wohl hier ihre Ursache (**Abb. 30.6**).

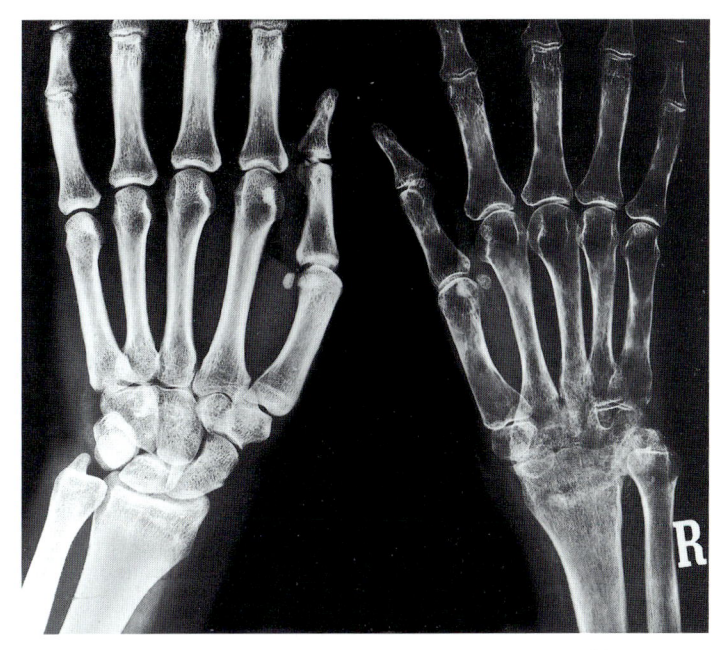

Abb. 30.4: Inaktivitätsosteoporose der rechten Hand, im Anschluss an eine destruierende entzündliche Erkrankung im Handwurzelbereich. Linke Hand normal.
Die Knochensubstanz ist insgesamt massiv abgebaut, die Kortikalis nur noch in dünnen Umrissen zu sehen, die Spongiosa zum Teil vollständig verschwunden.
Form und Struktur der noch vorhandenen Knochen ist erhalten. Die Osteoporose ist weitgehend ein quantitatives Phänomen.

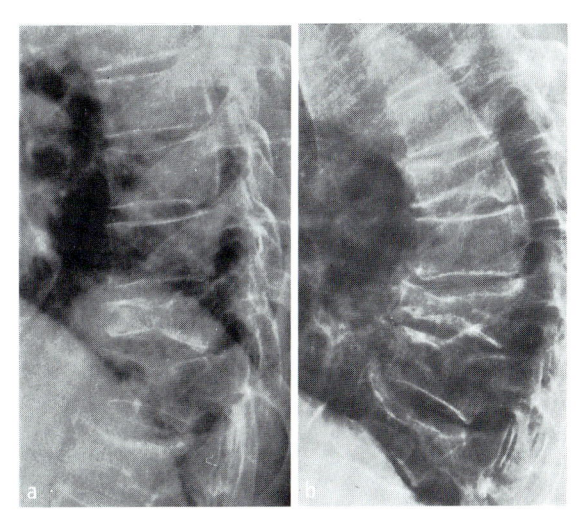

Abb. 30.5: Spontanfrakturen und **progrediente Kyphose** der Brustwirbelsäule bei **postmenopausaler Osteoporose**.
a) *70-jährige Frau* mit Rückenschmerzen. Kompressionsfrakturen mehrerer Wirbelkörper: Der 10. Brustwirbel hat Keilform, der 12. eher die Form eines Fischwirbels, der dazwischenliegende Wirbel zeigt einen Einbruch der oberen Deckplatte.
b) *Acht Jahre später:* Die Deformitäten haben zugenommen. Jetzt ist auch die untere Deckplatte von Th 8 eingebrochen. Beachte die starke Zunahme der Kyphose.

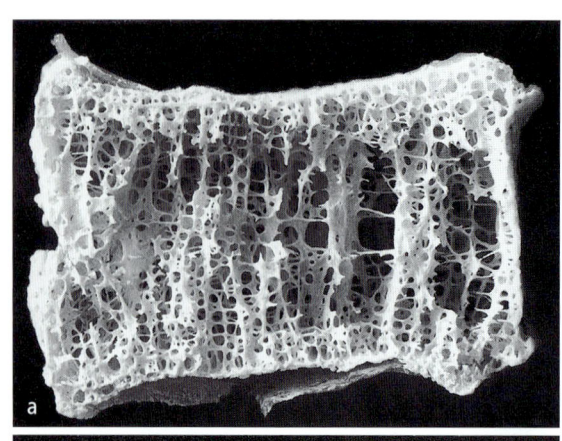

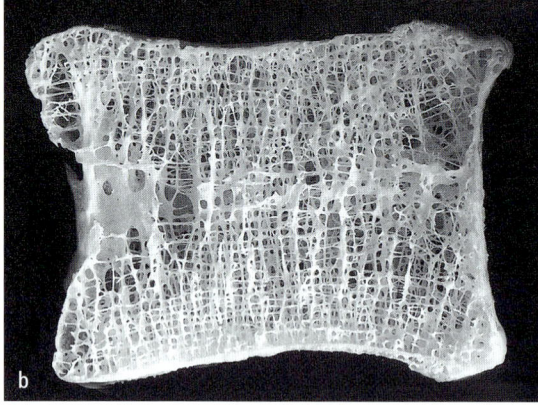

Abb. 30.6: Osteoporose.
a) **Wirbelkörper** mit osteoporotischer Spongiosa. Deutliche Auflockerung der Wabenstruktur, die im Ganzen jedoch erhalten bleibt. Die Rarefizierung betrifft vorwiegend die quer verlaufenden Trabekel, während die senkrechten, die den Druck übertragen müssen, eher stehen bleiben. Die Substanzeinbuße gegenüber normaler Spongiosa ist jedoch eindrücklich. Die Osteoporose ist ein **quantitatives** Phänomen. Sekundäre Komplikationen wie Deformationen (Eindellung der Deck- und Grundplatten im Sinne der Fischwirbelbildung) und Spontanfrakturen machen erst die Osteoporose zu einer Krankheit.
b) *Normale Wirbelspongiosa* eines älteren Mannes zum Vergleich.

Diagnostik der Osteoporosekrankheit

Radiologie: Osteopenie und Osteoporose sind primär röntgenologische Begriffe: Knochenschwund, zunächst *ohne* Strukturveränderungen. Die Knochen erscheinen etwas blass und glasig, ihre Zeichnung ist aber – im Gegensatz zur Osteomalazie – überdeutlich. Die Wirbel sind «durchsichtig», jedoch scharf begrenzt. Eine Osteoporose ist auf dem Röntgenbild allerdings erst erkennbar, wenn *über ein Drittel bis die Hälfte* der Knochensubstanz verschwunden ist.

Im fortgeschrittenen Stadium erscheinen dann auch **qualitative Veränderungen** mit einer Rarefizierung der Trabekel in der Spongiosa. Betroffen sind die Metaphysen der langen Röhrenknochen, in erster Linie jedoch die Wirbelkörper. Die quer verlaufenden Knochenbälkchen werden ausgedünnt, die senkrechten Tragelemente eher vergröbert (vgl. Abb. 30.3 u. Abb. 30.6). Später wird auch die Kortikalis dünner, im höheren Alter übrigens eine durchaus normale Erscheinung! (vgl. Abb. 21.7).

Die Knochendichte im Röntgenbild ist kein geeignetes Kriterium für die Diagnose der Osteoporose. Sie hängt zu stark von der Exposition ab und ist wegen des Summationseffektes zu ungenau. Es wurden deshalb Techniken gesucht, um die Knochendichte bzw. die Knochenmasse **quantitativ** zu bestimmen. Eine Reihe von Verfahren wurde entwickelt, die alle ihre Vor- und Nachteile haben, ein Konsens wurde bisher nicht erreicht. Die *Densitometrie* ist eine eigene Wissenschaft geworden. Sie hat vor allem für die Prävention Bedeutung und ist dort genauer beschrieben (S. 484).

Labor: Normale Werte erlauben die Abgrenzung gegenüber sekundären Osteoporosen und anderen Skelettkrankheiten: Osteomalazie, Osteolysen bei malignen, hämatologischen und anderen Veränderungen. Knochenstoffwechselmarker werden gelegentlich für spezielle Abklärungen verwendet.

Die **Knochenbiopsie** (zur morphometrischen Auswertung, nach vorgängiger zweimaliger Tetracyclinmarkierung) hat mehr wissenschaftliche als klinische Bedeutung.

Klinik der Osteoporosekrankheit

Das häufigste Symptom sind *Rückenschmerzen*, seltener Schmerzen an anderen Knochen. Diese können langsam oder akut auftreten. Oft verläuft die Krankheit in Schüben.

Im akuten Schub können die Patientinnen durch die Schmerzen fast vollständig immobilisiert und bettlägerig werden. Auch wenn kein adäquates Trauma vorausgegangen war, findet man dann in der Regel eine frische *Wirbelfraktur*. Ja, der Nachweis von **Wirbeldeformitäten** im Sinne von Spontanfrakturen ist das wichtigste Kriterium für die Diagnose der Osteoporosekrankheit. Auf seitlichen Röntgenbildern der Wirbelsäule sind diese Einbrüche der Wirbelkörper deutlich zu erkennen: Typisch sind die Deckplattenimpressionen, die *Keilwirbel* und «Fischwirbel» (s. **Abb. 30.7**).

Allerdings können frische Frakturen von alten oft kaum unterschieden werden. Sie geben sich jedoch im Szintigramm zu erkennen (s. Kap. 13.5).

Die Ursache der chronischen Schmerzen sind möglicherweise wiederholte Mikrofrakturen in der

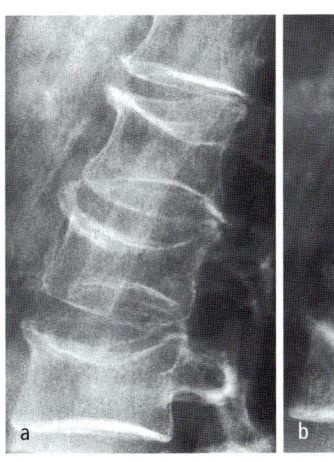

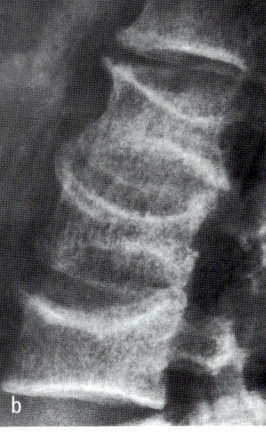

Abb. 30.7:
a) **Schwere Osteoporose der Lumbalwirbelsäule** mit massiven Deformationen der Wirbelkörper: Deckplatteneindellungen (Fischwirbel), **Spontanfrakturen**.
b) Nach *dreijähriger Behandlung* mit hohen Dosen von Natriumfluorid (80mg NaF täglich) entsteht eine eigentliche *Fluorose* mit einer marmorartigen Verdichtung der Knochen (Bilder von M. Dambacher aus der Klinik Balgrist, Zürich). Wie weit diese Sklerosierung als Therapie der Osteoporose sich eignet, ist nicht gewiss. Nebenwirkungen (schmerzhafte Schwellungen der Sprunggelenke) zwingen manchmal zum Absetzen der Therapie.

Wirbelspongiosa. Die Deformierung der Wirbelkörper hat einen Haltungszerfall zur Folge: Keilwirbel im Thorakalbereich führen zu einer schweren Kyphose. Der «Buckel» ist geradezu ein Merkmal des alten Menschen. Kompensatorisch ist oft die Lendenlordose verstärkt. Durch diese Veränderungen werden die Menschen wieder kleiner, ein weiteres typisches, auch diagnostisch wichtiges Merkmal (vgl. Kap. 60.1.1 u. Abb. 60.2). Diese Deformierungen können so ausgeprägt sein, dass der Rippenbogen auf dem Beckenkamm aufstößt, was starke Schmerzen auslöst.

Die gestörte Statik führt zur Dekompensation des gesamten Haltungsapparates, mit Überdehnung von Muskeln und Bändern, Hartspann der Muskulatur und entsprechenden Schmerzen, die auch nachts nicht mehr verschwinden. Klinisch findet man Stauchungs- und Klopfschmerz der Wirbelsäule.

Eine manifeste Osteoporosekrankheit macht diagnostisch kaum Schwierigkeiten. Sehr oft bleibt eine Osteoporose aber stumm, bis sie durch eine Fraktur zur eigentlichen Krankheit wird. Im **latenten, symptomlosen Stadium** stellen sich allerdings besondere Probleme: Soll, muss man weiter abklären? Wenn ja, wie? Ist Prävention möglich, wirksam, sinnvoll? Hier sind sich die Experten noch keineswegs einig (s. u.).

Als **Risikofaktoren** gelten: Osteoporose und Frakturen in der Familie, frühere Spontanfrakturen, Kortisonbehandlung, Menopause, unregelmäßige, unzweckmäßige, ungenügende Ernährung (bei alten Menschen nicht selten), mangelnde Bewegung, Resorptions- und Stoffwechselstörungen.

30.3.2
Therapie der Osteoporosekrankheit

Eine kausale und rasch wirkende Behandlung steht nicht zur Verfügung, und eine Heilung ist oft nicht mehr möglich. Da die Krankheit eminent chronisch und schmerzhaft ist, muss die Therapie auf zwei Ziele gerichtet sein:

1. die Behandlung der Schmerzen
2. die Behandlung des Knochenschwundes.

Schmerzbehandlung

Im akuten Schub, meist ausgelöst durch Spontanfrakturen (Deckplatteneinbrüche), stehen Entlastung, wenn nötig kurzfristige Bettruhe sowie schmerzlindernde (passive) Physiotherapie an erster Stelle. Im akuten Stadium sind Analgetika nicht zu umgehen. Bei umschriebenen Schmerzen evtl. lokale Infiltrationen.

Sobald wie möglich sollten die Patienten wieder *mobilisiert* werden, um den Circulus vitiosus von Immobilisation und Osteoporose zu unterbrechen. Dazu ist eine Bauchbandage bzw. ein Stützmieder oder -korsett sehr zweckmäßig und besser als die durch Schmerzen erzwungene Immobilisation.

Calcitonin, ein Schilddrüsenhormon, hat neben der antiosteolytischen eine analgetische Wirkung, ist allerdings teuer (Nasalspray). Es wird eingesetzt

- im akuten Schub in den ersten Wochen
- bei Patientinnen, die rasch Knochensubstanz verlieren (fast losers).

Im chronischen Stadium steht die aufbauende, mobilisierende Physiotherapie im Vordergrund. Wichtig ist eine eingehende Rückenschule mit detaillierter praktischer Instruktion der Patienten zur Verbesserung der Haltung im täglichen Leben (Abb. 59.15, Kap. 59.3.2 u. Abb. 59.18).

Eine *Bauchbandage* erhöht den intraabdominalen Druck und unterstützt damit die aufrechte Haltung (s. Abb. 59.19; Weiteres siehe Abschnitt «Wirbelsäule», Kap. 50.5 u. Kap. 17.11.6).

Nicht selten haben diese Frauen auch eine larvierte *Depression*, die diagnostiziert und behandelt werden sollte.

Behandlung des Knochenschwundes

Wichtig ist die **Sturzprophylaxe**. Stürze im Alter sind sehr häufig: Seh- und Hörstörungen, orthostatische Probleme, Schwindel, Schwäche, Gleichgewichtsstörungen, mangelnde motorische Koordination, Nebenwirkung von Medikamenten, Angst etc. Hier lässt sich mit Geduld manches verbessern. Auch Hüftprotektoren (unter der Wäsche getragene Kissen) verringern das Risiko von Schenkelhalsbrüchen.

Diät und Medikamente: Von heute auf morgen lässt sich die Knochenmasse natürlich nicht beeinflussen. Jede Therapie muss deshalb auf lange Sicht angelegt sein und hat eher präventive als kurative Ziele. Wichtig ist eine genügende Basiszufuhr von:

- Kalzium: 1 bis 1,5 g/Tag und
- Vit. D3: 400 bis 1000 IE/Tag.

Zur Behandlung des Knochenschwundes werden verschiedene Medikamente empfohlen. Knochenanbaustimulierend (anabol) wirken Fluoride, die meisten anderen wirken Knochenabbau-hemmend, also lediglich prophylaktisch.

30.3.3 Osteoporoseprophylaxe

Wegen der großen soziomedizinischen Bedeutung ist sie zu einem intensiv beforschten Thema und auch zu einem kommerziell wichtigen Faktor geworden. Die mannigfachen Lösungsansätze sind allerdings noch umstritten.

Früherkennung

Die Diagnostik basiert auf der **Densitometrie**. Es steht eine ganze Reihe von Methoden zur Verfügung. Alle haben ihre Vor- und Nachteile: Kosten, Verfügbarkeit, Strahlenbelastung, Applikationsort, Genauigkeit, Aussagekraft, Beurteilung von Spongiosa und Kortikalis getrennt, Reproduzierbarkeit (wichtig für Verlaufskontrollen), Fehlerquellen (z.B. bei Fluorbehandlung, Mikrofrakturen, lokale Dichteunterschiede) und, nicht zuletzt, Abhängigkeit vom Untersucher etc.

In den USA wird die *dual-energy X-ray absorptiometry* (DEXA) als «Goldstandard» gehandelt bezüglich Preis, Genauigkeit und Röntgenbelastung. Die Apparate sind teuer und nicht überall verfügbar. Als besonders aussagekräftig gilt die *quantitative Computertomographie*. Sie setzt jedoch große Erfahrung des Untersuchers voraus. Als billige und einfache, allerdings weniger genaue Methoden werden die *radiographische Absorptiometrie* (digitale Auswertung eines Standard-Handröntgenbildes) zu Screeningzwecken und die Sonographie empfohlen. Über die Indikation zur Densitometrie und den Wert der verschiedenen Methoden gehen die Meinungen noch auseinander. Entsprechend ist auch die Übernahmepflicht durch die Krankenkassen umstritten.

Immerhin hat die Densitometrie Einsichten in die **Epidemiologie der Osteoporose** gebracht: Durchschnittswerte und Streuung der Knochenmasse und deren Veränderung im zeitlichen Verlauf sowie Abweichungen von diesen Werten sollten Anhaltspunkte für die Unterscheidung von «Norm» und «Pathologie», für Prognose und Risiken geben. Diese Daten sollten als Grundlagen für Richtlinien zu Diagnostik, Screening, Prophylaxe und Therapie dienen. Dieser Prozess ist noch nicht abgeschlossen.

Von der WHO wurde inzwischen **definiert**: Eine Abweichung von 1 SD (T-Score) vom Mittelwert der durchschnittlichen maximalen Knochendichte einer jungen Erwachsenen (entspricht etwa 10%) liegt noch innerhalb der Norm. Ein Defizit von 10 bis 25% (1 bis 2,5 SD) wird als «Osteopenie» bezeichnet, ein Defizit von mehr als 2,5 SD (25%) als «Osteoporose». Da die Knochenmasse allerdings im Alter abnimmt, sind für die Beurteilung der Zeitwert (Z-score) und die Abnahmerate pro Jahr (normal: ca. 1%) maßgebend (s. Abb. 30.2 u. **Abb. 30.8**).

Distale Radiusfrakturen u.ä. nach geringfügigem Trauma bei älteren Frauen sind praktisch beweisend für eine manifeste Osteoporose.[1] Weitere Frakturen sind zu erwarten.

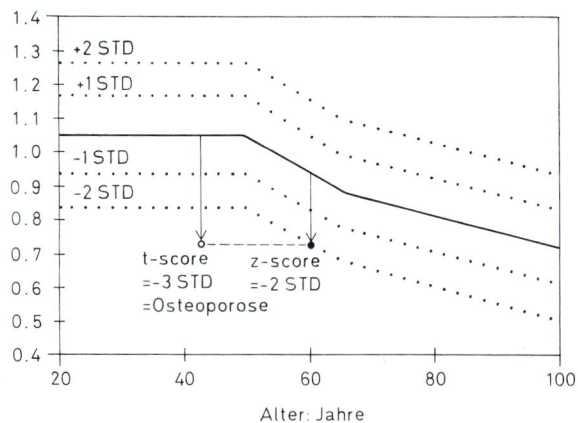

Abb. 30.8: Eine **quantitative Definition von Osteoporose**: Standardabweichungen (STD) vom «Normalwert» junger Erwachsener werden als t-score, solche vom altersspezifischen Durchschnittswert als z-score bezeichnet.

---

[1] Freedman, K.B. et al.: Treatment of Osteoporosis: Are Physicians Missing an Opportunity? J. Bone Joint Surg. 82-A, 1063 (2000)

Medikamentöse Prophylaxe

Die medikamentöse Prophylaxe hat, je nach Zielgruppe, *verschiedene Ziele:*

- *bei gesunden Frauen:* Erhalten der Knochensubstanz (Primärprophylaxe)
- *bei Risikopatienten,* bei Osteopenie: Verhindern der manifesten Krankheit (Sekundärprophylaxe)
- *bei manifester Osteoporose:* Aufhalten des Fortschreitens der Krankheit (Tertiärprophylaxe/Therapie).

Die Basisversorgung mit **Kalzium und Vitamin D3** ist die Grundlage jeder Behandlung (s. oben). Hier steht die Ernährungsberatung an erster Stelle. Wo nötig, zusätzlich Medikation: Kalzium (1 bis 1,5 g/Tg.) und Vit D3 (800 IE /Tg.)

Östrogene hemmen den Knochenabbau. Einer postmenopausale Hormonsubstitution über mehrere Jahre hinweg wird eine deutliche präventive Wirkung, nämlich eine Reduktion des Risikos von Wirbelfrakturen, aber auch von Schenkelhals- und Vorderarmbrüchen zugeschrieben. Eine Erhöhung des Brustkrebsrisikos sei jedoch nicht auszuschließen. Der Entscheid zur Östrogenprophylaxe hängt natürlich auch von den gynäkologischen und übrigen Hormonwirkungen ab. Begonnen wird in der Regel in den ersten Jahren nach der Menopause. Möglicherweise haben Östrogene aber auch eine therapeutische Wirkung bei manifester seniler Osteoporose, und zwar bei sog. «fast-losers», d.h. Risikopatientinnen mit hohem «turn-over» und entsprechend raschem Knochenverlust (über 1%/J., nachgewiesen mittels densitometrischer Verlaufskontrollen).

Biphosphonate, ursprünglich als «Verkalkungshemmer» eingesetzt, haben eine große Affinität zu den Knochenmineralien und dabei verschiedene komplexe Effekte auf den Knochenstoffwechsel, u. a. eine Hemmung der Knochenresorption. Sie sollen ebenfalls das Frakturrisiko deutlich herabsetzen. Die Wirkungen hängen von den einzelnen Präparaten und von der Dosierung ab. Entscheidend seien die Einnahmemodalitäten.

Calcitonin wird vor allem kurzfristig im akuten Schub eingesetzt (s. oben), in einigen Ländern auch an Stelle von Östrogen.

Einzelnen Vitamin-D-Metaboliten wird ebenfalls eine prophylaktische, resorptionshemmende Wirkung zugeschrieben.

Fluoride können Knochenneubildung, als Anlagerung an bestehende Knochensubstanz, induzieren. Von der «Fluorose», der Fluorvergiftung, ist die überschießende Knochenneubildung bekannt. Der neu gebildete Knochen entspricht allerdings nicht dem Normalen und seine Dichte nicht seiner mechanischen Resistenz. Dass damit die Frakturrate gesenkt werden kann, ist fraglich (Abb. 39.6).

Fluoride werden nur noch bei nachgewiesener Osteoporose angewandt. Eine Wirkung tritt erst nach ein- bis mehrjähriger Behandlung ein. Regelmäßige Kontrollen sind notwendig wegen der Nebenwirkungen. Dazu gehören schmerzhafte Schwellungen im Knöchelbereich, Mikrofrakturen etc.

Die Fluorbehandlung ist weitgehend durch die Biphosphonate abgelöst worden.

31 Knochennekrosen

Am besten bekannt, weil am auffälligsten, sind die nekrotischen **Knochensequester** bei *Knocheninfektionen*. Sie werden als Fremdkörper demarkiert und abgestoßen (**Abb. 31.1**). Im Gegensatz dazu sind die sog. **aseptischen Knochennekrosen**, auch *avaskuläre* oder *ischämische Knochennekrosen* genannt, weniger auffällig: Das Röntgenbild kann nicht sicher zwischen lebend und tot unterscheiden.

Osteonekrosen sind an sich gewöhnliche, oft symptomlos verlaufende Erscheinungen. Bei jeder Fraktur werden kleine Knochenabschnitte nekrotisch, ebenso wie z.B. transplantierte Knochenspäne. Durch «creeping substitution» werden sie wieder vaskularisiert und mit der Zeit wieder durch lebenden Knochen ersetzt (s. Kap. 2.2).

31.1 Allgemeines

Ursachen

Traumata mit Verletzungen und Zerreißungen von Arterien bei Frakturen können dort zu Knochennekrosen führen, wo infolge der anatomischen Verhältnisse die Gefäße Endstrombahnen sind, also keine Kollateralen verbleiben. Dies ist vor allem bei intraartikulären Gelenkfrakturen der Fall. Das bekannteste Beispiel ist der Schenkelhalsbruch (Abb. 64.128).

Aber auch bei Trümmerbrüchen können einzelne aus dem Zusammenhang herausgerissene Fragmente nekrotisch werden.

Schließlich werden kleinere oder größere Knochenabschnitte nekrotisch infolge von zu wenig gewebsschonenden Knochenoperationen, und regelmäßig unter den Osteosyntheseplatten (s. Kap. 4.2.3 u. Abb. 4.19).

Weniger klar ist die Pathogenese bei den **nicht traumatischen** Knochennekrosen: Ob es sich um intra- oder extravasale Zirkulationsstörungen handelt, ob

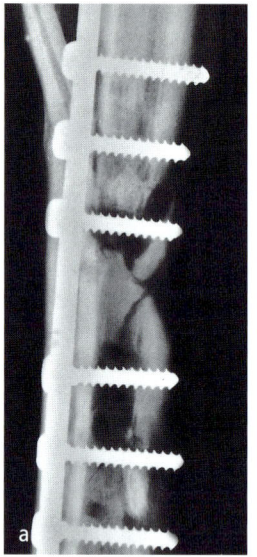

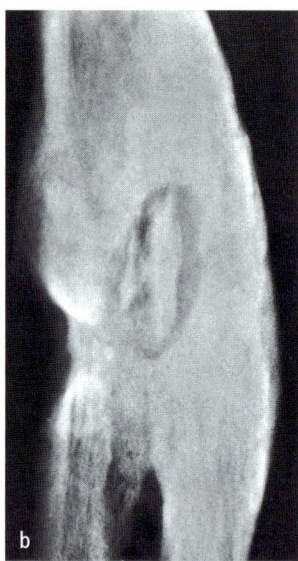

Abb. 31.1: Nekrotischer Knochen im Röntgenbild.

a) Die *Kortikalisfragmente* zwischen den mittleren Schrauben sind verhältnismäßig knochendicht. Sie haben ein glasiges, reaktionsloses Aussehen, im Gegensatz zum umliegenden Knochen, der Umbauerscheinungen zeigt. Es handelt sich um nekrotische Knochenbruchstücke nach einer *Trümmerfraktur des Unterschenkels*. Die Vaskularisation der Fragmente war von Anfang an prekär und wurde durch eine zu wenig gewebsschonende Operationstechnik bei der *Plattenosteosynthese* noch vollständig zerstört. Die Frakturheilung ist dadurch kompromittiert, und die Gefahr einer Infektion im nicht durchbluteten Gebiet, mit der Bildung von Sequestern und Defektpseudarthrosen, ist außerordentlich groß (s. Kap. 42.4.1).

b) Totes Knochenstück **(Sequester)** bei *chronischer Osteomyelitis des Femur* eines 29-jährigen Mannes, vier Jahre nach Oberschenkelfraktur und Marknagelung. In der Mitte des Bildes liegt ein sklerosiertes, nekrotisches Stück der ehemaligen Kortikalis (rechts davon periostaler Kallus) in einer Knochenhöhle, die mit Granulationsgewebe und Eiter gefüllt ist. Solche eitrige Sequester können spontan nicht mehr ausheilen (s. Kap. 32.4).

im arteriellen, kapillären oder venösen Abschnitt, ist nur in einzelnen Fällen bekannt. Da wir aber nicht einmal die normale Hämodynamik des Knochens verstehen, ist dies nicht verwunderlich.

Eine *Arbeitshypothese* vermutet aufgrund gefundener erhöhter Druckwerte eine intraossäre extravasale Tamponade, ähnlich einem Kompartmentsyndrom. Diese Hypothese ist insofern interessant, als eine frühe Trepanation therapeutische Wirkung haben müsste.

Im Falle der *akuten Osteomyelitis* spielt ein ähnlicher Mechanismus eine Rolle und eine rasche Druckentlastung kann vielleicht einmal eine Knochennekrose verhindern.

Stoffwechselstörungen können jedoch ebenfalls eine wichtige Rolle spielen. Dies beweisen die gehäuften Knochennekrosen an Gelenken nach Nierentransplantationen, bei verschiedenen (an sich seltenen) metabolischen Krankheiten und unter langdauernder Medikation (Steroide u.a.; s. **Tab. 31.1**).

Tabelle 31.1: Ätiologie von Osteonekrosen.

1. **Traumatische Knochennekrosen** (in der Reihenfolge ihrer Häufigkeit aufgeführt). (s. Kap. 42.4.1)
   1. **Femurkopf.** Nach intraartikulären Schenkelhalsfrakturen bei Kindern und Erwachsenen, nach traumatischer Hüftluxation (s. Kap. 64.12.3)
   2. Os Naviculare der Hand (proximales Fragment nach Navicularefraktur (s. Kap. 48.2.4)
   3. Os Lunatum, nach Luxation (s. Kap. 48.2.2)
   4. Talusrolle nach Fraktur
   5. Trochlea humeri, Humeruskopf, Femurkondylen (selten)

2. **Weitere bekannte Ursachen von Knochennekrosen**
   - Embolischer Gefäßverschluss: bei der **Caisson**krankheit (Gasembolie durch Stickstoff beim raschen Auftauchen aus großer Tiefe). Femurkopf, Humeruskopf usw.
   - **Röntgenbestrahlung.** Zum Beispiel Femurkopfnekrose nach Bestrahlung eines Uterusneoplasmas
   - Metabolische, hämatologische Störungen (M. Gaucher, Sichelzellanämie)
   - Steroide, Cytostatica usw.
   - Alkoholabusus
   - **Nach Nierentransplantationen** häufig Knochennekrosen an mehreren Gelenken
   - Lokale Infektionen (Arthritis, Osteomyelitis, Tbc)

3. **Idiopathische Knochennekrosen**
   Relativ häufig ist die
   - **Idiopathische Hüftnekrose** (s. Kap. 64.8.2) Eine Stoffwechselstörung wird vermutet, konnte aber bisher nicht bewiesen werden
   - Medialer Femurkondylus (M. Ahlbäck) (s. Kap. 66.11.1). Selten werden auch andere Epiphysen, z. B. der Humeruskopf, befallen.
   - **Juvenile Osteochondrosen** (s. Kap. 31.4)

Die Pathophysiologie dieser Vorgänge ist noch völlig unklar Die Bezeichnung «avaskulär» ist zu eng gefasst. Bei manchen Osteonekrosen findet sich keine Ursache: «*idiopathische Nekrose*» (am häufigsten: Femurkopf; vgl. Abb. 31.3). Für diese ätiologisch ungeklärten Knochennekrosen ist ihre *subchondrale Lokalisation* typisch (Kap. 31.2; s. a. Tab. 31.1).

Das Schicksal des toten Knochens

Gesunder Knochen ist ein gut durchblutetes, zellreiches Gewebe: Osteozyten in der Knochensubstanz selbst, durch ein feines Kanalsystem untereinander verbunden, und Knochenmark – blutbildendes und Fettmark – in den Waben der Spongiosa bzw. in der Markhöhle. Schon nach 12 bis 48 Stunden Anoxie (irgendwelcher Genese) sterben diese Zellen. Dies lässt sich **histologisch** feststellen: Die Knochenhöhlen sind leer, nur die Interzellularsubstanz, das Knochengerüst, ist noch vorhanden, Zellen fehlen (**Abb. 31.2**).

Makroskopisch lässt sich toter Knochen nicht von lebendigem unterscheiden: Struktur (auch im Röntgenbild) und Festigkeit des Knochens bleiben erhalten. Entsprechend sind die Symptome im Anfangsstadium meist sehr gering oder fehlen ganz. All dies macht die Diagnose im Frühstadium schwierig, wenn nicht unmöglich.

Die **Prognose** hängt vom weiteren Verlauf ab: Im toten Knochen findet kein Stoffwechsel mehr statt. Der normale Knochenumbau, das für die Erhaltung

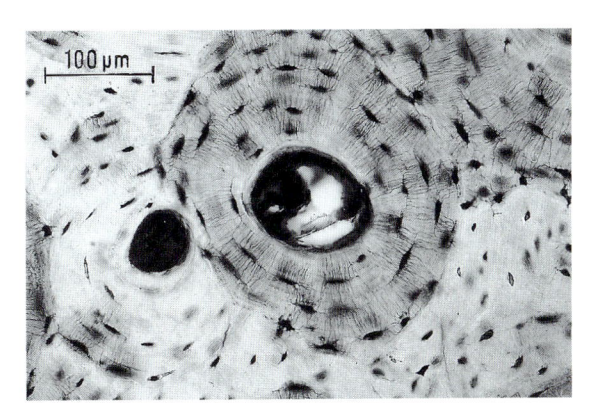

Abb. 31.2: Nekrotischer Knochen im Mikroskop.
Ein lebendes (Mitte) und ein totes (links) Osteon. Der nekrotische Knochen zeigt keine Vitalfärbung (mit basischem Fuchsin) mehr. Sein Kanal ist obliteriert, **die Knochenhöhlen sind leer**, die Canaliculi ebenfalls (die schwarzen Flecken sind Artefakte). *Links unten* haben einige Osteozyten Anschluss an ein vitales Nachbarosteon gefunden. Die Struktur der Interzellularsubstanz ist erhalten. Das tote Osteon wurde bereits von einem neuen «angenagt» und teilweise ersetzt. Der neue, vitale Knochen kann an den nekrotischen anwachsen. Die Verbindung an den «Kittlinien» ist mechanisch fest. (Präparat Prof. R. Schenk.)

der mechanischen Festigkeit notwendige «remodeling» (s. Kap. 2.2.2) liegt darnieder. Im toten Knochen treten deshalb nach längerer Zeit (Monate, Jahre) unter dem Einfluss der mechanischen Beanspruchung **Ermüdungsfrakturen** (s. Kap. 4.1.2) auf, die schließlich zur Zerrüttung und Zerstörung der Knochenstruktur führen können, sofern nicht Reparationsvorgänge, ausgehend von der vaskularisierten Umgebung, den toten Knochen mit der Zeit revaskularisieren und durch neuen ersetzen (creeping substitution). Der schleichende Ersatz geht sehr langsam und ebenso unauffällig vor sich wie die Nekrose selbst und kann klinisch nur am Endresultat erkannt werden.

Eine solche **Heilung** ist nur unter besonders *günstigen Voraussetzungen* möglich:

- Wenn der *nekrotische Bezirk* relativ **klein** ist, so dass die langsamen Umbauvorgänge eine Chance haben, den toten Knochen in nützlicher Zeit zu ersetzen.
- Wenn die **mechanische Beanspruchung gering** ist, so dass der Knochen nicht zusammenbricht, bevor er ersetzt ist.
- Unter **aseptischen** Bedingungen: Im infizierten Gebiet wird der nekrotische Knochen demarkiert und sequestriert (s. Abb. 31.1b), eine Heilung ist kaum möglich.
- In einer **gut vaskularisierten** Umgebung (vgl. Abb. 31.1a).
- Bei **Kindern** im Wachstumsalter ist die Regenerationspotenz des Knochens wesentlich größer als beim Erwachsenen: M. Perthes und Osteochondrosen heilen besser aus je jünger die Kinder sind.
- Für **Knochenspäne** (autologe oder heterologe, Spongiosa oder Kortikalis) «als totem Knochen» gelten die gleichen Überlegungen, und die genannten fünf Punkte sind für ihre Einheilung von ausschlaggebender Bedeutung (Kap. 2.4).

Zweifellos heilen viele kleinere, und wahrscheinlich auch manche ausgedehntere Knochennekrosen aus, ohne dass sie bemerkt worden wären.

Vaskularisierung und Umbau der nekrotischen Knochenabschnitte gehen von der vitalen Randzone aus, indem von hier die Gefäße in den toten Knochen einwachsen und Zellen einwandern, welche neuen Knochen an die toten Trabekel anlagern und diese schließlich osteoklastisch ab- und osteoblastisch umbauen. Diese **«creeping substitution»** ist ein langsamer Prozess, der Monate und Jahre dauert und nur unter der Bedingung mechanischer Ruhe vor sich gehen kann (vgl. Kap. 4.2.1).

Ist jedoch der tote Knochen inzwischen unter der mechanischen Beanspruchung zusammengebrochen, so ist nur noch eine **Demarkierung** der lebenden gegen die toten Partien, aber kein Umbau, also keine Heilung mehr möglich. Diese Fälle führen (im Gelenkbereich) zu *Arthrosen* bzw. (im Schaftbereich) zu *Frakturheilungsstörungen* und entsprechenden Beschwerden (s. «Avitale Pseudoarthrosen», Kap. 45.6.1).

31.2
Subchondrale Knochennekrosen

Wegen ihrer anatomischen Verhältnisse sind konvexe Gelenkteile, deren Epiphysen weitgehend intraartikulär liegen (Femurkopf, Kniekondylen, Hand- und Fußwurzelknochen usw.), besonders nekrosegefährdet, nicht nur bei Frakturen (s. Kap. 64.2.1), sondern auch spontan (vgl. Tab. 31.1). Diese Formen von Knochennekrosen haben besondere klinische Bedeutung (s. Abb. 64.71).

Verlauf

Beim Erwachsenen werden die subchondralen avaskulären Knochennekrosen häufig nicht wieder vaskularisiert und umgebaut. Der tote Knochen hält der mechanischen Beanspruchung auf die Dauer nicht stand. Es treten *schleichende Frakturen* auf, die Knochenstruktur bricht schließlich zusammen (**Abb. 31.3**). Weil dem (an sich intakten, weil durch die Synovialflüssigkeit ernährten) Gelenkknorpel (s. Kap. 6.2) das richtige Widerlager fehlt, wird er ebenfalls langsam zermürbt, sodass der Prozess mit der Zeit (Monate, Jahre) zur Zerstörung des Gelenks und zur degenerativen Arthrose führt (Abb. 64.71).

Im Gegensatz zu den subchondralen Knochennekrosen bei Erwachsenen haben die Osteochondrosen **bei Kindern und Jugendlichen**, soweit sie nicht sehr ausgedehnt sind, eine recht gute Heilungstendenz. Sie sind im Kapitel 31.4: «Die juvenilen Osteochondrosen» beschrieben.

Diagnostik

Die Diagnose der Osteonekrosen ist im Anfangsstadium schwierig. Schmerzen können das einzige Zeichen sein. *Im Röntgenbild* erkennt man erst nach einiger Zeit eine relative Verdichtung der Knochenstruktur, sei es im Vergleich zur umgebenden (reaktiven) Osteoporose, sei es infolge einer Kalkanlagerung am nekrotischen Knochen. Erst später wird der Zusammenbruch der Knochenstruktur an Ermüdungsfrakturen sichtbar.

Im Magnetresonanzbild sind die avaskulären Bezirke früh und deutlich zu erkennen als umschriebene Signalaussparungen (s. **Abb. 31.4**). Das **MRI** ist wohl die beste und genaueste Methode zur frühzeiti-

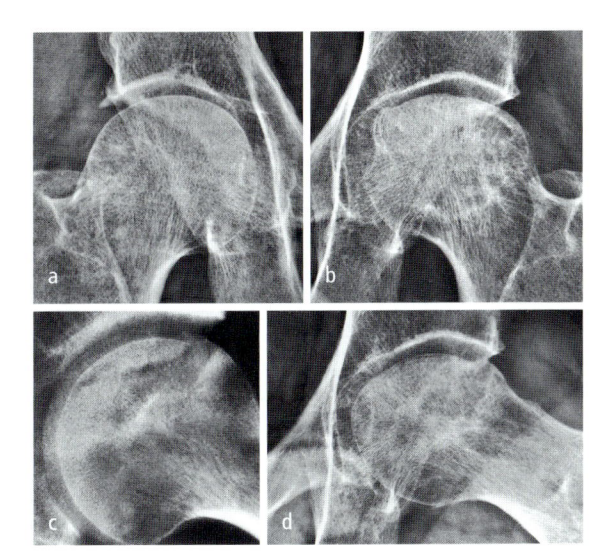

Abb. 31.3: Idiopathische Hüftkopfnekrose bei *51-jährigem Mann.*
a) *Normale rechte Hüfte.*
b) *Linke Hüfte:* Nekrose der oberen Kopfhälfte, welche unregelmäßig sklerosiert erscheint. Die normale Spongiosastruktur ist nicht mehr erkennbar. Der obere Kopfpol ist eingedrückt und abgeflacht.
c) Hüfte eines *48-jährigen Mannes* mit idiopathischer Hüftkopfnekrose: Die nekrotische, knochendichte Kopfkalotte ist eingesunken (Kopfkontur unterbrochen), darunter erkennt man eine aufgelockerte Osteolyse- und Umbauzone, durch welche eine **schleichende Fraktur** verläuft.
d) *Axiales* Röntgenbild der linken Hüfte *desselben Patienten.* Der vordere Kopfpol ist eingebrochen. Subchondral ist als feiner Spalt eine tangential verlaufende Ermüdungsfraktur zu erkennen, ein typisches Zeichen.

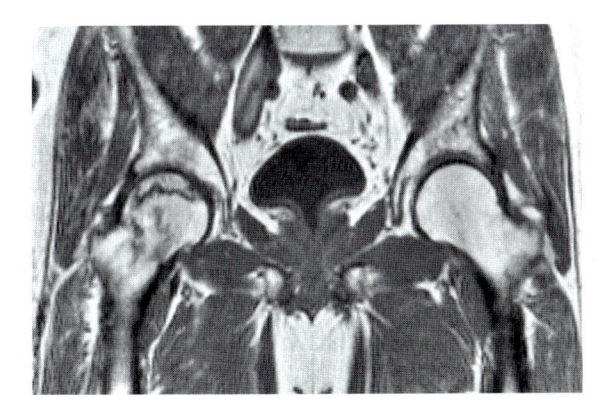

Abb. 31.4: Partielle Hüftkopfnekrose rechts, **nach Schenkelhalsfraktur**, im Magnetresonanzbild. Die Kopfkalotte (die Tragzone) ist dunkel und durch eine scharfe Grenzschicht gegen den restlichen Kopf abgesetzt. Dieser Befund ist typisch. Auch im Frakturbereich gibt es dunklere Stellen. Der linke Hüftkopf sieht normal aus. Die dunklere Partie entspricht der dichteren Trabekelstruktur, die vom Adambogen zum Kopfpol zieht.

gen Erfassung von Knochennekrosen. Dies ist auch eine der wichtigsten Anwendungen des MRI in der Orthopädie (s. a. Abb. 13.25 u. Abb. 64.73).

Allerdings ist das *MRI überempfindlich*. Ob es sich bei manchen positiven Befunden um vorübergehende, reversible «Nekrosen» handelt, die bald spontan heilen, oder um andere Phänomene (Ödeme), ist nicht geklärt.

Ausgedehnte, wenig scharf umschriebene Bezirke mit vermindertem Signal werden als «Algodystrophie» gedeutet, eine ebenfalls reversible, noch kaum verstandene Veränderung bei schmerzhaften Gelenken (Abb. 13.20). Diese Erscheinungen sollten nicht als Nekrosen angesehen werden, denn sie haben eine gute Prognose und heilen von selbst mit der Zeit (**«transitorische Ödeme»**), brauchen somit keine eingreifende Therapie.

Im *Szintigramm* können größere Nekrosebezirke als Aussparung (cold-lesions) sichtbar werden, kleinere werden allerdings meist überstrahlt und verdeckt von der umgebenden reaktiven Knochenbildung, die aber ihrerseits typisch für die Nekrose ist und auf sie hinweist (Abb. 13.31).

Therapie der Osteonekrosen beim Erwachsenen

Unsere Möglichkeiten, den Spontanverlauf zu beeinflussen, sind beschränkt:

- **Prophylaktisch** können die Risikofaktoren in manchen Fällen gemildert werden: Gefahren des Tauchens, der Organtransplantationen, der langfristigen und hohen Kortisonbehandlung, Stoffwechselstörungen, Alkoholismus. Lokal, durch sofortige (chirurgische) Entlastung bei akuten Infektionen, evtl. bei Tamponade (s. o.), ferner durch rasche, zweckmäßige Behandlung gefährdeter Frakturen (Schenkelhals, Talus usw.), aber auch Weichteile und Knochen schonende, evtl. extrafokale, Osteosynthesen (fixateur externe).
- Im *ersten Stadium*: **Ischämie ohne röntgenologische Veränderungen:** Eine mechanische Entlastung wäre theoretisch sinnvoll, falls eine Revitalisation erhofft werden kann. Dies ist oft zweifelhaft und dauert meist ungebührlich lange. Dass eine Teilentlastung (z. B. mit Krückstöcken, Thomasbügel) genügt, ist nicht bewiesen und eher unwahrscheinlich. Bettruhe über Monate oder gar Jahre ist nicht zumutbar, da der Erfolg auch zu unsicher wäre. Ob frühzeitige intraossäre Druckentlastung mittels Trepanation in bestimmten Fällen das Fortschreiten der Ischämie verhindern kann, sollte weitere Forschung zeigen.
- Im *zweiten Stadium*, wenn die **ersten röntgenologischen Zeichen** erkennbar werden: Autologe Knochentransplantationen wurden vorgeschlagen und

durchgeführt, jedoch ohne durchschlagenden Erfolg. Auch die Hoffnung, mit gefäßgestielten Transplantaten die Revaskularisation zu fördern, hat sich bisher kaum erfüllt.
- Im *dritten Stadium*, wenn **deutliche Zeichen der Knochenzerstörung** auftreten: Osteotomien haben den Zweck, die beschädigten Gelenkabschnitte aus der Beanspruchung heraus zu bringen, etwa durch Drehung des proximalen Femurendes bzw. Stellungsänderung des Kniegelenkes. Die Erfolge sind unterschiedlich und wenig zuverlässig, und, je größer der Nekrosebezirk, desto schlechter. Bei jüngeren Patienten sollten sie jedoch in Betracht gezogen werden, bevor zum letzten Mittel, der Endoprothese, Zuflucht genommen wird (siehe auch in den speziellen Kapiteln «Hüfte», Kap. 64.8.2, und «Knie», Kap. 66.11.1).
- Im *vierten Stadium*, bei weitgehendem **Zusammenbruch der gelenkbildenden Knochenstrukturen**, kommt bei älteren Patienten wohl nur ein künstlicher Gelenkersatz in Frage, mit welchem dann nicht allzu lange zugewartet werden sollte. Bei jüngeren Patienten ist die Entscheidung schwierig: Konservative Therapie, solange es geht, Osteotomien, evtl. einmal eine Arthrodese, und – als letzte Möglichkeit – schließlich eine Endoprothese.

31.3
Iatrogene Knochennekrosen

Großzügiges Freilegen und Deperiostieren von Knochenfragmenten zur **offenen Reposition** und **Osteosynthese** *von Frakturen* («Puzzle») kann leicht zu ausgedehnten Knochennekrosen führen, die eine knöcherne Heilung behindern. Pseudarthrosen, späte Refrakturen usw. sind schwer beherrschbare Komplikationen (s. Kap. 42.4.1 u. Kap. 43.2).

31.4
Juvenile Osteochondrosen (aseptische Knochennekrosen)

In dieser Gruppe wird eine Reihe von genau umschriebenen, an einzelnen **Epiphysen** lokalisierten Krankheitsbildern des Wachstumsalters zusammengefasst, welche *alle die gleichen pathologisch-anatomischen Veränderungen* zeigen.

Sie werden hier in der Reihenfolge ihrer Häufigkeit aufgeführt, mit dem Hinweis, wo sie im speziellen Teil im Einzelnen beschrieben sind:

Lokalisation

1 Wirbelkörperdeckplatten (M. Scheuermann, s. Kap. 56.2)
2 Femurkopf (M. Calve-Legg-Perthes) (s. Kap. 64.5)

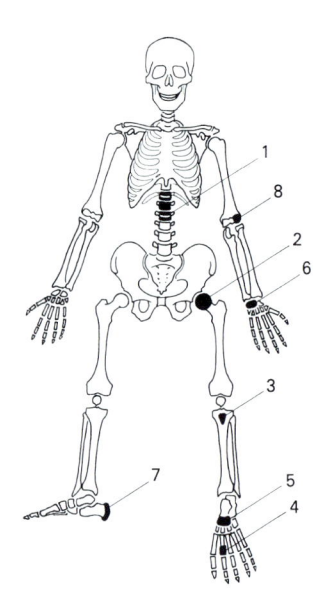

Abb. 31.5: Lokalisation der **aseptischen Knochennekrosen** im Wachstumsalter. Nummerierung wie im Text, in der Reihenfolge der Häufigkeit.
Bei der «Apophysitis» des Kalkaneus (7) scheint es sich eher um die Folgen einer chronischen Traumatisierung der Apophyse und ihrer Sehnenansätze durch Muskelzug zu handeln. Auch bei der Schlatterschen Erkrankung (3) spielt dieser Mechanismus eine auslösende Rolle.

3 Apophyse der Tuberositas tibiae (Morbus Osgod-Schlatter; bei dieser Krankheit wird allerdings eine chronische Überbeanspruchung als Ursache angenommen, s. Kap. 66.5.2)
4 Metatarsalköpfchen II (M. Freiberg-Köhler II; s. Kap. 69.7.8)
5 Os naviculare pedis (M. Köhler I; s. Kap. 69.7.7)
6 Os lunatum (M. Kienböck; s. Kap. 48.2.2)
7 Kalkaneusapophyse (s. Kap. 69.7.3)
8 Seltenere Lokalisationen: Capitellum humeri (M. Panner), unterer Patellapol (M. Sinding-Larsen), Osteochondrosis ischio-pubica (van Neck), Vertebra plana (Calvé) und an fast allen anderen Epiphysen und Apophysen (**Abb. 31.5**).

Zu den juvenilen Osteochondrosen kann auch die *Osteochondrosis dissecans* gezählt werden, da die pathologischen Veränderungen sich weitgehend gleichen (s. Kap. 31.5).

Allen Osteochondrosen gemeinsam ist:

- Das Auftreten **im Wachstumsalter**, etwa zwischen dem 3. und 16. Lebensjahr.
- Die **Lokalisation**: Subchondraler Knochen einer gelenktragenden Epiphyse und/oder einer epiphysären Wachstumszone.
- Der **chronische**, klinisch oft symptomarme oder stumme **Verlauf**.

- Die **Tendenz zur Selbstheilung**: Abbau und schleichender Ersatz des toten Knochens durch neuen, lebendigen Knochen (Ausnahme: Osteochondrosis dissecans).
- Die **typischen röntgenologischen Veränderungen**, welche den Ablauf der pathologisch-anatomischen Veränderungen genau und augenfällig sichtbar machen. Auf diesen klaren Röntgenbefunden basieren Diagnostik und Beurteilung der Osteochondrosen.
- Die *Beeinflussung des Krankheitsverlaufs* durch die **mechanische Beanspruchung**. Traumatische Schädigungen spielen wahrscheinlich eine auslösende Rolle.

Pathologische Anatomie

Am Beispiel der Perthesschen Erkrankung des Femurkopfes lässt sich der Verlauf gut verfolgen. Er ist für alle Osteochondrosen typisch. Die röntgenologischen Veränderungen spiegeln die pathologisch-anatomischen Vorgänge genau wider (**Abb. 31.6**):

- **1. Stadium: Ischämie und Knochennekrose.** Histologisch findet man leere Osteozytenhöhlen. Die Knochenstruktur und damit ihre mechanische Tragfunktion sind noch erhalten. Der Gelenkknorpel wird von der Synovialflüssigkeit ernährt und bleibt am Leben.
Erst nach einiger Zeit werden diskrete röntgenologische Veränderungen sichtbar: Der nekrotische Knochenkern erscheint ein wenig dichter, wahrscheinlich wegen einer reaktiven Osteoporose der Umgebung. Der Gelenkspalt wird mit der Zeit eine Spur breiter und der Epiphysenkern ein wenig kleiner, wahrscheinlich deshalb, weil der Knorpel weiterwächst, der nekrotische Knochen nicht mehr. Meist verläuft dieses Stadium «stumm», d. h. beschwerdefrei und undiagnostiziert. Es kann mehrere Monate bis über ein Jahr dauern.
- **2. Stadium: Revaskularisation des nekrotischen Knochens.** Reaktives Einwachsen von lebendem Gewebe in den toten Knochen. Neuer Knochen wird an die nekrotischen Trabekel angelagert. Dadurch erscheint die Knochenstruktur unregelmäßig und sklerotisch. In diesem Stadium lässt sich in vielen Fällen eine *subchondrale pathologische Kompressionsfraktur* nachweisen (meistens im axialen Röntgenbild, s. Abb. 64.57 u. Abb. 64.59). Sie zeigt an, dass die mechanische Resistenz des Knochens nicht mehr genügt, und ist Ausdruck einer mechanischen Zerrüttung der mikroskopischen Struktur. An diesen Stellen setzt eine osteoklastische Reaktion durch einwachsendes Granulationsgewebe ein, so dass neben den Ossifikationsvorgängen auch osteolytische Bezirke im Röntgen zu erkennen sind. Dadurch erscheint der Epiphysenkern unregelmäßig, aufgelockert. In diesem «**Fragment**- oder **Schollenstadium**» ist er besonders gefährdet (Abb. 31.6b u. c).

Der neugebildete primäre Faserknochen wird durch Umbau und Wachstumsvorgänge unter dem Einfluss der mechanischen Beanspruchung plastisch **deformiert**. In diesem Stadium sind die auf das Gelenk wirkenden Kräfte für die Prognose entscheidend. An der Hüfte wirken diese im Sinne einer Subluxation. Dadurch wird wiederum der Druck auf den Kopfkern erhöht und ein Circulus vitiosus entsteht, der zu einer schweren Deformierung des Kopfes mit schlechter Prognose führen

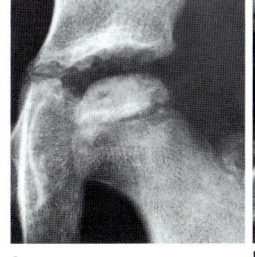

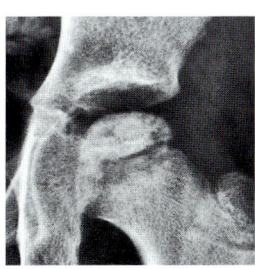

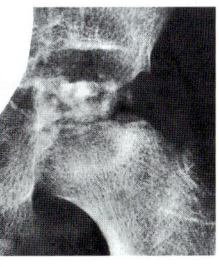

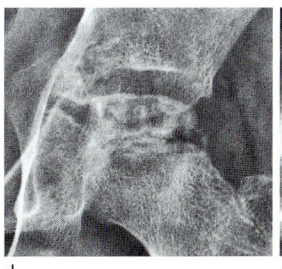

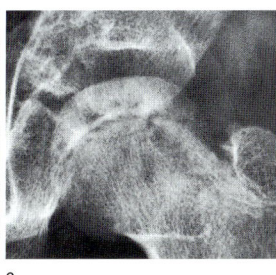

Abb. 31.6: Verlauf der juvenilen aseptischen Knochennekrose am *Beispiel des M. Perthes eines sechsjährigen Mädchens*.
a) *Röntgenbild der linken Hüfte:* Sklerose und leichte Abplattung der Hüftkopfepiphyse. Das Mädchen hatte seit einigen Wochen etwas Schmerzen.
b) *Einige Monate später:* Die Knochenstruktur des Hüftkopfes beginnt unregelmäßig zu werden: Frühes «Schollenstadium».
c) *Ein Jahr später:* Im Röntgenbild scheint die Hüftkopfepiphyse völlig zu zerfallen. Der obere Kopfpol ist etwas erniedrigt, eingedrückt, mit einem stark sklerotischen (noch nekrotischen) Fragment. Ringsum unregelmäßige, fleckige Struktur. Resorptions- und Umbauzonen. Diese sind bereits wieder revaskularisiert.
d) *Nach einem weiteren halben Jahr* ist der Kopf praktisch vollständig revitalisiert und umgebaut, seine Konturen sind wieder sichtbar. Von der nekrotischen Zone in der Mitte ist nur noch, ein kleines Restfragment zu sehen.
e) *Nach weiteren 1½ Jahren* ist der Hüftkopf wieder weitgehend aufgebaut. Die residuelle Deformität ist in diesem Fall relativ gering.

kann (Kap. 64.5). Alle therapeutischen Bemühungen setzen hier an mit dem Ziel, den «weichen» Kopfkern während dieser Phase vor Deformierung durch mechanische Beanspruchung zu schützen («**containment**»). Das ist nicht leicht, denn diese Phase kann 1 bis 4 Jahre lang dauern. Oft wird die Krankheit erst in diesem Stadium diagnostiziert, weil vorher keine oder nur geringe Beschwerden bestanden.

- **3. Stadium: Knöcherner Wiederaufbau.** Der Revitalisierung der Epiphyse folgt sukzessive der neue Aufbau des Knochenkernes. Er beginnt an der Peripherie (zum Teil vom Knorpel aus) und lässt sich im Röntgenbild genau verfolgen. Die sklerotischen Fragmente verschwinden langsam und machen einer regelmäßigen Knochenstruktur Platz. In dieser Phase ist der Knochen immer noch mehr oder weniger plastisch deformierbar. Erst am Schluss lässt sich die endgültige Kopfform erkennen. In dieser Phase bestehen in der Regel keine Beschwerden mehr.
- **4. Stadium: Residuelle Deformität.** Nach der knöchernen Heilung ändert sich die Form nur noch durch das weitere – normale oder gestörte – Wachstum. Die schließlich verbleibende Deformität hängt ab vom Alter der Kinder (jüngere haben eine bessere Prognose), vom Ausmaß der Nekrose und von der Behandlung. Diese Restdeformität ist sehr variabel. Falls die Wachstumsepiphysenfuge mitbetroffen ist, kann die Deformität noch im Verlauf der nächsten Jahre infolge von Wachstumsstörungen weiter zunehmen (Coxa vara, s. Abb. 64.58).
  Da der Gelenkknorpel intakt geblieben war, ist die Gelenkfunktion in der Regel nicht wesentlich gestört. Die residuelle Deformität führt jedoch im späteren Leben häufig zu degenerativen Erscheinungen im Gelenk, zur Arthrose (Abb. 64.60).

Die am Beispiel des M. Perthes beschriebenen pathologisch-anatomischen Vorgänge sowie ihre radiologischen und klinischen Begleiterscheinungen finden sich bei allen Osteochondrosen.

Die einzelnen Krankheitsbilder und ihre Therapie sind *im speziellen Teil* unter der entsprechenden Lokalisation beschrieben (siehe Liste am Anfang dieses Kapitels, S. 487).

31.5
Osteochondrosis dissecans

Die Osteochondrosis dissecans gehört pathologisch-anatomisch auch *zu den juvenilen Osteochondrosen.* Sie unterscheidet sich aber in einigen Punkten von den bisher genannten Formen, insbesondere darin, dass die Tendenz zur Selbstheilung mit zunehmendem Alter fehlt. Betroffen sind denn auch eher ältere Kinder und junge Erwachsene.

Die Krankheit befällt vorzugsweise **konvexe Gelenkflächen**:

- Femurkondylen am Knie (am häufigsten)
- Capitellum humeri am Ellbogen (weniger häufig)
- Talusrolle (seltener)
- Hüftgelenk (gelegentlich).

Statt einzuheilen werden die kleinen subchondralen nekrotischen Knochenstücke isoliert, «disseziert», «sequestriert» und mit der Zeit ins Gelenk hinein abgestoßen. Dort machen sie als freie Gelenkkörper, sog. «Gelenkmäuse», Beschwerden.

Als **Ursache** lässt sich manchmal ein Trauma nachweisen (subchondrale Fraktur, sog. «flake fracture»: tangentiale intraartikuläre Fraktur durch Abscherung z. B. einer Kante an der Talusrolle). Am Knie spielen möglicherweise chronische Mikrotraumen eine Rolle. Im Übrigen ist es nicht klar, warum an bestimmten Stellen umschriebene subchondrale Knochenpartien nekrotisch werden.

Pathologische Anatomie

Die Knochennekrosen sind meist nicht viel größer als eine Linse. Der sie bedeckende Gelenkknorpel bleibt am Leben, da er von der Gelenkflüssigkeit ernährt wird, und ist vorerst intakt, so dass man bei Eröffnung des Gelenks im Frühstadium keine pathologische Veränderung findet. **Bei jüngeren Kindern** kann die Nekrose ausheilen durch schleichenden Knochenersatz wie bei den anderen juvenilen Osteochondrosen.

Bei **älteren Kindern** und **Erwachsenen** verliert sich diese Kraft zur Selbstheilung. Das nekrotische Knochenstück sklerosiert und wird von einem Wall von Granulationsgewebe, das in einen Spalt zwischen gesundem und nekrotischem Knochen hineinwächst, demarkiert. Mit der Zeit reißt unter der mechanischen Beanspruchung der Knorpel am Rand des Sequesters ab und das Knochenstück mitsamt dem bedeckenden Knorpelüberzug wird ins Gelenk hinein abgestoßen, wo es sich frei bewegt und *Einklemmungserscheinungen* hervorrufen kann (**Abb. 31.7** u. **Abb. 31.8**).

Die eigentümliche Tatsache, dass die nekrotischen Knochenpartien bei der Osteochondrosis dissecans, im Gegensatz zu den meisten übrigen Osteochondrosen, nicht knöchern umgebaut werden und ausheilen, erklärt man mit der *ständigen mechanischen Beanspruchung*, welche die einsprossenden Gefäße immer wieder zerstört und so die Revaskularisation verhin-

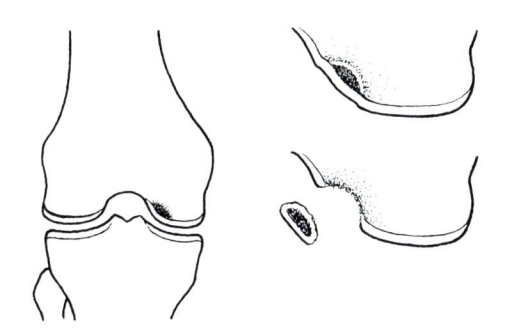

Abb. 31.7: Osteochondrosis dissecans. Lokalisation meist an *typischer Stelle* am Knie, subchondral auf der Innenseite des medialen Kondylus.
Rechts: Das nekrotische Areal hat sich vom lebenden Knochen demarkiert, der Gelenkknorpelüberzug ist noch intakt *(oben)*. Schließlich wird das Stück abgestoßen *(unten)* und schwimmt als freier Gelenkkörper im Gelenk (Gelenkmaus). Symptome entstehen, wenn es im Gelenk einklemmt.

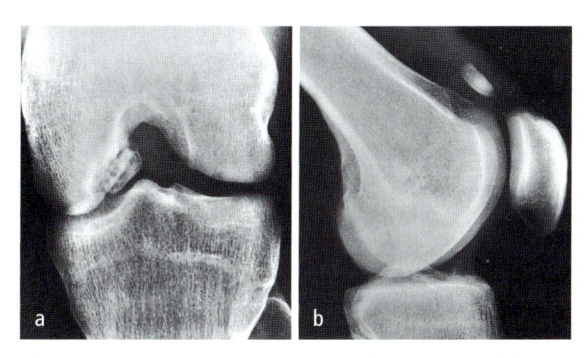

Abb. 31.8: Osteochondrosis dissecans bei einem *16-jährigen Mädchen.*
a) Linkes Kniegelenk. Ein großes Dissekat an typischer Stelle: Auf der Innenseite des medialen Femurkondylus. Der Defekt, das «Mausbett», ist sklerotisch abgegrenzt gegen das bereits vollständig demarkierte Dissekat.
b) Einige Zeit später hatte das Mädchen zeitweise Blockierungen des Knies. Diese **Einklemmungserscheinungen** waren verursacht durch das Dissekat, welches inzwischen als freier Gelenkkörper ins Gelenk abgestoßen worden war. Die *«Gelenkmaus»* ist sichtbar im Recessus suprapatellaris, wo sie im Augenblick der Röntgenaufnahme gerade lag. Sie kann sich aber jederzeit wieder im Kniegelenk einklemmen und sollte deshalb entfernt werden. Sie (offen oder arthroskopisch) zu finden ist oft nicht ganz einfach.

dert (der gleiche Vorgang wie bei einer Pseudarthrose).

Diese Vermutung wird gestützt durch die Beobachtung, dass ein Dissekat unter Umständen einheilen kann, wenn es unbeweglich in seinem Bett *fixiert* wird, z. B. mit kleinen Schrauben oder Stiften.

Klinik

Die Osteochondrosis dissecans macht kaum oder nur geringe Beschwerden, solange das Dissekat an Ort und Stelle liegt. Bei jüngeren Kindern heilt die Krankheit meist spontan.

Heftige Beschwerden treten auf, wenn sich das Dissekat ablöst und als freier Gelenkkörper im Gelenk einklemmt. Wenn der Defekt, den das Dissekat hinterlässt, das «Mausbett», groß ist und in der belasteten Gelenkzone liegt, kommt es mit der Zeit zu degenerativen Veränderungen und damit zur Arthrose.

Therapie: Neben den Bemühungen, durch Fixation der Dissekate diese wieder zum Einheilen zu bringen, wurde und wird auch versucht, ihre Durchblutung anzuregen, z. B. durch multiple kleine Bohrlöcher bis in den blutenden Knochen hinein (Pridie-Bohrung). Diese und ähnliche Methoden (Microfracture) sind einfach, darum beliebt, aber nach wie vor umstritten.

Neuere, noch experimentelle Methoden arbeiten mit Knorpeltransplantaten, sei es mit kompakten autologen Knorpel-Knochenstanzzylindern oder mit Knorpel aus Zellkulturen. Die erste Methode hat den gravierenden Nachteil des Schadens an der Knorpelentnahmestelle, die zweite hat noch keine durchschlagenden Erfolge aufzuweisen. Längerfristige Resultate fehlen bei beiden (vgl. Kap. 37.1.5).

Zur Therapie siehe im Übrigen bei den einzelnen Lokalisationen.

Die spezifischen Aspekte der Osteochondrosis dissecans sind *im speziellen Teil* beschrieben: Knie: Kapitel 66.5.3; Ellbogen: Kapitel 47.2.2; Hüfte: Kapitel 64.8.1; oberes Sprunggelenk: Kapitel 68.3.

Die **«Chondromatose»**, eine durch viele freie Gelenkkörper gekennzeichnete seltene Krankheit kommt am häufigsten am Ellbogen vor und ist dort beschrieben.

32 Infektionen am Bewegungsapparat

32.1 Allgemeines

Epidemiologie

Der langsame aber **stetige Wandel der Krankheiten** im Lauf der Zeit wird am Beispiel der Knocheninfektionen besonders deutlich. Während noch zu Beginn dieses Jahrhunderts die Tuberkulose von Knochen und Gelenken eine sehr gefürchtete, oft lebenslängliche und lebensbedrohende Krankheit war, sind heute die Knocheninfektionen nach Unfällen bei der Arbeit, beim Sport und im Verkehr zu einem therapeutischen und volkswirtschaftlichen Problem geworden.

Die **Ursachen** sind mannigfaltig: Bessere Behandlungsmöglichkeiten einerseits, besonders durch die Antibiotika, veränderte Lebensweise mit der energieintensiven Arbeitswelt, der stark gesteigerten Mobilität mit größeren Geschwindigkeiten andererseits, aber auch epidemiologische Wandlungen der Erregerflora.

Die **spezifischen Erreger** haben nicht mehr die große Bedeutung, die sie einst hatten:

- Die **Tuberkulose** von Knochen und Gelenken ist in den Industrieländern recht selten geworden, wenn auch nicht verschwunden. In den Entwicklungsländern ist sie noch weit verbreitet, ebenso wie andere, exotischere Krankheiten.
- **Bang, Paratyphus** und ähnliche sind ebenfalls selten, doch sollte man in unklaren Fällen daran denken.
- **Gonorrhoe** und **Lues** sind weitgehend von Viruskrankheiten abgelöst worden, und wo noch vorhanden, werden sie geheilt, bevor sie den Bewegungsapparat befallen.
- **Unspezifische Erreger** spielen heute die größte Rolle und unter diesen ist der **Staphylococcus aureus** der wichtigste und verbreitetste bei den Knochen- und Gelenkinfekten. Dies hängt mit der Art der Kontamination (Unfälle, iatrogen) und mit dem Hospitalismus zusammen.

Neben Staphylokokken kann die Bakterienflora weitere unspezifische Keime enthalten: Proteus, Coli, Pseudomonas und Streptokokken.

Die Erregerflora wandelt sich ständig: Neue Keime, Änderung von Virulenz und Resistenz. So ist z. B. der früher harmlose Staphylococcus epidermidis virulent geworden.

Die **Ausbreitung der Infektion** erfolgt

- **auf dem Blutweg** aus einem entfernt gelegenen Herd. Diesen Weg nehmen die Staphylokokken bei der «hämatogenen Osteomyelitis», in der Regel auch die Tuberkelbazillen und die meisten anderen, selteneren Eitererreger.
- **direkt**, indem die Erreger durch eine – große oder kleine – *Hautverletzung* (Stichverletzung, Injektionsnadelkanal, offene Wunde, offene Fraktur, Operation) an Ort und Stelle gelangen oder aus einem benachbarten Infektionsherd «per continuitatem» in den Knochen oder in ein Gelenk einwandern. Auf diesem Weg entstehen vor allem die unspezifischen Staphylokokkeninfektionen: im Gelenk am häufigsten nach *intraartikulären Injektionen*
- am Knochen **bei offenen** oder **operierten Frakturen**. Solche Knocheninfekte werden entsprechend dem englischen Sprachgebrauch auch als «*Osteitis*» (im Gegensatz zur hämatogenen «Osteomyelitis») bezeichnet.

Lokalisation

Eitrige Entzündungen befallen vor allem *Knochen* und *Knochenmark* (Osteomyelitis) sowie *Gelenke* (Arthritis, Gelenkempyem); sie nisten sich aber auch in anderen vorbestehenden *Höhlen* ein (Sehnenscheidenphlegmone, Bursitis) oder verbreiten sich *im Zwischengewebe* (Phlegmone, Panaritium).

Bakteriologie und Klinik

Schwere, Ausdehnung und Verlauf eines Infektes hängen einerseits von der Art, vor allem von der Aggressivität und **Virulenz** der Erreger, andererseits von der **Infektabwehr** des betroffenen Individuums und – lokal – des befallenen Gewebes ab.

Diese Faktoren sind im Einzelnen nicht genau erfassbar, so dass die Diagnose des Erregers nicht genügt, um die Prognose eindeutig bestimmen zu können.

Auch bei klinisch eindeutigen Infektionszeichen kann es negative bakteriologische Befunde geben sowie falsch positive Laborresultate durch Verschmutzung bei nicht absolut steriler Entnahmetechnik. Schließlich kann die Bakteriologie über die Pathogenität und Virulenz einzelner Keime bislang keine Auskunft geben.

Oft zeigt erst der *klinische Verlauf* die Schwere einer Infektion und man ist auf die althergebrachten Infektions- bzw. Entzündungskriterien, vor allem auf die klinischen Zeichen angewiesen.

Somit kommt der **klinischen Diagnostik** größte Bedeutung zu, denn für eine erfolgreiche Behandlung ist die Frühdiagnose entscheidend.

So ist z. B. ein Staphylokokkeninfekt in einem Fall eine banale, kurz dauernde Episode ohne Folgen, in einem anderen aber eine schwere, lebensbedrohende, akute Krankheit, welche ausgedehnte Zerstörungen anrichten und in einen chronischen Zustand ohne Heilung übergehen kann (**Abb. 32.1**).

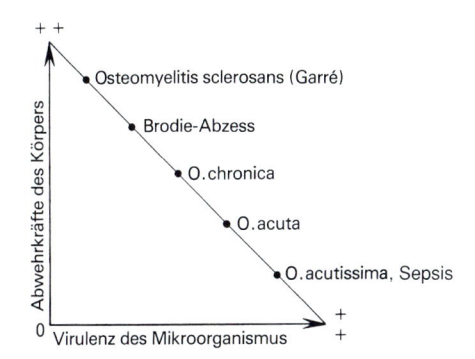

Abb. 32.1: Die **klinische Erscheinung** der **Osteomyelitis** hängt von der **Virulenz** der Erreger und der Stärke der **Abwehrkräfte** des Körpers ab. Zwischen chronischen sklerosierenden Formen und foudroyant verlaufenden schweren Allgemeinerkrankungen mit ausgedehnten Knochenzerstörungen und Sepsis gibt es alle Übergange (nach Fanconi).

Pathologische Anatomie

Die infektiöse Entzündung spielt sich in den Höhlen im Knochen ab, vorzugsweise im Knochenmark **(Osteomyelitis)**, aber auch in allen feineren Verzweigungen im Knochen selbst, bis hinein in die Havers'schen Gefäßkanäle und Canaliculi der einzelnen Osteozyten **(Osteitis)**.

Histopathologisch besteht kein Unterschied zwischen «Osteomyelitis» und «Osteitis». Die Entzündung spielt sich, wie bei jeder bakteriellen Infektion, im lebenden Gewebe ab. Die Formen reichen von der aggressiven hyperämisch-exsudativen und leukozytären (eitrigen) Phase bis hin zur fibrösen Vernarbung.

Zur Nomenklatur: Die hämatogen entstandene Infektion, früher die häufigste Form, entsteht praktisch immer im roten Knochenmark der Spongiosa, greift auch leicht auf das gelbe Fettmark der Röhrenknochen über. Sie wurde und wird wohl richtigerweise als Osteomyelitis bezeichnet.

Die heute viel häufigere und durch lokale Infektion, gewöhnlich traumatisch entstandene Knochenentzündung ist tatsächlich eine globale «Osteitis» und wird wohl besser auch so benannt, wie das im englischen und französischen Sprachgebrauch üblich ist.

Warum Knocheninfekte schlecht heilen: Pathologisch-anatomische Besonderheiten von Entzündungen an Knochen und Gelenken

Die *Heilung* eines Infektes ist grundsätzlich möglich *auf zwei Arten:*

1. **Resorption** der Entzündung auf dem Lymph- oder Blutweg
2. **Abkapselung** des Infektes (Abszess) und Entleerung nach außen (Fistel), worauf sich die Resthöhlen durch Narbenschrumpfung schließen können.

Am starren Interzellulargerüst des Knochens finden diese Heilungsvorgänge ungünstige Voraussetzungen: Durch die Infektion werden häufig größere Knochenpartien nekrotisch.

Avitale, nicht infizierte Knochenpartien können normalerweise mit der Zeit revaskularisiert und reintegriert werden (vgl. «Knochennekrosen», Kap. 31.1). Im infizierten Milieu werden sie jedoch abgestoßen und abgekapselt, «sequestriert». Die so entstandenen **Sequester** können nicht resorbiert, aber auch nicht durch eine Fistel ausgestoßen werden. Das anorganische Interzellulargerüst des toten Knochens bleibt – weil nicht durchblutet und somit auch für Antibiotika nicht erreichbar – als Brutstätte für Bakterien im Körper liegen. Abkapselung durch Abszessbildung ist wohl möglich, auch kann sich der Eiter durch eine Fistel entleeren, aber die starren knöchernen Resthöhlen können sich nicht durch Narbenschrumpfung verkleinern und schließen. Im Granulationsgewebe, welches diese Höhlen ausfüllt, mottet der Infekt weiter und kann jederzeit wieder aufflackern.

Dies ist der Grund, warum akute Knocheninfekte so häufig **chronisch** werden, endlos fisteln oder immer wieder Abszesse machen und nicht ausheilen. Damit ist aber auch der Weg für die Therapie vorgezeichnet: Er kann in solchen Fällen nur chirurgisch sein (s. Kap. 32.3 u. **Abb. 32.2**).

Bei **infizierten Gelenken** steht die entzündliche Reaktion und Sekretion der stark vaskularisierten Synovialmembran im Vordergrund. Sie produziert einen zunächst serösen, später *eitrigen Erguss*, der in seiner veränderten chemischen Zusammensetzung den Gelenkknorpel schädigt und schließlich zerstört. Die fibrinösen Verklebungen vernarben und veröden den Gelenkbinnenraum, so dass das Gelenk selbst mit der Zeit versteift. Zu einer definitiven Ausheilung kommt es in der Regel erst durch die *knöcherne Ankylose*. In solchen Fällen kann die frühzeitige Arthrodese die Krankheitszeit abkürzen.

Eine Chance, solchen ungünstigen Verlauf abzuwenden, gibt nur die rechtzeitige Diagnose bei den ersten Symptomen sowie die *ohne Verzug eingeleitete konsequente chirurgische Therapie*. Sie ist in Kapitel 32.5: «Gelenkinfektionen» beschrieben.

32.2
Akute hämatogene Infektion

Die durch Staphylokokken hervorgerufene hämatogene Knocheninfektion ist eine gefürchtete akut und **dramatisch verlaufende Krankheit bei Kindern**, vor allem bei Säuglingen. Eine prompte Diagnose ist in diesen Fällen besonders wichtig, weil die Heilung zum großen Teil von einer sofort einsetzenden Therapie abhängt. Andernfalls geht die akute leicht in eine chronische Osteomyelitis über, die jahrzehntelang dauern kann.

32.2.1
Osteomyelitis im Kindesalter

Beginn unter dem Bild einer akuten fieberhaften Infektionskrankheit. Hinweise auf eine lokalisierte Krankheit sind Schmerzen, ängstliche Schonhaltung, Gebrauchsunfähigkeit, Rötung und Schwellung einer Extremität und lokale Druckdolenz. Bei Kleinkindern und besonders bei Säuglingen sind diese Symptome oft nur spärlich ausgeprägt, immer aber *wirken die Kinder* **echt krank**.

Befallen sind am häufigsten die langen Röhrenknochen: Tibia, Femur, Humerus, Vorderarm. Der Herd liegt fast immer in der gut durchbluteten Spongiosa der Metaphysen, nahe bei Epiphysenfugen und Gelenken. Die Epiphyse selbst ist primär nie betroffen. Im Säuglingsalter jedoch kann die Infektion auf die Epiphyse übergreifen, weil die Blutgefäße noch durchgängig sind; später bildet die Epiphysenfuge eine Barriere (**Abb. 32.3**). Nicht selten bricht ein Knochenherd ins Gelenk durch (Kap. 32.2.2).

Diagnostik

Die Diagnose muss sich weitgehend auf die genannten *klinischen Befunde* stützen.

Von Fieber begleitete Schmerzen im Skelettbereich müssen immer den Verdacht auf Osteomyelitis erwecken, so lange, bis das Gegenteil erwiesen ist.

Mittels *Blutkulturen* und der *Punktion* sonographisch nachgewiesener Abszesse muss der **Erregernachweis** versucht werden. Die Laborbefunde sind nicht sehr spezifisch. Das C-reaktive Protein reagiert rascher als die BSR.

Das *Röntgenbild* zeigt in den ersten Tagen höchstens Weichteilschwellungen. Knochenveränderungen

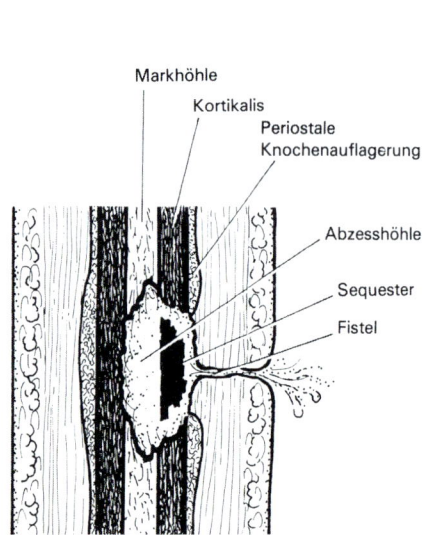

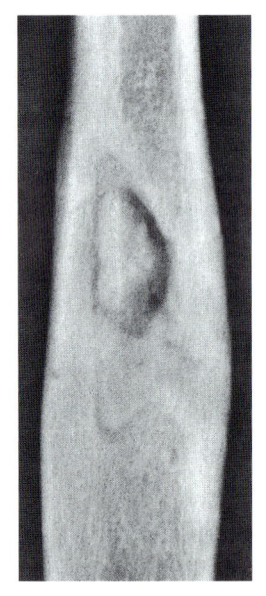

Abb. 32.2: Warum **Knocheninfekte nicht spontan heilen** können.
Ein totes Knochenstück, ein «Sequester» liegt in einer starren, knöchernen Abszesshöhle, welche sich durch eine Fistel dauernd entleert. **Der Sequester** kann weder ausgestoßen noch resorbiert werden, und die Abszesshöhle kann nicht schrumpfen und sich schließen. Die Behandlung der chronischen Osteomyelitis ist nur chirurgisch möglich: Alles nekrotische Gewebe muss entfernt und die Höhle ausgefüllt werden («dead space management»).
Röntgenbild: Sequester im Femur eines Jünglings bei Osteomyelitis. Man erkennt die massive reaktive Sklerose mit periostaler Verdickung, wo die Osteomyelitis bereits abgeheilt ist, aber auch die scharfe Abgrenzung der Abszesshöhle und des toten Knochenstückes: Hier ist eine Spontanheilung nicht möglich.

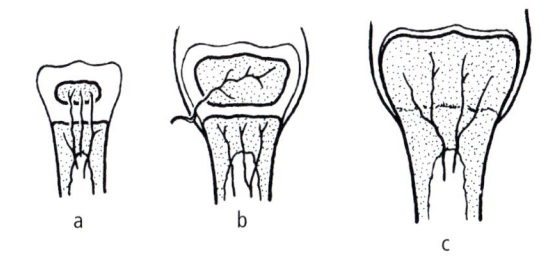

Abb. 32.3: Die **Blutversorgung der Epiphysen** im Wachstumsalter.
a) *Beim Säugling* erreichen die Gefäße aus der Metaphyse den Epiphysenkern direkt. Ein Infekt kann sich leicht in die Epiphyse und ins Gelenk ausbreiten.
b) *Beim Kind* (von etwa 2 bis 16 Jahren) bildet die Epiphysenfuge eine Schranke für die Gefäße. Knocheninfekte befallen vorzugsweise die Metaphysen und verschonen Epiphysen und Gelenke in der Regel.
c) *Beim Erwachsenen* wird die Epiphyse von der Metaphyse her versorgt. Infekte können wieder leichter die Epiphyse erreichen und ins Gelenk durchbrechen.

kungen haben. Je nachdem, in welcher Richtung er sich ausbreitet, können resultieren (**Abb. 32.4**):

- Markraumphlegmone
- periostaler Abszess
- Fistelbildung
- Nekrose und Sequestrierung kleinerer und größerer Kortikalisabschnitte
- Zerstörung einer benachbarten Epiphysenwachstumsfuge
- Einbruch in ein benachbartes Gelenk (septische Arthritis)
- allgemeine Sepsis.

So kann es zu schweren **Wachstumsstörungen**, Deformitäten, Verkürzungen und Gelenkankylosen kommen. Diesen vorzubeugen ist manchmal durch eine frühzeitige chirurgische Ausräumung des Infektes möglich, bevor er sich weiter ausgebreitet hat.

erscheinen erst nach etwa zwei Wochen: Zuerst feine periostale Auflagerungen und lokale Osteoporose, dann Osteolyseherde in der Spongiosa, später relative Sklerose der nekrotischen Kortikalisabschnitte, welche dann sequestrieren.

Die Luxation eines Gelenks (Hüfte) beim Säugling weist auf eine septische Arthritis hin.

Die Gelenkpunktion bestätigt die Diagnose.

In unklaren Fällen können Sonographie, MRI und *Szintigramm* eine Hilfe sein. Akute Infektionen geben sich darin wesentlich früher zu erkennen als auf dem Röntgenbild. Es wird am besten als **Dreiphasen-Szintigraphie** durchgeführt (Abb. 13.29). Dabei kommt die lokale Hyperämie auch zur Darstellung, was differentialdiagnostisch bedeutsam sein kann. Bei Knocheninfektionen werden neben Te 99 auch Gallium-Szintigraphien angewandt. Die Markersubstanz Gallium-67 reichert sich in entzündlichem Gewebe an, auch in den Weichteilen.

Zur Frühdiagnostik von Knochen- und Gelenkinfektionen, vor allem im Kindesalter, kann möglicherweise die Szintigraphie mit Indium-III-markierten Leukozyten beitragen. Diese sammeln sich in Eiterherden an. Die Methode ist zwar aufwändig, scheint aber sensitiv und spezifisch zu sein.

Näheres zur Szintigraphie siehe Kapitel 13.5.

Verlauf und Komplikationen

Bei sofort einsetzender adäquater Therapie ist im Frühstadium eine Heilung mit Restitutio ad integrum durch Resorption möglich. Sonst breitet sich der Infekt rasch weiter aus und kann verheerende Wir-

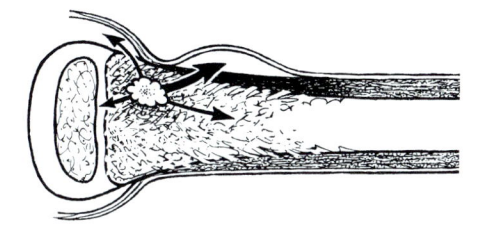

Abb. 32.4: Ausbreitung der Infektion. Hämatogene Herde liegen mit Vorliebe in der gut durchbluteten *Spongiosa* der *Metaphyse*. Von hier kann die Infektion subperiostal sich ausbreiten und hier einen Abszess bilden, sie kann in die Markhöhle vordringen, oder auch – bei Säuglingen und Erwachsenen vor allem – auf die Epiphyse und ins Gelenk übergreifen und hier schwere Schäden anrichten (eitrige Arthritis, Wachstumsstörungen).

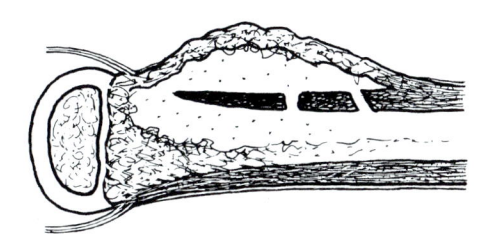

Abb. 32.5: Hämatogene Osteomyelitis beim Kind. Wenn es nicht gelingt, der Infektion im Frühstadium Herr zu werden, können Markraumphlegmone und subperiostale Abszesse entstehen. Die dazwischenliegende *Kortikalis* wird zum Teil nekrotisch und *sequestriert*, d.h. liegt als totes Knochenstück in der Abszesshöhle (sog. «Totenlade»). Vom Periost her bildet sich ein ausgedehnter Kallus (vgl. Abb. 32.2 u. Abb. 32.6). Die Osteomyelitis ist chronisch geworden (s. Kap. 32.3).

Therapie

Die Therapie muss einsetzen, *bevor* diese Veränderungen erscheinen: **Sofortige hochdosierte Antibiotikatherapie** nebst der obligaten Ruhigstellung kann im Anfangsstadium den Infekt zur Heilung kommen lassen. *Nicht* abgewartet werden sollten der Erregernachweis und die Resistenzprüfung. Es geht in erster Linie um die Behandlung der Sepsis. Die Kulturen erlauben lediglich eine gezieltere Anwendung der Antibiotika. Ist nämlich der Prozess schon zu weit fortgeschritten (mit Abszedierung und Sequesterbildung), dann ist die Osteomyelitis bereits ins chronische Stadium getreten (**Abb. 32.5**) und die Heilungsaussichten nehmen rasch ab. *Die hämatogene Osteomyelitis im Kindesalter* ist deshalb **eine Notfallsituation**.

Wenn die Krankheit auf die antibiotische Therapie nicht sofort anspricht oder wenn bereits Eiterherde vorhanden sind, ist es besser, nicht länger zuzuwarten, sondern diese **operativ** zu entleeren (Punktion allein genügt nicht, weil der Eiter zu dick ist). Die chirurgische Ausräumung des Infektherdes mit anschließender Drainage gibt bessere Gewähr, die häufigen schweren Komplikationen zu vermeiden und den Krankheitsprozess abzukürzen und zur Heilung zu bringen, bevor er in das chronische Stadium tritt.

Auch bei primär chronischen Osteomyelitiden (oft ohne Erregernachweis) ist die operative Therapie angezeigt: Biopsie (zur Differentialdiagnose) und radikale Ausräumung von Nekroseherden.

Bei fortgeschrittener Erkrankung sind oft große Teile der Schaftkortikalis nekrotisch. Alle diese Sequester müssen entfernt werden, in seltenen Fällen die gesamte Diaphyse. Ein Ersatz durch Spongiosa ist kaum je nötig, denn das Regenerationsvermögen des kindlichen Periostes ist außerordentlich groß (**Abb. 32.6**).

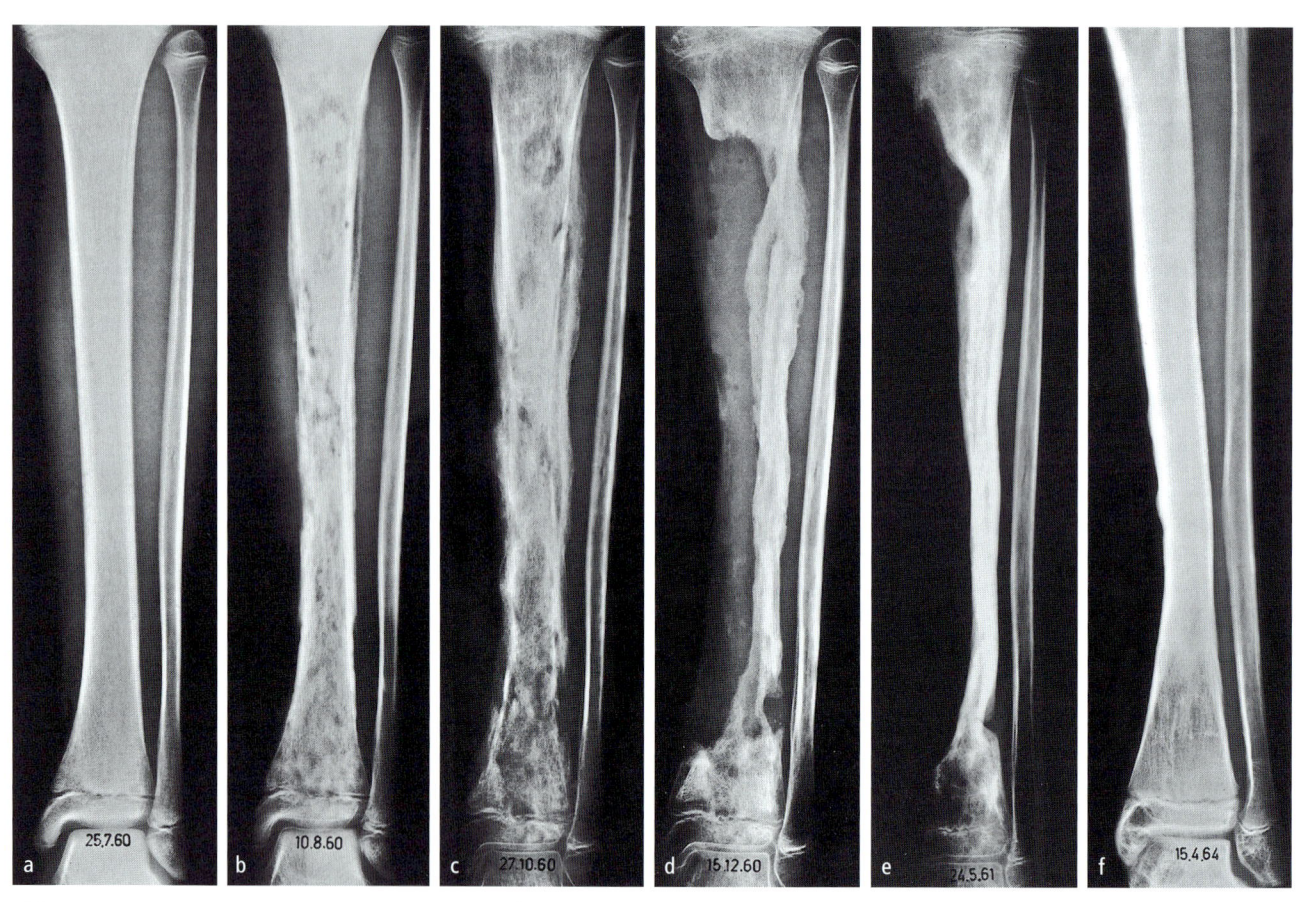

Abb. 32.6: Hämatogene Osteomyelitis der Tibia, Verlauf bei einem *11-jährigen Knaben*.
a) *Erste klinische Symptome:* Fieber, Schmerzen, Schwellung. Im Röntgenbild noch kaum Veränderungen: Diskrete unregelmäßige Osteoporoseherde in der distalen Metaphyse.
b) *Zwei Wochen später:* ausgedehnte, unregelmäßige, fleckige Osteoporoseherde, periostale Auflagerungen. Einzelne Kortikalisabschnitte bleiben reaktionslos und röntgendicht: Zeichen der Nekrose.
c) *Zwei Monate später:* ausgedehnte Zerstörung der Knochenstrukturen, daneben intensive Knochenneubildung. Proximal eine große Knochenhöhle mit Sequester.
d) Subperiostale **Resektion** der gesamten nekrotischen Diaphyse. Nur eine schmale Wand bleibt stehen.
e) *Ein halbes Jahr später:* Osteomyelitis ausgeheilt, der Knochen beginnt sich wieder zu regenerieren, starke reaktive Verdichtung des erhaltenen Knochenpfeilers.
f) *Drei Jahre später:* Weitgehende Wiederherstellung der normalen Knochenstruktur durch Umbau und Wachstum.

32.2.2
Septische Arthritis beim Säugling und Kleinkind

Sie wird an dieser Stelle beschrieben, weil Vorkommen, Pathologie, Erscheinungen, Verlauf und Therapie ähnlich sind wie bei der hämatogenen Osteomyelitis. Eigentlich handelt es sich um ein und dieselbe Krankheit, die den Knochen oder das Gelenk, oft beide zusammen, befällt. Die hämatogene eitrige Arthritis ist vorwiegend eine Kinderkrankheit und kommt am häufigsten bei Säuglingen vor.

Die Säuglingsarthritis entsteht denn auch meist infolge des Durchbruchs eines metaphysären oder epiphysären Osteomyelitisherdes ins Gelenk.

Befallen werden deshalb in erster Linie Gelenke, deren Metaphyse intrakapsulär liegt, vor allem die Hüfte, seltener Ellbogen, Knie usw. Die Unterscheidung von einer Osteomyelitis kann verständlicherweise schwierig sein. Die Therapie ist dieselbe.

Das klinische Bild entspricht beim Säugling nicht immer der Schwere der Krankheit. Die allgemeinen Zeichen einer Infektionskrankheit und die ängstliche Schonhaltung des Gelenks in einer Zwangsstellung müssen den **Verdacht** auf eine septische Arthritis erwecken.

Diagnostik

Die Diagnose muss sofort mittels *Ultraschall* und *Gelenkpunktion* gestellt werden, denn nur die früh, d. h. in den ersten Tagen, begonnene adäquate Therapie ist imstande, ein solches Gelenk zu retten. Ohne Behandlung führt der Druck des eitrigen Ergusses in diesem Alter rasch zu einer Luxation und Zerstörung des Gelenks (z. B. am Hüftgelenk bei Coxitis). Die Zerstörung der Wachstumsfugen führt zu schwersten Deformitäten und Verkürzung der Extremität (Abb. 28.3 e–g u. **Abb. 32.7**).

Therapie

Die sofortige arthroskopische Spülung, notfalls eine Arthrotomie, kann zusammen mit der einschlägigen antibiotischen Behandlung ein solches Gelenk nicht selten retten.

Akute eitrige Gelenkentzündungen im Kleinkindesalter gehören zu den wenigen **Notfällen** in der Orthopädie.

Mit zunehmendem Alter nimmt die Häufigkeit der septischen Arthritis ab, die klinischen Zeichen sind deutlicher auf das betroffene Gelenk bezogen. Der Verlauf ist etwas weniger dramatisch, eine Luxation entsteht kaum noch, doch sind die Folgen nicht weniger schlimm, wenn die frühzeitige Behandlung die

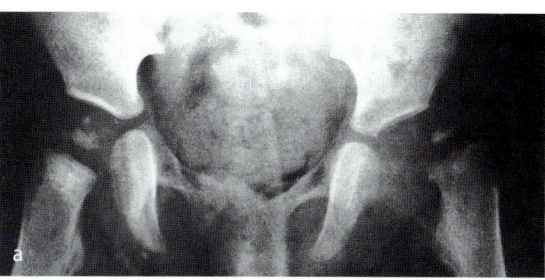

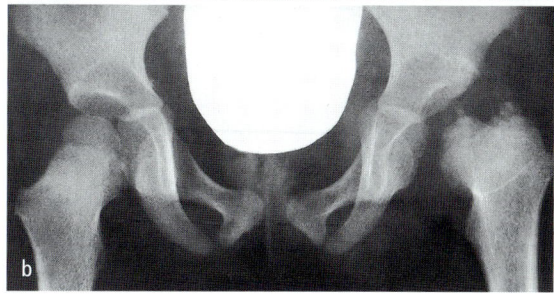

Abb. 32.7: Säuglingskoxitis.
a) *Acht Monate altes Mädchen* mit dem Bild einer schweren akuten Infektionskrankheit. Das linke Hüftgelenk ist *subluxiert*, der Kopfkern etwas unregelmäßig, den kleinen Defekt in der Metaphyse sieht man nur auf der Originalaufnahme. Die ganze linke Seite ist etwas osteoporotisch. Dass es sich um eine frische Subluxation handeln muss, sieht man an der normalen Pfannenkonfiguration. Die Diagnose «eitrige Säuglingskoxitis» wurde durch Operation bestätigt. Der Druck des Eiters im Gelenk, das Empyem, hatte den Hüftkopf aus der Pfanne gedrückt.
b) Zustand *drei Jahre später:* Durch die Operation konnte die Luxation behoben werden. Eine Schädigung der Wachstumszonen führte jedoch zu einer Wachstumsstörung.
(Klinik der eitrigen Koxitis: s. Kap. 64.7)

Infektion nicht rasch zu beseitigen vermag. Die Therapie ist dieselbe wie bei der Säuglingsarthritis.

Das klinische Bild wird zunehmend ähnlicher demjenigen bei Erwachsenen. Es ist beschrieben in Kapitel 32.3: «Gelenkinfektionen».

32.3
Chronische Osteomyelitis (Osteitis)

Die chronische Osteomyelitis entsteht entweder aus einer **akuten hämatogenen Osteomyelitis**, wie oben beschrieben, oder durch eine **lokal fortgeleitete Infektion** *bei offener Fraktur oder nach einer Knochenoperation.*

Die früher relativ häufige und wegen ihres oft lebenslangen Verlaufs und ihrer Therapieresistenz gefürchtete hämatogene Osteomyelitis ist seltener geworden, während die Infektionen nach offenen Frakturen mit oft schweren Weichteilschäden sowie die Infektionen im Gefolge der operativen Frakturbehandlungen an Häufigkeit und Bedeutung stark zugenommen haben. Sie stellen nicht nur medizinisch, sondern auch volkswirtschaftlich ein großes Problem dar, denn ein großer Teil dieser Patienten sind junge Menschen im erwerbsfähigen Alter.

Infektionen bei Frakturen, Defekten, nicht geheilten Brüchen, Pseudarthrosen ergeben natürlich noch wesentlich komplexere Probleme als die Knocheninfektion bei erhaltener Kontinuität. Diese speziellen Probleme werden im Kapitel 32.4: «Infizierte Frakturen» beschrieben (s. a. Kap. 45.6.2).

Zuerst sollen jedoch Pathophysiologie und Behandlungskonzept des chronischen Knocheninfektes besprochen werden. Sie bilden auch die Grundlage für das Verständnis der infizierten Frakturen und ihrer Therapie.

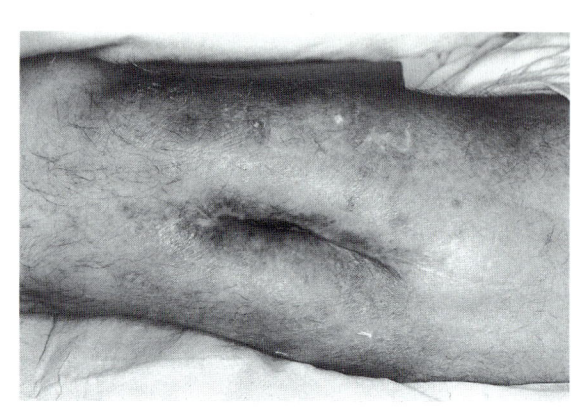

Abb. 32.8: Fistelnde Narbe bei **chronischer Osteomyelitis** im Anschluss an *Femurfraktur*. Die Narbe ist derb, am Knochen adhärent, die Haut dünn. Die Fistel geht auf den Knochen, meist ist ein Sequester die Ursache. Ständig fließt etwas Eiter, die Patienten müssen oft mehrmals täglich ihre Verbände wechseln und fühlen sich geniert und behindert.

Klinik

Wenn die akute Knocheninfektion sich dank der körpereigenen Abwehr nicht mehr weiter ausbreitet, der lokal umschriebene Herd aber wegen der anatomischen Situation auch nicht ausheilen kann, tritt die Osteitis in ihr **chronisches Stadium** ein: Die akuten Entzündungszeichen verschwinden mit der Zeit ganz, das Bild ist beherrscht von **Fisteln**, welche dauernd sezernieren (**Abb. 32.8**), oder immer sich wiederholender **Abszessbildung**, wenn der Eiter nicht abfließen kann, von **Sequestern**, die nicht resorbiert, aber auch nicht ausgestoßen werden können, von *pathologischen Frakturen*, aber auch von massiven periostalen *Knochenneubildungen*, welche die Sequester einschließen (Totenlade) und den zerstörten Knochen mit der Zeit ersetzen.

Eine chronische Osteomyelitis bzw. Osteitis bleibt immer ein Infektionsherd, der jederzeit wieder aufflackern kann; weshalb, wurde in Kapitel 32.1 beschrieben. **Rezidive** nach Jahren und Jahrzehnten sind keine Seltenheit (s. **Abb. 32.9**).

Auf dem Boden einer jahrelang sezernierenden Fistel kann einmal ein Karzinom entstehen. Auch wurden früher bei extrem chronischem Verlauf Amyloidosen beobachtet. Schließlich besteht auch immer die Gefahr einer bakteriellen Streuung mit **septischen Komplikationen**.

Vor allem aber sind ständig sezernierende Wunden und Fisteln für die Patienten äußerst unangenehm. Die Sanierung der Osteomyelitisherde stellte früher ein oft unlösbares Problem dar, so dass viele Patienten trotz Antibiotika und zahlreichen Operationen nie geheilt wurden.

Dank einem klaren und konsequent durchgeführten **Therapiekonzept** ist es fast immer möglich, diese Zustände erfolgreich zu behandeln. Entsprechend ihrer

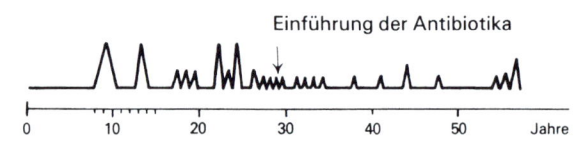

Abb. 32.9: Verlauf einer **hämatogenen Osteomyelitis**.
Eine Osteomyelitis kann einen Patienten sein *ganzes Leben* lang begleiten. Früher war das fast die Regel, aber auch heute noch kann man nie mit Sicherheit sagen, dass eine Osteomyelitis endgültig geheilt sei. Die Kurve zeigt die Rezidive mit schmerzhaften Schwellungen (niedrige Zacken) und Eiterungen (hohe Zacken) bei einem Sechzigjährigen, der *als Kind* eine hämatogene Osteomyelitis hatte. Dank Antibiotika gingen die Schübe zurück, verschwanden jedoch nie ganz.

Pathophysiologie kann die Therapie nur chirurgisch sein.

Für die **Planung** dieser Therapie ist das *Röntgenbild* von besonderer Bedeutung. Es kann groteske Veränderungen, vor allem unregelmäßige, massive Sklerosen zeigen, nebst Sequestern, welche deutlich durch einen Osteolysehof demarkiert erscheinen (**Abb. 32.10** u. Abb. 32.2).

Bei akuten Rezidiven, etwa bei Fieberschüben mit Schmerzen, ohne Fistel, sind **Diagnose** und Lokalisation des Herdes allerdings oft schwierig. Tomographien und CT können solche Herde aufdecken.

Die Aktivität einer Osteitis oder einzelner Herde kann mit der Szintigraphie erfasst und lokalisiert werden. Dies kann für die Planung der Therapie wichtig sein (s. Abb. 13.32).

Besteht eine Fistel, zeigt ihre Füllung mit Röntgenkontrastmittel Lokalisation und Ausmaß des Herdes *(Fistulographie)*.

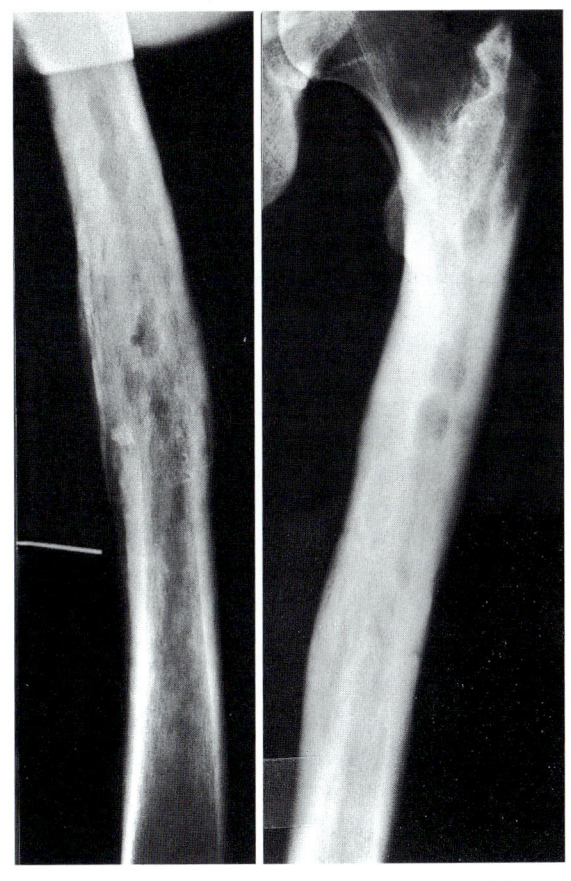

Abb. 32.10: Chronische Osteomyelitis bei einem 35-jährigen Mann, **zwölf Jahre nach Marknagelung einer Femurfraktur**. Im Laufe der Jahre immer wieder Schmerzschübe, die zeitweise von Abszess- und Fistelbildung gefolgt waren, zeitweise spontan langsam zurückgingen. Die Röntgenbilder zeigen massive Umbauerscheinungen im Femur, starke Sklerosierung, periostale Auflagerung und an mehreren Stellen *Aufhellungszonen* (oft erst auf Tomogrammen zu sehen) im Markkanal, eine davon lässt sich bis zum Trochanter maior verfolgen. Es sind Resorptionshöhlen, wo der Marknagel gelegen hatte, gefüllt von eitrigem Granulationsgewebe, in welchen der Infekt weiter mottet und zeitweise wieder aufbricht (die Nadel links auf dem Bild bezeichnet die Fistel).
Durch *radikale Ausräumung* der Höhlen und Ausstopfen mit autologer Spongiosa konnte die Infektion später eliminiert werden. Vor einem Rezidiv ist der Patient jedoch nie vollständig gefeit.

Primär chronisch verlaufende Formen der Osteomyelitis, ohne Fistelbildung, können ebenfalls zu diagnostischen Schwierigkeiten Anlass geben: Der Verlauf ist weniger dramatisch. Offenbar ist das Verhältnis von Virulenz zu Abwehr anders. Die Ursachen sind nicht klar und manchmal findet man keine Erreger. Von den verschiedenen Erscheinungsformen seien im Folgenden zwei erwähnt:

- Der sog. **Brodie-Abszess**: Umschriebene Sklerosierung in der Metaphyse eines langen Röhrenknochens, mit kleiner zentraler eitriger Einschmelzung. Die Ausräumung evtl. Ausfüllung der Höhle mit Spongiosa führt in der Regel zur Heilung.
- Noch chronischer verläuft die sog. **Osteomyelitis sclerosans** (Garré), mit kleinen, im Röntgenbild kaum sichtbaren Granulations- und Abszessherdchen, dafür starker Sklerosierung und Verdickung der Kortikalis eines langen Röhrenknochens. Klinisch bestehen lokale Entzündungszeichen. Wichtig ist die Differentialdiagnose gegen Tumoren (Osteid-Osteom, Abb. 13.33, u. Sarkom, Kap. 33.2). Die Prognose ist gut, evtl. ist operative Ausräumung angezeigt (s. Abb. 32.1).

Therapie

Systemisch applizierte Antibiotika erreichen die Bakterien in den Sequestern und den mit Eiter und nekrotischem Gewebe gefüllten Höhlen nicht, nützen also im chronischen Stadium nichts. Auch bei akuten Schüben können sie nur als Abschirmung dienen. Nur die **radikale chirurgische Ausräumung** aller infizierten nekrotischen, nicht durchbluteten Gewebe gibt Aussicht auf Heilung.

Eine chronische Fistel geht fast immer von einem Knochensequester aus. Eine Fistelfüllung mit Methylenblau während der Operation zeigt deutlich das nicht durchblutete, infizierte Gewebe: Sequester, Fistelgang, Granulationsgewebe. Die Ausräumung muss peinlich genau und radikal erfolgen, mit scharfem Löffel, Luer und Meißel. Es darf nur gut durchblutetes Gewebe belassen werden, von welchem die aktive Infektabwehr ausgehen kann (körpereigene Abwehrstoffe, Antibiotika). Auch der anstehende Knochen muss angefrischt werden bis auf gut durchblutete, vitale Schichten.

Nur gesundes, **gut vaskularisiertes** Gewebe kann als Bett und Lager für ggf. nötigen Gewebsersatz dienen und gibt Gewähr für eine definitive Ausräumung der Infektion (vgl. **Abb. 32.11**). Gelegentlich kann anschließend eine temporäre Spüldrainage zweckmäßig sein, bis eine stärkere Sekretion nachgelassen hat.

Mit dieser aktiv chirurgischen Behandlung gelingt die Elimination des Infektes fast immer; wenn nötig, muss sie in Abständen von einigen Wochen mehrmals wiederholt werden.

Bleiben Resthöhlen zurück, so besteht die Gefahr, dass die Infektion von neuem aufflammt, auch noch nach Jahren. Deshalb wurde großer Wert darauf gelegt, solche Höhlen aufzufüllen. Dazu hat sich autologe Spongiosa am besten bewährt. Fremdmaterial hingegen führt zu Rezidiven. Gentamycinkugeln, aber auch resorbierbare Träger für lokale Antibiotika wurden empfohlen. Man kann Spongiosa unmittel-

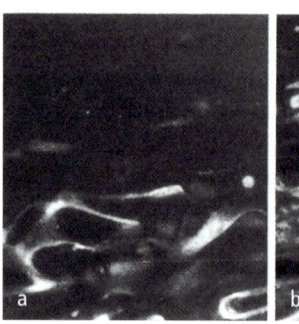

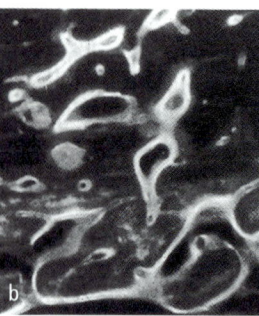

Abb. 32.11: Der Umbau eines Spongiosatransplantates ist von der *Vaskularität des knöchernen Lagers* abhängig:
a) Wenig Umbauvorgänge unmittelbar auf deperiostierter Kortikalis.
b) Knochenum- und -anbau in einer durch Dekortikation eröffneten, gut durchbluteten Tasche (Vitalfärbung).

bar in Abszesshöhlen einbringen, wenn diese vorher peinlich genau ausgeräumt wurden. Eigenspongiosa heilt sogar als «offene Spongiosaplastik» ein, wenn eine Hautdeckung vorerst nicht geplant ist.

Als weitere Methoden kamen zur Anwendung: die Ausmuldung, damit sich lebende Weichteile, vor allem Muskeln, in die Höhle hineinlegen können (besonders am Femur), und die Austapezierung des Defektes mit einem dünnen Spalthautlappen (Thiersch; besonders an der Tibia).

Mit der Verbesserung der Operationstechnik (sorgfältige radikale Ausräumung), der lokalen Anwendung von Antibiotika und den modernen Möglichkeiten plastischer Deckung ist das Ausfüllen von Resthöhlen im Knochen nicht mehr unbedingt nötig.

Weichteildefekt und plastische Deckung

Die Deckung des Defektes bzw. der Verschluss der Wunde ist keineswegs einfach. Viel Erfindergeist von Ärzten wurde darauf verwendet, vor allem auf dem Gebiet der Hautplastiken, und den Patienten wurde mit Cross-leg-Flaps, Wanderlappen usw. oft Untragbares zugemutet.

Es hat sich indessen herausgestellt, dass das Hautproblem, also der Wundschluss, nicht das Hauptproblem ist: Die Osteomyelitis heilt aus, wenn sie chirurgisch eliminiert ist und die Resthöhlen mit vitalem Gewebe gefüllt sind, und zwar auch ohne Wundschluss, häufig sogar besser. Die **offene Wundbehandlung** bei Infektionen ist wieder zu einem wesentlichen Prinzip geworden.

Selbstverständlich ist eine gute solide Hautbedeckung von größter Wichtigkeit für die Wiederherstellung einer brauchbaren Extremität, doch kommt sie im Behandlungskonzept an zweiter Stelle nach der Sanierung des Knochens. Das heißt nicht, dass sie in jedem Fall erst später gemacht werden kann: Dank der Fortschritte in der plastischen Chirurgie, besonders der vaskulären Mikrochirurgie, ist es möglich geworden, große Defekte früh zu schließen, was für die Behandlung infizierter komplizierter Frakturen mit schweren Weichteilschäden wichtig ist. Mikrochirurgische Anastomosen kleinster Gefäße (1 mm Durchmesser) gestatten die **freie Transplantation** von größeren, auch aus mehreren Gewebsschichten (Haut, Subkutangewebe, Faszie, Muskel) zusammengesetzten, und beliebig großen Lappen (z. B. Latissimus dorsi-Lappen) zur Deckung ausgedehnter Defekte (vgl. Abb. 32.16).

In der Behandlung infizierter offener Knochenbrüche mit schweren Weichteilzerstörungen haben diese Techniken entscheidend mitgeholfen, auch hoffnungslos erscheinende Schäden zur Ausheilung zu bringen, und in manchen Fällen haben sie die Knochenbruchheilung erst ermöglicht. Die früheren, zum Teil abenteuerlichen Wanderlappen sind verschwunden.

Aber auch bei erhaltener Kontinuität des Knochens sind die modernen plastischen Techniken mit vaskularisierten (gestielten oder freien) Lappen von großem Wert, indem schon früh definitive, haltbare, belastbare und kosmetisch befriedigende Hautbedeckungen ohne hässliche Narben geschaffen werden können.

Allerdings sind auch diese Verfahren sehr aufwändig, technisch äußerst anspruchsvoll, heikel und komplikationsanfällig. Sie sind deshalb dem in der plastischen **mikrochirurgischen Technik** geschulten Chirurgen vorbehalten, der über die notwendige Erfahrung sowie die entsprechende Infrastruktur verfügt. Die Behandlung der schweren infizierten Knochen- und Weichteilschäden ist deshalb in größeren spezialisierten Zentren in Zusammenarbeit mit der plastischen Chirurgie am besten gewährleistet.

32.4
Infizierte Frakturen und Pseudarthrosen (posttraumatische Osteitis)

Die Infektion erfolgt immer durch eine offene Wunde, am häufigsten also *bei offenen Frakturen*, aber auch *bei Frakturosteosynthesen* und anderen *Knochenoperationen* (z. B. Osteotomien). Entsprechend der Zunahme von schweren Verkehrs- und Arbeitsunfällen mit offenen Frakturen, aber auch als Folge der teils kritiklosen Verbreitung der Osteosynthese, ist die Osteitis häufig und ihre Behandlung ein großes Problem geworden, obwohl sie seit der Einführung der Antibiotika ihren Schrecken etwas verloren hat.

Offene Frakturen waren früher schwere lebensbedrohende Verletzungen – und sind es unter kriegerischen und anderen schwierigen Verhältnissen heute noch. So endeten ein größerer Teil der offenen Oberschenkelbrüche tödlich und offene Unterschenkelbrüche oft mit der Amputation. Solche schlimme Folgen konnten und können nur vermieden werden durch die unverzügliche und energische Einleitung der adäquaten Therapie bei den ersten Anzeichen einer Infektion. Diese rechtzeitig zu erkennen ist deshalb entscheidend.

Erscheinungsbild

Die Infektion einer Wunde nach Trauma oder Operation im Knochenbereich kann verschieden tief gehen: Von der harmlosen «Fadeneiterung» über die Heilung «per secundam» zum tiefen Abszess und bis zur Infektion des Knochens selbst. Verschiedene Faktoren kommen zusammen, wenn aus einem banalen Infekt eine Osteitis entsteht: Ausgedehnte, schwere Verletzung, zerstörtes und gequetschtes, nicht oder ungenügend durchblutetes Gewebe, vor allem auch nekrotischer Knochen, fehlende oder defekte Hautdecke, virulente Erreger, geschwächte Abwehr.

Diagnostik

Die Diagnose ergibt sich aus der Wundinfektion, den allgemeinen und lokalen Entzündungszeichen und dem **Verlauf** (s. «Bakteriologie und Klinik», Kap. 32.1). Verdächtig ist Fieber zusammen mit Erhöhung von CRP oder BSR.

Der **Erregernachweis** allein hat wenig Bedeutung: Praktisch alle Wunden, auch bei aseptischen Operationen, sind kontaminiert. Entscheidend ist die Virulenz der Erreger, doch darüber kann uns die Bakteriologie keine Auskunft geben. Spitalkeime sind die häufigsten Erreger (nosokomialer Infekt).

Abstriche aus fistelnden Wunden enthalten die verschiedensten Keime. Welches der eigentliche Erreger ist, weiß man nicht immer. Signifikant ist nur die streng aseptische Eiterentnahme aus der Tiefe mittels Punktion. Aber auch bei manifester Infektion bleibt die Kultur manchmal negativ.

Das **Röntgenbild** ist wichtig für den Therapieplan und den späteren Vergleich. Zu Beginn der Infektion zeigt es keine Besonderheiten, ebenso wenig wie das CT.

Auch die meisten anderen Spezialuntersuchungen bringen in diesem Stadium wenig, sind somit entbehrlich. Das MRI kann Weichteilveränderungen zeigen. Die Szintigraphie nach Frakturen ist immer positiv, also unspezifisch. Mit Antikörpern markierte Leukozyten sollen eine Unterscheidung ermöglichen.

Pathologische Anatomie

Pathologisch-anatomisch sind die Vorgänge die gleichen wie bei der hämatogenen Osteomyelitis. Die Erreger sind aber nicht immer so extrem virulent wie bei dieser, die Heilungsaussichten sind also an sich eher besser. Andererseits ergeben sich zusätzliche Probleme infolge von:

1. Weichteilschäden durch Trauma und/oder Operation
2. Störungen der Knochenbruchheilung
3. mechanischer Instabilität
4. Knochendefekten
5. Fremdmaterial (nach Osteosynthesen)
6. Hautdeckung.

Weichteilschäden

Massive Gewebszerstörung durch Trauma und/oder Operation lassen devitalisiertes, nekrotisches, nicht durchblutetes Gewebe zurück, in welchem Infektionen sich leicht ausbreiten und von der körpereigenen Infektabwehr und von Antibiotika nicht erreicht werden können. **Gut durchblutetes, vitales Gewebe ist die beste Infektabwehr.** Eine beschädigte oder zerstörte Hautdecke öffnet einer Infektion den Weg zum Knochen. Hautschnitte, etwa zum Zweck von Osteosynthesen, durch kontusionierte, beschädigte Haut führen fast sicher zu ausgedehnten Hautnekrosen, dadurch zu Hautdefekten und Infektion der darunter gelegenen Strukturen.

Hat die Infektion sich erst einmal im Knochen eingenistet, nützt auch eine geschlossene Hautdecke nichts mehr. Sie verhindert im Gegenteil das Abfließen des Eiters und damit die Heilung. Daraus ergeben sich die folgenden praktischen Schlussfolgerungen.

Prophylaxe: Bei der Indikationsstellung zu einer Osteosynthese ist deshalb zu beachten:

- Osteosynthesen sollen nicht unter kontusionierter Haut angelegt werden.
- Eine Osteosynthese schädigt traumatisiertes Gewebe (Weichteile und Knochen) noch weiter, so dass ausgedehnte Nekrosen entstehen können, welche einer Infektion Vorschub leisten.

Therapie: Bei etabliertem Infekt soll devitalisiertes Gewebe radikal entfernt und die Haut offen gelassen werden.

Störungen der Knochenbruchheilung bei Infekt: Pseudarthrosen

Infizierte Knochenbrüche heilen schlecht, sie haben eine große Pseudarthroserate. Zwischen *Infekt* und *Pseudarthrose* besteht ein *Circulus vitiosus*: Der Infekt stört die Kallusbildung und verhindert das Festwerden der Fraktur, und der Infekt kann unter instabilen Verhältnissen nicht heilen, solange Knochenfragmente sich gegeneinander bewegen und reiben (s. Abb. 45.12).

Die Kombination von Infekt und Pseudarthrose ist deshalb relativ häufig und galt lange Zeit als fast unheilbar. Seit die biologischen Zusammenhänge, vorab die Bedeutung der Stabilität, genauer erkannt sind, hat man auch gelernt, diese schwere Komplikation zu behandeln und zur Heilung zu bringen.

Grundsätzlich muss zuerst *der Knochen stabilisiert* und anschließend die Infektion nach den Richtlinien der Osteomyelitisbehandlung (s. Kap. 62.3) zur Ausheilung gebracht werden. Die Behandlung der infizierten Pseudarthrose ist in Kapitel 45.6.2 beschrieben.

Die Bedeutung der Stabilität

Die Stabilität der Fragmente hat sich als unabdingbare und wichtigste Voraussetzung für die knöcherne Heilung im Infektbereich erwiesen. Damit steht und fällt jede Therapie.

Plattenosteosynthesen und Implantate im infizierten Gebiet sind jedoch ausgesprochen *ungünstige Faktoren*. Weitere Ausbreitung des Infektes, ausgedehnte Nekrosen von Knochen und Weichteilen sowie der Hautdecke sind die häufigsten Folgen. Um die noch vitalen Gewebe im Fraktur- und Infektionsbereich zu schonen, sollte die Fixation außerhalb dieses Herdes installiert werden. Hier empfiehlt sich der **Fixateur externe**.

Infizierte Frakturen bzw. Pseudarthrosen sind häufig durch kleinere oder größere Defekte gekennzeichnet, so dass wegen der fehlenden Kontinuität des Knochens die Kraftübertragung vollständig vom Fixationssystem übernommen werden muss (**Abb. 32.12** u. **Abb. 32.13**).

Das Prinzip des Fixateur externe ist in Kapitel 3.4: «Stabilität» beschrieben, seine Anwendung in Kapitel 43.4.4.

Knochendefekt und Knochenbildung bei Infektion

Stabilisierung der Knochenfragmente und Eliminierung der Infektion durch Debridement sind die unverzichtbaren Voraussetzungen für eine problemlose Frakturheilung. Häufig bleibt jedoch ein mehr oder

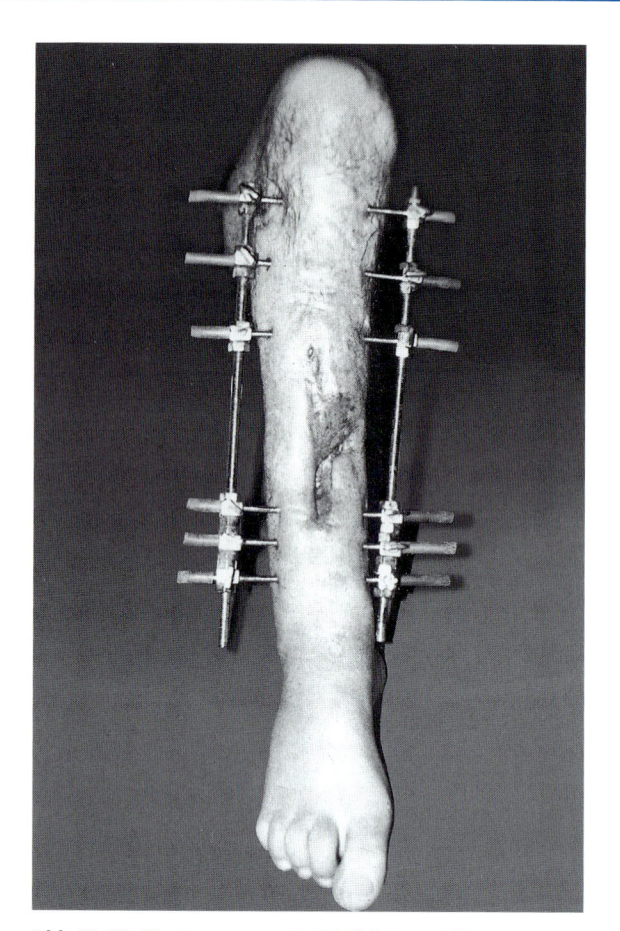

Abb. 32.12: Fixateur externe bei infiziertem offenem Unterschenkelbruch. An der Tibia werden heute vorzugsweise Klammerfixateure verwendet (s. Abb. 43.11 u. Abb. 67.3). Gute Stabilität ist Voraussetzung für den Erfolg der Methode. Mit zweckmäßiger Anwendung von kräftigen Elementen ist eine unverrückbare Fixation zu erreichen, die eine offene ambulante Wundbehandlung erlaubt.
Äußere Fixationen eignen sich besonders auch für die Behandlung offener Frakturen und infizierter Pseudarthrosen (s. Kap. 45.6.2 u. Abb. 45.12).

Abb. 32.13: Infektpseudarthrose nach schwerer *offener Unterschenkelfraktur* mit ausgedehnten Weichteilverletzungen und Hautdefekt. Stabilisierung mit Fixateur externe (dreidimensionales Rohrsystem). Die Fixationsnägel liegen außerhalb des Infektherdes.

weniger großer Defekt übrig, eine Lücke, die der Kallus nicht oder nur äußerst langsam zu schließen vermag. In diesen Fällen ist der Knochen meistens auch derart geschädigt, dass er seine Potenz zur Bildung neuen Knochens weitgehend, wenn nicht vollständig, eingebüßt hat.

Die Überbrückung kann mit einer **Knochentransplantation**, und zwar mit autologer Spongiosa, bewerkstelligt werden. Fremde (homologe) Transplantate werden im infizierten Milieu nicht akzeptiert, es kommt zum Rezidiv. Autologe Spongiosa ist auch die einzige zurzeit bekannte Substanz, die Knochenbildung anregen kann.

Ausschlaggebend für den Erfolg ist die Qualität, d.h. die **Vitalität des Spanbettes**. Dieses muss sauber und gut durchblutet sein, damit die Späne einheilen können. Dazu ist absolute mechanische Ruhe nötig.

Zur Überbrückung einer Lücke, aber auch zur medialen Abstützung einer Fraktur eignet sich die extrafokale Spongiosastraße, womit der Infektherd umgangen wird. Diese Technik ist in Abbildung 45.13 dargestellt: Auf der Rückseite des Knochens wird mit dem Meißel subperiostal eine längliche Tasche eröffnet, in welche die Spongiosa eingelegt werden kann. Durch diese **Dekortikation** (s. Abb. 45.9) wird der vitale Knochen angefrischt, was ein ideales Transplantatlager ergibt (vgl. Abb. 32.11).

Der Defekt selbst ist ein weniger ideales Lager, doch heilen autologe Spongiosaplastiken unter günstigen Bedingungen auch hier ein. In der Regel wird dieser Eingriff jedoch vorerst aufgeschoben, bis die Spongiosabrücke stabil geworden und die akute Infektion einigermaßen abgeheilt ist.

Spongiosa wird gewöhnlich aus dem Beckenkamm gewonnen. Dorsal ist mehr erhältlich als ventral. Die **Spanentnahme** sollte vorsichtig und nach den einschlägigen Vorschriften erfolgen, damit weder der Nervus cutaneus femoris ventralis verletzt noch der Beckenkamm zu stark lädiert (Bruchgefahr) wird. Beides führt nicht selten zu dauernden Beschwerden.

Eine interessante Alternative zur Spongiosaplastik für die Schließung eines Knochendefektes ist der Fragmenttransport nach der **Methode von Ilisarow**. Der Knochen wird im Gesunden osteotomiert und das mittlere Fragment wird langsam (mit Drähten) zum Defekt hin gezogen, bis dieser geschlossen ist. Im Osteotomiespalt zwischen den beiden gesunden Fragmenten bildet sich relativ rasch neuer Knochen (s. Kap. 45.6.2 u. Abb. 45.14). Eine Verkürzung kann so vermieden werden.

Körperfremdes Material

Metallplatten, Nägel usw. zur Osteosynthese fördern eine beginnende Infektion. Bei gefährdeten Fällen ist die Indikation zur Osteosynthese entsprechend vorsichtig zu stellen.

Ein einmal etablierter Infekt kann in der Regel *nicht ausheilen, solange Fremdkörper in situ liegen*. Meistens bleibt eine Fistel offen, die mehr oder weniger stark eitert. Trotzdem ist es besser, eine gut fixierende Osteosynthese zu *belassen* und das Fixationsmaterial erst nach der Konsolidation der Fraktur oder Pseudarthrose zu entfernen, sofern das Metall tatsächlich gut stabilisiert. Gelegentlich ist eine temporäre Spüldrainage notwendig.

Metall allerdings, das keine mechanische Funktion hat (z.B. gelockerte Schrauben und Platten), wird *sofort entfernt*. Die Stabilisierung erfolgt dann am besten mit **Fixateur externe** (Abb. 32.12; s.a. «Therapie der infizierten Pseudarthrose», Kap. 45.6.2).

Infizierte Endoprothesen (**Abb. 32.14** u. Abb. 64.120) müssen meistens über kurz oder lang entfernt wer-

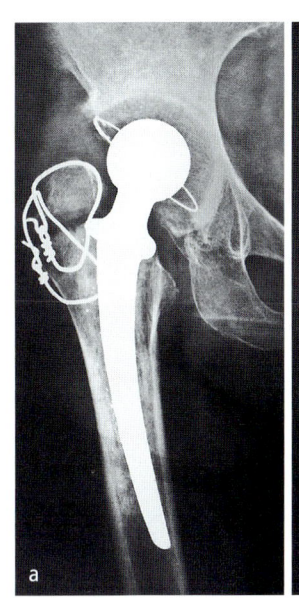

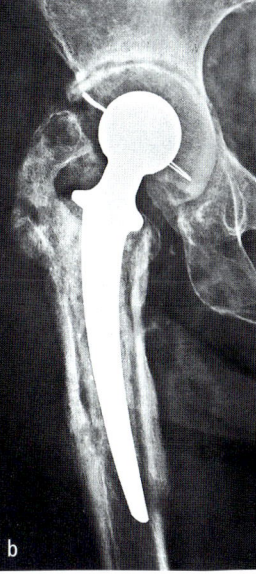

Abb. 32.14: **Infektion bei Totalhüftendoprothese**, die gefürchtetste Komplikation dieser Operation.
a) *In den ersten Wochen* ist auf dem Röntgenbild noch kaum etwas zu sehen.
b) *Zwei Jahre später:* ausgedehnte Osteolysezone rings um das Implantat herum. Sowohl Pfanne wie Schaft sind gelockert. Die Femurkortikalis zeigt alle Zeichen einer Osteomyelitis: Unregelmäßige, herdförmige Osteolyse und Sklerose, periostale Auflagerungen.

Die Patientin hatte eine Fistel, zunehmend Schmerzen, und konnte immer schlechter gehen. Die Prothese wurde schließlich ersatzlos entfernt, wodurch der Infekt geheilt, die Schmerzen beseitigt und die Patientin wieder ordentlich, wenn auch mit Stock, gehfähig gemacht werden konnte.
Der Versuch, den Infekt operativ auszuräumen und wieder eine neue Prothese einzusetzen, kann gelingen, gibt aber keine Gewähr, dass nicht früher oder später die Prothese doch noch definitiv entfernt werden muss (s. Abb. 64.120). Deshalb wird auch zweizeitiges Vorgehen empfohlen.

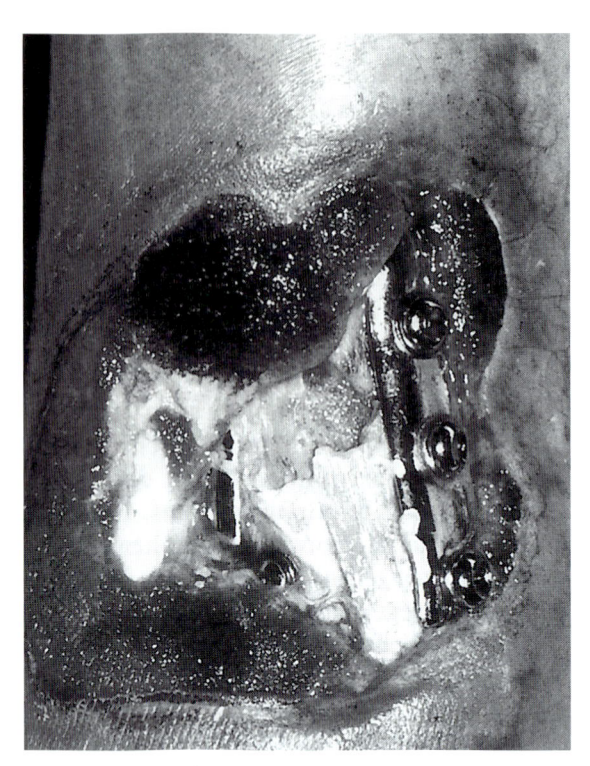

Abb. 32.15: Ausgedehnter **Hautdefekt mit Infektion** (Osteitis) **nach offener Unterschenkelfraktur**. Osteosynthesematerial (Platten, Schrauben) und nekrotischer Knochen liegen frei.
Bei kontusionierter oder von der Unterlage abgerissener Haut (Decollement) führt eine Osteosynthese fast sicher zu Wundheilungsstörung, zu Hautnekrosen, zur Infektion und zu diesem Bild.
In solchen Fällen bietet sich der Fixateur externe an. Die Fixationsnägel können in genügendem Abstand von Fraktur und Weichteilverletzung eingesetzt werden (s. Abb. 43.10).

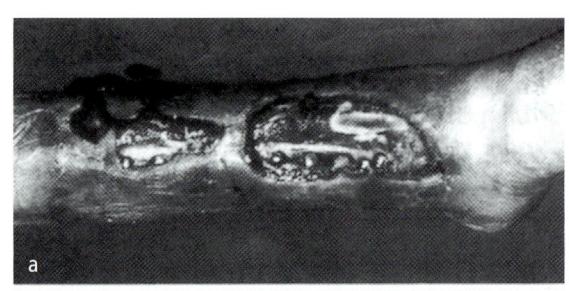

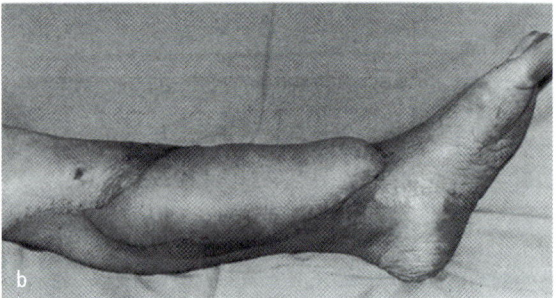

Abb. 32.16: Ausgedehnte **Weichteilnekrosen nach Plattenosteosynthese** bei einer **Unterschenkelfraktur mit Hautkontusion**.
Die Stabilität ist zwar gut, aber die Blutversorgung schlecht, und es kommt zu Infektion, Osteitis und Pseudarthrose, eine desolate Situation, die sich kaum mehr, oder nur in Jahren, sanieren lässt. Hier war die *Indikation* zur Plattenosteosynthese sicher falsch gewesen.
Um den Weichteildefekt zu decken, bevor die Infektion sich ausbreitet, wurde drei Wochen später ein Latissimus-Transfer gemacht. Das große freie Transplantat wurde mikrochirurgisch an die Blutzirkulation angeschlossen. Die Osteosynthese wurde belassen.

den, temporär oder definitiv. Infektionen bei Hüft- und Knieprothesen sowie ihre Behandlung sind ausführlich im speziellen Teil beschrieben (Kap. 64.10.4 bzw. Kap. 66.10.3).

Stark *infektionsgefährdet* sind größere *Knochennekrosen*, z. B. nach schweren Verletzungen, nach mehrfachen und gewebstraumatisierenden Operationen mit ausgedehnter Deperiostierung, nach offener Reposition und Plattenfixation von Trümmerbrüchen etc. (**Abb. 32.15, Abb. 32.16**).

Besonders anfällig sind massive heterologe Knochentransplantate (allografts) sowie durch Tumorbestrahlung nekrotisch gewordene Knochen.

Antibiotikaprophylaxe

Routinemäßige prophylaktische systemische Anwendung bei aseptischen Osteosynthesen und Knochenoperationen ist problematisch. Der Nutzen ist nicht eindeutig wissenschaftlich erhärtet. Nachteile sind die Resistenzbildung und die Begleitwirkungen. Als Erreger kommen vor allem Staphylokokken in Frage, evtl. andere unspezifische Mikroorganismen. Somit müsste ein breit wirkendes Antibiotikum eingesetzt werden. Der Nutzen ist gegen Aufwand und Schaden abzuwägen.

Bei offenen Frakturen, großen Weichteilschäden usw. ist die prophylaktische Anwendung eines systemischen Antibiotikums wohl nützlich.

Da die Eintrittspforte für eine Infektion immer die offene Wunde ist, sollte der Blutspiegel während eines Eingriffs am höchsten sein. Nachher haben Antibiotika keine prophylaktische Wirkung mehr. Solche perioperative Prophylaxe wird auch bei Endoprothesenoperationen empfohlen.

Antibiotikatherapie

Systemische Applikationen zur Unterstützung der chirurgischen Behandlung sollte möglichst **gezielt** wirken (Erregernachweis, Antibiogramm), aber auch möglichst frühzeitig beim Auftreten des Infektes einsetzen. Diese beiden Forderungen sind nicht immer vereinbar. Auch sollten die Medikamente nicht länger als etwa sechs Wochen (in den ersten Tagen i. v.) appliziert werden, sonst verlieren sie ihre Wirkung. Manche sind auch neurotoxisch.

Bakteriologie: Eiter aus Fisteln, korrekt entnommen mit einer Spritze aus der Tiefe einer aktiv fließenden Fistel und sofort in ein Kulturmedium inokuliert, gibt in bis zu 90% der Fälle dieselben Resultate wie die Kulturen von Operationen oder Punktionen (Staphylokokken, Mykobakterien, Aktinomykose, alle Bakterien, die Knocheninfektionen verursachen). Einfache Abstriche von Fisteln hingegen sind unzuverlässig (verschmutzt, falsch negativ). Staphylococcus epidermidis allein in der Kultur kann ein Hinweis auf Tbc sein[1].

Lokale Antibiotika: Um höhere und längere Zeit lokal wirksame Konzentrationen zu erzielen, wurden verschiedene Trägersubstanzen eingesetzt, resorbierbare (z. B. Kollagen) und nicht resorbierbare (z. B. Polymethylmetacrylat) und mit einem Antibiotikum (z. B. Gentamycin) beladen, das kontinuierlich freigesetzt wird. Diese Materialien werden kurzfristig zur vorübergehenden Auffüllung von Defekten, aber auch langfristig (in der Endoprothetik) angewandt. Die therapeutische Konzentration des Antibiotikums nimmt rasch ab. So verlieren z. B. Gentamycin-Kugeln und -Ketten nach wenigen Wochen ihre Wirkung und bleiben dann als Fremdkörper liegen. Besser ist es wohl, sie bald wieder zu entfernen oder resorbierbares Trägermaterial zu verwenden.

Statt Antibiotika werden auch andere antibakteriell wirkende Substanzen verwendet, die keine Resistenz erzeugen.

Die *Spüldrainage*, früher stark propagiert, wird vor allem noch bei Gelenkinfektionen angewandt.

32.5
Gelenkinfektionen

32.5.1
Allgemeines

Die hämatogene eitrige Arthritis bei Säuglingen und Kleinkindern wurde im Kapitel 32.2.2: «Säuglingsarthritis» beschrieben.

Später infizieren sich Gelenke fast ausnahmslos **durch Gelenkverletzung**, z. B. durch Stichwunden, mit Gelenkpunktionen, intraartikulären Injektionen, bei länger dauernder Kortisonbehandlung usw. An erster Stelle stehen deshalb Knie-, Finger- und Fußgelenke, aber auch die Hüfte und alle anderen Gelenke können befallen sein.

Patienten mit schlechtem Allgemeinzustand, Diabetes, Immunosupression, Kortisonbehandlung usw.
sind besonders gefährdet. Die eitrige Arthritis eines großen Gelenks ist eine schwere Krankheit. Sie endete früher nicht selten tödlich.

Bei Erwachsenen sind die lokalen Symptome *deutlicher ausgeprägt* als beim Kleinkind. Es sind die klassischen Entzündungszeichen: Rötung bei oberflächlich liegenden Gelenken (z. B. Fingergelenke), Schwellung, Gelenkerguss, vor allem am Kniegelenk gut erkennbar, Überwärmung (an der in der Tiefe gelegenen Hüfte kaum nachweisbar) und starke Schmerzen. Das Gelenk ist sehr empfindlich, wird ängstlich fixiert in einer Zwangshaltung, in der Regel in Flexion, was der Stellung entspricht, in welcher der Gelenkerguss die Kapsel am wenigsten spannt und deshalb am wenigsten Schmerzen verursacht. Meist besteht mehr oder weniger hohes Fieber in den ersten Tagen und das Blutbild ist verändert im Sinne einer akuten Infektion.

Verlauf

Die Entzündung beginnt in der stark vaskularisierten Synovialmembran. Diese schwillt stark an und produziert übermäßig viel und qualitativ stark veränderte Synovialflüssigkeit. Der so entstandene **Gelenkerguss** ist zuerst serös, wird aber bald trüb und eitrig *(Empyem)*. Die derart in ihrer chemischen, serologischen und zellulären Zusammensetzung veränderte Gelenkflüssigkeit schädigt die Gelenkknorpeloberfläche. Dieser Prozess setzt bereits im Laufe der ersten Tage ein und schon in kurzer Zeit können irreversible Veränderungen entstehen, falls die Infektion fortschreitet.

Wenn die **Therapie früh genug** eingeleitet und konsequent durchgeführt wird, kann es gelingen, einen derartigen Verlauf abzuwenden und Spätschäden zu vermeiden. Andernfalls beginnt von der hypertrophischen Synovialmembran aus Granulationsgewebe ins Gelenk hineinzuwachsen, den Gelenkknorpel zu überwuchern, seine Ernährung zu drosseln und ihn schließlich zu zerstören bzw. nekrotische Knorpelteile zu sequestrieren.

Durch den erhöhten Druck im Gelenk wird die Kapsel ausgeweitet und mitsamt dem Bandapparat in Mitleidenschaft gezogen. Das ausgeschiedene Fibrin verklebt den Gelenkbinnenraum, verlötet und verödet ihn schließlich, was zusammen mit der Vernarbung im und um das Gelenk herum zur zunehmenden **Versteifung** führt – bis zur bindegewebigen Ankylose. Diese kann schlussendlich verknöchern, womit erst die definitive Heilung möglich wird. Bei spontanem Verlauf kann dies Monate und Jahre dauern.

---
1 J. Bone Joint Surg. 79-B, 567, 1997

In der Zwischenzeit kann es zu Abszess-, Sequester- und Fistelbildung kommen sowie zu Fehlstellungen infolge von Kontrakturen. Ist das Gelenk einmal irreparabel geschädigt, kann dieser lange Prozess abgekürzt werden durch eine Arthrodese (operative Versteifung).

Im Frühstadium, bevor irreversible Schäden entstanden sind, hat ein infiziertes Gelenk eine reelle Chance, unter konsequent durchgeführter chirurgischer Therapie auszuheilen und wieder normal funktionstüchtig zu werden. Daraus geht hervor, wie wichtig das *frühe Erkennen* eines Gelenkinfektes ist.

Diagnostik

Bei den oben beschriebenen Zeichen muss ein Gelenkinfekt vermutet werden. Beim geringsten Verdacht ist eine eingehende Abklärung nötig. Um die Diagnose zu sichern sowie Art und Empfindlichkeit des Erregers festzustellen, muss das Gelenk **sofort punktiert** werden. Im Direktausstrich und in der Gramfärbung ist eine Zellzahl über 10 000 für den Infekt praktisch beweisend.

Die Punktion ist notwendig, auch wenn im *Röntgenbild* noch keine Veränderungen zu sehen sind. Solche stellen sich erst allmählich ein: Osteoporose im ganzen Gelenkbereich, zunächst diffus, mit der Zeit unregelmäßig fleckig. Eine zunehmende Verschmälerung des Gelenkspaltes deutet die Zerstörung des Gelenkknorpels an. In diesem Stadium kann mit der Wiederherstellung des Gelenks nicht mehr gerechnet werden (**Abb. 32.17**).

Therapie

Die Therapie entspricht jener der septischen Arthritis beim Kind. Da das Gelenk auf dem Spiel steht, ist stationäre Behandlung angezeigt. Durch frühzeitige, gezielte hochdosierte antibiotische Therapie und konsequente Ruhigstellung gelingt es manchmal, die Arthritis zu heilen, wenn die Erreger nicht allzu pathogen sind.

Wenn die Infektion aber auf die *konservative Behandlung* nicht sofort anspricht, jedenfalls bei einem eindeutigen infektiösen Erguss, sollte mit der *chirurgischen Therapie* nicht zugewartet werden. Drainage mittels Punktion und wiederholter arthroskopischer Spülung sind am Knie manchmal erfolgreich, genügen aber nicht immer. Dann muss das Gelenk eröffnet, gesäubert und ausgespült werden. In späteren Stadien kann eine *Synovektomie* notwendig werden.

Schließlich kann eine *Spül-Saug-Drainage* installiert und angeschlossen werden mit kontinuierlichem, niedrigem Sog, was besser funktioniert als Vakuumflaschen. Ringer-Laktat ist lokal besser verträglich als NaCl und Antibiotikazusatz für die Dauerspülung. Diese sollte nicht länger als etwa eine Woche belassen werden. Die Drains haben eine perfide Tendenz, zu verstopfen. Es ist deshalb überaus wichtig, sie ununterbrochen zu kontrollieren und zu pflegen, wieder durchgängig zu machen und wenn nötig neu einzulegen.

Eine gleichzeitige gezielte **hochdosierte Antibiotikatherapie** ist angezeigt. Diese Maßnahmen geben dem Gelenk eine Chance, zu heilen, bevor irreversible Zerstörungen eingetreten sind.

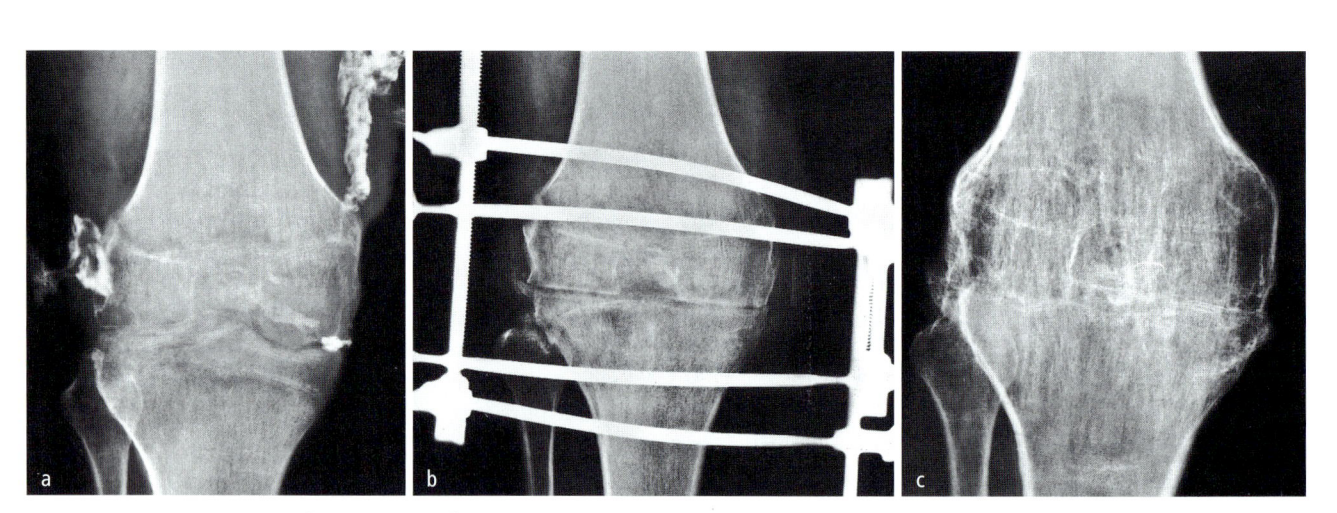

Abb. 32.17: Septische Arthritis bei einem *35-jährigen Mann*.
a) Weitgehende *Zerstörung des Kniegelenkes* und starke Osteoporose. Die Kontrastmittelschatten stammen von einer Fistelfüllung.
b) Zustand nach Ausräumung des Infektes und *Kompressionsarthrodese* des Kniegelenkes. Der Druck auf die entknorpelten Gelenkflächen ist an der Durchbiegung der Nägel zu erkennen, welche durch äußere Spanner zusammengepresst werden.
c) Kontrollbild *zwei Jahre später*: Die Infektion ist ausgeheilt, die Arthrodese knöchern fest geworden.

Ruhigstellung und Hochlagerung bei schweren Infektionen ist selbstverständlich und unumgänglich. Um eine Versteifung zu verhindern, sollte andererseits das Gelenk so früh wie möglich wieder *bewegt* werden. Dies kann aber *erst nach Abklingen der akuten Entzündung* geschehen und darf kein Rezidiv auslösen. Die Mobilisation ist also äußerst heikel. Ein Kompromiss ist die passive Mobilisation mittels motorgetriebener Schienen, die der Patient selbst einstellen kann («continuous passive motion», s. Kap. 17.3.3). Solche kontrollierten, regelmäßigen und langsamen Bewegungen sind weniger schmerzhaft und weniger schädigend als die schlecht dosierbare und schwierig zu kontrollierende konventionelle Heilgymnastik, welche deshalb in diesen Fällen keine Indikation hat. Es braucht aber viel Geduld und Zeit, bis eine brauchbare Beweglichkeit eines ehemals infizierten Gelenks wieder einigermaßen erreicht wird. Ungeduld bringt Rezidive.

Bei früh einsetzender Therapie kann in etwa der Hälfte der Fälle mit einem guten Ergebnis gerechnet werden. Bewegungseinschränkungen, Arthrosen und subjektive Beschwerden sind allerdings häufige Spätfolgen.

In manchen Fällen ist eine befriedigende Gelenkfunktion nicht mehr zu erwarten: Sobald Zeichen der Gelenkdestruktion deutlich werden, ist die *Ankylose in Funktionsstellung* (s. Kap. 38.2.1) anzustreben. Die Krankheit und die Schmerzen verschwinden, sobald das Gelenk knöchern fest versteift ist. Dies tritt früher oder später spontan ein und man kann das Gelenk einfach so lange in Funktionsstellung im Gips ruhig stellen. Doch kann die spontane Verknöcherung Monate und Jahre auf sich warten lassen und nicht selten entstehen Fehlstellungen. Deshalb ist es besser, zu operieren und die *Arthrodese* durchzuführen, sobald es sich herausstellt, dass eine Wiederherstellung des Gelenks nicht mehr möglich ist.

Die Arthrodese kann und soll auch bei florider eitriger Entzündung gemacht werden; gleichzeitig wird ja auch der Infekt radikal ausgeräumt. In kurzer Zeit klingt die Entzündung ab und das Gelenk wird in guter Funktionsstellung knöchern fest und tragfähig (s. a. «Arthrodesen», Kap. 18.4.2 u. **Abb. 32.18**). Bei kleinen Gelenken, etwa an den Zehen, genügt eine einfache Resektion.

32.5.2
Reaktive Arthritiden

Nicht-eitrige Oligoarthritis als *Komplikation einer Infektion an einer anderen Körperstelle*. Die Grundkrankheit kann durch Salmonellen, Shigellen, Yersinien, Chlamydien, Gonokokken u. a. verursacht sein.

Die Gelenkentzündung befällt typischerweise *junge Erwachsene*, am häufigsten im *Knie*. Sie entwickelt sich 1 bis 3 Wochen nach einer Diarrhoe oder Urethritis. Die Symptome sind nicht sehr ausgeprägt («Arthralgien»). Keine Erreger im Erguss, HLA-B27 +.

Nach erfolgreicher Behandlung der Grundkrankheit (Antibiotika) hat die Heilung der Gelenkerkrankung gute Chancen.

32.5.3
Tuberkulose

Dank der BCG-Impfung und der erfolgreichen medikamentösen Therapie der Tuberkulose im Frühstadium sind die tuberkulösen Erkrankungen des Bewegungsapparates in den Industrieländern stark zurückgegangen. Früher häufig gesehene Bilder wie Querschnittlähmung bei Spondylitis Tbc, schwere Fehlstellungen und Beinverkürzungen wegen Coxitis Tbc nach jahre- und jahrzehntelanger Erkrankung usw. sind selten geworden. Trotzdem ist die Tuberku-

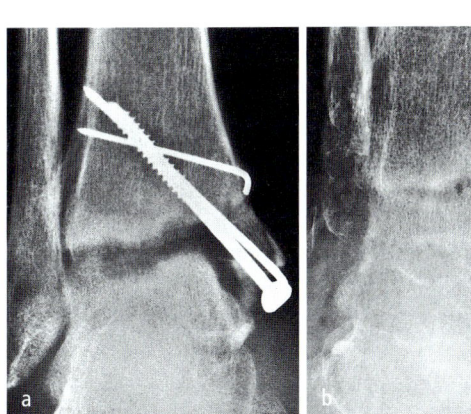

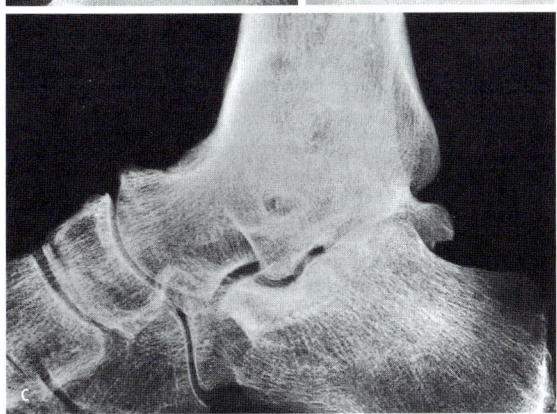

Abb. 32.18: **Posttraumatische septische Arthritis** bei einem *23-jährigen Mann.*
a) Infektion des oberen Sprunggelenkes im Anschluss an eine *offene Bimalleolarfraktur und Osteosynthese*. Das Gelenk ist weitgehend zerstört.
b) Ausräumung der Infektion und *Arthrodese* des oberen Sprunggelenkes.
c) *Zwei Jahre später*. Arthrodese knöchern durchgebaut.

lose noch nicht verschwunden und es ist wichtig, *an die Diagnose zu denken*. In den Entwicklungsländern gehört sie nach wie vor zum ärztlichen Alltag und auch im Westen tritt sie infolge der Migration wieder häufiger auf.

Die frühe gezielte Behandlung vermag manches Gelenk zu retten, die Knochentuberkulose zur Heilung zu bringen und die Leidenszeit um Jahre abzukürzen.

Die Skelettuberkulose ist in der Regel eine Krankheit der Kinder und Jugendlichen. Sie wird hämatogen ausgestreut und setzt sich besonders im Knochenmark von gut durchbluteter Spongiosa fest, also vor allem in Wirbelkörpern (Spondylitis) und in Gelenknähe: Hüftgelenk (Coxitis), Knie (Gonitis), seltener kleine Hand- und Fußknochen (Spina ventosa). Der *Befall der Gelenke* kann sowohl von einem gelenknahen Knochenherd wie auch direkt von einer tuberkulösen Synovitis ausgehen. Die häufigste Skelettuberkulose und auch die schwerste Form ist die *Wirbeltuberkulose* (s. Kap. 60.2).

Klinik

Die Krankheit beginnt schleichend und verläuft protrahiert, oft über mehrere Jahre hinweg. Die klassischen Symptome der Entzündung fehlen meistens, einzig die Schmerzen sind immer vorhanden. Eine erhöhte Senkungsreaktion und eine gewisse Einschränkung der Beweglichkeit des befallenen Gelenks können zu Beginn die einzigen Zeichen sein. An Stellen, die der klinischen Untersuchung gut zugänglich sind, wie Kniegelenk, Finger usw., lässt sich eine Schwellung, allerdings oft ohne Überwärmung, feststellen.

Die Diagnose muss in diesem Stadium vermutet und mit Hilfe von Tuberkulinreaktion (damit kann eine Tbc wohl ausgeschlossen, nicht aber nachgewiesen werden), PCR, Röntgenbild, evtl. Tomogramm und durch den Nachweis der Erreger aus dem Krankheitsherd gesichert werden.

Die Veränderungen auf dem *Röntgenbild* sind zu Beginn der Erkrankung oft gering und nicht selten auf einer gewöhnlichen Aufnahme nicht sichtbar. Ein lokaler Defekt lässt sich dann evtl. nur auf der Schichtaufnahme nachweisen. Manchmal müssen wiederholte Kontrollen in Abständen von 1 bis 2 Monaten gemacht werden. Charakteristisch ist die starke, unregelmäßige Osteoporose in der Umgebung des Herdes, fast immer ohne osteosklerotische Reaktionen.

Bei Gelenkbefall erscheint nach einiger Zeit (Wochen) eine zunehmende *Verschmälerung des Gelenkspaltes* im Röntgenbild, welche die fortschreitende Zerstörung des Gelenkknorpels anzeigt.

Verlauf

Bei der primären Tbc-Arthritis fehlt gelegentlich ein Erguss und das Gelenk versteift unter langsamer Zerstörung des Gelenkknorpels (Caries sicca, z. B. des Schultergelenkes). Meist ist jedoch ein eitriger Erguss vorhanden, zusammen mit einer massiven Verdickung der Synovialmembran. Bei unbeeinflusstem Verlauf verschwindet mit der Zeit der Gelenkspalt ganz, das Gelenk ankylosiert, zuerst fibrös, später knöchern, indem der Gelenkspalt von Knochentrabekeln überbrückt wird. Dies war früher die einzige Art der «Heilung» der Krankheit (**Abb. 32.19**).

Wachstumsstörungen nach Skelettuberkulose sind nicht selten, weil der tuberkulöse Prozess in der Regel in der Nähe der Epiphysenwachstumsfugen beginnt und diese zerstören kann, mit Vorliebe am Hüftgelenk. Massive Beinverkürzungen und Fehlstellungen, z. B. des proximalen Femurendes, bleiben zurück – auch nach Ausheilung des Prozesses. Frühe operative Herdausräumung kann solche Folgen manchmal verhindern.

Therapie

In jedem Fall steht heute die antibiotische tuberkulostatische Therapie nach den allgemeinen Regeln der Tuberkulosebehandlung an erster Stelle. Dazu kommt die vollständige Ruhigstellung, in der Regel Bettruhe, bis zum Abklingen des floriden Prozesses. Unter einem solchen Regime kann die Skelettuberkulose ausheilen, allerdings meistens nicht ohne Defekte wie Keilwirbel- und Gibbusbildung oder Gelenkankylosen zu hinterlassen.

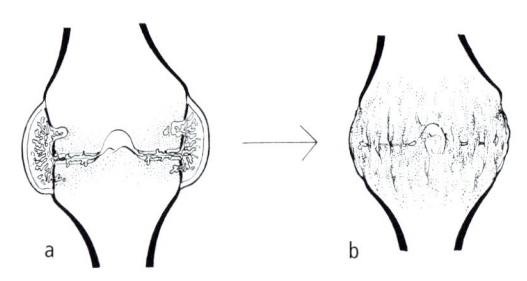

Abb. 32.19: Gelenktuberkulose.
a) *Synovitis, Erguss*. In diesem Stadium ist eine Heilung noch möglich, doch geht der Prozess häufig weiter, mit Schädigung des Gelenkknorpels, Infiltration des Knochens, und schließlich Zerstörung des Gelenkes.
b) *Ausheilung durch Ankylose*, erst fibrös, später meist knöchern. Dadurch wird das Gelenk wieder schmerzfrei und tragfähig, allerdings dauert es lange Zeit (evtl. Jahre). Auch andere eitrige Arthritiden können so ausheilen. Mit einer Arthrodese lässt sich der Prozess abkürzen.

Bei manchen Fällen von **Gelenktuberkulose**, die früh diagnostiziert und behandelt werden (vor allem bei Kindern), kann sich das Gelenk unter der konservativen Therapie erholen, sofern der Zerstörungsprozess noch nicht weit fortgeschritten ist. Evtl. kann durch anatomisch genaue Ausräumung eines gelenknahen Knochenherdes, der noch nicht ins Gelenk eingebrochen ist, evtl. durch eine frühzeitige Synovektomie der Prozess zur Heilung gebracht werden, bevor er irreparable Zerstörungen am Gelenk angerichtet hat.

Falls ein Gelenk nicht gerettet werden kann – nach einigen Monaten konservativer Therapie ist dies erkennbar – gibt die *Ankylose in guter Stellung* das beste Ergebnis. Manchmal tritt sie spontan ein. Meistens dauert dies aber lange Zeit, oft Jahre (s. **Abb. 32.20**) und Fehlstellungen sind nicht selten. Deshalb ist in der Regel die operative Ausräumung des Infektes und gleichzeitige Arthrodese bzw. Spondylodese angezeigt (auch bei floridem Prozess ohne weiteres möglich!), bei Fehlstellungen evtl. eine Korrekturosteotomie («Funktionsstellung»: s. Kap. 38.2.1).

Manchmal verhindern Knochensequester, nekrotische Wirbelteile oder Gelenkabschnitte eine Spontanheilung, weil sie vom Körper nicht mehr abgebaut oder resorbiert werden können. So können chronische Fisteln mit dauernder Eitersekretion übrig bleiben. Sie tragen den Keim für maligne Entartung (Fistelkarzinom) und Stoffwechselstörungen wie z. B. die Amyloidose in sich.

In solchen Fällen ist eine Sanierung durch *operative Ausräumung* möglich und zweckmäßig. Damit kann die Krankheitszeit erheblich verkürzt werden. Die Operation umfasst in der Regel die Abszessausräumung, Sequesterentfernung, Resektion aller nekrotischen Gewebe, Fistelentfernung sowie evtl. eine Spanoperation oder eine Arthrodese (s. a. bei «Osteomyelitis», Kap. 32.3).

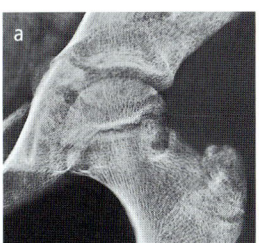

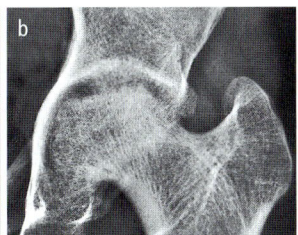

Abb. 32.20: Coxitis tuberculosa.
a) *Osteolyseherd in der Metaphyse*, dicht unter der Epiphysenfuge, bei einem *11-jährigen Knaben*.
b) Dieselbe Hüfte *neun Jahre später*. Offenbar ist der Herd ins Gelenk durchgebrochen und hat eine Arthritis verursacht, welche das Gelenk weitgehend zerstörte. Nach vielen Jahren werden solche Gelenke in der Regel ankylotisch, zuerst bindegewebig wie hier, später meist knöchern (s. Abb. 38.8).

32.6
Seltenere Infektionskrankheiten des Skelettes

Typhus, Bang, Ruhr: Diese Krankheiten befallen gelegentlich das Skelett, vorzugsweise einzelne Wirbelkörper, und verursachen hier eine spezifische Osteomyelitis, resp. eine Spondylitis. Die Krankheit verläuft akuter als die Tbc-Spondylitis und verursacht im Gegensatz zu dieser eher sklerotische Reaktionen als Porose. Die **Diagnose** wird aus dem bakteriologischen oder serologischen Nachweis der Grundkrankheit gestellt. Die Heilung erfolgt auf dem Weg über den Zusammenbruch des befallenen Wirbels (Keilwirbel, Gibbus) und die Verschmelzung mit dem benachbarten Wirbel.

Therapie: Behandlung der Grundkrankheit, Ruhigstellung (Bettruhe, Liegeschale), evtl. chirurgische Ausräumung von Abszess und Sequester zusammen mit Spondylodese (Spanoperation; vgl. «Tuberkulose», Kap. 32.5.3).

An **Lues, Gonorrhoe** oder andere, exotischere Infektionen wäre zu denken bei ungewöhnlichen Fällen.

32.7
Weichteilinfektionen

32.7.1
Eitrige Sehnenscheidenentzündungen

Vorzugsweise in den Sehnenscheiden der *Fingerflexoren*, ausgelöst durch lokale Infektion (Stichverletzungen). Lokale Schmerzen und Bewegungsbehinderung. Oft ist die chirurgische Drainage des Empyems notwendig (s. Kap. 49.3).

32.7.2
Eitrige Bursitis

Typisch ist die eitrige Bursitis der

- Bursa olecrani (Kap. 47.2.4)
- Bursa praepatellaris (Kap. 66.12.3),

ebenfalls fast immer ausgelöst durch lokale Infektion (offene Wunden).

Starke entzündliche Schwellung, Hydrops. Die Bursitis sollte nicht mit einem Gelenkerguss verwechselt werden. Durch Inspektion und Palpation kann die Begrenzung der Entzündung auf die Bursa festgestellt werden.

Therapie: Im *akuten* Stadium: Inzision und Drainage. Wenn die Entzündung abgeklungen ist: Exzision der Bursa. Prophylaktische Exzision bei traumatischer Eröffnung der Bursa.

Andere Weichteilinfektionen: «Panaritium» und «Paronychie»: siehe Kapitel 49.3 und (an den Zehen) Kapitel 69.11.

33 Tumoren des Bewegungsapparates

33.1 Allgemeines

Ärztliche Verantwortung und Aufgaben

Tumoren des Bewegungsapparates, zumal *Knochentumoren, sind selten*. Ihre große Bedeutung liegt darin, dass neben harmlosen Zufallsbefunden auch lebensbedrohliche, rasch letal verlaufende Krankheiten vorkommen. Wie erkennt man diese frühzeitig? Hier liegt das größte Problem.

Die Verantwortung des Arztes, einen Tumor rechtzeitig zu diagnostizieren und dann die richtige Therapie zu applizieren, wiegt schwer. Es ist sicher schlimm, einen malignen Tumor nicht oder zu spät zu erkennen und damit die Chance, die der Patient vielleicht gehabt hätte, zu verpassen. Nicht weniger schlimm ist jedoch eine aggressive, mutilierende Therapie, wenn sich nachträglich herausstellt, dass damit vermeidbarer Schaden angerichtet wurde, dass sie unnötig und die Diagnose falsch war.

Die ärztlichen Verantwortungen und Aufgaben liegen auf drei Ebenen:

1. die **Verdachtsdiagnose** beim *Grundversorger*
2. die **präliminäre Diagnose** beim *Orthopäden*
3. das **definitive «Management» (Diagnose und Therapie)** beim *Spezialisten* im Tumorzentrum.

zu 1.: **Hausärzte, Allgemeinmediziner** und **Pädiater** begegnen in ihrer ganzen Praxistätigkeit vielleicht nur ein einziges Mal einem Knochentumor. Wie erkennen sie ihn unter den hunderten von Patienten mit Schmerzen im Bewegungsapparat? An erster Stelle stehen auch heute noch Anamnese und klinischer Befund. Diese richtig zu erheben, richtig zu interpretieren und intuitiv Verdacht zu schöpfen bleibt nach wie vor ärztliche Kunst.

Verdachtsmomente sind:

- *Schmerzen*, unerklärbare, auch in Ruhe und nachts, v.a. einseitige, bei Kindern und Jugendlichen sind das wichtigste Symptom von primären Knochentumoren.
- Verdickungen, Schwellungen
- Funktionsbehinderung unklarer Ursache
- Das Alter gibt wichtige Anhaltspunkte (s. unten).

Wenn sich der Verdacht auf einen Tumor verdichtet, muss *als erstes ein Röntgenbild* veranlasst werden. In der Regel wird der Hausarzt bzw. der Kinderarzt seinen Patienten einem Spezialisten, einem Orthopäden, zuweisen bzw. diesen zu Rate ziehen.

zu 2.: **Der Orthopäde** kann in vielen Fällen aufgrund der klinischen Untersuchung und eines konventionellen Röntgenbildes (s. Röntgendiagnostik) bereits eine definitive oder wenigstens eine preliminäre Diagnose stellen. Erhärtet sich der Verdacht auf einen malignen Tumor oder ist die Diagnose unklar, wird er den Patienten einem in Tumorchirurgie spezialisierten Kollegen überweisen.

zu 3.: Die weitere *Abklärung* und schließlich *Behandlung* eines malignen Knochentumors wird zweckmäßigerweise ein **Team von Spezialisten** (Orthopäden, Radiologen, Pathologen, Onkologen) in einem Tumorzentrum übernehmen, denn bereits die notwendige *Biopsie* muss interdisziplinär nach genauen Richtlinien geplant und durchgeführt werden (s. unten), ebenso wie die anschließende Therapie.

Wachstum und Prognose von Tumoren

Was an einem Tumor am meisten interessiert, ist sein Wachstumsverhalten, seine Aggressivität, also seine Prognose. Diese hängt vom Charakter der pathologisch veränderten Zellen ab. Mikroskopisch lassen sich diese differenzieren und klassifizieren. Damit ist es möglich, im Einzelfall eine Prognose zu stellen und auch die Chancen bestimmter Behandlungsmethoden mit einiger Sicherheit vorauszusagen. Daraus ergibt sich die *dominierende Rolle der Histologie* in der Tumordiagnostik von selbst: *Die Grundlage für die Therapie* ist die **pathologisch-anatomische Klassierung** der Tumoren. Dass an dieser heute noch gearbeitet wird, zeigt, wie schwierig es ist, über die mutmaßliche Herkunft und Entwicklung der einzelnen Tumoren mit einiger Genauigkeit etwas auszusagen. Noch schwieriger ist es herauszufinden, welche Therapie bei welchem Tumor tatsächlich eine Heilung oder wenigstens eine Besserung bringen kann – ohne zu große Opfer für den Patienten.

Die Therapie der Knochentumoren ist zu einer vielschichtigen **interdisziplinären Aufgabe** geworden. Wesentliche Fortschritte wurden in den letzten Jahren erzielt, doch ist man von idealen Lösungen noch weit entfernt. Auf alle neuen Erkenntnisse und Verfahren kann deshalb hier nur summarisch eingegangen werden.

Die meisten Fehler geschehen jedoch, *bevor* der Patient zum Spezialisten kommt. Deshalb muss der Arzt, der ihn zuerst sieht, wissen, wie er handeln muss.

33.2
Diagnostik der Knochentumoren

Epidemiologie

Primäre Knochentumoren sind *selten*, maligne noch *seltener*. So rechnet man beim Osteosarkom, dem häufigsten malignen Knochentumor, mit ein bis drei Fällen auf eine Million Einwohner pro Jahr. Die Chance, dass ein nicht auf Knochentumoren spezialisierter Arzt, auch ein Orthopäde, jemals eines zu sehen bekommt, ist also recht gering. Die Kunst besteht darin, im richtigen Moment daran zu denken (vgl. **Abb. 33.1**).

Klinik

Anhaltende und langsam zunehmende **Schmerzen**, die auch in Ruhe und *nachts* nicht verschwinden, bei Kindern und jungen Leuten sind das wichtigste Symptom von primären Knochentumoren. Schmerzen bei Tumoren treten gelegentlich nach einem unbedeutenden Trauma auf, dem dann der Patient, und mit ihm leicht auch der Arzt, die Schmerzen zuschreibt. Schmerzen nach einfachen Verletzungen klingen in der Regel jedoch rasch ab. Die Schmerzen bei Tumoren können wechseln, nehmen aber mit der Zeit typischerweise doch zu. Beidseitige, symmetrische Schmerzen an Beinen oder Armen sind bei Kindern häufig und unspezifisch, konstant *einseitige Schmerzen* sind hingegen verdächtig. Eine genaue Anamnese ist besonders wichtig:

Verdickungen, Schwellungen, sichtbar oder palpierbar, an umschriebener Stelle des Bewegungsapparates, schmerzhaft oder auch nicht, sind weitere Verdachtsmomente, ebenso wie *Funktionsbehinderungen* (z. B. Bewegungseinschränkungen) unklarer Ursache.

Das Alter gibt bereits Anhaltspunkte, indem bestimmte Tumoren sich bevorzugt in bestimmten Lebensaltern finden. Die Graphik in Abbildung 33.1 gibt darüber Auskunft. Primäre Knochentumoren befallen hauptsächlich Kinder, Jugendliche im Wachstumsalter und junge Erwachsene. Knochenmetastasen sucht man bei Patienten im vorgerückten Alter.

Bei der *klinischen Untersuchung* ist es wichtig, die genaue Schmerzanamnese zu erheben, den Schmerzpunkt exakt zu lokalisieren, den Palpationsbefund einwandfrei zu registrieren und nach Funktionsstörungen zu suchen. Tumorkranke zeigen in der Regel keine allgemeinen Erkrankungsanzeichen. Solche sind nur im Endstadium zu erwarten.

Nicht selten macht sich ein Knochentumor erstmals bemerkbar, wenn der geschwächte Knochen bei einem geringfügigen Trauma bricht: *Pathologische Fraktur* (s. Kap. 40.4). Frakturen ohne adäquates Trauma, mit ungewöhnlicher Lokalisation oder Erscheinungsform, erwecken deshalb den Verdacht auf einen Tumor (s. Abb. 33.5 u. Abb. 33.24).

Skelettmetastasen sind wesentlich häufiger als primäre Knochentumoren. Bei älteren Menschen ist daran zu denken, besonders natürlich bei Karzinomen in der Anamnese.

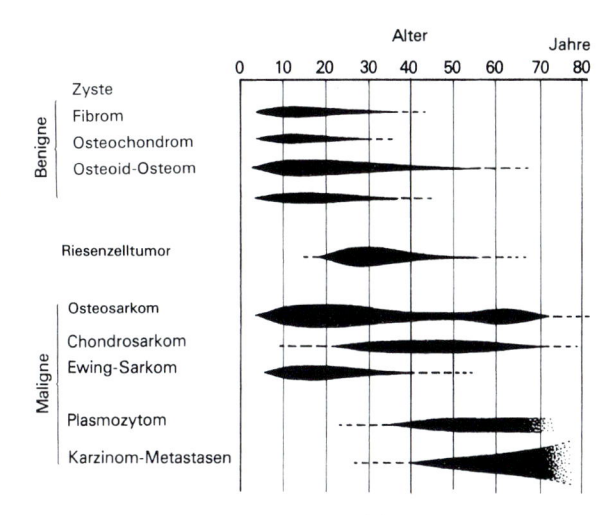

Abb. 33.1: **Die Lebensalter**, in welchen **Knochentumoren** zu erwarten sind. Die Mehrzahl der primären Tumoren, benigne wie maligne, treten *in der Wachstumsperiode* auf. Häufiger ist allerdings der sekundäre Skelettbefall im Alter.

In jedem Fall von Tumorverdacht wird zuerst ein Röntgenbild veranlasst.

Röntgendiagnostik

Eine Studie über 70 Patienten mit Knochentumoren[1] zeigte, dass bei allen das konventionelle Röntgenbild schließlich zur korrekten Diagnose führte.

Dass die Diagnose nicht selten anfänglich *verpasst* wurde, hatte *folgende Ursachen:* technisch nicht einwandfreie Bilder, zu kleiner Ausschnitt (z. B. nur Knie oder Oberschenkel statt beides), aber auch weder vom behandelnden Arzt noch vom Radiologen erkannte Tumorzeichen. Diese Zeichen sind an sich gut bekannt, werden aber leicht übersehen: Unklare Osteolyse- oder Skleroseherde, Kortikalisdefekte, subperiostale Knochenbildungen müssen den Verdacht auf einen malignen Knochentumor erwecken. Vergleichsaufnahmen der Gegenseite können hilfreich sein.

Das **konventionelle Röntgenbild** nimmt eine Schlüsselstellung ein: Es zeigt in der Regel als erstes Dokument die Läsion, es gibt differentialdiagnostisch die wichtigsten Hinweise und stellt die Weichen für alle weiteren Schritte.

Manche häufige nicht neoplastischen Veränderungen oder typische benigne Tumoren können mit Hilfe des Röntgenbildes und der klinischen Beurteilung (Alter des Patienten und Lokalisation der Läsion) allein von den übrigen Tumoren abgegrenzt werden. Dazu gehören das nicht ossifizierende Knochenfibrom, die juvenile Knochenzyste u. a.

Es gibt für Tumoren *typische röntgenologische Zeichen,* wie Knochendefekte durch Osteolyse, Knochenneubildung durch osteoplastisches Tumorwachstum und reaktive Sklerose, periostale Auflagerungen, parallel oder senkrecht zur Oberfläche des Knochens, doch sind diese morphologischen Veränderungen praktisch nie pathognomonisch für einen bestimmten Tumor (**Abb. 33.2**). Die meisten von diesen Zeichen können auch einmal bei nicht neoplastischen Affektionen, wie Knocheninfekten, aseptischen Knochennekrosen, posttraumatischen Veränderungen, Myositis ossificans usw., vorkommen. Zudem haben vor allem die Sarkome sehr variable Erscheinungsformen auf dem Röntgenbild. In diesen Fällen lässt sich aus dem Röntgenbild allein die Diagnose nicht mit genügender Zuverlässigkeit bestimmen. Dies ist aber auch nicht entscheidend. Wichtig ist, dass die **Verdachtsdiagnose «Tumor»** überhaupt gestellt und weiter untersucht wird.

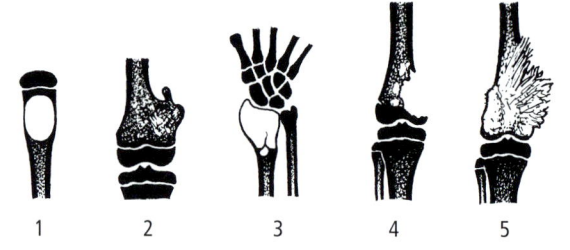

Abb. 33.2: Röntgenaspekte einiger **Knochentumoren**. *Links* benigne, *rechts* maligne Tumoren.
1 **Solitäre Knochenzyste.** Scharfe Begrenzung, keine Zerstörung der fundamentalen Knochenstruktur: Kortikalis wohl verdünnt und ausgeweitet, aber überall intakt. Epiphysenfuge ebenfalls intakt. Diese Zeichen sprechen für einen benignen Prozess.
2 **Kartilaginäre Exostose:** gut begrenzte, strukturierte Auswüchse, ebenfalls benigne.
3 **Riesenzelltumor:** Meist in der Epiphyse, bei bereits verschlossenen Epiphysenfugen. Epiphyse kolbig aufgetrieben, Form und Begrenzung verändert, aber immer noch einigermaßen gewahrt. Massive Osteolyse, gekammert. Semimaligner Tumor.
4 **Osteosarkom, osteoklastisch.** Unregelmäßige, destruierende Osteolyse, welche die anatomischen Strukturen und Begrenzungen nicht mehr beachtet. Massive Zerstörung von Struktur und Form: Maligner Tumor.
5 *Osteosarkom*, **osteoblastisch**: Unregelmäßige und ungeordnete Knochenproduktion neben Destruktion, in den Knochen und in die Umgebung infiltrierend. Die anatomischen Grenzen werden nicht mehr beachtet: Maligner Tumor.

Weitere Untersuchungen

Eine **Szintigraphie** ist für die weitere Abklärung zweckmäßig: Ein negativer Befund lässt einen schnell wachsenden, also einen malignen, Tumor weitgehend ausschließen. Ein positiver Befund zeigt vermehrten Knochenumbau und ist deshalb suspekt. Metastasen lassen sich im Ganzkörperszintigramm aufdecken (s. Abb. 13.33).

Laboruntersuchungen (Hämatologie, Blutchemie) dienen vorab der Differentialdiagnose, z. B. gegenüber entzündlichen Veränderungen.

Computer- und Kernspintomographie hingegen sind für die Diagnostik und gleichzeitig auch für die Bestandsaufnahme (staging) eines Tumors und damit für die Therapie wichtig: Strukturelle Veränderungen und topographische Lokalisation, örtliche Ausdehnung und Invasivität können beurteilt werden, später dann das Ansprechen auf die Therapie. Das *CT* lässt vor allem in der Spongiosa der Wirbelsäule und am Becken Einzelheiten erkennen, die im Röntgenbild nicht deutlich genug zu sehen sind (s. Abb. 33.25). Das *MRI* zeigt besonders die Beteiligung

---
[1] J. Bone Jt. Surg. (Br.) 1990; 72-B: 754–756

der Weichteile (Infiltration, Gewebsdichte, zystische Veränderungen, Tumorkapsel, perifokales Ödem).

Bei reinen Weichteilprozessen kann eine **Sonographie** nützlich sein.

Allerdings ist auch mit allen diesen Untersuchungen eine eindeutige Diagnose nicht mit genügender Sicherheit möglich. *Entscheidend ist der histologische Befund.* Aggressivität, Dignität und damit die Prognose lassen sich erst aus der histologischen Diagnose erkennen.

Histologische Diagnose, Biopsie

Die zentrale Stellung in der Diagnostik der Knochentumoren hat nach wie vor der Pathologe inne. Die Therapie richtet sich nach der Dignität des Tumors und diese ergibt sich aus der histologischen Klassifizierung.

Eine feingewebliche Diagnose ist in der Regel als Grundlage für die Therapie unerlässlich. Trotzdem sollte *der behandelnde Chirurg der Versuchung widerstehen, jetzt sofort eine Biopsie zu machen.* Biopsien von tiefer liegenden Knochen sind größere Eingriffe, die auf manche Weise schaden und eine nachfolgende Therapie kompromittieren können: Durch Infektion, Verletzung eines Gelenks, ungünstig gewählte Stelle im Hinblick auf spätere definitive Eingriffe, Dissemination des Tumors mit Kontamination der Zugangswege und für die histologische Untersuchung ungenügende Gewebsstücke. Daraus ergibt sich, dass **Biopsien** nur von einem Chirurgen gemacht werden sollten, der auch bereit und befähigt ist, die definitive Operation durchzuführen. Dies bedeutet, dass einem tumorverdächtigen Patienten am besten gedient ist, wenn er bereits zur Abklärung und nicht erst zur Therapie einem auf diesem Gebiet erfahrenen Spezialisten bzw. einer spezialisierten Klinik überwiesen wird. Schließlich ist für **die Interpretation** der Histologie besondere Erfahrung auf dem Gebiet der Knochentumoren nötig.

Die Nadelpunktion ist für Knochen weniger geeignet. Eine sichere Diagnose und eine einwandfreie Klassifizierung ist nur durch die offene Biopsie möglich, welche erlaubt, repräsentative, genügend große Gewebsstücke für die histologische Gewebsuntersuchung zu gewinnen.

Kleine Läsionen können gleich als Ganzes reseziert werden. Bei größeren und bei Verdacht auf ein Malignom muss die offene Biopsie bereits in die Planung des späteren chirurgischen Eingriffes sorgfältig mit einbezogen werden (Zugangsweg, Lokalisation, Ausdehnung). Dies sowie die oben erwähnten Komplikationen sind der Grund, weshalb Biopsien zweckmäßigerweise erfahrenen Tumorchirurgen überlassen werden.

Schnellschnitte sind nicht immer eindeutig beurteilbar und nur selten nötig.

Wichtig ist es, dass **der Pathologe** die klinischen Daten, die Röntgenbilder und den intraoperativen Befund kennt, dass er einen repräsentativen Teil des Tumors zur Beurteilung erhält, der genügend groß und qualitativ adäquat ist und dass die Probe fachgerecht aufbereitet bzw. konserviert wird (z. B. für molekularbiologische Untersuchungen). Auch dann ist seine Aufgabe noch schwierig genug: Mesenchymales Gewebe, wozu die Knochentumoren gehören, ist schwieriger zu beurteilen als z. B. die Histologie von Karzinomen. Die Abgrenzung einer Myositis ossificans oder einer massiven Kallusbildung sowie die Differenzierung mancher Tumoren kann ebenso heikel wie verantwortungsvoll sein und erfordert besondere *Erfahrung* in der histologischen Beurteilung von Knochentumoren.

Für die **Differentialdiagnose** von echten Neoplasien gegenüber Traumen, Ermüdungsfrakturen, metabolischen oder reparativen Störungen (z. B. «Brauner Tumor» bei Hyperparathyreoidismus; riesenzelliges reparatives Granulom), Infektionen, Knochenmarkskrankheiten (z. B. «Chlorom» bei Leukämie) und Metastasen ist die Korrelation mit der Klinik und dem Röntgenbild ausschlaggebend.

Manchmal kann eine verbindliche Diagnose erst nach Untersuchung des gesamten pathologischen Gewebes gestellt werden.

33.3
Klassifizierung der Tumoren des Bewegungsapparates

Ein großer Teil der Tumoren des Bewegungsapparates sind *Knochentumoren*. Zum Verständnis der mannigfaltigen und komplizierten Erscheinungsformen trägt die Beobachtung bei, dass die Tumorentstehung eng mit der *Skelettentwicklung* und Gewebsdifferenzierung zusammenhängt: Danach sind Tumoren Entgleisungen dieser normalen Vorgänge und entstehen vorwiegend zu jenem Zeitpunkt und an jener Stelle, wo die betreffende normale Zellaktivität besonders groß ist, so z. B. während der Wachstumsperiode im Bereich der *Wachstumszonen*, welche den größten Längenzuwachs bringen, also knienahe Femur- und Tibiametaphysen, proximale Humerus- und distale Radiusepiphysen (**Abb. 33.3**).

Bei der Klassifizierung der primären Tumoren des Bewegungsapparates ist vor allem die Einteilung in Bezug auf die **Aggressivität** des Tumors von praktischer Bedeutung. Sie ist die Grundlage für den Therapieplan. Unterschieden wird zwischen benignen und malignen Tumoren. Die Grenzen sind fließend. Die frühere Bezeichnung «semimaligne» ist nicht mehr gebräuchlich.

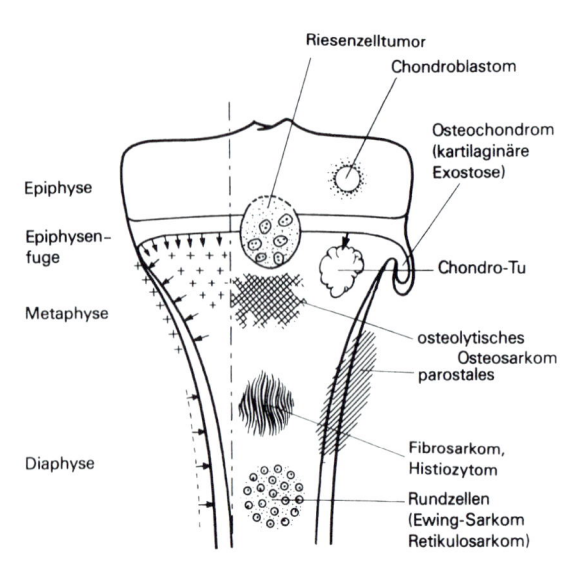

Abb. 33.3: Zusammenhang zwischen **Tumorentstehung** und **normaler Zelldifferenzierung** beim Knochenwachstum (nach Johnson).
Links: Normale An- und Umbauvorgänge am wachsenden Knochen (vgl. Kap. 5.2, Abb. 5.6). *Pfeile:* Osteoblasten, *Kreuze:* Osteoklasten.
Rechts: Bevorzugte **Lokalisation einiger Knochentumoren**. Sie entspricht topographisch ungefähr den Stellen größter Zellaktivität bei normalem Wachstum.

33.3.1
Allgemeines zu den benignen Tumoren

Benigne Tumoren kommen fast ausschließlich bei Kindern, Adoleszenten und jungen Erwachsenen vor. Sie hören auf zu wachsen, sobald das Knochenwachstum abgeschlossen ist. Hier besteht erfahrungsgemäß die Gefahr, dass «übertherapiert» wird. In manchen Fällen ist eine Therapie gar nicht notwendig, vor allem, wenn keine Beschwerden bestehen und die Tragfunktion des betroffenen Knochens nicht oder nur unwesentlich beeinträchtigt ist. In den übrigen Fällen ist in der Regel eine Operation möglich, bei der Funktion und Integrität des Körpers erhalten werden können.

Weil sie hinsichtlich Diagnostik und Therapie ähnliche Probleme stellen wie die benignen Knochentumoren, werden *einige andere nicht tumoröse Knochenveränderungen*, welche aber Tumoren vortäuschen können, zusammen mit diesen besprochen (Kap. 33.4.1). Dazu gehören als relativ häufige Befunde: Juvenile Knochenzysten und fibröser Kortikalisdefekt bzw. nicht ossifizierendes Knochenfibrom. Praktisch wichtig ist vor allem, diese Befunde von den Tumoren zu unterscheiden und damit unnötige chirurgische Eingriffe zu vermeiden.

33.3.2
Allgemeines zu den malignen Tumoren

Das charakteristische Merkmal maligner Tumoren ist, dass sie in ihrem Wachstum die Gewebsgrenzen nicht respektieren, sondern **infiltrativ** und zerstörerisch in andere Gewebe einwachsen. Zudem **metastasieren** sie auf dem Lymph- und Blutweg. Die malignen primären Knochentumoren sind für ihre besondere Bösartigkeit bekannt. Immerhin ist eine genauere Differenzierung und entsprechend gezielte Therapie sinnvoll und gibt den Patienten eine reelle Überlebenschance.

Die *psychologischen* und sozialen *Probleme*, die sich bei diesen Patienten stellen, gehören zu den größten und schwierigsten in der Orthopädie. Sie brauchen außerordentlich viel Zeit, Geduld und Einfühlungsvermögen. Dass sich der Arzt ihnen nicht entziehen kann, ist selbstverständlich. Das *Gespräch* mit dem Patienten bzw. mit seinen Eltern steht im Mittelpunkt. Es muss auch während der Behandlung weiter gepflegt werden. Schematisieren lässt sich das Gespräch nicht, sondern muss dem einzelnen Menschen, seinem Charakter, seiner Lebenssituation und seinem sozialen Umfeld angepasst werden.

Vor eingreifenden Therapien (Chemotherapie, Operation, Bestrahlung) ist eine eingehende *Information* notwendig, weil anders die außerordentlich belastenden Nebenwirkungen dem Patienten nicht zuzumuten sind.

Wenn aber keine Heilungschancen bestehen, erscheint eine volle Aufklärung unmenschlich, nachdem ja die große Mehrzahl der Menschen in den Industrieländern das Sterben vollkommen verdrängt und vom Tod unvorbereitet überrascht wird.

Die **Therapie** von Knochensarkomen erfordert große Erfahrung. Sie kann nur *im interdisziplinären Teamwork* optimal geplant und durchgeführt werden. Orthopädischer Chirurg, Onkologe, Pathologe und Strahlentherapeut, oft auch der Psychiater, müssen zusammenarbeiten. Praktisch ist dies nur in spezialisierten und dafür eingerichteten Zentren möglich.

Stadieneinteilung – «Staging»

Damit ein sinnvoller Therapieplan aufgestellt weren kann, muss die pathologisch-anatomische Diagnose durch eine Gesamtbeurteilung ergänzt werden. Anstelle der für andere Tumoren gebräuchlichen Stadieneinteilung (TNM) der WHO wird für Knochentumoren allgemein das Staging von **Enneking (GTM-System)**[2] angewandt.

---

[2] Clin. Orthop. 153, 106 (1980)

Drei Parameter werden bestimmt:

- G (Grade): die **histologische Differenzierung** äußert sich in der Aggressivität eines Tumors (benigne, mehr oder weniger maligne)
- T: die **lokale Ausdehnung** des Tumors (im Knochen drin oder in die Weichteile ausgebrochen)
- M: **Metastasen** nachweisbar oder nicht.

Diese Einteilung dient als Grundlage für die Planung der Behandlung.

Diese Behandlung umfasst auch die *Langzeitbetreuung* und -kontrolle. Letztere kann allein das Kriterium für die Beurteilung verschiedener Behandlungsverfahren sein. Diese sind in den letzten Jahren effizienter geworden, jedoch noch weit entfernt von Ideallösungen. Weitere koordinierte klinische und Grundlagenforschung ist nötig und im Gang.

33.3.3
Die so genannten «semimalignen» Tumoren

Diese Tumoren heißen heute «intermediate grade». Sie stehen zwischen den beiden Extremen und sind lokal aggressiv, machen aber praktisch nie Metastasen. Ihre Therapie wirft manchmal schwierige Probleme auf, wenn es darum geht, der Forderung nach Radikalität des Eingriffs und der Erhaltung der Funktion gerecht zu werden (s. Osteoklastom, Kap. 33.4.2).

33.3.4
Knochenmetastasen und generalisierte Knochentumoren

Knochenmetastasen und generalisierte Knochentumoren sind weit *häufiger* als primäre maligne Knochentumoren und nicht selten Ursache von ungeklärten Schmerzen am Skelett. Sie stellen die häufigste Ursache von *pathologischen Frakturen* dar. Diese Komplikation macht oft lokale chirurgische Eingriffe nötig, nicht mit dem Ziel einer Heilung, sondern um die Patienten von Schmerzen zu befreien und ihnen eine temporäre Funktionsfähigkeit zurückzugeben.

Zu den Skelettmetastasen im Einzelnen siehe Kapitel 33.6.

33.4
Die einzelnen Knochentumoren

Der **histologischen Klassifizierung** der Knochentumoren werden *Ursprung* und *Art der pathologisch veränderten Tumorzellen* zugrunde gelegt. So wird zwischen osteogenen, chondrogenen und anderen Tumoren unterschieden. Einteilungsschemata wurden vorgeschlagen und entsprechend dem Erkenntnisstand immer wieder geändert (Dahlin, Yaffe, Lichtenstein, Spjut, Schajowicz u. a.). Sie umfassen Dutzende von Tumorarten, von denen der größte Teil sehr selten ist. Eine eindeutige Einteilung hat sich als außerordentlich schwierig erwiesen, weshalb die Terminologie auch heute noch nicht überall einheitlich ist.

Im Folgenden werden zuerst einige *tumorvortäuschende Knochenläsionen*, sodann die häufigeren Tumoren mit ihren praktisch wichtigen Besonderheiten aufgeführt, beginnend mit den harmlosesten Veränderungen in der Reihenfolge zunehmender Bösartigkeit:

33.4.1
Tumorähnliche Knochenläsionen

Fibröser Kortikalisdefekt, nicht ossifizierendes Knochenfibrom

Verhältnismäßig häufige Defektbildung im Kortex der Metaphyse langer Röhrenknochen (vor allem Femur und Tibia distal, auch proximal, Humerus, Fibula). Fast ausschließlich bei Kindern und Jugendlichen; machen keine oder nur geringe Beschwerden. Meist ein Zufallsbefund.

Der röntgenologische Aspekt ist so typisch, dass die Diagnose daraus allein gestellt werden kann: Scharf begrenzter zystenähnlicher Kortikalisdefekt mit Randsklerosierung. Die Knochenkontur ist nie unterbrochen, eine dünne Kortikaliswand bleibt immer bestehen (**Abb. 33.4**).

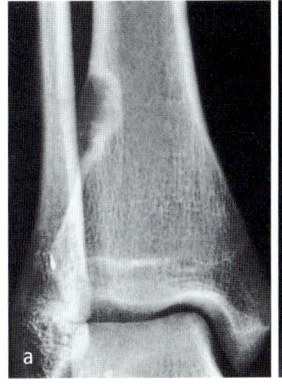

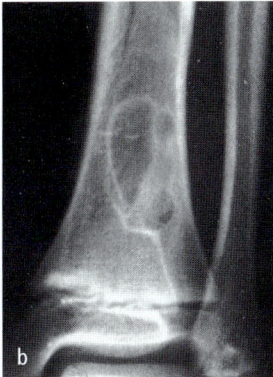

Abb. 33.4:
a) Bei diesem *Mädchen* war wegen einer Tibiafraktur ein Röntgenbild gemacht worden. *Als Zufallsbefund* fand man einen **fibrösen Kortikalisdefekt**, der keine Beschwerden gemacht hatte. Das Röntgenbild dieser harmlosen, relativ häufigen (am häufigsten in der distalen Femurdiaphyse) Erscheinung ist so typisch, dass die Diagnose ohne weitere Abklärung mit Sicherheit gestellt werden kann. Solange die Tragfähigkeit des Knochens nicht gestört ist, ist *keine Therapie nötig*.
b) Bei diesem *Kind* wurde wegen einer Unterschenkelfraktur ein Röntgenbild gemacht und dabei ein nicht ossifizierendes Knochenfibrom entdeckt. Dieses beeinflusste die Frakturheilung nicht.

Manchmal bilden sich Defekte im Verlauf des Wachstums von selbst zurück. Eine Therapie ist in der Regel nicht notwendig. Größere Defekte können bei Beschwerden, z. B. Spontanfrakturen usw., allenfalls durch Curettage und Ausfüllen des Defektes mit Spongiosaspänen geheilt werden. Eingreifendere Operationen sind nie indiziert.

Juvenile Knochenzysten

Hinsichtlich ihrer Klinik und Therapie gehören juvenile Knochenzysten in dieses Kapitel, obwohl sie histologisch keine Tumoren sind, sondern flüssigkeitsgefüllte, von einer dünnen Membran ausgekleidete Zysten. Sie sitzen in der Metaphyse langer Röhrenknochen, am häufigsten in der *proximalen Metaphyse* von Humerus und Femur, dicht an die noch offene Epiphysenfuge angrenzend. Die Kortikalis ist oft so dünn wie eine Eierschale, aber nie unterbrochen.

Befallen sind Kinder und Jugendliche im Wachstumsalter. Manchmal sind die Zysten Zufallsbefunde, die kaum Beschwerden machen.

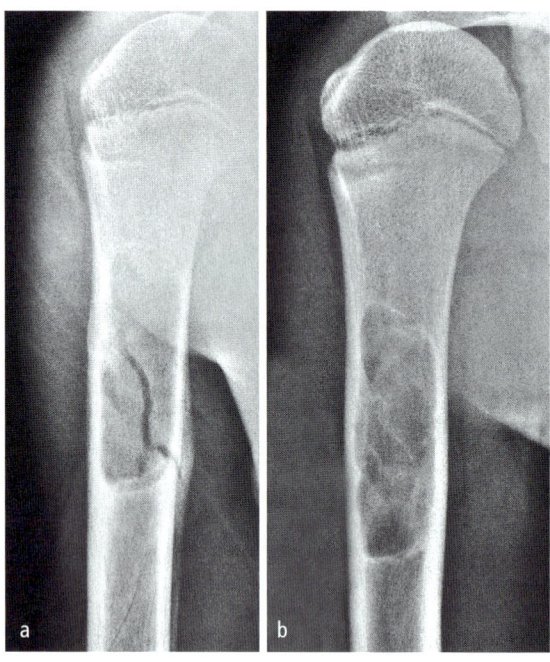

Kleine Zysten brauchen keine Behandlung. Bei geringem Trauma oder spontan kann aber der Knochen an dieser Stelle brechen. Meist wird die Zyste erst durch eine solche **pathologische Fraktur** manifest (**Abb. 33.5, Abb. 33.6**). *Die Fraktur heilt* fast immer *von*

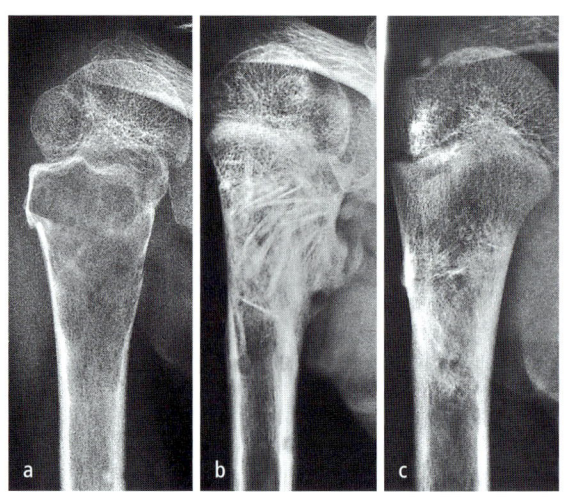

Abb. 33.6: Juvenile Knochenzyste im *proximalen Humerusende*. Das *7-jährige Mädchen* hatte kaum Beschwerden, bis nach einem leichten Trauma plötzlich starke Beschwerden in der Schulter auftraten. Das Röntgenbild (a) zeigte eine juvenile Knochenzyste an typischer Stelle: In der Metaphyse, bis direkt an die Epiphysenlinie reichend, mit einer kaum verschobenen **Spontanfraktur** der äußerst dünnen Kortikalis.
Wegen des großen Defektes wurde die Zyste mit autologen kortiko-spongiösen Spänen gefüllt (b).
c) *Ein Jahr später* sind Fraktur und Zyste geheilt. Sie liegen jetzt bereits im Schaft, in einigem Abstand von der Epiphysenlinie, ein Zeichen, dass die Wachstumszone intakt geblieben war. Das Längenwachstum des Humerus ging ungestört weiten Bei schonender Operationstechnik ist dies die Regel.

Abb. 33.5:
a) **Juvenile Knochenzyste** im *Humerusschaft* eines *11-jährigen Mädchens*, kurze Zeit nach einer *Spontanfraktur*. Konservative Behandlung. Die periostale Kallusbildung ist bereits deutlich zu erkennen.
b) *1½ Jahre später* ist die Fraktur gut geheilt, die Kortikalis ist etwas dichter geworden. Die Zyste veränderte sich kaum mehr. Das Mädchen war beschwerdefrei. Eine operative Therapie ist bei Knochenzysten oft nicht nötig. Das geringe Risiko einer Refraktur schien in diesem Fall das kleinere Übel zu sein.

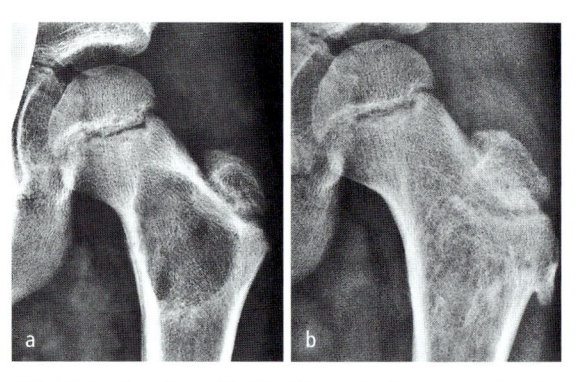

Abb. 33.7: Diese **juvenile Knochenzyste** im *proximalen Femurende* hatte seiner Trägerin, einem *7-jährigen Mädchen*, lange Zeit keine Beschwerden gemacht. Schmerzen traten erst auf infolge einer *schleichenden Fraktur* am Adambogen. Die Zyste musste deshalb operiert werden. Sie wurde mit Spongiosa gefüllt. *Rechts:* Weitgehende Wiederherstellung der Struktur *zwei Jahre später*.

selbst, kleinere Zysten können spontan ausheilen. Sind sie groß und gefährden die Tragfähigkeit des betroffenen Knochens, so wird zuerst versucht, sie perkutan zu punktieren, evtl. zu kürettieren und mit einer Kortisoninstillation zu füllen. Persistieren sie jedoch und besteht die Gefahr einer pathologischen Fraktur (z. B. am proximalen Femurende), so ist es zweckmäßig, sie auszukürettieren und mit Spongiosaspänen zu füllen (**Abb. 33.7**), ggf. mit Nägeln zu armieren. Rezidive sind nicht selten, können aber wieder auf die selbe Art behandelt werden.

Infolge des epiphysären Längenwachstums verlagern sich die Zysten scheinbar Richtung Diaphyse (vgl. Abb. 33.6). Es ist besser, mit der Auskratzung zu warten, bis zwischen Zyste und Epiphysenlinie neuer Knochen nachgewachsen ist, damit bei der Operation die Epiphysenfuge nicht verletzt wird, was Wachstumsstörungen nach sich ziehen könnte.

Die seltene **fibröse Knochendysplasie** ist in Kapitel 30.1 besprochen.

Die ebenfalls seltene **aneurysmatische Knochenzyste** ist differentialdiagnostisch gegen das Sarkom abzugrenzen. Weitere seltenere Knochenveränderungen (Hämangiom, eosinophiles Granulom u.a.) sind in der Spezialliteratur nachzulesen.

33.4.2
Die wichtigsten benignen Tumoren

Osteochondrome, kartilaginäre Exostosen

Fast die Hälfte aller gutartigen Tumoren sind kartilaginäre Exostosen. Von einer Knorpelkappe überzogene tropfen- oder blumenkohlartige Knorpelauswüchse, ausgehend von einer wachsenden Epiphysenfuge (eigentlich angeborene Störung im enchondralen Knochenwachstum, s. Abb. 33.3), sie können über faustgroß werden. Man findet sie bei Jugendlichen im Wachstumsalter, hauptsächlich an den knienahen Metaphysen von Femur und Tibia, am proximalen Humerus- und Femurende, an Ellbogen, Handgelenken, auch am Becken und Schulterblatt. Das Wachstum der Exostosen hört in der Regel mit dem Schluss der Epiphysenfugen auf. Späteres Wachstum weckt Verdacht auf maligne Entartung (Chondrosarkom). Exostosen kommen einzeln vor oder multipel als hereditäre Krankheit (s. Kap. 27.2 u. **Abb. 33.8**).

Beschwerden treten in der Regel erst auf, wenn die Exostosen lokale Druckerscheinungen verursachen und die Funktion des benachbarten Gelenks stören oder traumatisiert werden. Nur wenn sie solche Beschwerden verursachen, sollen sie chirurgisch entfernt werden, wenn möglich erst nach dem 10. bis 12. Lebensjahr, sonst kann es Rezidive geben.

Enchondrome

Knorpelbildende Tumoren im Knocheninnern, vor allem in den kurzen Knochen der Hand, aber auch in langen Röhrenknochen, gehören zu den häufigeren Knochentumoren. Sie werden meist zufällig bei Erwachsenen gefunden. Enchondrome zeichnen sich aus durch sehr langsames Wachstum und wenig Beschwerden. Im Röntgenbild sind zentral gelegene und gut begrenzte zystenartige Aufhellungen mit Kalkeinlagerungen im Knochen zu sehen. Enchondrome können auskürettiert und mit Spongiosa ausgefüllt werden und heilen auf diese Weise aus.

Multiple Enchondrome kennzeichnen eine familiäre Erkrankung (s. Kap. 27.2.1 u. **Abb. 33.9**).

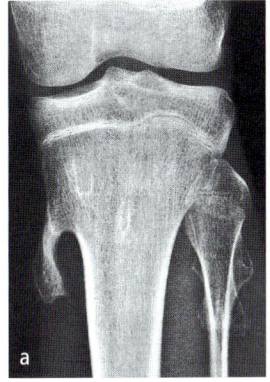

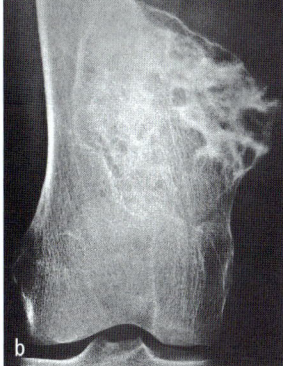

Abb. 33.8: Kartilaginäre Exostosen.
a) Bei *14-jährigem Mädchen*. Die Exostosen hängen wie Tropfen an der Metaphyse, hier an Tibia und Fibula. Sie wachsen, solange der normale Knochen auch wächst. Nach dem Verschluss der Epiphysenfugen hört ihr Wachstum in der Regel auch auf.
b) Große *kartilaginäre Exostose* bei *21-jähriger Frau*. Die Exostosen treten nicht selten multipel auf (ein Beispiel ist Abb. 27.4). Kleine Knochenvorsprünge schmerzen meist nur, wenn sie angeschlagen werden.

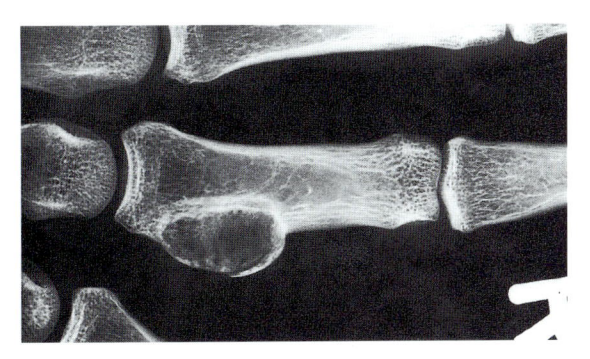

Abb. 33.9: Enchondrom in der rechten *Mittelfingergrundphalanx* eines *20-jährigen Mannes*. Normalerweise liegen die Echondrome zentral und nicht in der Kortikalis.

Osteoid-Osteom

Kleiner, im Röntgenbild oft kaum sichtbarer, aber *schmerzhafter* Tumor in der Kortikalis langer Röhrenknochen, selten in der Spongiosa, mit Nidusbildung (stecknadelkopfgroße Aufhellung) im Zentrum und Sklerosierung der Umgebung, welche röntgenologisch manchmal von einer sklerosierenden Osteomyelitis oder Periostitis schwer zu unterscheiden ist (**Abb. 33.10**).

Wenn ältere Kinder, Jugendliche und junge Erwachsene während längerer Zeit über lokalisierte Schmerzen, vor allem nachts klagen, sollte an ein Osteoid-Osteom *gedacht* und danach *gesucht* werden. Typisch ist das gute Ansprechen der Schmerzen auf Salicylate. Der klinische Befund ist gering, bei der Röntgenuntersuchung können Tomogramme und CT helfen. Wenn man ihn sucht, ist der Tumor nicht ganz selten. Die größte Sensitivität hat die Szintigraphie (s. Abb. 13.33).

Nach chirurgischer Ausräumung des Nidus (ohne die umgebende Sklerose) verschwinden die Schmerzen.

Andere benigne chondrogene und osteogene Tumoren

Chondroblastom, Chondromyxoidfibrom usw. sind benigne Knochentumoren, zum Teil lokalisiert in den Epiphysen, welche von den malignen Tumoren und den Osteoklastomen abgegrenzt werden müssen, damit sie nicht zu radikal behandelt werden. Je nach Beschwerden und lokaler Situation genügt eine Curettage und Spongiosaplastik.

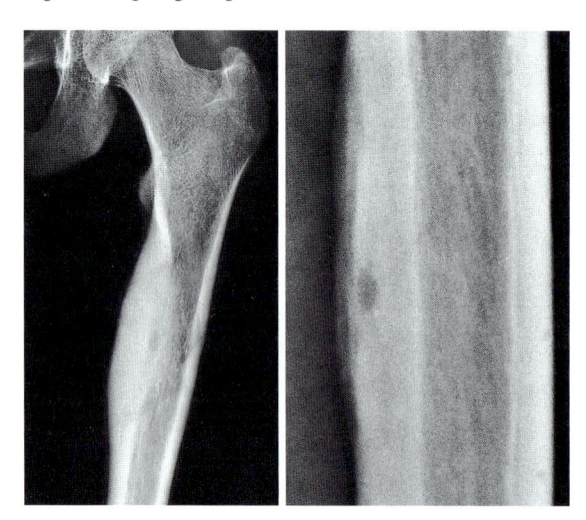

Abb. 33.10: **Osteoid-Osteom** in der **Femurkortikalis**. Die reaktive Verdickung und Verdichtung des Knochens ist hier ungewöhnlich massiv. Oft ist der Röntgenbefund ausgesprochen diskret. In der Mitte eine kleine Aufhellung (Ausschnitt rechts). In diesem «Nidus» sitzt das pathologische Gewebe.

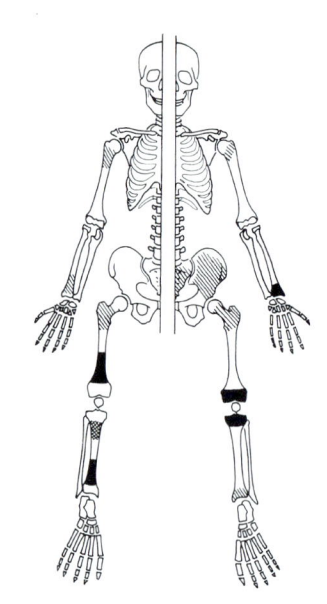

Abb. 33.11: Die **Lokalisation** kann in manchen Fällen die Diagnose klären helfen.
Verteilung einiger häufiger **Tumoren** und **tumorähnlicher** Veränderungen (s. a. Abb. 33.15 u. Abb. 33.19).
Links: Nicht ossifizierendes Fibrom (fibröser Kortikalisdefekt).
Rechts: Riesenzelltumor (Osteoklastom).

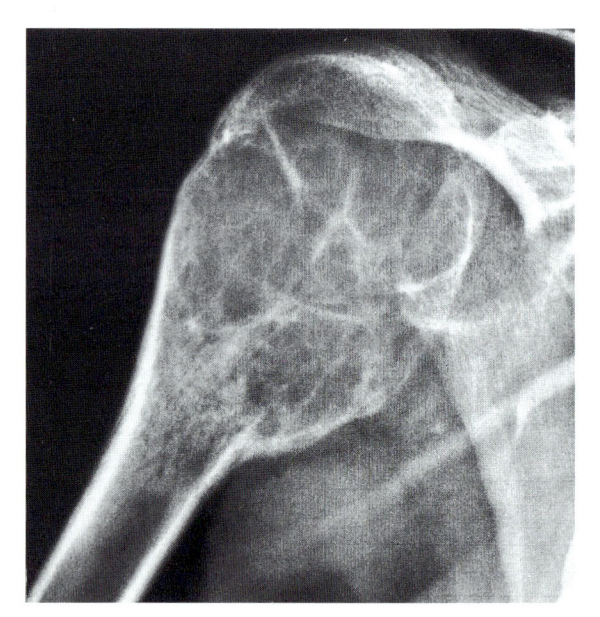

Abb. 33.12: **Osteoklastom (Riesenzelltumor)** im *Humeruskopf eines 17-jährigen* Mädchens. Typische Lokalisation in der Epiphyse, die Epiphysenlinie ist bereits verschwunden. Der gekammerte Tumor hält sich nicht an die anatomischen Grenzen des Knochens.

Der **Riesenzelltumor (Osteoklastom)** ist ein lokal mehr oder weniger aggressiver, rein osteolytischer Tumor, normalerweise lokalisiert in den Enden der langen Röhrenknochen, vor allem in den knienahen Epiphysen von Femur und Tibia sowie der distalen

Radiusepiphyse (**Abb. 33.11**). Er tritt auf im frühen Erwachsenenalter, jedenfalls *nach* Schluss der Epiphysenfuge. Die Osteolyse beginnt im Inneren des Knochens, respektiert aber seine Grenzen nicht immer. Er ist lokal aggressiver als die benignen Tumoren, neigt auch mehr zu Rezidiven, hingegen metastasiert er kaum (**Abb. 33.12**).

Die **Therapie** muss sich an diesen Gegebenheiten orientieren. Ein radikaler chirurgischer Eingriff im Gesunden würde das unmittelbar benachbarte Gelenk zerstören. Eine minutiös genaue Exkochleation unter Sicht und Spongiosaplastik gibt gute Funktion und eine reelle Heilungschance. Lokale Rezidive sind nicht selten, können aber wieder auf die gleiche Weise angegangen werden. Eine Bestrahlung dieser Tumoren nützt nichts, kann aber ihre maligne Entartung auslösen.

33.4.3
Die wichtigsten malignen Tumoren

Osteosarkom

Das Osteosarkom ist der häufigste maligne primäre Knochentumor.

Die Altersgruppe zwischen 10 und 25 Jahren ist hauptsächlich betroffen. Es ist also eine Krankheit der Jungen, im Gegensatz zu den meisten Karzinomen. Dies sowie die häufigste Lokalisation (knienahe Femur- und Tibiametaphyse) hängt mit der massiven Zellproliferation zusammen, welche für das Skelettwachstum notwendig ist (vgl. Abb. 33.15). Genetische Faktoren scheinen eine Rolle zu spielen.

Die **Diagnose** wird vermutet bei einer unklaren Knochenaffektion und einem entsprechenden Knochenherd im Röntgenbild, der anders nicht eindeutig erklärt werden kann: unregelmäßige Osteolyse- und/oder Sklerosezonen, welche die Knochengrenzen nicht respektieren (**Abb. 33.13** u. **Abb. 33.14**). Eine sichere Diagnose und damit die Grundlage für die weitere Therapie kann nur der histologische Befund bringen.

Osteosarkome gehören zu den bösartigsten Geschwülsten. Sie metastasieren rasch in die Lunge, und ihre Prognose ist nicht gut: Trotz Amputation waren nur etwa 10 bis 20% aller Patienten nach fünf Jahren noch am Leben. Mit der derzeit etablierten **interdisziplinären Therapie** (Chemotherapie) ist dieser Prozentsatz auf über 60% angestiegen. Diese Verbesserung der Überlebenschance muss jedoch mit einer aggressiven und für den Patienten belastenden Behandlung erkauft werden, die etwa ein Jahr lang dauert.

Die Hauptziele dieser interdisziplinären Behandlung sind, das Leben zu retten und die befallene Extremität funktionstüchtig zu erhalten.

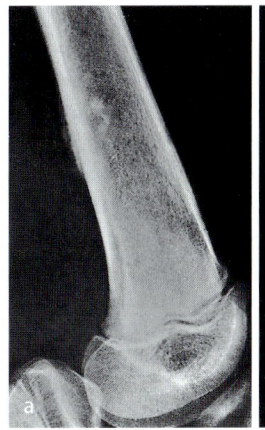

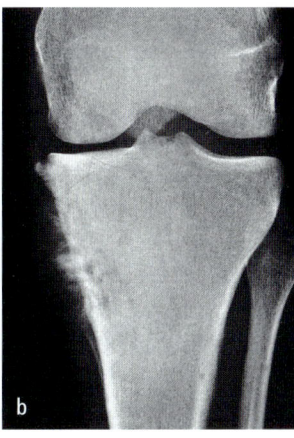

Abb. 33.13:
a) Kleine unregelmäßige Skleroseherde, unregelmäßige periostale Auflagerungen im *distalen Femurende* eines *11-jährigen Mädchens*: Geringfügige aber sehr verdächtige Veränderungen an typischer Lokalisation: die histologische Diagnose ergab ein **Osteosarkom**.
b) **Osteosarkom** im *Tibiakopf* eines *16-jährigen Mädchens*. Strahlenförmig vom Periost ausgehende Knochenneubildungen. Im Knochen selbst unregelmäßige Osteolyseherde und Sklerosezonen. Der Tumor kümmert sich nicht um anatomische Grenzen.

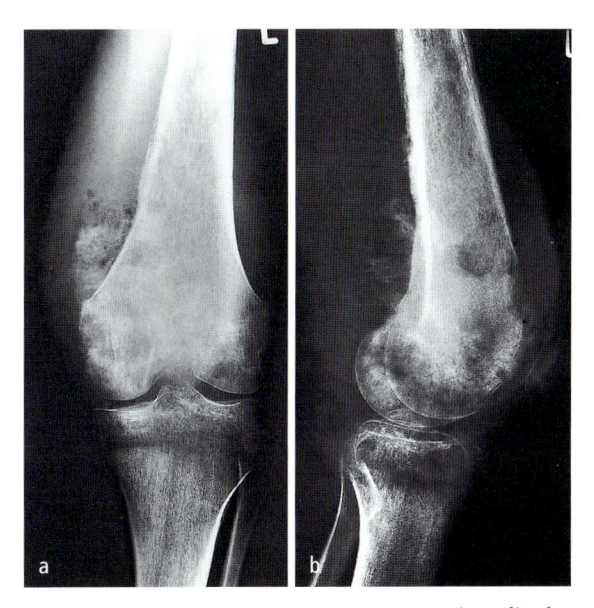

Abb. 33.14: **Fortgeschrittenes Osteosarkom** im *distalen Femur* eines *18-jährigen Jungen*: Die Weichteilverschattung zeigt die Ausdehnung von Tumor und kollateralem Ödem. Osteosklerose und Osteolyse unregelmäßig nebeneinander, allgemeine Osteoporose und Knochenneubildung in den Weichteilen.

Mit einer präoperativen Chemotherapie wird versucht, die Disseminierung des Tumors zu bekämpfen bzw. zu verhindern und den lokalen Prozess einzudämmen.

Falls das Sarkom auf die Behandlung anspricht, kann in den meisten Fällen mit einer onkologisch radikalen Resektion des Tumors en bloc die Extremität erhalten werden. Die entstandenen ausgedehnten Knochen- und Gelenkdefekte werden mit Implantaten überbrückt. Eine postoperative Chemotherapie soll die Metastasierung verhindern. Nur wenn der Tumor nicht auf die Chemotherapie anspricht, muss die früher übliche Amputation erwogen werden.

Eine Bestrahlung kommt nur bei schwer zugänglichen Lokalisationen (Becken, Wirbelsäule) in Frage.

Die fachgerechte kombinierte Behandlung von Knochensarkomen erfolgt am besten von Anfang an in dazu eingerichteten Zentren, nach einem bewährten Protokoll (z. B. COOS = Cooperative Osteosarcoma Study).

Vom Osteosarkom unterscheiden sich einige besondere Formen, u. a. das *parossale Sarkom* und das *Fibrosarkom*, durch eine etwas bessere Prognose. Die Behandlung ist im Übrigen ähnlich.

Chondrosarkom

Das Chondrosarkom hat eine etwas bessere Prognose als das Osteosarkom. Es tritt erst im Erwachsenenalter auf und befällt vorwiegend den Stamm, also Becken, Rippen, Schultern und Hüften (**Abb. 33.15**). Gelegentlich entsteht es als maligne Entartung eines Osteochondroms.

Röntgenologisch sind Osteolyseherde, welche die Knochengrenzen nicht respektieren, mit zentralen und periostalen Verkalkungen vorhanden.

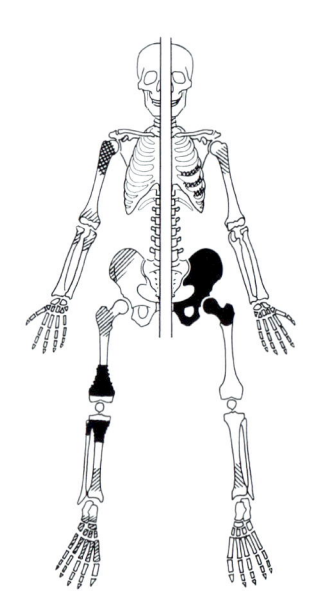

Abb. 33.15: Prädilektionsstellen von **Osteosarkom** *(links)* und **Chondrosarkom** *(rechts)*. Fibrosarkom und Ewing-Sarkom haben ähnliche Verteilung wie das Osteosarkom, bevorzugen aber noch stärker die Diaphysen.

Der Verlauf ist verhältnismäßig langsam, Metastasen treten in der Regel erst nach Jahren auf. Die Chondrosarkome sind daher nicht strahlensensibel und reagieren bis heute nicht auf Chemotherapie.

Die **Therapie** kann deshalb nur chirurgisch sein. Eine radikale Blockexzision, wenn möglich klar im Gesunden, beim Befall von Becken oder Schulter evtl. sogar eine Hemipelvektomie resp. eine interthorakoskapuläre Amputation geben dem Patienten eine Überlebenschance. Die beiden letztgenannten sind allerdings heroische Eingriffe (**Abb. 33.16**). Die Langzeiterfolge sind offenbar in den letzten 20 Jahren kaum besser geworden.[3]

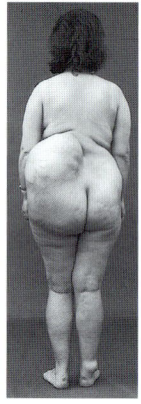

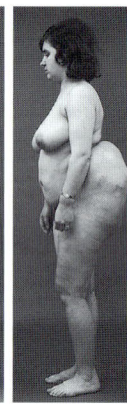

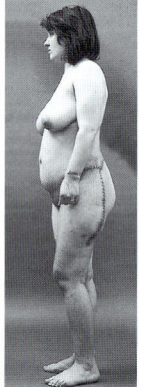

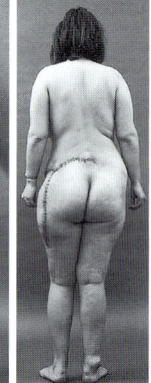

Abb. 33.16: Chondrosarkom der **linken Beckenschaufel**. Die *30-jährige Frau* kam in diesem Zustand erstmals in die Sprechstundenpraxis. Sie hatte schon als Kind multiple kartilaginäre Exostosen (eine davon ist am rechten Außenknöchel sichtbar), hatte keine Schmerzen und schenkte dem wachsenden Knoten deshalb zuerst keine große Beachtung. Eine derartig fatalistische Einstellung, bei Naturvölkern fast die Regel, trifft man in unseren zivilisierten Gegenden kaum mehr an. Eher greift eine Überängstlichkeit um sich, was ebenso wenig sinnvoll ist.
Der Tumor war bereits stellenweise ins Sakrum und ins Abdomen durchgebrochen. Er wurde radikal exzidiert, doch rezidivierte er im Laufe der nächsten Jahre immer wieder lokal, ohne Metastasen zu machen. Die Frau lebte noch etwa sechs Jahre und machte den Haushalt für ihre Familie, bis sie an abdominalen Komplikationen und Kachexie starb.
Solche Fälle sind glücklicherweise selten, sie zeigen aber eindrücklich Natur und Schicksal der malignen Tumoren am Bewegungsapparat, sowie unsere derzeitige Hilflosigkeit.
Bei *früherer Erfassung* dieser Tumoren sind unsere therapeutischen Bemühungen etwas aussichtsreicher, doch sind die Möglichkeiten immer noch sehr *beschränkt*.

---

3 Lee, F. Y. et al.: Chondrosarcoma of Bone: An Assessment of Outcome. J. Bone Joint Surg. 81-A. 326, 1999

Ewing-Sarkom

Das Ewing-Sarkom ist das bösartigste Knochensarkom. Es befällt vor allem Kinder, und zwar vorwiegend die langen Röhrenknochen, Femur und Tibia, aber auch alle anderen Knochen. Das klinische Bild lässt zuerst an eine akute Entzündung, eine Osteomyelitis, denken. Das Röntgenbild zeigt unregelmäßige, diffuse Osteolyse und zwiebelschalenförmige periostale Auflagerungen, ebenfalls Zeichen, welche auch bei einer Osteomyelitis oder bei anderen Knochentumoren gefunden werden können. Nur eine gute, genügend große Biopsie kann die Diagnose sichern (**Abb. 33.17**).

Die 5-Jahr-Überlebensrate lag früher unter 10%. Dank der interdisziplinären Kombinationsbehandlung konnte diese infauste Prognose wesentlich verbessert werden. Die Behandlungskriterien und auch die Ergebnisse sind ähnlich wie beim Osteosarkom. Da aber dieser wenig differenzierte Tumor sehr strahlensensibel ist, wird die Bestrahlung auch in die Behandlung integriert.

Eine etwas bessere Prognose hat das **maligne Lymphom** des Knochens (früher Retikulo-Sarkom), das sich aber im Übrigen wenig vom Ewing-Sarkom unterscheidet. Auch die Therapie ist ähnlich.

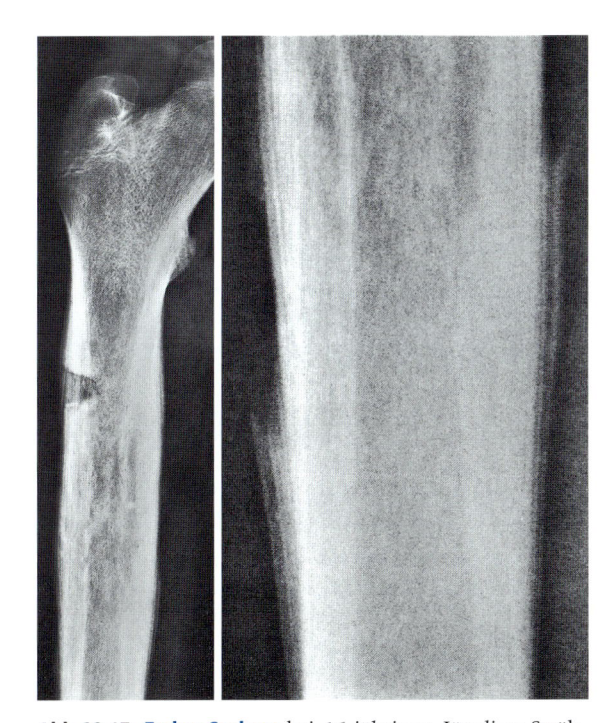

Abb. 33.17: Ewing-Sarkom bei *16-jährigem Jüngling*: Strähnige Auflockerung der Kortikalis und lamellenartige periostale Auflagerungen, rechts im Detail. Der Defekt links stammt von einer *Probeexision*. Einige Zeit nach der Röntgenbestrahlung erlitt das Femur hier eine *pathologische Fraktur*.

33.5
Zur Therapie der primären Tumoren

33.5.1
Therapiekonzepte bei benignen Tumoren

In Frage kommen:

- keine Therapie, weil unnötig
- einfache Curettage, evtl. mit Spongiosaplastik
- Resektion.

Das Wichtigste ist, die *gutartige Natur* des Tumors zu erkennen und ihn nicht als maligne radikal zu operieren oder gar zu bestrahlen. Eine einwandfreie histologische Abklärung, zusammen mit der klinischen, dem Röntgenbild und dem Verlauf, können die Entscheidung meistens bringen. In Zweifelsfällen ist es besser abzuwarten und damit dem Tumor und dem Patienten eine Chance zu geben, als eine radikale, verstümmelnde Operation zu machen. Die Entscheidung ist oft nicht leicht, und der Pathologe und der Chirurg tragen die Verantwortung.

Kleine, mechanisch nicht störende Defekte brauchen oft keine Therapie. Lokale Störungen und Schmerzen infolge pathologischer Frakturen, Gelenkschäden oder Druck auf empfindliche Nachbarorgane (Nerven, Rückenmark) machen eine Operation notwendig. Meistens genügt eine einfache Curettage oder Resektion, wobei wichtige Strukturen (tragende Knochenkortikalis, Gelenke, Epiphysenfugen) weitgehend geschont werden können. Größere Defekte werden, wo nötig, mit Spongiosa ausgefüllt. Rezidive kommen bei diesem Vorgehen gelegentlich vor. Es ist aber besser, dann ein zweites Mal zu operieren, als primär einen übermäßig radikalen, verstümmelnden Eingriff zu machen.

Ist der Knochen so weit geschwächt, dass seine mechanische Festigkeit nicht mehr genügt, ist – nach Auskürettieren des Tumors – eine Wiederherstellung der Tragstrukturen notwendig. Dazu eignet sich in erster Linie autologe Spongiosa. Der Um- und Einbau erfolgt rasch, bei Kindern in wenigen Wochen (vgl. Abb. 33.7). Steht nicht genügend Eigenspongiosa zur Verfügung, kann sie mit homologer Spongiosa ergänzt werden.

Gelegentlich muss die Tragfunktion des Knochens bis zur Einheilung der Spongiosa durch ein tragfähiges Implantat unterstützt werden. Dies ist mittels massiver Kortikalisspäne oder mit einer Plattenosteosynthese möglich.

33.5.2
Therapiekonzepte bei malignen Tumoren

Bei malignen Tumoren geht es in erster Linie um die Erhaltung des Lebens des Patienten. Bevor ihm aber eine aggressive, belastende Therapie zugemutet wird, muss man sich *zwei Fragen* stellen:

- Handelt es sich mit Sicherheit um einen malignen Tumor, so dass nur diese Behandlung eine Überlebenschance gibt?
- Steht die Überlebenschance, die man dem Patienten geben will, in einem vernünftigen Verhältnis zu den Nachteilen und Nebenwirkungen dieser Therapie?

Zwei Hauptprobleme stellen sich:

1. die **lokale Tumorkontrolle**: Wie kann der Primärtumor eliminiert werden?
2. die **systemische Tumorkontrolle**: Diese ist wichtig, da häufig schon zum Zeitpunkt der Diagnose Metastasen vorhanden sind, wenn auch noch nicht erkennbar sind.

Als *Therapien* kommen in Frage:

- chirurgische Resektion
- Chemotherapie
- Strahlentherapie
- kombinierte multidisziplinäre Behandlung
- rein palliative Maßnahmen.

Einer Sarkombehandlung muss in jedem Fall eine **interdisziplinäre Besprechung** vorangehen. Die Bedeutung der Biopsie wurde bereits hervorgehoben, ihre Modalitäten besprochen. Auf eine Schnellschnittuntersuchung wird heute wegen ihrer Unzulänglichkeit und auch Gefährlichkeit verzichtet. In Kenntnis der histomorphologischen Diagnose wird gemeinsam die Behandlungstaktik festgelegt. Dies verlangt von jedem der beteiligten Spezialisten große fachbezogene Erfahrung. Abhängig von der Klassierung des Tumors und vom individuellen Krankheitszustand des Patienten müssen Behandlungsprioritäten gesetzt werden: Notwendigkeit, Art und Zeitpunkt einer Chemotherapie, eines chirurgischen Eingriffs und einer eventuell notwendig werdenden Strahlentherapie. Sie müssen in Zusammenarbeit geplant werden. Ein gut aufeinander abgestimmtes Team kann sich nur in einem dafür eingerichteten Zentrum sinnvoll und auch effektvoll gruppieren. Es muss auch die kontinuierliche Behandlung und die Nachsorge gewährleisten.

Nur **spezialisierte Zentren** erreichen die in der Literatur angegebenen Resultate und Überlebensraten. Maligne Knochentumoren sollten deshalb wenn irgend möglich von Anfang an an solche Zentren überwiesen und dort betreut werden.

Die **Chemotherapie** ist für den Patienten sehr belastend. Eine gute psychologische Führung ist wichtig. Zudem müssen dem Patienten auch die Nebenwirkungen der Chemotherapie erleichtert werden (Antiemetika, Perücke usw.).

Die **chirurgische Behandlung** von Sarkomen richtet sich nach der Art des Tumors, nach der Lokalisation, dem Stadium der Erkrankung – und nicht zuletzt nach dem Ergebnis einer vorausgegangenen Chemotherapie. Neben einer echten Überlebenschance kann dem Patienten oft auch die Extremität funktionstüchtig erhalten bleiben. Amputationen sind dank der kombinierten Behandlung immer seltener notwendig: Der Tumor kann en bloc reseziert werden und auch große Defekte lassen sich mit speziell angefertigten Implantaten (Knochenersatz, Endoprothesen) überbrücken (**Abb. 33.18**).

Gelegentlich kommen auch andere Wiederherstellungsoperationen, wie z. B. Umkehrplastiken, in Frage. Bei Tumorlokalisation im Hüft- und Schulterbereich können gelegentlich Amputationen im Becken (Hemipelvektomie) oder Absetzung des Ar-

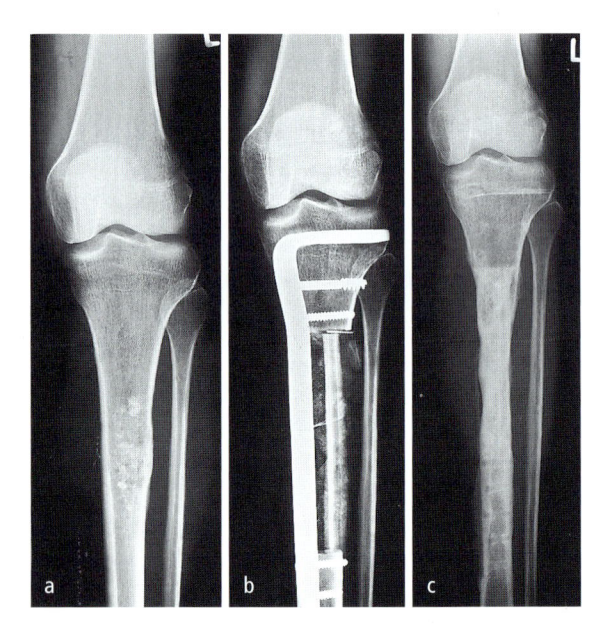

Abb. 33.18: Gliederhaltende Rekonstruktionsoperation.
a) *Enchondrom der Tibia* bei einer *52-jährigen Frau*.
b) Resektion des Tumors «en bloc» und Ersatz der Tibia mittels der Fibula des anderen Beines. Das *Fibulatransplantat* wurde mikrochirurgisch an die Blutzirkulation angeschlossen. Dazu autologe Spongiosa. Stabilisierung mit Plattenosteosynthese. Während zwei Jahren musste die Patientin einen Entlastungsapparat tragen.
c) Das Ergebnis *fünf Jahre nach* der Operation: Der Knochen ist vollständig umgebaut. Es hat sich ein neuer Tibiaschaft gebildet. Kein Rezidiv. (Orthopädische Universitätsklinik Balgrist, Zürich.)

mes mit der Schulter (interthorakoskapulare Amputation) zur Diskussion stehen. Dies sind verstümmelnde und den Patienten schwer belastende Eingriffe. Ihre Indikation ist eine Gewissensfrage.

Die **Strahlentherapie** ist im Rahmen der interdisziplinären Behandlung beim Ewing-Sarkom und beim malignen Lymphom des Knochens indiziert. Zur Anwendung kommt eine ultrafraktionierte Bestrahlungsart, teils prä- teils postoperativ. Die konventionelle Röntgenbestrahlung wird höchstens bei nicht mehr operablen Tumoren, hauptsächlich in der Beckenregion und an der Wirbelsäule, eingesetzt. Viele Tumoren sind überdies strahlenresistent (besonders die chondromatösen Geschwülste). Beim Riesenzelltumor ist die Bestrahlung kontraindiziert wegen der Gefahr der malignen Entartung.

33.6
Knochenmetastasen und Plasmozytom

Knochenmetastasen und Plasmozytom sind die weitaus häufigsten malignen Knochentumoren überhaupt. Betroffen sind – anders als bei den primären Knochentumoren – vorwiegend alte Menschen. Befallen werden vor allem die gut vaskularisierten spongiösen Knochen mit rotem Knochenmark, also das Stammskelett (Wirbelkörper und Becken) sowie die stammnahen Abschnitte Hüfte, Schulter, seltener die Extremitäten (**Abb. 33.19**).

Mit dem Einzug der Chemotherapie in die Behandlung vieler Karzinome wird das Leben dieser Patienten verlängert. Mehr Patienten als früher erleben ihre Knochenmetastasen.

Diagnostik

Unklare, hartnäckige Skelettschmerzen wecken den Verdacht auf Knochenmetastasen. Nicht selten ist die erste Manifestation eine pathologische Fraktur.

Im *Röntgenbild* sind die Metastasen, vor allem in der Wirbelsäule, erst von einer gewissen Größe an sichtbar. Röntgenzeichen sind: Osteolyseherde, Knochendestruktionen, Knochenneubildungen, pathologische Frakturen, Wirbeldeformierungen (s. **Abb. 33.20** u. f.).

Die *Ganzkörperszintigraphie* deckt Metastasen als Herde vermehrten Knochenumbaus oft besser und früher auf als das Röntgenbild (Abb. 13.33).

Der Primärtumor ist häufig unbekannt und wird manchmal trotz zielstrebigen Suchens nicht gefunden. Von den häufigsten metastasierenden Tumoren sind die meisten vorwiegend *osteolytisch*, nämlich Bronchuskarzinom, Mamma- und Uteruskarzinom, Schilddrüsenkarzinom und Hypernephrom (**Abb. 33.21**). *Osteoplastische* Metastasen stammen am häufigsten aus einem Prostatakarzinom (vgl. Abb. 33.20).

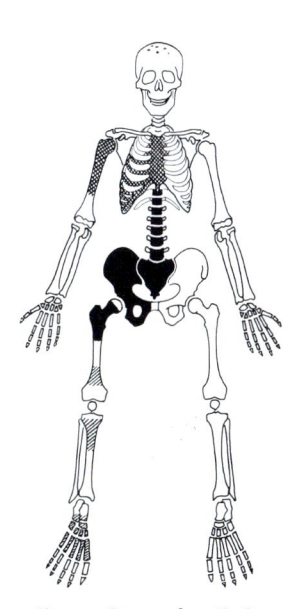

Abb. 33.19: **Verteilungsschema** der **Skelettmetastasen** von Karzinomen. Im Gegensatz zu den Primärtumoren befallen die Karzinommetastasen vorwiegend den Stamm (Wirbelsäule, Becken), weniger die Extremitäten.
Das **Plasmozytom** verhält sich ähnlich, befällt aber zusätzlich mit Vorliebe die Schädelkalotte.

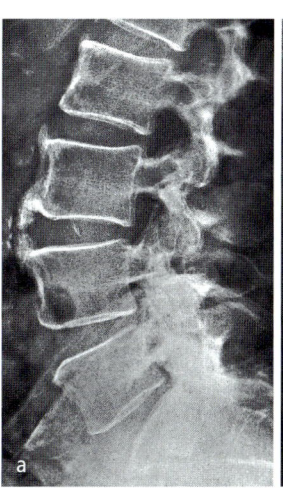

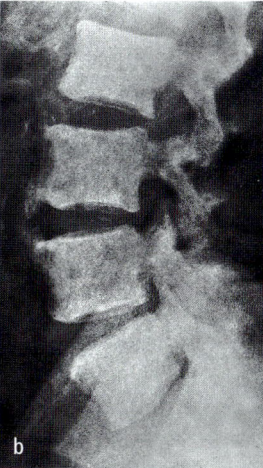

Abb. 33.20:
a) *Lendenwirbelsäule eines 71-jährigen Mannes.* Außer spondylotischen Zacken, Brückenbildung und einer leichten Osteoporose kein pathologischer Befund.
b) *Drei Jahre später* ist dieselbe Wirbelsäule vollständig von **osteoplastischen**, knochenbildenden **Metastasen** durchsetzt. Der Mann hatte Rückenschmerzen und war kachektisch. Der Primärtumor war ein *Prostatakarzinom*.

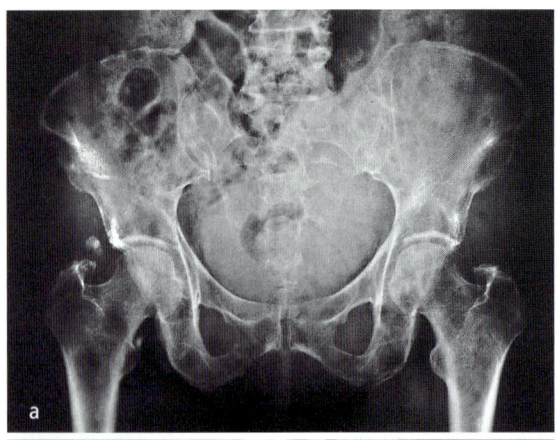

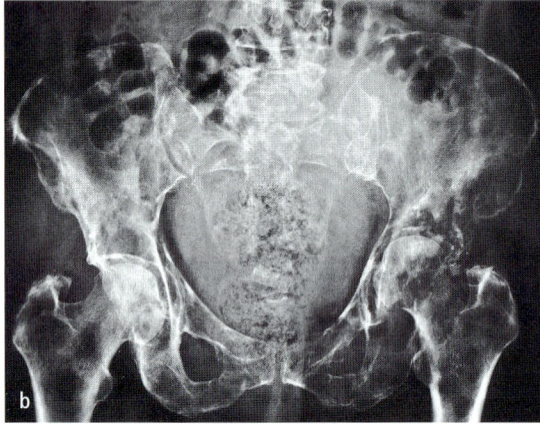

Abb. 33.21:
a) *Beckenübersicht einer 55-jährigen Frau*, der zwei Jahre vorher die linke Brust wegen eines **Mammakarzinoms** amputiert werden musste. Jetzt Schmerzen in Rücken und Beinen. *Im proximalen Femurende rechts* sind bereits zwei größere Osteolyseherde von **Karzinommetastasen zu** erkennen.
b) *Drei Monate später*, trotz Bestrahlung und Chemotherapie, Metastasierung im ganzen Stammskelett, mit ausgedehnter Osteolyse, vor allem in der linken Beckenhälfte und im linken Femur. Das linke Hüftgelenk ist weitgehend zerstört. Die Patientin hatte starke Schmerzen und war bettlägerig. Da man ihr medizinisch nichts mehr zu bieten hatte, ging sie nach Hause, wo sie von ihrer Familie gepflegt wurde bis zu ihrem Tode zwei Monate später.

Das **Plasmozytom (multiples Myelom)** ist in seinem klinischen Erscheinungsbild der Skelettkarzinose sehr ähnlich. Es unterscheidet sich von dieser lediglich durch die im Röntgenbild scharf ausgestanzten Defekte und einige positive Laborbefunde (außer beim Prostatakarzinom sind die Laborbefunde bei Skelettkarzinosen meistens unspezifisch, (**Abb. 33.22**).

Die *Diagnose* der Skelettkarzinose oder des Plasmozytoms muss aus dem allgemeinen klinischen Bild, dem Röntgenbild, den Laborbefunden und letztlich aus dem histologischen Befund einer Biopsie erbracht werden. Eine Ganzkörperszintigraphie kann

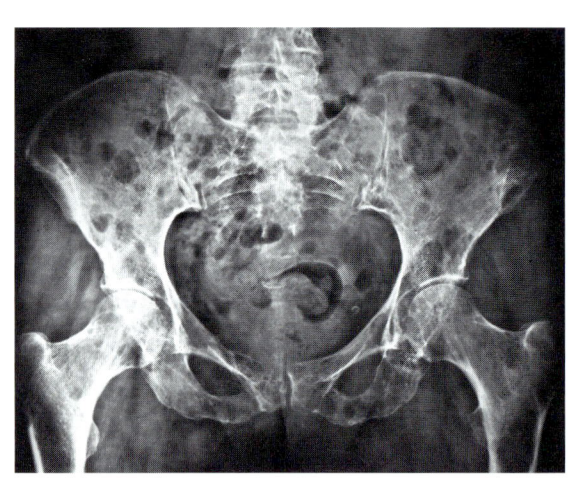

Abb. 33.22: Plasmozytom (multiples Myelom) bei einer *75-jährigen Frau*. Typisch sind die ausgestanzten Rundherde.

Herde sichtbar machen. Beim Plasmozytom kann eine Immunelektrophorese helfen.

Obwohl das Schicksal der Patienten kaum entscheidend beeinflusst werden kann, hat die Diagnose doch in vielen Fällen therapeutische Konsequenzen, indem manchmal Karzinome, vor allem die geschlechtsspezifischen, einer medikamentösen Therapie zugänglich sind, welche sich auch auf die Knochenmetastasen günstig auswirkt.

Für das Plasmozytom ist eine spezifische Therapie nicht bekannt. Im Übrigen ist die Therapie in den meisten Fällen lediglich palliativ. In seltenen Fällen kann es angezeigt sein, eine solitäre Metastase (zusammen mit einem operablen Primärtumor) zu resezieren (z. B. Hypernephrom).

Palliative chirurgische Eingriffe

Nicht selten machen Skelettmetastasen erst durch lokale Zerstörung von Knochen und Gelenken den Patienten ihren letzten Lebensabschnitt zur Qual:

- *Pathologische Frakturen* machen ihn **bettlägerig**.
- Durch *Gelenkinfiltrationen* wird er **invalide**.
- *Rückenmarkskompressionen* **lähmen** ihn.

Alle diese Komplikationen sind überaus **schmerzhaft**.

Es ist deshalb nicht sinnlos, solche Zustände chirurgisch zu beheben, auch wenn die Prognose des Grundleidens sich dadurch nicht ändert. Manche palliativen chirurgischen Eingriffe können die Lebensqualität wesentlich verbessern. Sie sollten deshalb auch Patienten, die eine Überlebenschance von nur noch wenigen Monaten haben, nicht vorenthalten werden (vgl. **Abb. 33.23**).

33. Tumoren des Bewegungsapparates

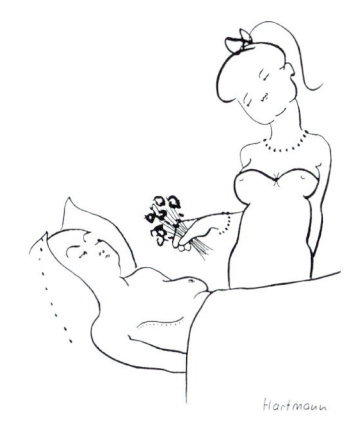

Abb. 33.23: Der **Umgang mit Krebspatienten** ist schwierig, für Laien wie für Ärzte. Zwischen dem Zynismus der «Empathie», des Mitleids, wie ihn Frau Hartmann mit ihrer ätzenden Feder hier unnachahmlich darstellt, und dem technischen Zynismus, der Tumoren ausrotten will, aber den Menschen höchstens in Überlebensraten zur Kenntnis nimmt, bleibt der richtige Weg eine schmale Gratwanderung. Hier hat die orthopädische Chirurgie den Patienten einiges an echter Hilfe zu bieten: Schmerzen lindern, Funktion erhalten, kurz: Lebensqualität am Ende des Lebens.

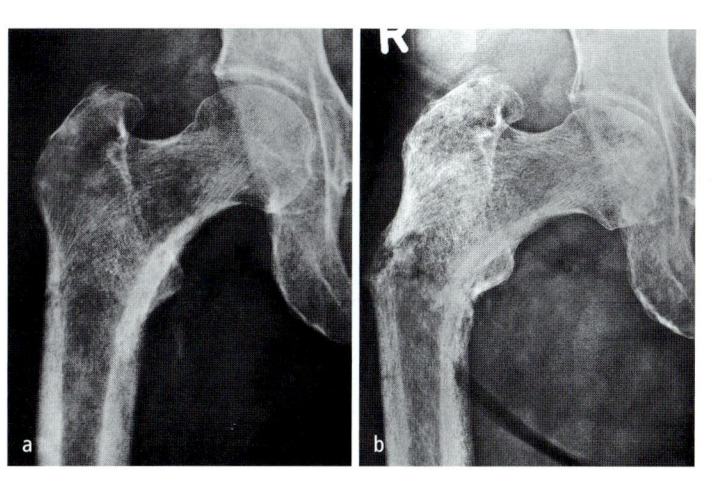

Abb. 33.24: Pathologische Spontanfraktur im oberen *Femurschaft* bei einer *54-jährigen Frau* mit *Mammakarzinommetastasen*.
a) Röntgenbild wegen Schmerzen im rechten Oberschenkel. Die Fraktur ist noch kaum zu sehen. Es handelt sich um eine schleichende Ermüdungsfraktur des durch Tumormetastasen geschwächten Knochens.
b) *Kurze Zeit später:* vollständige Fraktur mit Varusabknickung des proximalen Femurendes. In solchen Fällen ist eine Osteosynthese angezeigt, da die Patienten sonst endgültig bettlägerig bleiben.

Pathologische Frakturen (s. Kap. 40.4 u. **Abb. 33.24**) können mittels Osteosynthesen stabilisiert werden. Die Idee – und damit die Technik – ist aber nicht ganz dieselbe wie bei gewöhnlichen Frakturen: Eine knöcherne Heilung ist in der Regel nicht mehr zu erwarten. Andererseits genügt es, wenn die Stabilität während einer begrenzten, verhältnismäßig kurzen Zeit gewährleistet ist. Dies erlaubt eine Osteosynthese, bei welcher das *Implantat alleiniger Kraftträger* ist. Als Implantate werden neben Platten und Marknägeln auch Knochenzementplomben (Methylmethacrylat) und spezielle Tumorendoprothesen als Knochenersatz zur Überbrückung von Defekten verwendet.
Wirbelsäulendestruktionen können und sollen stabilisiert werden (s. **Abb. 33.25**).

Bei **Gelenkdestruktionen** ist die Implantation von Endoprothesen (Ersatzgelenken) zu erwägen (Hüfte, **Abb. 33.26**).

Rückenmarkskompressionen sollten sofort, sobald neurologische Ausfälle festgestellt werden, mittels Laminektomie zu beheben versucht werden, und zwar ohne vorherige Röntgenbestrahlung (s. a. Kap. 34.4.4).

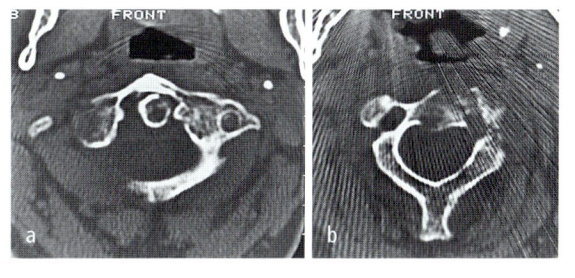

Abb. 33.25: Pathologie der oberen HWS.
a) *CT-Schnitt* auf Höhe des *Atlas (C 1)* und
b) Schnitt durch den *Axis (C2)*: Destruktionsherde an mehreren Stellen. Außerdem ist der Dens des Axis im Atlasbogen etwas seitlich verschoben. Es handelt sich um **Knochenmetastasen** bei einer *63-jährigen Frau*, zwei Jahre nach Mammaamputation wegen eines Karzinoms.
Wegen unerträglichen Schmerzen wurde eine zerviko-okzipitale Spondylodese gemacht. Dank dieser Operation konnte die Patientin noch einige Monate zu Hause leben.
Das strahlenförmige Muster auf Bild b) ist durch Zahnplomben verursacht. In der Nähe von metallischen Implantaten entstehen immer solche *Artefakte*. Sie stören so stark, dass bei liegendem Metall (Osteosynthesematerial, Endoprothesen) oft keine Computertomographien gemacht werden können.

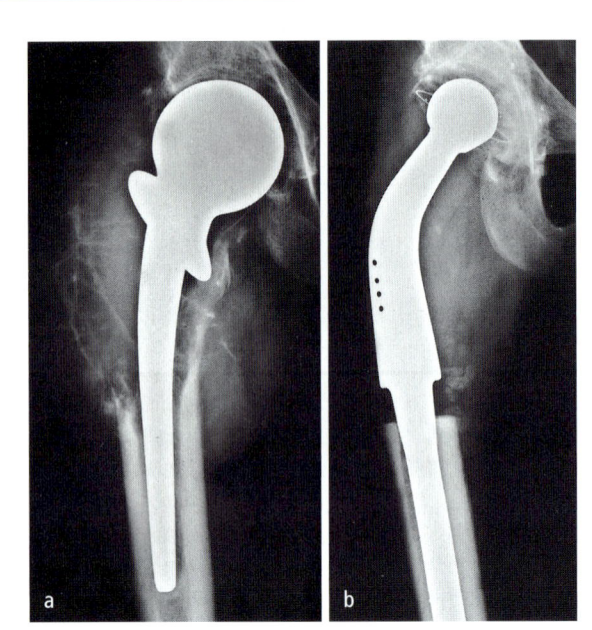

Abb. 33.26: *Behandlung* eines **ossifizierenden Fibroms** (gleicher Fall wie Abb. 40.1). Der Tumor erschien histologisch nicht maligne. Er wurde exzidiert und durch eine Hüftkopfprothese ersetzt, doch trat nach $3^{1}/_{2}$ Jahren ein lokales Rezidiv auf (a). Da die histologische Untersuchung wiederum keine Malignität zeigte, wurde der Tumor nochmals en bloc exzidiert und durch eine *Tumorendoprothese* ersetzt (b).

33.7
Weichteiltumoren

Bisher war ausschließlich von Knochentumoren die Rede. Weichteiltumoren am Bewegungsapparat sind häufiger als die Tumoren im Skelett. Alle Weichteilgewebe können Ausgangspunkte von Tumoren sein. Zu den relativ häufigeren gehören unter den **benignen Formen** das *Lipom*, das *Fibrom*, das *Neurofibrom* und *Hämangiom*, welche im Bereich der peripheren Nerven und Gefäße sitzen und Schmerzen verursachen können.

Von den verschiedenen (seltenen) **malignen Geschwülsten** ist das *Fibrosarkom* zu erwähnen. Seine Prognose ist etwas besser als diejenige des Osteosarkoms.

Das seltene **Synovial-Sarkom** geht von der Synovialmembran eines Gelenks oder einer Sehnenscheide aus. Der Tumor hat eine unsichere Prognose.

Diagnostik

Weichteiltumoren sind oft lange symptomlos. Schmerzen entstehen meist erst bei Druck auf Nerven usw. Lokale Schwellungen sind verdächtig.

Röntgenbilder zeigen naturgemäß wenig, hingegen ist die Sonographie geeignet. Die beste Weichteildarstellung gibt das *MRI*. Auch die Arteriographie wird herangezogen.

An erster Stelle steht die Frage nach der Dignität, d.h. nach dem Wachstumsverhalten des Tumors und damit nach der Prognose, denn danach richtet sich die Therapie. Wie benigne oder maligne ein Tumor ist, ergibt sich aus der Histologie und der klinischen Erfahrung (Klassifikation der WHO 1969).

Therapie

Die Therapie ist (außer bei kleinen symptomlosen benignen Geschwülsten) in der Regel chirurgisch. Für die Weichteilsarkome gilt im Übrigen Ähnliches wie für die Knochensarkome: Auch sie sollten geeigneten Zentren anvertraut werden.

Eine eigenartige Krankheit ist die **Synovitis villosa pigmentosa**. Sie ist zwar kein Neoplasma, verhält sich aber in ihrer Erscheinungsform ähnlich. Es handelt sich um eine ätiologisch unklare *Wucherung der Synovialmembran* eines Gelenks, am häufigsten des Knies oder der Hüfte, mit Schmerzen, Schwellung und schließlich langsamer Destruktion des Gelenks selbst. Die *Diagnose* wird aus dem klinischen Bild und einem sonst nicht erklärbaren blutigen Gelenkpunktat vermutet und histologisch verifiziert. Eine Synovektomie kann den Zerstörungsprozess stoppen oder wenigstens verzögern.

34 Neuroorthopädie

Viele *neurologische Affektionen* stellen *orthopädische Probleme*, indem sie die *Funktionen des Bewegungsapparates* auf verschiedene Art und Weise *stören*:

- **schlaffe Lähmungen**
- **spastische Lähmungen**
- **Sensibilitätsstörungen**
- sowie gelegentlich **Störungen der Trophik**.

In einigen Fällen ist eine kausale Therapie möglich, in anderen gehen die Lähmungserscheinungen spontan zurück. Häufig bleiben aber permanente Restlähmungen. *Die Aufgabe des Orthopäden* besteht dann darin, **Rest- und Ersatzfunktionen zu fördern** und zu unterstützen. Eine genaue klinische neurologische Untersuchung ist Voraussetzung dafür.

Am dankbarsten für die Therapie sind in der Regel die schlaffen Lähmungen. Ungünstiger im Hinblick auf Rehabilitation sind die spastischen Lähmungen und die Sensibilitätsstörungen.

Für das Erscheinungsbild und die Folgen ist der **Zeitpunkt der Erkrankung** von großer Bedeutung:

- *Vor* und auch einige Zeit *nach der Geburt* ist das zentrale Nervensystem noch in einer Phase der Entwicklung und Oganisation. Lähmungen in diesem Stadium haben andere Auswirkungen als solche im Erwachsenenalter (Kap. 34.2.1).
- Lähmungen *im Kindesalter* ziehen meist Störungen des Skelettwachstums nach sich, die umso schwerer sind, je jünger das Kind ist. Diese Störungen (Hypoplasien, Deformitäten, Luxationen von Gelenken; Kap. 34.1.3) zeigen eindrücklich, wie normales Wachstum an normale Funktion gebunden ist (vgl. auch Kap. 5.4).

Am Beispiel je einer typischen Krankheit werden die *einzelnen Lähmungsarten und Sensibilitätsstörungen* besprochen, wobei das Gesagte sinngemäß für alle neurologischen Affektionen mit entsprechenden Symptomen gilt (**Tab. 34.1**).

Tabelle 34.1: Lähmungsarten.

1. Schlaffe Lähmungen:	• Poliomyelitis (Kap. 34.1) • Polyradikulitis • Myopathien (Kap. 34.6.2)
2. Spastische Lähmungen:	• Zerebrale Parese (Kap. 34.2) • Hemiparese (Kap. 34.5.1)
3. Sensibilitätsstörung mit schlaffer Lähmung	• Periphere Nervenläsion (Kap. 34.3) • Kompressionssyndrome (Kap. 34.3.5) • Plexusläsionen (Kap. 34.3.6) • Myelomeningozele (Kap. 34.5.3)
4. Sensibilitätsstörung mit spastischer Lähmung	• Querschnittsläsion (Paraplegie) (Kap. 34.4) • Multiple Sklerose (Kap. 34.5.2)

Am Schluss (Kap. 34.5) werden *einige weitere neurologische Affektionen* besprochen, deren orthopädische Probleme sich aber ebenfalls weitgehend auf einen der vier Grundtypen zurückführen lassen.

34.1 Schlaffe Lähmungen: Poliomyelitis

Die spinale *Kinderlähmung*, Poliomyelitis acuta anterior (Heine-Medin), ist der **Prototyp der reinen schlaffen Lähmungskrankheit**. An ihr konnten die *Statik und Mechanik des Bewegungsapparates in reiner Form und unzähligen Varianten studiert, gelernt und gelehrt werden.*

In unseren Breiten ist die Poliomyelitis dank der Impfprophylaxe fast ganz verschwunden. Ihre Folgen sind aber oft schwerwiegend und verschlimmern sich im Alter noch. Damit ist die Orthopädie erneut gefordert. In der **Dritten Welt** ist sie auch heute noch *eine sehr häufige Krankheit der Kinder*. Orthopäden, die dort arbeiten wollen, finden dankbare Aufgaben und ausgezeichnete Möglichkeiten, ihr orthopädisches Denken zu schulen.

34.1.1
Die Stadien der Poliomyelitis

Erstes Stadium: Akute febrile Erkrankung mit Lähmung

Die Poliomyelitis beginnt als akute generalisierte Infektionskrankheit, in ca. 1 bis 2% mit Befall des Zentralnervensystems, zuerst der Meningen und nach wenigen Tagen der motorischen Vorderhornzellen des Rückenmarks. Jetzt setzen die schlaffen Lähmungen ein. Ihre Verteilung (Extremitäten, aber auch Rücken- und Bauchmuskulatur) und ihr Ausmaß sind völlig regellos. In diesem Stadium steht die Überwindung der akuten Krankheit und die Erhaltung des Lebens im Vordergrund, z. B. bei Atmungslähmung.

Zweites Stadium: Erholungsphase

Nach Abklingen des Fiebers haben die Lähmungen das größte Ausmaß erreicht, sie beginnen sich jetzt langsam zu erholen. Welche Lähmungen sich zurückbilden und welche bleiben werden, lässt sich weder beeinflussen noch voraussagen. Besonders wichtig ist in die-sem Stadium das *Vermeiden von Gelenkfehlstellungen* (Kontrakturen), die bei Lähmungen als Folge des verlorenen Muskelgleichgewichts und falscher Lagerung von Gelenken in kurzer Zeit entstehen können.
Die Prophylaxe von Gelenkkontrakturen durch korrekte Lagerung in Funktionsstellung (s. Abb. 17.1 u. Abb. 17.2), evtl. mit Hilfe von Schienen usw. (s. Kap. 38.2.1 mit Tab. 38.4 «Die Funktionsstellung der Gelenke»), und regelmäßiges tägliches passives Durchbewegen der gelähmten Gelenke sind in diesem Stadium die wichtigsten Maßnahmen. Sie sind im Detail beschrieben in Kapitel 17.3 und Kapitel 34.1.2; zur Muskelprüfung siehe Kapitel 11.5.

Im zweiten Stadium gehen die Lähmungen zurück, und zwar in den ersten Monaten rasch und deutlich, später immer langsamer.
   Die Verbesserung der Funktion geht in dieser Phase *auf drei Wegen* vor sich:

1. **Erholung** von Nerven-Muskeleinheiten, die nur geschädigt, nicht zerstört waren
2. **Hyperthrophie** der erhalten gebliebenen Muskelgruppen durch Training

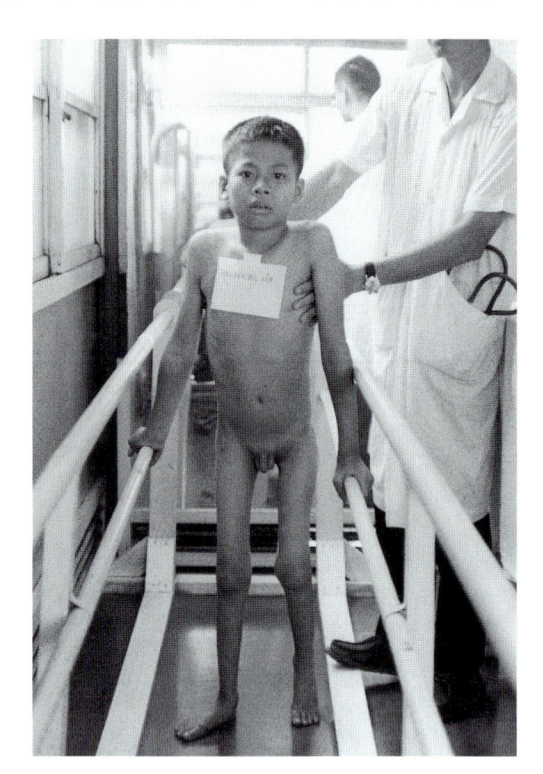

Abb. 34.1: Das beste Muskeltraining ist die **Gehschule**. Am Anfang geben die festen **Gehbarren** Sicherheit, Halt, und die beste Möglichkeit, die Kraft der Beine und Arme zu üben.

3. **Umstellung des Bewegungsmusters**, indem der Bewegungsablauf so verändert wird, dass verloren gegangene Funktionen durch *Ersatz- und Trickbewegungen* überspielt oder ersetzt werden.

Im Erholungsstadium steht die Übungstherapie der Muskulatur im Vordergrund. Neben der aktiven Bewegungstherapie (vor allem isometrisch) der einzelnen Muskelgruppen ist die **funktionelle Bewegungstherapie**, d. h. Übungstherapie mittels normaler Gebrauchsbewegungen, wichtig. Beingelähmte werden in der Gehschule geübt (**Abb. 34.1**). Falls die Muskelkraft noch nicht ausreicht, können schwerelose Gehübungen vorerst im Gehbad gemacht werden.

Drittes Stadium: Restlähmungen

Nach *einem, höchstens zwei Jahren* ist die Erholung der Nerven-Muskeleinheiten erschöpft und keine Besserung mehr zu erwarten. Der Endzustand ist erreicht: Die noch vorhandenen Lähmungen bleiben als Dauerschaden für den Rest des Lebens zurück. Weitere physiotherapeutische Maßnahmen haben nur noch einen Sinn, 1. wenn sie vorher vernachlässigt worden waren und 2. als regelmäßiges Wiederholungstraining zur Erhaltung des erreichten Zustandes.

Es ist immer wieder erstaunlich, zu sehen, wie viele Patienten auch massive Lähmungen *im täglichen Leben sehr gut kompensieren* und sich in der Arbeitswelt und der Gesellschaft bestens integrieren können. Sie sind eindrückliche Beispiele für die funktionelle Anpassungskraft des Bewegungsapparates, aber auch des menschlichen Willens.

Allerdings hat man erfahren müssen, dass bei etwa drei Vierteln der Patienten sich der Zustand *in späteren Jahren wieder verschlechtert*, und zwar v. a. wegen der spärlichen Kraftreserven, die im Alter rascher erschöpft sind. Fraglich bleibt, ob die alten Lähmungen wieder zunehmen («Postpoliomyelitissyndrom»). So werden ehemals gut rehabilitierte Patienten später doch wieder invalid. Damit wird die Orthopädie mit der Poliomyelitis, die für abgetan galt, erneut konfrontiert.

34.1.2
Kompensationsmechanismen und Gelenkstabilisierung bei Restlähmungen

Die **Restlähmungen**, die als Folge der durchgemachten Krankheit zurückbleiben, sind nach Verteilung und Schwere unregelmäßig und von Fall zu Fall verschieden. Der Grad und die Art der Behinderung hängt nicht von einzelnen Muskeln ab, sondern von der Kombination der Lähmungen. Maßgebend für das Gehen und Stehen ist allein die *Störung des statischen Gleichgewichts* der Gliederkette, welches rein mechanischen Gesetzen unterliegt (s. «Statik der aufrechten Haltung», Kap. 8.1 u. **Abb. 34.2**).

Die Fähigkeit aufrecht zu stehen ist an die **Stabilität der drei großen Gelenke** der unteren Extremität gebunden:

- Das **Fußgelenk** kann meistens stabilisiert werden, indem das Körpergewicht senkrecht über den Fuß gebracht wird.
- Das **Hüftgelenk** kommt bei Lähmungen der Abduktoren durch Absinken des Beckens (Trendelenburg) zum Anschlag, was ein vollständiges Einknicken verhindert. Auch hier wird der Körperschwerpunkt senkrecht über das Gelenk verlagert («Durchenne-Hinken», s. Abb. 64.10).
- Entscheidend für die Standfestigkeit ist meistens die **Stabilität des Kniegelenkes** (vgl. **Abb. 34.3**). Wenn diese fehlt, knickt das Knie ein, der Patient stürzt.

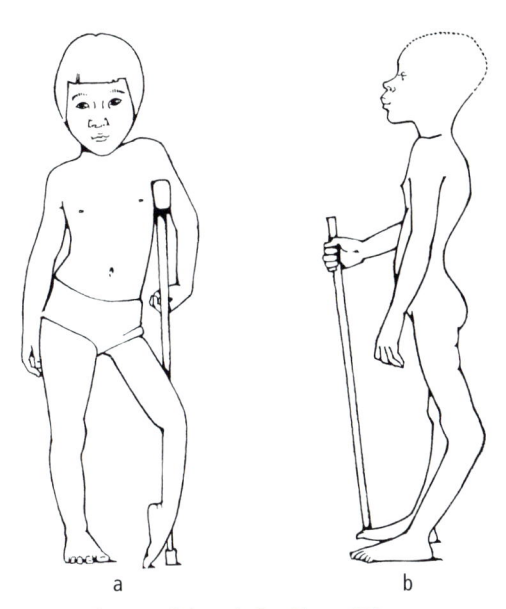

Abb. 34.2: Lähmungsfolgen bei Poliomyelitis.
a) *Typische Deformität des gelähmten linken Beines:* Flexions- und Abduktionskontraktur der linken Hüfte. Flexionskontraktur des Knies, Spitzfußstellung. Verkürzung und starke Atrophie des Beines. Das Kind kann nicht darauf stehen und braucht deshalb eine Krücke.
b) *Genu recurvatum.* Ein gewöhnlicher Handstock gibt dem Kind die nötige Sicherheit beim Gehen.

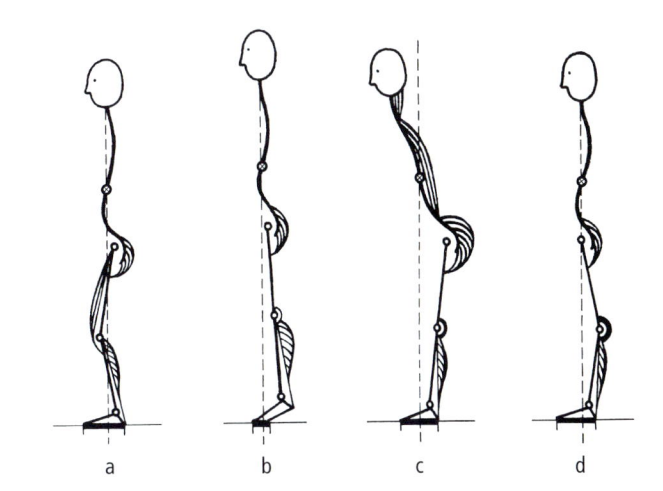

Abb. 34.3: Stabilisierung des Kniegelenkes:
a) durch die *Muskelkraft des Quadrizeps.* Schwerpunktlot hinter der Kniegelenkachse. (Ohne aktiven Quadriceps würde das Kniegelenk einknicken.)
b) *Zehenstand:* durch die *Kraft der Wadenmuskulatur* kommen Standfläche und Schwerpunktlot vor das Kniegelenk zu liegen. Stabilisierung des Knies durch die dorsalen Kapselbänder.
c) Durch *Rumpfneigen* nach vorn kommt das Schwerpunktlot ebenfalls vor das Knie. Die notwendige Stabilisierung des Oberkörpers ist nur mit einem kräftigen *Glutaeus maximus* möglich.
d) Ein *Genu recurvatum* bringt das Kniegelenk hinter das Schwerpunktlot und ermöglicht so die *passive Stabilisierung* durch die dorsalen Kniebänder. Nicht selten kommt dies spontan zu Stande. Ein Genu flexum kann durch eine Korrekturosteotomie ebenfalls in ein leichtes Genu recurvatum verwandelt werden. Allerdings hat ein stärkeres Genu recurvatum die Tendenz, mit der Zeit zuzunehmen durch Banddehnung und dann zu dekompensieren (s. «Deformitäten», Kap. 38.3 u. Abb. 38.15).

Stabilisierung des Kniegelenkes

Im Prinzip bestehen *zwei Möglichkeiten*, das Kniegelenk zu stabilisieren:

1. durch die *Muskelkraft des Quadrizeps*
2. durch *Verlagerung des Schwerpunktlotes* vor die Kniegelenksachse mittels Veränderung der Körperhaltung. Bei dieser Haltung drückt das Körpergewicht das Kniegelenk nach hinten in Überstreckung, bis es von den dorsalen Kniebändern blockiert wird. Damit ist das Knie stabilisiert und kann nicht weiter einknicken (vgl. «aktive und passive Gelenkstabilisierung», Kap. 8.1.2).

Die **Schwerpunktverlagerung** kann *auf zwei Arten* erfolgen:

1. *durch Zehenstand.* Damit wird das Schwerpunktslot nach vorne auf den Vorfuß verlagert und das Knie nach hinten gedrückt. Für den Zehenstand ist allerdings ein kräftiger Triceps surae oder ein fixierter Spitzfuß notwendig.
2. *durch Vornüberneigung des Rumpfes* und Durchdrücken der Knie. Damit kommt das Kniegelenk ebenfalls hinter das Schwerpunktslot zu liegen und wird durch die dorsalen Bänder stabilisiert. Für die Rumpfbeuge ist ein kräftiger Glutaeus maximus notwendig, der das Hüftgelenk stabilisiert und damit den Rumpf am Vornüberkippen hindert (Abb. 34.3, **Tab. 34.2**).

Die Gliederkette

Aus diesen statischen Bedingungen ergibt sich, dass in der Gliederkette ein gelähmter Muskel (hier z. B. der Quadrizeps) durch andere Muskeln, die an sich ganz andere Aufgaben haben und evtl. weit entfernt liegen (hier z. B. Triceps surae oder Glutaeus maximus), ersetzt werden kann. Von solchen Ersatzmechanismen macht der Gelähmte automatisch, unwillkürlich und unbewusst, weit gehenden Gebrauch. Er ist damit oft imstande, sich trotz ausgedehnter Lähmungen aufrecht zu halten und auch irgendwie fortzubewegen, wenn auch mit starkem Hinken. *Dieses Hinken ist nicht die Krankheit, sondern ihre Überwindung.*

Die **Kompensationsmechanismen** der Gliederkette sind oft außerordentlich komplex und schwierig zu analysieren. Immer aber unterliegen sie den Gesetzen der Statik und Dynamik und zielen darauf ab, das **Gleichgewicht im aufrechten Stand** zu erhalten. Die dazu notwendigen Körperhaltungen und Bewegungen sind durch multiple Kombinationen von Muskelbewegungen möglich, deren Koordination einen außerordentlich komplizierten Apparat voraussetzt – mit Afferenzen aus den Gleichgewichtsorganen (Labyrinth, Netzhaut, Druckrezeptoren in der Haut, z. B. der Fußsohlen) sowie aus den Bewegungsorganen selbst (Muskelspindeln, Rezeptoren der Tiefensensibilität, der Gelenkstellung), mit Rückkopplungsmechanismen usw., alles Vorgänge, deren Steuerung und Kontrolle dem Patienten nicht bewusst werden (vgl. «Der Bewegungsapparat als funktionelle Einheit», Kap. 1.2). *Die Kompensationsmöglichkeiten* bei Ausfall einzelner Muskelgruppen sind deshalb außerordentlich groß und nicht genau voraussehbar. Jedenfalls ist es immer wieder erstaunlich, wie Patienten mit ausgedehnten schlaffen Lähmungen überhaupt noch gehen können.

Sehr oft weicht der Bewegungsablauf allerdings vom normalen erheblich ab, der Gelähmte hinkt stark und macht weit ausholende Bewegungen. Diese sind vielleicht nicht sehr ästhetisch, ermöglichen aber erst das Stehen und Gehen (**Abb. 34.4**). **Die Aufgabe des Orthopäden** besteht darin, diese körpereigenen Kompensationsmöglichkeiten zu unterstützen und wo nötig zu erschließen. Es wäre ein Fehler, diese Trickbewegungen ausschalten und das Hinken beseitigen zu wollen, denn damit würde man dem Patienten seine Behelfsfunktion wegnehmen.

An den oberen Extremitäten geht es vor allem um die *Greiffunktion der Hand* und ihre Positionierung.

Beurteilung

Damit wird klar, dass die Beurteilung der Leistung des Haltungs- und Bewegungsapparates als Ganzes wesentlich ist für Prognose und Therapieplan, während die Betrachtung einzelner gelähmter Muskeln nicht weiter hilft (s.a. Kap. 11.5).

Am **Beispiel des gelähmten Quadrizeps** sei dies illustriert:

- Für eine Muskelverpflanzung als Ersatz der verloren gegangenen Kraft des Quadrizeps steht kein genügend kräftiger Muskel zur Verfügung.

Tabelle 34.2: **Statisches Gleichgewicht** am Beispiel der Poliomyelitis.

Eine Quadrizepslähmung wird:	
Kompensiert durch	Verschlimmert durch:
1. Genu recurvatum	1. Genu flexum
2. Spitzfuß/Trizeps	2. Hackenfuß (Trizepslähmung)
3. Glutaeus maximus mit Vornüberneigen	3. Hüftlähmung, Hüftflexum
4. Handhilfe (abstützen des Knies)	4. Rückneigen

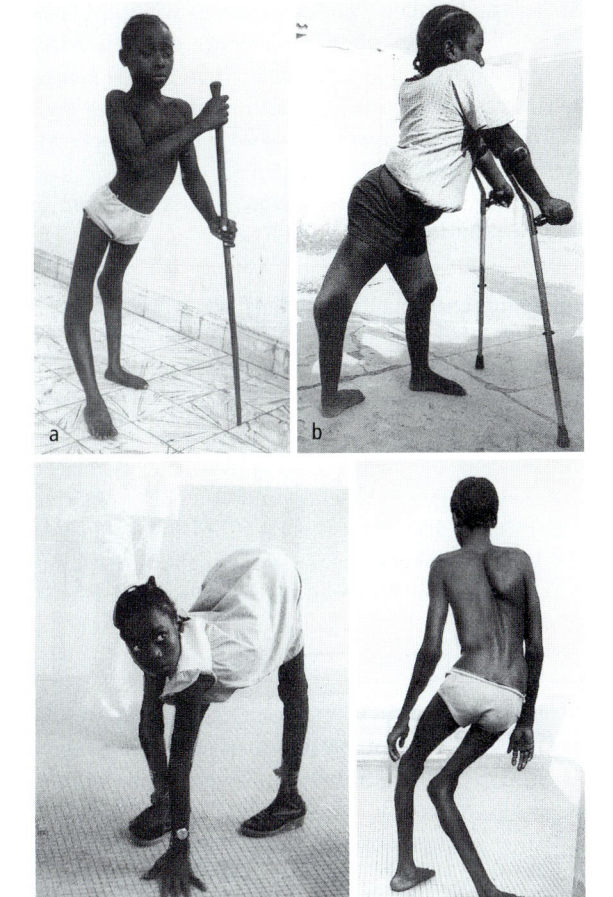

Abb. 34.4: Lähmungsfolgen der Poliomyelitis. **Verschiedene Arten zu gehen:**
a) Gehfähig mit Genu recurvatum und einfachem *Stock* zur Balance.
b) Abstützen des vornübergeneigten Oberkörpers auf *zwei* weit nach vorne gesetzte *Krückstöcke* ermöglicht die Stabilisierung der nach hinten durchgedrückten Knie.
c) Gehen *auf allen Vieren* (rechte Hand auf rechtem Fuß). Die stark flektierten Hüften sind sehr oft auch kontrakt. Ursache und Folge zugleich der von diesen Kindern meist eingenommenen Sitzstellung. Aufrechtes Stehen wird erst möglich, wenn diese Kontrakturen beseitigt sind. Dann kann dieses Kind mit Apparaten gehen lernen.
d) Heute kann dieser Junge noch *ohne Stützen* gehen, doch wird die Deformität (O-Bein links, X-Bein rechts) unter der Belastung zunehmen, bis er nicht mehr gehen kann. Korrekturen sind hier notwendig, evtl. anschließend auch Apparate.

Viele Kinder können sich nur *kriechend* auf Ellbogen und Knien fortbewegen. Wenn sie einigermaßen kräftige obere Extremitäten und gute Stammuskulatur haben, können sie meist (nach Beseitigung der Kontrakturen) mit Apparaten und Krückstöcken gehen lernen.

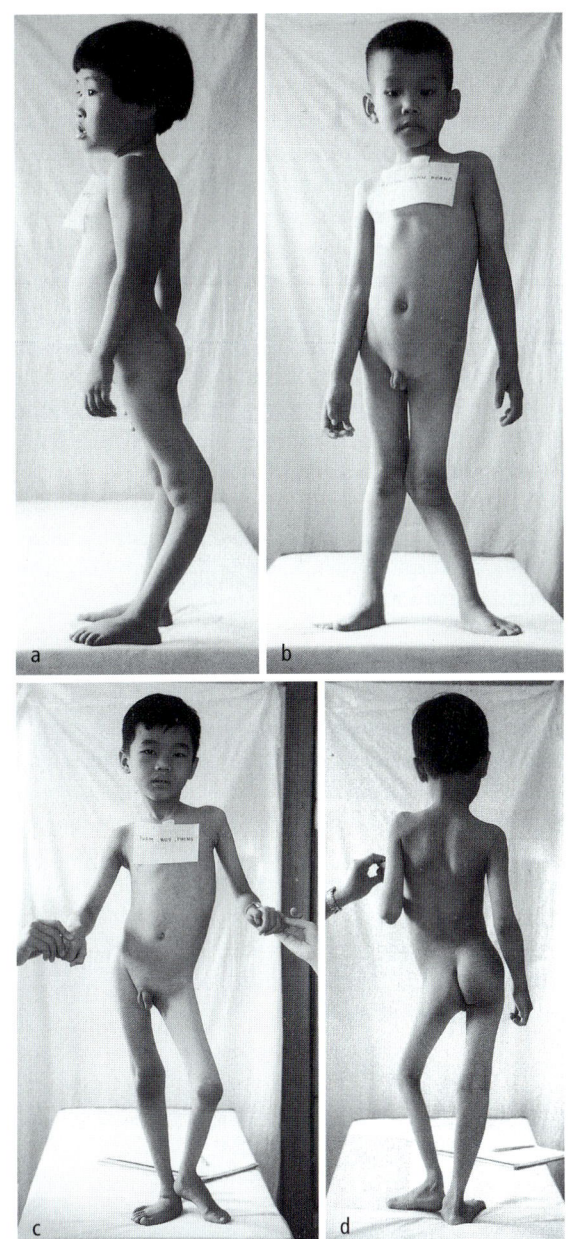

Abb. 34.5: Lähmungsfolgen und Gehfähigkeit.
a) Kniestabilisierung mit *Genu recurvatum*. Die Zunahme der Deformität unter Belastung kann nur durch einen Apparat mit Anschlag gegen Überstreckung verhindert werden.
b) Genu valgum und Knickfuß, Beckenschiefstand.
c) Paralytische *Subluxation* der *rechten Hüfte*, Flexionsabduktionskontraktur der *linken Hüfte*, eine typische Kombination, welche einen fixierten Beckenschiefstand mit funktioneller Beinlängendifferenz zur Folge hat.
Der *9-jährige Knabe* kann gehalten knapp stehen auf dem rechten Bein, trotz des Plattfußes, während das linke wegen der Fehlstellung in Hüfte und Knie (Genu flexum) nicht tragfähig ist.
d) Von hinten gesehen werden *Beckenschiefstand* und *kompensatorische Skoliose* noch deutlicher. Dieser Knabe kann, nach Korrektur der Fehlstellungen und Apparateversorgung rechts, gut *gehen lernen*.

- Manche Gelähmte sind jedoch imstande, die Lähmung mit einem guten Glutaeus maximus und/oder Triceps surae zu *kompensieren*.
- Bei anderen ist die Beseitigung einer Kniebeugekontraktur (Arthrolyse) notwendig und genügend.
- In einzelnen Fällen kann das Knie stabilisiert werden, indem es mittels einer knienahen *extendierenden Osteotomie* (Verlagerung der Knieachse hinter das Schwerpunktlot) in ein leichtes Genu recurvatum verwandelt wird.
- In wieder anderen Fällen genügt die Stabilisierung des Fußes in leichter Spitzfußstellung durch eine *Fußarthrodese* (Verlagerung der Stützfläche und damit des Schwerpunktlotes vor die Kniegelenkachse bei ungenügendem Triceps surae).
- Schließlich kann das Knie selbst stabilisiert werden durch einen *Oberschenkelapparat*, der im Kniegelenk arretiert werden kann (vgl. Abb. 34.6), oder durch eine *Kniegelenkarthrodese*.

Je nach der Gesamtleistung des Bewegungsapparates und der individuellen Situation des Patienten ist **eine dieser sieben Möglichkeiten**, *das Kniegelenk zu stabilisieren*, bei Quadrizepslähmung am zweckmäßigsten.

Ohne ärztliche Hilfe finden die gelähmten Kinder in der Dritten Welt noch viele *weitere Kompensationsmöglichkeiten*: Sie stützen mit der Hand das Knie ab, sie halten sich an einem Stock, laufen sogar auf den Händen.

Dieses Beispiel soll zeigen, wie kompliziert die Funktion der Gliederkette und wie wichtig die Gesamtbetrachtung ist (**Abb. 34.5**).

Therapiemöglichkeiten bei Restlähmungen

Am Beispiel der Quadrizepslähmung wurden die Möglichkeiten orthopädischer Therapie gezeigt. Sie sind im Prinzip die gleichen für alle Lähmungen. Allerdings sind die Erfolgsmöglichkeiten bei den verschiedenen Gelenken verschieden zu bewerten.

Orthopädische Apparate zur Gelenkstabilisierung, vor allem des Knies, aber auch des Fußes, werden bei schlaffen Lähmungen häufig gebraucht, damit das Stehen und Gehen überhaupt möglich wird. Oberschenkelapparate haben den Vorteil, dass die Arretierungsvorrichtung, die das Knie beim Gehen blockiert, zum Sitzen gelöst werden kann (vgl. «Orthopädietechnik», Kap. 17.11.5, u. Abb. 17.31, **Abb. 34.6** u. **Abb. 34.7**).

Bestehende *Gelenkkontrakturen* müssen *vorgängig behoben* werden (s. Kap. 34.1.3).

Operationsverfahren: Der Verlust von Muskelkraft ist meist irreversibel. Die spontanen Kompensationsmöglichkeiten des Bewegungsapparates sind aber, wie wir immer wieder sehen, groß (Umstellung des Bewegungsablaufes, Benützung anderer Muskeln, Ausnützung der Schwerkraft und Trickbewegungen usw.). Sie sollten ausgenützt und unterstützt werden. Oft müssen allerdings für diese Möglichkeiten erst die **Voraussetzungen** geschaffen werden, indem Kontrakturen, Fehlstellungen etc. *operativ* korrigiert werden (s. Kap. 34.1.3). Dies ist die wichtigste Aufgabe **orthopädischer Operationen bei Gelähmten**:

- **Muskeltranspositionen** zum Ersatz gelähmter Muskeln durch nicht gelähmte. Grundsätzlich sind reine schlaffe Lähmungen ohne Sensibilitätsstörungen am besten geeignet für Sehnen- und Muskeltranspositionen, da die Umstellung der Koordination in solchen Fällen am besten funktioniert. Von den schlaffen Lähmungen sind wiederum diejenigen der *Hand* am besten geeignet, weil – im Gegensatz zu den unteren Extremitäten – schon kleine Kräfte für eine wertvolle Funktion genügen. Auch sind hier feine Bewegungen mit geringem Ausschlag und hoher Präzision wesentlicher als große Stabilität.
- **Arthrodesen** eignen sich ausgezeichnet zur *Stabilisierung von Gelenken*. Die Behinderung durch die Versteifung ist meist geringer als Patient und Arzt glauben. Gut bewährt hat sich die Arthrodese des Fußes (oberes und unteres Sprunggelenk oder beide), aber auch der Schulter und des Handgelenkes, seltener von Hüfte oder Knie: Wenn die Gehbehinderung nur durch eine Stabilisierung von Hüfte und Knie behoben werden könnte, ist die Lähmung meist so schwer, dass die Patienten ohnehin zu sitzender Tätigkeit gezwungen sind, wobei Hüft- oder Kniearthrodesen sehr hinderlich wären.
Die Wirkung einer Kniearthrodese kann dem Patienten und dem Arzt mittels eines Gehgipsverbandes, der das zu versteifende Gelenk provisorisch blockiert, demonstriert werden. Während einiger Tage kann so der Patient Vor- und Nachteile der Gelenkversteifung erleben. Dadurch wird sein Entschluss zum endgültigen Eingriff erleichtert (Abb. 34.7e; zu Arthrodesen s. Kap. 18.4.2).

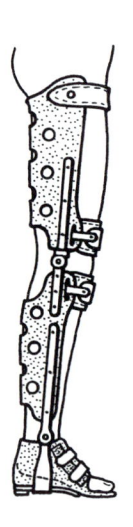

Abb. 34.6: **Oberschenkelapparat** z. B. *für Knielähmung*. In Streckstellung fixierbar, zum Sitzen flektierbar. Oberes Sprunggelenk beweglich, aber geführt. *Ein Fußteil* ist bei solchen Apparaten immer nötig, sonst rutschen sie. Die Kunststoffteile haben Löcher wegen des Schwitzens. Das Knie wird vorne durch Polster-Riemen gehalten. Der Apparat reicht bis unter das Gesäß (vgl. Abb. 34.7 f.).
Bei schweren Lähmungen, z. B. der Hüften, kann ein Beckenteil, wenn nötig mit zusätzlichem Korsett, angesetzt werden, mit einem fixierbaren Hüftgelenk.

Abb. 34.7: Rehabilitation gelähmter Kinder.
a) Dieses Kind ist noch nie in seinem Leben gestanden. Nicht nur deshalb hat es Angst. Die Bemühungen, solche Kinder aus der *Dritten Welt* zu rehabilitieren, haben große *psychologische* und *soziale Probleme* mitgebracht: Entwurzelung, Verlorenheit, Desintegration. Medizinische Hilfe allein genügt nicht. Das Bestreben geht heute mehr dahin, den Kindern der Dritten Welt an ihrem Heimatort mit einfachen Mitteln zu helfen und sie wieder in ihre Lebensgemeinschaft zu integrieren.
b) Dieses Kind *wird gehen lernen können*: Es beweist dies, indem es selbstständig aufrecht stehen kann.
c) Um mit gelähmten Beinen gehen zu können, braucht es *kräftige Arme*, v. a. einen guten Ellbogenstrecker (Trizeps). Dieser Junge kann sein Körpergewicht aus dem Sitzen mit den Armen hochheben. Mit diesem Test zeigt er, dass er gute Aussichten hat, mit Krückstöcken und Apparaten gehen zu lernen.
d) *Untersuchung im Stehen:* Das linke Bein ist belastbar, das rechte Knie muss mit der Hand gehalten werden, damit es nicht einknickt: Hier ist ein Apparat notwendig.
e) *Test mit provisorischer Schiene* zur Stabilisierung, bevor ein aufwändiger und teurer Apparat bestellt wird.
f) Ausgerüstet *mit Gehapparaten* und *Krücken* kann das Kind in kurzer Zeit gehen lernen (evtl. Durchschwinggang, s. Abb. 17.15).

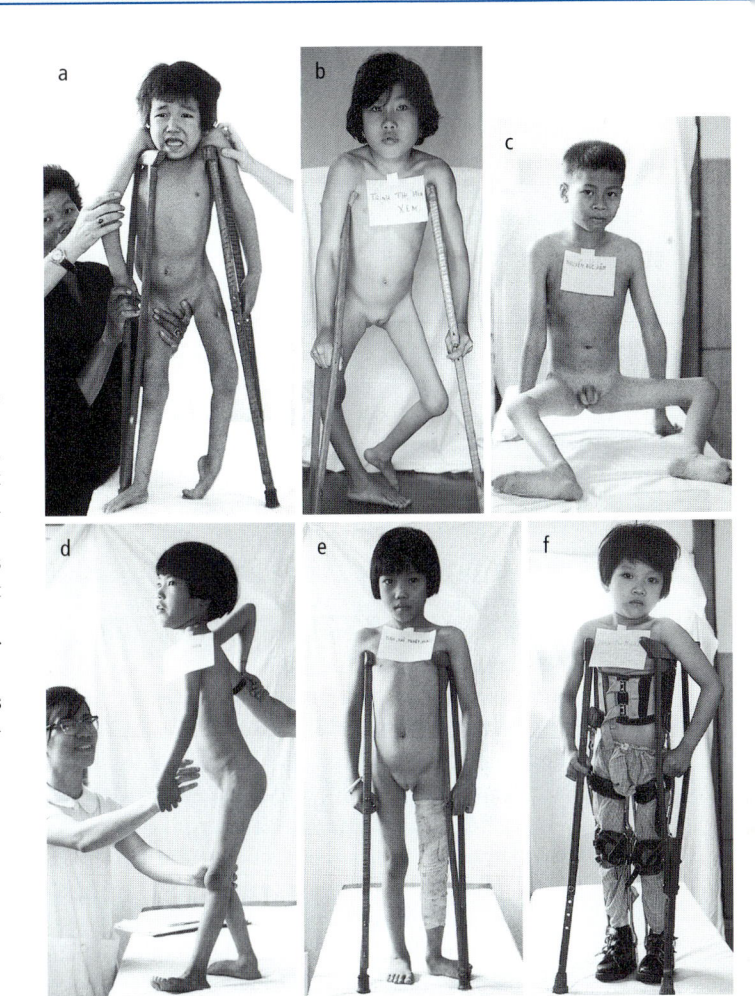

- **Korrekturosteotomien** oder **Arthrolysen**, um die Schwerkraft in eine das Gelenk stabilisierende Kraft umzuwandeln. In der Regel ist die Funktionsstellung der drei großen Gelenke des Beines (Hüfte 180°, Knie 180°, Fuß 90°) Voraussetzung für das Stehen und Gehen überhaupt. Fehlstellungen (Kontrakturen), manchmal auch schon geringgradige, wirken sich fast immer ungünstig auf die Statik aus. In solchen Fällen sind, falls konservative Redression nicht möglich ist, oft Arthrolysen, evtl. Osteotomien, notwendig (vgl. Abb. 34.3).
- **Arthrorhisen** (Anschlagsperren für Gelenke mittels Spanoperationen) haben meist enttäuscht.

Operationsmöglichkeiten bei schlaffen Lähmungen nach Regionen:

- **Fuß:** Sehnentransplantationen genügen selten. Zweckmäßiger und verhältnismäßig wenig behindernd sind Fußarthrodesen in gut korrigierter Fußstellung. Unterschenkelgehapparate können einen Lähmungsfuß stabilisieren. Bei Hängefuß: Heidelbergerschiene (s. Kap. 34.3.3 u. Kap. 69.4.2).
- **Knie** (s. Kap. 34.1.2 u. Kap. 66.16.4): Quadrizepslähmung. Ein funktionell befriedigender Ersatz durch Muskeltransposition ist nicht möglich. Einer Arthrodese ziehen die meisten Patienten einen Oberschenkelapparat vor.
- **Hüfte:** Sehnen-Muskelverpflanzungen genügen selten. Korrekturosteotomien, vor allem bei drohender Hüftgelenkluxation, evtl. bei Flexionsfehlstellung. Weichteiloperationen zur Lösung von Kontrakturen (häufig: Tensor fasciae latae). Hüftarthrodesen werden selten angewandt, da die Gelähmten vor allem sitzen können sollten. Bei schweren Lähmungen ist ein Oberschenkelapparat mit Beckenkorb oft notwendig.
- **Wirbelsäule:** Die Stabilisierung der Wirbelsäule ist wichtig für die *Sitzfähigkeit* des Patienten und um zu gewährleisten, dass er den Kopf frei tragen kann. Die Beseitigung eines Beckenschiefstandes ist möglich durch operative Lösung von Kontrakturen im Hüftbereich. Spondylodesen sind zur Stabilisierung einer dekompensierten Wirbelsäule und zur Prophylaxe von rasch zunehmenden Läh-

mungsskoliosen heute die geeignetste Methode (s. «Behandlung der Skoliose», Kap. 57.4). Wenn wegen der Lähmung der Nackenmuskulatur der Kopf nicht frei getragen werden kann, sind gelegentlich Spondylodesen der Zerviko-Okzipitalgegend angesagt sowie Korsette zur Stützung des gelähmten Rückens. Bei schwer Gelähmten kommen Sitzschalen, Seiten-, Achsel- und Kopfstützen in Sitzwagen zur Anwendung.

- **Schulter:** Eine Schulterarthrodese bei Deltoideuslähmung hat günstige Wirkung auf Stabilität und Bewegungsumfang des Armes. Sehnen-Muskelverpflanzungen: z. B. bei Serratuslähmungen (Scapula alata) und bei Trapeziuslähmung (Hängeschulter).
- **Ellbogen:** Sehnen- und Muskelverpflanzungen: z. B. bei Bizepslähmung, wobei der Erfolg unterschiedlich ist. Arthrodesen und Apparate werden selten angewandt.
- **Handgelenk:** Sehnentransplantationen werden zur Verbesserung der Pro-Supination evtl. durchgeführt, sonst ist eine *Handgelenksarthrodese* besser (in Funktionsstellung, für gute Ausgangsposition der Fingerbewegungen). Die noch funktionierenden Handbeuge- und Strecksehnen werden als Fingermotoren frei zur Verpflanzung.
- **Langfinger:** Die Finger eignen sich am besten zu Sehnentransplantationen (Ersatz der Fingerstrecker, resp. Beuger). Bei guter Indikation und Technik sind gute funktionelle Resultate möglich. Die psychomotorische Umstellung der verpflanzten Muskulatur erfolgt rasch.
- **Daumen:** Sehnentransplantation: Opponensplastik (Bunnell), Strecksehnenersatz. Arthrodese: Carpo-Metakarpalgelenk in Oppositionsstellung des Daumens (Abb. 49.5).

34.1.3
Sekundäre Komplikationen der schlaffen Lähmungen

Kontrakturen

Unter Kontrakturen versteht man Fehlstellungen eines Gelenkes, die durch Teilversteifung entstanden sind und auch mit Kraft nicht korrigiert werden können. Solche Kontrakturen entstehen bei Lähmungen fast immer sehr rasch, und zwar *schon nach wenigen Tagen oder Wochen*, wenn nichts dagegen unternommen wird. Durch Überwiegen der nicht betroffenen Antagonisten werden die gelähmten Muskeln überdehnt, Gelenkkapsel, umgebende Weichteile und Muskulatur schrumpfen, so dass das Gelenk seinen vollen Bewegungsumfang verliert und nach kurzer Zeit auch mit Gewalt nicht mehr redressiert werden kann: Eine Kontraktur ist entstanden (ausführliche Beschreibung: Kap. 38.2).

Es ist deshalb nötig, frühzeitig an diese Komplikation zu denken und **prophylaktische Maßnahmen** dagegen zu ergreifen:

- korrekte Lagerung
- tägliches passives Durchbewegen des gesamten Bewegungsumfanges eines gelähmten Gelenkes.

Die **korrekte Lagerung** berücksichtigt die *Funktionsstellung* (nicht eine mittlere Stellung!) der Gelenke, d. h. die Gelenkstellung bei normalem Gebrauch (s. Tab. 38.4, Kap. 38.2).

Zum Stehen und Gehen müssen die Beine in Hüften und Knien *gestreckt* sein und die Füße müssen im rechten Winkel dazu *plantigrad* auf dem Boden stehen, sonst kann sich der Patient wegen seiner Lähmung kaum aufrecht halten (**Abb. 34.8**).

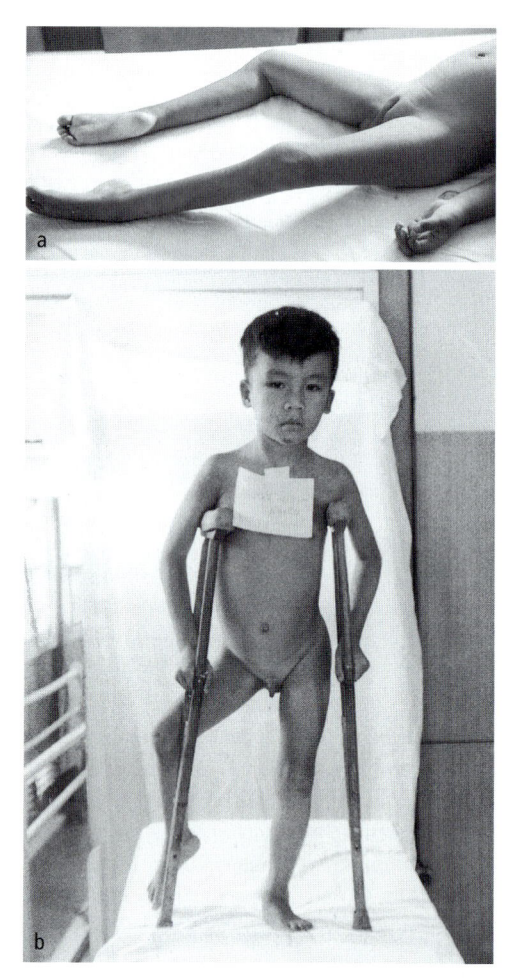

Abb. 34.8:
a) Im **Liegen** entstehen leicht *Kontrakturen*, wie hier: Außenrotation, Flexion und Abduktion der Hüfte, Genu flexum, Spitzfuß.
b) So sieht die gleiche Fußstellung im **aufrechten Stand** aus: Der Knabe kann nicht auf dem Bein stehen. Für die Rehabilitation müssen zuerst die *Kontrakturen beseitigt* werden. Besser ist die *Prophylaxe* mittels korrekter Lagerung (vgl. Kap. 17.2 u. Kap. 38.2.1).

Für **die Hand** gilt als Funktionsstellung eine Mittelstellung zwischen Pro- und Supination, also Daumen nach oben, eine mäßige Dorsalflexion und leichte Ulnarabduktion des Handgelenkes, eine gleichmäßige Beugung aller Fingergelenke und eine Opposition des Daumens, so, dass sich Daumen- und Fingerspitzen fast berühren. Diese Stellung lässt sich am besten erhalten, indem man dem Patienten einen kleinen Gegenstand, z. B. einen Ball oder eine Gazebinderolle von der Größe eines Hühnereies, in die Hand gibt, welche er locker mit der Hand umschließen kann (Abb. 17.2 u. Abb. 17.10e).

In dieser Stellung ist die Funktion – auch bei erheblich versteiften Gelenken – am besten. Ungünstig ist hingegen vor allem die Streckstellung der Finger, insbesondere der Fingergrundgelenke, weil damit das Greifen unmöglich wird (Abb. 49.8).

Asymmetrische Lähmungen der Stammuskulatur (Rücken-, Bauchmuskulatur) führen zu Wirbelsäulendeformitäten, vor allem zu sog. paralytischen Skoliosen (**Abb. 34.9**). Diese sind im Kapitel «Skoliosen», Kapitel 57, beschrieben.

Behandlung der Kontrakturen (s. a. Kap. 38.2.2): Manchmal wird ein Gelenk trotz aller Maßnahmen kontrakt. Dann sind folgende orthopädische Maßnahmen notwendig, je nach der Schwere der Kontraktur:

- Gipsverband in Korrekturstellung, etappenweises Gipskeilen (s. Kap. 17.10 u. Abb. 17.25)
- Quengelgipse oder -apparate (s. Abb. 17.23)
- operative Weichteillösung (Arthrolyse): Kapsulotomie, Sehnendurchtrennung oder -verlängerung, Durchtrennung der kontrakten Weichteile
- gelenknahe Korrekturosteotomie.

Schlottergelenke (Bandinsuffizienz)

Wenn durch schlaffe Lähmung der ständige Muskeltonus wegfällt, der ein Gelenk und seine Bänder normalerweise schützt, dehnen sich diese Bänder allmählich unter dem Einfluss der Schwerkraft, also der Belastung durch das Körpergewicht. Die Gelenkstabilität geht verloren und es entstehen Schlottergelenke mit übermäßiger falscher Beweglichkeit, die nicht mehr kontrolliert werden können (am häufigsten Kniegelenk, Schultergelenk; s. a. «Hypermobile Gelenke», Kap. 38.3 u. Kap. 8.1.1).
Diese Banddehnung kann zu schweren *Deformierungen* führen (z. B. Genu valgum, Genu recurvatum). Wenn einmal die Deformität vorhanden ist, beginnt ein Circulus vitiosus, indem die Fehlstellung die Beanspruchung vervielfacht und die Bänder noch stärker überdehnt werden (Abb. 34.4 u. Abb. 34.5).

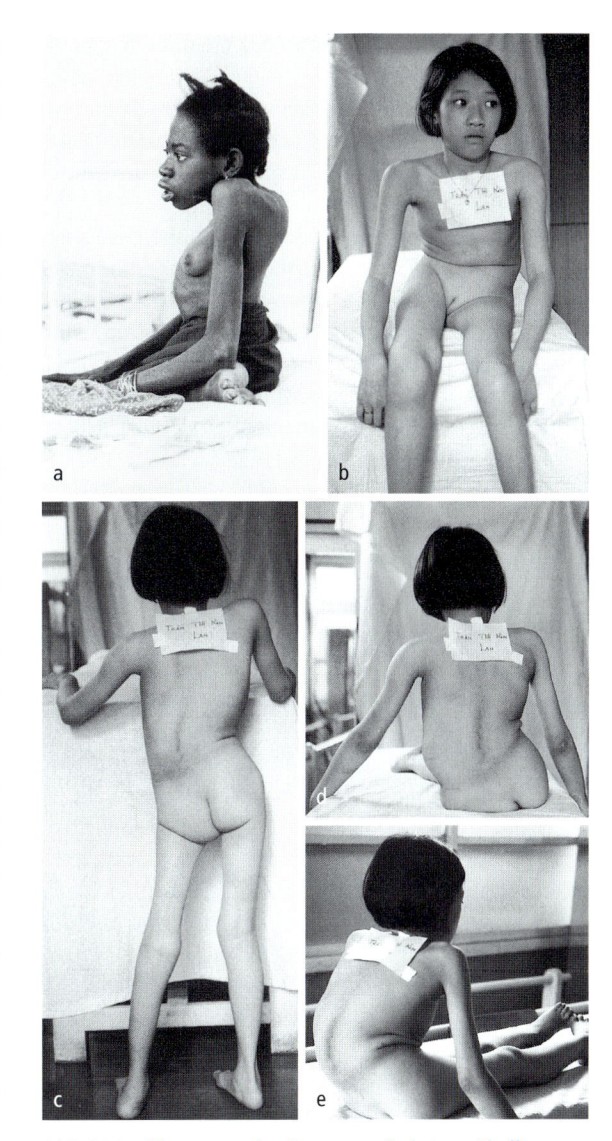

Abb. 34.9: Lähmungen der Stammmuskulatur – Skoliosen.
a) Lähmung mit schwerer *Kyphoskoliose*. Thorakaler Buckel und Hyperlordose lumbal (vgl. Abb. 55.12). Im Sitzen verstärkt sich die Deformität. Die Wirbelsäule ist *instabil*.
b) 11-jähriges Mädchen mit *Beckenschiefstand* und *Skoliose*, die sich gegenseitig kompensieren, so dass die starke Verkrümmung relativ wenig auffällt.
c) Von hinten gesehen, im Stehen, ist die Deformierung deutlicher: Beinverkürzung, Ab- bzw. Adduktionsfehlstellung der Hüften, Beckenschiefstand und Skoliose bedingen und *verstärken* sich gegenseitig, *kompensieren* sich aber auch, so dass das Mädchen einigermaßen gerade steht trotz der erheblichen Deformitäten.
d) *Im Sitzen* ist der Beckenschiefstand noch ausgeprägter. Er wird kompensiert durch die gegensinnige Skoliose, so dass der Thorax gerade steht. Der Rumpf ist aber *instabil*, das Mädchen muss sich halten.
e) In der schrägen Ansicht wird der *Buckel* erst recht deutlich. Beckenfehlstellung und Skoliose können nur im Zusammenhang betrachtet und behandelt werden.

Pathogenese und Therapie des Genu recurvatum: siehe Kapitel 38.3.

Orthopädische Maßnahmen werden notwendig, sobald die Bewegungs- und Stützfunktion durch die Instabilität eines Gelenkes erheblich beeinträchtigt wird:
Bandraffungen oder Bandersatz sind unbefriedigend, wenn das Gelenk nicht aktiv durch Muskelkraft geschützt und stabilisiert werden kann (s. a. Kap. 34.3 u. Abb. 38.4). Es kommen praktisch nur **Stützapparate** (z. B. Oberschenkelgehapparat mit Anschlag gegen Genu recurvatum oder Kniefübrungsapparat bei seitlicher Abweichung der Beinachsen) oder die **Arthrodese** des Schlottergelenkes in Frage (Schulter, Knie).

Hüftgelenksluxation

Wenn die Krankheit im frühen Kindesalter, etwa vor dem 4. Lebensjahr, eine Hüftlähmung verursacht, setzt häufig wegen der unphysiologischen Beanspruchung eine *Fehlentwicklung des Gelenkes* ein, die mit einer Aufrichtung des Schenkelhalses beginnt und mit einer Luxation endet.

Diese ist nicht mit einer Bandschwäche allein zu erklären. Anschaulich demonstrieren solche Fälle den Einfluss der Mechanik, im Speziellen der veränderten Muskelkräfte, auf Wachstum und Gelenkentwicklung («Skelettwachstum», Kap. 5.4, und «Wachstumsstörungen», Kap. 28.2.2). Nach dem Ausfall der Hüftabduktoren ändern sich Größe und Richtung der resultierenden Druckkraft (Schwerkraft und Muskelkraft) auf das Gelenk – und damit die Wachstumsrichtung des proximalen Femurendes (Schenkelhalsaufrichtung). Mit der Zeit drängt der Hüftkopf seitlich aus der Pfanne heraus und luxiert in schweren Fällen spontan. Damit ist das Gehen natürlich schwer beeinträchtigt (**Abb. 34.10**).

Die *Prophylaxe der Luxation* ist praktisch nur mit einer Operation möglich: Korrekturosteotomie des fehlgewachsenen proximalen Femurendes mit tiefer Einstellung des Kopfes in die Pfanne (Variationsosteotomie, s. «Coxa valga paralytica», Kap. 64.3.2).

Wachstumsstörungen

Wenn die Poliomyelitis im frühen Kindesalter beginnt, ist mit Sicherheit mit einer Störung des Wachstums in den gelähmten Gliedern zu rechnen. Die Knochen bleiben dünner, vor allem aber verlangsamt sich das epiphysäre Längenwachstum, ändert zum Teil auch seine Richtung (s. oben, Hüftluxation) und hinterlässt beim Wachstumsabschluss eine mehr oder weniger starke *Verkürzung* des gelähmten Gliedes. Diese kann in schweren Fällen bis zu 15 cm und mehr betragen.

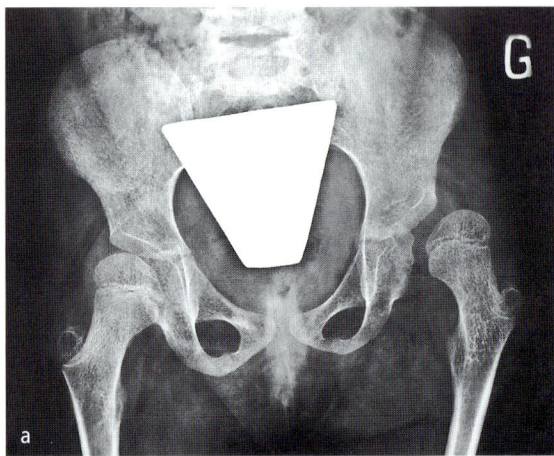

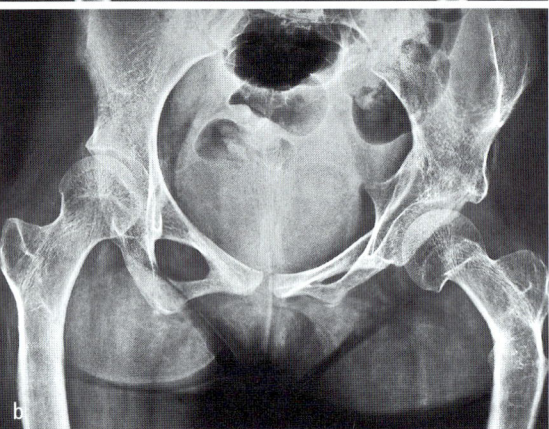

Abb. 34.10: Hüftluxation *links bei einem 7-jährigen Mädchen, das als Kleinkind eine Poliomyelitis mit Beinlähmungen durchgemacht hatte.*
a) Infolge des fehlenden physiologischen Wachstumsreizes sind die Knochen dünn, *atrophisch* geblieben, die Schenkelhälse sind *steil* aufgerichtet. Eine Adduktionsfehlstellung hat zur Dislokation der linken Hüfte geführt, und deshalb ist auch die Pfanne nicht ausgebildet worden. Beckenschiefstand und Beinverkürzung links. Die Fehlstellung wurde in diesem Alter durch eine *beidseitige Osteotomie* mit Varisation der Schenkelhälse korrigiert.
b) Zustand *acht Jahre später*, nach Abschluss des Wachstums. Die Hüften sind wieder gut zentriert.

Je größer der Längenunterschied der Beine ist, desto stärker stört er die Statik der aufrechten Haltung und des Gehens (s. Kap. 63 «Beinlängendifferenzen»). Die Kinder können den Längenunterschied auf verschiedene Arten ausgleichen: Zehenstand (Spitzfußstellung), Beckenneigung (dazu kompensatorische Skoliose), Flexion oder Überstreckung des längeren Beines im Knie (s. Abb. 63.6). Keiner dieser «Tricks» ist aber ideal und oft entstehen daraus Fehlstellungen, die sekundär wieder Beschwerden machen können. Es ist deshalb in den meisten Fällen besser, den *Ausgleich des Längenunterschiedes* frühzeitig zu suchen.

Neben Schuherhöhungen, evtl. Apparaten, stehen bei Kindern im Wachstumsalter verschiedene **Operationsmethoden** zur Verfügung, sowohl zur Verkürzung wie auch zur Verlängerung. Beide haben Vor- und Nachteile: An sich wird man natürlich lieber das verkürzte Bein verlängern, statt das normale verkürzen, doch sind Risiko und Komplikationsrate bei Verlängerungsoperationen überdurchschnittlich hoch. Zur *Behandlung der Beinlängendifferenzen* siehe Kapitel 63.2.

Trophische Störungen

Im Vordergrund steht die vollständige **Atrophie** und *Degeneration der gelähmten Skelettmuskulatur.* Der Ausfall des Muskeltonus und der aktiven Bewegung haben sodann eine starke Verminderung der *Durchblutung* und Verlangsamung des venösen Abflusses zur Folge. Dadurch entstehen Ödeme, venöse Stauungen, trophische Veränderungen der Haut (Verfärbung, Glanzhaut), gelegentlich Indurationen und Schrumpfungen von Gelenkkapseln und anderen Weichteilen mit Kontrakturen, sowie eine schwere *Inaktivitätsosteoporose*, die bei den ohnehin schon dünnen Knochen leicht zu Frakturen führt. Auch die Wachstumsstörungen werden auf die verminderte Durchblutung zurückgeführt. Die bei schweren Lähmungen massiven trophischen Veränderungen und Wachstumsstörungen demonstrieren eindrücklich die Bedeutung des Muskeltonus für Trophik und Wachstum am Bewegungsapparat.

Physiotherapeutische Maßnahmen, vor allem auch regelmäßige Badekuren, sind zur Erhaltung eines leidlichen Zustandes zweckmäßig und notwendig, doch können sie die eutrophische Wirkung der verloren gegangenen Muskulatur nicht ersetzen.

Für schlecht oder gar nicht Gehfähige ist der **Rollstuhl** das Mittel der Wahl für die Rehabilitation (s. **Abb. 34.11** u. Kap. 19.4).

Allgemeine Wirkungen

Bei schweren Lähmungen ist auch der *Allgemeinzustand* betroffen: Starke Gewichtszunahme, Verdauungsschwierigkeiten (Obstipation, fehlende Bauchpresse), Atmungsbeschwerden usw. erfordern ein besonderes ärztlich überwachtes Regime.

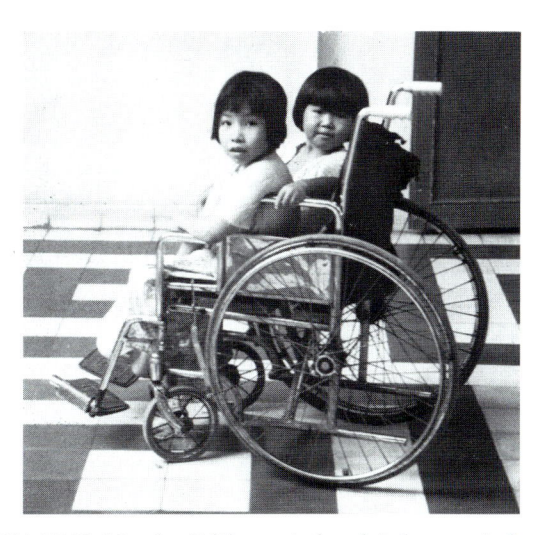

Abb. 34.11: Manche Gelähmte sind praktisch nur mit dem **Rollstuhl** zu rehabilitieren. In der Dritten Welt ist auch dies nicht so problemlos, wie es hier für die beiden Mädchen aussieht, die zusammen im gleichen Wagen fahren. Es ist zwar möglich, *Rollstühle aus alten Fahrrädern* zu bauen, aber nicht überall ist der *Boden* so hart, glatt und eben wie hier, und nicht überall findet man jemanden, der eine *Panne reparieren* kann.

34.2
Spastische Lähmungen: zerebrale Bewegungsstörungen

34.2.1
Die zerebrale Parese im Kindesalter

Ätiologie und Pathogenese

In der Gruppe der zerebralen Kinderlähmung (infantile zerebrale Parese, C. P.) werden verschiedene Krankheitsbilder zusammengefasst, bei denen spastische, seltener athetotische und andere zentrale Bewegungsstörungen im Vordergrund stehen, entstanden durch **Hirnschäden**, meistens *vor* oder *während*, seltener kurz *nach der Geburt*.

Die **Ursachen** sind vielfältig, zum Teil noch wenig bekannt: Embryopathien, verschiedene Fötalschäden, Kernikterus usw. (pränatal), Geburtsschäden wie Hypoxie, intrakranielle Blutungen (perinatal), später Meningitiden, Enzephalitiden und Hirnverletzungen im frühen Kindesalter (postnatal). Mit der Zunahme der schweren Verkehrs- und Sportunfälle häufen sich auch die schweren zerebralen Schäden bei älteren Kindern und Erwachsenen.

Die Motorik des Neugeborenen ist noch vorwiegend von subkortikalen Zentren beherrscht. Im Verlauf der Entwicklung wächst allmählich der Einfluss höherer, kortikaler Zentren. Da dieser bei Zerebralparesen teilweise fehlt, ist die **normale motorische Entwicklung**

gestört. Während also die Hirnschädigung stationär bleibt, nimmt die Bewegungsstörung *progressiv zu* in den ersten Jahren und stabilisiert sich dann.

Die Störung der psychomotorischen Entwicklung dieser Kinder hat ihrerseits wieder **sekundäre Störungen** der Entwicklung des Bewegungsapparates zur Folge, ähnlich wie bei den schlaffen Lähmungen (vgl. Kap. 34.1.3). Oft sind es diese, welche die Patienten vor allem behindern.

Pathophysiologie

Bei den zerebralen Bewegungsstörungen ist der Bewegungsapparat (Skelett, Gelenke, Sehnen, Muskeln) *primär in Ordnung* und zeigt normale anatomische Verhältnisse. Deformitäten entstehen erst *sekundär* infolge von *Spastizität* und *Kontrakturen* der Muskulatur. Diese gilt es so gut wie möglich zu verhindern, um die Funktion nicht noch zusätzlich zu beeinträchtigen. Hier liegt denn auch die *Hauptaufgabe* orthopädischer Therapie.

Die ursächliche spastische Innervationsstörung jedoch ist bis heute einer Behandlung nicht zugänglich. Die *Patienten müssen damit leben* und sich fortzubewegen lernen. Das infolge der Hirnschädigung defekte Innervationsmuster hat notgedrungen auch ein *alteriertes Bewegungsmuster* zur Folge. Dies erlaubt zwar kein normales Gehen, aber doch eine unter den gegebenen Bedingungen optimale, möglichst ökonomische Fortbewegung. Der kleine Patient mit potenzieller oder vorhandener Gehfähigkeit lernt rasch, mit seiner Funktionsstörung umzugehen, das Vorhandene tunlichst auszunützen und wo nötig, Fehlendes so weit wie möglich zu kompensieren, um den Verhältnissen entsprechend optimal stehen und gehen zu können. Durch solche Transferfunktionen bilden sich *spezifische Gangmuster* aus.

Um den Patienten funktionstüchtig zu erhalten, dürfen diese physiologischen **Kompensationsmöglichkeiten** nicht durch therapeutische Bemühungen (Operationen) zerstört werden. So sind z. B. manche Patienten mit Diplegie auf einen leichten *Spitzfußgang angewiesen*:

Wegen der starken Dehnungsreflexe und zur besseren Abstoßwirkung ist diese Gangart ökonomischer als der Fersen-Ballen-Gang. Überdies entspricht die Plantarflexion des Fußes der Knie- und Hüftextension, also der natürlichen Bewegung (Streckung) des ganzen Beines in der zweiten Hälfte der Standphase, beim Abstoßen, während der Hackenfuß eher mit der Flexion von Knie- und Hüftgelenk gekoppelt ist (in der Schwungphase, um das Bein abzuheben), was beim Spastiker zu einem ungünstigen Kauergang führt.

Solche *Koppelungen* sind bei den spastischen Bewegungsstörungen mit ihren undifferenzierten Massenbewegungen besonders ausgeprägt. Bei der Planung gilt es die pathophysiologischen *Zusammenhänge* und die *Auswirkungen therapeutischer Maßnahmen* zu berücksichtigen. So hat sich z. B. gezeigt, dass Verlängerungsoperationen der Achillessehnen im Wachstumsalter den Zustand oft verschlechtern statt verbessern.

Für die Therapie ist aus den genannten Gründen weniger die nosologische Diagnose der spezifischen Krankheit (ICD) als die **funktionelle Diagnose (ICIDH)** der Beeinträchtigung bzw. der Restfähigkeiten und die Analyse der Bewegungsabläufe wichtig (s. Kap. 10.1.3). So gilt es vor allem, nützliche von störenden Bewegungsmustern abzugrenzen, um sie gezielt zu unterstützen. Wichtig ist dabei die Ganganalyse geworden, die erst eine gezielte Therapie einzelner Gangstörungen erlaubt.

Angesichts der schwerwiegenden Folgen der C. P. ist die **Prophylaxe** natürlich von größter Bedeutung: Das Erkennen und Behandeln von peri- und postnataler Hypoxie, Unfallverhütung etc.

Krankheitsbild

Die klinischen Erscheinungen sind, entsprechend dem Ausmaß und der Lokalisation des Hirnschadens, sehr **variabel** und reichen von geringfügigen Lähmungen, die von einem leichten *Entwicklungsrückstand* oder von der Ungeschicklichkeit eines zur Rechtshändigkeit gezwungenen Linkshänders kaum zu unterscheiden sind, bis zu schwersten motorischen und weiteren zerebralen Störungen (Bewegungsunfähigkeit, völlige Hilflosigkeit), welche die Lebenserwartung stark herabsetzen. Die Störung hängt von Art und Ausmaß des Hirnschadens ab. Allen diesen Krankheitsbildern (s. **Tab. 34.3**) gemeinsam ist der *Zeitpunkt der Schädigung:* Sie traf *ein unreifes Hirn*, das auf Schäden noch anders reagiert als ein voll entwickeltes.

Das Wesen der spastischen Lähmungen ist nicht die Kraftlosigkeit, sondern die **mangelnde Kontrolle und mangelnde Koordination**: Charakteristische Symptome sind die spastischen Paresen einzelner oder mehrerer Extremitäten oder, seltener, athetotische und choreatische Bewegungsstörungen. Dazu kommen oft, aber keineswegs immer, *Beeinträchtigungen anderer Hirnfunktionen*. Störungen der Intelligenz und der Psyche werden gelegentlich vorgetäuscht durch veränderte Mimik und Artikulation, aber auch durch Störungen der Wahrnehmungen, z. B. Schwerhörigkeit mit Sprachschwierigkeiten, Sehschwäche usw., manchmal auch Sensibilitätsstörungen, die kaum bemerkt werden, aber doch die Lähmung und ihre Behandlung erschweren.

Tabelle 34.3: Typische Formen der zerebralen Kinderlähmung

• Spastische Diplegie (Little'sche Krankheit)	Spastizität beider Beine, typischer scherender Gang, wobei die Beine einwärts gedreht und überkreuzt werden, Zehengang. Oft Arme nicht gelähmt und geistig normal.
• Kongenitale, zerebrale Monoparese	Am häufigsten Arm- und Gesichtslähmung
• Kongenitale Hemiparese	Arm meist stärker betroffen als Bein, nicht selten epileptische Anfälle, geistig normal.
• Kongenitale Tetraparese (whole body involvement)	Extremitäten meist spastisch, Rumpf und Kopf eher hypoton und schlecht kontrolliert; Spektrum: von Gehfähigkeit (eher selten) bis zu vollständiger Hilflosigkeit.
• Athetosen	Unwillkürliche, langsame, verkrampfte oder rasche ausfahrende Bewegungen
• Ataxien	Störungen von Gleichgewicht, Koordination und Muskelkontrolle

• Daneben gibt es alle möglichen Formen von motorischen Störungen. ataktische atonische Syndrome, Rigor usw., meist mit geistiger Behinderung, oft mit Schluck- und Artikulationsstörungen usw. oder epileptischen Anfällen kombiniert. Mischformen sind am häufigsten.

Die früher häufigste Form der zerebralen Kinderlähmung, die **spastische Diplegie**, wird heute noch als Little'sche Krankheit (nach ihrem Beschreiber) bezeichnet (**Abb. 34.12**). Die meisten Patienten werden gehfähig.

Eine relativ gute Prognose mit einer günstigen psychomotorischen Entwicklung haben auch die **kongenitalen Hemiplegien**.

Leider gilt dies nicht für die heute größte Gruppe, die **Tetraplegiker**. Alle möglichen Hirnfunktionsstörungen kommen vor. Manche Patienten sind und bleiben völlig hilflos.

Die zerebrale Kinderlähmung hat große praktische, vor allem auch **soziale Bedeutung**, da die Gefahren der fötalen Schädigung eher zugenommen haben und die Kinder seit der Herabsetzung der Frühgeburtensterblichkeit häufiger überleben. Somit bilden diese bedauernswerten jungen Patienten einen guten Teil der Pflegeheiminsassen, der Hilfebedürftigen, Voll- und Teilinvaliden. Eine auch nur teilweise Eingliederung ist in jedem Fall ein großer Gewinn.

Andererseits bringen es die *Normalbegabten* meist erstaunlich gut fertig, mit ihren Lähmungen zu Rande zu kommen und sich in die Berufswelt einzugliedern, vorausgesetzt, *die Gesellschaft akzeptiert sie als vollwertige Mitglieder* (s. Abb. 34.16).

Diagnostik

Der Schaden wird, wenn er nicht allzu schwer und schon bei der Geburt offenkundig ist, im Verlauf der ersten Lebensmonate oder -jahre deutlich. Gewöhnlich fällt zuerst nur ein gewisser *Entwicklungsrückstand* auf, von dem nicht leicht zu entscheiden ist, ob er pathologisch sei oder nicht. Auch gewisse ungeschickte, etwas tapsige und tolpatschige Bewegungen, z. B. ein etwas schwerfälliger ungelenker Gang, weisen mitunter auf eine abortive Form einer zerebralen Kinderlähmung hin (Minimal-C. P.).

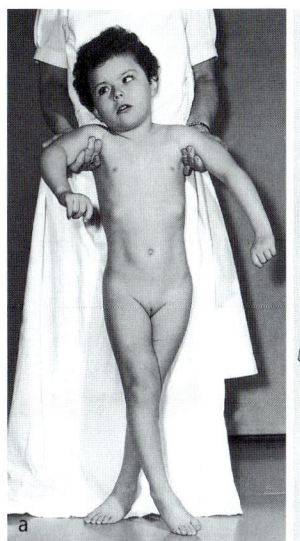

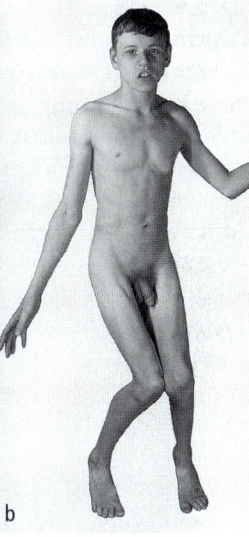

Abb. 34.12: Zerebrale Kinderlähmung.
a) *Kind mit schwerem Hirnschaden.* Stark in der Entwicklung zurück geblieben. Schielt, kann nicht sprechen und nicht stehen, obwohl die Muskulatur kräftig ist. Typisches Überkreuzen der Beine.
b) *Älterer Knabe mit zerebraler Störung.* Die Spastizität der Beine ist deutlich, die Flexions- und Adduktionskontrakturen sowie der Zehenstand sind *typisch.*
Schwere Hirnschäden mit motorischen Störungen werden zunehmend häufiger infolge von Verkehrsunfällen.

Die **Frühdiagnose im Säuglingsalter** ist wichtig, weil mit intensiver, sachkundiger und zielgerichteter Physiotherapie im Frühstadium die Schäden gemildert und die motorische Entwicklung gefördert werden kann. Andererseits sollten aber Eltern und Umgebung des Kindes nicht unnötig mit der Diagnose «zerebrale Lähmung» geängstigt werden. «Frühkindliche Bewegungsstörungen» z. B. ist ein etwas neutralerer Ausdruck.

In schweren Fällen ist die Diagnose einfach, in leichten kann sie schwierig sein. In beiden ist Vorsicht und Zurückhaltung geboten, ist doch die Etikette «zerebrale Parese» ein Stigma fürs Leben und immer ein Schock für die Eltern.

Die Diagnose im Säuglingsalter stützt sich auf den Nachweis eines **motorischen Entwicklungsrückstandes** sowie auf das pathologische Verhalten einer Reihe von Reflexen, die für den Stand der motorischen Entwicklung im ersten Lebensjahr kennzeichnend sind, wie Stützreaktionen, Stellreflexe, tonische Nackenreflexe usw. Wichtig ist die Beobachtung der Spontanbewegungen des Säuglings: Charakteristisch sind **Koordinationsstörungen** bei komplexen Bewegungen, Tonusschwankungen, Hemmungen und Stockungen im Bewegungsablauf, der eine natürliche Leichtigkeit vermissen lässt (**Abb. 34.13**).

Eine eigentliche «Lähmung» ist also nicht vorhanden, hingegen sind aktive Bewegungen mühsam, wenig differenziert und nur als Massenbewegungen möglich: Das kennzeichnende Merkmal der zerebralen Parese ist das **Fehlen eines harmonischen, flüssigen, eleganten Bewegungsablaufs** (vgl. Kap. 8.3). Früher oder später kommen gewisse **Fehlhaltungen und -stellungen einzelner Gelenke** von unterschiedlicher Ausprägung, aber meist typischer Art dazu. Die eigentliche **Spastizität**, eine Steifigkeit der Glieder wegen eines erhöhten Tonus der Muskulatur beim Versuch, die Gelenke passiv zu bewegen, zeigt sich meist erst später, ebenso wie Steigerung von *Sehnenreflexen* und *Klonus*.

Spastische Muskeln neigen zu **Kontrakturen**:

- *untere Extremitäten:* Spitzfuß, proniert oder supiniert (manchmal durch Knick-Senkfuß verdeckt); Genu flexum (bei Hemiplegie evtl. recurvatum); Adduktion, Innenrotation und Flexion der Hüften
- *obere Extremitäten* (weniger konstant und typisch): Innenrotation des Armes; meist Pronation des Vorderarmes; eingeschlagener Daumen; verschiedenartige Krampfstellungen der Finger.

Die Untersuchung der Muskulatur auf Spastizität und Kontrakturen muss behutsam und mit Geduld erfolgen, denn ruckartige Bewegungen können zusätzliche Spasmen und Kloni auslösen. Bei der Beweglichkeitsprüfung ist die Funktion der zweigelenkigen Muskeln (Gastrocnemius, Kniebeuger) zu berücksichtigen.

Obwohl sich die Therapie nach der klinischen Symptomatik richtet, ist eine ätiologische Abklärung sinnvoll. Ein MRI kann eine Hirnschädigung aufzeigen.

Verlauf

Während der ersten Lebensmonate und -jahre bleibt die motorische Entwicklung immer mehr zurück. Viele Kinder haben bereits große Schwierigkeiten mit Kriechen, Sitzen, Kniestand, geschweige denn mit Stehen und Gehen. Gestört ist vor allem die Erhaltung des Gleichgewichts, da die dazu notwendigen raschen, komplexen, höheren Reflexe fehlen und nur Massenbewegungen möglich sind. Die aufrechte Haltung und das Gehen scheitern weniger an der Muskelkraft als an der mangelnden Koordination und Kontrolle der Bewegungen, vor allem des fehlenden Gleichgewichtssinns. Je nach der Schwere der Läsion bleibt die Entwicklung schließlich auf der erreichten Stufe stehen.

Hemi- und Diplegiker lernen in den meisten Fällen stehen und gehen.

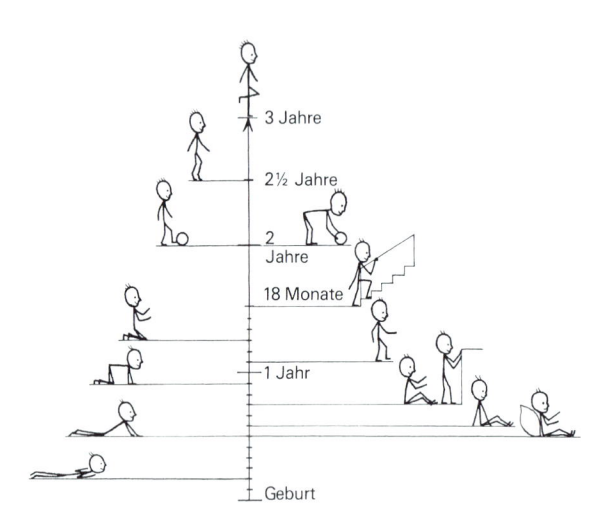

Abb. 34.13: Kenntnis der normalen Entwicklung von Haltung und Bewegung in den ersten drei Jahren erleichtert das *Erkennen einer leichten zerebralen Kinderlähmung* (nach Herzka).
Der aufrechte Stand wird auf zwei gegensinnige Arten erreicht: Aus der Bauchlage heraus über das Kriechen und aus der Rückenlage über das Sitzen.
Manche leichtere zerebrale Kinderlähmungen manifestieren sich weniger durch Spastizität als durch mangelnde Koordination, fehlendes Gleichgewicht, und dadurch bedingten Entwicklungsrückstand.

Sekundäre Fehlentwicklungen des Bewegungsapparates (Deformitäten, Kontrakturen, Luxationen) können allerdings die Situation wieder verschlechtern. Solche *Komplikationen* zu *verhindern* bzw. zu korrigieren gehört zu den wichtigsten Aufgaben des Orthopäden bei der C. P.

Eine genaue **Prognose** des weiteren Verlaufs ist meist außerordentlich schwierig, oft unmöglich. Schon deshalb wird sich der Arzt vor definitiven Aussagen, wie z. B. «Ihr Kind wird nie gehen lernen», hüten. Tatsächlich besteht immer eine Hoffnung auf eine Verbesserung des Zustandes, und den Eltern diese Hoffnung zu nehmen ist nicht Aufgabe des Arztes. Falsche Erwartungen zu erwecken allerdings ebenso wenig. Der richtige Weg ist eine Gratwanderung und wohl ein psychologisches Kunststück.

Frühbehandlung

Die Frühbehandlung hat zum Ziel, eine normale motorische Entwicklung im Säuglings- und Kleinkindalter zu fördern. Sie hat in den letzten Jahren große Fortschritte gemacht, seitdem die Physiologie und Pathophysiologie dieser zentralen Störungen besser verstanden werden und eine entsprechend gezielte spezifische Bewegungstherapie entwickelt wurde *(Bobath)*. Damit können sehr gute Resultate erzielt werden. Allerdings sind dazu außerordentlich viel Geduld und Ausdauer sowie spezifische Kenntnisse der neuromuskulären Physiologie notwendig. Der *Zeitaufwand* möchte vielleicht übertrieben erscheinen, wenn man ihn mit dem Erfolg vergleicht. Wenn man aber bedenkt, was es für einen Menschen und seine Umgebung bedeutet, ob er selbstständig essen, sich ankleiden und fortbewegen kann oder nicht und ob er eine auch nur anspruchslose Arbeit verrichten kann oder vollständig invalide bleibt (vgl. Kap. 11.6), wird man jedem Kind die Chance geben wollen, die ihm die konservative Frühbehandlung bietet.

Andererseits sollten nicht durch endlose Therapiebemühungen bei hoffnungslosen Fällen die anderen Kinder zu kurz kommen.

Das Prinzip der **spezifischen Physiotherapie** für das Spastikerkind besteht darin, Stellungen und Bewegungen, die schädliche Reflexe auslösen, zu vermeiden, die vorhandenen physiologischen Reflexe zu bahnen und günstige Ausgangsstellungen zu nutzen, um die Spastizität zu mildern, die Gleichgewichtsreaktionen zu fördern und so das Kind zum Stehen und Gehen zu bringen. In manchen Fällen sind dazu Stützapparate notwendig, da die Muskelkoordination zur Stabilisierung der Gelenke fehlt. Zur Erhaltung des Gleichgewichtes sind die Kinder oft auf Gehböcke, Drei- oder Vierbeinstöcke, Krück- oder gewöhnliche Handstöcke angewiesen (**Abb. 34.14**).

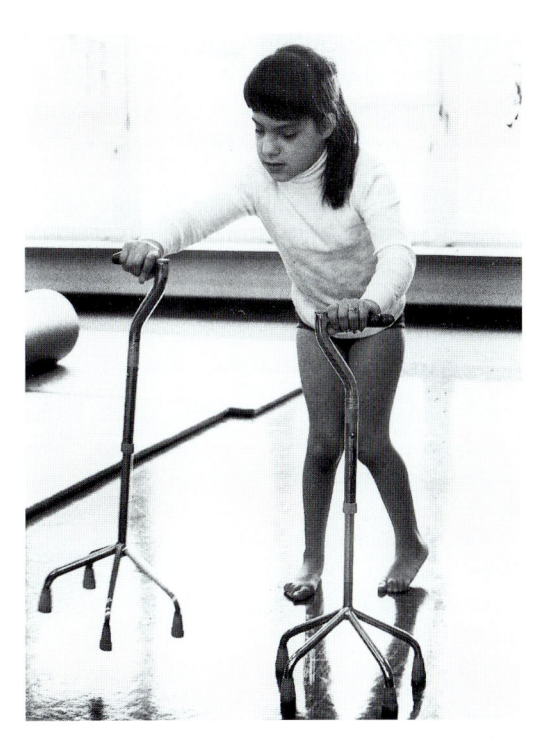

Abb. 34.14: **Gehschule** bei *zerebral gestörter Motorik*. Die **Gehböcke** sind ein ausgezeichnetes Hilfsmittel bei mangelndem Gleichgewicht.

Für die Schulung der oberen Extremitäten, insbesondere der Fingerfertigkeit, ist vor allem die zielgerichtete **Ergotherapie** zweckmäßig.

Neben der neurologisch orientierten Physiotherapie sind regelmäßige *Dehnübungen* wichtig, um Kontrakturen und Deformitäten zu verhindern.

Behandlungsmöglichkeiten der Spastizität

Mangels einer kausalen Therapie beschränken sich die Behandlungsmöglichkeiten auf symptomatische Maßnahmen:

- gezielte neurophysiologische Physiotherapie
- regelmäßige Dehnübungen
- Ergo-, Hippo- u. a. spez. Physiotherapien
- medikamentös: systemisch; lokal (intrathekal)
- dorsale Rhizotomie.

34.2.2
Sekundäre Schäden und ihre orthopädische Behandlung

Die spastische Innervation beansprucht die Muskulatur übermäßig stark. Zudem ist das Gleichgewicht von Agonisten und Antagonisten gestört, wobei z. B. bei Diplegikern meist die Flexoren überwiegen. Dadurch entstehen **Gelenkkontrakturen** und mit der Zeit mehr oder weniger starke **Deformitäten** an einem primär normalen Bewegungsapparat. Wo diese den an sich schon abnormalen Bewegungsablauf noch zusätzlich beeinträchtigen, ist es die Aufgabe orthopädischer Therapie, sie zu verhindern bzw. zu korrigieren.

Orthopädische Maßnahmen, die über die beschriebene physiotherapeutische Behandlung hinausgehen, kommen in der Regel nur dann in Betracht, wenn durch Verkrampfung einzelner Muskelgruppen Fehlstellungen (Kontrakturen) von Gelenken entstehen, die ihrerseits Komplikationen machen:

- Schmerzen (z. B. an den Füßen wegen Fehlstellung)
- zusätzliche Gehschwierigkeiten oder Gehunfähigkeit
- Gelenkluxationen oder schwere Skoliosen
- Behinderung der Sitzfähigkeit
- Pflegehindernisse (z. B. bei Hüftkontrakturen)
- zusätzliche Gebrauchsbehinderung der Hand wegen Fehlstellung.

Schmerzen

Schmerzen können bei Fußdeformitäten dann entstehen, wenn die Schuhe nicht passen und drücken oder der Fuß wegen einer Fehlstellung (z. B. Spitzfuß, Knickplattfuß, Klumpfuß, Hohlballenfuß, Krallenzehen) nicht richtig belastet werden kann (s. «Fußdeformitäten», Kap. 69.4). Auch Hüftluxationen werden schmerzhaft.

Bei *Erwachsenen* kommen meist nur noch Arthrodesen und ossäre Zehenkorrekturen in Frage, gelegentlich palliative Tenotomien. Manchmal müssen schmerzhafte Hüftkontrakturen beseitigt werden.

Gehstörungen

Der *typische Gang des Diplegikers* – spitzfüßig mit leicht gebeugten Knien und Hüften, die Beine innenrotiert und adduziert – wirkt verkrampft und mühsam. Viele dieser Patienten werden, obwohl sie geistig normal sind, von ihrer Umgebung nicht für voll genommen. Der Wunsch von Patienten und Ärzten, diesen Zustand zu verbessern, ist deshalb nur zu verständlich. Dies ist allerdings eine recht heikle Angelegenheit: So hat sich gezeigt, dass Sehnenverlängerungen, z. B. der Achillessehne, schlecht berechenbar sind und leicht zu *Überkorrekturen* führen können, womit sich die Gehstörung eher verstärkt. Eine Korrektur ist dann oft kaum mehr möglich.

So kann es z. B. im Zweifelsfall besser sein, diese Kinder und Jugendlichen etwas spitzfüßig gehen zu lassen. Ihr Gang ist, wenn auch nicht normal und wenig ästhetisch, doch erstaunlich sicher, rasch und ausdauernd und erlaubt ihnen ein weitgehend *normales Leben*. **Ihr Problem ist weniger ein medizinisches als ein soziales:** die Eingliederung in eine Gesellschaft, die Mühe hat, sie so zu akzeptieren, wie sie sind.

Immerhin ist es heute möglich, mit einem fundierten, umfassenden Behandlungsplan, der sich auf moderne Methoden der Ganganalyse stützt (s. Kap. 8.3) und die ganze Palette der orthopädischen Therapie einschließt, d. h. Physiotherapie, Orthesen und Operationen, in vielen Fällen die Gehleistung zu verbessern. Ein normales Gangbild lässt sich jedoch kaum je erreichen (Abb. 34.16).

Kontrakturen

Wenn übermäßige Fehlstellungen von Gelenken (s. a. Kap. 38.2), z. B. Spitzfuß, Kniebeugekontraktur, Hüftbeuge-, Adduktions- und Innenrotationskontrakturen als typische Kombination, zusätzlich zur neurologischen Grundstörung den aufrechten Gang erschweren oder unmöglich machen, versucht man, sie dauerhaft zu beseitigen:

- Regelmäßige *physiotherapeutische* Behandlung (Dehnübungen, Redression).
- Gipsverband in Korrekturstellung während einiger Wochen, dann evtl. Schienen und andere *Orthesen* zur Erhaltung der korrigierten Stellung.
- Quengelgips (s. Kap. 17.10.2) bis die gewünschte Stellung erreicht ist, dann Erhalten dieser Stellung evtl. mit Apparaten.
- *Operative Behandlung* der Kontraktur: Vierte und letzte Option: Muskelverlängerungen (sie lassen sich besser dosieren als Sehnenverlängerungen); bei schweren fixierten Kontrakturen evtl. Osteotomien; Arthrodesen.

Die **Indikation zu** solchen **Operationen** ist nicht leicht zu stellen. Es ist manchmal sehr schwierig herauszufinden, wie weit die Gehbehinderung durch die Gelenkfehlstellung bedingt ist und wie viel davon zu Lasten der neurologischen Grundstörung geht. Auf keinen Fall darf man sich durch eine Operation eine Normalisierung des Gangbildes versprechen. In ungünstigen Fällen kann das Gegenteil eintreten, sowohl bei Kindern als auch besonders im Erwachsenenalter, wenn die Anpassungsmöglichkeiten (Transferfunktionen) weitgehend erschöpft sind.

Auch die **Gefahr von Überkorrekturen** und **Rezidiven** ist nach Operationen bei Spastikern wesentlich größer als z. B. bei schlaffen Lähmungen. Der weitere Verlauf ist nicht immer vorauszusehen (z. B. Hackenfuß nach Achillessehnenverlängerung).

Im Wachstumsalter sollte eine stärkere Spitzfußstellung wenn möglich konservativ mit temporären

Verbänden (Gipse, Kunststoffschienen) beherrscht werden können. Verlängerungen der Achillessehne haben auf die Dauer schlechte Resultate ergeben.

Dosierte Muskelverlängerungen: Physiologischer als Verlängerungen der Sehne sind solche im Muskelbereich (z. B. intramuskuläre aponeurotische Verlängerung des M. gastrocnemius).

Arthrodesen haben den Vorteil, dass sie stabile Verhältnisse schaffen und ihr Effekt einigermaßen voraussehbar ist – im Gegensatz zu Sehnenoperationen. Besonders an Hand und Fuß können sie nicht nur Fehlstellungen korrigieren und damit die Kosmetik verbessern, sondern auch die Funktion. In Frage kommen vor allem Arthrodesen des Handgelenkes, wodurch die Greiffunktion manchmal verbessert werden kann, sowie subtalare Arthrodesen bei Knick- oder Klumpfüßen.

Eine verhältnismäßig häufige **Komplikation** der spastischen Lähmung ist die *Subluxation und Luxation der Hüfte* (s. Coxa valga antetorta, Kap. 64.3.2). Sie hat meistens völlige Gehunfähigkeit, Schmerzen und grobe Deformität, bei Einseitigkeit schweren Beckenschiefstand mit Skoliose zur Folge (**Abb. 34.15**).

Die Luxation entwickelt sich langsam (s. «Wachstumsstörungen», Kap. 28.2.2). *Regelmäßige Kontrollen* der Hüften von spastischen Kindern sind notwendig, und wenn eine Luxation droht, ist eine *operative* Einstellung des Hüftkopfes in die Pfanne angezeigt: Intertrochantere Derotations- und Varisationsosteotomie, meist auch Beckenosteotomie (s. Kap. 64.4.4)

und evtl. die Transposition des M. iliopsoas auf den Trochanter maior (Mustard).

Manche **Schwergeschädigte** haben keine Aussicht, je gehen und stehen zu lernen. Solche Patienten müssen zeitlebens gepflegt werden. Es ist bereits ein sehr großer Gewinn, wenn sie **wenigstens sitzen** lernen. Dazu ist die Symmetrie des Beckengürtels und eine gewisse Stabilität der Wirbelsäule notwendig. Ein schwerer Beckenschiefstand kann manchmal durch Hüftoperationen, eine insuffiziente Skoliose durch eine Spondylodese so weit beseitigt werden, dass die Patienten danach sitzen können.

Bei schwerst geschädigten Kindern mit verkrüppelnden Deformitäten kann die **Pflege** behindert sein, z. B. wenn die Beine wegen Hüftkontrakturen auch passiv nicht mehr abgespreizt werden können, oder wenn Kontrakturen der Knie, Füße oder Handgelenke das Ankleiden und eine ordentliche Lagerung behindern. In solchen Fällen sind einfache Operationen zur Lösung der Kontrakturen sicher angezeigt.

34.2.3
Operationen bei Spastikern

Da die Auswirkungen von Operationen auf die Funktion bei spastischen Lähmungen weit *weniger gut voraussehbar* sind als bei schlaffen Lähmungen, ist Vorsicht am Platz. Die Planung erfordert viel **Erfahrung**.

Mit operativen Maßnahmen sollte wenn möglich bis nach dem pubertären Wachstumsschub *zugewartet* werden. Schwere Deformitäten können aber zu früheren Eingriffen zwingen, die nötigenfalls später wiederholt werden müssen, da Rezidive naturgemäß im Lauf des Wachstums nicht selten sind.

Hand

Bei spastischer Lähmung haben Korrekturoperationen an der Hand im Großen und Ganzen enttäuscht. Verbesserungen der Funktion sind nach solchen Operationen kaum eingetreten. Dies liegt wohl vor allem daran, dass die Gebrauchsfähigkeit der Hand in erster Linie von der *Feinkontrolle und Koordination* abhängt, und gerade diese hoch qualifizierte Leistung fehlt beim Spastiker. Dazu kommen sensible Störungen, die bei der zerebralen Lähmung eine größere Rolle spielen, als oft angenommen wird.

Von den verschiedenen angegebenen Sehnenoperationen wird meist nur noch die Durchtrennung oder Verpflanzung eines stark kontrakten M. flexor carpi ulnaris ausgeführt; selten, eher aus kosmetischen Gründen, eine Handgelenkarthrodese.

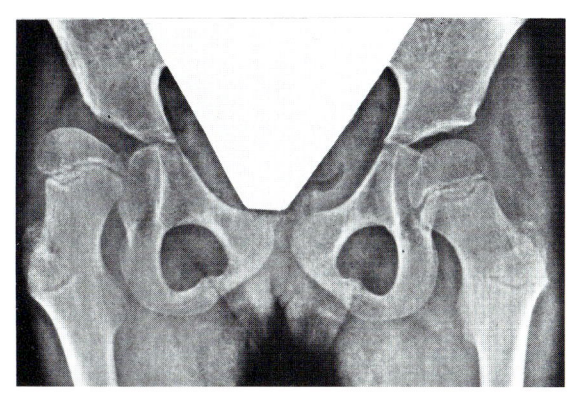

Abb. 34.15: Hüftgelenksubluxation und **-luxation** sind bei *schweren spastischen Lähmungen* nicht selten. Im Verlaufe des Wachstums richtet sich der Schenkelhals auf. *Coxa valga* und Adduktionsfehlstellung drängen den Hüftkopf aus der Pfanne heraus als Folge der Fehlinnervation der Muskulatur. In schweren Fällen können sich daraus massive Fehlstellungen und Kontrakturen ergeben, die, einmal entstanden, kaum mehr zu korrigieren sind.
Die *präventive Varisierungsosteotomie* kann diese Entwicklung häufig verhindern. Die postoperative Fixation muss aber außerordentlich stabil sein, sonst kippt das proximale Fragment leicht ab infolge der Muskelspasmen.

Untere Extremitäten

Dosierte Muskelverlängerungen sind besser als Sehnenverlängerungen und kommen v. a. bei Spitzfuß und bei Kontrakturen an Knien und Hüften in Frage.

Zur Stabilisierung deformierter Füße eignen sich vor allem Arthrodesen: subtalar (Grice); pantalar.

Hüftluxationen sollten operativ korrigiert werden, auch bei schwer Geschädigten (s. oben).

Operationen bei zerebral Gelähmten sind schwierig; spektakuläre Erfolge dürfen nicht erwartet werden. Überdies sind die nachteiligen Wirkungen erheblich: Zunahme der Spastizität durch die Immobilisierung, Rückschlag in der motorischen Entwicklung, psychologische Schwierigkeiten.

Nachbehandlung

Die Nachbehandlung erfordert große Anstrengungen: Geduldige, ausdauernde Übungstherapie und Betreuung, mit welcher die darin speziell ausgebildete Physiotherapeutin kleine schrittweise Erfolge erzielen kann, die auf lange Sicht gesehen für den Patienten von unschätzbarem Nutzen sein können – dann nämlich, wenn man ihm zu größerer Unabgängigkeit von seiner Umgebung verhelfen kann (s. Kap. 11.6 u. Kap. 17.3.4).

Neuroorthopädie ist ein **Spezialfach** der Orthopädie geworden. Genaue Kenntnis der gestörten neuromuskulären Entwicklung und ihrer Auswirkungen auf das Wachstum und die Funktion des Bewegungsapparates sind ihre Grundlagen. Eine verfeinerte Funktionsdiagnostik mit den Mitteln der modernen Ganganalyse im Labor gehört dazu. Die Kinder müssen jahrelang betreut werden, was viel Geduld und Erfahrung erfordert, und der Effekt von Operationen ist nicht immer kalkulierbar.

Die richtige Indikationstellung zu solchen Eingriffen setzt sehr viel Erfahrung voraus. *Die Behandlung von zerebralen Bewegungsstörungen* bleibt deshalb in der Regel Ärzten und Kliniken *vorbehalten*, die sich vorwiegend mit spastischen Lähmungen beschäftigen.

34.2.4
Rehabilitation

Die Eingliederungsmöglichkeiten in Gesellschaft und Berufswelt hängen in erster Linie von den geistigen Fähigkeiten der Betroffenen ab. Viele sind normal begabt, lernen gut und sind *in geeigneten Berufen voll leistungsfähig*. Das Problem besteht dann darin, wie die Gesellschaft (Arbeitgeber, Kollegen usw.) sie trotz ihrer auffälligen Motorik akzeptieren und integrieren kann: **Abbildung 34.16**.

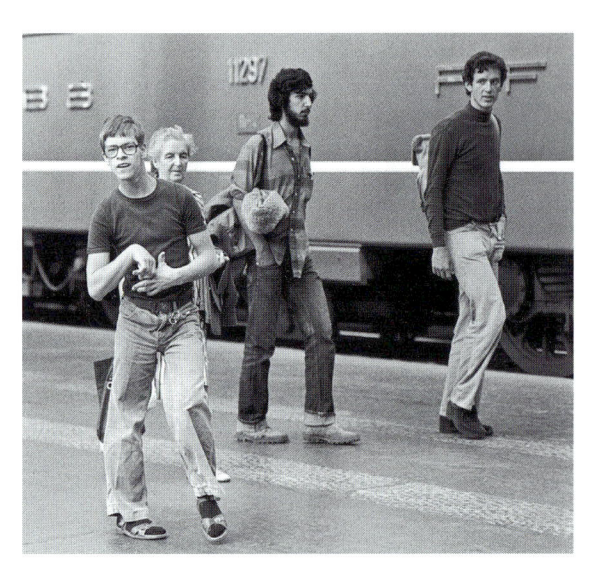

Abb. 34.16: **Dieser Junge** zeigt die **typischen Merkmale** des Spastikers in Gesichtsausdruck, Haltung und Bewegungen. Unnatürliche Haltung von Kopf, rechter Hand, linkem Daumen; rechtes Bein nach innen gedreht und überstreckt, linkes in Adduktionsstellung. Der Junge ist deshalb dem Herrn rechts im Bild sofort aufgefallen, der ihn *scharf beobachtet.*

Spastiker haben es nicht nur auf Bahnhöfen doppelt schwer, sich wie gewöhnliche Menschen zu bewegen. Zu den Koordinationsstörungen, mit welchen viele Spastiker erstaunlich gut fertig werden, kommen die Kommunikationsschwierigkeiten mit der Umwelt, die auf die Dauer schwierigere Probleme schaffen als die primäre Behinderung.

Je stärker die geistigen Fähigkeiten beeinträchtigt sind, desto schwieriger wird die Eingliederung, und bei schwereren Störungen ist nur eine Heim- bzw. Spitalbetreuung möglich.

Behandlung und **Eingliederung der Spastiker** ist *ein komplexes soziales Problem*. Außer in leichten Fällen ist eine Betreuung während der ganzen Entwicklung notwendig, wobei eine Reihe von Spezialisten und Institutionen *zusammenarbeiten* müssen:

- Pädiater
- Orthopäde
- Neurologe
- Orthopädietechniker
- Physiotherapeut
- Invalidenfürsorge
- Spezialschule
- Logopädie
- Sehschule
- Berufsbildung
- Eingliederungsstellen.

Die Behandlung in besonderen Spastikerzentren ist deshalb zweckmäßig, soweit sie *stationär* sein muss.

Die besten Aussichten hat das Kind jedoch, wenn es sich in der Geborgenheit seines Elternhauses so weit wie möglich normal entwickeln kann. Die in der Regel mit dem Alter größer werdenden psychologischen Probleme, die sowohl die Patienten wie auch ihre Umgebung, vor allem die Eltern, zunehmend belasten, sind kaum gänzlich lösbar (Abb. 34.16). Umso wichtiger ist es, sie in geduldigem Gespräch und in Zusammenarbeit mit allen Beteiligten erträglich zu halten. Nur so sind Fortschritte überhaupt möglich. Da viele Spastiker das Erwachsenenalter erreichen, ist auch der kleinste Schritt in Richtung Unabhängigkeit von der Umwelt wertvoll (s. «Rehabilitation», Kap. 19.1).

34.2.5
Spastische Lähmungen bei Adoleszenten und Erwachsenen

Spätere Hirnschäden treffen ein bereits ausgereiftes Nervensystem und einen schon weiter ausgebildeten Bewegungsapparat. Spastizität, Tonusabnormitäten, Reflexaktivität etc. ähneln zunehmend den neurologischen Symptomen beim Erwachsenen (s. Kap. 34.5.1).

Mit der Zunahme der schweren Verkehrs- und Sportunfälle häufen sich auch die schweren zerebralen Schäden bei älteren Kindern und Erwachsenen. Eine *aktive Unfallverhütung* erfordert auch ein **Engagement** von ärztlicher Seite.

34.3
Schlaffe Lähmungen mit Sensibilitätsstörungen: periphere Nervenläsionen

Neben den auffälligen Symptomen einer schlaffen Lähmung werden die *Sensibilitätsstörungen* oft kaum beachtet. Für den Patienten haben **sensible Ausfälle** aber nicht selten größere Bedeutung als die motorische Lähmung.

Immer häufiger werden die Lähmungen aus *Unfallfolgen*. Diese sind meist nicht rein motorisch, sondern auch sensibel. Dadurch ergeben sich Probleme infolge veränderter Trophik, anästhesiebedingter Verletzungen und trophischer Ulzera sowie eine ungleich größere **Invalidität**. Ohne Sensibilität ist z. B. eine Hand, auch wenn ihre Motorik wiederhergestellt ist, nahezu unbrauchbar (blinde Hand).

Sensibilitätsstörungen an den Beinen kommen bei verschiedenen *Neuropathien* vor, häufig z. B. bei *Diabetes*. Sie äußern sich mit unsicherem Gang und trophischen Störungen, mit hartnäckigen, schwer zu behandelnden Ulzera an den Fußsohlen («Malum perforans», s. Kap. 29.2.3 u. Kap. 69.10.3).

Die Bedeutung der Sensibilität

Zwei Sensibilitätskategorien sind für die Funktion des Bewegungsapparates besonders wichtig:

1. Die **taktile Sensibilität der Hand** (2-Punkte-Unterscheidung, Stereognose, qualitativ differenzierte Sensibilität) ermöglicht erst einen differenzierten Gebrauch der Hand, besonders bei einer Tätigkeit, die gezielte, exakte Bewegungen und ein gutes «*Fingerspitzengefühl*» erfordern (z. B. Feinmechaniker, Musiker). Eine intakte Sensibilität ist von ausschlaggebender Bedeutung für die Hand als universelles Instrument, aber auch als höchst differenziertes Tastorgan (**Abb. 34.17**). Von den Sensibilitätsstörungen gewinnt man einen Begriff durch den «*Auflesetest*» von Moberg (Abb. 34.17 b).

Gefühllose Finger oder eine sensibilitätsgestörte Hand werden schlecht oder kaum mehr gebraucht und stören manchmal sogar mehr als zu nützen. Aus dieser Erkenntnis ergeben sich Richtlinien, aber auch Grenzen für die Wiederherstellungschirurgie an der Hand: Die Sensibilität an den zum Greifen benützten Fingerkuppen hat die größte Bedeutung. Eine Wiederherstellungschirurgie (Hautplastiken, Muskeltransplantationen usw.), welche diese Grundvoraussetzungen nicht berücksichtigt, ist in der Regel von geringem Nutzen.

Die Beurteilung von Patienten mit Sensibilitätsstörungen an der Hand bezüglich Invalidität (Versicherungen, Gutachten), aber auch hinsichtlich Wiedereingliederungs- und Umschulungsmöglichkeiten muss differenziert erfolgen. Häufig ist

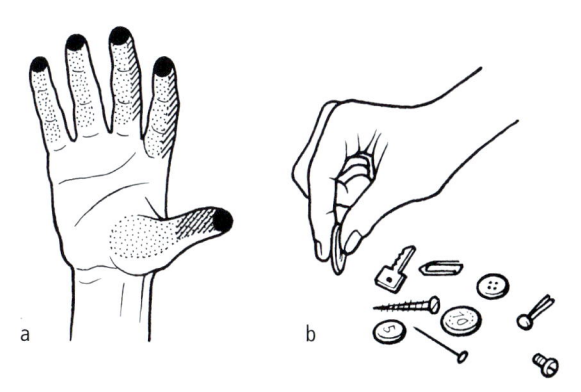

Abb. 34.17: Taktile Sensibilität ist für die **Hand** als höchst differenziertes Organ ausschlaggebend, vor allem in den punktierten und schraffierten Arealen, am wichtigsten in den schwarz gezeichneten (a). Das «Fingerspitzengefühl» ist sprichwörtlich. Zu seiner Prüfung eignet sich der *Auflesetest von Moberg* besonders gut: (b): Der Patient soll mit geschlossenen Augen kleine Gegenstände (Münzen, Büroklammern, Radiergummi usw.) auflesen und erkennen können. Die Zeit, die er dafür benötigt, wird gemessen. Auch bei guter Spitz-Stumpf-Unterscheidung können diese Fähigkeiten oft empfindlich gestört sein.

die Behinderung des Patienten größer, als eine kursorische Untersuchung vermuten lässt (vgl. «gefühllose Finger», Kap. 49.2).
2. Eine **protektive Sensibilität**, vor allem an Fuß und Zehen und Hand, schützt die Haut vor Schäden, Verbrennungen, trophischen Störungen, Ulzera und Infektionen, die bei vollständigem Sensibilitätsverlust, vor allem infolge Ausfall der Schmerzempfindung, früher oder später fast unweigerlich auftreten. Eine solche rudimentäre, wenigstens «protektive» Sensibilität kehrt nicht selten bei partieller Nervenregeneration nach Verletzungen zurück, während die volle taktile Sensibilität oft nicht mehr erscheint.

34.3.1
Pathologie peripherer Nervenläsionen

Ursachen

Isolierte Ausfälle peripherer Nerven (Mononeuropathien) haben praktisch immer **mechanische** Ursachen.

An erster Stelle stehen *Verletzungen* (Zerrung, Kontusion, Durchtrennung) bei Unfällen und, nicht so selten, *iatrogene Schäden* durch unzweckmäßige Lagerung, Gipsdruck, Überdehnung von Nerven bei gewaltsamem Lösen von Gelenkkontrakturen, bei Operationen durch direkte Verletzung mit dem Instrument, aber auch durch Dehnung bei Verlängerungsoperationen (vor allem, wenn sie einzeitig durchgeführt werden). Schließlich sind lokale Schäden durch andauernde Kompression, Überdehnung, mechanische Irritation, Narben usw. relativ häufig, wenn man danach sucht (vgl. Kap. 42.4.4).

Prophylaxe

Die recht häufigen **iatrogenen Lähmungen** sind fast immer vermeidbar. Sachgemäße Lagerung im Bett, auf dem Operationstisch, unter Beachtung der gefährdeten Stellen (vor allem Ellbogen, Fibulaköpfchen). Abpolstern dieser Stellen im Gips, regelmäßige Kontrollen. Schonung der Nerven durch anatomisch exaktes Operieren (Radialis, Ischiadicus, Fibularis). Heikel sind vor allem Operationen in alten Narben.

Rasche **Dehnung** wird von den Nerven schlecht ertragen: einzeitige Verlängerungsoperationen von über 2 cm führen fast immer zu Nervenlähmungen, nicht immer reversiblen. Dies ist der Hauptgrund, warum größere Knochenverlängerungen meistens langsam und **kontinuierlich** durchgeführt werden: etwa 1 mm täglich. Auch so ist die Gefahr der Lähmung noch groß, weshalb regelmäßige Kontrollen nötig sind. («Verlängerungsoperationen», s. Kap. 63.2.2)

Pathophysiologie der Nervenläsionen

Bei jeder Nervenläsion ist die Nervenleitung gestört. Ob und wann sie spontan zurückkehrt hängt von der Art der Läsion ab. Für praktische Gesichtspunkte wie Prognose und Zeitpunkt von Behandlungsmaßnahmen ist eine *Differenzierung* der pathologisch-anatomischen Schädigung zweckmäßig (**Abb. 34.18**):

- **Neurapraxie:** Der Nerv als Ganzes und die einzelnen Axone sind erhalten. Der Ausfall ist rein funktionell, temporär und erholt sich in der Regel in Minuten (Drucklähmung, z. B. Radialis, nach Draufliegen in der Nacht), Stunden (Leitungsanästhesie) oder Tagen (z. B. *Drucklähmung* bei ungünstiger Lagerung auf dem Operationstisch). Bei elektrischer Prüfung zeigen sich keine Denervationszeichen der Muskulatur. Die Ursache der Leitungsstörung muss rasch behoben werden, damit kein schwererer Schaden entsteht. Im Übrigen ist keine Therapie notwendig.
- **Axonotmesis:** Der Nerv als Ganzes mit den Nervenscheiden ist erhalten, die *Einzelaxone* sind aber *unterbrochen* (z. B. Drucklähmung des Peronaeus, Nervenüberdehnungen und Quetschungen bei Frakturen, stumpfe Verletzungen). Nach wenigen Tagen zeigt die Muskulatur eine Entartungsreaktion. Die Axone degenerieren peripher und wachsen von proximal her wieder in die Nervenscheiden ein, mit einer Geschwindigkeit von ungefähr 1 mm pro Tag. Die *Erholung* dauert meist lange, in der Regel 1 Monat, je nach Distanz zwischen Läsion und Endorgan, bei Schädigung z. B. am Oberarm oder Fibulaköpfchen ein Jahr und länger. Die Voraussetzung für eine Erholung ist an sich gut, da jedes Axon in seine Nervenscheide einwachsen kann und damit automatisch wieder sein Endorgan erreicht. Eine kausale Therapie ist nicht mög-

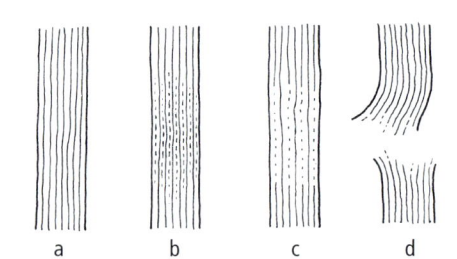

Abb. 34.18: *Pathophysiologie* der **traumatischen Schäden eines peripheren Nerven**.
a) Intakter Nerv.
b) *Neurapraxie:* Der Nerv leitet nicht, obwohl er morphologisch normal aussieht.
c) *Axonotmesis:* Nervenscheiden erhalten, aber Axone unterbrochen.
d) *Neurotmesis:* Nerv ganz durchtrennt.
Natürlich gibt es Übergangsformen. Erklärung im Text.

lich. Wegen der langen Erholungszeit kann aber eine Muskelatrophie, evtl. eine irreparable Degeneration der betroffenen Muskulatur in der Zwischenzeit eintreten. Allerdings können Ischämie, endoneurale Fibrosen usw. diesen Heilungsprozess erschweren oder verhindern. Dann kann sich einmal die Frage einer operativen Revision (Neurolyse) stellen.

- **Neurotmesis:** *Vollständige Durchtrennung* des Nerven einschließlich seiner Hüllen, wie sie bei schweren Plexuszerrungen und offenen Nervenverletzungen vorkommen. Die regenerierenden Axone finden keinen Anschluss an ihre Leitbahnen mehr vor, wachsen ziellos in einem Knäuel und bilden ein *Narbenneurom*. Dieses ist oft druckempfindlich, manchmal dauernd schmerzhaft. Eine spontane Reinnervation ist nicht zu erwarten. Um den Axonen den Anschluss an ihre Leitgebilde zu ermöglichen, muss die Kontinuität des Nerven operativ (mikrochirurgisch) wiederhergestellt werden.

34.3.2
Diagnostik peripherer Nervenläsionen

Periphere, isolierte Nervenläsionen lassen sich aus dem neurologischen Ausfall und seiner Topographie fast immer einwandfrei **klinisch** diagnostizieren.

Bei Verletzungen werden sie allerdings leicht übersehen, wenn man nicht systematisch danach sucht, vor allem bei Frakturen, Luxationen und offenen Verletzungen. Schwieriger als eine periphere Nervenleitungsstörung zu diagnostizieren ist es, ihre Ursache herauszufinden, eine Prognose zu stellen und die Regenerationsvorgänge zu erfassen. Für die Therapie ist es wesentlich, diese Fragen möglichst genau zu klären. Dazu dienen Anamnese und Klinik, sodann die elektrische Untersuchungstechnik, vor allem das **ENMG** (s. unten u. Kap. 13.8.2).

Diagnose und Therapie bei traumatischen Nervenverletzungen

Bei **offenen Verletzungen** sind vollständige Nervendurchtrennungen (Neurotmesis) häufig. Eine Revision des betroffenen Nerven ist bei der Wundversorgung immer angezeigt. Die Durchtrennung des Nerven ist eine *Indikation zur Nervennaht*. Bei sauberen, glatten Wunden kann sie ein erfahrener Handchirurg als Primärnaht ausführen. Sind diese Voraussetzungen im Notfallbetrieb nicht gegeben, ist es vorsichtiger, sich nach genauer Inspektion des Schadens mit einer einfachen Wundversorgung zu begnügen, die definitive Versorgung auf einen günstigeren Zeitpunkt (Wundheilung) zu verschieben und Tage oder Wochen später eine Sekundärnaht zu machen. Für das Spätresultat hat dieses Verfahren (früher war es die Regel) keine Nachteile. Das Ziel ist eine genaue End-zu-End-Adaptation der einzelnen Nervenfaszikel, als Voraussetzung für ein komplikationsloses Einwachsen der Axone in den distalen Nervenabschnitt. Eine ausgefeilte (mikrochirurgische) Operationstechnik ist dazu notwendig. Bedingung für den Erfolg ist eine völlig spannungsfreie End-zu-End-Naht. Ist eine solche nicht möglich, ist die Überbrückung mit einem autologen Transplantat (z. B. aus dem N. suralis) nötig.

Bei **geschlossenen Verletzungen** mit Nervenleitungsstörungen ist es am Anfang oft nicht möglich, die Art der Nervenverletzung genau festzustellen. Immerhin ist der Nerv selten vollständig durchtrennt. Man wird also, außer in besonderen Fällen (Plexusläsionen), vorerst einmal eine spontane Rückkehr der Nervenleitung *abwarten*. Insbesondere wenn nach etwa drei Wochen keine Denervationszeichen der Muskulatur auftreten, also eine Neurapraxie vorliegt, ist eine spontane Restitution zu erwarten und eine Exploration erübrigt sich.

Diagnostik der Regeneration peripherer Nerven

Das Einwachsen der Axone in den distalen Nervenstumpf hinein, also die Regeneration des Nerven, erfolgt mit einer Geschwindigkeit von etwa 1 mm pro Tag, d. h. 3 cm pro Monat.

Für das weitere therapeutische Vorgehen, also die Beantwortung der Frage, ob operativ revidiert werden soll oder nicht, ist der Fortschritt der Regeneration entscheidend. Er lässt sich mit Hilfe der nachstehenden **Untersuchungen** verfolgen:

- **Klinisch-neurologischer Befund.** Wiederkehren der Sensibilität und der Muskelinnervation von proximal nach distal. Dies festzustellen setzt sehr genaue Untersuchung und Befunddokumentation voraus.
- Das **Hoffmann-Tinelsche Klopfzeichen.** Dies ist der wichtigste Test für die Beurteilung der Nervenregeneration. Im distalen Ausbreitungsgebiet des Nerven treten Parästhesien beim Beklopfen des Nervenstammes an jener Stelle auf, welche die auswachsenden Axone bereits erreicht haben. Bei guter Regeneration verschiebt sich diese Stelle langsam nach distal.
- Die konventionelle elektrische Untersuchung (mit Oberflächenelektroden) ist durch die **Elektroneuromyographie** (ENMG) ersetzt worden: Ableitung mit Nadelelektroden intramuskulär, ist also mit Unannehmlichkeiten für den Patienten verbunden und deshalb zurückhaltend zu indizieren, siehe Kapitel 13.8.2. Nach einer Leitungsunterbrechung ist das EMG vorerst stumm. Nach etwa zwei Wochen

treten als erste Degenerationszeichen spontane elektrische Potenziale (Fibrillationen, scharfe positive Wellen) auf, welche die Unterbrechung beweisen. Wenn nach einigen Wochen wieder sog. Reinnervationspotenziale erscheinen, die deutlich als solche erkennbar sind, weiß man, dass die Kontinuität des Nerven erhalten und die Erholung im Gang ist. Das Tinel-Zeichen wandert langsam nach distal. Die wiederholte Aufzeichnung des EMG (z. B. alle ein bis zwei Monate) gibt ein genaues Bild dieser Regeneration.

Wenn die Reinnervation nicht innerhalb der aufgrund des Axonwachstums erwarteten Zeit einsetzt, muss die Frage nach einer *operativen Revision* des Nerven gestellt werden (Naht, Transplantation, Neurolyse, Endoneurolyse). In der Regel ist dies nach etwa drei bis fünf Monaten der Fall. Später sinken die Chancen für eine Reinnervation, auch nach Operation, und nach einem Jahr kann von einer Revision kaum mehr Erfolg erwartet werden: Die Muskulatur degeneriert zunehmend und kann sich nicht mehr vollständig erholen.

Die **Reinnervation** *nach Nervennaht* bei vollständiger Durchtrennung ergibt praktisch nie eine Restitutio ad integrum. Vor allem die motorische Wiederherstellung ist unvollständig, etwa hinsichtlich der Präzision der feinen Bewegungen, wegen der Fehlsprossung auswachsender Axone. Aber auch die taktile Sensibilität bleibt oft rudimentär und in manchen Fällen, vor allem bei proximalen Läsionen, muss man um eine wenig differenzierte protektive Sensibilität froh sein. Umso wichtiger ist es, die vorhandenen Funktionen zu erhalten.

34.3.3
Komplikationen bei peripheren Lähmungen

Gelenkversteifung

Die größte Gefahr bei einer frischen Lähmung ist die Versteifung der betroffenen Gelenke in einer schlechten Stellung. Diese Komplikation droht hauptsächlich in den ersten Tagen und Wochen, in erster Linie bei Verletzungen. Ungünstig ist vor allem das posttraumatische Ödem, das wegen der fehlenden aktiven Bewegung besonders ausgeprägt sein kann. Hand und Fuß sind vor allem gefährdet. Eine Hand kann auch nach vollständiger Erholung des Nervenschadens durch Versteifung annähernd unbrauchbar werden.

Prophylaxe:

- Hochlagerung des gelähmten Gliedes (Hand auf einer Abduktionsschiene)
- Erhalten der *Funktionsstellung* des Gliedes mittels korrekter Lagerung und Schienen (s. Kap. 17.2 u. Kap. 38.2.1)
- Regelmäßiges *passives Durchbewegen* der gelähmten Gelenke, in den ersten Wochen mehrmals täglich
- Elektrische Stimulation (Galvanisation) der Muskulatur soll ihre Degeneration hintanhalten und damit die Zeit bis zur Reinnervation überbrücken. Eine eindeutige Wirkung ist nicht erwiesen. Bei nur partieller Lähmung und im Regenerationsstadium sind stattdessen aktive Bewegungsübungen angezeigt.

Narbenneurome

Schmerzhafte Narbenbildung nach (iatrogener) Nervendurchtrennung in Form einer kleinen, überaus druck- und berührungsempfindlichen kolbigen Auftreibung des Nervenstumpfes sind in der Traumatologie nicht selten. Sie können zu schweren chronischen **Schmerzsyndromen** führen und trotzen oft jeder Behandlung. Man sieht sie vor allem im Ausbreitungsgebiet des Nervus radialis oder des N. fibularis an Hand- bzw. Fußgelenk. Man versucht sie durch Resektion, evtl. chirurgische Stumpfversorgung (Einbettung in wenig beanspruchtes Gewebe, z. B. Muskulatur) zu heilen, häufig erfolglos. Eine überzeugende Therapie ist noch nicht gefunden. Rezidive sind sehr häufig.

Eine schmerzhafte, glücklicherweise *seltene* Komplikation bei Nervenverletzungen ist die **Kausalgie**, eine von vegetativen Störungen begleitete äußerst schmerzhafte Affektion nach Verletzungen peripherer Nerven, die sehr therapieresistent ist («Reflexdystrophie», «Sudeck», s. Kap. 45.1).

34.3.4
Orthopädische Therapie bei peripheren Lähmungen

Falls mikrochirurgisch, durch End-zu-End-Naht oder mit einem freien Transplantat keine Restitution möglich ist, kommen orthopädische Maßnahmen in Frage. Sie haben die Erhaltung und Wiederherstellung der bestmöglichen *Funktion* zum Ziel.

Schienen zur Erhaltung der Funktionsstellung (s. a. Kap. 17.11.5)

Diese müssen *einfach* und *leicht* sein und sollten den Patienten nicht stören. Am häufigsten werden gebraucht:

- **Radialisschiene** für die Fallhand bei Radialislähmung. Vorderarmmanschette mit Pelotte oder einer Querstütze in der Hohlhand, welche das Handgelenk in Dorsalflexion hält. Damit kann die Hand für den Griff genügend geöffnet werden (**Abb. 34.19a** u. Abb. 17.29).
- **Ulnarisschiene** für die Finger bei Ulnarislähmung, um die Fingergrundgelenke in Beugestellung zu bringen und eine Krallenhand zu verhüten. Damit wird eine Streckung der Fingergelenke durch die langen Fingerstrecksehnen ermöglicht (**Abb. 34.19b**).
- **Hängefußschiene** bei Fibularislähmung, sog. «Heidelbergschiene». Vorfuß und Zehen sollen vorne angehoben werden, damit der Patient sie beim Gehen nicht anstößt und das Bein nicht übermäßig hochheben muss («Steppergang», s. Kap. 69.4.2). Der Fuß wird mittels einer hinteren Unterschenkelschiene aus Metall oder Kunststoff in Rechtwinkelstellung gehalten (**Abb. 34.19c** u. Abb. 69.24).
- **Oberschenkelapparat** mit arretierbarem Kniegelenk bei Quadrizepslähmung (s. Abb. 34.6; die Kniestabilisierung: vgl. Kap. 34.1.2).

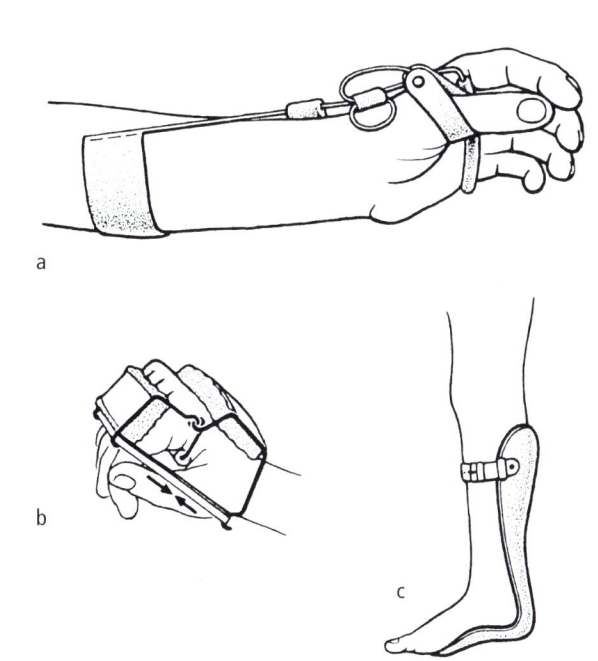

Abb. 34.19: Drei gebräuchliche **Lähmungsschienen**.
a) *Handschiene aus steifem Draht und Leder, für Radialislähmung:* Eine quere Stange drückt die Hohlhand nach dorsal, in Funktionsstellung. Hier wird zusätzlich der Daumen mit einem elastischen Zug abgespreizt. Eine einfache Radialisschiene aus Kunststoff zeigt Abbildung 17.29a.
b) *Dynamische Handschiene* zur Bekämpfung der Versteifung der Fingergrundgelenke in Streckstellung bei Ulnarislähmung.
c) *Fußheberschiene* gegen Hängefuß bei Fibularislähmung.

Wiederherstellungsoperationen bei Restlähmungen

Verbesserung der motorischen Funktion an der Hand versprechen nur Erfolg, wenn auch noch eine genügende Sensibilität vorhanden ist.

Um den Ausfall bestimmter Muskelgruppen zu kompensieren, sind **Muskeltranspositionen** empfohlen worden. Für die Hand sind vor allem die Strecksehnenersatzplastik für die Radialislähmung sowie die Opponensersatzoperation bei Medianuslähmung bekannt. Am Bein sind Muskeltranspositionen fast immer ungenügend.

Arthrodesen können bestimmte Gelenke stabilisieren und damit die Funktion verbessern helfen, z. B. am Handgelenk bei Radialisparese, Daumenarthrodese bei Opponenslähmung, Fußarthrodese bei Hängefuß.

Operationen zur Wiederherstellung der Nervenleitung bzw. der Sensibilität einzelner Fingerkuppen (gestielte Hauttransplantate) bleiben der *Handchirurgie* vorbehalten.

Rehabilitation

Besondere Bedeutung hat bei peripheren Nervenläsionen die Rehabilitation. Frühzeitig muss der Patient darüber Klarheit bekommen, welche Tätigkeiten er mit seiner Behinderung noch ausüben kann, damit eine Wiedereingliederung, gegebenenfalls ein Berufswechsel, in die Wege geleitet werden kann.

In **Tabelle 34.4** sind *die peripheren Nervenläsionen* aufgeführt, soweit sie für den Orthopäden von Bedeutung sind, zusammen mit Ursache, hauptsächlichen Beschwerden und Behinderung sowie orthopädischer Therapie.

34.3.5
Kompressionssyndrome peripherer Nerven

Mechanische Kompression oder Irritation eines peripheren Nerven an einer Durchtrittstelle durch einen Faszienkanal oder nahe an einem Knochen kann zu Reizerscheinungen, Schädigungen und eigentlichen Lähmungen führen («peripheral entrapment neuropathy»). Am bekanntesten ist das *Karpaltunnelsyndrom* des Nervus medianus, aber auch andere Nerven können betroffen sein.

Gemeinsam ist diesen Affektionen der meist sehr unangenehme **Schmerz**, der charakteristischerweise auch *in der Ruhe* und *nachts* auftritt.

Wenn man an diese Ursache von Schmerzen denkt, findet man solche **mechanische Neuropathien** nicht ganz selten.

Tabelle 34.4: Die einzelnen peripheren Nervenlähmungen

Nerv	Ursache	Folgen	Therapiemöglichkeiten: Wiederherstellungsmaßnahmen bei irreparablen Lähmunge
N. accessorius	meist iatrogen, bei chirurgischer Exzision von Halslymphknoten	Trapeziuslähmung: hängende Schulter, s. a. Kap. 46.6	evtl. Muskeltransplantation
N. thoracicus	gelegentlich iatrogen (Ausräumung von Axillarlymphknoten)	Serratuslähmung: Scapula alata, s. a. Kap. 46.2.4	selten Muskeltransplantation oder Fixation des unteren Scapularandes an Rippe
N. axillaris	gelegentlich bei Luxationen und Frakturen der Schulter oder bei Operationen	Deltoideuslähmung, s. Kap. 46.6	Schulterarthrodese
N. radialis	«Krückenlähmung» in der Axilla, manchmal Begleitverletzung von Humerusfrakturen	evtl. Lähmung des Trizeps, Lähmung der Hand- und Fingerstrecker: «Fallhand», s. Kap. 47.1.4 u. Kap. 49.5.3	Schiene, Sehnentransplantationen, evtl. kombiniert mit Handgelenkarthrodese
N. medianus	Verletzung, meist offene, seltener am Ellbogen, häufiger am Handgelenk. Karpaltunnelsyndrom	Sensibilitätsverlust an den vier radialen Fingern: Schwere Funktionsstörung der Hand. Opponenslähmung, s. a. Kap. 49.5.3	evtl. Opponensersatz u. a. evtl. gestielte Hautnerventransplantation auf Zeigerfingerkuppe
N. ulnaris	häufigste Nervenläsion an der oberen Extremität, meist am Ellbogen: z. B. Spätlähmung bei Valgusdeformitäten nach Frakturen oder kongenzial, Drucklähmung. Arbeitsschaden	Ausfall der kleinen Handmuskeln, schwere Beeinträchtigung der Handfunktion, s. Kap. 47.2.4 u. Kap. 49.5.3	Evtl. Verlagerung des Nervus ulnaris am Epicondylus ulnaris nach volar. Wiederherstellung der Hand- und Fingerdeformitäten schwierig
N. femoralis	gelegentlich iatrogene Schäden bei Operationen	Quadrizepslähmung, vgl. Kap. 66.11.4 u. Kap. 34.1.2	wenn nötig Gehapparat
N. ischiadicus	Lähmung durch direktes Trauma (z. B. Hüftluxationen) offene Verletzungen, Spritzenlähmung bei unkorrekter Intraglutäalinjektion! (zu weit medial oder kaudal, statt in den oberen äußeren Quadranten, senkrecht zur Oberfläche)	Fußlähmung, sensibel und motorisch, instabiler Hängefuß, trophische Störungen am Fuß, Gehfähigkeit erhalten	Hängefußschiene Fußhygiene zur Verhinderung von Ulzera und Infektionen
N. tibialis	proximal selten distal gelegentlich traumatisch (s. Kap. 68.6.3)	Fuß- und Zehenflexoren gelähmt Sensibilität der Fußsohle aufgehoben (trophische Ulzera an Fußsohle)	Therapie meist unbefriedigend wegen Sensibilitätsausfall
N. fibularis	häufigste Nervenlähmung, meist Druckschaden. Hinter dem Fibulaköpfchen (Gipsdruck, unzweckmäßige Lagerung usw.) DD: Tibialis anterior-Syndrom: Ischämische Muskelnekrose: s. Kap. 67.3.6	Lähmung der Fuß- und Zehenheber. Hängefuß, Fußspitze schleppt am Boden, Knie muss höher angehoben werden beim Gehen (Steppergang). Unangenehme Gangstörung (s. Hängefuß, Kap. 69.4.2)	Drucklähmungen bilden sich oft nach längerer Zeit zurück. In der Zwischenzeit Prophylaxe des Hängefußes: Lagerung, Tag- und Nachtschienen in rechtwinkliger Stellung des Fußes. Evtl. Sprunggelenkarthrodese

Neurologische Ausfallerscheinungen können sich auf geringfügige Sensibilitätsstörungen im Ausbreitungsgebiet des betroffenen Nerven beschränken.

Eine gezielte *Lokalanästhesie* bringt die Schmerzen schlagartig zum Verschwinden. Die *chirurgische* Befreiung des Nerven aus seiner Einklemmung beseitigt sie dauerhaft.

Die Messung der *Nervenleitungsgeschwindigkeit* kann die Diagnose und die Indikation zur operativen Dekompression erleichtern (s. Kap. 13.8.2)

Folgende Nerven können betroffen sein, in der *Reihenfolge der Häufigkeit* aufgezählt:

1. N. medianus am Handgelenk: **Karpaltunnelsyndrom** (s. Kap. 48.2.8)
2. N. interdigitalis pedis der Zehen III und IV: **Mortonsche Neuralgie** (s. Kap. 69.5.4). Oft verkannt; L. A. zur DD, evtl. MRI
3. N. cutaneus femoris lateralis: **Meralgia paraesthetica** (s. Kap. 64.11.3)
4. Plexus brachialis: **Skalenussyndrom** (s. Kap. 52.1)
5. N. tibialis: **Tarsaltunnelsyndrom** (s. Kap. 68.6.3)
6. Weitere Nerven, die betroffen sein können: N. ulnaris in der Hohlhand, N. ilioinguinalis in der Leiste u. a.
7. Eine *mechanische Ursache* haben auch die **Ulnarislähmung** am Ellbogen, allerdings oft ohne Schmerzen (s. Kap. 47.2.4), sowie radikuläre Erscheinungen bei **Diskushernie** (s. Kap. 59.4).

Die einzelnen Lähmungen durch Läsionen peripherer Nerven sind in Tabelle 34.4 aufgeführt.

34.3.6
Plexusläsionen

Verletzungen des Plexus brachialis kommen am häufigsten durch Zugwirkung auf den Arm zustande, bei Säuglingen durch das Geburtstrauma, im Erwachsenenalter durch Unfälle.

Armplexuslähmungen bei Säuglingen (Geburtslähmungen)

Die häufigere *obere Plexuslähmung* (Erb) betrifft hauptsächlich die Schulter: Abduktion und Außenrotation sind nicht möglich, das Ärmchen fällt schlaff herunter, und mit der Zeit entsteht eine Kontraktur in Adduktion und Innenrotation. Diese zu vermeiden helfen regelmäßige passive Bewegungen sowie Nachtschienen. Gelegentlich erfordern permanente Kontrakturen später Operationen (Tenotomien, Derotationsosteotomie).

Die seltenere *untere Plexuslähmung* (Klumpke) setzt Lähmungen und Sensibilitätsausfälle an der Hand und hat eine schlechtere Prognose.

Plexuslähmung beim Erwachsenen

Die Plexuslähmung beim Erwachsenen ist gewöhnlich Folge eines *schweren Traumas*. Sie kommt am häufigsten bei einem Sturz auf die Schulter oder den Kopf (Motorrad) durch Zerrung der Nervenwurzeln zustande. Wenn die Nervenwurzeln aus dem Rückenmark ausgerissen sind (Nachweis mit Myelographie), ist keine Erholung möglich, bei Zerrungen im Bereich des lateralen Halsdreiecks selten. Zeigt sich nicht bald eine Reinnervation, ist eine Überweisung zur Abklärung und ggf. Reparation an ein spezialisiertes Zentrum angebracht.

Eine operative Exploration sichert die Diagnose, verbessert aber selten die Prognose. Immerhin ist während eines Jahres eine gewisse spontane Besserung möglich. In geeigneten Fällen kommen Muskelersatzoperationen in Frage (s. Kap. 34.1.2 u. «Periphere Lähmungen», Kap. 34.3.4).

Eine vollständig gelähmte Hand ist unbrauchbar und für den Träger eher ein Hindernis. Ein gutes funktionelles Resultat wird mit der Amputation oberhalb des Ellbogens, einer Schulterarthrodese und der prothetischen Versorgung des Stumpfes erreicht.

34.4
Spastische Lähmungen mit Sensibilitätsstörungen: Querschnittslähmungen (Paraplegie)

34.4.1
Allgemeines

Rückenmarkskrankheiten und -verletzungen sind schwere und gefährliche Schäden. Noch bis zum zweiten Weltkrieg *starben* die meisten Patienten an ihren Komplikationen nach wenigen Monaten oder Jahren. Es ist das Verdienst der *Paraplegikerzentren*, sich der schwierigen und aufwändigen Behandlung der Querschnittgelähmten angenommen zu haben, so dass heute die Mehrzahl der Paraplegiker nicht nur am Leben bleibt, sondern auch wieder in ein einigermaßen normales Leben *eingegliedert* werden kann.

Die *Hauptakzente* der Paraplegikerbehandlung liegen heute deshalb auf:

1. **Frühbehandlung**
2. **Rehabilitation.**

Ätiologie

Jede Rückenmarksschädigung, die mehr oder weniger den ganzen Querschnitt betrifft, hat eine Unterbrechung der Leitungsbahnen und damit ein Querschnittsyndrom zur Folge.

Die häufigsten Ursachen einer Querschnittlähmung sind heute **Unfälle** (Wirbelsäulenverletzungen bei Verkehrsunfällen, Sturz aus großer Höhe, Kopfsprung in seichtes Wasser, direkte Rückenmarksverletzungen), sodann Tumoren und Tumormetastasen im Bereich der Wirbelsäule und des Rückenmarks, schließlich Rückenmarkskrankheiten wie z.B. die Multiple Sklerose.

Querschnittsyndrome infolge langsam entstehender Wirbelsäulenverkrümmungen bei Spondylitiden (Tbc usw.) sind heute selten. Bei schweren Skoliosen, etwa als späte Folge einer Poliomyelitislähmung, kann diese Komplikation zu Entlastungsoperationen zwingen.

Das Ausmaß der Lähmungen hängt von der *Höhe der Querschnittsläsionen* ab (**Abb. 34.20**):

- Halswirbelsäule: **Tetraplegie** (Lähmung aller vier Extremitäten)
- Thorakalwirbelsäule: **Paraplegie** (Beinlähmung)
- Lumbalwirbelsäule (seltener): evtl. **Konus-** oder **Kauda-equina-Syndrom** (schlaffe Lähmung mit Blasen- und Darmlähmung, s. Kap. 59.4.1).

Klinischer Verlauf

Der klinische Verlauf hängt davon ab, ob die Lähmung *plötzlich* oder *langsam* entsteht:

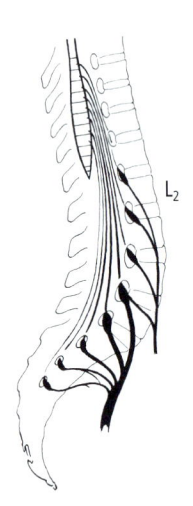

Abb. 34.20: Topographische Beziehung zwischen **Wirbelsäule und Rückenmark.**
Das Rückenmark endet bereits auf Höhe der Bandscheibe zwischen erstem und zweitem Lumbalwirbel. Der Konus mit den motorischen Zentren für die Beine liegt oberhalb davon. Querschnittsläsionen an dieser Stelle machen schlaffe, höhere dagegen spastische Lähmungen. Unterhalb von L$_2$ verlaufen die Nervenwurzeln der Cauda equina distalwärts. Kompression dieser Wurzeln kann schlaffe Lähmungen bewirken (Caudasyndrom).

- In den *ersten Stunden und Tagen* nach einem **Unfall** besteht eine vollständig schlaffe Lähmung vom Niveau der Verletzung nach distal, zusammen mit einem Sensibilitätsverlust und einer schlaffen Lähmung der Blase des Rektums: Stadium des «spinalen Schockes». *Nach einigen Wochen* beginnt der distal der Läsion gelegene Rückenmarksanteil beim Fehlen höherer Nervenimpulse automatisch zu funktionieren: Die Muskulatur wird spastisch, mit überschießenden Sehnenreflexen und Klonus. Eine Willkürinnervation fehlt.
- **Nicht-traumatische** Querschnittsyndrome entwickeln sich in der Regel *langsam*, oft unmerklich. Schon die ersten Symptome sind spastisch, das Stadium des «spinalen Schockes» fehlt. Diese Lähmungen, z.B. bei Tumoren oder langsam zunehmenden Deformitäten, haben eine wesentlich bessere Prognose als die unfallbedingten.

Diagnostik und Prognose

Die Diagnose ergibt sich aus Art und Verteilung der Lähmung; Schwierigkeiten können bei bewusstlosen Patienten auftreten. Bei entsprechender Unfallursache muss danach gesucht und *ein Röntgenbild der Wirbelsäule* angefertigt werden.

Bei **partiellem** Querschnittsyndrom, wenn also einzelne Leitungsbahnen erhalten geblieben sind, kann mit einer gewissen Rückbildung der Lähmung gerechnet werden, vor allem bei jüngeren Patienten.

Liegt von Anfang an eine **vollständige** Querschnittlähmung vor, so ist die Prognose der Lähmung schlecht. Eine Erholung kann *nicht* erwartet werden.

Die **Prognose für das Leben** ist von den Gefahren, welche durch die Komplikationen drohen, bestimmt. Nur bei optimaler Behandlung von Anfang an ist sie gut.

Die Chance für den Paraplegiker liegt in der Rehabilitation zu einem **Leben mit der Lähmung**. Dies kann bei intensiver Behandlung in ein bis zwei Jahren erreicht werden. Eine solche optimale Behandlung ist an ein Paraplegikerzentrum gebunden.

Komplikationen

Die im Folgenden aufgeführten Gefahren sind unmittelbar nach dem Beginn der Lähmung am größten:

- Dekubitalulzera
- aufsteigender Harnwegsinfekt
- spastische Gelenkkontrakturen
- andere Komplikationen wie Störungen der Atmung (bei Tetraplegie), Störungen der Darmentleerung,

des Kreislaufs und der Temperaturregulation, des Kalziumstoffwechsels (Nierensteine, massive periartikuläre Verkalkungen mit Gelenkversteifungen, Myositis ossificans).

Die **Verhütung und Behandlung dieser Komplikationen** erfordert größte Aufmerksamkeit und eine *personalintensive Pflege*, vor allem in den ersten Tagen und Wochen. Damit sind normale, nicht besonders dafür eingerichtete, Spitäler überfordert. Die besten Resultate werden erzielt, wenn die querschnittgelähmten Patienten sofort nach dem Unfall **notfallmäßig** in ein Paraplegikerzentrum überführt werden, denn die meisten irreparablen Komplikationen entstehen in den ersten Tagen.

34.4.2
Frühbehandlung der akuten Querschnittsläsion

Die Frühbehandlung beginnt schon **am Unfallort**: Vorsichtiger Transport des Verunfallten, um nicht noch bestehende Restfunktionen (bei partieller Lähmung) zu zerstören. Transport wenn möglich sofort an den definitiven Behandlungsort. Dort Lagerung auf dem Drehbett, womit sich die zur Dekubitusprophylaxe notwendige zweistündliche Umlagerung leichter bewerkstelligen lässt. Polsterung und Entlastung der gefährdeten Druckstellen – der Vermeidung von Hautnekrosen ist von der ersten Stunde an die größte Beachtung zu schenken (s. Kap. 34.4.3).

Lagerung der Gelenke in Funktionsstellung (s. Kap. 17.2 u. Tab. 38.4), Blasenkatheter, zweimal täglich, oder Dauerkatheter (s. Kap. 34.4.3).

Indikationen zur Operation

Bei *akuter vollständiger Querschnittsläsion* sind neurochirurgische Eingriffe zwecklos. Wenn sich eine *partielle Lähmung* verschlechtert, kann eine Dekompression des Rückenmarks durch Laminektomie angezeigt sein. Bei *chronischen* Paraparesen ist eine chirurgische **Dekompression** dringlich und hat gute Chancen.

Eine neurochirurgische **Notfallsituation** liegt vor bei einem **Cauda-equina-Syndrom**: Nach Dekompression der Nervenwurzel ist eine Erholung möglich.

Die **operative Stabilisierung** einer instabilen Wirbelsäulenfraktur (Osteosynthese, Spondylodese) beeinflusst die Prognose der Lähmung zwar nicht, erleichtert aber die Pflege und ermöglicht eine frühere Mobilisation (s. dazu Kap. 61.2).

Bei instabilen Luxationsfrakturen der Halswirbelsäule kommen gelegentlich Spätlähmungen vor. Die prophylaktische Spondylodese ist in diesen Fällen zu erwägen (vgl. Kap. 53.3).

34.4.3
Weitere Behandlung

Dekubitusprophylaxe

Hautnekrosen entstehen in sehr kurzer Zeit durch den Auflagedruck an wenig gepolsterten Stellen: Sakrum, Fersen, Dornfortsätze, bei Seitenlage über den Trochanteren (**Abb. 34.21**). Mindestens alle zwei Stunden müssen die *Lagerung* geändert und die Druckstellen entlastet werden; am besten geschieht dies auf dem Drehbett. Als Unterlage werden mit Flüssigkeit gefüllte Kissen, alternierend aufblasbare Matratzen, Gummiringe usw. verwendet. Die gefährdeten Stellen werden mittels Kissen hohlgelegt und müssen regelmäßig inspiziert werden. Der Patient soll dies so bald wie möglich selber lernen: Rote Hautstellen sind Alarmzeichen.

Einmal entstandene Dekubitalgeschwüre vergrößern sich rasch und können oft trotz ausgedehnter Lappenplastiken fast nicht mehr geschlossen werden. Sie sind Eintrittspforten für Infektionen (**Abb. 34.22**).

Kontrakturprophylaxe

Durch *korrekte Lagerung* muss verhindert werden, dass Gelenke in einer schlechten Stellung versteifen: Füße rechtwinklig (Fußsohlenstütze), Knie und Hüften gestreckt, Arme angewinkelt, Hände mit lockerem Faustschluss (Funktionsstellung, s. Tab. 38.4, Kap. 38.2.1). Regelmäßiges Durchbewegen der gelähmten Gelenke.

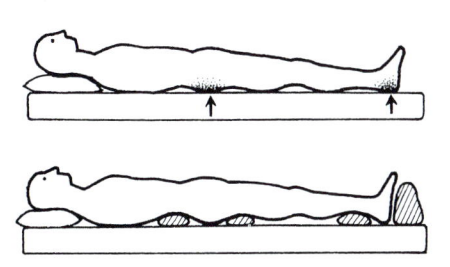

Abb. 34.21: Dekubitusprophylaxe.
Druckstellen entstehen zuerst am Sakrum und an den Fersen. Diese Stellen sind von Anfang an genau zu beachten: Hohllegen mit Kissen, Ringen; häufiger Lagewechsel.
In Seitenlage ist der Trochanter maior am meisten gefährdet.

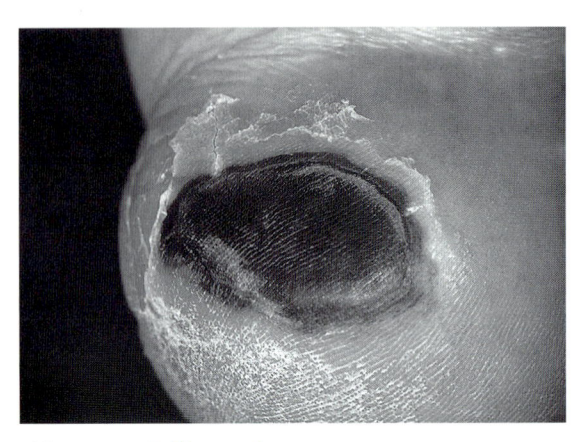

Abb. 34.22: Dekubitus an der Ferse.
Druckstelle infolge zu langen Aufliegens der Ferse auf der Unterlage. Die Haut wurde ischämisch und nekrotisch. Solange sie auflag, war sie weiß und blutleer, nachher wurde sie livide, weinrot, später violett und schließlich schwarz. Nach längerer Zeit demarkiert sich die abgestorbene Haut, gibt als schwarze Kruste noch etwas Schutz, meistens infiziert sich die offene Wunde jedoch mit der Zeit. Eine Heilung ist äußerst mühsam und langwierig, häufig gar nicht mehr möglich.

Die **Prophylaxe** ist deshalb besonders wichtig. Durch regelmäßige Kontrolle in kurzen Abständen (Stunden), sorgfältige Lagerung, Hochlegen der gefährdeten Stellen, häufiges Umlagern, muss verhindert werden, dass solche Nekrosen überhaupt entstehen. Gefährdet sind vor allem Fersen und Sakrum bei Bettlägerigen, in erster Linie bei Patienten mit gestörter Sensibilität.

Dekubitalgeschwüre kommen aber keineswegs nur bei Paraplegikern vor. **Gefährdet sind auch alle alten, bettlägerigen Patienten**, solche mit schlechtem Allgemeinzustand, die nicht gut mobilisiert werden können.

Blasenbehandlung

Prophylaxe von Harnwegsinfekt und Steinbildung: Am Anfang regelmäßige Entleerung mit absolut steriler Katheterisierung, zweimal täglich, evtl. Dauerkatheter. Später sind oft wöchentliche Blasenspülungen notwendig. Die Gefahr des Harnwegsinfektes ist in den ersten Tagen am größten. Nach wenigen Wochen kann sich eine automatische Blasenfunktion mit spontanen, unwillkürlichen Miktionen einstellen. In diesem Stadium ist der Katheterismus oft nicht mehr nötig, wodurch sich die Infektionsgefahr verringert. Viele Paraplegiker lernen ihre Blase über Reflexmechanismen (z. B. Bauchmassage) zur Entleerung zu bringen und gewinnen so eine *Blasenkontrolle*. Erst diese ermöglicht ihnen eine echte Wiedereingliederung in die Gesellschaft.

Die Möglichkeiten, medikamentös eine spontane Heilung des Rückenmarks zu induzieren, haben eine intensive Forschung ausgelöst und große Hoffnungen geweckt. Erfolgsmeldungen sind jedenfalls noch verfrüht. Dies gilt auch für elektronische Gehhilfen.

Rehabilitation

Durch intensives Training können auch vollständig paraplegische Patienten das **Gehen lernen**. Apparate nützen gewöhnlich nichts, die spastische Muskulatur genügt, das Körpergewicht zu tragen. Die fehlende Sensibilität und Willkürinnervation erlaubt aber höchstens ein Stehen mit zwei Krückstöcken und den sog. «Durchschwinggang»: Die gestreckten Beine werden zusammen zwischen den Krückstöcken, die das Gewicht tragen, «hindurchgeschwungen» (Abb. 17.15). Jüngere und nur teilweise gelähmte Patienten werden manchmal wieder ordentlich gehfähig, *die Mehrzahl der Paraplegiker jedoch ist beweglicher* im **Rollstuhl**: Mit Hilfe einer gut trainierten Armmuskulatur können sie sich ohne fremde Hilfe vom Bett in den Rollstuhl, auf die Toilette, in ein Auto setzen, auch selbst den Rollstuhl ins Auto verladen, fahren und wieder zurück in den Rollstuhl umsteigen. Auch das Überwinden von Schwellen und Randsteinen mit dem Rollstuhl gehört dazu. Das Ziel ist, dass die Patienten von ihrer Umgebung vollständig unabhängig werden, einer Berufsarbeit nachgehen und **ein weitgehend normales Leben** führen können.

Diese Rehabilitation verlangt vom Patienten wie vom Therapeuten große Willenskraft und Ausdauer. In einem günstigen Fall ist das Ziel bei intensivem, regelmäßigem Training in etwa einem bis zwei Jahren zu erreichen.

Als besonders wertvoll hat sich der **Invalidensport** für Paraplegiker erwiesen. Beim Ping-Pong- und Handballspielen, beim Bogenschießen und Schwimmen werden Arme und Rumpf bestens trainiert. Im Wettbewerb mit gleichartig Behinderten und in der Freude an Spiel und Sport findet der Paraplegiker die moralische Kraft, die er für seine Rehabilitation braucht (**Abb. 34.23**).

Von großer, auch psychologischer Bedeutung ist die **berufliche Wiedereingliederung**: die frühzeitige Wiedergewöhnung an eine geregelte Tätigkeit, die Planung eines Berufswechsels, die Umschulung und die Eingliederung in einen Arbeitsprozess, wenn nötig schrittweise über besondere Pflegeheime mit angegliederten Arbeitsstätten und «geschützten» Werkstätten, wo besondere Einrichtungen dem Invaliden das Leben außerhalb von Spital und Pflegeheim erlauben.

Die **Rehabilitation der Tetraplegiker** ist allerdings immer noch ein schwer lösbares Problem. Bei vollständiger Tetraplegie bleibt lediglich Kopf- und Atmungsmuskulatur verschont. Man hat versucht, Signale, die der Patient z. B. durch Blasen geben kann, elektronisch in bestimmte Funktionen zu übersetzen, wie Licht ein- und ausschalten, Buchseiten drehen,

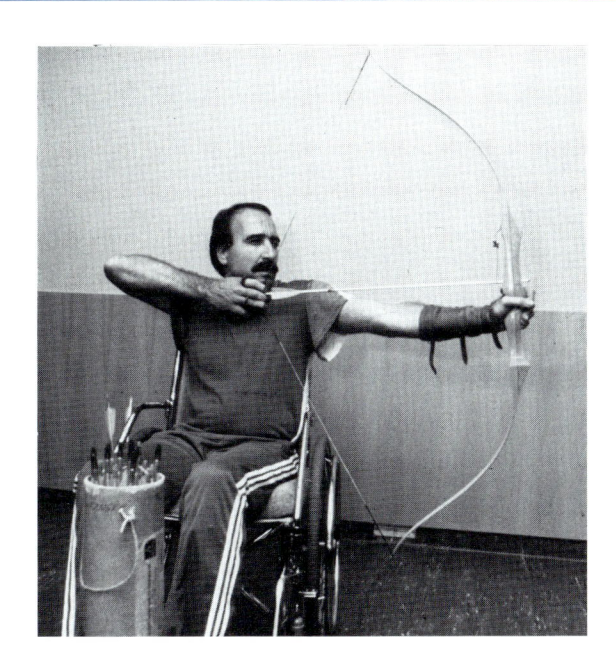

Abb. 34.23: *Autorennfahrer Clay Regazzoni beim Training.* Bogenschießen ist nicht nur eine ausgezeichnete Kraftübung für Arme und Hände, sondern auch eine zielstrebige, lustbetonte Aktivität. Regazzonis Ziel, nachdem er eine **Querschnittslähmung** *infolge eines Autounfalles* erlitten hatte, ist die **Wiedereingliederung** in ein «normales» Leben. Ein nicht weniger erstrebenswertes Ziel wäre allerdings die **Prophylaxe** der Querschnittslähmung, beispielsweise durch verminderte Geschwindigkeiten auf der Straße.

Schreibmaschine schreiben, Telefonoperationen ausführen usw. Die Arbeiten auf diesem Gebiet der Rehabilitation sind aussichtsreich.

Handchirurgische Möglichkeiten bei Tetraplegie: Je nach Niveau der Querschnittslähmung haben Tetraplegiker gewisse, wenn auch sehr geringe motorische Restfunktionen an den oberen Extremitäten, die natürlich überaus wertvoll sind. Um diese besser zu nutzen, mittels Sehnentransplantationen, Tenodesen usw., wurden spezielle handchirurgische Verfahren entwickelt, die für diese Schwerstbehinderten von großem Nutzen sein können (Moberg). Ziel ist ein guter Schlüsselgriff (s. Abb. 49.4c).

Die **optimale Behandlung und Rehabilitation** der Querschnittgelähmten erfordert die **Zusammenarbeit** von Neurochirurgen, Urologen, Orthopäden, Neurologen, Internisten und Rehabilitationsmedizinern sowie von besonders ausgebildetem Pflegepersonal, von Physiotherapeuten, Sozialfürsorgern, Lehrern, Berufsberatern und Ingenieuren. Diese Zusammenarbeit ist in einem eigens dafür eingerichteten *Paraplegikerzentrum* am besten gewährleistet (vgl. auch Kapitel «Rehabilitation», Kap. 19.2).

34.4.4
Querschnittsymptome durch Rückenmarkskompression nichttraumatischer Genese

Langsam oder subakut auftretende Querschnittsyndrome **ohne Trauma** sind in der Mehrzahl der Fälle durch extramedulläre, meist extradurale **Rückenmarkskompression** bedingt (Tumoren oder deren Metastasen in Wirbelkörpern oder im Wirbelkanal). Die Lähmungen können nach kürzerer oder längerer Zeit irreversibel werden. Mittels *chirurgischer Dekompression* (Laminektomie) in den ersten Stunden kann das Fortschreiten der Lähmung oft gestoppt oder rückgängig gemacht werden, allerdings nicht immer. Solche Fälle sind deshalb als neurochirurgische Notfälle innerhalb von Stunden der Abklärung (evtl. Myelographie) und Operation zuzuführen.

Bei extremen **Wirbelsäulenverkrümmungen** sind partielle Querschnittsyndrome verhältnismäßig selten, kommen aber vor. Bei den modernen potenten Korrekturoperationen, z. B. für Skoliosen, ist mit solchen *Komplikationen* zu rechnen. Das intraoperative Monitoring mit Hilfe elektrophysiologischer Methoden ist deshalb wichtig geworden (Kap. 57.4.3).

34.5
Andere neurologische Affektionen

Die *vier Grundtypen* neurologischer Erscheinungen am Bewegungsapparat (schlaffe, spastische Lähmung, mit oder ohne Sensibilitätsstörung) wurden in den vorstehenden vier Abschnitten anhand von vier Beispielen dargestellt. Für die orthopädische Beurteilung und Behandlung anderer neurologischer Erkrankungen (**Tab. 34.5**) gelten *die gleichen Grundsätze*:

- So macht z. B. die **Polyradikulitis (Guillain-Barré)** ähnliche schlaffe Lähmungen wie die Poliomyelitis (s. Kap. 34.1).
- Es gibt eine Reihe von **neurologischen Krankheiten**, die erst im Laufe des späteren Lebens zu Störungen am Bewegungsapparat führen. Dazu gehören die spinozerebellären Degenerationen (Friedreich) und gewisse hereditäre Neuropathien (Charcot-Marie-Tooth). Typisch ist die sehr langsam progrediente, beidseitige *Hohl-Ballenfuß-Deformität*. Gelegentlich sind Fußoperationen notwendig (s. Kap. 69.4.4).
- Die meisten **Muskelerkrankungen** (s. Kap. 34.6.2) haben die gleichen Auswirkungen wie schlaffe Lähmungen. Für ihre orthopädische Behandlung gelten die selben Richtlinien.
- Die neurologischen Symptome bei **Diskushernien** erinnern an die Einklemmungserscheinungen peripherer Nerven. Im Vordergrund stehen die *Schmerzen*. Das Ziel der Behandlung ist deren Be-

Tabelle 34.5: Höhenlokalisation neurologischer Affektionen.

Substrat	Krankheit	Lähmung	Sensible Störungen
Hirn	z. B. C. P., Hemiplegie	komplex, spastisch	Komplexe, relativ geringfügige Sensibilitätsstörungen
Extrapyramidales System	z. B. Parkinson	Rigor, Tremor	
Rückenmark, zervikal und thorakal	z. B. Syringomyelie, A. L. S., M. S., Paraplegie	komplex spastisch/schlaff	Sensibilitätsstörungen
Cauda equina	Myelomeningozele	schlaff	sensible Störungen
Vorderhorn-Ganglien des Rückenmarks	Poliomyelitis, Polyradikulitis	schlaff	–
Nervenwurzeln	z. B. Diskushernie	schlaff, radikuläre Verteilung	sensible Störungen, segmental
Periphere Nerven	z. B. Trauma, «Neuritis»	schlaff, distale Verteilung	Sensibilitätsstörungen im Ausbreitungsgebiet des Nerven

seitigung. Selten sind orthopädische Maßnahmen wegen Lähmungserscheinungen nötig («Diskushernien», s. Kap. 59.4).

34.5.1
Hemiparese des Erwachsenen

Die Hemiparese nach vaskulärem Insult sowie die Bewegungsstörungen nach Hirnverletzungen sind **spastische Lähmungen** und gleichen deshalb in vielem der zerebralen Kinderlähmung.

Das **Erscheinungsbild** der Hemiparese beim Erwachsenen mit dem *typischen Hinken* ist in der Regel auf den ersten Blick erkennbar. Es erlaubt die Diagnose und damit die Unterscheidung von anderen Hinkformen infolge von orthopädischen Gehstörungen. Das gestreckt und innenrotiert steif gehaltene Bein wird etwas mühsam in einem Bogen um das andere herum nach vorne gebracht (Circumduktion), der gleichseitige Arm wird ebenfalls steif und innenrotiert gehalten, im Ellbogen gebeugt; die Hand hat eine Zwangsstellung und wird kaum bewegt. Eine gleichzeitige Gesichtslähmung macht die Blickdiagnose zur Gewissheit.

Die **Rehabilitation** steht im Vordergrund. Die **Physiotherapie** kann nicht früh genug beginnen. Allerdings sind die Kompensationsmöglichkeiten im Alter wesentlich geringer als in der Wachstumsperiode. Trotzdem ist die Erholung oft erstaunlich gut. Die Prognose hängt hauptsächlich von der Schwere der Schädigung, sodann vom Willen des Patienten und schließlich von der Behandlung ab. Das *Ziel der Physiotherapie* ist in erster Linie die **Gehfähigkeit** (dazu gehört Aufstehen und Treppen steigen) und die Unabhängigkeit. Hier haben neben der Gehschule die Techniken der Heilgymnastik, wie sie für die Behandlung der zerebralen Paresen im Kindesalter entwickelt wurden (Bobath u. a.) einen wichtigen Platz.

Die Aussichten des Patienten, wieder gehen zu lernen, sind wesentlich besser, als die *Kontrolle über die gelähmte Hand* wieder zu gewinnen. Die **Ergotherapie** versucht hier zu helfen. Wichtig für die Patienten ist es, wieder *unabhängig im täglichen Leben* zu werden: Körperpflege, An- und Auskleiden, die einfachsten notwendigen Handreichungen. Die meisten Handgriffe des täglichen Lebens können mit einer Hand ausgeführt werden. Die zweite Hand hält lediglich den zu bearbeitenden Gegenstand fest, damit er nicht wegrutscht. Diese *Haltefunktion* kann sie oft noch erfüllen, indem sie etwa ein Blatt Papier auf den Tisch drückt, damit es beim Schreiben nicht rutscht. Gegenstände festhalten kann man aber auch z. B. mit Gewichten oder Zangen, indem man sie festklemmt. Bei diesen unscheinbaren aber wichtigen Dingen muss die Rehabilitation ansetzen. Es gibt viele käufliche Hilfsmittel, weitere können improvisiert werden, und es gibt Anleitungen dazu (s. Literatur).

Die **Spastizität** macht vielen Kranken schwer zu schaffen. Sie führt auch leicht und oft zu sehr unangenehmen und störenden **Kontrakturen**. Man versucht, sie durch geeignete *Lagerung* und tägliches *passives Durchbewegen* der gefährdeten Gelenke zu verhindern. Dies ist aber bei ausgeprägter Spastizität nicht immer möglich und kann zu einer Tortur werden.

Auch *orthopädische Apparate* (z. B. Unterschenkelapparat, Heidelbergerschiene gegen Spitzfuß, s. Abb. 34.19, Handschienen usw.) haben wegen der starken spastischen Komponente der Kontrakturen, die jede Kraftanwendung sofort mit einem Klonus beantworten, nur beschränkte Möglichkeiten. Oft sind aber diese krampfhaften Kontrakturen und

Fehlstellungen unangenehm, schmerzhaft und störend, so dass Patienten bzw. Pflegepersonal dankbar sind, wenn man sie **operativ** beseitigt oder wenigstens mildert:

Tenotomien sind einfache und oft gut wirksame Eingriffe. Manche können in *Lokalanästhesie subkutan* durchgeführt werden und eignen sich gut als *palliative Maßnahmen* bei schwer Gelähmten, um die Pflege zu erleichtern. Kompliziertere Operationen sind weniger zweckmäßig. Tenotomien kommen an folgenden Sehnen bzw. Muskeln in Frage:

- Achillessehne, bei stark spastischem Spitzfuß
- Sehne des M. tibialis posterior bei zusätzlicher Supinationsstellung und schmerzhafter Überbelastung des äußeren Fußrandes
- Tenotomien bzw. Krallenzehenoperationen bei schmerzhaften Zehenkontrakturen
- Ischiocruralmuskulatur bei Kniebeugefehlstellungen
- Adduktorentenotomie, evtl. Resektion des N. obturatorius bei stark behindernder Hüftadduktionsfehlstellung
- lange Handgelenksflexoren (Flexor carpi ulnaris) bei verkrüppelnder Beugestellung der Hand
- Ellenbeuger u. a., je nach Art der Kontraktur.

Die **Schuhe** müssen kräftig sein und genügend Platz für die Zehen lassen. Fehlstellungen wie Spitzfuß, Inversion, lassen sich wegen der Spastizität kaum im Schuh korrigieren. Besser ist es, den Schuh bzw. das Fußbett der Fehlstellung anzupassen, z.B. mit einem erhöhten Absatz, einer Abrollrampe usw. («Schuhversorgung», s. Kap. 69.8 u. Kap. 69.13).

34.5.2
Multiple Sklerose

Die Multiple Sklerose führt zu komplexen Lähmungsbildern, häufig zu einer mehr oder weniger ausgeprägten *spastischen Paraparese*. Die orthopädischen therapeutischen Probleme gleichen deshalb denen bei einer langsam einsetzenden Querschnittlähmung bzw. einer Hemiparese.

Ähnliches gilt für die amyotrophische Lateralsklerose und andere spinale Erkrankungen.

34.5.3
Myelomeningozele (MMC)

Eine Myelomeningozele (MMC) bei Spina bifida besteht in einer dorsalen Ausstülpung des Duralsackes (Meningozele) bzw. des Rückenmarks (Myelomeningozele) mit mehr oder weniger stark ausgeprägten Lähmungen. Der angeborene, wegen mangelndem Schluss des Neuralrohres entstehende Defekt am Rücken kann heute *neurochirurgisch* sofort nach der Geburt geschlossen werden, so dass keine Infektion eintritt und viele dieser Kinder *am Leben bleiben*.

Die schlimmste Komplikation, der Hydrozephalus, kann ebenfalls chirurgisch, z.B. mit einem ventriculo-peritonealen Shunt, behandelt werden, so dass eine größere Anzahl dieser kleinen Patienten geistig normal heranwachsen und das Erwachsenenalter erreichen kann. Sie möchten auch im Rahmen ihrer Möglichkeit *ein normales Leben* führen.

Die **ausgedehnten Lähmungen** allerdings bleiben bestehen. Ihre Verteilung ist ähnlich wie bei einer tiefen Querschnittlähmung: Motorische und sensible Lähmungen der *unteren Extremitäten* sowie *Blasen- und Mastdarmlähmung*. Diese Lähmungen sind allerdings wegen des tiefen Sitzes der Läsion vorwiegend vom peripheren Typ, also *schlaff* (**Abb. 34.24**).

Entsprechend diesem Lähmungstyp stellen sich ähnliche therapeutische Probleme wie bei einer Querschnittsläsion (s. Kap. 34.4). Die Beurteilung und Behandlung der motorischen Lähmungen und der daraus entstehenden Deformitäten richtet sich nach den **Prinzipien der Behandlung schlaffer Lähmungen**, wie sie in Kapitel 34.1 beschrieben sind.

Die Lähmungen treffen einen in Entwicklung begriffenen Organismus. Entwicklung und Wachstum der unteren Extremitäten sind von Anfang an nachhaltig gestört. Infolge des Muskelungleichgewichtes entstehen **sekundäre Deformitäten** und Kontrakturen, die progredient zunehmen: Hackenhohlfüße, Klumpfüße, Rotationsfehlstellungen, Kniekontrakturen, Kontrakturen und Luxation der Hüftgelenke, Wirbelsäulenverkrümmungen, je nach Höhe der Läsion

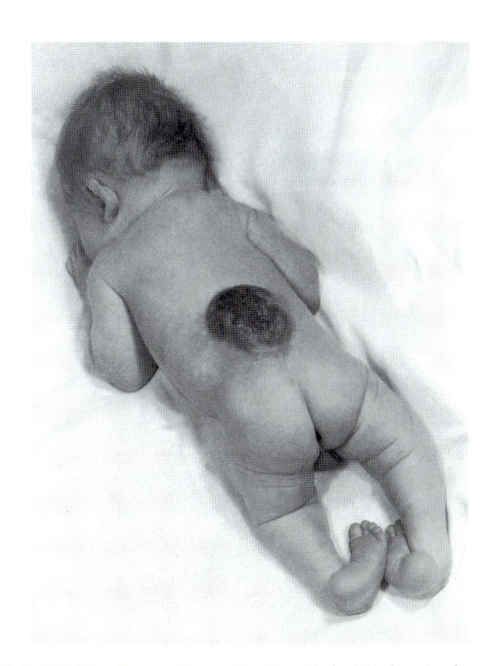

Abb. 34.24: Myelomeningozele. Bereits bei Geburt schwerste *Deformierung der Füße:* Extreme Klumpfüße.

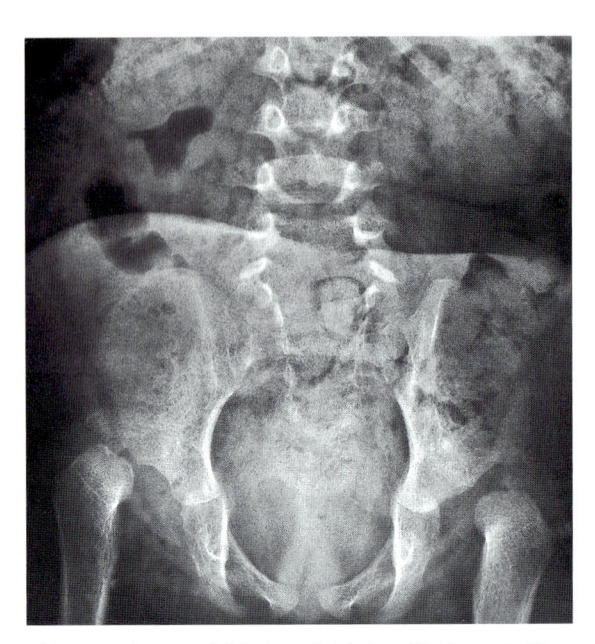

Abb. 34.25: Röntgenbild eines *3-jährigen Knaben* mit **Myelomeningozele**. Die hinteren Wirbelbögen fehlen von **L3** nach distal (Spina bifida), die Bogenwurzeln weichen nach lateral aus. Beide Hüftgelenke sind vollständig luxiert.

(vgl. auch Kap. 38.2 u. **Abb. 34.25**). Diese bestimmt schließlich die Prognose im Einzelfall. Eine genaue Vorhersage lässt sich in einem frühen Stadium noch kaum machen, da auch die Diagnose der neurologischen Ausfälle am Anfang schwierig ist.

Das Ziel der orthopädischen Behandlung ist, die Deformitäten und Kontrakturen so weit zu mildern, zu korrigieren oder zu verhindern, dass die Kinder wenn möglich mit Apparaten und Krückstöcken oder wenigstens mit einem Stehgestell einigermaßen **stehen und gehen lernen** können. Dazu sollte die Therapie frühzeitig beginnen.

Die Möglichkeiten der konservativen Redression sind wegen der meist rigiden Kontrakturen und der Gefahr von Decubitalulzera beschränkt, so dass nötige Korrekturen oft nur operativ möglich sind (s.a. «Gelenkkontrakturen», Kap. 38.2.2). Andererseits neigen die Deformitäten naturgemäß zum Rezidiv, so dass die Kinder während der ganzen Wachstumsperiode unter Kontrolle bleiben müssen. In solchen Fällen kann vielleicht einmal eine Muskeltransplantation das gestörte Muskelgleichgewicht ausbalancieren.

Die Aufgabe der Physiotherapie ist es, die Kinder stehen und gehen zu lehren. Die Gehschule folgt denselben Prinzipien wie bei den schlaffen Lähmungen (s. Kap. 34.1) bzw. Paraplegie (Kap. 34.4). Die Regel ist der «Durchschwinggang» (Abb. 17.13 u. Abb. 17.15). Dazu sind Hilfsmittel wie Gehbarren (Abb. 34.1), Gehwagen, Gehböcke (Abb. 34.14), Krücken (Abb. 17.36 u. Abb. 17.38) usw. nötig.

Manche Kinder können ihre gelähmten Gelenke allerdings nicht selbst genügend stabilisieren und brauchen deshalb zum Gehen und Stehen Schienen bzw. Apparate **(Orthesen)**, je nach Höhe der Läsion: Zur Stabilisierung der Füße Unterschenkelapparate, bei Lähmungen des Quadrizeps solche für den Oberschenkel, bei Hüftlähmungen zusätzlich mit Beckenkorb (s. Abb. 17.31).

Die Apparate sollten leicht und wenn möglich dem Wachstum entsprechend verstellbar sein (s. «Orthesen», Kap. 17.11.5).

Bei hohem Niveau der Schädigung, also bei Lähmungen des Beckengürtels und der Rumpfmuskulatur sind *Hüftluxationen* und schwere *Kyphoskoliosen* mit massiven Kontrakturen und grotesken, nicht seltenen asymmetrischen Fehlstellungen im Beckenbereich häufige sekundäre Folgen. Diese stellen meist unüberwindbare Hindernisse dar für das Stehen, für eine vernünftige Apparateversorgung, manchmal auch für das Sitzen und die Pflege, und sollten dann zuerst beseitigt werden.

Vor allem die **Hüften** können schwierige Probleme stellen: Der Versuch, doppelseitige, symmetrische Luxationen mit großem operativen Aufwand zu verhindern und zu beseitigen, kann mit einer Verschlechterung der Mobilität enden. Osteotomien am proximalen Femurende oder am Becken und Muskeltransferoperationen sollten, ebenso wie grundsätzlich alle Operationen bei diesen Kindern, nur mit dem Ziel und der Aussicht auf Verbesserung des funktionellen Zustandes gemacht werden, d.h.: *Gehfähigkeit, Sitzfähigkeit, Pflegeerleichterung*.

Wie weit diese Ziele erreicht werden können, hängt vom Ausmaß der Lähmung, einer Instabilität von Becken und Wirbelsäule und den Fehlstellungen, in hohem Grade aber auch von den geistigen und psychischen Reserven der jungen Patienten ab. Manche lernen mit Apparaten und Stöcken ordentlich gut gehen, andere müssen sich auf ein *Rollstuhldasein* einrichten und entsprechend rehabilitiert werden. Voraussetzung dafür ist **aufrechtes Sitzen**. Hier können sich besonders schwierige Probleme ergeben bei den schweren und unaufhaltsam progredienten Lähmungsskoliosen, vor allem, wenn noch asymmetrische Hüftkontrakturen dazukommen. Frühe Stabilisierungsoperationen der Lumbalwirbelsäule können notwendig werden, um die Sitzfähigkeit zu erhalten. Wenn nötig sind am Rollstuhl spezielle Stützvorrichtungen wie Sitzschalen, Achselstützen oder Gurte anzubringen.

Dazu kommt, wegen der gestörten Sensibilität, die *Gefahr von Dekubitalulzera*, die bei der Planung orthopädischer Maßnahmen wie Apparate, Gipse, Operationen usw. berücksichtigt werden muss. Diese Maßnahmen sind in Kapitel 34.1.2 und Kapitel 34.4.3 beschrieben.

Die orthopädische Therapie der Myelomeningozelenkinder ist eine überaus schwierige und aufwändige Aufgabe. Deshalb wird sie gerne einem mit diesen Problemen besonders erfahrenen Orthopäden überlassen. **Die Behandlung** der MMC-Kinder ist nur in entsprechenden Zentren optimal möglich.

34.5.4
Morbus Parkinson

Die Parkinsonsche Erkrankung verursacht Bewegungsstörungen (Akinese, Rigor, Tremor), die durch orthopädische Maßnahmen nicht zu beeinflussen sind. Allerdings ist es wichtig, die relativ häufige Krankheit zu erkennen und die Gehstörung richtig zu deuten. Sie gibt, wenn das typische regelmäßige Zittern vorhanden ist, ein unverwechselbares Bild. Die Patienten können trotz der extremen Bewegungsarmut oft noch recht sicher gehen und brauchen keine orthopädische Hilfe, außer vielleicht einen *Stock wegen der Sturzgefahr*.

Ob eine orthopädische Operation (z. B. bei einer Arthrose) zu empfehlen sei, sollte vorher gut überlegt werden, denn die Rehabilitation dieser Patienten ist nicht leicht.

Die Behandlung des Grundleidens ist jedoch *medikamentös*, selten neurochirurgisch möglich. Die Dopaminbehandlung hat die Lebensqualität wesentlich verbessert; sie ist allerdings wegen der Nebenwirkungen und dem unterschiedlichen Ansprechen der Patienten nicht ganz einfach. Die Zusammenarbeit mit einem Facharzt ist sinnvoll.

Ataktische, athetotische und andere Koordinations- und Bewegungsstörungen sind allerdings einer orthopädischen Therapie kaum zugänglich.

34.5.5
Neurogene Arthropathien

Bei einigen selteneren neurologischen Erkrankungen wie Syringomyelie, Lues u. a., aber auch bei manchen Diabetikern, ist die **Schmerzempfindung aufgehoben**. Unter diesen Bedingungen kommt es manchmal zu trophischen Störungen an den Extremitäten sowie zu massiver Zerstörung einzelner Gelenke (neurogene Arthropathie, Charcotsche Gelenke, s. **Abb. 34.26**). Bei schweren Gelenkzerstörungen ohne Schmerzen muss also nach einer neurologischen Ursache gesucht werden (Syringomyelie, Tabes dorsalis, aber auch *diabetische Neuropathie*, s. Kap. 29.2.3). Die weitgehende Zerstörung der Gelenkenden und der massive Erguss führen in kurzer Zeit zu einem völlig instabilen Schlottergelenk und zu Fehlstellungen (Knie, Sprunggelenk, Hüfte). Da der Patient keine Schmerzen hat, schont er das Gelenk nicht. Operationen machen den Zustand oft noch schlimmer. Besser ist die Versorgung mit einem *entlastenden Apparat*.

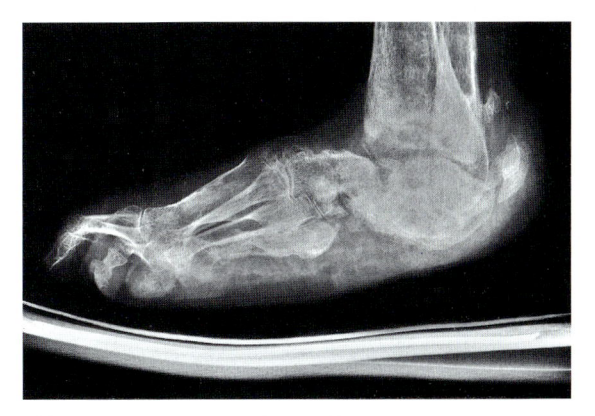

Abb. 34.26: Neurogene Arthropathie.
Vollständige Destruktion der Fußwurzelgelenke innerhalb von etwa zwei Jahren bei einer *53-jährigen Frau* mit schwerem **Diabetes**.

34.6
Krankheiten der Muskulatur

34.6.1
Sekundäre Muskelerkrankungen

Primär myogene Muskelkrankheiten, sog. Myopathien, sind viel *seltener* als sekundäre Muskelveränderungen bei anderen Affektionen des Bewegungsapparates, vor allem bei neurologischen Erkrankungen. *Diese sekundären Muskelveränderungen sind an anderer Stelle beschrieben:*

- die einfache **Muskelatrophie (Inaktivitätsatrophie)** im allgemeinen Teil (s. Kap. 7.4)
- die **Muskeldegeneration bei schlaffen Lähmungen** im Kapitel über neurologische Affektionen (s. Kap. 34.1 u. Kap. 34.3)
- die Ischämie der quer gestreiften Muskulatur bei der **Volkmann'schen Kontraktur** (s. Kap. 47.2.6)
- das **Kompartmentsyndrom** (s. Kap. 42.4.4)
- das **Tibialis-anterior-Syndrom** (s. Kap. 67.3.6)
- die sog. **Myalgien** und **Myogelosen** im Kapitel über rheumatische Erkrankungen (s. Kap. 36.4)
- die **Myositis ossificans** als Traumafolge (s. Kap. 44.6 u. Kap. 65.2.3).

34.6.2
Myopathien

Manche Muskelkrankheiten sind erblich. Die meisten sind sehr selten. Einige internistische Leiden können auch von Muskelsymptomen begleitet sein. Diese «Myopathien» sind gekennzeichnet durch meist symmetrische, *rein motorische, schlaffe Lähmungen.*

Sie stellen vor allem diagnostische Probleme. Die elektromyographischen Befunde, evtl. eine Muskelbiopsie, sind meist typisch und erlauben eine Differenzierung.

Wenn Kinder wegen Schwäche und Gehbehinderung in die Sprechstunde gebracht werden, muss man auch an diese Möglichkeit denken, denn die richtige Diagnose ist für eine zweckmäßige Therapie entscheidend.

Oft sind eine genetische Abklärung und die entsprechende Beratung notwendig.

Progressive Muskeldystrophie

Die häufigste Myopathie ist die progressive Muskeldystrophie. Als Beispiel sei die *Duchenne-Form* erwähnt. Sie wird X-chromosomal vererbt und befällt somit nur Knaben. Sie beginnt im Vorschulalter und verläuft *langsam aber unaufhaltsam progredient.* Die Patienten erreichen wegen Herz- und Atemmuskelschwäche das Erwachsenenalter meist nicht. Die Lähmungen sind symmetrisch und beginnen meist am Beckengürtel, am Knie und am Schultergürtel. Das klinische Bild ist typisch: starke Ermüdbarkeit, Hohlkreuz, Watschelgang, hängende Schultern. Die Kinder müssen beim Aufstehen aus der Hocke die Knie mit den Händen stützen (**Abb. 34.27**).

Eine kausale Therapie ist nicht bekannt. Die **Gehfähigkeit** muss so lange wie möglich mit Apparaten und Gehstützen erhalten werden, entsprechend den Behandlungsprinzipien für poliomyelitische Lähmungen. Größere Operationen sind kontraindiziert.

Wegen der Hüftlähmungen kann eine Coxa valga und antetorta vorliegen. Man wird sich hüten, bei der Progression des Leidens eine Korrekturosteotomie vorzuschlagen.

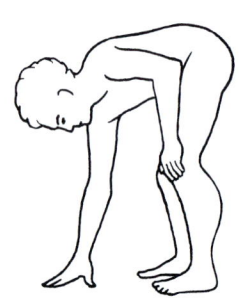

Abb. 34.27: Progressive Muskeldystrophie. Der Knabe braucht die Arme, um aufzustehen. Er stützt sich zuerst am Boden, dann auf den Knien ab. Dieser «Test» ist charakteristisch für die Krankheit.
Die Waden sind trotz der Muskelatrophie dick: «Pseudohypertrophie».

35 Psychosomatik in der Orthopädie

Orthopädie ist wohl eine der am meisten der Mechanik verpflichteten Disziplinen. Viele mechanistische Konzepte werden denn auch sehr erfolgreich angewandt. Dem erfolgsverwöhnten Orthopäden begegnen jedoch immer wieder Patienten, bei denen diese logischen Ansätze nicht helfen. Diese renitenten Patienten werden ihm dann oft ein *Ärgernis*. Ärger über die eigene Unfähigkeit, rasch umschlagend in Ärger über den widerspenstigen Patienten, der nicht so will wie er – der Arzt möchte, dass ein Patient funktionieren sollte.

Die weitere Leidensgeschichte ist vorprogrammiert und in unzähligen Varianten bekannt, in umfangreichen Dossiers abgelegt und kasuistisch beschrieben. Was ist hier geschehen? Lässt sich solches vermeiden?

Einen *ersten Schlüssel* gibt vielleicht *Michael Balint*, der seinen Arztkollegen empfiehlt, *ihre eigenen Gefühle mit einzubeziehen* in die Diagnostik und die Beurteilung ihrer «Fälle»: Der Ärger des Arztes könnte ein erster Hinweis auf eine psychosomatische Problematik sein und sollte ihn zu erhöhter Vorsicht mahnen.

Vorsicht zuallererst, damit die eigene Irritation nicht in einer spontanen, durchaus einfühlbaren Reaktion in Unwillen, Abneigung und Hass gegen den als unsympathisch empfundenen Patienten umschlägt und das «Vertrauensverhältnis» in einen kalten Krieg pervertiert, bei dem es nur Verlierer gibt. Demütigung des Patienten, als der schwächeren Partei, durch Etiketten wie «psychisch überlagert», «pathologische Schmerzverarbeitung», «Aggravation», «Simulant», «supratentorielle Beschwerden» und ähnliche freundliche (in der Bürokratie besonders beliebte) Ausdrücke sind ja kaum der Heilung förderlich und nicht selten Ausgangspunkt von endlosen Querelen, wo ursprünglich Hilfe und nicht Diskrimination angesagt gewesen war.

Nicht geringer ist allerdings die **Gefahr**, aus dem Bestreben heraus, dem Patienten nicht Unrecht zu tun, auf alle seine Ansinnen und Wünsche bezüglich Abklärung seiner Beschwerden und somatischer Therapie einzugehen und damit in eine Falle zu tappen, aus der beide, der wohlmeinende Arzt wie sein Patient, nicht mehr herausfinden. Einige solche Fallen sind in diesem Kapitel beschrieben (vgl. auch Kap. 20.3: «Orthopädie und Psyche»).

Es ist praktisch tätigen Orthopäden seit langem bekannt, dass *einzelne Körperregionen und Krankheitsbilder* gehäuft zu solchen Schwierigkeiten führen (**Tab. 35.1**) und offenbar stärker mit komplexen psychischen Mechanismen zusammengehen als andere. Wie in der vom psychischen Ansatz ausgehenden Medizin üblich, kommen solche Erfahrungen mehr aus Kasuistik, aus Fallbeschreibungen und Einzelbiographien als aus statistisch gesicherten Studien, doch sind sie für den praktisch tätigen Arzt wichtig, wenn er nicht immer wieder in größere Schwierigkeiten geraten will. Vorsicht ist auch geboten bei einer Anamnese mit **Mehrfachoperationen** oder *wiederholten invasiven Abklärungen*. In aller Regel handelt es sich bei den «psychosomatischen» um eminent **chronische Leiden**.

Es ist wohl kein Zufall, dass die in Tabelle 35.1 zusammengefassten Krankheitsbilder gerade jene sind, über die wir am wenigsten wissen. Es ist deshalb gut, sich als Arzt immer wieder daran zu erinnern, auf wie wenig gesichertem Grund man steht. Dazu gehört auch, dass die körperliche Untersuchung (inkl. Labor und bildgebende Verfahren) oft wenige oder keine schlüssigen Daten bringt, und so kommt naturgemäß der **Anamnese** besondere Bedeutung zu.

Tabelle 35.1: Körperregionen und Krankheitsbilder, an denen psychosomatische Mechanismen häufiger beobachtet werden als an anderen.

- Rücken, Wirbelsäule; besonders häufig:
  - Lumbalregion, LWS, ISG («Kreuz») (s. Kap. 59.2.2)
  - «Ischias» und «pseudoradikuläre» Symptome
  - Nacken, Halswirbelsäule, bis Schultergürtel («Schleudertrauma») (s. Kap. 53; Kap. 53.3)
  - Thorax, BWS: weniger häufig («Haltung»)
  - Steißbein
- Schulter-Hand-Syndrom (s. Kap. 46.2.5)
- Willkürliche Schulterluxation (s. Kap. 46.3)
- die Hüfte ist sehr selten psychosomatisch besetzt, nur gelegentlich beim «schnappenden Traktus» (s. Kap. 64.11.1)
- Knie: Hier ist es v. a. die
  - Patella («anterior knee pain») (s. Kap. 66.4.3)
- oberes Sprunggelenk: «habituelle» Distorsion (s. Kap. 68.5.1)
- Fuß: Kontrakturen (kontrakter Knickfuß, «sinus tarsi-Syndrom») (s. Kap. 69.5.3)
- «Weichteilrheumatismus», diffuse Schmerzen im Bewegungsapparat (s. Kap. 36.4)
- «Muskelrheumatismus», Muskelverspannungen, lokalisiert oder generalisiert (s. Kap. 34.6.1)
- «Neuralgien»
- «Tendomyosen», «Fibrositis», diffus
- «Complex Regional Pain Syndrome» (s. Kap. 45.1) (Sudeck, Algodystrophie, Reflexdystrophie) als klassisches Beispiel, Kausalgie (s. Kap. 45.2)

35.1 Diagnostik psychosomatischer Erkrankungen

Anamnese

Das wichtigste Diagnostikum beim Verdacht auf eine psychosomatische Erkrankung ist eine gute Anamnese. Hier kommt die Kunst des Arztes zum Tragen. Sie ist erlernbar (s. «Anamnese, Gespräch», Kap. 10.3.2). Selbstverständlich wird man bei jeder Anamnese die Person, ihre Nöte und Bedürfnisse in den Mittelpunkt stellen und sich nicht mit dem Lokalbefund begnügen. Dabei gibt es erfahrungsgemäß eine Reihe von Hinweisen, die dem Arzt auffallen, ihn «stutzig» machen und, falls er darauf achtet, ihn warnen können, dass gerade bei diesem Patienten besondere Vorsicht am Platz ist.

Bereits **Tonfall** und **Sprache**, Art des Auftretens, Mimik und *Körpersprache* können Hinweise geben:

- ausufernde, phantasievolle, dramatische Schilderungen, gestelzte, geschraubte Ausdrucksweise im Gegensatz zu nüchterner Beschreibung
- auffälliges versus adäquat erscheinendes Verhalten
- Egozentrik, psychische Labilität.

Wie erwähnt, sind es nicht selten die *eigenen*, vielleicht eher negativen, irritierenden *Gefühle*, wie Ungeduld, Langeweile, Ärger, Hilflosigkeit etc., die der Ärztin, dem Arzt die richtige Richtung weisen. Die Reaktion sollte dann natürlich nicht in einem unwirschen Verhalten, sondern in einer besonders verständnisvollen Zuwendung bestehen, für einen erfolgsverwöhnten Operateur vielleicht leichter gesagt als getan.

Die **Schilderung der Schmerzen** ist oft typisch:

- diffus, vage, unklar; oft auch blumige, eingehende Schilderung der Schmerzqualität mit affektiven, evaluativen und weniger sensorisch-beschreibenden Adjektiven, Missempfindungen verschiedenster Art (Paraesthesien)
- Lokalisation: vage, wenig präzis, «überall», von unten bis oben ausstrahlend, beidseitig (symmetrisch), diffuse Verteilung, übergreifend (mit dem Finger zeigen lassen; Abb. 11.2)
- Auftreten und Verschwinden der Schmerzen wechselhaft, wenig von Beanspruchung, eher von Befindlichkeit abhängig, «dauernd», nachts, in Ruhe etc.
- kein Ansprechen auf konventionelle Maßnahmen.

Häufig treten typische **Begleitsymptome** auf: Müdigkeit, Abgeschlagenheit, Reizbarkeit, Nervosität, Angst, Verstimmung, Apathie, (larvierte) Depression etc., aber auch Aggressivität u. ä.

Auffallend ist auch *des Patienten* **eigene Interpretation** der Beschwerden: In der Regel werden bestimmte Ereignisse angeschuldigt und die Beschwerden rein somatisch kausal daraus erklärt, oft mit angelernten Fachausdrücken. Psychische Faktoren werden von der Mehrzahl der Patienten (mindestens zu Anfang, und oft dauernd) abgelehnt.

Die **bisherige Krankengeschichte** ist immer aufschlussreich:

- auslösende Momente, angeschuldigte Traumen
- bisherige Arztbesuche und Therapien: Sehr oft ziehen solche Patienten von Arzt zu Arzt, haben bereits eine Batterie von Abklärungen mit unterschiedlichen Diagnosen und Ratschlägen sowie die verschiedensten (erfolglosen) Therapien hinter sich, oft auch einen oder mehrere invasive Abklärungsversuche (v.a. Arthroskopien) oder gar Operationen (mit immer schlechterem Resultat). Allerdings wird all dies in der Regel dem neuen Arzt verschwiegen («damit sich dieser ein unbefangenes Urteil bilden könne»).
- meistens längere Leidensgeschichten, nicht selten mit Invalidität, mit Versicherungsquerelen, Haftpflichtprozessen etc.
- gehäuft persönliche, familiäre, soziale Probleme, Schwierigkeiten am Arbeitsplatz etc.

Es wurde versucht, bestimmte Persönlichkeitstypen zu identifizieren, die eher zu psychosomatischer Ausformung ihrer Probleme neigen als andere. Damit wäre aber wohl auch eine primäre (evtl. unbewusste aber auch unerwünschte) *Diskriminierung* verbunden. Auffällige Psychopathologie hingegen ist natürlich ein wichtiger Hinweis.

Orthopädische Untersuchung

Das nach der Anamnese Nächstwichtige ist eine genaue orthopädische Untersuchung.

Auch hier ist die **Schmerzlokalisation** und -auslösung aufschlussreich. Zweckmäßig ist das «Schmerzmännlein», eine schematische Zeichnung, in welche die schmerzhaften Körperstellen mit Bleistift eingetragen werden (vgl. Abb. 36.9). Eine Schmerztopographie, die weder einem bestimmten Gelenk entspricht noch für eine bestimmte Krankheit typisch ist und auch zu keiner (peripheren oder zentralen) Nervenverteilung passt, weckt den Verdacht auf psychosomatische Prozesse, ebenso wie beidseitig mehr oder weniger symmetrische Verteilung, Beteiligung einer ganzen Körperhälfte usw.

Häufig zeigen sich Unstimmigkeiten in der **Beweglichkeitsprüfung** (aktiv/passiv) und inadäquate Empfindlichkeit dabei. Manche Tests (z.B. der Lasègue, s. Abb. 59.36) lassen sich in verschiedenen Positionen prüfen, wobei oft Inkonsistenzen erkannt werden können. Prüfungen im Stehen und Gehen sind aufschlussreicher als solche im Liegen, weil dabei die normalen Reflexmechanismen spielen und man nicht auf die willkürliche Muskelaktion des Patienten angewiesen ist.

Natürlich wird man nach verspannten Muskelpartien, nach Blockaden etc. suchen.

Ein unheilvoller Pakt

Das primäre Ziel des Orthopäden und seines Patienten ist fast immer, eine somatische Ursache für die Beschwerden zu finden. Darin sind sich zunächst *beide einig*. Man könnte sogar von einer heimlichen Verschwörung, von einer gewissen «folie à deux» sprechen: Der Orthopäde, in der Regel entsprechend ausgebildet, möchte mit seinen (somatischen) Mitteln helfen, der Patient verdrängt sein psychisches Problem, verlangt eine körperliche Diagnose als plausible Erklärung und wünscht mittels einer somatischen Therapie (passiv) geheilt werden.

Zur ersten Abklärung gehören (und genügen vorerst) meist ein gewöhnliches Röntgenbild und einige wenige Laboruntersuchungen. Ungeduldig erwarten Patient und Arzt das Resultat. Findet man ein somatisches Substrat oder keines? Interessanterweise sind bei psychosomatischen Krankheitsbildern meist beide Fälle unbefriedigend, wie im Folgenden gezeigt wird.

Die «Abklärungsfalle»

In der somatischen Medizin gilt es als Sünde, eine somatische Diagnose zu verpassen. Der Kliniker steht unter einem erheblichen (vermeintlichen oder realen) Druck, weiter (somatisch) abzuklären.

Natürlich sollten therapiezugängliche Krankheiten, wie etwa ein Osteoidosteom, erkannt werden. Dazu dienen in erster Linie die apparativen, bildgebenden Methoden (CT, MRI, Szintigraphie etc.). Allerdings lässt sich auf diesen Bildern, wenn man danach sucht, meist irgend ein vermeintlich pathologischer Befund und damit ein Anlass zu einer Operation finden. Damit wäre die (falsche) Weiche gestellt.

Die wesentliche Frage lautet indessen: *Ist der Befund geeignet, die Beschwerden zu erklären?* Oder handelt es sich um ein Artefakt, einen Zufallsbefund, eine harmlose Abweichung von der Norm, hat also mit den Beschwerden nicht viel zu tun? Könnte nicht auch eine psychische Problematik dahinter stecken? Dies wird oft erst in Betracht gezogen, wenn die somatischen Methoden definitiv versagt haben.

Mit den **invasiven** Techniken der Radiologie und der Arthroskopie ist dann häufig auch bereits der «point of no return» überschritten, indem jetzt der Patient auch einen offensichtlichen somatischen Grund (eben den Eingriff) für seine Beschwerden hat. Es sind genug Fälle bekannt, deren Leidensweg genau an diesem Punkt begann.

Die «Operationsfalle»

Jede Operation bei einem psychosomatischen Krankheitsbild ist eine zu viel. Umfangreiche Dossiers von somatischen und psychiatrischen Kliniken, von Gutachtern und Versicherungen sprechen eine eindeutige Sprache. Unter den psychosomatischen Fällen finden sich viele mit mehreren, ja Dutzenden von Operationen, und mit jeder ging es noch einmal schlechter.

Enttäuschung bei Patient und Arzt sind also vorprogrammiert. Das anfängliche Vertrauensverhältnis gerät in eine Zerreißprobe: Entweder man erklärt dem Patienten irgend einen (somatischen) kausalen Zusammenhang mit einer wenig haltbaren Diagnose, auf die Gefahr hin, dass er den Arzt wechselt und dort anderen Bescheid bekommt, oder man deutet psychische Faktoren an, was viele Patienten als Zumutung empfinden und kategorisch von sich weisen. Sie suchen einen anderen Arzt, der dann die richtige (somatische!) Diagnose stellen soll. Tatsächlich reagieren viele Patienten primär auf diese Weise.

So tritt dann die Psychosomatik oftmals erst relativ spät auf den Plan. Leider zeigt die Erfahrung, dass der richtige Zeitpunkt für eine Heilung (sowohl der somatischen Beschwerden wie der psychischen Probleme) in vielen Fällen bereits endgültig verpasst ist.

Der Faktor Zeit

Der Faktor Zeit spielt hier eine entscheidende Rolle: Bei der ersten Konsultation ist eine eindeutige Diagnose bei diesen Krankheitsbildern selten möglich. Erst im weiteren Verlauf wird sich ein Verdacht erhärten oder widerlegen lassen. Wegleitend muss wiederum die Anamnese sein, d.h. die Unterscheidungsmerkmale, die dort beschrieben sind: Werden weiterhin in einfühlbarer, sachlicher Weise Beschwerden gemeldet, ist eine erneute Suche nach einer somatischen Ursache wohl angezeigt. Deutet das Verhalten stärker auf psychische Einflüsse, ist eine eingehendere Exploration zu erwägen.

Natürlich kann bei jedem Verdacht sofort eine gezielte psychische Abklärung in die Wege geleitet werden. Dazu sind Fragebogen entworfen und Standarduntersuchungen angegeben worden. In unklaren Fällen kann jedoch auch ein *stufenweises, behutsames Vorgehen* vorteilhaft sein:

1. Die **erste orthopädische Konsultation** hat normalerweise lediglich den Zweck, eine aufmerksame Anamnese zu erheben und zu versuchen, mit dem Patienten in ein vertrauenbildendes Gespräch zu kommen. Dazu gehört selbstverständlich das Eingehen auf die persönlichen Verhältnisse, Nöte, Bedürfnisse, auf die familiären Verhältnisse, jene am Arbeitsplatz etc., also unter Einbeziehung der psychischen und der sozialen Situation, wie sich das für jede Anamnese gehört, die diesen Namen verdient (s. dazu Kap. 10, sowie Adler/Hemmeler[1]). Es geht in erster Linie um geduldiges Zuhören.
2. Falls die Diagnose *unklar* bleibt, ist es zweckmäßig, den Patienten vorerst in **regelmäßiger Kontrolle** zu behalten. Erst wenn ein (unspezifischer) konservativer Therapieversuch innerhalb nützlicher Frist keine Wirkung zeigt und der weitere Verlauf den Verdacht auf eine psychosomatische Komponente verstärkt, kann behutsam auf einen allfälligen psychischen Hintergrund eingegangen werden. Dies liegt noch durchaus *im Kompetenz- und Aufgabenbereich des behandelnden Arztes*, sofern er sich für solche Dinge interessiert, und es braucht nicht unbedingt sofort die Überweisung an einen Psychiater, zumal der Patient dies in der Regel gar nicht will. Oft handelt es sich nicht um komplizierte Konversionsphänomene, sondern um psycho-physische Wechselwirkungen, wie sie bei allen Patienten immer mitspielen. Der behandelnde Arzt kann seinen Patienten in eine Supervision mitnehmen und ihn selber betreuen. In diesem Stadium kommen auch diagnostische Blockaden, z.B. mit gezielten lokalen Anästhesien, in Betracht.
3. Wenn allerdings die Situation weiterhin *unbefriedigend* und *unklar* bleibt, jedenfalls bevor sie chronisch zu werden droht, ist wohl eine eingehendere **psychologische bzw. psychiatrische Abklärung** angezeigt.

35.2 Psychopathologie

Bei den psychosomatischen Patienten, mit denen die Orthopädie zu tun hat, handelt es sich gemäß internationaler Klassifikation (ICD) vor allem um drei Gruppen:

---

[1] Rolf Adler, Willi Hemmeler: Praxis und Theorie der Anamnese. G. Fischer, Stuttgart (1986)

1. Naturgemäß sind es vor allem verschiedene psychische Störungen, die vordergründig rein somatische Symptome zeigen.
2. Daneben sind echte Konversionsstörungen wohl eher selten.
3. *Schwere Unfallverletzungen* und *chronische Krankheiten* können, je nach Situation und Charakter, gravierende, oft **existenziell bedrohliche Einschnitte im Leben** sein. Sie wirken damit auch immer zwangsläufig auf die Psyche ein, und dies natürlich auch bei *psychisch vollkommen gesunden Menschen*. Über den Bemühungen um Diagnostik und Therapie somatischer Störungen geht diese Selbstverständlichkeit leicht aus dem Blickfeld verloren, was eines der Hauptprobleme des vorwiegend auf Somatik fokussierten Orthopäden und Chirurgen im Umgang mit der «Psyche» seiner Patienten ist.

Hier ist weniger eine spezielle psychiatrische Ausbildung gefragt als vielmehr ein Interesse am Patienten als Person und nicht nur als Träger einer Krankheit, etwa das, was den Unterschied zwischen einem Arzt und einem Gesundheitstechniker ausmacht.

Einzelne Störungen (nach ICD)

Konversionsstörungen (F44), entsprechend etwa der früher so genannten «Hysterie», mit sensorischen und motorischen Störungen (Lähmungserscheinungen, Kontrakturen, Paraesthesien etc.), sind relativ selten in der orthopädischen Praxis.

Somatoforme Störungen (F45) sind häufiger. Typisch ist die Darbietung körperlicher Symptome, verbunden mit hartnäckigen Forderungen nach medizinischen Untersuchungen, trotz negativer Resultate und der Versicherung der Ärzte, dass die Symptome nicht körperlich begründbar seien. Dazu gehören:

- *Somatisierungsstörungen* (F45.0) können lokal oder diffus auftreten. Die Betroffenen haben meist eine lange Patientenkarriere mit vielen negativen Untersuchungen und ergebnislosen explorativen, aber auch therapeutischen Operationen hinter sich. Meist liegen chronische Störungen im persönlichen, familiären und sozialen Bereich vor.
- *Hypochondrische Störungen* (F45.2) sind in der orthopädischen Sprechstunde nicht ganz selten. Die gesamte Aufmerksamkeit der Patienten gilt ihren Beschwerden, ihrer vermeintlichen Krankheit, was dann Angst und Depression auslöst. Natürlich sollte eine somatische Ursache (etwa ein Osteoidosteom) nicht übersehen werden.
- *Somatoforme autonome Funktionsstörungen* (F45.3) betreffen das vegetative System, den Bewegungsapparat daher eher selten. Das autonome Nervensystem jedoch ist involviert bei der Reflexdystrophie (s. Kap. 45.1), beim «Sudeck», beim Schulter-Hand-Syndrom.
- *Anhaltende somatoforme Schmerzstörungen* (F.45.4) treten vor allem nach Unfällen und Operationen auf, aber auch spontan, und besonders häufig als Rückenschmerzen (vgl. Kap. 59.2), gelegentlich als «complex regional pain syndrome» (s. Kap. 45.1 u. Kap. 45.2). Die Schmerzen sind chronisch, anhaltend und quälend, somatisch nicht genügend erklärbar. Sie werden durch emotionale Konflikte und psychosoziale Störungen verstärkt.

Daneben gibt es aber auch **posttraumatische Belastungsstörungen** (F.43.1) als Reaktion auf belastende Ereignisse und Situationen, die *bei jedem Menschen* eine Verzweiflung auslösen würden. Die üblichen «Bewältigungsstrategien» sind überfordert und reichen nicht mehr aus. Albträume, Erregbarkeit, Angst, Schlafstörungen, Depressionen sind die Folgen. In der Orthopädie sind es vor allem Patienten, die durch Unfallschäden ihre Arbeits- und Erwerbsfähigkeit, aber auch soziale Kompetenzen verloren haben und als Folge davon auch im familiären Bereich und im sozialen Umfeld Schäden erleiden, die sie an sich selbst und *an ihrem Lebenssinn verzweifeln* lassen (s. a. Kap. 45.2: «Rätselhafte Schmerzsyndrome»).

Schmerzwahrnehmung

Der Schmerz als Paradigma psycho-physischer Wechselwirkungen steht bei orthopädischen Patienten meistens im Zentrum. Dabei muss man sich immer wieder vergegenwärtigen, dass der Schmerz ein rein **subjektives Symptom** ist, das sich jeder Objektivierung und Quantifizierung weitgehend entzieht, und dass es sowohl **Schmerzen ohne Gewebsschaden** wie auch **Gewebsschäden ohne Schmerzen** gibt.

Daraus ergibt sich, dass auch die Beurteilung von Schmerzen subjektiv und unbeweisbar ist und dem Arzt nur der Zugang über die Psyche offensteht, dass er letztlich *darauf angewiesen ist, dem Patienten zu glauben* (oder eben nicht).

Echte **Simulation** ist selten (vgl. dazu auch Kap. 11.1.1). Bei fast allen von Ärzten vermuteten Simulationen handelt es sich um Konversionen (R. Adler).

Konversion

Der Begriff der «hysterischen Konversion» geht auf Sigmund Freud (1895) zurück und meint die Umwandlung psychischer Konflikte in körperliche Symptome, mit dem (unbewussten) Zweck, ebendiese Konflikte zu «verdrängen» und damit zu beseitigen.

Am Bewegungsapparat kann sich dies äußern in Form von Lähmungen, Schwächen, Kontrakturen, Koordinations- und Sensibilitätsstörungen, vor allem aber auch als **Schmerz**, dem häufigsten Konversionssymptom überhaupt. Nicht ganz selten ist man denn auch in der Orthopädie mit psychogenen Schmerzsyndromen konfrontiert (vgl. Kap. 11.1.1).

Wenn man den Mechanismus der Symptombildung nachvollziehen kann, versteht man auch, weshalb der eingleisige Versuch, diesen Patienten die Schmerzen zu nehmen (den sie dringend wünschen), scheitern muss:

Die Konversion schützt sie vor ihrem psychischen Problem (primärer Krankheitsgewinn) und bringt ihnen auch weitere Vorteile: Besondere Zuwendung von Seiten der Familie, der Umgebung, Trost, Mitleid, Schonung, evtl. finanzielle und andere Unterstützung (sekundärer Krankheitsgewinn).

Mit der alleinigen Symptombeseitigung würde der betroffene Patient all dies verlieren.

35.3
Zur Therapie psychosomatischer Störungen

Die Therapie muss also die psychische Konstellation in Rechnung stellen. Patienten, die sich psychischen Vorgängen und Menschen gegenüber öffnen können, sind geeigneter für psychotherapeutische Bemühungen als solche, die eher verschlossen auf der somatischen Ebene beharren. Hier muss man sich oft mit kleinen Schritten begnügen, um den Betroffenen den Alltag erträglich zu machen. Dazu ist regelmäßige, geduldige Begleitung in einem gut strukturierten Programm notwendig.

Ein **gestörtes Arzt-Patient-Verhältnis** steht auffallend oft am Anfang unglücklicher Verläufe. Viele Patienten suchen bei Alternativmedizinern und Laienheilern, was sie bei ihrem Arzt vermissen – und finden es dort: Zeit und Zuwendung, Einfühlungsvermögen und Empathie, vor allem auch ein offenes Ohr. Sie fühlen sich verstanden und ernstgenommen. *Arztwechsel* sind, wie erwähnt, typisch und häufig von Unstimmigkeiten, wenn nicht von (oft gegenseitigen) Vorwürfen und Anschuldigungen begleitet. Haftpflicht- und Versicherungsstreitigkeiten, endlose Begutachtungen und Prozesse sind überdurchschnittlich häufig. Eine Verbesserung der Situation wird dadurch nicht erreicht.

Umso wichtiger wäre die **Prävention**. Sie ist nur auf dem Weg über die Psyche des Patienten denkbar. Zuständig dafür kann nur *der erstbehandelnde Arzt* sein.

Iatrogene Faktoren spielen sehr oft eine wesentliche Rolle. Unzweckmäßige Diagnostik und schlecht indizierte Operationen wurden bereits erwähnt. Mangelndes Eingehen auf die Patienten, Ignorieren ihrer Probleme, ungenügende Information, überhebliches Gehabe, Abstreiten von Fehlern usw. stehen am Anfang vieler unglücklicher Krankengeschichten und/oder sind maßgeblich an ihrer Chronifizierung beteiligt. Diese iatrogenen Faktoren wurden und werden auch heute noch kaum beachtet. Ihre Kenntnisnahme und Thematisierung ist der erste Schritt zu einer sinnvollen und wirksamen Prophylaxe[1] (vgl. dazu auch «Orthopädie und Psyche», Kap. 20.3).

Naturgemäß darf die **orthopädische Therapie nicht invasiv** sein.

Solange die Diagnose nicht gesichert ist, kommen **symptomatische**, harmlose Maßnahmen in Frage:

- **Physikalische Therapie.** Hier liegen Möglichkeiten bereit, die, einfühlsam, klug und vorsichtig angewandt, durchaus günstige Wirkung haben können: Zuwendung, Zeit, Körperkontakt. Wichtig ist die Motivation des Patienten – der sich primär passiv verhält und «behandelt» und «geheilt» werden möchte – zur aktiven Mitarbeit. Die Therapeutin/der Therapeut übernimmt damit natürlich auch einen Teil der Verantwortung für die Führung des Patienten. Der behandelnde Arzt sollte immerhin den Überblick behalten und die Wirkung steuern können.
- **Medikamentöse Therapie** lässt sich im Anfang wohl selten umgehen. Neben Analgetika, Muskelrelaxantien, Beruhigungsmitteln, Plazebo (in Form von harmlosen Präparaten) etc. kommen dann auch die eigentlichen Psychopharmaka in Frage. So haben z. B. Anafranil und Saroten unabhängig von ihrem antidepressiven Effekt auch eine echt analgetische Wirkung. Ihre Anwendung setzt aber bereits besondere Erfahrung voraus, nicht zuletzt wegen der meist erheblichen *Nebenwirkungen*.
- **Psychotherapie.** Einfache Gesprächstherapie gehört immer noch zum Aufgabenbereich des behandelnden Allgemeinarztes, Orthopäden, Rheumatologen etc. Dieser muss auch wissen, wann seine Möglichkeiten erschöpft sind und psychologische oder psychiatrische Hilfe nötig wird. Der Zuzug eines Fachpsychiaters bzw. die Überweisung stößt allerdings bei Patienten oft auf erheblichen Widerstand, der nur mit Geduld im wiederholten Gespräch zu überwinden ist.
- Viele Patienten suchen das, was ihnen die Schulmedizin nicht bietet, in **alternativen Heilmethoden**. Diese schaden jedenfalls weniger als invasive Diagnostik und Operationen.

---

2 Kyriaki, K. et al.: Iatrogenic Factors and Chronic Pain. Psychosomatic Medicine 59, 597 (1997)

35.4
Begutachtung und Versicherungsmedizin

Ein leidiges Kapitel! *Zwei Lehrmeinungen*, zwei «Lager» stehen sich diametral gegenüber: Hier die Psychologen, die mitfühlenden, patientenorientierten Therapeuten, die Hausärzte, die ihre Patienten kennen und für sie sorgen – dort die juristisch geschulten Vertrauens- und Versicherungsmediziner in fremdem Dienst, vom Schreibtisch aus eiskalt und scharf somatisch argumentierend und legalistisch entscheidend.

Trotz Leitfäden, Richtlinien, Paragraphen und einer Unmenge Literatur wird es wohl in einer großen Zahl gerade von psychosomatischen Fällen nicht möglich sein, eindeutige kausale Zusammenhänge zu beweisen bzw. auszuschließen oder z. B. «Schmerz» zu objektivieren, zumutbare Arbeit exakt zu quantifizieren.

Lebendige Menschen lassen sich nicht sezieren, sie sind eine Ganzheit, haben eine individuelle Psyche, und die Zusammenhänge sind immer komplex und damit multifaktoriell. Gutachterfragen sind zwar in der Regel knapp und «logisch», doch genau betrachtet sind es **überwiegend Ermessensfragen**. Damit bleibt dem Arzt auch ein gewisser Spielraum, in welchen er seine humane Sicht, seine Achtung vor dem einzelnen Menschen einbringen kann. Allerdings wird er sich auf rein ärztliche Fragen beschränken.

Dass **die Bürokratie** mit ihrem menschenverachtenden Procedere und den oft unglaublich langen Lieferfristen (Jahre) zur Verschlechterung und Chronifizierung von Krankheitsverläufen wesentlich beiträgt, ist bekannt. Um Abhilfe wird gebeten (vgl. Kap. 16.4).

Die Beurteilung von Unfallfolgen und ihre bio-psycho-sozialen Implikationen sind in den Kapiteln 45.1: «Komplexe regionale Schmerzsyndrome» und 45.2: «Rätselhafte Schmerzsyndrome» abgehandelt.

35.5
Zusammenfassung

Psychosomatische Krankheiten sind in der Regel nicht des Orthopäden Spezialität. Dass solche Patienten in seiner Sprechstunde auftauchen, wird er aber kaum vermeiden können. Vermeiden sollte er jedoch, sich über die «psychisch überlagerten», die «funktionellen» Patienten, die er nicht versteht, zu ärgern oder sie gar in den Operationssaal zu schleppen.

Falls er an der rätselhaften menschlichen Seele weniger interessiert ist als an Biomechanik (sein Fach), sollte er immerhin diese schwierigen, geplagten Menschen ernst nehmen und ihnen freundlich begegnen. Eine gute Nase ist ihm zu wünschen, rechtzeitig zu erkennen, dass er diese Patienten mit seiner Kunst nicht heilen, sie und auch sich selbst jedoch leicht in größere Schwierigkeiten bringen kann. Falls er aber ein Arzt für den ganzen Menschen ist, hat er Mittel und Wege, auch diesen eine Hilfe zu sein.

Echte Psychosomatiker sind in den orthopädischen Sprechstunde eine kleine Minderheit. Die Mehrheit sind Menschen mit somatischen Problemen, auf die sie in einfühlbarer Weise psychisch reagieren. Nur wenn er beides versteht und ernst nimmt, kann der Orthopäde ein hilfreicher Arzt sein.

Es ist ein Anliegen dieses Buches, diese *in der orthopädischen Fachliteratur eher selten untersuchten Aspekte einzubringen*. Sie finden sich in allen Bereichen: Von der Diagnose (Kap. 10.1: «Der Kranke, seine Krankheit und die Diagnose») über die Therapie (Kap. 15: «Patientenorientierte Therapie, Kap. 16: «Prinzipien, Methoden und Indikationen der orthopädischen Behandlung», Kap. 18.1: «Die Operationsindikation») bis zu den Themen «Jenseits der Wissenschaft» (Kap. 20, v.a. Kap. 20.3 «Orthopädie und Psyche»), bei der Erfolgskontrolle («Langzeitforschung», Kap. 25) und auch durchwegs im speziellen Teil.

36 Die so genannten rheumatischen Erkrankungen

Ursprünglich bezeichnet *Rheuma* «fließende», «ziehende», d.h. wechselnde Beschwerden in Stamm und Gliedern. Von **«Rheumatismus»** spricht auch der Laie und meint damit alle möglichen Schmerzzustände im Bewegungsapparat, vor allem in Muskeln, Gelenken und Weichteilen, sowohl vorübergehende harmlose Muskelschmerzen als auch schwerste Krankheiten, wie z.B. die chronische Polyarthritis.

Es ist das besondere Verdienst der Rheumatologie, die wissenschaftliche Erforschung und Behandlung dieser verschiedenartigen Schmerzzustände in die Hand genommen zu haben. Indem auch die natürlichen Heilmethoden adaptiert wurden, sind die physikalische Therapie und die Balneotherapie zu einem festen Bestandteil der Rheumatologie geworden.

Da die so genannten rheumatischen Krankheiten in der Regel *von Funktionsstörungen des Bewegungsapparates begleitet sind, hat sich die Orthopädie seit jeher mit ihnen befasst.*

Rheumatologie und Orthopädie ergänzen sich in ähnlicher Weise wie innere Medizin und Chirurgie. Die intensive Zusammenarbeit zwischen Rheumatologen und Orthopäden hat bessere Behandlungsmöglichkeiten zugunsten der oft schwer verkrüppelten und schmerzgeplagten Patienten erschlossen.

Die hier zu besprechenden rheumatischen Krankheiten im engeren Sinne umfassen: den **entzündlichen Rheumatismus**, der vor allem die Gelenke befällt, darunter besonders die **rheumatoide Arthritis** (RA), auch *chronische Polyarthritis* genannt (cP). Die orthopädischen Probleme, die sich bei dieser schweren Krankheit stellen, sind bei den zahlreichen übrigen rheumatischen Arthritiden ähnlich.

Der sog. **Weichteilrheumatismus** (s. Kap. 36.4) ist noch wenig erforscht und nicht genau definiert.

Die große Gruppe der **degenerativen Erkrankungen** des Bewegungsapparates ist hingegen aufgrund ihrer Ätiologie und pathologischen Anatomie von den rheumatischen Krankheiten abzutrennen: siehe Kapitel 37.

36.1 Rheumatoide Arthritis (chronische Polyarthritis)

Unter den entzündlichen Formen des «Rheumatismus» hat die chronische Polyarthritis (cP) oder rheumatoide Arthritis (RA) die größte praktische Bedeutung.

36.1.1 Krankheitsbild

Diese verhältnismäßig häufige Krankheit ist gekennzeichnet durch ihren protrahierten, Jahre und Jahrzehnte dauernden Verlauf, der nicht selten wegen der massiven Zerstörung einer Reihe von Gelenken zur teilweisen oder vollständigen *Invalidität* führt.

Dies zu verhindern hat sich die **Rheumaorthopädie** zum Ziel gesetzt: Die orthopädische Chirurgie hat heute dem Patienten mit Polyarthritis eine Reihe von Behandlungsmöglichkeiten anzubieten, die ihm sowohl im schmerzhaften Anfangsstadium wie auch bei der schweren Invalidität und Pflegebedürftigkeit im fortgeschrittenen Stadium eine echte Hilfe sein können. Da eine nachhaltige kausale Therapie immer noch aussteht, ist dies von nicht geringer Bedeutung. *Das Spezialfach Rheumaorthopädie* ist damit zu einer eigenständigen Spezialität geworden.

Die **Ätiologie** der Krankheit ist noch nicht genau geklärt. Entzündliche Veränderungen prägen das Bild. Erreger wurden nicht gefunden. Anomalien in einem komplexen autoimmunologischen System stehen im Vordergrund der Forschung. Genetische Faktoren spielen offenbar eine wesentliche Rolle.

Diese Unsicherheit spiegelt sich in der **Definition** der RA, die 1987 von der American Rheumatism Association ziemlich willkürlich festgelegt wurde:

- Morgensteifigkeit mindestens eine Stunde
- Schwellung von drei oder mehr Gelenken (vom Arzt festgestellt)

- Schwellung von Fingern und Händen
- symmetrische Schwellungen
- Rheumafaktoren
- radiologische Zeichen (Usuren, Osteopenie im Handbereich).

Das **Kriterium**: Falls wenigstens vier dieser Zeichen während wenigstens sechs Wochen vorhanden sind, handle es sich um eine RA.

Pathologische Anatomie

Die pathologisch-anatomischen Veränderungen sind typisch: Ihr Merkmal ist ein mehr oder weniger spezifisches entzündliches Granulationsgewebe. Die *Synovialmembran* der Gelenke und Sehnenscheiden – normalerweise eine einschichtige Zellmembran – wird massiv entzündlich infiltriert und kann bis über einen Zentimeter dick werden. Gleichzeitig entsteht im akuten Stadium ein erheblicher, sehr schmerzhafter **Gelenkerguss**.

Die infiltrativen synovialen Wucherungen, die sich ähnlich wie ein maligner Tumor gebärden, beginnen in den Umschlagfalten des Gelenkes den subchondralen Knochen zu zerstören, was zu den röntgenologisch typischen *Usuren* führt. Andererseits wächst das Granulationsgewebe als Pannus über den Gelenkknorpel und zerstört ihn mit der Zeit samt dem darunter liegenden Knochen und damit dem ganzen Gelenk (**Abb. 36.1**).

Der Erguss überdehnt Kapsel und Bänder, das Gelenk verliert seine Stabilität, es wird ein Schlottergelenk, das subluxieren oder ganz luxieren kann (vor allem Fingergelenke), andere Gelenke obliterieren und ankylosieren fibrotisch, oft auch knöchern (Fußwurzel). In beiden Fällen entstehen schwere **Deformitäten**.

Klinik

Die Krankheit beginnt meist schleichend, am häufigsten zwischen dem zwanzigsten und vierzigsten Lebensjahr, und befällt häufiger Frauen als Männer.

Die Diagnose kann im Anfangsstadium schwierig sein (s. o.); bei Patienten, die orthopädische Behandlung brauchen, ist sie jedoch meist augenfällig. Die BSR ist und bleibt hoch.

In der Regel werden zuerst *die distalen Gelenke* (Fingergrundgelenke, proximale Interphalangealgelenke, Zehen, Fußgelenke), später, gegen den Stamm fortschreitend, die größeren Gelenke befallen (**Abb. 36.2**).

Die Krankheit verläuft **in Schüben**, über Jahre und Jahrzehnte, mit Exazerbationen der entzündlichen Erscheinungen und dazwischen ruhigeren Latenzperioden (s. Abb. 36.5). Eine Prognose kann im Einzelfall nicht gestellt werden. Besonders maligne verlaufen die juvenilen Formen.

Das Bild der **vollausgebildeten chronischen Polyarthritis** ist charakteristisch: Schwer verkrüppelte

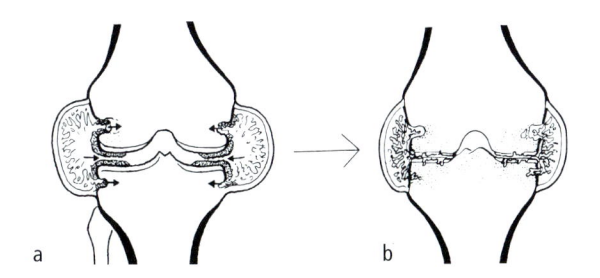

Abb. 36.1: Pathologie der **chronischen Polyarthritis**.
a) Ein massiver *entzündlicher Erguss* erweitert die Kapsel. Oft entstehen so mit der Zeit Schlottergelenke.
Die Synovialmembran wird entzündlich geschwollen, bildet einen ungemein dicken Pannus. Dieser benimmt sich fast wie ein Tumor und beginnt den Knochen zu infiltrieren zwischen Kapselansatz und Knorpelüberzug. Ein dicker vaskularisierter Pannus überzieht mit der Zeit auch den Gelenkknorpel und greift ihn an.
b) Langsam schreitet die *Gelenkzerstörung* weiter und endet in der Regel mit einer schweren Arthrose. Häufig wird das Gelenk *instabil*, ein «Schlottergelenk», seltener wird es ankylotisch.

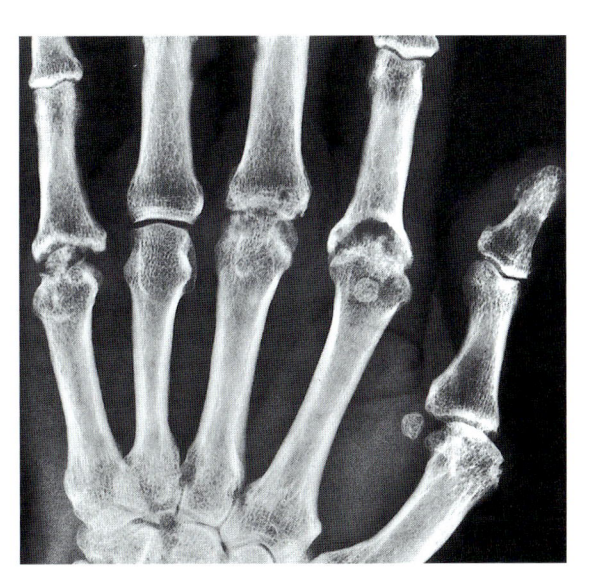

Abb. 36.2: *Hand eines 49-jährigen Mannes*, der *seit fünf Jahren* eine **chronische Polyarthritis** hatte: Nur das 4. Fingergrundgelenk ist noch intakt, die übrigen sind weitgehend zerstört, auch das Daumengrundgelenk ist befallen. Die Gelenke werden durch die Zerstörung teils steif, teils instabil und geraten in Fehlstellung.
Der chronisch progrediente Verlauf ist in Abbildung 36.5 am Beispiel des Zeigefingergrundgelenkes dargestellt.

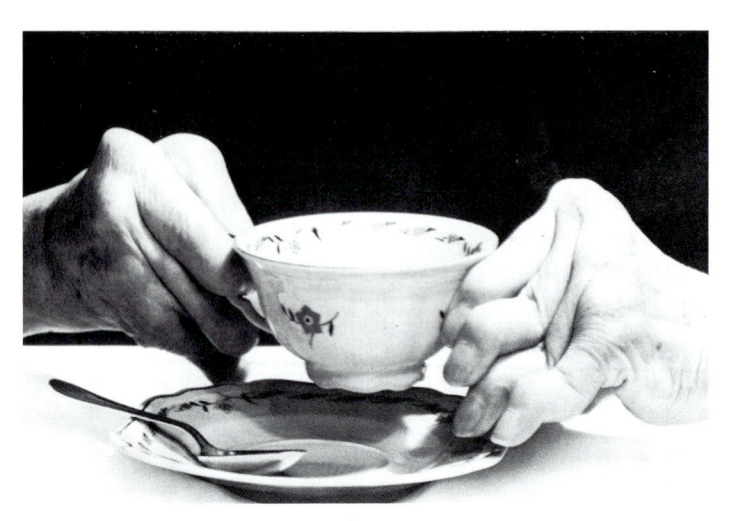

Abb. 36.3: Hände einer Polyarthritikerin. Die jahrlange Krankheit hat die meisten Gelenke weitgehend zerstört und die Hände deformiert. Charakteristisch ist die **Ulnarabweichung** der Finger, die durch den Druck beim Greifen verstärkt wird. Hier erkennt man auch die typische sog. **«Schwanenhalsdeformität»** der Finger mit der Überstreckung der Interphalangealgelenke, die Folge einer Kontraktur der kleinen Fingermuskeln.
Trotz der schweren Veränderungen sind die Hände noch *erstaunlich brauchbar und geschickt*, dank guter Sensibilität und einem Griff. Handgerechte Geräte (dicke Stiele, Festhalter usw., siehe auch Abb. 36.6) ermöglichen vielen Patienten ein Leben unabhängig von fremder Hilfe.
Operative Eingriffe müssen die *Funktion verbessern* oder mindestens erhalten und *nicht nur kosmetischen Effekt* haben. Dies ist bei der komplexen Funktion der Hand nicht einfach zu erzielen (vgl. Kap. 36.1.3 u. Kap. 49.1 u. 2).

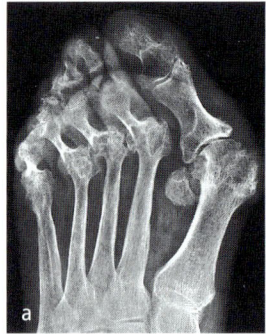

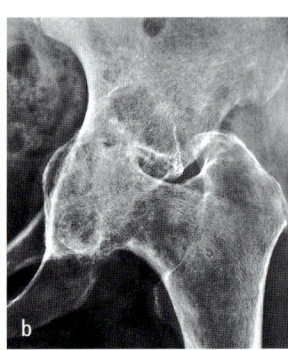

Abb. 36.4: Schwere, zerstörende **rheumatoide Arthritis mehrerer Gelenke** bei einer *60-jährigen Frau*. Der Befall mehrerer, in manchen Fällen fast aller Gelenke des Körpers, ist charakteristisch für die cP.
a) Befall und Zerstörung aller *Zehengrundgelenke*. Der Fuß ist schmerzhaft versteift, mit Hammerzehen und Spreizfußbeschwerden, die Patientin kann ihn kaum belasten. In solchen Fällen ist die Resektion aller Metatarsalköpfchen (Alignement nach Lelièvre, Clayton) ausnahmsweise gerechtfertigt (s. Kap. 69.8).
b) Befall auch der großen Gelenke: Deformierende Arthritis der *linken Hüfte*. Zerstörung der Pfanne und Protrusion. Solche Hüften werden manchmal steif, manchmal auch völlig instabil. In solchen Fällen ist der künstliche Gelenkersatz praktisch die einzige Lösung.

Hände mit typischer Ulnarabweichung und Deformierung der Langfinger, Adduktionsfehlstellung des Daumens, starrer schmerzhafter Spreizfuß, Kontrakturen, Fehlstellungen und Ankylosen der größeren Gelenke (**Abb. 36.3**). Beim Befall von Sehnenscheiden können die Sehnen so schwer beschädigt werden, dass sie spontan reißen (z. B. Fingerstrecksehnen).

Weil **viele Gelenke gleichzeitig** betroffen werden (**Abb. 36.4**), sind die Patienten oft außerordentlich schwer behindert und nicht selten völlig hilflos. Auch wenn ihre Rehabilitation dann nur teilweise möglich ist, sind sie dafür dankbar.

Für klinische Belange und vor allem für die *Indikationsstellung* zu orthopädischen Eingriffen hat sich eine **Einteilung in vier Stadien** als zweckmäßig erwiesen:

1. *Stadium:* Leichte Gelenkschwellung, keine Veränderungen im Röntgenbild, praktisch keine Funktionsstörung
2. *Stadium:* Starke, akut entzündliche Gelenkschwellung mit starken Schmerzen, Muskelatrophie. Im Röntgenbild kleine Knochenusuren iuxtaartikulär, allgemeine Osteoporose. Deutliche Funktionsstörungen (Schmerzen)
3. *Stadium:* Erhebliche Gelenkzerstörungen mit Knorpel- und Knochendestruktion, Subluxation, Fehlstellungen, im Röntgenbild deutlich zu sehen. Starke Funktionsbehinderungen
4. *Stadium:* Entzündliche Zeichen sind verschwunden, «ausgebrannte» Polyarthritis. Schwere Gelenkzerstörungen als Endzustand mit Luxationen, Ankylosen usw. Schwerster Funktionsausfall (**Abb. 36.5**).

36.1.2 Therapie der chronischen Polyarthritis

Die **Rheumaorthopädie** ist ein anspruchsvolles, aber überaus dankbares Spezialgebiet der Orthopädie geworden. Die besten Ergebnisse werden erzielt von einem erfahrenen Team, das mit den besonderen Problemen dieser viele Gelenke gleichzeitig befallenden Krankheit vertraut ist.

Die *kompetente, ganzheitliche Behandlung* und Betreuung der oft invaliden Patienten beruht auf den Eckpfeilern:

- funktionelle Diagnostik
- umfassender Behandlungsplan
- gezielte orthopädische Operationen
- konsequente Nachbehandlung
- professionelle Rehabilitation
- langfristige Evaluation der Resultate

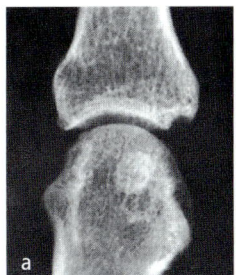

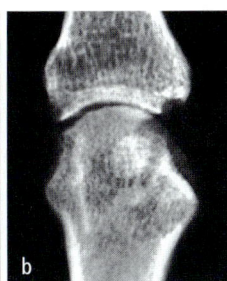

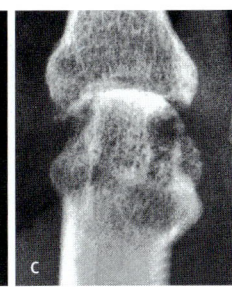

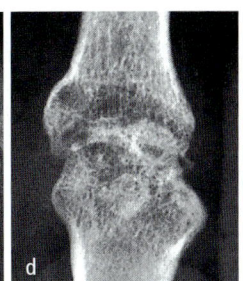

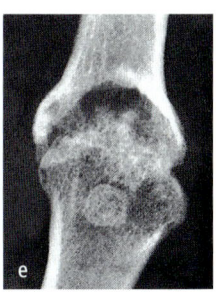

Abb. 36.5: Die **progressive Gelenkzerstörung bei der cP** im Verlaufe der Jahre, gezeigt am *Zeigfingergrundgelenk* eines *49-jährigen Mannes*, dessen Hand in Abbildung 36.2 dargestellt ist.
a) *Im Anfangsstadium* der Krankheit ist auf dem Röntgenbild noch wenig zu sehen. Das erste Zeichen ist hier eine kleine, wie ausgestanzt erscheinende **Usur** an der Basis der Grundphalanx rechts.
b) *Ein Jahr später:* Verschmälerung des Gelenkspaltes.
c) *Zwei Jahre später* ist der Gelenkspalt verschwunden, weitere Usuren am Metakarpalköpfchen.
d) *Nach drei Jahren* ist das Gelenk weitgehend zerstört, stärkere Osteoporose.
e) *Nach fünf Jahren* ist die Arthritis «ausgebrannt». Die entzündlichen Veränderungen sind rein degenerativen gewichen. Gelenk **zerstört**, ausgeweitet, instabil, mit reaktiven Sklerosen im Randgebiet.

Medikamentöse Behandlung

Eine kausale Therapie ist nicht bekannt und eine Heilung praktisch nie möglich. Die **Basistherapie**, früher v.a. Gold, heute eher Zytostatika (Methotrexat) und verschiedene andere, soll den Verlauf der Krankheit mildern.

Nichtsteroidale **Antirheumatika** (NSAR) und Analgetika haben eine entzündungshemmende Wirkung und sind notwendig wegen der Schmerzen.

Kortikoide können die Schmerzen lindern und akute Schübe mildern, auf die Dauer aber die progressive Gelenkzerstörung meist nicht aufhalten.

Die **Gefahren der medikamentösen Behandlung** liegen in den schweren Nebenwirkungen der prolongierten Medikation, vor allem mit Kortikoiden. Außer den allgemeinen Nebenwirkungen der Langzeitbehandlung mit Kortikoiden betrifft eine Reihe von unangenehmen Erscheinungen spezifisch Knochen und Gelenke:

- Eine ausgesprochene **Osteoporose** kann entstehen, welche die durch die Polyarthritis selbst und die Inaktivität entstandene Porose noch verschlimmert, so dass nicht selten bei geringem Trauma Frakturen entstehen.
- Die Paralysierung der Infektabwehr kann bei intraartikulären Injektionen zur **septischen Arthritis** führen.
- Nicht selten provoziert die lokale Steroidmedikation rasch verlaufende **Gelenkdestruktionen**. So beobachtet man gelegentlich nach intraartikulären Steroidinjektionen, z.B. bei degenerativen Arthrosen, eine rapide Beschleunigung des Prozesses, der in wenigen Monaten zur vollständigen Zerstörung des Gelenkes führen kann.
- Das **Operationsrisiko**, vor allem bei der Implantation von großen Fremdkörpern wie z.B. einer Totalprothese, ist größer nach länger dauernder Kortikoidbehandlung (Infektion).

So ist es verständlich, dass auch nach anderen Wegen gesucht wurde, die schwere Krankheit zu beeinflussen. Damit hat die *orthopädische Therapie* große Bedeutung erlangt.

Konservative orthopädische Therapie

- Verhindern von Gelenkfehlstellungen mit entsprechenden Schienen
- Stabilisierung instabiler Gelenke mit Führungsapparaten (s. Kap. 17.11.5 u. Kap. 38.4)
- Korrektur von Fingerdeformitäten mit Schienen. Allein genügen sie selten, doch sind sie wertvoll für die Nachbehandlung nach Operationen.

Synovektomie

Da die Infiltration der entzündeten Synovialmembran Knorpel und Knochen des Gelenkes systematisch zerstört, wie ein Tumor seine Umgebung zerstört, wurde die radikale chirurgische Entfernung dieser hypertrophen Synovialmembran im akuten Stadium (Stadium 2) vorgeschlagen, d.h. bevor schwere Gelenkdestruktionen nachweisbar sind (Frühsynovektomie). Es hat sich gezeigt, dass mit einer solchen Operation der destruktive Prozess gebremst und die Schmerzen verringert werden können. Die Operation ist an den größeren Gelenken arthroskopisch durchführbar, auch wenn die Synovialmembran nicht vollständig, aber wenigstens zu etwa drei Vierteln entfernt werden kann. Wenn allerdings bereits schwere Schäden, z. B. Knochenzerstörungen, Subluxationen usw. vorhanden sind, ist der Wert der Synovektomie zweifelhaft.

Bewährt hat sich die Frühsynovektomie vor allem an Fingergrund- und evtl. -mittelgelenken, am Handgelenk und am Knie sowie an den Sehnenscheiden im Handgelenkbereich.

Langzeitresultate haben allerdings eine gewisse Ernüchterung gebracht: Oft schreitet die progrediente Zerstörung der Gelenke trotz der Synovektomie langsam weiter fort.

Radio-Synoviorthese

Sie kann die chirurgische Synovektomie wohl teilweise ersetzen bzw. ergänzen: Durch intraartikuläre Injektion eines radioaktiven Isotopes (z. B. Yttrium–90) wird die Synovialmembran ebenfalls teilweise eliminiert. Das Verfahren ist nicht ganz ungefährlich. Auch bleiben dabei die dicken Pannusbildungen im Gelenk bestehen, was seine Funktion weiter erheblich beeinträchtigt. Sie werden bei der chirurgischen Synovektomie entfernt.

36.1.3 Wiederherstellende Operationen bei chronischer Polyarthritis

Indikation

Wahl des Zeitpunktes der Operation (meist im Spätstadium: 3. oder 4. Stadium), Vor- und Nachbehandlung werden am besten in enger Zusammenarbeit mit dem Rheumatologen bestimmt. Wesentlich ist, dass weder das akut-entzündliche Stadium mit erhöhter Blutsenkungsgeschwindigkeit noch eine längere Kortikoidmedikation Kontraindikationen für einen operativen Eingriff sind. Ein akuter Schub wird dadurch nicht provoziert.

Das große *Problem der Polyarthritispatienten* ist der **Befall von mehreren Gelenken gleichzeitig**. Der Ausfall eines einzelnen Gelenkes wird in der Regel in den anderen Gelenken ohne Schwierigkeiten kompensiert. Diese Möglichkeiten hat der Patient mit Polyarthritis nicht. Sind mehrere große Gelenke an beiden Beinen betroffen, so wird das Gehen außerordentlich schwierig und der Patient braucht Krückstöcke. Dazu muss er sich auf Hände und Arme stützen können. Wenn arthritische Gelenkveränderungen und Schmerzen auch dies verhindern, bleibt der Patient an den Rollstuhl gebunden, er kann bettlägerig, hilflos und pflegebedürftig werden. Auch die Zerstörung der Fingergelenke beider Hände führt nicht selten zur vollen Invalidität.

Der Behandlungsplan

Unter diesen Umständen darf nicht ein Gelenk für sich allein betrachtet und behandelt werden, sondern das Zusammenspiel der ganzen Gliederkette im Ablauf der Bewegungsvorgänge muss dem Behandlungsplan (s. a. Kap. 16.3) zugrunde gelegt werden. Die funktionelle Betrachtungsweise ist hier besonders wichtig (s. Kap. 11.6). Sind mehrere Eingriffe geplant, ist ihre Reihenfolge nicht belanglos. «*In der Fähigkeit, einen* **Therapieplan mit Prioritäten** *aufzustellen, zeigt sich, wer die Kunst der Rheumachirurgie beherrscht» (N. Gschwend)*. So sind beispielsweise ein stabiles Handgelenk und funktionstüchtige Sehnen erste Voraussetzungen für eine erfolgreiche Fingerarthroplastik.

Bei keiner anderen Krankheit ist die **Gelenkplastik** so notwendig wie bei der chronischen Polyarthritis. Die Arthrodesen haben ihren beschränkten Platz, v. a. an kleineren Gelenken. Weil beim Befall mehrerer Gelenke aber jede Restbeweglichkeit für die Funktion im täglichen Leben wichtig ist, wird man, wo immer möglich, zumindest an den großen Gelenken einer Arthroplastik den Vorzug geben.

Ellbogen- und Schultergelenk dienen der Positionierung der Hand. Eine ausreichende Beweglichkeit dieser Gelenke ist für den praktischen Gebrauch der Hand unerlässlich. Hüft- und Kniearthrodesen sind ungünstig, weil der Patient vielleicht auf die sitzende Lebensweise (Rollstuhl) angewiesen sein wird.

Der multiple Gelenkbefall bringt mithin eine ganze Reihe von besonderen Problemen, für welche *Endoprothesen* in vielen Fällen als die beste Alternative erscheinen. Tatsächlich sind ihre Resultate so gut, dass man die Indikation dazu wesentlich weiter stellen kann als z. B. für die degenerativen Krankheiten. Die Patienten sind in ihrer Aktivität stärker eingeschränkt als die Arthrotiker und strapazieren ihre Prothesen weniger. So bleiben diese länger funktionstüchtig. Auch die Spätresultate sind trotz der Osteoporose nicht schlechter, sondern eher besser als bei den Arthrosen. Dies gilt vor allem auch für die Endoprothesen der oberen Extremität (Schulter, Hand, Finger, Ellbogen), die bei Arthrosen weniger ideal sind und mehr Probleme bringen.

Die Indikation zu Gelenkoperationen im späteren Stadium sind *Schmerzen, Fehlstellungen* und *Insuffizienz von Gelenken*. Bewährt haben sich vor allem:

Am Bein:

- Zehenoperationen bei Hammer- und Krallenzehen, Hallux valgus
- Vorfußoperationen, vor allem bei kontraktem, schmerzhaftem Spreizfuß: Resektion aller Metatarsalköpfchen (alignement nach Lelièvre, Hoffmann, Clayton)

- Arthrodese des oberen oder/und unteren Sprunggelenkes: Gute Operation bei Arthritis der Sprunggelenke, wenn die konservative Behandlung (Maßschuh usw.) keine Beschwerdefreiheit bringt.
- Kniegelenkplastik (Endoprothese). Bei schweren Fehlstellungen evtl. knienahe Osteotomie.
- Hüftgelenk: Am besten bewährt hat sich die Totalendoprothese.

Am Arm:

- Schultergelenk: Arthrodese (selten); Endoprothese. Akromiektomie (Akromioplastik) bei periarthritischen Beschwerden.
- Ellbogengelenkplastik: partielle Resektion mit oder ohne Interponat. Endoprothese, lockert sich relativ leicht. Bei lokalisierten Beschwerden im Radiohumeralgelenk: Radiusköpfchenresektion.
- Handgelenk: dankbar ist die Resektion des distalen Ulnaendes mit Synovektomie bei der häufigen dorsalen Luxation (Caput ulnae-Syndrom). Evtl. Arthrodese des Handgelenkes (in Mittelstellung, nicht Dorsalflexion): mit Zurückhaltung (bei stark in Mitleidenschaft gezogenen Fingergelenken ist die Funktion des Handgelenkes wichtig); Handgelenkendoprothesen (selten).

Die Chirurgie der polyarthritischen Hand

Die Chirurgie der polyarthritischen Hand ist eine *Spezialität für sich* geworden. Das Zusammenspiel der einzelnen Finger und Gelenke für die verschiedenen Griffe usw., die spezifische Funktion des Daumens, das muskuläre Gleichgewicht der einzelnen Fingergelenke und die große Varietät der Schäden und Deformierungen, welche die cP an den Händen verursachen kann, ist so kompliziert, dass nur genaue Kenntnis der Funktion der Hand und ihrer Gebrauchsmöglichkeiten sowie intensive Beschäftigung mit der Pathologie und Wiederherstellung von polyarthritischen Händen die Aussicht gibt, mit chirurgischen Eingriffen die Funktion verbessern zu können. Nicht selten muss man sich mit einem kosmetischen Erfolg begnügen. Auch dieser kann wichtig sein, darf aber keinesfalls auf Kosten der Funktion gehen.

Oft ist es erstaunlich, was schwer verkrüppelte Hände noch leisten können, und man muss deshalb mit chirurgischen Eingriffen sehr *vorsichtig* sein, um nicht diese **durch lange Adaptation gewonnene Funktion** auch noch zu zerstören (vgl. auch Kap. 49.2 u. Abb. 36.3).

Operationen an Hand und Fingern: Neben Synovektomien im Frühstadium kommen in Frage: Arthrodesen, hauptsächlich an den distalen Interphalangealgelenken (DIP) und am Daumenendgelenk; Endoprothesen, vor allem an den Metacarpo-Phalangeal-Gelenken (MP), aber auch an den proximalen Interphalangealgelenken (PIP); Operationen an langen Sehnen, kurzen Handmuskeln und Gelenkbändern zur Korrektur von Fingerdeformitäten, besondere Operationen zur Korrektur der Ulnadeviation der Finger, zur Funktionsverbesserung des Daumens u. a. (Weiteres s. Kap. 49.4.1).

Relativ häufig sind Operationen bei folgenden **Komplikationen** notwendig:

- Sehnenrupturen (lange Finger- und Daumenstrecksehnen)
- Kompression peripherer Nerven (vor allem das bei cP sehr häufige Karpaltunnelsyndrom (s. Kap. 48.2.8).
- Tenosynovektomien: v. a. Strecksehnen auf dem Handrücken
- Spondylodesen bei Instabilität der oberen Halswirbelsäule.

Die **Nachbehandlung** erfordert intensive Bewegungstherapie unter Anleitung erfahrener Physiotherapeuten. Vor allem nach Operationen an der Hand ist die **Ergotherapie** eine große Hilfe (vgl. Kap. 17.3.4 u. Kap. 19.3).

36.1.4
Rehabilitation und Hilfsmittel

Die meist schwer behinderten Patienten sind auf eine **professionelle Rehabilitation** dringend angewiesen. Dazu gehören auch alle jene **Hilfsmittel** für Fortbewegung, Körperpflege, Haushalt, Küche etc., die ihnen ermöglichen, ihr tägliches Leben unabhängig von fremder Hilfe zu führen: siehe **Abbildung 36.6** und Kapitel 19.4.

Gehbehinderte Patienten mit gleichzeitigem Befall der Hände brauchen spezielle Krückstöcke, auf die sie sich mit dem Unterarm abstützen können (Abb. 17.36b).

Die oft schwerst Behinderten leiden vor allem unter ihrer Hilflosigkeit. Deshalb ist es besonders wichtig, sie anzuleiten und ihnen zu *helfen, sich selbst zu helfen* in den einfachsten Dingen: aufstehen, sich setzen, sich fortbewegen, Schwellen überwinden, Toilette, Strümpfe anziehen, Knöpfe schließen, Kämmen, sich waschen, essen, Gegenstände vom Boden auflesen usw. Wichtig sind v. a. auch **Küchen-** und **Haushaltgeräte** für mutilierte Hände: Greifzangen, Flaschen- und Büchsenöffner, Schneidegeräte, Schuhlöffel und viele mehr. Das reichhaltige, maßgeschneiderte Angebot von **Ergotherapie, Rheumaligen** u. a. sollte den Patienten von ihrem Arzt vermittelt

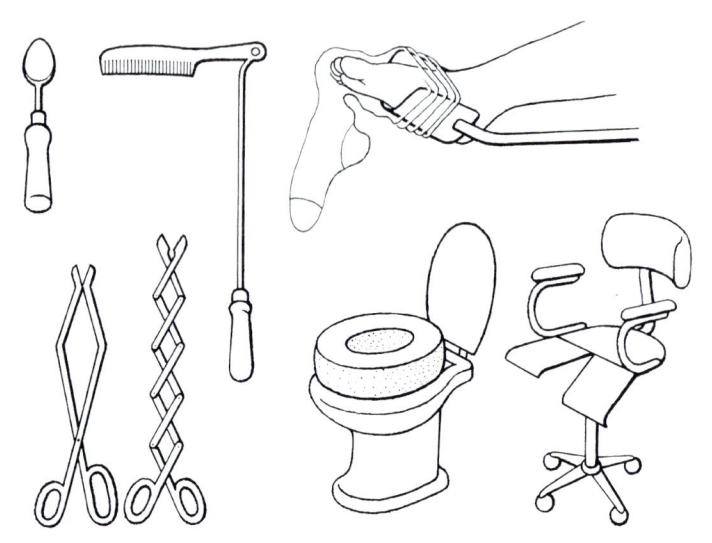

Abb. 36.6: Selbsthilfen für Polyarthritiker.
- *Löffel* mit dickem Griff für behinderte Hände. Griffe können allgemein auch genau der Form der Hand angepasst werden.
- *Kamm* mit langem Griff: z. B. bei steifer Schulter.
- *Strumpfanzieher:* Unentbehrlich bei steifer Hüfte, steifen Knien und Rücken. Dazu Schuhlöffel mit langem Griff.
- *Greifzangen* (2 Arten) für Patienten, die sich nicht bücken können, um Gegenstände vom Boden aufzuheben
- *WC* mit erhöhter Schüssel. Für Hüftpatienten, die schlecht sitzen können.
- *Koxarthrosestuhl,* für steife Hüfte einstellbar (hier links).

werden. Für jede Hilfe, in diesen – ihren eigenen – einfachen Angelegenheiten selbstständig und unabhängig zu werden, sind die Patienten außerordentlich dankbar (s. Kap. 17.12 u. Kap. 19.4, Abb. 36.6).

36.2
Spondylitis ankylopoetica

Der **«Bechterew»** (M. Pierre Marie-Strümpell-Bechterew; Pelvi-Spondylitis ossificans) ist eine relativ *seltene Krankheit* unbekannter Genese, befällt zur Hauptsache Männer zwischen dem 15. und 40. Lebensjahr und hat einen schleichenden und überaus chronischen Verlauf über Jahre bis Jahrzehnte.

Geringgradige, nur pathologisch-anatomisch nachweisbare entzündliche Veränderungen treten klinisch nicht als Entzündung in Erscheinung. Sie spielen sich vor allem im Bandapparat der gesamten Wirbelsäule und in den *Iliosakralgelenken* ab und führen langsam zu Verkalkungen, später zu den eigentlichen ausgedehnten **paravertebralen Verknöcherungen** (Bambusstab), die schließlich die gesamte Wirbelsäule einmauern und völlig versteifen, fast immer in einer schweren Kyphosestellung. Gelegentlich sind im späteren Verlauf auch die Hüftgelenke befallen, selten andere Gelenke. In den ersten Stadien stehen wechselnde Schmerzen, besonders im Kreuz, auch nachts, im Vordergrund.

Die **Diagnose** kann meist erst aus den typischen röntgenologischen Veränderungen an den Iliosakralgelenken und später an der Wirbelsäule gestellt werden (unscharfe Zeichnung, später Obliteration des Iliosakralgelenkspaltes und paravertebrale Verkalkungen, s. **Abb. 36.7**). Die Laborbefunde sind nicht spezifisch (HLA-B27 positiv).

Durch die schwere ankylosierende Kyphose kommt die typisch **vornübergebeugte Haltung** zustande. Der Patient hat den Blick auf den Boden gerichtet und kann die Augen nicht mehr bis zur Horizontalen erheben. Vor allem wenn auch die Hüften mitbetroffen sind, wird der Patient zum Schwerinvaliden (**Abb. 36.8**).

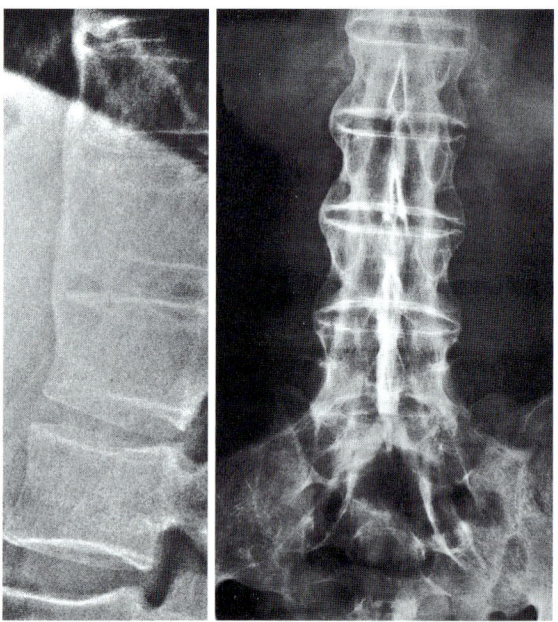

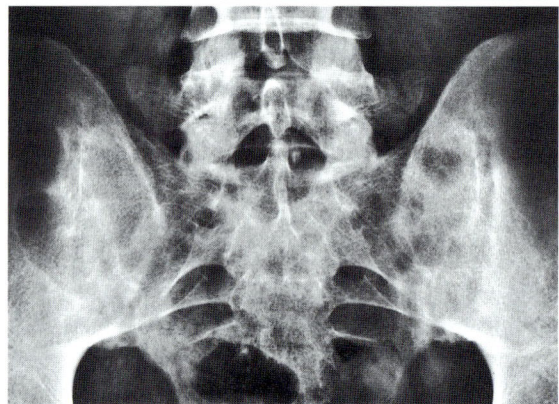

Abb. 36.7: Röntgenbefunde bei *31-jährigem Mann* mit **fortgeschrittenem M. Bechterew**: Verkalkung und Verknöcherung der Längsbänder der Wirbelsäule. Unregelmäßige Auflockerung, Osteolyse und Sklerose, schließlich vollständiges Verschwinden der Iliosakralgelenke, (Bild rechts oben: Spätstadium.)

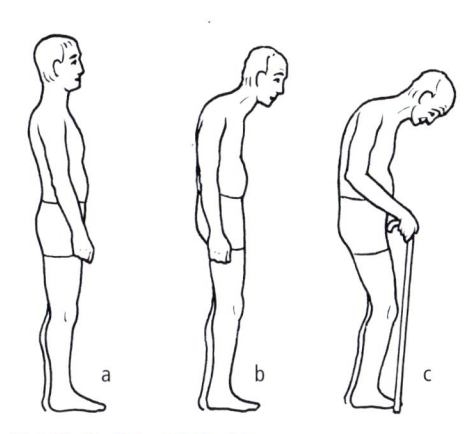

Abb. 36.8: Verlauf des M. Bechterew.
a) Aufrechte Haltung im jungen Erwachsenenalter
b) *Gebückte Haltung* infolge fortschreitender Kyphosierung der Wirbelsäule
c) *Versteifte Kyphose* bei vollständiger Ankylose der gesamten Wirbelsäule. Der Blick ist gesenkt und kann nicht erhoben werden. Die Deformität ist besonders ausgeprägt, wenn noch eine Flexionskontraktur der arthrotischen Hüftgelenke dazukommt.

Eine **kausale Therapie** ist nicht bekannt. Röntgenbestrahlung kann in früheren Stadien Linderung bringen. Meist wird die medikamentöse Behandlung mit einem nicht-steroidalen Antiphlogistikum vorgezogen.

Mit aktiver Bewegungstherapie, evtl. auch mit Stützkorsetten usw. versucht man der Versteifung und Kyphosierung zu begegnen. Allerdings lässt sich der Prozess damit nicht aufhalten.

Indikationen für orthopädische Operationen:

- Bei Befall der Hüften und Invalidität kommt auch bei jungen Patienten die Hüftplastik mit Totalendoprothese in Frage.
- In schweren Fällen von ankylosierender Kyphose ist die Osteotomie der Wirbelsäule, durchgeführt im Lumbalbereich, evtl. HWS, möglich; die Operation ist nicht ungefährlich.

36.3
Gicht (Arthritis urica)

Diese Stoffwechselkrankheit verursacht entzündliche Veränderungen an einigen Gelenken, weshalb sie differentialdiagnostisch gegen andere Gelenkentzündungen abgegrenzt werden muss (Hyperurikämie – Harnsäurekristalle im Gelenkpunktat). Charakteristisch sind die überaus **schmerzhaften akuten Schübe** unter dem Bild einer massiven Entzündung. Betroffen ist fast immer das *Großzehengrundgelenk*. Unter medikamentöser (Colchizin, NSAR usw.) und lokal antiphlogistischer Behandlung klingt der akute Schub rasch ab. Im Intervall sollen spezifische Medikamente (Allopurinol, Probenecid usw.) weitere Schübe verhindern.

Bei **chronischem Verlauf** entstehen nach Jahren die charakteristischen *Tophi*: Ablagerungen von Uratkristallen in der Gelenkkapsel, im Knorpel und auch subkutan, wo sie als weißliche Knoten sichtbar werden. Am Gelenk machen sie kleine Knochenusuren am Übergang Gelenkknorpel – Kapsel, die einen typischen Aspekt im Röntgenbild geben. Daraus können ausgedehntere Gelenkzerstörungen mit entsprechenden Beschwerden entstehen, am häufigsten am Großzehengrundgelenk. Der Zustand ähnelt dem Bild des Hallux rigidus und erfordert (konservative, evtl. operative) Behandlung (s. Kap. 69.8.3).

36.4
Extraartikulärer Rheumatismus

Unter der Bezeichnung «extraartikulärer Rheumatismus», «Weichteilrheumatismus» oder «Fibrositis» wird *eine Reihe von heterogenen Schmerzzuständen*, vor allem an den Muskeln, Sehnenansätzen, aber auch an anderen Weichteilen des Bewegungsapparates, zusammengefasst, deren Ursache, Pathogenese und pathologische Anatomie großteils noch wenig bekannt sind. Dies hat seinen Grund im weitgehenden *Fehlen fassbarer Befunde* und in der *Gutartigkeit* dieser Erkrankungen, was noch nicht zu bedeuten braucht, dass sie nicht existieren. Gelegenheiten zur histologischen Untersuchung von Biopsien oder Sektionsmaterial bieten sich verständlicherweise selten. Eine einheitliche Beschreibung und Klassierung dieser Affektionen fehlt deshalb. Die Unsicherheit verrät sich in der **verwirrenden Nomenklatur** (Fibromyalgie, Fibrositis, Tendomyopathie, Periarthropathie, Pannikulose etc.).

Typisch für das «Syndrom» ist: «Es tut überall weh!», aber die objektiven Befunde sind spärlich.

Im Gegensatz zu diesen spärlichen Kenntnissen steht die **Häufigkeit** von Schmerzzuständen am Bewegungsapparat, insbesondere der Muskulatur, die tagtäglich von Allgemeinärzten, Rheumatologen und Orthopäden in der Praxis behandelt werden müssen. *Dazu einige Bemerkungen:*

- Bei einem Teil dieser Beschwerden handelt es sich vermutlich um **Symptome einer anderen Krankheit**, z.B. einer vorübergehenden oder beginnenden Gelenkaffektion, einer manifest oder subklinisch verlaufenden Allgemeinerkrankung, etwa eine Infektionskrankheit oder vielleicht eine der vielen entzündlichen Rheumaformen. Entweder wird der Patient in nützlicher Frist wieder gesund, oder die Grundkrankheit wird schließlich doch noch entdeckt. *Für den behandelnden Arzt* bedeutet dies: Schwerere Krankheiten, die eine Therapie verlan-

gen, auszuschließen, sodann den weiteren Verlauf zu verfolgen und gegebenenfalls eine Diagnose nachzuholen, evtl. «ex iuvantibus», d. h. nach dem Therapieerfolg.
- Schmerzen am Bewegungsapparat hängen wohl häufig mit unserer Lebensweise zusammen und sind als **statische Insuffizienzerscheinungen** zu deuten (s. Kap. 38.5).
- Die große *Mehrzahl* der «rheumatischen» Muskelbeschwerden sind **harmlos** und heilen, mit oder ohne Therapie, früher oder später.

Dies bedeutet nicht unbedingt, dass die Schmerzen eingebildet sind. Sie können sogar äußerst unangenehm und hartnäckig sein. Sicher können psychische Faktoren eine Rolle spielen, allerdings wahrscheinlich nicht im Sinne einer Organneurose, sondern eher als Ursache von Spannungen, die sich auf die Muskulatur übertragen und zu unnatürlichen *Zwangshaltungen* und eigentlichen *Verkrampfungen* führen können.

Praktisch wichtig für den behandelnden Arzt ist deshalb,

- den Patienten über die Harmlosigkeit seiner «Rheumatismen» aufzuklären
- eine entsprechende harmlose symptomatische Therapie einzuleiten
- die psychische Situation des Patienten zu berücksichtigen (s. a. Kap. 35).

Symptomatologie

Die *Muskelschmerzen* und Schmerzen an den Muskelansätzen haben ihre **Prädilektionsstellen** (s. **Abb. 36.9**; auch Kap. 38.6):

- Schultergürtel und Nacken, vor allem Trapezius
- Beckenkamm, paravertebral, Glutaeus maximus und seine Ansätze, Trochanter maior
- gesamte Rückenmuskulatur (hier spielen vertebragene Ausstrahlungen wohl manchmal eine Rolle)
- auch Extremitätengelenke (Schulter, Ellbogen).

Die **Muskeln** sind spontan schmerzhaft, vor allem aber auf Druck und Quetschen zwischen den Fingern. Manchmal palpiert man dabei etwa bohnengroße Verhärtungen, die besonders empfindlich sind, sog. **«Myogelosen»**.

Die Schmerzen werden verstärkt durch Kälte und Feuchtigkeit und gelindert durch Wärme, Massage und Bäder, «Triggerpunkt»-Behandlung, und in hartnäckigen Fällen durch lokale Infiltrationen von Lokalanästhetika, evtl. Kortison. Die Beobachtung, dass manche Patienten auf chiropraktische Behandlung gut ansprechen, deutet darauf hin, dass vertebrale Ausstrahlungen eine Rolle spielen können.

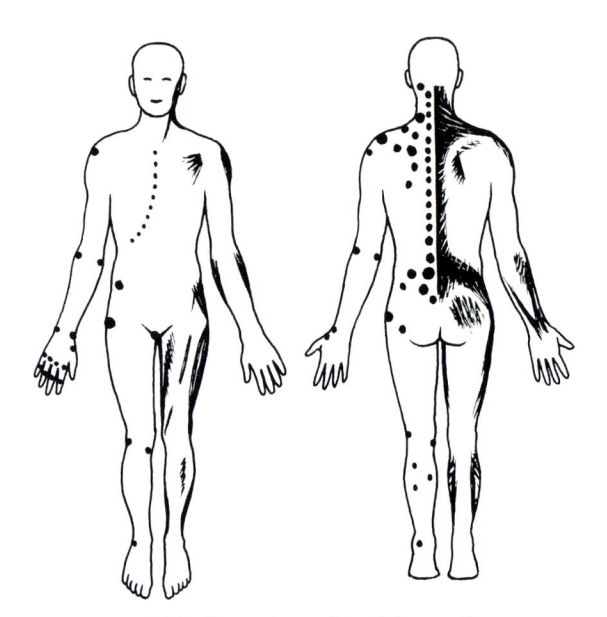

Abb. 36.9: Lokalisationen des Weichteilrheumatismus.
Mit Punkten (linke Hälfte) sind häufige Lokalisationen von *Schmerzen* bezeichnet. Es sind v. a. Ansatzstellen von Sehnen und Muskeln («Tendoperiostitis»), an der Wirbelsäule, an Nacken, Schultern, Beckenkämmen, aber auch im Bereich der Extremitätengelenke, am Rippenbogen usw.
Flächig schwarz (rechte Hälfte) sind die *Muskelpartien* gekennzeichnet, die besonders zu schmerzhaften Spannungen *(Hartspann, Myogelosen)* neigen: Nacken, Rücken, Lumbalregion, aber auch andere).
Vage, ziehende, veränderliche Schmerzen, Schmerzen an verschiedenen Stellen gleichzeitig, sowie ausgesprochene Druckdolenz weisen in die Richtung «Weichteilrheumatismus».

37 Degenerative Krankheiten (Arthrosen)

«Degeneration» bedeutet etwa so viel wie «Verschleiss».

Von degenerativen Erscheinungen werden vorwiegend **bradytrophe Gewebe** betroffen, die nicht oder schlecht durchblutet sind, einen langsamen Stoffwechsel haben und deshalb auf irgendwelche Schäden weder mit entzündlichen noch mit regenerativen Prozessen reagieren können.

Bei den degenerativen Erkrankungen des Bewegungsapparates steht die **mechanische Abnützung**, die Zerstörung der bradytrophen Gewebe Gelenkknorpel, Meniskus und Sehnen im Vordergrund, während – im Gegensatz zu den rheumatischen Krankheiten – entzündliche Erscheinungen zurücktreten.

37.1 Die degenerativen Gelenkkrankheiten – Arthrosis deformans

Die degenerativen Gelenkkrankheiten sind die weitaus *wichtigste* und *größte Gruppe* aller Gelenkkrankheiten. Sie werden als **Arthrosen** oder, sprachlich richtiger aber weniger gebräuchlich, als Arthronosen bezeichnet (im angelsächsischen Sprachgebiet «Osteoarthritis»).

Die degenerativen Gelenkleiden sind unter der älteren Bevölkerungsgruppe überaus verbreitet. Die scheinbare Zunahme der Krankheit beruht wohl darauf, dass heute mehr Menschen ein höheres Alter erreichen und ihre Arthrose erleben.

Die degenerativen Gelenkkrankheiten stehen heute *an der Spitze aller Invaliditätsursachen* und sind deshalb ein großes volkswirtschaftliches Problem. Die Behandlung der Arthrosen, vorab von Hüfte und Knie, ist zu einer Hauptaufgabe der orthopädischen Kliniken geworden.

37.1.1 Ätiologie und Pathogenese

Arthrose – eine Alterskrankheit?

Auch die normalen Alterserscheinungen beruhen auf degenerativen Vorgängen. Sie führen aber in der Regel **nicht** zum Verschleiß des Gelenkes wie die eigentlichen degenerativen Krankheiten. Ein normales Gelenk ist bis ins hohe Alter funktionstüchtig, der Gelenkknorpel sieht normal aus. Die Arthrose ist keineswegs eine normale, unabwendbare Erscheinung im Alter, wenn auch eine überaus häufige. Die Bezeichnung «malum coxae senile» ist daher irreführend und ungenau auch deshalb, weil die Arthrose nicht auf das höhere Alter beschränkt ist.

Bei **jungen Leuten** entsteht die Arthrose in der Regel auf dem Boden vorbestehender – angeborener oder erworbener – Gelenkschäden, vor allem von Schäden am Knorpel. Dieser ist der normalen mechanischen Beanspruchung nicht mehr gewachsen und wird durch rein mechanischen Verschleiß schließlich zerstört (sekundäre Arthrosen).

Als pathogenetische Ursache der Arthrosen kann das **Missverhältnis zwischen mechanischer Resistenz des Knorpels und seiner mechanischen Beanspruchung** gelten. Diese Umschreibung ist weit genug gefasst, um alle Formen der Arthrosen einzuschließen.

Arthrose durch Überbeanspruchung?

Gibt es auch eine Überbeanspruchung des normalen Knorpels, die zur Arthrose führen kann?

Die Beanspruchung durch schwere Arbeit, sportliche Betätigung usw. ist physiologisch und wird von gesunden Gelenken ohne weiteres bis ins hohe Alter schadlos ertragen. Die Grenzen des Physiologischen sind dabei recht weit gesteckt. Sicher stellt ein *Übergewicht* des Patienten eine erhöhte Belastung dar, die

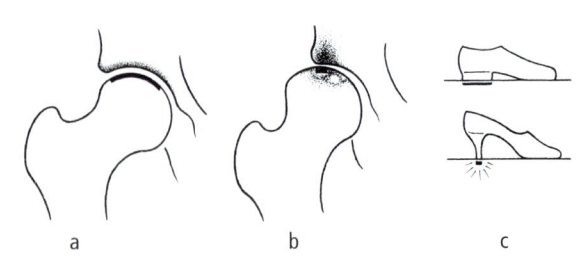

Abb. 37.1: Pathogenese der Arthrose.
a) *Gleichmäßige Druckverteilung* im Gelenk: Physiologische Beanspruchung.
b) *Ungleichmäßige Druckverteilung.* Hohe Druckspitzen an umschriebener Stelle: Zerstörung des Knorpels, reaktive Sklerose und später auch Zerstörung des darunter liegenden (subchondralen) Knochens.
c) *Analogie:* Spitze Absätze sind auf Parkettböden verboten, weil sie Löcher machen.

eine bereits bestehende Arthrose ungünstig beeinflusst. Als alleinige Ursache einer Arthrose kommt sie kaum in Frage.

Die häufigste bekannte Ursache einer Arthrose ist jedoch die **lokale mechanische Überbeanspruchung** umschriebener Knorpelpartien in der Tragzone eines Gelenkes, in welchem der Druck nicht mehr gleichmäßig über die gesamte tragende Knorpeloberfläche verteilt ist, z. B. bei deformierten Gelenken (s. «Knorpel und Gelenk», Kap. 6, und «Die mechanische Beanspruchung als pathogenetischer Faktor», Kap. 9 u. Kap. 3.3.2; **Abb. 37.1**).

Ausschlaggebend ist nicht die Gesamtbelastung, sondern *der größte Druck pro Knorpelflächeneinheit.*

Solche **Spitzenbelastungen** an umschriebenen Stellen im Gelenk, die den physiologisch tragbaren Druck auf den Knorpel übersteigen, sind regelmäßig Ausgangspunkte degenerativer Verschleißprozesse und führen unweigerlich zur Arthrose.

Typische Beispiele dafür sind (s. a. Kap. 9.2.1):

- die entrundete, inkongruente Hüfte bei Hüftdysplasie
- Gelenkstufen nach intraartikulären, nicht anatomisch reponierten Frakturen
- die Gonarthrose bei Abweichungen der Kniegelenkachsen (O-Bein, resp. X-Bein; Abb. 9.4 u. Abb. 66.48).

Inkongruenz und Präarthrose

Aufgrund solcher Beobachtungen ist der Begriff der *Präarthrose* von Hackenbroch eingeführt worden. Er bezeichnet Zustände, bei welchen makroskopisch anatomische Abweichungen des Gelenkes von der normalen Form (Inkongruenz) oder andere unphysiologische Beanspruchung (z. B. Achsenabweichungen) über kurz oder lang zur Arthrose führen.

Der Begriff der Präarthrose hat in der Diskussion um die Möglichkeiten und Grenzen der operativen Prophylaxe der Arthrose große Bedeutung gewonnen.

Da ein *Missverhältnis* zwischen mechanischer Beanspruchung und mechanischer Resistenz für das Entstehen einer Arthrose ausschlaggebend ist, spielt die **Qualität des Gelenkknorpels** eine Rolle. Diese kann vermindert sein durch Ernährungsstörungen des Knorpels infolge von Veränderungen der Zusammensetzung der Synovialflüssigkeit, wie sie z. B. bei Stoffwechselstörungen, entzündlichen Arthritiden, rezidivierenden Ergüssen usw. vorkommen.

Knorpelschaden

Auch nach Zerstörung des subchondralen Knochens, der als Widerlager für den Knorpel dient, geht dieser mit der Zeit zugrunde («Arthrosen nach subchondralen Knochennekrosen», s. Kap. 31.2).

Nach jeder Gelenkerkrankung, die den Knorpel beschädigt, beginnen mechanischer Verschleiß und Knorpeldegeneration und führen über kurz oder lang zur Arthrose. Umgekehrt ist die **Arthrose das Endstadium aller Gelenkschäden**, die nicht vollständig heilen oder zur knöchernen Ankylose führen.

Der Verlauf hängt von der Schwere des Schadens und der mechanischen Einwirkung ab. Bei gröberen Schäden geht die Grundkrankheit unmittelbar in die Arthrose über, in vielen Fällen aber dauert es **Jahre und Jahrzehnte**, bis die Arthrose auch klinisch in Erscheinung tritt. Oft ist die früher durchgemachte Krankheit inzwischen vergessen. Manchmal kann man aus spezifischen Merkmalen der Arthrose darauf zurückschließen.

Primäre und sekundäre Arthrosen

Alle Arthrosen, die als Folge eines anderen, angeborenen oder erworbenen Schadens aufzufassen sind, werden als **sekundäre Arthrosen** bezeichnet. Alle Arthrosen bei Jugendlichen sind sekundär.

In vielen Fällen lassen sich allerdings keine Grundkrankheit und keine pathologische Ursache finden: Man spricht von **primären Arthrosen**. Sie werden nur im vorgerückten Alter gefunden. Obwohl diese Gruppe mit der besseren Erforschung der Gelenkkrankheiten langsam schrumpft, muss man sagen, dass sie heute noch recht groß ist.

Dies ändert nichts an der Pathogenese der Arthrosen im Allgemeinen, wie sie einleitend umschrieben wurde: Sie beruht auf einem Missverhältnis zwischen verminderter mechanischer Resistenz und erhöhter mechanischer Beanspruchung des Gelenkknorpels.

Im Einzelfall kombinieren sich die pathogenetischen Wirkungen von verminderter Belastbarkeit und abnorm erhöhter Beanspruchung und haben meistens einen **Circulus vitiosus** zur Folge, der die Progredienz des Leidens unterhält (s. Kap. 9.1).

Diesen Circulus vitiosus zu unterbrechen ist das wichtigste Ziel der operativen Therapie (s. Kap. 37.1.5).

Ätiologie sekundärer Arthrosen

Verminderte Belastbarkeit des Knorpelgewebes:

- Angeborene oder erworbene Unterschiede in den mechanischen Eigenschaften des Gelenkknorpels. Vermutet werden solche bei verschiedenen Krankheiten (kongenitale Dysplasien, Wachstumsstörungen, Stoffwechselkrankheiten usw.). Das Alter an sich ist nicht als Ursache einer Arthrose anzusehen.
- Störungen, die wahrscheinlich den lokalen Stoffwechsel des Gelenkes, vor allem des Gelenkknorpels, betreffen: Verschiedene Gelenkentzündungen (auch ohne makroskopische Gelenkzerstörung), Infektionskrankheiten, Serumkrankheiten, Blutergelenk, rezidivierende Gelenkergüsse, rheumatische Arthritiden usw.
- Gelenkerkrankungen mit zum Teil auch makroskopischer Gelenkzerstörung: septische Arthritiden, Gelenktuberkulose, Polyarthritis rheumatica usw.

Insuffizienz der subchondralen Knochenschicht: Osteoporose, Osteomalazie usw. Es ist möglich, dass das stark geschwächte Knochengerüst bei stärkerer Beanspruchung auf mikroskopischer Ebene einbrechen kann und damit zum Gelenkschaden und zur Arthrose führt (Protrusio acetabuli).

Lokalisierte subchondrale Knochennekrosen: Osteochondrosis dissecans, posttraumatische, idiopathische und andere Knochennekrosen.

Angeborene Gelenkinkongruenz (Präarthrosen): Dysplasien, Subluxationen, (Hüfte, Kniegelenk, Patella u.a.), Protrusio acetabuli, enchondrale und andere Dysostosen.

Wachstumsstörungen nach Epiphysenschäden: Epiphysenlösungen (Hüfte), ischämische Nekrosen (Perthes), posttraumatische und postinfektiöse Wachstumsstörungen (z.B. Säuglingscoxitis, lokale Schädigung der Epiphysenfugen usw.)

Andere erworbene Krankheiten, welche die Gelenkform oder Gelenkfunktion verändern: z.B. M. Paget, Skoliose, Fußdeformitäten, Schlottergelenke, Gelenkfehlstellungen mit Subluxationen (z.B. Hallux valgus) usw., freie Gelenkkörper, Meniskusschäden, Post-Meniszektomiesyndrom.

Posttraumatische Gelenkinkongruenzen: intraartikuläre Frakturen, geheilt ohne anatomisch exakte Reposition (Stufen im Gelenk). Dies ist heute eine der Hauptursachen von sekundären Arthrosen (vgl. Abb. 9.9).

Fehlbelastungen von Gelenken durch Achsenfehlstellungen: angeborene, erworbene, krankhaft oder posttraumatisch (mit Achsenfehler verheilte Frakturen). Achsenfehler wirken sich vor allem an den unteren Extremitäten und an der Wirbelsäule aus: Lordosen, Kyphosen, Skoliosen, Beckenschiefstand, Beinverkrümmungen, Fehlstellungen des Fußes usw.

Andere Ursachen von **Fehlbelastung und unphysiologischer Beanspruchung:** Versteifung benachbarter Gelenke (z.B. Hüfte-Gegenseite, Hüfte-Wirbelsäule, Wirbelsäule, Fuß usw.), Ausfall der Schmerzhemmung: «Neuropathische Gelenke» (Charcot) bei Tabes, Syringomyelie u.a.

Die so genannten primären Arthrosen

Die Ursache primärer Arthrosen ist nicht bekannt. Wie weit konstitutionelle Faktoren eine Rolle spielen, ist bisher nicht erforscht.

Die Krankheit tritt fast ausschließlich *im fortgeschrittenen Alter* auf (meist nach dem 60. Lebensjahr, selten früher).

Sie wird «per exclusionem» diagnostiziert, d.h. wenn keine Grundkrankheit nachgewiesen werden kann. Die primäre Arthrose ist häufig *symmetrisch* und befällt vorzugsweise Hüften, Wirbelsäule, Daumengrundgelenke, aber auch alle anderen Gelenke, sehr oft mehrere gleichzeitig.

37.1.2
Pathologische Anatomie

Zwei Prozesse lassen sich unterscheiden:

1. die **Degeneration des Gelenkknorpels** in der Tragzone durch mechanischen Verschleiß
2. die **reaktiven Veränderungen** in den übrigen Gelenkabschnitten.

Die ersten Veränderungen bei der primären Arthrose sind im hyalinen Gelenkknorpel zu suchen: Chondrozytennekrosen, dann Fibrillationen, ausgehend von der Oberfläche, und schließlich Desintegration der Feinstruktur der Knorpelmatrix. Diese Vorgänge sind in Kapitel 6.4.1 beschrieben. Die Histologie ist gut bekannt (vgl. Abb. 6.17); was sich dabei aber genau abspielt, ist noch kaum verstanden.

Knorpelverschleiß

Die ersten Veränderungen findet man am Gelenkknorpel in der Belastungszone: Die ursprünglich glatte, glänzende Oberfläche wird aufgeraut, matt und beginnt aufzufasern, mikroskopisch verschwindet die Tangentialfaserschicht an der Knorpeloberfläche. Der Knorpel wird weich (Chondromalazie) und mit der Zeit ganz **weggeschliffen**, bis schließlich der subchondrale Knochen freiliegt (**Abb. 37.2**). Die Knochenoberflächen reiben dann unmittelbar aneinander, sind glatt und sehen aus wie blank poliertes Elfenbein.

Das **Verschwinden des Gelenkknorpels** ist auf dem Röntgenbild als *Verschwinden des Gelenkspaltes* zu sehen. Im unbelasteten, nicht beanspruchten Gelenkabschnitt nimmt die Breite des Gelenkspaltes in gleichem Maß zu, wie er in der Tragzone abnimmt. Dies ist das erste Stadium einer Verschiebung der Gelenkkörper gegeneinander, die bei der fortgeschrittenen Arthrose zur Inkongruenz, zur Subluxation und zu schwerer Deformität führen kann (daher der ältere Name: «Arthrosis deformans»; **Abb. 37.3**).

Diese Vorgänge sind als **rein mechanischer Verschleiß** des wichtigsten Gelenkanteiles, des Gelenkknorpels in der Tragzone, zu verstehen. Der Prozess spielt sich im Prinzip gleich ab wie das Ausschlagen einer Kurbelwelle oder das Ausleiern einer Türangel (**Abb. 37.4**).

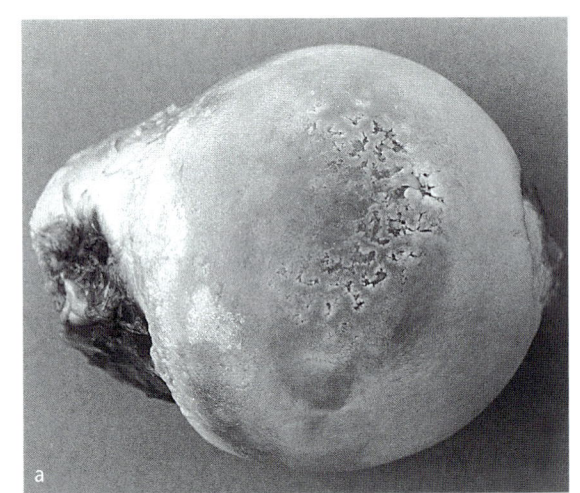

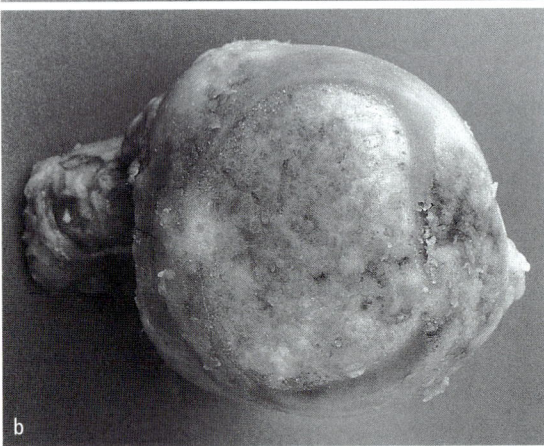

Abb. 37.2: Zerstörung des Gelenkknorpels in der Belastungszone bei **Arthrose**. *Aufsicht von oben* auf zwei arthrotische Hüftköpfe.
a) *Beginnende Arthrose:* Auf dem Scheitel des Hüftkopfes, in der Belastungszone, ist der Knorpel zerklüftet, im Zentrum bereits bis auf den Knochen durchgescheuert und abgeschliffen.
b) *Fortgeschrittene Arthrose:* In der ganzen Belastungszone ist der Knorpel weggescheuert, der nackte Knochen tritt zu Tage, sklerotisch hart und spiegelglatt, von Bindewebspfropfen durchsetzt, die aus der Spongiosa heraufwachsen. Hier reibt Knochen gegen Knochen, der Zerstörungsvorgang ist weitgehend **mechanisch**.

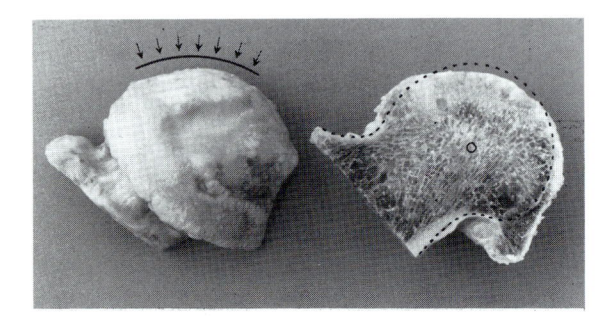

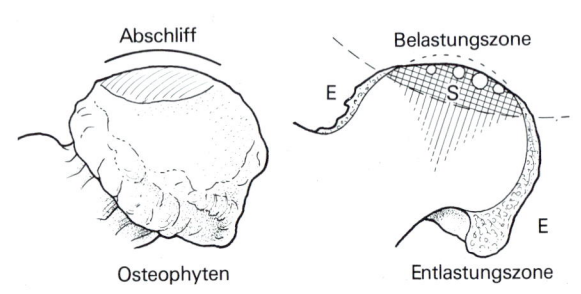

Abb. 37.3: Pathologische Anatomie der Arthrose.
Hüftkopf bei Koxarthrose: *Präparat* und *Skizze* dazu.
Links: Ansicht von vorn: oben in der Tragzone (Pfeile) ist der Knorpel weggeschliffen, und der glatt polierte Knochen tritt zu Tage. Unten in der Entlastungszone ein Osteophytenkranz: Verknöcherter und gewucherter Gelenkknorpel.
Rechts: Frontalschnitt durch denselben Hüftkopf – In der Tragzone reaktiv stark sklerotische, verdichtete Spongiosa, an der Oberfläche schon teilweise usuriert. Hier Zystenbildung mit Bindegewebe und Detritus an den Stellen zu großer Beanspruchung. Hier kann der Knochen nicht mehr mit Knochenanbau, mit Sklerose reagieren, er wird zerstört und resorbiert.
Punktiert eingezeichnet ist die ursprüngliche runde Kontur des Hüftkopfes. Der Mechanismus der fortschreitenden Deformierung ist deutlich. Daher *der ältere Name* **«Arthrosis deformans»**.

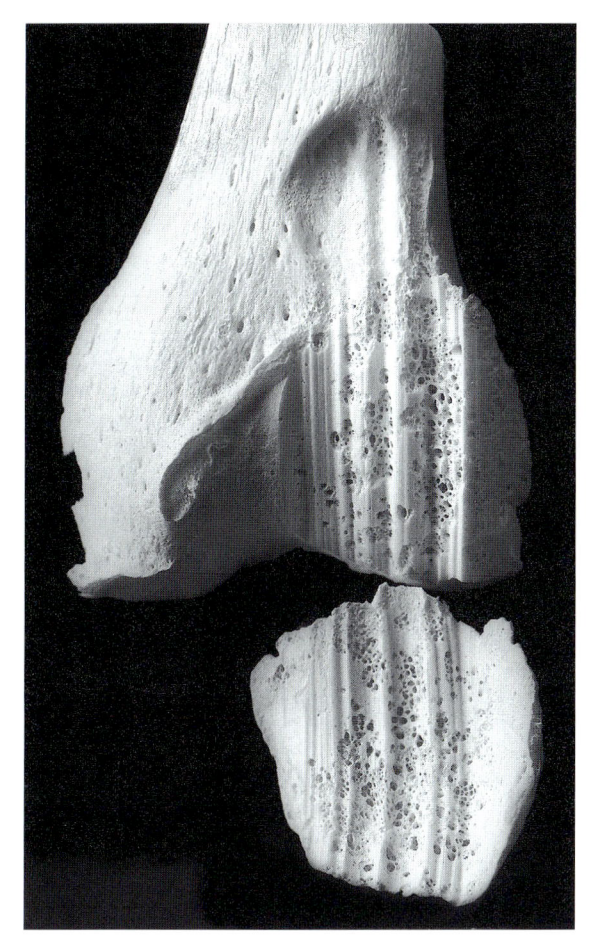

Abb. 37.4: Die **Schliffspuren** der **arthrotischen Patella** passen genau in jene der dazugehörigen Femurvorderfläche hinein wie Positiv und Negativ. Eindrücklich sind die massiven mechanisch bedingten Defekte: sie gehen bis in die Spongiosa hinein. Daneben reaktive Sklerose.

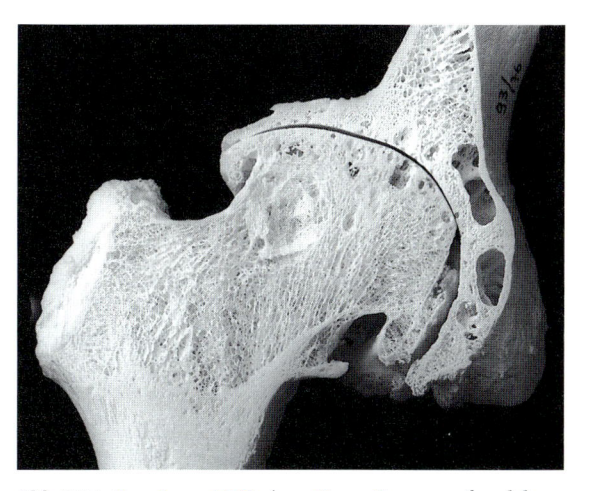

Abb. 37.5: **Knochenschliff** einer **Koxarthrose**, auf welchem der enge Gelenkspalt, die Inkongruenz (Entrundung), die Deformierung von Kopf und Pfanne, die kräftige reaktive Sklerose in der Belastungszone, die ausgedehnten Osteophyten und die Zysten in der subchondralen Schicht der Tragzone zu erkennen sind. Beachtenswert ist an diesem Präparat das weit **ausladende Pfannendach**, eine durch reaktive Osteogenese entstandene Neubildung, die als ein *Versuch der Selbstheilung* aufgefasst werden kann, indem die überlastete Tragzone vergrößert wird und damit der progredienten Subluxation des Kopfes entgegenwirkt. Tatsächlich kann bei solchen Formen der Arthrose spontan unter Opferung der Beweglichkeit eine gewisse Konsolidierung des Zustandes eintreten, der für die Patienten erträglich wird.

Die Reaktion des Knochens

Die weiteren Veränderungen im Laufe der Krankheit sind lediglich als **reaktive Antwort der vaskularisierten Gewebe** auf diese erste Schädigung anzusehen. Sie sind allerdings auffälliger als der rein degenerative Prozess am Knorpel:

In den nicht belasteten Randzonen des Gelenkes beginnen Knorpel und Knochen zu wuchern, es entstehen **Osteophyten**, die konsolenartig ausladen und sehr groß werden können. Sie füllen vor allem auch den langsam breiter werdenden Gelenkspalt in der unbelasteten Zone aus (**Abb. 37.5**).

Durch das Abschleifen von Knorpel und Knochen in der Tragzone wird das Gelenk inkongruent, wodurch die Druckverteilung auf der Oberfläche immer unregelmäßiger wird und das Gelenk langsam subluxiert. In den überlasteten Zonen wird weiter Substanz abgetragen und in den unbelasteten angebaut. So entsteht ein Circulus vitiosus von Deformität und Fehlbelastung.

Dieser für die Entstehung der «deformierenden Arthrose» und die Wechselwirkung zwischen Deformität und Fehlbelastung typische Mechanismus lässt sich gut verfolgen am Beispiel der Koxarthrose (vgl. Kap. 64.9.1 u. **Abb. 37.6**) sowie der Gonarthrose (dargestellt im nächsten Kapitel «Deformitäten», Kap. 38.4 u. in Kap. 66.9).

Der **subchondrale Knochen** zeigt auffällige Reaktionen. Die Spongiosa der Belastungszone wird durch Knochenneubildung immer dichter, bis sie aussieht wie kompakte Kortikalis. Diese **Sklerosierung** gehört zu den ersten röntgenologischen Zeichen der Überbeanspruchung und somit der Arthrose.

Bei übermäßigem Druck entstehen im Zentrum der Sklerosezone, im spongiösen Knochen unmittelbar unter der Oberfläche, runde oder leicht ovale Hohlräume, **Zysten**, die mit gallertigem Detritus gefüllt sind. Sie stehen gewöhnlich mit der Gelenkoberfläche in Verbindung und können recht groß werden (bis kirschgroß). Sie entstehen wahrscheinlich durch Osteoklasie infolge von scharf umschriebenen Druckspitzen (vgl. Abb. 9.1c u. d, Kap. 9). Ihre Erscheinung im Rahmen der Arthrose ist so typisch, dass sie eigentlich nicht zu Verwechslungen mit anderen Knochendefekten Anlass geben sollten.

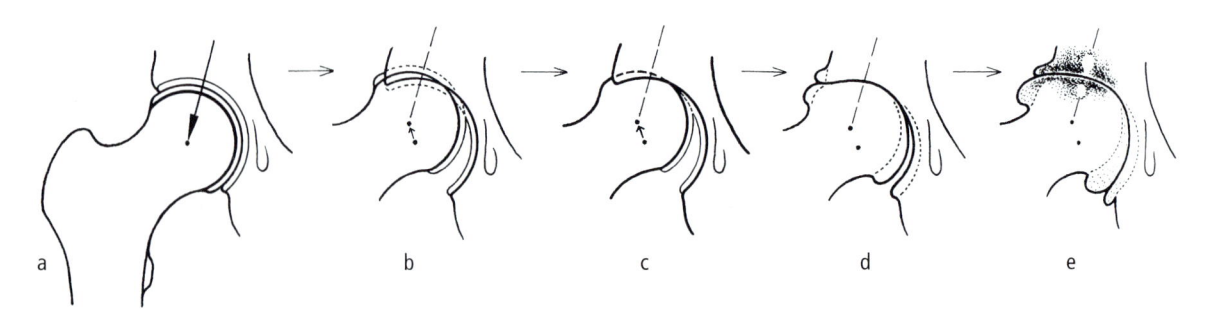

Abb. 37.6: Wie entsteht die Deformität bei der Arthrose? *Erklärungsversuch am Beispiel der Koxarthrose.*
a) *Normales,* konzentrisches, kreisrundes, *kongruentes Hüftgelenk.* Der geometrische Mittelpunkt des Gelenkes ist eingezeichnet. Er ist zugleich Mittelpunkt des Gelenkkopfes, der Pfanne, Drehpunkt des Gelenkes und damit Angriffspunkt der Kräfte und Hebelarme. Eingezeichnet ist auch die resultierende Druckkraft R (s. Kap. 8.1.1, Abb. 8.8), die ebenfalls durch den Gelenkmittelpunkt geht.

b bis d) Bei *Überbeanspruchung* (irgendwelcher Genese) ist meist das Pfannendach am stärksten betroffen (s. Kap. 9.2.1 u. Abb. 9.8). Deshalb beginnt an dieser Stelle die Usur: Zuerst wird der Knorpel zerstört, anschließend der darunter liegende Knochen, sowohl am Kopf wie an der Pfanne. Durch diesen Substanzverlust verschiebt sich der Kopf nach oben und meistens, da er dort am wenigsten Widerstand findet, nach außen, im Sinne einer Subluxation. Der Kopfmittelpunkt verschiebt sich nach oben (mit Pfeil eingezeichnet). Indem man zeichnerisch die Kopfkonturen in der neuen Stellung auf die Pfanne projiziert, ergeben sich theoretisch Ort und Ausmaß des Substanzverlustes (c), was mit den tatsächlichen Verhältnissen (d) weitgehend übereinstimmt. Kopf und Pfanne sind gleichermaßen von diesem Substanzverlust in der Belastungszone betroffen.

In der nicht beanspruchten Zone unten medial öffnet sich der Gelenkspalt. Er wird ausgefüllt mit Osteophyten, entstanden aus Verknöcherung des nicht beanspruchten Gelenkknorpels und weiterer Wucherungen. Lateral am Gelenkspalt derselbe Vorgang.

e) *Der röntgenologische Aspekt* entspricht genau diesen Vorgängen: Abschliff und reaktive Sklerose in der Belastungszone, Osteophyten und Osteoporose in der nicht belasteten Zone.

Am Ort des größten Druckes wird der Knochen zerstört. Hier entstehen Zysten. Diese sind auf Röntgenbildern regelmäßig zu erkennen, ebenso wie die Figur des «double fonds», gebildet aus den kaudalen Osteophyten von Kopf und Pfanne im unteren Gelenkabschnitt.

Die Arthrose kann als *ossäre Reaktion* auf einen weitgehend *mechanisch bedingten Zerstörungsprozess* aufgefasst werden.

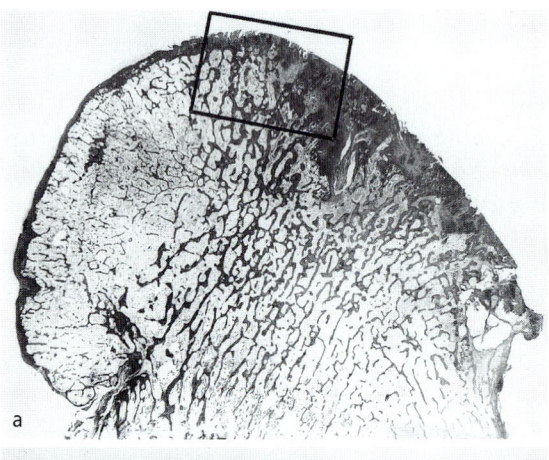

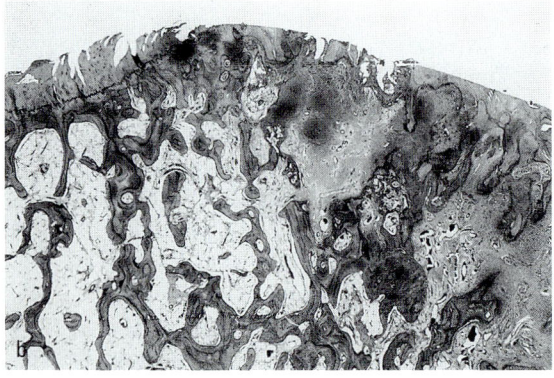

◀ **Abb. 37.7: Histologie der Arthrose** (Hämalaun-Eosin-Färbung).
a) *Schnitt durch einen arthrotischen Hüftkopf.* Typisch ist die Entrundung: Rechts oben die abgeschliffene Tragzone mit massiven Degenerations- und Umbauvorgängen. Deutlich auch die starke reaktive subchondrale Sklerose. Links in der entlasteten Zone der große Osteophyt (die ursprüngliche Gelenkknorpelschicht ist noch zu erkennen, vgl. Abb. 37.3).
b) *Vergrößerter Ausschnitt aus a):* Links noch Reste des Gelenkknorpels, in Auffaserung begriffen. Rechts, in der Tragzone, sind Knorpel und Knochen abgeschliffen. Darunter Nekrosen, Umbauzonen mit fibrösem Gewebe, Geröllzysten sowie reaktive Knochensklerose.

In den spongiösen Randzonen, die nicht mechanisch beansprucht sind, wird der Knochen porotisch (**Abb. 37.7**).

Die Gelenkkapsel

Die Veränderungen der Gelenkkapsel treten gegenüber den Knorpel- und Knochenveränderungen zurück. Es sind vor allem Verdickungen der Synovialmembran, wohl hauptsächlich als Reaktion auf den mechanischen Gelenkabrieb. Außerhalb gelegentlicher akuter Schübe sind **die entzündlichen Erscheinungen** bei der Arthrose *verhältnismäßig gering*, im Gegensatz zu den rheumatischen Arthritiden. Ein Gelenkerguss fehlt oder ist nicht sehr groß. Massive Ergüsse weisen auf rheumatische oder infektiöse Prozesse neben den rein degenerativen hin.

Im weiteren Verlauf des Leidens wird das Gelenk oft schwer deformiert, so dass man seine ursprüngliche Form nicht mehr erkennt. Es ist deshalb oft nicht mehr möglich, eine Grundkrankheit (Präarthrose) zu eruieren. Die Verformung der Gelenkkörper und die Kapselfibrose schränken die Beweglichkeit zunehmend ein. Die Gelenke werden langsam steif. Häufig kommt es im Spätstadium zur fibrösen, selten zur knöchernen Ankylose (**Abb. 37.8**).

37.1.3
Klinik und Diagnostik der Arthrose

Verbreitung

Die Arthrose kommt im Kindesalter praktisch nicht und bei jungen Erwachsenen nur als sekundäre Arthrose nach schweren Gelenkschäden vor. Die meisten Arthrosen manifestieren sich *nach dem fünfzigsten oder sechzigsten Altersjahr* und werden im höheren Alter häufiger. Die primäre Arthrose befällt häufiger Frauen, insgesamt überwiegen Männer.

Die einzelnen Gelenke werden etwa in folgender Häufigkeitsreihenfolge betroffen:

- Wirbelgelenke
- Hüfte
- Knie
- Sprunggelenke
- Fuß- und Zehengelenke
- Schulter
- Handgelenk
- Daumengrundgelenk
- übrige Gelenke.

Das Überwiegen der lasttragenden Gelenke ist evident. Die Arthrosen der unteren Extremitäten machen in der Regel auch mehr Beschwerden als jene der oberen. Ein einziges Gelenk, aber auch mehrere,

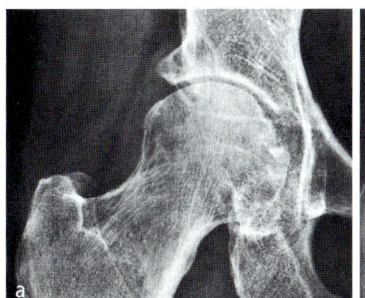

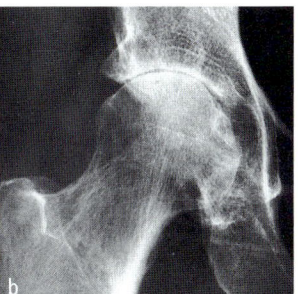

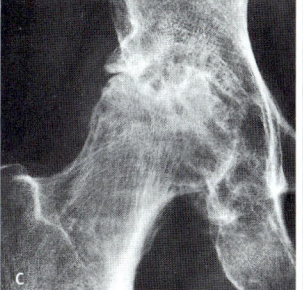

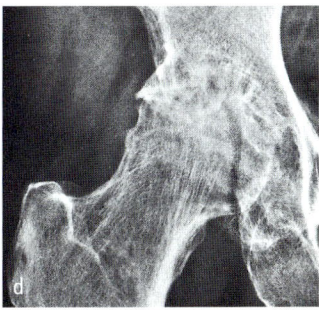

Abb. 37.8: Verlaufsserie einer primären Koxarthrose.
a) *Rechte Hüfte einer 74-jährigen Frau*, welche seit einigen Monaten Schmerzen hatte. Gelenkspalt ein wenig verschmälert, unregelmäßige Struktur der subchondralen Spongiosa. Das Gelenk ist noch kreisrund, eine Ursache für die Arthrose ist nicht zu erkennen. Deshalb bezeichnet man solche Formen als «primäre Arthrosen».
b) *1 Jahr später* ist der radiologische Gelenkspalt, d.h. der Gelenkknorpel, praktisch verschwunden. Der subchondrale Knochen in der Tragzone ist stark sklerosiert. Andere reaktive Veränderungen fehlen weitgehend.
c) *Nach einem weiteren Jahr* ist der Kopf bereits abgeplattet, deformiert. In der Tragzone, wo die Knochen von Kopf und Pfanne ohne Zwischenschicht aufeinander reiben, haben sich große Resorptionshöhen, sog. «Geröllzysten» gebildet, osteoklastischer Knochenabbau als Folge der Überbeanspruchung.
d) *Noch ein Jahr später* ist das Gelenk vollständig zerstört und deformiert. Reaktive Vorgänge treten gegenüber den degenerativen in den Hintergrund.
Dieser **rasch progrediente Verlauf** ist bei primären Arthrosen häufig zu beobachten.
Sekundäre Arthrosen zeigen in der Regel mehr reaktive Veränderungen. Sie haben eher einen langsameren, protrahierten Verlauf und können auch jahrelang stationär bleiben.

können betroffen sein. Der Befall ist ziemlich regellos.

Die Arthrose ist eine eminent **chronische** Krankheit, die sich *über Jahre und Jahrzehnte* hinzieht. Sie verläuft stetig **progredient**. Vorübergehende Besserungen sind meist nicht von Dauer und werden von Schmerzschüben unterbrochen, die dann auch eine entzündliche Komponente haben (Gelenkdebris, «aktivierte Arthrose»).

Die Krankheit spielt sich ausschließlich am Gelenk und in seiner Umgebung ab und hat keine allgemeinen Wirkungen (Labor negativ).

Krankengeschichte – Symptome

Die Beschwerden beginnen schleichend, die Patienten haben zuerst nur nach stärkerer Beanspruchung uncharakteristische *Schmerzen*, denen sie vorerst wenig Beachtung schenken.

Mit der Zeit werden die Schmerzen stärker und häufiger, sie lokalisieren sich und treten oft typischerweise bei den ersten Bewegungen nach längerem Liegen, Sitzen oder Stehen, z. B. bei den ersten Schritten nach dem Aufstehen am Morgen, als sog. **«Anlaufschmerzen»** auf, die nach wenigen Schritten, nach kurzem «Durchbewegen» wieder verschwinden. Der Patient hat den Eindruck, das Gelenk sei «eingerostet». Die Schmerzen erscheinen wieder nach Anstrengungen, nach längerem Arbeiten, Gehen usw. und nehmen erst nach einer längeren Ruhepause (z. B. über Nacht) wieder ab.

Das Leiden kann oft jahrelang stationär bleiben oder sich nur unmerklich verschlimmern und oft ist das einzige äußere Zeichen der Progredienz, dass der Patient seine Aktivität langsam immer mehr einschränken muss. Die Leistungs- und Funktionseinbuße ist eher Folge der Schmerzen als eines Verlustes an Beweglichkeit. Die Anpassungsfähigkeit der Patienten ist erstaunlich groß und viele arbeiten noch, wenn das Gelenk bereits fast vollständig zerstört ist. *Allerdings gehen die klinischen Erscheinungen mit dem röntgenologischen Bild keineswegs parallel.* Mit der Zeit aber, und damit auch mit zunehmendem Alter, werden viele Patienten invalide, vor allem auch, wenn mehr als ein Gelenk betroffen ist (**Abb. 37.9**).

Gelegentlich nehmen die Schmerzen im letzten Stadium wieder ab, nämlich wenn das Gelenk ankylosiert. Dieser Ausgang ist aber zu selten, als dass man die Patienten damit vertrösten könnte.

Im Vordergrund der Beschwerden stehen fast immer **Schmerzen**, welche die Patienten auf die Dauer zermürben, während die *Einschränkung der Beweglichkeit* ihnen meist erstaunlich lange überhaupt nicht auffällt, oft erst, wenn sie eine bestimmte tägliche Verrichtung nicht mehr ausführen können (z. B. Schuhe binden, Kämmen usw.) Die Bewegungseinschränkung allein stört auch nie so stark wie die Schmerzen.

Arthrotische Gelenke sind gegen traumatische Schäden recht empfindlich. Dies hat zur Folge, dass manchmal kleinere Unfälle als Ursache einer Arthrose erscheinen. Tatsächlich lösen sie lediglich die Beschwerden aus. Schwierigkeiten ergeben sich daraus für die Unfallversicherung (Ablehnung oder Minderung für pathologischen Vorzustand).

Diagnostik

Die **Anamnese** ist charakteristisch: Chronischer Verlauf; das Fehlen von akuten Ereignissen, entzündlichen und Allgemeinerscheinungen usw. sprechen für die degenerative Genese.

Die **Untersuchung** zeigt im Anfangsstadium geringe äußerliche Veränderungen am Gelenk selbst, kaum einen Erguss, hingegen fast immer eine deutliche, meist schmerzhafte Einschränkung der passiven Beweglichkeit, mindestens in bestimmten Richtungen (Untersuchung: s. Kap. 11.4). Gelenkgeräusche bei dieser Prüfung sind häufig, aber wenig charakteristisch. Die Muskulatur in der Umgebung des Gelenkes wird atrophisch, bei längerer Dauer außerordentlich stark. Häufig findet man allerlei Schmerzen und Krämpfe, Verspannungen und Spasmen in diesen Muskeln.

Ausschlaggebend für die Diagnose einer Arthrose ist das **Röntgenbild**. Ganz zu Beginn fehlen pathologische Veränderungen. Sobald solche nachweisbar sind, können sie kaum verwechselt werden (Abb. 37.8 und **Abb. 37.10**). Die radiologischen Zeichen spiegeln genau die pathologisch-anatomischen Vorgänge wider. Typisch sind:

- **Gelenkspaltverschmälerung** in der Tragzone des Gelenkes (nicht immer einwandfrei nachweisbar, z. B. am Kniegelenk)

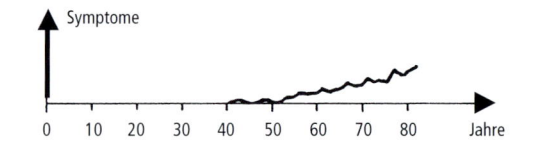

Abb. 37.9: Verlaufskurse der Arthrose.
Langsamer, schleichender Beginn, meist erst im Alter, selten früher. Langsame Progredienz über Jahre mit wellenförmigem Verlauf. Perioden mit stärkeren Beschwerden wechseln mit Remissionen ab, abhängig von Beanspruchung und Umweltfaktoren (Klima, Arbeit usw.).

37. Degenerative Krankheiten (Arthrosen)

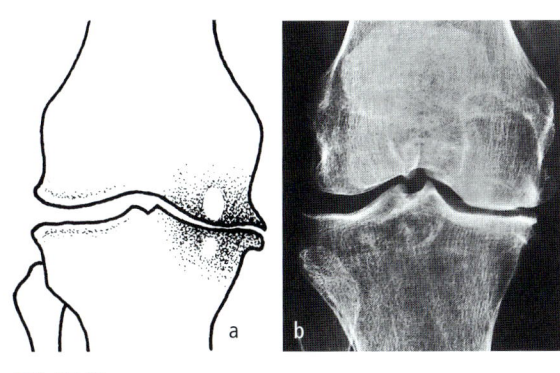

Abb. 37.10:
a) Die **Röntgenzeichen der Arthrose**, etwa *in der Reihenfolge des Auftretens* aufgezählt:
1. Subchondrale Sklerose,
2. Gelenkspaltverschmälerung,
3. Randzacken (Osteophyten),
4. Geröllzysten,
5. Deformationen.

b) Auf diesem *Knieröntgenbild einer 69-jährigen Frau* mit Gonarthrose sind im medialen Gelenkabschnitt die ersten drei Zeichen deutlich zu erkennen. Die restlichen zwei treten gewöhnlich erst bei weiter fortgeschrittener Arthrose hinzu.

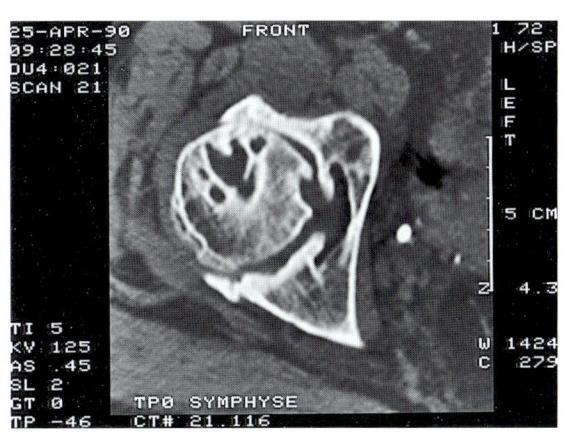

Abb. 37.11: Computertomogramm einer Koxarthrose.
Horizontalschnitt durch das *Hüftgelenk einer 55-jährigen Frau*. Deutlich zu sehen sind die Entrundung des Kopfes, die Gelenkspaltverschmälerung ventral, darunter die großen Zysten, die reaktive Sklerose sowie die Osteophyten am Pfannenrand, in der Fossa acetabuli und am Hüftkopf dorsal.

- **subchondrale Sklerose** der Spongiosa in der Belastungszone des Gelenkes
- Randzacken, **Osteophyten**, häufiger Befund (man findet sie bei jeder Wirbelsäule im Alter, deshalb von geringerer Bedeutung für die Diagnose)
- **subchondrale Zysten** an der Stelle des größten Druckes
- zunehmende **Gelenkdeformität** (Abb. 37.6, Abb. 64.83 u. Abb. 66.48).

Im CT sind diese Veränderungen ebenfalls gut zu erkennen (s. **Abb. 37.11**).

Die **Diagnostik der Funktionsstörung** ist wichtig für die Gesamtbeurteilung und den Behandlungsplan:

- Hinken
- Gehbehinderung (Stock)
- beeinträchtigte Funktion von Hand und Arm
- Kraftlosigkeit, Schwäche
- Bewegungseinschränkung, Steifigkeit.

Alle diese Funktionsstörungen können rein schmerzbedingt sein. Die Schmerzbekämpfung steht deshalb bei der Arthrose an erster Stelle.

Prognose

Grundsätzlich verläuft die Krankheit langsam progredient, über Jahre und Jahrzehnte hinweg, allerdings nicht geradlinig, sondern mit starken Schwankungen. Perioden mit stärkeren Beschwerden wechseln mit Remissionen ab und oft bleibt die Krankheit jahrelang stationär. Seltener sieht man rasch, in wenigen Monaten progredient schlecht werdende Fälle. Weder Knorpelextrakte und -enzyme oder ähnliche als «knorpelerhaltend» angepriesene Medikamente noch Diäten vermögen diesen Verlauf zu beeinflussen.

- *Obere Extremitäten:* Wegen der geringeren Beanspruchung bleiben die Beschwerden meistens in erträglichen Grenzen.
- *Wirbelsäule:* Degenerative Erkrankungen sind überaus häufig. Die Rückenbeschwerden nehmen aber nicht unbedingt progredient zu. Im Alter zeigen die meisten Wirbelsäulen röntgenologische Veränderungen wie Randzacken usw. (s. Kap. 59.1.2 u. 3). Viele dieser «Spondylosen» bleiben symptomlos.
- *Untere Extremitäten:* Diese Arthrosen verlaufen in der Mehrzahl der Fälle unaufhaltsam progredient. Beschwerden und Behinderung nehmen stetig zu, die *Prognose* ist also *auf die Dauer eher schlecht*. Operationen sind deshalb hier am häufigsten angezeigt.

Allerdings sind auch jene Fälle durchaus nicht selten, die über viele Jahre wenig oder keine Beschwerden haben, bei denen die Arthrose auch jahrzehntelang stationär bleibt. Viele Patienten sind imstande, ihr Leben der Krankheit anzupassen, so dass der Zustand für sie einigermaßen erträglich bleibt. Vor allem bei jüngeren Leuten ist es gut, wenn die Operation zum Gelenkersatz hinausgeschoben werden kann.

Prophylaxe

Einem gesunden Gelenk schadet die physiologische Beanspruchung nicht. Auch Leistungssport und Schwerarbeit gehören dazu. **Unphysiologisch** *wird die Beanspruchung* dann, wenn sie nicht durch eigene Muskelkraft zustande kommt, sondern durch äußere Kräfte, wie z. B. die Erschütterungen beim Arbeiten mit dem Presslufthammer, beim Motorradfahren, beim Boxen (Handgelenk), Fußball spielen (Meniskus) usw. (repetitive Mikrotraumen).

Jede erfolgreiche Behandlung einer Gelenkkrankheit kommt einer Arthroseprophylaxe gleich, ebenso das Verhindern einer Präarthrose, das Korrigieren einer Fehlstellung und Fehlbelastung. In diesem Lichte muss die Frakturbehandlung gesehen werden, aber auch die Behandlung von deformierenden Gelenkerkrankungen im Wachstumsalter (Wirbelsäulenfehlhaltungen, angeborene Dysplasien und Luxationen, Epiphysenlösungen usw.). Die Prophylaxe der Arthrose beginnt somit schon *bei der Geburt*, z. B. mit der Früherfassung der kongenitalen Hüftdysplasie.

Die rein prophylaktische Korrektur von Fehlstellungen am Skelett sollte allerdings *nicht wahllos* vorgenommen werden. Die Indikation dazu muss von der Prognose der unbehandelten Fehlstellung ausgehen. Da unsere Kenntnisse in dieser Hinsicht immer noch sehr mangelhaft sind, sollten Operationsindikationen mit Zurückhaltung gestellt werden (s. Kap. 9.3, Kap. 18.1 u. Kap. 25.4).

Dass diätetische oder medikamentöse Maßnahmen eine prophylaktische Wirkung hätten, ist nicht erwiesen.

37.1.4
Therapie der Arthrose

Eine kausale Therapie der Arthrose gibt es vorläufig nicht. Weil das Leiden nicht ausheilt, muss der Patient damit leben und *seine Lebensweise der Arthrose anpassen*.

An erster Stelle steht die **Verminderung der Belastung**. Dies bedeutet:

- Gewichtsabnahme
- Reduktion der übermäßigen Belastung im täglichen Leben wie schwere körperliche Arbeit, länger dauernde körperliche Anstrengungen und unphysiologische kurzfristige Spitzenbeanspruchung.

Das arthrotische Gelenk erträgt weder das Übermaß noch das völlige Fehlen von Bewegung. Am besten ist eine mäßige, aber regelmäßige Bewegung mit möglichst geringer Belastung.

Mäßiges Wandern, leichter Sport wird bei Arthrosen der gewichttragenden Gelenke im nicht zu weit fortgeschrittenen Stadium oft noch recht gut ertragen und geschätzt und soll nicht verboten werden. Zu empfehlen ist ein *Gehstock*.

Ein guter *Indikator* für das richtige Maß ist *die Schmerzgrenze*. Manchmal ist ein Arbeitswechsel nötig. Günstig ist eine leichte abwechslungsreiche Tätigkeit, die der Patient selbst einteilen kann, damit er nicht zu lange ununterbrochen dieselbe Stellung einnehmen oder die gleiche Bewegung machen muss. Kurze Unterbrechungen in nicht allzu langen Abständen erleichtern ihm seine Arbeit.

Zu Hause sind tägliche leichte Bewegungsübungen, bei denen das betroffene Gelenk aktiv, ohne Widerstand und Belastung innerhalb des schmerzfreien Bewegungsumfanges bewegt wird, zweckmäßig, damit das Gelenk nicht «einrostet».

Konservative Maßnahmen

Aus dem Angebot der **Physiotherapie** verschafft in erster Linie die **Balneotherapie** den Patienten Erleichterung. Beliebt sind vor allem die Badekuren. Besonders günstig wirken neben dem warmen Wasser der Klimawechsel, das sorgenfreie Leben in Klinik oder Pension und eine freundliche Umgebung, die auf die Krankheit des Patienten Rücksicht nimmt. Hier fühlt er sich verstanden, gut aufgehoben und umsorgt, er weiß, dass das Beste für sein Leid getan wird. Auch kann er es mit anderen teilen. Diese psychologischen Momente sind nicht zu unterschätzen.

Wärme in irgendeiner Form (Wickel, Diathermie, Fango, Kurzwellen) wird häufig angewandt und bringt fast immer Linderung, wenn auch nur vorübergehend.

Das **aktive Training der Muskulatur** ist immer zweckmäßig und wichtig, während passive Bewegungsübungen wenig Nutzen haben. Gewaltsame Mobilisation vermehrt die Schmerzen.

Zu Hause ist die Behandlung schwieriger. Ambulante Physiotherapie ist bei diesen chronischen Leiden auf die Dauer mühsam und eher undankbar. Viele Patienten sind gezwungen zu arbeiten und können sich nicht schonen. Dann bleibt ihnen oft nichts anderes übrig, als mehr oder weniger dauernd **Schmerzmittel** zu nehmen. Dies ist nicht ideal, lässt sich aber nicht immer vermeiden. Salicylate und nicht-steroidale Antirheumatika stehen an erster Stelle. Ihre Anwendung wird durch gastrointestinale Störungen (Ulkus) begrenzt. Viele Patienten halten sich jahrelang mit solchen Mitteln über Wasser. Ihre Wirkung ist gut, wenn auch rein symptomatisch (vgl. Kap. 17.7 u. Kap. 64.9.2).

Die systemische Anwendung von **Kortikoiden** bringt bei Arthrosen auf die Dauer mehr Schaden als Nutzen. Bei ständigem Gebrauch von Schmerzmitteln sollte eine Gelenkoperation erwogen werden.

Intraartikuläre Injektionen von Kortikoiden gehören zu den beliebten Behandlungsmethoden bei der Arthrose. Sie werden vor allem bei akuten schmerzhaften Schüben angewandt. Manchmal genügt eine einzige Injektion für längere Zeit. In der Regel sollten höchstens einige wenige Injektionen in größeren Abständen notwendig sein. Häufigere Spritzen sind nicht zu empfehlen, denn die Injektionsbehandlung hat ihre **Gefahren**:

- septische Arthritis. Die Herabsetzung der Infektgefahr durch das Medikament erhöht diese Gefahr.
- plötzliche massive Beschleunigung des Destruktionsprozesses im Gelenk, ähnlich wie bei der neurogenen Arthropathie. Diese Komplikation tritt besonders nach gehäuften Injektionen auf. Ihre Ursache ist nicht geklärt.

Intraartikuläre Injektionen sind ungünstig vor Operationen, vor allem bei Endoprothesen.

Eine positive Wirkung (außer dem Plazeboeffekt) von sog. «Chondroprotektiva» (Knorpelextrakten usw.) ist nicht erwiesen (vgl. Kap. 17.7). Ins Gelenk injiziert sind sie nicht ganz harmlos.

Orthopädische Hilfsmittel

Bei Arthrosen der unteren Extremität, vor allem der Hüften, ist die Entlastung mit einem einfachen **Handstock**, wenn nötig mit einem Krückstock, sehr wirksam und empfehlenswert. Der Patient soll den Stock auf der Gegenseite halten.

Änderungen am Schuh können Erleichterungen bringen, z. B. ein dicker *Gummiabsatz* zur Pufferung hat sich bewährt. Das Gehen auf gewachsenem Boden ist schonender und angenehmer als auf hartem Pflaster. Auch dicke, weiche Sohlen dämpfen die harten Schläge. Die Wirkung ist eindeutig.

Apparate und Schienen dienen der Stützung und Ruhigstellung (z. B. Handgelenk, Knie), ebenso Stützmieder und Korsette (für die Therapie der einzelnen Gelenke s. Teil III: «Regionale Orthopädie»).

Sind Eingriffe am Knorpel sinnvoll?

Seit mit der Arthroskopie die Möglichkeit besteht, relativ leicht an den Gelenkknorpel heranzukommen, wurde versucht, hier direkt einzugreifen: Mit Stanzen und motorgetriebenen Raffeln ist es einfach und verlockend, Strukturen, die dem Arthroskopeur «pathologisch» erscheinen, zu entfernen, Knorpel abzuschleifen, zu «glätten» etc., was unter den eher euphemistischen Namen «abrasio», «shaving», «Gelenktoilette», «debridement» u. a. bekannt ist. Gelegentlich kann offenbar eine Schmerzverminderung erreicht werden. Tatsächlich sind die Erfolge fast immer von kurzer Dauer und nicht imstande, die Progredienz des Leidens aufzuhalten. Dies ist angesichts der Natur der Krankheit auch nicht weiter erstaunlich. Der Knorpel, einmal beschädigt, verliert seine spezifischen Eigenschaften wie minimale Reibung, stoßdämpfende Wirkung, gleichmäßige Druckverteilung etc. und ist der mechanischen Zerstörung preisgegeben, sobald er einmal seiner glatten Oberflächenschicht beraubt ist (vgl. Kap. 6.4.1).

Immer wieder wurde versucht, die **Regeneration** von Gelenkknorpel anzuregen. Die bekannteste und (weil einfachste) auch am weitesten verbreitete Methode ist die **multiple Bohrung** («Pridiebohrung»). Mit einem dünnen Bohrer werden viele kleine Löcher durch den Knorpel und die subchondrale Knochenschicht gebohrt. Man hofft, dass damit eine bessere Durchblutung und auch eine Knorpelregeneration angeregt werde. Die Operation wurde vor allem bei Knochennekrosen, bei der Osteochondrosis dissecans etc. angewandt. Sie ist dort beschrieben (Kap. 31.5). Bei der degenerativen Arthrose sind die Erfolge derart bescheiden, dass die Methode kaum verwendet wird. Die Potenz des Knorpels zur Regeneration ist so gering, dass die bisherigen Versuche, sie anzuregen, keine praktischen Erfolge brachten.

Knorpelersatzoperationen: Versucht wurde bisher die Transplantation von autologem Gelenkknorpel und die autologe Chondrozytentransplantation. Beide Verfahren werden bei umschriebenen Defekten, v. a. bei Osteochondrosis dissecans, angewandt und sind dort beschrieben (s. Kap. 31.5). Sie sind derzeit noch weitgehend im experimentellen Stadium. Für die degenerative Arthrose kommen sie bislang kaum in Frage, u. a. weil die Knorpelschäden zu ausgedehnt sind.

Gelenknahe Osteotomien

Keine Operation vermag ein zerstörtes Gelenk vollständig wiederherzustellen. Wenn immer möglich, wird man aber eine Operation wählen, die in die Kausalkette der Wechselwirkung von Beanspruchung und Deformität eingreift, den *pathologischen Circulus vitiosus* unterbricht und damit den regenerativen Vorgängen im Gelenk, die zweifellos vorhanden sind, eine Chance gibt.

Pauwels hat biomechanisch begründete Operationen für die Hüftarthrosen entworfen und ausgeführt und anhand langfristiger Resultaten bewiesen, dass

Gelenkregenerationen in bestimmten Fällen möglich sind. *Das Prinzip* liegt darin, die ungünstige Druckverteilung im Gelenk zu verbessern durch Ausschalten von Fehlstellungen, operative Umstellung der Gelenkflächen, Muskelhebelarme usw. nach biomechanischen Gesichtspunkten und gleichzeitig durch die Umstellung der im Knochen wirkenden Kräfte einen Knochenumbau («bone remodelling») und damit reparative Prozesse in Gang zu bringen.

Dies gelingt mit Hilfe von **gelenknahen Osteotomien**, wenn nötig kombiniert mit Eingriffen an Sehnenansatzstellen. Besonders günstig wirken sich Osteotomien aus, wenn gleichzeitig eine Deformität behoben, eine Achsenfehlstellung korrigiert werden kann (Korrekturosteotomie), wie etwa am Kniegelenk (s.a. «Seitliche Fehlstellungen in Gelenken», Kap. 38.4).

Die gelenknahen Osteotomien haben in vielen Fällen ausgezeichnete Resultate gebracht, vor allem an den unteren Extremitäten (Hüfte, Kap. 64.9.2, u. Knie, Kap. 66.9.3). Bei richtiger Indikation (Beweglichkeit zum großen Teil noch erhalten, Gelenkspalt im Röntgenbild noch nicht vollständig verschwunden, Möglichkeit zur Korrektur einer Fehlstellung oder einer Inkongruenz) ist die Operation imstande, die Schmerzen zu beseitigen oder wenigstens zu mildern und das Fortschreiten des Leidens aufzuhalten, wenigstens für einige Zeit (Allgemeines zur Osteotomie, Kap. 18.4.1; **Abb. 37.12**). Die besten Resultate bringt die Operation bei noch nicht allzu weit fortgeschrittener Arthrose. In Spätfällen mit schon weitgehend zerstörtem und deformiertem Gelenk sind kaum mehr durchschlagende Erfolge zu erwarten.

An der **Hüfte** sind die Osteotomien weitgehend durch die Endoprothesen verdrängt worden, da diese in kürzerer Zeit bessere Resultate bringen. Bei jüngeren Patienten, z.B. unter 50 Jahren, haben die femurnahen Osteotomien jedoch nach wie vor einen festen

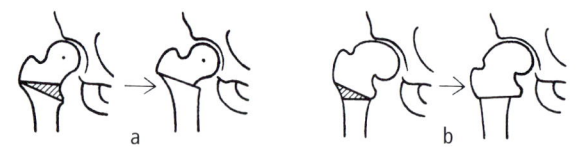

Abb. 37.12: Gelenkerhaltende Operation bei **Koxarthrose**.
Von besonderem Interesse waren und sind die hüftnahen Femurosteotomien, wie sie vor allem von Pauwels ausgearbeitet und auf wissenschaftliche Grundlage gestellt wurden:
a) *Intertrochantere Varisationsosteotomie*, geeignet v.a. für Subluxationskoxarthrosen.
b) *Valgisationsosteotomie*, wie sie von Pauwels angegeben wurde für bestimmte Koxarthroseformen.

Osteotomien werden in der Regel nach genau standardisierter Technik mit Winkelplatten fixiert. Sie haben den Vorteil, dass das eigene Hüftgelenk erhalten bleibt (Genaueres s. Abb. 18.5 u. Kap. 18.2).

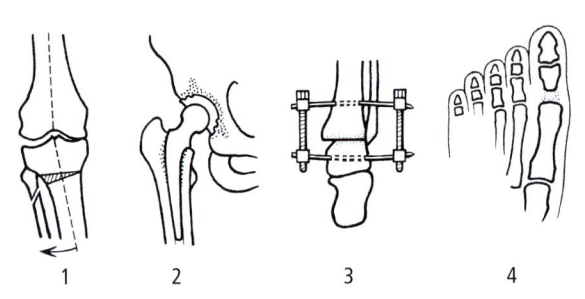

Abb. 37.13: Die vier wichtigsten orthopädischen **Gelenkoperationen bei Arthrosen**, gezeigt an typischen Beispielen:
1 Osteotomie, in der Regel nahe am Gelenk, zur Änderung ungünstiger mechanischer Verhältnisse (Achsenfehler, Inkongruenz).
Hier infrakondyläre Tibiaosteotomie wegen Gonarthrose bei Genu varum.
2 Gelenkendoprothesen, mit Ersatz beider Gelenkflächen.
3 Arthrodesen: Ausschaltung und Stabilisierung des Gelenkes in Funktionsstellung.
4 Resektion des Gelenkes. Hier bei Hallux rigidus. Auch an der Hüfte und an anderen Gelenken möglich.

Platz: Das Risiko ist geringer, die Rückzugsmöglichkeiten sind besser, indem jederzeit noch eine Endoprothese eingesetzt werden kann, während andererseits die Resultate der Endoprothesen statistisch gesehen auf lange Sicht schlechter werden.

Am **Knie** ist die Osteotomie hingegen die Operation der Wahl bei den asymmetrischen, unikompartimentalen Gonarthrosen jüngerer Patienten, insbesondere bei der Varusgonarthrose (s. Kap. 66.9.3).

Die vielen **anderen Operationen**, die **zur Erhaltung** *eines beschädigten Gelenkes* angegeben wurden (Weichteiloperationen, Forage, Gelenktoilette, usw.) haben fast alle enttäuscht. Sie können höchstens eine vorübergehende Linderung der Schmerzen, also eine gewisse temporäre Verbesserung des Zustandes bewirken. Auf die Dauer haben sie nicht den erhofften Erfolg gebracht. So bleibt als **radikale Lösung** nur die Ausschaltung des pathologisch veränderten Gelenkanteils. Damit verschwinden auch die Schmerzen. **Drei Möglichkeiten** stehen zur Verfügung:

1. die *Gelenkresektion*
2. die *Arthrodese*, d.h. die operative Versteifung des Gelenkes
3. der *Gelenkersatz* (Endoprothese; **Abb. 37.13**).

Gelenkresektion

Die Gelenkresektion mit oder ohne Interposition von Bindegewebe (Faszie) ist an den großen Gelenken weitgehend von den Endoprothesen abgelöst worden.

In manchen Fällen bleibt die ersatzlose Resektion aber auch heute noch die einzige gangbare Lösung, etwa bei infizierten Endoprothesen oder wenn das knöcherne Widerlager zum Einbau einer Prothese fehlt (Osteolyse bei Lockerung, Tumor). Vor allem an der Hüfte sind die Resultate gar nicht so schlecht.

Für manche kleine Gelenke, vorzüglich an den Zehen, aber auch an der Hand, gehören die Resektionsarthroplastiken immer noch zu den besten Operationen.

Arthrodesen

Durch die Arthrodesen wird bewusst auf die Gelenkfunktion, die Beweglichkeit, verzichtet. Dafür gewinnt man **Schmerzfreiheit** und **Stabilität**, die beiden wichtigsten Voraussetzungen für eine ungehinderte Funktion des Bewegungsapparates als Einheit.

Der große Vorteil der Arthrodese ist die vollständige Schmerzausschaltung: Mit der Arthrodese kann der Patient zuverlässig und dauerhaft von den Schmerzen befreit werden. Spätere Komplikationen oder Rückfälle sind kaum zu befürchten (Allgemeines zu den Arthrodesen, s. Kap. 18.4.2).

Bei zweckmäßiger Stellung der Arthrodese (s. «Funktionsstellung», Tab. 34.4) und guter Kompensation der verlorenen Beweglichkeit in den benachbarten Gelenken gibt die Arthrodese ausgezeichnete Resultate, vor allem hinsichtlich der Arbeitsfähigkeit. Die meisten Patienten schrecken von dieser Radikallösung zurück und fürchten eine Invalidität nach der «Versteifung». Sie sind jedoch meistens sehr zufrieden mit dem Endresultat und überrascht, wie wenig sie davon verspüren. Es ist deshalb zweckmäßig, von **«Stabilisierung»** statt von «Versteifung» des Gelenkes zu sprechen. Dies ist legitim, vor allem wenn das Gelenk schon vor der Operation weitgehend blockiert ist, was die Patienten manchmal gar nicht merken. Tatsächlich fällt die Blockierung eines einzelnen Gelenkes, z.B. eines Sprunggelenkes oder einer Hüfte, kaum auf, und es kann für den Untersucher schwierig sein, sie zu erkennen (vgl. auch Kap. 10.2 u. Kap. 11.4).

Selbstverständlich sind die Indikationen zur Arthrodese bei den einzelnen Gelenken verschieden. Allgemein lässt sich sagen, dass Arthrodesen eher bei jüngeren Patienten gemacht werden, dass die Ergebnisse am Fuß oder Knie aber auch bei älteren Patienten gut sind. Arthrodesen haben sich an folgenden Gelenken bewährt. Die Arthrodesen der einzelnen Gelenke sind im *speziellen Teil* beschrieben:

- Sprunggelenke: gut
- Fuß, Großzehe: gut
- Kniegelenk: gut, selten
- Hüftgelenk: gut bei einseitiger Arthrose, bei jüngeren Patienten
- Handgelenk: gut, relativ selten
- Fingergelenke: vor allem distal, evtl. Daumensattelgelenk
- Wirbelsäule: Spondylodese eines bzw. weniger Bewegungssegmente: gut
- Schultergelenk: gut, selten

Endoprothesen

Zu den größten Erfolgen der orthopädischen Chirurgie gehört der Ersatz arthrotischer, zerstörter Gelenke durch künstliche Endoprothesen. Diese Operationen gehören zu den dankbarsten in der Orthopädie, vor allem für ältere Menschen mit hartnäckigen, nicht beeinflussbaren Schmerzen.

Gut bewährt haben sich Endoprothesen vor allem an der Hüfte, dann auch am Kniegelenk, während sie an anderen Gelenken zum Teil problematisch und meist noch im Versuchsstadium sind (obere Extremität, Sprunggelenk) (siehe im Übrigen die einzelnen Lokalisationen).

Grundsätzliche Probleme: Da bei der Arthrose die beiden gegeneinander reibenden Gelenkanteile beschädigt sind, müssen *beide ersetzt* werden. Es ist also eine sog. **Totalendoprothese** notwendig. Der Ersatz nur eines einzelnen Gelenkanteils (z.B. Kopfprothese bei Hüftarthrose) hat sich nicht bewährt.

Die bisherige Erfahrung hat gezeigt, dass der Ersatz beweglicher Körperteile durch Fremdmaterial grundsätzlich möglich ist. Die damit verbundenen Probleme sind allerdings groß und vielfältig und noch längst nicht endgültig gelöst. Die Schwierigkeiten betreffen in erster Linie die **Verankerung der Prothesen im Knochen**. Bei der Operation muss mit einer mechanischen Fixation (Zement oder Verklemmung, -schraubung, -keilung, -spannung) eine primäre Stabilität erreicht werden. Unter dieser primären Stabilität soll die sekundäre und definitive biologische Stabilität entstehen, indem sich der Knochen an der Implantatgrenze an- und umbaut. Damit soll das Implantat sozusagen im Knochen integriert werden (vgl. dazu «Stabilität», Kap. 3.4, u. «Gelenkendoprothesen», Kap. 18.4.3). *Die entscheidenden Vorgänge spielen sich auf zellulärer Ebene* **an der Implantatgrenze** *ab*. Das Verhalten des Knochens an dieser Grenze unter mechanischer Belastung bestimmt auf lange Sicht das Schicksal der Prothesen. Die verhältnismäßig spärlichen histologischen Untersuchungen zeigen, dass ein direkter Kontakt des Knochens mit dem Implantat tatsächlich möglich ist (s. **Abb. 37.14**), auch über längere Zeit, doch wissen wir über die Bedingungen dafür noch sehr wenig.

Häufig findet man auch **Knochenresorption** an der Kontaktfläche und Ersatz durch Granulationsgewebe, was als Zeichen von Instabilität, von **Lockerung des**

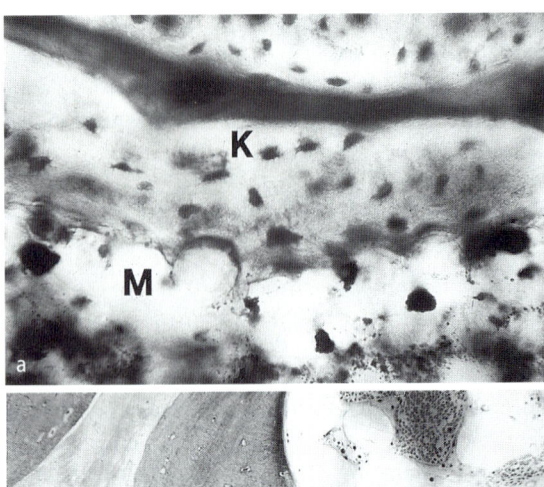

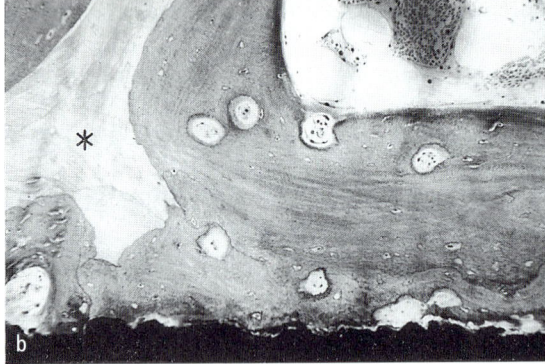

Abb. 37.14: Die Knochen-Implantatgrenze.
a) Grenze zwischen Methylmethacrylat («Knochenzement») und Knochen, *acht Jahre* nach der Implantation einer Hüftendoprothese. Der Zement wurde bei der Herstellung des Präparates in situ erhalten. Die Nachmodellierung der Polymerkugeln (M, unten, weiß) beweist den direkten *Anbau lebenden Knochens* (K) auf die Zementoberfläche.
Auch die heute gegen 30-jährige Erfahrung mit den ersten Prothesen ihres Erfinders, John Charnley haben die Gültigkeit des Konzeptes der Zementfixation von Prothesen erwiesen.
b) Diese Abbildung zeigt das *Anwachsen von neuem Knochen* an die Oberfläche einer Titanprothese, $4^{1}/_{2}$ Monate nach Implantation. Dieser vorwiegend bereits lamellär organisierte Knochen (grau) ist an einen alten, ursprünglichen Knochentrabekel (hell, *) angewachsen und verstärkt diesen damit. Er wächst aber auch direkt an die durch Sandbestrahlung aufgeraute Metalloberfläche (schwarz) an, was die sehr gute Gewebsverträglichkeit des Titan zeigt.
Von dem engen Kontakt verspricht man sich auch eine bessere mechanische Stabilisierung der Prothese, indem dadurch die Relativbewegungen vermindert oder ausgeschaltet werden können.
Das alte Knochenbälkchen ist nekrotisch, die Knochenhöhlen sind leer, während im neuen Knochen lebende Zellen sitzen (Präparate: R. Schenk, Bern).

Implantates, zu gelten hat. Ist dieser Prozess einmal im Gang, so führt er meist unaufhaltsam zur endgültigen Lockerung mit Zerstörung des Knochenlagers, zu Schmerzen und Insuffizienz, so dass die Prothese schließlich entfernt werden muss. Bei aseptischer Lockerung wird man versuchen, eine neue Prothese einzusetzen, ein recht belastender und oft schwieriger Eingriff, der sich auch nicht beliebig wiederholen lässt. Dies ist der Hauptgrund, weshalb die **Indikation** wenn möglich **auf ältere Jahrgänge eingeschränkt** werden sollte (vgl. auch Kap. 25.4).

Das Problem der dauerhaften stabilen Verankerung beschäftigt die Prothesenkonstrukteure, die Forscher und natürlich die Zulieferindustrie, die ihre Systeme und Produkte anpreist und sich gnadenlose Konkurrenzkämpfe liefert. Für den behandelnden Arzt und den Operateur ist die Orientierung nicht leicht. So erhitzte die Frage, ob **mit Zement** verankert werden soll oder «zementlos», die Gemüter (s.a. Abb. 37.14). Beide Systeme haben Vor- und Nachteile, beide haben Erfolge und Misserfolge aufzuweisen, jede eignet sich für bestimmte Lokalisationen und Applikationen. Es erscheint nicht sinnvoll, hier im Detail darauf einzugehen, denn eine Wertung der einzelnen Konzepte, Modelle und Techniken ist derzeit nicht möglich. Dazu sind mehr Erkenntnisse über die Biomechanik auf zellulärer Ebene, vor allem aber auch mehr langfristige klinische Resultate nötig.

Weitere Probleme betreffen die **Paarung der Materialien** für das Gelenk: Am längsten bewährt hat sich bisher die erstmals von Charnley verwendete Kombination eines harten Metall- oder Keramikkopfes (Kondylus) mit einer Pfanne (Fläche) aus dem verhältnismäßig weichen Polyäthylen (HMWP, high molecular weight polyaethylen). Diese Gleitpaarung hat sehr gute rheologische Eigenschaften, d.h. sehr kleine Reibung, braucht keine Schmierung und hat nur sehr geringen Abrieb. Dieser allerdings kann längerfristig Probleme bringen, indem die mikroskopischen Abriebpartikel entzündliche Reaktionen und Knochenresorption an der Implantatgrenze hervorrufen und damit eine Lockerung provozieren können. Ob andere Kombinationen (z.B. Metall/Metall mit hoher geometrischer Präzision gearbeitet, Keramik/Keramik) längerfristig noch bessere Resultate bringen können, wird erst in Jahren feststellbar sein.

Die Probleme der **Gewebeverträglichkeit** und der **Ermüdungsfrakturen** konnten technologisch weitgehend gelöst werden. Die **Infektion** hingegen ist nach wie vor die größte Gefahr für die Endoprothese. Diese lässt sich vermindern, aber nie ganz ausschalten. Auch Jahre nach der Implantation können noch Infekte auftreten (auch hämatogen). (Allgemeines zu den Endoprothesen, s. Kap. 18.4.3)

Langzeitprognose: Die längsten und besten Erfahrungen liegen für die Totalprothese des Hüftgelenkes vor, die ausgezeichnete Resultate bringen kann (s. Kap. 64.10). Man weiß jedoch heute, dass der Prozentsatz der guten Ergebnisse mit der Laufzeit, d.h. mit der Anzahl der Jahre seit Einsetzen der Prothese, ständig abnimmt, und zwar vorwiegend wegen aseptischen Lockerungen (s. **Abb. 37.15** u. Abb. 26.6). Ob sich diese kontinuierliche Verschlechterung mit neuen Verankerungsmethoden vermindern lässt, wird man logischerweise *erst nach Jahren wissen*. Sicher ist dies trotz der Beteuerungen der Hersteller keineswegs.

Wenn heute ein neuer «noch besserer» Prothesentyp auf den Markt kommt, sollte er *mindestens ebenso gute Langzeitresultate* erbringen wie die bisherigen. Die Erfahrung zeigt, dass es immer wieder unvorhergesehene, zum Teil wohl auch unvorhersehbare *Komplikationen* und *Fehlschläge* gibt. Doch das weiß man oft erst in 15 bis 20 Jahren! Kann der «Fortschritt», können bzw. wollen Patienten und Ärzte so lange warten? Die Publikationen zu den Endoprothesen in den Fachzeitschriften konzentrieren sich zum allergrößten Teil auf operationstechnische Probleme und kurzfristige Erfolge neuer Systeme, während langfristige klinische Kontrolluntersuchungen eher spärlich zu finden sind. Dieser **«Beweisnotstand»** wird zunehmend empfunden, wie das folgende Zitat aus einem Editorial in einer der führenden orthopädischen Fachzeitschriften zeigt[1]: «Authors, journals, program committees, and professional societies must share the blame for the publication of flawed studies that are designed using inappropriate strategies. In the future, reports on orthopaedic clinical research must focus more on the health of and the economic benefits to the patients and less on the outcome of the technology that was used in providing the services.» Diese Worte gelten heute noch, und die Kritik gilt für die klinische Forschung in der Orthopädie im Allgemeinen, aber für die Endoprothesen und ihre Langzeitfunktion hat sie besondere Bedeutung.

Neben den Lockerungen umfasst die Liste der weiteren möglichen *Komplikationen* sowohl allgemeine wie lokale. Sie sind in **Abbildung 37.16** am Beispiel des Hüftgelenkes dargestellt. Die Hüftendoprothese ist am besten bekannt und seit Jahren das wichtigste Thema in der orthopädischen Literatur.

Totalprothesen für andere Gelenke: Eine große Anzahl verschiedener Marken und Typen für (fast) alle Gelenke (inkl. die WS) ist ebenfalls daran, am «Siegeszug» der Endoprothetik teilzunehmen, wird klinisch erprobt oder steht noch im Versuchsstadium. Da die Langzeitresultate entscheidend sind, ist eine abschließende Wertung wohl erst nach Jahren möglich.

Gute Ergebnisse werden mit *Knieendoprothesen* erreicht. Allerdings sind die Risiken größer und die Rückzugsmöglichkeiten schlechter (s. Kap. 66.10.3). Grundsätzlich kann jedes Gelenk ersetzt werden. Bei Scharniergelenken (Kniegelenk, Fingergelenke usw.) stellen sich zusätzliche Probleme der seitlichen Stabilität und der Verankerung (mehr darüber bei «Seitliche Fehlstellungen in Gelenken», Kap. 38.4).

Die **Indikation** *für Gelenkprothesen* ist vorläufig noch limitiert und vor allem auf **alte Leute** und *Schwerinvalide* beschränkt. Bei diesen ist die mechanische Beanspruchung weniger groß, und vor allem muss die Prothese naturgemäß weniger lange Zeit halten als bei jungen Leuten. Bei **jüngeren Patienten**, die noch einen größeren Teil ihres Lebens vor sich haben, ist große Zurückhaltung am Platz, denn der Misserfolg einer Protheseoperation führt leicht zu lebenslänglicher Invalidität. An solchen Fällen werden die Probleme der Indikationsstellung am deutlichsten bewusst (Abb. 66.54).

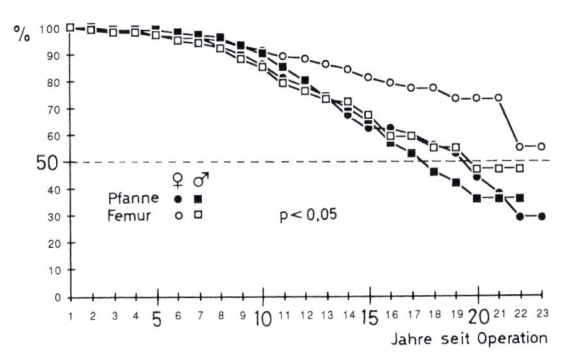

Abb. 37.15: Eine typische **Überlebenskurve von Totalhüftendoprothesen** aus einer «survival rate analysis». Alle sehen sich etwa ähnlich (Genaueres dazu s. Kap. 26.4). Es zeigt sich, dass die Anzahl der Prothesen, die noch «in situ» sind, mit der Zeit abnimmt. Die übrigen wurden ausgewechselt oder entfernt, größtenteils wegen Schmerzen bei Lockerung des Implantates. Nach etwa 8 bis 10 Jahren beginnt die Kurve abzufallen, und nach 15 bis 20 Jahren hat nur noch ein Teil der Patienten seine Hüftprothese. (Die Kurven sind zwar im Laufe der Jahre deutlich besser geworden, doch geben alle ein zu optimistisches Bild, weil auch die schmerzhaften (noch) nicht ausgewechselten Prothesen unter den «Guten» figurieren: «in situ», auch bei klinisch schlechtem Ergebnis).

Die *Lockerung* betrifft vor allem die *Pfannen* (schwarze Marken) und die *Schäfte bei Männern* (weiße Kästchen), während die Schäfte bei Frauen offenbar länger halten. Dafür gibt es verschiedene Theorien. Keine davon ist gesichert. Die primäre Verankerung spielt zweifellos eine Rolle, doch finden offensichtlich an der Grenze zum Implantat ständige Knochenumbauvorgänge statt.

Man muss zur Kenntnis nehmen, dass **das Resultat** von Endoprothesenoperationen **von der Zeitspanne seit der Implantation abhängt**. Dies hat praktische Auswirkungen; vgl. dazu Kapitel 25.4.

---

[1] John J. Gartland: «Orthopaedic Clincal Research, Deficiencies in Experimental Design and Determinations of Outcome» J. Bone Joint Surg. 70-A 1357 (1988)

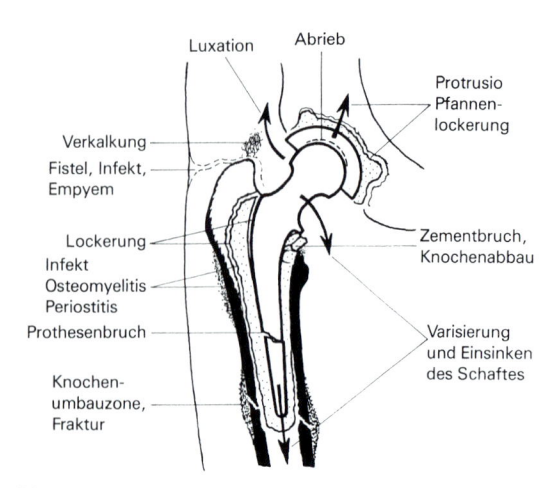

Abb. 37.16:
Mögliche **Komplikationen bei Totalendoprothesen** am *Beispiel des Hüftgelenks*:
Die am meisten **gefürchtete** Komplikation ist die **Infektion** (s. a. Abb. 64.120). Das Risiko lässt sich vermindern durch besondere Anstrengungen in der Asepsis, die über das bei anderen Operationen hinausgehen.
Die **häufigste Komplikation** ist die **Lockerung** von Schaft, Pfanne oder beidem. Die Bemühungen auf dem Gebiet der Endoprothetik sind heute zur Hauptsache auf eine dauerhafte Verankerung der Implantate im Knochen gerichtet. Trotzdem ist das Problem noch nicht gelöst, und die Prognose auf längere Sicht unsicher (s. a. Abb. 64.101).
Die übrigen Komplikationen, neben den unmittelbaren Operationsgefahren, sind namentlich: Bruch, Abrieb, Luxation, Verkalkung. Die Hüftendoprothese ist die am besten entwickelte Endoprothese und gibt die konstantesten Resultate. Die Endoprothesen für andere Gelenke sind mit wesentlich mehr Komplikationen behaftet, teils weil die Prothesen noch nicht den Entwicklungsgrad der Hüftprothesen erreicht haben, vor allem aber, weil sich an anderen Gelenken schwierigere Probleme ergeben (Scharnier, Haut usw.).

Die **wichtigste Indikation** für Endoprothesen sind hartnäckige, unbeeinflussbare, **unerträgliche Schmerzen** bei irreversibler Gelenkzerstörung.

Faktoren, die für die Indikation zu einer TP sprechen, sind:

- höheres Alter oder verminderte Lebenserwartung
- geringe Beanspruchung der Prothese (Befall anderer Gelenke, andere einschränkende Krankheiten)
- erhebliche Funktionseinbußen
- Invalidität
- großer Leidensdruck
- kooperative Patienten, Motivation.

Faktoren, die **dagegen** *sprechen,* sind:

- jüngere Patienten
- geringe Beschwerden
- noch stark aktive Patienten
- volle Arbeitsfähigkeit
- Alternativen (Osteotomie usw.)
- zu hohe Erwartungen des Patienten.

Der Gelenkersatz mittels **Homotransplantaten** ist bisher nicht über das Versuchsstadium hinausgekommen. Nur ein kleiner Teil der damit verbundenen Probleme (Blutversorgung, Immunitätsreaktion, Schicksal des Gelenkknorpels) ist bis heute gelöst.

37.2
Andere degenerative Krankheiten des Bewegungsapparates

- **Meniskus:** Degeneration → mechanische Schädigung → Meniskusriss (s. Kap. 66.6)
- **Chondrokalzinose:** Kalkeinlagerungen im Gelenkknorpel, im Meniskus (Röntgenbild!). Kalziumpyrophosphatkristalle im Gelenk. Manchmal akute Schmerzschübe («Pseudogicht»), vorwiegend im Knie, aber auch in anderen Gelenken. Im Übrigen chronisch, mit degenerativen Erscheinungen: Arthrose.
- **Sehnen:** Degeneration R evtl. Verkalkung (z. B. Supraspinatussehne: Kap. 46.4); Überbeanspruchung R Sehnenruptur (Achilles-, Bizepssehne usw.)
- **Chondromalacia patellae** (s. Kap. 66.8.1)

Bei diesen Störungen findet man pathologisch-anatomisch ähnliche Bilder: chronisch degenerative Prozesse, keine oder nur minimale reaktive Veränderungen. Symptome entstehen erst, wenn das Gewebe einreißt und die Funktion mechanisch gestört wird (Meniskuseinklemmung, Sehnenruptur: s. «Überlastungsschäden», Kap. 40).

38 Deformitäten – steife und instabile Gelenke – statische Störungen

38.1
Allgemeines

«Die Kunst, die Deformitäten des Körpers zu verhindern und zu heilen» war der *Anfang der Orthopädie* und gab ihr den *Namen* (Nicolas Andry, s. S. 32). Die früher häufigen und überaus schweren Verkrüppelungen, die Rachitis und Poliomyelitis, tuberkulöse und andere Entzündungen an Gelenken und Wirbelsäule hervorriefen, sieht man heute in Industrieländern nur noch selten. Andere sind jedoch geblieben und sogar häufiger geworden, wie posttraumatische Deformitäten und solche aus degenerativen Krankheiten. Wenn sich also die Ursachen von Deformitäten auch gewandelt haben, so sind ihre Verhütung und Behandlung doch eine der wichtigsten Aufgaben der Orthopädie geblieben.

Deformitäten haben grundsätzlich *zwei unangenehme Wirkungen*:

1. Sie sind **hässlich**.
2. Sie können **krank machen**.

Die erste Wirkung allein ist Grund genug, eine Deformität nach Möglichkeit zu verhindern, oft auch, sie zu beseitigen, die zweite dann, wenn tatsächlich die Gefahr droht, dass daraus ein Schaden entsteht. Nicht immer ist dies der Fall.

Die krank machende Wirkung von Deformitäten geht fast immer über die Schwerkraft. Der Stütz- und Halteapparat trägt das Gewicht des Körpers und hält ihn gegen die Schwerkraft aufrecht. Statische Störungen entstehen deshalb vor allem an den unteren Extremitäten und am Stamm, weniger an den Armen.

Bedeutung der Form für die Funktion

Die besten statischen Bedingungen, nämlich axiale Belastung mit reinen **Druckkräften**, sind gegeben bei senkrechter Tragachse (vgl. z. B. Baum, Mast, Säule, Tragpfeiler). Jede Abweichung von dieser einfachen Grundstruktur ruft zusätzliche **Biegekräfte** hervor, die leicht ein Vielfaches des Gewichtes erreichen können (s. Kap. 3.3). Die Wirkung der Achsenabweichungen auf den Bewegungsapparat ist in Abbildung 3.4, Abbildung 9.4 und **Abbildung 38.1** schematisch dargestellt.

Beispiele für die schädigende Wirkung solcher unphysiologischer Kräfte auf die Knochen und Gelenke finden sich im Kapitel 9: «Die mechanische Beanspruchung als pathogenetischer Faktor».

Deformitäten des Bewegungsapparates sind entweder im **Knochen** oder in **Gelenken** lokalisiert (**Tab. 38.1** u. Abb. 38.5).

Bei angeborenen und frühkindlichen erworbenen Missbildungen sind häufig ossäre und artikuläre Deformitäten kombiniert, wie z. B. beim Klumpfuß, Hohlfuß usw.

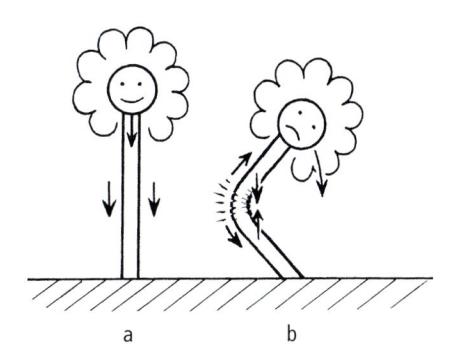

Abb. 38.1:
a) Rein *axiale Belastung* erzeugt reine **Druckkräfte**.
b) *Exzentrische* Belastung erzeugt **Biegebeanspruchung**, d. h. unregelmäßig verteilte Zug- und Druckkräfte mit sehr hohen Spannungsspitzen (siehe Abb. 3.4, Kap. 3.3).

Tabelle 38.1: Übersicht der Deformitäten.

Deformitäten der Knochen: Es kann sich handeln um:

– **Längendifferenzen:** Die dabei auftauchenden orthopädischen Probleme sind besprochen im Kapitel «Beinlängendifferenzen», Kapitel 63.
– **Achsenabweichungen.** Auf diese Deformitäten wird weiter unten eingegangen (s. Kap. 38.4, Kap. 42.4 u. Kap. 44.2).
– Deformitäten durch Knochenauswüchse, Tumoren **ohne** statische Auswirkungen (z. B. bei kartilaginären Exostosen). Im vorliegenden Kapitel interessieren **nur die statisch wirksamen Deformitäten**.

Deformitäten, die in Gelenken entstehen

a) **In der Bewegungsebene:**
   – Einschränkung der Beweglichkeit (Teilversteifung): **Gelenkkontrakturen.** Sie werden in Kapitel 38.2 besprochen.
   – Übermäßige Beweglichkeit: **Hypermobile Gelenke** (s. Kap. 38.3).

b) **Seitenabweichungen quer zur Bewegungsebene** (v. a. bei Scharniergelenken)
   – Seitlich **instabile Gelenke** infolge Bandinsuffizienz oder/und Gelenkdeformität: Wackel- oder Schlottergelenke (z. B. Knie, Fingergelenke): siehe Kapitel 38.4.
   – Unter dem Einfluss der Schwerkraft entstandene Gelenkfehlstellungen: **Statische Deformitäten** (v. a. Fuß- und Wirbelsäulendeformitäten), siehe Kapitel 38.5, Kapitel 69.5 und Kapitel 55.
   – **Luxationen und Subluxationen**, kongenital, habituell und traumatisch (Übersicht, s. Kap. 41).

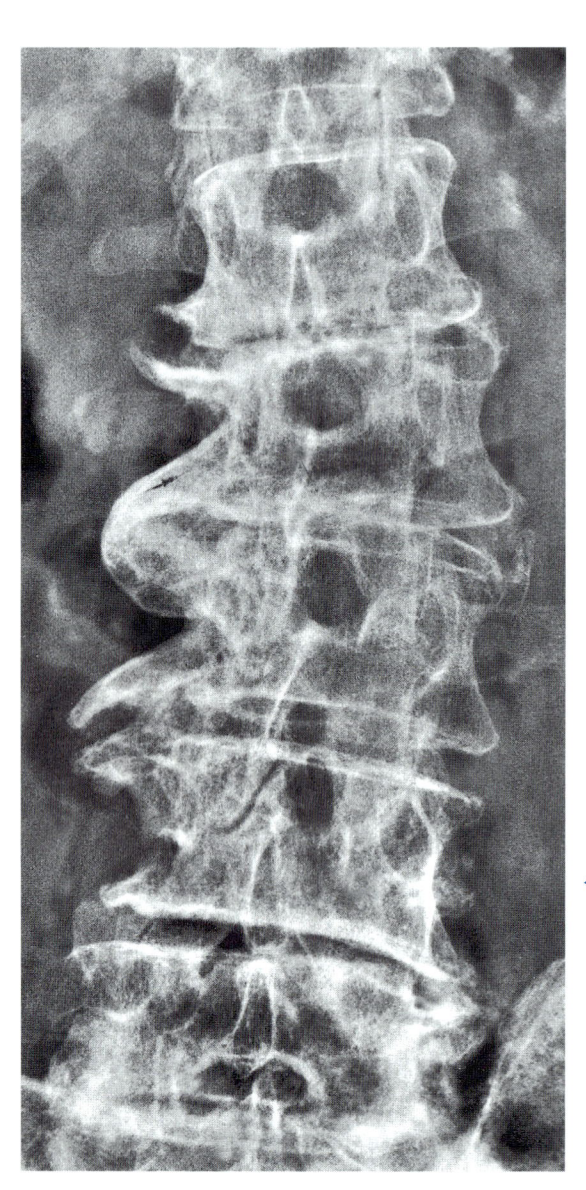

Ob bei einer Deformität Beschwerden und pathologische Veränderungen auftreten, und wenn ja welche, hängt von der Lokalisation, vom Ausmaß der Deformität und von ihrer mechanischen Wirkung im Stützapparat ab (**Abb. 38.2**).

Definitionen von Achsenabweichungen (Knochendeformitäten und Gelenkfehlstellungen)

So genannte «Achsenfehler» des Stützapparates, Abweichungen der Achsen von Wirbelsäule und Extremitäten vom normalen Bauplan, können in drei Ebenen liegen (vgl. «Diagnostik», Kap. 11.2 u. Kap. 11.5.1; Abb. 11.9 u. «Liste der Achsenfehler», Tab. 38.5):

Abweichungen zur Seite (in der Frontalebene, **Abb. 38.3**): Als **Varus** bezeichnet man Achsenabweichungen in der Frontalebene, konkav zur Mittellinie (geschlossene Form), als **Valgus** die zum Varus gegensinnige Achsenabweichung, konvex zur Mittellinie (offene Form). An der Wirbelsäule werden seitliche Achsenabweichungen als **Skoliose** bezeichnet.

◂ **Abb. 38.2: Spondylose** der Lumbalwirbelsäule mit Randzacken und Spangenbildungen in allen Stadien bis zur vollständigen knöchernen Überbrückung bei einer *70-jährigen Frau* mit einer leichten **Skoliose**. Bemerkenswert ist, dass die osteogenetischen Reaktionen (Sklerose, Osteophyten) immer *auf der konkaven Seite* der Krümmung, wo übermäßig starke Druckbeanspruchung herrscht, beginnen und besonders stark ausgeprägt sind (L1–L4 rechts, L4–S1 links). Das Bild spiegelt somit den Einfluss der mechanischen Beanspruchung wider genau analog dem Bild der Arthrose etwa bei einer Fehlstellung im Kniegelenk.

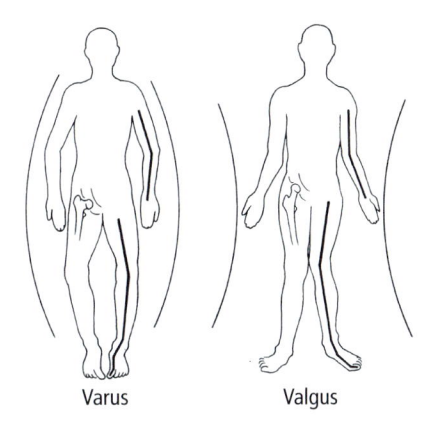

Abb. 38.3: Achsenabweichung in der Frontalebene.
Varus bezeichnet Achsenabweichungen, die zur Körperachse konkav sind.
Valgus bezeichnet die gegensinnige, zur Körperachse konvexe Deformität.

Arm:

- Cubitus varus: der normale, leicht nach außen weisende Ellbogenwinkel ist aufgehoben oder nach innen konkav.
- Cubitus valgus: Normaler Ellbogenwinkel ist vergrößert.

Hüfte:

- Coxa vara: Schenkelhalswinkel ist flacher als normal.
- Coxa valga: Schenkelhalswinkel steiler als normal.

Knie:

- Genu varum: O-Bein: Bei geschlossenen Füßen berühren sich die Knie nicht, man sieht zwischen den Beinen hindurch (O-Form).
- Genu valgum: X-Bein: Wenn sich die Knie berühren, können die Füße nicht geschlossen werden (X-Form).

Bei normalen Achsenverhältnissen liegen **die drei großen Gelenke** – Hüfte, Knie, oberes Sprunggelenk – **auf einer Geraden** (s. «Knie», Kap. 66.7 u. Abb. 66.39–66.41).

Unterschenkel:

- Crus varum: O-Bein
- Crus valgum: X-Bein, Deformität im Unterschenkel lokalisiert.

Fuß:

- Pes varum: Knöchel ist nach außen abgeknickt.
- Pes valgum: Knöchel ist nach innen abgeknickt.

Großzehe:

- Hallux valgus: Großzehenachse weist von der Körpermittellinie nach außen.
- Hallux varus: Großzehe steht vom Fuß nach medial ab (selten).

Abweichungen nach vorne bzw. hinten (in der Sagittalebene): Als **Rekurvation** bezeichnet man die Achsenknickung in der Sagittalebene durch Biegung nach hinten (Femur, Knie, Tibia, z. B. Genu recurvatum, s. Abb. 38.15), als **Antekurvation** die gegensinnige Achsenabweichung (Femur, Tibia, z. B. Femur antecurvatum, beim Knie: Genu flexum) (vgl. Abb. 38.7).

An der Wirbelsäule wird eine dorsal konvexe Krümmung (ein Buckel) als **Kyphose**, eine dorsal konkave (ein hohles Kreuz) als **Lordose** bezeichnet.

Torsionsfehler (Drehfehler in der Längsachse): Vermehrte Innen- bzw. Außenrotation. *Hüfte:* Coxa ante- bzw. retrotorta (s. Kap. 64.3.3; vgl. auch Kap. 39.2).

Einige andere Bezeichnungen von Deformitäten finden sich *im speziellen Teil* in den entsprechenden Abschnitten.

Für die *Messung* der Achsen vgl. Kapitel 11.5: «Diagnostik» sowie «Wirbelsäule», Kapitel 51 und Kapitel 57.1.

Der normale Bauplan

Jeder statischen Konstruktion liegt ein bestimmter Bauplan zugrunde, der statischen Gesetzen gehorcht und ihnen genügen muss. So hat auch der menschliche Stützapparat einen bestimmten optimalen Bau und eine optimale Stellung, die den statischen Anforderungen am besten gerecht wird. Abweichungen von dieser optimalen Gestalt wirken sich fast immer statisch ungünstig aus und haben Insuffizienzerscheinungen der Gewebe zur Folge (s. allgemeiner Teil «Die mechanische Beanspruchung des Knochens», Kap. 3.3, der Gelenke, Kap. 6.3, «Die mechanische Beanspruchung als pathogenetischer Faktor», Kap. 9 u. **Abb. 38.4**).

Abweichungen vom normalen Bauplan entsprechen typischen klinischen Deformitäten und entsprechenden Symptomen (vgl. auch Tab. 38.5, S. 618). Zweckmäßig werden sie besprochen von unten nach oben, in der Reihenfolge des statischen Aufbaus, zuerst die Abweichungen in der Frontal-, dann jene in der Sagittalebene. Dazu dient **Tabelle 38.2**, die auch als «Checkliste» für die orthopädische Untersuchung dienen kann.

Achsenabweichungen in der Horizontalebene ergeben **Rotationsfehler**. Solche kommen aus verschiedenen Ursachen vor, hauptsächlich nach mit Drehfehlern verheilten Frakturen. Ihre Auswirkungen sind eher **dynamischer** als statischer Natur, kommen also *beim Gehen* mehr als im Stehen zum Vorschein.

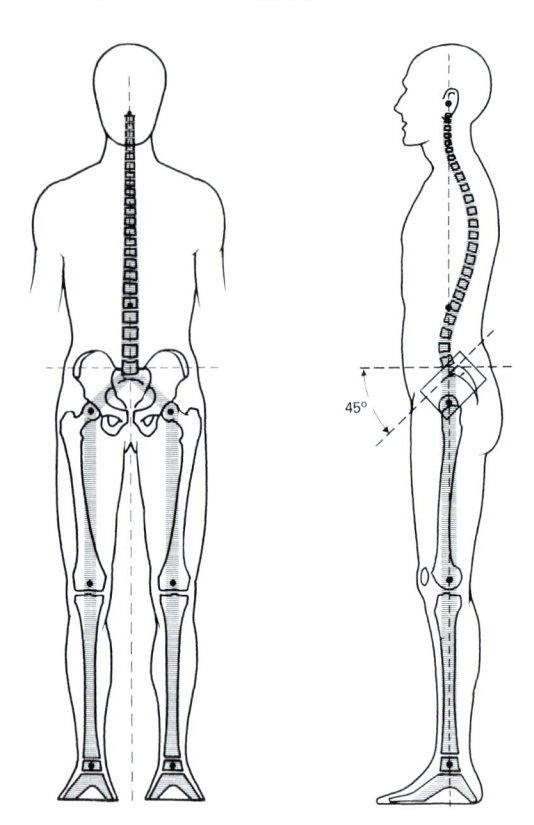

Abb. 38.4: Der normale Bauplan.
Im normalen anatomischen Aufbau des Haltungsapparates ist eine Reihe von *statisch wirksamen Strukturen* verwirklicht: Eine davon ist der **Tragpfeiler**, eine andere der **Tragbogen** (Fußgewölbe, Femur – Becken – Sakrum).
Die Kenntnis des normalen Bauplanes und der möglichen Abweichungen davon ist die Grundlage der orthopädischen Untersuchung und Beurteilung. Sie sind in Tabelle 38.2 detailliert aufgeführt.

Die **klinische Untersuchung** wird erleichtert durch ein Lot. Am besten lassen sich die Befunde mittels Photographien und Röntgenbildern im Stehen objektivieren.

Eine Liste der **Auswirkungen** *dieser Deformitäten* findet sich in Tabelle 38.5, Kapitel 38.6.

Fixierte und nicht fixierte Deformitäten

Fixierte Deformitäten lassen sich weder aktiv noch passiv beseitigen. Man nennt sie auch **strukturell**, weil anatomisch verankert. Knöcherne Deformitäten sind immer strukturell. In der gelenkigen Verbindung zwischen zwei Knochen lokalisierte Deformitäten können rein haltungsbedingt oder fixiert sein. Dies lässt sich mit einem Korrekturversuch prüfen: Lässt sich die Deformität mit manuellem Druck nicht beseitigen, ist sie fixiert, strukturell.

Fixierte Deformitäten sind immer pathologisch und ernst zu nehmen. Sie sind in Kapitel 38.2 ausführlich beschrieben.

Nicht fixierte Deformitäten: Manche Deformitäten treten nur unter Einwirkung der **Schwerkraft** auf und verschwinden im unbelasteten Zustand sofort wieder (z. B. Knick-Plattfüße bei Kindern, Kniefehlstellungen bei Bandlaxität, Haltungsdeformitäten der Wirbelsäule, abstehende Schultern). Bei Deformitäten, die mit einer schlaffen Körperhaltung zu tun haben und durch eigene Muskelkraft aufgerichtet werden können, spricht man auch von **Haltungsdeformitäten**.

Alle unter dem Einfluss äußerer Kräfte (vor allem der Schwerkraft, aber auch durch Schuhdruck) entstandenen Deformitäten werden auch als **statische Deformitäten** bezeichnet. Dazu gehören neben den genannten auch der Spreiz- und Plattfuß, ebenso wie ein Beckenschiefstand bei Beinlängendifferenz, die dabei entstehende Skoliose, eine verstärkte Kyphose bei M. Scheuermann, die kompensatorische Fehlstellung eines Gelenkes bei einem Achsenfehler des benachbarten Knochens oder auch ein Hallux valgus, eine Hammerzehe, infolge zu enger Schuhe.

Die meisten dieser *statischen Deformitäten* sind im Anfangsstadium nicht fixiert, **noch reversibel**, werden aber unter der ständigen äußeren Krafteinwirkung häufig mit der Zeit d.h. nach Jahren, strukturell fixiert und lassen sich passiv nicht mehr korrigieren. Um dieser Entwicklung vorzubeugen, ist es in schweren Fällen oft zweckmäßig und notwendig, die Ursache der Deformität frühzeitig auszuschalten, z. B. durch einen Beinlängenausgleich, eine Aufrichtung und Stützung (Einlagen, Korsett) während der kritischen Wachstumsperiode, die Korrektur einer benachbarten Deformität durch Osteotomie oder das Tragen geeigneter Schuhe, die den Zehen genügend Spielraum lassen (s. dazu Kap. 38.5 «Statische Deformitäten und aufrechter Gang»).

Ist eine statische Deformität einmal **strukturell fixiert**, haben die gleichen prophylaktischen Korrekturmaßnahmen häufig keinen Effekt mehr oder sogar einen gegenteiligen: *Eine Korrektur ist nicht mehr möglich* und die erfolgte **funktionelle Anpassung** wird gestört. In der Zwischenzeit hat sich der Körper an die Deformität gewöhnt und angepasst und dabei ein neues Gleichgewicht gefunden. Wenn dieses wieder gestört wird, treten leicht Beschwerden auf. So ist es deshalb bei schon lange Zeit bestehenden statischen Deformitäten in der Regel besser, die Symptome zu behandeln als ihre Ursache beseitigen zu wollen, so z. B. einen alten Beckenschiefstand mit fixierter Skoliose lieber zu belassen.

Dynamische Deformitäten kann man jene nennen, die nur bei Bewegung, insbesondere beim Gehen, in Erscheinung treten. Ein Beispiel dafür ist der *Hängefuß*,

Tabelle 38.2: **Der Haltungsapparat und seine Deformationen.**

Frontalebene	
Normale Tragstruktur	**Deformität**
Querwölbung des Vorfußes: Metatarsalköpfchenreihe	Querwölbung abgeflacht, Tiefstand einzelner Metatarsaleköpfchen: Spreizfuß → Metatarsalgie
Calcaneus, Talus und Tibia senkrecht übereinander	Calcaneus schräg nach lateral abgeglitten: Pes valgus, Knickfuß
beide Sprunggelenke horizontal	Fußgelenke in Varusstellung: Pes varus, Klumpfuß
Beinachsen gerade, im Zweibeinstand senkrecht. Hüftgelenk, Kniegelenk und Sprunggelenk liegen auf einer Geraden	Varusabweichungen von Knie, Unter- oder Oberschenkel (O-Bein, Genu varum, Crus varum) Valgusabweichungen (X-Bein, Genu valgum, Crus valgum)
Bogenkonstruktion proximales Femurende – Becken – Sakrum. Die Schenkelhälse haben eine optimale Neigung (etwa 130° ± 10°) beim Erwachsenen	Abweichungen der Schenkelhalsachse von der Norm: flach: Coxa vara. Steil: coxa valga
Das Becken steht **horizontal** und mit ihm auch das Sacrum als Träger der **Wirbelsäule im Lot**	**Beckenschiefstand**, bedingt durch Beinlängenunterschiede oder Kontrakturen
Tragachse der Wirbelsäule senkrecht, in der Körpermittellinie	**Seitliche Wirbelsäulenverkrümmungen:** Skoliosen (anatomisch fixiert), skoliotische Haltung (nicht fixiert)
Kopf gerade auf der Halswirbelsäule, mittig	Schiefhals mit Schrägstellung des Kopfes
Sagittalebene	
Tragstruktur	**Deformität**
Fuß: Längsgewölbe mit Metatarsalia und Calcaneus als Pfeiler, Talus als Abschluss und gleichzeitig tragender Sockel für das Bein	Abflachung des Fußlängsgewölbes: **Senkfuß, Plattfuß** Knick-Plattfuß
Beinachse gerade, im Stand senkrecht. Streckstellung der Knie in 180°, d.h. Ober- und Unterschenkel bilden eine Gerade	Achsenfehler im Unter- oder Oberschenkel (Crus, femur ante- resp. recurvatum) Genu recurvatum (überstreckbar über 180°) resp. flexum (Flexionskontraktur, Streckdefizit)
Becken mit Sakrum in der Hüfte um etwa 45° aufgerichtet (im Verlaufe der Phylogenese: aufrechter Gang)	Beckenkippung nach vorne, z. B. bei schlaffer Haltung oder bei Hüftflexionskontraktur – kompensatorische Hyperlordose
Aufrichtung der Lumbalwirbelsäule von der Lombosakralgrenze an um weitere 45° bis zur Senkrechten und etwas darüber hinaus (Rückverlagerung des Schwerpunktes im Zusammenhang mit dem aufrechten Gang)	Hyperlordose der Lumbalwirbelsäule: z. B. bei stärkerer Beckenkippung (Sacrum acutum), bei Haltungsstörungen Fehlende Lendenlordose: Geradrücken
Die dorsale Lage der Wirbelsäule im Körper bedingt eine Abweichung von der senkrechten Tragachse: leichte Kyphose der oberen Brustwirbelsäule, Lordose der Halswirbelsäule	Übermäßige Thorakalkyphose: Rundrücken, Gibbus = umschriebene knickförmige Kyphose, z. B. bei Spondylitis, nach Wirbelbrüchen
Die Gesamtachse ist gerade, das Atlantookzipitalgelenk steht horizontal und zentral	Verminderte Kyphose: Flachrücken

dessen Spitze beim Gehen nicht vom Boden abgehoben werden kann, der aber im Stehen normal aussieht. Ein anderes Beispiel sind Torsionsvarianten der Beine, die im Gehen auffallen (z. B. *Einwärtsgang*, s. Kap. 39.2).

38.1.1
Ursachen von Knochendeformitäten

Diese sind sehr mannigfaltig – entsprechend dem breiten Spektrum der Deformitätstypen.

Angeborene Fehlbildungen

Fehlbildungen von Knochen und Gelenken stören das weitere Wachstum mehr oder weniger stark. Bei leichten Fällen ohne tiefgreifende Anlagestörung kann sich die Deformität spontan «auswachsen».

Bei schweren Fehlbildungen aber wirkt sich die Deformität biomechanisch ungünstig auf das Wachstum aus. Infolge des entstehenden Circulus vitiosus nimmt deshalb die Deformität während des Wachstumsalters häufig noch zu (s. «Kongenitale Deformitäten», Kap. 27).

Andererseits sind die **Wachstumspotenzen** im Säuglingsalter noch groß. Darin liegt die Chance der Frühbehandlung kongenitaler Deformitäten, wie z. B. des Klumpfußes (s. Kap. 69.3.1) und der Hüftgelenkluxation (s. Kap. 64.4): Wenn die Deformität bald nach der Geburt korrigiert werden kann, verläuft das weitere Wachstum weitgehend normal.

Deformitäten im Wachstumsalter

Jede Störung des normalen Knochenwachstums kann eine Deformität verursachen. Es gilt zu unterscheiden zwischen eigentlich krankhaften Störungen und geringgradigen Abweichungen von der sog. «Norm», die im Rahmen der normalen Streubreite noch als **physiologische Varianten**, also nicht als krankhaft, anzusehen sind. Letztere sind überaus häufig, haben aber eine gute Prognose, d. h. sie wachsen sich mehr oder weniger vollständig aus und machen kaum Beschwerden (s. Kap. 39).

Schwieriger ist die Prognose von **eigentlich pathologischen Wachstumsstörungen** zu beurteilen (s. auch «Skelettwachstum», Kap. 5, u. «Epiphysenwachstumsstörungen», Kap. 28). Oft ist dies erst aufgrund einer längeren Beobachtungszeit möglich. Daraus ergibt sich die Indikation einer Korrektur sowie der beste Zeitpunkt dafür. In solchen Fällen ist eine gute Aufklärung und Zusammenarbeit mit den Eltern der Kinder notwendig.

Knochendeformitäten bei Kindern

Knochendeformitäten bei Kindern können auf *drei Arten* entstehen (Abb. 38.5 a–c):

1. Störungen des *Epiphysenwachstums*: Sie entwickeln sich langsam und heimtückisch im Verlauf von Jahren (s. «Wachstumsstörungen», Kap. 28).
2. *Frakturen*: Mit Ausnahme gewisser Epiphysenfrakturen haben Fehlstellungen nach Frakturen eine Tendenz, sich spontan zu korrigieren (s. «Frakturen bei Kindern», Kap. 44). Spezielle Probleme stellen sich bei der Osteogenesis imperfecta (s. Kap. 27.2).
3. *Weicher Knochen*: Bei mangelnder Mineralisation (Rachitis) verbiegt sich der Knochen unter der Belastung (s. Kap. 29.2.1).

Ein großer Teil aller Deformitäten entsteht im Wachstumsalter als **Wechselwirkung** von Fehlwachstum der Knochen und Störungen in der Entwicklung ihrer gelenkigen Verbindungen, deren Ursache in vielen Fällen nicht oder ungenügend bekannt ist (idiopathische Skoliose, Kyphose beim Morbus Scheuermann, kongenitaler Klumpfuß).

Statische Deformitäten im Kindesalter

Statische Deformitäten im Kindesalter sind sehr **häufig**. Sie sind nicht fixiert und verschwinden in unbelastetem Zustand. Dazu gehören die gewöhnlichen Knick- und Plattfüße (s. Kap. 69.5), manche «X- und O-Beine», Gangvarianten wie «Einwärtsgang» usw. (s. Kap. 66.7.3 u. Kap. 39.2), ebenso die sog. «Haltungsschäden», vor allem am Stamm (Becken- und Schultergürtel, Wirbelsäule, s. Kap. 65).

Auch hier gilt es, die *behandlungsbedürftigen, krankhaften* Entwicklungen von den *nicht eigentlich pathologischen Normvarianten* zu **unterscheiden**. Dies ist nur möglich, wenn man die relativ große physiologische Streubreite berücksichtigt und im Zweifel die **Entwicklung über längere Zeit beobachtet** («Häufige Normvarianten bei Kindern», Kap. 39, Kap. 22.2 u. Kap. 18.1).

Im Erwachsenenalter erworbene Deformitäten

Das starre Gerüst des ausgewachsenen gesunden Knochens ist nicht mehr plastisch deformierbar, seine Form kann sich nicht mehr ändern. Deformitäten entstehen nur sehr selten durch Verbiegung bei schwerer Erweichung des Knochens (Osteomalazie), sonst durch Kontinuitätstrennung (Fraktur, Pseudarthrose, schleichende Frakturen). In allen anderen Fällen können *nach Wachstumsabschluss Deformitäten nur in Gelenken entstehen* (**Abb. 38.5** u. **Tab. 38.3**).

Abb. 38.5: Deformitäten entstehen entweder in den Knochen oder in den gelenkigen Verbindungen:

Drei Ursachen von Knochendeformitäten:
a) Wachstumsstörung
b) Verbiegung eines weichen Knochens
c) Knochenbruch

Vier Ursachen von Gelenkdeformitäten:
d) Kontraktur der Weichteile
e) Instabilität (Bandinsuffizienz)
f) Gelenkzerstörung (Arthrose)
g) Luxation

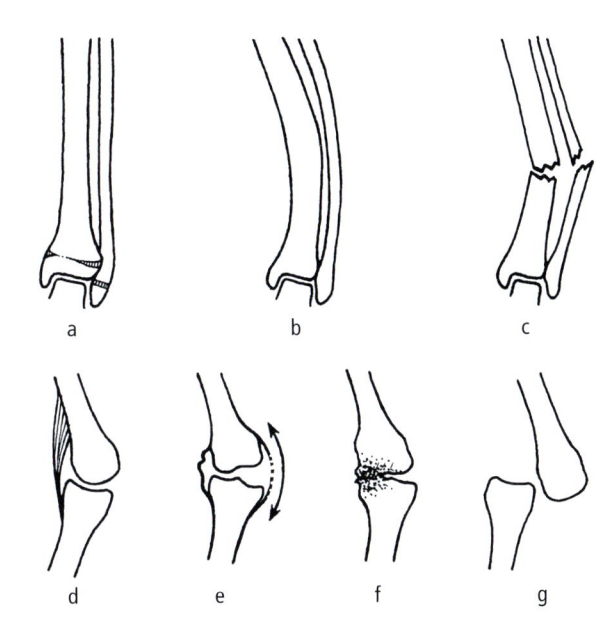

Tabelle 38.3: Ätiologie von Deformitäten.

A. Knochendeformitäten

1. Angeborene oder erworbene **Wachstumsstörungen** (siehe oben)

2. **Störungen der Knochenqualität:**
   - Knochen weich, plastisch, deformierbar. Osteomalazie (s. Kap. 29.2.1),
   - Knochen spröde, eindrückbar: Osteoporose (s. Kap. 30.3)

3. Massiver **Knochenumbau** im Erwachsenenalter: M. Paget (s. Kap. 30.2), Tumoren

4. **Kontinuitätstrennung im Knochen:**
   - **Frakturen** (s. Kap. 42.2 u. Kap. 44).
   - **Pseudarthrosen** (s. Kap. 45.6).
   - **Umbauzonen** (schleichende Fraktur, Ermüdungsfraktur) (s. Kap. 40.5).
   - Zunehmende Deformität nach Fraktur oder Arthrodese (Spondylodese) weist auf **eine Pseudarthrose** oder Umbauzone hin.

B. Fehlstellung im Gelenk

1. **Einschränkung der Beweglichkeit:** Kontraktur (s. Kap. 38.2)
   - **extraartikulär:** weichteilbedingt, durch Vernarbung, Verkürzung, Adhäsionen von Muskeln, Bändern, Gelenkkapsel, Haut, ektopische Knochenbildung.
   - **intraartikulär:** Blockierung durch pathologische Veränderungen der Gelenkflächen (Inkongruenz) infolge, Trauma, Gelenkkrankheiten, freien Gelenkkörpern usw.

2. **Übermäßige Beweglichkeit** (Hypermobile Gelenke) vor allem bei Lähmungen. Konstitutionelle Hypermobilität.

3. **Instabile Gelenke infolge:**
   - **Bandinsuffizienz** (traumatisch, konstitutionell, infolge von Lähmungen oder Gelenkkrankheiten)
   - **Defekte der gelenkbildenden Knochenenden**, bei verschiedenen Gelenkerkrankungen, v. a. bei CP (Finger), bei der Arthrose (Knie), und nach intraartikulären Frakturen.
   - Oft wirken diese beiden Mechanismen zusammen in einem circulus vitiosus (s. Kap. 38.4).

4. **Statische Deformitäten** (unter dem Einfluss äußerer Kräfte entstanden)
   - Unter der **Schwerkraft** entstehen: Knick-Plattfüße, Spreizfüße, schlaffe Haltung der Wirbelsäule, des Becken- und Schultergürtels usw.
   - Beispiele für Deformitäten als Folge, andauernden äußeren Druckes sind Hallux valgus und Hammerzehen (enge, spitze Schuhe).

38.1.2
Behandlung von Knochendeformitäten

Knöcherne Deformitäten lassen sich nur mittels Knochenoperationen beheben, Achsenfehler nur durch Osteotomien, also **aufwändige Operationen mit langer Rekonvaleszenz**.

Korrekturosteotomien

Welche Achsenfehler sollen korrigiert werden? Dies lässt sich nicht generell angeben, etwa in Winkelgraden. **Die Indikationen** für Korrekturosteotomien sind schwierige und verantwortungsvolle Entscheide.

Ausschlaggebend sind in erster Linie **die Beschwerden** und funktionellen Störungen des Patienten, erst in zweiter Linie die Auswirkungen auf die Prognose. Die aktuellen Beschwerden lassen sich besser fassen und sind in der Regel eine gute Motivation für ein aktives Vorgehen, während die Prognose sich nur selten mit einiger Sicherheit abschätzen lässt.

Bei massiven Achsenfehlern mit erheblichen Beschwerden und Funktionsstörungen können gut geplante Korrekturosteotomien den Patienten wesentlich helfen. Bei relativ geringen Fehlstellungen mit wenig Beschwerden sind **Aufwand und Risiko einer Osteotomie** nicht gerechtfertigt.

Anhaltspunkte für die Beurteilung finden sich in den Tabellen 38.2 und 38.5, sowie in den Abschnitten «Die mechanische Beanspruchung als pathogenetischer Faktor», Kapitel 9, «Prophylaktische Operationen», Kapitel 18.1 und Kapitel 22.2, «Langzeitresultate als Grundlagen für Indikationen», Kapitel 25.4, und «zur Operationsindikation», Kapitel 18.1.

Schwierig sind die **Grenzfälle**. Gerade hier ist die Indikation zur Operation oft eine Ermessensfrage, deren Beantwortung viel Erfahrung, aber auch biomechanisches Verständnis voraussetzt. Mit der Zunahme der posttraumatischen Fehlstellungen ist hier wieder mehr orthopädisches Denken gefordert.

Zur Technik:

- Genaues Ausmessen der Deformität und Planung der Korrektur sind Vorbedingung («Röntgenpausen», s. Kap. 18.2, Abb. 18.5 u. Abb. 66.55).
- Ausschlaggebend ist jedoch nicht das Röntgenbild (cave Projektionsfehler! Vgl. dazu Kap. 12.3: «Messungen an Röntgenbildern»), sondern das klinische Bild.
- Die Wahl der Osteotomiestelle: Wenn möglich am Ort der Deformität. Eine Osteotomie in der Metaphyse hat jedoch bessere Voraussetzungen (Spongiosa) für die Knochenheilung als eine solche im Schaft (s. Abb. 45.3).
- geeignete, stabile Osteosynthese
- wenn nötig mehrdimensionale Korrektur
- Nicht selten ist eine Verkürzung vorhanden, die möglichst korrigiert, jedenfalls nicht noch vergrößert werden soll.
- Vor allem bei relativ geringen Fehlern ist es schwierig, die Korrektur genau richtig zu dosieren. Am Patienten ist dies noch schwieriger als auf der Röntgenpause. Was ist schlechter: zu wenig korrigieren oder Überkorrektur? Dies hängt vom Fall ab. Ein Genu varum z. B. soll eher leicht überkorrigiert werden.
- Technische Anweisungen finden sich in allen einschlägigen Operationslehren, einige auch im Teil III: «Regionale Orthopädie».

38.2
Gelenksteifen (Kontrakturen) – Fehlstellungen – Ankylosen

38.2.1
Allgemeines

Begriffsbestimmung

Unter einer **Gelenkkontraktur** versteht man im Allgemeinen die permanente Beugestellung eines Gelenkes. Der Begriff der «Kontraktur» ist ursprünglich von einer irreversiblen Muskelkontraktion abgeleitet, wird jedoch nicht immer einheitlich gebraucht (z. B. spricht man auch von Streckkontraktur des Knies); ein besserer fehlt jedoch. Praktisch kann man etwa *definieren*: **Ein Gelenk, das nicht gerade gestreckt** – genauer: in die neutrale anatomische Stellung gebracht – **werden kann, ist kontrakt**.

Eine Kontraktur zeigt sich beim stehenden Patienten als **Deformität**, während eine gewöhnliche Bewegungseinschränkung ohne permanente Fehlstellung des Gelenkes erst bei der Bewegungsprüfung erkannt wird. Die Gelenkkontraktur schließt somit neben der Bewegungseinschränkung (Teilversteifung) eine Fehlstellung, also eine Deformität, ein. Wenn z. B. ein Knie nicht vollständig gestreckt werden kann, indem 30° zur vollen Extension fehlen, spricht man von einer Kniebeugekontraktur von 30°. Der Patient kann nur mit gebeugtem Knie stehen.

Kontrakturen sind deshalb viel **weniger harmlos** als die meisten übrigen Teilversteifungen ohne Deformität. Sie haben ungünstige sekundäre Wirkungen auf die Funktion und Statik des Bewegungsapparates.

Gelenkkontrakturen sind eine überaus *häufige Komplikation* vieler orthopädischer Krankheiten. Sie entstehen nicht selten im Verlauf der Behandlung und können meistens bei **zweckmäßiger Prophylaxe verhindert** werden.

Ätiologie und Pathogenese

- **Angeborene Kontrakturen** kennzeichnen die seltene generalisierte Arthrogryposis (s. Kap. 27.2.1), den angeborenen Klumpfuß (s. Kap. 69.3) und einige (seltene) andere Missbildungen. Ursache und Entstehungsmechanismus sind ungenügend bekannt.
- Die klassische «Kontraktur» entsteht bei einer **spastischen Lähmung** (s. Kap. 34.2): Ein Muskel, der sich dauernd kontrahiert, erleidet schließlich eine permanente Verkürzung, er wird kontrakt (s. Kap. 7.5). Gleichzeitig zieht er das zugehörige Gelenk in eine Fehlstellung: myogene Kontraktur.
- Ein Modellbeispiel einer Kontraktur ist die **ischämische Kontraktur** der Muskulatur (z. B. bei der Volkmann'schen Kontraktur): Fibröse Umwandlung und Verkürzung des Muskels zwingen das Gelenk in eine permanente, irreversible Fehlstellung (s. Kap. 47.2.6) (**Abb. 38.6**).
- Bei **schlaffer Lähmung** entstehen Kontrakturen durch das Übergewicht der nicht gelähmten Antagonisten oder unter Wirkung der Schwerkraft (s. Kap. 34.1.3).
- Auch bei **schmerzhaften Gelenkerkrankungen** treten reflektorische Muskelspasmen auf, die das Gelenk ruhig zu stellen suchen, mit der Zeit aber irreversible Kontrakturen machen, nicht selten mit massiven Fehlstellungen, die dann auch schwere sekundäre Störungen an anderen Stellen des Bewegungsapparates zur Folge haben können.
- Schließlich sieht man erstaunlich häufig Gelenkkontrakturen **nach Verletzungen, Operationen, Ruhigstellung** aus anderen Gründen, die bei korrekter Lagerung und Nachbehandlung hätten *vermieden* werden können. Solche **iatrogene** Kontrakturen sind eine häufige Ursache von permanenten Funktionsstörungen und nicht selten von schwerer Invalidität. Die **Prophylaxe** dieser Gelenkkontrakturen ist eine der wichtigsten Aufgaben bei der Nachbehandlung von Verletzungen, vor allem Frakturen, Operationen, ja der meisten Affektionen des Bewegungsapparates, umso mehr als Kontrakturen häufig eine Tendenz haben, in einem Circulus vitiosus langsam aber stetig zuzunehmen.
- Nach Verbrennungen können **Hautnarben** in den Beugefalten schwere Gelenkkontrakturen verursachen. Ein Beispiel für eine Kontraktur infolge krankhafter **Schrumpfung der Faszie** ist die Dupuytrensche Kontraktur der Finger (s. Kap. 49.6.1).
- Relativ selten ist eine **knöcherne Anschlagsperre** (z. B. nach intraartikulärer Fraktur, bei Exostosen) schuld an einer Kontraktur.
- **Ektopische Knochenbildung, Verkalkungen**. Nach Gelenkverletzungen, *Operationen an Gelenken* und bei *Endoprothesen* sind nahezu regelmäßig kleinere oder größere Knochenneubildungen und Kalkschatten auf dem Röntgenbild zu sehen. In manchen Fällen – längst nicht immer – sind die betroffenen Gelenke mehr oder weniger eingeschränkt in ihrer Beweglichkeit oder gar steif, gelegentlich mit, oft ohne Schmerzen. **Die Therapie** solcher Verkalkungen und Verknöcherungen ist nicht besonders dankbar. Mit Mobilisationsversuchen ist meist nicht viel zu erreichen. Die operative Resektion kann mühsam sein und ist, je nach Lokalisation, auch riskant. Die Resultate sind nicht sehr zuverlässig, Rezidive sind häufig. **Prophylaktisch** werden postoperativ Röntgenbestrahlung und NSA (Indomethacin) angewandt.

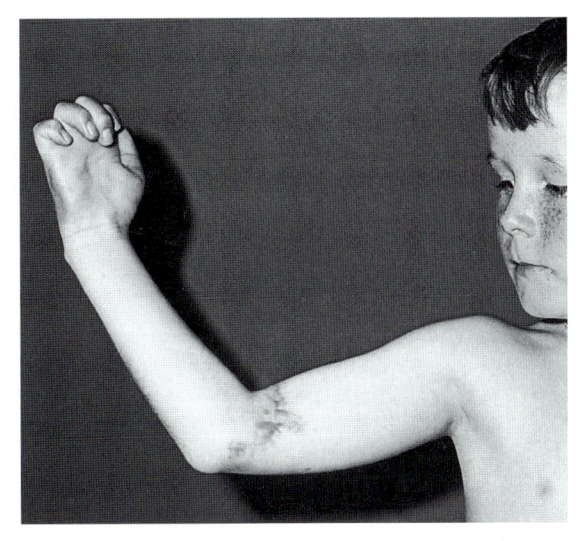

Abb. 38.6: **Volkmannsche Kontraktur** der Hand eines 6-jährigen Knaben, einige Monate nach offener, stark dislozierter Ellbogenfraktur mit *ischämischer Nekrose* der Fingerbeugemuskulatur im Vorderarm (Ursache und Verhütung s. Kap. 47.2.6).
Fixierte Krallenstellung der Finger: Flexionskontraktur der Interphalangealgelenke und Streckkontraktur der Metakarpophalangealgelenke. Diese Handstellung ist funktionell denkbar ungünstig, Langfinger und Daumen können sich nicht berühren. Für die wichtigste Funktion, das Greifen, ist diese Hand untauglich.

Eine Kontraktur kann demnach in den extraartikulären Weichteilen (**myogene**, tendogene, kapsuläre, dermatogene Kontraktur) oder im Gelenk selbst fixiert sein (**arthrogene** Kontraktur).

Verlauf

Im Anfangsstadium ist die Kontraktur durch die ständige Muskelverkrampfung bedingt. In diesem Stadium ist sie noch **reversibel**, z. B. durch Training, passive Dehnung. Bald aber setzen **irreversible** Veränderungen ein: zuerst eine zunehmende Verkürzung mit Fibrosierung der Muskulatur (myogene Kontraktur), dann bindegewebige Vernarbungen der Gelenkkapsel und des periartikulären Bindegewebes. Die Fixierung einer Kontraktur beginnt unmerklich und braucht manchmal nur wenige Tage oder Wochen, bis sie irreversibel geworden ist. Unbehandelt entsteht ein **Teufelskreis**: Schmerzen – Muskelverspannung – Kontraktur – Fehlstellung und gestörte Statik – stärkere Schmerzen usw.

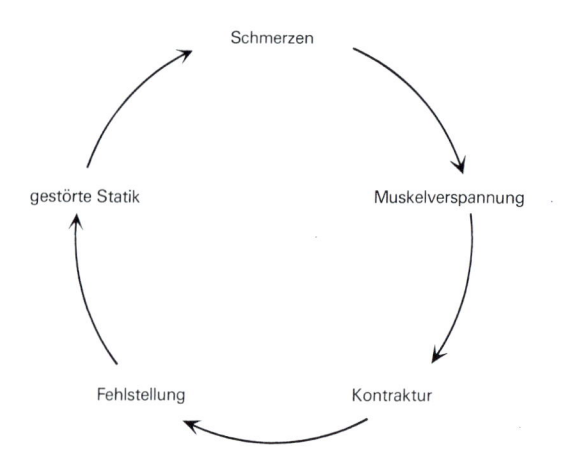

Schließlich, vor allem wenn eine Gelenkerkrankung die Ursache der Kontraktur ist, verödet der Gelenkspalt (arthrogene Kontraktur) und das Gelenk kann völlig steif werden. Diesen Zustand bezeichnet man als **Ankylose**. Sie ist zuerst bindegewebig bedingt, doch mit der Zeit kommt es in manchen Fällen zur vollständigen Verödung und knöchernen Überbrückung des Gelenkspaltes: knöcherne Ankylose (Abb. 2.5 u. Abb. 6.18).

Gelenksteifen und Fehlstellung: Zusammenhang und Auswirkungen

Die beiden Hauptmerkmale der Kontraktur: Bewegungseinschränkung und Fehlstellung, haben für den Patienten je nach Ausmaß und Lokalisation verschiedene Störungen zur Folge.

Eine Bewegungseinschränkung **ohne** Fehlstellung ist in der Regel weit weniger schlimm als eine solche **mit** Fehlstellung. Wesentlich ist nicht so sehr, wie groß die Einschränkung ist, als **welchen Bereich des Bewegungsumfanges** sie betrifft. *An drei Beispielen* sei dies erläutert (vgl. auch Abb. 17.11):

1. **Knie:** Ein Beugedefizit ist etwas hinderlich beim Sitzen, hat aber sonst keine schweren Konsequenzen. Ein Streckausfall (Beugekontraktur) beeinträchtigt jedoch das Gehen schwer und ruft weitere Fehlstellungen von Fuß, Hüften, Becken, vom anderen Bein und der Wirbelsäule hervor, und damit eine Kette von statischen Störungen und Beschwerden (**Abb. 38.7**).

2. **Becken:** Als Beispiel für die unterschiedliche Auswirkung von Bewegungseinschränkung und Kontraktur sei die Ab- und Adduktion der Hüfte genannt: Für eine befriedigende Funktion der Hüfte beim Gehen genügt eine relativ geringe Ab- und Adduktionsbeweglichkeit (je etwa 10°), vorausgesetzt die Hüfte kann in Mittelstellung gebracht werden. Andererseits hat eine Ab- oder Adduktionskontraktur von nur wenigen Winkelgraden bereits sehr unangenehme Folgen: eine relative Beinverlängerung resp. Verkürzung, einen Beckenschiefstand und eine skoliotische Haltung, meist mit erheblichen statischen Störungen und Beschwerden (**Abb. 38.8**).

3. **Hand:** Als Beispiel einer Funktionsstörung durch Kontraktur an der oberen Extremität sei die Volkmann'sche Kontraktur (s. «Kinderfrakturen», Kap. 44.6) erwähnt: Die Beugefehlstellung des Handgelenkes zusammen mit der Überstreckstellung der Fingergrundgelenke verunmöglicht das Greifen und macht die Hand praktisch unbrauchbar (s. Kap. 47.2.6 u. Abb. 38.6), während eine in Funktionsstellung steife Hand noch erstaunlich funktionstüchtig ist (vgl. Kap. 49.2).

Grundsätzlich lässt sich sagen: Eine einfache **Bewegungseinschränkung** *macht selten schwere Behinderung und Beschwerden*, **solange das Gelenk die anatomische Grundstellung** (bzw. «**Funktionsstellung**», s. Kap. 38.2.1

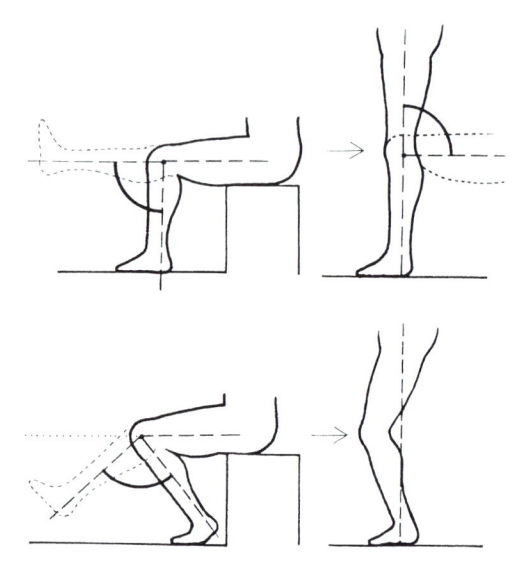

Abb. 38.7: Die praktische Bedeutung des Bewegungsumfanges.
Obere Reihe: Kniebeweglichkeit 90°: volle Streckung, Beugung bis zum rechten Winkel: Sitzen und Stehen gut möglich.
Untere Reihe: Kniegelenkbeweglichkeit ebenfalls 90° wie oben, aber Beugekontraktur = Streckausfall. Sitzen gut, aber Stehen schlecht.
Moral: Der Bewegungsumfang allein, in Winkelgraden gemessen, ist weniger wichtig als die Beweglichkeit im richtigen Bereich: in jenem der Funktionsstellung.

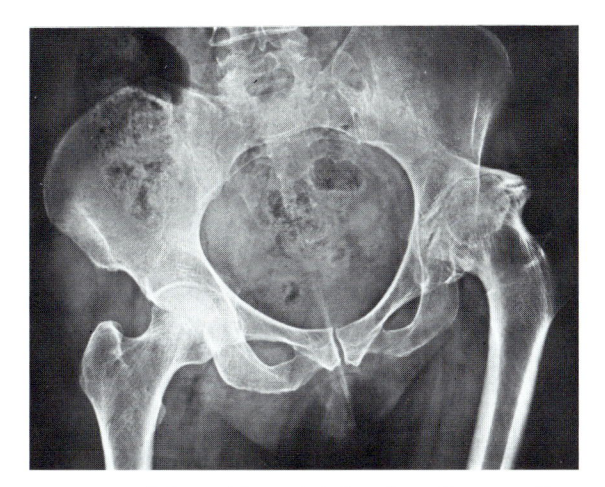

Abb. 38.8: Ankylose, d.h. praktisch *vollständige Versteifung des linken Hüftgelenkes* als Folge einer Gelenktuberkulose. Der Gelenkspalt ist noch zu sehen. Es handelt sich deshalb um eine bindegewebige Ankylose.
Infolge der fixierten starken Adduktionsstellung der linken Hüfte sind Aufbau und Funktion des gesamten Bewegungsapparates erheblich gestört. Massiver *Schiefstand des Beckens* mit *funktioneller Verkürzung des linken Beines*. Die Wirbelsäule hat einen schiefen Abgang vom Sakrum, fällt nach rechts aus dem Lot, was durch eine erhebliche *Skoliose* teilweise kompensiert wird. Behinderung und Beschwerden sind beträchtlich.

u. Tab. 38.4) **erreicht**. Ist dies nicht mehr möglich, also bei einer Kontraktur, ist die Funktion, z. B. das Gehen, Stehen oder Greifen, stark behindert und macht bald Beschwerden.

Die Verminderung der Beweglichkeit an sich ist deshalb noch kein Kriterium für die Schwere einer Störung. Wichtiger ist, ob eine Fehlstellung, eine Kontraktur besteht oder nicht.

In vielen Fällen ist eine totale Versteifung in guter Stellung (Arthrodese) besser als ein noch teilbewegliches Gelenk mit einer Kontraktur. *Nicht Beweglichkeit an sich, sondern die praktische Funktion ist entscheidend:*

Wenn die Erhaltung einer guten Beweglichkeit ein wichtiges Anliegen jeder Prophylaxe und Therapie von Krankheiten des Bewegungsapparates ist, das vor allem von Seiten der Rheumatologie und physikalischen Medizin mit Recht gefordert und popularisiert wird, so ist das Verhüten und Behandeln von Kontrakturen dieser Forderung übergeordnet und stellt ein spezielles Anliegen der Orthopädie dar, das wie ein roter Faden die Beurteilung und Betreuung aller Affektionen des Bewegungsapparates leiten muss.

Die **häufigsten** und praktisch wichtigsten **Kontrakturen und ihre Wirkung** sind in den drei Abbildungen zu Störungen der aufrechten Haltung und des Gehens durch Kontrakturen dargestellt: **Abbildung 38.9**, **Abbildung 38.10** und **Abbildung 38.11**.

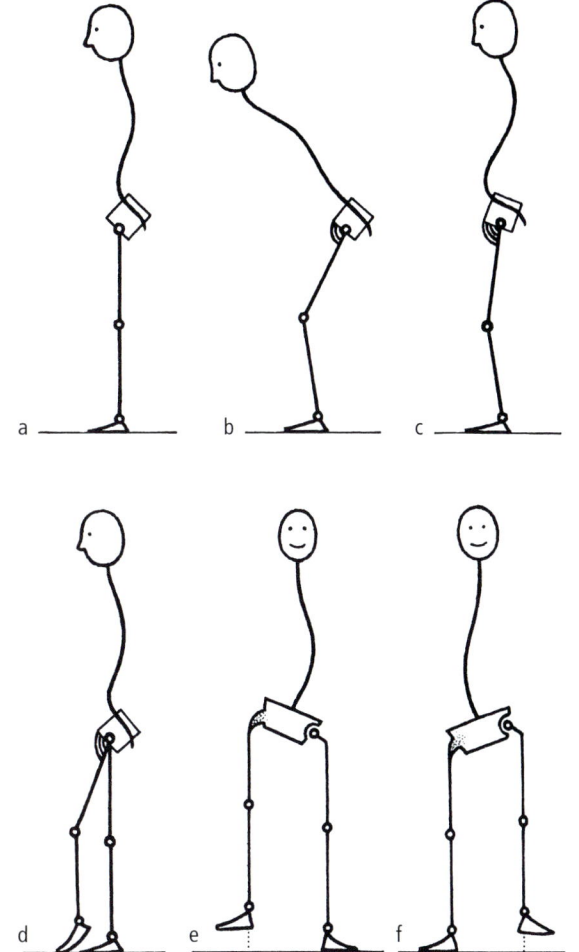

Abb. 38.9: Auswirkungen von Hüftkontrakturen.
a) *Normaler aufrechter Stand:* Funktionsstellung der drei großen Beingelenke (180°/180°/90°).
  Bequeme Stellung mit kleiner Muskelkraft erhalten, geringe Ermüdung.
b) **Hüftbeugekontraktur:** Oberkörper vornüber geneigt, unbequem, rasche Ermüdung. Meist wird die Stellung c) oder d) bevorzugt:
c) **Hüftbeugekontraktur:** Beine gestreckt, Becken gekippt, kompensatorische **Hyperlordose**: besser als Stellung 2, aber auch mühsam, rasche Ermüdung, Rückenbeschwerden.
d) **Hüftbeugekontraktur einseitig:** Aufrechter Stand auf dem gesunden Bein (Standbein). Meist ist dies die bevorzugte Stellung bei einseitiger Hüftkontraktur, aber auch unbequem, Ermüdung des Standbeines, relative Verkürzung des anderen Beines. Treppauf gut, treppab schlecht, sitzen gut, Beim Gehen muss das Becken die Bewegung des Beines mitmachen, was Hyperlordosierung und Vornüberneigen in der Standphase zur Folge hat, ein charakteristisches Gangbild.
Hüftkontrakturen in der Frontalebene:
e) **Adduktionskontraktur** der rechten Hüfte: Beckenschiefstand, mit Hochstand der kontrakten Hüfte, funktionelle Beinverkürzung (s. Abb. 63.2), Skoliose.
f) **Abduktionskontraktur** der rechten Hüfte: Beckenschiefstand: Die kontrakte Hüfte steht tief. Funktionelle Beinverlängerung (Gegenseite erscheint zu kurz), Skoliose. Funktionelle Beinlängendifferenzen siehe Kapitel 63.1.3.

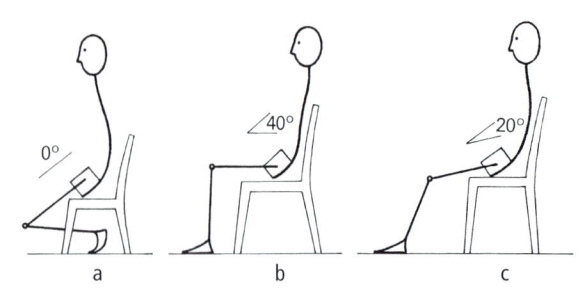

Abb. 38.10: Das Sitzen mit steifer Hüfte.
a) Mit *gestreckter Hüfte* ist das Sitzen unbequem, besonders auf niedrigen Stühlen.
b) Mit stärker *gebeugten Hüften* ist praktisch normales Sitzen möglich, doch ist diese Stellung für das Gehen und Stehen ungünstig.
c) *Die beste Stellung* für eine steife Hüfte, etwa für eine Arthrodese, ist ein Kompromiss: *Leichte Flexion*. Damit ist das Sitzen auf relativ hohen Stühlen einigermaßen bequem möglich, sofern sich die Lumbalwirbelsäule kyphosieren lässt.

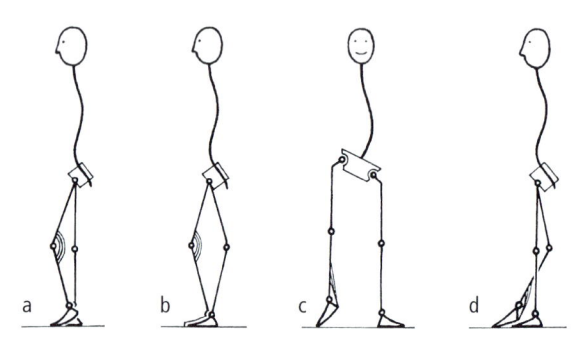

Abb. 38.11: Knie- und Fußkontrakturen.
Eine **Kniebeugekontraktur** kommt einer Beinverkürzung gleich, welche durch *Spitzfuß* (a), *Rekurvation* (b) oder *Beckenschiefstand* ausgeglichen werden muss.
Der Gang bei Kniebeugekontraktur ist beschwerlich. Zur besseren Stabilisierung wird meist der Oberkörper mehr oder weniger stark vorgeneigt.
Stand und Gang bei **Spitzfußkontraktur**: *Zehengang*, kein Abrollen der Fußsohle, relative Verlängerung des Beines, *Beckenschiefstand* (c), evtl. *Hyperextension des Knies* zum Ausgleich (d).

Die Bedeutung der Funktionsstellung der Gelenke

Als **Funktionsstellung** eines Gelenkes bezeichnet man jene, die für die wichtigsten **Gebrauchsfunktionen** am günstigsten ist: diese sind für die Hand das Greifen und für das Bein das Stehen und Gehen.

Die Bedeutung der Funktionsstellung **für die Prophylaxe von Kontrakturen** und ihren Folgen geht aus dem bisher Gesagten genügend hervor: Wenn schon die Beweglichkeit eines Gelenkes nicht erhalten werden kann, so sollte es auf alle Fälle in Funktionsstellung versteifen. Dies zu beachten ist wichtig bei der konservativen Behandlung (Lagerung, Schienen usw., s. Kap. 17.2 u. Kap. 18.6), wie bei der operativen. Arthrodesen müssen in Funktionsstellung fest werden.

Selbstverständlich hängt diese Stellung auch vom Zustand der übrigen Gelenke, ja des ganzen Bewegungsapparates ab sowie von den Anforderungen, die der Patient stellt (Beruf, Lebensweise usw.).

Gewisse Empfehlungen haben sich immerhin aus der Erfahrung herauskristallisiert: siehe **Tabelle 38.4**.

Kontrakturprophylaxe

Die Prophylaxe von Kontrakturen ist eine der wichtigsten orthopädischen Aufgaben im Rahmen der Behandlung aller Krankheiten und Verletzungen des Bewegungsapparates, insbesondere **in der Nachbehandlung von Frakturen und Operationen**.

Dank der Kenntnis der Entstehungsmechanismen von Kontrakturen (Überwiegen einzelner Muskelgruppen, Lagerung im Bett) ist eine gezielte Prophylaxe möglich. Erfahrungsgemäß entstehen immer wieder die gleichen wenigen Fehlstellungen. So sieht man z. B. die Spitzfußdeformität überaus häufig, Hackenfüße jedoch nur sehr selten.

Zur Vermeidung von Kontrakturen sind bei der **Lagerung im Bett** und Fixation in Funktionsstellung folgende Details zu beachten (**Abb. 38.12**):

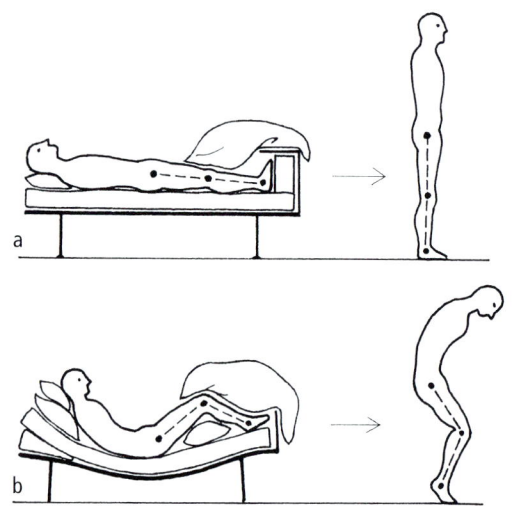

Abb. 38.12:
a) **Korrekte Lagerung im Bett** zur Verhinderung von Gelenkkontrakturen. Wenn man die Zeichnung um 90° nach rechts dreht, d.h. *den Patienten aufstellt*, steht er gerade, die Gelenke nehmen die korrekte Funktionsstellung ein.
b) Eine häufig anzutreffende Lagerung im Bett: Kopf hochgestellt, Kissen unter Schultern und Kniegelenken, weiches tiefes Bett, Decke auf den Fußspitzen: *Diese Körperhaltung ist zum Stehen denkbar ungünstig.*

Tabelle 38.4: Die Funktionsstellung der Gelenke, *praktische Auswirkungen und beste Stellung für Arthrodese.*

1. Untere Extremität

Die Funktionsstellung entspricht weitgehend der Haltung im aufrechten Stand (vgl. auch Kap. 38.1, Der normale Bauplan) Winkelmessung nach der Neutral-Null-Methode, siehe Kapitel 11.4.

	Funktionsstellung	**Arthrodese**
Hüfte	• Extension = 0° (volle Streckung)	funktionell beste Stellung etwa 20°: leichte Flexion (Kompromiss zwischen Stehen und Sitzen)
	• Ab/Aduktion = 0° (Mittelstellung)	gute Stellung für Arthrodese. Das arthrodesierte Bein sollte eine Spur kürzer sein, damit der Patient bequem gehen kann.
	• Außenrotation etwa 5°	(Innenrotationsfehlstellung würde stören)
Knie	• Extension = 0° (volle Streckung)	evtl. ganz leicht gebeugtes Knie
Fuß	• Dorsal/Plantarflexion = 0° (Fuß im rechten Winkel zum Unterschenkel)	gute Stellung für Arthrodese. Bei Frauen evtl. leichter Spitzfuß, damit Schuhe mit Absätzen getragen werden können, für Barfußgang aber weniger geeignet.
	• Fußsohle plantigrad	minimale Valgusstellung besser als varus
Großzehe	• etwas dorsal extendiert (wegen abrollen)	bei zu starker Dorsalextension steht die Großzehe am Oberleder an

2. Obere Extremität

Wesentlich ist der für die Hand erreichbare Greifraum: 1. zum eigenen Körper hin: Essen, Kämmen, Körperpflege, Intimtoilette. 2. nach vorne: möglichst weit und hoch.
Zwischen diesen beiden Greifräumen muss ein Kompromiss gefunden werden, wobei der erste wohl wichtiger ist.

	Funktionsstellung	**Arthrodese**
Schulter	• seitliche Elevation (Abduktion): etwa 45°	die Hand sollte den Kopf erreichen, andererseits sollte die Intimtoilette möglich sein und der Ellbogen muss am Körper angelegt werden können.
	• Vorheben (Elevation vorwärts): 30°	
	• Außenrotation etwa 10°	bei zu viel Außenrotation ist obiges nicht möglich
Ellbogen	• ungefähr 90°	Gesicht muss erreicht werden können
Handgelenk	• etwa Mittelstellung zwischen Pro- und Supination	
	• leichte Dorsalextension und Ulnarabduktion	abhängig auch vom Zustand der Hand
Hand	• lockerer Faustschluss mit abduziertem und opponiertem Daumen (s. Kap. 49.2 u. Kap. 49.5)	Fingergrundgelenke müssen in jedem Fall **gebeugt** sein! Im Übrigen: individuell (Abb. 17.2)

Untere Extremität: Stellung der Gelenke wie beim stehenden Patienten:

- *Fuß:* Rechtwinkelstellung; Fußsohlenstütze (Kiste, Kissen, Schiene, Breit unten an der Fußsohle). Bettdecke nicht unmittelbar auf dem Fuß, sondern abgehoben durch Bettbogen, sonst besteht die Gefahr des Spitzfußes.
- *Knie:* gestreckt, möglichst kein Kissen unter Kniekehle. Gefahr: Beugekontraktur.
- *Hüften:* gestreckt; keine weichen Pfühlen, Matratzen usw. Harte Unterlage, damit Gesäß nicht einsinkt. Möglichst keine Kissen unter Kniekehle und Kreuz, Oberkörper möglichst flach, nicht ständig halb oder ganz sitzend. Zeitweise Bauchlage. Gefahr: Beugekontraktur. Beine abgespreizt (Kissen

oder Keil dazwischen) wegen der häufigen Gefahr einer Adduktionskontraktur. Bein-Fußschiene zur Vermeidung einer (meist Außen-) Rotationsfehlstellung.
- *Rücken:* gerade, nicht zu weich und Oberkörper und Kopf nicht dauernd angehoben (Gefahr: Kyphose).

Obere Extremität:

- *Schulter:* Gefahr einer Adduktionskontraktur. Evtl. Abduktionsschiene, Lagerung des Armes über dem Kopf. Täglich aktives, evtl. passives Durchbewegen.
- *Ellbogen:* am besten leicht gebeugt. Täglich durchbewegen.
- *Pro-Supination:* am besten Mittelstellung (Daumen nach oben); wenn möglich bald bewegen.
- *Handgelenk:* dorsalextendiert und etwas ulnar abduziert (Stellung beim Faustschluss, bei maximaler Kraftentfaltung in der Hand).
- *Finger:* Grundgelenke gebeugt (etwa 60°), Interphalangealgelenke auch leicht gebeugt, Hand locker geschlossen, alle Fingerbeeren, inklusive Daumen, berühren sich (Funktionsstellung für Spitz- und Grobgriff). Häufigste Gefahr: Streckkontraktur der Fingergrundgelenke und Beugekontraktur der Interphalangealgelenke (vgl. «Steife Finger», Kap. 49.2 u. Abb. 17.2).
- *Daumen:* in Opposition und Abduktion. Daumenbeere berührt übrige Fingerbeeren (Funktionsstellung). Häufigste Gefahr: Adduktion, fehlende Opposition (Abb. 49.5).

Diese **Richtlinien** gelten für alle **bettlägerigen Patienten**. Abweichungen davon sollten nur kurze Zeit erlaubt werden (z. B. zum Essen).

Die **gleichen** Richtlinien gelten für **Gips- und andere Ruhigstellungen**, wenn keine anderen, besonderen Gesichtspunkte im Einzelfall beachtet werden müssen.

Bewegungsübungen

Wenn immer der Behandlungsplan es erlaubt, sollen die Gelenke täglich aktiv in vollem Bewegungsumfang durchbewegt werden. Ist die aktive Bewegung, z. B. wegen Lähmung, nicht möglich, so ist das regelmäßige passive Durchbewegen unentbehrlich. Bei ruhiggestellten Gelenken kann das Muskelspiel isometrisch geübt werden (Muskelkontraktionen ohne Bewegung des Gelenkes, Kap. 17.3.2). Damit ist auch eine gewisse Gelenkmobilisation verbunden (z. B. bewegt sich die Patella bei Quadrizepsübungen am gestreckten Knie; vgl. Abb. 13.7).

Alle Maßnahmen, die lokale Entzündung und Ödem vermindern, helfen auch Gelenkversteifungen und Kontrakturen zu vermeiden: Hochlagerungen, Vermeiden unnötiger Unruhe, Verbesserung der Zirkulation.

38.2.2
Behandlung von Kontrakturen

Es ist oft überaus schwirig, länger bestehende Kontrakturen zu korrigieren. Eine Reihe von Maßnahmen in eskalierender Skala steht zur Verfügung.

Heilgymnastik

Mit intensiver aktiver Übung können noch nicht vollständig fixierte Kontrakturen manchmal wieder beseitigt werden. Wenn in absehbarer Zeit kein Erfolg zu sehen ist, müssen andere Maßnahmen ergriffen werden.

Passive Mobilisation

Der Versuch, **kontrakte Gelenke ohne Narkose passiv zu bewegen**, ist meist mit erheblichen **Schmerzen** verbunden. Er darf nicht forciert und soll nicht allzu lange fortgesetzt werden, wenn nicht bald ein sichtbarer Erfolg eintritt. Nicht nur würden dem Patienten unnötig Schmerzen zugefügt werden, sondern die ständigen passiven Bewegungen rufen weitere reflektorische Kontrakturen, Entzündungserscheinungen und Ödeme hervor, was auf lange Sicht zu periartikulärer Fibrosierung und **weiterer Versteifung** führt (vgl. Kap. 17.3.3).

Der physiotherapeutische Ehrgeiz, nach Operationen und Verletzungen die Gelenkbeweglichkeit steifer, schmerzhafter Gelenke mittels forcierter passiver Manipulation zu verbessern, ist nicht nur eine nutzlose und schädliche Tortur für die Patienten. Sie führt auch zu Unstimmigkeiten und Vertrauensverlust in der wichtigen Rehabilitationsphase.

Wie viel Bewegung erträgt ein frisch operiertes oder ein verletztes Gelenk? **Das Beachten der Schmerzgrenze** ist ein sicherer und verlässlicher Indikator.

Aktive Bewegungen sind immer «richtig», passive selten. Eine wesentliche Hilfe ist die vom Patienten selbst gesteuerte maschinelle «continuous passive motion» (s. Kap. 17.3.3 mit Abb. 17.12).

In manchen Fällen hilft ein einmaliges passives Durchbewegen eines kontrakten Gelenkes, eine forcierte **Mobilisation in Narkose**, einzelne Adhäsionen zu lösen (z. B. Schulter, Knie). Die Manipulation muss vorsichtig dosiert und langsam, nicht brüsk erfolgen, damit keine Frakturen entstehen (z. B. Refrakturen von Schaftbrüchen, Patellafraktur). Man spürt und hört den bindegewebigen Widerstand im oder um das Gelenk langsam nachgeben (Abb. 17.9). Der Erfolg der Mobilisation hängt von einer intensiven **Nachbehandlung** (aktive Bewegungsübungen stationär, analgetisch unterstützt) ab. Ohne diese bildet sich die Kontraktur bald wieder.

Physiotherapie (aktiv und passiv) und Manipulationen kommen bei **Kindern** kaum je in Frage, da sie unpraktikabel, insuffizient oder unnötig sind.

Gipse und Apparate

Noch nicht völlig irreversible Kontrakturen können gelegentlich mit einer Gips- oder Apparatefixation korrigiert oder wenigstens an der Zunahme gehindert werden. Kontrakturen bei Säuglingen, wie z. B. der *kongenitale Klumpfuß*, können häufig manuell redressiert und etappenweise umgegipst werden (Abb. 69.18).

Mit **Quengelgipsen und -schienen** wird versucht, durch eine über längere Zeit wirkende Kraft die Kontraktur langsam zu lösen. Der Gips oder die Schiene wird mit einem äußeren Gelenk versehen und eine Quengelvorrichtung wird angebracht, die täglich nachgestellt werden kann (s. Kap. 17.10.2; Abb. 17.23). Vorsicht ist geboten wegen Druckstellen und Gelenkschäden. Die Quengelung hat beschränkte Anwendung (gelegentlich Knie, Finger). Ähnliche Anwendung erzielt man mit schrittweisem **Gipskeilen** (s. Kap. 17.10.2; Abb. 17.23 u. Abb. 17.25).

Bei *Kindern* kommt auch die Korrektur mit dem Ringfixateur nach Ilisarow (s. u.) in Frage.

Operative Kontrakturlösung

In vielen Fällen ist auf konservativem Weg eine Kontraktur nicht mehr zu korrigieren. Die Operation zielt darauf ab, die kontrakten Strukturen (Muskeln, Sehnen, Gelenkkapsel) zu durchtrennen und das Gelenk zu strecken. Nur in einfachen Fällen ist dies etwa mittels einer **subkutanen Tenotomie** möglich. Einfache intraartikuläre Verklebungen (z. B. am Knie) können auch **arthroskopisch** gelöst werden.

Bei einer alten Kontraktur hingegen sind alle Strukturen auf der Beugeseite verkürzt und das Gelenk lässt sich erst strecken, wenn **alle** *diese kontrakten Gewebe durchtrennt sind* und keine Faser mehr spannt. Deshalb sind solche **«Arthrolysen»** oft große, blutige Operationen. Manche Strukturen, wie Nerven und Gefäße, dürfen nicht strapaziert werden, so dass es oft nicht möglich ist, so radikal zu operieren, wie es zur Lösung der Kontraktur nötig wäre. Die Möglichkeit, Kontrakturen durch Operationen zu lösen, stößt hier auf Grenzen (Abb. 18.7).

Die **Distraktionsmethode** von Ilisarow (s. Kap. 63.2.2; Abb. 63.11 u. Abb. 63.12) hat den Vorteil, dass sie langsam aber kontinuierlich wirkt. Sie erlaubt in ausgewählten Fällen, nicht zuletzt bei Kindern, eine Achsenkorrektur bzw. das Lösen einer Kontraktur gleichzeitig mit einer Verlängerung, z. B. bei Fußdeformitäten (Klumpfüße; vgl. Abb. 38.25).

Operative Kontrakturlösungen sollten, wie alle Operationen, **eine wissenschaftliche Basis** haben. Entsprechende Studien sind allerdings rar, zum Teil, weil die Erfahrung fehlt (wenige Fälle), zum anderen, weil langfristige Erfolgskontrollen mühsam sind und selten gemacht werden. *Ein mustergültiges Beispiel* für solche Grundlagen liefert eine Studie aus der Mayoklinik in Rochester, USA, in welcher die Resultate von Ellbogenarthrolysen bei 38 Patienten mit «extrinsischen» (d. h. periartikulären) Versteifungen vorgestellt und analysiert werden.[1] Die Verbesserung der Gelenkbeweglichkeit hängt nach diesen Untersuchungen stark vom Vorzustand ab. So ist z. B. der Gewinn an Beweglichkeit bei heterotopischer Knochenbildung besser als bei traumatisch bedingten Steifen (s. **Abb. 38.13**). Für den **praktischen Gewinn** sind Größe und genaue Lokalisation des Bewegungsbogens entscheidend: *Was kann der Patient* **im täglichen Leben** *mit seiner Beweglichkeit anfangen?* Essen, Gesichts- und Haarpflege stehen zuvorderst auf der Liste. Auch die Risiken und Komplikationen gehören selbstverständlich zur vollständigen Evaluation.

Knochenoperationen

In vielen Fällen ist eine Kontraktur nur durch eine **gelenknahe Osteotomie** zu beheben. Vorsicht ist bei diesen Operationen geboten wegen möglicher Nerven- und Gefäßverletzungen (Zerrungen). Gelegentlich muss deshalb der Knochen etwas verkürzt werden. Gelenknahe Osteotomien zur Beseitigung von Kontrakturen werden an der Hüfte, am Knie, am Fuß, seltener an der oberen Extremität, mit gutem Erfolg durchgeführt.

Der Gelenkersatz durch **Endoprothesen** ist in manchen Fällen, wenn gleichzeitig das Gelenk selbst stark geschädigt ist, die beste Operation zur Beseitigung einer Kontraktur (v. a. an der Hüfte).

Schließlich ist *ein schmerzfreies steifes Gelenk in guter Funktionsstellung* besser als eine funktionsbehindernde Kontraktur. Deshalb ist in vielen solchen Fällen die **Arthrodese** eine gute Operation, vor allem bei jüngeren Leuten mit irreversiblen arthrogenen Kontrakturen (Fuß, Knie, Hüfte, Schulter, Handgelenk, Wirbelsäule).

---

[1] P. Mansat et al. J. Bone Joint Surg 80-A, 1603 (1998)

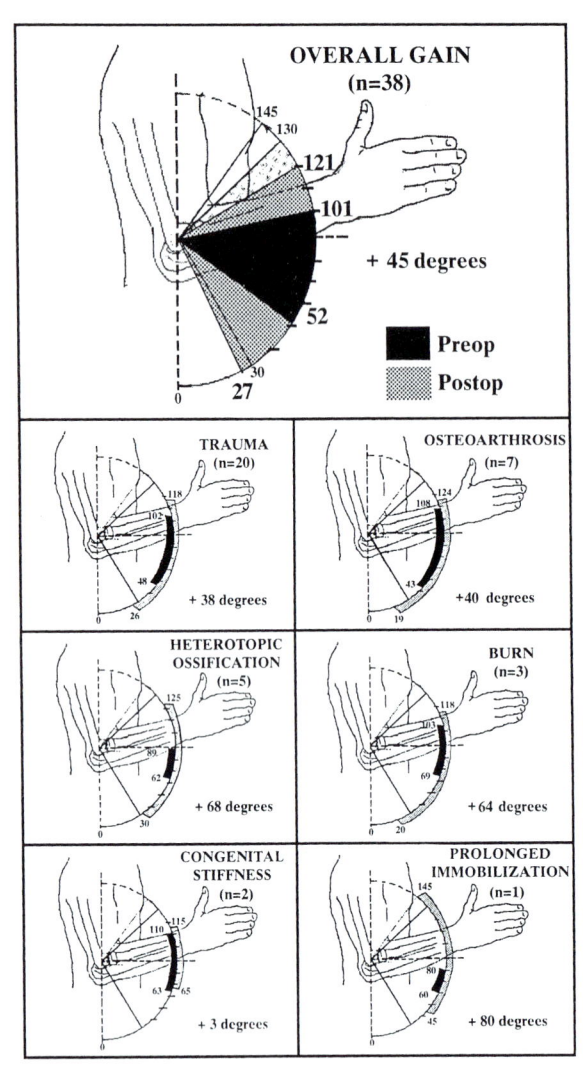

Abb. 38.13:
Ellbogenbeweglichkeit nach Arthrolyse. Eine detaillierte synoptische Darstellung aus einer Studie der *Mayoklinik in Rochester, USA*, aufgegliedert nach Ätiologie (genaueres siehe Text). Es zeigt sich, dass der Erfolg stark vom Vorzustand abhängt. Praktisch wichtiger als die Streckung des Ellbogens wäre **eine Verbesserung der Beugung**, damit die **Hand den Mund und das Gesicht** (wieder) **erreicht**, also eine Flexion von wenigstens ca. 120°. Aus der detaillierten Darstellung geht hervor, dass gerade dies schwierig zu erreichen ist.
Studien wie diese bilden die *wissenschaftliche Grundlage für eine rationale Operationsindikation*. Solche Arbeiten sind heute noch Mangelware, sind aber dringend gefragt im Zeitalter der «evidence based medicine».

38.3
Hypermobile Gelenke

Ein abnorm großer Bewegungsumfang eines oder mehrerer Gelenke wirkt sich nur **an den gewichttragenden Gelenken**, also vor allem an den unteren Extremitäten, ungünstig aus: Es entstehen typische Belastungsdeformitäten:

Ursachen überstreckbarer Gelenke

- **Angeborene Hypermobilität:**
- a) **Konstitutionell** als generalisierte Erscheinung, z. B. bei der Arachnodaktylie oder beim Ehlers-Danlos-Syndrom (eine Störung der Kollagensynthese), aber auch ohne andere Symptome. In der Regel sind es schlanke, feingliedrige Kinder, die z. B. die Fingergrundgelenke, Ellbogen, Kniegelenke mehr oder weniger stark überstrecken können. Außer einer gewissen allgemeinen Muskelschwäche bestehen selten Beschwerden oder Funktionsstörungen und eine Therapie ist nicht notwendig (**Abb. 38.14**).
- b) Im Rahmen **lokalisierter Fehlbildungen** (z. B. kongenitale Knieluxation, kongenitaler Hackenfuß, s. «Kongenitale Fehlbildungen», Kap. 27).
- **Schlaffe Lähmungen:** siehe Kapitel 34.1.
- **Posttraumatisch**, nach Bandläsionen, Luxationen (s. Kap. 41).
- Bei **Fehlstellungen** infolge von statischer Überbeanspruchung (z. B. Genu recurvatum).
- Bei den sog. **statischen Deformitäten**, vor allem bekannt an den Füßen (Knickfuß, Senkfuß, Plattfuß, Spreizfuß), spielen wahrscheinlich mehrere Faktoren eine Rolle: eine konstitutionelle Disposition, eine Muskel- und Bandinsuffizienz und häufig eine primäre Deformität (s. Kap. 38.1.1).

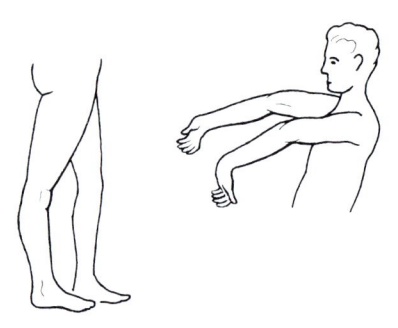

Abb. 38.14: Überstreckbare Gelenke können konstitutionell bedingt sein. Genu recurvatum, überstreckbare Ellbogen- und Handgelenke, der Daumen kann den Unterarm berühren. Diese Menschen sind nicht krank, gelegentlich aber etwas anfällig für Gelenkbeschwerden.

Pathogenese

Normalerweise schützen zwei Sicherungen ein Gelenk vor Überstreckung:

1. Gelenkkapsel und -bänder
2. Muskulatur.

Beide sind notwendig und nicht zu ersetzen: Der **Bandapparat** verhindert kurzfristiges, gewaltsames Überstrecken, dehnt sich aber unter lange dauernder ständiger Überbeanspruchung (s. Kap. 3.6). Deshalb braucht er als Schutz vor Überdehnung eine kräftige **Muskulatur** (vgl. Kap. 6.3 u. Kap. 6.4.3).

Chronische Überdehnung des Bandapparates

Überstreckung von Gelenken kommt weniger durch kurzfristige Gewalteinwirkung als durch lange dauernde übermäßige Beanspruchung der Bänder zustande, in erster Linie an körpertragenden Gelenken durch die Schwerkraft, am häufigsten am Kniegelenk: Genu recurvatum. Ursache der Überbeanspruchung ist eine Muskelschwäche oder eine vorbestehende Rekurvationsfehlstellung des Knies, die unter der Belastung zunimmt. Ähnlich wie bei der Seitenabweichung kommt ein Circulus vitiosus in Gang, der den Zustand verschlimmert.

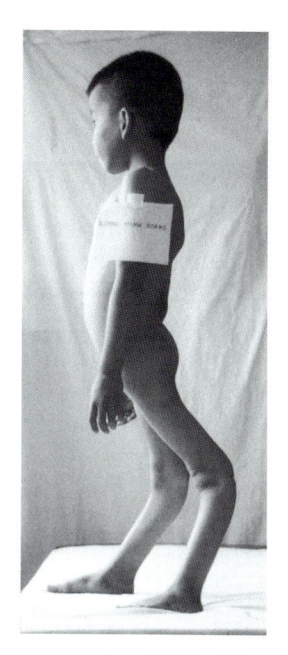

Abb. 38.15: Genu recurvatum bei Quadrizepslähmung nach Poliomyelitis. Die Deformität nimmt unter der Belastung **progredient zu** und in absehbarer Zeit kann der Knabe nicht mehr gehen. Er braucht einen stabilisierenden Apparat (s. Abb. 17.31 u. Abb. 34.7 f).

Das Genu recurvatum

Normalerweise ist das Knie im Stehen axial belastet, so dass keine oder nur geringe Biegekräfte auftreten. Die Stabilisierung erfolgt durch den Quadrizeps, der das Einknicken nach vorne, und durch den dorsalen Kapselbandapparat, der das Überstrecken nach hinten verhindert (s. Kap. 8.1.2).

Paradoxerweise kann die *Quadrizepsschwäche* zu einer Überstreckung, zu einem Genu recurvatum, führen: Damit das Knie nicht einknickt, wird es im Stand möglichst gut nach hinten durchgestreckt, während der Körperschwerpunkt nach vorne verlagert wird. Die Stabilisierung erfolgt dann ausschließlich passiv durch den dorsalen Kapsel-Bandapparat. Dieser wird mit der Zeit überdehnt und die Rekurvationsfehlstellung nimmt zu. Dadurch erhöht sich wieder das Biegemoment, welches das Knie nach hinten hinauszudrücken sucht. Wenn einmal die Rekurvation ein gewisses Maß überschritten hat, nimmt die Deformität unaufhaltsam zu, das Knie kann nicht mehr stabilisiert werden (Kap. 8.2 u. Kap. 34.1).

Eine mäßige Rekurvation im Knie kann mit einem kräftigen Quadrizeps kompensiert werden, solange dieser imstande ist, das Knie in gerader Stellung ohne Überstreckung zu stabilisieren (**Abb. 38.15**).

Therapie

Sobald die Muskulatur dekompensiert und der Circulus vitiosus von Überstreckung, übermäßiger Beanspruchung und Banddehnung in Gang kommt, ist die Progredienz der Deformität (Genu recurvatum) nicht mehr aufzuhalten.

In manchen Fällen kann es gelingen, durch intensives Training (isometrische Übungen) die Muskulatur wieder instand zu setzen, das Gelenk aktiv zu stabilisieren. Ist dies nicht mehr möglich, so helfen nur noch **Operationen** oder **Apparate**.

Ein operativer Bandersatz, z. B. eine Raffung oder Plastik, ist auf die Dauer wirkungslos, weil sich die Bänder ohne Muskelschutz immer wieder dehnen.

Eine **Osteotomie** zur Korrektur der Fehlstellung kann manchmal günstige Voraussetzungen für eine normale Funktion schaffen. Bei Lähmungen des Quadrizeps darf allerdings die Korrektur nicht zu groß sein, da sonst das Knie nach vorne einknicken würde.

Vollständig instabile Gelenke müssen entweder operativ versteift (Arthrodese) oder mit einem äußeren *Führungsapparat* (Oberschenkelapparat, s. Kap. 17.11.15 u. Kap. 34.1.2) mit einer *Anschlagsperre* gegen Rekurvation stabilisiert werden.

38.4
Seitliche Fehlstellungen im Gelenk

Pathogenese der Seitenabweichung: Instabilität und Arthrose

Scharniergelenke lassen normalerweise nur Bewegungen in einer Ebene senkrecht zur Bewegungsachse zu: Beugung und Streckung. Seitliche Bewegungen werden durch die **Seitenbänder** verhindert (vgl. Kap. 6.3). Sind diese Bänder zerrissen oder sonst wie **insuffizient**, entsteht eine falsche seitliche Beweglichkeit im Gelenk. Unter Belastung weicht das Gelenk seitlich aus, was als Deformität, als Achsenabweichung in Erscheinung tritt (**Abb. 38.16 a u. c**).

Auch ein **Defekt an der Gelenkfläche** (z. B. nach Fraktur, bei Arthrosen) führt zu einer analogen Achsenabweichung (**Abb. 38.16 b u. d**).

Schließlich hat jeder **primäre Achsenfehler** eine Fehlbelastung zur Folge, die ihrerseits mit der Zeit die Fehlstellung im Gelenk verstärkt. Schon bei normalen Kniegelenksachsen wird das Knie überwiegend asymmetrisch, d. h. im Varussinn, beansprucht, v. a. beim Gehen und im Einbeinstand (die Erklärung dafür findet sich in Kap. 66.7; s. Abb. 66.39). Entsprechend sind Gonarthrosen im medialen Kniekompartiment auffallend häufig, jedenfalls wesentlich häufiger als lateral.

In *jedem dieser drei Fälle* kommt unter der statischen Beanspruchung ein **Circulus vitiosus** in Gang: Die exzentrische Belastung erzeugt eine Biegebeanspruchung. Erhöhte Druckkräfte führen zur weiteren Usurierung des Defektes am Gelenkkörper, und starke Zugkräfte dehnen die bereits insuffizienten Bänder noch mehr, was wiederum die Achsenabweichung verstärkt (**Abb. 38.17**).

Dieser Circulus vitiosus ist der typische Mechanismus bei der Entstehung der Arthrose (Arthrosis deformans). Paradebeispiel ist das Knie (vgl. auch Kapitel «Mechanische Beanspruchung als pathogenetischer Faktor», Kap. 9.2.1, «Degenerative Gelenkerkrankungen», Kap. 37.1 und «Gonarthrose», Kap. 66.9).

Wenn einmal der deletäre Prozess in Gang gekommen ist, findet man häufig *beide Mechanismen zusammen*: Bandinsuffizienz auf der einen Seite und Gelenkkörperdefekt auf der anderen. Welches nun die erste Ursache gewesen ist, lässt sich manchmal kaum mehr feststellen. Im fortgeschrittenen Stadium wird das Krankheitsbild trotz verschiedenartiger Ätiologie gleichförmig, entsprechend der einheitlichen Pathogenese: Im Vordergrund stehen Deformität und Fehlbelastung, die unweigerlich zur Insuffizienz und **Arthrose** führen (**Abb. 38.18**).

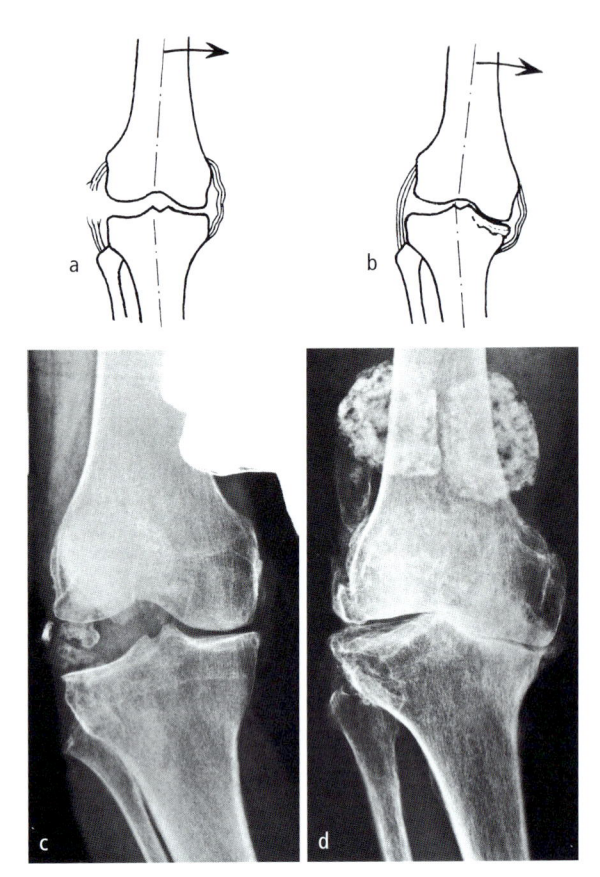

Abb. 38.16: Zwei Mechanismen von **Seitenabweichungen des Kniegelenkes**:
a) **Bandinsuffizienz** (hier Ruptur): Abknickung zur Gegenseite.
b) **Defekt am Gelenkkörper** (hier Impressionsfraktur): Abknickung zur gleichen Seite.
Unter der Belastung nimmt die Fehlstellung zu. Die normalerweise axiale Belastung wird exzentrisch. Dadurch treten Biegekräfte auf, welche die Tendenz haben, die Fehlstellung weiter zu verstärken.
c und d: Zwei klinische Beispiele dazu:
c) **Seitliche Aufklappbarkeit** in Varusstellung des Knies eines 54-jährigen Mannes mit *veralteter*, massiver *Band- und Kapselläsion lateral*.
d) **O-Bein bei Gonarthrose**, vor allem im *medialen* Gelenkabschnitt. Das mediale Tibiaplateau wird durch mechanischen Abschliff immer niedriger, wodurch die Varusstellung ständig zunimmt. *Nebenbefund:* Große Verkalkung im Recessus suprapatellaris.

Klinik

Dass diese Mechanismen tatsächlich eine Rolle spielen und nicht nur theoretisch postuliert werden, zeigt der konstante klinische Befund von **deformierenden Arthrosen** bei **Genua vara** bzw. **Genua valga**, ein im vorgerückten Alter sehr *häufiges Krankheitsbild*: Die arthrotischen Veränderungen betreffen praktisch immer *nur den konkavseits gelegenen Gelenkabschnitt*, d. h. bei Genu varum den medialen, beim Genu val-

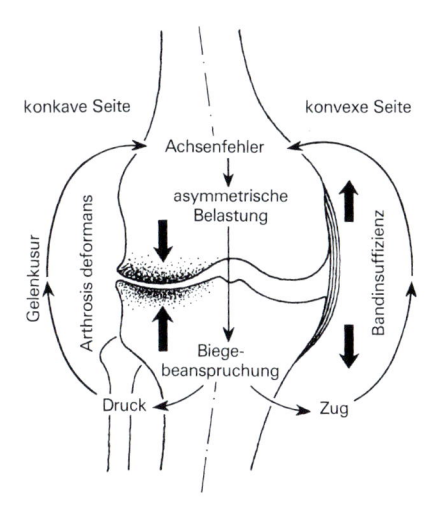

Abb. 38.17: *Circulus vitiosus* bei einem *Genu valgum*. Erklärung im Text.

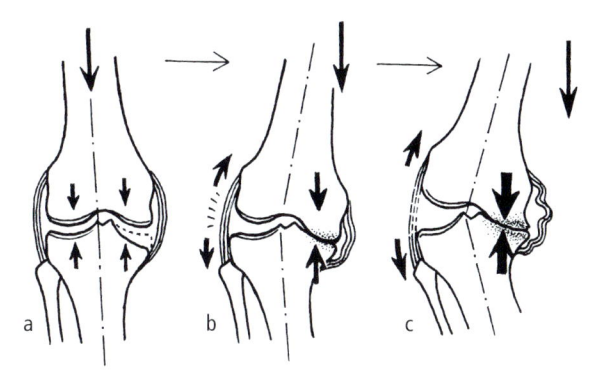

Abb. 38.18: Wie die **Fehlstellung zunimmt** und mit der Zeit zur **Gelenkzerstörung** führt:
a) *Normale Achsenverhältnisse:* axiale Belastung, reine Druckkräfte, keine Biegekräfte (medial ist ein Gelenkdefekt angedeutet).
b) *Unter Belastung Achsenabweichung:* Biegebeanspruchung mit erhöhten Druckkräften auf der konkavseits gelegenen Gelenkfläche führt zu weiterer Usurierung. Zugkräfte auf der konvexen Seite dehnen die Bänder. Dadurch nimmt die Achsenfehlstellung weiter zu.
c) *Fortgeschrittenes Stadium:* Circulus vitiosus und rasch zunehmende Progredienz von Deformität, Fehlbelastung, Bandinsuffizienz und destruierender Arthrose im konkavseits gelegenen Gelenkabschnitt. Beachten: die **konvexseits** gelegenen Gelenkflächen sind **intakt geblieben!** Dies ist wichtig für die Therapie (Osteotomie, s. Kap. 66.9.3).

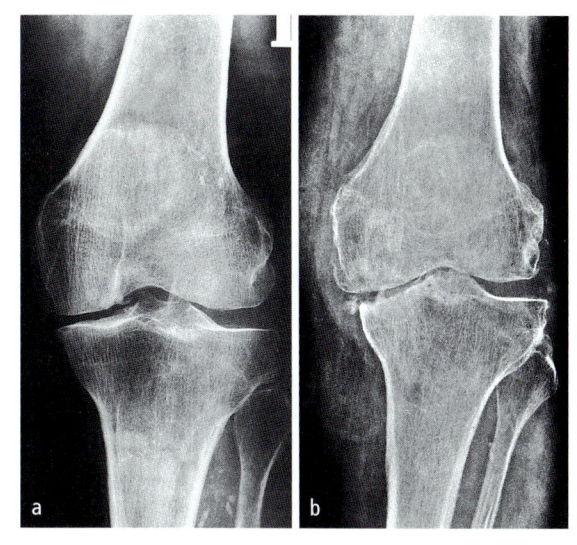

Abb. 38.19: Rasch **progrediente Gonarthrose** mit **zunehmender Varusstellung**.
a) *Erste Zeichen* einer beginnenden Gonarthrose im medialen Gelenkabschnitt bei einer *77-jährigen Frau*.
b) *Ein Jahr später* bereits tiefe Usurierung des medialen Tibiaplateaus und damit starke Varusabweichung des Unterschenkels.

gum den lateralen (s. «Gonarthrose», Kap. 66.9.1; **Abb. 38.19**).

Ähnliche Mechanismen wie die hier für das Kniegelenk beschriebenen wirken auch an anderen Scharniergelenken, z. B. am oberen Sprunggelenk, am Großzehengrundgelenk (Hallux valgus) an Fingergelenken, z. B. bei cP.

An den oberen Extremitäten fällt die Wirkung der Schwerkraft weg, weshalb die Auswirkungen weniger schwer sind. Stattdessen kommen aber die aktiven Kräfte bei der Betätigung der *Hand* zur Wirkung **(Ulnarabduktion der Finger)**.

Prophylaxe

Jedes Verhüten oder Beheben eines Bandschadens oder eines Defektes am Gelenkkörper ist Prophylaxe von Fehlstellung und deformierender Arthrose. Der konservierenden Frühbehandlung von Gelenkleiden, aber auch der Behandlung von frischen Bandverletzungen und Frakturen kommt unter diesem Blickwinkel besondere Bedeutung zu (s. Kap. 41 u. Kap. 42).

Aber auch das *Verhüten und Korrigieren von* **Fehlstellungen** im Knochen und in Nachbargelenken (s. Kap. 38.7) schützt das Gelenk vor unphysiologischer Beanspruchung und ist somit ebenfalls Prophylaxe.

Therapie

Eine Behandlung kann auf die Dauer nur erfolgreich sein, wenn sie imstande ist, den Circulus vitiosus von Fehlbeanspruchung und Fehlstellung zu unterbrechen.

Die Korrektur der Fehlstellung hat also nicht nur kosmetische, sondern vor allem kausal therapeutische Wirkung. Wenn der Zerstörungsprozess im Gelenk noch nicht allzu weit fortgeschritten ist, ist die **Korrekturosteotomie** in der Nähe des Gelenkes die Behandlung der Wahl.

Zur **Indikation**: Stärkere Deformitäten sollten in der Regel prophylaktisch korrigiert werden, denn früher oder später setzt der Circulus vitiosus, der zur Arthrose führt, fast immer ein. Bei leichteren Fällen, wenn keine Beschwerden bestehen, ist die Entscheidung nicht leicht. Jedenfalls ist der Zeitpunkt für die Operation gekommen, sobald die Patienten ständig Beschwerden haben und klinische und radiologische Zeichen darauf hinweisen, dass ein Circulus vitiosus von Fehlstellung und Fehlbelastung in Gang gekommen ist und der Verschleißprozess im Gelenk begonnen hat. In diesem Stadium werden mit der Korrekturosteotomie die besten Resultate erzielt.

Aber sogar bei fortgeschrittener Zerstörung mit partiellem Defekt der konkavseitigen Gelenkfläche bei nicht allzu ausgeprägter Instabilität sind die Erfolge von **Korrekturosteotomien** noch erstaunlich gut. Es ist möglich, durch eine leichte Überkorrektur die Belastung ganz auf die konvexseitige, fast immer noch vollständig intakte Gelenkfläche zu verlagern und das überdehnte Seitenband zu entlasten. Die klinischen Erfolge dieser Osteotomien zeigen die Richtigkeit des Konzeptes (**Abb. 38.20**).

Ist die Gelenkzerstörung jedoch zu weit fortgeschritten, sind Deformität und Instabilität zu groß, so kommt die Osteotomie zu spät. Dann helfen nur noch **Arthrodesen** (s. Kap. 18.4.2) oder **Endoprothesen** (vgl. Kap. 18.4.3).

Endoprothesen werfen aber bei seitlich instabilen Scharniergelenken zusätzliche Probleme auf, die bisher nicht zufrieden stellend gelöst sind: Die fehlende Stabilität muss durch ein Scharnier in der Prothese ersetzt werden. Die seitlich wirkenden Kräfte werden auf den Prothesenstiel übertragen, wodurch die Verankerung im Knochen sehr stark beansprucht wird und sich mit der Zeit leicht lockern kann.

Bessere biomechanische Voraussetzungen haben Endoprothesen ohne Scharnier («non constrained»), die, sozusagen als reine Interponate, nur den Defekt an den Gelenkflächen ersetzen. Solche Prothesen können nur eingesetzt werden, wo die Seitenbänder zur seitlichen Stabilisierung des Gelenkes genügen. Die Achsenabweichung wird korrigiert, indem der Defekt an der Gelenkfläche mit Hilfe der Prothese wieder aufgebaut wird (Abb. 66.67).

Kommt eine Operation wegen eines schlechten Allgemeinzustandes, z.B. bei hohem Alter, nicht mehr in Frage, muss versucht werden, mit einem **Führungsapparat** (Kap. 17.11.5) das Gelenk einigermaßen seitenstabil zu halten. Der Seitendruck ist allerdings so

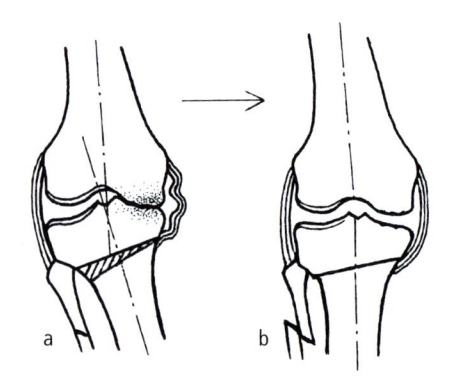

Abb. 38.20: Korrektur der Fehlstellung durch gelenknahe Osteotomie und Verlagerung der Belastung auf den intakten Gelenkabschnitt.
a) Fehlstellung, exzentrische Beanspruchung, Überdruck im defekten konkavseitigen Gelenkabschnitt, Insuffizienz der überdehnten Bänder auf der konvexen Seite. Eingezeichnete Korrekturosteotomie (hier mit Keilentnahme).
b) Korrektur des Achsenfehlers an der Osteotomiestelle (nach Keilentnahme). Leichte Überkorrektur. Dadurch wird die Hauptbelastung auf die andere Gelenkseite verlagert, wo der Druck von der intakt gebliebenen Gelenkfläche aufgenommen wird. Die Zugkräfte sind verschwunden, die Bänder sind entlastet.
Weitere Operationen bei Kniefehlstellungen mit Gelenkschäden siehe Abbildung 66.57.

stark, dass die Apparateversorgung oft Schwierigkeiten macht (ungenügende Stabilisierung, Druckstellen; vgl. auch «Die Therapie der Gonarthrose», Kap. 66.9.2).

38.5
Statische Beschwerden und aufrechter Gang

Die Mehrzahl der Patienten, welche die orthopädische Sprechstunde aufsuchen, klagt über Beschwerden in einer von vier bestimmten Körperregionen:

1. Fuß
2. Beckengürtel
3. Lumbalwirbelsäule
4. Schultergürtel.

Die Häufung von Beschwerden an diesen vier Stellen hängt möglicherweise mit dem Erwerb des aufrechten Ganges zusammen. Man spricht von **«statischen Beschwerden»** und, wo solche vorhanden sind, von **«statischen Deformitäten»**.

Die aufrechte Haltung des Menschen wurde entwicklungsgeschichtlich verhältnismäßig spät erworben und scheint phylogenetisch noch nicht vollständig konsolidiert zu sein (**Abb. 38.21**). Dies drückt sich im Bauplan der Tragstrukturen des Haltungsapparates und zahlreicher Abweichungen davon an diesen vier Stellen aus (s. Kap. 38.1):

1. **Der Fuß**, bei den Primaten noch ein Greifinstrument, wurde beim Menschen zu einem Stehorgan, die Fußinnenfläche zur Tragsohle, seine differenzierten Funktionen verkümmerten, dafür wurde er in Schuhe hineingezwängt. Nicht jeder Fuß ist dieser Beanspruchung gewachsen. Knick-, Senk- und Spreizfüße mit ihren Beschwerden sind häufige Folgen (s. Kap. 69.5).
2. **Die Hüfte:** Gegenüber dem Vierfüßlerstand ist beim Menschen im aufrechten Stand das Becken um 45° aufgerichtet. Die Aufrichtung erfolgt im Bereiche der Hüftgelenke. Verdrehung der Achsen im Bereiche des proximalen Femurendes und der Hüftpfannen und Beschwerden im Beckengürtel sind deshalb nicht so selten.
3. Die vollständige *Aufrichtung des Oberkörpers* gegenüber dem noch um etwa 45° nach vorne geneigten Becken und Kreuzbein erfolgt in der **Lumbalwirbelsäule**. Der Lumbo-sakral-Übergang ist entwicklungsgeschichtlich gesehen eine unruhige Stelle. Abweichungen im Bauplan sind hier oft zu finden (Übergangswirbel, Asymmetrien usw., s. Kap. 54.2). Schmerzen im Lumbalbereich, «im Kreuz», die so genannten «Lumbalgien», gehören zu den häufigsten Klagen in der Sprechstunde.
4. Die Entlastung der **oberen Extremitäten** von Stützaufgaben machte die Hände frei für Greiffunktionen. Sie entwickelten sich zum Vielzweckinstrument, der **Schultergürtel** zum beweglichen Aufhängeapparat des Armes. Dieser Funktion ist er offensichtlich in vielen Fällen noch nicht gewachsen. Schmerzen im Schultergürtel und im Nacken, im «oberen Kreuz», sind überaus häufig bei Leuten, welche die Arme lange Zeit in vorgestreckter Stellung halten müssen, wie z.B. beim Schreibmaschinenschreiben, aber auch bei Wurfsportarten.

Die genannten vier Regionen sind für Störungen, Beschwerden und auch Deformitäten besonders **anfällig**. Dies erstaunt umso weniger, als die phylogenetische Entwicklung des Bewegungsapparates vom Vierfüßler zum aufrechten Gang auch in der **Ontogenese** vom Embryo über das Kleinkind zum Erwachsenen durchlaufen wird (vgl. Abb. 50.1).

Krankheiten und Störungen an anderen Stellen des Bewegungsapparates wirken sich nicht selten auf diese gefährdeten Regionen aus. Solche Fernwirkungen von Deformitäten werden im folgenden Abschnitt aufgezeigt.

38.6
Fernwirkungen von Deformitäten auf den übrigen Bewegungsapparat

Achsenfehlstellungen können sich im ganzen Bewegungsapparat schädlich auswirken, gelegentlich weit entfernt von ihrer Lokalisation. Solche Fernwirkungen kommen auf vier bekannte Arten zustande:

1. Störungen des Gangmechanismus mit **Hinken** und **Schmerzen**
2. **Asymmetrische Beanspruchung** benachbarter Gelenke kann bei diesen mit der Zeit zu degenerativen Arthrosen führen.
3. Viele Achsenfehler werden in benachbarten Gelenken ausgeglichen, so auch Beinlängenunterschiede. Wenn dieser **Kompensationsmechanismus** überfordert ist, treten Beschwerden auf.
4. Achsenfehler können gleichsinnige **Fehlstellungen in benachbarten Gelenken** zur Folge haben.
5. Manche so genannten «rheumatischen» Beschwerden, wie sie im Kapitel 36.4: «Extraartikulärer Rheumatismus» beschrieben wurden, sind wohl auch als **«statische Beschwerden»** zu deuten, **ohne** dass die genauen (evtl. recht komplizierten) Zusammenhänge immer eindeutig klar wären.

Zu 1: Hinken ist wesentlich **anstrengender** als normales flüssiges Gehen. Ganganalysen zeigen einen erhöhten Energieverbrauch. Bei Gangstörungen werden Muskeln und Sehnenansätze unphysiologisch beansprucht und reagieren gelegentlich mit Krämpfen, Verspannungen, Spasmen, Myogelosen, Kontrakturen, resp. Tendoperiostosen, d.h. *Schmerzen* an verschiedenen Stellen, die nicht ohne weiteres mit der Deformität in Zusammenhang gebracht werden. Ähnliches gilt für längeres Stehen oder Sitzen in unphysiologischer Stellung infolge von Deformitäten. Mit dem Aufdecken solcher Zusammenhänge erge-

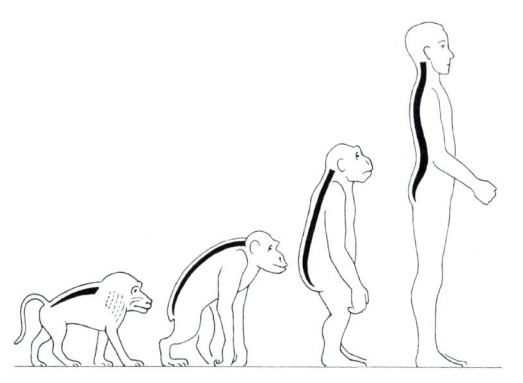

Abb. 38.21: Die **Entwicklungsgeschichte** des menschlichen Bewegungsapparates ist durch den **Erwerb des aufrechten Ganges** gekennzeichnet, was grundlegende Veränderungen seiner Statik, vor allem der Beine und der Wirbelsäule, nach sich gezogen hat. Diese phylogenetisch relativ späten Veränderungen sind den neuen Anforderungen vielleicht (noch) nicht immer ganz gewachsen, jedenfalls sind es Stellen, wo verhältnismäßig *häufig Beschwerden* auftreten.

Zu 2: Der Mechanismus der **Arthroseentstehung bei Achsenfehlern** wurde bereits im ersten Teil (s. Kap. 9.2.1) und im vorigen Abschnitt («Seitliche Fehlstellungen in Gelenken») beschrieben. Der degenerative Prozess nimmt relativ lange Zeit in Anspruch, bis er sich klinisch auswirkt, in der Regel Jahre und Jahrzehnte. Betroffen sind vor allem das Knie und das obere Sprunggelenk, also die am stärksten beanspruchten Scharniergelenke. Fehlstellungen dieser Gelenke, die ein gewisses Maß überschreiten, führen mit großer Wahrscheinlichkeit früher oder später zur Arthrose. Eine Korrekturosteotomie muss erwogen werden. Wenn sie nicht prophylaktisch gemacht werden soll, ist *das Auftreten von Beschwerden ein günstiger Zeitpunkt* für die **Operation**: Die Motivierung des Patienten ist besser und die Indikation ebenfalls.

Zu 3: Fehlstellungen an einer umschriebenen Stelle werden in der Regel spontan **ausgeglichen** und zwar **in benachbarten Gelenken**, sofern diese noch beweglich sind (Wirbelsäulenfehlstellungen in Zwischenwirbelsegmenten). Hier entstehen neue, **kompensatorische Fehlstellungen**. Diese können ihrerseits wieder Beschwerden machen (Abb. 38.8–38.11 u. **Abb. 38.22**). Augenfällig sind solche *sekundären Deformitäten* bei Skoliosen: Immer sind wenigstens zwei oder drei Krümmungen vorhanden – und oft lässt sich nicht mehr erkennen, welche primär und welche sekundär waren.

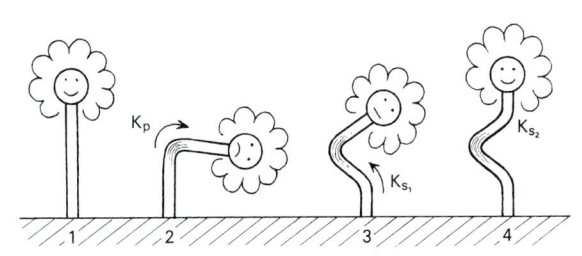

Abb. 38.22:
1 *Normales Wachstum* führt zu gerader, senkrechter Körperachse.
2 Ein pathologischer Prozess verursacht eine pathologische Verkrümmung (primäre Krümmung Kp).
3 Der Körper versucht sich **wieder aufzurichten**: Gegenkrümmung (*sekundäre Krümmung*) unten (Ks1).
4 Zweite sekundäre Krümmung (Ks2) oberhalb der primären.

Eindrücklich wirken diese **Kompensationsmechanismen** z.B. bei der Skoliose (s. Kap. 57.1), aber auch an den Extremitätengelenken.
(Bei Pflanzen lässt sich tatsächlich nur die zweite Sekundärkrümmung beobachten, da sie sich ausschließlich durch Längenwachstum aufrichten.)

Eine *Varusstellung der distalen Tibia*, z.B. nach falsch verheiltem Unterschenkelbruch, wird normalerweise spontan *im unteren Sprunggelenk* durch Pronation *ausgeglichen*, damit die Fußsohle wieder gerade auf dem Boden aufliegt. Die Pronationsmöglichkeit im unteren Sprunggelenk ist aber nur klein und die Kompensation beschränkt. Die ständige Belastung des Fußes in der extremen Pronationsstellung kann Beschwerden hervorrufen, evtl. auch eine Kontraktur des unteren Sprunggelenkes («Kontrakter Knickfuß», s. Kap. 69.5.3). Dies ist ein Beispiel für das Auftreten von Beschwerden, wenn **der Kompensationsmechanismus selbst dekompensiert**.

Ein anderes *Beispiel* gibt der *Ausgleich von Beinlängenunterschieden*, seien sie reell oder scheinbar (funktionell), d.h. durch Gelenkkontrakturen bedingt. Maßgebend ist der Beckenschiefstand beim aufrechten Stehen. Ein Beckenschiefstand wirkt sich auf die Wirbelsäule (Skoliose), auf die Hüftgelenke (Ab- resp. Adduktionsfehlstellung), oft auch auf Knie (Beinverkürzung durch Flexion) und Sprunggelenke (Beinverlängerung durch Spitzfuß) aus. An allen diesen Stellen können Beschwerden auftreten. Beinlängenunterschiede und ihre Behandlung sind im speziellen Teil besprochen (s. Kap. 63, **Abb. 38.23** u. Abb. 63.1–63.4).

Zu 4: Ein X-Bein und ein Knickfuß verschlimmern sich gegenseitig. Dies ist in **Abbildung 38.24** leicht zu erkennen. Eine Valgusfehlstellung an irgendeiner Stelle des Beines, z.B. am Femur, hat automatisch auch eine Valgusstellung der benachbarten Gelenke zur Folge. (Eine Kompensation wie unter 3. beschrieben ist hier nicht möglich, weil das Kniegelenk und das obere Sprunggelenk sich als Scharniergelenk nicht seitlich ausbiegen können.) Solche **Additionen von Fehlstellungen** wirken sich vor allem bei Achsenfehlern nach Frakturen ungünstig aus, wenn z.B. bei vorbestehendem Knickfuß eine Unterschenkelfraktur in Valgusstellung heilt: Der Knickfuß wird dadurch wesentlich schlimmer. In diesem Fall wäre es besser gewesen, die Fraktur in leichter Varusstellung ausheilen zu lassen. Solche Zusammenhänge gilt es zu beachten. Eine Deformität kann nicht isoliert betrachtet werden, sie hat Wechselwirkungen mit dem gesamten Bewegungsapparat.

Die **Tabelle 38.5** «Synoptische Liste der Achsenfehler an den unteren Extremitäten und ihre möglichen Folgen» dient **als «Checkliste» für die Untersuchung** und Beurteilung statischer Störungen und Deformitäten.

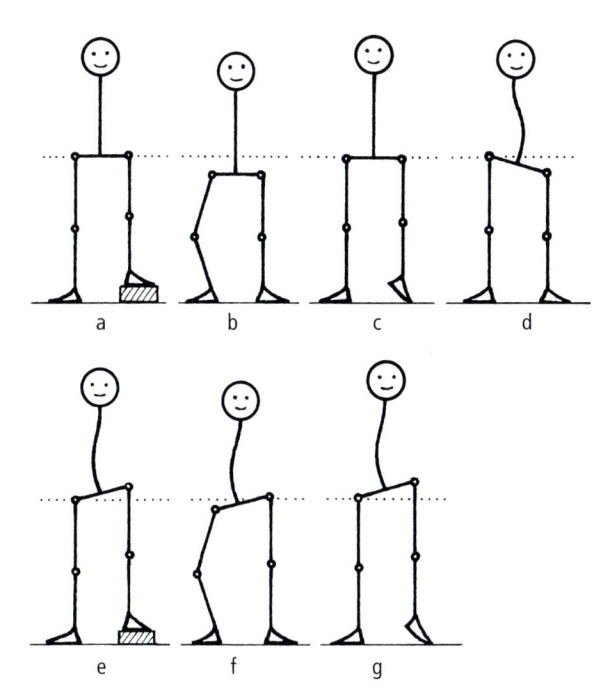

Abb. 38.23: Die mannigfaltigen **Auswirkungen von Beinlängendifferenzen**:

Obere Reihe: **echter Beinlängenunterschied.** Ausgleich durch:
a) Schuhsohlenerhöhung: statisch richtig. Keine weiteren Auswirkungen auf den übrigen Bewegungsapparat.
b) Knieflexion (evtl. recurvatum, oder seitliche Fehlstellung): Auswirkungen auf Knie, Hüfte und Fuß der zu langen Seite.
c) Spitzfuß auf der zu kurzen Seite.
d) Beckenschiefstand: Skoliose und Fehlstellung der Hüftgelenke.

Untere Reihe: **funktioneller** (scheinbarer) **Beinlängenunterschied**.
e) Beckenschiefstand und Skoliose fixiert, mit Sohlenerhöhung nicht ausgleichbar.
f) und g) Manche Patienten mit fixiertem Beckenschiefstand gleichen ihren (scheinbaren, funktionellen) Beinlängenunterschied mit Kniebeugen oder mit einer Spitzfußstellung aus. Damit können Beckenschiefstand und Skoliose jedoch nicht korrigiert werden.
Die Fehlstellung hat Auswirkungen auf die ganze Gliederkette.

38.7
Richtlinien zur Vermeidung und Behandlung von Deformitäten

Die Übergänge von gesund zu krank sind fließend und **die Beurteilung der Zusammenhänge** ist oft nicht einfach. In jedem Fall sollte versucht werden, folgende Fragen so weit wie möglich abzuklären:

- Welche biomechanische Wirkung hat eine bestimmte Deformität? (Analyse; dazu als Checkliste Tab. 38.5)

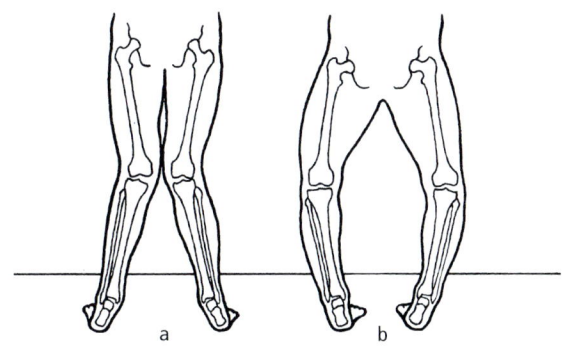

Abb. 38.24: Die **Wirkung von Fehlstellungen auf benachbarte Gelenke**:
X-Bein und Knickfuß verschlimmern sich gegenseitig (a), ebenso wie O-Bein und Varusstellung des Fußes (b). Gegensinnige Fehlstellungen hingegen können sich bis zu einem gewissen Grade kompensieren.
a) **Beim X-Bein** wird nicht nur das Knie auf Biegung beansprucht, sondern auch die Schenkelhälse der Hüften richten sich auf und die Füße kommen in Knickfußstellung (selten auch in eine kompensatorische Varusstellung).
b) **Beim O-Bein** kommen die Hüften in eine Varusstellung, ebenso wie die Füße. Auch hier kann man jedoch gelegentlich kompensatorische Knickfüße beobachten.

- Können die Beschwerden auf biomechanische Wirkungen von Deformitäten zurückgeführt werden? (Diagnose)
- Wie wirkt sich die Fehlbeanspruchung durch eine bestimmte Deformität aus? (Prognose)

Die Beantwortung dieser drei Fragen wird das Vorgehen im Einzelfall bestimmen.

Prophylaxe

Die Prophylaxe richtet sich nach den Entstehungsmechanismen der Deformitäten.

Fehlstellungen des **Knochens**:

- kongenital: Diagnose sofort nach der Geburt und Frühbehandlung
- Wachstumsstörung: Frühbehandlung wenn nötig, sonst regelmäßige Kontrollen bis zum Wachstumsabschluss
- Stoffwechselkrankheiten (Rachitis, Osteomalazie): Diagnose und Behandlung der Grundkrankheiten (s. Kap. 29.2.1)
- Frakturen: Diagnose, exakte Reposition und Retention, gegebenenfalls Osteosynthese (s. Kap. 42 u. Kap. 44).

Tabelle 38.5: Synoptische Liste der Achsenfehler an den unteren Extremitäten und ihrer möglichen Folgen.

Lokalisation	Achsenknickung			Rotationsfehler	
	Frontalebene		Sagittalebene		
	Antekurvation	Rekurvation	Valgusstellung	Varusstellung	Innenrotation	Außenrotation
Hüftgelenk	Flexionskontraktur → Beckenkippung nach vorn → Hohlkreuz (Hyperlordose) vornüberneigen		**Abduktionskontraktur** → Beckenschiefstand (kontrakte Hüfte tief) → funktionelle Beinverlängerung → Skoliose	**Adduktionskontraktur** → Beckenschiefstand (kontrakte Hüfte hoch) → funktionelle Beinverkürzung → Skoliose	**Coxa antetorta** Überlastung des vorderen Pfannenrandes, evtl. Koxarthrose – Einwärtsgang – Präarthrose?	**Coxa retrotorta** Außenrotation des Beines (z.B. bei juveniler Epiphysenlösung)
Schenkelhals			**Coxa valga** – erhöhter Gelenkdruck, exzentrischer Beanspruchung (Pfannenrand) – Präarthrose	**Coxa vara** – Hüftinsuffizienz (Trendelenburg positiv), evtl. Beinverkürzung – Umbauzonen – Schleichende Fraktur – Pseudarthrose		
Femurschaft	→ evtl. Genu flexum (siehe unten)	→ evtl. Genu recurvatum (siehe unten)	→ X-Bein → Coxa valga (siehe oben) → Genu valgum (siehe unten) → evtl. Pes valgus (siehe unten)	→ O-Bein → Coxa vara (siehe oben) → Genu varum (siehe unten) → evtl. Pes varus (siehe unten)	→ Coxa antetorta → evtl. fixierte Innenrotation des Beines, Gehbehinderung (Anstoßen der Fußspitze) Überlastung des äußeren Fußrandes	→ evtl. fixierte Außenrotation des Beines, Gangstörung evtl. Knieschmerzen evtl. Knickfuß
Knie (Kondylen)	**Genu flexum** – Belastung bei gebeugtem Knie – als Stabilisierung nur mit großem Kraftaufwand – Gehbehinderung → Beinverkürzung → Fußdeformität (Hackenfuß oder Spitzfuß) – Überdruck im Femoropatellargelenk	**Genu recurvatum** – Überstreckung – Überdehnung der hinteren Bänder. Instabilität, Quadrizepsinsuffizienz, Gangunsicherheit evtl. Knieschmerzen	**Genu valgum** – Gangstörung – Überlastung der lateralen Kondylen – Überdehnung der medialen Bänder – Wackelknie – Arthrose Knickplattfuß evtl. Fußschmerzen und Kontrakturen (siehe unten)	**Genu varum** – Gangstörung (evtl. Watschelgang) – Überlastung der medialen Kondylen – Überdehnung der lateralen Bänder – Wackelknie – Arthrose Überbelastung des äußeren Fußrandes, statische Beschwerden (siehe unten)		– evtl. Störung im Patellarspiel – Lateralisierung, evtl. Subluxation der Patella – Knieschmerzen

38. Deformitäten – steife und instabile Gelenke – statische Störungen

Tabelle 38.5: Fortsetzung

Lokalisation	Achsenknickung				Rotationsfehler	
	Frontalebene		Sagittalebene			
	Antekurvation	Rekurvation	Valgusstellung	Varusstellung	Innenrotation	Außenrotation
Unterschenkelschaft	Crus antecurvatum → evtl. Genu flexum → evtl. Störungen im oberen Sprunggelenk (vermehrte Dorsalextension)	Crus recurvatum → evtl. Genu recurvatum → evtl. Störung im oberen Sprunggelenk (vermehrte Plantarflexion)	Crus valgum → Genu valgum → Valgusstellung des oberen Sprunggelenkes, Knickfuß	Crus varum → Genu varum → Varusstellung des oberen Sprunggelenkes Fehlstellung über 5° führt meist zu Störungen im unteren Sprunggelenk (siehe unten) Knickfuß oder Belastung des äußeren Fußrandes	Tibia-Innentorsion – Innendrehung des Fußes, Gangstörung, Stolpern, evtl. Knieschmerzen – Überlastung des äußeren Fußrandes, evtl. kompensatorischer Knickfuß	Tibia-Außentorsion – Fußachse weicht nach außen ab → Überlastung der medialen Fußwölbung – evtl. Knickplattfuß
Oberes Sprunggelenk	evtl. Spitzfuß – Vorfußüberlastung, Vorfußbeschwerden (Spreizfuß, Hammerzehen)	**Hackenfuß** (siehe unten) Fußschwäche (vor allem für das Abstoßen), Überlastung der Ferse	Asymmetrische Überlastung des Sprunggelenkes – Tendenz zur Gabellockerung – Arthrose – Knickplattfuß, evtl. Kontraktur im unteren Sprunggelenk, statische Fußschmerzen	Asymmetrische Überlastung des Gelenkes, Dehnung der fibularen Seitenbänder – Tendenz zur Aufklappung in Supination. Chronische Distorsionen, Schmerzen am lateralen Knöchel	Rotationsfehlstellung der Fibula hat Inkongruenz des oberen Sprunggelenkes zur Folge	
Fuß	Hohlfuß	Senkfuß	Überlastung der medialen Fußwölbung Knickfuß → Plattfuß	Tendenz zu Klumpfuß, zur Kontraktur im unteren Sprunggelenk – Überlastung des äußeren Fußrandes – Druckstellen, Clavi, Schmerzen, schwere Gangstörung		

Fehlstellungen der **Gelenke**:

- Lähmungen: Lagerung in Funktionsstellung, Schienen (s. Kap. 17.2 u. Tab. 38.4)
- Gelenkkrankheiten: Erhaltung der Gelenkbeweglichkeit, gezieltes Einwirken gegen die drohende Deformität, evtl. Schienen usw. (s. Kap. 36.1.2)
- Verletzungen und Krankheiten, die Ruhigstellung erfordern: Erhaltung der Funktionsstellung mittels korrekter Lagerung, Gips, Schienen, gegebenenfalls Operation (s. Kap. 17.11.5 u. Kap. 18.4.1)

Therapie im Wachstumsalter

Es ist erstaunlich, wie weit sich Deformitäten im Wachstumsalter noch verändern können (s. Kap. 5.3 u. Kap. 28.1). Die Prognose zu stellen ist manchmal schwierig. Immer wieder steht man vor der Frage, ob eine Korrektur auszuführen sei oder ob man abwarten soll.

Orthopädische Behelfe wie Schienen, Apparate usw. sind in relativ wenigen Fällen indiziert: Sie haben nämlich nur eine Wirkung, wenn sie lange Zeit, d. h. während Monaten bis Jahren, ganztags oder wenigstens während der ganzen Nacht getragen werden. Solche Maßnahmen sind aber für die Kinder und ihre Mütter mit sehr viel Unannehmlichkeiten verbunden und werden ihnen deshalb nicht gerne ohne Not zugemutet.

Turnen, Massagen usw. haben ebenfalls keinen sicher messbaren Einfluss. Immerhin kann die aktive Gymnastik bei Haltungsdeformitäten wertvoll sein, so wie der Wert eines körperlichen Trainings allgemein unbestritten ist.

Persistierende Deformitäten können nur mit einer **Korrekturosteotomie** sicher behoben werden. Der Entschluss zu einem solchen Eingriff wird selten in einer ersten Untersuchung gefasst werden. Ist die Prognose nicht sicher, kann abgewartet werden.

Wesentlich bei der Behandlung der Deformitäten im Kindesalter ist die **Verlaufskontrolle** über eine lange Beobachtungszeit, grundsätzlich bis zum Wachstumsabschluss oder noch darüber hinaus. Regelmäßige Kontrollen in Abständen von $1/4$ Jahr, 1 oder 2 Jahren sind die wichtigsten Maßnahmen im Behandlungsplan. Fast alle Deformitäten verändern sich im Verlauf des Wachstums, viele davon, vor allem auch Achsenfehler nach Frakturen, korrigieren sich spontan, sie «wachsen aus». Bei diesen ist keine Therapie notwendig. Andere verschlimmern sich. Verlaufskontrollen gestatten ein rechtzeitiges Eingreifen. Zuverlässige Verlaufskontrollen sind praktisch schwierig durchzuführen, das Gedächtnis lässt meist im Stich. Angaben von Patienten oder Eltern sind sehr unzuverlässig. Auch schriftlich fixierte Befunde sind zu wenig genau, um eine Veränderung von einer Kontrolle zur nächsten zu erfassen. Für solche Verlaufskontrollen sind **objektive genaue Dokumente** notwendig, wie **Röntgenaufnahmen** und Photographien der Deformität. Wichtig ist, dass die Aufnahmen immer in der gleichen Stellung, am besten in einer standardisierten Position angefertigt werden. **Photographien** sind besonders nützlich!

Im Kindesalter sind Beschwerden bei Deformitäten selten. Die Korrektur ist deshalb – wenn sie nicht aus kosmetischen Gründen ausgeführt wird – in der Regel eine Prophylaxe von statischen Beschwerden und degenerativen Krankheiten. Eine genaue Kenntnis der **Prognose**, des schicksalsmäßigen Verlaufes, ist dafür Voraussetzung. Die damit zusammenhängenden Probleme sind in den Kapiteln über orthopädische Prophylaxe, Kapitel 19.1, Kapitel 22.2 und Kapitel 25.4, sowie im Folgenden über «Häufige Normvarianten bei Kindern», Kapitel 39, dargelegt.

Die Korrektur grober Deformitäten wirft schwierige Probleme auf. Solche Operationen sind ausgesprochen komplikationsträchtig, besonders, wenn auch noch Verkürzungen ausgeglichen werden sollen. Ein Beispiel zeigt die **Abbildung 38.25** (s. auch bei «Beinlängendifferenzen», Kap. 63). Beurteilung, Indikation und Durchführung erfordern besondere Er-

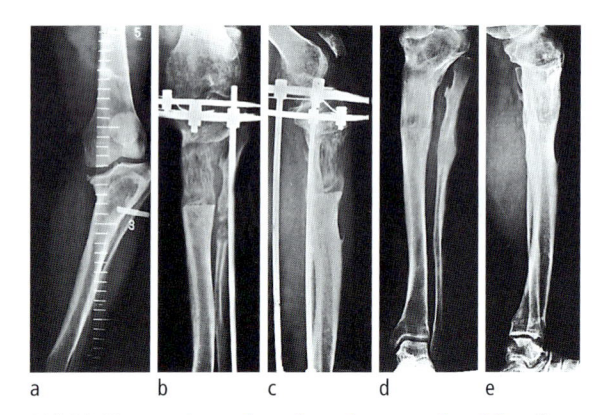

Abb. 38.25: Korrektur einer komplexen Deformität: *Genu varum und Verkürzung.* Mit der **Methode von Ilisarow** (s. Kap. 63.2.2 u. Abb. 63.11 b) lässt sich beides gleichzeitig korrigieren.
a) Ausgangslage. Hier wurde eine *Osteotomie* (Corticotomie) im Tibiakopf gemacht und mit dem *Verlängerungsapparat* kontinuierlich während 80 Tagen distrahiert.
b) und c) Zustand *am Schluss der Verlängerungsperiode.* Das Genu varum konnte gerade gerichtet und der Unterschenkel um mehrere cm verlängert werden. In der Osteotomielücke hat sich neuer Knochen gebildet.
d) und e) *9 Monate postoperativ.* Der neue Knochen hat sich vollkommen umgebaut, Tibia und Fibula sind, verlängert und gerade, wieder intakt.

fahrung. Da es sich um relativ seltene Fälle handelt, lässt sich diese **Erfahrung** nur an spezialisierten Zentren sammeln, wo auch der längerfristige Verlauf kontrolliert wird.

Therapie im Erwachsenenalter

Deformitäten im Erwachsenenalter verschwinden spontan nicht mehr. Entweder bleiben sie unverändert oder sie verschlimmern sich noch. Beschwerden sind wesentlich häufiger als im Wachstumsalter. Oft wird deshalb die Korrektur einer Deformität auch die Therapie der Beschwerden sein. Dies sind die dankbarsten Fälle (gelenknahe Osteotomien an Hüfte, Knie und Knöchel, s. Abb. 45.3). **Therapeutische Operationen** sind auch dem Patienten gegenüber leichter zu vermitteln als rein prophylaktische.

Bei fortgeschrittenen degenerativen Gelenkveränderungen ist die Korrektur der Fehlstellung unter Ausschaltung des Gelenkes (Arthrodese, Endoprothese) manchmal der Osteotomie vorzuziehen.

Zur Indikation und Technik siehe «Osteotomie», Kapitel 18.4.1, und die einzelnen Lokalisationen.

Bei alten, Jahre und Jahrzehnte beschwerdefrei ertragenen, Deformitäten hat in den benachbarten Gelenken und im ganzen Bewegungsapparat eine weit reichende **funktionelle Anpassung** stattgefunden. Korrekturosteotomien können leicht zur Zerstörung dieser Anpassung und zum Misserfolg führen. *Die Indikation* ist in solchen Fällen schwierig. Oft wird der Zustand am besten belassen, wie er ist.

39 Häufige Normvarianten bei Kindern

39.1 Allgemeines

In der **täglichen ärztlichen Praxis** gehört die Beurteilung von mehr oder weniger großen «Deformitäten» des Bewegungsapparates bei Kindern zu den häufigeren Aufgaben. Es handelt sich vor allem um so gewöhnliche Dinge wie Knickfüße, Senkfüße, X- und O-Beine, Einwärts- und Auswärtsrotation von Füßen und Beinen, «unschönen Gang», «schlechte Haltung» mit abstehenden Schultern, Rundrücken und Hohlkreuz bei im Übrigen vollständig gesunden Kindern.

Meist sind die Eltern ängstlich, nicht selten verunsichert durch Bemerkungen von Verwandten, Bekannten, wohlmeinenden Nachbarn, und nicht zuletzt von paramedizinischen Gewährsleuten und Artikeln in der Laienpresse.

Es gilt zu erkennen, ob tatsächlich ein **pathologischer**, *behandlungswürdiger Zustand* vorliegt oder – was weitaus häufiger ist – ob es sich um eine **Variante im Rahmen der Norm** und *mit guter Prognose* handelt. In diesem Fall ist die Aufklärung und Beruhigung der Eltern das Wichtigste.

Zwei Faktoren sind für die Beurteilung wesentlich: der **Spontanverlauf** und die **physiologische Schwankungsbreite**.

Der spontane Verlauf während der Wachstumsperiode

Im Verlauf der Kindheit, von der Geburt bis zur Adoleszenz, ändern sich Form und Haltung ständig, und zwar in verhältnismäßig weitem Rahmen. So geht z. B. die bei der Geburt regelmäßig vorhandene *Varusstellung der Beine* im Verlauf der ersten Lebensjahre normalerweise in eine leichte Valgusstellung über, welche sich schließlich bis zum Wachstumsabschluss ausgleicht (s. a. Beinachsen im Kindesalter, Kap. 66.7.1; **Abb. 39.1** u. Abb. 66.41).

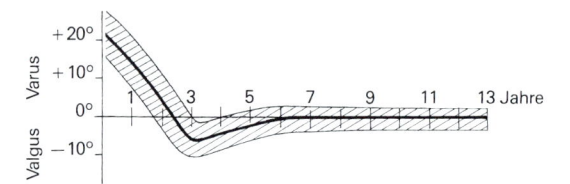

Abb. 39.1: Die Entwicklung des Kniewinkels beim Kind. Die O-Beine des Neugeborenen werden in den drei ersten Lebensjahren meist zu leichten X-Beinen, welche in den folgenden Jahren bis zur Pubertät in der Regel gerade werden. Der Kurve liegen etwa 1500 Winkelmessungen von Salenius zu Grunde. Sie stellt einen *Mittelwert* dar. Die Werte im *schraffierten Band liegen etwa im Bereiche der Norm*.

Auch andere röntgenologisch messbare Winkel, wie z. B. der *Antetorsionswinkel des Schenkelhalses*, ändern sich im Verlauf des Wachstums erheblich. Dieser Winkel (AT-Winkel) hat eine konstante Tendenz, kleiner zu werden und bis zum Wachstumsabschluss normale Werte zu erreichen. Diese Entwicklung ist maßgebend für die Beurteilung der Prognose (vgl. Kap. 64.3.3; Abb. 64.5 u. Abb. 64.25).

Kleinkinder haben, wenn sie erstmals aufstehen, häufig ein hohles Kreuz, einen vorgewölbten Bauch, knicken mit den Füßen ein oder verdrehen sie. Haben sie sich einmal an den aufrechten Stand gewöhnt, verschwinden diese «Haltungsstörungen» wieder (**Abb. 39.2**).

Wetzenstein ist sicher zuzustimmen, wenn er sagt: «Minor postural variations are rarely studied carefully enough to allow clear statements about long-term outcome.»[1] Da aussagekräftige Langzeitstudien zu diesen Haltungsvarianten weitgehend fehlen, sind auch keine fundierten (evidence-based) Ratschläge zu ihrer allfälligen Prophylaxe oder gar Vorschläge zu ihrer Behandlung möglich.

---

1 Wetzenstein, Acta Orthop Scand (1960)

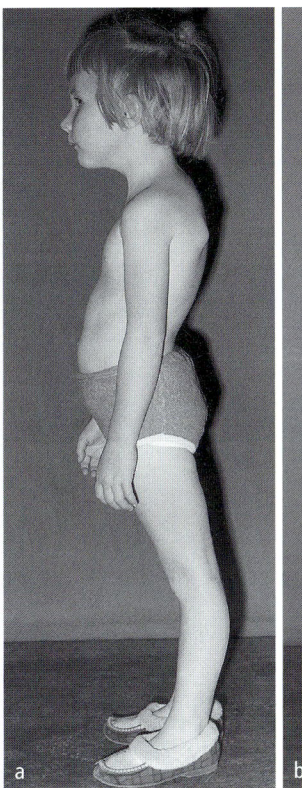

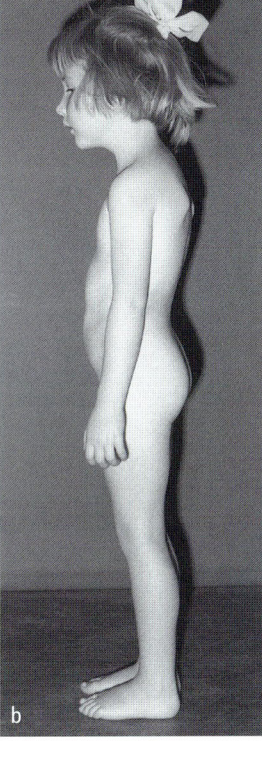

Abb. 39.2: Haltungswandel
a) Dieses *gesunde 4-jährige Mädchen* zeigt noch ein typisches Haltungsmuster des Kleinkindes: Schlaffe Haltung mit vorgestrecktem Bauch, Oberkörper zurückgelehnt, Hyperlordose, fallende, abstehende Schultern. Die Knie sind in diesem Alter oft noch stark überstreckbar.
b) *Dasselbe Mädchen ein Jahr später:* Die kleinkindliche Haltung ist weitgehend verschwunden.

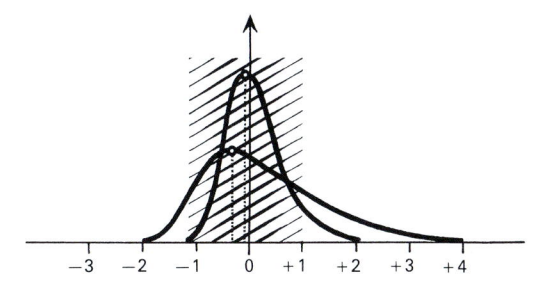

Abb. 39.3: Was ist «normal»?
Oft werden *anatomische Messwerte*, z. B. am Lebenden oder auf Röntgenbildern gemessene Winkel, als «Normalwerte» angegeben, wobei ausgesprochen oder unausgesprochen angenommen wird, dass alles andere «abnormal», wenn nicht «pathologisch» sei. Worauf stützt sich eine solche Annahme?
Biologische Messwerte sind häufig **Gaußsche Normalverteilungen**, mit den sog. «Glockenkurven» darstellbar. Oft sind es «schiefe Glocken» bei denen der Null-Punkt der Kurve (Medianwert: 50% der Werte liegen oberhalb, 50% unterhalb dieses Punktes), der Mittelwert und die häufigste Verteilung (Scheitelpunkt der Kurve) nicht mehr zusammenfallen. Je flacher und schiefer die Kurve, desto weiter fallen diese Werte auseinander und desto größer ist die Streuung zu beiden Seiten.
Unsere sog. **«Normalwerte» sind Mittelwerte** aus einer relativ kleinen Anzahl von Messwerten. Die **Streubreite** ist selten angegeben.
Was ist hier «normal» und was «abnormal» oder «pathologisch»? Vielleicht etwa, was innerhalb bzw. außerhalb des schraffierten Streubereiches liegt? Eine eindeutige Definition fehlt.
Dies bedeutet nicht, dass genaue Messungen wertlos seien. Sie sind im Gegenteil wichtige Entscheidungsgrundlagen für den Arzt. Die Entscheidung selbst wird ihm aber von diesen nicht abgenommen, er muss sie selbst verantworten.

Die physiologische Schwankungsbreite

Die physiologische Schwankungsbreite ist verhältnismäßig groß. So genannte «Normwerte» sind **statistische Mittelwerte** und individuelle *Abweichungen* davon sind in einem relativ weiten Rahmen noch als **«physiologisch»**, als **«Normvarianten»**, anzusehen. So wie sich ein Gesicht von jedem anderen unterscheidet, sind auch Form und Haltung des Bewegungsapparates in einem gewissen Rahmen individuell verschieden. Deshalb hat auch jeder Mensch ein für ihn typisches Gangbild, woran man ihn von weitem erkennen kann.

Es wäre deshalb falsch, jede Abweichung von einem «Normwert» für pathologisch und behandlungsbedürftig anzusehen (vgl. auch Kap. 18.1; **Abb. 39.3**).

Das Wesen der häufigsten Normvarianten

Viele der oben angeführten gewöhnlichen Normvarianten der kindlichen Haltung beruhen auf einer dem Kindesalter eigenen, besonders ausgesprochenen *Beweglichkeit* und **Elastizität der Gelenke**, die man sonst nur noch bei Artisten findet. Eine solche allgemeine Hypermobilität der Gelenke ist bei kleinen Kindern überaus häufig. Sie nimmt ab, je älter die Kinder werden, und bei Erwachsenen trifft man sie nur noch selten. Daraus lässt sich schließen, dass in den meisten Fällen die dehnbaren Bänder im Lauf des Wachstums straffer und damit die Gelenke stabiler werden. Dies gilt vor allem für die kindlichen **Knick- und Senkfüße** (s. Kap. 69.5) sowie für die **X- und O-Beine** (s. Kap. 66.7.3).

Die **Unterscheidung** dieser **«Haltungsdeformitäten»** von eigentlich pathologischen Deformitäten ist verhältnismäßig leicht, indem die «Fehlstellung» im unbelasteten Zustand verschwindet und die Gelenke gut, ja eher besser beweglich sind als normal, während *krankhafte Deformitäten* bei steiferen Gelenken in der Regel *fixiert (strukturell)* sind (s. «Fixierte und nicht fixierte Deformitäten», Kap. 38.1, sowie «Form und Haltung der Wirbelsäule», Kap. 55, u. «Fußdeformitäten», Kap. 69.4).

Da **die spontane Prognose** *in der Regel gut ist*, drängt sich eine Therapie nur in besonders ausgeprägten Fällen auf. In Kapitel 18.1, Kapitel 22.2 und Kapitel 25.4 ist ausgeführt, warum *prophylaktische Operationsindikationen kaum je gegeben sind*.

39.2
Torsionsprobleme an den unteren Extremitäten

Torsionsprobleme an den unteren Extremitäten gehören zu den häufigen Normvarianten. **Auswärtsgang** oder **Einwärtsgang**, in der Regel symmetrisch, mit beiden Beinen bzw. Füßen, sind überaus häufige Klagen, mit welchen Mütter ihre Kinder zur ärztlichen Kontrolle bringen. Die Kinder selbst allerdings klagen nicht, denn sie haben praktisch nie Beschwerden. Meistens ist das beanstandete Gangbild bei kleinen Kindern ausgeprägter als bei älteren, aber auch wenn das Kind müde ist. Natürlich kann ein Mensch einwärts gehen (cave minimal CP) oder auswärts wie Charlie Chaplin, auch wenn die anatomischen Verhältnisse seiner unteren Extremitäten in Ordnung sind. Tatsächlich tun das manche Kinder, und wahrscheinlich fördern gewisse Gewohnheitsstellungen und -haltungen eine derartige Tendenz. Man kann versuchen, solche **Gewohnheiten** herauszufinden und nach Möglichkeit zu beeinflussen, was allerdings nicht zu einem Familienstreit führen sollte.

Solche Gewohnheiten sind **in der Regel harmlos**:

- **Auswärts- bzw. Einwärtsdrehung der Beine und Füße** bei bestimmten, vom Säugling gewohnheitsmäßig eingenommenen Stellungen, wie z. B. Abspreizung der Beine und Füße in Froschstellung oder das Liegen auf den angezogenen einwärts gedrehten Füßen.
- **Auswärtsdrehung der Füße und Einwärtsdrehung der Hüften** im «umgekehrten Schneidersitz» (am Boden mit den Füßen seitlich): «Fernsehsitz».

Anatomische Abweichungen von den «normalen» Torsionsverhältnissen sind nicht einfach zu erfassen (s. **Abb. 39.4**), und es gibt keine objektive klinische Methode, die Torsion an der unteren Extremität exakt zu messen (Ausnahme: Schenkelhals, s. Kap. 64.3.3). (Messungen mit CT sind aufwändig und erfassen die Dynamik beim Gehen nicht.)

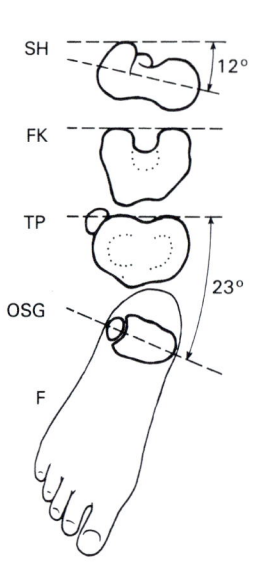

Abb. 39.4: Die **Torsionsverhältnisse an der unteren Extremität**.
Aufsicht von oben auf das Beinskelett.
Die Kniegelenkachse liegt beim Gehen normalerweise ziemlich genau in der Frontalebene (welche damit definiert ist als die Verbindungslinie der dorsalen Begrenzung der Femurkondylen: FK). Der Schenkelhals (SH) hat dagegen eine Antetorsion von ungefähr 12°, und die Achse des oberen Sprunggelenkes (OSG) eine Außenrotation von etwa 23° gegenüber der dorsalen Begrenzung der Femurkondylen (FK). Torsionsvarianten können somit auf drei verschiedenen Etagen lokalisiert sein: im Oberschenkel, im Unterschenkel oder im Fuß.
Einigermaßen genau messen lässt sich die Torsion nur mit dem CT, das ähnliche Schnitte gibt wie diese Zeichnung. Die Torsionswerte haben jedoch eine ziemlich **große Streubreite**. Überdies sind Außen- und Innenrotation beim Gehen weitgehend **funktionell** bestimmt und nicht zwangsläufig an diese Skelettanatomie gebunden. Die Richtung des Fußes (F) hängt zudem stark von der Fußform ab: Knick- und Senkfüße schauen nach außen, Sichel- und Klumpfüße nach innen.
Entscheidend ist deshalb die klinische Beurteilung.

Wichtig ist die **klinische Beurteilung**:

- *Symmetrische*, konstitutionelle Torsionsvarianten sind in der Regel nicht behandlungsbedürftig.
- *Einseitige* Torsionsfehler werden am häufigsten nach fehlverheilten Frakturen beobachtet. Falls sie zu Gehstörungen und Beschwerden führen, können Korrekturosteotomien angezeigt sein.

Einzelne Torsionsvarianten

Einwärtsgang (*toeing in*) ist überaus **häufig** bei Kindern. Wenn eine verstärkte Innentorsion vorhanden ist, kann sie im Fuß lokalisiert sein (pes adductus, Kap. 69.3.2), in der Tibia oder an beiden Stellen, aber auch in der Hüfte (vermehrte Antetorsion des Schenkelhalses mit vermehrter Innenrotation der Hüftgelenke, bis zu 90°; s. «Torsionsvarianten am Schenkelhals», Kap. 64.3.3, u. **Abb. 39.5**). Die Behandlung besteht im Vermeiden von Gewohnheiten, welche die Deformität verstärken (umgekehrter Schneidersitz, s. o.), bei verstärkter Verdrehung evtl. Nachtschienen: Schuhe werden mit einem Querstab verbunden und in Außenrotation gehalten. Tagschienen sind ohne Wirkung, ebensowenig Einlagen. In den allermeisten Fällen **verschwindet der Einwärtsgang** vollständig oder weitgehend bis zur Adoleszenz, auch ohne Therapie. In den meisten Fällen genügen deshalb Kontrollen in Abständen von etwa einem Jahr.

Nur in ganz seltenen Ausnahmefällen wird eine beidseitige Derotationsosteotomie der Femora nötig werden (vgl. Kap. 64.4.4). Während Derotationsosteotomien bei Hüftdysplasien wahrscheinlich die Hüftentwicklung günstig zu beeinflussen vermögen, haben solche prophylaktisch gedachten Osteotomien bei einfacher vermehrter Antetorsion des Schenkelhalses keine rationale Grundlage, zumindest solange die Annahme, dass vermehrte Antetorsion zur Arthrose prädisponiere, eine reine Hypothese bleibt. Aber auch wenn diese Annahme sich als richtig erweisen sollte, bliebe noch zu zeigen, dass der Nutzen der Operation größer wäre als ihre Gefahren (vgl. Kap. 18.2).

Innenrotationsfehlstellungen infolge Lähmungen (vor allem CP) oder bei kongenitalem Klumpfuß lassen sich in der Regel leicht erkennen.

Auswärtsdrehung der Beine ist häufig bei kleinen Kindern und besonders auffällig, wenn sie zu stehen und gehen beginnen. Die Torsionstendenz ist oft in der Hüfte lokalisiert (Außenrotation bis 90°, Innenrotation nur um wenige Grade möglich), aber auch eine Knickfußstellung mit Abduktion des Vorfußes kann dazu beitragen. Die Fußstellung verlangt gelegentlich eine Behandlung (mit Einlagen: s. Kap. 69.5.2), im Übrigen ist keine Therapie notwendig, die Prognose ist praktisch immer gut.

Außenrotationsfehlstellungen infolge von Lähmungen oder juveniler Epiphysenlösung lassen sich leicht abgrenzen (einseitig, Schmerzen, Alter).

Relativ häufig ist die Kombination von verstärkter Innenrotation im Femurbereich mit Außenrotation im Unterschenkel. Beim Gehen kommt das sog. «kneeing in» zustande, d. h. das Kniegelenk ist etwas nach innen gedreht, während Hüfte und Fuß gerade stehen. Eine wirksame Therapie ist nicht bekannt, erübrigt sich aber angesichts der guten Prognose.

39.3
Prophylaxe und Prognose

Bei all den genannten Zuständen, statischen Deformitäten, Haltungsstörungen und Torsionsvarianten bestehen – verglichen mit ihrer Häufigkeit – sehr **selten Beschwerden**. Auch im späteren Leben machen sie nicht wesentlich viel mehr Beschwerden als «normale» Beine und Rücken. Die Prognose ist also im Allgemeinen gut, wenn sie auch im Einzelfall nicht genau vorausgesagt werden kann. Verlaufskontrollen mit Dokumentation der Messwerte zeigen die Normalisierung (nosologischer Längsschnitt).

Prophylaktische Maßnahmen sind deshalb nicht unbedingt von vornherein sinnvoll oder grundsätzlich angezeigt. Das große Problem liegt darin, dass wir uns noch weitgehend im Dunkeln bewegen, was die Prognose betrifft, und weit mehr Vermutungen und Hypothesen haben als gesicherte Unterlagen.

Unter diesen Umständen müssen an **prophylaktische Maßnahmen** folgende **Anforderungen** gestellt werden:

- *kontrollierbare Wirkung* (nur wenige Schienen und Apparate haben eine solche)
- tatsächliche *Verbesserung der Langzeitprognose*. Dies ist bei der Mehrzahl der Fälle gar nicht möglich, weil die Prognose ohnehin gut ist. Wieweit in

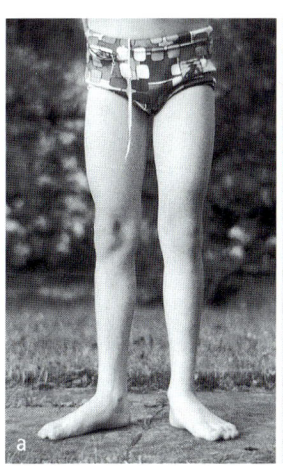

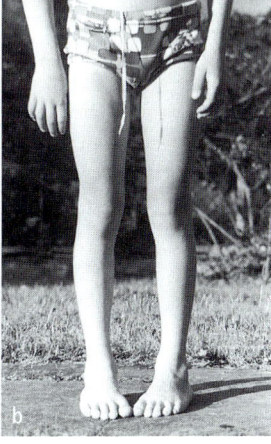

Abb. 39.5: *Dieser gesunde Knabe demonstriert:*
a) **Auswärtsgedrehte Beine.** Die Knie schauen nach außen, die Füße noch stärker, infolge leichter Knickfußstellung. Bei voll durchgestreckten Knien entsteht der Eindruck von X-Beinen. Manche Kinder und auch viele Erwachsene haben eine Tendenz, so zu gehen.
b) **Einwärtsgedrehte Beine.** Die Kniescheiben schauen ein wenig nach innen, die Füße noch stärker, infolge einer leichten Varus- und Adduktionsstellung. Die Fußwölbung ist etwas erhöht. Bei durchgestreckten Knien entsteht der Eindruck von O-Beinen. Viele kleine Kinder stehen und gehen so, doch geht diese Tendenz mit dem Wachstum regelmäßig zurück, so dass bei Erwachsenen ein solcher Stand und Gang selten ist.

Beide Varianten sind Ausdruck der persönlichen Eigenart des Individuums und **nicht pathologisch**, außer in extremen Fällen.

den übrigen Fällen die Prognose auf lange Sicht verbessert werden kann, ist meist schwer zu sagen und lässt sich kaum objektivieren.
- *Zumutbarkeit.* Die Maßnahmen sollen dem Kind und seinen Eltern das Leben nicht zu stark vergällen (manche Apparate, viele Anordnungen, Gebote und Verbote tun das).
- *Unschädlichkeit.* Wird eine Operation erwogen, so müssen ihre Gefahren in einem vertretbaren Verhältnis zum gesicherten Nutzen stehen. Dies ist nur ausnahmsweise der Fall. Grundsätzliches zur Operationsindikation, besonders auch zu prophylaktischen Operationen, siehe Kapitel 22.2 und Kapitel 25.4.

In der überwiegenden Mehrzahl der Normvarianten sind die **Beruhigung der Eltern** und die **Ermutigung des Kindes** zur Bewegung das Wichtigste.

Die **Schlussfolgerung** einer Studie über den Pes planus (Plattfuß) formulierte G. K. Rose für die British Orthopaedic Foot Surgery Society 1982 folgendermaßen: «1) The vast majority of conditions diagnosed as pathologic are probably normal variants. 2) Much of the treatment given is ineffectual. Despite or because of 1) and 2), most feet do well and produce little morbidity.» Diese Schlussfolgerung gilt wohl für die große Mehrzahl der Normvarianten bei Kindern überhaupt.

40 Überlastungs- und Sportschäden

40.1
Welche Beanspruchung erträgt der Bewegungsapparat?

Mechanische Beanspruchung auszuhalten ist die Aufgabe des Bewegungsapparates, er braucht diese Beanspruchung und erträgt sie auch schadlos, solange sie ein «normales» Maß nicht übersteigt, ja er passt sich dieser an und reagiert mit einer quantitativen und qualitativen «Verbesserung» seiner mechanisch wirksamen Strukturen. Auf dieser Anpassungsreaktion beruht die Möglichkeit der **Leistungssteigerung** durch ein gezieltes, «vernünftiges» Training.

Schäden durch Überbeanspruchung am gesunden Bewegungsapparat, abgesehen von Verletzungen durch plötzliche massive Gewalteinwirkung (Frakturen, Bänderrisse), sind deshalb selten (vgl. Kap. 2.3 u. Kap. 3.3).

Wie kommen diese «Überlastungsschäden» zustande?

Begriffsbestimmung

Es handelt sich um unterschiedliche Schädigungen durch **mechanische** Einwirkung. Allen gemeinsam ist **das Fehlen eines adäquaten «Unfalles»**.

Immer liegt ein *Missverhältnis* zwischen der mechanischen *Beanspruchung* und der *Riss-* bzw. *Bruchfestigkeit* der betroffenen Struktur (Sehne, Knochen) vor.

Pathomechanik

Zwei verschiedene Entstehungsmechanismen sind im Spiel:

1. Ein **geringfügiges Trauma** kann bei geschwächten Knochen zu sog. «*pathologischen Frakturen*» führen, bei schadhaften Sehnen zur Ruptur. Auch die Meniskusrisse bei degenerativ veränderten Menisken kommen so zustande. Diese Überlastungsschäden entstehen fast immer auf dem Boden von **lokalen Vorschädigungen** (s. Kap. 37.2). Die chronische Schwächung derart vorbeschädigter Gewebe kann zum plötzlichen Riss oder Bruch unter an sich normaler Beanspruchung führen. Auf diese Weise kommt das für diese Überlastungsschäden typische klinische Erscheinungsbild zustande: während längerer Zeit mäßig starke chronische Beschwerden und dann ein plötzliches akutes Ereignis, welches als «Unfall» imponiert (**Tab. 40.1**).

2. Aber auch **chronisch** über längere Zeit wirkende Beanspruchung unterhalb der Bruchgrenze kann zu «schleichenden Frakturen» führen. Der Entstehungsmechanismus dieser **«Ermüdungsbrüche»** ist in Kapitel 4.1.2 beschrieben. An den Sehnenansatzstellen sind ähnliche Ermüdungserscheinungen zu beobachten: **Insertionstendopathien** (s. u.). Viele dieser Überlastungsschäden sind typische *Sportverletzungen*. Sie sind dort als sog. «*Stressfrakturen*» bekannt.

Sportschäden

Überlastungsschäden sind schon lange bekannt, waren allerdings früher selten. Erst der moderne Spit-

Tabelle 40.1: Überlastungsschäden.

Gewebe	Ursache	Überlastungsschäden
1. Sehne	degenerativ →	Sehnenriss
2. Knochen	ungenügende mechanische Stabilität, mangelnde Regeneration → →	pathologische Fraktur Ermüdungsbruch
Meniskus	degenerativ →	Riss

zensport hat sie zu einer alltäglichen Erscheinung gemacht. Spitzensportler strapazieren ihren Bewegungsapparat ständig an seiner oberen Leistungsgrenze. Durch gezieltes Training kann dieses Limit hinausgeschoben und erhöht werden. Überlastungsschäden treten auf, wenn die **Leistungsgrenze überschritten** wird, in der Regel dann, wenn eine Leistung gefordert wird, die **dem Trainingszustand nicht entspricht**. Deshalb sind nicht nur allzu ehrgeizige Spitzensportler betroffen, sondern auch schlecht vorbereitete Hobbysportler, «junggebliebene» Senioren oder unsportliche, untrainierte Menschen, die unvermittelt größerer Beanspruchung ausgesetzt sind. Ermüdungsfrakturen an den Füßen wurden zuerst bei Rekruten beobachtet und «Marschfrakturen» genannt.

An «Stressfrakturen» (Ermüdungsbrüche) muss man aber auch durchaus *bei älteren Leuten* mit entsprechenden Symptomen denken. Die Erscheinungsbilder sind die gleichen wie bei den Sportlern. Eine spezifische «Sportpathologie» gibt es nicht, nur sind manche Schäden für besondere Sportarten besonders typisch.

40.2
Sehnenrupturen

Sehnen als *bradytrophe Gewebe* erleiden gelegentlich degenerative Veränderungen ohne reaktive Erscheinungen. Typische **Prädilektionsstellen** sind:

- Supraspinatussehne (Rotatorenmanschette): siehe Kapitel 46.4.3
- lange Bizepssehne: siehe Kapitel 46.4.4
- Quadrizepssehne: siehe Kapitel 66.14
- Achillessehne: siehe Kapitel 67.2
- Tibialis posterior: siehe Kapitel 69.9.2.

Doch auch andere Sehnen, wie die Daumen- und Fingerstrecksehnen und die Tibialis anterior-Sehne können befallen sein.

Die Sehnenruptur tritt häufig **ohne nennenswertes Trauma plötzlich** ein. Die vorgängige Degeneration hat ohne Symptome stattgefunden, ohne Entzündung und ohne Schmerzen. Sehnenrupturen werden nicht selten übersehen, nicht oder zu spät diagnostiziert. Damit verschlechtert sich die Chance zur Wiederherstellung.

Ein **plötzliches Ereignis** bei einem Mann der mittleren Altersgruppe (Frauen sind seltener betroffen), besonders während sportlicher Aktivitäten ohne vorheriges Training, mit Schmerzen und Funktionsstörungen an einer der Prädilektionsstellen, muss an eine Sehnenruptur denken lassen.

Sehnenrupturen kommen auch bei anderen pathologischen Veränderungen vor, so z. B. Strecksehnenrisse an der polyarthritischen Hand.

Für Klinik und Therapie siehe auch die einzelnen Lokalisationen im speziellen Teil.

40.3
Insertionstendopathien

Der **Übergang der Sehne in den Knochen** ist eine mechanisch kritische Stelle. Ermüdungserscheinungen können hier zu mikrotraumatischen Schäden und zu schmerzhaften chronischen Entzündungen führen (*Enthesiopathie*). Manchmal reagiert der Knochen mit der Bildung von Osteophyten. **Prädilektionsstellen** sind: Ferse, Tuberositas tibiae, Patella, Ellbogen, Becken.

Wichtig ist in erster Linie die adäquate Schonung, damit die Entzündung heilen kann, bevor sie chronisch wird.

40.4
Pathologische Frakturen

Bei **vorgeschädigten Knochen**, deren mechanische Festigkeit wegen lokaler Defekte vermindert ist (Zysten, Tumoren, Metastasen, Paget, Osteogenesis imperfecta, Osteolysen usw.), braucht es ein geringfügiges Trauma, um den Knochen zu brechen: Wenn solche Frakturen ohne ein nennenswertes Trauma (ohne Unfall) zustande kommen, nennt man sie **Spontanfrakturen**. Umgekehrt muss ein nicht adäquates Trauma in der Anamnese einer Fraktur den Verdacht auf eine pathologische Fraktur lenken und nach einem **Grundleiden suchen** lassen (**Abb. 40.1** u. Abb. 33.26).

Die Heilung einer pathologischen Fraktur hängt unter anderem von der Grundkrankheit ab: Frakturen bei juvenilen Knochenzysten z. B. heilen rasch

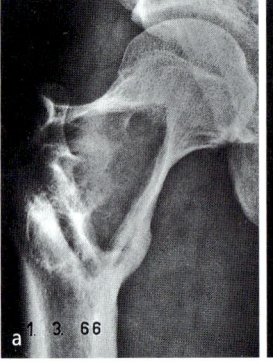

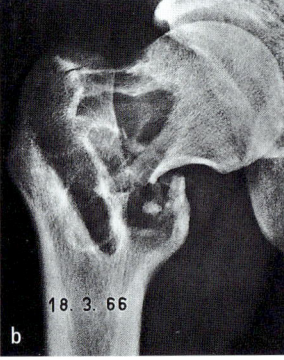

Abb. 40.1: Pathologische Fraktur.
a) *Große Zyste* (histologisch proliferatives ossifizierendes Fibrom) bei einem *20-jährigen Mann*, der wegen geringfügiger Beschwerden den Arzt aufsuchte.
b) *Wenige Tage später* Schenkelhalsfraktur ohne eigentliches Trauma. *Therapie:* Einsetzen einer Tumorprothese (s. Abb. 33.26).

aus, meist sogar mitsamt der Zyste. Auch sonst ist die spontane Heilung in vielen Fällen möglich (Osteogenesis imperfecta, Paget). Aggressive Prozesse hingegen stören den Heilungsprozess stärker oder verhindern ihn ganz (Infektionen, Tumoren, Metastasen).

Die Therapie richtet sich ebenfalls nach der Grundkrankheit. Häufig sind Osteosynthesen und Knochentransplantationen nötig. Die Therapie von pathologischen Frakturen bei Tumoren ist im Kapitel 33.5 beschrieben.

Die **Osteoporose** ist natürlich ebenfalls durch erhöhte Knochenbrüchigkeit gekennzeichnet: Geringfügige Traumen führen zu den bekannten Altersfrakturen (Radius, Hüfte etc.). Symptomatologie, Therapie und Heilungsverlauf unterscheiden sich im Übrigen nicht von anderen Frakturen. Typisch für die Osteoporose sind hingegen die Wirbelkompressionsfrakturen, die häufig übersehen werden, da ein auffälliges Trauma meist fehlt (s. Kap. 60.1.1).

40.5
Ermüdungsbrüche (schleichende Frakturen, «Stressfrakturen»)

Ermüdungsbrüche entstehen langsam, im Verlauf von Tagen und Wochen, ohne sichtbares Trauma und werden deshalb oft nicht erkannt.

Da gleichzeitig bereits wieder die Frakturheilungsvorgänge in Gang kommen, heilen sie auch meistens wieder in kurzer Zeit spontan aus, nicht selten undiagnostiziert.

Entstehungsmechanismus

Chronische Beanspruchung über längere Zeit, mit **Wechselbelastungen unterhalb der Bruchgrenze**, können zu Mikrofrakturen führen. Von kleinen Infraktionen aus wird ein Bruchspalt immer tiefer, bis es schließlich zum durchgehenden Bruch kommt. In der Technik, bei Metallen z.B., sind solche Vorgänge gut bekannt als «Materialermüdung» bei länger dauernder zyklischer Belastung.

Beim Knochen kommt es jedoch in der Regel nicht zum Schlussbruch, weil inzwischen die Frakturheilungsvorgänge mit Spaltheilung und Kallusbildung bereits eingesetzt haben.

Biomechanik und Pathophysiologie der Ermüdungsbrüche am Knochen wurden im allgemeinen Teil (Kap. 4.1.2) ausführlich beschrieben. Immer liegt ein **Missverhältnis** zwischen Beanspruchung und Festigkeit des Knochens vor:

1. **Verminderte mechanische Festigkeit** des Knochens:
   - *allgemein:* Osteomalazie, renale Osteopathien, Morbus Paget, andere (stoffwechselbedingte) Osteopathien. Hartnäckige Schmerzen weisen auf schleichende Frakturen hin. Das röntgenologische Bild ist typisch: schmale, unscheinbare «Risse» in der Knochenoberfläche an Orten größter Beanspruchung wie Schenkelhals, Adambogen, Tibiakopf, Scham- und Sitzbeinast, Metatarsalia (**Abb. 40.2** u. Abb. 69.80). Solche «schleichende Frakturen» wurden als «Loosersche Umbauzonen» beschrieben (z.B. bei Osteomalazie: s. Kap. 29; Abb. 29.2), ihr multiples Auftreten als «Milkman's Syndrome». Neben der Therapie der Grundkrankheit ist Schonung, zeitweilige Ruhigstellung, selten eine Operation, etwa eine Aufrichteosteotomie bei Coxa vara, notwendig (Abb. 64.22 u. Abb. 64.23).
   - *lokal:* Bei lokaler Schwächung der Knochenstruktur, z.B. infolge von Knochendefekten (nach Osteitis, nach operativer Ausräumung von Osteitiden oder Tumoren, bei Knochennekrosen, z.B. nach Röntgenbestrahlung). Die Therapie richtet sich auch hier nach der Grundkrankheit. Manchmal sind Osteosynthesen, verbunden mit autologer Knochentransplantation, nötig.

2. **Übermäßige Beanspruchung**:
   - *lokal:* bei bestimmten mechanisch stark überbeanspruchten Knochenabschnitten, z.B. wegen Achsenfehlern; Coxa vara (angeboren oder erworben) (s. Kap. 64.3.1); kongenitale Tibia vara (→ Tibiapseudarthrose) (Kap. 67.1); Knochentransplantate (die der Beanspruchung nicht entsprechen)

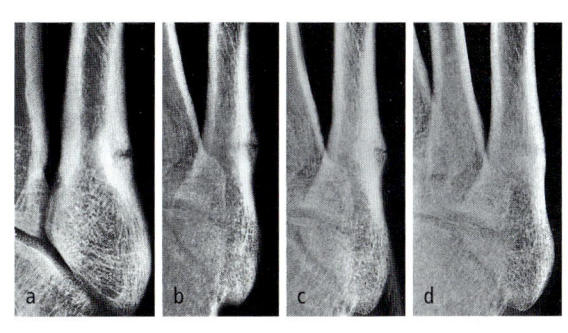

Abb. 40.2: Ermüdungsfraktur im Röntgenbild, Verlauf: *«Marschfraktur» am fünften Matatarsale bei einem 20-jährigen Rekruten.*
a) *Nach längeren Fußmärschen* hatte er zunehmende Schmerzen am äußeren Fußrand. Der Knochenriss ist nicht immer so deutlich zu sehen wie hier.
b) *In einem etwas schrägen Bild* ist wenig später bereits ein periostaler Kallus sichtbar.
c) *Zwei Monate später* ist die schleichende Fraktur in Heilung. Einige Wochen Schonung genügten.
d) *Ein Jahr später.* Feste knöcherne Konsolidierung mit Verdichtung und Verdickung des Knochens (vgl. auch Abb. 69.80 u. Abb. 64.22).

- *allgemein:* mangelndes, unzweckmäßiges oder übertriebenes Training.
  Die letztere Form der allgemeinen Überbeanspruchung führt zu **Ermüdungsbrüchen** an verschiedenen Lokalisationen, je nach Beanspruchung:
- «**Marschfrakturen**» werden bei jungen Leuten, die untrainiert größere Marsch- oder andere körperliche Leistungen absolvieren müssen, beobachtet, z. B. am Anfang einer Rekrutenschule.
- «**Stressfrakturen**» der Leistungssportler: Diese gehören heute zu den häufigsten Ermüdungsbrüchen. Jede Sportart hat ihre typische Lokalisation. Fuß und Unterschenkel sind v. a. bei Läufern und Springern betroffen.

Typische Lokalisationen von Ermüdungsfrakturen:
- Metatarsale II, III u. V (s. Kap. 69.7.9)
- Tibia und Fibula, distal
- Schenkelhals
- Tibiakopf (vgl. Abb. 40.4)
- Femur- und Tibiaschaft
- andere (**Abb. 40.3**).

Eine Ermüdungsfraktur der Interartikularportion eines Lumbalwirbels kann Ursache einer *Spondylolyse* und einer Spondylolisthesis sein (s. Kap. 58.1).

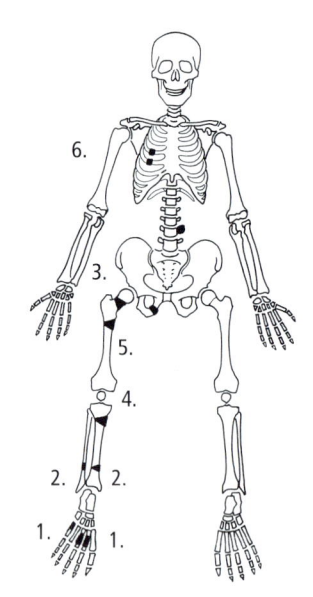

Abb. 40.3:
Typische Lokalisationen von **Ermüdungsbrüchen** *(in der Reihenfolge ihrer Häufigkeit).*
1. Metatarsale II, III und V (s. Kap. 69.7.9)
2. Tibia u. Fibula distal
3. Schenkelhals
4. Tibiakopf
5. Femur und Tibiaschaft
6. andere

Die Diagnose

Nur wer daran denkt, stellt sie. Hartnäckige Schmerzen nach Anstrengungen, welche nicht bald wieder verschwinden, und an typischer Stelle, wecken Verdacht. Am Fuß oder am Schienbein, wo der Knochen dicht unter der Haut liegt, wird bald eine harte, schmerzhafte Schwellung tastbar.

Der Befund auf dem **Röntgenbild** ist am Anfang überaus diskret: Man findet zuerst evtl. nur eine kleine Infraktion, eine Umbauzone, später dann einen kleinen dichten Kallus (**Abb. 40.4**). Dieser kann denn auch das erste und einzige Zeichen der Ermüdungsfraktur sein. Im Verlauf der Heilung kann der Kallus noch stark wachsen.

Die **Szintigraphie** ist sehr sensitiv: Sie zeigt bereits im Anfangsstadium den Knochenumbauherd deutlich. Auch im MRI lassen sich röntgenologisch nicht sichtbare Frakturen früh erkennen (Knochenödem).

Therapie

Eine **Pause**, ein Dispens von größeren körperlichen Leistungen, eine gewisse **Schonung** während vier bis sechs Wochen genügt in der Regel, die «schleichende Fraktur» ausheilen zu lassen. Selten ist eine längerdauernde Ruhigstellung (Gips) notwendig.

Bei Leistungssportlern ist eine Trainingsberatung notwendig: In den ersten Tagen ist eine adäquate Schonung unumgänglich. Danach müssen die Fehler im Bewegungsablauf erkannt, muss der Trainingsaufbau neu geregelt werden. Bei Läufern ist die Kontrolle und ggf. Adaptation des Schuhwerks wichtig.

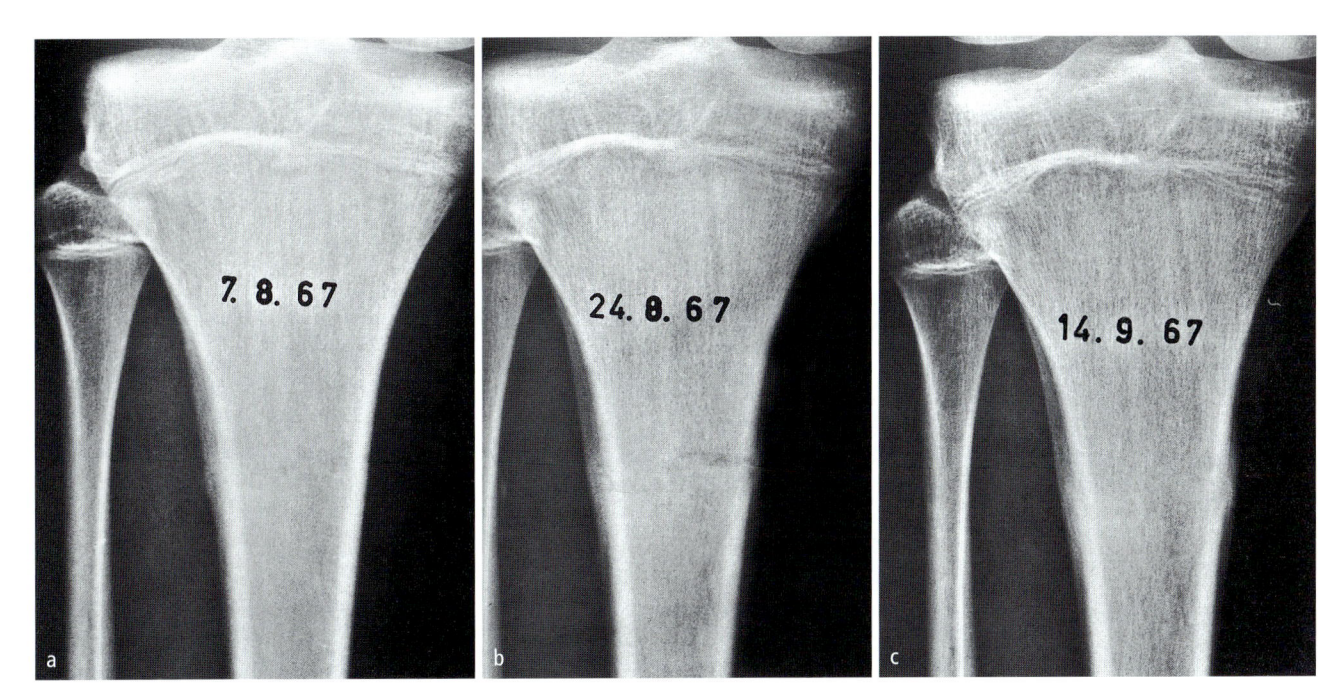

Abb. 40.4: Ermüdungsfraktur in der Tibia unterhalb des Knies bei einem *16-jährigen Jungen*, der kurz zuvor ein intensives sportliches Training begonnen hatte.
a) *Das erste Röntgenbild*, das wegen zunehmender Schmerzen gemacht wurde, zeigt lediglich eine feine periostale Auflagerung lateral und minimale Strukturunregelmäßigkeiten im Tibiaschaft.
b) *Zweieinhalb Wochen später* ist ein feiner Frakturspalt zu sehen, eine leichte Verdichtung der Knochenstruktur in der Umgebung und ein kleiner periostaler Kallus auch medial.
c) *Weitere drei Wochen später* ist die Fraktur wieder geheilt. Die Behandlung bestand lediglich darin, dass der Junge das Bein etwas schonte.

013# Traumatologie des Bewegungsapparates

41. Luxationen und Bandverletzungen ... 635
42. Frakturen I: Pathologie und Beurteilung ... 639
43. Frakturen II: Therapiekonzepte ... 659
44. Frakturbehandlung bei Kindern ... 683
45. Verletzungsfolgen ... 693

Traumatologie als Aufgabe der Orthopädie

Die Traumatologie des Bewegungsapparates – Frakturen, Bandverletzungen – ist zu einem der wichtigsten Gebiete der Orthopädie geworden. Traumatologie bedeutet **Notfallservice**, rund um die Uhr und 365 Tage im Jahr. Dies ist traditionellerweise die Spezialität des Chirurgen. Wenn die Orthopädie dank ihrer Kenntnisse der Funktion des Bewegungsapparates gute fachliche Voraussetzungen für die Frakturbehandlung hat und damit auch eine Pflicht dazu, so muss sie auch die Herausforderung des Notfalldienstes annehmen.

Volkswirtschaftliche Bedeutung

Die Zunahme der Unfälle durch Straßenverkehr, Technisierung der Arbeit und Sport macht *Verletzungen am Bewegungsapparat* zu einem der volkswirtschaftlich bedeutendsten Faktoren, was **Arbeitsausfall** und **Invalidität** betrifft. Es ist abzusehen, dass sie an Anzahl, Bedeutung und Kosten die Krankheiten überrunden werden.

Funktionelle Betrachtungsweise von Unfallfolgen

Es erscheint logisch, dass die Orthopädie, die seit jeher Chirurgie des Bewegungsapparates betrieben hat, sich auch mit den Verletzungen des Bewegungsapparates, vor allem mit den Frakturen, befasst, wie sie das in den angelsächsischen Ländern immer getan hat.

Sie ist umso mehr dazu verpflichtet, als eine große Anzahl von *Patientien mit Unfallfolgen* schließlich **in die Behandlung des Orthopäden** kommt. Die Kenntnis dieser Unfallfolgen ermöglicht eine retrospektive Analyse der Frakturbehandlungsmethoden und damit eine Revision und Modifikation dieser Methoden, dort wo sie zu wünschen übrig lassen. Die Beschäftigung mit der Funktion des Bewegungsapparates erlaubt es der Orthopädie zudem, die vorwiegend morphologisch orientierte Frakturbehandlung durch funktionelle Gesichtspunkte zu ergänzen und zu modifizieren.

Dieser **funktionelle Aspekt** soll im folgenden Abschnitt vor allem hervorgehoben werden, während eine detaillierte Darstellung der Frakturbehandlung über den Rahmen dieses Buches hinausgehen würde.

- Unter den Verletzungen des Bewegungsapparates haben die **Frakturen** weitaus die größte Bedeutung, wobei die offenen Brüche wegen der Infektionsgefahr und die Gelenkbrüche wegen ihres Einflusses auf die Gelenkfunktion besondere Fragen aufwerfen.
- Wegen der möglichen Spätfolgen ist die *Erstbehandlung von frischen* **Bandverletzungen**, einschließlich der traumatischen Luxationen, äußerst wichtig. Sie rechtfertigt einige Bemerkungen im Rahmen der orthopädischen Chirurgie.

41 Luxationen und Bandverletzungen

41.1 Definitionen

Traumatische Luxationen: Durch massive äußere Gewalteinwirkungen infolge eines plötzlichen einmaligen Ereignisses. In der Regel nur mit größerer Kraftanstrengung zu reponieren. *Spezialfall:* **Luxationsfraktur**. Fast alle Gelenke können betroffen sein (s. Luxationen und Bandverletzungen, Kap. 41.2).

Angeborene Luxation: Kongenital aufgrund eines Defektes (z. B. Dysplasie oder Insuffizienz des Bandapparates). Permanente Luxation:

- Hüfte: s. kongenitale Hüftluxation, Kap. 64.4
- Patella: s. Kap. 66.3
- Knie: s. Kap. 66.3
- selten andere.

Habituelle Luxation: Gewohnheitsmäßiges, mehr oder weniger häufiges Ereignis. Verläuft oft zuerst unter dem Bild der traumatischen Luxation, später aber ohne oder mit nur geringer äußerer Gewalteinwirkung. Oft *spontane Reposition*, oder mit geringem Kraftaufwand reponierbar *(Selbsteinrenkung)*. Betroffen sind:

- Schulter: s. Kap. 46.3
- Patella: s. Kap. 66.4.1

Willkürliche Luxation: Ähnlich wie habituelle. Der Patient kann das Gelenk selbst aktiv ein- und ausrenken (Schulter, Patella).

Krankhaft erworbene Luxation: Durch krankhafte Veränderung im Gelenk oder in seiner Umgebung. Mehr oder weniger schnell verlaufender Prozess: Wochen – Monate – Jahre. An fast allen Gelenken möglich. Verschiedene *Ursachen*:

- Infektionen: septische Arthritiden s. Kap. 32.2.2, Hüfte: s. Kap. 64.7
- Lähmungen: schlaffe Lähmungen: s. Kap. 34.1; spastische Lähmung: s. Kap. 34.2. Hüfte (Coxa valga luxans): s. Kap. 64.3.2 u. Kap. «Wachstumsstörungen», Kap. 28.2.2
- Rheumatische Erkrankungen: RA, s. Kap. 36.1. Fingergelenke, sowie eine Reihe weiterer Gelenke.
- Veraltete traumatische (nicht reponierte) Luxationen
- Viele andere schwerere Gelenkerkrankungen können auch zu Luxationen führen.

Subluxation: Unvollständige Luxation, *Vorstufe* der Luxation als momentane «Verrenkung» oder chronisch: Die Gelenkkörper haben noch Kontakt, sind aber nicht mehr formschlüssig (kongruent). Betroffen sind:

- Hüfte: siehe kongenitale Luxation, Kap. 64.4.
- Patella: s. Kap. 66.4.1.

Instabilität: Übermäßige Verschieblichkeit der Gelenkkörper gegeneinander. Neigung zu Subluxation bzw. Luxation. Oft verbunden mit einem Gefühl der *Unsicherheit*, mit *Angst*, das Gelenk auszurenken: «apprehension sign» bei Schulterinstabilität (s. Kap. 46.3), bei instabiler Patella: siehe Kapitel 66.4.1, oder mit dem Gefühl, keinen richtigen Halt zu haben, einzuknicken: «giving way» des Knies: (s. Kap. 66.16)

41.2 Pathophysiologie

Gelenkstabilität

Die allgemeine Gelenkmechanik und -stabilisierung ist in Kapitel 6.3 beschrieben. Gelenke sind für (fast) reibungslose Bewegungen in einem bestimmten Bewegungsumfang konstruiert. **Drei Strukturelemente führen** diese Bewegungen, *verhindern* abnormale Bewegungsausschläge und *stabilisieren* damit das Gelenk:

- knöcherne Führung (containment) durch die kongruenten Gelenkoberflächen
- Kapsel-Bandapparat
- Muskulatur.

Je nach Gelenk überwiegt der eine oder andere **Schutzmechanismus**: Einem Kugelgelenk wie dem Hüftgelenk bietet die *Form des Gelenks* einen guten Schutz, bei einem Scharniergelenk wie dem Knie sind es in erster Linie *die Bänder*, und ein frei bewegliches Gelenk wie das Schultergelenk wird weitgehend durch *die Muskulatur* stabilisiert.

Verletzungsmechanismus

Bei physiologischer Beanspruchung und bei nicht allzu brüsker äußerer Gewalteinwirkung (z. B. beim Stolpern) titt *immer zuerst die* **Muskulatur** in Aktion, reflektorisch gesteuert durch die **Propriozeptivität**. Sie schützt den Kapsel-Bandapparat und verhindert eine Strapazierung des Gelenks über den normalen Bewegungsumfang hinaus (s. u.). *Plötzliche*, brüske Gewalt (vor allem indirekte mit Hebelwirkung) überrumpelt die Muskulatur und trifft direkt den **ungeschützten Kapsel-Bandapparat** («second line of defense», s. Abb. 66.75, Kap. 66.15.1). Dies kann, falls die Kraft zu groß ist, zu Subluxation oder Luxation und zu mehr oder weniger starken Zerrungen oder Zerreißungen von Kapsel und Bändern führen.

Die meisten Gelenke sind gut durch Bänder gesichert, so dass sie nur luxieren, wenn durch große Krafteinwirkung ein Teil der Bänder reißt. Manche gut geschützte Gelenke luxieren nur, wenn gleichzeitig Bänder und Knochen reißen («*Luxationsfraktur*», z. B. oberes Sprunggelenk), auch können (z. B. am Kniegelenk) schwere Bandschäden entstehen, ohne dass das Gelenk luxiert.

Daraus ergibt sich als **Faustregel**:

- Je beweglicher ein Gelenk ist, desto leichter luxiert es ohne massive Bandläsion (z. B. Schultergelenk, Abb. 46.9).
- Je stabiler ein Gelenk ist, desto größere Band- (und Knochen-)verletzungen entstehen, noch bevor es zur Luxation kommt (z. B. oberes Sprunggelenk, Kniegelenk, Abb. 66.88).

Spätfolgen

Nach Bandverletzungen und Luxationen besteht die Gefahr, dass eine **Instabilität des Gelenks** zurückbleibt mit einer Neigung zu:

- weiteren (habituellen) Luxationen (z. B. Schultergelenk)
- permanenter Subluxationsstellung (z. B. Akromioklavikulargelenk, Halswirbelsäule)
- chronischen Distorsionen (z. B. oberes Sprunggelenk, Abb. 68.6)
- Instabilität (Schlottergelenk, z. B. Knie).
- Arthrosen

Die Nomenklatur ist etwas verwirrend, die Definitionen sind uneinheitlich (s.o.). Zur Pathophysiologie des Kapsel-Bandapparates vgl. Kapitel 3.6 und Kapitel 6.4.3.

Frische Bandverletzungen können rasch und sicher ausheilen, **alte** Bandschäden heilen spontan nicht mehr und sind auch operativ oft nur schwer oder gar nicht zu reparieren. Es ist deshalb wichtig, bei jeder Gelenkverletzung das Ausmaß der Bandverletzung festzustellen und diese im frischen Stadium zu behandeln.

41.3 Diagnostik

Bandverletzungen werden im Allgemeinen aufgrund des Funktionsausfalls und des lokalen Befundes klinisch vermutet. Eine sichere Diagnose der Läsion im Einzelnen ist allerdings kaum möglich. Man versucht, einfache Dehnungen und Zerrungen, partielle und vollständige Zerreißungen zu **unterscheiden**, doch auch dies ist **oft schwierig**. Das konventionelle Röntgenbild und auch die übrigen bildgebenden Verfahren geben wenig Hinweise.

Eine Instabilität des Gelenks kann meist nur durch **funktionelle Prüfung** festgestellt werden. Man testet das Gelenk, ob es stabil ist oder sich subluxieren lässt.

Dies kann man klinisch feststellen: Beim Versuch, das Gelenk aufzuklappen, spürt man, ob das Band Widerstand gibt, ob der Gelenkspalt sich öffnet und ob falsche Beweglichkeit besteht.

Radiologisch lässt sich manchmal das **Aufklappen des Gelenkspaltes** mit Funktionsaufnahmen objektivieren (s. Kap. 12.1.2, Abb. 68.6 u. Abb. 66.88). Selbstverständlich muss die Prüfung vorsichtig erfolgen. Wenn sie im akuten Stadium zu schmerzhaft ist und nicht eindeutig ausfällt, kann sie in *Lokalanästhesie* oder *Narkose* durchgeführt werden. Doch die **klinische Untersuchung** ist entscheidend für Diagnose und Therapie (s. Kap. 66.15.2 u. Kap. 68.5.1).

Die Röntgenbilder (in zwei Ebenen!) müssen aber auch abgesucht werden nach Verschiebungen der Gelenkflächen gegeneinander, nach Abrissfrakturen von Bandansätzen (Knie, Ellbogen) und allfälligen Abscherbrüchen («flake fractures», v. a. am oberen Sprunggelenk).

Einteilung der Gelenkinstabilitäten

Instabilitäten, frische und alte, werden zweckmäßigerweise nach ihrem **Schweregrad** eingeteilt. Die folgende *Klassifizierung* basiert auf der **funktionellen Diagnostik**, die einzige Methode, mit der Instabilitäten erfasst werden können. Objektiv beurteilt wird die Stellung der beiden knöchernen Gelenkanteile zueinander auf dem (gehaltenen) **Röntgenbild**:

- falsche Stellung des Gelenks (Verschiebung, Subluxation, Luxation) unter voller Beanspruchung
- Fehlstellung unter leichtem Stress (Funktionsaufnahmen)
- Fehlstellung bereits in Ruhe.

Diese Einteilung ist klar, einfach in der praktischen Diagnostik und ausschlaggebend für die einzuschlagende Therapie.

41.4 Therapie

Frische traumatische Luxationen und Bandverletzungen werden mit Vorteil kurze Zeit ruhig gestellt. Sobald die schmerzhafte Schwellung abgeklungen ist, wird wenn möglich mit der **funktionellen Behandlung** begonnen: Unbelastete, schmerzfreie Bewegungen im normalen Bewegungsumfang sind erlaubt, während pathologische Bewegungen durch Verbände, Schienen, Bandagen, Orthesen verhindert werden müssen, damit die lädierten Bänder ohne weitere Zerrungen Gelegenheit haben zu heilen. Dazu brauchen sie *etwa sechs Wochen*. So lassen sich spätere habituelle Luxationen, chronische Distorsionen, Wackelgelenke usw. vermeiden.

Details siehe im speziellen Teil: Kapitel 66.15.4 (Knie) und Kapitel 68.6.2 (Knöchelgelenk).

Zur Operationsindikation bei Bandverletzungen

Seit der rasanten Zunahme der Sportunfälle haben sich Orthopäden und Chirurgen intensiv mit den Bandläsionen bei Gelenkverletzungen beschäftigt.

Ursprünglich wurden diese fast ausschließlich konservativ behandelt, oft mit Ruhigstellung (Gips), seltener auch mit funktioneller Mobilisation, doch wurde später die primäre Bandnaht propagiert und empfohlen, dies vorwiegend aufgrund tierexperimenteller Untersuchungen, wonach die richtige Heilung der Bänder nur bei gut adaptierten Stümpfen möglich sei. *Die Resultate dieser primären Bandnähte* waren – sofern nicht getrübt durch Operationskomplikationen – im Allgemeinen gut, allerdings auch *nicht besser* als jene der **konservativen Behandlung**.

Frische *Seitenbandläsionen* werden deshalb heute *nur noch ausnahmsweise* primär genäht.

Wie heilen Bänder?

Neuere Studien haben offenbar gezeigt, dass Seitenbänder immer durch bindegewebige Narben heilen, egal, ob die Enden sich berühren oder nicht. Die Narben sind zwar feingeweblich nicht so schön strukturiert, dafür etwas dicker und mechanisch kaum weniger zugfest. Unter dem funktionellen Reiz physiologischer Bewegung sollen sie sogar besser heilen als bei immobilisiertem Gelenk, sofern sie vor neuerlichen Distorsionen geschützt sind.

Während **Seitenbänder** in der Regel in einer gut vaskularisierten Umgebung liegen und offensichtlich rasch und meist komplikationslos heilen, ist die Situation der **Kreuzbänder** am Knie weniger günstig: Sie liegen intraartikulär, ihre Durchblutung ist prekär und eine Heilung nach vollständiger Ruptur ist nicht zu erwarten, auch nicht nach primärer Naht. Gerissene Kreuzbänder müssen deshalb mit einer Ersatzplastik repariert werden, falls sie operiert werden sollen. Die Indikation dazu ist nicht einheitlich. Siehe dazu «Bandverletzungen am Knie», Kapitel 66.15.

Bänder als Sinnesorgane

Bänder (auch Kreuzbänder, s. S. 85) haben Propriozeptoren: Die Banddehnung wird registriert und ins ZNS gemeldet. Über einen Reflexbogen wird das Gelenk muskulär stabilisiert und geschützt (s. Abb. 66.75). Untersuchungen haben gezeigt, dass Patienten mit Bänderrissen ihr oberes Sprunggelenk bereits nach wenigen Wochen wieder aktiv stabilisieren können, wenn im MRI noch kein Band nachweisbar ist, d. h. schon bevor diese Bänder wieder zusammengewachsen sind.[1]

Die **stabilisierende Funktion** der Bänder beruht höchstwahrscheinlich nicht allein auf ihrer Reißfestigkeit, sondern wesentlich auf der Steuerung der **Muskelreaktionen** über das Feedback ihrer **propriozeptiven** Meldungen ans ZNS. Eine rein mechanistische Sicht ist wohl zu einfach (vgl. Kap. 3.6 u. Kap. 6.4.5).

---

[1] De Simoni, C. et al.: Clinical Examination and Magnetic Resonance Imaging in the Assessment of Ankle Sprains Treated with an Orthosis. Foot and Ankle Int. 17, 177 (1996)

Instabilität und Bandplastik

«Instabilität» ist vor allem in der Chirurgie des Kniegelenks, aber auch der Schulter und anderer Gelenke ein wichtiger Begriff geworden, über den viel geschrieben und auf Kongressen gesprochen wird. Es geht dabei um die zentrale Frage, ob, wann und wozu welche «Instabilitäten» operiert werden sollten und wie das allenfalls zu bewerkstelligen wäre.

Der leitende Gedanke geht von der **Hypothese** aus, dass unfallbedingte Instabilitäten chronisch werden, Beschwerden verursachen können und/oder später zu degenerativen Arthrosen führen. Offensichtlich werden dabei nicht nur rein therapeutische sondern auch *präventive* Ziele anvisiert. Dies gilt für akut traumatische wie für chronische Instabilitäten.

Therapie oder Prophylaxe?

Dass diese beiden *nicht vermengt* werden sollten, möge *folgendes Beispiel* zeigen: Eine junge Frau erleidet beim Skilauf eine Knieverletzung. Die primäre Versorgung ergibt ein ordentliches, wenn auch kein ideales Resultat. Die Frau kann zwar wieder ihrer Berufsarbeit nachgehen und ihren Haushalt besorgen, hat aber gelegentlich Schmerzen und Schwierigkeiten beim Skisport. Als gute Skiläuferin möchte sie aber wieder so fahren können wie vorher. Sie sucht deshalb einen Chirurgen auf, mit der Frage, ob es möglich wäre, dieses Knie wieder zu «normalisieren». Der Arzt schlägt eine Kreuzbandplastik vor wegen Instabilität, die Patientin willigt ein und wird operiert. Der Zustand des Knies bessert sich allerdings nicht, die Beschwerden nehmen eher noch zu.

Die Frau klagt gegen den Arzt: Wenn er sie auf die Risiken der Operation aufmerksam gemacht hätte, hätte sie sich nie operieren lassen, denn mit diesem Knie hätte sie durchaus leben und arbeiten können. Auf das Skifahren hätte sie auch verzichten können. Der Arzt machte geltend, dass sich ohne Operation später eine degenerative Arthrose entwickelt hätte, d.h. dass seine Operationsindikation nicht nur kurativ, sondern vor allem *auch präventiv* begründet gewesen sei (womit er die Patientin tatsächlich von der Notwendigkeit der Operation überzeugt hatte). Da aber eine schlechte Prognose dieser «Instabilität» weder generell noch im konkreten Fall mehr als ein vage Vermutung war, die Operation (ein Zweiteingriff) aber bekanntermaßen eine relativ hohe Rate an Komplikationen und Versagern hat, stand ihr zu erwartender Nutzen für die Patientin in keinem Verhältnis zu ihren Risiken. Der Kunstfehler des Arztes bestand somit weniger in technischem Ungenügen als in einer *zweifelhaften Indikationsstellung* mit *ungenügender Aufklärung* der Patientin.

Gerade bei Operationen wegen so genannter «Instabilitäten» führt die **Vermengung** bzw. **Verwechslung von kurativer und präventiver Indikation** immer wieder zu Misserfolgen, zu Missvergnügen, zu Haftpflichtforderungen und juristischen Querelen.

Der Begriff der «Instabilität» ist ziemlich vage, die Diagnostik methodologisch schwierig, Mechanismus und Pathophysiologe sind noch schlecht erforscht und prognostische Aussagen beruhen eher auf Hypothesen und Vermutungen als auf längerfristigen Kontrolluntersuchungen. Bevor ein abschließendes Urteil über Wert, Notwendigkeit und Technik von Bandrekonstruktionen und -plastiken möglich ist, sollte **eine Reihe offener Fragen** beantwortet werden können.

- Wie ist Instabilität zu definieren? Klinisch (Unsicherheit, Schmerzen etc.) und/oder quantitativ (in mm)?
- Wie lässt sie sich messen? Weder klinische noch radiologische Messmethoden sind genau genug und reproduzierbar.
- Welche Verletzungen heilen spontan aus und welche hinterlassen Instabilitäten? Vergleichbare Nachkontrollen fehlen.
- Welche Instabilitäten werden klinisch manifest, und wie? Manche machen erstaunlich wenig Beschwerden.
- Welche Folgen (Schmerzen, Unsicherheit, Schwäche, Gehbehinderung, Sturzgefahr, Angst, spätere Arthrose) hat eine bestimmte (gemessene) Instabilität für den betroffenen Patienten?
- Wie wichtig ist die Gelenkgeometrie (die anatomisch genaue Insertionsstelle der einzelnen Bänder) für den Bandersatz?
- Wie heilen Bänder und wie verändern sich ihre mechanischen Eigenschaften im Verlauf des Heilungsprozesses, mit oder ohne Operation? Vgl. dazu Kapitel 3.6.
- Wie verändern sich Ersatzbänder (autologe, künstliche) mit der Zeit? Behalten sie ihre Spannung oder werden sie langsam wieder länger? (vgl. dazu Kap. 3.6).
- Welche Rolle spielt die Propriozeptivität?
- Soll eine gegebene Verletzung primär operiert werden oder ist es möglich und besser, eine allenfalls zurückbleibende Instabilität sekundär zu reparieren? (vgl. dazu Kap. 45.5).

Die operative Therapie der Bandverletzungen der Gelenke steht immer noch weitgehend im experimentellen Stadium. Obwohl die Literatur dazu lawinenartig angewachsen ist, haben Forschung und Klinik in diesem Bereich noch kompliziertere Probleme zu lösen als bei der Frakturheilung. In der Zwischenzeit bleibt vieles Ermessensfrage und Ansichtssache.

42 Frakturen I: Pathologie und Beurteilung

Im Folgenden sollen vorwiegend **orthopädische** Gesichtspunkte im Hinblick auf die funktionelle Wiederherstellung zur Sprache kommen. Pathophysiologie und Frakturheilung wurden in Kapitel 4 besprochen.

Eine detaillierte Beschreibung der *Technik der Frakturbehandlung* liegt *außerhalb des Rahmens dieses Buches*. Auf **einzelne Frakturen** wird im **regionalen Teil III** eingegangen.

Frakturen bei Kindern sind so verschieden von solchen bei Erwachsenen, dass ihnen ein eigenes Kapitel gewidmet wird: Kapitel 44: Kinderfrakturen.

Neben der Frakturlokalisation sind mehrere allgemeine Faktoren für die Prognose sowie für die **Wahl** und Durchführung **der Behandlungsmethode** ausschlaggebend:

- Stabilität
- Stellung der Fragmente zueinander
- Gewebszerstörung: Bruchform, Weichteilschaden und Heilungstendenz
- Vaskularisation und Knochennekrosen
- Infektionsgefahr (Hautverletzungen)
- Trophische Störungen: Die «Frakturkrankheit»
- Begleitverletzungen der Weichteile
- allgemeine und mehrfache Verletzungen.

42.1 Stabilität und Instabilität

Primär stabile Frakturen

Es gibt Knochenbrüche, die von Anfang an stabil sind, vor allem *Spongiosafrakturen*, einfache Stauchungsbrüche der Wirbelsäule, Brüche im spongiösen Bereich von kurzen Knochen (Calcaneus) und der Metaphysen langer Röhrenknochen (z. B. Radiusfraktur loco classico), gewisse Abduktionsbrüche des Schenkelhalses, sog. Infraktionen, d.h. nicht ganz durchgehende Frakturen, sowie bestimmte Frakturtypen und -formen, bei denen der Knochen dank intakten Weichteilmantels oder der ineinander *verkeilten Bruchstücke* bereits eine gewisse Stabilität hat. Dazu gehören z. B. Rippenfrakturen und manche Frakturen des Schultergürtels.

Diese *Stabilität* ist in der Regel **klinisch** ohne weiteres nachweisbar: Das Glied lässt sich relativ schmerzfrei ein wenig bewegen, ohne dass die Bruchstücke sich gegeneinander verschieben; gelegentlich kann der Patient das gebrochene Glied noch selbst bewegen oder sogar noch umhergehen, z. B. mit einer nicht verschobenen Malleolarfraktur.

Solche Brüche haben fast immer eine gute und **rasche Heilung** und neigen kaum zu Komplikationen (Ausnahme: Schenkelhalsfraktur). Wenn die Dislokation der Bruchstücke nicht zu groß ist, d.h. nicht korrigiert werden muss, ist es am besten, möglichst wenig zu unternehmen, gegebenenfalls zu entlasten und für einige Zeit ruhigzustellen.

Besteht bei einer stabilen Fraktur eine Deformität, muss man überlegen, ob der Gewinn einer besseren Stellung den Verlust der Stabilität durch die Reposition wettmacht. Nicht immer ist dies der Fall, denn die Stabilität der Fraktur ist eine wesentliche Hilfe für eine komplikationslose rasche Heilung (s. **Abb. 42.1**).

Sekundär stabile Frakturen

Von großem Vorteil ist es deshalb, wenn es gelingt, eine *unstabile* Fraktur, bei der sich die Bruchstücke frei gegeneinander bewegen können, **in eine stabile zu verwandeln**. Dies ist häufiger möglich, als man gewöhnlich annimmt. Bei Biegungsfrakturen z. B. ist der Weichteilmantel, vor allem das *Periost*, auf der Konkavseite der Fraktur normalerweise *intakt*. Wenn der Bruch in der dem Unfallmechanismus entgegengesetzten Richtung reponiert wird, wobei man versucht, etwas überzukorrigieren, strafft sich der Weichteilmantel auf die Konkavseite und stabilisiert die Fraktur. In dieser Stellung kann die Fraktur fixiert werden, z. B. mit einem **Dreipunktegips**. Beispiele

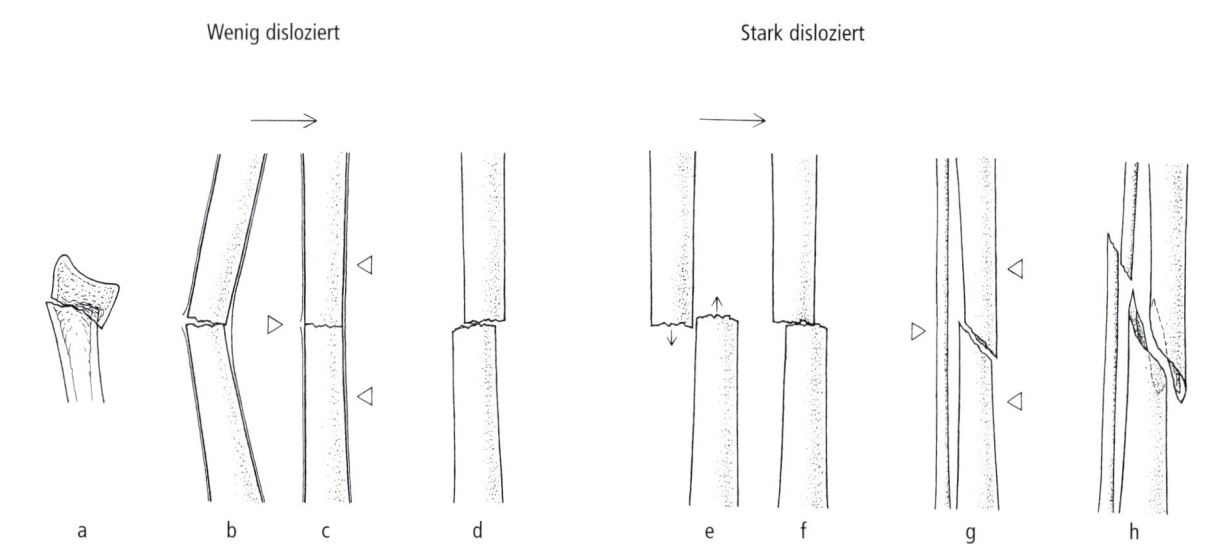

Abb. 42.1.:
Stabile und instabile Frakturen.
a) bis d): *Nicht oder nur wenig dislozierte Brüche* sind sehr oft **primär stabil** oder lassen sich **leicht stabilisieren**. Keine Verkürzungstendenz.
a) *Kompressionsfraktur der Spongiosa* mit Einstauchung der Fragmente: In der Regel primär stabil, oft sogar belastbar (Radius distal, Wirbelkörper, Schenkelhals in Abduktion, Humeruskopf u.a.). Meist gute und prompte Heilung. Problem: Nach Reposition oft Instabilität und Lücke. Deshalb wird in manchen Fällen nicht reponiert und die Fehlstellung in Kauf genommen zu Gunsten einer raschen Mobilisation (vgl. Abb. 42.11).
b) *Wenig disloziert*, nur Achsenknick. Periost, *Weichteilmantel* teilweise noch intakt. Oft leicht zu stabilisieren:
c) durch Achsenkorrektur und Gegendruck, **Dreipunktefixation** (Abb. 17.22). Überkorrektur kaum zu befürchten, wegen des intakten Periostes auf der Gegenseite. Zum Beispiel Grünholzfraktur bei Kindern, aber auch einfache Frakturen bei Erwachsenen.
d) Wenig dislozierte Frakturen, bei welchen die Fragmente noch aufeinanderstehen und eine Verkürzung verhindern.
e) bis h): Stark dislozierte Brüche, Weichteilmantel gerissen, Fragmente stehen nicht aufeinander, deshalb Verkürzungstendenz: Diese Brüche sind **instabil**.
e) Die Fragmente sind seitlich verschoben und gleiten voneinander ab: Verkürzung.
f) In manchen Fällen können durch die Reposition die Bruchenden so aufeinander gestellt werden, dass keine Verkürzung mehr eintritt: *Sekundäre (relative) Stabilität*.
g) *Relative Stabilität:* Isolierter Spiralbruch der Tibia, mit *intakter Fibula*: Diese verhindert eine stärkere Verkürzung. Der Varustendenz kann durch eine Dreipunkte-Fixation, evtl. Keilen des Gipses entgegengewirkt werden (Abb. 17.25).
h) *Spiralbruch*, stärker disloziert, *instabil*: Die Fragmente gleiten aneinander vorbei: Die Verkürzung kann nur durch eine Extension verhindert werden. *Instabile Brüche* werden deshalb auch oft **operiert**.

sind: Radiusfraktur (Abb. 42.11, Kap. 42.3), isolierte Tibiafraktur (die Fibula verhindert eine Valgusfehlstellung; Abb. 17.22, Kap. 17.10.2), manche Grünholzfraktur bei Kindern (Kap. 44.2).

Eine Überkorrektur ist wegen des straffen Periostmantels ausgeschlossen und eine komplikationslose Heilung lässt selten lange auf sich warten. Es lohnt sich, die (konservativen) **Stabilisierungsmöglichkeiten einer Fraktur abzuklären**. Mit einem Versuch – allenfalls in Narkose und ohne rohe Gewalt durchgeführt – hat man sich den Weg für andere Therapiemöglichkeiten noch nicht verbaut (s. Abb. 44.4, Kap. 44.2).

Instabile Schaftfrakturen

Viele Brüche lassen sich primär in akzeptabler Stellung im Gips fixieren, andere dagegen haben die Tendenz, sich wieder zu verschieben (z.B. die Mehrzahl der Oberschenkelbrüche, viele Unterschenkel- und Knöchelbrüche). Für instabile Schaftbrüche ist die konservative **Extensionsbehandlung** (s. Kap. 17.9; Abb. 17.18) zweckmäßig, wenn sie auch verschiedene Nachteile hat. Mit ihr konkurriert die operative Behandlung, die stabile **Osteosynthese** (s. Kap. 43).

Diese ist in manchen Punkten der konservativen Behandlung überlegen, jedoch auch größeren Gefahren ausgesetzt. Die Wahl der Behandlungsmethode hängt in diesen Fällen von verschiedenen Faktoren ab, nicht zuletzt von Möglichkeiten und Grenzen einzelner Spitäler und Chirurgen. **Abbildung 42.2** soll das Problem veranschaulichen.

Es sei hier ausdrücklich festgehalten, dass eine Fraktur **nicht** unbedingt **absolut stabil sein muss**, um ausheilen zu können. Eine instabile Osteosynthese ist aber eine schlechte Voraussetzung für die Frakturheilung.

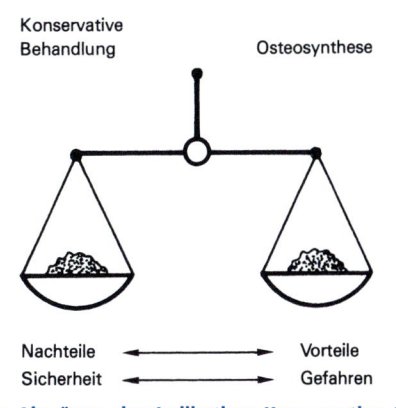

Abb. 42.2: **Abwägen der Indikation: Konservative Behandlung oder Osteosynthese?**
Kaum eine Behandlungsmethode hat solche Kontroversen heraufbeschworen wie die Osteosynthese frischer Frakturen. Langsam haben sich die Emotionen etwas gelegt und weichen einer nüchterneren Betrachtung. Die Indikationen beginnen sich zu klären: Beide Methoden, konservative und operative, haben ihren Platz und ihre eindeutigen Anwendungsgebiete. Dazwischen bleibt eine «graue Zone» (z. B. manche geschlossenen Tibiafrakturen), in welcher die Entscheidung zur Ermessensfrage wird. Dabei sollte weniger das Temperament als das **Abwägen der Möglichkeiten und Gefahren** den Ausschlag geben.

Ihr ist eine konservative Therapie in jedem Falle vorzuziehen (vgl. dazu Kap. 4.2.1: «Frakturheilung»).

Immer instabil sind die **dislozierten Traktionsfrakturen**:

- Patellafrakturen mit Insuffizienz des Kniestreckapparates
- Olekranonfrakturen
- andere, seltenere Abrissfrakturen (Tuberositas tibiae, knöcherne Bandausrisse).

Sehnen- und Muskelzug ziehen die Fragmente auseinander. Diese **Distraktion** erschwert oder verhindert die Bruchheilung (ebenso wie die Distraktion durch übermäßige Dauerextension von Schaftbrüchen deren Heilung kompromittiert). Um Kontakt und Stabilität zu erreichen, werden *dislozierte Traktionsbrüche* in der Regel **operiert** und am besten mit einer Drahtnaht fixiert.

42.2
Stellung der Fraktur und Operationsindikation

Die Natur heilt fast jede Fraktur, auch ohne spezielle Behandlung. Die Frage ist nur: In welcher Stellung?

Eine der wichtigsten Forderungen an eine gute Frakturbehandlung ist deshalb **die richtige Stellung** der Fragmente zueinander. Sie soll durch die Reposition erreicht und bis zur knöchernen Heilung der Fraktur mittels einer geeigneten Retention erhalten bleiben. Die älteren Lehrbücher der Frakturbehandlung (Böhler, Watson-Jones, Charnley) haben weitgehend diese Probleme zum Gegenstand.

Die Technik der **konservativen Frakturbehandlung mit Gipsverband** wurde von berühmten Schulen in vielen Ländern zu einer eigentlichen Kunst entwickelt, die ausgezeichnete Resultate ausweisen kann. Voraussetzungen sind:

- gute Kenntnis des Frakturmechanismus und der Frakturheilung
- gute konservative Technik
- genaue Überwachung in den ersten Tagen und anschließend regelmäßige Kontrollen in kurzen Abständen bis zur Konsolidation.

Die **Reposition** ist mit einiger Erfahrung und manuellem Geschick in der großen Mehrzahl der Fälle möglich. Schwieriger ist oft die **Retention**, und nicht selten sieht man anfänglich gut reponierte Frakturen in den folgenden Tagen und Wochen wieder abrutschen und schließlich in einer Fehlstellung ausheilen. Dies lässt sich konservativ nicht immer verhindern. In solchen Fällen kann die offene Reposition und innere Fixation (Osteosynthese) die bessere Lösung sein.

42.2.1
Wann operieren?

Angesichts der Schwierigkeiten, konservativ zu reponieren und die richtige Stellung auch zu halten, was viel Geduld erfordert, besteht im ständig überlasteten Notfallbetrieb leicht die Neigung, die Fragmente ein für alle Mal mittels einer Osteosynthese in guter Stellung zu fixieren und damit die Nachbehandlung zu erleichtern.

Diese Überlegung gibt Anlass zu Kritik, denn die operative Frakturbehandlung ist unbestreitbar mit *Gefahren* verbunden, welche der konservativen Behandlung nicht anhaften und welchen der Patient nicht ohne Not ausgesetzt werden sollte. Dazu kommt, dass auch operierte Frakturen einer gewissenhaften und zeitraubenden Nachbehandlung bedürfen, wenn Komplikationen auf ein Minimum beschränkt bleiben sollen.

Hier sei daran erinnert, dass eine *anatomisch exakte Stellung der Bruchstücke* – außer bei Gelenkbrüchen – *für eine einwandfreie Frakturheilung nicht notwendig ist*. Das Erzielen einer anatomischen Reposition kann also für sich allein noch keine Indikation zur Osteosynthese sein. Eine Verschiebung um Schaftbreite oder geringe Achsenabweichungen sind bei manchen Frakturen, zumal bei Kindern, ohne weiteres mit einem tadellosen Endresultat vereinbar.

Allerdings ist die **Toleranzbreite** der Fehlstellung je nach Lokalisation verschieden: Bei einzelnen Frakturen, vor allem **Gelenkbrüchen**, darf nur bei anatomisch genauer Reposition ein gutes Ergebnis erwartet werden. In diesen Fällen haben offene Reposition und Osteosynthese besondere Bedeutung.

42.2.2
Welche Fehlstellungen sind akzeptabel?

Voraussetzung für eine gezielte, differenzierte und möglichst unschädliche Therapie ist die Kenntnis der Toleranzbreite der Abweichungen von der exakten anatomischen Stellung bei den einzelnen Frakturtypen. Die Frage ist: Welche Fehlstellungen können ohne Schaden akzeptiert werden und welche nicht?

Im **Kindesalter** werden Fehlstellungen durch das Knochenwachstum oft noch ausgeglichen (Abb. 5.6). Dies erlaubt, die überwiegende Mehrzahl der Frakturen bei Kindern konservativ zu behandeln (s. «Frakturen bei Kindern», Kap. 44).

Aber auch bei **Erwachsenen** ist eine anatomisch genaue Reposition in den meisten Fällen (außer bei intraartikulären Gelenkbrüchen) nicht unbedingt notwendig; Schaft- und Metaphysenfrakturen haben immer eine gewisse Toleranz.

Seitenverschiebungen (Dislocatio ad latus)

Seitenverschiebungen sind belanglos, solange die Fragmente in Kontakt bleiben, und andere Gewebe (Haut) dadurch nicht geschädigt werden (Abb. 2.7 u. Abb. 4.7).

Achsenfehler (Dislocatio ad axin)

Auch *bei Achsenfehlern besteht immer* **eine gewisse Toleranz**, die sich im Rahmen von einigen wenigen Winkelgraden bewegt, aber in gewissen Fällen auch zehn und zwanzig Grad übersteigen kann (z. B. subkapitale Humerusfraktur). **Schaftbrüche an der unteren Extremität** sollten im Allgemeinen weniger als 10° von der Achse abweichen. Varusfehlstellungen sind v. a. bei isolierten Tibiafrakturen, Valgusfehler bei Unterschenkelbrüchen nicht selten. Sie sind ungünstiger als Fehler in der sagittalen Ebene. Die Toleranz ist wegen der statischen Beanspruchung geringer an der unteren Extremität als an der oberen. *Ausnahme:* **Vorderarmschaftfrakturen:** Bei diesen ist die Toleranz klein, da schon bei kleinen Achsenfehlern eines oder beider Knochen die Umwendbewegungen (Pro- und Supination) stark eingeschränkt bleiben. Am Humerus haben Achsenfehler nur kosmetische Bedeutung.

Die Toleranz ist im Allgemeinen *größer in der Nähe des Gelenks* als in Schaftmitte, sofern die Fehlstellung im Gelenk korrigiert werden kann: Dies ist der Fall bei Kugelgelenken (Schultergelenk, Handgelenk, Hüftgelenk), bei Scharniergelenken (Kniegelenk, oberes Sprunggelenk, Ellbogen, Fingergelenke) jedoch nur in der Bewegungsebene von Flexion und Extension. In der Nähe von Scharniergelenken haben deshalb Achsenknicke zur Seite (Valgus bzw. Varus) geringere Toleranz, am Knie weniger als 5° bis 10°, während Re- und Antekurvation eine relativ große Toleranz haben.

Varusfehlstellungen am **distalen Unterschenkel** werden relativ schlecht toleriert, weil sie im unteren Sprunggelenk nur etwa um 5° ausgeglichen werden können. Eine größere Varusstellung führt nicht selten zu Beschwerden im Sprunggelenk, evtl. zu posttraumatischer Arthrose.

Die Toleranz hängt daneben auch von etwa *vorbestehenden Deformitäten* ab: Solche sollten durch die Fraktur nicht noch verschlimmert werden. Ein leichter symptomarmer Knickplattfuß z. B. kann schmerzhaft werden, wenn eine Valgusfehlstellung nach einer Unterschenkelfraktur hinzukommt. Solche Zusammenhänge gilt es zu beachten.

Häufige Achsenfehler: Die meisten Brüche werden von mechanischen Kräften, vor allem Muskelzug und Sperrwirkung eines Parallelknochens, gesetzmäßig in eine bestimmte Fehlstellung gedrängt:

- Femurfrakturen, vor allem proximale, in Varusstellung
- distale Femurbrüche in Flexion
- Unterschenkelschaftbrüche in Valgus
- isolierte Tibiabrüche (wegen der Sperrwirkung der Fibula) in Varusstellung und Rekurvation
- Malleolarfrakturen in Richtung des Frakturmechanismus.

Man wird versuchen, diesen Fehlstellungen schon bei der Reposition und Retention entgegenzuwirken (z. B. durch Keilen des Gipses bei isolierter Tibiaschaftfraktur: Abb. 17.22). Überkorrekturen sind kaum zu befürchten.

Rotationsfehler (Dislocatio ad peripheriam)

Rotationsfehler sind heimtückisch, weil sie auf dem Röntgenbild in der Regel nicht zu erkennen sind und klinisch erst in Erscheinung treten, wenn das Glied wieder normal gebraucht wird, d. h. wenn der Knochen fest geworden und eine Korrektur kaum mehr möglich ist.

Die **Toleranz** ist nicht sehr groß, besonders an den unteren Extremitäten. Innenrotationsfehler sind unangenehmer als eine Verdrehung nach außen. Nur eine genaue **klinische Kontrolle** während der Behandlung schützt vor solchen Fehlstellungen. Sie kommen auch bei Osteosynthesen, etwa bei Marknagelungen, vor.

Längenfehler

Es handelt sich immer um **Verkürzungen** (durch Muskelzug). Eine Beinverkürzung bis zu einem Zentimeter wird in der Regel kaum bemerkt und darf bei der konservativen Bruchbehandlung auch einkalkuliert werden. Eine Verkürzung von mehr als einem Zentimeter jedoch empfindet man als unangenehm, das normale Gehen und Stehen wird zunehmend gestört. Die Verkürzung durch eine Fraktur sollte deshalb einen Zentimeter nicht überschreiten.

An der oberen Extremität ist eine Verkürzung belanglos.

Verlängerungen durch übermäßigen Zug bei Extensionen sind zu vermeiden, weil dabei die Heilung verzögert wird oder ganz ausbleibt.

Bei Kindern ist das Wachstum mit in Rechnung zu stellen (s. Kap. 44.2).

42.2.3
Gelenkfrakturen

Für die Beurteilung und die Therapie müssen Frakturen, die eine Gelenkfläche in Mitleidenschaft ziehen, von den reinen Schaft- und Metaphysenfrakturen unterschieden werden. Voraussetzung für eine reibungslose Funktion eines Gelenks ist die **Kongruenz der Gelenkflächen**. Ohne eine anatomisch exakte Reposition ist deshalb die Prognose zweifelhaft. Stufen und Defekte im Gelenk führen fast immer zur Abnützung des Knorpels und damit über kurz oder lang zur traumatischen Arthrose (s. Kap. 9.2.1, Kap. 45.4 u. Abb. 9.11).

Die beste Arthroseprophylaxe ist eine **möglichst genaue Wiederherstellung** der normalen anatomischen Gelenkverhältnisse, vor allem eine exakte Rekonstruktion der knorpeligen Gelenkfläche. Dies ist praktisch nur möglich mit der operativen Inspektion und Revision des Gelenks und der offenen Reposition der Fragmente. Auf diese Weise können Stufen in der Gelenkfläche erkannt und ausgeglichen, Impressionen angehoben und ausgebrochene Fragmente wieder reponiert werden. Wenn es gelingt, mit der Osteosynthese die Fraktur so zu stabilisieren, dass **aktive Bewegungsübungen** schon in den ersten Tagen erlaubt werden können, ist die Restitution der Gelenkfunktion rasch möglich. Damit soll auch eine posttraumatische Arthrose verhindert werden.

Die intraartikulären Frakturen bilden somit eine der *wichtigsten Indikationen* für die **operative Knochenbruchversorgung (Osteosynthese)**. Sie hat sich hauptsächlich bei folgenden Frakturen bewährt:

- Ellbogenfrakturen
- Frakturen der Hüftgelenkpfanne, vor allem des hinteren Randes
- Schenkelhalsfrakturen
- Frakturen des Femurkondylus
- Patellafrakturen
- Frakturen des Tibiaplateaus (vgl. S. 650–652)
- Luxationsfrakturen und Stauchungsfrakturen des oberen Sprunggelenks
- Talusfrakturen
- subkapitale Humerusluxationsfrakturen
- evtl. intraartikuläre Kalkaneusfrakturen.

Längerfristige Nachkontrollen (5 bis 10 Jahre und mehr) haben allerdings gezeigt, dass trotz anatomisch exakter Reposition oft mit den Jahren arthrotische Veränderungen eintreten. Die große Hoffnung auf eine Restitutio ad integrum hat damit einen erheblichen Dämpfer bekommen.

Die «Philosophie», alle Gelenkfrakturen à tout prix anatomisch zu reponieren, muss überdacht werden. Problematisch sind insbesondere Frakturen mit vielen kleinen Fragmenten und Stauchungsbrüche mit Defekten in der Spongiosa: Bei diesen ist operativ auch bei guter Technik oft keine oder nur eine unbefriedigende Reposition zu erreichen, und der durch die Operation *gesetzte Schaden* ist nicht selten größer als der Gewinn.

Die Probleme der intraartikulären Brüche werden am Beispiel der Tibiakopffrakturen auf S. 650 f. **besprochen.**

42.2.4
Brüche in der Spongiosa

Brüche in der Spongiosa treten häufig auf dem Boden einer Osteoporose auf, also bei alten Leuten. Gewöhnlich handelt es sich um **Stauchungsbrüche**. Die Spongiosa ist zusammengedrückt, die Knochenbälkchen sind ineinander eingestaucht und verzahnt. Ein großer Teil dieser Brüche ist deshalb **stabil**. Es handelt sich um:

- eingekeilte Schenkelhalsfrakturen
- Wirbelfrakturen
- Kalkaneusfrakturen
- distale Radiusfrakturen
- subkapitale Humerusfrakturen.

Unreponiert und funktionell behandelt heilen sie in kurzer Zeit ohne Komplikationen aus (s. Kap. 4.2.6). **Reponiert** man sie, bleibt anstelle der eingestauchten Spongiosa ein **Defekt**, die Fraktur wird instabil, heilt nur langsam und hat eine große Tendenz, wieder zu kollabieren (s. **Abb. 42.11**).

Es gilt, die *Nachteile der beiden Behandlungsmethoden* gegeneinander *abzuwägen*: Protrahierter Heilverlauf mit der Gefahr von Komplikationen (Sudeck, Atrophie, funktionelle Einbußen) oder Fehlstellung?

Fehlstellungen, die einigermaßen in der Toleranzbreite liegen, soll man – zumal bei älteren Leuten –

akzeptieren und die Fraktur funktionell behandeln. Dies gibt die besten Resultate. Darüber, welche **Fehlstellungen** bei Spongiosabrüchen akzeptiert werden können und welche nicht, gehen bei manchen Frakturen die Meinungen auseinander, wie das Beispiel der auch heute noch miteinander konkurrierenden Behandlungsmethoden von Wirbelstauchungsfrakturen nach Böhler (Aufrichtung und Retention im Gipskorsett) und Magnus (funktionell: keine Aufrichtung, sofortige Mobilisation) zeigt (s. Kap. 61.1).

Bei Stauchungsbrüchen, die eine exaktere Reposition verlangen, etwa die operative Wiederherstellung einer Gelenkfläche (Tibiakopf, oberes Sprunggelenk), erscheint es manchmal nötig, den durch die Stauchung entstandenen **Defekt** unter der wieder angehobenen Gelenkfläche im Anschluss an die Osteosynthese mit autologen Spongiosaspänen auszufüllen (**Abb. 42.12**). Die technischen Schwierigkeiten solcher Operationen werden oft unterschätzt, während die Resultate häufig ernüchternd ausfallen. **Die Problematik dieser Gelenkfrakturen** wird am *Beispiel der Tibiakopffrakturen* ausführlich *dargestellt auf* Seite 650 f. und Abbildung 42.12.

42.3
Bruchart, Weichteilschaden und Heilungschancen

Die Heilungstendenz eines Knochenbruchs wird weitgehend vom Ausmaß der *Gewebszerstörung* bestimmt. Diese wiederum hängt vom *Unfallmechanismus* ab. Als **einfache Faustregel** kann gelten: *Je größer der Schaden an Knochen und Weichteilen*, desto

- *länger* die Heilungszeit
- *häufiger* alle möglichen Komplikationen
- *schwieriger* die Behandlung.

Eine sorgfältig aufgenommene *Anamnese* (bei Arbeitsunfällen: Eruieren der Unfallsituation durch Drittpersonen, bei Verkehrsunfällen evtl. Polizeirapport, Situationsplan) kann helfen, den *Unfallmechanismus genauer zu rekonstruieren*. Er bestimmt maßgebend den Gewebeschaden und damit Prognose und Therapieplan.

Unfallmechanismen

Bei **indirekten Brüchen** greift die Kraft über einen Hebelarm an, weit entfernt von der Frakturstelle (typisches Beispiel: Torsionsfraktur beim Skilauf). Die Weichteile sind relativ wenig geschädigt, die Heilungstendenz ist gut.

Bei **direkten Brüchen** trifft die Kraft direkt den Knochen an der Bruchstelle. Die Weichteile dazwischen werden gequetscht und stark geschädigt. Offene Brüche sind größtenteils direkt entstanden (Beispiel: Biegebruch des Unterschenkels durch Autostoßstange). Direkte Brüche heilen in der Regel langsamer als indirekte.

Je größer die Gewalt der einwirkenden Kraft war, desto größer war auch die momentane Dislokation der Bruchstücke und die Zerreißung der Weichteile. Dadurch ist oft die lokale Blutversorgung einzelner Knochenfragmente zerstört, was die Heilung stark verzögern kann. **«Hochenergie-Verletzungen»** (High energy trauma) wie Schussverletzungen, Verkehrsunfälle u. ä. verursachen ausgesprochen **schwere Gewebsschäden** und sind berüchtigt für langwierige Verläufe, Komplikationen und schlechte Resultate.

Andererseits wird eine relativ langsam wirkende Kraft einen Knochen nur eben brechen, *ohne* die Fragmente wesentlich zu dislozieren. Der umgebende Weichteilmantel bleibt intakt, die Fraktur ist einigermaßen stabil und heilt konservativ behandelt rasch aus.

Allerdings ist die momentane **Dislokation im Augenblick des Bruchs** häufig viel größer gewesen, als man nach dem «Unfallröntgenbild» annehmen würde (**Abb. 42.3**). Aus der Rekonstruktion des Unfallhergangs und dem klinischen Befund muss man versuchen, sich ein Bild von Gewebstraumatisierung, Stabilität und mutmaßlicher Heilungsdauer zu machen, um dann die zweckmäßigste Behandlungsart wählen zu können (s. **Abb. 42.4**).

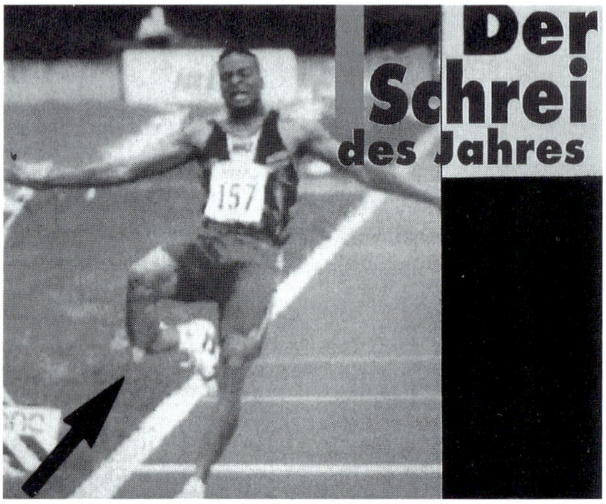

Abb. 42.3: *«Der Schrei des Jahres»*. Ausschlaggebend für Beurteilung und Therapie ist **die initiale Dislokation im Augenblick des Unfalls**. Wenn der Patient im Spital ankommt, ist das Glied fast immer schon wieder einigermaßen in der richtigen Stellung. Selten sieht man das ganze *Ausmaß der Dislokation,* so wie hier. Umso wichtiger ist es, sich ein genaues Bild des *Unfallherganges* zu machen anhand einer genauen Anamnese und Analyse der Frakturform. Damit lassen sich auch die **Weichteilschäden** genauer beurteilen.

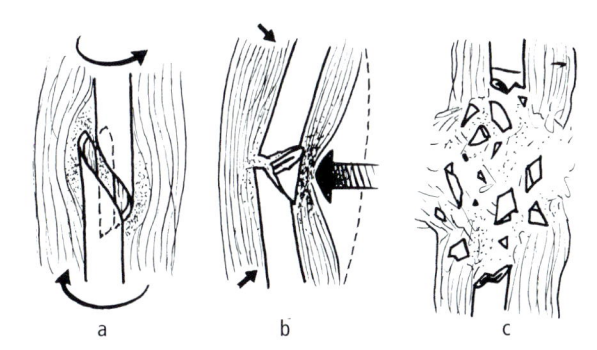

Abb. 42.4: Bruchmechanismus, Frakturform und Weichteilschaden.

a) **Indirekte Fraktur.** *Beispiel:* Unterschenkelbruch durch Sturz beim Skifahren. Die Kraft, die den Knochen bricht, greift nicht an der Bruchstelle selbst, sondern weitab davon an. Dies lässt sich auf dem Röntgenbild aus der Bruchform meist deutlich ablesen: Typisch ist die Spiralform der Fraktur (Abb. 42.7). Der Weichteilschaden beschränkt sich häufig auf die Verletzung des Periosts und das Bruchhämatom. Solche Brüche haben gute Heilungstendenz.

b) **Direkte Fraktur.** *Beispiel:* Biegebruch durch Autostoßstange gegen Unterschenkel. Die Kraft wirkt direkt auf den Knochen. **Haut, Unterhaut, Muskulatur** und der Knochen selbst werden dadurch mehr oder weniger stark **gequetscht**, beschädigt und teilweise zerstört. Dies geht aus dem Frakturmechanismus hervor, ist aber auch lokal zu sehen: Hautschürfung, Kontusion, Blutung, Ablederung, Hämatom usw. Das Röntgenbild zeigt die typische Form, oft mit einem Biegekeil (Abb. 42.7). Was das Röntgenbild allerdings nicht zeigt, ist die Dislokation des Bruches im Augenblick des Unfalles. Diese kann viel größer gewesen sein, als auf dem Röntgenbild zu sehen ist. Die Beschreibung des Unfalles kann Hinweise darauf geben.
Die **Prognose** dieser Frakturen ist eindeutig weniger günstig: Längere Heilungszeit, mehr Komplikationen (Abb. 42.10). Plattenosteosynthesen unter kontusionierter Haut können katastrophal enden.

c) **Trümmerbrüche** durch brutale direkte Krafteinwirkung, meist mit hoher Geschwindigkeit (Verkehrsunfälle, Arbeitsunfälle und, als extremes Beispiel, Schussbrüche): Sehr oft offen, **schwerste Verletzungen aller Weichteile**, ausgedehnte Zerreißungen auch der Gefäße, mit Ischämie und nachfolgenden Nekrosen von Teilen der Haut, der Muskulatur und ausgesprengter Knochenfragmente. Das Röntgenbild zeigt die Schwere der Verletzung (Stück-Trümmer-Fraktur, Etagenbrüche, Defekte usw.) Die Ausgangslage für die Knochenbruchheilung ist ausgesprochen schlecht (Infektionsgefahr, Pseudarthrose), die Behandlung ist ebenso schwierig (s. Kap. 42.4.2).
Für die **Dokumentation des Unfallbefundes** sind neben dem Röntgenbild *Polaroidphotographien* von besonderem Wert.

Bruchformen

Die Bruchform (vgl. Abb. 42.7 u. Abb. 42.9) gibt Hinweise auf den Unfallmechanismus und damit auf den **Weichteilschaden**:

- *Torsionsbrüche* sind indirekte Brüche, haben längere, oft zusammenhängende Fragmente (Drehkeile), meist relativ gute Zirkulationsverhältnisse und heilen in der Regel rasch.
- *Biegungsbrüche* mit queren oder schrägen Bruchspalten. Hier sind ausgebrochene Fragmente (Biegungskeile) meist schlecht durchblutet und heilen langsamer.
- *Trümmerbrüche* mit vielen ausgerissenen Fragmenten heilen besonders langsam.
- *Knochendefekte*, größere Spalten (Diastasen) zwischen den Bruchstücken, haben schlechte Chancen für die Frakturheilung. Immer ist die Heilung verzögert, häufig bleibt sie ganz aus. Ein solcher Knochendefekt kann bei Trümmerbrüchen, vor allem bei offenen, entstehen, aber auch durch zu starken Zug in der Extension.

Weichteilschäden

Bei den geschlossenen Frakturen sind Spätschäden zum größten Teil Folgen des primären Weichteilschadens. Dieser wird **oft unterschätzt**. Abgescherte, abgelederte Haut (Decollement) hat ihre Blutversorgung verloren und ist nekrosegefährdet, ebenso wie kontusionierte, z. B. auf dem Knochen (Schienbein) gequetschte Haut.

Um ein rationales Therapiekonzept aufstellen und die Spätergebnisse objektiv beurteilen zu können, ist eine möglichst genaue Erfassung der Weichteilschäden notwendig.

Tscherne et al. haben zu diesem Zweck eine Klassifikation angegeben, welche die entscheidenden Gesichtspunkte berücksichtigt. Diese **Klassifikation** hat internationale Anerkennung gefunden und wird hier deshalb im Wortlaut wiedergegeben: siehe **Abbildung 42.5**.

Bei **offenen Frakturen** sind die Weichteilschäden in der Regel besonders groß, womit die lange Konsolidierungszeit, auch bei primärer Wundheilung, zu erklären ist (s. Kap. 42.4.2, Klassifikation der offenen Frakturen s. Tab. 42.2).

Frakturklassifikation

Kriterien für die Beurteilung kann nur eine Klassifikation der Frakturen liefern, die sich auf ihren **Schweregrad** bezieht. Eine solche Klassifikation ist sowohl als **Grundlage der Behandlung** als auch für die

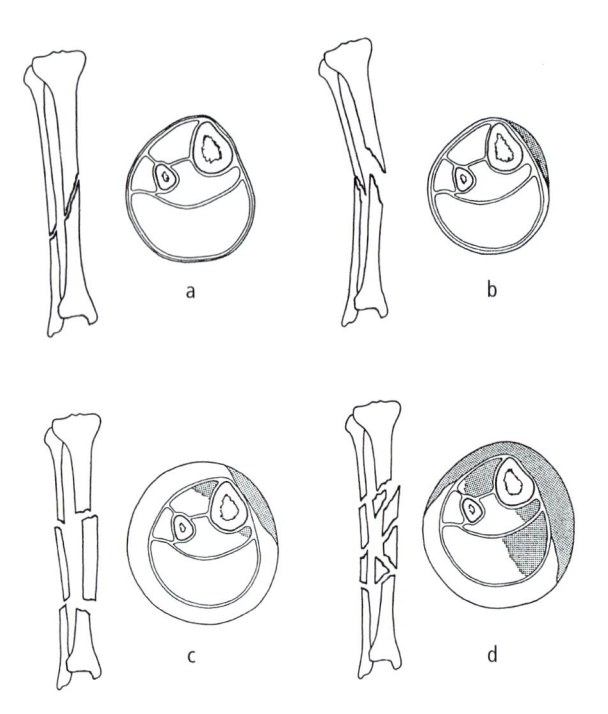

Abb. 42.5: Klassifikation der Weichteilschäden bei geschlossenen Frakturen (nach Tscherne).
a) *Grad 0:* (G 0). (G steht für «Geschlossen»). Keine oder nur unbedeutende Weichteilverletzung, einfache Bruchform, indirekt entstanden.
b) *Grad I:* (G I): Oberflächliche Schürfung, Kontusion durch Fragmentdruck von innen (gepunktetes Areal), einfache bis mittelschwere Bruchform. Ein typisches Beispiel ist in Abbildung 42.13 zu sehen.
c) *Grad II:* (G II): Tiefe kontaminierte Schürfung, lokalisierte Haut- oder Muskelkontusion (gepunktetes Areal), mittelschwere Bruchformen, z.B. geschlossene Zweietagenfraktur des Unterschenkelschaftes durch Autostoßstange.
d) *Grad III:* (G III): Ausgedehnte Hautkontusion, Hautquetschung, Décollement (Ablederung) oder Zerstörung der Muskulatur (gepunktetes Areal), schwere Bruchformen und Knochenzertrümmerungen. Wegen der Hautquetschung schwieriger zu behandeln als eine offene Fraktur von Grad III (s. Tab. 42.2).
Klassifikation der **offenen Frakturen**: Kapitel 42.4.2 und Tabelle 42.2.

Tabelle 42.1: Die AO-Klassifikation der Frakturen.

Die Einteilung basiert im Prinzip auf konventionellen Röntgenbildern (in schwierigen Fällen kann ein CT helfen). Sie bietet eine Skala der Schweregrade an und gibt damit unmittelbar Hinweise auf

- die Schwierigkeit der Therapie
- die Komplikationen
- die Prognose
- die Restschäden

Das System dieser Klassifikation kann anhand der Abbildungen 42.6–9 und 42.12 erläutert werden.

Die **beiden ersten** Ziffern stehen für die **Lokalisation**: (Abb. 42.6)

- 1–8: Knochen
- 1, 2 und 3: Diaphyse, Meta- oder Epiphyse (Abb. 42.6).

Die Buchstaben A B und C in der **dritten Stelle** bezeichnen die **Frakturart**, und zwar in aufsteigender Schwere (Abb. 42.7 u. Abb. 42.8):

- **A: Einfache Fraktur:** Bei Schaftfrakturen nur eine Bruchlinie (Abb. 42.7), bzw. bei Meta- und Epiphysenbrüchen keine Gelenkbeteiligung (Abb. 42.8).
- **B:** Fraktur mit **mehreren Fragmenten** bzw. mit Gelenkbeteiligung
- **C:** Schwerere **Trümmerfrakturen** bzw. schwere Gelenkverletzungen

Die **vierte Ziffer** bezeichnet den **Frakturtyp**, ebenfalls in zunehmender Schwere (Abb. 42.9). In der AO-Klassifikation erscheinen die drei Gruppen eindringlich in den Farben der Verkehrsampeln:

1: grün = Go! Damit werden die leichtesten Brüche bezeichnet.
2: gelb = Warte und schau! Diese Brüche können auch gute Operateure in Schwierigkeiten bringen. Es ist wichtig, schon vor der Operation sich die Sache gut zu überlegen.
3: rot = Stop! Schwere Brüche. Ihre Prognose ist – auch in den Händen der besten Operateure – unsicher (besonders C3!). Vorsicht mit Operationen! Alternative, konservative Strategien sind oft besser (vgl. a. S. 650–652 mit Abb. 42.12).

Die folgenden Ziffern (5. und 6. Stelle) bezeichnen **Gruppen** und **Untergruppen**.

Beurteilung der damit erreichten *Resultate* unentbehrlich.

Die **AO-Klassifikation der Frakturen** von *M. E. Müller* hat zum *Ziel*, «dem Chirurgen die Möglichkeit zu geben, seine diagnostischen Daten zu speichern, seine therapeutischen Schritte festzuhalten, die früheren und späteren Komplikationen aufzudecken und die Spätergebnisse seiner gewählten Therapie statistisch auszuwerten, damit er die für ihn und seine Patienten geeignete Methode wählen kann». **Vergleiche** einzelner Methoden sind nur möglich, wenn international dieselben Begriffe benutzt werden. Mit dieser Klassifikation der Frakturen ist eine Basis dafür geschaffen (**Tab. 42.1, Abb. 42.6–42.9**).

Keine Klassifikation ist ideal; so sind einzelne Untergruppen wenig praktikabel, u. a. weil die «intraobserver reliability» gering ist.[1]

Die AO-Klassifikation ist die derzeit am weitesten verbreitete Frakturklassifikation und zweifellos eine große **Hilfe für die Entscheidungsfindung in der Traumatologie** (s. S. 650). Zusätzlich müssen natürlich noch andere Gesichtspunkte in die Beurteilung mit einbezogen werden: Alter, andere Krankheiten und Verletzungen, individuelle Unterschiede etc.

Die Klassifikation nach Schweregrad ermöglicht aber auch erstmals vergleichbare Kontrolluntersuchungen und damit eine **kritische Evaluation der einzelnen Methoden** im Sinne einer Evidence based Medicine (**Abb. 42.10**).

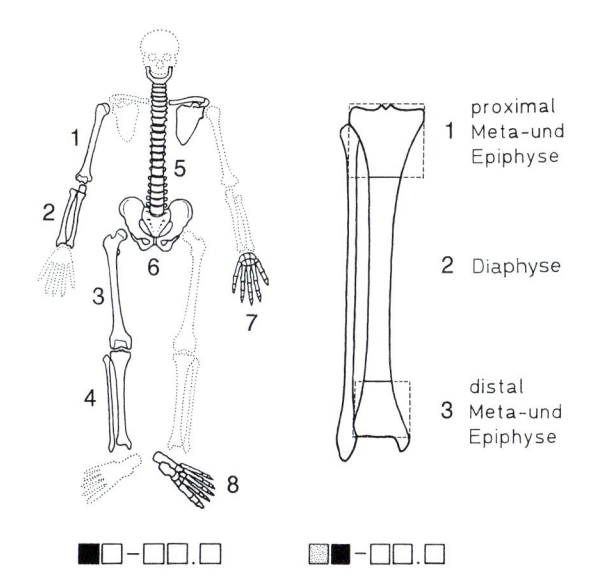

Abb. 42.6: Die AO-Klassifikation.
Die *ersten zwei Zahlen* des *fünfstelligen Codes* stehen für die anatomische Lokalisation:
Die *erste* für den betreffenden Knochen: 1 = Humerus, 2 = Vorderarm usw. bis 8 = Fuß.
Die *zweite Zahl* für das proximale (1) bzw. distale (3) Segment (Meta- und Epiphyse) und den Schaft (2), die Diaphyse.

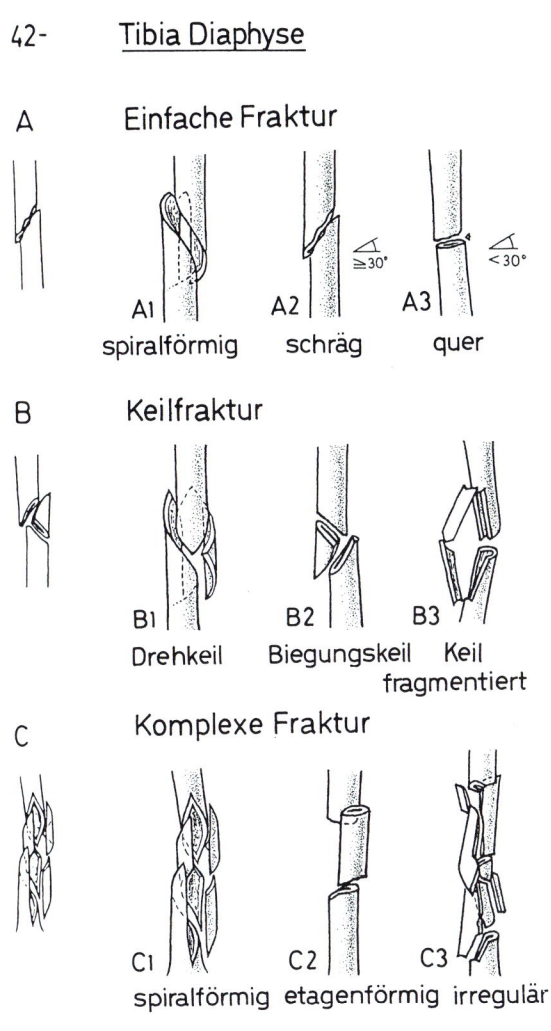

Abb. 42.7: AO-Klassifikation der Schaftfrakturen.
M. E. Müller hat die Frakturen der langen Röhrenknochen systematisch nach einem **alphanumerischen Code** klassifiziert. Im hier gezeigten Beispiel steht 4 für Tibia/Fibula, 2 für Diaphyse. Die Buchstaben A, B und C bezeichnen den Frakturtyp, die Zahlen 1 bis 3 die Gruppe, d. h. eine genauere Bezeichnung der Frakturen, und zwar aufsteigend **nach Schweregrad** und **Schwierigkeit der Behandlung**.
Diese Klassifizierung dient als *Grundlage* sowohl für die *Therapie* als auch für die *Evaluation der Resultate*.

---

1 J. Bone Joint Surg. 80-B 1998, p. 670 u. 679

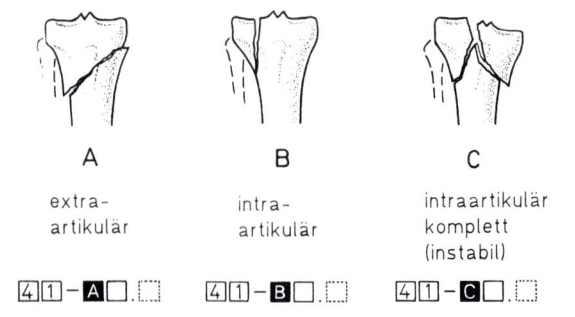

Abb. 42.8: Einteilung der Gelenkfrakturen.
A = extraartikulär
B = teilweise artikulär (relativ stabil)
C = vollständig intraartikulär (instabil)
Die weiteren Ziffern bezeichnen Untergruppen zunehmender Schwere: siehe Abbildung 42.9.

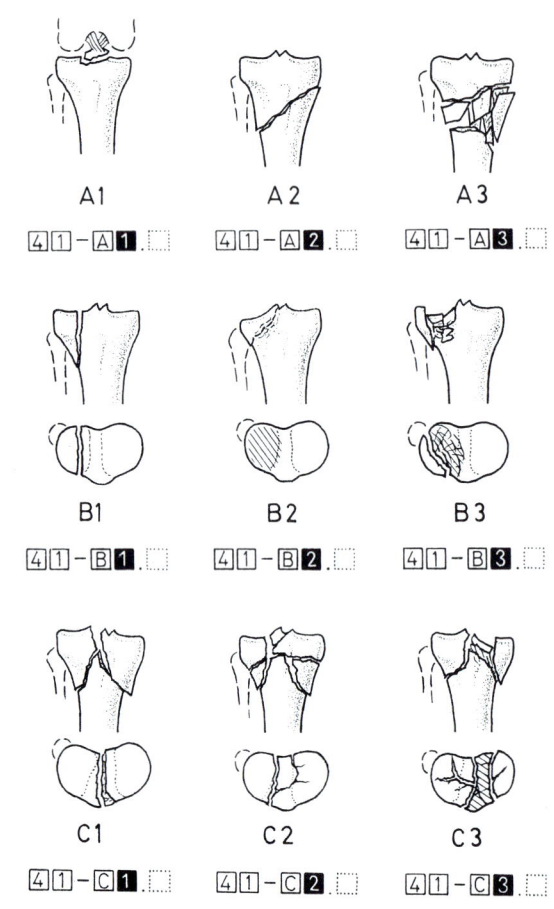

Abb. 42.9: Einteilung der Tibiakopfbrüche nach der AO-Klassifikation v. M. E. Müller (auf Grund von Standardröntgenbildern): Untergruppen von Abbildung 42.8.
A: Brüche ohne Beteiligung der tragenden Gelenkflächen
B: Mehr oder weniger einfache intraartikuläre Brüche
C: Schwere, komplexe Gelenkbrüche
1 bis 3: Komplexität und Schweregrad zunehmend.
Diese Einteilung dient der Planung für die Therapie.
– *obere Reihen:* ap. Röntgen. Bei intraartikulären Frakturen genügt dies nicht. Das CT gibt genaueren Aufschluss:
– *untere Reihen:* Aufsicht auf das Tibiaplateau, CT-Ansicht.
Kommentar in Tabelle 42.1 und im Text, Seite 650–652.

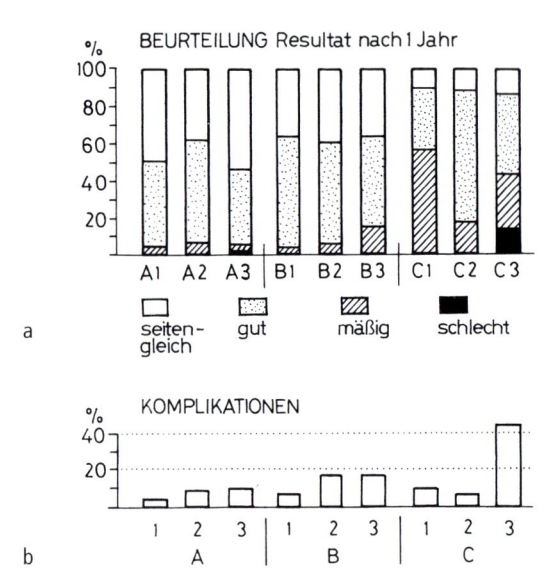

Abb. 42.10: Frakturform und Prognose.
Eine Auswertung von 400 Tibiaschaftfrakturen, welche von der Arbeitsgemeinschaft für Osteosynthesefragen (AO) dokumentiert worden waren, zeigte den eindeutigen *Zusammenhang zwischen Frakturform und Endresultat*:
(a) Je schwerer die Fraktur nach der Klassifikation beurteilt wurde, desto schlechter war das Schlussresultat. Der Typ C (komplexe Frakturen) schnitt eindeutig am schlechtesten ab (vgl. Abb. 42.7).
Bei den einzelnen Gruppen zeigte sich ebenfalls, dass Frakturmechanismus und **Schwere der Verletzung** den Verlauf maßgeblich beeinflussten. So hatten Frakturen der Gruppe 1 (spiralförmige) weniger Komplikationen (b) und auch entsprechend bessere Resultate als quere Brüche, solche mit Biegungskeil und vor allem Trümmerbrüche (Gruppen 2 und 3).
Darin kommt der **Einfluss des Frakturmechanismus** zum Ausdruck: Torsionsfrakturen kommen durch indirekte Kräfte zu Stande (z. B. bei Skistürzen) während Biegungs- und Trümmerbrüche in der Regel durch direkte, massive Krafteinwirkung verursacht werden, wobei meist auch schwere Weichteilschäden entstehen.
Die Klassifikation erweist sich somit als brauchbar und zweckmäßig, um als **Grundlage** für die **Wahl der Therapie** und die **Beurteilung des Resultates** zu dienen.
Richtlinien und Vergleiche sind nur möglich, wenn genaue Definitionen und international allgemein anerkannte Klassifikationen verwendet werden.
Die AO-Klassifikation der Frakturen erfüllt diese Voraussetzungen.

Solche **Vergleichsstudien** sind dringlich für manche Schaftfrakturen, wie z. B. jene der Tibia, aber auch für gelenknahe Brüche wie z. B. die *distale Radiusfraktur* (**Abb. 42.11**), da über deren Therapie nach wie vor kein Konsens herrscht.

Bedeutsam sind solche Vergleiche aber auch für die *intraartikulären Frakturen*. Hier kann die Klassifikation nach Schweregrad Wege für die optimale Therapie aufzeigen.

Die **besonderen Probleme der Gelenkbrüche** werden *am Beispiel der Klassifikation der Tibiakopffrakturen* (Abb. 42.9 u. Abb. 42.12) und auf S. 650–652 exemplarisch erörtert.

Heilungsverlauf, verzögerte Heilung, Pseudarthrosen

Das Abschätzen der mutmaßlichen Heilungszeit sowie der Komplikationsmöglichkeiten ist nicht nur für die Prognose, sondern auch für die Behandlung wichtig: Es ist z. B. wenig sinnvoll, nach mehreren Wochen eine konservative Behandlung aus Ungeduld über die lange Heilungszeit abzubrechen. Besser ist es, die Osteosynthese bald nach dem Unfall durchzuführen, wenn eine verzögerte Heilung erwartet wird, oder aber bei ungestörtem Verlauf die konservative Behandlung bis zur Heilung konsequent weiterzuführen.

Grünholzfrakturen bei kleinen Kindern können in einer Woche heilen, *Femurfrakturen* bei Erwachsenen brauchen viele Monate, *Trümmerfrakturen* oft ein Jahr und länger. Für die «normale» Heilungszeit der einzelnen Frakturtypen gibt es *Erfahrungswerte*, entsprechende Tabellen sind in Lehrbüchern der Frakturbehandlung zu finden.

Aber auch diese «normalen» Zeiten können im Einzelfall stark variieren. *Die Ursachen* dafür sind, soweit man sie kennt, im Abschnitt «Frakturheilung», Kapitel 4.2.1 besprochen.

Falls die «normalen» Heilungszeiten wesentlich überschritten werden, spricht man von «verzögerter Heilung». Je länger die knöcherne Heilung auf sich warten lässt, desto größer ist die Gefahr, dass sie überhaupt nicht mehr eintritt. Dann spricht man von **Pseudarthrose** («*Non-union*»). Wann dieser Zustand erreicht ist, lässt sich in der Regel nicht genau feststellen. Manche Frakturen werden, wenn man lange genug wartet, schließlich doch noch fest. Um klare, vergleichbare Verhältnisse zu haben, sprechen deshalb manche Autoren bereits von Pseudarthrose, wenn nach einer gewissen Zeit die Fraktur noch nicht konsolidiert ist. Die entsprechenden Zeitangaben variieren allerdings zwischen drei und zwölf Monaten, je nach Frakturart und Schule.

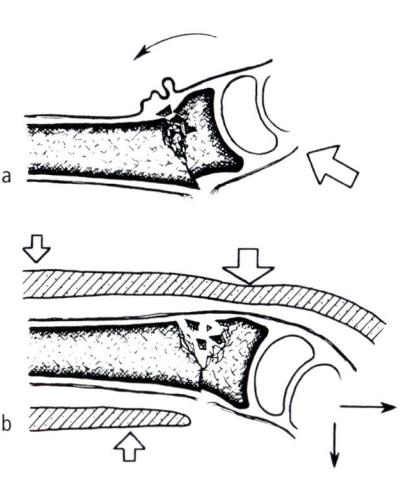

Abb. 42.11: Drei Probleme der Frakturbehandlung, *gezeigt am Beispiel der* **Radiusfraktur loco classico** (modifiziert nach *Charnley*):

1. **Reposition.** Ursache der Verletzung ist ein Sturz auf die flache Hand. Durch Aufprall und Biegung wird das distale Radiusende nach dorsal geknickt und eingestaucht. Das palmare Periost kann einreißen, während das dorsale erhalten bleibt (a). Dies ermöglicht die Reposition durch *Längszug* und Abknickung nach palmar und ulnar, also *entgegengesetzt* zum Frakturmechanismus (b). Das dorsale Periost wird dadurch gestrafft, und die Fragmente kommen wieder in ihre richtige Stellung.

2. **Fixation.** Jede Fraktur hat die Tendenz, sich wieder in die ursprüngliche Stellung zurückzudislozieren. Dies kann verhindert werden durch eine Fixation (Gips), welche nach dem *Drei-Punkte-Prinzip* dagegen wirkt. Das intakte Periost hält die Fraktur und verhindert eine Überkorrektur. Der Gips muss deshalb über dem distalen Radiusende kräftig anmodelliert werden. Die zwei anderen Druckpunkte liegen volar vorne und dorsal hinten am Unterarm (helle Pfeile). Druck auf den Handrücken oder forcierte Palmarflexion des Handgelenkes sind bei dieser Technik nicht unbedingt nötig.

3. **Retention** und **Heilung**. Radiusfrakturen loco classico gehören zu den typischen Altersfrakturen. Die osteoporotische Spongiosa wird zertrümmert und dorsal eingestaucht. Der Bruch verzahnt sich und ist deshalb ziemlich *stabil*. In dieser Stellung erfolgt die Heilung in der Regel ohne große Probleme. Allerdings ist das Schlussresultat nicht ideal.
Beim Repositionsmanöver unter Zug entsteht jedoch an dieser Stelle ein klaffender, mit Blut gefüllter *Defekt*. Die Fraktur wird *instabil*. Leicht rutscht sie wieder in die ursprüngliche Stellung. Dies ist eine häufige Sorge auf Notfallstationen. Die oft schwierige konservative Behandlung wird deshalb mancherorts durch eine operative (Spickdrähte, Platten, Schrauben, Fixateur externe) ersetzt. In beiden Fällen ist jedoch die Heilung wegen des Defektes nicht selten verzögert, was Funktionsstörungen zur Folge haben kann. Dann war das Bessere (die gute Stellung) der Feind des Guten (rasche Heilung mit meist wenig beeinträchtigter Funktion).
Eine *Ideallösung* steht bisher nicht zur Verfügung. Für den Einzelfall die beste Methode zu finden bleibt der Entscheid des behandelnden Arztes.

Die praktische Konsequenz ist, dass zu diesem Zeitpunkt eine Standortbestimmung fällig wird: Im Einzelfall muss man entscheiden, ob man noch länger warten oder eine Pseudarthrosenoperation durchführen soll (s. «Pseudarthrosen», Kap. 45.6.1). Da gibt es konservative Zögerer, die der Natur noch eine Chance geben wollen und technikgläubige Heißsporne, die alles sofort «besser machen», d.h. reparieren und operieren wollen. Der Mittelweg ist *eine Gratwanderung*.

Die besonderen Probleme der Gelenkfrakturen am Beispiel der Tibiakopfbrüche
(Abb. 42.9 u. **Abb. 42.12**)

Beurteilung: Für die *Prognose* und die *Behandlung* ist die *Art der Fraktur* ausschlaggebend. Die **Klassifikation** erfolgt nach dem Röntgenbild: A, B, C, 1–3 (s. Abb. 42.12a u. b und Abb. 42.9). Auf den üblichen Standardröntgenbildern sieht manche Fraktur relativ einfach aus. Der noch wenig erfahrene Notfallarzt lässt sich vielleicht zur offenen Operation verleiten (s. a. Kap. 66.13). Doch Röntgenbilder können täuschen: Manche Tibiakopfbrüche haben viel mehr größere und kleinere Knochenfragmente, als auf konventionellen Röntgenbildern zu erkennen sind. Sie werden erst im CT (Abb. 42.12c u. d) und auf 3D-Bildern (Abb. 42.12e u. f) im Detail sichtbar, oder dann – zu spät – im Verlaufe der Operation, beim Versuch einer offenen Reposition. Nach Darstellung der Fraktur, was meist ausgiebiges Ablösen der Weichteile, oft auch der Menisken, einschließt, zeigt sich nicht selten, dass es praktisch unmöglich ist, das Bruchpuzzle der tibialen Gelenkfläche anatomisch stufenlos und fugendicht wieder zusammenzusetzen und auch noch stabil zu fixieren. Operativ eine anatomische Reposition und damit eine «restitutio ad integrum» erzwingen zu wollen kann dann mehr schaden als nützen.

Zur Beurteilung gehört ein **klinischer Augenschein der Weichteile** (Dokumentation mit Foto!). Die **Hautdecke** ist oft beschädigt und wird durch das Frakturhaematom und das kollaterale Ödem weiter strapaziert. Eine zusätzliche Schädigung durch eine offene Operation erträgt die Haut dann oft nicht mehr. Es kommt zur *Nekrose*, zum *Aufbrechen der Wunde* und damit leicht zur *Infektion*. Offene Osteosyntheseversuche in den ersten Tagen sind in diesen Fällen kontraindiziert.

Komplikationen sind häufig: Wunddehiszenz, Haut- und Muskelnekrosen, Infektion, Tibialis anterior-Syndrom, Nervenschäden (N. fibularis), Zusammenbruch der Osteosynthese, Redislokation, verzögerte Heilung, Knochennekrosen, Pseudarthrose, Osteomyelitis, Gelenkinkongruenz und -instabilität, Meniskus- und Bandschäden, Ödem, Sudeck, Fehlstellung, Versteifung und schließlich posttraumatische Arthrose.

Es gibt auch primäre **Knorpelschäden**, die irreparabel sind, und es gibt *eine Grenze der Reparierbarkeit*.

Therapiekonzepte: Da die «klassische» Osteosynthese vor allem bei Weichteilschäden mit einer erheblichen Komplikationsrate belastet ist, sind in solchen Fällen auch *andere Strategien* in Betracht zu ziehen:

Die konservative Behandlung mit *Extension* («Ligamentotaxis») ergibt recht ordentliche Reposition. Ähnliches ist mit Distraktoren und äußeren Fixateuren zu erreichen. Auch Frühmobilisation, eine Minimalosteosynthese und Gipsfixation oder ein gelenkübergreifender Fixateur externe können infrage kommen. Etappenweises Vorgehen ist manchmal besser als «alles auf's mal». Die Evaluation im Einzelfall ist entscheidend. Die *Frakturklassifikation* kann dabei Hinweise für das weitere Vorgehen geben. Computertomogramme und 3-D-Bilder sind hilfreich und erlauben bei komplizierteren Bruchformen erst eine genaue Diagnose und Klassierung.

Indikationen auf der Grundlage der AO – Frakturklassifikation am Beispiel der Einteilung der Tibiakopfbrüche **(vgl. Abb. 42.9 u. Abb. 42.12)**

- 41 – A – 1: **Ausrissfrakturen:** Eminentia intercondylica, Tuberositas tibiae: wenn disloziert: Reposition und Fixation.
- 41 – A – 2: **Extraartikuläre, einfache** infrakondyläre Brüche: oft ist eine Plattenfixation möglich.
- 41 – A – 3: **Extraartikuläre Trümmerfraktur.** Oft schwere Weichteilschäden. Reposition schwierig, anatomisch nicht möglich, aber auch nicht notwendig, «Alignement» genügt. Primär stabile Osteosynthese schwierig. Fixateur externe oder konservative Therapie (Extension, Gips, Schiene).
- 41 – B – 1: **Ausbruch eines Tibiakondyls.** Nur ein Fragment ist ausgebrochen, und dieses ist ziemlich groß. Oft wenig Begleitschäden und gute Heilungstendenz. Das sind günstige Voraussetzungen für eine anatomisch genaue und stabile Osteosynthese (Schrauben und Platte), mit der Chance, wieder eine kongruente Gelenkfläche herstellen zu können.
- 41 – B – 2: **Impressionsfrakturen** eines Tibiaplateaus (häufig im Alter; öfters lateral als medial). Diese Frakturen sind primär stabil und heilen an sich problemlos, allerdings mit einer Achsenfehlstellung (Valgus) und einer Gelenkinkongruenz. Um dies zu vermeiden, wird empfohlen, das eingebrochene Gelenkplateau von distal her transossär anzuheben mit einem Stößel, und den darunterliegenden Defekt mit einer Spongiosaplastik zu unterfüttern und damit zu stabilisieren. Dass auf diese Weise eine kongruente Gelenkfläche wieder-

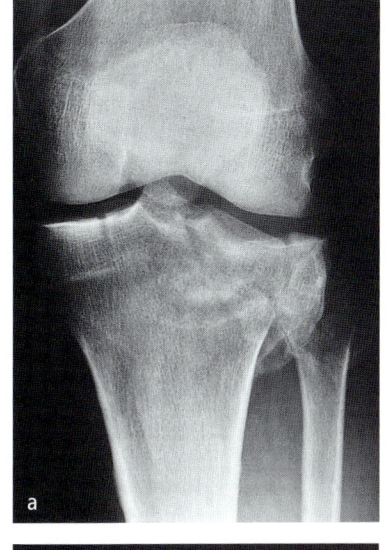

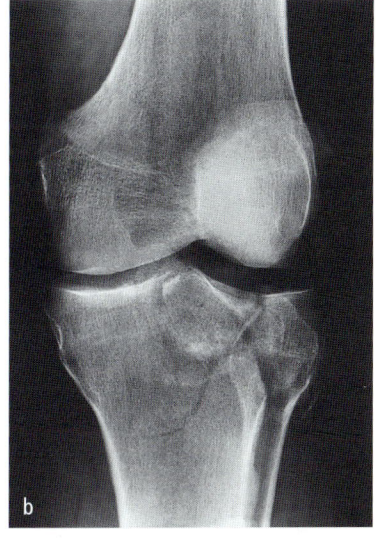

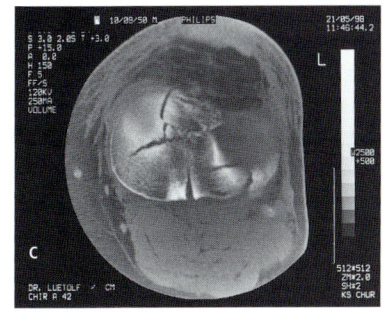

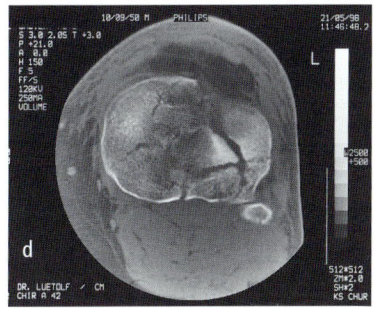

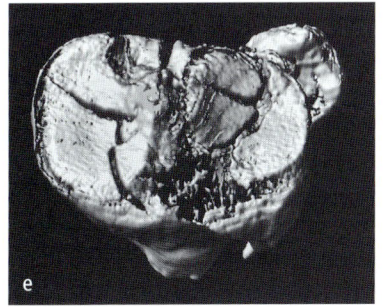

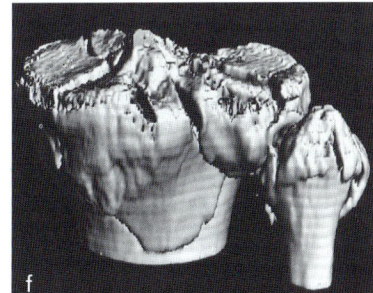

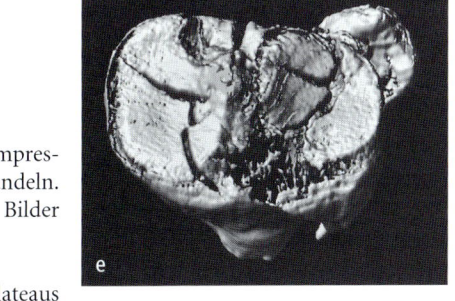

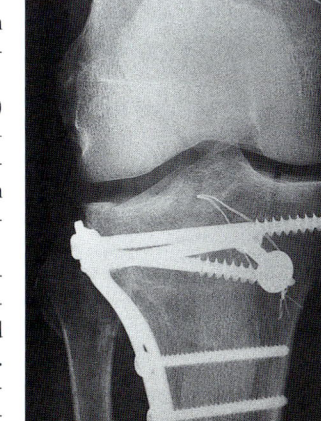

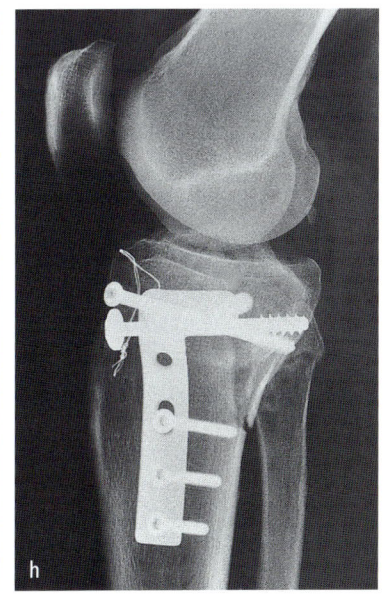

Abb. 42.12: Tibiakopffraktur: Diagnostik.
a) **Röntgenbild ap.:** Es scheint sich um eine Impressionsfraktur des lateralen Tibiaplateaus zu handeln. Die Klassifikation erfolgt auf Grund solcher Bilder (vgl. Abb. 42.9).
b) gelegentlich helfen *Schrägaufnahmen* weiter.
c) **Computertomogramm** auf Höhe des Tibiaplateaus und
d) **eine Schicht tiefer:** Hier sind wesentlich mehr Frakturspalten zu sehen als auf den konventionellen Röntgenbildern, insbesondere auch einige im medialen Plateau.
e) und f) **Dreidimensionale Rekonstruktionen** (3-D) zeigen das volle Ausmaß der Fraktur: Eine Trümmerzone zentral und mehrere Bruchlinien mit Verwerfungen sowohl lateral wie medial, Impressionen des Plateaus mit Niveauunterschieden. Eine anatomisch genaue Reposition ist nicht möglich.
g) und h) Nach approximativer Reposition, Spongiosaplastik und Kompressionsosteosynthese mit Abstützplatte. Die Gefahr von Weichteilschäden und Nekrosen bei solchen Operationen ist nicht gering. Inwieweit die Prognose stark fragmentierter Gelenkfrakturen durch derartige Operationen verbessert werden kann, ist (noch) nicht klar.

Diagnostik und Therapie der intraartikulären Frakturen sind anhand dieser Bilder ausführlich beschrieben auf S. 650–652.

hergestellt und eine spätere posttraumatische Arthrose verhindert werden kann, ist mindestens ein Wunsch und eine Hoffnung. Angesichts des oft massiven primären Schadens und mangels Langzeitergebnissen bleibt die Prognose fraglich.

Die konservative Therapie mit rascher Mobilisation ist eine echte Alternative und hat, vor allem bei älteren Patienten, einige Vorteile. Bei schlechtem Ergebnis kommt später vielleicht eine monokondyläre Knieprothese in Frage.

41 – B – 3: **Impression mit Ausbruch des betreffenden Kondylus:** Meist große Gewalteinwirkung mit massiven Schäden. Primär instabil. Eine anatomische Restitution der Gelenkfläche ist kaum möglich, eine offene Osteosynthese (mit Spongiosaplastik) heikel. Als Alternativen kommen evtl. minimal invasive Techniken, Fixateur externe, in Frage, und ebenfalls die konservative Behandlung (frühe Mobilisation im Gips bzw. Gehapparat).

41 – C – 1: **Mehrere größere intraartikuläre Fragmente.** Sie stellen große Ansprüche an den Operateur, der eine anatomische Reposition und offene Osteosynthese zu unternehmen gedenkt: CT und 3-D-Bilder helfen, die Bruchlinien richtig zu erkennen und räumlich zu verstehen. Meist ist die Fraktur komplizierter, als sie auf dem Röntgenbild erscheint. Um sie anatomisch reponieren zu können, muss man die tibialen Gelenkflächen sehen, sei es durch Inspektion, was wegen der Menisken schwierig ist (man löst sie von ihrer Insertion ab und setzt damit weiteren Schaden), sei es computertomographisch gesteuert oder arthroskopisch. Keine einfache Sache. Die Plattenosteosynthese ist mit einer erhöhten Komplikationsrate belastet, besonders bei prekären Weichteilverhältnissen. «Biologische», evtl. minimale Osteosynthesen sind gefragt (kleine Implantate, kanülierte Schrauben, Fixateur externe etc.).

Konservative und kombinierte Methoden (Extension, Gips, Apparat) und zweizeitiges Vorgehen sind bedenkenswerte Alternativen: Recht gute Repositionen lassen sich mittels «Ligamentotaxis» erzielen: Durch Längszug werden die Bänder gestrafft und die Frakturfragmente wieder einigermaßen in ihre ursprüngliche Lage gebracht (s. S. 663 f. u. Abb. 43.1). Da die Heilungstendenz dieser Frakturen nicht schlecht ist und die Gelenkflächen an sich intakt sind, besteht auch eine gute Chance für ein funktionstüchtiges Knie und eine relativ gute längerfristige Prognose.

41 – C – 2: **Intraartikuläre Stückfrakturen** des Tibiakopfes. Sie sind noch komplizierter und schwieriger. Eine stabile Plattenfixation ist wohl nur noch ausnahmsweise möglich. Meist handelt es sich auch um Frakturen mit massiver Gewalteinwirkung (high-energy fractures) mit entsprechenden Weichteilschäden. Alternative Methoden sind angezeigt und etappenweises Vorgehen. Praktisch kommt wohl häufig der Transfer in eine Zentrumsklinik mit der entsprechenden Erfahrung in Frage. Die Prognose ist auch in Expertenhänden unsicher.

41 – C – 3: **Trümmerfrakturen** des Tibiakopfes mit Impressionen der Gelenkflächen. Praktisch immer Hochenergiefrakturen mit schweren Schäden an Gelenk (Knorpel, Menisken, Bänder) und Weichteilen (Haut, Muskulatur). Die Prognose ist auch bei bester Behandlung prekär. Meist verbieten die Haut- und Weichteilschäden primäre Operationen. Solche wären auch kaum imstande, die Gelenksituation zu verbessern. Konservative Methoden, knie-überbückender Fixateur externe etc. kommen in Frage. Etappenweises Vorgehen nach Dringlichkeit:
1. Phase: Schmerz, Zirkulation, Weichteilschäden, Wundheilung, primäre Ruhigstellung. 2. Phase: Konsolidation der Fraktur. 3. Phase: Restschäden: Fehlstellung, Pseudarthrose, Gelenksteife, Arthrose.

Ähnliche Überlegungen gelten, mutatis mutandis, auch für andere Gelenkbrüche: Schulter, Ellbogen, Handgelenk, Hüfte, Knie Pilon tibial.

42.4
Begleitende Verletzungen und Komplikationen

42.4.1
Vaskularisation und Knochennekrosen

Jede Fraktur **zerstört die Blutversorgung** von kleineren oder größeren Knochenanteilen. Hauptsächlich gefährdet sind einige intraartikuläre Frakturen:

- Schenkelhals und -kopf (v. a. auch beim Kind!)
- Os scaphoideum der Hand
- Talusrolle
- seltener andere Lokalisationen (Humeruskopf, Gelenkfrakturen am Ellbogen und Knie)
- auch schwerere Trümmerfrakturen mit ausgesprengten Knochenfragmenten
- infizierte Frakturen
- iatrogen: z. B. nach Osteosynthesen mit ausgiebiger Freilegung und Deperiostierung der Fragmente.

Falls die Blutzirkulation nicht bald wieder spontan einsetzt, wird der betreffende Knochenabschnitt **nekrotisch** und bricht mit der Zeit zusammen, manchmal erst nach Monaten oder Jahren (vgl. «Knochennekrosen», Kap. 31).

In den wenigsten Fällen lässt sich die Nekrose voraussehen oder verhindern (Ausnahme: Schenkelhalsfrakturen bei Kindern, Kapitel 44.6, u. iatrogene Schäden, s. u.). In der Regel ist die Heilung verzögert, Pseudarthrosen sind nicht selten.

Die ersten Anzeichen der Nekrose sind *Schmerzen*, oft erst Monate oder Jahre nach der Fraktur. Klinisch ist kaum etwas außer einer schmerzhaften Bewegungseinschränkung zu finden.

Die röntgenologischen Veränderungen sind am Anfang sehr diskret: Minimale Abflachung der Gelenkfläche, evtl. eine kleine Stufe. Der nekrotische Knochenabschnitt hebt sich in der Regel von der umgebenden Osteoporose ab.

Die Diagnose kann manchmal erst Monate oder Jahre nach dem Unfall gestellt werden, mit dem **MRI** evtl. früher. Das Szintigramm zeigt eine Minderbelegung der nekrotischen Abschnitte und das Fehlen von Reparationsvorgängen, d.h. von Kallusbildung.

Mit der Zeit bricht der subchondrale Knochen ein, Gelenk wird zunehmend deformiert und es entsteht eine schwere *posttraumatische Arthrose*, Spätfolgen, die auch zu versicherungstechnischen Erörterungen Anlass geben können.

Therapie: siehe im Kapitel 37.1: «Arthrosen» und bei den einzelnen Lokalisationen.

Iatrogene Nekrosen

In den Anfängen der Osteosyntheseära wurden die Bruchfragmente oft ausgiebig freigelegt und deperiostiert, mit dem Ziel einer anatomisch genauen Reposition. In diesen Fällen, v. a. bei Trümmerbrüchen, kam es zu ausgedehnten Nekrosen ganzer Diaphysen, mit Pseudarthrosen, Refrakturen, Infekten und damit manchmal zu fast unlösbaren Problemen. Die gewebeschonende «biologische Osteosynthese» sollte eine Antwort darauf sein und derartiges verhindern (s. Kap. 43.2).

42.4.2
Infektionsgefahr und Hautverletzungen (offene Frakturen)

Die schwerwiegendste Komplikation einer Fraktur ist die **Infektion**, die auf den Knochen übergreift, die traumatische **Osteitis** (s. Kap. 32.4). Sie tritt bei geschlossenen Brüchen fast nie auf, es sei denn durch eine Operation. Die Infektion ist die größte Gefahr für die operative Bruchbehandlung. Liegt die Infektionsrate für die Osteosynthese geschlossener Frakturen nicht unter etwa 2%, ist es besser, die konservative Behandlung anzuwenden. Bei relativer Indikation zur Osteosynthese ist ohnehin größte Zurückhaltung angebracht.

Gefährdet sind in jedem Fall die **offenen Brüche**, vor allem jene, bei denen die Haut durch Kontusion

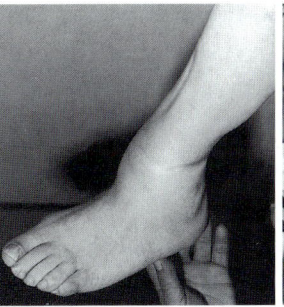

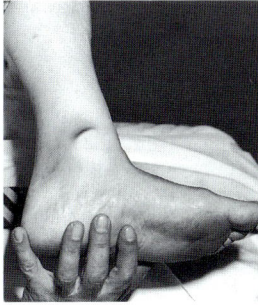

Abb. 42.13: Knöchelfraktur. Die *Bruchstelle am Innenknöchel liegt dicht unter der lädierten Haut*, die infolge der Dislokation stark gespannt ist. Ihre Blutversorgung ist schlecht. Wenn die Dislokation nicht rasch behoben wird, wird die **Haut an dieser Stelle nekrotisch**.
Eine Operation in diesem Stadium, an dieser gefährdeten Stelle, besonders wenn eine Fixationsplatte unter die lädierte Haut zu liegen kommen soll, ist ein heikles Unterfangen.
Genaue Beurteilung, Wahl des richtigen Zeitpunktes, vorsichtiges Vorgehen sind unerlässlich, damit aus dieser primär geschlossenen keine offene Fraktur wird.

von außen beschädigt und nicht nur durch ein Knochenfragment von innen her durchspießt wurde (s. **Abb. 42.13**). Die Schwere einer offenen Fraktur hängt mehr von der **Schädigung von Haut und Weichteilen** ab als von der Größe der Wunde. Eine Durchspießung bei einem indirekten Bruch ist harmloser als eine stark gequetschte, direkte Fraktur mit lädierter, aber noch geschlossener Hautdecke. Darunter verbirgt sich fast immer ein schwerer tiefer Weichteilschaden.

Ausschlaggebend für die Beurteilung ist:

- die **Schädigung der Gewebe**: Kontusion, Quetschung, Zerreißung, Zertrümmerung sowie ihre Durchblutung. Stark geschädigtes und avaskuläres Gewebe stirbt ab, wird nekrotisch: Knochensequester, Muskel- und Hautnekrosen usw. Diese Schäden sind Folgen des erlittenen Traumas, das sich in der Bruchform ausdrückt.
- Die Infektionsgefahr hängt auch von der **Kontamination** (Schürfung, Verschmutzung) ab.

Tscherne hat für die **offenen Frakturen eine Klassifikation** angegeben, analog jener für die geschlossenen Brüche (**Tab. 42.2**; vgl. dazu Tab. 42.1).

Therapie der offenen Frakturen

Die Behandlung der offenen Knochenbrüche hat in erster Linie zum Ziel, eine Infektion zu verhindern. Wenn immer möglich wird die Fraktur bei der ersten

Tabelle 42.2: Klassifikation der offenen Frakturen
(Tscherne 1982).

O I: Fehlende oder geringe Kontusion, unbedeutende bakterielle Kontamination, einfache Bruchformen. Die Haut ist gewöhnlich nur durch ein Knochenfragment durchspießt.

O II: Umschriebene Haut- und Weichteilkontusion, mittelschwere Kontamination, alle Frakturformen.

O III: Ausgedehnte Weichteildestruktion, häufig Gefäß- und Nervenverletzungen, starke Wundkontamination, ausgedehnte Knochenzertrümmerung, Ischämie (Arterienverletzung). Schußbrüche, Landwirtschaftsunfälle.

O IV: Totale und subtotale Amputation: Druchtrennung der wichtigsten anatomischen Strukturen, insbesondere der Hauptgefäße mit Ischämie. Für die **Replantationschirurgie** gibt es differenzierte Unterteilungen.

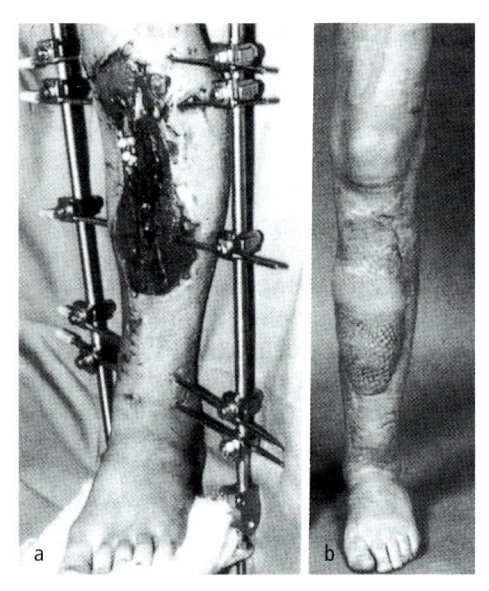

Abb. 42.14: Behandlung einer **offenen Unterschenkelfraktur** mit schwerer **Haut- und Weichteilzerstörung**.
(a) *Stabilisation mit Fixateur externe*, Débridement mit Entfernen aller geschädigten Gewebe, die sonst der Nekrose anheim fallen würden, und Deckung des Defektes mit einer gefäßanastomosierten freien *Haut-Muskelplastik* (Latissimus dorsi) (b).

Versorgung unter streng aseptischen Bedingungen in eine geschlossene verwandelt.

Noch wichtiger als die Hautdeckung um jeden Preis ist die **Stabilisierung** der Fraktur; sie gibt die besten Bedingungen für die Infektabwehr. Die Osteosynthese der offenen Frakturen, vor allem an der Tibia, ist jedoch *heikel*. Die ohnehin dünne und oft gequetschte Hautdecke darf durch die Operation oder das Implantat nicht noch mehr gefährdet werden, denn die Gefahr einer Hautnekrose und damit einer sekundären Infektion ist groß. Für offene Frakturen mit ausgedehnten Hautschäden ist daher der **äußere Fixateur** eine gute Methode (s. Kap. 43.4.4).

Die schweren offenen Unterschenkelbrüche, die zusammen mit der Verkehrsdichte zunehmen, sind trotz Antibiotikaprophylaxe auch heute noch eines der schwierigsten Probleme der Knochenchirurgie (**Abb. 42.14**).

Wiederherstellen oder Amputieren?

Die Fortschritte der operativen Technik mit innerer und äußerer Fixation, Knochenersatz, Mikrochirurgie für Gefäße, freien Lappen, Nerven usw. und die moderne Intensivmedizin haben ungeahnte Möglichkeiten zur Wiederherstellung von schwer verletzten Extremitäten eröffnet, Möglichkeiten auch den Ärzten, zu zeigen, was sie können. Interessierte Zuschauer haben sie im Publikum mit seinen hohen Erwartungen. Statistiken und Erfahrung haben jedoch inzwischen gezeigt, dass Wiederherstellungsversuche bei schweren offenen Unterschenkelfrakturen von Typ O III für die Patienten katastrophal enden können: Nach einer Reihe von Operationen, monatelangen Spitalaufenthalten und andauernden Komplikationen sind sie psychisch, sozial und finanziell ruiniert, nicht selten zusammen mit ihrer ganzen Familie. Das Endresultat ist häufig schlechter als nach einer Amputation, und diese muss oft spät und unter ungünstigen Bedingungen (Infektion) doch noch gemacht werden. Wegen Sepsis haben schon Patienten nicht nur ein Bein, sondern auch das Leben verloren.

Eine Wiederherstellung kann ein, zwei oder mehr Jahre dauern. Nach dieser Zeit liegt die Wahrscheinlichkeit, dass ein Patient wieder zur Arbeit zurückkehrt, praktisch bei Null. Am Ende ist das funktionelle Ergebnis schlecht, und schlimmer noch, er oder sie ist demoralisiert, geschieden, mittellos.[2] Auch die Kosten für die Gesellschaft sind außerordentlich hoch.

Unsere Aufgabe als Unfallchirurgen ist die Erhaltung oder **Wiederherstellung der Funktion**. Dazu gehört aber der ganze Mensch, nicht nur sein verletztes Glied.

In solchen Fällen ist die **primäre Amputation** zweifellos die bessere Lösung: Raschere, zielstrebige Rehabilitation, was den Patienten erlaubt, ihre Stellung in der Familie und in der Gesellschaft wieder einzunehmen, ihren Lebensunterhalt wieder zu verdienen und sich damit psychisch wieder aufzufangen.

---

[2] S.T. Hansen, Editorial, J. Bone Jt.. Surg. 69-A, 799, (1987)

In welchen Fällen aber soll man primär amputieren?

Statistiken sind nur aussagekräftig, wenn sie auf einer klar definierten Klassifizierung basieren: siehe Tabelle 42.2. Sie zeigen eindeutig, dass Unterschenkelfrakturen vom Grad O I eine gute Prognose haben, die Frakturen vom Grad O III jedoch eine ausgesprochen schlechte: Alle hatten Komplikationen, und bei den meisten musste später doch noch amputiert werden, bei den Übrigen waren die Resultate schlecht. Der Grad O II liegt dazwischen.[3]

Welches sind **die Kriterien für die Entscheidung** (die ja meist in den ersten Stunden oder Tagen gefällt werden muss)? Beim Entschluss für **eine Unterschenkelamputation** kommen immer *mehrere Faktoren* zusammen. *Die wichtigsten führen die Liste an*:

- Gefäßverletzungen mit Ischämie des Gliedes während mehr als sechs Stunden
- Durchtrennung des Nervus tibialis posterior
- Art des Traumas: Hochenergie (Schussverletzung, Crushverletzung, Verkehrsunfall). Damit in Zusammenhang:
- Ausmaß und Schwere der Weichteilverletzung
- Knochendefekt, -zertrümmerung
- Fußverletzung
- Polytrauma
- Schock
- Alter.

Analoges gilt für andere Lokalisationen.

Nur eine **genaue Bestandsaufnahme der Ausgangssituation** kann die Entscheidung begründen (evtl. auch später vor einem Richter). *Listen* werden aufgestellt, auf denen die einzelnen Faktoren mit Punkten zu bewerten sind. Eine zu große Summe von Negativpunkten spricht für die primäre Amputation. Auch solche «Scores» haben ihre Schwächen. «Individuen mit Erfahrung, die Patienten mit Wiederherstellungschirurgie gesehen haben, und wie sie im Laufe der Jahre funktionieren, werden eine wichtige Informationsquelle bleiben», schreibt ein Autor. Vielleicht ein Trost für ältere Traumatologen und Orthopäden, in einem Umfeld, das «uns verführt, immer neue Triumphe von Technik über Vernunft zu suchen», schreibt ein anderer (Hansen) – vielleicht auch eine Einladung an jüngere Ärzte auf der Notfallstation, bei erfahrenen Kollegen vertrauensvoll Rat zu suchen.

42.4.3
Trophische Störungen: die so genannte «Frakturkrankheit»

Im Anschluss an jede Extremitätenverletzung treten mehr oder weniger ausgeprägte trophische Veränderungen auf:

- Ödeme
- Atrophie
- Osteoporose
- Steifigkeit der Gelenke.

In der Regel sind diese Veränderungen gering und verschwinden rasch wieder, in einzelnen Fällen werden sie aber so schlimm, dass das Glied kaum mehr gebraucht werden kann. Da leichtere Veränderungen dieser Art praktisch jede Fraktur begleiten, wurde ihre Gesamtheit als «Frakturkrankheit» bezeichnet. Sie kann Rekonvaleszenz und Mobilisation verzögern, doch normalerweise ist sie eine **vorübergehende Episode**, die außer einer gelegentlichen Neigung zu Ödemen *keine Restschäden* hinterlässt.

Einzelne Fälle jedoch nehmen einen **ungünstigen Verlauf**: Sie entwickeln ein typisches Bild mit Schmerzen, massiven Zirkulationsstörungen, Gewebsinduration und Gelenksteife, was als **Sudeck'sche Dystrophie** bekannt und in Kapitel 45.1 beschrieben ist. Die eigentliche Ursache dieser «vegetativen Entgleisung» ist ebenso wenig bekannt wie die pathogenetischen Vorgänge im Einzelnen. Der Zustand ist aber so einprägsam, dass die klinische Diagnose keine Schwierigkeiten macht.

Neben der Infektion ist «der Sudeck» wohl die am meisten gefürchtete Komplikation einer Fraktur. Er dauert monate- und jahrelang und hinterlässt mitunter schwere Dauerschäden (Schmerzen, trophische Störungen, Versteifungen), vor allem an der Hand (s. Kap. 49.2), aber auch an Unterschenkel und Fuß (**Abb. 42.15** u. Abb. 45.2).

Wie lassen sich solche Schäden vermeiden? Einzelne Faktoren, die solche trophische Störungen begünstigen oder hervorrufen, sind bekannt:

- Fehlen der normalen Funktion (Immobilisation)
- chronisches Ödem
- Komplikationen bei der Frakturbehandlung, wie ungenügende Stabilität, Nachrepositionen
- und vor allem: *andauernde Schmerzen*.

Die *Qualität jeder Frakturbehandlung* misst sich daran, ob und wie sie imstande ist, diese ungünstigen Faktoren und damit die Frakturkrankheit zu vermeiden. Da man nicht weiß, welche Patienten zum «Sudeck» neigen, bleibt dies die einzige und *wichtigste Prophylaxe* dieser gefürchteten Komplikation.

Stabilität und **schmerzfreie Bewegung** – damit war das oberste Ziel jeder Frakturbehandlung definiert. Die konservative Bruchbehandlung, v.a. die englische und die österreichische Schule, haben die Gipstechnik samt Nachbehandlung perfektioniert. Stabilität der Fraktur und Beweglichkeit der Gelenke unter

---

3 R.J. Caudle et al.: J. Bone Jt. Surg. 69-A, 801, (1987)

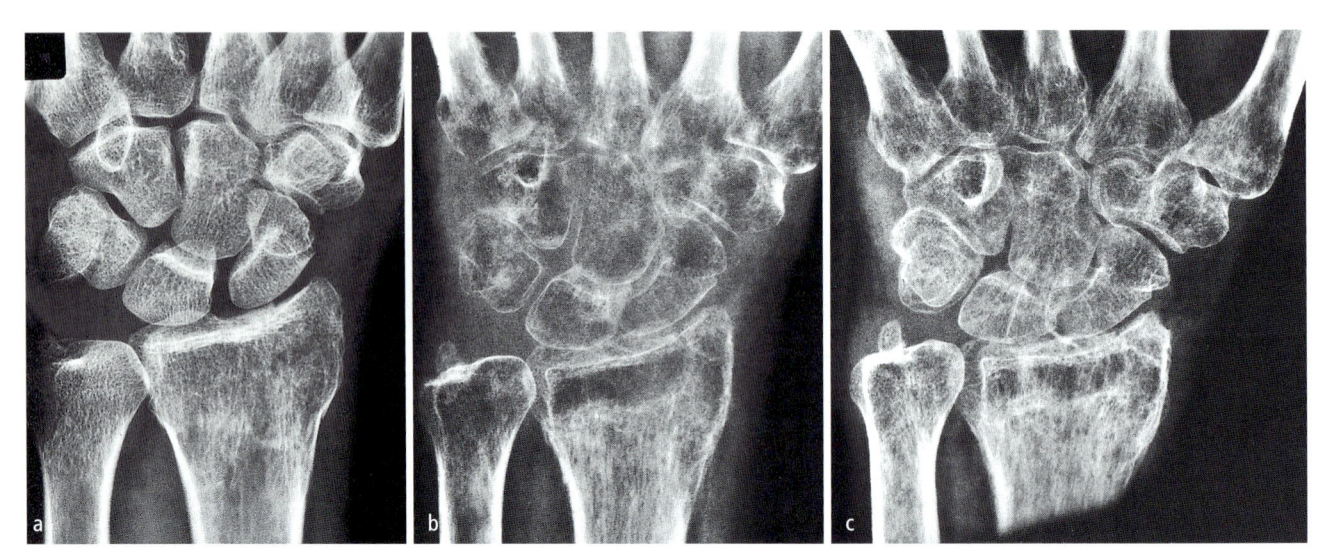

Abb. 42.15: Sudeck'sche Dystrophie der rechten Hand bei einem *50-jährigen Mann*, nach einer Weichteilverletzung mit langwierigem Verlauf. Die drei Stadien der röntgenologischen Veränderungen sind deutlich zu verfolgen:
a) **Beginnende Osteoporose** in der Spongiosa.
b) *Drei Monate später:* Massive, fleckförmige, zum Teil diffus verwaschene Osteoporose, wobei einzelne Strukturen fast aufgelöst erscheinen. Die Knochenumrisse sehen aus wie mit feinem Bleistiftstrich gezeichnet (Dystrophiestadium).
c) *Nach fünf Monaten* ist die Spongiosa wieder einigermaßen regeneriert, allerdings unregelmäßiger und weitmaschiger. In schweren Fällen dauert die Ausheilung monate- sogar jahrelang und ist unvollständig (Atrophiestadium).
Zwischen einer leichten Inaktivitätsosteoporose, wie sie praktisch nach jeder Verletzung zu beobachten ist, und der eigentlichen Sudeckschen Dystrophie, welche eine schwere invalidisierende Krankheit sein kann, sind die Übergänge nicht scharf.

einen Hut zu bringen ist allerdings nicht leicht; Kompromisse lassen sich nicht vermeiden. So ist es nicht erstaunlich, dass Chirurgen schon früh auf die Idee der «inneren Fixation» kamen (Lambotte, Danis u. a.).

Die stabile Osteosynthese erlaubt, das betroffene Glied sofort wie ein normales zu bewegen. Schwere trophische Störungen sollten sich damit in der Regel vermeiden lassen. *Ein wichtiger Grund für die Einführung der Osteosynthese* in die Frakturbehandlung war denn auch die Erwartung gewesen, damit die «Frakturkrankheit» verhindern zu können. Dies gelingt wohl in der Mehrzahl der Fälle, jedoch nicht in allen. Voraussetzung ist allerdings, dass die Montage auch stabil, mindestens **«bewegungsstabil»** ist, d. h. dass sie *schmerzfreie unbelastete aktive Bewegungen* zulässt. Instabile Osteosynthesen hingegen können sehr wohl auch einen «Sudeck» auslösen.

Mit der operativen Frakturbehandlung ist der «Sudeck» keineswegs verschwunden. Für sich allein rechtfertigt «Frakturkrankheitsprophylaxe» eine Osteosynthese mit ihren Risiken nicht.

Bei Kindern und Jugendlichen ist die Sudeck'sche Dystrophie eine ausgesprochene Rarität. Trophische Störungen, wie sie bei Erwachsenen vorkommen, werden nur ausnahmsweise beobachtet. Dies ist einer von vielen Gründen, Frakturen bei Kindern und Jugendlichen wenn möglich immer konservativ zu behandeln.

42.4.4
Begleitende Weichteilverletzungen (Gefäße, Sehnen, Nerven)

Begleitverletzungen bei Frakturen sieht man nicht auf dem Röntgenbild. Manche davon haben aber schwerwiegendere Folgen als der Bruch selbst. Bei jedem Knochenbruch ist deshalb notwendig:

- Prüfung der Funktion von Muskeln und Sehnen
- neurologische Untersuchung
- Kontrolle der peripheren Zirkulation.

Diese klinischen Untersuchungen nehmen nur zwei oder drei Minuten in Anspruch – dem Patienten können sie unangenehme Spätfolgen ersparen.

Sehnen- und Muskelverletzungen

Bei geschlossenen Frakturen kommen funktionelle Ausfälle durch Sehnen- und Muskelverletzungen äußerst selten vor. Häufig sind hingegen Sehnendurchtrennungen **bei offenen Verletzungen** von **Hand** und

Handgelenk. Von ihrer ersten Versorgung hängt oft die Funktionstüchtigkeit der Hand ab. Die Handchirurgie hat die Behandlung dieser Verletzungen, welche zum Teil recht kompliziert und schwierig ist, in allen Einzelheiten ausgearbeitet (s. Kap. 49.7).

Gefäßverletzungen und Kompartmentsyndrom

Bei jeder Fraktur wird routinemäßig der periphere Puls palpiert. **Arterienverletzungen** kommen fast nur bei offenen Frakturen vor. Gefäßchirurgische Maßnahmen können notwendig sein. Am besten wird die Fraktur in der gleichen Sitzung fixiert und damit eine Gefäßnaht ruhiggestellt.

Die drohende **ischämische Muskelkontraktur** («Volkmann'sche Kontraktur») bei Ellbogenfrakturen ist eine *Notfallsituation*. Sie ist bei den Frakturen im Kindesalter beschrieben (s. Kap. 44.6), ihre Folgen in Kapitel 38.2 und Abbildung 38.6.

Auch der **Druckanstieg im Frakturödem** in einer durch Faszien abgeschlossenen Muskelloge kann zu einer Ischämie der Muskulatur führen, dem sog. **Kompartmentsyndrom** (Kap. 7.5). Am bekanntesten ist das Tibialis-anterior-Syndrom (s. Kap. 67.3.6). Kompartmentsyndrome kommen aber auch an anderen Stellen vor (Unterarm, Hand, Fuß). Die ersten Zeichen sind starke Schmerzen, druckdolente und v. a. auf Dehnung schmerzhafte Muskulatur, Funktionsausfall, später Lähmung der peripheren Nerven im Kompartiment und nach wenigen Stunden ischämische Nekrose der Muskulatur; schließlich fibröse Umwandlung mit Kontraktur.

Die **Diagnose** muss rasch gestellt werden, denn es handelt sich auch hier um eine **Notfallsituation**. Der Druck kann mit einfachen Geräten gemessen werden (Nadelpunktion, kommunizierende Röhrchen).

Die **Therapie** besteht im Spalten der Faszie, Offenlassen der Wunde und späteren sekundären Schluss. Forschungen und Erfahrungen israelischer Ärzte weisen darauf hin, dass Mannitol i. v. (das beim Crush-Syndrom eingesetzt wird) prophylaktische Wirkung habe. Damit lasse sich die doch komplikationsreiche Fasziotomie (hohe Infektrate) oft vermeiden.[4]

Nervenverletzungen

Bei geschlossenen Frakturen können Nervenläsionen durch **Überdehnung** entstehen. Gefährdet sind der N. radialis bei Humerusfrakturen, sodann der N. tibialis bei tiefen Unterschenkelfrakturen. Bei rascher geschlossener Reposition erholt sich die Nervenleitung fast immer nach einiger Zeit von selbst. Primäre Nervenrevisionen sind daher kaum je notwendig.

Häufiger als die primären sind sekundäre **iatrogene Nervenläsionen** (hauptsächlich N. fibularis, N. ulnaris und N. radialis) im Verlauf der Frakturbehandlung (Drucklähmungen, Operationen) und nicht ganz selten *bei Metallentfernungen*: Im Narbengewebe eingebackene Nerven sind schlecht sichtbar, unverschieblich und viel leichter verletzlich als in normalem Gewebe mit bekannter Anatomie.

Bei offenen Verletzungen, vor allem der Hand und des Vorderarms, spielen Nervenverletzungen eine große Rolle. Die Funktion der Hand hängt weitgehend von ihrer Sensibilität ab. Aber auch am Bein bestimmt eine Nervenverletzung die Prognose oft mehr als die Fraktur.

Die Nervenschäden, ihre Pathologie, Beurteilung und Therapie sind bei den «Läsionen peripherer Nerven» abgehandelt (s. Kap. 34.3).

Allgemeine und mehrfache Verletzungen

Immer häufiger stehen Ärzte auf den Notfallstationen der Spitäler sehr schweren und komplizierten Verletzungen gegenüber, deren Behandlung sie vor große Probleme stellt. Neben multiplen Frakturen können schwere, oft **lebensgefährliche Verletzungen** anderer Organe, des Schädels, des Rückenmarks, des Thoraxraums und der Abdominalorgane vorliegen.

Fast immer sind die Verletzten auch in einem Schockzustand, der ebenfalls das Leben unmittelbar bedrohen kann. Bei diesen sog. **Polytraumatisierten** gilt selbstverständlich die erste Sorge dem Leben des Patienten. Daneben tritt die Behandlung von Frakturen vorerst in den Hintergrund. Dies heißt nicht, dass sie vernachlässigt werden muss. Es ist immer möglich, die notwendigen *Röntgenbilder* (v. a. Wirbelsäule, Becken, Hüfte) anzufertigen, um keine Frakturen zu übersehen (was bei Bewusstlosen leicht geschieht), und einen **Plan für eine Frakturbehandlung** aufzustellen, die neben der Allgemeinbehandlung Platz findet und diese nicht behindert.

Es ist nicht unbedingt notwendig, dass ein einziger Arzt die gesamte Behandlung allein durchführt. Die Beherrschung der komplizierten technischen Möglichkeiten der Intensivpflege sowie der gesamten Chirurgie aller Organsysteme kann heute von keinem Chirurgen mehr verlangt werden. Sinnvoller ist die **Zusammenarbeit** einer Gruppe von Spezialisten, die gemeinsam den Patienten betreuen, ihre Maßnahmen auf den Allgemeinzustand des Patienten abstimmen und miteinander in Einklang bringen. Bei gutem

---

[4] Better, O. S. et al.: «Post-Traumatic Acute Renal Failure with Emphasis on the Muscle Crush Syndrome. Acute Compartment Syndrome.» in: Molitoris, B. A. et al.: Acute Renal Failure. Saunders, Philadelphia, 2000

Einvernehmen und reibungsloser Kommunikation zwischen den Beteiligten ist dies ohne weiteres möglich.

Selbstverständlich müssen Kompetenzen und Verantwortlichkeiten genau abgegrenzt und allgemein bekannt sein: **Die verantwortliche Leitung** der gesamten Behandlung liegt bei einem einzigen Arzt, dem Allgemeinchirurgen. Er entscheidet und koordiniert die Arbeit der Spezialisten. In diesen Rahmen ist auch die Frakturbehandlung eingeordnet.

Oft müssen Brüche provisorisch versorgt werden, bis der Allgemeinzustand des Patienten die endgültigen Maßnahmen erlaubt. Nicht selten aber kann die Allgemeinbehandlung mit einer stabilen Osteosynthese unterstützt werden: Die Pflegemöglichkeit, die Atmung, die Thrombose- und Dekubitusprophylaxe können verbessert, die Mobilisation und Rehabilitation gefördert werden.

In der Zusammenarbeit von Allgemeinchirurgen und orthopädischen Chirurgen kann das Beste für den Patienten erreicht werden.

43 Frakturen II: Therapiekonzepte

43.1
Konservative oder operative Frakturbehandlung?

Historische Entwicklung

Das Einrenken und Fixieren von Knochenbrüchen gehört seit dem Altertum zur chirurgischen Tradition und wurde im Lauf der Zeit zu einer hohen Kunst entwickelt, zuerst von den «bone setters», später durch hervorragende Schulen in vielen Ländern, von denen jene von Lorenz Böhler in Österreich, König u. a. in Deutschland, Watson-Jones und Charnley in England zu den bekanntesten gehören. Sie konnten genaue Richtlinien und technische Anweisungen für die Reposition der einzelnen Frakturen ausarbeiten und haben die Fixation im Gipsverband zur Perfektion entwickelt. Allerdings erfordert diese **konservative Frakturbehandlung** nicht weniger Erfahrung, Geschick und Sorgfalt als die operative.

Was sie zur bevorzugten Methode für die Behandlung der Mehrzahl aller Frakturen macht, sind ihre hundertfach nachgewiesenen *guten Resultate* und ihre *geringen Risiken*.

Dem gegenüber stehen die bekannten Vorteile der **operativen Frakturbehandlung** (gute Repositions- und Retentionsmöglichkeit, raschere Mobilisation), aber auch ihre höhere Komplikationsrate.

Die Kontroverse zwischen den Anhängern der konservativen und der operativen Frakturbehandlung trugen in den Anfängen oft ein wenig die Züge fundamentalistischer Auseinandersetzungen.

Es gab rein konservative und (fast) rein operative Schulen. Beide hatten gute Argumente für viele Situationen, Schwachstellen in anderen. Die Erfahrung hat gezeigt, dass es bestimmte Frakturtypen gibt, die besser konservativ, andere, die mit Vorteil operativ behandelt werden.

Zwischen diesen beiden Gruppen liegt eine *graue Zone*, in der nach wie vor die beiden Verfahren Befürworter haben, wo aber auch **wenig invasive Kombinationen** (z. B. Kirschnerdrähte und Gips, Fixateur externe) Anwendung finden. Hier können strikte Regeln wohl keine absolute Geltung beanspruchen, doch gibt die Erfahrung eine Reihe von Hinweisen.

Indikationsbereiche

In *erster Näherung* lassen sich folgende *einfache Faustregeln* aufstellen:

- Für **dislozierte Gelenkfrakturen** (Epiphysenbrüche) eignen sich offene Reposition und rigide Fixation (Kompressionsosteosynthese).
- **Schaftfrakturen** lassen sich in den meisten Fällen konservativ behandeln. Aber auch den Frakturherd selbst schonende, lediglich relativ stabile innere und äußere Fixationsmethoden kommen in Frage.
- Bei **Metaphysenfrakturen** hat je nach Situation die eine oder die andere Methode Vorteile.

Bei **Gelenkbrüchen** wird meist offen unter Sicht reponiert, um eine anatomisch genaue Wiederherstellung der Gelenkflächen zu erreichen. Da die Fraktur bereits freiliegt, wird in der Regel eine stabile innere Fixation angeschlossen, welche die richtige Stellung bis zur Konsolidation garantiert. Probleme stellen Trümmerbrüche: Seite 650f. und Abbildung 42.12.

Bei **Schaft- und Metaphysenbrüchen** ist eine anatomisch genaue Reposition nicht nötig und meist kann mit geschlossenen konservativen Methoden eine genügend genaue Reposition erreicht werden. Die Retention kann sich allerdings als schwierig oder unmöglich erweisen. In solchen Fällen ist die transkutane Spickung mit Kirschnerdrähten oft eine geeignete Hilfe, z. B. bei Brüchen in der Spongiosa der Metaphyse, bei Kindern und bei alten Menschen. In der Regel ist eine zusätzliche Ruhigstellung für kurze Zeit (Gips, Schiene) notwendig. Die Drähte werden nach wenigen Wochen wieder entfernt.

Wie dieses Beispiel zeigt, kann auch eine **Kombination von konservativen und operativen Methoden** sinnvoll und zweckmäßig sein. Zwischen einer *offenen Operation* mit Reposition der Fragmente unter Sicht und anschließender innerer Fixation mit einer Kompressionsosteosynthese (ORIF: open reduction, internal fixation) einerseits und der *geschlossenen Reposition* einer Metaphysenfraktur, die mit zwei transkutanen Kirschnerdrähten fixiert und anschließend für kurze Zeit in einem Gipsverband ruhig gestellt wird andererseits, ist der Unterschied beträchtlich. *Die zweite Methode* könnte als «semikonservativ» oder **«minimal invasiv»** bezeichnet werden. Aufwand, Gewebeschaden und Risiken sind natürlich wesentlich geringer.

Zwischen den Extremen offen und geschlossen hat sich eine große Anzahl neuer Technologien angesiedelt und es kommen laufend neue dazu. Es sind zum Teil schwierig zu handhabende und auch teure Instrumentarien, die nicht allgemein verfügbar sind. Überdies sind sie zum großen Teil noch im Versuchsstadium.

In diesem kaum mehr überblickbaren Angebot ist es vielleicht zweckmäßig, sich in Erinnerung zu rufen, dass es immer **zwei verschiedene Ziele** sind, die damit erreicht werden sollen:

1. Die **Reposition**: Je nach Frakturart soll sie entweder **anatomisch genau** (z. B. bei Gelenkbrüchen), und das heißt in der Regel offen, oder lediglich **achsengerecht** (z. B. bei reinen Schaftbrüchen) erfolgen, was sehr häufig auch geschlossen gelingt.
2. Die **Fixation**: Sie kann, ebenfalls je nach Frakturart, als **absolut stabile** Fixation offen (z. B. mittels Kompressionsosteosynthese) oder **relativ stabil** und gedeckt (geschlossen) erfolgen (z. B. perkutane Fixationen, Marknagelung).

Indikationen und technische Zugänge für Reposition und Fixation decken sich häufig (z. B. bei manchen Gelenkbrüchen), doch nicht immer.

Fixationsmethoden: geschlossen versus offen

1. **Geschlossen**, im Anschluss an geschlossene (achsengerechte) Reposition:
    - *konservativ:* Gips, Schienen, Verbände
    - *operativ:* **relativ stabil**
        - perkutane Spickung mit Kirschnerdrähten
        - Markschienung
        - Fixateur externe.

Vorteil: kein oder nur geringer Gewebeschaden, minimaler Eingriff, oft perkutan möglich. Die Drähte oder Nägel können oft nach kurzer Zeit und leicht entfernt werden. Gute Knochenbruchheilung.

Nachteil: Ruhigstellung während einiger Zeit nötig.

2. **Offen**, nach offener (anatomisch genauer) Reposition:
    - in der Regel **absolut stabil**: *Kompressionsosteosynthese* mittels Schrauben, Platten, Zuggurtung.

Vorteil: anatomische Reposition möglich, übungsstabil

Nachteil: Offene Operation notwendig, mit allen Folgen und Risiken (Narkose, Gewebeschaden, Infektion, Narben), Gefahr der verzögerten Heilung und Pseudarthrose, wenn die Stabilität nicht genügt; oft ist Metallentfernung nötig und damit eine zweite Operation.

3. Die **Marknagelung** (s. Kap. 43.4.3) nimmt eine Sonderstellung zwischen offen und geschlossen ein:
    - *aufgebohrt: Vorteil:* belastungsstabil (Vorspannungseffekt des Hohlnagels). *Nachteil:* erheblicher Schaden an der Kortikalis (Nekrose), Infektionsgefahr.
    - *nicht aufgebohrt* (kompakter, dünner Verriegelungsnagel): geringerer Gewebsschaden, doch nur bedingt belastungsstabil (Bolzenbruch).

Erfahrung und Infrastruktur

Die Wahl der Methode hängt aber nicht allein von der medizinischen Indikation, sondern vor allem von den **Möglichkeiten** und **Grenzen** der behandelnden Institution ab. Spezialisierte Zentren in Industrieländern bieten gute Voraussetzungen für die anspruchsvolle operative Behandlung. Sie verfügen über ein ständig auf dem aktuellen Stand gehaltenes umfangreiches Instrumentarium und über ein großes und teures, alle Frakturformen abdeckendes Arsenal von Implantaten, aber auch über die nötige Erfahrung in der erfolgreichen Handhabung dieser technisch anspruchsvollen Verfahren. Damit geben sie auch eine gewisse Gewähr für einen *Qualitätsstandard* und *überprüfbare Resultate*.

Nicht überall sind diese Voraussetzungen gegeben. Die regionalen Unterschiede können sehr groß sein. Sie sind wesentlich auch von den politischen und finanziellen Bedingungen, von der Tradition und Organisation der medizinischen Einrichtungen, und schließlich vom wichtigsten Faktor in der Kette, von der Ausbildung und Fähigkeit des *Operateurs* abhängig.

Wo optimale Bedingungen *nicht* gegeben sind, haben Operationen hohe Komplikationsraten und schlechte, nicht selten katastrophale Resultate. Aus nahe liegenden Gründen finden sie sich kaum in der Literatur, doch umso häufiger im Gutachtenbetrieb und als «Sanierungsfälle» in spezialisierten Zentren. Unter suboptimalen Bedingungen ist die operative Knochenbruchbehandlung gefährlich und die konservative Behandlung zweifellos der sicherere Weg.

Konzepte im Wandel

Seit der ersten Auflage dieses Buches (1983) hat die Frakturbehandlung rasche Wandlungen erlebt. Die **Osteosynthesen sind differenzierter** geworden, Erfahrungen und neue Erkenntnisse haben sie stark modifiziert. Darauf wird in einem folgenden Abschnitt eingegangen, ebenso auf den Fixateur externe, der zu einem wichtigen Instrument in der Knochenchirurgie geworden ist.

Die konservative Knochenbruchbehandlung hat ebenfalls neue Impulse erhalten, etwa durch das «functional bracing» (Sarmiento), d.h. die funktionelle Behandlung mit Gipsen und Schienen, bei der neue Materialien, Kunststoffe für Schienen, Orthesen, Verbände usw. zum Einsatz kommen und eine frühzeitige physiologische Beanspruchung angestrebt wird.

Die konservative Frakturbehandlung ist bei einer Mehrzahl von Frakturen nach wie vor die Methode der Wahl. So lange das «primum nil nocere» als ärztliche Maxime gilt, wird sie es bleiben.

Es ist nicht Geringschätzung dieser Methode, wenn sie hier nicht weiter zur Sprache kommt: Sie würde den *Rahmen dieses Buches* bei weitem *sprengen*. Einige Prinzipien sind in Kapitel 17.9 und Kapitel 17.10 beschrieben. Im Übrigen kann auf eine ausgezeichnete und detaillierte Literatur verwiesen werden. Empfohlen sei, als pars pro toto, insbesondere die Lektüre des klugen Buches von *Augusto Sarmiento*[1] sowie des älteren scharfsinnigen und innovativen Buches von *John Charnley*[2] («Contrary to popular ideas the operative treatment of fractures is much simpler than the nonoperative», but «far from being a crude and uncertain art the manipulative treatment of fractures can be resolved into something of a science.»). Beide Schriften haben nichts von ihrer Aktualität verloren.

Auf die operative Frakturbehandlung jedoch soll kurz eingegangen werden, vor allem auch auf ihre Tücken und Gefahren:

43.2
Prinzipien der operativen Frakturbehandlung

Die Osteosynthese hat sich in den letzten Jahrzehnten unter dem maßgebenden Einfluss der AO, der Arbeitsgemeinschaft für Osteosynthesefragen, für viele Frakturen weitgehend durchgesetzt. Ihre Grundlagen sind in Kapitel 3.3 und Kapitel 4.2.3 ausführlich abgehandelt.

Inzwischen sind auch die Nachteile, die Schwierigkeiten und Probleme der offenen Reposition und der Plattenosteosynthesen genauer erkannt worden. Theorien und Konzepte wurden kritisch überprüft und Techniken und Indikationen entsprechend angepasst, modifiziert und differenziert.

Die technische Entwicklung ist noch im Gange, das Angebot von Methoden, Instrumentarien und Implantaten verwirrend und unübersehbar geworden. Die operative Frakturbehandlung ist ein beliebtes und ergiebiges Experimentierfeld zwischen Wissenschaft, Technik, Operationssaal und Markt, in welchem sich der Praktiker, der Orthopäde oder Chirurg, der die täglichen und nächtlichen Unfälle zu versorgen hat, schwer zurechtfinden kann. Die Vielzahl der empfohlenen Methoden darf nicht den Blick auf die vergleichsweise wenigen allgemein gültigen Prinzipien verstellen, an denen sich alle diese Methoden orientieren müssen. Sie allein, nicht irgendein bestimmtes Implantat, geben Aussicht auf Erfolg. Die wichtigsten Grundsätze sollen deshalb hier erwähnt werden:

- **Biologie: Vitalität.** Während am Anfang das Interesse fast ausschließlich der Mechanik galt, wurde die überragende Bedeutung der Biologie erst relativ spät erkannt: Knochenbrüche heilen durch die Aktivität lebender Zellen zusammen und nicht durch Metall. Jeder operative Eingriff schädigt diese Zellen und ihre Blutversorgung und erschwert die Heilung. Knochennekrosen, Pseudarthrosen, Infekte waren und sind Folgen, welche die Patienten zu tragen haben.
  Anatomische Reposition und starre Montage haben nicht mehr erste Priorität. Erstes Gebot ist die Schonung der vitalen Gewebe. **«Biologische Osteosynthese»** heißt ein etwas euphemistisches Schlagwort (korrekter wäre wohl: «möglichst wenig gewebeschädigend»). Wesentlich ist, dass der Respekt vor dem lebenden Gewebe die Indikationen und Techniken bestimmt.
- **Technik: Reposition.** Viel «Landschaden» wurde durch verzweifelte (offene) anatomische Repositionsversuche verursacht. Seit man weiß, dass anatomisch genaue Reposition für eine gute Frakturheilung nicht notwendig ist (vgl. Kap. 4.2.1, Kap. 42.2 u. Kap. 43.3), wurden **indirekte Repositionsmethoden** (durch Längszug) entwickelt, bei denen die Fraktur selbst nicht freigelegt und so das Gewebe geschont wird (s. Kap. 43.4.3). Das Ziel der Reposition ist dabei lediglich eine akzeptable Achsenstellung sowie das Schließen von größeren

---

[1] Sarmiento, A., Latta, L. L.: «Closed Functional Treatment of Fracures» Springer, Berlin/New York (1981)

[2] Charnley, J.: «The Closed Treatment of Common Fractures.» 3rd. ed., Livingstone, Edinburgh & London (1961)

klaffenden Spalten, damit zwischen den Hauptfragmenten keine Diastasen entstehen, welche die Heilung verzögern oder verhindern würden.

- **Mechanik: Stabilität.** Seit man (wieder) weiß, dass absolute Rigidität für eine gute Knochenbruchheilung nicht notwendig ist (vgl. Kap. 4.2.1), wird über die notwendige Stabilität bzw. «Dynamisierung» diskutiert. Verschiedene Theorien sollen die verwirrenden praktischen Beobachtungen erklären und «Strategien» werden entwickelt. Fest steht, dass bei der natürlichen Knochenbruchheilung (z. B. bei der konservativen Behandlung) lediglich eine *relative Stabilität* notwendig ist, die grobe Bewegungen verhindert und damit den wachsenden Frakturkallus schützt, während dieser selbst für die zu jedem Zeitpunkt notwendige Mikrostabilität sorgt.

  Anders bei der Kompressionsosteosynthese: Unter absolut rigider Fixation (Zugschrauben, Platten) kommt es entweder zu einer sog. «Primärheilung» (ohne Kallus) oder aber (falls doch minimale Wackelbewegungen auftreten) leicht zur Pseudarthrose (vgl. Theorie der Frakturheilung und der Pseudarthrose, Kap. 4.2.2).

  Die «biologische» Osteosynthese vertraut hingegen wieder mehr auf die Potenz der *natürlichen Kallusbildung*. Ihre Ziele sind eine schonende Operationstechnik, eine relative Stabilität, welche die Fragmentstellung sichert und die Kallusbildung nicht kompromittiert, und eine **«Übungsstabilität»**, die schmerzfreie Bewegungen erlaubt.

Die Kunst der operativen Knochenbruchbehandlung besteht darin, alle diese Forderungen unter einen Hut zu bringen. Die genannten *drei wichtigsten Prinzipien* sollen deshalb nochmals etwas genauer unter die Lupe genommen werden:

Erstes Prinzip: Vitalität von Knochen und Weichteilen erhalten

Im Röntgenbild nicht zu sehen, aber von größter Bedeutung für die Heilung von Knochen und Weichteilen ist die Vitalität, d. h. ihre Durchblutung. Nachdem am Anfang der Osteosyntheseära das Augenmerk röhrenförmig auf die röntgenologisch augenfällige anatomisch genaue Reposition aller Fragmente gerichtet war, stellte sich heraus, dass die Frakturheilung viel mehr von einer **gut erhaltenen Durchblutung des Knochens** und der umgebenden Weichteile abhängt. Lebender Knochen kann immer heilen, auch wenn er nicht anatomisch reponiert ist (s. Kap. 4.2.1.).

Viele Misserfolge der Osteosynthesen waren durch Zerstörung des Gefäßanschlusses der Knochenfragmente und Schädigung der Weichteile entstanden: Der Knochen wurde großzügig freigelegt, ja einzelne Fragmente zur Reposition und Fixierung aus den Weichteilen herausgelöst, um sie wie ein Puzzle wieder zusammenzusetzen, und dann eventuell noch große, lange und gar mehrere Platten auf die denudierten Fragmente aufgeschraubt. Knochennekrosen, verzögerte Heilung, Plattenbrüche und Pseudarthrosen waren häufige Folgen.

Man hatte die Beobachtung gemacht, dass die unter einer Platte liegende Kortikalis stark *porotisch* wird. Was man als Umbau infolge der verminderten Beanspruchung des Knochens zu erklären versuchte und als «*stress protection*» (durch die Platte) bezeichnete, stellte sich als Umbau infolge einer Nekrose des unter der Platte liegenden Knochens heraus (s. Abb. 4.19, Kap. 4.2.3).

Ausgedehnte offene Repositionsmanöver und Plattenosteosynthesen erwiesen sich als besonders **gefährlich** bei Frakturen, die durch *Einwirkung massiver Kräfte* mit hoher Geschwindigkeit entstanden waren (s. a. Abb. 42.4). Diese Brüche sind häufig *offen* und immer von schweren und ausgedehnten *Weichteilverletzungen* begleitet. Wundheilungsstörungen, Hautnekrosen, Infektionen mit Knochensequestrierung, infizierte Pseudarthrosen mit größeren Knochendefekten waren die Folgen.

Besonders exponiert ist die Schienbeinkante, die unmittelbar unter der Haut liegt und nicht durch einen Weichteilmantel geschützt ist. Plattenosteosynthesen an dieser Stelle, unter beschädigter Haut, führen fast zwangsläufig zu solchen schwerwiegenden Komplikationen.

Man hat deshalb vor allem für die offenen und komplizierten Brüche andere, **weniger gefährliche Methoden** zur Frakturreposition und -fixation gesucht:

- die *indirekte Reposition mittels Extension*
- die *frakturferne Fixation*.

Die Möglichkeiten der Stabilisierung mit dem Fixateur externe haben diesen zum wichtigsten Instrument in der Behandlung dieser gefährdeten Frakturen werden lassen: Reposition und Fixation sind möglich, *ohne* den Frakturherd zu eröffnen (s. Kap. 43.4.3 u. Kap. 43.4.4).

Aber auch ganz allgemein sind die Osteosynthesen differenzierter, «biologischer», geworden, indem der Vitalität der Gewebe die Priorität zukommt.

Zur Realisierung der Reposition und der nötigen Stabilität steht eine Reihe von unterschiedlichen Methoden zur Verfügung, aus der für jede Frakturart und für jeden Fall die zweckmäßigste und schonendste ausgewählt werden muss. Die Methoden sind in Kapitel 43.4 beschrieben.

Zweites Prinzip: Frakturreposition durch Längszug

Der Bruch eines langen Röhrenknochens lässt sich mit dem Mastbruch eines Segels oder eines Zeltes vergleichen: Das mit den Verstrebungen durch Druck und Zug fest und stabil gehaltene System von Stangen, Seilen und Tuch fällt in sich zusammen und verliert durch Verkürzung seine Funktionsfähigkeit (**Abb. 43.1 a** u. **b**). Erst die Wiederherstellung der ursprünglichen Länge gibt auch wieder die richtige Achse und damit die ursprüngliche Form zurück (**Abb. 43.1 c**). Der Wiederherstellung der Länge stellen sich die zugfesten Elemente entgegen: Wie Seile und Tuch bei Segel, Zelt oder Schirm, so beim Knochen die Weichteile: Bänder, Faszien, vor allem aber die Muskulatur.

Das Zusammensetzen des Knochens wie ein Puzzle, ausgehend von den einzelnen Bruchfragmenten (in der Anfangszeit der Osteosynthese das erklärte Ziel) ist nur bei bestimmten einfachen Frakturen leicht zu bewerkstelligen, bei komplizierteren schwierig, bei manchen Trümmerbrüchen gar nicht möglich.

Viele *Nachteile* (Gewebsschäden, Nekrosen, Infektionen) der direkten Fragmentreposition können durch die indirekte Methode der Reposition durch Längszug *vermieden* werden: die **Distraktionsmethode** (**Abb. 43.2**). Durch die Extension wird der Knochen in die richtige Achse gebracht, die Länge wird wieder

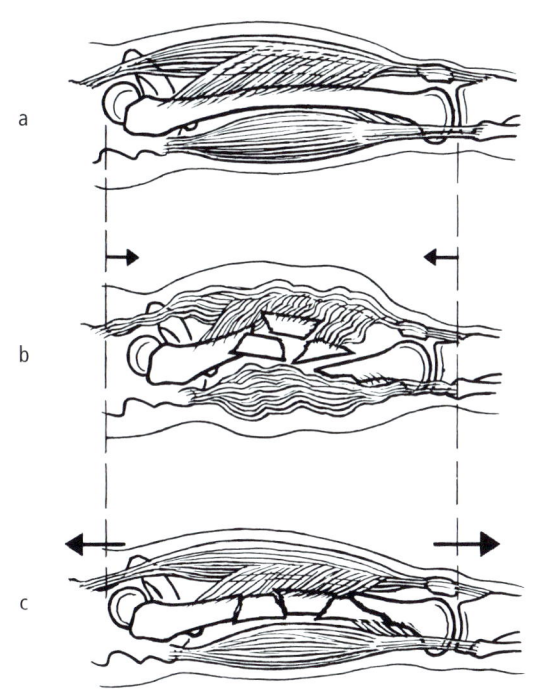

Abb. 43.1: Längszug als Prinzip zur Frakturreposition.
a) Normale **stabile** Verhältnisse. Länge gehalten vom Knochen, als druckfestem Stab, Weichteile unter Zug gespannt: stabiles System (Prinzip von Zelt, Schirm oder Segel).
b) Knochen gebrochen, **verkürzt** durch den Zug der Weichteile, denen der Widerstand fehlt. System instabil, Dislokation.
c) Reposition durch Längszug **(Ligamentotaxis)**.
  – Länge wieder hergestellt.
  – Achse stellt sich von selbst richtig ein.
  – Fragmente adaptieren sich in der Achse.

Das Prinzip der Reposition durch Längszug findet sowohl in der **konservativen** wie in der **operativen** Frakturbehandlung Anwendung:
– Reposition von Hand, anschließend Gips (Beispiel: Radiusfraktur loco classico).
– Dauerextension im Bett auf Schiene (Beispiel: Femurfraktur im Wachstumsalter)
– Fixateur externe (s. Kap. 43.4.4),
– Distraktionsgerät (s. Abb. 43.4),
– Verriegelungsnagel, Wellenplatte.

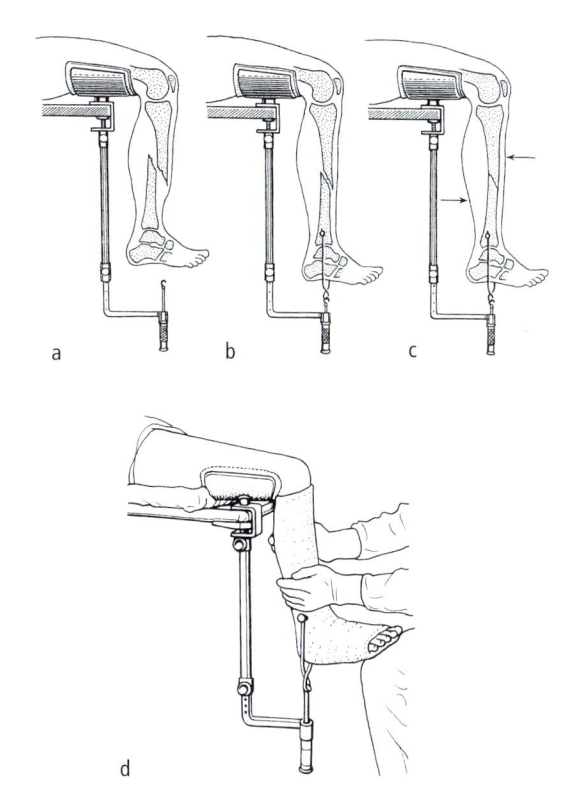

Abb. 43.2: Reposition durch Distraktion bzw. Extension.
Apparat von Reginald Watson-Jones, 1932, zur Reposition von Unterschenkelbrüchen. Abbildung aus seinem berühmten Lehrbuch.
a) Lagerung mit hängendem Knie.
b) Längszug mittels eines Nagels durch die distale Tibia zum Ausgleich der Verkürzung.
c) seitliche Kompression von Hand, um die Fragmente zusammenzubringen.
d) Gipsverband. Sir Reginald hält die Fragmentstellung durch Druck der flachen Hand aufrecht, bis der Gips ausgehärtet ist.

Praktisch die genau **gleiche Methode** wird angewandt in der **operativen** Frakturbehandlung, z.B. zur gedeckten Marknagelung.

hergestellt. Durch die Streckung des umgebenden Muskelmantels und des Periostes werden auch die einzelnen Bruchfragmente wieder reponiert, wenn nicht genau anatomisch, so doch in einer akzeptablen Stellung.

Es hat sich gezeigt, dass diese Repositionstechnik, welche für die *konservative* Knochenbehandlung immer gültig war und sich bewährt hat, auch in der *operativen* Frakturbehandlung in verschiedenen Formen und mit sehr unterschiedlichen Techniken angewandt werden kann und große Vorteile bietet (s. Kap. 43.4.3 u. Abb. 43.2). Als **«Ligamentotaxis»** ist ein altes konservatives Prinzip, die Extensionsbehandlung, wieder entdeckt worden und in neuer Form zu Ehren gelangt. Der wichtigste Vorteil neben der Wiederherstellung der richtigen Achsen- und Längenverhältnisse und der Einfachheit der Methode ist zweifellos die Schonung von Knochen und Weichteilen.

Drittes Prinzip: Stabilität der Osteosynthese

Das Ziel der operativen Frakturbehandlung war und ist die volle Gebrauchsfähigkeit der verletzten Extremität: **Schmerzfreie Bewegung** ohne äußere Ruhigstellung soll nach der Osteosynthese möglich sein und die Folgen einer Immobilisierung, die «Frakturkrankheit» (Ödem, Atrophie, Osteoporose, Gelenksteife) verhindern (s. Kap. 42.4.3). Dieses Ziel lässt sich bei vielen Frakturen und, bei richtiger Indikation, in den meisten Fällen erreichen: Eine solche Osteosynthese kann als **«übungsstabil»** bezeichnet werden: möglich ist aktive Bewegung ohne Belastung.

In günstigen Fällen und in der Regel nur mit mechanisch besonders stabilen Implantaten (z. B. mit dicken Marknägeln) ist auch *volle Belastung* möglich; unbedingt notwendig für den Erfolg ist sie nicht. Eine wenigstens *teilweise Belastung* ist für die Nachbehandlung jedoch von großer Bedeutung. Eine gute Osteosynthese erlaubt dies in der Regel auch.

Stabilität dient jedoch in erster Linie dazu, die richtige Stellung bis zur knöchernen Konsolidation zu erhalten. Auch dies ist von einer guten Osteosynthese zu fordern.

43.3
«Primäre» oder «sekundäre» Frakturheilung?

Stabilität spielt schließlich eine wichtige Rolle bei der Konsolidation einer Fraktur. Ursprünglich war das erklärte Ziel der stabilen Osteosynthese eine Frakturheilung durch «primäre Knochenheilung», d. h. die Überbrückung eines anatomisch genau reponierten Frakturspaltes ohne Kallusbildung, was histologisch einer direkten **Kontaktheilung** entspricht (siehe «Frakturheilung», Kap. 4.2.3). Eine solche ist nur möglich, wenn die Knochenfragmente tatsächlich absolut starr miteinander verbunden sind und keinerlei mikroskopische Bewegungen zwischen ihnen stattfinden (vgl. Abb. 4.16 u. Abb. 4.17). Solche starren Montagen sind z. B. mit Kompressionsosteosynthesen möglich (s. Kap. 43.4.2).

Der Frakturkallus als Stabilisator

Andererseits heilen nicht stabilisierte Frakturen bekanntlich auch: mit Hilfe des natürlichen Frakturkallus. Dieser hat offensichtlich die Fähigkeit, eine Fraktur mit der Zeit derart zu stabilisieren, dass den Osteoblasten der Brückenschlag möglich wird.

Die Kallusbildung lässt sich bei Marknägeln, Fixateur externe, aber auch bei anderen nicht ganz stabilen Osteosynthesen röntgenologisch gut verfolgen.

Bei anatomisch genau reponierten interfragmentären Kompressionsosteosynthesen ist Kallusbildung jedoch der Ausdruck von Instabilität («Unruhekallus») und ein Alarmzeichen dafür, dass verzögerte Heilung und Pseudarthrose drohen. Tatsächlich hat die Erfahrung gezeigt, dass in solchen Fällen der knöcherne Durchbau der Fraktur eindeutig häufiger ausbleibt (non-union) als bei konservativer Behandlung.

Schmaler Frakturspalt: Gefahr für die Bruchheilung

Die Erklärung für dieses Phänomen liefert die *Dehnungstheorie* (s. Kap. 4.2.3 u. Abb. 4.18): Perren hat nachgewiesen, dass ein schmaler Frakturspalt für die Frakturkonsolidation ungünstiger ist und eher zur Pseudarthrosebildung neigt als ein breiter (s. Kap. 4.2.2, Abb. 4.11). Bei genau («wasserdicht») reponierten Frakturen sind die Spalten sehr schmal. Sie sind auf histologisch «direkte» Kontaktheilung angewiesen, denn die natürliche Kallusbildung ist durch die Denudierung der Fragmente während der Operation und die Rigidität der interfragmentären Kompression unterbunden. Sogenannte «stabile» Osteosynthesen bei anatomisch genau reponierten Frakturen, die im schmalen Frakturspalt doch noch etwas wackeln, sind deshalb besonders *gefährdet*.

Diese Tatsache ist bei der offenen Frakturbehandlung zu berücksichtigen: **Kompressionsosteosynthesen** *nach anatomisch genauer Reposition sind nur gut genug, wenn sie* **absolut stabil** *sind und auch keine minimalen Wackelbewegungen zulassen. Für Gelenkfrakturen sind sie unübertroffen.*

«Biologische» Osteosynthesen

Bei den *Schaftbrüchen* hingegen hat sich das Interesse von den direkten zu den indirekten Osteosyntheseverfahren verlagert: Der offenen Reposition und direkten Stabilisierung der einzelnen Fragmente mit Zugschrauben und Neutralisationsplatte wird in vielen Fällen die geschlossene, **indirekte Reposition** durch Längszug und eine **frakturferne Fixierung** vorgezogen: Auf die rigoros genaue anatomische Reposition wird zugunsten der Schonung von Knochen und Weichteilen im bereits durch die Fraktur geschädigten Bereich verzichtet.

Das Hauptproblem und *das Ziel jeder Osteosynthese* ist aber nach wie vor eine **ausreichende Stabilität**: Wie sie mit der geringstmöglichen Schädigung von Knochen und Weichteilen zu bewerkstelligen ist, bleibt die Kunst des Chirurgen oder Orthopäden. Voraussetzungen für den Erfolg sind genaue Kenntnisse der Anatomie, Verständnis der Mechanik, aber auch der Biologie der Frakturheilung, Erfahrung in der Beurteilung der individuellen Fraktur, richtige Wahl und Anwendung der Implantate und letztlich handwerkliches Können.

Das Schwierigste ist vielleicht die richtige **Indikationsstellung**.

43.4
Techniken der Osteosynthese

Wie erwähnt ist die Reposition und Fixation einer Fraktur grundsätzlich auf zwei Wegen möglich:

1. **offene**, anatomisch genaue **Rekonstruktion** (Puzzle) unter Sicht und **Kompressionsosteosynthese** (rigide Stabilität)
2. axiale **Distraktion** (Längszug) und **überbrückende Osteosynthese** (relative Stabilität).

Die *erste Methode* ist v. a *bei Gelenkfrakturen* angezeigt, die *zweite* bei *Frakturen im Schaftbereich*. Die beiden Verfahren sollen nochmals etwas eingehender erörtert werden.

43.4.1
Offene Reposition unter Sicht

Die offene Reposition unter Sicht erfolgt mit Hebelinstrumenten, Zangen usw. Anschließend werden die Fragmente fixiert, schrittweise mittels interfragmentärer Kompression (Schrauben, Platten, Zuggurtung, evtl. durch eine «Neutralisationsplatte») gesichert (ORIF = open reduction, internal fixation).

Vorteile:
- Die Fraktur kann ohne Röntgen und ohne Extensionstisch unmittelbar eingesehen, reponiert und fixiert werden. Anatomisch genaue Reposition und Fixation sind unter Sicht möglich.
- Kompressionsosteosynthesen sind bei dieser Methode möglich (und in der Regel zur Stabilisierung notwendig).
- Kompressionsosteosynthesen haben eine fundierte mechanische Basis und ein hochgestecktes Ziel. In geeigneten Fällen sind damit rasche Mobilisation und gute Wiederherstellung (restitutio ad integrum) möglich wie mit kaum einer anderen Methode.
- Geeignet für die Gelenkfrakturen (vgl. Tibiakopffrakturen, Kap. 42.2.3) und für kleine Knochen.
- Gute Resultate bei Brüchen mit wenigen größeren Fragmenten.
- Für intraartikuläre Frakturen mit Stufen in der Gelenkfläche gibt nur die offene Reposition unter Sicht die Gewähr für eine anatomisch exakte Wiederherstellung des Gelenks. Für solche Frakturen ist sie nach wie vor die Methode der Wahl.
- Für Osteotomien ist die Kompressionsosteosynthese die am besten geeignete Methode.

Nachteile:
- Offene Operation nötig, mit allen damit verbundenen Risiken und Nachteilen (Narkose, Narben etc).
- Erhebliche Weichteiltraumatisierung und Knochenfreilegung mit der Gefahr von Zirkulationsstörungen, Knochennekrosen, Sequesterbildung, verzögerter Heilung, Pseudarthrosen, auch Wundheilungsstörungen und Infektionen.
- Kompressionsosteosynthesen sind technisch anspruchsvoll, oft ausgesprochen schwierig. Fehlschläge sind häufiger als bei indirekten Verfahren.
- Kompressionsosteosynthesen sind auch bezüglich Stabilität anspruchsvoller als einfachere Methoden. Schon geringfügige Instabilitäten führen zu Komplikationen (ausbleibende «Primärheilung», Behinderung der natürlichen Kallusbildung und damit verzögerte Heilung, Zusammenbruch der Osteosynthese, Pseudarthrosen).
- Oft, besonders bei komplexen Frakturen, sind Reposition und befriedigende Fixierung schwierig, manchmal unmöglich. Trümmerbrüche sind in der Regel ungeeignete Objekte für dieses Verfahren.
- Oft ist später eine zweite Operation zur Metallentfernung nötig.

43.4.2
Interfragmentäre Kompressionsosteosynthese

Grundlagen und Theorie sind in den Kapiteln «Stabilität», Kapitel 3.4 und Pathophysiologie der Fraktur», Kapitel 4.2.3 im Allgemeinen Teil ausführlich beschrieben.

Die ursprüngliche Idee war eine absolute Stabilität der Bruchfragmente, in der Vorstellung, damit eine «primäre Knochenheilung» ohne Kallusbildung zu ermöglichen (was zutraf), und in der Überzeugung, dass dies erstrebenswert sei (was nicht unbedingt zutrifft). Eindeutig erwiesen ist jedoch, dass rigide Stabilität für eine komplikationslose Knochenheilung bei einer Kompressionsosteosynthese (und nur bei dieser!) ein unabdingbares Erfordernis ist und dass instabile «Osteosynthesen» gefährdet sind (s. S. 664).

Umgekehrt kann die Stabilität einer Fraktur am besten durch **interfragmentäre Kompression** anatomisch genau reponierter Fragmente erreicht werden. Die zusammengepressten, ineinander verzahnten Bruchflächen halten **durch Reibung** unverschieblich zusammen. Dazu ist erheblicher Druck auf den Knochen nötig. Dass dieser **Druck** eine osteogenetische Wirkung haben könnte, war eine Hoffnung, die sich jedoch nicht bestätigte. Andererseits konnte gezeigt werden, dass konstanter Druck *nicht* zur Osteolyse und Knochenresorption führt, wie man aufgrund der Erfahrungen in der konservativen Frakturbehandlung geglaubt hatte, sondern dass der Knochen auch großem Druck standhält und dabei vital bleibt, sogar wenn einzelne Osteone durch Kompression deformiert werden.

Die Wirkung der Kompression besteht somit in der Stabilisierung *durch Vorspannung* (s. Kap. 3.4). Sie ist das beste Mittel zu diesem Zweck.

Interfragmentäre Kompression wird am einfachsten und besten durch **Verschraubung** erreicht. Damit die Schraube die beiden Fragmente zusammendrücken kann, darf das Schraubengewinde nur im hinteren Fragment fassen, sonst sperrt es. Soll die Schraube in diesem Sinn als **Zugschraube** (lag screw) wirken, darf sie entweder nur vorne ein Gewinde haben, oder aber der Bohrkanal im schraubenkopfnahen Fragment muss derart erweitert werden, dass das Gewinde nicht fasst, sondern hindurchgleiten kann (s. Abb. 3.16). Viele direkte Osteosynthesen sind auf diesem Prinzip aufgebaut. An größeren Knochen genügen allerdings Schrauben allein nicht. Die Fixation muss durch Platten verstärkt und gesichert werden (**«Neutralisationsplatte»**).

Eine andere Möglichkeit, Stabilität durch interfragmentäre Kompression zu erzielen, ist die Verwendung der **Platte mit Vorspannung**: Die Gegenkortalis wird mittels Spanngerät, Gleitlochmechanismus oder Vorbiegen unter Druck gesetzt (s. Abb. 4.5; vgl. auch Kap. 3.4: «Stabilität»).

Bei schwerer Osteoporose im höheren Alter sind Kompressionsosteosynthesen oft kaum oder gar nicht mehr möglich. Die Knochen sind so dünn und brüchig, dass die Schrauben keinen Halt finden und ausreißen.

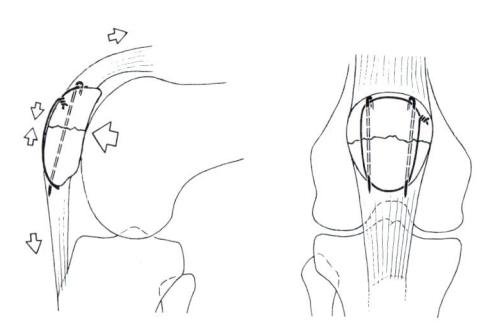

Abb. 43.3: Zuggurtungsosteosynthese für die Patella
Die Fraktur klafft infolge des Zuges der Quadricepssehne. Um dies zu vermeiden, wird der Frakturspalt mittels einer Drahtnaht ventral unter Druck gesetzt. Fragmentstellung und Drahtnaht werden gesichert mit Kirschnerdrähten. Zuggurtungsosteosynthesen sind einfache, effiziente Operationen bei **Traktionsfrakturen**: Olekranon, Fibula, manche Apopyhsen u.a.

Bei Traktionsfrakturen kann mit einer Zuggurtungsosteosynthese interfragmentärer Druck erzeugt werden. Das Prinzip ist in Kapitel 3.3.1 beschrieben. Anwendung findet es bei Patellafrakturen (**Abb. 43.3**, s. Kap. 66.14), bei Olekranonbrüchen (Kap. 47.2.5) u.a.

43.4.3
Indirekte Reposition durch Distraktion

Durch **Längszug** an Bändern, Sehnen und am Muskelmantel stellen sich die einzelnen Fragmente einer Fraktur wieder besser in die Achse (**Ligamentotaxis**).

Distraktion ist die wichtigste Repositionsmethode in der *konservativen* Frakturbehandlung (Abb. 43.2). Das Distraktionsprinzip wird aber *auch bei Osteosynthesen* erfolgreich angewandt, in vielen Fällen als bessere, schonendere Alternative zur direkten Methode (**Abb. 43.4**).

Technisch ist sowohl die Reposition als auch die Fixation *auf verschiedene Arten* möglich. *Beispiele:*

- Fixateur externe
- Distraktor zur intraoperativen Reposition
- Platten, mit umgedrehtem Spanngerät als Distraktor
- Wellenplatte
- Verriegelungsnagel.

Vorteile der Distraktionsmethode:

- gute Wiederherstellung von Achse und Länge, adaptative Reposition der Fragmente, ohne sie zusätzlich zu schädigen; Knochenheilungspotenzial ist gut und nicht kompromittiert
- Fixation ohne Eröffnung des Frakturherdes möglich
- Reposition und Fixation oft geschlossen (gedeckt) möglich, in einem kleinen Eingriff (Kirschnerdrähte, Steinmannnägel, lange Schrauben)

- Metallentfernung oft nach kurzer Zeit ohne neuerliche Operation möglich (Kirschnerdrähte, Fixateur externe)
- geeignet für offene Brüche, Trümmerbrüche usw.
- zweckmäßig bei Schaftfraktur von langen Röhrenknochen, aber auch in vielen anderen Fällen.

Nachteile:

- In der Regel ist Röntgen bzw. Durchleuchtung (Bildverstärker) notwendig.
- Bei manchen Verfahren ist ein Extensionstisch nötig, was die Flexibilität während der Operation einschränkt.
- Die Technik ist bei manchen Verfahren aufwändig, unbequem, störungs- und komplikationsanfällig, erfordert besondere Erfahrung mit den spezifischen Methoden.

Nachstehend sollen einige Osteosyntheseverfahren beschrieben werden, die *auf Reposition mittels Distraktion* beruhen:

Fixateur externe

Mit langen Schrauben (bzw. Nägeln) werden die beiden Knochenfragmente frakturfern gefasst. Mit den Schraubenenden, als Handgriffe verwendet, oder mittels eines äußeren Längszuges, *kann der Knochen manipuliert, distrahiert und* **in die Achse gebracht**, d.h. reponiert werden. Eine mechanisch genügend stabile äußere Verbindung der Schraubenenden erhält die Reposition aufrecht. Axiale Kompression ist mit diesem System ebenfalls möglich (s. Abb. 46.8).

Die Technik ist im Abschnitt «Fixateur externe», Kapitel 43.4.4, ausführlich beschrieben.

Distraktor für intraoperative Reposition

Prinzip ähnlich dem Fixateur externe: Über eine Gewindestange können zwei in die Knochenfragmente eingesetzte Schrauben auseinander getrieben werden, wodurch die Länge des Knochens entgegen der Muskelkraft wiederhergestellt und dieser damit reponiert werden kann (s. Abb. 43.2).

Vorteil: Schonende Reposition. Anschließend ist jede Art von Osteosynthese möglich (interfragmentäre Kompression, Adaptation, Platten, Marknagel). Schwierige Repositionen und Osteosynthesen werden wesentlich erleichtert, oft erst ermöglicht. Distraktion ist ein einfaches, wichtiges Hilfsmittel für die offene Reposition. Kein Röntgen und kein Extensionstisch erforderlich.

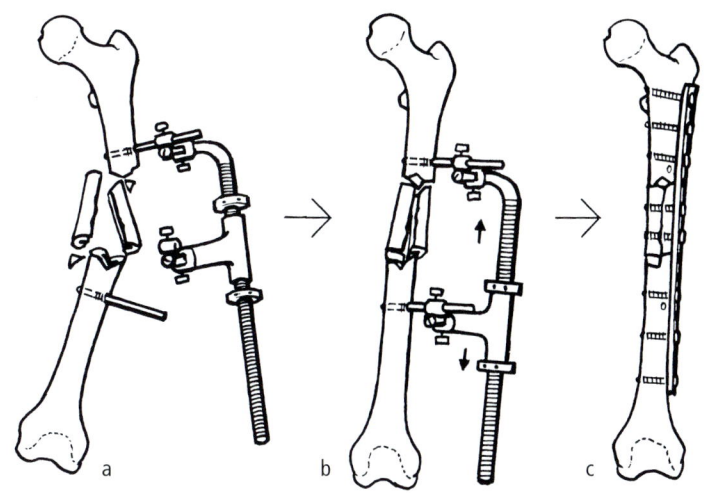

Abb. 43.4: Das Prinzip der **Frakturreposition mittels Distraktion** als Hilfe zur Osteosynthese.
Statt die Fragmente einzeln zusammenzusetzen wie ein Puzzle, kann man sie zuerst durch Zug in der Längsrichtung adaptieren und dann die Osteosynthese mit weniger Schwierigkeiten durchführen. Diese Alternative ist oft zweckmäßiger und schonender.
a) Die Fraktur wird **nur so weit dargestellt**, dass **zwei Schrauben senkrecht zur Achse** eingesetzt werden können, wie für einen Fixateur externe.
b) Indem die Schrauben mit Hilfe des Distraktors auseinander getrieben werden, lässt sich die Fraktur **in die Achse einrichten**. Die Bruchfragmente adaptieren sich dabei automatisch; wenn nicht anatomisch genau, so doch achsengerecht und damit akzeptabel.
c) Unter dieser provisorischen Fixation lässt sich die definitive Osteosynthese (z.B. Platten, Marknagel, Wellenplatte usw.) wesentlich einfacher realisieren, **ohne** dass die **Knochenfragmente einzeln freigelegt** und isoliert werden müssen. So kann ihre Blutversorgung geschont werden, und die Fähigkeit des Knochens zur Osteogenese, zur Kallusbildung, bleibt erhalten.

Nachteil: Zusätzliche Bohrlöcher und etwas umständliche Handhabung.

Distraktion mittels Platten

Mit Platten, einseitig befestigt, lassen sich Frakturen distrahieren und reponieren. Anschließend kann in geeigneten Fällen mit der gleichen Platte wieder interfragmentäre Kompression erzeugt werden.

Vorteil: Schonendere Reposition und Osteosynthese.

Wellenplatte, Platte mit Bolzen

Das Prinzip besteht darin, die Fraktur in einigem Abstand vom Knochen zu überbrücken, um Knochen, Periost und Weichteile zu schonen (ähnlich wie beim Fixateur externe).

Die Wellenplatte wird, nach vorgängiger Reposition durch Distraktion, an ihren frakturfernen Enden mit dem Knochen verschraubt. Die Fraktur selbst wird nicht angegangen.

Durch den größeren **Abstand der Platte vom Knochen** erhöht sich die Biegefestigkeit des Verbundes Platte–Knochen (längerer Hebelarm). Allerdings ist die Beanspruchung in der ersten Zeit sehr groß, da die Platte alle Kräfte allein aufnehmen muss (s. **Abb. 43.5**).

Die Fixation mit einer Platte durch **Bolzen** (statt Schrauben), welche mit dieser starr verbunden sind, gibt – im Gegensatz zu einer verschraubten Platte – auch Stabilität, wenn sie nicht fest am Knochen anliegt. Das Prinzip entspricht demjenigen des Fixateur externe bzw. des «Fixateur interne» für die Wirbelsäulenchirurgie (s. Abb. 43.5b u. Abb. 59.25). Es ist z. B. verwirklicht im System «LISS» (Less Invasive Stabilising System) für distale Femurfrakturen (Kap. 65.1): Eine spezielle Platte wird durch eine kleine distale Inzision eingebracht und ohne Eröffnen des Frakturherdes perkutan stabil verschraubt (Gewinde in den Plattenlöchern für die Schrauben).

Verriegelungsmarknagel

Die Wirkung **konventioneller Marknägel** entspricht eher einer Markraumschiene als einer stabilen Osteosynthese. Rotation und Länge sind nicht sicher kontrolliert. Auch die Biegung ist nur bei einfachen Quer- und Schrägbrüchen im mittleren Schaftdrittel genügend unter Kontrolle.

Das **Aufbohren des Markkanals** und kräftigere, besser sich verklemmende Nägel lösen nicht alle diese Probleme (zum Prinzip des Marknagels s. Kap. 3.4 mit Abb. 3.13). Die massiven Implantate ergeben jedoch oft **belastungsstabile Montagen**, d. h. die Patienten können nicht nur ihre Gelenke frei bewegen, sondern auch sofort herumgehen und auf das gebrochene Bein stehen, ein großer Vorteil! Leider bringt diese robuste Technik aber auch erhebliche Nachteile und Komplikationsmöglichkeiten mit sich. Die Marknagelung, besonders das Aufbohren, gehört zu den *gefährlicheren Operationen* in der Frakturbehandlung. Schon kleine technische Fehler können schwerwiegende intraoperative Komplikationen nach sich ziehen: zusätzliche iatrogene Frakturen, Perforationen, Gelenkverletzung, Weichteilverletzungen, Fettembolien u. a.

Durch das *Aufbohren* werden aber auch große Areale der umgebenden Kortikalis *nekrotisch*, was für die Bruchheilung nicht gleichgültig sein kann (s. Kap. 4.2.3). Ursache sind neben den mechanischen Schäden v. a. Hitzeschäden beim lang anhaltenden Bohren mit Kraftanwendung bei schlecht geschliffenen Bohrern. Infektionen von Marknägeln können zu Markhöhlenphlegmonen und chronischen Osteitiden führen, die überaus schwierig zu heilen sind.

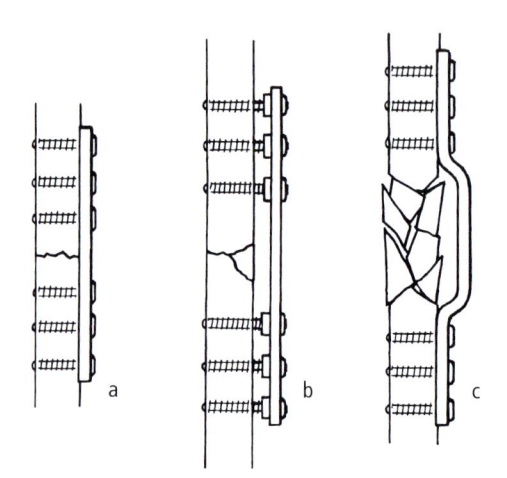

Abb. 43.5: *Verschiedene Arten, Schaftfrakturen mit* **Platten** *zu überbrücken.*

a) **Konventionelle Plattenosteosynthese**
   Vorteil: gute Stabilität, allerdings nur bei guter interfragmentärer Kompression, vor allem auch auf der Gegenkortikalis (durch Vorbiegen der Platte, bei Schrägbrüchen durch Zugschraube, s. Abb. 3.16 u. Abb. 4.5). Die Platte selbst hält ebenfalls durch Kompression und Reibung auf dem Knochen. Bei absoluter Stabilität gute primäre Knochenheilung (s. Kap. 4.2.3).
   Nachteil: Schädigung der darunter liegenden Kortikalis: Ischämie, Nekrose und Osteoporose. Bei auch nur geringfügiger Instabilität ist die Frakturkonsolidation kompromittiert durch Mikrobewegungen im schmalen Frakturspalt (s. Kap. 4.2.2 u. Abb. 4.18) und schwache Kallusbildung. Gefahr der Pseudarthrose.

b) Eine **Platte**, die etwas **Abstand vom Knochen** haben soll, muss mit **Bolzen** statt mit Schrauben befestigt werden, damit eine **winkelstabile feste Verbindung** zwischen Platte und Schrauben resultiert (sonst wackeln die Schrauben in den Schraubenlöchern). Dies ist *das Prinzip des Fixateur externe*. Die Stabilität dieses «Fixateur interne» ist, bei stabilen Implantaten, eher besser, als mit der am Knochen aufliegenden Platte, weil der Hebelarm zum Knochen größer ist. Als Überbrückungsosteosynthese ist das System «LISS» *(Less Invasive Stabilising System)* konzipiert für distale Femurfrakturen (s. d.). Als Alternative zu Bolzen haben die Plattenlöcher ein Gewinde für die winkelstabile Verbindung mit den Schrauben. **Vorteil:** Schonung des Knochens und der Weichteile.

c) «**Wellenplatte**». Eine Möglichkeit, den **Frakturherd** mit der Osteosynthese zu umgehen und damit zu **schonen**. Im abgebildeten Beispiel kann keine axiale Kompression hergestellt werden. Die Platte wirkt wie ein Fixateur externe und muss deshalb sehr kräftig dimensioniert sein. Vorteil: Die Fraktur muss nicht freigelegt werden. Die Platte wird lediglich frakturfern am Knochen befestigt. Der Hebelarm der Wellenplatte (Zuggurtung) ist größer als bei anliegender Platte.

Die **Indikationen zur Marknagelung** waren deshalb eng *begrenzt* auf einfache Frakturen im mittleren Schaftdrittel von Femur und Tibia.

Stark ins Gewicht fällt jedoch der Vorteil der früheren Belastbarkeit gegenüber den Plattenosteosynthesen, vor allem bei Femurfrakturen, aber auch bei den Unterschenkelbrüchen. Um dieses Vorteils willen wurde versucht, *die Marknagelung zu einer rotations- und längenstabilen Osteosynthese* zu entwickeln. Die Möglichkeit, proximales und distales Fragment mit queren Schrauben bzw. Bolzen durch den Nagel selbst zu fixieren, machen den **Verriegelungsnagel** zu einem begehrten Implantat für Femur- und Tibiafrakturen und haben die Indikationen zur Marknagelung wieder erheblich erweitert: Auch Mehrfragment- und Trümmerbrüche lassen sich nach erfolgter Reposition «auffädeln» und schließlich rotations- und längenstabil fixieren. Überdies ist damit die Indikation auf die ganze Diaphyse ausgedehnt worden (**Abb. 43.6**).

Zur **Technik**: Die Verriegelungsnagelung wird auf einem Extensionstisch geschlossen durchgeführt. Aufgebohrt werden muss nicht mehr oder nur noch so weit, dass ein genügend kräftiger Marknagel eingeschlagen werden kann.

Eine *technische Schwierigkeit* besteht darin, die Schrauben von außen in die dafür vorgesehenen Löcher im Nagel hineinzubringen. Am Nagel aufgesetzte **Zielgeräte** und solche mit Röntgendurchleuchtungskontrolle haben beide ihre Tücken. Ein vorläufig kaum zu eliminierender Nachteil ist die Strahlenbelastung.

Im Übrigen bleibt auch die Verriegelungsnagelung eine technisch anspruchsvolle Methode, die Fehler nicht verzeiht und deshalb Erfahrung erfordert. Komplikationen ergeben sich beim Einsetzen der Schrauben (wenn man das Loch im Nagel nicht trifft) und gelegentlich beim Versuch, sie wieder zu entfernen (Verklemmen, Bruch), was unangenehme Konsequenzen hat.

Nachbehandlung: Unaufgebohrte Verriegelungsmarknägel sind der ersten Zeit nur bedingt belastbar. Bei zu großer Belastung können die Verriegelungsbolzen brechen oder ausscheren.

Starre oder dynamische Verriegelung? Dies schien eine wichtige Frage zu sein. Mit der starren Verriegelung soll die Länge gehalten werden, die «dynamische» soll ein Zusammenrücken der Fragmente ermöglichen und damit die Frakturheilung fördern oder wenigstens nicht behindern. Dazu wird der Verriegelungsbolzen am einen Ende des Nagels durch ein ovales Gleitloch gebohrt statt durch ein rundes. Untersuchungen haben gezeigt, dass der Unterschied im Endeffekt nicht sehr groß ist. Bei größeren Diastasen ist eine «Dynamisierung» wohl zu empfehlen, falls die Verkürzung in Kauf genommen wird.

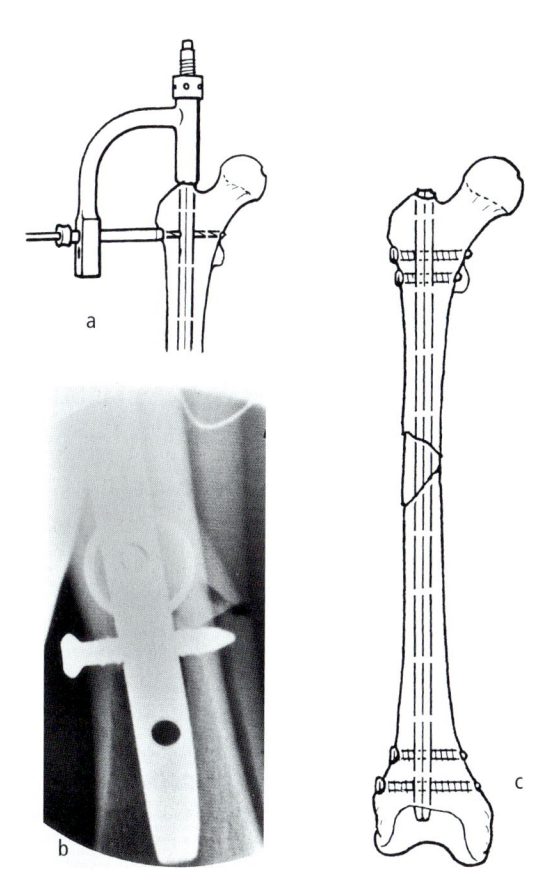

Abb. 43.6: Verriegelungsmarknagel.
c) *Liegender Nagel bei Femurfraktur.* Die Verriegelung mit je zwei Schrauben bzw. Bolzen durch den Nagel proximal im Trochanterbereich und distal oberhalb der Femurkondylen *sichert die Rotationsstellung* des Femur und *seine Länge*.
Mit dieser Technik können nicht nur einfache Brüche im mittleren Drittel, sondern auch Mehrfragment- und Trümmerbrüche im ganzen Schaftbereich stabilisiert werden.
Ein weites Aufbohren der Markhöhle ist nicht mehr nötig. Die Fixationsschrauben müssen durch die Löcher im Verriegelungsnagel hindurch gebohrt werden. Dazu dienen spezielle **Zielvorrichtungen**: Proximal eine auf das Nagelende aufgeschraubte *Bohrlehre* (a), distal ein *röntgenstrahlendurchlässiges Zielgerät*:
b) Der Bohrer wird unter Bildwandlerkontrolle direkt in der Richtung des Strahlenganges durch den Knochen und das Loch im Verriegelungsnagel gebohrt. Im Röntgenbild muss das *Loch im Nagel* als schwarzer und der Bohrer als weißer Punkt erscheinen.

Zur **Indikation**: Für Femurfrakturen in erster Linie, aber auch für Unterschenkelbrüche im Schaftbereich, ist der Verriegelungsnagel gut geeignet. Am Femurschaft ist er der Plattenosteosynthese wohl vorzuziehen.

Hauptsächliche Indikationen sind Mehrfragment- und Trümmerbrüche mit Weichteilverletzungen, aber auch Schräg- und Spiralbrüche. Offene Frakturen kommen nur in Frage, wenn keine wesentliche Kon-

43.4.4
Äußere Fixation

Nach Versuchen von Lambotte u.a. bereits zu Anfang des 20. Jahrhunderts hat die äußere Fixation (in Form des Fixateur externe) erst verhältnismäßig spät als Routinemethode Eingang in die Frakturbehandlung gefunden. Nachdem man die Nachteile und Grenzen der inneren Fixation inzwischen kennen gelernt hat, zeigte sich, dass mit äußerer Fixation viele dieser Nachteile vermieden werden können.

Das Prinzip des Fixateur externe

Die Stabilität des Fixateur externe beruht auf einzelnen Nägeln bzw. Schrauben, die transkutan in genügendem **Abstand von der Fraktur** senkrecht zur Längsachse des Knochens in diesen eingebohrt und dann durch **äußere Verbindungsstücke** (Gewindestangen, Rohre, spezielle Apparate) starr miteinander verbunden werden.

Nach diesem Prinzip können mit einfachen Spannern Kompressionsosteosynthesen realisiert werden, falls die Fragmentstellung entsprechend günstig ist (querer Spalt, kein Defekt). Solche Fixationen sind sehr stabil und auch belastbar. Sie sind schon lange z.B. für Arthrodesen und gelenknahe Osteotomien im Gebrauch, sodann für infizierte Pseudarthrosen (s. Abb. 45.11). Die Osteosynthese mittels Fixateur externe ist aber auch und vor allem für schwere instabile Frakturen eine wichtige und wirksame Fixationsmethode geworden (**Abb. 43.7**).

Die mechanischen Grundlagen sind im Kapitel 3.4: «Stabilität», beschrieben.

Zehn Vorteile des Fixateur externe

- Die Fixation erfolgt weit ab von der Fraktur bzw. der Pseudarthrose oder Infektion. Die Fraktur selbst wird nicht eröffnet. Damit werden Knochen und Weichteile maximal geschont. Bei prekären lokalen Verhältnissen (gefährdete Haut infolge von Kontusion und Spannung, Weichteilschäden, Knochenzertrümmerung, Infektionen usw.) ist dieser Vorteil ausschlaggebend. Der Fixateur externe ist deshalb geeignet für offene Brüche, solche mit schweren Weichteil- (Haut-) Schäden, für infizierte Frakturen, Trümmerbrüche und solche mit Substanzverlust. Er ist deshalb die Fixation der Wahl für schwere offene Frakturen (**Abb. 43.8**).

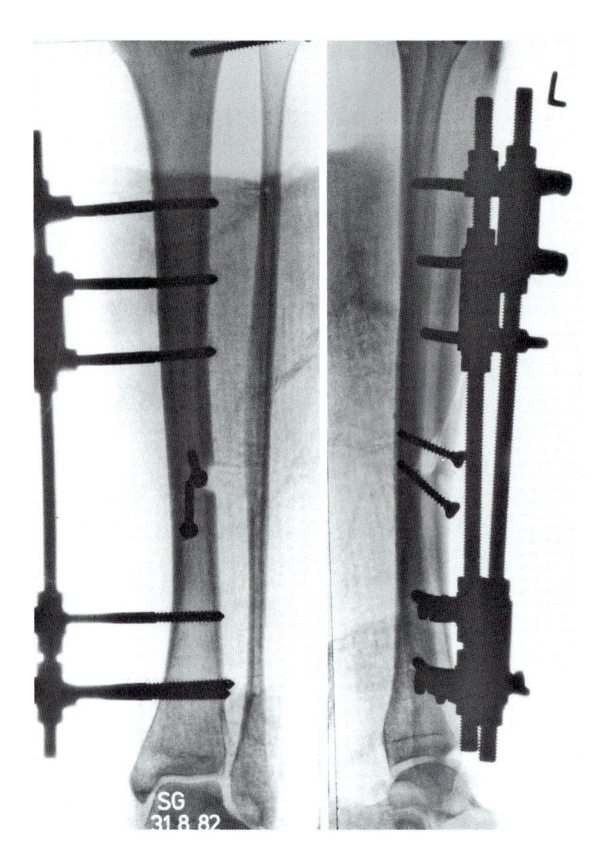

Abb. 43.7: Offene Unterschenkelfraktur mit schweren Weichteilverletzungen durch direktes Trauma bei *Verkehrsunfall. 20-jährige Frau.*
Primäre Versorgung mit **Fixateur externe** (Klammerfixateur. Die beiden Gewindestangen sind auf dem seitlichen Bild rechts zu sehen). Dazu Minimalosteosynthese mit zwei Schrauben zur Schonung der Gewebe. Der Wert dieser zusätzlichen Fixation wird allerdings bezweifelt.

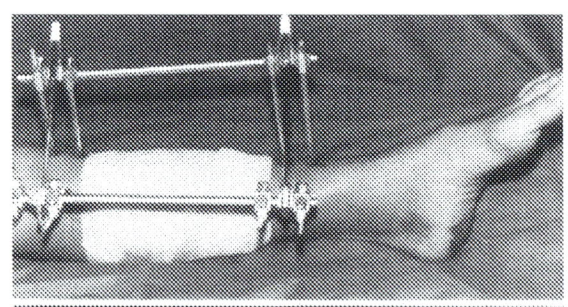

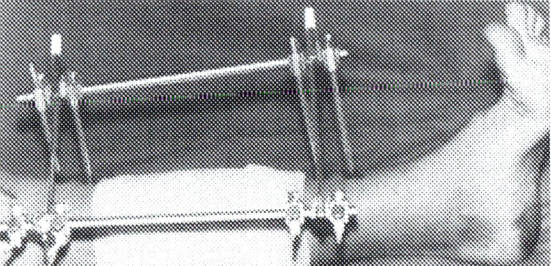

Abb. 43.8: Fixateur externe zur Behandlung einer *offenen Unterschenkelfraktur*. Hier im dreidimensionalen Verbund, was sehr gute Stabilität ergibt. Die Nägel sind weit weg von der Fraktur. Die offene Wunde kann dazwischen gut versorgt werden. Die Sprunggelenke sind frei beweglich.

- Die äußere Fixation erfordert nur einen sehr kleinen und an sich einfachen Eingriff. Dies macht sie überall dort geeignet, wo aus irgendeinem Grund (Allgemeinzustand, lokale Verhältnisse, äußere Umstände) eine größere Operation nicht in Frage kommt.
- Eine schonende Reposition ist möglich, entweder durch äußeren Längszug oder durch Distraktion mittels Manipulation der Schrauben. Sie ist relativ einfach zu handhaben und kann auch bei Wirbelfrakturen angewandt werden (s. Kap. 61.2).
- Die Fragmente können von außen mit den Nägeln bzw. Schrauben manipuliert werden. Fehlstellungen lassen sich jederzeit auch später noch korrigieren (**Abb. 43.9**).
- Der Fixateur erlaubt stabile Fixationen bei Knochendefekten. Die Fragmente werden lediglich in der richtigen Position zueinander gehalten, die ganze Beanspruchung trägt der Fixateur.
- Im Baukastensystem verwendet, z.B. als Gewindespindel- oder Rohrfixateur, ist der Fixateur außerordentlich versatil und lässt sich mit etwas Geschick jeder Situation anpassen.
- Gelenknahe Frakturen können stabilisiert, wenn nötig mitsamt dem Gelenk überbrückt werden (**Abb. 43.10**).
- Die Stabilität der Montage hängt weitgehend von der angewandten Methode und von der Stabilität des Fixateurmodelles ab, lässt sich somit den Erfordernissen anpassen.
- Vor der endgültigen Demontage kann die Eigenstabilität des Knochens geprüft werden: Wenn sich die Fixationsnägel nach Abnahme der äußeren Klammer noch gegeneinander bewegen, können sie nochmals montiert werden, bis zur endgültigen Konsolidation der Fraktur.
- Der Fixateur kann problemlos entfernt werden.

Abb. 43.9:
Zur **Technik** des Einsetzens eines **Fixateur externe**.
a) Am besten werden zuerst die **äußersten** Nägel bzw. Schrauben gesetzt. Sie müssen **genau senkrecht zur Längsachse** eingebohrt werden und genau in der gleichen (meist frontalen) Ebene liegen, damit Achse und Rotation am Schluss stimmen. Die Löcher müssen **vorgebohrt** werden, da sonst wegen der Hitzeentwicklung Knochennekrosen entstehen (vgl. Abb. 43.14).
Beim Setzen der Nägel muss die **Anatomie der Weichteile** (Gefäße, Nerven, Muskeln) genau beachtet werden, beim Rahmenfixateur besonders auch an der Nagelaustrittstelle. Hier: Klammerfixateur an der Schienbeinkante.
b) **Setzen des Rahmens** bzw. der Klammer auf die **zwei äußeren Nägel bzw. Schrauben**. Damit lässt sich die Achse in der **Frontalebene** korrigieren und die Fraktur durch Distraktion mit dem Fixateur reponieren.
c) Erst jetzt wird die Achse in der **Sagittalebene** gerichtet und mit dem Einsetzen der mittleren Nägel bzw. Schrauben festgelegt.

Nachteile des Fixateur externe

- Geringere Stabilität, größere elastische Deformationen, größere Relativbewegungen, somit weniger belastbar
- Mehr oder weniger starke Behinderung und Belästigung des Patienten durch die teilweise sperrigen und schweren Apparate
- Direkte Verbindung der Nagelkanäle mit der Außenwelt. Infektionsgefahr, vor allem bei inadäquater Technik und Stabilität (s. Abb. 43.14)
- Die Schrauben müssen durch eine mehr oder weniger dicke Weichteilschicht eingebohrt werden, mit der Gefahr von Gefäß- und Nervenverletzungen.
- Wo die Nägel und Schrauben die Muskeln durchbohren (z.B. am Oberschenkel), ist deren Bewegung behindert, was zu Störungen führen kann.

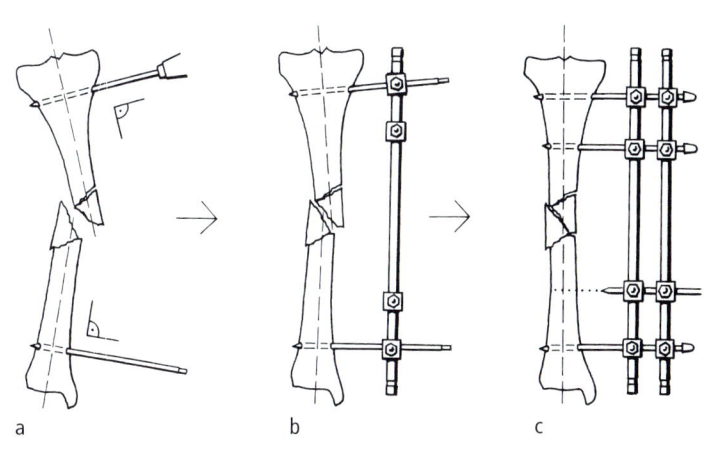

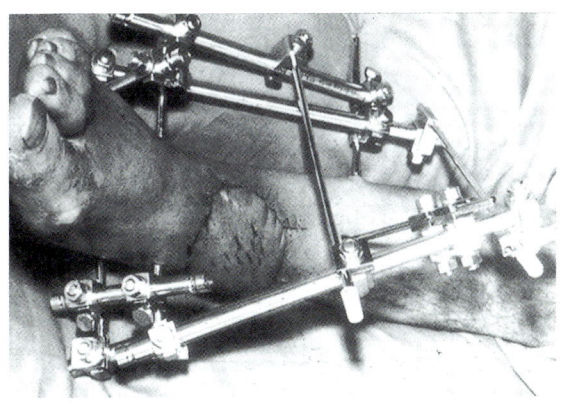

Abb. 43.10: Fixateur externe zur Behandlung einer *infizierten offenen Fraktur des distalen Unterschenkels* (gleicher Fall wie Abb. 32.15, nach Metallentfernung und freier Lappenplastik). Das obere Sprunggelenk ist mitbetroffen. Es wird zusätzlich temporär stabilisiert im Fixateurverbund, was auch der Spitzfußprophylaxe dient.
Nach dem Baukastenprinzip, z.B. mit Gewindestangen, oder im Rohrsystem angewandt, wie hier, ist der Fixateur externe sehr versatil und lässt sich fast **allen Situationen anpassen**.

Schrauben und Nägel sollten möglichst dort eingesetzt werden, wo der Knochen unmittelbar unter der Haut liegt, oder wenigstens im Bereich der Septen zwischen den einzelnen Muskeln.
- Inhärente Stabilität und damit Belastbarkeit sind zeitlich begrenzt. Der Fixateur kann nicht beliebig lange belassen werden.
- Trotz scheinbar einfacher Applikation gibt es leicht Komplikationen bei unsachgemäßer Handhabung (Weichteilverletzungen, instabile Montage, Fehlstellung).

Indikationen für den Fixateur externe

Seine Indikationen liegen ungefähr dort, wo die innere Fixation an ihre Grenzen stößt:

- Weichteilschäden, Hautschäden
- offene Frakturen
- Trümmerbrüche
- Knochendefekte
- infizierte Frakturen und Pseudarthrosen
- wenn größere Eingriffe aus irgendwelchen Gründen nicht möglich bzw. nicht ratsam sind (Allgemeinzustand, äußere Umstände, mangelnde Infrastruktur)
- wenn offene Osteosynthesen oder andere Fixationsmethoden aus irgendwelchen anderen Gründen nicht zweckmäßig oder nicht möglich sind
- manche schwierige Gelenkfrakturen
- besondere, komplexe Frakturen (Becken).

Grundsätzlich gibt es **drei Anwendungsarten** des Fixateur externe:

- *mit Kompression* (Kraft durch Knochen übertragen). Oft benützt für Arthrodesen und Osteotomien im metaphysären Bereich, bei offenen Frakturen und solchen mit Weichteilschäden, bei infizierten Frakturen und Pseudarthrosen (Abb. 45.11 a u. Abb. 68.4).
- *ohne Kompression* (Kraft durch Fixateur übertragen). Bei Knochendefekten, Trümmerfrakturen, offenen Brüchen, evtl. zur Überbrückung bei Gelenkfrakturen (Abb. 32.12, Abb. 45.11 b u. Abb. 45.12).
- *mit Extension:* Zur Knochenverlängerung, zur Schließung von Defekten bei Pseudarthrosen (Ilisarow) (s. Kap. 45.6.2 u. Abb. 38.25, Abb. 45.14).

Eine Unzahl von verschiedenen Fixateuren und Techniken ist entwickelt worden: **Modulare Systeme**, bei denen nach dem *Baukastenprinzip* Stangen, gewindetragende Spindeln, Rohre usw. mit Verbindungsstücken zusammengesetzt werden können, aber auch mehr oder weniger stabile bzw. anpassungsfähige Fixationsapparate. *Wichtigstes Kriterium ist ihre*

Stabilität. Diese ist etwa umgekehrt proportional zu ihrer Flexibilität (Verstellbarkeit der Achsen und der Klammern für die Schrauben) und zu ihrem Gewicht. Die starrsten Apparate sind die stabilsten. Dazu gehören die Verlängerungsapparate (s. Abb. 63.11).

All die verschiedenen Systeme basieren auf einigen wenigen Grundprinzipien. Sie sind vereinfacht in **Abbildung 43.11** dargestellt.

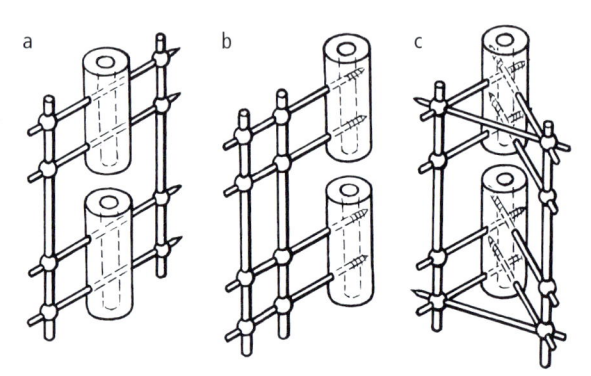

Abb. 43.11: **Verschiedene Möglichkeiten äußerer Fixation** (schematische Darstellung).
a) **Rahmenfixateur:** Die Nägel werden quer durch den Knochen (und die ganze Extremität) gebohrt und an beiden Enden mit je einem Fixateur verbunden. Die mechanische Stabilität des Rahmens ist gut, die Nägel können allerdings verrutschen bei unsachgemäßer Montage. Applikation wegen der Weichteile nicht überall günstig. *Nur beschränkt anwendbar.*
b) **Klammerfixateur:** Die Schrauben werden nur von einer Seite in den Knochen eingebohrt. Mechanische Stabilität vom Konzept her gering. Schon leichte elastische Deformierung der Klammerelemente ergibt große Bewegungsausschläge zwischen den Knochenfragmenten. Nur sehr *robuste* Konstruktionen geben genügend Stabilität. Da weniger Weichteile durchstoßen werden, ist der Klammerfixateur *allgemein anwendbar.*
c) **V-förmige** bzw. **dreidimensionale** (3-D) Applikation von zwei Klammerfixateuren, evtl. im Verbund, erhöht die Stabilität erheblich. Lässt sich vielfältig abwandeln und der konkreten, individuellen Situation leichter anpassen. Ob Gewindespindeln, Stangen oder Rohre verwendet werden, bleibt im Prinzip gleich. Wesentlich ist die *Stabilität der einzelnen Elemente*, vor allem der Verbindungsstücke.
Auch bei dieser Montage werden die Nägel nur von einer Seite her eingebracht, wodurch die *Weichteile besser geschont* werden können.

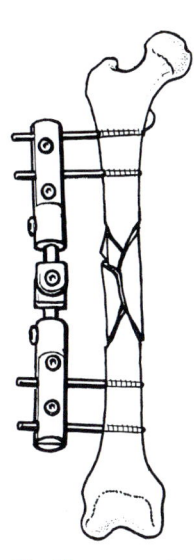

Abb. 43.12: Äußerer Fixationsapparat an einem Stück. Alle diese Apparate funktionieren nach dem Prinzip des Klammerfixateurs, müssen also **sehr robust konstruiert** sein, damit sie *genügend Stabilität* geben, z. B. für die Fixation einer Femur- oder Tibiafraktur. Die Richtung der Nägel sowie die Länge und die Achse des Apparates sind verstellbar.

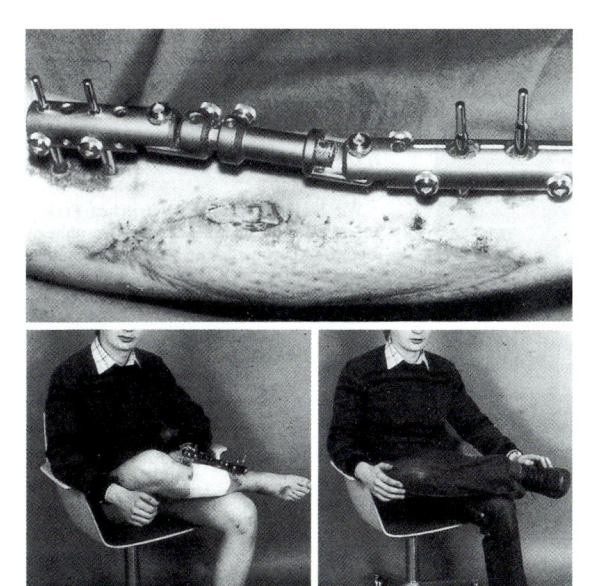

Abb. 43.13: Äußerer Fixationsapparat in situ. *Übungsstabile* Osteosynthese. Bei den meisten Frakturen ist auch eine *Teilbelastung* möglich. Die Patienten sind relativ wenig gestört. Sie können sich frei bewegen, Hosen tragen usw.

Verschiedene Systeme und Techniken

- **Rahmenfixateur:** Geschlossener Rahmen, deshalb relativ gute Stabilität, die durch zusätzliche Nägel erhöht werden kann (Abb. 43.11a u. Abb. 45.11). *Nachteil:* Die Nägel müssen quer durch die Extremität und teilweise durch die Muskulatur gebohrt werden. Gefahr von Weichteilschäden, Nagelkanalinfektionen.
- **Klammerfixateur** (unilateral): z. B. am Oberschenkel, wo Rahmenspanner nicht möglich sind. Kräfte und elastische Deformation unter Belastung sind hier wesentlich größer. Das System muss in sich besonders starr und stabil sein: Genügende Dimensionierung, Stabilität der Verbindung ist Voraussetzung für den Erfolg (Abb. 43.11b u. Abb. 43.6). Anwendung am Femur, am Schienbein, um die Muskulatur zu schonen, auch alle übrigen Lokalisationen. Klammerfixateure dienen auch als Verlängerungsapparate (s. Kap. 63.2.2). Starre und besonders robuste Modelle haben sich dank besserer Stabilität durchgesetzt (**Abb. 43.12** u. **Abb. 43.13**).
- **Fixation in zwei Ebenen** (3-D, V-Prinzip): Damit ist eine wesentlich höhere Stabilität zu erreichen, besonders wenn die beiden Fixationssysteme miteinander verbunden werden. Verschiedenen Kombinationen sind im Übrigen keine Grenzen gesetzt (Abb. 43.11c, Abb. 43.8 u. Abb. 43.10).

Schwierigkeiten und Komplikationen

1. Ungenügende *Stabilität* der Nägel oder Schrauben im Knochen.
2. Ungenügende Stabilität zwischen diesen und den äußeren *Verbindungsstücken*.
3. Störungen *an den Nageldurchtrittsstellen*: Weichteilschädigung (Muskulatur, Gefäße, Nerven), Hitzeschädigung des Knochens beim Bohren, mit Nekrose (Kronensequester, s. **Abb. 43.14**), Infektion und dadurch Lockerung der Schraube.
4. Schwierigkeiten mit der richtigen *Positionierung* der Nägel und Schrauben sowie mit der Stellung der Fragmente.
5. Die zum Teil großen und sperrigen Apparate sind *komplikationsanfällig*, sowohl bei der Montage als auch in der Nachbehandlungszeit. Sie sind für die Patienten unbequem und ungewohnt.
6. *Lockerungen*. Die Nägel und Schrauben können sich mit der Zeit lockern, rasch bei Nagellochinfektionen und Instabilität, langsam bei dauernder Beanspruchung. Dann müssen sie entfernt, wenn möglich und nötig ersetzt werden. Ohnehin können sie nicht beliebig lange belassen werden. In der Regel werden die Fixateurs nach Wochen, spätestens nach Monaten wieder entfernt.

Zu 1: Die **Stabilität der Fixationsnägel** im Knochen (Theorie dazu s. Kap. 3.4): Vorspannung ist auch hier

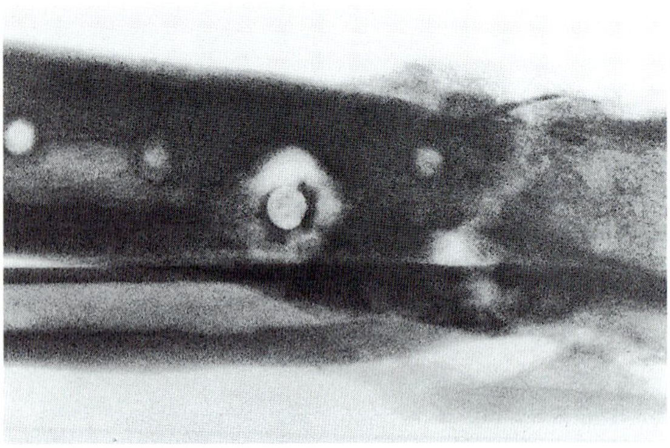

Abb. 43.14: «Ringsequester» oder die Folgen unsorgfältiger Operationstechnik.
Röntgenbild einer Tibia, nach Entfernung von Nägeln eines Fixateur externe. Die Nagellöcher sind genau getroffen. In der Mitte erkennt man einen großen **Osteolysehof** um das scharf ausgestanzte Nagelloch herum. Er rührt von einer Infektion her. Das ringförmige, scharf konturierte, reaktionslose Knochenstück ist tot. Es wurde durch die Hitzewirkung beim Bohren verbrannt und hat sich als «Ringsequester» demarkiert. Auf diesem Boden kam die **Infektion** zu Stande. Der Nagel wurde instabil und musste entfernt werden. Die Infektion kann nicht ausheilen, bevor der Sequester ausgeräumt wird.
Moral: Die Nagellöcher müssen mit einem Bohrer **vorgebohrt** werden, da die Nägel keine schneidende Spitze haben.

ausschlaggebend. **Vorspannung** wird auf verschiedene Weise erreicht:

- durch Kompression des Frakturspaltes (Abb. 45.11)
- durch Vorspannung einzelner Nägel gegeneinander
- radiale Vorspannung: Nägel und Schrauben sollten einen um etwa 0,2 mm größeren Durchmesser haben als der Bohrkanal (s. Kap. 3.4 u. Abb. 3.13).
- dickere Nägel bzw. Schrauben (5 bis 6 mm)
- Die Stabilität der Schrauben bzw. Nägel hängt von ihrer korrekten Implantation ab.
- Vorbohren der Löcher, evtl. Gewinde schneiden, um den umgebenden Knochen, der den nötigen Halt geben muss, zu schonen («Hitzenekrose», s. Abb. 43.14).

Zu 2: Die **Stabilität des Fixateur selbst**, insbesondere der *Verbindung zwischen den Schrauben und dem eigentlichen Fixateur*, ist ein recht komplexes und nicht leicht zu lösendes mechanisches Problem. Daraus ist eine besondere Wissenschaft entstanden, die eine große Zahl von Chirurgen, Ingenieuren und Produzenten zu konstruktiven Höchstleistungen angespornt hat. Es wurden Systeme entwickelt, die genügend Stabilität erzeugen und auch von anderen Chirurgen mit guter, aber nicht unbedingt extrem hoher technischer Begabung sinnvoll angewendet werden können (vgl. dazu Kap. 18.4.5). Immerhin ist die Applikation ausschlaggebend, wobei einige wichtige Punkte zu beachten sind:

- Je kürzer die freie Schraubenstrecke ist, d.h. je näher das Verbindungsstück am Knochen liegt, desto größer ist die Stabilität.
- Je weiter auseinander zwei Schrauben in einem Knochenfragment liegen und je näher eine davon an der Fraktur liegt, desto stabiler ist die Montage.
- Die Montage als Rahmenfixateur (s. Abb. 43.11a) ist erheblich stabiler als ein Klammerfixateur, hat aber den Nachteil, dass oft dicke Weichteilschichten durchstoßen werden müssen. Überdies können die Nägel im Knochen gleiten und dadurch locker werden, wenn sie nicht durch Vorspannung gesichert sind.
- Den annähernd gleichen Effekt erreicht man mit zwei rechtwinklig (v-förmig) versetzten Klammerfixateuren (s. Abb. 43.11c u. Abb. 43.8). Am Unterschenkel kann man damit alle Schrauben direkt in die Tibiakante einsetzen und damit die Weichteile schonen und die Muskulatur sich aktiv bewegen lassen.
- Es gibt inzwischen technisch perfektionierte Apparate, die als Klammerfixateur verwendet werden und dank ihrer Robustheit genügend eigene Stabilität aufweisen. Solche sind besonders am Oberschenkel für die Applikation lateral zwischen den Muskeln gefragt, denn zusätzlich ventral eingesetzte Schrauben würden den Quadrizeps durchstoßen und damit seine Funktion kompromittieren (Abb. 43.12 u. Abb. 43.13).
- Die Stabilität des *Apparates von Ilisarov* nimmt mit steigender Dehnung zu. Er eignet sich deshalb vor allem für Verlängerungen (s. Kap. 63.2.2 u. Abb. 45.14).

Zu 3: Nageleintrittstellen: Beim Einsetzen der Schrauben sollten die dem gewählten System entsprechenden *technischen Vorschriften* (Vorbohren, Durchmesser) ernst genommen und befolgt werden. Zudem sind die lokalen anatomischen Verhältnisse genau zu beachten. Sie sollten deshalb bekannt sein. Verletzungen von Nerven und Gefäßen usw. kommen immer wieder vor. Wenn möglich werden die Schrauben dort in den Knochen eingebohrt, wo er unmittelbar unter der Haut liegt, beim Unterschenkel also an der medioventralen Tibiafläche, bzw. an den Kanten. So kann das Glied bewegt werden, ohne dass sich Haut, Weichteile und Muskulatur an der Schraubeneintrittsstelle dauernd verschieben. Dadurch wird die *Infektionsgefahr* an dieser Stelle wesentlich verringert. Wo der Knochen nicht an der Oberfläche liegt, wie am Oberschenkel, befindet sich die günstigste Stelle für die Schrauben lateral zwischen Beuge- und Streckmuskulatur. Die Haut um die Nagellöcher muss *spannungsfrei* liegen, damit keine Nagelkanalinfekte entstehen. Wenn nötig muss die gespannte Haut mit dem Messer eingeschnitten und hinter dem Nagel wieder vernäht werden (Abb. 17.18).

Zu 4: Die richtige **Positionierung der Nägel**: Sie ist bei starren Systemen nicht ganz einfach, vor allem, wenn die Fraktur noch beweglich ist bzw. eine falsche Stellung hat. Die vorherige genaue Reposition erleichtert die Bestimmung der richtigen Schraubenlage. Ort und Richtung des Bohrkanals für den ersten und zweiten Nagel müssen genau *vorausgeplant* werden, damit der Knochen am Schluss die richtige Achse hat. Wenn zuerst die beiden äußersten Schrauben eingebracht werden, lassen sich die inneren leichter platzieren (s. Abb. 43.9). Apparate, die nachträglich noch Stellungskorrekturen erlauben und trotzdem genügend Stabilität geben, sind zwar teuer, aber es gibt sie. Sie vereinfachen das Prozedere. Allerdings sollte dieses Prinzip nicht strapaziert werden, denn auch diese nachträglichen Manipulationen haben ihre Tücken.

Zu 5: Die **sperrigen Apparate**: Sie sind kleiner geworden, die Patienten gewöhnen sich daran, wie an vieles andere auch. Sie können sich damit zu Hause bewegen, in günstigen Fällen auch belasten (Abb. 43.13).

Zu 6: Lockerung: Früher oder später lockert sich jeder Nagel und jede Schraube im Knochen unter der dauernden Beanspruchung. Diese muss der Situation und der Montage entsprechend dosiert werden. Bei Beachtung aller Vorsichtsmaßnahmen können die Schrauben und Nägel in der Regel recht lange belassen werden, häufig bis zur knöchernen Konsolidation. Manchmal ist in der Zwischenzeit noch eine weitere, andere Fixation notwendig, gelegentlich müssen einzelne Nägel ausgewechselt werden. Die **Infektion** ist die häufigste Ursache frühzeitiger Lockerungen: Die Löcher für Schrauben und Nägel müssen wegen der großen lokalen Hitzeentwicklung vorgebohrt werden und die Haut um die Nagellöcher muss spannungsfrei liegen, sonst gibt es Knochen- und Hautnekrosen und Infektionen (Abb. 43.14).

Der Zeitpunkt für das Auswechseln bzw. Entfernen der äußeren Fixation

Dieser Zeitpunkt wird allein von der Klinik und vom radiologischen Fortschritt der Konsolidation bestimmt:

- Nagelkanalinfektionen zwingen zur Entfernung bzw. zum Ersatz des Nagels an anderer Stelle oder zu einer neuen Osteosynthese.
- Gelockerte Nägel oder Schrauben müssen ebenfalls ersetzt werden. Dies ist nicht selten vor der Konsolidation der Fraktur oder Pseudarthrose nötig. Gelegentlich kommt dann auch eine innere Fixation in Frage.

Zur Dynamisierung

Nach der Theorie soll intermittierender (physiologischer) Druck die Kallusbildung in einem fortgeschrittenen Stadium fördern. Deshalb wurden Systeme entwickelt und Empfehlungen gegeben für eine sog. «Dynamisierung»: Nach einer gewissen Zeit wird im Fixateur die axiale (geführte) Bewegung freigegeben. Ergebnisse sind bisher nicht bekannt, wesentliche Unterschiede scheinen nicht zu bestehen (vgl. a. Kap. 43.4.3).

43.5
Vorbereitung und Nachbehandlung von Osteosynthesen

Voraussetzungen für eine Osteosynthese

Für jede Osteosynthese sind folgende *Vorbereitungen* notwendig:

- **Diagnose:** Frakturlokalisation und -typ. Eine standardisierte Frakturklassifikation ist wichtig für die Wahl des Verfahrens wie auch für die unerlässliche Nachkontrolle. Nur bei einheitlicher Klassifizierung (AO) sind Vergleiche möglich (s. Kap. 42.3; Abb. 42.7).
- **dreidimensionales Erfassen** der Fraktur, aufgrund der zwei Standardröntgenbilder. In komplizierten Fällen (Kniegelenkfrakturen, Becken- u. Wirbelsäulenfrakturen) kommen auch Aufnahmen mit anderem Strahlengang, Spezialverfahren wie CT und 3-D in Frage.
- Beurteilung der begleitenden **Weichteilverletzung** (Periost, Muskulatur, Gelenke, Gefäße, Nerven, Haut; Klassifikation s. Abb. 42.5)
- Wahl des am besten geeigneten **Verfahrens**
- **zeichnerische Vorbereitung** nach Röntgenpausen: Die Operation kann mit Bleistift und Schere auf dem Papier durchgeführt werden. So lässt sich der Eingriff Schritt für Schritt planen. Manche Schwierigkeiten können dabei im Voraus erkannt und umgangen werden, Größenverhältnisse, Dimensionen der Implantate werden abgeschätzt bzw. gemessen (s. Abb. 18.5). Nach der genauen zeichnerischen Durchführung der Operation kann diese am Lebenden zielsicherer und rationeller durchgeführt werden und manche Komplikationen lassen sich vermeiden.
- **Infrastruktur:** Asepsis, Lagerung, Extensionstisch, Bildwandler, Instrumentarium, Implantate, personelle Voraussetzungen.
- **Zeitpunkt:** Um eine Reihe von allgemeinen (pul-

monalen, zirkulatorischen u.a.) und spezifischen (Schwellung, Hämatom, Hautschäden etc.) Komplikationen der konservativen Behandlung, als Folge prolongierter Immobilisation, zu vermeiden, wurde im Beginn der Osteosyntheseära Wert darauf gelegt, die Operation *notfallmäßig*, sofort durchzuführen, also z.B. auch in der Nacht und nicht immer unter optimalen Voraussetzungen. Später zeigte sich, dass die *Resultate besser* waren, wenn unter den bestmöglichen personellen und infrastrukturellen Bedingungen im Rahmen des regulären Operationsprogrammes operiert werden konnte.[3]

In manchen Fällen ist es auch besser, eine Operation um Stunden oder Tage *aufzuschieben*, um den Patienten in einen für den Eingriff günstigeren Zustand zu bringen oder um die Fraktur zuerst abschwellen, die Haut sich erholen zu lassen etc. Auch liegen Indizien vor, dass z.B. bei Femurschaftfrakturen die Kallusbildung rascher erfolgt, wenn erst *einige Tage später operiert* wird. So müssen im Einzelfall Vor- und Nachteile einer sofortigen und einer aufgeschobenen Operation gegeneinander abgewogen werden.

Zum Handwerk

Bei den meisten Osteosyntheseverfahren ist die technische Handhabung der Apparate, Instrumente und Implantate nicht einfach, und die Operationen gleichen mancherorts eher Basteleien als professionellem Handwerk. Der sprechende Ausdruck «fiddling factor» ist inzwischen ein salonfähiger Begriff geworden. Die pragmatischen Amerikaner bezeichnen damit die technischen Tücken bei der Applikation gewisser «sophisticated gadgets» (komplizierte Apparate). Es wäre zu wünschen, dass der Fortschritt in der Entwicklung von Operationsmethoden, Instrumenten und Implantaten weniger auf eine Steigerung des technischen Schwierigkeitsgrades – zum Beweis der Begabung des Chirurgen – hinzielte, dafür eher auf *verlässliche und reproduzierbare*, um nicht zu sagen «narrensichere» *Methoden* – im Interesse der Patienten.

Das Bessere ist oft der Feind des Guten. Zu diesem Guten gehört auch *die Kunst der konservativen Frakturbehandlung*. Sie bleibt die Methode der Wahl für die Mehrzahl aller Frakturen. Sie ist erlernbar, ebenso wie das Operieren. Im Zweifelsfall ist sie meistens weniger schädlich.

Bedenklich ist eine an manchen Spitälern zu beobachtende Entwicklung: Alle Beteiligten, Ärzte wie Laien, sind überzeugt, Frakturen seien grundsätzlich zu operieren. Dass in solchem Klima die Kunst der konservativen Frakturbehandlung verlorengeht, ist unvermeidlich, und so bleibt schließlich keine andere Wahl, als wirklich alles zu operieren, eine Entwicklung weder zum Wohl der Patienten noch im Sinne der «evidence-based medicine» oder der Ökonomie.

Beide Behandlungsmethoden sind *anspruchsvoll, auch in der Nachbehandlung*, und erfordern viel praktische Erfahrung und Liebe zum Detail, die operative zudem eine aufwändige Infrastruktur und eine große Auswahl an Instrumenten und Implantaten. Dies sind zunehmend limitierende Faktoren.

Die *konservative Methode* ist in einfachen Fällen ökonomischer, in komplexen weniger komplikationsanfällig. Sie erfordert viel Geduld und nicht weniger Geschick als eine Operation. Gute Resultate in der Frakturbehandlung kann nur erwarten, wer beide Methoden beherrscht und weiß, welche im Einzelfall die bessere ist.

Zur Nachbehandlung

Einer der wichtigsten Vorteile der operativen Knochenbruchbehandlung ist der sofortige Gebrauch der Extremität, die Bewegung aller Gelenke. «*Übungsstabil*» ist ein gebräuchlicher Ausdruck, als Gegensatz zu «belastungsstabil». Der Patient soll Arme und Beine aktiv frei bewegen können, jedoch nicht gegen größere Kraft. Bei Frakturen der unteren Extremitäten ist eine gewisse Entlastung mit Stöcken üblich, doch soll der Patient von Anfang an üben, normal zu gehen, den Fuß abzurollen, teilweise zu belasten und wenigstens *mit dem Gewicht des ganzen Beines* aufzutreten, statt auf einem Bein herumzuhüpfen. Alte Leute können das ohnehin nicht.

Die Belastung soll nach Maßgabe des Röntgenbildes und des klinischen Befundes langsam gesteigert werden. Sie kann mit der *Bodenwaage* kontrolliert werden (s. Abb. 17.14).

Bis zur definitiven Konsolidation muss jede Fraktur unter **regelmäßiger ärztlicher Kontrolle** bleiben (vgl. **Abb. 43.15**). Komplikationen und Fehlschläge sind erstaunlich oft die Folge mangelnder Betreuung und fehlender Kommunikation: Der Patient wird im Spital notfallmäßig versorgt, sei es mit einer Operation oder mit Gips, und so bald wie möglich wieder entlassen, mit einigen Empfehlungen und vielleicht einem kurzen Bericht, im hektischen Notfallbetrieb auch einmal ohne.

---

3 Mehlman, Ch. T. et al.: «The Effect of Surgical Timing on the Perioperative Complications of Treatment of Supracondylar Fractures in Children.» J. Bone Joint Surg. 833-A, 323 (2001)

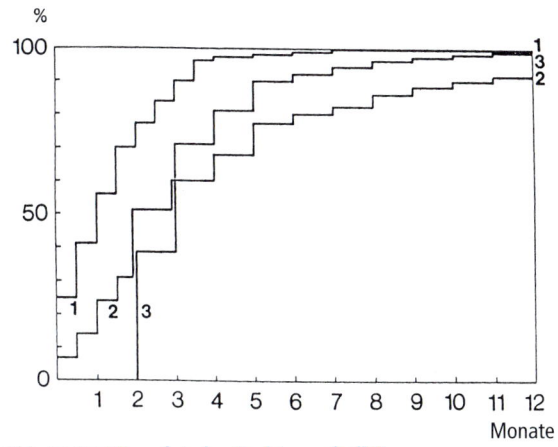

Abb. 43.15: Wann ist eine Fraktur geheilt?
Am Beispiel einer Studie von 93 Tibiaschaftfrakturen,[1] *die mit Verriegelungsmarknagel versorgt worden waren, lassen sich einige Probleme aufzeigen, die für die Frakturheilung allgemein typisch sind:* Auf den ersten Blick fällt auf, dass die **Heilungsdauer** *sehr stark* **variiert**, hier zwischen einem und zwölf Monaten. Die Rekonvaleszenz verläuft offensichtlich sehr unterschiedlich und dauert häufig **länger**, als angenommen wird. Dies hat v. a. mit der Art des Bruches zu tun. Dass auf der Grafik drei Kurven erscheinen, hängt damit zusammen, dass es eine klare, eindeutige Definition der «Frakturheilung» nicht gibt.

Kurve 1 zeigt, dass eine *Belastung* und freies Gehen in Einzelfällen, dank des Nagels, schon sehr früh möglich ist, in anderen jedoch erst nach mehreren Monaten. **Kurve 2**, der Zeitpunkt der *Arbeitsaufnahme*, hinkt der ersten deutlich hinten nach. Sitzende Arbeit ist unter günstigen Verhältnissen (Arbeitsweg, Arbeitsplatz) möglich, körperlich anspruchsvolle Arbeit jedoch meist erst nach mehreren Monaten.

Eindeutig geheilt ist die Fraktur dann, wenn *die knöcherne Konsolidation* auf dem Röntgenbild erkennbar ist **(Kurve 3)**. Dies ist nicht vor zwei, meist erst nach drei oder vier Monaten der Fall. Einzelne Frakturen sind auch nach sechs und zehn Monaten noch nicht knöchern geheilt. Es lassen sich daher nur approximative Zeiten angeben, statistische Mittelwerte, die als ungefähre Richtlinien gelten können, für den Einzelfall aber nicht verbindlich sind.

Regelmäßige Kontrollen und *Begleitung der Patienten bis zur endgültigen Heilung* sind deshalb integrierende Bestandteile der Frakturbehandlung. Was für orthopädische Operationen gilt (vgl. Kap. 18.6) gilt auch hier. Rehabilitation ist nicht minder wichtig als eine Operation. Sie ist in Kapitel 19 ausführlich beschrieben.

---

[1] Antti Alho et al.: Locked intrmedullar nailing for displaced tibial shaft fractures. J. Bone Surg. 72-B, 5, 05 (1990).

Die Nachsorge muss in der Regel **der Hausarzt** übernehmen, bei dem sich der Patient irgendwann meldet und seine Geschichte, seine Probleme und Klagen vorbringt. Spätestens zu diesem Zeitpunkt sollte der nachbehandelnde Arzt über detaillierte *Information* und *Therapievorschläge* von seinem Kollegen im Spital verfügen, denn er sieht nicht, was sich unter einem Gipsverband oder unter einer Operationswunde versteckt: Gipsdruck, Ödem, Strangulation, ps.-Heilung, Infektion, Fehlstellung, verzögerte Heilung, Implantatbruch, eine beginnende Thrombose und vieles mehr kommt als Ursache von Schmerzen in Frage.

Die richtige Nachbehandlung ist nur in genauer *Kenntnis der Vorgeschichte* möglich. Ein heißer Draht zur richtigen Zeit kann manches Ungemach verhindern. Haftpflichtklagen gehen auffallend häufig auf mangelhafte Kommunikation zurück.

Operative Knochenbruchbehandlung erfordert **engmaschige klinische und radiologische Kontrollen**:

- *Schmerzen* und *Überwärmung* sind Alarmzeichen: Handelt es sich um eine Infektion oder eine Instabilität? Strikte Ruhigstellung (Bettruhe) bringt meistens diese Symptome wieder zum Verschwinden. Andernfalls ist genaue Abklärung der Ursache notwendig.
- Gegen *Schwellung* (Ödeme) sind Hochlagerung und Einbinden oder Kompressionsstrümpfe zu empfehlen.
- Die *röntgenologische Beurteilung* der Frakturheilung nach Osteosynthesen kann schwierig sein und braucht Erfahrung: Ausbleiben der Kallusbildung kann «primäre» Kontaktheilung bedeuten, aber auch drohende Pseudarthrose, falls die Frakturspalten nicht bald verschwinden. Kalluswolken können ein Zeichen von Instabilität sein, eine Kallusmanschette kann aber auch die beginnende knöcherne Konsolidation anzeigen (vgl. «Frakturheilung unter stabiler innerer Fixation», Kap. 4.2.3). Im Zweifelsfall sind regelmäßige Röntgenkontrollen in kürzeren Abständen (z. B. monatlich) angezeigt.

Zur Metallentfernung

Im theoretischen Teil wurde die Frage, ob eine Metallentfernung grundsätzlich immer nötig sei, aufgeworfen und auch gleich verneint (s. Kap. 4.2.5). Tausende von Patienten leben mit Implantaten in situ, und das viele Jahre ohne jegliche Nachteile. Späte Unverträglichkeiten oder maligne Entartungen sind nicht bekannt geworden. Andererseits haben *Metallentfernungen* **Nachteile und Gefahren**:

- *Refrakturen* sind häufig, meist bei zu früher Entfernung. Gefährdet sind vor allem Trümmerbrüche mit ausgedehnten Plattenosteosynthesen, die in der

Regel große Nekrosezonen haben und wenig Kallusbildung, aber auch Quer- und kurze Schrägfrakturen. Erfahrungsgemäß muss man mit ein bis zwei Jahren und länger rechnen, besonders bei Femurfrakturen.
- Metallentfernungen sind meist *größere und schwierigere Operationen, als man vermuten könnte*: Das Auffinden der Implantate im Narbengewebe ist oft trotz Bildwandlerkontrolle nicht einfach. Manchmal sind die Implantate so von Knochen umwachsen, dass sie nur mit Mühe lokalisiert und entfernt werden können. Der zusätzliche Gewebsschaden ist oft erheblich und relativ leicht kommt es zu *Verletzungen von Nerven oder Gefäßen*, die im Narbengewebe unverschieblich verbacken und schlecht sichtbar sind.

Man wird deshalb die **Metallentfernung nur bei entsprechender Indikation** empfehlen: Material, das durch seine anatomische Lage mechanisch stört, etwa in Gelenknähe oder dicht unter der Haut, bei Schmerzen, die anders nicht zu erklären sind, bei Entzündungen und Infektionen. Aber auch gelockertes Material, vor allem Nägel und Kirschnerdrähte, die wandern können, sollen entfernt werden.

Falls keine besondere Indikation vorliegt, kann wohl in der Regel bei *älteren Patienten das Metall belassen* werden, während man größere Implantate, die gut zugänglich sind, bei jungen Leuten eher entfernen möchte, um auf längere Sicht wieder normale biomechanische Verhältnisse zu schaffen, was immer auch dies bedeuten mag.

43.6
Die Wahl der geeigneten Behandlungsmethode (Indikationen)

Auf keinem Gebiet sind die Indikationen von Klinik zu Klinik so verschieden und so umstritten wie in der Frakturbehandlung. Sie sind auch immer noch in ständigem Wandel begriffen.

Die *folgenden Richtlinien* für die Behandlung von Knochenbrüchen bei Erwachsenen entsprechen ungefähr der derzeitigen Usanz an führenden orthopädischen und Unfallkliniken im deutschen Sprachraum. Sie sind lediglich *ein Versuch*, subjektiv gefärbt, wie es wohl alle solchen Empfehlungen letztlich sind, *ohne Anspruch auf Vollständigkeit und schon gar nicht auf exklusive Gültigkeit*. Sie sollen zusammenfassend eine Übersicht bieten und einer ersten Orientierung dienen. Selbstverständlich sind sie der Kritik offen.

Die Wahl der geeigneten Methode hängt nicht nur von der Lokalisation ab, sondern vor allem auch von der Frakturform, vom Weichteilschaden, dem Zustand der Haut, vom Alter, von Begleitverletzungen und weiteren Faktoren.

Noch einmal muss betont werden, dass die Wahl der Behandlungsmethode zuallererst von der Ausbildung, dem Können und der Erfahrung des behandelnden Arztes und seines Teams sowie von der Infrastruktur, der Organisation und dem Armamentarium abhängt. Aufwendige operative Frakturbehandlung ist heute weitgehend an darauf spezialisierte und dafür eingerichtete Zentren gebunden.

Die *folgenden Richtlinien* können nicht starr befolgt, sondern müssen sinngemäß auf den Einzelfall angewandt werden. Daraus ergibt sich die individuelle Indikation.

Die *Technik* im Einzelnen ist uneinheitlich und in *ständigem Wandel* begriffen. Sie ist in vielen guten Anleitungen genau beschrieben. Darauf muss hier *verwiesen* werden. *Gelernt* wird sie aber ausschließlich in *Workshops* und in der *praktischen Arbeit*.

43.6.1
Allgemeine Richtlinien zur Frakturbehandlung

Möglichkeiten von Arzt und Spital

Mit der Erfahrung und dem Können des behandelnden Arztes steht und fällt jede Behandlungsmethode. Wo operative Frakturbehandlung eine Tradition in der Lehre und Praxis der Methode hat und wo die nötige Infrastruktur: Diagnostik, Anästhesie, Intensivstation, einwandfrei sterile Operationssäle, geschultes Personal und, nicht zuletzt, ein vollständiges (teures) Arsenal von Instrumenten und Implantaten zur Verfügung steht, können mit Osteosynthesen gute Resultate erzielt werden, sofern ihre Grenzen bekannt sind und auch beachtet werden.

Die nachgewiesen guten langfristigen Resultate der konservativen Schulen, v.a. in Österreich, Deutschland und England sind aber Beweis genug, dass auch mit konservativen Methoden beste Ergebnisse erzielen kann, wer das Handwerk beherrscht. Beide Methoden haben Nachteile und Gefahren und es ist auch bekannt, dass bei beiden schlechte Resultate und Katastrophenfälle vorkommen. Dies liegt teils an der Überschätzung der Möglichkeiten (der eigenen und/oder der Technik an sich) und teils an mangelnder Kompetenz. So kann keine allgemeine Empfehlung für eine bestimmte Methode abgegeben werden, sondern lediglich die lapidare Mahnung: «Schuster, bleib bei deinem Leisten». Wer Frakturen zu operieren gelernt hat und die Techniken beherrscht, hingegen keine große Erfahrung mit der manuellen Reposition schwieriger instabiler Frakturen und einer ausgefeilten Gipstechnik hat, wird eben auch manche einfachere Fraktur eher operieren, auch wenn das nicht unbedingt nötig wäre. Den Wünschen und Erwartungen des Publikums und der Ökonomen kommt er damit jedenfalls entgegen.

Nicht überall sind jedoch die Voraussetzungen für die operative Frakturbehandlung optimal gegeben, sei es aus finanziellen, personellen oder geographischen Gründen. Dort kann *mit konservativen Methoden ebenbürtige Resultate mit kleinerem Aufwand* erreichen, wer diese klug und mit Geduld anwendet. Für einen Großteil aller Frakturen ist dies auch adäquat, sicherer und weniger gefährlich.

Wer glaubt, alles operieren zu müssen und nicht über die nötige Ausbildung und Kompetenz verfügt, kann seinen Patienten manches Leid und sich selbst Enttäuschung, Ärger, Streit und Haftpflichtklagen ersparen, wenn er die schwierigeren Fälle erfahreneren Kollegen bzw. einem spezialisierten Zentrum überweist. Um seine eigenen Grenzen zu erkennen, bedarf es allerdings auch einer gewissen Selbstkritik und vielleicht auch eines Quäntchens Bescheidenheit. Dass diese nicht selbstverständlich zum Rüstzeug des Chirurgen gehören (auch nicht in der Ausbildungsordnung vorgesehen sind) zeigen manche Erfahrungen von Gutachtern, Patienten und Juristen: Die Misserfolge der operativen Frakturbehandlung haben zum größten Teil hier ihre Ursache.

Bedürfnisse, Ansprüche und Erwartungen der Patienten

Die Bedürfnisse der Patienten, ihre Ansprüche und Erwartungen sind immer zu berücksichtigen. Die **Notfallsituation** erschwert naturgemäß eine *Information und Aufklärung*. Umso wichtiger ist es, in jedem Fall **ein Gespräch mit dem Verletzten**, falls dies nicht möglich ist, mit Angehörigen, zu suchen und trotz der dringlichen Situation in Ruhe und so eingehend wie möglich zu führen. Manche Enttäuschung, viele Unstimmigkeiten, Streit, Klagen und Haftpflichtprozesse sind dadurch entstanden, dass die Psychologie in der «Hitze des Gefechts» unterging.

Bei **Sportlern** und **Berufstätigen** im Erwerbsalter, bei denen eine rasche und möglichst vollständige Rehabilitation im Vordergrund steht, kann die Entscheidung zu Gunsten einer Operation dadurch erleichtert werden, dass diese Patienten in der Regel eine gute Motivation zur Kooperation mitbringen und damit auch gute Aussichten auf ein gutes Resultat haben.

Frakturen bei Kindern

Die meisten Frakturen im Wachstumsalter lassen sich **konservativ** behandeln. Sie sollten grundsätzlich auch so behandelt werden. Siehe Kapitel 44 «Kinderfrakturen» und Tabelle 44.1.

Die *Frakturen bei Adoleszenten* gegen den Wachstumsabschluss werden den Erwachsenenfrakturen immer ähnlicher. Auch ihre Behandlung gleicht sich jener der Erwachsenen langsam an.

Frakturen im Alter

Bettruhe und Immobilisierung gefährden alte Menschen durch thrombo-embolische Komplikationen, Pneumonien, Dekubitalulzera etc. Wichtig ist deshalb eine **rasche Mobilisation**.

Die typischen Altersfrakturen wie Hüft- und Radiusfrakturen sind in ihrer Mehrzahl die ersten Anzeichen des zunehmenden Kräfteverfalls. Die Rehabilitation ist vordringlich. Dass die Verletzten so bald wie möglich wieder ihr **normales tägliches Leben in der gewohnten Umgebung** aufnehmen können, wäre das Ziel. Nicht immer ist es zu erreichen. Viele Patienten waren schon vor dem Unfall pflegebedürftig und viele werden es danach. Schwierige *psychologische* und *organisatorische Probleme* ergeben sich, wenn sie nicht mehr in ihre Wohnung zurückkehren können. Der Verlust der Selbstständigkeit ist eine Existenzfrage. Frühzeitige Planung und gute *Kommunikation*, auch mit den Angehörigen und Betreuern, ist wesentlich.

Für die *Operationsplanung* gilt es, diese reduzierten Bedürfnisse zu berücksichtigen. *Osteosynthesen an den unteren Extremitäten* müssen **belastungsstabil** konzipiert werden, denn diese Verletzten sind nicht mehr in der Lage, nur teilweise zu belasten. Neben belastbaren Osteosynthesen kommen deshalb vermehrt auch Endoprothesen in Frage.

Ein besonderes Problem ist die **Osteoporose**: Zwar heilen die Frakturen an sich gut, doch die Implantate finden oft schlechten Halt, reißen aus und brechen durch. Redislokationen und Instabilitäten sind sehr häufig. Knochenzement kann in extremen Fällen hilfreich sein.

Wichtig ist hier weniger eine anatomische Wiederherstellung als die rasche Mobilisation und eine (evtl. reduzierte) Funktionsfähigkeit für das tägliche Leben.

Eingestauchte, stabile Frakturen (an Schulter, Schenkelhals, Radius, Tibiaplateau u. a.) werden mit Vorteil in der impaktierten Fehlstellung belassen. Mobilisation und Rehabilitation können sofort beginnen.

Frakturformen im Einzelnen

Schaftfrakturen:

- stabile und stabilisierbare (z. B. Tibia): konservativ
- instabile: oft Osteosynthese: korrekte Achsenstellung (anatomische Reposition nicht obligatorisch), rasche Mobilisation
- Brüche im mittleren Abschnitt eignen sich gut für intramedulläre Fixation: konventionelle Markna-

gelung: mittleres Drittel; Verriegelungsnagel: mittlere vier Sechstel bzw. mittlere 60% (AO)
- Frakturen an den Schaftenden, im metaphysären Bereich, eignen sich besser für stabile Osteosynthesen mit Zugschrauben und Platten.
- Indirekte Frakturen (Spiralbrüche) lassen sich gut mit interfragmentärer Kompression und Neutralisationsplatte stabilisieren.
- Direkte Frakturen (Quer- und Schrägbrüche, solche mit Biegungskeil), Mehrfragmente- und Trümmerbrüche sowie Zweietagenbrüche sind besser mit intramedullärer Fixation (Verriegelungsnagel) zu versorgen oder, vor allem bei prekärer Vaskularisation, mit Fixateur externe.
- Brüche mit geringer Dislokation sind oft noch ziemlich stabil und haben eine gute Heilungstendenz. Ihre Prognose kann durch Operation kaum verbessert werden.
- Trümmerfrakturen: Offene Reposition und stabile Osteosynthese ist oft schwierig bis unmöglich. Für den Zugang und eine gute Übersicht muss so weit eröffnet werden, dass der Schaden für Gewebe und Zirkulation durch die Operation größer ist als der Nutzen. Indirekte Methoden eignen sich besser: Fixateur externe, Verriegelungsmarknagel, Überbrückungsplatte. Im Zweifelsfall konservativ behandeln.

Gelenkfrakturen:

- Bei *Jüngeren* ist die Wiederherstellung der Kongruenz wichtig. Deshalb in der Regel offene Reposition und stabile Osteosynthese.
- Bei *Älteren* (Osteoporose) evtl. konservativ behandeln. Es kommen auch Minimalosteosynthesen (Kirschnerdrähte) und Fixateur externe (evtl. gelenkübergreifend) in Frage.
- Gelenkbrüche *mit vielen Fragmenten* lassen sich oft nicht ideal reponieren und stabilisieren. Ihre Prognose ist ohnehin schlecht. Sie führen, auch nach anatomischer Reposition, relativ bald zur Arthrose. Deshalb manchmal konservativ behandeln, evtl. Fixateur externe. *Beispiele:* Tibiakopffrakturen: ausführlich beschrieben: Seite 650f.; Pilon tibial: Kapitel 67.3.3 und Kapitel 68.61.

Offene Frakturen:

- wenn möglich stabilisieren
- Wegen der Infektionsgefahr wird von dicken (aufgebohrten) Marknägeln abgeraten, besonders bei stark kontaminierten Frakturen.
- Frakturen mit Weichteilschäden und Hautkontusionen (auch geschlossene): Fixateur externe; im Zweifelsfall vorerst konservativ behandeln.

Metallentfernung

Notwendigkeit und Zeitpunkt sind in Kapitel 4.2.5, Praxis und Gefahren in Kapitel 43.5 besprochen.

- Implantate, die stören (in den Weichteilen) und wandern (Spickdrähte), sollten so bald wie möglich entfernt werden.
- Metallische Implantate, die fest im Knochen sitzen, stören in der Regel nicht und verursachen keine Schmerzen. Sie müssen nicht unbedingt entfernt werden.
- Platten- und Schraubenentfernungen sind gelegentlich schwierig, z. B. wenn das Metall im Knochen eingebacken ist, und auch gefährlich, v. a. wegen der Narben (Nervenverletzungen), selten aber dringlich und zwingend. Der Nutzen muss gegen das Risiko abgewogen werden.

43.6.2
Die einzelnen Frakturen in der Übersicht

(Details siehe in Teil III)

Klavikula

In der Regel konservativ, selten operativ: Kapitel 46.2.1.

Humerus

Humeruskopf: meist konservativ, möglichst funktionell: Kapitel 46.9. Instabile Brüche bei Alten (Osteoporose) Minimalosteosynthese, wenn möglich geschlossen (Spickdrähte, Zuggurtung). Wegen des Weichteilschadens und der Gefahr der Kopfnekrose sind größere, stabile Osteosynthesen (Platten) heikel.
Humerusschaft: grundsätzlich konservativ mit Schiene (Sarmiento) behandeln, da gute spontane Heilungstendenz und Gefahr der Radialislähmung bei Operationen bestehen: Kapitel 47.1.3. Distal: evtl. Plattenosteosynthese.

Ellbogen

Meist operativ: Wiederherstellung der Gelenkgeometrie, stabile Osteosynthese (s. Kap. 47.2.5). Bei Kindern: differenziert je nach Frakturart: siehe Kapitel 44.6.
Olekranon: i. a. Zuggurtungsosteosynthese.

Unterarm

Meist operativ: stabile Osteosynthese (Platten), da die anatomische Stellung der beiden Knochen zueinander für die Umwendbewegung wichtig ist (Kap. 48.1.2).

Distales Radiusende: Grundsätzlich konservativ (Kap. 48.2.9). Instabile und intraartikuläre Frakturen wenn nötig operativ: Bei jungen Patienten (Gelenkkongruenz) eher stabile, bei Alten (Osteoporose, rasche Mobilisation) eher Minimalosteosynthese, evtl. Fixateur externe.

Hand

Meistens konservativ möglich (s. Kap. 49.71). Instabile Frakturen: evtl. stabile Osteosynthesen.

Wirbelsäule

Stabile Brüche: grundsätzlich konservativ. Instabile Frakturen: wo gute (personelle und materielle) Voraussetzungen dafür bestehen u. U. operativ: Fixateur interne u.a. Schwierige Technik mit Gefahr von Verletzung wichtiger Strukturen (Rückenmark, Nerven, größere Gefäße) (Kap. 61).
HWS: instabile Brüche, Luxationsfrakturen: Osteosynthesen, je nach Lokalisation und Verletzung (Draht-Zuggurtungen, Schrauben, Platten) (Kap. 53.3).

Becken

Beckenring: in der Regel konservativ (Kap. 62.3). Instabile Rupturen: evtl. operative Fixation (schwierige Technik).
Azetabulumfrakturen (meist dorsale, oft Luxationsfrakturen; s. Kap. 64.12.1): Wenn möglich Wiederherstellung des Pfannendaches (Gelenkkongruenz). Mit stabiler Osteosynthese ist die Prognose wahrscheinlich besser, bei Trümmerfrakturen jedoch kaum. Die Zugänge erfordern ausgedehnte Eröffnung. Die Technik ist anspruchsvoll.

Femur

Proximales Ende: in der Regel operativ (Frühmobilisation).
Intraartikuläre (Schenkelhalsbrüche): Gefahr von Hüftkopfnekrose und Pseudarthrose: Kapitel 64.12.3. Bei Jungen und im mittleren Alter: Verschraubung. Bei Alten: stabile: konservativ; instabile: Verschraubung, DHS. Im höheren Alter: Hüftkopfprothese
Extraartikuläre (pertrochantere) Frakturen: die häufigsten Altersfrakturen (s. Kap. 64.12.4). Sie sind in der Regel instabil und lassen sich wegen der Osteoporose mit starren Osteosynthesen auch nicht einwandfrei stabilisieren (Implantatbrüche, Zusammenbruch der Osteosynthese usw.). Deshalb muss ein Zusammensintern einberechnet werden. Dynamische Hüftschrauben erfüllen diese Forderung, sind relativ einfach zu handhaben und werden deshalb am häufigsten gebraucht.
Femurschaft: praktisch immer operativ: übungsstabil (s. Kap. 65.1.1). Wenn möglich intramedulläre Fixation (geschlossen) (Verriegelungsmarknagel, u. U. Überbrückungsplatte).
Proximale und distale Metaphysen: stabile Plattenosteosynthese.
Kontaminierte Brüche: Fixateur externe (wegen Infektionsgefahr bei Marknagel).
Femurkondylen: Möglichst anatomische Wiederherstellung des Kniegelenks: Übungsstabile Kompressionsosteosynthese mit Schrauben und Platten: Kapitel 65.1.2 und Kapitel 66.13.
Patella: Bei Dislokation: operativ (Zuggurtung): Kapitel 66.14.

Unterschenkel

Tibiakopf (S. 650f. u. Kap. 66.13):

- *extraartikuläre:* meist operativ (Alignement und Frühmobilisation), vorzugsweise Schrauben und Platte.
- *intraartikuläre:* Wenn möglich anatomische Wiederherstellung der Gelenkflächen, oft mit Abstützplatte und Spongiosaplastik (autolog) oft schwierig, heikel: s. Kapitel 67.3.2 und Kapitel 66.13.
- *Differentialindikation* aufgrund der Frakturklassifikation: Kapitel 42.3.

Tibiaschaft: wenn möglich, d.h. wenn stabil oder stabilisierbar: konservativ (Gips) (evtl. vorgängig Extension). Instabile: Mittleres Drittel, evtl. mittlere drei Fünftel: vorzugsweise Verriegelungsmarknagel. Platten und Schrauben v.a. proximal und distal (Metaphyse), in Schaftmitte seltener (Nachteile: Schädigung des Weichteilmantels und der Zirkulation, nicht voll belastbar). Kontaminierte offene und Frakturen mit Weichteilschäden und Hautkontusion: Fixateur externe.
Pilon tibial (distale intraartikuläre Stauchungsbrüche): Eine anatomische Rekonstruktion des oberen Sprunggelenks ist erstrebenswert, doch oft schwierig bis unmöglich. Auch die Gefahr der Hautnekrose über einer Platte ist groß. Osteosynthese je nach Situation (evtl. gelenkübergreifender Fixateur externe, s. Kapitl 67.3.3 und Kapitel 68.6.1).
Malleolarfrakturen: Kapitel 68.6.1. Exakte Restitution des oberen Sprunggelenks. Wenn unverschoben, konservativ, sonst in der Regel stabile Osteosynthese mit Schrauben, evtl. kleinen Platten (Fibula zuerst).

Fuß

Talus (intraartikulär, Gefahr der Nekrose): wenn disloziert: operativ,

Kalkaneus: Die übliche (funktionelle) konservative Behandlung ist oft unbefriedigend (residueller Plattfuß, Versteifung und Arthrose des unteren Sprunggelenks). Deshalb wird häufiger operiert. Die Technik ist nicht einfach, Komplikationen nicht selten (Infektion, Weichteilschäden, Schmerzen, Versteifung), doch haben erfahrene Operateure in günstigen Fällen offenbar gute Resultate (Kap. 69.14.2).

43.7 Jenseits der Unfallchirurgie

Psychische Unfallfolgen?

Während der akut-medizinischen Behandlung der Verletzung werden die Folgen des psychischen Traumas kaum wahrgenommen. Sie zeigen sich erst im Laufe der Zeit in ihrem vollen Ausmaß. Nach dem unmittelbaren Schock von Schreck und Schmerz müssen viele Schwerverletzte erleben, wie die körperlichen Unfallfolgen sie aus ihrer Lebensbahn, aus ihrer Arbeit und ihrem sozialen Netz hinauswerfen durch Invalidität, Arbeitslosigkeit, finanzielle und familiäre Probleme, Schuldfragen, Versicherungsbürokratie usw. Ein eigentlicher *Knick in der Lebenslinie* führt leicht zu einem Bruch im psychischen Gefüge, der auf die Dauer oft schwerer wiegt als der körperliche Schaden. Manche sog. «Versicherungsneurose» hat hier ihre Ursache und kann nicht einfach als Begehrlichkeit abgetan werden.

Diesen Aspekt der Traumatologie neben den technisch-chirurgischen Problemen von Anfang an im Auge zu behalten ist eine der wichtigsten Voraussetzungen für eine *erfolgreiche Rehabilitation* (vgl. dazu Kap. 19 u. Kap. 35: «Psychosomatik» sowie Kap. 45.1: «Reflexdystrophie»).

Unfallprophylaxe?

Unfälle und ihre Folgen haben in den letzten Jahren stetig zugenommen. Sie sind – im Gegensatz zur Mehrzahl der orthopädischen Krankheiten – selten Schicksal, sondern fast immer auf menschliches Versagen zurückzuführen; gute Voraussetzungen, würde man meinen, für eine wirksame Prophylaxe. Tatsächlich ist über Unfallverhütung am Arbeitsplatz, im Verkehr und im Sport viel nachgedacht und geschrieben worden. Der Erfolg hält sich in Grenzen.

Ein Faktor, vielleicht der wichtigste, ist zwar bekannt, scheint sich aber einem Zugriff immer wieder entziehen zu können. Eine der wenigen Arbeiten, die das heiße Eisen aufgreifen, stammt aus dem *Paavo Nurmi Center, Sports Medical Research Unit, Turku, Finnland*, und trägt den Titel «The Relation of Low Grade Mental Ability to Fractures in Young Men».[4] Neben den intellektuellen Fähigkeiten bzw. den entsprechenden Defekten, spielen zweifellos charakterliche Eigenschaften und affektives Verhalten (Fahrlässigkeit, Überschätzen der eigenen Fähigkeiten, Inkaufnehmen von Gefahren, Aggressivität, willkürliches Beeinträchtigen der eigenen Urteilsfähigkeit durch Alkohol, Drogen usw.) eine wesentliche Rolle, ebenso wie die zunehmende Hektik des modernen Lebensstils mit seiner Mobilität und seinem Leistungsdruck. Gegen diese Unfallursachen eine wirksame Prophylaxe zu etablieren ist zweifellos schwierig, vielleicht aber nicht ganz unmöglich. *Den Ärzten*, als intimen Kennern der Probleme, käme dabei *eine führende Rolle* zu.

Unfallprophylaxe wird in Zukunft von besonderer Bedeutung sein: Während ein Großteil auch der orthopädischen Krankheiten (kongenitale, systemische, degenerative, neoplastische, altersabhängige etc.) möglicherweise mit neuen Gentechniken beeinflusst oder gar eliminiert werden kann, ist dies bei Unfallverletzungen nicht in Sicht – es sei denn durch Verhaltensänderung.

---

[4] S. Taimela et al.: Internat. Orthopaedics (SICOT), 15, 75 (1991)

44 Frakturbehandlung bei Kindern

44.1 Besonderheiten kindlicher Knochenbrüche

Knochenbrüche bei Kindern unterscheiden sich wesentlich von Brüchen bei Erwachsenen:

- Viel *schnellere und sicherere Konsolidation*. Je jünger das Kind, desto kürzer die Heilungszeit. Pseudarthrosen kommen praktisch nicht vor, außer nach Operationen.
- *Achsenfehlstellungen* und Verkürzungen bei Schaftfrakturen werden im Verlauf des weiteren Wachstums noch teilweise oder ganz *ausgeglichen*, und zwar je jünger das Kind, desto besser.
- *Gelenkversteifungen* kommen bei Kindern auch nach langer Fixation *äußerst selten* vor.
- Osteoporose, Atrophie, Ödeme usw. sind nur gering und rasch reversibel, kurz, eine «*Frakturkrankheit*» gibt es bei Kindern nicht. Die «Sudeck'sche Dystrophie» ist extrem selten.
- *Allgemeine Komplikationen* infolge einer längeren Liegezeit, wie Thrombose, Embolie, Pneumonie, Dekubitus, sind bei Kindern *nicht zu befürchten*.

Das kindliche Skelett hat ein *eigenes Wachstumsorgan*, die **Epiphysenfugen**, mit einer eigenen Physiologie und Pathologie (s. Kapitel «Skelettwachstum», Kap. 5). Diese bestimmen weitgehend Mechanismen, Heilungsverlauf und Prognose der Frakturen im Wachstumsalter.

Kinder haben eine *andere Psyche* als Erwachsene. Man kann ihr Vertrauen leicht gewinnen, aber auch leicht vertun. Sie haben auch *andere Bedürfnisse*: Sie haben z. B. Zeit. Und *sie haben Eltern*. All dies verdient berücksichtigt, aber auch genutzt zu werden (s. dazu auch Kap. 22.1).

Aus den hier genannten Punkten ergibt sich, dass *Frakturen im Wachstumsalter grundsätzlich konservativ behandelt werden können* und auch sollten (**Abb. 44.1**).

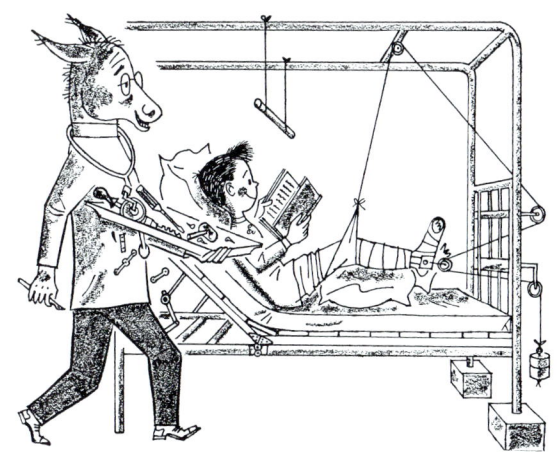

Abb. 44.1: «*The boy is fine, doctor. No hardware is needed!*» So hat *Blount* in seinem ausgezeichneten Buch «Fractures in Children» die Mahnung unterstrichen, **Femurschaftfrakturen** bei Kindern **konservativ** zu behandeln. Diese gilt grundsätzlich für die **Mehrzahl aller Frakturen bei Kindern**, vor allem alle Schaftfrakturen. Ausnahmen bilden einige Gelenkfrakturen, auf die in diesem Kapitel noch ausführlich eingegangen wird.

Behandlungsrichtlinien für Frakturen bei Kindern

«So konservativ wie möglich, so operativ wie nötig.»
In diesem Sinn ist die **Tabelle 44.1** (S. 692) *ein Versuch für eine erste Orientierung*, ohne Anspruch auf ausschließliche Gültigkeit. Neuere, stärker interventionistisch orientierte Konzepte sind vielleicht besser, sollten aber, soweit sie mit zusätzlichen Risiken behaftet sind, durch **längerfristige Erfolgskontrollen** erhärtet sein (vgl. dazu Kap. 24.3: «Evidence-based Medicine in der Orthopädie»).

Abbildung 44.2 zeigt die synoptische Darstellung einer Statistik aus einer Klinik, die damals in der operativen Frakturbehandlung stark engagiert war. Heute

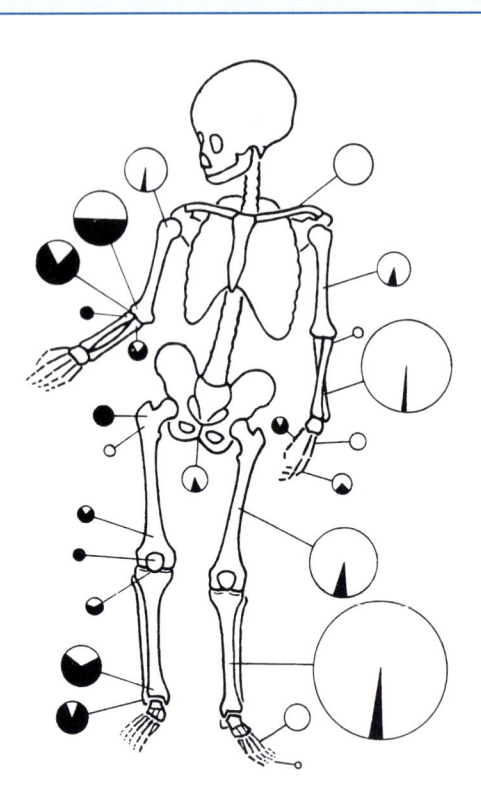

Abb. 44.2: Graphik über eine **Statistik von ca. 1000 Frakturen im Kindesalter**, die *1961–66 behandelt worden waren* an einer Klinik, die damals sehr operativ eingestellt war.[1]
Die Kreisfläche ist proportional zur Anzahl Frakturen. Der größte Kreis stellt 350 Unterschenkelbrüche dar, der kleinste zwei pertrochantere Frakturen.
– *Rechte Seite:* Schaftbrüche.
– *Linke Seite:* Gelenknahe Brüche.
– *Weiß:* Konservative Behandlung.
– *Schwarz:* Operierte Fälle.
Schaftfrakturen wurden fast immer **konservativ** behandelt, **gelenknahe** häufig **operiert**.
Seit die Wechselwirkungen zwischen Fraktur und Wachstum besser bekannt sind, ist *die Zahl der operierten Brüche zurückgegangen*, vor allem bei den *Metaphysenbrüchen* (distaler Humerus, distale Tibia). Schaftbrüche werden selten, dislozierte Epiphysenbrüche fast immer operiert.

---

[1] aus: A.M. Debrunner: Frakturen im Kindesalter – konservative oder operative Therapie? Zbl. Chir. 99 (1974) 641–650.

---

werden dort **weniger Kinderfrakturen operiert** als damals.
Dies gilt praktisch uneingeschränkt für **alle Schaftfrakturen**. Eine **Ausnahme** von dieser Regel machen die **Frakturen der Epiphysenfugen**, eine Frakturform, die es bei Erwachsenen naturgemäß nicht gibt. Diese relativ seltenen aber gefährlichen Verletzungen stellen eine weitere Besonderheit des Wachstumsalters dar und folgen völlig anderen Gesetzmäßigkeiten als die «gewöhnlichen» Frakturen. Diese Epiphysenfrakturen (es sind fast immer gleichzeitig Gelenkbrüche) werden besprochen in Kapitel 44.3.

44.2
Schaft- und Metaphysenbrüche

Die kindlichen Knochen sind noch ziemlich weich und elastisch. Das Periost ist ausgesprochen dick und kräftig. Daraus ergeben sich *einige Besonderheiten*: Der sog. **Grünholzbruch** ist eher eine Verbiegung, kein durchgehender Bruch. Auf der Konkavseite bleibt das Periost, teilweise auch der Knochen, intakt. Die Heilung erfolgt rasch und problemlos (**Abb. 44.3**). Allerdings federn Grünholzfrakturen gerne wieder in die ursprüngliche Fehlstellung zurück, was bei Vorderarmfrakturen zu Einschränkungen der Umwendbewegungen (Pro- und Supination) führen kann. Es ist deshalb manchmal nötig, Grünholzfrakturen durch Überkorrektur noch ganz durchzubrechen und erst dann achsengerecht einzurichten.

Vorderarmschaftfrakturen bei Kindern können meistens konservativ reponiert und in guter Stellung retiniert werden, eine Osteosynthese (Markdrähte, Platten) kann einmal bei älteren Kindern mit instabilen Brüchen notwendig werden.

Bei vielen Frakturen bleibt der kräftige **Periostmantel intakt**, wenigstens auf der konkaven Seite. Mit seiner Hilfe lassen sich mehr Frakturen **stabilisieren** als bei Erwachsenen (s. Kap. 42.1 u. **Abb. 44.4**).

Sehr zweckmäßig ist auch die Technik des «Gipskeilens» (s. Kap. 17.10.2 u. Abb. 44.6).

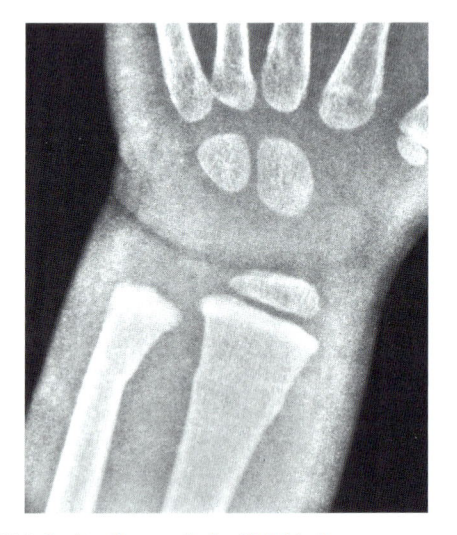

Abb. 44.3: Frakturformen beim Kleinkind.
Die Knochen des Kleinkindes sind noch weich und biegsam. Dieses *2-jährige Mädchen* verstauchte sich das Handgelenk. Nur bei genauerem Hinsehen erkennt man einen leichten Knick an der Ulna, eine **«Grünholzfraktur»**, sowie zwei kleine seitliche Wülste am Radius auf derselben Höhe: Eine kleine **Stauchungsfraktur**.
Solche Frakturen heilen sehr rasch und bedürfen keiner besonderen Behandlung. Sie zeigen aber deutlich, dass Knochenbrüche bei Kindern anders sind als bei Erwachsenen.

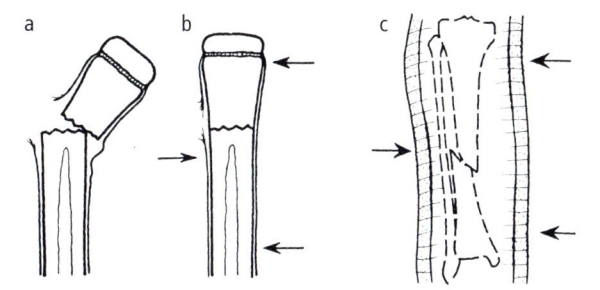

Abb. 44.4: Fixation nach dem Drei-Punkte-Prinzip.
a) *Biegungsbruch* mit konvexseits zerrissenem, konkavseits erhaltenem Periost.
b) *Reposition*. Mittels Druck an drei Stellen kann die Stellung gehalten werden. Das intakte Periost verhindert eine Überkorrektur.
c) *Modellieren des Gipses* nach dem 3-Punkte-Prinzip.
Diese Methode ist in vielen Fällen auch bei Erwachsenen anwendbar. Auch Gipskorsette können nach diesem Prinzip angefertigt werden.

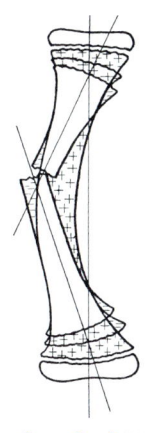

Abb. 44.5: Achsenkorrektur durch Wachstum.
1. *Epiphysäres Längenwachstum:* Durch asymmetrisches Wachstum stellt sich die Epiphysenfuge wieder senkrecht zur Längsachse des Knochens (vgl. Kap. 5.2, Abb. 5.6 u. Kap. 5.3, Abb. 5.10).
2. *Periostales Dickenwachstum:* Durch Apposition in der Konkavität und Abbau auf der konvexen Seite wird der Schaft gerade gerichtet.
+++: Knochenanbau (Osteoblasten).
– – –: Abbau (Osteoklasten).
Je jünger das Kind ist, desto radikaler ist der Umbau, **desto besser die Korrektur**.

Fehlstellungen und Wachstum

Während beim Erwachsenen eine residuelle Fehlstellung nach der knöchernen Konsolidation endgültig fixiert ist, wird beim Kind die Stellung des Knochens im *Lauf der folgenden Jahre* bis zum Wachstumsabschluss **durch Wachstumsvorgänge** noch mehr oder weniger stark **verändert**, glücklicherweise fast immer im Sinne einer **Korrektur** (s. Abb. 5.10 u. **Abb. 44.5**).

Der Ausgleich einer Fehlstellung ist umso besser, je jünger das Kind ist. Maßgebend ist die Anzahl der Jahre, die für diesen Knochenumbauprozess bis zum Wachstumsabschluss (Verknöcherung der Epiphysenfugen) noch zur Verfügung stehen.

Längenwachstum

Jede Hyperämie hat eine **Wachstumsstimulation** zur Folge. Im Anschluss an eine Schaftfraktur des Femur beträgt das *überschießende Wachstum* bis zu zwei Zentimeter, an der Tibia etwa einen Zentimeter. Würden die Bruchenden anatomisch genau reponiert, wäre eine Beinverlängerung in diesem Ausmaß die Folge. Eine Osteosynthese (wie auch die folgende Metallentfernung) würde das Längenwachstum noch stärker stimulieren und die Differenz wäre noch größer. Die Operation von Schaftbrüchen bei Kindern ist also nicht nur meistens überflüssig, sondern manchmal auch schädlich. (Nicht zu empfehlen ist die beim Erwachsenen übliche Marknagelung, da sie die Epiphysenwachstumszonen schädigen und iatrogene Wachstumsstörungen verursachen kann: s. Kap. 28.2.1 u. Kap. 44.3.)

Aus alledem folgt, dass für *Schaft-* und *Metaphysenbrüche* bei Kindern die Behandlung der Wahl konservativ ist. Eine leichte Verkürzung im Gips oder in der Extension kann erwünscht sein. Sie wird sich im Laufe der nächsten ein oder zwei Jahre ausgleichen und die Beine werden schließlich annähernd gleich lang sein.

Stabile Unterschenkelbrüche, d.h. solche, die nicht zu stärkerer Verkürzung neigen (isolierte Tibiafrakturen, Querbrüche usw.) können primär mit Gips versorgt werden. Instabile Brüche, z.B. Spiralbrüche beider Unterschenkelknochen, werden zweckmäßig vorher kurze Zeit in eine Extension gelegt.

Bei älteren Kindern wird stattdessen, v.a. auch aus Gründen der Akzeptanz, an manchen Kliniken operiert (Platten, Markdrähte, evtl. Fixateur externe).

An den oberen Extremitäten sind leichte Längendifferenzen unwesentlich.

Seitenverschiebungen

Seitenverschiebungen sind belanglos und werden durch periostalen Knochenumbau erstaunlich rasch und vollständig zum Verschwinden gebracht (s. Abb. 4.7).

Achsenfehlstellungen

Achsenfehlstellungen haben im Allgemeinen die Tendenz, sich im Lauf des weiteren Wachstums auszugleichen. Dies geschieht vor allem durch asymmetrisches epiphysäres Längenwachstum (s. «Skelettwachstum», Kap. 5.3. u. Abb. 44.5).

Der **Ausgleich von Achsenfehlern** hängt von verschiedenen Faktoren ab:

- Je **jünger** das Kind ist, desto größer ist der zu erwartende Ausgleich, desto größer ist also auch die Achsenfehlstellung, die noch belassen werden darf (in den ersten fünf Lebensjahren in der Größenordnung von 20° bis 30°). Gegen Ende der Wachstumsperiode (bei Mädchen etwa mit 13 bis 14 Jahren, bei Knaben ein bis zwei Jahre später) wird die **«Toleranzbreite»** kleiner, sie gleicht sich jener der Erwachsenen an (s. Kap. 42.2.2) und die Achsenstellung muss entsprechend genauer reponiert werden.
- Fehlstellungen in der *Nähe von Epiphysen* gleichen sich besser aus als solche in Schaftmitte.
- *Antekurvations-* und *Rekurvationsfehlstellungen* werden gut ausgeglichen, am besten solche in Epiphysennähe.
- *Seitenabweichungen* an den Scharniergelenken Ellbogen und Knie (Varus- und Valgusfehlstellungen) gleichen sich weniger gut aus, ebenso Fehlstellungen im *Vorderarmschaft*.

Stellungskorrekturen im (gepolsterten!) Gipsverband sind mittels Keilung des Gipses technisch leicht möglich (s. Kap. 17.10.2 u. **Abb. 44.6**).

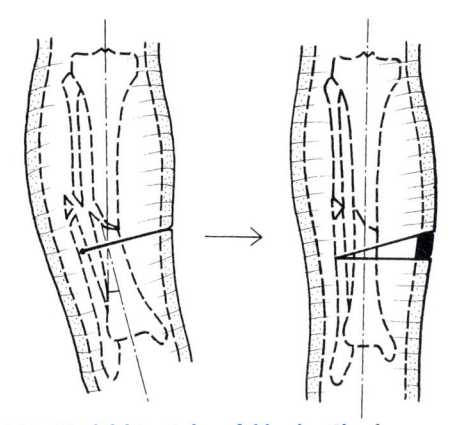

Abb. 44.6: Ein **leichter Achsenfehler im Gips** kann auf einfache Weise **korrigiert** werden mittels **Keilen**. Der Gips wird auf etwa 2/3 seines Umfanges zirkulär durchgesägt und dann aufgebogen. Der Spalt wird mit einem Korken oder Holzkeil offen gehalten, der Gips mit einer weiteren Gipsbindentour wieder geschlossen.
Der Dreh- und Knickpunkt muss so gewählt werden, dass sich die Fragmentenden gegeneinander und nicht auseinander bewegen. *Vorsicht, dass keine* **Druckstellen** *entstehen* am Ort des Knicks.
Das Keilen kann auch bei Erwachsenen angewendet werden (vgl. Kap. 43).

Rotationsfehler

Rotationsfehler werden *nicht* durch Wachstum ausgeglichen und bleiben zeitlebens bestehen. Eine Verdrehung muss deshalb von Anfang an mittels genauer klinischer Überwachung vermieden werden. Einzig bei Oberschenkelfrakturen ermöglicht z. B. der Extensionsapparat von Weber die röntgenologische Kontrolle der Rotation.

Am Unterschenkel schützt der **Vergleich mit dem gesunden Bein** beim Eingipsen oder in der Extension vor einer Fehlstellung (normale Außendrehung des Fußes gegenüber dem Knie etwa 10°, Fuß also nicht senkrecht aufhängen!).

44.3 Gelenknahe Frakturen – Epiphysenfrakturen

Unter den gelenknahen Frakturen stellen die **relativ seltenen Epiphysenfrakturen** besondere Probleme hinsichtlich Diagnose, Prognose und Therapie.

Im Kapitel 28.2.1: «Wachstumsstörungen» wurde erläutert, wie eine Verklammerung der knorpeligen Epiphysenfuge (z. B. durch eine Kallusbrücke nach Epiphysenfraktur) zu schweren Wachstumsstörungen führen kann. Auf diese Weise können noch Jahre, nachdem der erstbehandelnde Arzt das Kind als geheilt entlassen hat, grobe Fehlstellungen und Gelenkdeformierungen entstehen (**Abb. 44.7**).

Solche **Wachstumsstörungen** entstehen immer dann, wenn **Kallus in einen klaffenden Frakturspalt**, der quer durch die Epiphysenfuge verläuft, *einwachsen kann* und eine **Knochenbrücke** zwischen Epiphyse und Metaphyse bildet (Abb. 44.9).

Bei welchen Brüchen besteht die Gefahr einer posttraumatischen Epiphyseodese und damit einer späteren Wachstumsstörung? Von allen gelenknahen Brüchen, die etwa ein Fünftel aller Frakturen im Kindesalter ausmachen, sind es nur wenige. Um eine Ordnung in die recht mannigfaltigen Frakturformen zu bringen, sind verschiedene Einteilungen vorgeschlagen worden, die bekanntesten von **Aitken** und von **Salter**. Am einfachsten und für therapeutische Zwecke am klarsten ist *folgende Einteilung der gelenknahen Frakturen beim Kind*:

- **Metaphysenfrakturen** inkl. Epiphysenlösungen (Epiphysenfuge intakt)
- **Epiphysenfrakturen** (Epiphysenfuge gebrochen) (Abb. 44.10 u. Abb. 44.11).

Epiphysenlösungen und Metaphysenbrüche

Bei den Metaphysenbrüchen und traumatischen Epiphysenlösungen bleibt die **Epiphysenwachstumsfuge**

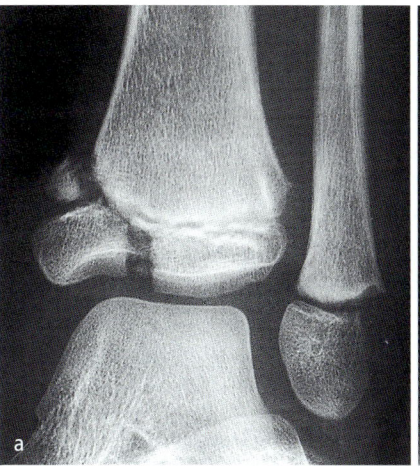

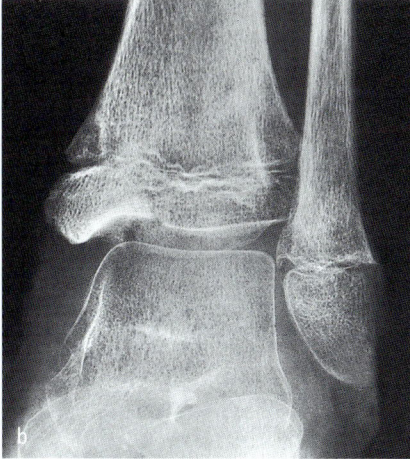

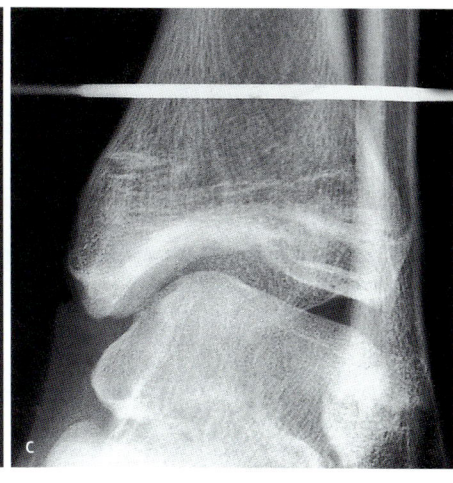

Abb. 44.7: Wachstumsstörung nach Knöchelbruch (transepiphysäre Fraktur).
a) Leicht verschobener Bruch des *Innenknöchels bei 9-jährigem Knaben*, dazu *traumatische Epiphysenlösung des Malleolus fibularis*.
b) *Konservative Behandlung.* Fraktur geheilt. Die geschlossene Reposition scheint nicht so schlecht zu sein, sie ist allerdings nicht anatomisch genau.
c) *Sechs Jahre später:* Deformität durch Wachstumsstörung (Blockierung des epiphysären Längenwachstums medial). Starke Varusstellung mit Kippung der Talusrolle (vgl. auch Abb. 28.5). Mit anatomisch genauer (offener) Reposition lassen sich derartige Wachstumsstörungen vermeiden.

unverletzt und intakt an der Epiphyse hängen, da die Bruchlinie immer durch die metaphysär gelegene Verknöcherungszone (Mineralisationszone) und nie durch den Wachstumsknorpel (generative Zone) verläuft (vgl. Abb. 5.2).

Genau genommen handelt es sich bei der traumatischen Epiphysenlösung um eine Fraktur in der Metaphyse. Bei einer partiellen Epiphyseolyse verläuft ein Frakturspalt von der Epiphysenfuge weg schräg in die Metaphyse hinein und ein kleineres oder größeres Dreieck des Metaphysenknorpels bleibt an der Epiphyse hängen. Diese *relativ häufige* Verletzung («Übergangsfraktur», s.u.) ist harmlos, entspricht einer Metaphysenfraktur und kann entsprechend einfach konservativ behandelt werden (**Abb. 44.8** u. **Abb. 44.9a**).

Epiphysenfrakturen

Diese intraartikulären Brüche verlaufen immer **quer durch die Epiphysenwachstumsfuge** hindurch, auch wenn sie nicht weiter in die Metaphyse hinein, sondern von hier entlang der Knorpelfuge verlaufen. Ob auch noch ein Stück aus der Metaphyse mit ausgebrochen ist oder nicht, hat keinen Einfluss auf die Prognose. Wenn der Frakturspalt klafft und nicht anatomisch reponiert wird, wächst eine Kallusbrücke hinein, die zur *Epiphyseodese* und damit zur **Blockierung** des **epiphysären Wachstums an dieser Stelle** und später zu schweren Wachstumsstörungen mit zunehmenden Deformitäten führen kann (**Abb. 44.9b**).

Das Entstehen einer solchen Kallusbrücke kann mit einer *anatomisch genauen Reposition* des Bruchs und der knorpeligen Epiphysenscheibe *verhindert* werden: Eine intakte Wachstumsfuge trennt die Knochenkerne von Epiphyse und Metaphyse voneinander, so dass keine knöcherne Brücke dazwischen entstehen kann (Abb. 44.12).

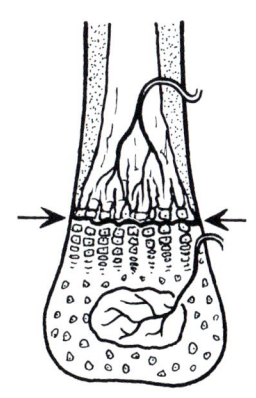

Abb. 44.8: Epiphyse mit Wachstumszone. Die *schwächste Stelle ist die Verkalkungszone*, am Übergang des Epiphysenfugenknorpels in den Metaphysenknochen *(Pfeile)*. Epiphysenlösungen (traumatische oder andere, vollständige oder partielle) finden an dieser Stelle statt.
Die Epiphyse löst sich also mitsamt der knorpeligen Epiphysenfuge von der knöchernen Metaphyse ab, das «Wachstumsorgan» bleibt in der Regel intakt und als Ganzes an der Epiphysenfuge hängen. Durch Epiphysenlösungen wird das weitere Wachstum deshalb nicht beeinträchtigt.
Eingezeichnet ist auch die *Blutversorgung*, welche die Ossifikationszone nicht überquert.

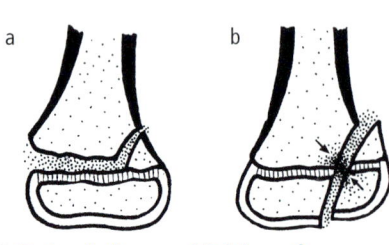

Abb. 44.9: Frakturheilung und Epiphysenfuge.
a) Die *Kallusbildung im Frakturspalt* (dicht punktiert) nach partieller Epiphysenlösung tangiert die Epiphysenfuge (gestrichelt) nicht. Das Wachstum geht normal weiter.
b) Epiphysenfrakturen verlaufen durch die Epiphysenfuge hindurch. Im klaffenden Frakturspalt bildet sich ein Kallus, der als *knöcherne Brücke* die Epiphysenfuge überquert und die Metaphyse mit dem Knochenkern der Epiphyse knöchern verbindet (Pfeile). Diese Brücke wirkt wie eine Klammer und *blockiert* das weitere Längenwachstum an dieser Stelle (traumatische Epiphyseodese, s. bei «Wachstumsstörungen», Kap. 28.2.1). Die Folge ist asymmetrisches Wachstum der intakt gebliebenen übrigen Abschnitte der Epiphysenfuge und Achsenfehlstellung (s. Abb. 44.8).

Wenn der Frakturspalt nicht klafft, kann sich keine Brücke bilden, d. h. mit exakter anatomischer Reposition können Wachstumsstörungen verhindert werden.

Anatomisch exakte Reposition ist in der Regel nur operativ möglich.

Für die Therapie ergibt sich **folgende einfache Regel**:
- *Epiphysenbrüche sind selten, sie sollten exakt offen reponiert werden.*
- *Epiphysenlösungen und Metaphysenbrüche sind häufig, sie können in der Regel konservativ behandelt werden* (**Abb. 44.10**).

Für die Diagnose ergibt sich ebenfalls **ein einfaches Schema**:
- Findet man *Bruchlinien in der Epiphyse*, liegt eine Epiphysenfraktur vor, also *keine harmlose Verletzung*.
- Findet man *Bruchlinien nur entlang der Epiphysenfuge* und im *metaphysären* Bereich, handelt es sich um eine Epiphysenlösung resp. Metaphysenfraktur, also um *eine gutartige Verletzung* (**Abb. 44.11**).

Sog. **Übergangsfrakturen** bei bereits teilweise verknöcherten Epiphysenfugen: Diese *bei Adoleszenten* relativ häufigen partiellen Epiphysenlösungen mit Ausbruch eines Keiles aus der Metaphyse (Abb. 44.10 b) sind leicht konservativ zu reponieren und nach dem 3-Punkte-Prinzip im Gips gut zu halten (dank in-

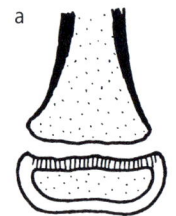

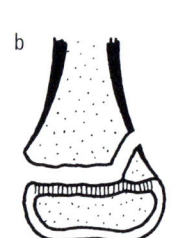

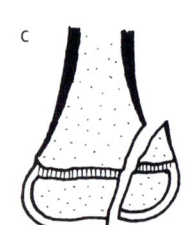

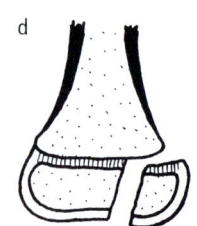

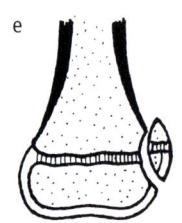

Abb. 44.10: *Einteilung der gelenknahen Brüche* für die Therapie in **Metaphysenfrakturen** und **Epiphysenfrakturen**.
a) *Reine Epiphysenlösung:* Epiphysenfuge intakt, keine Wachstumsstörung (Mikroskopisch gesehen ist die «Epiphysenlösung» eine Metaphysenfraktur).
b) *Metaphysenfraktur mit partieller Epiphysenlösung:* Epiphysenfuge intakt, keine Epiphysenverletzung.
c) *Transepiphysäre Fraktur:* Bei klaffendem Frakturspalt Kallusbrücke, traumatische Epiphyseodese und Wachstumsstörung.
d) *Epiphysenbruch mit teilweiser Epiphysenlösung.* Epiphysenfuge gebrochen, bei offenem Frakturspalt Kallusbrücke und Wachstumsstörung möglich.
e) *Schalenabriss am Epikondylus* (z. B. Femur). Verletzung der Epiphysenfuge. Kallusbrücke möglich, Wachstumsstörungen kommen vor.

Diese *Einteilung* der gelenknahen Brüche entspricht denjenigen von *Aitken* und *Salter*. Vereinfacht lässt sie sich so darstellen:
a und b sind Metaphysenbrüche, bei welchen keine Wachstumsstörungen zu erwarten sind.
c, d und e sind Epiphysenbrüche, bei denen Wachstumsstörungen zu befürchten sind.
Metaphysenbrüche können konservativ behandelt werden. Epiphysenbrüche sollten anatomisch reponiert, d. h. in der Regel operiert werden.

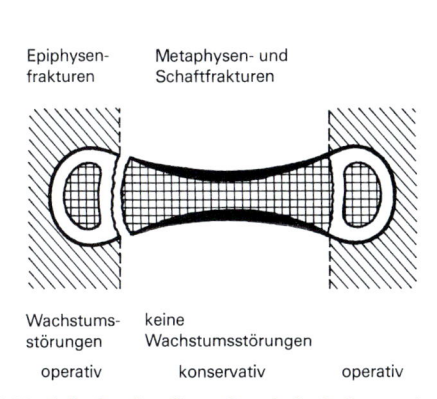

Abb. 44.11: Einfache Einteilung der Kinderfrakturen im Hinblick auf **Diagnose** und **Therapie**.
Weißer Bereich: Schaft- und Metaphysenbrüche (inkl. Epiphysenlösungen): Keine Wachstumsstörungen: Konservative Behandlung.
Schraffierter Bereich: Epiphysenbrüche: Wachstumsstörungen zu befürchten bei klaffendem Frakturspalt: Eine genaue anatomische Reposition kann dies verhindern. Deshalb werden solche Brüche mit Vorteil operiert.

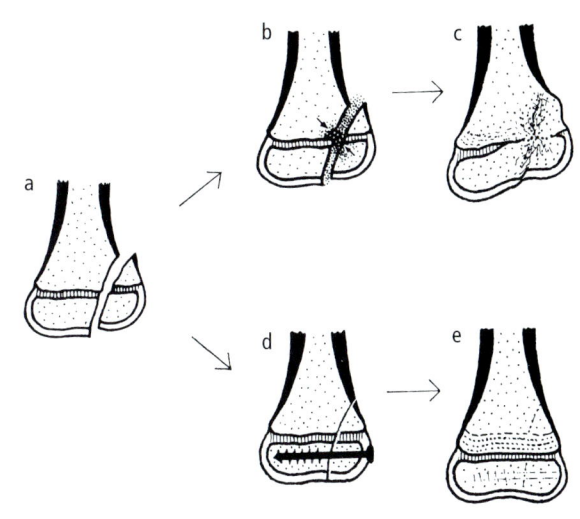

Abb. 44.12: Epiphysenbrüche sollten **anatomisch genau reponiert** werden.
a) Verschobener Epiphysenbruch.
b) Keine Reposition: Kallusbrücke im klaffenden Frakturspalt.
c) *Wachstumsstörung:* asymmetrisches Wachstum, Fehlstellung *nach Monaten und Jahren.*
d) Anatomische Reposition und Osteosynthese.
e) Normales weiteres Wachstum.

takten Periosts auf der Seite des Metaphysenkeiles). Fehlstellungen sind nicht zu befürchten.

Epiphysenbrüche hingegen sind **immer auch Gelenkbrüche**. Die genaue Wiederherstellung der Gelenkkongruenz ist ein weiterer Grund, diese Brüche offen zu reponieren und zu fixieren.

Epiphysenbrüche, bei denen die **Operation angezeigt** ist (vgl. **Abb. 44.12**), sind:

- am *Ellbogen*: Kondylenbrüche, vor allem die Brüche des Capitellum radiale humeri (**Abb. 44.13**)
- am *oberen Sprunggelenk*: Brüche des Malleolus medialis
- am *Knie*: Brüche an den Femurkondylen (Ausrissfrakturen der Seitenbänder) und einzelne proximale Tibialbrüche (Tuberositas tibiae).

44.4
Diagnostik von Kinderfrakturen

Aspekt und Funktionsausfall sind wegweisend. Eine Palpation ist schmerzhaft und unnötig.

Das Kennzeichen des kindlichen Skelettes sind offene **Epiphysenfugen**. Sie müssen auf dem **Röntgenbild** *von Frakturspalten unterschieden* werden, ebenso wie bei kleinen Kindern *Ossifikationskerne* von Bruchfragmenten abgegrenzt werden müssen. Die manchmal etwas schwierige Interpretation von Röntgenbildern wird durch *Vergleichsaufnahmen* der gesunden Gegenseite erleichtert, welche im Zweifel gemacht werden sollten (Abb. 44.13).

Im Übrigen ist der **klinische Aspekt** ebenso wichtig wie der Röntgenbefund und z. B. für die Beurteilung der Torsionsverhältnisse allein maßgebend. Blount schrieb: «Doctor, treat the patient, not the picture!» (Abb. 44.1)

44.5
Osteosynthesetechniken im Wachstumsalter

Technik der Osteosynthese von gelenknahen Frakturen

Das Ziel der Operation ist die anatomische Reposition von Gelenkflächen und Epiphysenfugen und ihre Retention bis zur Konsolidation, d.h. in der Regel nur für wenige Wochen. Belastungsstabile Osteosynthesen sind nicht nötig, es wird ohnehin ein Gipsverband angelegt. Traumatisierung des Gelenks und der Wachstumszonen sind zu vermeiden. Am besten eignen sich ein, zwei oder drei Kirschnerdrähte zur Spickung (s. u.).

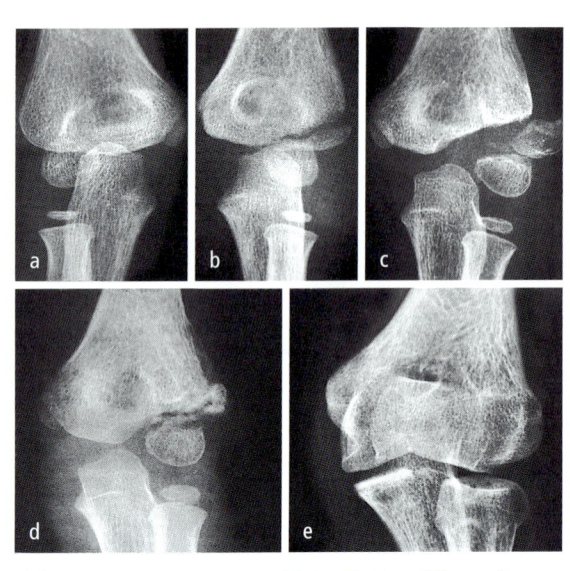

Abb. 44.13: Der genaue **Vergleich mit der nicht verletzten rechten Gegenseite** (a) lässt die Diagnose bei dieser frischen Verletzung am linken Ellbogen (b) eines *5-jährigen Kindes* stellen: **Fraktur des radialen Kondylus**. Man hielt die wenig verschobene Fraktur für harmlos und fixierte mit Gips.
c) *Ein Monat später* wurde klar, dass der Bruch nicht harmlos war: Die intraartikuläre Fraktur war abgerutscht. Wachstumsstörungen und Pseudarthrose mit Cubitus valgus und später Ulnarislähmung (s. Kap. 47.2.6 u. Kap. 47.2.4) waren zu befürchten. Die notwendige offene Reposition und Fixation war in diesem Stadium wesentlich schwieriger als sie primär gewesen wäre.
d) *Einige Wochen nach Operation*. Die zur Fixation verwendeten Kirschnerdrähte sind bereits wieder entfernt.
e) *Acht Jahre später*. Der Ellbogen hat sich normal entwickelt.
Kondylenfrakturen am Ellbogen sind praktisch immer eine **Operationsindikation**.

Weitere Osteosynthesetechniken

Kinderorthopäden und Traumatologen sind sich einig, dass bei Kindern Osteosynthesen nur ausnahmsweise, wenn möglich geschlossen und mit diskreten, weniger massiven Implantaten durchgeführt werden sollen. In Detailfragen gehen allerdings die Meinungen oft weit auseinander. In Frage kommen:

- **Kirschnerdrähte:** Sie haben viele Vorteile: Sie sind technisch einfacher zu handhaben als die meisten anderen Implantate (geschlossen unter Röntgenkontrolle). Sie finden in der dichten, festen Spongiosa zuverlässig guten Halt und können nach etwa zwei bis vier Wochen wieder leicht entfernt werden. (Das Drahtende muss abgebogen werden, sonst beginnen die Drähte zu wandern, was gefährliche Komplikationen nach sich zieht). Eine weitere Operation zur Metallentfernung entfällt. Auch sehr kleine Fragmente lassen sich damit fixieren (cave Nerven- und Gefäßverletzungen).
- **kleine** (kanülierte) **Schrauben**: nach offener Reposition, v.a. gelenknaher Frakturen. Sie sind schwieriger einzusetzen, v.a. bei kleinen Fragmenten, sind weniger schonend und eine weitere Operation zur Implantatentfernung ist nötig.
- **Platten:** kommen u.U. bei instabilen Schaftfrakturen bei älteren Kindern und Adoleszenten in Frage: Unterarm, Femur, Tibia (LC-DC-Platten). Offene Reposition und Metallentfernung, d.h zwei offene Operationen sind nötig.
- **Markdrahtung**, dünne Nägel: «dynamic intramedullary fixation» (geschlossen). Evtl. alternativ bei Adoleszenten. Konventionelle Marknägel sind ungeeignet (Epiphysenfugenverletzung).
- **Fixateur externe**, als geschlossene Methode, z.B. bei offenen Frakturen und bei bei Polytraumatisierten.
- **Zuggurtung:** bei Distraktionsfrakturen: Patella, Olekranon u.a.

44.6
Einige besondere Frakturen und Komplikationen

Traktionsfrakturen

Traktionsfrakturen kommen am *Olekranon*, an der *Patella* und am *Epicondylus ulnaris humeri* vor. Die Fraktur der Tuberositas tibiae ist gleichzeitig eine Epiphysenfraktur mit der Gefahr einer Wachstumsstörung und späterem Genu recurvatum.
Mechanismus und Indikation wie beim Erwachsenen: Osteosynthese (*Zuggurtung*, s. Abb. 43.3), wenn das Fragment disloziert ist.

Schenkelhalsfrakturen

Schenkelhalsbrüche bei Kindern neigen – noch mehr als bei Erwachsenen – zur ischämischen *Kopfnekrose*. Diese schlechte Prognose kann durch sofortige offene Reposition und Verschraubung wesentlich verbessert werden (s. Kap. 64.12.3).

Ellbogenfrakturen

Bei Ellbogenfrakturen (s.a. Kap. 47.2.5) besteht die Gefahr der **ischämischen Muskelnekrose**. Eine Unterbrechung der arteriellen Zirkulation führt nach wenigen Stunden zu irreversiblen ischämischen Muskelnekrosen mit späterer «*Volkmann'scher Kontraktur*». Einklemmung, Kompression, Spasmus oder Ruptur der Arteria cubiti kommen bei schwereren Ellbogenfrakturen (supra-transkondyläre Frakturen) mit Ödemen oder stärkeren Dislokationen vor. Deshalb: rasche, schonende Reposition, keine geschlossenen Verbände, keine forcierte Flexionsstellung. Bei schlecht reponierbarer Fraktur oder großem Hämatom evtl. prophylaktisch offene Reposition, vor allem aber **regelmäßige Zirkulationskontrolle** in den ersten Stunden (Hospitalisation!).

Die **Zeichen der arteriellen Durchblutungsstörung sind**: Schmerzen, fehlender Puls, Blässe, Schwellung und Hypästhesie im Bereich von Vorderarm und Hand. Die Finger können aktiv nicht bewegt werden und passiv nur unter Schmerzen. Wenn diese Zeichen trotz der erwähnten Maßnahmen nicht rasch verschwinden, ist **notfallmäßig** eine operative Revision der Arteria cubiti (evtl. nach Arteriographie) sowie die offene Reposition und Osteosynthese notwendig.

Innerhalb der ersten etwa sechs Stunden ausgeführt, kann die Operation eine ischämische Nekrose der Muskulatur verhindern. Kommt die Zirkulation innerhalb dieser Frist nicht wieder in Gang, werden große Teile der Beugemuskulatur von Hand und Fingern irreversibel nekrotisch und schwere permanente und irreparable Schäden bleiben zurück (s. «Volkmann'sche Kontraktur», Kap. 47.2.6 u. Abb. 38.6).

Myositis ossificans

Nach Frakturen oder Luxationen, vor allem im Ellbogenbereich, aber auch manchmal nach anderen Verletzungen, etwa nach stumpfem Trauma des Quadrizeps, entstehen vorwiegend bei Kindern und Jugendlichen **ektopische Verkalkungen** im traumatisierten Gewebe, vor allem in den Muskelsepten. Sie können nach Tagen und Wochen als harte, oft recht große schmerzhafte Tumoren zu palpieren sein. Nach wenigen Wochen werden im Röntgenbild ausgedehnte, unscharfe, wolkige Verkalkungen sichtbar. Die Beweglichkeit ist begreiflicherweise eingeschränkt (Abb. 65.2).

Manipulationen, Versuche, das Gelenk passiv zu mobilisieren, Massagen usw. machen den Zustand nur schlimmer. Auch der Versuch, die Verkalkungen im aktiven Stadium zu resezieren, hat lediglich eine weitere Ausdehnung des Prozesses zur Folge. Ruhigstellung ist die beste Therapie der Myositis ossificans in diesem Stadium. Wenn man das Gelenk in Ruhe lässt, kommt der Prozess im Verlauf der nächsten Monate zur Ruhe, ein großer Teil der Verkalkungen wird resorbiert, ein Rest verknöchert und erscheint dann schärfer begrenzt und strukturiert auf dem Röntgenbild. In der Regel gehen die klinischen Begleiterscheinungen ebenfalls zurück und das Gelenk wird wieder einigermaßen beweglich.

Frakturen bei Neugeborenen

Bei schwierigen Geburten, vor allem aus der Steißlage, können Frakturen oder Epiphysenlösungen entstehen, hauptsächlich an Klavikula, Humerus oder Femur. Das Glied wird nicht spontan bewegt und erscheint **wie gelähmt**. Eine Schaftfraktur ist im Röntgenbild leicht zu erkennen, eine Epiphysenlösung nur schwierig, da die Gelenkregion noch vorwiegend knorpelig ist. Schon nach wenigen Tagen erscheint aber ein ausgedehnter Kallus, der die Diagnose klärt. Die Frakturen heilen in zwei bis drei Wochen, Fehlstellungen wachsen spontan aus und Spätfolgen sind kaum zu befürchten. Die Therapie besteht in einer kurz dauernden Ruhigstellung.

44.7
Nachbehandlung kindlicher Frakturen

Wegen der raschen Konsolidation ist die **Kontrolle der Stellung in den ersten Tagen** wesentlich. Schon nach ein, zwei oder drei Wochen kann eine Fehlstellung fixiert und der Zeitpunkt für eine Korrektur verpasst sein! Die Entscheidung, ob bei veralteten Brüchen eine operative Korrektur gemacht werden soll, ist manchmal schwierig. Der Schaden kann leicht größer sein als der Nutzen.

Wo keine Extension notwendig ist, bleibt für die Erstbehandlung der **Gipsverband** die Regel. Die Gipse werden gepolstert und bis zur knöchernen Konsolidation belassen. Einfache Brüche heilen, besonders bei kleinen Kindern, sehr rasch. Gelenkversteifungen sind nicht zu befürchten, **Physiotherapie ist nicht nötig**, passive Gelenksmobilisation schädlich. Das Kind nimmt seine normale Aktivität von selbst bald wieder auf.

Vernünftig behandelt haben fast alle Frakturen bei Kindern eine einwandfreie *Prognose*.

Tabelle 44.1: Behandlungsrichtlinien für Frakturen bei Kindern

I. Allgemeine Indikationen

1. Undislozierte Frakturen: konservativ
2. Stabile Schaftfrakturen: konservativ
3. instabile Schaftfrakturen: bei älteren Kindern (ca. 12 bis 16 Jahre, selten jüngere): bei spezieller Indikation (z. B. bei bestimmten Vorderarm- und Femurbrüchen, selten Unterschenkel) evtl. operativ.
4. Gelenkfrakturen: wenn disloziert: fast immer operativ (vgl. Kap. 28: «Epiphysenwachstumsstörungen» u. Kap. 44.3)
5. Offene Frakturen bei ausgedehnten Hautverletzungen evtl. operativ (Fixateur externe).
6. Schwerverletzte, Mehrfachverletzte und Gelähmte: evtl. operativ

II. Obere Extremität

1. Klavikula: konservativ
2. Humerus proximal: konservativ: Fixation am Thorax, Gipsschiene, nur selten operativ: bei grober, irreponibler Dislokation.
3. Humerusschaft: konservativ: Gipsschiene, Sarmiento-Brace. Nur selten operativ.
4. Humerus suprakondylär: einfache Fälle: konservativ: Armschlinge (Blount), Gips oder Extension am Olekranon, s. Kap. 47.2.5.
   komplizierte Fälle: operativ: bei starkem Hämatom, Störung von Zirkulation oder Innervation; s. Kap. 44.6.
5. Humerus distal intraartikulär: operativ; s. Kap. 44.6 u. Kap. 47.2.5 u. Abb. 44.13.
6. Kondylus radialis: operativ.
7. Epikondylus ulnaris: wenn stärker disloziert: operativ.
8. Radiusköpfchen: falls stark disloziert und konservativ irreponibel: operativ (nicht resezieren!) s. Kap. 47.2.5.
9. Olekranon: falls disloziert: operativ (Zuggurtung).
10. Vorderarmschaft: konservativ: Oberarmgips; bei älteren Jugendlichen, falls stark disloziert und irreponibel: evtl. operativ.
    – Grünholzfrakturen s. Kap. 44.2.
11. Distaler Vorderarm: konservativ: Oberarmgips; bei starkem Achsenknick: Gipskeilen n. 1 Wo.; evtl. Reposition und Fixation zusätzlich mit Spickdrähten.
12. Finger: konservativ.

III. Untere Extremität

1. Becken: konservativ
2. Schenkelhals: Notfall! s. Kap. 44.6 u. Kap. 64.12.3. Entlastung des Hämatoms, offene Reposition, Zugschrauben.
3. Femur proximal: Beckengips; bei Älteren evtl. Op.
4. Femurschaft konservativ:
   – bei kleinen Kindern «overhead-extension»: s. Abb. 64.41, Kap. 65.1.1;
   – später Steinmannagelextension (z. B. auf dem «Weber-Extensionsbock»);
   – bei älteren Jugendlichen: Längsextension; evtl. Operation (Platte, Markdrahtung, Fix. externe.; cave Marknagel)
5. Distale Metaphyse: (inkl. Epiphysenlösung): konservativ: Gips; evtl. Extension, evtl. Drahtspickung
6. Kniekondylen: (Epiphysen- u. Gelenkfrakturenfrakturen) operativ
7. Patella: wenn disloziert: operativ.
8. Eminentia intercondylica: wenn disloziert und nicht durch Hyperextension reponierbar: operativ.
   Tuberositas tibiae: operativ (vgl. Abb. 28.6, Kap. 28.2.1)
9. Tibia Metaphyse proximal: konservativ: Gips. Biegungsbrüche: Gefahr von Valgusfehlstellung: Keilen
10. Tibiaschaft (isoliert): konservativ: Gips; wenn nötig keilen, wegen der Tendenz zu Varusfehlstellung
11. Unterschenkelschaft: stabil: primär Oberschenkelgips; evtl. keilen
    instabil: Stabilisierung mittels Reposition: Falls dies nicht möglich: evtl. Extension, dann Gips. Bei älteren Jugendlichen evtl. operativ (Platte, Fixateur externe; Marknagel erst nach Schluss der Epiphysenfugen!).
12. Distale Tibia- und Fibulametaphyse, (inkl. Übergangsfrakturen, Epiphysenlösung): Unterschenkelgips. Wenn irreponibel bei älteren Kindern: evtl. Drahtspickung, selten operativ nötig.
13. Epiphysenbrüche distal (Malleolarfrakturen): Gips. Wenn disloziert: operativ: anatomische Reposition und Fixation Drahtspickung, kleine Schrauben (Abb. 41.32; vgl. auch Abb. 28.5, Kap. 28.2.1)
14. Fußfrakturen: konservativ: Gips.

45 Verletzungsfolgen

Die Folgen von Unfällen, Frakturen, Weichteilverletzungen, aber auch iatrogenen Schäden, etwa nach Operationen, spielen eine immer wichtigere Rolle in der orthopädischen Chirurgie. Ihre Bedeutung wird in absehbarer Zeit jene der primären Erkrankungen des Bewegungsapparates übertreffen.

Akute Komplikationen von Verletzungen sind im vorangehenden Kapitel besprochen, chronische Unfallfolgen an verschiedenen anderen Stellen dieses Buches.

Die **Tabelle 45.1** soll eine **Übersicht** geben und *auf die einzelnen Kapitel verweisen, um ein leichteres Auffinden zu ermöglichen.*

Tabelle 45.1: Verletzungsfolgen: Wo sie zu finden sind.

Skelett
• verzögerte Heilung: siehe Kap. 4.2.2 und Kap. 42.3
• Pseudarthrose: siehe Kap. 4.2.2 und Kap. 42.3
– Schenkelhals: siehe Kap. 64.12.3
• überschießender Kallus
• Refraktur: siehe Kap. 4.2.4 und Kap. 43.5
• Fehlstellungen: siehe Kap. 38, Kap. 38.7, Kap. 42.2 und Kap. 45.3
• Fehlstellungen bei Kindern: siehe auch Kap. 44.2 und Kap. 28.2
• Verkürzungen: siehe Kap. 63
• Wachstumsstörungen an den Epiphysen: siehe Kap. 28.2
• Knochennekrosen: siehe Kap. 4.2.3, Kap. 31.2 und Kap. 42.4.1
– Hüftkopf: siehe Kap. 64.12.3
– Scaphoideum: siehe Kap. 48.2.4
– Lunatum: siehe Kap. 48.2.2
– Talus: siehe Kap. 69.14.4
• Osteoporose: siehe Kap. 30.3, Kap. 42.4.3 und Kap. 45.1
• Osteochondrosis dissecans: siehe Kap. 31.5
– der Talusrolle: siehe Kap. 68.3
• Osteitis: siehe Kap. 32.4
• Arthritis: siehe Kap. 32.5
• Ankylosen: Gelenksteifen, siehe Kap. 38.2
• Inkongruenz: siehe Kap. 9.2.1 und Kap. 42.2.3
• Arthrose: siehe Kap. 42.2.3 und Kap. 45.4
• Instabilität: «Schlottergelenk», Bandschaden: siehe Kap. 41.2 und Kap. 38.3
– Akromioklavikulargelenk: siehe Kap. 46.2.3
– Halswirbelsäule: siehe Kap. 53.3
– Knie: siehe Kap. 66.15 und Kap. 66.16
– oberes Sprunggelenk: siehe Kap. 68.6.2

Tabelle 45.1: Fortsetzung

Weichteile

- Amputation: siehe Kap. 70
  - Stumpfkrankheiten: siehe Kap. 70.3.3
  - Kausalgie: siehe Kap. 34.3.3
- Kyphose, «Gibbus»: siehe Kap. 61.1 und Kap. 55.2
- Verletzungsfolgen an der Halswirbelsäule: siehe Kap. 53.3
- Hämatom, Serom
- Infektion: siehe Kap. 32.4
- Gefäßschäden: Nekrosen: siehe Kap. 44.6, Kap. 31 und Kap. 42.4.4
- ischämische Muskelnekrosen
- Kompartmentsyndrom: siehe Kap. 42.4.4
- Kontrakturen: siehe Kap. 38.2
  - ischämische: Kap. 42.4.4
  - Volkmann: siehe Kap. 38.2.1 und Kap. 44.6
  - Tibialis anterior: siehe Kap. 67.3.6
  - Tibialis posterior: Krallenzehen, Kap. 69.9.2
  - ischämische Beinlähmung
- Strangulationsschäden: Gangrän, Ödem: siehe Kap. 7.10.2
- «Frakturkrankheit»: siehe Kap. 42.4.3
- Ödem
- Narben, Narbenkontrakturen: siehe Kap. 3.6 und Kap. 38.2
- Keloid
- Hautdefekt (Hautnekrose): siehe Kap. 42.3
- Sekundärheilung
- Druckschäden an der Haut (Dekubitus): siehe Kap. 17.2, 17.10.2 und Kap. 34.4.3
- Muskel- und Sehnenverwachsungen (Flex. hall., Tib. post., Ext. hall.)
- Myositis ossificans: siehe Kinderfrakturen, Kap. 44.6, kommt aber auch bei Erwachsenen vor:
  - am Ellbogen: siehe Kap. 47.2.6
  - Quadrizepsmuskulatur: siehe Kap. 65.2.3
  - nach Gelenkoperationen: Periartikuläre Verkalkungen sind häufig, aber meist symptomarm. Gelegentlich massiv mit Versteifung und Schmerzen. Dann kann die Resektion der Verkalkungen erwogen werden, allerdings erst, wenn der Prozess nicht mehr aktiv ist (Szintigraphie), d. h. wenn etwa nach einem Jahr die Verkalkungen zu regelrechtem Knochen umgebaut sind (Röntgenbild).
    Indocid soll das Rezidiv verhindern.
    Unmittelbar postoperative Röntgenbestrahlung kann das.
- Muskelhernien
- Muskelatrophie: siehe Kap. 7.3
- Sudecksche Dystrophie: siehe Kap. 45.1 (Abb. 42.1)
  - der Hand: siehe Kap. 49.3 und Abb. 41.9
- Schulter-Arm-Hand-Syndrom: siehe Kap. 46.2.5
- Verletzungsfolgen an der Hand: siehe Kap. 49.2 und Kap. 49.7.1

Nerven

- periphere Lähmungen: siehe Kap. 34.3 und die einzelnen Lokalisationen im Teil III, insbesondere Hand. siehe Kap. 45.5
- Narbenneurome: siehe Kap. 34.3.3
- Tunnelsyndrome: siehe Kap. 34.3.5
  - karpal. siehe Kap. 48.2.8
  - tarsal: siehe Kap. 68.6.3
- Paraplegie: siehe Kap. 34.4
- Plexuslähmungen. siehe Kap. 34.3.6
- Lähmungen nach Hirnverletzungen siehe Kap. 34.2 und 34.5.1

Einzelne anatomische Lokalisationen

- siehe im Teil III: «Regionale Orthopädie»

45.1
Komplexe regionale Schmerzsyndrome, Sudeck-Syndrom, Algodystrophie

In diesem Abschnitt werden einige klinische Syndrome abgehandelt, welche **meist nach Verletzungen**, selten bei Krankheiten auftreten und ähnliche, sehr eindrückliche Erscheinungsbilder zeigen, die durch **exzessiven Schmerz** gekennzeichnet sind.

Es ist zweckmäßig, sie als «komplexe regionale Schmerzsyndrome» zusammenzufassen, da ihre Ätiologie und Pathophysiologie noch weitgehend unklar sind. Dies spiegelt sich bereits in der ziemlich verwirrenden **Nomenklatur** wider:

- Das **Sudeck-Syndrom**, bereits 1900 von Paul Sudeck beobachtet als Komplikation von Verletzungen, vor allem Frakturen an Hand oder Fuss, mit schmerzhaften Veränderungen und massiver Osteoporose.
- **Algo(neuro)dystrophie**, ein etwas weiter gefasster Begriff, auch bei verschiedenen Krankheiten.
- **Kausalgie**, Schmerzsyndrom nach Nervenverletzungen
- **Schulter-Hand-Syndrom**, auch spontan auftretend
- **Reflex Sympathetic Dystrophy** (RSD), im englischen Sprachraum gebräuchlich, impliziert bereits eine (ungesicherte) pathogenetische Theorie; **Reflexdystrophie** ist die entsprechende deutsche Umschreibung.
- **Complex Regional Pain Syndrome** (CRPS) ist eine rein beschreibende Bezeichnung, die alle diese Syndrome zusammenfasst, ohne eine bestimmte Ätiologie zu implizieren. Darauf konnte man sich international offenbar einigen. Unterschieden werden noch: *Typ I*: allg. posttraumatisch und *Typ II*: Kausalgie: nach Nervenläsion (s. Kap. 34.3). **«Komplexe regionale Schmerzsyndrome»** wäre das deutsche Äquivalent dafür.

Bei allen diesen Syndromen hat man den Eindruck einer «Entgleisung» der normalen Heilungsvorgänge. Was diesen ungünstigen Verlauf bei normalerweise gut heilenden Verletzungen bewirkt, in welchen Fällen er eintritt, ist weitgehend unklar und Gegenstand von Diskussionen. Für eine wirksame Prophylaxe wäre es allerdings wichtig, zu wissen, wann und wo die Weiche falsch gestellt wird.

Gemeinsame Merkmale sind:

- ungewöhnlich starke Schmerzen
- praktisch immer Folgekrankheit im Anschluss an eine – auch geringfügige – Verletzung, mit diffusen Weichteilveränderungen
- betroffen sind fast ausschließlich die Extremitäten: in erster Linie eine Hand, ein Arm, ein Fuß, seltener ein Knie, ein ganzes Bein («Quadrantensyndrom», s. Kap. 45.2)
- häufig vollständig therapierefraktär
- oft äußerst langwieriger, chronischer Verlauf
- in einigen Fällen Defektheilung mit Funktionseinbuße (Versteifung).

Bei **Kindern** ist der «Sudeck» interessanterweise eine ausgesprochene Rarität.

Die Symptome:

- Dauerschmerz, verstärkt durch Bewegung und Berührung
- Überempfindlichkeit auf Berührung und Bewegung (Allodynie)
- lokale Entzündungszeichen
- vasomotorische Störungen (Farbe, Temperatur)
- trophische Hautveränderungen
- Ödemneigung (**Abb. 45.1**)
- Versteifung der Gelenke
- Osteoporose, mehr oder weniger stark ausgeprägt, nicht obligat; beim floriden «Sudeck» jedoch typischerweise massiv und grob fleckig (s. **Abb. 45.2**).

Ausgelöst wird die Krankheit in der Regel durch eine mehr oder weniger schwere Verletzung, meist durch eine Fraktur, eine Weichteilverletzung, eine Operation, eine periphere Nervenläsion, gelegentlich auch durch ein geringfügiges Trauma, eine Verstauchung etwa, selten durch eine Krankheit, kaum je tritt sie spontan auf.

Es gilt den gestörten Heilverlauf **frühzeitig** zu erkennen! Wenn in den ersten Stunden und Tagen nach der akuten Verletzung die Schmerzen nicht nachlassen, sondern eher noch zunehmen, muss der erste Verdacht auf eine Störung der normalen Heilung auftauchen. Da offenbar der Schmerz die «Entgleisung» bewirkt, ist **Schmerzbekämpfung** erstes Gebot:

- Ruhigstellung, Hochlagerung
- keine unnötigen Manipulationen

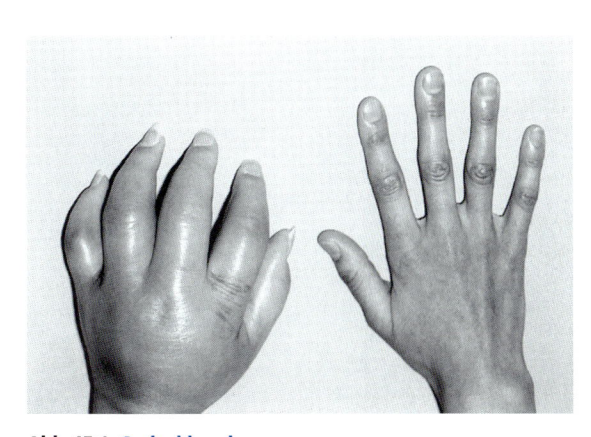

Abb. 45.1: Sudeckhand.
Massive **Weichteilveränderungen** bei einem schweren Sudeck der *linken Hand*, mit Ödem, Schmerzen, Versteifung. Die gesunde rechte Hand zum Vergleich.

- regelmäßige Kontrolle von Gipsen und Verbänden
- regionale und allgemeine medikamentöse Schmerztherapie.

Die **Prophylaxe** besteht in einer korrekten Frakturbehandlung. Folgende auslösende Faktoren sind **zu vermeiden**:

- schnürende Verbände
- Gipsdruck
- mehrfache und erfolglose Repositionsversuche
- ungenügende Schmerzausschaltung
- unzweckmäßige und wiederholte Manipulationen
- ungenügende Fixation und Ruhigstellung
- passive Mobilisationsversuche
- ungenügende und mehrfache Osteosynthesen
- Infektionen
- Operationen im Bereiche geschädigter Weichteile.

In günstigen Fällen verläuft die Krankheit mild und kurz. In anderen kommt es zu ausgesprochen **langwierigen Verläufen**.

Das klinische Bild des «Sudeck»

Am Anfang stehen die **ständigen Schmerzen** im Vordergrund, die durch Berührung und Bewegung noch verstärkt werden, sowie eine auffallende *Überempfindlichkeit* auf jede Berührung und Bewegung. So wird z. B. schon die Bettdecke als schmerzhaft empfunden.

Später, nach Tagen und Wochen, erscheinen **vasomotorische** und trophische Veränderungen, die zuerst manchmal aussehen wie eine akute Entzündung: Rötung, Überwärmung, Schmerz, Schwellung, sodann Zirkulationsstörungen mit Ödem, Zyanose, vermehrte Schweißsekretion (Hyperhidrose), Veränderungen der Haut (Glanzhaut). Offenbar spielen hier lokale Regulationsstörungen des sympathischen Nervensystems eine Rolle **(Stadium I)**.

Mit der Zeit, nach Wochen und Monaten wird der Zustand **chronisch (Stadium II)**. Stauungserscheinungen und **trophische** Störungen überwiegen: Atrophie, Veränderungen der Behaarung, der Nägel. Die Schmerzen aber bleiben: Ängstlich vermeidet der Patient jede Bewegung und hält sein schmerzhaftes Glied krampfhaft steif, der Fuß wird nicht mehr auf den Boden aufgesetzt, so dass zum Gehen Krückstöcke nötig werden.

Gleichzeitig führen die Weichteilveränderungen im Bereich der Gelenkkapseln zu einer zunehmenden **Gelenkversteifung**, die damit auch strukturell wird und zu einem irreversiblen Funktionsverlust führen kann.

Die Krankheit dauert oft viele **Monate** und kommt nicht selten erst nach ein bis zwei **Jahren** zur Ruhe, häufig mit einem **Restschaden** und erheblichem Funktionsverlust (Endstadium, **Stadium III**).

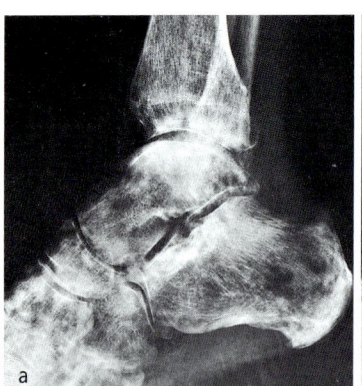

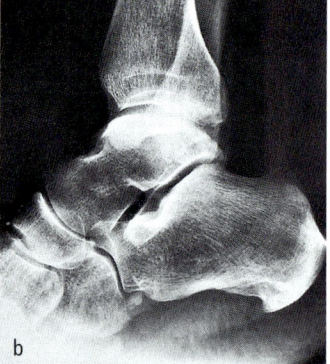

Radiologische Zeichen

Im Röntgenbild erscheint ein Knochenschwund schon nach wenigen Wochen. Für das Vollbild des klassischen Sudeck-Syndroms ist eine **massive Osteoporose** mit **grobfleckiger Entkalkung** charakteristisch (Abb. 45.2 u. Abb. 49.6); sie wurde auch als wesentlich für die Diagnose angesehen.

Alle regionalen Schmerzsyndrome sind jedoch in erster Linie **Weichteilaffektionen**. Eine Osteoporose ist wohl meistens vorhanden, im konventionellen Röntgenbild allerdings erst ab 30% Knochenverlust nachweisbar, d. h. verzögert. Eine massive Knochenatrophie ist für die Diagnose nicht unbedingt erforderlich.

Die *Szintigraphie* ist sensitiv, früher positiv als das Röntgenbild, aber nicht spezifisch.

Pathogenese

Es handelt sich um eine eigentümliche, komplexe Erkrankung mit *vasomotorischen* und *trophischen* Veränderungen aller Gewebe. Die Ätiologie und die Mechanismen im Einzelnen sind jedoch nicht bekannt; neurogene, vegetative, vaskuläre, humorale und auch psychische Faktoren spielen eine Rolle. Die Symptome weisen auf eine *entzündliche* Komponente, aber auch auf eine mögliche Beteiligung des sympathischen Nervensystems hin. Das Verschwinden der Schmerzen nach einer Sympathikusblockade wurde sogar zur Bestätigung der Diagnose ex iuvantibus herangezogen. Genauere Zusammenhänge konnten

Abb. 45.2:
a) **Sudecksche Dystrophie** des *linken Fußes*, im floriden Stadium: Massive, **grobfleckige Osteoporose**.
b) *Der normale rechte Fuß zum Vergleich* (s. a. Abb. 42.15 u. Abb. 49.6).

bisher allerdings nicht eindeutig nachgewiesen werden. So nimmt man ein **multifaktorielles** Geschehen an.

Therapie

Im akuten Stadium (I) stehen **Schmerzbekämpfung** und Ruhigstellung an erster Stelle. Hochlagerung, Schienung, Kälte, Bewegung nur aktiv isometrisch, keine passive Mobilisation.

Medikamentös kommen v.a. Analgetika, NSAR, evtl. Sedativa in Frage. Steroide und Morphiate sollten höchstens kurzfristig angewandt werden. Auch Biphosphonate und andere werden versucht, mit wechselnder Wirkung. Ein spezifisches Medikament wurde bisher nicht gefunden. **Calcitonin** hat möglicherweise eine günstige Wirkung.

Temporäre Ausschaltung des Sympathikus mittels **Stellatumblockaden**, paravertebralen Blockaden der lumbalen Ganglien, lokale i.v. Blocks und andere Techniken zur lokalen Ausschaltung der Schmerzen, wie sie von der Anästhesie entwickelt wurden, sind heikel, nicht ungefährlich und unsicher in ihrer Wirkung, v.a. im fortgeschrittenen Stadium.

Bei der ausgesprochenen Therapieresistenz ist die Chance groß, dass viele Behandlungsversuche mehr schaden als nützen. *Physiotherapeutischer Aktivismus verschlechtert die Situation nachweislich!* Wesentlich ist das Beachten der **Schmerzgrenze** *bei der* **Physiotherapie**, damit der Circulus vitiosus Schmerz – Dystrophie – Schmerz unterbrochen werden kann. Also: Ruhigstellung soweit nötig, Bewegungstherapie soweit möglich, jedoch *ohne* passive Mobilisation.

Die *Geduld* von Patient und Arzt wird bei dem oft überaus langwierigen und chronischen Verlauf der Krankheit und der oft gespannten psychischen Situation hart auf die Probe gestellt.

In diesem **chronischen Stadium (II)**, wenn die akuten Entzündungszeichen abgeklungen sind, kann mit vorsichtigen *aktiven Bewegungsübungen* begonnen werden, unterstützt durch *Hydrotherapie, Wachsbad* etc. Jetzt evtl. auch vorsichtige Wärmeanwendung.

Das **Endstadium (III)** ist durch Atrophie und Funktionsverlust gekennzeichnet: Alle Gewebe sind von der Atrophie betroffen: Haut, Subkutis, Muskulatur und Bindegewebe. Die Schmerzen gehen langsam zurück, aber die Gelenke sind meist weitgehend versteift, oft völlig kontrakt. Die Funktion, d.h. die Greiffähigkeit der Hand bzw. die Belastbarkeit des Fußes, ist stark beeinträchtigt, in manchen schweren Fällen permanent und irreversibel.

Mit *vorsichtiger Bewegungstherapie* versucht man zu retten, was noch zu retten ist. Evtl. kann mit Quengelung (s. Kap. 38.2.2) noch eine Funktionsverbesserung erreicht werden, wie auch mit Physio-Hydro-Ergotherapie. Ein *Entlastungsapparat* (s. Kap. 17.11.5; Abb. 17.32) ist manchmal die einzige Möglichkeit, wieder ein Gehen ohne Krückstöcke zu ermöglichen.

Operationen: Die Gefahr, den Sudeck durch eine Operation zu verschlimmern, ist groß, vor allem in einem frühen Stadium. Es ist deshalb ratsam, nur zu operieren, wenn damit die Ursache behoben werden kann, etwa zur Ruhigstellung einer instabilen Fraktur mittels Osteosynthese. Andere Eigriffe, z.B. zur Korrektur einer Fehlstellung, einer Kontraktur, werden besser verschoben, bis die entzündlichen Symptome verschwunden sind.

Psychische Faktoren

Psychische Wechselwirkungen spielen wohl eine wesentliche Rolle im gesamten Krankheitsgeschehen. Auffallend häufig ist **das Vertrauensverhältnis** zwischen Patient und Arzt gestört bzw. gar nicht vorhanden, etwa wenn schon die Frakturreposition misslingt, der Verband drückt etc. Aufgabe des Arztes und anderer Therapeuten ist es, diese Situation schon bei Behandlungsbeginn zu erkennen bzw. gar nicht erst entstehen zu lassen und dadurch bereits den Ausbruch der Krankheit wenn möglich zu verhindern oder wenigstens ihre Auswirkungen zu mildern.

Manifeste oder larvierte depressive Verstimmungen sind eine häufige Begleiterscheinung von chronischen Verläufen. Solche psychische Störungen sind als *Teil der Krankheit* und nicht als Teil der Persönlichkeit des Kranken zu betrachten (s.a. «Psychosomatik», Kap. 35).

Es wurde immer wieder vermutet, dass manche Patienten, vor allem ängstliche, gespannte und misstrauische, für die Krankheit anfälliger seien als andere, doch sind die psychosomatischen Zusammenhänge *komplex*. Jedenfalls wäre es nicht nur kurzschlüssig, sondern auch kontraproduktiv, Ursache und Wirkung einfach umzukehren und die Schuld dem Patienten oder der Patientin in die Schuhe zu schieben, etwa ihm oder ihr eine «prämorbide Persönlichkeitsstörung» unterzuschieben oder eine «pathologische Schmerzverarbeitung», was immer auch das sein soll.

Soziale Folgen

In vielen Fällen sind diese außerordentlich **gravierend**: Arbeitsunfähigkeit, Arbeitslosigkeit, Versinken in der Bürokratie der versicherungstechnischen Beurteilungen, finanzieller Ruin, Zerfall des sozialen und schließlich des familiären Netzes. All dies genügt hinlänglich, depressive Verstimmungen und ähnliche Veränderungen in der psychischen Verfassung der Betroffenen zu erklären und **als Unfallfolge** zu begreifen.

Ein ganz wesentlicher und entscheidender Punkt ist die immer wieder zu machende Beobachtung, dass sich die Kranken **nicht ernst genommen** und als Simulanten betrachtet fühlen. Hier fällt dem behandelnden Arzt eine wichtige Aufgabe zu.

45.2
Rätselhafte Schmerzsyndrome

Neben der «klassischen» Sudeck'schen Dystrophie sind in den letzten Jahren zunehmend eigenartige Schmerzsyndrome am Bewegungsapparat aufgetaucht, für welche **die Schulmedizin bisher keine befriedigende Erklärungen gefunden** hat. Sie stellen sowohl diagnostisch wie therapeutisch große, bis heute ungelöste Probleme.[1] So werden sie für uns Ärzte, je nach Standpunkt und Blickwinkel, zu einem Ärgernis oder zu einer Herausforderung.

Anamnese, klinisches Bild und Verlauf

Die Anamnese weist vorerst auf eine Algodystrophie hin: Meist handelt es sich um *Extremitätenverletzungen* mit äußerst langwierigem, ungünstigem Verlauf. Häufig sind es Arbeitsverletzungen, etwa einer Hand in einer Stanzmaschine, eines Fußes durch einen fallenden Eisenträger, selten aber auch nur geringfügige Traumen.

Statt dass nach dem Unfall das betroffene Glied mit der Zeit wieder normal funktioniert, *nehmen die Schmerzen weiter zu*. Langsam greifen sie auf den ganzen Arm, das ganze Bein über. Das ganze Glied wird ängstlich steif und unbeweglich gehalten, gleichsam aus der Funktion gezogen. Die Muskulatur ist stark gespannt, schmerzhaft kontrakt.

Die für die Reflexdystrophie typischen trophischen Veränderungen sind oft nur wenig oder gar nicht vorhanden. Auch eine Knochenatrophie, wie beim «klassischen Sudeck», tritt gelegentlich auf, ist aber keineswegs obligat. Im Vordergrund steht die **schmerzhafte Steifigkeit des ganzen Gliedes (Schulter-Hand-Syndrom, Quadrantensyndrom)**. Trotz aller Therapieversuche bessert sich der Zustand nicht, sondern wird langsam eher noch schlechter. Die Rückkehr an den Arbeitsplatz zögert sich hinaus. Typischerweise setzt eine **Chronifizierung** ein, mit all den üblichen *Folgen:* Ärger, Frustration, Schuldzuweisungen und Ohnmacht auf Seiten der Ärzte und der Therapeuten wie auf Seiten der Patienten. Die Rehabilitation ist blockiert, über die Arbeitsfähigkeit und Zumutbarkeit gehen die Meinungen auseinander, die Versicherung kürzt ihre Leistungen und drängt auf Abschluss. Arztwechsel, Zweit- und Drittmeinungen, juristische Interventionen und sich widersprechende Gutachten bringen keine Klärung, verschlechtern nur die Situation. Mit der Sistierung aller Versicherungsleistungen ist wohl die administrative Seite des Problems im Sinne der Versicherung gelöst. *Praktisch besteht jedoch eine* **Invalidität**, die im Extremfall derjenigen eines Einhänders oder eines Beinamputierten entspricht. Damit wird der Patient zum Sozialfall.

Der Zustand bleibt oft völlig *therapieresistent* und irreversibel. Ärzte stehen diesem Phänomen in der Regel völlig *hilflos* gegenüber, sowohl diagnostisch wie therapeutisch. Unausweichlich sind schließlich Rückwirkungen auf die Psyche, was sich in den meisten Fällen in einer manifesten oder larvierten *Depression* äußert.

Hilfe von der Psychosomatik?

Dass *ein Zusammenhang* zwischen Verletzung, Psyche und dem ungünstigen chronischen Verlauf besteht, wird von niemandem bestritten. Die Frage ist lediglich, **wie** *dieser funktioniert*. Im schulmedizinischen und im versicherungsrechtlichen Denken steht die *Kausalität* an erster Stelle: Ist der Unfall oder eine «prämorbide Persönlichkeit» und eine «krankhafte Schmerzverarbeitung» (im Jargon der Versicherungsmediziner) Schuld am schlechten Verlauf?

Mehr oder weniger offen herrscht die Ansicht vor, dass es sich bei diesen Patienten um psychisch Auffällige, Labile, Neurotische und Schwache, um Aggravanten und Versicherungsneurotiker oder ganz einfach um Simulanten, Faulenzer, Schmarotzer, «Transalpine» handelt, wenn nicht schlicht um Betrüger.

Ich hatte während Jahren solche Patienten zu betreuen und bin zur Überzeugung gelangt, dass diese Einschätzung vielen von **ihnen nicht gerecht** wird, dass *ihre Psyche vor dem Unfall durchaus in Ordnung war und erst nachher auffällig wurde*. Auch Radanov und andere fanden keine psychischen Unterschiede zwischen Patienten mit guten Verläufen und solchen, die das Syndrom entwickeln.[2]

Angesichts der mannigfaltigen Wechselwirkungen zwischen Soma, Psyche und Umwelt greift eine einfache **kausale Zuordnung**, wie sie etwa durch einen Fragenkatalog der Versicherung suggeriert wird, **zu kurz**. Die Tatsache, dass die Schulmedizin dieses Krankheitsbild (noch) nicht versteht, sollte nicht

---

[1] Margoles, M.S., Weiner, R. (Eds.): Chronic Pain. Assessment, Diagnosis, and Management. CRC Press LLC, New York 1999

[2] Rolf Adler, pers. Mitteilung (2000)

zum Schluss verleiten, dass es gar nicht existieren könne. Wir sollten zugeben, dass wir hier (noch) nicht viel wissen, sonst machen wir uns bei der kommenden Generation lächerlich.

Einige Aspekte sind durchaus bekannt: Naturgemäß treffen solche Verletzungen besonders häufig Bauarbeiter, Fabrikarbeiterinnen, Handlanger, vor allem also ungelernte ArbeiterInnen, d.h. die Gruppe der Lohnabhängigen, der Wenigverdienenden, speziell auch *die sozial Schwächeren,* die schulisch weniger Begünstigten, somit auch die ausländischen Arbeitnehmer, die Fremden im Land, die sprachlich Benachteiligten. Dass solche ungünstigen Verläufe vor allem in diesen Bevölkerungsgruppen auftreten, *hängt* somit primär einmal *mit der* **Exposition** *zusammen,* und es besteht noch kein Grund, automatisch einen Zusammenhang zwischen einem «Typ» (Gruppe, Volk) und der diesem eigenen ungünstigen bzw. krankhaften «Schmerzverarbeitungsmodus» anzunehmen, wie das häufig voreilig getan wird.

Weitere Aspekte der überaus komplexen Problematik werden im Kapitel 35: «Psychosomatik» angesprochen. Dass sowohl somatische wie psychologische Abklärungen, aber auch Therapien bei den eminent chronischen Verläufen fast immer *vergeblich* sind, ist eine schmerzliche aber allgemeine Erfahrung (vgl. dazu Kap. 10.2.2). Sowohl die Patienten als auch ihre Ärzte kommen nicht darum herum, sich früher oder später damit abzufinden und damit zu leben. Dies bedeutet nicht, dass die bedauernswerten Betroffenen keinen Beistand und keine Unterstützung brauchten und dass Ärzte diese Aufgabe nicht wahrnehmen könnten oder sollten. Mit einer fairen, weniger menschenverachtenden Beurteilung und einer weniger bürokratischen «Abfertigung» dieser «Fälle» wäre schon sehr viel *geholfen.*

45.3
Fehlverheilte Frakturen (Malunion)

Korrekturosteotomien von Fehlstellungen nach fehlverheilten Knochenbrüchen (malunion) sind typische orthopädische Operationen. Bei richtiger Indikation sind es hilfreiche und dankbare Operationen. Die **Indikationen** dazu sind allerdings nicht einfach zu stellen. Immer ist der erhoffte Nutzen gegen die nicht unerheblichen Risiken abzuwägen. Eine Fehlstellung an sich ist noch kein Grund zu operieren. Gründe können sein:

- **Kosmetik:** Manche Fehlstellungen (z.B. O- oder X-Beine, Rotationsfehler) stören ästhetisch mehr als andere, werden aber auch von verschiedenen Menschen ganz unterschiedlich wahrgenommen (s. Abb. 66.43). Bei groben Deformitäten fällt die Entscheidung für eine Operation leichter als bei geringfügigen. Ausschlaggebend sind **die Erwartungen des Patienten**. Kosmetische Operationen sind immer Wahloperationen, deshalb braucht der Patient genaue **Information** über die Risiken, die er eingeht, und die Unannehmlichkeiten, die er auf sich nehmen muss (vgl. auch «kosmetische Operationen», Kap. 18.1.6).
- **Prophylaxe späterer Schäden:** Theoretisch zwar einleuchtend (vgl. Kap. 38.1), praktisch fehlen aber genauere Anhaltspunkte weitgehend: Welche Fehlstellungen werden toleriert? Welche verursachen (später) Schäden und Symptome? An Theorien und logischen Überlegungen ist kein Mangel (s. «Deformitäten», Kap. 9, Kap. 42.2, Kap. 38.7 u. Kap. 38.4). Zur Indikationsstellung genügen sie nicht (siehe dazu «Prophylaktische Operationen», Kap. 18.1). Spärlich sind jedoch die wissenschaftlich gesicherten Grundlagen (vgl. «Langzeitresultate als Grundlagen orthopädischer Operationen», Kap. 25.4 u. Kap. 9.3). So bleibt die Entscheidung dieser **Wahloperationen** oft der Erfahrung und dem Ermessen des behandelnden Arztes anheimgestellt. Vor- und Nachteile sind gegeneinander abzuwägen.
- **Beschwerden:** Sind sie tatsächlich durch die Fehlstellung bedingt und können sie durch eine Operation mit großer Wahrscheinlichkeit beseitigt werden? Dies ist eher selten der Fall. Vor einer Operation ist eine genaue Analyse notwendig.
- **Funktionsstörungen:** z.B. Hinken, mühsamer Gang. Können sie behoben werden? Auch dies ist relativ selten.

Wenn **eindeutige Beschwerden** und Funktionsstörungen bestehen, ist die Entscheidung einfacher und auch besser begründet, als wenn eine Operation aus rein prophylaktischen Überlegungen erwogen wird. Unter keinem der genannten Gesichtspunkte ist es sinn- oder hilfreich, Achsenfehler unter 10° bis 15° zu operieren. Der im besten Fall zu erwartende Nutzen ist verglichen mit Risiko und Aufwand viel zu groß (Beinlängendifferenzen s. Kap. 63).

Fehlverheilte **Gelenkbrüche** sind wesentlich heikler, denn eine Rekonstruktion ist bei geschädigtem Knorpel nicht sehr aussichtsreich.

Zur Technik:

- Genaues Ausmessen der Fehlstellung auf dem Röntgenbild und eine Operationspause sind zur Planung essenziell (s. Abb. 18.5).
- Ausschlaggebend für die Indikation und das Ausmaß der Korrektur ist jedoch der klinische Befund.
- Der Ort der Osteotomie wird in erster Linie nach

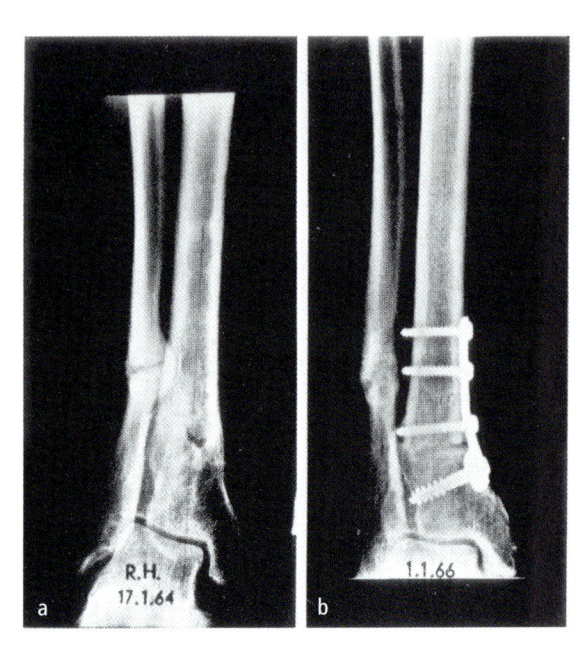

Abb. 45.3: Korrektur einer Fehlstellung
a) Fehlverheilte *Unterschenkeltrümmerfraktur*, Valgusstellung 20° (nach Plattenosteosynthese!).
b) *Ein Jahr nach* supramalleolärer **Korrekturosteotomie** und stabiler Kompressionsosteosynthese mit Platte.

dem Ort der Fehlstellung gewählt, jedoch wenn möglich in der Metaphyse, wo die Bedingungen für die Heilung besser sind als im Schaftbereich.
- Zweckmäßig ist eine stabile Osteosynthese mit Platten oder Fixateur externe.
- Zugunsten der Länge kann oft auf Keilentnahmen verzichtet werden. Wesentlich ist weniger die genaue Adaptation der Fragmente als die Stabilität der Osteotomie (**Abb. 45.3** u. Abb. 38.25).
- Intraoperativ ist die exakte Korrektur nicht so einfach wie auf der Röntgenpause. Vom Resultat enttäuschte Patienten sind vor allem bei geringfügigen Deformitäten und mangelhafter Information keine Seltenheit.

45.4 Posttraumatische Arthrosen

Arthrosen nach Gelenkbrüchen

Intraartikuläre Frakturen gehören zu den **häufigsten** *Ursachen* von sekundären degenerativen Arthrosen. Inkongruenzen infolge von residuellen Stufen, Verschiebungen oder Defekten in der Gelenkfläche führen zu punktueller Überlastung und mit der Zeit, d.h. meist in wenigen Jahren, zur Zerstörung des Gelenkknorpels, zur posttraumatischen Arthrose (vgl. Kap. 9.2.1 u. «Arthrose», Kap. 37.1).
Solche Inkongruenzen zu vermeiden war der wichtigste Grund, intraartikuläre Frakturen offen anatomisch zu reponieren. Tatsächlich ist die Prognose exakt reponierter Gelenkfrakturen deutlich besser, als wenn Stufen in der Gelenkfläche zurückbleiben. Die Regel, intraartikuläre Frakturen zu operieren, soweit es möglich ist, hat deshalb sicher ihren Sinn.

Allerdings zeigen Langzeitresultate, dass auch ideal reponierte Gelenke, v. a. an der unteren Extremität, *nicht immer vor späterer Arthrose gefeit* sind. Offenbar spielt der beim Unfall gesetzte Gewebsschaden auch eine erhebliche Rolle. Immerhin kann mit einer gelungenen Osteosynthese die Progredienz der degenerativen Veränderungen verzögert werden.

Arthrosen nach extraartikulären Frakturen

Gelenkschäden sind *auch bei reinen Knochenbrüchen häufiger* als bisher angenommen, seit man mittels bildgebender Verfahren, v. a. MRI, und Arthroskopie diese Pathologie genauer zu erkennen gelernt hat. Bei den indirekten Knochenbrüchen wirkt die Kraft, die zum Bruch führt, meistens über ein Gelenk und damit auch unmittelbar auf den Gelenkknorpel, der dabei kontusioniert, gequetscht, abgeschert, ausgebrochen wird, je nach Unfallmechanismus. Bei offenen Repositionen findet man immer wieder massive Knorpelschäden, die im Röntgenbild nicht erkennbar sind.

Im MRI-Bild erscheinen auch gelegentlich Veränderungen im subchondralen Knochen, welche als Ödem, als Hämatom, als Mikrofrakturen gedeutet und auch als «bone bruise» bezeichnet wurden, deren Bedeutung bislang nicht ganz klar ist. Solche **okkulte Schäden** können das Ergebnis der Frakturbehandlung erheblich trüben. Ihre *Diagnose* ist deshalb wichtig für den Therapieplan und die *Prognose* und sie müssen auch in der Begutachtung berücksichtigt werden. «Geheilte Fraktur» heißt noch nicht automatisch «geheilter Patient».

Therapeutisch lässt sich leider am Schicksal dieser Verletzungen wenig ändern. Knorpelschäden führen progredient, wenn auch oft nur langsam, zu degenerativen Veränderungen, zur posttraumatischen Arthrose. So kann später ein operativer Gelenkersatz notwendig werden.

Versuche, umschriebene Defekte mittels Transplantation von autologem Knorpel und autologen Chondrozyten anzugehen, sind derzeit noch im experimentellen Stadium. Genaueres dazu siehe bei der Osteochondrosis dissecans, Kapitel 31.5.

45.5 Instabile Gelenke

Nach Bandverletzungen, Luxationen und Luxationsfrakturen können **chronische Instabilitäten** zurückbleiben. Mechanismus und primäre Behandlung sind in Kapitel 41 beschrieben, ebenso die Problematik der Definition, Diagnostik und Indikationsstellung. Betroffen sind vor allem Kniegelenk (Kap. 66.16.1), Schultergelenk (Kap. 46.3) und oberes Sprunggelenk (Kap. 68.5.1); Details sind dort beschrieben.

Eine große Anzahl von **Rekonstruktionsoperationen** wurde erfunden, angewandt und wieder verworfen. Neben Eingriffen am Knochen handelte es sich vor allem um Transferoperationen von Sehnen aus der Umgebung des Gelenks zur Verstärkung des Kapselbandapparates. Inzwischen scheint sich die Erkenntnis durchgesetzt zu haben, dass im Bereich von **Seitenbändern** lokale Restruktionen aus vorhandenem Bindegewebe (Bandreste, Kapselanteile, Narbengewebe, evtl. Periost) unter Berücksichtigung der anatomischen Verhältnisse (Bandansatzstellen) besser geeignet und effizienter sind als manche der komplizierten und zum Teil sehr phantasievollen Sehnentransfers.

Eine Besonderheit stellt der **Kreuzbandersatz** am Kniegelenk dar (prekäre Vaskularisation der intraartikulären Bänder, s. Kap. 66.15.7).

45.6
Pseudarthrosen (Nonunion)

Als Pseudarthrose (englisch: «non-union») wird ein **Ausbleiben der knöchernen Heilung** bezeichnet (vgl. «Pathophysiologie der Fraktur – Frakturheilung», Kap. 4.2.2). Ursprünglich bedeutete das Wort «Falschgelenk». *Im Endstadium* nach Jahren bildet eine nicht verheilte Fraktur ein eigentliches falsches Gelenk mit Gelenkspalt, Knorpelschicht und Bindegewebskapsel. Solche Bilder sieht man heute nur noch selten.

45.6.1
Allgemeines

Pseudarthrosen können durch Bindegewebe recht **straff** verbunden und somit klinisch ziemlich **stabil** aussehen oder sie können **schlaff** und **beweglich** sein. Immer aber trennt *ein durchgehender Spalt* die beiden Knochenfragmente voneinander.

Pseudarthrosen kommen nicht nur nach Frakturen, sondern auch nach Osteotomien und Arthrodesen vor. Ein besonderes Problem sind die Pseudarthrosen **nach Osteosynthesen** (s. u.).

Ursachen

Der *Brückenschlag durch den Frakturkallus* kann gestört sein durch:

- zu große Distanz (Diastase) der Fragmente: Defekte; starke Verschiebung der Bruchenden, übermäßige Extension bei der konservativen Behandlung
- Interponate, z. B. von Muskulatur und anderen Weichteilen; nekrotische Knochenpartien, Sequester
- ungenügende Ruhe im Bruchspalt, wodurch die Mineralisation des Kallus gestört ist
- ungenügende Kallusbildung: bei schwereren Weichteil- und Knochenschäden, bei prekärer, zerstörter Blutversorgung der Gewebe (unfall- oder/und operationsbedingt).

Klinisches Bild und Diagnostik

Klinisch sind die Pseudarthrosen durch *persistierende Schmerzen* und eine mehr oder weniger auffällige Instabilität, eine *Kraftlosigkeit*, gekennzeichnet: Das Bein kann nicht richtig belastet werden, weil sonst Schmerzen entstehen, Arm und Hand sind schwach. Die Funktionsstörung ist charakteristisch.

Bei straffen Pseudarthrosen ist die **falsche Beweglichkeit** oft nur sehr gering, so dass sie bei der klinischen Untersuchung nicht festgestellt werden kann.

Das **Röntgenbild** zeigt den durchgehenden Spalt in der Regel.

Der Übergang einer normalen in eine verzögerte Heilung und von dieser in eine Pseudarthrose lässt sich nicht eindeutig definieren (vgl. dazu Kap. 4.2.2 u. Kap. 42.3). Diese Schwierigkeit lässt sich umgehen, wenn man, etwas willkürlich, für praktische Zwecke zeitliche Grenzen setzt: Manche Autoren sprechen von **«verzögerter Heilung»**, wenn eine Fraktur nach 4 bis 6 Monaten, und von «Pseudarthrose», wenn sie nach 6 bis 8 Monaten noch nicht knöchern geheilt ist.

Nicht immer ist der Pseudarthrosespalt auf gewöhnlichen Röntgenbildern eindeutig zu sehen, so z. B., wenn er nicht in der Ebene des Strahlenganges liegt und wenn die beiden Fragmentenden sich überlappen. Dann kann ein Bild in einer anderen Ebene oder ein CT den Spalt besser herausprojizieren.

Pseudarthroseformen

Die Ursachen von Pseudarthrosen sind entweder **biologisch** oder **mechanisch** oder kombiniert.

Wir können so *drei große Gruppen* unterscheiden:

1. Fehlende oder **ungenügende** Aktivität der **Knochenbruchheilung**, meist infolge von ausgedehnten Knochendefekten oder -nekrosen. Diese schweren, früher selteneren Formen werden weiter unten besprochen (*«avitale» Pseudarthrosen*).

2. Rein **mechanische** Ursachen. Die mechanischen Bedingungen für die Entstehung von gewöhnlichen Pseudarthrosen bei der natürlichen Frakturheilung wurden bereits im Kapitel über Frakturheilung (Kap. 4.2.2) eingehend erörtert. Diese sog. «vitale» *Pseudarthrose* ist die «gewöhnliche» Form bei der konservativen Bruchbehandlung und war früher auch die häufigere Form.
3. **Pseudarthrosen nach Osteosynthesen** sind heute wohl am häufigsten. Sie können sowohl mechanische als auch biologische Ursachen haben, oft beide in Kombination:
   a) Es ist nachgewiesen, dass **kleine** aber *instabile* **Frakturspalten** für die Frakturheilung ungünstiger sind als große (s. bei «Frakturheilung», Kap. 4.2.3 u. Kap. 43.4.2). Gerade dies ist aber die typische Situation bei nicht ganz stabilen Plattenosteosynthesen.
   b) Bei der offenen Reposition und Verplattung oder Marknagelung von Schaftfrakturen wird die *Blutversorgung* der Kortikalis stark in Mitleidenschaft gezogen: **partielle Nekrosen** durch Deperiostierung und unter der Platte (s. Kap. 4.2.3 u. Abb. 4.19). Dadurch wird das natürliche Potenzial des Knochens zur Kallusbildung erheblich beeinträchtigt.

Mechanisch bedingte («vitale») Pseudarthrosen

Der röntgenologische Aspekt und Verlauf dieser «mechanischen» (hyperthrophischen, vaskulären, biologisch reaktionsfähigen) Pseudarthrose ist recht typisch: häufig großer Kallus, sklerosierende Fragmentenden und schmaler durchgehender Spalt. Es sieht so aus, als ob der Kallus trotz großer Anstrengung die Lücke nicht überbrücken könne. Sie erscheint wie eine mystische Barriere (**Abb. 45.4**).

Man weiß heute, dass in diesen Fällen weder der Spalt eine Barriere noch der Kallus minderwertig ist, im Gegenteil: Es genügt eine *stabile Osteosynthese*, damit der Kallus in kurzer Zeit den Spalt überbrückt. Dies beweist, dass **allein die mechanische Beanspruchung der Gewebe am Pseudarthrosespalt die Ossifikation verhindert** hat.

Histologisch findet man in diesen Fällen an den Fragmentenden gut vaskularisierten Knochen, angrenzend an gefäßloses Binde- und Knorpelgewebe im Pseudarthrosespalt. Hier finden offensichtlich dauernd Bewegungen im Mikrobereich statt, welche die aus dem Knochen einwachsenden Kapillaren laufend zerstören (Abb. 4.13).

Sobald diese Bewegungen durch eine **stabile Osteosynthese** ausgeschaltet sind, wachsen die Gefäße in den Pseudarthrosespalt ein, der vorhandene Knorpel wird mineralisiert und die darauf folgende Ossifizierung führt rasch zur knöchernen Heilung. Diese Vorgänge sind experimentell nachgewiesen und durch klinische Erfahrung regelmäßig bestätigt worden. Die *Therapie* ist damit auf eine *rationale Grundlage* gestellt (Abb. 4.15).

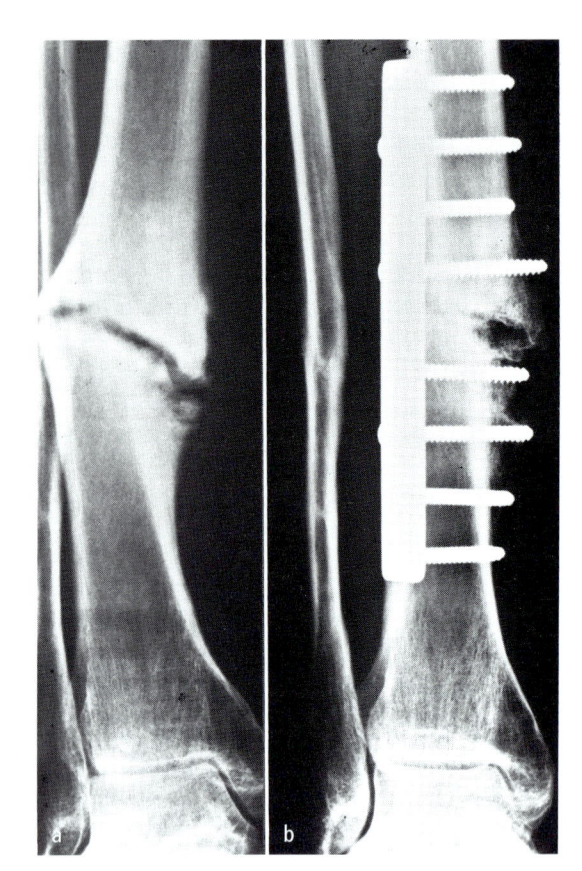

Abb. 45.4:
a) **Hypertrophische, vitale Pseudarthrose.** Typisches Bild: Kräftige Kallusbildung, stark verbreiterte, sklerosierte Fragmentenden, durchgehender, gewölbter, deutlicher Pseudarthrosespalt, etwa *zwei Jahre nach einer Unterschenkelfraktur*. Bei der Pseudarthroseentstehung haben mechanische Faktoren (geführte Biegung bei stehender Fibula, Scherkräfte), eine wesentliche Rolle gespielt.
b) *Kompressionsosteosynthese* mit gerader Platte: Knöcherne Heilung in kurzer Zeit, ohne dass der Pseudarthrosespalt eröffnet worden ist.

Biologisch bedingte («avitale») Pseudarthrosen

Neben diesen eindeutig gut reaktionsfähigen, vitalen Pseudarthrosen sieht man im Gefolge schwerer Verkehrsunfälle und der operativen Frakturbehandlung häufiger Pseudarthrosen infolge ausgedehnter Knochendefekte, großer Trümmerzonen, weitgehend **devitalisierter Fragmente**, nicht selten durch Infektion mit Sequesterbildung kompliziert. Meist sind größere Knochenpartien *nekrotisch*.

In diesen Fällen **fehlt eine gute Kallusbildung**, d.h. das nötige regenerative Substrat, aus welchem die Überbrückung der großen Defekte möglich wäre. Es handelt sich also um nicht reaktionsfähige, avitale Pseudarthrosen, die nicht nur aus mechanischen, sondern vor allem aus biologischen Gründen nicht heilen können (kalluslose, atrophische, avaskuläre, reaktionslose Pseudarthrosen).

In diesen Fällen ist offensichtlich eine **biologische Anregung der Knochenheilung** notwendig, am besten mit autologer Spongiosa.

Besondere Probleme stellen sich bei den infizierten Pseudarthrosen, auf die bei der Besprechung der Therapie eingegangen wird (s.u.).

Pseudarthrosen nach Osteosynthese

Pseudarthrosen sind mit der operativen inneren Fixation *nicht seltener* geworden. Ein größeres Gewebetrauma, die Unterdrückung der natürlichen Kallusbildung durch eine rigide Fixation sowie eine auf mechanische Instabilität sehr empfindliche Primär- oder Spaltheilung erhöhen das Risiko einer Pseudarthrose erheblich.

Das **Röntgenbild** gibt nicht immer eindeutige Auskunft. Die Bilder nach Osteosynthesen sind ohnehin weniger typisch und schwieriger zu interpretieren. Der Kallus fehlt oder ist zumindest nicht sehr groß, die typische Sklerosierung fehlt ebenfalls (vgl. Kap. 4.2.3).

Aussagekräftig sind vor allem Veränderungen im Laufe der Zeit, also **Verlaufskontrollen**:

- Verhalten des *Frakturspaltes*: Kleiner werden spricht für Konsolidation («primäre Heilung»), größer werden für Pseudarthrose.
- Zeichen von Lockerung und Bruch des *Osteosynthesematerials*. Diese sind diskret, man muss danach suchen (Knick, Stufe in einem Implantat, schmale Osteolysesäume um das Implantat herum, zunehmende Fehlstellung).
- *Radiologisch sichtbare Kallusbildung* bei stabilen Osteosynthesen wurde als «Unruhekallus» bezeichnet. Dieser entspricht wohl einem späten natürlichen Frakturkallus, zeigt aber an, dass die Osteosynthese instabil (geworden) ist und es deshalb nicht zu einer «Primärheilung» kommen wird. Er gilt als Alarmzeichen für eine verzögerte Heilung und eine drohende Pseudarthrose. Verbesserte Fixation bzw. Ruhigstellung kann dies verhindern, wenn die Situation rechtzeitig erkannt wird.
- *Umbauzeichen* im und am Knochen (Kallusbildung, Verbreiterung, Sklerosierung der Fragmentenden usw.) sind Zeichen der Vitalität. Unverändertes Aussehen über längere Zeit spricht für mangelhafte biologische Aktivität der Pseudarthrose, gleich bleibendes, sklerosierendes, «glasiges» Aussehen einzelner Knochenteile für Nekrose, Osteolysesäume darum herum für Sequestrierung (Abb. 45.6).

Es handelt sich um Pseudarthrosen infolge von **Instabilität der Osteosynthese** oder von **devitalisierten Knochenfragmenten**. Ob diese Pseudarthrosen vital sind oder nicht, lässt sich röntgenologisch nicht immer entscheiden, hingegen kann mit Hilfe der *Szintigraphie* die Aktivität der Knochenregeneration nachgewiesen werden. Es zeigt sich, dass auch Pseudarthrosen, die röntgenologisch avital aussehen, szintigraphisch oft doch noch eine Aktivität erkennen lassen.

Es ist deshalb nicht in jedem Fall eine Knochentransplantation notwendig, wohl aber eine stabile Osteosynthese.

Die genannten Kriterien erlauben eine **Einteilung der Pseudarthrosen**, welche vor allem für die Therapie zweckmäßig ist (s.a. **Tab. 45.2** u. **Abb. 45.5**). Die Ein-

Tabelle 45.2: Einteilung der Pseudarthrosen.

Pseudarthrose	Vitale	Avitale
	biologisch reaktionsfähig	biologisch nicht reaktionsfähig
Ursache	mechanisch	biologisch
Auftreten	bei Instabilität	bei Nekrosen
Durchblutung	gut, häufig Hyperämie	schlecht
Kallusbildung	meist hypertrophisch, fehlt nach Osteosynthesen gelegentlich	gering oder fehlend
Knochenumbau (Szintigraphie)	starke Aktivität	schwache oder keine Aktivität
Röntgenbild	häufig Sklerosierung und Verbreiterung der Knochenenden, meist schmaler Pseudarthrosespalt	Atrophie, keine Reaktionszeichen, glasiges Aussehen, oft großer Defekt
Therapie	stabile Fixation (Osteosynthese)	zusätzlich autologe Spongiosatransplantation

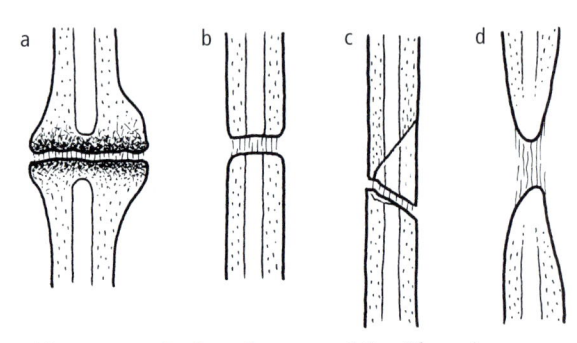

Abb. 45.5: Pseudarthroseformen und ihre Therapie.
a) Die «Elefantenfuß»-Pseudarthrose, **Spätstadium** der meist **mechanisch bedingten**, biologisch gut reaktionsfähigen Pseudarthrose. Früher war dies das charakteristische Bild der Pseudarthrose, die spontan nicht mehr heilen konnte, und zwar wegen der mechanischen Beanspruchung des schmalen Pseudarthrosespaltes (s. Kap. 4.2.2, Abb. 4.12). Die Fragmentenden sind stark verbreitert und sklerosiert, gut vaskularisiert.
Solche «vitalen» Pseudarthrosen heilen unter stabiler Fixation sehr rasch.
b) **Reaktionsarme Pseudarthrose.** Hier spielen biologische Faktoren mit eine Rolle. Diese Form der Pseudarthrose ist mit der operativen Frakturbehandlung häufiger geworden. Trotz ihres reaktionsarmen Aussehens sind diese Pseudarthrosen häufig vital und heilen nach stabiler Fixation aus. Die biologische Aktivität lässt sich mittels Szintigraphie nachweisen.
c) **Avitale Pseudarthrose.** Keine biologische Aktivität infolge gestörter Blutzirkulation und nekrotischer Knochenfragmente, bei ausgebrochenen Knochenstücken, Trümmerbrüchen, Sequestern usw., auch nach Osteosynthesen mit zusätzlicher Devitalisierung des Gewebes. Diese Pseudarthrosen haben keine Knochenregenerationskraft mehr. Die Stabilisierung der Fragmente allein genügt nicht mehr. Zusätzlich ist ein osteogenetisch wirksames Transplantat nötig in Form von autologer Spongiosa.
d) **Defektpseudarthrose.** Nach größerem Substanzverlust, bei offenen, infizierten Brüchen usw. Die Fragmentenden sind zu weit voneinander entfernt, zeigen keine osteogenetische Aktivität mehr und atrophieren wie Amputationsstümpfe. Hier ist der Ersatz des fehlenden Knochens nötig nebst der Stabilisierung.

ordnung der Pseudarthrosen in eine der beiden Gruppen ist aus dem Verlauf und dem Röntgenbild meistens möglich. Die *Szintigraphie* wird man in unklaren Fällen zu Rate ziehen. Selbstverständlich sind die Übergänge fließend.

Besonders pseudarthrosegefährdete Frakturen

Die Heilungstendenz von Knochenbrüchen ist recht unterschiedlich. Einzelne Frakturen sind besonders gefährdet und neigen zur Pseudarthrosebildung (wobei sowohl mechanische als auch biologische Faktoren mitspielen):

- *Angeborene Missbildungen:* Coxa vara congenita (s. Kap. 64.3.1), angeborene Tibiapseudarthrose (s. Kap. 67.1). Kongenitale Pseudarthrosen sind durch biologische Minderwertigkeit des knochenbildenden Gewebes gekennzeichnet. Sie sind besonders heikel und stellen schwierige therapeutische Probleme dar (s. Kap. 27.3)
- *Schenkelhalsbrüche:* vor allem die mechanisch ungünstigen Adduktionsfrakturen mit steiler Frakturlinie (s. Kap. 9.2.2 u. Kap. 64.12.3); gestörte Blutversorgung (intraartikuläre Fraktur)
- *Scaphoidfrakturen* an der Hand: vor allem die distalen Frakturen (intraartikuläre Fraktur mit prekärer Blutversorgung und ungünstigen mechanischen Verhältnissen: Scherkräfte, s. Kap. 48.2.4)
- *Isolierte Frakturen eines Vorderarmknochens:* ungünstige Scherkräfte bei intaktem Parallelknochen (dieser Mechanismus kann – seltener – auch bei isolierter Tibiafraktur eine Rolle spielen)
- *Traktionsfrakturen:* Diastase infolge von Sehnenzug: z.B. Epikondylen, Olekranon, Patella, Basis des Metatarsale V (s. Kap. 42.1)
- *Iatrogene Distraktion* der Fragmente infolge zu starker Extension (zu viel Gewicht) bei konservativer Frakturbehandlung
- *Trümmerfrakturen* mit nekrotischen Fragmenten
- *Osteosynthesen* mit ausgiebiger Freilegung von bereits nekrosegefährdeten Fragmenten

Der Pseudarthrosegefahr wird schon bei der Behandlung solcher Frakturen gebührend Rechnung getragen (besonders genaue, länger dauernde Ruhigstellung, evtl. Osteosynthese). Eine instabile Osteosynthese jedoch prädestiniert zur Pseudarthrose (s. **Abb. 45.6**).

45.6.2
Therapie der Pseudarthrose

Schwierig ist die Entscheidung über den **richtigen Zeitpunkt** zum Eingreifen. *Eine verzögerte Heilung* stellt Patient und Arzt auf eine harte Geduldsprobe. Wird die Fraktur schließlich doch noch fest? Der «point of no return» ist erreicht, wenn keine spontane Heilung mehr möglich, d. h. die Pseudarthrose definitiv geworden ist. Das kann viele Monate, sogar Jahre dauern. Die *Beurteilung* im Einzelfall ist schwierig. **Der radiologische Verlauf** gibt am ehesten Anhaltspunkte. Die Entscheidung, wann und wie das Behandlungskonzept geändert werden soll, ist nicht zuletzt von der Ungeduld des Patienten oder des Arztes oder beider abhängig (vgl. Kap. 42.3). **Im kritischen Stadium** kann oft eine bessere Fixation (z. B. im Gips) und Entlastung die Sache noch retten. Wenn die Aussicht auf spontane Heilung schwindet, also bei etablierter Pseudarthrose, ist in der Regel eine Operation angezeigt.

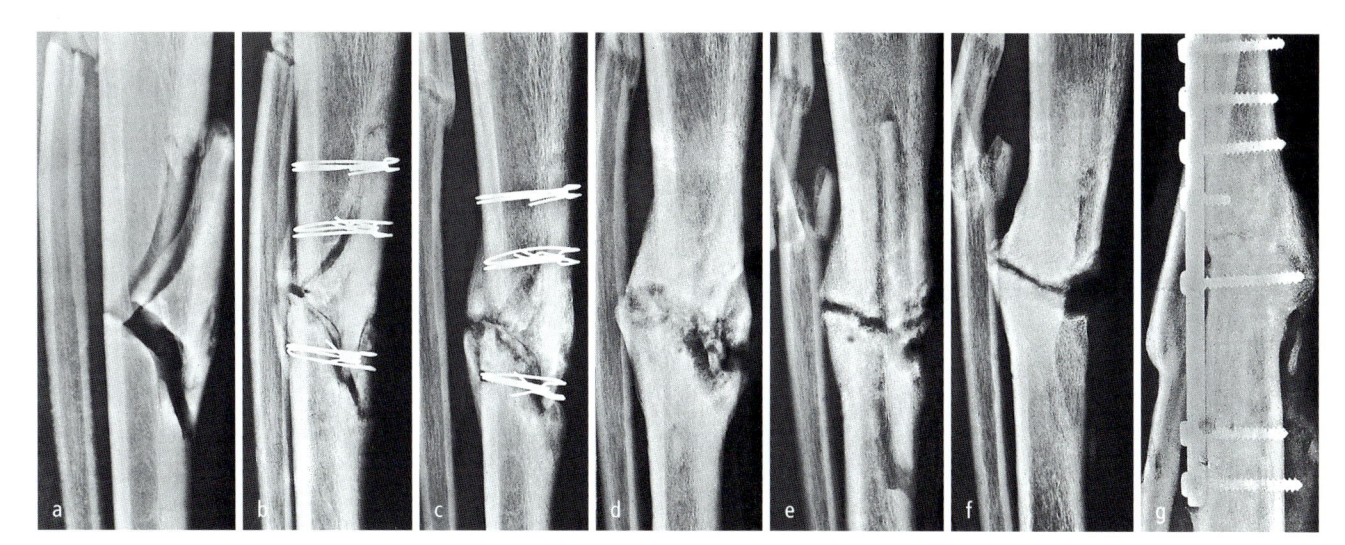

Abb. 45.6: Pseudarthrose nach Unterschenkelfraktur. Ein *Verlauf über zehn Jahre bei einem 32-jährigen Mann.*
a) *Biegungsfraktur der Tibia* mit Ausbruch eines großen Biegungskeiles (direktes Trauma).
b) *Früher wurden* Schaftbrüche manchmal mit Drahtumschlingung versorgt. Der Verlauf, *hier ¹/₂ Jahr später,* zeigt bereits die Nachteile der Methode: Instabilität, Knochennekrose im ausgebrochenen Keil. Verzögerte Heilung.
c) *Nach einem Jahr* eindeutige Pseudarthrose. Der Spalt geht auch quer durch die Kallusmanschette.
d) *Nach zwei Jahren:* Knochenresorption im Nekrosegebiet. Trotz Kallusbildung Verbreiterung des Pseudarthrosespaltes.
e) Nach Spanoperation und Fibulaosteotomie. Der Kortikalisspan beginnt distal und proximal einzuwachsen. Im Pseudarthrosebereich zeigt er bereits Ermüdungserscheinungen (schleichende Fraktur), erkennbar an der beginnenden Resorption.
f) *Vier Jahre nach* der Fraktur: Persistierende Pseudarthrose der Tibia. Abgekapselte, sklerotische Fragmentenden. Vom Span ist nichts mehr zu sehen.
g) *Im achten Jahr* wurde schließlich eine Kompressionsosteosynthese mit Platte gemacht. Das Bild zeigt die Konsolidation zwei Jahre später, zehn Jahre nach dem Unfall.

Heute besteht ein klares, rationales **Behandlungskonzept** auf wissenschaftlich gesicherter Grundlage, das durch den praktischen Erfolg einwandfrei bestätigt wurde. Damit sind die früheren, eher mystischen Behandlungsverfahren wie Resektion, Bohrung, Anlegen oder Einpflanzen von Kortikalisspänen sowie systemisch wirkende Therapieversuche obsolet geworden. Auch eine jahrelange Gipsfixation ist nicht mehr notwendig.

Vitale Pseudarthrosen

Die vitalen Pseudarthrosen benötigen als Therapie der Wahl die stabile Fixation der Fragmente (Osteosynthese). Praktisch kann damit jede vitale, biologisch reaktionsfähige Pseudarthrose in kurzer Zeit zur Heilung gebracht werden. Zweckmäßig ist es, sie mit einer **Kompressionsosteosynthese** unter Druck zu setzen. Das pseudarthrotische Gewebe braucht nicht reseziert zu werden. Unter mikrostabilen Bedingungen mineralisiert es sehr rasch. Eine funktionelle Nachbehandlung ist in der Regel möglich.

Bewährt hat sich – bei unverschobenen Fragmenten – die **Marknagelung**. Sie gestattet meist sofortige Belastung. Um genügende Stabilität zu erreichen, muss in der Regel ein verhältnismäßig dicker Nagel eingesetzt werden. Bei Pseudarthrosen nach Marknagelung kann u. U. ein dünner durch einen dickeren Nagel ersetzt werden. Gewöhnlich muss der Markkanal dazu aufgebohrt werden.

Für viele Pseudarthrosen ist die **Druckplattenosteosynthese** geeignet, die auch eine Achskorrektur ohne Resektion der Pseudarthrose erlaubt (**Abb. 45.7** u. **Abb. 45.8**).

Auch andere Osteosyntheseverfahren können im Einzelfall zweckmäßig sein (Fixateur externe).

Da man weiß, dass **elektrische und magnetische Phänomene** bei der Osteogenese eine Rolle spielen (s. Kap. 2.2), lag der Gedanke nahe, elektrische Potenziale und Magnetfelder zur Stimulierung der Knochenbildung klinisch nutzbar zu machen (Bassett, Sharrard). Entsprechende Apparate zur Behandlung von Pseudarthrosen und verzögert heilenden Frakturen sind auch im Handel. Dass sie tatsächlich die erhoffte Wirkung haben, ist bisher nicht bewiesen. Die Resultate, die damit erzielt werden, lassen sich auch mit der viele Monate lang dauernden Fixierung im Gips oder mit dem Fixateur externe erklären, welche bei dieser Behandlung, nach Empfehlung der Erfinder, obligat dazu gehört.

Ob extrakorporale Stoßwellen (ESWT) etwas bewirken, wird sich zeigen.

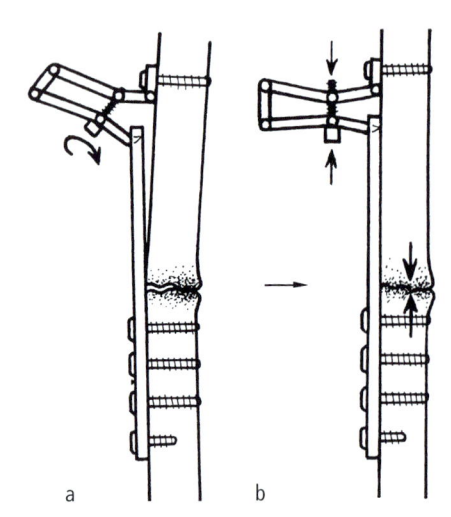

Abb. 45.7: Druckplattenosteosynthese zur Behandlung einer **vitalen Pseudarthrose**. Die Methode der Wahl. Eine Fehlstellung kann gleichzeitig korrigiert werden. Der Pseudarthrosespalt wird unter Kompression gesetzt (b), stabilisiert und baut in kurzer Zeit knöchern durch. Anfrischung der Fragmentenden, Spanplastik u. a. sind nicht nötig.

Abb. 45.8:
a) **Pseudarthrose**, *Jahre nach kompliziertem Unterschenkeltrümmerbruch.*
b) Stabile *Kompressionsosteosynthese* mit gerader Platte unter Korrektur der Fehlstellung. Der Pseudarthrosespalt wurde nicht eröffnet.
c) *Ein Jahr später:* Vollständiger knöcherner Durchbau des Pseudarthrosespaltes.

Dies beweist, dass die Fragmentenden **vital** und das Regenerationspotenzial der Pseudarthrose erhalten waren. Unter **stabilen mechanischen Verhältnissen** ist die Ossifikation möglich, der knöcherne Brückenschlag findet in kurzer Zeit statt.

Avitale Pseudarthrosen

Die avitalen Pseudarthrosen verlangen zusätzlich zur Fragmentstabilisierung eine *Anregung der Ossifikation,* und, wenn nötig, den *Ersatz* fehlenden Knochenmaterials. Dazu ist am besten eine **autologe Spongiosaplastik** geeignet. Der körpereigene Knochen bleibt wenigstens teilweise am Leben und wird schneller und sicherer in den Knochen integriert als jedes andere Material (vgl. Kap. 2.4, u. «Knochentransplantation», Kap. 18.4.7).

In manchen Fällen von Pseudarthrosen mit wenig Kallus ist die **Dekortikation**, das Abmeißeln von am Periost gestielten Knochenlamellen rings um die Pseudarthrose, eine ausgezeichnete Methode. Die entstehende Tasche kann zusätzlich mit Eigenspongiosa gefüllt werden. Hier kann jetzt eine periostale Kallusmanschette entstehen wie bei der natürlichen Frakturheilung (**Abb. 45.9**).

Defektpseudarthrosen

Größere Defekte lassen sich auf verschiedene Arten schließen:

- Verkürzung des Knochens, was jedoch in der Regel unerwünscht ist
- Ersatz durch autologe kortiko-spongiöse Transplantate
- gefäßanastomosierte autologe Knochentransplantation (z.B. Fibula pro tibia bei Tumoren, s. Abb. 33.18).

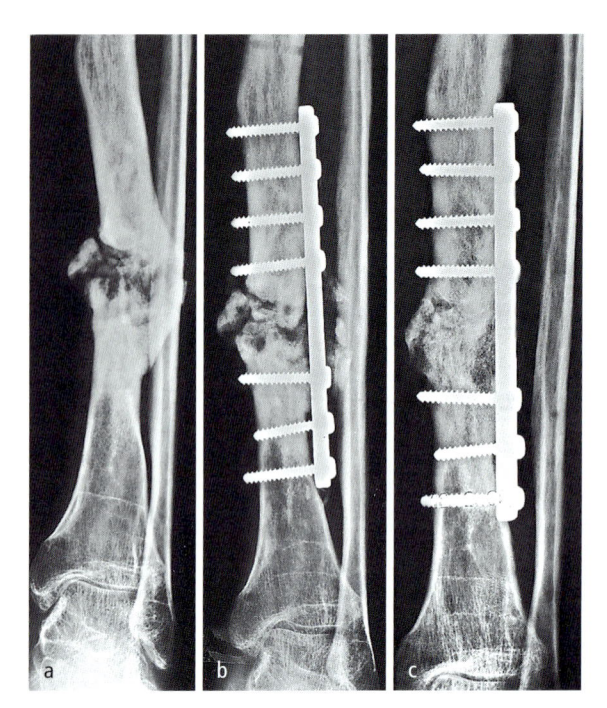

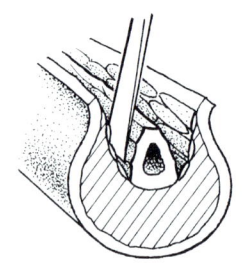

Abb. 45.9: Dekortikation. Mit einem scharfen Meißel wird die äußerste Kortikalisschicht rings um die Pseudarthrose abgehoben in kleinen Schuppen, die als gestielte Knochenspänchen an Periost und Weichteilen belassen werden. In der entstehenden Tasche kann sich eine neue Kallusmanschette bilden. Wenn nötig können noch Spongiosaspäne eingelegt werden. In einem bereits vorhandenen Kallus lässt sich die Dekortikation besonders gut und wirksam durchführen. Eine Knochentransplantation erübrigt sich dann.

- Eine unkonventionelle Methode zur Schließung von großen Defekten stammt von Ilisarow. Sie eignet sich besonders für infizierte Defektpseudarthrosen (s. Kap. 45.6.3 u. Abb. 45.14).

45.6.3
Die infizierte Pseudarthrose

Waren es früher vorwiegend Kriegsverletzungen, so führen heute vor allem Verkehrs- und Sportunfälle mit ihren schweren, offenen Frakturen zu infizierten Pseudarthrosen.

Am häufigsten ist der Unterschenkel betroffen, sodann das Femur und die langen Röhrenknochen am Arm. Auch die Osteosynthese hat ihren erheblichen Anteil an dieser schweren Komplikation. Sie ist zum Teil auf Fehler der Indikation und der Technik zurückzuführen (s.a. «Frakturbehandlung», Kap. 41, u. «Infizierte Frakturen», Kap. 32.4). Die **Prophylaxe** der infizierten Pseudarthrosen hat an diesen Punkten anzusetzen.

Die Heilung einer etablierten infizierten Pseudarthrose ist überaus schwierig. Sie galt lange Zeit als praktisch unmöglich und endete nicht selten mit der Amputation, denn in Gegenwart des Infektes kann die Fraktur nicht heilen, und solange diese nicht fest ist, kann die Infektion nicht heilen (vgl. auch Kap. 32.1). Es kommt zu einem **Circulus vitiosus** (**Abb. 45.10**).

Es hat sich gezeigt, dass vitale Fragmente unter mechanisch stabilen Verhältnissen trotz Infektion zusammenheilen können. An diesem Punkt lässt sich der Circulus vitiosus unterbrechen. Andererseits nützt es nichts, den Infekt auszuräumen, ohne die Pseudarthrose zu stabilisieren. Sie wird nicht fest und die Infektion flackert wieder auf, denn durch die mechanische Reibung der Fragmente entstehen neue Gewebsnekrosen, wo sich die Infektion einnisten kann. Ausgedehnte Resektionen bringen den Infekt allenfalls zur Heilung, es bleibt aber eine große Defektpseudarthrose; Abb. 45.12.

Aus diesem Grund ist es notwendig, **zuerst** die Pseudarthrose zur Heilung zu bringen und **danach** die Infektion. Dieses Prinzip ist wegleitend für die Behandlung.

Grundsätze für die Therapie der infizierten Pseudarthrose:

- Als erster Schritt wird die infizierte Pseudarthrose stabilisiert, genau wie eine nicht infizierte.
- Gleichzeitig oder in einem zweiten Schritt werden infizierte nekrotische Gewebe, Weichteile und Knochenfragmente, soweit sie nicht zur Stabilität beitragen, entfernt. Die knochenbildende Aktivität wird durch autologe Spongiosatransplantation, evtl. Dekortikation gefördert (Spongiosastraße als Brücke, s. Abb. 45.13 u. Abb. 45.9).
- Sobald die Pseudarthrose knöchern verheilt ist, wird die Infektion nach den Regeln der Osteomyelitisbehandlung (Kap. 32.4) definitiv saniert durch Ausräumung und Auffüllen der Defekte.
- Anschließend erst wird dem Hautschluss Beachtung geschenkt.

Technik der Behandlung infizierter Osteosynthesen und Pseudarthrosen (s. a. Kap. 32.4)

1. **Stabile Fixation:**

- Bei einer infizierten aber *stabilen* Osteosynthese wäre es in der Regel ein Fehler, das Metall zu entfernen, solange es seine Funktion noch erfüllt, d.h. den Bruch stabilisiert. Wenn die innere Fixation belassen werden kann, wird die Fraktur trotz des Infektes konsolidieren. Danach kann das Metall entfernt und der Infekt ausgeräumt werden (s. Kap. 32.4).
- *Locker* gewordenes Osteosynthesematerial, das keine Funktion mehr hat, wird selbstverständlich entfernt, und es ist in der Regel besser, keine neuen Nägel und Platten usw. ins infizierte Gebiet einzusetzen. Die Gefahr, den Infekt zu reaktivieren und neue Nekrosen zu setzen, ist groß.
- Zur *Stabilisierung* haben sich äußere Fixateure als zweckmäßig erwiesen, da diese weit entfernt vom Infektionsherd angelegt werden können und trotzdem eine gute Stabilität ergeben (Abb. 32.12, **Abb. 45.11** u. **Abb. 45.12**; s.a. Kap. 43.4.4).

2. **Biologisch wirksame Maßnahmen:**

- Es gelten *die gleichen Prinzipien* wie für die Behandlung der aseptischen Pseudarthrosen (s. Kap. 45.6.1), vor allem die Förderung der Osteogenese

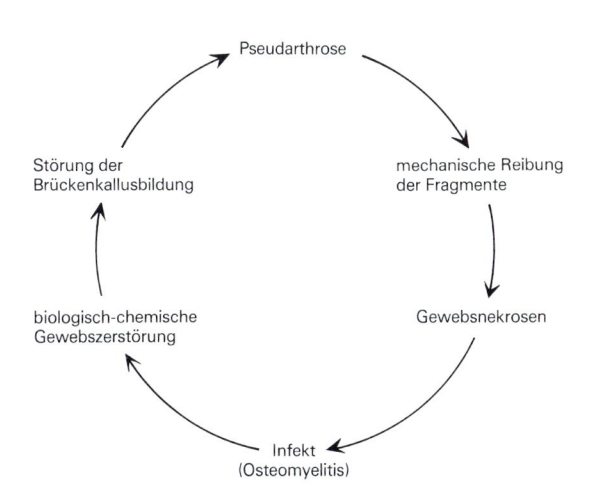

Abb. 45.10: Der Circulus vitiosus der **infizierten Pseudarthrose**.

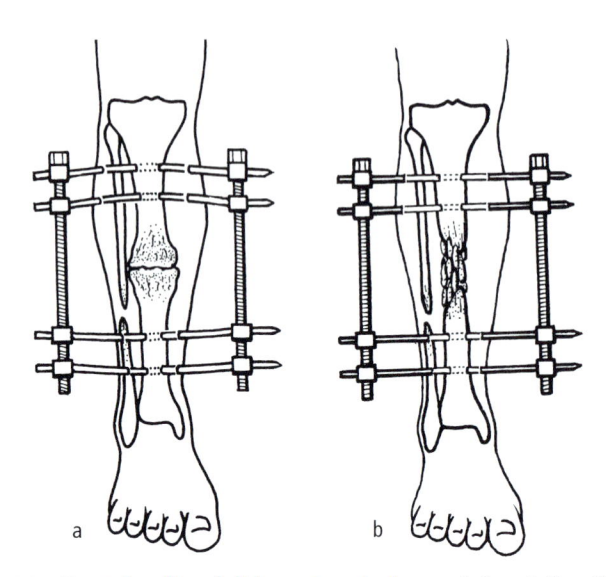

Abb. 45.11: Zur **Behandlung infizierter Pseudarthrosen** haben äußere Fixateure den Vorteil, dass die Fixation fern vom Infektionsherd angelegt werden kann.
a) *Eine reaktive Pseudarthrose* ohne Substanzverlust kann **unter Kompression** trotz des Infektes ausheilen. Die Spannung lässt sich an den durchgebogenen Nägeln erkennen (s. a. Abb. 32.12).
b) Bei *infizierten Defektpseudarthrosen* ist keine Kompression möglich. Die geraden Nägel zeigen, dass die äußeren Spanner lediglich als Fixationsrahmen wirken. Zusätzlich ist eine autologe **Spongiosaplastik** nötig, was nach sorgfältiger und vollständiger Ausräumung des Infektionsherdes von nekrotischem Gewebe möglich ist. Sicherer als die hier abgebildete ist die «Spongiosabrücke» im nicht infizierten Bereich (s. Abb. 45.13).

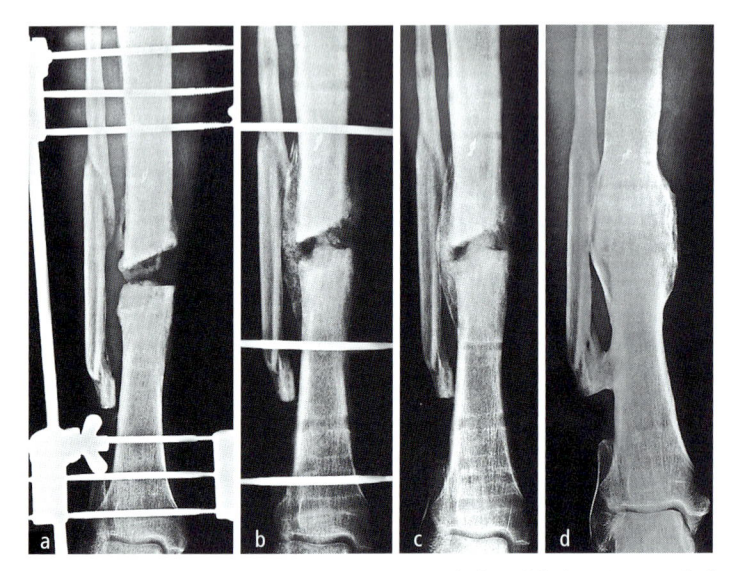

Abb. 45.12: Osteitis und Defektpseudarthrose bei *24-jährigem Mann, drei Jahre nach offener Unterschenkelfraktur.*
a) Zustand, nachdem der infizierte Knochen kurzerhand reseziert und nicht ersetzt worden war. So konnte die Defektpseudarthrose nicht heilen, und überdies war der äußere Spanner zu schwach dimensioniert.
b) *Zwei Monate* nach Sanierungsoperation: Einklemmen von kortikospongiösen Spänen in den nunmehr sauberen Pseudarthrosespalt, ausgedehnte Dekortikation (die Kallusmanschette ist deutlich zu sehen), Fixation und Kompression mit kräftigen Nägeln und einem einfachen, starren Rahmenfixator.
c) *Fünf Monate* später ist die Pseudarthrose in Heilung begriffen.
d) Zustand *acht Jahre später*. Osteitis und Pseudarthrose geheilt.

durch Dekortikation und Spongiosaplastik. Autologe Spongiosa heilt auch im Infektgebiet ein, vorausgesetzt, das **Spanlager ist vital** (radikale Ausräumung der nekrotischen Gewebe; Abb. 45.12).
- Bei schweren Infekten ist es sicherer, die **Knochenbrücke außerhalb des infizierten Gebietes** anzulegen, z. B. eine Spongiosastraße auf der Rückseite (s. **Abb. 45.13**), am Unterschenkel zwischen Tibia und Fibula, wobei die letztere dann als Brücke zur Stabilisierung dient.
- Eine originelle Methode zur Schließung von großen infizierten Defekten ist von **Ilisarow** entwickelt worden: der sog. «Segmenttransport». Seine Idee war, die Knochenbildung im intakten Knochenabschnitt wie bei Verlängerungsoperationen auszunutzen. In der frakturfernen Metaphyse (z. B. proximal an der Tibia) wird diese osteotomiert (gewebeschonende Kortikotomie). Das mittlere Segment wird nun mit Hilfe von Drähten, die am äußeren Fixateur montiert werden, zum Defekt hin gezogen, bis dieser geschlossen ist. Die Diastase an der Osteotomiestelle heilt in der Regel rasch und gut. Die Technik geht aus der **Abbildung 45.14** hervor.

Statt mit Ringen und Drähten lässt sich der Segmenttransport auch mit äußeren Verlängerungsapparaten (s. Abb. 63.11) bewerkstelligen (Nachteil: horizontale Nägel und Drähte schneiden durch die Haut) oder aber über einen Marknagel.
- Für die **Behandlung der Infektion** gelten die Prinzipien der Behandlung der chronischen Osteomyelitis (s. Kap. 32.3 u. Kap. 32.4): radikales Ausrämen von Nekrosen und infiziertem Gewebe;

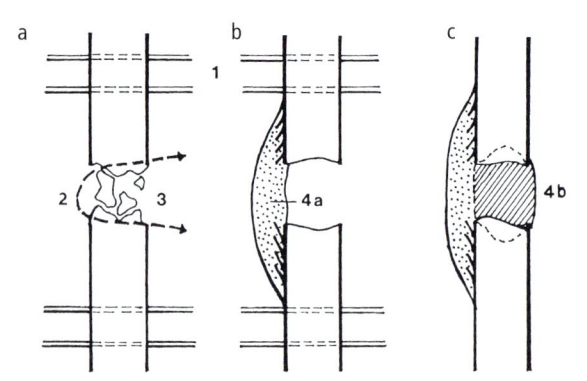

Abb. 45.13: Therapie der infizierten Tibiapseudarthrose.
a) 1. Stabilität (Fixateur externe).
   2. Ausräumendes nekrotischen Knochens.
   3. Lokale Infektbehandlung.
b) 4. Überbrücken des Defektes: Dekortikation und laterale, möglichst infektferne Spongiosaplastik (4a)
c) Auffüllen des gereinigten Defektes mit Spongiosa (4b)
Die Eingriffe müssen bei massiveren Infekten in Abständen (Wochen) vorgenommen werden. (Nach Burri, 1989)

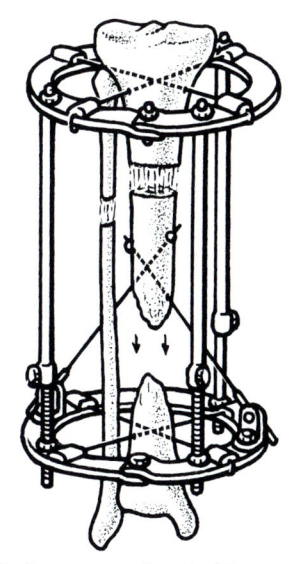

Abb. 45.14: *Schließen von großen Defekten* mit dem **Verlängerungsapparat von Ilisarow (Segmenttransport)**.
Der Knochen wird distal und proximal mit gekreuzten Kirschnerdrähten gefasst und am Fixateur befestigt. Dann wird er im gesunden metaphysären Abschnitt subperiostal, d.h. möglichst ohne Gefäße zu verletzen, osteotomiert *(Kortikotomie)*. Das mittlere Fragment wird mit weiteren Drähten durch **kontinuierlichen Längszug** langsam gegen den Defekt hin verschoben, bis dieser vollständig geschlossen ist. Dies dauert mehrere Wochen bis Monate. Die Knochenbildung an der Osteotomiestelle ist meist so rasch und gut, dass auch diese Lücke sich inzwischen wieder schließt.

Die Zugdrähte werden täglich nachgespannt. Bei der Originalmethode werden sie in der Längsrichtung (leicht schräg) geführt, damit sie die Weichteile nicht durchschneiden beim Knochentransport.

Ausfüllen von Defekten, am besten mit autologer Spongiosa.
- **Spüldrainage:** In manchen Fällen ist es zweckmäßig, während einiger Zeit eine wenn möglich geschlossene Spülung zu installieren, um den Infektionsherd mechanisch zu reinigen. Solche Spüldrainagen sind aber nur in Kombination mit den übrigen Maßnahmen, insbesondere mit dem chirurgischen Debridement, sinnvoll.
- **Hautschluss:** Diesem kommt im Anfangsstadium keine essenzielle Bedeutung zu. Meist ist die offene Behandlung sogar besser. Auch Spongiosaplastiken können offen gelassen werden. Durch Narbenschrumpfung und Granulation heilen Hautdefekte mit der Zeit erstaunlich gut und aufwändige Hautplastiken sind dann oft nicht mehr notwendig. Allerdings eröffnen vaskularisierte Hauttransplantate neue Möglichkeiten (**Tab. 45.3**).

Tabelle 45.3: Therapieschema für infizierte Pseudarthrosen (s. a. Abb. 45.13).

- **Stabilisierung** (fixateur externe)
- **Infektausräumung** (nekrotisches Gewebe, Sequester)
- **Ausfüllen** von Höhlen, Defekten und Förderung der Osteogenese mit autologer **Spongiosaplastik**
- evtl. Spüldrainage (zur mechanischen Reinigung)
- Defektschluss (nicht vordringlich, evtl. später)

Teil III
Regionale Orthopädie

A: Obere Extremitäten 713

B: Die Wirbelsäule 773

C: Untere Extremitäten 909

Regionale Orthopädie?
Spezialisierung und Allgemeinmedizin

Die Entwicklung immer neuer diagnostischer und therapeutischer Methoden führt zwangsläufig zu einer zunehmenden **Spezialisierung**, in der Orthopädie zum *Spezialisten* für **einzelne Körperregionen**, insbesondere *einzelner Gelenke*. Damit steigt die **Professionalität** in den einzelnen, unüberschaubar gewordenen Sparten.

Solche **Aufsplitterung** hat aber auch gravierende *Nachteile*. Sie sind bekannt: röhrenförmige Gesichtsfelder, Verlust der Gesamtbeurteilung, mangelnde Patientenführung, fehlende Kontinuität in der individuellen Betreuung, *Abwertung des Grundversorgers* und auch des «*Allgemeinorthopäden*» zur Triagestelle mit Verkehrspolizistenfunktion und damit Anonymität und unklare Verantwortungen an Stelle eines persönlichen Vertrauensverhältnisses zwischen Arzt und Patient.

Diese Nachteile lassen sich nicht völlig ausschalten. Sie zu mildern ist immerhin möglich und Pflicht. *Kommunikation* steht dabei an erster Stelle.

Von Seiten des **Nichtspezialisten** (*Grundversorger, Hausarzt, «Allgemeinorthopäde»*) ist ein *Stock von Basiswissen* Voraussetzung. Die Details und die laufenden Neuerungen in den einzelnen Sparten kann er getrost dem Superspezialisten überlassen, solange er in schwierigen Fällen auf dessen Hilfe zählen kann. **Seine eigenen Grundkenntnisse erlauben ihm jedoch ohne weiteres, die überwiegende Mehrzahl seiner Patienten in eigener Regie kompetent zu betreuen und zu behandeln.**

In diesem Sinn kann der Teil III «Regionale Orthopädie» keine Anweisung für Superspezialisten sein (diese werden darin genug Futter für Kritik finden), sondern soll, *zusammen mit den ersten beiden Teilen*, lediglich einen **Grundstock von Basiswissen für die eigene praktische Tätigkeit vermitteln**. Die neueren, noch ungetesteten Entwicklungen sind in *ständigem Wandel* begriffen und können ohnehin nur in Zeitschriften, an Kongressen und im Internet etc. verfolgt werden.

Ein Lehrbuch hingegen kann die mehr oder weniger gesicherten Grundlagen und eine Art Gesamtschau vermitteln, als **ein Raster**, in das die **Neuerungen eingeordnet** und an dem sie auch auf ihre **Tauglichkeit** hin abgeklopft werden können. Vorzug und Beschränkung zugleich des vermutlich letzten «Einmannbuches» in der Orthopädie.

Obere Extremitäten

46. Die Schulter 715
47. Oberarm und Ellbogen 737
48. Unterarm und Handgelenk 744
49. Die Hand 756

Hand und Arm

Die Orthopädie ist in der Vorstellung des Laien – und vieler Mediziner – mehr mit Füßen und Wirbelsäule verknüpft als mit **Armen und Händen**. Ganz zu Unrecht. Bauelemente und Funktionsweise, Biomechanik und Pathophysiologie sind dieselben im Bereich des ganzen Bewegungsapparates. Entsprechend sind auch die diagnostischen und therapeutischen Prinzipien dieselben. Durch ihre logische Anwendung kann die *orthopädische Denkweise für die Behandlung von Funktionsstörungen der oberen Extremitäten* fruchtbar gemacht werden.

Besonderheiten der oberen Extremitäten: ein Funktionswandel

Ein wesentlicher Unterschied in der Pathophysiologie der oberen und der unteren Extremitäten besteht allerdings: *Im Laufe der Evolution* haben sich die vorderen Extremitäten von einem Stütz- und Fortbewegungsorgan *zu einem frei verfügbaren Werkzeug umgewandelt*. Sie haben, nun als obere Extremitäten (außer bei Patienten, die auf Krückstöcke angewiesen sind), keine Stützfunktion mehr. Der **Einfluss der Schwerkraft**, des Körpergewichtes *fällt deshalb weitgehend weg*, damit aber auch eine der wichtigsten Krankheitsursachen. Es ist deshalb nicht erstaunlich, dass degenerative Erkrankungen, die bei Rücken- und Beinleiden an erster Stelle stehen, an den oberen Extremitäten viel *seltener* vorkommen, dass Achsenfehler weniger krank machende Wirkungen haben und dass statische Störungen kein Problem sind.

Umso wichtiger ist an den oberen Extremitäten die Bewegungs- und Greiffunktion.

Bewegen und Greifen

Hier stehen Präzision und Kraft im Vordergrund. Diese phylogenetisch neue Funktion ist unvergleichlich viel **dynamischer**, **differenzierter** und komplexer als die Funktionsweise von Beinen und Wirbelsäule. Dies kommt bereits im anatomischen Aufbau zum Ausdruck: Die Gelenke sind auf größeren Bewegungsumfang angelegt und deshalb weniger straff durch Bänder geschützt.

Der *neuromuskuläre Apparat* ist hoch differenziert und in seiner **Funktion** äußerst **vielseitig**:

1. *Hand und Arm* können für jede Art **Schwerarbeit** eingesetzt werden und dazu außerordentliche **Kraft** entwickeln. Lähmung und Schmerz beeinträchtigen diese, für manche Patienten existenzbedrohend, für andere ist die Einbuße an Lebensqualität (z. B. Sport) unerträglich.
2. *Die Hand ist* aber auch gleichzeitig ein hervorragendes **Präzisionsinstrument** (z. B. Mechaniker, Musiker usw.). Diese Leistungen sind nur mit einer feinen, diskriminierenden (sensorischen und motorischen) Innervation und einer intakten **Sensibilität** und Koordination möglich.
3. Von entscheidender Bedeutung für alle diese Funktionen ist die *Position der Hand im Raum* und damit der **Bewegungsumfang** von Schulter- und Ellbogengelenk.
4. Für den Alltag stehen **Grundfunktionen** wie Körperpflege, Essen usw. im Vordergrund: *Die Hand soll möglichst alle Körperstellen erreichen*, insbesondere auch den Kopf für die Haarpflege, den Mund und den Intimbereich. Schmerzen und Bewegungseinschränkungen können diese Funktionen behindern und sind in sehr vielen Fällen der Grund, weshalb Patienten den Arzt aufsuchen. Es geht dann nicht um eine Restitutio ad integrum «à tout prix», sondern um eine **Wiederherstellung der für den Patienten wesentlichen Funktionen**.

Bereits bei der **Anamnese** muss deshalb genau und detailliert in Erfahrung gebracht werden, was die Patienten besonders stört und *was sie von einer Therapie erhoffen* (vgl. Kap. 10.1).

46 Die Schulter

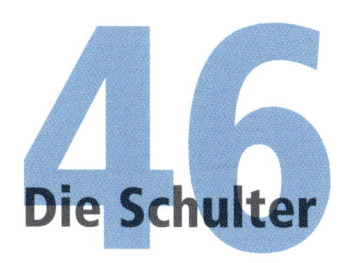

Eine Gelenkkette

Die Verbindung des Armes mit dem Rumpf – Humerus – Schultergelenk – Skapula – Akromioklavikulargelenk – Klavikula – Sternoklavikulargelenk – Sternum – Rippen -Wirbelsäule bildet eine recht lockere Kette, im Gegensatz etwa zum Beckengürtel und seinen Gelenken.

Das Schultergelenk ist eigentlich aus **fünf einzelnen Gelenken** zusammengesetzt, von denen jedes seine eigene Pathologie hat:

1. Sternoklavikulargelenk
2. Akromioklavikulargelenk
3. Skapulohumeralgelenk (Schultergelenk im engeren Sinn)
4. Akromiohumeralgelenk (Rotatorenmanschette)
5. Thoraskapulargelenk.

1 und 2 sind mehr oder weniger bewegliche Synarthrosen, 3 ist ein echtes Kugelgelenk, während 4 und 5 Muskel- und Bindegewebsgleitschichten sind, in welchen die Bewegungen stattfinden. Erst das **Zusammenspiel** aller fünf Gelenke ermöglicht die volle Bewegung des Armes in der Schulter (**Abb. 46.1**).

Beweglichkeit und Stabilität

Das zusammengesetzte Schultergelenk hat einen außerordentlich **großen Bewegungsumfang**, größer als jedes andere Gelenk. Dies ist nur möglich **auf Kosten der Stabilität**, indem Skelettanteile und straffe Bandsicherung zurücktreten. Um dem Schultergelenk die nötige Stabilität zu geben, ist ein gut entwickelter, **kräftiger Muskelmantel** notwendig.

Entsprechend der Verlagerung der Funktion von der Stützaufgabe auf die Bewegung nimmt auch die Bedeutung der Weichteile und ihrer Störungen zu: Ein großer Teil der **Schultergelenkkrankheiten** spielt sich **in den Weichteilen** ab: Habituelle Luxation, «steife

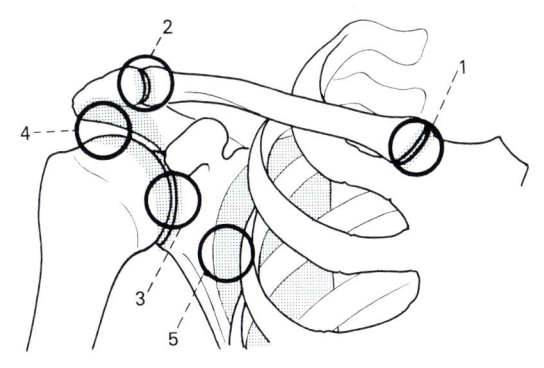

Abb. 46.1: Die fünf Schultergelenke.
1 *Sternoklavikulargelenk.* Sehr stabil. Nur kleiner Bewegungsumfang: Schulter heben und senken.
2 *Akromioklavikulargelenk.* «Aufhängung» der Schulter. Schulterblatt-Drehbewegungen.
3 *Skapulohumeralgelenk:* Das *eigentliche Schultergelenk*. Sehr großer Bewegungsumfang.
4 *Akromiohumerale Gleitschicht:* Bursa subacromialis, Rotatorenmanschette. Degenerationsanfällig.
5 *Skapulothorakale Gleitschicht.* Drehen der Skapula um den Thorax beim Armheben.

Schulter», Krankheiten der Rotatorenmanschette, die so genannte «Periarthritis humeroscapularis» usw., während degenerative Veränderungen des Skapulohumeralgelenkes selbst seltener sind.

46.1 Diagnostik bei Schulterbeschwerden

46.1.1 Anamnese und klinische Untersuchung

Hier liegt der **Schlüssel** zur Diagnostik der Schulter. In der überwiegenden Mehrzahl der Fälle kann damit bereits in der ersten Konsultation eine Diagnose gestellt werden (Abb. 46.2).

Ein Standardröntgenbild (a.p.) ergänzt die Untersuchung. Selten sind weitere (apparative) Untersuchungen nötig.

Schmerz

Oft gelingt die **genaue Lokalisation** der schmerzhaften Stelle: am häufigsten ventral dicht unter dem Akromion, auf dem Humeruskopf (Skapulohumeralgelenk, Rotatorenmanschette, Humeruskopf, lange Bizepssehne). Schulterschmerzen strahlen häufig entlang des Armes hinunter bis gegen den Ellbogen aus, selten weiter. Genau lokalisieren lässt sich ein schmerzhaftes Akromioklavikulargelenk oder ein Sternoklavikulargelenk.

Die Schmerzen bei instabiler Schulter und Rotatorenmanschettenaffektionen sind recht charakteristisch und erlauben meist allein schon eine Diagnose (s. Kap. 46.3 u. Kap. 46.4).

Wichtig ist es, die nicht seltenen **ausstrahlenden Schmerzen** in der Schultergegend richtig zu deuten: Am häufigsten gehen sie vom Nacken und Hals, und zwar von der Wirbelsäule und vom Zervikal- und Brachialplexus, aus (s. im Abschnitt «Halswirbelsäule», Kap. 53.2), gelegentlich auch von der Hand her (Schulter-Handsyndrom, s. Kap. 46.2.5, Inaktivitätsatrophie, Sudeck) oder vom Thorax (**Abb. 46.2**).

Schmerzsyndrome im Bereich von Schulter, Nacken, Arm und Hand sind ziemlich häufig. Die *Differentialdiagnose* dieser so genannten **Zerviko-Brachialgien** umfasst folgende Krankheiten:

- zervikale Diskushernie
- Skalenussyndrom (mit und ohne Halsrippe)
- Angina pectoris
- Pancoast-Tumor (Lungenspitzen)
- Herpes zoster
- Brachialgia paraesthetica nocturna
- Karpaltunnelsyndrom
- intramedulläre Prozesse (z. B. Syringomyelie)

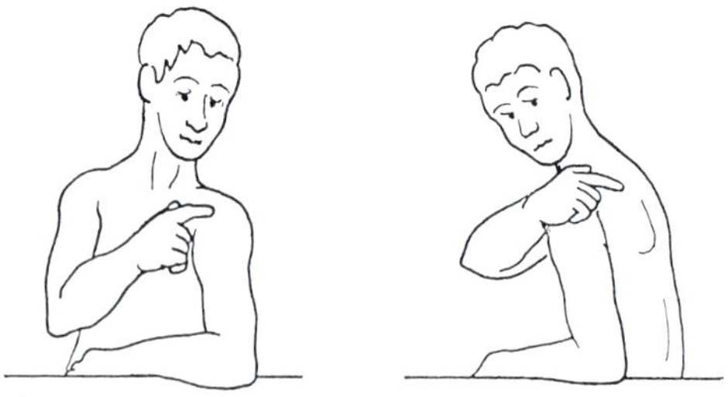

- Kausalgie
- Periarthritis humero-scapularis
- Steife Schulter («frozen shoulder»)
- Schulter-Hand-Syndrom
- Sudeck'sche Dystrophie
- Skapulokostalsyndrom, Skapulaknarren
- Epicondylitis humeri radialis
- Pseudoradikuläre Syndrome, Tendomyose
- Subklaviaverschluss
- M. Raynaud, Doigt mort, Sklerodermie
- Thrombose der vena axillaris
- Glomustumoren
- Gicht.

Die Schulterkontur

Der Vergleich zwischen der kranken und der gesunden Schulter kann sichtbare Veränderungen zeigen bei Schulterluxationen, Luxationen im Akromioklavikulargelenk (vgl. Abb. 46.8), Lähmungen (Atrophie), Riss der Bizepssehne (Abb. 46.20) usw.

Aktiver Bewegungsumfang

(Vgl. allg. Diagnostik, Kap. 11.4): Wichtige Hinweise gibt die Prüfung der **aktiven Elevation zur Seite** (Abduktion). Bei normaler Kraft und Beweglichkeit geht die erste Hälfte der Bewegung, das Anheben des Armes bis zur Horizontalen, zum größten Teil im Skapulohumeralgelenk vor sich. Wenn man den Patienten von hinten beobachtet, erkennt man, dass die *Skapula* sich in der ersten Phase kaum bewegt und sich erst in der zweiten Phase, beim Hocheben des Armes bis zur Senkrechten, stark nach außen dreht.

Anders bei **Bewegungsbehinderungen des Schultergelenkes**: Mit Hilfe einer Drehung der Skapula kann der Arm doch noch bis zur Horizontalen angehoben werden. Versucht der Patient den Arm seitlich zu heben, dreht sich die Skapula sofort mit. Daran erkennt man die Bewegungsbehinderung im eigentlichen Schultergelenk, ob sie nun durch eine «steife Schulter», eine Arthrodese oder durch eine Insuffizienz, wie bei Deltoideuslähmung oder einem Rotatorenmanschettenriss, verursacht ist (**Abb. 46.3**).

Abb. 46.2: Die **Schmerzlokalisation**.
Der Patient soll *mit einem Finger* möglichst genau die Stelle zeigen, wo es ihm weh tut.
Der *Patient links* hat wahrscheinlich eine Affektion des **Schultergelenkes**. Der Schmerzpunkt des Akromioklavikulargelenkes liegt noch etwas höher und ist meist scharf umschrieben. Die Schmerzen bei Affektionen der Rotatorenmanschette strahlen eher weiter nach distal aus.
Die Schmerzen des Patienten *rechts* gehen vermutlich von seiner **Halswirbelsäule** aus.

Der passive Bewegungsumfang

Auch die passive Beweglichkeit gibt wertvolle Anhaltspunkte: Allgemeine Einschränkung weist auf eine Kapselschrumpfung oder eine degenerative, auch posttraumatische Arthrose hin.

Bei angehobenem Arm wird mit der **forcierten Außenrotation** eine vordere Schulterinstabilität ge-

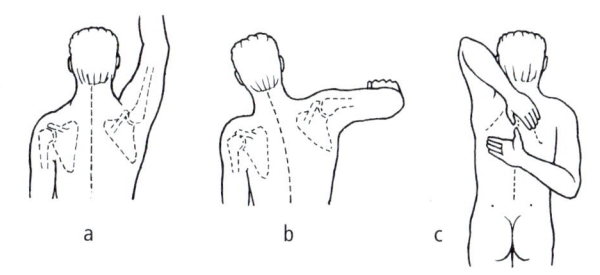

Abb. 46.3: Schulterbewegung.
a) Wenn der *Gesunde* seinen Arm hebt, macht die Skapula eine zwangslose Mitbewegung, indem sie sich auf dem Thorax dreht.
b) Auch bei *versteiftem Humeroskapulargelenk* kann der Arm oft wenigstens bis zur Horizontalen angehoben werden, dank maximaler **Drehbewegung der Skapula** um den Thorax und Seitneigung des Rumpfes.
An diesem Zeichen erkennt man eine steife oder insuffiziente Schulter.
c) Ein ziemlich gut objektivierbares Maß für die Schulterbeweglichkeit geben *Nacken- und Rückengriff*: Sie sind einfach zu prüfen. Man stellt fest, wie weit sich die Daumen nähern. Der **Nackengriff** zeigt die praktisch relevante Elevation, der **«Schürzengriff»** die Außenrotation. Sind beide Bewegungen seitengleich normal möglich, können Affektionen der Schultergelenke bereits weitgehend ausgeschlossen werden.

sucht (s. «Apprehensiontest», Kap. 46.3), mit der **forcierten Innenrotation und Elevation** eher ein «Impingementsyndrom» (s. Kap. 46.4), mit starker **Adduktion** zur Gegenseite ein schmerzhaftes Akromioklavikulargelenk.

Auch eine abnorme Verschieblichkeit des Kopfes in der Pfanne wird man festzustellen versuchen («Instabilität», S. 723).

Die Bedeutung der Bewegungsumfanges für den Patienten

Hand und Arm bilden zusammen ein Mehrzweckinstrument mit fast unbeschränkten Möglichkeiten. Im Hinblick auf die Therapie ist es wichtig, von den einzelnen Patienten genau zu erfahren, die Bewegungen für sie besonders wichtig sind und welche Bewegungseinschränkungen sie besonders stören.

Im **Alltag** steht die **Körperpflege** im Vordergrund: Kopf, Haare, Mund, Intimbereich, Rücken und Beine sollten mit der Hand, besser mit beiden Händen, erreicht werden.

Für **Überkopfarbeiten** und -tätigkeiten (Kämmen, hohe Schrankfächer erreichen, Wurfsport) ist vor allem *die Elevation* entscheidend. Steifigkeit, Schwäche und/oder Schmerzen können sie behindern. Normalerweise und bequem wird der Arm in einer mittleren Rotationsstellung nach vorne und leicht seitlich hochgehoben, etwa in der Ebene des Schulterblattes.

Der *Nackengriff* ist der einfachste Test dafür (s. Abb. 46.3 c). Diese Bewegung sollte, wenn behindert, möglichst wiederhergestellt werden.

Eine aktive Innenrotation der Schulter ist nötig, um mit der Hand den Rücken zu erreichen (*Schürzengriff*). Diese Bewegung ist auch ein guter diagnostischer Test (aktives Abheben der Hand vom Rücken, «lift off»).

Für die Beurteilung im Einzelfall ist die **Behinderung**, die Funktionseinbuße bzw. die **Restfunktion** ebenso wichtig wie die pathologisch-anatomische Diagnose (s. Kap. 10.1). Voraussetzung für die individuelle Planung der Therapie, aber auch für die Evaluation und den Vergleich von Behandlungsergebnissen ist eine **praktische Funktionsbeurteilung**.

Dabei werden, unabhängig von der Art der zu Grunde liegenden Krankheit oder Verletzung, die praktischen Fähigkeiten bzw. Behinderungen registriert. Damit können die *Nöte und Wünsche der Patienten* erfasst, ihre Hoffnungen und Erwartungen thematisiert werden, alles Dinge, die für eine vernünftige Behandlungsplanung unerlässlich sind. Fortschritte und *Verläufe* können besser verfolgt werden, und es lassen sich *Nachkontrollen* besser standardisieren sowie Behandlungsergebnisse besser erfassen und vergleichen.

Die **Beurteilung** erfolgt nicht mehr abstrakt auf Grund anatomischer und pathologischer Befunde, sondern unmittelbar **durch den Patienten selbst** (s.a. Kap. 25.3 u. Kap. 10.1.3). Schließlich hat der ganze diagnostische und therapeutische Aufwand nur Sinn, wenn der Patient mit dem Resultat zufrieden ist.

Constant hat eine *Schulterfunktionsbeurteilung* erarbeitet und ein entsprechendes Dokumentationssystem vorgeschlagen, das von der europäischen Schultergesellschaft zum künftigen Gebrauch empfohlen wird[1,2] (Abb. 46.3).

46.1.2
Apparative Diagnostik der Schulter

Die apparative Diagnostik hat in den letzten Jahren manche neue Erkenntnis gebracht. Ihr Nutzen für die Praxis, insbesondere im Hinblick auf therapeutische Konsequenzen, ist allerdings auf verhältnismäßig wenige Fälle beschränkt.

Ein einfaches **Schulterröntgenbild**, gegebenenfalls in zwei Ebenen (a. p. und axial), gehört zu jedem Schulterstatus. Veränderungen am Knochen und die

---

[1] Constant, C.R.: Schulterfunktionsbeurteilung. Orthopäde 20, 289 (1991)

[2] Constant, C.R., Murley, A.: A clinical method of functional assessment of the shoulder. Clin. Orthop. Res. 214, 160 (1987)

anatomische Stellung des Gelenkes können darauf am besten beurteilt werden, ebenso periartikuläre Verkalkungen. In den meisten Fällen genügt dies (s. **Abb. 46.4**).

Das **CT** (in horizontaler Ebene) kann evtl. knöcherne Defekte an Kopf und Pfanne bei habitueller Schulterluxation und Frakturen der Skapula genauer erfassen (s. **Abb. 46.5**).

Die **Arthrographie** galt als die sicherste Methode zum Nachweis einer Ruptur der Rotatorenmanschette (s. Abb. 46.13 u. Abb. 46.16). Als *invasive* Methode wird sie nur bei speziellen Fragestellungen, vor allem vor Operationen, angewandt, und nur noch in Verbindung mit CT oder MRI.

Als **Arthro-CT** gibt sie eine zuverlässige Darstellung vom vorderen und hinteren Pfannenrand samt Limbus.

Die **Schultersonographie** wird zur Darstellung der Rotatorenmanschette benutzt. Sie kann als erstes Screening vielleicht nützlich sein (s. Kap. 4.13.6 u. **Abb. 46.6**). Als dynamische Methode angewandt lässt sie möglicherweise eine abnorme Beweglichkeit des Humeruskopfes in der Pfanne (Instabilität) erkennen. Ihre Zuverlässigkeit ist weitgehend von der Erfahrung des Untersuchers abhängig. Zur Abklärung von Operationsindikationen ist sie zu ungenau.

Die **Kernspintomographie** ist die beste Methode zur Darstellung der Weichteile, also auch der Rotatorenmanschette (koronare Schnitte), des Limbus (horizontale Schnitte), aber auch anderer Strukturen (s. **Abb. 46.7**). Bewegungsartefakte (Atembewegungen) können stören. Für die erweiterte Schulterdiagnostik eignet sich das MRI am besten und tritt an die Stelle der diagnostischen Arthroskopie.

Die **Arthroskopie** ist bei dem verhältnismäßig großen Gelenkinnenraum relativ leicht durchführbar, allerdings nur *in Narkose*. Die intraartikulären Strukturen lassen sich gut einsehen. Um Nervenverletzungen zu vermeiden, wird der dorsale Zugang benutzt. Größe und Lokalisation einer Rotatorenmanschettenruptur lassen sich gut feststellen. Die periar-

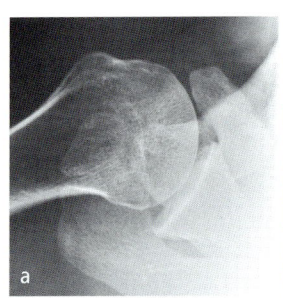

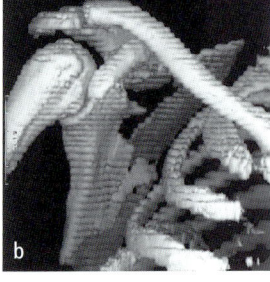

Abb. 46.4: Röntgendiagnostik.
a) Neben der Standardaufnahme ap. ist ein **axiales Röntgenbild** zu empfehlen. Bei richtiger Einstellung lassen Akromion (unten) und Korakoid (rechts oben) die Sicht auf die Pfanne frei. Ihr vorderer Rand und die Stellung des Kopfes können beurteilt werden.
b) Mit der computerisierten Tomographie lassen sich **dreidimensionale Bilder** herstellen. Bei komplexen Strukturen kann dies hilfreich sein. Hier erkennt man neben einem intakten Schultergelenk *eine Fraktur des Schulterblattes*. Solche Untersuchungen sind allerdings selten notwendig.

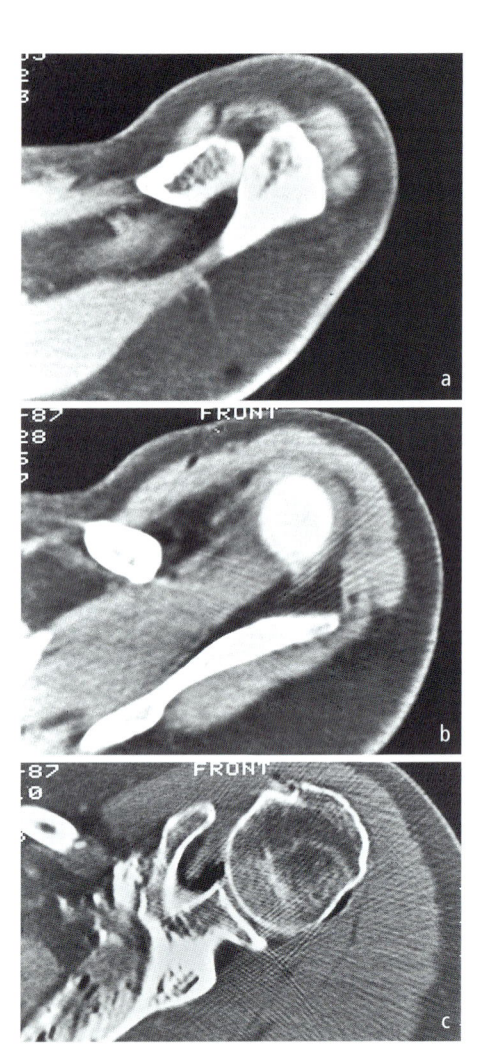

Abb. 46.5: Computertomogramm einer einigermaßen *normalen Schulter*; horizontale Schnitte von oben nach unten.
a) Schnitt auf Höhe des *Akromioklavikulargelenkes*. Unmittelbar darunter liegt die Rotatorenmanschette.
b) Klavikula und Spina scapulae angeschnitten. Dazwischen zieht der *Supraspinatusmuskel* zum Humeruskopf. Seine Insertionsstelle ist oft Sitz von degenerativen Veränderungen. Der M. deltoideus umfasst den Kopf ringsum.
c) *Schnitt durch das Schultergelenk.* Die Pfanne ist im Verhältnis zum Kopf sehr schmal. Dies bedeutet gute Beweglichkeit, je doch keine knöcherne Stabilität. Die Stabilität beruht ausschließlich auf der muskulären Sicherung.

Das Korakoid ventral in unmittelbarer Nähe des Gelenkes. Auf diesen Schnitten sind vorderer Pfannenrand und Humeruskopf gut zu beurteilen.

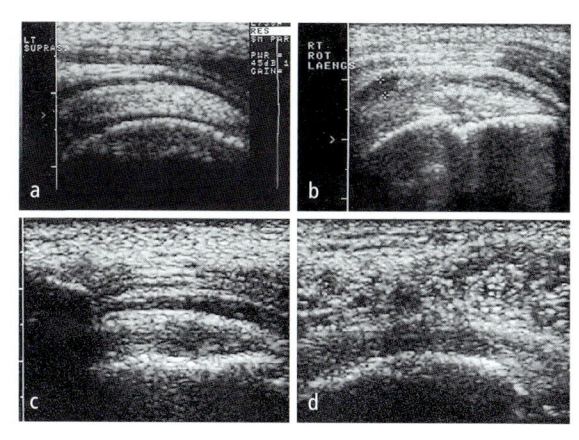

Abb. 46.6: Schultersonogramm.
a) *Längsschnitt.* Das unterste Echo entspricht der Knochengrenze des Humeruskopfes, die darüberliegende schmale echoarme Zone dem Gelenkknorpel. Darauf folgt das regelmäßige Signal der *Rotatorenmanschette*, hier im Bereich der *Supraspinatussehne* längs geschnitten. Die nächste kräftige echogene Schicht stammt aus der Bursa subacromialis. Darüber liegt der M. deltoideus, rechts nach lateral als echoarme Zone sich verbreiternd. Zuoberst das homogene Signal der subkutanen Fettschicht. Normaler Befund. Nicht immer kommt die Anatomie so klar zur Darstellung.
b) Die echoarme Verbreiterung der Grenzschicht wurde als verdickte Bursa subacromialis interpretiert, der Unterbruch in der Humeruskopfkontur als Insertionsstelle des Supraspinatus.
c) Auf diesem Längsschnitt wurde eine *Rotatorenmanschettenruptur* diagnostiziert. Links der Schallschatten unter dem Akromion.
d) Querschnitt der Rotatorenmanschette beim gleichen Patienten.

Die Strukturen sind sonographisch nicht immer deutlich zu erkennen und schwierig zu interpretieren.

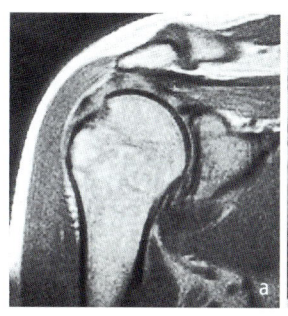

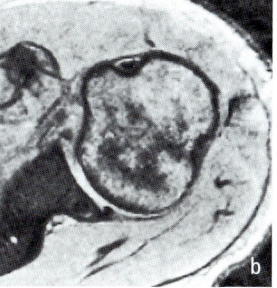

Abb. 46.7: Magnetresonanzbild der Schulter.
a) *koronarer Schnitt:* Zwischen Schultergelenk und Akromion bzw. M. deltoideus zieht die Sehne des M. supraspinatus hindurch, ein Teil der *Rotatorenmanschette*. Sie inseriert am Tuberculum maius. Diese Sehne ist hier heller und etwas schmaler als normal (vgl. dazu Abb. 13.24), Zeichen einer Läsion. Oben ist das Akromioklavikulargelenk geschnitten.
b) *axialer Schnitt* (horizontal) auf Höhe des Gelenkes. Schwarz erscheinen Skapula, Korakoid, Humeruskopf (die Kortikalis) und die quer getroffene lange Bizepssehne, sodann der *Limbus* am vorderen und hinteren Rand der Pfanne.

tikulären Strukturen entziehen sich naturgemäß der Einsicht, doch kann man auch in die Bursa subacromialis hineinschauen und dort operieren (s. S. 728).

Die **Arthroskopie** als *invasive* und nicht risikolose Methode ist für rein diagnostische Zwecke durch die bildgebenden Verfahren weitgehend ersetzt worden. Sie bleibt deshalb jenen eher seltenen Fällen vorbehalten, bei denen erwartet werden kann, dass sich mit großer Wahrscheinlichkeit therapeutische (operative) Konsequenzen daraus ergeben (vgl. Abb. 46.18). Manche chirurgischen Operationen lassen sich, ähnlich wie am Kniegelenk, arthroskopisch ausführen.

Bei der großen **Mehrzahl** der Schulteraffektionen ist es möglich, bereits **mit Hilfe von Anamnese und klinischer Untersuchung** und einem *Standardröntgenbild* eine hinreichend genaue **Diagnose** zu stellen, die erlaubt, die adäquate Therapie zu wählen.

In neun von zehn Fällen ist diese *konservativ*.

Die apparative Diagnostik bleibt den echten Problemfällen vorbehalten und jenen, die trotz einer adäquaten Therapie während längerer Zeit refraktär bleiben (Abb. 46.5, Abb. 46.6 u. Abb. 46.7).

46.2
Erkrankungen des Schultergürtels

46.2.1
Das Sternoklavikulargelenk

Luxation oder Subluxation des proximalen Endes der Klavikula sind **seltene** Ereignisse bei starken stumpfen Traumen des Schultergürtels. Schmerzen, Hämatom und deutliches Vorspringen des sternalen Schlüsselbeinendes lassen die Diagnose stellen. Die Reposition erfolgt durch Druck auf das prominente Klavikulaende, zur Fixierung genügt eine Druckbandage. In seltenen Fällen, etwa bei rezidivierender Dislokation, ist eine Bandplastik gerechtfertigt.

Selten einmal wird das Gelenk von einer unspezifischen (rheumatischen) Arthritis befallen. Bei starken permanenten Beschwerden und manifester Zerstörung des Gelenkes kann seine Resektion (cave vena iugularis!) Besserung bringen, ohne wesentliche Funktionseinbuße.

46.2.2
Klavikulafrakturen

Klavikulafrakturen heilen meist problemlos, auch ohne Ruhigstellung, allerdings oft mit einer gewissen Fehlstellung und Verkürzung, die mit konservativer Reposition nicht immer ganz zu beherrschen ist, aber funktionell wenig stört. Die **konservative Behandlung** ist die Regel. Eine Bandage (Rucksackverband) dient weniger der Retention als der Schmerzstillung.

Eine Operation ist selten angezeigt, so etwa bei Druck eines Fragmentes von innen auf die Haut und bei gewissen distalen Frakturen, kaum je aber aus kosmetischen Gründen, da sie sehr oft eine hässliche Hautnarbe hinterlässt. Die Operation ist auch nicht ungefährlich (große Gefäße). Komplikationen und schmerzhafte Pseudarthrosen werden vor allem nach Operationen beobachtet.

46.2.3
Das Akromioklavikulargelenk

Luxation, Subluxation

Eine Luxation oder Subluxation am lateralen Klavikulaende ereignet sich verhältnismäßig häufig bei Sturz auf die Schulter, in der Regel bei Kindern und jungen Leuten. Der Schmerz ist genau lokalisiert und der klinische Befund typisch: Während der Schultergürtel durch sein Gewicht nach unten hängt, wird das äußere Schlüsselbeinende vom M. sternocleidomastoideus und Trapezius hochgezogen und springt deutlich vor, das Schulterprofil erscheint dadurch eckig.

Mit dem so genannten «**Klaviertastenphänomen**» wird die Diagnose gestellt: Mit leichtem Fingerdruck lässt sich das laterale Klavikulaende ohne weiteres reponieren, schnellt aber wie eine Klaviertaste sofort wieder hoch, wenn man sie loslässt (**Abb. 46.8**).

Wenn nur die Gelenkkapsel gerissen ist, besteht eine **Subluxation**. Eine kurzdauernde Verbandfixation genügt in diesen Fällen. Die Retention kann allerdings damit nicht erhalten werden, doch ist eine leichte permanente Subluxationsstellung klinisch kaum von Bedeutung.

Sind auch die korakoklavikulären Bänder gerissen, besteht eine **Luxation**. Ein im Stehen bei hängendem Arm aufgenommenes Röntgenbild zeigt sie. Dabei trägt der Patient ein Gewicht von etwa 10 kg in der Hand (Wasserträgeraufnahme). Anhand der Distanz der Verschiebung kann man die Zerrungen einteilen nach **Schweregrad** (Tossy I-IV), doch hat diese Einteilung keine allzu große klinische Bedeutung, da sie nicht zu eindeutigen Therapieempfehlungen führt, außer vielleicht bei den sehr seltenen schweren Fällen (V-VI).

Permanente Luxationen können kosmetisch stören, doch hinterlassen sie selten nennenswerte dauernde Beschwerden. Die Retention ist konservativ praktisch nicht möglich, aber auch operativ schwierig, aufwändig und nicht immer zuverlässig. Einfache Drahtspickung genügt nicht und ist gefährlich, weil der Draht leicht bricht und nach innen wandern kann.

Von den vielen angegebenen **Operationen**, (z. B. eine Kombination von Kapselnaht und Bandplastik des Lig. coracoacromiale mit einer temporären Osteosynthese), ist keine ideal, und ob häufig ein Bedarf dafür besteht, ist zweifelhaft, denn auch bei permanenten Luxationen ist die Funktion meist wenig beeinträchtigt, und die Nachteile (hässliche Narben) und Risiken (Komplikationen, Rezidive, Schmerzen) überwiegen die meist geringen Verletzungsfolgen nach konservativer Behandlung.

Etwaige hartnäckige Beschwerden lassen sich, falls nötig, auch mit der einfachen Resektionsplastik des distalen Klavikulaendes beseitigen. Dies gilt auch für die distale Luxationsfraktur.

Kurz **zusammengefasst** lässt sich sagen: Die akromioklavikulare Dislokation hat meist eine recht gute Spontanprognose und kann deshalb in der Regel *konservativ* behandelt werden. Operationen nützen nicht allzu viel.

Krankheiten des Akromioklavikulargelenkes

Eine unspezifische **Arthritis** oder eine **Arthrose** des Akromioklavikulargelenkes ist relativ selten Ursache von Schulterschmerzen. Die genaue Lokalisation der Schmerzen weist auf das kleine Gelenk hin. Eine Arthrose ist im Röntgenbild erkennbar. Die Therapie ist konservativ. In seltenen Fällen ist die Resektion des distalen Klavikulaendes angezeigt.

Osteophyten auf der Unterseite können zu Einklemmungserscheinungen beim Armheben führen: siehe «Impingement», Kapitel 46.4.2.

46.2.4
Das Schulterblatt

Affektionen des Schulterblattes sind *selten*.

Frakturen, soweit sie nicht die Schultergelenkpfanne betreffen, heilen in der Regel nach kurzdauernder Ruhigstellung ohne weitere Folgen aus.

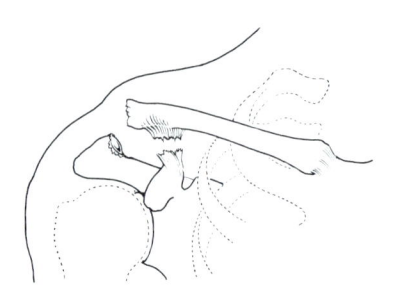

Abb. 46.8: Das «**Klaviertastenphänomen**» bei **Luxation des Akromioklavikulargelenkes** kann man leicht fühlen, es ist aber an der Schulterkontur des Patienten auch besser zu sehen als auf dem Röntgenbild. Es ist stärker ausgeprägt, wenn nicht nur die Kapsel, sondern auch noch das akromioklavikulare Band gerissen ist.

Abstehende Schulterblätter weisen auf eine verstärkte Kyphose der Brustwirbelsäule und asthenischen Habitus hin, während *ungleich hoch stehende Schultern* meistens der Ausdruck einer *Skoliose* sind.

Der **kongenitale Schulterblatthochstand** (Sprengel) ist selten. Beide Schulterblätter stehen bis zu handbreit höher als normal. Sie sind in verkürzten, fibrosierten Nacken- und Schultermuskelpaketen ziemlich steif fixiert. Durch eine recht ausgedehnte Operation zur Lösung der Kontrakturen kann der Zustand kosmetisch, aber kaum funktionell, verbessert werden.

Schulterblattknacken

Gelegentlich kommen Patienten in die Sprechstunde und demonstrieren ein eigenartiges Knacken oder Knarren im Schulterblatt, das sie durch verschiedene Bewegungen **willkürlich** auslösen können. Nicht selten ist das Phänomen beidseitig. Mit der Zeit verursacht es ziehende und ausstrahlende Schmerzen. Bei der **Palpation** spürt man das Knarren in der Gegend der hinteren oberen Kante der Skapula. In der Regel findet man eine schlaffe Haltung mit hängenden Schultern, eine abstehende Skapula und eine verspannte, druckempfindliche Nacken- und Rückenmuskulatur. Möglicherweise sind Peritendinosen mit im Spiel.

In seltenen Fällen findet man eine Exostose auf der Innenseite des Schulterblattes (Röntgen: seitliche Aufnahmen).

Das Knarren ist an sich *ohne Bedeutung*. Wenn die Patienten es ignorieren und nicht dauernd auslösen, bessert sich der Zustand. Gegebenenfalls ist Haltungsgymnastik zweckmäßig. In hartnäckigen Fällen helfen manchmal Infiltrationen der schmerzhaften Gegend. Nur selten ist eine Operation notwendig.

46.2.5
Schulter-Hand-Syndrom

Genauer: Schulter-Ellbogen-Hand-Finger-Syndrom. **Schmerzen** stehen im Vordergrund. Zwischen Schulter, Ellbogen und Hand scheinen manchmal eigentümliche *Wechselwirkungen* zu bestehen, indem bei lokalisierten Affektionen an einem einzigen Gelenk Beschwerden im ganzen Arm entstehen, die von der Schulter bis **in die Hand ausstrahlen**. Auch eine Periarthritis, eine Epikondylitis, ein Karpaltunnelsyndrom oder eine andere irgendwo zwischen Schultergürtel und Hand lokalisierte Affektion kann die Krankheit auslösen und unterhalten. Es kann sich auch um ein *Zerviko-Brachialsyndrom* handeln (s. Kap. 53.2).

Die Krankheit ist manchmal von einer *Sudeck'schen Dystrophie* mit Zirkulationsstörungen wie Kälte, Zyanose, Schwitzen, Atrophie der Gewebe usw. nicht zu unterscheiden, in anderen Fällen lassen sich die Beschwerden nicht objektivieren.

Befallen werden vorwiegend ältere Leute oder aber Jüngere nach mehr oder weniger schweren Verletzungen. Die Schmerzen können sich gelegentlich bis zur Unerträglichkeit steigern und den Gebrauch des Armes völlig lähmen (s. Kap. 45.1 u. Kap. 45.2: «Regionales Schmerzsyndrom»).

Die Therapie richtet sich auf die Grundkrankheit, wo eine solche zu finden ist. In den anderen Fällen ist sie symptomatisch, ähnlich derjenigen bei der Sudeck'schen Dystrophie. Psychische Faktoren, die mitspielen können, sollten berücksichtigt werden. Das Leiden trotzt allerdings oft sehr hartnäckig den Behandlungsversuchen.

46.3
Luxationen und Instabilität im Schultergelenk

Allgemeines und Diagnostik: siehe Kapitel 41.

Das **Schultergelenk** (Skapulohumeralgelenk, auch Glenohumeralgelenk) ist *das beweglichste* Gelenk des ganzen Körpers. Seine Stabilität ist nicht durch die knöcherne Struktur gewährleistet (wie z. B. beim Hüftgelenk), sondern wird durch den *Bandapparat* und vor allem durch eine kräftige *Muskulatur* gesichert. Es ist deshalb nicht erstaunlich, dass das Gelenk relativ leicht luxiert.

46.3.1
Traumatische Luxation

Die **häufigste Gelenkluxation** beim Menschen. Bereits *Hippokrates* beschrieb sie und gab auch gleich eine Repositionsmethode an: Längszug am Arm, unter Gegendruck mit der Ferse in der Axilla.

Ursache ist immer ein adäquates Trauma, oft ein Sturz auf die Hand. Die vordere Luxation ist weitaus am häufigsten.

Die **Diagnose** ist meist leicht zu stellen: Starke Schmerzen, die Schulter wird ängstlich steif gehalten, ihre normale Kontur ist deutlich verändert. Die Pfanne ist leer, was palpiert werden kann. Zur Sicherung der Diagnose sollte wenn möglich zuerst ein *Röntgenbild* gemacht werden, um eine Fraktur auszuschließen und die Lage des Kopfes zu erkennen. Nicht ganz selten wird bei der Luxation der N. axillaris beschädigt, was eine Lähmung des Deltamuskels zur Folge hat.

Die **Reposition** muss so rasch wie möglich erfolgen. Sie gelingt manchmal ohne Narkose. Bei erstmaliger Luxation ist allerdings meist eine Anästhesie notwendig. Verschiedene Repositionsmethoden sind gebräuchlich, die meisten beruhen auf Längszug am Arm und lokalem Gegendruck. Die Schmerzen verschwinden sofort. Längere Ruhigstellung ist, vor allem bei älteren Menschen, weder notwendig noch zweckmäßig, doch ist Abduktion und Außenrotation während längerer Zeit verboten, damit die Kapselverletzung heilen kann und ein Rezidiv vermieden wird.

Selten erfolgt eine **Luxation nach hinten**, in Innenrotation des Armes. Die Diagnose ist schwieriger, aber wichtig wegen der Therapie.

Chronische, d.h. nicht diagnostizierte bzw. nicht eingerenkte, Luxationen lassen sich schon nach kurzer Zeit nicht mehr reponieren und stellen schwierige Probleme: Soll man operieren oder, vor allem bei älteren Leuten, lieber den Zustand belassen?

46.3.2
Rezidivierende und habituelle Luxation

Ein recht *häufiges* Krankheitsbild bei *jungen* Leuten. Bei massiveren Schäden am Gelenk durch eine erstmalige traumatische Luxation und bei ungenügender Schonung kann die Luxation «habituell» werden, d.h. sie wird zur Gewohnheit und **wiederholt** sich oft in kurzen Abständen bei geringfügigem Anlass, gelegentlich Dutzende von Male.

Sehr oft liegt aber auch eine **konstitutionelle** Komponente vor, möglicherweise eine anatomische (geometrische) Normvariante, häufiger eine funktionelle Hyperlaxität des Bandapparates, welche die Instabilität des Schultergelenkes und damit rezidivierende Luxationen und Subluxationen begünstigt.

Am häufigsten **luxiert** der Humeruskopf **nach vorne** oder vorne unten, und zwar bei gewaltsamer *Außenrotation* des erhobenen Armes. Während zur ersten Luxation ein erhebliches Trauma nötig ist, genügt später bei einer rezidivierenden, habituellen Luxation eine ausfahrende Bewegung, etwa beim Werfen, Schwimmen, beim Auskleiden, bei einer Verdrehung im Schlaf, um die Schulter wieder auszurenken. Oft können die Patienten den Arm *selbst* wieder einrenken.

Pathologie

Bei einer gewaltsamen vorderen Luxation wird meistens der *Limbus* und der *vordere Kapselansatz abgerissen*. Der Humeruskopf wird mit großer Kraft gegen den vorderen Pfannenrand gepresst, wobei häufig beide geschädigt werden: Der *vordere Pfannenrand* selbst wird abgeflacht oder kann abbrechen («Bankart's lesion», Abb. 46.10a). Aber auch am Humeruskopf kann hinten eine *Impressionsfraktur* entstehen («Hill-Sachs-Läsion»). Weitere Luxationen werden dadurch gefördert: In Außenrotation verhakt sich der vordere Pfannenrand in diesem Defekt und hebelt

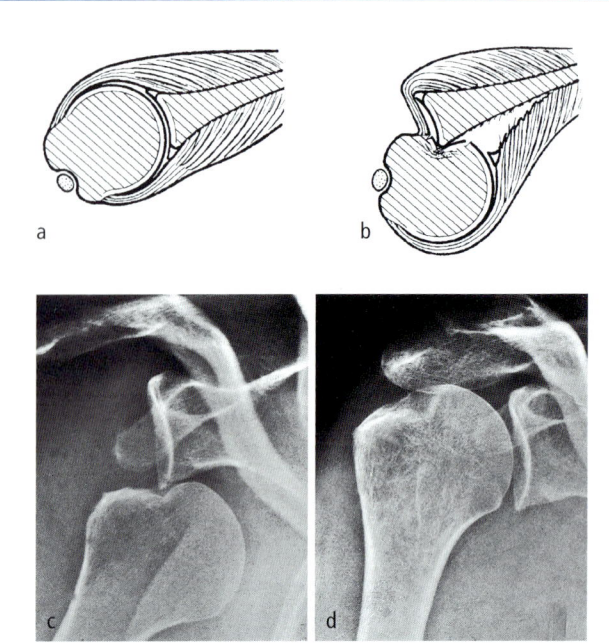

Abb. 46.9: Die **habituelle Schulterluxation** entsteht meist aus einer schlecht geheilten traumatischen Luxation, bei welcher vorne der Limbus abgerissen wurde. Oft ist durch die Wucht des ersten Unfallereignisses eine Impressionsfraktur im Humeruskopf entstanden, in welche später bei der habituellen Luxation der vordere Pfannenrand wieder einhakt (Hill-Sachs-Läsion).
a) Normale Schulter in der Horizontalebene.
b) Humeruskopf nach vorne luxiert, mit Impression.
c) Nach vorne unten luxierte Schulter. Der vordere Pfannenrand ist im Kopf eingestaucht.
d) Nach Reposition. Die hier erkennbare Impression ist in der Regel nur bei axialem Strahlengang zu sehen.

den Kopf leicht aus der Pfanne. Dies geschieht immer wieder bei geringfügigem Anlass, d.h. die Luxation wird habituell (vgl. Kap. 41.1 u. **Abb. 46.9**).

Eine strenge Unterscheidung zwischen traumatisch bedingten rezidivierenden und vorwiegend konstitutionell bedingten habituellen Luxationen ist nicht möglich. Die Übergänge sind gleitend. Die Anamnese gibt die wichtigsten Hinweise: Je leichter und öfter die Schulter aus- und wieder einrenkt, desto eher sind dispositionelle Elemente mit im Spiel.

Diagnose

Die Diagnose der habituellen Schulterluxation ist klinisch nur beim luxierten Schultergelenk möglich. In den Intervallen ist man *auf die Anamnese angewiesen* (Abb. 46.9). Besonders hilfreich ist die Rekonstruktion des Luxationsmechanismus.

Der **klinische Befund** ist weitgehend normal. Ein positiver Apprehensionstest ist allerdings für eine Instabilität pathognomonisch: Den Versuch des Arztes, den seitlich abduzierten Arm passiv nach außen zu rotieren, wehrt der Patient ängstlich ab, da er das Gefühl hat, die Schulter luxiere dann sofort.

Geprüft wird auch die **Stabilität** des Gelenkes: Vordere und hintere Schublade, im Liegen und im Sitzen, wobei der Humeruskopf von Hand nach vorn und hinten verschoben wird. Auch ein positives Sulkusphänomen weist auf eine **Hyperlaxität** hin: Wenn man durch Zug am Arm den Humeruskopf nach unten aus der Pfanne subluxieren kann, erscheint in der Schulterkontur unterhalb des Akromions eine Delle. Da es sich um eine konstitutionelle Disposition handelt, lässt sie sich in der Regel auch auf der *Gegenseite*, evtl. auch an anderen Gelenken, nachweisen (s. Kap. 38.3).

Subluxationen (Beinahe-Luxationen) bei instabiler Schulter sind schwierig festzustellen, da sie augenblicklich wieder in die Normalstellung zurückspringen. Typisch dafür sind plötzlich einschießende, heftige Schmerzen, etwa bei einer Wurfbewegung, worauf der Arm für kurze Zeit wie gelähmt herunterhängt (Pseudoparalyse, «dead arm syndrome»). Im Intervall ist der *Apprehensionstest* (siehe oben) ein Hinweis auf die **Instabilität**.

An die Diagnose sollte gedacht werden, denn der bisweilen sehr unangenehme, für Sportler behindernde Zustand kann operativ behoben werden wie eine rezidivierende Luxation.

Differenzialdiagnose: primäres oder sekundäres *Impingement* (s. Kap. 46.2.4).

Abzugrenzen gilt es auch die so genannten «multidirektionalen Instabilitäten», bei welchen der Humeruskopf nach allen Richtungen subluxieren kann und denen eine konstitutionelle Hyperlaxität zu Grunde liegt. Oft sind die Patienten junge Frauen. Es ist wichtig, diese besonderen Fälle zu erkennen, denn *Operationen* sind hier *kontraindiziert*.

Es gibt Kinder oder Jugendliche, die ihre Schulter **willkürlich luxieren** bzw. subluxieren können. Sie demonstrieren das wie einen Zirkustrick. Beschwerden haben sie nicht. Die Prognose ist gut, Operationen sind *nicht* angezeigt.

Röntgen: Knöcherne Läsionen sind manchmal schon auf einem normalen a.p.-Bild zu sehen. Besser noch eignen sich speziell gut zentrierte a.p.- und axiale Aufnahmen, bei welchen zur Darstellung eines Abrisses der vordere untere Pfannenrand freiprojiziert wird.

Auf a.p.-Bildern in Außen- oder Innenrotation oder auf tangentialen Aufnahmen lassen sich Defekte auf der dorsalen Seite des Kopfes erkennen (Abb. 46.9 c u. d).

Im CT gelangen die knöchernen Defekte, im MRI die Weichteile gut zur Darstellung. Die Arthroskopie hat vor allem bei schwierigen, unklaren und therapieresistenten Fällen Bedeutung – im Hinblick auf Operationsmöglichkeiten und für die Operation selbst (s. Abb. 46.5, Abb. 46.7 u. Abb. 46.18).

Therapie

Eine rezidivierende bzw. habituelle Luxation lässt sich meist leicht reponieren. Oft können es die Patienten selbst. Nach kurzer Zeit ist die Schulter wieder schmerzfrei funktionstüchtig. **Im Intervall** ist eine Behandlung somit nicht nötig.

Im jugendlichen Alter ist man mit Operationen zurückhaltend. *Konservative* Behandlung, wobei die Kräftigung der Muskulatur an erster Stelle steht, gibt gute Resultate. Die Schulterstabilität kann sich verbessern. Sie nimmt mit fortschreitendem Alter ohnehin zu, so dass auf eine Operation verzichtet werden kann.

Allerdings sind gehäufte Luxationen bei geringfügigen Anlässen überaus lästig, und die **ständige Angst** vor weiteren schmerzhaften Luxationen, vielleicht in gefährlichen Situationen (Verkehr, Gebirge, beim Schwimmen) bringt die Patienten schließlich doch dazu, sich operieren zu lassen, denn nur auf diese Weise ist eine Heilung möglich, besonders bei jüngeren Leuten, die gerne wieder Sport betreiben möchten. Ball- und Speerwerfer etc., Tennisspieler und Schwimmer sind besonders betroffen.

Ältere Leute können sich leichter mit Aktivitätseinschränkung oder einer Mahnbandage zufrieden geben; bei Jüngeren wird meist *nach einer Reihe von rezidivierenden Luxationen die* **Indikation zur Operation** gestellt.

Sehr **verschiedene Operationsverfahren** sind für die vordere habituelle Schulterluxation angegeben worden. Sie berücksichtigen den einen oder anderen pathologischen Aspekt der Luxation: Der Defekt am vorderen Pfannenrand kann mit einer Knochenspanplastik geschlossen werden (Eden-Brun), der hintere Kopfdefekt kann mittels einer Rotationsosteotomie des Humerus aus der Gefahrenzone herausgebracht werden (B. G. Weber), andere versetzen das Korakoid (Bristow, Trillat). Alle diese Verfahren sind recht aufwändig und verändern die Anatomie des Schultergelenkes ungünstig.

Die verbreitete *Operation nach Putti und Platt*, beschrieben 1948 von Osmond-Clarke, ist verhältnismäßig einfach: Der vordere Kapseldefekt, durch den der Kopf luxiert, soll geschlossen werden. Ihr Nachteil ist eine leichte oder stärkere Limitation der Außenrotation, was manchmal jüngere sportlich aktive Menschen stört. Nach Jahren wurden allerdings späte arthrotische Veränderungen festgestellt.

Bankarts Operation greift genau am Ort des pathologischen Befundes an: Limbus und Kapsel sollen wieder am denudierten defekten Pfannenrand befestigt werden (s. **Abb. 46.10**). Eine ausgeweitete Kapsel wird gerafft. Die Operation stellt die anatomischen und physiologischen Verhältnisse wieder her und gibt gute Resultate.

Das *technische* Problem ist nicht ganz einfach: Es besteht darin, die abgerissenen Strukturen wieder am vorderen Pfannenrand zu befestigen, sei es mit Nähten, Dübeln, Ankern oder Schrauben o. Ä. Arthroskopisch hat das seine Tücken: Die kleinen Implantate sind schwierig richtig zu positionieren, sie reißen aus, kommen ins Gelenk zu liegen, die Nähte sind schwierig zu legen, anatomische Strukturen können verletzt werden, die «Lernkurve» des Operateurs ist relativ lang und flach, Komplikationen und Rezidive sind häufiger als bei offener (extraartikulärer) Operation.

Die verschiedenen Operationen für habituelle Schulterluxationen wurden vor allem *nach der Rezidivrate* beurteilt. Eine mindestens ebenso wichtige Rolle aber spielen *Funktion* und *Spätresultate*.

Die Behandlung der erwähnten so genannten «multidirektionalen Instabilitäten» bei **Hyperlaxität** ist *konservativ*. Mit gezielter aktiver Kräftigungsgymnastik kann eine muskuläre Stabilität erreicht werden. Operationen schaden mehr als sie nützen.

Die **Sportorthopädie** hat sich vor allem mit den Athleten befasst, die bei den verschiedenen Wurfsportarten extremen Schulterbeanspruchungen ausgesetzt sind. Die Pathologie ist oft komplex, und die Ansprüche sind hoch. Entsprechend aufwändig ist die Diagnostik, und die Operationen (Kapselraffungen, Rekonstruktionen) sind zum Teil schwierig und damit Sache von erfahrenen Orthopäden. Reoperationen haben schlechtere Resultate. Wer weiter diese belastenden Sportarten betreibt, muss auch damit rechnen.

Bei der seltenen **hinteren Luxation** sind Operationen selten nötig und auch eher schwierig, somit auch etwas für Schulterspezialisten.

Die **willkürliche Schulterluxation** hat eine gute Prognose und sollte nicht operiert werden. Die Resultate von Operationen sind schlecht.

46.4 Schäden der Rotatorenmanschette

46.4.1 Periarthritis humero-scapularis

Als **«Periarthritis humero-scapularis» (PHS)** wurden früher die in der Praxis sehr häufigen Schulterschmerzen bezeichnet, deren Ursache offenbar nicht im Gelenk selbst, sondern **in den umgebenden Weichteilen** zu suchen ist. Mit der zunehmend verbesserten Diagnostik konnte eine Reihe von Schäden genauer identifiziert werden, die alle mit den anatomischen Besonderheiten des «Akromiohumeralgelenkes» (s. Abb. 46.1, Abb. 46.5 u. Abb. 46.7) in Zusammenhang stehen und sich vorzugsweise an der so genannten Rotatorenmanschette abspielen.

Anatomie und Biomechanik

Die Rotatorenmanschette (rotator cuff) besteht aus den Muskeln und Sehnenansätzen der inneren Schicht der Skapulohumeralmuskulatur, die das Schultergelenk stabilisiert und seine Bewegungen koordiniert:

- kranial: der M. supraspinatus
- ventral: der M. subscapularis
- dorsal: der M. infraspinatus.

Diese drei Muskeln umschließen den Humeruskopf. Ihre Sehnen setzen ringsum am Rande der Gelenkkapsel an (**Abb. 46.11**). Sie liegen im relativ **engen Zwischenraum** zwischen dem *Humeruskopf* und dem das Schultergelenk schützenden knöchernen Dach, das aus *Akromion und Korakoid* sowie dem sie verbindenden Ligamentum coracoacromiale besteht.

Dieser Muskelmantel stabilisiert das Gelenk und verhindert, dass der Deltamuskel den Humeruskopf beim Armheben nicht einfach nach kranial zieht und gegen das Akromion drückt, sondern eine geführte Drehbewegung in Gang setzen kann (s. Abb. 6.13).

Die ausgiebigen Bewegungen der Rotatorenmanschette spielen sich in einer Gleitschicht zwischen

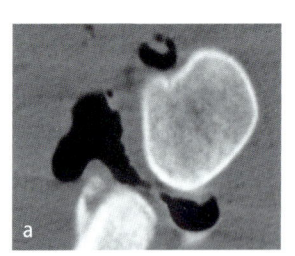

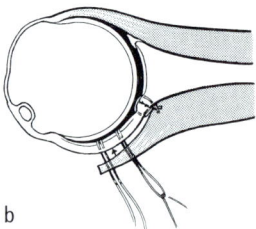

Abb. 46.10: Bankart'sche Läsion.
a) *Arthro-CT*, axial: Läsion des *Limbus* ventral, Ossifikation im Bereich des vorderen Kapselansatzes und *weite vordere Kapsel* (links im Bild). An dieser Stelle luxiert der Humeruskopf.
b) Die *Operation nach Bankart* bei der habituellen vorderen Schulterluxation: Die Gelenkkapsel und der Limbus werden am vorderen Pfannenrand, von welchem sie abgerissen waren, wieder befestigt. Der Subskapularismuskel, der zur Darstellung der Kapsel abgelöst worden war, wird gerafft und reinseriert.

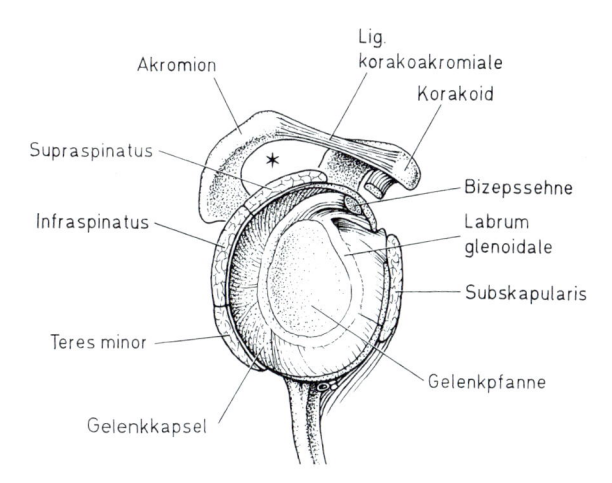

Abb. 46.11: Schultergelenk und Rotatorenmanschette.
Aufsicht auf die Pfanne, die begrenzt ist von Limbus und Labrum und umschlossen wird von einem Muskelmantel, der Rotatorenmanschette, bestehend aus dem M. subscapularis und den Mm. supra- und infraspinatus. Das Ganze wird überdacht von Akromion, Korakoid und dem Lig. coracoacromiale, das diese verbindet.
*: Durch diese Lücke strahlt *die Sehne des M. supraspinatus* in den Humeruskopf ein. Hier kann es zu Degenerations- und Entzündungserscheinungen an der Sehne, an der Bursa subacromialis und zu Engpässen mit Einklemmungserscheinungen kommen.

- unspezifische Tendinitis
- Bursitis subacromialis (Abb. 46.13)
- Verkalkungen in den Sehnenansätzen der Rotatorenmanschette (Abb. 46.13)
- Bursitis calcarea (nach Einbruch des Kalkdepots in die Bursa) (Abb. 46.15)
- Einklemmungserscheinungen der Rotatorenmanschette unter dem Akromion bzw. dem Arcus coraco-acromialis («impingement syndrome») (Abb. 46.14)
- Degenerative Veränderungen an den Sehnenansätzen mit Auffaserungen und Einrissen, und schließlich (Abb. 46.17)
- Rupturen der Rotatorenmanschette, partielle oder totale (Abb. 46.15–17)
- Intraartikuläre degenerative Veränderungen der langen Bizepssehne, bis zur Ruptur (Abb. 46.18 u. Abb. 46.20)
- Impressionsfraktur des Tuberculum maius (Abb. 46.9)

Es *verbleibt* die

- «Periarthropathia humero-scapularis» im engeren Sinn, *ohne* fassbare spezifische Veränderungen, in der Regel mit guter Prognose.

dem Humeruskopf und diesem «korakoakromialen Bogen» ab, zu welcher auch die *Bursa acromialis* gehört («subakromiales Nebengelenk»).

Pathologie

Die *Sehnenansätze der Rotatorenmanschette*, besonders jener des *Supraspinatus* am tuberculum maius, sind ein notorischer *Schwachpunkt*: Ihre Vaskularisation ist prekär, und sie neigen deshalb zu pathologischen, vor allem **degenerativen Veränderungen**. Diese werden durch mechanische, akute oder chronische Traumatisierung, durch Überbeanspruchung, Instabilität, Funktionsstörungen beim Armheben verschlimmert. Es kann dabei gelegentlich zu recht schmerzhaften Einklemmungserscheinungen kommen («Impingement»). *Rotatorenmanschettenrisse* treten fast immer genau an dieser Stelle auf und gehören zu den normalen Alterserscheinungen. Kleine Defekte verursachen in der Regel weder Beschwerden noch Symptome.

Im Einzelnen können aus dem *Sammeltopf* «Periarthritis humero-scapularis» verschiedene Veränderungen isoliert werden, welchen allen diese spezifischen pathophysiologischen und pathomechanischen Vorgänge **an der Insertionsstelle der Supraspinatussehne** zu Grunde liegen:

Diagnostik

Diese feinere Differenzierung ist vor allem dem MRI und der Arthroskopie zu verdanken.

Wie weit solche diagnostische Differenzierung praktisch-klinisch im Einzelfall getrieben werden soll, ist eine andere Frage, da die Behandlung der überwiegenden Mehrzahl aller Fälle mindestens *im Anfangsstadium konservativ* und ziemlich einheitlich physiotherapeutisch und medikamentös, also symptomatisch, ist.

Sinnvoll ist eine genauere diagnostische Abgrenzung vor allem jener Zustände, die einer **spezifischen Behandlung zugänglich** sind. Dazu gehören:

- Verkalkungen
- Rotatorenmanschettenrisse
- Impingementsyndrom.

In den meisten Fällen ist die Diagnose bereits auf Grund von Anamnese und klinischer Untersuchung (siehe unten) und mit einem konventionellen Röntgenbild möglich.

Weitere Abklärungen sind eigentlich nur nötig bei unklaren, ungewöhnlichen Zuständen und wenn eine operative Therapie möglicherweise in Frage kommt sowie bei ungeklärten Schmerzen, die über lange Zeit jeder Therapie trotzen (Differentialdiagnose s. Kap. 46.1.1).

Das **Röntgenbild** zeigt eventuell vorhandene Verkalkungen in Sehnen und Bursa, und bei massiven Defekten (als indirektes Zeichen) einen Hochstand des Humeruskopfes (s. Abb. 46.19) und evtl. vorhandene Begleitpathologie, vor allem arthrotische Veränderungen.

Die Rotatorenmanschette selbst, als Weichteilstruktur, ist nicht direkt darstellbar. Sie ist jedoch der **Sonographie** gut zugänglich. Ihre Strukturen lassen sich verhältnismäßig gut darstellen. Allerdings wäre es kühn, daraus therapeutische Konsequenzen zu ziehen. Als erste Orientierung mag sie sich eignen (s. Abb. 46.6).

Von den übrigen apparativen Diagnoseverfahren steht die **Magnetresonanztomographie** an erster Stelle (s. Abb. 13.24 u. Abb. 46.7). Sie gibt eine gute Darstellung des Weichteilmantels und des Gelenkes. Als Arthro-MRI (Abb. 46.17) gibt sie noch genaueren Aufschluss über die intraartikulären Verhältnisse, doch ist dieses invasive Prozedere nur in Ausnahmefällen indiziert.

Das **Computertomogramm** (s. Abb. 46.5) zeigt mit seiner höheren Auflösung vor allem Knochenfeinheiten. Für das Arthro-CT (Abb. 46.10) gilt dasselbe wie für das Arthro-MRI. Beide kommen zur Operationsplanung in Frage.

Die **Arthroskopie** (Abb. 46.18), als invasive Technik und nicht risikolos, ist als reines Diagnostikum entbehrlich und durch andere Methoden ersetzbar. Ihre Indikation liegt besonders in der Vorbereitung, Assistenz und Durchführung therapeutischer Operationen.

Die **Arthrographie** (s. Abb. 46.13, Abb. 46.15 u. Abb. 46.16) war bisher die zuverlässigste Methode, einen durchgehenden Riss in der Rotatorenmanschette zu beweisen. Als invasive Methode wird sie heute nur noch selten und dann als Arthro-CT oder Arthro-MRI mit bestimmten Fragestellungen angewandt (s. o.).

(Zur apparativen Diagnostik vgl. auch Kap. 13.1 u. Kap. 46.1.2)

Klinik

Das klinische Bild der Veränderungen an der Rotatorenmanschette ist recht charakteristisch: **Schmerzen** entstehen, wenn der pathologisch veränderte Sehnenansatz **beim Armheben** unter das Akromion gezwängt wird, also typischerweise bei einer Abduktion von etwa 45° bis 150°. Bei senkrecht hochgehaltenem Arm verschwindet der Schmerz wieder. Der englische Ausdruck heißt treffend **«painful arc syndrome»** (schmerzhafter Bogen).

Besonders eindrücklich ist das Phänomen, wenn man den Patienten den hocherhobenen Arm langsam senken lässt: Er muss ihn entweder wegen der Schmerzen fallen lassen oder groteske Verrenkungen anstellen, um ihn ohne Schmerzen herunterzubringen. Passive unterstützte Bewegungen sind weniger schmerzhaft (**Abb. 46.12**).

Tests: Um die *einzelnen Muskeln der Rotatorenmanschette* zu prüfen, testet man ihre Kraft gegen Widerstand: Seitliches Hochheben des (innenrotierten) Armes ist eine Funktion des Supraspinatus (Jobe-test). Innenrotation (Schürzengriff, «lift off») für den Subskapularis, und Außenrotation (mit angelegtem und auch bei seitlich erhobenem Arm) für Infraspinatus und Teres minor.

Der *Supraspinatus* ist der Wichtigste und der am häufigsten Beschädigte (Abb. 46.12).

Degenerative Veränderungen – Eine «normale» Alterserscheinung

Degenerative Veränderungen der Sehnenansätze der Supraspinatussehne sind eine *typische* Alterserscheinung. Sie kommen bei Gesunden ab dem 4. Dezennium zunehmend häufig vor, meist ohne Symptome, und **bei der Mehrzahl aller über 60-Jährigen** lassen sich (autoptisch oder als Zufallsbefund) **Rupturen** finden. *Nur bei wenigen werden sie auch manifest,* dann überwiegend als *chronisches* Leiden.

Gelegentlich ist der **Beginn** auch recht dramatisch und *akut*, nicht selten bei Patienten mittleren Alters, mit plötzlichen heftigen Schmerzen und reflektorischer Steifhaltung der Schulter.

Typisch sind *Schmerzen in der Nacht*. Die Patienten finden keine bequeme Stellung im Liegen und erwachen, wenn sie sich von einer Seite auf die andere drehen.

Wenn eine **Verkalkung der Sehne (Tendinitis calcarea)** die Ursache ist (Röntgenbild, Abb. 46.15), kann man versuchen, das Kalkdepot mit einer dicken Nadel zu punktieren und die kreidige Paste zu aspirieren, und damit die Schmerzen augenblicklich lindern.

In diesen Fällen handelt es sich offenbar um die akute *Exazerbation* eines chronischen degenerativen Prozesses, denn nicht selten findet man solche Verkalkungen *zufällig* auf einem Röntgenbild, ohne dass der Patient Beschwerden hätte. Dann erübrigt sich natürlich eine Therapie. Das akute Stadium klingt in der Regel unter analgetischer und antiphlogistischer Behandlung in wenigen Tagen ab.

Kalkherde können sich auch spontan in die Bursa entleeren, womit die akuten Schmerzen nachlassen.

Große Kalkansammlungen können operativ (arthroskopisch) ausgeräumt werden (**Abb. 46.13**). Auch Stoßwellen sollen wirksam sein.

Ein entzündlicher Erguss bei einer **Bursitis subacromialis** lässt sich vielleicht abpunktieren. Er bildet sich aber auch spontan unter der üblichen konservativen Behandlung meist bald zurück.

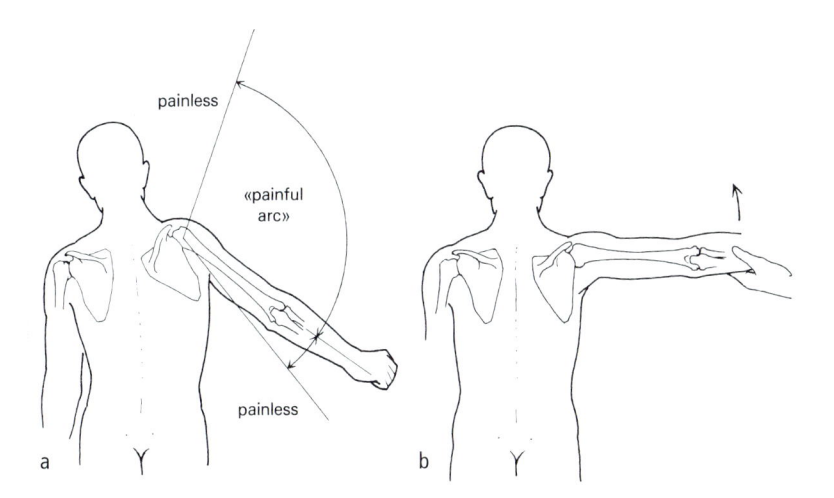

Abb. 46.12: Klinik der Rotatorenmanschettenläsionen.

a) **«Painful arc syndrome»**, der *«schmerzhafte Bogen»:* Bei hängendem Arm wenig oder keine Schmerzen. Manche Patienten vermeiden ängstlich den Versuch, den Arm zu heben, wegen der Schmerzen, die entstehen, wenn die Läsion der Rotatorenmanschette unter das Akromion tritt und dort *eingeklemmt* wird. Weitere Abduktion, aktiv oder passiv, ist schmerzhaft, etwa von 45° bis 160°. In der Senkrechten können die Patienten den Arm wieder schmerzfrei halten, wenn nämlich die Läsion nach medial gewandert ist und nicht mehr unter dem Druck des Akromion steht. Beim Armsenken wieder dieselben Schmerzen im «painful arc».

b) Bei ausgedehnten **Rotatorenmanschettenrissen** kann der Arm *nicht abduziert* werden, denn für die Abduktion im Skapulohumeralgelenk fehlt die Kraft der Rotatorenmanschette, die als Stabilisator den Humeruskopf gegen die Pfanne pressen muss, damit der Deltoideus als Abduktor zur Wirkung kommen kann. Beim vergeblichen Versuch des Patienten, den Arm zu abduzieren, dreht sich nur die Skapula, und der Humeruskopf drückt gegen das Akromion. *Hilft man dem Patienten, seinen Arm bis über die Horizontale zu heben, so kann er ihn in dieser Stellung mit Hilfe des Deltoideus allein halten und bis zur Senkrechten anheben. Beim Senken fällt der Arm dann plötzlich kraftlos herunter (Pseudoparalyse).* Zur Biomechanik der Rotatorenmanschette vgl. Abbildung 6.13, Kapitel 6.3.

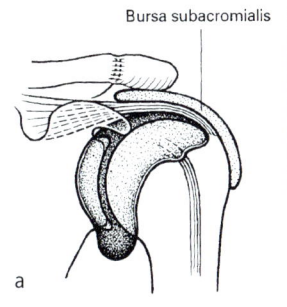

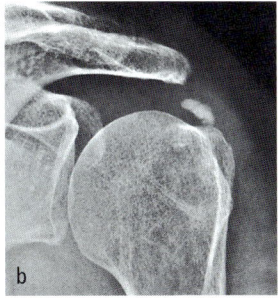

Abb. 46.13:

a) **Arthrographie des Schultergelenkes.** Dicht punktiert: Gelenkspalt, Recessus inferior (bei *«steifer Schulter»* durch Kapselschrumpfungen verkleinert), obere Begrenzung: M. supraspinatus, ein Teil der Rotatorenmanschette. Die *Bursa subacromialis* ist vom Gelenk durch die Rotatorenmanschette getrennt und füllt sich bei der Arthrographie des normalen Schultergelenkes nicht mit Kontrastmittel (vgl. Abb. 46.16).

b) **Kalkdepot** *im Ansatz der Sehne des M. supraspinatus.* Dieser Sehnenabschnitt zwischen Gelenk und Bursa subacromialis ist schlecht durchblutet und neigt zu degenerativen Veränderungen (vgl. 46.15a).

46.4.2
Impingement-Syndrom

Bei manchen chronischen hartnäckigen Schulterschmerzen steht die Symptomatologie des «painful arc» derart im Vordergrund, dass man eine **Einklemmung** bzw. **Friktionen** der **Supraspinatussehne** und der **Bursa subacromialis** im Engpass zwischen dem Akromion und dem Humeruskopf als *Hauptursache der Beschwerden* annimmt. Schmerzen treten vor allem beim *Heben des Arms* in Innenrotation, also bei *Arbeiten über Kopfhöhe*, auf. Diese Bewegung, passiv forciert, gilt auch als diagnostischer Test (**Abb. 46.14**). Betroffen sind nicht nur ältere Leute, sondern alle Altersgruppen, so auch jüngere Sportler, die Überkopfbewegungen forcieren müssen: Speer- und Hammerwerfer, Ballspiele, Tennis, Crawl etc.

Man findet entzündliche oder degenerative Veränderungen an Sehne und Bursa und selten einmal Formvarianten und Unregelmäßigkeiten (Osteophyten) an der Unterseite von Akromion und Ac-Gelenk.

In solchen Fällen scheint es logisch, den Engpass operativ zu erweitern, um die Gleitgewebe der Supraspinatussehne zu befreien.

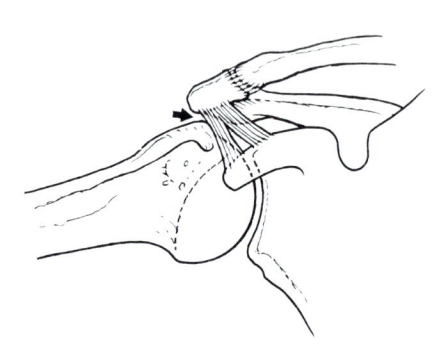

Abb. 46.14: So stellt man sich das «Impingement-Syndrom» vor: Beim *Anheben des Armes* klemmt sich das Tuberculum maius mit dem Ansatz der Rotatorenmanschette unter dem Dachbogen ein, den das Akromion mit dem Korakoid und dem Lig. coracoacromiale zusammen bildet (→) (vgl. Abb. 46.4b).

Die Mehrzahl der Fälle bessert sich jedoch unter konservativer, medikamentöser und physiotherapeutischer **Behandlung**, evtl. lokalen Infiltrationen (Kortison birgt die Gefahr der weiteren Sehnenschädigung und -ruptur in sich) nach kürzerer oder längerer Zeit. In eindeutigen und hartnäckigen Fällen kommt eine (arthroskopische) Operation in Frage. Ihre Resultate sind in geeigneten Fällen (s.u.) gut, allerdings nicht einheitlich, Rezidive nach kürzerer oder längerer Zeit nicht selten. Der Zustand der Rotatorenmanschette muss berücksichtigt werden:

- *Stadium I* (nach Neer): meist *junge* Leute; entzündliche Veränderungen, Ödem, vorübergehend: konservative Behandlung. Differentialdiagnose: Subluxation, Pathologie des Akromioklavikulargelenkes (lokale Infiltration!).
- *Stadium II: mittleres Alter;* Beschwerden bei stärkerer Beanspruchung, oft rezidivierend. Rö. neg.: konservative Behandlung. In hartnäckigen Fällen evtl. operativ: Débridement, Bursektomie, eine arthroskopische Dekompression ist selten angezeigt und nur bei nachgewiesener Verengung (s.u.).
- *Stadium III: ältere Jahrgänge.* Oft degenerative Zeichen im (gezielten) Rö.: arthrotische Zacken an der Akromionunterfläche und am Akromioklavikulargelenk, oft degenerative Veränderungen an der Rotatorenmanschette inkl. Risse. Verlauf eher progressiv. Therapie: konservativ, symptomatisch. ggf. operativ: Arthroskopisches Débridement von eindeutig pathologischem Gewebe. Eine Erweiterung des «Engnisses», eine «Akromioplastik», kann manchmal helfen, wenn Knochenvorsprünge, Osteophyten ventral an der Unterfläche des Akromion, evtl. am AC-Gelenk, einwandfrei nachgewiesen sind (gezielte Rö.): Sparsame Resektion unter Erhaltung des Akromionbogens.

Ausgedehnte Akromionresektionen haben schlechte Resultate ergeben: Schultersteife, Instabilität, therapieresistente Schmerzen, Pseudoparalyse infolge Schädigung des M. deltoideus und seiner Ansätze am Akromion. Längerfristige Beobachtungen haben gezeigt, dass für die Stabilität und die Bewegungsfunktion ein intakter korakoakromialer Bogen notwendig ist.

Zur **Indikation von Operationen**: Das «Impingement-Syndrom» ist eine funktionelle, keine pathologisch-anatomische Diagnose. Die Mechanismen sind komplex und noch nicht genau verstanden. Die Operationen beruhen auf plausiblen Überlegungen, längerfristige Kontrolluntersuchungen fehlen und (degenerative) Spätfolgen sind nicht ausgeschlossen. Deshalb sind sich die meisten Autoren einig, dass zuerst der konservativen Therapie während wenigstens einem halben Jahr eine Chance gegeben werden soll, bevor eine Operation ins Auge gefasst wird.

N. Gschwend, ein Kenner der Materie, schreibt: «Unter dem Begriff des «Impingementsyndroms» verstecken sich mehrheitlich die banalen Ursachen von Schulterschmerzen, die bei sorgfältiger Differenzierung durchaus nicht immer des allzu bereitwillig eingesetzten Arthroskopes bedürfen.»

46.4.3
Ruptur der Rotatorenmanschette

Degeneration mit Rissbildungen der Rotatorenmanschette ist vorwiegend bei Männern von etwa 50 Jahren an, aber auch bei Frauen, sehr *häufig*, in der Regel aber *symptomlos* (s. Kap. 46.4.1). Bei einem *Sturz auf die Schulter* können solche **vorgeschädigten Sehnen reißen**. Dies entspricht der typischen Anamnese. Aber auch spontane Rupturen sind nicht selten. Gesunde Sehnen reißen jedoch nie. Sekundäre Impingementmechanismen spielen vermutlich eine zusätzliche Rolle.

Die Funktion der Rotatorenmanschette, insbesondere des M. supraspinatus, besteht, wie erwähnt, darin, den Humeruskopf in der Gelenkpfanne zu fixieren, damit der M. deltoideus den Arm um die Gelenkachse nach oben drehen kann. Tatsächlich ist es ohne die einwandfreie Funktion dieses Muskels nicht möglich, den Arm abduziert zu halten. Bei einem **ausgedehnten Riss** der Rotatorenmanschette kann deshalb der Arm **nicht mehr aktiv über die Horizontale** gehoben werden. *Passiv* lässt er sich ohne weiteres bis zur Senkrechten bringen (Abb. 46.12, Abb. 46.14). In dieser Stellung ist der Patient auch im Stande, den Arm ohne Hilfe zu halten. Wenn er ihn aber langsam zu senken versucht, fällt er herunter, wodurch der Eindruck einer Lähmung entsteht («Pseudoparalyse»).

Diagnostik

Die Diagnose des ausgedehnten Risses ist somit leicht zu stellen. Bei kleinerem Riss sind die Symptome weniger ausgeprägt. Die einzelnen Muskeltests sind oben beschrieben. Die Diagnose einer vollständigen Ruptur kann mittels der Arthrographie gesichert werden: Das Kontrastmittel tritt durch das Loch in der Manschette in die Bursa subacromialis über (**Abb. 46.15** u. **Abb. 46.16**).

Als *invasive Methode* ist die konventionelle *Arthrographie kaum mehr in Gebrauch*, in speziellen Fällen selektiv als Arthro-MRI, etwa zur Operationsplanung.

Im **MRI** lässt sich die Rotatorenmanschette recht gut beurteilen: degenerative, entzündliche Veränderungen, partielle und vollständige Risse (**Abb. 46.17**).

Die **Arthroskopie**, als *invasive* Methode mit einer nicht unerheblichen Morbiditäts- und Komplikationsrate ist denjenigen Fällen vorbehalten, bei welchen wegen starken Schmerzen und Funktionsbehinderung eine operative Therapie in Frage kommt und auch eine Aussicht auf Erfolg besteht. Dies ist bei jüngeren Menschen, bei Sportlern etwa, eher der Fall als bei älteren Patienten, die wenig Schmerzen haben und sich mit einer gewissen Behinderung abfinden können.

MRI und *Arthroskopie* zeigen **die Pathologien im Einzelnen** (**Abb. 46.18**):

- die *Bursa subacromialis:* entzündliche oder degenerative Veränderungen, evtl. obstruktive Unregelmäßigkeiten an der Unterfläche des Akromions etc., partielle oder vollständige Risse. Offenbar sind die subakromialen Läsionen häufig schmerzhafter als
- *intraartikuläre Läsionen:* partielle oder vollständige Rupturen; Größe, Ausdehnung und Lokalisation eines Rotatorenmanschettendefektes: Der Supraspinatus ist am häufigsten, aber auch Subscapularis und Infraspinatus können betroffen sein. Der Ausfall einzelner Muskeln ergibt klinisch etwas verschiedene Bilder, die sich mit spezifischen Tests manchmal bereits bei der manuellen Untersuchung weiter differenzieren lassen (s.o.).
- Zustand und Lage der *langen Bizepssehne* können beurteilt werden.
- *Partielle* (intratendinöse) *Risse* sind schwieriger zu diagnostizieren. Offenbar sind sie oft schmerzhafter als vollständige Rupturen (Abb. 46.15, Abb. 46.16 u. Abb. 46.17).

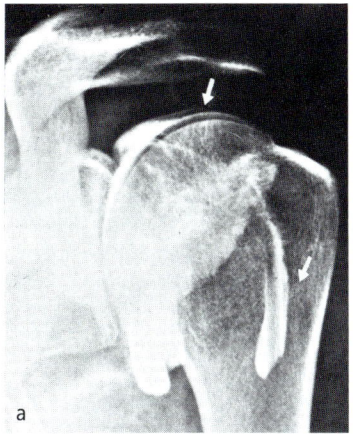

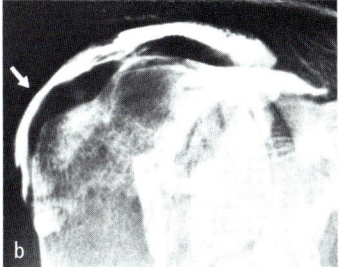

Abb. 46.16: Schulterarthrographie.
Oben: Normale Verhältnisse: Schmaler Gelenkspalt bis zum Ansatz der Rotatorenmanschette (Pfeil). Am unteren Gelenkumfang Recessus mit Kapselfalten. Die Sehnenscheide der langen Bizepssehne ist gefüllt (unterer Pfeil).
Unten: Gegenseitige Schulter, *Rotatorenmanschettenriss:* Die Bursa subacromialis ist gefüllt (Pfeil) (vgl. Abb. 46.15b).

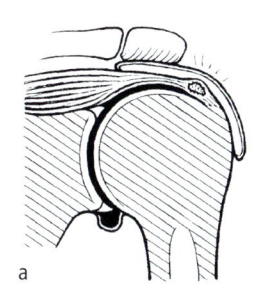

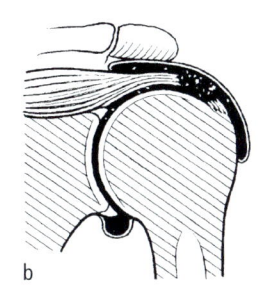

Abb. 46.15: Pathologie der Rotatorenmanschette. Schlecht durchblutet und zwischen Schultergelenkkopf und Akromion eingeklemmt, neigt der Sehnenansatz des M. supraspinatus, der kraniale Abschnitt der Rotatorenmanschette, zu degenerativen Veränderungen: Verkalkungen, Rissbildungen.
a) *Verkalkung im Ansatz des M. supraspinatus.* Beim Armheben wird diese Stelle unter dem Akromion eingeklemmt, was starke Schmerzen auslöst («painful arc syndrome», s. Abb. 46.12a).
Die *Arthrographie* ist normal: Kontrastmittel (schwarz) auf das Schultergelenk beschränkt, Bursa subacromialis nicht gefüllt.
b) *Abriss der Supraspinatussehne:* durch ein Loch in der Rotatorenmanschette *fließt das Kontrastmittel* (schwarz) *in die Bursa subacromialis* hinein.
Die konventionelle Arthrographie ist obsolet und wird nur noch in speziellen Fällen als Arthro-MRI oder -CT gebraucht.

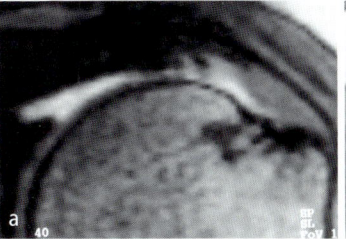

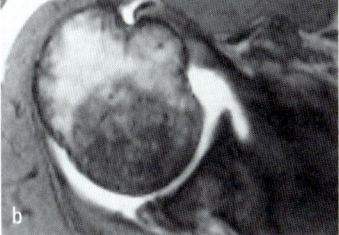

Abb. 46.17: Schultergelenkpathologie in der **MR-Arthrographie**.
a) *Koronarer Schnitt:* Artikulärer *Partialriss* der Supraspinatussehne am typischen Ort.
b) *Axialer Schnitt:* Luxation der Bicepssehne (oben). Pfanne, Limbus und Kapsel kommen gut zur Darstellung.

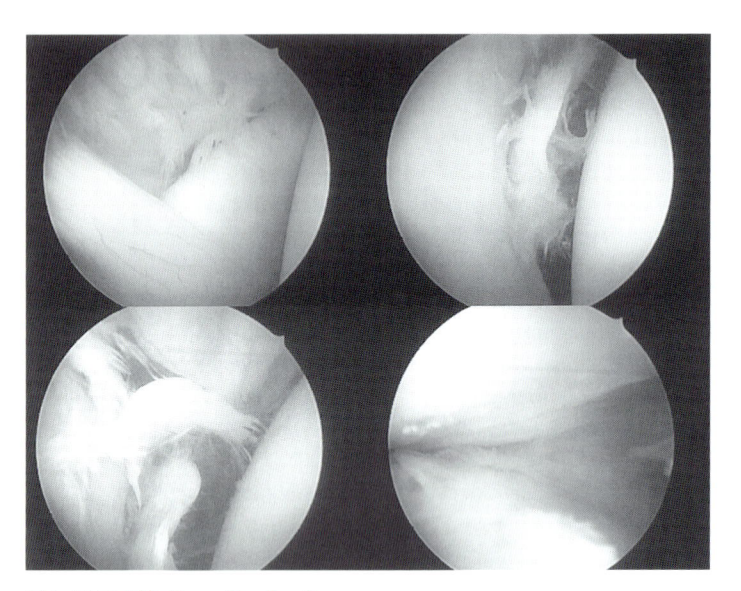

Abb. 46.18: Schulterarthroskopie.
Vier Fotos, aufgenommen im Verlaufe einer arthroskopischen Akromioplastik, nach Überlastungstrauma mit *Abriss der langen Bicepssehne, Slapläsion* und schmerzhaftem Impingement (*gemäss Op.-bericht*). Was zeigen die Bilder? Was ist pathologisch, was normal? Welche Befunde sind relevant?
Die Orientierung und die Interpretation der einzelnen Strukturen ist nicht immer ganz einfach und setzt viel Erfahrung und Kenntnis der pathologischen Anatomie voraus.
Auch dann bleibt die Beurteilung subjektiv. Eine retrospektive Beurteilung von Befund und Prozedere (z.B. bei Fehlschlägen, für Gutachten) ist deshalb schwierig, wenn nicht unmöglich. Anders als z.B. bei den bildgebenden Verfahren bleiben als einzige objektive Dokumente ein paar Fotos aus dem Video. Mindestens eine solche Serie von vier Bildern der wichtigsten Befunde sollte zur *routinemäßigen Dokumentation* gehören.

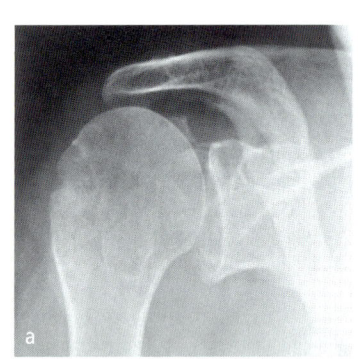

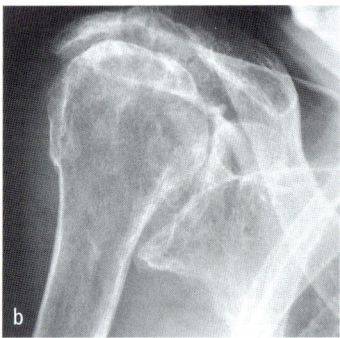

Abb. 46.19: Degenerativer Langzeitverlauf.
a) *75-jährige Frau* mit *langdauernden Schulterbeschwerden*. Sie kann den Arm nicht hochheben.
Defekt an der Pfanne, möglicherweise posttraumatisch. *Hochstand des Humeruskopfes*, als *typisches Zeichen einer fehlenden Rotatorenmanschette*. Der Kopf liegt unmittelbar unter dem Akromion. Dies sind schlechte Voraussetzungen für operative Maßnahmen: Weder Reparatur der Manschette noch Endoprothese haben Aussicht auf Erfolg.
b) *Zustand 13 Jahre später:* Fortschreitende Degeneration, Omarthrose. Die Schulter ist ziemlich steif, Arbeiten über Kopfhöhe (Kämmen) sind nicht möglich, solche auf Tischhöhe hingegen ohne größere Schwierigkeiten, ebenso Essen und Gesichtspflege. Die Schmerzen können mit konservativer Therapie einigermaßen beherrscht werden.

Therapie

Bei kleinen oder partiellen Rissen mit geringem funktionellem Ausfall ist nach einer *kurzen Periode der Ruhigstellung* mit *intensiver Gymnastik* eine verhältnismäßig gute Wiederherstellung der Funktion zu erreichen. Bei ausgedehnteren Läsionen mit therapierefraktären, unerträglichen Schmerzen und erheblichen funktionellen Ausfällen, die für den Patienten wichtige Überkopfbewegungen behindern oder verunmöglichen, ist eine *Operation* zu erwägen. Die Rehabilitation dauert allerdings wiederum mehrere Monate und ist recht anspruchsvoll.

Die Operation: Ihr Ziel ist die *Wiederherstellung* der gerissenen Rotatorenmanschette durch *Reinsertion der Sehnenansätze*. Sehne und Muskel müssen dazu so weit mobilisiert werden, bis eine Reinsertion des Sehnenstumpfes an seiner ursprünglichen Insertionsstelle am Humeruskopf *ohne* große Spannung möglich ist. Bei Rissen einzelner Muskeln – am häufigsten des Supraspinatus – mit nicht allzu ausgedehnten Defekten gelingt dies erfahrenen Operateuren bei richtiger Indikation. Wichtig ist eine *spezielle*, gute *Nahttechnik*, denn die Nähte reißen in den degenerierten Sehnenstümpfen und im osteoporotischen Knochen leicht wieder aus, dies meist schon wenige Tage nach der Operation. Die Rate der Rerupturen ist denn auch sehr hoch, die Rezidive sind das Hauptproblem, und Zweitoperationen sind wenig aussichtsreich.

Besonders schwierige Probleme stellen jene Risse, bei denen mehrere Muskeln (Subskapularis, Infraspinatus) mitbetroffen sind. *Ungünstig* und für eine Operation ungeeignet sind vor allem *große Defekte*, die einen primären Verschluss nicht mehr erlauben. Ersatzplastiken (Latissimus-, Pectoralis-Transfers) werden erprobt, sind in solchen Fällen allerdings nicht sehr Erfolg versprechend. Wenn praktisch der ganze Humeruskopf freiliegt, ist höchstens ein (arthroskopisches) *Débridement* möglich, falls man nicht lieber auf einen operativen Eingriff verzichten will.

Ein kleiner Abstand zwischen Akromion und Humeruskopf beweist eine ausgedehnte Ruptur. Ist er unter ca. 7 mm, ist eine Wiederherstellung praktisch nicht mehr möglich (**Abb. 46.19**).

Nachbehandlung

Die Nachbehandlung ist *für den Erfolg entscheidend*: Um ein Ausreißen der Naht zu vermeiden, sollte der Arm auch in den ersten (mindestens sechs) Wochen mittels geeigneten Schienen *in Abduktionsstellung* gehalten und erst langsam und vorsichtig mobilisiert und adduziert werden. Die *Rehabilitation* dauert Monate und erfordert gute Zusammenarbeit von Patient,

Physiotherapie und Arzt. Der Arm ist erst nach einem halben Jahr voll belastbar.

Operationsindikation

Sie richtig zu stellen ist nicht immer einfach. Sie hängt nicht allein von der anatomischen Läsion, sondern entscheidend vom Alter des Patienten, seinen Beschwerden, seiner Behinderung, seiner Tätigkeit, seinem Beruf, seiner sozialen Stellung, seiner psychischen Verfassung, seinen Vorstellungen und Wünschen ab.

Manche **jüngeren Patienten**, besonders Sportler, sind als Speer- und Hammerwerfer, beim Tennis, Ballsport etc. auf Überkopftätigkeiten angewiesen und wollen nicht darauf verzichten. Diese Patienten, auch manche Handwerker, sind in der Regel stark motiviert für eine gute Zusammenarbeit, vor allem auch in der Nachbehandlungsperiode. Diese Gruppe stellt eine *günstige Auslese von Kandidaten* für eine Operation dar, und die Resultate sind denn auch recht gut bezüglich der Schmerzen, allerdings weniger zuverlässig, was Beweglichkeit und Kraft betrifft.

Wo diese Voraussetzungen *fehlen* und weitere Risikofaktoren psychischer und sozialer Art dazukommen, ist die Indikation heikler und entsprechend zurückhaltender zu stellen, wenn Enttäuschungen wegen schlechter Operationsresultate vermieden werden sollen.

Schließlich sind vor allem **ältere Menschen** oft zufrieden, wenn sie keine oder nur geringe, erträgliche Schmerzen haben, und nehmen auch eine gewisse Funktionseinbuße in Kauf. Sie können und wollen sich mit ihrem Zustand abfinden. Ihnen wird man die doch recht aufwändige Operation nicht mehr zumuten.

Stehen die *Schmerzen* im Vordergrund, z. B. nachts beim Liegen, wenn die Patienten keine komfortable Stellung finden, liegt die Ursache oft weniger in der Rotatorenmanschette als in der Steifigkeit. Dann ist eher die Behandlung der steifen Schulter, die Mobilisation angezeigt (s. Kap. 46.5: «Schultersteife»), und eine Reparation der Rotatorenmanschette erübrigt sich.

Verlauf und Prognose der Rotatorenmanschettenläsionen

Angesichts des naturgemäß *progredienten* Verlaufs der zu Grunde liegenden degenerativen Veränderungen ist die langfristige Prognose sowohl bei konservativer Behandlung als auch nach Operation unsicher. *Rezidive* und *spätere Rupturen* sind nicht selten. Andererseits gehen die akuten Schmerzen doch in der Mehrzahl der Fälle von alleine mit der Zeit zurück, und viele Patienten werden *spontan* wieder schmerzfrei. Auch die Funktion kann sich kompensatorisch wieder erholen.

Bei sehr *ausgedehnten* Rissen bleibt das Abduktionsdefizit, doch die Patienten lernen, wie sie sich für die Überkopftätigkeiten mit der anderen Hand behelfen können. Arbeiten unter Kopfhöhe, auf einem Tisch etc., sind in der Regel ohne weiteres und auch ohne Schmerzen möglich.

Bei solchen Aussichten ist die Indikation restriktiv zu stellen. Besonders *heikel* ist sie für *prophylaktische* Eingriffe: So ist es nicht sicher, dass die Operation eines Impingement eine spätere Ruptur verhindern kann. Man weiß auch, dass kleine Risse nach Operation auf lange Sicht nicht bessere Resultate ergeben als nach konservativer Behandlung.

Wegleitend für die Indikation bleibt die Tatsache, dass die Mehrzahl der gesunden alten Menschen Rotatorenmanschettendefekte haben – ohne irgendwelche Beschwerden. Somit kann sich *die Indikation zur Operation* einzig und allein **aus den Beschwerden** und der Beeinträchtigung des Patienten herleiten und nicht aus dem Befund eines Defektes per se.

Prä- und postoperative Evaluation

Herkömmliche *Nachkontrollen* waren vor allem von den *Operateuren* (bzw. ihren Assistenten) durchgeführt worden: Diese wollten verständlicherweise beweisen, dass ihre Operation ihr Ziel erreicht habe. Beweglichkeit, Kraft, Stabilität und Schmerzen wurden notiert und das Resultat auf Grund eines willkürlich aufgestellten Schlüssels (score) bewertet. Dabei dominierten vor allem die objektiven Befunde. Solche Evaluationsmethoden greifen in mancher Hinsicht zu kurz. Die Gründe dafür sind in Kapitel 24.3 und Kapitel 25.3 ausführlich dargelegt.

Inzwischen wurde erkannt, dass **das Resultat vom Patienten selbst** natürlich **nach anderen Gesichtspunkten beurteilt wird** und dass man die Betroffenen auch direkt befragen kann. So entwickelte sich, was als «outcome studies» bekannt wurde: Nachkontrollen durch Dritte, hauptsächlich mittels detaillierten Fragebogen (self assessment). Dabei steht die Lebensqualität, *die praktische Funktion im täglichen Leben*, im Vordergrund: Kämmen, Gesicht und höher gelegene Gegenstände erreichen, Rücken waschen, Objekte, z. B. eine Pfanne vom Herd, heben, auf der Seite liegen ohne Schmerzen, Arbeitsabläufe im Beruf usw., während für einzelne Sportarten spezielle Bewegungen wichtig sind.[3]

---

[3] Gartsman, G. M. et al.: Early effectiveness of arthroscopic repair for full-thickness tears of the rotator cuff. An outcomes analysis. J. Bone Joint Surg. 80-A, 33 (1998)

Dabei zeigt sich auch, dass manche praktischen Fähigkeiten (z. B. Hand auf den Kopf legen) gut mit bestimmten Gelenkbewegungen korrelieren und die besseren Daten liefern als abstrakte Beweglichkeitsmessungen[4] (s. a. «Die Bedeutung des Bewegungsumfanges für den Patienten» in Kap. 46.1.1).

Die patientenorientierte Betrachtungsweise ergibt ganz neue Gesichtspunkte, die wiederum für die Indikationsstellung ausschlaggebend sein können und vor einer Operation mit dem Patienten erörtert werden müssen (s. a. Kap. 18.1).

46.4.4
Ruptur der langen Bizepssehne

Die Sehne ist manchmal durch degenerative Veränderung so geschwächt, dass sie bei einem unbedeutenden Trauma reißt. Der Patient verspürt einen plötzlichen Schmerz, etwa beim Heben einer schweren Last. Der Muskelbauch des Bizeps rutscht nach distal gegen die Ellbeuge und ist hier als dicker Wulst zu sehen, während proximal davon eine Delle entsteht (**Abb. 46.20**).

Die Schmerzen verschwinden bald, der Kraftverlust ist minimal. Eine Reinsertion der Bizepssehne bringt keine Vorteile.

Verletzungen des Limbus an dieser Stelle können auch zu Schmerzen führen, vor allem bei Wurfsportlern. Die entsprechenden so genannten «*SLAP-Läsionen*» an dieser Stelle und andere Limbusschäden sieht man bei der Arthroskopie (s. Abb. 46.18).

Aus dem **Sammeltopf der «Periarthritis humero-scapularis»** konnten verschiedene Affektionen der Rotatorenmanschette genauer umschrieben werden. Schließlich bleiben einzelne unklare Schmerzzustände, häufig mit einer lokalisierten Druckdolenz über dem vorderen Abschnitt des Gelenkes, ohne eindeutige klinische Befunde, Ursache und Pathologie. Man reiht sie deshalb beim «*Weichteilrheumatismus*» ein. Die Behandlung ist vorerst immer *konservativ* und die Prognose in der Regel gut.

46.4.5
Schulterschmerzen: Zusammenfassung für die Praxis

Schulterschmerzen unter dem klinischen Bild der «Periarthritis humero-scapularis», also weichteilbedingt, sind überaus **häufig**. Im englischen Sprachraum ist der Begriff «anterior shoulder pain» gebräuchlich, weil die von der Schulter herrührenden Schmerzen in der Regel vorne lokalisiert werden, während Schmerzen dorsal und gegen den Nacken hin häufiger von der Halswirbelsäule ausgehen (s. Abb. 46.2).

Die periartikulären Schmerzsyndrome der Schulter wurden hier ausführlich beschrieben. Dies mag den Eindruck eines breiten diagnostischen und therapeutischen Spektrums erwecken. Tatsächlich sind die üblichen «Periarthritiden» recht unspektakulär und einförmig. Anamnese und klinische Untersuchung genügen in den meisten Fällen, da die Therapie bei diesen ohnehin vorerst rein symptomatisch ist. Ein großer Teil dieser Schulterschmerzen verschwindet früher oder später oder geht wieder auf ein erträgliches Maß zurück. Der Verlauf ist sehr wechselhaft, was eine objektive Kontrolle des Therapieerfolges stark erschwert.

Im akuten, entzündlichen **Stadium** haben die Patienten oft *starke Schmerzen* und brauchen eine symptomatische *analgetische* und antiinflammatorische **konservative Therapie** mit temporärer Ruhigstellung, den üblichen physiotherapeutischen und medikamentösen Maßnahmen (Kälte), Analgetika, Antirheumatika, lokalen Infiltrationen mit einem lokal wirkenden Anästhetikum und/oder Kortison.

Im chronischen Stadium, nach dem Abklingen der akut entzündlichen Erscheinung, werden eher Wärme und vorsichtige Bewegungstherapie empfohlen, zudem steht das ganze Arsenal der *physikalischen Therapie* zur Verfügung. Die Anwendungen werden weniger nach starrem Schema als nach der Wirkung verordnet und dosiert, wie das ja bei jeder Physiotherapie grundsätzlich üblich ist bzw. sein sollte.

Unter diesem Regime können die meisten Patienten nach kürzerer oder längerer Zeit ihre angestammte Tätigkeit wieder aufnehmen, und die besonders störenden Nachtschmerzen gehen zurück.

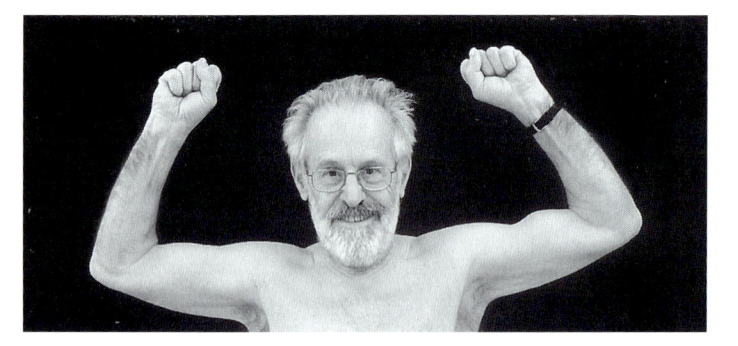

Abb. 46.20: **Der Autor demonstriert einen Abriss der langen Bicepssehne.** Die *Kontur* seines *linken Oberarmes* lässt deutlich das Tiefergleiten des Muskelbauches erkennen, wenn er den Arm anspannt. Er weiß aus mehrjähriger eigener Erfahrung, dass ein solcher Bicepssehnenabriss praktisch keine Krafteinbusse verursacht und symptomlos ist, abgesehen von den begleitenden (degenerativen) Rotatorenmanschettenschäden, mit denen er ebenfalls durchaus leben kann, ohne Arthroskopie oder Operation.

---

[4] Triffit, P. D. et al.: The relationship between motion of the shoulder and the stated ability to perform activities of daily living. J. Bone Joint Surg. 80-A, 41 (1998)

Die praktische Bedeutung einer weiterführenden Diagnostik liegt vor allem darin, bei hartnäckigen, über lange Zeit **therapieresistenten Beschwerden** diejenigen Zustände herauszufiltern, die einer spezifischen, wenn möglich kausalen, evtl. operativen Therapie zugänglich sind.

Bei spezifischen oder *ungewöhnlichen Befunden,* bei Problempatienten und in hartnäckigen, therapieresistenten Fällen ist wohl nach einiger Zeit eine solche **weiterführende diagnostische Abklärung** angezeigt. Sie beginnt nochmals mit einer genauen Befragung und klinischen Untersuchung, und erst dann kommen, sinnvoll eingesetzt, die weiteren apparativen Untersuchungsmethoden wie beschrieben zum Zug.

46.5
Steife Schulter (frozen shoulder)

Bei älteren Erwachsenen sieht man nicht selten **schmerzhafte steife Schultergelenke**. Es handelt sich um eine unspezifische blande Entzündung der Schultergelenkkapsel, in fortgeschrittenen Fällen mit intraartikulären Adhäsionen. Die Kapselschrumpfung schränkt die Beweglichkeit des Schultergelenkes stark ein und blockiert sie gelegentlich fast vollständig (Abb. 46.3 b).

Ursachen

Auslösende Ursachen können verschiedene Schulteraffektionen und -verletzungen sein, aber auch die *Immobilisierung* bei Schmerzen, ausgehend vom Arm (Schulter-Hand-Syndrom, Kap. 46.2.5) oder von der Halswirbelsäule (Zerviko-Brachialsyndrom, Kap. 53.2). Schultersteife ist überdies eine häufige und gefürchtete *Komplikation von Operationen*. Gelegentlich wird eine Schulter auch einfach infolge der Ruhigstellung in einer Armschlinge steif, z. B. nach Verletzungen von Hand oder Arm. In manchen Fällen findet man keine unmittelbare Ursache für die Kontraktur.

Besonders im Anfangsstadium ist die Schulter stark *schmerzhaft*, vor allem beim Versuch, sie zu bewegen. Außer einer lokalen Druckdolenz sind keine weiteren Entzündungszeichen vorhanden. Die Patienten sind stark behindert. Nachts sind sie von Schmerzen geplagt, weil sie keine bequeme Stellung zum Liegen finden.

Im Arthrogramm ist die Kapselschrumpfung zu sehen (Abb. 46.13a).

Die Krankheit ist sehr *hartnäckig*, heilt aber doch nach Monaten bis Jahren in der Regel aus, ohne schwerere Folgen zu hinterlassen. **Sekundäre Schultersteifen** hingegen, etwa nach Operationen, sind oft irreversibel.

Therapie

Im *akuten Stadium* antiphlogistisch und analgetisch, erst nach Abklingen der Reizerscheinungen heilgymnastische Mobilisation.

Im *chronischen Stadium* wird eine vorsichtige, langsame **Mobilisation in Narkose** versucht. Adhäsionen können damit gelöst werden. Ihr Durchreißen ist deutlich zu hören und zu spüren. Allerdings ist die Gefahr, osteoporotische Knochen dabei zu brechen, nicht ganz klein. Besonders wichtig ist eine *intensive* **heilgymnastische Nachbehandlung** (passiv und aktiv), ohne die das Resultat der Mobilisation bald wieder verloren geht.

Während dieser Nachbehandlungsperiode ist eine wirksame **kontinuierliche Analgesie** angebracht, sonst wird das Prozedere zu einer unzumutbaren Tortur. Deshalb und wegen der Rezidivgefahr ist eine *Hospitalisation* von zwei bis drei Wochen zweckmäßig.

46.6
Schulterlähmungen

Neben den poliomyelitischen Schulterlähmungen sind es vor allem Lähmungen der drei größten Schultermuskeln, die orthopädische Probleme stellen. Ihre Ursachen sind Schädigungen peripherer Nerven (s. «Periphere Nervenläsionen», Kap. 34.3.4, Tab. 34.4 u. **Tab. 46.1**).

Die Wiederherstellung der vollen Funktion ist bei keiner dieser drei Lähmungen möglich. Relativ dankbar ist die Schulterarthrodese (s. Abb. 46.21) bei Deltoideuslähmung, bringt sie doch paradoxerweise eine Vergrößerung des aktiven Bewegungsumfanges der Schulter, indem durch die Drehung des Schulterblattes der Arm gehoben werden kann. Damit wird eine wesentliche Verbesserung der Gebrauchsfähigkeit des Armes erreicht.

Plexuslähmungen, auch die so genannten Geburtslähmungen, sind in Kapitel 34.3.6 beschrieben.

46.7
Arthritis des Schultergelenkes

Relativ selten. In Frage kommen:

- Rheumatoide Polyarthritis
- eitrige Infektarthritis
- tuberkulöse Arthritis.

Symptomatologie und Pathologie entsprechen derjenigen der betreffenden Arthritisform, ebenso die Grundsätze der Therapie (s. Kap. 32.5 u. Kap. 36.1).

Tabelle 46.1: Schulterlähmungen (Ursachen s. Kap. 34.3.4; Tab. 34.4).

Betroffener Muskel und Nerv	Symptome	Therapie
1. M. Deltoideus (N. axillaris)	Armheben unmöglich. Schulterprofil gestört	Ersatz durch Muskeltransplantation ungenügend, besser ist die Schulterarthrodese
2. M. Trapezius (N. accessorius)	Fallende Schulter, rasche Ermüdung. Schwäche und Schmerzen im Schultergürtel, evtl. Dauerinvalidität	Evtl. Muskeltransplantation (Levator scapulae und rhomboideus). Keine vollständige Restitution möglich
3. M. serratus lateralis (N. thoracicus longus)	Abstehendes Schulterblatt (scapula alata). Armheben gestört	Evtl. Muskeltransplantation (Teres maior), nur bei stärkeren Beschwerden angezeigt. Vollständige Restitution nicht möglich

46.7.1 Eitrige Arthritis

Die eitrige Arthritis wird am häufigsten durch *intraartikuläre Injektionen* ausgelöst. Erreger sind deshalb hauptsächlich Staphylokokken. Der Beginn ist mit starken Schmerzen und krampfhafter Steifhaltung der Schulter verbunden. Gelegentlich entwickelt sich ein «Schulter-Hand-Syndrom» daraus (s. Kap. 46.2.5).

Die **Punktion** des Gelenkes sichert die **Diagnose**.

Bei nicht allzu virulenten Keimen und **sofort einsetzender Behandlung** (Ruhigstellung, Antibiotika, operative Infektsanierung, Spüldrainage) kann sich das Gelenk gelegentlich einigermaßen erholen. Andernfalls wird der Gelenkknorpel durch die Infektion zerstört und das Schultergelenk *versteift* mit der Zeit im günstigen Fall.

Wichtig ist die *Stellung* des steifen Schultergelenkes. Sich selbst überlassen versteift es in der «Grundstellung», d.h. adduziert, der Ellbogen liegt am Thorax an. Der Arm kann dann überhaupt nicht mehr gehoben werden. Die «Funktionsstellung» (Abduktion von etwa 45°, Elevation nach vorne etwa 30°, s.a. Kap. 38.2.1 u. Tab. 38.4), ermöglicht jedoch das Armheben durch Bewegungen des Schulterblattes und damit einen wesentlich besseren Gebrauch des Armes und der Hand. Es ist deshalb zweckmäßig, die Schulter in Abduktion zu fixieren (Abduktionsschiene), bis die Ankylose fest geworden ist. Der langwierige Heilungsprozess kann wesentlich abgekürzt werden mittels frühzeitiger *Arthrodese* (s. Abb. 46.21) des Gelenkes, wenn keine Aussicht auf eine Wiederherstellung desselben mehr besteht (Gelenkzerstörung im Röntgenbild). Der Eingriff dient dann gleichzeitig der Infektsanierung. Nur in schweren Fällen und bei alten Leuten wird man zur Resektion des Humeruskopfes Zuflucht nehmen.

46.7.2 Tbc-Arthritis

Der Verlauf ist *chronischer* als bei der Infektarthritis. Häufig ist es eine «Arthritis sicca» (trocken), also ohne Eiterbildung. Im Röntgenbild kann die Zerstörung des Gelenkes verfolgt werden. Selten ist eine Restitution möglich. Sonst versteift das Gelenk, mit fibröser oder knöcherner Ankylose. Die operative Versteifung (Arthrodese) unterstützt die Ausheilung.

46.7.3 Rheumatoide Arthritis

Die langsame Zerstörung des Gelenkes führt zu einer Insuffizienz desselben. Der häufige Befall *beider Schultergelenke* hat zwei schwerwiegende Folgen:

- Kämmen und Gesichtspflege werden unmöglich.
- Die Benutzung von Krückstöcken (bei gleichzeitigem Befall der unteren Extremitäten) ist erschwert.

Bei unerträglichen Beschwerden und starker Behinderung kommt eine **Endoprothese** in Frage. Damit können bezüglich Schmerzen recht gute Resultate erzielt werden.

Schulterendoprothesen sind heikler und schwieriger einzusetzen als z.B. Hüft- oder Knieprothesen. Besondere Probleme bieten die Verankerung der Prothesenpfanne im kleinen Glenoid und die Stabilität des Kopfes in der flachen Pfanne. Voraussetzung dafür ist eine gute Muskulatur, insbesondere eine funktionstüchtige Rotatorenmanschette.

Instabilität und Lockerung sind die häufigsten Ursachen von Misserfolgen. Wie bei allen Endoprothesen ist aber auch hier die *Langzeitprognose* das Hauptproblem: Die Anzahl der guten Resultate nimmt mit den Jahren kontinuierlich ab. Nach wie vor wird deshalb die Indikation in der Regel auf ältere Patienten beschränkt (Abb. 46.21).

46.8
Arthrose des Schultergelenkes

Degenerative Prozesse am Glenohumeralgelenk sind vergleichsweise selten. Dies ist bei einem *wenig belasteten Gelenk* mit kleinen Knorpelberührungsflächen wohl nicht erstaunlich. Als Ursache kommen in erster Linie **traumatische** Schäden, besonders intraartikuläre Frakturen in Frage.

Die Beschwerden wechseln, das Gelenk ist mehr oder weniger steif, und das Röntgenbild zeigt die für jede Arthrose typischen Veränderungen.

Therapie

Die Therapie ist in erster Linie *konservativ*. Die Beschwerden sprechen in der Regel gut auf lokale Maßnahmen an.

Bei unerträglichen starken Schmerzen kann eine Schulterendoprothese erwogen werden. Die Ergebnisse sind allerdings nicht so gut wie bei der Polyarthritis (s.o.). Die Indikation wird deshalb eher restriktiver gestellt und auf ältere Menschen beschränkt.

Die Arthrodese ist nach wie vor eine gute Alternative. Sie befreit dauerhaft von Schmerzen und erlaubt eine erstaunlich gute, praktisch brauchbare Funktion (**Abb. 46.21**). Wichtig ist die richtige Stellung: siehe Kapitel 38.2.1 und Tabelle 38.4.

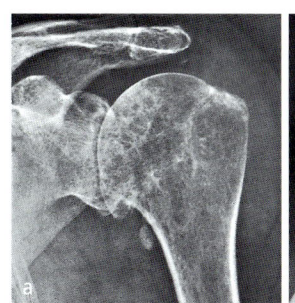

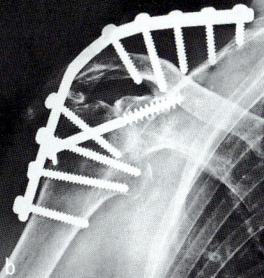

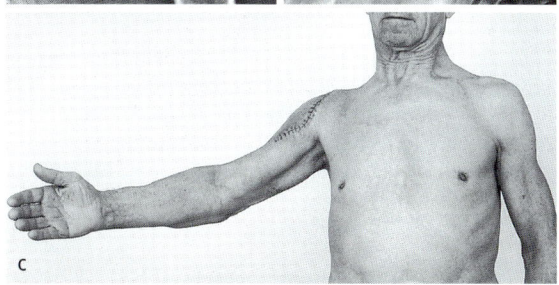

46.9
Frakturen im Schultergelenk: Humeruskopffraktur

Die **subkapitale Humerusfraktur** (**Abb. 46.22**) ist eine häufige und typische Fraktur bei **älteren Frauen mit Osteoporose**, entstanden durch Sturz auf die Hand. Die knöcherne Heilung ist kaum je ein Problem, außer nach intraartikulären Stückfrakturen, Luxationsfrakturen und missglückten Operationen.

Viele Frakturen sind primär *eingestaucht und stabil*, manche können konservativ ebenfalls stabilisiert werden. Alle diese werden **funktionell behandelt** und *früh mobilisiert*, da sonst die Schultern rasch versteifen. Repositionen sind bei alten Menschen nur wegen stärkeren Kippungen und Verschiebungen notwendig.

Reposition und Fixation sollten möglichst *geschlossen*, mit Kirschnerdrähten, Zuggurtung, Spiralen o. Ä. gemacht werden. Schrauben kommen bei Ausbruch von Tuberkula in Frage, kleine Platten bei stark dislozierten Halsfrakturen **jüngerer Patienten**, bei Luxationsfrakturen.

Größere offene Osteosynthesen (Platten) sind vor allem bei mehreren Fragmenten schwierig und nicht ungefährlich (Nekrosen, Pseudarthrosen, Versteifungen), allerdings manchmal (z.B. bei Luxationsfraktur) nicht zu umgehen. Bei älteren Patienten ist überdies die *Stabilität der Implantate* im *osteoporotischen Knochen* häufig ungenügend.

Als letzte Möglichkeit, z.B. bei schweren Mehrfragmentebrüchen im höheren Alter, kann als Alternative eine **Hemiendoprothese** in Frage kommen. Dabei wird nur der Humeruskopf ersetzt. Allerdings verschlechtern sich die Resultate oft wieder, vor allem wegen Insuffizienz der Rotatorenmanschette.

Die *Resektion* des Humeruskopfes ist funktionell unbefriedigend, doch sind die Schmerzen eher erträglich.

Brüche der **Schultergelenkpfanne** sind eher seltene Verletzungen. Ihre Prognose und Behandlung hängt von Ausdehnung und Dislokation des Bruches ab. Ob Operationen helfen, ist eine andere Frage.

Abb. 46.21:
a) **Arthrose** nach *destruierender Arthritis* des Schultergelenkes bei einer *70-jährigen Frau*.
b) **Schulterarthrodese**, mit Zugschraube und Fixationsplatte *primär stabilisiert, 60-jähriger Patient*.
c) Aktives Armheben *zehn Tage nach der Operation*. Mit der Osteosynthese erübrigt sich das monatelange Tragen einer Abduktionsschiene.
Die Behinderung durch die «Schulterversteifung» ist viel geringer, als die Patienten glauben. Meist wird der Bewegungsumfang sogar größer: Aktives Armheben durch Drehung des Schulterblattes.

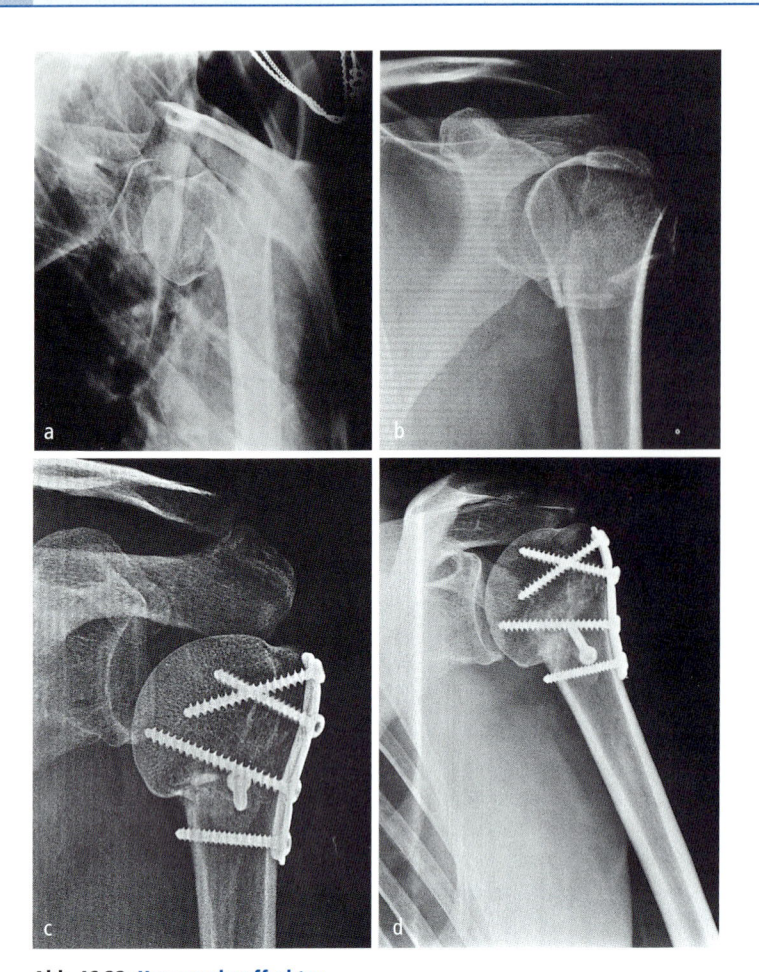

Abb. 46.22: Humeruskopffraktur.
Die *48-jährige Frau* war auf der Skipiste von einem Snowboardfahrer angefahren worden und erlitt eine *dislozierte Humeruskopffraktur* links (a u. b). Diese wurde offen reponiert und mit einer Platte und Schrauben fixiert. Das Röntgenbild zwei Wochen später (c) ließ immer noch eine residuelle Subluxation erkennen, als Ausdruck der begleitenden Weichteilverletzung und Muskelschwäche.

Zwei Monate später zeigte eine Röntgenkontrolle den Humeruskopf wieder an der richtigen Stelle in der Gelenkpfanne. Mit intensiver Physiotherapie erreichte die Patientin nach mehreren Monaten wieder eine recht gute Funktion ihrer Schulter. Allerdings verblieben gewisse Restschmerzen, Bewegungseinschränkungen und Schwächen noch während fast zwei Jahren. Eine Läsion des n. musculocutaneus erwies sich als reversibel, die damit verbundene Lähmung des m. brachioradialis besserte sich nach mehreren Wochen.

Das Beispiel zeigt deutlich die zentrale *Bedeutung der Muskulatur* für die Stabilität und die Funktion des Schultergelenkes. Humeruskopffrakturen stellen eine Reihe von Problemen: Die Reposition, sowohl geschlossen als auch offen, erweist sich besonders bei Mehrfragmentenbrüchen oft als schwierig. Komplikationen sind nicht ganz selten. Bei *jungen Leuten* soll die Operation die Rekonvaleszenz abkürzen, die Kongruenz wiederherstellen und die Funktion zurückzugewinnen helfen. Bei *älteren Menschen* ist eine stabile Osteosynthese oft kaum möglich wegen der Osteoporose. Dann kann es zweckmäßiger sein, auf eine genaue Reposition zu verzichten und das Gelenk möglichst rasch zu mobilisieren.

47 Oberarm und Ellbogen

47.1
Der Oberarm

Am Oberarm sind es, neben selteneren Affektionen, *Infektionen*, *Tumoren* und *Verletzungen* des Humerus, die therapeutische Probleme aufwerfen.

Der *Nervus radialis* ist wegen seiner engen Nachbarschaft zum Humerus besonders gefährdet.

47.1.1
Infektionen

Die frühkindliche hämatogene Osteomyelitis kann den Humerus befallen. Pathologie und Therapie entsprechen der Beschreibung im entsprechenden allgemeinen Kapitel (s. Kap. 32).

Selten ist die posttraumatische Osteitis des Humerus in Friedenszeiten, da offene Humerusfrakturen außer bei Schussverletzungen ebenfalls selten sind.

47.1.2
Tumoren

Die **juvenile Knochenzyste** hat ihren Lieblingssitz in der proximalen Humerusmetaphyse. Eine Therapie ist selten notwendig. Sie besteht in Kortisoninstillationen, und, falls dies nicht hilft, im Auskratzen der Zyste unter Schonung der benachbarten Epiphysenwachstumszone. Gelegentlich kann eine Spontanfraktur auftreten. Sie heilt in der Regel ohne Komplikationen, manchmal heilt damit die Zyste auch (Abb. 33.5 u. Abb. 33.6).

Der Humerusschaft ist relativ häufig der Sitz von an sich seltenen malignen Tumoren, wie dem Osteosarkom, Ewingsarkom, multiplem Myelom, Osteoklastom sowie von Karzinommetastasen. Einzelheiten sind im Kapitel 33: «Tumoren» beschrieben.

47.1.3
Frakturen

Humerusschaftfrakturen heilen meist rasch und gut, auch ohne starre Fixation. Die Schwerkraft des Armes wirkt als Extension, welche die Stellung einigermaßen kontrolliert. Die meisten konservativen Behandlungsverfahren basieren auf diesem Prinzip und einer mehr oder weniger starren Schienung (z. B. Desault-Gips, Schiene, Sarmiento-brace, Schlinge, in absteigender Folge). **Die konservative Behandlung** gilt auch heute noch als der «Goldstandard». Wichtig ist die baldestmögliche Übungsbehandlung, damit eine Schultersteife vermieden wird.

Offene *Osteosynthesen* werden tunlichst vermieden, denn die Gefahr einer Radialislähmung ist erheblich, besonders auch bei einer zweiten Operation im Narbengebiet (z. B. Plattenentfernung). Auch intramedulläre Fixationen sind nicht ungefährlich: Der Nagel muss durch den Humeruskopf eingeschlagen werden, wobei Gelenk und Weichteile Schaden leiden können (Impingement). Auch mit Verriegelungsbolzen wurden schon Radialislähmungen gesetzt.

Offene Frakturen, Pseudarthrosen und manche distalen Frakturen gehören zu den wenigen Operationsindikationen. Am ehesten kommen Platten in Frage.

Frakturen am proximalen Humerusende: siehe Kapitel 46.9, Frakturen im distalen Drittel: bei Kindern: Kapitel 44.6, Ellbogenfrakturen: Kapitel 47.2.5.

47.1.4
Radialislähmung

Eine primäre Radialislähmung bei einer geschlossenen Humerusfraktur ist selten und bildet sich in der Regel spontan zurück. Bei unvorsichtigen Repositionsmanövern oder beim Versuch einer Osteosynthese kann jedoch der **N. radialis sekundär verletzt** werden. Vor allem die Plattenosteosynthese des Humerusschaftes ist gefährlich, besonders wenn die *Platte wieder entfernt* werden soll, da der Nerv von der alten Operationsnarbe umwachsen ist und hier leicht beschädigt werden kann. Humerusschaftfrakturen können fast immer konservativ behandelt werden und benötigen selten eine Operation. Bei geschlossenen frischen Frakturen ist die chirurgische Revision eines gelähmten N. radialis nur in seltenen Fällen (s. Kap. 34.3.2 u. Kap. 42.4.4) angezeigt. Klinik und Therapie der Radialislähmung siehe im Übrigen Kapitel 49.5.3.

47.2
Das Ellbogengelenk

Das Ellbogengelenk ist ein **Scharniergelenk** und kann normalerweise vollständig gestreckt und bis auf etwa 30° gebeugt werden. Gegen seitliche Bewegungen ist es durch Bänder in jeder Stellung vollständig stabilisiert.

Wichtiger als volle Streckung ist eine gute **Beugefähigkeit** im Ellbogengelenk: Für die Körperpflege (Gesicht waschen, kämmen) und zum Essen muss die Hand Kopf und Gesicht erreichen (vgl. Abb. 38.13, S. 610).

Praktisch nicht weniger wichtig, ist das Ellbogengelenk an der **Umwendbewegung des Vorderarmes** beteiligt: *Pronation* = Handfläche nach unten, *Supination* = Handfläche nach oben (s. «Umwendbewegungen im Vorderarm», Kap. 48.1.1).

Störungen im radialen Abschnitt des Ellbogengelenkes (Radiohumeralgelenk zwischen Capitulum radiale humeri und Radiusköpfchen) sowie im Radio-Ulnargelenk können die Umwendbewegungen beeinträchtigen (**Abb. 47.1**).

Klinisch bilden die **drei knöchernen Prominenzen** am Ellbogen:

- Olekranon
- Epicondylus radialis und
- Epicondylus ulnaris

ein Dreieck von gut erkennbaren anatomischen Bezugspunkten, welches der *Orientierung* dient. Bei Frakturen und Luxationen ist es verschoben. Jeder der drei Bezugspunkte ist Sitz einer typischen Weichteilläsion des Ellbogens (s. Kap. 47.2.4, Abb. 47.3).

47.2.1
Kongenitale Störungen

Bei der **radio-ulnaren Synostose** fehlt das Radio-Ulnargelenk am Ellbogen. Radius und Ulna sind am proximalen Ende knöchern verschmolzen. Die Drehbewegung des Vorderarmes ist infolgedessen blockiert, während die Flexion des Ellbogens frei ist. Die fehlende Pro- und Supination bedeutet für den Patienten eine schwere Behinderung (s. Kap. 48.1.1).

Man hat versucht, die Synostose durch Resektion zu lösen, doch zeigt es sich, dass die Drehbewegung damit nicht wiederhergestellt werden kann. In bestimmten Fällen kann hingegen eine Rotationsosteotomie zweckmäßig sein, um eine extreme Drehstellung in eine Mittelstellung zu verwandeln und dadurch die Gebrauchsfähigkeit der Hand zu verbessern.

Kongenitale Luxation des Radiusköpfchens: Sehr selten; im Kindesalter kaum und nur zufällig diagnostiziert. Therapie (Reposition) weder konservativ noch operativ erfolgreich. Falls später Symptome auftreten, was selten der Fall ist, kommt evtl. eine Resektion des Köpfchens in Frage.

47.2.2
Osteochondrosis dissecans und Chondromatose

Die **Osteochondrosis dissecans** befällt am zweithäufigsten (nach dem Kniegelenk) das Ellbogengelenk, und zwar fast immer das Capitulum humeri, bei Männern im Alter von etwa 15 bis 40 Jahren, seltener bei Frauen (s. Kap. 31.5).

Die ersten Anzeichen sind wechselnde Schmerzen und Schwellungen, vor allem bei länger dauernder, schwerer Arbeit. Im Röntgenbild ist das demarkierte Stück radial an der Humerusgelenkfläche deutlich zu sehen. Wenn es sich ablöst und als **freier Körper im Gelenk** bewegt, können akute rezidivierende Blockierungen der Beweglichkeit auftreten mit Gelenkergüssen. Obwohl die Beschwerden jeweils nach 1 bis 2 Tagen wieder zurückgehen, wollen die Patienten meistens von diesem unangenehmen Zustand befreit werden.

Die **Gelenkmaus** – gelegentlich sind es zwei oder mehr – muss dann operativ entfernt werden. Man findet sie in der Regel durch einen ventralen oder dorsalen Zugang in der Fossa coronoides resp. olecrani. Der Defekt, das Mausbett, bleibt allerdings. Er vernarbt bindegewebig, und der Verlust der knorpeligen Gelenkfläche und die Inkongruenz führen mit der Zeit zur Arthrose. Die entsprechenden Beschwerden bleiben aber, da das Ellbogengelenk kein gewichttragendes Gelenk ist, einigermaßen erträglich und können mit konservativen Maßnahmen in der Regel unter Kontrolle gehalten werden.

Freie Gelenkkörper kommen außer bei der Osteochondrosis dissecans auch bei intraartikulären Frakturen, bei Arthrose und in viel größerer Anzahl bei der **Gelenkchondromatose** vor. Bei dieser *seltenen Erkrankung*, deren Ätiologie nicht bekannt ist, können bis zu hundert reis-, linsen- und erbsgroße knorpelige «Gelenkmäuse» gefunden werden. Sie werden offenbar von der Gelenkmembran produziert, weisen Verkalkungen auf und sind somit auf dem Rönt-

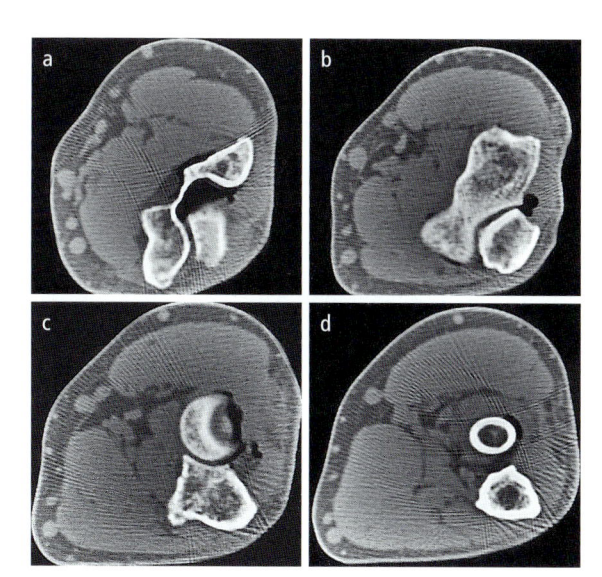

Abb. 47.1: Computertomogramm eines Ellbogens.
Vier Schnitte von proximal nach distal (Luftarthrogramm wegen Verdacht auf knorpelige freie Gelenkkörper. Solche stellen sich auf gewöhnlichen Bildern nicht dar). Hier normaler Befund.
a) Der *Humerus* wird in seinem distalen Abschnitt klingenförmig flach und läuft aus in einen lateralen und einen medialen Pfeiler. Dazwischen sind Fossa olecrani und Fossa coronoides nur durch eine schwache Knochenlamelle getrennt. Luft im Gelenk (schwarz) dorsal und ventral. Dorsal das Olecranon.
b) *Trochlea humeri* und Ulna mit dem *Olecranon* bilden ein Scharniergelenk. Der Gelenkkörper der Trochlea hat die Form einer Fadenspule. Das Capitellum radial hat eine kugelförmige Gelenkfläche mit dem Radiusköpfchen. Deutlich zu sehen ist, dass das Ellbogengelenk von dorsal her unmittelbar zugänglich ist, ventral hingegen liegen Muskeln, Gefäße und Nerven davor, was den Zugang erschwert und bei Operationen Gefahren mit sich bringt.
c) Das *Radiusköpfchen* und das proximale Radio-ulnar-Gelenk sind angeschnitten. Das Köpfchen liegt vollständig intraartikulär. Der kreisrunde Querschnitt ermöglicht eine Drehung von 180° gegenüber der Ulna und damit die Pro- und Supination des Unterarmes.
d) *Radius und Ulna* im proximalen Teil des Unterarmes. Beide sind hier reine Röhrenknochen mit einer kompakten Kortikalis. Diese geben streifenförmige Strahlenartefakte.

Der operative Zugang zur Ulna ist leichter als der zum Radius.

Abb. 47.2:
a) **Freier Gelenkkörper** im Ellbogengelenk bei **Osteochondrosis dissecans**. Er stammt vermutlich aus dem Capitulum humeri. Das **Mausbett** ist nur undeutlich zu erkennen. In der Fossa olecrani, wo die «Maus» jetzt liegt, macht sie außer einer leichten Streckhemmung wenig Beschwerden, solange sie nicht wandert.
b) **Chondromatose des Ellbogengelenkes:** Die große Anzahl freier Gelenkkörper ist, im Gegensatz zur Osteochondrosis dissecans, *in der Gelenkkapsel* durch Metaplasie (Umwandlung von Synovialgewebe in Knorpel) entstanden. Es handelt sich um eine eher seltene Krankheit eigener Art, die Erwachsene befällt. Die zunächst gestielten «Chondrome» ossifizieren sekundär und werden darin im Röntgenbild sichtbar. Sie lösen sich ab und werden zu freien «Gelenkmäusen». Das klinische Bild ist ähnlich wie bei der Osteochondrosis dissecans. Auf dem Bild erkennt man bereits eine beginnende sekundäre Arthrose.

genbild zu erkennen, wie die meisten freien Gelenkkörper.

Schmerzen, Schwellungen, Funktionsbehinderungen sind die Symptome, welche die **operative Entfernung** der freien Gelenkkörper nötig machen (**Abb. 47.2**). Der hintere Zugang zur Fossa olecrani ist wesentlich einfacher und ungefährlicher als der vordere zur Fossa coronoides.

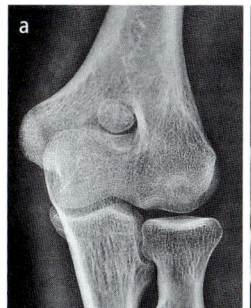

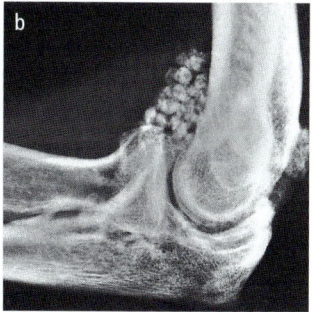

47.2.3
Arthritis und Arthrose

Arthritiden des Ellbogengelenkes sind am häufigsten tuberkulös oder rheumatisch. Die unspezifische eitrige Entzündung des Ellbogens kommt fast nur nach offenen Ellbogenbrüchen vor.

Infektiöse Arthritiden

Bei den infektiösen Arthritiden, vor allem auch bei der Tuberkulose, versteift das Gelenk mit der Zeit teilweise oder vollständig. Dann ist auf eine gute *Funktionsstellung* zu achten: Flexion wenigstens 90°, damit die Hand zum Körper und zum Gesicht gebracht werden kann (Essen, Körperpflege). Unter Umständen kann der Heilungsprozess durch eine Arthrodese abgekürzt werden. Klinik und Therapie sind im Übrigen dieselben wie bei infektiösen Arthritiden im Allgemeinen (s. Kap. 32.5).

Rheumatoide Arthritis, cP

Bei der chronischen Polyarthritis hat das Ellbogengelenk eher die Tendenz instabil als steif zu werden.

Wenn die seitliche Stabilität durch Dehnung der Bänder und Resorption der Gelenkkörper verloren ist, kann der Arm kaum mehr richtig gebraucht werden. Dazu kommen starke Schmerzen. In solchen Fällen können **Ellbogenplastiken** in Frage kommen:

Mit *Resektionsplastiken* wurden recht gute langfristige Resultate erreicht. Wichtig ist in erster Linie eine gute Flexion von 120° bis 130°, damit die Patienten selbstständig essen und sich waschen können.

Auf **Endoprothesen** wirken große Biegekräfte, wie auf jede Scharnierprothese (vgl. Kap. 18.4.3). Ein Problem ist deshalb die dauerhafte Verankerung.

Echte Langzeitresultate sind noch rar. *Gschwend* konnte offenbar nach längerem Lernprozess und mehrfacher Verbesserung von Mechanik und Design seiner Prothese gute Ergebnisse erzielen. Eine stabile, dauerhafte Verankerung ist schwierig. Die Kondylen sollen dazu erhalten bleiben. Das mechanische Scharnier soll ein gewisses Spiel zulassen, um die Verankerung nicht zu stark zu beanspruchen.

Komplikationen: Ulnarisschädigung, Wundheilungsstörungen, intra- und postoperative Frakturen, «Disassembling» und relativ häufig Lockerung der Prothese, ektopische Knochenbildung, Strecksteifen, mangelnde Beugung. Volle Streckung ist kaum zu erwarten. Reoperationen sind schwierig, doch manchmal nötig.

Die Operation kann in der Hand des erfahrenen Rheumaorthopäden schwer behinderten Rheumatikern helfen, vor allem, wenn beide Arme betroffen sind.

Die Arthrodese ist beim Befall mehrerer Gelenke ungünstig (s. a. Kap. 36.1.3).

Arthrosen

Nach schlecht geheilten intraartikulären Frakturen, alten entzündlichen Prozessen als Folge einer Osteochondritis dissecans oder ohne ersichtliche Ursache können Arthrosen im Ellbogengelenk entstehen. Da das Ellbogengelenk aber kein Gewicht trägt und in der Regel wenig beansprucht wird, ist die Arthrose eher selten, hat wenig Neigung zur Progredienz und verursacht relativ geringe Beschwerden. Die konservative, lokale **Therapie** steht deshalb an erster Stelle. Operationen sind eher undankbar und kommen wohl nur ausnahmsweise in Betracht. Die Resultate von *Endoprothesen* sind weniger gut als bei der Polyarthritis. Arthrodesen (in Beugestellung!) erkaufen dauerhafte Schmerzfreiheit mit einer Funktionseinbuße, für manche Patienten eine durchaus diskutable Option.

47.2.4
Weichteilschäden

Vor allem die **drei anatomischen Bezugspunkte** des Ellbogens sind häufig von Störungen der Weichteile befallen (**Abb. 47.3**):

Epicondylitis radialis humeri

Überaus *häufig* klagen Patienten in der Sprechstunde über **hartnäckige Schmerzen** im Bereich des Epicondylus radialis humeri, die erstmals nach einer besonderen Anstrengung des Armes und der Hand aufgetreten seien. Typisch ist die Affektion beim Tennisspieler, weshalb sie auch als «Tennisellbogen» bezeichnet wird, sie ist jedoch mindestens ebenso häufig bei Hausfrauen.

Die Schmerzen werden stärker beim kräftigen Faustschluss, vor allem aber bei der Dorsalextension des Handgelenkes gegen Widerstand, etwa beim Hochheben einer Pfanne vom Herd, beim Auswringen der Wäsche usw. Sie können **ausstrahlen** in den ganzen Vorderarm bis zur Hand, gelegentlich auch in den Oberarm. Der Epicondylus radialis, das Radiusköpfchen und vor allem der *sehnige Ansatz der Hand- und Fingerstreckmuskulatur am Epicondylus radialis* sind stark **druckdolent** (Abb. 47.3).

Es handelt sich um einen **chronischen**, offenbar *mechanisch ausgelösten* **Entzündungszustand** im Bereich der Sehnenansätze der Hand- und Fingerstrecker am Epicondylus radialis (lateralis), dessen Natur nicht ganz klar ist.

Das Leiden dauert Monate, nicht selten Jahre lang, oft mit erheblicher Behinderung der Aktivität des Patienten.

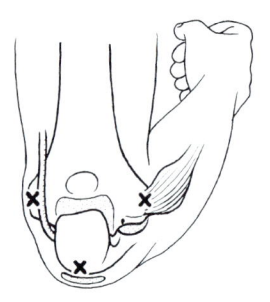

Abb. 47.3: Drei Bezugspunkte und **drei Krankheiten** am Ellbogen.
- **Olekranon:** *Bursa* olecrani, Bursitis traumatica bzw. chronica.
- **Epicondylus ulnaris** (medialis): *N. ulnaris*, Ulnarislähmung.
- **Epicondylus radialis** (lateralis): *Epicondylitis* humeri radialis (Tennisellbogen).

Als **Therapiemaßnahmen** kommen in Frage: In erster Linie temporäre Schonung, evtl. Ruhigstellung, sodann physikalisch-therapeutische Maßnahmen (Abb. 47.3), lokale Infiltrationen mit Kortikoidpräparaten und schließlich die kleine (Hohmannsche) **Operation**, bei welcher die Ansätze der Extensorenmuskulatur am Epicondylus radialis eingekerbt werden. Trotz aller dieser Maßnahmen gelingt es nicht immer, die Beschwerden ganz zum Verschwinden zu bringen, doch heilt die Krankheit nach längerer Zeit fast immer folgenlos von selbst aus.

Ulnarisschädigung

Sie kann viele verschiedene **Ursachen** haben, doch liegen diese am häufigsten im Bereich des Sulcus nervi ulnaris hinter dem Epicondylus ulnaris. Hier liegt der Nerv *unmittelbar unter der Haut* auf dem Knochen und ist deshalb für Schädigungen besonders empfindlich (s.a.: Periphere Lähmungen, Kap. 34.3.1).

Bekannt ist die späte, oft erst nach Jahren auftretende Ulnarislähmung bei **Cubitus valgus**, der meist posttraumatischen Fehlstellung des Ellbogens mit Achsenabweichung nach lateral (s. Kap. 47.2.6, Abb. 47.4b). In anderen Fällen lässt sich allerdings keine Ursache für die sich schleichend einstellende Lähmung finden. Die genauere elektrische Prüfung zeigt aber, dass die Leitfähigkeit der Nerven im Sulcus ulnaris gestört ist.

Wird die Lähmung frühzeitig erkannt, kann sich der Nerv nach seiner *operativen Verlagerung* aus dem Sulcus nach ventral vor den Epikondylus erholen. Irreversible Ulnarislähmung: siehe Kapitel 49.5.3.

Bursitis olecrani

Eine umschriebene fluktuierende Schwellung über dem Olekranon lässt sich durch Inspektion und Palpation leicht als flüssigkeitsgefüllte Bursa olecrani erkennen und von einem Gelenkerguss unterscheiden.

Eine eitrige Entzündung, ein *Empyem* der Bursa, entsteht meistens als Folge einer offenen Verletzung und lässt sich durch ihre akut entzündlichen Symptome leicht abgrenzen gegenüber einer chronischen *abakteriellen Bursitis*, entstanden auf dem Boden ständiger *mechanischer* Reizung beim Abstützen auf den Ellbogen (z. B. Plattenleger). Bei dieser kann man auch kleine Bindegewebsstränge und «Reiskörner» palpieren.

Eine **eitrige Bursitis** muss drainiert und die Bursa, wenn die akute Entzündung abgeklungen ist, extirpiert werden. Die **chronische Bursitis** kann konservativ antiphlogistisch behandelt werden. Bei häufigen *Rezidiven* wird man die Bursa jedoch operativ entfernen.

47.2.5
Frakturen und Luxationen

Brüche des **distalen Humerusendes**, vor allem die intraartikulären Ellbogenfrakturen sind im Allgemeinen recht schwere Verletzungen, ihre Behandlung ist nicht immer einfach.

Ellbogenbrüche beim Erwachsenen

Beim Erwachsenen wird man eine *Wiederherstellung* der Anatomie des Gelenkes anstreben, was meistens nur mit einer offenen Reposition und einer stabilen Kompressionsosteosynthese (Zugschrauben, Platten) möglich ist. Stabil sollte die *Osteosynthese* sein, damit die Ellbogenfunktion möglichst bald wieder geübt werden kann, da sie sonst rasch verloren geht.

Spätschäden sind nicht selten: Schmerzen, Schwäche, Instabilität, Gelenksteife, periartikuläre Verkalkungen, Arthrose, ihre Behandlung ist schwierig.

Der **Olekranonbruch**, eine intraartikuläre Distraktionsfraktur, muss operiert werden, wenn er disloziert ist, am zweckmäßigsten mit einer *Zuggurtungsosteosynthese*.

Die isolierte **Fraktur des Radiusköpfchens** ist klinisch unspektakulär, hinterlässt aber als intraartikuläre Stauchungsfraktur nicht selten einen Dauerschaden. Deshalb wird eine anatomische Reposition angestrebt, was konservativ kaum gelingt und operativ nur bei einfachen Meißelbrüchen möglich ist.

Die Resektion eines zertrümmerten oder störenden Radiusköpfchens ergibt eine gewisse Instabilität, muss aber bei Erwachsenen doch ausnahmsweise in Betracht gezogen werden.

Bei **Kindern** im Wachstumsalter wäre die Resektion des Radiusköpfchens ein Fehler.

Ellbogenluxationen sollten nicht lange ruhig gestellt werden. Sie heilen meistens gut und ohne Spätfolgen.

Ellbogenbrüche bei Kindern

Ellbogenbrüche bei Kindern sind *häufig* und stellen *heikle Probleme* (s.a. Kinderfrakturen, Kap. 44.6). Schon die genaue **Diagnose** kann schwierig sein, wegen der komplizierten Röntgenanatomie der einzelnen Epiphysenknochenkerne, die sich im Verlauf des Wachstums ständig ändert. Notfalls kann ein Vergleichsröntgenbild des gesunden Ellbogens die Verhältnisse eindeutig klären (Abb. 44.13).

Während bei **suprakondylären Brüchen** mit konservativer Behandlung (Extension) oder transkutaner Spickung mit Kirschnerdrähten gute Ergebnisse erzielt werden können (cave Volkmann'sche Kontraktur bei zu starker Flexion, s. Kap. 38.2 mit Abb. 38.6), ist bei den **intraartikulären Brüchen** in der Mehrzahl der Fälle die *offene*, anatomisch *genaue Reposition* und Fixation angezeigt, um Wachstumsstörungen und schweren Beeinträchtigungen der Ellbogenfunktion vorzubeugen (s.a. Kinderfrakturen, Kap. 44.6 u. **Abb. 47.4**).

Statt nachts unter schwierigen Umständen zu operieren, ist es besser, grobe Fehlstellungen notfallmäßig zu reponieren und den Ellbogen wenig gebeugt zu lagern, bis unter optimalen Verhältnissen am Tag operiert werden kann.[1]

«Pulled elbow»: Wenn eine ungeduldige Mutter ihr widerstrebendes Kleinkind mit einem Ruck an der Hand hochzieht, kann das Ligamentum annulare abreißen, über das Radiusköpfchen schlüpfen und sich im Ellbogengelenk einklemmen. Der Ellbogen ist sofort schmerzhaft blockiert. Aus diesem Befund, der Anamnese und dem negativen Röntgenbild ergibt sich die Diagnose. Durch leichte forcierte Manipulation des Ellbogens in Supination kann die Einklemmung gelöst und die Blockierung behoben werden.

47.2.6
Traumafolgen

Volkmann'sche Kontraktur

Die **ischämische Kontraktur** der Vorderarmmuskulatur ist die späte Folge eines Unterbruches der arteriellen Zirkulation am Ellbogen während länger als etwa sechs Stunden. Sie ist die schlimmste **Komplikation** *einer Ellbogenverletzung*. Die drohende Ischämie, **eine Notfallsituation**, ist im Abschnitt über Ellbogenfrakturen bei Kindern beschrieben (s. Kap. 44.6), weil sie dort am häufigsten vorkommt.

Die ischämische Schädigung der Muskulatur wird *nach wenigen Stunden irreversibel* und hat schwere permanente und irreparable Schäden zur Folge:

Die mehr oder weniger ausgedehnten nekrotischen Partien der Hand- und Fingerbeugemuskulatur am Vorderarm werden im Verlauf der nächsten Monate bindegewebig umgewandelt, vernarben und verkürzen sich immer mehr, so dass Hand und Finger in eine unphysiologisch starke Beugefehlstellung gezogen und hier fixiert werden. In schweren Fällen erlaubt die Kontraktur schließlich überhaupt keine Bewegungen mehr, und die Hand wird praktisch unbrauchbar. Mehr oder weniger schwere Sensibilitätsstörungen tragen das Ihre dazu bei (Abb. 38.6).

Die Behandlung (Exzision der nekrotischen Partien, Sehnenverlängerungen, Ablösen der Muskelursprünge usw.) ist nicht im Stande, die volle Funktion wiederherzustellen. Man muss sich mit einer gewissen Verbesserung des Zustandes zufrieden geben.

Umso wichtiger ist die Prophylaxe der Volkmann'schen Kontraktur, wie sie in Kapitel 44.6 beschrieben ist.

Gelenksteifen und Myositis ossificans

Nach Verletzungen hat das Ellbogengelenk eine gewisse Neigung, steif zu werden. Intensive aktive Bewegungsübungen sind bei *Erwachsenen* deshalb wichtig, passive sind eher verpönt.

Bei *Kindern* ist die Physiotherapie eher schädlich als nützlich. Der kindliche Ellbogen braucht manchmal lange Zeit (Wochen, Monate), bis er nach einer Fraktur wieder voll beweglich wird. Nur selten aber bleiben Bewegungseinschränkungen permanent. Mobilisation in Narkose oder operative Arthrolysen haben selten Erfolg.

Ähnliches gilt für die *Myositis ossificans*, eine Komplikation, die am häufigsten die Ellbogenmuskulatur befällt, vor allem bei Kindern, und deshalb dort beschrieben ist (s. Kap. 44.6).

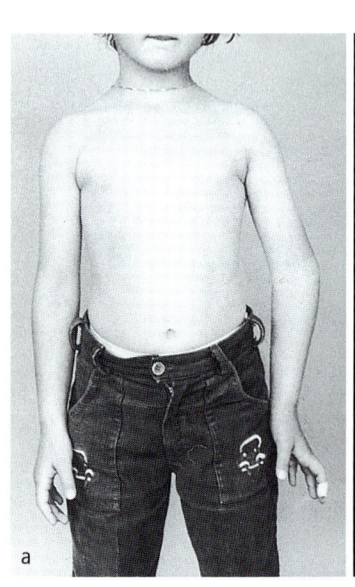

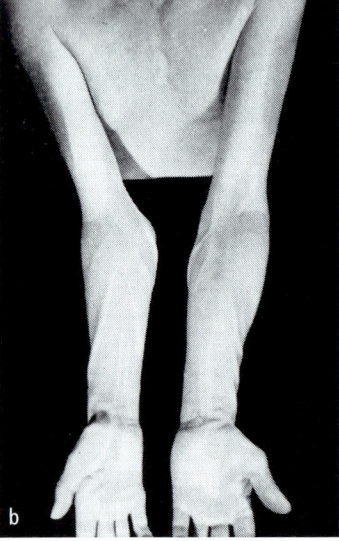

Abb. 47.4:
a) **Cubitus varus** *nach Ellbogenfraktur.* Die Deformität ist vor allem kosmetisch störend. Sie nimmt noch zu, wenn eine Wachstumsstörung vorliegt.
b) Der **Cubitus valgus**, gelegentlich, wie hier am rechten Arm, die Folge einer schlecht verheilten *Kondylenfraktur* (s. Abb. 41.33), kann noch nach Jahren eine langsam und unbemerkt zunehmende Ulnarislähmung verursachen.

---

1 Green, N. E.: Overnight Delay in the Reduction of Supracondylar Fractures of the Humerus in Children (Editorial). J. Bone Joint Surg. 83-A, 321 (2001)

Fehlstellungen

Der normale Winkel zwischen Oberarm- und Unterarmachse beträgt etwa 10° nach außen (Valgus). Nach Ellbogenbrüchen, vor allem im Kindesalter, sieht man gelegentlich Seitenabweichungen:

Ein **Cubitus varus** entsteht nach in Fehlstellung geheilten suprakondylären Frakturen. Er wirkt vor allem ästhetisch ungünstig. Die Funktion des Ellbogens braucht dabei nicht gestört zu sein. Korrekturoperationen haben deshalb vorwiegend kosmetische Bedeutung (Abb. 47.4a). Das beste Verfahren ist die suprakondyläre Osteotomie des Humerus.

Ein **Cubitus valgus** entsteht eher bei Wachstumsstörungen und Pseudarthrosen nach Frakturen des radialen Kondylus (Abb. 47.4b). Er kann im Verlauf des Wachstums zunehmen und noch nach Jahren eine späte Ulnarislähmung zur Folge haben, die eine operative Verlagerung des Nerven aus dem Sulcus ulnaris nach vorne erfordert (s. Kap. 47.2.4 u. Abb. 47.4).

48 Unterarm und Handgelenk

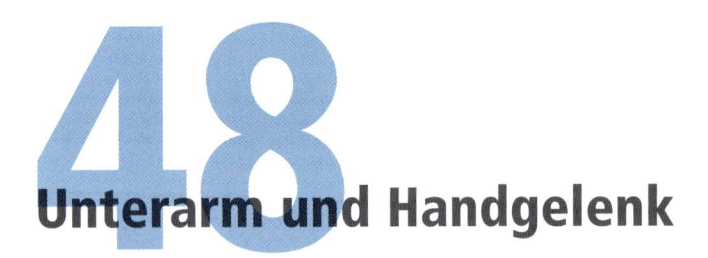

48.1
Der Unterarm

48.1.1
Die Umwendbewegung: Pro- und Supination

Praktische Bedeutung der Drehbewegung

Die Umwendbewegung des Unterarmes, die zwischen Ulna und Radius stattfindet, beträgt normalerweise 180°, also eine volle Handumdrehung. Bei der **Supination** kommt die Handfläche nach oben, was gestattet, Gegenstände, z.B. Teller, auf der flachen Hand zu tragen, untergriffige Schubladen zu ziehen usw., während bei **Pronation** Gegenstände mit den Fingern gefasst und von der Unterlage abgehoben und Türfallen geöffnet werden können usw. (mnemotechnisch: Supination – Suppe, Pronation – Brot).

Die Umwendbewegung ist nötig, um Schrauben, Schlüssel und Türknöpfe zu drehen usw., während in Mittelstellung, bei einander zugewendeten Handflächen, beide Hände zusammenwirken können, z.B. beim Stricken und bei den meisten handwerklichen Arbeiten. Die beste *Gebrauchsstellung* (bei Versteifung anzustreben) ist eine ganz leichte Pronation. Dabei schaut der Daumen nach oben und etwas nach innen. Bei einer Blockierung der Umwendbewegung im Unterarm ist immerhin noch eine beschränkte Drehbewegung des Armes von der Schulter aus möglich (**Abb. 48.1**).

Die **Prüfung der Pro- und Supination** erfolgt bei rechtwinklig gebeugtem Ellbogen, um die Rotationsbewegung im Schultergelenk auszuschalten (s. Abb. 11.11).

Pathophysiologie

Die Unterarmumwendbewegung findet in zwei Gelenken statt: im *proximalen* und im *distalen Radio-Ulnargelenk* (**Abb. 48.2**).

Änderungen der Geometrie des Unterarmgelenkes,

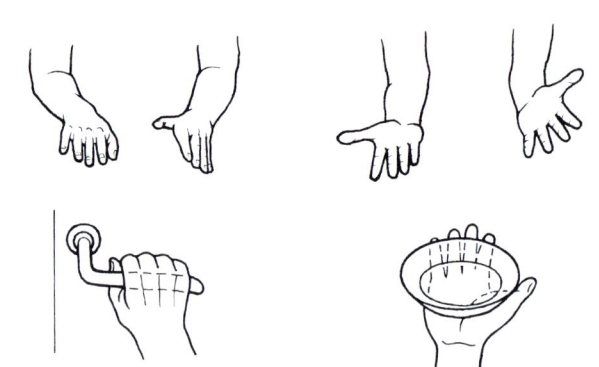

Abb. 48.1: Drehbewegungen im Vorderarm.

Links: **Pronation**

Oben: rechter Arm normal, linker eingeschränkt.

Unten: **Funktion:** Türklinke öffnen, kleine Gegenstände auflesen und halten, schreiben usw.

Rechts: **Supination**

Oben: rechter Arm normal, linker stark eingeschränkt.

Unten: **Funktion:** Teller tragen und kleine Gegenstände in der hohlen Hand, Schlüssel und Schraubenzieher drehen, Schubladengriffe usw.

Die Prüfung gibt nur bei rechtwinklig gebeugtem Ellbogen richtige Werte.

z.B. eine Achsenfehlstellung in einem der beiden Knochen, kann eine **Blockierung der Umwendbewegung** zur Folge haben, ohne dass eines der beiden Radio-Ulnargelenke beschädigt zu sein braucht. Aber auch etwa kartilaginäre Exostosen, Verkalkungen, übermäßige Kallusbildungen (Brückenkallus zwischen Ulna und Radius) oder Vernarbungen und Verwachsungen der Weichteile können die Pro-Supinationsbewegung beeinträchtigen.

Die kongenitale radio-ulnare Synostose wurde bereits in Kapitel 47.2.1 erwähnt.

Die Beurteilung von Störungen im Bereich des Ellbogens, des Unterarmes und des Handgelenkes schließt

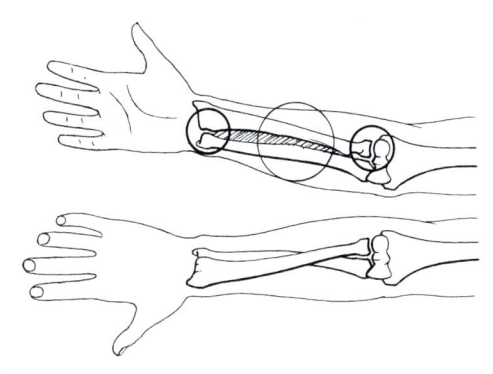

Abb. 48.2: Das Unterarmdrehgelenk.
Funktionell bildet es *ein einziges Gelenk* mit Drehachse durch das proximale Radiusköpfchen und das distale Ulnaende.
Oben: Ursprüngliche, unverdrehte Stellung in **Supination** (Radius liegt radial neben der Ulna).
Kleine Kreise: Proximales und distales Drehgelenk. Beide Drehgelenke bestehen je aus zwei Anteilen: Radiohumeral- und Karpoulnargelenk, sowie Radioulnargelenk proximal und distal. Alle vier Gelenke müssen kongruent sein, müssen genau zueinander passen, damit eine Drehbewegung möglich ist. Dazu kommt die *Membrana interossea,* das «Drehgelenk» zwischen den beiden Diaphysen (großer Kreis). Ihre Fasern müssen ebenfalls genau am richtigen Ort ansetzen und die richtige Länge haben, damit die Drehbewegung möglich ist.
Unten: **Pronation:** Drehbewegung von 180° der Speiche um die Elle herum. Schon geringfügige Veränderungen in den anatomischen Beziehungen der beiden Knochen zueinander, wie sie etwa bei Unterarmfrakturen, bei Luxationen im proximalen bzw. distalen Drehgelenk u.a. vorkommen, können die Drehbewegungen erheblich beeinträchtigen und blockieren. Solche Fehlstellungen sollten deshalb primär behoben werden, denn spätere Restitution ist kaum mehr möglich.

immer eine **Beurteilung des Vorderarmdrehgelenkes** mit ein:

- Affektionen des *Ellbogengelenkes,* sofern sie den radialen Gelenkabschnitt betreffen, sowie solche des *proximalen Radius*, haben häufig Einschränkungen der Pro- und Supination zur Folge.
- Nach *Vorderarmfrakturen*, vor allem nach schlecht verheilten, sind die Umwendbewegungen ebenfalls nicht selten beeinträchtigt (siehe unten).
- Im Bereich des Handgelenkes ist es vor allem das *distale Ulnaende*, welches die Umwendbewegungen stören kann. Seine Resektion kann in manchen Fällen helfen (s. Kap. 48.2.1). Eine Versteifung des Radiokarpalgelenkes ist mit voller Umwendbewegung vereinbar.

Die **Therapie** der blockierten Umwendbewegung ist eher undankbar, und Versuche, sie operativ zu verbessern, sind in der Regel enttäuschend. Umso wichtiger ist die **Prophylaxe**: adäquate Behandlung von Ellbogen- und Vorderarmfrakturen (siehe unten), gewebeschonendes Operieren, wo Operationen unvermeidlich sind, Fixationen in Funktionsstellung (etwa Mittelstellung: Bei am Körper anliegendem Ellbogen zeigt der Daumen nach oben).

48.1.2
Unterarmfrakturen

Wegen der erwähnten anatomischen Besonderheiten, die der Umwendbewegung des Vorderarmes dienen, sind auch die Vorderarmbrüche in mancher Hinsicht komplizierter als andere Brüche.

Diagnostik

Isolierte Frakturen des Radius oder der Ulna sind selten. Fast immer findet man bei genauerer Untersuchung noch *eine zweite Fraktur* oder aber eine **Luxation** des Nachbarknochens, entweder des **Radiusköpfchens** (Monteggiafraktur, **Abb. 48.3**) oder des **distalen Ulnaendes** (Galeazzifraktur). Diese zweite Verletzung muss gesucht (Röntgenbild mit Einschluss von Ellbogen- und Handgelenk) und behandelt werden, wenn spätere Funktionsausfälle vermieden werden sollen.

Therapie

Fehlstellungen, die bei anderen Knochen ohne Bedeutung wären, können am Unterarm eine Behinderung der Pro- und Supinationsbewegung hinterlassen. Zudem ist die Reposition und besonders auch die Retention einer guten Fragmentstellung beider Knochen oft recht schwierig.

Schaftfrakturen bei Erwachsenen werden deshalb heute vorzugsweise mit einer *stabilen Osteosynthese* (z.B. Platten) fixiert. Anatomische Reposition und Stabilität, die den sofortigen Gebrauch der Hand und das Üben der Umwendbewegung erlauben, sind damit sicher zu erreichen.

Die Operation verlangt genaues Beachten der komplizierten anatomischen Verhältnisse, um Schädigungen von Nerven und anderen Strukturen zu vermeiden. Mangelhafte Operationstechnik trägt auch zu einer erhöhten Komplikationsrate bei: Kompartmentsyndrome, Brückenkallus im Bereich der Membrana interossea, Pseudarthrosen.

Für **Unterarmfrakturen bei Kindern** im Wachstumsalter hingegen ist die *konservative* Behandlung mit Gipsverband die Methode der Wahl. Sie erfordert nicht weniger Erfahrung und Geschick als eine Operation.

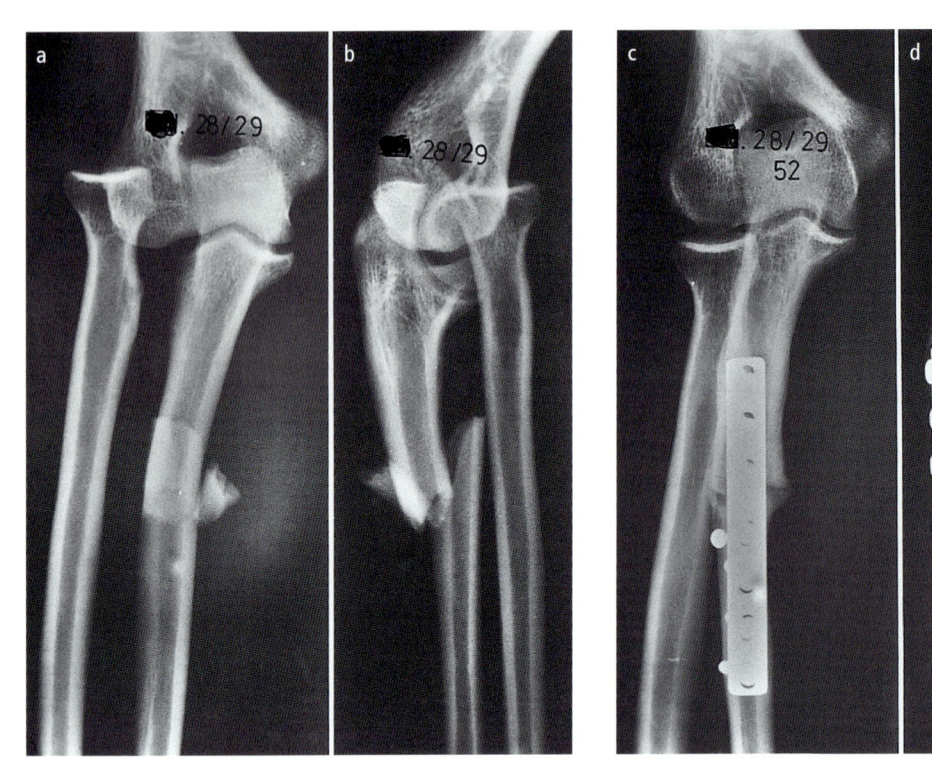

Abb. 48.3: Vorderarmfrakturen. Heikel sind besonders die isolierten Brüche der Ulna oder des Radius: Diese sind oft von einer **Luxation** des Radiusköpfchens (wie hier, a u. b) bzw. der Ulna distal begleitet, was leicht übersehen wird, wenn kein Röntgenbild des Ellbogens bzw. des Handgelenkes gemacht wird.
Vorderarmfrakturen sind schwierig zu reponieren und in guter Stellung zu retinieren. Sie werden deshalb oft *operiert*, bevorzugt mit Plattenosteosynthese, so auch hier (c und d).

48.2
Das Handgelenk

Das Handgelenk ist ein Komplex, bestehend aus zehn Knochen, ihren Gelenkfacetten und entsprechend vielen *Einzelgelenken*. Wenn durch irgendeine Störung die topographische Lage der einzelnen Teile verändert ist, wird das Gelenk inkongruent und kann Beschwerden verursachen, auf längere Sicht entsteht eine Abnützungskrankheit, eine *Arthrose*.

Das **Radiokarpalgelenk**, das eigentliche Handgelenk, ist für die Funktion am wichtigsten, es hat den größten Bewegungsumfang.

Das **Radio-Ulnargelenk** ist für die Umwendbewegung wichtig, zur Stabilität trägt das distale Ulnaende kaum bei.

Die **Handwurzel** mit den zahlreichen Interphalangealgelenken zwischen ihren acht Knochen und den Metakarpalia trägt zur Beweglichkeit des Handgelenkes einen kleineren Teil bei. Die Kinetik von Handgelenk und Handwurzel ist überaus komplex und wurde erst in den letzten Jahrzehnten etwas genauer erforscht (s. **Abb. 48.4**). Näheres siehe Kapitel 48.2.10.

Die Diagnostik stützt sich auf die *Anamnese* und die *klinische Untersuchung* (s. Kap. 11.4 u. **Abb. 48.5**) sowie das konventionelle Röntgenbild (evtl. Schrägaufnahmen). Selten sind CT, MRI oder eine Arthrographie nötig. Die Arthroskopie hat kaum mehr als akademisches Interesse.

48.2.1
Deformitäten des Handgelenkes

Die *Madelung'sche Deformität* ist eine **kongenitale Subluxation oder Luxation des distalen Ulnaendes** nach lateral und dorsal. Eine Hypo- oder Aplasie des Radius ist die Ursache. Die Hand weicht deshalb nach radial ab. Die angeborene Fehlbildung ist *selten*.

Viel häufiger entsteht *eine ähnliche* **Deformität** nach **distalen Radiusfrakturen** «loco classico», die in einer Fehlstellung ausheilen. Die Dislokation des distalen Radiusendes nach dorsoradial ist bei alten Leuten wegen der Einstauchung der osteoporotischen Spongiosa oft schwierig zu beheben (vgl. Abb. 42.11). Schmerzen treten später eher auf der ulnaren als auf der radialen Seite auf, weil die Ulna relativ zum Radius zu lang ist und nach dorsal vorspringt. In hartnäckigen Fällen kann eine Korrekturosteotomie des Radius oder ein Verkürzungsosteotomie der Ulna helfen. Oft genügt auch eine sparsame *Resektion des*

48. Unterarm und Handgelenk

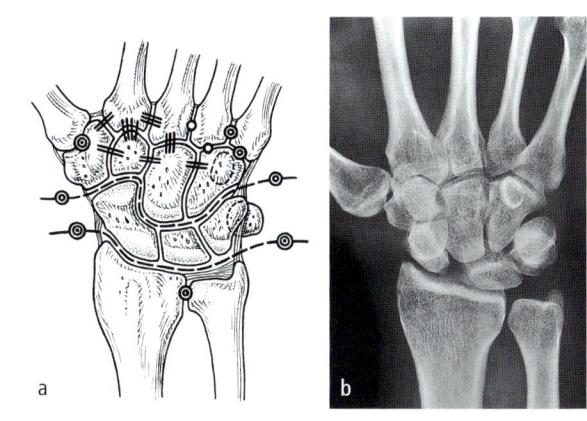

Abb. 48.4: Anatomie und Pathologie von Handgelenk und Handwurzel

a) Die Bewegungen im Handgelenk sind äußerst komplex. Alle 15 Knochen bewegen sich in sehr unterschiedlichem Ausmaß gegeneinander. **Stabilität** der einzelnen Gelenke ist mit Querstrichen (=), **Beweglichkeit** mit Kreisen (o) angedeutet.

Die größten Bewegungsausschläge finden im **Radiokarpalgelenk** statt. Einen etwas kleineren Bewegungsumfang hat das Gelenk zwischen der proximalen und der distalen Handwurzelreihe. Die mittleren **Karpometakarpalgelenke** (II und III) geben der Hand eine starke Stabilität, während sie nach außen hin (IV und V) zunehmend besser beweglich sind (vgl. Abb. 49.3). Zusammen mit dem im **Sattelgelenk** weitgehend frei beweglichen Daumen ermöglicht dies der Hand, sowohl etwa einen Apfel wie eine Erbse mit allen Fingern zu erfassen (vgl. Abb. 49.1).

Da die kleinen Handwurzelknochen ringsum knorplige Gelenkflächen tragen, ist ihre Blutversorgung gefährdet: Das *Lunatum* neigt zu Nekrosen, das *Scaphoid* zu schlecht heilenden Frakturen.

– Die Kongruenz von *Radiokarpal-* und *Radioulnargelenk* ist bei Längendifferenzen der beiden Unterarmknochen gestört.
– Dies kann zu Beschwerden im Bereich des *Ulnaköpfchens* führen, u. a. bei Subluxation, wenn die Ulna gegenüber dem Radius zu lang ist.
– Das *Sattelgelenk an der Daumenwurzel* ist stark beansprucht: Luxationsfrakturen (Bennet) und Arthrosen (Rhizarthrose) stellen Probleme (siehe dort).
– Funktion und Pathologie der Handwurzel sind sehr komplex und erst teilweise erforscht. Dank zunehmender Kenntnisse von Funktion und Pathologie der Handwurzel werden heute in bestimmten Fällen stabilisierende Weichteiloperationen und Arthrodesen zwischen einzelnen Knochen (karpale Teilarthrodesen) mit Erfolg durchgeführt (s. Kap. 48.2.10 u. Abb. 48.12).

Interessant ist in diesem Zusammenhang die Erkenntnis, dass im täglichen Leben lediglich etwa 40° des Bewegungsumfanges des Handgelenkes ausgenützt werden, dass *schmerzfreie Stabilität vor Beweglichkeit* geht.

b) **Scapho-lunäre Dissoziation.** Läsion der ligamentären Verbindungen in der Handwurzel. Die Knochen der proximalen Reihe (Scaphoid und Lunatum) sind auseinander gewichen und gegeneinander verdreht, der Carpus ist verkürzt (*karpaler Kollaps*). Solche Instabilitäten können verschiedene Ursachen haben: Trauma, rheumatische Arthritis u.a. Lokale Reparationen, interkarpale Arthrodesen werden versucht (Abb. 48.12).

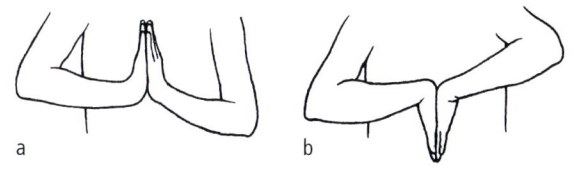

Abb. 48.5: Einfache **Prüfung der Handgelenkbeweglichkeit**.
a) *Dorsalextension* des linken Handgelenkes eingeschränkt, rechts normal.
b) *Palmarflexion* des linken Handgelenkes herabgesetzt, rechts normal. (Dieser Test eignet sich auch für die Diagnose eines Karpaltunnelsyndroms).

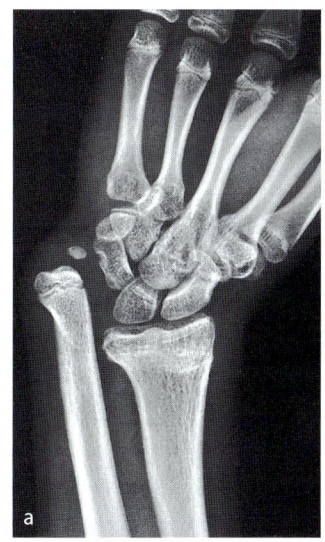

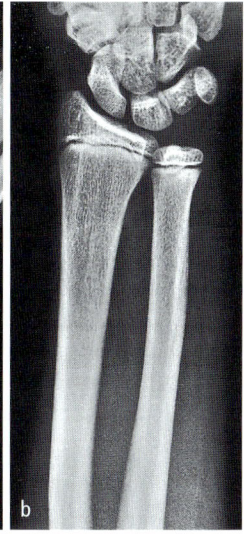

Abb. 48.6:
a) Langsam, im Laufe von Jahren entstandene **Deformität** mit **Radialdeviation** bei einem *14-jährigen Mädchen*, hier als Folge einer *Wachstumsstörung*, einer vorzeitigen Verknöcherung der distalen Radiusepiphyse unbekannter Ursache (Fraktur? vgl. Kap. 28.2.1). Die Ulna ist weiter gewachsen und steht nun stark vor, auch weicht die Hand nach radial ab. Obwohl das Mädchen keine Beschwerden hat, wäre es froh, wenn die unschöne Deformität behoben werden könnte. Deshalb wurde die Teilresektion des distalen Ulnaendes vorgesehen, mitsamt der Epiphysenfuge, um einen weiteren Ulnavorschub zu verhindern.
b) Normale Gegenseite zum Vergleich. Epiphysenfugen noch offen.

distalen Ulnaendes, um die Schmerzen zu vermindern und die Rotation zu verbessern, ohne dass die Stabilität darunter leidet.

Ähnliche **Radialdeviationen** können entstehen im Verlauf des Wachstums, nach Verletzungen der distalen Radiusepiphysenfuge oder etwa bei rheumatoider Arthritis. Auch hier können Eingriffe am distalen Ulnaende notwendig werden (**Abb. 48.6**).

Die Funktionsstellung des Handgelenkes

Bei einer Dorsalextension von ca. 30° und einer Ulnardeviation von ca. 10° haben die Finger die besten Arbeitsmöglichkeiten: Ihr Bewegungsumfang und die *Kraft des Faustschlusses* sind am größten. Dies ist die Funktionsstellung des Handgelenkes (s. Abb. 17.2, Kap. 17.2) für temporäre Ruhigstellung im Gips oder Schienen, die beste Stellung für Orthesen (vgl. Abb. 48.10), bei spontaner Versteifung und für Arthrodesen (s. Kap. 48.2.6).

48.2.2
Lunatumnekrose (Kienböck'sche Krankheit)

Eine relativ häufige Lokalisation der aseptischen Knochennekrose ist das Os lunatum des Handgelenkes. Welche Rolle bei der Entstehung **kleine wiederholte Traumen** spielen, vor allem bei schwerer handwerklicher Arbeit (Pressluftbohrer), ist nicht eindeutig erwiesen. Die Unfallversicherung anerkennt die Lunatummalazie als *Berufskrankheit*.

Die Beschwerden treten langsam auf. Die Gegend des Mondbeines ist schmerzhaft und die Kraft des Faustschlusses deshalb vermindert. Auch die Bewegung des Handgelenkes ist eingeschränkt und schmerzhaft.

Die **Diagnose** wird gestellt aus dem Röntgenbild: Im Anfangsstadium ist wenig mehr zu sehen als eine leichte Sklerose des Lunatum. Die Knochenstruktur verdichtet sich in den ersten Monaten zusehends, bis später kleine Frakturen sichtbar werden und sich mit der Zeit der ganze Knochen fragmentiert (s. «Aseptische Knochennekrosen», Kap. 41.2). Im Endzustand entwickelt sich eine *Arthrose* des ganzen Handgelenkes (**Abb. 48.7**).

Eine befriedigende **Behandlung** ist noch nicht gefunden. Im Frühstadium, solange nur diskrete Veränderungen im Röntgenbild zu sehen sind, besteht die Hoffnung, durch eine mehrmonatige Ruhigstellung des Handgelenkes noch eine Heilung zu erzielen.

Wenn eindeutige Nekrosezeichen bestehen, ist der Prozess nicht mehr reversibel. Verschiedene Operationsverfahren (Verlängerung der Ulna bzw. Verkürzung des Radius, Revitalisationsversuche, Interkarpalarthrodesen, Endoprothesen) sind vorgeschlagen worden. Die Exzision des Lunatum sowie Endoprothesen haben nicht befriedigt.

In fortgeschrittenen Fällen mit Arthrose ist die Arthrodese des Handgelenkes wohl die beste Lösung.

48.2.3
Skaphoidfraktur

Eine Skaphoidfraktur ist *heimtückisch*, schwierig zu erkennen und schwierig zu behandeln. Die frische Fraktur wird oft *übersehen*.

Diagnose

Schmerzen und Druckdolenz in der Tabatière zwischen den Sehnen von Extensor pollicis longus und brevis, radial an der Handwurzel, nach einem Sturz auf die Hand, sind äußerst verdächtig. Auf Röntgenbildern (inkl. schrägen) ist die Fraktur oft nicht zu sehen, da sie oft kaum disloziert ist. Im Zweifelsfall muss die **Röntgenuntersuchung** *nach Tagen und Wochen wiederholt* werden.

Prognose: Ungenügend behandelt entsteht leicht eine Pseudarthrose mit üblen Spätfolgen (s. Kap. 48.2.4).

Therapie

Bei früher Diagnose, sachgerechter Gipstechnik und genügend Geduld heilen 90% aller Skaphoidfrakturen unter *konservativer* Therapie folgenlos aus. Sofortige rigorose Ruhigstellung im Gips mit Einschluss des Daumengrundgelenkes und des Ellbogens während längerer Zeit geben die beste Gewähr für eine unkomplizierte knöcherne Heilung. Um die zahlreichen Schwierigkeiten zu umgehen und die lange Heildauer (8 bis 12 Wochen und mehr) abzukürzen, wird empfohlen, in prognostisch ungünstigen Fällen (Dislokation, Diastase, biomechanisch ungünstige Fraktur, gefährdete Zirkulation) primär zu operieren. Die *Schraubenosteosynthese* ist allerdings technisch schwierig und nur bei großer handchirurgischer Erfahrung erfolgreich. Wegen zu vieler Komplikationen hat sie sich als Routinebehandlung nicht durchgesetzt.

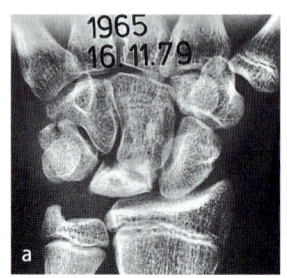

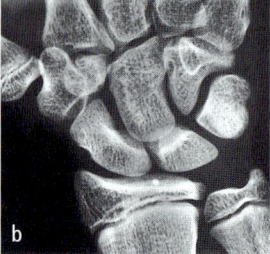

Abb. 48.7: Die **Lunatumnekrose**: a) hier am linken Handgelenk eines *14-jährigen Knaben*, kommt sonst nur bei Erwachsenen vor. Sklerose und beginnende Strukturveränderungen: Zysten, Abflachung. b) das rechte, *gesunde* Handgelenk zum Vergleich.

48.2.4
Skaphoid-Pseudarthrose

Skaphoidfrakturen sind notorisch heikel (s. Kap. 48.2.3):

Sie sind schwierig einwandfrei ruhig zu stellen, haben eine *lange Heilungsdauer* sowie eine *gefährdete Blutversorgung* des proximalen (handgelenknahen) Fragmentes, vor allem wenn dieses klein ist, mit der Gefahr einer aseptischen Knochennekrose.

Skaphoidfrakturen bieten *ungünstige mechanische Bedingungen* bei Schräg oder Längsfraktur (Scherkräfte, s. **Abb. 48.8**). Deshalb ist die knöcherne Konsolidation gefährdet, dauert sehr lange (drei Monate und länger) oder bleibt nicht selten ganz aus. Es kommt zum typischen Bild der Skaphoid-Pseudarthrose.

Gelegentlich wird die Verletzung erst diagnostiziert, wenn die Pseudarthrose bereits etabliert ist, wenn Schmerzen auftreten, etwa nach vermehrter Belastung oder nach einem Sturz. An den Unfall, der ursprünglich zur Fraktur geführt hat, kann sich der Patient oft gar nicht mehr erinnern. Die Fraktur war übersehen und als «Verstauchung» behandelt worden. Die Schmerzen können auch wieder verschwinden, und nicht immer ist eine operative Therapie notwendig.

In manchen Fällen kommt es aber mit der Zeit zu einer progredienten *schmerzhaften* **Arthrose**. Eine Sanierung der Pseudarthrose kann dies manchmal verhindern.

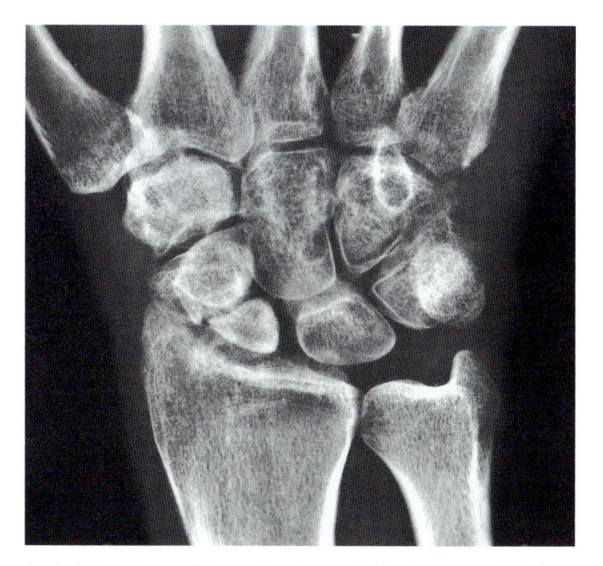

Abb. 48.8: **Skaphoidpseudarthrose** bei einem *30-jährigen Mann, mehrere Jahre nach einer Skaphoidfraktur*, welche damals nicht festgestellt worden war. Das kleinere, proximale Fragment ist etwas sklerosiert, seine Blutversorgung ist prekär. Die Pseudarthrose ist abgedeckelt, definitiv.

Prophylaxe

Frühe Diagnose und fachgerechte Behandlung der frischen Fraktur sind die wichtigsten Voraussetzungen für eine komplikationsfreie Heilung.

Therapie

Eine einmal etablierte Pseudarthrose, erkennbar am verbreiterten Frakturspalt und der Sklerosierung der Bruchenden, kann nur durch eine **Operation** zur Heilung gebracht werden. Eine solche ist allerdings nur bei stärkeren Beschwerden angezeigt. Nicht selten sieht man veraltete Skaphoid-Pseudarthrosen bei Arbeitern, die sich an keinen Unfall erinnern.

Lange Zeit war die *Spongiosaspaneinlagerung* nach Matti und Russe die Methode der Wahl. Autologer Knochen ist auch heute noch für die Operation unentbehrlich, doch wird eine anatomische Wiederherstellung und *stabile Osteosynthese* (Herbert-Schraube) angestrebt. Erfahrene Handchirurgen können damit gute Ergebnisse erzielen.

Wenn das Leiden nicht in ein bis zwei Jahren geheilt werden kann, entsteht eine Arthrose des ganzen Handgelenkes. Ihre Behandlung ist dort beschrieben (s. Kap. 48.2.6).

48.2.5
Arthritis des Handgelenkes

Eine Arthritis des Handgelenkes ist gewöhnlich rheumatischer Natur, sehr selten eitrig.

Die **chronische rheumatoide Polyarthritis** des Handgelenkes ist fast immer nur ein Teilaspekt des Befalles der ganzen Hand. Sie verursacht aber oft starke Schmerzen, Fehlstellungen und eine Instabilität, die operativ gebessert werden können (s. «Rheumatoide Arthritis», Kap. 36.1).

In Frage kommen folgende **Operationen**:

- *Synovektomie* von Handgelenk und Strecksehnenscheiden im Frühstadium.
- *Resektion des distalen Ulnaendes* bei «Caput-ulnae-Syndrom»: Luxation des distalen Ulnaendes nach dorsal oder Instabilität bei fortgeschrittener lokaler Synovitis (vgl. Kap. 36.1.3). Um eine Translation des Karpus nach lateral zu verhindern, wird wenn nötig eine stabilisierende Weichteilkorrektur oder eine radio-ulnäre Arthrodese angeschlossen.
- *Spalten des Retinaculum flexorum* bei dem bei cP relativ häufigen *Karpaltunnelsyndrom* (s. Kap. 48.2.8).
- *Handgelenksarthrodese* bei Destruktion, Instabilität und Fehlstellung des Handgelenkes (Arthrodese meist in Mittelstellung, da die Restfunktion der ar-

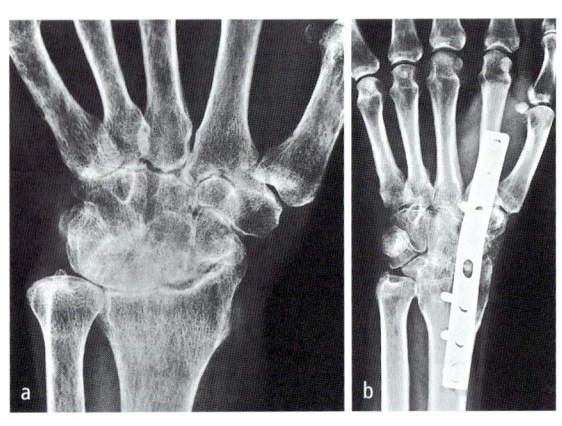

Abb. 48.9:
a) Schwere **Arthrose des Handgelenkes**. Gelenkspalt fast verschwunden, reaktive Sklerose. Auch die Mittelhandgelenke sind arthrotisch. *Diese 75-jährige Frau hatte eine rheumatische Polyarthritis.*
b) **Arthrodese** des Handgelenkes eines *59-jährigen Mannes* bei einer Handgelenkarthrose infolge *veralteter Skaphoidpseudarthrose*. Fixation mit einer Platte und Schrauben gibt gute Stabilität für eine gipsfreie Nachbehandlung.

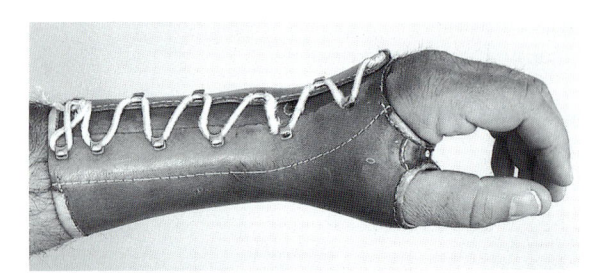

Abb. 48.10: Eine **Handgelenkmanschette** zur Ruhigstellung des Handgelenkes erlaubt einen weitgehend schmerzfreien Gebrauch der Hand und kann somit die *Arbeitsfähigkeit* erhalten bei schmerzhaften Zuständen des Handgelenkes wie Scaphoidpseudarthrose, Arthrose, Tendovaginitis. Die Finger müssen frei beweglich sein.

thritischen Finger in der Regel besser ist in dieser Stellung als bei Dorsalflexion, welches die normale Funktionsstellung der Hand ist).
- Die *Totalprothese* für das Handgelenk hat in der Rheumachirurgie zunehmende Bedeutung gewonnen. Beim Befall mehrerer Gelenke sind Beweglichkeit und Stabilität des Handgelenkes besonders wichtig. Bei ausgedehnten lokalen Zerstörungen jedoch, vor allem auch der Strecksehnen, ist die Endoprothese ungeeignet.

48.2.6
Handgelenksarthrosen

Alle oben beschriebenen Schäden des Handgelenkes sowie schlecht geheilte, vor allem *intraartikuläre distale Radiusfrakturen,* führen mit der Zeit zu **degenerativen** Veränderungen. Pathogenese und klinische Erscheinungen entsprechen der Arthrose in anderen Gelenken (s. «Arthrosen», Kap. 37.1.1).

Besonders stark bemerkbar machen sich die Beschwerden natürlich bei *Schwerarbeitern, Handwerkern* und *Hausfrauen,* die einen kräftigen Faustschluss brauchen. *Wegen der Schmerzen* geht diese *Kraft verloren,* und die Krankheit wird zu einer schweren Behinderung, die einen Berufswechsel notwendig machen kann. Der Verlust der vollen Beweglichkeit des Handgelenkes wiegt dagegen weniger schwer (er ist allerdings wichtig als diagnostischer Hinweis).

Im *Röntgenbild* sind die üblichen Zeichen der Arthrose zu sehen, in erster Linie die Verschmälerung des Gelenkspaltes und eine subchondrale Sklerose der angrenzenden Knochen. Typisch ist eine ausgezogene Randzacke am Processus styloides radii (**Abb. 48.9**).

Therapie

Die **konservative** Behandlung hat nur Aussicht auf Erfolg, wenn das Handgelenk geschont und ruhig gestellt werden kann. Dann können auch physiotherapeutische Maßnahmen wie Bäder, Diathermie usw. die Beschwerden wenigstens mildern. Zur Ruhigstellung eignet sich am besten eine *Handgelenkmanschette* aus Leder oder Kunststoff, die den Vorderarm und die Handfläche einschließlich der Daumenwurzel umfasst. Eine solche Manschette sollte den Gebrauch der Hand nicht behindern (**Abb. 48.10**).

Operationen kommen relativ selten in Frage, vor allem bei Patienten mit starken Schmerzen und solchen, die schwere Handarbeit verrichten müssen und sich nicht schonen können.

Da am Handgelenk Stabilität wichtiger ist als Beweglichkeit, ist die *Arthrodese* der Endoprothese im Allgemeinen vorzuziehen. Sie ist die einzige dauerhafte Behandlung der Arthrose des Handgelenkes. Bei schmerzhafter Behinderung und Invalidität ist sie angezeigt. Der Verlust der Beweglichkeit des Handgelenkes beeinträchtigt die Funktion der Hand nicht allzu sehr, zumal da die Umwendbewegung (Pro-Supination) erhalten bleibt (die Ulna wird nicht in die Arthrodese einbezogen). Der Bewegungsverlust wird mehr als aufgewogen durch den *Gewinn an Stabilität und Kraft* sowie vor allem durch die *Schmerzfreiheit*.

Die Stellung muss individuell gewählt werden. Für manuelle Arbeit ist die «*Funktionsstellung*» des Handgelenkes am besten: Dorsalextension von 20° bis 30° und leichte Ulnarabduktion (das Metakarpale des Zeigefingers bildet die gerade Fortsetzung des Radius; s.a. Arthrodesen, Kap. 18.4.2).

Bei isolierter Arthrose einzelner Abschnitte sind evtl. *Teilarthrodesen* zwischen einzelnen Handwurzelknochen möglich. Manche von diesen sind allerdings heikel bezüglich Indikation, Technik und Resultat. Da es sich nicht lohnt, eine schmerzhafte Restbeweglichkeit im Handgelenk zu erhalten, ist die konventionelle Arthrodese in vielen Fällen vielleicht doch sicherer.

Bei älteren und manuell wenig arbeitenden Patienten wird man auch die Indikation zu einer *Totalendoprothese* diskutieren, bevor man sich für die totale Arthrodese des Handgelenkes entscheidet. Sie gibt ausreichende Beweglichkeit bei guter Stabilität und wird von manchen Patienten eher akzeptiert als eine «Versteifung».

Alloplastische Interponate (z. B. Silastic) als Ersatz einzelner Handwurzelknochen haben sich nicht bewährt. Mit der Zeit treten Granulome, Osteolysen, Instabilität, Luxationen, Kollaps und Schmerzen auf.

48.2.7
Erkrankungen der Sehnen und Sehnenscheiden

Hygrom

Das so genannte Sehnenscheidenhygrom, eine chronische Entzündung der Sehnenscheiden der Fingerbeuger zwischen Hohlhand und Vorderarm, ist gelegentlich tuberkulös, oft *rheumatisch*. Lokale Schmerzen, Schwellung und Behinderung der Fingerbewegung sind ihre Zeichen. Die Biopsie klärt die Genese; Heilung bringt in hartnäckigen Fällen, bei denen eine länger dauernde Ruhigstellung versagt hat, die *Synovektomie* der ganzen Sehnenscheide.

Tendovaginitis crepitans und Peritenonitis

Tendovaginitis crepitans und Peritenonitis sind abakterielle, trockene, fibrinöse Entzündungen der Sehnenscheiden, und, wo solche nicht vorhanden sind, des Paratenons. Sie befallen vor allem die Sehnen an der Streckseite von Unterarm und Handgelenk, in der Regel als Folge einer **Überbeanspruchung**, also mechanisch entstanden und unterhalten.

Schmerzen, vor allem beim Gebrauch der Hand, sind das Hauptsymptom. Bei Bewegungen der Sehne spürt man ein leises Knarren (Schneeballknirschen). Unter *Ruhigstellung* und antiphlogistischer Behandlung gehen die Beschwerden mit der Zeit zurück.

Tendovaginitis stenosans (De Quervain)

Eine häufige Lokalisation der Tendovaginitis ist die gemeinsame Sehnenscheide von Extensor pollicis brevis und Abductor pollicis longus **über dem Processus styloides radii**, als «De Quervains Tendovaginitis stenosans» bekannt. Die Bewegungen des Daumens sind schmerzhaft und lassen ein deutliches Knirschen in der Sehnenscheide über dem Processus styloides radii tasten. Dieser ist sehr druckempfindlich. Der plötzliche Zug am Daumen löst einen starken Schmerz aus (Test von Finkelstein).

Behandlung: Strikte Ruhigstellung und lokale Infiltrationen von Kortison können manchmal die Symptome zum Verschwinden bringen. In langwierigen Fällen bringt die operative Spaltung der Sehnenscheiden prompte Heilung.

Die Tendovaginitis stenosans der **Fingerbeugesehnen**, der «schnellende Finger», ist in Kapitel 49.6.2 beschrieben.

Ganglion

Kleine erbs- bis kirschgroße Knötchen («Überbeine») auf dem Handgelenkrücken sind sehr häufig. In der Regel sind es mit klarer Gallerte prall gefüllte Ausstülpungen des Handgelenkes, allerdings lang gestielt und oft nicht mehr kommunizierend mit dem Gelenk.

Diese Ganglien sind oft recht **schmerzhaft**. Dann können sie *exzidiert* werden, bilden sich aber leicht wieder. Dies versucht man durch die exakte Exstirpation mitsamt dem Stiel zu verhindern. Bei Schmerzen im Handgelenk muss man immer nach Ganglien suchen. Manche sind so klein, dass man sie kaum findet.

48.2.8
Karpaltunnelsyndrom

Definition: Beschwerden bei mechanischer Kompression des Nervus medianus im Karpaltunnel (s. a. Kap. 34.3.5 u. **Abb. 48.11**).

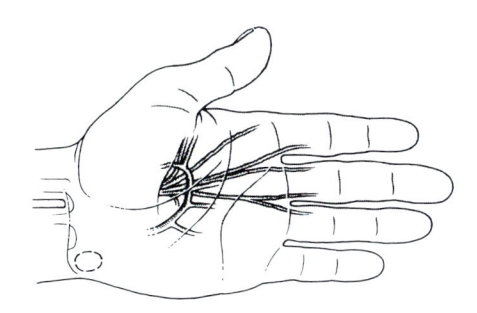

Abb. 48.11: Karpaltunnelsyndrom.
Sensibilitätsstörung im Gebiet der Äste des **N. medianus**, der unter dem Lig. carpi transversum aus dem Karpaltunnel in die Hohlhand austritt. Von lateral her der Bogen (arcus volaris) der Arteria ulnaris. Diese Strukturen müssen bei der *Operation* geschont werden. Das *Ligamentum transversum* wird proximal davon in der Richtung der Handlinie an der Wurzel des Daumenballens durchtrennt. Lateral tastet man das Os pisiforme (oval).

Klinik

Dieses Leiden ist **überaus verbreitet**, wird aber nicht selten übersehen. Es lohnt sich nach ihm zu suchen, denn es ist leicht zu heilen.

Ziehende **Schmerzen** in Handgelenk und Hohlhand, ausstrahlend in die radialen Finger, nicht selten aber in den ganzen Arm, weisen auf das Karpaltunnelsyndrom (CT) hin. Sie treten auf nach länger dauernden Handarbeit, vorwiegend bei Frauen, und typischerweise *nachts*, so dass die Patienten daran erwachen.

Das Leiden wird häufig chronisch, die Nervenleitung mit der Zeit irreversibel gestört, mit *Sensibilitätsausfall* und *Muskelschwäche*, so dass die Patienten feinere Arbeiten mit Daumen, Zeige- und Mittelfinger nicht mehr ausführen können, Gegenstände fallen lassen usw. Die Behinderung ist dann beträchtlich.

Diagnose

Die Diagnose ist praktisch gesichert, wenn **Sensibilitätsstörungen** (Kribbeln, Ameisenlaufen, taubes Gefühl) im Ausbreitungsgebiet des N. medianus angegeben werden, also im Daumen, in Zeige- und Mittelfinger und radialer Hälfte des Ringfingers. Sie können ausgelöst werden durch starke (passive) Palmarflexion im Handgelenk während 1 bis 2 Minuten (Phalen-Test, s.a. Abb. 48.5b) sowie durch Beklopfen des Nerven im engen Kanal (Tinelsches Zeichen).

Eine *Atrophie des Thenar* ist bereits Zeichen einer fortgeschrittenen, meistens irreversiblen Leitungsstörung des Medianus. Im frühen Stadium kann eine verminderte Reizleitungsgeschwindigkeit die Diagnose erhärten, was für die Therapie wichtig sein kann (s.a. Kap. 49.5.3).

Therapie

In leichteren Fällen helfen oft **konservative** Maßnahmen: zeitweise Schonung, Nachtschienen, lokale äußerliche Applikationen, auch einzelne lokale Infiltrationen von Kortison (nicht oft wiederholt und nicht in den Nerven).

Man sollte allerdings *nicht zuwarten*, bis irreversible Schäden auftreten (ENMG zur Kontrolle).

Das Leiden ist so unangenehm und behindernd wie leicht und sicher zu kurieren, so dass man nicht zögern sollte, die **notwendige kleine Operation** anzuraten, falls die einfachen physikalischen Maßnahmen nicht rasch Linderung bringen.

Technik: Nach der Spaltung des Retinaculum flexorum erkennt man deutlich, wie der Medianusnerv komprimiert war, oft findet man eine eigentliche Schnürfurche. Schlagartig verschwinden die Schmerzen, und die neurologischen Symptome bilden sich zurück, wenn die Kompression vorher nicht zu lange bestanden hatte. Selbstverständlich dürfen bei der Operation keine Nerven- oder Arterienäste verletzt werden. Ausgedehnte Neurolysen sind nicht notwendig, können sogar schaden, und mikrochirurgische oder «minimalinvasive» (subkutane) Techniken haben keine Vorteile.

Das Karpaltunnelsyndrom ist das klassische Beispiel einer peripheren Nervenleitungsstörung durch Kompression (s. Kap. 34.3.5). Die Ursache der Kornpression ist nur in der Minderzahl der Fälle klar: Sehnenscheidenentzündungen, Schwellungen bei Polyarthritis (häufig), Arthrosen des Handgelenkes usw. können das Karpaltunnel verengern. In vielen Fällen allerdings findet man kaum anatomische Veränderungen. Sicher ist eine mechanische Kompression vorhanden, denn die Spaltung des Ringes allein genügt zur Heilung.

Die **Kompression des N. ulnaris** am Handgelenk, in der «Loge de Guyon», ist das Gegenstück zum Karpaltunnelsyndrom und diesem sehr ähnlich, allerdings viel seltener.

48.2.9
Radiusfraktur loco classico

Kinder und *alte Menschen* sind noch bzw. wieder unsicher im aufrechten Gang. Sie *stürzen* leichter und öfter, meist auf die zum Schutz ausgestreckte Hand. Ihre Knochen sind fragil: weich bei Kindern, *osteoporotisch* und brüchig bei alten Menschen, vor allem bei Frauen. Sie brechen meist knapp hinter dem Handgelenk und in Dorsalextension. Diese «Radiusfraktur loco classico» (*Colles' fracture*) ist deshalb eine der *häufigsten Frakturen* überhaupt.

Diagnose

Die Diagnose ist fast immer **klinisch** möglich: Die Abknickung ist typisch, es ist fast nie eine Luxation, wie Laien oft meinen. DD.: Scaphoidfraktur, Kapitel 48.2.3.

Ein **Röntgenbild** ist obligatorisch. Nicht weniger wichtig als die dorso-volare ist die *seitliche* Projektion. Darauf erkennt man Richtung und Ausmaß der Dislokation: die klassische Colles'sche Fraktur mit Knick nach dorsal, die seltene und schwierigere (Smith) nach palmar.

Bei **Kindern** ist auf eine Epiphysenlösung bzw. eine Grünholzfraktur zu achten. Beide sind in der Regel konservativ gut zu reponieren und im Gipsverband in richtiger Stellung zu halten.

Bei **älteren Erwachsenen** sind meist Kortikalis und die *osteoporotische Spongiosa eingestaucht*. Hier haben die Probleme mit dieser Fraktur ihre Ursache (s. Abb. 42.11; Kap. 42.2.4).

Manchmal ist die Gelenkfläche des Radius selbst mitgebrochen. Solche **intraartikulären** Brüche sind schwierig zu reponieren und haben eine schlechtere Prognose.

Therapie

Für die gewöhnliche distale Radiusfraktur ist die Reposition unter Zug und anschließende Gipsfixation nach den Regeln der *konservativen* Frakturbehandlung die übliche und in der Mehrzahl der Fälle auch *adäquate Behandlung*. Sie ist in Abbildung 42.11 (S. 649) dargestellt. Dieses Bild zeigt aber auch die **Probleme der Stauchungsfraktur** in der **osteoporotischen Spongiosa** der Metaphyse auf:

Nach der – an sich einfachen – **Reposition** bleibt ein Knochendefekt bestehen. Die Reposition ist instabil und neigt dazu, wieder in die ursprüngliche Fehlstellung abzurutschen. Die **Retention** im Gipsverband ist oft schwierig und ungenügend. Die Heilung ist in der Regel jedoch unproblematisch, und die Resultate sind, oft trotz einer leichten Dislokation, überwiegend gut.

Nach mehrmaligen Repositionsversuchen (Gefahr des Sudeck!) und bei Konsolidation in ausgeprägten Fehlstellungen sind allerdings Restbeschwerden nicht ganz selten, u. a. wegen der relativen Überlänge der Ulna bei verkürztem Radius.

Man hat deshalb versucht, Reposition und Retention zu verbessern: Am einfachsten, aber nicht immer zweckmäßig, sind Spickungen mit Kirschnerdrähten. Im ungünstigen Fall hat man die Nachteile von konservativer und operativer Behandlung kombiniert.

Stabile **Osteosynthesen** in offener Reposition wären besonders bei intraartikulären Brüchen wünschbar, sind aber gerade dort heikel, schwierig und komplikationsträchtig. Bei Trümmerbrüchen ist eine anatomische, kongruente Reposition der Gelenkflächen auch kaum möglich.

Je nach Frakturtyp (Biegung, Stauchung, Abscherung), Dislokation, Gelenkbeteiligung, Anzahl und Lage der Fragmente, Alter (Osteoporose, Ansprüche, Rehabilitationsmöglichkeiten) werden *verschiedene Osteosyntheseverfahren* empfohlen: Plättchen, Schrauben, Kirschnerdrähte, Spongiosaplastik usw. Solche Operationen werden von erfahrenen Handchirurgen auch erfolgreich durchgeführt. Als Routineeingriffe auf jeder Notfallstation können sie allerdings nicht gelten.

Sowohl die konservative als auch die operative Behandlung ist in diesen Fällen nicht immer befriedigend (Schmerzen, Algodystrophie, Osteoporose, Probleme an der Spanentnahmestelle, Steifigkeit, kosmetisch und funktionell störende Fehlstellungen).

Trümmerbrüche können mit dem Fixateur externe, evtl. gelenküberdgreifend, in einigermaßen reponierter Stellung gehalten werden.

Als einfachste und risikoärmste Therapie wird aber die klassische **konservative Behandlung**, wie sie von Böhler u. a. vor über fünfzig Jahren bereits zur Perfektion ausgearbeitet wurde, ihre Bedeutung als Therapie der ersten Wahl behalten (außer vielleicht an spezialisierten Zentren, wo nur noch operiert und die Kunst der konservativen Knochenbruchbehandlung nicht mehr geübt und somit auch nicht mehr beherrscht und gelehrt wird).

Zur **Indikation**: Die häufigen typischen Frakturen bei *älteren Patientinnen* mit Osteoporose sind in der Regel so genannte «low energy fractures», durch Sturz auf die Hand. Spätere Funktionseinbuße und Beschwerden sind auch bei leichter Fehlstellung (Dorsalextension bis ca. 20°) in der Mehrzahl der Fälle nicht sehr gravierend. Die konservative Therapie ergibt verhältnismäßig gute Resultate. Dasselbe gilt für *Kinder*. Sie haben noch gute Kompensationsmöglichkeiten dank Wachstumspotenzial.

Die distalen Radiusfrakturen im mittleren Alter sind häufig durch massive Traumen entstanden («high energy fractures»), weisen meist schwerere Schäden am Gelenk auf und haben eine entsprechend schlechtere Prognose, zumal es sich oft um Handwerker und Schwerarbeiter handelt, die mitten im Erwerbsleben stehen. Hier kann eine kompetente handchirurgische Wiederherstellung über Arbeitsfähigkeit oder Invalidität entscheiden.

Zur Gipsbehandlung:

- ausreichende Anästhesie (evtl. lokal in den Bruchspalt)
- Reposition entsprechend der Pathomechanik (Zug und Druck)
- Retention nach Dreipunkteprinzip (s. Abb. 42.11, Kap. 42.3), in Funktionsstellung
- Gipsschiene/zirkulärer Gips, durchgängig gespalten
- engmaschige klinische Kontrolle: Schmerzen, Druckstellen, Zirkulation, Schwellung, Sensibilitätsstörungen (Karpaltunnelsyndrom), Hochlagern
- Röntgenkontrollen: Mehrfache Nachrepositionen sind zu vermeiden (Gefahr eines Sudeck)
- Schulter- und Fingerbeweglichkeit erhalten
- regelmäßige Kontrollen bis zur Konsolidation

Wer soll Radiusfrakturen behandeln?

Wenn man die Fachliteratur durchkämmt, bekommt man bald den Eindruck, dass die meisten Brüche operiert werden sollten. Die Argumente dafür sind plausibel. Wie sind jedoch die Resultate? Die Studien dazu sind widersprüchlich.

Die *Auswertung einer Statistik* der Schweizerischen Unfallversicherungsanstalt (SUVA) über 6210 distale Radiusfrakturen aus den 1980er-Jahren[1] zeigte neben 75% guten 7,6% unbefriedigende Resultate. Subjektiv fanden 83% der Verunfallten das Resultat gut, und nur 4% waren nicht zufrieden. Renten bekamen nur 2,3% von 5010 Patienten. Dabei handelte es sich um Unfälle von Versicherten im Erwerbsalter, meist um Arbeitsunfälle, nicht um Osteoporosefrakturen älterer Menschen.

Operiert worden waren lediglich 8,6%, und ungefähr die Hälfte der konservativ Behandelten war in der freien Praxis versorgt worden. Offensichtlich sind auch **Praktiker durchaus im Stande, distale Speichenbrüche konservativ erfolgreich zu behandeln.**

Operiert wird, um die Resultate der konservativen Behandlung zu verbessern. Andererseits haben auch Operationen ihre Komplikationen, vor allem bei ungenügender Erfahrung und Infrastruktur. Die distalen Radiusfrakturen sind so häufig, dass auch unter optimalen Verhältnissen unmöglich für alle ein erfahrener und versierter Handchirurg oder -orthopäde zur Verfügung steht.

Die Kunst wird sein, jene Frakturen zu identifizieren, die mit einer geeigneten, kompetent durchgeführten Operation eine bessere Prognose versprechen, und die übrigen konservativ richtig zu behandeln. Sowohl für die Triage als auch für die Behandlung sind Praktiker und Spezialisten gleichermaßen gefordert.

48.2.10 Störungen im Gefüge der Karpalknochen und Bänder

Die Kinesiologie des Handgelenkes ist komplex und wurde erst in den letzten Jahrzehnten genauer untersucht (s. Kap. 48.2 u. Abb. 48.4 a). Mit exakteren (v. a. radiologischen) Diagnoseverfahren wird versucht, einzelne Störungen etwas genauer herauszukristallisieren, etwa gewisse Instabilitäten, Dissoziationen, Verschiebungen usw. So wird z. B. eine Verkürzung der Handwurzel in der Längsachse mit einer Instabilität der proximalen Handwurzelreihe, einer Verdrehung von Skaphoid gegenüber dem Lunatum und einer Dissoziation zwischen Skaphoid und Lunatum (Abb. 48.4b) in Zusammenhang gebracht *(karpaler Kollaps)*. Ursache können Verletzungen, aber auch Krankheiten, z. B. rheumatische Arthritiden, sein (**Abb. 48.12**).

Spezielle Untersuchungsmethoden und Therapien (Operationen an Bändern, *interkarpale Arthrodesen*) werden entwickelt. Es ist verständlich, dass bei der Komplexität des Themas praktikable therapeutische Rezepte nicht sofort erwartet werden können. Es handelt sich um ein handchirurgisches Spezialgebiet.

Für **praktisch klinische Belange** ist festzuhalten, dass für fast alle Tätigkeiten des täglichen Lebens eine Handgelenksbeweglichkeit von etwa 40° genügt und die Beweglichkeit zwischen der proximalen und der distalen Reihe der Handwurzelknochen relativ gering ist. Auch sind die Mittelhandknochen des zweiten und dritten Strahles praktisch unbeweglich in der Handwurzel verankert, als eine Voraussetzung für einen stabilen Griff. Nur in den Karpometakarpalgelenken IV und V ist die Mittelhand wirklich beweglich (Abb. 49.3).

Die *Arthrodese* des Handgelenkes hat deshalb nach wie vor ihre Bedeutung.

---

[1] Ramseier, E. W, H. Mettler und H. U. Debrunner: Behandlungsresultate und Dauerschäden nach distalen Vorderarmfrakturen: Erfahrungen der SUVA. Z. Unfallchir. Vers. Med. 81, 230, 1988

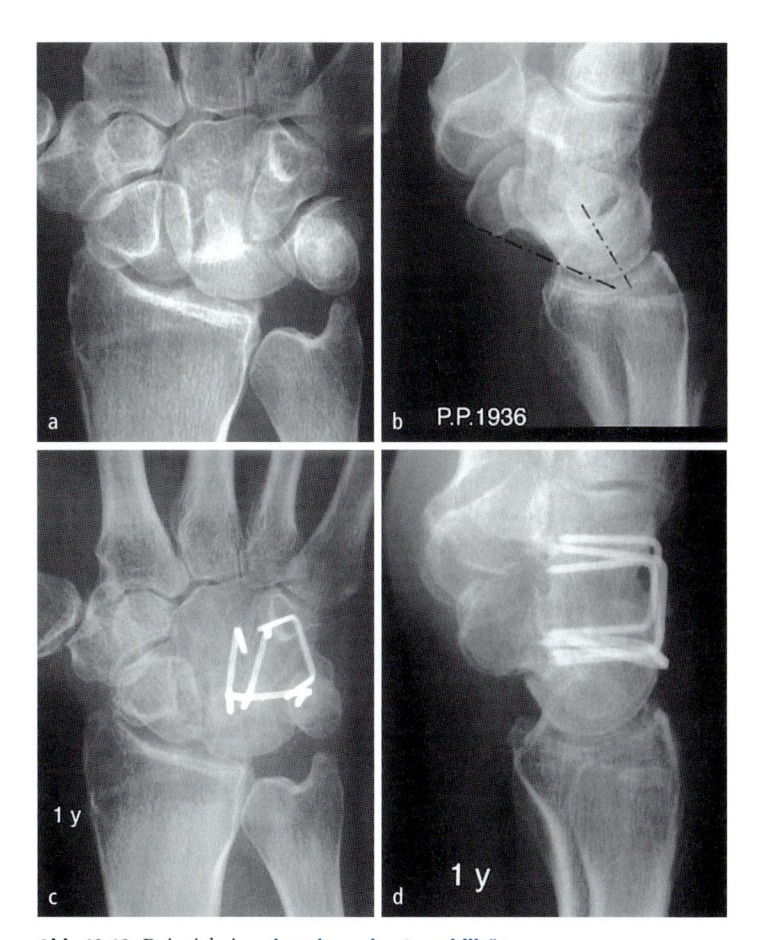

Abb. 48.12: Beispiel einer **interkarpalen Instabilität**:
a) u. b) *60-jähriger Mann.* Langjährige Schmerzen im rechten Handgelenk. Verkippung von Lunatum und Scaphoid, Unterbruch der interkarpalen Gelenklinie (zwischen proximaler und distaler Reihe), intercarpale Arthrose, v. a. zwischen Lunatum und Capitatum: *Karpaler Kollaps* mit VISI-Deformität (volar flexed intercalated segmental instability), vermutlich alte lunotriquetrale Bandruptur.
c) u. d) *Ein Jahr nach* Reposition und **interkarpaler Arthrodese** (zwischen Lunatum, Capitatum und Triquetrum). Der Mann ist seither beschwerdefrei.

49 Die Hand

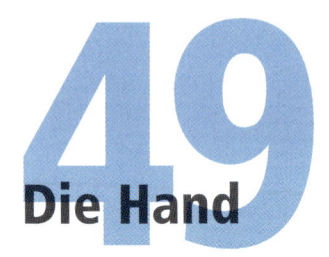

«La main, cet univers»

(Claude Verdan)

49.1 Allgemeines

Die Hand ist das *höchst differenzierte Bewegungsorgan*, das überhaupt existiert. Die Ausgestaltung der Hand als **vielfältiges** und **präzises Werkzeug** gibt dem Menschen erst seine besondere Stellung innerhalb der belebten Welt. Die hohe Differenzierung der Hand als ausführendes Organ des menschlichen Willens, aber auch – nicht weniger wichtig – als überaus **feines Tastorgan** zur Erkennung der Umwelt, findet ihren Ausdruck in der *Repräsentation der Hand im Zentralnervensystem*, die sich über größere Hirnrindenabschnitte erstreckt als die Repräsentation des ganzen übrigen Bewegungsapparates zusammen.

Die komplizierte und sehr variable Funktion der einzelnen Teile der Hand und ihr Zusammenspiel haben in der Biologie keine Parallele und bilden allein schon eine Wissenschaft für sich. Es erstaunt deshalb nicht, dass sich eine **Subspezialität**, die **Handchirurgie**, entwickelt hat, die sich ausschließlich mit Problemen der Wiederherstellung der Funktion der Hand befasst.

Andererseits ist die *orthopädische Betrachtungsweise* geeignet, bei der Beurteilung von Funktionsausfällen und bei der Suche nach Möglichkeiten zu ihrer Verbesserung Wesentliches beizutragen. *Die Orthopädie* zählt deshalb die **Wiederherstellungschirurgie der Hand** zu ihren Aufgaben.

Anatomische Besonderheiten

Die Hand selbst ist ein feingliedriges Greif- und Tastorgan (**Abb. 49.1**). Die Kraft bezieht sie aus einer Muskulatur, die zur Hauptsache in den Vorderarm zurückverlagert ist. Nur die die Kraft übertragenden Sehnen finden Platz in der Hand selbst.

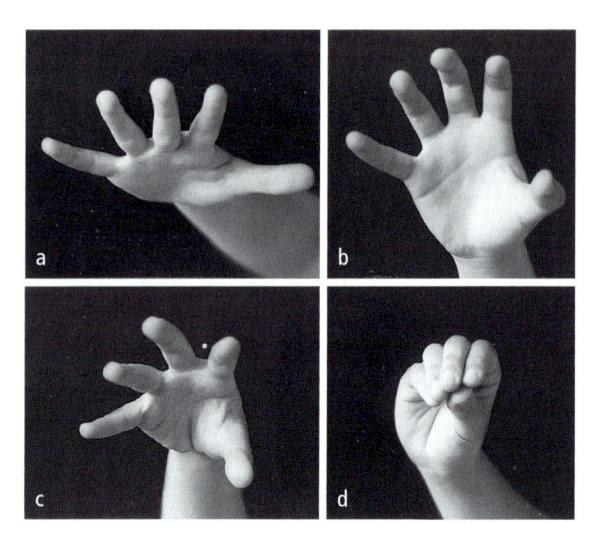

Abb. 49.1: *Anatomie und Funktion:* **Die Hand als Greiforgan.** Die Hand ist nicht nur eine Zange, die zweidimensional greift, sondern ein *dreidimensionales* Greiforgan, das sich öffnen kann, wie sich eine Knospe zur Blüte öffnet, um sich wieder zu schließen und einen Gegenstand zu fassen. Dabei **passt sich** die hohle Hand genau **der Form und Größe des Objektes an** (s. Abb. 49.3a). Die Bilderfolge zeigt diesen Vorgang:
a) Hand flach, Finger gestreckt, Daumen und Kleinfinger weit gespreizt und annähernd parallel.
b Indem sich die Hand langsam schließt durch Flexion der Finger, stellen sich Daumen und Kleinfinger zunehmend gegeneinander *(Opposition)*.
c) Die Hohlhand verengert sich **konzentrisch** von allen Seiten. Die Finger stehen nicht mehr in einer Reihe, sondern in einem **Kreis**.
d) Hand geschlossen, alle *Fingerkuppen berühre*n sich zum **Feingriff**, um einen sehr kleinen Gegenstand zu fassen.
Diese konzentrischen Bewegungen von Hand und Fingern sind nur möglich dank der Beweglichkeit der seitlichen Strahlen in der Mittelhand (s. Abb. 49.3c u. d u. Kap. 48.2, Abb. 48.1a), sowie der Spreizmöglichkeit der Finger in den MP-gelenken.

Finger und Hand bilden eine lange **Gliederkette** mit einer sehr komplexen Kinetik: Nur die Stabilisierung der proximalen Gelenke ermöglicht freie und doch kraftvolle Bewegungen der distalen Gelenke (s. dazu Kap. 6.3 mit Abb. 6.12). Das **Handgelenk** hat dabei zentrale Bedeutung («key joint», Bunnell): Der Fingerschluss ist am kräftigsten, wenn es in ca. 30° Dorsalextension und ca. 10° Ulnardeviation stabil ist (Funktionsstellung).

Das *Zusammenspiel* der einzelnen Sehnen und Gelenke ist sehr fein koordiniert (s. **Abb. 49.2**). Störungen führen zu mannigfaltigen Deformitäten und Funktionsausfällen, z. B. bei Lähmungen, bei Polyarthritis und nach Verletzungen.

Viele anatomischen Strukturen (Gelenke, Sehnen und ihre Scheiden, Nerven und Gefäße) sind auf *engem Raum* untergebracht, die straffen Gewebe erlauben bei Entzündungen nur geringe Volumenzunahme. Durch diese anatomischen Besonderheiten wird die Pathologie der Hand weitgehend bestimmt: Infektionen und Ödeme können katastrophale Wirkung haben. Nerven und Sehnen spielen nirgends eine so große Rolle wie an der Hand. Ihre chirurgische Versorgung erfordert besondere Mikrotechniken. Ebenso wichtig ist auch eine robuste und doch hochsensible Hautdeckung.

Entsprechend der Exponierung der Hand stehen **Verletzungen** und **ihre Folgen** weit *an der Spitze der Handschäden*. Eine große Rolle spielen sodann neurologische Affektionen, motorische *Lähmungen* wie auch **Sensibilitätsausfälle**.

Pathophysiologische Besonderheiten

Das ausgeklügelte Zusammenspiel der einzelnen Gelenke, Muskeln und Tastbezirke ist überaus effizient. Es muss bei der Versorgung von Verletzungen und bei der Planung von wiederherstellenden Maßnahmen der Hand als Leitidee gelten. Für die Hand gilt in besonderem Maß, dass eine optimale Funktion wichtiger ist als eine genaue anatomische Wiederherstellung.

Man wird sich daran erinnern, wie vielseitig und geschickt eine behinderte Hand spontan Ersatz- und Behelfsfunktionen findet. Auch eine verstümmelte, beschädigte Hand kann noch eine brauchbare Hand sein (s. Abb. 49.12), vorausgesetzt, einige funktionellen Grundbedingungen sind erfüllt. Es sind dies vor allem:

- eine schmerzfreie *Stabilität*
- eine gute *Funktionsstellung*
- eine gute *taktile Sensibilität*, vor allem palmar im Medianusgebiet.

Diese zu erhalten oder zu schaffen ist die wichtigste Aufgabe der Behandlung (**Abb. 49.3**).

Sekundäre, auch iatrogene, **Schäden** wie Dystrophien, Fehlstellungen, Versteifungen, schmerzhafte Hautnarben, anästhetische Hautbezirke usw. beeinträchtigen die Funktion der Hand oft viel nachhaltiger als die primäre Läsion. Solche sekundären Störungen können bei einem feinen Organ wie der Hand rasch und oft unbemerkt auftreten. Umso eher gilt es, sie zu kennen, zu erkennen, zu vermeiden und wenn nötig zu beheben. Die Komplikationen und ihre Vermeidung sind deshalb weiter unten ausführlich beschrieben. Das «primum nil nocere» ist für die Chirurgie der Hand besonders wichtig.

Erst in zweiter Linie kann man an eine eigentliche Wiederherstellungschirurgie denken. Eine genaue Vorstellung von den mannigfaltigen Funktionsweisen der gesunden, wie auch der geschädigten, verstümmelten Hand ist Voraussetzung für den Erfolg. Dann aber kann schon eine unscheinbare Verbesserung der Funktion, eine Teilfunktion, für den Betroffenen eine wesentliche Hilfe sein.

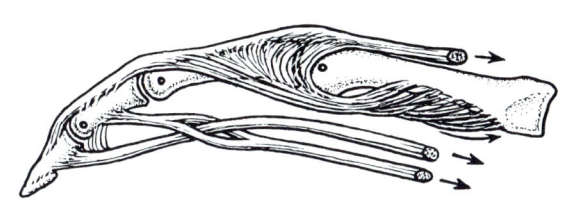

Abb. 49.2: Das Zusammenspiel von Sehnen und Gelenken an den *Langfingern* ist ziemlich kompliziert: Drei Gelenke und mehrere Beuge- und Strecksehnen ermöglichen differenzierte und mehr oder weniger unabhängige Bewegungen in jedem einzelnen Gelenk.

- **Distales Interphalangealgelenk (DIP):** Das Endgelenk wird von der Streckaponeurose, in welche alle Extensoren zusammenlaufen, gestreckt, von der langen Sehne des M. flexor dig. profundus gebeugt. Ihre Funktion bzw. ihr Ausfall lässt sich leicht prüfen.
- **Proximales Interphalangealgelenk (PIP):** Das Mittelgelenk wird ebenfalls von der Streckaponeurose extendiert. Für die Beugung kommt zum tiefen Flexor die Sehne des M. flexor dig. superficialis hinzu.
 Um seine Funktion isoliert zu prüfen, nimmt man dem tiefen Flexor die Wirkung, indem man die übrigen Langfinger passiv streckt. So kann nur noch der Superficialis den Finger im PIP beugen.
- **Metacarpo-phalangealgelenk (MP-Gelenk):** Die Fingergrundgelenke werden allein durch die lange Sehne des M. Extensor digitorum gestreckt. Die Flexion geschieht vorwiegend durch die Binnenmuskulatur der Hand (Interossei, Lumbricales), deren Sehnen volar des Drehpunktes (o) des MP-gelenkes vorbeiziehen, aber dorsal des PIP- und des DIP-gelenkes, auf welche sie dann als Extensoren wirken.
 Ausfall dieser **«intrinsic muscles»** führt zu schwerer Funktionsstörung (Krallenhand).
 Bei temporärer Ruhigstellung wird deshalb die «Intrinsic-plus»-Stellung vorgezogen: siehe Abbildung 49.8 d.

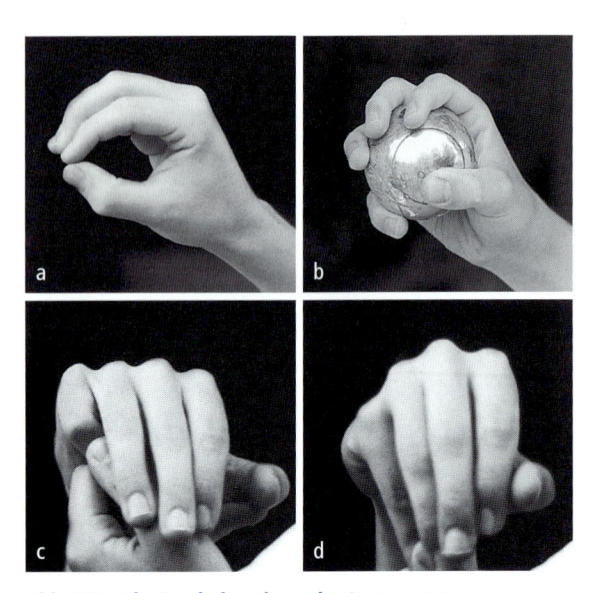

Abb. 49.3: Die Hand als universales Instrument.
a) **Feingriff**, für kleine Gegenstände. Die Fingerkuppen berühren sich. Dies ist die ideale Funktionsstellung der Hand. Ruhigstellung und Fixation sollten in dieser Stellung erfolgen.
b) Die Hand kann *Gegenstände verschiedener Größe* allseitig fest umschließen und sich z. B. einer Baumnuss, einem Tennisball oder einer Grapefruit ohne weiteres *anpassen*, dank einer erheblichen Beweglichkeit der Mittelhand in der Querrichtung (s. Abb. c u. d).
Für die optimale dreidimensionale Funktion muss die Hand sowohl in der Längs- wie in der Querrichtung flexibel, aber auch stabil sein (s. Abb. 49.1).
c) **Die Beweglichkeit der Mittelhand:** Bei flacher Hand stehen die Köpfchen der Metatarsalia nebeneinander in einer geraden Reihe. Die Finger sind parallel.
d) Während das Metakarpale III straff mit der Handwurzel verbunden ist, haben die *randständigen Metakarpalia mehr Bewegungsfreiheit:* am meisten (neben dem ersten) der fünfte Strahl. Dieser steht hier viel tiefer als bei c). Dadurch entsteht eine deutliche **Querwölbung** (s. a. Abb. 49.7).
In dieser Stellung *konvergieren die Finger* (s. Abb. 49.1). Diese Verhältnisse gilt es zu beachten z. B. bei der Frakturbehandlung (Funktionsstellung, Alignement der Finger, Rotationsstellung).

Die Hand als Greiforgan

Nützlich ist die Unterscheidung verschiedener Greifformen. In **Abbildung 49.4** sind die wichtigsten Griffarten dargestellt.

Für jeden dieser Griffe sind bestimmte Bedingungen nötig, wie *Beweglichkeit* und *Stabilität* der einzelnen Gelenke, die *Muskelkraft* und die *Sensibilität* bestimmter Hautbezirke.

Voraussetzung für jeden Griff ist, dass sich zwei geeignete Greifflächen (Fingerbeeren, -seitenflächen bzw. Stümpfe) **berühren** können. Diese sollten nicht

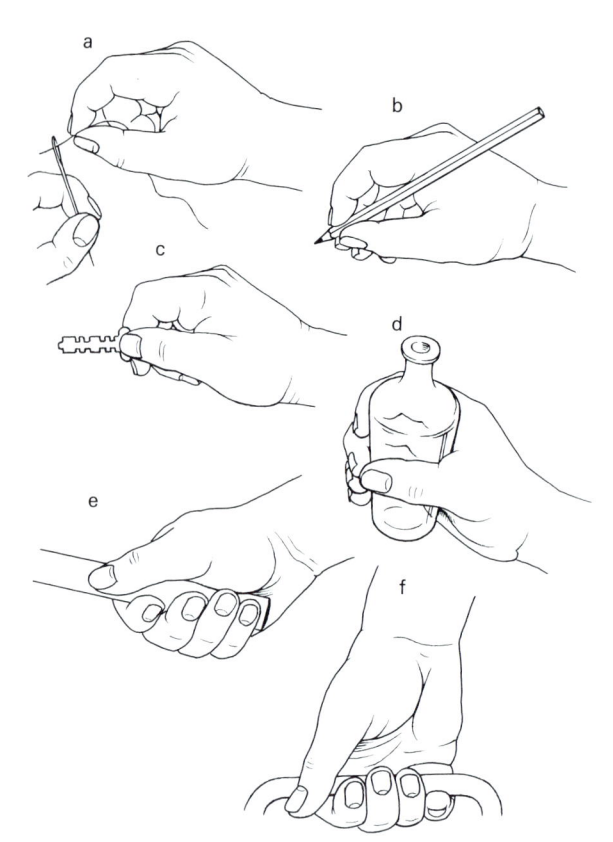

Abb. 49.4: Verschiedene Griffarten.
Alle gehen von der Funktionsstellung aus. Jede hat einen anderen Zweck. Bei Schädigungen werden sie *subsidiär* gebraucht. Solche *Ersatzfunktionen* sind sehr wichtig und müssen genau beobachtet werden.
a) **Feingriff**, Spitzgriff: Fingerkuppe von Daumen und Zeigefinger (evtl. anderem Finger) einander gegenüber. Präzision, Koordination, gute Zweipunktediskrimination sind hier besonders wichtig.
b) **Schreibgriff:** Hier kommt zu Daumen und Zeigfinger der Mittelfinger als Abstützung. Eine gute Schreibhaltung entspricht ebenfalls der Funktionsstellung.
c) **Schlüsselgriff**, zwischen Daumenkuppe und Zeigefingerseite erlaubt größere Kraftanwendung. Auch bei wenig opponiertem Daumen möglich. Bei Sensibilitätsstörungen an den Kuppen wird dieser Griff gebraucht.
d) **Kraftgriff** zwischen Fingern, Handflächen und Daumen, für größere Gegenstände. Hand weit offen durch stärkere Abduktion des Daumens.
e) **Breitgriff:** Kraftgriff für Werkzeugstiele usw. Hier kommt vor allem die Beugekraft der Langfinger zur Wirkung. Voraussetzung ist gute Haut in der Hohlhand und gute Flexion der Langfinger. Griff auch ohne Daumen möglich.
f) **Hakengriff.** Wenig differenziert. Die Langfinger wirken wie starre Haken. Eine versteifte Hand kann oft noch so gebraucht werden.

schmerzhaft, jedoch sensibel sein. Der Griff sollte mit einer gewissen Kraft geschlossen und auch wieder geöffnet werden können (**Abb. 49.5**).

Eine weitere Voraussetzung ist die **Stabilität der proximalen Gelenke**, vor allem auch des Handgelenks (s. Abb. 6.12). Daraus können sich vor allem bei Lähmungen Probleme ergeben (s. Kap. 34.1 u. Kap. 34.3.3).

Die Hand ist aber nicht einfach eine Zange, sondern ein dreidimensionales Greiforgan, das sich dem zu fassenden Gegenstand ideal anpassen kann. Dazu sind Stabilität (in der Mitte der Querwölbung) und Beweglichkeit (in den seitlichen Strahlen) notwendig (s. Abb. 49.1 u. Abb. 49.3).

Griffe, auch in rudimentärer Form, zu erhalten oder wiederherzustellen, ist eines der Hauptanliegen der Handchirurgie. Der Wert solcher Griffe kann kaum hoch genug eingeschätzt werden (s. Abb. 49.12).

Selbstverständlich muss auch die **Tätigkeit des Patienten** im Behandlungsplan berücksichtigt werden. Ein Uhrmacher stellt andere Anforderungen an seine Hand als ein Waldarbeiter oder eine Pianistin. Jede Tätigkeit erfordert eine oder mehrere Griffarten. Wertvoll ist eine *genaue Analyse des Bewegungsablaufes eines Arbeitsganges*.

Die beiden Hände haben ganz *verschiedene Funktionen*. Wenn die rechte das Werkzeug ist, muss die linke der Schraubstock sein, oder umgekehrt. Ist die rechte beschädigt, muss die linke ihre Funktion übernehmen. Viele Patienten haben gezeigt, dass dies lernbar ist.

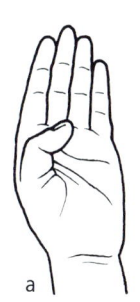

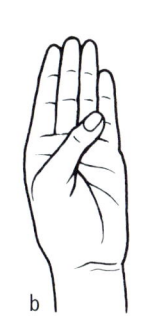

Abb. 49.5: Der **Daumen** ist natürlich für die Greiffunktion besonders wichtig, da er gegen die übrigen Finger gestellt werden kann.
a) **Flexion** im Daumengrund- und Endgelenk genügen dazu nicht. Entscheidend ist
b) die **Opposition** im Daumensattelgelenk, zwischen Metakarpale I und Multangulum maius. Die Drehung des Daumens gegen die Handfläche ist an der Stellung des Daumennagels zu erkennen.
Die Opposition des Daumens gehört zur Funktionsstellung der Hand und ist bei jeder Art von Ruhigstellung zu beachten.

Im Folgenden sollen die Infektionen und in Kapitel 49.2 einige weitere **sekundäre Schäden** *beschrieben werden, welche die Funktion der Hand besonders beeinträchtigen, aber bei geeigneter Prophylaxe und Therapie* **vermieden** *werden können.*

Infektionsprophylaxe

Jede Infektion an der Hand ist eine ernst zu nehmende Sache, weil sie unversehens zu unheilbaren Schäden führen kann: Ein Panaritium, eine Sehnenscheidenentzündung, ein Wundinfekt können schwere Funktionsausfälle hinterlassen. Das entzündliche Infiltrat und das begleitende Ödem finden wenig Platz zur Ausdehnung, der *erhöhte Druck* beeinträchtigt die Zirkulation, und mit der Zeit bilden sich innere Narben, Verklebungen, Schrumpfungen usw., wodurch die Gelenke versteifen, auch wenn sie nicht unmittelbar von der Infektion betroffen sind. Dazu kommt die Inaktivität und Immobilisierung wegen der *Schmerzen*.

Die Infektion ist auch die häufigste Ursache einer Sudeck'schen Dystrophie der Hand (s. Kap. 49.2). Wenn sich eine Infektion an der Hand einmal eingenistet hat, ist sie sehr schwer wieder zu eliminieren, und oft nur unter Hinterlassung schwerer dauernder *Schäden*.

Die *Schwere einer Infektion frühzeitig* zu *erkennen* und die entsprechend radikalen Maßnahmen (großzügige Inzisionen; bei Verletzungen ausreichende Exzision, Drainage, offene Behandlung), verbunden mit konsequenter Ruhigstellung, bieten die einzige Möglichkeit, schwerere Komplikationen zu vermeiden.

Die gute **Versorgung einer frischen Handverletzung** und die richtige Planung einer Wiederherstellungsoperation an der Hand sind die beste Infektionsprophylaxe. Je einfacher der Eingriff ist, je weniger schlecht durchblutetes, gequetschtes Gewebe verbleibt, je geringer das postoperative Ödem ist, desto weniger kann eine Infektion entstehen.

Für die Versorgung von *Sehnen* und *Nerven* gilt auch heute noch, dass sie nur bei besten Verhältnissen primär genäht werden sollen, d.h. bei sauberen, glatten Verletzungen, guten Operationsbedingungen (Asepsis, Material, Instrumentation, atraumatische mikrochirurgische Technik usw.) und spezieller handchirurgischer Ausbildung des Operateurs. Nicht immer und überall werden diese Bedingungen erfüllt sein. Dann ist es besser, sich auf der Notfallstation mit einer Inspektion und einer guten Wundversorgung zu begnügen. Auch andere wiederherstellende Maßnahmen werden mit Vorteil *zurückgestellt, bis ideale Bedingungen vorliegen.*

Die **sekundäre Versorgung** von Sehnen und Nerven unter den günstigen Verhältnissen eine Wahloperation ist im Zweifelsfall besser. Die Sekundärnaht von Nerven (etwa 4 bis 8 Wochen nach der Wundheilung) hat praktisch keine Nachteile (Moberg).

Auch die Naht der *Fingerbeugesehnen* dort, wo diese Sehnen in ihren Sehnenscheiden zwischen distaler Hohlhandfalte und Fingerendgelenk liegen, ist eine heikle Sache, und nur der handchirurgisch versierte Operateur darf gute Resultate erwarten. Ausgedehnte Narbenbildung und Verklebung zerstören das Gleitlager der Sehne und fixieren sie, der Finger wird steif.

49.2
Sekundäre Funktionsstörungen der Hand

Sudeck'sche Dystrophie

An kaum einem anderen Organ wirkt sich die Sudeck'sche Dystrophie so schlimm aus wie an der Hand. Ein schwerer Sudeck kann eine Hand durch Schmerzen, Versteifung und Fehlstellung *nahezu unbrauchbar* machen (vgl. «Schulter-Hand-Syndrom», Kap. 46.2.5; Sudeck allgemein: s. Kap. 45.1; Abb. 45.1).

Mehr als andere Gelenke neigen die Fingergelenke bei längerer Immobilisation rasch zur **Versteifung**, besonders aber bei Fixation der Fingergrundgelenke in Streckstellung (vgl. Abb. 49.8). Die frustrierenden Mobilisationsversuche können dann ihrerseits zum Sudeck führen.

Indessen ist nach Verletzungen und Operationen an der Hand eine temporäre Ruhigstellung fast immer notwendig, sonst treten stärkere **Schmerzen** und Schwellungen auf, die wiederum rasch zu Versteifung und Dystrophie führen können. So kann eine Sudeck'sche Dystrophie entstehen sowohl infolge unzweckmäßiger Fixation der Finger als auch infolge vernachlässigter Ruhigstellung der Hand (z. B. nach gewöhnlicher Radiusfraktur). In beiden Fällen kann die Gebrauchsfähigkeit der Hand schwer und definitiv beeinträchtigt werden (**Abb. 49.6**).

Wichtig ist es, den **Circulus vitiosus**: Schmerzen – Untätigkeit – Ödem – Versteifung – Schmerzen schon zu Beginn zu **unterbrechen**. Dies geschieht zweckmäßigerweise mit einer guten Fixierung des Handgelenkes bis zu den Metakarpalia, wenn möglich ohne Fingergrundgelenke, oder mit diesen in Beugestellung, mit der Hochlagerung der Hand und dem regelmäßigen Bewegungstraining des Armes sowie – wo möglich – der Fingergelenke.

Verbände müssen dorsal bis über die Fingerknöchel reichen, damit keine Schwellung des Handrückens auftritt.

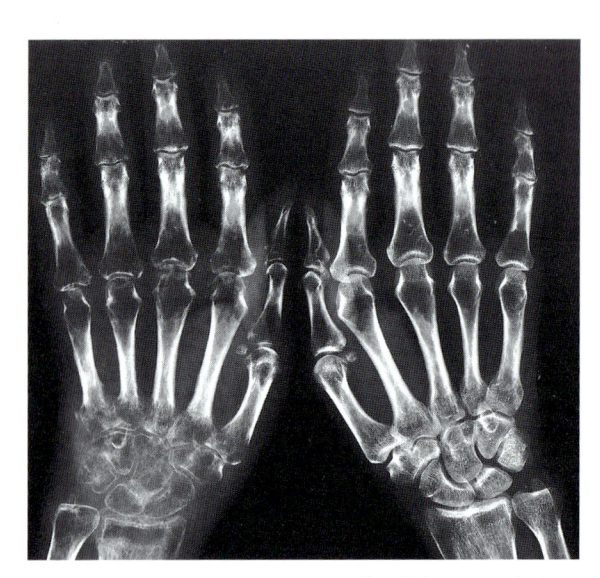

Abb. 49.6: Sudecksche Dystrophie der linken Hand eines *50-jährigen Mannes*, im Anschluss an eine Weichteilverletzung. Die massive *fleckige Osteoporose* ist eindrücklich, doch stehen die klinischen Symptome der Dystrophie, Ödem, Versteifung und Schmerzen, im Vordergrund. Eine solche Hand ist während Monaten, sogar Jahren, praktisch unbrauchbar und kann den Patienten weitgehend invalide machen. Die *normale* rechte Hand daneben zum Vergleich.

Steife Finger

Ein einzelner steifer Finger ist meistens für die Hand eher hinderlich als nützlich: Wenn er in Beugestellung versteift ist, ragt er bei flacher Hand in die Handfläche hinein und stört beim Greifen oder beim Ablegen der Hand flach auf die Unterlage. Ist ein Finger in Streckstellung versteift, stößt er ständig irgendwo an und ist hinderlich beim Faustschluss. Oft ist ein kürzerer, teilamputierter Finger besser als ein steifer. Dies gilt z. B. für die fortgeschrittene Dupuytren'sche Kontraktur, für Beugesehnenverletzungen sowie andere schwere Fingerverletzungen.

Sind mehrere Finger steif, sollte wenigstens eine **Greiffunktion** erhalten bleiben. Die Versteifung der Fingergrundgelenke (Metakarpo-Phalangeal-Gelenke, MP-Gelenke) in Streckstellung ist funktionell besonders ungünstig, weil damit jede Greiffunktion verunmöglicht wird. Aber auch zu stark eingekrallte Interphalangealgelenke sind sehr hinderlich.

Wichtig ist deshalb bei jeder Ruhigstellung die **Funktionsstellung von Hand und Fingern**: Bei leicht dorsalflektiertem Handgelenk liegen Unterarm und die leicht zur Faust gebeugten Finger auf der Unterlage auf. Die Fingerbeeren der Langfinger berühren die Daumenkuppe. Auch bei ziemlich steifen Fingern ist aus dieser Stellung heraus noch eine Greiffunktion möglich (s. Kap. 17.2 u. Kap. 38.2.1; Abb. 48.10 u. **Abb. 49.7**).

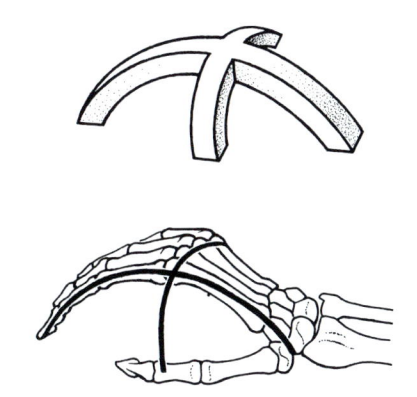

Abb. 49.7: Die Funktionsstellung der Hand.
Die verschiedenen Griffarten gehen alle von der Funktionsstellung der Hand aus. Architektonisch gesehen ist sie eine *Gewölbekonstruktion* mit doppelter Funktion: 1. einen *variablen Hohlraum* zu bilden, der gestattet, größere oder kleinere Gegenstände zu umgreifen, und 2. *Stabilität* für einen kräftigen Griff zu geben.
Anatomisch sind es ein Längs- und ein Quergewölbe. Sie kreuzen sich am Scheitelpunkt, dem Metakarpaleköpfchen II und III, welche ziemlich starr miteinander verbunden sind, während die Mittelhandknochen von IV und V beweglich sind. Dieses Gewölbekreuz ist für die Funktion der Hand von zentraler Bedeutung. Knickt das Gewölbe ein, wie etwa bei einer Polyarthritis, nach einer Verletzung oder einer Ulnarislähmung (Abb. 49.18 c), wird die Hand weitgehend unbrauchbar.
Die Skeletthand ist hier zu flach gezeichnet. Bei einer guten Funktionsstellung, wie sie etwa zur Ruhigstellung der Hand anzustreben ist, berühren sich Fingerkuppe und Daumen (vgl. Abb. 17.2). Dabei steht das Handgelenk in ca. 30° Dorsalextension und ca. 10° Ulnardeviation.

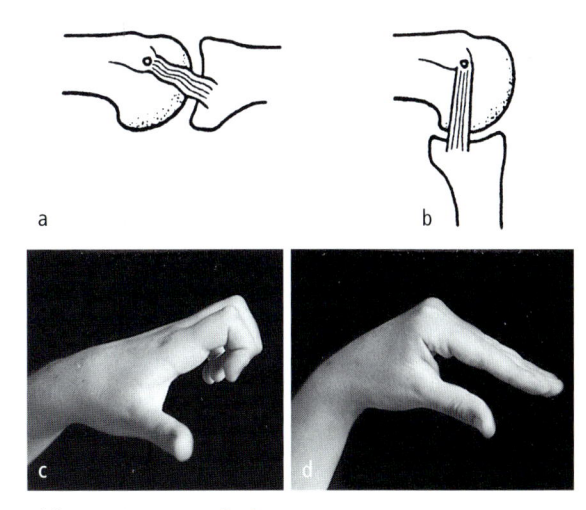

Abb. 49.8: Das MP-Gelenk.
a) In **Streckstellung** erlauben die relativ lockeren Seitenbänder den Fingergrundgelenken eine beträchtliche seitliche Beweglichkeit.
b) In **Beugestellung** sind die Seitenbänder gestreckt wegen ihres längeren Weges. So wird die Hand für eine kräftige Greiffunktion stabilisiert («*intrinsic-plus*» Stellung).
Wenn Fingergrundgelenke ruhig gestellt werden müssen, sollte das, wenn möglich, in Flexionsstellung geschehen, denn in Streckstellung können die Bänder schrumpfen und sich *verkürzen*, das Gelenk versteift in Streckstellung, der funktionell ungünstigsten Stellung.
c) In dieser Stellung ist die *Funktion der Hand* schwer gestört. Ruhigstellung mit gestreckten Fingergrundgelenken kann in kurzer Zeit zur Kontraktur (Krallenhand) und nicht selten zum weitgehenden irreversiblen Verlust der Gebrauchsfähigkeit führen.
d) «*Intrinsic-plus*»-*Stellung:* Die bevorzugte Stellung für *temporäre Ruhigstellung* und Fixation nach Verletzungen, Operationen, aber auch bei manchen Krankheiten (Polyarthritis, Lähmungen usw.).
Muss das Handgelenk auch ruhig gestellt werden, soll dies in Dorsalextension von ca. 30° und Ulnardeviation von ca. 10° geschehen (Funktionsstellung, s. Abb. 17.2, Kap. 17.2).

Bei jeder Fingerfixation, vor allem nach Fingerfrakturen, ist die *Beugestellung der Fingergrundgelenke* wesentlich (Intrinsic-plus-Stellung, s. **Abb. 49.8 b u. d**).
Erstens wird so die Schrumpfung der Kollateralbänder an den Fingergrundgelenken verhindert, was eine Versteifung zur Folge hätte (vgl. Kap. 6.4.3, **Abb. 49.8 a u. c**), zweitens kann die Rotationsstellung richtig erhalten werden, und drittens sind die Finger in dieser Stellung am besten funktionstüchtig (Funktionsstellung; Abb. 17.2). Das *Handgelenk* soll in Dorsalextension von ca. 30° und Ulnardeviation von ca. 10° stehen. So haben die Finger die größte Kraft und den größten Bewegungsumfang.
Die **Nachbehandlung** ist nirgends so wichtig wie bei *Handverletzungen* und *-operationen*. Aktive Flexion gegen Widerstand (Gummiball, Silikon, Holzgriff mit Gummizug, dynamische Schienen usw.) ist die Therapie der Wahl. Jede passive Manipulation ist schädlich, hingegen können kleine Quengelschienen, die einen leichten Dauerdruck ausüben, nützlich sein (**Abb. 49.9**).

Schmerzhafte Narben

Wenn beim Versuch kräftig zuzugreifen wegen empfindlicher Haut Schmerzen an der Greiffläche entstehen, wird die Hand automatisch nur noch zögernd oder gar nicht mehr gebraucht. Dünne ungepolsterte Narben an den Fingerbeeren, an der Fingerinnenseite und an der Handfläche sind sehr *empfindlich*. Sekundärheilungen sind deshalb hier besonders ungünstig. Auch dünne Spalthautlappen sind ungenügend. Bei Fingerverletzungen ist es gelegentlich besser, etwas mehr zu amputieren, als einen Finger mit einer empfindlichen Hautnarbe zu erhalten.
Besonders stark stören Narben, die *in der Längsrichtung* über Finger- oder Handbeugefalten verlaufen. Fast immer bleibt eine schmerzhafte Narbenkon-

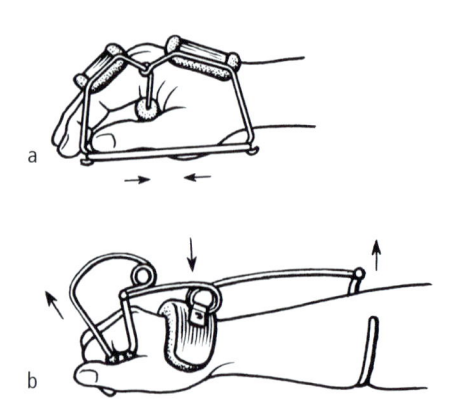

Abb. 49.9: Hand- und Fingerschienen zur *passiven Redression* und für die *aktive Übungsbehandlung*.
a) «Knuckle-bender» zur dosierten passiven Flexion der Fingergrundgelenke (MP-Gelenke).
b) Handschiene zur *Streckung von Handgelenk* und Fingern. Diese Schienen werden gebraucht in der Behandlung von Fehlstellungen bei der rheumatischen Arthritis, bei Lähmungen (Radialis), posttraumatischen Versteifungen und in der postoperativen Nachbehandlung.

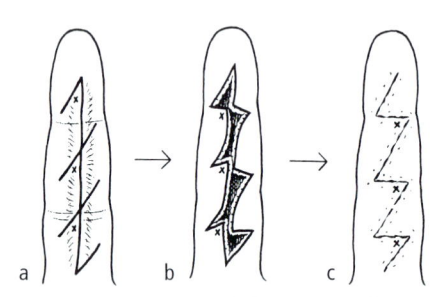

Abb. 49.10: Narben und Schnittführung an der **Beugeseite von Fingern und Hohlhand**.
Gerade Schnitte in der Längsrichtung, senkrecht zu den Beugefalten, hinterlassen empfindliche Narben und Beugekontrakturen. Inzisionen bei Operationen sollten anders gelegt werden, z.B. im Zickzack, schräg oder seitlich.
Zur *Korrektur von Narbenkontrakturen* ist die *Z-Plastik* geeignet:
a) Schnittführung
b) Verschiebung der Lappen (x)
c) nach spannungsfreier Naht in der neuen Lage.
Diese Technik kann beim Dupuytren, bei Trauma- und Operationsfolgen, bei Verbrennungsnarben u.a. angewandt werden.

traktur. Bei der Schnittführung im Handbereich wird deshalb das senkrechte Überqueren der Beugefalten vermieden (**Abb. 49.10**).

Gefühllose Finger

Ein Finger, der seine Sensibilität verloren hat, ist nicht nur praktisch *wertlos*, sondern *hinderlich*. Auch wenn er normal aussieht, wird er nie gebraucht und kommt

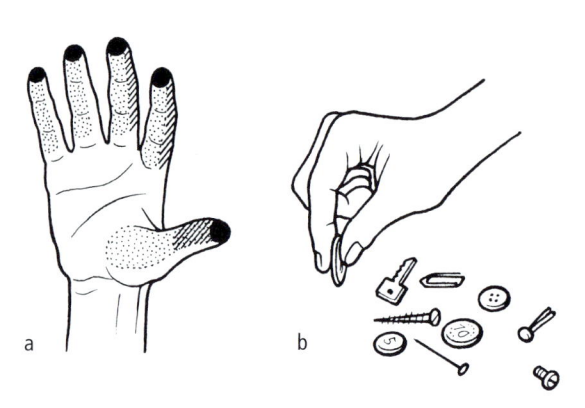

Abb. 49.11: Die Hand als Sinnesorgan.
Die Fingerspitzen haben «Augen»
a) Der Tastsinn ist für das tägliche Leben außerordentlich hilfreich. Das merkt man erst, wenn er fehlt. Die für das **«Fingerspitzengefühl»** (taktile Gnosis) besonders wichtigen Hautzonen sind *schwarz* gezeichnet. Die schräg *schraffierten* Seitenflächen der Finger und des Daumens kommen bei dem häufig gebrauchten seitlichen Fingergriff (Schlüsselgriff) in Kontakt (s. Abb. 49.4). Im Weiteren sind auch die *punktierten* Hautbezirke für die taktile Funktion von Bedeutung, etwa beim Breitgriff.
b) **Die Aufleseprobe nach Moberg** ist eine sehr gute Methode zur Prüfung der taktilen Gnosis: Der Patient hat die Aufgabe, eine Anzahl kleiner Gegenstände in einer Schachtel zu sammeln, einmal mit offenen, dann mit geschlossenen Augen. Geschwindigkeit und Geschicklichkeit, womit diese Aufgabe gelöst wird, sind unmittelbar abhängig von der taktilen Gnosis. Der Proband braucht dabei nur die sensiblen Fingerpartien.

den anderen Fingern bei der Arbeit nur in die Quere. Zudem wird er sehr leicht verletzt. Wenn noch andere gebrauchstüchtige Finger vorhanden sind, ist es deshalb meist besser, ihn zu amputieren. Für die Beurteilung der Funktion einer beschädigten Hand und die Möglichkeit von *Ersatzfunktionen* und wiederherstellenden Operationen ist die Sensibilität der Greifflächen, vor allem die **taktile Gnosis** (das Fingerspitzengefühl) ausschlaggebend (s. «Verletzungen peripherer Nerven», Kap. 34.3 u. **Abb. 49.11**).

Wenn immer möglich, wird versucht, die Kontinuität des verletzten Nerven wiederherzustellen. Mittels mikrochirurgischer Technik, mit direkter Naht oder Überbrückung mit einem autologen Interponat gelingt es auch oft, wenigstens eine *protektive*, in günstigen Fällen eine *taktile Sensibilität* wieder zu installieren.

In seltenen Fällen kann es gerechtfertigt sein, mit einem gestielten Haut-Nerventransplantat eine sensible Insel an der Fingerkuppe zu schaffen. Gelegentlich ist es möglich, aus sensiblen Fingern oder Fingerteilen durch Umstellung einen Griff herzustellen.

Die verstümmelte Hand

Es ist erstaunlich, was ein Mensch mit einer verstümmelten Hand oft noch zu leisten vermag, wenn Sensibilität und eine gewisse Kraft erhalten sind und der Gebrauch nicht schmerzt. So können kurze Fingerstummel, auch wenn nur noch die Basis der Grundphalanx vorhanden ist, überaus nützlich sein. **Ersatzfunktionen** entsprechend den verschiedenen Griffarten erlauben manchmal verblüffende Fertigkeiten und Leistungen. Diese Tatsachen dürfen nicht vergessen werden, wenn die Versorgung einer frischen, schweren Handverletzung oder die «Wiederherstellung» einer durch Krankheit oder Trauma geschädigten Hand geplant werden soll (**Abb. 49.12**).

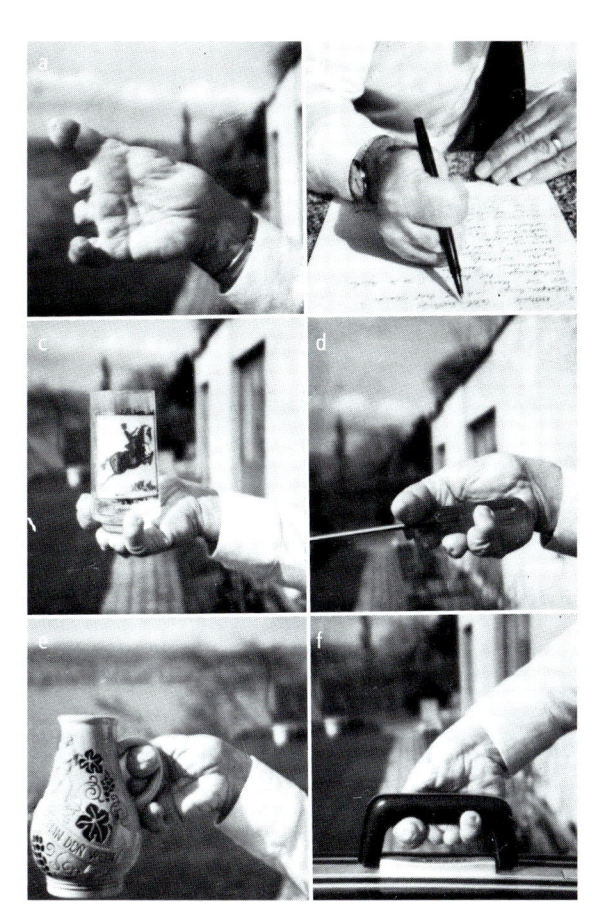

Abb. 49.12: Funktion einer verstümmelten Hand.
Verletzung der rechten Hand durch eine Explosion im Alter von 14 Jahren. a) Was von der Hand geblieben ist: Der Daumen fehlt gänzlich, von Zeige- und Kleinfinger sind etwas längere, von Mittel- und Ringfinger nur ganz kurze Stümpfe erhalten. Gute Hautdeckung und Sensibilität. Der Mann hat in Kürze die Hand wieder so brauchen gelernt, dass er *praktisch nicht behindert* ist: b) Schreiben. c) Halten eines großen Gegenstandes in der hohlen Hand. d) Halten eines Werkzeuggriffes, e) eines Henkelkruges und f) eines Koffergriffes.
Die **primäre Versorgung** war einfach und zweckmäßig gewesen, Wiederherstellungsoperationen waren und sind nicht notwendig.

Ein erfahrener Handchirurg wird in ausgewählten Fällen mittels mehr oder weniger komplizierter Verfahren gewisse Verbesserungen der Funktion erzielen können. Im Allgemeinen aber wird man bestrebt sein, **bei der operativen Versorgung von Verletzungen** möglichst einfache Verhältnisse zu schaffen und auf komplizierte Rettungs- und Wiederherstellungsversuche zu verzichten, zu Gunsten einer raschen und sicheren Heilung, die eine sofortige Rehabilitation ermöglicht. So wird man die zahlreichen möglichen Komplikationen und Schwierigkeiten, die den Erfolg in Frage stellen, am besten vermeiden.

Dank *mikrochirurgischer Technik* ist es unter günstigen Bedingungen möglich, abgeschnittene Finger und Hände nicht nur wieder anzunähen, sondern auch eine brauchbare Motorik und Sensibilität wieder herzustellen (s. Kap. 49.7.2).

Kongenitale Deformitäten

Die Ausreifung der Extremitätenknospen und die Differenzierung von Hand und Fingern im Verlauf der Embryonalentwicklung ist ein sehr komplizierter und für Störungen anfälliger Vorgang (s. a. «Kongenitale Störungen», Kap. 27.1). Entscheidend sind die ersten zwei Lebensmonate des Embryos.

Fehlbildungen (Dysmelien) können die verschiedensten Formen annehmen: Plus- und Minusvarianten mit zu vielen (Polydaktylie) oder zu wenigen Fingern, mit Skelettvarianten, mit Deformitäten (Klumphand, Spalthand, Kamptodaktylie = Kontraktur des Kleinfingers im Mittelgelenk, Klinodaktylie = radiale Fingerabweichung, usw.), mit Verwachsungen einzelner Finger *(Syndaktylie)* und anderen Missbildungen (s. Abb. 27.5).

Eine **Therapie** ist in vielen Fällen weder nötig noch möglich. Im Übrigen richtet sich die Behandlung nach der Funktionsstörung und nach kosmetischen Gesichtspunkten. Wichtig ist in erster Linie, eine Greiffunktion zu erhalten oder wiederherzustellen, bei Daumenaplasie z. B., indem der Zeigefinger in Oppositionsstellung gebracht wird (Pollizisation).

Die entsprechenden *Operationen* sind zum größten Teil Spezialverfahren der handchirurgischen Technik.

Wichtig ist es, den **richtigen Zeitpunkt** für eine Operation zu wählen: Amputationen überzähliger Finger können früh gemacht werden, schwierigere Wiederherstellungsoperationen werden besser verschoben, bis die Größenverhältnisse und die Differenzierung der Strukturen gute Übersicht und einwandfreie technische Ausführung erlauben. Allerdings wurde die mikrochirurgische Operationstechnik an *spezialisierten Zentren* so weit entwickelt, dass auch schwierige Wiederherstellungsoperationen bereits ab dem ersten Lebensjahr erfolgreich durchgeführt werden können.

49.3
Infektionen an der Hand

Panaritium

Das Panaritium ist die *häufigste* Fingerinfektion: eitrige Einschmelzung im subkutanen Gewebe der Fingerbeere, meist durch Staphylokokken verursacht. Bleibt wegen des straffen, mit Septen durchsetzten Fettpolsters lokalisiert und führt zu einer kleinen Fettgewebsnekrose. Diese Stelle ist sehr druckempfindlich und kann mit einer Sonde genau lokalisiert werden, was für die Inzision wichtig ist. Verschleppte Panaritien können ins Gelenk einbrechen (Panaritium articulare, eitrige Arthritis), in den Knochen (Panaritium ossale, Fingerosteomyelitis) oder in die Sehnenscheide der Beugesehnen (Sehnenscheidenphlegmone). Schwere Schäden können daraus entstehen. Die **frühzeitige adäquate Behandlung** eines Panaritium ist deshalb sehr wichtig:

- Antibiotika helfen nur in der allerersten Phase.
- Absolute Ruhigstellung (Vorderarm-Handschiene) und Hochlagerung.
- Chirurgische Exzision des Herdes, der Nekrose (Blutsperre) und Anlegen eines kleinen Hautfensters zum Abfluss ist besser als ein Drain im Finger. Die Inzision soll lateral, ziemlich dicht unterhalb des Nagelbettes angelegt werden (**Abb. 49.13a**).

Paronychie (Nagelfalzinfektion)

Die Paronychie ist meistens lateral beginnend im Falz unter dem Nagel mit Schmerzen und Rötung. Manchmal kann im Anfangsstadium die Infektion durch Handbäder, Ruhigstellung usw. zum Abklingen gebracht werden, manchmal entleert sich ein kleiner Tropfen Eiter.

In *fortgeschrittenen Fällen* ist eine kleine Inzision, evtl. die Entfernung eines Teils des Nagels notwendig. Das Nagelbett selbst darf nicht zerstört werden, weil sonst der Nagel verkrüppelt wächst (Abb. 49.13b).

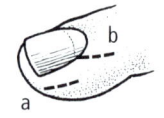

Abb. 49.13: Schnittführung bei Fingerinfektionen.
a) Inzision **bei Panaritium**: Genau seitlich, längs. So werden Nerven, Gefäße und Nägel am besten geschont, und es gibt keine störende Narbe.
b) Inzision **bei Paronychie**: Senkrecht vom Nagelfalz weg. So wird das Nagelbett nicht beschädigt. Der Nagel wächst normal weiter.

Schwielenabszess

Ausgehend von einer infizierten Hohlhandschwiele, breitet sich in den Hohlhandsepten aus. Hier ist chirurgische Drainage nötig.

Sehnenscheidenphlegmone

Die Sehnenscheidenphlegmone ist an der Druckdolenz im Verlauf der Beugesehnenscheiden und der Bewegungshemmung erkennbar. Vor allem die so genannte V-Phlegmone ist gefürchtet (gemeinsame Sehnenscheide von Daumen und Kleinfinger). Die *Behandlung* (Drainage, Débridement, Ruhigstellung) sollte stationär erfolgen.

Osteomyelitis der Finger

Eine Osteomyelitis der Finger ist meist fortgeleitet von Panaritien oder infizierten Verletzungen. Operative Ausräumung. Nicht selten ist die Amputation des betroffenen Fingers notwendig.

49.4
Arthritis und Arthrose an der Hand

49.4.1
Rheumatoide Arthritis

Die chronische Polyarthritis der Hand ist ein komplexes Problem, über welches schon früh Bücher geschrieben wurden. (Ein Klassiker war z. B. B. A. Flatt: «Surgery of the Rheumatoid Hand» 1963.) Die Krankheit befällt mit Vorliebe die Hand und Fingergelenke (Allgemeines, s. Kap. 36.1). Im Anfangsstadium stehen schmerzhafte Schwellungen der Fingergelenke im Vordergrund. Die chronischen Gelenkergüsse und Wucherungen der Synovialmembran zerstören mit der Zeit die Gelenke, sie werden instabil. Daraus resultieren mannigfaltige **Fehlstellungen** (Ulnardeviation, Flexions- und Extensionskontrakturen), die groteske Formen annehmen und die Hand vollständig verkrüppeln können.

Schädigungen des Fingerstrecksehnenapparates und der Handbinnenmuskulatur verstärken die Deformitäten und führen zu typischen Fehlstellungen (*Knopflochdeformitäten* bei Riss der Strecksehnenhaube über dem proximalen Interphalangealgelenk, *Schwanenhalsdeformität* bei Kontraktur der kleinen Handmuskeln und Ruptur der langen Fingerstrecksehnen usw.). Luxationen und Subluxationen von Fingergelenken sind sehr häufig (s. Abb. 36.2, Abb. 36.3 u. **Abb. 49.14**).

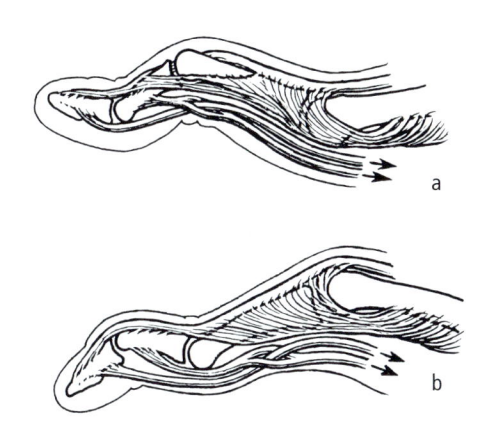

Abb. 49.14: Typische Deformitäten.
a) *Knopflochdeformität* («Boutonniere»). Durch einen *Riss in der Strecksehnenaponeurose* kann das flektierte PIP-Gelenk hindurchstoßen. Kompensatorische Überstreckung der übrigen Fingergelenke. Auch nach traumatischer Verletzung der Strecksehne. Reparation der Aponeurose oder Arthrodese kommen in Frage.
b) *Schwanenhalsdeformität* («Swanneck»), bei Zerstörung und Subluxation des MP-gelenkes, *Kontraktur der Interossei*. Diese Störung des muskulären Gleichgewichtes führt zu einer «Intrinsic-plus»-Deformität. Sie kommt auch bei Spastikern und nach Strecksehnenverletzungen vor. Funktionell ist sie weniger behindernd als z. B. die Krallenhand.

Therapie

Neben der allgemeinen medikamentösen Behandlung kommt den handchirurgischen Maßnahmen besondere Bedeutung zu (s. «Die Chirurgie der polyarthritischen Hand», Kap. 36.1.3 und «Handgelenk», Kap. 48.2.6).

Im **Anfangsstadium** kann eine **Synovektomie** den Zustand verbessern. Ob damit auch die Langzeitprognose verbessert wird, ist eher fraglich.

Wichtig wäre es hingegen, **Fehlstellungen** rechtzeitig mit geeigneten Operationen (Plastiken, Weichteilkorrekturen) **zu verhindern**, bevor sie irreversibel geworden sind. Zu diesem Zweck wurden gezielte Raff- und Releaseoperationen an Sehnen, Aponeurosen und Gelenken, stabilisierende Plastiken und Arthrodesen angegeben.

Später geht es darum, solche Fehlstellungen zu beseitigen und wenn möglich verlorene Stabilität infolge Bandüberdrehung, Gelenkdefekt, Subluxation und Luxation in Fingergelenken zurückzugewinnen (Plastiken, Prothesen, Arthrodesen).

Der handchirurgisch erfahrene Orthopäde wird solche Maßnahmen in Zusammenarbeit mit dem Rheumatologen planen und ausführen. Eine genaue Beurteilung der Teilfunktionen der Hand und ihres Zusammenspiels sind wesentlich.

Wenn man sich mit einem kosmetisch guten Resultat zufrieden geben will, ist das Problem einfacher.

Hier liegt **eine Gefahr**: Auch schwer verkrüppelte Hände sind manchmal noch *erstaunlich funktionstüchtig*. Wenn eine solche Hand nach einer Operation zwar besser aussieht, aber weniger gut funktioniert, ist dem Patienten wenig geholfen.

Funktionelle Prinzipien

Hauptprobleme sind einerseits der *Daumen*, andererseits die *Fingergrundgelenke* (MP-Gelenke). Für einen guten **Griff** ist ihre *Flexion* essenziell.

Metallendoprothesen haben sich nicht bewährt. Sie werden instabil und führen zu massiven Osteolysen. Auch die flexiblen Silastic-Prothesen (Swanson) sind nicht ganz stabil, funktionieren aber am Anfang recht gut. Nach längerer Zeit induzieren sie indessen manchmal eine destruktive Synovitis mit «Silastic-Granulomen» und Osteolysen, was wiederum zu Instabilität und Schmerzen führt. Man greift deshalb zum Teil wieder auf die implantatfreien Resektionsplastiken mit Weichteilinterponaten zurück. Wünschenswert wären resorbierbare Implantate bzw. Interponate, die als Platzhalter dienen und mit der Zeit durch Bindegewebe ersetzt würden.

Am *proximalen Interphalangealgelenk* (PIP) ist die Arthrodese in leichter Beugestellung oft zweckmäßiger; sie gibt Stabilität und gute Griffe. Am *distalen Interphalangealgelenk* (DIP-gelenk) kommt ohnehin, falls eine Operation überhaupt notwendig ist, praktisch nur die Arthrodese in Frage.

Wesentlich bei allen Rekonstruktionsoperationen an der Hand ist die Stellung. Viele Operationsverfahren haben den Zweck, ungünstige Fehlstellungen und Kontrakturen zu beheben. Nicht weniger wichtig ist die **Stabilität**. Beweglichkeit ist nur so weit notwendig, als die Hand für den Griff geöffnet und geschlossen werden kann. Dazu genügen verhältnismäßig geringe Ausschläge.

Der **Daumen** ist für Greiffunktionen natürlich ausschlaggebend. Seine Opposition und Abduktion ermöglichen erst einen guten Griff. Für die Wiederherstellung dieser Funktion ist ebenfalls Stabilität und richtige Stellung wichtiger als Beweglichkeit. An diesen Kriterien sind die zahlreichen angegebenen Operationsverfahren zu messen.

Nachbehandlung und Rehabilitation

Nachbehandlung und Rehabilitation sind besonders wichtig: Die *Ergotherapie* bietet Anleitung, Schulung, Training und Hilfsmittel für Handfertigkeiten und den täglichen Gebrauch, z. B. für Küche und Haushalt (s. Tab. 17.7; Abb. 36.6 u. Abb. 49.16). Polyarthritiker brauchen auch besondere *Krückstücke*, auf denen sie sich mit den Ellbogen statt den Händen abstützen (Abb. 17.36b).

49.4.2
Arthrosen

Arthrosen kommen in erster Linie am **Daumensattelgelenk** («Rhizarthrose») vor. Manchmal ist eine alte *Bennett'sche Fraktur* (Luxationsfraktur an der Basis des Metakarpale I) die Ursache. Häufiger tritt jedoch die **Rhizarthrose** bei älteren Frauen ohne erkennbare Ursache auf (familiär, «idiopathisch»). Schmerzen, Kraftlosigkeit und umschriebene Druckdolenz sind ihre Zeichen (**Abb. 49.15**).

Therapie: Wenn die Beschwerden nicht mit Ruhigstellung (Manschette), Schonung und evtl. lokalen Infiltrationen verschwinden oder wenigstens erträglich bleiben, muss zwischen zwei *Operationen* die Wahl getroffen werden:

- Ist *Stabilität* und Kraft für Arbeit des Betroffenen besonders wichtig, kommt die Arthrodese in Frage.
- Ist *Beweglichkeit* wichtiger als Kraft, kann das Trapezium reseziert werden. Bei dieser Operation ist die Heilungszeit kürzer.

Beide Verfahren geben gute Resultate, ein prothetischer Ersatz ist nicht nötig.

An den Langfingern gibt es vor allem bei älteren Frauen **zwei** verhältnismäßig **harmlose Arthroseformen**: Die häufigen so genannten «Heberden'schen Knötchen» an den Endgelenken sowie die so genannte «Bouchard'sche Arthrose» der Mittelgelenke. Sie sind auf diese Gelenke beschränkt, sind also nicht Ausdruck einer Polyarthritis. Sie sind eher lästig als schmerzhaft und beeinträchtigen die Funktion kaum ernsthaft. Falls eine Operation trotzdem notwendig erscheint, bietet sich die Arthrodese an.

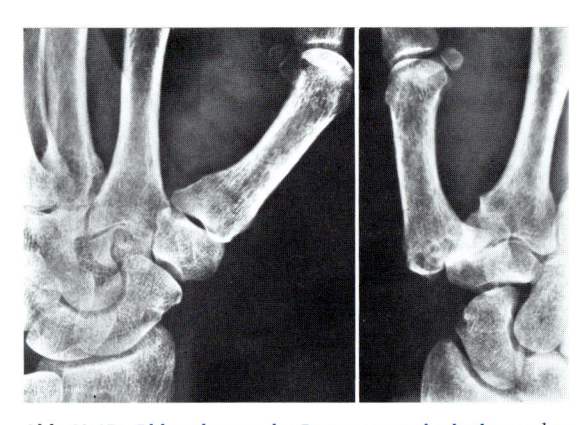

Abb. 49.15: «**Rhizarthrose**» **des Daumensattelgelenkes** rechts bei einer *65-jährigen Frau*. Links ist der Befund normal.

49.5
Handlähmungen

49.5.1
Schlaffe Lähmungen

(s. a. Kap. 34.1)

Diese rein motorischen Lähmungen sind in den Industrieländern selten geworden. Sie werden hier aber erwähnt, weil – im Gegensatz zu spastischen oder sensiblen Lähmungen – eine gezielte **Wiederherstellungschirurgie** bei günstigen Voraussetzungen gute Chancen hat. Ihr Ziel ist *ein guter Griff*. Dazu muss der Patient die proximalen Gelenke in einer günstigen Stellung stabilisieren können (s. Abb. 6.12). So hat z. B. der Faustschluss bei gebeugtem Handgelenk, also bei Lähmung der Handgelenkstrecker, keine Kraft. Hier kann die *Stabilisierung* mittels einer Handgelenkarthrodese helfen. Bei Teillähmungen sind Sehnentransplantationen und Arthrodesen, evtl. in Kombination, möglich. Nach einer Handgelenkarthrodese können Handbeuge- und Strecksehnen für die Finger gewonnen werden. Beuger können auf die Streckseite verpflanzt werden und umgekehrt, und nach kurzer Zeit lernt der Gelähmte die neue Beweglichkeit anzuwenden. Eine genaue *Analyse der vorhandenen Muskelkraft* von Fingern, Hand und Arm ergibt die Voraussetzung für einen sinnvollen Operationsplan. Grundlage ist eine gute Funktionsstellung der Hand und Stabilität der Gelenke. Mit Schienen (Beugequengelschienen nach Bunnell) bzw. Arthrodesen an einzelnen Gelenken (Handgelenk, Daumensattelgelenk für Opposition) sind diese Vorbedingungen allenfalls erst zu schaffen.

49.5.2
Spastische Handlähmungen

Die therapeutischen Möglichkeiten bei spastischen Handlähmungen (C. P. und v. a. Hemiplegie, s. a. Kap. 34.2 u. Kap. 34.5.1) sind ungleich schlechter als bei schlaffen Lähmungen. Mangelnde Kontrolle über die Bewegung, Langsamkeit, aber auch ungenügende Sensibilität machen den Gebrauch der Hand für den Patienten mühsam und lästig. Er wird, wenn er eine gesunde Hand hat, ausschließlich diese benützen. Mit geeigneten **einfachen Hilfsmitteln**, passenden Griffen zum Schreiben usw., kann die Hand manchmal brauchbar werden (**Abb. 49.16**). Heilgymnastische Bemühungen sind sicher wertvoll, haben aber ihre engen Grenzen, ebenso Operationen (z. B. Sehnentranspositionen). Die Behandlung ist ohnehin Sache von speziellen Zentren für zerebrale Bewegungsstörungen mit entsprechend ausgebildetem Personal.

Bei schwerer **Hemiplegie**, auch bei Kindern, ist die gelähmte Hand praktisch wertlos. Man muss sich da-

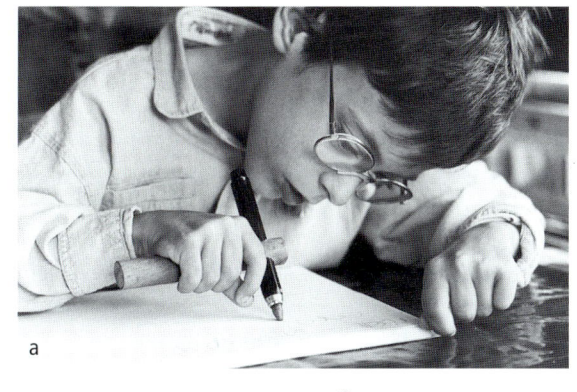

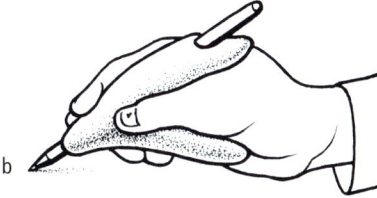

Abb. 49.16:
a) Dieses **zerebral behinderte Kind** kann keinen Bleistift halten. Wird dieser aber mit einem **passenden Griff** versehen, kann es ihn mit der ganzen Hand halten und damit schreiben und zeichnen.
Auch bei anderen Krankheiten sind solche *Schreibhilfen* nützlich: Polyarthritiden mit Schmerzen und Deformitäten, Verletzungsfolgen, «Schreibkrampf», schlaffe Lähmungen usw.
b) Einfacher **Schreibbehelf** für Schreibkrampf oder schwer behinderte Hände. Aus Kork oder einem plastischen Material wird ein Griff geformt, der *genau in die Hand passt* und bequem in dieser liegt. In diesen kann ein Schreibzeug hineingesteckt werden. So kann der Patient «mit dem Arm» schreiben.
Solche Griffe sind auch für andere Geräte (Küchengeräte, Essbesteck, Kamm, Bürste usw.) nützlich.

mit begnügen, evtl. schmerzhafte Kontrakturen mittels einfacher **Tenotomien** zu beseitigen. Handchirurgische Möglichkeiten bei *Tetraplegie*: siehe Kapitel 34.4.3.

49.5.3
Periphere Lähmungen

Ihre Ursache sind vorwiegend traumatische, auch nicht mehr ganz selten iatrogene **Verletzungen** eines der drei großen Nervenstämme des Armes. Entscheidend für die Prognose ist die **primäre Versorgung** dieser Verletzungen (s. Kap. 34.3.2). Richtige Versorgung ist nur möglich bei eindeutiger Diagnose. Eine genaue neurologische Untersuchung ist deshalb bei jeder frischen Verletzung von Hand und Arm unerlässlich.

Dank **mikrochirurgischer Technik** ist die Reparation einer Unterbrechung der Nervenkontinuität in der Regel möglich, sei es durch direkte Naht, sei es mittels eines autologen freien Transplantates (z. B. vom N. suralis). Damit kann auch manchmal eine weit gehende Wiederherstellung der motorischen und sensiblen Funktionen erreicht werden (s. a. Kap. 34.3). In anderen Fällen und bei anderer Ätiologie können **irreversible Lähmungen** zurückbleiben.

Ihre **Behandlung** ist hauptsächlich chirurgisch und orthopädisch (Allgemeines s. Kap. 34.3.4).

Solange begründete Hoffnung auf eine Reinnervation besteht, ist die wichtigste Aufgabe das *Verhindern von Kontrakturen* durch den Muskelzug der nicht gelähmten Antagonisten. Dazu sind Schienen notwendig, evtl. tägliches passives Durchbewegen der bedrohten Gelenke (s. Kap. 34.1.3). Bei definitiver Lähmung kommen evtl. Sehnentranspositionen in Frage. Ein Sensibilitätsverlust ist vor allem im Medianusbereich ungünstig.

Radialislähmung «Fallhand»

Ursachen siehe Kapitel 47.1.4; Abbildung 49.18 a.

Die Hand kann zum Greifen nicht geöffnet werden, und der Faustschluss ist ungenügend, weil zur Kraftentfaltung die Stabilisierung des Handgelenkes in Dorsalextension nötig ist. Zur Vermeidung von Kontrakturen werden Schienen gebraucht: *Radialisschiene* (s. Abb. 17.29 u. Kap. 34.3.4; Abb. 49.9 u. **Abb. 49.17**).

Für irreversible Lähmungen ist die *Sehnentransplantation* nach Perthes bzw. ihre Varianten (Verpflanzung der Handbeuger auf die Fingerstrecker) eine gute Wiederherstellungsmaßnahme, evtl. kombiniert mit einer Handgelenkarthrodese.

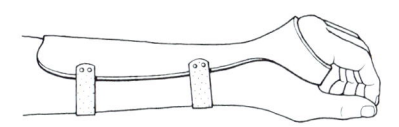

Abb. 49.17: Einfache **Radialisschiene** aus Kunststoff zur Stabilisierung des Handgelenkes in Dorsalextension. Nur aus dieser Stellung heraus haben die Finger genügend Kraft.

Medianuslähmung (s. Abb. 49.18 b)

Die fehlende Opposition des Daumens kann operativ auf verschiedene Arten (Arthrodesen, Sehnentransplantationen) wiederhergestellt werden. Schlimmer ist allerdings der Ausfall der für die Hand wichtigsten *Sensibilität*. Ein Feingriff ist nicht mehr möglich, der Gebrauchswert der Hand ist auf einen kleinen Teil des ursprünglichen reduziert (Gutachten!). Dazu kommen oft noch trophische Störungen und Schmerzzustände. Angestrebt wird in erster Linie die

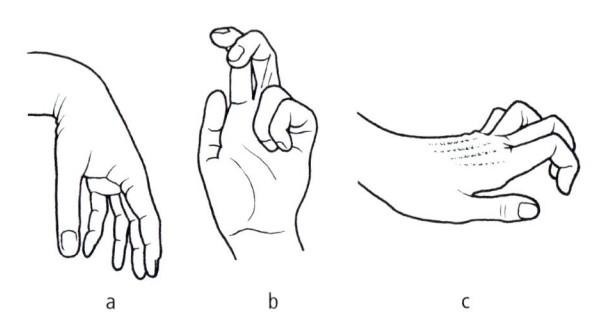

Abb. 49.18: Drei Handlähmungen.

a) **Radialislähmung** «Fallhand». Die Finger können nicht mehr gestreckt werden, die Hand kann also nicht geöffnet werden, um größere Dinge zu ergreifen. Stärker noch ist die Behinderung durch die fehlende Stabilisierung des Handgelenkes in Dorsalextension. Dem Faustschluss mangelt daher die Kraft.

b) **Medianuslähmung:** «Schwurhand». Die Flexion von Daumen, Zeigefinger und Mittelfinger ist geschwächt. Schlimmer wirkt sich jedoch der Sensibilitätsverlust dieser drei Finger aus. Dadurch wird die Hand «dumm» und oft fast unbrauchbar.

c) **Ulnarislähmung:** «Krallenhand». Die normale Handwölbung erscheint gebrochen. Diese Stellung ist das Gegenteil einer guten Funktionsstellung. Die Greiffähigkeit ist behindert.

Wiederherstellung des Nerven. Eine befriedigende Behandlung ist jedoch nicht immer möglich. Umso wichtiger ist die zweckmäßige Versorgung von frischen Verletzungen unter idealen Verhältnissen (s. Kap. 34.3.4).

An eine sehr häufige Ursache der nicht traumatischen, partiellen Medianuslähmung muss immer gedacht werden: an das *Karpaltunnelsyndrom* (s. Kap. 48.2.8).

Ulnarislähmung (s. Abb. 49.18 c)

Eine Ulnarislähmung ist relativ *häufig*. Sie entsteht oft langsam durch Irritation (Druck) des Nerven im Sulcus nervi ulnaris am Ellbogen (s. Kap. 47.2.4). Manchmal hilft eine operative *Verlagerung* des Nervus ulnaris über den Epicondylus nach ventral, sofern die Lähmung nicht schon zu weit fortgeschritten ist.

Weil sie sich nur langsam im Verlauf von Monaten und Jahren und ohne auffällige Symptome entwickelt, ist die Atrophie der vom Ulnaris innervierten Muskulatur oft schon erheblich, ehe die Lähmung entdeckt wird. In diesem Stadium ist eine Restitution kaum mehr möglich.

Durch den Ausfall der Handbinnenmuskulatur (intrinsic muscles: Mm. interossei und Adductor pollicis brevis) geraten die Fingergrundgelenke in Streckstellung, während die Interphalangealgelenke durch den Zug der langen Fingerbeuger stark flektiert werden, das Gegenteil einer guten Funktionsstellung.

Bei lange dauernden Lähmungen wird die Greiffunktion durch die *Krallenstellung* der Finger stark beeinträchtigt, so dass sich in schweren Fällen die Nägel von Daumen und Langfinger berühren, statt die Fingerbeeren.

Mit kleinen *Quengelschienen* (Bunnell; s. Kap. 17.11.5; Abb. 17.33 u. Kap. 49.2) muss vor allem die Streckstellung der Fingergrundgelenke bekämpft werden. Die operativen Möglichkeiten sind beschränkt. Die Sensibilität in den für die Greiffunktionen wichtigen Gebieten ist zwar erhalten, wegen der gestörten Greiffunktion aber ist der Gebrauchswert der Hand in schweren Fällen doch stark vermindert (Gutachten!) (Abb. 17.33).

49.6
Weichteilaffektionen an der Hand

49.6.1
Dupuytren'sche Kontraktur

Die Dupuytren'sche Kontraktur ist ein überaus *häufiges* Leiden, das fast immer *Männer über 40 Jahre* befällt. Über seine Ursache existieren bisher nur Vermutungen; wahrscheinlich spielt Vererbung eine Rolle. Die Pathologie hingegen ist gut bekannt: Eine langsam fortschreitende hypertrophische **Schrumpfung der Hohlhandfaszie**, meistens im Bereich des Ringfingers, beginnend auf der Höhe der distalen Querfalte und nach distal auf den Finger übergreifend. Oft ist auch der Kleinfinger beteiligt. Nach Jahren kann die Kontraktur so stark sein, dass die Fingerbeere die Hohlhand berührt. Die Greiffunktion ist dann natürlich stark beeinträchtigt (**Abb. 49.19**).

Die **Therapie** besteht in der sorgfältigen Resektion der veränderten Palmaraponeurose unter Schonung der wichtigen Strukturen (Haut, Sehnenscheiden, Nerven, Gefäße). Die Operation ist technisch nicht einfach (Haut, Schnittführung, Gefahr von Hämatom, p.s.-Heilung und Hautnekrosen: vgl. Abb. 49.10). Bei schweren Kontrakturen sind auch die Fingergelenke selbst beteiligt. Dann kann auch eine Fingeramputation notwendig werden.

49.6.2
Tendovaginitis stenosans («schnellender Finger»)

Wenn der Patient Schmerzen auf der Beugeseite eines Fingers, vor allem des Ringfingers oder Daumens, verbunden mit zeitweiligen Beuge- und Streckhemmungen, angibt, wird man nach dem Phänomen der **«schnellenden Sehne»** suchen. Eine Verdickung der Sehne blockiert diese im engen, unelastischen Teil der Sehnenscheide, knapp hinter den Fingergrundgelen-

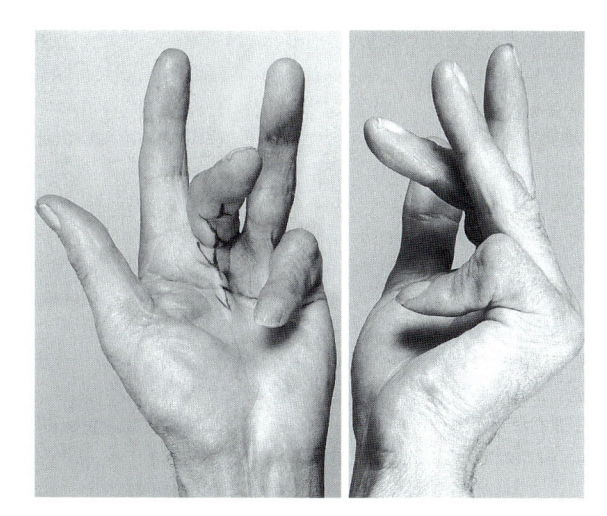

Abb. 49.19: Dupuytren'sche Kontraktur. Dieser *60-jährige Mann* konnte seine Hand nicht weiter öffnen als wie auf diesem Bild. *Kleinfinger:* Endstadium der Kontraktur mit maximaler Beugung. Starke Beugung des Mittelfingers im Grund- und Mittelgelenk. Der Narbenstrang, der vom Finger volar bis in die Handfläche zieht, ist mit Tusche bezeichnet, ebenso die Schnittführung für eine mehrfache *Z-Plastik* der Haut. Auch der Ringfinger ist befallen, er kann bereits nicht mehr ganz gestreckt werden.

ken in der Hohlhand. Dieser Widerstand kann mit Kraft, oft auch nur mit passiver Bewegung, überwunden werden, wobei ein deutliches Schnellen spürbar ist.

Wenn einige wenige Kortisoninjektionen in die Sehnenscheide nicht genügen, kann in einer kleinen Operation die Sehnenscheide auf dieser Höhe längs gespalten werden, damit die Sehne wieder ungehindert gleiten kann.

Beim **Säugling** manifestiert sich eine ähnliche «Tendovaginitis stenosans» der Daumenbeugesehne als permanente Beugekontraktur des Daumenendgliedes: «Pollex flexus» (kongenitale Daumenkontraktur). Man muss den Zustand erkennen, denn mit der Spaltung der Sehnenscheide ist er leicht zu heilen (**Abb. 49.20**).

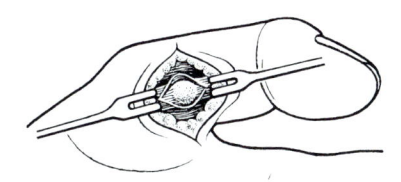

Abb. 49.20: Die Ursache des **«schnellenden Fingers»** (hier Daumen) ist eine fibröse Verdickung der langen Beugesehne, die in der Sehnenscheide auf Höhe einer Beugefalte sich verklemmt. Nach Längsspalten der Sehnenscheide kann die Sehne wieder frei gleiten. (Der Hautschnitt liegt genau quer in der Beugefalte.)

49.7
Handverletzungen

Handverletzungen gehören zu den wichtigsten Aufgaben der Handchirurgie. **Kompetente Frühbehandlung** aller frischen Verletzungen der Hand und funktionelle Wiederherstellung durch den mit mikroskopischen Operationstechniken vertrauten Handchirurgen bzw. -orthopäden darf der Handverletzte heute zumindest in den Industrieländern erwarten.

Oberstes Ziel ist die Erhaltung der Greiffunktion. Diese ist eng an die anatomische Struktur gebunden, an das Finger-Hand-Gewölbe mit Opposition des Daumens (vgl. Abb. 49.7).

Besonderheiten der Anatomie der Hand

Handverletzungen sind zweifellos immer ernst zu nehmen. Die anatomischen Verhältnisse an der Hand sind in mancher Hinsicht für eine Heilung ungünstiger als an anderen Stellen:

- Das Handskelett ist durch *keinen Weichteilmantel* aus Muskulatur und Fettpolster geschützt.
- An der Hand gibt es *keine Reserven* von dehnfähiger *Haut*.
- Schwellungen, wie *Ödeme* und *entzündliche Infiltrate*, äußern sich weniger in einer Volumenzunahme – dazu hat es zu wenig Platz – als in einer *Zunahme des Binnendruckes*, wodurch die Blutzirkulation gefährdet wird, was schlimme Folgen haben kann, z.B. Nekrosen wichtiger Strukturen (Haut, Weichteile, aber auch Sehnen als bradytrophe Gewebe, irreversible Verklebungen, Vernarbungen von Gleitgeweben, Gelenkkapseln, Sehnen, Sehnenscheiden mit Versteifung der Finger usw. (s. Kap. 3.6).
- *Infektionen* können aus denselben Gründen deletäre Schäden anrichten. Ihre Prophylaxe ist deshalb besonders wichtig.
- Die zahlreichen *Sehnen* mit ihren zum Teil sehr langen Gleitwegen haben einen subtilen Gleitmechanismus mit sehr empfindlichen Gleitgeweben (peritendinöses Bindegewebe, Sehnenscheiden). Die Blutversorgung der beiden langen Fingerbeugesehnen ist prekär.
- Die dicht besetzte *Hautsensibilität* bedingt ein bis in die Peripherie verzweigtes, ebenfalls leicht verletzliches Nervennetz.

All dies macht besonders die Versorgung der offenen Handverletzungen zu einer heiklen und verantwortungsvollen Aufgabe, die viel Erfahrung, Geschick und Geduld erfordert.

Näheres zur Technik der Weichteilversorgung siehe Kapitel 49.3: «Prophylaxe von Infektionen».

49.7.1
Frakturen an der Hand

Finger- und Mittelhandfrakturen sind keine Bagatellen. Sie konsolidieren zwar knöchern meist in relativ kurzer Zeit, doch können Fehlstellungen und Bewegungsverlust zu erheblichen *Funktionsstörungen* führen.

Oberstes Ziel der **Frakturbehandlung** muss deshalb die Erhaltung einer einwandfreien Funktion sein, und diese bedeutet in erster Linie: *Greiffunktion*. Voraussetzungen dafür sind:

- intakte Bogenstruktur der Hand als Ganzes sowie der einzelnen Strahlen (Mittelhand und Finger)
- richtige anatomische Beziehung der einzelnen Metakarpalia und Phalangen zueinander.

Verkürzungen, Abknickungen, Rotationsfehler einzelner Mittelhandknochen, aber auch einzelner Phalangen, können den normalen Gebrauch der Hand empfindlich stören. Eine gute *Reposition* von Mittelhand- und Fingerbrüchen ist deshalb mehr als rein kosmetischer Perfektionismus.

Therapie

Die Mehrzahl dieser Brüche lässt sich nach den Regeln der **konservativen Frakturbehandlung** befriedigend einrichten. Eine verhältnismäßig kurzdauernde Ruhigstellung (wenige Wochen) ist unumgänglich. Sie genügt für die Stabilisierung bis zur Konsolidation, und sie ist unschädlich, sofern sie sachgerecht angewandt wird.

Die zwei wichtigsten **funktionellen Prinzipien** *sind:*

- Die Gelenke, die nicht unbedingt in die Fixation einbezogen werden müssen, sollen möglichst frei bewegt werden.
- Die Fixation der *Fingergrundgelenke* (MP-Gelenke) in einer Flexionsstellung von annähernd 90° (Intrinsic-plus-Stellung, s. Abb. 49.8) trägt anatomischen (Bogenstruktur) und funktionellen (Beweglichkeit) Erfordernissen am besten Rechnung.

Manche Frakturen, z. B. mehrfache, stark dislozierte und intraartikuläre Brüche, (auch die Bennet'sche Luxationsfraktur im Daumensattelgelenk), sind allerdings schwierig zu behandeln. Deshalb wurden und werden zur Retention oft *Kirschnerdrähte* perkutan eingebohrt, sozusagen eine Kombination von konservativer und operativer Behandlung, in der Absicht, die Vorteile beider Methoden zu nutzen. In vielen Situationen ist diese Methode sehr zweckmäßig (Metatarsalköpfchen, Fingerfrakturen und -luxationen u. a.).

Da damit auch manchmal die Nachteile der beiden ebenfalls in Kauf genommen werden, ist dieses Verfahren nicht in jedem Fall geeignet: Eine ideale Reposition ist oft nicht möglich, eine zusätzliche Fixation ist meist doch noch nötig, und ganz harmlos ist das blinde Bohren an der Hand auch nicht.

Osteosynthesen ohne Stabilität sind fast immer schlechter als gar keine. So liegt es nahe, stabile Osteosynthesen auch am Handskelett zu machen (kleine Schrauben, Plättchen). Die Gefahren der offenen Verletzung sind damit wieder heraufbeschworen. Sie sind bekannt und wurden genannt (s. Kap. 18.4.5 u. Kap. 43.2).

Dazu kommen die *operativen Schwierigkeiten* mit der *kleineren Dimension*. Implantate sind heute vorhanden, und auch erfahrene Handchirurgen, die diese Methoden in eingehenden Studien entwickelt und erprobt haben. Sie konnten zeigen, dass stabile Osteosynthesen am Handskelett möglich sind und sofortige Mobilisation erlauben – und sie können gute Resultate ausweisen. Diese Techniken sind zweifellos eine Bereicherung. Sie sind aber anspruchsvoll, ihre Indikation und Durchführung erfordert viel Erfahrung, Geschick und Geduld. Ohne diese sind Fehlschläge unausweichlich. Und an der Hand sind die Folgen meist katastrophal.

Im nichtspezialisierten **Notfallbetrieb** kann man mit einfacheren, konservativen Methoden bei der Mehrzahl der geschlossenen Frakturen an der Hand sehr gute Ergebnisse erzielen. Es wäre deshalb fahrlässig, diese Methoden zu vernachlässigen – es gibt ausgezeichnete Anleitungen dazu. Auf diese kann hier verwiesen werden.

49.7.2
Offene Handverletzungen, offene Frakturen

Offene Frakturen verlangen eine genaue (klinische, radiologische und intraoperative) Diagnose, damit die Behandlung sinnvoll geplant werden kann. Die Versorgung umfasst die Wiederherstellung einer eventuell unterbrochenen Blutzirkulation, wenn möglich die stabile Osteosynthese instabiler Skelettanteile, die *Versorgung* der *Nerven-* und *Sehnenverletzungen*, die Wundversorgung mit Débridement und schließlich eine einwandfreie *Hautdeckung*: **Primär** dort, wo der Zustand der Wunde dies zulässt, **sekundär**, wo die Infektionsgefahr (Weichteilzerstörung, Verschmutzung, verspätete Versorgung) einen primären Wundschluss verbietet (vgl. Kap. 49.2).

Das ganze Arsenal der plastischen Chirurgie (Hautplastiken, Transpositionen, Transplantationen), vor allem aber die entsprechende Erfahrung des Operateurs, sind gefordert. Es handelt sich um schwierige und lange dauernde Eingriffe, die eine ausgefeilte, weitgehend mikrochirurgische Technik und große

Erfahrung in der Beurteilung verlangen. Auch hier ist eine **einfache Wundversorgung**, und, bei schweren Weichteilschäden und Infektionsgefahr, die offene Behandlung (bis eine definitive Versorgung später unter guten Bedingungen möglich ist) durchaus vertretbar. Dieses Vorgehen ist zweifellos besser als ein dilettantischer Versuch, unter Zeitdruck und mit ungenügenden Mitteln alles, auch Beugesehnen und Nerven, sofort flicken zu wollen.

Der beste Zeitpunkt für die **sekundäre definitive Versorgung** ist gekommen, sobald die traumabedingte Entzündung zurückgegangen ist und die zirkulatorischen Verhältnisse sich geklärt haben. Die Resultate der aufgeschobenen Versorgung stehen, heute wie früher, derjenigen der primären Versorgung kaum nach.

Replantationen von einzelnen Fingern und ganzen Händen sind die extremen Herausforderungen dieser spezialisierten Chirurgie: Alle Systeme müssen repariert werden: Arterielle und venöse Zirkulation, Skelettstabilität, Sehnen, Nerven, Haut. Unter idealen Bedingungen (rasche, saubere Gewinnung und fachgerechte Behandlung des amputierten Teiles, nötige Infrastruktur) kann ein erfahrener Operateur gute und funktionell wertvolle Resultate erzielen.

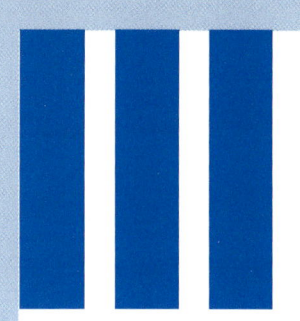

Die Wirbelsäule

50. Pathophysiologie der Wirbelsäule 775
51. Diagnostik der Wirbelsäule 783
52. Hals und Thorax 794
53. Die Halswirbelsäule 797
54. Kongenitale und sekundäre Wirbelfehlbildungen 808
55. Form und Haltung der Wirbelsäule 811
56. Wachstumsstörungen der Wirbelsäule 821
57. Skoliose 827
58. Spondylolyse und Spondylolisthesis 843
59. Degenerative Krankheiten der Wirbelsäule 848
60. Andere Wirbelsäulenerkrankungen 891
61. Wirbelverletzungen 896
62. Sakrum und Becken 904

Rückenleiden

und ihre volkswirtschaftliche Bedeutung

Einer größeren *kanadischen Statistik* zufolge wurden im Jahr 1981 annähernd 30% der Gesamtsumme aller Lohnausfallsentschädigungen und Invalidenrenten an Rückenpatienten ausbezahlt.

In *England* haben die Arbeitsausfälle wegen Rückenleiden seit 1955 ständig zugenommen, von 506 Tagen pro Jahr je 1000 Arbeitnehmer bis auf 1882 Tage im Jahr 1982.

In den *USA* wird der Lohnausfall auf etwa 10 Milliarden Dollar pro Jahr geschätzt. Auch in Schweden und anderen Ländern suchen jedes Jahr etwa 5% der Gesamtbevölkerung ärztliche Hilfe wegen Kreuzschmerzen, und in der *Schweiz* stehen Rückenleiden als Ursache einer Invalidität an zweiter Stelle. In *Oman* ist die Nachfrage nach Rückentherapie seit dem Ölboom rapide angestiegen, und in manchen Industrieländern machen sich die Versicherungen und Krankenkassen Sorgen, ob sie all die Physiotherapien, die wegen Rückenleiden verordnet werden, noch bezahlen können.

In den 1980er-Jahren ist überdies die Zahl der *Rückenoperationen* exponenziell angestiegen, doch die *Wiedereingliederung* der Rückenpatienten ins Berufsleben ist schwierig, sehr oft unmöglich.

In einem Begutachtungszentrum in Basel hatten von 1250 Patienten, die zur Beurteilung kamen, 150 bereits eine Rückenoperation hinter sich. Der «*rückenoperierte Patient*» ist zu einem medizinischen und sozialen Problem geworden, über welches Symposien abgehalten werden. Die Bedeutung der Rückenleiden und die Tragweite ihrer Auswirkungen ist erkannt. Die Literatur darüber ist schon längst nicht mehr überblickbar, und der finanzielle Aufwand für Forschung, Diagnostik und Therapie, vor allem aber für Invalidität, ist enorm.

Das Kreuz mit dem Kreuz

Zwischen Wissenschaft und Patient

Trotz dieses Aufwands sind wir sowohl wissenschaftlich als auch praktisch von einer Lösung des Problems weit entfernt. Wie ist das zu erklären, wo wir doch Hüften ersetzen, Herzen verpflanzen und Gene beliebig austauschen können und nächstens das Recht auf Gesundheit auch verfassungsmäßig garantieren wollen?

Auf zwei Tatsachen ist in diesem Zusammenhang hinzuweisen:

1. *Rückenbeschwerden* gehören wohl immer bis zu einem gewissen Grade zum Leben, sind in der Regel ungefährlich, und die meisten Menschen werden mit ihnen fertig, auch ohne Arzt, und ertragen sie, ohne dadurch invalide zu werden.
2. Wenn wir auch eine Menge über die Wirbelsäule wissen, müssen wir uns doch eingestehen, dass unsere gesicherten *Kenntnisse* über ihre Funktion und Physiopathologie, über Schmerzentstehung und -lokalisation, über die Bedeutung von Symptomen und Befunden, vor allem aber auch über die Wirkungsweise unserer Therapien, sehr rudimentär sind und deshalb unsere Diagnostik ebenso wie unsere Behandlung auf weite Strecken in Hypothesen, Meinungen und Praktiken stecken bleibt, deren Wirkung nicht nachgewiesen ist.

Was wir vorläufig tun können, ist, kritisch zu bleiben, eine vernünftige, für den Patienten hilfreiche Medizin zu betreiben, uns einerseits an die wissenschaftlich erwiesenen Erkenntnisse zu halten, nicht jedem Modetrend nachzulaufen und nicht zu pfuschen, aber andererseits auch keine überdimensionierte, nicht mehr bezahlbare, letztlich pseudowissenschaftliche, aufwändige Diagnostik oder Therapie zu betreiben und damit unser Nichtwissen zu verdrängen.

Solche Ermahnungen mögen müßig erscheinen. Angesichts des Erwartungsdruckes, dem wir Ärzte ausgesetzt sind, und unseres ständig wachsenden diagnostischen und therapeutischen, besonders auch operativen Arsenals sind sie es aber vielleicht doch nicht. Die Verführung ist groß, und die Geister die wir riefen, werden wir so leicht nicht los. Es sind dies die Patienten, denen wir Heilung versprachen, aber unser Wort nicht halten konnten. Beides wird uns übel genommen, und zu Recht.

50 Pathophysiologie der Wirbelsäule

50.1 Allgemeines

Ein archaisches Organ

Der Wirbelsäule und ihren Krankheiten haftet in der Vorstellung von Laien wie von Ärzten etwas Irrationales an. Dies lässt sich am ehesten aus der *Entwicklungsgeschichte* verstehen. Die Wirbelsäule war das erste Merkmal der «Vertebraten» und gab ihnen den Namen. Die Anatomie lässt den ursprünglichen *segmentalen Aufbau des Achsenskelettes* noch deutlich erkennen. Dieses ist phylogenetisch gesehen ein archaisches Organ und ist es in mancher Hinsicht auch geblieben.

Bei einem überaus komplizierten anatomischen Aufbau und komplexer Physiologie ist die für den Gesamtorganismus resultierende Funktion, verglichen z. B. mit der differenzierten Leistung einer Hand, recht primitiv. Manche *archaischen Züge haften* denn auch *der Klinik der Wirbelsäulenerkrankungen an*, nicht zuletzt in ihren Beziehungen zur Psyche. Davon zeugen auch die ungezählten und mehrheitlich frustrierenden Versuche von Laien wie von Fachleuten, Rückenprobleme auf mehr oder weniger wissenschaftliche bzw. paramedizinische Weise in den Griff zu bekommen.

Dies erschwert die Erforschung und das Verständnis der gesunden und der kranken Wirbelsäule, so dass bis heute vieles im Dunkeln verborgen geblieben ist.

Das Dilemma des Praktikers

Inzwischen hat auf der einen Seite die *Wirbelsäulenchirurgie* einen ungeahnten Aufschwung genommen, während auf der anderen Seite die mannigfaltigen *medizinischen* und *paramedizinischen konservativen Behandlungsmethoden* ebenfalls ausufernd sich ausbreiten. Signifikante «Evidenz» ist auf beiden Seiten noch in mehr oder weniger weiter Ferne. Entsprechend stehen sich zu vielen Fragen verschiedene Meinungen diametral gegenüber, zumal in beiden Bereichen sehr hohe Kosten und damit automatisch auch Wirtschaft, Politik und Medien involviert sind.

Inzwischen müssen Ärzte Patienten behandeln. Bis auf weiteres bleibt oft nur ein pragmatischer Zugang, basierend auf Erfahrung und einer gesunden Portion Kritik gegenüber all den neuen Moden; nicht selten entpuppen sich diese als Eintagsfliegen. Brauchbar ist nur, was sich im längerfristigen Verlauf bewährt hat – entsprechende Studien sind gefragt.

50.2 Die Wirbelsäule als Ganzes

Die Wirbelsäule als Ganzes entspricht einer **doppel-S-förmigen Kurve**. Diese ist *phylogenetisch* im Verlauf der Aufrichtung des Oberkörpers vom Vierbeiner zum aufrechten Gang entstanden. Auch in der *Ontogenese* wird diese Entwicklung nochmals durchlaufen (Abb. 38.21 u. **Abb. 50.1**):

- Phylogenetisch alt ist der Mittelabschnitt, die *Thorakalkyphose*, stabilisiert durch den Rippenthorax. Ihr Bewegungsumfang ist dadurch recht beschränkt.
- Aufrichtung des Kopfes (Blick nach vorne und oben) erfolgt durch *Lordose der Halswirbelsäule* (HWS), die sehr beweglich ist (großes Blickfeld). Dies geht auf Kosten der Stabilität. Die Halswirbelsäule ist denn auch häufig Sitz von Beschwerden (Zervikalsyndrom, s. Kap. 53.2).
- Aufrichtung des Oberkörpers geschieht durch *Lordose der Lendenwirbelsäule* (LWS), die ebenfalls einen größeren Bewegungsumfang hat.

Diese **Aufrichtung** bedeutet eine große phylogenetische und ontogenetische Leistung, aber auch eine

IIIB. Die Wirbelsäule

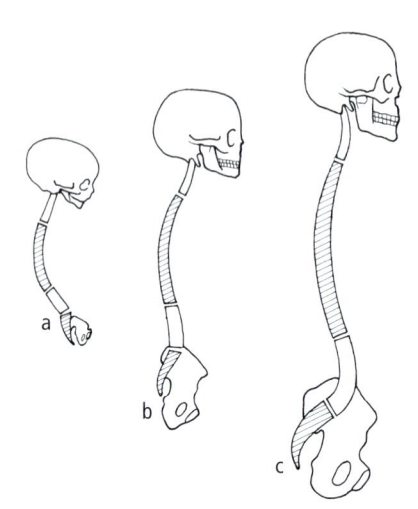

Abb. 50.1: Die Aufrichtung der Wirbelsäule im Laufe der normalen Entwicklung.
a) *Bei der Geburt* ist die ganze Wirbelsäule noch weitgehend kyphosiert.
b) *Mit einem Jahr* ist sie bereits etwas aufgerichtet. Eine Lordosierung ist im zervikalen und im lumbalen Abschnitt (weiß) erkennbar.
c) Die Wirbelsäule des *Erwachsenen* ist doppelt S-förmig: Die beiden am Rippenthorax, bzw. am Becken weitgehend fixierten Abschnitte: Thorakalwirbelsäule und Sakrum *(schraffiert)* haben ihre ursprüngliche Kyphose behalten, während die beweglicheren Abschnitte: Hals- und Lumbalwirbelsäule *(weiß)* die *Aufrichtung* ermöglicht haben durch eine kräftige *Lordosierung*.
An diesen beiden Wirbelsäulenabschnitten treten denn auch vor allem *statische Probleme, Beschwerden* und *degenerative Erscheinungen* auf.

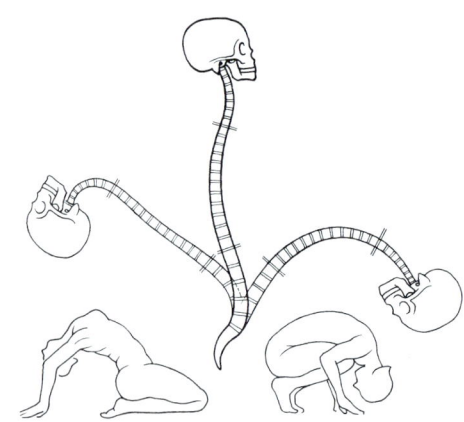

Abb. 50.2: Die **Wirbelsäule mit ihren 25 «Gelenken»** *(Bewegungssegmenten)* hat sehr große **Bewegungsmöglichkeiten**, wie man z.B. in Zirkus und Varieté feststellen kann, doch ist die Beweglichkeit der Wirbelsäule individuell sehr unterschiedlich. Die Bewegungen finden vorwiegend in der Hals- und in der Lendenwirbelsäule statt.
Klinisch lässt sich die Beweglichkeit der einzelnen «Gelenke» nur vermuten. *Funktionsröntgenbilder* in den Extremstellungen können genauer Aufschluss geben (s. Abb. 51.11 u. Abb. 53.8).

erhöhte mechanische Beanspruchung. Störungen, vor allem Schmerzen (Lumbago) in der Lumbalwirbelsäule, besonders am lumbosakralen Übergang, sind deshalb überaus häufig (Spondylolisthesis, Bandscheibenschäden; **Abb. 50.2**).

Eine solche *harmonisch geschwungene, doppel-S-förmige* Wirbelsäule kann Stöße besser abfangen als eine gerade gestreckte (Federwirkung, Stoßdämpfer). Geradrücken neigen denn auch in besonderem Maß zu Beschwerden (**Abb. 50.3** u. **Abb. 50.4**).

Störungen in einem umschriebenen Wirbelsäulenbereich wirken sich auf die übrigen Abschnitte (vor allem auf die beweglicheren Lordosen, d.h. LWS und HWS) aus. Die Wirbelsäule als Ganzes ist eine **funktionelle Einheit**. Ihre Bewegungen erfolgen in 25 Bewegungssegmenten. So wird die gelenkige Verbindung zwischen je zwei Wirbelkörpern bezeichnet (Abb. 50.5).

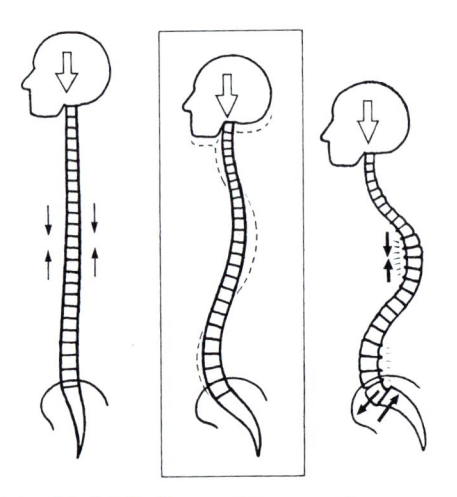

Abb. 50.3: Wirbelsäulenform und Beanspruchung.
Eine *gerade* Wirbelsäule (links) wäre starr. die Stöße bei wechselnder Belastung (z.B. beim Gehen) wären zu hart. Geradrücken neigen zu Beschwerden.
Eine *harmonisch geschwungene* Wirbelsäule (Mitte, im Kasten), kann die Stöße abfedern und wirkt als Stoßdämpfer.
In einer *zu stark gekrümmten* Wirbelsäule (rechts) treten in den Krümmungen starke Biegekräfte auf, die frühzeitig zu Überbeanspruchungsschäden mit Degenerationserscheinungen führen.

Beweglichkeit und Stabilität

Eine gesunde Wirbelsäule soll *ausgiebige Bewegungen* erlauben, auch unter sehr *großen Belastungen*. Damit sie dies auch schmerzfrei leisten kann, braucht sie eine gute innere *Stabilität*. Diese kann beeinträchtigt sein durch Insuffizienz der tragenden Strukturen (Wirbelkörper und -bogen, Diskus, kleine Gelenke) und/oder der Zugspannungen aufnehmenden Elemente (Anulus fibrosus, Gelenkkapseln, Bandapparat, Muskulatur) oder aber durch Störungen des normalen Bewegungsablaufes in einzelnen Bewegungssegmenten.

Instabilität kann *definiert* werden als *die Unfähigkeit* der Wirbelsäule, *die normalen Bewegungsmuster unter physiologischer Belastung beizubehalten*, was zu Schmerzen, zu bleibender Deformierung und zu neurologischen Ausfällen führen kann.

Instabilität spielt bei vielen Verletzungen und Krankheiten eine entscheidende Rolle:

- Stabilität bzw. Instabilität bei *Wirbelfrakturen* ist für die Therapie von ausschlaggebender Bedeutung (s. Kap. 61.1)
- Instabilität bei *Spondylolysen* und -olisthesis (s. Kap. 58)
- Instabilität *nach Operationen*, Resektionen einzelner Elemente (z. B. der Wirbelbogen bei dekompressiven Laminektomien (s. Kap. 59.4.2)
- Instabilität infolge *Destruktion* von Wirbelelementen durch Tumoren, Infekte usw. (s. Kap. 60)
- Instabilitäten bei *degenerativen* Veränderungen in einzelnen Bewegungssegmenten (v. a. zervikal und lumbal; s. Abb. 53.8, Abb. 59.4 u. Abb. 59.5 u. Kap. 59.1.2)
- Instabilität bei *muskulärer Insuffizienz* (MMC s. Kap. 34.5.3, Lähmungsskoliosen s. Kap. 34.1.3).

Alle diese Instabilitäten haben mehr oder weniger schwere Störungen zur Folge: Schmerzen, Insuffizienz, neurologische Ausfälle etc. In schwereren Fällen hilft nur die **operative Stabilisierung** mittels knöcherner Versteifung, d. h. eine Spondylodese. Oft handelt es sich um technisch schwierige Eingriffe. Sie sind beschrieben in Kapitel 59.3.4 und bei den einzelnen Indikationen.

Die Erforschung der komplexen normalen und pathologischen *Bewegungsmuster* (in vitro, an Präparaten) und in vivo (Kinetik am Lebenden) soll das Verständnis, die Diagnostik und natürlich die Therapie dieser überaus häufigen und oft invalidisierenden Schmerzzustände verbessern.

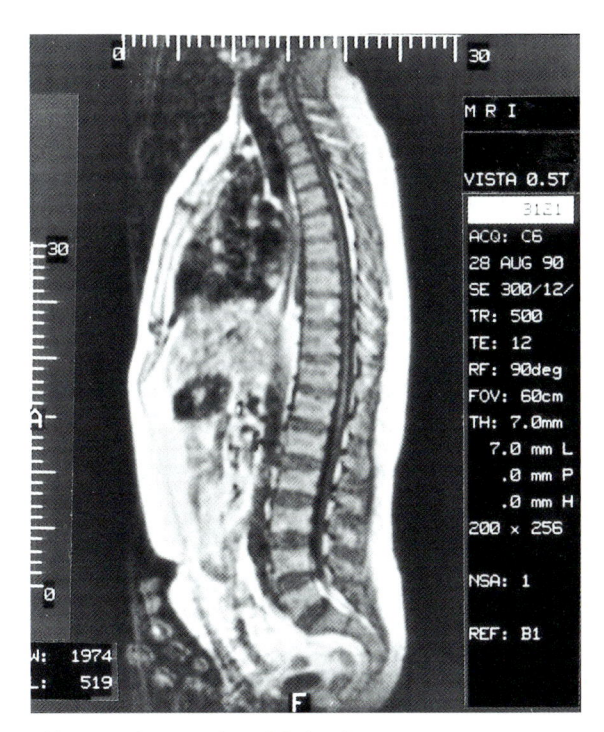

Abb. 50.4: Die Form der Wirbelsäule.
Ganze Wirbelsäule von der Seite gesehen.
Magnetresonanztomogramm. Das MRI erlaubt, die ganze WS seitlich am Lebenden darzustellen. Auch der Wirbelkanal mit Duralsack und Rückenmark ist in seiner ganzen Länge gut zu sehen.
Dieser *mediane Sagittalschnitt* eines *gesunden 38-jährigen Mannes* zeigt die harmonisch geschwungene Form der Wirbelsäule als Ganzes, Abweichungen von dieser Ideallinie geben diagnostische Hinweise. Sind sie stärker ausgeprägt, knickförmig, segmentweise versteift, so können sie Beschwerden machen.
Das Bild zeigt auch, dass die Wirbelkörperreihe relativ weit ventral und nur wenig hinter der Körpermitte liegt.
Es ist gut, sich diese Verhältnisse vor Augen zu halten, wenn es um Fragen der Biomechanik und Haltung geht oder um den *Zugang* zur WS für diagnostische Tests (manuelle, Punktionen) oder Operationen (von dorsal oder ventral).

50.3
Das Bewegungssegment

Auch jedes einzelne Bewegungssegment ist eine **funktionelle Einheit**. Seine komplexen Strukturen wirken funktionell wie ein einziges Gelenk (**Abb. 50.5**).

Im Wesentlichen besteht das Bewegungssegment aus einem *vorderen* und einem *hinteren* Abschnitt, deren Hauptelemente sind:

- Bandscheibe (ventral)
- kleine Wirbelgelenke (dorsal; Abb. 50.5).
- verbindende Ligamente.

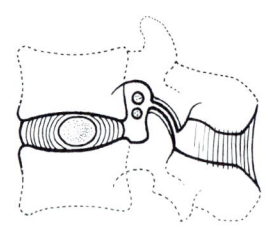

Abb. 50.5: Das **Bewegungssegment** ist das (aus verschiedenen Anteilen zusammengesetzte) **Gelenk zwischen zwei Wirbeln**. Es funktioniert als Ganzes.
Der *vordere Abschnitt* besteht aus der Bandscheibe, zusammengehalten durch den Anulus fibrosus, der *hintere* aus den kleinen Wirbelgelenken und den dorsalen Bändern. Dazwischen tritt je eine Nervenwurzel durch ein Zwischenwirbelloch. Die 25 Bewegungssegmente der Wirbelsäule haben alle dasselbe komplizierte Grundschema. Derart komplexe Strukturen sind einerseits schwer durchschaubar, andererseits sehr störungsanfällig.

Die Bandscheibe

Mechanisch entspricht die Bandscheibe einem *druckelastischen* hydrostatischen System, bestehend aus

- zugfester Hülle: *Faserring* (Anulus fibrosus)
- druckfestem Inhalt: *Gallertkern* (Nucleus pulposus; **Abb. 50.6** u. Abb. 59.30).

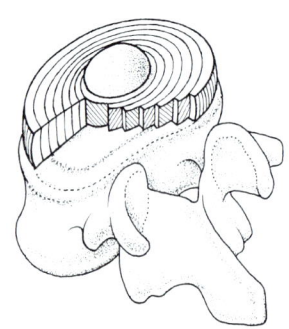

Abb. 50.6: Aufbau der Bandscheibe.
Sie besteht aus einem in Schichten fest ineinander verwobenen *Faserring* (Anulus fibrosus) und einem druckelastischen *Gallertkern* (Nucleus pulposus). Sie bildet auf diese Weise eine Art Wasserkissen zwischen den zwei benachbarten Wirbelkörpern, das als Stoßdämpfer und zur gleichmäßigen Druckverteilung auf die Deckplatten dient.

Der Gallertkern nimmt durch Imbibition Wasser auf und bekommt dadurch einen starken *Turgor*. Er steht unter erheblichem **hydrostatischem Druck**, welcher vom zugfesten Faserring des Anulus fibrosus aufgefangen wird. Unter *Belastung* (tagsüber) wird Wasser abgegeben, die Bandscheibe wird etwas niedriger. Über Nacht nimmt sie wieder Wasser auf, erholt sich und erreicht wieder die ursprüngliche Höhe.

Die *mechanische Wirkung* dieses **Wasserkissensystems** besteht darin, dass die statischen und dynamischen Kräfte, welche auf die Wirbelsäule wirken, gleichmäßig über den ganzen Wirbelquerschnitt verteilt werden:

- Es treten *keine* schädlichen *Spannungsspitzen* auf.
- Harte Schläge werden durch das *Puffersystem* weich abgefangen (Schock-Absorption; **Abb. 50.7**). Die mechanische *Festigkeit* dieses Systems ist derart groß, dass bei einer plötzlichen massiven Krafteinwirkung der Wirbelkörper einbricht (Kompressionsfraktur), während die Bandscheibe intakt bleibt.
- Das Bewegungssegment und damit die ganze Wirbelsäule wird *stabilisiert*.

Der Nucleus pulposus wirkt als *Drehpunkt* der Bewegung zwischen zwei benachbarten Wirbelkörpern in der Art eines «Kugelgelenkes» (**Abb. 50.8**).

In Selbstversuchen[1, 2] wurde in vivo der intradiskale Druck der Bandscheibe L4/5 bei verschiedenen

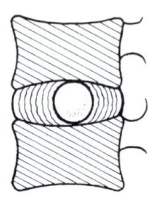

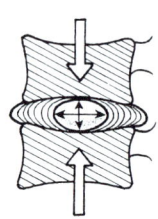

Abb. 50.7: Die Stoßdämpferwirkung der Bandscheibe: Im *entlasteten* Zustand *(links)* nimmt die Bandscheibe Flüssigkeit auf und bekommt dadurch einen gewissen Turgor. *Unter Belastung (rechts)* kommt der Gallertkern unter hydrostatischen Druck, der sich auf die Deckplatten und den Faserring überträgt.
Kurzfristige, intermittierende Belastungen werden durch diese Stoßdämpferwirkung weich abgefangen.
Unter *langfristiger* Belastung wird Wasser abgegeben, die Höhe der Bandscheibe nimmt etwas ab. Der Vorgang ist reversibel. Über Nacht nimmt der **Turgor** wieder zu. Rhythmische Bewegung (Gehen) ist besser als lange dauernde Belastung (Sitzen).
Mit *intradiskalen Messungen* in vivo konnte der Druckanstieg unter den Beanspruchungen des täglichen Lebens quantifiziert werden (s. Text). Diese Erkenntnisse sind für die «Rückenschule» grundlegend geworden (s. Kap. 59.3.2).

---

1 Nachemson, Clin. Orthop. 45:107, 1966
2 Wilke, Spine 24: 755, 1999

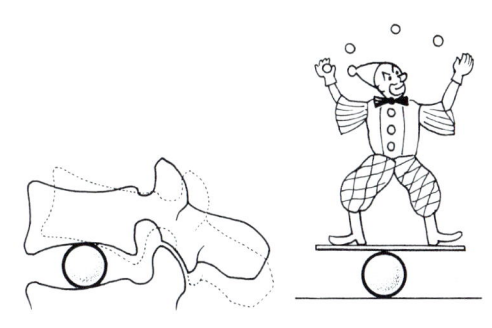

Abb. 50.8: Die Bewegung im «Wirbelgelenk» (im *Bewegungssegment*) gleicht einer Schaukelbewegung auf dem Bandscheibenkern. Die Bewegung wird *geführt* durch die kleinen Wirbelgelenke. Ihre Orientierung bestimmt die Bewegungsrichtung.

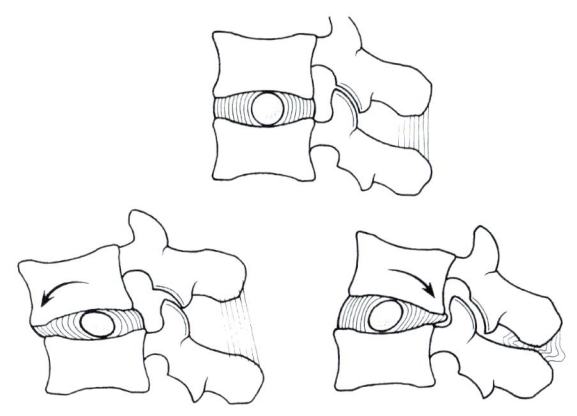

Abb. 50.9: «Geführte Bewegung» im Bewegungssegment.
Im Bewegungssegment finden keine einfachen Drehbewegungen, sondern komplizierte Kompromissbewegungen statt. Das «Gelenk» muss eine gewisse *Kongruenz* haben, damit es gut funktioniert, d. h. kleine Wirbelgelenke und Bandscheibe müssen einigermaßen aufeinander abgestimmt sein. Erniedrigung der Bandscheibe z. B. stört diese Kongruenz (s. Abb. 59.4 u. Abb. 59.5).

Körperstellungen gemessen, wobei das Vornüberneigen und besonders das Lastenheben in dieser Stellung hohe Werte ergab, während bequemes (angelehntes) Sitzen und Liegen die geringste Belastung zeigte. Diese Messungen stimmen mit dem Schmerzempfinden der meisten Rückenpatienten überein und sind für die Prophylaxe und Therapie wegleitend (s. Kap. 59.1 u. Kap. 59.2, Abb. 52.2 u. Abb. 59.15).

Der dorsale Abschnitt des Bewegungssegmentes

Der dorsale Abschnitt des Bewegungssegmentes besteht im Wesentlichen aus den *kleinen Wirbelgelenken* und den dorsalen (interspinalen) *Bändern*.

Die **Gelenkfazetten** sind je nach Wirbelsäulenabschnitt verschieden orientiert. In der Lumbalwirbelsäule z. B. stehen sie sagittal, erlauben also das Vor- und Rückneigen, blockieren jedoch die Rotation, während eine gewisse Seitenneigung möglich ist (s. Abb. 59.8).

Die von vorne nach hinten schräg abfallende Ebene der kleinen Wirbelgelenke *verhindert* normalerweise ein *Gleiten* des oberen Wirbels auf dem unteren nach vorne. Diese Funktion des hinteren Abschnittes des Bewegungssegmentes wird deutlich, wenn sie ausfällt, z. B. infolge eines Bogendefektes, was eine Spondylolisthesis zur Folge hat (s. Kap. 58.1, Abb. 58.1 u. Kap. 58.3).

Die kleinen Wirbelgelenke *führen* also *die Bewegungen* im Segment, und die dorsalen interspinalen Bänder stabilisieren es zusätzlich. Letzteres ist wichtig für die Beurteilung von Wirbelfrakturen hinsichtlich Stabilität (s. Kap. 61.1; **Abb. 50.9**).

Die Bewegungen in den kleinen Wirbelgelenken sind nur im Rahmen des ganzen Bewegungssegmentes möglich. Die *Kongruenz* dieser kleinen Gelenke ist deshalb nie ganz perfekt, größere Bewegungsausschläge führen zu Verkantungen. Grob gestört wird die Kongruenz jedoch erst bei Veränderungen der Bandscheibe (s. Kap. 59.1).

50.3.1
Pathologie des Bewegungssegmentes

Als Ursache von Rückenschmerzen stehen – nach den Muskelschmerzen – Störungen im Bewegungssegment an erster Stelle:

Die *erste Gruppe* dieser Störungen hängt mit **Wachstum** und **Reifung** des Wirbelskelettes zusammen. Der schwächste Punkt des ganzen Gefüges sind in diesem Alter die *Deckplatten*, die gleichzeitig die Wachstumszonen sind. Die Scheuermann'sche Krankheit und auch die idiopathische Skoliose haben hier ihre Ursache (s. Kap. 56 u. Kap. 57).

Die *zweite, größte Gruppe* von Störungen am Bewegungsapparat hängt mit den **Degenerations-** bzw. **Alterungsvorgängen** der *Bandscheibe* zusammen. Ihr Turgor nimmt im Verlauf des Lebens ab. Die Bandscheibe wird im mittleren Lebensalter zum schwächsten Punkt. Insuffizienz, Instabilität, Osteochondrose, Spondylose als chronische Erscheinungen und Diskushernien als akute Ereignisse gehören zu den häufigsten Krankheiten am Bewegungsapparat überhaupt (**Abb. 50.10** u. **Abb. 50.11**).

Schmerzhaft ist nicht die degenerierte Bandscheibe selbst, Schmerzen entstehen erst, wenn Bandscheibenmaterial mit Nervengewebe in Kontakt kommt (chemische Theorie), und vor allem, wenn dadurch Nervenwurzeln komprimiert werden (Diskushernien).

Die Bandscheibendegeneration zieht aber auch den *dorsalen Teil* des Bewegungssegmentes in Mitleidenschaft: Inkongruenz, Verschiebungen und Blockierungen der kleinen Wirbelgelenke verursachen Schmerzen. Die mannigfachen Auswirkungen aller dieser Vorgänge sind bei den degenerativen Wirbelsäulenleiden beschrieben (Kap. 59.1; **Abb. 50.12**).

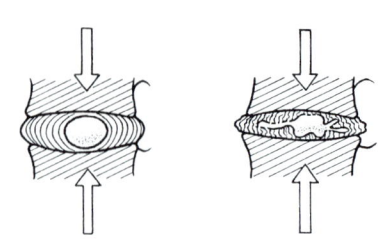

Abb. 50.10: Durch Degenerationsvorgänge verliert die Bandscheibe ihren Turgor und damit Pufferwirkung und Stabilität. Auch die Kongruenz des Bewegungssegmentes geht verloren (s. Abb. 59.7c).

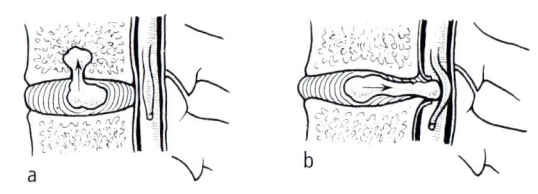

Abb. 50.11: Schwachstellen der Bandscheibe.
Der unter Druck stehende Gallertkern wird an der schwächsten Stelle des Faserringes herausgepresst.
a) Während des *Wachstums* ist die *Deckplatte* die schwächste Stelle: Bei der Scheuermann'schen Krankheit können Teile des Gallertkernes durch Lücken in der Deckplatte in die Wirbelkörperspongiosa hineingedrückt werden, als «Schmorl'sche Knötchen» im Röntgenbild sichtbar.
b) Beim *Erwachsenen* ist der *Faserring* die schwächste Stelle. Bandscheibenteile können als Diskushernien durch Lücken im Anulus fibrosus durchgedrückt werden und durch Kompression von Nervenelementen massive Beschwerden auslösen (s. Abb. 59.33).

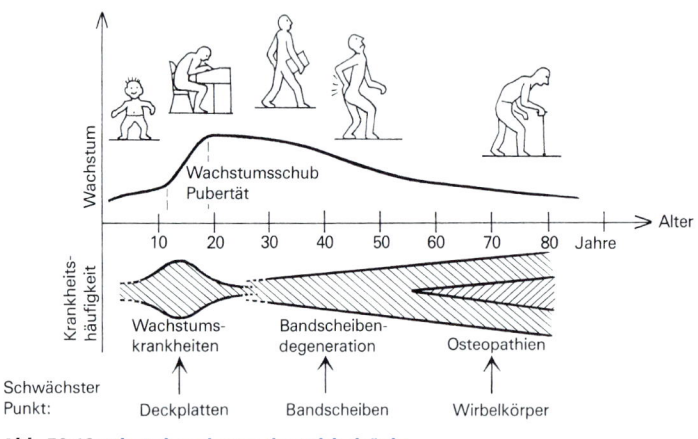

Abb. 50.12: Die Lebenskurve der Wirbelsäule.
Die Pathologie der Wirbelsäule ist eng mit den normalen Veränderungen im Laufe des Lebens verbunden.
In der *Wachtumsperiode*, vor allem zur Zeit des pubertären Wachstumsschubes sind die Wachstumszonen, die *Deckplatten* der schwächste Punkt im Gefüge. Die entsprechenden Krankheiten, wie Morbus Scheuermann, Skoliosen, treten in dieser Periode auf. Dazu kommt die ungünstige Beanspruchung in der Schulzeit durch das Sitzen.
Im *mittleren Lebensalter* ist die *Bandscheibe*, bzw. deren Faserring die schwächste Stelle. Diskushernien sind vorzugsweise eine Krankheit des mittleren Alters.
Im *höheren Alter* ist der *Wirbelkörper* der schwächste Teil. Osteoporose führt zu Deformitäten und Wirbelkörpereinbrüchen.

50.3.2
Pathologie des Wirbelkörpers

Der Wirbelkörper wird hauptsächlich auf *axialen Druck* und – im ungünstigen Fall (Kyphose) – auf Biegung beansprucht. Der Aufbau seiner Spongiosastruktur im Innern und seiner Wände entspricht dieser Beanspruchung. Die auf den Wirbel wirkende Kraft wird von der Zwischenwirbelscheibe auf die **Deckplatte** übertragen. Diese ist, wie erwähnt, vor allem während des Wachstums ein besonders schwacher Punkt. Bei chronischer Überbeanspruchung entstehen Löcher und Risse, durch die Teile des Nucleus pulposus in den Wirbelkörper eindringen: So entstehen die bekannten «Schmorl'schen Knötchen» bei der Scheuermann'schen Krankheit, der typischen Deckplattenkrankheit (s. Kap. 56.1), aber auch Defekte bei Spondylitiden und anderen Wirbeldestruktionen (s. Kap. 60).

Ist die Knochenstruktur weich (Osteomalazie), kann die ganze Deckplatte durch die Bandscheibe eingedellt werden (Fischwirbel).

Spontane **Deckplatteneinbrüche** und **Wirbelkompressionen**, die ähnlich aussehen, sind eine häufige Erscheinung bei massiver *Osteoporose* im fortgeschrittenen Alter (**Abb. 50.13**).

Relativ häufig sind Wirbelkörper Sitz von pathologischen, oft *hämatogen* ausgestreuten, Prozessen: Tumormetastasen, Infektionen, Knochenmarkkrankheiten. Dies hängt wohl mit ihrer guten Vaskularisation zusammen. Aber auch primäre Veränderungen (Tumoren) kommen vor.

Schmerzen treten manchmal erst auf, wenn geschwächte Wirbel unter der mechanischen Beanspruchung zusammenbrechen.

Osteolyseherde sind auf **Röntgenbildern** meist erst zu sehen, wenn sie schon eine gewisse Größe erreicht haben. Eine frühzeitige Diagnose ermöglicht die *Szintigraphie* als Screening-Methode und die Tomographie (konventionell oder computerisiert, als *CT*, aber auch als *MRI*).

Bei akuter massiver Krafteinwirkung (Trauma) *bricht* die Wirbelstruktur ein, entsprechend der Krafteinwirkung (Flexion) in der Regel vor allem vorne, was fast immer eine *Kyphosierung* bedeutet. Die Bandscheibe ist stärker als der Wirbel und bleibt – beim Fehlen von Scherkräften – intakt. Solche Kompressionsfrakturen sind stabil, weil auch das hintere Bogensegment in der Regel erhalten bleibt. Dies ist für die Therapie der Wirbelfrakturen von Bedeutung (s. Kap. 61.1; Abb. 61.1).

50.4
Achsenskelett und Nervensystem

Vom Hinterhauptloch bis zum Sakrum liegt der Duralsack fest eingebettet und gut gepolstert im Wirbelkanal. Das **Rückenmark** endet auf der Höhe des ersten Lendenwirbels. Von dort ziehen die Nervenwurzeln einzeln als **«Cauda equina»** weiter nach distal zu den entsprechenden Zwischenwirbellöchern (s. Abb. 34.20).

Normalerweise sind diese verletzlichen Nervenstrukturen im Wirbelkanal sehr gut *geschützt*, und nur bei massiven Gewalteinwirkungen nehmen sie Schaden. Die meisten Wirbelbrüche haben deshalb keine neurologischen Konsequenzen (s. «Stabile und instabile Wirbelbrüche», Kap. 61.1).

Der Verlauf der **abgehenden Nervenwurzeln** durch die engen Intervertebrallöcher, deren lichte Weite überdies bei jeder Bewegung der Wirbel ändert, und ihre Lage dicht hinter den kleinen Wirbelgelenken, in enger Nachbarschaft zu den Bandscheiben, lässt ihnen wenig freien Raum, und jede Einengung durch irgendwelche pathologischen Prozesse, vor allem degenerativer Art, kann sie in Platznot bringen. Eindeutig und typisch ist das Bild der **Diskushernie**, während viele anderen radikulären Störungen und Symptome pathophysiologisch weniger gut zu fassen sind und diagnostisch unklar bleiben (pseudoradikuläre Symptome).

Neurologische Komplikationen von Wirbelsäulenleiden und -verletzungen sind natürlich besonders gefürchtet und beanspruchen mit Recht auch besondere Aufmerksamkeit. Andererseits ist es für den praktischen Umgang mit Rückenpatienten gut, sich daran zu erinnern, dass *Rückenbeschwerden nur in einem kleinen Prozentsatz der Fälle neurologische Ursachen haben*. Bei den anderen ist ein pragmatisches Angehen der Situation und eine Beschwichtigung eventuell vorhandener Ängste zweckmäßig.

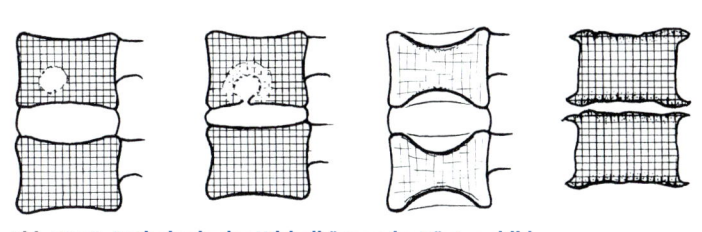

Abb. 50.13: Pathologie des Wirbelkörpers im Röntgenbild.
a) **Umschriebener Osteolyseherd** in der Spongiosa, verdächtig auf Tumormetastasen. Nur relativ große Defekte sind auf gewöhnlichen Röntgenbildern sichtbar, kleine im CT.
b) **Unregelmäßige Osteolyse** dicht unter der Deckplatte, mit perifokaler Osteoporose. Verschmälerung der angrenzenden Bandscheibe, da Gewebe aus dem Nucleus pulposus durch ein Loch in der Deckplatte in den Wirbelkörper eingepresst wurde. Dieses Bild ist typisch für eine infektiöse Spondylitis (z. B. Tbc).
c) **Osteoporose:** Stark aufgelockerte Trabekelstruktur und eingedrückte Deckplatte (Fischwirbel).
d) **Spondylose:** Subchondrale, unregelmäßige Sklerose, Randzacken, progrediente Bandscheibenverschmälerung. Im Alter zeigen fast alle Wirbelsäulen solche Veränderungen.

50.5
Die Bedeutung der Muskulatur für die Wirbelsäule

Die **Rückenmuskulatur** richtet die Wirbelsäule auf (Zuggurtung), damit diese axial belastet wird. Die Beanspruchung der Bewegungssegmente ist dabei am kleinsten. Ist die Muskulatur insuffizient, wird die Wirbelsäule auf Biegung beansprucht, die Strukturen des Bewegungssegmentes (Bänder, Faserring, Bandscheibe, Gelenke) haben die übermäßigen und unphysiologischen Kräfte allein zu tragen. Diese Beanspruchung führt zu Schmerzen und degenerativen Erscheinungen.

Eine kräftige **Bauchmuskulatur** wirkt gegen eine übermäßige Lendenlordose und zu starke Beckenkippung, wie sie für die so genannte «schlechte Haltung» charakteristisch ist (Abb. 55.6b). Die Anspannung der Bauchmuskulatur erhöht aber auch den *intraabdominellen* Druck. Die hydrostatische Wirkung der Bauchpresse richtet den Rumpf auf, stabilisiert die Wirbelsäule und *entlastet* sie ganz erheblich. Eine kräftige *Bauchbandage* wirkt ähnlich (**Abb. 50.14**).

Muskelschmerzen, Myogelosen, verspannte Muskulatur sind die weitaus häufigsten Ursachen von Rückenschmerzen in der orthopädischen Sprechstunde. Die Bedeutung einer *gut trainierten Muskulatur* ist auch klinisch offensichtlich und für Prophylaxe und Therapie wesentlich. Diese Erkenntnis führte zur Konzeption und zum praktischen Erfolg der (ursprünglich schwedischen) *Rückenschule* (Kap. 59.3.2).

Eine *Übersicht* der Wirbelsäulenpathologie kann im folgenden Konzept zusammengefasst werden (**Tab. 50.1**):

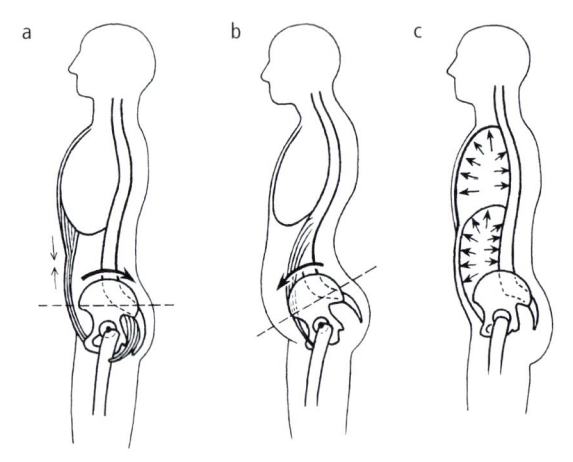

Abb. 50.14: Die **Bedeutung der Bauchmuskulatur** für Haltung und Wirbelsäule.
a) *Beckenaufrichtung* und *Ausgleich der Lordose* durch die Bauchmuskulatur bei «strammer Haltung» (Bauch einziehen).
b) Bei *erschlaffter Bauchmuskulatur* drückt der Bauch samt Inhalt nach vorne, die Lendenwirbelsäule wird übermäßig lordotisch, das Becken kippt nach vorne ab. Diese Haltung wird noch akzentuiert durch den M. iliopsoas.
c) Die Bauchmuskulatur wirkt auch über die «*Bauchpresse*». Der hydrostatische Druck im Abdomen hilft die Wirbelsäule stabilisieren. Das Gleiche kann eine straffe *Bauchbandage* bewirken. Bauchbandagen und Lendenmieder sind für manche Patienten mit Rückenschmerzen sehr hilfreich und haben, entgegen einer weitverbreiteten Meinung, *keine* Atrophie der Muskulatur zur Folge (vgl. Kap. 17.11.6).

Tabelle 50.1: Übersicht der Wirbelsäulenpathologie.

Zwei Hauptprobleme: 1. **Form:** Als ästhetisch-psychologisch-soziales Problem vor allem bei Kindern und Jugendlichen. 2. **Schmerz:** Häufiger bei Erwachsenen.

1. Von außen sichtbare **Deformitäten**:
   - kongenital
   - Kyphosen (z. B. Scheuermann)
   - Skoliosen
   - Haltungsprobleme

2. **Schmerzen:**
   - Myogelosen
   - **statische Störungen:** Schmerzen gehen vom Bewegungssegment und von der Muskulatur aus. Statische Störungen können zu degenerativen Veränderungen führen.
     Vorzustände sind:
     - schwere Deformitäten (siehe oben)
     - lokalisierte Wirbelveränderungen, welche die Statik des Bewegungssegmentes stören.
   - **Knochenaffektionen:** Schmerzen gehen vom Skelett aus
     - Osteopathien
     - Infektionen, Tumoren usw.
     - Trauma (Frakturen)
   - **andere Schmerzursachen**
     - neurologische
     - viszerale

51 Diagnostik der Wirbelsäule

In erster Linie sind es **Rückenschmerzen**, insbesondere *Kreuzschmerzen* (Lumbalgie) und *Nackenschmerzen*, die zur Untersuchung der Wirbelsäule Anlass geben.

Bei der ungemein komplizierten Struktur der Wirbelsäule (25 Bewegungssegmente, jedes mit mehreren gelenkigen Verbindungen) ist die Korrelation dieser Beschwerden mit einem anatomisch-pathologischen Substrat nicht leicht und auch nicht immer ohne weiteres möglich und zulässig.

Wir müssen uns eingestehen, dass unsere Kenntnisse von der Pathophysiologie der Bewegungssegmente und der Schmerzentstehung sehr beschränkt sind. Beschränkt sind auch unsere **diagnostischen Möglichkeiten** (s. a. «Allgemeine Diagnostik», Kap. 11):

1. Anamnese
2. Klinische Untersuchung
3. Röntgenuntersuchung
4. Bildgebende Verfahren
5. Labor und Spezialuntersuchungen.

Stellenwert der einzelnen Untersuchungen

Die *Anamnese* ist das wichtigste Hilfsmittel, nicht nur für die Diagnosestellung, sondern auch für die Beurteilung von Prognose und Therapiemöglichkeiten.

An zweiter Stelle steht die *klinische Untersuchung* von Form und Funktion der Wirbelsäule.

Tief in den Weichteilen eingebettet ist sie einer direkten Untersuchung nur in beschränktem Maß zugänglich (vgl. Abb. 51.8). Umso wichtiger ist die funktionelle Bewegungsprüfung (s. Kap. 51.2).

Das *konventionelle Röntgenbild* steht an dritter Stelle. Bei allen länger dauernden unklaren Rückenschmerzen sind Röntgenbilder in zwei Ebenen angezeigt. Sie zeigen Form und Struktur der WS und bestimmen das weitere Vorgehen. Technik und Beurteilung von Wirbelsäulenbildern sind nicht ganz einfach. Vor allem die *Interpretation* der Befunde verlangt viel Erfahrung. So zeigen z. B. praktisch alle älteren Leute degenerative Veränderungen, meist ohne Beschwerden.

Die scheinbar unbegrenzten **Möglichkeiten der apparativen Diagnostik** (CT, MRI usw.) erwecken Hoffnungen (bei Ärzten und Patienten), dass man jetzt auf diesen Bildern die Ursache jedes Rückenschmerzes sehen könne. Dies fördert die Tendenz, solche Untersuchungen bei allen Rückenpatienten routinemäßig durchzuführen (und sich gar klinische Untersuchung und konventionelles Röntgen überhaupt zu ersparen). Die computerisierten Schnittbilder mit den Beschwerden zu korrelieren ist schwierig. Die Gefahr sich zu *täuschen* ist ebenso groß wie die Tendenz zur *Überinterpretation* irgendwelcher unklarer Befunde, und die Enttäuschungen bei Arzt und Patient verhalten sich entsprechend. Tatsächlich sind die bildgebenden Verfahren außerordentlich detailreich und bei richtiger Indikation in vielen Fällen sehr wertvoll. Bei der großen Mehrzahl der Rückenpatienten helfen sie allerdings nicht viel weiter, können aber heillose Verwirrung stiften. Hier genügen in der Regel Anamnese, klinischer Befund und Erfahrung, gegebenenfalls ergänzt durch ein konventionelles Röntgenbild, für eine kompetente Beurteilung.

In der folgenden Beschreibung des Untersuchungsganges sind nur die für die Wirbelsäule spezifischen Punkte aufgeführt. Eine allgemeine Untersuchung ist selbstverständlich (s. Kap. 11).

51.1 Anamnese

Schmerzen

Erstes Auftreten: plötzlich einschießende starke Schmerzen (eine «akute Lumbalgie», eine so genannte «Lumbago», ein «Hexenschuss»), weisen auf Störungen im Gefüge von Wirbelbewegungssegmenten hin: kleine Gelenke, Bandscheibenverschiebungen.

Gelegentlich sind Nervenwurzeln beteiligt (Diskushernie), was zu radikulären Symptomen (Ischias) führen kann.

Trauma: Art und Intensität genau erfragen! Sturz aus großer Höhe oder massiver direkter Schlag sind eindeutig zu erfahren. Weniger eindeutig sind die häufigen Angaben der Patienten über einen «Unfall» bei einer Anstrengung wie etwa beim Bücken, Lasten heben, bei einer ungewohnten Bewegung, aber ohne eigentliche massive Einwirkung von außen. Bandscheibenschäden und Nerveneinklemmungen werden häufig bei solchen «*Verhebetraumen*» manifest. Es handelt sich nicht um eigentliche Unfälle. Echte Unfälle führen eher zu Wirbelbrüchen. Bei schweren Osteoporosen genügt dazu allerdings ein sehr geringfügiges Trauma.

Langsam auftretende Schmerzen sprechen eher für statische Beschwerden oder Krankheiten der Wirbelkörper.

Verlauf: Dauernder Schmerz, bei Tag und Nacht, ist bei Rückenschmerzen eher ungewöhnlich. Eine eindeutige Ursache sollte sich finden lassen. *Wechselnde Schmerzen* sind vorwiegend statisch bedingt. Schubweiser Verlauf mit *plötzlichen*, starken Schmerzen und freien Intervallen sprechen für Störungen im Bewegungssegment, häufig ist dabei eine Nervenwurzel beteiligt.

Wann tritt der Schmerz auf? Statisch bedingte Rückenschmerzen auf Grund von Haltungsstörungen, Deformitäten oder degenerativen Veränderungen sind in der Regel von Stellung, Lage, Tätigkeit, also von der *Beanspruchung* der Wirbelsäule *abhängig*. Als schmerzhaft wird dann vor allem das Bücken, das Lastenheben in vornüber geneigter Haltung, das lange Sitzen mit vorgehaltenen Armen (Maschinenschreiben), das längere Verharren in leicht gebückter Haltung (Autofahren) empfunden, weniger die sportliche Betätigung, dies wohl wegen des besseren Trainingszustandes der Muskulatur des Sportlers. Wenn die Beschwerden bei leichter, entspannter körperlicher Tätigkeit (Wandern, Sport) abnehmen, sind sie mit größter Wahrscheinlichkeit statisch bedingt und Ausdruck einer «Zivilisationskrankheit».

Viele Leute mit Bandscheibenschäden können nicht auf weicher Unterlage schlafen, können aber *bestimmte Stellungen* und Lagen finden, in denen sie keine oder weniger Schmerzen haben. Die genaue Beschreibung, wann und unter welchen Umständen (bestimmte Bewegungen, Tätigkeiten) die Schmerzen auftreten, kann auch für die einzuschlagende Therapie Hinweise geben.

Schmerzen beim Husten, Pressen und Niesen sind typisch für Kompression von Nervenwurzeln (Diskushernie).

Stärkere Schmerzen bei Erschütterung können auf Spondylitis hinweisen, Schmerzen in der Nacht und am Morgen auf Bechterew, Tumoren, Osteoporose oder andere Krankheiten der Wirbelkörper.

Schmerzlokalisation und Art des Schmerzes: Es gibt typische Schmerzstellen am Rücken: Lumbosakral-Übergang, Beckenkämme, Kreuzbein, mediale Kante der Schulterblätter, Nacken, Dornfortsatzreihe, paravertebrale Muskulatur. Allerdings werden Schmerzen oft fortgeleitet. Vor allem der Kreuzschmerz lässt noch keine diagnostischen Schlüsse zu.

Ausstrahlende Schmerzen: Eindrücklich ist die akute Ischias als Ausdruck einer Nervenbeteiligung. Leichtere Formen, z. B. mit Schmerzen nur im Hüftbereich, im Unterschenkel oder Fuß sind nicht so auffällig, sind aber außerordentlich häufig. Man muss sie suchen.

Andere Ausstrahlungen entsprechen anderen Nerven: Interkostalneuralgien, Zerviko-Brachialsyndrom.

Längst nicht alle ausstrahlenden Schmerzen sind jedoch radikulären Ursprungs: Wandernde Rückenschmerzen beim Weichteilrheumatismus und pseudoradikuläre Ausstrahlungen gehören zum Alltag der orthopädischen Sprechstunde. Häufig sind Ausstrahlungen in den Hinterkopf (Migraine cervicale), in den Schultergürtel, in Arm und Hand, in den Beckengürtel und gelegentlich ins Abdomen. Andererseits können Schmerzen bei Krankheiten von Thorax und Abdomen in den Rücken ausstrahlen.

Andere Beschwerden

Da die Nervenwurzeln, gelegentlich auch das Rückenmark, bei Wirbelsäulenleiden in Mitleidenschaft gezogen werden können, sind **neurologische** Symptome an Armen und Beinen wichtige Hinweise.

Angaben über plötzliche Veränderungen der Form des Thorax und Rückens sind mit Vorsicht zu interpretieren. Solche Beobachtungen sind in der Regel recht ungenau. Auch werden Deformitäten von Patienten und Angehörigen oft erstaunlich lange übersehen.

Im Alter, bei Osteoporose, sintert die Wirbelsäule wieder zusammen und wird kyphotisch (s. Abb. 60.2, Kap. 60.1.1).

51.2
Klinische Untersuchung

Die **Inspektion** ist die wichtigste und feinste Prüfung. Damit man die *gesamte* Haltung gut beobachten kann, sollte sich die Patientin/der Patient weitgehend entkleiden; allerdings kann eine kleine Unterhose, die hinten etwas heruntergezogen werden kann, und ein Büstenhalter anbehalten werden. Dies beeinträchtigt die Inspektion nicht und hilft, die Hemmungen des

Patienten zu vermindern und seine Mitarbeit bei der Untersuchung zu gewinnen (s. Abb. 51.5).

Untersuchung im Stehen

Beurteilt wird die Form des Rückens im Stand (Begriffe s. Kap. 55). Dazu muss der Patient ganz gerade stehen.

Beim **Betrachten von vorn** und vor allem **von hinten** fällt jede geringfügige *Asymmetrie* sofort auf.

Die Beurteilung der Haltung beginnt beim Becken: Einen *Beckenschiefstand* erkennt man an der Höhe der Beckenkämme, genauer noch an der Stellung der Spina iliaca dorsalis und der Gesäßfalte.

Ist der Beckenschiefstand nur durch eine *Beinlängendifferenz* bedingt, lässt er sich mit einer entsprechend hohen Unterlage (Brettchen von 1 resp. $^{1}/_{2}$ cm Höhe) ausgleichen. Ist dies nicht möglich, muss der Beckenschiefstand durch eine *fixierte Deformität*, eine Kontraktur (vgl. Kap. 38.2) verursacht sein. Diese kann an einer Hüfte (Ab- oder Adduktionskontraktur) oder in der Wirbelsäule lokalisiert sein: fixierte lumbosakrale Skoliose. Eine nicht fixierte skoliotische Haltung hingegen muss sich durch den Ausgleich des Beckenschiefstandes korrigieren lassen (s.a. Kap. 63.1.4; **Abb. 51.1**).

Seitliche Abweichungen der Wirbelsäule von der Senkrechten (Skoliosen, skoliotische Haltung) lassen sich an der *Dornfortsatzreihe* erkennen. Gelegentlich fallen sie aber zuerst durch Veränderungen der Taillenkontur, des Hüftprofiles oder des Schulterstandes auf. Eine Abweichung der Wirbelsäule *aus dem Lot* kann genau festgestellt und auch in Zentimetern als Abstand des Lotes aus dem Okziput von der Rima ani gemessen werden (Abb. 51.1 c).

Wichtig ist zu wissen, dass seitliche Abweichungen, sofern sie nicht nur auf Beinlängendifferenzen beruhen und somit ausgeglichen werden können, selten einfache Haltungsstörungen sind, sondern meistens strukturell fixiert sind!

Die **Betrachtung von der Seite** (s. Abb. 55.3 u. Abb. 55.9) dient der Beurteilung der *Beckenneigung* und der physiologischen Wirbelsäulenwölbung in der Sagittalebene und damit der «Haltung». Diese sieht bei bequemem, schlaffem Stehen meist wesentlich anders aus als bei straffer, gespannter, aktiver «gerader» Haltung (s. Kap. 55.1, Abb. 55.8). Auch die Beckenneigung nach vorn kann erheblich variieren. Sowohl eine straff aufgerichtete als auch eine schlaffe Haltung ist zu prüfen, dazwischen liegt irgendwo die «habituelle» Haltung des Patienten. Die *Beurteilung* ist weitgehend subjektiv und variabel. Genaue Kriterien fehlen. Dies drückt sich in so ungenauen Ausdrücken wie «Rundrücken», «verstärkte Thorakalkyphose» usw. aus (vgl. «Form und Haltung der Wirbelsäule», Kap. 55).

Um solche Befunde möglichst zu objektivieren, ist es empfehlenswert, bestimmte Größen zu *messen*. Erst damit ist es möglich zu *vergleichen*, sei es mit anderen Individuen oder Normgrößen, sei es beim selben Patienten im Verlauf der Zeit.

Als **Messgrößen** eignen sich am besten Höhe und Distanz (Flêche) der Krümmungsscheitel von einem an der Wirbelsäule angelegten Lot (**Abb. 51.2 a**).

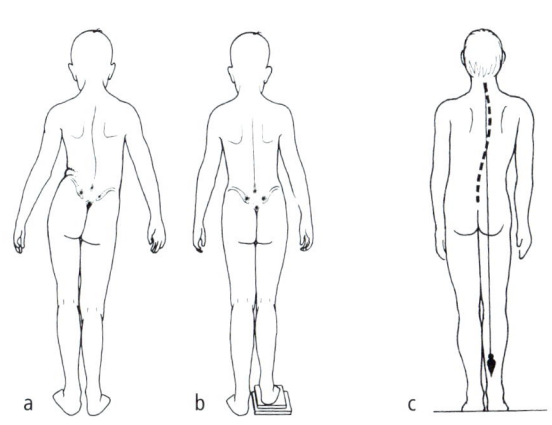

Abb. 51.1: Seitliche Wirbelsäulenverkrümmungen (Skoliosen).
a) *Skoliotische Haltung* infolge Beinlängendifferenz. Im Stehen Beckenschiefstand.
b) Der Beweis, dass es sich lediglich um *eine skoliotische Haltung* und nicht um eine fixierte Skoliose handelt: Nach *Ausgleich des Beckenschiefstandes* mit Brettchenunterlage verschwindet die Skoliose.
c) *Echte Skoliose:* Gerades Becken, Asymmetrie des Rumpfes, hier mit Abweichung der Wirbelsäule aus dem Lot.

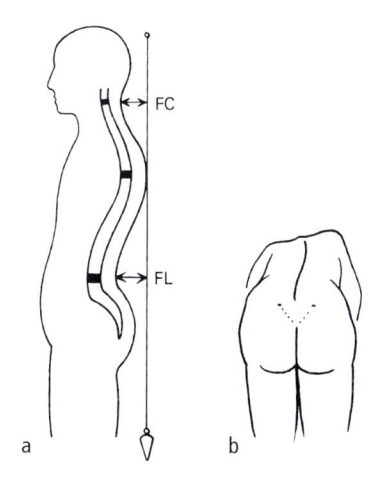

Abb. 51.2:
a) **Messungen an der Wirbelsäule** in der Sagittalebene im aufrechten Stand. Das Lot liegt am thorakalen Krümmungsscheitel. FC (Flêche cervicale): größter Abstand des Lotes von der HWS. FL: Größter Abstand von der lumbalen Lordose.
b) Die **Asymmetrie** der Wirbelsäule und des Thorax zeigt sich am besten bei der Betrachtung des vornübergeneigten Patienten von hinten. Hier *Rippenbuckel* rechts bei rechtskonvexer Thorakalskoliose (vgl. Abb. 57.6 c).

Die Differenz zwischen der «schlaffen» und der «straffen» Haltung kann einen Hinweis auf die Beweglichkeit der Wirbelsäule geben.

Bei einer schmerzhaft fixierten Skoliose und/oder Kyphose der Lumbalwirbelsäule muss man an eine Diskushernie denken.

Funktionsprüfung

Die Gesamtbewegung der Wirbelsäule setzt sich zusammen aus den Bewegungen von 25 einzelnen Segmenten. Die klinische Differenzierung ist nur grob möglich. Im besten Fall gelingt es, die Beweglichkeit einzelner Abschnitte zu eruieren.

Die Untersuchung erfolgt durch **Vornüberneigen** bei gestreckten Knien. Dabei kommt (von hinten gesehen) eine Asymmetrie, also ein Beckenschiefstand, eine Skoliose und vor allem auch eine damit verbundene Deformität des Thorax, besser zur Geltung (Abb. 51.2b).

Beim Rumpfbeugen vorwärts lassen sich normalerweise die physiologischen Lordosen der Hals- und Lendenwirbelsäule gerade strecken und auch etwas kyphosieren (**Abb. 51.3a**).

Versteifungen bestimmter Wirbelsäulenabschnitte lassen sich deutlich erkennen: Umschriebene Kyphosen, eingeschränkte Beweglichkeit wie mangelnde Flexion, fixierte Lordosen (Abb. 51.3b u. c).

Für die Gesamtbeweglichkeit (inkl. Bewegung der Hüften) gibt der *Finger-Boden-Abstand* (FBA in Zentimetern) ein einfaches, aber sehr grobes Maß. Es eignet sich vor allem für Verlaufskontrollen. Um etwas besser differenzieren zu können, wird häufig die *Messung nach Schober* verwendet (**Abb. 51.4** u. **Abb. 51.5**).

Jetzt lässt man den Patienten sich aus der vollständig gebeugten Haltung heraus **wieder aufrichten**, zuerst den Kopf, dann langsam den Oberkörper und schließlich die ganze Wirbelsäule. Zur Prüfung der Reklination neigt sich der Patient nach hinten.

Junge Menschen können normalerweise die Brustkyphose vollständig gerade strecken. Lokalisierte fixierte Kyphosen lassen sich bei dieser Prüfung erkennen. Für die Beurteilung einer Scheuermann'schen Krankheit ist dies der wichtigste klinische Befund (s. Kap. 56.2; **Abb. 51.6**).

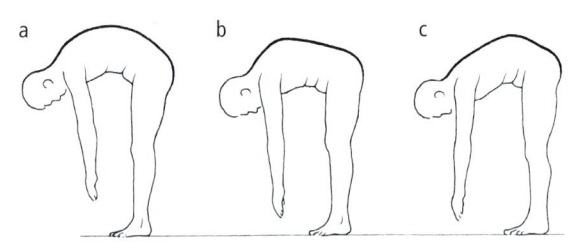

Abb. 51.3: Im **Vornüberneigen** zeigen sich fixierte, **umschriebene Wirbelsäulendeformitäten**:
a) normale, regelmäßige Wölbung, b) *Kyphose* im *oberen Torakalbereich*, c) Kyphose der *unteren* Thorakalwirbelsäule. Diese tiefer sitzende Kyphose ist z. B. bei der Scheuermann'schen Krankheit prognostisch ungünstiger (s. Kap. 56.2).

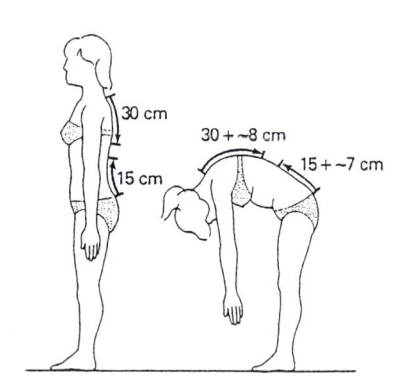

Abb. 51.5: Die **Messung der Beweglichkeit nach Schober**: Von zwei Hautmarken über den Dornfortsätzen von C7 bzw. S1 wird eine Strecke von 30 cm bzw. 15 cm abgetragen. In gebeugter Stellung wird die Vergrößerung der beiden Strecken gemessen. Sie beträgt hier etwa 8 cm bzw. 7 cm. Diese Werte geben nur ungefähre Anhaltspunkte, sind aber für Vergleichsuntersuchungen und Dokumentation (Gutachten) zweckmäßig.
Ein BH und ein kleine Hose stören den Untersuchungsgang nicht, geben aber die nötige Distanz zwischen Patientin und Arzt.

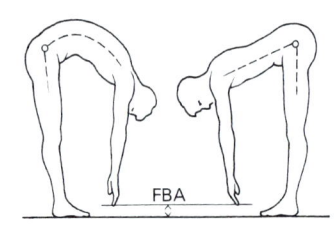

Abb. 51.4: Der **Finger-Boden-Abstand** (FBA) beim Rumpfbeugen nach vorn *(links: normal)* gibt ein leicht objektivierbares Maß der Gesamtbeweglichkeit von Wirbelsäule und Hüften. Eine schlechte Beweglichkeit des Rückens kann manchmal durch gute Hüftflexion kompensiert werden *(rechts)*. In beiden Fällen kann der FBA gleich sein. Trotzdem ist er ein gutes Maß für Vergleichs- und Verlaufskontrollen.

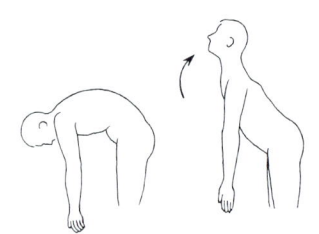

Abb. 51.6: Beim **langsamen Aufrichten** und Strecken wird die **Extension** (Lordosierungsmöglichkeit) der Wirbelsäule geprüft. Dabei kommen umschriebene fixierte Kyphosen zum Vorschein.

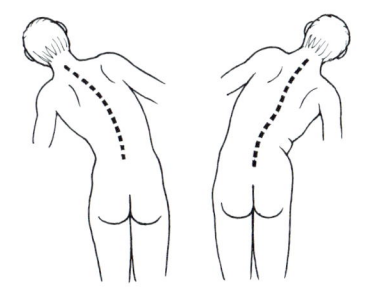

Abb. 51.7: Beim Neigen zur Seite treten **Asymmetrien**, leichte Skoliosen, oft deutlicher hervor. *Links:* Regelmäßige Kurve der Dornfortsatzreihe. *Rechts:* Ein kleiner Knick in der Kurve zeigt, dass der mittlere Abschnitt der WS etwas steif ist, sich nicht nach rechts krümmen lässt. Zeichen einer leichten rechtskonvexen Skoliose an dieser Stelle.

Neben der Bewegung in der Sagittalebene wird die **seitliche Beweglichkeit** auf gleiche Weise geprüft (vgl. Abb. 11.4 u. **Abb. 51.7**), ebenso die Drehbewegung, vor allem der Halswirbelsäule (Abb. 53.2).

Die Bewegungsausschläge werden üblicherweise mit einem Goniometer *gemessen* oder geschätzt und in Winkelgraden notiert. Die Messmethoden sind naturgemäß grob und wenig genau, die individuellen Unterschiede auch sehr groß. Trotzdem können die Messungen wichtige diagnostische Hinweise und Anhaltspunkte für die Beurteilung geben.

Aussagekräftig sind vor allem Änderungen im zeitlichen Verlauf.

Schließlich wird die **Haltung im Sitzen** geprüft (Abb. 55.4). Damit lässt sich eine eventuell vorhandene Hüftflexionskontraktur ausschalten. Bei bequemem Sitzen verschwindet die Beckenkippung und damit die lumbale Lordose, während die Kyphose stärker hervortritt. Durch aktives Aufrichten (Schultern zurück, Brust heraus) lässt sie sich normalerweise *ausgleichen*, so dass dann die Rückenkontur ziemlich flach oder nur leicht S-förmig geschwungen erscheint.

Falls eine **skoliotische Haltung** durch einen *Beckenschiefstand* (z. B. bei einem Beinlängenunterschied) verursacht ist, verschwindet sie im Sitzen.

Nacken und Schultergürtel lassen sich am sitzenden Patienten besonders gut untersuchen.

Während der Beweglichkeitsprüfung sind die Angaben über Schmerzen und *Schmerzreaktionen* des Patienten genau zu beachten. Bei manchen findet man schmerzbedingte, antalgische fixierte Fehlhaltungen, vor allem bei Mitbeteiligung von Nervenwurzeln und Rückenmark.

«*Stauchungsschmerz*» als Zeichen einer lokalisierten Wirbelaffektion wird durch «Fersenfall» geprüft.

Mit dem Mennell'schen Zeichen (s. Abb. 62.1) soll die Empfindlichkeit des *Iliosakralgelenkes* geprüft werden.

Palpation

Die Palpation ergänzt und verifiziert die Inspektion: Abtasten der *knöchernen Fixpunkte* an Becken, Dornfortsatzreihe und Schultergürtel, Ermitteln einer umschriebenen *Druckdolenz*, die, vor allem im mittleren Wirbelsäulenabschnitt, auf eine lokalisierte Erkrankung oder eine Osteoporose hinweisen kann.

Lumbosakralübergang und Beckenkämme dorsal sind so häufig druckdolent, dass man differentialdiagnostisch mit diesem Befund nicht viel anfangen kann.

Druckdolenz einzelner Muskelpartien hingegen und der Nachweis von umschriebenen schmerzhaften Verhärtungen **(Myogelosen)** sind nützliche Befunde. Sie gehören zu den *häufigsten Schmerzursachen* in der Sprechstunde und sind gut therapiezugänglich.

Muskelverspannungen findet man allerdings auch sekundär bei anderen Erkrankungen. Damit der Patient ganz entspannt ist, liegt er bei diesen Untersuchungen zweckmäßigerweise auf dem Bauch.

Manuelle Diagnostik

Stark verfeinerte und ausgeklügelte Untersuchungsmethoden hat die «*manuelle Medizin*», ursprünglich ausgehend von Handgriffen der Chiropraktoren, in die Schulmedizin eingebracht. Beweglichkeitsprüfungen einzelner Wirbelsäulenabschnitte, ja einzelner Wirbelsegmente, sollen dem Geübten möglich sein. Damit ist er im Stande, Blockaden einzelner Wirbelgelenke festzustellen und durch besondere Handgriffe auch wieder zu lösen.

Sicher ist eine genaue Beobachtung und feine Palpation für die Beurteilung von Rückenpatienten wichtig, und tatsächlich hat die manuelle Medizin auch gute Behandlungsresultate vorzuweisen.

Leider ist es bisher kaum gelungen, ihre klinischen Befunde zu *objektivieren*. Angesichts der Komplexität der Wirbelstrukturen und ihrer schlechten Zugänglichkeit ist die leichte Skepsis mancher Ärzte einfühlbar, wenn Manualmediziner Verschiebungen von wenigen Millimetern oder Winkelgraden einzelner Wirbel gegeneinander gezielt und einwandfrei zu palpieren, in bestimmten Segmenten zu lokalisieren und Unterschiede zu erkennen vermögen, die sich nicht einmal auf Röntgenbildern eindeutig feststellen lassen.

Um die Schwierigkeiten der manuellen Untersuchung zu verstehen, muss man sich die anatomische Lage der WS in ihrer Umgebung vergegenwärtigen (**Abb. 51.8**): Sie liegt tief in den Weichteilen eingebettet und ist einer direkten Untersuchung nur sehr beschränkt zugänglich.

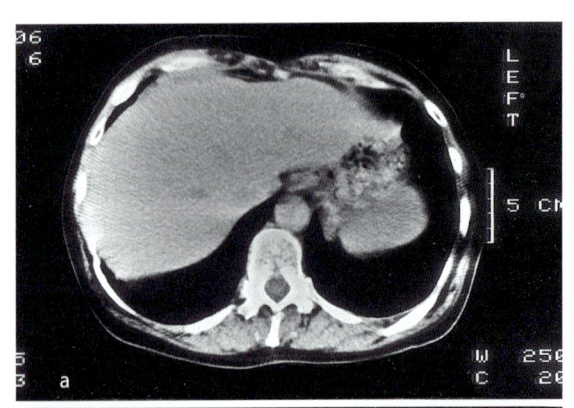

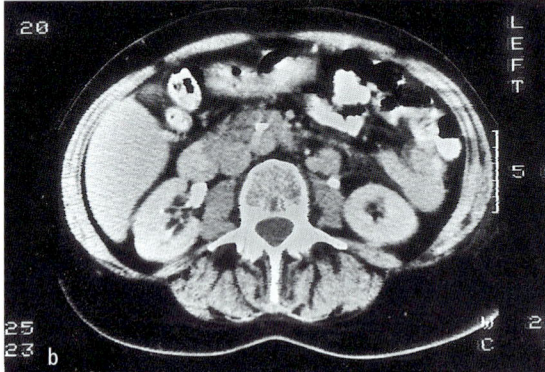

Abb. 51.8: Die Wirbelsäule in ihrer Umgebung.
Computertomogramme einer 50-jährigen Frau.
a) *Schnitt* auf Höhe des *11. Brustwirbels*: Rippenthorax und Wirbelsäule stabilisieren sich gegenseitig. Die Wirbelkörper ragen weit in die Pleurahöhle hinein. Unmittelbar davor liegt die Aorta, davor die Leber. Auf der Rückseite, hinter den Rippen, liegt die Rückenmuskulatur eng mit den knöchernen Wirbelfortsätzen verwoben. Das Rückenmark liegt zentral, im runden Wirbelkanal gut geschützt.
Die **Zugangswege** zur Wirbelsäule ergeben sich aus dieser Anatomie: Der *ventrale* Zugang erfordert die Eröffnung der Thoraxhöhle. Dann allerdings liegt die Wirbelsäule frei.
Für den *dorsalen* Zugang muss eine dicke Muskelschicht abgelöst und beiseite geschoben werden.
b) *Schnitt* auf Höhe des *dritten Lendenwirbels*. Die Wirbelsäule ragt weit in die Bauchhöhle hinein. Sie liegt fast in *Körpermitte*, was für die Statik von Bedeutung ist. Dicht davor liegen die *großen Gefäße* (Aorta, Vena cava), seitlich die Nieren und die Ureteren, die nur durch den Psoasmuskel von der Wirbelsäule getrennt sind. Der Wirbelkanal, hier nicht mehr rund, sondern dreieckig, enthält auf dieser Höhe nur noch die Nervenwurzeln (Cauda equina).
Die Rückenmuskulatur zwischen den Dorn- und Querfortsätzen des Wirbelbogens ist hier voluminöser als thorakal.
Entsprechend sind die **Zugänge** ebenfalls aufwändig und nicht ungefährlich: Zu den Wirbelkörpern transabdominal, oder von ventrolateral, retroperitoneal, zwischen Nieren und Psoas; zu den Wirbelbogen von dorsal, unter Abschieben der Muskulatur von den Dornfortsätzen.

Wenn daher auch die *therapeutische Manipulation* nicht jedes Orthopäden Sache sein kann, ist es für jeden Arzt, der mit Rückenpatienten zu tun hat, von Nutzen, wenn er Methoden der **manuellen Diagnostik** kennt und in seine praktische Tätigkeit integrieren kann. Dies gilt besonders für die Diagnostik der *Halswirbelsäule* und ihrer Störungen. Begutachtungen von Halswirbelverletzungen beispielsweise ohne Berücksichtigung der Erkenntnisse und der Techniken manueller Untersuchungen werden dem Patienten nicht gerecht.

Manuelle Medizin wird zwar in den vorgeschriebenen Ausbildungsgängen für Ärzte nicht gelehrt, aber das Angebot an Fortbildungskursen genügt in jeder Hinsicht, diesen Mangel zu beheben.

Untersuchung der Hüftgelenke

Die Funktion der *Hüften* ist *eng mit der Wirbelsäule verknüpft*: Hüftkontrakturen ändern die Beckenstellung und damit das Fundament der Wirbelsäule. Am häufigsten führen **Flexionskontrakturen** einer oder beider Hüften zu einer verstärkten Beckenneigung nach vorne, und, als Kompensation, zu einer vermehrten *Lumballordose*. Ist die Lumbalwirbelsäule jedoch steif, steht der Patient vornübergeneigt mit gebeugten Knien (**Abb. 51.9** u. Abb. 64.6).

Hinter einem Beckenschiefstand mit Skoliose kann die *Adduktionskontraktur* einer Hüfte versteckt sein (Abb. 64.6).

Die Prüfung der Hüftbeweglichkeit ist deshalb integrierender Bestandteil der Rückenuntersuchung, ebenso wie eine neurologische Untersuchung.

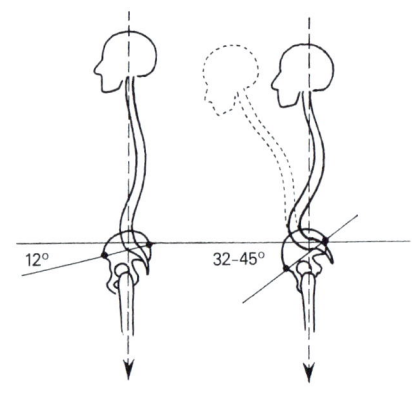

Abb. 51.9: Bei gestreckten Hüften steht das Becken leicht nach vorn gekippt. Durch eine **Flexionskontraktur** in der Hüfte wird im Stehen und Gehen eine viel stärkere *Beckenkippung* nach vorne erzwungen. Diese wird durch *Lordosierung der Lendenwirbelsäule* kompensiert. Wo dies nicht möglich ist, geht der Patient vornübergebeugt.

Neurologische Untersuchung

Bei der engen Nachbarschaft der Wirbelsäule mit Rückenmark und Nervenwurzeln sind diese nicht selten in Mitleidenschaft gezogen, am häufigsten die untersten Lumbalwurzeln, aber auch gelegentlich jene im Zervikal- oder Thorakalbereich oder das Rückenmark selbst (s. Kap. 61.1).

Manchmal haben Rückenschmerzen ihre Ursache in Störungen an anderen Stellen des Bewegungsapparates (Hinken, Knie, Füße) oder in Allgemeinkrankheiten. Ein vollständiger orthopädischer Status sowie eine allgemeine Untersuchung gehören deshalb zum Rückenstatus.

Als Hilfe zur Differentialdiagnose findet sich eine Liste der Erkrankungen und Störungen, die Rückenschmerzen auslösen können, in Kapitel 59.1.3.

51.3 Radiologische Diagnostik

Bei jedem länger dauernden Rückenleiden gehört ein **konventionelles Röntgenbild** der Wirbelsäule (kein CT oder MRI) zur Standarduntersuchung. Es erlaubt einen genauen Einblick in das komplizierte Gefüge des Wirbelskelettes. Allerdings hat seine Aussagekraft für die Beurteilung, vor allem der degenerativen Leiden, Grenzen:

1. gibt es nur ein *Momentbild* und sagt über Form und Funktion der Gesamtwirbelsäule wenig aus
2. ist die Beurteilung der komplizierten, sich überschneidenden Strukturen schwierig, oft kaum möglich. Auch massive Befunde, wie etwa lokalisierte Osteolysen, können versteckt bleiben (Abb. 50.13).
3. sind röntgenologische Zeichen von *degenerativen* Veränderungen außerordentlich häufig, ja bei Erwachsenen etwa vom 40. Lebensjahr an praktisch immer vorhanden, mit oder ohne Beschwerden. Sie haben dann diagnostisch nur noch geringe Bedeutung (Abb. 51.11a).

Die *Röntgenuntersuchung* sollte lediglich die klinische Diagnose bestätigen oder widerlegen oder einen bisher nicht erkennbaren zusätzlichen Befund liefern.

Sicher wäre es falsch, einen Fall nach dem Röntgenbild allein zu beurteilen. Dies gilt in besonderem Maß für die Einschätzung der Leistungsfähigkeit, z. B. für Beruf, Sport, Militär usw. Nachdrücklich muss vor der *Überbewertung* der Röntgenbefunde gewarnt werden.

Wesentliche Bedeutung kommt dem Röntgenbild für die *Dokumentation* und *Verlaufskontrolle* zu.

Konventionelle Röntgenbilder

Üblicherweise werden *standardisierte Röntgenaufnahmen* der LWS und/oder BWS (evtl. HWS) im Stehen a.p. und seitlich gemacht (Abb. 51.11). Die Aufnahmen im Stehen zeigen habituelle Haltung, Beckenstellung, Beinlängenunterschiede usw. besser als solche im Liegen (**Abb. 51.10**).

Aufnahmen der Lumbosakralgrenze a.p. werden zweckmäßig bei aufgerichtetem Becken (mit gebeugten Hüften) gemacht, damit der unterste Intervertebralraum orthograd getroffen wird (Teschendorff). Auch für die Iliosakralgelenke wird eine ähnliche Technik verwendet (Barsony).

Je nach Fragestellung sind

- *schräge* Aufnahmen der LS-Grenze (Spondylolyse, s. Kap. 58.2), der HWS (radikuläre Symptome)
- *Funktionsaufnahmen* (seitliche Aufnahmen bei maximaler Flexion bzw. Lordosierung; **Abb. 51.11** u. Abb. 53.8)
- *CT* (Abklärung unklarer Befunde an Wirbelkörpern) und evtl. andere bildgebende Untersuchungen (Abb. 51.8, Abb. 51.14, Abb. 59.39–59.45 u. Abb. 60.3)

notwendig.

Die Interpretation der Röntgenbefunde ist nicht einfach und braucht Erfahrung. Eine vernünftige Beurteilung ist nur bei gleichzeitiger Kenntnis des klinischen Befundes möglich (s. **Abb. 51.12**).

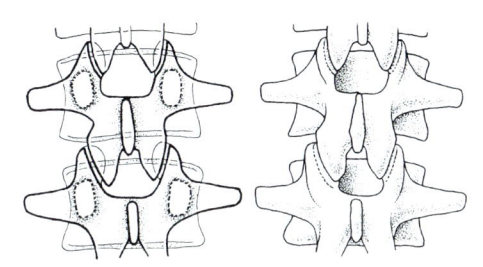

Abb. 51.10: Röntgenanatomie der Lumbalwirbelsäule *(links)* verglichen mit der Ansicht der Wirbelsäule *von hinten (rechts)*. Deutliche Orientierungsmarken ergeben die Wirbelkörper und die Querfortsätze. Die übrigen dorsalen Elemente überlagern sich und sind schwieriger zu unterscheiden (vgl. Abb. 54.3). Kräftige Konturen zeichnen die axial getroffenen *Wirbelbogenwurzeln* (Zielmarken für transpedikuläre Schrauben, s. Abb. 59.24) und die Dornfortsätze, während die Wirbelbogen selbst, die kranialen und kaudalen Gelenkfortsätze, sowie die kleinen Wirbelgelenke nicht immer deutlich zu erkennen sind. Sie werden in der Regel mit schrägen Aufnahmen darzustellen versucht.
Eine detaillierte Beurteilung geringfügiger Veränderungen ist nur auf orthograd getroffenen Bildern möglich, und auch dann nicht immer, da nicht nur Befunde übersehen, sondern auch leicht hinein gelesen werden können. Schlüsse aus röntgendiagnostischen Befunden der Wirbelsäule sind mit Vorsicht zu ziehen.

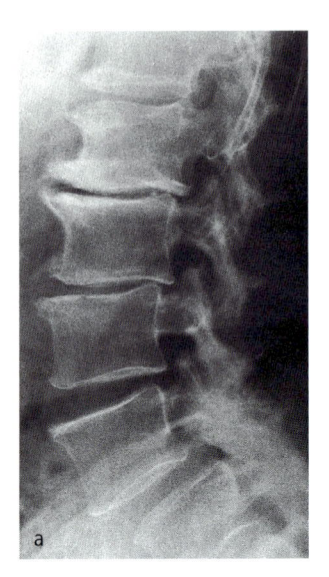

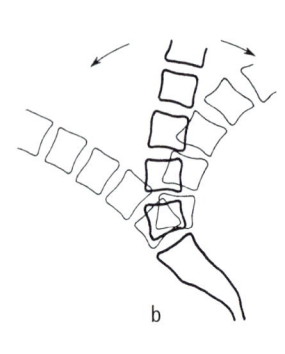

Abb. 51.11: Röntgendiagnostik.
a) **Seitliches Röntgenbild der Lumbalwirbelsäule.** Form, Struktur und Stellung der Wirbelkörper gegeneinander können beurteilt werden. Hier sind die obersten drei Lumbalwirbel auf dem jeweils tiefer gelegenen Wirbel nach hinten etwas abgerutscht (*Retrolisthesis*, Kap. 58.3), der vierte auf dem fünften jedoch nach vorne abgeglitten (*Spondylolisthesis*, Kap. 58.1), alles Zeichen von **Instabilität** (s. Kap. 59.1.2), auf einem konventionellen Röntgenbild besser zu sehen als mit irgendwelchen anderen Verfahren. Dazu gehört auch die Verschmälerung der Intervertebralräume, welche den Bandscheiben entsprechen.
Auch Veränderungen der Knochenstruktur sind auf guten Röntgenbildern sehr gut zu erkennen, hier *reaktive Sklerose* L1/L2 mit Spornbildung im Bereich des vorderen Längsbandes.
Alle die auf diesem Bild sichtbaren Veränderungen sind *degenerativer* Natur und werden mit zunehmendem Alter immer häufiger. Ihre klinische Bedeutung kann nicht vom Röntgenbefund abgelesen werden. Dieser gibt nur in Verbindung mit der Anamnese und dem klinischen Befund einen Sinn.
b) Auf **Funktionsaufnahmen** der Wirbelsäule, d.h. auf Röntgenbildern bei maximaler Extension und Flexion, lässt sich der Bewegungsumfang der einzelnen Segmente ermitteln, indem man jedes Bewegungssegment in beiden Stellungen übereinander paust, wie es für das unterste, das lumbosakrale Segment, dargestellt ist (für die HWS vgl. Abb. 53.2).
Solche Funktionsaufnahmen erlauben die Beurteilung einzelner Segmente, etwa im Hinblick auf die Indikation zu einer Spondylodese.

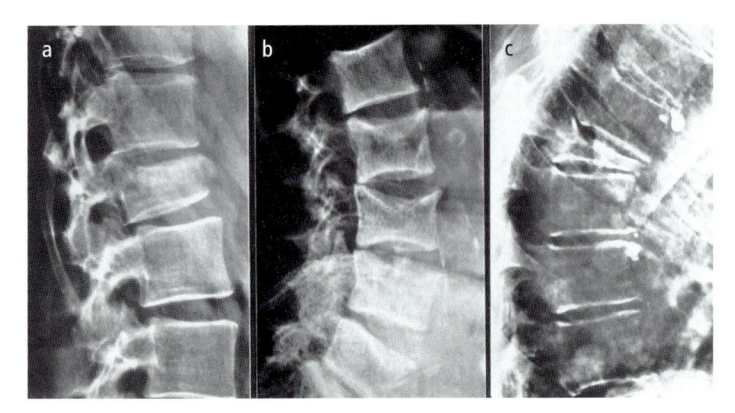

Abb. 51.12: Wirbelkörperpathologie im Röntgenbild.
a) *Osteoporose* mit Wirbelkörpereinbrüchen (s. Kap. 60.1.1)
b) *traumatische* Wirbelfraktur (s. Kap. 61.1)
c) *Karzinommetastase* (s. Kap. 60.3)

Stellenwert der bildgebenden Verfahren

Die apparative Diagnostik hat enorme Möglichkeiten eröffnet. Vor allem die *bildgebenden Verfahren* erlauben neue Einblicke in die komplizierte Anatomie der Wirbelsäule. Allerdings bringen sie auch Probleme: Technische Durchführung, Interpretation der Befunde, Kosten. Ihre wahllose Anwendung ist weder praktikabel noch zweckmäßig. Nur zu oft werden damit keine Probleme gelöst, wohl aber einige neue geschaffen. Die Indikation zum Einsatz dieser preziösen Instrumente ergibt sich aus ihrer spezifischen Leistungsfähigkeit und der klinischen Beurteilung des einzelnen Falles.

Die von den Apparaten generierten Bilder zeigen Schatten von radioopaken Gebilden, elektromagnetische Signale von Körpergeweben, reflektierte Schallwellen usw. Die Bilder sind hochinteressant und auch ästhetisch; was sie zu bedeuten haben, weiß man zunächst nicht. Sie müssen zuerst identifiziert, d.h. bestimmten physikalischen und chemischen Eigenschaften einzelner Gewebe zugeordnet, sodann mit der topographischen und schließlich mit der pathologischen Anatomie korreliert werden. Im *Vergleich mit anatomischen Schnitten* wird ihre Aussagekraft beurteilt (s. **Abb. 51.13**).

Über den Stellenwert und die Aussagekraft der apparativen Diagnostik finden sich einige grundlegenden Vorbemerkungen im allgemeinen Teil: «Apparative Diagnostik» (Kap. 13.1.1–13.1.4).

Computertomographie

Die Computertomographie (CT) kann die komplexen Strukturen der Wirbelsäule überlagerungsfrei in einer dritten (axialen) Ebene darstellen, was hilfreich sein kann, wenn Röntgenbilder allein nicht genügen. So sind knöcherne Defekte, etwa bei Infektionen oder Tumoren, früher sichtbar als auf Röntgenbildern. Zudem lässt sich ein Übergreifen auf die paravertebralen Weichteile erkennen (Abszesse, Tumorinfiltrationen).

Das Auflösungsvermögen ist gut, so dass anatomische Details, vor allem des **Knochens**, sehr gut zur Darstellung kommen.

Am häufigsten wird die Computertomographie angewandt zur Darstellung von **raumverdrängenden Prozessen im Wirbelkanal** (Diskushernien) bei *Ischiasbeschwerden* (**Abb. 51.14** u. Abb. 59.39; Näheres s. Kap. 59.4.1).

Bei schweren und instabilen *Wirbelfrakturen* kann das CT wichtige Hinweise auf eine mögliche Schädigung des Rückenmarkes geben (Abb. 13.12 u. Abb. 61.7; Allgemeines zur Computertomographie s. Kap. 13.3). Hilfreich sind *dreidimensionale Rekons-*

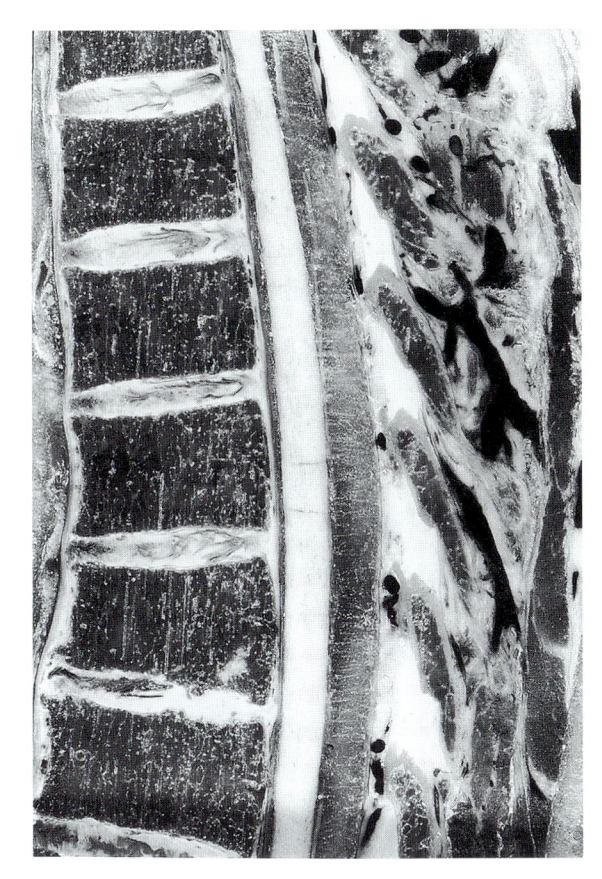

Abb. 51.13: Topographische und pathologische Anatomie der Brustwirbelsäule.
Gefrierschnitt eines Leichenpräparates (W. Rauschning).
Der zweitunterste *Wirbelkörper* hat deutliche Keilform, Zeichen eines durchgemachten Morbus Scheuermann. Die oberen Wirbel haben normale Form und Struktur. Die *Bandscheiben* zeigen alle mehr oder weniger starke degenerative Veränderungen, von oben nach unten zunehmend: Verschmälerung, Rissbildung, unregelmäßige Begrenzung der Deckplatten, Nucleus pulposus und Faserring nicht mehr deutlich strukturiert und abgegrenzt. Die Veränderungen an den oberen zwei Bandscheiben sind relativ gering und dem Erwachsenenalter entsprechend.
Das *hintere Längsband* ist hier gerade. Am Lebenden ist es, bei gerader oder lordosierter Haltung, auf Höhe der Bandscheiben etwas nach hinten vorgewölbt. Ist diese Vorwölbung stark, wird sie als Protrusion bezeichnet und kann Beschwerden verursachen. Der Übergang zur eigentlichen «Diskushernie» ist gleitend.
Das *Rückenmark* (weiß) ist gestreckt und liegt dem hinteren Längsband dicht an, dahinter der mit Liquor (hier Eis!) gefüllte *Duralsack*. Dorsal sind die steil nach unten weisenden *Dornfortsätze* (typisch für die BWS), Bänder und Muskulatur, sowie interstitielles Fett (weiß) und Artefaktlücken (schwarz) zu erkennen.
Die Schnittbilder der nichtinvasiven bildgebenden Verfahren (CT, MRI) müssen mit diesen Strukturen topographisch und pathologisch-anatomisch in Übereinstimmung gebracht werden, damit sie diagnostisch verwertbar werden. Darin liegt die Schwierigkeit und die Kunst.

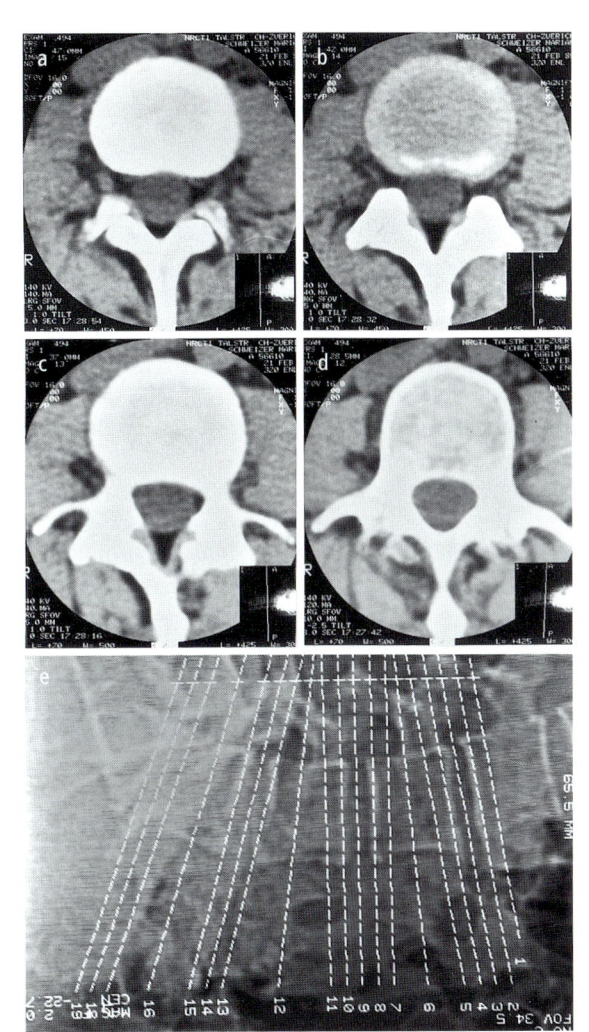

Abb. 51.14: Wirbelanatomie im CT. Vier horizontale (axiale) Schnitte in absteigender Reihenfolge.
a) *Schnitt* durch die *untere Deckplatte von L3*: Foramen intervertebrale beidseits offen, darin die abgehenden Nervenwurzeln L3, im Wirbelkanal der Duralsack. Die Intervertebralgelenke knapp angeschnitten: Die oberen Gelenkfortsätze des tiefer gelegenen Wirbels L4 eben noch getroffen, als kleine Dreiecke sichtbar, dahinter Bogen und Dornfortsatz von L3.
b) *Schnitt* durch die *Bandscheibe L3/4*. Am hinteren Rand eine Deckplatte angeschnitten. Die Zwischenwirbellöcher noch offen, die abgehenden Nervenwurzeln L3 schon außerhalb davon. Die oberen Gelenkfortsätze von L4 erscheinen auf diesem Schnitt größer.
c) *Schnitt* durch *obere Deckplatte* und *Bogenwurzel* von *L4*. Kortikalisstruktur. Intervertebralgelenke weiter dorsal geschnitten. Das Ligamentum flavum (hellgrau) schließt dorsal den Wirbelkanal V-förmig ab.
d) *Schnitt* durch den *Wirbel L4*. Spongiosastruktur des Wirbelkörpers. Oft sieht man hier von dorsal her ein Gefäß in den Wirbel eintreten. Wirbelbogen geschlossen, Querfortsätze sichtbar. Dornfortsatz und die dorsal eben noch sichtbaren unteren Gelenkfortsätze gehören zu L3.
e) Anhand des *Leitscans* kann man sich über die Höhe der Schnitte orientieren. In dieser Serie sind die Schnitte 8 bis 11 abgebildet.

truktionen *(3-D)*, besonders für die Beurteilung von Wirbelfrakturen (Abb. 13.16 u. Kap. 61.1).

Kernspintomographie

Die Magnetresonanztomographie (MRI) gibt bessere Gewebsdifferenzierungen als das CT (**Abb. 51.15**). So werden die Strukturen des **Nervensystems** sichtbar, ebenso aber auch pathologische Veränderungen der **Wirbelkörper** und der umgebenden Weichteile, Tumoren, veränderte Bandscheiben, Fettgewebe usw. Auflösungsvermögen und Reproduzierbarkeit sind allerdings etwas geringer.

Die sagittale Projektion bringt als neuen Aspekt die Darstellung des Spinalkanals in seiner ganzen Länge (Abb. 50.4) sowie der Intervertebrallöcher. Die Interpretation des MRI ist allerdings schwierig (vgl. Kap. 59.4.1). Scheinbar pathologische Befunde (Bandscheibenschäden, Protrusionen etc.) bei gesunden Individuen sind nicht selten. Solche falsch positiven Zeichen bringen die Gefahr der Überinterpretation und unnötiger, evtl. schädlicher Behandlungen inkl. Operationen mit sich.

Myelographie und Diskographie

Die Myelographie ist gut bekannt. Ihre Resultate in der Diagnostik von Kompressionssyndromen sind verlässlich. Bei knöchernen Nervenkompressionen und lateralen Hernien ist das CT überlegen.

Als *invasive* Methode ist das *Myelogramm* bis auf wenige speziellen Fragestellungen (Liquorstop) vom CT abgelöst, für intrathekale Prozesse vom MRI.

Weiteres zur bildgebenden Diagnostik siehe auch Kapitel 59.4.1: «Diagnose der Diskushernie».

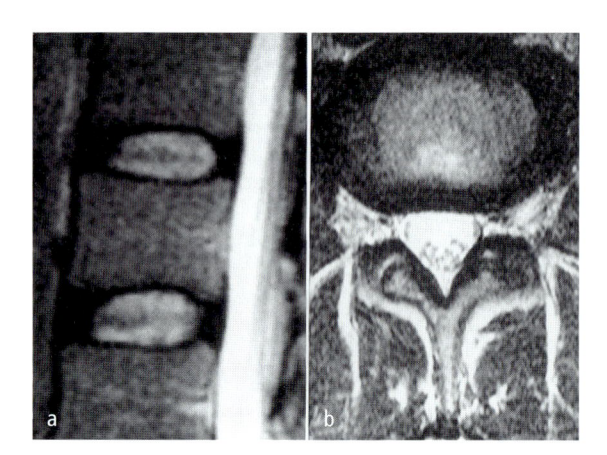

Abb. 51.15: MRI, T2-gewichtet, einer *normalen Bandscheibe*: normale Hydrierung, regelrechte Begrenzung, a) sagittale, b) axiale Aufnahme.

Die *Diskographie* als *invasive* Methode ist in der klinischen Diagnostik weitgehend von CT und MRI abgelöst worden. Ihr Wert ist umstritten.

Szintigraphie

Die Szintigraphie zeigt vermehrten Knochenumbau im Wirbelskelett, unabhängig von der auslösenden Ursache. Der Umbau ist vor allem gesteigert bei malignen Tumoren, Infektionen, nach Wirbelfrakturen, aber auch bei degenerativem Umbau. Die Szintigraphie ist eine gute *Screeningmethode*. Mit ihr werden vor allem Wirbelmetastasen gesucht.

51.4 Weitere Untersuchungen

Schmerzlokalisation

Im Hinblick auf eine invasive Therapie, etwa eine Spondylodese oder eine Diszektomie, ist es notwendig, die Schmerzursache *genau zu lokalisieren*. Dazu dienen lokale, **gezielte Infiltrationen** unter Röntgenkontrolle.

«**Probatorische Fixationen**» u. a., siehe Kapitel 59.3.4.

Labor

In einfachen Fällen genügt die Blutsenkungsreaktion (BSR). In der großen Mehrzahl aller Wirbelsäulenleiden ist sie normal: Statische, degenerative, myalgische, radikuläre Beschwerden, einfache Osteoporose.

Erhöht ist die BSR bei:

- Bechterew in der Regel im fortgeschrittenen Stadium
- infektiösen Spondylitiden
- malignen Tumoren (Metastasen)
- rheumatoide Arthritis

In diesen Fällen sowie bei Verdacht auf Osteopathien mit Störungen des Knochenstoffwechsels sind weitere Laboruntersuchungen angezeigt, entsprechend der spezifischen Fragestellung.

Die **Wirbelpunktion** (unter Bildwandlerkontrolle) ist eine etwas heikle Untersuchungsmethode zur Abklärung von Infektionen oder Tumoren.

Entsprechend der mannigfaltigen Ursachen von Rückenschmerzen sind oft *Spezialuntersuchungen* aus anderen Fachgebieten (Gynäkologie, Urologie, Innere Medizin, Neurologie usw.) notwendig.

Schließlich spielen psychische Komponenten vor allem *bei chronischen Rückenschmerzen* überdurchschnittlich häufig eine Rolle. Diese gilt es zu berücksichtigen und ernst zu nehmen, wobei wohl immer ein somatisches Substrat vorhanden ist, das daneben nicht vernachlässigt werden darf.

52 Hals und Thorax

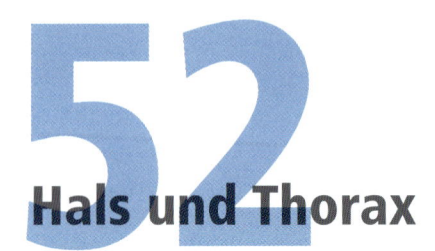

52.1 Stenosesyndrome der oberen Thoraxapertur

Skalenussyndrom

Durch **angeborene anatomische Varianten** der Skalenusmuskulatur, auch durch eine **überzählige Halsrippe**, können die durch die Skalenuslücke austretenden großen Gefäß- und Nervenstämme (Arteria und Vena brachialis, Plexus brachialis) eingeengt werden. Dies äußert sich in *Schmerzen*, in *neurologischen Symptomen* (Parästhesien, evtl. Muskelschwächen) und *Zirkulationsstörungen* (Ödeme, Zyanose) in Arm und Hand. Diese Symptome kommen und verschwinden oft sehr rasch und ohne erkennbare Ursache. Üblicherweise machen sie sich erst im frühen Erwachsenenalter bemerkbar. Kräftiges Ziehen am Arm nach unten kann sie manchmal auslösen und den Radialispuls unterdrücken, Druck auf die Skalenuslücke ebenfalls.

Eine Halsrippe auf dem Röntgenbild allein beweist den kausalen Zusammenhang noch nicht. Verschiedene **andere Affektionen** können ähnliche Symptome verursachen und müssen **differentialdiagnostisch** ausgeschlossen werden:

Neurologische:

- zervikale Diskushernie
- Tumoren
- Syringomyelie
- andere zentralnervöse Krankheiten
- Neuritiden
- Ulnarislähmung
- Karpaltunnelsyndrom

Vaskuläre:

- Raynaud'sche Krankheit
- arterielle Verschlüsse

Andere:

- Pancoast-Tumor.

Therapie: In leichten Fällen genügen heilgymnastische Maßnahmen. Bei hartnäckigen Beschwerden oder neurologischen Ausfällen bringt die Durchtrennung der Insertion des vorderen Skalenusmuskels an der ersten Rippe resp. die Resektion der Halsrippe Beschwerdefreiheit, sofern die Diagnose richtig war.

52.2 Schiefhals (Tortikollis)

Angeborener muskulärer Schiefhals

Diese Form ist die *häufigste*. Seltener sind *ossäre* Deformitäten an der HWS (Röntgen!).

Die **Ursache** ist bis heute noch nicht eindeutig geklärt.

Der **Befund** ist **bei der Geburt** gering, doch entwickelt sich in den ersten Lebenswochen eine derbe, *spindelförmige Verdickung* in einem *M. sternocleidomastoideus*, offenbar eine fibröse Hypertrophie im Muskelgewebe. Die Schwellung verschwindet im Laufe der folgenden Wochen und Monate, doch hinterlässt sie einen derben, fibrösen, nicht dehnbaren Strang, eine Muskelkontraktur. Dieser gut sicht- und tastbare Strang zwingt den Kopf in eine schiefe Stellung, geneigt nach der Seite der Läsion und gedreht zur anderen. Im Verlauf des Wachstums nimmt die Deformität zu, da der fibröse Strang nicht mitwächst; in manchen Fällen ist die Gesichtshälfte auf der befallenen Seite unterentwickelt, wahrscheinlich sekundär, und das Gesicht wirkt dadurch stark asymmetrisch (**Abb. 52.1**).

Therapie: Eine frühe Erkennung und Behandlung ist wichtig, denn in den ersten Lebenswochen lässt sich der Muskel noch *dehnen*. Die tägliche Dehnung des M. sternocleidomastoideus wird am besten von

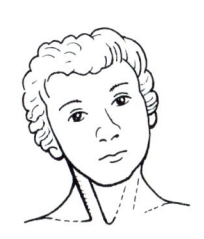

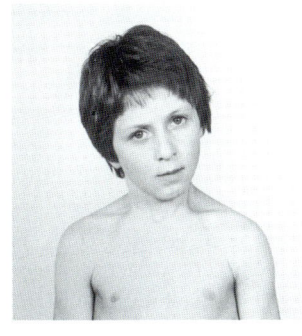

Abb. 52.1: Angeborener muskulärer Schiefhals. Der dicke, verkürzte Strang des Sternokleidomastoideus neigt den Kopf und dreht ihn zur Gegenseite.

einer erfahrenen Physiotherapeutin durchgeführt, die den Eltern dann auch die notwendigen Handgriffe beibringt.

Wenn die Behandlung *früh* im Säuglingsalter begonnen wird, lässt sich die Schiefstellung in vielen Fällen noch korrigieren.

Die *irreversible Kontraktur* bei älteren Kindern kann nur durch die *operative* Durchtrennung des Muskels (an seiner Insertion an der Klavikula) gelöst werden, eine der ältesten orthopädischen Operationen. Anschließende redressierende Halskragen und intensive Heilgymnastik sind wichtig, um das häufige *Rezidiv* zu verhindern.

Erworbener Tortikollis

Differentialdiagnostisch ist vom relativ häufigen muskulären Schiefhals eine Reihe anderer, seltener Ursachen für einen Schiefhals abzugrenzen:

- *ossärer* Tortikollis: bei kongenitalen Missbildungen der Halswirbel (Röntgenbild!)
- *okulärer* Tortikollis, bei Sehstörungen (Schielen usw.)
- *akuter* Tortikollis, ausgelöst z.B. durch entzündliche Prozesse (Lymphknotenschwellungen, Tonsillenabszesse) oder Verletzungen (Wirbelfrakturen, Luxationen) im Halsbereich.

Diese Formen müssen entsprechend ihrer Ursache behandelt werden.

Häufig aber harmlos ist die so genannte «Halskehre» des Erwachsenen, auch eine akute Tortikollisform, durch Kälte, Zwangshaltung oder Ähnliches ausgelöst. Der Schmerz entsteht in der verkrampften Nackenmuskulatur. Bewegungsstörungen in den kleinen Wirbelgelenken können eine Rolle spielen.

Solche Zustände sprechen auf manipulative (chiropraktische) Behandlung oft schlagartig gut an. Auch spontan verschwinden sie rasch wieder, sofern keine ernsthaftere Krankheit dahinter steckt.

Der **spastische Tortikollis** der Erwachsenen ist eine seltene, *unklare*, überaus *chronische* Affektion. Der Kopf neigt sich unwiderstehlich nach einer Seite. Somatische Veränderungen, außer den Muskelkontrakturen, sind nicht zu finden.

Kaum eine orthopädische, auch operative, Maßnahme ist im Stande, diese Tendenz zu unterbinden, hingegen kann der Patient selbst mit einem ständigen leichten Fingerdruck aufs Kinn den Kopf stützen und gerade halten. Psychotherapie könne manchmal solche Fälle heilen; sie sind überaus hartnäckig.

52.3
Der Rippenthorax

Obwohl der Thorax mit Rippen, kleinen Gelenken und Muskulatur einen interessanten Teil des Bewegungs- und Stützapparates bildet, haben die Orthopäden sich bisher wenig damit befasst.

Der *Rippenthorax* hat eine *stabilisierende* und bewegungseinschränkende Wirkung auf die Brustwirbelsäule (Abb. 51.8). Hals- und Lendenwirbelsäule sind beweglicher, aber auch anfälliger für statische Störungen.

Skoliosen können massive asymmetrische Rippen- und Thoraxdeformitäten verursachen, die in extremen Fällen zu kardiopulmonalen Störungen führen. Schwere Thoraxdeformitäten wurden durch Operationen an den Rippen (Rippenbuckel) zu korrigieren versucht, doch steht heute die Behandlung der Wirbelsäule bei den Skoliosen im Vordergrund (s. Kap. 57.4).

Kyphosen, vor allem im Alter, bei Osteoporose, können Beschwerden verursachen, wenn der Rippenbogen auf dem Beckenkamm aufsteht (s. Kap. 60.1.1). In solchen Fällen sind *Korsette* nötig.

Trichterbrust: Angeborene Fehlbildung mit Eindellung des Sternums. Selten führt die Verlagerung und Verdrängung von Mediastinum und Herz zu kardiopulmonaler Beeinträchtigung. Eine Lungenfunktionsprüfung gibt darüber Aufschluss. Meist ist das Problem jedoch rein *kosmetisch* und damit psychosozial. Die *operative* Korrektur (nicht vor dem 5. Lebensjahr) ist nur mit einem großen Eingriff möglich und keineswegs ohne Risiko. Der Erfolg ist nicht immer befriedigend. Eine einfachere und kosmetisch bessere Operation ist das Einsetzen eines nach Maß gefertigten inerten Implantates.

«Interkostalneuralgien» können vertebragen oder «idiopathisch», aber auch Symptom eines Rippenbruches, einer inneren Krankheit oder Vorboten eines Herpes Zoster sein.

Mit lokaler Infiltration des Nerven unterhalb der Rippe kann gegebenenfalls versucht werden, die Schmerzen zum Verschwinden zu bringen.

Einzelne unverschobene **Rippenfrakturen** heilen problemlos. Ruhigstellung mit einem zirkulären Thoraxverband (cingulum) lindert die Schmerzen, die vor allem durch den Hustenreiz unerträglich werden können.

Als **«kosto-sternales Syndrom» (M. Tietze)** wird eine schmerzhafte, ohne erkennbare Ursache langsam entstehende, umschriebene Schwellung im Bereich der knorpeligen Verbindung zwischen Sternum und einer der oberen Rippen bezeichnet. Ätiologie und Natur der Affektion sind unklar, sie ist jedoch harmlos. Die Beschwerden verschwinden in der Regel nach einiger Zeit spontan, ohne dass eindeutige pathologische Veränderungen nachgewiesen werden könnten. Die Therapie, wenn überhaupt nötig, ist entsprechend symptomatisch.

Der **«rachitische Rosenkranz»** am Rippenbogen ist ein diagnostisches Zeichen bei mangelernährten Kleinkindern.

53 Die Halswirbelsäule

Hier werden nur einige *für die Pathologie der Halswirbelsäule* **spezifische** Affektionen besprochen. Die grundlegenden, für die ganze Wirbelsäule geltenden anatomischen und pathophysiologischen Gegebenheiten und Überlegungen müssen in den nächsten Kapiteln nachgelesen werden. Besonders gilt dies für die degenerativen Krankheiten.

Anatomie und Funktion

Die Halswirbelsäule ist in erster Linie auf *Beweglichkeit* angelegt. So ist bei Krankheiten und Unfällen die *Stabilität* gefährdet. Dies ist gefährlich wegen der unmittelbaren Nachbarschaft des zervikalen *Rückenmarkes* und der Wurzeln des *Plexus brachialis*. Etwaige neurologische Störungen hängen von der Lokalisation und der Höhe der Affektion ab: Spastische Paraplegie, Tetraplegie, Hemiplegie, Syringomyelie bei Läsion des Rückenmarks, periphere Ausfälle an der oberen Extremität bei Beteiligung der zervikalen Wurzeln.

Die *obersten beiden Segmente* haben eine einzigartige Anatomie und Funktion.

Das **Atlanto-Okzipitalgelenk** kann Sitz von kongenitalen Fehlbildungen sein (s. u.).

Im **Gelenk zwischen Atlas und Axis** (C1/C2) findet etwa die Hälfte der Rotationsbewegung der HWS statt, indem sich der Atlas um den Dens dreht. Dieses Gelenk ist besonders gefährdet. Krankheiten und Unfälle verursachen Instabilitäten; Diagnostik und Therapie sind gleichermaßen schwierig.

Die **untere HWS** ist eher besser beweglich als ihr mittlerer Abschnitt. Frakturen, Instabilitäten und degenerative Veränderungen sind hier häufiger.

Diagnostik

Die HWS ist direkter Untersuchung schlecht zugänglich. Umso wichtiger ist die **Funktionsprüfung**. Bei der manuellen Untersuchung lässt sich die Beweglichkeit von oberer und unterer HWS einigermaßen differenzieren (s. **Abb. 53.2**).

Auch **radiologisch** lässt sich die Beweglichkeit mit seitlichen *Funktionsaufnahmen* gut erfassen (s. **Abb. 53.3**). Bei Verdacht auf akute Instabilität (Trauma, Fraktur) ist dies allerdings nicht ungefährlich. Ein konventionelles Seitenbild genügt dann vorerst.

Die anatomischen Besonderheiten der HWS sind im CT und im MRI besonders gut sichtbar: s. **Abbildung 53.1**.

Das Drehgelenk zwischen Dens des Axis und Atlas kommt gut in transoralen a.p.-Aufnahmen (durch den offenen Mund) und im CT zur Darstellung.

Das *MRI* ist für krankhafte Prozesse im HWS-Bereich besonders geeignet, da das Rückenmark und die übrigen Weichteile ebenfalls gut zu sehen sind (Abb. 13.18).

Eine **genaue neurologische Untersuchung** ist natürlich in jedem Fall besonders wichtig.

53.1 Angeborene Fehlbildungen

Kurzhals (Klippel-Feil)

Verschmelzung zweier oder mehrerer Halswirbel, evtl. weitere Missbildungen. Der Kopf sitzt unmittelbar dem Thorax auf. Selten, rein kosmetische Bedeutung.

Der zerviko-okzipitale Übergang

Im Bereich des Atlanto-Okzipitalgelenkes und des Kopfdrehgelenkes (zwischen Atlas und Axis) kommt eine Reihe von *Fehlbildungen* vor (basiläre Impres-

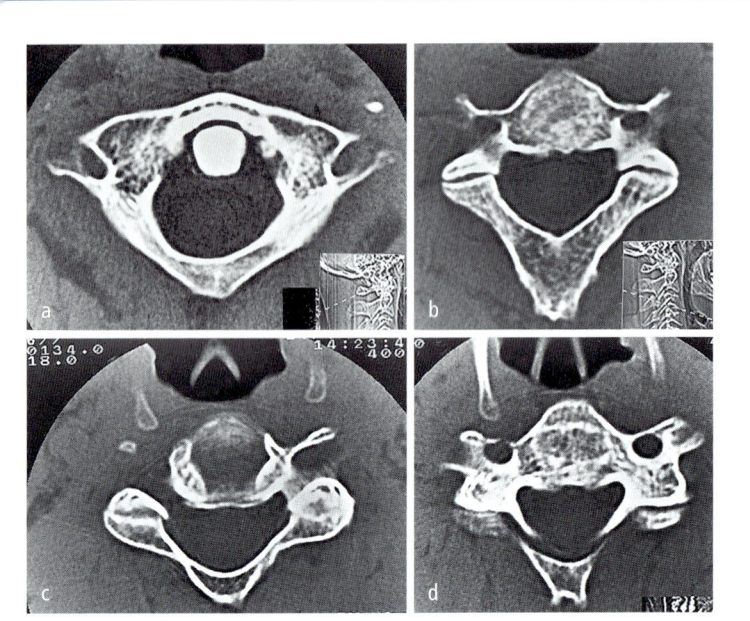

Abb. 53.1: Computertomogramme der Halswirbelsäule eines *48-jährigen Mannes*. Altersentsprechend normale HWS mit einigen *degenerativen* Veränderungen.

a) **Obere Halswirbelsäule:** Der Dens des Axis liegt im Ring des Atlas ventral genau in der Mitte, als Drehpunkt für den Atlas.
Ganz lateral sind die Löcher für die Arteria vertebralis sichtbar. Ventral vor der Wirbelsäule der lufthaltige (schwarze) Pharynx. Unten rechts ist der «Leitscan» mit der Schnittebene eingeblendet zur Orientierung.

b) **Mittlere Halswirbelsäule:** Wirbelkörper von C3 mit Wirbelbogen und den beiden Zwischenwirbelgelenken zwischen den oberen Fortsätzen von C3 und den unteren von C2 (dorsal). Wirbelbogen und Basis des Dornfortsatzes C2.
Die Gelenke zeigen geringfügige Unregelmäßigkeiten im Sinne einer Spondylarthrose. Osteophyten an dieser Stelle können die Intervertebrallöcher und damit die Nervenwurzeln einengen.
Ventro-lateral sind die Löcher für die Arteria vertebralis eben erkennbar.
Die Schnittebene für die untere HWS verläuft von dorsal nach ventral absteigend.

c) Dieser Schnitt zeigt die **Bandscheibe C3/C4**, beidseits davon deutlich die knöchernen Processi uncinati. Auf der einen Seite ist das Zwischenwirbelloch frei, auf der anderen verläuft der Schnitt knapp am Rand der Bogenwurzel.
Die beiden Zwischenwirbelgelenke C3/C4 sind schräg geschnitten und deshalb undeutlich, auch etwas unregelmäßig infolge degenerativer Veränderungen. Der Wirbelbogen gehört zu C4.

d) Schnitt durch den **Wirbelkörper von C4** mit der Massa lateralis und den Foramina transversaria für die beiden Arteriae vertebrales.
Dorsal sind Elemente des Wirbelbogens von C3 angedeutet: Die kaudalen Gelenkfortsätze beidseits lateral, sowie der angeschnittene Dornfortsatz.
Der Spinalkanal ist hier gegenüber höher gelegenen Schnitten bereits deutlich enger geworden.
Ventral liegt in unmittelbarer Nachbarschaft zur Wirbelsäule der knorpelige Larynx und das Zungenbein (Os hyoideum).

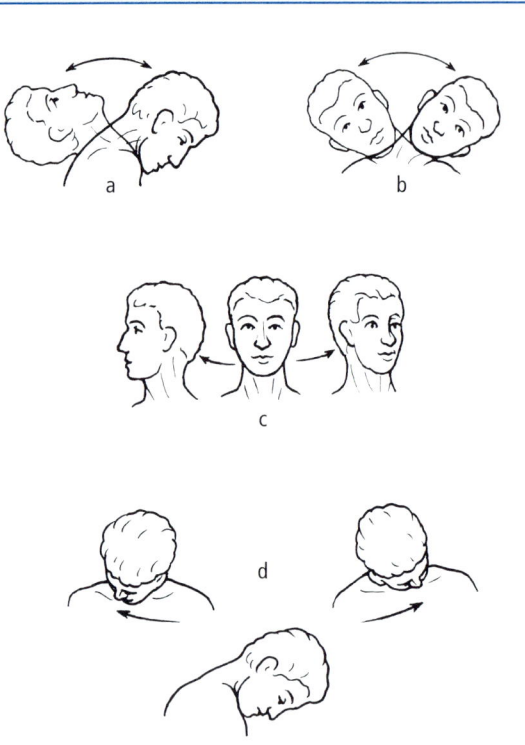

Abb. 53.2: Bewegungsprüfung der Halswirbelsäule.

a) Vor- und Rückwärtsneigen (*Flexion* und *Extension*).
Das Kinn kann normalerweise die Brust berühren. Ein leichtes Kopfnicken («*Nickbewegung*») findet hauptsächlich im Atlanto-Occipitalgelenk statt. Bei stärkerer Inklination kommt die Flexion in den unteren Segmenten zum Zug. (Genaueren Einblick in die Beweglichkeit der einzelnen Wirbelsegmente gibt ein Funktionsröntgenbild: Abb. 53.3.)

b) *Seitneigen* sollte symmetrisch möglich sein, ohne zwangsläufige Bewegungen in anderen Ebenen.

c) *Rotation:* Normalerweise bis annähernd 80 oder 90° möglich. Dabei wird die Beweglichkeit der gesamten HWS geprüft. Etwa die Hälfte der ganzen Drehbewegung findet im Drehgelenk zwischen Atlas und Axis (Epistropheus) statt, und zwar am Anfang der Bewegung.
Hier auf dem Bild ist die Rotation nach rechts normal, nach links jedoch eingeschränkt, wie z. B. beim Torticollis («Halskehre»).

d) Prüfung der *Rotation in Flexionsstellung*: In dieser Position ist die Drehbewegung in der unteren Halswirbelsäule weitgehend blockiert, so dass die Rotation in den Kopfgelenken (vor allem C1–C2) isoliert geprüft werden kann. In Extensionsstellung hingegen lässt sich gezielter die Rotation der unteren Halswirbelsäule prüfen.

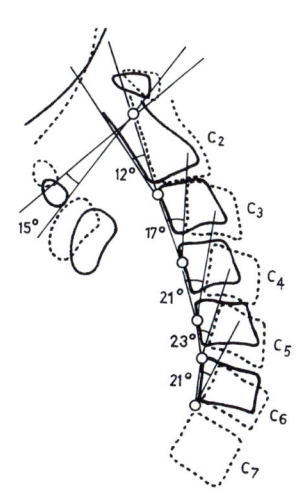

Abb. 53.3: Auswertung von Funktionsröntgenbildern der HWS.

Seitliche Aufnahmen in *maximaler Flexion* bzw. *Extension* werden gemacht wie auf Abbildung 51.12 bzw. Abbildung 53.8. Von beiden wird je eine Röntgenpause gezeichnet. Diese werden so aufeinander gelegt, dass der unterste sichtbare Wirbel (C7) zur Deckung kommt. Dann werden dieser und der nächsthöhere (C6), dieser jetzt in den beiden Extremstellungen, auf eine weitere Pause gezeichnet (gestrichelt: Flexion). Jetzt kann die Bewegung zwischen diesen beiden Wirbeln erkannt und der Winkel *gemessen* werden. Zwischen C6 und C7 beträgt die Beweglichkeit in der Sagittalebene hier 21°.

Dieser Vorgang wird für jeden der nächsthöheren Wirbel wiederholt. So kann die *Beweglichkeit jedes einzelnen Segmentes* **gemessen** werden. Sie ist normalerweise im unteren HWS-abschnitt größer als im oberen. Bei dieser normalen HWS beträgt der kleinste Ausschlag 17° zwischen C3 und C4, der größte 23° zwischen C5 und C6. Der untere Abschnitt ist denn auch anfälliger. Verletzungen und degenerative Veränderungen findet man vorzugsweise hier.

Isolierte Steifigkeit oder *übermäßige Beweglichkeit* (Instabilität) einzelner Bewegungssegmente kann mit dieser Methode nachgewiesen werden, was für eine differenzierte Diagnostik, z.B. im Hinblick auf eine Operation oder für Gutachten von Bedeutung ist.

Ein pathologisch vergrößerter Abstand zwischen zwei Dornfortsätzen weist auf eine Instabilität bzw. eine Subluxation oder Dislokation hin (vgl. Abb. 53.7).

sion, Assimilationsstörungen, Densaplasie und andere); sie sind allerdings viel seltener als z.B. am Lumbosakralübergang. Wichtig ist es, die **Röntgenbilder** richtig zu interpretieren, z.B. nach Verletzungen. Dies ist nicht immer einfach, denn die Technik der Röntgenuntersuchung dieser Region ist schwierig, und die Bilder sind recht verwirrend, besonders bei Kindern. Zweckmäßig ist es, normale Vergleichsbilder zur Hand zu haben. Beschwerden bei solchen Missbildungen sind selten.

Gelegentlich wird eine **Instabilität** oder eine eigentliche *Subluxation des Atlas* nach vorne über den Axis durch postnatale Krankheiten verursacht: Entzündliche Krankheiten im Halsbereich (Pharynx: Maladie de Grisel), rheumatoide Polyarthritis, Unfälle (Bandverletzungen, Densfraktur) usw. Solche Zustände sind von den kongenitalen abzugrenzen.

Wenn **neurologische** Symptome und/oder eine Instabilität mit entsprechenden Beschwerden vorliegen, ist bei frischen Läsionen entweder konservative Reposition mit anschließender Ruhigstellung (Schanz'sche Wattekrawatte, Plastikkragen) oder, bei chronischen Affektionen, eine Fixation der instabilen Segmente angezeigt. Diese *Operationen* (dorsale und ventrale Spondylodese, evtl. zerviko-okzipital) gehören zur höheren Schule der Wirbelsäulenchirurgie.

53.2
Degenerative Erkrankungen der Halswirbelsäule

53.2.1
Pathologie und Klinik

Wie die übrige Wirbelsäule unterliegt die Halswirbelsäule sehr *häufig* vorzeitigen degenerativen Veränderungen, besonders in ihrem *beweglichsten* Abschnitt, d.h. zwischen C5 und C7. Die pathologischen Vorgänge sind dieselben wie an der übrigen Wirbelsäule, mit Degeneration der Bandscheibe, reaktiven Veränderungen an den Deckplatten und Kanten, sowie Arthrosen in den kleinen Wirbelgelenken (s. Kap. 59.1.2). Dazu kommen im Halsbereich Veränderungen der *Unkovertebralgelenke*, die im antero-posterioren Röntgenbild deutlich sichtbar sind (Unkarthrose). Die hier entstehenden Osteophyten können sich seitlich berühren und verursachen Falschgelenke (Nearthrosen).

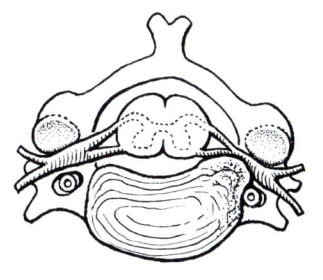

Abb. 53.4: Enge **topographische Beziehungen zur Halswirbelsäule** haben *Rückenmark* und *Nervenwurzeln*, sowie die *Arteria vertebralis*, welche durch ein Loch im Querfortsatz nach oben zieht, dicht neben dem Processus uncinatus, der lateralen Lippe des Wirbelkörpers, wo nicht selten Osteophyten wachsen, die die Nervenwurzeln und die Arterie bedrängen können (sog. «harte Hernie», hier rechts). Auch «weiche» Hernien aus der Bandscheibe können Kompressionssyndrome verursachen. Die Verhältnisse sind eng, dicht hinter den Nervenwurzeln liegen die Gelenkfazetten der kleinen Zwischenwirbelgelenke.

Tabelle 53.1: Pathogenese der zervikalen Syndrome.

Ursache	Ort der Störung	Erfolgsorgan	Symptome	Syndrom
Zervikale Arthrose:	→ Wirbelgelenke	→ **Bewegungssegment** (Gelenke, Bänder, Muskeln)	→ arthrogene Beschwerden:	**Zervikalsyndrom**
– **Unkarthrose** (Osteophyten)	→ Foramen transversum	→ **Arteria vertebralis:** → **Hirnstamm**	→ neuro-vaskuläre Beschwerden:	**Zervikozephales Syndrom**
– Instabilität (auch posttraumatisch) – Bandscheibenprolaps (weiche Hernie)	→ Foramen intervertebrale	→ **Nervenwurzeln** (C 6 und C 7)	→ radikuläre Symptome:	**Zerviko-Brachialsyndrom**
Trauma (Instabilität) Tumoren, Spondylitiden usw.	→ Canalis medullaris	→ **Rückenmark** (Kompression)	→ Querschnittslähmung:	**Medulläres Syndrom**

Die Processi uncinati liegen aber auch in unmittelbarer Nähe der Foramina intervertebralia und der Foramina transversalia, wo *Osteophyten* leicht auf die zervikalen Nervenwurzeln oder die Arteria vertebralis drücken können (**Abb. 53.4**).

Daraus ergeben sich **typische klinische Syndrome**: **Tabelle 53.1**.

Zervikalsyndrom

Sehr *viele ältere Menschen* leiden unter dem Zervikalsyndrom. Es ist gekennzeichnet durch *Nackenschmerzen*, oft mit Ausstrahlungen in den Hinterkopf, in die Schulter, evtl. bis in die Arme (ohne neurologische Symptome), Nackensteife mit schmerzhaftem Muskelhartspann, evtl. vollständige Blockierung in einer Fehlhaltung (Tortikollis).

Diesem Syndrom liegen meist Störungen der gelenkigen Wirbelverbindungen (kleine Wirbelgelenke, Unkovertebralgelenke, seltener Bandscheibenveränderungen) zu Grunde.

Die *Therapie* ist konservativ und symptomatisch.

Zerviko-zephales Syndrom

Kopfschmerzen, oft migräneartig, Schwindel (vestibulär), Ohrensausen, Sehstörungen, Schwächeanfälle und psychische Veränderungen, meist zusammen mit zervikalen Symptomen. Typisch ist das intermittierende Auftreten der Symptome in Abhängigkeit von Kopf- und Halsbewegungen. Nicht selten sieht man solche Beschwerden nach so genannten «Schleudertraumen» (s. Kap. 53.3.3).

Die Beschwerden sind oft heterogen, schlecht erfassbar und therapieresistent. *Psychosomatische Faktoren* spielen wahrscheinlich manchmal mit. Sorgfältige Anamnese unter Einbezug der psychosozialen Zusammenhänge und zurückhaltende Beurteilung sind angebracht (vgl. dazu Kap. 53.3.3).

Zerviko-Brachialsyndrom

Hier treten zum Zervikalsyndrom *in den Arm ausstrahlende Schmerzen* und manchmal, aber nicht immer, neurologische Symptome mit sensiblen und motorischen Ausfällen in Arm und Hand vom radikulären Typ, meistens C5–6 oder C6–7 (**Tab. 53.2**).

Ursache ist in der Regel eine Kompression der betreffenden Nervenwurzel im Foramen intervertebrale, häufiger chronisch durch eine Facettengelenk- und/oder Unkovertebralarthrose («harte Hernie»; schräge Röntgenaufnahme, CT: verengtes Foramen intervertebrale), seltener durch einen akuten *Diskusprolaps* (weiche Hernie: MRI; **Abb. 53.5**).

Die **Differentialdiagnose** ergibt sich aus dem klinischen Bild (beim Bandscheibenprolaps: akuter Beginn, monoradikulär, mehr motorische Ausfälle, we-

Tabelle 53.2: Radikuläre Symptome bei zervikaler Diskushernie (vgl. auch Abb. 59.35).

• **Diskushernie:**	**C5/C6**	**C6/C7**
• Betroffene Nervenwurzel:	C6	C7
• Schmerzen und Sensibilitätsstörungen:	vom Nacken über Schulter und Arm bis: Daumen	Mittelfinger
• Motorische und Reflexstörungen:	evtl. Radius-Periost-Reflex	Trizeps

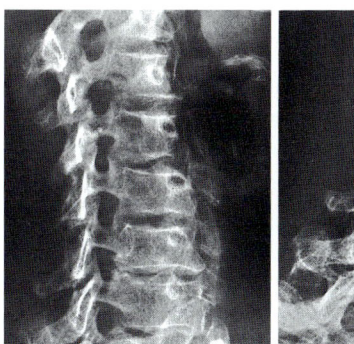

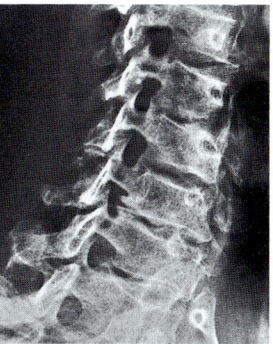

Abb. 53.5: In **schrägen Aufnahmen der Halswirbelsäule** kommen die **Intervertebrallöcher** zur Darstellung. Eine gewisse Verengerung, wie im drittobersten Segment links, und Randzacken, wie im drittuntersten Intervertebralloch rechts, sind Ausdruck einer *Unkovertebralarthrose* im Rahmen der zervikalen Arthrose. Sie kommen relativ häufig vor, können Kompressionssyndrome machen, bleiben aber auch oft symptomfrei.

niger arthrotische Veränderungen) und durch das MRI, evtl. das CT, und in seltenen Fällen die Myelographie.

Pathophysiologie und Symptomatologie sind im Übrigen ähnlich jenen der lumbalen Diskushernien: siehe Kapitel 59.4.1.

Zervikale Myelopathie

Eine **mediale Diskushernie** kann *das Rückenmark* selbst komprimieren. Dies ist ein seltenes, aber bedrohliches akutes Krankheitsbild, das *notfallmäßige*, meist chirurgische Behandlung erheischt.

Chronische Myelopathien

Chronische Myelopathien entstehen durch *Kompression des Rückenmarks* infolge von entzündlichen oder neoplastischen Prozessen im Bereiche der HWS, aber auch auf degenerativer und traumatischer Basis, z. B. durch eine pathologische Kyphose. Wegleitend sind die neurologischen (spinalen) Ausfallserscheinungen.

Es handelt sich um schwere und lebensbedrohliche Krankheiten. Diagnostik und Therapie sind schwierig und aufwändig. Operationen sind meist unumgänglich. Sie gehören in die Hand erfahrener Teams.

53.2.2
Diagnostik der degenerativen Halswirbelsäulenleiden

Die einfache **Spondylosis cervicalis** ist im seitlichen Röntgenbild leicht nachzuweisen. Man findet sie überaus *häufig bei älteren Leuten*, sehr oft als röntgenologischen Zufallsbefund, auch gelegentlich mit er-

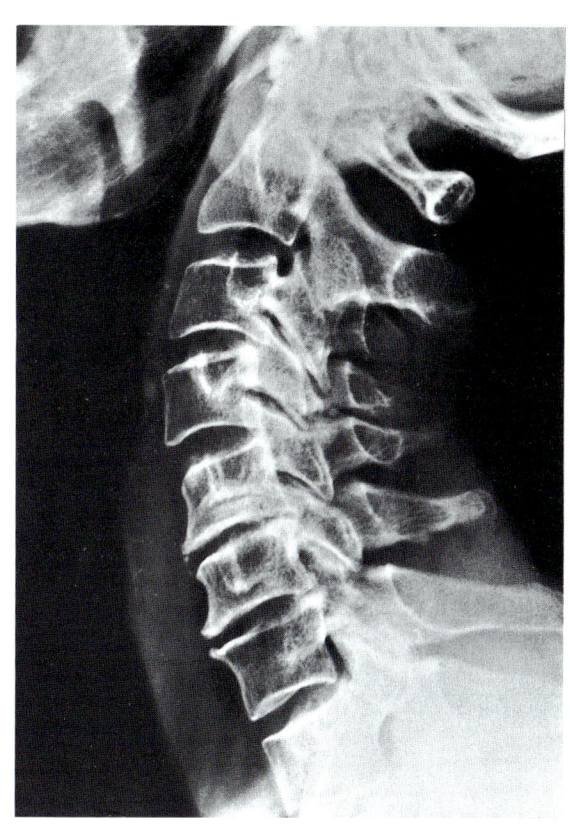

Abb. 53.6: **Zervikale Spondylose im Röntgenbild** einer *63-jährigen Frau*. In diesem Alter zeigen die meisten Halswirbelsäulen degenerative, spondylotische Veränderungen, wie sie hier vor allem in den Segmenten C5–C6 und C6–C7, der typischen Lokalisation, zu sehen sind: Verschmälerter Intervertebralraum, Randzacken, Sklerosierungen, sehr häufig auch ohne Beschwerden. Randzacken auf Röntgenbildern in diesem Alter sind deshalb noch nicht gleich bedeutend mit «Krankheit». Der **klinische Befund** ist ausschlaggebend.

heblichen Verengungen der Intervertebrallöcher, ohne dass Beschwerden angegeben werden (**Abb. 53.6**).

Umgekehrt sind auf dem Röntgenbild sichtbare, degenerative Veränderungen an den Wirbeln allein noch kein Beweis dafür, dass irgendwelche Schmerzen in Nacken, Kopf oder Armen wirklich hier ihren Ursprung haben. **Andere Ursachen** müssen differentialdiagnostisch ausgeschlossen werden:

- *nicht degenerative* Prozesse in der Halswirbelsäule oder im Rückenmarkskanal (Entzündungen, Tumoren, Verletzungsfolgen)
- *neurologische* Affektionen im Bereich des Kopfes, des Zervikalmarks, des Plexus cervicalis und brachialis
- *andere* Affektionen im Halsbereich (Pharynx, Ohrabszesse, Lymphknotenschwellungen usw.)
- Affektionen im Bereich des *Schultergürtels*, des Armes und der Hand (z. B. Karpaltunnelsyndrom, Pancoast-Tumor)

- Haltungsschwäche, muskuläre *Insuffizienz* im Bereich der Brust- und Halswirbelsäule und des Schultergürtels (z. B. «Muskelrheumatismus» im Trapezius, in der Paravertebralmuskulatur usw.)

Weiteres zur **Differentialdiagnose** der Zerviko-Brachialgien siehe Kapitel 52.1.

Entscheidend ist schließlich die *neurologische* Untersuchung zur Abklärung, ob eine radikuläre oder medulläre Kompression vorliegt und wo diese lokalisiert ist (CT, MRI).

53.2.3
Therapie der degenerativen Halswirbelsäulenleiden

Die **Therapie** der degenerativen Halswirbelsäulenleiden ist im Prinzip **konservativ** und gleich wie die Behandlung der degenerativen Leiden der Lendenwirbelsäule, wie sie in Kapitel 59.2 beschrieben ist.

Die *Entlastung* der Halswirbelsäule spielt eine wichtige Rolle: Extensionsbehandlung mit der Glisson'schen Schlinge und stützende Halskragen (Schanz'sche Krawatte, Wattestützverband, Plastik- oder Lederstützkragen), eine Nackenrolle im Bett. Dazu kommen physiotherapeutische Maßnahmen (Wärmeapplikationen, Massage usw.). Meistens ist der Zustand auf diese Weise erträglich zu halten (**Abb. 53.7**).

Die **einfache Spondylose** der HWS ist eine überaus *häufige*, oft sehr schmerzhafte, Erscheinung. In der Mehrzahl der Fälle handelt es sich um ein «self-limiting disease», und konservative Maßnahmen genügen. Zu diesen gehören ggf. auch lokale Infiltrationen.

Bei besonders hartnäckigen Beschwerden kann manchmal die Spondylodese eines Segmentes als «ultima ratio» erwogen werden (s. u.).

Diskushernien (**Tab. 53.2**) können in der Mehrzahl der Fälle ebenfalls *konservativ* erfolgreich behandelt werden: Ruhigstellung mittels geeigneter Orthesen (Halskragen, Abb. 53.7) und Extension (Abb. 59.44c, Kap. 59.4.1), analgetische und antirheumatische Medikation, Physiotherapie und evtl. periradikuläre und epidurale Steroidinjektionen.

Außer bei progredienten Lähmungen und Myelopathien sind selten *Operationen* notwendig. Immerhin können starke Schmerzen und neurologische Kompressionserscheinungen in geeigneten Fällen durch Operationen gemildert werden.

Operationen

Grundsätzlich kommen in Frage:
1. Dekompression von Nervenwurzeln und Rückenmark
2. Stabilisierung durch Spondylodese (Fusion)

Dekompression:

- von *ventral* (z. B. Robinson, Cloward): Die Bandscheibe wird reseziert, Osteophyten und Hernien werden entfernt, und anschließend wird ein Knochenspan in den Defekt eingeklemmt, womit die Wirbelsäule stabilisiert und eine Spondylodese herbeigeführt werden kann.
- von *dorsal*: Mikrochirurgische Resektion der Osteophyten, die die Nervenwurzel im Foramen einengen, möglichst ohne Beeinträchtigung der Stabilität.

Bei Myelopathien anderer Genese sind besondere Zugänge und Techniken notwendig.

Bei allen diesen Operationen handelt es sich um heikle und riskante Eingriffe, mit der Gefahr von Schädigung neuraler Elemente und einer postoperativen Instabilität. Deshalb wird oft eine zusätzliche Spondylodese gemacht.

Spondylodese (Fusion)

- von *ventral*: Nach Ausräumen der Bandscheibe und Anfrischen der Deckplatten wird der Intervertebralraum aufgespreizt und ein kräftiger autologer kortiko-spongiöser Beckenspan eingeklemmt. Wenn die Montage stabil ist, kann eine knöcherne Brücke entstehen, eine Spondylodese (Abb. 53.9).
- von *dorsal*: An die angefrischten Wirbelbogen und -fortsätze werden Spongiosaspäne angelegt. Die nötige Stabilität wird mit Drahtcerclagen oder Schrauben erreicht.

Indikationen sind: zunehmende neurologische Symptomatologie und unerträgliche, therapieresistente *Schmerzen*.

Die Beschwerden des Patienten müssen genau mit dem klinischen Bild und den Befunden der bildgebenden Diagnostik übereinstimmen. Überdies ist eine genaue Abklärung der psycho-sozialen Situation angebracht.

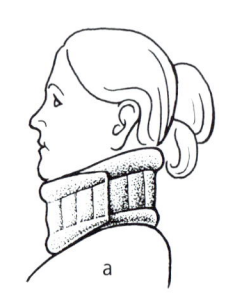

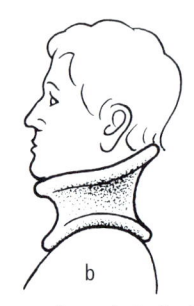

Abb. 53.7: Stützkragen für den Hals können je nach Bedarf *weich*, als sog. *«Schanz'scher Kragen»*, flexibel (a) oder *starr* (b), aus verschiedenen Materialien, fertig gekauft oder nach Maß hergestellt werden.

Voraussetzung für den Erfolg ist sodann die *Lokalisation* des Schadens auf ein, höchstens zwei Segmente. Nach dem Röntgenbild allein lässt sich das für die Beschwerden verantwortliche Segment nicht immer leicht feststellen, da häufig nicht ein stark verändertes, schon fast steifes Segment, sondern das benachbarte, noch bewegliche (instabile) Beschwerden verursacht. Funktionsaufnahmen, lokale Infiltrationen u. a. können manchmal weiterhelfen.

Wenn mehrere Segmente betroffen sind, sinkt die Erfolgsrate von Operationen rasch.

Komplikationen:

- Verletzung von Dura, Rückenmark und Nervenwurzeln
- Dislokation von Spänen, Zusammenbruch von Osteosynthesen mit Instabilität, Deformation (Kyphosen), sekundären neurologischen Schäden und Pseudarthrosen
- Morbidität an der Spanentnahmestelle
- Restbeschwerden, vermehrte Schmerzen

Die *Chirurgie der Halswirbelsäule* ist eine anspruchsvolle Spezialität. Klare Indikationen und längerfristige Ergebniskontrollen stehen noch aus.

53.3
Trauma und Traumafolgen der Halswirbelsäule

53.3.1
Frische Verletzungen

Halswirbelverletzungen, meist durch Sturz auf den Kopf, sind immer **Notfallsituationen**. Ob eine Rückenmarksverletzung vorliegt, lässt sich *am Unfallort* nicht immer feststellen. Bei Verdacht auf eine solche gefährliche Verletzung ist erstes Gebot: Nicht noch mehr schaden durch unnötige Umlagerungen, Manipulationen und Bewegungen. Vorsichtigster, professioneller Transport in ein Zentrum für Wirbelverletzungen kann vielleicht zusätzliche Schäden verhindern. Dieses Gebot gilt auch für die erste Abklärung im Spital.

Konventionelle Röntgenbilder zeigen eine Fraktur (transorale Aufnahme: Densfraktur), eine Luxation (vergrößerter Abstand zwischen zwei Dornfortsätzen), eine **neurologische Untersuchung** eine Rückenmarksschädigung, eine Paraplegie. MRI (ZNS) und CT (Skelett) ergänzen ggf. die Untersuchung. Am häufigsten sind Flexionstraumen mit Kompression der Wirbelkörper und/oder Zerreissung des dorsalen Bandapparates, mit Subluxation oder Luxation nach vorne.

Repositionsmanöver, v. a. bei verhakten Facettengelenken, sind heikel (Extension im Dauerzug, evtl. offen), die weitere Behandlung konservativ mit äußerer Ruhigstellung (Halo-traktion, Minervagips) oder, bei instabilen Frakturen, ggf. durch operative Stabilisierung (ventrale oder dorsale Techniken). Wegleitend ist v. a. auch der neurologische Befund: siehe «Querschnittslähmung», Kapitel 34.4, Tetraplegie, Kapitel 34.4.3.

Frühzeitiges Training der Nackenmuskulatur ist wichtig.

53.3.2
Spätfolgen

Heimtückisch, weil wenig spektakulär, können **posttraumatische Instabilitäten** sein nach Zerreisungen des hinteren Bandapparates. Ein geringfügiger Kyphoseknick, ein auffällig großer Abstand zwischen zwei Dornfortsätzen können darauf hinweisen.

Nach Abheilen der unmittelbaren Verletzungsfolgen bleiben nicht selten allerlei Beschwerden zurück, wie sie für das Zerviko-Zephal- und Zerviko-Brachialsyndrom typisch sind.

Gewöhnliche Röntgenbilder brauchen keine Skelettveränderungen zu zeigen, doch decken *Funktionsaufnahmen*, besonders Seitenbilder der Hals-Wirbelsäule in Flexionsstellung, gelegentlich eine Instabilität auf, eine Subluxationsstellung zwischen zwei Halswirbeln, wobei der obere über den unteren nach vorne verschoben ist (**Abb. 53.8**).

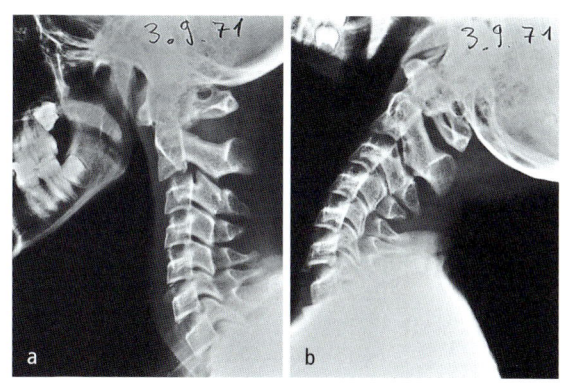

Abb. 53.8: Funktionsaufnahmen der Halswirbelsäule eines *14-jährigen Jungen*, der ein **Schleudertrauma** infolge eines Motorradunfalles erlitten hatte. Die normale Röntgenaufnahme zeigte keine Verletzung. Das *Bild links*, bei *maximaler Flexion* aufgenommen, zeigt jedoch eine Kippung des zweiten Halswirbels über den dritten nach vorne, eine leichte *Subluxation*, während beim Rückneigen *(rechts)* die Wirbel nicht verschoben sind. Solche Instabilitäten können Ursache von erheblichen Beschwerden sein (s. Kap. 53.1), aber auch, bei der Nähe des Halsmarkes, gefährlich werden.
Pathologisch vermehrte, aber auch eingeschränkte Beweglichkeit einzelner Segmente sind am besten mit solchen Funktionsaufnahmen zu erkennen.
Dieser Patient trug während mehrerer Wochen einen Halskragen. Er wurde beschwerdefrei und betreibt wieder Sport.

Wenn trotz längerer Ruhigstellung (Crutchfield-Extension im Liegen, Halskrawatte) und vor allem isometrischer muskelkräftigender Heilgymnastik Beschwerden und Instabilität bestehen bleiben und neurologische Symptome auftreten, ist wegen der Gefährdung dieser Patienten eine **Spondylodese** des instabilen Segmentes in Erwägung zu ziehen.

An der mittleren und unteren HWS hat sich die *ventrale* interkorporelle Spondylodese bewährt (s. Kap. 53.2). Zu den obersten Segmenten ist der Zugang von vorne (transoral) schwierig. Die *dorsale* Verspanung, gesichert mit einer Drahtschlinge um Dornfortsätze und Bogen herum, ist einfacher, aber ebenfalls nicht ungefährlich. Auch andere Techniken (Schrauben, Platten) sind im Gebrauch (**Abb. 53.9** u. **Abb. 53.10**).

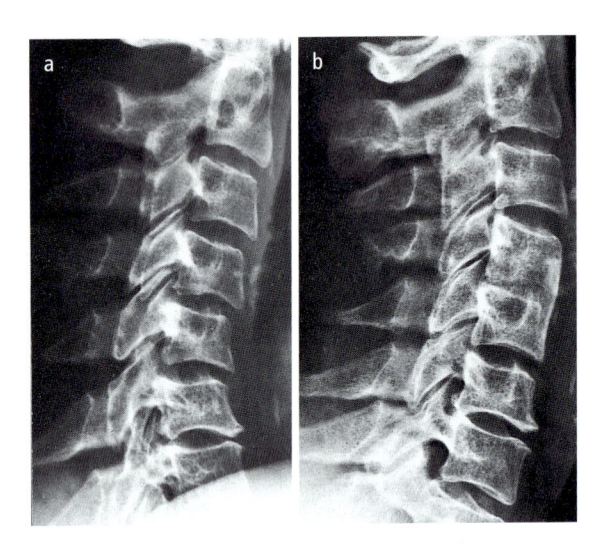

Abb. 53.9: *59-jährige Patientin* mit **Zervikalsyndrom**.
a) Das Röntgenbild zeigt eine *Instabilität* des Segmentes C4–C5.
b) *Zwei Jahre später:* Knöcherne Fusion der Wirbelkörper C4 und C5 nach **Spondylodese** von einem ventralen Zugang aus.

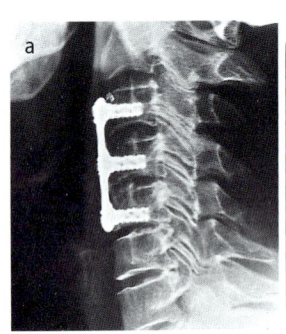

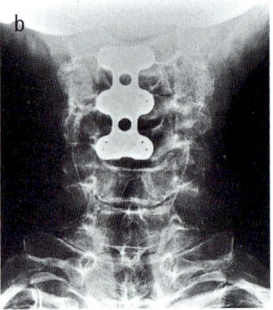

Abb. 53.10: Vordere **Spondylodese** C3–C5 wegen *degenerativen* Veränderungen mit Subluxation, bei einer *60-jährigen Frau*. Fixation der Wirbelkörper von ventral mit kleiner Platte und Titanhohlschrauben, wie sie in der Kieferchirurgie für Zahnimplantationen verwendet werden. Sie geben guten Halt, da der Knochen in die Löcher der Schrauben einwachsen kann. Kontrollröntgen *ein Jahr nach* Operation.

53.3.3
Das «Schleudertrauma» (Whiplash Injury)

Realität oder Fiktion?

Mit der Zunahme der *Auffahrunfälle* im Autoverkehr ist als besondere neue Verletzungsart das so genannte «Schleudertrauma» aufgetaucht, zuerst auf den Notfallstationen und in den Arztpraxen, später in den Versicherungsdossiers und in der Fachliteratur, schließlich auch in den Medien, und heute streiten sich Selbsthilfeorganisationen mit Versicherungen, beide unterstützt von Juristen, über Schäden und Kausalität, und die Ärzte sollen dazu fundierte Gutachten liefern: Ob im konkreten Fall ein tatsächlicher Schaden vorliege, ob dieser als Unfallfolge von der Unfallversicherung zu übernehmen sei, oder ob es sich um Aggravation, um «pathologische Schmerzverarbeitung», um «prämorbide Persönlichkeiten» mit «Anlagen zu depressiven Verstimmungen», um Versicherungsneurosen oder schlicht um Simulation und Betrug handle. Eine ziemlich undankbare Aufgabe.

Der Unfallmechanismus

Bei Auffahrunfällen, im Stau oder auf offener Straße, wird der Kopf nach vorne bzw. nach hinten geschleudert. Je nach Unfallsituation (Geschwindigkeit, Aufprall vorne oder Anprall von hinten, Sicherheitsgurte, Kopfstütze, Kopfverletzung durch die Windschutzscheibe) wird auch die Halswirbelsäule mehr oder weniger stark flektiert, überstreckt, geknickt, gestaucht, verdreht.

Biomechanische Modellversuche zeigen, dass verschiedene *Biege-* und *Scherkräfte* im Spiele sind. Jedenfalls ist der Verletzungsmechanismus komplex, und einfache Kausalschlüsse sind nicht zulässig. So zeugt der simple Kurzschluss «kein Befund, also keine Läsion» angesichts der sensiblen Hirnstammregion weniger von Logik als von unserem Nichtwissen.

Auffällig ist in diesem Zusammenhang, dass die so genannte «SCIVORA-Verletzung» (Spinal Cord Injury Without Radiographic Abnormality) eine für das Kindesalter charakteristische Läsion ist, bei der auch Querschnittsläsionen vorkommen können.

Definition

Kranio-zervikales *Beschleunigungstrauma* (whiplash-associated disorder) *ohne* direkte Kopfverletzung und *ohne* Bewusstlosigkeit (im Gegensatz zu Schädelverletzungen mit Commotio cerebri). Besser als «Schleudertrauma» wäre wohl ein emotional weniger besetzter Ausdruck, z. B. HWS-Distorsion (im Gegensatz zu Fraktur oder Luxation).

Klinik

Wenn im Röntgenbild (evtl. Funktionsaufnahmen) Frakturen, Distorsionen, Bandrupturen feststellbar sind, besteht kaum Zweifel, dass es sich um schwere Verletzungen handelt.

In den übrigen Fällen jedoch lassen sich in der Regel *weder klinisch noch mit apparativer* (bildgebender, elektrophysiologischer) *Diagnostik pathologische Befunde* erheben. Bei den meisten dieser Patienten verschwinden denn auch Nackenschmerzen und -steife nach kurzer Zeit wieder, ohne weitere Folgen zu hinterlassen.

In einigen wenigen Fällen allerdings kommt es zu einer Symptomausweitung, die bis zur Dauerinvalidität führen kann. Dies sind die Problemfälle: für die behandelnden Ärzte, die Versicherungen, die Gutachter, die Gerichte, aber natürlich auch für die Fachwelt, und schließlich vor allem für die Betroffenen selbst. Bisher weiss niemand, was sich hier tatsächlich abspielt.

Symptome

Im Vordergrund stehen Schmerzen und Steifigkeit im Nacken. Der Rest ist vielfältig: Kopfschmerzen und Verspannungen im Schultergürtel, Schwindel, Unpässlichkeit, Müdigkeit, Konzentrationsschwäche, Überempfindlichkeit, Tinnitus, allgemeines «Geschlagensein» usw. Sie ähneln denjenigen des zerviko-zephalen Syndroms (s. Kap. 53.2.1). In den meisten Fällen gehen diese Symptome im Verlauf von Tagen, Wochen, spätestens Monaten, zurück.

Ungünstige Verläufe

Bei einigen Patienten jedoch bleiben die Beschwerden hartnäckig, therapieresistent, ja verschlimmern sich im Verlauf der Zeit noch. **Psychische Symptome** treten in den Vordergrund: Antriebsschwäche, extreme Schmerzempfindlichkeit, Depressionen. Die Rehabilitation bereitet Schwierigkeiten, die Arbeitsaufnahme kommt nicht vom Fleck, und damit beginnen die sozialen Probleme: Mit der Umgebung, der Familie, dem Arbeitgeber, den Ärzten und Therapeuten, mit den Versicherungen. Manche Patienten kommen zu Psychiatern, zur Behandlung, aber auch zur Abklärung und Begutachtung.

Wenn objektive (neurologische, anatomische) Befunde fehlen, kommt evtl. eine *neuropsychologische* Abklärung in Frage. Es gibt Fälle, bei denen noch nach über einem Jahr gewisse Veränderungen glaubhaft vorhanden sind, wie Konzentrationsschwäche, Abnahme des Gedächtnisses, raschere Ermüdbarkeit, geringere Lärmtoleranz, Unfähigkeit, einer regelmäßigen Erwerbstätigkeit nachzugehen u. Ä. Eine objektive Beurteilung ist allerdings schwierig, ja eigentlich gar nicht möglich, weil objektive Kriterien weitgehend fehlen, und weil die psychischen Reaktionen auf das Trauma und vor allem auf die sich dauernd verschlechternde persönliche und soziale Situation nicht mehr von den unmittelbaren Unfallschäden zu trennen sind.

Das psychosychosoziale Umfeld

Dass ein nicht selbst verschuldeter Unfall mit Schmerzen, mit Beeinträchtigung der Leistungsfähigkeit und den daraus folgenden Kränkungen und sozialen Nachteilen auch die Psyche tangiert, ist wohl verständlich, und der Unfallschock tut ein Übriges. Oft fühlen sich die Patienten mit ihren Problemen nicht ernst genommen und von Institutionen ungerecht behandelt. Diese Faktoren tragen zur Verschlechterung und *Chronifizierung* des Zustandes mit Sicherheit wesentlich bei.

Andererseits werden den Patienten von Bekannten und Verwandten, von Juristen und Medien und auch von eigens zu diesem Zweck gegründeten Schleudertraumavereinigungen Haftpflichtansprüche suggeriert, die weder gerechtfertigt noch gerecht sind.

Daraus ergeben sich *Richtlinien für die Behandlung*.

Therapie

An erster Stelle steht die zweckmäßige *Betreuung* und Führung der Patienten. Es ist wichtig, die Patienten und ihre Klagen von Anfang an ernst zu nehmen, auch wenn objektive Befunde fehlen. Wichtig ist eine gute, sachliche Information. Viele Patienten sind verängstigt und verunsichert durch Berichte in den Medien über dramatische Einzelfälle, Dauerinvalidität etc., durch wenig überlegte Äußerungen von Laien, aber auch von Medizinalpersonen, über Kausalzusammenhänge und schlechte Prognosen.

Adäquate Schmerzbehandlung steht am Anfang im Vordergrund: schmerzvermeidendes Verhalten, Analgetika, schmerzlindernde Physiotherapie. Halskragen können akute Schmerzen lindern. Sie sollten allerdings nicht über längere Zeit getragen werden.

Alle Therapie sollte zeitlich möglichst begrenzt und die baldige Wiederaufnahme der Arbeit unterstützt werden, um den Zustand nicht zu chronifizieren.

Ein ungünstiger Verlauf soll frühzeitig erkannt werden, damit die Behandlung entsprechend modifiziert werden kann:

Physiotherapien können nicht stur nach irgendwelchen Schemata, sondern müssen vorsichtig appliziert und nach der Wirkung dosiert werden. Routinemäßig verschrieben schaden sie oft mehr, als sie nützen.

Die soziale Situation (Arbeitsplatz, Arbeitsfähigkeit, finanzielle Probleme, Familie etc.) ist für den Verlauf vielleicht entscheidend. Sie muss mit einbezogen werden.

Ungelöste Haftpflichtfragen verschlimmern diese Situation zusätzlich. Ihre rasche Erledigung kann Chronifizierung verhindern!

Die Therapie kann im Übrigen nur symptomatisch sein: Funktion trainieren, klinische und soziale Rehabilitation.

Trotz aller Bemühungen bleibt das Resultat in vielen Fällen unbefriedigend.

Kausalität und Haftpflicht

Unbefriedigend sind auch unsere derzeitigen Kenntnisse, und zwar sowohl über das «Schleudertrauma» allgemein, wie auch über allfällige Kausalzusammenhänge im Einzelfall.

Da es sich meist um *Motorfahrzeug-Haftpflichtfälle* und damit potenziell um größere Summen handelt als bei der einfachen Unfallversicherung, werden allseits Begehrlichkeiten geweckt. Damit sind Querelen mit den Versicherungen vorprogrammiert.

Diese haben schließlich Alarm geschlagen. Die Branche schätzt den jährlichen Aufwand der Motorfahrzeug-Haftpflichtversicherungen für Schleudertraumafälle in der Schweiz auf ein bis zwei Milliarden SFr. pro Jahr. Das sind 20% der gesamten Schadenzahlungen dieser Versicherung, während die Schleudertraumapatienten selbst nur 2% aller Schadenfälle ausmachen. Der Grund für die erstaunlichen Summen sind sehr hohe Haftpflichtforderungen und -zahlungen wegen Dauerinvalidität bei einigen wenigen jungen Patienten.

Die Begutachtung, insbesondere die Beurteilung der Kausalität, wird damit zu einem entscheidenden Faktor.

Zur Beurteilung

Eine **Unfallanalyse** wird (wegen des Fahrzeugschadens) durch die Fachleute der Versicherung immer sofort erstellt. Sie gibt Aufschlüsse über die Kräfte und Geschwindigkeiten, die bei der Kollision auftraten, und ist damit ausschlaggebend für die Beurteilung des Unfallgeschehens. Subjektive Eindrücke stimmen häufig mit diesen Daten nicht überein. Maßgebend für die Schwere des Unfalles ist die Geschwindigkeitsänderung (Delta v) (und nicht die Fahrgeschwindigkeit) zur Zeit des Aufpralles. Sie ist Grundlage für die **biomechanische Beurteilung**, d.h. ob und welcher Schaden durch diesen Unfall bei diesem Patienten hat auftreten können. Dabei wird die Art der mechanischen Einwirkung auf den menschlichen Körper untersucht (seitliche Kräfte, Rotation, Contrecoup, Gewicht etc.) Allgemein gilt, dass bei Delta v unter 10 km/h kaum Beschwerden auftreten.

Der **Vorzustand** des Patienten, sein Alter, frühere Beschwerden etc. sind zu berücksichtigen. Versicherungen und ihre «Vertrauensärzte» sind geneigt, «vorbestehende Psychopathologien» verschiedenster Art ursächlich anzuschuldigen. Es konnte jedoch gezeigt werden, dass keine Korrelation zwischen Vorzustand und Verlauf besteht, sondern dass die psychosozialen Probleme erst nach dem Unfall auftreten und als unmittelbare oder mittelbare Unfallfolgen interpretiert werden müssen.[1]

Am meisten Gewicht haben die **erste ärztliche Untersuchung** und *der Verlauf in den ersten Tagen*. Später auftretende Beschwerden sind wenig spezifisch.

Die **Glaubwürdigkeit** des Patienten kann besser als mit ausgeklügelten Tests und teuren Zusatzuntersuchungen durch einlässliches Gespräch und Einbezug der ganzen sozialen und persönlichen Situation des Patienten eingeschätzt werden. Natürlich will man Schwindlern und Begehrungsneurotikern keine lebenslängliche Invalidenrenten zusprechen. Das wäre ungerecht und teuer. Andererseits tut man den Patienten Unrecht, wenn man sie a priori als Simulanten, Drückeberger, Wehleidige und psychisch Vorbelastete abqualifiziert. Damit nehmen die psychosomatischen Verstrickungen, die zweifellos oft eine große Rolle spielen, nur noch zu, und niemandem ist geholfen (vgl. Kap. 35: «Psychosomatik in der Orthopädie»). Die Betreuung und Begutachtung solcher Fälle ist ausgesprochen schwierig und sollte erfahrenen Fachkräften überlassen bleiben.

Nach wie vor aber ist das Schleudertrauma ein großes **Rätsel**. M. Laurence schreibt in einer lesenswerten Rezension[2] eines lesenswerten Buches über «whiplash injuries» (s. Literaturverzeichnis), diese seien «an irony of musculoskeletal medicine, depending on opinion rather than science». So erstaunt es nicht, dass die Ansichten von Fachleuten sich diametral zuwider laufen. Es ist vielleicht besser, dies auch zuzugeben, statt einen Grabenkrieg zwischen

---

1 Radanov, B. P. et al.: «Role of Psych-social Stress in Recovery from Whiplash». Lancet 338, 712 (1991), und in: Gunzburg, R. et al. (Ed.): «Whiplash injuries. Current Concepts in Prevention, Diagnosis and Treatment of the Cervical Whiplash Syndrome», Lippincott-Raven, Philadelphia (1998)

2 M. Laurence, J. Bone Joint Surg. 80-B, 1083 (1998)

zwei Lagern fortzusetzen. Bis letzte Evidenz erhältlich ist, wird es noch geraume Zeit dauern. Bis dahin wird Pragmatismus herrschen: Wenn es um Geld geht, sind Kompromisse auf halbem Weg noch immer gefunden worden.

Prophylaxe

Viel *wichtiger* als all dies wäre natürlich der Kampf gegen die unsinnige, ungeduldige Manie der meisten *Automobilisten*, immer dicht auf den Vordermann aufzuschließen, statt einen vernünftigen Abstand einzuhalten.

53.4 Andere Affektionen der Halswirbelsäule

Tumoren, entzündliche und andere Erkrankungen des Skelettes betreffen die Halswirbel ebenso wie die übrige Wirbelsäule (s. Abb. 13.18 u. Abb. 33.25).

Da die Halswirbelsäule an sich aber viel schlanker und beweglicher ist, wird ihre statische Haltefunktion durch Substanzverluste viel leichter in Mitleidenschaft gezogen. Daraus ergeben sich zusätzliche Probleme bei der Behandlung solcher Affektionen. Die *Entlastung* durch äußere Stützen (Kragen) ist wesentlich. Bei *Operationen* wird man wenn immer möglich versuchen, die Stabilität der Wirbelsäule zu erhalten oder wiederherzustellen (ventrale bzw. dorsale Spondylodese, s. Abb. 53.10).

(Obere HWS: s. a. Kap. 53.1 u. Kap. 53.2)

54 Kongenitale und sekundäre Wirbelfehlbildungen

Angeborene Fehlbildungen an Wirbeln sind recht *häufig*, was angesichts der komplizierten Anlage und Entwicklungsgeschichte der Wirbelsäule nicht erstaunt. Einige solchen Wirbelfehlbildungen führen zu **Wirbelsäulendeformitäten**, einige anderen können Ursachen von **Beschwerden** sein. Ein Großteil jedoch sind **Zufallsbefunde** auf dem Röntgenbild. Ihre klinische Bedeutung ist gering, ihre richtige Deutung allerdings wichtig (Fehlbildungen an der Halswirbelsäule: s. Kap. 53.1).

Die Fehlbildung an sich ist stumm, **Symptome** sind nur sichtbar, *wenn die Funktion gestört ist:*

- wenn bei einer Spina bifida gleichzeitig eine *Meningozele* mit neurologischen Ausfällen besteht (s. Kap. 34.5.3)
- wenn durch asymmetrische Wirbelbildungen eine *Skoliose* entsteht (s. u.)
- wenn die Fehlbildung den normalen *Bewegungsablauf* beeinträchtigt
- wenn *pathogenetische Herde* (z. B. Falschgelenke) zu degenerativen (arthrotischen) Veränderungen und Schmerzen Veranlassung geben, wie z. B. manche Fälle von Assimilationsstörungen.

54.1 Assimilationsstörungen

Die Übergänge von einem Wirbelsäulenabschnitt zum anderen scheinen phylogenetisch unruhig und ontogenetisch nicht allzu genau fixiert zu sein und sind gelegentlich etwas nach oben oder unten verschoben. Solche «Assimilationsstörungen» findet man am zerviko-okzipitalen Übergang in Form von *überzähligen Rippen* (Halsrippen: s. Kap. 52.1), jedoch besonders häufig am **Übergang der Lumbosakralwirbelsäule zum Sakrum**.

Man spricht von «*Lumbalisation*», wenn der oberste Sakralwirbel aus dem Kreuzbeinverband herausgelöst und den Lumbalwirbeln angeglichen erscheint, im umgekehrten Fall von «*Sakralisation*» des untersten Lumbalwirbels. Beide Bilder sehen ähnlich aus und lassen sich nur durch Auszählen aller Wirbel unterscheiden; man spricht deshalb einfacher von einem **«Übergangswirbel»**.

Häufig sind solche Assimilationsstörungen einseitig *(Hemilumbalisation, Hemisakralisation)*. Bei der daraus entstehenden Asymmetrie treten eher statische Beschwerden auf als bei seitengleichen Verhältnissen.

Auf dem **Röntgenbild** fällt an einem solchen Übergangswirbel vor allem ein stark vergrößerter und verdickter Querfortsatz auf. Dieser kann so groß sein, dass er das Sakrum und manchmal auch den hinteren Beckenkamm berührt. An dieser Stelle bildet sich ein falsches Gelenk, eine Synchondrose ähnlich der Symphyse oder dem Ileosakralgelenk. Diese so genannte «*Nearthrose*» ist funktionell minderwertig, was in der Regel bald an degenerativen Erscheinungen wie subchondraler Sklerose und Randzacken zu erkennen ist. Von diesem pathogenen Fokus können Beschwerden ausgehen wie von einem arthrotischen Gelenk (**Abb. 54.1**).

Assimilationsstörungen sich nicht selten von Störungen der Bandscheibenanlage und/oder von Schiefstellungen der Wirbel begleitet, die *degenerative* Erscheinungen (Osteochondrose, Spondylose) begünstigen.

Die **Behandlung** ist zunächst gleich wie bei den degenerativen Leiden der Lumbalwirbelsäule (s. Kap. 59.1).

Die Resektion des pathogenen Fokus, des Falschgelenkes, so einleuchtend sie auch wäre, bringt selten die erhoffte Beschwerdefreiheit. Wenn wegen der Intensität der Schmerzen operiert werden muss, ist die *Spondylodese* des Übergangssegmentes sicherer, vor allem wenn die Nearthrose groß ist.

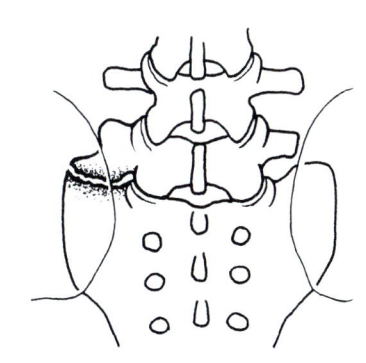

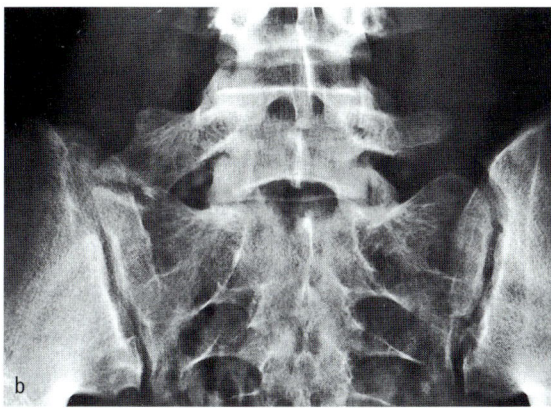

54. Kongenitale und sekundäre Wirbelfehlbildungen

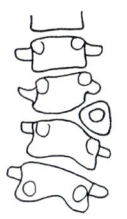

Abb. 54.2: Angeborener **Halbwirbel** *(Keilwirbel)*. Daraus kann eine kongenitale Skoliose entstehen, deren Verlauf sich nicht wesentlich von den übrigen infantilen Skoliosen unterscheidet.

Abb. 54.1:
a) Sog. **«Hemisakralisation»**. Ein *Querfortsatz* des untersten Lendenwirbels ist stark verbreitert und hat Kontakt mit dem Sakrum. Die Verbindung ist ein Falschgelenk, eine *Neoarthrose*, die zu degenerativen Veränderungen neigt und auch alle Merkmale der Arthrose zeigt mit reaktiver Sklerose und Schmerzen.
b) Hemisakralisation des fünften Lendenwirbels bei einer *20-jährigen Frau*, die über zunehmende Kreuzschmerzen klagte. Der lumbosakrale Übergang kommt am besten auf *Röntgenbildern* mit *aufgekipptem Becken* (Technik von Teschendorff oder Barsony) zur Darstellung. Der unterste Intervertebralraum erscheint dann orthograd getroffen, wie auf diesem Bild.

Je nach Art, Form und Lokalisierung der Störung kann die Deformität früher oder später klinisch in Erscheinung treten. *Je früher* eine *Skoliose* sichtbar wird, *desto rascher* nimmt sie zu. Das kann schon im Säuglingsalter beginnen. Wegen der schlechten Prognose in solchen Fällen ist eine frühe *operative* Korrektur nötig, welche die spezifische Wachstumsstörung im Einzelfall zu berücksichtigen hat. Da Wirbelfehlbildungen nicht selten multipel und zusammen mit anderen Anomalien auftreten und von *intraspinalen* Missbildungen (Diastematomyelie, tethered cord) begleitet sind, ist eine genaue morphologische und *neurologische* Abklärung notwendig, vor einer Operation auch ein MRI.

Die **Behandlung** komplexer kongenitalen Skoliosen ist schwierig und ausschließlich Sache von Zentren und Orthopäden, die dafür spezialisiert sind.

Im Übrigen unterscheiden sich kongenitale Skoliosen wenig von den idiopathischen des Kleinkindes: Insbesondere ist die Progredienz der Krümmung kaum kleiner. Die kongenitale Skoliose wird deshalb zusammen mit der idiopathischen besprochen (s. Kap. 57.3).

54.3
Spina bifida: Mangelhafter Schluss des Neuralrohres

Wenn im Verlauf der Embryonalentwicklung der regelrechte Schluss des Neuralrohres ausbleibt (fast immer im lumbosakralen Abschnitt, selten auf Höhe der Halswirbelsäule), entsteht das Bild der Spina bifida. Ihre mildeste Form ist erkennbar an einer Spaltung eines oder mehrerer Dornfortsätze oder am Fehlen derselben: **«Spina bifida occulta»**. Dies ist eine *röntgenologische* Diagnose *ohne klinische Bedeutung*, auch wenn gelegentlich kleine äußerliche Veränderungen dazu kommen, wie Haarbesatz über dem Sakrum oder keine Einziehungen in der hinteren Fortsetzung der Gesäßfalte (**Abb. 54.3**).

In schwereren Fällen **(Spina bifida aperta)** ist der Duralsack und sein Inhalt ebenfalls missgebildet, hernienartig vorgewölbt oder offen (Meningo- resp. *Meningomyelozele, MMC*), so dass neurologische Symptome auftreten können. Alle Stufen von kaum erkennbaren, leichten Störungen an den unteren Ex-

54.2
Asymmetrische Wirbelfehlbildungen, kongenitale Skoliosen

Jeder Wirbel entsteht aus verschiedenen Knochenkernen. Ihre Ausbildung und Verschmelzung kann gestört sein, was zu **Teilwirbeln, Blockwirbeln,** Spangen- und **Spaltbildungen** führt. Asymmetrische Wirbel hemmen die Entwicklung einer geraden, normal geformten Wirbelsäule. Halbwirbel (Hemivertebrae) sind in der Regel Ursache einer **kongenitalen Skoliose**. Diese unterscheidet sich von anderen Skolioseformen durch das Röntgenbild: An der Stelle der knickförmigen Hauptkrümmung findet man die Wirbelmissbildung, proximal und distal davon die regelmäßiger geschwungenen *kompensatorischen Gegenkrümmungen* (**Abb. 54.2**).

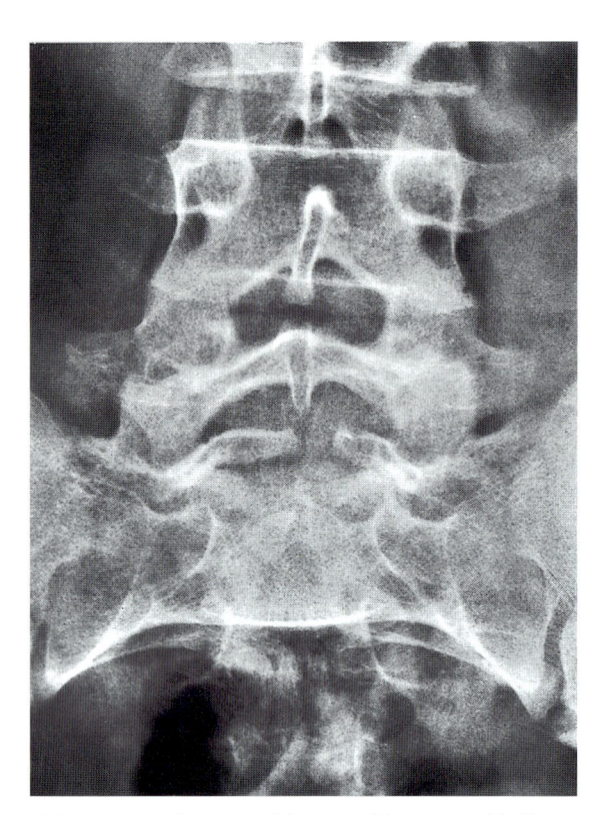

Abb. 54.3: *Angeborenes Fehlen von hinterem Wirbelbogen* und Dornfortsatz, an der Lumbosakralgrenze ein häufiger Zufallsbefund: **«Spina bifida occulta»**, eine radiologische Diagnose ohne klinische Bedeutung.

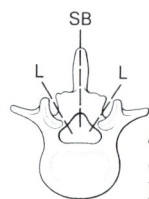

Abb. 54.4: Spaltbildungen im Wirbelbogen: SB = Spina bifida, L = Lyse, Spondylolyse: Spaltbildungen in der Interartikularportion des Wirbelbogens, praktisch immer beidseitig.

Die häufige Spaltbildung in der Interartikularportion des Wirbelbogens **(Spondylolyse)** entsteht erst nach der Geburt, wahrscheinlich auf Grund einer angeborenen Dysplasie. Sie ist Ausgangspunkt der häufig beobachteten Spondylolisthesis (Wirbelgleiten; s. Kap. 58).

Wirbelfehlbildungen können andere, ernstere pathologische Prozesse *vortäuschen*, Spaltbildungen z.B. Frakturen. Sehr viele dieser Fehlbildungen sind *harmlose* **Zufallsbefunde** und bedürfen keiner Therapie. Die Träger solcher Anomalien sind gesund und sollten nicht mit klinisch belanglosen Röntgendiagnosen geängstigt und zu Rückenleidenden gestempelt werden.

Es ist wichtig, die *Röntgenanatomie* und Bedeutung der Fehlbildungen zu kennen und Diagnosen nicht allein nach Röntgenbildern zu stellen.

54.4
Wirbelsäulendeformitäten bei Systemerkrankungen

Wirbelsäulendeformitäten werden bei einer Reihe von vererblichen Krankheiten beobachtet, so bei der **Neurofibromatose**, die mit Skoliosen einhergeht, welche eine ungünstige Prognose haben. Die typischen «café au lait»-Flecken sind ein Hinweis (s. Kap. 57.3).

Auch bei anderen *seltenen* Krankheiten wie etwa beim Marfan-Syndrom, bei der Osteogenesis imperfecta, der Achondroplasie und vielen anderen kommen Anomalien wie Skoliosen, Kyphosen, Halswirbel-Rippenmissbildungen, intraspinale Anomalien u. a. vor.

54.5
Neuromuskuläre Wirbeldeformitäten

Schlaffe **Lähmungen** führen im Lauf des Wachstums zu progressiv zunehmenden Deformitäten, vor allem instabilen Skoliosen und Kyphosen. Sie sind beschrieben als Poliomyelitisfolgen in Kapitel 34.1.3 (s. a. Abb. 34.9) und bei den Skoliosen (Kap. 57).

Auch *spastische Lähmungen*, vor allem bei schwereren **Zerebralparesen**, haben oft solche Wirbelsäulendeformitäten zur Folge.

Bei beiden Gruppen fehlt die Stabilität bzw. die Kontrolle der aufrechten Haltung. Das **aufrechte Sitzen** ist diesen Patienten oft erschwert. Zu den orthopädischen Aufgaben gehört es, ihnen dies zu ermöglichen, sei es mit Sitzschalen oder durch operative Stabilisierung der Wirbelsäule.

tremitäten über Urin- und Stuhlinkontinenz usw. bis zu schwersten Beinlähmungen können vorkommen.

Die Spina bifida mit *neurologischen* Erscheinungen ist im Kapitel über neurologische Affektionen (Kap. 34.5.3) beschrieben.

Weitere Spaltbildungen

Außer bei der Spina bifida kommen Spaltbildungen, allerdings seltener, auch an anderen Stellen im Wirbelbogen und im Wirbelkörper vor (**Abb. 54.4**).

55
Form und Haltung der Wirbelsäule

Form und Haltung der Wirbelsäule sind **phylogenetisch** aus der Aufrichtung vom Vierfüßler zum Zweibeiner im Laufe der Evolution entstanden (vgl. Kap. 50.2, Abb. 50.1), **ontogenetisch** aus der kyphotischen Wirbelsäulenanlage des Fetus auf einigen Umwegen zur doppel-S-förmigen «normalen» Wirbelsäule des Erwachsenen (vgl. Kap. 38.5, Abb. 38.21). Manche physiologischen und pathologischen Phänomene, etwa die Lordose der Lendenwirbelsäule und ihre besondere Krankheitsanfälligkeit, sind aus diesem Hintergrund zu verstehen.

Begriffe

Im üblichen *Sprachgebrauch* bedeuten:

1. **Kyphose** = dorsal konvexe Krümmung (Rundrücken, Buckel). Eine mäßige Kyphose ist *physiologisch* für die Brustwirbelsäule. Im Hals- und Lendenbereich dagegen, auch am thorako-lumbalen Übergang ist sie pathologisch. Eine *pathologische* Kyphose der Brustwirbelsäule wird als «vermehrte Kyphose» oder als «Rundrücken» bezeichnet.
2. **Lordose** = dorsal konkave Krümmung (Hohlrücken). Eine Lordose ist *physiologisch* für die Hals- und die Lendenwirbelsäule. Für die Brustwirbelsäule wäre sie pathologisch (sehr selten). Eine *pathologisch* übertriebene Lordose der Zervikal- oder Lumbalwirbelsäule wird als *Hyperlordose* bezeichnet.
3. **Skoliose** = seitliche Verkrümmung der Wirbelsäule. Seitliche Abweichungen der Wirbelsäule von der Geraden haben beim Gesunden eine relativ kleine Streuungsbreite. Stärkere Abweichungen sind als Deformitäten anzusehen.

Natürlich kann die Wirbelsäule je nach Haltung verschiedene Stellungen einnehmen.

Ein Röntgenbild z. B. zeigt die Stellung der Wirbelsäule im Augenblick der Aufnahme. Diese stimmt mit der Gewohnheitshaltung, die allein von Bedeutung ist, nicht immer überein (Untersuchung s. Kap. 51).

55.1
Haltung und Haltungsschäden

55.1.1
Allgemeines

Was ist eine «gute Haltung»?

«Eine Haltung ist gut oder schön, wenn sie auf den Beschauer einen guten oder schönen Eindruck macht. Es handelt sich also um ein gefühlsmäßiges Urteil. Zahlen und Messungen können die Haltung nicht beschreiben. Den Blick für eine gute (schöne) Haltung bekommt man bei der Untersuchung vieler Menschen mit guter (schöner) Haltung und durch die Betrachtung entsprechender Kunstwerke, vor allem der Plastiken der alten Griechen.» Dieser Rat, den Pitzen in seinem «Lehrbuch der Orthopädie» (10. Aufl. 1968) gibt, ist sicher zu beherzigen. Andererseits bringt er drastisch zum Ausdruck, welchen Schwierigkeiten wir begegnen beim Versuch, unsere Vorstellungen zu **objektivieren** (vgl. Abb. 50.4).

Die erste Schwierigkeit liegt in der *Definition der «Norm»*. Bei einer morphologisch normalen Haltung steht die Wirbelsäule in der Frontalebene im Lot, in der Sagittalebene richtet sie sich harmonisch an der Schwerelinie auf (s. Abb. 38.4, Kap. 38.1 u. Kap. 50.2).

Für *individuelle Varianten* muss eine genügende, relativ große Streubreite zugestanden werden. Diese stößt an Grenzen, wo die Formabweichung zu krankhaften Erscheinungen (so genannte «Haltungsschäden») führt.

Hier beginnt die zweite Schwierigkeit, indem die *Übergänge zum Pathologischen* wie in keinem anderen Teilgebiet der Orthopädie fließend und Auftreten und Ausmaß der *Beschwerden längst nicht immer von Form und Haltung abhängig* sind: Erhebliche Abweichungen von «normaler» Morphologie ohne Beschwerden sind ebenso häufig wie Rückenschmerzen bei mehr oder weniger «normaler» Form und Haltung (vgl. auch Kap. 39, «Häufige Normvarianten bei Kindern»).

Aktive und passive (schlaffe) Haltung

Vereinfacht lässt sich sagen, dass die aufrechte Haltung entweder **aktiv durch Muskelkraft** oder **passiv durch den Bandapparat** erhalten werden kann (s. Kap. 50.5). Normalerweise ist die Wirbelsäule nie ganz ruhig und die Haltung wird ständig etwas verändert, wobei zwischen aktiver und passiver Stabilisierung abgewechselt wird. Die Beanspruchung der Gewebe des Stützapparates ist geringer und physiologischer bei aktiver Haltung, obwohl die passive die «bequemere» ist.

Die *Bänder* allein sind auf die Dauer der Beanspruchung nicht gewachsen, die *Muskulatur* wird überstreckt und atrophiert, und die Bandscheiben werden unphysiologisch beansprucht, was ihre Degeneration beschleunigt.

Grundsätzlich kann deshalb eine aktive, gerade Haltung als **Prophylaxe** gegen Rückenbeschwerden angesehen werden (**Abb. 55.1** u. Abb. 55.8).

Wenig ästhetische Haltungen (Abb. 55.6) sind bei Kindern häufig anzutreffen. Solange sich die Wirbelsäule aktiv gut aufrichten lässt, ist dieser Befund nicht pathologisch. Diese so genannte «schlechte Haltung» soll nicht dramatisiert werden, und man braucht Kinder und Eltern nicht mit dem Ausdruck «Haltungsschäden» zu ängstigen (vgl. auch «Häufige Normvarianten bei Kindern», Kap. 39).

Haltung und Form der Wirbelsäule

Wie Berquet und andere durch Untersuchungen an eineiigen Zwillingen nachweisen konnten, ist die Form der Wirbelsäule, und damit des Rückens und der Haltung, bis ins Detail hinein **vererbt** (**Abb. 55.2**). Die individuellen Unterschiede sind erstaunlich groß. Sie können jeden einzelnen Wirbelsäulenabschnitt betreffen, was die **große Variationsbreite** erklärt. Eine

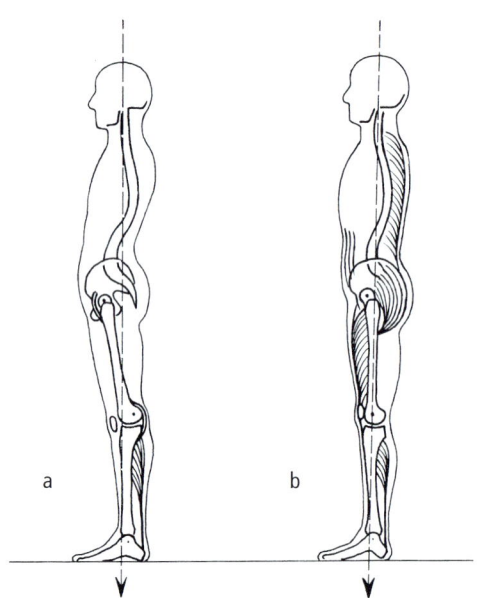

Abb. 55.1: Passive und aktive Haltung.
a) Bei der *passiven* Haltung lässt sich der Körper «in die Bänder fallen», das Becken kippt nach vorne, der Rumpf wird nach hinten geneigt und sinkt in sich zusammen. Diese Haltung ergibt sich daraus, dass Gelenke und Teilschwerpunkte in eine solche Lage zum Schwerpunktslot gebracht werden, dass eine *Stabilisierung durch Bänder* allein, mit nur geringer Muskelanstrengung, möglich ist (vgl. Abb. 8.8).
b) Die *aktive* Haltung ist gekennzeichnet durch eine leichte Aufrichtung des Beckens (*Gesäß-* und *Bauchmuskulatur*), eine Abflachung der Lendenlordose, sodann Aufrichtung der Brustkyphose (*Rückenmuskulatur*) mit Zurücknehmen des Schultergürtels (Schulterblattmuskulatur): «Bauch eingezogen, Brust heraus» (vgl. auch Abb. 55.8).

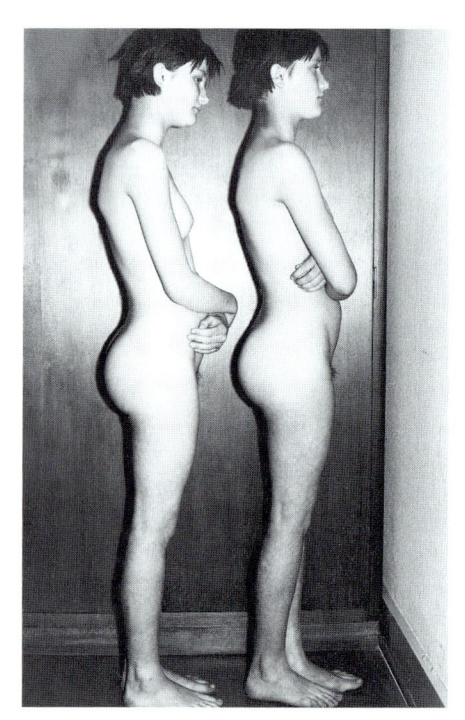

Abb. 55.2: Berquet und andere konnten durch **Zwillingsuntersuchungen** nachweisen, dass die grundlegende Form der Wirbelsäule weitgehend **konstitutionell** bedingt und vererbt ist.
Die *Rückenformen* dieser *eineiigen Zwillinge* stimmen fast vollständig überein (Konkordanz). Das Bild stammt aus der Arbeit von Berquet.

Abgrenzung «pathologischer» von «normalen» Formen ist wohl nur bei ausgeprägten Abweichungen von der «Idealform» zulässig und sinnvoll. Dazu mag das Staffel'sche Schema brauchbar sein:

1889 hat der Orthopäde Staffel in einer Schrift «Die menschlichen Haltungstypen und ihre Beziehungen zu den Rückgratsverkrümmungen» vier oder fünf Haltungs- bzw. Rückenformen unterschieden. Es war ein Versuch, in die verwirrende Vielfalt der Rücken- und Haltungsformen eine **morphologische Systematik** zu bringen (**Abb. 55.3**). Maßgebend war allein der äußere Aspekt, denn andere, quantitative, Untersuchungsmethoden standen damals nicht zur Verfügung.

Dass Staffels Zeichnungen noch heute in den deutschen Lehrbüchern zu finden sind, ist aber auch ein Ausdruck dafür, dass in den letzten 100 Jahren keine besseren Kriterien für eine sinnvolle Einteilung gefunden wurden.

Wesentlich wichtiger ist allerdings – und das ist bei dieser Einteilung nicht berücksichtigt – die Funktion, d. h. in erster Linie **die Beweglichkeit**.

Eine frei bewegliche Wirbelsäule kann natürlich *beliebige Stellungen bzw. Haltungen einnehmen*. Die «Rückenform» ist nicht starr festgelegt und entzieht sich somit auch einer Einteilung.

Steife Wirbelsäulenabschnitte hingegen ergeben fixierte Rückenformen, und zwar nicht nur im versteiften Segment, sondern *kompensatorisch* auch in den benachbarten Abschnitten: So muss z. B. eine steife Brustkyphose durch eine verstärkte Lendenlordose ausgeglichen werden. Aber auch eine Flexionskontraktur der Hüfte wird auf die gleiche Weise kompensiert (s. Abb. 38.9). Nur sehr selten ist die ganze Wirbelsäule so steif, dass ihre Form tatsächlich eindeutig fixiert ist.

Daraus folgt, dass nur die **Prüfung der Beweglichkeit** jedes einzelnen Wirbelsäulenabschnittes (sowie von Becken und Bein!) und die Betrachtung der gesamten Statik der Wirbelsäule und Beine im Zusammenhang etwas nähere Aufschlüsse darüber geben kann, was pathologisch sei und was nicht.

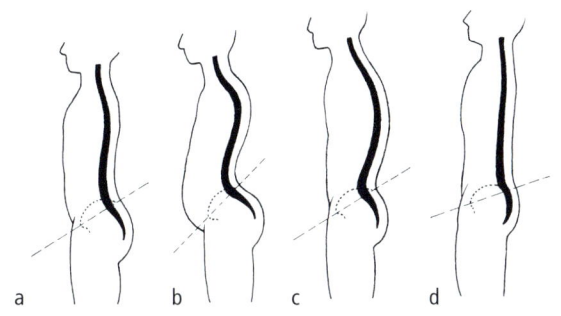

Abb. 55.3: Einige **typische Haltungsformen**, nach einem Einteilungsversuch von Staffel aus dem Jahr 1889.
a) «Normale» gerade Haltung
b) **«Hohlrundrücken»** bzw. «Schlaffe Haltung».
Es kann sich um eine bequeme, nachlässige Haltung mit verstärkter Beckenkippung (gestrichelte Linie) bei beweglicher Wirbelsäule handeln, aber auch um die Kompensation einer thorakalen Kyphose oder einer Hüftflexionskontraktur mittels einer Hyperlordose der Lendenwirbelsäule. Den Unterschied erkennt man bei der *funktionellen Prüfung* sofort: Eine «schlaffe Haltung» lässt sich aufrichten, eine fixierte Wirbelsäule nicht.
c) **«Rundrücken».** Diese Form wurde als pathologisch und behandlungswürdig aufgefasst. Sie findet sich z. B. bei einer kyphotischen Versteifung der Wirbelsäule am thoraco-lumbalen Übergang.
d) Ein **«Geradrücken»** oder ein «Flachrücken» kann konstitutionell bedingt sein, oft mit eingeschränkter Beweglichkeit. Aber auch bei straffer Haltung im Stehen und vor allem im Sitzen (indem das Becken aufgerichtet und damit die Lendenlordose abgeflacht wird) nähert sich die Rückenkontur dieser Form an.

Die beiden Letzten sind statisch ungünstig und machen *häufiger Rückenschmerzen* als andere Formen, besonders wenn sie schon teilweise **fixiert** sind, wie etwa bei der Scheuermannschen Krankheit.
Zwischen diesen vier mehr oder weniger typischen Formen gibt es natürlich alle Übergänge.
b), c) und d) entsprechen drei typischen Aspekten des M. Scheuermann: a): Thorakale, b): thoraco-lumbale und c): lumbale Form (s. Kap. 56.2).

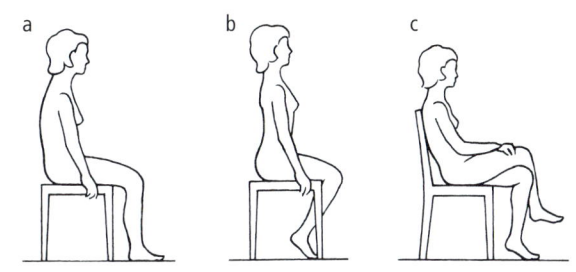

Abb. 55.4: Verschiedene Sitzhaltungen.
a) Mittlere, *schlaffe Sitzhaltung*. Kyphosierung der ganzen Wirbelsäule. Wird mit der Zeit als ermüdend empfunden. Muskulatur und Bänder werden überdehnt, was bei längerem Sitzen zu Schmerzen führen kann. Freies Sitzen beansprucht die Wirbelsäule stärker als z. B. Stehen.
b) Aufgerichtete, *gespannte Sitzhaltung*. Lordosierung der Wirbelsäule und Kippen des Beckens nach vorne. Diese Haltung wird rasch als anstrengend und mühsam empfunden und nicht gerne lange eingenommen.
c) Hintere oder *Ruhehaltung*. Die Abstützung an einer **Rückenlehne** entlastet die Wirbelsäule. Dies ist die einzige einigermaßen bequeme Sitzhaltung auf längere Dauer. Bequeme Stühle mit guter Rückenstütze sind kein Luxus für Leute, die vorwiegend sitzen müssen (s. Abb. 55.10).

Bei Rückenproblemen ist häufige **Abwechslung** zwischen Sitzen, Stehen und Liegen besser als ununterbrochenes Sitzen. *Berufe mit rein sitzender Arbeit sind bei Rückenschäden nicht zu empfehlen.*

Es zeigt sich somit, dass den Rückenformen von Staffel verschiedene Bedeutung zukommt, je nachdem, ob es sich um «Haltungen» bei beweglicher Wirbelsäule handelt oder um «fixierte» Formen bei Versteifung einzelner Wirbelsäulenabschnitte. Der Unterschied liegt darin, ob sich die Wirbelsäule aufrichten lässt oder nicht.

Die **Beweglichkeitsprüfung** ist deshalb *die wichtigste Untersuchung des Rückens*.

Bei unserer vorwiegend sitzenden Lebensweise kommt dabei der Prüfung der Sitzhaltung besondere Bedeutung zu (s. **Abb. 55.4**).

Haltung und Deformität

Am Beispiel des bequemen asymmetrischen Standes, bei dem das Gewicht auf das Standbein verlagert und das Spielbein entlastet wird (Kontrapost-Haltung), soll das Wesen der «Haltung» noch etwas verdeutlicht werden (**Abb. 55.5**):

«Haltung» ist die Momentanaufnahme einer **beweglichen** Wirbelsäule, im Gegensatz zu **fixierten** («*strukturellen*») Formabweichungen bei einer ganz oder teilweise steifen Wirbelsäule. Man spricht also von «lordotischer, kyphotischer oder skoliotischer Haltung», im Gegensatz zu einer (fixierten) Lordose, Kyphose resp. Skoliose (vgl. «Fixierte und nicht fixierte Deformitäten», Kap. 38.1.1).

Dieser Unterschied markiert auch ziemlich genau **die Grenze** zwischen «*normal*» und «*pathologisch*».

Aus «normal» kann jedoch «pathologisch» werden, denn etwas vereinfachend lässt sich sagen, dass die *Summe der Haltungen*, welche die Wirbelsäule während des Wachstums einnimmt, schließlich *die Form der Wirbelsäule des Erwachsenen* ergibt.

Daraus folgt:

- Erstens wird damit die Bedeutung der *Wachstumsperiode* für die Prognose der Wirbelsäule klar hervorgehoben. Wachstumsstörungen gehören denn auch zu den wichtigsten Ursachen von Beschwerden und degenerativen Veränderungen an der Wirbelsäule. Sie werden im Kapitel 56: «Wachstumsstörungen» besprochen.
- Zweitens müssen sich unsere *prophylaktischen* und *therapeutischen* Maßnahmen an dieser Erkenntnis orientieren: Sie haben nur einen Sinn, wenn es gelingt, die Haltung permanent und dauerhaft zu beeinflussen.

Dass dies z. B. mit einer Stunde «Haltungsturnen» in der Woche nicht möglich ist, leuchtet ein. Die «Haltungskorrektur» ist eine wesentlich aufwändigere Aufgabe.

Damit ist *nicht* gesagt, dass jede so genannte «schlechte Haltung» auch automatisch einen «Hal-

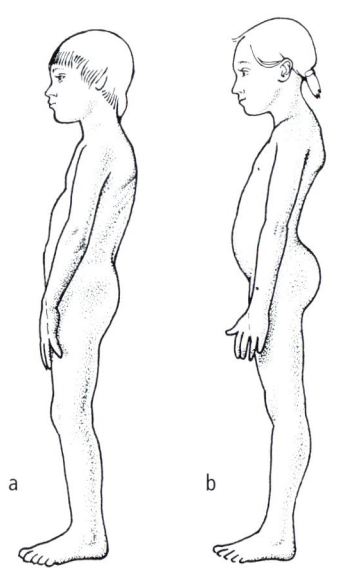

Abb. 55.6: Schlaffe Haltung bei Kindern.
a) Hier hängt der Schultergürtel nach vorne herunter, die Brustkyphose verstärkt sich, der Thorax sinkt ein (Rundrücken).
b) Häufig wird bei der schlaffen Haltung das Becken nach vorne gekippt und die Lendenlordose vermehrt. Dadurch springt der Bauch stark vor.

Es handelt sich um Zeichnungen nach zwei Photographien der Abbildung 55.9, obere Reihe. Zu diesen schrieb W. Taillard: «Diese Kinder hatten **normal bewegliche Wirbelsäulen**, *was gestattet, sie vielleicht als extreme, aber sicher nicht als pathologische Haltungen einzustufen.*»

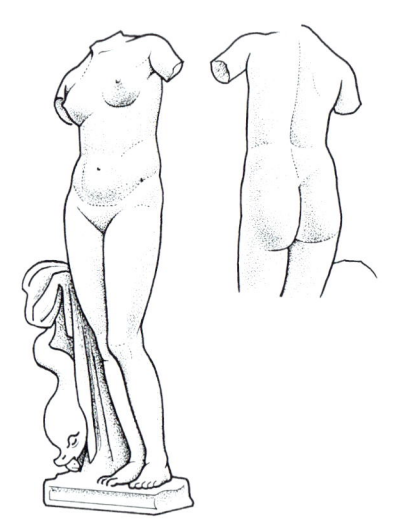

Abb. 55.5: «Kontrapost»-Haltung (Venus von Kyrene): *Bequeme Haltung* bei *normaler Wirbelsäule*. Das Becken steht etwas schief, die Wirbelsäule zeigt eine «S-förmige Skoliose», welche allerdings flexibel ist und sofort wieder aufgerichtet werden kann. Trotz der Asymmetrie ist die Haltung völlig normal und wird vom Künstler als ästhetisch empfunden.
Eine solche «skoliotische Haltung» wird z. B. auch oft eingenommen zum Ausgleich einer Beinlängendifferenz.

tungsschaden» nach sich zieht. Wesentlich ist die *Differenzierung* der prognostisch ungünstigen von den weit *zahlreicheren harmlosen* Fällen: Die erste Gruppe muss konsequent behandelt, die zweite sollte nicht stigmatisiert werden (**Abb. 55.6**).

Wenn aus einer so genannten «schlechten Haltung» oder «fehlerhaften Haltung» ein «Schaden» entsteht, der früher oder später zu Beschwerden führt, spricht man von «Haltungsschaden». Nach dem Gesagten wären die Zusammenhänge theoretisch klar und die Bedeutung einer Prophylaxe einleuchtend.

Gibt es «Haltungsschäden»?

In der Praxis gehen die Meinungen darüber stark auseinander, da messbare Größen, die das Problem zu objektivieren gestatten würden, fast vollständig fehlen. Wir sind weitgehend auf subjektive Eindrücke und Klinik angewiesen. Tatsächlich sind Rückenbeschwerden sehr häufig. Besteht ein Zusammenhang mit der «Haltung»?

Die Wirbelsäule ist besonders anfällig für alle möglichen Störungen und Beschwerden. Wahrscheinlich hängt dies mit der völlig veränderten mechanischen Beanspruchung, vor allem des lumbosakralen Überganges, zusammen, die der aufrechte Gang des Menschen, eine phylogenetisch neue Errungenschaft, erfordert.

Eine gewisse Degeneration unserer Lebensweise (langes Sitzen in gebückter Stellung, wenig Gehen, hartes Pflaster, weiche Lager, unphysiologische Beanspruchung durch Autofahren usw.) wirkt sich auf die Leistungsfähigkeit des Stützapparates ungünstig aus.

Wegen der – echten oder scheinbaren – Zunahme von Rückenbeschwerden in den letzten Jahren ist *die Diskussion über die «Haltungsschäden» in die Öffentlichkeit* gedrungen. Sicher ist die Prophylaxe eine wichtige soziale Aufgabe, doch wird sie mit einer Popularisierung und Dramatisierung des Problems (diese Tendenz bestand in den letzten Jahren) nicht gelöst (**Abb. 55.7**).

Wie jedes *Halbwissen* über die «Gesundheit» bringt auch der «Haltungsschadenschreck» nicht zu unterschätzende *Gefahren* mit sich:

Kinder und junge Leute werden mit Ausdrücken wie «Haltungsschaden», «schlechte Haltung», «Scheuermann'sche Krankheit» usw. zu Rückenschwächlingen, Rückenkranken und gar Teilinvaliden gestempelt, die beim Schulturnen nicht mitmachen, keinen Sport betreiben, keine schwerere Arbeit leisten, bestimmte Berufe nicht ergreifen und zu keinen Dienstleistungen herangezogen werden können und dürfen. Schließlich bringt die Versicherung Vorbehalte wegen «vorbestehenden Rückenleiden» an, und manche Berufsschulen und Arbeitgeber lehnen solcherweise gestempelte Menschen als Sicherheitsrisiko ab (vgl. Kap. 15.4 u. Kap. 15.5).

Kinder und ihre Eltern werden unnötigerweise geängstigt und sensibilisiert, was nicht selten zu Reibereien in der Familie führt.

Solche Auswüchse stiften sicher mehr Schaden als Nutzen, und es fehlt nicht an ernsthaften Mahnungen, vor allem von erfahrenen Orthopäden, die vor den Folgen der Überschätzung der so genannten «Haltungsschäden» warnen. Diese Gefahr besteht, weil der so genannte «Haltungsschaden» nicht genau definiert ist und somit jeder etwas anderes darunter versteht. So bleibt für Spekulationen, Theorien und Meinungen ein breiter Raum.

Die einzige solide Grundlage für unsere Prophylaxe und Therapie jedoch ist die *Kenntnis der Prognose* der unbehandelten und der behandelten Haltungs- und Formstörungen. Die Frage lautet: Besteht die Gefahr, dass ein Kind oder ein Jugendlicher mit einem bestimmten morphologischen Befund später Rückenbeschwerden bekommt? Wenn ja, sind unsere prophylaktischen Maßnahmen geeignet, dies zu vermeiden?

Da uns langfristige statistische Unterlagen immer noch fehlen (solche zu erarbeiten wäre eine dankbare, wenn auch mühsame Aufgabe!), sind wir immer noch auf die **«klinische Erfahrung»** angewiesen:

Einigermaßen gesichert steht fest, dass auch *erhebliche Formabweichungen* von der «Norm» in der Frontal- (Kyphose, Lordose), wie in der Sagittalebene (Skoliose), bei im Übrigen leistungsfähigem Bewegungsapparat (Skelett, Muskulatur) *trotz großer Belastung* (Beruf, Sport) in der Regel während Jahrzehnten *ohne Beschwerden ertragen* werden. Die «Form» der Wirbelsäule ist nicht allein maßgebend (**Abb. 55.8**).

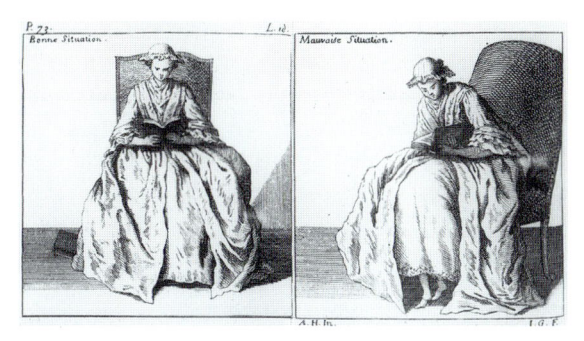

Abb. 55.7: *«Bonne situation»* (links) und *«mauvaise situation»* (rechts).
Eine **«schlechte Haltung»** scheint schon immer ein Ärgernis gewesen zu sein, gegen welches zu kämpfen die Orthopäden sich berufen fühlten, wie diese Figur aus *Nicolas Andrys Buch von 1741* zeigt. Der Decor hat sich gewandelt, das Problem ist dasselbe geblieben. Ob wir heute viel mehr darüber wissen und einer Lösung näher sind als der «Vater der Orthopädie» vor über 200 Jahren, ist eine offene Frage.

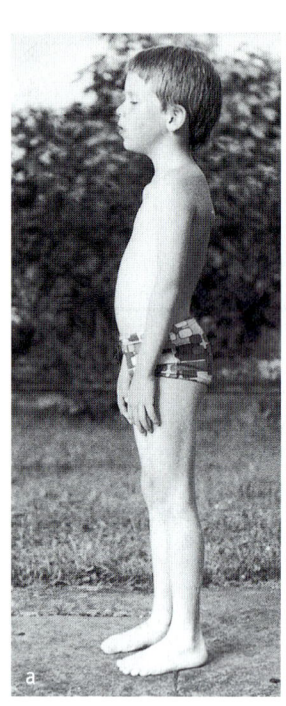

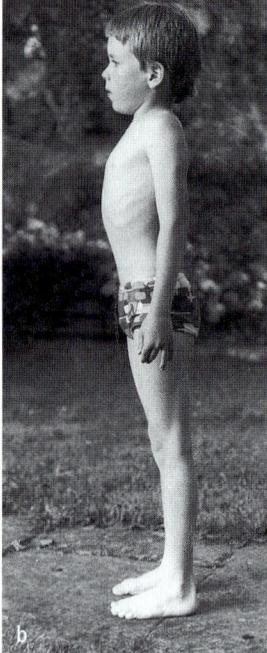

Abb. 55.8: Dieser gesunde 8-jährige Knabe demonstriert:
a) «**Schlaffe Haltung**»: Hängende Schultern, flacher Thorax, Rundrücken und Hohlkreuz, Bauch heraus, Becken nach vorne gekippt, der ganze Körper lehnt sich etwas nach rückwärts.
b) Straffe, *aktive Haltung*: Gespannte Aufmerksamkeit, Brust heraus. Schultern zurück, Bauch eingezogen, Wirbelsäule gerade, Becken aufgerichtet, Beine angespannt, Füße aufgestellt, leichte Vorlage.

Keine dieser beiden Haltungen wird permanent eingenommen, normalerweise wird zwischen diesen beiden Extremen ständig *abgewechselt*. Leben ist Bewegung.

55.1.2
Prognostische Kriterien

Kriterien für die Beurteilung von Leistungsfähigkeit und Prognose der Wirbelsäule sind:

1. *Ursache* der Formabweichung
2. *Beweglichkeit* der Wirbelsäule und benachbarter Gelenke (v. a. Hüftgelenk)
3. *Muskulatur*, Konstitution oder Trainingszustand der Patienten, wahrscheinlich auch ihre Charakterstruktur. Hier liegen große Kompensationsmöglichkeiten.
4. *aktuelle Beschwerden* resp. die Beschwerdefreiheit der Patienten und ihre körperliche Belastbarkeit
5. *Alter* der Patienten. Beschwerden in der Jugend sind prognostisch ungünstiger als Beschwerden im vorgerückten Alter.
6. *allgemeiner Zustand* der Wirbelsäule (degenerative Erscheinungen). Eine bereits pathologisch veränderte Wirbelsäule, vor allem wenn mehrere Wirbel betroffen sind und die Beweglichkeit eingeschränkt ist, kann Fehlstellungen viel schlechter kompensieren und ist für Beschwerden viel anfälliger als eine im Übrigen gesunde Wirbelsäule.
7. *psychische* Faktoren

Ursachen von Formabweichungen

Bei Abweichungen der Gewohnheitshaltung von der «Norm» unterscheidet man *drei Gruppen*:

1. «**Haltungsstörungen**». Abweichungen von einer guten Körperhaltung *ohne* weitere pathologische Befunde. Die so genannte «schlechte Haltung» kann aktiv korrigiert werden durch Muskelanstrengung. Solche «Haltungsfehler» – man spricht von skoliotischer, resp. kyphotischer oder lordotischer Haltung, im Gegensatz zur fixierten Skoliose, Kyphose, resp. Lordose – haben in der Regel keine allzu schwerwiegenden Folgen und lassen sich durch *Muskeltraining* einigermaßen korrigieren (s. **Abb. 55.9**).

2. **Kompensatorische Haltungsabweichungen.** Abweichungen von der «normalen» geraden Haltung als Kompensation für Fehlstellungen, vor allem der unteren Extremitäten und des Beckens (Beckenschiefstand bei ungleichen Beinlängen, Beckenkippung, Hüftkontrakturen usw.). Häufig werden auch lokalisierte Fehlstellungen der Wirbelsäule in ihren anderen Abschnitten durch Gegenkrümmungen kompensiert. Rein kompensatorische Krümmungen sind anfangs immer reversibel. Nach längerem Bestehen werden sie *mit der Zeit* «*strukturell*», das heißt irreversibel *fixiert*. Solche Fehlstellungen werden oft erstaunlich lange und gut ertragen, wenn die Wirbelsäule als Ganzes gut beweglich ist und Zeit hatte, sich langsam und frühzeitig an den Zustand zu gewöhnen. Wenn diese Voraussetzung nicht zutrifft (z. B. bei einer Wirbelfraktur mit Gibbusbildung im vorgerückten Alter), treten fast regelmäßig *Beschwerden* in denjenigen Wirbelsäulenabschnitten auf, welche die verloren gegangene Beweglichkeit kompensieren müssen (bei obigem Beispiel: Hyperlordosierung der Lumbalwirbelsäule).

3. Fehlformen als unmittelbare **Folge von pathologischen Prozessen** an einem oder mehreren Wirbeln. In diesen Fällen ist die Prognose *von der Grundkrankheit abhängig,* in zweiter Linie von der Kompensationsmöglichkeit der nicht betroffenen Wirbelsäulenabschnitte.

Beweglichkeit

Abweichungen von der «normalen» Haltung haben für eine gut *bewegliche* Wirbelsäule mit kräftigem *Muskelmantel keine* allzu schlimmen Folgen. Fixierte Fehlstellungen (im Gegensatz zu Fehlhaltungen), auch *partielle Versteifungen* einzelner Abschnitte, also eigentliche strukturelle Skoliosen, pathologische Lordosen und Kyphosen (Scheuermann), sind häufiger von Rückenbeschwerden begleitet.

Beschwerden können aber auch bei *zu großer Beweglichkeit*, bei allzu lockerem Wirbelverband entstehen. Dies hängt vorwiegend mit einer asthenischen Konstitution und einer Muskelschwäche zusammen.

Einzelne Bewegungssegmente können infolge Bandscheibendegeneration instabil werden (s. Kap. 59.1).

Muskulatur

Ein kräftiger Muskelmantel ist im Stande, auch eine ungünstige Wirbelsäulenstatik zu kompensieren. Leute mit gut trainierter Rückenmuskulatur haben wesentlich *weniger Beschwerden* als solche mit schwacher, untrainierter Muskulatur. Andererseits ist die so genannte «schlechte Haltung» sehr häufig mit einem asthenischen Habitus und einer gewissen Muskelschwäche verbunden. Die betreffenden Jugendlichen sind auch oft schlecht trainiert und unsportlich. Einer erhöhten Beanspruchung im Beruf oder beim Sport sind sie nicht gewachsen. Ungünstig wirkt sich das lange Sitzen in vornüber geneigter Haltung, am Schreibtisch und am Arbeitsplatz aus. In diesen Fällen kann ein gezieltes Haltungsturnen von Nutzen sein. Dabei ist neben dem **Training der Rückenmuskulatur** vor allem auch eine *Aktivierung der Bauchmuskeln* wesentlich (s. Kap. 50.5).

Bei fast allen Rückenproblemen ist der Aufbau bzw. die Erhaltung einer kräftigen Muskulatur der *wichtigste* prophylaktische und therapeutische Ansatz.

Vernünftige sportliche Betätigung und körperliche Arbeit sind die besten Mittel dazu. Sie sind – wo keine akuten pathologischen Störungen sie verbieten – eigentlich nie schädlich, vorausgesetzt die Bewegungsabläufe sind ergonomisch zweckmäßig. Die Belastung der Wirbelsäule sollte axial und nicht über einen Hebelarm auf Biegung erfolgen. Den Patienten diese Prinzipien für den täglichen Gebrauch beizubringen ist eine wichtige Aufgabe der **Rückenschule**. (s. Kap. 59.3.2, «Behandlung der Rückenschmerzen», Abb. 59.15, Abb. 59.17 u. Abb. 59.19)

Für Leute mit Wirbelsäulenproblemen ist *körperliche Betätigung* in der Regel *besser* als z. B. eine weitgehend *sitzende Lebensweise*.

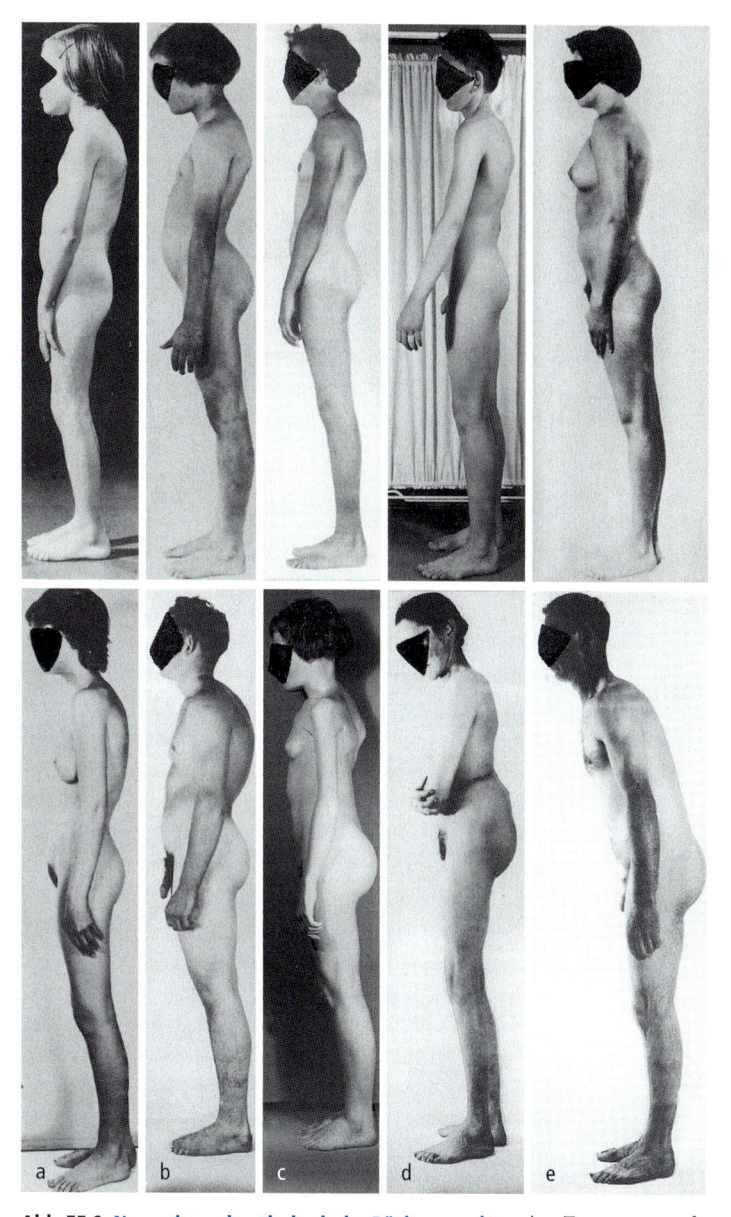

Abb. 55.9: Normale und pathologische Rückenaspekte, eine Zusammenstellung von W. Taillard.
Obere Reihe: **Rückengesunde** Kinder und Jugendliche. Je nach Alter, Konstitution und Situation nimmt jedes Kind seine ihm gemäße individuelle Haltung ein, die auch bei Einzelnen stark variieren kann. Alle diese Wirbelsäulen hatten völlig normale Beweglichkeit.
Untere Reihe: **Krankhafte Rücken:**
a) Lumbaler Scheuermann,
b) Thorakaler Scheuermann,
c) Abgeflachte Kyphose bei Skoliose,
d) Stufe lumbosakral bei Spondylolisthesis,
e) Antalgische Kyphose bei Diskushernie.

Alter und Beschwerden

Es hat sich gezeigt, dass die objektivierbaren Abweichungen der Wirbelsäule von der Norm oft *nicht* mit den tatsächlich geäußerten Beschwerden in Übereinstimmung gebracht werden können.

Die *Prognose* entspricht aber eher der bereits erlebten Rückenanamnese als dem objektiven Befund. Bei Patienten, die bereits in der Jugend Rückenschmerzen hatten, werden diese wohl eher noch zunehmen, während Leute mit Wirbelsäulenverkrümmungen, aber ohne wesentliche Beschwerden, wahrscheinlich auch weiter eine gute Prognose haben.

Psychische Faktoren

Psychische Faktoren spielen zweifellos eine große Rolle. So kann ein Schaden an der Wirbelsäule von psychisch widerstandsfähigen Menschen oft in erstaunlicher Weise *kompensiert* werden, während man bei anderen den Eindruck hat, dass Rückenbeschwerden mit Vorliebe Ausdruck einer Somatisierung psychischer Probleme sind, gelegentlich aber auch vorgeschoben werden, um einen bestimmten Zweck zu erreichen, wie eine Invalidenrente oder die Befreiung von einer körperlichen Anstrengung, etwa von einer Dienstleistung oder am Arbeitsplatz.

Andererseits ist der offenkundige Haltungsverfall bei manchen schweren psychischen Veränderungen, der bis zu extremen Verkrümmungen führen kann, ein Beweis für den großen Einfluss der Psyche auch auf Haltung und Form der Wirbelsäule.

Dass im Übrigen die Haltung den Charakter seines Trägers kennzeichnet und seine *Stimmungslage ausdrückt*, ist uns allen so selbstverständlich, dass man gerade deshalb darauf hinweisen muss: Hier liegen Zusammenhänge, die für die Beurteilung entscheidend sein können, vor allem aber auch Möglichkeiten für *therapeutische Ansätze*, die vielleicht wichtiger als unsere somatischen Kuren, in jedem Fall aber Voraussetzung für deren Erfolg sind.

55.1.3
Prophylaxe und Therapie von «Haltungsschäden»

Wie bereits ausführlich dargelegt, sind unsere *wissenschaftlich gesicherten Erkenntnisse* hinsichtlich Pathogenität und Risiko von so genannter «schlechter Haltung» *spärlich und wenig aussagekräftig*. Auch kann die **Wirksamkeit** unserer prophylaktischen und therapeutischen Maßnahmen kaum als bewiesen gelten. Ob sie tatsächlich die *Langzeitprognose* positiv zu beeinflussen vermögen, ist umstritten; denkbar ist es immerhin. So bleibt ihre Anwendung weitgehend Ermessenssache.

Da unsere zivilisierte westliche Lebensweise einer ästhetischen, harmonischen «guten Haltung» nicht eben förderlich ist, scheint es sinnvoll, die ungünstigen Auswirkungen vor allem der **sitzenden Lebensweise** wenigstens so weit wie möglich zu mildern.

- Schon früh haben sich nationale Orthopädengesellschaften für *physiologische Lebensweise*, vor allem der Kinder in den Schulen, eingesetzt. Als Gegengewicht zum stundenlangen Sitzen wurden Unterbrechungen empfohlen. auch die «tägliche Turnstunde» war ein ständiges Postulat.
- *Physiologische*, den Kindern verschiedenen Alters angepasste, *Arbeitsplätze* in der Schule wurden entwickelt und in Zusammenarbeit mit der Lehrerschaft und der Industrie realisiert (s. **Abb. 55.10**).

Stuhl und Tisch in der Schule sollten der Größe des Kindes angepasst sein und ihm allseits genügend Spielraum lassen:

- Die *Stuhlhöhe* sollte so niedrig sein, dass das Kind beim richtigen Sitzen die Füße bequem auf den Boden aufsetzen kann und die Kniekehlen frei sind.
- Eine feste *Rückenlehne* für das Becken gestattet eine bequeme Sitzhaltung beim Zuhören.
- Tisch und Stuhl *getrennt* erlauben verschiedene Distanzen zum Schreiben bzw. zum Lesen.
- Die *Tischhöhe* sollte bei normaler Sitzhaltung und hängendem Oberarm ein bequemes Auflegen des Vorderarmes zulassen.
- Eine leichte *Neigung* des Tisches (etwa 16°) zum Schreiben fördert eine natürliche Sitzhaltung.

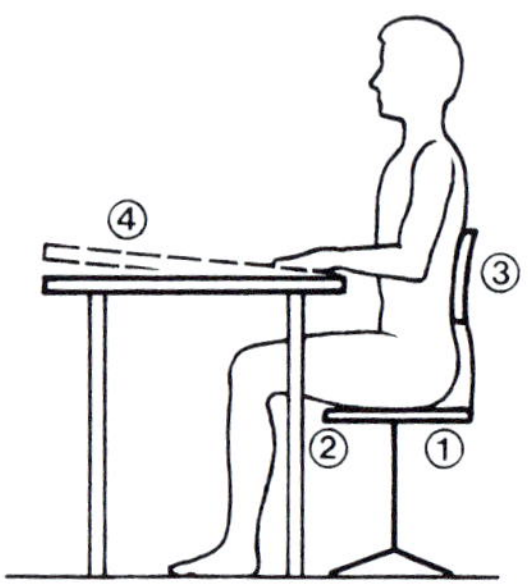

Abb. 55.10: Anforderungen an Schulmöbel.
1. *Sitzfläche* so hoch, dass die Füße bequem auf dem Boden stehen.
2. Oberschenkel und Kniekehle müssen von der Vorderkante der Sitzfläche genug *Spielraum* haben.
3. Die *Rückenlehne* sollte dem Rücken angepasst sein und ihn etwa am Übergang von der Brustwirbelsäule zur Lumbalwirbelsäule stützen. Gesäß und obere BWS sollten von der Stütze frei sein.
4. Die *Tischplatte* sollte so hoch sein, dass die Unterarme bequem darauf liegen.
   Schräge Pulte, wie sie früher allgemein in Gebrauch waren, haben Vorteile. Sie erlauben eine aufrechtere Haltung, weil der Blick nicht so stark gesenkt werden muss.

- Obige Forderungen lassen sich mit *verstellbaren* Stühlen und Tischen besser realisieren als mit starren.
- Wichtig ist die regelmäßige *Kontrolle des Sehvermögens* der Kinder: Die Kurzsichtigkeit, bekanntlich eine sehr häufige Erscheinung, entwickelt und verschlechtert sich meist im Schulalter, erstaunlich oft unbemerkt. Eltern und Lehrer fällt lediglich der zunehmende Rundrücken des Kindes auf: Es muss den Kopf auf den Tisch neigen, damit es die Buchstaben noch klar lesen kann. Mit einer Myopiebrille kann es den Rücken wieder aufrichten.
- *Lesen auf dem Bauch* zu Hause als Abwechslung zu langem Sitzen in der Schule ist nicht nur gesund, sondern auch angenehm (s. Abb. 56.4).

Das *Schwimmen* nimmt heute sowohl in der Schule als auch in der Freizeit der Kinder einen wichtigen Platz ein.

- *Turnen* und *Sport* sind ein wesentlicher Ausgleich für die bewegungsarme Lebensweise, welche die Schule fordert. Sie haben heute ihren festen Platz und sind auch für weniger robuste und muskelkräftige Kinder, auch solche mit «schlechter Haltung», grundsätzlich unbedenklich und zu empfehlen. Für Leistungs- und Spitzensport gelten mehr spezifische und individuelle Überlegungen.
- Das so genannte «*Haltungs-* bzw. *Rückenturnen*», das an manchen Schulen gruppenweise angeboten wird, kann durchaus zweckmäßig sein. Allerdings sollte es für die Kinder keine Qual und Strafe sein. Auch sollte mit solchen Maßnahmen die Atmosphäre in der Familie nicht getrübt werden, was erfahrungsgemäß erstaunlich oft geschieht. Die gruppendynamischen Auswirkungen (im guten wie im schlechten Sinn) überwiegen die rein physischen in der Regel bei weitem.
- *Individuelle Behandlungen* und Maßnahmen sind wohl in der Regel auf jene Kinder zu beschränken, die eine eigentliche Pathologie, insbesondere eine Wachstumsstörung der Wirbelsäule, zeigen. Ihre Prophylaxe und Therapie wird deshalb in den nächsten Kapiteln besprochen («Scheuermann», Kap. 56.2, «Skoliose», Kap. 57).

Zu «Beinlängenunterschiede und Rückenschmerzen» siehe Kapitel 63.

55.2
Fixierte Wirbelsäulendeformitäten

Im Gegensatz zu den «Haltungsfehlern», Abweichungen von der normalen Form der Wirbelsäule, die der Patient durch Haltungsänderung aktiv auszugleichen vermag, können **fixierte**, *strukturell im Wirbelsäulenskelett verankerte Deformitäten* weder aktiv noch passiv korrigiert werden.

Als solche **pathologische Verkrümmungen** gelten:

Skoliose

= seitliche Verkrümmung der Wirbelsäule (s. Kap. 57.1).

Kyphose

im Zervikal- und Lumbalbereich (selten) resp. vermehrte Kyphose (Rundrücken) im Thorakalabschnitt (häufig). **Fixierte Kyphosen** sind häufig Folgen von verschiedenen Wirbelsäulenerkrankungen. Die bekanntesten sind:

- juvenile Kyphose (Scheuermann'sche Krankheit, s. Kap. 56.2)
- verschiedene Systemerkrankungen, z.B. Osteoporose, Osteomalazie (s. Kap. 60.1.1), Bechterew'sche Krankheit (s. Kap. 60.1.3)
- Lähmungen (schlaffe oder spastische).

Diese **generalisierten** Wirbelsäulenaffektionen verursachen einigermaßen *gewölbte Kyphosen*, im Gegensatz zu den **lokalisierten** Wirbelaffektionen wie

- Spondylitiden (unspezifische, Tbc; s. Kap. 60.2)
- Wirbelfrakturen (s. Kap. 61.1),

welche einen Knick, einen so genannten *Gibbus (Buckel)*, hervorrufen (Abb. 61.4).

Eine massive Abknickung trägt die Gefahr einer Rückenmarkkompression in sich (Abb. 60.5).

Lordose

im Thorakalbereich (selten) resp. Hyperlordose in der Zervikal- oder Lumbalwirbelsäule (Hohlkreuz)

Krankhafte Lordosen sind wesentlich seltener als Kyphosen.

Fixierte Hyperlordosen kommen vor:

- bei verschiedenen Wirbelsäulenaffektionen: angeboren als so genanntes Sacrum acutum (**Abb. 55.11**), bei Spondylolisthesis (s. Kap. 58) und bei (schlaffen oder spastischen) Lähmungen (**Abb. 55.12**), sodann
- kompensatorisch bei starken Thorakalkyphosen, und vor allem
- bei Flexionskontrakturen der Hüften, besonders bei kongenitaler Hüftgelenkluxation (s. Kap. 64.4), bei Lähmungen, aber auch bei allen anderen Hüftkrankheiten mit Beugefehlstellungen (s. Kap. 64.1.1 u. Abb. 64.6).

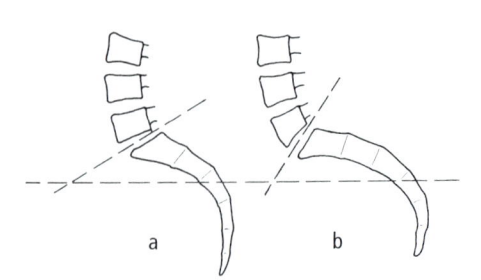

Abb. 55.11: Der Lumbosakralübergang.
a) **Normale** Verhältnisse (im Stehen!). Die Horizontale ist durch den unteren Rand des Röntgenbildes gegeben.
Die *physiologische Neigung* der Lumbo-sakralgrenze nach vorne wird mit dem Winkel zwischen Horizontaler und Kreuzbeinbasis gemessen. Dieser «*Kreuzbeinbasiswinkel*» ist eingezeichnet. Seine Werte schwanken sehr stark, im Mittel zwischen 30 und 40°.
Für die Statik zu beachten ist auch der Winkel zwischen Sakrum und LWS (Promonturiumwinkel, Lumbosakralwinkel).
b) **Sacrum acutum:** Steilstellung der untersten Bandscheibe, starke Knickung zwischen Lumbalwirbelsäule und Kreuzbein (Promonturiumwinkel um 90° und kleiner), Keilform des untersten Lendenwirbels. Bei solchen statisch ungünstigen Verhältnissen finden sich gehäuft Beschwerden. Dies hängt mit den starken Scherkräften zusammen, welche auf den untersten Lendenwirbel wirken und ein Abgleiten vom Sakrum nach vorne begünstigen (Spondylolisthesis, s. Kap. 58).

Die Hyperlordose ist statisch ungünstig und verursacht häufig Beschwerden.

Die **Therapie** der fixierten Wirbelsäulendeformitäten ist am dankbarsten, wenn die Grundkrankheit behandelt werden kann.

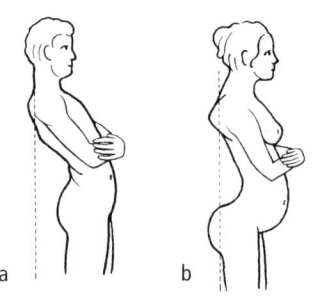

Abb. 55.12: Lähmungen der Rumpfmuskulatur:
a) Lähmung der *Rückenmuskulatur*: Nur durch Zurückneigen kann der Oberkörper im Gleichgewicht gehalten werden.
b) Lähmung der *Bauchmuskulatur*: Die Bauchwand kann nicht angespannt werden, der Bauch wölbt sich vor, das Becken kippt nach vorne ab.
Beide Lähmungsformen machen eine *Hyperlordose* und damit ähnliche Erscheinungsbilder.

56 Wachstumsstörungen der Wirbelsäule

56.1
Die Entwicklung der Wirbelsäule

In den ersten 12 bis 17 Lebensjahren wächst die Wirbelsäule und erreicht auf Umwegen ihre endgültige Form (s. Abb. 50.1, Kap. 50.2). Dann verknöchern die knorpeligen epiphysären Wachstumszonen an den Deckplatten, das Wachstum sistiert, und das Skelett stabilisiert sich. Zu Beginn der Pubertät, bevor das Wachstum ganz aufhört, wächst das Skelett noch einmal besonders rasch und intensiv. In diesem **«pubertären Wachstumsschub»** (etwa 12. bis 15. Jahr) ist die *Wirbelsäule besonders* **anfällig** für Störungen (s. «Wachstumskrankheiten», Kap. 28).

Die typische **Wachstumskrankheit** der Wirbelsäule ist die *«Scheuermann'sche Erkrankung»*. Im gleichen Lebensalter ist auch *die idiopathische Skoliose* besonders aktiv. Sie wird in einem besonderen Kapitel beschrieben (s. Kap. 57.2). Auch *die Spondylolisthesis* steht eng mit dem Wachstum in Zusammenhang (s. Kap. 58.1).

56.2
Juvenile Kyphose (Scheuermann'sche Krankheit)

Es handelt sich um eine anatomisch-pathologisch sehr genau beschriebene Störung des Wirbelsäulenwachstums mit *typischen röntgenologischen Veränderungen*, die in der Regel von einer verstärkten Kyphose begleitet ist (>50°). Allerdings sind die *Übergänge vom Normalen zum Pathologischen gleitend*. Entsprechend wird **die Häufigkeit**, je nach verwendeten Kriterien, sehr unterschiedlich angegeben.

Geringgradige Veränderungen finden sich in einem hohen Prozentsatz der Gesamtbevölkerung und sind mit *normaler Leistungsfähigkeit* vereinbar. Nicht jedes Kind mit einer so genannten «schlechten Haltung», mit einem Rundrücken, hat einen «Scheuermann».

Haltungsschäden, ihre Gefahren, ihre Behandlung und Prophylaxe sind heute im Bewusstsein der Öffentlichkeit verankert. Zu Recht. Dass dabei auch viele *Missverständnisse* auftauchen, bei Patienten, ihren Eltern, bei öffentlichen Stellen (Schulen) und nicht zuletzt auch bei Ärzten, ist nicht verwunderlich. Eines davon betrifft den «Scheuermann».

Die **Diagnose** wird wohl **zu häufig** gestellt, und die Betroffenen werden damit unnötig geängstigt und zu Rückenkranken gestempelt (s. a. Kap. 55.1.1). Es scheint auch nicht gerechtfertigt, schwerwiegende berufliche Entscheidungen auf das Vorliegen eines so genannten «leichten Scheuermann» abzustützen.

Mit dieser Diagnose ist die **Bedeutung für den Träger** *noch keineswegs festgestellt:* Neben einer Vielzahl relativ harmloser Erscheinungsformen des «Scheuermann» mit mehr oder weniger ausgeprägtem Rundrücken ohne Beschwerden findet man gelegentlich recht schwere Schäden, die schon in der Jugend Schmerzen verursachen und bis ins Alter ihre Träger plagen. Zur Invalidität führen sie jedoch kaum je. *Die Prognose im Einzelfall* hängt vom Ausmaß und der Lokalisation sowie von der Schwere der Wirbeldeformierungen und der Konstitution des Betroffenen ab: Schmerzhaft sind und werden vor allem die thorakolumbalen und lumbalen Formen (s. u.). Eine individuelle Beurteilung und Betreuung ist unerlässlich. **Kriterien zur Beurteilung** finden sich unten und auch im Kapitel «Haltungsschäden», Kapitel 55.1.2. Gehäuft findet sich der «Scheuermann» bei groß gewachsenen Jugendlichen. Die habituelle Haltung spielt sicher für die Entwicklung eine Rolle, und damit auch die Psyche.

Pathologische Anatomie und Röntgenbild

Mikroskopisch kleine Unregelmäßigkeiten, «Ossifikationslücken» (Töndury), in den *knorpeligen Wachstumszonen* zwischen Bandscheiben und Deckplatten der Wirbel sind vom frühen Kindesalter an in jeder Wirbelsäule zu finden, z.B. an den Gefäßdurchtrittstellen. Sie nehmen im Verlauf des Wachstums zu. Wahrscheinlich sind sie Ausgangspunkt für den späteren «Scheuermann» (**Abb. 56.1**).

Welche Individuen betroffen werden, ist wahrscheinlich unter anderem von konstitutionellen Faktoren bestimmt, die wir aber nicht kennen. Die typischen mikroskopischen Veränderungen sind Ausdruck eines *Missverhältnisses* zwischen *mechanischer Beanspruchung* und mechanischer *Belastbarkeit*. Unphysiologische Biegebeanspruchung, vor allem in Folge vermehrter Kyphose, bringt einen *Circulus vitiosus* in Gang, indem die **Wachstumszonen der Wirbelkörper**, also im vorderen Abschnitt der Wirbelsäule, geschädigt werden, was im Verlauf des weiteren Wachstums zu *Keilwirbelbildung* und zunehmender *Kyphosierung* führt. Die stärkere Krümmung erhöht ihrerseits die Biegebeanspruchung der Wirbelsäule und damit den Druck auf die ventralen Partien derselben, also wiederum auf die Wirbelkörper. Die Veränderungen an den Deckplatten entstehen vor und während des präpubertären Wachstumsschubes, zu einer Zeit, da die mechanische Festigkeit des Wachstumsknorpels infolge der hormonalen Umstellung herabgesetzt ist (s. Kap. 28.1).

Mit der anschließenden *Verknöcherung der Wachstumszonen* **heilt die Krankheit von selbst** beim Eintritt ins Erwachsenenalter. Die bis dahin entstandenen Deformitäten bleiben jedoch bestehen als «*Osteochondrose*» (s. Kap. 59.1.2 u. **Abb. 56.2**).

Die **Diagnose** des Scheuermann wird aus den **radiologischen Zeichen** gestellt: Alle sichtbaren Veränderungen sind primär Folge von **Einbrüchen der Deckplat-**

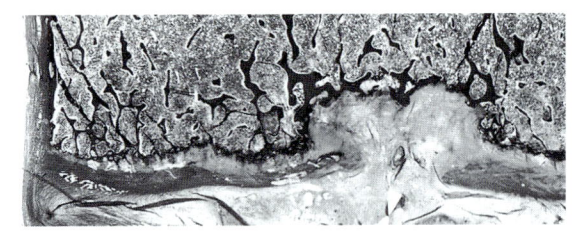

Abb. 56.1: **Deckplattendefekt** unter dem Mikroskop, mit Einbruch von Bandscheibengewebe in die Wirbelspongiosa (rechte Bildhälfte), auf dem Röntgenbild als **«Schmorl'sches Knötchen»** sichtbar (vgl. Abb. 56.3).

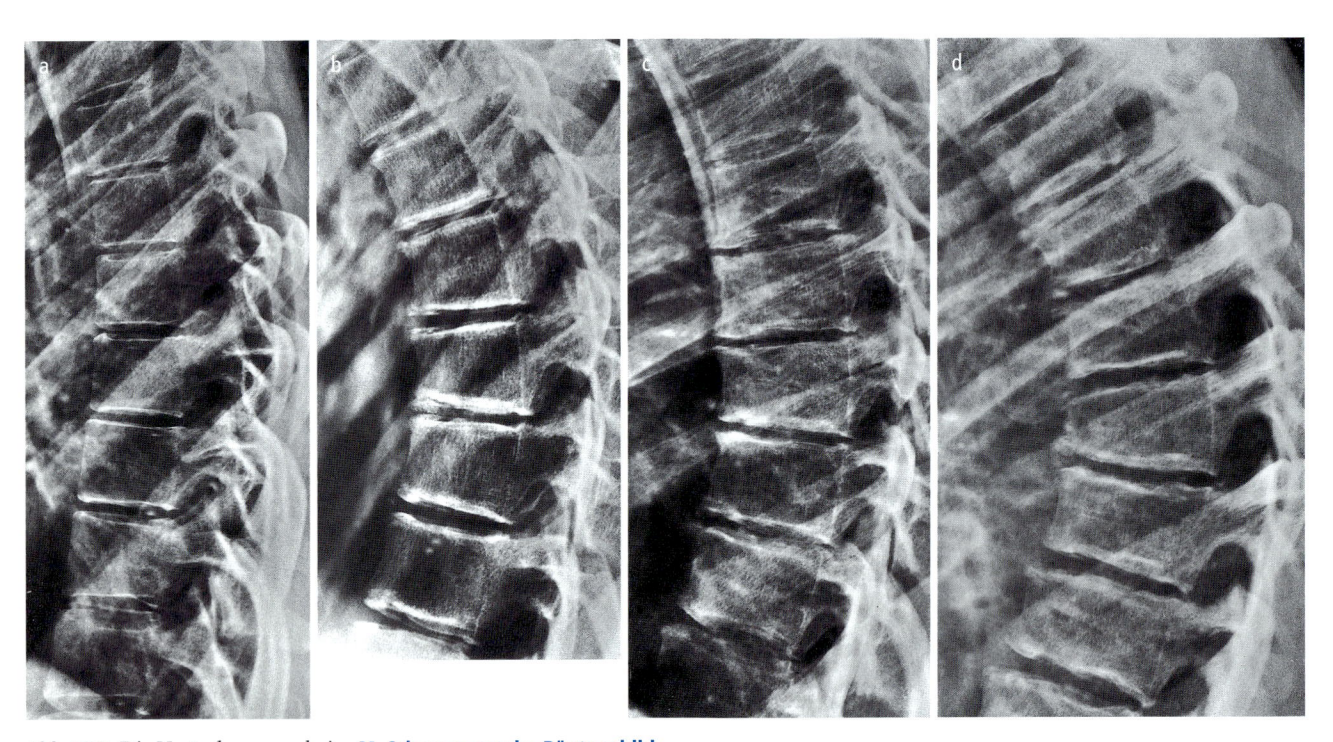

Abb. 56.2: Die Veränderungen beim **M. Scheuermann im Röntgenbild**.
a) *Normale Brustwirbelsäule* nach Wachstumsabschluss. Ziemlich regelmäßige Begrenzung der Deckplatten. Die Wirbel haben annähernd rechteckige Kastenform.
b) *Brustkyphose* bei einem *15-jährigen Mädchen*. Die Randleisten stehen kurz vor der Verschmelzung mit den Deckplatten. Im unteren und oberen Abschnitt sehen sie normal aus, im mittleren sind sie unregelmäßig, abgeplattet, fragmentiert. Die Deckplatten sind auch etwas unregelmäßig, sklerotisch, vor allem im ventralen Abschnitt. Zwei oder drei Wirbel haben eindeutige Keilform. Es handelt sich um einen floriden, mittelschweren M. Scheuermann der BWS mit Kyphose.
c) Mittelschwerer *Scheuermann*, in Abheilung begriffen, bei einem *18-jährigen Mädchen*.
d) Schwerer Scheuermann bei einem *18-jährigen Jüngling*, starke **Kyphose** der oberen Brustwirbelsäule. Diese thorakalen Formen machen oft recht wenig Beschwerden.

ten, durch welche Bandscheibenmaterial in den Wirbelkörper hineingepresst wird, und sekundär von **Wachstumsstörungen** am geschädigten Wachstumsknorpel der Deckplatten.

Auf **Röntgenbildern** sind sie gut zu erkennen, am besten auf einer gewöhnlichen *seitlichen Aufnahme*:

- *unregelmäßig begrenzte Deckplatten, Verschmälerung von Bandscheiben* (Verlust von Bandscheibenmaterial in den Wirbelkörper hinein)
- *Keilwirbelbildung* (als Folge der Wachstumsstörung), mit entsprechender Kyphose (>50°). (DD: Keilwirbel nach Kompressionsfraktur: glatte Deckplatte)
- so genannte *Schmorl'sche Knötchen*: Bis kirschgroße Aussparungen im Wirbelkörper, die mit dem Zwischenwirbelraum kommunizieren. Die Schmorl'schen Knötchen zeigen anschaulich in makroskopischen Dimensionen den Vorgang des Deckplatteneinbruches: Es handelt sich um Höhlen in der Spongiosa, die mit Bandscheibenmaterial gefüllt sind, um eigentliche «Diskushernien» in den Wirbelkörper hinein. In ihrer typischen Form sind sie *pathognomonisch* für den «Scheuermann» und können von anderen Höhlenbildungen (Tbc, andere Spondylitiden, Tumoren usw.) röntgenologisch ziemlich sicher unterschieden werden (reaktive Sklerose der Höhlenwand).
- *Abtrennung von Randleisten* (nicht zu verwechseln mit den normalen Randleistenapophysenkernen des normalen Wirbelwachstums). Sie sind ebenfalls typisch für den Scheuermann, und werden, wenn man sie kennt, kaum mit Frakturen verwechselt. Es handelt sich wie bei den Schmorl'schen Knötchen um das Eindringen von Bandscheibenmaterial entlang den Gefäßdurchtrittsstellen unter die Randleisten, die damit vom restlichen Wirbelkörper abgetrennt werden. Differenzierung muss auch gegenüber der Tuberkulose gemacht werden. Spätestens der weitere Verlauf zeigt die benigne Natur des Prozesses (**Abb. 56.3**).

Der *röntgenologische* Nachweis des «Scheuermann» allein erlaubt noch *keine Prognose*, für diese ist der *klinische Befund* ausschlaggebend:

Klinik und Prognose

Die **Rückenmuskulatur** ist häufig schwach, atrophisch und schlaff, manchmal auch schmerzhaft kontrakt. Der Zustand der Muskulatur bestimmt weitgehend die Prognose. *Muskelkräftige*, sportliche Individuen sind und bleiben in der Regel voll *leistungsfähig*. Hier liegt der wichtigste Ansatzpunkt für Prophylaxe und Therapie.

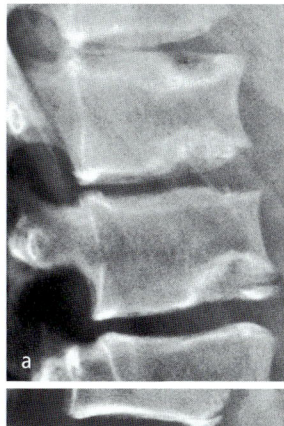

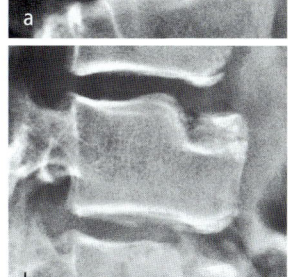

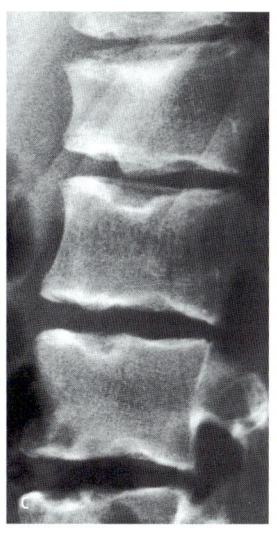

Abb. 56.3: **Deckplattenschäden** mit Eindringen von Bandscheibenmaterial in den Wirbelkörper sind typische Erscheinungen der **Scheuermann'schen Krankheit**: Die drei Röntgenbilder zeigen Ausschnitte aus Lendenwirbelsäulen *16- bis 18-jähriger* junger Männer mit Schmorl'schen Knötchen (a und c), sowie **Randleistenabtrennungen** (a und b) an der vorderen Wirbelkante, welche nicht mit Frakturen zu verwechseln sind.

Das Ausmaß der röntgenologischen Veränderungen und der Abweichungen der Wirbelsäule von der physiologischen Kurve geht oft, aber längst nicht immer, parallel mit der Intensität der **Beschwerden**. Viele leichten Fälle verlaufen unbemerkt und verursachen nie Beschwerden.

Nach der Eröffnung der Diagnose durch den Arzt reklamierte eine Familie, «ihr Sohn sei weder krank noch ein scheuer Mann!», womit sie natürlich Recht hatte. Eine *Stigmatisierung* dieser «Patienten» sollte vermieden werden. Ausgesprochen schwere Fälle sind verhältnismäßig selten.

Die **Lokalisation** der pathologischen Veränderungen und deren Ausmaß spielen eine große Rolle: *Im oberen Abschnitt* der Wirbelsäule sind sie weniger bedenklich; *je tiefer sie liegen* (untere BWS, bes. LWS), desto eher führen sie zu statischer Dekompensation und zu *Beschwerden*. Die Lokalisation der anatomischen Veränderungen bestimmt die Form der Wirbelsäule (Kap. 55.1.1; Abb. 55.3):

- *thorakale Form:* Rundrücken mit Scheitelpunkt relativ hoch und kompensatorisch vermehrter Lumballordose (Hohlrundrücken): häufigste, gutartigste Form (Abb. 55.9b). Die Brustwirbelsäule wird

durch den Rippenthorax recht gut stabilisiert. Es gibt viele Menschen mit ausgesprochen schweren thorakalen Kyphosen, die ihr ganzes Leben lang schwer arbeiten.
- *thorako-lumbale Form:* Rundrücken mit Scheitelpunkt am dorso-lumbalen Übergang: Ganzrundrücken: Ungünstigere Form, neigt eher zu Schmerzen, weniger häufig (Abb. 55.9 a).
- *lumbale Form:* Die Lumballordose ist weitgehend aufgehoben: Keine Kyphose, sondern Geradrücken (Abb. 55.3 d). Besonders *anfällig* für Beschwerden, seltener.

Eine mehr oder weniger ausgeprägte **Steifigkeit** der kyphotischen Abschnitte des Rückens gehört zum Scheuermann (im Gegensatz zu den reinen Haltungsvarianten, bei welchen die Wirbelsäule frei beweglich ist). Sie ist ein Zeichen mechanischer Dekompensation, vor allein, wenn eine Fehlhaltung fixiert ist und weder aktiv noch passiv korrigiert werden kann. Je steifer der Rücken, desto ungünstiger ist die Prognose.

Alter: Je früher bei einem Kind Zeichen eines beginnenden Scheuermann erscheinen, desto rascher und länger wird die Krankheit fortschreiten. Mit Abschluss des Wachstums *heilt die Krankheit spontan* aus, die Progredienz hört auf.

Die bis dahin entstandenen Veränderungen jedoch bleiben, insbesondere jene an den Deckplatten, die dann zur *Osteochondrose* werden, sowie die Kyphose und die Versteifung. Das Stadium der chronischen Rückenbeschwerden bei degenerativen Wirbelveränderungen beginnt (s. dort, Kap. 59.2.2).

Schon vor Abschluss des Wachstums auftretende Schmerzen sind nicht allzu häufig, zeigen aber, dass die Wirbelsäule statisch bereits dekompensiert ist. Entsprechend ist die Prognose weniger günstig.

Konstitution und Charakter spielen sicher eine große Rolle. Muskelschwache asthenische Kinder und Jugendliche oder depressiv Veranlagte haben weniger Möglichkeiten, die gestörte Statik der Wirbelsäule aktiv zu kompensieren als Muskelkräftige.

Langzeitstudien[1] haben die Beurteilung älterer Kliniker bestätigt, dass «die Scheuermann'sche Krankheit eine durchaus *gutartige Krankheit* ist» (Brocher 1946).

Prophylaxe

Der floride Scheuermann heilt von selbst, sobald die Wachstumsvorgänge zum Abschluss kommen, d.h. im Anschluss an die Pubertät, er ist eine *«self-limiting disease»*. Die morphologischen Veränderungen bilden sich allerdings nicht zurück. So wird der ausgeprägte Scheuermann zu einer der häufigeren Ursachen späterer chronischer Rückenbeschwerden. Wichtig erscheint deshalb eine wirksame Prophylaxe.

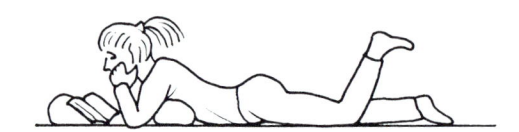

Abb. 56.4: Lesen auf dem Bauch als Abwechslung zum langen Sitzen.
Da sich die «Haltung» aus dem «Blickfang» ergibt, waren die früheren schrägen Schulpulte besser für den Rücken als die horizontalen. Vgl. auch Abbildung 55.10.

Da der Ausgangspunkt für einen Scheuermann wahrscheinlich bereits im frühen Schulalter liegt und eine Haltungsstörung die Entwicklung ungünstig beeinflussen könnte, ist der Haltung schon in dieser Zeit genügend Aufmerksamkeit zu schenken. Es geht darum, ein Haltungsbewusstsein bei den Kindern zu wecken und die Rückenmuskulatur zu stärken. Der erste Erfolg dieser Erkenntnis ist das mancherorts bereits eingeführte *Haltungsturnen* an den Schulen. Das orthopädische Postulat zielt auf die «tägliche Turnstunde» hin, weil nur die regelmäßige Unterbrechung der langen Sitzperioden die wachsende Wirbelsäule genügend schützen kann.

Hausaufgaben am Abend sollen möglichst in **Bauchlage** gemacht werden, und wenn die Kinder schon über längere Zeit sitzen müssen – oder wollen (Fernsehen) – so sollen sie wenigstens eine geeignete Rückenlehne gebrauchen. Der **Arbeitsplatz** soll hoch genug und vor den Augen sein, damit die Kinder sich nicht auf ihr Heft oder Buch hinunter bücken müssen (**Abb. 56.4** u. Abb. 55.10). Regelmäßiges **Schwimmen** hat als Muskelkräftigung und zur Aufrichtung der Wirbelsäule gute Wirkung.

Nur in besonders gefährdeten Fällen ist die *gezielte Heilgymnastik* des Rückens (Scheuermannturnen) zusätzlich notwendig. Sie nützt aber nur, wenn sie regelmäßig, d.h. täglich in der vorgeschriebenen Art, ausgeführt wird. Die Kinder sollten aber ein gewisses Alter haben, da ein Minimum von Mitarbeit und **Motivation** für den Erfolg notwendig ist. Oft allerdings ist die Motivation für das «Rückenturnen» bei den Kindern ohnehin weit weniger gut als bei ihren Eltern, was leicht zu Familienquerelen führt. Damit ist nichts gewonnen. Falls das Kind einen Sport mit Freude betreibt, sollte man es darin bestärken und unterstützen. Außer vielleicht Sprünge aus großer Höhe braucht man **nichts zu verbieten**. Sportliche Menschen haben zeitlebens weniger Rückenschmerzen als andere.

---

1 A. Stadelmann und M. Waldis: M. Scheuermann – eine prognostische Diagnose? in: A. Debrunner (Hrsg.): Langzeitresultate in der Orthopädie, Enke, Stuttgart, 1990

Nicht selten ist ein gebückter Rücken Symbol und Ausdruck einer gedrückten Seele. Eine *psychische Aufrichtung* kann auch eine gekrümmte Wirbelsäule aufrichten helfen.

Therapie

Im floriden Stadium gilt es, die geschwächten Deckplatten vor zu großer mechanischer Belastung zu bewahren, bis sie nach Wachstumsabschluss ihre normale Festigkeit erlangt haben. Größere chronische **Überbeanspruchungen** der Wirbelsäule (Kinderarbeit, Lasten tragen, langes gebücktes Sitzen) werden möglichst **vermieden**, gesunde regelmäßige Bewegung gefördert.

Eine Kyphose sollte aufgerichtet werden so gut es geht, da dies später, nach Abschluss des Wachstums, nicht mehr möglich ist.

Aktive Aufrichtung mittels gezieltem **Muskeltraining**, konsequent durchgeführt, ist das Rezept der Heilgymnastik.

In *seltenen* Fällen sind **passive Aufrichtemethoden** wie Mahnbandagen, Geradehalter, evtl. Stützkorsette, am Kopf abgestützte Extensionskorsette (Milwaukee) notwendig. Das tägliche Tragen eines Korsetts während längerer Zeit stellt aber für Schulkinder eine schwere körperliche Behinderung und *psychische Belastung* dar, die man ihnen nur im Notfall zumuten wird. In dieser Hinsicht weniger störend ist das Becker-Aufrichtekorsett, das nur bis zum unteren Ende der Kyphose reicht und lediglich die Lumballordose zu vermindert, wodurch die Kinder gezwungen sind, den Oberkörper aktiv aufzurichten.

Da die endgültige Form der Wirbelsäule die Summe der Haltungen ist, welche die Wirbelsäule während des Wachstums eingenommen hat, hängt der Wert einer Behandlungsmethode davon ab, wie stark und für wie lange sie im Stande ist, die Kyphose zu verringern.

Es leuchtet deshalb ein, dass **Korsette** nur beschränkt nützen, und nur, wenn sie über lange Zeit (ein Jahr) dauernd getragen werden. Sonst verzichtet man lieber darauf (vgl. dazu «Probleme der psychischen Belastung und Compliance bei Skoliosepatienten mit Korsetten», Kap. 57.4.2). Um diese Probleme zu vermeiden, ist es nur logisch, dass man nach Möglichkeiten der inneren Fixation gesucht hat:

Operationen

Schwere Kyphosen wurden mit Zuggurtungssystemen (lange, mit Haken versehene Kabel), wie sie für Skolioseoperationen verwendet werden (Instrumentation von Harrington), *aufgerichtet* und anschließend *spondylodesiert* (Anfrischen von Wirbelbogen und

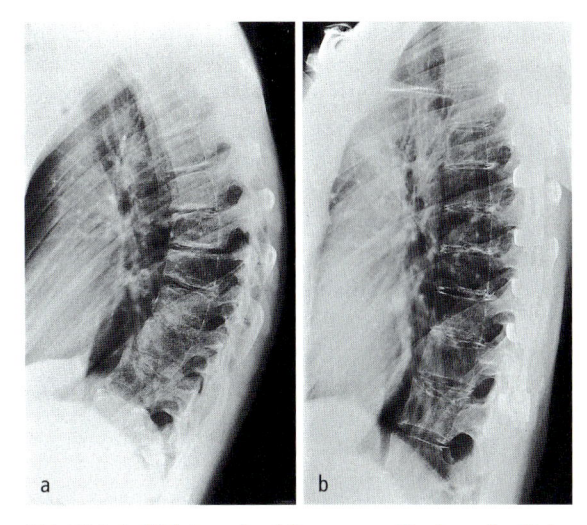

Abb. 56.5: **Aufrichtung** der **Scheuermann-Kyphose durch das Wachstum**.
a) *Thorakale Kyphose bei 14-jährigem Mädchen* mit Deckplattendefekten und Keilwirbeln. Aufrichtung und Fixation mit Stäben und dorsale Spondylodese, nach der bei Skoliosen üblichen **Technik von Hibbs und Harrington** (s. Kap. 57.4.3). Damit wurden die Zwischenwirbelräume vorne aufgeklappt und das weitere Wachstum dorsal gestoppt. Dadurch wurden die Deckplatten entlastet, die Wachstumszonen konnten sich erholen und die Defekte ausfüllen (Scheier).
b) *Kontrolle 16 Jahre später.* Die Kyphose ist aufgerichtet, die Defekte sind ausgefüllt, die Keilwirbel haben ihre Kästchenform wieder erreicht. Die Stäbe sind dorsal noch zu sehen.

Diese Operation ist ein schönes Beispiel einer Wachstumslenkung. Sie hat nur zu einem bestimmten Zeitpunkt, kurz vor Wachstumsabschluss, die gewünschte Wirkung. Bei Erwachsenen ist eine Aufrichtung nur von ventral her möglich und stabil.

Die jetzt *30-jährige Patientin* hat kaum Beschwerden. Ob sie ohne Operation Beschwerden bekommen hätte, weiß man bei der relativ guten Spontanprognose des Scheuermann nicht. Der Eingriff ist groß, die Indikation sehr relativ und wohl selten eindeutig.

-fortsätzen und Anlagern von autologen Spongiosaspänen), womit eine knöcherne Versteifung der Dornfortsatzreihe über die ganze Länge der Kyphose erreicht wird.

Wenn die Operation einige Zeit *vor* dem Wachstumsabschluss gemacht wird, kann eine nachholende Ossifikation die Defekte vorne an den Keilwirbeln noch auffüllen, wodurch die aufgerichtete Wirbelsäule stabilisiert wird (**Abb. 56.5**). Dies ist ein eindrückliches Beispiel biomechanischer Wachstumslenkung.[2]

---

[2] A. Bischof und H. Scheier: Langzeitverlauf von operierten Scheuermannkyphosen, in: A. Debrunner (Hrsg.): Langzeitresultate in der Orthopädie, Enke, Stuttgart, 1990

Im *Erwachsenenalter* genügt die dorsale Aufrichtung und Spondylodese nicht mehr. Die Korrektur geht mangels vorderer Abstützung wieder verloren. Dies zu verhindern bedarf es einer zusätzlichen ventralen Spondylodese, ein wesentlich schwererer Eingriff mit ungleich höherem Risiko.

Wann eine **Indikation** zur operativen Aufrichtung im Wachstumsalter gestellt werden soll, lässt sich zurzeit allerdings nicht abschließend sagen. Die Beschwerden sind im jugendlichen Alter selten gravierend, und über die *Spontanprognose* der schweren Scheuermann-Kyphose wissen wir noch zu wenig. Bei der bekannten Gutartigkeit der Krankheit – sie führt kaum je zur Invalidität – wird die Operation bis auf weiteres seltenen Ausnahmefällen (Gesamtkyphosewinkel >80°) vorbehalten bleiben; jedenfalls ist *Zurückhaltung* am Platz.

57 Skoliose

Von hinten gesehen ist die normale Wirbelsäule gerade. Als Skoliose wird eine **fixierte seitliche Verkrümmung** bezeichnet. Man spricht auch von «struktureller Skoliose», um sie deutlich von der nicht fixierten «skoliotischen Haltung», die im Liegen verschwindet, abzugrenzen.

Ob eine Skoliose harmlos oder gefährlich ist, hängt von der Ursache ab und vor allem davon, ob sie *progredient zunimmt* oder nicht.

57.1 Allgemeines

Pathogenese und Ätiologie

Es gibt *eine Gruppe von Skoliosen*, die dadurch charakterisiert sind, dass einer an sich normalen Wirbelsäule eine Neigung zur Verkrümmung innewohnt. Da die einzelnen Wirbel am Anfang noch normal aussehen, muss eine **verbiegende Kraft auf die wachsende Wirbelsäule** einwirken. So führt z. B. eine einseitig gelähmte Muskulatur bekanntlich zu Lähmungsskoliosen. Bei der größten Gruppe jedoch, den so genannten **«idiopathischen» Skoliosen**, ist die Natur dieser Kraft und ihr Ursprung auch heute *noch nicht geklärt*.

Skoliosen im Wachstumsalter haben eine starke Tendenz, sich zunehmend zu verschlechtern, besonders während des pubertären Wachstumsschubes. Nach Abschluss des Wachstums ist die *Progredienz* nurmehr gering. Es ist deshalb zu vermuten, dass der pathogenetische Faktor irgendwo am Wirbelsäulenwachstum angreift.

Bei einer *anderen Gruppe* von Skoliosen, den so genannten **«symptomatischen»**, ist die *Ursache erkennbar*, etwa in Form einer vorbestehenden morphologischen Asymmetrie einzelner Wirbel oder eines schief stehenden Beckens (s. **Abb. 57.1**). Diese Skoliosen sind selten sehr ausgeprägt und haben in der Regel eine

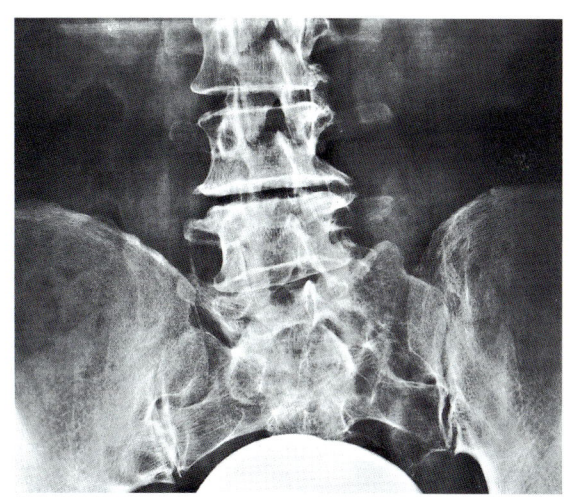

Abb. 57.1: Beispiel einer **symptomatischen Skoliose** bei einer *56-jährigen Frau*: Schiefer Abgang der Wirbelsäule vom Sakrum infolge angeborener asymmetrischer Assimilationsstörung (*Hemilumbalisation* von S 1, s. Kap. 54.2). Als Kind hatte die Frau keine Beschwerden. Die Lumbalwirbelsäule, auf einem «schiefen Sockel» stehend, richtete sich *kompensatorisch* gerade auf mit einer Gegenkrümmung, einer leichten lumbalen Skoliose, welche mit der Zeit fixiert, «strukturell» wurde (s. Abb. 38.22). Die asymmetrische Beanspruchung hatte mit den Jahren *degenerative* Veränderungen zur Folge, vor allem auf der konkaven Seite: Randzacken, Spornbildung, Sklerosierung usw. (Spondylose), welche später zu stärkeren Beschwerden führten. Die Skoliose selbst nahm kaum mehr zu. Solche Verläufe sind bei symptomatischen (sekundären) Skoliosen nicht selten.

Da die **sekundäre Wirbelsäulenverkrümmung** einen Kompensationsmechanismus darstellt, dank dem die Wirbelsäule als Ganzes im Lot steht, kann und soll sie nicht beseitigt werden. Die Therapie bleibt deshalb weitgehend auf symptomatische, konservative Maßnahmen beschränkt (Lendenmieder).

bessere Prognose. Ihre Abgrenzung von den Skoliosen im Wachstumsalter ist deshalb von praktischer Bedeutung.

Im Hinblick auf Prognose und Therapie scheint **folgende Einteilung** zweckmäßig:

Ursachen von Skoliosen

Man kann unterscheiden zwischen:

1. **Skoliosen im Wachstumsalter**, die in der Regel progredient zunehmen:
   - *angeborene* Deformitäten (Asymmetrien von Wirbelkörpern: kongenitale Skoliosen (s. a. Kap. 54.2)
   - Skoliosen *ohne* bekannte Ursachen (*«idiopathische Skoliosen»*). In diese wichtigste Gruppe fallen bis zu 90% aller Skoliosen.
   - Skoliosen bei *Systemerkrankungen* (Neurofibromatose Recklinghausen, Arachnodaktylie u. a.)
   - Gestörtes Gleichgewicht der Rückenmuskulatur (evtl. Bauchmuskulatur): *Lähmungsskoliosen* bei schlaffen (Poliomyelitis), bei spastischen (zerebralen und anderen) Lähmungen (s. Kap. 34.1 u. Kap. 34.2; Abb. 34.9).
   - symptomatische Skoliosen *anderer Genese* im Kindesalter

2. **symptomatischen Skoliosen im Erwachsenenalter**, in der Regel wenig oder nicht progredient (s. Kap. 57.3):
   - *erworbene* Deformitäten von Wirbelkörpern: Tuberkulöse und andere Infektionen (Spondylitis), Kompressionsfraktur, pathologische Frakturen
   - fixierter *Beckenschiefstand* (bei Hüftkontrakturen in Ab- oder Adduktion, bei größeren Beinlängendifferenzen usw.)
   - *antalgische Skoliose*, z. B. bei Ischias, Diskushernien usw. (entstanden aus einer skoliotischen Schonhaltung)
   - Asymmetrien *außerhalb der Wirbelsäule*: Große Hautnarben mit Kontrakturen, Thoraxdeformitäten (z. B. nach Thorakoplastiken) usw.

3. **«Haltungsskoliosen»**, besser: *«skoliotische Haltung»*: *nicht* strukturell fixiert. Die Wirbelsäule ist normal beweglich («mobile scoliosis»). Sie unterscheiden sich vor allem von den echten Skoliosen durch das Fehlen einer Rotationsdeformität (vgl. Abb. 57.5 u. Abb. 57.8). Beispiele dafür sind die bequeme Haltung im Stehen (Kontraposthaltung, Abb. 55.5), die Haltung bei ungleich langen Beinen (Abb. 51.1), bei schwacher Muskulatur.

Zu «Form und Haltung», siehe auch Kapitel 55.1, «Fixierte und nicht fixierte Deformitäten», Kapitel 38.1, DD gegen echte Skoliosen siehe Kapitel 51 und Abbildung 51.1.

57.2
Die Skoliose als Wachstumskrankheit

Von den verhältnismäßig gutartigen sekundären oder symptomatischen Skoliosen unterscheiden sich die Skoliosen des Wachstumsalters durch einen anderen Spontanverlauf. Infolge asymmetrischen Wirbelwachstums nimmt die Deformität **progredient** zu und wird **strukturell fixiert**. Diese Skoliosen sind deshalb wesentlich ernster zu beurteilen, ihre Prognose ist in der Regel schlechter.

Die meisten behandlungsbedürftigen Skoliosen gehören zu dieser Gruppe. Das größte Kontingent stellt die so genannte **«idiopathische Skoliose»**, seitdem die Lähmungsskoliosen als Folge der Poliomyelitis selten geworden sind. Beide können zusammen mit den kongenitalen und denjenigen bei Systemerkrankungen besprochen werden, weil Pathologie, Verlauf und Therapie sich nur unwesentlich unterscheiden.

Typisch für diese Skolioseformen ist ihr Verlauf (**Abb. 57.2**):

- Sie entstehen während des Wachstums.
- Während des *pubertären Wachstumsschubes* (mit 13 bis 14 Jahren etwa) machen sie in der Regel eine rasch progrediente Verschlechterung durch.
- Die verkrümmten Wirbelsäulenabschnitte *versteifen* schon früh. Damit wird die Skoliose strukturell.
- *Nach Abschluss des Wachstums* nimmt die Verkrümmung nur noch geringfügig zu (wenn der Winkel nicht größer als etwa 40° ist). Krümmungszunahme und Wachstumsintensität verlaufen also weitgehend parallel, ein enger Zusammenhang mit der Skelettentwicklung ist somit erwiesen (**Abb. 57.3**).

Über die **Pathogenese**, die Art der Entstehung der Krümmung, weiß man noch sehr wenig; Störungen in den Wachstumszonen der Wirbelsäule spielen sicher eine Rolle. Da alle idiopathischen Skoliosen eine

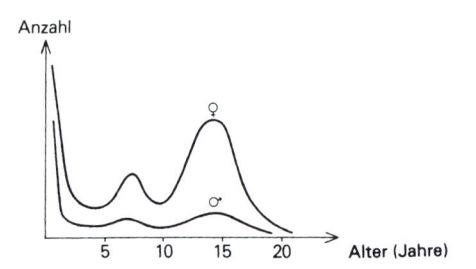

Abb. 57.2: Die meisten **idiopathischen Skoliosen** treten *während der Wachstumsschübe* auf. Die Kurve gleicht weitgehend der Wachstumskurve von Abbildung 28.1 (Kap. 28.1). Deutlich ist der Gipfel in der **Pubertät**, vor allem bei den *Mädchen*.

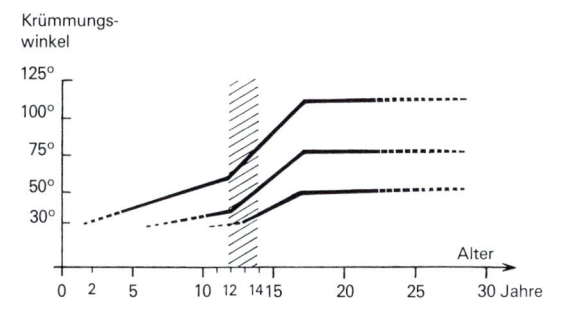

Abb. 57.3: Die Progredienz der idiopathischen Skoliose, nach Untersuchungen von Stagnara. Eingetragen ist der thorakale Krümmungswinkel nach Cobb. Praktisch alle Skoliosen nehmen mit dem Alter zu, je früher sie auftreten, desto stärker (obere Kurven: infantile und juvenile Skoliosen, unterste Kurve: adoleszente Skoliose).
Während des **pubertären Wachstumsschubes** (schraffierte Periode) verläuft die Krümmungszunahme plötzlich viel schneller, auch bei der in diesem Alter manifest werdenden Adoleszentenskoliose (unterste Kurve). Nach Abschluss des Wachstums ist die Krümmungszunahme nur noch gering. (Wie man heute aus Langzeitverläufen weiß, steigen die Kurven auf das Alter, und besonders bei größeren Krümmungswinkeln, nach rechts oben doch wieder etwas stärker an als auf der obigen Graphik.)
Das Schicksal der Skoliosen entscheidet sich jedoch in der Pubertät.

Rotation der Wirbelkörper zur Konkavseite zeigen und meistens auch eine relative *Lordose*, wird etwa ein vermindertes Wachstum der dorsalen Anteile diskutiert (vgl. Abb. 57.6 u. Abb. 57.15). Die wachsenden Wirbelkörper kämen dadurch unter Druck und müssten seitlich ausweichen. Sobald einmal eine Krümmung besteht, kommt ein Circulus vitiosus in Gang, indem die Schwerkraft sowie der Tonus der Rückenmuskulatur im Sinne der Zunahme der Krümmung wirken.

Klinik

Skoliosen im Wachstumsalter sind **selten schmerzhaft**. Meist werden sie von der Mutter oder vom Schneider bei der Kleideranprobe erkannt, bevor die Kinder oder Jugendlichen es selbst merken. Neben starken Verkrümmungen, die zu schlimmen *Verunstaltungen* und auch funktionellen Störungen führen, ist die Mehrzahl der Verkrümmungen geringfügig, verursacht keine Beschwerden. *Sie stören in erster Linie* **kosmetisch**.
Die vollausgebildete Skoliose ist leicht zu erkennen. Ihre typische Form findet sich vor allem bei Mädchen zwischen 11 und 15 Jahren. Die Menarche fällt mit dem Höhepunkt des pubertären Wachstumsschubs zusammen. Die Hauptkrümmung liegt bei der idiopathischen Skoliose mit Vorliebe etwa auf Höhe des 8. und 9. Thorakalwirbels und ist *rechtskonvex* (**Abb. 57.4**).

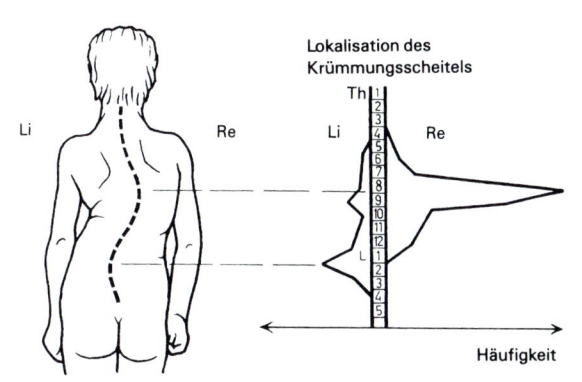

Abb. 57.4: Der Krümmungsscheitel der idiopathischen Skoliose liegt weitaus am häufigsten rechts, auf Höhe der mittleren Brustwirbelsäule. Relativ häufig ist der Scheitel links lumbal. Die Skoliose links im Bild ist also typisch. Rechts ist die Wirbelsäule von L5 bis Th1 dargestellt, zu beiden Seiten ist die *Häufigkeit* der Krümmungsscheitel auf der betreffenden Höhe eingetragen.

Die seitliche Wirbelsäulenverkrümmung muss schon ein gewisses Ausmaß erreicht haben, bevor die äußerlich sichtbare **Asymmetrie** deutlich wird. Zuerst fallen unterschiedlich stark ausgebildete *Taillendreiecke* und eine stärker vorspringende Hüftpartie auf der einen Seite bei lumbalen Verkrümmungen, ein *Schulterhochstand* und ein abstehendes Schulterblatt auf der Seite einer thorakalen Konvexität auf.
Die seitliche Verkrümmung geht schon früh mit einer **Torsion** der Wirbelsäule einher: Die Reihe der Wirbelkörper weicht stärker vom Lot ab als die Dornfortsatzreihe. Da nur diese von außen sichtbar ist, wird das tatsächliche Ausmaß der seitlichen Ausbiegung erst auf dem *Röntgenbild* offenbar (Abb. 57.7 u. Abb. 57.8 b u. c).
Auf einer einwandfreien a.p.- bzw. p.a.-Aufnahme ist dieses Abweichen der Bogenwurzelreihen und Dornfortsätze deutlich zu erkennen. Sie ist ein Beweis für die strukturelle Fixierung der Skoliose (Abb. 57.8c; Vorsicht bei schräg aufgenommenen Röntgenaufnahmen).
Sekundäre Auswirkung der Torsion der Wirbelsäule ist die entsprechende **Verbiegung des Rippenthorax**, die bei hochgradiger Deformierung den Körper stark verunstaltet, in schweren Fällen auch Lungenfunktion und sogar Herzaktion erheblich in Mitleidenschaft ziehen kann.
Der auf der Konvexseite der thorakalen Krümmung entstehende *Rippenbuckel* wird am besten sichtbar, wenn man das Kind sich vornüber neigen lässt und es von hinten betrachtet (lumbale Krümmungen zeigen entsprechend einen «Lendenwulst»). Auch eine geringe Vorwölbung ist *sicheres Zeichen* einer Torsion der Wirbelsäule und damit der strukturellen Fixierung der Skoliose. So lässt sie sich im Anfangsstadium von der einfachen skoliotischen Haltung abgrenzen (**Abb. 57.5** u. **Abb. 57.6**).

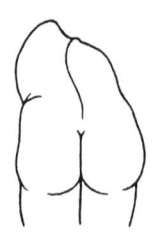

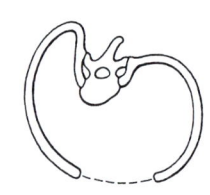

Abb. 57.5: Rippenbuckel und Thoraxdeformität: Besonders beim Vornüberneigen lässt sich der Rippenbuckel auf der Konvexseite der Skoliose deutlich erkennen. Er ist das auffälligste Merkmal der Thoraxdeformität, die zu Stande kommt durch eine *Rotation der Wirbelkörper*, welche immer mit der seitlichen Krümmung einhergeht.

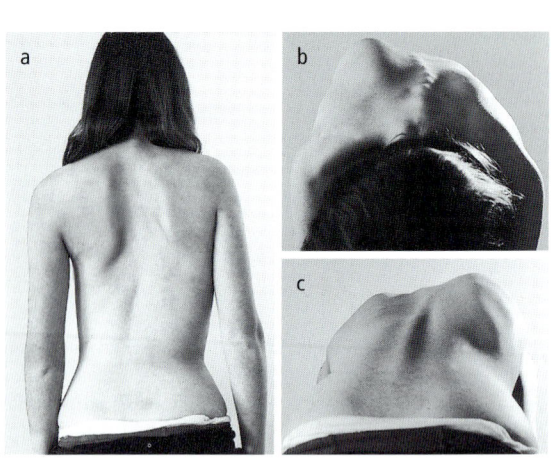

Abb. 57.6: 16-jähriges Mädchen mit rechtskonvexer **thorakaler Skoliose** (a). Im Vornüberneigen wird die Thoraxdeformität, der «*Rippenbuckel*» auf der konvexen Seite, deutlich. b) von vorne, c) von hinten gesehen.

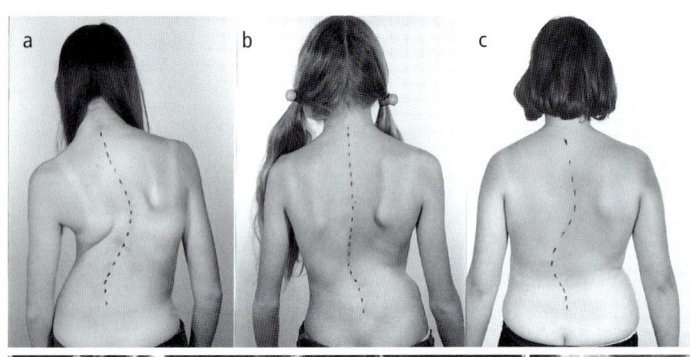

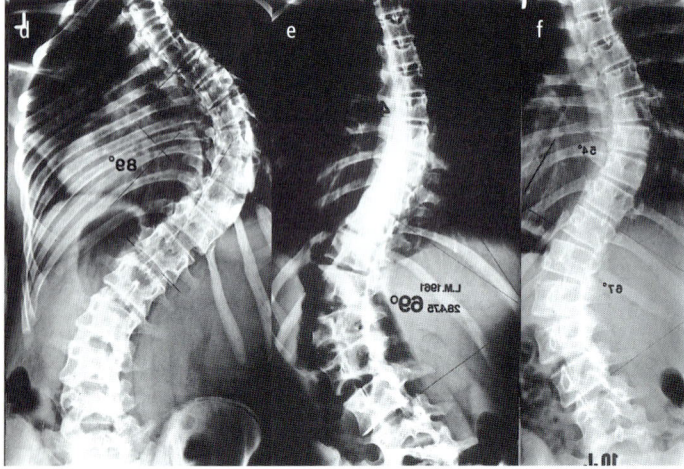

Abb. 57.7: *Der äußere Aspekt der Skoliose* hängt von der *Lokalisation* der Krümmung ab: Hier drei Formen mit den zugehörigen Röntgenbildern (ap.).
a) und d): Die **thorakale Form** hat die stärkste Verunstaltung zur Folge, da der Thorax stark mitdeformiert ist. Der Rumpf fällt oft aus dem Lot.
b) und e): Die **lumbale** Form macht eine weniger auffällige Deformität, welche vor allem an asymmetrischer Taille und Hüftpartie zu erkennen ist.
c) und f): Die S-förmige, großbogige **thorako-lumbale Skoliose** ist oft gut im Lot und kosmetisch relativ wenig störend, hingegen treten häufig mit der Zeit Beschwerden auf infolge statischer Störungen in diesem an sich gut beweglichen Wirbelsäulenabschnitt.
Allgemein kann man sagen, dass die Verkrümmung auf dem Röntgenbild fast immer schlimmer aussieht als in natura.
Alle drei Fälle sind *typisch* insofern, als es sich um *junge Mädchen* zwischen 10 und 15 Jahren handelt mit der Hauptkrümmung nach rechts. (Die Röntgenbilder sind p. a. wiedergegeben. Sie stimmen mit den Photos überein.)

Morphologie

Die Verkrümmungen sind S- oder doppel-S-förmig. In der so genannten **«Primärkrümmung»** vermutet man den Sitz der pathogenetisch wirksamen verformenden Kräfte. Ober- und unterhalb dieser «Primärkrümmung» schließt sich je eine entgegengesetzte **«Sekundärkrümmung»** an, von welcher man annimmt, dass sie als Ausgleich der «Primärkrümmung» entstanden sei (vgl. Abb. 38.22, Kap. 38.6). *Durch diese Kompensation* ist die Wirbelsäule in der Mehrzahl der Fälle trotz der Verkrümmung **im Lot**. Dieses wird gemessen mit einem Senkblei vom Okziput aus. Eine Abweichung (Dekompensation) der Wirbelsäule aus dem Lot wird in cm Abstand dieses Lotes von der Rima ani gemessen. Eine solche Abweichung hat ungünstige statische Konsequenzen (s. Abb. 51.1, Kap. 51.2).

Je nach Lage des Scheitels der Hauptkrümmung ergeben sich *verschiedene morphologische Bilder* (**Abb. 57.7**):

- **Thorakalskoliose.** häufigste und schwerste Form. Sie ist auch äußerlich am auffälligsten. Die Thoraxdeformität steht im Vordergrund. Dadurch in schweren Fällen Einschränkung der Lungenfunktion, evtl. Herzschädigung.
- **Lumbalskoliose:** Die Torsion bewirkt ein stärkeres Vorspringen der konvexseitigen Lendenmuskulatur. Die Deformierung fällt verhältnismäßig wenig auf, hingegen ist die Statik der Lendenwirbelsäule stark gestört, was im Laufe der Jahre zu degenerativen Veränderungen und zu Kreuzschmerzen führen kann.
- Alle **Übergangsformen** (thorako-lumbale Skoliosen) und Kombinationen kommen vor. Nicht in allen Fällen lässt sich die «Primärkrümmung» eindeutig feststellen.

Als **Grundlage** für die **Beurteilung von Skoliosen** dienen in der Regel Winkelmessungen auf ap. bzw. pa. Röntgenbildern, d.h. *zweidimensionale* Abbilder eines *komplexen dreidimensionalen* Geschehens. Theorien, Klassifizierungen,[1] aber auch therapeutische Konzepte beruhen bis heute weitgehend auf solchen *Vereinfachungen*. Einige ihrer Mängel (s.u.) erklären sich daraus.[2]

Diagnose

(Siehe auch «Diagnostik der Wirbelsäule», Kap. 51, Abb. 51.1 u. Abb. 51.7.)

Am gerade stehenden Menschen ist eine seitliche Wirbelverkrümmung leicht zu erkennen: Ungleich hohe Schultern (Abb. 57.7a), asymmetrische Taillendreiecke und eine einseitig stärker betonte Hüftpartie (Abb. 57.7b) geben Hinweise. Wichtig ist es herauszufinden, ob eine Verkrümmung **strukturell fixiert** ist, oder ob sie sich **ausgleichen** lässt (s. Abb. 51.7).

Ein *Rippenbuckel*, der beim Vornüberneigen erscheint, weist auf eine strukturelle Fixierung hin. Kompensatorische skoliotische Haltungen hingegen, etwa bei einem *Beckenschiefstand*, z.B. infolge einer Beinverkürzung, *verschwinden beim Sitzen* (s. Abb. 51.1), und im Liegen lassen sich nichtstrukturelle Verkrümmungen ausgleichen.

Die Diagnose «Skoliose» zu stellen ist einfach. Wesentlich schwieriger, manchmal unmöglich ist es, die **Prognose** *im Einzelfall* herauszufinden. Dies ist aber im Hinblick auf die Therapie entscheidend: Einzelne Skoliosen entwickeln sich außerordentlich bösartig und führen unbehandelt zu einer starken Behinderung, während die Großzahl leichter Skoliosen keinerlei Beschwerden oder Verunstaltungen verursacht, also auch keine Behandlung braucht.

Röntgenbild

Das volle Ausmaß der Verkrümmung wird erst auf dem Röntgenbild sichtbar. Die Verkrümmung muss gemessen werden, damit aus den Vergleichskontrollen Progredienz und Behandlungserfolg erkannt werden können. Die **Messung nach Cobb** hat sich international eingeführt (obwohl jene nach Ferguson eine genauere Beurteilung ermöglicht): **Abbildung 57.8**.

Die Aufnahmen müssen *genau standardisiert* gemacht werden, im Stehen, genau von vorne bzw. von hinten, damit sie vergleichbar sind. Eine einmalige Ausmessung genügt nicht: Es wurde gezeigt, dass die **Fehlergrenze** im praktischen Betrieb bei etwa 5°, also wesentlich höher liegt, als oft vermutet wird. Die Stellung des Patienten vor dem Röntgenschirm (Torsion, Rotation), messtechnische Schwierigkeiten bei der Bestimmung der Deckplatten, das Ausmessen durch den gleichen Beurteiler zu verschiedenen Zeitpunkten (intraobserver variability) oder durch verschiedene Beurteiler (interobserver variability) tragen dazu bei.[3]

Die **Beurteilung der Progredienz** als Grundlage für eine verantwortungsbewusste therapeutische Entscheidung kann deshalb nicht aus lediglich zwei etwas verschiedenen Messwerten abgeleitet werden, sondern nur auf Grund einer *Serie* vergleichbarer Röntgenaufnahmen *über längere Zeit* bzw. aus einer *eindeutigen Zunahme* der Winkel.

Im Übrigen muss man sich darüber klar sein, dass die Winkelmessungen nach Cobb nicht mehr als ein verhältnismäßig grobes Maß sind und nur *eine* Ebene der dreidimensionalen Deformität erfassen.

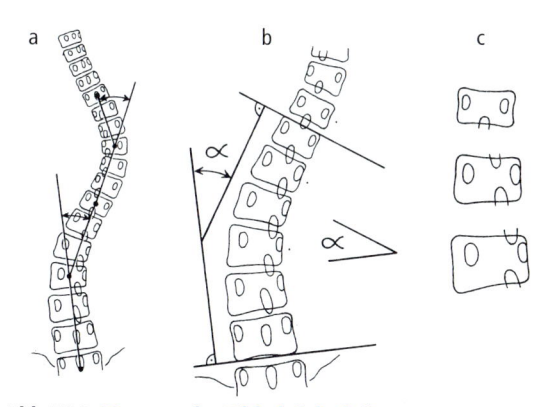

Abb. 57.8: Messung der Wirbelsäulenkrümmung.
a) Messung der eigentlichen Krümmungswinkel. Messpunkte sind die Mittelpunkte der Wirbelkörper im Scheitelpunkt der Krümmung und der nicht in der Krümmung liegenden «neutralen» Wirbel. Diese Messung nach Ferguson, obwohl in mancher Hinsicht zweckmäßig, wird heute weniger gebraucht als die einfachere:
b) **Messung nach Cobb:** Winkel zwischen dem Lot auf die Deckplatten der «neutralen» Wirbel, d.h. der am Übergang zwischen zwei Kurven liegenden Wirbel. Diese haben die größte Neigung gegenüber der Senkrechten. Für Vergleichszwecke müssen die Röntgenbilder genau *standardisiert* sein. Nur Unterschiede in der Größenordnung von 5° und mehr sind verwertbar.
c) **Die Rotation** im ap.-Röntgenbild
 – *oben:* Neutralwirbel: symmetrische Lage der Bogenwurzeln im ap-Röntgenbild (vgl. Abb. 51.10, Kap. 51.3).
 – *unten:* Wirbel am Krümmungsscheitel, starke Verdrehung: Dornfortsätze und Bogenwurzeln sind seitlich verschoben, ein Maß für die Rotation des Wirbels.

---

1 King, H.A. et al.: «The Selection of Fusion Levels in Thoracic Idiopathic Scoliosis». J Bone Joint Surg 65-A, 1302 (1983)

2 Lenke, L.G. et al.: «Intraobserver and Interobserver Reliability of the Classification of Thoracic Adolescent Idiopathic Scoliosis». J Bone Joint Surg 80-A, p. 1097 and 1107 (1998)

3 J. Bone Jt. Surg. 72-A [319, 320 und 328], 1990

Formen der idiopathischen Skoliose

Im Bestreben, die Prognose genauer stellen zu können, hat man versucht, einzelne Gruppen und Formen der idiopathischen Skoliose herauszukristallisieren:

1. **Säuglingsskoliosen.** Untersuchung und Röntgenbilder in Korrekturstellung zeigen, dass die Wirbelsäule sich nicht nach beiden Seiten in gleichmäßiger Kurve umbiegen lässt (Abb. 51.7). Strukturelle Veränderungen sind nicht erkennbar, wahrscheinlich handelt es sich fast immer um *skoliotische Haltungen* mit spontaner Rückbildungstendenz. Bauchlage scheint sich günstig auszuwirken. Einzelne Fälle können in eine infantile Skoliose übergehen. Zur Abgrenzung kann der Abgangswinkel der Rippen von der Wirbelsäule (Mehta) dienen: Besteht eine große Asymmetrie, ist mit einer Progression zu rechnen. Verkrümmungen, die *nach* dem 2. Lebensjahr noch vorhanden sind, haben allerdings häufig eine sehr schlechte Prognose.

2. **Infantile Skoliose.** Diese Form ist eher selten. Sie tritt meist erst im Alter von 2 bis 3 Jahren auf. Ein Teil davon ist strukturell. Viele sind *progredient* und haben – unbehandelt – eine schlechte Prognose. Es ist nicht möglich, die harmlosen von den ungünstigen Formen absolut sicher zu unterscheiden. Erst der Verlauf erweist es endgültig. Einige Merkmale geben wenigstens *Hinweise*: Kürzere, steifere, stärkere Krümmungen mit ausgeprägter Torsion sind schlechte Zeichen. Knaben neigen (im Gegensatz zur Adoleszentenskoliose) eher zur progredient verlaufenden Form.
Eine *konservative* **Behandlung** von stärkeren Verkrümmungen ist nur möglich mit redressierenden Korsetten. Solche Korsette müssen wenn nötig vom Gehbeginn bis zum Alter von zehn Jahren immer wieder getragen werden. Bis zu diesem Alter wird die operative Fixation wenn möglich *hinausgeschoben*, weil damit das Längenwachstum der Wirbelsäule gestoppt wird. Wichtig sind regelmäßige Kontrollen.

3. **Juvenile Skoliose.** Zwischen dem 5. und dem 8. Altersjahr tritt eine Skoliose selten auf. Ihr Verlauf entspricht der Adoleszentenskoliose. Da sie aber während längerer Zeit (bis zum Wachstumsabschluss) zunimmt, ist die Prognose entsprechend schlechter.

4. **Adoleszentenskoliose.** Diese bei weitem *häufigste* und *wichtigste* Form der idiopathischen Skoliose beginnt im vorpubertären Wachstumsschub (vom 10. Jahr an). *Mädchen* sind etwa 4-mal häufiger betroffen als Knaben. Oft ist sie rasch progredient bis zum Abschluss des Wachstums.

Prognose

Bei jeder echten Skoliose muss mit einer Zunahme der Krümmung bis zum Wachstumsabschluss gerechnet werden.

Je jünger das Kind ist, je länger die Wachstumsperiode also noch dauert, desto größer wird die endgültige Verkrümmung sein. Die **stärkste Krümmungszunahme** erfolgt **im pubertären Wachstumsschub** (s. Abb. 57.3). Innerhalb von zwei bis drei Jahren können schwere irreversible Verkrümmungen entstehen. *Nach* Abschluss des Wirbelsäulenwachstums ist die Progredienz nur noch gering, die Skoliose ist weitgehend stabil geworden und nimmt nur noch wenig zu, außer bei sehr starken Verkrümmungen (**Abb. 57.9**).

Allerdings wirkt sich auch eine geringe, aber stetige Zunahme der Krümmung (nach dem 30. Lebensjahr um etwa 1° jährlich) im Laufe der Jahre deutlich aus. Vor allem **in der zweiten Lebenshälfte** kann es, zusammen mit den ebenfalls zunehmenden degenerativen Veränderungen, aber auch mit der Osteoporose, wieder zu einer rascheren Progredienz kommen, mit klinischen Symptomen, vor allem Schmerzen im Lumbalbereich, dort, wo die Wirbelsäule noch einigermaßen beweglich geblieben ist. Ein Beispiel zeigt die Abbildung 59.11. Schwerere lumbale Skoliosen können mit der Zeit so weit dekompensieren, dass der Rippenbogen auf dem Beckenkamm aufsteht, was sehr schmerzhaft ist. Die Patienten werden zu eigentlichen Krüppeln.

Um die *geeignete Therapie* und den *richtigen Zeitpunkt* dafür bestimmen zu können, ist es wichtig, eine *individuelle Verlaufsprognose* zu stellen.

Für die *Indikation* ist deshalb die **Beurteilung der Progredienz** in jedem Einzelfall ausschlaggebend. *Anhaltspunkte* dafür sind:

- das Alter
- das Stadium des Wirbelsäulenwachstums, die «Wirbelsäulenreife»
- die Schwere der Verkrümmung
- die effektiv nachgewiesene Progredienz. Sie ist ein unerlässliches Kriterium für den Therapieentscheid.

Wenn die Krümmung ein gewisses Maß überschritten hat (die «kritische Grenze» liegt etwa bei 20° bis 30° Krümmung) ist praktisch immer mit einer weiteren Zunahme der Skoliose zu rechnen. Im Übrigen wird die *Progredienz durch* **Verlaufskontrollen** *nachgewiesen*: In regelmäßigen Abständen von drei bis sechs Monaten müssen vergleichbare, d.h. standardisierte, Röntgenaufnahmen (ganze Wirbelsäule ap bzw. pa im Stehen) ausgemessen werden. Andere Röntgenbilder sind selten notwendig.

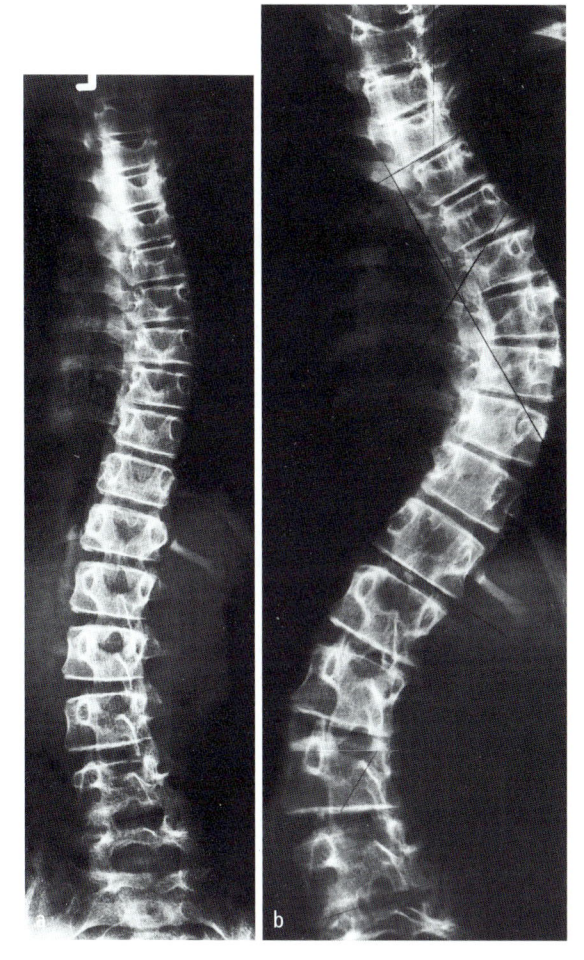

Abb. 57.9: Die **Progredienz der Verkrümmung im pubertären Wachstumsschub**.
a) Leichte Skoliose bei einem *10-jährigen Mädchen*. Es wurde keine Behandlung durchgeführt.
b) *Drei Jahre später*, im Alter von *13 Jahren*: massive Skoliose mit zum Teil schon stark versteiften Krümmungen. Eine solche Skoliose kann nur noch operativ korrigiert werden (s. Abb. 57.15).
Während des Wachstumsschubes in diesem Alter kann die Verkrümmung in kurzer Zeit sehr stark zunehmen. *Kontrollen* in jährlichen, besser halbjährlichen Abständen sind notwendig, um den **richtigen Zeitpunkt** für die konservative Therapie (Korsett-Behandlung) nicht zu verpassen, sonst ist die Korrektur auch mit großen Operationen oft nicht mehr vollständig möglich.

Das **Stadium des Wirbelsäulenwachstums** kann vom *röntgenologischen Aspekt der Beckenkamm-Apophyse* abgelesen werden **(Risser'sches Zeichen)**: Die Entwicklung dieser Apophysen zeigt den baldigen Abschluss des Wirbelsäulenwachstums an. Wenn sie in ihrer ganzen Länge mit dem Beckenkamm verschmolzen sind, ist das Wachstum beendet. Dies ist bei Mädchen mit etwa 15, bei Knaben mit 17 Jahren der Fall (**Abb. 57.10**).

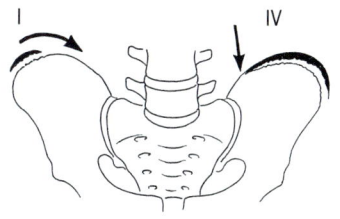

Abb. 57.10: Das Risser'sche Zeichen.
Die Entwicklung der *Darmbeinkammapophyse* gibt Hinweise auf das *Knochenalter*. Der Knochenkern entsteht an der Spina ilica anterior (links) und wächst bis zur Spina ilica posterior. Wenn er mit dieser verschmilzt (rechts), sagt man, das Risser'sche Zeichen sei positiv, was bedeutet, dass das Wirbelsäulenwachstum beendet ist, und in der Regel *keine* wesentliche Zunahme der Skoliose mehr zu befürchten ist. Stadieneinteilung: 0–V.

57.3
Symptomatische Skoliosen

Symptomatische Skoliosen können als *unmittelbare Folge*, aber auch als **Kompensation einer Skelettasymmetrie** entstehen (s. Abb. 38.22). Die an sich gesunde Wirbelsäule lässt oft eine Tendenz erkennen, bestehende Verkrümmungen in *anderen* Wirbelsäulenabschnitten zu kompensieren.

In vielen Fällen handelt es sich um wenig ausgeprägte, *relativ harmlose* Begleiterscheinungen anderer Störungen. Sie sind weniger vom Wachstum abhängig, zeigen wenig oder keine Progredienz und sind häufig auch erst bei Erwachsenen zu sehen. Sie sind im Vergleich zur Grundkrankheit im Allgemeinen von geringer Bedeutung. Gelegentlich entstehen statische Beschwerden und degenerative Veränderungen. Ihre Behandlung ist in den entsprechenden Kapiteln beschrieben.

Die **Skoliose bei Beckenschiefstand** (z. B. bei Beinlängenunterschied) ist zunächst eine reversible Haltungsskoliose zur Kompensation der seitlichen Abweichung, damit die Wirbelsäule wieder ins Lot kommt (s. Abb. 51.1 u. Kap. 63.1.3). Sie verschwindet, mindestens im Anfangsstadium, im Sitzen und im Liegen.

Ein leichter Beckenschiefstand (z. B. bei einer Beinlängendifferenz von 1 bis 2 cm) und eine entsprechend geringgradige skoliotische Haltung verursachen kaum je Beschwerden.

Für die Beurteilung symptomatischer Skoliosen gilt, was im Kapitel «Form und Haltung der Wirbelsäule» (Kap. 55.1.2) gesagt ist. Sie nehmen im Erwachsenenalter kaum mehr wesentlich zu (außer im höheren Alter bei Osteoporose).

Stärkere Verkrümmungen werden mit den Jahren *mehr oder weniger fixiert* und können zu Beschwerden führen. Die Behandlung eines Beckenschiefstandes durch Ausschalten seiner Ursache ist deshalb anzustreben. Die entsprechenden Maßnahmen (Schuhausgleich, operative Korrekturen) sind in den Kapiteln über Hüftleiden (Kap. 64) und Beinlängendifferenzen (Kap. 63) zu finden.

Wenn aber eine solche Deformität während vieler Jahre ohne Beschwerden ertragen worden ist, was häufig vorkommt, ist es *nicht* unbedingt richtig, sie voll auszukorrigieren, denn der Körper hat sich daran gewöhnt (funktionelle Anpassung) und würde auf die neuerliche Umstellung mit Beschwerden reagieren (vgl. Kap. 63.1.5, Kap. 38.6 u. Kap. 63.2).

Im Gegensatz zu diesen verhältnismäßig benignen Formen verhalten sich die kongenitalen und die Lähmungsskoliosen ähnlich wie die oben beschriebenen idiopathischen Skoliosen, denn auch sie entstehen während des Wachstums. Insbesondere ist ihre *Prognose* kaum besser. Ihre Behandlung folgt deshalb *ähnlichen Richtlinien* (s. u.; Abb. 54.2).

Früher Beginn und rasche Progredienz, wie sie bei manchen *angeborenen* Wirbelanlagestörungen und bei Myelomeningozelen (MMC; Kap. 34.5.3) beobachtet werden, sind prognostisch besonders ungünstig. Die konservative Therapie vermag den deletären Verlauf meist nicht aufzuhalten. Man versucht in diesen Fällen, durch frühe operative Korrektur schwerste und invalidisierende Deformitäten zu verhindern.

Prognostisch ebenfalls ungünstig ist die Skoliose bei Neurofibromatose. Die typischen hellbraunen «café au lait»-Flecken sind ein Warnmal.

57.4
Therapie der Skoliosen

57.4.1
Indikation und Beurteilung der Behandlungsverfahren

Eine nachgewiesene Progredienz lässt sich mit heilgymnastischen Maßnahmen und gewöhnlichen Stützkorsetten allein kaum aufhalten.

Dazu sind intensive Gips- und/oder Korsettbehandlungen und – in den schwereren Fällen – mehr oder weniger aufwändige operative Maßnahmen notwendig.

Zu den wichtigsten Aufgaben des Orthopäden gehört es, zu entscheiden, ob und wann solche Maßnahmen eingeleitet werden sollen:

In *leichteren Fällen* ist mit Heilgymnastik allein vielleicht eine gewisse retardierende Wirkung zu erzielen. Ist die Krümmung gering und zeigen die regelmäßigen Kontrollen praktisch keine Zunahme, kann eine eingreifende Therapie vorläufig zurückgestellt werden.

Oft nimmt aber die Verkrümmung trotz Gymnastik, Stützkorsett usw. ständig zu. Die deformierenden Kräfte sind zu stark, vor allem wenn die «kritische Grenze» von 20° bis 30° überschritten ist. In einfacheren Fällen (etwa 20° bis 40°) soll es möglich sein, mit konsequent durchgeführten konservativen Maßnahmen (Gipse, Skoliosekorsette usw.) während des gefährdeten pubertären Wachstumsschubes die Progredienz aufzuhalten und damit die Patienten ohne allzu schlimme Deformität hinüberzuretten bis zum Wachstumsabschluss, also bis die Wirbelsäule weitgehend stabilisiert ist und die Skoliose praktisch nicht mehr zunimmt. Auf diese Weise soll ihnen eine Operation erspart werden.

In schwereren Fällen (über 45° bis 50° Krümmung) lässt sich die Progredienz mit konservativen Mitteln meist nicht mehr aufhalten. Die deformierenden Kräfte sind zu groß. Dann hilft nur noch die operative Stabilisierung des redressierten Wirbelsäulenabschnittes mittels Spanversteifung (Spondylodese).

Was nützen Korsette?

Die Frage, ob mit Korsetten der Spontanverlauf nachhaltig beeinflusst, d. h. die Progredienz gestoppt oder wenigstens so weit gebremst werden kann, dass nach Abschluss des Wachstums keine störende Skoliose zurückbleibt, war und ist Gegenstand engagierter Diskussionen, ein Beispiel für die *Schwierigkeiten einer «evidenced medicine» in der Orthopädie*. Die einzelnen Parameter (Typ und Wirkung des Korsetts, Dauer der Therapie, tägliche Tragdauer, Compliance, Skelettalter, Ausgangs- und Endpunkt der Studie, Definition von Erfolg und Misserfolg, Messmethoden, Ätiologie, Art und Lokalisation der Verkrümmung, Vergleichsgruppen mit anderen Therapien bzw. Spontanverlauf und viele andere) sind zum großen Teil derart schwierig zu bestimmen, und die Beobachtungsdauer ist so lang (viele Jahre), dass es nicht erstaunt, wenn die wenigen verfügbaren Statistiken keine sicheren Schlüsse *zulassen*. Während internationale Skoliosezirkel zum Schluss kamen, eine positive Wirkung von Korsetten sei nicht bewiesen, führen die meisten Skoliosezentren irgend ein Korsett mit der entsprechenden Indikation in ihrem Behandlungskonzept für Skoliosen. Damit wird immerhin manchen Jugendlichen eine *Operation erspart* (vgl. S. 838).

Was leisten die Skolioseoperationen?

Während die ersten Operationen lediglich dazu dienten, die konservativ so gut als möglich korrigierte Verkrümmung zu versteifen und damit eine weitere Progredienz zu verhindern, wurden im Lauf der Jahre Instrumentarien entwickelt, mit denen die Wirbel einzeln gefasst und *mit großer Kraft* redressiert werden können. Damit ist es möglich geworden, auch **massive Deformitäten** bereits *während der Operation* weitgehend oder sogar vollständig **zu korrigieren** und auch **in der korrigierten Stellung zu erhalten**.

Die Vorteile dieser potenten Methoden sind offensichtlich:

1. Es können auch **schwerere Skoliosen** noch korrigiert werden.
2. Die sehr belastende, langwierige und aufwändige **prä-** und **postoperative Behandlung** mit Redressionsgipsen, wie sie früher notwendig war, fällt in vielen Fällen weg. Die Patienten sind relativ bald wieder mobil.
3. Der postoperative **Korrekturverlust** durch Pseudarthrosen und erneute Verkrümmung im Lauf der nächsten Jahre kann besser begrenzt werden.

Der Preis, den die Patienten dafür bezahlen müssen, sind

- die eindeutig **größeren Risiken** eines schweren, nicht ungefährlichen Eingriffes und
- eine **ungewisse Langzeitprognose** (s. u.).

Damit wird die Indikationsstellung zu einer besonders verantwortungsvollen Aufgabe.

Wann konservativ behandeln?

Mit der Wandlung der Operationsmethoden hat sich interessanterweise auch der *Indikationsbereich* für die *konservative* bzw. *expektative Skoliosebehandlung erweitert*: Da auch schwere Skoliosen operativ korrigiert werden können, ist es weniger dringlich, sie prophylaktisch möglichst frühzeitig zu operieren. Man kann stattdessen bei leichteren und mittelschweren Fällen die konservativen Möglichkeiten ausschöpfen bzw. abwarten und beobachten und damit manchen Kindern eine **Operation ersparen**. Wo dies nicht gelingt, lässt sich die operative Korrektur auch später noch *nachholen*.

Zur Operationsindikation

Gewisse Richtlinien hinsichtlich des Grades der Verkrümmung und des Alters der Patienten haben sich herauskristallisiert. Ein Schema stammt von Blount und ist in **Abbildung 57.11** zu sehen. Die Frage, was man den *in der Regel beschwerdefreien* Jugendlichen mit einer aufwändigen Behandlung, die ja in erster Linie **Prophylaxe** sein soll, zu bieten habe, ist deshalb in jedem Fall neu zu stellen.

Eine Skoliose verursacht in erster Linie eine Verunstaltung. Beschwerden, Behinderungen und Leistungsminderung sind im jugendlichen Alter selten und auch später keineswegs zwangsläufig zu erwarten, außer bei schweren Deformitäten. Sowohl der Arzt als auch der Patient bzw. seine Eltern müssen dies wissen, um die Situation richtig beurteilen zu können und eine vernünftige Entscheidung hinsichtlich einer Behandlung treffen zu können. Alle müssen sich darüber klar sein, dass die *Indikation* zur Operation – außer bei schweren Fällen – weitgehend eine *kosmetische* ist.

Beurteilung und Indikationsstellung bei Skoliosen sind ebenso schwierig und verantwortungsvoll wie die Operation. Beides gehört in die Hände von dafür spezialisierten Zentren.

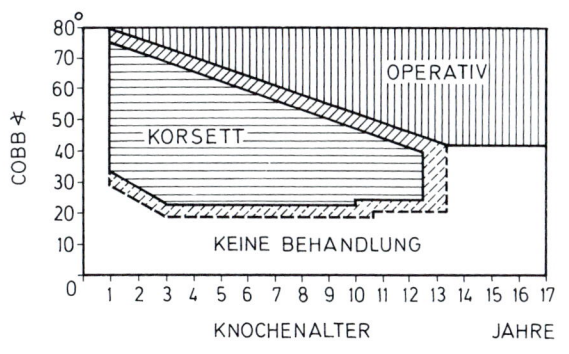

Abb. 57.11: Indikationsschema zur Skoliosebehandlung.
Walter P. Blount, der Erfinder des Milwaukeekorsetts, gab 1973 eine Wegleitung für die Behandlung der Skoliosen: Korsettbehandlung bei jüngeren Kindern mit stärkeren Deformierungen.
Effizientere Korsette, sowie die Möglichkeit, auch stärkere Verkrümmungen intraoperativ weitgehend auskorrigieren zu können, lassen die **Indikationsbereiche** *nach oben rechts verschieben*: Manche schwerere Skoliosen und ältere Kinder können mit Korsetten behandelt werden, womit ihnen die doch nicht ungefährliche Operation erspart bleibt.

Heilgymnastische Turnübungen

Für sich allein sind sie *nicht* im Stande, eine nachgewiesene progrediente Skoliose aufzuhalten. Als wesentlicher Bestandteil der beschriebenen Behandlung sind sie jedoch *unentbehrlich* zur:

- Verbesserung der Haltung
- Kräftigung der Muskulatur
- Verminderung der Lordose
- Verbesserung der Herz- und Lungenfunktion.

57.4.2
Prinzipien der Skoliosebehandlung

Aufhalten der Progredienz

Viele Skoliosen, die erst im Adoleszentenalter beginnen, nehmen relativ wenig zu und stabilisieren sich mit einer kosmetisch noch akzeptablen Asymmetrie. Diese brauchen keine Behandlung. Man wird sie bis zum Wachstumsabschluss lediglich kontrollieren.

Andere nehmen stärker zu, vor allem solche, die früher auftreten. Man versuchte und versucht auf alle möglichen Arten, die Progredienz zu stoppen.

Wenn dies mit *konservativen* Mitteln bis zum Abschluss des Wachstums gelingt, d.h. bis die Wirbelsäule sich spontan stabilisiert hat, ist eine *Operation nicht nötig*.

Andernfalls wird man versuchen, auf konservativem Weg die Progredienz wenigstens bis zu einem für die Operation günstigen Zeitpunkt aufzuhalten, wenn möglich bis zum pubertären Wachstumsschub oder doch wenigstens bis zum Alter von zehn Jahren. Muss *früher* operiert werden, wächst die Wirbelsäule nicht mehr weiter, die *Patienten bleiben klein*.

Konservativ dürfte es möglich sein, verhältnismäßig geringgradige Kurven zu halten. Dazu dienen nach Maß und Modell hergestellte Korrekturkorsette (s. **Abb. 57.12**, **Abb. 57.13** u. **Abb. 57.14**). Schwerere Verkrümmungen (solche über etwa 40°) nehmen aber trotz fachgerechter konservativer Behandlung meistens unaufhaltsam weiter zu.

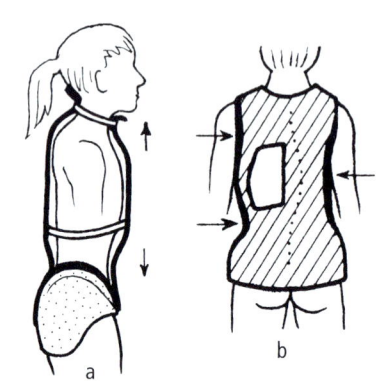

Abb. 57.12:
a) **Skoliosekorsett** (Milwaukeekorsett) zur *Extension* der Wirbelsäule. Abstützung am Occiput, am Kinn lediglich Mahnpelotte, damit die Wirbelsäule möglichst aktiv gestreckt wird und keine Zahnschäden entstehen. Abstützung unten an den Darmbeinkämmen. Damit kann ein Längszug ausgeübt werden. Das Korsett muss an den Abstützpunkten genau anmodelliert werden, damit keine Druckstellen entstehen (vgl. Abb. 57.13).
Die **Wirksamkeit** solcher Korsette ist umstritten. Für junge Patienten sind sie zudem eine erhebliche *psychische Belastung*. Die *Compliance* ist ein Problem.
b) **Korrekturgips.** Nach dem *Drei-Punkte-Prinzip* wird gezielter Druck ausgeübt, um die Verkrümmung auszugleichen. Solche Gipse dienen als **Modelle für Korsette** (Cheneau, Boston u.a.).

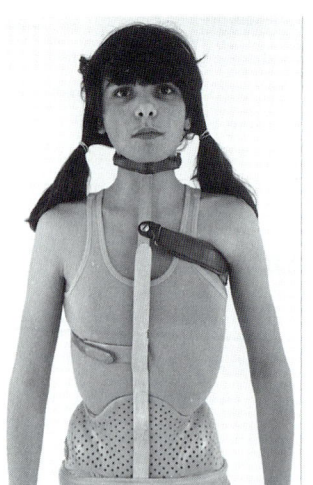

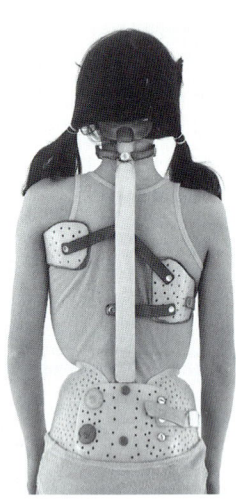

Abb. 57.13: Beispiel eines **Skoliosekorsettes**.
Kombination von Extension und **seitlichem Druck**. Um einen Längszug zu erreichen, wird der Kopf an Kinn und Occiput gefasst und gegen das Becken abgestützt. Die ganze Last ruht auf den Beckenkämmen, die entsprechend sorgfältig ausmodelliert werden müssen. Daher die schmale Taille. Wegen des Drucks auf den Unterkiefer muss der Zahnentwicklung besondere Beachtung geschenkt werden. Der Kinnabstützung werden deshalb kleine Mahnpelotten vorgezogen, welche auch unauffälliger unter der Bekleidung zu tragen sind.
Seitliche Pelotten wirken nach dem Drei-Punkte-Prinzip (s. Kap. 17.11.6 u. Abb. 57.12b) auf die Krümmungsscheitel.
Solche Korsette werden nach Gipsmodellen angefertigt. Es braucht viel Erfahrung, Korsette herzustellen, welche auch tatsächlich eine Korrekturwirkung haben. Der Effekt ist mittels Röntgenbild zu kontrollieren.
Die Effizienz solcher Korsette, insbesondere des Längszuges, wird bezweifelt. Viele Autoren setzen allein auf das Drei-Punkte-Prinzip und bevorzugen Korsette, die *nur bis unter die Achseln* reichen (z.B. Cheneau v.a. für thorakale, Boston eher für lumbale Skoliosen), nicht zuletzt, weil die höheren Korsette *für die meisten Jugendlichen unakzeptabel* sind (vgl. Abb. 57.14).
Solche und ähnliche Korsette werden angewendet um eine **Progredienz** der Verkrümmung **zu verhindern**.

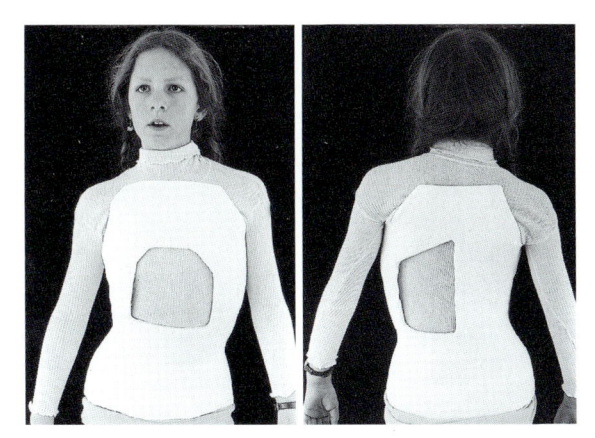

Abb. 57.14: Gipskorsett zur Korrektur einer Skoliose oder zur Erhaltung einer Korrektur nach Operation. Solche Gipse dienen in erster Linie zur **Herstellung von Modellen** für die Fertigung von abnehmbaren Korsetten.
In einem Rahmengestell, in welches der Patient mittels Längs- und Seitenzügen eingespannt ist, wird die Skoliose zuerst möglichst gut korrigiert (EDF = Extension-Derotation-Flexion, d.h. Geradebiegen der Krümmung). In dieser Stellung wird der Gips angelegt und *sorgfältig ausmodelliert*. Es braucht viel Erfahrung, eine gute Korrektur zu erreichen, ohne dass Druckstellen und Hautnekrosen entstehen (s.a. Kap. 17.10.3).

Gezielte *Heilgymnastik* ist ein wertvolles und notwendiges Hilfsmittel, die Rückenmuskulatur zu stärken; die Progredienz aufzuhalten ist sie allein nicht im Stande (Abb. 57.9).

Auch *Elektrostimulation* der Muskulatur ist wirkungslos.

Operativ lässt sich die Progredienz definitiv aufhalten mit der *Spanversteifung* **(Spondylodese)**. Bis diese knöchern durchgebaut und die Wirbelsäule damit stabil geworden ist, dauert es *viele Monate* bis über ein Jahr. In dieser Zeit muss die Korrekturstellung allerdings mit einer inneren Fixation aufrechterhalten werden. In manchen schweren Fällen sind aber zusätzliche äußere Stützen (Korsette) notwendig, um einen Korrekturverlust zu verhindern.

Korrektur der Verkrümmung

Mit **konservativen Methoden** gelingt dies im Durchschnitt noch um knapp ein Drittel. Dazu sind verschiedene recht komplizierte **Gipskorsett-Techniken** entwickelt worden, deren Beherrschung große praktische Erfahrung voraussetzt. Im Prinzip können Quengelgipse (Risser) oder Etappengipse (Abbott, Stagnara, E.D.F.) angewendet werden, welche die Korrektur durch allmähliches Aufrichten im Gips langsam herbeiführen sollen, durch Längszug (an Beckenkämmen und Kopf angreifend) und/oder äußeren Druck auf die konvexen Partien der Deformität. Die Kunst dabei ist es, genügend Druck auszuüben auf die Verkrümmung, *ohne* dadurch Hautnekrosen zu verursachen (Abb. 57.14).

Diese ausgeklügelten Gipstechniken waren vor allem für die präoperative Korrektur entwickelt worden. Mit den neueren Operationsinstrumentarien ist eine solche nur noch selten nötig. *Die Gipstechniken* haben aber für die konservative Behandlung ihre Bedeutung behalten: Die Gipse dienen zur **Herstellung der Modelle** für die konfektionierten Korsette aus Kunststoff usw.

Operative Korrektur: Mit den in den letzten Jahren entwickelten Instrumentierungen ist es möglich geworden, auch massive Verkrümmungen schon während der Operation vollständig zu korrigieren. Allerdings sind damit auch die *Risiken* gestiegen (s. «Operative Skoliosebehandlung», Kap. 57.4.3).

Erhalten der erreichten Korrektur

Auch eine gute Korrektur hilft nicht viel, wenn sie nicht *auf die Dauer erhalten* werden kann.

Die deformierenden Kräfte sind außerordentlich groß – vor allem die Schwerkraft und Muskelkräfte. Je größer die Verkrümmung, desto größer der Hebelarm dieser Kräfte und damit ihre schädliche Wirkung.

Das Erhalten einer erreichten Korrektur *mit* **konservativen** (von außen angreifenden) Maßnahmen (Gipse, Korsette) ist deshalb ausgesprochen schwierig. Bei nicht allzu ausgeprägten Krümmungen (bis etwa 40°) hat eine fachgerechte konservative Behandlung aber gute Chancen. Dazu dienen nach Modell speziell gefertigte **Korsette**:

Das Milwaukeekorsett (Abb. 57.12), früher häufiger, heute weniger gebraucht, wirkt durch Extension in der Längsrichtung, wobei die Aufrichtung mindestens teilweise aktiv durch die eigene Muskelkraft (Mahnpelotte) geschieht. Bei anderen Korsetten soll die Korrektur durch seitlichen Druck nach dem Drei-Punkte-Prinzip erfolgen (Abb. 57.14). Manche Modelle kombinieren beides (Abb. 57.13). Die Wirkungsweise der beiden Methoden ist in Abbildung 17.26, Kapitel 17.11.2 dargestellt.

Korsettbehandlungen bei Jugendlichen sind allerdings **problematisch**: Die Praxis zeigt, dass viele Korsette nicht korrigieren, wie sie sollten, dass sie selten so lange getragen werden, wie vom Arzt verschrieben (z.B. 20 oder 23 Stunden täglich, über Monate und Jahre), dass sich die Jugendlichen sehr stark behindert fühlen, nicht nur körperlich, sondern vor allem im Zusammensein mit Gleichaltrigen, in der Schule, bei Sport und Tanz. Sie möchten gerne ihr Gebrechen und das Korsett verstecken, was schlecht gelingt, vor

allem wenn dieses hoch hinauf reicht, wie z.B. das
Milwaukee. Daraus ergeben sich Konflikte, mit den
Eltern, mit dem eigenen Gewissen, die leicht zu erheblichen **psychischen Problemen** führen können, wie
auch mehrfach publiziert wurde.

Schließlich wird auch der Arzt über die **Compliance**
getäuscht: Viele Studien über die langfristige Wirksamkeit von Korsetten sind fragwürdig, weil Angaben
über die Konsequenz, mit denen die Korsette getragen wurden, sehr unzuverlässig sind oder ganz fehlen.
«Evidence-based medicine» stößt hier an Grenzen
(vgl. dazu Kap. 57.4.1). Doch *zwischen «nichts machen» und Operation ist das Korsett für viele Grenzfälle
noch die beste Wahl.* Wenn sie diese unbequeme und
für sie lästige Behandlung akzeptieren, kann manchen Kindern auf diese Weise vielleicht eine *Operation erspart* werden.

Kurven über 40° bis 50° lassen sich konservativ nur
selten halten. Manche dieser Patienten sind Kandidaten für eine **Operation**.

57.4.3
Zur operativen Skoliosebehandlung

Spondylodese

Die definitive Stabilisierung einer progredienten Skoliose gelingt nur durch eine **knöcherne Versteifung** des
verkrümmten Wirbelsäulenabschnittes, die Spondylodese einer ganzen Reihe von Segmenten, mindestens der Primärkrümmung. Die *Technik* wurde von
Hibbs entwickelt und besteht in der Anfrischung der
Dorn- und Querfortsätze sowie der kleinen Wirbelgelenke und dem Anlegen von *Spongiosaspänen*.
Bis eine solche Spondylodese fest und tragfähig ist,
dauert es ein ganzes Jahr. Solange mussten die Kinder
früher auch ihre Korrekturgipse tragen.

Um die Schwierigkeiten mit den Redressionsgipsen
zu vermeiden und um bessere Resultate zu erzielen,
wurde versucht, die **Korrektur** während der Operation
mittels Metallstäben und Kabeln (Instrumentation n.
Harrington) zu erreichen, die als **interne Fixation**
auch die **Korrektur erhalten** sollten, bis die Spondylodese konsolidiert war. Es zeigte sich aber, dass die
Kräfte, welche die Wirbelsäule in die Deformität hineinzwingen, außerordentlich groß sind. Es kam zu
Brüchen der Implantate, zu Ausrissen der Haken, zu
Pseudarthrosen, und damit zu massiven Korrekturverlusten. Deshalb konnte auf die Gipsbehandlung
nicht immer verzichtet werden (**Abb. 57.15**).

Um die Schwierigkeiten und Mühsal solcher
monatelanger Nachbehandlung auszuschalten, wurden kräftigere Implantate, stabilere Fixationen, bessere Techniken gesucht, die eine **korsettfreie Nachbehandlung** ermöglichen sollten. Diese sind zum Teil

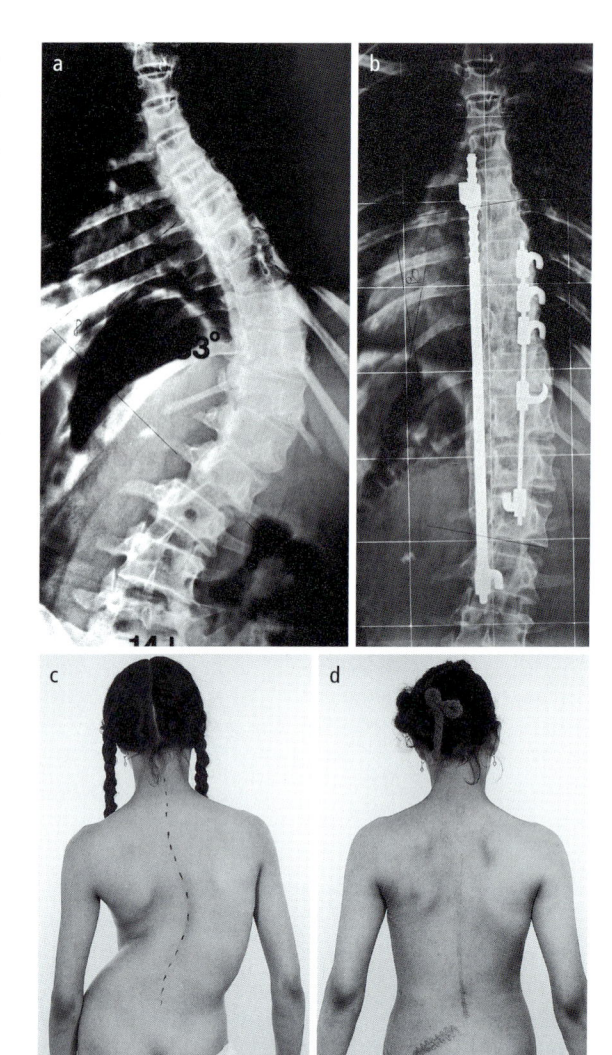

Abb. 57.15: Operative Skoliosekorrektur.
a) und c): *Schwere thorako-lumbale Skoliose* (Krümmungswinkel 83° nach Cobb bei einem 14-jährigen Mädchen. In
solchen Fällen kann nur eine operative Korrektur und Stabilisierung durch Spondylodese die Progredienz aufhalten.
b) und d): Zustand *1 Jahr nach Korrektur* mittels Instrumentation nach Harrington: Ein druckfester Stab auf der
Konkavseite, sowie eine Zugvorrichtung auf der Konvexseite, an den Wirbelbogen abgestützt, erlaubt eine intraoperative Korrektur. In derselben Sitzung wird die Spondylodese durch Auftischen der Wirbelbogen und Spongiosaspaneinlagerung durchgeführt (über dem linken hinteren
Beckenkamm ist die Narbe von der Spanentnahme noch zu
sehen). Die Deformität konnte weitgehend behoben werden. Die bereits vorbestehende *Lordose* bleibt.

noch experimentell und den auf die Skoliosebehandlung spezialisierten Orthopäden und Zentren vorbehalten.

Dass bei den großen Schwierigkeiten der Skoliosebehandlung *verschiedene Wege* gesucht werden (Operationen an den Wachstumsfugen der Wirbelkörper, Osteotomien, Aufrichtung von ventral her und Fixation der Wirbelkörper von vorne, Implantation von Impulsgebern in der konvexseitigen Muskulatur, Operationen an den Rippen usw.) erstaunt nicht.

Vielleicht findet man eines Tages eine *kausale Behandlung*, die alle diese mühseligen symptomatischen Behandlungsversuche überflüssig macht (**Abb. 57.16**).

Korrekturoperationen

In den letzten Jahren galt das Interesse in erster Linie der Weiterentwicklung der Technik und der **Instrumentation**.

Das Prinzip der Korrektur besteht darin, die Verkrümmung mit einer ihr entgegengesetzten Biegekraft geradezurichten: **Distraktion** der konkaven Seite durch Druck mit kräftigen Stäben, Platten usw. und **Kompression** auf der konvexen Seite durch Zug mittels Kabeln, Gewindestäben o. Ä. Die Implantate müssen kräftig dimensioniert sein, zuverlässig an der Wirbelsäule verankert werden können und überdies intraoperativ eine Verlängerung bzw. Verkürzung ermöglichen, um die außerordentlich großen Kräfte, die der Skoliose innewohnen, zu überwinden.

Eine andere Möglichkeit, Verkrümmungen zu korrigieren, ist die Anwendung seitlich angreifender Kräfte nach dem **Drei-Punkte-Prinzip** (Cotrel und Dubousset, Luque). Querverstrebungen geben der Montage zusätzliche Stabilität.

Es wurde gezeigt, dass es möglich ist, einzelne Wirbel mit Haken (an Wirbelbogenelementen) oder Schrauben (von hinten transpedikulär oder von vorne direkt in den Wirbelkörper eingedreht) fest zu fassen, diese mit Stäben, Stangen, Kabeln usw. stabil zu verbinden, und dann mittels technischer Tricks *große Kräfte* auf diese Wirbel auszuüben, *ohne* dass die Implantate ihren *Halt am Knochen* verlieren. Damit eröffnete sich die Möglichkeit, größere verkrümmte Wirbelabschnitte während der Operation zu korrigieren und den Patienten die früher notwendigen jahrelangen Liegekuren und Korsettbehandlungen zu ersparen.

Eine **ganze Reihe von Verfahren** wurde entwickelt, ausprobiert und empfohlen (Harrington, Dwyer, Ziehlke, Cotrel, Dubousset, Luque und viele andere).

An sich ist es ebenso möglich, diese Zug- und Druckkräfte **dorsal** an den Bogenelementen angreifen zu lassen (z. B. Harrington) oder **ventral** an den Wirbelkörpern (z. B. Ziehlke). Beide Verfahren haben

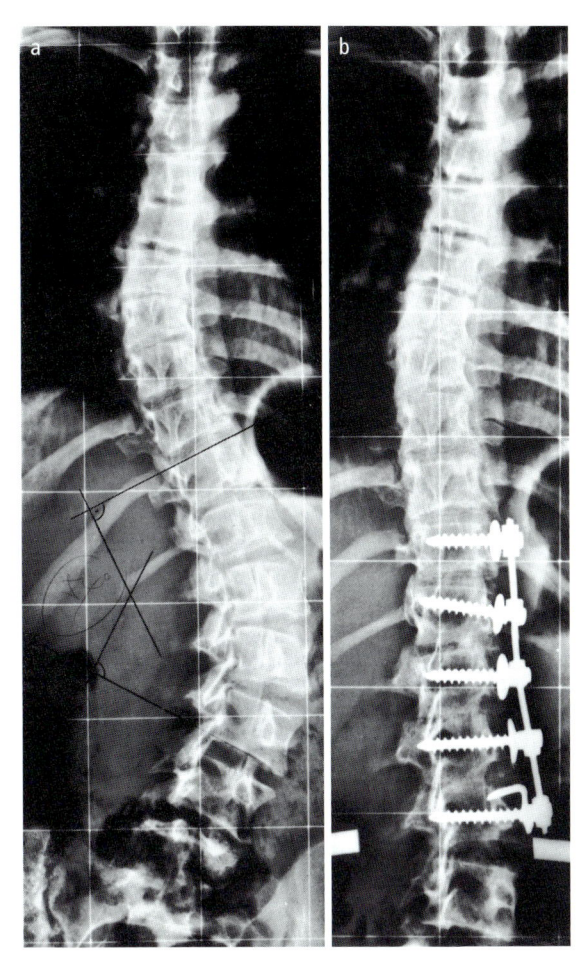

Abb. 57.16: Eine **Operationsmethode**, welche an den Wirbelkörpern direkt angreift, wurde von Dwyer, später von Ziehlke entwickelt. Sie besteht in der *Resektion der Bandscheiben* und der Korrektur mit Hilfe eines Zugsystems, bestehend aus Schrauben und Agraffen, welche in den Wirbelkörper verankert und mit einem Zugkabel oder -stab auf der Konvexseite der Verkrümmung miteinander verbunden werden. Damit ist auch in manchen schweren Fällen eine weitgehende Korrektur, auch der Rotation und der Lordose, möglich. Wegen des vorderen Zuganges ist die ausgedehnte Eröffnung von Thorax und Bauchhöhle notwendig. Es handelt sich um einen ausgesprochen großen Eingriff.
a) *Skoliose eines 13-jährigen Mädchens.*
b) *Ein Jahr nach der Operation.*
Wesentlich ist bei diesen instrumentellen Korrekturoperationen, genau zu berechnen, **welche Wirbelsegmente** in die Spondylodese einzubeziehen sind und welche nicht. Hier genügte es, fünf Segmente der lumbalen Hauptkrümmung zu fusionieren. Damit besserte sich auch die thorakale Kurve.

ihre Vor- und Nachteile, ihre Verfechter und ihre besonderen Indikationen, z. B. um eine gleichzeitige Kyphose oder Lordose zu korrigieren.

Sie haben aber auch ihre **spezifischen** (zusätzlich zu den gemeinsamen) **Risiken**: Der **hintere** Zugang insbesondere die Gefährdung des Rückenmarkes, der **vordere** die Komplikationen, die sich aus der Eröffnung von Thorax und Bauchhöhle ergeben.

Nicht ganz einfach ist die *Planung*: **Welche Segmente sollen versteift, die beweglich gelassen werden?** Wie wächst die Wirbelsäule weiter? Es gibt Rezidive oder neue Kurven, wenn zu wenig, aber **Probleme** (Schmerzen, Dekompensation) mit den **untersten beweglich gebliebenen** lumbalen Segmenten, wenn zu viel (unterhalb von L3) versteift wurde.

Dass hier eine echte Gefahr liegt, die in manchen Fällen schwerwiegende Folgen hatte, zeigten dann *erste mittelfristige Resultate* (nach 10, 20 und mehr Jahren).

Dabei wurde noch ein **zweites Problem** erkannt: Die Skoliose war lange Zeit nur in der Frontalebene (im ap- bzw. pa-Röntgenbild) beurteilt, die Sagittalebene gar nicht beachtet worden (präoperative Seitenbilder lagen selten vor). Dass die Skoliose eine *dreidimensionale Pathologie* ist, wurde erst spät erkannt. Durch die Hebelwirkung der dorsalen Stäbe und Kabel war manche Wirbelsäule in eine **Hyperlordose** geraten – mit sehr unangenehmen Folgen. Die neueren Instrumentationen (z. B. VDS, Cotrel-Dubousset) erlauben, der dritten Dimension besser Rechnung zu tragen.

Manchmal wird auch ein stark prominenter *Rippenbuckel* gleichzeitig reseziert.

Die **Skoliosechirurgie** ist ein Experimentierfeld für geniale Erfinder und geschickte Operateure. Sie ist zu einem äußerst anspruchsvollen *Spezialfach der Orthopädie* geworden. Ihre Resultate sind erstaunlich, die Entwicklung ist weiterhin in vollem Gang. Wer sich dafür interessiert, muss die Literatur laufend verfolgen.

Das ehrgeizige Ziel ist:

1. die vollständige **Geraderichtung** auch massiver Verkrümmungen, bereits während der Operation
2. die zuverlässige **Versteifung** (Spondylodese mittels Dekortikation der hinteren Wirbelpartien und autologer Spongiosa aus dem Beckenkamm), um die Wirbelsäule zu stabilisieren und damit Korrekturverluste zu verhindern. Die solide Spondylodese ist bis heute das wichtigste Element der operativen Skoliosebehandlung geblieben.
3. **rasche Mobilisation** und Nachbehandlung **ohne** Korsett.
4. Im Weiteren ist es mit diesen potenten Verfahren auch möglich geworden, selbst die wesentlich steiferen **Skoliosen von Erwachsenen** geradezurichten.

Viele Skoliosespezialisten empfehlen die Operation im Wachstumsalter bei Cobb-Winkeln von über 45° bei thorakalen Skoliosen und bei über 50° bei lumbalen Verkrümmungen, nach Wachstumsabschluss nur bei schwereren Deformationen.

Der *Winkel* ist allerdings nur eines von einer Reihe von **Kriterien**. Zu den anderen gehören: Alter, Risser-Stadium, Menarche. Die effektive Progredienz kennt man im Einzelfall trotz dieser Parameter nie genau.

Bei allen diesen Operationen handelt es sich um ausgesprochen große Eingriffe. Sie sind technisch anspruchsvoll, heikel und verlangen besondere Erfahrung.

Entsprechend den überaus massiven Kräften, die zur Korrektur angewendet werden, sind denn auch ihre **Risiken** stark angestiegen. Bei mittelschweren Kurven sind sie vertretbar, mit der Schwere der Krümmung werden sie rasch größer.

Leichte Skoliosen wird man nicht operieren, schwere wegen ihrer schlechten Spontanprognose leichteren Herzens. Problematisch, schwierig und umstritten sind die Indikationen bei den mittelschweren *Grenzfällen* dazwischen. Zunehmende «Evidenz» (Langzeitresultate) wird vielleicht mehr Klarheit bringen.

Risiken und Komplikationen

Die schwerwiegendste Komplikation ist wohl die **Querschnittslähmung**.

Mit den potenten Instrumentationen, die eine vollständige Korrektur während der Operation erlauben, werden außerordentlich große Kräfte an der Wirbelsäule zur Anwendung gebracht. Dabei können Rückenmarksschäden auftreten (durch Störung der Blutzirkulation) mit vorübergehenden, aber auch mit irreversiblen Querschnittssyndromen.

Mittels intraoperativen «*Spinal Cord Monitoring*» soll die Rückenmarksfunktion während des Eingriffs geprüft werden, solange die Störungen noch reversibel sind (s. Kap. 13.8.2).

Manche Operateure sehen eine andere Methode, nämlich die Patienten während der Operation *aufwachen* zu lassen und die motorische Funktion der Beine *klinisch* zu prüfen, als sicherer an. Aber auch bei dieser sind irreversible Paraplegien nicht ausgeschlossen.

Gefährdet sind vor allem die atypische Skoliosen, die typischen Adoleszentenskoliosen weniger.

Zu den **weiteren Risiken** gehören:

1. **allgemeine:**
   - unmittelbare Verletzung von Nerven und Rückenmark mit *Lähmungen*
   - Verletzungen großer Gefäße
   - *mehrstündige Operationsdauer*, mit den allgemeinen Operationsrisiken, respiratorische und kardiale Komplikationen und solche des Kreislaufs (speziell bei massiven Deformitäten)
   - Pneumothorax etc. bei transthorakalem Zugang
   - abdominale, intestinale Komplikationen, beim ventralen Zugang, aber auch durch die Distraktion an sich
   - Infektionen
   - tödlicher Ausgang: nach Literaturangaben in etwa 0,5% der Fälle; dies bei einer prophylaktischen Operation, die mehrheitlich bei Kinder und Jugendlichen gemacht wird. (Allerdings schließt diese Zahl auch die wenigen Erwachsenen ein; bei diesen ist das Operationsrisiko wesentlich größer.)

2. **spezifische:**
   - Pseudarthrosen mit Schmerzen und, damit verbunden, Korrekturverlust
   - Verlust der Lendenlordose
   - Bruch und/oder Ausriss der Implantate
   - neue Deformitäten:
   - Lordosen, Kyphosen, Skoliosen in den versteiften und/oder in den meisten beweglichen Wirbelsäulenabschnitten
   - Wirbelsäule nicht mehr im Lot (Dekompensation)
   - ungenügende Korrektur oder Überkorrektur, Progredienz einer Sekundärkrümmung
   - Geradrücken bzw. Hyperlordose (bei dorsaler Instrumentation)
   - Instabilität, Wirbelgleiten, Spondylose der untersten (nicht versteiften) lumbalen Segmente, mit Schmerzen
   - Reoperationen, um diese Schäden zu beheben.

Risikofaktoren sind:
- schwere Deformität, rigide Kurven
- besondere, kongenitale, atypische Skolioseformen, bei anderen Grundkrankheiten (kongenitale, MMC usw.)
- Alter (Erwachsene)
- länger dauernde, schwerere Eingriffe
- Reoperationen
- gleichzeitiger dorsaler und ventraler Eingriff.

Nicht nur die Wirbelsäule, sondern auch das Verhältnis von Nutzen zu Risiko sollte ausbalanciert sein.

Prognose

Die **Langzeitprognose** der **operierten Skoliosen** ist aus nahe liegenden Gründen noch nicht bekannt. Es bleiben viele offenen Fragen:

- Wie entwickelt sich der versteifte Wirbelsäulenabschnitt? Eine Hauptsorge waren immer die *Schmerzen* und der *Korrekturverlust* infolge von Pseudarthrosen.
- Was geschieht mit den *Metallimplantaten* auf lange Sicht, z. B. im Alter, wenn die Knochen osteoporotisch werden? Die Entfernung dieser Implantate ist bisher nicht vorgesehen. Sie wäre vor allem ventral ein größeres und riskantes Unterfangen.
- Wie reagieren die *nicht versteiften*, beweglich gebliebenen zervikalen und lumbalen Wirbelsäulenabschnitte? Verursachen sie weitere Verkrümmungen, vermehrte degenerative Veränderungen, Schmerzen?

Nach vorläufigen Untersuchungen scheinen Nackenbeschwerden zuzunehmen. Auch zunehmende Kreuzschmerzen sind zu befürchten, doch konnten bisher keine schlüssigen vergleichenden Beobachtungen gemacht werden, da Rückenbeschwerden auch bei sonst gesunden Erwachsenen überaus häufig sind.

Weshalb werden Skoliosen behandelt und operiert?

1. Schwerste Thoraxdeformitäten können zu **Beeinträchtigungen der Lungen- und Herzfunktion** und schließlich zur Invalidität führen. Dies ist aber auch bei erheblichen Skoliosen selten und bei leichteren nie der Fall. Lähmungen kommen bei unbehandelter Adoleszentenkyphose nie vor. Skoliosen sind – von Extremfällen abgesehen – nicht gefährlich und lebensbedrohend.

2. **Rückenschmerzen:** Jugendliche mit Skoliosen haben kaum mehr Rückenschmerzen als Gleichaltrige ohne Skoliosen. Erwachsene mit Skoliosen haben offenbar etwas häufiger Rückenbeschwerden als Gesunde. Der Unterschied ist aber trotz erheblicher Deformitäten erstaunlich gering.
Nach erfolgreicher Operation verbleiben neben dem – meist ausgedehnten – versteiften Wirbelsäulenabschnitt relativ **wenige bewegliche Segmente**. Stärkere Schmerzen in diesen oder den steifen Abschnitten wurden bei den bisherigen Kontrollen offenbar selten festgestellt. *Langfristige Untersuchungen* solcher Patienten liegen aber bisher noch kaum vor. Nur sie können Auskunft geben, ob Operierte im Erwachsenenalter weniger oder mehr Schmerzen haben als Nichtoperierte. Skolioseope-

rationen können also *nicht* als Schmerzprophylaxe angesehen werden.

3. **Kosmetik.** Schwere Thorakalskoliosen machen Menschen zu stark Behinderten. Eine gelungene Operation kann ihnen dieses Schicksal ersparen. Leichtere Verbiegungen im Lumbalbereich z. B. sind auch an der unbekleideten Person oft kaum zu erkennen und mit geeigneter Kleidung ohne weiteres zu kaschieren. Dazwischen gibt es alle Übergänge.

Manche Patienten sind durch ihre Deformität stark *psychisch* belastet und beeinträchtigt. Statistisch lässt sich eine Korrelation zwischen Schwere der Deformität und psychosozialem Verhalten nicht nachweisen. Die Unterschiede sind sehr groß: Manche Personen leiden stark unter einer geringfügigen Deformität, andere scheinen trotz massiven Verkrümmungen nur wenig gestört. Bei der Abschätzung des **Verhältnisses von Nutzen zu Risiko** einer Skolioseoperation muss man sich im Klaren sein, dass es sich weitgehend um eine *kosmetische Indikation* handelt, und dies in der Regel bei Kindern.

Die Jugendlichen und ihre Eltern müssen all dies wissen. Sie sollen und müssen die Entscheidung und die Behandlung mittragen. Offene Information und eingehende Besprechung sind erste Pflicht des Arztes. Die Indikation kann nur individuell in jedem Fall neu erarbeitet werden.

Bei **Erwachsenen** ist die Gefahr von Komplikationen noch erheblich größer und der Erfolg unsicherer, vor allem weil zur Korrektur ihrer wesentlich steiferen Wirbelsäule noch größere Kräfte nötig sind.

Die Therapie der Skoliosen erfordert viel Geduld, Geschick und Erfahrung, daneben auch eine gute Menschenführung. Die Skoliosebehandlung ist eine der schwierigsten Aufgaben der Orthopädie überhaupt. Es ist verständlich, dass sie einigen wenigen Zentren und Orthopäden, die sich intensiv mit der Skoliose befassen, *vorbehalten* bleibt.

58 Spondylolyse und Spondylolisthesis

58.1 Allgemeines

Begriffsbestimmung und pathologische Anatomie

Als **Spondylolyse** wird der *Wirbelbogendefekt*, die Unterbrechung eines Bogens in der *Interartikularportion* (fast immer auf beiden Seiten) bezeichnet (s. Abb. 54.4). Die Verbindungsstücke sind knorpelig und bindegewebig statt knöchern angelegt und oft verlängert und ausgezogen. Diese Schwäche im Wirbelgefüge kann das *Abgleiten* des betreffenden Wirbels (mitsamt der darüber gelegenen Wirbelsäule), eine so genannte **Spondylolisthesis**, zur Folge haben (**Abb. 58.1**).

Es handelt sich um eine wohl bekannte und *verbreitete*, für den Menschen spezifische Veränderung. Sie wird auch als «echte» Spondylolisthesis bezeichnet, im Gegensatz zu den Olisthesen ohne Lyse. Diese sind in Kapitel 58.3 beschrieben.

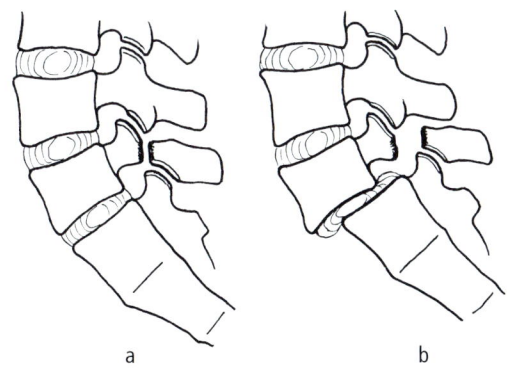

Abb. 58.1:
a) **Spondylolyse:** *Wirbelbogendefekt* in der Interartikularportion, am häufigsten beim 5. Lendenwirbel. Kein Gleiten. Ein *häufiger Zufallsbefund*.
b) **Spondylolisthesis:** *Abgleiten* eines Wirbelkörpers vom tiefer gelegenen, bei Spondylolyse. Der hintere Bogenanteil mit dem Dornfortsatz bleibt zurück. Ebenfalls *häufig symptomlos*.

Entstehung und Verlauf

Die **Ursachen** der Spondylolyse liegen noch im Dunkeln, wahrscheinlich bereits bei kongenitalen Anlagestörungen *(Dysplasien)*. Diese sind als Tribut an die Evolution aufzufassen, als der Mensch sich vom Vierfüßler zum Zweibeiner aufrichtete (vgl. Abb. 38.21, Kap. 38.5 u. Abb. 50.1, Kap. 50.2). Die Lyse selbst entsteht allerdings erst nach der Geburt.

In manchen Fällen handelt es sich ziemlich sicher um *Ermüdungsfrakturen*.

Betroffen ist der durch den aufrechten Gang am meisten beanspruchte Wirbelsäulenabschnitt, wo die stärksten Scherkräfte wirken (vgl. Abb. 55.11; Kap. 55.2): In etwa $4/5$ der Fälle ist der *unterste Lendenwirbel* und in etwa 10 bis 15% der *vierte* betroffen.

Der **Gleitprozess**, die Spondylolisthesis, verläuft während des Wachstums langsam, oft in Schüben, progredient, über viele Jahre hinweg, und kann verschiedenes Ausmaß erreichen (Meyerding, Grad 1–4), von kaum sichtbaren Verschiebungen bis zum vollständigen Abrutschen, z. B. des untersten Lumbalwirbels über die Vorderkante des Sakrum **(Spondyloptose)**, was glücklicherweise selten ist (**Abb. 58.2**).

Ein einmaliges Trauma kommt als Ursache selten in Betracht, hingegen gibt es Hinweise dafür, dass ständige Überbeanspruchung in Hyperlordose bei bestimmten Sportarten (Kunstturnen, Ballett, Speerwerfen u. a.) zu Ermüdungsfrakturen führen kann, die schlecht heilen und schließlich pseudarthrotisch werden.

Nach dem 20. Altersjahr kommt der **Gleitprozess** praktisch immer **zum Stillstand**. Erst in höherem Alter kann er durch eine schwere Osteoporose wieder aktiviert werden.

Im typischen Fall wird die Spondylolisthesis entdeckt im Alter von 20 bis 25 Jahren, seltener im Kindesalter, wenn die ersten Beschwerden auftreten.

Dass die Affektion unter der Bevölkerung *sehr verbreitet* ist (ohne Beschwerden zu verursachen), zeigen

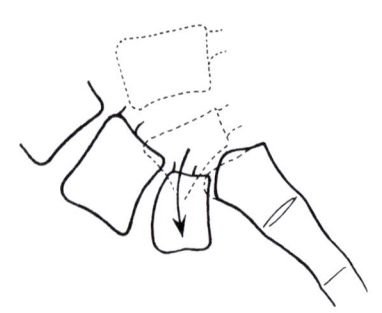

Abb. 58.2: Spondyloptose: Abgleiten und Abkippen der Wirbelsäule vom Sakrum. Der Gleitprozess kommt früher oder später zum Stehen und stabilisiert sich einigermaßen. Bei großem *Abkippwinkel* ist die Statik jedoch stark gestört, vor allem durch die massive **lumbale Kyphose**. Dadurch fällt die Wirbelsäule nach vorne *aus dem Lot*. Die Patienten können sich nicht ganz aufrichten. Diese Fälle sind glücklicherweise *selten*. Die operative Aufrichtung ist heikel und stellt schwierige Probleme für darin versierte Spezialisten.

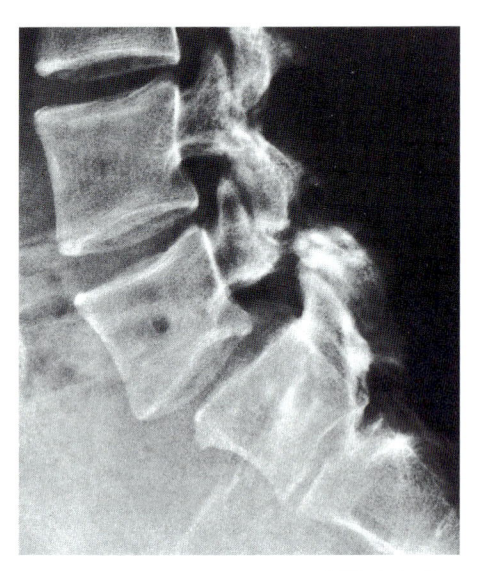

Abb. 58.3: Spondylolisthesis im Seitenbild, bei einem *16-jährigen Mädchen*. Der unterste Lendenwirbel ist um etwa $1/4$ des Wirbelkörperdurchmessers vom Sakrum abgeglitten. Der unterste Intervertebralraum ist verschmälert. Der Unterbruch in der Interartikularportion des Wirbelbogens ist in der Regel nur im *schrägen* Strahlengang zu sehen (s. Abb. 58.4), auf seitlichen Bildern nur ausnahmsweise so deutlich wie hier.

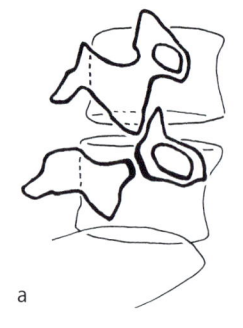

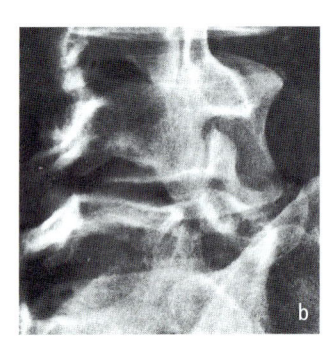

die *häufigen Zufallsbefunde* bei Routineröntgenuntersuchungen. Bei etwa 5 bis 7% aller Erwachsenen findet man eine Spondylolyse, in etwa 2 bis 4% eine Spondylolisthesis.

Diagnose

Klinisch kann man die Spondylolisthesis nur vermuten: Langsam auftretende mehr oder weniger hartnäckige *Kreuzschmerzen*, vor allem bei Beanspruchung (langes Stehen, Bücken, Lastenheben), die in Ruhe wieder verschwinden, gelegentlich Ausstrahlungen ins Gesäß und die Beine, sind Hinweise (vor allem bei Kindern), ebenso eine Aufrichtung des Beckens. Typisch ist der Schmerz beim Rückwärtsneigen, bei forcierter Hyperlodose (Hohlkreuz).

Bei stärkerer Verschiebung kann man *eine Stufe in der Dornfortsatzreihe sehen und tasten* (Abb. 55.9 d).

Den *sicheren Nachweis* liefert das **Röntgenbild**: Im seitlichen Strahlengang kann ein Abgleiten genau erkannt und ausgemessen werden (**Abb. 58.3**).

Oft sieht man auch den Unterbruch im Bogen. Einwandfrei darstellen lässt sich dieser mit *schrägen* Aufnahmen. Es entsteht die typische Röntgenfigur des «Hündchens mit Halsband» (**Abb. 58.4**).

Abb. 58.4:
a) **Im schrägen Strahlengang** sehen die Wirbelbogen wie kleine Hündchen aus: Das Ohr entspricht der Gelenkfazette des oberen, die Vorderpfote derjenigen des unteren kleinen Wirbelgelenkes. Ein Unterbruch in der Interartikularportion, eine **«Spondylolyse»**, ergibt das Bild eines vom Rumpf getrennten Kopfes (Halsband).
b) Manchmal ist *die Interartikularportion* auch lediglich stark in die Länge gezogen. Eine solche *«Elongation»*, als Vorstufe der «Lyse», spricht für die Theorie einer Dysplasie.

58.2 Beurteilung und Therapie

Indikation

Bei **Kindern**, im Wachstumsalter, besteht die Gefahr des weiteren Abgleitens. Eine konservative Prophylaxe ist nicht möglich. Es gilt, eine **Progredienz** durch regelmäßige Kontrolle (z. B. jährlich) zu erkennen.

Aufgehalten werden kann der Gleitprozess nur operativ. Bei Beschwerden im Kindesalter und nachgewiesener Zunahme der Verschiebung muss eine *Operation* erwogen werden (**Abb. 58.5**).

Größere Probleme stellen vor allem die stärker abgekippten Olisthesen, die *Spondyloptosen* mit hochgradigen lumbalen Kyphosen, wodurch die Wirbelsäule nach vorne aus dem Lot fällt. Eine operative Korrektur und Stabilisierung ist schwierig und heikel.

Bei **Erwachsenen** besteht die Gefahr des weiteren Gleitens kaum. Da die Mehrzahl der Menschen mit Spondylolyse oder Spondylolisthesis während des ganzen Lebens *keine oder nur geringe Beschwerden* haben und wir andererseits keine Möglichkeit einer Prophylaxe oder kausalen Therapie besitzen, richtet sich die *Behandlung* nach den Beschwerden des Patienten.

Therapie

Solange keine Schmerzen bestehen, ist auch *keine Behandlung* notwendig. Es genügt, den Patienten darauf hinzuweisen, wenn möglich keinen Schwerarbeiterberuf zu ergreifen. Im Übrigen sollte er *nicht* mit Sportverboten usw. zum Kranken und Invaliden gestempelt werden. Vorhandene Schmerzen werden nach den Prinzipien der **Behandlung chronischer Kreuzschmerzen** bei degenerativen Krankheiten behandelt (s. Kap. 59.3).

Zur Stützung der insuffizienten Wirbelsäule braucht es in erster Linie eine kräftige Rücken- und Bauchmuskulatur (Heilgymnastik, vor allem *isometrisches Muskeltraining*), manchmal aber auch eine kräftige **Bauchbandage** oder ein *Lendenmieder*, evtl. ein maßgefertigtes Stützkorsett, welches zur Arbeit und bei größeren Beanspruchungen getragen werden kann. Entgegen einer auch von Ärzten oft vertretenen Ansicht ist die Gefahr der Muskelatrophie durch das Korsett weniger groß als bei schmerzhafter Verkrampfung und Schonhaltung der Muskulatur ohne Korsett. Die Rumpfmuskulatur arbeitet zur Hauptsache nicht willkürlich, sondern automatisch, gesteuert durch Reflexe, die durch das Korsett nicht unterdrückt werden (vgl. Kap. 59.3.2; Abb. 59.19 u. Abb. 59.20).

Wenn eine gewisse *Schonung*, evtl. ein Berufswechsel, leicht möglich sind und vom Patienten positiv akzeptiert werden, kann davon eine gute Wirkung erwartet werden, andernfalls kaum.

Bei hartnäckigen Schmerzen, die trotz Muskelkräftigung, Stützung und symptomatischer Behandlung die Leistungsfähigkeit, besonders die Arbeitsfähigkeit, beeinträchtigen, muss die **operative** Behandlung erwogen werden. **Die Indikation** dazu wird – bei vorhandenen Voraussetzungen (jüngere Patienten, Operabilität, Beschränkung des pathologischen Befundes auf ein, höchstens zwei Wirbelsäulensegmente, gute Beweglichkeit der Restwirbelsäule) – weitgehend *vom*

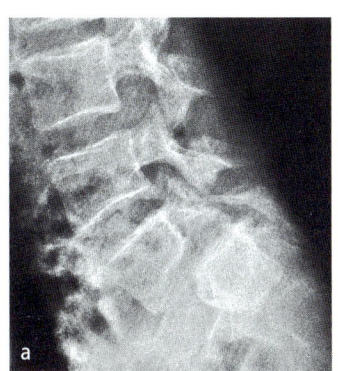

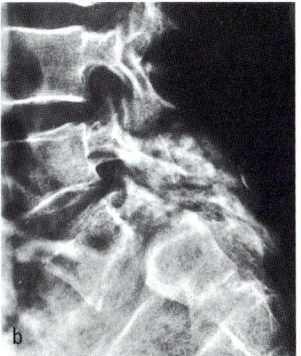

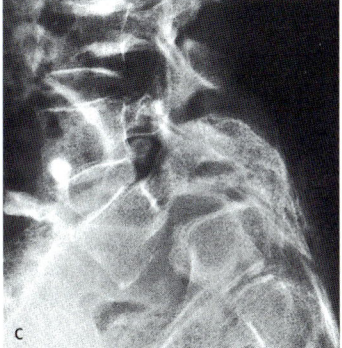

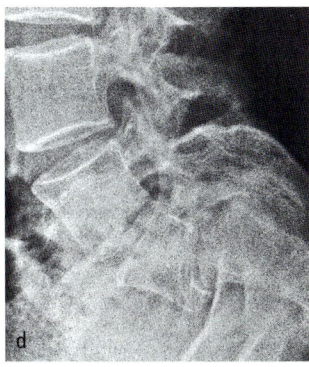

Abb. 58.5: Verlauf einer Spondylolisthesis L5 im Wachstumsalter.

a) *Lumbosakralgrenze* im seitlichen Strahlengang, bei einem *12-jährigen Mädchen*, das seit einiger Zeit über Kreuzschmerzen klagte. Der fünfte Lumbalwirbel ist um halbe Wirbelbreite vom Sakrum abgeglitten. So starke Verschiebungen sind in diesem Alter eher ungewöhnlich. Ein weiteres Abgleiten in den nächsten Jahren muss befürchtet werden. Die *Beschwerden*, zusammen mit der ungünstigen Prognose, lassen die Indikation zur Operation stellen.

b) Zustand kurz *nach dorsaler Spondylodese*: Auf die angefrischten Dornfortsätze und Wirbelbogen sowie die kleinen Wirbelgelenke von L4, L5 und S1 wurden Spongiosaspäne angelagert. (L4 muss bei dieser Technik miteinbezogen werden, da der Wirbelbogen von L5 vom Wirbelkörper abgelöst ist.) Die Späne sind gut zu erkennen.

c) *Ein Jahr später* ist die Spanmasse zu einer stabilen dorsalen Knochenbrücke umgebaut, welche die beiden untersten Lumbalwirbel mit dem Sakrum verbindet.

d) Röntgenkontrolle *sechs Jahre nach der Operation*, mit 18 Jahren. Das Knochenwachstum ist praktisch abgeschlossen, die beiden untersten lumbalen Bewegungssegmente sind weitgehend verknöchert und *stabilisiert*. Durch die Spondylodese konnte ein weiteres Abgleiten, vielleicht eine Spondyloptose, verhindert werden. Die Frau hat keine Beschwerden und arbeitet heute als Krankenpflegerin.

Eine Reposition war hier nicht versucht worden.

Patienten selbst gestellt. Die Operation stellt die letzte Maßnahme dar, wenn alle andern erschöpft sind.

Die Spondylodese

Die Spondylodese d.h. die *knöcherne Versteifung* des betreffenden Segmentes, ist bei therapieresistenten Schmerzen im Kreuz die Methode der Wahl. Die Instabilität wird dadurch ausgeschaltet, und die *Resultate* sind, bei richtiger Indikation *gut*.

Von allen Patienten mit Kreuzschmerzen haben diejenigen mit Spondylolisthesis die besten Chancen, durch eine Spondylodese ihre Schmerzen loszuwerden. Eine *vorgängige Reposition* der Verschiebung ist kaum je, außer evtl. bei sehr jungen Patienten, möglich, aber auch nicht notwendig.

Der Operateur hat die Wahl zwischen der *dorsalen* (interspinalen, intertransversalen) und der *ventralen* (transabdominalen, interkorporellen) Spondylodese. Beide haben Vor- und Nachteile, die gegeneinander abzuwägen sind: Gefahren, Schwierigkeit der ventralen Spondylodese vor allem bei stärkeren Verschiebungen, Notwendigkeit der Verspanung von zwei Segmenten bei dorsalem (interspinalem bzw. postero-lateralem) Zugang usw. (s. Abb. 58.5 u. **Abb. 58.6**).

Außerdem kann man die beiden Wirbel in verschobener Stellung, «*in situ*», spondylodesieren oder aber zuerst zu reponieren versuchen. Ideal wäre natürlich das Zweite. Hier aber beginnen die Probleme:

Reposition oder Spondylodese in situ?

Bei Kindern im Wachstumsalter lässt sich der abgeglittene Wirbel manchmal konservativ, mit Extension, noch reponieren. Er rutscht jedoch sofort wieder ab, wenn es nicht gelingt, ihn operativ zu stabilisieren.

Bei **stärkeren Verschiebungen** und **bei Erwachsenen** ist eine Reposition nur operativ und nur unter Anwendung großer Kräfte und mit entsprechenden Instrumentarien möglich. Dies ist nicht ungefährlich: Das **Risiko** neurologischer Komplikationen ist groß, bei Erwachsenen wohl zu groß, um die Reposition in jedem Fall zu rechtfertigen.

Die Reposition muss aber auch bis zur Konsolidation der Spondylodese gehalten werden. Trotz massiver Implantate und Knochenspänen kommt es wegen der großen wirkenden Kräfte immer wieder zu *Redislokationen*, Implantatbrüchen und *Pseudarthrosen* (zur Operationstechnik vgl. Kap. 59.3.4).

Die Notwendigkeit zur **Reposition** ist selten zwingend: Bei alleinigem Gleiten nach ventral, solange die Wirbelsäule einigermaßen im Lot steht, ist der Vorteil im Verhältnis zum Risiko gering. In den seltenen Fällen mit starkem Abkippen nach vorn, mit *schweren statischen Störungen* (lumbale, nicht aufrichtbare Kyphose) und entsprechenden Beschwerden, ist eine Verbesserung der Situation mit der Reposition wünschenswert und möglich. Die Operation ist entsprechend heikler. Für die Indikation ist wahrscheinlich der Abkippwinkel, d.h. die *lumbale Kyphose*, wichtiger als die Gleitdistanz (vgl. Abb. 58.1 mit Abb. 58.2).

In den meisten übrigen Fällen bringt die **Spondylodese in situ** gute Resultate. Die Operationsrisiken sind kleiner, das Problem der Redislokation besteht nicht, nötig ist lediglich eine Ruhigstellung bis zur knöchernen Fusion (s. Abb. 58.5 u. Abb. 58.6).

Ein günstiges Verhältnis zwischen Nutzen und Risiko hat die postero-laterale Spondylodese ohne intraoperativen Repositionsversuch und die Operation bei Adoleszenten unter 19 Jahren.

Bei **einfachen Lysen**, ohne oder mit nur geringer Verschiebung, bei Ermüdungsfrakturen, kommt eine *Osteosynthese* zur Wiederherstellung des Wirbelbogens in Betracht, etwa mittels Cerclage oder direkter Verschraubung(Hakenschraube). Dies hat den Vorteil, dass kein Segment versteift werden muss.

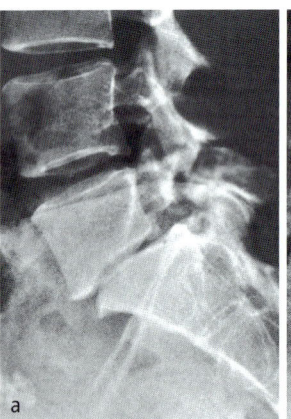

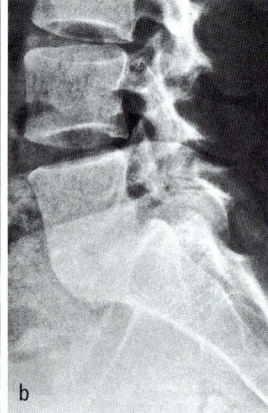

Abb. 58.6:

a) Röntgenbild der Lumbosakralgrenze einer *33-jährigen Frau*, welche seit längerer Zeit starke, therapieresistente und unter Beanspruchung zunehmende *Kreuzschmerzen* hatte. Das Bild zeigt eine **Spondylolisthesis** mit geringem Gleiten, aber einer massiven Osteochondrose. Wegen der Schmerzen wurde eine *Spondylodese* gemacht.

b) Kontrollbild *2½ Jahre später*: Vollständige Fusion der Wirbelkörper L4 und L5. Es war eine *interkorporelle* Verblockung mit kortiko-spongiösen Spänen von einem *ventralen* Zugang aus gemacht worden (vgl. Abb. 59.22). Bei dieser Operationstechnik muss *nur ein* Segment versteift werden. Die primäre Stabilität war gut, so dass die Patientin nach kurzer Zeit wieder mobil war. Seither ist sie beschwerdefrei und wieder leistungsfähig.

Neurologische Komplikationen

Neurologische Störungen sind bei unbehandelten Spondylolisthesen verhältnismäßig *selten*. Sie können u. U. einen Repositionsversuch angezeigt erscheinen lassen.

In manchen Fällen mit vorwiegend *ausstrahlenden Schmerzen in die Beine* ist die Frage, wie weit eine Kompression von Nervenwurzeln eine Rolle spielt, oft schwierig zu entscheiden. Eine Abklärung mittels CT, evtl. Myelographie, ist dann zweckmäßig, besonders auch, da nicht ganz selten zusätzlich ein Bandscheibenprolaps besteht. Im Übrigen sind eindeutige neurologische Ausfallserscheinungen relativ selten, da trotz röntgenologisch erheblicher Verschiebung für die Cauda equina meistens genügend Platz bleibt (wegen der Elongation des Bogens, s. **Abb. 58.7**).

In solchen Fällen hat die alleinige Entfernung der beweglichen dorsalen Bogenhälfte *(Dekompression)* als Palliativoperation bei älteren Erwachsenen manchmal Erfolg, allerdings weniger konstant als die Spondylodese.

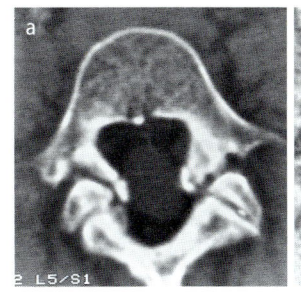

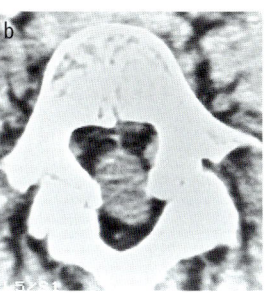

Abb. 58.7: **Der Wirbelkanal bei der Spondylolisthesis** ist meist weiter als normal, und der Duralsack hat genügend Platz. So kommt es selten zu neurologischen Störungen (CT auf Höhe L5).
a) Knochenstruktur mit Unterbruch der Bogenwurzel. Der Kanal ist abnormal weit.
b) Der Duralsack ist im Kanal nicht beengt.

58.3
Wirbelverschiebungen ohne Spondylolyse

Von der typischen Spondylolisthesis bei Spondylolyse lassen sich Wirbelverschiebungen infolge von *Instabilität anderer Genese* fast immer gut **unterscheiden**. Der Gleitprozess ist in der Regel nur gering.

- **Degenerative Spondylolisthesis** *(Pseudospondylolisthesis)*: Wirbelgleiten nach vorne bei Segmentinstabilität. Normalerweise verhindern die kleinen Wirbelgelenke durch ihre geometrische Konfiguration ein Gleiten nach vorne. Ist diese Funktion infolge von Deformitäten und/oder degenerativen **Arthrosen der lumbalen Fazettengelenke** gestört, kann es zur Sponylolisthesis kommen bei intaktem Wirbelbogen (v. a. L4–5 und L3–4). Die Verschiebung beträgt meist nur wenige Millimeter. Trotzdem kann diese Störung Schmerzen verursachen, sowohl *mechanischer Art* als auch auch durch *Nervenwurzelkompression*, weil damit der Spinalkanal lokal verengert wird. Klinik und Therapie siehe bei den «degenerativen Krankheiten», Kapitel 59.1.1, und bei der Spinalstenose, Kapitel 59.5.
- **Retrolisthesis:** *Rückwärtsgleiten* eines Wirbels, typisches Begleitzeichen einer *Bandscheibenerniedrigung*, ebenfalls degenerativ bedingt. Die intakten kleinen lumbalen Wirbelgelenke zwingen diese Verschiebung herbei (s. Abb. 59.4 u. Abb. 59.5). Auch diese Verschiebung kann durch ihre *Instabilität* Beschwerden wie die degenerative Spondylolisthesis verursachen und wird auch in Kapitel 59.1.2 besprochen.
- Die **Spondylolisthesis** *im Alter* bei massiver **Osteoporose** ist wahrscheinlich nicht mit einer Spondylolyse, sondern mit Einbrüchen der Knochenstruktur verbunden.
- **Drehgleiten:** Bei Skoliosen, Bandscheibendegeneration, als Traumafolge (s. Abb. 59.11).
- *Wirbelverschiebungen* bei **Wirbeldestruktion** infolge Tumor, Infekt, Trauma (Frakturen, Luxationen) usw. (siehe dort).

59 Degenerative Krankheiten der Wirbelsäule

59.1
Allgemeines

59.1.1
Rückenschmerzen, degenerative Erkrankungen und biopsychosoziale Wechselwirkungen

Wirbelsäule und Rückenschmerzen

Degenerative Veränderungen an der Wirbelsäule sind *häufige* und geläufige pathologisch-anatomische Befunde. Sie stellen sich auch auf Röntgenbildern einwandfrei und deutlich als Osteochondrosen, Spondylosen, Spondylarthrosen usw. dar.

Rückenschmerzen in Praxis und Klinik sind *nicht weniger häufig* und geläufig. Als Klagen der Patienten sind sie grundsätzlich nicht objektivierbar.

Es liegt nahe, einen **kausalen Zusammenhang** zwischen beiden anzunehmen, ja sie einander gleichzusetzen, was früher auch auf weite Strecken geschah.

Es hat sich indessen erwiesen, dass *Röntgenbefunde und Schmerzangaben* längst *nicht immer übereinstimmen* und es überaus schwierig ist, kausale Zusammenhänge wissenschaftlich einwandfrei nachzuweisen.

Da die klinische Untersuchung von Patienten mit Rückenschmerzen meist **wenig objektivierbare Symptome** zu Tage fördert, liegt ein eigentlicher Beweisnotstand vor. Daraus ist eine diagnostische Unsicherheit entstanden, die sich in einer verwirrenden, wenn nicht irreführenden Nomenklatur niederschlägt:

So werden abwechslungsweise pathologisch-anatomische Begriffe (z. B. «Bandscheibendegeneration»), aber auch radiologische (Spondylosen, Spondylarthrosen, Instabilität), klinische (Lumbago, Lumbalgie, Ischias, «low back syndrome») und hypothetische (vertebrales, spondylogenes Schmerzsyndrom), um nur einige wenige zu nennen, als Diagnose verwendet.

Dieser Zustand lässt sich durch neue Begriffe vielleicht verbessern, doch sollten sie zur Klärung und nicht zur Verschleierung unseres Nichtwissens dienen.

Tatsächlich ist in manchen Fällen ein kausaler Zusammenhang zwischen Schmerzen und degenerativen Veränderungen an der Wirbelsäule erwiesen, in anderen ist er wahrscheinlich, doch in der Mehrzahl ist **die Ursache der Schmerzen** nicht eindeutig zu eruieren, und dies trotz einem imponierenden Arsenal von diagnostischen Apparaten.

Dass diese Unsicherheit eine *objektive Beurteilung* und *Begutachtung von Rückenschmerzen* nicht erleichtert und auch oftmals zu Meinungsdifferenzen führt, ist nicht erstaunlich. Die damit zusammenhängenden Probleme sollen *einleitend angesprochen* werden. Im Folgenden sollen dann die einigermaßen gesicherten pathophysiologischen Zusammenhänge beschrieben, schließlich in Kapitel 59.3.2 einige pragmatischen *Richtlinien* gegeben werden *für Ärzte, die in Praxis und Klinik Patienten mit Rückenschmerzen zu beurteilen und zu behandeln haben.*

Selbstverständlich muss es das Bestreben der Forscher bleiben, die **wissenschaftliche Basis** für die Praxis zu liefern, während Praktiker und Therapeuten die Forschungsresultate auch zur Kenntnis nehmen und nicht nur nach unkontrollierten Hypothesen, Theorien und Meinungen Therapie betreiben sollten.

Wirbelsäulendegeneration: Normale Alterserscheinung oder Krankheit?

Bis zu einem gewissen Grad sind Degenerationserscheinungen an der Wirbelsäule normale Alterungsvorgänge. So findet man z. B. bei Männern nach dem 50. Altersjahr in 90% spondylotische Randzacken. *Nur ein kleiner Teil* dieser Veränderungen wird auch

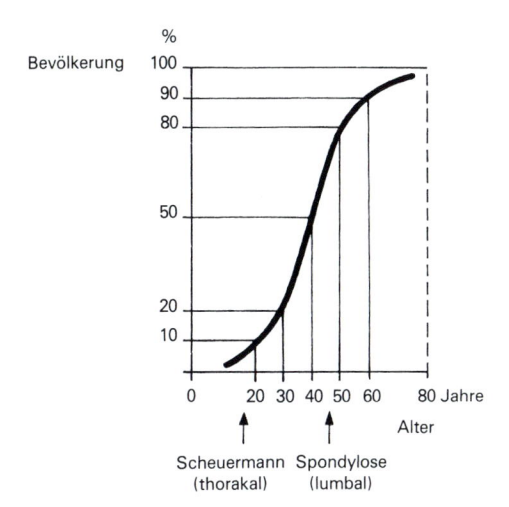

Abb. 59.1: Degenerative Veränderungen der Wirbelsäule sind nach einer Statistik von Junghanns, der über 4000 Wirbelsäulen pathologisch-anatomisch untersuchte, eine **Alterserscheinung**. Im Laufe des Lebens bekommen praktisch alle Leute eine «Spondylose», welche allerdings in den meisten Fällen symptomlos verläuft.
Der erste Anstieg der Kurve fällt mit den (meist thorakalen) Veränderungen des M. Scheuermann zusammen. Mit etwa 40 Jahren haben bereits 50% der Bevölkerung Spondylosezeichen, mit 60 Jahren sind es 90%. Im Alter sind vorwiegend die beweglichen Abschnitte lumbal und zervikal betroffen.

klinisch manifest. Von Krankheit kann man eigentlich nur sprechen, wenn massive Veränderungen ungewöhnlich früh zu stärkeren Beschwerden führen. Diese Tendenz wird möglicherweise durch die Lebensweise des zivilisierten Menschen gefördert (**Abb. 59.1**).
Eine *gesicherte Ursache* frühzeitiger Abnutzungs- und Verschleißerscheinungen sind alle *Wirbelsäulenaffektionen*, die statische Störungen im komplizierten Stützgerüst der Wirbelsäule hervorrufen – und damit *sekundäre degenerative Veränderungen*.

Epidemiologie

Rückenschmerzen, vor allem Kreuz- und Nackenschmerzen, sind bei Erwachsenen überaus *häufig*, nehmen mit dem Alter zu, gehören beinahe zum hohen Alter. Nur bei Kindern ist länger dauerndes «Rückenweh» noch so ungewöhnlich, dass eine einlässlicher Abklärung notwendig ist. In der Adoleszenz jedoch häufen sich bereits die Rückenschmerzen (vgl. Abb. 50.12).
Die **degenerativen Veränderungen** der Wirbelsäule zeigen ein ähnliches Bild. Beide Erscheinungen laufen statistisch weitgehend parallel, doch im Einzelfall ist eine Korrelation, wie erwähnt, keineswegs immer gegeben.

Eindeutige Risikofaktoren für Kreuzschmerzen (Lumbago) sind (zum Teil nach White and Panjabi):

- Wirbelsäulenpathologie
- Autofahren, v.a. Lastwagen, schwere Vehikel
- Rauchen, chronischer Husten
- manuelle Arbeit: Gewichte, Lasten heben, tragen, ziehen, stoßen, drehen, bücken, Arbeit in gebückter Stellung, am Boden (Bau-, Transportgewerbe, Krankenpflege u. ä.) (vgl. **Abb. 59.2**).

Wahrscheinliche Risikofaktoren für Kreuzschmerzen sind:

- Presslufthämmer
- Joggen, Skilaufen
- mehrere Geburten
- sitzende Arbeit
- mit emotionalem Stress verbundene Arbeit
- psychische Faktoren

Prävention

Prävention kann darin bestehen, die Risikosituationen zu vermeiden, was bei manchen durchaus möglich ist (z.B. Rauchen), bei anderen weniger (manuelle Arbeit) oder gar nicht (WS-Pathologie). **Manuelle Arbeit** wird es immer brauchen. Hier sind *zwei Strategien* im Gebrauch:

1. *rückengerechte Arbeitsplätze*, Empfehlungen für *rückengerechtes Verhalten*, z.B. «Last nahe am Körper», «Rücken aufrecht» usw. (Rückenschule s. Kap. 59.3.2)
2. *Elimination* potenziell *Gefährdeter* von bestimmten Arbeitsplätzen.

Beide Strategien sind wohl notwendig, haben aber **ihre Schwächen**: *Rückengerechte Arbeitsplätze* sind leider bis heute die große Ausnahme geblieben, Empfehlungen sind wenig effizient, gute Ratschläge sind oft praxisfremd und bleiben fromme Wünsche.
Andererseits führt die wachsende Tendenz mancher Firmen, *Arbeitnehmer auf Grund von Wirbelsäulenscreenings* (z.B. Röntgenbildern) selektiv *abzulehnen*, zu Diskriminierung einzelner Gruppen.
Schwimmen und Gehen (Wandern) schaden dem Rücken nicht, im Gegenteil.

Biopsychosoziale Betrachtung

Wirbelsäulenpathologie und -beanspruchung sind *nur ein* Aspekt eines ungemein vielschichtigen «multifaktoriellen» Komplexes, der den **Menschen als** *ganzheitliches* **Individuum** trifft, beeinträchtigt, verändert, beschädigt und sein Leben grundlegend verwandeln kann. Neben den biologischen haben psychosoziale Gegebenheiten und Folgen einen entscheidenden Einfluss auf den Verlauf, auf die Zukunft des Betroffenen. Die **Bedeutung** *einer biopsychosozialen Betrachtungsweise* **für die Beurteilung**, Behandlung und Betreuung von Rückenleiden kann nicht genug betont werden. Hier kann und muss auf Kapitel 35: «Psychosomatik» und Kapitel 10.1 verwiesen werden.

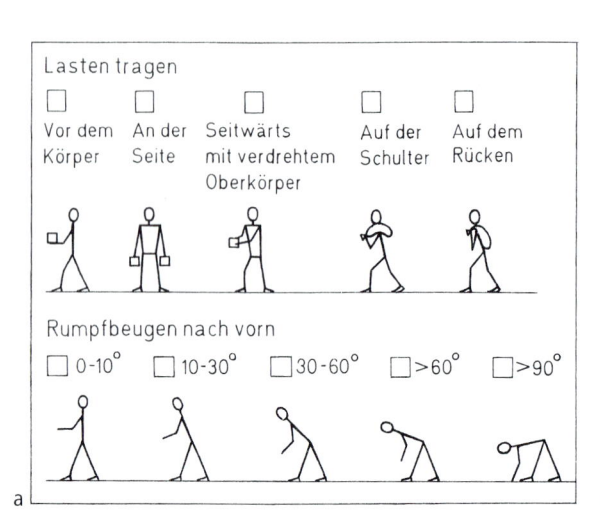

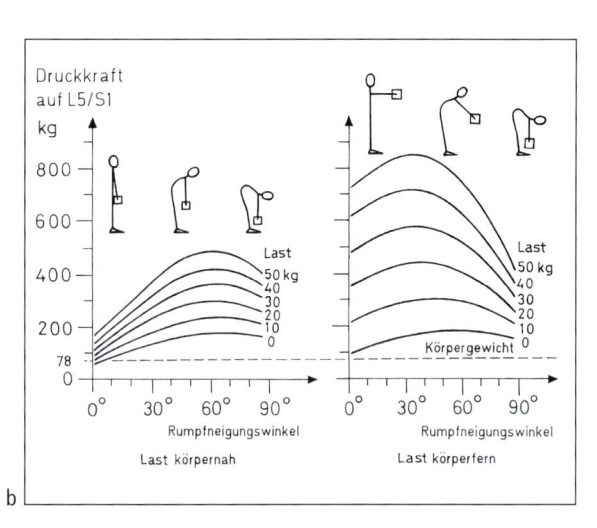

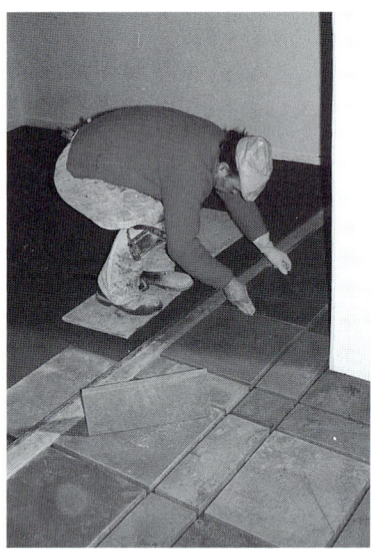

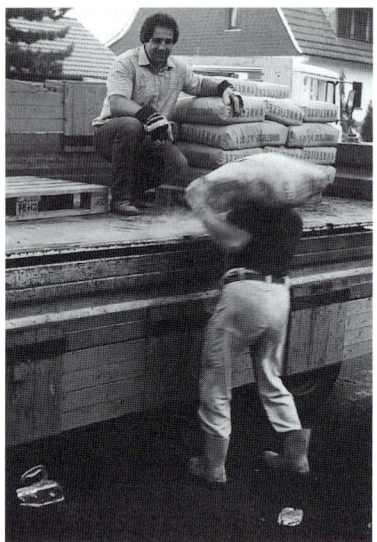

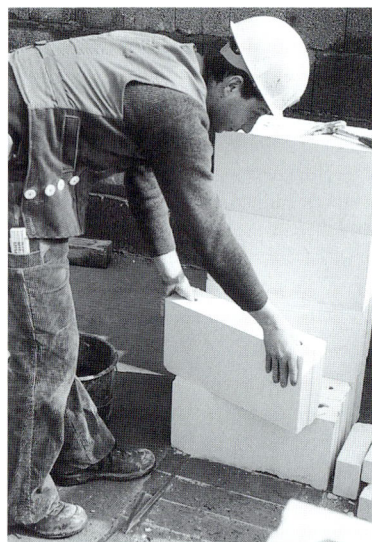

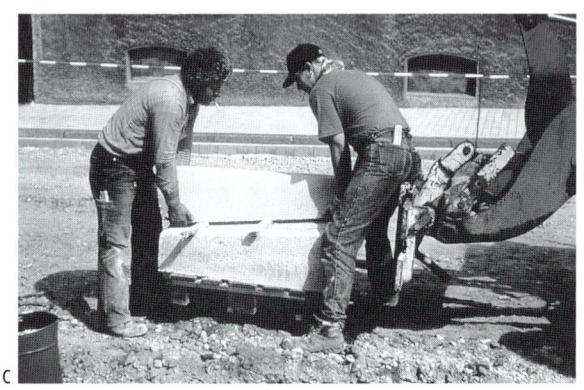

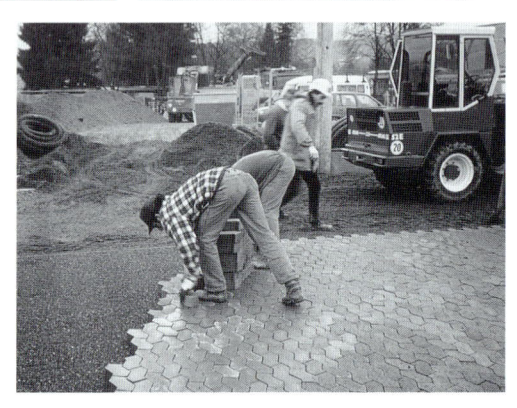

Einzelne **Problemkreise** sind:

- Herkommen, kultureller Hintergrund, Kindheit, Familienstrukturen und Tradition, sozialer Status
- mentale Fähigkeiten, Schulanamnese, Ausbildung, gelernter Beruf oder ungelernte Arbeit, Anpassungsfähigkeit, Sprachkenntnisse, Integration in der Gesellschaft, in der Arbeitswelt

◀ **Abb. 59.2: Manuelle Schwerarbeit** bringt massive **Beanspruchung der Lendenwirbelsäule** mit sich.
a) Besonders große Beanspruchung bringt das **Lastentragen**. Das Anheben, Verschieben, Platzieren und Tragen von schweren Lasten ist längst nicht immer in den von der Rückenschule empfohlenen Körperhaltungen und mit den entsprechenden Bewegungsabläufen möglich. Gärtnerarbeit, Putzen, Plattenlegen, Pflege bettlägeriger Patienten und viele andere Tätigkeiten können häufig nicht anders als *in vornüber geneigter Körperhaltung* ausgeführt werden. (Ausschnitt aus einem Arbeitserhebungsblatt).
b) *Lasten heben* bringt **massiv erhöhte Druckbeanspruchung** der Lendenwirbelsäule. Im aufrechten Stehen, mit axialer Belastung (z. B. Last auf dem Kopf) entspricht die Kraft etwa der Summe von Rumpfgewicht und Last. Die Beanspruchung steigt drastisch an mit dem Hebelarm, d. h.
1. mit der Rumpfbeugung nach vorne und
2. mit dem Abstand der Last vom Körper
links: Der errechnete Anstieg der Druckkraft auf die lumbo-sakrale Bandscheibe erreicht sein Maximum bei etwa 60° Flexion.
rechts: Wenn die Last weiter weg vom Körper angehoben bzw. platziert werden muss, steigen die Kräfte auf extreme Werte, die mehrere 100 kg erreichen können.
c) **Große Belastungen werden gefordert** im *Bau-* und *Transportgewerbe*, in der *Landwirtschaft*, in der *Kranken-, Kinder-* und *Altenpflege* und *in vielen anderen Berufen*. Bücken, Kauern, seitliche Verwindungen und Verdrehungen unter Last lassen sich bei vielen Arbeiten nicht vermeiden. «Rückengerechtes Verhalten» bleibt dann in der Praxis oft ein frommer Wunsch (vgl. Abb. 59.15 u. Abb. 16.2).

- familiäre Verhältnisse, Unterhaltspflichten, Verantwortungen bzw. Abhängigkeiten u. a. m.

Es ist eindeutig erwiesen, dass all dies einen entscheidenden *Einfluss auf die Prognose*, sowohl mit als auch ohne Therapie hat. Ohne genaue Kenntnisse dieser Faktoren sollten *keine Operationsindikationen* gestellt und auch *keine* aufwändigen invasiven Abklärungen unternommen werden. Nichtbeachtung dieser Grundregel führt mit Sicherheit zu Misserfolgen, oft zu Katastrophen.

Psychosomatische Wechselwirkungen spielen eine dominante Rolle. Die Verhältnisse können sehr kompliziert und schwer durchschaubar sein. Oft sind sie dem Patienten unbewusst (Konversionen), manchmal sind sie für ihn existenziell (sekundärer Krankheitsgewinn). Ihr Vorhandensein muss, wenn nicht verstanden, doch mindestens erkannt werden.

Für diese Patienten gilt das oben Gesagte: *Operationen* sind in der Regel *kontraindiziert*.

Versicherungen und «Versicherungsneurosen», Aggravation und Simulation

Große Anstrengungen wurden und werden unternommen, um «echte» von «unechten» Schmerzen zu *unterscheiden*. Da es bis heute kein «Dolometer» bzw. «Algometer» gibt, ist der Untersucher (Arzt, Gutachter, «Vertrauensarzt» etc.) auf **die Angaben des Patienten** angewiesen, und es bleibt ihm letztlich nichts anderes übrig, als ihn zu fragen, ob und welche Schmerzen er habe und ihm schließlich zu glauben oder nicht – eine für im Geiste der Wissenschaft erzogene Mediziner lästige Situation.

Selbstverständlich wurde versucht, das *Problem in den Griff zu bekommen*, und zwar mit allen möglichen Mitteln. Die meisten haben sich als wenig tauglich erwiesen:

Objektive somatische Befunde: Sie *korrelieren* auch bei durchaus ehrlichen Leuten oft *schlecht* mit den Schmerzen und dem Gesamtbild.

«Waddells signs»:[1] Wenn drei von fünf Tests, die für «nichtorganisches Schmerzverhalten» typisch sein sollen, positiv sind, könne die Schmerzangabe mit Wahrscheinlichkeit als nichtorganisches und somit psychologisches Schmerzverhalten interpretiert werden. Die Tests beinhalten: Empfindlichkeit auf leichte Palpation; Schulter- und Beckenrotation, leichten axialen Druck auf den Kopf; Ablenkungsmanöver (z. B. Lasègue im Sitzen); pseudoparalytische und parästhetische Äquivalente; Überreaktion, verbal und mit Körpersprache, Tremor, Schwitzen etc.

Waddells Test (und ähnliche) wurden als *prädikativ* für eine schlechte Prognose angesehen, aber auch benutzt, um Simulation aufzudecken. **Die biopsychosoziale Betrachtungsweise** sieht es etwas anders:

Die Tests sind typisch für psychosomatische Interaktionen und sind ähnlich jenen der mit Psychosomatik befassten Psychiater (s. Kap. 35.1). Sie zeigen lediglich, dass diese Patienten Probleme haben, denen mit somatischen Therapien nicht beizukommen ist und die deshalb eine schlechte Prognose haben. Dies bedeutet nicht, dass man therapeutisch hilflos sei, doch sind *andere* Zugänge zum Patienten und *andere* Strategien notwendig, wie sie von psychiatrischer Seite konzipiert und angeboten werden (s. Kap. 35.3).

Dass in dieser Gruppe nach wie vor viele Patienten nur *geringe Chancen* auf Genesung und Wiedereingliederung haben, bleibt leider ein Faktum. Es sind wiederum vor allem jene mit anderem kulturellen und niedrigem sozialen Hintergrund, mit geringer Ausbildung und beschränkter Anpassungsfähigkeit,

---

1 Waddell, G. et al.: Non organic physical signs in low back pain. Spine 5:117 (1980)

alles Voraussetzungen, welche diesen bedauernswerten Patienten in unserer modernen und globalen Gesellschaft wenig Spielraum lassen.

Echte Simulation ist erstaunlich selten und auf die Dauer schwierig aufrechtzuerhalten. **Gutachter** sehen sich viel häufiger kranken Menschen gegenüber, die in ihrem Lebensnerv und Lebenssinn getroffen sind und in ihrer Ganzheit beurteilt werden müssen, eben aus biopsychosozialer Sicht.

59.1.2
Pathophysiologie, Verlauf und Röntgenbefund

(Allgemeines s. Kap. 50.1).

Die **Bandscheiben** sind ausgesprochen *bradytrophe*, nicht vaskularisierte Gewebe. Als solche sind sie den normalen Alterungsvorgängen und dem **mechanischen Verschleiß** besonders unterworfen und verändern dann auch ihre *mechanischen* Eigenschaften:

- Der *Wassergehalt* des Gallertkernes nimmt ab und damit auch sein *Turgor*. Mit dem Verlust des hydrostatischen Druckes gehen auch die Pufferwirkung der Bandscheibe, die gleichmäßige Druckverteilung und die geführte Rollbewegung verloren (**Abb. 59.3**).
- Der *Faserring* wird rissig, er bekommt Lücken, durch welche Teile des Gallertkerns herausquellen können. Ein solcher «*Bandscheibenvorfall*» (Diskushernie) kann zu plötzlichen akuten Komplikationen führen (s. Kap. 59.4).

Als Folge dieser degenerativen Vorgänge wird die vorher straffe, druckelastische Bandscheibe schlaff, der Faserring gelockert, *das Bewegungssegment wird* **instabil** und der glatte Bewegungsablauf unregelmäßig und holprig, seitliche Scher- und Drehbewegungen treten auf.

Man kann mittels der früher gelegentlich geübten *Diskographie* diese Veränderungen darstellen: Unter Röntgenkontrolle wird der Nucleus pulposus mit einer Nadel von dorsal her angestochen und mit einem Röntgenkontrastmittel gefüllt. Seine Form zeigt das Stadium der Degeneration, ein Austreten des Kontrastmittels eine Ruptur des Anulus fibrosus (s. Abb. 59.44).

Dass diese Veränderungen unmittelbar *für die* **Schmerzen** verantwortlich sind, ist unwahrscheinlich: Degenerierte Bandscheiben sind bei zunehmendem Alter ein praktisch normaler Befund, und zwar auch bei Leuten, die keine Rückenschmerzen haben, so dass man formulieren könnte: «*Eine degenerierte Bandscheibe an sich verursacht keine Schmerzen.*» Schmerzhaft sind die dadurch entstehenden Komplikationen: Instabilität, Kompression von Nerven, mechanische Störungen im Wirbelgefüge.

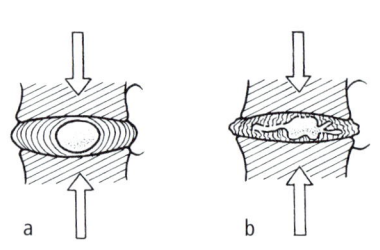

Abb. 59.3: Bandscheibendegeneration.
a) Die jugendliche Bandscheibe hat einen erheblichen *Turgor* und kann damit große Belastung aufnehmen, sowie als *Stoßdämpfer* wirken und kontrollierte Bewegung übertragen (s. Kap. 50.3 u. Abb. 50.8).
b) Abnehmender Wassergehalt mit Verlust des Turgors ist bis zu einem gewissen Grad eine natürliche Alterserscheinung, aber auch Ausdruck der *Degeneration* des bradytrophen Gewebes. Die mechanische *Beanspruchung* wird nicht mehr abgefangen, sondern trifft den ungeschützten Knochen direkt. Dieser reagiert, als stoffwechselintensives Gewebe, mit Sklerosierung, Umbau, Abbau, den Zeichen der «*Spondylose*».

Erstes Stadium: Instabilität

Diese Instabilität kennzeichnet das erste Stadium der Bandscheibendegeneration *(Chondrose)* und verursacht *erstmals Beschwerden*, etwa intermittierende Schmerzen bei stärkerer Beanspruchung.

Plötzliche Schmerzattacken hat man sich mit Einklemmungserscheinungen an den kleinen Wirbelgelenken erklärt.

In diesem Stadium zeigen Röntgenaufnahmen oft noch keine pathologischen Veränderungen, manchmal eine geringfügige Verschmälerung des Intervertebralraumes, weil die Bandscheibe bereits niedriger geworden ist, oder kleine Randzacken an den Vorderkanten der Wirbel als *Ausdruck der* **beginnenden Spondylose**.

In diesem Stadium ist das Austreten einer *Diskushernie* am häufigsten. Das entsprechende akute klinische Bild ist in Kapitel 59.4 besprochen.

Durch die Instabilität werden abnormale leichte Verschiebungen der Wirbelkörper gegeneinander möglich, die mit der Zeit auch auf dem Röntgenbild erkennbar werden (s. Kap. 58.3).

- Rückwärtsgleiten (Retrolisthesis, **Abb. 59.4**)
- Vorgleiten (Pseudospondylolisthesis, Abb. 59.29).
- seitliches Wirbelgleiten (Drehgleiten, Abb. 59.11).

Durch solche Verschiebungen werden auch **die kleinen Wirbelgelenke** inkongruent (Subluxationen), was zu Schmerzen und degenerativen Arthrosen (Spondylarthrose) führen kann (**Abb. 59.5**).

Mit der Zeit wird die zerrüttete Bandscheibe immer niedriger, und die benachbarten Wirbelkörper, die ursprünglich durch den Bandscheibenpuffer auf Distanz gehalten und abgefedert wurden, nähern sich

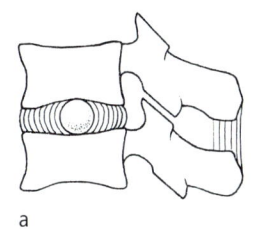

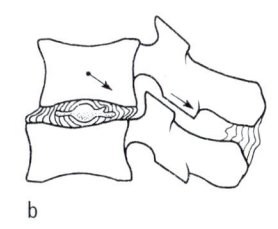

Abb. 59.4: Retrolisthesis.
Das Zusammensintern der Bandscheibe hat nicht nur eine Verminderung der Höhe, sondern auch ein *Zurückgleiten des oberen Wirbels nach dorsal* («Retrolisthesis») zur Folge, eine Verschiebung, die durch die schräg gestellten Wirbelgelenke erzwungen wird.
Durch diese Verschiebung wird das *Zwischenwirbelloch* verengt. Dadurch kann die abgehende Nervenwurzel komprimiert werden, mit den entsprechenden Symptomen einer Ischias (s. Abb. 59.5). Aber auch der Spinalkanal wird enger, was eine *Spinalstenose* zur Folge haben kann (s. Kap. 59.5). Allerdings ist die Retrolisthesis eine häufige Begleiterscheinung degnerativer Veränderungen an der Wirbelsäule im Alter ohne neurologische Symptome.

einander, bis schließlich die Bandscheibenreste dazwischen zerrieben werden und aufeinanderstoßen.

Instabilität als Schmerzursache?

Das *normale Bewegungsmuster* der einzelnen Wirbelsäulensegmente beruht auf einem komplizierten **Zusammenspiel** der einzelnen Elemente, die geometrisch genau aufeinander abgestimmt sind: Vereinfacht gesagt wirkt die Bandscheibe als Drehpunkt, während die Bewegungen in drei Ebenen durch die kleinen Wirbelgelenke (Fazettengelenke) geführt und unterschiedlich eng begrenzt werden (vgl. Abb. 50.8 u. Abb. 50.9). Der Faserring, die Gelenkkapseln und Bänder wirken ebenfalls als Stabilisatoren.

Degenerative Veränderungen eines dieser Elemente, v. a. der Bandscheibe oder der kleinen Gelenke, *stören diesen kontrollierten Bewegungsablauf.* Es hat sich gezeigt, dass solche unphysiologischen Bewegungen *unter Belastung Schmerzen* auslösen können. Vermutlich ist dies eine der häufigsten Ursachen von Nacken-, Rücken- und Kreuzschmerzen.

Da hier offensichtlich die für einen normalen Bewegungsablauf nötige Stabilität fehlt, spricht man von «**Instabilität**». *Die Diagnose zu stellen* ist allerdings keineswegs leicht (s. Kap. 59.1.3).

Segmental lokalisierte Instabilität ist *nicht gleichzusetzen* mit übermäßiger Beweglichkeit bzw. Hypermobilität: Letztere kann durchaus mit normaler beschwerdefreier Funktion vereinbar sein, während Instabilität durch pathologisch gestörten, schmerzhaften Bewegungsablauf in einem Segment charakterisiert ist, wobei die Beweglichkeit manchmal ab-

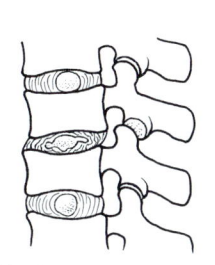

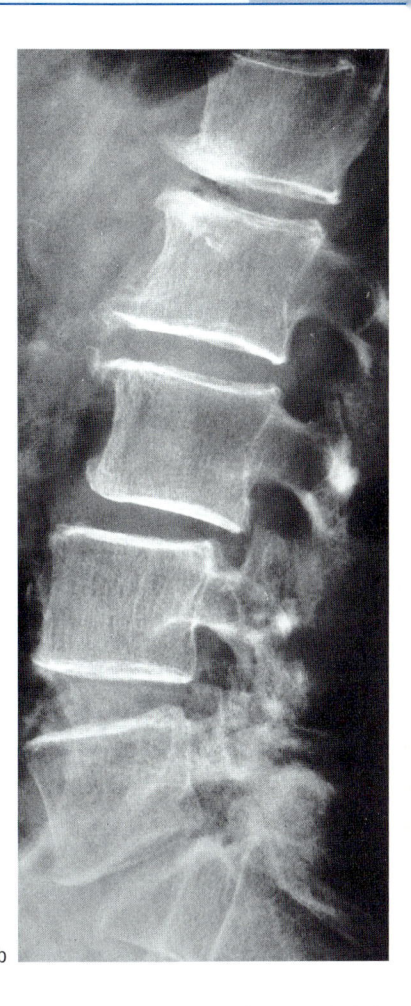

Abb. 59.5:
a) **Instabilität** und Inkongruenz im Bewegungssegment bei Bandscheibendegeneration: die mittlere der drei Bandscheiben hat ihren Turgor verloren und damit ihren Halt. **Unphysiologische Verschiebungen** sind möglich: nach *vorwärts* (Pseudospondylolisthesis) oder, wie auf der Abbildung, nach *hinten* (Retrolisthesis). Der Intervertebralraum wird schmäler, die Gelenkflächen der kleinen Wirbelgelenke verschieben sich gegeneinander, passen nicht mehr, werden inkongruent. Das Foramen intervertebrale wird enger. Alle diese Veränderungen können klinische Symptome auslösen. In diesem Stadium der Instabilität ist oft auf dem Röntgenbild kaum etwas zu sehen, doch können die Beschwerden intensiver sein als später, im Stadium der reaktiven Versteifung.
b) **Degenerative Veränderungen** an der Lumbalwirbelsäule einer *70-jährigen Frau.* Bandscheibenerniedrigung mit Retrolisthesis (Rückwärtsgleiten) des 3. Lendenwirbels gegenüber dem 4. Auch die Bandscheibe L1/L2 ist erniedrigt, die vorderen Wirbelkanten von L1 und L2 sind deformiert, sie haben Randzacken (Osteophyten) und eine starke reaktive Sklerose. Randzacken auch bei L2/L3 und Bandscheibenverschmälerung L5/S1.
Das Bild dieser Spondylose sieht ähnlich aus wie eine Arthrose, etwa am Kniegelenk, und die Pathogenese ist auch ähnlich.

normal groß, häufig aber auch stark eingeschränkt ist.

Die klinische Erfahrung hat gezeigt, dass die *Beschwerden* verschwinden oder wenigstens vermindert werden können, wenn es gelingt, **die schmerzhafte Beweglichkeit auszuschalten**, d. h. das Segment zu *stabilisieren.*

Dies ist in manchen Fällen mittels einer kräftig auftrainierten *Muskulatur* möglich. Wenn trotz konservativer Therapie die Schmerzen unerträglich bleiben, kann mittels einer *Spondylodese* eine definitive Versteifung durch knöcherne Fusion der benachbarten Wirbel herbeigeführt werden (s. Kap. 59.3.3).

Zweites Stadium: Knochenreaktionen

In diesem zweiten Stadium der Degeneration gehen reaktive Veränderungen vom gut durchbluteten Knochen aus. Es scheint so, als ob diese auf eine erneute Stabilisierung hinzielten, diesmal allerdings unter Versteifung des Bewegungssegmentes.

Die Vorgänge sind im Prinzip ähnlich wie bei der Arthrose der Extremitätengelenke. Sie erscheinen etwa *in folgender Reihenfolge* auf dem **Röntgenbild** (**Abb. 59.6**):

- *Randzacken* an Wirbelkörpern (Osteophyten: «Spondylose»)
- *Verschmälerung* des Intervertebralraumes («Chondrose»; **Abb. 59.7 a**)
- *Sklerosierung* der Deckplatten (Osteochondrose; **Abb. 59.7 b**)
- *Arthrosezeichen* (Osteophyten und Sklerosierung) an den kleinen Wirbelgelenken (Spondylarthrose; **Abb. 59.7 c**). Diese können die Nervenwurzeln, die unmittelbar dahinter liegen, direkt, aber auch

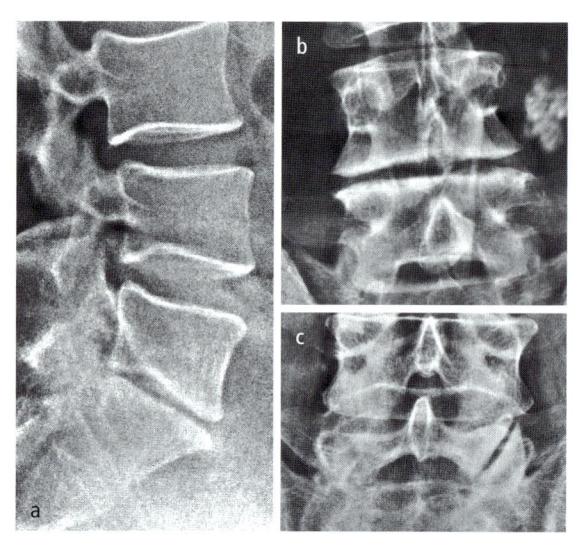

Abb. 59.7: Verschiedene **degenerative Veränderungen an der Lumbalwirbelsäule**.
a) Sog. **«Chondrose» des Lumbo-Sakralüberganges**: Die unterste Bandscheibe ist degeneriert und weitgehend zerstört, der Intervertebralraum ist sehr schmal geworden. Dies kann spontan auftreten, oft nach Diskushernien, regelmäßig auch nach Diskushernienoperationen, bei welchen der Nucleus pulposus ausgeräumt wurde. Nach der initialen Instabilität wird das Segment meist steif und wieder stabil, und damit oft auch einigermaßen beschwerdefrei.
Die Knochenstruktur der Wirbelkörper ist noch weitgehend normal, man erkennt die beginnende *Sklerosierung der Deckplatten*: «Osteochondrose».
b) Fortgeschrittene **Osteochondrose** im Bewegungssegment zwischen L4 und L5, mit Bandscheibenverschmälerung, starker subchondraler Sklerose der Deckplatten und Randzackenbildung. Diese Veränderungen sind besonders gut zu sehen, wenn der Intervertebralraum orthograd getroffen ist, wie hier im ap-Bild nach Teschendorff (s. a. Abb. 62.2).
c) Da *die kleinen Wirbelgelenke* schräg stehen, kommen sie normalerweise nur auf schrägen Aufnahmen zur Darstellung. Auch dort sind sie selten einwandfrei zu beurteilen. Auf diesem ap-Bild der Lumbosakralgrenze ist das linke Intervertebralgelenk zwischen L4 und L5 zufälligerweise orthograd getroffen. Es zeigt alle Merkmale einer Arthrose: Verschmälerung des Gelenkspaltes, Sklerose und Randzackenbildung: **«Spondylarthrose»**.

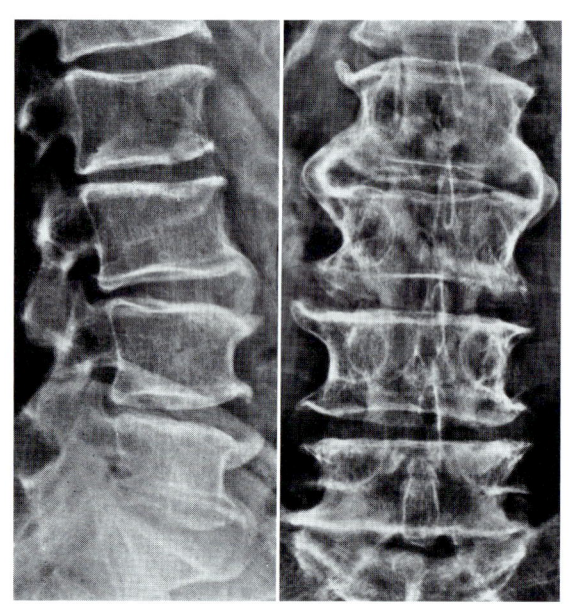

Abb. 59.6: Ausgeprägte **Spondylose** der Lumbalwirbelsäule eines 60-jährigen Mannes: Randzacken in allen Stadien, Konsolen- und Spangenbildung bis zur knöchernen Überbrückung einzelner Segmente (L2–L3). Dieses Bild entspricht einem fortgeschrittenen Stadium mit weitgehender Versteifung. Leichtere Formen sind sehr häufige Befunde. Im Alter zeigt fast jede Wirbelsäule solche Veränderungen. Die meisten davon werden klinisch nicht manifest. Andererseits ist bei der außerordentlichen Häufigkeit von Kreuzschmerzen ein kausaler Zusammenhang mit einer radiologisch feststellbaren Spondylose nahe liegend. Da *Röntgenbild und Klinik* aber längst *nicht immer übereinstimmen*, ist ein solcher Zusammenhang nicht ohne weiteres in jedem Fall anzunehmen. Dies zu wissen ist wichtig auch für die Beurteilung von Leistungs- und Arbeitsfähigkeit.

Fehlstellungen, Inkongruenz und degenerative Veränderungen der kleinen Wirbelgelenke spielen in der Wirbelsäulenpathologie wohl eine größere Rolle als wir wissen, doch ist ihr Nachweis selten so eindeutig wie in diesem Fall.

durch Einengung der Intervertebrallöcher, bedrängen (siehe «Zerviko-Brachialsyndrom», Kap. 53.2). Im lumbalen Bereich wurde versucht, klinisch ein **«Fazettensyndrom»** dingfest zu machen, in der Annahme, dass ein Teil der «pseudoradikulären» ausstrahlenden Schmerzen hier ihren Ursprung habe, vor allem bei älteren Menschen. Dies lässt sich nicht leicht beweisen. Lokale Infiltrationen unter Röntgen haben bisher weder diagnostisch noch therapeutisch eindeutig reproduzierbare Resultate gebracht (**Abb. 59.8**).
- *Spangenbildungen* (**Abb. 59.9**).

Diese *Röntgenzeichen* sind, wie erwähnt, im fortgeschrittenen Alter fast bei allen Leuten zu finden, *meist ohne oder mit nur geringen Beschwerden.*

Fortgeschrittenes Stadium: Versteifung

In den späteren Stadien dieser Entwicklung steht funktionell und klinisch die zunehmende Versteifung im Vordergrund. Diese Stabilisierung bedeutet eine *gewisse Selbstheilung* des betroffenen Segmentes (Abb. 59.9).

Allerdings ist die normale Funktion der Wirbelsäule als funktioneller Einheit gestört, besonders wenn damit Fehlhaltungen (Kyphosen, Skoliosen u. a.) verbunden sind. Nicht selten entstehen dann **Beschwerden in anderen Abschnitten der Wirbelsäule**, welche die verlorene Beweglichkeit kompensieren müssen (vor allem durch Hyperlordose von LWS und HWS).

Es muss betont werden, dass solche pathomechanischen Erklärungen zwar plausibel und wahrscheinlich sind, dass jedoch eine *Korrelation der klinischen Symptome* mit den pathologisch-anatomischen Befunden im Einzelnen *nicht* einwandfrei bewiesen ist. Röntgenbilder, CT und MRI können nicht ohne weiteres als Grundlage für die Beurteilung von Rückenbeschwerden und für therapeutische Indikationen dienen.

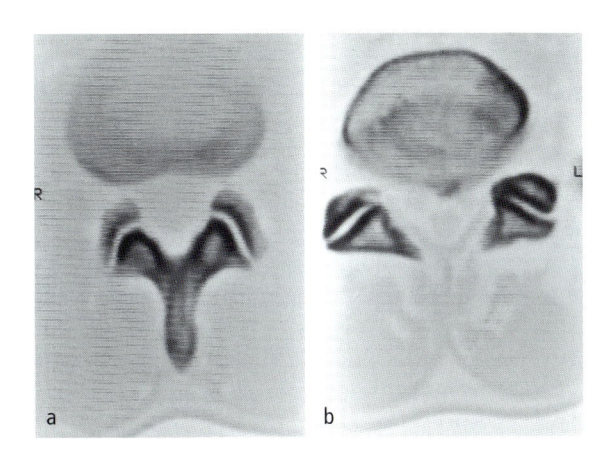

Abb. 59.8: Die kleinen Wirbelgelenke.
CT (Knochenfenster) eines *40-jährigen Mannes*:
a) Schnitt auf Höhe der *Bandscheibe L3/L4*. In der oberen LWS sind die Gelenke fast sagittal gestellt.
b) Auf Höhe von *L5/S1* sind sie annähernd frontal orientiert.
Die ventralen Gelenkfortsätze gehören zum unteren, die dorsal gelegenen samt Bogen und Dornfortsatz zum oberen Wirbel.
Die kleinen Gelenke sind oft recht unregelmäßig und weisen mit zunehmendem Alter sehr häufig degenerative Veränderungen auf (Spondylarthrose).
Es ist leicht zu sehen, dass die *Punktion* dieser Gelenke (von dorsal) nicht einfach ist.

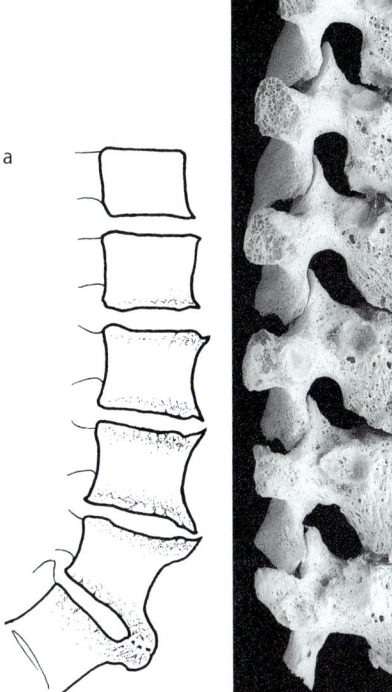

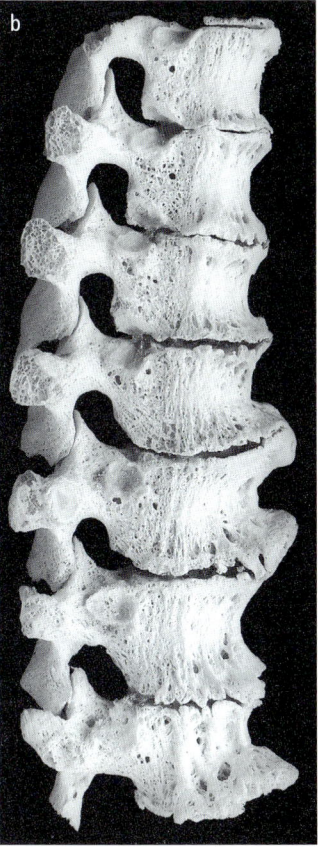

Abb. 59.9: Versteifende Spondylose.
a) Auf der Zeichnung ist die *Entwicklung der Spondylose*, von oben nach unten fortschreitend, *dargestellt*: Kleine Randzacken, in Wirklichkeit Randwülste, erscheinen am Bandansatz, wachsen einander entgegen, bis sie sich schließlich berühren und in Extremfällen das Bewegungssegment überbrücken und knöchern versteifen. Parallel dazu werden die Deckplatten sklerotisch.
b) *Präparat einer Spondylose* mit völlig versteifter Brustwirbelsäule. In diesem Stadium ist die Wirbelsäule zwar steif, dafür aber meist nicht mehr so schmerzhaft. Derart schwere hyperostotische Veränderungen sieht man allerdings nicht allzu häufig. Im Alter zeigen aber alle Wirbelsäulen mehr oder weniger starke spondylotische Veränderungen. Ihre *klinische Bedeutung* ist dann gering.

Sekundäre Spondylosen

Die beschriebenen Veränderungen treten besonders früh und schwer in Erscheinung **bei vorbestehenden Schäden** an der Wirbelsäule, welche die Statik des komplizierten Achsenorgans stören: Asymmetrische Belastung, Biegebeanspruchung statt axiale Kräfte usw. führen, ähnlich wie bei den Extremitätengelenken, zu *lokalisierten Spannungsspitzen* mit Überlastung an umschriebenen Stellen einzelner Wirbel und Bewegungssegmente. Hier setzen die degenerativen Veränderungen ein und verursachen lokalisierte Spondylosen und Spondylarthrosen. Diese Vorgänge sind röntgenologisch gut zu verfolgen.

Jeder vorbestehende Wirbelsäulenschaden kann den Degenerationsvorgang beschleunigen. So kommt es, dass fast jede Wirbelsäulenkrankheit schließlich «degenerativ entartet» (**Abb. 59.10** u. **Abb. 59.11** sowie **Tab. 59.1**).

Tabelle 59.1: Ursachen von degenerativen Wirbelsäulenveränderungen.

1. **Krankheiten, welche vorzeitig zu (sekundären) Spondylosen führen (Vorzustände).**

    1. **Kongenitale Störungen:**
        - Wirbelasymmetrien (kongenitale Skoliosen)
        - Übergangswirbel (Assimilationsstörungen, Nearthrosen)
    2. **Wachstumskrankheiten:**
        - Juvenile Skoliosen
        - Juvenile Kyphosen und Flachrücken: Scheuermann
        - Spondylolisthesis
    3. **Umschriebene Wirbelsäulendeformitäten**
        (Gibbus, Keilwirbel):
        - alte Frakturen und Luxationen
        - Infektionen (Spondylitiden)
        - Knochenkrankheiten (Osteoporose, Osteomalazie, Tumoren usw.)
    4. Andere **Wirbelsäulenverkrümmungen** und Fehlhaltungen:
        - pathologische Kyphosen, Skoliosen und Lordosen anderer Genese, z. B. bei Beckenfehlstellung und anderen statischen Störungen
    5. **Wirbelsäulenversteifungen,** lokalisiert oder generalisiert (z. B. Bechterew).

2. **Primäre degenerative Veränderungen an den Bewegungssegmenten.**

59.1.3 Diagnostik

Die Mehrzahl aller **Rückenbeschwerden** wird entweder der Rückenmuskulatur (v. a. bei Jüngeren) oder (hauptsächlich bei Älteren) degenerativen Wirbelsäulenveränderungen zugeschrieben. Der typische *Röntgenbefund* bei diesen ist leicht zu erkennen. Im Anfangsstadium fehlt er allerdings manchmal noch, und später, im Alter, ist er so häufig (z. B. spondylotische Randzacken), dass *nicht ohne weiteres ein Zusammenhang mit den Beschwerden* angenommen werden darf.

Es gilt also vor allem, **andere Schmerzursachen** zu *erkennen* oder *auszuschließen*:

Schmerzen, die von den **Bewegungssegmenten** ausgehen, werden in der Regel durch die *Beanspruchung der Wirbelsäule verstärkt*, verändern sich also je nach Stellung, Lage und Tätigkeit, während Schmerzen ausgehend von den Wirbelkörpern oder anderen inneren Organen davon weitgehend unabhängig sind (**Tab. 59.2**). *Muskelschmerzen* lassen sich am besten durch die Palpation abgrenzen: Empfindliche Muskulatur, Verspannungen, Verhärtungen, «Myogelosen».

Bei den gewöhnlichen, unspezifischen, bewegungsabhängigen Kreuzschmerzen, gleichgültig, ob mit oder ohne röntgenologisch nachweisbare Degenerationserscheinungen, ist in der überwiegenden Mehrzahl *keine* eindeutige Ursache zu finden, und somit steht auch *keine spezifische, kausale* Therapie zur Verfügung.

Lediglich ein kleiner Bruchteil aller Patienten hat Störungen, die einer solchen zugänglich sind. Es sind dies in erster Linie solche, bei denen **Nervenwurzeln** eingeklemmt sind. Dazu gehören:

- die Diskushernie als wichtigste, sodann
- die Stenose des lumbalen Wirbelkanals und evtl. weitere knöcherne Nerveneinklemmungen.

Anamnese und neurologische Untersuchung geben die wichtigsten Anhaltspunkte für **diese Differentialdiagnose**. Sie wird in Abschnitt «Neurologische Komplikationen» besprochen: «Diskushernie», siehe Kapitel 59.4 und «enger Spinalkanal», siehe Kapitel 59.5.

Akute, mechanisch ausgelöste Lumbago («Hexenschuss»)

Recht typisch sind die augenblicklich *einschießenden Kreuzschmerzen* beim so genannten **«Verhebetrauma»**: Beim Heben einer Last rutscht jemand aus und versucht, sich durch eine brüske Bewegung zu retten, ohne die Last fallen zu lassen, oder beim gemeinsamen Tragen stolpert sein Kollege, und er ver-

Abb. 59.10: Degenerative Veränderungen an der Brustwirbelsäule.
a) *20-jähriger Mann*, der während der Pubertät eine Scheuermann'sche Erkrankung durchgemacht hatte, welche an sich ausgeheilt ist, jedoch als bleibenden Schaden eine sog. **«Osteochondrose»** hinterlassen hat: Verschmälerte Bandscheiben, unregelmäßige Deckplatten mit Einbrüchen (alte Schmorl'sche Knötchen) und reaktiver Sklerosierung. Teilweise Versteifung der wegen der Keilform mehrerer Wirbel *kyphosierten Brustwirbelsäule*. Solche Wirbelsäulen können bei stärkerer Beanspruchung Schmerzen verursachen, bleiben aber auch erstaunlich oft beschwerdefrei (vgl. Kap. 56.2).
b) **Osteochondrose** und **Spondylose** bei einer *70-jährigen Frau* mit Rückenbeschwerden: Auch hier verschmälerte Bandscheiben und etwas unregelmäßige, sklerosierte Deckplatten. Dazu kommen reaktive Veränderungen an den Vorderkanten der Wirbel: Zacken-, Sporn- und Spangenbildung sowie die fast obligate *Osteoporose* des Alters. Auch diese Wirbelsäule ist stark *kyphosiert* und weitgehend steif. Steife Wirbelsäulen sind oft beschwerdefrei. Eine stärkere Osteoporose kann allerdings wieder zunehmende Schmerzen auslösen.

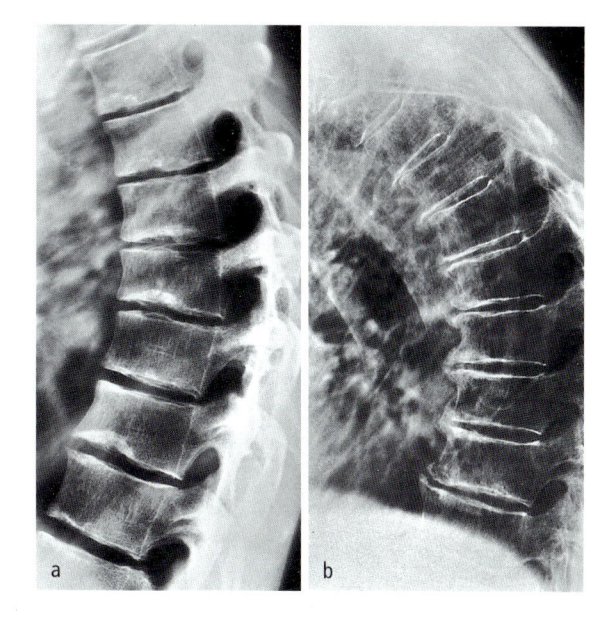

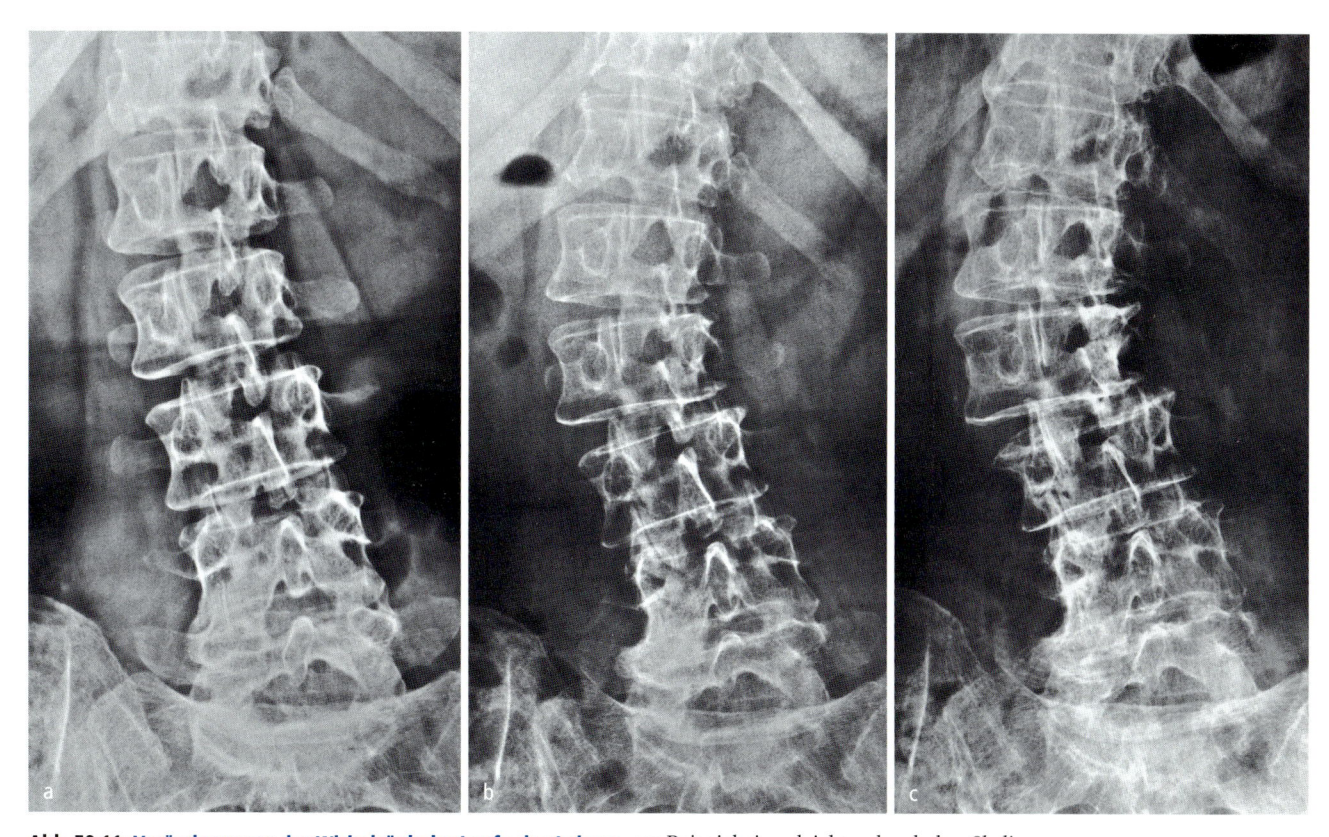

Abb. 59.11: Veränderungen der Wirbelsäule im Laufe des Lebens, am Beispiel einer leichten lumbalen *Skoliose*.
a) *Lumbalwirbelsäule einer 39-jährigen Frau*, die früher nie, seit einiger Zeit aber etwas Kreuzschmerzen hatte. Außer der skoliotischen Verkrümmung, welche seit dem Abschluss des Wachstums kaum mehr zugenommen hatte, keine pathologischen Veränderungen.
b) Röntgenbild derselben Frau *zwölf Jahre später*, im Alter von 51 Jahren: Jetzt sind deutliche degenerative Veränderungen sichtbar: asymmetrische Verschmälerung der Intervertebralräume, geringgradiges *Drehgleiten* zwischen L2 und L3, kleine Randzacken, Sklerosierungen, sowie Arthrosezeichen an den kleinen Wirbelgelenken, z. B. deutlich L3, L4. Überdies ist die Involutionsosteoporose gut zu erkennen.
c) Dieselbe Wirbelsäule *weitere elf Jahre später*, im Alter von 62 Jahren: Die degenerativen Veränderungen (Spondylose) haben stark zugenommen, ebenso das Drehgleiten und auch die Skoliose. Die ungünstige Statik verschlimmert die normalen Altersveränderungen, zu denen auch gewisse Degenerationserscheinungen fast obligat gehören.

Tabelle 59.2: Differentialdiagnose von Rückenschmerzen.

A. Spondylogene Schmerzen

I. Knochenveränderungen:

1. Angeborene Missbildungen

2. Statische und degenerative Störungen bei Wirbelsäulendeformitäten jeder Genese.
   – Kyphosen
   – Flachrücken
   – Skoliosen

3. Spondylolyse, Spondylolisthesis

4. Statische Beschwerden bei
   – Beckenfehlstellungen (Hüftkontrakturen: in Flexion, mit vermehrter Beckenkippung nach vorn; in Adduktion mit seitlichem Beckenschiefstand: Beinlängendifferenz)
   – anderen Störungen der normalen Funktion des übrigen Bewegungsapparates (Hinken)

5. Traumatische und posttraumatische Schäden

6. Entzündliche Erkrankungen (infektiöse Spondylotiden, Bechterew)

7. Tumoren, primäre, Metastasen und Knochenmarkskrankheiten (Retikulosen usw.)

8. Metabolische Osteopathien (Osteoporose, Osteomalazie), mit Spontanfrakturen

9. Andere Knochenkrankheiten (Paget, eosinophiles Granulom)

II. Schaden an den Gelenken und Weichteilen

1. Degenerative Schäden an den Bandscheiben (Chondrose, Osteochondrose., Diskushernie, Spondylose) und den kleinen Wirbelgelenken (Spondylarthrose), primär und sekundär

2. Kompression von Nervenwurzeln (Diskushernien)

3. Störungen im Iliosakralgelenk

4. Myalgien, Tendinosen: häufig sekundär als Begleiterscheinung anderer Affektionen, vor allem statischer und degenerativer Störungen, Diskushernien usw.

5. Statische Beschwerden bei muskulärer Insuffizienz («schlaffe Haltung», konstitutionelle Bandlaxität)

III. Neurologische Störungen

1. Affektionen im Bereiche des Spinalkanales (extra- oder intradural). Bandscheibenprolaps, Tumoren, Entzündungen usw.

2. Schmerzen im Bereiche peripherer Nerven (Ischiadicus, plexus brachialis, Interkostalnerven)

B. Muskulär bedingte Schmerzen

in der Sprechstunde wohl die häufigste Ursache von Rückenschmerzen. Meist der physikalischen, v. a. der aktiven heilgymnastischen Therapie gut zugänglich.
– lokalisierte Muskelverhärtungen: Myogelosen
– verspannte, kontrakte Muskulatur
– extraartikulärer Rheumatismus, «Fibromyalgie»
– unspezifische Muskelschmerzen (Trainingsmangel etc.)

C. In den Rücken projizierte Schmerzen

1. Gynäkologische Affektionen. Kreuzschmerzen während und nach Schwangerschaften sind sehr häufig

2. Urologische Krankheiten

3. Andere Krankheitsherde im kleinen Becken (Tumoren), intra- oder retroperitoneal

4. Ischämieschmerzen bei okklusiven Veränderungen in der Aorta, den Iliakalarterien oder ihren Ästen

5. Hüfterkrankungen, Beckenring

6. Allgemeinkrankheiten

7. Rückenschmerzen bei allgemeiner Überbeanspruchung, Müdigkeit, Erschöpfung und psychischer Dekompensation, (larvierte) Depression

sucht reflektorisch, die ganze Last durch eine forcierte, unkontrollierte Bewegung aufzufangen, um nicht mitsamt dieser zu stürzen.

Hier geraten willkürlich gesteuerte (Last heben) und automatische, reflektorische Haltungsmotorik (Gleichgewicht halten) miteinander in Konflikt. Die *normale Koordination* der Muskelaktion, welche die Wirbelsäule vor extremen Beanspruchungen schützt, ist *gestört*.

EMG-Untersuchungen haben gezeigt, dass dabei momentan sehr große Muskelkräfte und damit auch *extreme Kräfte in der Lumbalwirbelsäule* auftreten. Es erscheint plausibel, dass forcierte, unkontrollierte pathologische Bewegungen in einem instabilen Wirbelsegment *akute Schmerzen* und eine *reflektorische Blockierung* auslösen, die den Schmerz weiter unterhält. Viele Leute, auch Ärzte, kennen dieses Ereignis aus eigener Erfahrung.

Differentialdiagnose zu Diskushernie siehe Kapitel 59.4.

In die Beine ausstrahlende Schmerzen

Kreuzschmerzen strahlen häufig ins Gesäß und in einen oder beide Oberschenkel aus. Schmerzen oberhalb der Kniekehle sind diagnostisch kaum verwertbar. Sie gehen eher von Wirbelstrukturen aus als von einer Diskushernie. Je weiter sie nach *distal*, in den Unterschenkel, in die Wade, ausstrahlen, desto eher sind sie spezifisch und *radikulären Ursprungs*. Nur am Fuß können sie einem Dermatom eindeutig zugeordnet werden (s. **Abb. 59.12**).

Der *Charakter der Schmerzen* lässt Rückschlüsse auf ihre Ursache zu: Scharf lanzinierende, deutlich lokalisierbare, einem einzigen Dermatom entsprechende Schmerzen bis in den Fuß sprechen für eine Wurzelkompression, am häufigsten durch eine *Diskushernie*.

Segmentale Instabilität

Eine segmentale Instabilität ist oft *schwierig nachzuweisen*. Typisch ist etwa jene Patientin, die sich im Alltag ordentlich zurechtfindet, jedoch nicht vom Boden aufstehen kann, ohne sich mit Hilfe der Hände an einem Stuhl aufzurichten (vgl. Kap. 59.1.2).

Konventionelle (seitliche) *Röntgenbilder* zeigen instabile **degenerative Wirbelverschiebungen** («Spondylolisthesis ohne Lyse», s. Kap. 58.3):

- degenerative Spondylolisthesis (Pseudospondylolisthesis; Abb. 59.29.b)
- Retrolisthesis (Abb. 59.7).

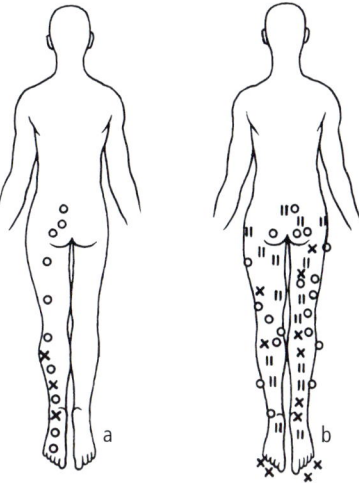

Abb. 59.12: Bei der *Ischialgie* kann der **Beschreibung der Schmerzen** durch den Patienten selbst *diagnostische Hinweise* geben (pain drawing).
°: Hier gibt der Patient scharfe umschriebene Schmerzen (pain) an.
x: Hier verspürt er «Stechen wie mit Nadeln».
||: Hier empfindet er dumpfe Schmerzen (ache), zeitweise auch ein taubes Gefühl (numbness).
a) Dieser Patient beschreibt das typische anatomische Muster von Schmerzen und Parästhesie, das einer Beteiligung der ersten Sakralwurzel entspricht.
b) Dieser Patient hat Rückenschmerzen mit Ausstrahlungen, die vermutlich nicht neurologisch bedingt sind.
Bei vielen Patienten ist die Unterscheidung nicht so klar.

Funktionsaufnahmen (vermehrte Beweglichkeit) helfen manchmal. Sie zeigen jedoch nur die hypermobilen Instabilitäten.

Schwieriger zu erfassen sind die **teilsteifen instabilen Wirbelsegmente**: Die Diagnose ist gesichert, wenn es gelingt, probatorisch, durch Ruhigstellung der betroffenen Abschnitte, die *Schmerzen gezielt auszuschalten*. Dies ist möglich durch:

- äußere Ruhigstellung: Korsette, Halskragen etc. Diese Methoden blockieren die Beweglichkeit nur partiell. Ihre diagnostische Aussagekraft ist deshalb beschränkt. Therapeutisch wirken sie hingegen oft hervorragend.
- «Fixateur externe». Diese Methode ist diagnostisch recht genau, kommt allerdings, weil invasiv, nur in ausgewählten Fällen (in der Regel präoperativ) zur Anwendung: siehe Kapitel 59.3.4.

Von den **bildgebenden Verfahren** (CT, MRI) verspricht man sich klärenden Einblick in die komplexen Strukturen, doch sagen sie, als statische Untersuchungen, über die *Funktion* nichts aus. Für bestimmte Fragestellungen sind sie sehr hilfreich, doch tauchen oft für ein gelöstes Rätsel drei neue auf (z. B. falsch positive Befunde). Praktische Diagnostik und Entscheidung werden dadurch nicht unbedingt vereinfacht.

Bei gewöhnlichen Rückenschmerzen sind diese Untersuchungen entbehrlich.

Wenn die Frage einer Diskushernienoperation aktuell wird, ist ein CT oder ein MRI angezeigt (s. Kap. 59.4.2).

Im MRI stellen sich degenerierte Bandscheiben signalarm dar, doch ist dieser Befund von geringer praktischer Bedeutung.

Diskographien werden selten gemacht, Myelographien nur bei speziellen neurologischen Fragestellungen.

Das Nötige zur apparativen Diagnostik ist im Übrigen in Kapitel 51.3.2 gesagt.

Weitere diagnostische Möglichkeiten

Lokale gezielte Infiltrationen werden angewandt zur topischen Diagnostik, indem an bestimmten Stellen (kleine Wirbelgelenke, Bandscheiben, Nervenwurzeln usw.) durch die Druckwirkung der Injektion Schmerzen hervorgerufen oder durch lokale Anästhesie ausgeschaltet werden sollen. Die Resultate sind widersprüchlich.

Die Technik ist nicht ganz ungefährlich. Auch unter Röntgenkontrolle ist es nicht einfach, die anvisierten Strukturen wirklich selektiv zu treffen.

Probatorische Ruhigstellung bzw. Fixation: Um abzuklären, ob Schmerzen durch eine Instabilität verursacht sind und evtl. mit einer Spondylodese zu beheben wären, kann man für ein paar Wochen ein Gipsmieder oder einen Fixateur externe anlegen (s. oben und Kap. 59.3.4; dort ebenfalls weitere Möglichkeiten zur Segmentlokalisation).

Für die Differentialdiagnose des Zervikalsyndromes siehe Kapitel 46.1 und Kapitel 52.1.

59.2
Klinik

59.2.1
Klinik der degenerativen Wirbelsäulenkrankheiten

Im Vordergrund stehen die **Rückenschmerzen**, am *häufigsten*

- *lumbal* (Kreuzschmerzen, «Lumbago», «Lumbalgie»)

etwas *weniger häufig*

- *zervikal* (Nacken, «oberes Kreuz», s. Kap. 53.2)
- *thorakal*, evtl. mit seitlichen Ausstrahlungen (Interkostalneuralgie, ebenfalls nicht selten).

Die Lokalisation der Beschwerden kann auch im Laufe der Zeit wechseln.

Die Patienten sind am häufigsten Frauen und Männer *im mittleren Alter*, aber nicht selten auch unter 30 Jahren (sekundäre Spondylosen). Im *höheren Alter* gehen die Schmerzen oft eher etwas zurück, dafür macht sich die *Versteifung* stärker bemerkbar.

Die Schmerzen treten zuerst nur sporadisch und nach größeren Anstrengungen auf, werden dann häufiger und stärker und klingen auch nach längeren Ruheperioden nicht mehr regelmäßig ab.

Akute Schübe mit plötzlich einschießenden Schmerzen und fixierten Fehlhaltungen, bildhaft als «Hexenschuss» apostrophiert, weisen auf temporäre *Blockierungen* in den Segmenten oder *Diskushernien* hin. Sie klingen meist nach wenigen Stunden, Tagen oder Wochen ab (s. Kap. 59.4.1).

Oft sind *bestimmte Stellungen* und Haltungen besonders schmerzhaft, und in anderen findet der Patient Erleichterung (vgl. Abb. 59.2). Dies kann für Diagnose und Therapie von Bedeutung sein. Schmerzen beim Rückwärtsneigen sind verdächtig auf eine Spondylolyse. Stärkere Schmerzen beim Vornüberneigen sind häufig und können auf eine Instabilität hinweisen.

Eine übermäßige Lordose der LWS ist eine häufige Begleiterscheinung schmerzhafter Instabilität. Ruhe in kyphosierter Haltung (angezogene Beine) verschafft diesen Patienten Erleichterung.

Die Untersuchung zeigt oft nur eine gewisse Druckdolenz im Bereich der Dornfortsätze und Sehnenansatzstellen am Becken, nicht selten ist aber auch die Rückenmuskulatur empfindlich, was ihre Mitbeteiligung erkennen lässt. Reflektorische Verspannungen und Myogelosen lassen sich tasten. Die muskuläre (sekundäre) Komponente der Krankheit ist einer gezielten Therapie am besten zugänglich.

Charakteristisch ist, dass die Beschwerden und der klinische Befund keineswegs mit dem Röntgenbefund parallel gehen (s. Kap. 59.1.2).

Der langfristige Verlauf ist in der Regel eher wellenförmig als progredient und bessert sich oft sogar mit den Jahren, so dass die Patienten relativ selten – verglichen mit der Häufigkeit des Leidens – vollinvalide werden (**Abb. 59.13**).

59.2.2
Kreuzschmerzen (Lumbalgie)

Kreuzschmerzen als soziales Problem

Ob in den letzten Jahrzehnten das «lumbovertebrale *Schmerzsyndrom*» wirklich häufiger geworden ist, lässt sich wohl nicht eindeutig feststellen. Sicher ist, dass heute Patienten mit Rückenschmerzen, vor allem solche mit Kreuzschmerzen, ein *volkswirtschaftliches* und damit zwangsläufig auch ein medizinisches Problem ersten Ranges geworden sind.

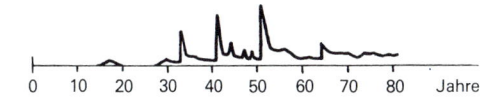

Abb. 59.13: Verlaufskurve der subjektiven Beschwerden bei degenerativen Wirbelsäulenveränderungen:
In der Adoleszenz können sie Ausdruck der Scheuermann'schen Erkrankungen sein. In der Regel treten Rückenschmerzen jedoch erst im mittleren Alter auf, meist schleichend, wechselnd stark, abhängig von der Beanspruchung, seltener schlagartig und ausgesprochen schmerzhaft (Hexenschuss), dann aber meist auch rasch wieder abklingend. Diese Exazerbationen sind Ausdruck eines akuten Geschehens (Diskushernie, Einklemmung im Bereich der kleinen Wirbelgelenke, Muskelspasmen).
Im Allgemeinen bleiben aber die Beschwerden einigermaßen erträglich und zeigen **nicht** den stetig progredienten Verlauf, der, wie etwa bei der Koxarthrose, zwangsläufig zur Invalidität führt.

Ausmaß, Bedeutung und Ursache dieses Problems wird in den Abschnitten «Rückenleiden und ihre volkswirtschaftliche Bedeutung», (Kap. 50.1) und «Wirbelsäule und Rückenschmerzen», inkl. der psychosozialen Aspekte in Kapitel 59.1.1 eingehend dargelegt. *Hier sollen die praktischen Konsequenzen besprochen werden.*

Allen Klinikern und Praktikern ist bekannt, dass bei der Mehrzahl der Patienten, die wegen Kreuzschmerzen zur Behandlung kommen, *keine befriedigende Diagnose* gestellt werden kann. Dies drückt sich auch in der Nomenklatur aus, wo eine Vielzahl von zum Teil vagen, ungenauen und auch falschen Bezeichnungen in Gebrauch ist.

Welche Diagnose?

Ehrlicher ist die englische Bezeichnung «low back pain» oder die ältere deutsche «Lumbalgie» bzw. «Lumbago», heute wieder eine salonfähige Diagnose, die wenigstens den Stand des Wissens bzw. Unwissens genau reflektiert. Theoretisch ist das zwar *unbefriedigend*, doch müssen wir Ärzte unsere Rückenpatienten ja *praktisch betreuen*.

Mit den heutigen Methoden, vor allem den bildgebenden Verfahren, gelingt es in einzelnen Fällen eine differenzierte Diagnose zu stellen und auch mit einer gezielten Therapie (z.B. einer Diskushernienoperation) einigen Patienten zu helfen. Bei der *Mehrzahl der Rückenbeschwerden* (und das sind 90%!) findet man jedoch *keine spezifische Ursache, die einer spezifischen Therapie zugänglich wäre*.

Bei allen diesen Patienten die heute zur Verfügung stehende Abklärungsmaschinerie in Bewegung zu setzen wäre nicht nur unverhältnismäßig aufwändig und teuer, sondern auch unsinnig: Nur wenigen kann damit geholfen werden, und im Endeffekt überwiegen die unerwünschten Wirkungen: Überdiagnostik, Angst, hohe Erwartungen, Enttäuschungen, Übertherapie, prolongierte Krankheit, große Arbeitsausfälle mit hohen Folgekosten, Invalidität. Abgesehen davon wäre ein solcher Aufwand auch gar nicht praktikabel.

Wie aber sollen wir Patienten mit «gewöhnlichen» Kreuzschmerzen behandeln?

Auf der Suche nach *Richtlinien für ein praktisches Verfahren* wurde eine Reihe von *groß angelegten statistischen Verlaufsstudien* durchgeführt.[1] Sie zeigen Folgendes:

Einige Fakten zum Langzeitverlauf von Kreuzschmerzen

- Vier von fünf Menschen haben irgendwann einmal im Verlauf ihres Lebens Rückenschmerzen.
- Die klinische Erfahrung lehrt, dass bei etwa 99% aller Patienten Schmerzen das einzige Symptom sind und nur bei etwa 1% noch andere Symptome und Hinweise auf spezifische Diagnosen gefunden werden.
- 60% der nach einer Schmerzattacke arbeitsunfähigen Patienten können ihre Arbeit innerhalb einer Woche wieder aufnehmen.
- Die unspezifischen Schmerzen bessern sich bei drei von vier Patienten innerhalb von 4 bis 6 Wochen so weit, dass sie wieder arbeitsfähig werden.
- 80 bis 90% aller akuten Kreuzschmerzen heilen innerhalb von sechs Wochen aus, unabhängig davon, ob und welche Therapie angewendet wurde.
- Der weitere Verlauf bei den verbleibenden Patienten ist weniger gut: Je länger sie krank sind, desto kleiner werden die Chancen ihrer Wiedereingliederung in den Arbeitsprozess.
- Der Spontanverlauf der gewöhnlichen «Lumbago» ist offensichtlich gutartig, es handelt sich um eine «self-limiting condition», eine Störung, die sich von selbst in Grenzen hält (**Abb. 59.14**).
- Die meisten Menschen haben früher ihre Rückenschmerzen ertragen, ohne ihre Lebensweise wesentlich zu ändern, ohne invalide zu werden, und meist auch ohne ärztliche Hilfe zu suchen. In diesem Punkt ist wohl in den letzten Jahrzehnten ein gewisser Wandel eingetreten.
- Gewöhnliche Rückenschmerzen sind – soweit sie keine klar erwiesene Ursache haben, und das ist bei der Mehrzahl der Fall – eine unangenehme, aber

---

1 Gordon Waddell: «A New Clinical Model for the Treatment of Low-Back Pain», Spine 12, Nr. 7, 632–644, 1987

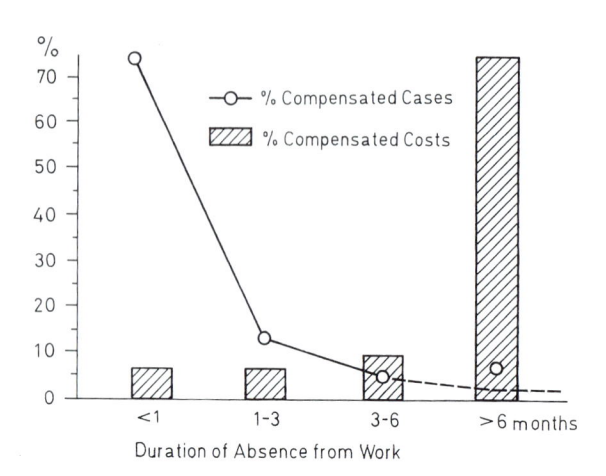

Abb. 59.14: Diese *Graphik aus einer kanadischen Statistik*[2] zeigt:
75% aller Patienten mit **akuten Rückenschmerzen** (versicherte Arbeitnehmer der Region Quebec) nahmen **ihre Arbeit innerhalb von vier Wochen** wieder auf, weitere etwa 12% innerhalb der ersten drei Monate.
Nachher wird die Kurve flach, was bedeutet, dass für diejenigen, die immer noch nicht arbeiten, die Chance klein ist, dass sie doch noch wieder arbeitsfähig werden. 4,3% kehren nicht mehr zur Arbeit zurück.
Die Höhe der Balken entspricht der Höhe der *für Rückenschäden bezahlten* **Versicherungssummen**. 75% davon (Balken rechts) verschlangen die wenigen Fälle, die länger als sechs Monate arbeitsunfähig waren.
86% der Gesamtsumme (1981: 150 Mio. $) waren Arbeitsausfallentschädigungen, der Aufwand für die medizinische Behandlung betrug nur 14%.

verhältnismäßig *ungefährliche* Erscheinung. Insbesondere sind Bewegung, körperliche Arbeit, Training und Sport in vernünftigem Rahmen *unschädlich*. Dies ist auch für die Patienten wichtig zu wissen, da sie oft aus Angst vor schlimmerer Krankheit den Arzt dazu drängen, diagnostisch und therapeutisch aktiv zu werden, während sie selbst immer passiver werden.

- Radiologisch nachweisbare degenerative Erscheinungen an der Wirbelsäule treten im Laufe des Lebens bei fast allen Leuten auf. Sie korrelieren nicht mit den Schmerzen.
- Akute Schmerzen unterscheiden sich grundsätzlich von chronischen Beschwerden: Bei längerer Dauer wirken sie auf die Psyche ein, und eine Wechselwirkung beginnt.
- Seit Mixter und Barr 1936 zeigten, dass eine Ischias, d. h. ins Bein ausstrahlende Schmerzen, durch die chirurgische Entfernung einer **Diskushernie** behoben werden kann, wurde in der Bandscheibe die Hauptursache von Ischias und Kreuzschmerzen gesehen. Tatsächlich trifft dies nur in einem sehr kleinen Teil der Fälle, in weniger als 1%, zu. Sie werden in Kapitel 59.4 besprochen. Die meisten ins Bein ausstrahlenden Schmerzen sind «pseudoradikulär» und haben einen ähnlichen Spontanverlauf wie die «gewöhnlichen Kreuzschmerzen».

Alle diese Beobachtungen, vor allem aber die Kenntnis des günstigen «natürlichen» Verlaufs in der Mehrzahl der Fälle, legen für die *praktische Betreuung* dieser Patienten ein pragmatisches Vorgehen nahe. Damit soll **ein effizientes Management** ermöglicht, diagnostische und therapeutische Leerläufe sollen vermieden werden.

Triage bei Kreuzschmerzen

Bei der **ersten Konsultation** wird eine erste Triage gemacht: Die Patienten, bei denen Hinweise und Verdacht auf eine spezifische Diagnose bestehen, müssen angemessen weiter abgeklärt werden (s. u.), während bei der großen Gruppe mit einfacher «Lumbago» und «Ischias», d. h. mit Schmerzen allein, eine *symptomatische Behandlung* begonnen werden kann. Eine weitere Abklärung ist vorerst nicht erforderlich.

Im nächsten Abschnitt wird ein «*praktisches Management von Patienten mit Kreuzschmerzen*» vorgestellt.

Grundlage für diese Triage muss eine einfache Einteilung sein, die mit den Mitteln der *Anamnese* und der *klinischen Untersuchung* eine eindeutige *Zuordnung* gestattet.[2] Ihre Kriterien sind im Folgenden aufgeführt:

Eine Klassifikation des «lumbalen Schmerzsyndromes» für den praktischen Gebrauch

Mit der **Anamnese allein** können bereits *zwei große Gruppen* abgegrenzt werden:

1. *Patienten mit* **Rückenschmerzen** als *alleinigem Symptom*, mit oder ohne Ausstrahlungen in die Beine, bei 20 bis 50-Jährigen, ohne besondere Risikofaktoren und ohne pathologische Befunde bei der klinischen Untersuchung

2. *Patienten mit zusätzlichen* **Risikofaktoren** (s. a. Kap. 59.1.1):
   - *anamnestisch:*
     Kinder und Jugendliche unter 20 Jahre: In dieser Gruppe sind Kreuzschmerzen ungewöhnlich.

---

[2] Walter O. Spitzer et al.: «Scientific Approach to the Assessment and Management of Activity-related Spinal Disorders, a Monograph of the Quebec Task Force on Spinal Disorders». Spine 12, Nr. 7S (European Edition, Suppl. 1), S1–S59, 1987

Ältere, über 50 Jahre: Rückenschmerzen aus anderer Ursache nehmen an Häufigkeit zu: Osteoporose (Spontanfrakturen), Metastasen usw.
Trauma: Echte Unfälle sind zu unterscheiden von unachtsamen, brüsken, unwillkürlichen Bewegungen und plötzlich einschießenden Schmerzen, etwa auch beim Lastenheben usw., was manche Patienten als Unfall ansehen.
Fieberhafte und **allgemeine Erkrankungen**, Claudicatio.
Chronische und rezidivierende Rückenprobleme, frühere Rückenoperationen.

- klinisch:
  spezifische Befunde, wie deutliche Deformitäten, Versteifungen, Zustand der Muskulatur, Schmerzlokalisation (Abb. 59.12). Bei vielen Patienten mit Rückenschmerzen ist der objektive Befund gering.
  Neurologische Ausfallserscheinungen: Daraus ergeben sich Indikationen zur weiteren Abklärung, hauptsächlich mit der Frage nach einer Diskushernie.

Im Folgenden wird *ein Schema zur Abklärung und Behandlung des lumbalen Schmerzsyndromes* vorgestellt, das im Wesentlichen auf einem Vorschlag der «Quebec Task Force on Spinal Disorders» basiert.[3] Dem statistisch nachgewiesenen Spontanverlauf Rechnung tragend ist es sinnvoll, den **Faktor Zeit** in das Diagnose- und Behandlungsschema einzubauen:

Praktisches Management von Patienten mit Kreuzschmerzen

Das vorgeschlagene Management beruht auf:

- der *Triage bei der ersten* Konsultation
- einem *Zeitplan* für das weitere Vorgehen
- der allgemeinen Diagnosetechnik (im Kap. «Diagnostik der Wirbelsäule», Kap. 51, beschrieben).

Gruppe 1: **Patienten mit Rückenschmerzen als einzigem Symptom:**
Bei diesen Patienten ist eine weitere Abklärung nicht dringlich. Auch Röntgenbilder sind in diesem Stadium nicht unbedingt notwendig. Eine symptomatische Therapie, wenn nötig, und eine kurze Schonpause, bei starken Schmerzen wenige Tage Bettruhe, sind adäquat.

Falls **nach vier Wochen** der Patient seine normale Tätigkeit wegen Schmerzen noch nicht wieder aufgenommen hat, ist eine Neubeurteilung angezeigt, mit entsprechend eingehender Abklärung und auch einer Überprüfung und Ergänzung des Therapieplanes.

Nach etwa 7 bis 8 Wochen drängt sich eine nächste Neubeurteilung der noch verbliebenen, nicht gebesserten Gruppe auf, diesmal durch den oder die zuständigen Spezialisten.

Für die Patienten, die auch **nach drei Monaten** wegen Schmerzen noch nicht wieder arbeiten können, obwohl keine spezifische Diagnose gestellt werden konnte, wird zu diesem Zeitpunkt eine Beurteilung und Behandlung durch ein multidisziplinäres Team vorgeschlagen, wobei psychische und soziale sowie Aspekte der Rehabilitation und Reintegration in den Vordergrund treten.

Mit diesen Maßnahmen ist es möglich, nochmals einen Teil der Patienten wieder einzugliedern, so dass nur eine verhältnismäßig kleine Gruppe verbleibt, die definitiv chronisch und invalide wird.

Gruppe 2: **Patienten mit Risikofaktoren:**
Eine *gezielte* Abklärung und eine entsprechende Therapie sind angebracht.

Gewöhnliche *Röntgenbilder* (a. p. und seitl.) dienen vor allem dazu, spezifische pathologische Skelettbefunde auszuschließen bzw. nachzuweisen. Degenerative Veränderungen sind häufig und wenig signifikant.

Bei *neurologischen Ausfallserscheinungen* als Hinweis auf eine mögliche Diskushernie ist eine sechswöchige konservative Therapie angezeigt, bevor eine genauere Abklärung im Hinblick auf eine Operation ins Auge gefasst wird.

Die **Abklärung** richtet sich nach den Risikofaktoren. Das konventionelle Röntgenbild steht auch heute noch an erster Stelle und ist bei allen länger dauernden Rückenbeschwerden indiziert, die übrigen bildgebenden Verfahren sind nur bei besonderen Fragestellungen zu bemühen (vgl. Kap. 13.1 und: «Diagnostik der Wirbelsäule», Kap. 51).

Unter diesen ist das *Computertomogramm* wohl heute die bedeutendste Methode zur Diagnose einer lumbalen Diskushernie sowie knöcherner Einengungen des Spinalkanales, gefolgt von der *Magnetresonanztomographie*.

Weitere Abklärungsmöglichkeiten: siehe Kapitel 59.1.3.

Rehabilitation als Ziel

Das beschriebene Schema hat vor allem praktische und ökonomische Bedeutung. Es soll Abklärung und

---

[3] Walter O. Spitzer et al.: «Scientific Approach to the Assessment and Management of Activity-related Spinal Disorders, a Monograph of the Quebec Task Force on Spinal Disorders». Spine 12, Nr. 7S (European Edition, Suppl. 1), S1–S59, 1987

Behandlung rationalisieren und damit *Chronifizierung*, Invalidität und Kostenfolgen *verhindern* helfen. Bei einer Krankheit, die in der Regel gutartig verläuft, ist dies gerechtfertigt und sinnvoll. Beim «lumbalen Schmerzsyndrom» steht weniger *die Heilung der Krankheit als die Rehabilitation* im Vordergrund. Wir Ärzte wurden für die erste Aufgabe ausgebildet. Die zweite ist jedoch nicht weniger wichtig und dankbar.

59.3
Therapie von Kreuzschmerzen

59.3.1
Konservative Therapie der akuten Lumbago

Auch *ohne* Behandlung verschwinden die meisten akuten Rückenschmerzen in kurzer Zeit. Dies erklärt den «Erfolg», der verschiedensten Therapien. Von den wenigsten ist die Wirksamkeit wissenschaftlich erwiesen. Andererseits sind Spontanheilung und Plazeboeffekt gute und willkommene Helfer des Arztes.

Im **akuten Schmerzschub** ist eine *wirksame*, wenn nötig parenterale, evtl. lokale, *Analgesie* notwendig, denn die oft schlagartig auftretenden Schmerzen können außerordentlich heftig sein. Sie hangen meist von der Stellung ab: Bestimmte Bewegungen lösen sie aus, und in einer geeigneten Stellung oder Lage finden die Patienten in der Regel etwas Linderung, z. B. mit einem Kissen unter den Knien, in Seitenlage o. Ä. Die Behandlung ist analog jener bei einer akuten Diskushernie: s. Kapitel 59.4; Tabelle 59.4, sowie Abbildung 59.46. Je schneller die Schmerzen verschwinden, desto weniger werden sie chronisch.

Bei *starken Schmerzen* ist eine kurze Ruhepause, etwa Bettruhe für zwei Tage, und eine kurzdauernde strukturierte Schmerzmedikation notwendig. Beides soll jedoch limitiert und nur so lange wie wirklich nötig verordnet werden. Lokale Applikationen wirken unterstützend.

Bewegung ist nicht schädlich und soll im Rahmen des Möglichen gefördert werden.

In der Regel klingen die akuten Schmerzen innerhalb von Stunden, Tagen oder wenigen Wochen ab.

In diesem Stadium ist die *Betreuung* und *Begleitung* besonders wichtig. Zunächst muss dem Patienten klargemacht werden, dass sein Leiden zwar sehr unangenehm, aber keineswegs bedrohlich ist und dass keine Gefahr einer Lähmung oder Invalidität besteht. Verletzungen oder Krankheiten von «Rückgrat», «Rückenmark» oder «Bandscheiben» sind bei vielen Patienten mit solchen Vorstellungen verbunden. Auch hilft es ihnen zu wissen, dass der akute Schmerz in der Regel rasch zurückgeht, dass man sein schlagartiges Verschwinden jedoch von keiner Therapie erwarten kann.

Nach Maßgabe der abnehmenden Schmerzen sollen die Patienten ihre normalen Aktivitäten, etwa eine Gehstrecke, täglich steigern und möglichst bald ihre *normale Lebensweise*, ihre regelmäßige Tätigkeit, d. h. auch ihre Arbeit, wieder aufnehmen.

Instruktion

Die Patienten brauchen auch *genaue Anweisungen*, wie sie sich bei ihren täglichen Verrichtungen am zweckmäßigsten bewegen können und welche Bewegungen möglichst zu vermeiden sind: Rotation und Flexion der Wirbelsäule, Bücken, Vorneigen und Lasten heben in dieser Stellung.

Diese Instruktion gehört zum *Wichtigsten* im Therapieplan. Merkblätter mit Verhaltensregeln und gymnastischen Übungen können abgegeben werden, ersetzen aber die persönliche Anleitung nicht. Mit diesem Zweck wurde die **«Rückenschule»** geschaffen. Die Instruktion wird in Verbindung mit gezielter Heilgymnastik praktisch geübt. Eine wichtige Aufgabe der Rückenschule ist die Aktivierung der Patienten, damit sie selbst ihre Rehabilitation in die Hand nehmen können, statt passiv Medikamente zu konsumieren und sich ins Bett zu legen. Wenn die Krankheit erst chronisch geworden ist, verschlechtert sich die Prognose rasch.

Rückkehr zur Normalität

Entscheidend ist, dass der Patient die Bedeutung seines Schmerzes versteht und mit ihm umgehen lernt: Schmerzen bedeuten *nicht* Arbeitsunfähigkeit. Bewegung und körperliche Aktivität, auch Arbeit, sind *nicht* a priori schädlich oder gefährlich. Mit der Diagnose «Diskusdegeneration» oder «Bandscheibenschaden» ist den Patienten *nicht* geholfen. Sie werden damit zu «Rückengeschädigten» gestempelt. Manche von ihnen versuchen, das Beste für sich daraus zu machen, lassen sich arbeitsunfähig schreiben und beantragen eine Invalidenrente.

Bevor Ärzte sich auf solche Ansinnen einlassen, ist es zweckmäßig (allerdings auch mühsamer), *Arbeitsplatzabklärungen* anzustellen, mit dem Arbeitgeber Kontakt aufzunehmen und mit den Patienten ihre Arbeit samt dem genauen Bewegungsablauf zu analysieren und *ergonomische* Verbesserungen zu veranlassen, soweit das praktisch möglich ist. Vgl. dazu Abbildung 59.2.

Das *Rehabilitationsprogramm* kann eingängig auf Englisch zusammengefasst werden:

- Education
- Exercise
- Ergonomics.

59.3.2
Konservative Therapie chronischer Wirbelsäulenleiden

Eine spezifische *kausale* Therapie der degenerativen Wirbelsäulenleiden gibt es nicht. Sehr viel kann jedoch mit vernünftiger Lebensweise und mit einer auf den einzelnen Patienten zugeschnittenen Behandlung erreicht werden. So lernen die meisten Patienten, «*mit ihrer Bandscheibe zu leben*».

Wir können ihnen dabei helfen, indem wir ihre spezifischen Probleme mit ihnen besprechen, damit sie ihr Leiden besser verstehen lernen und ihr Leben und ihre Arbeit entsprechend einrichten können. Das Ziel der medizinischen Behandlung ist, die Funktion der Wirbelsäule, vor allem auch der Muskulatur, zu verbessern und die Schmerzen zu vermindern.

Im *Folgenden* sind die verschiedenen Methoden der Behandlung chronischer Kreuzschmerzen beschrieben.

Aufklärung und Beratung

In leichten Fällen genügt die Aufklärung über die Harmlosigkeit des Leidens und die gute Prognose, die Förderung körperlicher Tätigkeit und des Muskeltrainings sowie Hinweise auf die zweckmäßige Haltung, etwa beim Sitzen (Autofahren), Bücken und Lastenheben (**Abb. 59.15**).

Weiche Sohlen, Gummiabsätze zum Abfedern des Ganges auf hartem Boden helfen manchem Rückenpatienten, und die meisten schlafen besser auf einer relativ harten, unnachgiebigen Unterlage (Brett unter der Matratze) als in einem weichen Federbett (**Abb. 59.16**).

Arbeitsweise, Arbeitsplatz

Die Arbeitsweise des Patienten verdient besondere Aufmerksamkeit: Ständiges bewegungsarmes Verharren in leicht gebückter Stellung, im Stehen oder Sitzen, bei Nacken- und Schulterschmerzen das ständige Vorhalten der gestreckten Arme *(Arbeit am PC)* ist ebenso ungünstig wie das dauernde Bücken und Lasten heben, vor allem aus gebückter Stellung heraus (s. Kap. 59.1.1 u. Abb. 59.2). Oft sind **Umstellungen am Arbeitsplatz** bei gutem Willen der Beteiligten möglich, nicht selten müssen allerdings die Patienten schließlich den **Beruf wechseln**. Am günstigsten ist eine leichtere Arbeit, bei welcher der Patient *abwechslungsweise* sitzen, stehen und gehen kann. Gelegentlich hilft eine Ruhepause während der langen Arbeitszeit (**Abb. 59.17** u. **Abb. 59.18**).

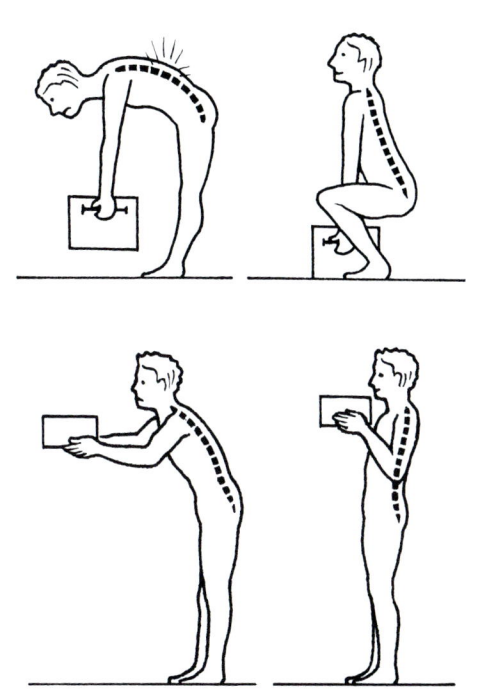

Abb. 59.15: Beim **Lastenheben aus gebückter Stellung** wird die Wirbelsäule maximal beansprucht (links; vgl. Abb. 59.2). Die sog. «*Verhebetraumen*» mit plötzlichen Schmerzattacken geben vor allem in der Versicherungspraxis häufig Anlass zu kausalen und prophylaktischen Erörterungen. Der Laie empfindet sie als eigentliche Unfälle.
Zum Lastenheben und -tragen sollte die Wirbelsäule möglichst gestreckt (lordosiert) gehalten werden (rechts). Die **Last soll möglichst nahe** an der Körperachse getragen werden (Hebelarm!).

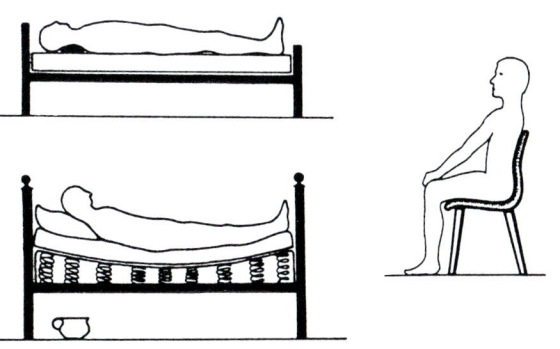

Abb. 59.16: Die meisten Menschen mit Rückenschmerzen **schlafen besser** auf einer Matratze mit einer **harten** Unterlage als in einem weichen Pfühl. Eine kleine *Nackenrolle* ist bei Nackenschmerzen günstiger als ein hohes Kissen.
Bequeme Sitzmöbel: Sitzfläche etwas nach hinten abfallend. Kniekehlen frei. Füße bequem auf dem Boden. Rückenlehne leicht nach hinten geneigt, dem Rücken angepasst, Abstützung auf Höhe untere BWS und obere LWS.

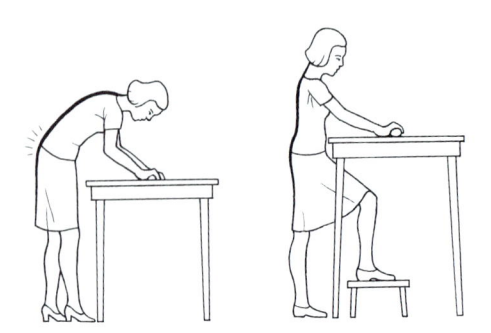

Abb. 59.17: Arbeiten in gebückter Stellung bedeutet eine große *Dauerbeanspruchung* für die Wirbelsäule. Wichtig ist vor allem die zweckmäßige Einrichtung des Arbeitsplatzes: Er muss hoch genug sein, dass man bequem aufrecht stehen bzw. sitzen kann.

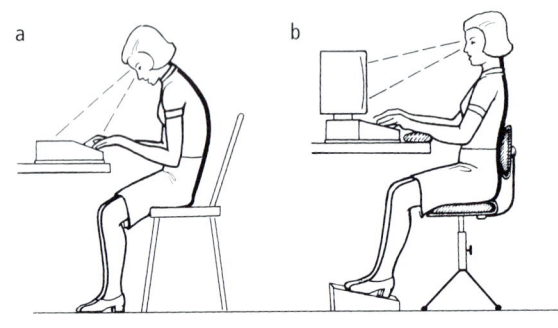

Abb. 59.18:
a) Tägliches **stundenlanges Sitzen** in derselben, gebückten Stellung, besonders mit vorgestreckten Armen, ermüdet stark. Muskelschmerzen im Schultergürtel und Rücken sind häufige Folgen.
b) Am **Arbeitsplatz** ist die Haltung vor allem durch die *Blickrichtung* bestimmt. Der Blickfang sollte möglichst hoch liegen. Gutes Abstützen von Rücken, Füßen und Armen können die Arbeit erleichtern.
Eine Arbeit, welche *abwechslungsweise Sitzen, Stehen und Gehen* verlangt, ist wesentlich günstiger für den Rücken, als das lange dauernde, unbewegliche Verharren in derselben Stellung.

Rehabilitation

Es gibt eine kleine Gruppe von Patienten, die wegen Rückenschmerzen dauernd invalide werden. Meistens sind ihre psychischen und sozialen Probleme groß. Die **Wiedereingliederung** ist ein schwieriges Problem, sollte aber deswegen nicht vernachlässigt werden. Dazu ist die *Zusammenarbeit* des Arztes mit Sozialfürsorge, Berufsberatung, Rehabilitationsinstitutionen, Versicherungsträger, aber auch mit der Industrie und evtl. mit einem Psychiater notwendig (s. a. «Rehabilitation», Kap. 19 u. Kap. 59.2.2).

Dass **schwere körperliche Arbeit** extreme Beanspruchung der Wirbelsäule bedeutet, wurde in Kapitel 59.1.1 und Abbildung 59.2 dargestellt. Solche Arbeiten sind bei chronischen Rückenbeschwerden *nicht mehr zumutbar*. Ein **Berufswechsel**, evtl. eine **Umschulung** sind notwendig. Große Probleme stellen sich bei ungelernten und älteren Arbeitern. Wenn eine Wiedereingliederung mangels Arbeitsplätzen nicht mehr möglich ist, ist eine *adäquate Rente* die einzig faire Lösung.

Muskel- und Haltungstraining

Rückenschmerzen gehen in der Mehrzahl der Fälle mit einer *Dekompensation* der Muskulatur einher, Ausdruck einer eigentlichen Zivilisationskrankheit. Die Erhaltung einer kräftigen Muskulatur ist die beste Prophylaxe und Therapie. Dabei ist das Training der *Bauchmuskulatur* ebenso wichtig wie dasjenige der *Rückenmuskeln* (vgl. Kap. 50.5).

Wichtiger als ausgiebige Bewegungen (die schmerzhaft sein können!) sind **gezielte isometrische Muskelübungen**, ergänzt durch Instruktion zur richtigen Haltung, zum Vermeiden des Bückens und anderer Extrembewegungen im täglichen Leben, und schließlich das Einüben eines *Selbstübungsprogrammes* zum täglichen Training. Dies sind die wichtigsten Aufgaben heilgymnastischer Therapie und der «Rückenschule» (s. u.).

Regelmäßige, nicht extreme Bewegungen und Sport, besonders Schwimmen, sind sinnvoll und nützlich. Tatsächlich ist die vollständige Schonung selten notwendig. Auch Lasten heben ist in der Regel durchaus möglich, vorausgesetzt, man macht es richtig (s. Abb. 59.15). Was stärkere Schmerzen auslöst, ist weniger günstig. Allerdings ist übertriebene Ängstlichkeit unnötig. Die Schmerzen limitieren die Aktivität des Patienten ohnehin genügend und bewahren ihn vor zusätzlichem Schaden.

Die Schmerzgrenze ist der wichtigste und beste Indikator für das zweckmäßige und zulässige Maß an körperlicher Anstrengung und Training: «Alles, was keine übermäßig starken Schmerzen verursacht, ist erlaubt.»

Physiotherapie, Heilgymnastik

Von Physiotherapieseite wurde versucht, die vielen rein mechanisch bedingten (benignen, «harmlosen») Rückenschmerzen (die 2% weniger harmlosen werden dem ärztlichen Spezialisten zur weiteren Abklärung bzw. Behandlung überwiesen) *im Hinblick auf eine adäquate Heilgymnastik zu klassifizieren*: Die größte Gruppe klagt über Kreuzweh beim Vornüberneigen, eine weitere eher beim Zurückneigen, eine dritte über ausstrahlende Schmerzen ins Bein bei bestimmten

Bewegungen usw. Die *Kriterien* sind also vor allem Art und Auslösungsmechanismus der Schmerzen, einfach ermittelt durch Anamnese und physikalische Untersuchung. Es handelt sich also *nicht* um eine ätiologische Diagnose, sondern um eine rein **pragmatische Arbeitsgrundlage** für die Physiotherapeutin. Als solche ist sie sicher empfehlenswert: Es ist zweifellos besser, die Patienten nicht nach einem starren Schema Heilgymnastik betreiben zu lassen, sondern *nach Maßgabe ihrer Schmerzen*. Vernünftigen Ärzten und Physiotherapeuten war dies nie ein Problem.

Das Ziel: Schmerzen lindern

PhysiotherapeutInnen sind in einer idealen Situation, gute Rückenbehandlung zu geben, dank guter Kenntnisse von Anatomie und Physiologie, praktischer Erfahrung, Engagement und relativ *viel Zeit* mit dem Patienten in einer individuellen Behandlungsumgebung.

Studien haben indessen gezeigt, dass sehr viele *unterschiedlichen Methoden* bestimmter Schulen zur Anwendung kommen, die alle mehr oder weniger exklusiv Evidenz und Wirksamkeit für sich in Anspruch nehmen (McKenzie schwört auf Lordose, Williams mehr auf Kyphosieren, Maitland, Cyriax, Chiropraktik, Triggerpoint usw.). Stichhaltige Beweise dafür sind jedoch außerordentlich spärlich. Angesichts dieser Sachlage ist es wohl zweckmäßig, *auf die Rückmeldung des Patienten einzugehen* wie oben beschrieben. Konsequentes Durchziehen einer Schulmeinung, z. B. eines bestimmen Bewegungsprogrammes, kann leicht die Schmerzen vergrößern statt sie zu lindern.

Solange die pathophysiologischen Mechanismen nicht besser verstanden sind, kann das Ziel der Rückentherapie nicht die Behandlung der Krankheit, sondern allein *die Schmerzlinderung* sein.

Physikalische Therapie

Bei stärkeren Schmerzschüben können *lokale Wärmeanwendungen*, Massagen oder *Bäder* vorübergehend Linderung verschaffen, ebenso Extensionen (s. Kap. 59.4; Abb. 59.47).

Die «Rückenschule»

In der Arztpraxis fehlt oft die nötige Zeit, die genannten Maßnahmen an den Patienten heranzutragen. Die Ermahnung: «Bewegen Sie sich mehr!» genügt auf die Dauer ebenso wenig wie die Methode «Hose runter, Spritze rein».

Hilfreich wäre hingegen, den Patienten Einsicht und Motivation zu vermitteln, dass und wie *sie sich selber helfen können*. Aus dieser Erkenntnis heraus wurden die «Rückenschulen» gegründet, zuerst in Schweden, später in allen Industrieländern. **«Aktiv statt passiv»** ist das Motto.

Tatsächlich besteht sowohl bei Kranken als auch bei Gesunden ein Bedürfnis nach praktischem Wissen und Handeln, um «Rückenschäden» zu vermeiden bzw. vorzubeugen. Gruppenkurse kommen diesem Wunsch vorzüglich entgegen, auch, aber nicht nur, wegen ihrer psychologischen Wirkung.

Rückengerechtes Verhalten wird gezeigt und gelehrt, für den Alltag und den Arbeitsplatz, so z. B. auch, dass eine ergometrisch richtige Beanspruchung der Wirbelsäule durchaus möglich und unschädlich ist. Die Patienten lernen zweckmäßige Übungen zur Kräftigung und Entspannung verkrampfter Muskulatur, die sie auch zu Hause machen können. Konkret wird auf ihre Fragen und praktischen Probleme eingegangen. Ängste können abgebaut, Vertrauen kann vermittelt werden.

Voraussetzung ist kompetente Leitung durch sach- und fachkundige Physiotherapeuten und Ärzte. Der Erfolg, auch volkswirtschaftlich nachgewiesen, gibt dem Konzept Recht. Dass auch Gesunde mitmachen und dem Ganzen eine positive Note als «*Fitnesstraining*» geben, macht die Rückenschule attraktiv. Sie ist wohl die beste Hilfe für Menschen mit Rückenschmerzen.

Der behandelnde Arzt wird seinen Patienten dieses Angebot gerne vermitteln.

Medikamente

In *akuten* Fällen sind schmerzstillende Mittel unumgänglich. Bei chronischem Gebrauch tritt leicht eine Gewöhnung ein.

Die bekannten antirheumatischen Pharmaka sind in der Regel wirksam, allerdings auch nur symptomatisch. Bei Muskelverspannungen sind sedativ-relaxierende Mittel zweckmäßig. Lokale Infiltrationen siehe unten.

Bei psychosomatischen Problemen, larvierten und manifesten Depressionen etc. sind evtl. auch Psychopharmaka angezeigt (vgl. Kap. 35).

Korsettbehandlung (s. a. Kap. 17.11.6)

Gewöhnliche *Bauchbandagen* von etwa 20 bis 30 cm Breite, einfacher noch anzulegen und angenehmer zu tragen als die ebenfalls zweckmäßigen Schaumgummibinden, bringen den Patienten oft wesentliche Erleichterung. Camp-Gürtel passen sich noch besser an, sind bequem zu tragen und behindern wenig (**Abb. 59.19** u. **Abb. 59.20**).

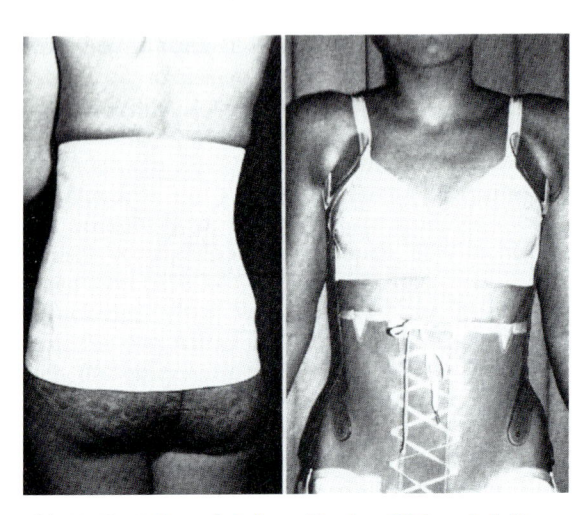

Abb. 59.19: Halt und Stütze für den Rücken bei Kreuzschmerzen.
Links ein leichtes **Lendenmieder** aus Stoff, das eine gewisse Ruhigstellung und zusätzlichen Halt durch straffe Bandagierung des Bauches gibt. Bei Bedarf können flexible Stäbe dorsal die Stabilität erhöhen. Solche «Campgürtel» und schmalere Bauchbandagen sind als Konfektionsartikel im Handel. *Rechts* ein nach Maß und Modell gefertigtes, formstabiles **Lederkorsett** mit Verstärkung, das größere Bewegungsausschläge der Wirbelsäule verhindert (hier mit zusätzlichen Achselstützen, wie sie gelegentlich zur Aufrichtung der Brustwirbelsäule Verwendung finden).

Alle diese Bandagen wirken *stabilisierend*, vor allem auch durch Straffung der Bauchwand und Erhöhung des intraabdominellen Druckes (s. Kap. 50.5). Überdies geben sie Wärme und Schutz gegen extreme, schmerzhafte Bewegungen.

In manchen Fällen brauchen die Patienten **Lendenstützmieder**, wenn möglich nach Maß angefertigte Stoffmieder, die bei Bedarf durch feste Stäbe verstärkt werden können. Selten sind starre *Korsetts* (Metall-Leder oder Kunststoff) notwendig. Wenn möglich werden diese Stützen nur bei rezidivierenden Schmerzschüben und bei stärkerer Beanspruchung getragen, also z. B. *während der Arbeitszeit*.

Vielfach wird behauptet, die Muskulatur würde unter dem Korsett atrophieren. Bei normaler Bewegung und gutem Muskeltraining ist das *nicht* der Fall, wie schon Böhler bewiesen hat, der Wirbelfrakturen mit Gipskorsetten behandelte und aus den Patienten innerhalb von drei Monaten Athleten machte: Wenn das Korsett größere Aktivität gestattet, profitiert auch die Muskulatur davon. Auch EMG-Untersuchungen haben gezeigt, dass die normale reflektorische Muskelaktivität durch Korsetts nicht unterdrückt wird. Entscheidend aber ist schließlich, dass viele Patienten durch solche Orthesen wesentliche *Linderung ihrer Schmerzen* erfahren und sie gerne tragen, manche sich ohne diese kaum mehr richtig bewegen können, wohl Grund genug, sie ihnen nicht zu verweigern.[4]

Manuelle Therapie

Besonders bei therapieresistenten Rückenschmerzen, die mit *akuten Blockierungen* und Verspannungen einhergehen, hat die manuelle Therapie immer wieder gute Erfolge aufzuweisen (s. «Allgemeine Therapie», Kap. 17.5). Die Wirkungsweise und die Wirksamkeit chiropraktischer Techniken wissenschaftlich nachzuweisen ist schwierig, wenn nicht unmöglich, doch besteht ein weit gehender Konsens unter Fachleuten und eine große Akzeptanz beim Publikum.

Die *Gefahren* der Manipulationen sind vor allem an der HWS nicht klein, an der LWS geringer (vermehrte Schmerzen, neurologische Ausfälle). Eine vorgängige genaue Diagnose zu Ausschluss ernsthafterer Krankheiten (z. B. Tumoren) ist zu empfehlen.

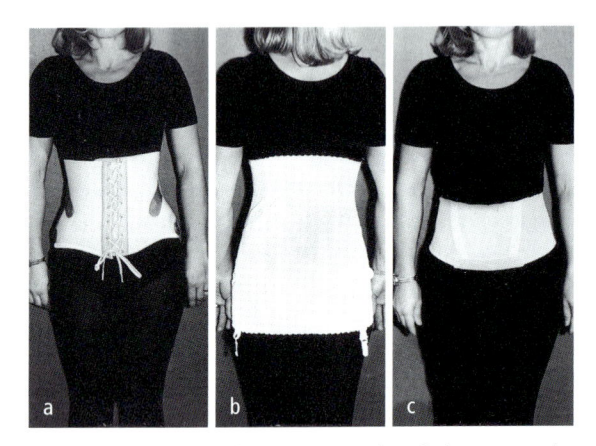

Abb. 59.20: Die Breite des **Mieders** wird nach der gewünschten Wirkung gewählt, kann aber auch dem Wunsch des Patienten angepasst werden.
a) *Lendenmieder* mittlerer Größe.
b) Mehr Halt, aber auch mehr Bewegungseinschränkung bringt ein höheres Mieder. Geeignet besonders auch für adipöse Patienten.
c) Schmale *Bauchbandage*. Vor allem jüngere Leute fühlen sich in Korsetten eingeengt, viele bequemen sich aber wenigstens zum Tragen einer solchen Bandage während der Arbeitszeit, da sie ihnen guten Halt und Schmerzlinderung gibt.

---

4 Dalichau, S., Scheele, K.: «Auswirkungen elastischer Lumbal-Stützgurte auf den Effekt eines Muskeltrainingsprogrammes für Patienten mit chronischen Rückenschmerzen.» Z. Orthop. 138, 8 (2000)

Lokale Infiltrationen

Infiltration von *umschrieben schmerzhaften Stellen* (Muskelansätze, -verhärtungen) können manchmal Schmerzen lindern.

Lokalanästhetika, auch Kortison, gezielt injiziert, unter Röntgenkontrolle, können diagnostisch oder therapeutisch angewendet werden, z. B. für einzelne kleine Wirbelgelenke (Spondylarthrose s. Kap. 59.1.2, Facettensyndrom). Die Erfolge sind unterschiedlich.

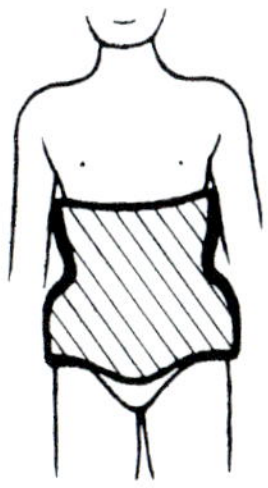

Interventionelle Schmerztherapie

Die symptomatische Schmerzbehandlung spielt bei Rückenschmerzen eine eminente Rolle. Eine «integrale Schmerztherapie» ist in Kapitel 17.7 beschrieben. In hartnäckigen Fällen kommen die Methoden der interventionellen Schmerztherapie in Frage. Ihre Applikationen an der Wirbelsäule sind in Kapitel 59.4.1 beschrieben.

59.3.3
Operationsindikation bei degenerativen Wirbelsäulenkrankheiten

Welchen Stellenwert haben Operationen?

Die Beschwerden bei degenerativen Wirbelsäulenveränderungen bleiben in der Regel in einem erträglichen Rahmen. Akute Schmerzschübe klingen meist rasch ab, und bei chronischem Verlauf wechseln sie immer wieder mit beschwerdefreien Intervallen. Die Behandlung ist deshalb in der Mehrzahl der Fälle *konservativ* (**Abb. 59.21**).

Nur *selten*, bei unerträglichen Schmerzen und Invalidität, wenn alle Maßnahmen konservativer Therapie ausgeschöpft sind und keinen Erfolg zeitigen, erhebt sich die Frage, ob diesen Patienten mit einer Operation geholfen werden könnte. In bestimmten, geeigneten Fällen ist dies möglich, in vielen anderen nicht.

Grundsätzlich kann man **operativ verschiedene Ziele** anvisieren:

- Diagnostik: z. B. Infiltrationen, Discographie, transpedunkuläre Wirbelpunktion (Spondylitis, Tumor), probatorische Fixation
- Rekonstruktion: z. B. bei Spondylolyse: siehe Kapitel 58.2; bei degenerativen Krankheiten selten möglich; die Diskusprothese ist experimentell
- Stabilisierung: bei Instabilität jeder Genese: siehe Kapitel 59.1.2 und bei den einzelnen Krankheiten und Verletzungen
- Dekompression: bei neurologischen Störungen: siehe Kapitel 59.4.2.

Abb. 59.21: Ein gut angepasstes **Gipslendenmieder** gibt eine relativ gute Ruhigstellung der Lumbalwirbelsäule. Es wird angewendet bei akuten Schmerzschüben (Lumbalgien), *als Test* im Hinblick auf eine Spondylodese sowie zur *postoperativen Fixation* nach Spondylodesen am lumbosakralen Übergang.
Beckenkämme und Taille müssen gut ausmodelliert werden, damit der Gips nicht drückt und doch gut sitzt.

- Stellungskorrektur: bei inakzeptablen Fehlstellungen, z. B. bei Skoliosen, Kyphosen, bei Frakturen etc., siehe Kapitel 59.4.3.
- Resektion: von Tumoren: siehe Kapitel 60.3
- Knochenersatz: siehe Kapitel 59.34.

Zur Behandlung von Rückenschmerzen bei degenerativen Krankheitsbildern kommen vor allem zwei Methoden in Frage:

1. **Dekompression** bei *neurologischen Komplikationen*
2. **Stabilisierung** durch Versteifung einzelner Segmente mittels *Spondylodese*

Etwas simplifizierend lässt sich sagen: Dekompressionen kommen bei Beinschmerzen in Frage, Spondylodesen bei Kreuzschmerzen.

Dekompression von Elementen des Nervensystems

Es handelt sich zum Teil um zwingende, manchmal dringliche Indikationen und oft auch um sehr wirksame Operationen. Sie sind in den nächsten Kapiteln beschrieben («Neurologische Komplikationen», Kap. 59.4 u. Kap. 59.5). Da die *Stabilität* der Wirbelsäule dabei erhalten bzw. wiederhergestellt werden muss und die verursachenden degenerativen Wirbelerkrankungen mitberücksichtigt und oft auch operiert werden, erscheint es notwendig, schon hier darauf einzugehen.

Die **Diskushernienoperation** ist am bekanntesten. Die Entfernung einer Diskushernie ist wohl die dankbarste Rückenoperation, natürlich nur, wenn die Schmerzen tatsächlich von einer eingeklemmten Nervenwurzel ausgehen. Das ist nur in einem kleinen Prozentsatz aller Rückenpatienten der Fall.

Die *Differentialdiagnose* (s. **Tab. 59.2**) ist deshalb besonders wichtig, damit jenen Patienten geholfen wird, denen geholfen werden kann, und bei den anderen nicht falsche Hoffnungen geweckt und Operationen am untauglichen Objekt gemacht werden, was die Operation in Misskredit bringt. Ausführliche Beschreibung siehe Kapitel 59.4.2.

Auch andere Elemente können eine **Einklemmung von Nervenwurzeln** bewirken: *enger Spinalkanal* (s. Kap. 59.5), andere knöcherne Strukturen, Gelenkfacetten, Wirbelverschiebungen (degenerative Spondylolysthesis), Frakturen, Tumoren, Infektionen usw.

Bei *Dekompressionsoperationen* soll für die Nervenwurzeln bzw. das Rückenmark genügend Platz geschaffen werden. Dies bedingt manchmal mehr oder weniger ausgedehnte Resektionen von knöchernen Strukturen, Bogenanteilen und kleinen Wirbelgelenken usw. (Laminektomie). Dadurch wird die *Stabilität des Wirbelgefüges* beeinträchtigt, was wiederum zu Instabilitäten und schweren Störungen führen kann.

Geboten ist deshalb die möglichst sparsame Resektion, und, wenn dies nicht möglich ist, nötigenfalls unmittelbar anschließend eine Spondylodese.

59.3.4
Stabilisierung durch Spondylodesen

Mit der Spondylodese (Verblockung, Verspanung) wird die **Versteifung eines oder mehrerer Bewegungssegmente**, die knöcherne Überbrückung und Blockierung zweier oder mehrerer Wirbel, bezweckt. Dies ist praktisch die einzige Operation, die derzeit für Schmerzen bei degenerativen Wirbelsäulenerkrankungen zur Verfügung steht (künstliche Bandscheiben und andere Versuche sind experimentell).

Mit der *Ausschaltung eines instabilen, schmerzhaft beweglichen Bewegungssegmentes hofft man, die Beschwerden zu beseitigen*, analog der Konzeption der Arthrodese bei Extremitätengelenken. An der Wirbelsäule sind die Probleme aber wesentlich *komplizierter*:

- Unsere *Kenntnisse* über die Ursachen von Rückenschmerzen sind noch ungenügend. Wir suchen sie im pathologisch veränderten Bewegungssegment. Da diese Schmerzen meistens bewegungsabhängig sind, scheint es logisch anzunehmen, dass sie mechanisch bedingt sind und verschwinden, sobald die Bewegung blockiert ist. Dies stimmt wohl in vielen Fällen. Möglicherweise aber spielen auch andere Faktoren eine Rolle, die mit der Stabilisierung nicht behoben sind. Die Resultate der Spondylodesen sind denn auch weniger konstant als jene der Arthrodesen an Extremitätengelenken.
- Die Wirbelsäule ist eine funktionelle Einheit. Die verloren gegangene Beweglichkeit muss *in den Nachbarsegmenten kompensiert* werden. Dieser vermehrten Beanspruchung sind vor allem bereits vorgeschädigte Wirbelsegmente erfahrungsgemäß nicht mehr gewachsen, was zu neuen Schmerzen führt. Versteifende Operationen *mehrerer Bewegungssegmente* haben denn auch eine deutlich schlechtere Prognose, als wenn nur ein Segment versteift werden muss.
- Eine solide knöcherne Versteifung ist auch bei guter Operationstechnik nicht leicht zu erreichen. *Pseudarthrosen* sind häufig, allerdings schwierig nachzuweisen. Die Dauer bis zum knöchernen Durchbau beträgt, je nach Technik, etwa ein halbes bis ein ganzes Jahr.
- Wenn, wie üblich, *nur die dorsalen Anteile* oder nur die Wirbelkörper verblockt werden, ist auch bei sicherem knöchernen Durchbau die Versteifung des Segmentes (wegen der Elastizität des Knochens) nur relativ und genügt vielleicht nicht immer, um die Schmerzen zu beseitigen.
- Die *Operationen* sind aufwändig, technisch schwierig und risikoreich, die *Rekonvaleszenz* dauert lange, die *Erfolge* sind nicht konstant und halten sich in Grenzen. Neben sehr guten Erfolgen (bei guter Indikation) sind viele Resultate unbefriedigend, nicht ganz selten katastrophal.

Indikation

Die Indikation zur Spondylodese wird aus allen diesen Gründen zurückhaltend gestellt.

- Die Spondylodese ist als letzter Ausweg anzusehen bei hartnäckigen, unerträglichen, invalidisierenden Beschwerden, die trotz langer und intensiver konservativer Behandlung nicht bessern.
- Die Spondylodese hat nur Aussicht auf Erfolg, wenn die Beschwerden mit Sicherheit von dem zu versteifenden Bewegungssegment ausgehen. Es ist allerdings oft außerordentlich schwierig, die Schmerzursache genau zu lokalisieren, leicht jedoch, sich zu täuschen. Es genügt nicht, einen abnormen röntgenologischen Befund ohne weiteres der Schmerzursache gleichzusetzen und daraus eine Operationsindikation abzuleiten. Eindeutige Kriterien sind aber immer noch Mangelware. Einige Hinweise werden weiter unten gegeben.
- Ein gutes Resultat kann nur erwartet werden, wenn die pathologischen Veränderungen auf ein einziges Segment (höchstens zwei) beschränkt sind, während die übrige Wirbelsäule weitgehend gesund und frei beweglich ist. Je mehr Segmente versteift werden (müssen), desto schlechter sind Prognose und Resultate.
- Am häufigsten kommen die untersten Segmente L4–L5 und L5–S1 in Frage.
  Relativ günstige Voraussetzungen für eine Spondylodese sind lokalisierte Veränderungen nach angeborenen oder erworbenen (z. B. entzündlichen) Krankheiten oder Wirbelverletzungen, die sekundär zu degenerativen Störungen führen.
  Die besten Resultate werden bei der Spondylolisthesis erzielt.

- Bei hartnäckigen und invalidisierenden Rückenschmerzen nach Diskushernienoperationen kann ebenfalls eine Spondylodese in Frage kommen (siehe dort).
- *Bei älteren Patienten* ist die Adaptationsmöglichkeit der Wirbelsäule eingeschränkt. Spondylodesen kommen nur noch selten in Frage. Reduzierter Allgemeinzustand und ernstere andere Krankheiten (Komorbidität) sind in der Regel Kontraindikationen.
- Der Patient muss den *Willen zur Gesundung* und zur Mitarbeit bei der Nachbehandlung mitbringen, sonst wird die Operation zur Flucht in die Krankheit und die Invalidität definitiv.
- Die *Psyche* spielt bei Rückenschmerzen eine große und zentrale Rolle (s. Kap. 59.1.1 u. Kap. 59.2). Sie ist bei der Operationsindikation in Rechnung zu stellen, sonst sind Misserfolge vorprogrammiert, umso mehr, als die Erfolgsquote von Rückenoperationen (außer bei eindeutigen Diskushernien) ohnehin wesentlich kleiner ist als jene anderer Operationen.
- Zu einer vernünftigen und Erfolg versprechenden Indikation gehört eine *eingehende Abklärung* und Beurteilung der psychischen Situation der Patienten, einschließlich ihres sozialen Umfeldes, ihrer Belastbarkeit, Art der Schmerzverarbeitung, depressiver und neurotischer Symptome, nicht zuletzt ihrer Wünsche und Erwartungen. Nur so lassen sich einige der vielen Fallen vermeiden, die dem ratenden Arzt und dem Operateur gestellt sind. Die Operation selbst hält noch genug andere bereit. Die Indikationsstellung bei Rückenoperationen gehören zu den Entscheidungen, bei denen die biopsychosoziale Betrachtungsweise von besonderer Bedeutung ist: Sie ist in Kapitel 10.1 und Kapitel 59.1.1 beschrieben.
- Zur Abklärung kommt *die Aufklärung*. Die Patienten sollten den Operationsentscheid wenn immer möglich selbst treffen oder wenigstens mittragen. Sie müssen wissen, was auf sie zukommt, wie lange es dauert und was sie erwarten dürfen: bei der Spondylodese in der Regel keine Heilung, lediglich eine Verbesserung. Wenn sie damit zufrieden sind, haben sie gute Aussichten.

Voraussetzung: Genaue Lokalisierung der Schmerzen

Eine genaue Lokalisierung der Schmerzen ist ebenfalls eine unabdingbare Voraussetzung für eine gute Indikation, stellt aber oft schwierige *diagnostische Probleme* (vgl. Kap. 59.1.3). Es gilt den Schmerzherd mit den zur Verfügung stehenden Mitteln einzukreisen. Ausgangspunkt ist der radiologische Befund des Bewegungssegmentes: Verschmälerung des Intervertebralraumes, Verschiebung der Wirbel gegeneinander, reaktive Sklerose usw.

Das *Röntgenbild allein* gibt jedoch zu wenige und oft irreführende Anhaltspunkte: Degenerative Veränderungen sind häufig und korrelieren schlecht mit der Klinik. Stark veränderte, sklerosierende Segmente sind manchmal schon weitgehend versteift und nicht mehr schmerzhaft, während die Schmerzen möglicherweise von benachbarten, radiologisch wenig stark veränderten, jedoch instabilen Segmenten ausgehen.

Bewegungsaufnahmen (seitlich bei maximaler Flexion und Extension) können Versteifungen und vermehrte, unphysiologische Beweglichkeit etwas besser differenzieren helfen (zur Instabilität s. Kap. 51.1.2 u. Kap. 51.1.3).

Zur *genaueren Schmerzlokalisierung* wurden im Weiteren herangezogen:

- *nicht invasiv:*
Computertomographie (Diskushernie, Knochenstruktur, enger Spinalkanal, s. Abb. 59.39), **MRI** (Gewebsdifferenzierung, der Längsschnitt zeigt mehrere Segmente gleichzeitig), **probatorische Gipsfixation**: Wenn die Schmerzen damit abnehmen, ist das ein Hinweis, dass auch die operative Fixation helfen könnte. Falls die Schmerzen sich nicht beeinflussen lassen, sind Zweifel an der Indikation angebracht.
- *invasiv:*
gezielte **lokale Infiltrationen** von kleinen Wirbelgelenken, evtl. auch von anderen Strukturen, allerdings mit widersprüchlichen Resultaten. Die **Myelographie** kann größtenteils durch CT und MRI ersetzt werden. Für bestimmte Fragestellungen im Zusammenhang mit neurologischen Symptomen wird sie auch heute noch gelegentlich gebraucht, meist als Myelo-CT oder als Myelo-MRI. Injektionen in den Nucleus pulposus **(Diskographie)**: Die Schmerzempfindung des Patienten auf den erhöhten intradiskalen Druck ist zu wenig spezifisch, und die Darstellung des Gallertkernes im Diskogramm bringt kaum für die Operationsindikation relevante Informationen. Da die Diskographie auch nicht ungefährlich ist, wird sie klinisch selten angewandt (s. a. Kap. 59.4.1).
Fixateur externe: Magerl zeigte, dass es möglich ist, mit vier kräftigen Schrauben, die unter Bildwandlerkontrolle (in Narkose) durch Haut und Bogenwurzeln in zwei benachbarte Wirbel eingebohrt werden, das dazwischen liegende Bewegungssegment mittels eines äußeren Fixationsapparates zu stabilisieren. Wenn damit die Schmerzen ausgeschaltet werden können, hat der Patient eine gute Chance, dass sie auch nach einer Spondylodese

verschwinden. Dies ist wohl eine invasive und recht unbequeme Methode, vielleicht aber derzeit eines der besten diagnostischen Verfahren, um eine lokalisierte schmerzhafte Instabilität nachzuweisen. Im Hinblick auf einen großen und keineswegs sicheren Eingriff mag es in besonderen unklaren Fällen gerechtfertigt sein. Ob es weite Akzeptanz bei Patienten, Versicherern, in der Gesellschaft und bei Ärzten findet, ist fraglich.

Schließlich lässt sich *das Resultat einer Spondylodese* kaum je mit Bestimmtheit voraussagen, d. h. man weiß nie genau, in welchem konkreten Fall die Operation etwas nützt und in welchen nicht.

Solange unsere *Kenntnisse* der Pathophysiologie der Wirbelsäule und der Schmerzentstehung so rudimentär sind, wird sich dies auch nicht ändern. Inzwischen sind **Langzeitresultate unsere einzige Referenz**. Unter diesen Umständen ist eine gewisse *Zurückhaltung in der Indikation* zweifellos angebracht, sowohl bei jungen als auch bei alten Patienten.

Ziel und Prinzip der Spondylodese

Dauerhafte Stabilität ist nur durch knöcherne Versteifung (Fusion) des schmerzhaften pathologischen (instabilen) Segmentes zu erreichen. Andere Stabilisierungsversuche, bei welchen die Beweglichkeit erhalten bleiben soll (künstliche Bandscheiben, Diskusprothesen, bewegliche Implantate), sind experimentell und haben bisher keine dauerhaften Erfolge gebracht.

Das *Ziel der Operation* ist ein *biologisches*. Erst mit der *soliden* **knöchernen Fusion** ist es erreicht. Pseudarthrosen sind denn auch eines der größeren Probleme, häufig Ursache von Misserfolgen, von weiteren Schmerzen und Reoperationen.

Der knöcherne Durchbau der Spondylodese erfordert eine ungestörte Knochenheilung. Falls das Segment nicht bereits vor der Operation weitgehend versteift war, ist meist eine längerdauernde Ruhigstellung notwendig (Bettruhe, Gipsmieder, Korsett), wenn nötig für mehrere Monate.

Diese beschwerliche Nachbehandlungszeit lässt sich durch eine gute **Primärstabilität** abkürzen: Mit der Einführung der *Instrumentation zur internen Fixation* (s. u.) können instabile Segmente intraoperativ oft genügend stabilisiert werden, so dass eine frühzeitige Mobilisation ohne Gipsfixation etc. möglich ist (s. u.). Auch soll die Pseudarthroserate damit gesenkt werden.

Eine Alternative zum Metall-fixateur sind formfeste, *mechanisch wirksame Knochentransplantate*, die zwischen die zu fusionierenden Wirbelkörper stabil eingeklemmt werden (**Abb. 59.22**).

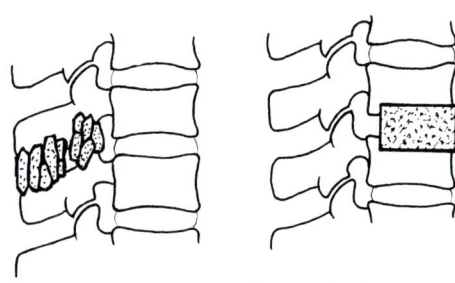

Abb. 59.22: Spondylodesen werden am häufigsten zur Ausschaltung schmerzhafter Bewegungssegmente gemacht. Die knöcherne Verblockung kann durch Verspanung von dorsal bzw. ventral erreicht werden.
Die *dorsale* bzw. postero-laterale Verspanung *(links)* geschieht durch Anfrischen der dorsalen Elemente und Einlagern von Spongiosaspänen.
Bei der *ventralen* Verspanung (Verblockung) *(rechts)* werden nach Ausräumen, Auftischen und Aufspreizen des Intervertebralraumes massive kortiko-spongiöse Späne eingeklemmt, welche schon primär eine gute mechanische Stabilität ergeben.
Beide Methoden haben ihre Vorteile, ihre Gefahren und ihre Indikationen (s. Text).

Essenziell sind weiter:

- ein gut durchblutetes *Spanlager*. Dazu muss der Knochen bis auf blutende Schichten angefrischt werden.
- ein kräftiger Überbrückungskallus. Diesen muss die Biologie, die körpereigene Knochenbildungspotenz, liefern. Dazu wurde und wird üblicherweise **autologe Spongiosa** in größeren Mengen verwendet (Abb. 59.22), bis heute eindeutig das Material mit dem besten osteogenetischen Potenzial.

Der körpereigene Knochen, seien es Spongiosachips oder formfeste kortiko-spongiöse Späne, wird in der Regel *vom Beckenkamm* entnommen. Autologer Knochen wurde und wird als unverzichtbar angesehen für Spondylodesen, wegen seiner doppelten Funktion:

- Die *osteogenen Eigenschaften* von Eigenspongiosa werden von keinem anderen Material erreicht.
- Die *mechanischen Eigenschaften*: Kortiko-spongiöse Eigenspäne sind stabil und werden nahtlos definitiv in den autochthonen Knochen eingebaut.

Die Spanentnahme vom Beckenkamm bringt jedoch eine Reihe von zusätzlichen Problemen mit sich:

- eine weitere relativ eingreifende und nicht risikolose Operation
- Schmerzen, oft hartnäckig und dauerhaft an der Spanentnahmestelle, meistens am Beckenkamm, oft beidseits, inkl. Frakturen und Nervenläsionen
- beschränkte Verfügbarkeit von Knochenmaterial
- mechanisch wirksame, formfeste autologe Knochenspäne werden ebenfalls meistens vom Becken-

kamm, seltener von anderen Körperstellen, z. B. von der Fibula gewonnen, mit denselben Nachteilen und Risiken.

Um die doch erheblich belastende Knochenspanentnahme zu eliminieren, wurde nach **Alternativen** zum autologen Knochen gesucht: homo- und heterologe Fremdspäne, denaturierte Knochenpräparate, Knochenbildung induzierende Substanzen wie Knochenmark, osteogenetisch wirksame Extrakte etc. Auf Knochenbankspäne wird wegen der potenziellen Infektionsgefahr (Aids) mehrheitlich verzichtet. Große Hoffnung wird auf das osteogenetische Potenzial des *Recombinant Human Bone Morphogenetic Protein (rhBMP)* gesetzt, das, ggf. zusammen mit präparierten Fremdknochen, den autologen Knochen ersetzen und die unbefriedigende Spanentnahme überflüssig machen könnte.

An Stelle von formfestem Eigenknochen mit mechanischer Funktion (kortikospongiöse Späne aus dem Beckenkamm, Fibula u. a.) könnten dann – neben Fremdknochen – auch künstliche Implantate («cages») als temporäre Platzhalter, kombiniert mit knochenbildendem Protein o. Ä., zur Anwendung kommen.

Osteoinduktive Proteine

Aus Knochenmehl konnte Urist Proteine gewinnen und isolieren, welche die Knochenbildung induzieren: **«Bone Morphogenetic Proteins» (BMP)**. Daneben haben sie offenbar noch verschiedene andere komplizierte Wirkungen im Körper. Sie lassen sich inzwischen auch *gentechnisch* herstellen (rekombinant). Damit wären sie ideal geeignet, die bis heute notwendige autologe Spongiosa zu ersetzen.

Allerdings werden diese kleinen Proteine, wenn lokal appliziert, in kurzer Zeit im ganzen Körper verteilt und verstoffwechselt und fördern die Knochenbildung in verschiedenen Geweben und an verschiedenen Stellen, nicht nur dort, wo sie sollten.

Notwendig ist deshalb eine *Trägersubstanz*, um sie lokal und nachhaltig an den Herd, z. B. an die Spondylodese, zu binden, damit sie ihre Wirkung am richtigen Ort und lange genug entfalten könnten, ohne allgemeine Nebenwirkungen (z. B. ektopische Knochenbildung). Nach dieser Trägersubstanz wird intensiv geforscht.

Operationstechnik der Spondylodese

Albee hat zu Anfang des letzten Jahrhunderts Wirbelsäulenabschnitte mit massiven Kortikalisspänen (aus der Tibia) überbrückt und damit eine knöcherne Versteifung erreicht. Allerdings musste er lange Rekonvaleszenzzeiten und manche Pseudarthrose in Kauf nehmen.

Hibbs hat etwa zur selben Zeit eine heute *noch gültige Technik* eingeführt: Anfrischen der Bogen und Dornfortsätze bis auf blutenden Knochen und Anlagerung von kleinen autologen Spongiosaspänchen (chips) aus dem Beckenkamm. Diese wandeln sich im Lauf der nächsten Monate zu einer knöchernen Spange um, welche die Wirbel dorsal überbrückt, verbindet und stabil verblockt.

Die *autologe Spongiosaplastik* ist bis heute das zentrale Element jeder dorsalen Spondylodese geblieben. Bei der postero-lateralen Spondylodese werden auch die kleinen Gelenke miteinbezogen..

Der Heilungsprozess benötigt eine Ruhigstellung bzw. eine Fixation, bis die knöcherne Fusion zu Stande gekommen ist. Dies dauert ein halbes bis ein ganzes Jahr. Während mehrerer Monate mussten die Patienten ein Gipskorsett tragen.

Um die *lange Rekonvaleszenzzeit* abzukürzen und den Patienten die Gipsfixation zu ersparen, wurden Wege gesucht, die Spondylodese bereits intraoperativ zu stabilisieren (Abb. 59.22). Dies ist *auf verschiedene Arten* möglich:

Interkorporelle Verblockung

Bei der interkorporellen Verblockung wird die Bandscheibe reseziert, sei es von ventral (trans- bzw. retroperitoneal) oder von dorsal her (posterior lumbar interbody fusion, PLIF). In den aufgespreizten Intervertebralraum werden *kräftige kortiko-spongiöse Knochenblöcke* eingeklemmt, womit sich die beiden benachbarten Wirbel gut *stabilisieren* lassen (**Abb. 59.23**). Auch künstliche mechanische Platzhalter («Titancages»), in Kombination mit osteogenetisch wirksamen Materialien, werden erprobt.

Dynamische Neutralisation: Instabile, verschobene Wirbel werden in der traditionellen Wirbelchirurgie dauerhaft stabilisiert durch knöcherne Fusion. Bei der «dynamischen Neutralisation» wird hingegen auf eine Spondylodese *verzichtet*. Mit dieser neueren Technik wird versucht, einen abgeglittenen Wirbel *intraoperativ* mittels Kabeln zu *reponieren*. Die *Kabel* werden an Pedikelschrauben (s. u.) befestigt und sollen die Reposition auch *fixieren* und *sichern*. Das Verfahren findet Anwendung z. B. bei der *Spinalstenose*. Die ersten Erfolge sind vielversprechend. Auch ohne zusätzliche Spondylodese erhofft man sich eine zunehmende Stabilisierung. Ob diese von Dauer sein kann, wird erst die Zukunft weisen.

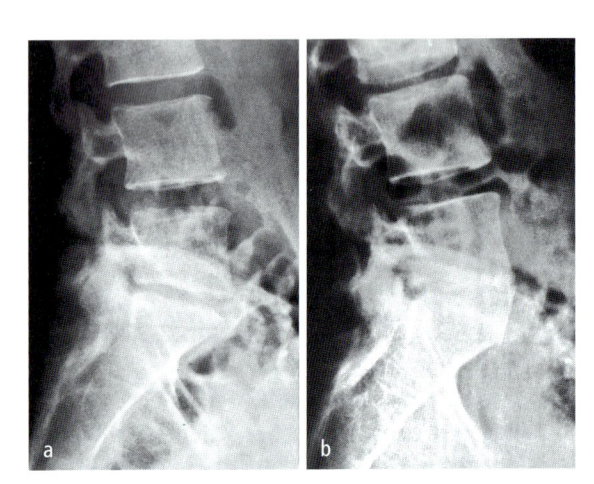

Abb. 59.23: Spondylodese bei Osteochondrose L5–S1.
a) Zustand *vor der Operation*: stark verschmälerte Bandscheibe.
b) *Ein Jahr nach der Operation:* Der ventral zwischen die beiden Wirbelkörper eingesetzte kortiko-spongiöse Span ist knöchern fest mit diesen verwachsen.

Innere Fixation (Osteosynthese)

In den letzten Jahren ist die innere Fixation mittels Osteosynthese – den etablierten Prinzipien der operativen Frakturbehandlung der Extremitäten folgend – auch für die Wirbelsäule zu einer praktikablen Methode entwickelt worden. Die Verhältnisse sind allerdings unübersichtlicher, die Probleme entsprechend komplizierter, die Techniken schwieriger und auch die *Risiken* wesentlich größer.

Die neuen Möglichkeiten wurden in erster Linie durch die Entwicklung bzw. Erfindung der **transpedikulären Schraubenfixation** eröffnet: Es zeigte sich, dass man eine Schraube von hinten *genau durch die Bogenwurzel in den Wirbelkörper* eintreiben kann und dass diese in einem normalen Knochen guten Halt finden (**Abb. 59.24**).

Instrumentation mittels transpedikulären Schrauben

Mit diesen Schrauben lassen sich weitere Fixationselemente wie Platten, Stäbe, Gewindestangen verankern und damit Verbindungen von einzelnen Wirbeln untereinander erzielen. Unter solcher Stabilität können Spondylodesen knöchern fusionieren, ohne dass äußere Korsette usw. nötig sind.

Die mechanische Wirkung der verschiedenen Montagen ist unterschiedlich, doch beruhen fast alle auf dem *Prinzip der transpedikulären Schraube*.

Sind die Wirbelkörper schon primär einigermaßen stabil, genügt eine verschraubte Platte als Verbindung. Andernfalls sind *winkelstabile Verbindungen*

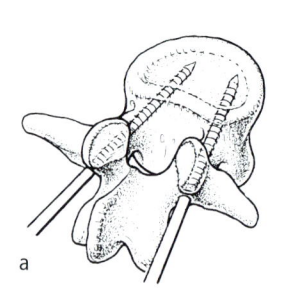

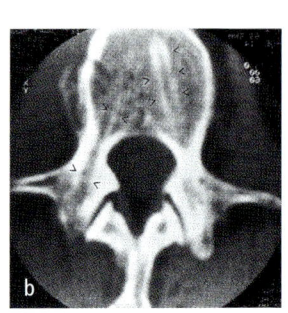

Abb. 59.24: Die transpedikuläre Schraube.
Sie bildet eine der *Grundlagen der operativen Wirbelsäulenstabilisierung*. Nachdem man erkannt hatte, dass es möglich ist, von dorsal her eine Schanzsche Schraube durch die *Bogenwurzeln* in den Wirbelkörper einzusetzen, und diese Schrauben sehr stabilen Halt haben, war der Weg für die dorsale Osteosynthese an der Wirbelsäule frei. An diesen Schrauben lassen sich Stangen, Platten, Zwischenstücke für andere Implantate usw. befestigen, und damit ein, zwei oder mehrere Wirbel gegeneinander stabilisieren.

Die transpedikuläre Schraube ist eine heikle Sache: Sie sollte, um genügend stabil zu sein, etwa 5 mm dick sein. Mehr Platz ist in der Bogenwurzel auch gar nicht vorhanden. Die Schraube muss also sehr genau gesetzt werden, sonst perforiert sie den Knochen und gerät entweder in den Rückenmarkkanal, in die Intervertebrallöcher oder lateral aus dem Wirbel hinaus. Damit besteht die Gefahr von Verletzungen einzelner Nervenwurzeln, der Dura, aber auch von Gefäßen, wenn Bohrer oder Schraube zu weit nach ventral dringen.

Bei unkorrektem Sitz findet die Schraube aber auch keinen Halt. Es ist nicht ohne weiteres möglich, dann doch noch die richtige Stelle zu finden.

a): Skizze, b): *Das CT eines Wirbels*, nach Entfernung der *Schrauben*, zeigt, wie wenig Platz für die Schraube zur Verfügung steht in den Bogenwurzeln.

nötig (Montage mit Stangen, Klammern usw., Fixateur interne, **Abb. 59.25**).

Diese Implantate erlauben die selektive Versteilung einzelner Segmente.

Eine Schwierigkeit liegt in der *anatomisch richtigen* **Positionierung der Schrauben**: Die lichte Weite der Bogenwurzeln – in jedem Wirbelsäulenabschnitt in der Form verschieden – genügt gerade für eine etwa 4,5 bis 5,5 mm dicke Schraube. Die Toleranz ist sehr klein, die Schraube muss genau gesetzt werden, damit sie intraossär zu liegen kommt, sonst können Nerven und Gefäße verletzt werden und die Schraube hat keinen Halt (Abb. 59.24). Auch mit Bildwandlerkontrolle oder computerassistierter (CT-basierter) Platzierung lässt sich dies offenbar nicht immer vermeiden (**Abb. 59.26**).

Aber auch andere Osteosynthesetechniken werden in besonderen Fällen angewandt, so z. B. die *translaminäre (transartikuläre) Verschraubung* bei noch einigermaßen erhaltener Stabilität, z. B. bei Retrolisthesis (s. **Abb. 59.27**).

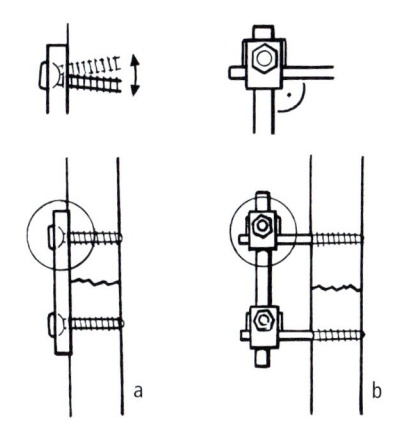

Abb. 59.25: Stabilisierung an der Wirbelsäule.
a) **Plattenfixation:** Die an den langen Röhrenknochen beliebte Osteosynthese mit Platten und Schrauben ist nur stabil bei interfragmentärem Druck und Druck der Platte gegen den Knochen. Der Winkel zwischen Platte und Schraube ist nicht fixiert (s. Abb. 59.29). Ist die Wirbelsäule bereits einigermaßen stabil, mag diese Fixation genügen. Die Wackelbewegungen zwischen Plattenloch und Schraubenkopf können allerdings zu Korrosion und Implantatbruch führen.
b) **Winkelstabile Fixation:** An der Wirbelsäule hat das Verbindungsimplantat einen gewissen Abstand vom Knochen, weshalb zwischen den Wirbeln keine Stabilisierung durch Druck möglich ist. Bei Instabilität muss man deshalb auf das Prinzip des «Fixateur externe» zurückgreifen. Dieser ist nur stabil, wenn seine *Verbindung mit den Schrauben starr*, der Winkel *fixiert ist*.

An der Wirbelsäule kann der «Fixateur externe» als **«Fixateur interne»** verwendet werden (s. Abb. 61.6).

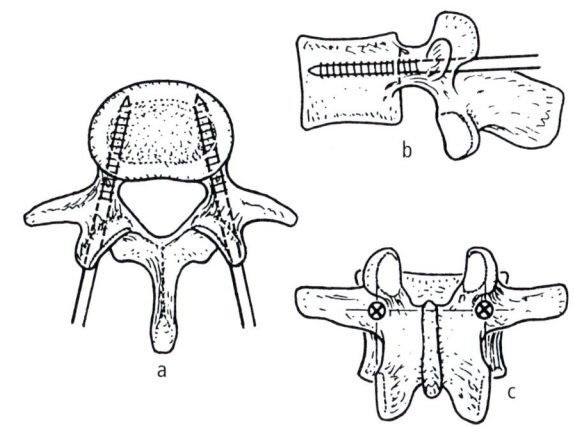

Abb. 59.26: Das Einsetzen der transpedikulären Schraube in der Lumbalregion.
a) *Von oben* gesehen: Die Schrauben müssen genau in der Bogenwurzel sitzen. Diese lässt praktisch keine Toleranz für den Schraubensitz zu. Die Schrauben sollten leicht konvergieren, damit sie nicht vorne aus dem Wirbelkörper hinausstoßen und die prävertebralen Strukturen verletzen. Die Schraube darf aber auch den Wirbelkanal nicht perforieren. Schließlich darf sie nicht zu lang sein.
b) *Von der Seite* gesehen. Die Bogenwurzel liegt in der oberen Hälfte des Wirbels. Die Schrauben sollten deshalb eher mit einer leichten Neigung nach unten eingesetzt werden, damit sie sicher im Wirbelkörper liegen.
Mit dem Röntgenbildschirm lässt sich im seitlichen Strahlengang die richtige Schraubenlage prüfen.
c) *Ansicht von dorsal*, so, wie sie sich bei der Operation präsentiert. Die Bohrlöcher müssen genau unterhalb der Intervertebralgelenke liegen, auf Höhe der Querfortsätze. Im ap-Strahlengang sind die Bogenwurzeln meist gut zu sehen (s. Abb. 51.10). Dort hinein muss gebohrt werden. Mit Kirschnerdrähten kann man die Lage kontrollieren: Sie stimmt, wenn der Draht nur noch als Punkt in der Mitte der Bogenwurzel erscheint.

Die Schrauben können zur Montage eines «Fixateur interne» dienen, sie können aber auch mit Stangen, Platten usw., verbunden und stabilisiert werden.

Lumbale Spondylodesen über ein oder mehrere Segmente werden gemacht bei Spondylosen, Spondylolisthesis, Instabilitäten und hartnäckigen Beschwerden nach Diskushernien, bei posttraumatischen und anderen Affektionen.
Die Fixation muss mit einer Spongiosaplastik ergänzt werden.

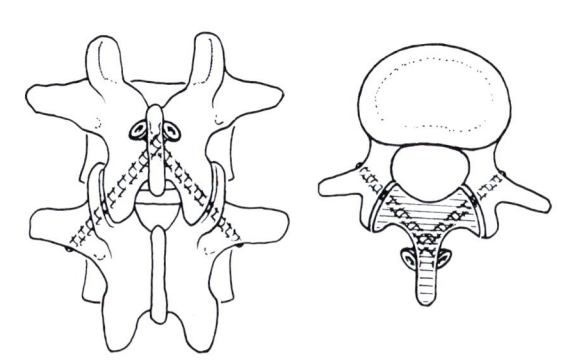

Abb. 59.27: Spondylodese mittels translaminärer Verschraubung.
Zwei Wirbel können miteinander in situ osteosynthetisiert werden mit zwei gekreuzten Schrauben, durch die kleinen Wirbelgelenke hindurch. Ansicht von hinten und von oben. Auch diese Schrauben müssen sehr präzis gesetzt werden, wenn sie richtigen Halt geben sollen, aber auch um Verletzungen von Nerven usw. zu vermeiden.
Diese Spondylodese wird z.B. gemacht beim Postdiskektomiesyndrom und bei anderer segmentaler Pathologie, wenn die Wirbel *nicht oder nur wenig verschoben* sind (Osteochondrose, Spondylose). Auch hier ist das Aufrauschen der Wirbelbogen und die Einlagerung von Spongiosa notwendig, damit die knöcherne Fusion die Wirbel stabilisiert, bevor die Schrauben brechen oder auslockern.

Dank dieser Techniken hat sich das Interesse der Wirbelsäulenchirurgen wieder hauptsächlich dem *dorsalen Zugang* zugewandt.

Die **«Instrumentationen»** erlauben nicht nur eine mehr oder weniger stabile Fixation zur Spondylodese, sondern gleichzeitig auch Stellungskorrekturen und Dekompressionen. Sie sind in der Hand erfahrener Wirbelsäulenoperateure zu einem potenten, aber auch gefährlichen Werkzeug geworden. Dank Verbesserungen der Implantate und Techniken sind schwierigere Operationen in den Bereich der Möglichkeiten gerückt, und an den führenden Zentren wurden die Indikationen ausgeweitet (**Abb. 59.28** u. **Abb. 59.29**).

Allerdings hat auch diese Chirurgie ihre nicht geringen *Gefahren*. In den USA wurden wegen gehäufter Komplikationen restriktive Bestimmungen für die Anwendung dieser Methode erlassen (Qualifikation des Operateurs), und in Europa ist der «*rückenoperierte Problempatient*» zu einem beliebten Kongressthema geworden («failed back surgery syndrome»). Ihm zu helfen weiß bis heute niemand.

Vielleicht ist es gut, sich zwischen den interessanten technischen Diskussionen wieder einmal darüber klar zu werden, dass alle diese Fixationsmethoden letztlich nur einem biologischen Zweck, nämlich einer stabilen Fusion, dienen, diese meistens auch ohne Metall erreicht werden kann und die Implantate nur eine temporäre Funktion haben. Was auf längere Sicht, etwa bei der obligaten Osteoporose im Alter, mit ihnen geschieht, weiß heute noch niemand.

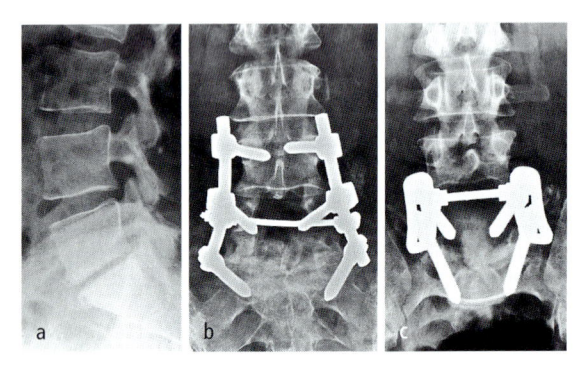

Abb. 59.28: Dorsale Spondylodesen.
a) *Spondylose L5/S1, 50-jährige Frau.* Bandscheibenverschmälerung und reaktive Sklerose. Operation *wegen Schmerzen*:
b) *Spondylodese L4–S1.* Fixation mit CD-Instrumentarium (massive, biegbare Stäbe, an den transpedikulären Schrauben mit Klammern festgeschraubt). Eine Querverbindung erhöht die Stabilität. Die Schrauben sitzen richtig (vgl. mit Abb. 59.26).
Das *Segment L4/L5* wurde auch versteift. Offenbar war man der Meinung, dieses Segment sei instabil, und die Schmerzen könnten auch von hier ausgehen.
c) *36-jähriger Mann.* Spondylodese lumbosakral mit zwei festen Platten, transpedikulären Schrauben und Querverbindung.

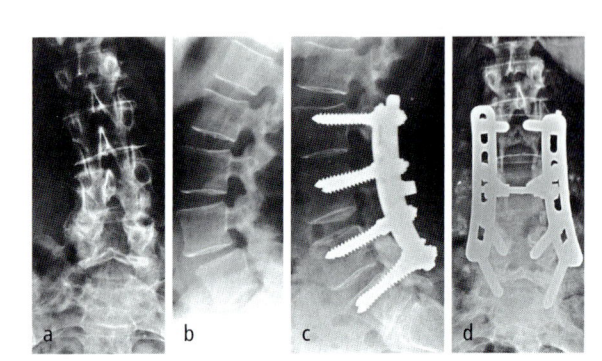

Abb. 59.29: Mehrsegmentale dorsale Spondylodese bei degenerativen Wirbelsäulenveränderungen. *52-jährige Frau. Operation wegen Schmerzen.*
a) *Skoliose* der unteren LWS mit *Spondylarthrose* der kleinen Wirbelgelenke. (Wirbelbogen und Dornfortsatz von L4 waren bei einer Laminektomie entfernt worden.)
b) im Seitenbild *Instabilität* bei *Pseudospondylolisthesis* L4/L5. Diese Instabilität war durch die Laminektomie noch verschlimmert worden.
c) *dorsale Spondylodese* über drei Segmente mit vier Paar transpedikulären Schrauben, an welchen zwei kräftige Platten mit Muttern stabil befestigt wurden. Wirbelgleiten und Instabilität konnten damit behoben werden.
d) die Skoliose ist gerade gerichtet.

Gefahren und Komplikationen

Operationen an der Wirbelsäule gehören zu den heikleren Eingriffen der Chirurgie am Bewegungsapparat und zu den risikoreichsten. Iatrogene Schäden mit entsprechenden «Malpractice-Klagen» haben mit der Popularisierung der Instrumentationen, besonders auch der Pedikelschrauben, zugenommen.

Zu den **vermeidbaren Fehlern und Schäden** gehören:

- Verletzung von Nervenwurzeln, Dura und (im thorakalen Bereich) Rückenmark durch Instrumente und Implantate.
- Schädigung von Nerven und Rückenmark (inkl. Querschnittsläsion, s.a. Kap. 34.3 u. Kap. 34.4) durch Zug und Abscherung bei der instrumentellen Manipulation der Wirbel gegeneinander (v. a. bei Skoliosen, Spondylolisthesis und Wirbelfrakturen, aber auch bei anderen Instabilitäten).
- Verletzung von Gefäßen (dorsal und ventral, wo Aorta und Vena cava unmittelbar vor der Wirbelsäule liegen) mit Instrumenten oder unkorrekt positionierten Schrauben.
- Wundheilungsstörungen, Infektionen
- Lockerung, Ausreißen, Verbiegung und Bruch von Implantaten (relativ häufig)
- Zusammenbruch der Osteosynthese und, damit in Zusammenhang:
  - Pseudarthrosen, Deformitäten

- Schädigung und Schwächung der Rückenmuskulatur
- Restbeschwerden, vermehrte Schmerzen
- Mehrfachoperationen

Die Entnahme von autologer Spongiosa (Beckenkamm) mit häufigen, nicht selten dauernden Restbeschwerden und längerer Rekonvaleszenz ist bislang unvermeidbar.

Bei zuverlässiger primärer Stabilität können die Patienten jedoch bald mit einem verstärkten Textilmieder mobilisiert werden, das sie je nach Anweisung des Operateurs evtl. mehrere Monate tragen müssen.

Zugänge

1. **Dorsal medial:** Dies war und ist der Zugang für die dorsale bzw. die postero-laterale Verspanung nach Hibbs und auch der bevorzugte Zugang für die inneren Fixationsmethoden von dorsal her (transpedikuläre, translaminäre Schrauben, Haken usw.).
2. **Ventraler** Zugang, transabdominal oder retroperitoneal, transthorakal: zur interkorporellen Spondylodese (siehe dort). *Vorteil:* direkter Zugang zu den Wirbelkörpern, primär stabile Verblockung auch ohne Implantate möglich. Bei ventralen Defekten ist eine Aufrichtung und Stabilisierung von vorne möglich. Die *spezifischen Risiken* des vorderen Zugangs sind allerdings groß, wegen der Eröffnung der großen Körperhöhlen (z. B. Ileus) und der Nachbarschaft der großen Gefäße. Deshalb wählen die meisten Operateure den vorderen Zugang nur für besondere Indikationen.
Zweitoperationen von vorne sind wegen der derben Narben, in welchen die großen Gefäße eingemauert liegen, besonders gefährlich. Falls Metallentfernungen notwendig werden, ist man in einer ungemütlichen Lage. Dies könnte ein Argument gegen den vorderen Zugang für Osteosynthesen sein.
3. **Kombination ventral/dorsal:** In manchen Fällen haben die Wirbelsäulenchirurgen den Eindruck, dass es besser sei, *in der gleichen Sitzung* sowohl von ventral als auch von dorsal her zu operieren, etwa, wenn gleichzeitig eine Stellungskorrektur gemacht werden soll oder die Stabilität ungenügend erscheint. Dies sind große, schwere und belastende Eingriffe, vor allem, wenn mehrere Segmente fusioniert werden sollen, wie z. B. bei Skoliosen. In der Literatur finden sich Berichte von 20-stündigen (offenbar erfolgreichen) Operationen etc., die u. a. künstliche Ernährung des Patienten erfordern. Hier stößt die Wirbelsäulenchirurgie offensichtlich an Grenzen. Diese zu erkennen und zu respektieren gehört zu ihren wichtigeren Aufgaben.
4. Die **postero-laterale** Verspanung über die Querfortsätze, mit Arthrodese (Anfrischen) der kleinen Wirbelgelenke ist eine gute und weniger riskante Methode. In vielen einfacheren Fällen ist keine zusätzliche Fixation mit Metall notwendig, sofern das Segment bereits vorher etwas steif war. Die Ergebnisse sind vergleichbar.
5. **Minimal-invasive** Techniken: Um den Gewebeschaden, die postoperativen Schmerzen, die Morbidität und den Blutverlust zu vermindern, wurden und werden, analog den arthro- und laparaskopischen Eingriffen, auch für die Wirbelsäule *perkutane endoskopische Techniken* entwickelt: Für Operationen an der Bandscheibe und am Wirbelkörper (postero-lateral, transpedunkulär), für Osteosynthesen, Spongiosaplastiken und stabile Verblockungen, für laparaskopische Zugänge zur Thorakal- und Lumbalwirbelsäule, zur Dekompression von Nervenelementen u. a. m., immer unter Röntgenkontrolle. Diese Techniken haben den *Vorteil*, dass die Muskulatur geschont wird, der Eingriff weniger traumatisch ist und, nicht zuletzt aus Ökonomiegründen, Krankenhausaufenthalt und Arbeitsunfähigkeit abgekürzt werden können.
Die *Risiken* bei diesen Methoden sind deshalb nicht geringer, denn die Sicht ist beschränkt, die Orientierung schwieriger, die Verhältnisse sind enger, und die Gefahr, unbemerkt kritische anatomische Strukturen zu beschädigen (Gefäße, Nerven, Abdomen, Thorax), ist nicht klein. Auch falsche Positionierung von Cages, neue Diskushernien und weitere Komplikationen sind beschrieben. Die Eingriffe sind technisch schwierig, benötigen eine aufwändige Infrastruktur, dauern meist länger als offene, und die Operateure absolvieren eine längere «learning curve», bis sie die Techniken einigermaßen beherrschen. Also nichts für Gelegenheitschirurgen. Überdies ist die Wirksamkeit dieser Verfahren umstritten. Die Resultate erreichen zum größten Teil (noch) nicht jene der offenen Eingriffe.

Als *Mittelweg* zwischen ausgedehnten offenen, traumatisierenden Eingriffen und den etwas «blinden» endoskopischen Verfahren werden minimal-invasive Techniken entwickelt, die zwar offen, unter Sicht, aber durch sehr kleine Inzisionen ihr Ziel erreichen.

Die Wirbelsäulenchirurgie macht dieselbe Entwicklung durch wie vor 30 Jahren die operative Frakturbehandlung, vermutlich mit all ihren Erfolgen und Fehlern. Sie ist auf weiten Strecken noch im experimentellen Stadium.

Erst die klinischen Erfahrungen und die längerfristigen Resultate werden zeigen, wo und wie die Wirbelsäulenchirurgie für die Rückenkranken sinnvoll und erfolgreich eingesetzt werden kann.

59.3.5
Was leistet die Wirbelsäulenchirurgie tatsächlich?

Der größte Teil der Literatur bezog sich bisher auf neue Operationstechniken und die Publikation von Erfolgen durch Autoren und Operateure selbst. *Metaanalysen* zeigten Voreingenommenheiten (Biases), Abhängigkeiten und eine Reihe weiterer Mängel bezüglich Auswahl der Fälle, Dokumentation, Material, Methode, Statistik usw. bei den meisten dieser Studien und kamen zum Schluss, dass *Beweise* für die Wirksamkeit von Rückenoperationen auf weiten Strecken immer noch *fehlen*, nicht anders als für *konservative* Behandlungen.

Während bei diesen aber das Prinzip vom «primum nil nocere» kaum je verletzt wird, müssen für Operationen angesichts der erheblichen *Risiken* zweifellos *strengere Maßstäbe* angelegt werden: an die Validität einer Studie, an die Wirksamkeit und Sicherheit einer Operation, kurz, an die *Wissenschaftlichkeit der Grundlagen*.

Längerfristige klinische Nachkontrollen müssen (neben den radiologischen Resultaten) den Nutzen und Schaden für den Patienten, unabhängig vom Operateur, aufzeigen, d.h. Arbeitsfähigkeit, Behinderung im täglichen Leben, Beeinträchtigung, Beschwerden etc. Die Studien müssen vergleichbar sein, methodologischen und statistischen Kriterien genügen und eindeutige Schlüsse zulassen, damit man den Patienten mit gutem Gewissen *Empfehlungen* geben kann.

Bis dahin wird noch einige Zeit verstreichen. Inzwischen müssen Ärzte ihren Patienten helfen. Angesichts des Mangels an gesichertem Wissen kommt der **Indikation im Einzelfall** größte Bedeutung zu. Zweckmäßig ist dabei, *sich bei jedem Patienten einige Fragen zu stellen*:

1. zu einer Operation:
   - Stimmen die Beschwerden mit den Befunden überein?
   - Ist die «Pathologie» wirklich die Ursache der Schmerzen?
   - Lässt sie sich genau lokalisieren?
   - Lässt sie sich mit einer der bewährten Operationen beheben?
   - Lässt der Allgemeinzustand eine Operation zu?

2. zum Patienten:
   - Ist der Leidensdruck tatsächlich genügend groß?
   - Wurden alle konservativen Maßnahmen ausgeschöpft?
   - Ist der Wille zur Genesung, zur Mitarbeit vorhanden?
   - Ist sich der Patient über das Verhältnis des Risikos zum möglichen Nutzen im Klaren, oder macht er sich Illusionen? (Greenough teilt seinen Patienten mit, dass nach einer Operation sich ein Drittel gut entwickelt, ein Drittel eine gewisse Besserung erfährt und ein Drittel unverändert bleiben oder sich noch etwas verschlechtern kann).
   - Ist er psychisch in der Lage, Operation und Nachbehandlung durchzustehen?

3. zum Operateur:
   - Hat der er die nötige Erfahrung und das nötige Können?
   - Ist die nötige Infrastruktur (Operationssaal, Personal, Implantate, Nachbehandlung) vorhanden?

Falls alle diese Fragen mit ja beantwortet werden können, darf die Operation wohl empfohlen werden.

Wer muss was wissen?

«Before a surgeon can learn a new technique it may be considered obsolete or inefficient», schreibt *DeWald* im Vorwort zu Bridwells Textbook of Spinal Surgery, doch «the principles remain the same». *Diese Prinzipien darzustellen*, nicht die wechselnden Techniken, *war der Zweck dieses Kapitels*.

Rückenoperationen sind technisch schwierig und heikel. Sie gehören in die Hand von versierten und erfahrenen Wirbelsäulenspezialisten. Diese haben in langer und intensiver Ausbildung ihr anspruchsvolles Handwerk praktisch erlernen müssen, nicht aus Lehrbüchern.

Noch wichtiger aber als die Instrumentation, schreibt *R. A. Dickson* im Vorwort zu seinem Buch «Spinal Surgery, Science and Practice», sei «the underlying decision making process». Bei dieser Entscheidungsfindung hat nicht nur der Operateur, sondern **jeder behandelnde Arzt** *eine Aufgabe, die er nicht delegieren kann*. Dieses Kapitel möchte ihm dabei helfen.

59.4
Bandscheibenprolaps (Diskushernie)

Neurologische Komplikationen bei Rückenschmerzen

Der langwierige Verlauf der chronischen Wirbelsäulendegeneration kann *unvermittelt* und schlagartig, aber auch *unmerklich* schleichend, kompliziert werden durch **Kompression von Nervenwurzeln** im Wirbelkanal. Am häufigsten geschieht dies durch einen *Prolaps von Bandscheibenmaterial*, seltener durch andere Ursachen: *enger Spinalkanal* (s. Kap. 59.5), Wirbelgleiten, Osteophyten, Tumoren u. a.

59.4.1 Allgemeines

Pathologie

Die Schwachstelle der Bandscheibe ist der Faserring *(Anulus fibrosus)*. Die **Abbildung 59.30** zeigt ihn im Querschnitt. Im Verlauf des degenerativen Prozesses weitet er sich aus und wird durch den Druck des Nucleus pulposus nach hinten vorgewölbt, was als **Protrusion** bezeichnet wird.

In einer nächsten Phase können Lücken im Faserring aufbrechen, durch welche degeneriertes Material aus dem Gallertkern hinausgepresst wird, meistens nach dorsal oder dorsolateral. Dieses bildet dann eigentliche **Hernien**, d.h. Sequester, die irreponibel sein können (**Abb. 59.31**; vgl. auch «Pathologie des Bewegungssegmentes», Kap. 50.3.1).

Je nach der anatomischen Konstellation im Wirbelkanal kann diese Hernie *auf eine* **Nervenwurzel** *drücken*, üblicherweise dort, wo diese den Duralsack verlässt (**Abb. 59.32**). Wenn die Hernie weit lateral liegt, kann sie auch die nächsthöhere Nervenwurzel *im Foramen intervertebrale* bedrängen (**Abb. 59.33**).

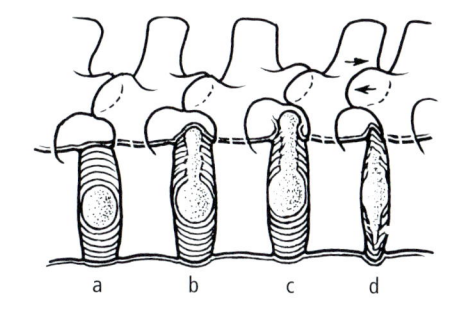

Abb. 59.31: Bandscheibenprotrusion und Diskushernie, so wie sie sich *bei der Operation* präsentieren.
a) normale Bandscheibe
b) *Protrusion:* mehr oder weniger starke dorsale Vorwölbung der Bandscheibe. Der Anulus fibrosus und das hintere Längsband sind intakt. Kompression von Nervenelementen ist in diesem Stadium selten. Eindrückliche Protrusionen finden sich z.B. im MRI auch bei normalen Individuen, die nie Beschwerden hatten.
c) *Ruptur von Anulus fibrosus* und hinterem Längsband. Austritt einer Diskushernie. Diese kann sich in jeder Richtung verlagern und an engen Stellen Nerven komprimieren.
d) Einfache *Diskusdegeneration.* Keine neurologischen Erscheinungen, aber Instabilität. Allfällige Beschwerden sind meist lokal, nicht radikulär.

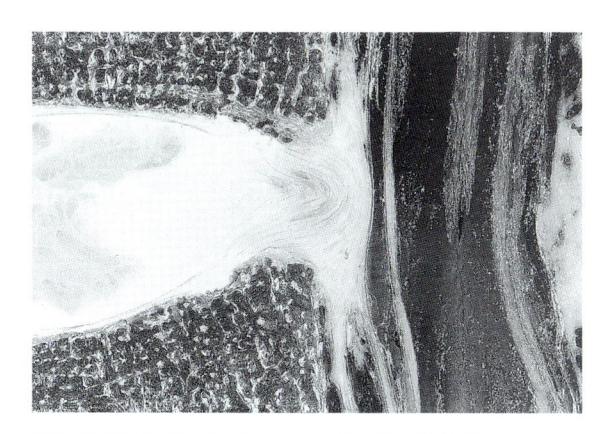

Abb. 59.30: Anatomie einer normalen Bandscheibe.
Gefrierschnittpräparat. Sichtbar ist der hintere Abschnitt mit den zwei angrenzenden Wirbelkörpern und dem Wirbelkanal (rechts). Die linsenförmige Bandscheibe ist dorsal begrenzt durch den *Anulus fibrosus.* Deutlich ist der nach hinten ausgebuchtete Faserverlauf, der das hintere Längsband, das mit dem *Faserring* fest verbunden ist, nach hinten gegen den Wirbelkanal etwas *vorwölbt.* Diese **Protrusion** kann schon beim Normalen mehr oder weniger stark ausgeprägt sein und kann im Laufe der Zeit zunehmen, wenn der Faserring zu erschlaffen beginnt. Nervenkompressionssymptome sind in diesem Stadium selten.
Wenn im Laufe der fortschreitenden Bandscheibendegenerationen der Anulus fibrosus an dieser Stelle *einreißt*, können Fetzen des degenerierten Nucleus pulposus nach hinten in den Wirbelkanal oder in die Zwischenwirbellöcher hinausgepresst werden, als eigentliche **Hernien**. Je nach anatomischer Konstellation können sie hier Nervenwurzeln komprimieren und damit die typischen Symptome der Diskushernie auslösen. (Präparat W. Rauschning, Uppsala.)

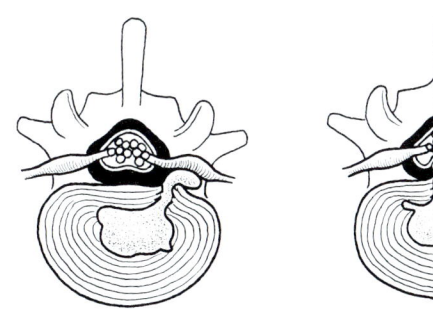

Abb. 59.32: Lumbale Diskushernie.
Links: Eine *laterale* Diskushernie drückt auf die abgehende Nervenwurzel.
Rechts: Eine große *mediane* Diskushernie kann die im Duralsack liegende Cauda equina komprimieren: Das **«Cauda-Equina-Syndrom»** ist eine, allerdings seltene, *Notfallsituation* (s. Text).

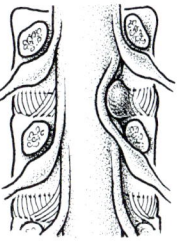

Abb. 59.33: Eine medio-laterale Diskushernie, hier von dorsal gesehen, komprimiert in der Regel die *tiefer* gelegene Nervenwurzel in ihrem extrathekalen Verlauf. Seltener komprimiert eine weit *lateral* austretende Hernie die nächst *höhere* Nervenwurzel im Foramen intervertebrale.

Dieses einfache mechanische Modell stimmt wohl einigermaßen, ist aber weit davon entfernt, alle klinischen Erscheinungen erklären zu können. Dafür müssen komplexere Vorgänge (lokale Ödembildung, Gelenkblockierungen, Muskelkontrakturen über Reflexmechanismen usw.) angenommen werden, die aber im Einzelnen noch wenig bekannt und schwer nachzuweisen sind. Einiges spricht für die Theorie, dass Nucleus-pulposus-Gewebe für eine komprimierte Nervenwurzel *toxisch* sein könnte.

Lokalisation

Weitaus am häufigsten ist die *untere* **Lumbalwirbelsäule** betroffen, vorab L4/5 und L5/S1.

Zervikale *Diskushernien* sind nicht ganz selten. Obwohl ihre Pathologie auf weite Strecken ähnlich ist wie jene der lumbalen, ist das klinische Bild so verschieden von diesem, dass es bei der HWS besprochen wurde (Kap. 53.2).

Thorakale Diskushernien sind außerordentlich selten.

Zervikale und thorakale Diskushernien sind potenziell gefährlich für das in unmittelbarer Nähe liegende *Rückenmark*, das auf Höhe von L1 endet (s. Abb. 34.20). Lumbale Diskushernien können deshalb nur noch einzelne Nervenwurzeln bedrängen.

Selten komprimiert eine lumbale mediane Diskushernie die **Cauda equina** derart, dass Symptome entstehen (Kap. 34.4.4 u. Abb. 59.32b), immer eine **Notfallsituation**.

Ein relativ eindeutiger topographischer Zusammenhang besteht zwischen neurologischen Erscheinungen, falls solche vorhanden sind, und einer komprimierten Nervenwurzel. Die *segmentale Zuordnung* erlaubt in solchen Fällen eine genaue Höhendiagnose (**Abb. 59.34** u. **Abb. 59.37**).

Befallen sind in über 95% die untersten beiden Bandscheiben, d.h. L4/L5 und L5/S1, und damit die *Wurzeln L5 und S1*.

Klinik

Betroffen sind vorzugsweise Männer im Alter zwischen 25 und 45 Jahren, aber auch Frauen, selten Jugendliche und ältere Menschen.

Die Anamnese ist *typisch*: Nachdem häufig schon über längere Zeit Kreuzschmerzen, oft schubweise, bestanden hatten, schießt unvermittelt oder bei einer unkontrollierten forcierten Bewegung (Verheben, Drehbewegung, Aufstehen aus der Hocke usw.; ein eigentlicher «Unfall» ist kaum je mit im Spiel), ein überaus heftiger Schmerz ins Kreuz. Das Krankheits-

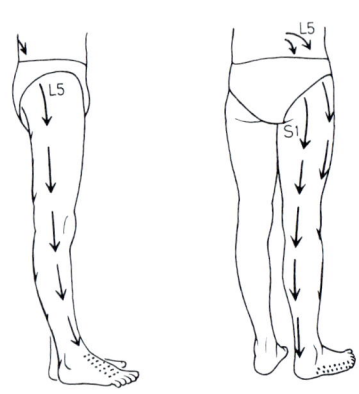

Abb. 59.34: Ischias.
Die *Pfeile* zeigen die Richtung der *ausstrahlenden Schmerzen* bei Irritation der 5. lumbalen und der 1. Sakralwurzel, die bei Diskushernien am häufigsten betroffen sind.
Die *punktierten* Areale zeigen die Lokalisation eines *Sensibilitätsausfalles*. Ein solcher ist spezifischer als Schmerzen allein und somit für die Diagnose eher zu verwerten.

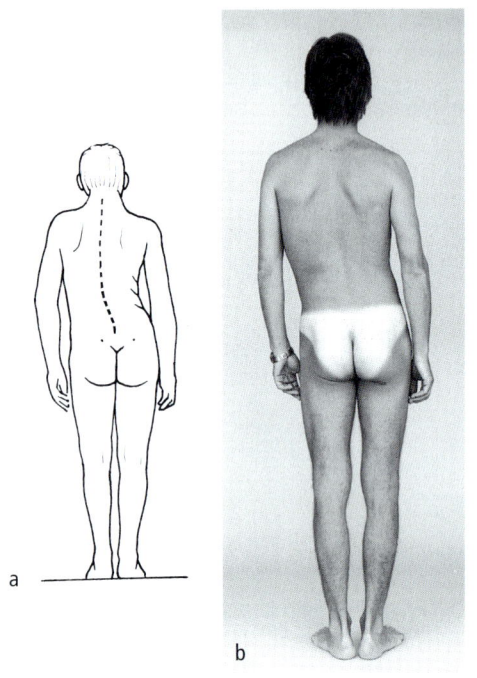

Abb. 59.35:
a) **Typische Haltung bei Diskushernie:** *Schmerzbedingte Blockierung* der unteren Lendenwirbelsäule in einer kurzbogigen Kypho-Skoliose, die beim Vorüberneigen noch stark zunimmt. Die Patienten können sich vor Schmerz oft kaum mehr bewegen.
b) *39-jähriger Mann* mit lumbosakraler Diskushernie. Deutlich ist der Überhang nach links.

bild entspricht also einer «*akuten Lumbago*», einem «lumbalen Schmerzsyndrom» (s. Kap. 59.2.2). Der volkstümliche Ausdruck «Hexenschuss» umschreibt das Geschehen treffend.

Wenn die **«Ischias»**, die heftigen *ausstrahlenden Schmerzen ins Bein*, entlang dem Verlauf des N.

ischiadicus, hinzukommen, ist das typische Bild komplett (Abb. 59.34).

Die Patienten können sich oft kaum mehr bewegen und finden nur mühsam eine einigermaßen bequeme Lage. Die Wirbelsäule wird völlig steif gehalten, in der Regel in einer zwanghaften kyphotischen und skoliotischen Haltung (*antalgische Skoliose*, **Abb. 59.35**). Das Bücken nach vorn ist nicht oder nur mit einer seitlichen Ausweichbewegung möglich. Die paravertebrale Muskulatur ist bretthart, verspannt und schmerzhaft (Hartspann). Die untersten Dornfortsätze sind druckdolent.

Diese Erscheinungen werden als **«vertebrales Syndrom»** bezeichnet, welches für die Diskushernie typisch ist.

Diagnostik

Wichtig sind in erster Linie **Anamnese und klinische Untersuchung**:

- Hinken, spontane Motorik, Beweglichkeit, Lähmungen
- stellungs- und bewegungsabhängige *Schmerzen*, Zunahme der Schmerzen bei intraduraler Druckerhöhung (Husten-, Nies- und Pressschmerz)
- *Lasègue'sches Zeichen*. Seine quantitative Aufzeichnung, in Winkelgraden, beim Auftreten von Schmerzen im Kreuz und entlang dem Verlauf des N. ischiadicus gestattet den zeitlichen Verlauf genau zu verfolgen (**Abb. 59.36**).
- *Finger-Boden-Abstand* (in cm gemessen beim Rumpfbeugen vorwärts, ebenfalls zur Verlaufskontrolle geeignet).

Neurologische Zeichen treten nur in einem Teil der Fälle auf. Das so genannte **«radikuläre Syndrom»** ist bei der Diskushernie sekundär. Es äußert sich als Ischias, d.h. überaus intensive ausstrahlende Schmerzen im Ausbreitungsgebiet der betroffenen Wurzel des Nervus ischiadicus, vom Kreuz ins Gesäß und entlang der Rück- oder Außenseite des Oberschenkels, oft in die Waden und bis hinunter zu Knöchel und Fuß (s. Abb. 59.34). Bei größerem Druck auf die Nervenwurzel können *Paresen* auftreten, *sensible* (Hyp- und Parästhesien) und *motorische* (schlaffe Lähmungen, abgeschwächte oder fehlende Sehnenreflexe). Die Lokalisation zeigt **segmentale Verteilung** und *entspricht den Dermatomen* der am häufigsten betroffenen Nervenwurzeln: L5 und S1. Die genaue Ermittlung eines radikulären Syndromes gestattet die *Höhenlokalisation* der Kompression, was für eine eventuell notwendige Operation wichtig ist (**Abb. 59.37**).

Tabelle 59.3 zeigt den Zusammenhang zwischen neurologischen Ausfällen und Diskushernie. *Differentialdiagnostisch* müssen natürlich periphere Nervenläsionen und andere pathologische Prozesse wie Wirbelaffektionen, extra- oder intradurale Tumoren usw., ausgeschlossen werden.

Das **konventionelle Röntgenbild** ergibt für die Diagnose der Diskushernie wenig. Die betreffende Band-

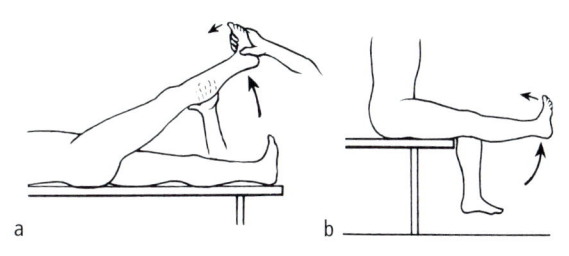

Abb. 59.36: Test nach Lasègue.
Bei Wurzelirritationen löst das Strecken des *N. ischiadicus* Schmerzen in Rücken und Bein aus.
a) *Test in Rückenlage.* Der Winkel, um den das gestreckte Bein angehoben werden kann, gibt ein quantitatives Maß. Zusätzliche Dorsalextension des Fußes kann die Schmerzen verstärken (Bragard). Besonders typisch sind Schmerzen im kranken beim Anheben des gesunden Beines.
b) Mit der Prüfung *im Sitzen*, d.h. mit gebeugter Hüfte, kann ein im Liegen positiver Lasègue nachkontrolliert werden: Das Knie kann dann nicht gestreckt werden.

Tabelle 59.3: Wichtigste radikuläre Symptome bei lumbaler Diskushernie.

	L4/L5	L5/S1
• Lokalisation der Diskushernie:		
• Betroffene Nervenwurzeln:	L5	S1
• Schmerzen und Sensibilitätsstörungen, evtl. trophische Störungen (Hautunterkühlung):	Becken – Hüfte, Außenseite des Beines bis zu Fußrist, Großzehe	Gesäß – Rückseite des Beines bis lateraler Fußrand, Kleinzehen (oft Leiste)
• Motorische Ausfälle, Muskelatrophie:	Dorsalextension Großzehe, Fuß (Fersengang) Glut. med. (Trendelenburg)	Plantarflexion Fuß (Zehengang), Pronation (Peronaei), Glut. max. (Gesäßschluss)
• Reflexausfälle:	evtl. Tib. post.	Achillessehnenreflex ↓

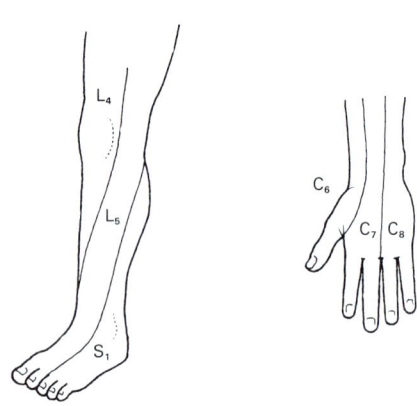

Abb. 59.37: Die häufigsten **Sensibilitätsausfälle bei Diskushernien**: Nervenwurzel S1: Rückseite des Beines – lateraler Fußrand, L5: Außenseite des Beines – Großzehe, L4: Knie.
An der Hand: C6: Daumen, C7: Zeige- und Mittelfinger, C8: Ring- und Kleinfinger.

scheibe kann etwas erniedrigt erscheinen, muss dies aber nicht. Degenerative Veränderungen fehlen oft ganz. Eine bestehende Zwangsfehlhaltung (Skoliose, Kyphose) ist natürlich auch auf dem Röntgenbild zu sehen. Immerhin ist es wichtig, andere Wirbelaffektionen (Entzündungen, Tumoren usw.) als Schmerzursache ausschließen zu können.

Die *Topographie der Wirbelsäule* ist kompliziert. Das anatomische Präparat in **Abbildung 59.38** gibt einen Begriff davon. Wenn die bildgebenden Verfahren eine echte Hilfe sein sollen, müssen sie sich an der Anatomie orientieren und werden am Standard solcher Präparate gemessen. Ihr Studium ist die Grundlage der bildgebenden Diagnostik (vgl. auch Abb. 13.11).

Die **Computertomographie** hat erstmals die anatomisch genaue Darstellung des Wirbelkanals und seines Inhalts im Querschnitt ermöglicht und damit viel zum Verständnis der Kompressionssyndrome beigetragen. So ist das CT der Lumbalwirbelsäule zu einer der häufigsten Anwendungen des CT überhaupt und zur wichtigsten Abklärungsuntersuchung bei hartnäckigen Ischiasbeschwerden geworden (**Abb. 59.39**). Als nichtinvasive Methode ist sie weitgehend an die Stelle der Myelographie getreten. Hernien, die weit lateral (im Foramen) liegen, lassen sich mit dieser ohnehin nicht erkennen, und die knöchernen Strukturen werden im CT am genauesten abgebildet. (Allgemeines zum CT s. «Allgemeine Diagnostik», Kap. 13.3, u. «Diagnose der Wirbelsäule», Kap. 51.3.2).

Zur Technik: Die Schnitte werden möglichst auf der Höhe der Bandscheiben und parallel zu diesen gelegt, meist 3 bis 5 Schichten von etwa 5 mm Dicke, und eine Schicht auf Höhe des Wirbelkörpers, damit die ganze Länge des Kanals abgedeckt wird. Zur Darstellung der Weichteile (Bandscheiben usw.) dienen weiche Bilder. Die Knochenkonturen sieht man besser auf harten.

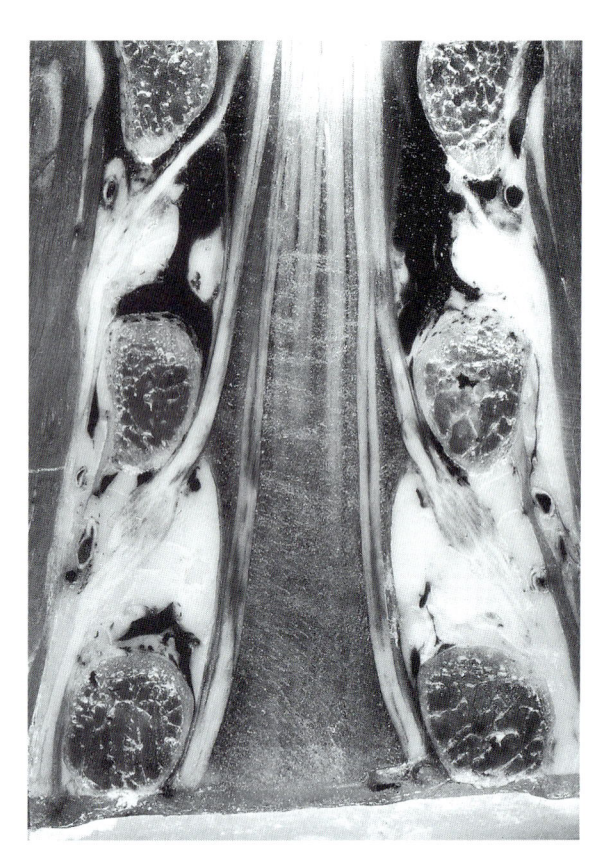

Abb. 59.38: **Anatomie des Wirbelkanals**, als Grundlage für die bildgebende Diagnostik.
Frontaler Gefrierschnitt durch eine Lumbalwirbelsäule (Präparat von Prof. W. Rauschning, Uppsala). Angeschnitten sind drei von den Wirbelkörpern abgehende Bogenwurzelpaare. In der Mitte zieht die *Cauda equina* nach distal. Um jede Bogenwurzel zieht eine abgehende Nervenwurzel durch das Foramen intervertebrale nach außen. Genau dort liegt, eingebettet in Fettgewebe, das jeweils zugehörige *Ganglion*. Eine Reihe von Gefäßen ist ebenfalls getroffen.
Solche Schnittpräparate sind der Standard für die bildgebenden Verfahren. Die topographische Anatomie kommt wieder zu Ehren.

Sofern das CT mit der Klinik übereinstimmt, genügt es in der Regel zur Indikation und Vorbereitung einer etwaigen Operation.

Die **Kernspintomographie** eignet sich besonders zur Darstellung der intrathekalen Strukturen (Nervenwurzeln, Rückenmark, Tumoren, Zysten usw.) und kommt deshalb vor allem im Zervikal- und Thorakalbereich in Frage. Andererseits lassen sich die Bandscheiben gut darstellen, auch ihre Protrusionen und Hernien. Die seitliche Projektion gibt mit dem Überblick über die ganze Länge einen neuen Aspekt gegenüber dem CT und kann dieses in besonderen Fällen ergänzen (**Abb. 59.40, Abb. 59.41 u. Abb. 59.42**).

Bei *normalen, gesunden Bandscheiben* erscheint der Nucleus pulposus auf T2-gewichteten Bildern hell, wohl wegen seines Wassergehaltes. *Degenerierte* Bandscheiben verlieren diese hohe Signalintensität, bleiben also schwarz. Dieser Befund ist typisch für die Bandscheibe mit Prolaps, ist aber auch eine sehr häufige, ja normale Erscheinung in der zweiten Lebenshälfte und deshalb diagnostisch nicht allzu hilfreich.

Da die Diskographie auch nicht viel mehr praktische Information gab, kann das MRI wenigstens diese invasive Untersuchung ersetzen.

Eine *Gefahr* sind die falsch positiven Befunde und Überinterpretationen, nicht ganz selten beim CT, noch häufiger beim MRI:

Die Vorwölbung der Bandscheibe nach dorsal kann auch bei normalen Individuen erheblich sein. *Protrusionen* auf dem MRI bedeuten noch nicht automatisch relevante Pathologie. Es hat sich nämlich gezeigt, dass viele gesunden Menschen, vor allem ältere, aber auch jüngere, im MRI substanzielle Diskushernien und Protrusionen zeigen, obwohl sie nie Rückenschmerzen oder Ischias hatten.

Diese Beobachtung unterstreicht die Regel, dass therapeutische Entscheide, insbesondere *Operations-*

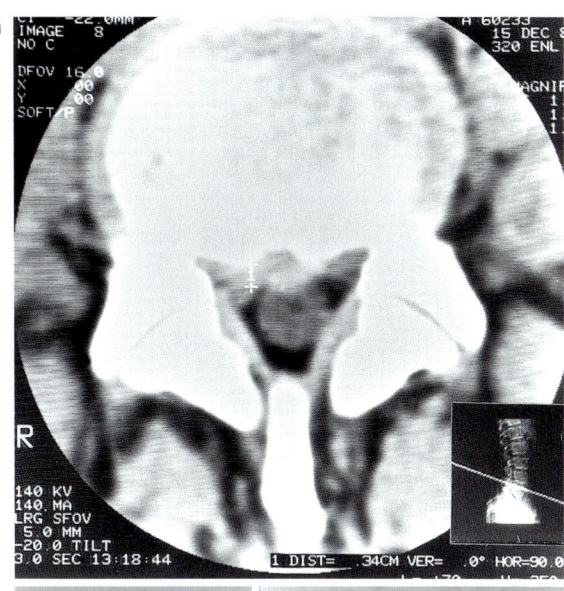

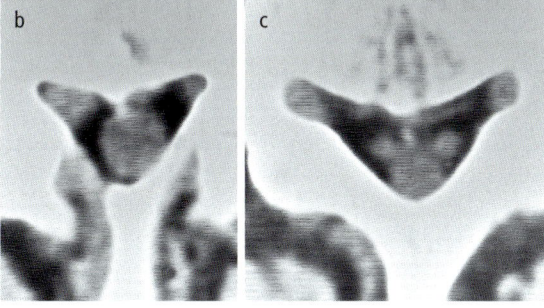

Abb. 59.39: Computertomographie der LWS eines *40-jährigen Mannes.*
a) Kleine **Diskushernie** *L4/5 rechts mediolateral*, in der Nähe der Nervenwurzel L5 (+). Die Bandscheibe L4/5 ist erschlafft und steht allseitig 3 bis 4 mm über die Wirbelkanten vor, v. a. rechts gut sichtbar (Protrusion). Gut zu sehen sind auch der Duralsack (dunkelgrau) und die Ligamenta flava (hellgrau), welche den Wirbelkanal zwischen dem Dornfortsatz und den kleinen Gelenken abschließen.
b) *Schnitt 5 mm tiefer:* Die linke Nervenwurzel L5 ist lateral im Rezessus zu sehen. Die rechte ist von einer Diskushernie verdeckt (auf dem Bild links).
c) *Schnitt weitere 5 mm tiefer:* Beide Nervenwurzeln L5 sind bereits weit lateral an ihrem Abgang in die Intervertebrallöcher zu sehen. Die Nervenwurzeln S1 sind aus dem Duralsack ausgetreten und liegen unmittelbar ventrolateral davon. Die Schnittebene ist auf dem eingeblendeten Leitscan zu sehen. Ebenso erscheinen alle technischen Daten auf dem Schirm.

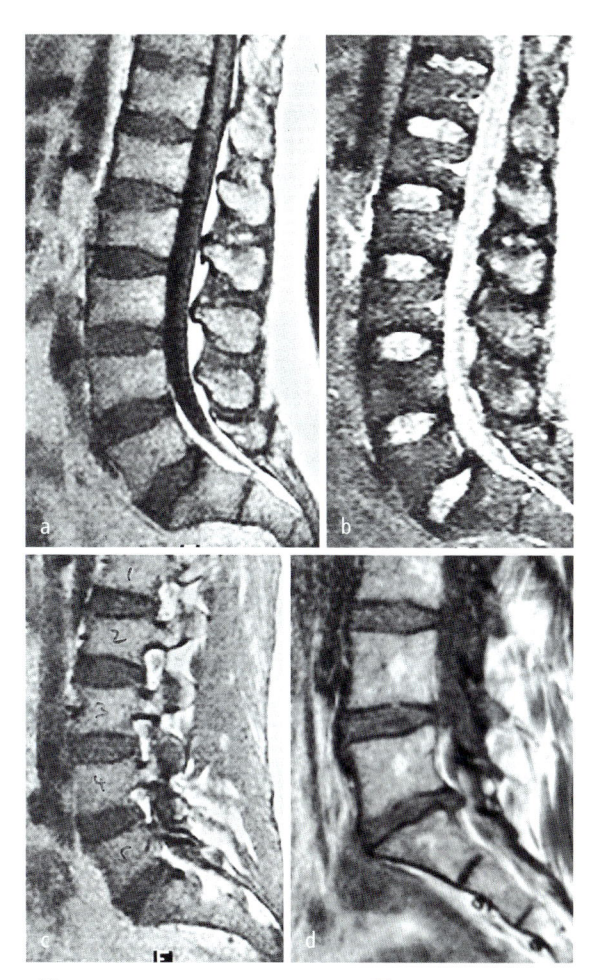

Abb. 59.40: Magnetresonanztomographie.
a–c: *LWS eines 38-jährigen Mannes, normaler* Befund.
a) und b) sind *mediane Sagittalschnitte* durch den Wirbelkanal.
a) T1-gewichtet: Duralsack (Liquor) schwarz, Bandscheiben dunkelgrau.
b) T2-gewichtet: Bandscheiben hell, ebenso der Duralsack (vgl. Abb. 13.22).
c) *Paramedianer Sagittalschnitt* durch Bogenwurzeln und Zwischenwirbellöcher. Darin sind die abgehenden Nervenwurzeln zu erkennen.
d) Protrusion bzw. Diskushernie lumbosakral bei einer *40-jährigen Frau.*

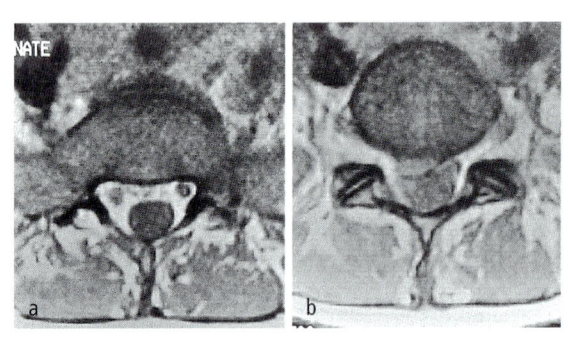

Abb. 59.41: Magnetresonanzbild der Wirbelsäule. Horizontalschnitte.
a) *lumbosakral, normaler Befund:* Eingebettet im Fettgewebe (weiß) des Wirbelkanals liegen der Duralsack und zwei abgehende Nervenwurzeln (dunkel). Wirbelkörper und Massa lateralis (dunkelgrau), Muskulatur und große Gefäße sind zu sehen.
b) *Lumbalwirbelsäule:* Der Wirbelkörper ist dunkel, die Kortikalis von Wirbelbogen und kleinen Gelenken schwarz. Das Foramen intervertebrale (weiß) ist frei. Der graue Duralsack ist von einer *medio-lateralen Diskushernie* (etwas heller) eingeengt. Ventral liegen die großen Gefäße.

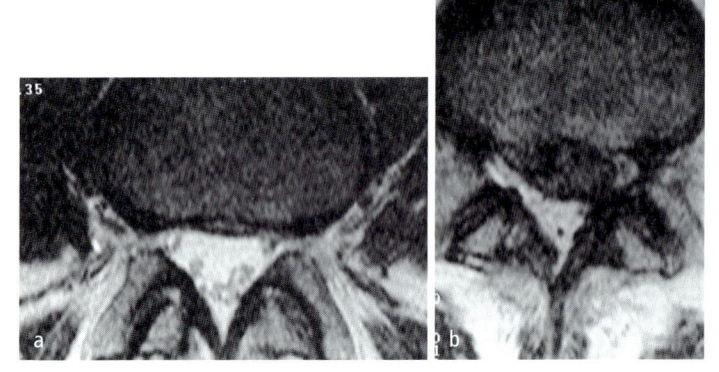

Abb. 59.42: Diskusdiagnostik im MRI: axiale T2-gewichtete Aufnahmen. a): *Bandscheibenprotrusion.* b): große, einseitig betonte *Diskushernie.*

Abb. 59.43:
a) **Myelographie** eines *33-jährigen Mannes* mit linksseitiger Ischias, im schrägen Röntgenbild. Auf Höhe der lumbosakralen Bandscheibe ist der Duralsack von ventral her eingeengt und die Nervenwurzelscheiden der Wurzeln S1 und S2 erscheinen abgeschnitten, während die Nervenwurzel L5 sich bis zum Wirbelbogen L5 verfolgen lässt.
b) *Normales Myelogramm:* Alle Nervenwurzelscheiden sind bis zu den Wirbelbogen mit Kontrastmittel gefüllt.

indikationen, nie allein aus Bildern und einzelnen Befunden abgeleitet werden können. Entscheidend ist die Klinik, bei Diskushernien vor allem der Schmerz. («Allgemeines zum MRI», Kap. 13.4).

Die **Myelographie** als invasive Methode ist weitgehend durch CT und MRI ersetzt. Sie wird noch für spezielle Fragestellungen herangezogen: bei engem Spinalkanal, Kompressionssyndromen des Rückenmarkes usw., auch in Form des Myelo-CT (**Abb. 59.43**) evtl. als Funktions-Myelogramm.

Bei *allen drei Methoden* sollen Sensitivität, Spezifität und Sicherheit der Vorhersage etwa bei 90 Prozent liegen.

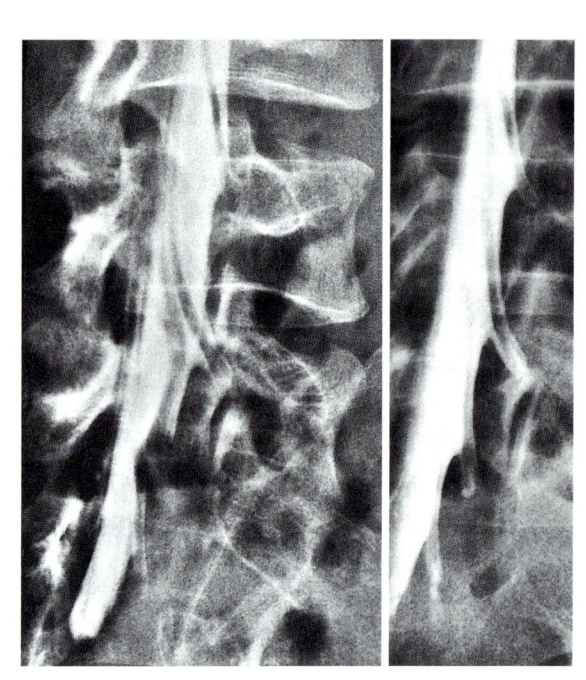

Die beschriebenen Untersuchungen dienen in der Mehrzahl der Fälle dem *Nachweis* bzw. *Ausschluss einer Diskushernie.* Ihre Anwendung ist dann sinnvoll, wenn auf Grund der Klinik eine Operation in Frage kommt und auch ins Auge gefasst wird, d. h. in der Regel nicht vor Ablauf von etwa drei Wochen, und nur wenn unerträgliche, therapieresistente Schmerzen eine Operation als indiziert erscheinen lassen.

Anders als noch vor wenigen Jahren ergeben sich heute echte Probleme weniger aus einem Mangel als aus dem *Überangebot von diagnostischen Möglichkeiten* (s. Kap. 13.1). Gezielt und sinnvoll eingesetzt sollte das Ziel nicht eine Diagnose als Selbstzweck sein, sondern es sollten sich **therapeutische Konsequenzen** für den Patienten daraus ergeben. Eine Operation ist nur sinnvoll, wenn die Bildgebung zur Klinik passt.

Zur bildgebenden Diagnostik siehe «Allgemeines», Kapitel 13.1, «WS», Kapitel 51.3.2, «Kreuzschmerzen», Kapitel 59.1.3.

Weitere diagnostische Möglichkeiten:

- Die **Elektromyographie** kann zur Diagnose einer Wurzelkompression mit herangezogen werden, ist

aber einer exakten neurologischen Untersuchung selten überlegen in der Diagnostik von Diskushernien.
- Die **Diskographie** hat zur Kenntnis der Bandscheibenpathologie beigetragen: Druckmessung, Morphologie, Degeneration, Ausfließen des Kontrastmittels bei einer Ruptur des Anulus fibrosus (s. **Abb. 59.44**). Als *invasive Methode* ist sie nicht harmlos. Für die praktische Diagnostik ist sie kaum noch von Bedeutung. Auch die Angabe von Schmerzen bei Injektion des Kontrastmittels unter Druck ist unspezifisch und als diagnostischer Test nicht zuverlässig.

Ein **Cauda-equina-Syndrom** ist zwar selten, muss aber *rasch erkannt* werden: Eine *mediane* Diskushernie kann die ganze Cauda equina noch im Duralsack komprimieren und zu Störungen vegetativer Funktionen, vor allem der Miktion, führen. Harnverhaltung bei Diskushernienkrankheit ist ein alarmierendes Symptom. Nur sofortige chirurgische Beseitigung der Kompression (innerhalb von Stunden) kann Dauerschäden verhindern. Das Cauda-equina-Syndrom ist somit eine *Notfallsituation* (Abb. 59.32 b).

Laterale (intra- und extraforaminale) Hernien sind relativ selten, können aber sehr schmerzhaft und therapieresistent sein. Sie stellen diagnostisch (Lokalisation) wie therapeutisch (Zugang) besondere Probleme (vgl. Abb. 59.32).

Prognose und Therapie

Ischiasschmerzen *ohne* radikuläre Symptome gehören zu den häufigsten Schmerzen überhaupt. Sie verschwinden in den meisten Fällen – ebenso wie sie gekommen sind – in wenigen Tagen oder Wochen wieder vollständig. Die dafür verantwortlichen pathologisch-anatomischen Veränderungen sind in solchen Fällen kaum feststellbar. Einige Tage Schonung, evtl. mit Bettruhe, Wärme, einfache antiphlogistische Maßnahmen, Schmerzmittel, genügen. Eine eingehende Abklärung erübrigt sich meistens (**Abb. 59.45**).

Häufig sind Ischiasbeschwerden aber sehr hartnäckig. Solange sie keine motorischen Ausfallserscheinungen verursachen, ist immer die **konservative Behandlung** angezeigt, mindestens während einiger Wochen.

Bettruhe, früher obligatorisch verordnet, ist heute bei den Hardlinern verpönt. Ihre Wirkung sei nicht erwiesen. Jedenfalls sollte sie zeitlich begrenzt, also auf wenige Tage beschränkt, bleiben.

Da die Schmerzen stark von Stellung und Bewegung der Wirbelsäule abhängig sind, geht es für den Patienten im Wesentlichen darum, eine möglichst *schmerzfreie Position* zu finden, schmerzauslösende Bewegungen durch rückengerechtes Verhalten zu vermeiden, also um eine temporäre Schonung. Dazu ist nicht unbedingt strikte Bettruhe nötig. Seitenlage mit angezogenen Beinen oder eine Lagerung, wie sie in **Abbildung 59.46** dargestellt ist, bringt vielen Patienten Erleichterung.

Die Therapie ist im Übrigen eine rein palliative **Schmerzbehandlung**. Sie kann nicht schematisch, sondern soll individuell nach der Wirkung geführt wer-

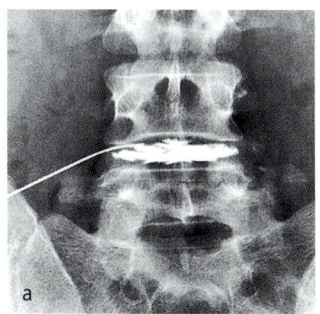

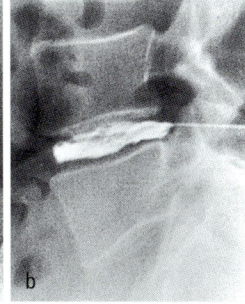

Abb. 59.44: Diskographie. Punktion von dorso-lateral. Unregelmäßige Verteilung des Kontrastmittels in der zerklüfteten Bandscheibe, entsprechend den degenerativen Veränderungen. Deutliche Protrusion, aber kein Austritt des Kontrastmittels. Der Anulus fibrosus ist intakt.
Die Diskographie wird *klinisch* kaum mehr gebraucht.

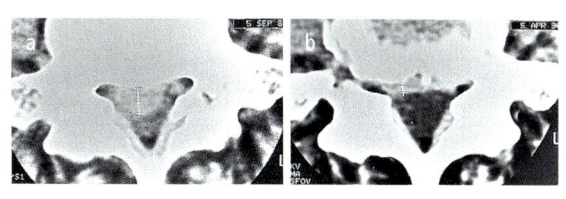

Abb. 59.45: Beispiel einer **spontanen Heilung**.
a) *CT* einer massiven **Diskushernie** auf Höhe von L5/S1, die den Duralsack und die rechte Nervenwurzel S1 komprimiert. *Die 37-jährige Patientin* hatte die typischen Schmerzen, aber keine neurologischen Ausfälle. Die Indikation zur Operation wurde gestellt, doch wollte die Patientin damit zuwarten. Mit der Zeit verschwanden die Schmerzen von selbst.
b) *Vier Jahre später* wurde wieder ein CT gemacht. Es konnte keine Diskushernie mehr gefunden werden, sie war spontan verschwunden.

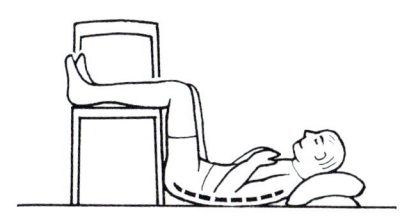

Abb. 59.46: Diese **Stellung** bzw. *Lagerung* bringt vielen Patienten mit **Diskushernienschmerzen Erleichterung**: Beine angezogen, ein Teil des Gewichtes hängt an den Beinen, so dass das Gesäß etwas angehoben ist.

den: «*Alles was die Schmerzen lindert, ist gut, alles was sie verstärkt, schlecht.*»

Im akuten Stadium kann mit gezielten **lokalen Infiltrationen**, z. B. mit Wurzelblockaden, manchmal Schmerzfreiheit erzielt werden.

Mit konservativen Maßnahmen (**Tab. 59.4**) – oder auch spontan – gehen die akuten Beschwerden fast immer in wenigen Wochen zurück (Abb. 59.46 u. **Abb. 59.47**).

Tabelle 59.4: Die konservative Ischiasbehandlung.

- Kurz dauernde Bettruhe, Vermeiden schmerzhafter Bewegungen, Hochlagerung der Beine mit angewinkelten Hüften und Knien (Abb. 59.43).
- Warme, lokale antiphlogistische Applikationen.
- Periodische oder Dauerextension, an den Beinen, besser am Becken angreifend (Abb. 59.47).
- Schmerzlindernde Medikamente, Antirheumatika, Muskelrelaxantien usw.
- Im akuten Stadium kann eine lokale Infiltration, evtl. eine Epiduralanästhesie, ein Wurzelblock, schlagartig wirken.
- Für ambulante Patienten ist eine Stützung und Ruhigstellung der Lumbalwirbelsäule mit einer kräftigen Bauchbandage oder einem festen Lendenmieder zweckmäßig.
- Wert und Gefahren einer manipulativen Behandlung (ohne oder mit Narkose) sind umstritten.
- Anschließend an den akuten Schub ist eine gezielte Rückenheilgymnastik besonders wichtig.

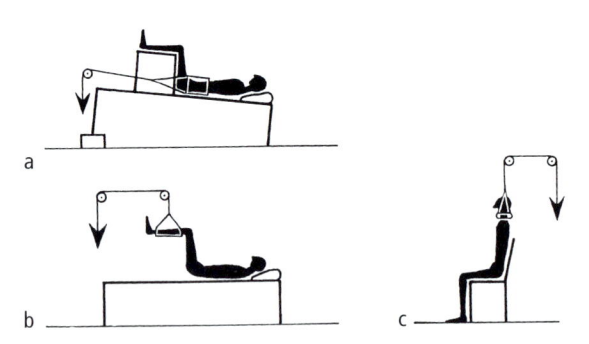

Abb. 59.47: Extensionen bei Diskushernien und anderen (pseudoradikulären) Beschwerden. Wissenschaftlich nicht belegt, doch für manche Patienten eine Erleichterung.
a) *Längszug* an einem Beckengürtel. Der Gegenzug wird entweder durch Hochstellen des Bettendes oder durch Fixation an einem Brustgürtel erreicht.
Bei stationärer Behandlung können Zugkraft und Dauer der Extension täglich sukzessiv gesteigert werden.
b) Extension durch Aufhängen an den Beinen, bis das Becken sich von der Unterlage abhebt. Geeignet für ambulante Behandlung.
c) Glissonsche Extension bei *zervikalen* Syndromen.

Allerdings ist der *schubweise Verlauf* der Diskushernienkrankheit typisch. *Rezidive* sind nicht selten.

Häufiger jedoch sind **spontane Heilungen**. Ein Beispiel zeigt die Abbildung 59.45. Wenn Patient und Arzt Geduld haben, ist die Chance gut, dass die Beschwerden auch ohne Operation mit der Zeit verschwinden. Schließlich steht für hartnäckige Fälle (z. B. wenn eine Operationsindikation nicht gegeben ist) das ganze Armamentarium der **interdisziplinären Schmerztherapie** zur Verfügung: die verschiedenen Techniken der Anästhesisten als Spezialisten der Schmerzbekämpfung, der interventionellen Radiologie und endlich der Neurochirurgie (s. Kap. 17.7 u. Kap. 59.3.2).

Nachuntersuchungen haben inzwischen gezeigt, dass die *Spontanprognose* der Diskushernienkrankheit gut ist und dass auch bei gesicherter Diagnose beobachtend unter einem konservativen Regime zugewartet werden kann, *ohne* dass längerfristig schlechtere Resultate zu befürchten sind als mit der Operation.

59.4.2
Operation von Diskushernien

Die 1936 von Barr u. a. eingeführte **Operation** war ein großer Erfolg und fand weite Verbreitung. Später erkannte man jedoch, dass:

- *Rezidive* nicht so selten sind
- *Komplikationen* vorkommen, mit gelegentlich irreversiblen Schäden
- die *Spontanprognose* in neun von zehn Fällen gut ist.

Unter dem Einfluss von schlechten Resultaten, ist man zurückhaltender geworden und stellt strenge Anforderungen an die **Indikation** (**Tab. 59.5**).

Tabelle 59.5: Indikation zur operativen Diskushernienentfernung.

1. Cauda-equina-Syndrom (Blasenlähmung): Notfallmäßige Operation!
2. Deutliche, zunehmende motorische Ausfälle durch Wurzelkompression.
3. Hartnäckige, auch nach länger dauernder konservativer Behandlung persistierende Beschwerden bei eindeutiger Diskushernie. (In der Regel nach mehreren Wochen Bettruhe ohne Besserung).
4. Mehrere Schübe akuter Beschwerden bei eindeutiger Diskushernie.
5. Einwandfrei nachgewiesener Diskusprolaps mit Wurzelkompression bei starken Beschwerden (Myelographie, CT).

Wenn der Bandscheibenprolaps, der die Nervenwurzeln komprimiert, entfernt werden kann, sind die Patienten in der Regel nach der Operation schlagartig oder in kurzer Zeit von ihren radikulären Schmerzen befreit. Bei *richtiger Indikation* und technischer Durchführung sind die *Resultate* überwiegend *gut* und *zuverlässig*.

Allerdings lassen sich nur eindeutig radikuläre, diskogene Schmerzen mit der Operation befriedigend behandeln. Voraussetzung für den Erfolg ist eine zurückhaltende und strenge **Indikationsstellung** (Tab. 59.5).

Die Indikation zur Operation

Die Indikation zur Operation bilden **die Schmerzen** des Patienten, sein Leidensdruck, etwa unerträgliche Schmerzen nach einer mehrwöchigen erfolglosen konservativen Behandlung, oder hartnäckige, therapieresistente radikuläre Schmerzen mit Beeinträchtigung von Arbeitsfähigkeit und Lebensqualität etc. während längerer Zeit.

Meist ist es **der Patient selbst**, der auf eine Operation drängt. Damit wird auch die Geduld des Arztes auf eine harte Probe gestellt. *Wie lange mit einer Operation zugewartet werden soll*, ist nicht einheitlich geregelt. Große **regionale Unterschiede** in der Zahl der Operationen spiegeln die verschiedenen Ansichten wider.

Statistiken konnten nachweisen, dass bezüglich Häufigkeit des Eingriffes große regionale Unterschiede bestehen. So wurde in Maine (USA) festgestellt, dass in manchen Distrikten bis zu zehn Mal häufiger operiert wurde als in anderen (häufiger in Teaching-Hospitals, an Universitätsspitälern und in städtischen Agglomerationen). Dass aber auch die Ergebnisse dort schlechter waren, lag vermutlich weniger an schlechterer Technik als an einer übermäßigen Ausweitung der Indikationen.

Andere Untersuchungen wiesen nach, dass wirklich schwere Fälle bessere Resultate haben.

Ob ein **neurologischer Ausfall allein** bereits eine Operationsindikation begründet, ist ebenfalls umstritten. Manche Operateure glauben, das Fortschreiten einer Lähmung damit verhindern zu können. Andere sind der Meinung, eine einmal entstandene Lähmung sei operativ nicht mehr zu beeinflussen. Beweise sind nicht leicht beizubringen.

Anamnese und Klinik geben die wichtigsten Hinweise: Akute Episoden, deutliche radikuläre Ausbreitung der Beschwerden und Abhängigkeit der Schmerzen von Stellung und Bewegung: Manche Bewegungen sind extrem schmerzhaft, andere nicht. Die Schmerzen werden als scharf und stechend beschrieben. Wenn es hingegen «überall wehtut», schon spontan, und besonders bei der Palpation von Muskulatur und Fettgewebe, handelt es sich eher um Tendomyosen u.a.: In solchen Fällen wird die Operation wahrscheinlich mehr schaden als nützen. Zur Abgrenzung von radikulären von pseudoradikulären Schmerzen kann die «Schmerzzeichnung» hilfreich sein (s. Abb. 59.12).

Stehen die *Kreuzschmerzen* im Vordergrund, darf man sich von der Entfernung einer Diskushernie auch nicht viel erhoffen, denn solche Beschwerden werden durch diese Operation nicht beeinflusst bzw. eher noch verschlimmert.

Auch neurologische Ausfälle bilden sich nach einer Operation kaum besser zurück als spontan. Sie sind deshalb, wenn keine stärkeren Schmerzen bestehen, keine dringliche Indikation zur Operation, ebenso wenig wie eine nachgewiesene Hernie ohne wesentliche Beschwerden.

Der Zweck der Diskushernienoperation kann somit nur eine Symptombeseitigung sein, nicht aber eine eigentliche «Heilung» oder gar eine Prophylaxe. In der Regel ist es *der Patient selbst,* **der wegen seiner unerträglichen Schmerzen** *die Operation wünscht.* Bei eindeutiger Diagnose (CT) sind dies die besten Operationsindikationen mit der größten Aussicht auf Erfolg. CT oder MRI allein können jedoch nie Operationsindikationen sein. Entscheidend ist immer das klinische Bild.

Das einlässliche *präoperative Gespräch* inkl. einer genauen Information des Patienten hilft, ihn vor unrealistischen Erwartungen und späteren Enttäuschungen und den Arzt vor Vorwürfen, Klagen und Prozessen zu schützen.

Operationstechnik

Die Operation besteht darin, das Bandscheibenmaterial, welches dorsal ausgetreten ist und Nervenelemente komprimiert, möglichst *schonend zu entfernen*. Dies ist in der Regel durch eine sparsame Erweiterung des Zwischenraumes zwischen zwei Wirbelbogen auf der befallenen Seite möglich (Fenestration). Eine Durchtrennung oder gar Entfernung von Wirbelbogen (Laminektomie) ist bei genauer präoperativer Diagnose selten notwendig und sollte vermieden werden, um die Wirbelsäulenstabilität nicht zu schwächen. Wenn am vermuteten Ort keine Hernie gefunden und mit größeren Fenstern (Hemilaminektomie, Laminektomie) weitergesucht wird, wird die **Stabilität** weiter beeinträchtigt. Erfahrungsgemäß ist der Erfolg in solchen Fällen, besonders, wenn keine eindeutige Hernie gefunden wird, fast immer unbefriedigend.

Durch die Ausräumung der Bandscheibe bei der Operation (was zur Verhinderung eines Rezidivs notwendig ist), wird das Bewegungssegment instabil, die benachbarten Wirbelkörper rücken zusammen. In der Regel entsteht mit der Zeit eine bindegewebige *Ankylose*, die das Segment wieder einigermaßen, wenn auch nicht vollständig, versteift und damit stabilisiert. Damit gehen auch die Kreuzschmerzen zurück. In manchen Fällen ist eine dauernde Stütze, z. B. ein Lendenmieder, nötig, seltener einmal eine Spondylodese (s. u.).

«Minimal invasive» Chirurgie

Die *offene* Bandscheibenoperation durch einen kleinen, möglichst atraumatischen dorsalen Zugang gilt heute noch als der zuverlässigste «Goldstandard» – mit den besten Resultaten und den geringsten Komplikationen. Sie ist die häufigste Rückenoperation überhaupt.

Um die Gewebetraumatisierung weiter zu reduzieren und die Rekonvaleszenz abzukürzen, wurden so genannte «minimal invasive» Techniken entwickelt:

Mikrochirurgie: Lupenbrillen und spezielle Lichtquellen gestatten gezielte Eingriffe durch sehr kleine Inzisionen. Nachteil: Nur der Operateur selbst sieht etwas. Durch das Operationsmikroskop kann auch der Assistent etwas sehen. Das virtuelle Bild erschwert allerdings die Manipulation, die Orientierung ist schwieriger. Der Operateur muss sich erst daran gewöhnen.

Alternative perkutane Methoden

Die perkutane Nukleotomie wurde als Alternative zur offenen Nukleotomie propagiert. Unter Röntgenkontrolle wird von dorso-lateral her ein geeignetes schmales Rohr in den Zwischenwirbelraum (intradiskal) eingeführt und der Nucleus pulposus mit Stanzen oder maschinell entfernt und abgesaugt *(automatisierte Nukleotomie)*. Etwas gezielter ist die *perkutane endoskopische Nukleotomie*.

Diese perkutanen Operationen greifen vom Konzept her am Nucleus pulposus an und *nicht*, wie die offene Operation, am Wirbelkanal, wo das raumfordernde Gebilde, eine luxierte Diskushernie, in der Regel liegt. Die *Indikation* für diese Verfahren ist denn auch eine *Protrusion* bei erhaltenem Anulus fibrosus (s. Abb. 59.31). Eine Protrusion ist aber ein häufiger Befund, auch bei symptomlosen Patienten, und die Notwendigkeit zu einem Eingriff ist relativ *selten* gegeben. Die Indikationen für die perkutanen Verfahren sind mithin beschränkt, ihre Resultate erreichen jene der offenen Operationen nicht.

Chemonukleose: Mittels Injektion einer chemischen Substanz in die Bandscheibe, die den Gallertkern auflösen soll (Chymopapain), wurde versucht, Diskushernien zu beseitigen. Die Resultate waren uneinheitlich, die Methode ist nicht ungefährlich. Das Verfahren wurde deshalb zumeist wieder verlassen.

Perkutan endoskopisch wurde versucht, durch einen lateralen transforaminalen Zugang direkt den Epiduralraum zu inspizieren und dort zu operieren.

Alle diese alternativen Methoden, ebenso wie die Bandscheibenprothesen, sind experimentell. Längerfristige und vergleichende Studien fehlen. Die Komplikationsrate liegt höher als bei der offenen Operation (falsche Lokalisation, Reoperationen, Rezidive, Postdiskektomiesyndrom u. a.).

Risiken, Komplikationen

Neben den allgemeinen Operations- und Anästhesierisiken sind es *die spezifischen der Wirbelsäulen- und Rückenmarkchirurgie* (s. a. Kap. 59.3.4), insbesondere die Gefahr der *iatrogenen* Verletzungen:

- Verletzung von Nervenwurzeln
- Verletzung der Dura, mit Liquorfistel
- Verletzung von großen (abdominalen) Gefäßen.

Diese Gefahren sind bei der perkutanen Nukleotomie naturgemäß eher größer als bei der offenen.

- falsche Lokalisation («wrong level», v. a. bei Mikrotechniken)
- Reoperationen (häufig v. a. bei perkutanen Op.)
- Instabilität, v. a. bei (zu) großen dorsalen Resektionen (Laminektomien).

Eher *schicksalhaft* sind:

- Wundheilungsstörungen mit Infektion
- Narbenbildung
- Persistenz der neurologischen Ausfälle (sehr häufig)
- Auftreten von neuen Ausfällen, auch bei korrekter Operation, ebenfalls nicht so selten
- residuelle Schmerzen.

Hingegen ist die bei Laien verbreitete Furcht vor einer Paraplegie unbegründet.

Spätfolgen nach Diskushernienoperationen

Bei guter Indikation können viele Patienten von ihren in die Beine ausstrahlenden Schmerzen befreit werden. Die **Kreuzschmerzen** werden allerdings weniger beeinflusst. Körperliche Belastungen sind manchen Operierten nach Monaten wieder möglich, schwerere Arbeit allerdings weniger. Bauchbandagen oder Lendenmieder können hilfreich sein.

Hartnäckige postoperative Schmerzen, mit oder ohne Ausstrahlungen (Ischialgie) sind nicht ganz selten. Treten sie *früh* auf, kann es eine **Spondylodiszitis** sein, d. h. eine intraoperativ in den Intervertebralraum eingeschleppte Infektion, die gelegentlich auf die Wirbelkörper übergreift. In resistenten Fällen kann eine Spondylodese angezeigt sein.

Auch eine **residuelle ossäre Stenose** kann Ursache fortbestehender Schmerzen sein.

Später einsetzende Schmerzen haben ihre Ursache eher in einer **Arachnoiditis**, mit intrathekalen Vernarbungen. Revisionsoperationen sind in der Regel nicht hilfreich, können den Zustand noch verschlimmern.

An echte **Rezidive** und neue Hernien an anderen Stellen ist zu denken, aber auch daran, dass vielleicht eine Hernie nicht präzise diagnostiziert bzw. nicht entfernt worden war.

Die Abklärung ist schwierig, CT, MRI usw. werden eingesetzt, doch oft findet man die Ursache nicht. Das **«Postdisketomiesyndrom»** («failed back syndrome») ist ein undankbares, oft frustrierendes Problem für Patient und Arzt geblieben. Weitere Operationen helfen in der Regel nicht.

Bei hartnäckigen, therapieresistenten und invalidisierenden Kreuzschmerzen nach Diskushernienoperationen kann eine *Spondylodese* in Frage kommen, besonders bei **Instabilität** nach ausgedehnten Laminektomien, Resektionen von kleinen Gelenken und anderen Bogenelementen (s. Kap. 59.3.4).

Ob und bei welchen Patienten *gleichzeitig mit der Nukleotomie eine Spondylodese* gemacht werden soll, ist eine bis heute ungeklärte Frage. Da sich die Rückenschmerzen nach Diskushernienoperation meistens in erträglichen Grenzen halten, bleibt die Spondylodese als Zusatzeingriff die Ausnahme.

59.5
Lumbale Spinalstenose

Neben der Diskushernie gibt es, seltener allerdings, auch **chronische Kompressionssyndrome** bei einer *Verengung des lumbalen Spinalkanals*. Diesen entspricht ein *typisches Krankheitsbild*, die so genannte «Claudicatio spinalis». Wie es zu Stande kommt, ist nicht eindeutig geklärt.

Ursachen:

- kongenital (selten)
- konstitutionell (als Prädisposition)
- degenerative Veränderungen: am häufigsten, hauptsächlich im höheren Alter
- degenerative Spondylolisthesis
- Osteophyten bei Spondylarthrosen u. a.

Klinisches Bild: Claudicatio spinalis

Neben den typischen Kreuzschmerzen und radikulären Ischiasbeschwerden, wie es auch für eine Diskushernie kennzeichnend ist, wird bei diesen Patienten ein Syndrom beobachtet, das charakteristisch für eine «intermittierende Einklemmung» *der Cauda equina* ist. Es sind vor allem **Schmerzen**, oft neurologische, meist radikuläre Symptome wie Hyp- und Parästhesien, eine eigentümliche *Schwäche* der Beine, Krämpfe usw., die typischerweise vorübergehend sind und als *in die Beine ausstrahlende Schmerzen* beim Stehen oder als typische **Claudicatio intermittens beim Gehen** in Erscheinung treten und beim Sitzen, Liegen bzw. Anhalten in der Regel rasch wieder verschwinden. Manchmal können die Patienten nur noch ganz kurze Strecken gehen und müssen dann kurze Zeit stehenbleiben, bis die Schmerzen wieder verschwinden, dies, um nicht aufzufallen, z. B. vor einem Schaufenster. Man hat die Krankheit deshalb auch als «Schaufensterkrankheit» bezeichnet.

Ausgelöst werden die Attacken oft durch eine *lordotische Haltung* der Lumbalwirbelsäule, wie sie beim Stehen oder Abwärtsgehen normalerweise eingenommen wird, während die Kyphose Erleichterung bringt, etwa beim Sitzen oder bei vornübergebeugter Haltung.

Pathophysiologie

Offenbar genügt bei *vorbestehendem* **engem Spinalkanal** im Lumbalbereich eine geringe *zusätzliche* Verengung, wie sie durch die Lordosierung zu Stande kommt, um einzelne Nervenwurzeln der Cauda equina vorübergehend derart zu komprimieren, dass die geschilderten Beschwerden auftreten.

Als Mechanismus wird eine temporäre Ischämie von den beim Gehen stark beanspruchten Nervenwurzeln durch die Stenose vermutet. Die Pathogenese ist im Übrigen noch weitgehend *unklar*.

Die **Ursache** der Verengung des seitlichen Recessus sowie des gesamten Wirbelkanals liegt einerseits in starken individuellen anatomischen Unterschieden (Form, Dimension des Wirbelkanals, Orientierung der kleinen Wirbelgelenke), andererseits in *degenerativen, spondylotischen Veränderungen,* vor allem einer reaktiven osteophytischen Verbreiterung der kleinen, arthrotischen Wirbelgelenke (Spondylarthrose), aber auch in einer *Verengerung des Foramen intervertebrale bei Instabilität* (s. Kap. 59.1.2) und *Wirbelverschiebungen* infolge von Bandscheibendegenerationen (Retrolisthesis, Pseudospondylolisthesis, s. Kap. 58.3), Skoliosen usw.

Dies erklärt auch, dass das Krankheitsbild vorwiegend bei älteren Männern gefunden wird.

Diagnose

Die typische Symptomatologie der *Claudicatio intermittens* lässt zuerst an arterielle Gefäßstörungen denken. Die Abhängigkeit der Beschwerden von der Haltung (Lordose bzw. Kyphose) der Lumbalwirbelsäule weist auf den Wirbelkanal hin, ebenso eine normale arterielle Zirkulation an den Beinen. Die neurologischen Symptome sind nur vorübergehend und kaum je objektivierbar.

Das **Röntgenbild** zeigt die gröberen anatomischen Variationen, vor allem im Bereich der kleinen Wirbelgelenke, die Abweichungen von ihrer (außer L5/S1) üblichen sagittalen Stellung zeigen können, und degenerative Veränderungen wie Sklerose, Osteophyten der Intervertebralgelenke, Bandscheibenerniedrigung, Wirbelverschiebungen usw.

Das **Computertomogramm** zeigt den Spinalkanal im Querschnitt und damit deutlich auch seine Form und Größe (**Abb. 59.48**). In einem stark verengten seitlichen Recessus können abgehende Nervenwurzeln komprimiert werden. Für das Syndrom ist offenbar allerdings der *Gesamtquerschnitt* von größerer Bedeutung. Er lässt sich im CT messen. 50 mm² scheint eine kritische Größe zu sein.

Die Diagnose der Stenose als Ursache der Beschwerden, etwa einer Ischias oder einer Claudicatio der Cauda equina, wird durch die Wurzelkompression und den Kontrastmittelstop im Myelogramm bzw. im Myelo-CT (evtl. funktionell) gesichert.

Prognose

Seit die Menschen älter werden, ist diese Krankheit häufiger geworden. Sie kann sehr schmerzhaft sein, ist aber in der Regel nicht progredient.

Therapie

Analgetika, nichtsteroidale Antirheumatika werden am häufigsten gebraucht, neben schmerzlindernder Physiotherapie. Dabei wird eine kyphotische Haltung angestrebt (Hometrainer). Ein gutes kyphosierendes Lendenmieder hilft manchen Patienten.

Viele alten Menschen können ihre *Lebensweise so anpassen*, dass die Beschwerden *erträglich* bleiben.

Bei eindeutiger Diagnose, deutlich verengtem Spinalkanal und starken, unbeeinflussbaren Beschwerden kann die **operative** Beseitigung der Stenose Erleichterung bringen: Resektion der knöchernen Engnisse an kleinen Wirbelgelenken (v. a. des kaudalen Gelenkfortsatzes), evtl. am Bogen.

Ausgedehnte Resektionen, Laminektomien usw. können allerdings bestehende *Instabilitäten* verschlechtern, neue verursachen und die Beschwerden

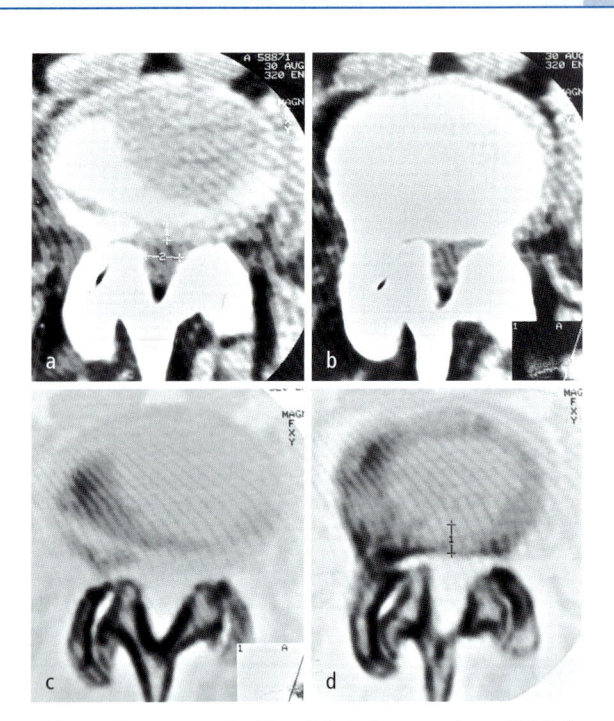

Abb. 59.48: **Enger Spinalkanal** bei degenerativem Wirbelgleiten (Pseudospondylolisthesis, s. Abb. 59.29b), bei einer *64-jährigen Frau*.

a) und c) *Schnitt durch die Bandscheibe L4/L5*, a) im Weichteilfenster, c) im Knochenfenster. Vorne links ist noch ein Anteil des 4. Lumbalwirbels zu sehen, dorsal bereits der Rand der Deckplatte von L5: Der 5. Lumbalwirbel steht deutlich weiter hinten, während der kaudale Gelenkfortsatz und der Bogen von L4 weit nach vorne gerutscht sind, so dass der Spinalkanal stark verengt ist.

b) und d): *Schnitt 5 mm tiefer:* Hier steht jetzt der Wirbelkörper von L5 deutlich nach dorsal verschoben gegenüber dem höher gelegenen Schnitt (im Knochenfenster mit Kreuzen bezeichnet). Der Bogen von L4 ist nach vorne in den Wirbelkanal hinein verschoben und engt, zusammen mit den stark deformierten Gelenkfortsätzen, den Vertebralkanal stark ein.

Die degenerative Veränderung der kleinen Wirbelgelenke hat den Gleitprozess erst ermöglicht. Dieser kommt erst im Vergleich von höheren und tieferen Schnitten zur Darstellung, besonders gut im Knochenfenster.

erheblich verschlimmern und werden deshalb vermieden. Andererseits wirkt sich die Stabilisierung des oder der betroffenen Segmente günstig aus (s. Kap. 59.3.4). Deshalb wird eine *Spondylodese* meist in der gleichen Sitzung angeschlossen (s. Kap. 59.3.4, Abb. 59.28).

Die mittel- und langfristige Prognose dieser Operationen ist allerdings oft weniger gut, als man sich anfangs erhoffte.

Um die Rekonvaleszenzzeit nach Spondylodese abzukürzen, wurde auch versucht, Reposition und Stabilisierung eines verschobenen Wirbels mit künstlichen Kabeln zu erreichen (s. «dynamische Neutralisation», Kap. 59.3.4). Ob die Resultate von Dauer sein werden, wird erst die Zukunft lehren.

60 Andere Wirbelsäulenerkrankungen

60.1 Generalisierte Krankheiten der Wirbelsäule

60.1.1 Osteoporose

Die Osteoporose gehört zu den **häufigsten Ursachen** von **Rückenschmerzen bei Frauen** während der *Menopause* und *im Alter*. Die allgemeinen Aspekte der Osteoporosekrankheit sind in Kapitel 30.3 beschrieben.

Obschon das ganze Skelett befallen ist, stehen Rückenbeschwerden im Vordergrund, nämlich Belasungs- aber auch Ruheschmerzen, die in schweren Fällen so stark werden, dass die Patientinnen kaum mehr aufstehen können. Der Verlauf ist chronisch.

Die Porose vermindert die mechanische Resistenz des Knochengerüstes. Es kommt zu **Spontanfrakturen**. Diese können langsam und unbemerkt als «schleichende Fraktur» entstehen, oft aber auch als akutes Ereignis im chronischen Verlauf der Krankheit, mit plötzlichen starken Schmerzen, nach geringfügigem, oft aber auch ohne Trauma.

Die relativ resistenten Bandscheiben und Deckplatten werden in die zerbrechliche Spongiosa eingedrückt. Daraus ergeben sich typische morphologische Veränderungen: **Fischwirbel** und **Keilwirbel**, auch völlige Kompression einzelner Wirbelkörper (**Abb. 60.1**).

Möglicherweise kommen auch Veränderungen im Bereich der kleinen Gelenke und der Wirbelbogen vor. So versucht man sich die Tatsache von vermehrten Spondylolisthesen und Pseudospondylolisthesen zu erklären.

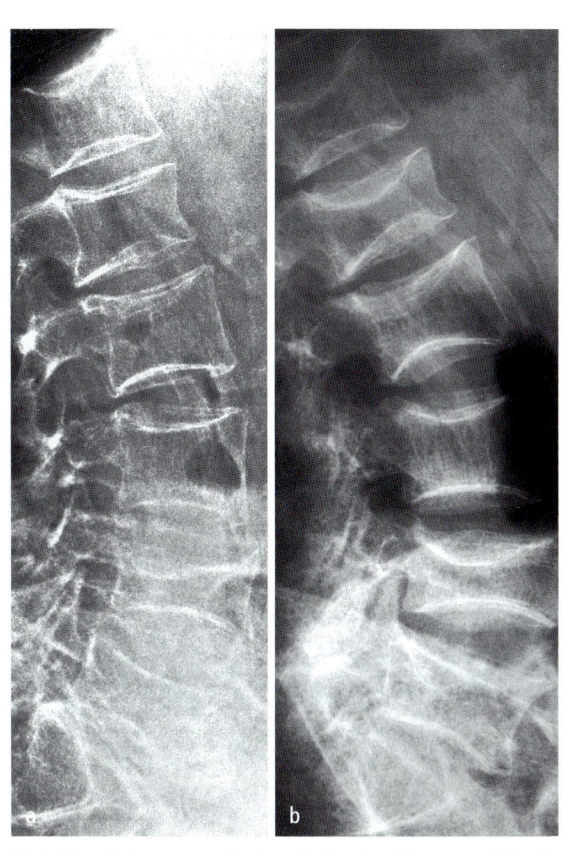

Abb. 60.1: Osteoporose der Lumbalwirbelsäule einer *74-jährigen Frau* mit starken Rückenschmerzen.
a) Verschmälerung einiger Wirbelkörper, vor allem L4 und L5, Eindellung verschiedener Deckplatten *(Fischwirbelbildung)*, glasig-durchsichtiges Aussehen der Wirbel. Die begrenzende Kortikalis ist fein, aber scharf gezeichnet.
b) *Zwei Jahre später:* Der Prozess hat seinen Fortgang genommen. Einbruch des Wirbelkörpers von L1. Die Eindellung der Deckplatten hat zugenommen. Die scheinbare Strukturänderung ist auf eine andere Aufnahmetechnik zurückzuführen. Deshalb können verschiedene Aufnahmen *nicht* ohne weiteres miteinander verglichen werden.

Diagnose

Äußerlich sind diese Patienten deutlich *kleiner* geworden und zeigen einen mehr oder weniger ausgeprägten *Buckel*. Das Beklopfen der Dornfortsätze ist auffallend schmerzhaft. Das *Röntgenbild* ist bei ausgeprägten Wirbelveränderungen typisch und kaum zu verwechseln (Fischwirbel, Kyphose; **Abb. 60.2**). **Wirbelkompressionsfrakturen** gehören sogar zur *Definition* der Osteoporosekrankheit (s. Kap. 30.3.1).

Der sichere *quantitative* Nachweis der Osteoporose ist schwierig und röntgenologisch allein nicht möglich. Dazu stehen spezielle, allerdings aufwändige, quantitative Röntgenverfahren (qCT) zur Verfügung (s. Kap. 30.3.3).

Therapie

Medikamentöse Behandlung siehe Kapitel 30.3.2. Bei akuten Schmerzschüben steht die **Schmerzlinderung** im Vordergrund.

Die durch die Schmerzen nach Wirbelfrakturen erzwungene *Bettruhe* verschlimmert die Porose, und ein Circulus vitiosus setzt ein, der schwierig zu unterbrechen ist.

Um der zusätzlichen Inaktivitätsporose entgegenzuwirken, ist die *Mobilisierung* dieser Patienten trotz der Frakturen besonders wichtig. In den meisten Fällen ist dies mittels einer guten Abstützung der Wirbelsäule durch ein passendes, am besten maßgefertigtes **Korsett** möglich (s. Abb. 17.34 u. Abb. 59.19). Eine Bauchbandage (s. Abb. 59.20) ist in jedem Fall zu empfehlen. Operationen können bei Kompressionserscheinungen selten einmal nötig werden; Schrauben finden im osteoporotischen Knochen allerdings wenig Halt.

60.1.2 Osteomalazie

Die Osteomalazie äußert sich klinisch fast gleich wie die Osteoporose, ist allerdings hier zu Lande selten. Differentialdiagnose und Therapie siehe Kapitel 29.2.1.

60.1.3 Spondylitis ankylopoetika (M. Bechterew)

Diese Allgemeinkrankheit unbekannter Genese (Beschreibung s. Kap. 36.2; Abb. 36.8) befällt in erster Linie die Wirbelsäule und bleibt in der Regel lange Zeit, oft dauernd, auf diese beschränkt. Typisch sind die *chronischen Schmerzen*, auch in Ruhe, und die langsam **zunehmende Kyphose** mit **Versteifung** der Wirbelsäule. Erkannt wird die Krankheit oft an den röntgenologischen Veränderungen der Iliosakralgelenke (unscharfe Begrenzung, später Verödung), die früh im Verlauf erscheinen. Die *Diagnose* ist gesichert, wenn später paravertebrale Verkalkungen dazukommen. Diese können mit der Zeit die Wirbelsäule in einen völlig steifen Stab verwandeln (Abb. 36.7).

Im Anfangsstadium wird versucht, mit Heilgymnastik der Versteifung zu begegnen. Wenn im fortgeschrittenen Stadium zusätzliche Hüftversteifungen den Patienten völlig hilflos machen, kann er nach einer *Hüftplastik* (Endoprothese) wieder mobilisiert und gehfähig werden.

Eine Wirbelsäulenosteotomie zur Aufrichtung eines schwergebeugten Rückens ist zwar eine heroische Operation, kann bei schwerster Deformität doch einmal nötig werden. Mit konsequenter Therapie (in Zusammenarbeit mit einem Rheumatologen) sollte sich dies vermeiden lassen.

60.2 Infektiöse Wirbelsäulenerkrankungen (Spondylitis)

Früher war die Spondylitis recht häufig, vor allem im Kindesalter, verursacht meistens durch **Tuberkulose**, in einem oder mehreren Wirbelkörpern lokalisiert. Heute wird sie häufiger durch **Staphylokokken**, seltener durch andere Erreger verursacht.

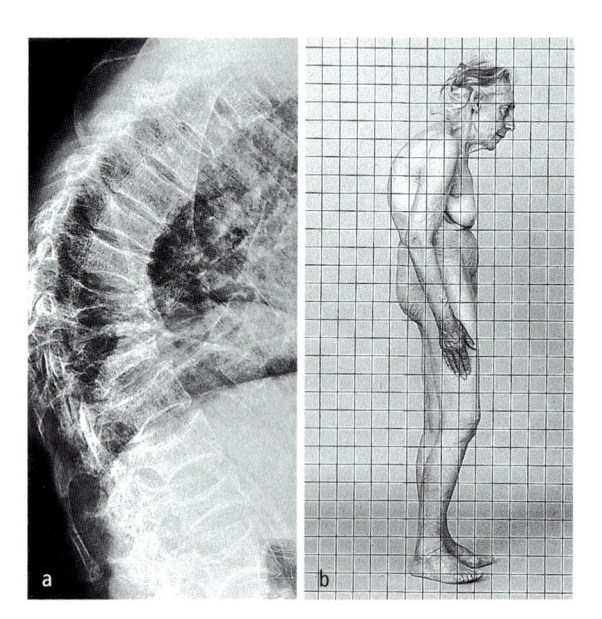

Abb. 60.2: *Brustwirbelsäule einer 80-jährigen Frau* mit schwerer **Kyphose** infolge Zusammensinterns mehrerer Wirbel bei **Osteoporose**. So entsteht eine typische Deformität (b): Die Leute werden *bucklig* und *klein*, der Oberkörper wird kürzer. Die Proportionen stimmen nicht mehr, die Beine sind im Verhältnis zu lang.

Pathologie

Infektiöse Osteomyelitis, in der Wirbelspongiosa beginnend, fast immer *hämatogen* (s. Kap. 32), doch zunehmend auch nach kleineren und größeren *Eingriffen* an der Wirbelsäule. Der Verlauf kann schleichend sein, mit wenig lokalen Symptomen, in manchen Fällen stürmisch, im Rahmen einer allgemeinen Sepsis. Auf gewöhnlichen Wirbelsäulenaufnahmen werden Einschmelzungen von Knochensubstanz erst sichtbar, wenn sie schon eine gewisse Größe erreicht haben, also erst nach längerer Zeit (Wochen, Monate). Tomographien und CTs zeigen die Einschmelzungsherde früher.

Das erste **röntgenologische** *Zeichen* kann eine Verschmälerung des angrenzenden Intervertebralraumes sein. Sie entsteht, wenn Nukleus-Pulposus-Gewebe durch eine defekte Deckplatte hindurch in einen Einschmelzungsherd im erkrankten Wirbelkörper hineingepresst wird. Der Prozess muss also schon weit fortgeschritten sein. Die Diagnose wird daher oft erst spät gestellt (**Abb. 60.3**).

Mit der Zeit wird die grobe Knochenzerstörung sichtbar. Dann kann es sich praktisch nur noch um eine Spondylitis oder einen Tumor handeln.

Im *weiteren Verlauf* können ein oder zwei, selten mehrere benachbarte Wirbelkörper so weit zerstört werden, dass sie unter dem axialen Druck zusammenbrechen. Weil die dorsalen Abschnitte (Wirbelbogen, -fortsätze, kleine Gelenke) standhalten, entsteht daraus immer eine Kyphose. Diese ist im Gegensatz zu anderen *Kyphosen* spitzbogig, was klinisch mehr oder weniger deutlich als Knick in Erscheinung tritt (**Gibbus**; Abb. 60.5). In schwereren Fällen kann die Wirbelsäule bis zu einem spitzen Winkel abgeknickt werden. Dadurch wird sie natürlich instabil und ist nicht mehr tragfähig. Der Patient wird bettlägerig. Als weitere Komplikationen können nekrotische Knochenstücke sequestrieren und eine Heilung verhindern.

Durch chronische Eiterproduktion können sich massive **Senkungsabszesse** von einem Liter Inhalt oder mehr bilden, vor allem bei Tbc-Spondylitis. Sie geben im Röntgenbild einen spindelförmigen Schatten neben der Wirbelsäule. Entlang der Muskelsepten drängen sie nach außen unter die Haut. Sie erscheinen dann manchmal weit vom ursprünglichen Herd entfernt, z. B. inguinal (cave Verwechslung mit einer Hernie), lumbal, an Gesäß oder Oberschenkel (**Abb. 60.4**).

Im fortgeschrittenen Stadium kann es zu *Querschnittslähmungen* kommen.

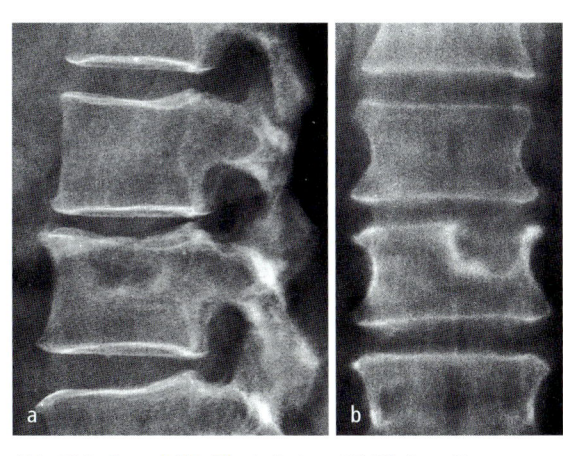

Abb. 60.3: Spondylitis Tbc bei einer *56-jährigen Frau*.
a) Eine *Bandscheibenverschmälerung* erscheint als relativ frühes Zeichen. Sie kommt durch das Eindringen von Bandscheibengewebe in einen Einschmelzungsherd in der Wirbelspongiosa zu Stande. Der *Osteolyseherd* selbst muss schon ziemlich groß sein, bis er auf einem gewöhnlichen Röntgenbild sichtbar wird (hier in der oberen Hälfte des befallenen unteren Wirbels).
b) Deutlich erkennbar sind Osteolyseherde auf *Tomogrammen (CT)*, wie hier bei der gleichen Patientin, im ap-Strahlengang.

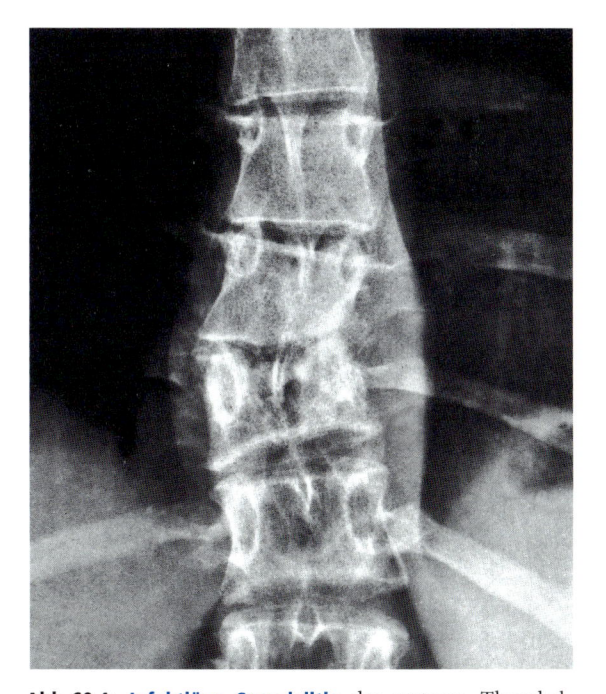

Abb. 60.4: Infektiöse Spondylitis der unteren Thorakalwirbelsäule einer *20-jährigen Patientin*. Defekt an zwei benachbarten Wirbeln, welche knickförmig zusammensintern. Auf diese Weise können schwere Gibbusbildungen entstehen. Ein **paravertebraler Abszess** ist am spindelförmigen Schatten beidseits der Wirbelsäule auf Höhe des Herdes zu erkennen. Ein solcher Abszess kann den Muskel-Septen entlang nach unten wandern: Senkungsabszess.

Diagnose

Eine infektiöse Spondylitis wird vermutet, wenn zu ständigen dumpfen *Rückenschmerzen*, die auch in Ruhe und nachts nicht verschwinden, die allgemeinen Zeichen einer *Infektionskrankheit* kommen: Krankheitsgefühl, Fieber, erhöhte BSR.

Differentialdiagnose der Spondylitiden:

1. *Spondylitis Tbc:* Tbc-Anamnese, schleichender Verlauf, wenige Allgemeinsymptome, kalte (Senkungs-)Abszesse, im Röntgenbild Bandscheibenerniedrigung. Osteoporose in der Umgebung des Herdes. Nachweis des Erregers, evtl. durch Punktion oder Operation
2. *Staphylokokkenspondylitis:* Evtl. Staphylokokkensepsis, akuter Verlauf, schwere Infektionskrankheit; im Röntgenbild evtl. sklerotische Knochenreaktion in der Umgebung des Herdes
3. *Spondylitis* bei *Morbus Bang, Typhus* und ähnliche: Anamnese (Grundkrankheit evtl. nicht manifest), eher protrahierter Verlauf, erhebliche Sklerosierung um den Einschmelzungsherd herum. Erregernachweis, Serologie
4. *iatrogene, unspezifische Spondylitis* und Spondylodiscitis. Nach Diskushernienoperationen kann im ausgeräumten Intervertebralraum eine Infektion durch Kontamination angehen (*Diszitis*; Kap. 59.4.2). Da die Bandscheibe gefäßlos ist, sind die Bedingungen für die körpereigene Infektabwehr, aber auch für eine systemische Antibiotikabehandlung, ungünstig.
   Beim Übergreifen auf einen benachbarten Wirbel entsteht eine «**Spondylodiszitis**». Nach Punktionen und Operationen an der Wirbelsäule können durch Kontamination aber auch primäre Spondylitiden entstehen.
5. *Tumoren:* Umschriebene Osteolyseherde in der Spongiosa, Bandscheiben bleiben erhalten.

Die Diagnostik ist durch **Szintigraphie** (zur Herdsuche), **MRI** (Ödem, Weichteilbeteiligung) und **CT** (Knochendestruktion) wesentlich verbessert worden. So können Herde früher lokalisiert werden.

Ausschlaggebend ist schließlich der **Erregernachweis**: Durch *Wirbelpunktion* unter Röntgenkontrolle (z. B. transpedunkulär) wird versucht, Material für bakteriologische und histologische Untersuchung zu gewinnen. Dies gelingt nicht immer. Zudem ist die Methode nicht ungefährlich.

Prognose und Therapie

Im **Frühstadium** kann eine wenig virulente Infektion ausheilen. *Ruhigstellung* und *Antibiotika* unterstützen diesen Prozess.

Bei ausgedehnterer Knochenzerstörung und Abszessbildung ist eine spontane Heilung jedoch unwahrscheinlich.

Seit die Möglichkeit einer *spezifischen antibiotischen* **Behandlung** besteht, ist die Aussicht, dass Spondylitiden durch knöcherne Blockbildung zwischen den betroffenen Wirbeln spontan ausheilen, größer geworden. Allerdings dauert der Prozess viele Monate, evtl. Jahre, und hinterlässt einen Defekt, einen mehr oder weniger ausgeprägten *Gibbus* (**Abb. 60.5**). Größere Sequester jedoch werden schlecht ab- und umgebaut und können die Infektion unterhalten.

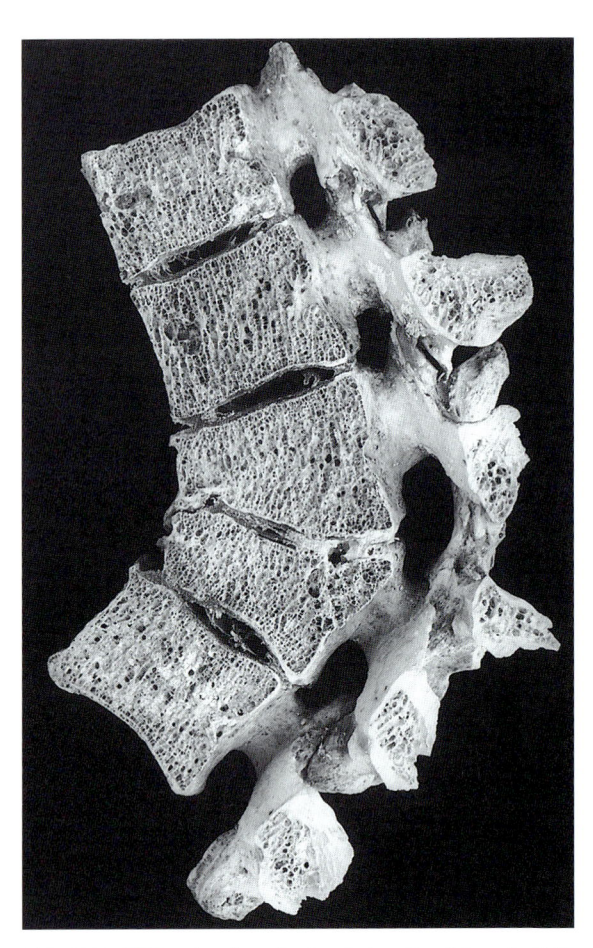

Abb. 60.5: Gibbus im thorako-lumbalen Bereich, mit *Keilwirbeln*. Spondylitis? Fraktur? Der *Wirbelkanal* ist erhalten. Der Mann hat offensichtlich *überlebt*, vermutlich ohne Rückenmarksschaden. Jedenfalls ist die Wirbelsäule *stabil knöchern geheilt*.

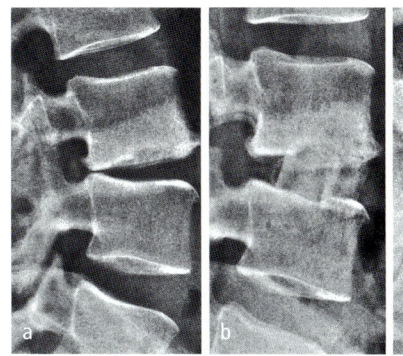

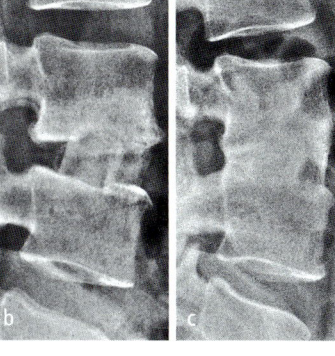

Abb. 60.6:
a) Unspezifische **Spondylitis** vom chronisch sklerosierenden Typ mit Bandscheibenverschmälerung und Defekt an der Deckplatte des oberen Wirbels.
b) *Postoperative Röntgenkontrolle* nach Einsetzen von drei kräftigen kortiko-spongiösen Spänen zwischen die beiden Wirbelkörper, nach Exzision und Aufspreizen des Intervertebralraumes. Dadurch wird die Spondylodese stabil und sofort belastbar.
c) Kontrolle *sieben Jahre später:* gute knöcherne Konsolidation, die Spondylitis ist geheilt, der Patient beschwerdefrei.

In vielen Fällen ist deshalb die **operative Ausräumung** des Herdes und die **stabile Verblockung** mit tragfähigen autologen Knochenspänen, wenn nötig nach Aufrichtung zusammengesinterter Wirbelkörper, der konservativen Behandlung vorzuziehen, um den Heilungsprozess zu beschleunigen und einen Gibbus und weitere Komplikationen zu verhindern. Durch die Operation kann die Diagnose auch histologisch und bakteriologisch geklärt werden. So lässt sich eine gezielte, meistens länger dauernde, antibiotische Therapie durchführen (**Abb. 60.6**).

In jedem Fall ist eine längere vollständige *Ruhigstellung* angezeigt, mit Bettruhe, am besten im Gipsbett.

60.3
Tumoren

(Allgemeines s. Kap. 33) Am häufigsten sind, neben dem Plasmozytom:

Wirbelmetastasen bei Karzinomen

Betroffen sind vorwiegend *ältere* Menschen. Oft verursachen die Metastasen vor dem Primärtumor Beschwerden. Ständige starke Schmerzen, die auch in der Ruhe nicht nachlassen, sind verdächtig. Größere Herde sind auf **Röntgenaufnahmen** sichtbar, kleine kaum. Zu ihrem Nachweis eignet sich besser die **Szintigraphie**. Typischer Röntgenaspekt ist die reaktionslose Umgebung, die Bandscheiben bleiben erhalten (Abb. 50.13).

Plötzliche starke Schmerzen entstehen, wenn Wirbel wegen der Ausdehnung der Defekte zusammenbrechen *(pathologische Wirbelfraktur)*. Verhältnismäßig häufig sind *Kompressionserscheinungen* des *Rückenmarkes*, auch ohne Deformität der Wirbelsäule. Die ausgedehnte *operative* Entlastung des Rückenmarkes (Laminektomie), ist nicht immer im Stande, Lähmungen zu verhindern. Im Übrigen kann die Therapie bei Wirbelmetastasen nur *palliativ* sein (operative Dekompression und Stabilisation).

Primärtumoren

Auch manche Primärtumoren des Skelettes (z. B. Chondrome, Hämangiome, Osteoblastome, aneurysmatische Knochenzysten, seltener maligne Tumoren) sitzen mit Vorliebe in der Wirbelsäule. Ihre **Diagnose** stützt sich auf ihr Aussehen im Röntgenbild, im CT und besonders im *MRI* (Weichteile). Bei **Kindern** mit länger dauernden Rückenschmerzen nachts ist eine Szintigraphie angebracht.

Tumoren, die das Rückenmark (extra- und intradural) und seine Nerven (z. B. ein Neurofibrom) bedrängen, lenken den Verdacht durch ihre klinische, evtl. neurologische, Symptomatologie auf sich. Zur weiteren Abklärung sind zusätzlich evtl. Lumbalpunktion und Myelographie nötig.

Therapie

In einzelnen Fällen ist eine lokale **chirurgische** *Exzision* möglich. Wenn die Statik der Wirbelsäule dadurch gefährdet wird (z. B. an der Halswirbelsäule; vgl. Abb. 33.25), sollte sie anschließend stabilisiert werden. Oft sind allerdings nur **palliative** Maßnahmen möglich: Um Rückenmarkskompressionserscheinungen und totale Bettlägerigkeit zu vermeiden, ist es gelegentlich möglich, mit alloplastischem Material (Osteosynthesen, Kunstharzplomben) eine lokal zerstörte Wirbelsäule zu stabilisieren. Eine solche *Stabilisierung* hält nur vorübergehend, ist also indiziert bei kurzer Lebenserwartung wegen Malignität des Tumors. Soll die Wirbelsäule dauerhaft stabilisiert werden, also bei guter Prognose der Krankheit, ist eine Spondylodese mittels autologer Spanplastik anzustreben.

61 Wirbelverletzungen

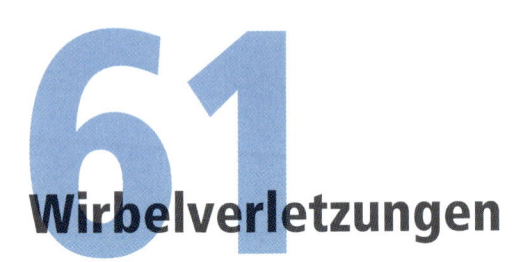

Brucharten und ihre Folgen

Was bedeutet ein «Wirbelsäulenbruch» für den Patienten?

Ein «Wirbelbruch» kann im einen Fall eine *harmlose*, geringfügige Deckplatteneinstauchung, in einem anderen aber eine ausgesprochen *schwere* Verletzung mit Instabilität der regelrecht «entzweigebrochenen» Wirbelsäule und Querschnittslähmung bedeuten. Alle Stufen zwischen diesen beiden Extremen kommen vor. Entscheidend sind die **Funktionseinbußen** und die **Risiken** (vgl. dazu in Kap. 10.1: «Funktionelle Diagnostik»).

Eine **Differenzierung** ist notwendig. So ist es z.B. ratsam, leicht verletzte Patienten nicht mit dem Ausdruck «Wirbelsäulenbruch» zu ängstigen und dadurch neurotischen Entwicklungen mit übertriebenen Versicherungsansprüchen Vorschub zu leisten. Das Wort «Wirbelstauchung» genügt in leichten Fällen. Tatsächlich handelt es sich eher um eine Stauchung als um einen «Bruch».

Am *häufigsten* ist die **Kompressionsfraktur** am Übergang der *Thorakal- zur Lumbalwirbelsäule* ($L_1 > Th_{12} > L_2$). Durch massiven Druck unter Flexion der Wirbelsäule kommt es zur Stauchung des vorderen Abschnittes eines oder mehrerer Wirbelkörper. In leichten Fällen ist nur ein kleiner Wulst an der Vorderkante im Seitenröntgenbild zu erkennen. Solche Brüche brauchen praktisch *keine* Behandlung.

Bei schweren Verletzungen wird der Wirbel keilförmig zusammengedrückt, und es entsteht ein mehr oder weniger starker *kyphotischer Knick* in der Wirbelsäule **(Gibbus)**. Eine stärkere Abknickung fällt schon klinisch auf, in der oberen Lumbalwirbelsäule evtl. durch die fehlende Lordose.

Schwere Arbeits- Verkehrs und Sportunfälle können alle Arten von gravierenden Wirbelfrakturen zur Folge haben, bis hin zur vollständigen Abscherung, begleitet von anderen schweren Verletzungen, insbesondere natürlich des Rückenmarks. Eine **Klassifizierung** scheint notwendig (s. Kap. 61.1.3)

Diagnose

Unfallmechanismus (Sturz auf Rücken, Gesäß, Kopf, Verschüttung usw.), Schmerzen, lokale Druckempfindlichkeit, evtl. ein Gibbus müssen an eine Wirbelfraktur denken lassen, auch wenn der Patient noch gut gehfähig ist. Aber auch bei *Schwerverletzten*, besonders bei *Bewusstlosen* besteht die Gefahr, dass *Wirbelfrakturen übersehen* werden. In beiden Fällen sollten **Röntgenaufnahmen der ganzen Wirbelsäule**, vor allem auch seitliche, veranlasst werden, nicht zuletzt um spätere Unklarheiten auch hinsichtlich der versicherungstechnischen Beurteilung zu vermeiden (**Abb. 61.1**).

Weil die Wirbelsäule der klinischen Untersuchung schlecht zugänglich ist, muss man für die Diagnostik der Verletzungen vor allem auf das Röntgenbild abstellen. Darauf erkennt man die Frakturen und die (seltenen) Luxationen (v.a. HWS). Kontusionen, Distorsionen und stumpfe Weichteilverletzungen sind kaum exakt fassbar (Halswirbelsäule s. Kap. 53.3).

Wichtig für die Therapie ist eine genaue Beurteilung der verletzten Strukturen. Hier hat die *Computertomographie* und auch die dreidimensionale Darstellung (s. Kap. 13.3 u. Abb. 13.12 u. Abb. 13.16) wesentlich geholfen.

61.1 Stabile und instabile Frakturen

Entscheidend für die Therapie ist, ob die **Stabilität der Wirbelsäule erhalten** geblieben ist oder nicht: Im ersten Fall ist die *Prognose* im Allgemeinen gut und die Behandlung meist einfach. Bei fehlender Stabilität ist *die Prognose* unsicher und die Behandlung wesentlich heikler.

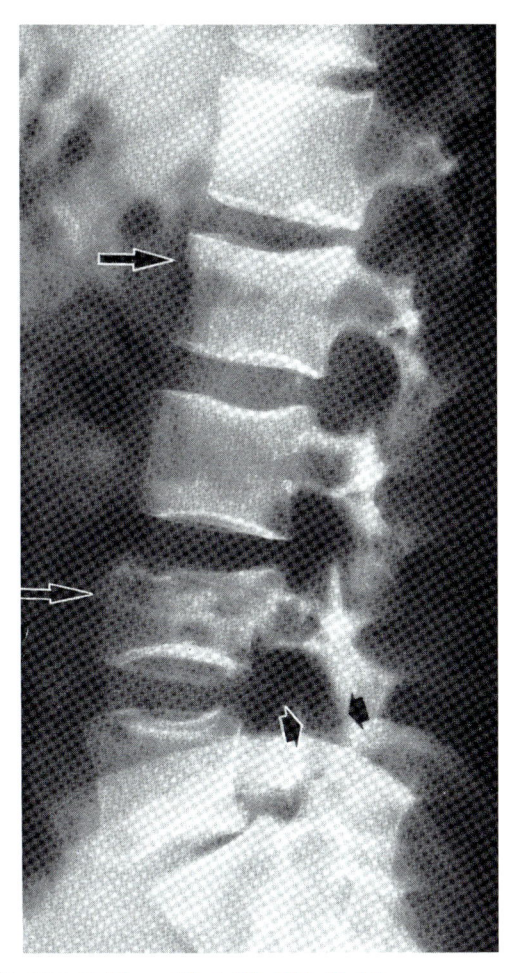

Abb. 61.1: Stabile und instabile Wirbelfrakturen.
Dieser *45-jähriger Mann* erlitt durch einen Sturz schwere Verletzungen der Lumbalwirbelsäule: Das Unfallbild zeigt eine *Stauchungsfraktur von L2*, erkennbar an der Erniedrigung der vorderen Wirbelkante mit Knick (oberer Pfeil) und einer Verdichtung des Knochens im oberen Drittel des Wirbelkörpers, welche durch die Einstauchung der Spongiosa eine Sklerose vortäuscht. Diese Fraktur ist sicher stabil, alle Bänder und die dorsalen Strukturen sind erhalten.
Eine *weniger harmlose*, schwere Verletzung, hat den *4. Lendenwirbel* betroffen: Er ist ganz durchgerissen (unterer Pfeil), die obere Deckplatte mit der Bogenwurzel ist nach hinten verschoben, und die dorsale Verbindung ist ebenfalls zerrissen, zu erkennen am Klaffen der kleinen Wirbelgelenke (zwischen den kurzen Pfeilen). Eine solche Fraktur ist *instabil*, die Gefahr einer Nervenverletzung und einer weiteren Verschiebung besteht. Die Behandlung ist entsprechend anspruchsvoll.
Die Spondylolisthesis von L5 hat vorbestanden und ist ein *Zufallsbefund*.

Die **AO-Klassifizierung der Wirbelbrüche** von Magerl et al.[1] basiert im Wesentlichen auf dem Frakturmechanismus und der Stabilität und ist damit eine gute Hilfe für die Beurteilung. Sie hat sich weitgehend durchgesetzt (s. Kap. 61.1.3).

61.1.1
Stabile Brüche

Solange die **dorsalen Wirbelabschnitte** (Wirbelbogen und kleine Gelenke) und der **Bandapparat intakt** geblieben sind und nur die Spongiosa des Wirbelkörpers axial zusammengestaucht wurde, ist die Fraktur **stabil**. Sie verschiebt sich sekundär nicht mehr, und die *Wirbelsäule bleibt tragfähig*.

Solche Brüche werden in der Regel ohne weitere Verschiebungen in wenigen Wochen bis Monaten knöchern fest. Die meisten Wirbelbrüche sind solche Kompressionsfrakturen und können **funktionell** (nach Magnusson) durch *sofortige Mobilisation* **behandelt** werden (s. Abb. 61.1).

Während die Fraktur selbst gut ausheilt, bleibt bei der funktionellen Behandlung der initiale *Gibbus* bestehen. Dies führt häufig zu sekundären Beschwerden, die umso hartnäckiger sind, je größer der Kyphoseknick ist und je weniger er in anderen Wirbelabschnitten kompensiert werden kann, d.h. bei mangelhafter Lordosierungsmöglichkeit in der Lumbalwirbelsäule (s. Kap. 55.2).

Aus diesem Grund hat vor allem die Wiener Schule von *Böhler* versucht, die *Wirbelkompressionsfrakturen im Durchhang sofort* **aufzurichten** und mit großen, stark lordosierenden *Gipskorsetten zu fixieren*. Nicht alle Anhänger von Böhlers Methode haben mit ihr denselben Erfolg wie er selbst. Der Grund liegt darin, dass **die Korrekturstellung** an sich leicht zu erreichen, aber sehr **schwierig zu erhalten** ist bis zur knöchernen Konsolidation. Durch die Aufrichtung des komprimierten Wirbelkörpers wird die zusammengestauchte Spongiosa wieder auseinander gerissen, und dazwischen klafft *ein Defekt*, welcher sich nur langsam mit neuem Knochen füllt. In der Zwischenzeit hat der Wirbelkörper keinen Halt und *sintert leicht wieder zusammen* (s. Kap. «Spongiosafrakturen», Kap. 42.2.4 u. Abb. 42.11). So lange muss die Wirbelsäule in maximaler Lordose *gehalten werden mit dem* **Gipskorsett**. Der Druck auf den drei Abstützpunkten Sternum, Gibbus und Symphyse ist entsprechend groß. Ein Gipskorsett muss schon ausgezeichnet angepasst sein, um den Verlust der Korrektur zu verhindern, *ohne Druckschäden an der Haut* zu verursachen. Nicht jede Notfallstation verfügt über die erforderliche tadellose Gipstechnik, doch ohne diese hat die Aufrichtung von Wirbelkompressionsfrakturen wenig Sinn (**Abb. 61.2**).

---

1 Magerl, F. et al.: «A comprehensive classification of thoracic and lumbar injuries» (1994) Europ. spine j. 3, 184

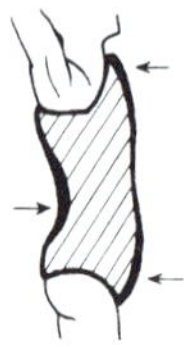

Abb. 61.2: Gipskorsett nach dem **Drei-Punkte-Prinzip** angelegt, um eine aufgerichtete Wirbelsäule in lordosierter Stellung zu erhalten. Gut abgestützt und ausmodelliert werden die *drei Stellen*, an denen *Druck* ausgeübt werden soll: Sternum, Kreuz und Symphyse.
Maßgefertigte Korsette werden vom Orthopäden nach den gleichen Prinzipien hergestellt (s. Abb. 17.35).

Der Streit zwischen Anhängern von Magnussons und Böhlers Methode ist überflüssig: Wirbelfrakturen mit relativ *geringem* Kyphosenknick *heilen rasch mit der funktionellen Behandlung*, und spätere Beschwerden bleiben in erträglichen Grenzen. In Fällen, wo wegen stärkerem Gibbus eine schlechte Prognose zu befürchten ist, kann mit der anspruchsvollen Böhlerschen Methode die Deformität doch einigermaßen ausgeglichen und damit die Spätprognose verbessert werden, vorausgesetzt, die Technik wird beherrscht.

Um die genannten *Schwierigkeiten zu umgehen*, wurde die primäre operative Aufrichtung des komprimierten Wirbels empfohlen, meist kombiniert mit einer Osteosynthese und einer (autologen) Knochenspanplastik. In Spätfällen kann eine solche operative Aufrichtung wegen starker Beschwerden infolge Gibbusbildung in Frage kommen.

Therapie stabiler Frakturen

Stabile Frakturen können grundsätzlich **konservativ** behandelt werden: Dank der erhaltenen Stabilität ist die Wirbelsäule noch trag- und in einem reduzierten Umfang auch *belastbar* (sonst handelt es sich eben um eine instabile Fraktur). Sekundäre Verschiebungen sind kaum mehr zu befürchten.

Am Anfang steht die **Schmerzbehandlung** im Vordergrund. Sie bestimmt auch den Rhythmus der Mobilisation.

Äußere Stützen, **Orthesen** können zwar geringfügige Bewegungen der verletzten Segmente nicht verhindern, aber doch gröbere Bewegungsausschläge einschränken. Dies, zusammen mit der automatischen Schonung wegen der Schmerzen, genügt in der Regel für eine **vorsichtige Mobilisation**, je nach Schwere der Verletzung mit oder auch ohne Orthese. Oft genügt eine leichte *einfache Bandage* oder ein Dreipunktekorsett.

Die Schwierigkeiten liegen eher in der **Beurteilung**: Ist die Fraktur tatsächlich stabil oder nicht? *Die Klinik* (Schmerzen, spontane Tragfähigkeit: kann der Patient sich ohne Hilfe bewegen, kann er stehen, sitzen, gehen?) und die *Klassifikation* mit Hilfe der Analyse der Röntgen- und CT-Bilder sollen die Planung der Therapie erlauben.

Tatsächlich lässt sich die große *Mehrzahl* der Wirbelbrüche gut *konservativ* behandeln.

Die **Indikation zur operativen Behandlung** muss, angesichts der Risiken der Operation, zurückhaltend gestellt werden, zumal die konservative Behandlung bei den stabilen Brüchen risikoarm ist (s. a. Kap. 61.2.2).

Stabile Frakturen werden aus *verschiedenen Gründen* operiert:

- *frühere Mobilisation:* Diese Indikation ist relativ: Stabile Brüche können konservativ oft rascher auf die Beine gestellt werden als nach Operation.
- *posttraumatische Kyphose:* Mit der Operation soll diese aufgerichtet werden. In einem relativ großen Prozentsatz ist aber mit Rezidiven zu rechnen, indem durch erneutes Zusammensintern der Wirbelkörper sich die Kyphose wieder einstellt. Kyphose und Schmerzen korrelieren wenig. Tatsächlich werden auch erhebliche Kyphosen erstaunlich gut toleriert und sind oft mit voller Arbeits- und Leistungsfähigkeit vereinbar, so dass die Aufrichtung einer posttraumatischen Kyphose *keine* absolute Indikation zur Operation darstellt.
- *Verhindern von neurologischen Schäden:* Bei Patienten ohne primäre neurologische Beteiligung ist das Auftreten von solchen kaum zu befürchten, so dass die prophylaktische Wirkung der Operation ihre Risiken kaum aufwiegt.

Für die Frakturen mit *neurologischen Schäden* gelten andere Überlegungen (s. Kap. 61.2.2).

Zur *Klassifizierung* und zur Operationstechnik siehe Kapitel 61.1.3 u. Kapitel 61.2.

61.1.2
Instabile Brüche

Bei Abscherung der Bruchflächen, Drehverschiebung, Brüchen in den Wirbelbogen und Zerreißungen des Bandapparates wird ein Wirbelbruch **instabil**. Solche Brüche können sich weiter verschieben – mit der Gefahr einer Rückenmarkskompression und Querschnittslähmung.

Instabile Wirbelbrüche sind mit den höheren Geschwindigkeiten und Energien in Verkehr, Arbeitswelt und Sport *häufiger* geworden. Sie müssen schon **am Unfallort** erkannt bzw. bereits vermutet werden, denn von der **Erstbehandlung** hängt ihr späteres Schicksal ab.

Notfall- und Rettungsequipen sind darin geschult: Keine falsche, unnötige Bewegung, nicht drehen oder aufsetzen, schonendste Lagerung zum Transport. Sie verfügen auch über die nötige Infrastruktur für einen raschestmöglichen Transfer (Helikopter) in ein Zentrum für Wirbelsäulenverletzungen.

Beurteilung und Therapie sind schwierig, bei konservativer Therapie ist lange dauernde Bettruhe (evtl. Gipsbett) notwendig, bis die Wirbelsäule wieder tragfähig wird. Anschließend muss sie noch längere Zeit mit Gips- oder anderem Stützkorsett geschützt werden (Abb. 61.1).

Diese *Nachteile und Gefahren der konservativen* Behandlung ließen nach Methoden suchen, instabile Wirbelbrüche operativ zu reponieren und **primär zu stabilisieren**.

Für eine rationale Therapie der Wirbelfrakturen ist im Einzelfall eine genaue Analyse des Bruches notwendig. Dieser entspricht dem **Frakturmechanismus** (s. **Abb. 61.3**): *Die überwiegende Mehrzahl der Wirbelbrüche* kommt durch *Flexion*, also *Kyphosierung*, zu Stande, meist unter Kompression, seltener unter Distraktion.

Im ersten Fall sind die dorsalen Bandstrukturen erhalten, was eine Aufrichtung mittels Distraktion und Lordosierung erlaubt.

Entscheidend sind **die mittlere Säule**, die Rückwand des Wirbelkörpers, die den Markkanal begrenzt, und die dorsalen Strukturen. Sind diese gebrochen bzw. zerrissen, ist die Fraktur instabil, und die Gefahr neurologischer Schäden ist groß.

Die Beurteilung von Wirbelbrüchen ist am besten mittels der axialen **Computertomographie** möglich, wo der Spinalkanal gut einzusehen ist. Mit der *dreidimensionalen Rekonstruktion* lassen sich die oft komplizierten Brüche anschaulich darstellen (Abb. 13.12 u. Abb. 13.16).

Völlig instabil sind die durch *Rotation* und *Abscherung* entstandenen Brüche mit seitlichen Verschiebungen auch des Markkanals. **Querschnittslähmungen** entstehen vorwiegend bei solchen Brüchen.

Die Wahl der optimalen Therapie orientiert sich an der *Einteilung der Wirbelbrüche nach dem Frakturmechanismus*.

61.1.3
Klassifikation der Wirbelfrakturen

- **Kompressionsfrakturen:** Durch Flexion entstanden, mit Deckplatteneinbruch und mehr oder weniger ausgeprägter keilförmiger Deformation des Wirbelkörpers. *Häufigste Bruchform.* Dorsale Strukturen, inkl. hintere Wand des Wirbels *intakt* (s. Abb. 61.3). *Stabil.* Auch die häufigen Wirbelfrakturen bei Osteoporose gehören in diese Kategorie (s. Kap. 60.1.1).
- **Berstungsbrüche:** Die Wirbelkörper sind mehr oder weniger stark eingedrückt, zertrümmert, bei kompletten Berstungsbrüchen auch die dorsalen Knochenstrukturen. Einfache Brüche können noch einigermaßen stabil sein. Je mehr Strukturen eingebrochen sind, desto *instabiler* ist der Bruch. Im

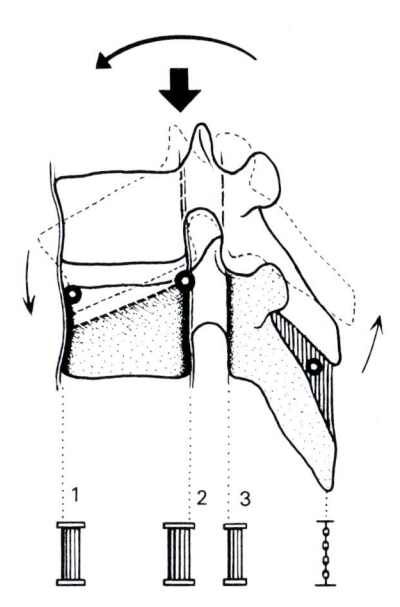

Abb. 61.3: Beurteilung der Stabilität von Wirbelfrakturen.
Die meisten Wirbelbrüche entstehen durch *Kompression* (dicker Pfeil) in Flexion (dünne Pfeile).
Die Stabilität der Wirbel beruht auf drei Säulen (mit Kreisen bezeichnet). Sie sind unten symbolisch dargestellt:
1. Die *vordere Säule*: Vordere Wand des Wirbelkörpers mit vorderem Längsband.
2. Die *mittlere Säule*: Hinterwand des Wirbelkörpers mit hinterem Längsband.
3. Die *hintere Säule*: Wirbelbogen, kleine Gelenke, alle dorsalen Ligamente.

Der wichtigste Pfeiler ist der mittlere: so lange er steht, ist die Fraktur in der Regel einigermaßen stabil. Ist er eingebrochen, besteht unmittelbare *Gefahr für das Rückenmark* durch dislozierte Fragmente. In diesen Fällen ist das Computertomogramm eine wertvolle diagnostische Hilfe (s. Abb. 13.12 u. Abb. 61.7).
Am *häufigsten ist nur die vordere Säule eingebrochen* und eingestaucht, während mittlere und hintere intakt sind. Dies gibt das bekannte Bild der Wirbelkompressionsfraktur bei welcher der **Wirbel vorne keilförmig eingestaucht** ist (vorderer Pfeil). Diese Frakturen sind in der Regel stabil und können gut konservativ behandelt werden. Bei stärkerem Kyphosenknick stellt sich die Frage, ob die Deformität (Buckel, Gibbus) akzeptiert oder korrigiert werden soll. Letzteres stellt ebenfalls eine Reihe von Problemen.
Der *hintere* Pfeiler, die *Bänder*, haben vor allem auch eine Funktion als Zuggurtung, was in der Zeichnung mit einer Kette symbolisiert ist. Diese kann reißen bei brüsker Flexion (hinterer Pfeil). Solche Distraktionsverletzungen sind instabil. Besonders an der Halswirbelsäule kann es zu Subluxationen und Luxationen kommen. Das Röntgenbild sieht oft harmlos aus: Ein **abnormal großer Abstand zweier benachbarter Dornfortsätze** kann der einzige Befund sein, ist aber beweisend. Er kommt aber manchmal erst auf Funktionsaufnahmen zur Darstellung (s. Abb. 53.8). Man muss klinisch und radiologisch danach suchen.
Der *Zusammenbruch der mittleren Säule* zeigt meist schwere instabile Verletzungen an, mit Gefahr für das Rückenmark. Die Brüche mit seitlicher Verschiebung kommen auf diesem Schema nicht zur Darstellung (vgl. Kap. 61.1.3).

ap-Bild lassen sich oft Brüche und Verschiebungen im hinteren Wirbelabschnitt (Wirbelbogen, kleine Gelenke) finden. Das CT zeigt die Verhältnisse im Bereich der *Wirbelkörperhinterwand* (Abb. 61.7 c–d): Dislokationen und freie Fragmente können die lichte Weite des Wirbelkanals beeinträchtigen und unmittelbar das *Rückenmark gefährden*.

- **Flexions-Distraktionsverletzungen:** *Zerreißung* der *hinteren Bänder*, mit einer mehr oder weniger schweren Verletzung der dorsalen Knochenstrukturen und evtl. Luxationen. Diese schweren Verletzungen können sehr *instabil* sein.
- **Translationsverletzungen:** Durch Querverschiebung, Abscherung, Torsion. Auch die Luxationsfrakturen gehören dazu. Es handelt sich um *schwere* Verletzungen infolge massiver Kräfte, oft mit Verschiebung bzw. Unterbrechung des Wirbelkanals und häufig mit entsprechenden neurologischen Komplikationen. *Querschnittslähmungen* kommen fast ausschließlich durch Translationsverletzungen zu Stande. Diese Brüche sind alle instabil, ihre Behandlung hängt weitgehend vom neurologischen Befund ab (s. u.).
- Frakturen an den **dorsalen Abschnitten der Wirbelsäule**: Querfortsatzbrüche, isolierte Frakturen an den kleinen Wirbelgelenken, an Wirbelbogen usw. sind selten und nicht leicht zu diagnostizieren. Sie sind lediglich Zeichen eines *massiven Weichteiltraumas*. Dieses allein muss behandelt werden.
- **Dornfortsatzbrüche** kommen auch als Ermüdungsfrakturen bei Schwerarbeitern (Schipperkrankheit) und seltener traumatisch vor.

Wirbelfrakturen mit neurologischen Ausfällen

Bei *jeder* Wirbelfraktur ist eine genaue *neurologische Untersuchung* wichtig. Ausfallserscheinungen weisen auf Rückenmarkskompression hin.
Partielle Querschnittslähmungen sind meistens reversibel, wenn die Fraktur sofort vorsichtig reponiert wird (Längsextension im Bett). Operative Revisionen, Dekompressionen sind in seltenen Fällen notwendig.

Die operative Stabilisierung einer instabilen Fraktur mit neurologischen Ausfallserscheinungen soll weitere Schäden vermeiden helfen und eine rasche Mobilisation ermöglichen.

Die **primär totalen Querschnittslähmungen** sind irreversibel, auch eine Laminektomie hilft nicht mehr. Von vielen Chirurgen wird jedoch eine operative Stabilisierung der Wirbelsäule befürwortet. Die überaus heikle Pflege des Paraplegikers kann dadurch erleichtert und die Mobilisation beschleunigt werden (s. a. Kap. 34.4.2).

61.2 Operationen bei Wirbelfrakturen

Mit der Zunahme und Intensivierung von Verkehr, mechanisierter Arbeit und Sportbetrieb haben auch die **schweren Wirbelsäulenverletzungen zugenommen**. In Anwendung der Prinzipien der operativen Frakturbehandlung an den Extremitäten wurden Techniken zur primären Reposition und Stabilisierung der gebrochenen Wirbelsäule entwickelt.

Das Ziel ist:

- Wiederherstellung und Erhaltung der Form der Wirbelsäule
- Stabilisierung und frühzeitige Mobilisation
- Beheben bzw. Verhindern von neurologischen Ausfällen.

61.2.1 Prinzipien und Techniken

Aufrichten und Stabilisieren der Wirbelkörper von *ventral* her ist ein logisches Vorgehen, wurde schon früh versucht, erfordert jedoch einen großen und riskanten Eingriff und eine massive autologe Knochenspanplastik (**Abb. 61.4**).

Die ersten Versuche mit dem *dorsalen Zugang* wurden mit dem Instrumentarium zur Skoliosebehandlung gemacht: Aufrichtung nach dem Drei-

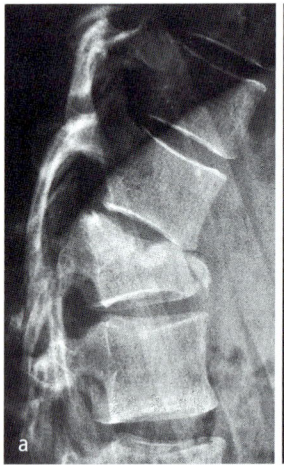

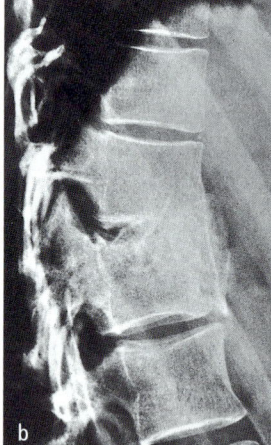

Abb. 61.4:
a) **Stauchungsfraktur** der *unteren Thorakalwirbelsäule* einer *22-jährigen Frau* mit starkem *Knick*. Ein solcher Gibbus kann später zu statischen Beschwerden führen. Unter konservativer Behandlung heilt der Bruch sicher, doch lässt sich der Gibbus nur schwierig oder gar nicht beheben.
b) Eine Alternative bietet die *operative Aufrichtung* mit druckfesten kortiko-spongiösen Spänen, ein allerdings ziemlich großer Eingriff. Hier das Resultat *nach einem Jahr*.

Punkte-Prinzip mit dorsalen Stäben. Wegen des dazu nötigen Hebelarms mussten wenigstens fünf Wirbel überbrückt und (temporär?!) versteift werden. Erst die **transpedikuläre Schraube** (**Abb. 61.5**), nach dem Prinzip des Fixateur externe angewandt (**Abb. 61.6**), erlaubte Aufrichtung und Fixation einzelner Wirbel und Segmente (vgl. Kap. 59.3.4).

Mit diesen langen Schrauben können von außen die zwei der Fraktur benachbarten Wirbel nach Bedarf manipuliert, reponiert, komprimiert oder distrahiert werden. Dies geschieht entsprechend der Analyse der Fraktur (s. «Klassifikation», Kap. 61.1.3). Anschließend kann *der Fixateur externe in einen* **Fixateur interne** *verwandelt werden*, indem die überstehenden Schraubenenden mit einer Zange abgeschnitten werden. Mit diesem Verfahren wurde die Reposition und Stabilisierung von instabilen Wirbelsäulenfrakturen erstmals möglich.

Wichtig kann das bei Frakturen mit Gefährdung von Rückenmark und Nerven durch ausgebrochene und in den Wirbelkanal dislozierte Fragmente der Wirbelrückwand sein, die im Computertomogramm nachgewiesen wurden (**Abb. 61.7**).

Mit den kräftigen Implantaten und Instrumenten kann die Wirbelsäule beliebig und mit großer Kraft **manipuliert** (distrahiert, gedreht, komprimiert) werden. **Die Gefahr** von Querschnittslähmungen liegt damit in Reichweite (vgl. auch «Skolioseoperationen», Kap. 57.4.3, und «Monitoring», ebenda). Da durch die Aufrichtung immer ein Knochendefekt entsteht, ist zusätzlich zur Reposition immer auch eine **autologe Knochenspanplastik** (meist aus dem Beckenkamm) notwendig, um diesen Defekt aufzufüllen und damit eine erneutes Zusammensintern und eine Pseudarthrose zu verhindern.

Zu diesem Zweck wurden auch Operationen mit gleichzeitigem ventralem und dorsalem Zugang propagiert. Aufwand, Morbidität und Risiko solcher Eingriffe sind also beträchtlich. Sie müssen gegen den möglichen Nutzen abgewogen werden (s. Kap. 59.3.4).

Dass diese Chirurgie technisch überaus *anspruchsvoll*, heikel und risikoreich ist, braucht nicht besonders betont zu werden (s. Abb. 61.7).

Falls aber bereits eine irreversible *Querschnittslähmung* vorliegt, bietet die Operation eindeutig Vorteile: Die Mobilisation ist sofort möglich, was die Pflege ganz wesentlich erleichtert (Dekubitusprophylaxe usw.)

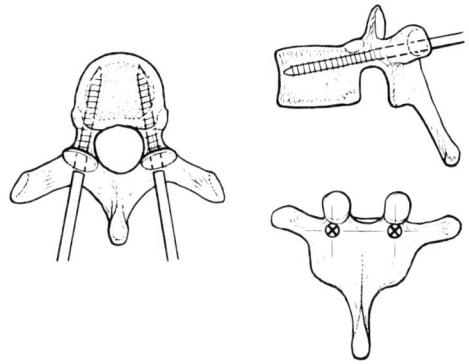

Abb. 61.5: Zur **operativen Reposition und Fixation von Wirbelbrüchen**.
Die *richtige Lage der Schraube* ist die wichtigste Voraussetzung: Sie muss der Anatomie der Brustwirbel, die etwas verschieden ist von jener der Lendenwirbel (s. Abb. 59.26), angepasst werden. Die Pedikel sind sehr schmal, die Positionierung der Schrauben entsprechend kritisch.
Mit Hilfe von gut sitzenden Schrauben und Fixateuren lässt sich die Fraktur beliebig und mit großer Kraft manipulieren und damit reponieren. Dies ist *nicht ungefährlich*, denn kraftvolle Repositionsversuche können das Rückenmark schädigen durch Zug, Quetschung und Scherung.

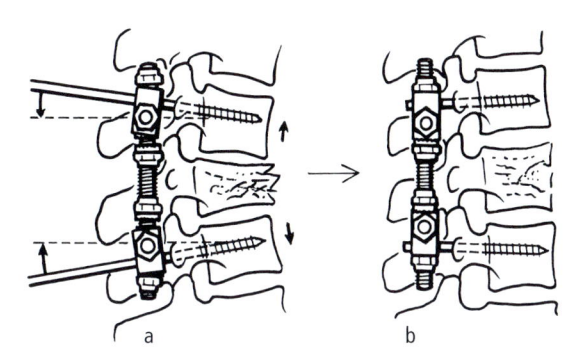

Abb. 61.6: Reposition und Fixation von Wirbelfrakturen.
a) Nach dem Setzen der transpedikulären Schanz'schen Schrauben in die beiden benachbarten Wirbel kann die Fraktur mit Hilfe eines Fixateurs manipuliert, z. B. distrahiert, aufgerichtet und damit *reponiert* werden.
b) Sobald die richtige Stellung erreicht ist, wird die Verbindung des Fixateurs mit den Schrauben unverrückbar festgeschraubt, so dass jetzt eine **winkelstabile** Klammer die Reposition festhält (vgl. Abb. 59.25). Schließlich werden die Schraubenenden abgezwickt und damit der Fixateur externe in einen **«Fixateur interne»** verwandelt.
Eine *zusätzliche Spongiosaplastik* wird empfohlen
Der Fixateur interne hat gegenüber anderen Apparaten, z. B. den mit Haken versehenen Stangen (z. B. Harrington) den **Vorteil**, dass dank der winkelstabilen Verbindung *nur zwei Segmente überbrückt* werden müssen und nicht eine längere Strecke.

Abb. 61.7: Operative Reposition einer instabilen Wirbelfraktur.
Berstungs- und Scherfraktur von L4 durch *Sturz aus großer Höhe* bei einem *27-jährigen Mann*.
a) *Im Seitenbild* hat man den Eindruck einer Kompressionsfraktur mit keilförmiger Impression des 4. Lendenwirbels. Die normale Lumballordose ist aufgehoben. Bei L5 und wahrscheinlich auch bei L3 sind die Vorderkanten der oberen Deckplatten eingedrückt. Diese Wirbel sind stabil.
b) *Im ap-Bild* ist die Abscherung (durch Rotation) deutlich zu sehen.
c)–e): *Computertomogramme* zeigen Details:
c) Der mittlere Pfeiler ist gebrochen, die Hinterwand des Wirbels ist nach dorsal hinausgedrückt und verengt den Wirbelkanal.
d) im axialen Querschnitt ist dies besonders deutlich zu erkennen.
e) Berstung und Abscherung des Wirbelkörpers im frontalen Schnitt. **Die Instabilität** ist evident (ein anschauliches dreidimensionales Bild dieser Fraktur findet sich auf Abb. 13.16).
f) und g): nach Reposition und Aufrichtung mit Fixateur interne.
Der Mann hatte nur geringfügige neurologische Ausfälle. Er konnte rasch wieder mobilisiert werden. Bei den häufigeren Frakturen im unteren *Thorakalbereich* sind solche Brüche oft von *Rückenmarksschäden* begleitet.

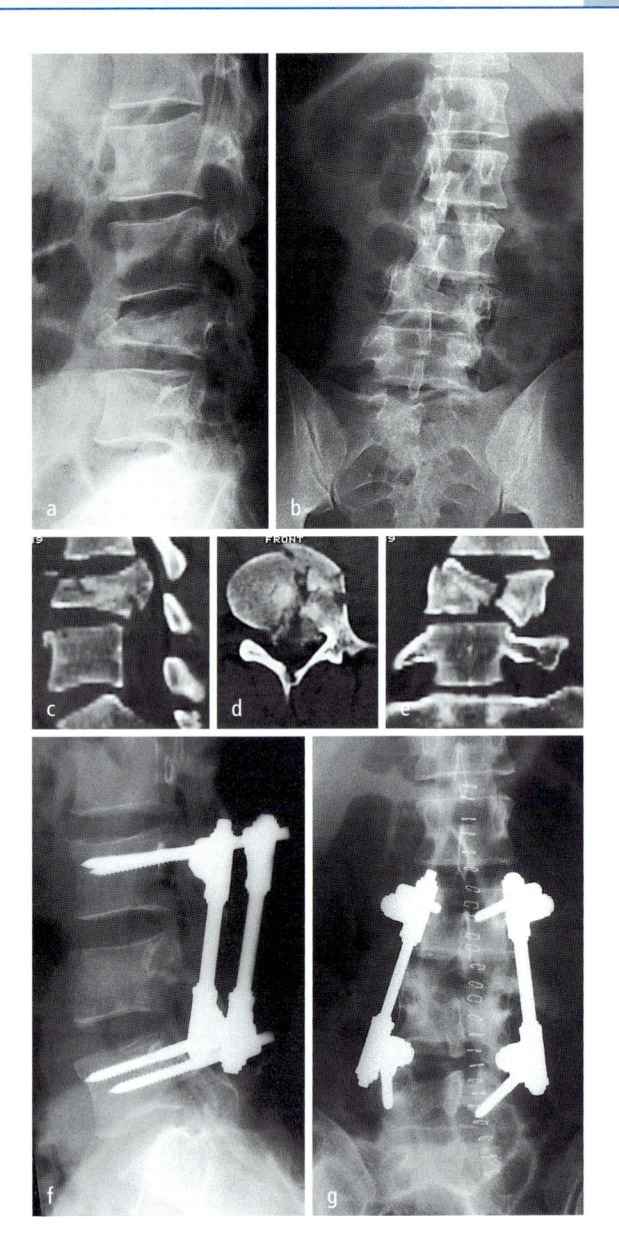

61.2.2 Indikationen

Instabile Wirbelbrüche

Besonders wenn neurologische Komplikationen dazukommen, sind dies schwere und heikle Verletzungen. Entsprechend anspruchsvoll und schwierig ist auch die Therapie. Einheitliche Richtlinien fehlen. Die Indikationen müssen für jeden einzelnen Fall sorgfältig abgewogen werden.

Unfallopfer mit solchen schweren Verletzungen sollten *notfallmäßig* direkt in dafür spezialisierte *Zentren* transportiert werden. wo erfahrene Wirbelsäulenchirurgen und -orthopäden eine adäquate Behandlung durchführen können.

Stabile Wirbelfrakturen

Hier gelten andere Überlegungen: Es sind selten Notfälle, haben in der Regel eine gute Prognose und lassen sich konservativ gut behandeln.

Operationen haben vor allem den Zweck, die Kyphose zu beseitigen und damit spätere Schäden – und dies heißt in der Regel: Schmerzen – zu verhindern. Die Operation hat also mehr *prophylaktischen* als therapeutischen Charakter. Wie groß aber ist das Risiko solcher Beschwerden?

Es ist erstaunlich, wie viele Patienten mit erheblichen *Kyphosen* weitgehend *beschwerdefrei* und *arbeitsfähig* sind und auch bleiben. Die Gefahr von späteren Beschwerden ist nicht viel größer als die Gefahr von Schmerzen nach Operation.

Schmerzen nach Wirbelsäulenverletzungen sind ohnehin relativ häufig und korrelieren wenig mit dem Grad der Kyphose. Ob sie immer mit einer Aufrichtung beseitigt werden können, ist fraglich.

Auch besteht kaum eine Gefahr von späteren neurologischen Komplikationen, und damit auch von dieser Seite her kein Grund für die vorbeugende Aufrichtung einer Kyphose.

Die Meinungen und Empfehlungen zur operativen Aufrichtung sind *kontrovers* und variieren von Schule zu Schule.

All dies gilt naturgemäß in vermehrtem Maß auch für spätere Korrekturoperationen.

Da prophylaktische Operationen nicht gern mit einem größeren Risiko belastet werden, ist sicher Zurückhaltung mit der Indikation geboten (vgl. Kap. 18.1.3). Voraussetzung ist in jedem Fall ein in dieser Chirurgie erfahrenes Team.

Stabile Wirbelbrüche: operative oder konservative Behandlung?

Dass stabile Wirbelfrakturen konservativ *funktionell* behandelt werden können und sollen, ist unbestritten. Kontrovers ist die Frage aber in Bezug auf die instabilen thorako-lumbalen Brüche. So ist bereits die *Abgrenzung* stabil/instabil oft schwierig, trotz verfeinerter Diagnostik und Klassifikation.

Sodann hat sich gezeigt, dass die Gefahren, Komplikationen und Fehlschläge der doch sehr eingreifenden und anspruchsvollen Operationen ganz beträchtlich sind: Zu den in Kapitel 59.3.4 beschriebenen *Risiken*, die allen Instrumentationen an der Wirbelsäule anhaften, kommen die durch das meist massive, oft mehrfache, Trauma bedingten Komplikationen, vor allem auch übermäßig hohe Infektionsraten.

Andererseits können die wegen der prolongierten Immobilisation gefürchteten allgemeinen Gefahren der konservativen Therapie wie Thrombose, Embolie, pulmonale und abdominale Komplikationen, Dekubitus usw. durch ein modernes, aktives, gezieltes, *funktionelles Management* besser beherrscht werden. Dazu gehören das kinetische (Dreh-)Bett und eine intensive, professionelle Pflege und Physiotherapie. Mit «Bettruhe» allein ist es nicht getan. Auch eine *rasche Mobilisierung* ist möglich, so dass der Zeitgewinn durch eine Operation nicht wesentlich ins Gewicht fällt. Schließlich ist die operative Behandlung von Wirbelfrakturen an wenige hochspezialisierte Zentren gebunden. So bleibt **kompetente konservative Therapie** in vielen Fällen die bessere Wahl.[1]

Neurologische Indikationen

Neurologische Indikationen wurden bereits angedeutet (Kap. 34.4.2 u. Kap. 61.1.3). Ist aber z. B. eine auf dem CT sichtbare, frakturbedingte Einengung des Spinalkanals eine Operationsindikation? Der Schaden am Rückenmark wird im Augenblick des Unfalls gesetzt, und meist bleibt es bei diesem, oder er erholt sich spontan. Durch Operationen, etwa «Dekompressionen», wird er kaum beeinflusst, auch nicht prophylaktisch. Evidenz für das Gegenteil fehlt.

Die Indikation beim *Cauda equina-Syndrom* ist sicher zwingend, jene bei *kompletter Querschnittslähmung* relativ.

---

1 Rechtine, G. R.: «Nonsurgical Treatment of Thoracic and Lumbar Fractures». AAOS Instructional Course Lectures, Vol. 48, 413 (1999)

62 Sakrum und Becken

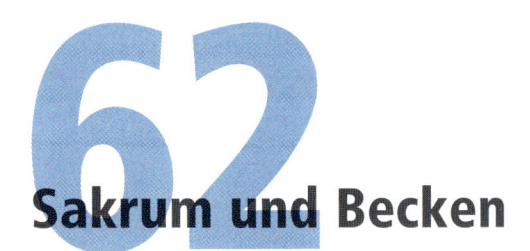

62.1
Allgemeines

Das Becken trägt, ähnlich einer Gewölbekonstrultion, die auf zwei Pfeilern steht, den Rumpf (Abb. 38.4). Sind die Beine nicht gleich lang, steht das Becken schief, und die Wirbelsäule krümmt sich. **Beckenschiefstand** und Skoliosen sind in einigen Kapiteln abgehandelt: «Beinlängendifferenz», Kapitel 63, «Skoliosen», Kapitel 57.

Bei guter Beweglichkeit der Lumbalwirbelsäule und der beiden Hüftgelenke werden Asymmetrien *sofort automatisch ausgeglichen*, und der Körper bleibt jederzeit im Gleichgewicht. Dass dies bei Gesunden tadellos funktioniert, demonstrieren Bauchtänzerinnen aufs Schönste.

Steifigkeiten von Hüftgelenken und/oder lumbosakralem Übergang können massive Störungen im gesamten Bewegungsapparat hervorrufen. Sie müssen *erkannt* und sinnreich behandelt werden, wie im Kapitel «Deformitäten und statische Störungen», Kapitel 38, beschrieben.

Biomechanik des Beckenrings

Das *Sakrum* und die beiden *Beckenhälften*, mit den beiden *Iliosakralgelenken* und der *Symphyse* dazwischen, bilden **funktionell eine Einheit**, die der Kraftübertragung von der Lendenwirbelsäule auf die Hüftgelenke und damit der Stabilität dient. Dieser Beckenring ist durch einen sehr **kräftigen Bandapparat** gesichert, und um ihn zu sprengen braucht es große Kräfte, wie sie nur bei schweren Verkehrs- oder Arbeitsunfällen auftreten und Frakturen und massive Rupturen zur Folge haben. Die statische *Insuffizienz* bei diesen Verletzungen ist erheblich (s. Kap. 62.3).

Ein **intakter Beckenring** hingegen lässt (wie radiologische Messungen, Untersuchungen an Präparaten und auch in vivo[1] zeigten) nur *minimale Bewegungen in den Iliosakralgelenken* zu: Rotationen in der Größenordnung von höchstens 1°–2° und Seitenverschiebungen von weniger als einem Millimeter.

Die **Manualmedizin** hat eine Reihe von *funktionellen Tests* entwickelt, um diese Bewegungen manuell durch Palpation zu prüfen (Spine-test, passive Beweglichkeit, Vorlauf-phänomen (u.a.). Mit diesen sollen sich Bewegungsausschläge von wenigen mm bis zu 1–2 cm, Blockierungen und Instabilitäten feststellen lassen. Dies erstaunt angesichts der oben erwähnten objektiv gemessenen Daten. Es erscheint fraglich, ob so geringe Differenzen tatsächlich zuverlässig ertastet werden können. Sie zu *objektivieren* (z.B. radiologisch) ist bisher nicht gelungen. Die Beweglichkeit der Iliosakralgelenke zu testen ist offensichtlich eine Kunst, die nicht jeder kann.

Anderseits hat die Manualmedizin gerade in diesem Bereich *erfolgreiche therapeutische Konzepte*. Ihre Methoden sind kaum schädlich, oft wirksam, und ihre pragmatische Hilfe bei diesen doch häufigen, oft unklaren Beschwerden ist willkommen, auch jenseits ihrer Theorie.

62.2
Die Iliosakralgelenke

Anatomisch und histologisch sind es **echte Gelenke** mit Gelenkspalt und Kapsel, doch *funktionieren* sie eher wie **Synchondrosen**, d.h. sie lassen nur sehr geringe Bewegungsausschläge zu (s.o.). Die Knorpeloberflächen sind unregelmäßig höckerig, jedoch miteinander kongruent.

Im Verlaufe des Lebens treten zunehmend Degenerationserscheinungen auf, und oft versteifen sie mit der Zeit fast vollständig.

---

1 Wilke et al., Z. Orthop. 135, 550 (1997)

Diagnostisch sind *Schmerzen* in den Iliosakralverbindungen schwierig abzugrenzen von solchen, die von der *Lumbalregion* ausgehen. Schmerzen bei forcierten isolierten Bewegungen der Iliosakralgelenke (Mennel-Test) sprechen für Beteiligung dieser Gelenke (**Abb. 62.1**).

Mittels lokaler Infiltration von Novocain kann evtl. der Schmerzherd vorübergehend ausgeschaltet und damit lokalisiert werden.

Schmerzen über dem Sakrum gehören jedoch zu den *häufigsten Klagen* der Patienten überhaupt, und es besteht kein Zweifel, dass diese Schmerzen zum allergrößten Teil von der *Lumbosakralgrenze* ausgehen.

Im **Röntgenbild** gelingt die Darstellung der Iliosakralgelenke am besten mit einer anterio-posterioren Aufnahme bei aufgekipptem Becken, wozu die Hüften stark flektiert werden (*Aufnahme nach Barsony*, **Abb. 62.2**). Einen guten Einblick gewährt auch das *CT* (s. **Abb. 62.3**).

Veränderungen der normalerweise klaren Konturen der Iliosakralgelenke sind nicht immer leicht zu deuten: Kleinere Usuren, Unregelmäßigkeiten und Sklerosierungen am Gelenkspalt sind die ersten Zeichen eines *Bechterew* (s. Kap. 36.2). Der Befall ist meist beidseitig. Das langsame Verschwinden der Grenze zwischen Becken und Sakrum und die schließlich knöcherne Ankylose beider Iliosakralgelenke bestätigen später diese Diagnose.

Größere *einseitige* Destruktionsherde sind auf Tuberkulose oder bakterielle Entzündungen anderer Genese verdächtig.

Eine ausgedehnte Sklerosierung der angrenzenden Knochenpartien spricht für die ätiologisch und pathologisch-anatomisch unklare Hyperostosis triangularis ilii («Iliitis condensans»). Klinisch ist ihre Bedeutung gering.

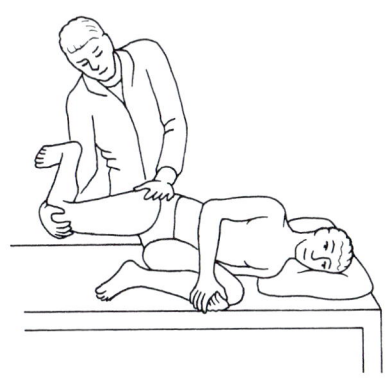

Abb. 62.1: Prüfung des Iliosakralgelenkes (nach Mennell): Während der Patient das eine Knie fest gegen den Körper presst (zur Fixation des Beckens), zieht der Untersucher das andere Bein ruckartig nach hinten. Der Test ist positiv, wenn dabei im Iliosakralgelenk *Schmerzen* auftreten.
Auch Torsion, seitliches Zusammendrücken oder Auseinanderdrängen der Beckenschaufeln u.a. kann solche Schmerzen auslösen. Allerdings sind alle diese Tests ziemlich unspezifisch.

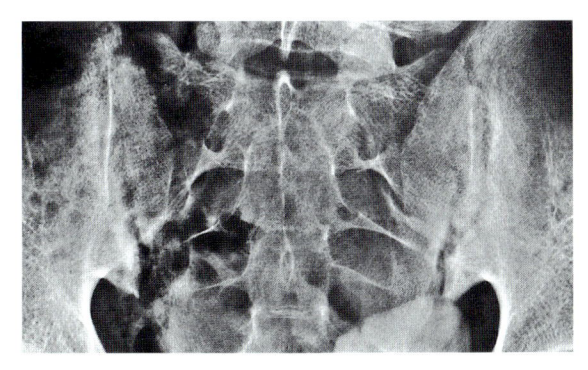

Abb. 62.2: Auf der **Aufnahme nach Barsony**, mit **aufgekipptem Becken**, sind die **Iliosakralgelenke** (und der unterste Intervertebralraum) besser einsehbar als auf gewöhnlichen ap-Röntgenbildern.
Unregelmäßige Zeichnung, Usuren und Sklerosierung, wie bei diesem *21-jährigen Mann*, zeigen entzündliche Veränderungen in den Iliosakralgelenken an. Der *beidseitige* Befall spricht eher für eine Systemkrankheit als für Tbc. Hier handelt es sich um einen M. Bechterew.

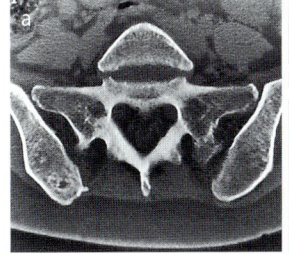

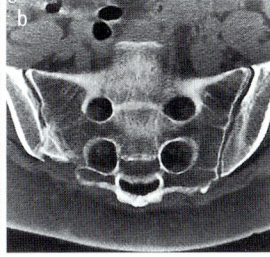

Abb. 62.3: Computertomogramm durch Sakrum und Iliosakralgelenke.
a) *Horizontaler Schnitt* durch den *obersten Sakralwirbel*. Da die Lumbosakralgrenze normalerweise stark nach vorne gekippt ist, sind die unterste Bandscheibe und der unterste Lumbalwirbel vorne schräg angeschnitten.
Auf dieser Höhe kommt bereits die Massa lateralis mit der Ala ilica in Kontakt und bildet den oberen Teil des Iliosakralgelenkes.
Der herzförmige *Spinalkanal* beherbergt den Duralsack mit der Cauda equina.
In der Spina iliaca dorsalis links ist eine unregelmäßige zystische Veränderung zu sehen.
b) *Schnitt weiter kaudal:* Der Spinalkanal verlagert sich ganz nach dorsal und wird sehr schmal. Groß hingegen erscheinen die Austrittslöcher der Nervenwurzeln S1 und S2 zum kleinen Becken. Das Iliosakralgelenk ist hier in seiner unteren Hälfte getroffen.
Rechts normaler Aspekt, *links* erscheint die Spina ilica dorsalis eingebrochen.
Die Patientin hatte starke Schmerzen in dieser Gegend, vor allem bei Beanspruchung (Belastung und Zug). Auf dem normalen Röntgenbild war die Veränderung nicht erkennbar. Nach der Arthrodese des Iliosakralgelenkes wurde die Patientin weitgehend beschwerdefrei.

Die **Behandlung** ist zunächst symptomatisch, evtl. mit lokalen Infiltrationen. Bei lange dauernden Beschwerden, vor allem bei tuberkulösen, aber auch bei unspezifischen Prozessen, kann der Schmerzherd durch die *operative Spanverblockung* des Iliosakralgelenkes ausgeschaltet werden (Arthrodese).

«Kokzygodynie»: Gelegentlich klagen Patienten, vor allem jüngere Frauen, über starke Schmerzen im Steißbein, wodurch das Sitzen mühsam wird. Häufig wird ein Trauma als Ursache angegeben. Die Untersuchung (rektal) zeigt außer starker lokaler Schmerzempfindlichkeit wenig. Lokale Infiltrationen können gelegentlich helfen, dazu ein weiches Kissen zum Sitzen und das Beheben einer etwaigen Obstipation. Der Zustand heilt meistens über kurz oder lang von selbst, und eine länger dauernde Behandlung ist kaum zweckmäßig. Manchmal mögen psychische Momente eine Rolle spielen, die zu berücksichtigen wären.

Zu einer Resektion des Coccyx wird man sich nur ausnahmsweise entschließen.

62.3
Beckenfrakturen

Die Skala reicht von leichten, einfachen und primär stabilen Frakturen bis zu massiven Zerreißungen des Beckenringes mit schweren inneren Verletzungen und lebensbedrohlichen Zuständen. Bei Mehrfachverletzten werden sie leicht übersehen.

Eine genaue Bestandesaufnahme ist für die Behandlung ausschlaggebend. Dazu ist das *Computertomogramm* eine gute Hilfe (s. Abb. 13.6 u. Abb. 64.122, Kap. 64.12.1).

Eine **Klassifikation der Beckenfrakturen** wurde 1988 von *Tile* erarbeitet.

Stabile Frakturen

Die *Mehrzahl* der Beckenbrüche gehört zu der Gruppe der stabilen Frakturen. Die mechanisch wesentlichen Strukturen des Beckenringes (Pfeiler, Bandapparat) sind einigermaßen intakt. Es handelt sich um einfache Brüche, geringe Verschiebungen usw. Diese Frakturen heilen unter konservativer Behandlung gut und rasch.

Dazu gehören auch die nicht so seltenen isolierten **Schambein-** und **Sitzbeinfrakturen** bei *alten* Leuten, mit Osteoporose, oft nach geringfügigem Trauma, einem Sturz etwa, und sogar spontan. Sie heilen auch spontan, nach Wochen. Man muss die Fraktur suchen (Scintigraphie). Auf dem *Röntgenbild* ist sie manchmal erst spät zu erkennen, wenn der Kallus erscheint.

Instabile Frakturen

Es wird zwischen *horizontaler* und *vertikaler* Instabilität unterschieden (s. **Abb. 62.4**). Der Unterschied besteht darin, dass bei der ersten Gruppe die *dorsalen Strukturen*, die Verbindungen zwischen den beiden Beckenschaufeln und dem Sakrum, noch einigermaßen intakt sind, was dem Beckenring insgesamt noch eine gewisse Stabilität gibt, während bei der zweiten der *Beckenring* auch *dorsal zerrissen* und damit völlig instabil ist. Diese massiven Verletzungen sind häufig von *schweren Weichteilverletzungen* begleitet. Gefürchtet sind die manchmal lebensbedrohlichen Blutungen.

Die *erste Gruppe* (meist durch seitliche Kompression oder Sprengung des Beckenringes entstanden) lässt sich in der Regel **konservativ** befriedigend behandeln.

Bei der *zweiten Gruppe* ist die konservative Behandlung oft unbefriedigend.

Komplikationen ergeben sich

- bei Verletzungen innerer Organe (Blase usw.) sowie bei Beteiligung der
- Iliosakralgelenke

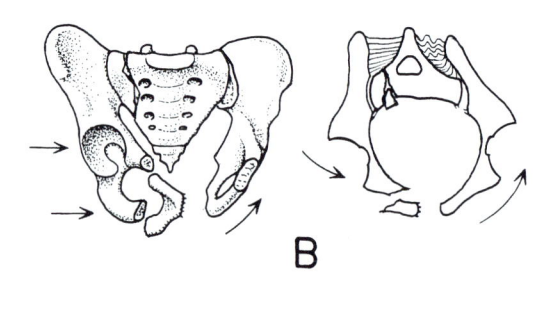

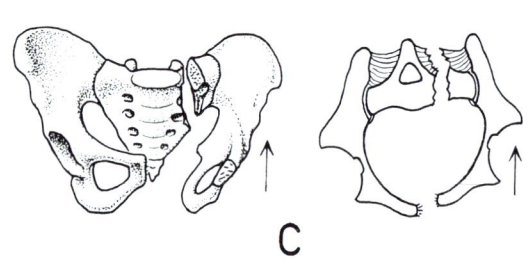

Abb. 62.4: Instabile Beckenfrakturen.
oben: Der Beckenring ist vorne gesprengt, hinten aber noch zusammengehalten: Diese sog. «horizontale Instabilität» **(Typ B nach der AO-Klassifikation)** ist oft noch einigermaßen stabil und kann meistens *konservativ* behandelt werden.
unten: Hier ist der Beckenring auch hinten vollständig unterbrochen durch Frakturen und/oder totale Bandzerreißungen (**Typ C**, *vertikale Instabilität*). Es sind außerordentlich schwere, *lebensgefährliche Verletzungen*. Die konservative Behandlung ist oft unbefriedigend, die operative schwierig.

- Symphyse
- Hüftgelenke (intraartikuläre Frakturen, Pfannenbrüche).

Massive **Symphysensprengungen** können erhebliche Restbeschwerden hinterlassen. Ist die konservative Reposition und Retention nicht möglich, kommt evtl. eine Osteosynthese in Frage. Die dauerhafte Stabilisierung gelingt allerdings nur mit einer knöchernen Brücke, also der Arthrodese der Symphyse.

Größere *Verschiebungen* im Bereich der **Iliosakralgelenke** können zu starken statischen Beschwerden führen, vor allem wenn sie einseitig sind und dadurch Beckenschiefstand, Beinverkürzung und Skoliose entstehen. Die frühzeitige Reposition solcher Verschiebungen ist deshalb wesentlich. Nach kurzer Zeit ist sie nicht mehr möglich.

Aus allen diesen Gründen wurden in den letzten Jahren *manche instabilen Beckenfrakturen operiert*. Es handelt sich um zum Teil große und auch schwierige und nicht ungefährliche Eingriffe. Sie lassen sich wohl nur bei deutlich besseren Resultaten rechtfertigen. Vergleichende Langzeitergebnisse fehlen noch.

Das spätere Schicksal einer Beckenfraktur hängt im Übrigen von einer etwaigen **Beteiligung der Hüftgelenkpfanne** ab. Die *Acetabulumfrakturen* werden im Hüftkapitel 64.12.1 besprochen.

# Untere Extremitäten

63. Beinlängenunterschiede 911
64. Das Hüftgelenk 922
65. Der Oberschenkel 1019
66. Das Kniegelenk 1025
67. Der Unterschenkel 1106
68. Das obere Sprunggelenk 1113
69. Der Fuß 1122
70. Amputationen und Prothesenversorgung 1186

Bein und Fuß

Die **Funktion** der unteren Extremitäten ist einfach und klar zu umschreiben:

- aufrechter Stand: **Stehen**
- Fortbewegung: **Gehen**.

Die Wechselwirkungen zwischen pathologischen Veränderungen und Funktionsstörungen sind an wenigen Organen so klar zu erkennen und so bedeutsam für die Therapie wie an den unteren Extremitäten. An diesen kommt die **Schwerkraft** mit dem vollen **Körpergewicht** zur Wirkung. Die *Beanspruchung* im Verlauf eines Lebens ist enorm. *Degenerative Gelenkerkrankungen* an den unteren Extremitäten sind – neben den Traumafolgen – die häufigsten Erscheinungen in der orthopädischen Praxis.

Die Beanspruchung von Knochen und Gelenken unterliegt den Gesetzen der Statik. Dies macht eine *funktionelle*, **biomechanische** *Betrachtungsweise* notwendig, die umso legitimer und fruchtbarer ist, als der anatomische Aufbau des Beines – im Gegensatz z. B. zur Wirbelsäule – verhältnismäßig einfach ist und auch einer, verglichen etwa mit der Hand, *einfachen* Funktion entspricht.

Damit hängt vielleicht zusammen, dass ein rationaler, biomechanischer Zugang zu Diagnose und Therapie sich an den unteren Extremitäten besonders gut bewährt, und dass psychosomatische Verstrickungen hier eher selten sind (Ausnahmen, z. B. das patellare Schmerzsyndrom, bestätigen die Regel). So stimmen *subjektive Symptome* und *objektive Befunde* in der überwiegenden Mehrzahl der Fälle überein, ebenfalls in deutlichem Gegensatz z. B zur Wirbelsäule und den Rückenschmerzen.

Für die Beurteilung einer Beinkrankheit ist es zweckmäßig, im Anschluss an das Erstellen der nosologischen Diagnose eine genaue **Analyse der Funktionsstörung** (vgl. Kap. 10.1) zu machen, denn die Wiederherstellung der wesentlichen Grundfunktionen der unteren Extremitäten, des Stehens und Gehens, muss das Ziel jeder Therapie sein.

Die wichtigste Aufgabe der Beine ist es, das Körpergewicht zu tragen. Voraussetzung für die Tragfähigkeit der unteren Extremitäten ist:

- achsengerechte Stellung
- Stabilität der Gelenke.

Dies bedeutet, dass der Stellung und **Stabilität** eines **Gelenkes** der *Vorrang vor der Beweglichkeit* zukommt.

Dieses Prinzip ist wegleitend für die Therapie (u. a. ergibt sich daraus die Rechtfertigung der Arthrodese). Es muss auch als Leitmotiv jeder physiotherapeutisch-heilgymnastischen Behandlung vorangestellt werden (vgl. Abb. 17.11).

63 Beinlängenunterschiede

63.1 Allgemeines

Genau gleich lange Beine sind wohl eher selten. Kleine Unterschiede bemerken weder Patienten noch Arzt. Die Fehlergrenze der klinischen Untersuchung liegt etwa bei ± 1 cm. **Kleinere Unterschiede** sind *nicht von Belang* und müssen deshalb auch nicht mit verfeinerten Methoden gesucht werden.

Beinlängendifferenzen bis zu etwa 2 oder auch 3 cm werden normalerweise beim Stehen und Gehen ohne weiteres durch eine entsprechende leichte *Beckenneigung* ausgeglichen. Bei größeren Differenzen ist dies allerdings nicht mehr möglich.

Aber auch bei einem **fixierten Beckenschiefstand** können die Patienten nicht mehr normal, mit beiden Füßen nebeneinander, auf dem Boden stehen. Sie stellen fest, dass ihre Beine nicht gleich lang sind, auch wenn der Arzt beim Ausmessen objektiv keinen Unterschied findet. Entscheidend ist dann *nicht* die *effektive* Längendifferenz, sondern die *scheinbare*, jedoch *funktionell wirksame* Differenz, die so genannte **«funktionelle»**, wie sie der Patient beim Stehen und Gehen empfindet. Diese Unterscheidung ist für Beurteilung und Therapie wegleitend (siehe «Echte und funktionelle Beinlängenunterschiede», Kap. 63.1.3).

Bei Differenzen von **mehr als etwa 3 cm** sind Statik und Dynamik des ganzen Bewegungsapparates bis zur Wirbelsäule hinauf verändert und mehr oder weniger stark gestört, und zwar je nach Patient, Ätiologie und Begleitsymptomen in sehr unterschiedlicher Art und Weise. Die Frage an den Orthopäden, in welchen Fällen *ein Ausgleich notwendig* ist und wie dieser zu erreichen sei, ist deshalb nicht immer einfach zu beantworten.

63.1.1 Ursachen

Angeborene oder während der Kindheit auftretende Beinlängendifferenzen

Angeborene oder während der Kindheit auftretende Beinlängendifferenzen beruhen meist auf **Wachstumsstörungen** (s. Kap. 28.2) und nehmen deshalb häufig im Verlauf des weiteren Wachstums noch zu, vor allem, wenn eine Epiphysenwachstumsfuge lokal geschädigt ist. Bis zum Wachstumsabschluss kann die Verkürzung erhebliches Ausmaß erreichen. Nach diesem Zeitpunkt ändert sich die Differenz nicht mehr.

Ursachen *von Beinlängenunterschieden im* **Wachstumsalter**:

1. *Angeborene* Differenzen (asymmetrische Missbildungen; Abb. 63.9)
2. *Lähmungen* während der Wachstumsperiode (z. B. Poliomyelitis)
3. *Epiphysenverletzungen* und *-krankheiten* (z. B. Perthes, Epiphysenlösung, destruierende Gelenkerkrankungen wie eitrige Arthritiden, Operationen an Epiphysenfugen; Abb. 28.4)
4. *Frakturen* und ihre Folgen (operierte Schaftfrakturen können zu Überlänge führen).

Verkürzungen beruhen meist auf lokalisierten Wachstumsstörungen, sind häufiger und können viele Zentimeter erreichen.

Verlängerungen sind selten, beruhen auf Stimulation des Längenwachstums, meist infolge pathologischer Hyperämie im Diaphysenbereich (z. B. bei Osteomyelitis, nach operierten Schaftfrakturen), und übersteigen selten 2 bis 3 cm.

Beinlängendifferenzen nach Wachstumsabschluss

Nach Wachstumsabschluss entstehen Beinverkürzungen *nur noch infolge von* **Frakturen** oder **Operationen**. Sie sind selten sehr beträchtlich und bleiben konstant.

1. **Frakturen** und ihre Folgen (Defektheilungen, Fehlstellungen, Pseudarthrosen, Osteitiden)
2. **Operationen** (Arthrodesen, Osteotomien, Endoprothesen, Resektionen)
3. **«Funktionelle» Beinlängendifferenz:**

Beinlängenunterschiede können durch *Fehlstellungen von Gelenken* (Kontrakturen) *vorgetäuscht* sein. Trotzdem wirken sie funktionell, d.h. beim Stehen und Gehen, wie echte Beinlängenunterschiede und werden auch vom Patienten so empfunden. Sie werden deshalb als funktionelle Beinlängenunterschiede bezeichnet (s. Kap. 63.1.3).

Aus obiger Liste wird ersichtlich, wie Beinlängendifferenzen *verhindert* werden können:

63.1.2 Prophylaxe

Der Prophylaxe dienen:

- sachgerechte Behandlung von *Epiphysenwachstumsstörungen* und -verletzungen (s. Kap. 28.2) sowie von destruierenden Gelenkerkrankungen bei Kindern
- korrekte *Frakturbehandlung bei Kindern*: Genaue Reposition von Epiphysenfrakturen, möglichst keine Osteosynthesen an Schaftfrakturen (siehe «Kinderfrakturen», Kap. 44)
- Verhindern von *Gelenkkontrakturen* (s. Kap. 38.2)
- Bei *Operationen* an der unteren Extremität ist genaue Planung unter Berücksichtigung der präoperativen Längenverhältnisse wichtig, denn mit Osteotomien oder Endoprothesen kann man Längendifferenzen bis zu einem gewissen Grad ausgleichen, sehr leicht aber auch unabsichtlich solche produzieren!

63.1.3 Echte und «funktionelle» Beinlängenunterschiede

Echte Beinlängenunterschiede von wenigen Zentimetern werden bei gut beweglichen Bein- und Wirbelgelenken in der Regel *durch Beckenschiefstand ausgeglichen*, so dass sie im Stehen nicht auffallen. Die Beine erscheinen also gleich lang und werden vom Patienten meist auch als gleich lang empfunden. Die Differenz wirkt sich stattdessen als Fehlstellung auf Höhe des Beckens aus. Kann eine größere Beinlängendifferenz durch Beckenkippung *nicht* mehr leicht ausgeglichen werden, kommen *andere Kompensationsmechanismen* ins Spiel: Zehenstand, Kniebeugen usw. (**Abb. 63.1** u. Abb. 63.6).

Funktionelle Beinlängendifferenzen

Was der **Patient** *jedoch als* **Beinlängenunterschied empfindet**, ist die Erscheinung, dass er im geraden aufrechten Stand nicht bequem mit beiden Füßen auf dem Boden stehen kann, die Füße nicht nebeneinander auf gleichem Niveau stehen und die eine Ferse den Boden nicht berührt. Jedem Betrachter erscheint das auch so.

Diese Differenz, welche der landläufigen Vorstellung von «ungleichlangen Beinen» eher entspricht als die gemessene, wird als funktionelle Beinlängendifferenz bezeichnet, weil sie sich *für die Funktion* des Bewegungsapparates *wie eine tatsächliche Beinlängendifferenz auswirkt.*

Eine funktionelle Beinlängendifferenz hat ihre Ursache meist in einer **fixierten Beckenfehlstellung** infolge einer *Hüftgelenkkontraktur* oder einer *Skoliose*. Dabei können die gemessenen Beinlängen tatsächlich gleich sein, die Differenz ist dann nur vorgetäuscht (**Abb. 63.2**).

Am häufigsten sieht man solche funktionellen Beinlängendifferenzen bei Adduktionskontrakturen der Hüften infolge von **Koxarthrosen**. Schon die Tatsache, dass im Erwachsenenalter eine Beinverkürzung in kurzer Zeit entstehen kann, weist auf eine zunehmende Fehlstellung in einem Gelenk hin. Eine echte Verkürzung des Beines ist kaum denkbar.

Da funktionelle Beinlängenunterschiede andere Ursachen haben als echte (siehe «Kontrakturen»,

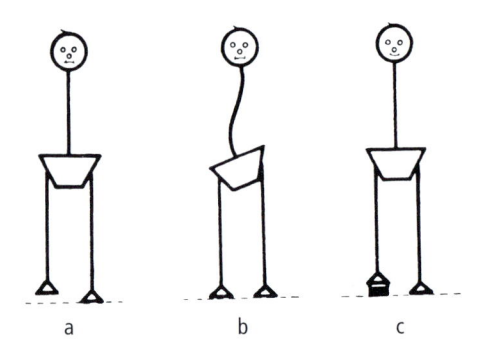

Abb. 63.1: Echte Beinlängendifferenz.
a) Echter Beinlängenunterschied *im Liegen*: Bei geradem Becken ist die Verkürzung eindeutig.
b) *Im Stehen* wird sie automatisch ausgeglichen: Bei geringgradiger Verkürzung in der Regel durch **Beckenschiefstand**. Dieser wiederum hat eine **skoliotische Haltung** zur Folge.
c) *Ausgleich* durch Sohlenerhöhung: Die Statik ist wieder im Lot.

Kap. 38.2) und deshalb auch anders behandelt werden müssen (s. Kap. 63.2.4), ist es wichtig, die beiden Formen diagnostisch voneinander zu unterscheiden (**Abb. 63.3**).

Selbstverständlich gibt es auch Kombinationen.

63.1.4
Diagnose

Größere Unterschiede der Beinlängen sind offensichtlich. Kleinere äußern sich oft zuerst in geringfügigen **Asymmetrien** der Hüftkontur, der Taillen oder des Rückens. Gelegentlich stellt sie zuerst der Schneider fest. In der Regel merkt sie der Patient kaum (s. **Abb. 63.4**).

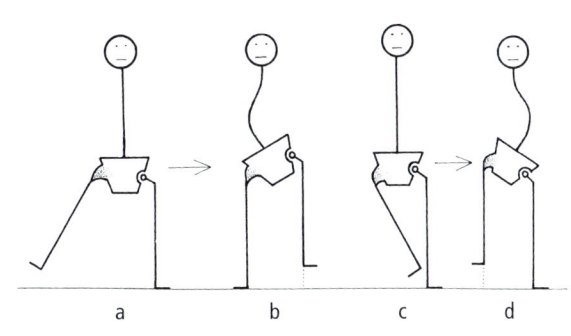

Abb. 63.2: Funktionelle Beinlängendifferenz.
Hüftkontrakturen lassen die Beine ungleich lang erscheinen.
a) **Abduktionskontraktur** der rechten Hüfte, *im Liegen*: Bein abgespreizt.
b) *Im Stehen* wird das Becken auf der Gegenseite angehoben, das gesunde Bein erscheint kürzer, das kranke länger.
c) **Adduktionskontraktur** der rechten Hüfte, *im Liegen*: Bein adduziert.
d) *Im Stehen* wird das Becken auf der kranken Seite angehoben, das kranke Bein erscheint kürzer.

Solche funktionelle Beinlängendifferenzen findet man bei *Hüfterkrankungen*, etwa bei Koxarthrosen, recht häufig, sie entstehen aber auch bei Beckenschiefstand anderer Genese z. B. bei tief sitzenden *Skoliosen*.

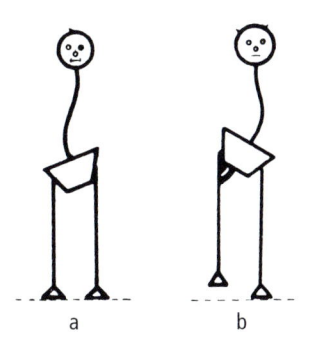

Abb. 63.3: Die *Gegenüberstellung* von **realer** (a) und **funktioneller** (b) **Beinverkürzung** (des rechten Beines) zeigt die ganz verschiedene Auswirkung auf die Haltung.

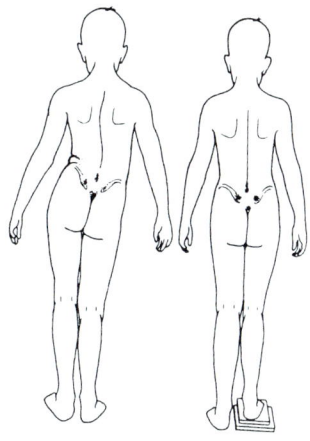

Abb. 63.4: Beinlängenmessung im Stehen. Durch Unterlage von *Brettchen von 1cm* bzw. $1/2$ cm Höhe wird der Beckenschiefstand ausgeglichen. Sobald das **Becken horizontal** steht und die **Wirbelsäule** genau **im Lot** ist, kann die Verkürzung durch Zählen der Brettchen abgelesen werden. Diese Bestimmung ist genauer als die direkte Messung der Beinlängen, weil der symmetrische Aspekt von bloßem Auge recht genau zu erkennen ist (besonders beim Vornüberneigen), während die Messpunkte am Bein beim liegenden Patienten nicht sehr genau fixiert werden können.

Klinische Untersuchung

(s. a. Kap. 11.2 u. Kap. 11.5). Die Beinlänge wird häufig am *liegenden* Patienten mit dem Zentimetermaß von der Spina ilica ventralis zum Malleolus medialis gemessen. Diese Messung ist aber nur auf etwa 1 bis 2 cm genau und berücksichtigt Differenzen an Fuß, Becken und Sakrum nicht. Die röntgenologische Messung ist genauer, ist aber kompliziert und hat auch Fehlerquellen. Sie wird gelegentlich für die Planung von Operationen verwendet.

Für **praktische Zwecke** ist die einfachste und beste Methode, die *Stellung des Beckens beim aufrecht stehenden Patienten* zu beurteilen: Man schiebt so viele **Brettchen** von 1 cm bzw. $1/2$ cm unter das kürzere Bein, bis bei geradem aufrechten Stand mit durchgestreckten Knien der Beckenschiefstand ausgeglichen ist. Dies ist von bloßem Auge gut zu erkennen, vor allem wenn man den Patienten sich vornüber neigen lässt. Bei horizontalem Becken entspricht die Beinlängendifferenz der Höhe des untergelegten Brettchenstapels (Abb. 63.4).

Ist es schwierig, den Beckenstand zu beurteilen, etwa bei dicken Patienten oder fixierten Skoliosen, kann eine **Röntgenaufnahme** helfen: *Becken ap*, **im Stehen** bei ausgeglichenen Beinlängen, d. h. mit untergelegten Brettchen. Auf dem Röntgenbild sieht man, ob das Becken jetzt tatsächlich horizontal steht oder wie viel es noch gekippt ist (**Abb. 63.5**).

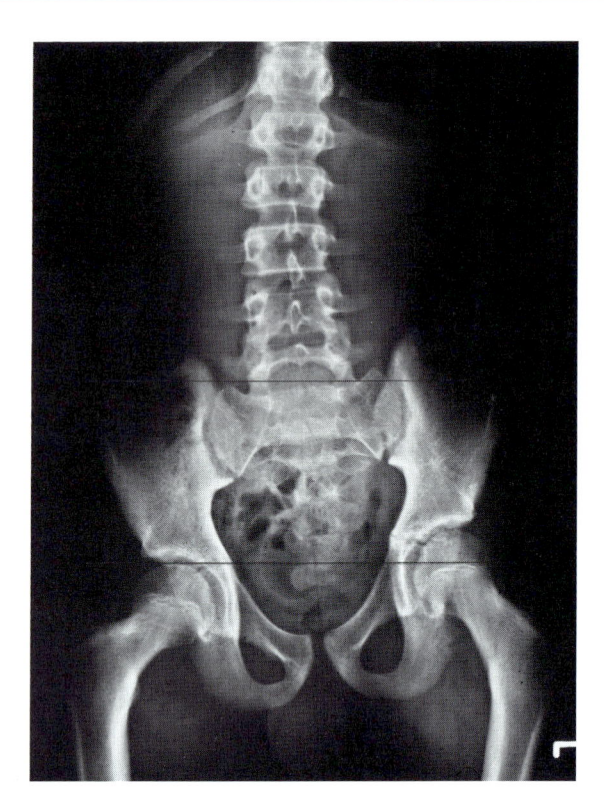

Abb. 63.5: Mit einer **Röntgenaufnahme des Beckens und der Lumbalwirbelsäule im Stehen** kann man sich ein Bild vom Ausmaß der Beinlängendifferenz, des Beckenschiefstandes und der skoliotischen Haltung machen. Bei diesem 15-jährigen Jungen, der vor mehreren Jahren eine Femurfraktur erlitten hatte, beträgt demnach die Beinverkürzung rechts zwischen 1,5 und 2 cm, mit entsprechendem Beckenschiefstand. Entscheidend für die Haltung der Wirbelsäule ist allerdings *die Stellung des* **Sakrums**, die nicht immer mit dem Beckenstand parallel geht.
In diesem Fall genügte eine Absatzerhöhung von etwa 1 cm, um die Wirbelsäule gerade zu stellen.

Kann der Beckenschiefstand durch Brettchenunterlage *nicht* ausgeglichen werden, oder kann der Patient gar nicht gerade auf beiden Beinen stehen, liegt offensichtlich eine fixierte Fehlstellung in einem oder mehreren Gelenken, also eine *Kontraktur* oder eine *fixierte Skoliose* vor, und damit in der Regel auch eine funktionelle Beinlängendifferenz.
Im Stehen kann die **«funktionelle» Beinlängendifferenz** auch leicht *gemessen* werden, indem sie mit Brettchenunterlegen ausgeglichen wird, bis der Patient mit durchgestreckten Knien auf beiden Beinen stehen kann und beide Füße gleichmäßig belastet (Abb. 63.2 u. Abb. 38.23 e–g).
Am einfachsten lässt sich eine «funktionelle» Beinlängendifferenz **am liegenden Patienten** erkennen: Normalerweise befinden sich die beiden Innenknöchel genau nebeneinander. Sind sie gegeneinander verschoben und lassen sich nicht auf gleiche Höhe bringen, ergibt ihr Abstand (in der Längsrichtung) das Ausmaß der «funktionellen» Längendifferenz und gleichzeitig einen Anhaltspunkt für den Grad der Kontraktur.

63.1.5
Auswirkungen von Beinlängenunterschieden

Eine Beinlängendifferenz *unter 1 cm* liegt noch im Bereich der Norm und wird kaum als solche empfunden. Nachteilige Folgen entstehen daraus nicht.
Ein Unterschied von *1 bis 2 cm* wird häufig ebenfalls ohne weiteres bei guter Beweglichkeit des Beckens kompensiert und während eines ganzen Lebens beschwerdefrei ertragen.
Auch Differenzen von *mehr als 2 cm* können unbemerkt bleiben, sofern sie schon in der Kindheit bestehen oder im Verlauf des Wachstums langsam entstanden sind, so dass sich der Bewegungsapparat *daran gewöhnen* konnte. In anderen Fällen, v. a. bei größeren Differenzen und einzelnen steifen Gelenken, können sie sich aber unangenehm bemerkbar machen, durch leichtes Hinken, raschere Ermüdbarkeit und evtl. Rückenbeschwerden, besonders bei stärkerem Beckenschiefstand und entsprechend vermehrter Skoliose. Bei jahrelanger gewohnheitsmäßiger skoliotischer Haltung wird diese zunehmend fixiert und damit strukturell (vgl. Kap. 57.3).
Sobald der dynamische Beckenschiefstand nicht mehr zur Kompensation der Beinlängendifferenz genügt, treten andere **Anpassungsmechanismen** in Erscheinung: Spitzfußstellung des kürzeren, Knieflexion oder Rekurvation des längeren Beines. Auch diese Gewohnheitshaltungen können nach Jahren habituell und weitgehend fixiert werden. Es ist dann *oft nicht mehr möglich und auch nicht sinnvoll, sie vollständig korrigieren* zu wollen. Man muss vielmehr versuchen, herauszufinden, ob und wie viel Längenausgleich vom Patienten als bequem empfunden wird, ohne dass sich seine Haltung verschlechtert oder die Wirbelsäule aus dem Lot gerät. Dazu kann man ihn z. B. verschieden hohe Absätze tragen lassen und einige Zeit beobachten. Dies ist v. a. auch bei mehr oder weniger steifen Skoliosen wichtig (Abb. 38.23 u. **Abb. 63.6**).
Beinlängenunterschiede von *mehreren Zentimetern* machen das Gehen und Stehen überaus beschwerlich und müssen in jedem Fall irgendwie ausgeglichen werden, sei es konservativ oder mit Operation.

Spätschäden?

Tatsächlich gibt es *wenige Untersuchungen* über Spätfolgen von Beinlängenunterschieden mäßigen Grades. Schädliche Wirkungen auf Hüftgelenke, Knie,

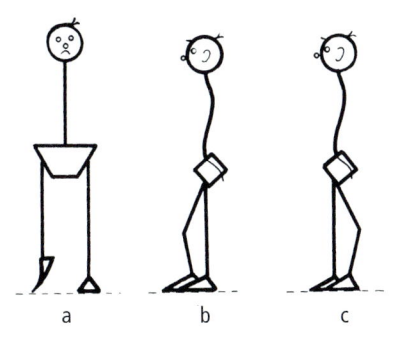

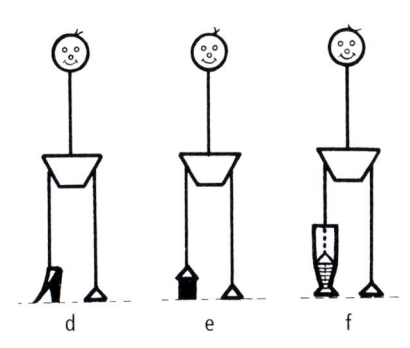

Abb. 63.6: Ausgleich von Beinlängenunterschieden.
Größere Beinlängendifferenzen können durch Beckenschiefstand allein nicht mehr kompensiert werden, die normale Statik würde zu stark gestört. Andere *Kompensationsmechanismen* kommen ins Spiel:
a) Verkürzungsausgleich durch *Spitzfuß* wird relativ häufig beobachtet.
b) Oft wird auch das längere Bein verkürzt durch *Beugen des Knies*.
c) Seltener wird das längere Bein im *Knie überstreckt*. Es kann ein eigentliches Genu recurvatum entstehen, wenn das Bein als Standbein benutzt und belastet wird.
d) Eine *Absatzerhöhung* genügt in vielen Fällen.
e) Bei größeren Differenzen, und wenn die Spitzfußstellung unerwünscht ist, kann *die ganze Sohle erhöht* werden.
f) Bei großen Unterschieden genügt die Schuherhöhung nicht mehr: *Maßschuhe*, Innenschuhe, und, in Extremfällen, Apparate und Prothesen werden notwendig.

Füße, Wirbelsäule u. a. wurden postuliert. Fast alles sind reine Hypothesen geblieben.

Auch die **Veränderungen des Gangmusters** sind nicht leicht zu erfassen. Bis zu einer Differenz von etwa 2 bis 3 cm ändert sich dieses kaum. Kinder und Jugendliche mit Differenzen bis zu 5 cm kompensieren sehr effizient mit verschiedenen Mechanismen wie Spitzfußgang des kürzeren, vermehrter Knieflexion, Zirkumduktion und Springen mit dem längeren Bein, ohne merklichen Beckenschiefstand oder übermäßige Vertikalbewegung des Schwerpunktes.[1] Empfehlungen für Operationen zum Beinlängenausgleich aus vorwiegend prophylaktischer Indikation stehen auf eher schwachen Füßen. **Das Hinken** stört v. a. *kosmetisch* (vgl. dazu Kap. 10.2.3 u. Kap. 63.2.3).

Beinlängenunterschiede und Rückenschmerzen

Weit verbreitet in Laien- wie in Ärztekreisen ist die Furcht, jeder Beinlängenunterschied führe unbehandelt später zu Rückenbeschwerden. Bei geringen Differenzen von 1 bis 2 cm ist ein kausaler Zusammenhang statistisch nicht erwiesen. Ein Ausgleich mit Hilfe einer Absatz- oder Schuhsohlenerhöhung kann wohl leicht bewerkstelligt werden, ist aber nicht in jedem Fall notwendig. Bei vorbestehenden Rückenschmerzen jedoch wird eine einseitige Erhöhung manchmal als *angenehm* empfunden.

Alte, gut kompensierte und beschwerdefreie Beinlängendifferenzen sind Beispiele einer *gelungenen* «*funktionellen*» **Anpassung** und brauchen meistens *nicht* aktiv behandelt zu werden. Oft wäre es geradezu schädlich, die in langen Jahren erreichte Anpassung wieder zu stören. Dekompensationserscheinungen und Beschwerden könnten dadurch ausgelöst werden (vgl. Kap. 38.6 u. Kap. 57.3).

63.2
Möglichkeiten des Beinlängenausgleichs

63.2.1
Konservative Möglichkeiten

Am einfachsten ist eine konfektionierte **Ferseneinlage** («Talonette») oder die **Erhöhung des Absatzes** um einen, zwei oder drei Zentimeter. Jeder Schuhmacher kann eine solche leicht an einem gewöhnlichen Schuh anbringen. Die *Schuhsohle* braucht nicht oder wenigstens nicht gleich viel wie der Absatz erhöht zu werden. Das ergibt kosmetisch unauffällige, auch für Frauen annehmbare Schuhe. Viele Frauen tragen ja ohnehin häufig hohe Absätze und nehmen die Spitzfußstellung ohne weiteres in Kauf. Natürlich kann auch der Absatz auf der Gegenseite erniedrigt werden.

Der Ausgleich durch eine **Einlage** im Inneren des Schuhes ist nur bis etwa 1 cm möglich, weil sonst die Ferse aus dem Schuh herausrutschen würde (**Abb. 63.7**).

Erhöhungen von über 3 bis 4 cm machen den Schuh unförmig und unbequem. Deshalb müssen größere Differenzen mit **Maßschuhen** oder mit **Innenschuh** ausgeglichen werden, allerdings mit einer mehr oder weniger starken Spitzfußstellung, damit der Schuh nicht allzu unförmig wird (**Abb. 63.8**). Differenzen über etwa 12 bis 15 cm lassen sich nicht mehr mit Schuhen allein ausgleichen. Die erforderlichen **Verkürzungsprothesen** oder -orthesen sind recht kompliziert (Abb. 63.6 u. **Abb. 63.9**).

---

[1] K. M. Song et al. J. Bone Joint Surg. 79-A, 1690 (1997)

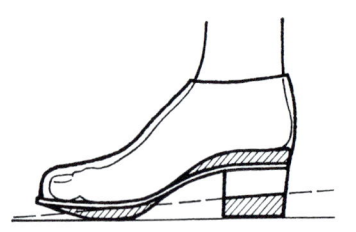

Abb. 63.7: Verkürzungsausgleich am Konfektionsschuh.
Eine einfache *Absatzerhöhung* genügt in vielen Fällen. Besonders Frauen stört die Spitzfußstellung wenig. In anderen Fällen ist die zusätzliche Erhöhung der ganzen Sohle zweckmäßig. Eine *Einlage im Schuh* gestattet nur wenig Erhöhung, weil sonst die Ferse aus dem Schuh rutscht.

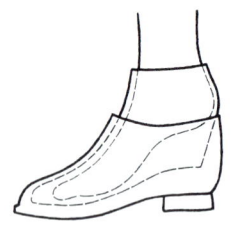

Abb. 63.8: Der **Verkürzungsausgleich mit Innenschuh** (Schuh im Schuh) erlaubt die Korrektur größerer Unterschiede. Die Ferse muss gut gestützt werden.

Eine Beeinflussung des Beinlängenwachstums mit konservativen Methoden ist nicht möglich.

63.2.2
Operative Methoden

Im Prinzip kann das epiphysäre Längenwachstum verändert oder aber mittels Osteotomie ein Bein verlängert oder das andere verkürzt werden.

Beeinflussung des Wachstums

Stimulation: Das epiphysäre Längenwachstum wird durch eine länger dauernde *Hyperämie* stimuliert: Frakturen und Entzündungen (z. B. eine Osteomyelitis) haben eine solche Wirkung, ebenso Operationen (Deperiostierung, Osteotomien, Osteosynthesen).

In der Regel ist dieser wachstumsstimulierende Effekt unerwünscht und muss entweder vermieden oder kompensiert werden (konservative statt operative Frakturbehandlung bei Kindern, s. Kap. 44.2). Zur Beinlängenkorrektur ist die operative Wachstumsstimulation untauglich.

Wachstumsbremsung (s. «**Epiphyseodese**», Kap. 28.4): Gegen Ende der Wachstumsperiode kann das Längenwachstum durch einen lokalen Eingriff an einer Epiphysenfuge *blockiert* werden:

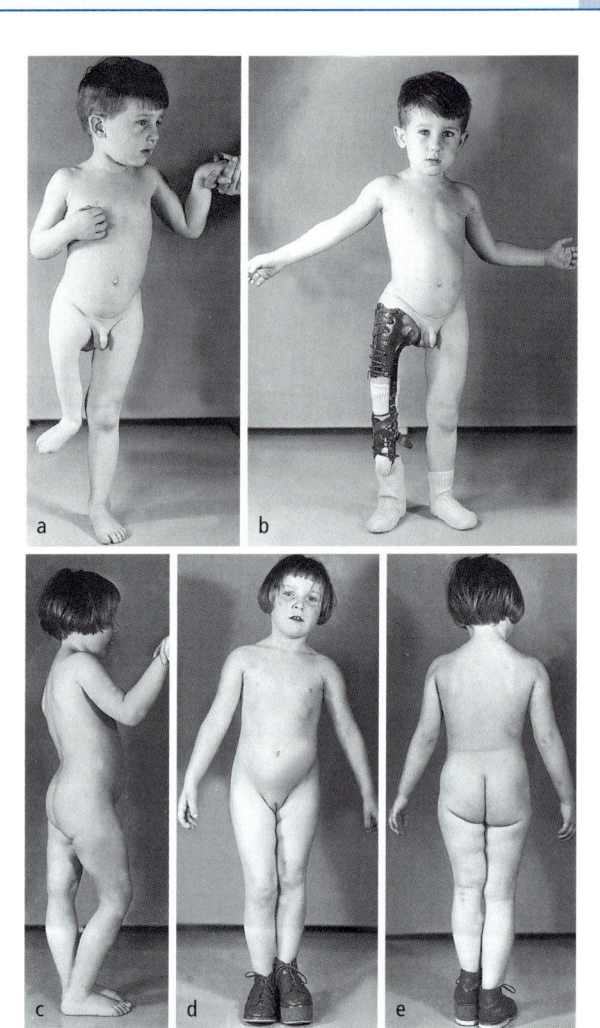

Abb. 63.9: Orthopädischer Beinlängenausgleich.
a) und b): 4-jähriger Knabe mit kongenitaler Femuraplasie s. Kap. 64.3.1). Mit einer zusätzlich am Becken abgestützten Prothese ist er gehfähig.
c) Dieses 4-jährige Mädchen steht wegen einer Beinverkürzung von 4,5 cm links mit gebeugtem rechten Knie.
d) und e): Ausgleich mit orthopädischem Schuh.

- **Klammerung** *nach Blount:* Mit kräftigen Agraffen werden die knienahen Epiphysenscheiben von Tibia und/oder Femur überbrückt und damit das weitere Längenwachstum an dieser Stelle gestoppt. Werden die Klammern wieder entfernt, bevor die Epiphysenfugen verknöchert sind, setzt das Wachstum wieder verstärkt ein (temporäre Epihseodese). Diese Methode führte häufig zu Komplikationen: Ausreißen der Klammern unter dem enormen Wachstumsdruck, asymmetrisches Wachstum mit Fehlstellung (Abb. 5.13) und wird kaum mehr gebraucht.
- Einfacher und sicherer ist die **definitive Epiphyseodese**: Die Epiphysenfugen werden mechanisch verödet. Damit kann das weitere Wachstum endgültig gestoppt werden. Minimal invasive, wenig trauma-

tisierende Techniken haben die offene Originalmethode von Phemister (mit Umkehrspan) abgelöst.

Bei allen Epiphyseodesen muss **das noch zu erwartende Wachstum** sowohl des erkrankten als auch des gesunden Beines genau **berechnet** werden. Dazu dienen Anamnese, klinische Untersuchung, Wachstumstabellen (Green und Anderson, s. **Abb. 63.10**) sowie die Bestimmung des *Skelettalters* (Vergleich der Entwicklung des Handskelettes mit Standardröntgenaufnahmen, z. B. aus dem Atlas von Pyle und Greulich), möglichst mehrmals im Abstand von etwa ein bis zwei Jahren. Mit Hilfe dieser Daten lässt sich annähernd **der Zeitpunkt** bestimmen, wann die Epiphyseodese gemacht werden muss, damit beim Abschluss der Wachstumsperiode die Beinlängen ungefähr ausgeglichen sein werden. Mit einer gewissen *Fehlerbreite* ist trotzdem zu rechnen. Die prozentualen Anteile der einzelnen Epiphysenfugen am Wachstum sind in Abbildung 28.8 dargestellt.

Wegen der Unsicherheitsfaktoren dieser Methoden wird oft vorgezogen, *mit dem operativen Längenausgleich bis zum Wachstumsabschluss zu warten*, d.h. bis zur spontanen Verknöcherung der Epiphysenfugen (Knaben etwa 14 bis 16 Jahre, Mädchen etwa 13 bis 15 Jahre), und dann eine Osteotomie zu machen.

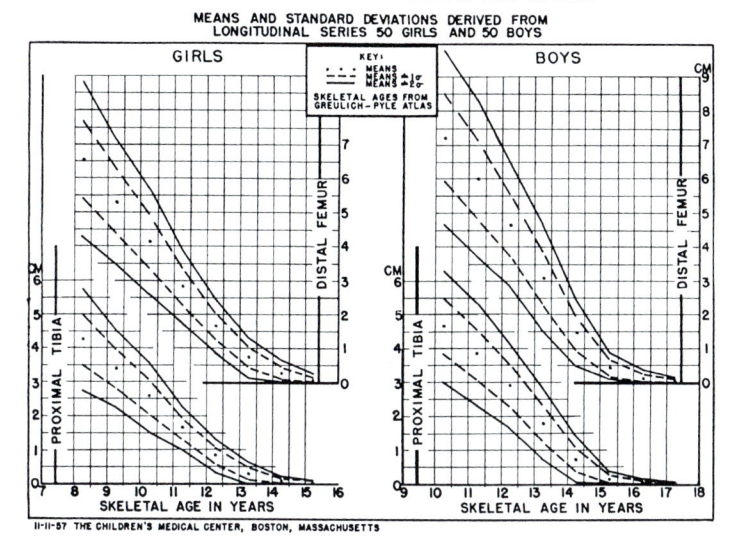

Abb. 63.10: *Noch zu erwartendes* **Wachstum** *an den knienahen Epiphysen von Tibia und Femur, abhängig vom Skelettalter. Diese Tabellen zeigen Mittelwerte (punktiert) mit Standardabweichungen (gestrichelt und ausgezogen), wie sie Anderson und Green auf Grund einer Verlaufskontrolle von 50 Knaben und 50 Mädchen errechneten.*
Das Skelettalter wird mit Hilfe von Handröntgenbildern bestimmt (siehe Text). Dann lässt sich das bis zum Wachstumsabschluss noch zu erwartende Wachstum in Zentimetern ablesen. So kann der Zeitpunkt für eine geplante Epiphyseodese festgelegt werden.

Verkürzungs- und Verlängerungsosteotomien

Eine Beinlängendifferenz kann grundsätzlich am längeren Bein durch Verkürzung oder am kürzeren durch Verlängerung ausgeglichen werden. Natürlich wird man lieber das *kranke Bein verlängern*, als das *gesunde verkürzen*, doch ist dies immer riskanter und aufwändiger und in vielen Fällen deshalb nicht zweckmäßig oder nicht möglich.

Eine **Verlängerungsosteotomie** kann wegen des Elastizitätsverlustes der Weichteile nur im Kindesalter und in der Adoleszenz gemacht werden. Nach dem 20. Altersjahr wird sie problematisch. In jedem Fall ist sie schwieriger, langwieriger und gefährlicher als eine Verkürzungsosteotomie.

Andererseits wird man eine **Verkürzungsoperation** an einem gesunden Bein auch nicht leichten Herzens empfehlen, resultiert doch immer eine Schwächung, eine gewisse kosmetische und funktionelle Beeinträchtigung, und das *Risiko* eines Fehlschlages ist nicht klein. Die Wahl des Osteotomieortes wird somit nicht nur von der Lokalisation der Längendifferenz abhängen, sondern mehr noch von den technischen und biologischen Möglichkeiten, und letztlich von der Psyche des Patienten und von seinen Wünschen bzw. jenen seiner Eltern.

Natürlich ist es rein technisch auch möglich, gleichzeitig ein Bein zu verkürzen und das andere zu verlängern.

Verkürzungsosteotomien bei Erwachsenen

Die Osteotomie kann intertrochanter am **proximalen Femur** durchgeführt werden. 4 cm sind wohl die obere Grenze. Die Fixationsmöglichkeit ist gut und die Heildauer kurz. Allerdings resultiert eine erhebliche, lange dauernde Schwäche. Bei Osteotomien im **Femurschaft** muss darauf geachtet werden, dass kein Rotationsfehler entsteht. Dass das Bein durch die Verkürzung dicker wird und bleibt, muss man dem Patienten vorher sagen.

Verkürzungsosteotomien am **Unterschenkel** sind recht gefährlich, und da ohnehin nur eine geringe Korrektur möglich ist, lohnen sie selten.

Verlängerungsosteotomien

Der Verlängerung in einer einzigen operativen Sitzung sind durch die entstehende **Weichteilspannung** enge Grenzen gesetzt. Vor allem Nerven und Gefäße sind darauf empfindlich. Von einer gewissen *Dehnung* an, die bei etwa zwei bis drei Zentimetern liegt, muss mit einer rasch **zunehmenden Komplikationsrate** gerechnet werden. Gefährdet sind vor allem Extremitäten mit einem dystrophischen, vernarbten, vorgeschädigten Haut-Muskel-Mantel, wie sie bei Verkürzungen ja häufig vorkommen, seien diese kongenital, durch Lähmungen oder schwere Verletzungen entstanden.

Größere Verlängerungen sind nur durch vorsichtige **langsame Distraktion** nach der Osteotomie im Verlauf von mehreren Wochen bis Monaten zu erreichen. Nach Wachstumsabschluss ist auch dies kaum mehr möglich.

Technisch geschieht die Verlängerung entweder mit einem massiven äußeren Distraktor nach der von Wagner entwickelten Methode oder mit einem Ringfixateur und Kirschnerdrähten, der genialen Erfindung von Ilisarow. Beide Methoden haben ihre Verfechter, ihre Vor- und Nachteile, beide brauchen sehr viel Zeit, sind schwierig und risikoreich.

Die erstgenannte Methode wird am **Oberschenkel** am häufigsten angewendet (s. **Abb. 63.11**). Die Operation selbst hat bereits viele Tücken, die nachfolgende Verlängerung eine lange Reihe von Komplikationsmöglichkeiten:

Komplikationen

Komplikationsmöglichkeiten bestehen in **Weichteilschäden** wie Nervenschäden mit Lähmungen, Gelenkversteifungen und Kontrakturen, Hautnekrosen, Infektionen, sowohl durch die Nageleintrittstellen wie in der Osteotomie, Luxationen der benachbarten Gelenke.

Die bei der Distraktion auftretenden Kräfte sind außerordentlich groß (50 kg und mehr). Monolaterale Fixateure mit ihrem großen Hebelarm, wie sie bei der Methode von Wagner verwendet werden, müssen massiv konstruiert sein, damit sie diesen Kräften standhalten. Auch dann ist die Gefahr von Verbiegung der Nägel groß, und Fehlstellungen, v.a. am Oberschenkel (in Varusstellung), sind häufig.

Nach erfolgter Verlängerung ist in der Regel eine **zweite Operation**, eine *Osteosynthese* und eine *Spongiosaplastik*, notwendig.

Die **Heilungsdauer** nach Verlängerungsoperationen beträgt viele Monate, evtl. Jahre. Verzögerte Heilung, Pseudarthrosen und Fehlstellungen sowie Plattenbrüche, Knochennekrosen und Refrakturen sind für diese Art Chirurgie typische Komplikationen und entsprechend häufig. Auch wird die geplante Verlängerung oft nicht erreicht. Diese Komplikationen treten vor allem dann auf, wenn *zu rasch* und *zu früh* distrahiert wird und wenn dabei *Schmerzen* auftre-

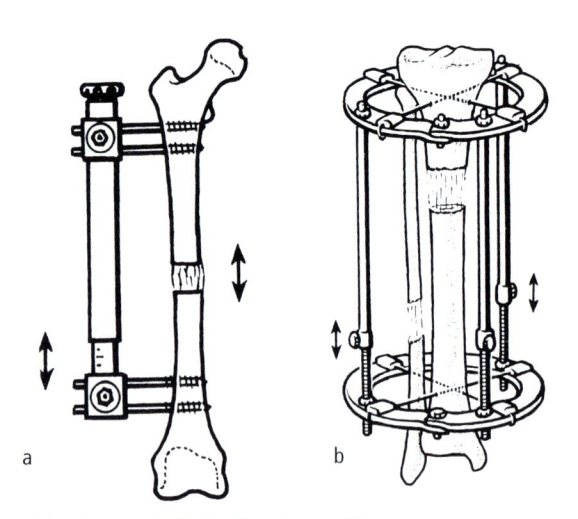

Abb. 63.11: Technik der Knochenverlängerung.

a) **Stabiler Verlängerungsapparat** (Wagner). Der zu verlängernde Knochen wird mit kräftigen Schrauben genau senkrecht zur Zugrichtung gefasst. Die Schraubenenden werden in einem starren, stabilen äußeren Distraktor fixiert. Ein Teleskopsystem mit Schraubengewinde im Apparat drin ermöglicht eine *langsame*, genau dosierbare *Verlängerung* in der Osteotomie, in der Größenordnung von etwa 0,5 bis 1 mm pro Tag, insgesamt etwa 1 cm pro Monat.

Mit zunehmender Verlängerung steigt die Zugkraft der Weichteile und damit auch die Tendenz zur Abknickung der Achse in eine Varusfehlstellung. Nur sehr robust konstruierte Apparate sind stabil genug und widerstehen diesem Druck.

In der langsam sich öffnenden Osteotomielücke bildet sich meist recht bald neuer Knochen (s. Kap. 2.2.3 «Knochenbildung»). Dieser ist allerdings noch nicht tragfähig. Nach abgeschlossener Verlängerung wird deshalb eine *Plattenosteosynthese* und eine *Spongiosaplastik* empfohlen.

b) **Verlängerungsapparat von Ilisarow.** Die beiden Knochenenden werden mit gekreuzten Kirschnerdrähten an einem ringförmigen Rahmen fixiert. Der zu verlängernde Knochen wird subperiostal osteotomiert, möglichst ohne die zentralen Gefäße zu verletzen (*Kortikotomie*). Nach einigen Tagen wird der Knochen langsam aber kontinuierlich unter Zug gesetzt mittels Schrauben (Pfeile) an den Verbindungsstangen zwischen den Ringen.

Im sich öffnenden Osteotomiespalt setzt in der Regel rasch eine kräftige *Knochenbildung* ein, welche die Lücke mit der Zeit wieder schließt, vorausgesetzt es wird nicht zu rasch gezogen, und nur dann, wenn keine Schmerzen auftreten.

ten. Mit der Distraktion soll erst einige Tage nach der Osteotomie begonnen werden, sonst bleibt die Kallusbildung oft aus.

Unterschenkelverlängerungen, verschiedentlich auch mit Rahmen- oder Ringfixateur durchgeführt, sind noch heikler als solche am Oberschenkel. Neben den anderen Komplikationen wurden auch Kompartmentsyndrome, Lähmungen, Spitzfußkontrakturen,

Luxationen und Fehlstellungen im oberen Sprunggelenk, trophische Störungen u.a. beschrieben.

Schließlich hat die Kontrolle von **Spätresultaten** gezeigt, dass auch bei gelungener Verlängerung das Ergebnis nicht immer gut ist und sich mit der Zeit sogar noch verschlechtern kann, wohl nicht zuletzt deshalb, weil in vielen Fällen die Verkürzung ja bereits von einer **trophischen Störung** begleitet, wenn nicht dadurch verursacht war (kongenitale Fehlbildungen, Lähmungen).

In der orthopädischen Literatur finden sich zahllose Publikationen über Verlängerungsoperationen, allerdings meist nur wenige Fälle mit einer außerordentlich hohen Komplikationsrate. Es handelt sich weniger um ein technisches als um ein **biologisches** Problem.

Die Distraktionsmethode von Ilisarow

Eine interessante Technik zur Verlängerung hat *Ilisarow*, ein russischer Chirurg in Sibirien, erfunden. Er verwendet einen **Ringfixateur** und **Kirschnerdrähte**. Das System ist einfach, die Fragmentstellung ist besser unter Kontrolle, ja auch komplexe Fehlstellungen können damit korrigiert werden (vgl. Kap. 38.7, Abb. 38.25). Der Ringfixateur ist allerdings sehr unbequem zu tragen und am Oberschenkel kaum zu gebrauchen. Er eignet sich besser für Unterschenkel und Fuß. Das Prinzip ist aus Abbildung 63.11b ersichtlich, die Anwendung aus **Abbildung 63.12**.

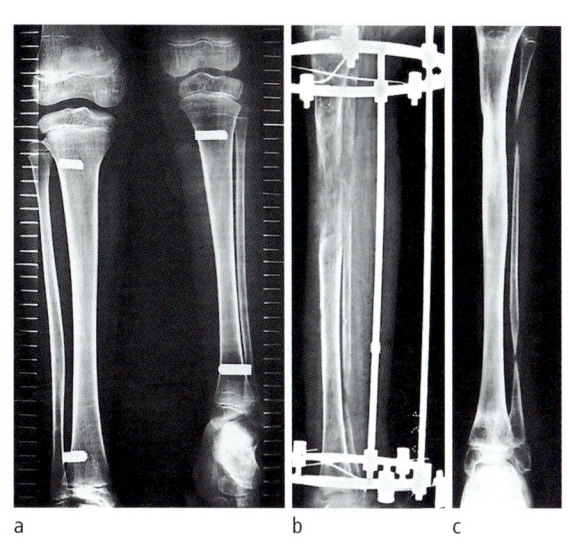

Abb. 63.13: Osteogenese bei Knochenverlängerung.
a) *10-jähriger Knabe*, Beinverkürzung links von 4 cm.
b) Nach Kortikotomie und Distraktion im Ringfixateur. Beginnende *Ossifikation* in der Osteotomielücke.
c) *2 Jahre später* ist die Kontinuität der Tibia wieder hergestellt, die Beinlängen sind ausgeglichen. Die Fibula ist nicht wieder zusammengewachsen, ein Ausdruck der Dystrophie des Beines.

Eine möglichst im Metaphysenbereich gesetzte «**Kortikotomie**» soll kontinuierlich distrahiert werden. Diese Osteotomie beginnt Ilisarow mit dem Meißel und beendet sie mit einer Torsion, wobei der Knochen vollends bricht. Damit soll die Zirkulation im Markraum geschont werden. Im *Osteotomiespalt*, der sich bei der **Distraktion** langsam erweitert, setzt erstaunlich rasch eine rege *Osteogenese* ein, welche die Lücke füllt und die Kontinuität des Knochens wieder herstellt. Nach mehreren Monaten ist er wieder tragfähig (**Abb. 63.13**).

Diese Art der **Osteogenese** durch Distraktion funktioniert vor allem im Wachstumsalter (Kap. 2.2.3). Nach Wachstumsabschluss ist das Verfahren nicht mehr zuverlässig. Verlängerungsoperationen werden deshalb in der Regel *vor dem Wachstumsabschluss* gemacht; später nehmen die **Risiken** rasch zu. Aber auch bei Kindern sind sie keineswegs klein: Alle beschriebenen Komplikationen kommen auch bei diesem Verfahren vor. Dass Ilisarows originale Technik immer wieder modifiziert wurde, hat daran nichts geändert.

Das zentrale Problem bleibt die Osteogenese. Die große Frage, was die **Kallusbildung** fördert und was sie hindert, ist nach wie vor nur teilweise geklärt. Die «Kortikotomie» unterscheidet sich von anderen Osteotomietechniken durch bestmögliche Schonung von Periost und Markraum. Dass diese für die Osteogenese eine Rolle spielen, ist klar, der genaue Mecha-

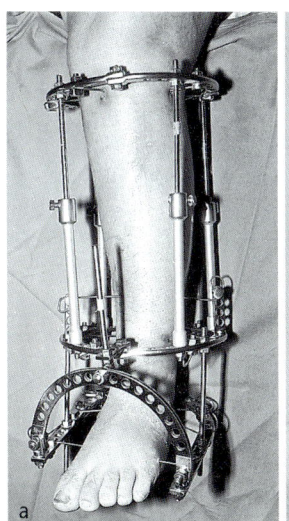

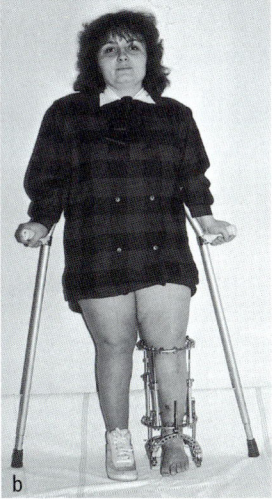

Abb. 63.12: Beinverlängerung nach Ilisarow.
a) Apparat am Unterschenkel. Die Drähte sind gespannt wie Fahrradspeichen. Der Fuß wird in die Fixation mit einbezogen, damit *kein Spitzfuß* entsteht.
b) Die Patienten können mit Krückstöcken gehen und das Bein frei bewegen, können es aber *nicht belasten* während mehrerer Monate.

nismus jedoch keineswegs. Die Distraktion erfolgte anfangs nicht kontinuierlich, sondern immer intermittierend, manuell, z. B. einmal am Tag um 1 mm, erstmals etwa eine Woche nach der Osteotomie. Weitgehend unbekannt ist jedoch, was dabei auf Ebene der Zellen genau geschieht, und damit auch, weshalb die Kallusbildung in manchen Fällen ausbleibt.

Größere Beinlängendifferenzen, die das Gehen stark erschweren oder annähernd verunmöglichen, sind zweifellos gravierende Probleme. Ihre Behandlung erfordert aber außerordentlich große *Erfahrung*, und es ist kaum gerechtfertigt, dass jeder Orthopäde diese Erfahrung anhand von wenigen Fällen und all den bekannten Komplikationen selbst macht. Den betroffenen Kindern ist besser gedient, wenn derart anspruchsvolle Behandlungen jenen überlassen bleiben, die sich eingehend damit befasst haben.

63.2.3
Zur Indikation

Kleine *Beinlängenunterschiede* bis zu 1,5 cm können in der Regel vernachlässigt, bei Bedarf mit einer Einlage oder einer Absatzerhöhung ausgeglichen werden.

Größere Unterschiede sollten wohl meist korrigiert werden. Oft ist allerdings ein voller Ausgleich nicht zweckmäßig und nicht nötig. Das hängt, wie beschrieben, von der individuellen Situation ab.

Der Ausgleich bis zu 3 cm, gelegentlich auch mehr, ist ohne weiteres durch Änderung von Konfektionsschuhen zu erreichen.

Größere Differenzen benötigen häufig Spezialschuhe (Maßschuhe). In solchen Fällen sind operative Korrekturen in Erwägung zu ziehen.

Zahlenangaben können nur als allgemeine Richtlinien gelten: *Unter* 2 bis 3 cm ist eine Operation kaum je angezeigt. Bei Verlängerungen *über* 6 bis 10 cm gibt es zunehmend Probleme und Komplikationen. Erfolgreiche Verlängerungen von 15 cm und mehr sind Einzelfälle, denen in den Statistiken mehr Misserfolge gegenüberstehen. Im Einzelfall kommen noch andere Gesichtspunkte hinzu: weitere Deformitäten von Gelenken, Skoliose, Grad ihrer Fixierung usw. Gelegentlich ist eine gewisse Verkürzung erwünscht, z. B. bei Knie- oder Hüftversteifung oder bei Spitzfuß. Wenn echte und funktionelle Beinlängendifferenzen zusammenkommen, wird die Situation noch komplizierter.

Eine Verkürzungs- resp. eine Verlängerungsoperation ist eine **Wahloperation**: Sie ist *nie zwingend*. Immer bleibt der Längenausgleich am Schuh eine vertretbare *Alternative*. Ein **probatorischer konservativer Längenausgleich**, während einiger Zeit getragen, kann auch zeigen, wie sich eine Operation auf Haltung und Wirbelsäule auswirken würde. Dieser Versuch kann die Indikation auf eine sicherere Grundlage stellen als rein theoretische Überlegungen; er sollte immer gemacht werden.

In jedem einzelnen Fall sind dann die *Vor-* und *Nachteile* der verschiedenen Methoden und ihre *Gefahren* gegeneinander abzuwägen und mit den Wünschen und Vorstellungen des Patienten in Einklang zu bringen.

Gesamtbeurteilung

Ausschlaggebend für die Indikation ist nicht in erster Linie die Anzahl der Zentimeter, sondern eine umfassende Gesamtbeurteilung, welche neben den lokalen Verhältnissen (Trophik, Fehlstellungen, Beweglichkeit aller großen Gelenke, Beckenstand, ausgleichbare oder fixierte Skoliosen, Kompensationsmöglichkeiten u. a.) auch **die individuelle Situation der Patienten**, ihr Umfeld (Eltern, Schule, Beruf etc.) und vor allem auch ihre psychische Konstitution in den Entscheidungsprozess und die Planung miteinbeziehen muss, denn es handelt sich fast immer um eingreifende, viele Monate dauernde, stark behindernde, schmerzhafte und riskante Prozeduren, die *an die Betroffenen* **große Anforderungen** hinsichtlich Geduld, Durchhaltevermögen und Compliance stellen. Psychische Stabilität und hohe Motivation sind unabdingbare Voraussetzungen.

Umgekehrt erfordern sie eine kontinuierliche, einfühlsame *Führung vor* und besonders auch *nach* den Operationen. All dies erheischt große Erfahrung und eingespielte Teams. Auch unter solchen Bedingungen bleiben Patienten und Ärzten Enttäuschungen und Misserfolge nicht immer erspart.

Präventive Operationen?

Die *prophylaktische* Komponente der Operation (Verhüten von späteren Rückenbeschwerden) ist theoretisch einleuchtend, praktisch aber zu wenig belegt (s. a. Kap. 57.1).

In manchen Fällen konnten Beckenschiefstand und Skoliose nicht beseitigt werden.

Andererseits ist für den Patienten *der* **kosmetische** *Aspekt* häufig der wichtigste. Beratung und Betreuung der Patienten (und bei Kindern ihrer Eltern) in diesen Fragen ist deshalb keine leichte, aber eine überaus wichtige Aufgabe. Hier gilt besonders das in Kapitel 18.1.3 zur Operationsindikation Gesagte.

Kosmetische Indikationen

Mit Verlängerungsoperationen können selbstverständlich nicht nur Beinlängendifferenzen korrigiert, sondern auch **kleine Leute groß gemacht** werden. Bei *gleichzeitiger* Operation *beider* Beine sind die Patienten lange Zeit nicht oder kaum gehfähig. Wird das zweite Bein erst operiert, wenn das erste tragfähig ist, dauert das ganze Procedere noch länger. Überdies sind die **Risiken** natürlich sehr groß, und der **Anspruch** an perfektes Gelingen nicht minder. Und wer entscheidet schließlich für die meist noch unmündigen Kandidaten? Dass **psychologische** Probleme das Thema dominieren, ist offensichtlich. Die Tatsache, dass auch Normalgewachsene Verlängerungsoperationen verlangen, mag diesen Aspekt illustrieren.

Namhafte Chirurgen, die gesunde Zwerge operiert haben, um aus ihnen normal große Menschen zu machen, haben herbe Enttäuschungen erlebt und raten von solchen Operationen ab.

Doch auch bei einseitigen Verkürzungen sind Aufwand und Risiken groß. Dessen ungeachtet gibt es Patienten, die in Kenntnis der Sachlage all dies auf sich nehmen wollen und denen man diesen Wunsch nicht abschlagen möchte. Anspruchsvolle Patienten (oder ihre Eltern) werden auch ihren Operateur sorgfältig aussuchen. Er sollte große Erfahrung in dieser Chirurgie haben.

Fotomontagen *können eine Vorstellung von der zu erwartenden Korrektur geben.*

Zeitpunkt einer Operation

Im **Kindesalter** soll nur operiert werden, wenn *große Differenzen* auszugleichen sind.

Der Zeitpunkt für **Epiphyseodesen** liegt meist kurz vor der Pubertät. Er muss genau ausgerechnet werden (s. Kap. 62.2.2, Abb. 63.10).

In den meisten anderen Fällen wird man lieber **den Wachstumsabschluss abwarten**: Dann lässt sich die Differenz genau bestimmen und gegebenenfalls korrigieren. Verlängerungsoperationen sind zu diesem Zeitpunkt vorzunehmen, später werden sie rasch problematisch.

Verkürzungsosteotomien sind auch später möglich. **Je älter der Patient** ist, je länger er sich an den Zustand angepasst hat und je mehr dieser fixiert ist, desto weniger sinnvoll und desto ungünstiger ist die Operation.

Umso wichtiger ist *die Prophylaxe* von Beinlängendifferenzen (s. Kap. 63.1.2).

63.2.4
Therapie bei funktionellen Beinlängenunterschieden

Bei einem **fixierten Beckenschiefstand** können auch geringfügige (scheinbare!) Längenunterschiede nicht mehr ausgeglichen werden. Dies empfinden die betroffenen Patienten als unangenehm und störend. Im Rahmen der Behandlung der Grundkrankheit ist die Beseitigung der bestehenden Gelenkkontrakturen anzustreben. Damit verschwindet automatisch auch der Längenunterschied. Am häufigsten handelt es sich um **Adduktions-**, seltener um Abduktions**kontrakturen** einer **Hüfte**, gelegentlich eine fixierte **Skoliose**. Auch ein Spitzfuß oder eine Flexionskontraktur im Knie oder einer Hüfte kann die Ursache sein (s. «Kontrakturen», Kap. 38.2 u. Kap. 38.7).

Wenn bei einer Koxarthrose z.B. eine intertrochantere Osteotomie vorgesehen ist, muss damit eine Fehlstellung gleichzeitig korrigiert werden. Bei Adduktionskontrakturen kann die Durchtrennung der Adduktorensehnenansätze an der Symphyse (Adduktorentenotomie) notwendig werden.

Bei **Hüftendoprothesen** *wegen Koxarthrose* spielen echte und funktionelle Beinlängendifferenzen eine erhebliche Rolle. Bestehende Kontrakturen und Längenunterschiede sollten möglichst behoben und v.a. keine neuen produziert werden. Überlange Beine nach Operation sind nicht ganz selten. Sie werden von den Patienten übel vermerkt.

Wenn die Kontraktur *nicht* beseitigt werden kann, wird die Verkürzung durch Schuherhöhung so weit ausgeglichen, bis der Patient einigermaßen *bequem* auf beiden Füßen stehen kann und den Eindruck hat, seine Beine seien wieder gleich lang.

64 Das Hüftgelenk

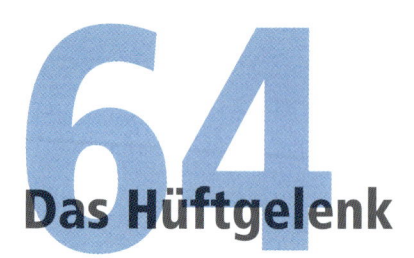

Das Hüftgelenk nimmt in der Orthopädie eine zentrale Stellung ein. Am Hüftgelenk ist die **biomechanische Betrachtungsweise** theoretisch begründet und praktisch mit Erfolg angewandt worden. In der Folge hat *die operative Behandlung der Hüftgelenkleiden* **volkswirtschaftliche Bedeutung** gewonnen.

64.1 Allgemeines

64.1.1 Biomechanik und Pathophysiologie

Biomechanische Überlegungen sind für die Therapie von Hüftgelenkerkrankungen besonders durch die Arbeiten von *F. Pauwels* fruchtbar geworden. Er hat die mechanische Beanspruchung des Gelenkes genau studiert und beschrieben (s. a. Kap. 8.1.1 u. Kap. 9.2.1). Die **praktisch** *wichtigen Schlussfolgerungen* werden hier zusammengefasst:

- Die Beanspruchung des Hüftgelenkes ergibt sich aus der *Resultierenden* von Körperlast und Muskelkraft (**Abb. 64.1**).
- Die Beanspruchung des Gelenkknorpels ist bestimmt durch die resultierende Druckkraft und ihre *Verteilung* auf die Gelenkoberfläche (s. Kap. 6.3 u. Abb. 64.4).
- Die Beanspruchung des Schenkelhalses ergibt sich aus der Spannungsverteilung in seinem Querschnitt (vgl. Kap. 9.2.2 u. **Abb. 64.2**).
- Die Beanspruchung des Gelenkes wie auch jene des Schenkelhalses hängt u. a. vom *Schenkelhalswinkel* ab (s. Abb. 9.6), und zwar meist gegensätzlich. Als vereinfachte Regel lässt sich feststellen (**Abb. 64.3**): Bei **Coxa vara** ist die Beanspruchung des Hüftgelenks vermindert, die des Schenkelhalses erhöht; bei **Coxa valga** ist umgekehrt die Belastung des Gelenkes erhöht, die des Schenkelhalses vermindert.

Die operative Behandlung vieler Hüftleiden (Koxarthrose, Schenkelhalsfrakturen u. a.) macht sich diese Gesetzmäßigkeit zu Nutzen.

Beanspruchung und Arthrose

Maßgebend für den Verschleiß des Gelenkknorpels (degenerative Prozesse = Arthrose) ist die größte Beanspruchung im Gelenk, also der *größte Druck pro Flächeneinheit* (kg/cm^2) in irgendeinem Gelenkabschnitt (Druckspitze).

Unregelmäßige Druckverteilung auf der Knorpeloberfläche führt zu unphysiologischen Druckspitzen an bestimmten Stellen und zur Zerstörung des Knorpels (**Abb. 64.4**).

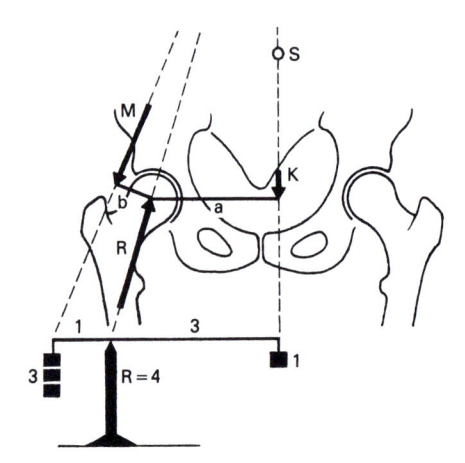

Abb. 64.1: Die Beanspruchung des Hüftgelenkes: Das Körpergewicht K, das am Schwerpunkt S wirkt, muss durch die Hüftabduktoren M über dem Hüftgelenk im Gleichgewicht gehalten werden. Daraus ergibt sich die auf das Hüftgelenk wirkende **resultierende Druckkraft R**. Diese für die Beanspruchung des Hüftgelenkes maßgebende Resultierende R ist infolge der ungleichen Längen der Hebelarme a bzw. b um ein mehrfaches größer als das Körpergewicht. Genaueres siehe Abbildung 8.5.

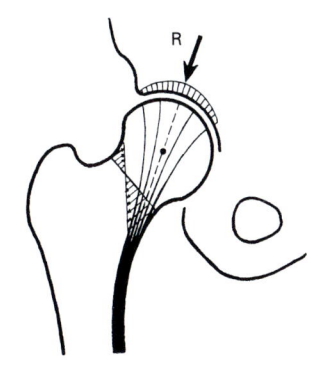

Abb. 64.2: Die Beanspruchung des Hüftgelenkes ist bestimmt durch die *resultierende Druckkraft R* und deren Verteilung auf die Gelenkoberfläche (eingezeichnet ist das Druckdiagramm).

Die Beanspruchung des **proximalen Femurendes** ist bestimmt durch den *Kraftfluss* im Innern des Knochens, welcher weitgehend abhängt von Form und Struktur des Knochens. Eingezeichnet sind die aus dem Adambogen hervorgehenden Drucktrajektorien, sowie die Verteilung der Druck- und Zugkräfte in einem Schenkelhalsquerschnitt. Genaueres siehe Kapitel 3.3.1 und Kapitel 6.2.

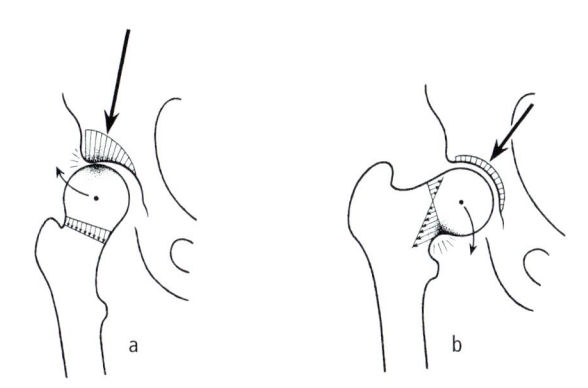

Abb. 64.3: Gegensätzliche Beanspruchung von Schenkelhals und Gelenk.
a) Bei einer *Coxa valga* ist in der Regel die Beanspruchung des Gelenkes erhöht, weil sie vorwiegend auf den Pfannenerker konzentriert ist, während der Schenkelhals weitgehend axial belastet und damit weniger beansprucht wird.
b) Umgekehrt ist bei *Coxa vara* die Beanspruchung des Hüftgelenkes dank kleinerem und besser verteiltem Druck herabgesetzt, wohingegen die Schenkelhalsbeanspruchung infolge des großen Biegemomentes sehr groß werden kann.

Die Beanspruchung ist somit weitgehend abhängig von der Gelenkform **(Kongruenz)**:

- konzentrische Kugelform
- genügende Überdachung des Kopfes.

Als Kugelgelenk ist die Hüfte nach allen Seiten beweglich (drei Freiheitsgrade). Kopf und Pfanne müssen in jeder Stellung so ineinander passen, dass ihre Oberflächen sich überall berühren. Dies ist nur mög-

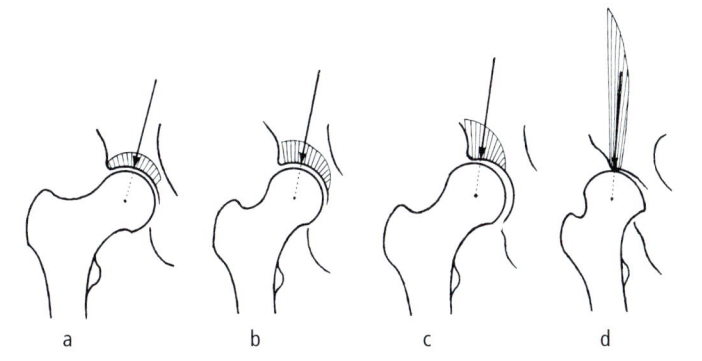

Abb. 64.4: Die **Druckverteilung** *im Hüftgelenk* ist abhängig von der Lage der Resultierenden R in Bezug auf den **Pfannenerker**.
a) *Normale Verhältnisse:* Gute Überdachung, R schräg einfallend: Gleichmäßige Druckverteilung.
b) *Steilere Resultierende* (z.B. bei Coxa valga, Dysplasie): Der Druck steigt gegen den Pfannenerker hin an.
c) *Ungenügende Überdachung* (Dysplasie, beginnende Subluxation), R näher am Pfannenerker: Starker Druckanstieg am Pfannendach.
d) *Subluxation:* Der ganze Druck konzentriert sich auf den Pfannenerker. Knorpel und Knochen werden an dieser Stelle zerstört (vgl. Kap. 9.2.1 u. Kap. 37.1: «Koxarthrose»).

Die Lage der Resultierenden lässt sich praktisch nicht bestimmen. Unmittelbarer Ausdruck und damit das beste quantitative Maß für die Überdachung und mithin auch für die Dysplasie ist der **CE-Winkel** von Wiberg, der damit für die praktisch-klinische Beurteilung besondere Bedeutung hat (s. Kap. 64.1.3, Kap. 64.4.2 u. Kap. 64.2.3).

Der Aspekt der subchondralen Sklerose im Pfannendach entspricht der mechanischen Beanspruchung im Gelenk recht genau. Diese kann somit aus dem Röntgenbild direkt abgelesen werden (s. Abb. 9.8).

lich, wenn sie genau konzentrisch sind: Die genaue geometrische Kugelform von Kopf und Pfanne ist Voraussetzung für die einwandfreie Funktion des Gelenkes sowie für die *gleichmäßige* **Druckverteilung im Gelenk**. Jede auch nur geringe Abweichung von dieser Kugelform (z.B. Zylinderform, Eiform, Oval) führt zu Störungen der Gelenkmechanik (Bewegungseinschränkung, Instabilität, Wandern des Kopfes in der Pfanne), vor allem aber zu unregelmäßiger Druckverteilung, zu umschriebenen Spannungsspitzen und damit auf längere Zeit gesehen zur Abnützung und Zerstörung des Knorpelbelages (Arthrose).

Die Femurtorsion

Der Schenkelhals ist normalerweise ein wenig nach vorne gerichtet; **Abbildung 64.5** zeigt die Verhältnisse. Die bei der Geburt noch starke Antetorsion von etwa 30° bis 50° nimmt im Lauf des Wachstums ab und stabilisiert sich beim Erwachsenen, im Mittel bei etwa 12°, mit einer ziemlich großen Streubreite.

Diese **Antetorsion** hat funktionelle Bedeutung: Sie erlaubt eine Flexion von über 90°, ohne dass der

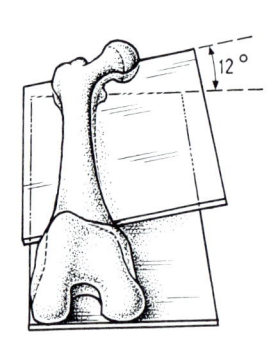

Abb. 64.5: Die Femurantetorsion.
Der Schenkelhals ist gegenüber der Kniekondylenachse ein wenig nach vorne gerichtet. Dies ermöglicht eine freie Hüftflexion, ohne dass der Schenkelhals vorne am Pfannenrand anstößt (Impingement). Der *Antetorsionswinkel ist definiert* als der Winkel zwischen der Femurkondylenebene und der Ebene durch Schenkelhals und Femur (vgl. auch Abb. 39.4). Messung: siehe Abbildung 64.25.

Schenkelhals vorne am Pfannendach anstößt, was für das Sitzen wichtig ist. Klinisch ist dies zu berücksichtigen bei:

- *Femurfrakturen:* Die richtige Rotation muss wiederhergestellt werden bei Schenkelhals- und Femurschaftfrakturen, was nicht immer ganz einfach ist (s. Kap. 65.1.1).
- *Hüftendoprothesen:* Diese funktionieren nur, wenn sie mit der richtigen Antetorsion eingesetzt wurden, sonst kommt es zu Lockerungen, weil der Prothesenhals bei Flexion am vorderen Pfannenrand anstößt (Impingement).
- Bei falscher Torsion des Schenkelhalses ist die Rotation im Hüftgelenk gestört.
- *In der Kinderorthopädie* spielen die Torsionsverhältnisse eine Rolle: Auch hohe Antetorsionswerte bilden sich im Laufe des Wachstums fast immer zurück. Bei normaler Kongruenz des Hüftgelenkes hat die Antetorsion eine große physiologische Streubreite (vgl. dazu: «Torsionsprobleme bei Kindern», Kap. 39.1, und «Torsionsvarianten am Schenkelhals», Kap. 64.3.3).
- *Radiologische Messung* der Antetorsion (s. Kap. 64.3.3 u. Abb. 64.25). Auch im CT kann die Torsion (zwischen Hüfte und Knie) gemessen werden.

Klinische Auswirkungen

- Praktisch *jede* Gelenkkrankheit, welche nicht mit einer restitutio ad integrum ausheilt, führt auf *lange Sicht zur Arthrose* und damit zu Schmerzen.
- Patienten mit Gelenkerkrankungen suchen ärztliche Hilfe in erster Linie wegen der Schmerzen. Mit Fehlstellungen und Versteifungserscheinungen können sie sich leichter abfinden. Auch eine Insuffizienz verursacht an sich keine Schmerzen, sondern führt lediglich zu Lähmungshinken (Trendelenburg).
- Eine Einschränkung der *Hüftbeweglichkeit* (bei guter Funktionsstellung) ist für das Gehen relativ wenig hinderlich, sie macht sich eher beim Sitzen bemerkbar. Das Schuhe binden und Strümpfe anziehen kann behindert oder unmöglich sein.
- *Gelenkschmerzen* gehen praktisch immer von einem noch beweglichen Gelenk aus, auch wenn diese Beweglichkeit nur noch minimal ist. Ein vollständig steifes (ankylotisches oder arthrodesiertes) Gelenk verursacht keine Schmerzen mehr, wenn auch der Gang durch das Hinken gestört ist.
- Weil die Schmerzen verschwinden, wirkt sich eine Hüftversteifung (Ankylose) in guter Stellung positiv aus. Sie kann mit einer Operation erreicht werden (*Arthrodese*).
- Fehlstellungen im Hüftgelenk hingegen ziehen einen *Beckenschiefstand* und damit eine Fehlstellung der anderen Hüfte, einen Beinlängenunterschied sowie eine Fehlstellung der Wirbelsäule (Skoliose, Hyperlordose usw.) nach sich. Diese können ihrerseits Schmerzen verursachen (**Abb. 64.6**).
- *Gelenkendoprothesen* sind den gleichen mechanischen Kräften ausgesetzt wie eine normale Hüfte. Sie müssen dieser Beanspruchung angepasst sein.

64.1.2
Diagnostik

Das Hüftgelenk liegt tief in Weichteilen eingebettet und ist damit der direkten Inspektion und Palpation *nicht* zugänglich.

Dem **Röntgenbild** kommt daher besondere Bedeutung zu. Beim Verdacht auf ein Hüftleiden bei Kindern und Jugendlichen sollte *eine Beckenaufnahme* veranlasst werden, damit der richtige Zeitpunkt für eine erfolgreiche Therapie nicht verpasst wird. Besonders wichtig ist diese bei der kongenitalen Hüftgelenkluxation und bei der juvenilen Epiphysenlösung (s. «Allgemeine Diagnostik», Kap. 12 u. **Abb. 64.7**).

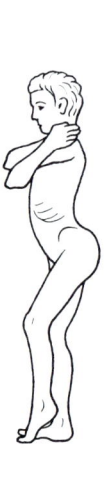

Abb. 64.6: Klinische Auswirkung einer **Hüftflexionskontraktur**, einer sehr häufigen Fehlstellung bei vielen Hüftaffektionen: *Funktionelle Beinverkürzung* und *Hyperlordose*, die ihrerseits wieder Beschwerden machen.

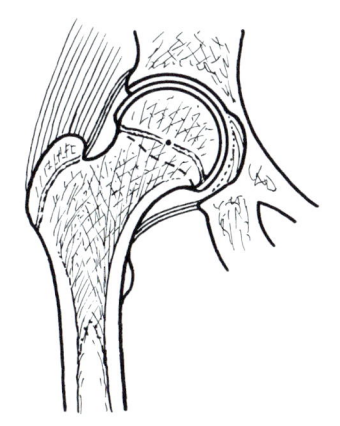

Abb. 64.7: Wesentliche Merkmale der **normalen Hüftanatomie**. Genau kugelförmiger (im Röntgen in jeder Projektion *kreisrunder*) Kopf, genau konzentrisch in die Pfanne passend **(Kongruenz)**. Das Kugelzentrum ist der Drehpunkt (Abb. 64.13).
Der *radiologische Gelenkspalt* (die beiden Gelenkknorpelschichten zusammen) ist überall genau gleich weit, in jeder Projektion (außer in der Fovea centralis).
Normale *Überdachung* und Gelenkbeanspruchung lässt sich an Form und Struktur des Pfannendaches ablesen (Abb. 9.7 u. Abb. 64.14).
Der *Kapselansatz* liegt weit distal, an der Halsbasis, Kopf und Hals liegen vollständig intraartikulär.
Form und Struktur des proximalen Femurendes stimmen mit seiner Beanspruchung überein (Abb. 2.2, Abb. 2.3, Abb. 9.12 u. Abb. 64.3).
Die Wachstumszonen (*Epiphysenlinien*) bilden eine funktionelle Einheit (vgl. Abb. 64.19).
Neben dem Glutaeus maximus (Hüftstrecker) ist der **Glutaeus medius** (Abduktor) für die Funktion des Hüftgelenkes entscheidend (Abb. 64.10).

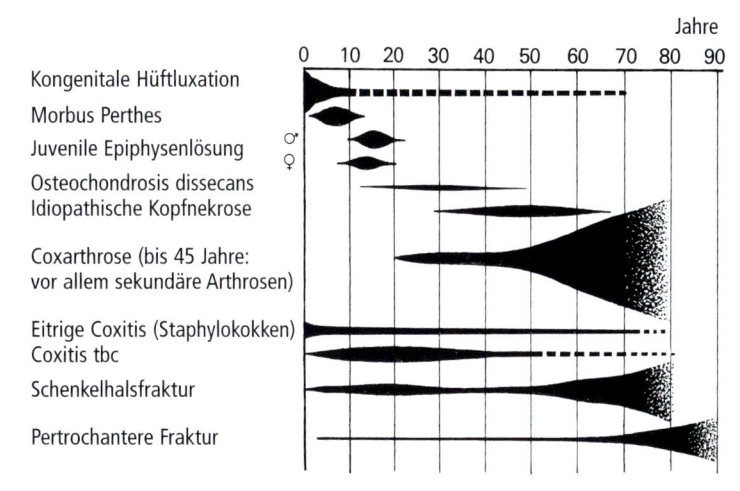

Abb. 64.8: Lebensalter und Hüftkrankheiten.
Viele Hüftkrankheiten kommen nur in bestimmten Lebensaltern vor. Man kann deshalb oft bereits aus dem Alter der Patienten auf die Art des Hüftleidens schließen bzw. andere Affektionen ausschließen.

Anamnese

Schon *das Alter des Patienten* lässt eine weit gehende Differentialdiagnose zu: Die meisten Hüftkrankheiten kommen nur in ganz bestimmten Altersgruppen vor, in anderen nicht; **Abbildung 64.8** kann als Hilfe dienen.

Der erste Verdacht auf ein Hüftleiden wird durch **Schmerzen** und/oder **Hinken** ausgelöst. Die Schmerzen projizieren sich nicht selten in den Oberschenkel und *ins Knie*, gelegentlich ins Gesäß. Vor allem bei Kindern und Jugendlichen ist in unklaren Fällen bei Knieschmerzen ein Hüftröntgenbild angezeigt.

Anlaufschmerz und *Ermüdungsschmerz* sind typisch für die Koxarthrose. Sie werden meist in der Leiste angegeben. Schmerzen im Hüftbereich, vor allem wenn sie hinten in Gesäß und Kreuz angegeben werden, können aber auch von der Wirbelsäule ausgehen (Ischias), gelegentlich vom Becken. Da die Patienten oft etwas eigenartige anatomische Vorstellungen haben, ist es gut, sich die schmerzhaften Körperstellen *zeigen zu lassen* (s. **Abb. 64.9**).

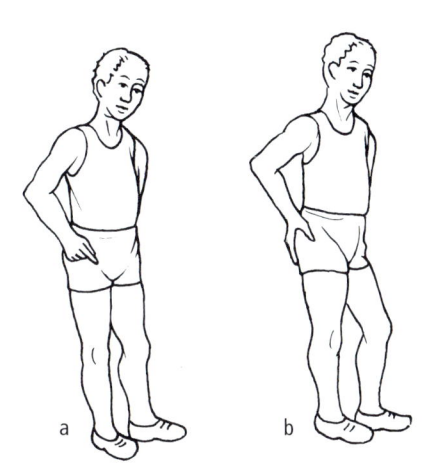

Abb. 64.9: Zur klinischen Hüftdiagnostik.
Wo sie **Schmerzen** haben, können Patienten besser **zeigen** als beschreiben. Wenn man sie auffordert, mit der Hand oder mit dem Zeigefinger die schmerzhafte Stelle zu zeigen, kann man Hinweise auf den Entstehungsort der Schmerzen gewinnen.
a) Die Schmerzen dieses Patienten gehen wahrscheinlich *vom Hüftgelenk* aus. Häufig strahlen Hüftschmerzen in die Vorderseite des Oberschenkels und *bis ins Knie* aus.
b) Dieser Patient berichtet, er habe Schmerzen in der Hüfte. Es ist aber wahrscheinlicher, dass seine Schmerzen *vom Rücken*, z. B. von der Lendenwirbelsäule ausgehen. Ausstrahlungen werden dann auch eher in die Rückseite des Ober- und Unterschenkels lokalisiert.

Untersuchung

Das Hinken kann ein **Schonhinken** sein, wobei ein leichtes Einknicken und eine verkürzte Standphase die Schmerzen verringern. Ein Vornüberneigen in der Standphase ist typisch für eine Flexionskontraktur, oft Frühzeichen einer Koxarthrose.

Das **Hinken** kann auch ein Zeichen *mechanischer Insuffizienz* (Lähmung der Hüftabduktoren, v. a. des Glutaeus medius, Inkongruenz) sein. Es tritt als *Trendelenburg'sches Zeichen* in Erscheinung (Absinken des Beckens in der Standphase nach der Schwungbeinseite) oder als *Duchenne'sches Hinken* (Überneigen des Oberkörpers auf die kranke Seite). Beides ist beim Gehen und im Einbeinstand zu prüfen (**Abb. 64.10**).

Besonders bei *Kindern* kann das Hinken der einzige Hinweis auf eine Hüfterkrankung sein.

Eine Hüftinsuffizienz lässt sich oft schon aus Distanz diagnostizieren: Wenn sich Patienten beim Hosen aus- und anziehen mit der Hand an einem Stuhl oder Tisch halten müssen, ist das Hüftgelenk des Standbeines wahrscheinlich insuffizient.

Aspekt: Äußerlich ist selten viel zu sehen außer einer Muskelatrophie (v. a. des M. glutaeus maximus, evtl. des Quadrizeps). Eine solche tritt aber oft erst spät im Verlauf der Krankheit auf.

Wichtig ist die **Prüfung der Hüftgelenkbeweglichkeit**. Ihre Technik ist im Kapitel «Diagnose», S. 196, beschrieben. Oft findet man bei beginnenden Hüftleiden als erstes und einziges klinisches Zeichen eine leichte Bewegungseinschränkung. Betroffen ist zuerst die Rotationsbewegung, insbesondere die *Innenrotation* (ein feines Zeichen: Prüfung in Bauch- und Rückenlage, s. Abb. 11.15), später auch die Abduktion und die volle Extension, während die Flexion in der Regel noch lange erhalten bleibt. Aussagekräftig ist vor allem der Nachweis einer *Seitendifferenz* zwischen gesunder und kranker Hüfte.

Bei der Prüfung der passiven Beweglichkeit darf man sich von Mitbewegungen des Beckens nicht täuschen lassen. Die Verbindungslinie der beiden Spinae ilicae muss man deshalb bei der Prüfung der Ab- bzw. Adduktion genau im Auge behalten.

Hüftbeugekontrakturen entgehen der Aufmerksamkeit nicht, wenn der Thomas'sche Handgriff angewendet wird: Durch kräftige Flexion der Gegenhüfte wird die Lumballordose ausgeglichen und das Becken aufgerichtet. Eine Flexionskontraktur kommt jetzt zum Vorschein (**Abb. 64.11** u. Abb. 64.6).

Eine Ab- oder **Adduktionskontraktur** macht sich dem Patienten und dem Arzt mit einer *funktionellen Beinlängendifferenz* und einem *Beckenschiefstand* bemerkbar, besonders auffällig beim Stehen. Im Liegen lassen sich die Verhältnisse genau nachprüfen (Kap. 6.3 u. **Abb. 64.12**).

Differentialdiagnostisch muss man auch an die extraartikulären Hüftaffektionen denken (s. Kap. 64.11) sowie an spondylogene Beschwerden, radikuläre Schmerzen, schleichende Frakturen, Hüftschmerzen bei allgemeinen Erkrankungen und Leistenhernien.

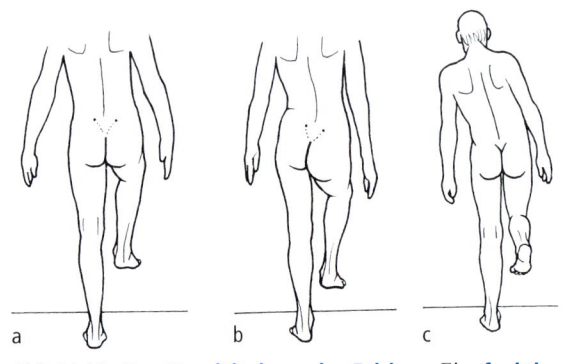

Abb. 64.10: Das **Trendelenburgsche Zeichen**: Ein **funktioneller Hüfttest**.
a) Im *Einbeinstand* kann das *Becken waagrecht* gehalten oder angehoben werden mit der Kraft der Hüftabduktoren (Glutaeus medius): Trendelenburg links negativ.
b) Hier sinkt das Becken nach der Gegenseite ab. Deutlich die Asymmetrie des Beckens und der Glutealfalten: *Trendelenburg links positiv*. Hüftinsuffizienz links. Sie kann muskulär oder arthrogen bedingt sein.
c) Falsch negativer Trendelenburg durch Überhang des Oberkörpers zur kranken Seite: *positiver Duchenne*. Der Trendelenburg muss im geraden Stand geprüft werden (vgl. Abb. 11.7).
Trendelenburg bzw. Duchenne sind bei Hüftlähmungen, aber auch bei vielen anderen Hüftaffektionen positiv.

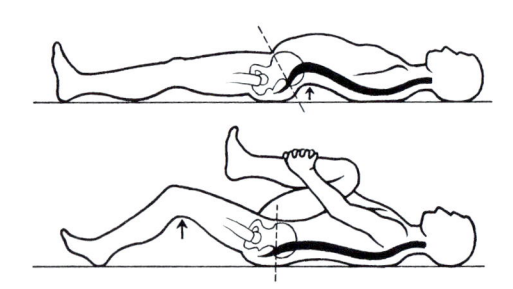

Abb. 64.11: Prüfung der Hüftextension.
Oben: Im Liegen kann leicht eine volle Streckung der Hüfte vorgetäuscht werden durch eine *Beckenkippung* nach vorne und entsprechend verstärkte *Lendenlordose*: Mit der Hand kann man das hohle Kreuz leicht feststellen **(Thomas'scher Handgriff)**.
Unten: Die Beckenkippung kann aufgehoben werden, indem der Patient die gesunde Hüfte maximal flektiert. Eine allfällige **Flexionskontraktur** der kranken Hüfte kommt jetzt zum Vorschein, indem der Oberschenkel von der Unterlage abgehoben wird.

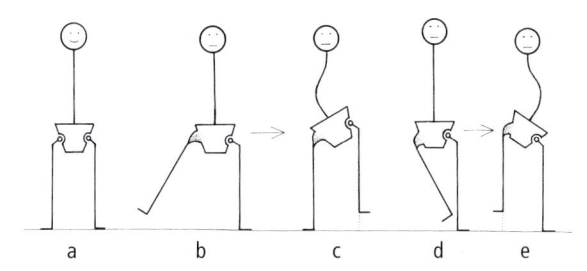

Abb. 64.12: Auswirkungen von **Hüftkontrakturen**.
a) Bewegliche Hüften. Mittelstellung: Symmetrischer aufrechter Stand möglich.
b) **Abduktionskontraktur** rechte Hüfte.
c) *Aufrechtes Stehen* mit Abduktionskontraktur: Funktionelle Beinverlängerung und Skoliose. Eine nicht ganz seltene Komplikation nach unter starker Spannung eingesetzter TEP.
d) **Adduktionskontraktur** rechte Hüfte.
e) *im aufrechten Stand:* Funktionelle Beinverkürzung und Skoliose. Relativ häufig bei beginnender Koxarthrose.
(Vgl. Kap. 38.2.1 u. Kap. 63.1.3.)

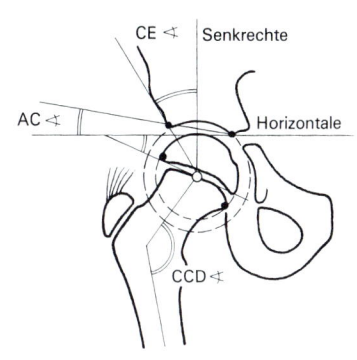

Abb. 64.13: Röntgenischiometrie.
Das Ausmessen der Hüftröntgenbilder mit einem Röntgenischiometer (M.E. Müller) gibt eine exakte Grundlage für Diagnostik, Beurteilung und das Aufstellen eines Operationsplanes. Erklärung im Text.

Die Diagnostik der Hüftgelenkerkrankungen **beim Kind** wird bei den einzelnen Krankheiten beschrieben («Kongenitale Hüftluxation», Kap. 64.4, «M. Perthes», Kap. 64.5, «Juvenile Epiphysenlösung», Kap. 64.6, zur Differentialdiagnose s.a. «Transitorische Synovitis», Kap. 64.7.1).

Röntgen

Zur Beurteilung des Hüftgelenkes genügt vorerst die **Beckenübersichtsaufnahme**, welche bei jedem Verdacht auf Hüftaffektion gemacht werden sollte. Der Vergleich beider Hüften erlaubt, individuelle konstitutionelle Unterschiede, aber auch beidseitige Leiden zu erkennen. Besser noch ist das etwas tiefer zentrierte «Hüftübersichtsbild», auf dem ein Teil des Femurschaftes noch mit abgebildet wird – nützlich v.a. auch vor und nach TEP.

Eine **axiale** Aufnahme (z.B. nach Lauenstein) wird als Ergänzung der anterio-posterioren Aufnahme bei unklarem Befund und *bei jedem Verdacht auf Epiphyseolysis capitis femoris* gemacht.

Andere Aufnahmen sind für die Diagnose selten notwendig, höchstens bei bestimmten Fragestellungen, etwa zur Planung einer Operation. Sie werden in den betreffenden Kapiteln besprochen (z.B. zur Bestimmung der Schenkelhalswinkel, s. Kap. 64.3.3; Abb. 64.25).

Ausmessung von Röntgenaufnahmen: Neben der qualitativen Erfassung der anatomischen und pathologischen Verhältnisse des Hüftgelenkes hat die quantitative Bestimmung, namentlich der für die mechanische Beanspruchung der Hüfte wesentlichen Elemente, Bedeutung für die Beurteilung der Prognose, für das Aufstellen des *Behandlungsplanes* und für die Vorbereitung von Hüftoperationen (**Abb. 64.13**).

Hüftkopfkontur und Pfannenkontur sind bei normaler Hüfte genau **kreisförmig** (in jeder Projektion!) und konzentrisch. Die Mittelpunkte beider Kreise (Kopf- resp. Pfannenzentrum) decken sich: *Kongruentes Gelenk.*

Die exakte Ausmessung kann Abweichungen aufdecken: Gelenkinkongruenz (s. Abb. 6.5).

- **Der CE-Winkel** (Centrum-Ecken-Winkel, nach G. Wiberg) ist der Winkel zwischen der Senkrechten (in Bezug auf das horizontalgestellte Becken) durch den Mittelpunkt des Hüftkopfes und der Verbindungslinie zwischen Zentrum und Pfannenerker und damit unmittelbar die Überdachung des Kopfes durch das Acetabulum sowie die Größe der Tragfläche. Er ist deshalb, das hat sich in der Praxis erwiesen, der *wichtigste und* **genaueste Indikator** für die mechanische Qualität und Dauerhaftigkeit eines Hüftgelenkes. Er ist einfach zu bestimmen; allerdings sind dazu Beckenübersichtsaufnahmen (zur Bestimmung der Horizontalen) notwendig. Der CE-Winkel beträgt beim Erwachsenen im Mittel etwa 30°. Bei Kindern ist er kleiner und nimmt im Laufe des Wachstums normalerweise bis zum Wachstumsabschluss ständig zu. Er hat besondere Bedeutung bei der (kongenitalen) Hüftgelenkdysplasie für die Prognose und Operationsindikationen (s. Kap. 64.4.4).
- *Ac-Winkel* (Acetabulumwinkel): ebenfalls ein Maß für die Überdachung des Kopfes, vor allem bei Kleinkindern. Bei der Hüftdysplasie vergrößert.
- *Projizierter CCD-Winkel* (Zentrum-Kollum-Diaphysenwinkel). Daraus kann der wahre Schenkelhalswinkel errechnet werden.

- Neigung der Epiphysenfuge: z. B. bei Hüftdysplasie und Lähmungen nahezu horizontal.
- Auch weitere Größen (Distanzen, Verhältnisse, Hebelarme, Richtung der resultierenden Druckkraft R usw.) können ausgemessen und eingezeichnet werden.
- Die Ausmessung des *Antetorsionswinkels* (AT-Winkel) ist auf einer standardisierten Spezialaufnahme oder mit CT möglich (s. Abb. 64.25).

Bildgebende Untersuchungen

Bei Hüftkrankheiten genügen im Allgemeinen *gewöhnliche Röntgenbilder*.

Das *Computertomogramm* gibt bei Acetabulumfrakturen Auskunft über Art und Ausmaß der Inkongruenz (Abb. 13.6, Abb. 13.13 u. Abb. 64.122). Für besondere Fragestellungen (Operationsplanung) und in unklaren Fällen kann es gelegentlich hilfreich sein (s. **Abb. 64.14**).

Die *dreidimensionale* Rekonstruktion erleichtert ebenfalls die Planung von Operationen am Acetabulum.

Die *Kernspintomographie* zeigt Nekrosen im Femurkopf früher als andere Untersuchungen. Sie zeigt auch Weichteilveränderungen (s. **Abb. 64.15**, **Abb. 64.16** u. Abb. 13.20).

Die *Szintigraphie* zeigt aktive Herde, kann aber nicht zwischen entzündlichen, degenerativen, proliferativen und reaktiven Prozessen unterscheiden. Sie wird auch zur Diagnostik schmerzhafter Endoprothesen herangezogen (s. Abb. 13.31 u. Abb. 64.109).

Die *Sonographie* dient der Früherfassung kongenital instabiler Hüften (s. Kap. 64.4.2, Abb. 64.30).

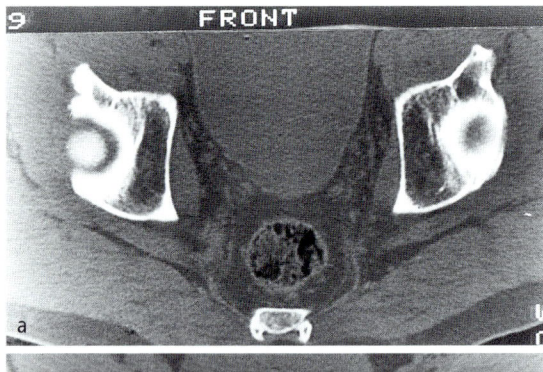

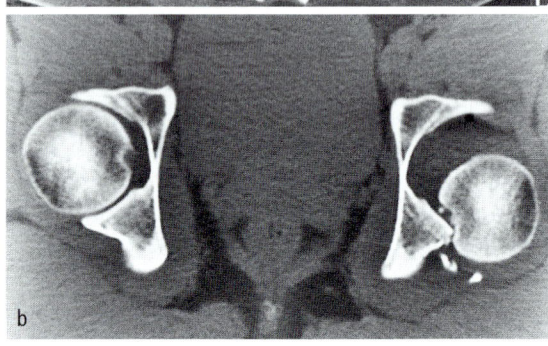

Abb. 64.14: Computertomogramme des Beckens auf Höhe der Hüftgelenke. 37-jähriger Mann.
a) *links:* Schnitt oben durch den Gelenkspalt. Zu sehen ist der obere Kopfpol, schwarz der Gelenkknorpel und als breiter weißer Ring die subchondrale Sklerose des Acetabulums. *Rechts* ist der Kopf nicht mehr getroffen.
b) *links:* Schnitt durch die Mitte von Hüftkopf und Pfanne. Der Fossa acetabuli steht die Ansatzstelle des lig. capitis femoris am Hüftkopf gegenüber. Auf diesen Schnitten erkennt man, wie klein die Gelenkfläche der Pfanne ist im Vergleich mit dem Kopf.
Rechts: dorsale Subluxation und Verhakung des Hüftkopfes mit Absprengung des hinteren Pfannenrandes und *Impression* im Kopf, entstanden durch massives Trauma. Diese Verhältnisse kommen im CT gut zur Darstellung.

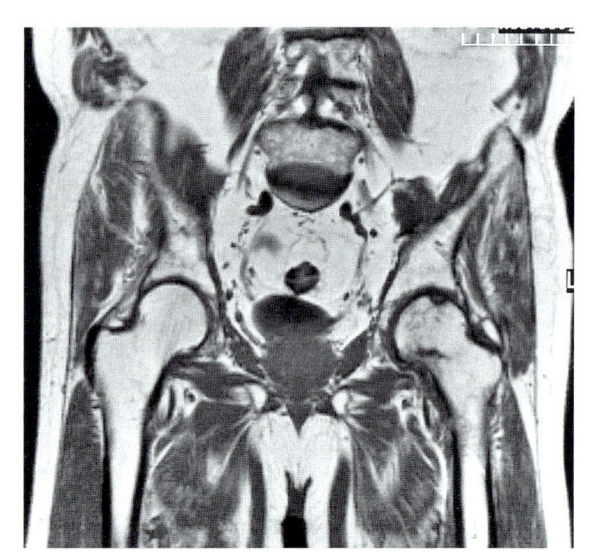

Abb. 64.15: Kernspintomogramm des Beckens. Koronarer Schnitt auf Höhe der Hüftgelenke. T1-gewichtetes Bild.
Die *Spongiosa* ist dank ihres Fettgehaltes im Mark weiß, die *Kortikalis* schwarz, die Muskulatur grau. Die Kontraste lassen die Strukturen, vor allem der Weichteile, deutlich hervortreten. Gut zu sehen sind die Beckenschaufeln und das Acetabulum. In der linken Hüfte eine dunkle Stelle subchondral in der Tragzone, wahrscheinlich eine umschriebene *Nekrosezone*. Im Übrigen normaler Befund.
Oben in der Mitte ist die Lumbalwirbelsäule angeschnitten. Gut zu unterscheiden sind die einzelnen *Muskeln*: Neben der Wirbelsäule der Psoas, innerhalb der Beckenschaufeln der Iliacus und außen der Glutaeus medius; gelenknah der Glutaeus minimus und unterhalb des Trochanter maior der Vastus lateralis.
Die Adduktoren konvergieren vom Femur zum Os pubis (weiß). Die Fascia lata trennt als deutlicher schwarzer Streifen die Muskulatur vom subkutanen Fettgewebe (weiß).

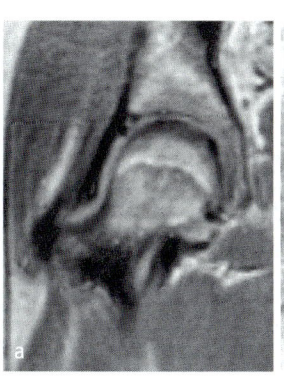

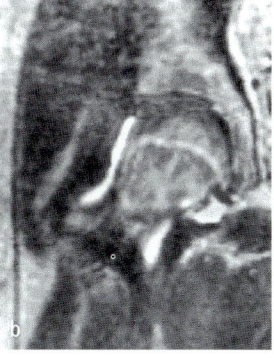

Abb. 64.16: Hüftgelenkerguss im MRI.
a) T1-gewichtetes Bild eines Hüftgelenkes (TR = 2000 ms, TE = 80 ms). Die grauen Stellen rund um das Gelenk lassen sich nicht eindeutig identifizieren.
b) Erst im T2-gewichteten Bild (TR = 2000 ms, TE = 20 ms) erscheinen sie *weiß* und geben sich damit als *freie Flüssigkeit*, in diesem Fall als Erguss, zu erkennen.

Tabelle 64.1: Krankheiten der Hüften beim Kind.

1. Kongenitale Hüftgelenkdysplasie (Kap. 64.4)
2. Morbus Perthes (Kap. 64.5)
3. Juvenile Epiphysenlösung (Kap. 64.6)
4. Schenkelhalsfrakturen bei Kindern (Kap. 64.12.3)

Seltenere:

1. Kongenitale Femuraplasie
2. Coxa vara congenita (Kap. 64.3.1)
3. Arthritis und Osteomyelitis, septisch oder Tbc (Kap. 64.7)
4. Hüftdeformitäten bei Lähmungen (Poliomyelitis, Kap. 64.1.3; C. P., Kap. 64.3; Coxa valga paralytica, Kap. 34.2.2)

Abweichungen des Schenkelhalswinkels von der Norm:

1. Coxa antetorta (Kap. 64.3.3)
2. Coxa valga (Kap. 64.3.2)

Weitere Untersuchungen

Hüftbeschwerden *im Kindesalter* sollten immer abgeklärt werden (s. Kap. 64.7 u. Kap. 64.8 u. **Tab. 64.1**). Bei *Erwachsenen* ist es zulässig, bei negativem klinischen und Röntgenbefund vorerst abzuwarten und in ein paar Wochen wieder zu kontrollieren.
Arthroskopie: Das Hüftgelenk ist eng und auch bei starker Extension nur begrenzt einsehbar. Wegen dieser Schwierigkeiten wurde sie auch erst spät entwickelt und nur vereinzelt eingesetzt. Für die Diagnostik ist sie selten notwendig. Sinnvoll kann sie sein z. B. bei Synoviitiden oder Chondromatosen, wenn gleichzeitig eine Biopsie, eine Spülung gemacht, freie Gelenkkörper entfernt werden können.
Labrumpathologie kann evtl. traumatisch bedingt sein, ist aber in der Mehrzahl der Fälle eine Begleiterscheinung bei Hüftdysplasien auf dem Weg zur degenerativen Arthrose und muss in diesem größeren Rahmen beurteilt werden (s. Kap. 64.4.3 u. Kap. 64.9).

Bei Verdacht auf *infektiöse Arthritis* ist eine **Punktion** des Hüftgelenkes angezeigt.

64.2
Die Hüfte im Wachstumsalter

Am Hüftgelenk sind die Wechselwirkungen zwischen Gelenkmechanik und Wachstum besonders deutlich zu sehen. Während sich das Gelenk entwickelt und seine anatomische Gestalt in ständigem Wandel begriffen ist, muss die *Gelenkfunktion* jederzeit voll gewährleistet sein, bis schließlich das erwachsene Gelenk endgültig ausgebildet ist (**Abb. 64.17** u. Abb. 64.19).

64.2.1
Pathophysiologie

Wechselwirkungen zwischen Gelenkbeanspruchung und Wachstum

Die mechanische Beanspruchung des Hüftgelenkes und der Epiphysenfugen beeinflusst und modifiziert das Knorpel- und Knochenwachstum (s. «Wachstum des proximalen Femurendes», Kap. 5.3 u. Kap. 28.2.1). Nur normale Beanspruchung lässt ein kugelförmiges, konzentrisches (kongruentes) Hüftgelenk mit normalen Hebelarmen (Schenkelhals, Trochanter) entstehen. Bei **abnormalen Druckverhältnissen**, wie man sie bei Lähmungen (s. Kap. 34.1.3), kongenitaler Instabilität, kongenitalen Subluxationen und Luxationen antrifft, werden die Hüften *inkongruent* (dysplastisch,

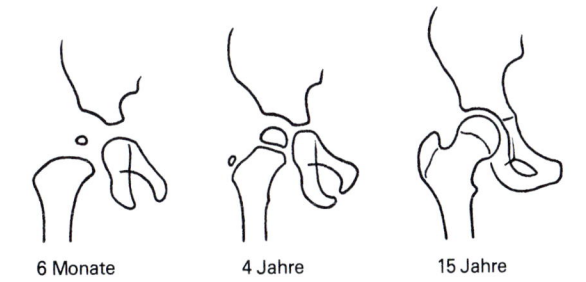

Abb. 64.17: Die Skelettentwicklung im Röntgenbild.
Der *Hüftkopfkern* erscheint erst im Alter von etwa *3 Monaten*. Die Beurteilung der Röntgenbilder ist im Säuglingsalter deshalb noch recht schwierig. Im Laufe des Wachstums wandeln sich Form und Struktur des proximalen Femurendes noch erheblich (z.B. werden die Schenkelhalswinkel kleiner). Nur langsam nimmt bis zum Ende der Pubertät die Hüfte ihre endgültige Gestalt an wobei sich die Epiphysenfugen schließen.
Die Pathologie des Hüftgelenkes hängt weitgehend vom Entwicklungsstadium ab (vgl. auch Abb. 64.8 «Lebensalter und Hüftkrankheiten»).

entrundet), die Hebelarme verändern sich, was wiederum die Beanspruchung erhöht (s.a. Kap. 5.4 u. Kap. 64.4.3).

Wachstumsstörungen (kongenitale Dysplasie, Schädigung der Wachstumszonen bei Morbus Perthes, bei entzündlichen oder traumatischen Epiphysenschäden) verändern die Anatomie und damit die Hüftmechanik (Abb. 28.3, **Abb. 64.18** u. **Abb. 64.19**).

Wachstumsstörungen und gestörte Hüftgelenkmechanik *verschlimmern* sich gegenseitig. Sie bilden einen Circulus vitiosus, der bald zu irreversiblen Schäden führt. Bei manchen Krankheiten (kongenitale Hüftdysplasie) ist nicht sicher geklärt, welche der beiden Komponenten die Ursache und welche die Folge war. Für die Behandlung ist dies auch nicht wesentlich. Wichtig ist, den Circulus vitiosus zu unterbrechen, damit sich die Hüfte normal entwickeln kann.

Weitere *Faktoren*, welche das *Hüftwachstum beeinträchtigen* können, sind *im Folgenden* aufgeführt:

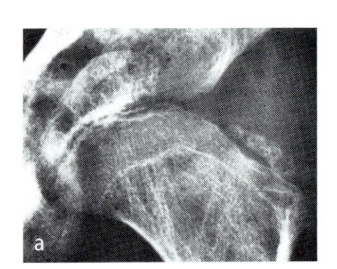

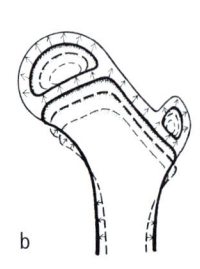

Abb. 64.19: Das **proximale Femurende** hat **eine durchgehende Wachstumszone**.
a) Der Knochenzuwachs durch epiphysäres Längenwachstum in einem Jahr ist durch die feine *Harris'sche Wachstumslinie* parallel zur Epiphysenlinie markiert.
b) *Zeichnung dazu:* Der Zuwachs liegt zwischen den Wachstumslinien und den Epiphysenfugen von Kopf und Trochanter.

Störungen der Gelenkmechanik und/oder der Wachstumszonen haben Fehlwachstum und damit Deformationen zur Folge (vgl. Kap. 28.2.1).

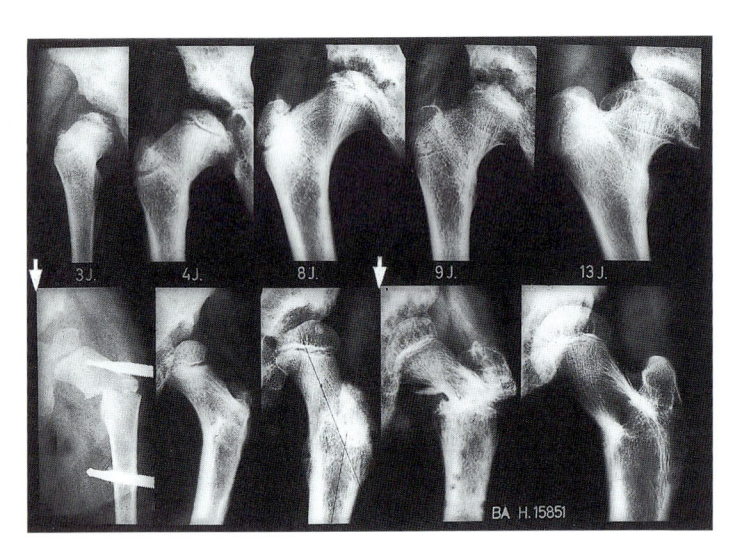

Abb. 64.18: Wachstumsstörungen am proximalen Femurende, zwei gegensätzliche Verlaufserien.
Obere Reihe: «Luxations-Perthes» im Alter von drei Jahren, bei kongenitaler Hüftgelenkluxation. Infolge Beschädigung der Wachstumszone des Femurkopfes entsteht mit den Jahren eine Coxa vara.
Untere Reihe: **Wiederaufrichtung des Schenkelhalses** infolge Beschädigung der Trochanterepiphysenfuge bei einer *intertrochantern Varisationsosteotomie* (Pfeil) wegen kongenitaler Hüftgelenkdysplasie. Trotz einer *zweiten* Varisationsosteotomie (zweiter Pfeil) resultierte schließlich eine erhebliche Coxa valga.
Die Pathophysiologie der Wachstumsstörungen am proximalen Femurende sind in Kapitel 5.3 und Kapitel 28.2.1 beschrieben (vgl. auch die Abb. 5.8 u. Abb. 28.3).
In der Kinderorthopädie ist eine langfristige Betrachtung notwendig.

Die Blutversorgung

Der Hüftkopf des Kindes wird durch einige wenige perichondralen Arterien ernährt. Die Epiphysenfuge bildet im Kindesalter eine Gefäßbarriere (s. **Abb. 64.20** u. Abb. 32.3). Die arterielle Blutversorgung des Hüftkopfes im Kindesalter ist deshalb immer prekär. Bei verschiedenen Störungen kann der Hüftgelenkkopf teilweise oder vollständig nekrotisch werden. Wenn die Epiphysenfugen mitbetroffen sind, können schwere Wachstumsstörungen die Folge sein (Abb. 64.41 u. Abb. 64.55):

Hüftkopfnekrosen im Kindesalter:

- nach forcierter Reposition oder Retention einer kongenital luxierten oder dysplastischen Hüfte (Luxationsperthes)
- bei Morbus Perthes (s. Kap. 64.5)
- nach infektiösen Hüftkrankheiten (septische Arthritis, Tbc)
- nach Schenkelhalsfrakturen, nach Luxationen usw.
- nach Epiphysenlösungen.

Mechanische Insuffizienz

Schadhaftes Stützgewebe (Knochen oder Knorpel), angeboren oder erworben, beeinträchtigt das normale Wachstum:

Bei der *Coxa vara congenita* entsteht infolge einer anlagebedingten mechanischen Insuffizienz des Knochengewebes im Schenkelhals im Verlauf des Wachstums eine schwere Deformität (s. Kap. 64.3.1). Ähnliche Bilder können bei generalisierter Insuffizienz der Knochenstruktur entstehen, z. B. bei der Osteopsaty-

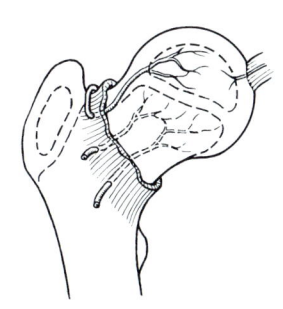

Abb. 64.20: Die **Hüftkopfepiphyse** wird beim Kind in erster Linie durch die *epiphysären Gefäße*, welche durch die Gelenkkapsel und das *dorsale Periost* zum Schenkelhals gelangen, mit Blut versorgt. Bei Schenkelhalsbrüchen ist die Zirkulation deshalb meist unterbrochen. Aber auch bei Epiphysenlösungen, Koxitiden u. a. ist sie prekär. Wo und wie sie beim M. Perthes gestört ist, bleibt noch unklar.

rose (angeborene Knochenbrüchigkeit) oder bei schwerer Rachitis usw.

Gegen Ende der Wachstumsperiode nimmt unter hormonalem Einfluss *die mechanische Festigkeit der Wachstumsfugen* ab, so dass es in gewissen Fällen zur spontanen Lösung der Epiphysenfuge kommen kann (**Epiphyseolysis capitis femoris**, s. Kap. 64.6).

64.2.2 Hüftdiagnostik bei Kindern

Drei Krankheiten im Kindesalter sind es vor allem: *kongenitale Dysplasie, Perthes* und *Epiphysenlösung*, welche zusammen einen großen Teil der Koxarthrosen liefern, die später ein «künstliches Hüftgelenk» brauchen. Nur runde, kongruente und gut überdachte Hüften funktionieren ein ganzes Leben lang gut. Von einer **rechtzeitigen Diagnose** und einer fachgerechten **Erstbehandlung** *hängt das Schicksal dieser Kinder ab*. Wird diese verpasst, können auch alle genialen Operationen keine «normale» Hüfte mehr produzieren. Die Progredienz der Degeneration von der Präarthrose zur Arthrose ist nicht mehr aufzuhalten.

Wenn man sich an das *Alter* erinnert, *in welchem diese Krankeiten auftreten*, wird man eher daran denken. Dazu soll auch Abbildung 64.8 helfen.

Zur Differentialdiagnostik von Hüftschmerzen bei Kindern s. a. «Transitorische Synovitis», Kapitel 64.7.1.

64.2.3 Orthopädie der Hüfte im Kindesalter

Die Orthopädie der Hüfte im Kindesalter stellt andere Probleme als jene der erwachsenen Hüfte. Insbesondere ist **die Prognose auf längere Sicht** schwierig zu stellen. Bei jedem therapeutischen Eingriff ist das weitere Wachstum miteinzuberechnen. Nie geht es um eine einmalige Therapie, immer um eine Behandlung und Führung des Patienten *bis zum Wachstumsabschluss*. Erst dann ist der definitive Zustand erreicht. Manche Maßnahmen (z. B. Beinlängenausgleich usw.) werden oft am besten bis dahin zurückgestellt.

Zur Indikation vgl. Kapitel 22: «Kinderorthopädie», Kapitel 18.1.3: «Operationsindikation», Kapitel 22.2: «Prophylaktische Operationen», sowie Kapitel 39: «Häufige Normvarianten bei Kindern».

Lebenslange Hüftbiographien

Hüfterkrankungen im Kindesalter bestimmen das Schicksal der Betroffenen entscheidend. Viele Erwachsenen mit schmerzhaften und invalidisierenden Koxarthrosen haben in ihrer Kindheit Hüftkrankheiten durchgemacht, welche Deformitäten mit Abweichungen von der anatomisch normalen Kugelform hinterließen.

Der Sinn von Operationen im Kindesalter

Da die Kinder zur Zeit der primären Erkrankung oft nur wenig oder keine Schmerzen haben und kaum behindert sind, richtet sich das ärztliche Bestreben vor allem auf die **Prophylaxe** dieser späteren Arthrose, die als mechanische Verschleißkrankheit auf dem Boden der zurückgebliebenen Deformität verstanden wird. Solche Deformitäten werden deshalb als **«Präarthrose»** bezeichnet.

Aus diesen verständlichen Bemühungen heraus, jugendlichen Patienten spätere Leiden und Invalidität zu ersparen, ist eine große Anzahl von Operationen erfunden, ausprobiert und empfohlen worden, alle mit dem Ziel, *die anatomische Norm* möglichst wiederherzustellen. Damit sollte ein bis ins Alter gesundes und funktionstüchtiges Hüftgelenk garantiert werden.

Diese Überlegungen, so logisch sie auch scheinen, sind indessen bisher auf weiten Strecken spekulativ geblieben, da wissenschaftlich einwandfreie **Langzeituntersuchungen noch weitgehend fehlen**. Andererseits sind aufwändige und teils technisch schwierige Eingriffe mit einem nicht zu unterschätzenden Risiko belastet, was man bei rein prophylaktischen Operationen den Kindern nicht ohne Not zumuten möchte.

Sinnvolle und verantwortungsbewusste Prophylaxe kann nur mit fundierten und wissenschaftlich haltbaren Indikationen betrieben werden. Solche *Indikationen* ergeben sich aus dem *Vergleich der spontanen Langzeitprognose mit der Langzeitprognose nach der Operation*.

Die Grundlage dafür können nur entsprechend radiologisch dokumentierte **Längsschnittuntersuchungen** bilden, die sich über *das ganze Leben* der betreffenden Hüftpatienten erstrecken, von der Kindheit bis ins Alter. Solche Langzeituntersuchungen sind verständlicherweise schwierig durchzuführen. Dass sie durchaus möglich sind, zeigen beispielhafte, bisher allzu spärliche Langzeituntersuchungen, welche das spätere Schicksal erkrankter Hüften über mehrere Jahrzehnte verfolgen (s. **Abb. 64.21**).

P. Engelhardt (1988) hat für die drei wichtigsten Hüfterkrankungen im Kindesalter, kongenitale Hüftluxation und -dysplasie, M. Perthes und Epiphysenlösung, solche Langzeituntersuchungen mit Hilfe einer *über 70 Jahre alten lückenlosen Dokumentation* (mit den entsprechenden Röntgenbildern!) durchgeführt und Kriterien für die Prognose erarbeitet. Für jede einzelne konnten zudem bestimmte **Risikofaktoren** ermittelt werden.

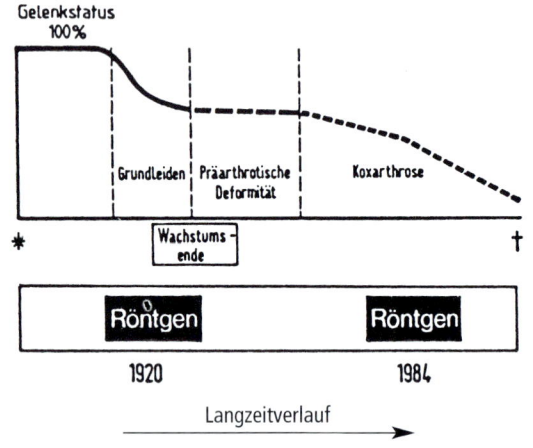

Abb. 64.21: Hüftbiographien.
Pathologische Prozesse an Gelenken verlaufen außerordentlich *langsam*. Von einer radiologisch sichtbaren Veränderung bis zur Arthrose kann es Jahrzehnte dauern, und bis das Leiden klinisch manifest wird nochmals so lange.
Der einzelne Arzt begleitet seine Patienten oft nur auf einem vergleichsweise kurzen Abschnitt ihres orthopädischen Leidensweges. Es ist für ihn deshalb schwierig, eigene Erfahrungen zu sammeln. Sie basieren auf Momentaufnahmen. Die **Langzeitforschung** muss diesen eine Gesamtschau der verschiedenen zeitlich weit auseinanderliegenden Krankheitsvorgänge an ein und demselben Patienten zur Seite stellen (s. Abb. 25.1).
P. Engelhardt, von dem diese Graphik stammt, hat zu diesem Zweck alte Röntgenbilder aus den Zwanzigerjahren von Patienten mit Hüftkrankheiten im Kindesalter mit neuen von 1984 verglichen und konnte daraus Kriterien für die Langzeitprognose erarbeiten. Damit wurden erstmals *wissenschaftlich stichhaltige Grundlagen für prophylaktische Hüftoperationen im Kindesalter* geschaffen (vgl. Kap. 25: «Langzeitforschung»).
Solche Untersuchungen sind wichtig und sollten gefördert werden. Sie sind natürlich nur möglich, wenn alle alten Röntgenbilder aufbewahrt und auffindbar archiviert werden.

Dabei zeigte sich, dass

- die *Perthes'sche* Erkrankung eine recht große Selbstheilungstendenz hat (self healing disease)
- auch die *juvenile Epiphysenlösung* eine bessere Spontanprognose hat, als zeitweise angenommen wurde (self limiting disease)
- die *angeborene Hüftluxation* bzw. *-dysplasie* hingegen bei ungenügender Überdachung des Kopfes durch die Pfanne eine starke Tendenz zur frühzeitigen Arthrose hat.

Die Notwendigkeit bzw. Berechtigung zu korrigierenden prophylaktischen Operationen im floriden Krankheitsstadium ist deshalb bei der Hüftdysplasie größer als beim Perthes und bei der Epiphyseolyse.

An solchen Erkenntnissen aus der Langzeitforschung haben sich unsere **Operationsindikationen** zu orientieren.

Unseren recht vagen Hoffnungen, weit in der Ferne liegende mögliche Spätfolgen mit einer kunstvollen Operation vielleicht verringern oder gar vermeiden zu können, stehen oft ein großer Aufwand und nicht unerhebliche **Risiken** gegenüber. Die *Verantwortung*, diese gegeneinander abzuwägen und die richtige Entscheidung zu treffen, liegt beim Operateur und wird ihm von niemandem abgenommen.

Das Wichtigste ist nach wie vor die rechtzeitige Diagnose durch den Erstbehandler und die fachgerechte Erstbehandlung durch erfahrene Kinderorthopäden.

In den einzelnen Kapiteln sind die Erkenntnisse der neueren Langzeitforschung berücksichtigt.

64.3
Deformitäten des proximalen Femurendes

Deformitäten des proximalen Femurendes entstehen in der Regel *im Kindesalter*, also im Verlauf des Wachstums, selten später (s. Abb. 28.3).

64.3.1
Coxa vara

Coxa vara bedeutet «kleiner Schenkelhalswinkel» und kann ganz verschiedene Ursachen haben. Bei jeder Coxa vara ist die Beanspruchung des Schenkelhalses übermäßig groß (s. Kap. 9.2.2 u. Kap. 64.1.1, Abb. 64.3 u. **Abb. 64.22**).

Ätiologie

Im Wachstumsalter:

- kongenitale Anlagestörung des Schenkelhalses: Coxa vara congenita, angeborene Femurhypoplasie (s. Kap. 64.3.1)

- angeborene generalisierte Skeletterkrankungen (Achondroplasie, enchondrale Dysostose, Osteogenesis imperfecta usw., s. Kap. 27.2)
- Knochengewebsinsuffizienz bei Rachitis, fibröser Dysplasie usw. (s. Kap. 29 u. Kap. 30)
- Knorpelgewebsinsuffizienz bei juveniler Epiphysenlösung (Coxa vara adolescentium, s. Kap. 64.6)
- lokale Wachstumsstörungen infolge Schädigung der Hüftkopfepiphysenfuge (meist durch aseptische Nekrose): kongenitale Hüftluxation, Perthes, septische Arthritis usw. (siehe dort; Abb. 64.60, Abb. 64.76 u. Abb. 64.18).

Nach Wachstumsabschluss:

- Trauma: Schenkelhalsfraktur: Fehlstellung, Pseudarthrose, Hüftkopfnekrose
- Osteomalazie, Paget'sche Krankheit

Wie aus dieser Aufstellung hervorgeht, ist die Coxa vara häufig eine Folge *mechanischer Insuffizienz* des *Schenkelhalses*. Da umgekehrt bei der Coxa vara die Beanspruchung des Schenkelhalses übermäßig groß ist, besteht die Gefahr von **schleichenden Frakturen** und *Pseudarthrosen* (s. Abb. 64.22).

Die Therapie kann in diesen Fällen nur Erfolg haben, wenn die Beanspruchung des Schenkelhalses wesentlich herabgesetzt wird. Dies gelingt durch die **operative Aufrichtung** (Valgisierung) des Schenkelhalses, durch eine Korrekturosteotomie, womit die Coxa vara in eine Coxa valga übergeführt wird (s. «Pathogenetische Wirkungen mechanischer Beanspruchung», Kap. 9.2.2, «Coxa vara congenita», **Abb. 64.23** u. Abb. 64.127, «Schenkelhalspseudarthrose», Kap. 64.12.5).

Coxa vara congenita

Bei diesem *seltenen* Leiden führt eine angeborene Insuffizienz des Schenkelhalses zu einer zunehmenden Varusstellung.

Im Säuglingsalter kann sie eine Hüftgelenkluxation vortäuschen, der Röntgenbefund ist jedoch typisch: Hochstand des Trochanter maior wegen extremer Varusstellung des Schenkelhalses. Meistens besteht gleichzeitig eine Schenkelhalspseudarthrose. Unbehandelt nimmt die Deformität im Verlauf des Wachs-

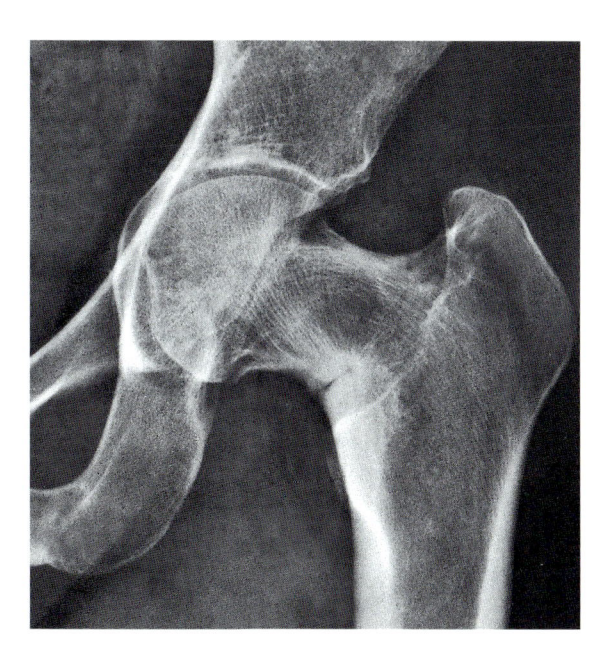

Abb. 64.22: Bei der **Coxa vara** ist der Schenkelhalswinkel abgeflacht, der große Trochanter steht auf gleicher Höhe oder höher als der Hüftkopf. Die mechanische Beanspruchung des Schenkelhalses ist dadurch erhöht, was in diesem Fall zu einer *Ermüdungsfraktur* geführt hat. Deutlich ist die Kerbe am Adambogen, sowie die Sklerose darum herum, als Ausdruck der Reparationsvorgänge (Loosersche Umbauzone, vgl. Kap. 4.1.2 u. Kap. 40.5).

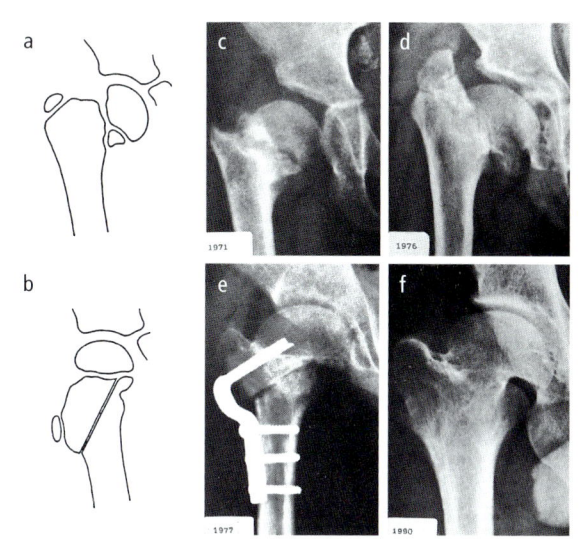

Abb. 64.23: Coxa vara congenita: Skizze und Röntgenserie eines Patienten *im Alter von 5* (c), 10 (d), 11 (e) und 24 *Jahren* (f). Mechanische Insuffizienz des Schenkelhalses und Überbeanspruchung durch die Fehlstellung (Coxa vara) führen in einem Circulus vitiosus zu *Pseudarthrose* und Wachstumsstörungen (c) welche, unbehandelt schwere Deformierung und massive Beinverkürzung zur Folge haben (d).

b) und e): Die *Aufrichtosteotomie* (Valgisierung, mit Abstützung des Kopfes am distalen Fragment) verbessert die mechanischen Verhältnisse: Der Schenkelhals wird nur noch axial belastet. Damit kann der Circulus vitiosus unterbrochen werden, die Pseudarthrose heilt, mehr oder weniger normales Wachstum wird möglich (f).

Diese Operation ist ein klassisches Beispiel dafür, wie *biomechanische Überlegungen* für die Therapie fruchtbar gemacht werden können.

tums zu, und die Pseudarthrose kann wegen der biomechanisch ungünstigen Verhältnisse (Scherkräfte) nicht heilen. Die Folgen sind eine Hüftinsuffizienz und eine starke Beinverkürzung.

Die Therapie besteht in einer operativen Aufrichtung des proximalen Femurendes mittels intertrochanterer Osteotomie. Durch die Herabsetzung der mechanischen Beanspruchung des Schenkelhalses kann die Pseudarthrose spontan ausheilen und sich das Wachstum des proximalen Femurendes normalisieren. Das Endresultat ist – nach einer technisch einwandfreien Operation im richtigen Zeitpunkt (etwa 3 bis 5 Jahre) – eine weitgehend normale Hüfte (Abb. 64.23).

Kongenitaler Femurdefekt

Seltene angeborene Fehlbildung (s. Kap. 27.2.3). Kleine oder große Abschnitte des proximalen Femurendes sind nicht angelegt. Wenn das Hüftgelenk fehlt, ist eine Wiederherstellung kaum möglich. Die starke Beinverkürzung muss mit einem *Beinapparat* ausgeglichen werden, der am Becken abstützt (Abb. 27.1 u. Abb. 63.9).

64.3.2
Coxa valga

Coxa valga bedeutet «*Steiler Schenkelhals*» und ist lediglich *ein Symptom*, keine pathogenetische Einheit. Biomechanisch ungünstige Verhältnisse am Hüftgelenk, weil Muskelhebelarm verkürzt; verstärkter Druck des Kopfes gegen den Pfannenerker (s. Kap. 9.2.1 u. Abb. 64.3a). Daraus ergibt sich während der Wachstumsperiode eine **Tendenz zur Subluxation** und Luxation, im Erwachsenenalter die Gefahr einer frühzeitigen Koxarthrose (Abb. 9.8).

Ätiologie

- Normvariante
- kongenitale Hüftgelenksdysplasie und -Luxation (s. Kap. 64.4)
- Hüftlähmung (s. a. bei Wachstumsstörungen, Kap. 28.2.2):
  - schlaffe Lähmungen (z. B. Poliomyelitis, Spina bifida). Wenn die Lähmung im frühen Kindesalter auftritt, kann es im Verlauf der Jahre zur Hüftgelenkluxation kommen (s. Kap. 34.1.3 u. Abb. 28.7, Abb. 34.10 u. **Abb. 64.24**).
  - Auch spastische Lähmungen (z. B. zerebrale Paralyse) haben eine starke Tendenz zur Schenkelhalsaufrichtung und Luxation (s. Kap. 34.2.2, Abb. 34.15).

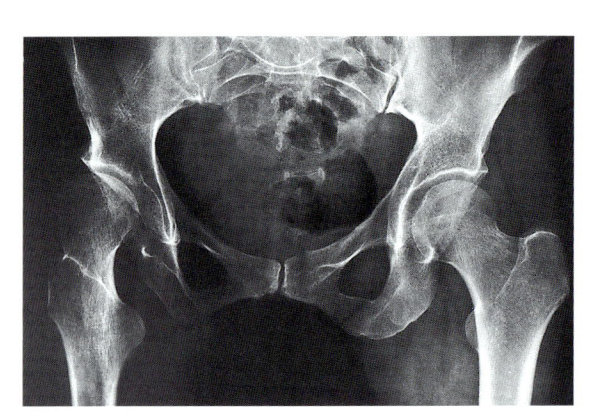

Abb. 64.24: Coxa valga infolge Lähmung der rechten Hüfte nach Poliomyelitis im Kleinkindalter. Durch vermehrte Antetorsion und Außenrotation (erkennbar am freiprojizierten Trochanter minor) erscheint der Schenkelhals noch steiler als er tatsächlich ist. Dass es sich aber eindeutig um eine erhebliche Coxa valga handelt, sieht man daran, dass der Kopfmittelpunkt wesentlich höher steht als die Trochanterspitze. Normalerweise stehen beide etwa gleich hoch, wie hier bei der linken, nicht gelähmten Hüfte.

- lokalisierte Wachstumsstörung der Trochantermaior-Epiphyse (z. B. durch Operationen; Abb. 5.11, Abb. 28.3 u. Abb. 64.18).

Therapie

Bei *Lähmungshüften* (Coxa valga paralytica) ist eine prophylaktische Varisationsosteotomie angezeigt, wenn die Hüfte sonst luxieren würde.

Koxarthrosen entstehen bei Lähmungen selten, bei Coxa valga anderer Genese gehäuft. Bei beginnenden degenerativen Veränderungen und Beschwerden ist evtl. eine *intertrochantere Varisationsosteotomie* zur besseren Druckverteilung im Gelenk angezeigt (s. «Koxarthrosebehandlung», Kap. 64.9.2).

64.3.3
Torsionsvarianten am Schenkelhals

(Siehe auch «Häufige Normvarianten bei Kindern», Kap. 39 u. Kap. 64.1.1)

Der Schenkelhals ist bei der *normalen* Hüfte etwas nach vorne gerichtet (ebenso wie die Pfanne auch; s. Abb. 64.5). Diese **«Antetorsion»** ermöglicht die Flexion der Hüfte (z. B. beim Sitzen), *ohne* dass der Schenkelhals vorne an der Pfanne anstößt. Beim Erwachsenen beträgt der Mittelwert der Antetorsion etwa 12°. Bei der Geburt ist er wesentlich größer (zwischen 30 und 40°) und nimmt im Verlauf der Kindheit ab. Was im Einzelfall noch «normal» sei und was nicht, ist nicht mit Sicherheit zu sagen, die Streubreite ist recht groß (vgl. Kap. 39: «Normvarianten»).

Der *Antetorsionswinkel* lässt sich *röntgenologisch* nach der Methode von Dunn und M. E. Müller ziemlich genau *messen*, allerdings ist eine exakte Aufnahmetechnik Voraussetzung (s. **Abb. 64.25**). Wer es ganz genau wissen will, macht ein Computertomogramm.

Der «Einwärtsgang» der kleinen Kinder (Knie und Füße beim Gehen nach innen gedreht) wird oft auf eine vermehrte Antetorsion der Schenkelhälse zurückgeführt. Die Zusammenhänge sind aber nicht eindeutig. Auch die Vermutung, dass die vermehrte Antetorsion wegen ungünstiger biomechanischer Verhältnisse am Hüftgelenk oft später zu Koxarthrosen führe, wurde nicht bewiesen (s. «Torsionsprobleme bei Kindern», Kap. 39.2). Beim «Einwärtsgang» ist manchmal ein Pes adductus mit im Spiel (s. Kap. 69.3.2, Abb. 39.5 u. **Abb. 64.26**).

Langzeitresultate haben gezeigt, dass «vergrößerte **Antetorsionswinkel**» sich im Verlauf der Kindheit bis zum Wachstumsabschluss in der *überwiegenden Mehrzahl der Fälle spontan praktisch völlig* **«normalisieren»**, häufig schubweise, entsprechend den Wachstumsschüben (Jani). Deshalb ist nur in seltenen Ausnahmefällen (sehr starke Abweichung von der Norm, sehr störender Einwärtsgang, Beschwerden) eine (beidseits symmetrische) intertrochantere Derotationsosteotomie angezeigt (s.a. «Prophylaktische Operationen», Kap. 18.1.3 u. Kap. 22.2, und «Normvarianten und Formfehler», Kap. 39, sowie **Abb. 64.27**).

Hinter einer vermehrten Antetorsion kann sich eine progressive Muskeldystrophie oder eine neurologische Affektion (C. P.) verbergen. In solchen Fällen steht natürlich die Grundkrankheit im Vordergrund.

Für die vermehrte Antetorsion bei der kongenitalen Hüftdysplasie und ihre Behandlung gelten *andere* Überlegungen (s. Kap. 64.4.4).

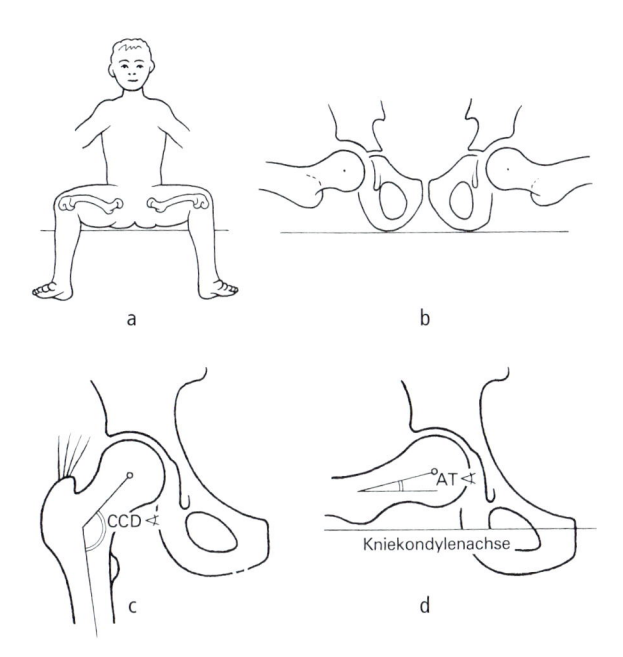

Abb. 64.25: Schenkelhalswinkel
a) In dieser Ansicht lässt sich der *Torsionswinkel* der Schenkelhälse darstellen: Rechtwinklig gebeugte und leicht abgespreizte Hüften, rechtwinklig gebeugte Knie. Voraussetzung ist, dass die Unterschenkel genau parallel zur Körperachse liegen (Technik nach Rippstein).
b) Entsprechendes Röntgenbild (auch *«Aufnahme nach Dunn»* genannt). Die Grundlinie (Kniekondylenachse) dient als Ausgangslinie für die Winkelmessung. Sie muss genau im rechten Winkel zu den Unterschenkelachsen stehen.
Ausmessung der Schenkelhalswinkel.
c) CCD = *Centrum-Collum-Diaphysenwinkel*: Auf dem Standardröntgenbild (Knie genau nach vorn, Unterschenkel senkrecht hängend) erscheint der *projizierte Schenkelhalswinkel*. Der reelle Winkel kann anhand einer Umrechnungstabelle bestimmt werden. Mit einem CT geht es leichter.
d) AT = *Antetorsionswinkel*, zwischen Grundlinie und Schenkelhalsachse. Der abgebildete projizierte Winkel muss ebenfalls in den reellen umgerechnet werden.

Die Winkelmessungen können Elemente für die Beurteilung liefern und sind vor allem für die technische Planung von Operationen unentbehrlich. Für Operationsindikationen hingegen ist die *klinische Gesamtbeurteilung* ausschlaggebend (s.a. Kap. 22.4).

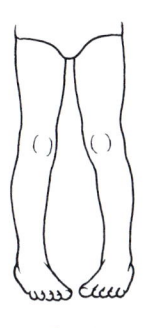

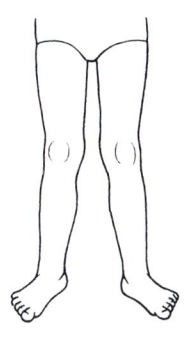

Abb. 64.26: **«Einwärts- und Auswärtsgang»** bei Kindern, *häufige* Erscheinungen in der Sprechstunde. Gelegentlich findet man Torsionsvarianten, etwa im Bereiche von Schenkelhals, Femur, Knien, Unterschenkel und, vor allem, der Füße (Sichelfüße bzw. Knickfüße usw.), nicht selten kombiniert. Die Beurteilung wird zusätzlich erschwert bei X- oder O-Beinen, Überstreckbarkeit der Knie usw.

In der *Mehrzahl der Fälle* handelt es sich jedoch lediglich um *konstitutionelle Varianten des Ganges*, mehr oder weniger hartnäckiger Gewohnheiten, welche *nicht als* pathologisch aufzufassen sind. Eher sind es kosmetische Probleme. Fast immer bilden sich diese *Gewohnheiten* mit der Zeit *spontan langsam zurück*, spätestens in der Pubertät, wenn die Jugendlichen mehr körperbewusst werden.

Eine genaue Messung der Torsion ist praktisch kaum möglich und meist auch gar nicht nötig, ebenso wenig wie eine Therapie. In der Regel genügt die *Aufklärung* und Beruhigung der besorgten und verunsicherten Mutter.

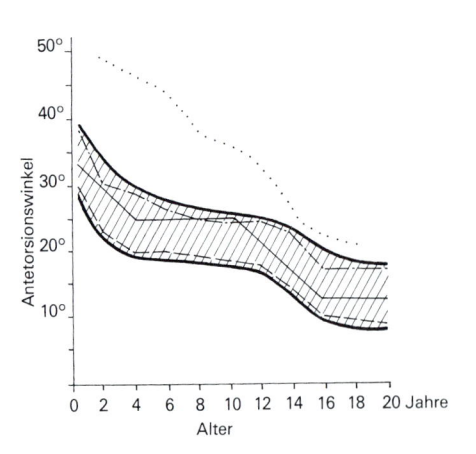

Abb. 64.27: Die **Rückbildung der Schenkelhalsantetorsion** im Laufe des Wachstums: Die *drei Kurven* im schraffierten Band entsprechen *verschiedenen Messungen:* oberste: Shands, mittlere: von Lanz, unterste: Dunlap. Bei allen dreien handelt es sich um Mittelwerte aus einer relativ kleinen Fallzahl. Sie *differieren* um nicht weniger als etwa 10°. Die Bandbreite der Norm (etwa dem schraffierten Band zwischen den beiden dicken Strichen entsprechend) muss offenbar recht groß sein.
Deutlich zeigt die Kurve die Rückbildungstendenz des Antetorsionswinkels im Laufe des Wachstums, und zwar in Schüben: Ein Schub in den ersten Lebensjahren und ein zweiter in der Pubertät.
Die oberste, punktierte Kurve entstammt einer Arbeit von Jani, der 1979 die Langzeituntersuchungen mehrerer Kliniken betreffend das weitere Schicksal von erhöhten Antetorsionswinkeln bei kleinen Kindern (etwa 300 Hüften) koordiniert und zusammengefasst hatte. Er konnte zeigen, dass im Verlaufe des weiteren Wachstums diese Antetorsionswinkel sich weitgehend *an die «normalen» angleichen.*
Nach **Janis Schlussfolgerungen** besteht praktisch kaum je die Notwendigkeit, eine sog. «idiopathische Coxa antetorta» im Wachstumsalter operativ zu korrigieren.

64.4
Kongenitale Hüftgelenksdysplasie und -luxation

Hüftgelenksdysplasien und -luxationen gehören zu den **häufigsten kongenitalen Skelettkrankheiten** und zu den größten «Herausforderungen» der Orthopädie.

Hippokrates kannte bereits die «angeborene Hüftluxation». *Adolf Lorenz* veröffentlichte 1895 seine Methode, solche Luxationen geschlossen zu *reponieren*. Diese *gewaltsamen* Versuche endeten leider meist mit einer **Hüftkopfnekrose,** auch heute noch die am meisten gefürchtete Komplikation (s. Kap. 64.4.5).

64.4.1
Allgemeines

Definition

Die **Dysplasie** ist eine kongenitale Anlagestörung. Oft liegt lediglich eine **Reifeverzögerung** vor. Zur **Subluxation** und **Luxation** kann es im Lauf der ersten Wochen und Monate nach der Geburt kommen («Luxatio coxae congenita»).

Der englische Ausdruck «Developmental Displacement/Dysplasia of the Hip» (DDH) soll darauf hinweisen, dass es sich um eine dynamische Störung handelt, die sich *im Laufe der Entwicklung des Säuglings normalisieren* oder auch *verschlechtern* kann.

Damit ist bereits die eminente Bedeutung der **Frühdiagnose** und -behandlung angesprochen.

Epidemiologie

Etwa *2% aller Neugeborenen* haben eine manifeste Luxation, Mädchen etwa 8-mal häufiger als Knaben, mehr als die Hälfte beidseitig. Die Zahl der bei Geburt instabilen Hüften ist wesentlich größer, doch normalisieren sich viele spontan in den ersten Lebensmonaten.

Geographisch sind die Unterschiede sehr groß, was mit Vererbung, aber auch mit traditionellen Unterschieden in der Kinderpflege (Wickeln, Bandagieren, Tragart) zusammenhängen kann.

Pathogenese und Verlauf

Die primäre Pathologie ist morphologisch von einer zu wenig tiefen Gelenkpfanne, einer **«Dysplasie»**, gekennzeichnet und funktionell von einer **Instabilität** in einer für das Hüftgelenk prekären Entwicklungsphase, nämlich vor, während und nach der Geburt.

Die **Luxation** selbst ist nur in den seltenen so genannten «teratologischen» Fällen angeboren, sie entsteht sonst – falls keine Behandlung durchgeführt wird – im Verlauf des ersten Lebensjahres, also **sekundär.**

Eine Vielfalt von verschiedenen Faktoren wirkt beim Zustandekommen der Krankheit mit: Vererbung, Konstitution, funktionelle und hormonale Veränderungen, die Stellung der Gelenke während Schwangerschaft und Geburt und andere. Die *kausalen Zusammenhänge* sind komplex und keineswegs eindeutig klar.

Ätiologie

Wahrscheinlich liegt nicht eine angeborene minderwertige Anlage des Pfannendaches der Luxation zu Grunde, sondern ein **Rückstand der knöchernen Entwicklung** und eine *Instabilität* des Hüftgelenkes infolge **Laxität** des Bandapparates.

Vor der Geburt stehen die kindlichen Hüften unter dem Einfluss mütterlicher Hormone, die – bei der Mutter für den *Geburtsvorgang* wichtig – das straffe Bindegewebe lockern. Dabei kann bei entsprechender Disposition des Kindes die Hüftgelenkkapsel so schlaff werden, dass der Hüftkopf aus der Pfanne herausrutschen und luxieren kann. *Meistens verschwindet diese* **Instabilität** *spontan kurze Zeit nach der Geburt wieder und die Hüften entwickeln sich normal.*

Bleibt die Instabilität bestehen, kann es – ohne Behandlung – in den ersten Wochen und Monaten nach der Geburt zur Subluxation oder Luxation kommen, welche schon nach kurzer Zeit irreversible Veränderungen hinterlässt. Es setzt eine Fehlentwicklung ein, die im Lauf der Jahre zu schweren Deformierungen und schmerzhafter Arthrose des Hüftgelenkes führt. *Diese* **Schäden** *sind* **sekundär** *und* **vermeidbar**, denn nach Beseitigung der Instabilität beim Säugling entwickelt sich die Hüfte normal weiter.

Die «kongenitale Hüftgelenkluxation» kann deshalb als ein Entwicklungsprozess angesehen werden, der – unbehandelt – progredient fortschreitet, aber auch – wenigstens noch im Beginn – reversibel ist.

Schicksalshafter Verlauf

Die Behandlung des Leidens ist denn auch *nur in den ersten Lebensmonaten* wirklich befriedigend. Schon nach einem Jahr kann man nicht mehr auf eine normale Entwicklung des Hüftgelenks zählen, welche allein eine gute Spätprognose garantieren würde.

Es hat sich gezeigt, dass bei spätem Behandlungsbeginn (Reposition) trotz aller therapeutischer Bemühungen und genialer Operationen in der Mehrzahl der Fälle Defektzustände zurückbleiben, die oft schon **im frühen Erwachsenenalter** zu schmerzhafter **Arthrose** führen (vgl. Kap. 64.2.3).

In den ersten Monaten hingegen ist die Behandlung in den meisten Fällen einfach und führt auch fast immer zu vollständig normalen Hüften.

Von größter Wichtigkeit ist deshalb die **Frühdiagnose**, am besten in den ersten Tagen nach der Geburt. Wo die Hüften bei allen Neugeborenen routinemäßig untersucht werden, wie z. B. in Schweden, ist die kongenitale Hüftluxation weitgehend verschwunden. In der Tschechei, wo die Krankheit häufig vorkommt, ist ein Beckenröntgenbild bei allen Kindern von 3 bis 4 Monaten obligatorisch. In Österreich hat sich R. Graf für die obligatorische Sonographie der Hüften aller Neugeborenen eingesetzt.

64.4.2
Frühdiagnose

Mit dem klinischen Nachweis der Instabilität durch die manuelle **Untersuchung der Hüftgelenke in den ersten Tagen nach der Geburt** kann die große Mehrzahl aller kongenitalen Hüftgelenkluxationen und -dysplasien erfasst werden.

Neben der *Abspreizhemmung* ist das **Schnapp-Phänomen** der Hüfte beim Neugeborenen (Barlow, v. Rosen, Ortolani) das wichtigste und genaueste Zeichen. Es muss in den ersten Tagen geprüft werden, denn es verschwindet meistens schon kurz nach der Geburt wieder. Es sind deshalb der *Geburtshelfer*, evtl. die Hebamme oder der in den ersten Tagen zugezogene *Kinderarzt*, denen diese Aufgabe zufällt. Hausarzt und Orthopäde sehen die Kinder meistens erst später (**Abb. 64.28**).

In den ersten Lebenswochen und -monaten erwecken Abspreizhemmungen der Hüften, vor allem einseitige (bei gebeugten und abgespreizten Hüften sollten die Oberschenkel und Knie die Unterlage annähernd berühren), den Verdacht auf eine Subluxation (**Abb. 64.29**). Asymmetrische Hüftfalten sind ein weniger konstantes Zeichen.

Die beste Zeit, die Diagnose zu stellen, sind also die ersten Lebenstage, evtl. *die ersten drei Monate*. Nachher wird erfahrungsgemäß die Diagnose im ersten Lebensjahr nur noch ausnahmsweise gestellt. Erst wieder, wenn das Kind zu gehen beginnt, fällt vielleicht der Mutter ein Hinken auf, und sie bringt das Kind zum Arzt.

Abspreizhemmungen, Trochanterhochstand, Beinlängendifferenzen und andere Asymmetrien können Verdachtsmomente sein. Bei *beidseitigen Luxationen* fehlen Seitendifferenzen allerdings. Nach Gehbeginn ist fast immer die Lendenlordose verstärkt und das Trendelenburg'sche Zeichen positiv.

Die klinische Untersuchung in den kritischen ersten Wochen ist nicht so einfach, wie es scheinen mag, und die Röntgendiagnostik lässt uns für dieses Alter noch im Stich. Trotz aller Bemühungen von Geburtshelfern, Kinderärzten, Hausärzten und Orthopäden schlüpfen immer wieder einzelne pathologische Hüften durch die Maschen und werden zu spät entdeckt. Genau für diese kritische Periode ist mit der **Ultraschalluntersuchung** eine ideale Diagnosehilfe erfunden worden.

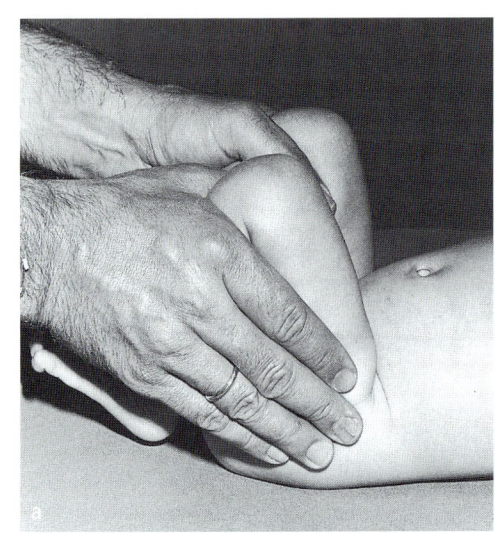

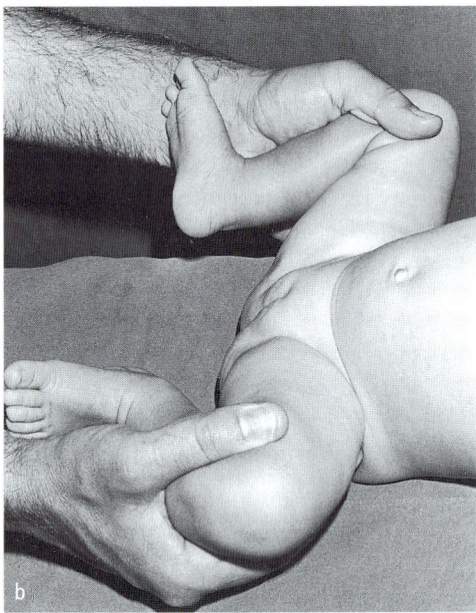

Abb. 64.28: *Technik der* **Hüftgelenkuntersuchung beim Neugeborenen** *(Ortolani, Barlow).*

a) Zuerst werden die gebeugten Hüften adduziert und mit der Hand in Richtung Femurachse gedrückt. Ein instabiler Hüftkopf springt dabei nach hinten aus der Pfanne hinaus, was die auf dem Trochanter liegenden Finger des Untersuchers deutlich spüren können.

b) Jetzt werden die Hüften langsam abgespreizt, während die Langfinger den Trochanter nach oben drücken. Bei dieser Bewegung springt der Kopf wieder in die Pfanne hinein, was als deutliches Schnappen («Klick») zu spüren ist.

Die Bewegungen müssen **ohne Kraftanwendung** ausgeführt werden, da sonst die empfindliche Blutzirkulation des Hüftkopfes leiden könnte.

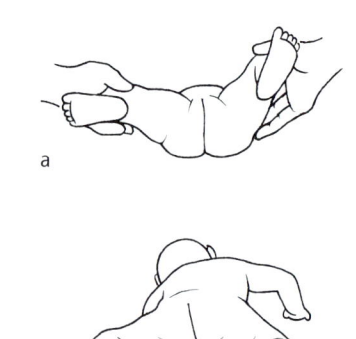

Abb. 64.29: Ein feines Zeichen ist die **Abspreizhemmung**, besonders wenn sie einseitig ist. a) wie sie bei der üblichen Prüfung erscheint (linke Hüfte), b) wie sie sich als **Beckenasymmetrie** präsentiert in Bauchlage (rechte Hüfte).

Sonographie

Für die **Frühdiagnostik** ist die Sonographie besser geeignet als das Röntgenbild. Sie erlaubt, die Anatomie des bei der Geburt noch weitgehend knorpeligen Hüftgelenkes bildlich darzustellen. Pfannenentwicklung und Zentrierung des Kopfes lassen sich beurteilen, und damit können Dysplasie und Instabilität nachgewiesen werden (**Abb. 64.30**, **Abb. 64.31** u. **Abb. 64.32**; Allgemeines zu Prinzip und Technik der Sonographie s. Kap. 13.6)

Es ist das Verdienst von Graf, die Ultraschalluntersuchung der Säuglingshüfte zu einer zuverlässigen Methode entwickelt zu haben. Dank *Standardisierung* der Untersuchungsebene lassen sich die Bilder ausmessen, dokumentieren und vergleichen.

Für **die Untersuchung** ist die richtige Einstellung zweckmäßiger Geräte und die richtige Handhabung Bedingung: Die Schnittrichtung muss genau in der Frontalebene und in Kopfmitte liegen. Zudem müssen mehrere anatomische Landmarken klar abgebildet werden, damit eine einwandfreie Beurteilung und eine Ausmessung möglich sind. Dies alles setzt eine besondere Ausbildung und erhebliche Erfahrung voraus.

Da die Beurteilung des Ultraschallbildes je nach Ergebnis zu therapeutischen Empfehlungen führen muss, ist es zweckmäßig und nötig, dass Untersuchung und Behandlung eine Einheit bilden, dass also der *Behandler* mindestens die Bilder *selbst lesen* kann.

Wo die Sonographie von erfahrenen Diagnostikern bei allen Neugeborenen angewandt wird, konnte die Diagnose früher gestellt werden als bisher. Für die Prognose dieser Hüften ist das entscheidend.

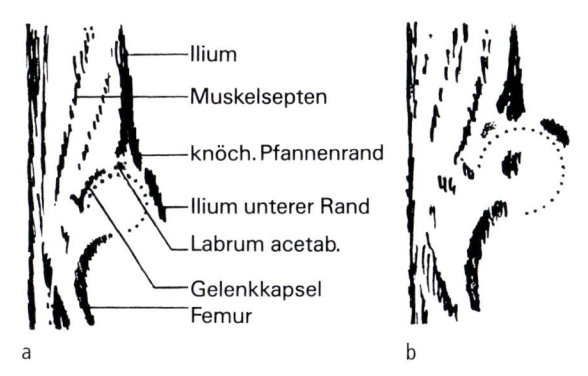

Abb. 64.30: Anatomie der Säuglingshüfte im Sonogramm.
a) beim *Neugeborenen*: Kopfkern noch nicht vorhanden. Knorpel und Weichteile lassen sich gut darstellen.
b) *Nach etwa drei Monaten* erscheint der knöcherne Kopfkern, bei dysplastischen Hüften meist verspätet. Das knöcherne Skelett ist sonographisch nicht gut abzubilden. Dazu ist ein Röntgenbild nötig.

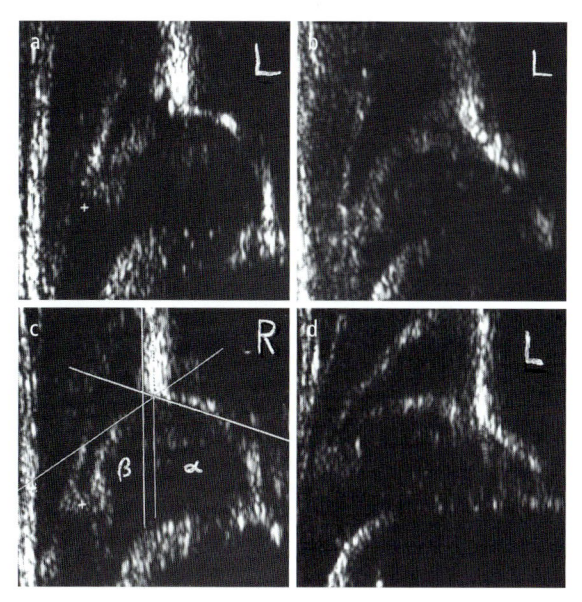

Abb. 64.31: Hüftsonographien bei Säuglingen.
a) Normale Hüfte. Gute Zentrierung und Überdachung.
b) Typ III (nach Graf), entspricht einer Subluxation.
c) *Normale Hüfte*, mit eingezeichneten *Messlinien*. Der knöcherne Hüftkopfkern ist noch nicht vorhanden. *Grundlinie* ist die Begrenzung des Os ileum. Sie sollte annähernd senkrecht verlaufen. Zwei Hilfslinien verbinden den tiefsten Punkt des knöchernen Erkers mit dem Labrum acetabuli (Ausstellungslinie) bzw. dem Unterrand des os ileum (Pfannendachlinie). Die *Winkel* zwischen diesen beiden und der Grundlinie sind ein Maß für die tiefe Zentrierung des Kopfes in der Pfanne (α) und die Kopfüberdachung durch die Pfanne (ß). Bei der großen Variabilität der Bilder kann das Bestimmen der Referenzpunkte ein Problem werden. Die Exaktheit der Methode ist begrenzt.
d) *Luxation (Typ IV)*. Der Unterschied ist hier deutlich. Schwieriger ist es, leichte Dysplasien von normalen Befunden zu unterscheiden. Gerade diese Differenzierung ist in den ersten Lebensmonaten besonders wichtig, denn in diesem Alter bestehen die besten Chancen, mit einer einfachen konservativen Behandlung eine vollständige Heilung zu erreichen.
(Beide Hüften werden zur leichteren Orientierung wie die rechte abgebildet.)

Im deutschen Sprachraum hat sich die Methode als *generelles Screening* aller Neugeborenen weitgehend etabliert.

Die Einteilung von Graf beruht auf der Beurteilung der statischen Morphologie auf Grund eines Standardbildes:

- *Zentrierung des Kopfes* in der Pfanne (s. Abb. 64.36a u. b)
- Form des *Limbus* und des knorpeligen Pfannendaches (s. Abb. 64.36c–h)
- Entwicklungsstand des *knöchernen Pfannenerkers*, d.h. die «Ausreifung» der Hüfte.

Eine gewisse Schwierigkeit bildet die genaue **Abgrenzung** der bis zu 30% «unreifen» und «gefährdeten» Hüften (Typ II) von den eindeutig normalen einerseits und den eindeutig dezentrierten bzw. luxierten andererseits. Sollen sie bereits behandelt werden? Es ist bekannt, dass jede Behandlung im Säuglingsalter ein gewisses *Risiko einer Hüftkopfnekrose* mit sich bringt, dem Hüften, die sich später normal entwickeln (die meisten vom Typ II), nicht ausgesetzt werden sollten (s. «Luxationsperthes», Kap. 64.4.5). Da die Sonographie völlig unschädlich ist, kann sie wohl in den meisten Fällen nach ein paar Wochen wiederholt werden, bis die Diagnose eindeutig ist. In jedem Fall setzt das weitere Management genaue Kenntnis der Hüftpathologie und Erfahrung voraus.

Da bei Geburt nicht alle Hüften erfasst werden (können), ist eine **Kontrolluntersuchung** nach einigen Wochen, auch nach etwa vier Monaten empfehlenswert.

Manche, v.a. angelsächsische, Autoren kritisieren, dass die dynamische Komponente, die *Instabilität*, zu wenig berücksichtigt werde, und befürworten eine *funktionelle* Sonographie unter «stress». Tatsächlich ist die Hüfte des Neugeborenen noch sehr weich und durch geringen Zug und Druck leicht deformierbar, wie sich arthrographisch leicht zeigen lässt (vgl. Abb. 64.35 u. Abb. 64.36). Solche «dynamische» Untersuchungen bringen dem Behandler zusätzliche Informationen, sie lassen sich aber nicht standardisieren und sind deshalb für Routineuntersuchungen zu wenig zuverlässig.

Es wurde auch vorgeschlagen, die Sonographie in erster Linie bei Kindern mit *Risikofaktoren* (familiäres Vorkommen, andere Fehlbildungen, Beckenendlagen, klinischer Verdacht bei Asymmetrie der Falten, Ab-

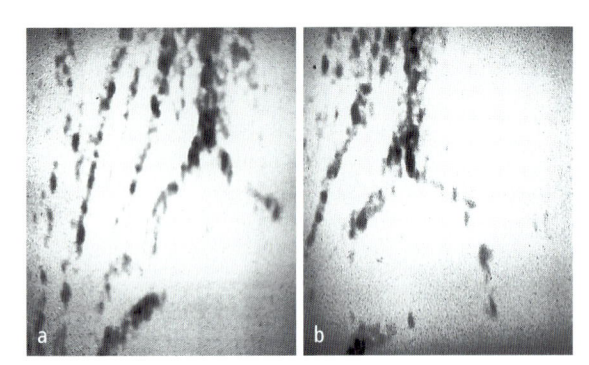

Abb. 64.32: *Sonographie* beider Hüften eines *fünf Monate alten Mädchens.*
Die knöchernen *Hüftkopfkerne* fehlen hier noch.
a) Die rechte Hüfte wurde als Typ II nach Graf befundet mit abgerundetem Pfannenerker und leichter Lateralisation des Kopfes und damit als «gefährdet» angesehen, die linke (b) als «normal» (Typ I). (Zum besseren Vergleich werden die Bilder gleich orientiert.)

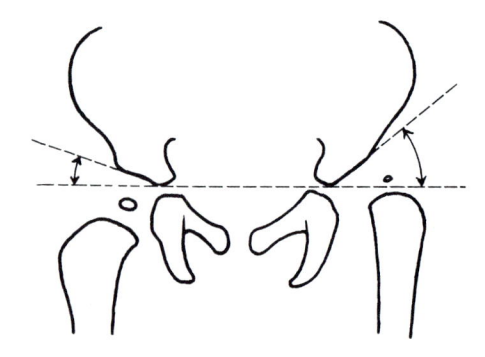

Abb. 64.33: Die *Frühdiagnose* der **Dysplasie** bzw. **Subluxation** beim Säugling auf dem Röntgenbild ist nicht einfach, vor allem, solange die Knochenkerne noch fehlen. Verschiedene **Kriterien** sind angegeben worden:
- Der *Acetabulumwinkel* (Ac, eingezeichnet) ist nur auf genau ap aufgenommenen Beckenbildern zu beurteilen, und auch dann oft nur schwierig zu bestimmen. Bei Dysplasien (hier: linke Hüfte) ist er vergrößert.
- Der Abstand des Femur von der eingezeichneten queren Verbindungslinie der beiden Y-Fugen (Hilgenreinersche Linie) ist bei Subluxation (Hochstand der Hüfte) verkleinert.
- Der horizontale Abstand des Femur vom Becken ist bei Subluxation (Lateralisierung) vergrößert. Auch dieses Zeichen hängt von der Stellung des Femur ab.
- Ein *Entwicklungsrückstand* des Hüftgelenkes (der Knochenkern erscheint später und ist kleiner als normal) ist auf Dysplasie sehr verdächtig.

spreizhemmung usw.) einzusetzen, doch sind diese nicht sehr spezifisch.

Auf jeden Fall aber ist die Sonographie eine überaus wertvolle Untersuchung in der Frühdiagnostik der Säuglingshüfte, und es ist zu hoffen, dass die «kongenitale Hüftluxation und -dysplasie», und damit ein großer Teil der frühen Koxarthrosen, aus dem Repertoire der Orthopäden verschwindet.

Röntgenbild

In dem Maße, wie die knorpeligen Elemente durch das *knöcherne* Skelett ersetzt werden, nehmen auch die Möglichkeiten der Sonographie ab, und das *Röntgenbild tritt an seine Stelle.* Es ist keineswegs überflüssig geworden. In den ersten Monaten ist die Interpretation zwar schwierig, doch ab dem dritten Monat erscheint der knöcherne Kopfkern, und dann ist das Röntgenbild genauer als die Sonographie.

Eine Luxation oder Subluxation ist einwandfrei zu erkennen. Die Beurteilung einer Dysplasie ist in Grenzfällen allerdings nicht immer leicht. Als Kriterien wurden *verschiedene Winkel* angegeben, welche auf den Röntgenbildern ausgemessen werden können und eine objektive Beurteilung erleichtern. Die Normwerte ändern sich dabei im Verlauf des Wachstums (**Abb. 64.33**).

Häufig wird der **AC-Winkel** zur Beurteilung herangezogen. Er beträgt *beim Säugling* durchschnittlich bei etwa 30° und verringert sich im Laufe der Entwicklung. Ab 1½ Jahren liegt er bei etwa 20°.

Für die Beurteilung der Hüfte von Adoleszenten und *Erwachsenen* ist der **CE-Winkel** (Abb. 64.13) maßgebend.

Alle diese Messungen haben recht hohe *Fehlerbreiten* und sind damit nicht ohne weiteres verlässlich. Die qualitative Beurteilung von Acetabulum, Pfannenerker, lateralem Segment, Kopfform, Kongruenz muss deshalb auch herangezogen werden.

In den ersten Monaten, solange der Kopfkern noch fehlt, ist in leichteren Fällen oft nur eine Verdachtsdiagnose möglich. Eine **Röntgenverlaufskontrolle** ist dann notwendig. Nach dem 3. Lebensmonat erscheint in der Regel der Kopfkern. Dann wird die Beurteilung zunehmend zuverlässiger. Inzwischen müssen die Kinder mit Spreizlagerung behandelt werden.

Es hat sich gezeigt, dass bei einseitigen Luxationen und Dysplasien fast immer **die Gegenseite** auch eine leichte Dysplasie aufweist, dass man sie also *nicht* ohne weiteres als «normale» Hüfte zum Vergleich heranziehen kann.

Aber auch die Fehlerbreite ist – wie bei der Sonographie – recht groß, und die *qualitative* Beurteilung der Form von Pfanne (Erker) und Kopf ist nicht weniger wichtig.

Ist man im Zweifel, ob bei einem Säugling eine leichte Dysplasie vorliege oder nicht, wird man eine vorsichtige Abspreizbehandlung einleiten und weiterführen, bis der Verlauf die Diagnose klärt (**Abb. 64.34**).

Das konventionelle **Röntgenbild** ergibt, sobald der Kopfkern erscheint, die beste und zuverlässigste Be-

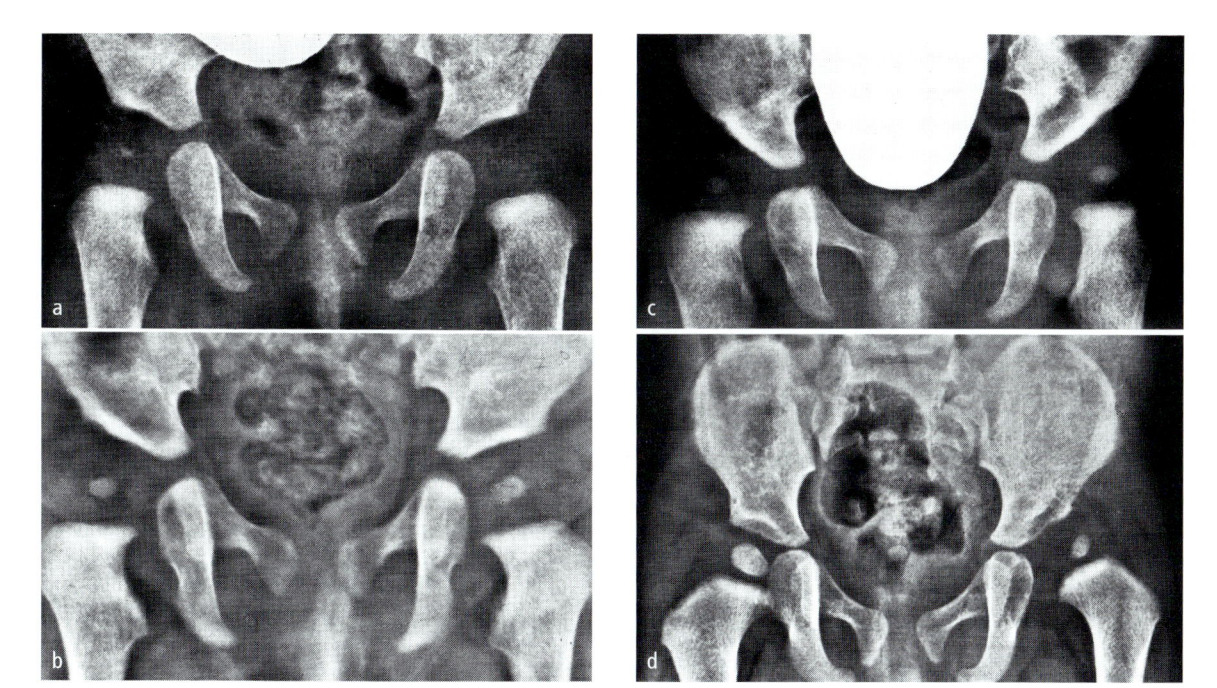

Abb. 64.34: Die **angeborene Hüftdysplasie** auf dem **Röntgenbild**.
a) *Fünf Monate altes Mädchen. Normale Hüftgelenke:* Die Pfannenerker bilden deutliche Ecken. Im rechten Hüftkopf ist der Epiphysenkern eben erkennbar, im linken noch nicht. Solange die Kerne noch fehlen (bis zum 3. Monat), ist die Beurteilung der Röntgenbilder oft nicht eindeutig.
b) Ein *anderes Mädchen, sechs Monate alt. Hüftdysplasie rechts:* Das Pfannendach ist steiler, etwas unregelmäßiger und stärker sklerosiert als das linke, der Pfannenerker ist abgestumpft. Der noch etwas kleinere Kopfkern steht ein wenig weiter lateral als der linke.
Die Bilder müssen genau *symmetrisch* aufgenommen sein (was man an den Beckenkonturen erkennen kann), sonst täuschen sie Asymmetrien der Hüften vor.
c) *Fünf Monate altes* Mädchen. Die Pfannendächer sind steil ansteigend, der Pfannenerker vollständig abgeflacht und sklerosiert. Die Hüftköpfe sind ein wenig nach lateral und kranial verschoben.
Die Symmetrie des Bildes darf nicht täuschen. Es handelt sich um eine *beidseitige Dysplasie* mit beginnender Subluxation. In unklaren Fällen sollte im Alter von 3- bis 5 Monaten, wenn die Kopfkerne sichtbar sind, eine Röntgenkontrolle gemacht werden.
d) Bei diesem Mädchen wurde man erst auf die Hüftgelenke aufmerksam, *als es gehen lernte mit $1^{1}/_{4}$ Jahren:* Es hinkte links. Das Röntgenbild zeigte eine dysplastische subluxierte Hüfte. Die *Subluxation* ist wahrscheinlich erst nach der Geburt entstanden. Die *Prognose* für die Ausbildung eines normalen Pfannendaches ist jetzt bereits deutlich schlechter, als wenn man die Behandlung früher hätte beginnen können.

Abb. 64.35: Arthrographieskizze.
Das *mit Kontrastmittel gefüllte Gelenk* ist dunkel gezeichnet.
L ist der Limbus des Pfannenerkers.
a) Geringgradige *Dysplasie*.
b) Leichte *Subluxation*. Druck auf den Pfannenerker (Pfeil).
c) Subluxation, im Übergang zu Luxation. Hier drückt der Kopf auf Limbus und Acetabulum. Die Pfannenentwicklung wird dadurch behindert.
d) Vollständige *Luxation*. Der «Isthmus» zwischen Kopf und Pfanne kann auf Höhe des Limbus so eng sein, dass er ein **Repositionshindernis** bildet.
Die Arthrographie gibt die genauesten Auskünfte über Stabilität und Dysplasie (vgl. Abb. 63.36). ▶

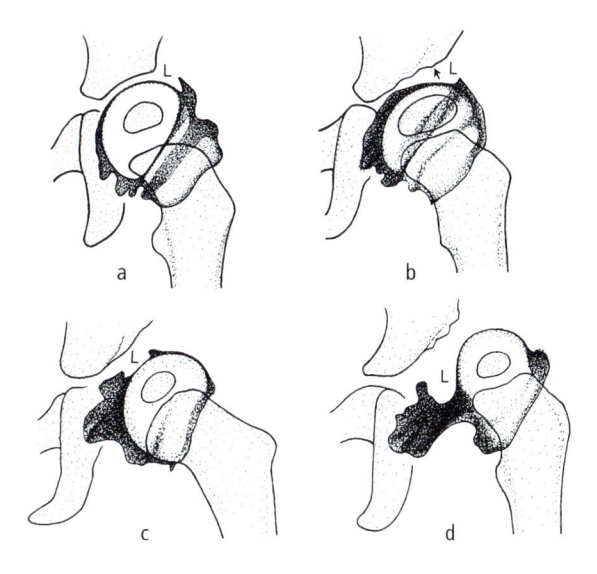

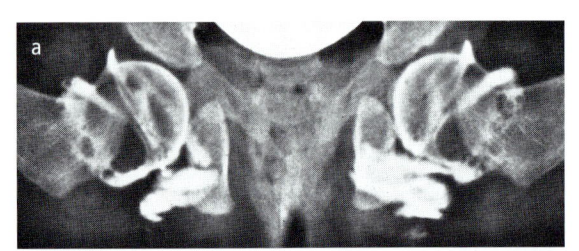

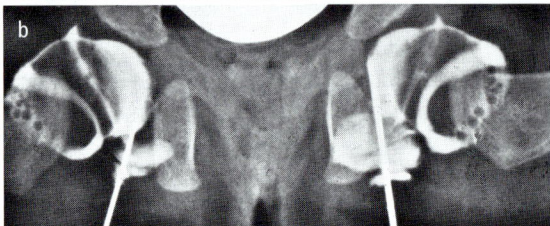

Abb. 64.36: Dysplasie und Luxation im Arthrogramm.
Die einzelnen Komponenten der komplexen Störung können mit Hilfe der Arthrographie genauer erkannt werden:

1. Laxität (Instabilität)

a) *Hüftdysplasie bei einem 6-monatigen Mädchen.* Die Hüftköpfe sind in Abspreizstellung gut in der Pfanne zentriert. Das knorpelige Pfannendach und der Limbus sind gut zu erkennen. (Im unteren Gelenkabschnitt ist Kontrastmittel paraartikulär aus dem Nadelstichkanal ausgelaufen, was einen nicht zum Arthrographiebild gehörenden Schatten gibt.)

b) Durch leichten Seitenzug an den Beinen lassen sich die Hüften ohne weiteres ein wenig aus der Pfanne herausziehen, subluxieren. Der Pfannengrund füllt sich mit dem Kontrastmittel, und der Limbus wird nach oben gedrückt.

Die **Hüftinstabilität** nach der Geburt kann bei adduzierten Beinen zur Subluxation führen. Die Retention durch Abspreizung verhindert dies.

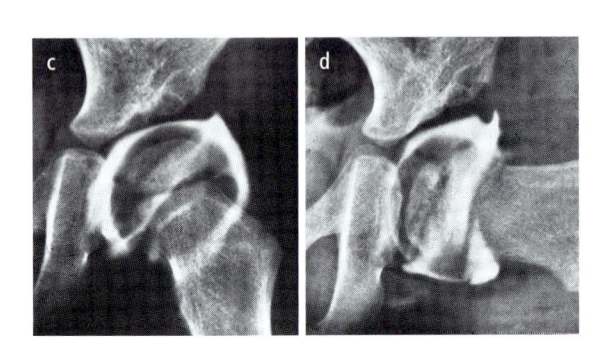

2. Inkongruenz

c) Bei diesem *3-jährigen Mädchen* mit **Dysplasie** (das knöcherne Pfannendach ist defekt) ist die Pfanne größer als der Kopf. Kontrastmittel liegt im Pfannengrund und lateral unter dem Limbus. Der Kopf berührt das Pfannendach nur an einer Stelle. Die Überbeanspruchung an diesem Punkt beeinträchtigt die normale Hüftentwicklung

d) Tiefere Einstellung des Kopfes in der Pfanne durch Abspreizung. Mit einer Varisierungsosteotomie am proximalen Femurende sucht man den gleichen Effekt zu erreichen.

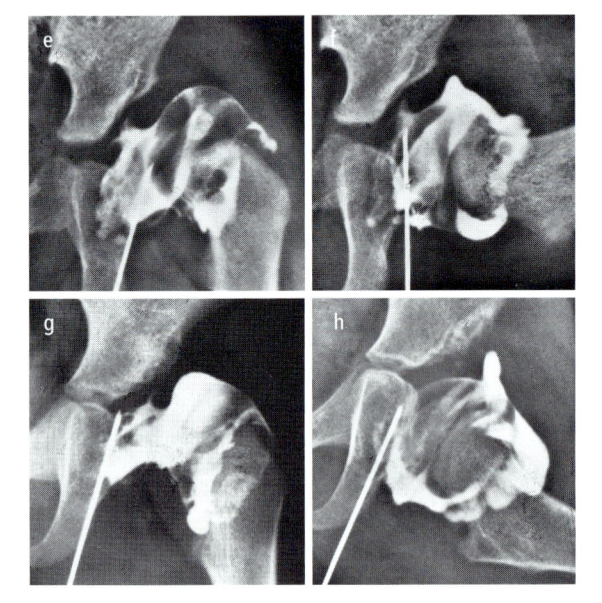

3. Repositionshindernisse

e) Bei diesem *1½-jährigen Mädchen* war die linke Hüfte bereits vollständig luxiert. Der Limbus ist oben ins Gelenk eingeschlagen, die Gelenkkapsel ist hier zwischen Kopf und Pfannengrund verengt. Dieser «Isthmus» kann so eng sein, dass die Reposition nicht gelingt. Dann kann eine offene Reposition nötig werden.

f) Bei diesem Kind war die Reposition unvollständig. Der Kopf erreichte nicht ganz den Pfannengrund, der Limbus wird nach oben gedrückt. Manchmal tritt der Kopf mit der Zeit doch noch tiefer und der Limbus kann sich auskrempeln, so dass eine geduldige konservative Therapie sich lohnt wie im folgenden Fall:

g) *3-jähriges Kind*, Luxation der linken Hüfte, Limbus eingeschlagen.

h) *Nach sechs Monaten konservativer Behandlung* ist der Kopf gut zentriert, der ausgekrempelte Limbus hat jetzt normale Form.

Wenn allerdings der Limbus sich zwischen Kopf und Pfanne einklemmt, ist eine offene Reposition nötig.

urteilung. Ein unschätzbarer Vorteil liegt in der streng **objektiven** Darstellung, die auch Vergleiche mit früheren Bildern ohne weiteres erlaubt.

Die **Hüftarthrographie** zeigt die Verhältnisse des Hüftgelenkbinnenraumes im Detail. Für die Diagnose ist sie nicht notwendig, gelegentlich jedoch für die Planung und Kontrolle der Therapie. Wir verdanken ihr auch interessante Einblicke in den Mechanismus und den Verlauf der kongenitalen Hüftgelenkluxation und Dysplasie und in die Wirkung unserer Behandlungsmethoden (**Abb. 64.35** u. **Abb. 64.36**).

64.4.3
Klinischer Verlauf und Prognose

Einteilung

Auf Grund des klinischen Befundes ist folgende Einteilung möglich und im Hinblick auf die adäquate Behandlung zweckmäßig:

- normale Hüfte
- Schnappphänomen, Ortolani, «Click»
- subluxierbare Hüfte
- luxierbare Hüfte
- reponierbare luxierte Hüfte
- nicht reponierbare luxierte Hüfte.

Pathophysiologie

In den typischen Fällen der Krankheit ist zur Zeit der Geburt der Hüftkopf nicht luxiert, doch scheint der straffe Gelenkschluss zu fehlen, d.h. der Kopf kann in der Pfanne hin und her oder aus ihr herausrutschen. Bei der Prüfung des *Ein- und Ausrenkphänomens* ist dies mit dem palpierenden Finger deutlich zu spüren und auch zu hören. Der Kopf braucht dabei nicht vollständig aus der Pfanne zu treten. Wenn die Hüfte nicht bald nach der Geburt stabil wird, drückt der zu weit lateral stehende Kopf auf den Pfannenrand, die Pfanne wächst nicht mehr normal, sondern wird **dysplastisch**. Dies wiederum fördert die **Luxation**: Der Kopf wandert weiter nach oben und außen. Er drückt dabei den Limbus nach oben und «gräbt» mit der Zeit eine «Gleitfurche» ins Becken an der Stelle des ursprünglichen Pfannenerkers («Subluxation», vgl. Kap. 5.4 u. Kap. 28.2.2).

Schließlich luxiert er vollständig, überspringt den Limbus, wobei dieser eingekrempelt wird und zu einem Repositionshindernis werden kann. Dieser Prozess spielt sich **in den zwei ersten Lebensjahren** ab. Ist erst einmal dieses Stadium erreicht, ist auch bei sachgerechter Behandlung eine volle Restitution der normalen Pfannenform kaum mehr zu erwarten. (Abb. 64.35 u. Abb. 64.36).

Zwischen einer leichten «Dysplasie», einer Entrundung der Pfanne und/oder einem Pfannendachdefekt, einer Subluxation und einer vollständigen Luxation sind **alle Übergangsstadien** zu finden. In jedem Fall ist das weitere Wachstum stark beeinträchtigt. Sekundäre Deformitäten bilden sich aus Änderung des Schenkelhalswinkels (Coxa valga), vermehrter Antetorison, Verbreiterung des Pfannengrundes, mangelnder Überdachung des Kopfes, Abflachung und Verformung des Hüftkopfes (Dogenmützenform) usw. All *diese sekundären Veränderungen* entstehen bei nicht behandelten und vielen behandelten Fällen und nehmen im Verlauf des weiteren Wachstums zu.

Die Progredienz der Deformitäten ergibt sich aus dem **Circulus vitiosus** der sich gegenseitig ungünstig beeinflussenden Faktoren: Gelenkmechanik, Beanspruchung, Wachstum und Gelenkanatomie, wobei wir nur die Letztere einigermaßen genau erfassen können. Die Wechselwirkungen sind in **Abbildung 64.37** veranschaulicht.

Für die *Therapie* ergibt sich daraus als Ziel, den Circulus vitiosus zu unterbrechen und die Entwicklung der Hüfte in normale Bahnen zu lenken. Dies ist theoretisch an jedem Ort des Kreises möglich:

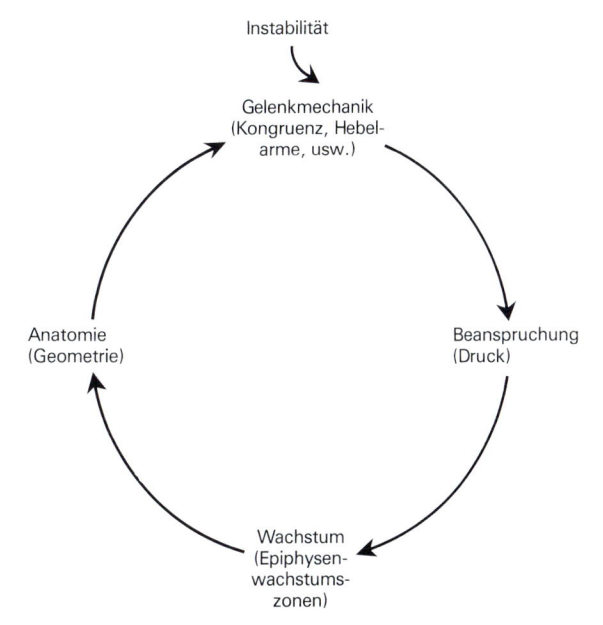

Abb. 64.37: Steuerung der Hüftgelenksentwicklung. Das System entspricht einem *Regelkreis*, der die Hüftentwicklung durch Rückkopplung steuert. Am Gesunden ist seine Wirkung einem Thermostaten zu vergleichen, der kleinere Abweichungen von der Norm korrigiert.
Ist die Störung zu groß, entsteht ein Circulus vitiosus, die Rückkopplung wirkt im umgekehrten Sinn, sie beschleunigt die Progredienz der Hüftluxationskrankheit.

- durch **Normalisierung der Beanspruchung**: Darauf beruht die konservative Behandlung.
- durch **Verbesserung der Gelenkmechanik**: Dazu sollen Operationen wie Osteotomien am proximalen Femurende, Tenotomien usw. dienen.
- Die **Verbesserung der anatomischen Verhältnisse** ist die nächstliegende Möglichkeit. Zudem ist die Anatomie die einzige Komponente, die wir einigermaßen überblicken können. Die meisten Operationen zielen denn auch auf die Wiederherstellung normaler anatomischer Verhältnisse hin.
- Allerdings erfolgt *die endgültige Ausgestaltung der Hüftanatomie durch das* **Wachstum**, dessen Mechanismen wir nur ungenügend kennen und überhaupt nicht direkt zu beeinflussen vermögen, es sei denn über die anderen Faktoren des Regelkreises.

Klinik und Prognose

Während *die Dysplasie* im Kindesalter praktisch **symptomlos** bleibt, ist die luxierte oder subluxierte Hüfte *insuffizient*: Das Kind hinkt, allerdings oft kaum merklich, und ermüdet bald. Schmerzen sind im Kindesalter fast nie vorhanden. Die Beweglichkeit ist in der Regel wenig eingeschränkt. Nach Abschluss der Wachstumsperiode ändert sich die Form des Hüftgelenkes kaum mehr. Jetzt, selten vorher, beginnt unaufhaltsam der degenerative Prozess: die Arthrose. Schon im Adoleszentenalter können Schmerzen auftreten, und bereits *im dritten Lebensjahrzehnt* wird die *Arthrose* in der Regel manifest und schmerzhaft. Die Dysplasie, und vor allem die Subluxation, sind Ursache eines großen Teils der frühen und schweren Koxarthrosen (s. **Abb. 64.38**, Abb. 64.41, Abb. 64.51 u. Abb. 64.76).

Entscheidend für eine gute **Prognose** sind ein einwandfreies **Repositionsergebnis** sowie eine gute, tragfähige **Überdachung** des Hüftkopfes durch das Acetabulum. Ohne diese breite Abstützung konzentriert sich der Druck punktförmig auf den Pfannenerker. Solche unphysiologische Beanspruchung des Knorpelgewebes hat zur Folge:

1. *In der Wachstumsperiode:* progrediente sekundäre Subluxation und fehlende Ausbildung des knöchernen Pfannendaches.
2. *Nach Wachstumsabschluss:* Überbeanspruchung und Zerstörung des Gelenkknorpels, d.h. progrediente Arthrose.

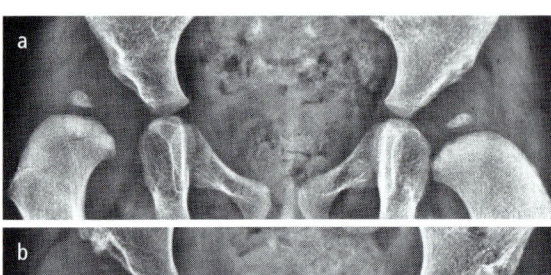

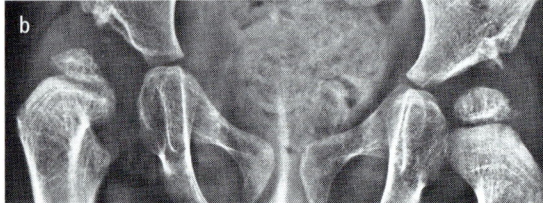

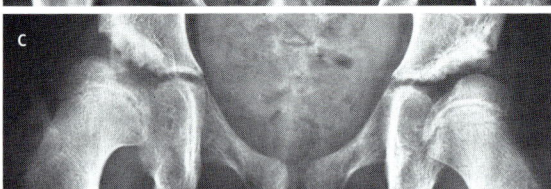

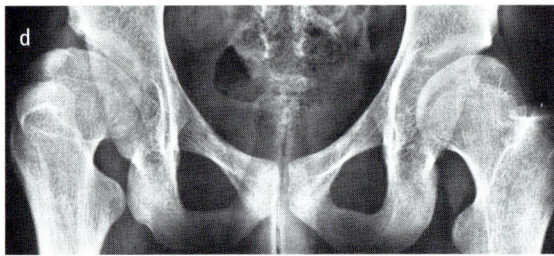

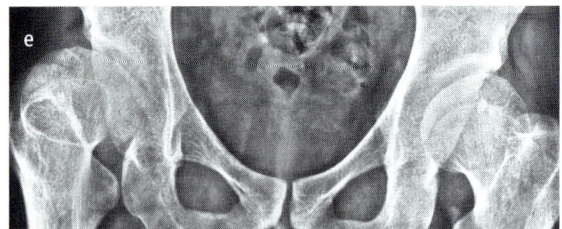

Abb. 64.38: Langzeitverlaufsserie.
a) *Angeborene Subluxation* der rechten und Dysplasie der linken Hüfte bei einem *2-jährigen Knaben*.
b) Zustand *ein Jahr später*: Residuelle Subluxation rechts. Die Pfanne ist ziemlich flach. Links scheint sich ein gutes Pfannendach zu entwickeln.
c) *Im Alter von 11 Jahren* sind beide Hüften dysplastisch, die Köpfe entrundet, die Pfannendächer fliehend. Rechts persistierende Subluxation.
d) *Nach Wachstumsabschluss, mit 19 Jahren,* ist die linke Hüfte immer noch leicht, aber deutlich entrundet, die Überdachung durch den Pfannenerker ungenügend. Die rechte Hüfte jedoch ist stark dysplastisch, verdreht und subluxiert.
e) Ein Röntgenbild *im Alter von 30 Jahren* zeigt diskrete Zeichen einer beginnenden Arthrose. Der Mann hat zunehmend leichte Beschwerden.

Ohne die *Kontrolle langfristiger Verläufe* haben unsere therapeutischen Bemühungen nur Vermutungen und Hypothesen als Grundlage. *Sinn und Wirkung unserer Operationen lassen sich nur an* **Spätresultaten** *überprüfen*, denn das Behandlungsziel ist ja das Verhindern der Arthrose im Erwachsenenalter.

Langzeitverläufe als Grundlage einer rationalen Therapie

Ausdruck und ziemlich genaues Maß der Pfannenüberdachung ist der **CE-Winkel** von Wiberg (s. Kap. 64.1.2; Abb. 64.13). Engelhardt konnte mit Hilfe von Langzeituntersuchungen zeigen, dass dieser Winkel die entscheidende Größe für die Prognose und somit auch zur Indikationsstellung für etwaige prophylaktische Operationen ist.

Andere Messwerte, etwa der so genannte «Hüftwert», geben auch ein zuverlässiges Bild, sind allerdings für den praktischen Gebrauch wohl zu aufwändig.

Die Form des proximalen Femurendes (CCD- und AT-Winkel) hingegen hat prognostisch geringe Bedeutung.

Aus diesen Erkenntnissen heraus haben sich die **Operationsindikationen** in den letzten Jahren deutlich gewandelt: Man hat erkannt, dass nur ein *im frühen Kindesalter* **kongruentes**, *konzentrisches Hüftgelenk mit* **genügender Überdachung** zu einer einigermaßen normalen Erwachsenenhüfte auswachsen kann.

Eine günstige Beeinflussung der Hüftentwicklung durch Umstellung des Schenkelhalses (intertrochantere Osteotomie) ist jedoch kaum zu erwarten.

Die **Operationen, die am Pfannendach** angreifen, stehen deshalb im Vordergrund.

Die Indikation für solche zum Teil technisch aufwändige und nicht risikolose Eingriffe ist indessen nach wie vor heikel und verantwortungsvoll:

Aus den Langzeituntersuchungen geht hervor, dass der CE-Winkel im Lauf des Wachstums ständig zunimmt, dass oft eine verspätete Pfannenerkerentwicklung noch nachgeholt wird, besonders bei der nicht luxierten Gegenhüfte. Solche Hüften sind nicht zwangsläufig korrekturbedürftig.

Engelhardt (1988) gibt auf Grund seiner Langzeituntersuchung einen *tolerierbaren Grenzbereich* des CE-Winkels von 10° bis 15° an, bei welchem unter regelmäßiger Kontrolle eine abwartende Haltung gerechtfertigt ist.[1] *In jedem Fall hat sich die Indikation einer prophylaktischen Operation an der Prognose und an den* **Langzeitresultaten mit und ohne Operation** *zu orientieren*.

Hohe Luxationen

Bemerkenswert ist die Tatsache, dass die vollständige Luxation in der Regel bis ins Alter nur **wenig Schmerzen** verursacht: Da überhaupt kein Knochenkontakt zwischen Femur und Becken besteht, kann sich auch keine Arthrose entwickeln. Allerdings hinken diese Patienten stark: Wegen der Insuffizienz der Hüfte muss der Oberkörper bei jedem Schritt auf die kranke Seite hinübergeneigt werden («Duchenne-Hinken», «Watschelgang», Abb. 64.10 u. Abb. 64.49).

64.4.4
Konservative Therapie

Retentionsbehandlung im ersten Lebensjahr

Adduktionsstellung und Streckung fördern die Luxation, Abduktion und Flexion verhindern sie. In dieser Stellung wird der Hüftkopf gegen den Pfannengrund gedrückt, die Hüfte ist konzentrisch und stabil. Alle Voraussetzungen für die Entwicklung eines normalen Hüftgelenkes sind erfüllt. Diese Erkenntnis bildet die Grundlage der Therapie und insbesondere der **Abspreizbehandlung**.

Bei einer Dysplasie ohne Luxation in den ersten Lebensmonaten genügt es, die Kinder **breit zu wickeln**, d.h. ein breites Windelpaket zwischen die abgespreizten Beine zu legen und die Oberschenkel nicht zu schnüren. Bei *Neugeborenen* sind die Hüften ohnehin normalerweise rechtwinklig gebeugt und abgespreizt. Diese Stellung soll erhalten werden. Heute ist diese Wickelmethode allgemein verbreitet. Die beste und ungefährlichste Prophylaxe der kongenitalen Hüftgelenkluxation besteht darin, dass alle Säuglinge auf diese Art gewickelt werden.

Die meisten Hüftdysplasien können im ersten Lebenshalbjahr auf diese Weise geheilt werden. In manchen Fällen, vor allem im zweiten Halbjahr, kann eine Abspreizhemmung bestehen, welche dem Breitwickeln Widerstand entgegensetzt. In diesen Fällen sind **spezielle Spreizvorrichtungen** (Spreizhöschen, Spreizkissen nach Ortolani, Spreizbandagen nach Pavlik, Hockhose, Spreizapparate, z.B. Hanausek u.a.) notwendig (**Abb. 64.39**).

Wichtig ist es, *die Abspreizung* **behutsam**, ohne Gewaltanwendung, etappenweise zu erreichen, weil sonst der Hüftkopf geschädigt wird («Luxationsperthes», **Abb. 64.40** u. **Abb. 64.41**).

Da *bei jeder Art von Abspreizbehandlung Kopfnekrosen* vorkommen, sollten nur eindeutig gefährdete Hüften behandelt werden.

Reposition

Im ersten Lebensjahr genügen die beschriebenen Methoden in der Regel. Wenn bereits eine Luxation oder Subluxation besteht, muss diese zuerst reponiert werden. Seit *Lorenz* die luxierten Hüften bei älteren Kindern in Narkose einrenkte, weiß man, dass eine sol-

---

[1] Peter Engelhardt: Das Risiko der sekundären Arthrose nach Hüftluxation, Morbus Perthes und Epiphyseolysis capitis femoris. Stuttgart 1988

IIIC. Untere Extremitäten

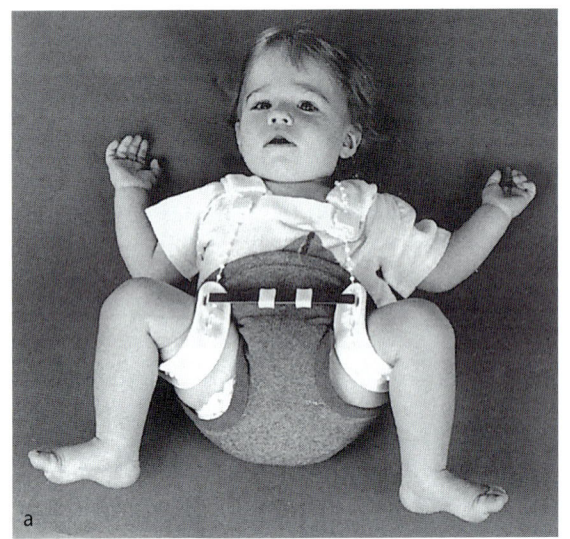

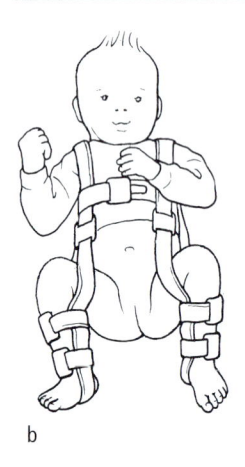

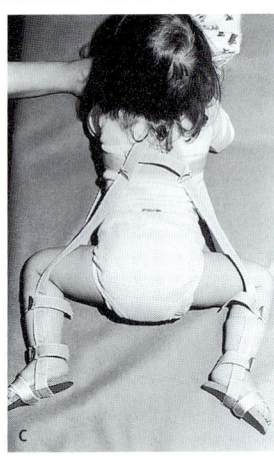

Abb. 64.39:
Abspreizbehandlung der Hüftdysplasie.
a) **Spreizhose:** Tübinger Schiene, einfach zu handhaben. Die Hüften sollen ohne Zwang in einer Spreizstellung liegen, dabei sich aber bewegen können. Alle die verschiedenen gebräuchlichen Spreizvorrichtungen haben diesen gleichen Zweck. In leichteren Fällen genügt *breites Wickeln* mit einem Kissen zwischen den Beinen.
b) u. c) **Pavlikbandage.** Mit Zügeln, deren Länge genau einzustellen ist, werden die Hüften flektiert und gespreizt gehalten, wobei das Kind mit den Beinen strampeln kann.
Wegen der Gefahr von Hüftschäden wird eine *Abduktion von nur ca. 60°*, dafür eine Flexion von über 90° empfohlen.

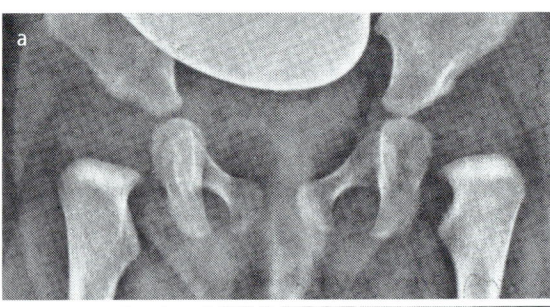

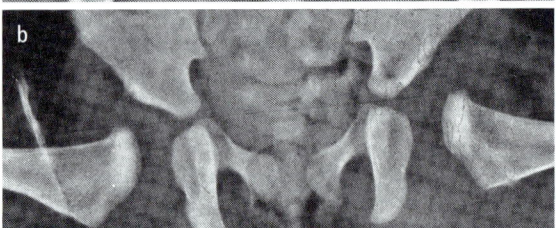

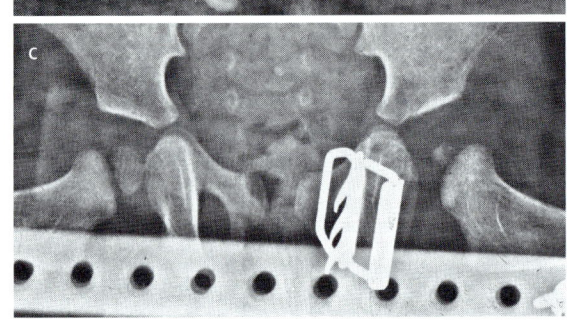

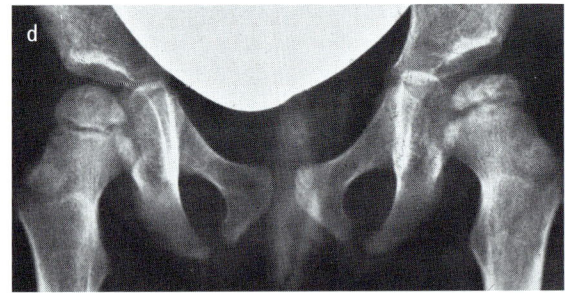

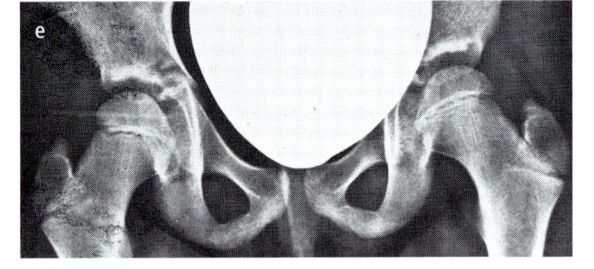

◀ **Abb. 64.40: Frühe Erkennung und Behandlung der angeborenen Hüftdysplasie**.
a) Röntgenbild der Hüften eines *drei Monate alten Mädchens* mit Abspreizhemmung links. Die Knochenkerne der Hüftkopfepiphysen sind noch nicht vorhanden, die Interpretation des Röntgenbildes ist in diesem Stadium deshalb oft noch schwierig und unsicher. Hier ist allerdings die linke Hüfte eindeutig etwas nach lateral und kranial verschoben, und der Pfannenerker weist eine schräg ansteigende Doppelkontur auf als Zeichen einer «Gleitfurche».
b) Es wurde eine Abspreizbehandlung eingeleitet: Die Hüftköpfe sind in dieser Stellung gut in der Tiefe der Pfanne zentriert.
c) *Ein Jahr später:* Gute Zentrierung der Köpfe. Die knöchernen Epiphysenkerne haben sich inzwischen gebildet, rechts normal, links, als Zeichen der Hüftdysplasie, stark verzögert und kleiner. Sichtbar ist die Querstange der Abspreizschiene, welche ein Jahr lang getragen wurde.
d) Röntgenbild desselben Mädchens *im Alter von drei Jahren*. Hüften gut zentriert, auch die Pfannen haben sich gut entwickelt. Allerdings ist die linke Hüftkopfepiphyse abgeplattet und aufgelockert, als Zeichen einer **ischämischen Hüftkopfnekrose**, eines sog. «Luxations-Perthes». Ursache dieser gefürchteten Komplikation sind meist brüske, forcierte Repositionsmanöver und Fixationen in Extremstellungen. Gelegentlich sieht man leichtere Formen des Luxationsperthes auch bei vorsichtiger Abspreizbehandlung in diesem Alter.
e) Kontrollröntgen *im Alter von acht Jahren*. Gute konzentrische Entwicklung der Hüften. Der Defekt, die ehemalige «Gleitfurche» am linken Pfannendach, ist immer noch zu sehen. Der Hüftkopf ist revitalisiert und hat sich wieder normal aufgebaut und weiter entwickelt.

Nicht immer heilt der Luxationsperthes so folgenlos aus. In schwereren Fällen können Wachstumsstörungen, massive Deformitäten und Subluxationen zurückbleiben, die früh zur Arthrose führen.
Wie das endgültige Resultat sein wird, weiß man aber auch in diesem Fall noch nicht (vgl. Kap. 64.4.5).

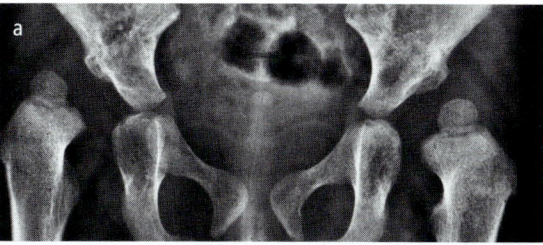

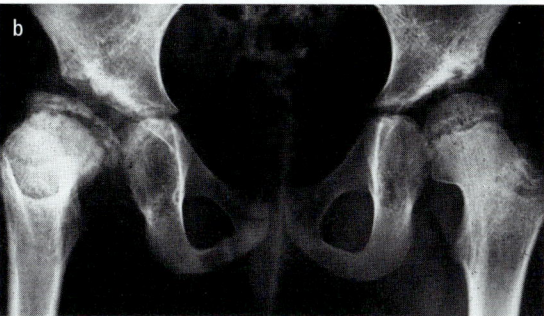

Abb. 64.41: Angeborene Hüftsubluxation, ungünstiger Verlauf.
a) *2-jähriges Mädchen* mit *beidseitiger Luxation*. Die Hüftköpfe drücken auf die Pfannenerker, beide sind dadurch deformiert.
Eine gute, stabile Zentrierung ist in solchen Fällen oft kaum mehr zu erreichen.
b) Kontrolle *im Alter von sechs Jahren*.
Rechte Hüfte: **Luxationsperthes** und residuelle Subluxation mit schlechter Prognose.
Linke Hüfte: Residuelle Pfannendysplasie mit leichter Subluxationsstellung, ungenügender Oberdachung. Auch hier ist die Prognose nicht günstig. Die Sklerosierung am Pfannendach zeigt die Überbeanspruchung an dieser Stelle an. Sie ist die Vorstufe der früh einsetzenden Arthrose.
In solchen Fällen versucht man, die Überdachung operativ zu verbessern und hofft, damit den Beginn der Arthrose hinausschieben zu können.

che *gewalttätige* **Manipulation** vom Hüftkopf nicht ertragen wird. Die Hüftkopfepiphyse wird **nekrotisch** («Luxationsperthes», Kap. 64.4.5). Schwere Wachstumsstörungen mit Kopfdeformierungen sind die Folge. Solche Hüften erholen sich nie mehr und werden schon im Adoleszentenalter arthrotisch (Abb. 64.41).

Es gilt deshalb, die Hüften sehr vorsichtig, Schritt für Schritt langsam in eine stabile Position zu bringen und dabei die Zirkulation nicht zu gefährden.

Die verschiedensten Bandagen, Schienen und Apparate wurden erfunden, um dysplastische Hüften **sanft zu reponieren**. Gebräuchlich sind Spreizhosen, die Bandage von Pavlik mit Riemenzügeln, Abspreizschienen aus Plastik, solche mit Ringen usw.

Bei allen besteht das Prinzip darin, die Hüften langsam in eine *Abduktion* von etwa 60° und eine *Flexion* von über 90° zu bringen, und zwar ohne Gewalt, nur durch die normalen Strampelbewegungen des Säuglings. Alle haben auch ihre Vor- und Nachteile. Bei der Wahl der Methode spielen Alter des Kindes, Zustand der Hüfte, Hygiene, Compliance, Kooperation mit den Eltern, Akzeptanz durch das Kind, Vorlieben, Erfahrung und «Schule» des Behandlers eine wichtige Rolle.

Obwohl starre Fixation und Extremstellungen vermieden werden, bleibt *bei allen* diesen Verfahren ein gewisses **Risiko** einer Hüftkopfnekrose (s. Kap. 64.4.5).

Nicht immer gelingt es, mit diesen Methoden eine gute Zentrierung und Stabilität zu erreichen. Für diese Fälle eignet sich die **Extensionsbehandlung**: Während zwei oder mehr Wochen wird ein Längszug angelegt (Hautextension mit je einem Viertel des

Körpergewichtes), bei kleinen Kindern als «overhead-extension» mit senkrechtem Zug an den Beinen bei rechtwinklig gebeugten Hüften (**Abb. 64.42a**).

Anschließend wird langsam im Verlauf von mehreren Wochen abgespreizt, indem die Zugrichtung täglich um einige Winkelgrade nach außen gerichtet wird, bis die Hüftköpfe schließlich in einer stabilen Stellung richtig tief in der Hüftpfanne stehen (vgl. Abb. 64.36). Diese Methode eignet sich auch zur eigentlichen Einrenkung luxierter Hüften. Besondere Repositionsmanöver werden meist überflüssig. Gegebenenfalls kann in Narkose manuell noch etwas nachgeholfen werden, allerdings darf keine Kraft angewendet werden (**Abb. 64.43**).

In den **ersten beiden Lebensjahren** ist die **Reposition** auf diese Weise fast immer möglich. Voraussetzung

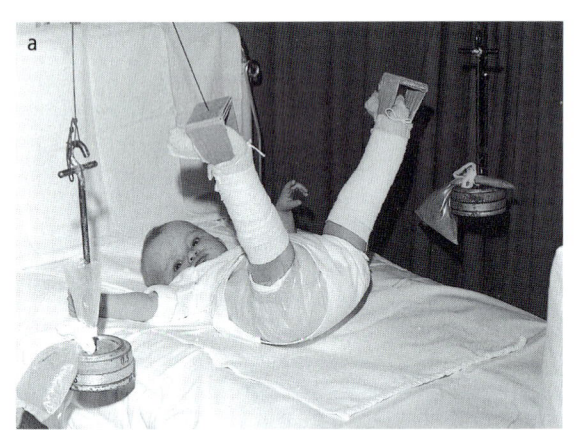

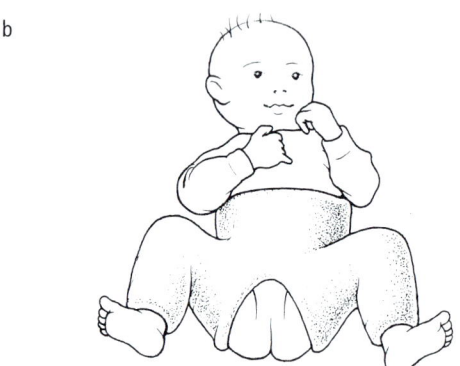

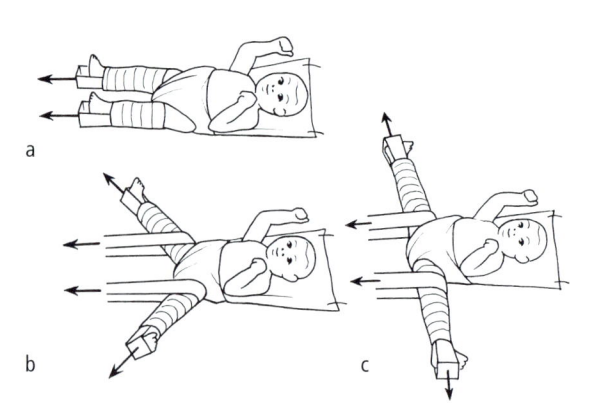

Abb. 64.43: Reposition durch Extension.
a) *Längszug*, bis der Kopf auf die Höhe der Pfanne heruntergekommen ist.
b) *Sukzessive Abspreizung* und langsame Reposition.
c) Nach gelungener Reposition ist der Kopf in dieser Stellung stabil in der Pfanne.

ist die *Geduld des Orthopäden und der Eltern*. Anschließend an Abspreizung und Reposition muss diese Stellung über längere Zeit erhalten werden, wenigstens bis der Hüftkopf nicht mehr luxiert und sich ein normales konzentrisches Wachstum zeigt. Dies dauert in der Regel etwa ein Jahr (**Abb. 64.44**).

Zur Erhaltung der primären Stabilität finden häufig zuerst Beckengipse, später die oben genannten Schienen Anwendung (Abb. 64.42 b). Die Repositionsstellung muss stabil sein, damit die Hüfte nicht wieder luxiert, aber wegen der Gefahr der Hüftkopfschädigung (Ischämie, Luxations-Perthes) darf sie auch nicht in eine Extremstellung forciert werden.

Auch nach gelungener Reposition ist eine gute *Prognose* keineswegs gesichert. Die weitere Hüftentwicklung ist oft unberechenbar. Zu häufig sind Restdysplasien und Rezidive, so dass weitere regelmäßige **Kontrollen bis zum Wachstumsabschluss** angebracht sind. Erst dann kennt man die definitive Form des Gelenkes.

Ob es später zur *Arthrose* kommt oder nicht, wird der behandelnde Arzt in der Regel nicht mehr erfahren.

Eine spezifische Komplikation der konservativen, aber auch der operativen Therapie, der «Luxationsperthes», wird allerdings schon nach Monaten manifest:

64.4.5
Aseptische Hüftkopfnekrose, eine gefürchtete Komplikation

Eine praktisch durchwegs schlechte Prognose haben die **ischämischen Kopfumbaustörungen («Luxations-Perthes»)**. Die Osteonekrose des Hüftkopfes ist auch heute noch die am meisten gefürchtete Komplikation

Abb. 64.42:
a) **Extensionsbehandlung.** Bei Luxationen im ersten Lebensjahr ist die sog. *«overhead»-Extension* zweckmäßig: Die Beine werden vorerst senkrecht nach oben gezogen, bis sich das Gesäß etwas vom Bett abhebt. Dann wird langsam sukzessive abgespreizt, wenn nötig über mehrere Wochen hinweg. Auf diese Weise ist eine konservative Reposition ohne Zwang in den meisten Fällen möglich.
b) Die Reposition muss oft, z. B. auch nach Operationen, *im Gips* gehalten werden während einiger Zeit, in ca. 60° Abduktion und über 90° Flexion. Anschließend kann die Abduktionsstellung mittels Schienen leicht über längere Zeit (Monate) erhalten werden, bis die Hüfte sich konsolidiert hat. Die Kinder können sich damit gut bewegen.

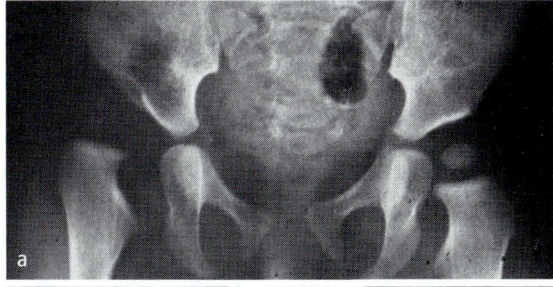

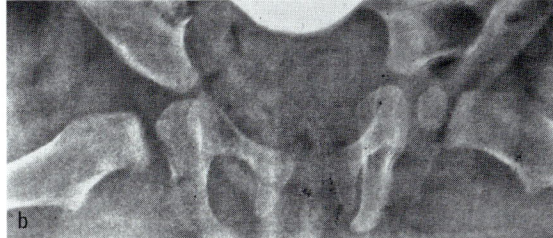

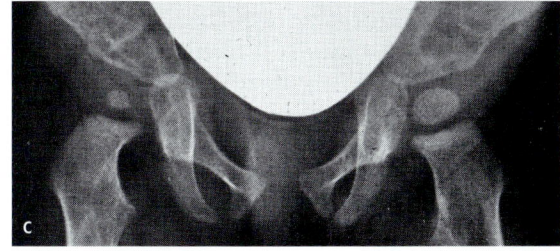

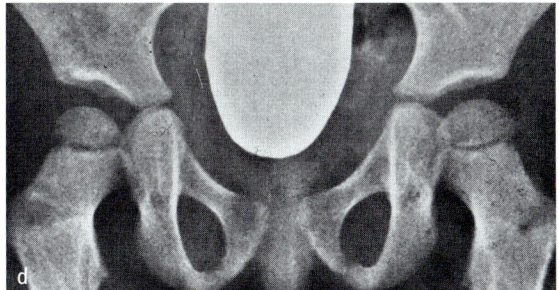

Abb. 64.44: Kongenitale Hüftluxation, *konservative Behandlung.*
a) Bei diesem *Mädchen* wurde die *Diagnose erst im Alter von sieben Monaten* gestellt. Wegen Abspreizhemmung der rechten Hüfte wurde ein Röntgenbild gemacht. Sie ist vollständig luxiert, der Kopfkern eben erst sichtbar, die Hüftpfanne steil, der Pfannenerker zeigt die für die «Gleitfurche» typische Doppelkontur.
b) Mit schonender, schrittweiser Abspreizung konnte die Hüfte ohne Kraftanwendung *reponiert* werden (hier im Hanausek-Apparat; oft ist eine Extensionsbehandlung nötig).
c) Im *Alter von einem Jahr* ist der Hüftkopf gut zentriert, der Pfannenerker kann seine Entwicklung noch nachholen.
d) Kontrolle *im Alter von zwei Jahren:* Gute Zentrierung der Hüften, gute Überdachung des Kopfes durch ein fast normalisiertes Pfannendach. Gute Prognose.

Dieses Beispiel zeigt, dass in den ersten Lebensmonaten auch bei ausgeprägter Dysplasie eine normale Hüftentwicklung noch möglich ist. Nicht immer ist der Verlauf so problemlos und so günstig wie hier. Vor allem bei späterem Behandlungsbeginn bleiben häufig residuelle Deformitäten, Dysplasien, Subluxationen zurück. Mit verschiedenen Operationen (vor allem zur Verbesserung des Pfannendaches) versucht man dann, doch noch eine günstige Hüftentwicklung und damit eine gute Langzeitprognose zu erreichen, doch haben die Spätresultate bisher die Hoffnungen, welche man in die Operationen setzte, nur zu einem relativ kleinen Teil erfüllt.
Umso wichtiger ist die Frühdiagnose und eine schonende Frühbehandlung.

im Laufe der Behandlung, sei sie konservativ oder operativ.

Zu solchen Nekrosen kommt es vor allem nach wiederholten und **forcierten Repositionsversuchen** und **starrer Fixation in extremen Spreizpositionen**, aber auch nach offenen Repositionen und anderen Operationen. *Keine* Behandlungsmethode ist vollständig dagegen gefeit, und auch einfache Spreizkissen sind nicht ganz harmlos.

Offenbar kann durch die Abspreizung und/oder eine rigide Fixation die *Blutzirkulation im Hüftkopf* gedrosselt werden. Alle solchen Manipulationen und Stellungen sind deshalb verpönt. Dazu gehören die «Froschstellung» von Lorenz (Abduktion und Außenrotation je 90°) und die «Langestellung» (Abduktion in Innenrotation), die hohe Nekroseraten hatten. Besser toleriert wird eine Abspreizung von nur etwa 60° bei Flexion über 90° (Fettweis, Salter: «*human position*», Abb. 64.39 u. 64.42). Gefährdet sind vor allem Kinder **im ersten und zweiten Lebensjahr** und solche mit einer Abspreizhemmung.

Diese Osteonekrosen sind zwar reversibel, genauso wie der «idiopathische» Perthes (s. Kap. 64.5), sie führen aber meist zu einer **Wachstumsstörung**, zu *sekundären Deformitäten*: Coxa magna, Coxa vara, Dysplasie etc. und damit zu Funktionsstörungen und später zu degenerativen Veränderungen, zu frühzeitigen **Arthrosen**.

Wichtig ist deshalb ein sehr vorsichtiges, sanftes Vorgehen, ohne die geringste Gewaltanwendung, schon bei der Untersuchung und besonders bei der Behandlung.

Das Hauptanliegen der Therapie in den ersten Lebensjahren ist denn auch eine extrem schonende, *kontinuierlich* über einen längeren Zeitraum sich erstreckende statt einmalige forcierte Reposition, und eine *flexible* Fixation, um diese schwere Komplikation zu vermeiden (s. Abb. 64.41).

64.4.6
Operative Behandlungsmethoden

Wenn mit den genannten konservativen Behandlungsmethoden eine gewaltlose gute Reposition nicht möglich ist, versucht man es auf operativem Weg. *Das Ziel* ist nicht nur die stabile Reposition der Hüfte, sondern die *Verhütung der späteren Koxarthrose*. Die Spätresultate der nach dem ersten und zweiten Lebensjahr eingerenkten Fälle haben im Allgemeinen enttäuscht. Diese Erfahrungen haben gelehrt, dass sich auch geringe Abweichungen der Hüftanatomie und -funktion von der Norm, welche bei Abschluss der Behandlung noch bestehen, während der Wachstumsperiode kaum mehr ausgleichen, sondern eher verschlimmern und später mit Sicherheit zur Arthrose führen.

Aus diesem Grund hat man sich nicht mehr mit der alleinigen Einrenkung begnügt, sondern versucht die anatomischen und funktionellen Abweichungen von der Norm, *die «Dysplasie» zu beseitigen*, oder wenigstens der Norm so gut wie möglich anzugleichen. **Die wichtigsten Faktoren** sind dabei:

1. *ungenügende Zentrierung* des Kopfes, vor allem bei zu geringer Tiefe der Pfanne
2. die *mangelhafte Überdachung* des Kopfes durch das Acetabulum
3. Von untergeordneter Bedeutung ist die Abweichung des Schenkelhalswinkels von der Norm. Sie ist eher Folge als Ursache. Stellungsänderung allein ist keine Verbesserung der Prognose.

Selbstverständlich können alle drei Komponenten der Dysplasie operativ beeinflusst werden. Eine ganze Reihe von Operationen ist dafür erfunden worden. Wesentlich ist allerdings *nicht* das unmittelbare anatomische Operationsresultat, sondern der *Endzustand nach Abschluss des Wachstums*, d.h. ob es gelingt, die Funktion des Hüftgelenkes so weit zu normalisieren, dass der Circulus vitiosus unterbrochen und das **Wachstum in normale Bahnen** gelenkt werden kann. Dabei ist die Reaktion des Gelenkknorpels und des Wachstumsknorpels an Pfanne und proximalem Femurende entscheidend. Eine «normale» Hüfte kann nicht operativ hergestellt werden, sie kann nur aus der Wachstumspotenz der germinativen Knorpelschichten entstehen. Alles hängt davon ab, dass wir diese für und nicht gegen uns wachsen lassen können.

Gebräuchliche Operationen bei der kongenitalen Hüftgelenkluxation

1. **Offene Reposition:** In manchen Fällen gelingt die geschlossene Reposition nicht oder nur unvollkommen. Dann wird versucht, Repositionshindernisse (eingeschlagener Limbus, zu enger Isthmus, Hindernisse im Pfannengrund) operativ zu beseitigen. Wichtig ist eine gute, tiefe *Zentrierung* des Kopfes im Pfannengrund. Die genaueste Kontrolle ergibt die Arthrographie (s. Abb. 64.35 u. Abb. 64.36). Anschließend muss die Repositionsstellung während längerer Zeit (Monate) gehalten werden wie nach konservativer Einrenkung, in den ersten Wochen/Monaten in der Regel im Gipsverband, bis die Hüfte stabil genug ist. Diese Operation eignet sich nur für Kinder vom 1. bis etwa zum 4. Lebensjahr.

2. **Intertrochantere Korrekturosteotomie:** Steile und stark nach vorne gerichtete Schenkelhälse (Coxa valga et antetorta) sind eine fast obligate Begleiterscheinung von Dysplasie und Luxation, vermutlich als Folge einer Modifikation des Wachstums des proximalen Femurendes durch die veränderte biomechanische Beanspruchung (vgl. Kap. 5.3, Abb. 5.8). Andererseits verstärken Coxa valga und vermehrte Antetorsion eine vorhandene Luxationstendenz. Derotations-Varisations-Osteotomien erschienen theoretisch logisch und waren lange Zeit populär (**Abb. 64.45**). Mit einer besseren Zentrierung des Kopfes im Acetabulum wollte man eine normale Hüftentwicklung erreichen. Die Resultate waren im Allgemeinen enttäuschend, denn solange das Pfannendach nicht genügend Halt gibt, kommt es unweigerlich zur *Wiederaufrichtung des Schenkelhalses* und oft zum Rezidiv der Subluxation (Abb. 5.11). Auch sind die Risiken und Nachteile dieser Operation nicht gering: Fehlstellungen, ungenügende Osteosynthesen, Beschädigung der Wachstumszonen, Wachstumsstörungen, Insuffizienz mit Hinken, Beinverkürzung, unschöne Verbreiterung der Hüftpartie, hässliche Narben. Die Indikation zur Derotations-Varisations-Osteotomie als alleinige Operation ist wohl nur selten gegeben. Der Eingriff kommt noch gelegentlich zur Anwendung *in Verbindung* mit Eingriffen am Acetabulum und solchen zur Reposition, z.B. um eine Verlängerung und damit einen erhöhten Druck mit der Gefahr einer Kopfnekrose zu vermeiden.

3. Eingriffe zur **Verbesserung der Überdachung des Kopfes**. Mit der Zeit setzte sich die Erkenntnis durch, dass nur eine stabile Hüfte mit guter Zentrierung und ausreichender Überdachung sich befriedigend entwickeln kann. Verschiedene Operationsmethoden sind vorgeschlagen worden, um das *Pfannendach* zu verbreitern. Zu unterscheiden ist, ob dieses nur aus Knochen gebildet wird (wie bei den Pfannendachspänen und der Chiari-Osteotomie) oder vom eigenen Gelenkknorpel überzogen ist (wie bei den Acetabuloplastiken, der Salter- und der Triple-Osteotomie). Letztere haben im Wachstumsalter die besseren Aussichten:

Abb. 64.45: Kongenitale Hüftgelenksluxation. Verlaufsserie.
a) Bei diesem Mädchen wurde die Luxation der linken Hüfte erst *im Alter von* knapp *zwei Jahren* entdeckt.
b) *Konservative Reposition* in Abspreizstellung. Gute Zentrierung. Großer Pfannendachdefekt.
c) Zustand *ein Jahr später*. Inzwischen war eine intertrochantere *Varisations- und Derotationsosteotomie* gemacht worden, um die Hüfte permanent besser zu zentrieren und die bei der Hüftdysplasie häufig vermehrte Antetorsion zu korrigieren. Die Osteotomie ist bereits knöchern geheilt, die Löcher von den Schrauben, mit welchen die beiden Fragmente zusammengepresst worden waren, sind noch zu sehen. [Die obere Schraube muss unterhalb der Trochanterepiphyse eingesetzt werden, sonst kann es zu Wachstumsstörungen kommen, wie auf Abb. 28.3 (Kap. 28.2.1).]
d) Kontrolle *drei Jahre später*, im Alter von sechs Jahren. Der Schenkelhals hat sich *wieder aufgerichtet*, doch ist der Hüftkopf kreisrund, und das Acetabulum hat seine Entwicklung nachgeholt und ein gutes Pfannendach gebildet.
e) Kontrolle *nach Wachstumsabschluss, im Alter von 17* Jahren: Weitgehend normale Hüftgelenkverhältnisse beidseits. Nur bei solchem Befund kann eine gute Prognose erwartet werden, doch nicht in allen Fällen verläuft die Entwicklung so günstig (vgl. Abb. 64.38). Manchmal bleibt eine residuelle Dysplasie oder sogar Subluxation zurück. Dann muss früher oder später mit Beschwerden und einer Arthrose gerechnet werden. Bisher lässt sich das offenbar mit keiner Operationsmethode sicher verhindern, wenn die Krankheit nicht rechtzeitig entdeckt wurde.

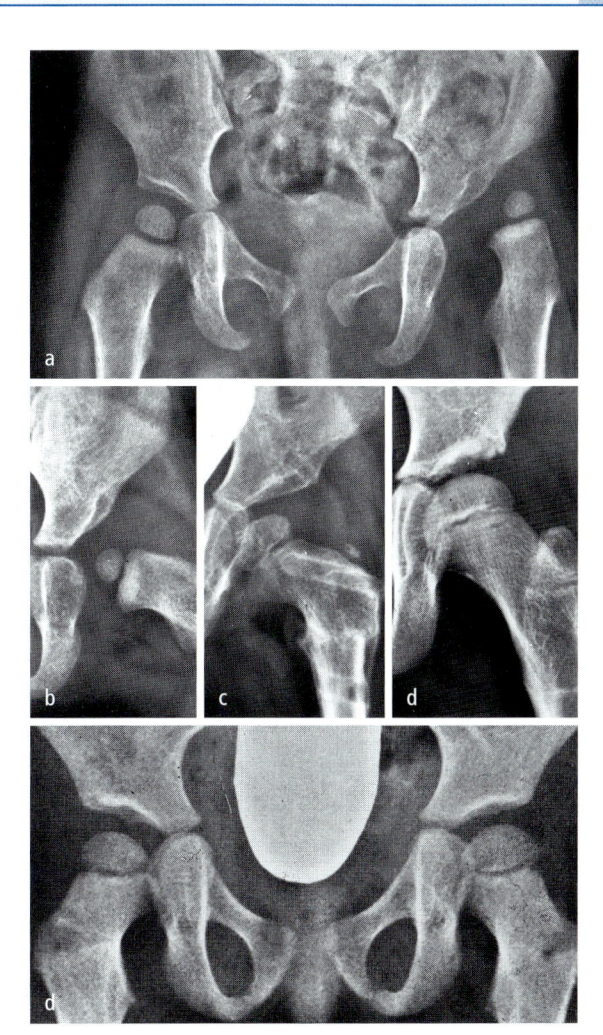

- **Acetabuloplastiken:** Bei kleinen Kindern mit noch biegbaren Knochen kann ein fliehendes Pfannendach nach vorne und zur Seite heruntergeklappt und dadurch verbessert werden (Pemberton, Tönnis u.a.). In den klaffenden Osteotomiespalt wird ein kräftiger keilförmiger Knochenspan eingeklemmt. Einzelne kleine Späne als Pfannendachersatz genügen nicht, sie werden leicht resorbiert.
  Mit Anlagerung von massiven Spänen (Shelf-Operation) zum Zweck der Pfannendachverbreiterung nach Wachstumsabschluss wird versucht, die Hüfte zu stabilisieren und die Belastung besser auf den Hüftkopf zu verteilen (Abb. 64.50).
- **Beckenosteotomie nach Salter** (*innominate osteotomy*). Es wird nicht ein neues Pfannendach gebildet, sondern die ganze Pfanne wird nach lateral und ventral gekippt, wodurch die Überdachung verbessert wird (**Abb. 64.46** u. **Abb. 64.47**). Diese Operation eignet sich gut für kleine Kinder mit ungenügender Überdachung der Pfanne, ohne ausgeprägte Inkongruenz. Die Operation hat sich bei nicht allzu schweren Fällen bewährt.
- **Komplexe Beckenosteotomien** (*Triple-Osteotomien, periazetabuläre* Osteotomien, dreidimensionale Pfannenschwenkosteotomie) wurden in den letzten Jahren angegeben, mit welchen sich die Hüftpfannen besser kippen lassen (s. **Abb. 64.48**). Theoretisch können damit einigermaßen kongruente Pfannen mit ungenügender Überdachung (zu kleiner CE-Winkel) als Block gedreht und damit weitgehend normalisiert werden. Im Gegensatz zum «Chiari» haben diese Pfannen hyalinen Knorpelüberzug. Man hofft, dass sie länger halten. Langzeitresultate fehlen naturgemäß noch. Diese Operationen sind technisch schwierig, aufwändig und nicht ohne erhebliche Risiken. Dreidimensionale CTs können bei der Planung helfen.
- **Beckenosteotomie nach Chiari,** knapp oberhalb des Hüftgelenkes und Verschieben desselben nach medial. So kommt ein neues künstliches Pfannendach zu Stande, allerdings ohne Knor-

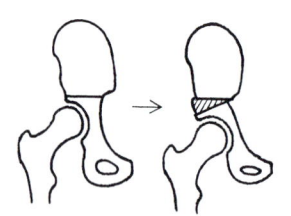

Abb. 64.46: *Verbesserung der Überdachung* mittels **Beckenosteotomie nach Salter**. Der untere Beckenteil mit dem Acetabulum wird nach vorne und zur Seite gekippt, damit das Pfannendach den Hüftkopf besser überdacht. Die Osteotomie wird mit einem Knochenspan verkeilt. Diese Operation eignet sich für nicht allzu schwere Dysplasien bei kleinen Kindern. Bei älteren ist der Knochen zu starr, und man erreicht keine genügende Korrektur des Pfannendachwinkels mehr.

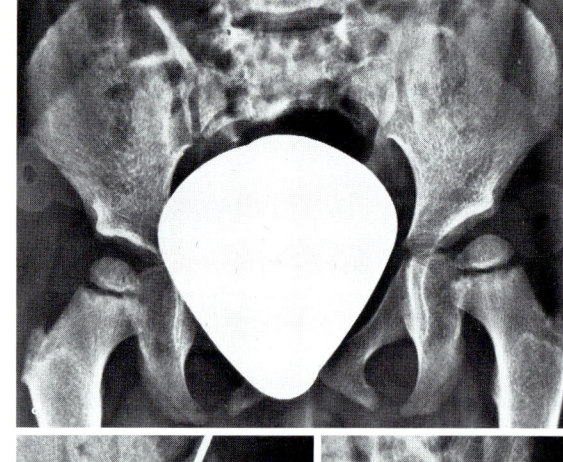

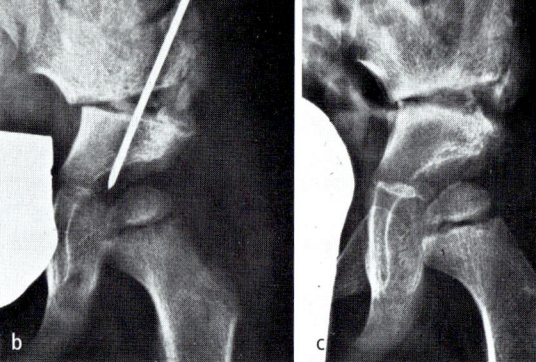

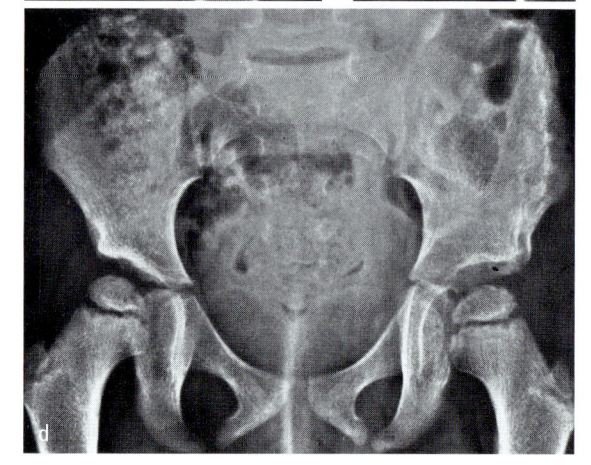

Abb. 64.47: *Das Problem der* **Kopfüberdachung**.
a) Bei diesem *4-jährigen Mädchen* steht zwar der linke Hüftkopf gut in der Pfanne, doch ist die Überdachung ungenügend: Das Acetabulum ist steiler und der Pfannenerker ragt weniger weit nach lateral vor, als auf der rechten Seite (der in Abb. 64.13 definierte Centrum-Ecken-Winkel [CE] nach Wiberg ist sehr klein). Eine leichte beginnende Sklerosierung des Pfannendaches (im Vergleich zu rechts), sowie eine beginnende leichte Entrundung des Kopfes, zeigen eine Tendenz zur Subluxation mit erhöhtem Druck auf Pfannenerker und Kopf an, was sich auf das weitere Wachstum störend auswirkt und eine eher ungünstige Entwicklung erwarten lässt.
Deshalb wurde versucht, durch eine *Beckenosteotomie* nach Salter die Überdachung zu verbessern.
b) Zeigt die *postoperative* Röntgenkontrolle. Der fixierende Kirschnerdraht liegt vor dem Gelenk, sein Ende ist abgebogen. Er wurde nach drei Wochen entfernt.
c) *Ein Monat später* ist die Osteotomie in Konsolidation begriffen.
d) Zustand $1^{1}/_{2}$ *Jahre später*: Die Überdachung ist jetzt deutlich besser. Eine gewisse Asymmetrie des Beckens muss bei dieser Operation in Kauf genommen werden.

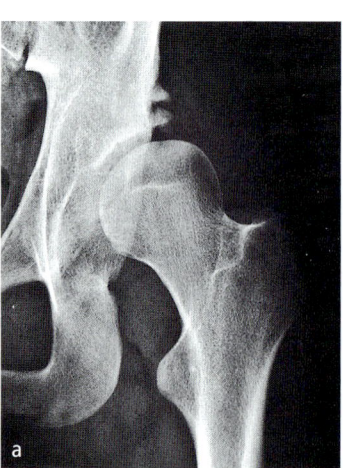

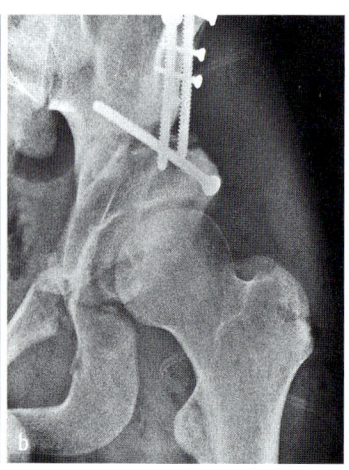

◀ **Abb. 64.48: Triple-Osteotomie bei Hüftdysplasie.**
a) *vor* Operation, b) *nach* Dreifachosteotomie: Das Becken wird ober- und unterhalb des Hüftgelenkes an drei Stellen durchtrennt, dann wird das Acetabulum gedreht, bis der Hüftkopf gut überdacht ist.

pelüberzug (s. Abb. 64.51). Überdachung und Stabilität sind gut, doch entwickelt sich früher oder später immer eine Arthrose. Immerhin ist später das Einsetzen einer Endoprothese relativ gut möglich. Wird eher bei Jugendlichen und jungen Erwachsenen gemacht.

Alle diese Methoden haben bestimmte Indikationsstellungen (lokaler Befund, Alter usw.). Alle haben Gefahren und Nachteile. Ihre endgültige klinische Bewertung ist schwierig, da erst die Spätresultate für den Erfolg entscheidend sind (Abb. 64.18 u. Abb. 25.2).

Das gemeinsame Ziel aller dieser Operationen ist es, die spätere Arthrose zu vermeiden oder wenigstens möglichst weit hinauszuschieben. Die Probleme und Schwierigkeiten der Indikation solcher prophylaktischer Operationen wurden bereits im Abschnitt «Orthopädie der Hüfte im Kindesalter», Kapitel 64.2.3, sowie im Kapitel «Prophylaktische Operationen», Kapitel 18.1.3, und in Kapitel 22.2 zur Sprache gebracht.

Jedenfalls wird man alle dysplastischen Hüften auch nach abgeschlossener Behandlung **in Kontrolle behalten**. Bleibt die Hüfte stabil, kann man die weitere Entwicklung abwarten. Bei instabilen Hüften, bei zunehmender Subluxation jedoch muss eine Operation erwogen werden. Sie sollte möglichst *vor* dem pubertären Wachstumsschub gemacht werden, denn in dieser Phase kann sich die Form der Hüfte noch ändern, zum Guten wie zum Schlechten. Nach Abschluss des Wachstums ist die endgültige Form dann erreicht.

64.4.7
Das spätere Schicksal der Dysplasien

Residuelle und im Kindesalter nie diagnostizierte Hüftdysplasien stellen einen großen Teil der Patienten, die *später wegen Koxarthrose operiert* werden müssen. Kann man ihnen dieses Schicksal ersparen?

Bei offensichtlichen Deformitäten, Schmerzen und Funktionsstörungen ist die Indikation zu einer Operation in der Regel gerechtfertigt, und die Frage ist lediglich, welche von den oben erwähnten zu wählen sei. Eine logische Arbeitshypothese ist z.B. jene, dass Pfannen mit hyalinem Knorpel vermutlich eine bessere Langzeitprognose haben als solche mit bindegewebigem oder rein knöchernem Dach.

Die Wahl der Operationsmethode wird aber vor allem auch bestimmt von den technischen Möglichkeiten, Schwierigkeiten und vom Risiko. In dieser Beziehung sind aber z.B. Triple-Osteotomien wesentlich anspruchsvoller und heikler als etwa Spanplastiken.

Die Prognose der leichten Dysplasie

Besonders schwierig ist die Entscheidung bei jungen Menschen mit einer nur marginalen Dysplasie und nur geringfügigen Schmerzen. Das *Ziel* ist an sich klar: «*Jede Therapie soll die Spontanprognose verbessern.*» Das Dilemma besteht darin, dass es kaum Längsschnittuntersuchungen über so lange Zeiträume gibt und somit auch wenig verlässliche Kriterien für die langfristige Prognose. So fand Engelhardt[2] neben anderen **morphologischen Kriterien** lediglich, dass ein *CE-Winkel* unter 10° bis 15° für eine spätere Koxarthrose disponiere. Murphy et al.[3] fanden in einer retrospektiven Vergleichsstudie ähnliche Werte. Sie versuchten auch, weitere relevante Messgrößen zu definieren. Präzisere Anhaltspunkte fehlen jedoch.

Andererseits ist es natürlich auch keineswegs sicher, dass die «Korrekturoperationen» den Spontanverlauf tatsächlich verbessern und eine spätere Arthrose verhindern können. Prospektive Studien dazu wird es nie geben.

Da diese Operationen auch ein erhebliches *Risiko* haben, ist es problematisch, sie jungen Menschen ohne oder mit nur geringen Beschwerden zu empfehlen. «Evidence-based medicine» ist in der Orthopädie nicht leicht zu haben. Wenn es um Prophylaxe geht, schon gar nicht (vgl. Kap. 25.4).

Unter diesem Aspekt muss auch das folgende Krankheitsbild gesehen werden:

Labrumpathologie bei Dysplasien

Seit man mit MRI und Ultraschall Weichteilstrukturen sichtbar machen und mit dem Arthroskop ins Gelenk hineinschauen kann, ist das *Labrum articulare* ein interessantes Forschungsobjekt geworden. Allerdings sind seine Veränderungen bei der Dysplasie, der Subluxation und Luxation durch die konventionelle Arthrographie schon länger bekannt: Dem Überdruck auf den Pfannenerker können der knorpelige Limbus und das aus kollagenem Bindegewebe bestehende Labrum keine mechanische Kraft entgegensetzen. Es wird langsam deformiert und schließlich zerschlissen. Die Abbildungen 64.35 und 64.36 zeigen dies deutlich bei Dysplasie und Subluxation im Kleinkindesalter.

Bei Adoleszenten und Erwachsenen mit Restdysplasien können Leistenschmerzen auftreten, vielleicht durch Einklemmung eines Labrums am vorderen Rand des Acetabulum (vgl. Kap. 64.8.5).

---

2 P. Engelhardt: Das Risiko der sekundären Arthrose, Thieme, Stuttgart, 1988
3 J. Bone Jt. Surg. 77-A, 985 (1995)

Tatsächlich handelt es sich um die ersten degenerativen Verschleißerscheinungen der *beginnenden Koxarthrose*. Weitere Frühzeichen sind Ganglien, Knochenzysten und vermehrte Sklerose am Limbus, minimal verschmälerter Gelenkspalt lateral und geringfügige Inkongruenz im Sinne einer minimalen Subluxation. Im *konventionellen Röntgenbild* erscheinen diese feinen Zeichen erst *relativ spät*.

Arthroskopisch und MR-arthrographisch sind die Veränderungen am Labrum schon früher erkennbar, und manche Autoren empfehlen denn auch in jedem klinischen Verdachtsfall ein Arthro-MRI oder eine Arthroskopie und möchten vielleicht gleich auch noch ein defektes, eingerissenes Labrum entfernen.

Andererseits sind sich alle im Klaren, dass es eine separate Labrumpathologie nicht gibt, sondern dass diese nur ein Teilaspekt der Pathologie der Dysplasie auf dem Weg zur Arthrose ist, d. h. eine Vorstufe der Koxarthrose. So nützt es höchstens kurzfristig, am Labrum zu operieren, ohne gleichzeitig die zu Grunde liegende Dysplasie zu beheben. Dies ist allerdings nur mit überaus aufwändigen, technisch schwierigen, heiklen und keineswegs risikolosen Operationen (Beckenosteotomien, s. Kap. 64.4.4) möglich und wohl nur bei erheblichen aktuellen Beschwerden und eindeutigen Dysplasien mit auch radiologisch sichtbarer beginnender Arthrose angezeigt. Aufwand und Risiken dieser Eingriffe sowie unsere Unkenntnis der langfristigen Prognose, sowohl mit als auch ohne Operation, sprechen gegen prophylaktische Indikation.

Arthroskopie und MR-Arthrographie sind zwar interessante, aber invasive Eingriffe. Da sich aber nur selten neue therapeutische Konsequenzen daraus ergeben, ist ihre praktische Bedeutung gering (vgl. Kap. 64.9).

Die veraltete Hüftgelenkluxation

Trotz aller unserer Bemühungen und Operationen ist es nicht zu leugnen, dass die Behandlungsresultate viel *zu wünschen übrig lassen*, und zwar umso mehr, *je älter die Kinder* bei Behandlungsbeginn waren. Die Aussichten auf ein gutes Ergebnis nehmen schon vom ersten Lebensjahr an ab, mit zwei Jahren sind sie bereits unsicher, und mit etwa vier Jahren ist kaum mehr mit einem einwandfreien Resultat zu rechnen. Man steht, vor allem bei noch älteren Kindern und beidseitigen Luxationen, vor der Gewissensfrage, ob man mit einer Operation nicht mehr schaden als nützen würde.

Es gibt einen Zeitpunkt, nach welchem es besser ist, *luxierte Hüften nicht mehr* zu reponieren. Ein Hüftkopf, welcher infolge einer hohen Luxation den Kontakt mit der Beckenwand verloren hat, verursacht in der Regel keine Schmerzen, auch nach Jahren nicht, während eine residuelle Dysplasie oder Subluxation früher oder später zur Koxarthrose und damit zu Schmerzen führt (**Abb. 64.49**).

Die Patienten mit **vollständiger Luxation** behalten wohl einen unschönen Gang, haben aber selten starke Schmerzen und werden praktisch nie voll invalide. Vor allem *beidseitige hohe Luxationen* sollten bei nicht mehr ganz jungen Kindern nicht mehr zu reponieren versucht werden. Solche Versuche endeten fast immer mit Misserfolgen. In solchen Fällen kann eine hochdiaphysäre Osteotomie (Schanz) die Instabilität etwas mildern (Abb. 64.49b).

Schwierige Probleme stellen die **residuellen Subluxationen und Dysplasien**, welche schon im 2. und 3. Lebensjahrzehnt zu arthrotischen Schmerzen führen. An eine völlige Wiederherstellung des Hüftgelenkes ist nicht zu denken. In Frage kommen die Operationen für die Koxarthrose: Osteotomien, evtl. Pfannendachplastiken usw., allerdings selten mit

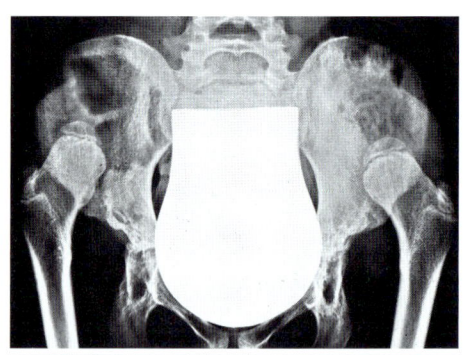

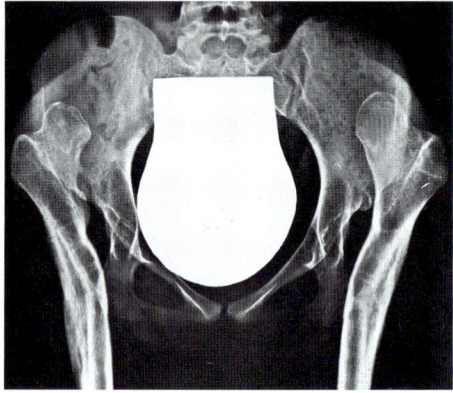

Abb. 64.49: Angeborene **beidseitige hohe Hüftgelenkluxation** bei einem *8-jährigen Mädchen* (oben). Die dysplastischen Hüftköpfe stehen oben auf Höhe der Darmbeinschaufeln, aber artikulieren nirgends. Das Becken ist nach vorne gekippt. Die Gelenkpfannen sind nicht ausgebildet, der Formationsreiz dazu fehlte. Auf eine Reposition wurde verzichtet.
Unten: Röntgenbild *im Alter von 15 Jahren*: Um eine bessere Statik zu erreichen, war lediglich eine hochdiaphysäre *Abwinkelungsosteotomie* gemacht worden. Das Mädchen hinkt, hat aber keine Schmerzen.

Dauererfolg, in der Zukunft vielleicht Gelenktransplantationen.

Endoprothesen wird man in diesem Alter nicht leichten Herzens einsetzen, und so trachtet man danach, durch andere Maßnahmen, evtl. Operationen, den Zeitpunkt dafür hinauszuschieben, möglichst bis ans Ende des aktiven und erwerbsfähigen Alters.

Arthrodesen sind unbeliebt, bei gesunder Gegenhüfte allerdings ausgezeichnet (s. a. Kap. 64.9.2; **Abb. 64.50** u. **Abb. 64.51**.) In seltenen Fällen kann die Resektion des Hüftkopfes angezeigt sein.

Noch heute ist die kongenitale Hüftluxation eines der schwierigsten orthopädischen Probleme. Seine Lösung liegt weniger in der Weiterentwicklung der Operationstechnik als in der Eliminierung der Krankheit durch systematische *Untersuchung der Hüften bei allen Neugeborenen*.

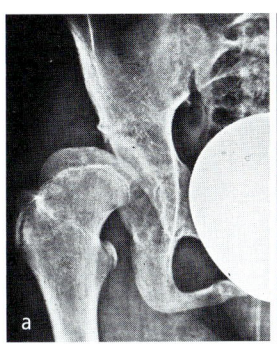

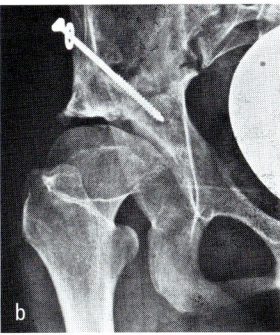

Abb. 64.51:
a) **Residuelle Subluxation** bei *14-jährigem Mädchen*. Starke Deformierung des Kopfes. Steil gestellter Schenkelhals. Die ursprüngliche Pfanne ist leer, sie ist kaum ausgebildet. Oberhalb davon hat sich eine rudimentäre Sekundärpfanne gebildet. Die kleine Berührungsfläche zeigt Zeichen von Überbeanspruchung. Die Überdachung fehlt völlig. Beginnende Beschwerden.
Um ein Pfannendach zu bilden, wurde das Becken knapp oberhalb des Hüftkopfes quer *osteotomiert* (nach *Chiari*).
b) Zustand *13 Jahre nach der Beckenosteotomie*. Der nach medial verschobene Kopf hat durch die nach lateral verschobene Beckenschaufel ein neues Dach bekommen. Die Schraube diente zur Fixation der beiden Beckenteile in der neuen Stellung.

Wenn auch nur mit einem Hinausschieben der mit Sicherheit einsetzenden Arthrose gerechnet werden kann, konnten wenigstens günstige Verhältnisse für eine spätere Endoprothese geschaffen werden.

64.5
Morbus Perthes

(syn.: juvenile Hüftkopfnekrose, Osteochondrosis coxae iuvenilis, M. Legg-Calvé-Perthes)

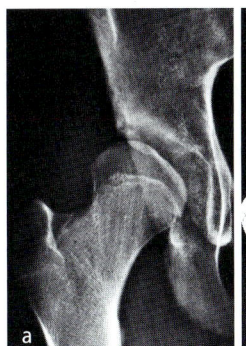

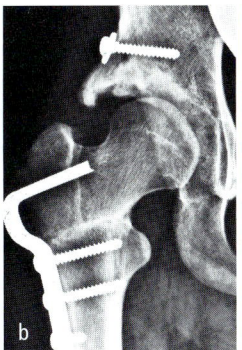

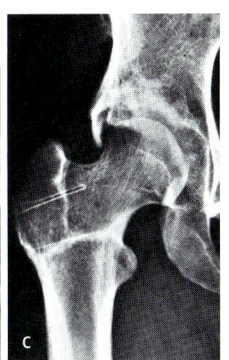

Abb. 64.50: Residuelle Dysplasie bei *15-jährigem Mädchen*, das über gelegentliche *Beschwerden* klagt.
a) Inkongruenz, **ungenügende Überdachung**, Sklerosierung am Pfannenerker als Zeichen der Überbeanspruchung.
b) *Vier Monate* nach intertrochanterer Varisationsosteotomie und *Acetabuloplastik*. Man hoffte, durch bessere Druckverteilung im Gelenk (s. Kap. 9.2.1) die beginnende Arthrose aufzuhalten oder wenigstens hinauszuschieben.
c) *Fünf Jahre später:* Pfannendach und Osteotomie konsolidiert und umgebaut. Weiteres Schicksal unbekannt.

64.5.1
Allgemeines

Der «Perthes» gehört zu den **ischämischen Knochennekrosen** (s. Kap. 31.4). Er ist eine klinisch genau umschriebene, relativ häufige Krankheit, deren Ursache immer noch unbekannt ist («Idiopathische Hüftkopfnekrose»). Sie kommt praktisch nur **im Alter von etwa 3 bis 10 Jahren** vor, bei Knaben ca. vier Mal häufiger als bei Mädchen, nicht selten beidseitig.

Bei der kongenitalen Hüftluxation wird manchmal im Anschluss an eine Repositions- und Fixationsbehandlung in den ersten Lebensjahren eine ähnliche Erscheinung beobachtet («*Luxationsperthes*», s. Kap. 64.4.5).

Die *diaphysäre Dysplasie*, eine Erbkrankheit, verursacht ähnliche Veränderungen.

Pathogenese

Die *Blutversorgung des Femurkopfes* ist während des ganzen Lebens, besonders aber in der Kindheit, stark gefährdet (s. Kap. 64.2.1). Offenbar genügt ein geringer Anlass, dass sie nicht mehr ausreicht; wahrscheinlich spielen verschiedene Faktoren eine Rolle: Vaskularisation, intraartiartikulärer und intraossaler Druck, genetische, Stoffwechsel- und andere Faktoren. Das meiste ist hypothetisch. Das Stadium der akuten Ischämie verläuft unbemerkt.

Die **pathologisch-anatomischen Veränderungen** und ihre Entwicklung in vier Stadien wurde im Kapitel über ischämische Knochennekrosen (Kap. 31.2) eingehend beschrieben (s. a. Abb. 31.6 u. Abb. 64.54).

Die eigentliche *klinische Krankheit* beginnt mit dem Zusammenbruch und dem Umbau der nekrotischen Knochenareale. Ihr Ausdruck ist die *subchondrale Fraktur*. Sie ist am besten auf dem axialen Röntgenbild zu sehen (Abb. 64.53 c).

Klinik

Symptome treten meist erst nach längerer Zeit auf und sind **spärlich**: Leichte *Schmerzen* in der Hüfte, nicht selten *im Knie* (!), ein leichtes *Hinken*. Solche Zeichen, bei Kindern im Vorschul- und Grundschulalter, müssen den Verdacht auf M. Perthes wecken. Bei Knieschmerzen in diesem Alter ist ein *Hüftröntgenbild* angezeigt.

Auch *der klinische* **Befund** ist zumeist gering: Eine mehr oder weniger ausgeprägte *Bewegungseinschränkung*, v. a. der Rotation und Abduktion, gelegentlich eine deutliche *Abspreizhemmung*, eine Adduktionskontraktur, seltener eine massive Versteifung, eine leichte Atrophie des Quadrizeps.

Diagnose

Die Diagnose kann *klinisch nur vermutet* und muss mit einem **Röntgenbild** gesichert werden. Die frühesten Veränderungen treten allerdings erst nach einiger Zeit auf und sind im Anfangsstadium (Nekrose) noch sehr diskret, doch eindeutig (**Abb. 64.52**). Im *axialen* Röntgenbild sind die Veränderungen oft schon früher zu erkennen, insbesondere eine subchondrale Fraktur. *Kernspintomogramme* zeigen die Nekroseherde *schon zu Beginn* (Differentialdiagnose zu Coxitiden usw.) (**Abb. 64.53 a**). Röntgenbild und MRI geben auch genaue Auskunft über den Verlauf der Krankheit, während die klinische Symptomatologie meistens spärlich bleibt.

Die röntgenologischen Veränderungen im Verlauf der Perthes'schen Erkrankung entsprechen den *vier pathologisch-anatomischen Stadien* (s. Kap. 31.4). Es sind folgende:

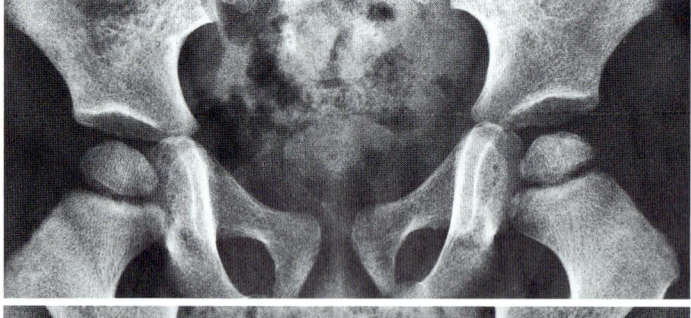

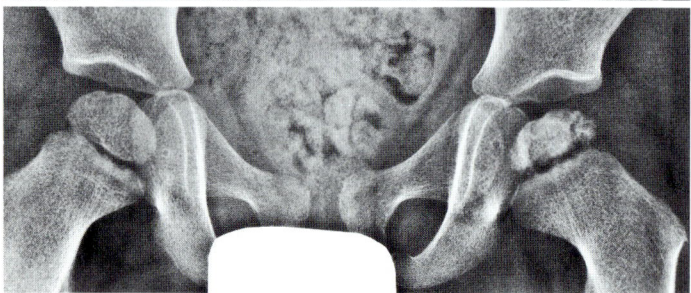

Abb. 64.52: Die **Frühdiagnose** des **M. Perthes** im **Röntgenbild**.
Oben: Beckenaufnahme eines *3-jährigen Knaben*, der etwas hinkte und zeitweise über Schmerzen im linken Bein klagte. Die linke Hüfte lässt beim Vergleich mit der normalen rechten Hüfte die typischen Zeichen des frühen M. Perthes erkennen:
– leicht erweiterter Gelenkspalt
– leicht abgeflachter Kopfkern
– Kopfkern etwas knochendichter (sklerosiert)
Die Veränderungen sind am Anfang sehr gering und müssen fast mit der Lupe gesucht werden.
Die Diagnose des frühen Perthes ist schwierig und wird deshalb gelegentlich verpasst. Im MRI sind die Nekrosezeichen schon im Anfangsstadium zu sehen.
Unten: ein halbes Jahr später sind die Veränderungen eindeutig.

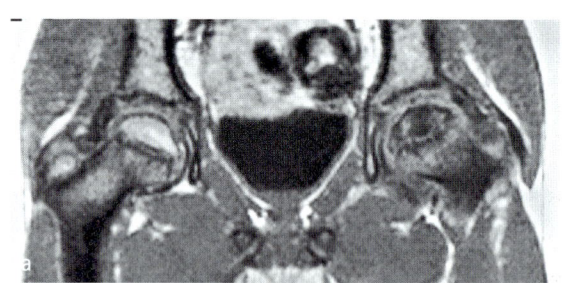

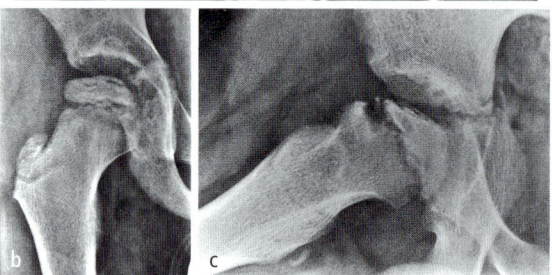

Abb. 64.53: a) *M. Perthes im MRI* bei einem *10-jährigen Knaben.* T1-gewichtetes Bild. Die rechte Hüfte ist normal: Die knöchernen Epiphysenkerne von Kopf und Trochanter sind weiß, Metaphyse und Diaphyse sind dunkler. Die Epiphysenfuge ist gut zu erkennen. Im linken Hüftkopf ist die Epiphyse schwarz, als Zeichen der *Knochennekrose*.

b und c) Beim «Perthes» beginnt die eigentliche Krankheit mit einer **subchondralen pathologischen Fraktur**, wenn der nekrotische Knochen unter der mechanischen Beanspruchung zusammenbricht. Die Fraktur ist als feine schwarze Linie zwischen der dünnen (am Knorpel adhärenten) subchondralen Knochenschicht und dem knöchernen Epiphysenkern zu erkennen (b), meist allerdings nur auf dem *axialen Bild* (c).

- geringe Gelenkspaltverbreiterung, leichte Erniedrigung der Epiphyse
- relative Sklerosierung des Kopfkernes
- Spaltbildung subchondral (axiale Aufnahme): *Pathologische Fraktur* (**Abb. 64.53b, c**) erstes Zeichen der mechanischen Insuffizienz.
- *Abplattung* der Epiphyse als Zeichen des Zusammenbruches des nekrotischen Knochens
- Schollen- oder *Fragmentstadium*. Der Knochen zerfällt in einzelne «Schollen» als Zeichen des Ab- und Umbaues.
- *Regenerationsstadium*. Es wird langsam ein neues Knochengerüst wieder aufgebaut, die «Schollen» werden entweder resorbiert oder umgebaut.
- *Restitution* der Knochenstruktur (**Abb. 64.54**).

64.5.2
Verlauf und Prognose

Die Krankheit dauert **zwei Jahre** *oder* **länger**, der Kopfumbau ist erst nach etwa drei bis vier Jahren abgeschlossen. Die relativ *geringen Beschwerden* entsprechen der Schwere der Krankheit nicht. Nach einiger Zeit gehen die Schmerzen ganz zurück. Nicht selten wird die Diagnose im Kindesalter gar nicht gestellt, sondern erst im Nachhinein, wenn beim Erwachsenen die degenerative Arthrose beginnt schmerzhaft zu werden.

Der Perthes ist *eine Krankheit*, welche an sich **von selbst ausheilt**. Die Hüftfunktion bleibt in den meisten Fällen gut erhalten, und in den nächsten 20 bis 30 Jahren sind die Patienten in der Regel wieder gesund und voll leistungsfähig (Abb. 64.58).

Die Prognose **auf lange Sicht** jedoch hängt davon ab, welche Form der Hüftkopf am Schluss der Wachstumsperiode hat und wie weit er mit der Pfanne kongruent ist.

Dies ist nicht leicht vorauszusagen. Tatsächlich sind die Unterschiede der Langzeitresultate sehr groß. Neben praktisch vollständiger anatomischer Wiederherstellung gibt es schwerste Deformitäten, die im Erwachsenenalter *zur Koxarthrose* führen.

Die ersten zwei Jahre: die floride Krankheit

Die Knochennekrose heilt in der Regel innerhalb von zwei, höchstens vier Jahren aus. Die nekrotischen Partien werden umgebaut und durch vitalen Knochen ersetzt. Insofern ist der Perthes ein **«self healing disease»**. Entscheidend für die Spätprognose sind die Veränderungen in dieser Zeit.

Während des Umbaus ist die Knochenstruktur der *mechanischen Beanspruchung nicht gewachsen*. Es kommt zu einem Zusammenbruch der nekrotischen Knochenpartien, zu einer subchondralen Fraktur. Auch der sich neu bildende Knochen ist weich. In dieser Phase wird der Kopf mehr oder weniger stark *deformiert* und wächst nicht mehr normal.

Der abgeplattete, verbreiterte Kopf **subluxiert** langsam, drückt auf den Pfannenerker, deformiert dabei die Pfanne und wird selbst deformiert. Wenn lateral eine Verknöcherungsinsel als Zeichen der Subluxation dieses Kopfteiles auftaucht, ist die Prognose ungünstig, indem diese Hüften inkongruent werden (Abb. 64.54 u. **Abb. 64.55**). Andererseits können auch ausgedehnte Nekrosen ohne schwere Deformitäten ausheilen.

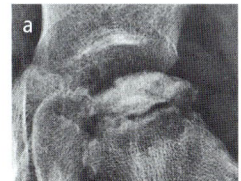

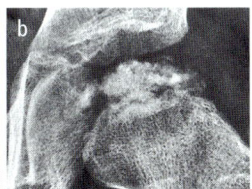

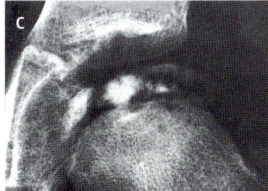

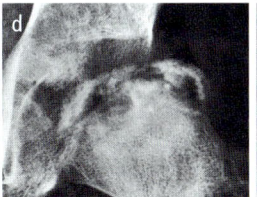

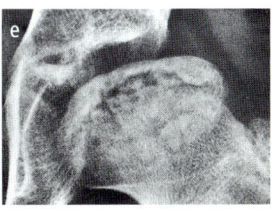

Abb. 64.54: M. Perthes, Verlaufsserie.
a) Linke Hüfte eines *5-jährigen Knaben*, mit Sklerosierung und Abplattung. Befall der ganzen Epiphyse sowie eines Teils der Metaphyse.
b) Ein *halbes Jahr später*. Beginnender scholliger Zerfall als Zeichen des Knochenumbaues. In diesem Stadium ist der Kopf relativ weich, leicht deformierbar und deshalb besonders gefährdet.
c) Nach einem *weiteren halben Jahr* ist der Kopfkern fragmentiert, deformiert, abgeplattet: Schollenstadium.
d) *Noch ein Jahr später* sind die Wiederaufbauvorgänge deutlich, der Kopf ist jedoch bereits etwas subluxiert.
e) Bei der Kontrolle nach *weiteren 2½ Jahren*, im Alter von *10 Jahren*, ist der Kopf neu aufgebaut. Allerdings ist er stark entrundet, und auch die Pfanne ist deformiert, die Überdachung ungenügend.
Der Knabe ist praktisch *symptomfrei*, doch ist die **Prognose** auf die Dauer ungewiss, da sich wegen der Inkongruenz mit den Jahren eine Arthrose entwickeln wird.
Das Ziel der Perthes-Behandlung wäre, Subluxation und damit präarthrotische Deformitäten zu verhindern, was versucht wird durch Entlastung und Zentrierung des gefährdeten Kopfes (containment).
Vergleiche dazu die günstigere Verlaufsserie von Abbildung 31.6, wo das Gelenk nach dem Kopfumbau wieder weitgehend kongruent ist und somit eine bessere Prognose hat.

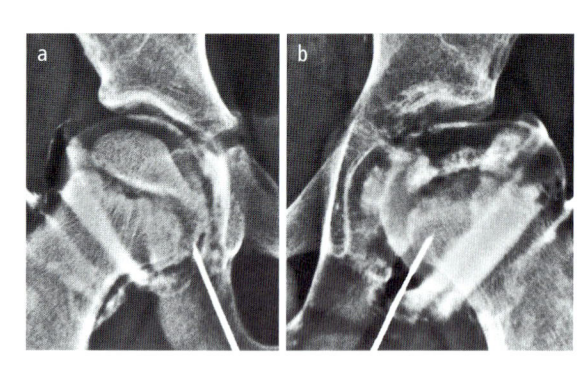

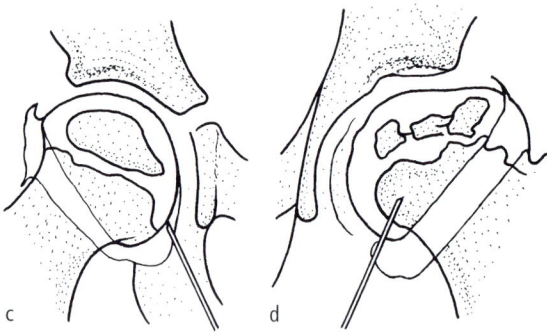

Abb. 64.55: Die **Kopfdeformierung** beim **M. Perthes**: *Arthrographie der Hüftgelenke eines 5-jährigen Knaben.*
a) Die *normale rechte* Hüfte ist kreisrund, Kopf und Pfanne sind kongruent.
b) Der *linke Hüftkopf* ist infolge eines M. Perthes weich geworden und eingedrückt, abgeplattet und **entrundet**. Das Gelenk wird inkongruent. In der Folge wird auch die wachsende Pfanne deformiert, der Pfannenerker abgeflacht und der Kopf beginnt nach lateral zu *subluxieren*. Ein solcher Verlauf ist ungünstig für die Prognose. Die therapeutischen Bestrebungen sind größtenteils darauf gerichtet, eine solche Entwicklung zu verhindern, d.h. den runden Kopf in einer runden Pfanne zu halten (containment).
c) und d): *Skizze* zu den Röntgenbildern.

Bis zum Wachsstumsabschluss

Erst nach Abheilen der Nekrose lässt sich die definitive Kopfform einigermaßen abschätzen, doch kann sich das Gelenk im Lauf des weiteren Wachstums infolge der komplexen Wechselwirkungen zwischen veränderter mechanischer Beanspruchung und epiphysär gestörtem Wachstum noch stark verändern:

In vielen Fällen ist die **Epiphysenwachstumszone geschädigt**, wenn nicht nur die Epiphyse, sondern auch noch ein Teil der Metaphyse am Schenkelhals betroffen ist. Das epiphysäre Wachstum am Hüftkopf kommt weitgehend zum Stillstand, während der Trochanter maior ungestört weiterwächst. Daraus entwickelt sich bis zum Abschluss des Wachstums eine *für den Perthes typische schwere* **Deformierung** des proximalen Femurendes: Pilzförmige Verbreiterung und Abplattung des Hüftkopfes (*Coxa magna*), ausgeprägte *Coxa vara*, Hochstand des Trochanter maior und Beinverkürzung von evtl. mehreren Zentimetern (**Abb. 64.56** u. Abb. 64.60).

Die nach Wachstumsabschluss verbleibenden morphologischen Veränderungen sind überaus mannigfaltig.

Von der Adoleszenz bis ins Alter

Ein großer Teil der Pertheshüften werden früher oder später *arthrotisch*, andere bleiben trotz erheblicher Deformitäten bis ins Alter erstaunlich funktionstüchtig und *beschwerdefrei*.

Langzeituntersuchungen (Engelhardt u.a.)[4] haben gezeigt, dass sich die sekundäre Koxarthrose beim Perthes in der Regel etwa im Alter von 40 bis 50 Jahren bemerkbar macht.

Drei Fragen beschäftigen die Orthopäden bis heute:

1. Welche Faktoren (Therapien) beeinflussen den akuten Krankheitsverlauf (kurzfristige Prognose)?
2. Welche Faktoren bestimmen die weitere Hüftentwicklung bis zum Wachstumsabschluss (mittelfristige Prognose)?
3. Welche Hüftformen führen schließlich zur Arthrose (langfristige Prognose)?

Verschiedene **Einteilungen** wurden vorgeschlagen (Catterall, Salter) und eine große Anzahl von Studien durchgeführt (v.a. um die ersten beiden Fragen zu beantworten). Mercer Rang, der sich mit dem «Perthes» eingehend auseinandergesetzt hat, meint dazu, vielleicht seien wir dadurch nicht klüger geworden, zweifellos aber weit besser informiert.[5]

Langzeituntersuchungen zu Frage 3 gibt es wenige. *Stulberg* hat sie relativ einfach beantwortet: Runde Köpfe in runden Pfannen funktionieren ein Leben lang gut, andere nicht. *Engelhardt* (s.o.) hat das noch etwas differenziert.

Einige Kriterien für die Prognose

1. Das wichtigste Kriterium für die Prognose ist das **Alter zu Beginn der Erkrankung**. Je jünger das Kind, desto besser die Prognose. Bei Kindern unter 4 bis 5 Jahren ist das Endresultat auch ohne Behandlung

---

[4] P. Engelhardt: Die Spätprognose des M. Perthes: Welche Faktoren bestimmen das Arthroserisiko? Z. Orthop. 123 (1985), 168

[5] M. Rang: Perthes' Disease, in: D. Wenger and M. Rang The Art and Practice of Children's Orthopaedics, Raven Press, New York, 1993

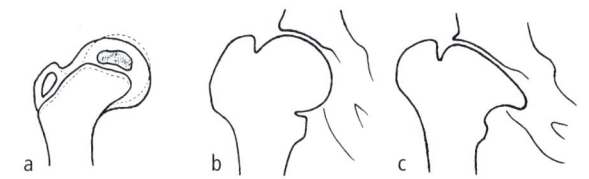

Abb. 64.56: Das Schicksal der Perthes-Hüften hängt von der *Deformität ab.* Dabei wirken zwei Mechanismen mit: a) Kopfdeformität durch den Druck auf den erweichten Hüftkopf. Diese Deformität ist in günstigen Fällen gering und reversibel.
b) Die **Wachstumsstörung** durch Schaden an der Epiphysenwachstumszone: In solchen Fällen nimmt die Deformität im Laufe des weiteren Wachstums zu, und es kommt zu schweren Veränderungen der Hüfte: **Coxa vara**, Coxa magna und Abplattung des Kopfes (c).

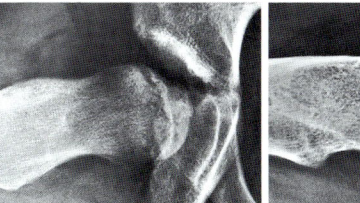

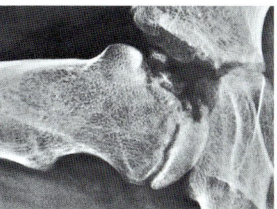

Abb. 64.57: Der **M. Perthes** im **axialen Röntgenbild**. Immer ist der *vordere* Kopfpol betroffen. Das Ausmaß der Nekrose hat – neben anderen Kriterien – für die Prognose eine gewisse Bedeutung (Catterall): Auf dem Bild rechts ist über die Hälfte der Kopfkalotte befallen, auf dem Bild links nur etwa das vordere Drittel.

gewöhnlich gut. Kinder unter 7 Jahren haben ein wesentlich geringeres Arthroserisiko als ältere.

2. *Die langsame* **Subluxation** nach lateral, zusammen mit einer Impression des erweichten Kopfes durch den Pfannenerker, sowie eine Verknöcherung am lateralen Epiphysenpol führen mit großer Wahrscheinlichkeit zu einer erheblichen Inkongruenz, und diese später zur Arthrose.
3. *Die* **Größe** *des nekrotischen Bezirkes* spielt eine Rolle. Oft ist nur der vordere Abschnitt des knöchernen Epiphysenkerns nekrotisch. Es kann aber auch die ganze Epiphyse und zudem ein Teil der Metaphyse, mithin auch die Wachstumszone, betroffen sein. Die gebräuchliche Stadieneinteilung von *Catterall* beruht auf dieser unterschiedlichen Ausdehnung der Nekrose. Langzeituntersuchungen haben allerdings gezeigt, dass die prognostische Aussagekraft dieser Einteilung begrenzt ist (**Abb. 64.57**).
4. Ist auch die **Metaphyse** und damit die Epiphysenfuge befallen, sind die Veränderungen des proximalen Femurendes wesentlich größer.
5. Von den von Catterall und anderen angegebenen so genannten «head at risk»-Zeichen ist die Subluxation die wichtigste. Die übrigen haben keine allzu große prognostische Aussagekraft.
6. Für die Spätprognose entscheidend ist schließlich die nach Ausheilung der floriden Krankheit und beim Wachstumsabschluss zurückbleibende **Form des Hüftgelenkes**: In der Mehrzahl der Fälle sind die Hüftköpfe wesentlich größer als normal (Coxa magna), allerdings von sehr unterschiedlicher Form. Nachuntersuchungen haben gezeigt, dass die *Kongruenz*, und insbesondere die «*Sphärizität*», des Gelenkes wesentlich ist für die Langzeitprognose. **Röntgenologisch kreisrunde Hüftgelenke** bleiben erstaunlich oft bis ins mittlere und höhere Alter arthrosefrei, auch wenn ihre Form im Übrigen stark von der Norm abweicht. (Die zahlreichen anderen radiometrischen Indices, die meist auf das Verhältnis der Höhe zur Breite der Epiphyse hinzielen, sind von geringerer praktischer Bedeutung.)
Das Kriterium des sphärischen Hüftgelenkes beim Wachstumsabschluss hat zur Idee des «**containment**» geführt, d.h. zum Bestreben, *den Kopf gut in die Pfanne einzupassen* und dort unverschieblich zu halten. Sie ist für das Therapiekonzept der floriden Erkrankung wichtig geworden.
7. **Langfristige Verläufe** haben gezeigt, dass die Prognose des Perthes im Allgemeinen nicht so schlecht ist, wie man oft vermutete, jedenfalls wesentlich besser als jene der Hüftdysplasien. Die therapeutische Konsequenz daraus ist eine gewisse Zurückhaltung mit aufwändigen und nicht immer risikolosen Therapien, deren prophylaktischer Effekt fraglich ist.
8. Ein Einfluss der **konservativen** Therapie konnte bisher nicht eindeutig nachgewiesen werden. Gute Spätresultate ergaben jene Fälle von Perthes'scher Erkrankung, welche als Tuberkulose verkannt und entsprechend behandelt worden waren, nämlich mit viele Monate bis Jahre dauernder Bettruhe. Geschützt vor mechanischer Einwirkung konnte sich der Umbau und Wiederaufbau des Kopfes vollziehen, ohne dass seine geometrische Form stark beeinträchtigt wurde (**Abb. 64.58**).

Die *Operationen* zur Verbesserung der Gelenkanatomie und damit der Spätprognose sind erst jüngeren Datums. Ihren Wert werden längere Beobachtungszeiten erweisen müssen.

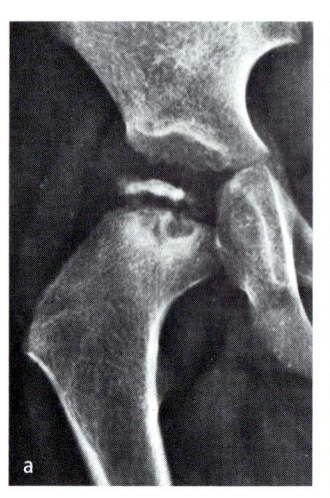

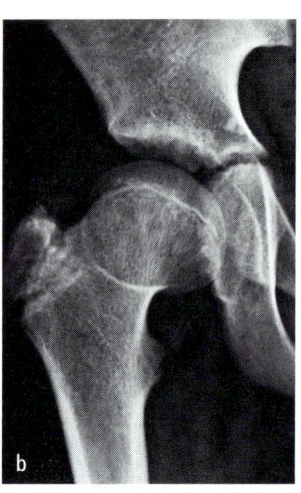

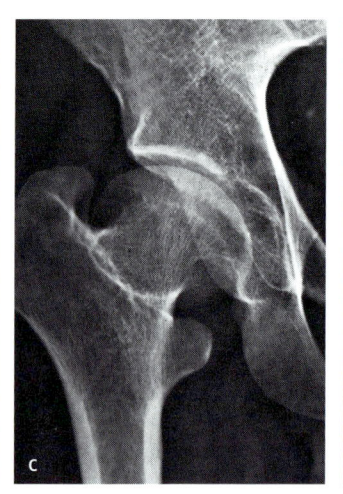

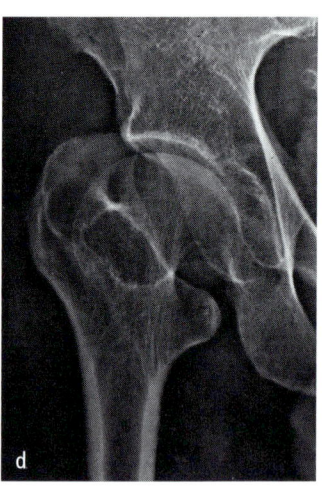

Abb. 64.58: Langzeitkontrolle eines **M. Perthes**.
a) Schwere Veränderungen im Alter von *fünf Jahren*.
b) Im *Alter von 12 Jahren* ist der Kopf wieder aufgebaut. Er ist vergrößert (Coxa magna), aber rund und steht gut in der Pfanne.
c) Kontrolle *mit 25 Jahren*. Die Schädigung der Wachstumszone im Kopfbereich führte zu einer starken Varusstellung bis zum Wachstumsabschluss.
d) *Im Alter von 60 Jahren* ist der Mann immer noch weitgehend *beschwerdefrei*, das Hüftgelenk weist nur geringfügige Arthrosezeichen auf. Das Beispiel zeigt die Bedeutung der **Gelenkkongruenz**, sowie die tief greifenden Veränderungen im Laufe des Wachstums.

Über die Prognose orthopädischer Leiden – unbehandelt oder nach Eingriffen – können nur solche **langfristigen Verläufe** Aufschluss geben. Diese Fallstudie war möglich dank der beispielhaften Dokumentation der orthopädischen Universitätsklinik Balgrist Zürich, wo *alle* Röntgenbilder seit der Gründung des Institutes *aufbewahrt wurden* und zur Verfügung stehen.

64.5.3 Therapie

Die floride Krankheit **heilt immer spontan aus**. Da die Kinder wenig Beschwerden haben, drängt sich eine Behandlung nicht unbedingt auf.

Unsere orthopädischen Bemühungen sind vorwiegend **prophylaktisch** und haben das Ziel, eine spätere Arthrose zu verhüten.

Da die präarthrotischen Deformitäten wohl durch die mechanische Beanspruchung der in der Umbauphase erweichten Epiphyse entstehen, wäre es logisch, die deformierenden Kräfte während dieser Zeit auszuschalten oder wenigstens zu verringern, zu einem Zeitpunkt, da noch keine Deformität besteht.

Konservative Möglichkeiten

Eine *Liegekur* von einem oder mehreren Jahren in einem Alter, da das Kind sich motorisch entwickeln und zur Schule gehen sollte, bedeutet für den kleinen Patienten und seine Mutter eine große Zumutung.

Entlastung: Man hat deshalb versucht, die Hüften mit konservativen Mitteln zu entlasten und die Subluxation zu verhindern: **Gehapparate** mit Beckenring (Thomasbügel) haben weniger entlastenden Effekt als schädliche Hebelwirkungen und werden deshalb nicht mehr angewandt. Vollständige Entlastung im Einbeingang mit Krückstöcken ist von den Kindern zu viel verlangt, aber doch gelegentlich möglich.

Abspreizbehandlung: Sie geht von der Beobachtung aus, dass nekrotische Hüftköpfe unter dem Schutz einer guten Überdachung durch die Pfanne trotz Belastung rund bleiben und wieder eine kongruente Kopfform aufbauen können. Dieses so genannte **«Containment-Prinzip»** spielt in leichteren Fällen spontan. Es lässt sich durch Abduktion verwirklichen.

Mit Abspreizgipsen, -orthesen und Schienen soll die Hüfte gut in der Pfanne gehalten werden. Solche Gipse und Apparate von Fuß bis Hüfte sind unbequem, ausgesprochen hinderlich und für die Patienten eine Zumutung, wenn nicht eine Tortur, zumal sie ja monate- und jahrelang getragen werden müssen. Die Kinder dürfen bzw. sollen mit diesen herumgehen und belasten; wie, das ist ihr Problem, manche sollen es können.

Die Vertreter der *konservativen Behandlung* argumentieren, dass sie den Kindern wenigstens die Risiken einer Operation ersparen können.

Bei *steifen* Hüften soll mit *Physiotherapie* eine bessere Beweglichkeit erreicht werden. Bei Adduktionskontrakturen wurde auch eine Mobilisation in Narkose, evtl. mit einer hydraulischen (arthroskopischen) Kontrakturlösung, versucht. Längerfristige Resultate fehlen.

Eine eindeutig positive Wirkung all dieser Methoden ist *nie* schlüssig bewiesen worden. Die vielen Studien kranken daran, dass ein großer Prozentsatz aller Fälle ohnehin gut wird, was man auch immer macht, und ein kleiner immer schlecht, ebenfalls unabhängig von der Therapie. Diese beiden Gruppen brauchen keine Therapie.

Interessant wäre die kleine Gruppe im Mittelfeld, die vielleicht von einer Therapie profitieren könnte. Solange es nicht möglich ist, diese drei Kategorien säuberlich zu trennen, und alle Studien irgendeinen «Mix» von verschiedenen Fällen betreffen, sind diese Statistiken natürlich nicht sehr vertrauenserweckend.

Manche Orthopäden halten deshalb eine konservative Therapie des Perthes für unnötig, da unwirksam, und verzichten ganz darauf. G. Apley rät seinen Patienten: «Don't play football when the moon is full.»

Operationen

Gibt es operative Möglichkeiten der Entlastung und Hüftzentrierung? Theoretisch müsste dies nach dem Prinzip des «Containment» möglich sein. Die bei der kongenitalen Hüftluxation früher häufig angewandte **Varisationsosteotomie** *des proximalen Femurendes* bietet sich an für Fälle mit schlechter Prognose. Coxa vara und Beinverkürzung werden allerdings dadurch oft noch verstärkt. Logischer erscheinen die Operationen zur Verbesserung der **Pfannenüberdachung** wie die Beckenosteotomie nach Salter oder eine Azetabuloplastik. Sie erlauben eine rasche Mobilisierung der Patienten, die anschließend wieder voll belasten können. Die unzumutbare Entlastungszeit fällt weg. Dies ist bereits ein großer Vorteil.

Die operativen Orthopäden finden es weniger schlimm, die Kinder in Narkose einmal zu operieren, als ihnen durch die Mühsal der konservativen Behandlung seelischen und entwicklungsmäßigen Schaden zuzufügen. Erst die *Langzeitresultate* können den Wert dieser Operationen erweisen (**Abb. 64.59**).

Ein Problem besteht darin, dass die Operation wahrscheinlich in einem Stadium gemacht werden sollte, in welchem der Kopf (noch) nicht oder wenigstens noch nicht stark deformiert ist, also in einem Zeitpunkt, da die Prognose noch nicht mit einiger Sicherheit gestellt werden kann. So bleibt die Indikation (vorläufig) weitgehend eine Ermessensfrage und ist, wie die Erfahrung zeigt, stark vom Temperament des zuständigen Orthopäden abhängig.

Beratung, «Management»

Wer Eltern beraten soll, findet sich in einer schwierigen Lage: Eine offensichtliche aber unbegreifliche Krankheit, oft «zu spät» diagnostiziert, und die zö-

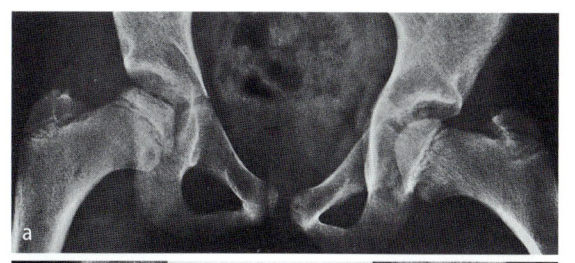

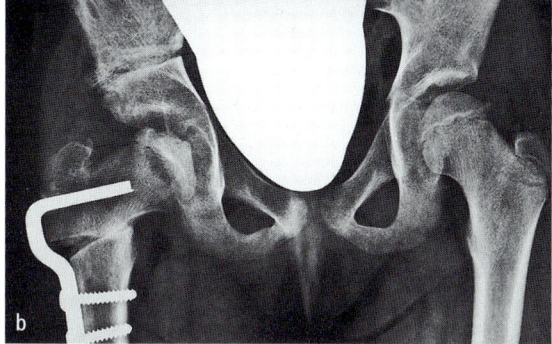

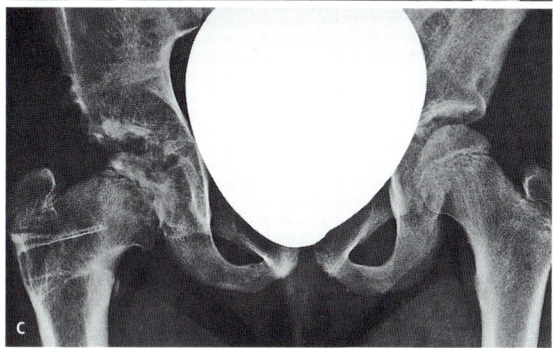

Abb. 64.59: *Ein Versuch, die* **Deformität und Subluxation** beim **Perthes** *zu verhindern* durch bessere Zentrierung und Überdachung des Kopfes.
a) *Frühphase eines M. Perthes rechts bei einem 8-jährigen Mädchen*. Röntgenbild in Abduktionsstellung der Hüfte: tiefe Einstellung des Kopfes in der Pfanne.
b) Nach varisierender *intertrochanterer Osteotomie* (IO.) und Salterscher *Beckenosteotomie* (BO.) zur besseren Einstellung des Kopfes in die Pfanne. (Die Beinverlängerung durch die BO. wird ausgeglichen durch die IO.)
c) *Zwei Jahre später:* Perthes in Heilung bei kongruentem Gelenk. Gute Zentrierung, keine Subluxation.

Die Idee der Operation ist logisch. Ob jedoch der ziemlich große Eingriff gerechtfertigt ist, d.h. ob durch die Operation tatsächlich die Deformierung und Subluxation besser verhindert werden können, als durch die konservative Behandlung mit Entlastung, das können erst die Spätresultate nach Abschluss des Wachstums zeigen. Vielleicht findet sich bis dahin eine kausale Therapie bzw. Prophylaxe.

gerliche Haltung bezüglich Therapie sind schwer verständlich. Auch der Trost, in ein paar Jahren werde es von selbst besser, ist schwach, da doch das Kind Schmerzen hat und hinkt.

Der Druck, eine Therapie durchzuführen, kommt von den Eltern, aber auch von den Fachleuten.

Diese sind sich allerdings, wie bereits erwähnt, keineswegs einig. Jeder Autor, jede Schule hat ein Konzept entwickelt und hält es für das einzig richtige. Es gibt wenige Fragen in der Orthopädie, die so kontrovers sind wie die richtige Behandlung des Perthes.

An publizierten Studien ist kein Mangel. Dem behandelnden Arzt können sie dazu dienen, die Eltern von der Methode zu überzeugen, die er anwenden will. Ob sie auch der Wahrheitsfindung dienen, ist eine andere Frage. Vielleicht sagen sie mehr aus über die Probleme und Schwierigkeiten solcher Studien als über den Perthes selbst.

64.5.4
Spätfolgen

Nach einer längeren *beschwerdefreien Periode* von vielen Jahren treten *Schmerzen* in der Regel erstmals wieder im **Alter** von 30, häufiger 40 oder 50 Jahren auf, wenn die Nekrose längst geheilt, aber das inkongruente Gelenk **arthrotisch** geworden ist. Die Röntgenbilder sind typisch (s. Abb. 64.58 u. **Abb. 64.60**). Gelegentlich sieht man solche als *Zufallsbefunde* bei leistungsfähigen Individuen. Das klinische Bild und die Therapie entsprechen denjenigen einer schweren Koxarthrose (s. Kap. 46.9).

In solchen Fällen gibt die intertrochantere *Valgisationsosteotomie* in der Regel gute Resultate (Abb. 64.60). Im fortgeschrittenen Stadium muss oft auf die *Totalhüftendoprothese* zurückgegriffen werden.

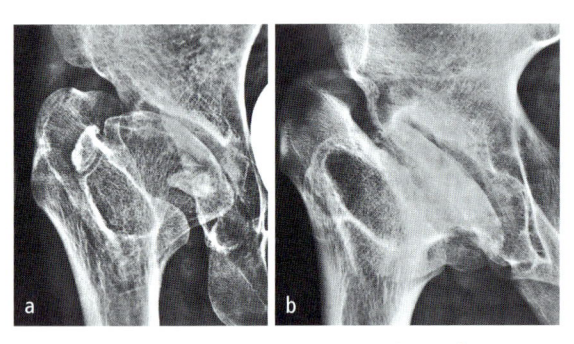

Abb. 64.60: Das spätere Schicksal der Perthes-Hüften.
a) Diese Frau hatte, nachdem in der Jugend der Perthes ausgeheilt war, keine Symptome mehr, bis im *Alter von 33 Jahren* Schmerzen auftraten infolge der beginnenden Koxarthrose.
b) Diese Hüfte wurde schon *mit 22 Jahren* schmerzhaft. Frühzeitige **Koxarthrose** bei schwerer Deformität. Bei diesem jungen Mann war die Wachstumsfuge der Hüftkopfepiphyse durch die Krankheit weitgehend zerstört worden.
Diese Formen der Koxarthrose haben eine breite Abstützfläche. Sie bleiben deshalb nicht selten relativ lange beschwerdefrei. Dann sprechen sie in der Regel auf die intertrochantere *Valgisationsosteotomie* gut an.

64.6
Juvenile Epiphysenlösung

(Epiphyseolysis capitis femoris, Coxa vara adolescentium)

64.6.1
Allgemeines

Definition: *Abrutschen der Hüftkopfepiphyse vom Schenkelhals* in der Wachstumsfuge während des pubertären Wachstumsschubes, meist chronisch, selten akut (s. a. «Wachstumsstörungen», Kap. 28.2).

Ätiologie

Im **pubertären Wachstumsschub** nimmt die *mechanische Festigkeit der Epiphysenfuge* auch bei normalen Individuen ab, offenbar unter dem Einfluss der hormonalen Umstellung in dieser Entwicklungsphase (s. Kap. 5.5.2). Diese Veränderungen spielen ätiologisch bei der Epiphysenlösung eine Rolle, findet man sie doch bei Kindern und Jugendlichen mit offensichtlich oder scheinbar gestörtem *Hormongleichgewicht* gehäuft: Typisch sind dicke Hypogenitale (Dystrophia adiposo-genitalis Fröhlich), aber auch hoch gewachsene Asthenische. Doch auch Sportler und übergewichtige Normale sind häufiger betroffen als andere. Eine erhöhte mechanische Beanspruchung spielt sicher auch eine wesentliche Rolle. Die letztliche Ursache der Epiphyseolyse ist allerdings immer noch unklar.

Die Krankheit tritt bei *Knaben* auf im **Alter von etwa 9 Jahren bis zum Wachstumsabschluss**, entsprechend der späteren Skelettreife, etwas später als bei *Mädchen* und etwa doppelt so häufig wie bei diesen (s. Abb. 28.1, Kap. 28.1). Entscheidend ist das Skelettalter. Da der Wachstumsabschluss bei diesen Kindern manchmal verspätet ist, sieht man die Epiphysenlösung mitunter bis zum 18. Altersjahr.

Bei der Natur der Krankheit ist es verständlich, dass sehr **häufig beide Hüften** befallen werden, oft in Abständen von mehreren Monaten.

Pathologie

Gewöhnlich löst sich die Kopfepiphyse nicht vollständig vom Hals, sondern **gleitet langsam ab** und *kippt* schließlich über den Schenkelhals *nach dorsal*. Die Gefäßversorgung über die dorsalen Periostgefäße bleibt dabei erhalten. Der Prozess dauert in der Regel Wochen bis Monate. Gleichzeitig finden Reparations- und Umbauvorgänge statt: Resorption des hinteren Schenkelhalsstumpfes und Knochenneubildung mit Spornbildung (**Abb. 64.61** u. Abb. 64.64).

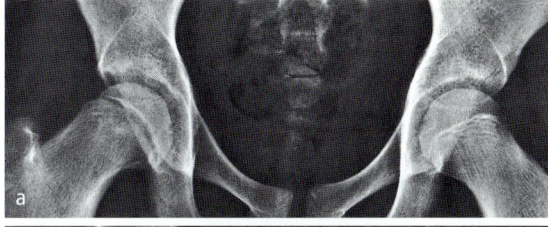

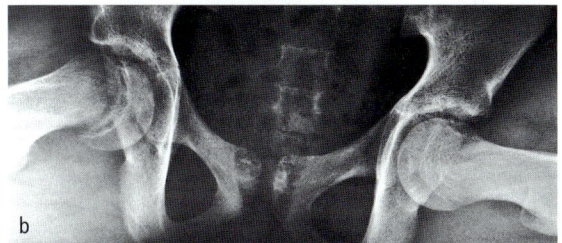

Abb. 64.61: Die Diagnose der Epiphysenlösung.
a) *13-jähriges Mädchen* mit *Hüftschmerzen* rechts. Bereits im ap-Bild ist die Lyse deutlich: Die Epiphysenfuge erscheint etwas erweitert, aufgelockert, die Kopfkalotte ist ein wenig *nach medial abgerutscht*, so dass die kraniale Begrenzungslinie des Schenkelhalses in ihrer Verlängerung den Kopf nicht mehr schneidet, wie das bei einer normalen Hüfte (vgl. linke Hüfte) der Fall ist. (Die leichte Verdichtung der Kopfspongiosa ist *kein* obligates Zeichen, hier deutet es eine Zirkulationsstörung an.)
b) Erst das **axiale Röntgenbild** (nach *Lauenstein*, oder nach Dunn mit 45° Abduktion), lässt *das wahre Ausmaß* des Gleitprozesses erkennen, welcher fast immer weiter fortgeschritten ist, als man vermuten würde. Hier beträgt der *Gleitwinkel* etwa 45°. In diesem Stadium ist neben der Fixation auch eine Stellungskorrektur zu diskutieren. Die Langzeitprognose ist umso schlechter, je stärker der Kopf abgeglitten ist.
Die linke Hüfte sieht normal aus.

In seltenen Fällen löst sich der Kopf im Verlauf der Krankheit **plötzlich** und vollständig vom Schenkelhals unter dem Bild eines Unfalles, allerdings meist ohne entsprechendes Trauma.

So unterscheidet man:

- *chronische* Epiphyseolyse (häufig)
- *akute* Epiphyseolyse (selten)
- akute Lyse im Verlauf der chronischen Epiphyseolyse (etwas weniger selten).

Der Gleitprozess kann in jedem Stadium zum Stillstand kommen, manchmal erst nach vollständigem Abkippen der Kopfkalotte. Nach kurzer Zeit *verknöchert* dann *die Epiphysenfuge* und der abgerutschte Kopf wird wieder fest. So **heilt die Krankheit von selbst**.

Zurück bleibt allerdings die Deformität des proximalen Femurendes. Je größer diese ist, desto stärker ist die Hüftfunktion beeinträchtigt, desto rascher stellen sich auch Degenerationszeichen ein. Oft entwickelt sich im Erwachsenenalter eine **sekundäre Koxarthrose** infolge der *Gelenkinkongruenz* (**Abb. 64.62**).

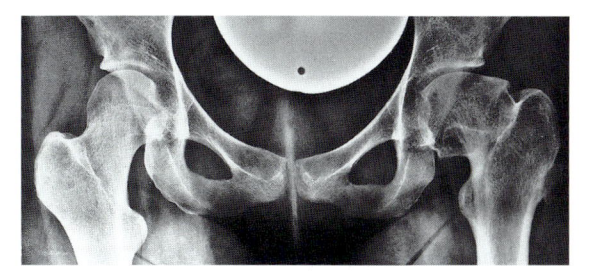

Abb. 64.62: Beginnende *Koxarthrose bei 23-jähriger Frau*, die früher eine **Epiphysenlösung** links durchgemacht hatte.

Gefürchtete frühe Komplikationen sind

- *Hüftkopfnekrose*
- *Chondrolyse*.

Sie werden am Schluss besprochen (Kap. 64.6.4).

64.6.2
Diagnose

Wenn eine beginnende Epiphyseolyse *früh genug* erkannt wird, ist die Behandlung verhältnismäßig einfach und die *Prognose gut*. Die Wiederherstellung einer bereits abgerutschten Hüfte jedoch ist heikel und gelingt nicht immer. Die Prognose ist unsicher. Die **Frühdiagnose** der Epiphyseolyse ist deshalb äußerst *wichtig und dankbar*.

Frühzeichen

Wenn Knaben von etwa 12 bis 15 Jahren, Mädchen im Alter von 10 bis 14 Jahren über **Schmerzen in Hüfte, Oberschenkel** oder **Knie** klagen und *hinken*, ist der erste Gedanke die Epiphyseolyse, und eine genaue Abklärung der Hüften einschließlich Röntgen in zwei Ebenen ist notwendig.

Knieschmerzen können das einzige Symptom sein, und es ist deshalb wichtig, bei *Knieschmerzen* an die Hüfte zu denken. Es wurde nachgewiesen, dass die Diagnose im Durchschnitt erst etwa zehn Monate nach dem Auftreten der ersten Symptome gestellt wird!

Die klinische Untersuchung zeigt oft nur wenig: Leichtes Hinken, evtl. nur wenn die Kinder müde sind, evtl. ein positives Trendelenburg'sches Zeichen, sodann eine geringgradige **Bewegungseinschränkung** der betroffenen Hüfte, vor allem für *Innenrotation*, am besten in Bauchlage zu prüfen (s. Kap. 11.4; Abb. 11.15). Bei der Prüfung der Flexion weicht die Hüfte in Außenrotation aus (Drehmann'sches Zeichen). Wenn stärkere Bewegungsbehinderungen vorhanden sind, ist der Kopf meistens schon weit abgerutscht.

Das Röntgenbild

Ausschlaggebend für die Diagnose sind *Röntgenbilder in zwei Ebenen* (**Abb. 64.63**).

Eine massive Lyse ist eindeutig erkennbar. Eine Verschiebung im Anfangsstadium ist aber auf der normalen antero-posterioren Aufnahme oft fast nicht zu erkennen. In diesem Stadium aber sollte die Diagnose gestellt werden. Deshalb ist immer eine **axiale** Aufnahme notwendig, auf welcher auch eine beginnende Lyse stets zu sehen ist (**Abb. 64.64** u. Abb. 64.68). Immer muss auch **die andere vermeintlich gesunde Hüfte** *geröntgt* werden! Nicht selten hat hier der Gleitprozess auch schon begonnen.

Die Computertomographie bringt die Deformität ebenfalls gut zur Darstellung. Für praktische Belange, insbesondere auch zur Ausmessung der Kippwinkel und zur Operationsplanung, genügen konventionelle Röntgenbilder in zwei Ebenen.

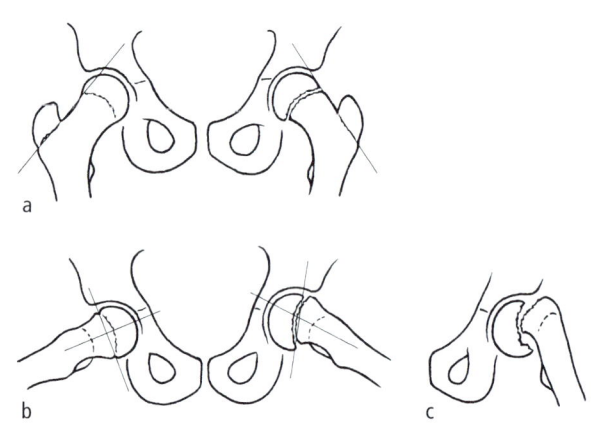

Abb. 64.63: **Die Frühdiagnose der Epiphysenlösung** ist für das Schicksal der Krankheit ausschlaggebend. Klinisch kann sie meist vermutet werden, wenn man das Krankheitsbild kennt. Bei Verdacht sind immer **Röntgenbilder in zwei Ebenen** notwendig.
a) Im **ap-Bild** sind die Veränderungen oft kaum zu erkennen: Leichte Auflockerung der Struktur der Epiphysenfuge (hier: linke Hüfte), evtl. geringgradige Verschiebung der Epiphyse nach medial (normalerweise schneidet die obere Schenkelhalsbegrenzung die Epiphyse am oberen Rand gerade noch). Signifikant ist vor allem ein Seitenunterschied. Bei dem häufigen bilateralen Befall kann man sich aber nicht darauf verlassen.
b) Entscheidend ist immer die **axiale Aufnahme** (z.B. nach *Lauenstein*, die Aufnahme nach Dunn ist weniger geeignet). Da die Epiphyse in der Regel *nach hinten* abrutscht, kommt die Lyse in der axialen Aufnahme praktisch immer schön zur Darstellung (hier: linke Hüfte). Auch bei relativ geringfügigem Befund im ap-Bild kann der Abrutsch im axialen Bild massiv sein (c).

Die akute Lyse: ein Notfall

Wenn im Verlauf der Krankheit oder auch ohne vorherige Symptome unvermittelt **stärkere Schmerzen** auftreten, der Patient stürzt oder sonst **plötzlich** gehunfähig wird, ist wahrscheinlich *der Kopf vollständig abgelöst und abgekippt:* akute Epiphyseolyse. Die Hüfte ist dann schmerzhaft versteift in Außenrotation und Adduktion, das Bein ist verkürzt: Diese Fälle gehören zu den wenigen *echten Notfällen* in der Orthopädie (Abb. 64.67).

64.6.3
Prognose

Im **akuten Stadium** besteht die **Gefahr des weiteren ungebremsten Abrutschens**. Eine Therapie ist notwendig, um dies zu verhindern. Ist der Gleitprozess einmal zum Stoppen gekommen, sei es spontan oder durch operative Fixation, heilt die Krankheit *von selbst* aus, indem die Epiphysenfugen im Rahmen des physiologischen Wachstumsabschlusses in diesem Alter ohnehin bald, nach etwa $1/2$ bis 2 Jahren, *verknöchern*. Die durch den Gleitprozess geschädigten Epiphysenfugen obliterieren dabei in der Regel früher als intakte.

Nach *Abheilung der floriden Krankheit* sind die jungen Leute in der Regel wieder beschwerdefrei, außer bei massiver Dislokation des Hüftkopfes. Eine leichte Bewegungshinderung kann bestehen bleiben, meist in Form einer Außenrotationsfehlstellung.

Bis zum Wachstumsabschluss und auch später noch macht das proximale Femurende einen *Remodellierungsprozess* durch, der die Deformität wieder teilweise ausgleicht, doch bleiben oft mehr oder weniger schwere **Residuen** bestehen für den Rest des Lebens. Da ein Teil dieser Hüften später, im Verlauf der zweiten Lebenshälfte, selten schon früher, *arthrotisch* wird, ist diese Restdeformität als *Präarthrose* anzusehen. Zeitpunkt des Auftretens und Schwere der sekundären Arthrose sind abhängig von Gleit- bzw. Kippwinkel.

Im verständlichen Bestreben, diese Spätfolgen zu vermeiden, wurden in den 1960er-Jahren Operationsverfahren entwickelt und empfohlen, mit welchen jede nennenswerte Deformität des Schenkelhalses korrigiert werden sollte, und zwar bis zur anatomischen Norm. Diese Forderung entsprang der theoretischen Überlegung, dass wohl diese Norm die beste Garantie gegen eine spätere Arthrose sei. Dafür wurden ein erheblicher Aufwand und recht große Risiken in Kauf genommen.

Erst Untersuchungen des **langfristigen Spontanverlaufs** an größeren Serien haben gezeigt, dass es auch

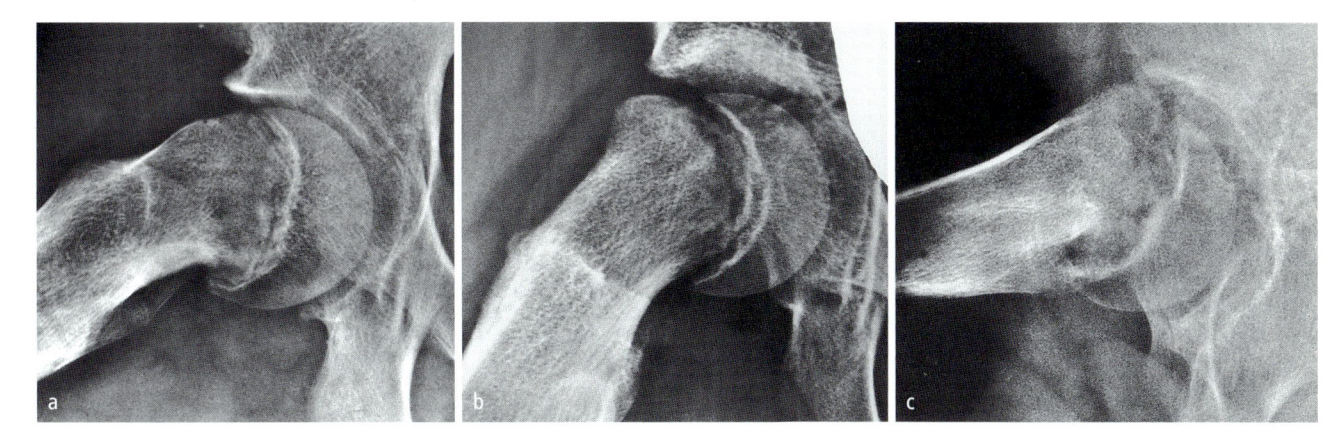

Abb. 64.64: Verschiedene **Stadien** der **Epiphysenlösung** im **axialen Röntgenbild**.
a) Leichtes Gleiten bei einem *15-jährigen Knaben*. In solchen Fällen *genügt eine Fixation*, um ein weiteres Abgleiten zu verhindern.
b) Abrutschen mit starker Verschiebung, bei *11-jährigem Mädchen*. Hier kommt zusätzlich eine Korrekturosteotomie in Frage.
c) Bei diesem 11-jährigen Mädchen ist der Kopf fast vollständig abgekippt. Ein Teil des Schenkelhalsstumpfes dorsal ist verschwunden, resorbiert. In solchen Fällen ist eine befriedigende Korrektur kaum möglich, schwierig und heikel (Schenkelhalsosteotomie: Gefahr der Hüftkopfnekrose).
Diese Reihe soll deutlich machen, wie wichtig eine frühe Diagnose für ein gutes Dauerresultat ist.

bei deutlichem Abkippen und entsprechender Fehlstellung *nicht* zwangsläufig später zur Arthrose kommen muss bzw. dass dieser Prozess sehr spät und langsam einsetzt. Viele dieser Hüftgelenke weisen im Spontanverlauf eine erstaunliche Resistenz gegen die degenerative Zerstörung auf. Es werden offenbar stärkere Deformitäten schadlos toleriert, als man zeitweise annahm.

Dieser *verhältnismäßig günstige Spontanverlauf* ist wahrscheinlich einerseits mit einer gewissen Adaptation, einem oft erheblichen «remodeling» (Knochenumbau) in den ersten Jahren nach der Erkrankung zu erklären, zur Hauptsache wohl aber damit, dass bei einer unkomplizierten Epiphysenlösung der Gelenkknorpel *nicht* geschädigt und die *Kongruenz* von Kopf und Pfanne erhalten ist. Die Deformität ist weniger im Gelenk selbst als im Schenkelhals lokalisiert und stört den Gelenkmechanismus erst, wenn der Schenkelhalsstumpf vorne an der Pfanne anstößt: Die Arthrose beginnt an dieser Stelle.

Diese Beobachtungen haben praktische Bedeutung. Sie müssen die theoretischen Überlegungen zu den Operationsempfehlungen ergänzen und, wo nötig, modifizieren.

Für die **Indikationsstellung** ergibt sich: Wenn die Arthrose erst nach dem fünfzigsten oder sechzigsten Lebensjahr manifest wird, ist der Patient in einem Alter, in welchem ein endoprothetischer Gelenkersatz zu verantworten ist und mit gutem Gewissen empfohlen werden kann. Bei einer solchen Spontanprognose kann auf riskante operative Prophylaxe in der Jugend verzichtet werden. Ausschlaggebend ist die genaue *Analyse der primären Deformität*.

64.6.4
Therapie

Die frühere konservative Behandlung (monatelange Bettruhe, Repositionsversuche) hat weitgehend der **operativen** Platz gemacht. Damit können bessere Resultate erzielt werden. Allerdings stehen diesen oft hohe *Komplikationsraten* mit teils schweren Folgeschäden gegenüber.

Ziel der Therapie ist,

1. den **Gleitprozess** zu **stoppen**, um ein weiteres Gleiten zu verhindern. Akute Lysen sind Notfälle.
2. eine präarthrotische Deformität wenn nötig und möglich zu korrigieren und damit das *Risiko* einer späteren **Arthrose** möglichst zu *vermindern*.

Das Erste ist einfacher als das Zweite.

Fixation

Nicht oder nur wenig abgerutschte Epiphysen können **«in situ»**, d.h. *ohne Repositionsversuch*, an Ort und Stelle **fixiert** werden (unter Bildwandler-Kontrolle). Zwei oder drei dünne Nägel (etwa 3 mm, am besten mit Gewinde) oder 1 bis 2 Schrauben genügen (kanülierte Schrauben erleichtern das Zielen). Die Patienten dürfen nachher wieder belasten (**Abb. 64.65**).

Die Technik der Fixation wird hier beschrieben, weil von ihrer fachgerechten Ausführung das Schicksal der Hüfte und damit eines jungen Menschen abhängt.

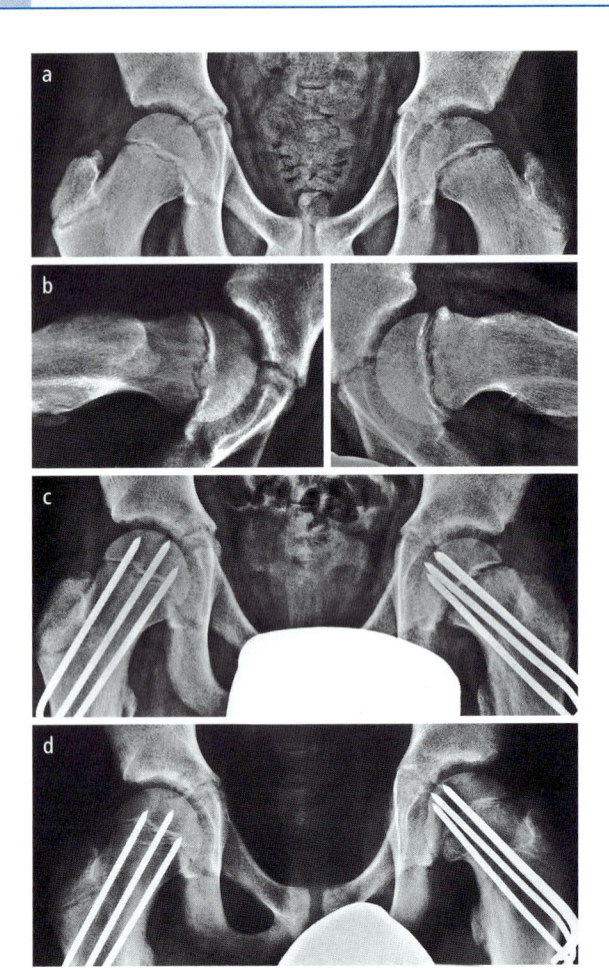

Abb. 64.65: **Epiphysenlösung** der linken Hüfte bei *13-jährigem Knaben*.
a) Die *Verbreiterung* und *Auflockerung* der **Epiphysenfuge** ist in diesem Fall besonders deutlich; meist ist sie noch diskreter als hier. Die rechte Hüfte sieht normal aus.
b) Axiale Aufnahme: Bei diesem Knaben hat die Kopfkalotte zum Glück gerade erst begonnen nach hinten abzugleiten. Für die Prognose ist entscheidend, dass *die Diagnose in diesem Stadium gestellt und die Epiphyse sofort fixiert* wird.
c) **Fixation der Epiphysen** mit dünnen Nägeln. Da bei der endokrin bedingten Krankheit *häufig* **beide Hüften** betroffen sind, wurde die Gegenseite prophylaktisch auch genagelt.
Die Nägel müssen ein Gewinde haben oder hinten umgebogen werden, damit sie nicht wandern. Die Nägel auf der linken Seite liegen zu nahe am Gelenk, und mit dieser Aufnahme allein lässt sich nicht ausschließen, dass sie ins Gelenk penetrieren (s. Abb. 64.66). Am oberen Kopfpol würde diese Nagellage die Gefahr einer partiellen Kopfnekrose oder einer Chondrolyse mit sich bringen.
d) $1^{1}/_{2}$ *Jahre später* ist die linke, ursprünglich gelockerte Epiphysenfuge weitgehend knöchern geschlossen, während die rechte Kopfkalotte noch normal *weiter gewachsen ist*, über die Nagelspitzen hinaus.
Um dieses weitere Wachstum nicht zu behindern, werden bei wenig geschädigten Epiphysenfugen Nägel den Schrauben vorgezogen, da letztere eine Epiphyseodese und damit einen vorzeitigen Wachstumsstop bewirken würden.

Die Fixation des *nicht* oder *wenig verschobenen* Hüftkopfes ist verhältnismäßig einfach, doch nicht ohne Gefahren. Die Bohrstelle liegt lateral am Femurschaft, deutlich unterhalb der Trochanterepiphysenfuge. Das Femur wird dadurch lokal geschwächt, und Frakturen an dieser Stelle kommen vor. Man sollte deshalb mit zwei bis drei kleinen Bohrlöchern auskommen, was bei guter Planung möglich ist.

Die Nagelung einer *stark abgeglittenen* Epiphyse ist nicht ganz einfach, weil diese weit dorsal liegt. Die Nägel müssen vom ventralen Aspekt des Femur her eingebohrt werden, sonst stoßen sie auf der Rückseite aus dem Schenkelhals hinaus und können hier die dorsalen Gefäße verletzen. Das axiale Röntgenbild ist für die Planung ausschlaggebend.

Die Lage der Nagelspitzen *ist kritisch:* Sie müssen tief genug in der knöchernen Epiphyse stecken, damit diese nicht mit der Zeit darüber hinauswächst (Abb. 64.65d) und von neuem abrutscht. Andererseits dürfen sie nicht den Gelenkknorpel beschädigen oder gar ins Gelenk hinein ragen. Tun sie dies, zerkratzen sie den Gelenkknorpel der Pfanne in kurzer Zeit rundum. Die so gefürchtete «Chondrolyse» ist in Tat und Wahrheit wohl in vielen Fällen die Folge einer iatrogenen, rein mechanischen Gelenkzerstörung. Leichter als man meint, kann es dazu kommen: Wegen der Kugelform des Kopfes können Nagelspitzen im Röntgenbild in zwei Ebenen in den Kopf hineinprojiziert erscheinen, obschon sie tatsächlich ins Gelenk hinein perforieren! (s. **Abb. 64.66**). Mit dem *Bildwandler* sollte sich dies vermeiden lassen.

Ungünstig sind auch Implantate unmittelbar subchondral in der Belastungszone am oberen Kopfpol. Sie sind zweifellos in einzelnen Fällen für Knochennekrosen und Chondrolysen verantwortlich.

Osteotomie

Mittels Osteotomien lassen sich **Fehlstellungen** mehr oder weniger genau **korrigieren**. Diese Operationen sind ziemlich aufwändig, technisch sehr anspruchsvoll und zum Teil mit einem außergewöhnlich hohen **Risiko einer Kopfnekrose** belastet (was im Spontanverlauf praktisch nie beobachtet wird).

Für die **Indikation** zu derartigen Eingriffen sind deshalb strenge Maßstäbe anzulegen. Insbesondere gilt es, Aufwand und Risiken gegen den zu erwar-

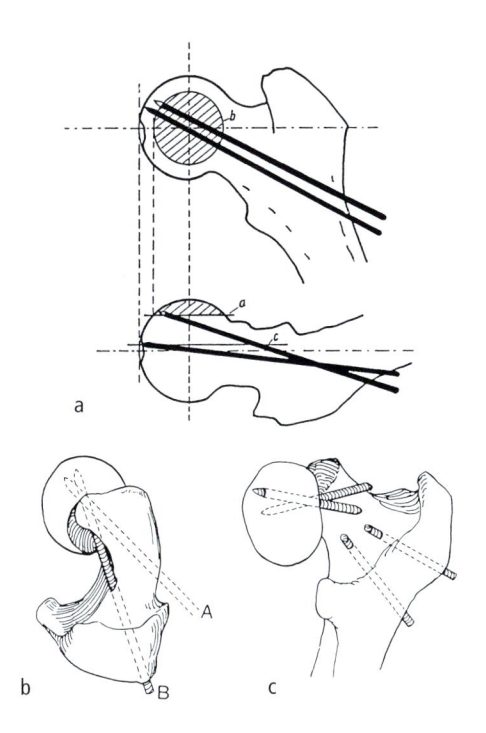

64. Das Hüftgelenk

Abb. 64.66: Zur Operationstechnik der Fixation.
a) Die Lage von Implantaten im Hüftkopf. Sowohl im *Röntgenbild ap (oben)* wie auch im axialen (unten) scheinen beide **Nagelspitzen** im Hüftkopf drin zu liegen. Ein Nagel liegt jedoch weit ventral. Die frontale Schnittebene, in welcher die Spitze liegt, ist schraffiert gezeichnet. Die geometrische Konstruktion zeigt, dass diese Nagelspitze den Hüftkopf im vorderen oberen Quadranten (blind area) **perforiert**. Das Röntgenbild allein kann täuschen. Ein Blick auf Abbildung c zeigt das sofort. Mit dem Bildwandler lässt sich die Position der Nagelspitze genau kontrollieren.
b) *Ansicht von oben:* Ein nach dorsal abgerutschter Kopf muss anders genagelt werden als z. B. eine Schenkelhalsfraktur. Der Nagel muss von ventral eingebohrt werden, damit er im Knochen bleibt (A). Wenn er von lateral her eingesetzt wird (B), penetriert er den Schenkelhals dorsal, kann dort die Gefäße verletzen und stabilisiert nicht genügend (aus: A. M. Debrunner, Arch. orthop. Unfallchir. 56, 243 [1965]).
c) **Komplikationen:** Perforation der Nägel, ungenügende Fixation und Bruch. Penetration eines Nagels ins Gelenk (im Röntgenbild erscheint diese Nagelspitze in den Hüftkopf hineinprojiziert).

tenden Gewinn (gegenüber dem Spontanverlauf) abzuwägen. In Amerika ist im floriden Stadium die alleinige *Fixation in situ* die Methode der Wahl. Die spontane Entwicklung lässt Raum und Zeit für ein Remodeling und damit ein «Auswachsen» mancher weniger schweren Deformitäten. Diese Entwicklung wird abgewartet, und operative Korrekturen werden erst später, und nur wenn immer noch nötig, durchgeführt. Im Vordergrund steht das Vermeiden der gefürchteten und deletären Komplikationen: Kopfnekrose und Chondrolyse.

Auf Grund von langfristigen Nachkontrollen (Engelhardt u. a.) besteht heute auch in Europa eher wieder die Tendenz, eine gewisse Deformität zu akzeptieren, statt in allen Fällen zu versuchen, operativ die anatomischen Winkel möglichst genau wiederherzustellen und damit erhebliche Risiken in Kauf zu nehmen.

Zur **Stellungskorrektur** wurden verschiedene Osteotomien angegeben und empfohlen. Sie können natürlich schon gleichzeitig mit der Fixation durchgeführt werden, doch ist der Eingriff technisch erheblich schwieriger und risikoreicher. Da Epiphyseolysen doch meist mehr oder weniger notfallmäßig operiert werden, ist es vielleicht sicherer, auf eine gleichzeitige Korrekturosteotomie zu verzichten und sie ggf. auf später zu verschieben:

- *Osteotomie intertrochanter* mit Korrektur in drei Ebenen (Imhäuser). Die Korrektur erfolgt nicht am Ort der Deformität, so dass eine Art «Bajonett-Stellung» entsteht. Schwierigkeit und Komplikationen dieser Operation sind nicht unerheblich, aber bei eindeutiger Indikation sowie technisch einwandfreier Planung und Durchführung vertret-bar.
- Die *subkapitale Osteotomie* ermöglicht die Korrektur an der Stelle der Deformation. Der Schenkelhals wird allerdings dabei verkürzt (**Abb. 64.67**). Bei dieser Operation besteht ein besonders großes *Risiko* der Hüftkopfnekrose, weil bei der Reposi-

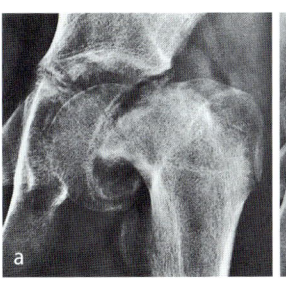

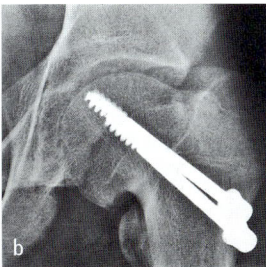

Abb. 64.67: Akute Epiphysenlösung, nach längerem chronischem Gleitprozess (acute on chronic). Der 15-jährige Junge hatte vor dem plötzlichen Ereignis mehrere Monate lang immer wieder Hüftschmerzen, bis er nach einem unvermittelten Sturz das Bein nicht mehr bewegen konnte. Es war in Außenrotationsfehlstellung fixiert.
a) Das Bild *bei der Spitaleinlieferung* ist (wie die Anamnese) typisch für einen akuten Abrutsch mit totaler Lyse. Sofortige offene Reposition unter Resektion des Schenkelhalssporns (Schenkelhalsosteotomie) und Verschraubung. *Schonung der dorsalen Blutgefäße ist essentiell.*
b) *Ein Jahr später:* Konsolidation. Keine Zeichen von Hüftkopfnekrose, einer gefürchteten Komplikation in solchen Fällen, jedoch stark verkürzter Schenkelhals.

tion des Kopfes sehr leicht die dorsalen Gefäße verletzt werden. Alle Autoren betonen die technischen Schwierigkeiten dieser Operation. Salter spricht von einem «orthopädischen Roulette», weil der Operateur nie wisse, welchen Kopf er «töte». Es liegt in der Verantwortung des Operateurs, zu entscheiden, ob es richtig ist, im Sinne einer unsicheren Prophylaxe Fehlstellungen mit einer riskanten Operation zur Norm korrigieren zu wollen, oder ob es nicht besser wäre, eine gewisse Fehlstellung zu akzeptieren bzw. mit einem weniger riskanten Eingriff nur teilweise zu korrigieren.

- *Ein Vorschlag* zur **Indikation**: Aufgrund von Spätergebnissen 40 Jahre nach der Erkrankung (Engelhardt) wurde vorgeschlagen, Epiphysenlösungen bis zu einem Abrutschen von etwa 50° nach dorsal lediglich «in situ» zu fixieren und solche mit einem Kippwinkel von über 50° zusätzlich intertrochanter zu korrigieren.[6]

Komplikationen und Spätschäden

Hüftkopfnekrosen kommen *spontan äußerst selten* und praktisch nur bei akuten Lösungen vor. Alle übrigen sind *Folgen der Behandlung:* Konservative Repositionsversuche, Operationen, häufig nach subkapitalen Osteotomien und intraoperativen Komplikationen bei Nagelung und Verschraubung der Epiphyse.

Hüftkopfnekrosen sind und bleiben *schmerzhaft,* die Hüften werden *steif,* oft kontrakt in unangenehmen Fehlstellungen (Adduktion), mit Beinverkürzung, und enden meistens mit einer *Ankylose* oder Arthrodese. Endoprothesen sind in diesem jugendlichen Alter verpönt.

Chondrolysen: Diese eigentümliche Komplikation ist gekennzeichnet durch eine *Gelenkspaltverschmälerung* im Laufe der ersten Monate der Krankheit, begleitet von einer *schmerzhaften Einschränkung der Beweglichkeit.* Ursache und Pathophysiologie sind *nicht* geklärt. Man vermutet eine Gelenkknorpeldystrophie.

Solche Chondrolysen (M. Waldenström) traten früher vor allem im Laufe länger dauernder Immobilisation auf. Seit die Patienten operiert, sofort mobilisiert und bald entlassen werden, wird diese Komplikation während des Krankenhausaufenthaltes seltener beobachtet. Bei Nachkontrollen jedoch taucht sie immer wieder auf, gehäuft nach intraoperativen Komplikationen (unerkannte Nagelperforation ins Gelenk, s. o. und Abb. 64.66) und trübt das Resultat nachhaltig durch Schmerzen und Versteifung. Eine progrediente Verschlechterung führt zur *Arthrose.* In schweren Fällen kommt ebenfalls eine Arthrodese in Frage.

Weiteres Abrutschen: Bei konservativer Behandlung oder ungenügender operativer Fixation, und wenn *die Epiphyse über die Nägel hinauswächst.* Besonders gefährdet ist die *«gesunde» Gegenseite* (s. u.)!

Intraoperative Komplikationen:

- Penetration von Nägeln, Schrauben usw. ins Gelenk (s. Abb. 64.66) führen zu vermehrten Spätschäden.
- Penetration dorsal durch den Schenkelhals
- Schenkelhals- und Femurfrakturen, bei zu vielen und zu massiven Implantaten
- subchondrale Lage von Implantaten am oberen Kopfpol, in der Belastungszone
- Bruch von Implantaten. Abgebrochene Nagelspitzen u. Ä. sind nicht leicht aus dem Gelenk zu entfernen.
- Komplikationen bei der Implantatentfernung, die im harten Knochen sehr mühsam sein kann (Nagelenden im Knochen eingewachsen, zugewachsene Gewindegänge usw.). In der Regel kann das Metall ohne Nachteile belassen werden.
- Infektion: eine eitrige Koxitis macht in der Regel eine Arthrodese notwendig.

Bei **akuter Epiphyseolyse** (vollständiger Lösung) ist es innerhalb der ersten Tage manchmal möglich, eine Epiphyse zu *reponieren,* am besten operativ. Die konservative Reposition, manuell oder durch Dauerzug, ist umstritten, weil gefährlich. Auf alle Fälle muss jede Reposition sehr schonend erfolgen, da die Gefahr der Kopfnekrose groß ist.

Die Reposition wird mit Schrauben fixiert.

Bei der **Hüftkopfnekrose** ist das Gelenk oft nicht mehr zu retten. Es kann eine Arthrodese in guter Stellung notwendig werden.

Die **«gesunde» Gegenseite**: In *über einem Drittel* der Fälle sind *beide Hüften* betroffen. Es kommt vor, dass im Verlauf der Krankheit die zweite «gesunde» Hüfte, unbemerkt von Patient und Arzt (!), auch noch abrutscht. Ein schweres beidseitiges Hüftleiden kann die Folge sein. Dies wird sicher vermieden durch die **prophylaktische Fixierung der zweiten Hüftkopfepiphyse**, d. h. wenn immer beide Hüften operiert werden, falls die Epiphysenfuge nicht schon geschlossen ist oder kurz vor der Verknöcherung steht. Dabei ist die Spickung mit *dünnen Nägeln* vorzuziehen, da durch eine Verschraubung ein Wachstumsstop und eine Verkürzung des Halses auftreten können (**Abb. 64.68**).

---

[6] P. Engelhardt: Therapeutische Entscheidungsfindung beider Epiphyseolysis capitis femoris vor dem Hintergrund von Langzeitverläufen. In: A. Debrunner (Hrsg.): Langzeitresultate in der Orthopädie, Enke, Stuttgart, 1990

Wenn die zweite Hüfte *nicht* operiert wird, kann es trotz genauer Überwachung zum unbemerkten Abgleiten kommen. Erst wenn die Epiphysenfuge knöchern geschlossen ist, besteht keine Gefahr mehr.

Vielleicht machen endokrinologische Erkenntnisse einmal alle Operationen überflüssig. Bis dahin ist die *frühe Diagnose* das Wichtigste.

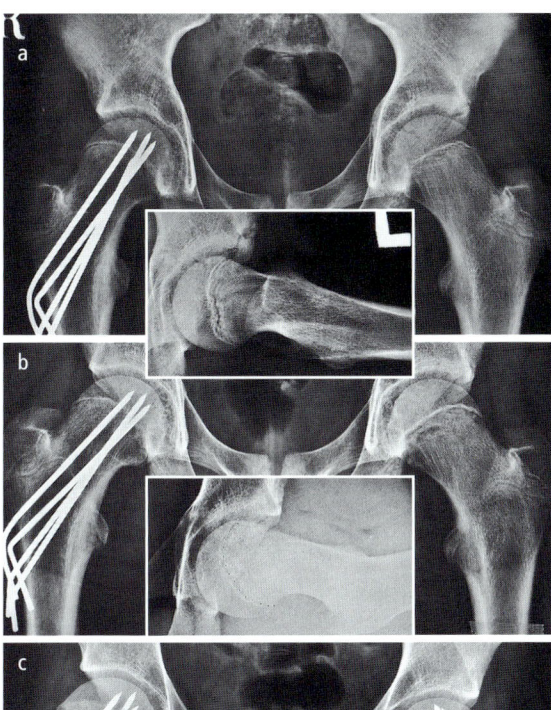

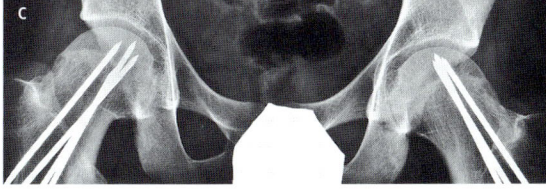

Abb. 64.68: Die «gesunde» Gegenseite.
a) *Epiphysenlösung* der *rechten* Hüfte bei einem *15-jährigen Jungen*. Die Kopfepiphyse wurde mit Nägeln fixiert. Die linke Hüfte schien unauffällig, auch auf dem axialen Röntgenbild (Inset).
b) *Fünf Monate später* erscheint *die linke* Epiphysenfuge etwas aufgelockert. Der Junge hatte keine Beschwerden. Im axialen Bild jedoch ist die Kopfkalotte bereits über 30° nach hinten abgekippt (Inset). Auch diese Hüfte musste operiert werden.
c) *Zwei Jahre später* sind beide Epiphysenfugen verknöchert, die Köpfe sind nicht weiter abgerutscht.

Dieses *Beispiel* soll zeigen, dass es schwierig sein kann, die Epiphysenlösung der zweiten, «gesunden», Seite rechtzeitig zu erfassen, Da die Epiphyseolyse häufig beide Hüften befällt, und ein Abgleiten deletäre Folgen hat, scheint es gerechtfertigt, primär beide Hüften zu operieren.

64.7
Entzündliche Hüfterkrankungen (Koxitis)

Beschreibung der Arthritiden im allgemeinen Teil (s. Kap. 32.5 u. Kap. 32.2.2).

Entzündliche Veränderungen des Hüftgelenkes entziehen sich der unmittelbaren Beobachtung. Die **Diagnose** macht deshalb gelegentlich Schwierigkeiten. Von den klassischen lokalen Entzündungszeichen manifestiert sich nur der **Schmerz**. Er ist begleitet von einer reflektorischen **Zwangshaltung der Hüfte** in Beuge- und Außenrotationsstellung (diese Stellung ist am wenigsten schmerzhaft, weil der Binnendruck des Ergusses im Gelenk am kleinsten ist).

Klinische und Laborbefunde entsprechen der Grundkrankheit.

64.7.1
Transitorische Synovitis – Hüftschmerzen bei Kindern

(Coxitis fugax, «Hüftschnupfen»)

Hüftschmerzen und **Hinken** bei Kindern beängstigen Eltern und stellen den Arzt vor ein Problem: Schwerwiegende Krankheit? Notfall? Oder eine «Bagatelle»?

Fieber bei Kleinkindern ist ein Alarmzeichen. Eine *septische Koxitis ist ein* **Notfall** (siehe unten), eine *Epiphysenlösung* ebenfalls. Sind diese beiden ausgeschlossen, hat man etwas Zeit:

In den meisten Fällen verschwinden die Schmerzen und das Hinken nach wenigen Tagen spontan, und das Kind ist wieder gesund, ohne dass man eine Ursache gefunden hätte. Man spricht dann (zu Eltern) von «Hüftschnupfen» bzw. (zu Kollegen) von «Coxitis fugax», weil die Affektion flüchtig ist und manchmal ein Hüftgelenkerguss bestand.

Es handelt sich bei solchen «transitorischen Synovitiden» wohl nicht um eine Krankheit per se, sondern um eine unspezifische, vorübergehende Angelegenheit, weshalb eine genauere Abklärung nicht notwendig ist. Die **Kontrolle des** (benignen) **Verlaufs** und ggf. etwas symptomatische Therapie (Antiphlogistika) genügen.

Zur *Standarddiagnostik* gehören:
- klinischer Befund, Verlauf
- Temperaturmessung.

Weitere Untersuchungen, falls die Beschwerden *nicht* innerhalb weniger Tage verschwinden:
- Labor (Blutbild, BSR, C-reakt. Protein, Rheumafaktoren)
- Beckenröntgen
- Sonographie (Gelenkserguss, Kapselschwellung)
- Gelenkpunktion (obligatorisch bei Verdacht auf septische Arthritis, nach Sonographie).

In unklaren Fällen evtl:

- MRT, Szintigraphie.

64.7.2
Bakterielle Arthritis

Säuglingskoxitis

Die eitrige Koxitis kommt vor allem im Säuglingsalter und in den ersten Lebensjahren vor im Rahmen der **hämatogenen** Osteomyelitis (s. Kap. 32.2.1 u. Kap. 28.2.1). Gewöhnlich findet man Staphylokokken als Ursache. Typisch für die Säuglingskoxitis ist eine frühe Luxation der Hüfte durch den Binnendruck des eitrigen Ergusses.

Diagnose: Die **kleinen Kinder** sind krank und sehen auch krank aus. Sie haben Fieber und Schmerzen im Hüftbereich, wenn das Bein bewegt wird. Bei Säuglingen sind die Symptome noch wenig spezifisch, und auch Fieber kann fehlen.

Hüftschmerzen bei Kindern sind verdächtig auf Koxitis, bis das Gegenteil bewiesen ist. Die Diagnostik bei Hüftschmerzen im Kindesalter ist in Kapitel 64.7.1 beschrieben.

Die *Sonographie* zeigt den Gelenkserguss. Entscheidend ist die **Punktion** des Gelenkes, der Nachweis von Eiter und Erreger samt Antibiogramm.

Im Röntgenbild ist an dem noch kaum verknöcherten Skelett am Anfang wenig zu sehen (Abb. 28.3 e, Abb. 32.7 u. **Abb. 64.69**).

Die *Szintigraphie* mit markierten Leukozyten ist offenbar ein früher und sehr sensibler Indikator.

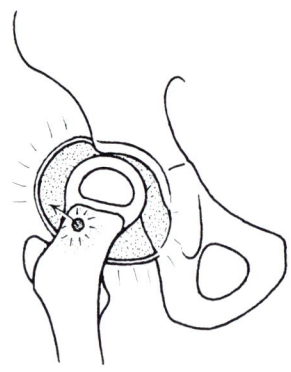

Abb. 64.69: Säuglingskoxitis. Der *hämatogene Herd* sitzt in der gut durchbluteten Spongiosa, meist in der *Metaphyse*, aber auch manchmal in der Epiphyse. Bricht er ins Gelenk durch, so entsteht ein eitriger Gelenkerguss, ein **Empyem**, dessen Druck die Kapsel ausweitet und den Kopf aus der Pfanne herausdrängt: *Subluxation* oder Luxation. Ohne aktive Behandlung geht das Gelenk auf diese Weise bald zu Grunde. Empyem und Herd müssen rasch *chirurgisch* ausgeräumt werden.

Bei etwas **älteren Kindern** ist eine starke Osteoporose der Hüftpartie ohne reaktive Sklerose verdächtig, später im Verlauf erscheinen Destruktionsherde. Bei Verdacht auf eine septische Arthritis ist die *frühe Diagnose* (durch Gelenkpunktion) äußerst wichtig.

Unbehandelt kann die Hüfte samt den Wachstumszonen in kurzer Zeit zu Grunde gehen und eine schwere Verstümmelung infolge von Kopfnekrosen, Luxation und Wachstumsstörungen mit massiver Beinverkürzung, Atrophie und Versteifung der Hüfte in Fehlstellung zur Folge haben (Kap. 28.2.1; Abb. 28.3 f u. g).

Therapie der eitrigen Koxitis

Kleinkinder: Die *konservativen* Maßnahmen – Punktion zur Aspiration des Eiters, gezielte, hochdosierte antibiotische Behandlung, Ruhigstellung der Hüfte in Abduktionsstellung, um die Luxation zu vermeiden – sind oft nicht im Stande, die Zerstörung des Hüftgelenkes zu verhindern.

Bei sofortiger **operativer** Herdausräumung und Drainage des Empyems (evtl. arthroskopische Spülung) sind die Heilungschancen größer, ebenso wenn ein Infektionsherd im Schenkelhals chirurgisch ausgeräumt werden kann, bevor er ins Hüftgelenk einbricht.

Infektiöse Koxitiden **bei Jugendlichen und Erwachsenen** entstehen *nach intraartikulären Injektionen* oder *Operationen*, seltener hämatogen. Im Röntgenbild ist die starke Osteoporose, später die Gelenkspaltverschmälerung typisch (**Abb. 64.70**).

Die **Gelenkpunktion** sichert die Diagnose durch den Eiter- und Erregernachweis.

Eine restitutio ad integrum kann bei wenig virulenten Keimen und sofortiger konsequenter Behandlung erwartet werden: Ruhigstellung, Spülung, Süldrainage, Antibiotika.

Manchmal aber werden infizierte Hüften innerhalb einiger Monate endgültig *steif*. Das Gelenk obliteriert und ankylosiert, womit auch die Infektion ausheilen kann.

Bei der konservativen Behandlung mittels Ruhigstellung im Beckenbeingips ist darauf zu achten, dass die Ankylosierung in guter Funktionsstellung (s. Tab. 38.4 u. Abb. 64.70 c) erfolgt.

Es ist allerdings besser, den langwierigen Heilungsprozess durch die *operative Ausräumung* des Herdes und ggf. gleichzeitige *Arthrodese* abzukürzen.

64.7.3
Tuberkulöse Koxitis

Die tuberkulöse Koxitis war vor der Zeit der Tuberkulostatika bei Kindern recht häufig. Seit sie seltener geworden ist, wird sie eher übersehen. Nicht zu übersehen hingegen ist sie **in Entwicklungsländern**. Der Verlauf ist protrahierter als bei der septischen Koxitis. Die röntgenologischen Veränderungen sind typisch: Massive Osteoporose, evtl. Osteolyseherde im Knochen, später Gelenkspaltverschmälerung. Ohne Behandlung endet die Koxitis tuberculosa fast immer mit einer knöchernen *Ankylose*.

Unter frühzeitiger tuberkulostatischer Therapie, oder wenn ein gelenknaher Knochenherd (z.B. im Schenkelhals) chirurgisch ausgeräumt werden kann, bevor die Infektion auf das Gelenk selbst übergegriffen hat, evtl. auch bei frühzeitiger Synovektomie, kann sich das Gelenk vielleicht noch erholen, vor allem bei Kindern, andernfalls sollte man mit der Arthrodese nicht lange zuwarten (Abb. 32.20).

64.7.4
Die rheumatoide Arthritis

Der Befall der Hüftgelenke im Rahmen der progressiv chronischen Polyarthritis (allg. Beschreibung s. Kap. 36) ist häufig. Er führt in der Regel in kurzer Zeit zur Zerstörung des Gelenkes. Dieses kann *versteifen* oder aber völlig *instabil* werden. Häufig ist auch eine **Protrusion** des Kopfes weit ins Becken hinein. Meistens erschwert der Befall anderer Gelenke und vor allem der anderen Hüfte das Leben der Betroffenen. Deshalb bleibt sehr oft keine andere Wahl als der Ersatz des Gelenkes durch eine **Totalprothese**, in schwereren Fällen evtl. schon in jungen Jahren, um die Patienten vor dauernder Invalidität zu bewahren.

Außer der rheumatoiden gibt es noch verschiedene andere Formen von «rheumatischer Arthritis», welche zum Teil nicht genau umschrieben und nicht eindeutig zu diagnostizieren sind. Manche von diesen rheumatischen Koxitiden sind kurz dauernde Episoden, andere gehen ohne wesentliche Entzündungserscheinungen in eine Koxarthrose über.

64.8
Andere Hüftkrankheiten

64.8.1
Osteochondrosis dissecans

Osteochondrosis dissecans ist an der Hüfte relativ selten, gelegentlich Folge eines nicht ausgeheilten M. Perthes. Gelenkmäuse verursachen Einklemmungserscheinungen und können entfernt werden. Im Verlauf der Jahre kann daraus eine Koxarthrose entstehen.

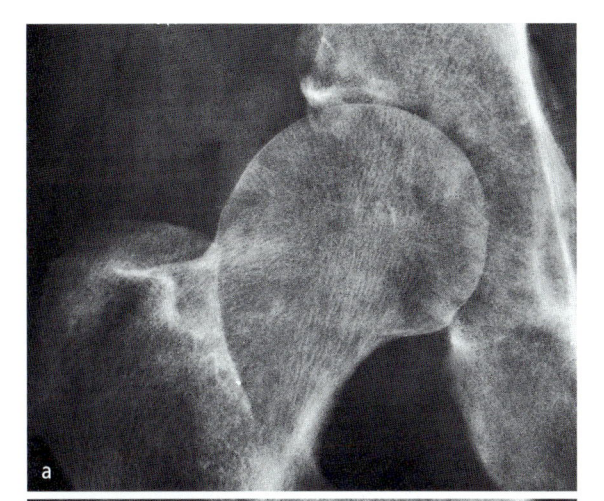

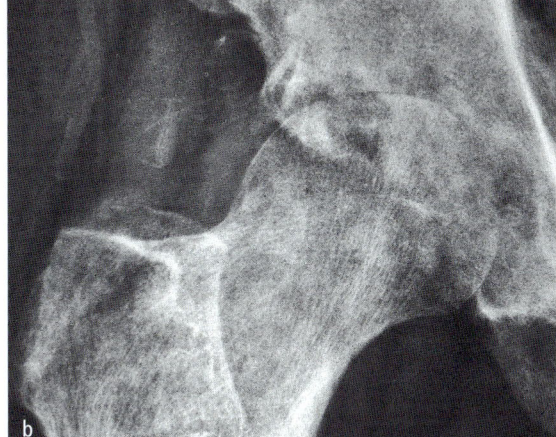

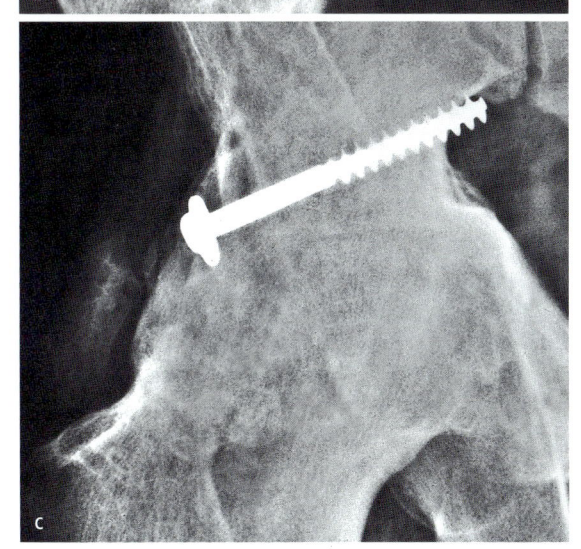

Abb. 64.70: Septische Koxitis durch **Staphylokokkeninfektion** bei *49-jährigem Mann*.
a) Unregelmäßige, fleckige Osteoporose. Verschmälerter Gelenkspalt bei verwischter Pfannenkontur.
b) *Ein halbes Jahr später* ist das Gelenk vollständig zerstört. Größere Osteolyseherde sind zu sehen. Jetzt wurde die Infektion ausgeräumt und das Gelenk operativ versteift.
c) Röntgenbild *zwei Jahre nach der Arthrodese*. Knöcherne Konsolidation, Heilung des Infektes.

64.8.2
Femurkopfnekrose

Allgemeines siehe «Knochennekrosen», Kapitel 31.

Wegen der prekären arteriellen Zirkulationsverhältnisse sind Nekrosen des Femurkopfes verhältnismäßig häufig (s. a. «Die Hüfte im Wachstumsalter», Kap. 64.2).

Manche Nekrosen, wie z. B. beim Morbus Perthes, werden wieder revaskularisiert. Die Krankheit kann vor allem *bei Kindern* heilen. In vielen Fällen jedoch, besonders *bei Erwachsenen*, ist die Nekrose *definitiv*.

Ursachen:

- Femurkopfnekrosen nach Schenkelhalsfrakturen, häufig (s. Kap. 64.12.5), nach Operationen (s. Kap. 64.6.4)
- Caissonkrankheit, Raumfahrerkrankheit (Veränderungen des atmosphärischen Druckes, Stickstoffembolien)
- Kortison, Zytostatika, Imunosuppression
- Nierenschäden (z. B. nach Nierentransplantationen)
- ungeklärte Ursache: «idiopathische Femurkopfnekrosen».

Die idiopathische Femurkopfnekrose

Warum, wann und wie die Ischämie entsteht, weiß man nicht. Befallen sind vor allem 30 bis 40-jährige Männer, gehäuft Alkoholgeschädigte, und zwar nicht selten beidseitig, evtl. nach einem längeren Intervall. **Schmerzen** und Funktionsstörungen stehen im Vordergrund (Abb. 31.3 u. Abb. 64.72).

Klinik

Gelegentlich findet man in der Anamnese einen akuten Hüftschmerz, der als Ischämieschmerz gedeutet werden kann. In den meisten Fällen aber entsteht die *Nekrose unbemerkt* und *bleibt vorerst stumm*. Am Anfang ist der nekrotische Knochenteil mechanisch noch durchaus tragfähig. Schmerzhaft wird die Nekrose erst Monate später, wenn der Knochen einbricht. Dadurch verliert der Gelenkknorpel sein Widerlager und geht auch zu Grunde (**Abb. 64.71**).

Die **Symptome** sind die gleichen wie bei einer Koxarthrose.

Diagnostik

Die Diagnose wird *im Anfangsstadium kaum je* gestellt, denn klinisch sind die Symptome unspezifisch, und die ersten beweisenden Zeichen im **Röntgenbild** sind sehr *diskret*: Im Frühstadium scheint der Hüftkopf manchmal etwas knochendichter als seine eher osteoporotische Umgebung, etwas unregelmäßig und fleckig. Nach einiger Zeit lässt sich bei genauer Prüfung eine leichte Abplattung der Kopfkalotte in der Tragzone, eine geringgradige Entrundung, als erstes Zeichen einer Impression des nekrotischen Kopfes nachweisen.

Mit der Zeit werden weitere Zerfallserscheinungen in der Knochenstruktur sichtbar, schließlich der totale Zusammenbruch des nekrotischen Kopfteiles. Dieser Verlauf kann Monate und Jahre in Anspruch nehmen. Gleichzeitig entwickelt sich eine mehr oder weniger schwere Arthrose (**Abb. 64.72**).

In der **Kernspintomographie** werden Knochennekrosen schon sehr früh deutlich sichtbar. Die Methode

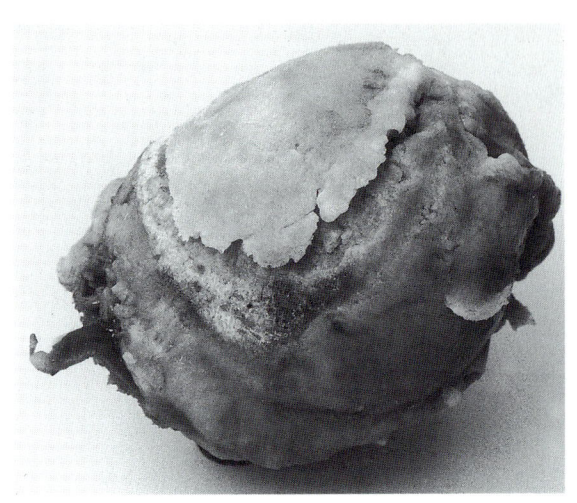

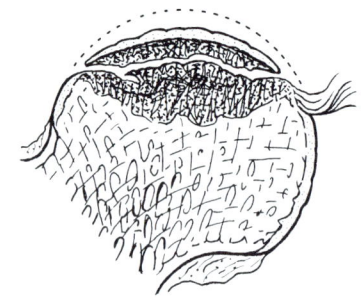

Abb. 64.71: Nekrose des subchondralen Knochens in der Tragzone bei **idiopathischer Hüftkopfnekrose**. Der noch einigermaßen intakte Gelenkknorpel liegt wie ein Deckel auf der zusammengebrochenen, eingestauchten nekrotischen Spongiosa im Bereich der Tragzone. Die rings um die Nekrose vital gebliebenen Kopfpartien haben nach dem Kollaps der Tragzone der Überbeanspruchung nicht standgehalten und wurden abgeschliffen, im Sinne einer **sekundären Arthrose**.
Oben: Präparat; *unten:* Skizze dazu. Der Spalt in der subchondralen Zone entspricht einer *Ermüdungsfraktur* des nekrotischen Knochens. Gelegentlich ist er auf Röntgenbildern zu erkennen.

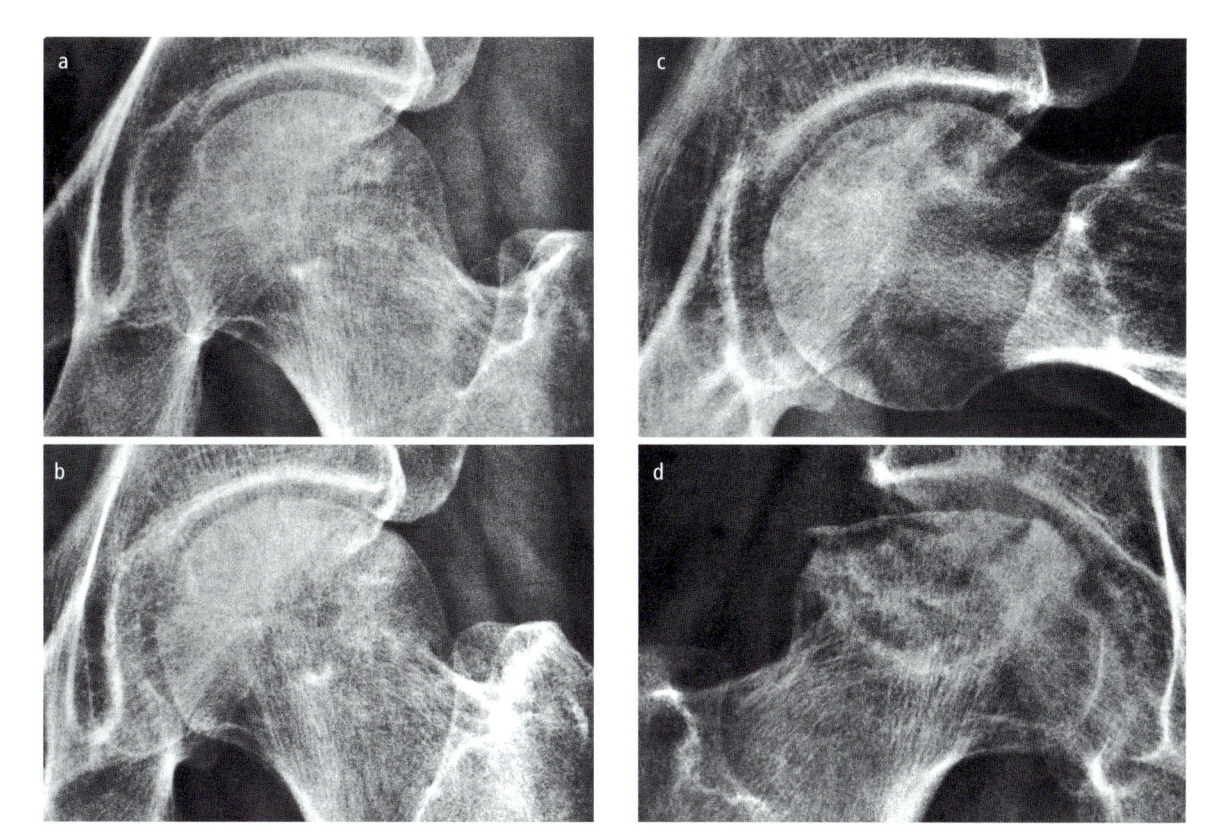

Abb. 64.72: Idiopathische Hüftkopfnekrose.
a) Dieser *45-jährige Mann* hatte seit einiger Zeit Hüftschmerzen. Das Röntgenbild ist praktisch normal. Der Hüftkopf ist (noch) genau kreisrund.
b) *Acht Monate später* erscheint die Knochenstruktur etwas unregelmäßig, fleckig, und die Kopfkontur ist, wenn man sie mit dem Röntgenischiometer ausmisst, nicht mehr ganz kreisrund, sondern ein wenig abgeplattet in der Tragzone.
c) Auf dem *axialen Röntgenbild* ist der Befund deutlicher. **Subchondrale pathologische Fraktur.**
d) Fortgeschrittener Kopfeinbruch infolge idiopathischer Hüftkopfnekrose bei einem *46-jährigen Mann*. Ein weiteres Beispiel siehe Abbildung 31.3.

ist sehr sensitiv. Sie eignet sich deshalb gut für die Frühdiagnose der Hüftkopfnekrose (s. **Abb. 64.73**).

Da früher nur jene Nekrosen erfasst wurden, welche schließlich zur Zerstörung des Gelenks führten, sind Spontanheilungen nicht bekannt. Es ist denkbar, dass es solche gibt. Mit Hilfe des MRI sollten sie zu finden sein. Tatsächlich wurden auch bald solche beschrieben («transitorische Osteoporose»). Ob es sich dabei nicht um Artefakte handelt, ist nicht sicher, jedenfalls entspricht nicht jede Signalauslöschung einer Nekrose.

Differentialdiagnostisch muss auch die Algodystrophie (s. Kap. 45.1) abgegrenzt werden, da diese ebenfalls reversibel ist (s. Abb. 64.73b).

Verlauf, Prognose

Die Krankheit ist in den meisten Fällen *progredient*. Je *größer* das nekrotische Areal, desto *schlechter* die Prognose. Beschwerden und Röntgenbild gehen aber nicht immer parallel. Manche Patienten haben relativ wenig Beschwerden, andere werden wegen Schmerzen und Gehbehinderung invalide.

Therapie

Im Anfangsstadium ist die Behandlung immer konservativ, d.h. rein symptomatisch, gleich wie bei der Koxarthrose (s. Kap. 64.9.2).

Bei starken, anhaltenden Schmerzen drängt sich eine Operation auf – aber welche?

Die Resultate nach **gelenkerhaltenden Operationen** (intertrochantere Osteotomien, um die nekrotischen Kopfanteile aus der Tragzone hinauszudrehen, Spongiosaplastiken, gefäßgestielte Transplantate, um die Durchblutung zu fördern usw.) *hängen weitgehend vom **Ausmaß der Nekrose** ab* und sind oft unbefriedigend. Solange der Kopf noch seine Form hat, kommt als relativ kleine «Palliativoperation» die «core decompression», das Anbohren des Nekroseherdes vom Schenkelhals her, in Frage, in der Meinung, dass da-

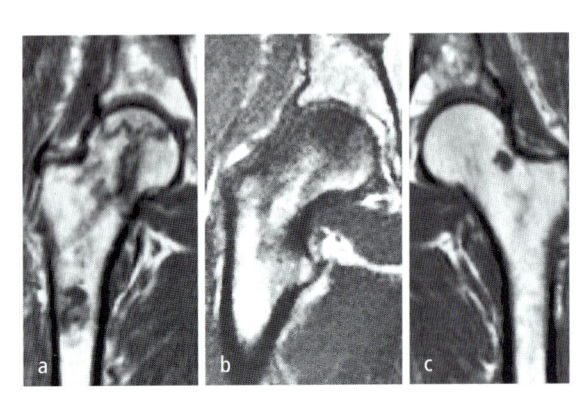

Abb. 64.73: Hüfte im **Kernspintomogramm**.
a) **Hüftkopfnekrose** rechts bei einem *68-jährigen Mann*, nach genagelter *Schenkelhalsfraktur*, T1-gewichtetes MRT. Die Nekrose des oberen Kopfpols ist scharf abgegrenzt, ebenso eine Zone in der Mitte des Kopfes und eine solche im Femurschaft, wo die Fixationsplatte angelegt war. Sichtbar ist auch der Kanal, wo die Klinge lag. Die Nekrose wurde bei der Operation bestätigt.
b) Unscharf begrenzte, verwaschene Signalminderung bei einem *40-jährigen Mann* mit schmerzhafter Hüfte. Ein Jahr später zeigte das MRI wieder normale Verhältnisse. Es handelte sich offenbar um einen reversiblen Prozess. Diagnose: *Algodystrophie*.
c) Die linke Hüfte zu Abb. a): *Normale* Verhältnisse. Die vom Adambogen zum oberen Kopfpol aufsteigenden Trabekel sind schwach sichtbar. Was die Signalminderung im Schenkelhals bedeutet, ist unklar (Artefakt?).

durch die Durchblutung verbessert werde. Vielleicht kann damit wenigstens der Zeitpunkt für eine Endoprothese hinausgeschoben werden.

Die Arthrodese ist nur bei einseitigem Befall praktikabel. Auch ist der knöcherne Durchbau einer Arthrodese wegen des großen Kopfsequesters nicht leicht zu erreichen.

Das Einsetzen von *Hüftendoprothesen* bei den häufig relativ jungen Patienten ist sicher nicht unbedenklich (s. Kap. 64.10), doch bleibt oft nichts anderes übrig.

So ist die Hüftkopfnekrose bis heute **ein ungelöstes Problem** geblieben.

64.8.3
Osteoporose, Osteomalazie

Bei diesen Krankheiten (Allgemeines s. Kap. 29.2 u. Kap. 30.3) kann es zu *Überlastungsschäden* an besonders stark beanspruchten Stellen kommen. Eine solche Stelle ist der Adambogen, vor allem bei Coxa vara (s. Kap. 64.3.1).

Es entstehen die so genannten Looser'schen Umbauzonen oder **«schleichenden Frakturen»**, eindrucksvolle Beispiele biomechanischer Wechselwirkung (s. Kap. 40.5). Eine Coxa vara kann dadurch verstärkt werden. Nach einer Aufrichtung des Schenkelhalses (z. B. durch intertrochantere Valgisationsosteotomie) bilden sich die Umbauzonen zurück (Abb. 64.22).

Die Altersosteoporose ist überdies die Hauptursache der **Schenkelhals-** und **pertrochanteren Frakturen**, einer der häufigsten Anlässe zur Hospitalisation alter Menschen (s. Kap. 64.12). Dies scheint ein unabwendbares Schicksal des höheren Alters zu sein. Als (indirekte) Todesursache hat die Osteoporose heute eine statistisch relevante Bedeutung erlangt.

64.8.4
Tumoren

Becken und **proximales Femurende** sind bevorzugte Lokalisationen von verschiedenen Tumoren, benignen und malignen, primären und metastatischen. Die Abklärung erfordert gründliche klinische und röntgenologische Untersuchung (s. Kap. 33: Tumoren). Manchmal kann die *Diagnose* erst bioptisch bei der Operation gestellt werden.

Die **Therapie** hat bei benignen Tumoren die Resektion des Tumors zum Ziel, wenn möglich unter Erhaltung einer tragfähigen Hüfte. Ausmaß der Resektion und Art der notwendigen Wiederherstellung (Osteosynthese, Spantransplantation, Endoprothese) richten sich nach Natur und Lokalisation des Tumors und müssen individuell geplant werden (Abb. 33.7).

Radikale Resektionen maligner Tumoren, z. B. Hemipelvektomien, sind heroische Eingriffe an der Grenze des Zumutbaren.

Pathologische Frakturen sind nicht selten, vor allem auch bei Karzinommetastasen. Eine chirurgische Wiederherstellung sollte auch in diesen Fällen unternommen werden (Osteosynthesen, evtl. unter Verwendung von Knochenzement, Endoprothesen), da sonst die Patienten wegen Schmerzen und Gehunfähigkeit endgültig bettlägerig werden (Abb. 33.24 u. Abb. 33.26).

64.8.5
Intraartikuläre Pathologie am Hüftgelenk

Mit der Verfeinerung der Diagnostik durch MRI, Arthro-MRI, und v. a. seit die Arthroskopie auch am Hüftgelenk betrieben wird, sind verschiedene intraartikuläre Befunde beschrieben worden, die bisher weniger beachtet worden waren: v. a. am **Limbus**, am Labrum gleniodale, aber auch an der Kapsel, am Ligamentum rotundum, am Gelenkknorpel, auch an freien Gelenkkörper u. a. Zum Teil handelt es sich wohl um traumatisch bedingte Veränderungen, z. B. um Labrumrisse, oft aber um degenerative Veränderungen bei Dysplasien, d. h. um Vorstufen von Koxarthrosen (vgl. Kap. 64.9).

Welche Befunde tatsächlich einer krank machenden Pathologie entsprechen und für geklagte Beschwerden verantwortlich gemacht werden können, ist Gegenstand von Studien und Debatten.

Stechende Schmerzen in der Leiste könnten durch Einklemmungserscheinungen (**«impingement»**) zwischen Schenkelhals und vorderem und oberem Rand des Acetabulums verursacht sein. Forcierte Beugung, Adduktion und Innenrotation soll den typischen Schmerz auslösen.

Ist das Arthroskop erst einmal am richtigen Ort und die fragliche Struktur im Blickfeld, bietet sich das Abhobeln und «Glätten» («Shaven») oder Entfernen derselben unmittelbar an. Das Arthroskop wird damit zum therapeutischen Instrument. Wie weit solche Eingriffe sinn- und hilfreich sind, müssen erst weitere (längerfristige) Kontrollen erweisen. Bei Dysplasien wären sie lediglich Symptombekämpfung und nicht im Stande, die Progredienz einer Arthrose aufzuhalten (vgl. dazu Kap. 64.4.6).

Für die **Diagnostik** allein genügt ein MRI. Eine diagnostische Arthroskopie ist nur sinnvoll, wenn man glaubt, dass sich daraus wahrscheinlich auch neue therapeutische Konsequenzen ergeben werden. Dies ist nur ausnahmsweise der Fall.

Die Arthroskopie des Hüftgelenkes ist mit erheblichen Schwierigkeiten verbunden, v. a. wegen der geschlossenen Anatomie dieses Gelenkes. Deshalb werden bei schmerzhaften Hüften auch offene **Operationen** empfohlen. Mittels Arthrographie-MRI (eine invasive Methode) wird versucht, verschiedene intraartikuläre Befunde als Pathologie und Ursache der Schmerzen zu identifizieren. Die zu ihrer Behebung notwendige Operation erfordert dann u. U., je nach geplantem Eingriff, eine temporäre Luxation des Hüftgelenkes. Das Risiko einer Hüftkopfnekrose soll klein sein, so die Verfechter der Methode.

Gute kurzfristige Resultate bezüglich Schmerzen wurden gemeldet. Es ist anzunehmen, dass es sich beim größten Teil dieser Fälle um beginnende Koxarthrosen handelt, die mit der konventionellen Diagnostik (Röntgen) (noch) nicht zu diagnostizieren waren. Die «Labrumläsionen» sind wohl eher eine Begleiterscheinung als die Ursache der progredienten Degeneration. Ob die Schmerzbefreiung durch solche palliative Operationen von Dauer sein wird, müssen langfristige Erfahrungen zeigen. Falls eine Endoprothesenoperation damit um einige Jahre hinausgeschoben werden kann, wäre das immerhin bereits ein Erfolg. Die Indikation zu solchen Operationen wird sich wohl in engen Grenzen halten.

64.9
Degenerative Hüftleiden: Koxarthrose

Die Koxarthrose ist die «Verschleißkrankheit» des Hüftgelenkes par excellence.

Sie ist das **häufigste Hüftleiden** und die häufigste Arthrose überhaupt, eines der am meisten verbreiteten orthopädischen Leiden und hat unter diesen die größte **soziale Bedeutung**. Sie ist die zweithäufigste Ursache von chronischer Invalidität, gleich nach den Herzkrankheiten, und nimmt auch bezüglich Kosten, sowohl direkten (Behandlung) wie indirekten (Arbeitsausfälle), einen Spitzenplatz ein.

Ihre **Behandlung**, insbesondere die Endoprothesen, sind deshalb für Gesundheitsökonomen, Politiker, Allgemeinärzte, Orthopäden und Implantathersteller von größtem Interesse.

Möglicherweise gibt es mehr Koxarthrosen als früher. Sicher *erleben* sie heute mehr Menschen, weil sie älter werden als damals. Auch haben viele älteren Menschen radiologisch eine Koxarthrose, aber keine Beschwerden.

Die allgemeinen Aspekte der Arthrosen sind in Kapitel 37 beschrieben, hier werden nur die für die Hüfte spezifischen abgehandelt (**Abb. 64.74**).

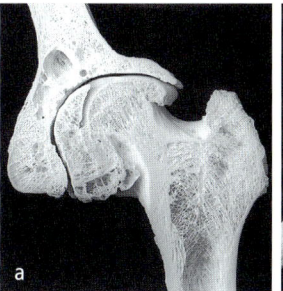

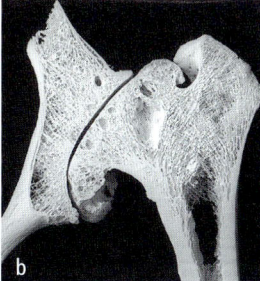

Abb. 64.74: Knochenschliffe von **Koxarthrosen**.
Verschiedene Ursachen und Formen, aber gleiche Pathogenese und Pathologie:
a) Konzentrische (primäre?) Koxarthrose.
b) *Sekundäre* Koxarthrose nach M. Perthes: Extreme Coxa vara, flache Pfanne.

Auf beiden Schliffen sind die typischen Merkmale der degenerativen Hüfterkrankung, der Koxarthrose, gleichermaßen zu sehen: Enger Gelenkspalt, Inkongruenz (Entrundung), Deformation von Kopf und Pfanne, die kräftige reaktive Sklerose in der Belastungszone mit den Resorptionszysten, sodann die ausgedehnten Osteophyten in den nicht belasteten Abschnitten (lateral und kaudal).

Beachtenswert ist das weit ausladende *Pfannendach* bei der konzentrischen Koxarthrose (a), eine durch reaktive Osteogenese entstandene Neubildung, die als ein Versuch der *Selbstheilung* aufgefasst werden kann, indem die überlastete Tragzone vergrößert wird, was gleichzeitig der progredienten Subluxation des Kopfes entgegengewirkt. Tatsächlich kann bei solchen Formen der Koxarthrose spontan, unter Verlust der Beweglichkeit, eine Konsolidierung des Zustandes eintreten, der für die Patienten erträglich wird.

64.9.1 Allgemeines

Ätiologie

Die **mechanische Abnützung** jeder pathologisch veränderten Hüfte führt zur chronisch progredienten Degeneration, also früher oder später zur Koxarthrose. Die Ätiologie der Koxarthrose ist daher mannigfaltig:

- *angeborene* Hüftleiden (Luxation, Dysplasie)
- *Wachstumskrankheiten* (Perthes, Epiphyseolyse)
- *Verletzungen* (Frakturen von Kopf und Pfanne, Hüftkopfnekrose)
- *erworbene* Hüftkrankheiten (rheumatische und andere Entzündungen, Systemkrankheiten usw.)
- Hüftdeformitäten (*Präarthrosen*) zum Teil unbekannter Genese:
  - enchondrale *Dysostose*: angebotene Entrundung des Kopfes (**Abb. 64.75**)
  - *Hüftdysplasie*, zum Teil primär, zum Teil Folge einer kongenitalen Hüftgelenkluxation, abnorm seichte Pfanne, Tendenz zur Subluxation
  - *Protrusio acetabuli:* abnorm tiefe Pfanne, Kopf steht tief im Becken.
  - Auch abortive (subklinische) Epiphysengleitprozesse wurden als «Präarthrosen» angeschuldigt. Was an dieser These wahr ist, bleibt bis heute unklar.

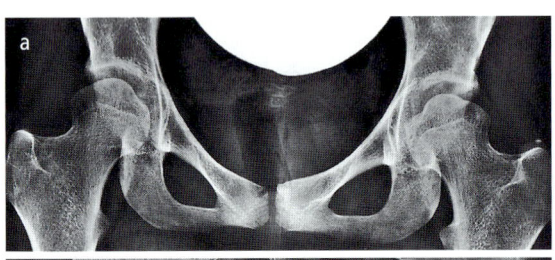

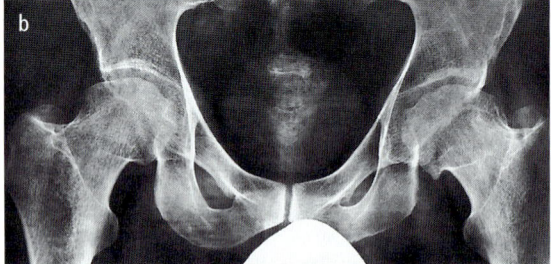

Abb. 64.75: Inkongruenz als Präarthrose.
a) Röntgenbild der Hüften eines *15-jährigen Mädchens*: Beide Hüftköpfe sind unregelmäßig entrundet.
b) Der *Vater des Mädchens* hatte bereits *mit 32 Jahren* eine ausgeprägte Koxarthrose mit erheblichen Beschwerden als Folge derselben Krankheit. Es handelt sich um eine familiäre, vererbbare, kongenitale Fehlbildung, eine «*Dysostose*» der Hüftgelenke.

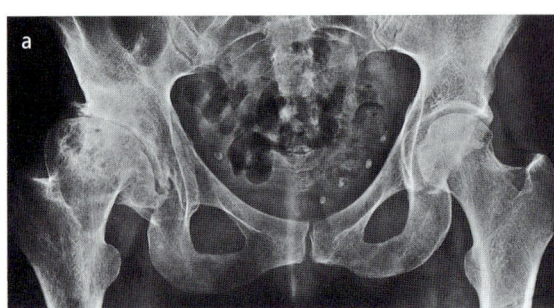

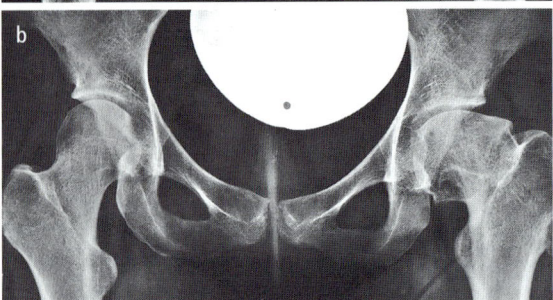

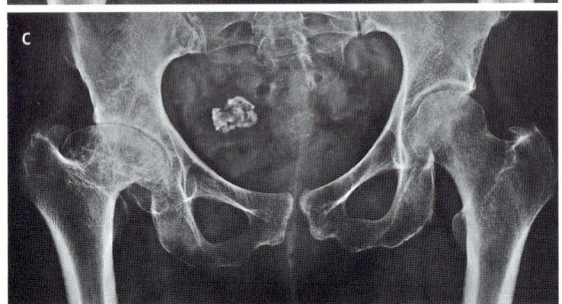

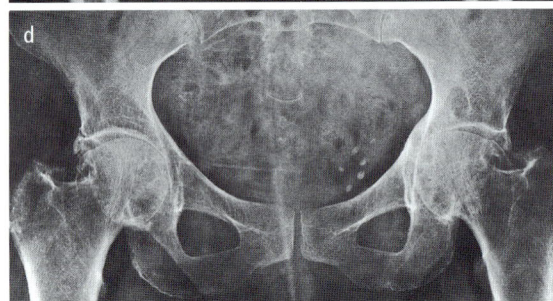

Abb. 64.76: Sekundäre Koxarthrosen.
a) Schwere Koxarthrose rechts bei *45-jähriger Frau*, als Folge einer **Subluxation**. Coxa valga, seichte Pfanne.
b) Beginnende Koxarthrose links. Coxa vara. Diese *23-jährige Frau* hatte eine **Epiphysenlösung** durchgemacht.
c) Koxarthrose rechts bei *60-jähriger Frau* mit Coxa vara und breitem Kopf, wahrscheinlich infolge eines Morbus **Perthes** im Kindesalter.
d) *67-jährige Frau* mit beidseitiger Koxarthrose bei **Protrusio acetabuli**. Links ist der Prozess schon weiter fortgeschritten, die innere Beckenwand ist bereits etwas eingebuchtet.

Solche von der Form abweichende Hüftgelenke machen sich in der Regel erst durch eine vorzeitig einsetzende Koxarthrose krankhaft bemerkbar. Sie werden deshalb auch als **«Präarthrosen»** bezeichnet (s. a. Kap. 9.2.1, Kap. 9.3 u. Kap. 25.4).

In etwa der Hälfte der Fälle kann die Arthrose mit Hilfe der Anamnese oder der Morphologie der Hüfte auf einen dieser Vorzustände zurückgeführt werden: Sekundäre Arthrosen (Abb. 64.75 u. **Abb. 64.76**); in der anderen Hälfte ist die Ursache nicht bekannt: Primäre Arthrosen (**Abb. 64.77**).

Die **sekundären Koxarthrosen** entstehen je nach der Ursache schon im frühen Erwachsenenalter, am häufigsten mit etwa 30 bis 40 Jahren.

Die **primäre Koxarthrose** beginnt gewöhnlich nach dem 50. und 60. Lebensjahr. Sie wurde deshalb früher auch «Malum coxae senile» genannt. Eine normale Hüfte braucht jedoch bis ins höchste Alter keine degenerativen Veränderungen aufzuweisen (s. Abb. 2.1). Immerhin findet man bei gesunden älteren Menschen auf Röntgenbildern oft Zeichen einer Koxarthrose. Primäre Arthrosen sind überwiegend *bilateral*.

Klinik

Erstes Symptom sind vorübergehende *Schmerzen* in der Hüfte bei größeren Anstrengungen, später auch ohne solche. Typisch ist der so genannte **«Anlaufschmerz»**. Die ersten Schritte am Morgen beim Aufstehen oder nach längerem Sitzen sind mühsam und schmerzhaft. Diese Schmerzen verschwinden nach wenigen Minuten. Der Patient hat den Eindruck, die Hüfte sei «eingerostet». Wenn sie einmal richtig «durchbewegt» werde, funktioniere sie wieder besser. Später vergehen die Schmerzen auch in der Ruhe und nachts nicht mehr. Sie werden zuerst angegeben in der Leiste, dann seitlich im Trochanterbereich, im Gesäß und vor allem im Oberschenkel, vorne und bis ins Knie ausstrahlend.

Bald kommt ein leichtes **Hinken** dazu, die Gehleistung nimmt langsam ab, ebenso die Beweglichkeit der Hüfte. Der Patient merkt dies zuerst beim Spreizversuch (z. B. beim Reiten oder Skifahren), später an seinen Schwierigkeiten, Schuhe und Strümpfe anzuziehen, an einer gebückten Haltung (Flexionskontraktur der Hüfte).

Manche Patienten berichten, dass *das Bein kürzer* (selten länger) geworden sei. Dies ist Ausdruck einer Adduktionskontraktur (selten Abduktionskontraktur) der Hüfte. Gelegentlich fällt eine Auswärtsdrehung des Beines auf.

Solche **Hüftkontrakturen** mit Fehlstellung führen zu sekundären Beschwerden (s. a. Abb. 64.6 u. Abb. 64.12, Kap. 38.2):

- Flexionsstellung: Beckenkippung nach vorn und kompensatorische Hyperlordose mit Kreuzschmerzen (s. Abb. 64.11)
- Adduktionsstellung: scheinbare Beinverkürzung, Beckenschiefstand und Skoliose, Kreuzschmerzen (s. Abb. 64.12 d u. e)

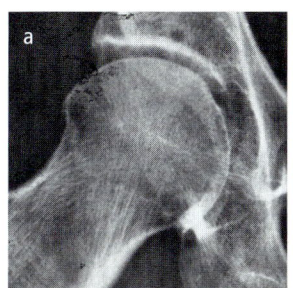

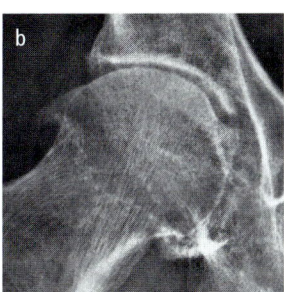

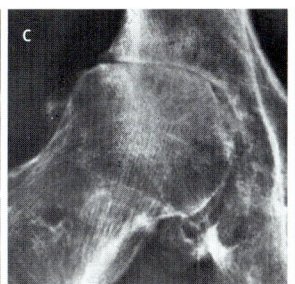

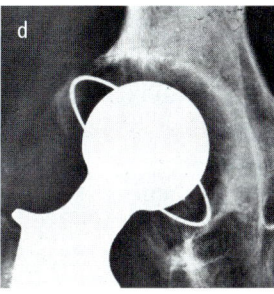

Abb. 64.77: Progredienz einer primären Koxarthrose, wahrscheinlich aus dem rheumatischen Formenkreis, *bei einer 66-jährigen Frau.*
a) *Das erste Röntgenbild*, das wegen beginnender Hüftschmerzen gemacht wurde, zeigt nur geringfügige Unregelmäßigkeiten.
b) *Fünf Jahre später* starke Verschmälerung des Gelenkspaltes. Osteophytenbildung lateral und medial am Hüftkopf. Für eine rheumatische Genese spricht das weitgehende Fehlen einer reaktiven subchondralen Sklerose.
c) *Weitere zwei Jahre später* ist der Gelenkspalt nur noch als feine Linie sichtbar. Der Gelenkknorpel ist hier verschwunden, ebenso ist der Knochen am oberen Kopfpol abgescheuert.
d) *Hüftgelenkersatz* mit Totalhüftendoprothese. Der «Saturnring» um den Prothesenkopf herum ist eine Drahtschleife, welche die Eingangsebene der Kunststoffpfanne markiert.
Die Pfanne ist nicht sehr tief eingesetzt und steht lateral etwas vor. Eine Möglichkeit wäre, sie tiefer ins Becken hineinzubringen. Dazu müsste die harte subchondrale Kortikalis entfernt und die Pfanne in die schwache Spongiosa eingesetzt werden. Dort hat sie weniger Halt. Langzeitbeobachtungen zeigen, dass dann Lockerungen und Migrationen häufiger und früher auftreten.
Aber auch mangelhafte laterale Überdachung führt zur Lockerung. Die Pfanne wandert nach oben und kippt nach außen. Ein Mittelweg muss gefunden werden. Bei ungenügendem Pfannendach kommt evtl. eine Pfannendachplastik in Frage (s. Abb. 64.114).

- Abduktionsstellung: (seltener): scheinbare Verlängerung des Beines, Beckenschiefstand und Skoliose zur anderen Seite (Abb. 64.12 b u. c)
- Außenrotationsstellung: Veränderte Beanspruchung des Beines, Hinken.

Andere Fehlstellungen kommen kaum vor.

Wesentlich verschlimmert wird das Leiden durch gleichzeitige degenerative Wirbelsäulenveränderungen, weil dann die Hüftsteife nicht in der Wirbelsäule ausgeglichen werden kann. Kreuzschmerzen sind eine häufige Folge davon.

Im **fortgeschrittenen Stadium** wird das Gehen mühsam. Viele Koxarthrotiker greifen spontan zum Stock, der sich ihnen als sehr nützlich erweist. Bald merken sie von selbst, dass er mit Vorteil auf der gesunden Seite benützt wird (in fortgeschrittenen Stadien allerdings gelegentlich auch auf der kranken Seite).

Die Mehrzahl der alten Leute, die einen Stock benützen, haben eine Koxarthrose. Manche Patienten brauchen zwei Stöcke. Selten führen einseitige Koxarthrosen zur völligen Gehunfähigkeit. Bei beidseitiger Arthrose tritt dies eher ein. Allerdings ist erstaunlich, wie Patienten auch mit weitgehend versteiften Hüften noch gehen können.

Der **Verlauf** der Krankheit ist wechselhaft, insgesamt aber progredient. Er zieht sich in der Regel über Jahre und Jahrzehnte hin. Er kann viele Jahre mehr oder weniger stationär bleiben und sich nur langsam verschlechtern.

Seltener verschlimmert sich der Zustand innerhalb von wenigen Monaten oder Wochen: Mehr oder weniger **akute Schmerzepisoden** können nach ungewohnter Beanspruchung oder banalen Traumen auftreten, sind oft auch Zeichen von intermittierenden entzündlichen Veränderungen bei einer blanden, mechanisch bedingten exsudativen Synovitis infolge von Abriebprodukten, Detritus etc. Auch Wettereinflüsse, Muskelverspannungen, Kontrakturen, Fehlhaltungen usw. können eine Rolle spielen. Alle diese mehr oder weniger *akuten Schmerzschübe* sind einer *konservativen Therapie* eher zugänglich als die chronische Grundkrankheit.

Diese schreitet meist langsam, seltener sehr rasch progredient fort und führt nur in schwereren Fällen zur Invalidität, selten zur Abhängigkeit von fremder Hilfe. Eine spontane Heilung ist nicht möglich. Immerhin können die Schmerzen im fortgeschrittenen Stadium, mit zunehmender *Versteifung*, wieder zurückgehen (bindegewebige Ankylose). Zur knöchernen Versteifung kommt es allerdings nur ausnahmsweise. Eine solche Hüfte verursacht keine Schmerzen mehr.

Diagnose

Frühere Hüftleiden lassen eine Arthrose erwarten. Die obgenannten Symptome weisen darauf hin. Schon **am Gang** erkennt man die Störung: Schonhinken, verkürzte Standphase, Übereignen (Duchenne) als Zeichen der Schmerzen und der Insuffizienz, Verkürzungshinken und gebückter Gang als Zeichen einer Kontraktur.

Der Gebrauch eines Stockes gibt wertvolle Hinweise: Welche Hüfte wird damit entlastet? In der Regel die Gegenseite in der Standphase.

Eine **Beweglichkeitseinschränkung** wird am ehesten bei der Prüfung der Rotation (Bauchlage) und der Abduktion entdeckt. Die Flexion bleibt am längsten erhalten (Sitzen!).

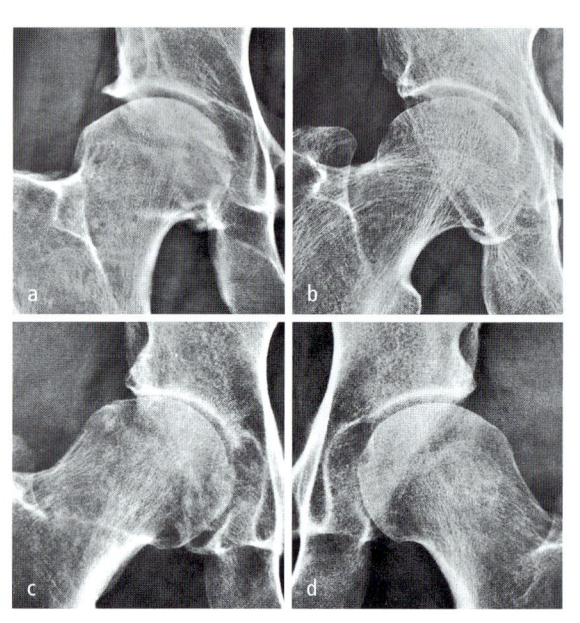

Abb. 64.78: Frühe Stadien der Koxarthrose im Röntgenbild.
a) Die Hüfte dieser *36-jährigen Frau* ist etwas entrundet. Diese leichte Dysplasie ist wahrscheinlich angeboren. Der Gelenkspalt ist kaum verschmälert, doch sitzt am Pfannendach eine stark sklerosierte Randzacke. Auch der subchondrale Knochen von Kopf und Pfanne in der Belastungszone ist etwas sklerosiert und unregelmäßig: sichere Zeichen einer beginnenden Arthrose. Die Frau hat bereits erhebliche Beschwerden.
b) Zum Vergleich die normale Altershüfte einer *75-jährigen Frau*: Pfanne und Kopf sind genau kreisrund und konzentrisch, die Knochenstruktur ist überall regelmäßig. Die Koxarthrose ist keineswegs eine obligate Erscheinung des Alters.
c) Verschmälerter, in der Belastungszone fast verschwundener Gelenkspalt und etwas unregelmäßige Knochenstruktur. Osteophyten am unteren Kopfpol und am gegenüberliegenden Pfannenrand: Bereits ziemlich fortgeschrittene Arthrose bei einer *60-jährigen Frau*.
d) Die *andere Hüfte derselben Patientin*: Wahrscheinlich auch hier beginnende Koxarthrose (Sklerose des Pfannendaches lateral eine Spur stärker als medial).

Der Allgemeinzustand der Patienten ist nicht beeinträchtigt, alle Laborbefunde sind negativ. Beweisend für die Diagnose ist das Röntgenbild. Im Frühstadium sind die Zeichen allerdings sehr diskret (**Abb. 64.78**).

Die **Veränderungen im Röntgenbild** spiegeln genau die pathologisch-anatomischen Vorgänge wider (**Abb. 64.79**). *Sie erscheinen etwa in dieser Reihenfolge:*

1. *Verschmälerung des Gelenkspaltes* als Ausdruck der Abnützung des Knorpelbelages in der Tragzone (Kopfpol, lateral; Abb. 64.82). Seltener und weniger eindeutig zu erkennen ist die Verschmälerung des Gelenkspaltes medial, im Pfannengrund, bei einer beginnenden Protrusion. Dabei kann der Gelenkspalt lateral sogar etwas verbreitert sein (Abb. 64.76 d).
2. subchondrale reaktive *Knochensklerose*
3. reaktive Knochenbildung am Gelenkrand (Randzacken, *Osteophyten*) und in den unbelasteten Gelenkabschnitten (double fond)
4. subchondrale *Zystenbildung* im Knochen unter den Stellen mit der größten Beanspruchung (Abb. 9.1)
5. sekundäre Deformierung der Gelenkform mit langsamem Wandern des Kopfes: Abplattung → Verbreiterung → Subluxation ist die eine Entwicklung, oder aber Vertiefung der Pfanne → Protrusion die andere (Abb. 64.83).
6. in seltenen Fällen spontane knöcherne Versteifung (Ankylose).

Die **Differentialdiagnose** ist in der Regel einfach.

Nicht selten ist jedoch eine Abgrenzung gegen *vertebragene ausstrahlende Schmerzen* nötig: Für ein Hüftleiden spricht die Schmerzprojektion in die Leiste, auch zur Vorderseite des Oberschenkels bis zum Knie, sowie belastungsabhängiger Schmerz.

Für Ischialgie bzw. von der Lendenwirbelsäule ausgehende Schmerzen sprechen belastungsunabhängige, jedoch stellungsabhängige Ausstrahlungen ins Gesäß, zur Rückseite des Oberschenkels und bis zum Fuß, Lasègue bei guter Hüftgelenkbeweglichkeit und radikuläre Zeichen.

Pathophysiologie

Allgemeines siehe «Mechanische Beanspruchung als pathogenetischer Faktor», Kapitel 9; «Arthrose», Kapitel 37.1, und «Biomechanik und Pathologie der Hüfte», Kapitel 64.1.1. Hier wird nur anhand einiger Abbildungen die Entstehung der **morphologischen Veränderungen** gezeigt:

Das *Wandern des Kopfes* erfolgt gesetzmäßig unter dem Einfluss der unphysiologischen Beanspruchung. Die mechanischen Verhältnisse werden dadurch noch ungünstiger, und die deformierenden Kräfte nehmen weiter zu (**Abb. 64.81–64.83**). Der in **Abbildung 64.80** dargestellte *Circulus vitiosus* unterhält die Progredienz der Arthrose.

Neben biomechanischen sind auch biochemische Prozesse wirksam: Abakterielle **Begleitentzündungen** können *mechanisch* bedingt und/oder *durch Detritus* im Gelenk etc. verursacht sein. Sie können latente Phasen aktivieren und sind entsprechend schmerzhaft.

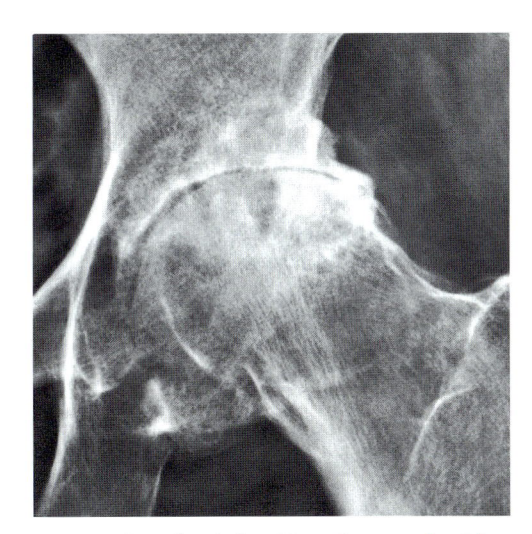

Abb. 64.79: *Die arthrotischen Veränderungen* **im Röntgenbild** bei einer **fortgeschrittenen Koxarthrose**: Der *Gelenkspalt* ist nur noch als feine Linie zu sehen. Hier ist die Knorpelschicht verschwunden, Knochen schleift auf Knochen. Die normale Spongiosastruktur im oberen Kopfpol und im Pfannendach ist weitgehend verschwunden infolge reaktiver *Sklerosierung* und Zystenbildung in der am stärksten beanspruchten Tragzone. Sklerotische *Osteophyten* am Pfannenerker. Im Pfannengrund überwiegt die Osteoporose. Der durch die Kopfwanderung unten frei werdende Platz wird von Osteophyten ausgefüllt (double-fond).

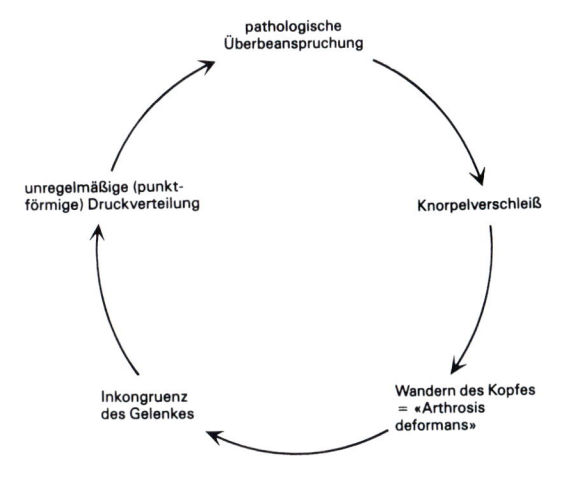

Abb. 64.80: Circulus vitiosus in der Entstehung der Hüftgelenksarthrose.

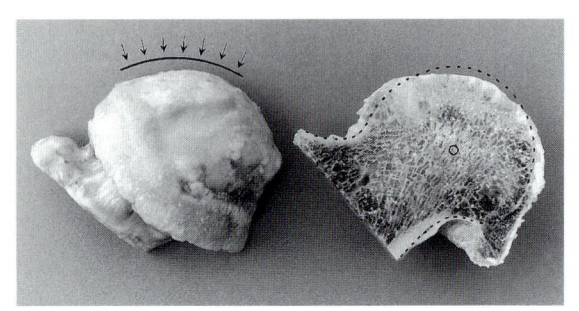

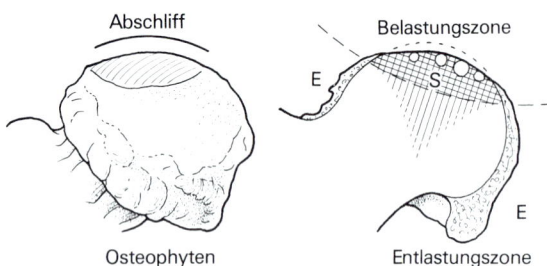

Abb. 64.81: Pathologische Anatomie der Arthrose.
Hüftkopf bei **Koxarthrose**: Präparat und Skizze dazu.
Links: Ansicht von vorne: oben in der *Tragzone* ist der Knorpel weggeschliffen, der glatt polierte Knochen tritt zu Tage. Unten in der Entlastungszone (E) ein Osteophytenkranz: Verknöcherter und gewucherter Gelenkknorpel.
Rechts: Frontalschnitt durch denselben Hüftkopf: In der Tragzone reaktiv stark sklerotische, verdichtete Spongiosa (S), an der Oberfläche schon teilweise usuriert. Hier Zystenbildung mit Bindegewebe und Detritus an den Stellen zu großer Beanspruchung. Hier kann der Knochen nicht mehr mit Knochenanbau, mit Sklerose reagieren, er wird zerstört und resorbiert.
Punktiert eingezeichnet ist die ursprüngliche runde Kontur des Hüftkopfes. Der Mechanismus der fortschreitenden Deformierung ist deutlich. Daher der ältere Name «Arthrosis deformans».

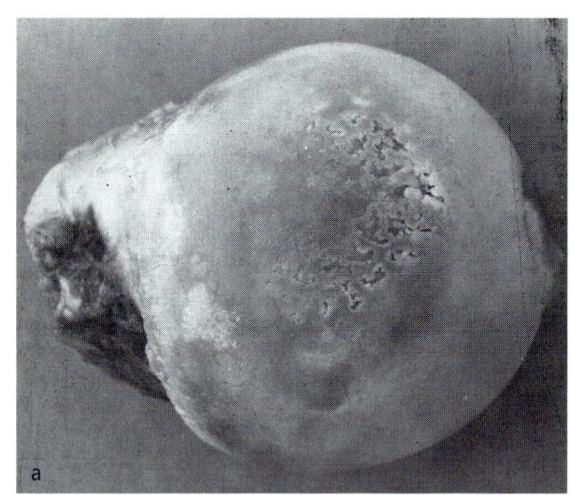

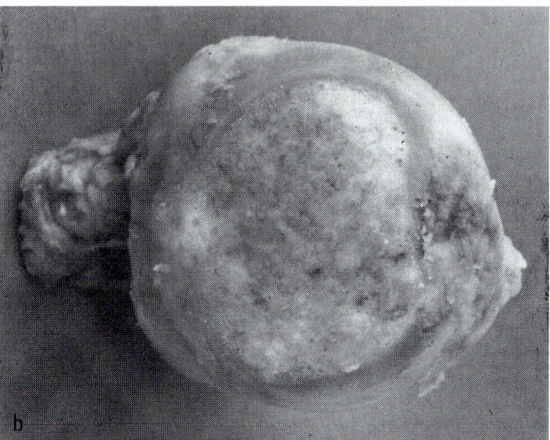

Abb. 64.82: Zerstörung des Gelenkknorpels in der Belastungszone bei **Arthrose**. Aufsicht von oben auf zwei arthrotische *Hüftköpfe*.
a) *Beginnende Arthrose:* Auf dem Scheitel des Hüftkopfes, in der Belastungszone, ist der Knorpel zerklüftet, im Zentrum bereits bis auf den Knochen durchgescheuert und abgeschliffen.
b) *Fortgeschrittene Arthrose.* In der ganzen Belastungszone ist der Knorpel weggescheuert, der nackte Knochen tritt zu Tage, sklerotisch hart und spiegelglatt geschliffen, von Bindegewebspfropfen durchsetzt, die aus der Spongiosa heraufwachsen. Hier reibt Knochen gegen Knochen, der Zerstörungsvorgang ist weitgehend mechanisch.

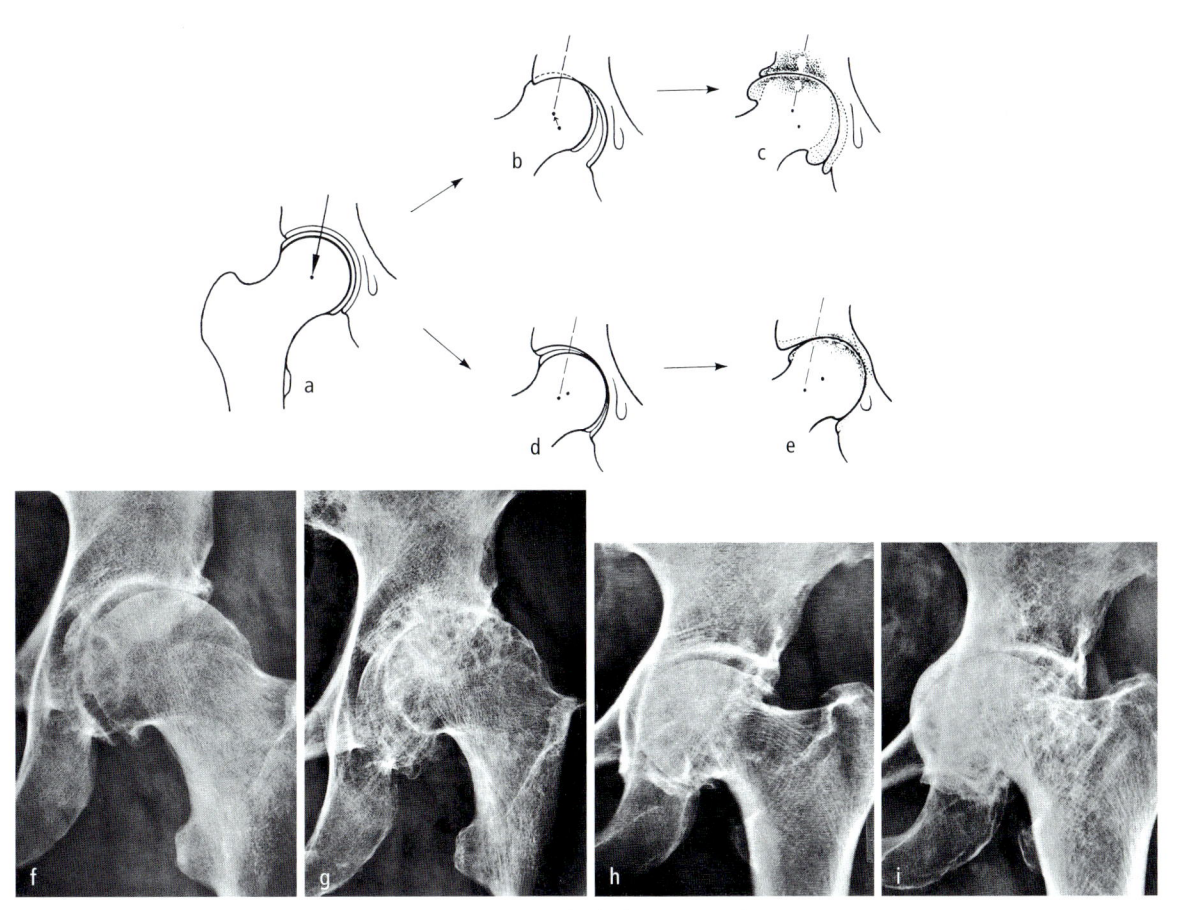

Abb. 64.83: Wie die Deformation bei der Koxarthrose entsteht (vgl. Kap. 37.1.2):
a) *Normales, konzentrisches Hüftgelenk.* Eine Überbeanspruchung konzentriert sich am häufigsten am Pfannenerker (Subluxation, ungenügende Überdachung) → *obere Reihe (Subluxationsreihe)*.
Seltener (bei Protrusion, rheumatischen Arthritiden) konzentriert sich der Überdruck auf den Pfannengrund → *untere Reihe (Protrusionsreihe)*. In der Regel verläuft die Arthrose in einer von diesen beiden Richtungen (Pfeile).
b) *Subluxation* nach oben außen, verbunden mit Substanzverlust durch mechanischen Abschliff am Ort der größten Beanspruchung. Unten medial entsteht ein Hohlraum, in welchen Osteophyten einwachsen. Die Deformität kommt primär durch das Wandern des Kopfes (in Richtung des kleinen Pfeiles) zu Stande.
c) «Arthrosis deformans» mit allen zugehörigen typischen Merkmalen: Abschliff und Sklerose in der Tragzone, Resorptionszysten am Ort der größten Beanspruchung, Osteophyten in der unbelasteten Randzone lateral und medio-kaudal (sog. doublefond).
d) *Protrusionstyp* der Koxarthrose: Abschliff und Sklerose im Pfannengrund, Osteophytensaum rings um den Pfannenrand. Durch die Protrusion wird die Pfanne immer tiefer. Diese Variante der Koxarthrose ist schwieriger zu erkennen, da der Gelenkspalt kranial lange Zeit normal weit bleibt und lateral sogar noch breiter wird. Der Knorpel, und damit der auf dem Röntgenbild sichtbare Gelenkspalt, verschwindet zuerst im Pfannengrund.
e) *Fortgeschrittene Protrusion.* Der Kopf stößt langsam durch die Pfanne hinein ins kleine Becken. Zu einem Durchbruch kommt es aber praktisch nie, denn auf der Innenseite, im kleinen Becken, wächst neuer Knochen und bildet einen neuen Pfannengrund (vgl. Abb. 64.103).

f–i) *Beispiele.* Abbildung f u. g: Wandern des Kopfes *nach oben*
außen. Abbildung h u. i: Wandern *nach innen*.
f) Beginnende Koxarthrose bei *52-jährigem Mann*. Überdruck am Pfannenerker (Gelenkspalt verschwunden, subchondrale Sklerose).
g) Dieselbe Hüfte *acht Jahre später*: Der Kopf ist nach oben außen gewandert. Pfannendach und Kopf sind dort abgeschliffen, während am unteren Kopfpol ausgedehnte Knochenneubildung stattgefunden hat: Osteophyten an Kopf und Pfannengrund liegen sich gegenüber (double fond).
h) Protrusio acetabuli mit beginnender Arthrose bei einer *50-jährigen Frau*. Der laterale Gelenkspalt ist weiter als normal, als Zeichen der Inkongruenz von Pfanne und Kopf.
i) Dieselbe Hüfte *nach elf Jahren*: Der Kopf ist weiter ins Becken hinein gewandert. Die innere Beckenwand ist ins kleine Becken vorgebuchtet. Hier hat sich ein neuer, stark sklerosierter Pfannenboden gebildet. Der große Trochanter stößt schon fast am Becken an.
In beiden Beispielen ist das Wandern auch an der Annäherung des kleinen Trochanters ans Becken zu erkennen.
Die meisten arthrotischen Hüften «wandern» in einer von diesen beiden Richtungen.

64.9.2
Therapie

Konservative Therapie

Die im Kapitel «Degenerative Krankheiten» beschriebenen Grundzüge der Therapie (s. Kap. 37.1.4) gelten auch für die Koxarthrose, insbesondere die unter «Prophylaxe» gemachten Überlegungen zur Anpassung der Beanspruchung an die verminderte Belastbarkeit. Konservative Maßnahmen haben Vorrang vor operativen. Vor allem in den akuten Schmerzschüben und bei muskulären Begleitschmerzen sind sie durchaus wirksam.

Alle bekannten konservativen Maßnahmen wirken nur symptomatisch. Sie können die Krankheit nicht aufhalten, höchstens mildern. Es geht *in erster Linie um* **Schmerzbekämpfung**, in zweiter Linie auch um das Erhalten der **Beweglichkeit**.

Das ganze Repertoire der **physikalischen** und **medikamentösen Medizin** steht zur Verfügung:

- *Heilgymnastik:* Lockerungsübungen, vor allem bei sekundären Muskelverspannungen. Regelmäßige unbelastete Bewegung.
- *Physikalische Applikationen,* vor allem Wärme in Form von warmen Wickeln, Fango, Kurzwellen, Jontophorese usw.
- *Hydro- und Balneotherapie.* Bäder sind sehr beliebt und bessern den Zustand häufig für einige Zeit.
- *Rheuma- und Schmerzmittel* (Salizylate, nichtsteroidale Antirheumatika usw.) geben gute aber nur kurzfristige Linderung. Die Wirkung von so genannten «spezifischen» Mitteln (z. B. tierische Knorpelextrakte usw.) lässt sich kaum einwandfrei nachweisen.
- *intraartikuläre Injektionen:* vor allem kristallines Kortison. Nicht ungefährlich, da Infektionen, Hüftkopfnekrosen und rasch progrediente Destruktionen vorkommen.
- *orthopädietechnische Maßnahmen:* Die schockabsorbierende Wirkung von *weichen Sohlen,* wie sie z. B. Turn- und Laufschuhe haben, von Pufferabsätzen und von weichem, gewachsenen Boden kann nicht hoch genug eingeschätzt werden. Sie dämpfen die harten Schläge wirksam ab, die beim Gehen auf hartem Straßenbelag mit gewöhnlichen dünnen Ledersohlen rasch zunehmende Schmerzen verursachen. Absatzerhöhungen bei funktionellen Beinlängendifferenzen, evtl. Korsett bei Kreuzschmerzen, haben beschränkte Wirkung. Eine einwandfreie Schienung der Hüfte (Hobmann-Bandage: Korsett mit beweglichem Oberschenkelteil) ist schwierig, selten einmal doch nützlich.
- *Der Handstock* (evtl. Krückstock) ist eine große Hilfe. Die Hüfte kann damit ganz wesentlich entlastet werden. (Die Patienten tragen den Stock in der Regel spontan auf der Gegenseite!; **Abb. 64.84**). Manche brauchen zwei Stöcke.

Indikationen zur operativen Therapie

Grundsätzlich bestehen folgende Möglichkeiten (s.a. «Operative Therapie», Kap. 18.4, und «Operationen bei Arthrose», Kap. 37.1.4 u. **Abb. 64.85**):

- biologische (durchblutungsfördernde) Operationen
- biomechanische (entlastende) Operationen: *Osteotomien*
- versteifende Operationen (Arthrodese)
- plastischer Gelenkersatz (*Endoprothese*, Totalprothese, TP, TEP)
- Gelenkresektion
- Gelenktransplantation.

Die Indikation hat neben dem Lokalbefund vor allem die Lebenserwartung des Patienten und seine soziale Situation zu berücksichtigen. Als Faustregel kann gel-

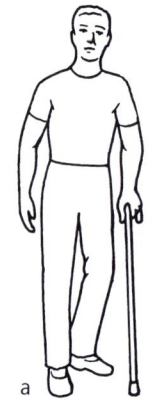

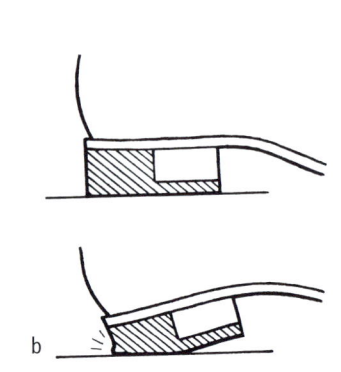

Abb. 64.84:
a) **Ein einfacher Handstock** bedeutet eine große Entlastung für die Hüfte, wenn man bedenkt, dass der Stock dieselbe Wirkung hat wie der Glutaeus medius (Aufrichten und Ausbalancieren des Beckens), aber mit einem viel größeren Hebelarm. Die resultierende Druckkraft, normalerweise ein Mehrfaches des Körpergewichtes, kann so mit kleinem Aufwand wesentlich herabgesetzt werden. Der Stock wird in der Regel *auf der gesunden Seite* gehalten. Das tun die meisten Patienten instinktiv.
Manche genieren sich, «am Stock zu gehen», aber auch ein Wanderstab, ein Schirm oder ein elegantes kleines Stöcklein helfen schon sehr viel. Damit sehen die Patienten weniger «invalide» aus.
b) Ein *weicher, gummigepufferter Absatz*, eine weiche Sohle, dämpfen harte Schläge auf das Gelenk beim Auftreten und vermindern so die Schmerzen beim Gehen. Turn- und Laufschuhe sind sehr zu empfehlen.

Abb. 64.85: Die wichtigsten **Operationen bei Koxarthrose**. Obere Reihe: Intertrochantere Osteotomie. Durch Umstellung sollen bessere funktionelle Verhältnisse im Gelenk geschaffen werden.
a) Varisierende Osteotomie
b) Valgisierende Osteotomie
Untere Reihe:
c) Hüftarthrodese
d) Totalhüftendoprothese
e) Hüftgelenkresektion (Girdlestone)

ten, dass bis zum Alter von 60 Jahren *gelenkerhaltende Operationen* wenn immer möglich vorgezogen werden sollten, während *nach* dem 60. bis 65. Altersjahr die *Totalendoprothese* die Methode der Wahl bei schmerzhaften Koxarthrosen ist.

Ausschlaggebend für die Operationsindikation ist der **Leidensdruck des Patienten**, nicht das Röntgenbild. Voraussetzung ist allerdings eine radiologisch nachgewiesene fortgeschrittene Arthrose.

Die so genannten biologischen Operationen an Knochen und Weichteilen (Bohrungen, Muskel- und Sehnendruchtrennungen usw.) sind weitgehend aufgegeben worden, da sie wenig nützen.

Osteotomien

Bei Arthrosen *im Anfangsstadium* (noch keine allzu schweren Veränderungen im Röntgenbild) gelingt es häufig, durch Verbesserung der biomechanischen Verhältnisse die Krankheit zu stoppen und ihr Fortschreiten mindestens für längere Zeit zu verhindern. In vielen Fällen werden die Patienten schmerzfrei, und auch im Röntgenbild ist eine Verbesserung des Zustandes erkennbar.

Sehr verbreitet, vor allem im angelsächsischen Raum, ist die *intertrochantere Verschiebeosteotomie* von McMurray. Es ist eine rein empirische Methode, deren günstige, oft viele Jahre anhaltende Wirkung, obwohl in unzähligen Fällen erwiesen, keineswegs eindeutig klar ist. «Eine typische englische Operation: unlogisch, aber wirksam», sagte ein Franzose.

Nach der Theorie von *Pauwels* kann durch eine geeignete Drehung des Kopfes in der Pfanne die Beanspruchung der Tragzone vermindert werden, indem der Druck auf eine größere Fläche verteilt wird (**Abb. 64.86**).

Die **präoperative Beurteilung** der Hüftstellung und der Belastungsverhältnisse an der Tragzone anhand von *Funktionsröntgenaufnahmen* der Hüften (in Ab- und Adduktion) ermöglicht das Aufstellen eines geeigneten Operationsplanes, wobei die Stellungsänderung mittels einer intertrochanteren Osteotomie durchgeführt wird (Allgemeines zur Osteotomie s. Kap. 18.4.1)

Vorhandene Fehlstellungen (bei Kontrakturen) müssen beseitigt werden.

Die intertrochantere Osteotomie hat verschiedene Entwicklungen und Abwandlungen erfahren (Exten-

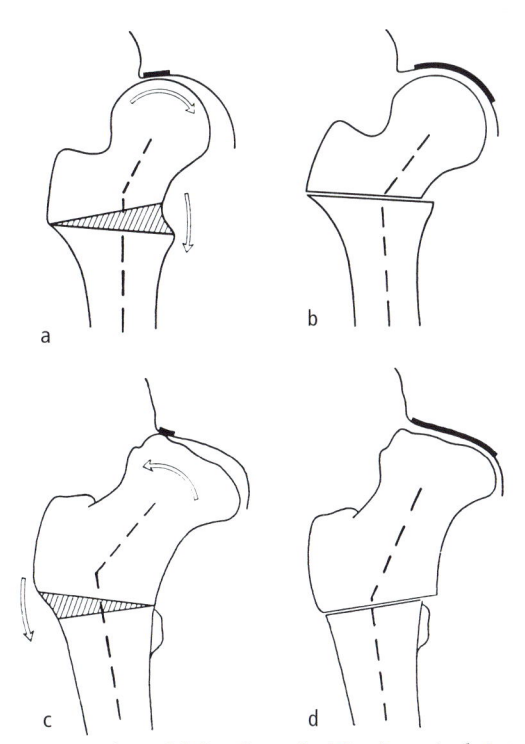

Abb. 64.86: Die **Reduktion des Gelenkdruckes** mittels **intertrochanterer Osteotomie**, nach *F. Pauwels*.
Die Vergrößerung einer zu kleinen Tragfläche (mit dickem Strich bezeichnet) bei Gelenkinkongruenz ist durch *Drehung des Kopfes* in der Pfanne möglich. Je nach der Konfiguration des Gelenkes kommt eine **varisierende** Adduktionsosteotomie (Pauwels I, obere Reihe) oder eine **valgisierende** Abduktionsosteotomie (Pauwels II, untere Reihe) in Frage.
a) Druckkonzentration am Pfannenerker bei Subluxation.
b) Tiefere Einstellung des Kopfes durch Varisation.
c) Druckkonzentration an umschriebener Stelle bei verbreitertem Kopf.
d) Verteilung des Druckes auf die ganze Kopffläche durch Valgisation.
Im konkreten Einzelfall kann mit **Funktionsröntgenaufnahmen** des Hüftgelenkes in verschiedenen Stellungen die beste Einstellung des Kopfes in der Pfanne ermittelt werden. (Aus: F. Pauwels, Atlas zur Biomechanik der gesunden und kranken Hüfte, Springer, 1973.)

sion, Rotation usw.). Sicher ist ihre Wirkung recht komplex. Neben der Verminderung der Beanspruchung spielt wohl eine Reihe weiterer Faktoren wie die Veränderung der Durchblutung, die Umstellung und Neuordnung der Trabekelstruktur in der subchondralen Spongiosa des Hüftkopfes durch Knochenumbau, die temporäre Entlastung, die Abstützung des Gelenkes auf den kaudal gelegenen Osteophyten usw. eine Rolle.

Ein großer *Vorteil der Operation* ist die *geringe Komplikationsrate* sowie der Umstand, dass der eigene **Hüftkopf erhalten** werden kann.

Bei relativ jungen Patienten (bis etwa 50 oder 60 Jahre) wird wenn möglich eine solche Operation gemacht (**Abb. 64.87**, **Abb. 64.88** u. **Abb. 64.89**).

Weil die Rekonvaleszenz länger dauert und die Resultate nicht so spektakulär sind wie nach einer guten Endoprothesenoperation, ist die Osteotomie bei Patienten und Ärzten nicht mehr beliebt. Tatsächlich sind auch die guten Resultate oft nicht von Dauer, und die Arthrose schreitet weiter fort. *Bei älteren Patienten* wird deshalb in der Regel die Totalprothese vorgezogen.

Anders ist die Situation bei **jüngeren Menschen**: Bei ihnen setzt man ungern Endoprothesen ein, denn diese halten wohl nicht ein ganzes Leben lang. Mit einer Osteotomie kann manchen jungen Patienten

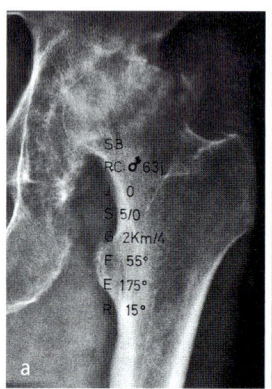

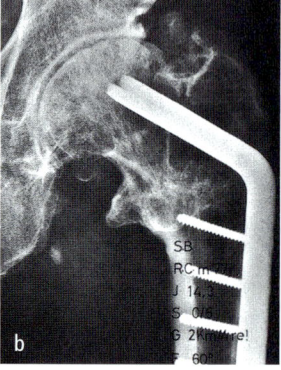

Abb. 64.87: Spätresultat nach Varisationsosteotomie.
a) *63-jähriger Landwirt* mit schwerer Koxarthrose und entsprechenden Schmerzen.
b) Im Röntgenbild *14 Jahre nach Varisationsosteotomie* erscheint das Hüftgelenk durch einen Regenerationsvorgang wesentlich verbessert. Der Mann ist beschwerdefrei.

Der Fall entstammt einer Serie, welche R. Schneider operiert, genau *dokumentiert* und nach vielen Jahren *nachkontrolliert* hat (Schmerzen, Gehstrecke, Beweglichkeit sind eingetragen).

Solche Untersuchungen sind für die Beurteilung von Operationsmethoden in der Orthopädie sehr wertvoll und auch sehr nötig, da sich der *Wert einer Operationsmethode* an den **langfristigen Resultaten** misst.

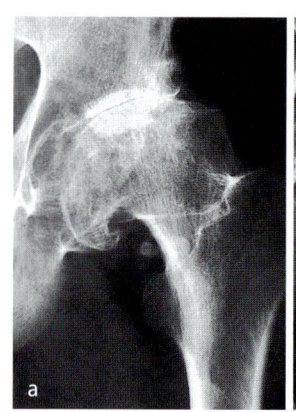

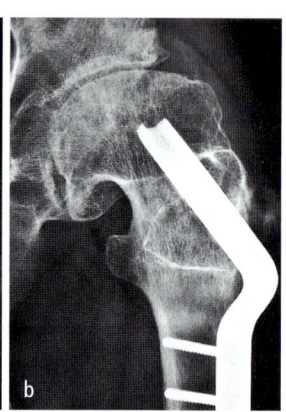

Abb. 64.88: Valgisationsosteotomie.
a) Schwere *Koxarthrose bei einem 45-jährigen Mann.*
b) *Einige Jahre nach der valgisierenden Osteotomie:* Knochenstruktur und Gelenk haben eine tief greifende Umwandlung erfahren. Das Hüftgelenk scheint sich bis zu einem gewissen Grade regeneriert zu haben.

In günstigen Fällen können Osteotomien die Progredienz der Arthrose aufhalten und dem Patienten für lange Jahre Beschwerdefreiheit bringen unter Erhaltung des eigenen Gelenkes. Dieser wesentliche Vorteil gegenüber der Endoprothese fällt vor allem für jüngere Patienten ins Gewicht.

über viele Jahre geholfen und damit die Prothesenoperation hinausgeschoben werden, ein nicht zu unterschätzender Gewinn.

Die Wiederherstellung eines defekten *Pfannendaches* bei veralteten Dysplasien und Subluxationen, analog den Operationen bei der kongenitalen Hüftgelenkluxation, kann ausnahmsweise auch noch bei jungen Erwachsenen erfolgreich sein (Azetabuloplastik, Beckenosteotomie, vgl. Kap. 64.4.4).

Hüftarthrodese

Bei manchen jüngeren Patienten mit schweren einseitigen Hüftzerstörungen ist die Hüftarthrodese eine sehr wirksame Lösung, sofern Wirbelsäule und übrige Gelenke eine gute Kompensation der verlorenen Hüftbeweglichkeit zulassen.

Eine in *guter Stellung* (ganz geringe Adduktionsstellung, Flexion etwa 20° bis 30°, leichte Außenrotation) knöchern versteifte Hüfte ist in der Regel *schmerzfrei* und ermöglicht erstaunliche Leistungen mit unbeschränkter Geh- und Arbeitsfähigkeit. Die Behinderung ist nicht groß, jedenfalls kleiner, als die meisten Patienten und Ärzte glauben.

Es ist verständlich, dass Patienten keine «steife Hüfte» wollen, sondern lieber ein «künstliches Gelenk». Wenn aber noch ein größerer Teil ihres Lebens vor ihnen liegt, haben Endoprothesenträger mit Sicherheit spätere Schwierigkeiten zu erwarten. Eine gute Arthrodese hingegen bleibt zuverlässig lebenslang schmerzfrei.

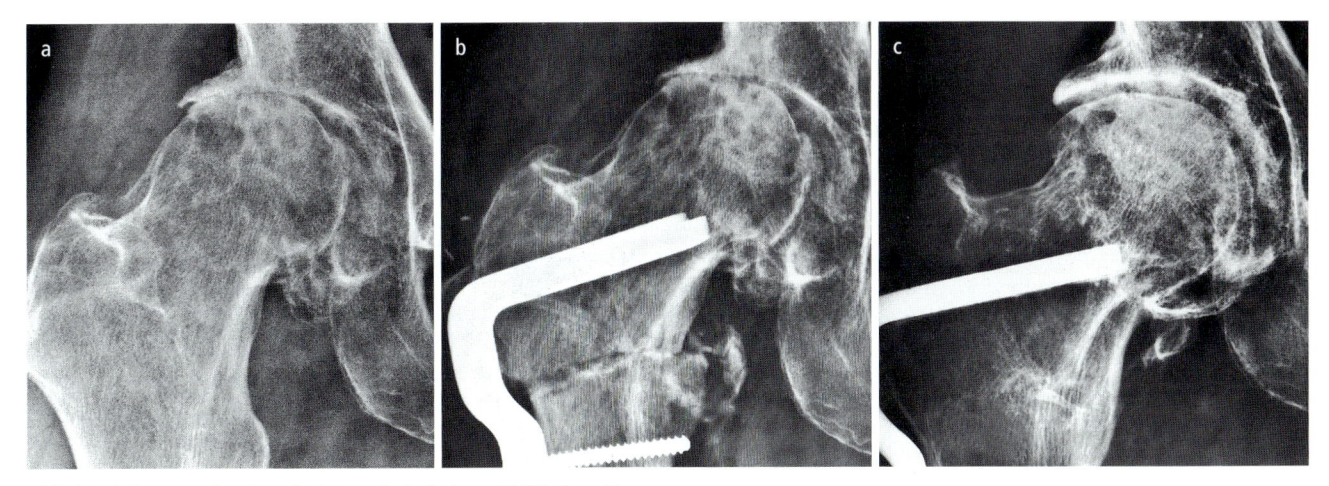

Abb. 64.89: Intertrochantere Osteotomie bei einer *59-jährigen Frau*.
a) *Koxarthrose vor der Operation*. Der Gelenkspalt ist verschwunden.
b) Zustand kurz *nach Osteotomie* knapp oberhalb des Trochanter minor, mit geringer Verschiebung und Varisation, fixiert mit Winkelplatte.
c) *12 Jahre später* ist wieder ein Gelenkspalt zu sehen, es hat offenbar eine gewisse Restitution des Gelenkes stattgefunden. Die jetzt 71-jährige Frau hat seit der Operation nur noch geringe Schmerzen und ist gut gehfähig.

Die Wirkung der intertrochanteren Osteotomie beruht wahrscheinlich auf verschiedenen Mechanismen, unter denen der von Pauwels beschriebene mechanische Effekt der Verminderung des Gelenkdruckes durch die Umstellung nur einer, allerdings der am besten fassbare ist.

Überzeugen lassen sich Patienten am ehesten von erfolgreich operierten Leidensgenossen.

Voraussetzung ist eine schmerzfreie, gesunde, frei bewegliche Lendenwirbelsäule vor und die richtige Stellung der versteiften Hüfte nach der Operation. Auch dann können später Kreuzschmerzen auftreten. In einzelnen Fällen muss die Hüfte mit einer Endoprothese wieder beweglich gemacht werden. Auch dies ist möglich. Allerdings bleibt eine Schwäche.

Weiteres zur Arthrodese siehe auch Kapitel 18.4.2 und Kapitel 37.1.5, die beste Stellung in Tabelle 38.4 (**Abb. 64.90**).

Auf die *Hüftendoprothesen* wird im folgenden Kapitel eingegangen.

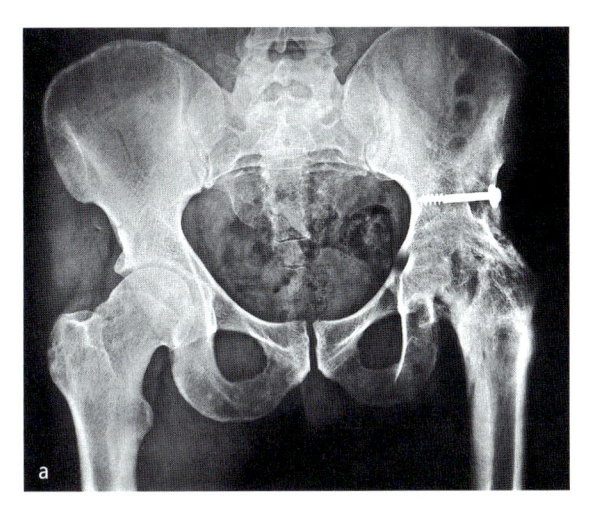

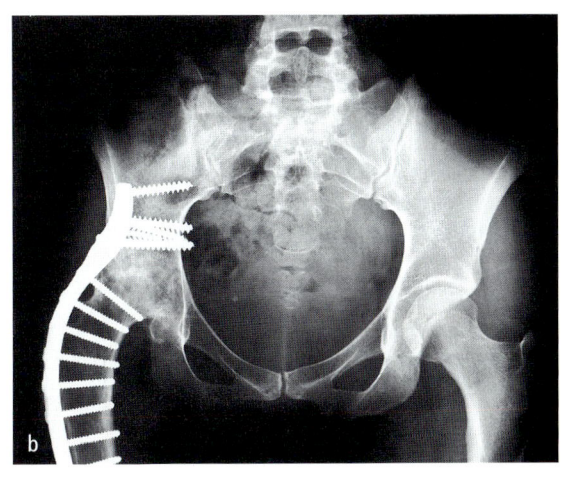

Abb. 64.90:
a) **Hüftarthrodese** links, bei einem *36-jährigen Mann*. Diese Technik (Anfrischen der Gelenkflächen und intertrochantere Osteotomie) erfordert eine längere Fixation im Beckenbeingips, erlaubt aber noch eine nachträgliche Korrektur der Beinstellung.
Hier ist die Arthrodese knöchern fest. Der Mann ist voll leistungsfähig und beschwerdefrei.
b) Hüftarthrodese rechts, wegen schwerer Arthrose, bei einer *31-jährigen Frau*. Fixation mit Plattenosteosynthese. Diese Technik erlaubt eine *sofortige Mobilisation*, verlangt aber das genaue Einstellen der Beinstellung während der Operation. Diese Stellung ist für den Erfolg ausschlaggebend.

Für jüngere Leute mit einseitigen Hüftleiden ist die Arthrodese nach wie vor eine in einzelnen Fällen empfehlenswerte Operation. ▶

64.10
Die Totalhüftendoprothese

Allgemeines zu den Endoprothesen siehe Kapitel 18.4.3 und Kapitel 37.1.4.

Kaum eine Operation hat in den letzten Jahrzehnten eine Erfolgsstory erlebt wie die Totalprothese der Hüfte. Sie ist zu einer der **häufigsten Operationen** in der Orthopädie und eine der **dankbarsten** insgesamt geworden. *Volkswirtschaftlich* gesehen ist es wohl die Operation mit dem **besten Kosten/Nutzen-Verhältnis** überhaupt. Es ist eine ebenso effiziente wie ökonomische Art, *Lebensqualität zu verbessern*, aber auch *Arbeitskraft zu erhalten* und *Abhängigkeit* (z.B. von Pflege) zu *verhindern*.

Ökonomen, Politiker, Verwaltungen, Krankenkassen und Versicherungen haben das kaum zur Kenntnis genommen, und der Ärzteschaft ist es bisher auch nicht gelungen, ihnen dies zu beweisen, da sie nur einzelne Erfolgsmeldungen publizierte, aber keine ökonomischen Studien vorlegen konnte. **Eine Aufgabe** für junge Orthopäden!

Ausschlaggebend für regelmäßige gute Resultate ist – neben perfekter Technik – in erster Linie die *richtige Indikation*.

Indikation

Für *ältere Patienten* mit *Schmerzen* und Gehbehinderung infolge einer fortgeschrittenen Arthrose ist der Ersatz des Gelenkes durch eine Totalendoprothese zweifellos eine sehr gute Operation. Ihrem Risiko (Thromboembolie, Infektion usw.) und der unsicheren Prognose auf längere Sicht (Lockerung, Verschleiß usw.) stehen bei den älteren Patienten die geringere Beanspruchung der Prothese und ihre eigene kürzere Lebenserwartung gegenüber. (Abb. 25.5–25.7, Kap. 25.4). Die Operation ist für viele alten Menschen eine Erlösung von ihren unbeeinflussbaren Schmerzen. Sie sollte ihnen nicht verweigert werden (**Abb. 64.91**).

Tatsächlich können diese Patienten schon wenige Tage nach der Operation wieder schmerzfrei umhergehen. Die Rekonvaleszenz ist kurz, viele Patienten können wieder eine körperlich schwere Arbeit aufnehmen und auch wieder erstaunliche sportliche Leistungen erbringen.

Diese spektakulären Erfolge haben die Endoprothesenoperation so beliebt gemacht. Sie sollten aber *nicht über die* **komplexen Probleme** *und Gefahren hinwegtäuschen*, welche solchen Operationen innewohnen. Ein stabiler Endzustand, wie beispielsweise bei einer Arthrodese, wird nie erreicht, und grundsätzlich muss **während des ganzen restlichen Lebens** mit Komplikationen gerechnet werden. Langzeit-

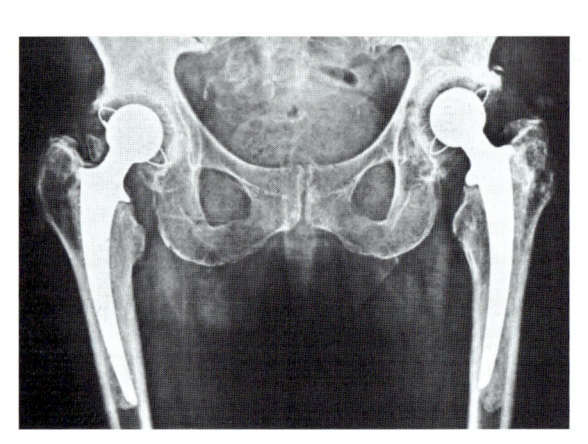

Abb. 64.91: Röntgenkontrolle von **Totalhüftendoprothesen** bei *74-jähriger Frau*, die wegen beidseitiger Koxarthrose invalide geworden war. Die Frau ist jetzt, *fünf Jahre* nach der ersten (links) und ein Jahr nach der zweiten (rechts) Operation, wieder weitgehend schmerzfrei gehfähig.
Eine Kontrolle *weitere sechs Jahre später* ergab einen unveränderten klinischen und radiologischen Befund. Wegen einer schweren Osteoporose und Kyphose hatte die nunmehr 80-jährige Patientin jedoch starke Rückenschmerzen und ging gebückt. Vier Jahre später haben wir sie *nicht mehr gefunden*. Die Wahrscheinlichkeit ist groß, dass diese Frau zu jener Gruppe von Patienten gehört, deren Hüftprothesen ihre Träger «überleben», und die aus anderen Gründen invalid werden oder sterben.
Das Beispiel zeigt die **Bedeutung des Alters** und **der Zeit** *für Indikation und Prognose*, aber auch die Schwierigkeiten relevanter **Langzeitstudien**.

resultate über 20 Jahre und mehr sind erstaunlicherweise nur sehr wenige bekannt. Immerhin sollte heute von einer guten Hüftendoprothese erwartet werden können, dass sie zehn oder fünfzehn Jahre lang beschwerdefrei funktioniert.

Keine Endoprothese aber hat die Qualität des natürlichen Gelenkes und hält auf die Dauer den Beanspruchungen stand, die ein junger, aktiver Patient ihr zumutet. Es gilt zu bedenken, dass die längerfristigen Resultate der neueren Prothesen noch unbekannt sind und ihre Überlegenheit spekulativ ist.

Eine große Verantwortung übernimmt deshalb der Operateur, der diese Operation bei jungen Patienten ausführt. **Die Prognose auf längere Dauer** ist unsicher, denn heute weiß noch niemand, was aus diesen Fällen in 20, 30 und mehr Jahren wird (vgl. Abb. 64.100). Man weiß jedoch, dass sich *mit den Jahren* **viele Prothesen lockern** und dann wegen Schmerzen ausgewechselt werden müssen (Abb. 64.111–64.113), was nicht beliebig oft möglich ist. In manchen Fällen (z.B. bei Infektion, bei massivem Knochenverlust) muss die Prothese ersatzlos entfernt werden, wodurch der Patient meistens für den Rest seines Lebens invalid wird.

Man wird sich deshalb bei **jüngeren Patienten** nur zur Protheseoperation entschließen, wenn sie bereits invalide sind und nicht mehr viel zu verlieren haben (schwere beidseitige Arthrosen, Schäden an anderen Gelenken, z. B. cP, Bechterew, vollständige Invalidität usw.) und alle Alternativen, wie z. B. Osteotomien, erwogen und als untauglich verworfen wurden.

Mit dem **künstlichen Gelenkersatz** hat die Orthopädie in den 1960er-Jahren Neuland betreten. Es war *ein Experiment am Patienten*, dessen Ausgang niemand kennen konnte. Die ersten Erfahrungen der Pioniere (McKee, Charnley, M. E. Müller, Judet) zeigten seit etwa 1960 die Möglichkeiten und Bedingungen sowie die unmittelbaren Komplikationen und Resultate. Inzwischen kennt man auch das längerfristige Schicksal der Endoprothesen und die damit auftauchenden Probleme besser, wenn auch noch keineswegs genügend. Bei der Bedeutung dieser Therapie scheint es sinnvoll, etwas *näher auf die Problematik der Totalprothesen einzugehen*, und zwar auf:

1. die Operationstechnik
2. die Komplikationen und ihre Vermeidung, sodann auf das Hauptproblem,
3. die Prothesenlockerung und
4. die derzeitige Entwicklung zur Lösung dieses Problems, schließlich auf
5. die infizierte Totalprothese.

64.10.1
Operationstechnik

Die Operationstechnik ist in Büchern, Einzelarbeiten und Operationsanleitungen zu den verschiedenen Modellen eingehend beschrieben. Hier werden nur einige wesentlichen allgemeinen Punkte herausgegriffen:

Der Zugang: von *ventro-lateral*, zwischen Tensor und Glutaeus medius (nach Watson-Jones), oder von *lateral, transglutaeal*. Letzterer gibt besseren Zugang zum Femurschaft.

Gelegentlich ist der Zugang nur durch eine Osteotomie des Trochanter maior möglich, etwa bei engen Verhältnissen, bei Zweitoperationen und bei Prothesenwechseln.

Beim dorsalen Zugang ist die Orientierung zur Positionierung der Pfanne weniger genau. Er wird oft bei Kopfprothesen (ohne Pfanne) verwendet.

Stabilität: Gute *primäre Stabilität* ist Voraussetzung für ein gutes Dauerresultat. Sie wird mit verschiedenen Modellen auf verschiedene Art erreicht (Zement, Pressfit, Verklemmung, Verschraubung), doch bei allen ist guter Sitz in mechanisch tragfestem Knochen (satter Sitz des Schaftes, gute Überdachung der Pfanne) notwendig (**Abb. 64.92**).

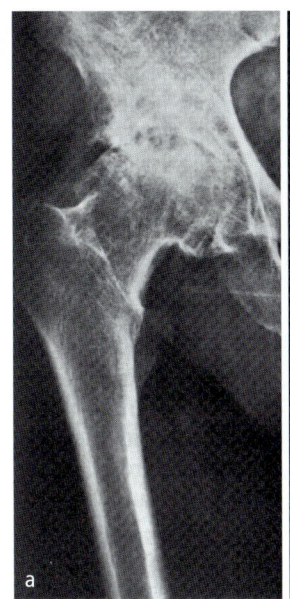

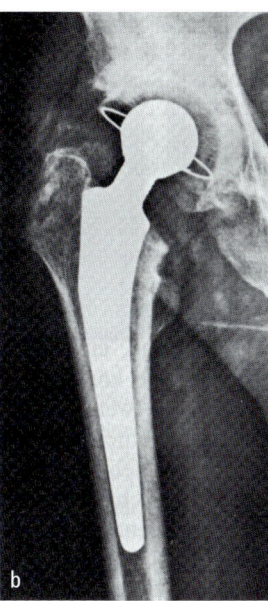

Abb. 64.92: Hüftgelenkersatz durch *zweiteilige Endoprothese (Totalprothese)*: Kopf und Schaft aus Metall, Pfanne aus Polyäthylen, die Kombination, welche die längste Bewährungsprobe mit guten Resultaten hinter sich hat.
a) Koxarthrose bei *65-jährigem Mann*.
b) *Drei Jahre nach der Operation*. Der Prothesenstiel soll möglichst formschlüssig in der Markhöhle liegen, er wurde zusätzlich mit Knochenzement verankert. Die künstliche Pfanne (mit Drahtring markiert, damit ihre Lage auf dem Röntgenbild genau beurteilt werden kann) liegt ebenfalls formschlüssig im Acetabulum. (Die subchondrale Knochenschicht ist bei Arthrosen in der Regel sklerosiert und somit mechanisch gut tragfähig, sie sollte bei der Operation möglichst erhalten bleiben.) Um die Beanspruchung besser aufzufangen und damit der Lockerungstendenz wirksamer zu begegnen, wurde hier ein etwas gestreckter, dicker Schaft verwendet, der sich in der Femurmarkhöhle verklemmt (Vorspannung). Der *Zement* diente hier lediglich einer zusätzlichen Sicherung, besonders für die Rotationsstabilität.

Zementpressionstechnik: Zentrierung, kräftiger, schließender Zementmantel, Markraumsperre (autologer Knochenkonus aus dem resezierten Hüftkopf).

Beinlängen, Weichteilspannung: Ausmaß der Resektion und Dimension des Implantates werden so geplant, dass am Schluss der Operation die Beine gleich lang sind. Die Spannung der Weichteile sollte nicht so stark sein, dass sich das Gelenk kaum mehr reponieren lässt und dann leicht kontrakt wird (cave Abduktionskontraktur mit Beckenschiefstand und funktioneller Beinverlängerung), aber auch nicht so schwach, dass es leicht wieder *luxiert*.

Die **präoperative Planung** ist ein unentbehrliches Instrument. Sie hilft manche Fehler zu vermeiden (**Abb. 64.93**).

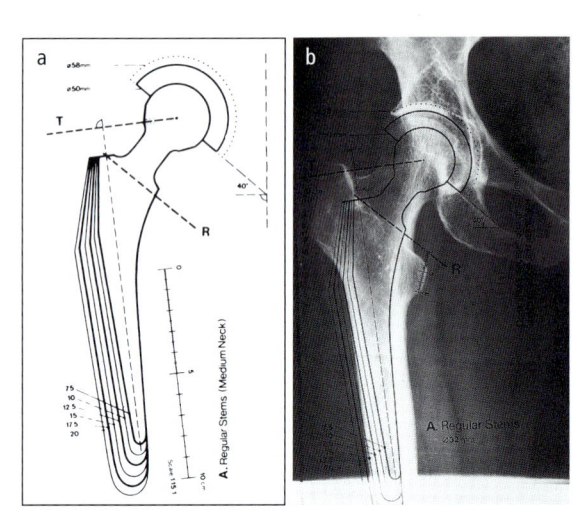

Abb. 64.93: Planung einer Hüftendoprothese.
a) Durchsichtige Schablonen dienen der Planung der Resektion (R) und der *Auswahl der Implantate*. Die Mitte des Kopfes steht meist auf Höhe des Trochanter maior (T). Die Implantate sind auf der Schablone im Verhältnis 1,15 größer dargestellt, als sie in Wirklichkeit sind. Dies entspricht der Vergrößerung des Skelettes auf dem Röntgenbild.
b) Die Schablone wird zuerst auf das Röntgenbild der gesunden Seite gelegt, damit die normalen anatomischen Verhältnisse so gut als möglich wiederhergestellt werden können.

Lage, Orientierung und Größe der Pfanne werden bestimmt, sodann Lage und Dimension des Schaftes, der am besten in die Femurmarkhöhle passt. Referenzpunkte dabei sind die Trochanteren.

Nachbehandlung

Die Patienten können nach wenigen Tagen aufstehen und mit Stöcken gehen, je nach Modell mit *voller* oder *Teilbelastung*.

Bei den meist älteren Patienten braucht die Operationswunde zur Heilung einige Wochen. Passive Gelenkmobilisation ist nicht notwendig und kann schädlich sein (Hämatom, Schwellung, Ödem, Schmerzen, Versteifung, Luxation oder Auslockerung der Prothese usw.). Die **Physiotherapie** ist entsprechend zu instruieren. Bei den *älteren Patienten* geht es nicht mehr um gymnastische Spitzenleistungen, sondern um Schmerzbefreiung und Selbstständigkeit bei den täglichen Verrichtungen. Wichtig sind deshalb die **Gehschule** und das **Üben der Gebrauchsfunktionen**: Aufstehen, Gehen, Stockgebrauch, Sitzen, Stufen, Treppensteigen, Ankleiden, Toilette. Beim Krankenhausaustritt brauchen die meisten Patienten noch einen Strumpfanzieher und einen langen Schuhlöffel.

Die nötige Gelenkbeweglichkeit stellt sich bald von selbst ein. Wichtig ist lediglich die Flexion (zum Sitzen).

64.10.2 Komplikationen

Infektion

Die Infektion ist nach wie vor die am meisten gefürchtete Komplikation. Sie zwingt in etwa der Hälfte der Fälle schließlich zur ersatzlosen Entfernung der Prothese.

Infektionen sind *weitgehend vermeidbar*. Erstes Gebot für die Operation ist deshalb eine lückenlose **Asepsis** im Operationssaal, die es erlaubt, die Infektionsrate unter 1% (Zweitoperationen: unter 3%) zu halten. Ohne diese Voraussetzung sind Endoprothesenoperationen nicht zu rechtfertigen.

Eine Infektion im Frühstadium, d. h. innerhalb des ersten Jahres (Frühinfekt), erfolgt praktisch immer *während der Operation* durch Kontamination der Operationswunde. Infekte können aber auch später, noch nach vielen Jahren, auftreten. Diese *Spätinfekte* sind in Kapitel 64.10.5 beschrieben.

Die **Prophylaxe** der Frühinfektion ist somit vorgezeichnet:

- peinlich genaues Vermeiden jeder direkten Kontamination während der Operation: Hautdesinfektion, steriles Abdecken des Operationsfeldes, Händedesinfektion, 2 Paar Handschuhe, steriles Arbeiten usw.
- Vermeiden der Kontamination durch die Luft: Masken, Kopf- und Gesichtsbedeckung. Die Luft im Operationssaal soll durch einen kontinuierlichen Strom von steriler Luft ständig erneuert werden. Verschiedene Systeme sind möglich und in Gebrauch.
- gewebeschonendes Operieren, Blutstillung usw., damit keine Gewebsnekrosen und Hämatome entstehen, die einen Nährboden für Bakterien und Ausgangspunkt von Infektionen sein können
- Eine Abschirmung durch ein Breitspektrumantibiotikum in genügend hoher Dosierung während und kurz nach der Operation (*perioperativ*) ist als Infektionsprophylaxe wirksam und zweckmäßig, vor allem bei Zweitoperationen und allgemein erhöhter Infektionsgefahr. Länger dauernde prophylaktische Anwendung von Antibiotika scheint nicht sinnvoll zu sein. Wesentlich ist ein genügend hoher Spiegel im Wundhämatom.

Der **Verdacht auf Infektion** nach einer Operation drängt sich auf bei stärkeren Schmerzen, übermäßigem Fieber, sodann bei den lokalen Entzündungszeichen wie Rötung, Schwellung, Fluktuation und schließlich Sekretion aus der Operationswunde. Infektionen können sich aber auch sehr langsam, schleichend entwickeln. Die BSR ist in der Regel erhöht (vgl. Abb. 13.5). Genauer sind CRP und Interleukin 6. Eine Gelenkpunktion sichert die Diagnose.

Röntgenologische Zeichen (periostale Reaktion, Osteolyseherde, Lockerungszeichen) treten erst spät auf.

Therapie des Frühinfektes: Ruhigstellung, ein Antibiotikastoß, vielleicht eine Spüldrainage, können bei günstigen Fällen im Frühstadium die weitere Ausbreitung verhindern. Hat sich einmal eine Fistel gebildet, kann mit einer Heilung kaum mehr gerechnet werden. Durch Osteolysen kommt es unaufhaltsam zur Lockerung der Prothese. Ihre Entfernung mitsamt allem Fremdmaterial wird notwendig. Das (sofortige oder spätere) Wiedereinsetzen einer neuen Prothese ist auf die Dauer nicht immer erfolgreich (s. a. Kap. 64.10.3).

Spätinfektionen (nach Ablauf von etwa einem Jahr und später) entstehen auch *hämatogen* (s. Kap. 64.10.5 u. Abb. 64.120).

Intraoperative Komplikationen

Ihr Spektrum ist groß. Die meisten sind mit korrekter Technik und umsichtigem Operieren *vermeidbar*:

- *Gefäßverletzungen* (Arteria und Vena ilica)
- *Nervenverletzungen* (N. femoralis, N. ischiadicus)
- *Frakturen* von Trochanter, Femurschaft; Schaftsprengung oder -perforation (**Abb. 64.94 a** u. **b**), Pfannenperforation
- *Falsche Positionierung* von Prothese und/oder Pfanne (Torsionsfehler) können zu Fehlstellungen, Bewegungsbehinderungen mit Anschlag des Halses an der Pfanne und konsekutiver Lockerung oder zur Luxation führen.
- *falsche Beinlänge* (oft zu lang!). Überlänge, z. B. bei (zu) langem Prothesenhals, zu hohem Sitz des Schaftes, ist oft von übermäßiger Weichteilspannung begleitet, was eine Abduktionskontraktur mit funktioneller Beinverlängerung zur Folge hat. Diese addiert sich noch zur real vorhandenen. Die Patienten empfinden das als sehr unangenehm.
- *Ungenügende Fixierung* der Prothese, auch unzweckmäßige Zementbehandlung führen bald zur Lockerung.
- *Interponate* im Gelenk oder Beschädigung der Kopfoberfläche, z. B. Kratzer durch Instrumente, führen zu frühzeitiger Pfannenusur.
- Zu frühes Einbringen von Knochenzement in noch halbflüssigem Zustand kann zu toxischen Allgemeinreaktionen führen.

Eine gute *Planung* der Operation (zeichnerisch auf Röntgenpausen) ist dagegen hilfreich (Abb. 64.93).

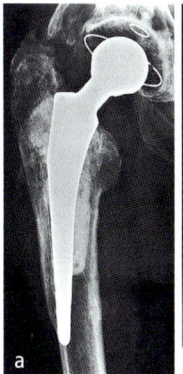

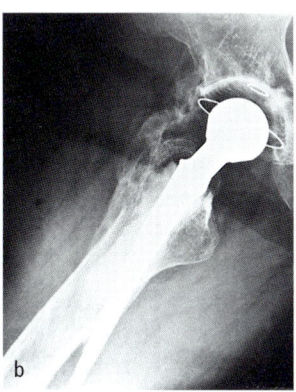

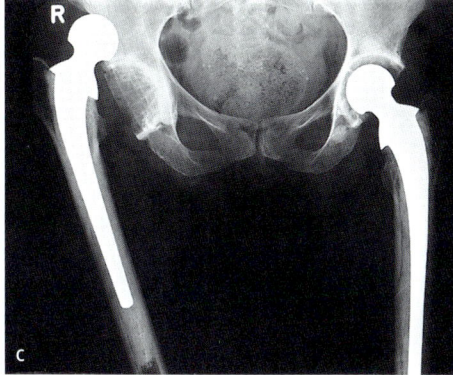

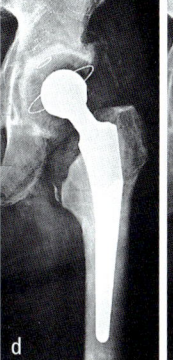

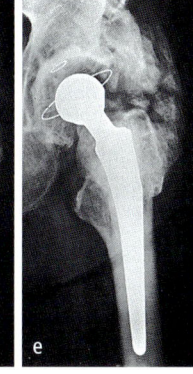

Abb. 64.94: Komplikationen bei Hüftendoprothesen.
a) und b) *Perforation des Femurschaftes* während der Operation. Dies kommt vor allem bei ungenügender Exposition, z. B. bei adipösen Patienten und bei Osteoporose vor. Da der Prothesenschaft die Femurkortikalis meist dorsal perforiert, übersieht man sie auf dem ap-Bild leicht (a). Im axialen Bild ist sie dann eindeutig (b).
c) *Luxation der Prothese* in den ersten Tagen nach der Operation.
Sofortige Reposition durch Zug am Bein in der Längsrichtung ist meist möglich. Anschließend Fixation der Rotation mit einem Unterschenkelgips im Bett für ein paar Wochen. Wenn die Hüfte dann wieder luxiert, liegt meist ein Fehler vor, und eine Reoperation wird notwendig.
Hier ist die Pfanne außergewöhnlich steil gestellt, was die Luxation erleichtert hat. Andere Ursachen sind schwache oder fehlende Spannung der Weichteile, besonders des M. glutaeus medius, Rotationsfehler und falsche Platzierung der Prothese.
d) und e): *Periartikuläre Verkalkungen* sieht man auf vielen Röntgenbildern, Wochen und Monate nach der Operation. Nur bei besonderer Disposition des Patienten sind sie so massiv wie hier, und selten beeinträchtigen sie das Operationsresultat wesentlich.
d) Bei diesem 73-jährigen Mann erscheinen *vier Wochen postoperativ* die ersten wolkigen Kalkschatten im Bereich des M. glutaeus medius.
e) Bild *ein Jahr später*. Die diffusen Verkalkungen sind inzwischen strukturiert und verknöchert. Derart ausgedehnte Verkalkungen sind vor allem am Anfang schmerzhaft und blockieren die Beweglichkeit. Da man lediglich weiß, dass Männer häufiger eine Disposition zu solchen Verkalkungen haben als Frauen, andere Risikofaktoren aber nicht kennt, ist eine gezielte Prophylaxe nur für Zweitoperationen möglich.

Postoperative Komplikationen

Allgemein:

- *Thrombosen* und *Thromboembolie*: Eine Prophylaxe irgendwelcher Art (Heparin, Antikoagulantien o. a.) ist allgemein üblich. Sie bietet nur einen bedingten Schutz. Beide Komplikationen sind auch heute noch häufig.
- Eine Dekubitusprophylaxe (Gesäß, Fersen) in den ersten Tagen ist vor allem bei alten Leuten (über 70 bis 80 Jahre) unbedingt notwendig (Lagerung).
- Die Erhaltung eines guten Allgemeinzustandes ist für die frühe Mobilisation und als Komplikationsprophylaxe wesentlich.

Lokal (s. a. Abb. 64.94 u. **Abb. 64.95**):

- Eine gewisse Schwellung, ein *Ödem* im Operationsbereich, evtl. bis zum Knie, ist meist vorhanden. Die Wundheilung braucht eine gewisse Zeit, in welcher eine intensive Physiotherapie kontraindiziert ist.

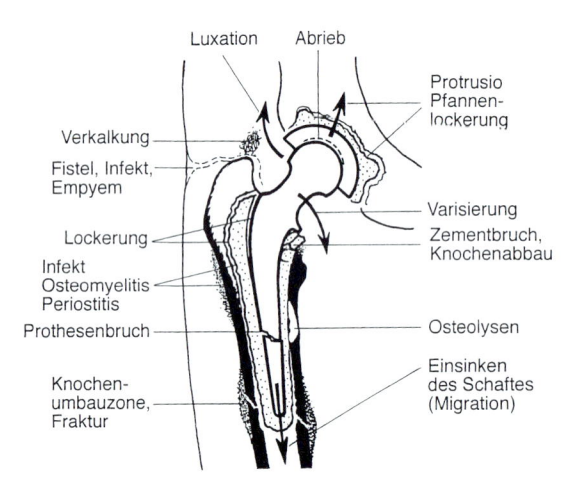

Abb. 64.95: Einige der häufigeren Komplikationen von Totalendoprothesen der Hüfte.

Die **Infektion** ist nach wie vor ein nicht vollständig eliminierbares Risiko, gefürchtet wegen ihrer oft auch mit multiplen Eingriffen nicht beherrschbaren deletären und irreversiblen Folgen.

Längerfristig ist die **aseptische Lockerung** das Hauptproblem (s. Kap. 64.10.3). Schaftbrüche gibt es kaum mehr, doch sind Komplikationen *im Zusammenhang mit Neuentwicklungen* und mit modularen Modellen häufiger geworden. Wenn die einzelnen Module nicht ganz genau zueinander passen oder nicht einwandfrei verbunden sind, kommt es zu Disassembling (vgl. Abb. 3.20). Dass neue Entwicklungen oder Modifikationen besser sind als die bisherigen, lässt sich ohne 10-Jahres-Test nicht einwandfrei beweisen.

Von den übrigen Komplikationen ist die Mehrzahl vermeidbar, einige bleiben schicksalshafte Risiken (s. Text).

- *Nachblutung, Hämatom*. Die dadurch erhöhte Infektionsgefahr kann evtl. durch sofortige operative Ausräumung vermindert werden. Manchmal findet man zu tiefe Quickwerte.
- **Luxationen** kommen gelegentlich in den ersten Tagen oder Wochen vor. Frühzeitige Mobilisation bei zu schwacher muskulärer Sicherung kann die Ursache sein, oder aber eine falsch positionierte Prothese (Pfanne oder Schaft) (Abb. 64.94c). Die Reposition ist in der Regel geschlossen möglich. Bei korrekter Operationstechnik kommen Luxationen kaum vor. Späte Luxationen sind selten, denn durch die postoperative Vernarbung entsteht wieder eine derbe Gelenkkapsel. Die Operation von Rezidiven kann schwierig sein.
- *Steifigkeit* der Hüfte kann durch Verkalkung bedingt sein. Mehr oder weniger starke Verkalkungen im Operationsgebiet (Kapsel, Muskulatur) findet man fast auf jedem Röntgenbild nach längerer Zeit, meist ohne wesentliche Beschwerden. Nur in einem kleinen Prozentsatz bilden sich massive *Verkalkungen*, welche schmerzhafte Versteifungen zur Folge haben (Abb. 64.94d u. e). Dies scheint eine Disposition der betreffenden Patienten zu sein, eine spezifische Ursache wurde bisher nicht gefunden. Mobilisationsversuche verschlimmern in diesen Fällen den Zustand eher. *Prophylaktisch* hat die frühe Röntgenbestrahlung einen Effekt, auch nichtsteroidale Antirheumatika (z. B. Indometacin) und Salizylate scheinen wirksam zu sein. Da die Diagnose in der Regel erst einige Zeit nach der Operation gestellt werden kann, ist eine solche Prophylaxe vor allem bei Zweitoperationen üblich. Werden die Verkalkungen im akuten Stadium operativ entfernt, bilden sie sich leicht wieder. Sobald sie verknöchert sind (nach etwa einem Jahr), ist diese Gefahr geringer.
- *Trochanterpseudarthrose:* Bei engen Verhältnissen bricht während der Operation gelegentlich der Trochanter maior. In solchen Fällen ist es besser, ihn vorher geplant zu osteotomieren. Aber auch dann sind Pseudarthrosen nicht selten. Sie haben eine Insuffizienz der Abduktorenmuskulatur (Gluteaus medius) zur Folge mit Trendelenburg- und Duchenne-Hinken, mit oder ohne Schmerzen. Eine neuerliche Operation ist jedoch selten nötig.

Späte Komplikationen

- Ermüdungsbrüche von Prothesenschäften nach Jahren waren früher nicht ganz selten, sind jedoch mit den derzeitigen Prothesen kaum mehr zu befürchten (**Abb. 64.96a**).
- *Periprothetische Femurschaftfrakturen* auf Höhe oder unterhalb des Prothesenschaftes kommen bei

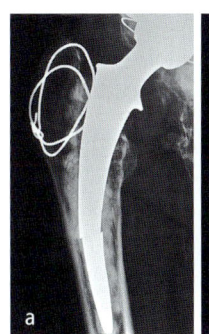

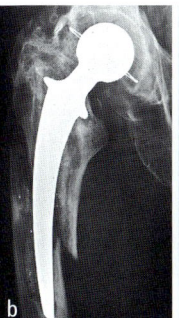

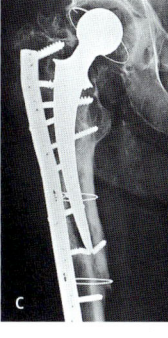

Abb. 64.96: Späte Komplikationen bei Hüftendoprothesen.
a) *Prothesenbruch.* Bei dieser *77-jährigen Patientin* brach der Prothesenschaft nach zehn Jahren. Offensichtlich war er mit dem Zementmantel an der Spitze im Femurschaft stabil verankert, hatte aber proximal zu wenig Halt. Dadurch kam der Materialermüdungsbruch zu Stande, ohne Trauma. Die Patientin bekam wieder Schmerzen.
Solche Prothesenbrüche sind schwierig zu erkennen auf Röntgenbildern, z. B. wenn keine Stufe, sondern lediglich ein leichter Knick darauf hinweist. Wenn man ganz flach über das Röntgenbild hin schaut, sieht man den Knick besser.
Die Prothesenschäfte sind heute so dimensioniert, dass sie kaum mehr brechen.
a) u. b): **Femurschaftfraktur:**
b) Frische Spiralfraktur auf Höhe der Prothese bei einer *88-jährigen Frau, zehn Jahre* nach der Prothesenoperation.
c) *67-jähriger Mann.* Ein Spiralbruch auf Höhe der Prothesenspitze war mit einer *Plattenosteosynthese* stabilisiert worden und heilte auch. Das Bild *ein Jahr später* zeigt aber, dass die Prothese weiter in den Femurschaft eingesunken ist und dabei mit ihrer Spitze eine Schraube entzweigebrochen hat.

Solche *periprothetische Femurfrakturen* sind vor allem bei alten Frauen mit Osteoporose nicht so selten. Sie lassen sich oft mit einer Plattenosteosynthese wieder reparieren. Falls die Prothese aber bereits vorher gelockert war, kann es besser sein, sie durch eine neue Prothese mit langem Schaft zu ersetzen, womit die Fraktur gleich mitgeschient werden kann wie mit einem Marknagel.

stärkerer Osteoporose im höheren Alter gehäuft vor. Eine stabile Osteosynthese mit Platten und Schrauben ist nicht immer einfach, aber meist noch möglich (Abb. 64.96 b u. c). Falls die Prothese bereits gelockert ist, muss sie ersetzt werden. Ein langer Schaft kann als «Marknagel» dienen.
- *Spätinfekte* können noch nach vielen Jahren auftreten (siehe unten).
- *Die aseptische Lockerung.* Sie bestimmt auf lange Sicht das Schicksal der Endoprothesen (s. Kap. 64.10.3).

Spätinfekte

Plötzliches Auftreten, *nach vielen Jahren*, vor allem im Verlauf irgendeiner Infektionskrankheit, legt den Verdacht auf eine **hämatogene** Entstehung nahe. Bakteriämien sind offenbar häufiger, als früher angenommen wurde.

Nachweis der gleichen Erreger im *Hüftpunktat* ist Beweis.

Alle möglichen Mikroorganismen wurden schon nachgewiesen, doch nicht immer findet man einen Erreger. Staphylococcus epidermidis und schleichender Verlauf sprechen eher für Kontamination zur Zeit der Operation.

Bei wenig virulenten Keimen ist eine Heilung manchmal möglich, andernfalls tritt bald die Lockerung ein, und die Prothese muss schließlich doch entfernt werden (s. Abb. 64.120; Prognose und Behandlung s. Kap. 64.10.5).

Die Tatsache, dass hämatogene Infekte nicht ganz selten sind und auch *viele Jahre nach der Implantation* auftreten können, bedeutet für den Träger doch ständig eine gewisse Bedrohung. Es stellt sich deshalb die Frage nach prophylaktischer Abschirmung von Prothesenträgern bei Infektionskrankheiten.

64.10.3
Aseptische Prothesenlockerung

Die aseptische Prothesenlockerung ist und bleibt auf lange Sicht das **größte Problem der Endoprothesen**, in erster Linie also ein biomechanisches Problem.

Für ein gutes Funktionieren ist die *Stabilität der Prothese* im Knochen eine unabdingbare Voraussetzung. Primär, während der Operation, ist es technisch möglich, die Prothesenteile stabil im Knochen zu verankern. Beim derzeitigen Stand der Technik sollte jede Hüftendoprothese mindestens fünf oder zehn bis zwölf Jahre lang einwandfrei funktionieren, d. h. eine mehr oder weniger beschwerdefreie volle Belastung erlauben und im Röntgenbild einen stabilen Sitz im Knochen aufweisen (**Abb. 64.97–64.99**).

Langzeituntersuchungen über 10 und 15 Jahre (20-Jahres-Resultate liegen noch wenige vor) haben jedoch gezeigt, dass **die Anzahl der guten Spätresultate mit den Jahren kontinuierlich abnimmt** (**Abb. 64.100**). So wie die Funktions- und die Lebensdauer von Autos und Geschirrspülmaschinen, aber auch aller Lebewesen, einschließlich des Menschen begrenzt sind, scheinen auch Hüftprothesen und ihre Verankerung langsam fortschreitendem Verschleiß unterworfen zu sein.

Der Vergleich der frühen mit den späteren Röntgenbildern ein und desselben Patienten bei solchen Nachkontrollen hat gezeigt, dass auch in den Jahren nach der Operation an der Grenze («*Interface*») zum

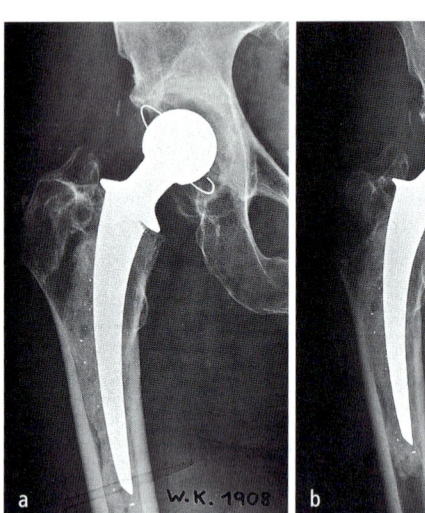

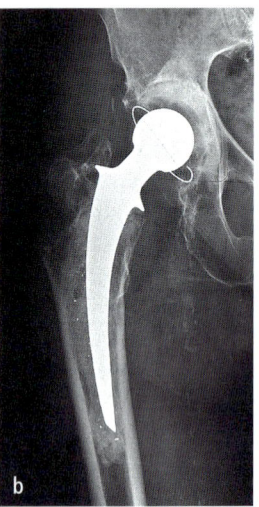

Abb. 64.97: Langzeitresultat nach Hüftendoprothese. a) TP. bei einer *66-jährigen Frau*, zementiert. b) Kontrolle *14 Jahre später*. Die *jetzt 80-jährige* Patientin kann ohne Schmerzen und ohne Hinken gehen. Die Prothese sitzt unverschoben noch genau am selben Ort wie unmittelbar nach der Implantation.
Das Skelett ist erheblich porotischer geworden. Im Kontrast dazu ist der Zement im Pfannengrund jetzt deutlicher zu sehen. Der Kopf ist ganz leicht in die Pfanne eingesunken, erkennbar am «Saturnring». Dies entspricht dem Abrieb des Polyäthylens in der Pfanne.

Abb. 64.98: Langfristiges Schicksal der Hüft-TP.
Wegen einer schweren beidseitigen Koxarthrose wurde bei dieser damals *68-jährigen Patientin* auf beiden Seiten eine Totalhüftendoprothese eingesetzt (zementiert).
a) Röntgenbild ein Monat nach Operation. Der Metallkopf steht ziemlich genau in der Mitte der Polyäthylenpfanne, d.h. in der Mitte der Ellipse, die den Drahtring um die Pfanneneingangsebene abbildet.
b) Kontrolle *16 Jahre später*, mit *84 Jahren*. Gute Gehfähigkeit, keine Hüftschmerzen. Bis zu ihrem 77sten Altersjahr hat die Patientin einen Kiosk betrieben. Seither ist sie wegen Rückenschmerzen behindert.
Röntgenologisch sitzen Pfanne und Schaft praktisch unverändert im Knochen, d.h. keine Migration, keine Osteolysezonen, lediglich deutliche Osteoporose. Hingegen ist der Kopf ein wenig nach kranial in die Polyäthylenpfanne hinein gewandert, der Kopfmittelpunkt steht nicht mehr im Zentrum der Drahtellipse. Diese Verschiebung beträgt hier etwa 0,1 bis 0,2 mm pro Jahr und entspricht dem Polyäthylenabrieb. Hier ist er relativ gering, und sekundäre Veränderungen (Osteolysen, aeptische Lockerungen) sind nicht aufgetreten. In anderen Fällen ist die Protrusion des Kopfes in die Pfanne hinein größer, was mit der Qualität des Polyäthylens und mit der Beanspruchung, aber auch mit allfälligen Unregelmäßigkeiten der metallischen Kopfoberfläche (z.B. Kratzer durch Instrumente bei der Implantation!) zusammenhängt.
Das Polyäthylen ist einer der limitierenden Faktoren für die Langzeitperformance der Hüftendoprothesen. Resistentere (hochpolymerisierte) Polyäthylene bringen vielleicht eine Verbesserung. ▶

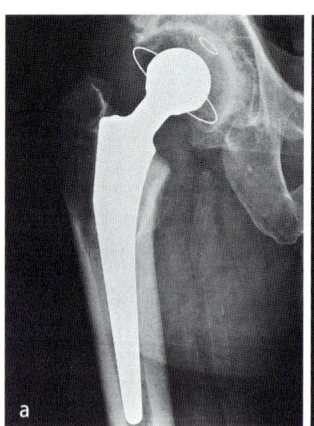

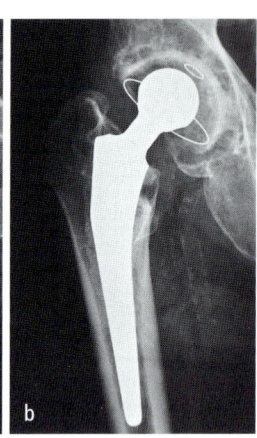

Abb. 64.99: Langfristiges Schicksal der Hüft-TP.
Totalhüftendoprothese beidseits wegen schwerer Koxarthrose bei einem *58-jährigen Bahnarbeiter*. Cr-Co-Ni-Geradschaft und Polyäthylenpfanne, zementiert, Kopf 32 mm Durchmesser.
a) Röntgenkontrolle drei Monate *nach Operation*. Der Mann arbeitete noch sechs Jahre bis zu seiner Pensionierung.
b) *17 Jahre später:* Der jetzt 75-jährige Mann hat keine Beschwerden, kann ordentlich gehen, mit leichtem Hinken. Er macht Gartenarbeiten etc.
Röntgenkontrolle: Der Prothesenschaft ist ein wenig in die Femurmarkhöhle eingesunken. Außer am Kalkar, wo sie «normal» sind, keine Osteolysen, keine Säume. Der Schaft ist immer noch stabil. Die Pfanne ist ebenfalls etwas nach kranial und medial migriert. Auch hier keine Osteolysen in der Tragzone (oben).
Schließlich ist auch der Kopf nach kranial in die Pfanne gewandert, was an seiner exzentrischen Lage zur Pfanneneingangsebene (der ovale Drahtring) zu erkennen ist. Diese Wanderung entspricht dem Polyäthylenabrieb über 17 Jahre (vgl. Abb. 64.98).
Beurteilung: Langsam progrediente Migration mit Beinverkürzung, bei wenig verminderter Stabilität. Wenig Osteolysen, trotz eindeutigem Polyäthylenabrieb. Da der Mann wenig Beschwerden hat und zufrieden ist, braucht er natürlich keine neuerliche Operation.
Dies ist ein *typischer Langzeitverlauf*.
Der Zustand kann sich jedoch langsam progredient verschlechtern. Raschere Migration und größere Osteolysen können über kurz oder lang zu manifester aseptischer Lockerung führen, die bei stärkeren Beschwerden doch noch eine Operation nötig machen kann. Viele Patienten erleben das allerdings nicht mehr, v.a. jene, die erst im vorgerücktem Alter operiert wurden. Dies ist ein wesentliches Argument, nicht zu früh zu operieren (vgl. Abb. 25.5–25.7).

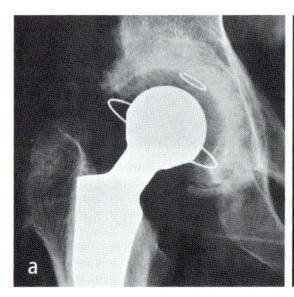

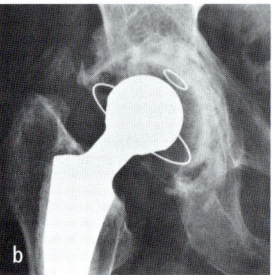

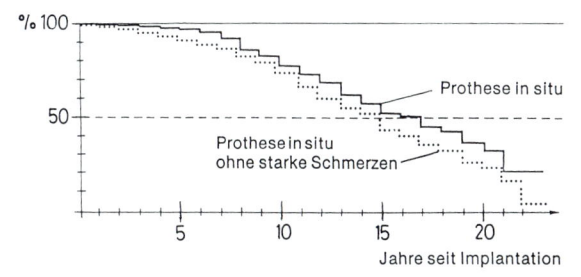

Abb. 64.100: Die **Lebensdauer der Hüftprothesen** lässt sich am besten mit einer «*survival curve*» beschreiben (vgl. dazu Kap. 25.4 u. Kap. 26.4 u. Abb. 25.5 ff.). Hier ein Beispiel aus einer größeren orthopädischen Klinik. Die Anzahl der guten Resultate nimmt mit der Laufzeit der Prothese kontinuierlich ab. Die ausgezogene Linie gibt die Anzahl der Prothesen an, die noch «*in situ*», d. h. (noch) nicht ausgewechselt sind. Die punktierte Linie zeigt die Prothesen «ohne starke Schmerzen» eines bestimmten Kollektivs. Diese Kurve fällt verständlicherweise rascher ab. Nach 15 Jahren funktionierten nur noch die Hälfte aller Prothesen ohne stärkere Schmerzen, und nach 20 Jahren strebte die Kurve zur Null-Linie.

Mit neuen Entwicklungen gelang es inzwischen, die *Überlebensdauer der Prothesen* zu verlängern, doch ist sie *grundsätzlich beschränkt*. Die damit zusammenhängenden Probleme sind ausführlich beschrieben im Kapitel 64.10.4.

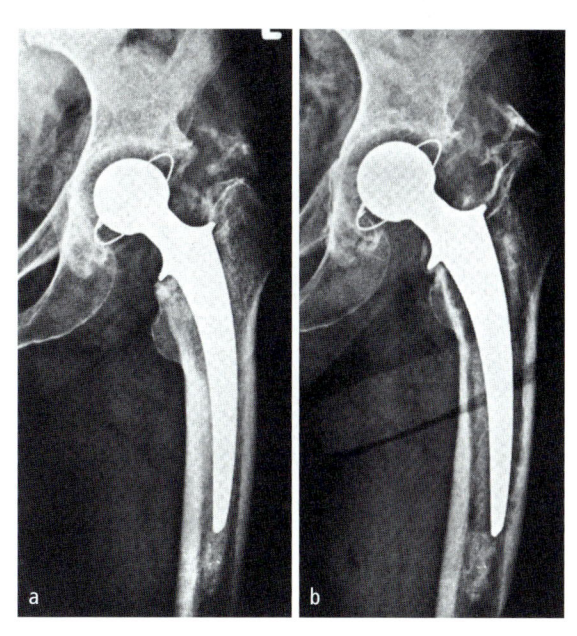

Abb. 64.101: Prothesenlockerung, die häufigste Spätkomplikation des Gelenkersatzes.
a) *Totalprothese der linken Hüfte* bei einer *75-jährigen Frau*, ein Jahr nach der Operation. Außer einigen periartikulären Verkalkungen, wie man sie nicht selten sieht, scheint die Verankerung der Prothese in Ordnung.
b) *Drei Jahre später:* **Lockerung und Varisierung des Schaftes**, Osteolysezone rings um Schaft und Zement. Der Zementmantel ist zerbrochen. Auch die Kortikalis ist bereits an einigen Stellen, die der mechanischen Biegebeanspruchung besonders ausgesetzt sind (oben medial und unten lateral) etwas resorbiert. Wenn die Prothese einmal gelockert ist, geht die Knochenresorption unaufhaltsam weiter. Solche Hüften werden in der Regel zunehmend schmerzhaft und instabil, bis die Patienten kaum mehr gehen können. Dann muss die Prothese, wenn möglich, ausgewechselt werden. Diese Operation ist schwieriger und wesentlich aufwändiger als die Erstoperation; im Durchschnitt sind die Resultate auch schlechter, überdies lässt sich ein Prothesenwechsel nicht beliebig wiederholen.

Im vorliegenden Fall wurde der Prothesenschaft ausgewechselt (s. Abb. 64.111a), doch verstarb die Patientin ein Jahr später. Viele Hüftprobleme alter Menschen finden auf diese natürliche Art ihre Lösung. Bei jungen Patienten müssen andere Lösungen gefunden werden. Dies ist nicht immer einfach. Um diese Probleme auf ein Minimum zu reduzieren beobachten die meisten Operateure *eine untere Altersgrenze für die Indikation zur Endoprothese*.
(Prothesenlockerung als obligate Folge bei Infekt: s. Abb. 32.14 u. Abb. 64.120).

Implantat ständig Veränderungen im Knochen vor sich gehen, die in vielen Fällen langsam aber stetig zur Lockerung und Instabilität führen (**Abb. 64.101**, **Abb. 64.102** u. **Abb. 64.103**). Die **steigende Zahl von Revisionsoperationen** illustriert diese Situation deutlich.

Die Vorgänge, die sich dabei abspielen, sind wenig spektakulär, sie verlaufen sehr langsam und meist kaum bemerkt, bis eine sukzessive Verschlechterung des Zustandes mit zunehmenden Schmerzen, stärkerem Hinken und verminderter Belastbarkeit der Hüfte darauf hinweisen.

Das **Phänomen der Lockerung** ist inzwischen in seinen klinischen, radiologischen und histologischen Erscheinungsformen ziemlich gut bekannt. Es handelt sich um ein überaus komplexes Problem, das nur teilweise erklärt und verstanden ist.

Die entscheidende Frage ist: *Wie werden mechanische Kräfte von einem körperfremden Implantat auf den Knochen übertragen?* Wie verhält sich der lebende Knochen an der Grenzfläche, am so genannten «interface»?

Gute **Gewebsverträglichkeit** des Implantates ist die *erste Voraussetzung*. Sie ist bei den derzeit verwendeten Materialien gewährleistet. Allerdings bestehen Unterschiede. Zwischen einer gewissen Fremdkörperreaktion, in Form einer Bindegewebsmembran, welche das Implantat vom körpereigenen Gewebe ausgrenzt im Sinne eines Fremdkörpergranuloms, und dem engen Anwachsen der Osteoblasten an die Implantatoberfläche gibt es alle Abstufungen.

Eine *zweite* unabdingbare *Voraussetzung* für dauerhafte Stabilität des Implantates im Knochen ist eng mit der ersten verknüpft: Das weitgehende **Fehlen von Mikrobewegungen** zwischen den beiden Oberflächen (vgl. Abschnitt «Stabilität», Kap. 3.4). Jeder intermit-

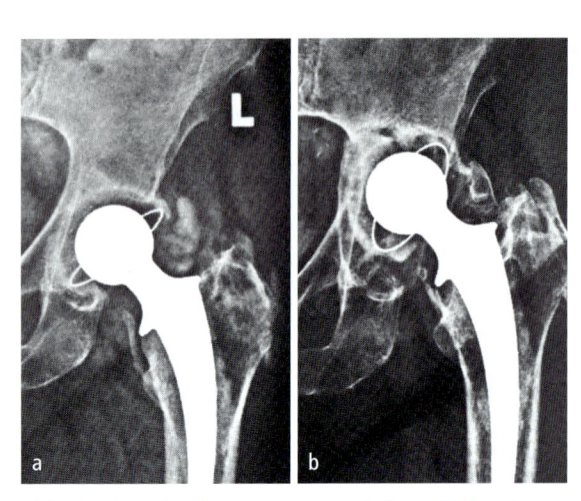

Abb. 64.102: Die **Pfannenlockerung bei Totalhüftendoprothese** ist annähernd so häufig wie die Stiellockerung oder die Lockerung beider Teile.
a) Hüfte einer *72-jährigen Frau* kurz nach Operation. Die Kunststoffpfanne, am Drahtring zu erkennen, in richtiger Lage.
b) *Sechs Jahre später:* Die Prothese hat sich gelockert und tief ins Becken hineingebohrt, wobei eine große Osteolysehöhle entstanden ist. Im Vergleich der beiden Röntgenbilder ist deutlich zu erkennen, wie die Kunststoffpfanne gekippt und nach oben (kranial) gewandert ist. Die Pfanne musste wegen der zunehmenden Schmerzen ausgewechselt werden.

Pfannenlockerungen werden vor allem bei *Osteoporose* und beim *Fehlen der subchondralen Sklerosezone* beobachtet. Die unterschiedliche Elastizität von Kunstpfanne und Becken spielt dabei eine Rolle.

Oft wird mit der Zeit so viel Knochen vom Becken resorbiert, dass eine neuerliche Verankerung auf große Schwierigkeiten stoßen kann.

Auf lange Sicht ist vermutlich der knöcherne Widerhalt der Pfanne die schwächste Stelle des ganzen Systems. Nicht zuletzt aus diesem Grund haben sich Methoden, bei denen die Pfanne tiefer ausgebohrt wird (frühere Techniken, Doppelcup usw.) nicht bewährt. Deshalb wird auf Schonung der subchondralen Kortikalis bei der Präparation der Pfanne und eine gute primäre Verankerung (Vorspannung) besonderen Wert gelegt.

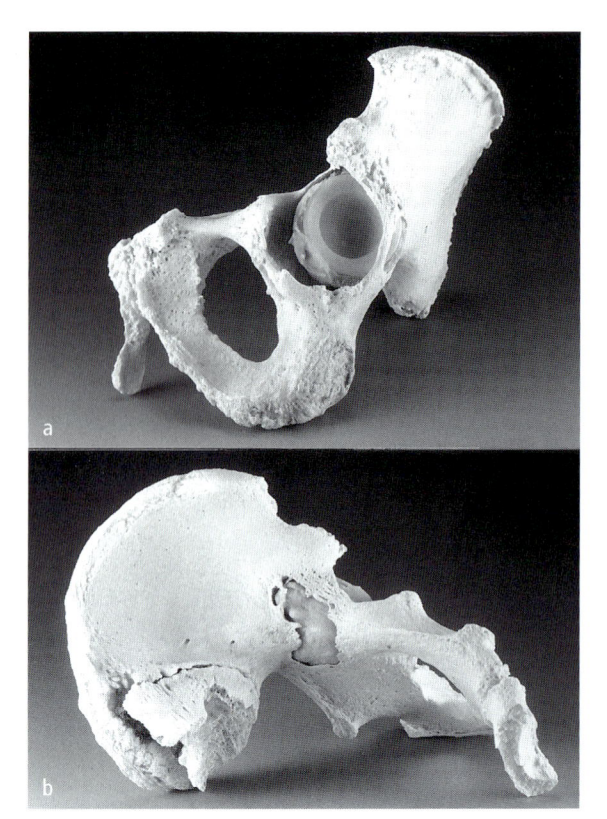

Abb. 64.103: *Präparat der linken Beckenhälfte eines Patienten, der 13 Jahre nach Implantation einer Totalprothese* aus anderer Ursache ad exitum gekommen war. a) *Ansicht von außen:* **Die Pfanne** samt dem intakten Zementmantel ist nach kranial **ins Becken hineingewandert**. b) *Ansicht von innen:* Die Pfanne ist ins kleine Becken perforiert. Es handelt sich um eine sehr langsam fortschreitende **Osteolyse**. In der Umgebung hat sich auch reaktiv wieder neuer Knochen gebildet. Allerdings ist diese Reaktion ungenügend. Die Pfanne hat durch ihren satten Sitz immer noch eine gewisse Stabilität. Die Beschwerden waren einigermaßen erträglich gewesen, so dass ein Prothesenwechsel nicht dringlich erschienen war.

tierende Druck bringt den Knochen zum Verschwinden, sei es durch Osteolyse (Osteoklasten) oder durch unmittelbare Zerstörung.

Zwischen zwei elastischen Körpern (wie sie Knochen und Implantate darstellen) treten bei der Kraftübertragung immer *Relativbewegungen* auf infolge der elastischen Verformung unter Belastung (vgl. Abb. 3.14). Solche Mikrobewegungen können die lebenden Knochenzellen zerstören. Je größer die Bewegungsausschläge sind, desto rascher schreitet die Osteolyse voran und desto schneller lockert sich das Implantat.

Theoretisch gibt es nur einen einzigen Ort an der Berührungsfläche, an welchem keine Relativbewegungen stattfinden. **Röntgenologisch** lässt sich das regelmäßig nachweisen: In den meisten Fällen erscheinen im Laufe der Jahre an bestimmten Abschnitten (am Pfannenrand, proximal am Schaft) schmale Säume zwischen Knochen und Implantat als Zeichen einer Knochenresorption infolge größerer Relativbewegungen an diesen Stellen.

Solange an den Kraftübertragungsstellen keine Knochenresorption nachzuweisen ist, kann in der Regel ein stabiler Sitz der Prothese angenommen werden.

Welche Faktoren sind für die Stabilität bzw. Lockerung einer Prothese ausschlaggebend?

Auch größere statistische Auswertungen konnten viele Probleme nicht eindeutig klären.

Folgende Faktoren scheinen eine Rolle zu spielen:

- **Die Zeit:** Das klinische Resultat einer Prothesenoperation ist, statistisch gesehen, in erster Linie abhängig von der **Laufzeit der Prothese**: Mit jedem Jahr wird der Prozentsatz der Prothesen, die immer noch schmerzfrei funktionieren, kleiner. Dies drückt sich in der **«Survivorship Analysis»** aus (**Abb. 64.104**). Auf diese Langzeituntersuchungen und die Probleme, die sich daraus für die Indikation zur Operation ergeben, wurde im Abschnitt «Langzeitresultate als Grundlagen orthopädischer Indikationen», Kapitel 25.4, ausführlich eingegangen.

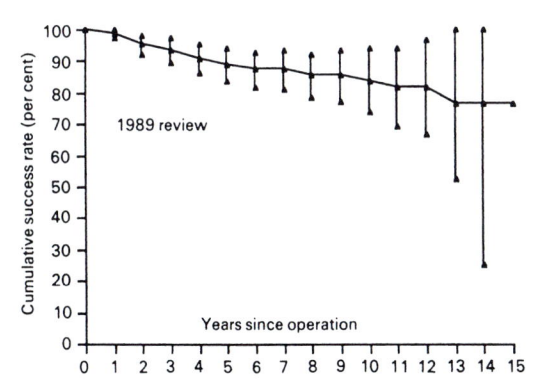

Abb. 64.104: Überlebenskurve von Hüftendoprothesen eines geschlossenen Kollektivs aus einer englischen Langzeitstudie.[1] Die «Überlebensrate» ist, wie bei den meisten vergleichbaren Arbeiten, definiert als die Anzahl der Prothesen, die noch «in situ», also nicht ausgewechselt oder entfernt wurden. Dies ist natürlich nicht gleich bedeutend mit einem «guten Resultat», wie der Text «Cumulative success rate» suggeriert, denn viele Patienten haben sich trotz Beschwerden keiner neuerlichen Operation unterzogen, und viele Prothesen sind radiologisch bereits gelockert bei Patienten die (noch) keine oder nur geringe Schmerzen haben. Trotzdem wird für solche Statistiken in der Regel die **Reoperation als das entscheidende Kriterium** verwendet, denn sie ist das einzige eindeutig definierbare (vgl. Kap. 25.3).
Als senkrechte Strecken sind die **95% Vertrauensintervalle** eingetragen. Es wird deutlich, dass etwa ab dem zehnten postoperativen Jahr die Daten sehr *unsicher* werden. Dies hängt damit zusammen, dass im Laufe der Zeit immer mehr Patienten des ursprünglichen Kollektivs durch Tod, oder weil sie nicht mehr erreichbar sind, aus der Studie fallen, und die Anzahl der noch auswertbaren Fälle sehr klein wird. Langzeitstudien über 15 und 20 Jahre sind deshalb immer noch außerordentlich rar.

---

[1] A.W. Lettin et al.: Survivorship Analysis and Confidence Intervals. J. Bone Jt. Surg. [Br] 1991; 73-B: 729

- **Die Beschaffenheit des Knochens**: Dichter, kräftiger Knochen erhöht die Stabilität der Prothese, Osteoporose vermindert sie, wohl auch infolge der größeren Deformierbarkeit osteoporotischen Knochens. So sind z. B. Lockerungen bei rheumathoider Arthritis, bei den postmenopausalen Osteoporosen usw. eher zu erwarten (Abb. 64.104). Ein gravierendes, nicht restlos geklärtes Problem sind einzelne umschriebene **Osteolyseherde** in der Kortikalis, die im Lauf der Jahre immer größer werden. Die langsame Zerstörung des Knochenlagers kann schließlich zum Auslockern der Prothese führen. Histologisch werden mikroskopische Polyäthylenabriebpartikel in einem Fremdkörpergranulationsgewebe gefunden. Makrophagen usw. scheinen hier osteoklastisch zu wirken. Auch Abriebpartikel anderer Substanzen (z. B. Titan) können ähnliche Osteolysen verursachen (Abb. 64.118; Kap. 64.10.4).

- **Das Alter: Jüngere Patienten** haben eine höhere Lockerungsrate als ältere. Es ist anzunehmen, dass die größere Beanspruchung der Prothese in dieser Altersgruppe dafür verantwortlich ist.

Allgemein lässt sich lediglich sagen, dass die *Prothesen stabil sind, solange die Beanspruchung die Belastbarkeit nicht übersteigt.*

Die **Operationstechnik** spielt selbstverständlich eine entscheidende Rolle. Zwar handelt es sich um eine Routineoperation, doch hängt der Erfolg an vielen (gut bekannten) kleinen Details, die, falls nicht genügend beachtet, leicht zu Fehlschlägen führen. Gutachter wissen davon zu berichten.

Die *Erstoperation ist eine einmalige Chance*, die nicht durch besonders schnelles Operieren vertan werden sollte. Zweitoperationen haben nie mehr so gute Aussichten, dafür erheblich mehr Risiken.

Die **Wahl der Implantate** ist eine Krux und ein ungelöstes Problem (s. a. Kap. 64.10.4). Die Papierflut zu diesem Thema in Fachzeitschriften, Magazinen, Werbesendungen, Kongressberichten, Herstellerinfos etc. ist überwältigend. Die Phantasie in der Entwicklung treibt zum Teil exotische Blüten mit immer neuen Prothesenmodellen. Der praktisch tätige orthopädische Chirurg hat es in diesem Dschungel nicht leicht, sich zurechtzufinden. Unausrottbar ist der kritiklose Trend zum Neuesten, zum letzten Schrei, und hier bilden Ärzte zusammen mit ihren Patienten oftmals eine unheilige Allianz, wenn sie den verlockenden Verheißungen der Industrie blindlings Glauben schenken.

Das eigentliche Dilemma liegt in einem *Beweisnotstand*: Neue Prothesenmodelle sollten natürlich besser sein als die Alten. Es gibt ältere Modelle, die den Test der Zeit bestanden haben und 10 und 15 Jahre tadellos funktionieren. Ein neues Modell muss konsequenterweise den Beweis erbringen, dass es 20 Jahre und länger klaglos funktioniert. Dieser *Beweis* ist nur durch entsprechende *Langzeitresultate* zu erbringen. Wer will so lange warten?

Ungezählte neue Prothesen, neue Ideen und Systeme sind, nachdem sie hoch gepriesen worden waren, innerhalb weniger Jahre wieder vom Markt und in der Versenkung verschwunden. Die schlechten Resultate waren teils voraussehbar, teils nicht. Viele von den betroffenen Patienten konnten reoperiert werden, nicht alle erfolgreich. Hätte ihnen dieses Schicksal erspart werden können? Wohl nur teilweise:

Mit Materialtests, Untersuchungen in Labors, «in vitro» und in Tierversuchen können sehr viele Fragen geklärt werden. Chirurgen und Firmen, die Prothesen entwicken, haben die Pflicht, diese Abklärungsmöglichkeiten voll auszuschöpfen. *Der entscheidende Test ist und bleibt aber das Langzeitresultat am Menschen selbst, am Patienten.* Dieses Risiko kann ihm keine Firma, kein Forscher, kein Arzt ersparen.

Was soll dieser ihm nun raten? Welches Modell soll er empfehlen? Zwei Dinge können die Wahl vielleicht erleichtern:

1. «Never change a winning horse», oder: Warum eine bewährte Prothese aufgeben zu Gunsten einer unbekannten, (vermeintlich) besseren neuen? Fortschritt muss natürlich sein. *Neue Entwicklungen* bedeuten aber erhöhte Verantwortung, d. h. genaue Planung, Durchführung, laufende, lückenlose Nachkontrollen, systematische Auswertung, valable Statistik und schonungslose Präsentation der Fehlschläge. Große, spezialisierte Zentren haben die Voraussetzungen dazu und entsprechend auch die Pflicht. *Der praktisch tätige orthopädische Chirurg* hingegen hält sich vielleicht besser an Bewährtes, kennt seine Grenzen und wendet die Techniken und Systeme an, die er gelernt hat und beherrscht und von denen valable Langzeitresultate vorliegen.[7] Ökonomische Zwänge werden die Wahl der Implantate in der Zukunft ohnehin drastisch einschränken. Interessant ist, dass die älteren, bewährten Implantate gleichzeitig auch die billigeren sind. Neuerungen, wenig Geprüftes, angeblich Besseres, wird nicht mehr, wie bisher, in reicher Auswahl zur beliebigen Verfügung stehen. Für Moden und schnelle Modifikationen wird der Platz knapp werden.
2. Die Endoprothetik ist *eine komplexe Wissenschaft* geworden, in welcher Biomechanik, Materialkunde, Chemie, Physik, Physiologie, Pathologie u. a. eine Rolle spielen. Für den, der sie aktiv betreibt, ist es vielleicht hilfreich, wenigstens die Grundlagen und einige wichtigen Prinzipien zu verstehen, welchen alle Systeme unterliegen. *Für den Interessierten soll in Kapitel 64.10.4 etwas näher darauf eingegangen werden.*

Lassen sich Lockerungen durch geeignetes Verhalten vermeiden?

Eine praktische Konsequenz wäre das Verbieten von größeren *körperlichen Beanspruchungen* in Arbeit und Sport. Diese Aktivitäten haben jedoch im Leben vieler Patienten einen hohen Stellenwert, und viele Prothesenträger erbringen auch ohne Schwierigkeiten große körperliche Leistungen (Wanderungen, Skifahren, Tennisspielen, Schwerarbeit). Umgekehrt kann Inaktivität die Osteoporose und Lockerung fördern. Manche Operateure empfehlen den Prothesenträgern deshalb, etwas Sport zu betreiben. Ungünstig sind hohe Beschleunigungen, harte Schläge und abrupte Drehbewegungen. Sicher sind Hüftendoprothesen nicht für größere sportliche Leistungen konzipiert.

Vermutlich trifft ein Mittelweg zwischen den beiden Extremen am ehesten das Richtige. Solange wir nichts genaueres wissen, ist es wohl auch nicht nötig, dem Patienten detailliertere Anweisungen zu geben.

Als Prophylaxe ist zweifellos das *Beachten der Schmerzgrenze* sinnvoll, ebenso das Tragen von *Schuhen mit weichen Sohlen* und der Gebrauch eines Stockes bei Wanderungen und anderen größeren Gehleistungen.

Die wichtigste und wirksamste Prophylaxe der Prothesenlockerung ist zweifellos eine *untere Altersgrenze für die Operation.*

Manche Autoren setzen sie bei 60 Jahren an. Bei der heutigen Lebenserwartung von über 80 Jahren müsste eine Prothese dann immerhin noch wenigstens 20 Jahre lang funktionieren. Es gibt keine Statistiken, die dies zeigen, und kein Modell, weder alt noch neu, das so etwas garantieren könnte. Der Trend, immer jüngere Patienten zu operieren, ist deshalb problematisch und wird auch stark kritisiert (vgl. dazu Kap. 25.4: «Langzeitresultate als Grundlage für Indikationen», mit Abb. 25.5–25.7).

Trotzdem wird man jeden Fall individuell beurteilen wollen. *Altersgrenzen* können nicht starr gehandhabt werden. Sind sie deshalb überflüssig? Aus mehreren Gründen sind sie es *nicht*: Grundsätze zwingen zu grundsätzlichen Überlegungen. Sie zwingen auch dazu, Ausnahmen zu begründen, statt willkürlich zu entscheiden. Schließlich erleichtern sie die Über-

---

[7] D. W. Murray et al: Which Primary Total Hip Replacement? J. Bone Joint Surg. 77-B, 520, 1995

prüfung und gegebenenfalls Anpassung eben dieser Richtlinien.

Ursachen der Prothesenlockerung

- *Primäre Instabilität* (inadäquate Operationstechnik, z. B. zu dünner, unregelmäßiger, zu schwacher Zementmantel, der dann leicht bricht)
- *Infektion* (evtl. schleichender Infekt mit wenig virulenten Keimen)
- *Übermäßige lokale Beanspruchung* des Prothesenlagers: ungünstige mechanisch-anatomische Verhältnisse, z. B. ungenügende Pfannenüberdachung, punktuelle statt gleichmäßig verteilte Auflage, Beanspruchung des Prothesenschaftes auf Biegung statt axial (Varusstellung), Drehmoment auf die Prothese infolge zu großer Reibung oder durch Anschlag (impingement) des Prothesenhalses an der Pfanne (Retrotorsion, andere Fehlstellungen, Osteophyten usw.)
- *Knochenumbau und -abbau* durch Krankheiten, Inaktivitäts- und Altersosteoporose (z. B. physiologische Ausweitung des Femurmarkkanales im Alter: s. Abb. 21.7)
- *Fremdkörpergranulome*, durch Polyäthylen- oder andere Abriebpartikel induziert, sind an der Osteolyse des Knochenlagers beteiligt. Solche werden in der Nähe des Kapselansatzes fast immer beobachtet, gelegentlich auch in der Schaftkortikalis.
- Denkbar, aber nicht bewiesen ist auch eine traumatische Auslockerung durch *einmaliges Ereignis*. Allerdings kann eine symptomlose Lockerung durch ein Trauma schmerzhaft werden.
- *Die Laufzeit der Prothese* ist der wichtigste Faktor. Der Prozentsatz der stabilen Prothesen in einem gegebenen Kollektiv nimmt von Jahr zu Jahr ab.

Diagnostik der Lockerung

Geringfügige Lockerungen bleiben oft lange Zeit *symptomlos*. **Massive Lockerungen** verursachen *zunehmend Schmerzen*, vor allem bei Beanspruchung und bei brüsken Bewegungen, sodann eine langsam progrediente *Hüftinsuffizienz*: Schwäche, Trendelenburg- und Duchenne-Hinken (Überneigen zur kranken Seite, verkürzte Standphase). Schließlich müssen die Patienten wieder zum Stock greifen. Patienten mit gelockerten Hüftprothesen können meist Strümpfe und Hosen nicht mehr im Stehen an- und ausziehen ohne sich mit der Hand an einem Stuhl oder Tisch zu halten. Dies ist ein einfacher und recht verlässlicher Test.

Typisch sind auch plötzlich einschießende Schmerzen, die wohl auf Verschiebungen der Implantate zurückzuführen sind. Wenn sich die Prothese wieder «setzt», können die Beschwerden auch wieder zurückgehen.

Der Verdacht einer Lockerung ergibt sich aus der Klinik: vor allem zunehmende Schmerzen. Ein Hinweis auf eine Schaftlockerung ist der «*Innenrotationsschmerz*» beim brüsken Innendrehen des Oberschenkels.

Gelockerte Pfannen verursachen oft keine oder *wenig* Beschwerden. Diese werden dann eher im Gesäß lokalisiert.

Rasche Progredienz deutet auf eine septische Lockerung hin, doch findet man auch bei bland verlaufenden Lockerungen gelegentlich Erreger. In jedem Fall sollte deshalb zuerst eine Infektion ausgeschlossen werden (s. Kap. 64.10.5).

Beweisend für eine Lockerung ist *das Röntgenbild*.

Das Röntgenbild der aseptischen Lockerung

Wegleitend ist das konventionelle Röntgenbild *im zeitlichen Vergleich*. Neue Bilder müssen mit den ersten postoperativen verglichen werden. Wesentlich ist eine standardisierte Einstellung und Exposition. Bereits kleine Unterschiede sind zu beachten: Säume, d. h. Spalten zwischen Implantat und Knochen, sind ein Hinweis auf Relativbewegungen an diesen Stellen. Säume an unbelasteten Stellen (kaudal an der Pfanne, am Prothesenkragen) finden sich aber auch bei stabilen Prothesen. **Säume breiter als etwa 2 mm** in den lastübertragenden Zonen sprechen jedoch eindeutig für eine Lockerung.

Umschriebene **Osteolyseherde** (außer am Adambogen, wo solche normal sind) sind prognostisch ungünstig. Es handelt sich um Fremdkörpergranulome, verursacht durch mikroskopisch kleine Abriebpartikel (Polyäthylen, Metall). Wenn diese Osteolysen eine gewisse Größe erreichen und die Kortikalis usurieren, verliert die Prothese mit der Zeit ihren Halt und lockert aus.

Weniger auffällig, jedoch für die Diagnose von Bedeutung ist das *Wandern* von Schaft oder/und Pfanne im Laufe der Zeit **(Migration)**. Eindeutig nachgewiesene Positionsveränderungen sind sichere Lockerungszeichen. Sie lassen sich einwandfrei nur im Vergleich mit dem ersten postoperativen Röntgenbild feststellen: Durch *Superposition der beiden Bilder* (s. **Abb. 64.105**) oder durch *Ausmessen* der Lage der Implantate von Bezugspunkten aus (Tränenfigur für die Pfanne, Trochanter maior und minor für den Schaft, s. **Abb. 64.106** u. **Abb. 64.107**).

Computergestützte röntgenologische Messverfahren sollen diese Diagnostik verbessern helfen (EBRA u. a.).

Trotz Unterschieden in der Aufnahmetechnik lässt sich eine Wanderung des Prothesenschaftes oder

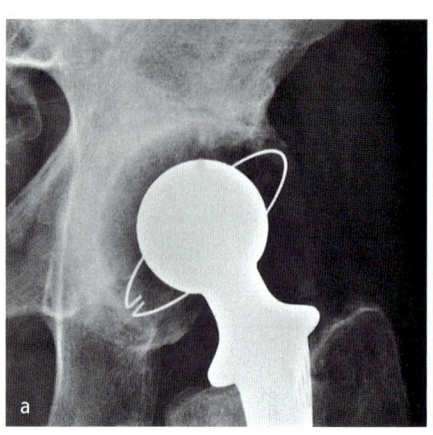

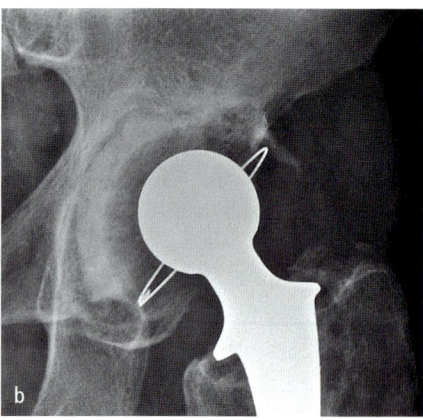

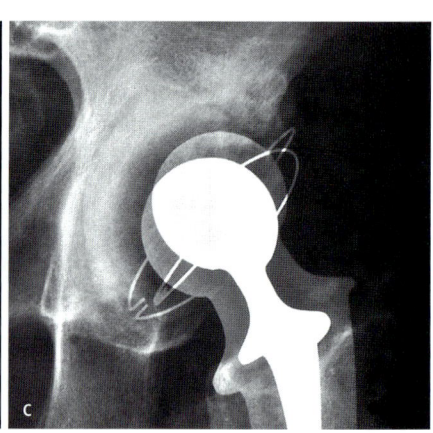

Abb. 64.105: Pfannenmigration.
a) Zementierte Pfanne ein Jahr nach der Operation, bei einem *62-jährigen Mann*. Die Lage der auf dem Röntgenbild nicht unmittelbar sichtbaren Kunststoffpfanne kann am ovalen Drahtring, der die Pfanneneingangsebene markiert, abgelesen werden.
b) Kontrolle *14 Jahre später*. Die Polyäthylenpfanne ist leicht nach oben verschoben und etwas gekippt. Signifikant ist der größere Abstand der Zementschicht von der Tränenfigur am Pfannenboden. Auch ist der Metallkopf ein wenig in die Pfanne eingedrungen, eine Folge des Polyäthylenabriebs in 13 Jahren.
c) Die *beiden Röntgenbilder so übereinanderprojiziert*, dass die wichtigen Referenzpunkte im Becken, in erster Linie die Tränenfigur, genau aufeinanderpassen. Jetzt wird die Migration von Kopf und Pfanne erst im vollen Ausmaß deutlich. Trotzdem die Röntgenbilder nie ganz genau gleich aufgenommen werden, ist dies eine recht genaue Methode.

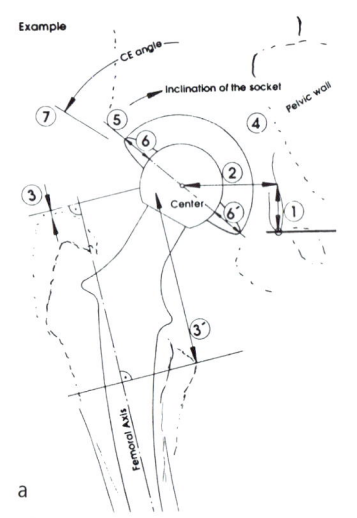

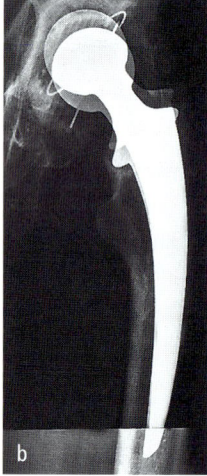

Abb. 64.106:
a) **Bestimmen der Pfannenmigration.** Gemessen wird der Abstand zwischen Kopf- bzw. Pfannenzentrum und verschiedenen Referenzpunkten im Knochen: 1 = vertikale und 2 = horizontale Distanz zum untersten Punkt der Tränenfigur. 3 und 3': vertikaler Abstand von Trochanter maior bzw. minor. 4: Dicke der inneren Beckenwand. 5: Neigung der Pfanne, 6 und 6': Die Differenz der Pfannendicke oben und unten gibt ein Maß für die Exzentrizität des Kopfes in der Pfanne und damit für den Polyäthylenabrieb.
b) **Einsinken der Prothese im Femurschaft.** Wenn das postoperative und das letzte Kontrollbild so aufeinander gelegt werden, dass die beiden Trochanteren zur Deckung kommen, lässt sich ein Einsinken der Prothese im Femurschaft leicht erkennen.

der Pfanne recht genau feststellen: Eine Migration von über 5 mm bedeutet ziemlich sicher eine Lockerung.

Auch ein zerbrochener Zementmantel ist ein deutlicher Hinweis auf eine Lockerung, während die Lockerung von *unzementierten* Prothesen schwieriger festzustellen ist (**Abb. 64.108**).

Röntgenbild versus Klinik

Solche Verschiebungen lassen sich bei Langzeituntersuchungen in einem hohen Prozentsatz der Fälle nachweisen. Längst *nicht alle* diese Patienten haben *Schmerzen*.

Möglicherweise kommt es vor, dass eine *Prothese langsam etwas in den* **Femurschaft** *einsinkt* und nach einiger Zeit wieder einigermaßen *stabil* wird: Weniger Schmerzen und gute Belastbarkeit sowie Stabilisierung des Röntgenbefundes sprechen dafür.

Grundsätzlich ist jedoch damit zu rechnen, dass der Knochen an der Grenze zum Implantat ständigen mikroskopischen Veränderungen unterworfen ist – im Sinne der in Kapitel 2.2 und Kapitel 3.4 beschriebenen Umbauvorgänge – und wohl nie ganz zur Ruhe kommt.

Dafür spricht vor allem auch die Beobachtung, dass die meisten **Pfannen** im ersten Jahrzehnt weitgehend stabil bleiben, dass aber nach acht und mehr Jahren die zuerst kaum sichtbare kraniale Migration

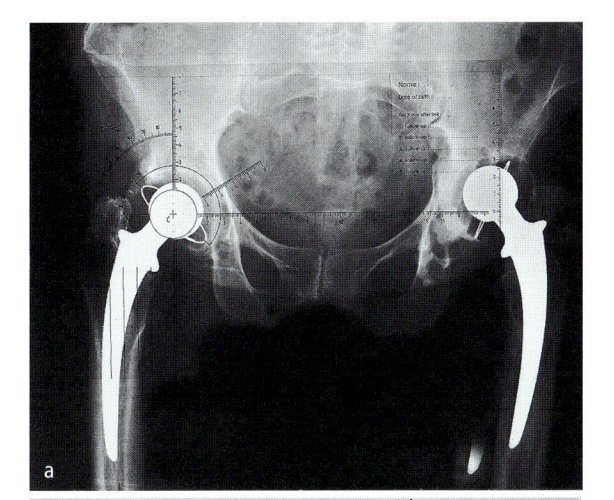

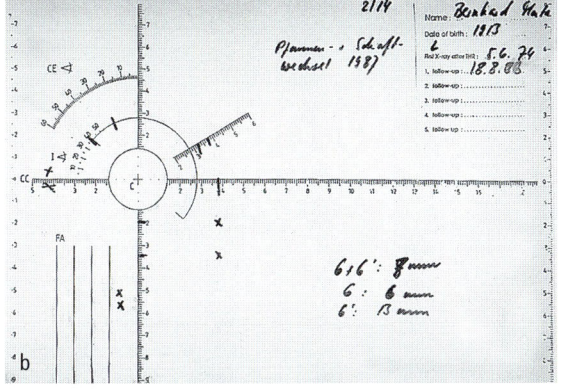

Abb. 64.107: Ausmessen der Prothesenlage.
a) Eine durchsichtige Schablone wird so auf das Röntgenbild gelegt, dass ihr Kopfzentrum genau auf die Mitte des ovalen Drahtringes zu liegen kommt. Die horizontale Grundlinie muss dabei parallel zur Verbindungslinie der beiden Tränenfiguren liegen. Jetzt lassen sich horizontaler und vertikaler Abstand der Pfannenmitte vom untersten Punkt der Tränenfigur ablesen und vergleichen. Die Differenz zwischen dem postoperativen und dem Kontrollbild entspricht der Migration.
Die *Penetration des Kopfes in die Polyäthylenpfanne* hinein entspricht dem Abrieb.
Für das Ausmessen der Prothese im Femurschaft muss die Folie genau auf das Implantat gelegt werden. Als Messpunkte gelten die beiden Trochanteren.
b) Folie nach M. E. Müller mit eingezeichneten Messpunkten.

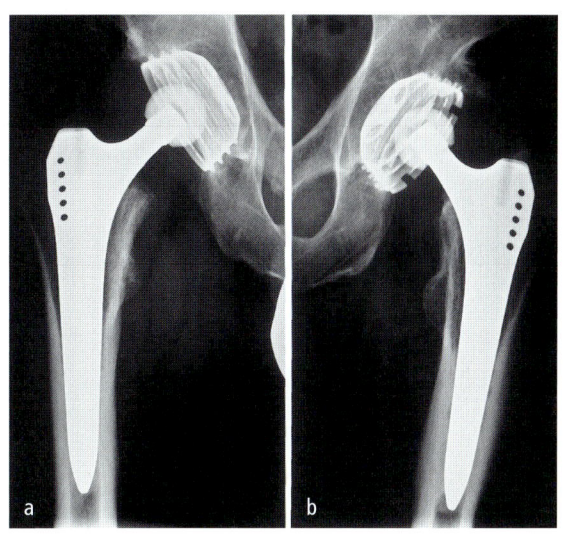

Abb. 64.108: Schaftlockerung bei unzementierter TP.
a) Normale Verhältnisse
b) Verdickte Kortikalis im distalen Bereich, etwas unregelmässige Zeichnung, Lysezonen weiter proximal. Dieser Schaft «schwingt».
Die unterschiedliche Darstellung der Pfannen rührt von ihrer unterschiedlich großen Anteversion (re. kleiner als li.) her.

stärker in Erscheinung tritt und dann auch zunehmende Beschwerden verursacht: in erster Linie Schmerzen und verminderte Belastbarkeit. Bei genauer Ausmessung der Röntgenbilder findet man in vielen Fällen eine langsame aber stetige Wanderung der Pfannen ins Becken hinein, wodurch große Knochenhöhlen entstehen (Abb. 64.103 u. Abb. 64.113). Eine neuerliche Pfannenimplantation kann dann recht schwierig, im Extremfall unmöglich werden.

Theoretisch gibt es somit wohl keine absolute Stabilität (definiert als das Fehlen jeglicher Wackelbewegung und Migration auf mikroskopischer Ebene). Damit ist auch *Lockerung ein relativer Begriff.*

Die entscheidende Frage ist, wie viel Mikrobewegung vom lebenden Knochen noch *toleriert wird, ohne* dass es zu einer Zerstörung und Resorption kommt. Der Übergang zwischen kompensierter und dekompensierter Instabilität ist gleitend.

Für die **praktische Beurteilung** und die **Therapie** jedoch ist diese Unterscheidung zweckmäßig und ausreichend, und die Diagnose kann in den meisten Fällen aus der klinischen Symptomatologie und dem Röntgenbild (inkl. Ausmessung, seitliches Bild) allein gestellt werden.

Zusätzliche Untersuchungen

Zusätzliche Untersuchungen sind nur bei Schmerzen, klinischem Verdacht auf Lockerung, aber negativem Röntgenbefund angezeigt:

- Szintigraphie: Nach Einbau von Hüftendoprothesen ist eine gesteigerte Knochenaktivität im Femurschaft und im Acetabulum während längerer Zeit nachweisbar. Bei komplikationslosem Verlauf geht sie langsam zurück und normalisiert sich in der Regel nach etwa $1/4$ bis $1\frac{1}{2}$ Jahren wieder. Komplikationen wie Infektion, ausgedehntere periartikuläre Verkalkungen und Prothesenlockerungen jedoch manifestieren sich mit weiterhin oder erneut gesteigerter Aktivität bzw. mit dem Ausbleiben der Normalisierung (**Abb. 64.109**). Allerdings braucht leicht erhöhte Aktivität im Pfannen- und Trochanterbereich oder an der Prothesenspitze auch nach Jahren nicht pathologisch zu sein. Eine *negative Szintigraphie* schließt andererseits eine *Lockerung weitgehend aus*.

- Arthrographie: Wenn Kontrastmittel zwischen Knochen und Implantat einfließt, ist eine Lockerung anzunehmen (**Abb. 64.110**). Als invasive Methode, mit der zusätzlichen Gefahr einer Infektion, ist die Arthrographie bei aseptischer Lockerung wohl obsolet. Bei *Verdacht auf Infektion* hingegen ergibt sich gleichzeitig die Möglichkeit einer bakteriologischen Untersuchung.

CT und MRI sind wegen der Metallartefakte nicht ohne weiteres brauchbar.

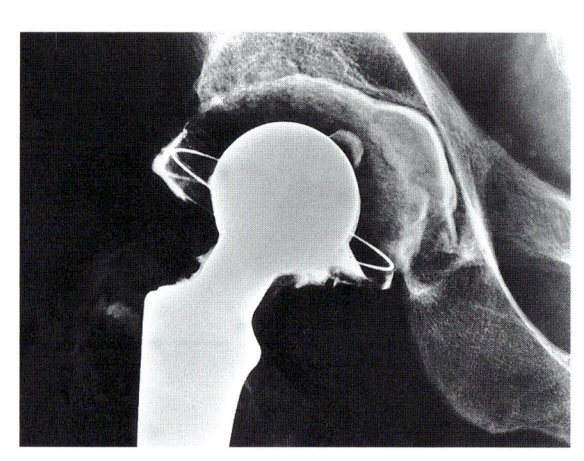

Abb. 64.110: Arthrographie bei Prothesenlockerung.
Das Röntgenkontrastmittel zeigt die Eingangsebene der Polyäthylenpfanne, fließt aber auch *hinter* den Zementmantel in den Pfannengrund, als Zeichen, dass die Pfanne nicht mehr satt am Knochen sitzt. Kein Kontrastmittel entlang dem Prothesenschaft.

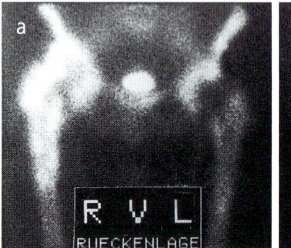

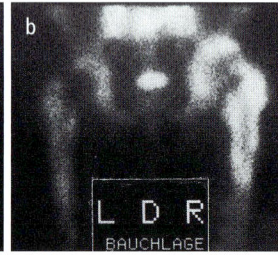

Abb. 64.109: Die **Szintigraphie in der Diagnostik der Prothesenlockerung**.
Bei diesem *58-jährigen Mann* war vor sieben Jahren rechts und vor fünf Jahren links eine Totalprothese eingesetzt worden. Rechts hatte er erhebliche Beschwerden, links nicht.
a) Szintigraphie in Rückenlage, b) in Bauchlage: Die linke Hüfte zeigt einen normalen Befund bei stabil liegender Prothese, mit der Aussparung des Implantates und wenig erhöhter Aktivität im Knochen. Rechts stark vermehrte Aktivität an mehreren Stellen im Femurschaft, im Trochanter, periartikulär und auch in der Pfanne. Die Anreicherung des Isotops entspricht einem starken Knochenumbau bei Lockerung von Schaft und Pfanne.

Therapie der gelockerten Endoprothese

Eine *kausale* Behandlung kann nur im *Auswechseln* der Prothese bestehen. **Die Indikation** zu diesem recht großen Eingriff ergibt sich bei nachgewiesener Lockerung bzw. Migration auf dem Röntgenbild aus dem Grad der Behinderung und vor allem **wegen der Schmerzen**.

Es hat sich gezeigt, dass die Schaftlockerungen in den ersten Jahren nach der Operation häufiger sind bzw. waren, dass jedoch die Pfannenlockerungen in der Regel erst im zweiten oder dritten Jahrfünft auftreten, dann aber sich zu häufen beginnen.

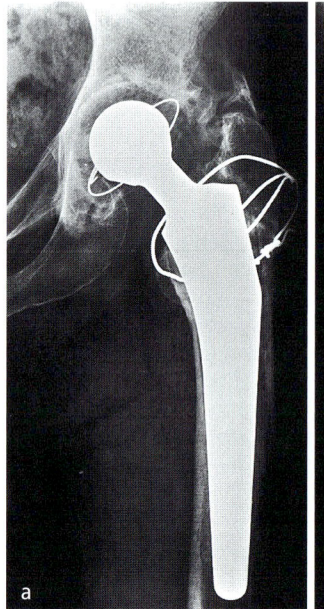

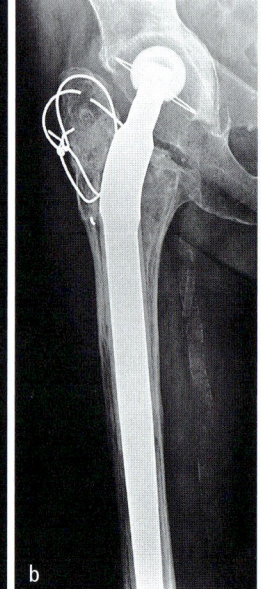

Abb. 64.111: Totalprothesenwechsel (Schaft).
a) *Gleiche Patientin wie Abbildung 64.101*. Bereits *vier Jahre* nach der ersten Operation musste die Prothese ausgewechselt werden. Die Wackelbewegungen des Prothesenschaftes hatten die Femurmarkhöhle ausgeweitet. Die Pfanne saß fest.
Bei genügend gutem Knochenlager kann nach Ausräumen der gelockerten Zementreste und des Granulationsgewebes aus der Markhöhle eine neue, voluminösere Prothese eingesetzt, verklemmt und fixiert werden wie hier.
b) Bei größeren Knochendefekten kann es notwendig werden, die neue Prothese mit einem langen Schaft *distal in der Femurmarkhöhle zu verankern*.
Oft ist der Zugang nur nach *Osteotomie* des Trochanter maior oder des Femurschaftes möglich. Er wird am Schluss der Operation wieder befestigt, hier mit Drahtnaht. Die Osteotomie ist inzwischen wieder konsolidiert.

Andererseits führen Lockerungen des *Schaftes* meistens bald zu stärkeren Schmerzen, während *Pfannenlockerungen* sehr häufig lange symptomlos oder wenigstens symptomarm bleiben.

Die Revisionsoperation besteht im Entfernen der gelockerten Prothese und dem Einsetzen und stabilen Befestigen einer neuen Prothese (**Abb. 64.111–64.113**).

Indikation zum Prothesenwechsel: *Zweitoperationen*, auch Prothesenwechsel, sind immer größere Eingriffe als die Erstoperation. Sie sind aufwändiger, blutiger und riskanter, dauern länger, haben deutlich mehr Komplikationen und sind nicht selten, vor allem bei größeren Knochendefekten, technisch schwierig. Man wird sie älteren Menschen nur bei stärkeren Beschwerden zumuten wollen, denn auch die Rekonvaleszenz dauert meist länger, und Resultate sind statistisch gesehen weniger gut und weniger dauerhaft als nach Erstoperationen. Schmerzlinderung lässt sich bei richtiger Diagnose und komplikationsfreier Operation in den einfacheren Fällen erwarten, während mit einer Funktionsverbesserung weniger gerechnet werden kann. Dies ist bei der Indikation und der *Information der Patienten* zu berücksichtigen.

Wann soll eine Prothese gewechselt werden?

Sehr viele Prothesen erweisen sich bei späteren Routinekontrollen als gelockert oder/und «gewandert», «migriert», d.h. in den Knochen eingesunken, *ohne* dass ihre Träger Schmerzen hätten. Wie weit dann ein prophylaktischer Prothesenwechsel gerechtfertigt ist (um die weitere Progredienz aufzuhalten), ist nicht eindeutig klar: Es gibt viele ältere Menschen, deren Prothese trotz Lockerung und Migration bis ins hohe Alter gut und schmerzfrei funktioniert. Diesen sollte eine Zweitoperation erspart bleiben. Regelmäßige Kontrollen in längeren Abständen würden genügen.

Patienten mit starken *Beschwerden* sind *für eine Operation* immer *besser motiviert*. Die Indikation zur Revisionsoperation kann nach Maßgabe der Schmerzen gestellt werden, d.h. *wenn der Patient sie wünscht*.

Lockerungen verursachen oft massive Osteolysen, sowohl am Femurschaft als auch am Becken. Wegen ungenügender Knochensubstanz kann dann die Fixierung einer neuen Prothese Schwierigkeiten bereiten. Damit stellt sich die Frage, ob der Prothesenwechsel (insbesondere der Pfanne) nicht besser frühzeitig vorgenommen werden sollte, solange noch genügend Knochensubstanz zur Verankerung eines neuen Implantates vorhanden ist. Wenn alte Patienten aber, wie es häufig beobachtet wird, relativ wenig Beschwerden haben und sich mit dem Zustand abfin-

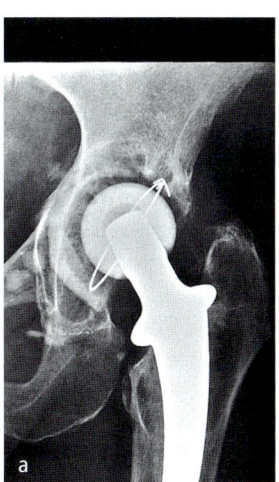

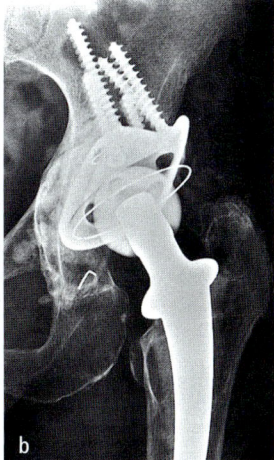

Abb. 64.112: Prothesenwechsel (Pfanne).
a) Gelockerte, nach oben gewanderte Pfanne.
b) Nach Entfernen der Pfanne, Säubern und Anfrischen der Resthöhle wurde zuerst eine *Metallschale* im Pfannendach festgeschraubt. Der große Defekt medial kann mit Knochenmaterial abgestopft werden. Die neue Polyäthylenpfanne wurde hier mit Zement in der Metallschale befestigt. Der Schaft samt dem Keramikkopf war fest und musste nicht ausgewechselt werden.

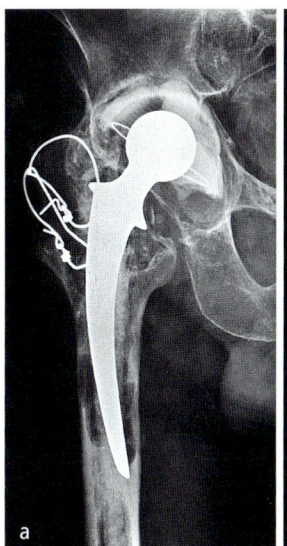

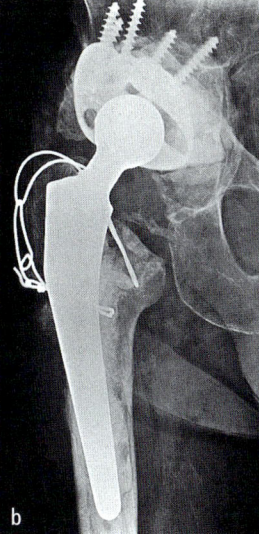

Abb. 64.113: TP-Wechsel: Oft müssen **beide Komponenten** ersetzt werden.
a) Gelockerte, nach oben und bis ins kleine Becken gewanderte Pfanne. Die innere Beckenwand ist durchbrochen, der Beckenring instabil. Ausgedehnte Osteolysen im Femur, der Prothesenschaft ist eingesunken. Der massive Knochenverlust erschwert die Fixierung einer neuen Prothese.
b) Ersatz durch voluminöse Implantate. Ihre Fixation im Restknochen ist manchmal schwierig und in schweren Fällen kaum mehr möglich.

Wie weit eine *Knochentransplantation* (homologe Bankspäne) notwendig und sinnreich ist, scheint nicht eindeutig geklärt. Die primäre Stabilität kann manchmal damit verbessert werden, doch werden die Späne nicht ohne weiteres biologisch integriert.

den können, ist es vielleicht besser, eine konservative Therapie (symptomatisch, medikamentös, Stockhilfe, Einschränkung der Aktivität) zu versuchen, zumal da auch die Komplikationsrate solcher Prothesenwechsel-Operationen recht hoch ist. Überdies kommen spontane Frakturen oder Pfanneneinbrüche auch bei ausgedehnten Osteolysen kaum vor.

Zurückhaltung in der Indikationsstellung zum Prothesenwechsel ist deshalb wohl gerechtfertigt. Entscheidend für den Entschluss zur Operation sind *die Beschwerden des Patienten* und sein Wunsch.

Zur **Technik der Revisionsoperationen**: Der *Zugang* ist durch derbe Narben, Versteifung und Verkürzung oft recht mühsam, die Entfernung der Prothese manchmal ebenfalls. Trochanter- und/oder Femurosteotomien können notwendig werden. Oft lässt sich auch intraoperativ gar nicht eindeutig feststellen, ob eine Prothese noch fest oder schon gelockert ist. Das Auswechseln eines fest sitzenden Prothesenschaftes oder einer Pfanne kann Schwierigkeiten bereiten. Eine eindeutig gelockerte Prothese lässt sich jedoch im Allgemeinen leicht entfernen. Die präoperative Diagnose ist somit für das Vorgehen wesentlich.

Stabile Prothesenteile werden mit Vorteil *belassen* und nur instabile ausgewechselt, sei es Pfanne oder Schaft. Aus den verbleibenden Knochenhöhlen muss alles Granulationsgewebe entfernt werden. Die Entfernung von Zementresten ist mühsam; spezielle Lampen oder Endoskope sind hilfreich. Der Zementköcher oder Teile desselben sind oft noch sehr stark am Knochen adhärent. Bei aseptischen Lockerungen ist die alte Regel, wonach alle Zementreste entfernt werden müssen, sicher nicht mehr streng gültig. Besser, als den Knochen mit Osteotomien oder Fenstern zusätzlich zu schwächen, ist es, die letzten *fest haftenden Zementreste zu belassen*; bei Infektionen müssen sie natürlich entfernt werden.

Das größte Problem ist der durch die Lockerung bedingte **Knochenverlust**. Sowohl Pfanne als auch Schaft weisen in manchen Fällen große Höhlen auf und nicht mehr viel Knochen, um eine neue Prothese zu verankern. «Revisionsprothesen» sind in großer Zahl auf dem Markt, und in den meisten Fällen gelingt mit etwas Kunst, ein solches Implantat einigermaßen stabil einzusetzen. In der Pfanne werden Metallschalen so gut wie möglich befestigt, im Femur braucht es oft besonders dicke oder besonders lange Schäfte (Abb. 64.111). Zement ist bei Schaftrevisionen weniger zweckmäßig. Wie weit der Ersatz des verschwundenen Knochens notwendig, möglich und sinnreich ist, bleibt eine offene Frage. Autologer Knochen steht kaum zur Verfügung, homologer wird schlecht integriert.

Bei großen Knochendefekten wird häufig versucht, die Fixation mittels einer *Knochenplastik* zu verbessern, z. B. mit mechanisch stabilen Spänen in einer großen Pfannenhöhle oder mit Chips in einem ausgeweiteten, verdünnten Schaft. Dazu wird meist Fremdknochen verwendet. Mechanisch kann dieser als Platzhalter funktionieren, eine biologische Wirkung ist kaum anzunehmen.

Im **Femurschaft** ist oft wegen des Knochenverlustes eine Fixation weiter distal notwendig, mit besonders langen Revisionsschäften. Solche aus *Titan*, zementfrei implantiert, haben den Vorteil, dass vorhandene *Knochendefekte sich sehr rasch mit neuem Knochen auffüllen*. Zusätzliche Spanplastiken (auto- oder homolog) sind deshalb hier in der Regel nicht mehr nötig.

Konische Schäfte, die sich gut verkeilen, ergeben auch gute Rotationsstabilität. Lassen sie sich nicht kräftig genug verkeilen, ist ein Nachsinken der Prothese (mit Beinverkürzung, Insuffizienz und Instabilität) allerdings nicht selten zu beobachten. Die wichtigsten **Komplikationen** sind: Perforation und Fraktur des Femurschaftes, Trochanterpseudarthrose, neuerliche Prothesenlockerung.

Gewanderte und ausgebrochene **Pfannen** müssen entfernt und ersetzt werden. Die Rekonstruktion erfolgt zweckmäßigerweise mit metallenen Pfannendachschalen, welche im Becken festgeschraubt werden. Wichtig ist eine gute Abstützung kranial im Pfannendach, im Os ileum, wo in der Mehrzahl der Fälle noch genügend Knochenstock zu finden ist, auch bei einer medialen Perforation. Ein Knochenersatz zur Wiederherstellung des Knochenlagers bei großen Defekten dient der besseren Stabilität (Abb. 64.112).

Gefürchtete **Komplikationen** sind die Perforation des oft sehr dünnen oder ganz fehlenden Pfannenbodens ins kleine Becken hinein, mit der Gefahr der Verletzung großer Gefäße und intrapelviner Blutungen, Verletzungen der Inguinalgefäße und der großen Nervenstämme des N. ischiadicus und des N. femoralis, Perforation der Schrauben ins kleine Becken, ungenügende Fixierung im os ileum, erneute Lockerung.

Oft müssen **beide Komponenten** ausgewechselt werden (Abb. 64.113). Bei zu großem Knochenverlust kann eine neuerliche Fixierung sehr schwierig werden. Im Extremfall bleibt nur das ersatzlose Entfernen der Prothese («Girdlestone») als Ausweg. Dass Komplikationen (u.a. auch Infektionen) und Fehlschläge häufiger sind als bei Erstimplantationen, ist kaum erstaunlich. Bei Dritt- oder weiteren Operationen kommen auch erfahrene Operateure bald einmal *an die Grenze des Möglichen*. Dies ist ein wesentlicher Grund, mit der Indikation zu Endoprothesen bei jungen Leuten zurückhaltend zu sein.

Die **Hüftrevisionschirurgie** sieht sich zunehmend vor solche schwierige und anspruchsvolle Situationen gestellt. Nicht selten sind diese Probleme die Folge einer mangelhaften Erstoperation. Deshalb gehört die gesamte Hüftendoprothesenchirurgie in die Hand von Erfahrenen.

64.10.4
Technologie und Forschung

Die Lockerung als biomechanisches Problem: 1. Der Femurschaft

Die Bestrebungen in der Entwicklung der Hüftendoprothetik sind in erster Linie auf eine stabilere und vor allem *dauerhaftere Fixation der Prothesen im Knochen* gerichtet:

Die bisher verwendeten Prothesen sitzen fast immer im *distalen* Bereich stabil und unbeweglich fest, während im *proximalen* Abschnitt regelmäßig geringfügige Relativbewegungen stattfinden. Dies zeigt sich mit der Zeit auf dem Röntgenbild: Osteoporose und schmale Säume im proximalen Bereich (Adambogen, Trochanter), jedoch satter Sitz der Prothesenspitze in der kräftigen Kortikalis des Femurschaftes, als Zeichen dafür, dass Kraftübertragung an dieser Stelle stattfindet (Abb. 64.108).

Eine *Verankerung* des Prothesenschaftes im *proximalen Abschnitt* hätte gewisse Vorteile: bessere Kraftübertragung, weniger Osteoporose bzw. -lyse am Kalkar, bessere Rotationsstabilität. Manche Modelle sind so konzipiert: Rechteckige, oben breitere Schäfte, Rippen etc. zur besseren Stabilisierung im Intertrochanterbereich, «Schwalbenschwanz», um den Schaft weniger starr zu gestalten etc.

Unterschätzt wurden die *Rotationskräfte*: Abriebmuster bei gelockerten Prothesen zeigen, dass die Beanspruchung in Innenrotation (Propulsion beim Gehen) besonders groß ist. Prothesenschäfte mit rechteckigem Querschnitt und/oder Lamellen haben bessere Rotationsstabilität als runde.

John Charnley, der eigentliche Erfinder der Hüftendoprothese, verwendete erstmals das damals bereits in der Zahnmedizin gebräuchliche *Methylmetacrylat*, eine aus zwei Komponenten zu mischende, schnell härtende Masse, welche dann einen Ausguss des Knochenlagers bildet, in welchem der Prothesenschaft unverrückbar festsitzt. Dieser **«Knochenzement»** ermöglichte erst den weltweiten Erfolg der Endoprothesen. Lockerungen traten jedoch nach Jahren durch Überbeanspruchung und Zerrüttung des Zementlagers auf. Durch bessere *Zementierungstechniken*: Ausräumen der weichen Spongiosa, sach- und zeitgerechte Verarbeitung des hochviskösen Zementes, gute Zementpression, Markraumsperre (zweckmäßigerweise ein ad hoc aus dem Femurkopf gefräster Spongiosazapfen), ein stabiler, kräftiger, regelmäßiger, allseits schließender Zementmantel (Zentrierung des Schaftes) usw. konnten die Resultate verbessert werden.

Zement hat den Vorteil großer Langzeiterfahrung mit ausgezeichneten Langzeitresultaten. Er hat sich tausendfach bewährt, lässt sich gut bearbeiten und erlaubt eine ideal formschlüssige Implantation (unabhängig von der Form der Femurmarkhöhle) mit guter Primärstabilität, exakte Technik vorausgesetzt. *Die zementierte TP ist nach wie vor die Operation der Wahl* **bei alten Patienten**.

Eine einwandfreie Primärstabilität ist ausschlaggebend. Frühlockerungen sind praktisch immer die Folge ungenügender Zementierungstechnik oder einer Infektion.

Zement hat den Nachteil, dass er an Stellen mit großer lokaler mechanischer Beanspruchung, wo der Zementmantel dünn und der Knochen geschwächt ist (typischerweise im Bereich des Adambogens), brechen kann. Die Folge davon ist der Ausbruch der Prothese mit Kippung im Varussinn. Diese Komplikation ist bei richtiger Technik seltener.

Zwischen Zement und Knochen bildet sich eine schmale zellfreie Grenzschicht. Eine Verbindung zwischen Zement und Knochen entsteht nicht. Bei einer Instabilität kann diese Grenzschicht zu einer dicken fibrösen Membran werden. Die Amplitude der Wackelbewegungen nimmt zu und damit die Lockerung. Die Prothese beginnt im Femurschaft einzusinken.

Eine Verbesserung der Primärstabilität brachte das **Verkeilen** der Prothesenschäfte in der Femurmarkhöhle, womit eine *Vorspannung* erreicht und Nulldurchgang unter Wechsellast vermieden werden kann (s. «Stabilität», Kap. 3.4). Dies machte die Verwendung verschieden dicker Schäfte für einen satten Sitz im Knochen nötig (Abb. 64.93 u. **Abb. 64.114**).

Das Prinzip der Verkeilung der Implantate führte zum Konzept der so genannten **«zementfreien Prothese»**, womit auch die Nachteile des Zementes eliminiert werden sollten. Voraussetzung ist ein absolut stabiler, satter Sitz der Prothese im Knochen mit einer breitflächigen Abstützung, d. h. eine *einwandfreie «primäre Stabilität»*. Dies setzt eine genaue Bearbeitung des Knochenlagers, Schäfte verschiedener Größe oder aber nach Maß hergestellte Prothesen voraus (Abb. 64.114b u. Abb. 64.108).

Die unmittelbaren **Operationsresultate** der «zementlos» implantierten Prothesen waren eher weniger gut als jene der zementierten. Die Patienten klagen oft noch lange Zeit über Schmerzen im Oberschenkel. Die mittelfristigen Resultate sind offensichtlich günstig, über langfristige liegt noch zu wenig Erfahrung vor.

Besonders *geeignet* ist das Metall **Titan**, denn es hat sich gezeigt, dass die Knochenzellen eine gewisse Affinität zu diesem Metall haben, daran anwachsen

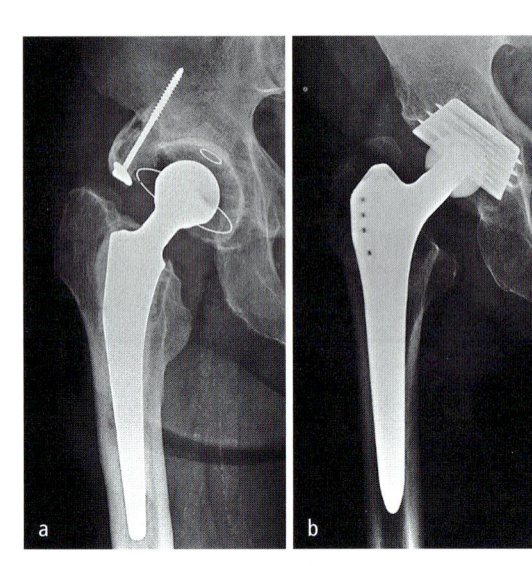

Abb. 64.114: *Auf der Suche nach dauerhafteren Verankerungen.*
- a) **Geradschaftprothese** und **Pfannendachplastik** mit einem Knochenspan aus dem resezierten Hüftkopf, wegen ungenügender Pfannenüberdachung.
- b) **Zementlose Totalhüftendoprothese.** Der *Schaft* wird satt in die vorpräparierte Markhöhle eingeschlagen, wo er sich festklemmt und damit primäre Stabilität gibt. Die sekundäre Stabilität soll durch das Anwachsen von neuem Knochen an die Titanoberfläche der Prothese gewährleistet werden.
Die *Titanpfanne* wird mit einem **Gewinde** in die vorpräparierte knöcherne Pfanne eingedreht. Auf diesem Bild sind die Gewindegänge gut zu sehen. Beim konischen Vorbohren der Pfanne muss Knochen am Pfannenboden geopfert werden, um die nötige Tiefe zu erreichen, damit das Gewinde gut fasst (System Zweymüller).

können, was – so die Hoffnung – eine *gute sekundäre Stabilität* ergeben kann. Auch dazu ist eine gute Primärstabilität notwendig. Sie wird mechanisch durch Verklemmung, Verkeilung, Verschraubung o. Ä. erreicht.

Beide Methoden haben ihre speziellen Probleme:

Für Revisionsoperationen hat die *Technik ohne Zement* Vorteile, denn vorhandene *Knochendefekte* werden rasch (innerhalb von Monaten) *spontan* ersetzt.

Einen eindeutigen Vorteil haben die zementfreien Prothesen gewiss: Sie lassen sich *leichter* wieder *entfernen*, wenn ein Wechsel nötig wird. Mit diesem Argument (neben anderen) wurde gefordert, generell nur noch «zementfreie» Prothesen zu verwenden. Inzwischen hat ist die Beurteilung differenzierter geworden (s. u.).

Zementfreie Prothesen wurden für jüngere Patienten empfohlen, ebenfalls mit dem Argument, man könne die Prothese ja immer wieder leicht auswechseln. Angesichts der Problematik von Wechseloperationen und der Lebenserwartung der jüngeren Patienten scheint eine solche Empfehlung etwas kühn.

Das Ziel der Endoprothetik sollte wohl vielmehr eine bessere, dauerhafte Fixation sein. Ob es mit zementlosen Prothesen erreichbar ist, werden erst Resultate über 15 und 20 Jahre zeigen.

Da verantwortungsvolle Indikationen doch eher auf Erfahrung als auf Spekulation gründen sollten, scheint das Anpreisen «zementloser» Prothesen «für Ihre jungen Patienten» (Werbung in Fachzeitschriften) zumindest verfrüht.

Zur **Differentialindikation Zement versus zementfrei**: Der *Knochenzement hat einige Vorteile*: Er ist gut zu handhaben, bietet regelmäßig gute Primärstabilität, unabhängig von der Knochenmorphologie, die Operation ist sicherer, weniger komplikationsanfällig, der Blutverlust geringer. Die Patienten können sofort voll belasten, was v. a. bei älteren Patienten ausschlaggebend ist. Die Implantate sind kostengünstiger (weniger verschiedene Größen etc.). Vor allem hat die zementierte Totalprothese ihre langjärige Bewährungsprobe bestanden.

Die «zementlosen» Systeme haben Aussicht auf *Sekundärstabilität dank Knochenintegration*. Ihr langfristiges Lockerungsverhalten ist noch nicht bekannt.

Die obige Gegenüberstellung legt nahe, für **ältere Patienten** zementierte Prothesen zu verwenden, in der Idee, dass die «Lebensdauer» der Prothese der Lebenserwartung ihrer Träger etwa entspricht, und dass ein Prothesenwechsel nicht mehr notwendig sein wird.

Für Patienten **im mittleren Alter** könnten zementfreie Modelle zweckmäßig sein. Dabei muss mit einem Prothesenwechsel gerechnet werden.

Bei **jüngeren Patienten** sollte, angesichts ihrer Lebenserwartung und der unsicheren Zukunft eine TP möglichst hinausgeschoben werden.

Das «Interface»: Zwischen Zement und Knochen sorgt bereits unmittelbar nach dem Aushärten ein idealer Formschluss für eine ausgezeichnete Primärstabilität. Eine haftende Verbindung entsteht aber an diesem «interface» nie.

Das **Metall Titan** hingegen ist außerordentlich gewebefreundlich und ermöglicht ein **An-** und **Einwachsen des Knochens** an seine Oberfläche. Histologisch lässt sich das nachweisen (s. **Abb. 64.116**), und an entfernten Implantaten finden sich oft recht kräftig haftende Knochenbälkchen. Auf diesen biologischen Phänomenen (*Ongrowth* und *Ingrowth*) basieren die Hoffnungen auf eine **«Sekundärstabilität»**. Diese kann erst nach der Implantation entstehen und sollte im Laufe der Zeit womöglich noch zunehmen (s. **Abb. 64.115**).

Voraussetzung ist natürlich eine *einwandfreie Primärstabilität*. Bei den zementfreien Prothesen wird diese durch **Vorspannung** (Verkeilen, Verklemmen) erreicht.

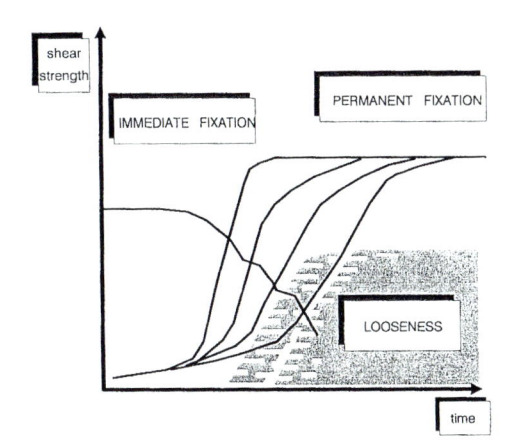

Abb. 64.115: *Graphik* zur Demonstration, wie man sich die **Stabilität zementloser Prothesen** vorstellt. Bei der Operation werden die Prothesen mittels *Vorspannung* durch Verklemmen («press fit») im Knochen stabilisiert (*primäre Stabilität*). Durch Anwachsen des Knochen an die Prothesenoberfläche (*ongrowth*) soll in der nächsten Zeit eine *sekundäre Stabilität* entstehen. Die Gefahr einer Lockerung besteht in der kritischen Periode, wenn die primäre Stabilität zusammenbricht, bevor eine sekundäre erreicht ist.
Wie weit eine solche sekundäre Stabilität dann auch auf längere Frist dauerhaft ist, weiß man noch nicht.

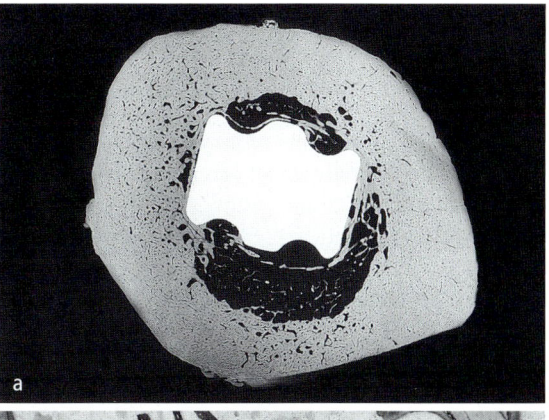

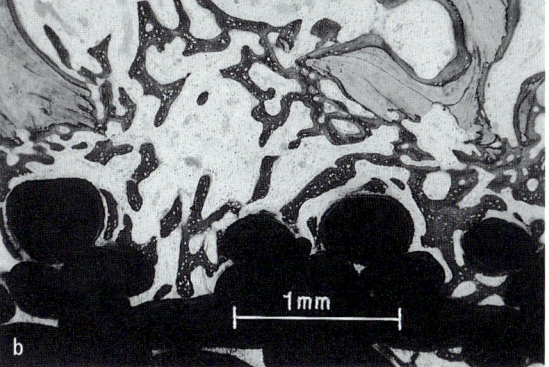

Abb. 64.116:
a) **Mikroradiographie** des Femurquerschnittes eines *80-jährigen Mannes*, dem *sechs Jahre vorher* eine **Titanprothese** eingesetzt worden war.
An der Kontaktstelle der Kortikalis mit der Prothese und an einzelnen anderen Stellen hat sich offensichtlich neuer Knochen gebildet unmittelbar an der Oberfläche des Implantates (*ongrowth*). Man hofft und nimmt an, dass hier Kräfte direkt übertragen werden, d.h. dass dieser Knochen Tragfunktion hat. Solche Knochenbildung ist nur möglich, wenn intraoperativ eine gute primäre Stabilität der Endoprothese im Knochen erreicht wurde, wie hier durch Verkeilung des Schaftes in der Markhöhle. Man sieht, dass dies Kontakt nur an verhältnismäßig wenigen Punkten (hier an drei Kanten) bringt.
b) **Histologie der Knochen-Implantatgrenze**, *35 Tage nach* Implantation einer Polyäthylenpfanne, deren äußere Oberfläche von einem Netz aus *Titandrähten* bedeckt ist. Zwischen den alten, breiten Knochentrabekeln (hell) und dem Titannetz (schwarz) sind bereits dünne Trabekel von *frischem Faserknochen* eingewachsen (dunkel). Dies ist nur möglich bei guter primärer Stabilität (Pressfit-pfanne).

Eine Vielzahl von Modellen wurde entwickelt, alle im Bestreben, die Primärstabilität zu garantieren und den sekundären Knochenanbau zu fördern. Dazu wurden auch alle möglichen unregelmäßigen Oberflächenstrukturen ausprobiert: sandgestrahlt, geraut, gerillt, porös, durchlöchert, gezähnt, mit aufgedampften Kugeln oder Drähten etc.

Auch **Hydroxyapatit** scheint ähnliche Knochenaffinität zu haben wie Titan und wird als Beschichtung verwendet.

Manches von all dem hat sich nicht bewährt. Manche von diesen Oberflächen haften nicht optimal am Implantat. Die Oberflächenprobleme sind komplex und keineswegs gelöst (s. Abb. 64.119).

Interessant ist die histologische Beobachtung, dass die neuen Knochenbälkchen eher an die Ecken und Prominenzen der Oberfläche anwachsen und kaum in die Löcher hinein.

Immerhin haben einzelne zementfreie Modelle bereits gute mittelfristige Resultate gebracht, und eine «sekundäre Stabilität» erscheint grundsätzlich möglich.

Eine Garantie für lebenslange Stabilität kann natürlich auch damit nicht gegeben werden. Auch die unzementierten Prothesen haben eine mehr oder weniger große Lockerungsrate, die mit der Laufzeit zunimmt und deswegen auch erst mittelfristig bekannt ist (s. Abb. 64.108). Migration von Schäften und Pfannen kommen bei unzementierten Pressfit-Modellen ebenso vor wie bei zementierten Prothesen. Ob ein leichtes Einsinken («Nachsetzen») mit anschließender Restabilisierung möglich und nicht nur Wunschdenken ist, bleibt zweifelhaft. Ermüdungsfrakturen des neugebildeten Knochentrabekel an der Grenzschicht kommen als Ursache von Lockerungen in Frage (vgl. dazu Kap. 64.10.3).

Die Lockerung als biomechanisches Problem: 2. Die Pfanne

Die konventionelle Fixierung der Kunstgelenkpfanne im Becken erfolgte ebenfalls zuerst mit Knochenzement. Eine Verkeilung zur Erzeugung einer Vorlast ist hier allerdings kaum möglich. Die Fixation wird durch Löcher im Knochen erreicht, welche nach Einpressen des Zementes eine Verzapfung und Verzahnung mit Hinterschneidungen bildet.

Es hat sich gezeigt, dass der *harte*, bei der Arthrose stark *sklerotische Knochen des Pfannendaches* für die Fixation wesentlich ist und *erhalten bleiben sollte*. Ein tiefes Ausbohren der Pfanne bis auf weiche Spongiosa führt oft frühzeitig zur Protrusion der Kunstgelenkpfanne ins Becken hinein (vgl. auch Abb. 64.103 u. Abb. 64.114).

Wie bereits erwähnt, sind die zementierten Pfannen oft während vieler Jahre stabil, beginnen jedoch vermehrt etwa ab dem 8. bis 10. Jahr ganz langsam aber stetig ins Becken hineinzuwandern, oft ohne dass es die Patienten merken. Es kann sehr lange dauern, bis die Lockerung klinisch manifest wird. Viele älteren Patienten erleben das nicht mehr (Abb. 64.100).

Eine bessere, dauerhaftere Fixation wurde gesucht. *Verschiedene* **Systeme zementfreier Verankerung** wurden entwickelt: *Metallpfannen* mit *Gewindegängen* (Abb. 64.108 u. Abb. 64.114b), die sich in die knöcherne Pfanne einschrauben lassen, Pfannen mit *Spreizvorrichtung* und solche mit etwas größerem Durchmesser, als der Bohrung entspricht, womit sich eine Vorspannung erzeugen lässt («Pressfit»), Metallpfannen, die mittels einzelner *Schrauben im Becken befestigt* werden, womit auch eine Versteifung des Pfannendaches erzielt werden soll (s. **Abb. 64.117**) u.a.

Alle diese Pfannen haben einen Polyäthyleneinsatz, welcher dann mit dem Kopf des Prothesenschaftes artikuliert. Nachteile dieser Pfannenkonstruktionen sind, dass relativ viel Knochen am Becken entfernt werden muss, um sie einzupassen.

Bei allen diesen Systemen hofft man auf eine sekundäre Stabilität durch eine enge Verbindung des Knochens mit dem Implantat. Wie weit solche zementfreien Pfannen längerfristige Stabilität garantieren können, werden Spätresultate nach zehn und mehr Jahren zeigen müssen.

Wie funktioniert das künstliche Hüftgelenk? Tribologie

Gesunde menschliche Gelenke haben *minimale Reibung*, ihre *Schmierung* ist ideal gelöst. Auch die Pufferwirkung (*Schockabsorbierung*) ist optimal. Künstliche Gelenke sollten ähnlich gute Eigenschaften haben.

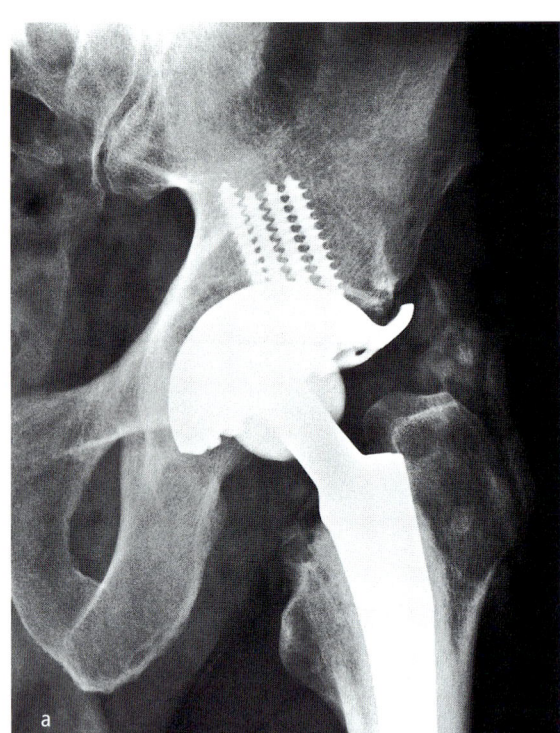

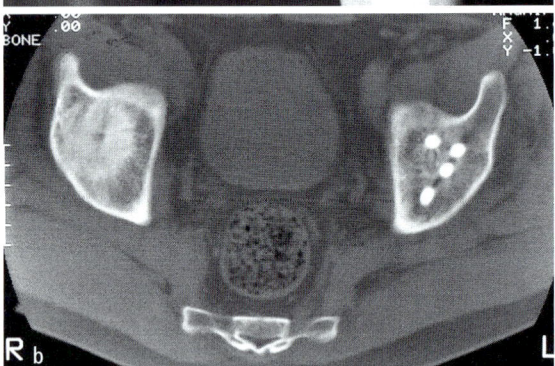

Abb. 64.117: Primäre Stabilität der Pfanne mittels **Verschraubung**.

a) Eine Metallschale (Titan) wird im Pfannendach festgeschraubt. Die Schrauben verringern gleichzeitig die Deformierbarkeit der knöchernen Pfanne unter Belastung. Ihre beste Wirkung haben sie, wenn sie axial belastet werden, d.h. *steil*, in der Richtung der wirkenden Kraft, eingebracht werden. Das Gelenk selbst besteht aus einem Polyäthyleneinsatz und einem Keramikkopf, eine Kombination mit sehr geringem Abrieb.

b) Computertomogramm durch das Becken, oberhalb der Prothese. Die Schrauben müssen *intraossär* liegen, sonst besteht die Gefahr der Verletzung von Weichteilen, wie größeren Gefäßen, Nerven usw.

Charnley erkannte bereits mit seiner «Low friction arthroplasty», dass die Kombination einer Pfanne aus hochmolekularem Polyäthylen mit einem Metallkopf gute und langfristig funktionierende Gelenke ergibt: sehr kleine Reibung, Selbstschmierung, gute Pufferwirkung, sehr geringer Abrieb.

Für die eigentliche Gelenkfunktion hat sich die **Kombination Metall/Polyäthylen** bewährt. Mit dieser hat man die größten Langzeiterfahrungen und gute Resultate über 20 Jahre. Das Polyäthylen wurde bisher praktisch für alle Hüftpfannen verwendet, entweder mit Zement oder als Einsatz in Metallpfannen. Unmittelbar in Kontakt mit dem Knochen wird es durch Abrieb zerstört, denn Polyäthylen ist ausgesprochen weich und somit leicht zu beschädigen. Deshalb muss auch die Oberfläche des Prothesenkopfes spiegelglatt und kreisrund sein. Die Toleranz ist außerordentlich klein. Ein *Zerkratzen* der Kopfoberfläche, etwa mit einem Instrument oder durch Zementreste im Gelenk, zerstört die Pfanne in kurzer Zeit. Entsprechende Sorgfalt bei der Implantation ist angezeigt.

Die Dauerbeanspruchung einer Hüftendoprothese *ist enorm:* Man rechnet mit etwa 1 bis 3 Mio. Lastwechseln pro Jahr. Die normale Abriebrate beträgt etwa 1 bis 2 Zehntelmillimeter pro Jahr, was eine Bildung von **mikroskopischen Abriebpartikeln** sowie eine sehr langsame Protrusion des Kopfes in die Kunststoffpfanne hinein zur Folge hat. Die Abriebpartikel *induzieren Fremdkörperreaktionen* und leisten damit einer *Osteolyse* an der Knochen-Implantatsgrenze und einer Lockerung Vorschub.

Die Qualität des Polyäthylens konnte inzwischen verbessert werden, und weitere Verbesserungen sind noch möglich. Das Abriebproblem ist allerdings noch ungelöst (siehe unten).

Keramikköpfe verursachen etwas weniger Abrieb als solche aus Metall, doch sind schon Brüche von Keramikköpfen vorgekommen.

Die **Paarung Metall/Metall** hat außerordentlich wenig Abrieb. Sie scheiterte früher an der ungenügenden Genauigkeit der exakten Kugelform von Kopf und Pfanne. Solche Prothesen verklemmten sich. Mit größerer Präzision in der Fertigung ist dieses Problem heute lösbar. Es besteht große Hoffnung, dass damit bessere Langzeitresultate erreicht werden können.

Allerdings ist die *Tribologie* solcher «Hartmaterialpaarungen» *komplex*, die Materialprobleme sind keineswegs gelöst. Da hydrodynamische Schmierung bei den geringen Geschwindigkeiten nicht stattfindet, gibt es immer unmittelbaren Kontakt zwischen den beiden Gleitflächen und entsprechende Reibung. Geringfügige Formveränderungen (Entrundung), Schliff, Auflagerungen etc. können über längere Zeit das Gelenk schädigen. *Kleine Partikel*, harte Körner, die *zwischen die Gleitflächen geraten* oder hier durch Abrieb entstehen, können aber auch die Oberflächen zerkratzen und durch den so genannten **«Dreikörperverschleiß»** recht abrupt zur Zerstörung des Gelenkes führen.

Auch besteht die Gefahr, dass der harte Anschlag des Halses an der Pfanne bei starker Flexion-Innenrotation leichter zu *Impingement*- und *Subluxationsphänomenen* und zu Verschleiß führen kann.

Mit dem Slogan «Für mich lebenslänglich» wurde für die Gleitpaarung **Keramik/Keramik** geworben. Davon ist man noch ziemlich weit entfernt, hier sind die Probleme nicht kleiner. Im Prospekt ist darüber allerdings nichts zu lesen.

Die Kopfgröße hat ebenfalls einen Einfluss auf die Gelenkfunktion: Das durch die Reibung hervorgerufene Drehmoment überträgt sich auf die Prothese und wirkt im Sinne der Auslockerung. Je kleiner der Kopfdurchmesser ist, desto kleiner ist die Reibung und damit das Drehmoment.

Bei größeren Köpfen wird überdies der Platz knapp: Entweder muss die knöcherne Pfanne weiter ausgebohrt werden, was unerwünschten Knochenverlust bedeutet, oder aber es lässt sich nur eine *dünne* Polyäthylenpfanne einsetzen. Solche haben jedoch zu geringe Pufferwirkung und führen bald zur Lockerung. Dies war mit ein Grund, weshalb sich die Schalenprothese (der «Doppelcup»), bei welcher der knöcherne Hüftkopf erhalten blieb, nicht bewährte.

Schließlich bestimmt **das Design** von Pfanne und Prothesenhals die Funktion der Prothese insofern, als ein dicker Hals schon bei geringen Bewegungsausschlägen am Rand einer tiefen Pfanne zum Anschlag kommt («Impingement») und damit die Lockerung des Implantates provoziert, während andererseits ein kleiner Kopf leicht aus einer flachen Pfanne luxiert.

Charnley verwendete bei seiner «Low Friction Arthroplasty» Köpfe von 22 mm Durchmesser und hatte gute Resultate. Die bisher überwiegend gebrauchten Köpfe haben 32 oder 28 mm Durchmesser. Sie luxieren zwar weniger leicht, doch hat man inzwischen erkannt, dass *kleinere Köpfe* tribologische *Vorteile* haben.

Ungelöste Probleme – Wahl der Prothese

Eine Reihe von Problemen sind noch ungelöst. Sie sollen erwähnt werden:

Abriebprobleme.[8] Sie wurden lange ignoriert, haben sich aber langfristig als gravierender und die Lebensdauer von Prothesen limitierender Faktor erwiesen. Die an der Reibungsfläche zwischen Kopf und Pfanne entstehenden Polyäthylenpartikel sind mikroskopisch klein, und es handelt sich normalerweise nur um sehr geringe Mengen, doch haben sie im Verhältnis zu ihrem Gesamtvolumen eine *große*

---

[8] s.a.: Schmalzried, Th.P.: Wear in Total Hip and Knee Replacements. (Current Concepts Review) J. Bone Joint Surg. 81-A, 115 (1999)

wirksame Gesamtoberfläche. Anderer, z. B. metallischer, Abrieb bildet sich aber oft auch durch die Mikrobewegungen an der Knochen-Implantatgrenze oder zwischen Implantat und Zement (s. Kap. 64.10.3). Polyäthylenpartikel findet man regelmäßig in den Spalten zwischen Implantat und Knochen. Dort bildet sich Granulationsgewebe mit Makrophagen und anderen zellulären Elementen, die als Reaktion auf diese mikroskopischen Fremdkörperpartikel anzusehen sind. Kleinere Mengen davon können von der körpereigenen Gewebsreaktion einigermaßen neutralisiert, wahrscheinlich auch zum Teil über die Lymphwege abtransportiert werden, haben jedenfalls mittelfristig in der Regel keine sichtbaren schädlichen Folgen. Auf lange Sicht jedoch, und besonders, wenn die Partikel in größeren Mengen anfallen, kommt es zu **Fremdkörpergranulomen** und zu makroskopischen **Osteolyseherden** (**Abb. 64.118**), die progredient größer werden, den umgebenden Knochen usurieren und langsam zerstören, bis schließlich die Prothese ihren Halt verliert, sich lockert und zu «wandern» beginnt.

Radiologisch lassen sich diese Vorgänge über die Jahre hinweg gut verfolgen, und es ist dann eine Frage der Zeit, wann die Prothese sich zu lockern beginnt.

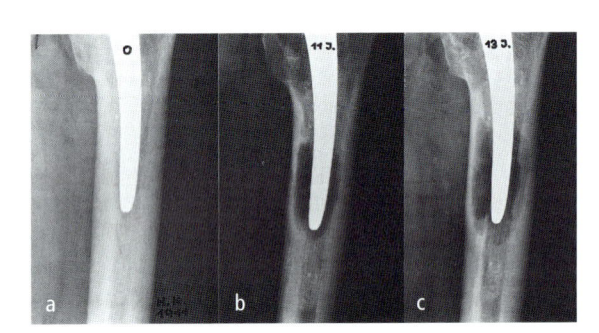

Abb. 64.118: Osteolysen.
a) Das *postoperative Röntgenbild* zeigt guten Sitz des Prothesenschaftes.
b) Bei einer Routinekontrolle nach *elf Jahren* großer Osteolyseherd an der Prothesenspitze. *Keine Beschwerden*, keine Migration, Prothese proximal stabil.
Solche Osteolysen entstehen durch feinste Abriebpartikel, sowohl von Polyäthylen als auch von Metall (Titan). Wenn größere Mengen dieser Mikropartikel zwischen Prothese und Knochen geraten, lösen sie dort osteoklastische Reaktionen aus. Es bilden sich Fremdkörpergranulome.
c) *Zwei Jahre später, nach 13 Jahren,* beginnende Beschwerden, Hinken. Der Prothesenschaft sitzt immer noch unverändert an Ort und Stelle. Proximal finden sich keine Lysesäume, aber der Osteolyseherd hat sich weiter vergrößert, weit in die Kortikalis hinein. Als Reaktion hat sich vom Periost her etwas neuer Knochen gebildet, der Femurschaft ist ein wenig dicker geworden.
Die Osteolyse wird unaufhaltsam fortschreiten und die Prothese wird sich lockern. Auch besteht die Gefahr einer pathologischen Fraktur. Ein Wechsel des Prothesenschaftes ist angezeigt.

Bei stabilen Prothesen und guten tribologischen Verhältnissen, d.h. minimalem Abrieb, ist vielleicht ein Gleichgewicht zwischen Abrieb und körpereigener «Entsorgung» (wie diese allenfalls geschieht, weiß man nicht) dieser Partikel möglich. Jedenfalls gibt es Prothesen, die auch nach 15 oder 20 Jahren noch keine Lockerungszeichen aufweisen. Bei größeren Abriebmengen jedoch können Osteolyseherde innerhalb wenigen Jahren entstehen, das Knochenlager zerstören, die Kortikalis schwächen und die Prothese auslockern. Auch **periprothetische Frakturen** kommen vor, die nicht ganz einfach zu behandeln sind. Inzwischen setzt man große Hoffnung auf abriebfesteres hochvernetztes Polyäthylen.

Oberflächenphänomene. Wegen der elastischen Verformung unter Beanspruchung finden Mikrobewegungen nicht nur an der Grenzlinie (am «interface») zwischen Implantat und Knochen statt, sondern auch an jener zwischen Zement und Implantat (**Abb. 64.119a u. b**). *Isoelastische Materialien* (mit ein und demselben E-Modul) können das Problem nicht lösen, wie manche glaubten. Die Steifigkeit eines Prothesenschaftes hängt in erster Linie von seiner Dimension und seiner Form ab, ist auch an jeder Stelle verschieden. Das Elastizitätsmodul spielt im Vergleich dazu eine geringe Rolle. Eine «Isoelastizität», die Relativbewegungen ausschalten könnte, gibt es in der Praxis nicht (vgl. dazu Kap. 3.4 u. Abb. 3.14). Somit bleibt jedes Interface kritisch, indem immer Scherkräfte oder aber Mikrobewegungen auftreten.

Theoretisch gibt es **zwei Möglichkeiten der Verankerung**[9] (Abb. 64.119c u. d):

1. Kraftübertragung durch eine *strukturierte Oberfläche.* Dabei ist ein «Nachsetzen» der Prothese gleich bedeutend mit Zusammenbruch der Verankerung und Lockerung.
2. Kraftübertragung durch *radiale Vorspannung bei konischem Schaft.* Hier beruht die Stabilität auf der Verkeilung der Prothese im Femurschaft. Ein leichtes «*Nachsetzen*» ist geradezu Bedingung für die Stabilität.

Diese *theoretischen Unterschiede* könnten **praktische Auswirkungen** haben:

- zu 1: Schäfte wurden zum Teil mit *rauen Oberflächen* versehen, in der Meinung, dadurch eine Verzahnung zwischen Implantat und Zement bzw. Knochen zu erreichen. Es zeigte sich aber, dass

---

[9] Shen, G.: Femoral Stem Fixation. An engineering interpretation of the long-term outcome of Charnley and Exeter stems. (Topic for Debate). J. Bone Joint Surg. 80-B, 754 (1998)

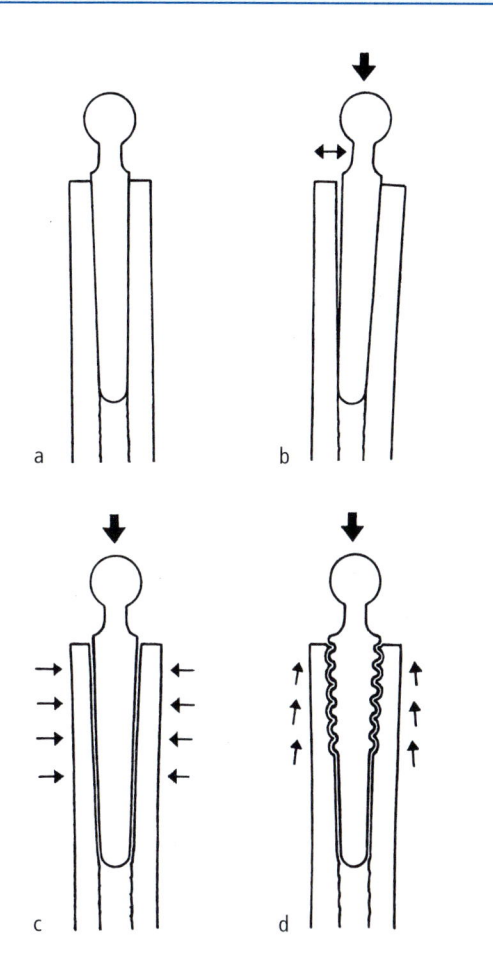

Abb. 64.119: Die **Fixation des Prothesenschaftes in der Femurmarkhöhle**.
a) unbelastet
b) unter Belastung im Gehen: Sowohl Prothese als auch Femur werden durch die Biegebeanspruchung ein wenig deformiert. Diese elastische Verformung ist zwar sehr klein, reicht aber aus, dass **kleine Relativbewegungen** auftreten zwischen Implantat und Knochen. Das kann zu einem **«Debondig»** am *«Interface»* führen, z. B. zu einer *Spaltbildung proximal lateral*, wie das bei stabiler distaler Fixation häufig beobachtet wird.

c) und d): **Zwei grundsätzlich verschiedene Fixationsprinzipien:**
c) *Verkeilen* eines leicht konisch zulaufenden Prothesenschaftes in der Markhöhle. Dadurch entsteht eine Vorspannung im Knochen. Die seitlichen Kräfte stützen die Prothese. Ein leichtes *«Nachsetzen»* erhöht idealerweise die Vorspannung und stabilisiert die Prothese. Die dabei auftretenden Relativbewegungen schleifen die Prothesenoberfläche, die bei zementierten Systemen deshalb glatt sein sollte.
d) *Verzahnen* der Oberflächen ineinander, wird bei zementfreien Prothesen oft angestrebt mittels Oberflächenstrukturierung, beim Zementieren durch die Spongiosastruktur. Die in der Schaftachse wirkenden Kräfte in den Verzahnungen müssen die Prothese tragen. Ein *«Nachsetzen»*, eine Wanderung des Prothesenschaftes, bedeutet Zusammenbruch der Verzahnung und damit Verlust der Stabilität und Lockerung.
Tatsächlich sind die Verhältnisse noch wesentlich komplexer.

manche dieser Schäfte nicht unverrückbar hielten und u. a. solche aus relativ weichem Material (z. B. Titan) vom härteren (z. B. Zement) in kurzer Zeit blankgescheuert wurden, wobei der entstehende Metallabrieb zu einer Metallose, zu Osteolysen und innerhalb weniger Jahre zur Lockerung führten.
- zu 2: Primär *glatt polierte Schäfte* dagegen ertragen Scherkräfte und Mikrobewegungen eher. Sie sind dem Abrieb weniger unterworfen. Ihre Stabilität beruht nicht auf Verzahnung, sondern auf senkrecht zur Oberfläche wirkenden wirkenden Kräften dank Verkeilung und Vorspannung.

Neben mechanischem Verschleiß spielen *chemische* Veränderungen eine geringere Rolle, doch kommt sogar bei Titan, dem besonders «knochenfreundlichen» Metall, unter bestimmten Bedingungen Korrosion vor.

Ungelöste Probleme gibt es auch mit *beschichteten Oberflächen* (z. B. Hydroxyapatit, spezielle Oberflächenstrukturen, die bessere Haftung ermöglichen sollen), welche u. U. auf die Dauer am Implantat nicht genügend haften. Probleme (chemische, elektrolytische, mechanische) treten auch an der Verbindungsstelle zweier verschiedener Materialien auf, auch an den *Kopplungen* einzelner Prothesenteile (Kopf/Hals, Inlays, Beschichtungen) bei den *modularen* Modellen, immer eine gewisse Schwachstelle des Systems.

Materialprobleme. Das Neue ist nicht immer auch das Bessere. Die ersten Prothesen von J. Charnley in den 1960er-Jahren waren aus Stahl, hatten gerade Schäfte mit polierter Oberfläche und kleinen Köpfen (22 mm Durchmesser) und wurden von Hand zementiert. Es zeigte sich, dass sie eine längere Überlebensdauer hatten als manche «verbesserten», modifizierten Folgeprodukte.[10] Jede neue Legierungen, jede neue Kombination, jedes modifizierte Design etc. muss sich erst wieder im Langzeittest am Patienten bewähren. Die Auswahl der «besten Prothese» im Dschungel zwischen Werbung und «Evidenz» ist eine schwierige Aufgabe. Der damit verbundenen Verantwortung gegenüber seinem Patienten und der zahlenden Gesellschaft kann sich der Operateur jedoch nicht entziehen.[11] Wirklich Neues ist nur in kleinen Schritten und mit vielen Rückschlägen zu erreichen, und die Prothese für ein Leben ist noch nicht in Sicht (Griss).
Klinische Beobachtungen sind letztlich entscheidend, auch wenn dies sehr lange Beobachtungszeiten erfordert. Schwierigkeiten bestehen darin, dass das «feed-

---

10 Wroblewski, B. M. et al.: Charnley low-frictional torque arthroplasty of the hip. 20 bis to 30 bis year results. J. Bone Joint Surg. 81-B, 427 (1999)

11 Morris, R.: «Evidence-based choice of hip prostheses» (Editorial). J. Bone Joint Surg. 78-B, 691 (1996)

back» in der Regel länger dauert, als den Entwicklern, vor allem aber den Herstellern recht ist.[12] Ökonomische und ethische Fragen drängen.[13] Neuerungen bringen nicht nur Lösungen, sondern auch neue Fragen und Probleme. Oft wurden und werden die Nachteile neuer Materialien und Techniken erst spät erkannt. Regelmäßige Evaluation der Ergebnisse ist deshalb unabdingbar. Dazu ist eine **standardisierte Dokumentation** notwendig. Die Internationale Orthopädengesellschaft (SICOT) und weitere internationale Gremien (The Hip Society, The AAOS Task Force on Outcome Studies) haben sich dieses Problems angenommen und ein «Standing Committee on Documentation and Evaluation» ins Leben gerufen, welches ein «International Documentation and Evaluation System» (IDES) geschaffen hat. Mit solchen Instrumenten erst sind objektive Kontrollen möglich und damit eine zielgerichtete Weiterentwicklung. Regelmäßige Nachkontrollen sind entscheidend:[14]

Kurzfristig (Monate): *Aus Komplikationen* (auch aus Einzelfällen!) kann man lernen.

Mittelfristig (Jahre): *Was «schlecht» ist, zeigt sich bald*, auch mit relativ kleinen Fallzahlen!

Langfristig (Jahrzehnte): Was wirklich *gut ist*, erweist sich *erst spät*. Dazu sind große Serien und lückenlose Nachkontrollen notwendig.

Welches ist die beste Prothese? Der Konkurrenzkampf zwischen den Herstellern ist enorm. Die Entwickler – meist Ärzte – sind im Clinch zwischen Firmen, Finanzen, Kostenträgern, Verbrauchern, Kollegen und Medien. Zu den seriöseren Waffen in diesem Kampf gehören die «Survivalships» (s. Kap. 25.4 mit Abb. 25.5). Die Kurve in Abbildung 64.100 ist nicht gerade ermutigend. Die seither ins Feld geführten Kurven sind wesentlich flacher, fallen erst gegen Ende stärker ab. Sie sind allerdings mit Vorsicht zu genießen: In der Regel sind diese Kurven und die ihnen zu Grunde liegenden Statistiken ausgesprochen optimistisch.

So wird z. B. die Tatsache, dass die Prothese noch «in situ» ist, als Erfolg verbucht, bedeutet aber natürlich noch lange nicht auch ein gutes Resultat: Bei vielen Patienten wird keine Revisionsoperation mehr gemacht, sei es wegen ihres Allgemeinzustandes oder weil sie (oder ihre Ärzte) eine solche aus irgendwelchen Gründen nicht wünschen, keine oder wenig Beschwerden haben oder sich damit abfinden.[15]

Eine Unsicherheit jeder Überlebensstatistik sind die Patienten, die *der Nachkontrolle verloren* gehen.[16] Unter diesen finden sich verständlicherweise mehr schlechte Resultate als unter jenen, die regelmäßig zur Kontrolle erscheinen. Und nach zehn und mehr Jahren werden die «Vertrauensintervalle» so groß, dass die Signifikanz nur noch gering ist (Abb. 64.104).

Schließlich ist für die Evaluation des Prothesentyps das Röntgenbild ausschlaggebend. Viele radiologisch eindeutig gelockerten Prothesen verursachen wenig Beschwerden und werden auch nicht (mehr) ausgewechselt. Die meist sehr flachen «Überlebenskurven» müssen sich eine genaue Analyse gefallen lassen.

64.10.5
Infizierte Totalhüftendoprothesen

Unterschieden wird zwischen

1. **Frühinfektion** (postoperativ durch Kontamination der Operationswunde), *im ersten Jahr* (s. «Komplikationen», Kap. 64.10.2)
2. **Spätinfekt**, noch *nach Jahren*: Schleichende subklinische Infektionen oder *hämatogen* (s. a. Kap. 32.5).

Diagnose

Während die frühe Infektion in der Regel mit deutlichen lokalen und auch allgemeinen *klinischen Entzündungszeichen* einhergeht, können diese bei späten Infektionen manchmal weitgehend fehlen. Einzig die BSR ist meist über 30 mm/h (s. Abb. 13.5). Im Vordergrund stehen dann Schmerzen und die Zeichen der Prothesenlockerung.

Das erste Symptom kann aber auch eine Fistel sein.

Der **Bakteriennachweis** im *steril* entnommenen Punktat ist beweisend (Wund- und Fistelabstriche können Verunreinigungen enthalten). Neben Staphylococcus aureus werden oft auch virulent gewordene Erreger gefunden, die früher als harmlos galten, wie Staphylococcus epidermidis, aber auch weniger virulente Keime und Mischflora. Oft findet man aber trotz eindeutigem klinischen Infekt *keine* Erreger.

Der **radiologische** Aspekt ist suspekt: Alle Zeichen der Implantatlockerung sind zu finden, dazu jene der Osteitis, mit Osteolysen, periostalen Auflagerungen usw. (**Abb. 64.120**).

Die **Szintigraphie** ist stark positiv.

Bei einer **Fistulographie** füllt sich das Gelenk. Wenn das Kontrastmittel auch zwischen Knochen und Implantat hineinläuft, ist auch die Lockerung bewiesen. Sie ist eine zwangsläufige Folge der Infektion, durch welche das Implantatlager sukzessive zerstört wird.

---

12 Z. Orthop. 131, 1993

13 W. I. Gillespie: Evaluation of New Technologies for Total Hip Replacement. J. Bone Joint Surg. 77-B, 528, 1995

14 D. W. Murray et al.: Survival Analysis of Joint Replacements. J. Bone Joint Surg. 75-B, 697, 1993

15 A. R. Britt°n et al.: Pain Levels after Total Hip Replacement. J. Bone Joint Surg. 79-B, 93, 1997

16 D. W. Murray et al.: Loss to Follow-up Matters. J. Bone Joint Surg. 79-B, 254, 1997

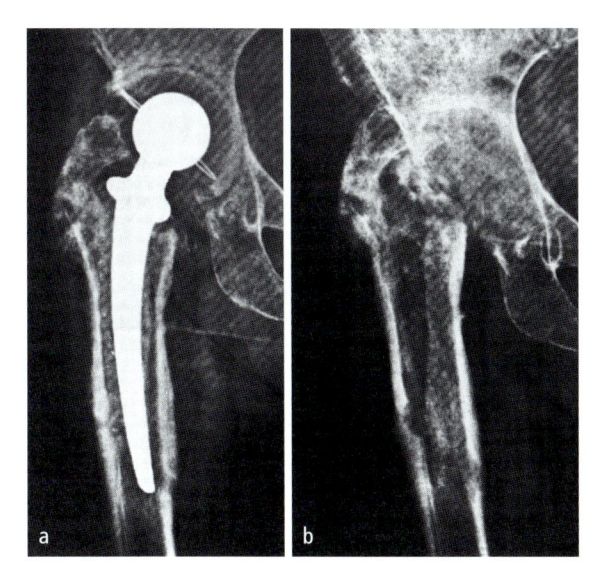

Abb. 64.120: Infektion einer Totalhüftendoprothese (a) und Zustand nach Entfernung der Prothese (b) (Fortsetzung von Abb. 32.14): Auf längere Sicht bringt bei schweren Infektionen meist nur dieser radikale Eingriff eine akzeptable Lösung: Eliminierung der Infektion, Schmerzfreiheit und Belastbarkeit, so dass die Patienten wenigstens am Stock ordentlich gehen können, wenn auch mit einer erheblichen Beinverkürzung.
Vier Jahre nach der Entfernung der Prothese berichtete die inzwischen 76 Jahre alt gewordene Frau, sie brauche zwar Stöcke, habe aber keine Schmerzen. Das Ein- und Aussteigen in der Trambahn sei allerdings mühsam wegen der hohen Tritte.

Therapie

Bei **frischen** postoperativen Infektionen kann vielleicht die *operative Ausräumung* des Infektes und eine Spüldrainage in Kombination mit systemisch applizierten Antibiotika das Gelenk retten.

Bei **Spätinfekten** ist die Prothese praktisch immer *gelockert* und muss entfernt bzw. ersetzt werden.

Unter günstigen Bedingungen (guter Allgemeinzustand, geringe klinische Infektzeichen, schwache Virulenz, gutes Knochenlager) kann die Prothese in *einer* Sitzung ausgewechselt werden (unter Antibiotikaschutz, Fixation mit antibiotikahaltigem Zement, wenn nötig Knochenersatz), andernfalls wartet man mit dem Wiedereinsetzen besser, bis sich der Infekt beruhigt hat.

Solange die *Prothese als Fremdkörper in situ* liegt, ist früher oder später mit Rezidiven zu rechnen, in etwa der Hälfte der Fälle schon in der ersten Zeit. Man kann dann erneut die Prothese wechseln, auch mehrmals. Auf *längere Sicht* ist die **Prognose** zweifelhaft.

Mit der *endgültigen Entfernung der Prothese*, samt allem infizierten Gewebe, allen Nekrosen, Zementresten usw., kann die Infektion ziemlich sicher geheilt und die Hüfte *schmerzfrei* gemacht werden («Girdlestone», s. Abb. 64.120 b). Es bleibt die *Verkürzung* und die *Instabilität*. Der Patient ist auf Stockhilfe angewiesen. Die Schuhsohle wird erhöht.

«An exzision arthroplasty is unacceptable» ist im Schrifttum zu lesen. Für wen? Für den Patienten oder den Chirurgen? Wie oft akzeptiert der Patient das abwechselnde Entfernen und Wiedereinsetzen der Prothese? Es gibt Patienten, die eine Beinverkürzung, einen Stock und damit die definitive Entfernung der Prothese akzeptieren, um endlich mit einer schmerzfreien, beweglichen Hüfte in Ruhe leben zu können.

Die ersatzlose **Resektion des Hüftkopfes** (Girdlestone) wurde früher häufig durchgeführt. Sie hinterlässt eine instabile, aber immerhin nach längerer Zeit meist wieder einigermaßen tragfähige, weniger oder nicht mehr schmerzhafte Hüfte. Für manche Fälle ist die Resektion die bestmögliche Lösung geblieben: infizierte Prothesen, große Knochendefekte, bei Osteolysen, Tumoren usw. (vgl. Kap. 18.4.4).

Um die Abstützung des Femurstumpfes am Becken zu verbessern, wurde oft eine *hochdiaphysäre Valgisationsosteotomie* hinzugefügt (Milch-Batchelor). Diese (mancherorts routinemäßig primär durchgeführte) Operation ergab erstaunlich gute Resultate (**Abb. 64.121**).

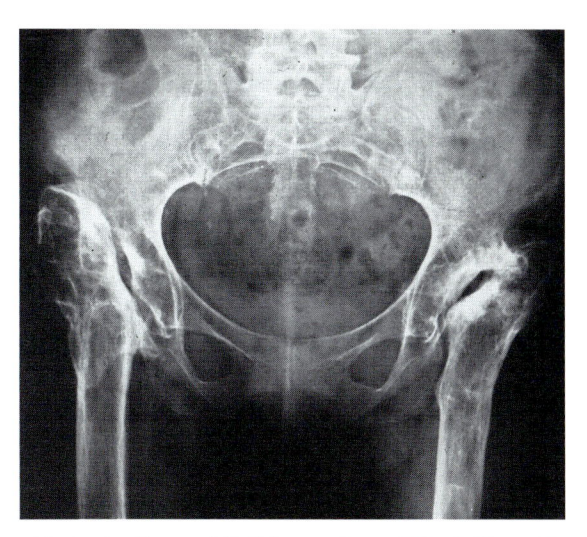

Abb. 64.121: *Zustand 10 Jahre nach* **Resektion beider Hüftgelenke** und *Angulationsosteotomie* subtrochanter, wegen schwerer ankylosierender Koxarthrose, bei einer *66-jährigen Frau.* Relativ gute Beweglichkeit, keine Schmerzen. Die Patientin ist mit Stöcken gut gehfähig, über kurze Strecken auch ohne Stock.
An Stelle der Hüftgelenke hat sich eine derbe, tragfähige Narbe gebildet, welche *schmerzfrei belastbar* ist.
Wenn keine Endoprothese eingesetzt werden kann, ist die Resektion oft die einzige und auch gar nicht die schlechteste Lösung, etwa bei Infekten, mangelnder Abstützmöglichkeit am Knochen (Tumor), und, in zunehmender Zahl, wenn infizierte oder gelockerte Endoprothesen entfernt werden müssen und nicht mehr ersetzt werden können.

64.11
Extraartikuläre Hüftleiden

Differentialdiagnostisch müssen die extraartikulären Hüftleiden von den Hüftgelenkerkrankungen abgegrenzt werden.

64.11.1
«Schnellende Hüfte»

Wenn ein junger Mensch über Schmerzen im Trochanterbereich klagt, erfährt man nicht selten auf Befragen hin, dass er häufig «die Hüfte ausrenke». Manchmal kann er das demonstrieren: Tatsächlich schnellt der angespannte Tractus ileo-tibialis bei jedem Schritt mit einem deutlich spürbaren und manchmal hörbaren Schnappen über den Trochanter maior von hinten nach vorn und zurück. Das Phänomen ist nur bei belasteter Hüfte auslösbar, also im Stehen und Gehen. Bei der Untersuchung im Liegen findet man nichts Pathologisches. Mit der Zeit können ziehende Schmerzen im Trochanterbereich auftreten, wahrscheinlich als Folge der ständigen mechanischen Reizung des Gleitgewebes. Andererseits produzieren manche Jugendliche das Schnellen mit der Hüfte *willkürlich*, bis es zum eigentlichen «Tic» wird.

Therapie: Ein Beckenhochstand auf der befallenen Seite mit Adduktion der Hüfte lässt den Trochanter stärker vorspringen und unterhält nicht selten das «Schnellen». Eine Absatzerhöhung zum Ausgleich der Beinlängendifferenz bringt es manchmal zum Verschwinden.

Mit dem Hinweis auf die schmerzhaften Folgen kann man den Patienten raten, das Schnellen möglichst zu vermeiden. Meist können sie das.

In hartnäckigen Fällen kann der Arzt geneigt sein, zu operieren: Teilweises Durchtrennen der Fascia lata über dem Trochanter oder eine Tractopexie (Anheften an diesen) wird empfohlen. Nicht immer ist der Eingriff erfolgreich, und die Enttäuschung ist dann beidseitig. Auffallend häufig spielt die Psyche mit.

64.11.2
Bursitis trochanterica

Blande Entzündungen der Bursa über dem Trochanter maior können auch ohne «Hüftschnellen» Schmerzen verursachen. Die Behandlung ist konservativ, kaum je operativ (Exzision der Bursa). Selten einmal können tiefere Schleimbeutel im Hüftbereich Ursache von Schmerzen sein.

64.11.3
Erkrankungen peripherer Nerven im Hüftbereich

Ein recht typisches Krankheitsbild ist die **«Meralgia paraesthetica»**, wahrscheinlich durch eine mechanische Schädigung des *N. cutaneus femoris lateralis* an seiner Durchtrittsstelle durch das Leistenband hervorgerufen, z. B. durch enge Kleider. Schmerzen und Sensibilitätsausfälle im Ausbreitungsgebiet des Nerven, ventro-lateral am Oberschenkel, oft durch Hüftstreckung verstärkt, durch Beugung gemildert, gehören dazu. Infiltrationen des Nerven *knapp medial* der *Spina ilica ventralis* bringen die Symptome zum Verschwinden.

Gelegentlich können **Kompressionserscheinungen** anderer Nerven im Hüftbereich ähnliche Symptome hervorrufen (Piriformis-Syndrom, N. ileo-inguinalis, N. obturatorius). In seltenen Fällen ist eine Neurolyse angezeigt (vgl. Kap. 34.3.5).

Lähmungen des *N. femoralis* oder des *N. ischiadicus* sind gefürchtete und nicht ganz selten Komplikationen von Hüftoperationen. Sie sind dort beschrieben.

64.12
Verletzungen im Hüftbereich

Verletzungen im Hüftbereich haben große praktische Bedeutung: Sie sind häufig und führen nicht selten zur *Invalidität*. Ihre Behandlung stellt schwierige Probleme, chirurgische und soziale. Hier wird die Traumatologie der Hüfte nur so weit dargestellt, als sie orthopädische Probleme aufwirft.

64.12.1
Acetabulumfrakturen

Beckenfrakturen werden zweckmäßigerweise in extraartikuläre und intraartikuläre Frakturen eingeteilt, d. h. solche **mit Beteiligung der Hüftgelenkpfanne**. Die extraartikulären Beckenfrakturen sind im Kapitel 62.3 besprochen. Hier interessieren nur die **intraartikulären**, d. h. die Pfannen- oder Acetabulumfrakturen. Sie haben eine ganz andere Prognose.

Es handelt sich in der Regel um schwere Verletzungen. Wenn sie mit Verschiebung der Bruchfragmente ausheilen, ist das Hüftgelenk inkongruent, d. h. über kurz oder lang entsteht eine sekundäre Koxarthrose. Bei schweren Zerstörungen ist diese Entwicklung fast unvermeidlich.

Aussicht auf eine günstigere Prognose gibt die genaue *Wiederherstellung der anatomischen Pfannenverhältnisse*.

Auf *konservativem* Weg ist dies selten exakt möglich. Mit frühzeitiger offener Reposition und Osteosynthese lassen sich relativ einfache Fälle befriedigend wiederherstellen.

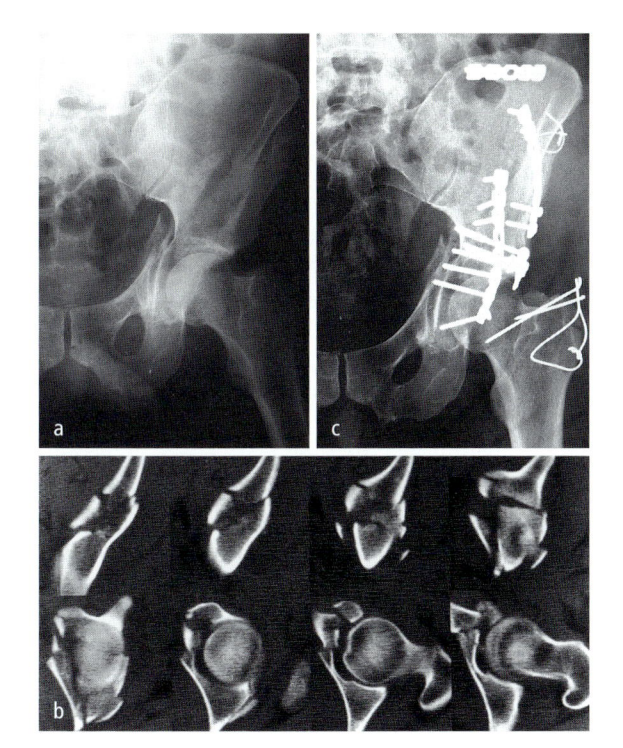

Abb. 64.122: Beckenfraktur mit Fraktur des Acetabulum, 43-jähriger Mann.
a) Das gewöhnliche Röntgenbild zeigt einige Frakturspalten und eine Verschiebung zweier Fragmente im Pfannengrund, auch eine geringfügige, aber deutliche Verschiebung des Hüftkopfes nach medial.
b) Erst das Computertomogramm (eine Serie horizontaler Schnitte von kranial nach kaudal) zeigt die vollen Ausmaße der Fraktur: Mehrere Fragmente im Os ileum, mindestens acht auf Höhe des Pfannendaches. Dieses scheint durch den Aufprall des Hüftkopfes auseinandergesprengt worden zu sein. Gebrochen ist sowohl der ventrale wie der dorsale Pfeiler. Die Dislokation der einzelnen Fragmente ist vergleichsweise klein.
c) Röntgenkontrolle nach offener Reposition und Osteosynthese. Der Zugang erforderte ausgiebige Freilegung des Beckens, der Trochanter maior war dazu abgesetzt worden.

Die anatomische Adaptation der medialen Fragmente ist nicht gelungen. Eine ideale Reposition ist bei solchen Trümmerfrakturen technisch kaum möglich und nicht zu erwarten. Ob das langfristige Resultat besser sein wird, als es mit konservativer Behandlung gewesen wäre, können nur vergleichende Langzeituntersuchungen klären. Bis dahin bleibt die Operationsindikation in diesen Fällen wohl relativ.

Bei der **Operation** erweisen sich die Frakturen allerdings oft als komplizierter, als man nach dem Röntgenbefund vermutet hatte. *Computertomogramme* zeigen das volle Ausmaß und die Art der Fragmentierung (**Abb. 64.122**).

Hilfreich ist eine *Einteilung* nach Stabilität (Letournel, AO): vorderer, hinterer Pfeiler, tragendes Pfannendach (Ala- und Obturatoraufnahme, CT).

Entscheidend für Prognose und Therapie ist, ob der tragende kraniale Teil des Pfannendaches erhalten und stabil ist. Die anatomisch einwandfreie Reposition und Osteosynthese von Beckenfrakturen ist schwierig. Sie erfordert ausgedehnte Freilegung der betroffenen Beckenpartien. Es handelt sich um ausgesprochen große Eingriffe mit den entsprechenden **Risiken**. Ob sich spätere Arthrosen mit einer anatomisch genauen Reposition, d.h. mit einer Operation längerfristig verhindern lassen, weiß man (noch) nicht genau, doch weiß man, dass dies nicht immer der Fall ist. Am einfachsten und dankbarsten sind die Ausbrüche des *hinteren Pfannenrandes* (Autounfälle: «dashboard-injury»), oft mit hinterer Luxation.

Bei Mehrfragment- und Trümmerbrüchen, aber auch bei geringfügigen Verschiebungen ist **die Indikation** relativ bis fragwürdig. Eine größere Operation hat nur einen Sinn, wenn damit die Gelenkflächen auch wirklich anatomisch genau wiederhergestellt werden.

Bei **zentralen Hüftgelenkluxationen** ist die Hüftpfanne meist in mehrere Stücke zerbrochen, und eine exakte operative Wiederherstellung wird selten möglich sein. Eine spätere Arthrose lässt sich kaum verhindern, vielleicht um ein paar Jahre hinausschieben. Die (konservative) approximative Reposition der zentralen Dislokation ist trotzdem wichtig, da die statischen und anatomischen Voraussetzungen für die Hüftfunktion und etwaige spätere Hüfteingriffe dadurch wesentlich verbessert werden können.

Bei manchen Pfannenfrakturen wird später (nach Jahren) wegen einer progredienten posttraumatischen Arthrose eine Hüftoperation erforderlich. Bei jüngeren Patienten kommt evtl. eine Arthrodese in Frage, bei älteren eine Totalhüftendoprothese.

64.12.2
Luxation und Luxationsfraktur

Hüftluxationen sind **Notfälle**. Die Diagnose muss rasch gestellt werden, denn je schneller die Luxation reponiert wird, desto geringer ist die Gefahr der Hüftkopfnekrose oder einer Nervenlähmung. In der Regel erfolgt die Reposition durch äußeren Zug.

Zu beachten sind die *primären* Komplikationen (*Röntgen nach Reposition!*): Instabilität, Frakturen von Kopfkalotte oder Pfannenrand, Inkongruenz,

z. B. durch interponierte Fragmente, und weitere Begleitverletzungen. Sie erfordern manchmal eine Operation.

Auch *späte* Komplikationen: Verkalkungen, Nekrosen (noch nach Jahren), posttraumatische Arthrosen sind nicht selten.

64.12.3
Schenkelhalsfrakturen

Es handelt sich um *intraartikuläre* Brüche.

Zwei Formen lassen sich deutlich unterscheiden:

1. *Schenkelhalsfraktur bei* **Kindern** und **jungen Erwachsenen**: Fraktur eines normalen Knochens durch massives Trauma
2. *Schenkelhalsfrakturen bei* **alten Leuten**, vor allem Frauen: Frakturen bei Osteoporose, durch relativ geringfügige Traumen.

Die Unterscheidung ist *für die Behandlung* wichtig.

Schenkelhalsfrakturen im Alter

Zusammen mit den pertrochanteren Brüchen gehören Schenkelhalsfrakturen im Alter zu den *häufigsten Frakturen* überhaupt (vgl. Abb. 21.8). Bei älteren Leuten, vor allem bei Frauen, ist die allgemeine *Osteoporose* manchmal so ausgeprägt, dass ein unbedeutendes Trauma genügt. Alte Menschen, welche nach einem Sturz Schmerzen in der Hüfte haben und nicht mehr gehfähig sind, haben praktisch immer eine Fraktur des proximalen Femurendes.

Eine **eingekeilte** oder unverschobene Fraktur kann hingegen *leicht übersehen* werden, da die Patienten damit oft noch gehen können. Für die Prognose ausschlaggebend sind die primäre Stabilität bzw. Dislokation (Klassifikation von Garden) sowie die Neigung der Frakturebene (Klassifikation von Pauwels: Kap. 9.2.2 u. Abb. 9.12).

Schenkelhalsfrakturen haben eine ausgesprochene *Neigung zu Komplikationen*:

Komplikationen

Verzögerte Heilung und **Pseudarthrose** hängen mit der prekaren Blutversorgung und mit den mechanischen Verhältnissen im Frakturbereich zusammen. Letztere sind im Kapitel «Mechanische Beanspruchung als pathogenetischer Faktor» (Kap. 9.2.2) beschrieben. Daraus ergibt sich, dass die (selteneren) *Abduktionsbrüche* (Valgusstellung) mechanisch *stabil* sind. Tatsächlich sind sie meist eingekeilt, und die Patienten können damit noch herumgehen. Sie brauchen in der Regel *keine* Behandlung und heilen gut.

Die *Adduktionsbrüche* (Varusstellung) hingegen heilen spontan nur sehr langsam oder gar nicht. Häufig entstehen Pseudarthrosen (s. Kap. 64.12.5). Bei der Reposition dieser Brüche ist deshalb eine Valgusstellung anzustreben (Abb. 9.12).

Hüftkopfnekrosen entstehen ebenfalls recht häufig, vor allem nach *proximalen* Schenkelhalsfrakturen. Die Blutzirkulation ist durch die Fraktur oft vollständig unterbrochen, und bei einem Teil der Fälle ist die Ischämie irreversibel. Für die Therapie wäre es wichtig zu wissen, bei welchen Brüchen später eine Hüftkopfnekrose entsteht und bei welchen nicht. Dann könnten die Alternativen, nämlich Osteosynthese oder prothetischer Ersatz des Hüftkopfes, gezielt ausgewählt werden. Kopfnahe (subkapitale) Frakturen neigen eher zur Nekrose, doch lässt es sich im Einzelfall nicht voraussagen.

Leider gibt es (noch) *keine praktikable Diagnostik*, welche es erlauben würde, eine sichere Prognose in den ersten Stunden zu stellen: Venographie, Arteriographie, Punktion mit intraartikulärer Druckmessung und chemischen Analysen, nuklearmedizinische und kernspintomographische Untersuchungen haben keine eindeutigen Resultate gebracht. Einfacher, aber kaum verlässlicher ist es, den Hüftkopf während der Operation anzubohren und zu schauen, ob es aus dem Bohrloch blutet.

Klinisch tritt die Kopfnekrose erst nach vielen Monaten, oft nach über einem Jahr in Erscheinung (s. Kap. 64.12.5, Abb. 64.128).

So bleiben als *Kriterien für die Indikation* Lokalisation und Dislokation sowie in erster Linie das Alter.

Therapie

Die Behandlung mit *konservativen* Methoden ist (außer bei den Abduktionsbrüchen) nahezu aussichtslos. Für die alten Leute bringt das lange Krankenlager in einem großen Teil der Fälle schwere Komplikationen (Thrombosen, Embolien, Dekubitus, Lungenentzündung, Marasmus, Tod). Deshalb wird auch im hohen Alter und bei nicht einwandfreiem Allgemeinzustand die Fraktur *nach Möglichkeit* **operiert**.

Die Operation hat den Zweck, die Hüfte so zu stabilisieren, dass die Patienten sofort mobilisiert werden können.

Zwei Methoden stehen zur Verfügung:

1. *Fixation* der Fraktur mit Nägeln, Schrauben oder Platten usw.

2. Entfernung des abgebrochenen Femurkopfes und sein Ersatz durch eine *Kopfprothese*.

Die **kopferhaltende Osteosynthese** ist heikel: Reposition und Lage der Implantate müssen genau stimmen, damit sie in dem relativ kleinen Kopf guten Halt haben und die Fraktur stabil wird. Kein Zweifel besteht, dass grobe intraoperative Manipulationen und massive Implantate dicht unterhalb der tragenden Knorpelschicht die Nekroserate erheblich erhöhen.

Um dem häufig beobachteten *Zusammensintern* der Fraktur Rechnung zu tragen, werden mit Vorteil Implantate mit einem eingebauten Gleitmechanismus verwendet (**Abb. 64.123**).

Da es sich um eine **Routineoperation im Notfalldienst** handelt, sollte sie nicht übermäßig kompliziert und schwierig sein. Dazu eignen sich vor allem Hohlschrauben, die über Führungsdrähte und mit Bildwandlerkontrolle eingebracht werden können.

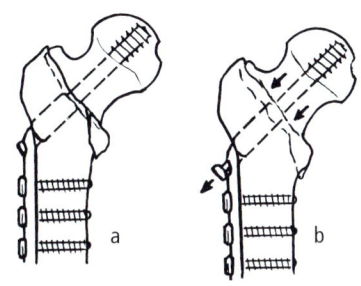

Abb. 64.123: Zur **Osteosynthese der Schenkelhalsfrakturen im Alter**.
Schon *die Reposition* ist heikel: Gute Abstützung des proximalen Fragmentes auf dem distalen ist notwendig, doch bei groben Manipulationen steigt die Gefahr der Femurkopfnekrose.
Die Verankerung des Implantates im Kopffragment muss gut greifen. Dazu ist eine *exakte Platzierung* notwendig: Die Spitze des Nagels oder der Schraube muss genau in der Mitte des Kopfes liegen. Ein zu kurzes Implantat fasst nicht richtig, ein zu langes perforiert das Gelenk, oder, bei unmittelbar subchondraler Lage, bringt die Gefahr einer Knochennekrose oder einer Arthrose an dieser Stelle mit sich (die hier eingezeichnete Schraube ist etwas zu lang). Der Spielraum in dem relativ kleinen Kopf ist sehr klein (a). Durchbohrte Implantate (z. B. Hohlschrauben) lassen sich über Führungsdrähte unter Bildwandlerkontrolle gezielt einführen.
Häufig sintert die Fraktur später noch zusammen, das proximale Fragment rutscht ab und kippt, wobei die Implantate brechen, ausreißen oder ins Gelenk durchstoßen können. Eine stabile Fixation ist deshalb oft schwierig.
Von den verschiedenen Implantaten (Nägel, Platten oder Schrauben) haben sich Schrauben am besten bewährt.
b) *Das Gleitprinzip* ist hier dargestellt: Die Fixationsschraube ist mit der Platte nicht fest verbunden. Sie kann zurückgleiten und ermöglicht damit ein Zusammensintern und ein Einstauchen der Fraktur, ohne dass diese abkippt. Für bessere Rotationsstabilität wird oft eine zweite Schraube eingesetzt.

Offene Reposition wurde empfohlen, um den Hämarthros zu entleeren, was wichtig sei, da der erhöhte intraartikuläre Druck die Gefahr der Kopfnekrose vergrößert. Bei jüngeren Patienten mag dies eine Rolle spielen, bei älteren kaum. Gewöhnlich wird die geschlossene Reposition bevorzugt, weil einfacher und schonender.

Weil trotz der Osteosynthese die Heilung lange dauert und die Komplikationsrate groß bleibt, wird bei alten Patienten, vor allem bei medialen, dislozierten Brüchen, gerne die radikale Lösung, die **Hüftkopfprothese**, gewählt. Sie erlaubt *sofortige Mobilisation* und *volle Belastung*, was bei älteren Menschen besonders wichtig ist.

Die *Prognose* auf lange Sicht ist jedoch unsicher, da durch Abnützung des Knorpelbelages in der Pfanne später eine Protrusion und Pfannenarthrose entstehen kann. Diese Gefahr wird durch eine bipolare Kopfprothese vermindert, bei welcher ein Teil der Bewegungen in der Prothese selbst stattfindet. Überdies muss die Größe des künstlichen Hüftkopfes genau zur Pfanne passen. Dann wird die Umwandlung der Kopfprothese in eine Totalprothese wegen Schmerzen relativ selten notwendig. Trotzdem sollte die Endoprothese ausschließlich für alte Patienten reserviert bleiben (**Abb. 64.124**).

Es wurde vorgeschlagen, auch die Pfanne primär zu ersetzen, also eine *Totalhüftendoprothese* einzusetzen. Dieser Eingriff ist aber größer, meist unnötig, und die *Resultate* sind *schlechter* als bei der Koxarthrose, weil – anders als bei dieser – das Pfannendach ausgesprochen osteoporotisch ist.

Schenkelhalsfrakturen bei Kindern und jungen Erwachsenen

Anders als bei alten Leuten ist in der jüngeren Altersgruppe die *Spongiosa* des Schenkelhalses noch ausgesprochen *hart* und bricht nur als Folge eines massiven Traumas. Es handelt sich um relativ seltene, aber schwere Verletzungen. Die *Gefahr einer Kopfnekrose* ist groß. Sie hängt weitgehend von der **Therapie** ab. Wichtig sind folgende Punkte:

- sofortige *Gelenkpunktion*: Beseitigung des Hämarthros im Gelenk zur Erhaltung der Zirkulation
- schonende und genaue *Reposition* des Bruches (evtl. offen)
- *Verschraubung* (2 bis 3 Hohlschrauben) gibt eine gute Stabilisierung der Fraktur. Beim Versuch, einen Nagel mit Gewalt in die sehr harte Spongiosa des Schenkelhalses einzuschlagen, würden die Fragmente auseinandergetrieben und die restlichen Gefäße zerrissen, was die sichere Nekrose des Kopfes zur Folge hätte.

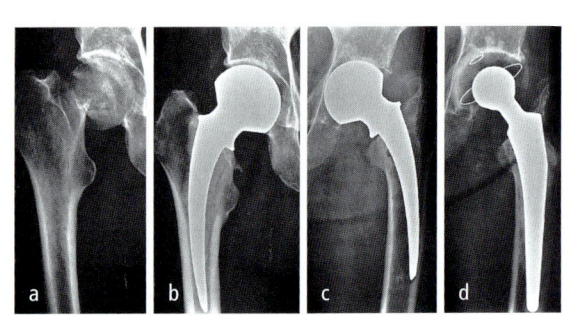

Abb. 64.124: Zur Operationsindikation bei Schenkelhalsfrakturen.
a) Bei dieser Fraktur (Lokalisation subkapital, Kopf nach unten abgekippt, erhebliche Dislokation, Osteoporose bei alter Patientin) wurde die Gefahr einer Kopfnekrose als hoch eingeschätzt. Deshalb entschied sich der Chirurg, den Kopf primär durch eine Kopfprothese zu ersetzen (b). Die Patienten können rasch mobilisiert werden und sind bald wieder schmerzfrei gehfähig, vorausgesetzt, der Kopfdurchmesser wurde genau zur Pfanne passend gewählt. Dass dies hier der Fall ist, erkennt man am überall gleich weiten «Gelenkspalt», entsprechend der Knorpelschicht der Pfanne.
Solche «Kopfprothesen» funktionieren in der Mehrzahl der Fälle während der letzten Lebensjahre, und bis zum Schluss, befriedigend. Diese einfache Lösung sollte nur in der obersten Altersgruppe (z. B. über 70 Jahre) gewählt werden.
c) Bei dieser Patientin ist nach sieben Jahren der Gelenkspalt verschwunden und der Kopf etwas nach innen gewandert (Protrusion). Auch ist hier die Prothese gelockert. Sie musste wegen Schmerzen durch eine Totalprothese (d.h. inkl. Pfanne) ersetzt werden (d). (Die neueren Kopfprothesen haben einen auswechselbaren Kopf, so dass der Schaft, falls er noch stabil ist, belassen werden kann).
Ein Prothesenwechsel wegen schmerzhafter «Pfannenarthrose» ist relativ selten notwendig. Es besteht somit kein Anlass, bei Schenkelhalsfrakturen statt einer Kopfprothese schon primär eine TP einzusetzen.

64.12.4
Pertrochantere Frakturen

Zusammen mit den gefürchteten Schenkelhalsbrüchen gehören die pertrochanteren Frakturen zu den **häufigsten Frakturen überhaupt**. Es sind die typischen *Frakturen des Alters*. Betroffen sind hauptsächlich Frauen, und die Ursache ist fast immer ein einfacher Sturz auf die Hüfte. Bei der bei diesen Patienten immer vorhandenen *schweren Osteoporose* genügt ein an sich geringfügiges Trauma, den geschwächten Knochen zu brechen.
Im Alter nehmen Muskel- und Sehkraft, Gleichgewicht, Koordination und rasche Reaktionsfähigkeit ab und damit Unsicherheit und **Sturzgefahr** zu. In Altersheimen sind diese Frakturen endemisch, und ältere, noch selbständige Frauen fürchten sie, denn in der Mehrzahl der Fälle bedeuten sie das Ende dieser Selbstständigkeit, das Ende eines eigenen Haushaltes, den Weg ins Alters- oder Pflegeheim, Invalidität, Abhängigkeit, Bettlägerigkeit, und nicht selten den Anfang vom definitiven Ende, dem Tod.

Daraus ergeben sich große soziale und auch psychologische Probleme, sowohl auf individueller und familiärer als auch auf gesellschaftlicher und gesundheitspolitischer Ebene, die alle gelöst werden müssen. Und alle diese Probleme konzentrieren sich auf das *Krankenhaus*, das diese Patienten aufnehmen muss. Sie stellen für **Notfallstationen** und Bettenabteilungen eine zunehmende Belastung dar. Da die Mittel der Spitäler wegen Geldmangels notorisch knapp sind, werden Ärzte, Pflegepersonal und Verwaltungen oft bis an den Rand gefordert.

Prophylaxe

Osteoporoseprävention ist zweifellos ein wichtiges aktuelles Postulat (s. Kap. 30.3.3), doch kann sie auf die Dauer das Problem wohl kaum lösen, sondern es lediglich ins noch höhere Alter verschieben.

Stock- und Sehhilfen, ebene Wohnungen ohne Schwellen, Lifte statt Treppen etc. sind wichtig (s. Kap. 19.3). In manchen Altersheimen werden kissengepolsterte Unterhosen abgegeben usw., doch die Frakturen werden weiter zunehmen, und ihre *Behandlung* bleibt eine große Aufgabe.

Das Ziel kann nur sein: Möglichst *rasche Mobilisation* und Rehabilitation, damit die Patientinnen die größtmögliche Selbstständigkeit wieder zurückgewinnen.

Pathologie und Therapie

Anders als Schenkelhalsfrakturen haben pertrochantere Brüche eine *gute spontane Heilungstendenz*.

Schenkelkopfnekrosen und Pseudarthrosen kommen kaum vor, da die Fraktur extrakapsulär liegt. Trotzdem wird die operative Behandlung bevorzugt: Die wochenlange Bettruhe ist für die alten Patienten in der Regel gefährlicher als eine Operation. Das Ziel der **Operation** ist deshalb wie beim Schenkelhalsbruch: Stabile Fixation der Fraktur, damit die Patienten *sofort aufstehen* und wenn möglich *belasten* können.

Die **Fixation** ist bei instabilen Frakturen (also der Mehrzahl) allerdings oft problematisch:

- Das Biegemoment (in Varus) ist infolge des langen Hebelarmes sehr groß.
- Bei der schweren Osteoporose finden die Implantate nur ungenügend Halt.

- Bei den häufigen Mehrfragmentefrakturen, besonders beim Ausbruch des Trochanter minor, bleibt die *knöcherne Abstützung medial am Adambogen* prekär.

Eine **häufige Komplikation** *ist das Abkippen des proximalen Fragmentendes* unter der Belastung im Sinne einer *Varisierung*, wobei die Implantate sich lockern, brechen oder ins Gelenk penetrieren. Sie lässt sich nicht immer vermeiden (**Abb. 64.125**).

Erfindung, Propagierung und Diskussion von zahllosen Implantaten (Winkelplatten von 130° und 95°, Lamellen-, Bündel- und Marknägel, Gammanägel, Schrauben-Platten-Kombinationen) und immer wieder neuen Operationsmethoden sind deshalb ein ständiges Thema in der Traumatologie. Am häufigsten verwendet werden die dynamische Hüftschraube (DHS), deren Teleskopmechanismus ein Zusammensintern und damit eine Kompression der Fraktur erlaubt (Abb. 64.123), und der so genannte Gammanagel, eine Kombination einer Hüftschraube mit einem Verriegelungsnagel. Auch diese Techniken haben ihre Tücken und Komplikationen. Die ideale Methode und das ideale Implantat gibt es (noch) nicht.

Als *Prinzip der biomechanisch richtigen Stabilisierung* der Fraktur gilt eine gute **mediale Abstützung** der Fragmente im Bereich des Adambogens. Im Übrigen eignen sich für verschiedene Frakturtypen besondere entsprechende Operationsverfahren (anatomische Reposition oder Aufrichteosteotomie, speziell geeignete Art der Fixation). Wesentlich scheint, dass die Methode eine hinreichende Stabilität (Übungsstabilität) ohne allzu großen Aufwand ergibt, wenn schon eine absolute Stabilität nicht möglich ist. Trotzdem bleibt die Osteosynthese dieser Brüche ein *großes Problem*.

64.12.5
Verletzungsfolgen

Koxarthrosen

Koxarthrosen sind die häufige Traumafolge nach Frakturen im Hüftbereich, vor allem nach Pfannenfrakturen. Klinisches Bild und Therapie entsprechen den Koxarthrosen im Allgemeinen (s. Kap. 37.1).

Pseudarthrosen

Typisch und relativ häufig ist die Schenkelhalspseudarthrose. Ihre Entstehung ist in Kapitel 9.2.2 sowie Kapitel 64.12.3 beschrieben. Klinisch besteht neben den Schmerzen eine Insuffizienz der Hüfte (Trendelenburg'sches Hinken). Die Diagnose wird aus dem Röntgenbild gestellt, gelegentlich erst mit Hilfe einer Tomographie.

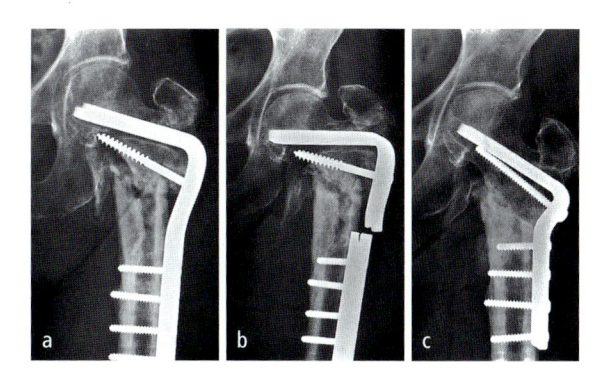

Abb. 64.125: Biomechanik der **proximalen Femurfrakturen im Alter**.
Am Beispiel einer *64-jährigen Frau*:
a) Röntgen *neun Monate nach* per- und subtrochanterer Fraktur und Osteosynthese mit Kondylenplatte. Fehlende mediale Abstützung, nekrotische Fragmente, keine Anzeichen einer Heilung. Die ganze Belastung ruht auf der Platte, die auf Biegung beansprucht wird.
b) *Weitere sechs Monate später:* Ermüdungsfraktur der Platte, Varusfehlstellung, der in solchen Fällen übliche, fast zwangsläufige Verlauf.
c) **Aufrichteosteotomie** unter Entnahme eines lateralen Keiles (für die 130° Doppelwinkelplatte konnte der alte Klingensitz verwendet werden). Entschendend ist die knöcherne mediale Abstützung am Adambogen. Jetzt hat der Knochen selbst wieder Tragfunktion. In der Folge heilte die Fraktur problemlos.

Pertrochantere Brüche sind die typischen Sturzverletzungen alter Frauen. Die Knochen sind fast immer überaus brüchig infolge einer schweren Osteoporose. Implantate finden darin schlechten Halt

Für die verschiedenen Bruchformen wurden immer wieder neue Fixationsmethoden und Implantate erfunden. Voraussetzung für die Stabilität aller dieser Osteosynthesen ist jedoch die **mediale Abstützung** des proximalen Fragmentes am Adambogen, ohne welche keine Reposition auf die Dauer hält.

Allerdings findet an einer massiven Osteoporose jede Osteosynthese ihre *Grenze*.

Mit adäquater **operativer** Behandlung (Aufrichteosteotomie nach Pauwels) können Schenkelhalspseudarthrosen zuverlässig zur Heilung gebracht werden (**Abb. 64.126** u. **Abb. 64.127**).

Hüftkopfnekrose

Unberechenbare, relativ häufige Folge einer Schenkelhalsfraktur (s. Kap. 64.12.3). Sie wird meist erst manifest, d.h. schmerzhaft, wenn die nekrotischen Kopfpartien zusammenbrechen (Ermüdungsbruch). Dies ist oft erst nach ein bis zwei Jahren der Fall.

Die **Diagnose** ist auf dem Röntgenbild schwierig und erst spät möglich. Das MRI ist bei liegenden Implantaten durch Artefakte gestört.

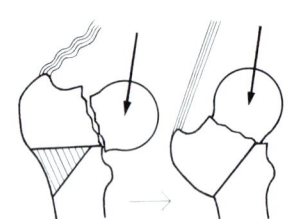

Abb. 64.126: Aufrichteosteotomie bei vitaler Schenkelhalspseudarthrose (Pauwels). Eine *biomechanisch* gut begründete Operation. Die guten Resultate haben die biomechanischen Überlegungen von Pauwels einwandfrei bestätigt. Durch Umstellung (Keilentnahme lateral, Valgisierung) werden die schädlichen Scherkräfte in Druckkräfte umgewandelt, und die Pseudarthrose heilt (vgl. Kap. 9.2.2).

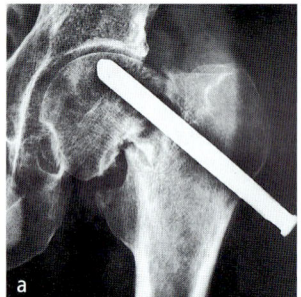

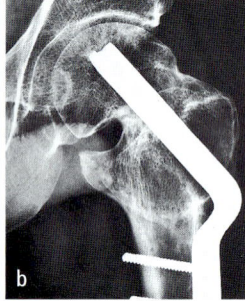

Abb. 64.127:
a) **Schenkelhalspseudarthrose** mit typischer Varusstellung bei *59-jährigem Mann*. Die Nagelung hatte bei dieser Schenkelhalsfraktur nicht genügt. Die Nagelspitze liegt überdies dicht unter der tragenden Knorpelschicht statt zentral, was zusätzlich die Gefahr von Kopfnekrose und Arthrose mit sich bringt.
b) *Ein Jahr nach valgisierender Osteotomie* ist die Pseudarthrose fest.

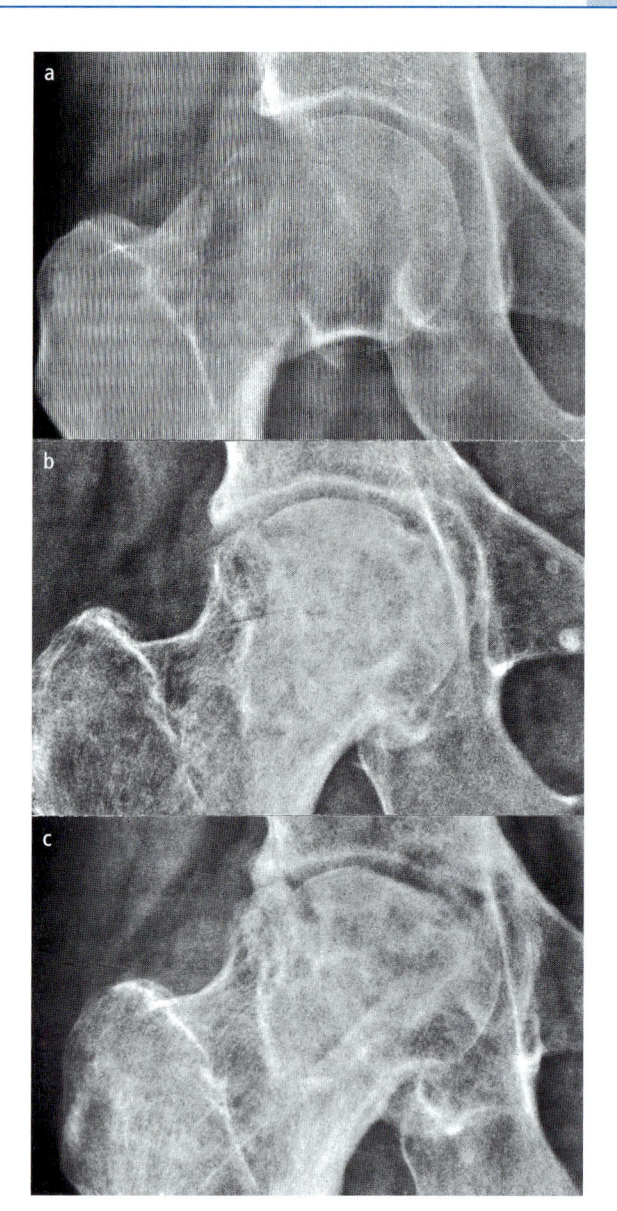

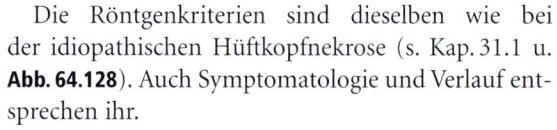

Abb. 64.128: Posttraumatische Hüftkopfnekrose.
a) *Frische Schenkelhalsfraktur* bei einer *53-jährigen Frau*. Die Fraktur wurde mit einer Winkelplatte fixiert und heilte innerhalb weniger Monate.
b) *Zwei Jahre später* wieder Schmerzen. Im Röntgenbild unregelmäßige sklerosierte Knochenstruktur und leichte Erniedrigung der Hüftkopfkalotte.
c) *Nach einem weiteren Jahr* ist der Hüftkopf zusammengebrochen. Der nekrotische obere Kopfquadrant ist in den Kopf eingesunken. Der Unterbruch der Kopfkontur ist jetzt deutlich. Beginnende Arthrose (Klinik s. Kap. 31.1).

Die Röntgenkriterien sind dieselben wie bei der idiopathischen Hüftkopfnekrose (s. Kap. 31.1 u. **Abb. 64.128**). Auch Symptomatologie und Verlauf entsprechen ihr.

Therapie: Eine operative Behandlung wird unumgänglich, wenn der Kopf zusammenbricht und die Patienten Schmerzen haben und invalid werden. Bei jungen Patienten kommt eine Arthrodese in Frage, da die posttraumatische Hüftkopfnekrose einseitig ist, bei älteren Patienten eine Totalhüftendoprothese.

Fehlstellungen

Wegen der starken Biegekräfte, die im Hüftbereich wirken, neigen alle Frakturen im proximalen Femurabschnitt zur Varusstellung. Diese ist mechanisch ungünstig: Insuffizienz der Hüfte (Trendelenburg'sches Zeichen) mit Hüfthinken, Beinverkürzung und O-Bein. Bei stärkerer Deformität ist im jugendlichen und mittleren Alter eine Korrekturosteotomie (intertrochanter) notwendig, bei älteren Leuten nicht mehr.

65
Der Oberschenkel

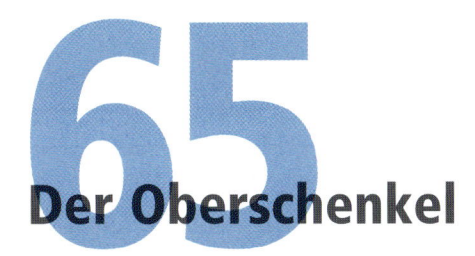

Pathologische Veränderungen des Oberschenkels betreffen hauptsächlich *Femur* und *Quadrizeps*, die größten Einzelgebilde des ganzen Bewegungsapparates. Zur **Anatomie** und **Pathologie** vgl. **Abbildung 65.1**.

65.1
Femurfrakturen

(s. a. allgemeines Frakturenkapitel, Nr. 43)

Femurfrakturen sind immer schwere Verletzungen. Im Oberschenkel finden riesige **Hämatome** Platz; der *Blutverlust* wird in der Regel unterschätzt. Häufig kommen die Patienten in einen *Schockzustand*.

Die meisten Fettembolien entstehen nach Femurfrakturen.

An sich heilen Femurbrüche gut, allerdings brauchen sie dazu *lange Zeit*, etwa 4 bis 6 Monate oder mehr.

65.1.1
Therapie der Femurschaftfrakturen

Die **konservative Behandlung** von Femurschaftfrakturen ist für erwachsene Patienten und Personal mühsam: *Dauerextension* auf einer Schiene im Bett (**Abb. 65.2**). Fehlstellungen sind nicht so selten, vor allem nach vorzeitiger Mobilisation.

Die **operative Behandlung** vereinfacht die Nachbehandlung erheblich, ermöglicht frühe Mobilisation und kürzt den Krankenhausaufenthalt ab, nicht aber die Heilungsdauer. Bis zum knöchernen Durchbau der Fraktur steht das Fixationsmaterial (Marknägel, Platten und Schrauben, Fixateur externe) unter einer **großen mechanischen Beanspruchung**, vor allem wenn die *Osteosynthese* nicht ganz genau den mechanischen Prinzipien entspricht, d.h. wenn die Kortikalis auf der medialen Seite nicht mitträgt (s. Kap. 4.1.2, Abb. 4.4 u. Abb. 4.5). Dieser Beanspruchung halten Platten und äußere Fixateure nur eine gewisse Zeit lang stand, dann kommt es unweigerlich zu Ermüdungserscheinungen. Zwischen Knochenkonsolidation und Ermüdungsbruch tritt eine Art Wettlauf ein. *Refrakturen* und *Plattenbrüche* sind deshalb am Femur relativ häufig.

Kräftige **Marknägel** ergeben eine *tragfähige* Osteosynthese, vor allem nach Aufbohren des Markkanales (Abb. 65.1), und erlauben frühzeitige Belastung. Die Marknagelung hat allerdings eine Reihe von *technischen Tücken*: intraartikuläre Lage des Nagels im Hüftgelenk, bei falscher Einschlagstelle Aufsplittern der Kortikalis, Ausbrechen des Nagels aus der Kortikalis, Eindringen der Nagelspitze ins Kniegelenk, Rotationsfehlstellung, Verklemmen des Nagels im Femurschaft usw. Das *Aufbohren* bringt weitere Nachteile: Beschädigung der endostalen Zirkulation, Hitzeschäden durch schlecht geschliffene Bohrer und zu langes hartes Bohren, Knochennekrosen (s. Abb. 4.19) in der angrenzenden Kortikalis.

Die Reposition erfolgt gewöhnlich gedeckt (geschlossen), mit Hilfe von geeigneten Extensionstischen (vgl. Abb. 43.1), unter Röntgenkontrolle.

Die Marknagelung kann sehr gute Resultate geben, hingegen führt eine Osteitis nach Marknagelung leicht zu einer Katastrophe, da dann die ganze Markhöhle von oben bis unten infiziert ist (Abb. 32.10 u. Abb. 65.1 mit Legende).

Verriegelungsnägel

Für **Brüche im Schaftbereich** hat sich weitgehend der Verriegelungsmarknagel (s. Kap. 43.4.3, Abb. 43.6) durchgesetzt: Mit der proximalen und distalen Verriegelung kann die Stellung der Fraktur kontrolliert und gesichert werden. Spätere Rotationsfehler und Verkürzungen lassen sich so vermeiden. Ein weites Aufbohren ist nicht mehr notwendig.

Die **Indikation zur Marknagelung** kann damit auf die ganze Diaphyse ausgeweitet werden (nicht nur für

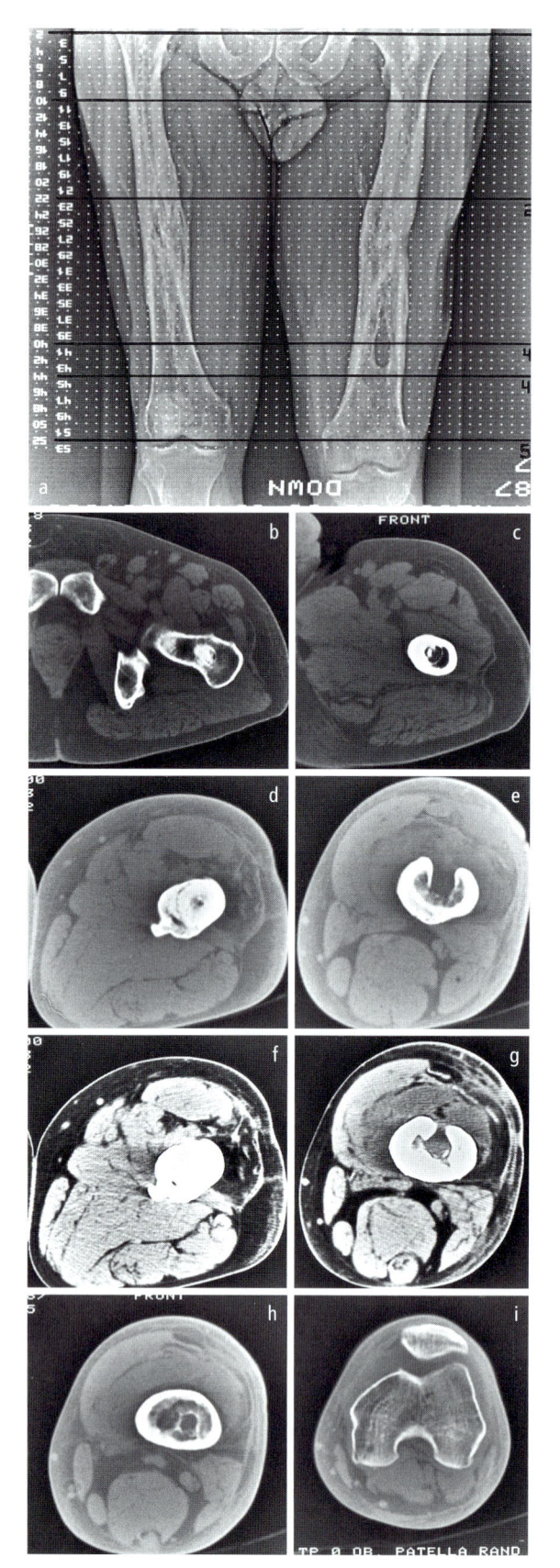

Abb. 65.1: Anatomie und Pathologie: CT des Oberschenkels.
40-jähriger Mann. **Osteomyelitis nach Marknagelung.**

a) Scan 1: *Leitscan 1* (Scoutview): Die Schnittebenen sind markiert. Es sind nicht weniger als 53. Die Höhe der abgebildeten Schnitte ist eingezeichnet. Ohne diese Übersichtsaufnahme als Orientierungshilfe ist eine Beurteilung von Computertomographien nicht möglich.

b) Scan 2: Schnitt auf Höhe des *proximalen Femurendes*. Symphyse (links oben), Sitzbein (unten Mitte), Trochanter (rechts), Schenkelhals. Der Kanal, wo der Marknagel eingeschlagen worden war, ist deutlich sichtbar: Verkalkungen und Verknöcherungen.
Die Einschlagstelle liegt knapp an der Umschlagfalte der Gelenkkapsel. Dies bringt die Gefahr mit sich, dass eine Infektion im Nagelbereich auch zu einer septischen Arthritis des Hüftgelenkes führt.

c) Scan 10: *Femurschaft im proximalen Drittel:* Hier ist der Kanal für den **Marknagel** zu erkennen. Im Übrigen ist hier das Femur normal konfiguriert, als Röhrenknochen mit einer in diesem Alter dicken Kortikalis. Im höheren Alter wird sie zunehmend dünner.

d) Scan 22: Femurschaft *mittleres Drittel:* Ausgedehnte periostale Auflagerungen, vor allem medial, infolge einer durchgemachten Osteomyelitis. Hier ist die Markhöhle am engsten. Marknägel finden guten Halt. Beim Aufbohren wird die Zirkulation erheblich in Mitleidenschaft gezogen. Deshalb versucht man, von dieser Technik wieder wegzukommen, etwa mit dem Verriegelungsnagel (s. Kap. 43.4.3).

e) Scan 40: Wegen einer ausgedehnten Infektion mit *Markraumphlegmone* musste das Femur eröffnet werden. Es wurde ventral eine lange Rinne ausgehoben, um den Infektionsherd offenzulegen und die Kortikalissequester auszuräumen, um eine Heilung zu ermöglichen. Der hier sichtbare Knochen ist zum größten Teil *neu* gebildet aus dem Periost.

f) Scan 22, (*gleiche Höhe* wie Abb. d), im *Weichteilfenster*: Hier sind die Knochen gleichmäßig weiß, doch kommen die Weichteile besser zur Darstellung: Die Muskelpakete (hellgrau) deutlich gegeneinander abgesetzt. Fett und Interstitium dunkel, Gefäße hell.
Narbengewebe (dunkel) an Stelle des Vastus lateralis und Vastus intermedius, als Folge der Osteomyelitis und mehrfacher chirurgischer Interventionen.
Dorso-medial als großes dreieckiges Paket die Adduktoren, dorsal Bizeps und Semitendinosus.

g) Scan 42: (*Gleiche Höhe* wie Abb. e). Im Weichteilfenster ausgedehnte Narben ventrolateral. Das subkutane Gewebe ist stark verändert. Derartige Vernarbungen können schwere Kontrakturen des Kniegelenkes (Strecksteife) zur Folge haben.
Anatomie, dorsal: Das Muskelpaket des Semimembranaceus mit dem größten, runden Querschnitt, dorsal eingelagert der kleine runde Semitendinosus, lateral dreieckförmig der Bizeps, dazwischen der N. ischiadicus. medial: Sartorius und Grazilis deutlich abgesetzt. Am voluminösen Vastus medialis dorsal angeschlossen und quer liegend der unterste Abschnitt des Adductor longus, und im Adduktorenkanal die Gefäße. Im Subkutangewebe medial einige verdickte Venen.

h) Scan 44: Querschnitt durch das *Femur im distalen Drittel*, knapp oberhalb des Knies: Der Markraum weitet sich hier trompetenförmig aus. Der Marknagel findet hier nicht mehr viel Halt. Die Höhle, wo er lag, ist noch

Abb. 65.1: Fortsetzung der Legende.

zu sehen. Die Höhlen ringsum entsprechen einem Abszess: Der Eiter fließt nach unten entsprechend der Schwerkraft: *Senkungsabszess*. Dieser musste von der Rinne aus ebenfalls ausgeräumt werden.

Der Infekt kam bedrohlich nahe ans Kniegelenk heran.

i) Scan 52: Schnitt *auf Höhe der Patella*: Gut erkennbar ist die Form der Femurkondylen und des Femoropatellargelenkes. Hier ist die Kortikalis nur noch sehr dünn, die Spongiosastruktur hingegen kräftig und deutlich, der mechanischen Beanspruchung entsprechend angeordnet. Dies ist der erste Schnitt, der keine Veränderungen durch die Infektion mehr zeigt.

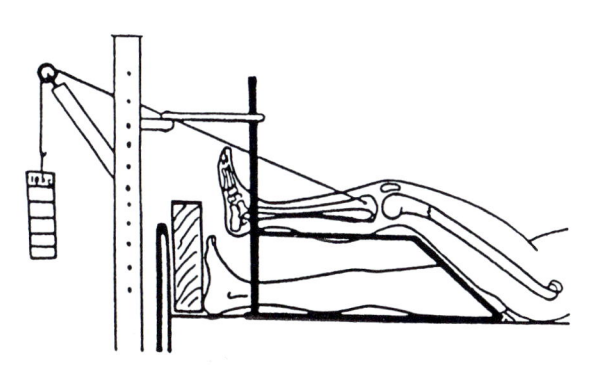

Abb. 65.2 Schon fast vergessen: **Konservative Behandlung von Femurschaftfrakturen mittels Extension.**
Hier die *Originalmethode von Böhler*, Wien, mit der Braun'schen Schiene, während die Engländer den Thomassplint oder die Russell-traction bevorzugten. Diese oder ähnliche Methoden sind einfach, einigermaßen narrensicher, und auch heute noch sehr gut geeignet dort, wo die für eine operative Behandlung erforderlichen anspruchsvollen Möglichkeiten nicht gegeben sind, sowie bei Kindern (s. Abb. 44.1, Kap. 44.2).
Die *Stellung der Fragmente* wird durch die Zugrichtung, das angehängte Gewicht und die Unterstützung des Oberschenkels im Frakturbereich geregelt, die Rotation durch die Stellung des Fußes.

das mittlere Drittel wie bei der gewöhnlichen Marknagelung).

Die **distale Verriegelung** ist ein technisch nicht ganz einfaches Problem, das befriedigend nur mit einem röntgendurchlässigen *Zielgerät* zu lösen ist (s. Abb. 43.6). Mit der statischen Verriegelung wird die *Länge fixiert*, was für Frakturen mit Defekten und Verkürzungstendenz wichtig ist. Sobald der Kallus die Fraktur einigermaßen stabilisiert, kann die Nagelfixation **«dynamisiert»** werden (durch Entfernen der distalen Bolzen).

Die dynamische Verriegelung (durch längsovale Gleitlöcher) erlaubt ein Zusammenrücken der Fragmentenden und damit eine Belastung der Fraktur.

Die Verriegelung ermöglicht auch den Einsatz von dünneren, kompakten Nägeln, was ein *Aufbohren überflüssig* macht (unreamed nail).

Plattenosteosynthesen

Sie kommen in Frage, wenn eine Marknagelung nicht möglich oder nicht zweckmäßig erscheint. Platten erlauben *keine* volle Belastung. Wenn der osteosynthetisierte Knochen nicht mitträgt (Platte auf der Druck- statt auf der Zugseite, fehlende Abstützung der Kortikalis, fehlende interfragmentäre Kompression), kommt es fast zwangsläufig zur Refraktur. Die Plattenosteosynthese verlangt genaue Beachtung der biomechanischen Gesetze (s. Kap. 3.3.1 u. Kap. 4.1.2). Kurze Platten, Schrauben ohne Platten, Drähte usw. genügen bei Femurfrakturen nicht (Abb. 45.6).

Die breite Eröffnung der Fraktur und die Darstellung der einzelnen Fragmente zur genauen anatomischen Reposition und Osteosynthese schädigt die Blutversorgung erheblich und kompromittiert damit die Frakturheilung.

Bei **Mehrfragment-** und **Trümmerbrüchen** wird deshalb nur eine *Überbrückung* mit guter Achsenstellung angestrebt, wobei die Fraktur selbst möglichst wenig tangiert wird (vgl. Kap. 43.4.3). Ein Distraktor erleichtert die Reposition (Abb. 43.1 u. Abb. 43.4). Als Implantate kommen neben konventionellen Platten die Wellenplatte (s. Abb. 43.5c) in Frage sowie auch eine so genannte **«Verriegelungsplatte»**, die nach dem Prinzip des Fixateur externe, d.h. mit *stabiler Verbindung zwischen Platte und Schraube* (Gewinde im Plattenloch) funktioniert und somit nicht unmittelbar auf den Knochen festgepresst zu werden braucht (s. Kap. 43.4.3 u. Abb. 43.5b). Eine besonders ausgeklügelte Technik erlaubt das subkutane Einbringen und Verschrauben der Platte in einem kleinen Abstand vom Knochen durch kleine Stichinzisionen. Damit können die Weichteile geschont werden (less invasive stabilisation system: LISS).

65.1.2
Distale Femurfrakturen

Für **Femurfrakturen** im **proximalen** und im **distalen** Bereich, d.h. mit Beteiligung der Hüfte, der Trochanteren oder der *Kniekondylen*, sind Plattenosteosynthesen (mit Winkel- oder Kondylenplatten, in Kombination mit Zug- oder Gleitschrauben) die am besten geeigneten und deshalb bevorzugten Behandlungsmethoden. Sie erlauben auch die anatomisch genaue Reposition und Fixation von intraartikulären Kondylenfrakturen.

Bei **instabilen intraartikulären Mehrfragmentbrüchen** sind zur *Rekonstruktion des Kniegelenkes* oft schwierige und anspruchsvolle Operationen notwendig, die gutes dreidimensionales Vorstellungsvermögen und viel Geschick verlangen. Sie sind auch mit einer recht hohen (intra- und postoperativen) Komplikationsrate belastet: Knorpelverletzungen, ungenügende Reposition und Stabilität, Fehlstellungen, Inkongruenz, Gefäss- und Nervenverletzungen, Kniesteife.

Da die konservative Behandlung bei diesen Frakturen aber sehr unbefriedigend ist, bleibt oft nur das Ausweichen auf einen Fixateur externe oder der Transport in ein spezialisiertes Zentrum (s.a. Kap. 66.13).

Bei **offenen Frakturen** und solchen mit schweren **Weichteilschäden** ist der Marknagel gefürchtet wegen der Gefahr der Infektion, welche sich dann in der ganzen Markhöhle ausbreitet (s. Abb. 65.1). Besonders groß ist diese Gefahr nach dem Aufbohren der Markhöhle.

Bei diesen Brüchen wird deshalb in der Regel einer möglichst gewebeschonenden Methode der Vorzug gegeben. Als solche bietet sich in erster Linie die äußere Fixation an. Allerdings ist sie am Femur nicht ideal, kaum belastbar und muss meist nach einiger Zeit durch eine stabilere Fixation ersetzt werden.

In Frage kommen auch überbrückende Plattenosteosynthesen oder ein dünner kompakter Verriegelungsnagel.

65.1.3
Frakturen bei Kindern

Bei Kindern im Wachstumsalter ist die **konservative Behandlung** die Methode der Wahl: «Overhead-extension» in den ersten Lebensjahren (s. Abb. 64.42a), später Lagerung mit rechtwinklig gebeugten Hüften und Knien auf dem so genannten «Weberbock», womit die *Rotation* röntgenologisch erfasst (und ggf. korrigiert) werden kann.

Osteosynthesen (Platten, Markdrähte, Fix. ext.) kommen nur in Ausnahmefällen und erst gegen Ende der Wachstumsperiode in Betracht, Marknägel erst nach dem Schluss der Epiphysenfugen (s. «Frakturen bei Kindern», Kap. 44).

65.1.4
Komplikationen nach Femurfrakturen

Refrakturen

Refrakturen nach Femurschaftfrakturen sind in den *ersten zwei bis drei Jahren nicht so selten*, meist nach (zu früher) Plattenentfernung. Gefährdet sind besonders Frakturen mit ausgedehnten Zirkulationsschäden, sei es durch das primäre Trauma, sei es durch eine ausgiebige Freilegung der Fragmente bei einer Plattenosteosynthese. Die Heilung einer Femurfraktur dauert länger als oft angenommen: 2 bis 3 Jahre; bei ausgedehnten Nekrosen, nach mehrfachen Operationen, bleibt sie evtl. ganz aus. Dann helfen nur noch (autologe) Knochentransplantationen.

Die *Metallimplantate* sollten deshalb, wenn überhaupt, erst entfernt werden, wenn die Fraktur eindeutig geheilt und tragfähig ist, jedenfalls nicht vor Ablauf von zwei bis drei Jahren.

Pseudarthrosen

(s.a. Kap. 45.6)

Am häufigsten entstehen Pseudarthrosen *nach Osteosynthesen* (atrophische Pseudarthrose).

Nicht infizierte Femurpseudarthrosen sind mit einer geeigneten **Operation** praktisch immer zur Heilung zu bringen:

- in der *Diaphyse*, bei anatomisch guter Stellung: Marknagelung nach Aufbohren der Markhöhle
- im *Metaphysenabschnitt* und bei Fehlstellungen: Kompressionsosteosynthese mit Platte lateral.

Infizierte *Pseudarthrosen* (fast immer nach infizierten Osteosynthesen) stellen schwierige aber nicht unlösbare Probleme dar: Mit einer stabilen Fixation (äußere Spanner, evtl. Platten) und nach Ausräumung des Infektes ist die Pseudarthrose fast immer heilbar. Anschließend lässt sich auch die Infektion eher beherrschen (s. Kap. 45.6.2, Kap. 65.2.1 u. Abb. 65.1).

Fehlstellungen

Zu Beschwerden und Gangstörungen geben Pseudarthrosen vor allem Anlass, wenn sie eine bereits *vorbestehende*, unbeachtet gebliebene Deformität verstärken. Größere Fehlstellungen können erhebliche Beschwerden verursachen. Ungünstig sind vor allem:

- Innenrotationsfehlstellung: Ein auch nur wenig nach innen gedrehter Fuß stört beim Gehen beträchtlich.

- Außenrotationsfehlstellung: Stärkere Außendrehung des Beines stört den Gang und ermüdet.
- Varusstellung (O-Bein): Insuffizienz von Hüften und Knie, evtl. später Gonarthrose
- Beinverkürzung s. Kapitel 63
- Überlänge nach Osteosynthesen im Kindesalter.

Die übrigen Fehlstellungen sind selten oder haben weniger Bedeutung.

Die **Indikation** zur operativen Korrektur einer Fehlstellung hängt weniger von der Größe des Winkels ab als von der klinischen Auswirkung: Knieschmerzen, Schmerzen im ganzen Bein, Überlastung des medialen Kniegelenkspaltes bei O-Bein (s. Kap. 66.7) und Gonarthrose (s. Kap. 66.9).

Rein prophylaktische Korrekturen sind wohl nur bei größeren Abweichungen von der Norm angezeigt.

Korrekturosteotomien können am Ort der Fehlstellung, vorteilhaft aber im Spongiosabereich der proximalen oder distalen Metaphyse, gemacht werden (raschere, sicherere Heilung).

65.2
Erkrankungen von Femur und Oberschenkel

65.2.1
Knocheninfektionen

Osteomyelitiden im Femur sind schwere Krankheiten, welche auch den Allgemeinzustand stark beeinträchtigen können.

Seit schwere *Verkehrsunfälle* zugenommen haben, hat die posttraumatische Osteitis des Femur große Bedeutung bekommen. Die Behandlung dieser Zustände, besonders nach Marknagelung und bei Pseudarthrosen, gehören zu den schwierigeren Aufgaben in der Knochenchirurgie (vgl. Abb. 65.1 samt Legende), doch gelingt es in den meisten Fällen mittels radikalen, ausgedehnten Ausräumungen, die Infektion schließlich zu beherrschen (Behandlung der Osteitis, s. Kap. 32.4, Abb. 32.10 u. Abb. 65.1).

65.2.2
Knochentumoren

Das Femur, insbesondere sein *distales Ende*, ist die häufigste Lokalisation primärer maligner Tumoren des Bewegungsapparates überhaupt, aber auch benigne Tumoren sind häufig. Die distale Femurepiphysenfuge hat die *größte Wachstumsrate* aller Wachstumszonen. Es ist anzunehmen, dass die damit verbundene große Zellaktivität und die Häufigkeit der Tumorbildung in dieser Gegend in einem kausalen Zusammenhang stehen.

Unklare Knochenveränderungen am Femur, namentlich an seinem distalen Ende, im jugendlichen Alter, sind deshalb auf tumoröse Prozesse verdächtig. Natur und Ausdehnung eines Tumors müssen abgeklärt werden nach den allgemeinen Richtlinien der Tumordiagnostik, wie sie in Kapitel 33 beschrieben sind. Erst dann kann ein Therapieplan aufgestellt werden:

- Bei malignen Tumoren kann mit Hilfe kombinierter onkologischer Therapie, mit radikalen Exzisionen und entsprechenden Wiederherstellungsoperationen das Bein oft erhalten werden. Große Knochentransplantationen, Tumorprothesen, Umkehrplastiken und Osteosynthesen können nötig werden.
- Benigne Tumoren können meistens unter Erhaltung der funktionell wichtigen Gelenkteile, der Epiphysenwachstumszonen und der Tragfunktion des Skelettes auscurettiert oder reseziert werden. Der Defekt wird am besten mit einer autologen Spongiosaplastik ausgefüllt (Abb. 33.10).

65.2.3
Myositis ossificans des Quadrizeps

(s. a. Kap. 7.5 u. Kap. 44.6)

Eine Myositis ossificans entsteht hauptsächlich nach einem massiven *stumpfen Trauma*, wo sich ein **Hämatom** gebildet hat, auch nach Frakturen. Der ganze M. intermedius kann verkalken. Der Prozess dauert viele Monate bis zur Abgrenzung und eigentlichen Verknöcherung des betroffenen Muskelabschnittes. Erst wenn der Umbauprozess zur Ruhe gekommen ist, besteht Aussicht, dass nach einer chirurgischen Exzision kein Rezidiv entsteht.

Selten wird eine Operation notwendig, nur bei Schmerzen und stärkerer Einschränkung der Kniegelenkbeweglichkeit.

Die Myositis ossificans kann röntgenologisch und histologisch u. U. schwierig von einem Sarkom zu unterscheiden sein. Die Differentialdiagnose ist wegen der einzuschlagenden Therapie besonders wichtig (**Abb. 65.3**).

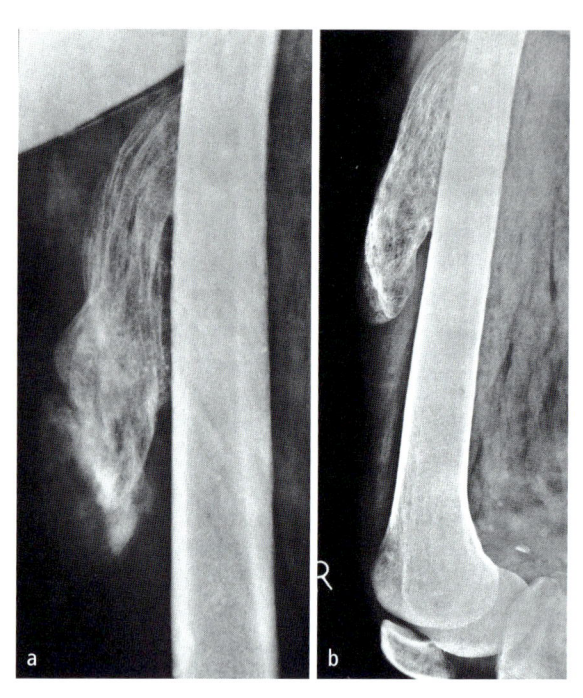

Abb. 65.3: Myositis ossificans traumatica.
Ausgedehnte **Verkalkung** im Quadrizepsmuskel als Folge eines stumpfen Schlages auf die Vorderseite des Oberschenkels. Die Verkalkung liegt in den Muskelsepten, deren Verlauf deutlich sichtbar ist.

a) Der Zustand *wenige Wochen nach dem Trauma*. Distal ist der Kalkschatten noch unregelmäßig wolkig, als Zeichen der Aktivität des Prozesses. Klinisch hat man den Eindruck einer Entzündung mit Schmerzen.

b) Der Zustand *ein Jahr später*. Die Verkalkungen sind regelrecht **verknöchert**. Der Umbauprozess ist zur Ruhe gekommen. Auf dem Röntgenbild ist die Knochenstruktur erkennbar. Keine Spontanschmerzen mehr. In diesem Stadium kann der neugebildete Knochen, wenn er mechanisch stört, reseziert werden, da die Gefahr des Rezidivs nicht mehr so groß ist wie am Anfang. *Indomethacin* und/oder eine postoperative Röntgennachbestrahlung sollen neue Verkalkungen verhindern.

66 Das Kniegelenk

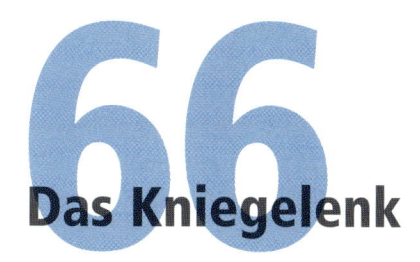

66.1 Anatomie und Funktion

Das Kniegelenk ist das *größte* und am meisten *exponierte* Gelenk des Körpers. Seine **drei Abschnitte** – das *mediale* und das *laterale Tibio-Femoralgelenk* mit je einem Meniskus und das *Femoro-Patellargelenk* – bilden eine **Einheit**, sind aber doch in mancher Hinsicht unabhängig voneinander und können auch einzeln erkranken.

Beweglichkeit versus Stabilität

Für die Übereinstimmung von *Form und Funktion* im Bewegungsapparat ist das Kniegelenk ein besonders schönes Beispiel. Die beiden wichtigsten Aufgaben jedes tragenden Gelenkes, nämlich Kraftübertragung und Stellungsänderung, erfordern Eigenschaften, die sich weitgehend *zuwiderlaufen*: Stabilität und Beweglichkeit.

Der außerordentlich **große Bewegungsumfang** von bis zu 160° erlaubt keine knöcherne Führung. Die Stabilität wird durch einen komplizierten Bandapparat und zwei Menisken gesichert.

Im Gegensatz etwa zum Hüftgelenk, einem einfachen Kugelgelenk, oder zum Ellenbogengelenk, einem einachsigen Scharniergelenk, ist das Kniegelenk deshalb ein sehr *komplexes Gebilde*. Um den komplizierten Bewegungsablauf bei jeder Beanspruchung reibungslos zu garantieren, müssen die verschiedenen Elemente des Gelenkes: Knochen, Knorpel, Menisken, vor allem auch die Bänder, morphologisch genau aufeinander abgestimmt sein.

Schon relativ geringfügige Änderungen der normalen Anatomie können starke Störungen der Funktion nach sich ziehen.

Variable Norm

Andererseits fällt auf, dass die individuellen Unterschiede normal funktionierender Knie recht groß sein können. Eigentliche «Normwerte» (Winkel, Längenabmessungen usw.) gibt es nicht, und wo solche in der Literatur angegeben werden, sind es Durchschnittswerte und deshalb mit Vorsicht zu gebrauchen: Sie haben alle eine erhebliche Variationsbreite.

Die praktische Funktion des Kniegelenkes

- *Standfestigkeit*, Stabilität in Streckstellung, beim Stehen und Gehen. Beim normalen Gehen wird das lasttragende Knie in der Standphase annähernd gestreckt bzw. nur ca. 10° bis 15° gebeugt. In dieser Stellung ist es durch die Schlussrotation stabilisiert (s. u.).
- *Verkürzung des Beines beim Gehen, in der Schwungphase*, besonders beim Aufwärtsgehen. Beim langsamen Gehen auf ebenem Boden ist die Beanspruchung des Knies gering.
- Beim *Treppensteigen* muss zum Heben des Körpergewichtes das Standbein aus einer Beugestellung mit Muskelkraft gestreckt, beim Abwärtsgehen kontrolliert gebeugt werden, beides anspruchsvolle Bewegungen für das Kniegelenk, besonders für den Streckapparat (Patella), und damit ein guter *Test* für die Kniefunktion (vgl. «Die Physiologie des Stehens und Gehens», Kap. 8.2).
- *Zum Sitzen* ist eine Beugung um wenigstens 90° wünschbar. Das Aufstehen ohne Handhilfe braucht viel Muskelkraft sowie eine Flexion von etwa 100° bis 120°.
- *Hocke*: Flexion bis ca. 160°. Das Aufstehen braucht die größte Kraft (versuchen Sie es auf einem Bein!). Es ist eine extreme Belastung für das Gelenk und sollte bei vorgeschädigtem Knie möglichst vermieden werden.

Gelenkmechanik: Rollen und Gleiten

Das Kniegelenk ist auf den ersten Blick ein Scharniergelenk mit nur *einem* Freiheitsgrad: für Beugung und Streckung in der sagittalen Ebene. Bei genauem Zusehen ist die Bewegung des Kniegelenks jedoch viel *komplizierter*: Die Femurkondylen sind nicht kreisrund, sondern haben eher Spiralform: Ventral flacht sich die Krümmung ab, der Krümmungsradius wird größer. Bei zunehmender Streckung geht die Drehbewegung in eine Rollbewegung über (wie ein Rad auf dem Boden) und kommt schließlich, bei voller Streckung, zum Stillstand, da der vordere Anschlag der Kondylen und die zunehmende Spannung des hinteren Kapsel-Bandapparates eine weitere Überstreckung verhindern. Der **Anschlag in Streckstellung** ist außerordentlich *stabil*. Überstreckungsverletzungen sind relativ selten.

Eine **volle Beugung** des Knies bis etwa 160° oder mehr (normalerweise kann man sich auf die eigenen Fersen setzen) ist jedoch nur möglich, wenn die Femurkondylen bei stärkerer Beugung zuerst auf dem Tibiaplateau etwas nach hinten rollen und dann dort eine Drehung im Sinne eines Scharniergelenkes ausführen. Die Bewegung des Kniegelenks geht also bei stärkerer Beugung in ein Gleiten bei reiner Drehung über (s. **Abb. 66.1** u. Abb. 6.8).

Diese oft beschriebene Roll- und Gleitbewegung ist im *lateralen Kompartiment* stärker ausgeprägt als im medialen, d.h. der laterale Femurkondylus verschiebt sich auf dem Tibiaplateau wesentlich stärker vor- und rückwärts als der mediale. Damit kommt auch eine Rotationsbewegung zu Stande: In Streckstellung die so genannte **Schlussrotation** (Innenrotation des Femur), die das Knie stabilisiert, während in Beugestellung der laterale Femurkondylus weiter nach dorsal rutscht, dank der stärkeren Verschieblichkeit des lateralen Meniskus (s. **Abb. 66.2**).

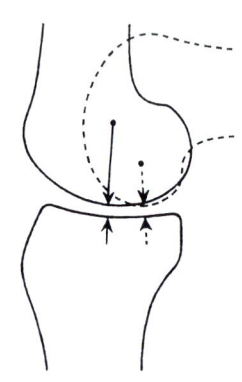

Abb. 66.1: Roll- und Gleitbewegung des Kniegelenkes.
Bei weitgehend *gestrecktem* Kniegelenk rollen die Femurkondylen auf der Tibiafläche wie ein Rad auf dem Boden. Bei voller Streckstellung kommen sie vorne an der Tibia zum Anschlag, weil ihre Krümmung vorne abflacht, und die Bänder dorsal das Aufklappen des Gelenkes verhindern. In dieser Stellung wird das Knie zusätzlich durch eine «Schlussrotation» der Tibia nach außen bzw. des Femur nach innen von etwa 5–10° stabilisiert, damit es unter Belastung tragfähig ist.
Bei *stärkerer Beugung* (punktiert gezeichnet) rollen zuerst die Femurkondylen auf dem Tibiaplateau nach hinten, dann erst beginnt eine Drehbewegung der stärker gekrümmten hinteren Femurkondylenanteile um einen hinteren Drehpunkt in der Art eines Scharniergelenkes. Die Menisken machen diese Vor- und Rückwärtsbewegung der Femurkondylen mit und tragen so zur Kongruenz des Gelenkes in jeder Stellung bei. Die Pfeile bezeichnen Drehpunkt und Belastung in Streck- und Beugestellung.
Weil der laterale Femurkondylus diese dorso-ventralen Verschiebungen viel stärker mitmacht als der mediale, ergeben sich zwangsläufig auch **Rotationsbewegungen** (vgl. Abb. 66.2).
Diese komplexe Gelenkmechanik spielt eine große Rolle in der Endoprothetik (s. Kap. 66.10), in der Meniskuspathologie (s. Kap. 66.6) und bei den Bandverletzungen (s. Kap. 66.15).

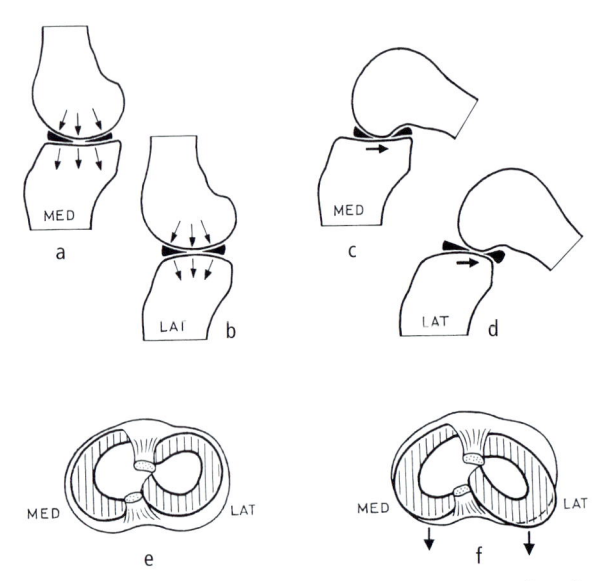

Abb. 66.2: Die Menisken erhalten die Kongruenz während der Kniebewegung
a) Das *mediale Tibiaplateau* ist leicht konkav. Der mediale Meniskus macht daraus eine eigentliche Pfanne.
b) Der *laterale Meniskus* verwandelt das leicht konvexe laterale Tibiaplateau ebenfalls in eine konkave Gelenkfläche.
Beide Menisken liegen *bei gestrecktem Kniegelenk* vorne auf den Tibiaplateaus und helfen, die Streckung abzupuffern.
c) Bei *gebeugtem Knie* gleitet der mediale Meniskus mit dem Femurkondylus zurück und sichert damit Kongruenz und Stabilität.
d) Das fibulare Kniekompartiment hat viel mehr Bewegungsfreiheit: Der *laterale Meniskus gleitet weiter zurück.*
e) und f) In der Aufsicht ist das Zurückgleiten der Menisken bei Beugung deutlich, und zwar lateral viel stärker als medial.
Mit den größeren Bewegungsausschlägen des lateralen Meniskus geht eine *Rotation* einher.
Das mediale Gelenkkompartiment erscheint somit mehr für statische, das laterale mehr für dynamische Beanspruchung konstruiert.

Eine ideale **Kongruenz** der Gelenkflächen von Femur und Tibia ist bei einem derart komplexen Bewegungsmechanismus nicht möglich: Das mediale Tibiaplateau ist nur wenig konkav, das laterale sogar etwas konvex. Tatsächlich berühren die beiden Femurkondylen die knorpelige Tibiagelenkfläche fast nur punktförmig. Zudem wandern sie darauf vor und zurück. Betrachtet man das Kniegelenk jedoch als Ganzes, lässt sich sofort eine Kongruenz erkennen: Die *Menisken* formen mit dem Tibiaplateau zusammen eine konkave Gelenkfläche, welche die konvexen Femurkondylen aufnimmt.

Die dreifache Funktion der Menisken

1. Dank Gelenkkongruenz **bessere Kraftübertragung**. Ohne Menisken wäre die Kniebelastung auf ein kleines Areal in der Mitte der Tibiakondylen konzentriert und würde hier zu unphysiologischen Spannungsspitzen führen. Die zwischengeschobenen Menisken wirken als Puffer und verteilen die Kraft auf die ganze Gelenkfläche. Besonders wirksam ist dieser Mechanismus in Streckstellung, d. h. unter Belastung. Untersuchungen haben gezeigt, dass mehr als die Hälfte der Kniebelastung von den Menisken übertragen wird. Unter diesem Gesichtspunkt ist jede Meniskektomie ein unphysiologischer Eingriff.

2. Die **Kongruenz** bleibt **während der Kniebewegung** erhalten. Die Menisken machen aus dem Kniegelenk ein kongruentes Gelenk mit Kopf und Pfanne, genauer: mit zwei Köpfen und zwei Pfannen. Wegen des großen Bewegungsumfanges mit einer Flexion von bis zu 165° sind die als Pfannenränder wirkenden Menisken jedoch beweglich angeordnet: Beide, besonders stark der laterale, gleiten bei der Knieflexion mit den Femurkondylen auf der tibialen Gelenkfläche nach hinten, womit die Kongruenz in jeder Stellung erhalten bleibt (Abb. 66.2). Manche Knieendoprothesen versuchen, diesen Gleitmechanismus nachzuahmen.

3. Kongruenz **verbessert die Stabilität**. Die Menisken stabilisieren und führen, im Zusammenspiel mit dem Bandapparat, die Bewegung der Femurkondylen auf dem Tibiaplateau. Sowohl Bandinsuffizienzen als auch Meniskusdefekte haben, besonders in Kombination, leicht eine Instabilität und frühe degenerative Gelenkschäden zur Folge. Nach Meniskektomien werden gehäuft Gonarthrosen im späteren Verlauf beobachtet.

Fazit für die Praxis: *Meniskuserhaltende* Therapien und Techniken sollten immer an erster Stelle stehen.

Stabilität durch Kreuz- und Seitenbänder

Dieser kinematisch komplexe Bewegungsablauf des Kniegelenkes: stufenloses Roll-Gleiten ohne falsche seitliche, antero-posteriore oder Rotationsbewegungen ist nur möglich dank eines ausgeklügelten komplizierten Bandapparates. Die **seitliche** Führung wird in erster Linie durch *Seitenbänder* gewährleistet, während die *Kreuzbänder* das Knie primär in **antero-posteriorer**, sekundär auch in seitlicher Richtung stabilisieren (vgl. Abb. 66.76).

Die Bänder müssen in *jeder Stellung* ungefähr *gleich stark* angespannt sein: Zu straffe Bänder würden die Bewegung behindern oder blockieren, zu schlaffe haben Instabilität, falsche Bewegungen und Subluxationsphänomene zur Folge.

Ein reines Scharniergelenk kann nur frei drehen, wenn die Seitenbänder genau im Durchstoßpunkt der Drehachse ansetzen. Nur so bleibt der Abstand zwischen den Bandansätzen und damit die Spannung der Bänder bei jeder Bewegung gleich. Bei einem kombinierten Rollgleiten, wie es der Funktion des Kniegelenkes entspricht, *ändert sich die Drehachse* während der Bewegung ständig, so dass Gelenkführung und Anordnung der Bandsicherung einem anderen Prinzip folgen müssen. Dies ist tatsächlich der Fall:

Der regelrechte Bewegungsablauf wird im Wesentlichen durch die *Kreuzbänder* geführt, und diese sind, wie der Name sagt, übers Kreuz angeordnet. Eine solche Anordnung (überschlagene Koppel, s. Kap. 6.3) ergibt eine spiralförmige Bewegungskurve, die geometrisch eindeutig festgelegt ist und auch genau der anatomischen Krümmung der Femurkondylen entspricht (s. Abb. 6.10 u. **Abb. 66.3**).

Eine Insuffizienz der Kreuzbänder kann deshalb schwere Störungen des Bewegungsablaufes im Knie zur Folge haben, welche sich klinisch schmerzhaft und behindernd auswirken können.

Aber auch die *Seitenbänder* mit ihren Insertionspunkten sind nach einem komplizierten genauen geometrischen Muster angeordnet (Burmesterkurven), das allein ihre isometrische Spannung während des ganzen Bewegungsablaufes garantiert.

Für die **Wiederherstellungschirurgie** von Bandverletzungen sind diese anatomischen Details überaus wichtig: Genähte bzw. ersetzte *Bänder* können nur funktionieren, wenn sie wieder *genau an ihren normalen Ansatzstellen* befestigt sind: Nur dann haben sie über den ganzen Bewegungsumfang immer dieselbe Spannung (sind isometrisch). Schon bei kleinen Abweichungen zerreißen sie unter größeren Bewegungsausschlägen, oder sie werden schlaff. Dies lässt sich nach einer Bandnaht bzw. einem Bandersatz intraoperativ sofort prüfen und gegebenenfalls kor-

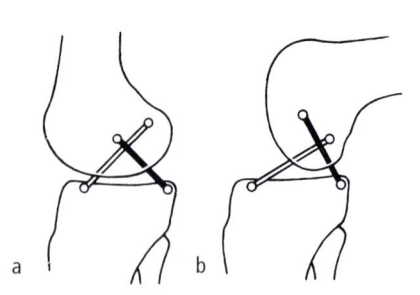

Abb. 66.3: Die Mechanik der Kreuzbänder.
Von der Seite gesehen: a) in *Streckstellung*, b) in *Beugestellung*. *Weiß* gezeichnet das vordere, *schwarz* das hintere Kreuzband, beide mit ihren Ansatzpunkten.
Die geführte Roll-Gleitbewegung gestattet neben der Scharnierbewegung auch eine Verschiebung der Kniekondylen nach hinten bei Flexion. Dadurch wird diese frei bis über 150°. Gleichzeitig ist die nötige Stabilität in jeder Stellung gewährleistet. Dies bedeutet: maximale Stabilität bei gestrecktem Knie, zunehmende Bewegungsfreiheit (Rotation, seitlich) bei zunehmender Beugung (vgl. Abb. 66.77 u. Abb. 6.10).

rigieren (vgl. «Bandverletzungen», Kap. 66.15 u. Abb. 66.85).

Absolut **stabil** ist das Kniegelenk allerdings *nur in voller* **Streckstellung**, d.h. unter Belastung beim Stehen und Gehen (in der Standphase). Mit zunehmender Beugung besteht eine gewisse seitliche, vor allem aber eine zunehmende Rotationsbeweglichkeit, wobei die Menisken stärker beansprucht werden. Dies sowie die Rollenbewegung um eine wandernde Kniegelenksachse machen die Gelenkmechanik recht kompliziert und störungsanfällig.

Die Stabilität bei voller Streckung und Belastung wird vor allem durch die so genannte **Schlussrotation** (Außenrotation der Tibia um etwa 5°) gewährleistet, ein Mechanismus, der ähnlich wie ein Bajonettverschluss funktioniert.

Aktive und passive Stabilisierung

Eine rein passive Stabilisierung des Kniegelenks durch Bänder allein genügt allerdings nicht. Dies zeigt das Beispiel der schlaffen Lähmungen: Die der Belastung ungeschützt ausgesetzten Bänder dehnen sich mit der Zeit und erschlaffen, es entstehen schwere Genua recurvata (s. Kap. 38.3, Abb. 38.15 u. Abb. 34.4).

Die Bänder haben wohl eher eine *Schutzfunktion* bei kurzfristigen Überbeanspruchungen sowie eine *Warnfunktion* mittels ihrer propriozeptiven Sensibilität, wodurch die Muskulatur aktiviert wird (s. Kap. 3.6, Kap. 41.4 u. Abb. 66.75).

Die aktive Stabilisierung hat deshalb besondere Bedeutung. Eine **gut trainierte Muskulatur** kann eine erhebliche Bandinsuffizienz kompensieren und dabei sogar sportliche Leistungen ermöglichen. Es gibt auch eine ganze Reihe von Verbindungen zwischen dem Bandapparat und verschiedenen Muskeln, welche die Stabilität erhöhen (Retinacula, Pes anserinus, Tractus ileo-tibialis). Diese Strukturen und Möglichkeiten sind in die Behandlung von Bandläsionen einzubeziehen.

Der Quadrizeps

Der *Schlüssel zum Kniegelenk* ist aber zweifellos der *Quadrizeps*, der größte und kräftigste Muskel des menschlichen Körpers. Es ist der wichtigste aktive Stabilisator. Ein gut trainierter kräftiger Oberschenkelmuskel ist für eine gute Funktion sowohl des gesunden als auch des kranken und verletzten Knies von größter Bedeutung. Etwas vereinfacht lässt sich sagen: *guter Quadrizeps = gutes Knie, schlechter Quadrizeps = schlechtes Knie*. Dies gilt für die Diagnostik: Der Quadrizeps spiegelt den Zustand des Knies wider; er atrophiert sehr rasch bei einer Kniegelenksstörung und zeigt damit an, dass das Knie nicht in Ordnung ist. Es gilt aber auch für die Therapie: Nur ein kräftiger Quadrizeps ist im Stande, eine mechanische Störung, insbesondere eine Instabilität, wirksam zu kompensieren. **Das aktive Quadrizepstraining** steht deshalb im Zentrum aller Therapie für das Kniegelenk (**Abb. 66.4**; s.a. Kap. 17.3.1, Abb. 17.7, Abb. 17.8 u. Abb. 17.10).

Hier liegt auch die wichtigste Aufgabe der Physiotherapie des Knies.

Zum Quadrizeps gehört ein ganzer «**Streckapparat**», bestehend aus der *Quadrizepssehne*, der *Patella*, welche mit den Femurkondylen das dritte Gelenk im Knie bildet, und der *Patellarsehne* samt ihrer Insertion an der Tuberositas tibiae. Für eine ungehinderte Beweglichkeit ist ein freier *Recessus suprapatellaris* wichtig. Verwachsungen oder Erguss stören die Funktion des Quadrizeps.

Der Streckapparat mitsamt der Gleitrinne zwischen den Femurkondylen und der Patella ist nicht ganz symmetrisch angeordnet: Wegen des physiologischen leichten Genu valgum hat der Sehnenzug normalerweise die Tendenz, die *Patella etwas nach lateral zu ziehen*. Entsprechend ist die vordere Kante des lateralen Femurkondyls, gegen welche die Patella gedrängt wird, höher als auf der medialen Seite. Damit hängt wohl zusammen, dass es Patellaluxationen praktisch nur nach lateral gibt, aber auch, dass beim Schmerzsyndrom der Patella manchmal eine Lateralisierungstendenz eine Rolle spielt (s. Kap. 66.4.3). *Die Asymmetrie* (etwa auf axialen Röntgenbildern der Patella zu erkennen) entspricht jedoch der normalen Anatomie (s. Kap. 66.4.1).

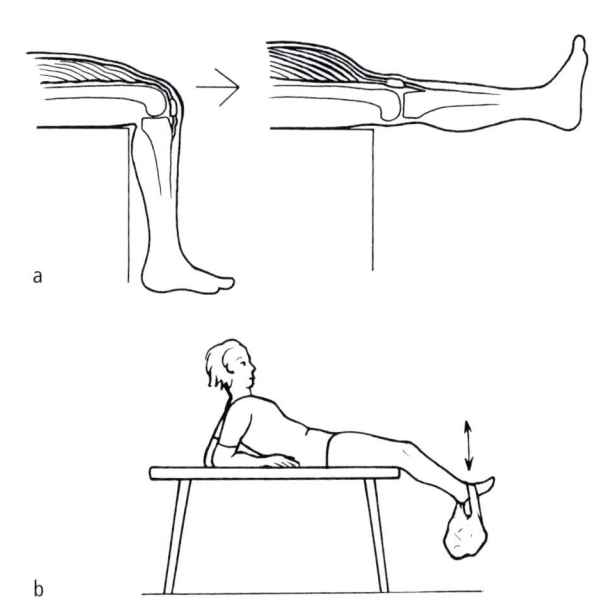

Abb. 66.4:
a) **Aktives Quadrizepstraining**, gegen zunehmenden Widerstand, ist bei fast allen Knieaffektionen, besonders auch nach Verletzungen und Operationen, die wichtigste Therapie; auch isometrisch.
b) Am einfachsten und besten lässt sich das Knie *zu Hause* trainieren: Knie strecken, kurz warten, dann langsam das Bein wieder senken. Ein Sack wird entsprechend dem Trainingszustand zunehmend mit mehr Gewicht beschwert.
Kontrollierte *exzentrische* Muskelaktionen (langsames Verlängern des Quadrizeps ohne Nachlassen der Muskelkraft) sind besonders wichtige Übungen.

66.2
Diagnostik

(s. a. «Allgemeine Diagnostik», Kap. 10 u. Kap. 11)

66.2.1
Anamnese und klinische Untersuchung

Anamnese

Die Anamnese ist die *wichtigste Informationsquelle*. **Das Alter** der Patienten weist die Richtung (**Abb. 66.5**): Die meisten Knieaffektionen sind altersspezifisch, d. h. man findet sie vorwiegend oder ausschließlich *in bestimmten Altersgruppen*.

Neugeborene:

- kongenitale Schäden (Streckapparat).

Kinder:

- Achsenabweichungen
- Wachstumsstörungen (M. Schlatter)
- Patellapathologie (kongenital, konstitutionell)

- Epiphysenverletzungen
- Meniskusläsionen vor dem 20. Altersjahr sind selten!

Jugendliche:

- «Patellasyndrom» (vor allem bei Mädchen)
- Osteochondrosis dissecans
- Bandverletzungen.

Junge Erwachsene:

- Meniskusläsionen (exponierte Berufe, Sport!)
- Trauma, Frakturen, Distorsionen, Bandverletzungen.

Erwachsene:

- rheumatische Arthritiden
- degenerative Veränderungen (posttraumatische und andere)
- Rupturen des Streckapparates.

Ältere Erwachsene:

- Arthrosen (besonders bei Frauen, oft idiopathisch)
- Fehlstellungen mit mechanischer Insuffizienz (häufig adipöse Frauen mit Genu varum)
- Impressionsfrakturen bei Osteoporose.

Es lohnt sich, die **Beanspruchung** *der Knie* **im täglichen Leben**, bei Arbeit und Sport sowie durch Unfälle genau zu erfragen: Fußballer zerschleißen sich ihren Meniskus, ebenso Berufsleute, die dauernd in der

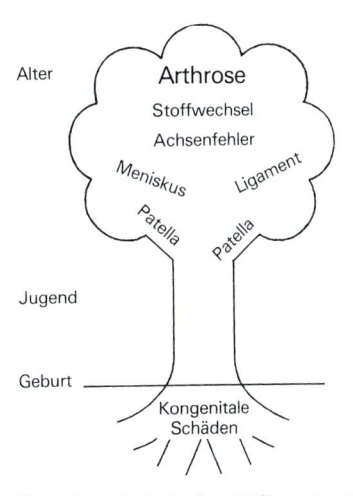

Abb. 66.5: Die **Kniepathologie** hat Trillat mit einem Baum verglichen: Sie hat ihre Wurzeln zum Teil in kongenitalen Schäden, die später zu verschiedenen degenerativen Veränderungen und schließlich im Alter allesamt zur Arthrose führen. Es lohnt, sich diese Verhältnisse vor Augen zu halten. Damit ist eine erste *diagnostische Einordnung* der meisten Knieaffektionen bereits möglich.

Hocke, in gebückter Stellung arbeiten müssen. Bodenleger bekommen eine Bursitis patellaris usw.

*Nächtliche Schmerze*n bei Männern in mittlerem Alter mit entsprechender Berufsbelastung können durch eine Meniskusläsion bedingt sein.

Frühere Unfälle und *Operationen* muss man gezielt erfragen. Aber auch *akute Bewegungsstörungen* durch Einklemmungserscheinungen (Menisken, freie Gelenkkörper usw.), Krankheiten der Patella (habituelle Luxation, Chondropathie) und Instabilitäten werden am besten anamnestisch erfasst: Hinweise sind unvermittelte Schmerzattacken, Blockierungen, «Ausrenken», plötzliche Schwäche, Nachgeben, Einsinken oder Einknicken des Knies («giving way») bei bestimmten Bewegungen mit oder ohne eigentlichen Unfall.

Schmerzen beim Treppabgehen sind nicht nur typisch für ein Patellasyndrom. Sie begleiten die meisten ernsthaften Kniekrankheiten, v. a. auch die Arthrosen.

Bei Unfällen gibt die Beschreibung des genauen Hergangs, des unmittelbaren und weiteren Verlaufs sowie die Geschichte früherer Unfälle und etwaiger Operationen wichtige Hinweise.

Schmerzen im Kniegelenk

Die meisten Patienten kommen zum Arzt wegen Schmerzen, spontanen oder mechanisch provozierten. Wo entstehen sie? Was tut weh im Kniegelenk? Diese Frage interessiert den Patienten wie den Arzt in erster Linie. Welche Strukturen sind schmerzsensibel, welche nicht? Interessanterweise blieb diese Frage, obwohl unzählige Patienten unter Knieschmerzen leiden, weitgehend unklar, bis *Scott Dye*, ein Orthopäde aus San Francisco, den Mut hatte, dies im Selbstversuch herauszufinden:

Scott Dye's Selbstversuch: Durch einen Kollegen ließ er sich ohne Anästhesie zuerst das rechte, später das linke *Knie arthroskopieren*, wobei lediglich die Haut an den Eintrittstellen lokal unempfindlich gemacht worden war.

Während sein Kollege der Reihe nach alle intraartikulären Strukturen inspizierte und berührte, drückte bzw. zog, gab er laufend genau seine Schmerzempfindung und anderen Sensationen zu Protokoll. Sie waren später im linken Knie genau gleich. Daraus konnten die beiden Orthopäden eine genaue Karte der neurosensorischen bewussten Empfindungen aller intraartikulären Strukturen erstellen. Sie wurde 1998 im American Journal of Sports Medicine publiziert[1] und ist hier in **Abbildung 66.6** wiedergegeben.

Dye fand, dass die vordere *Synovia* und der *Hoffa'sche Fettkörper am schmerzempfindlichsten* sind, während die knorpelige *Gelenkfläche* der Patella auch für erheblichen Druck *unempfindlich* ist. Die übrigen Strukturen liegen irgendwo dazwischen.

Die Befunde haben Bedeutung für die gesamte Kniepathologie, insbesondere für die so genannte «Chondropathie» der Patella, die Menisken, den Gelenkknorpel, die Bänder und auch für die Endoprothetik.

Überdies ist die Arbeit ein schönes Beispiel dafür, wie **klinische Forschung** auch auf Grund von rein subjektiven Parametern (Empfindungen) und ohne Statistik wesentliche Erkenntnisse liefern kann.

Inspektion

Der *Aspekt* des Kniegelenks ist aufschlussreich: Schwellungen (Kniegelenkserguss, Kapselschwellung, Bursa praepatellaris, Meniskusganglion) sind leicht zu erkennen, ebenso eine Atrophie des Quadrizeps. Umfangmaße werden zum Vergleich festgehalten (auf Höhe der Patella und 10 cm oberhalb der Patella; Abb. 66.8b u. Abb. 66.73).

Die *Beinachse* wird registriert, Abweichungen (O- bzw. X-Beine) werden in Winkelgraden sowie mittels Kniekondylenabstand (bei Genu varum) bzw. Malleolenabstand gemessen (bei Genu valgum; Abb. 66.39, Abb. 66.41 u. Kap. 66.7).

Stellung und Funktion der *Patella* (Hoch- bzw. Tiefstand, Achse des Streckapparates, Subluxation) lassen sich klinisch erkennen.

Narben weisen auf frühere Verletzungen und Operationen hin.

Von der Seite gesehen hat das normale Kniegelenk eine *typische Kontur*. Abweichungen davon weisen auf pathologische Veränderungen hin: auf einen M. Schlatter (Abb. 66.30), eine hintere Schublade (Abb. 66.78), auch eine vordere Schublade sowie eine Ruptur des Streckapparates (s. Kap. 66.16.4).

Funktionstest

Gehen auf ebenem Boden, wobei Stand- und Schwungphase getrennt beurteilt werden. Stabilität, Unsicherheit, «giving way», Zunahme von Deformitäten unter Belastung etc. Auf einem längeren Korridor sieht man wesentlich mehr als in einem kleinen Zimmer.

---

1 Scott F. Dye, Vaupel G. L., Dye C. C.: Conscious sensory mapping of the internal structures of the human knee without intraarticular anaesthesia. American Journal of Sports Medicine, Vol. 26, No. 6, S. 773–777, 1998

Abb. 66.6: Die **Schmerzen im Kniegelenk**.
Scott Dye konnte im *Selbstversuch* die Schmerzempfindlichkeit der einzelnen intraartikulären Strukturen im Kniegelenk testen (s. Text). Die beiden Abbildungen zeigen dies im sagittalen bzw. frontalen Schnitt.
0 = keine Empfindung: Gelenkknorpel der Patella
1 = nicht-schmerzhafte Empfindung: Gelenkknorpel von Femur und Tibia (1–2),
2 = leicht unangenehme Empfindung (Menisken, Kreuzbänder, s. u.)
3 = mässig starker Schmerz: Rezessus suprapatellaris, Kapsel, Seitenbänder (3–4)
4 = starker Schmerz: Vordere Kapsel, Hoffa'scher Fettkörper

Die Kreuzbänder und die Menisken sind in ihrem zentralen, intraartikulären Abschnitten weniger empfindlich als an den Ansatzstellen.
A : genaue Lokalisation der Empfindung
B : diffus, nicht genau lokalisierbar

Neben den Schmerzen protokollierte Dye auch *andere Empfindungen*: Das Einschieben des Arthroskops zwischen Patella und Trochlea löste ein schwer zu beschreibendes, nicht schmerzhaftes, aber überaus unangenehmes bedrohliches Gefühl (apprehension) aus. Diese Befunde können als Schutzmechanismen gedeutet werden, die neben propriozeptiven auch Warnsignale dem Nervensystem zuleiten.
Eindrücklich ist die Schilderung der Reaktion auf den intensiven Schmerz beim Eindringen des Arthroskops durch die äußere Kapsel ins Kniegelenk, was beinahe zum Abbruch des Experimentes führte. Beim linken Knie wurde dann die äußere Kapsel auch lokal (extraartikulär) anästhesiert, um dem Probanden diese Schmerzen zu ersparen.

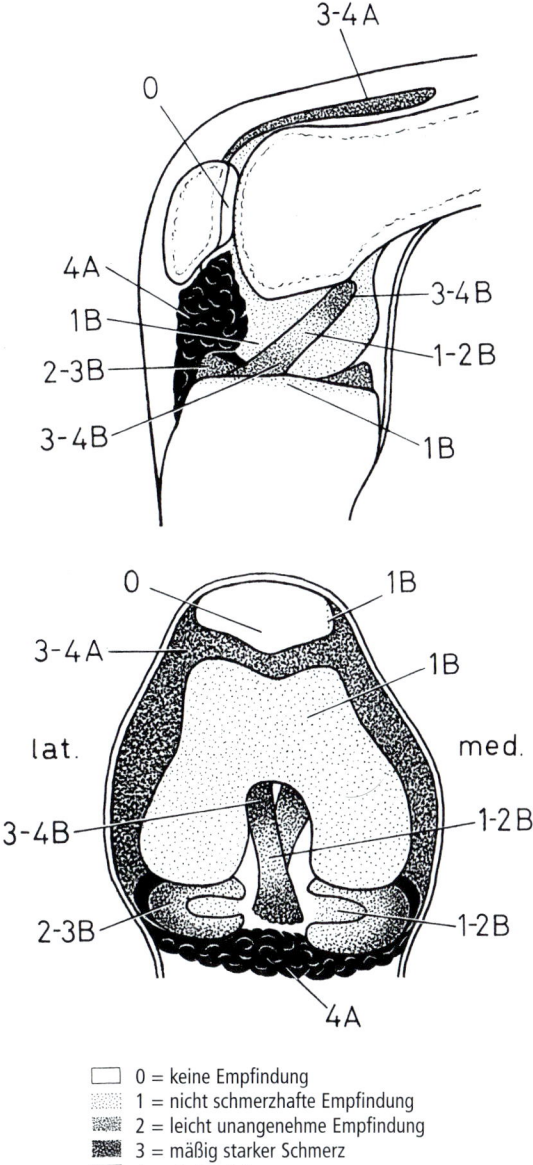

☐ 0 = keine Empfindung
▒ 1 = nicht schmerzhafte Empfindung
▓ 2 = leicht unangenehme Empfindung
▓ 3 = mäßig starker Schmerz
■ 4 = starker Schmerz
A = genau lokalisierbare Empfindung
B = diffus, nicht genau lokalisierbar

Besonders gute und einfache Tests sind das *Stufensteigen* (Treppen), aufwärts und abwärts, und das Aufstehen vom Stuhl, aus der Hocke und wieder Absitzen. Zur Beurteilung vgl. «Praktische Funktion», Kapitel 66.1.

Beweglichkeitsprüfung

Der normale Bewegungsumfang (aktiv oder passiv) in der Sagittalebene soll volle Streckung oder etwas mehr und eine Beugung bis etwa 135° oder 150° erreichen. Vor allem in Streckstellung sind auch geringe *Seitendifferenzen* (Streckdefizit, Überstreckbarkeit, Abb. 17.11) bedeutsam.

Kann das Knie weder voll gestreckt noch gebeugt werden, besteht Verdacht auf eine beginnende Arthrose, bei stärkeren Schmerzen auch auf einen Kniegelenkerguss. *Blockierungen*, etwa bei Meniskusläsionen, sind manchmal an einem federnden Widerstand zu erkennen.

Seitendifferenzen bezüglich Flexion lassen sich am Fersen-Gesäß-Abstand ablesen.

Während das Kniegelenk *in Streckstellung* vollständig *stabil* ist, lässt es bei zunehmender Flexion auch leichte Rotationsbewegungen zu, die dann beim rechtwinklig gebeugten Knie eine Innenrotation von etwa 10° und eine Außenrotation von etwa 25° erlauben.

Seitliche Bewegungen sind bei gestrecktem Knie eindeutig pathologisch. Sie weisen auf eine Instabilität des Gelenkes, eine Bandinsuffizienz, hin. Zur Prüfung der Seitenbänder wird die **seitliche Aufklappbarkeit** getestet: Sie muss auch bei leicht gebeugtem Knie vorgenommen werden (in dieser Stellung hat es ein wenig «Spiel», während ein durchgestrecktes Knie sich auch bei schwerer Seitenbandinsuffizienz nicht aufklappen lässt, solange die hintere Gelenkkapsel mit dem hinteren Kreuzband das Knie stabilisiert; **Abb. 66.7 a**).

Das **«Schubladenphänomen»** gibt Aufschluss über die Stabilität des Knies in der sagittalen Ebene. Neben den Kreuzbändern gewährleisten laterale Bänder und Kapselanteile diese Stabilität.

Vordere bzw. *hintere Schublade* dienen zwar vorwiegend der Prüfung des vorderen bzw. hinteren Kreuzbandes, weisen aber – je nach Rotationsstellung und Ausmaß der Verschiebbarkeit – auch auf eine mehr oder weniger schwere Insuffizienz einzelner oder mehrerer Kapsel- und Bandstrukturen hin (**Abb. 66.7 b**). Die Prüfung der antero-posterioren Stabilität bei annähernd gestrecktem Knie (15° bis 30° Flexion) **(Lachman-Test)** ist besonders aussagekräftig, ebenso der **«Pivot-shift»** (s. Kap. 66.15.2, Abb. 66.79 u. Abb. 66.80). Alle diese Untersuchungen erfordern einige Übung.

Die Stabilität lässt sich auch röntgenologisch belegen, mit gehaltenen Aufnahmen.

Die Beurteilung der Kniegelenkbänder bzw. ihrer Insuffizienz ist nur möglich im *Vergleich beider Knie*, da die individuellen Unterschiede recht groß sein können. (Weiteres zur Diagnostik der Bandläsionen, s. Kap. 66.15.)

Bei der **Palpation** wird nach Temperaturunterschieden gesucht, nach druckschmerzhaften Stellen (Gelenkspalt mit Menisken, Seitenbandansätze usw. lassen sich genau lokalisieren), nach Schwellungen: Leicht lässt sich ein *Gelenkerguss* (Fluktuation zwischen Kniegelenkspalt und Recessus suprapatellaris) von einer Zyste oder Bursa und von Weichteilverdickungen (Kapselschwellung) unterscheiden (**Abb. 66.8 u. Abb. 66.9**).

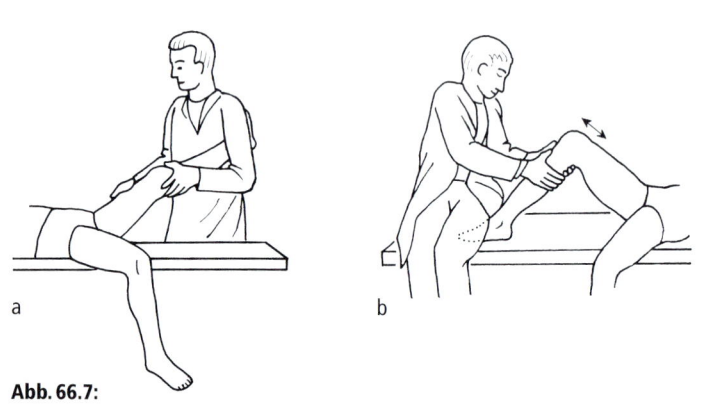

Abb. 66.7:
a) Prüfung der **seitlichen Stabilität**: Der Untersucher fixiert den Fuß des Patienten unter dem Arm und prüft mit den Händen die seitliche Aufklappbarkeit des Knies in leichter Beugestellung. Nur bei vollständig erschlaffter Muskulatur lässt sich eine falsche Beweglichkeit nachweisen. Nur mit zwei Händen (und evtl. mit einer Unterlage unter dem Knie) ist der Test auch möglich, allerdings etwas mühsamer.
b) Prüfung des **«Schubladenphänomens»** und der *Rotationsstabilität*: Der Untersucher fixiert den Fuß des Patienten, indem er leicht darauf sitzt. Er prüft die Verschieblichkeit des rechtwinklig gebeugten Knies nach vorn und hinten in Mittelstellung, sowie bei Innenrotation und Außenrotation des Unterschenkels bzw. Fußes. Daraus lassen sich Schlüsse auf den Zustand der Kreuzbänder sowie der posterolateralen und medialen Kapselanteile ziehen (s.a. Abb. 66.78).
Aussagekräftig ist v. a. der **«strecknahe»** Test bei einer Flexion von nur 20°–30° (Lachman'scher Test, s. Abb. 66.9). Technik und Beurteilung sind allerdings schwieriger.

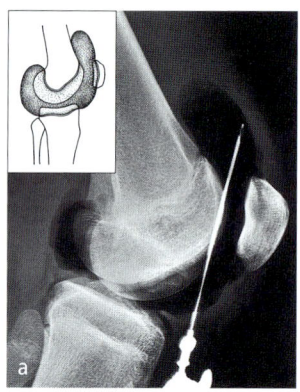

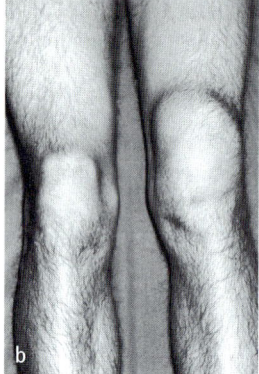

Abb. 66.8: Ein **Kniegelenkerguss** weitet die Gelenkkapsel aus wie hier die (kaum mehr praktizierte) Luftarthrographie (a). Die *Patella* ist bei sehr massivem Erguss vom Femur abgehoben. Nur dann kann man mit dem palpierenden Finger das «Tanzen» der Kniescheibe nachweisen. Neben und oberhalb der Patella, im Recessus superior, ist der Erguss als Schwellung zu sehen (b), und seine Fluktuation kann man tasten, auch in der Kniekehle.
In leichter Beugestellung ist der intraartikuläre Druck am kleinsten. Diese Stellung wird bei Schmerzen eingenommen. Kleine Ergüsse machen Schmerzen bei maximaler Beugung, weil dann der Binnendruck im Knie ansteigt.
Punktiert wird das Knie am besten seitlich oberhalb der Patella (a). Die Spitze der Punktionsnadel liegt im Recessus suprapatellaris.

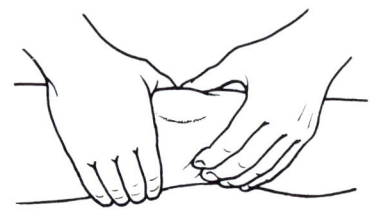

Abb. 66.9: Untersuchung auf **Kniegelenkerguss**.
Nur bei sehr großem Erguss «tanzt» die Patella. Sonst drückt man mit einer Hand den Recessus suprapatellaris aus und damit den Erguss nach unten. Dort kann man ihn mit der anderen Hand fühlen und als *Fluktuation* zwischen äußerem und innerem Kniegelenkspalt hin und her bewegen (vgl. auch Abb. 66.8 u. Abb. 66.12).

Form, Lage und Beweglichkeit der **Patella** werden festgestellt, ein Reiben oder Knarren unter der Patella bei Bewegungen. Schmerzen im Patellabereich, vor allem unter Beanspruchung, d.h. Bewegung unter Belastung (Abwärtsgehen) oder auf Druck, weisen auf eine Störung im Femoro-Patellargelenk hin (patellares Syndrom). Nach den Meniskusschäden ist die «Chondropathie» der Patella, der «vordere Knieschmerz» (Kap. 66.4.3), eine Modekrankheit geworden.

Bei allen Untersuchungsbefunden am Kniegelenk sind besonders *Seitenunterschiede* zwischen links und rechts von Bedeutung! Weitere diagnostische Hinweise finden sich bei den einzelnen Knieaffektionen («Patella», Kap. 66.4 u. Abb. 66.22, «Meniskusdiagnostik», Kap. 66.6.3 u. Abb. 66.36, «Instabilität, Bandläsionen», Kap. 66.15).

66.2.2.
Zusätzliche Untersuchungen

Röntgen-Standardaufnahmen

- ap in Extension
- seitlich, in 30° bis 45° Flexion, genau in der Kniegelenkachse.

Nur solche Bilder sind einwandfrei beurteilbar. Dem, der sie lesen kann, geben sie fast alle Informationen, die er zur Diagnose noch braucht. Gute Seitenbilder erkennt man daran, dass sich beide Femurkondylen genau aufeinander projizieren (s. Abb. 12.1).

Spezialaufnahmen

- *Axiale* Aufnahmen der *Patella* und des Femoro-Patellargelenkes (in Rückenlage), tangential, bei etwa 45° Flexion des Knies (**Abb. 66.10**)
- Tunnelaufnahmen pa (Knie etwa 30° bis 45° gebeugt, Röntgenstrahl senkrecht zum Unterschenkel), zur besseren Beurteilung der Femurkondylen und der Interkondylärgrube (Osteochondrosis dissecans)
- Schräge Aufnahmen (45°) bei Frakturen
- Weichteilaufnahmen (evtl.)
- *Funktionsaufnahmen:*
  - Seitliche Aufklappbarkeit
  - Schubladenstress (evtl.; Abb. 66.78), manuell oder im Halteapparat
  - Aufnahmen ap im Stehen (im Einbeinstand) werden empfohlen zur Beurteilung einer Gonarthrose: Verschmälerter Gelenkspalt, oft nur einseitig, medial bzw. lateral bei Varus- bzw. Valgusfehlstellungen. Dieser Befund ist wichtig für Therapie: siehe Kapitel 66.9.3

- Möglich sind stattdessen auch zwei gehaltene Funktionsaufnahmen, je in Valgus- und Varusstress (s. **Abb. 66.11**).

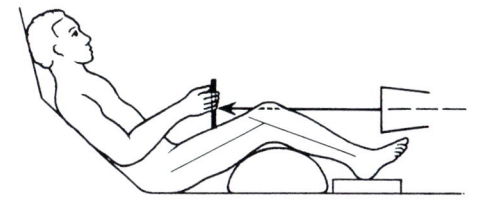

Abb. 66.10: Axiale Aufnahme der Patella.
Zur Beurteilung der Patella und des patello-femoralen Gelenkes sind axiale Aufnahmen geeignet. Gute Bilder gibt die Technik in Rückenlage, Knie um etwa 45° gebeugt. So wird auch die ventrokraniale femorale Gleitfläche, die mit der Patella artikuliert, abgebildet, was auf Bildern mit stark gebeugtem Knie (z. B. in Bauchlage) nicht gelingt.
Zweckmäßig ist die gleichzeitige Aufnahme beider Knie auf dem gleichen Bild, aus Symmetriegründen und zum Vergleich.
(Der umgekehrte Strahlengang als auf dem Bild ergibt etwas kleinere Strahlenbelastung, erfordert aber ein spezielles Gerät.) Bilder bei verschiedener Kniebeugung (sog. Defiléeaufnahmen) bringen kaum zusätzliche Informationen.

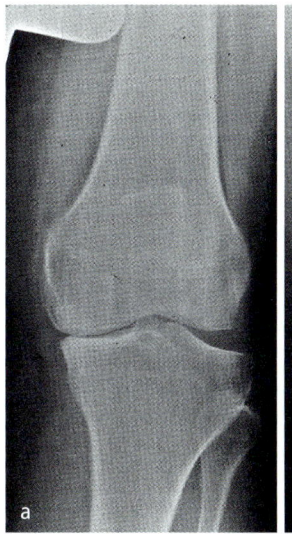

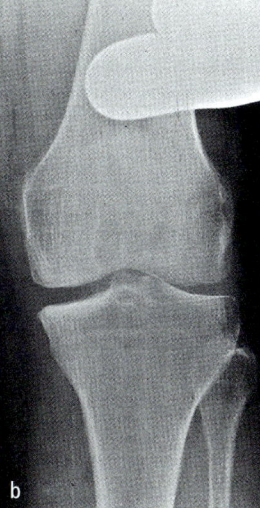

Abb. 66.11: Funktionsaufnahmen des Knies.
Gehaltene ap.-Röntgen in (a) *Varus-* und (b)*Valgusstellung*. Der Bleihandschuh, mit dem das Femur gehalten wird, ist als weißer Schatten erkennbar. Solche Bilder dienen:
1. dazu, eine **Seitenbandläsion** nachzuweisen, bzw. auszuschließen (vgl. Abb. 66.88). Zu diesem Zweck muss das Knie in einer ganz leichten Beugestellung gehalten werden.
2. Bei **Gonarthrosen** lässt sich die Beteiligung der einzelnen Kniekompartimente genauer feststellen. Hier ist der *mediale Gelenkspalt* (der Gelenkknorpel) weitgehend *verschwunden*, der *laterale noch intakt*. Dies ist für die Operationsplanung wichtig (s. Kap. 66.9.3).

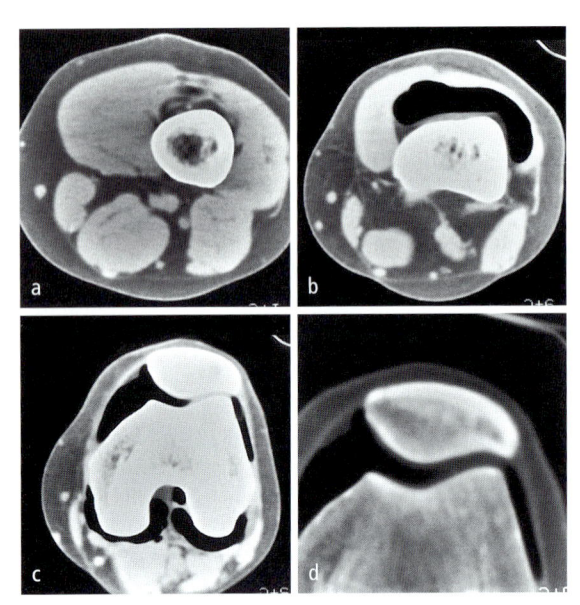

Abb. 66.12: Anatomie des Kniegelenkes im CT.

a) Der *Quadrizeps* oberhalb des Kniegelenkes. Er umfasst das Femur vorne fast vollständig.
Dorsal zu sehen Semimembranosus, groß und rund in der Mitte, lateral der Bizeps, medial Sartorius und Grazilis. Im Interstitium zwischen den Muskeln der N. ischiadicus.

b) Femur, knapp *oberhalb der Patella*. Luftarthrographie: Die Luft im großen Recessus suprapatellaris dehnt Kapsel und Streckapparat mit der Quadrizepsmuskulatur erheblich. Ein Erguss hat die gleiche Wirkung (vgl. Abb. 66.8). Der Vastus medialis ist deutlich dicker als der Vastus lateralis.

c) Querschnitt *auf Kniehöhe*, im Luftarthrogramm.
Schön ist die Form der Femurkondylen zu erkennen. Sie liegen fast vollständig intraartikulär. Eine Verbindung mit den Weichteilen besteht nur seitlich, an den Epikondylen, am Bandansatz, wo auch viele Gefäße eintreten, und dorsal in der fossa intercondylica.
Mit solchen horizontalen Schnitten können auch die Torsionsverhältnisse von Femur und Tibia beurteilt werden (s. Abb. 64.5).

d) *Die Asymmetrie des Femoropatellargelenkes* ist deutlich: Die Patella liegt ebenfalls asymmetrisch. Sie hat eine Tendenz, sich nach lateral zu verschieben und sich auch vorwiegend auf die laterale Femurkondylenvorderfläche abzustützen. Sie ist gut verschieblich und kann auch im normalen Knie nach lateral etwas abweichen, z.B. im nicht angespannten Zustand im Liegen. Bei der Interpretation von axialen Röntgenbildern ist das zu beachten.
Auch ein Erguss verschiebt die Patella, wie hier das Luftarthrogramm zeigt.

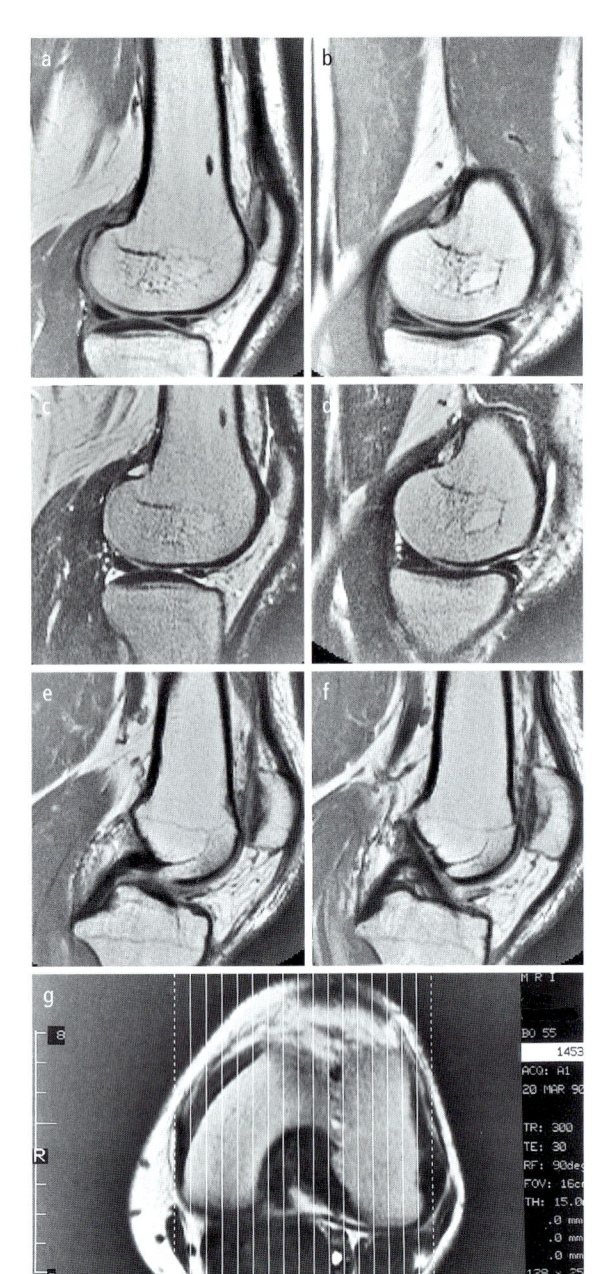

◀ **Abb. 66.13: Anatomie des Kniegelenkes im Magnetresonanzbild.**
Sagittale Schnitte, T1-gewichtet (TR = 1200 ms, TE = 20 ms).
a) Schnitt durch *lateralen Femurkondylus* und Femurschaft: Kortikalis schwarz, Spongiosa und Markraum hell. Darin eine kleine Kompaktainsel und die Reste der verknöcherten Epiphysenwachstumszone schwarz. Die Form der Kondylenrolle ist schön zu sehen.
Die *laterale* Tibiagelenkfläche ist leicht *konvex* gekrümmt. Der Gelenkknorpel erscheint in einem mittleren Grauton. Der laterale Meniskus ist ventral und dorsal quer getroffen und stellt sich in Form zweier schwarzer Dreiecke dar.
Schwarz ist auch die Sehne des Quadrizeps. Sie verläuft ohne Unterbruch über die vordere Kortikalis der Patella in das Ligamentum patellae und zur Tuberositas tibiae, wo sie inseriert. Der Hoffasche Fettkörper ist als weiße Aussparung dahinter deutlich zu sehen.
Die Muskelbäuche von Bizeps und Gastrocnemius sind dunkelgrau.

b) Schnitt durch den *medialen Femurkondylus*. Er hat eine etwas andere Form als der laterale. Das mediale Tibiaplateau ist leicht *konkav*, im Gegensatz zum lateralen. Vorder- und Hinterhorn des *Meniskus* sind getroffen. Letzteres weist einen horizontalen *Riss* auf.
Kranial verläuft der Schnitt – der physiologischen Valgusabweichung des Femurschaftes entsprechend – durch die Muskulatur: Der Vastus medialis des Quadrizeps, der Semimembranosus hinten, dazwischen das Septum: Faszie schwarz, interstitielles Fett weiß. Zwei kleine Gefäße darin zeichnen schwarz.

c und d) Die *gleichen Schnitte* auf T2-gewichteten Bildern. (TR = 2,5 sec., TE = 80 ms). Alle Kontraste sind etwas geändert, die wichtigste Information ist der Nachweis von *freiem Wasser* also Gelenkflüssigkeit, Zyste, frisches Blut usw., nämlich dort, wo im T1-gewichteten Bild graue Partien jetzt im T2-gewichteten weiß erscheinen. Hier im Bild sind sie im Kniegelenkspalt und im Recessus suprapatellaris zu sehen. Die Menisken heben sich davon deutlich ab (vgl. a. Abb. 13.26).

e und f) Sagittale Schnitte durch die Regio intercondylaris, die *Mitte des Kniegelenkes* (T1-gewichtete Bilder).
Der vordere Abschnitt des Femurkondylus trägt die patellare Gelenkfläche. Dorsal ist die Fossa intercondylaris getroffen, die Aussparung, wo die Kreuzbänder liegen.
In Abb. e) ist das *hintere Kreuzband* in seiner ganzen Länge, vom Ursprung am Femur bis zu seinem Ansatz dorsal an der Tibiakante sehr schön zu sehen in seinem schrägen Verlauf. In Abb. f) ist auch das *vordere Kreuzband* zu erkennen, gestreckt von hinten oben nach vorne unten zur Eminentia intercondylaris der Tibia. Diese ist ebenfalls in der Mitte genau getroffen: Sie ist hinten höher als vorne.
Das hintere Kreuzband lässt sich im MRI fast immer gut darstellen, das vordere weniger. Dieses Bild ist schon ein wenig eine Ausnahme.
In der Kniekehle ist die Arteria poplitea angeschnitten.

g) Der horizontale «Scout view» zeigt die Lage der dargestellten Schichten. Jede Schicht ist 5 mm dick.

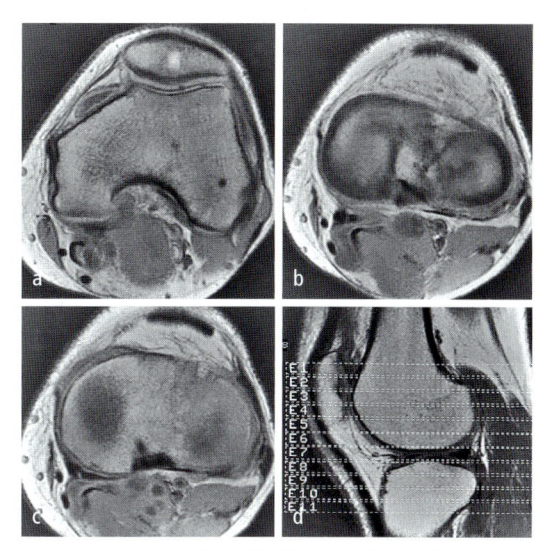

Abb. 66.14: Horizontale MRI-Schnitte durch ein normales Kniegelenk.
a) auf *Höhe der Patella*. Die Asymmetrie der Patella und ihrer Gelenkflächen ist deutlich zu sehen. Die Gelenkknorpelschicht ist dicker an der Patella als an der Vorderfläche des Femur, ein normaler Befund, mit welchem möglicherweise die Chondromalacia patellae etwas zu tun hat (erschwerte Diffusion). Die Asymmetrie der Femurkondylen ist ebenso deutlich: Der mediale ist stärker gekrümmt.
In der Fossa intercondylica ist das vordere Kreuzband an seinem Ansatz erkennbar. Die bindegewebige Kniegelenkkapsel (schwarz) umgibt das ganze Gelenk.
Dorsal in der Kniekehle sind die Sehnen des medialen Gastrocnemiuskopfes (hufeisenförmig schwarz), daneben die Sehnen des pes anserinus (punktförmig schwarz) zu sehen. Sie lassen sich auf den tiefergelegenen Schnitten weiter verfolgen.

b) Eine 6 mm dicke Schicht auf Höhe des *Kniegelenkspaltes*. Man ahnt die Umrisse der Menisken: Weit der mediale, enger der laterale. Der Ansatz des hinteren Kreuzbandes dorsomedial, schwarz. Ebenfalls schwarz vorne der Querschnitt durch die Patellarsehne, dahinter weiß der Hoffa'sche Fettkörper. Lateral schwarz der Tractus ileotibialis und die lateralen Seitenbänder als kleine schwarze Flecke, vom Gelenk deutlich abgesetzt, im Gegensatz zu den medialen.
Dorsal in der Kniekehle die Muskelpakete des Gastrocnemius. *Dicht hinter dem Kniegelenk*, ein wenig lateral gelegen, *Arteria* und *Vena poplitea*, sowie der *N. tibialis*. Die unmittelbare anatomische Nachbarschaft dieser heiklen Gebilde ist bei Operationen am Kniegelenk (auch arthroskopischen) zu berücksichtigen. Verletzungen von Gefäßen und Nerven können irreversible Folgen haben.

c) Eine Schicht 7 mm tiefer ganz oben durch den *Tibiakopf*: Hellgrau die Spongiosa. Die dunkelgrauen Flecken entsprechen der angeschnittenen subchondralen Kortikalisschicht: Zentral im medialen, dorsal im lateralen Tibiaplateau, entsprechend der konkaven bzw. konvexen Gelenkfläche.
Im (weißen) subkutanen Fettgewebe medial einige Venen (grau).

d) *Leitscan:* Die Schichten sind 6 mm dick und haben einen Abstand von 1 mm, was Serien von Bildern im Abstand von 7 mm ergibt.

Die *Arthrographie* mit einem Röntgenkontrastmittel, evtl. kombiniert mit Luft (Doppelkontrastarthrogramm), diente der Darstellung des Knieinnenraumes, vor allem auch der Menisken (Abb. 66.8 u. Abb. 66.37). Sie ist weitgehend durch das MRI abgelöst worden.

Das **Computertomogramm** kann vor allem bei unklaren Knochenläsionen und Veränderungen der umgebenden Weichteile zusätzliche Informationen liefern (s. **Abb. 66.12**).

Die **Kernspintomographie** ist die beste bildgebende Methode. In der Diagnostik der Mensikus- und Bandläsionen macht sie, als nichtinvasive Untersuchung, die diagnostische Arthroskopie weitgehend überflüssig (s. **Abb. 66.13** u. **Abb. 66.14** u. Kap. 66.6.3).

Punktion

Bei Verdacht auf eine Infektion ist die Gelenkpunktion die erste und wichtigste Maßnahme.

Unter streng aseptischen Bedingungen und nach lokaler Anästhesie wird eine dicke Punktionsnadel von der Außenseite her in den oberen Rezessus eingestochen (vgl. Abb. 66.8). *Farbe und Trübung des Punktates* werden beurteilt (seröser Erguss, Blut, Eiter), dieses sodann auf Zellzahl und Verteilung, bakteriologisch, evtl. auch zytologisch, serologisch und auf Kristalle (Chondrokalzinose) untersucht.

66.2.3 Arthroskopie

Die Arthroskopie war in den letzten Jahren zu einer der gebräuchlichsten Untersuchungsmethoden des Kniegelenkes geworden. Weil sie einen guten unmittelbaren Einblick in den Knieinnenraum erlaubt, galt sie sogar als «Goldstandard» der Diagnostik, indem man die Befunde der bildgebenden Verfahren an ihr maß.

Inzwischen ist sie, weil invasiv, für rein diagnostische Zwecke von der Kernspintomographie weitgehend abgelöst worden. Ihre Berechtigung hat sie in der Regel nur noch, wenn sie *gleichzeitig einem therapeutischen Eingriff* dient.

Was machte das Arthroskop so beliebt? Man hatte den Eindruck, man könne «alles» sehen, der Eingriff sei klein, einfach und unschädlich. Zudem kann er **ambulant** durchgeführt werden, und die Patienten können schon nach kurzer Zeit wieder arbeiten und – besonders populär – Sport treiben. Diese Möglichkeiten verleiten leicht zu ausgedehnter, gelegentlich unkritischer Anwendung des Arthroskops.

Doch sowohl die technisch einwandfreie Durchführung als auch die Interpretation mancher Befunde ist schwierig und ausschließlich von der Übung und Erfahrung des Operateurs abhängig. Die Befunde sind subjektiv, schlecht dokumentier- und objektivierbar. Nicht selten sind sie unvollständig, unklar oder falsch, nicht zuletzt, weil die Beurteilung der einzelnen Gewebe schwierig ist (vgl. Kap. 13.8.4).

Tatsächlich ist die Arthroskopie des Kniegelenkes eine mittlere Operation, mit all ihren Gefahren und Nachteilen. Nicht selten dauert sie länger als ein offener Eingriff. Sie kann deshalb nicht beliebig eingesetzt werden, sondern verlangt jedes Mal eine **klare Indikation**.

Vier *Voraussetzungen* müssen dazu erfüllt sein:

1. Die *übrigen diagnostischen Mittel* (Anamnese, klinische Untersuchung, Röntgen, MRT) sind ausgeschöpft. (In der Mehrzahl der Fälle ist mit einfachen und nichtinvasiven Methoden bereits eine Diagnose möglich, welche die Wahl der weiteren Therapie erlaubt.)
2. Der Zustand ist so gravierend, dass eine eingreifendere Therapie notwendig erscheint. (In vielen Fällen ist dies nicht nötig.)
3. Aus der Arthroskopie ergeben sich voraussichtlich *therapeutische Konsequenzen*. (Längst nicht immer ist dies der Fall.) Das Erzwingen einer Diagnose um ihrer selbst willen ist nur ausnahmsweise gerechtfertigt.
4. Der Arthroskopeur hat lange Erfahrung in der Beurteilung der Befunde und in der technischen Durchführung. (Nicht immer steht ein solcher zur Verfügung.)

- Sinnreich ist überdies eine Arthroskopie vor allem, wenn *im gleichen Eingriff* die Therapie – als arthroskopische Operation – angeschlossen werden kann.
- Die *diagnostische* Arthroskopie gehört *nicht* zu den Routineuntersuchungen des Knies. Anamnese und klinische Untersuchung stehen an erster Stelle und genügen in der überwiegenden Mehrzahl der Fälle. Eine invasive Methode wie die Arthroskopie ist nur bei ganz bestimmten Fragestellungen angezeigt.
- Um die *Indikation* zur Arthroskopie gezielt stellen zu können, ist es wichtig zu wissen, *was sie leisten kann und was nicht*, und die möglichen *Komplikationen* zu kennen.

Was leistet die diagnostische Arthroskopie?

Die *intraartikulären Oberflächen* können unmittelbar eingesehen werden. (Die «Probearthrotomie» ist durch die Arthroskopie ersetzt.)

Insbesondere ist die *Inspektion* folgender Strukturen möglich:

1. **Die Menisken.** Unter Zuhilfenahme der Palpation (mit Häkchen) ist die Beurteilung von Rissen möglich. Der wesentliche Vorteil dieser Methode liegt darin, dass die arthroskopische oder offene *Versorgung des verletzten Meniskus* unmittelbar daran angeschlossen werden kann. Die größte Bedeutung hat die Arthroskopie denn auch in der Meniskuschirurgie (s. Kap. 66.6.4). Gelegentlich kann es allerdings Mühe machen, den mittleren Abschnitt des medialen Hinterhornes einzusehen, und gerade dieser ist besonders häufig verletzt.
2. **Die Gelenkoberflächen:** Der Zustand des Gelenkknorpels lässt sich durch Inspektion und Palpation eindeutig feststellen: frische, alte Verletzungen, Läsionen, degenerative Veränderungen usw. Nicht immer einfach ist *die Interpretation* der Befunde, etwa bei malazischen Herden, besonders an der Patella: Haben sie klinische Bedeutung oder nicht? Überdies lassen sich relativ selten sinnvolle therapeutische Konsequenzen daraus ziehen, was den Wert der Untersuchung natürlich einschränkt. Das gilt auch für die degenerativen Veränderungen bei der Gonarthrose.
3. **Die Synovialmembran.** Eine entzündliche Infiltration lässt sich erkennen, doch differenzieren lässt sie sich nicht. *Biopsien* sind möglich und werden gemacht, doch ihre Aussagekraft ist gering und auf einige seltenen Krankheiten (villanoduläre Synovitis) beschränkt. Die histologischen Befunde sind, vor allem bei rheumatischen und posttraumatischen Synovitiden, meist enttäuschend unspezifisch. Eine völlig *normale*, nicht infiltrierte Synovialmembran lässt eine intraartikuläre Ursache für anhaltende Beschwerden praktisch ausschließen (was von gutachterlichem Interesse sein kann).
4. **Bandverletzungen.** Sichtbar ist das vordere Kreuzband. Mittels Palpation kann sein Zustand geprüft werden. Das hintere Kreuzband ist weniger gut zu sehen, die Seitenbänder gar nicht, sie liegen extraartikulär. Die Prüfung der Stabilität erfolgt klinisch (gegebenenfalls während der Arthroskopie in Narkose).
   Bei massiv verletztem Kniegelenk mit **Hämarthros** können intraartikuläre Begleitverletzungen (an Gelenkflächen, Menisken) erfasst und operative Rekonstruktionsmaßnahmen geplant werden. Diese sind dann, je nach Situation, evtl. besser offen, via Arthrotomie, zu bewerkstelligen.
5. **Freie Gelenkkörper**, Plicae synoviales, Verwachsungen usw.: Freie Gelenkkörper muss man suchen, finden und sehen, was auch im Arthroskop nicht immer einfach ist. Dann kann man sie auch gleich (arthroskopisch) entfernen.
   Im Arthroskop sieht man eine «**Plica** synovialis medio-patellaris», eine normale anatomische Struktur, die das Bild gelegentlich etwas irritiert. Ob und wann sie pathologisch sei und klinische Bedeutung habe, als «Plica-Syndrom» die Ursache von ähnlichen Schmerzen sei wie beim «Patella-Syndrom», ist generell und im Einzelfall schwierig zu entscheiden. Die Falte arthroskopisch zu resezieren ist natürlich einfach und angeblich gelegentlich erfolgreich, sollte aber nicht als Verlegenheitseingriff gemacht werden.
   Verwachsungen im Kniegelenk machen die Untersuchung schwierig oder unmöglich. Falls solche die Bewegung einschränken, sind sie entweder mit einer Mobilisation in Narkose oder mit dem Arthroskop zu lösen.
6. **Das Femoro-Patellargelenk.** Es ist gut einsehbar, doch etwas zu sehen und es richtig zu deuten sind zweierlei. Die chondromalazischen Befunde sind noch ungenügend geklärt, der Gleitmechanismus der Patella noch wenig verstanden, therapeutische Möglichkeiten fehlen weitgehend. So gibt es derzeit auch keine eindeutigen Indikationen für arthroskopische Eingriffe. Immerhin ist es möglich, arthroskopisch eine Chondromalazie eindeutig auszuschließen.
7. **Fremdkörper**, unklare posttraumatische oder postoperative Situationen.

Der Arthroskopiebefund wird normalerweise schriftlich niedergelegt wie ein Operationsbericht, ergänzt durch eine Situationszeichnung und einige Fotos, eine andere **Dokumentation** ist im Routinebetrieb nicht üblich. Fotos (s. **Abb. 66.15**) sind aber Momentaufnahmen, ausgewählt vom Untersucher, und Videobänder sind nur für die Lehre geeignet. Der zuweisende Arzt muss sich im Klaren sein, dass die Arthroskopie eine dynamische und weitgehend subjektive Methode ist und ihre Aussagekraft in erster Linie von der Erfahrung des Arthroskopeurs abhängt. Dieser sollte die Möglichkeiten und Grenzen der Methode und seiner Kunst kennen.

Die Überweisung eines Patienten «zur Arthroskopie» statt «zur Abklärung» ist wenig sinnvoll und unzweckmäßig.

Indikationen zur Arthroskopie

Die Indikation zur Arthroskopie ist nicht automatisch bei jedem schmerzhaften Knie gegeben. Wie bei jeder invasiven Methode ist zu überlegen, was man von ihr erwartet bzw. welche *Konsequenzen* sich voraussichtlich daraus ergeben. Eine Arthroskopie, die voreilig und nur aus Bequemlichkeit oder Verlegenheit angeordnet und gemacht wird, aber nicht weiterhilft, führt leicht zu Enttäuschungen bei Patient und Arzt. Zudem besteht die Gefahr, dass geringe oder unklare arthroskopische Befunde *überinterpretiert*

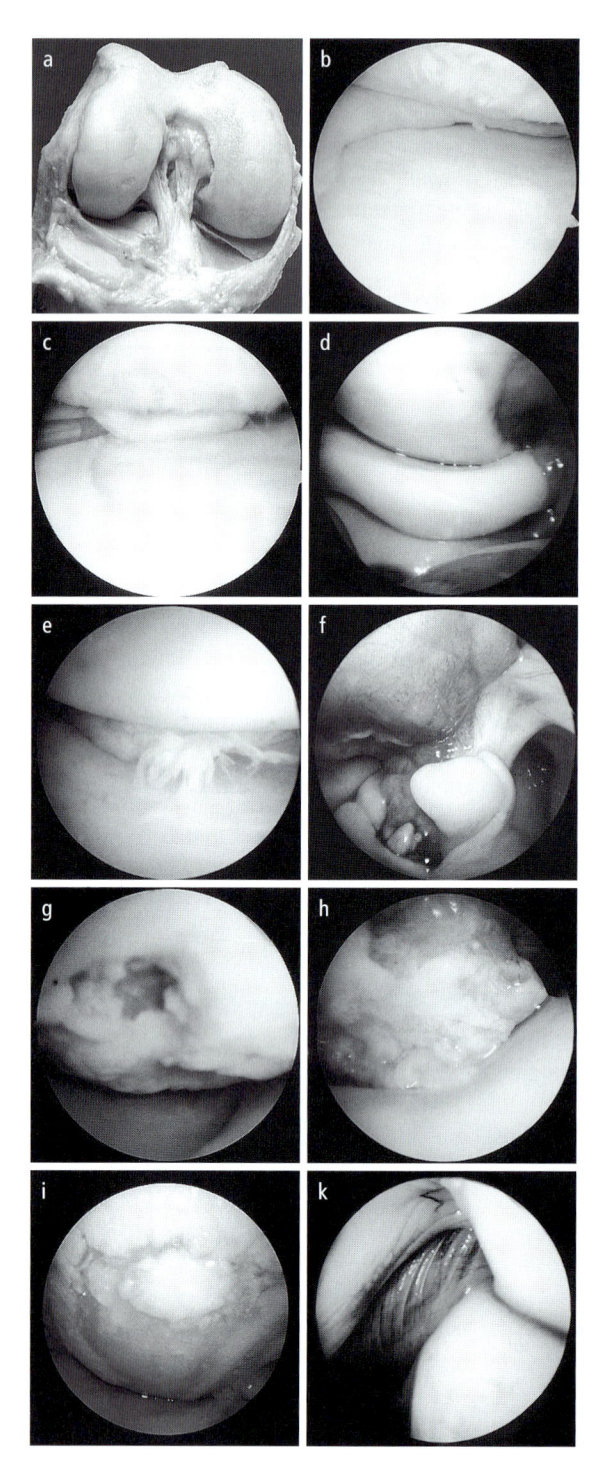

Abb. 66.15: Arthroskopie des Kniegelenkes.

a) *ein Kniepräparat, zur Orientierung*, was mit dem Arthroskop zu sehen ist: Einblick in den medialen (rechts) und den lateralen (links) Gelenkspalt mit den Menisken. Hier ist das Hinterhorn des medialen Meniskus nach vorne luxiert, wie bei einem typischen Außenrotationstrauma (vgl. Abb. 66.35), weshalb man den freien Rand dieses Hinterhorns gut sieht. Bei intakten Kniebändern gelingt solche Sicht nicht so leicht.
Der laterale Meniskus wurde vorne abgelöst, was den Blick auf die Vorderkante des lateralen Tibiaplateaus freigibt. In der Mitte ragt das vordere Kreuzband ins Gelenk hinein. Gut sichtbar sind die Femurkondylen, oben die Gleitbahn für die Patella.

b) im Arthroskop erscheinen alle Strukturen stark *vergrößert*. Hier Einblick in den medialen Gelenkspalt, auf den etwas stumpfen, sonst unauffälligen freien Rand des Meniskus.

c) erst *mit dem Tastinstrument* kann der horizontale Riss entdeckt, der abgerissene Lappen umfahren und nach vorne gezogen werden.

d) *Korbhenkelriss* des medialen Meniskus, der nach vorne luxiert und zwischen Femurkondylus und Tibiaplateau eingeklemmt ist. Rechts die Interkondylärgrube. (Luftfüllung). Das Knie war blockiert.

e) Chronisch degeneriertes, zerfetztes und ausgewalztes mediales *Meniskushinterhorn* bei einem 46-jährigen Handwerker, ein typischer Befund.

f) Blick in die Interkondylärgrube eines 18-jährigen Fußballers, 7 Wochen nach einer «Distorsion» mit nachfolgendem Hämarthros. Vom *vorderen Kreuzband* ist nur noch ein abgerundeter, zusammengesinterter weißer Stummel übrig geblieben.

g) Frischer traumatischer, bis auf den Knochen reichender *Knorpeldefekt* im medialen Femurkondylus, bei einem 42-jährigen Fußballer.

h) Blick von unten ins *Patellofemoralgelenk*. Ausgedehnte, schwere Knorpeldegeneration der Kniescheibe (oben), bei intaktem femoralem Patellagleitlager. Der distale Patellapol (ganz oben) ist von einer dunkleren geschwollenen Synovialzotte verdeckt.

i) *Knorpelschaden* am medialen Femurkondylus bei einer beginnenden Gonarthrose.

k) Einblick mit der 70°-Optik auf die Hinterseite des medialen Femurkondylus, dorsale Kapsel und Kapselansatz des medialen Hinterhorns (unten). Dieser reißt bei Riss des vorderen Kreuzbandes häufig ein, eine typische Außenrotations-Abduktionsverletzung («unhappy triad», s. Kap. 66.15.4).

und dann überflüssige Operationen gemacht werden, die mehr schaden als nützen. Manche langjährigen Leidensgeschichte und mancher Haftpflichtfall begann mit einer harmlosen Arthroskopie.

Indikationen ergeben sich vor allem nach Verletzungen:

- schwere **traumatische Knieverletzung** mit Hämarthros. Die Diagnose der einzelnen Schäden an Knorpel und Menisken, bei klinisch erfassbarer Kreuzbandläsion, und damit die Entscheidung für konservative Behandlung, arthroskopische oder offene Operation ist manchmal nur arthroskopisch einwandfrei möglich. Allerdings sind die Chancen für das Gelingen einer Reparatur (Bänder, Menisken) bei *frischen* Verletzungen *nicht besser* als bei subakuten (8 Wochen) oder chronischen Läsionen.
- **Blockaden nach Verletzungen**, die sich nicht spontan bzw. unter konservativer Therapie innerhalb mehrerer Wochen lösen. Eine Diagnose, oft auch die Therapie, ist in der Regel arthroskopisch besser möglich als mit anderen Methoden. Als Ursache finden sich neben Meniskusverletzungen gelegentlich Kreuzbandrisse, Knochen- und Knorpelabsprengungen.

Weitere Indikationen sind:

- Verdacht auf **Meniskusläsion**. Bei hartnäckigen, therapieresistenten Beschwerden ist die Therapie, d. h. die Versorgung des Meniskusschadens, anschließend in der gleichen Sitzung ebenfalls arthroskopisch möglich. Bei relativ geringen Beschwerden wird man allerdings zuerst einmal einige Zeit abwarten und einer spontanen Heilung eine Chance geben. Meniskusrisse können auch konservativ ausheilen.
- chronische, **therapieresistente Kniebeschwerden** ohne erkennbare Ursache, vor allem nach Verletzungen. Wenn nach etwa zwei Monaten die Beschwerden bzw. ein Erguss nicht zurückgehen, ist eine Entscheidung fällig, ob eine Behandlung möglich und nötig sei.
- In seltenen Fällen kann eine genaue (arthroskopische) Diagnose wichtig sein, auch wenn *nicht* beabsichtigt ist, operative Konsequenzen daraus zu ziehen, z. B. um behandlungsbedürftige Schäden *auszuschließen*, um für die Zukunftsplanung der Patienten die *Prognose* besser abschätzen zu können oder *zur Begutachtung*. Im Übrigen ist die diagnostische Arthroskopie durch die nichtinvasiven bildgebenden Verfahren, in erster Linie durch das MRI, obsolet geworden.
- Zur **Operationsplanung** kann die Arthroskopie gelegentlich von Nutzen sein.
- **arthroskopische Operationen**.

Komplikationen

Die Arthroskopie gilt, verglichen mit offenen Knieoperationen, als harmlose Methode. Sie ist es nicht immer:

- Todesfälle infolge von Thromboembolien kommen vor, da Phlebothrombosen trotz sofortiger Mobilisation nicht ganz selten sind. Auch tödliche Luftembolien gab es, nach Luftfüllung, weshalb kaum mehr Luft verwendet wird.
- Infektionen sind bei der diagnostischen Arthroskopie relativ selten, bei komplizierteren Operationen bzw. unmittelbar angeschlossener offener Arthrotomie häufiger.
- Unvorsichtiges Hantieren im Gelenk mit den Instrumenten, besonders unter schlechter Sicht, ist nicht ungefährlich:
- Die schlimmste Komplikation ist wohl die Verletzung der Arteria poplitea, denn sie führt meist zur Amputation.
- Verletzung von Nerven, vor allem N. fibularis und N. saphenus.
- Verletzung von Bändern durch Manipulation des Knies, durch Kniehalter oder Instrumente.
- Das Abbrechen eines Instrumentes im Gelenk ist gar nicht so selten. Das abgebrochene Fragment muss dann irgendwie wieder herausgeholt werden.
- Der iatrogene Knorpelschaden durch das Instrument, diese weitaus häufigste Komplikation, hat in der Regel keine unmittelbaren Folgen und bleibt deshalb verborgen: Es ist nicht immer leicht, mit den harten, teils scharfen Instrumenten im engen Kniespalt, oft unter schwierigen Platz- und Sichtverhältnissen, zu arbeiten und dabei den weichen Gelenkknorpel nicht zu verletzen.

Solche **iatrogene Knorpelschäden** werden entweder nicht bemerkt oder nicht beachtet, auch «verdrängt» und als harmlos bagatellisiert. Sie erscheinen in keiner Statistik und auf keinem Kontrollröntgenbild. Auch der Patient spürt vorerst davon nichts. Knorpeldefekte heilen jedoch nicht aus. Sie bleiben bestehen als «Monogramm» des Arthroskopeurs wie eingeschnittene Initialen in einer Baumrinde. Dass sie zu frühzeitigen degenerativen Arthrosen führen, ist zu befürchten und nach unserer Kenntnis der Knorpelphysiologie auch zu erwarten.

Besonders gefährlich sind auch maschinengetriebene Instrumente («Shaver»).

Forcierte Außenrotations- und Flexionsmanöver sollen subchondrale Knochennekrosen an den Femurkondylen erzeugt haben.

Arthroskopische Operationen

Ihre Bedeutung hat die Arthroskopie vor allem wegen der Möglichkeit, unter arthroskopischer Kontrolle Operationen im Kniegelenk durchzuführen. Diese haben den Vorteil *geringer Morbidität* und *rascher Rehabilitation*, was ihre *ambulante* Anwendung gestattet und sie sehr populär gemacht hat.

Andererseits sind sich die Pioniere der Arthroskopie bemerkenswert einig in der Einschätzung der Schwierigkeiten dieses Verfahrens: Enge Verhältnisse, eingeschränkte Sicht, mühsame Manipulationen, ungewohnte Darstellung usw. bedingen einen für den Anfänger oft mühseligen, gelegentlich frustrierenden Lernprozess von längerer Dauer, mit langen Operationszeiten, intraoperativen Komplikationen und unbefriedigenden Resultaten. Gilt dies schon für die einfache diagnostische Arthroskopie, dann ganz besonders für arthroskopische Operationen, das erstrebenswerte Ziel.

Die Auswahl der richtigen Instrumente und ihre technische Beherrschung sind selbstverständliche Voraussetzungen für ein knorpelschonendes Arbeiten.

Doch erst die Beschränkung auf diejenigen Eingriffe, welche ein Operateur tatsächlich besser und zweckmäßiger arthroskopisch ausführen kann als offen, gibt Gewähr dafür, dass die Arthroskopie die schonende Methode bleibt, als die sie gilt.

Ihre Technik ist erlernbar, allerdings nicht allein aus Büchern und – heute kaum mehr zu verantworten – autodidaktisch. Nach der initialen Frustration komme die Euphorie, wissen erfahrene Arthroskopeure, dann die Ernüchterung: Dann nämlich, wenn Zweifel an der klinischen Bedeutung der beobachteten Befunde auftauchen und damit die Grenzen der Methode deutlich werden.

Der nächste Schritt – *von der diagnostischen Arthroskopie zur arthroskopischen Operation* – ist nach übereinstimmendem Zeugnis groß, aber logisch und sinnvoll.

Die Entwicklung geht, wie nicht anders zu erwarten, von den einfachen zu immer anspruchsvolleren Eingriffen: Der Ehrgeiz der Pioniere ist es, möglichst alle Knieoperationen arthroskopisch durchzuführen (Meniskusnähte, Bandrekonstruktionen, Operationen am Knochen usw.). Die Schwierigkeiten und Komplikationen nehmen damit jedoch rasch zu. Für kompliziertere Eingriffe ziehen viele Operateure die Arthrotomie vor.

Die hauptsächliche **Indikation** zur *arthroskopischen Operation* sind zweifellos die **Meniskusverletzungen**.

Indikationen zu anderen arthroskopischen Operationen sind seltener: Sie erwachsen aus den technischen Möglichkeiten (siehe oben): Freie Gelenkkörper, selten vielleicht einmal eine Plica, ein «störender Osteophyt», eine Spülung bei Infekt, eine Synovektomie. So genannte «Gelenktoiletten» sind nur sinnvoll bei mechanischen Blockaden.

Eingriffe am *Gelenkknorpel* (glätten, «shaven») sind problematisch, ihr Effekt nicht kontrollierbar, Erfolge bisher nicht nachgewiesen. Auch bei degenerativen Veränderungen ist arthroskopisch wenig auszurichten.

Die durch die Optik stark vergrößert erscheinenden Strukturen verleiten dazu, manche unklaren bzw. normalen Befunde als pathologisch einzustufen und sie mit dem potenten Instrumentarium, das auf dem Markt angeboten wird (inkl. motorgetriebene «Shaver» usw.), anzugehen und damit den Eingriff als «therapeutisch» zu rechtfertigen.

Die Versuchung ist groß, doch die Indikationen sind beschränkt: Sinnvoll ist die Arthroskopie vor allem in der Meniskuschirurgie. Dort wird deshalb noch einmal darauf eingegangen (Kap. 66.6.4).

Die Entwicklung geht in Richtung schwierigere Operationen: Kreuzbandplastiken, Rekonstruktionen, arthroskopisch unterstützte Osteosynthesen etc. Diese sind nicht jedermanns Sache. Von einem gewissen Schwierigkeitsgrad an wird die «Invasivität» größer als bei offener Operation («fiddling factor», längere Operationsdauer, mehr Komplikationen etc.). Was ein Virtuose fertig bringt, müssen ihm nicht zwangsläufig alle andern nachtun. Einen Absturz bezahlen die Patienten.

Zur Technik der Arthroskopie

Ein wesentliches Hilfsmittel ist die *Videokamera*. Der Operateur ist freier, die Handhabung der Instrumente einfacher, und die Umgebung (OP-Personal, Helfer, Lehrer, Schüler) kann am Erfolgserlebnis (bzw. an der Frustration) des Operateurs teilnehmen, ein nicht zu unterschätzender Vorteil.

Die Arthroskopie in *Periduralanästhesie* oder *Allgemeinnarkose* hat eine Reihe von Vorteilen: Die Relaxation erleichtert die Untersuchung, auch die Prüfung der Bandstabilität, ermöglicht das Anlegen einer Blutsperre und eine anschließende arthroskopische Operation.

Gute Sicht ist das Wichtigste, aber auch das Schwierigste. Auch hier liegt der Teufel im Detail: Lagerung, Stellung und Manipulation des Knies während der Untersuchung, um die bestmögliche Einsicht in die einzelnen Kompartimente zu gewinnen (am besten von der Gegenseite her), gleichbleibende Füllung des Gelenkes mit Flüssigkeit, genaue Lokalisation von Einstichstelle, -richtung und -tiefe, knorpelschonendes Operieren mit geeigneten Instrumenten, standardisierter Untersuchungsgang usw. All dies erheischt exakte Beachtung, wenn man im Kniegelenk etwas sehen will, ohne den Knorpel zu verletzen.

Die Technik des Arthroskopierens, insbesondere des arthroskopischen Operierens, ist von der sonst in der Orthopädie und Traumatologie üblichen Operationstechnik deutlich verschieden. Sie erfordert eine lange Ausbildung, viel Geschick, noch mehr Geduld und kann zu einer *Subspezialisierung* führen: Zum «Arthroskopeur», mit allen Konsequenzen für Orthopädie und Traumatologie, für Krankenhausorganisation und Patienten, aber auch für den Operateur selbst, der sich vielleicht für die eine oder die andere Richtung entscheiden muss, denn heute hat die einfache, rein diagnostische Arthroskopie nur noch relativ wenige Indikationen: Wo es jedoch um die Möglichkeit einer gleichzeitigen, gezielten, echt minimal invasiven Therapie *in der Hand eines geschickten und erfahrenen Operateurs* geht, *ist die Arthroskopie eine hervorragende Methode.*

Wenn man andererseits einer Statistik glauben soll, dass die Arthroskopie 1992 die vierthäufigste Operation überhaupt war, drängt sich der Gedanke auf, dass die Indikation dazu vielleicht nicht in jedem Fall über alle Zweifel erhaben gewesen sei. «Ein Rohr in ein Gelenk schieben, einen Blick hinein werfen und etwas Knorpel abschaben» ist keine Kunst. Es wäre schade, wenn eine gute Methode auf diese Weise in Misskredit käme.

66.3
Angeborene Knieaffektionen

Angeborene Kniegelenkluxation

Die angeborene Kniegelenkluxation ist eine sehr seltene komplexe Missbildung mit Verkürzung des Streckapparates, mehr oder weniger starker Überstreckbarkeit (Rekurvation) und Luxation des Gelenkes. Die Behandlung ist schwierig, operative Lösung der Streckkontraktur gehört dazu.

«Scheibenmeniskus» (Meniscus discoides)

Bei Kindern unter 15 Jahren sind Meniskusverletzungen sehr selten, hingegen kann der laterale Meniskus angeboren «scheibenförmig» verdickt sein statt ringförmig. Ein deutliches Schnappen beim Beugen und Strecken des Knies kann zu spüren und zu hören sein. Nur bei stärkeren und andauernden Beschwerden (meist bei Adoleszenten) ist eine Operation in Erwägung zu ziehen (Teilexzision). Die vollständige Meniskektomie hatte schlechte Resultate ergeben. Die Affektion ist recht selten.

Patella bipartita

Die Patella bipartita ist ein isolierter, mit der Patella nicht verschmolzener Knochenkern, manchmal sind es mehrere (Patella partita): Häufiger Zufallsbefund auf Knieröntgenbildern, meist am oberen äußeren Patellapol. In der Regel verursacht die Patella bipartita keine Beschwerden, außer nach direkter *Traumatisierung*. Sie sollte *nicht* mit einer Fraktur *verwechselt* werden (**Abb. 66.16**). Operationen sind selten nötig und möglichst zu vermeiden.

Angeborene Patellaluxation

Die angeborene Patellaluxation ist eine seltene, komplexe Missbildung. Die Patella ist nicht nur nach lateral luxiert, sondern auch kleiner als normal oder fehlt ganz. Der Streckapparat und sein Ansatz liegen auf der Knieaußenseite. Die Femurkondylen sind dysplastisch

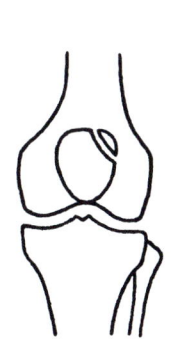

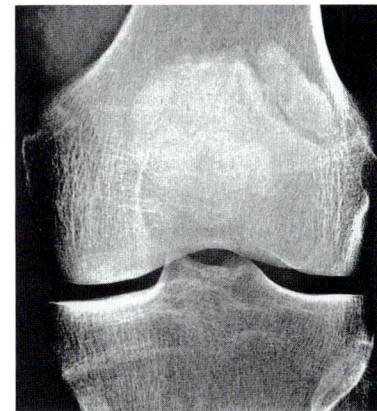

Abb. 66.16: Die angeborene **Patella bipartita**, ein isolierter, synchondrotisch mit der Patella verbundener Knochenkern, macht gelegentlich Beschwerden, vor allem nach direkter Traumatisierung. Sie darf *nicht* mit einer Fraktur *verwechselt* werden.

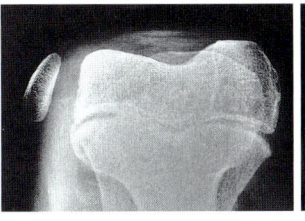

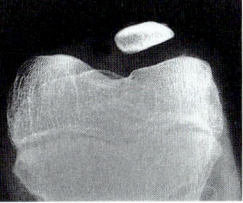

Abb. 66.17: Angeborene Patellaluxation im axialen Röntgenbild bei einem *11-jährigen Mädchen.*
Die linke Patella samt der Quadrizepssehne liegt permanent auf der Knieaußenseite. Die bestehende Valgusdeformität nimmt deshalb im Verlaufe des Wachstums noch zu, falls der Streckapparat nicht mit einer (recht komplizierten) Operation nach vorne verlagert wird. Die rechte Patella ist ebenfalls stark dysplastisch.

abgeflacht, vor allem auf der lateralen Seite. Oft besteht ein *Genu valgum*. Es gibt alle *Übergangsformen* von der Norm über die leichte *Dysplasie* und Dystopie (laterale Verlagerung, Hochstand: Patella alta) ohne Luxation bis zur permanenten Luxation (**Abb. 66.17**).

Häufig manifestieren sich leichtere Fälle von kongenitaler Patelladysplasie erst im Lauf des Wachstums mit einer plötzlichen spontanen Luxation, welche sich leicht wiederholen kann: *Habituelle* Patellaluxation (Kap. 66.4.2).

66.4
Das Patello-Femoralgelenk

66.4.1
Funktionelle Anatomie

Die Patella kann als ein Sesambein im Kniestreckapparat aufgefasst werden. Sie hat den Effekt, seinen *Hebelarm* zu verlängern und die bei der *Umlenkung* der Quadrizepssehne entstehenden Druck- und Scherkräfte aufzufangen. *Die Kniescheibe ist also im Zusammenhang mit dem gesamten* **Streckapparat** *zu sehen*.

Gleichzeitig bildet sie aber auch ein *Gelenk* mit der vorderen patellären Gleitfläche der Femurtrochlea. Diese bildet eine Rinne, in welcher die Patella geführt gleitet, und zwar über eine Strecke von gut 10 cm hinweg von voller Streckung bis zur vollständigen Beugung des Knies. Diese Führung wird im mittleren und distalen Abschnitt, also bei Beugung des Knies, zunehmend straffer, während die Patella proximal, d.h. in Streckstellung, eine gewisse seitliche Bewegungsfreiheit hat. Pathologische Instabilität und Luxation zeigen sich denn auch in diesem Abschnitt.

Die recht *komplizierte* Anatomie des patello-femoralen Gelenkes ist dadurch gekennzeichnet, dass die Patella normalerweise in jeder Stellung weitgehend kongruent in die gelenkbildende Gleitrinne der Femurtrochlea hinein passt (vgl. Abb. 66.14a). Die Kniescheibe kann somit nicht isoliert betrachtet werden, sondern ist im Rahmen des patello-femoralen Gelenkes zu beurteilen (**Abb. 66.18**).

Form und Stellung der beiden Gelenkanteile zueinander sind deshalb am besten auf *axialen Röntgenbildern* bei leicht gebeugtem Knie zu erkennen (s. Abb. 66.10).

Die **Kongruenz** der beiden Gelenkflächen bestimmt die *Druckverteilung*, welche für die Beanspruchung des Knorpels maßgebend ist. Diese Beanspruchung ist einerseits von der Anatomie der Gleitrinne und der Physiologie des Streckapparates, andererseits von der Stellung des Kniegelenkes unter Belastung abhängig.

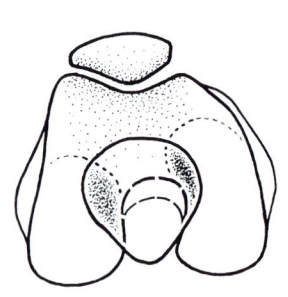

Abb. 66.18: **Die patellare Gelenkfläche der Femurkondylen** (hell gepunktet). Bei nur *leicht gebeugtem* Knie gleitet die Patella auf der Vorderfläche der Femurkondylen. Hier ist das femoro-patellare Gelenk einigermaßen kongruent. Bei *stärkerer Beugung* gleitet die Patella nach unten und schließlich in die Interkondylärgrube, wo sie nur noch randständig aufliegt (dunkel gepunktet) (vgl. auch Abb. 66.21 u. Abb. 66.27). Die tibio-femorale Gelenkfläche ist weiß. Sie überschneidet sich *nicht* mit der patellaren.

Die Asymmetrie des Streckapparates

Wegen der *physiologischen* leichten **Valgusstellung** des Knies ergibt sich bei angespanntem Quadrizeps eine *nach lateral wirkende Kraftkomponente* auf die Patella (s. Abb. 66.40). Dieser seitliche Druck wird von einem ventral normalerweise stärker prominenten lateralen Femurkondylus aufgenommen, während die medialen Gelenkflächen weniger beansprucht sind (**Abb. 66.19**).

Dieser funktionellen Asymmetrie entspricht als anatomisches Äquivalent eine **asymmetrische Form von Patella und Trochlea**, eine Tatsache, die zur Kenntnis zu nehmen offenbar immer noch Mühe macht, z.B. bei der Beurteilung axialer Patella-Röntgenbilder: *Die laterale Gelenkfläche* ist in der Regel größer, aber auch regelmäßiger ausgebildet als die mediale, die wesentlich variabler ist in Bezug auf Größe, Richtung und Form.

Wiberg hat in einer grundlegenden Arbeit[1] die *Morphologie der Patella* untersucht und auf Grund des axialen Röntgenbildes eine Einteilung in vier Gruppen unternommen, wobei er in Gruppe I die symmetrischen Patellagelenkflächen eingereiht hat, in Gruppe IV diejenigen mit der stärksten Asymmetrie (kleinere und steiler gestellte mediale Gelenkfacetten). Dazwischen liegen die Gruppen II und III (s. Abb. 66.25). Obwohl Wiberg bereits festgestellt hatte, dass in der normalen Bevölkerung symmetrische Kniescheiben selten und die Gruppen II und III am häufigsten vertreten sind, wurde in der Folge oft nicht nur Gruppe IV, sondern auch Gruppe II und III, also

---
[1] G. Wiberg: Roentgenographic and anatomical studies on the femoropatellar joint. Acta orthop. scand. 1941, 12: 319–410

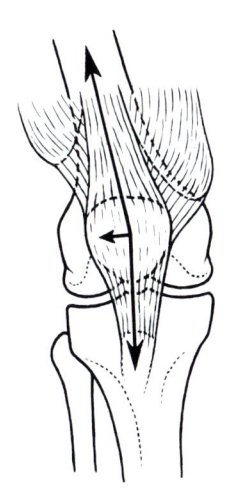

Abb. 66.19: Die **Zugrichtung des Kniestreckapparates** verläuft leicht geknickt und entspricht damit dem **physiologischen Valguswinkel** des Femurschaftes. Daraus resultiert eine seitliche Kraft, welche die Patella *nach lateral* zieht. Diese Tendenz spielt eine Rolle bei der habituellen Patellaluxation und wahrscheinlich auch beim Patellasyndrom. Schließlich macht sie oft Schwierigkeiten nach Kniegelenkersatz.
Der *M. vastus medialis* hat besondere Bedeutung, indem er dieser Tendenz entgegenwirkt. Er sollte deshalb gut *trainiert* werden.

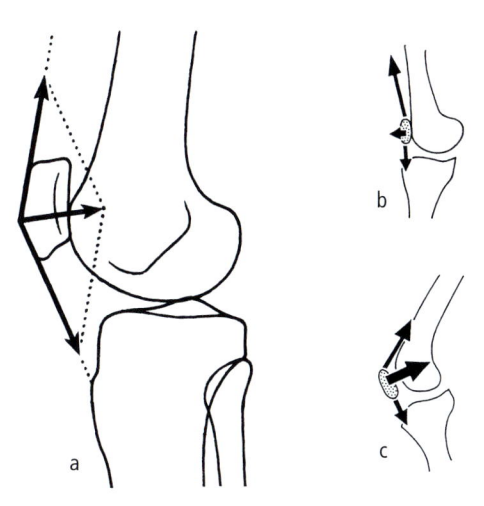

Abb. 66.20: Der **Druck im patello-femoralen Gelenk** hängt von der Beugestellung des Knies ab (a). Bei vollständig *gestrecktem Knie* (b) ist er *praktisch gleich Null* und bei leicht gebeugtem Knie, wie z. B. beim normalen Gehen, nicht allzu groß. Sehr *groß* wird er bei *starker Flexion* (c), etwa bei tiefen Kniebeugen. Der Druck der Patella gegen die Femurkondylen ist zur Stabilisierung des Kniegelenkes notwendig, da sonst das Femur bei gebeugtem Knie die Tendenz hätte, nach vorne über die Tibiakondylen abzugleiten.
Schonen kann man die Patellagelenkfläche, indem man *Kniebeugen vermeidet* (ebenso Kraftübungen mit gebeugten Knien), nicht in die Knie abwippt und abfedert, sondern eher mit gestreckten Knien steht und geht.
Die Vorverlagerung der Tuberositas tibiae nach ventral (von Maquet und Bandi empfohlen), in der Absicht, durch Verkleinern des Hebelarmes den Druck in der Patella zu verringern, hat mehr Nachteile als Nutzen: Schon die Biomechanik ist wesentlich komplexer als das simple Modell, und die Resultate sind im Allgemeinen langfristig nicht gut.

alle asymmetrischen Kniescheiben, als dysplastisch bezeichnet, was sicher nicht zutrifft. *Wiberg* selbst hat *nie* von Dysplasie gesprochen.
Diese *physiologische Besonderheiten* sind für das Verständnis des Streckapparates von Bedeutung. Sie erklären:

- die *Asymmetrie normaler Kniescheiben*, die vor allem auf axialen Röntgenbildern sichtbar wird
- die *laterale Luxationstendenz* dysplastischer und instabiler Kniescheiben
- die Tatsache, dass Patellaarthrosen fast immer *lateral* beginnen und gehäuft bei Genua valga auftreten.

Die praktische Beanspruchung der Patella

Es ist vielleicht interessant, die Beanspruchung der Patella *bei verschiedener körperlicher Belastung* kurz zu betrachten:
Der axiale Druck auf die Patella wird durch die Umlenkung der Quadrizepsstreckkraft erzeugt, ist also vor allem *von der Kniebeugung abhängig* (**Abb. 66.20**).
Dies bedeutet, dass **in Streckstellung** *kein* oder nur geringer *axialer Druck auf die Patella* wirkt. Damit stimmt der anatomische Befund überein, dass die Patella bei gestrecktem Knie nicht der femoralen Knorpelfläche, sondern unmittelbar dem Recessus suprapatellaris aufliegt (s. Abb. 66.13e). Es ist anzunehmen, dass der Schmerz bei einem positiven Zohlenzeichen (Druck auf die Patella gegen das Femur bei gestrecktem Knie, s. Kap. 66.4.3) von hier und nicht vom Knorpel ausgeht.
Umgekehrt ist **isometrisches Quadrizepstraining bei gestrecktem Knie** auch bei Patellasyndromen weitgehend *schmerzfrei* möglich (im Gegensatz zum oft schmerzhaften isotonischen Krafttraining an Maschinen). *Beim Gehen* wird die größte Quadrizepskraft zu Beginn der Standphase, beim Aufsetzen der Ferse zum Abfangen des Körpergewichtes, benötigt. In dieser Phase ist das Knie lediglich um etwa 10° bis 20° gebeugt, der Druck auf die Patella deshalb verhältnismäßig gering (Abb. 66.20b).
Wesentlich *größere Beanspruchung* erfährt sie etwa beim **Treppabgehen**, wenn das belastete Knie gebeugt werden muss, sowie beim Bergabgehen, wenn das Körpergewicht im Knie federnd aufgefangen werden sollte. Dies entspricht auch der klinischen Erfahrung,

dass beim «Patellasyndrom» meist zuerst über Schmerzen beim Abwärtsgehen geklagt wird.

Besonders groß ist die *Belastung* bei **stark gebeugtem Knie**. Davon kann man sich überzeugen, indem man versucht, auf einem Bein aus der *Hocke* aufzustehen. Solchen Beanspruchungen sind vor allem bestimmte Berufsgruppen und Sportarten (Skiabfahrt) ausgesetzt (Abb. 66.20 c).

Bei Beugung über 90° wird die Patella jedoch bei unserer sitzenden Lebensweise wenig beansprucht. (In Ländern, in denen man weniger auf Stühlen als auf dem Boden sitzt, ist dies anders.)

Trotzdem sind *Schmerzen nach längerem* **Sitzen** mit stark gebeugten Knien ein typisches Symptom beim «Patellasyndrom». In dieser Stellung liegt die Patella in der Interkondylärgrube, während die Quadrizepssehne der femoralen Gelenkfläche direkt aufliegt. Auch diese Schmerzen gehen wahrscheinlich nicht vom Knorpel, sondern von den umgebenden Weichteilen aus.

Gleitweg und Kontaktflächen der Patella

Bei vollem Bewegungsumfang des Kniegelenks überstreicht die Patella einen mehr als 10 cm langen Weg auf der vorderen Femurgelenkfläche (s. Abb. 66.62). Bei *gestrecktem* Knie liegt die Patella dem Recessus suprapatellaris direkt an. In dieser Stellung wirkt praktisch kein oder nur sehr geringer axialer Druck. Auch ist die Kniescheibe seitlich noch ziemlich *locker* verschieblich. Luxationen und *Subluxationen* ereignen sich in dieser Stellung am leichtesten.

Bei **Beugung** kommt zuerst der distale Pol der Patella mit der knorpeligen *Femurgleitrinne* in Berührung, wird dadurch zentriert und gewinnt zunehmend eine seitliche Führung. Die Kontaktfläche auf der Patella wandert weiter nach kranial, liegt bei 60° Flexion ungefähr in der Mitte und erreicht schließlich den oberen Patellarand. Bei Beugung über 90° beginnt die Patella in die Fossa intercondylica einzusinken, wobei nur noch der bis dahin unbelastete medial gelegene Anteil der *medialen* Gelenkfacette, die so genannte «odd facet», mit der lateralen, gegen die Fossa intercondylica gewandten Seite des medialen Femurkondyls in Kontakt kommt, während die lateralen Gelenkflächen weiter kongruenten Kontakt haben (**Abb. 66.21**).

Bei Beugewinkeln von über 90° wird zudem ein Teil der axialen Kraft nicht über die Patella, sondern über die Quadrizepssehne auf das Femur geleitet (s. Abb. 66.4 a).

Mit diesen Belastungsverhältnissen hängt möglicherweise der eigentümliche Aspekt der ganz *medial gelegenen patellaren Gelenkfazette* zusammen: Diese weist große individuelle Unterschiede auf, häufig

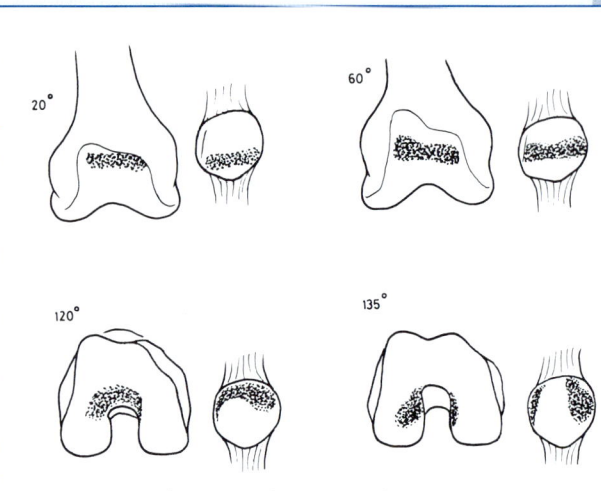

Abb. 66.21: Die **Kontaktflächen im femoro-patellaren Gelenk**.

Bei vollständig *gestrecktem* Knie liegt die Patella oberhalb der Kniegelenkflächen im Recessus suprapatellaris.
- Bei *20° Beugung* liegt der untere Patellapol dem oberen Abschnitt der femoralen Gelenkfläche auf.
- *Bei 60°* verschieben sich beide Berührungsflächen zur Mitte hin. In dieser Stellung ist das Gelenk einigermaßen kongruent (s. a. Abb. 66.15 a).
- *Bei 120° Flexion* berührt der obere Patellapol den Rand der Interkondylärgrube, und
- *bei 135°* stützt sich die Patella nur noch mit den seitlich gelagerten Gelenkflächen ab. Die *mediale Gelenkfacette* der Patella kommt genau an diejenige Stelle des medialen Femurkondylus zu liegen, wo die *Osteochondrosis dissecans* am häufigsten beobachtet wird. Zufall?

Die genaue Analyse zeigt, dass Mechanik und Kongruenz des patello-femoralen Gelenkes sehr *komplex* sind (Abb. 66.26). Werden sie verändert durch Eingriffe an Sehnen oder Sehnenansätzen, so ändert sich auch der ganze Mechanismus in einer Weise, die nicht vorauszusehen ist. Solche Störungen können deletäre Folgen haben (so wirkt sich z. B. eine Distalisierung der Patella auf die Dauer sehr ungünstig aus).

auch Knorpelveränderungen: Die «Chondromalazie» wird besonders häufig an dieser Stelle beobachtet (s. Kap. 66.8.1).

Fazit für die Praxis

1. Das *Patello-Femoralgelenk* ist ein komplexes, zum Teil noch wenig verstandenes Gebilde. Mechanisch konzipierte Operationen, aus simplifizierenden Theorien abgeleitet, haben mehrheitlich versagt und entsprechen nicht mehr den Anforderungen an wissenschaftliche Evidenz (vgl. Abschnitt «Das patello-femorale Schmerzsyndrom», Kap. 66.4.3).
2. Gezieltes isometrisches Quadrizepstraining bei gestrecktem Knie ist *die geeignete* **Therapie** bei Patellaproblemen.

66.4.2
Habituelle Patellaluxation und Patelladysplasie

Pathologie

Eine *normale* Patella luxiert selten und nur bei massivem Trauma. Bei der habituellen, rezidivierenden Patellaluxation ist eine *Anlage* dazu *angeboren*: eine **Dysplasie**, vor allem der Patella selbst und des lateralen Femurkondylus, der mehr oder weniger stark abgeflacht ist.

Oft findet sich auch eine *Dystopie* der Patella, ein Hochstand (Patella alta) und eine Verschiebung nach lateral. Häufig kommt ein Genu valgum, manchmal auch eine Abnormität im Kniestreckapparat dazu. Typisch ist eine Atrophie des Vastus medialis. Die Veränderungen können verschieden stark ausgeprägt sein. Oft findet man sie, entsprechend der angeborenen Anlage, an beiden Knien.

In typischen Fällen ist die habituelle Patellaluxation ein gut umschriebenes und *eindrückliches* Krankheitsbild:

Klinik

Ohne eigentliches Trauma, bei irgendeiner brüsken Bewegung, *knickt* das Knie *plötzlich* unter einem scharfen Schmerz ein. Der Patient, in der Regel ein Kind oder Jugendlicher, häufiger ein Mädchen als ein Knabe, *stürzt* unvermittelt und kann nicht mehr aufstehen. Manchmal findet man die Kniescheibe noch luxiert. Sie liegt auf der Außenseite des Knies, die normale Kniekontur ist verändert.

Diagnose

Meistens ist die Patella *leicht zu reponieren* (in Streckstellung). In vielen Fällen springt sie sofort wieder in ihre normale Lage zurück, so dass der Arzt nur noch ein schmerzhaftes Knie mit einem großen blutigen Erguss findet und die Diagnose leicht verpasst, wenn er sich nicht durch die **Anamnese** auf die Patellaluxation hinweisen lässt: Die Patienten schreiben den Sturz und die Knieschmerzen einem Unfall zu und sprechen von einer «Knieverrenkung». Auf genaueres Befragen geben sie aber oft eine Knieschwäche, ein plötzliches «Nachgeben» («giving way») und «Einsinken» des Knies an. Bei *mehrmaligen Luxationen* ist die Diagnose leichter.

Bei der **Untersuchung** fällt die Dysplasie und die leichte Verschieblichkeit der Patella nach lateral auf. Versucht der Arzt, sie zu luxieren, spannen die Patienten das Knie ängstlich an («apprehension sign», **Abb. 66.22**). Eine vollständig luxierte Patella bekommt man selten zu sehen.

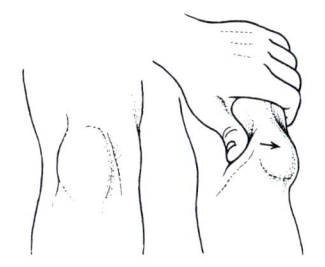

Abb. 66.22: «Apprehension-Test».
Beim passiven Verschieben der Patella nach lateral haben Patienten mit instabiler Patella plötzlich das Gefühl, diese luxiere im nächsten Augenblick. Sie versuchen, dies mit Abwehrspannung zu verhindern. Patienten mit habitueller Patellarluxation *haben Angst* vor diesem Manöver.

Die **Röntgenbilder** zeigen manchmal die Dysplasie, besonders gut auf **axialen** Aufnahmen der Patella. Diese werden mit Vorteil in Rückenlage bei etwa 45° Kniebeugung gemacht, damit auch die patellaren Gelenkflächen des Femur zur Darstellung kommen (Abb. 66.10, **Abb. 66.23** u. **Abb. 66.24**). Wenn der laterale Femurkondylus vorne abgeflacht erscheint, ist die Ursache der Luxation offensichtlich: der fehlende seitliche Widerhalt (Abb. 66.23 e).

Durch die Wucht der Luxation können Knorpelfragmente abgeschert werden.

Verlauf

In der Regel luxiert die Patella erstmals in der Kindheit oder Adoleszenz, in den meisten Fällen nur ein oder wenige Male, in anderen folgen sich die Luxationen in immer kürzeren Abständen. Der Vorgang kann sich *jederzeit wiederholen*. Diese **ständige Bedrohung** ist es, mehr als das Ereignis selbst, welche schließlich die Operation erfordert. Nur eine solche kann die Luxationsbereitschaft beseitigen.

Auch in der Zeit *zwischen den Luxationen* kann der Zustand Beschwerden verursachen. Andererseits können unklare Knieschmerzen nicht selten auf eine Patelladysplasie und -dystophie zurückgeführt werden, ohne dass es jemals zur Luxation gekommen wäre. Einzelne dieser Fälle werden durch die Operation gebessert.

Die veränderten Verhältnisse in der femoro-patellaren Gleitfläche führen häufig mit der Zeit zur *Arthrose* in diesem Gelenk. Auch die operative Beseitigung der Luxation kann diese Entwicklung *nicht* mit Sicherheit aufhalten (s. Kap. 66.8.2).

Therapie

Die akut luxierte Patella kann – falls sie sich nicht schon spontan eingerenkt hat – bei gestrecktem Knie

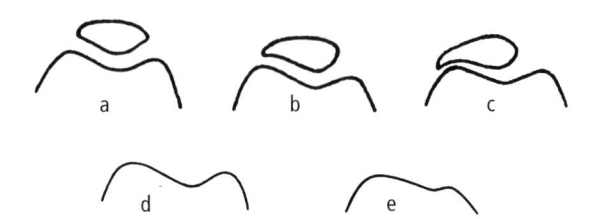

Abb. 66.23: Die Patella im axialen Röntgenbild.
Die *Form* der Patella ist – im Gegensatz etwa zum Hüftgelenk, das kreisrund sein muss – in ziemlich weiten Grenzen *variabel*. **Wiberg** hat verschiedene Formen unterschieden: Von der symmetrischen Patella, bei welcher mediale und laterale Gelenkfläche etwa gleich groß erscheinen, und der Winkel zwischen beiden sehr stumpf ist (über 120°) (a), bis zu stark asymmetrischer Patella, mit breiter lateraler und schmaler medialer Gelenkfläche und kleinerem Winkel zwischen beiden (bis etwa 100°) (b), gibt es alle Varianten. Die Mehrzahl der Kniescheiben ist **asymmetrisch** und muss als **normal** angesehen werden. Von einer *Patelladysplasie* kann wohl nur bei stärkerer Asymmetrie, Verplumpung, oder bei ausgeprägter Hypoplasie der medialen Gelenkflächen gesprochen werden (vgl. «Die Asymmetrie des Streckapparates», in Kap. 66.4.1).

Gelegentlich findet man damit verbunden eine *Lateralisierung*, eine Kippung nach lateral oder ein Übergreifen des lateralen Patellapoles über den lateralen Femurkondylus hinaus (c). Hier zeigt sich der Zusammenhang zwischen habitueller Patellaluxation und -dysplasie. Solche Fälle sind eindeutig pathologisch und zeigen in der Regel bald auch degenerative (Knorpelusuren) und reaktive (Sklerosierung, Osteophyten) Veränderungen und gehen in das Bild der *femoro-patellaren Arthrose* über (s. Abb. 66.44).

Die Beurteilung der Weite des Gelenkspaltes ist meist nicht einwandfrei möglich wegen projektionsbedingter Überschneidungen.

Die Patella kann natürlich nur im Zusammenhang mit ihrem Gegenpart, der femoralen Gleitrinne, beurteilt werden. Erst gemeinsam bilden sie ein *kongruentes Gelenk* (vgl. Abb. 66.26).

d) Die patellare Gelenkfläche der **Femurkondylen** im axialen Röntgenbild, einigermaßen normale Verhältnisse, lateraler Kondylus breiter und höher als medialer. Die Patella gleitet in einer Rinne.

e) abgeflachte Rinne, lateraler Kondylus niedrig, dysplastisch. Solche Veränderungen spielen wahrscheinlich eine größere Rolle in der Pathologie der instabilen Patella als die Form der Patella selbst.

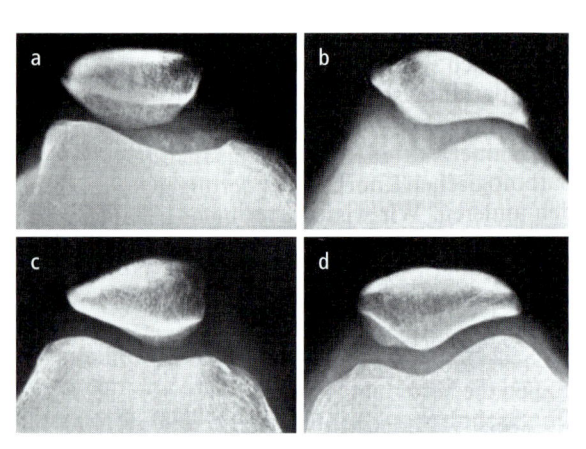

Abb. 66.24: Pathologie der Patella, vier axiale Röntgenaufnahmen.
a) Angeborene *Dysplasie* von Patella und Femurkondylen bei *11-jährigem Knaben*. Deutliche Subluxationsstellung der Patella nach lateral.
b) Kippstellung bei Subluxation, *21-jährige Frau*. Je nach Stellung des Knies bei der Röntgenaufnahme kann die Patella auch beim Normalen ein wenig gekippt erscheinen. Lateral bereits Zeichen einer *beginnenden Arthrose*.
c) Erhebliche Dysplasie, keine Verschiebung, bei einem *17-jährigen Mädchen* mit habitueller Patellaluxation. Auch ihre Schwester wurde wegen der gleichen Krankheit operiert.
d) Patella einer *22-jährigen Frau*, die schon jahrelang Kniebeschwerden hatte. «Chondropathia patellae». Die Patella ist etwas asymmetrisch, aber nicht eigentlich pathologisch, doch hatte man klinisch den Eindruck, dass sie stärker auf den lateralen Femurkondylus drückt («*Hyperpressionssyndrom*»). In solchen Fällen mit hartnäckigen, therapieresistenten Schmerzen kann eine Operation (zur Beseitigung des asymmetrischen Druckes lateral) vielleicht helfen.

ohne Schwierigkeiten nach medial reponiert werden. Nach kurzer Zeit gehen Erguss und Schmerzen unter Ruhigstellung zurück.

In der Regel ist primär **konservative** Therapie angezeigt: Intensives (isometrisches, s. Kap. 66.4.1 u. Abb. 17.10) **Quadrizepstraining** bringt in der Mehrzahl der Fälle mit der Zeit eine gewisse Stabilisierung des Streckapparates, so dass später keine Luxationen mehr auftreten.

Operationen drängen sich nur bei dauernd wiederholten Luxationen auf:

Die ständige Bedrohung durch eine unvermittelte Luxation ängstigt die Patienten, kann aber auch gefährlich werden, etwa beim Überqueren einer verkehrsreichen Straße.

Häufige Luxationen und chronische Beschwerden sind daher eine Indikation zur Operation.

Verschiedene Verfahren werden je nach Befunden im Einzelfall angewandt. Keines ist ideal (Rezidive, Schmerzen, Arthrose), keines vermag die anatomischen Verhältnisse ganz zu normalisieren, und die Ergebnisse, vor allem auf längere Sicht, sind nicht durchwegs gut.

- Ein ausgeprägtes Genu valgum verstärkt die Luxationsbereitschaft, indem die Gleitbahn der Patella mehr lateral zu liegen kommt. Hier ist eine *Korrekturosteotomie* notwendig.
- Bei Kindern und Jugendlichen im Wachstumsalter kommen **Weichteiloperationen** in Frage. Zahlreiche verschiedene Methoden wurden empfohlen: Spalten der lateralen bzw. Raffen der medialen Retina-

cula patellae, Kapsel-, Sehnen- und Muskelplastiken, Verpflanzen eines Teils des Ligamentum patellae nach medial [Goldthwait] usw.).
- Erst nach Abschluss des Wachstums ist die **Transposition der Tuberositas tibiae** mitsamt dem Ansatz des Lig. patellae nach medial (nach Roux, Elmslie) möglich. Ein häufiger Fehler ist, dass die Tuberositas zu weit nach distal verschoben wird. Bei noch offenen Epiphysenfugen führt diese Operation zu Wachstumsstörungen an der proximalen Tibiaepiphyse mit späterem Germ recurvatum. Der «Roux» ist deshalb für Kinder nicht geeignet, ebenso wenig wie andere Knochenoperationen im Bereich der Wachstumsfugen (vgl. Abb. 28.6).
- Bei schwerer *Dysplasie des femoralen Gleitlagers* wurde versucht, dieses operativ zu verbessern. Längerfristige Resultate fehlen.
- Eine femoro-patellare Arthrose erfordert gelegentlich die Patellektomie.

Schon diese Zusammenstellung zeigt, dass offenbar keine dieser Operationen wirklich befriedigt. Tatsächlich ist man froh, wenn es ohne Operation geht. Erscheint eine solche trotzdem notwendig, ist eine genaue Analyse des Problems und sorgfältige Planung im Einzelfall gefragt.

Nicht weniger Probleme bietet das folgende Krankheitsbild, von dem die «Dysplasie» nicht immer klar abgrenzbar ist (vgl. Abb. 66.24).

66.4.3
Das patello-femorale Schmerzsyndrom («Chondropathia patellae»)

In den 1990er-Jahren scheint die Zahl der jungen Leute, die über Schmerzen im Bereich der Kniescheibe klagen und deshalb ärztliche Hilfe suchen, stark zugenommen zu haben. Damit hat ein früher wenig beachtetes Problem erhebliche Bedeutung bekommen: der **«vordere Knieschmerz»**. Was ist die Ursache? Und wie können wir diesen Patienten helfen?

Eine rätselhafte Krankheit

Es ist vielleicht nicht falsch, sich von Zeit zu Zeit daran zu erinnern, wie wenig wir Ärzte eigentlich wissen und wie hilflos wir in manchen Belangen sind. Gute Gelegenheit dazu bietet die **Patellapathologie**:

1. Die genaue **Biomechanik des Streckapparates** ist nur teilweise geklärt. Unsere Modelle, von denen einige in Kapitel 66.4.1 «Funktionelle Anatomie» zu beschreiben versucht wurden, stellen nur grobe Vereinfachungen dar, die den tatsächlichen komplexen Verhältnissen nicht leicht gerecht werden. Diese entziehen sich immer wieder einer Quantifizierung, auch durch *radiologische Messmethoden*. Es entspringt unkritischem Wunschdenken, wenn den meist jungen Patienten therapeutische Eingriffe oder prophylaktische Operationen lediglich auf Grund theoretischer biomechanischer Modelle und morphologischer Messwerte empfohlen und an ihnen ausgeführt werden, wie es während einiger Zeit Mode war (s. Kap. 66.4.3).

2. Die **anatomische Form der Patella** und ihres femoralen Gleitlagers ist in weiten Grenzen **variabel**. Offensichtlich sind die Übergänge zwischen «normal» und «pathologisch» gleitend. Zwar ist der Prozentsatz der stark asymmetrischen Kniescheiben unter den schmerzhaften Knien und jenen mit eindeutigen pathologischen Knorpelveränderungen höher als bei den anderen. Wir wissen aber nicht genau, was als morphologisch «normales» Knie zu gelten hätte und was als «abnormal» zu bezeichnen wäre, d.h. welche Formvarianten zu Symptomen führen und welche nicht. *Querschnittsuntersuchungen* zeigen wohl einigermaßen die Verteilung der einzelnen Varianten in der Durchschnittsbevölkerung auf, sagen aber noch nichts über ihre krank machende Wirkung auf lange Sicht. Dazu wären *Längsschnittsuntersuchungen* über Jahre und Jahrzehnte hinweg notwendig, doch solche fehlen fast vollständig (s. Kap. 25). Somit kennen wir **die prognostische Bedeutung** der zahlreichen *morphologischen Varianten* nicht und wissen auch nicht, welche und wie sie prophylaktisch zu behandeln wären (**Abb. 66.25, Abb. 66.26**). Wir müssen uns darauf beschränken, nur die eindeutigen, relativ massiven Veränderungen festzustellen, deren Krankheitswert und Prognose bekannt sind. Dies heißt allerdings noch nicht, dass wir in jedem Fall eine kausale Therapie oder gar eine wirkungsvolle Prophylaxe anzubieten hätten. Jedenfalls sind Operationen, die lediglich auf

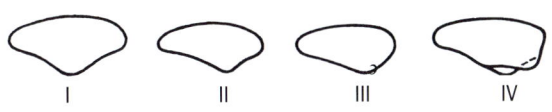

Abb. 66.25: Die **Einteilung der Patellaformen** von Gunnar **Wiberg**.
Gruppe I: Symmetrische Patella
Gruppe II: leichte Asymmetrie
Gruppe III: erhebliche Asymmetrie
Gruppe IV: starke Asymmetrie, mediale Gelenkfacette konvex.
Diese Einteilung ist eine rein *morphologische* und sagt noch *nichts* aus über die Pathologie, außer bei Gruppe IV. Asymmetrie ist nicht gleich Dysplasie. Erklärung im Text (s.a. Kap. 66.4.1).

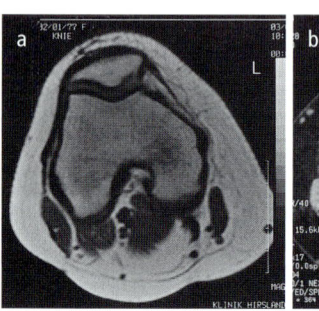

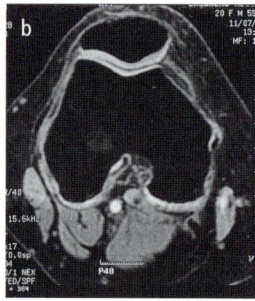

Abb. 66.26: Das **Femoro-Patellargelenk**.
Während im konventionellen axialen Röntgenbild die Patella nicht besonders genau zur femoralen Gleitfläche zu passen scheint, ist das Femoro-Patellargelenk **im MRI** exakt **kongruent**, dank dem (hier sichtbaren) Gelenkknorpel. Er ist z. B. an der Patellarückfläche dicker als auf der femoralen Gleitrinne.
a) u. b): Verschiedene Einstellungen der MRI-Parameter ergeben verschiedene Kontraste: a) hier ist der Gelenkknorpel grau, zwischen der schwarzen subchondralen Kortikalis. b) mit dieser Bildgebung erscheint der Knorpel hell, gegenüber dem schwarzen Knochen. Der Gelenkspalt ist dunkel. Für die Beurteilung des patello-femoralen Gelenkes und die Diagnose einer allfälligen «Patelladysplasie» geben gewöhnliche (axiale) *Röntgenbilder* nur eine grobe Orientierung. Für Operationsindikationen genügen sie nicht. Die Kongruenz dieses Gelenkes ist tatsächlich in der Regel viel besser, als das Röntgenbild und alle darauf basierenden Messmethoden suggerieren (vgl. Abb. 66.28).

Grund von rein theoretischen Hypothesen ausgeführt werden, problematisch.

3. Die **Physiologie des Gelenkknorpels**, des wichtigsten Gewebes im Gelenk, seine physikalischen und biologischen Eigenschaften, seine Funktion unter Beanspruchung, seine Verletzlichkeit, Resistenz und Reaktion sowie seine Veränderungen im Alter sind trotz sehr vieler Detailkenntnisse weitgehend unbekannt bzw. noch nicht verstanden (s. Kap. 6 u. Kap. 6.4). Wir kennen zwar morphologisch eine Reihe von Knorpelläsionen, doch wissen wir nicht, welche klinisch stumm bleiben und nicht weiter fortschreiten, somit als harmlos anzusehen sind, und welche sich langsam aber stetig progredient zur Arthrose entwickeln – und worauf diese Unterschiede beruhen.

Zwei Dinge allerdings sind unbestritten:
- *Knorpelschäden heilen nicht*, und Knorpeldefekte werden nie durch gleichwertigen hyalinen Knorpel ersetzt;
- *Knorpelschäden bleiben symptomlos*, solange sie innerhalb der Knorpelschicht lokalisiert sind. Sie werden erst symptomatisch, wenn sie bis auf den darunterliegenden Knochen reichen.

Diese Erkenntnis gibt Anlass zu Skepsis gegenüber den meisten Theorien, welche die Schmerzen auf Knorpelveränderungen (nicht arthrotische) zurückführen, und gegenüber chirurgischen Eingriffen an solchem Knorpel. Es gibt keine wissenschaftlich gesicherte Grundlage, die dazu berechtigen würde, davon einen therapeutischen Effekt zu erwarten.

4. *Eine* **Korrelation** *zwischen* **Symptomen** (Schmerzen) *und objektiven* (morphologischen) **Befunden** kann bei der Mehrheit der Fälle *nicht* gefunden werden: Ebenso häufig lassen sich bei Patienten, die über Knieschmerzen klagen, keine objektivierbaren Ursachen finden, wie andererseits auch erhebliche Knorpelveränderungen symptomlos bleiben. Dies deckt sich mit der Erkenntnis, dass Knorpelschäden, welche nicht bis auf den Knochen reichen, in der Regel keine Schmerzen verursachen.

Andererseits spielen **muskelphysiologische** und -pathologische Veränderungen wahrscheinlich eine nicht zu unterschätzende, aber schwierig zu fassende Rolle.

Unter diesen Umständen erstaunt es nicht, dass Diagnosen oft im Unklaren stecken bleiben, dass eine *Vielzahl von Therapien*, vor allem auch operative, vorgeschlagen wurden, welche dann aber meist enttäuscht haben, und dass schließlich Begriffsverwirrungen nicht ausgeblieben sind.

Zu den Begriffen

«Chondromalazie» bedeutet Knorpelerweichung. Die Bezeichnung wurde erstmals in den 1920er-Jahren für bestimmte Knorpelschäden an der Patella gebraucht, wobei eine traumatische Genese vermutet wurde, sodann für eine eigenartige typische «Erweichung» des Knorpels, welche besser palpierbar als sichtbar ist. Als pathologisch-anatomischer Begriff ist die «Chondromalazie» klar und eindeutig. Allerdings ist er dann, vor allem im angelsächsischen Sprachraum, in den klinischen Gebrauch gekommen und wurde schließlich als «Diagnose» für alle unklaren Beschwerden im vorderen Kniegelenkabschnitt gebraucht. Im deutschen Sprachgebiet wird das Wort «Chondropathie», also «Knorpelleiden», als Synonym dafür gebraucht.

Beide Wörter suggerieren einen *kausalen* Zusammenhang zwischen einem pathologisch-anatomischen Befund und subjektiven Symptomen und damit eine kausale Behandlungsmöglichkeit, wo keinerlei Beweise für eine solche Annahme vorliegen.

Der Wahrheit und dem Stand des Wissens eher angemessen wäre es, von «*Schmerzen im vorderen Kniebereich*» bzw. vom «vorderen Knieschmerz» zu sprechen. Keine der vorgeschlagenen Bezeichnungen hat sich bisher eindeutig durchsetzen können. Die angelsächsische Bezeichnung «anterior knee pain» drückt unsere Unwissenheit deutlich aus und ist weit genug gefasst, alle Aspekte des Phänomens einzuschließen.

Der Begriff **«femoro-patelläres Schmerzsyndrom»** beschränkt sich auf das Gelenk im engeren Sinne. Trotzdem ist er vielleicht unspezifisch und unprätentiös genug – und auch schon ziemlich gut eingeführt –, dass er hier gebraucht werden soll.

In diesem Sammeltopf stecken vorläufig noch mehr Fragen als Kenntnisse, doch gilt es, im Hinblick auf die Praxis, diese klar auseinanderzuhalten.

Eine Reihe von Fakten sind bekannt; von diesen ist auszugehen:

Pathologie und Ätiologie

Knorpelveränderungen an der Patellarückfläche finden sich nicht selten schon bei Jugendlichen, nehmen normalerweise mit den Jahren zu und sind im Alter ein gewöhnlicher Befund. Er ist vorwiegend durch Verdickung, Erweichung, Aufsplitterung und Abscherung gekennzeichnet («Chondromalazie», s. Kap. 66.8.1), welche nicht bis auf den Knochen hinunterreichen. Diese Veränderungen sind also offenbar bis zu einem gewissen Grad *normal* und nicht als pathologisch anzusehen.

Bei ihrer Entstehung sind wohl auch andere Mechanismen als lokale Überbeanspruchung im Spiel, denn sie finden sich gehäuft auch im Bereich der **medialen Gelenkfazette**, die normalerweise *weniger* belastet ist als die laterale. Dass eine «Hypopression» als Ursache in Frage kommt, ist lediglich eine Vermutung. Andererseits spielen vielleicht Friktionen beim Abgleiten des medialen Patellarandes über die Kante des medialen Femurkondylus in die Interkondylärgrube eine Rolle (**Abb. 66.27**).

Jedenfalls entwickeln sich diese Veränderungen nur selten zu manifesten degenerativen Schäden (s. Kap. 66.8.2).

Die *klinische Bedeutung* aller dieser Befunde am medialen Aspekt der Patella ist deshalb verhältnismäßig gering. Da sie in der Optik des Arthroskops vergrößert erscheinen, ist diese Feststellung vielleicht nicht überflüssig. Meist überflüssig, wenn nicht schädlich, ist hingegen das Abtragen (shaven) solchen Knorpels, in der Meinung, Therapie oder gar Prophylaxe betreiben zu können. Sie entbehrt rationaler Grundlagen.

Die Knorpelschäden, die *zur Arthrose* führen, sind meist von anderer Art: Sie sind weniger durch Verdickung, Erweichung und Aufsplitterung als durch stetig fortschreitende Abscheuerung des Knorpels bis auf den Knochen gekennzeichnet. Diese Läsionen finden sich am häufigsten am First, etwas oberhalb der Mitte der Patella. *Sie beginnen* meist **lateral** und breiten sich dann quer über die ganze Patella aus. Sie sind Ausdruck lokaler Überbeanspruchung, sind in der Regel irreversibel, progredient und zeigen später die typischen Knochenreaktionen der Arthrose.

Man hat von «lateralem *Hyperpressionssyndrom*» gesprochen und eine anatomische Asymmetrie («malalignment») und/oder ein funktionelles (muskuläres) Ungleichgewicht im Streckapparat als Ursache dafür angesehen. Bei stärker ausgeprägten Symptomen würde dieses Bild einer lateralen Instabilität der Patella bzw. der habituellen Patellaluxation entsprechen mit der dieser zu Grunde liegenden konstitutionellen Dysplasie; jedenfalls ist die Pathomechanik dieselbe (**Abb. 66.28**).

Diese Fälle lassen sich manchmal aus dem Sammeltopf des «patellofemoralen Syndroms» diagnostisch ausgliedern und entsprechend differenziert behandeln.

Bei einigen Patienten ist die auslösende Ursache der Schmerzen wahrscheinlich **traumatisch**. Kontusionen können Knorpelschäden setzen, die sich klinisch und radiologisch nicht feststellen lassen. Allerdings ist bei diesen Fällen operativ wenig auszurichten.

Bei der großen Mehrzahl der jüngeren Patienten findet man jedoch keine Ursache für ihre Knieschmerzen. Für diese bietet sich das wissenschaftlich klingende Wort **«idiopathisch»** an.

Es ergibt sich folgende **Einteilung des femoro-patellären Syndroms**:

1. laterale Instabilität der Patella, evtl. mit habitueller Luxation. Ursache meist Dysplasie (kongenital) von Patella und Femurkondylen. Von diesen wahrscheinlich nicht scharf zu trennen:
2. «Malalignment», «Hyperpressionssyndrom», schließlich Patellaarthrose
3. traumatische (Knorpel-)schäden
4. unbekannte Genese: «Idiopathische Chondropathie» (die Mehrzahl aller Fälle). Die «Chondromalazie» im engeren Sinne und die Patellaarthrose sind als degenerative Krankheiten dort (Kap. 66.8) aufgeführt.

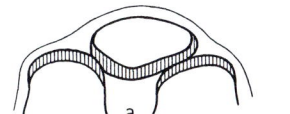

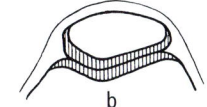

Abb. 66.27: Die **Kongruenz des patello-femoralen Gelenkes** bei annähernd *gestrecktem* Knie (a) ist gut, doch bei stark *gebeugtem* Knie (b) sinkt die Patella in die Interkondylärgrube und steht nur noch am Rande mit den Femurkondylen in Kontakt, medial überdies nur schmalbasig und schief, mit ihrer «odd facet». An dieser Stelle findet sich stark verdickter, oft malazisch veränderter Knorpel, auch beim Gesunden.

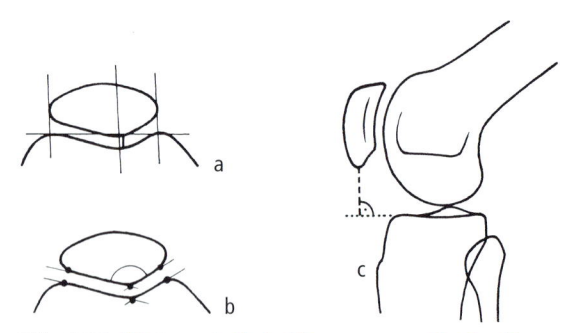

Abb. 66.28: Röntgenologische Messungen an der Patella.
a) und b) im *axialen Bild*: Eine Reihe von Messpunkten, Distanzen, Quotienten und Winkeln wurden angegeben, um das femoro-patellare Gelenk besser beurteilen zu können. Keine davon sind genau: Schon die Standardisierung der axialen Aufnahmen gelingt schlecht, und die Fehlergrenzen von Messungen sind hoch. Überdies lässt sich *nicht* eindeutig definieren, was normal oder was pathologisch sei. Schließlich ist die Patella sehr beweglich, ihre Stellung im Röntgenbild zufällig (vgl. Abb. 66.26).
c) Die **Höhe der Patella** kann am besten im *Seitenbild* (bei gebeugtem Knie, damit die Patellarsehne gestreckt ist) beurteilt werden: Der Abstand der Patella von der Ebene der Tibiagelenkfläche ist der Länge der Patellagelenkfläche vergleichbar. Starke Abweichungen werden als **Patella alta** bzw. als **Patella baja** bzw. infera (Patellatiefstand) bezeichnet.

Hoch stehende Kniescheiben findet man gehäuft bei *Instabilitäten* und habituellen Subluxationen, eine *tief stehende* Patella entsteht fast ausschließlich *iatrogen*, z.B. als Folge einer Operation an der Tuberositas tibiae (Verlagerung). Sie kann erhebliche Beschwerden machen. Bei Operationen sollte eine Distalisierung der Tuberositas auf jeden Fall vermieden werden.
(Die Bestimmung der Patellahöhe aus dem Verhältnis der Länge der patellaren Gelenkfläche zur Länge des ligamentum patellae ist ziemlich ungenau. Auch die Methode von Blumensaat ist vom Beugewinkel des Kniegelenkes abhängig und deshalb wenig zuverlässig.)

Das Krankheitsbild

Im Vordergrund stehen *chronische Knieschmerzen meist beidseits.* In der Praxis sind es vor allem *junge Mädchen*, aber auch *Jünglinge*, die über Schmerzen im Bereich der Kniescheiben klagen, v.a. nach größeren Anstrengungen. Gelegentlich ist ein stumpfes Knietrauma vorausgegangen, doch häufiger sind die Beschwerden spontan aufgetreten, vielleicht nach einer etwas ungewohnten Beanspruchung. Typisch ist die Angabe, dass die *Schmerzen* beim *Treppabgehen*, aber auch *nach längerem Sitzen* (etwa im Kino) auftreten, was dann die Patienten nötigt aufzustehen und etwas herumzugehen.

Die Schmerzen werden als mehr oder weniger stark geschildert, hindern die Patienten an sportlicher Betätigung, führen aber selten zu Arbeitsunfähigkeit. Sie haben chronischen, variablen Charakter, können monate- und jahrelang immer wieder auftreten.

Ein deutlicher Hinweis auf das «Patellasyndrom» ist die Angabe, dass die Schmerzen abwechselnd in beiden Knien auftreten.

Bei der **Untersuchung des Knies** werden *Schmerzen im Patellabereich* auf Druck angegeben, besonders medial, und bei Bewegungen unter Belastung, z.B. gegen Widerstand. Ein Schmerz lässt sich auch auslösen, indem man die Kniescheibe an ihrem oberen Umfang fasst, sie auf das Knie drückt und dort fixiert, während man den liegenden Patienten den Quadrizeps anspannen lässt, indem man ihn auffordert, die Ferse von der Unterlage anzuheben (**Zohlensches Zeichen**; allerdings bei genügend starkem Druck auch bei Gesunden schmerzhaft).

Bei Bewegung gegen Widerstand kann man auch gelegentlich ein mehr oder weniger starkes *Reiben* der Patella auf der Gleitfläche spüren und auch hören. Während grobes Knacken auch bei gesunden Knien vorkommt und nicht viel zu bedeuten hat, ist das feine Reiben eher Zeichen einer Unregelmäßigkeit des Knorpelbelages der femoro-patellaren Gleitflächen. Oft ist das der einzige Befund in diesen Fällen.

Gelegentlich findet man Zeichen einer Patelladysplasie und einer Instabilität mit abnormer Verschieblichkeit der Patella nach lateral, im Sinne der Vorstufe einer Patellaluxation («Schmerzhafter Apprehensionstest», s. Abb. 66.22).

Auch eine übermäßig stark nach lateral ziehende Kraftkomponente des Quadrizeps, sei es infolge einer anatomischen Asymmetrie oder wegen eines muskulären Ungleichgewichtes (Atrophie des vastus medialis), weisen in diese Richtung. Eine laterale Hyperpression lässt sich aber kaum einwandfrei objektivieren, es sei denn, es lägen bereits arthrotische Abnützungserscheinungen vor. Die Diagnose sollte nicht aus Verlegenheit zu oft gestellt werden.

Bandapparat und **Muskulatur** sind zu prüfen: Häufig findet man schlecht kompensierte Knieinstabilitäten, Laxitäten bei *insuffizienter Quadrizepsmuskulatur*, nicht selten auch versteckte *Muskelkontrakturen* (verminderte Dehnbarkeit) im Oberschenkel. Danach sollte man suchen, denn beides ist einer **Therapie** zugänglich (*stretching, isometrisches Quadrizepstraining*).

Psychische Faktoren

Die Psyche spielt zweifellos nicht selten eine wesentliche Rolle. Auffallend häufig handelt es sich um junge Mädchen und Frauen, die mit eigenen oder fremden Ansprüchen, oft sportlicher, auch schulischer, beruflicher oder familiärer und sozialer Art, überfordert sind. Auch sexuell und anderweitig Missbrauchte finden sich darunter.

Die Besonderheiten solcher leib-seelischer Wechselwirkungen sind im Kapitel «psychosomatische Krankheiten», Kapitel 35 ausführlicher beschrieben.

Wichtig ist vor allem, diese Patientinnen (es gibt auch solche Patienten) zu erkennen, sie nicht somatisch apparativ und invasiv immer weiter abzuklären, sondern sie *konservativ zu betreuen* (siehe unten) und vor allem *nicht* zu operieren. Typische Krankengeschichten zeigen, dass manche Patienten von Arzt zu Arzt reisen, jedes Mal erneut (somatisch) abgeklärt und auch operiert werden. Sie enden schließlich als Dauerinvalide.

Radiologie

Knieröntgen *ap* und *seitlich* sowie *axiale Aufnahmen der Patella* bei leicht gebeugtem Knie in Rückenlage genügen in der Regel (Abb. 66.10, **Abb. 66.29**). Sie zeigen in den meisten Fällen normale Verhältnisse.

Die Patellabilder sind mit Vorsicht zu interpretieren: Die Diagnose «Dysplasie» sollte nur gestellt werden, falls eine solche eindeutig erkennbar ist (s. dazu Abb. 66.24).

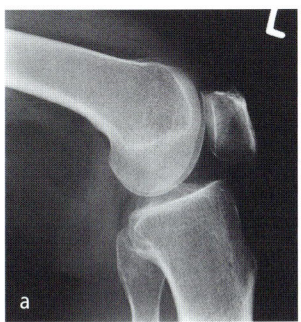

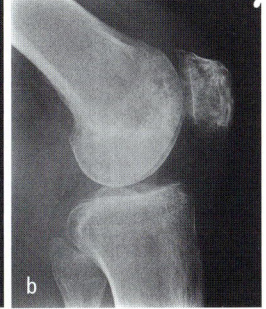

Abb. 66.29: Patellapathologie.
a) *Patella infera (baja)*. Extremer Tiefstand der Patella bei einer *62-jährigen Patientin*, die bisher kaum Beschwerden hatte, außer beim Knien. Ursache unbekannt, möglicherweise Wachstumsstörung. Die Tuberositas tibiae sitzt weiter distal als normal.
Ein Patellatiefstand wird gelegentlich *nach Operationen* beobachtet, z. B. nach Endoprothesen oder Bandplastiken, wobei die Ursache nicht ganz klar ist. Möglicherweise schrumpft das Lig. patellae. Die iatrogene Patella infera nach Transposition der Tuberositas tibiae ist ein Kunstfehler (s. u.). Die tiefstehende Patella ist meist eine sehr unangenehme Komplikation und schwierig zu behandeln.
b) *Sudeck'sche Dystrophie* der Patella, eine eher seltene Lokalisation des Sudeck. Eine sehr langwierige Krankheit (s. Kap. 45.1).

Bei der Beurteilung der Lage der Patella muss man sich im Klaren sein, dass es sich um eine *Momentaufnahme* aus einem Bewegungsablauf handelt, dass in Streckstellung der Quadrizeps die Patella schon normalerweise ein wenig nach lateral zieht und dass der Gelenkspalt nur zur Darstellung gelangt, wenn er genau tangential getroffen ist. Sein Verschwinden kann projektionsbedingt sein.

Mit dieser einfachen Diagnostik: Anamnese, klinische Untersuchung und konventionelles Röntgen lassen sich spezifische Ursachen eruieren. Bei der Mehrzahl ist jedoch der *objektive Befund* – verglichen mit den geklagten Beschwerden – *gering*. Hier helfen aufwändigere Abklärungen auch nicht weiter. Sie sollten tunlichst vermieden werden.

Insbesondere sei empfohlen, der Versuchung, zum Arthroskop oder gar zum Messer greifen, so lange wie möglich zu widerstehen.

Verlauf und Prognose

Langzeituntersuchungen haben gezeigt, dass die **Spontanprognose auf lange Sicht gut** ist: In der Mehrzahl der Fälle, vor allem bei den «idiopathischen», verschwinden die Schmerzen spontan nach Wochen, Monaten oder Jahren wieder, auch ohne Therapie.

Es handelt sich somit um ein «*self limiting disease*», eine Krankheit, welche sich, im Gegensatz etwa zur Arthrose, *nicht* progredient verschlechtert.

Therapie

Die Therapie des Leidens, insbesondere des «idiopathischen» femoro-patellären Schmerzsyndroms, ist daher in erster Linie **konservativ**:

Höchstens im Anfangsstadium ist eine den Beschwerden angepasste **Schonung** angebracht, wenn nötig auch eine *kurzfristige analgetische medikamentöse Therapie*. Am meisten zu erwarten ist von der **Heilgymnastik**:

- *isometrisches Quadrizepstraining (bei gestrecktem Knie*, da in dieser Stellung die Patella entlastet ist, s. Abb. 17.10 u. Abb. 66.4). Nicht selten gehen die Knieschmerzen unter dem Krafttraining zurück.
- Bei Muskelverkürzungen und Kontrakturen haben sich *Dehnübungen* (stretching) bewährt (des Quadrizeps, vor allem des M. rectus, in Bauchlage, bei gestrecktem Hüftgelenk; der ischiokruralen Muskulatur z. B. im Stehen).

Wärme (Rotlicht) kann zu Hause appliziert werden. Auch warme Bekleidung ist zu empfehlen.

Schuhe mit *flachen Absätzen* entlasten den Kniestreckapparat und können so nicht selten die Schmerzen zum Verschwinden bringen. Dicke, *weiche Sohlen* helfen ebenfalls.

Da die Schmerzen durch vermehrte Beanspruchung ausgelöst werden, kommen die meisten Patienten um eine **Anpassung der Lebensgewohnheiten** nicht herum. Als Sportarten sind z. B. Fahrrad fahren und Schwimmen besser als etwa Ski fahren und Fußball spielen.

Verbände (taping) werden versucht, auch Kniebandagen (evtl. mit Patellapelotte, z. B. Genutrain) haben oft gute Wirkung.

Wie *Knorpelextrakte* (z. B. Rumalonkuren) wirken sollen, ist logisch nicht zu erklären, und auch der Effekt von Mukopolysaccharidpräparaten (Arteparon) ist nicht bewiesen. Immerhin ist die wiederholte Injektion ins Gelenk nicht unbedenklich: Entzündungen und auch Infekte kommen vor.

Lokale Anästhesie kann an umschrieben schmerzhaften Stellen und damit auch zu diagnostischen Zwecken angewandt werden.

Kortisoninjektionen werden nicht mehr empfohlen (Infektionsgefahr).

Bei guter, langfristig angelegter und geduldiger Patientenführung *kommt man fast immer mit diesen* **konservativen** *Maßnahmen aus*.

Wegen der oft hartnäckigen Schmerzen und im Bestreben, bei den meist jungen Leuten Arthroseprophylaxe zu betreiben, wird eine große Anzahl von *verschiedenen Operationen* empfohlen und auch durchgeführt. Außer bei einigen wenigen gezielten Indikationen haben die Langzeitresultate praktisch aller dieser Operationen durchwegs enttäuscht.

Spielen psychische Faktoren eine wesentliche Rolle (s.o.), ist Vorsicht am Platz. Patientenführung, Lebensweise, aktive Physiotherapie sind wichtiger als Medikamente oder invasive Methoden. Operationen sind kontraindiziert (s. a. «Psychosomatische Krankheiten», Kap. 35).

Indikationen für Operationen bei «Chondropathia patellae»

Eine kausale Therapie bei Chondropathia patellae ist nicht bekannt. Die empfohlenen Operationen beruhen fast alle auf theoretischen Spekulationen. Sie bringen die Schmerzen oft kurzfristig zum Verschwinden oder können sie wenigstens mildern, doch ist dieser Effekt wohl eher der postoperativen Schonung zuzuschreiben, denn nach einiger Zeit treten die alten Beschwerden wieder auf und manchmal neue dazu. *Langfristig* sind die Resultate nicht sehr ermutigend.

- *Abrasio* patellae: Abschneiden bzw. Abschleifen («shaven») der veränderten Knorpelschichten. Auf die Dauer gesehen sind die Ergebnisse dieser Operation schlecht. Sie verhindert das Fortschreiten der Krankheit nicht, beschleunigt eher die Arthrose. Das Abschaben und Abraspeln von «Knorpelteilen, die nicht normal aussehen», ist vor allem unter der Vergrößerung im Arthroskop eine starke Versuchung, doch werden mit den scharfen Instrumenten, besonders den motorgetriebenen, leicht neue, größere Schäden gesetzt.
- Auch das Anbohren der subchondralen Knochenschicht («*forage*» nach Pridie) ist einfach und beliebt. Es soll, wie die «Microfracture-Technik», durch Hyperämie und invasives Zellwachstum eine Regeneration der Knorpelschicht fördern. Diese Operationen können vielleicht bei der Osteochondrosis dissecans etwas nützen, bei Knorpelschäden kaum.

Wenn eine *eindeutige dysplastische* Komponente vorliegt (die Beurteilung bleibt bis zu einem gewissen Grade subjektiv), eine Lateralisation der Patella (der Nachweis ist allerdings unsicher) und deutliche Zeichen einer Überbeanspruchung der *lateralen* Gelenkfacette (auch dies ist schwierig zu beweisen, solange keine Arthrosezeichen vorliegen; s. Abb. 66.23 u. Abb. 66.44), kommt eine der *bei der habituellen Patellaluxation gebräuchlichen Operationen* in Frage (s. Kap. 66.4.2). Dazu gehören die Folgenden:

- Die dosierte *Verlagerung der Tiberositas tibiae* mit dem Ansatz der Patellarsehne nach *medial* (Elmslie, Trillat). Dabei ist darauf zu achten, dass die Tuberositas nicht gleichzeitig nach distal verlagert wird, denn eine tief stehende Patella (Patella baja bzw. infera, Abb. 66.29a) stört die normale Funktion, verursacht neue Beschwerden und führt zu rascherer Arthrose.
- Die Durchtrennung der lateralen Kniegelenkkapsel (*lateral release*) ist einfach. Sie soll den lateralen Druck mindern und die Lateralisierungstendenz ausschalten. Die längerfristigen Resultate sind unterschiedlich. Vielleicht liegt das an der zu wenig strengen Indikationsstellung. Als alleinige, relativ kleine und «verhältnismäßig harmlose» Operation in richtig ausgewählten Fällen oder als Zusatzeingriff zur Tuberositasverlagerung kann sie vielleicht manchmal tatsächlich helfen.
- Die Vorverlagerung des Lig. patellae durch *Ventralisierung der Tuberositas tibiae* mittels eines Knochenspanes (Maquet, Bandi) sollte nach der Idee des Erfinders eine Verbesserung der mechanischen Verhältnisse durch Vergrößerung des Hebelarmes des Quadrizeps bewirken. Dieser Effekt ist tatsächlich sehr gering. Auch ist die Theorie nicht über jeden Zweifel erhaben und stellt eine unzulässige Simplifizierung dar: Die Operation bewirkt eine

unkalkulierbare Veränderung im femoro-patellaren Bewegungsablauf sowie eine Verringerung der stabilisierenden Wirkung des Quadrizeps in der Sagittalebene (vgl. Abb. 66.20). Die Langzeitresultate sind denn auch eindeutig unbefriedigend bis schlecht und zeigen auch eine beschleunigte Arthroseprogredienz. Ästhetisch störend und auch sehr unangenehm ist die resultierende starke Prominenz der Tuberositas, die das Knien verunmöglicht.

Verlagerungs- und andere *Operationen* greifen zumeist verhältnismäßig massiv und undifferenziert in den fein abgestimmten Gleitmechanismus der Patella ein, womit dieser kaum je gezielt «verbessert» werden kann. Die Veränderung der Kontaktflächen ist nicht voraussehbar (s. Abb. 66.21). Hier können sich ohne weiteres lokale Spannungsspitzen ergeben, welche zur Überbeanspruchung einzelner Knorpelpartien und damit zur Arthrose führen können. Weichteiloperationen zu beiden Seiten der Patella (Zugänge, Release) können zu Zirkulationsstörungen in dieser selbst führen, mit der Gefahr von schweren Schäden (Dystrophie, Nekrose).

In schwereren Fällen mit femoro-patellarer Arthrose kommt die Patellektomie oder evtl. eine Endoprothese in Frage (s. dazu Kap. 66.8.2).

66.5
Wachstumskrankheiten

Hier sind einige Krankheiten zusammengefasst, die mit dem *epiphysären* Wachstum zusammenhängen und deshalb **nur bei Kindern und Jugendlichen** vorkommen.

66.5.1
Schädigung der Wachstumszonen

Schädigungen der Wachstumszonen, wie sie in Kapitel 28.2.1 beschrieben sind, können das normale Skelettwachstum stark beeinträchtigen und zu Fehlstellungen und Beinverkürzungen führen, welche *im Laufe der Entwicklungsjahre zunehmen*. Die Achsenfehler sind in Kapitel 66.7 beschrieben. Beinlängendifferenzen siehe Kapitel 63.

Diese *Epiphysenfugenschäden* können verschiedene **Ursachen** haben:

Angeborene Dysplasie, Genu varum (Blount)

Die angeborene Dysplasie ist eine starke Varusdeformität des Knies bei kleinen Kindern. Das Röntgenbild zeigt als Ursache eine pathologisch veränderte Epiphysenfuge am Tibiakopf medial, im Gegensatz zum gewöhnlichen «O-Bein» der kleinen Kinder. Das Wachstum ist hier gehemmt, die Ätiologie der seltenen Krankheit ist unklar. Bei stärkerer Deformität ist eine Korrekturosteotomie notwendig (s. a. Kap. 66.7.3).

Erworbene Schädigungen der Epiphysenfugen am Kniegelenk

- *Traumatische* Verletzungen: Besonders starke Deformitäten entstehen, wenn nach einer Epiphysenfraktur die Epiphysenfuge durch einen Knochenkallus überbrückt wird. Am häufigsten ist ein Genu valgum bzw. recurvatum. Exakte anatomische Reposition hilft solche Komplikationen vermeiden (s. a. «Frakturen bei Kindern», Kap. 44.3, Abb. 28.6).
- *Röntgenbestrahlung:* Schwere Deformitäten kommen auch nach Bestrahlungsschäden an den Epiphysenwachstumszonen vor, z. B. bei therapeutischen Röntgenbestrahlungen von Naevi usw. (Abb. 28.2).
- Erworbene *Knochen-* und *Gelenkkrankheiten*, z. B. Osteomyelitis, eitrige Arthritis, können die Epiphysenfugen schädigen und ähnliche Störungen verursachen.

Therapie: Zur Korrektur der im Verlauf des Wachstums zunehmenden Deformitäten sind manchmal wiederholte Osteotomien notwendig (s. a. «Achsenfehler», Kap. 66.7).

Andere Wachstumsdeformitäten

Im Gegensatz zu den genannten Achsenfehlstellungen infolge Störungen der Epiphysenwachstumszone, welche sich im Laufe der Jahre verschlimmern, haben die meisten übrigen **Achsenfehlstellungen im Wachstumsalter** eine *spontane Tendenz zur Rückbildung*. Eindrücklichstes Beispiel dafür waren die rachitischen O- und X-Beine, die oft groteske Formen zeigten. Unter Vitamin-D-Medikation werden solche Beine in kurzer Zeit gerade. Rachitische Beindeformitäten sind heute in Industrieländern selten geworden.

Die meisten Achsenabweichungen im Kindesalter sind «*physiologisch*»: O-Bein in den beiden ersten Lebensjahren, im Vorschulalter X-Bein, mit beträchtlicher Schwankungsbreite. Beides korrigiert sich bis zum Wachstumsabschluss in der Regel spontan, eine Therapie ist nicht notwendig. Näheres zu den Kniegelenkachsen im Kindesalter siehe Kapitel 39, Abbildung 39.1 und Kapitel 66.7.1.

66.5.2
Apophyseopathie der Tuberositas tibiae (Osgood-Schlatter'sche Erkrankung)

Die Apophyseopathie der Tuberositas tibiae wird zu den *juvenilen Osteochondrosen* gezählt (s. Kap. 31.4), doch scheint auch eine chronisch-traumatische *Überbeanspruchung der* **Insertionsstelle der Patellarsehne** eine Rolle zu spielen. Im Alter zwischen 10 und 14 Jahren ist sie recht häufig und Ursache von Knieschmerzen, häufiger bei Knaben als bei Mädchen.

Die *Schmerzen* lassen sich ziemlich genau lokalisieren auf die *Tuberositas tibiae*. Manchmal springt diese deutlich vor und ist druckempfindlich, das Knien verursacht Schmerzen.

Das **Röntgenbild** *sichert die* **Diagnose**: die Apophyse der Tuberositas tibiae ist sklerosiert, unregelmäßig, später in Schollen zerfallen. Die normale Verknöcherung der Epiphysenfuge ist gestört. Selten bleibt sie ganz aus, wobei einzelne Knochenkerne im Lig. patellae isoliert liegen bleiben (**Abb. 66.30**).

Mit dem Abschluss des Wachstums *heilt die Krankheit von selbst*. In der Regel genügt **konservative Therapie**: Schonung, lokale Applikationen, evtl. Ruhigstellung für einige Wochen in einer Schiene oder Gipshülse.

Selten bleiben Beschwerden nach Wachstumsabschluss bestehen. Dann kann evtl. eine *operative* Ausräumung der nicht fusionierten Knochenkerne Abhilfe schaffen.

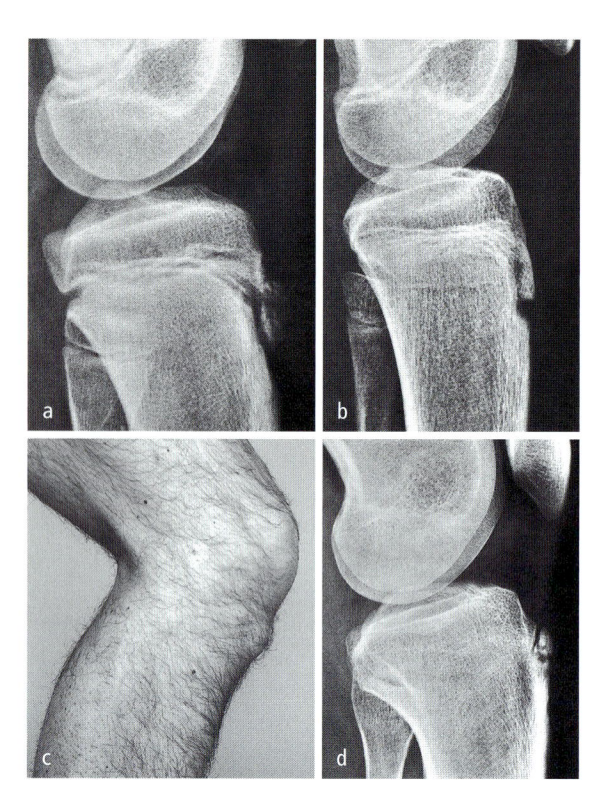

Abb. 66.30: Apophyseopathie der Tuberositas tibiae.
a) Dieses *13-jährige Mädchen* hatte seit mehreren Wochen Schmerzen an der Tuberositas tibiae. Im seitlichen Knieröntgenbild erscheint die Apophyse unregelmäßig, schollig zerfallen.
b) *Normales Knie* eines gleichaltrigen Mädchens zum Vergleich. Die Apophyse der Tuberositas gehört zur proximalen Knieepiphyse. Hier entspringt die *Patellarsehne*. Ihre Zugwirkung scheint in der Pathogenese der Krankheit eine Rolle zu spielen.
c) Die verdickte Tuberositas ist meist *deutlich zu sehen* oder mindestens zu tasten.
d) Bei diesem *23-jährigen Mann* ist die Apophyse der Tuberositas nicht wie üblich mit der Tibia verschmolzen. Solche *persistierende Knochenkerne* findet man in seltenen Fällen, wenn die «Schlattersche Krankheit» nicht in normaler Weise ausheilt. Diese Knöchelchen liegen im Sehnenansatz. Sie können dauernd schmerzhaft bleiben und eine Operation, ihre Exzision, nötig machen.

66.5.3
Osteochondrosis dissecans

Auch die Osteochondrosis dissecans kann unter die *juvenilen Osteochondrosen* eingereiht werden. Sie entsteht im Wachstumsalter, obwohl sie manchmal erst einige Jahre später manifest wird. Patienten sind immer ältere Kinder, Jugendliche oder junge Erwachsene (allgemeine Beschreibung s. Kap. 31.5).

Das Knie ist häufiger befallen als andere Gelenke. Entweder sind *unbestimmte Knieschmerzen*, verstärkt durch größere Beanspruchung, die ersten Symptome, oder aber *plötzliche Einklemmungserscheinungen* weisen auf einen bereits teilweise oder ganz losgelösten Gelenkkörper (eine **«Gelenkmaus»**) hin (s. Kap. 66.5.4: «Intraartikuläre Bewegungsstörungen»). Außer bei einem solchen akuten Ereignis sind die klinischen Befunde gering und unbestimmt: gelegentlich Kniegelenkerguss, Quadrizepsatrophie.

Die **Diagnose** muss aus dem **Röntgenbild** gestellt werden. Im Anfangsstadium ist der *subchondrale Nekroseherd* unscheinbar, man muss nach ihm suchen: Er liegt gewöhnlich am medialen Femurkondylus, und zwar gegenüber der Eminentia intercondylaris. Oft findet man ihn erst auf einer *Tunnelaufnahme* (bei etwa 30° gebeugtem Knie gelangen die Femurkondylen besser zur Darstellung; **Abb. 66.31**). Arthroskopisch ist im Anfangsstadium noch nichts zu sehen, da der Knorpelüberzug noch intakt ist. Im MRI erscheint die Knochennekrose früher.

Prognose: Bei *jüngeren Kindern* heilen nicht allzu ausgedehnte Herde ohne Schäden zu hinterlassen; im *Erwachsenenalter* ist die Ablösung des nekrotischen Knochenstückes die Regel. Irgendwann wird es als freier Gelenkkörper ins Gelenk abgestoßen, oft erst nach Jahren. Das Mausbett vernarbt mit einem *Defekt* in der Gelenkfläche, Ausgangspunkt für eine Arthrose, welche früher oder später Beschwerden ver-

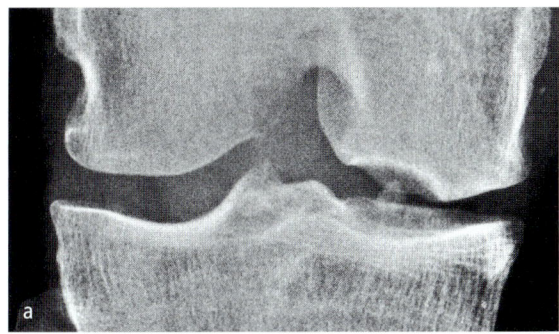

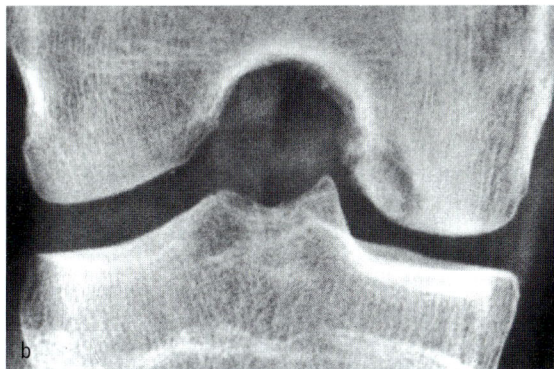

Abb. 66.31: Osteochondrosis dissecans *an typischer Stelle:* an der inneren Seite des medialen Femurkondylus.
a) So deutlich wie hier sieht man den sklerotisch demarkierten Defekt nicht immer. Das Dissekat ist bereits vollständig abgesetzt.
b) Oft erkennt man den Herd erst auf einer Tunnelaufnahme (Knie etwas gebeugt). Der Osteochondroseherd ist bei diesem *14-jährigen Mädchen* deutlich demarkiert, aber noch nicht disseziert. Er hat noch die Möglichkeit, wieder einzuheilen.
Abbildung 31.8 zeigt das Beispiel einer abgelösten Gelenkmaus.

ursachen kann. Allerdings ist die *Langzeitprognose*, vor allem bei nicht allzu ausgedehnten Defekten, oft erstaunlich gut, obschon der Defekt nicht mit hyalinem Knorpel ausheilt.

Therapie: Bei Kindern mit geringem Röntgenbefund ist die *konservative Behandlung* unter ständiger Beobachtung gerechtfertigt: Schonung und Entlastung. Wenn im Röntgenbild eine Demarkation sichtbar wird, wird die **Fixierung des Dissekates** *an Ort und Stelle* mit Stiften oder Schrauben versucht: Damit kann es manchmal zur Einheilung gebracht werden.

Hat sich eine Gelenkmaus einmal aus der Knorpelfläche herausgelöst und verursacht Einklemmungserscheinungen, muss sie aus dem Gelenk entfernt werden (vgl. Abb. 31.8). Es liegt nahe, das Dissekat selbst oder ein freies (autologes) Knorpel-Knochen-Transplantat ins Mausbett einzusetzen. Ob es damit gelingt, auf lange Sicht eine Arthrose zu vermeiden, ist noch nicht erwiesen. Die bisherigen Ergebnisse sind nicht überwältigend. In leichteren Fällen genügt vielleicht die *Ausräumung*; die Resultate sind jedenfalls nicht so schlecht.

Immer wieder wurde versucht, die **Durchblutung des nekrotischen Knochens** zu verbessern und damit die Knorpelregeneration anzuregen. Dazu wurden viele kleinen Löcher durch die subchondrale Sklerosezone *gebohrt*. Weil dies sehr einfach ist, war die Methode auch beliebt und wird auch heute noch häufig angewandt. Sie ist unter dem Namen «*Pridie-Bohrung*» bekannt. Objektive Erfolge sind nicht nachgewiesen. Bei der bekannten geringen Potenz des Knorpels zur Regeneration (s. Kap. 6.4.1) ist dies nicht verwunderlich. Ob die modernere «*Microfracture*»-Technik besser wirkt, ist offen.

Knorpelersatzoperationen: Da fremdes Knorpelgewebe nicht angenommen wird, wurde die Transplantation von autologem Gelenkknorpel und die autologe Chondrozytentransplantation versucht. Beide Verfahren werden bei umschriebenen Defekten angewandt. Sie sind derzeit noch weitgehend im experimentellen Stadium.

Bei der **autologen Transplantation** werden mit Hohlbohrern Knorpelknochenzylinder aus Gelenkabschnitten, welche «weniger wichtig» sind, herausgestanzt und in den Defekt eingepasst. Problematisch sind natürlich die Entnahmestellen: am Knie z. B. der dorsale Aspekt der Femurkondylenrolle oder die lateralen Abschnitte der patello-femoralen Gleitfläche des Femur. Ob Spätschäden entstehen, was durchaus möglich ist, weiß man (noch) nicht.

Bei der «matrixgekoppelten autologen **Chondrozytentransplantation**» werden aus arthroskopisch vom Patienten gewonnenem Knorpelgewebe auf einer Matrix (z. B. Periost) Chondrozyten in einer Zellkultur gezüchtet und dann in den Defekt implantiert. Ergebnisse liegen derzeit erst spärlich vor. Art und Qualität des entstehenden Gewebes sind nicht genau bekannt.

66.5.4
Intraartikuläre Bewegungsstörungen

Im englischen Sprachgebrauch wird unter dem treffenden Begriff «internal derangement» eine Gruppe von Störungen zusammengefasst, welche durch **plötzliche schmerzhafte Bewegungsbehinderung** gekennzeichnet sind.

Die *Anamnese* ist typisch: Das Knie kann plötzlich nicht mehr gestreckt werden. Die *Blockierung* verschwindet in wenigen Augenblicken, manchmal erst nach Stunden oder Tagen, kann aber immer wieder auftreten. Gelegentlich bleibt ein Reizerguss. Im Übrigen ist der klinische Befund in den Intervallen gering.

Auf Grund dieser Anamnese muss man auf eine **Einklemmung** von Gewebselementen im Kniegelenk schließen, die das normale Gelenkspiel zeitweilig blockiert.

In erster Linie denkt man an einen abgerissenen *Meniskus*, doch kommen auch andere *freie Gelenkkörper* als Ursache in Frage: Gelenkmäuse bei Osteochondrosis dissecans (s. Kap. 66.5.3), Chondromatose, traumatisch abgesprengte Knochenstücke, evtl. auch Gelenkkapselzotten usw., aber auch eine Instabilität (vorderes Kreuzband) oder eine Subluxation der Patella, dies vor allem bei Adoleszenten.

Zur *Differentialdiagnose* eines «internal derangement» sind neben den Einklemmungserscheinungen andere spezifische Hinweise nötig.

66.6
Meniskusläsionen

66.6.1
Allgemeines

Als *nicht blutversorgtes bradytrophes Gewebe* neigen die Kniegelenkmenisken zur **Degeneration**. Zudem sind sie *starker mechanischer Beanspruchung* ausgesetzt. Meniskusläsionen gehören deshalb zu den **häufigsten** Knieaffektionen.

Bei **Kindern** allerdings sind Meniskusverletzungen noch äußerst selten, doch setzen Degenerationserscheinungen im Meniskus sehr früh, schon nach Abschluss des Wachstums, ein.

Besondere Bedeutung haben Meniskusverletzungen in der **Sportmedizin** bekommen, einerseits weil der Spitzensport zunehmend härter geworden ist, andererseits wegen der enormen Zunahme sportlicher Aktivitäten in der gesamten Bevölkerung, oft ohne genügendes Training und in unzweckmäßiger Art und Weise. Aber auch die *unphysiologische Beanspruchung* der Knie in *manchen Berufen* trägt zur Häufigkeit der Meniskusschäden bei.

Zur Physiologie

Die Menisken ergänzen das flache Tibiaplateau zu einer *kongruenten* und an die Kniebewegung anpassungsfähige Gelenkpfanne für die Femurkondylen (**Abb. 66.32**).

Nur ihre Basis ist an der Gelenkkapsel festgewachsen und von hier durch Blutgefäße versorgt. Der in das Gelenk hineinragende Keil hat keine Blutzirkulation (**Abb. 66.33**).

Früher wurden Menisken oft als überflüssige Relikte möglichst radikal reseziert. Inzwischen hat sich die Erkenntnis durchgesetzt, dass sie integrierende Bestandteile eines leistungsfähigen Kniegelenkes sind und **wichtige Funktionen** haben (s. Kap. 66.1):

1. Gelenkkongruenz in jeder Stellung des Kniegelenkes

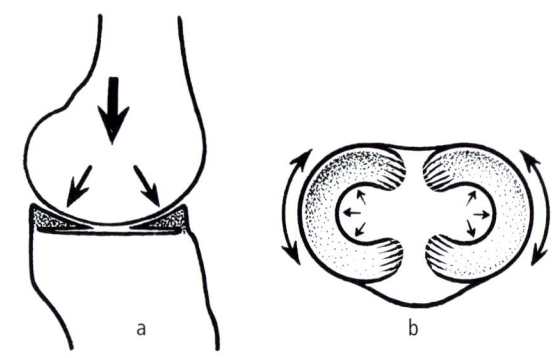

Abb. 66.32: Eine der verschiedenen Funktionen des Meniskus ist die *gleichmäßige Druckverteilung* im Kniegelenk. Damit wird die zentrale Berührungsstelle der Kondylen entlastet (a). Das Gelenk ist mit den Menisken «kongruenter» als ohne, und zwar nicht nur in einer, sondern in jeder Stellung, da sich die Menisken mitbewegen (s. Abb. 66.2). Durch den Druck der Femurkondylen wird der Meniskus von der Mitte her zum Rand gedrängt. Dadurch treten Zugspannungen parallel zur Zirkumferenz auf (b). Dem entspricht die Orientierung der Fasern im Meniskus in der Längsrichtung, parallel zum Rand. Meniskusrisse sind denn auch primär praktisch immer Längsrisse. In der Regel genügt es, die abgerissenen, mechanisch störenden Teile zu entfernen. Die übrigen Partien sollten *belassen* werden. Frische Basisrisse werden wenn möglich *genäht*.

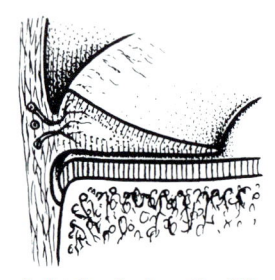

Abb. 66.33: Querschnitt durch einen Meniskus.
Er ist nur durch eine schmale Brücke mit der Gelenkkapsel verbunden. Über diese versorgen einige **Blutgefäße** seinen seitlich randständig gelegenen Abschnitt. Der keilförmige freie Rand zur Kniemitte hin wird nur durch **Diffusion aus der Synovialflüssigkeit** ernährt. In der Mitte des dreieckigen Querschnittes bleibt eine *schlecht ernährte Zone* (weiß), die denn auch zur *Degeneration* neigt. Damit hängt die Verletzlichkeit des Meniskus für chronische Risse zusammen. *Frische Risse an der Basis* können, da gut durchblutet, wieder heilen. Man wird deshalb wenn immer möglich versuchen, sie zu *nähen*.
Bei chronischen Rissen sollten nur die abgerissenen, degenerierten, mechanisch störenden Teile entfernt, die übrigen Partien belassen werden. Sie haben von der Basis her eine gewisse Regenerationsfähigkeit, im Gegensatz zum Gewebe am freien Rand.

2. physiologische Kraftverteilung im Gelenk
3. Stabilität und Führung der Kniebewegungen.

Dabei bilden die Gelenkflächen von Femur und Tibia, die Kreuz- und Seitenbänder, die beiden Menisken und der Streckapparat eine untrennbare **funktionelle Einheit**. Ihre Physiologie ist in Kapitel 66.1 ausführlich beschrieben.

Langzeitstudien haben ergeben, dass *Meniskektomien* sehr häufig später zu **Gonarthrosen** führen. Knie ohne Menisken haben ein hohes Arthroserisiko. Menisken sollten deshalb nach Möglichkeit *erhalten* werden.

66.6.2
Pathologie

Akute Risse

Menisken können *bei akuten schweren Knieverletzungen* ein- oder abreißen. Typisch ist das Flexions-Außenrotations- bzw. Valgisationstrauma, das neben Bandverletzungen nicht selten eine Verletzung des medialen Meniskus zur Folge hat (s.a. Kap. 66.15.5). Es handelt sich meist um Sportunfälle (Fußball, Skilauf) junger Männer.

Typisch ist der tangentiale Längsriss, meist im hinteren Abschnitt des Innenmeniskus, der ja straffer mit dem Bandapparat verbunden ist als der laterale Meniskus.

Bei schwereren Bandverletzungen ist der Einriss oder Abriss eines Meniskus lediglich eine *Begleitverletzung* und wird oft erst bei der Arthroskopie bzw. Arthrotomie erkannt. Dazu siehe Kapitel 66.15 und Abbildung 66.15.

Da der Meniskus bei akuten Knieverletzungen in der Regel an der gut vaskularisierten Basis abreißt, kann er wieder *einheilen*. Deshalb wird bei solchen **frischen** *Verletzungen* der abgerissene Meniskus wenn immer möglich wieder **angenäht**.

Chronische Risse

Weit *häufiger* als die akuten Verletzungen sind *die Risse chronisch* **degenerierter** *Menisken*, ohne Unfall oder bei geringfügigem Trauma, bei unphysiologischen, unkoordinierten Bewegungen. Betroffen ist eher eine mittlere Altersgruppe. Vorwiegend reißen die stark strapazierten Menisken von Sportlern aller Art, besonders Fußballer, auch Skifahrer, dann bei Berufsleuten, die viel in der Hocke arbeiten müssen wie Bodenleger, Gärtner, Dachdecker, Bergleute usw.

Der **innere Meniskus** ist viel häufiger betroffen als der äußere. Die Risse laufen meist *tangential*, d.h. es sind *Längsrisse*, parallel zum freien Rand. Die schwächste Stelle liegt in der mittleren Zone des Meniskusquerschnittes, welche nicht vaskularisiert ist und wegen des schlechten Stoffwechsels schon früh zu degenerativen Veränderungen neigt (s. Abb. 66.33). Das Heilungspotenzial solcher Risse ist entsprechend gering, eine Wiederherstellung praktisch nicht möglich. Wenn abgerissene Fragmente mechanisch stören und ernsthafte Beschwerden machen, bleibt deshalb nur ihre (sparsame) Resektion.

Der erste Riss entsteht mit Vorliebe tangential am Hinterhorn, welches der stärksten Beanspruchung ausgesetzt ist. Er kann sich zum **Lappen-** oder **Korbhenkelriss** vergrößern (**Abb. 66.34**). Diese Lappen und Korbhenkel können ins Gelenk hineinluxieren und sich dort einklemmen, was massive akute Symptome, vor allem die typischen **Blockierungen**, zur Folge hat. Risse ohne Verschiebung von Meniskusanteilen machen eine weniger spezifische Symptomatologie.

Auch **Instabilitäten** prädestinieren zu Meniskusverletzungen. Vor allem nach Läsionen des vorderen Kreuzbandes wird das Hinterhorn des medialen Meniskus durch die anteriore Instabilität (vordere Schublade) unphysiologisch beansprucht, wenn der mediale Femurkondylus über die hintere Tibiakante abrutscht, wie aus **Abbildung 66.35** ersichtlich.

Nach Entfernung solcher Menisken nimmt die Instabilität noch zu, und der gestörte Gleitmechanismus führt mit der Zeit zu degenerativen Veränderungen, schließlich zur Gonarthrose. Die Langzeitprognose frischer Verletzungen ist daher besser, wenn

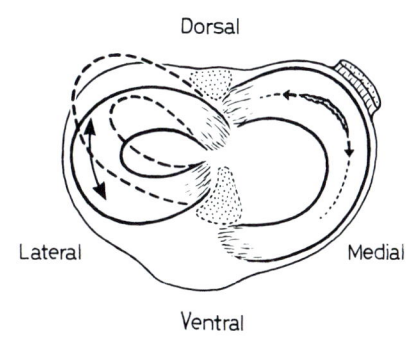

Abb. 66.34: Meniskuspathologie.
Der *laterale Meniskus* kann sich bei Rotationsbewegungen des Knies ziemlich weit vor- und rückwärts verschieben.
Der *mediale Meniskus* hingegen ist am Rande stark fixiert. Bei Vor- und Rückwärtsgleiten des Femurkondylus auf dem Tibiaplateau entstehen deshalb hier leichter Risse, meist tangential im Hinterhorn. Diese Risse können sich mit der Zeit ausweiten (in Pfeilrichtung), was dann zu Lappenbildung, Korbhenkeln usw. führt.
Bei massivem Trauma kann der Meniskus in der Basis abreißen. Solche Verletzungen im vaskularisierten Teil des Meniskus können heilen, chronische Risse im bradytrophen Teil kaum.

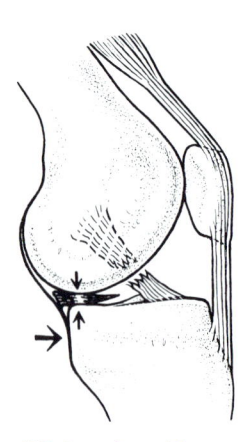

Abb. 66.35: Kniestabilität und Meniskus.
Bei Subluxation des medialen Femurkondylus nach hinten, infolge einer Insuffizienz des vorderen Kreuzbandes wird das Hinterhorn des medialen Meniskus, das hier wie ein Bremskeil wirkt, gezerrt und gequetscht, eine häufige Ursache von chronischen Rissen.
Die Meniskektomie bessert den Zustand nur kurzfristig, weil damit der Bremskeil wegfällt und die Instabilität zunimmt.

die Instabilität behoben und der Meniskus erhalten werden kann.

Bei Kindern sind Meniskusläsionen äußerst *selten*. Ihre Gewebe sind noch elastisch und rissfest. Lediglich der seltene angeborene Scheibenmeniskus zeigt sich in ähnlichen Symptomen (s. Kap. 66.3).

Der Verschleiß der Menisken als Begleiterscheinung **bei Gonarthrosen**, mit Auffaserung, Zerreibung, bis zu völliger Zerstörung der Menisken hat selten eigene klinische Bedeutung. Die Zerstörung der Knorpelgelenkflächen, die Arthrose beherrscht das Bild.

Klinik der chronischen Meniskusschäden

Typisch ist der unvermittelte, *plötzliche starke Schmerz*, meist bei einer unkoordinierten Kniebewegung, etwa beim Aufstehen aus der Hocke oder nach einer Schleuderbewegung (Fußball). Das Knie ist sofort in einer Beugestellung blockiert und kann nicht mehr gestreckt werden. Manchmal ist der Betroffene gehunfähig. Er empfindet das Ereignis als Unfall. Ein adäquates äußeres *Unfallereignis* jedoch *fehlt* in der Regel.

Die **akuten Schmerzen** gehen in der Regel innerhalb von Tagen bis Wochen zurück, allerdings oft nicht vollständig. Nicht selten bildet sich ein *seröser* **Erguss** im Verlauf von Tagen. Ein Hämarthros entsteht innerhalb von Stunden und weist auf Begleitverletzungen im Kniegelenk hin.

Gelegentlich reponieren sich luxierte Meniskuslappen spontan. Eine persistierende Streckhemmung weist auf verbleibende Meniskusluxate hin.

Bei Rissen *ohne* Einklemmung von Meniskuslappen im Gelenk sind die Symptome weniger spezifisch. Blockaden dauern nur kurze Augenblicke oder fehlen ganz. *Schmerzen* können die *einzigen* Verdachtsmomente sein.

In vielen Fällen **verschwinden die Symptome** mit der Zeit wieder vollständig, ohne dass eine genaue Diagnose gestellt worden wäre und auch ohne Behandlung außer einer zeitweiligen Schonung. Eine eingreifendere Therapie ist also *nicht* in allen Fällen nötig, und wenn Patient und Arzt etwas Geduld haben, *heilen* viele «Meniskusläsionen» *spontan aus*. «Stabile», d.h. wenig verschiebliche Risse, haben eine gute Spontanprognose.

66.6.3 Diagnose

Anamnese

Die Diagnose kann oft auf Grund der beschriebenen *typischen Vorgeschichte* gestellt oder mindestens vermutet werden (s. Kap. 66.5.4: «*internal derangement*»). Aber auch Knieschmerzen ohne akuten Beginn können auf eine Meniskusläsion hinweisen, so etwa *nächtliche Schmerzen* bei Männern mit entsprechender beruflicher Exposition.

Klinische Zeichen einer Meniskusläsion

- *Kniegelenkerguss:* häufig, vor allem im akuten Stadium
- *Schmerzen im Kniegelenkspalt,* medial bzw. lateral, verstärkt unter Belastung im Stehen, und besonders bei gleichzeitigen Rotationsbewegungen (Merke)
- *Druckdolenz im Gelenkspalt,* an der Stelle des verletzten Meniskus. Der Schmerzpunkt wandert bei Beugung des Knies nach hinten (Steinmann II)
- *Schmerzen im Gelenkspalt* bei forcierter Rotation (Steinmann I, Apley), besonders in starker Flexion, im Schneidersitz (Payr) sowie bei Adduktion bzw. Abduktion (Böhler) und voller Streckung. Bei allen diesen Meniskustests wird durch Kompression des Meniskus und Zug an seinen Ansatzstellen ein *Schmerz ausgelöst* (**Abb. 66.36**).

Ein Schnappen des Meniskus soll ausgelöst werden beim Test von McMurray. Aus starker Flexion und Außenrotation wird das Knie langsam gestreckt. Hocke und «Entengang» sind ebenfalls gute Tests (Schmerzprovokation).

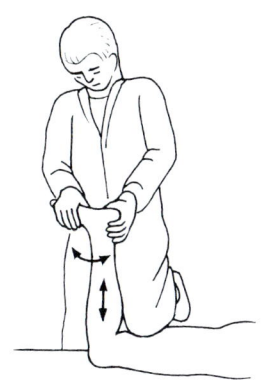

Abb. 66.36: *Knieuntersuchung.* **Test bei Verdacht auf Meniskusläsion**, nach **Apley**, ein Test unter vielen: Geprüft wird die Rotation im gebeugten Kniegelenk, zuerst unbelastet, dann unter Zug (distraction-test, bei welchem der Oberschenkel fixiert werden muss wie auf dem Bild), dann unter axialem *Druck* (grinding test). Schmerzen unter *Zug* sprechen für Bandläsion, Schmerzen unter Druck eher für Meniskusschaden.

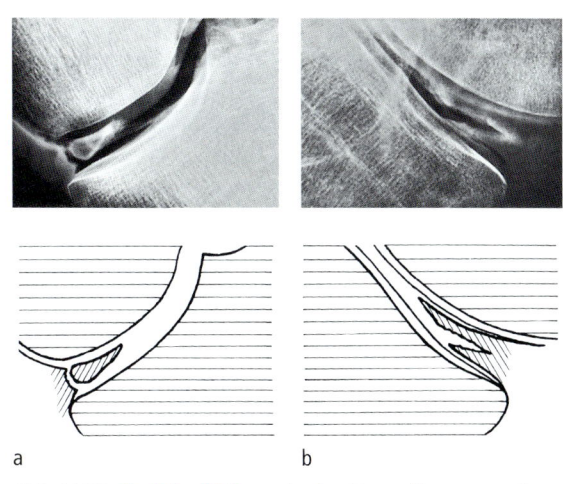

Abb. 66.37: **Meniskusläsionen** in der Doppelkontrastarthrographie (flüssiges Kontrastmittel und Luft), und Skizze dazu.
a) Von der Basis abgerissener Meniskus.
b) Horizontaler Längsriss.
Die Arthrographie ist durch das MRI ersetzt worden.

- Ein *Streckdefizit*, auch von nur wenigen Winkelgraden (Vergleich mit Gegenseite), weist auf eingeklemmt gebliebene Meniskuslappen hin.
- Mit der Zeit wird der *Quadrizeps atrophisch*, ein Zeichen, dass etwas mit dem Knie nicht in Ordnung ist.
- Mit dem *Röntgenbild* können (und müssen) knöcherne Läsionen ausgeschlossen werden.

In vielen chronischen Fällen ist die klinische Symptomatologie jedoch nicht eindeutig. Mit der Arthrographie (am deutlichsten mit Doppelkontrast: radioopakes Kontrastmittel und Luft) war es erstmals möglich, einen vorhandenen Riss zur Darstellung bringen (**Abb. 66.37**). Diese invasive Untersuchung ist jedoch inzwischen durch das *MRI* weitgehend *ersetzt* worden.

Magnetresonanztomographie

Das MRI liefert sehr gute Bilder des Knies und der Menisken (**Abb. 66.38**, Abb. 13.23 u. Abb. 66.13). Ihre Aussagekraft ist zwar nicht immer ganz eindeutig (kleine Risse, degenerative Veränderungen), doch sind Auflösungsvermögen und Gewebsdifferenzierung immer besser geworden. Die *Interpretation* der Befunde erfordert große *Erfahrung*. Damit wird eine gute Treffsicherheit (über 90%) erreicht. Die Gefahr der Überinterpretation ist allerdings nicht klein. Überflüssige Arthroskopien und Operationen sind die Folgen.[2]

Als *nicht-invasive Methode* hat die *Magnetresonanztomographie* die Arthroskopie für die Meniskusdiagnostik weitgehend *ersetzt*. *Nicht* ersetzen kann das MRI hingegen eine genaue klinische Untersuchung. Als Routineuntersuchung ist es nicht notwendig.

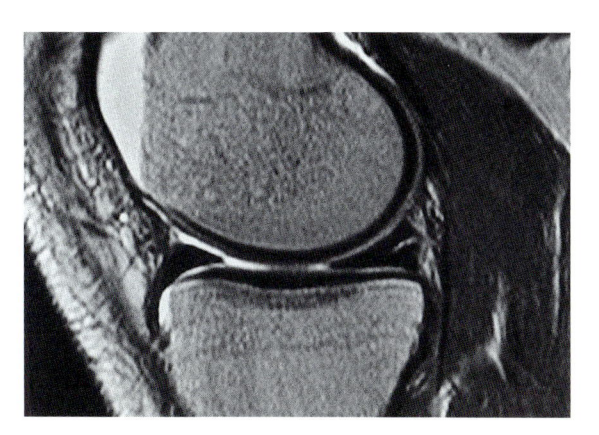

Abb. 66.38: Meniskuspathologie im MRI.
Sagittalschnitt durch die *medialen Kondylen*. Der keilförmige, an der Tibia verankerte Meniskus macht aus dem nur schwach konkaven Tibiaplateau eine für den Femurkondylus genau kongruente Pfanne. Die Last wird dadurch gleichmäßig verteilt. Schwarz (signalarm) zeichnet die subchondrale Kortikalis und der Meniskus, weiß die Gelenkflüssigkeit, dazwischen grau der Gelenkknorpel.
Horizontaler Riss in der Basis des Hinterhorns.

---

2 Dandy, D. J.: Arthroscopy and MRI for the Knee (Editorial). J. Bone Joint Surg. 79-B, 520 (1997)

Arthroskopie

Die Arthroskopie galt als «Goldstandard» für die Diagnostik. Dies ist sie, weil zu subjektiv, nicht mehr (s. Kap. 66.2.3). Ihre Aussagekraft ist unbestritten, allerdings nur in der Hand des erfahrenen Kniespezialisten, denn die Beurteilung der Gewebe und ihrer eventuell vorhandenen Schäden kann schwierig sein (Knopflochoptik, Vergrößerungseffekt, normale und pathologische Anatomie etc.).

Als *invasive Methode* sollte die *diagnostische* Arthroskopie nicht wahllos bei jedem schmerzhaften oder unklaren Knie angewendet werden. Indikationen und Problematik der (diagnostischen) Arthroskopie sind in Kapitel 13.8.4 und Kapitel 66.2.3 ausführlich beschrieben.

Eine klare **Indikation** ist nur bei erheblichen Beschwerden und begründetem Verdacht auf eine Meniskusläsion gegeben, und wenn auch ein klares Konzept für einen therapeutischen Eingriff am Meniskus vorliegt. So kann *im gleichen Arbeitsgang* die Diagnose bestätigt und auch ein therapeutischer Eingriff durchgeführt werden. Erst mit dem Schritt von der rein diagnostischen Arthroskopie zur arthroskopischen Chirurgie hat das Arthroskop seinen Platz in der Behandlung der Meniskusschäden.

66.6.4 Therapie

Therapie nach akutem Trauma

Nach schweren Unfällen mit frischen Band- und Meniskusverletzungen, die in der Regel einen massiven Hämarthros zeigen, ist eine klinische Diagnose oft nicht möglich oder ungenügend. In diesen Fällen kann eine Arthroskopie indiziert sein, zusammen mit der Stabilitätsprüfung in Narkose, zur Bestandsaufnahme und *Planung einer Rekonstruktionsoperation*. Diese wird zweckmäßig mit einer Arthrotomie offen durchgeführt, wobei ein an der Basis abgerissener, nicht degenerierter Meniskus wenn möglich *erhalten* werden sollte: Nach einer *Naht* zur Refixation ist eine Wiedereinheilung möglich.

Isolierte Meniskusläsionen

Gelegentlich gelingt es, einen eingeschlagenen Meniskus (evtl. in Narkose) zu *reponieren*. Da im Übrigen in den meisten Fällen die akuten Symptome bald zurückgehen und nicht selten mit der Zeit ganz verschwinden, ist eine **abwartende konservative Haltung** zu Beginn durchaus am Platz. Ruhigstellung und antiphlogistische Behandlung sind immer die ersten Maßnahmen.

Bei geringen Beschwerden, wenn keine Blockaden mehr auftreten, ist Physiotherapie zweckmäßig und genügt. Wichtig ist ein intensives **Quadrizepstraining**, um die immer eintretende Muskelatrophie hintan zu halten. Zu empfehlen ist im Übrigen eine gewisse vernünftige **Schonung** sowie der Verzicht auf extreme Beanspruchung, vor allem im Sport (Fußball usw.). Die Diagnose «Meniskusriss» ist nicht gleichbedeutend mit einer Operationsindikation. Manche Risse – vor allem die akuten – können spontan ausheilen.

Asymptotische Risse (z. B. im MRI diagnostiziert), aber auch stabile, vertikal-longitudinale Risse in der vaskularisierten Zone, lassen sich durchaus konservativ behandeln, wenn der Patient seine **Lebensweise** ein wenig **anzupassen** bereit ist.[3]

Bleiben **stärkere Beschwerden** trotzdem längere Zeit bestehen, oder wiederholen sich die Einklemmungserscheinungen, ist ein **aktiveres Vorgehen** zu erwägen. Immerhin rechtfertigt nur ein substanzielles Maß an Symptomen und Funktionseinschränkungen einen chirurgischen Eingriff.

Persistierende Streckhemmung kann Zeichen einer Einklemmung sein. Bei eindeutiger Diagnose ist die möglichst **sparsame Teilmeniskektomie**, d. h. die Resektion der mechanisch störenden, abgerissenen und eingeklemmten Lappen, angezeigt.

Indikation: Eine *arthroskopische Meniskektomie* kann ambulant durchgeführt werden, und die Patienten können in der Regel schon nach wenigen Tagen wieder ihre Arbeit aufnehmen.

Die *Indikation* zur Meniskektomie ist selten dringlich oder absolut. *Sie ergibt sich aus den Schmerzen*, wird also eigentlich *vom Patienten selbst gestellt*. Als prophylaktische Maßnahme hat die Meniskusresektion keinen Platz, denn sie verhindert die Arthrose nicht, sondern fördert sie. Man ist deshalb bestrebt, die Menisken so weit als möglich zu erhalten. Stabile Risse ohne Symptome können konservativ behandelt werden und ausheilen.

Zur Meniskektomie

Lange Zeit wurden verletzte Menisken regelmäßig *total reseziert*, bis es sich herausstellte, dass nach der Meniskektomie mit der Zeit Knorpelschäden und Arthrosezeichen auftreten, oft mit entsprechenden Beschwerden. Auf lange Sicht enden diese Knie fast immer mit einer Gonarthrose.

Dass intakte Menisken keine funktionslose, überflüssige Gebilde sind, ist erkannt (s. Kap. 66.1 u. Kap. 66.1.1), auch wenn ihre vielfältigen Funktionen erst

---

3 Weiss, C. B, Lundberg, M. et al.: Non-Operative Treatment of Meniscal Tears. J. Bone Joint Surg. 71-A, 811 (1989)

teilweise verstanden sind. Neben Pufferwirkung, Druckverteilung, Führung der Gelenkbewegung und Stabilisierung des Knies gehören auch Walkmechanismus und Diffusionsvorgänge dazu (s. Abb. 66.32).

Die totale oder subtotale Meniskektomie wurde deshalb verlassen, und man bemüht sich stattdessen um eine möglichst **substanzerhaltende partielle Resektion** lediglich der mechanisch störenden, abgelösten, degenerierten, zerfetzten und nicht mehr reparablen Anteile am inneren, nicht durchbluteten Rand, v. a. der frei flottierenden Lappen und Korbhenkel, während die **vaskularisierte Wandpartie erhalten** werden soll. Randständige Risse im vaskularisierten Bereich können heilen. Sie werden wenn möglich genäht.

Wie Untersuchungen nach Teilmeniskektomie gezeigt haben, kann sich der Restmeniskus offenbar mit der Zeit wieder in ein keilförmiges, bindegewebiges Regenerat umwandeln, womit die Meniskusfunktion wenigstens teilweise erhalten bleibt.

Die **arthroskopische Meniskektomie** ermöglicht sowohl die Evaluation der Läsion als auch eine individuelle, dieser Läsion entsprechende partielle Resektion. Darauf beruht ihre Überlegenheit. Voraussetzung ist jedoch das Können und die Erfahrung des Operateurs.

Wo diese fehlen, dauern arthroskopische Operationen oft länger als offene, und mühsame, lange dauernde arthroskopische Eingriffe haben kaum Vorteile. Besser ist es dann, rechtzeitig auf die Arthrotomie umzustellen. Schwierigere rekonstruktive Operationen können dann, falls notwendig, anschließend ebenfalls offen durchgeführt werden.

Selbstverständlich gibt es auch Versuche, **künstliche Menisken** einzusetzen, sei es aus körpereigenem Gewebe oder aus körperfremdem Material. Ob diese Versuche erfolgreich sein werden, weiß man natürlich noch nicht.

Wegen der unsicheren Prognose der Meniskusverletzungen ist ihre **Prävention** besonders wichtig (Unfallverhütung in Sport und Arbeitswelt).

Rezidive nach Meniskusresektionen

Relativ häufig verbleiben auch nach der Meniskektomie weiter *Schmerzen*, oder sie treten nach einiger Zeit wieder auf. Es liegt nahe, ein Rezidiv, «einen neuen Riss», zu vermuten und eine «Nachresektion» des Meniskus zu empfehlen. Die Erfolge sind im Allgemeinen schlecht, denn erstens muss man den Patienten, vor allem den älteren, eine Heilungszeit von mehreren Monaten zugestehen, und zweitens haben die *Schmerzen* häufig **andere Ursachen**, wie Instabilität, Verletzungsschäden, entzündliche oder degenerative Veränderungen usw. Nicht wenige Fälle bleiben unklar.

Dies ist ein wesentlicher Grund, sich nicht zu früh zu Zweitoperationen drängen zu lassen und solche nur bei eindeutiger Diagnose zu machen, vor allem aber auch mit Meniskektomien allgemein zurückhaltend und sparsam zu sein.

66.7
Achsenfehlstellungen: Genu varum und Genu valgum

66.7.1
Allgemeines

Auch *ohne* medizinische Kenntnisse hat jeder Mensch eine ziemlich genaue Vorstellung, *wie* **ein gerades Bein** *aussehen sollte* (Abb. 66.40a). Schon kleine Achsenabweichungen werden als O-Bein (Genu varum) oder X-Bein (Genu valgum) registriert und als unschön empfunden. Manche Betroffene *leiden darunter* und haben psychische Probleme. Der Arzt sollte dann ihre krummen Beine gerade machen. Orthopäden werden mit der Frage einer Korrekturosteotomie konfrontiert. *Die Indikation* zu einer derart eingreifenden **kosmetischen** *Operation* ist jedoch eine heikle Sache (s. Abb. 66.43).

Deformitäten können aber auch *krank machen*. Nur bei einem geraden Bein ist das Kniegelenk physiologisch (axial) belastet.

Schon geringe Achsenabweichungen verändern und erhöhen diese Beanspruchung beträchtlich, was mit der Zeit *statische Beschwerden* und auf längere Sicht *degenerative Schäden* (Gonarthrosen) zur Folge haben kann. Hier stellt sich die Frage der **Prophylaxe**.

Am Kniegelenk zeigt sich exemplarisch, wie eng Form und Funktion, Biomechanik und Pathologie zusammenhängen (s. a. «Deformitäten», Kap. 38.4, und «Gonarthrose», Kap. 66.9.1).

Anatomie und mechanische Beanspruchung

Leonardo da Vinci hatte bereits erkannt, dass die *Verbindungslinie der drei großen Gelenke* des Beines: Hüfte – Knie – oberes Sprunggelenk **auf einer Geraden liegt** (Abb. 66.40a). Mikulicz (1878) nannte diese noch unverbindlich «Direktionslinie». Sie kann als Norm gelten. Im Atlas der praktischen Anatomie von Lanz (1938) heißt sie «mechanische Konstruktionsachse» oder «Traglinie».

Diese rein *anatomisch* definierte Linie fällt allerdings nur im aufrechten Stand auf beiden Beinen mit der mechanischen Belastungsachse zusammen («Mechanische Beinachse», **Abb. 66.39a**).

Die **klinisch relevante Beanspruchung** erfährt das Knie jedoch in Bewegung unter Belastung, d.h. vor allem *beim Gehen* und *Laufen*. Hier gelten mechanisch Bedingungen ähnlich *wie beim Einbeinstand* (analog dem Hüftmodell von Pauwels, (s. Kap. 8.1.1, Abb. 8.6).

Die praktisch maßgebende dynamische Beanspruchung ist durch die *Resultierende* aus mehreren Komponenten gegeben (s. Abb. 66.39 b):

- Körpergewicht
- Hebelarm des Teilschwerpunktes
- Muskelkräfte mit ihren Hebelarmen
- Trägheitsmomente, die beim Gehen auftreten und bei schnellem Laufen zunehmen.

Im **Einbeinstand** (s. Kap. 8.2) liegt diese Resultierende etwas *medial* von der Kniemitte, was einer *Biegebeanspruchung des normalen Knies im Varussinn* entspricht (Abb. 66.39 b). Der Druck im medialen Kniekompartiment ist *größer als* im lateralen. **Varus-Gonarthrosen** sind denn auch wesentlich *häufiger* als Valgus-Gonarthrosen.

Gangart und Geschwindigkeit modifizieren die Beanspruchung: Schwerpunktsverlagerung, Trägheitsmomente, Muskelkräfte. *Der Quadrizeps* hat eine leicht *valgisierende* Komponente (Q-Winkel, s. Kap. 66.4.1, Abb. 66.19) und wirkt damit der varisierenden Kraft des Körpergewichts entgegen.

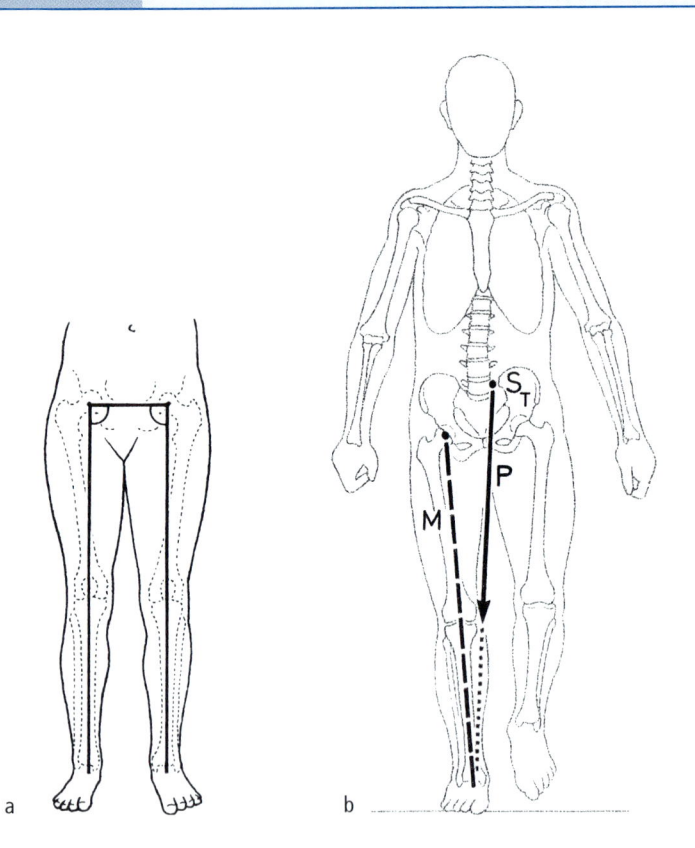

Abb. 66.39: Beinachse und Kniegelenkbeanspruchung.
Üblicherweise liegt die Verbindungslinie der drei großen Gelenke des Beines: Hüfte – Knie – oberes Sprunggelenk auf einer **Geraden** (sog. Mikulicz'sche Linie).
a) Im *aufrechten Stand* bei leicht abgespreizten Füßen ist die statische Beanspruchung der Knie in der Frontalebene rein *axial*. Die mechanische Belastungsachse fällt hier mit der anatomischen Achse zusammen: «Mechanische Traglinie».
b) Die Beanspruchung des Kniegelenkes *beim Gehen* und Laufen ist komplizierter. Sie entspricht eher dem statischen *Einbeinstandmodell* von Maquet, analog dem Hüftmodell von Pauwels (vgl. Abb. 8.6 a–c, Kap. 8.1.1):
S_T: Teilschwerpunkt (ohne Unterschenkel, d. i. der vom Knie getragene Teil des Körpergewichtes)
P: Kraftwirkung aus S_T
M: «Mikulicz'sche Linie». Sie wird oft als «Tragachse», als «mechanische Beinachse» bezeichnet. Definiert ist sie jedoch rein anatomisch als Verbindungsgerade von Hüfte, Knie und oberem Sprunggelenk. Nur im Stehen fällt sie mit der mechanisch wirksamen Kraft zusammen.
Im Einbeinstand ist hingegen P, die Kraft aus dem Teilschwerpunkt, mechanisch wirksam. *Beim Gehen* entsteht dann eine *varisierende Komponente* bzw. eine stärkere Belastung des medialen Kompartimentes. Als *Gegenkraft* wirkt valgisierend der laterale Anteil des *Quadriceps* (s. Abb. 66.19) sowie der tractus ileotibialis und der Biceps. Überhanghinken (Trendelenburg) verlagert die Beanspruchung ebenfalls nach lateral.
Diese *Theorie* stimmt mit der Klinik überein, erklärt das starke Überwiegen der Varusgonarthrosen und ist **bei der Beurteilung** und der **Therapie** der Gonarthrosen, bei Osteotomien (Kap. 66.9.2) und Endoprothesen (Kap. 66.10) **zu berücksichtigen**.

Schlussfolgerungen für die Praxis

- Die wirksame *Kniebeanspruchung* ist dynamisch, sehr variabel und hängt nicht allein vom Kniewinkel ab.
- Die *langfristige Spontanprognose* von geringfügigen Achsenabweichungen ist noch wenig erforscht.
- *Korrekturosteotomien* können sich in geeigneten Fällen günstig auswirken.
- Die *Indikation* ist zurückhaltend zu stellen, wobei die Erwartungen, die Psyche, die Risiken, die Prognose mit und ohne Operation, miteinbezogen werden müssen.
- *Winkelmessungen* und rein anatomische Betrachtungen allein genügen nicht für Operationsindikationen.
- Ein gut funktionierender *Quadrizeps* ist eine wichtige Arthroseprophylaxe.

Die Messung der Kniewinkel

Man darf sich *nicht täuschen* lassen: Außenrotation und gleichzeitige Hyperextension täuschen einen Valguswinkel, Außenrotation mit Flexion jedoch ein Genu varum vor. Den umgekehrten Effekt hat eine Innenrotationsstellung des Beines: Bei leicht gebeugtem Knie erscheint auch ein gerades Bein als X-Bein, bei überstreckten Knien hingegen als O-Bein. Dies lässt sich leicht am Selbstversuch einsehen. Die *Messung* stimmt somit nur bei mittlerer Rotation und Streckstellung der Beine. Für Verlaufskontrollen wird *bei O-Beinen* auch **der Kniekondylenabstand**, *bei X-Beinen* **der Malleolenabstand** gemessen (s. Abb. 66.41).

Die **Röntgenaufnahme** des Knies (genaue ap) zeigt normalerweise einen *leichten Valguswinkel* zwischen Femurschaft und Tibia, der im Mittel 6° bis 7° beträgt (physiologischer Knievalguswinkel; **Abb. 66.40 b**). Eine Achsenabweichung kann im Knie selbst oder proximal davon im Femur bzw. distal davon in der Tibia lokalisiert sein.

Je weiter weg vom Knie die Fehlstellung liegt, desto weniger stark wirkt sie sich aus. Allerdings ergibt sich dann eine stärkere Fehlstellung des nächstgelegenen Gelenkes, d.h. der Hüfte bzw. der Sprunggelenke (s. Abb. 38.24).

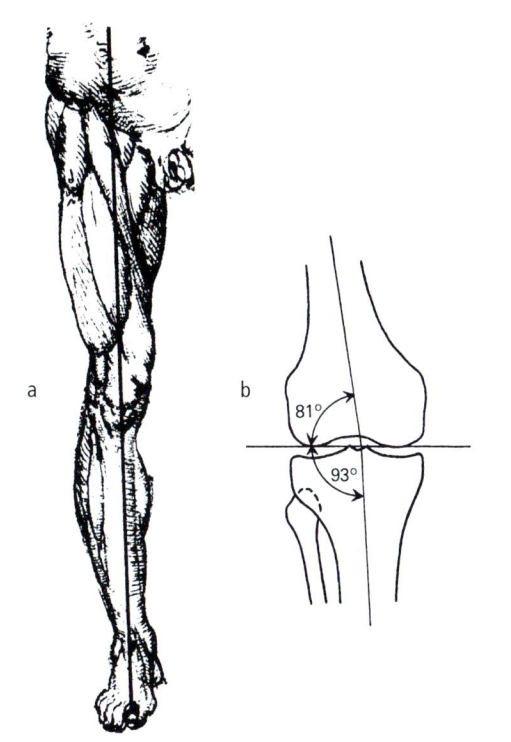

Beinachsen im Kindesalter

Der tibio-femorale Winkel ändert sich von der Geburt bis zum Wachstumsabschluss ständig ein wenig. **Physiologisch** ist ein leichtes *O-Bein* in den ersten zwei Lebensjahren, später, im Alter von etwa 3 bis 6 Jahren ein leichtes *X-Bein* (s. Abb. 5.10, «Achsenkorrektur durch epiphysäres Längenwachstum», Kap. 5.3). Beides korrigiert sich bis zum Wachstumsabschluss in der Regel spontan (s. «Häufige Normvarianten bei Kindern», Kap. 39.1). Diese Entwicklung ist durch ausgedehnte Untersuchungen (Salenius u.a.) belegt: siehe Abbildung 39.1. Die *Streubreite* der Norm ist beträchtlich. Auch größere Schwankungen müssen noch nicht als pathologisch angesehen werden (**Abb. 66.41**). **Diese normale Entwicklung** muss der Arzt kennen, damit er die Eltern in der Sprechstunde aufklären und beruhigen kann und nicht unnötige Apparate oder gar Operationen verschreibt.

Abb. 66.40:
a) *Was* **Leonardo da Vinci** *unter einem* **geraden Bein** *verstand. Die drei großen Gelenke* liegen tatsächlich auf einer (hier nachträglich eingezeichneten) *Geraden*. Form und Funktion sind nicht voneinander zu trennen.
b) **Röntgenanatomie:** Die Kniegelenkachse ist beim normalen Gehen praktisch *horizontal*. Sie bildet mit dem Femurschaft physiologischerweise einen leichten Valguswinkel von etwa 6°–8°, der bei der Beurteilung, sowie bei der *Planung* einer Operation zu beachten ist.

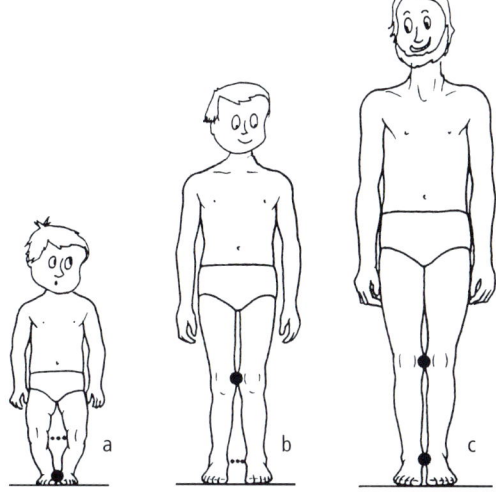

Abb. 66.41: Die Beinachsen im Kindesalter.
a) Beim *Säugling*, b) beim *Kleinkind*, c) beim *Jugendlichen*. Die *Berührungspunkte* der Beine sind markiert.
Bei geschlossenen Füßen berühren sich – bei mittlerer Größe und Konstitution – gleichzeitig Innenknöchel und Knie. Solche Beine werden als gerade angesehen. *Ein Maß für das O- bzw. X-Bein* ist denn auch **der Kondylen-** bzw. **der Malleolenabstand** zwischen den Beinen.
Üblicherweise kommen die Kinder mit leichten Genua vara zur Welt. Die O-Beine des Säuglings gehen mit dem aufrechten Stand in der Regel in das leichte X-Bein des Kleinkindes über. Das physiologische Genu valgum des 2- bis 5-Jährigen gleicht sich im Verlaufe der Wachstumsperiode in den meisten Fällen aus, so dass die Beine bis zum Ende der Pubertät *gerade* geworden sind (vgl. Abb. 39.1).
Diese normale Entwicklung muss der Arzt kennen, damit er die Mütter in der Sprechstunde aufklären und beruhigen kann.

Pathologie

Neben diesen häufigen und harmlosen physiologischen Abweichungen können X- oder O-Beine pathologische **Ursachen** haben:

1. Bei *Kindern*:
   - kongenitale Deformitäten: Crus varum congenitum, Genu varum (Blount) (Kap. 66.5.1 u. Kap. 67.1)
   - Rachitis, Vitamin-D-resistente Rachitis (Abb. 2.6)
   - Wachstumsstörungen nach Verletzungen oder Krankheiten im Bereich der Epiphysenfugen (s. Kap. 66.5.1 u. Kap. 28.2.1)
   - Fehlstellungen nach Frakturen
   - Patelladystopie, habituelle Patellaluxation: häufig mit Genu valgum zusammen
   - Lähmungen (s. Kap. 34.1.2 u. Abb. 34.4 u. Abb. 34.5).
2. Bei *Erwachsenen*:
   - Frakturfolgen, z.B. Impressionsfrakturen der Tibiakondylen, Fehlstellungen nach Femur- oder Tibiafrakturen
   - M. Paget, Osteomalazie usw.
   - Gonarthrosen mit Substanzverlust im Bereich des medialen bzw. lateralen Gelenkspaltes (Genu varum bzw. valgum) (s. Kap. 66.9.1).

Klinik

Die klinische Bedeutung einer Achsenabweichung hängt von ihrem **Ausmaß** ab (**Abb. 66.42**). *Geringe Abweichungen* bleiben in der Regel *symptomlos*, zumindest während längerer Zeit. Stärkere Achsenfehler können so genannte «statische Beschwerden» verursachen. Auf die Dauer entstehen auch *degenerative* Veränderungen.

Als **statische Beschwerden** werden unklar definierte, wechselnde *Schmerzen* in Muskeln, Bandapparat, Gelenken usw. bezeichnet, welche bei unphysiologischen Bewegungsabläufen und Beanspruchungen infolge von Deformitäten entstehen. Diese Beschwerden können aber nicht nur im Bereich der Deformität, die sie verursacht, sondern auch an anderen, mitunter weit entfernten Stellen des Bewegungsapparates auftreten (s.a. Kap. 38.6).

Degenerative Veränderungen entstehen im Verlauf von Jahren, oft Jahrzehnten, als Folge einer mechanischen *Überbeanspruchung* einzelner Gelenkabschnitte bei Fehlstellungen, wobei beim O-Bein der mediale, beim X-Bein der laterale Kniegelenkanteil betroffen ist. Dies ist die Ursache vieler Gonarthrosen (s. Kap. 38.4 u. Kap. 66.9).

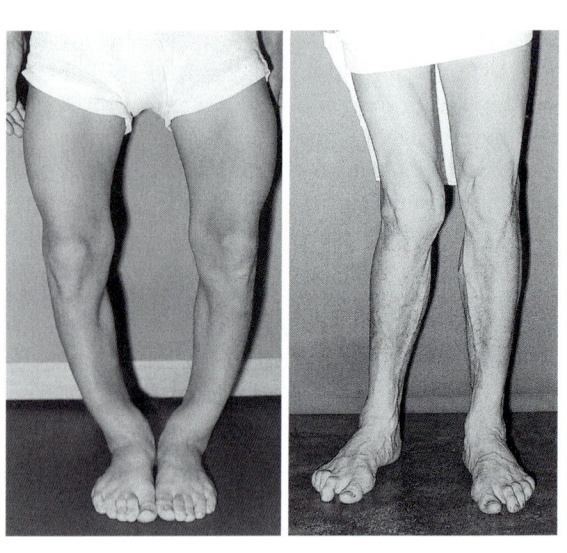

Abb. 66.42: Achsenfehler der Beine.
a) *O-Bein bei 10-jährigem Knaben;* kongenitale symmetrische Störung. Die Varusfehlstellung ist besonders auch im unteren Abschnitt des Unterschenkels lokalisiert.
Derart schwere Deformitäten sah man früher häufiger, vor allem als Rachitisfolge. Heute sieht man öfter Unfallfolgen oder aber harmlosere konstitutionelle Achsenabweichungen, die oft spontan auswachsen.
b) *X-Bein rechts, bei 50-jährigem Mann,* als *Unfallfolge* (beachte die Quadrizepsatrophie).
X-Beine während der Pubertät sind nicht selten eine Begleiterscheinung von Entwicklungsvarianten, etwa bei Adipösen, aber auch bei asthenischer Konstitution.

66.7.2
Prognose, Prophylaxe und Therapie

Im Wachstumsalter

Abweichungen von der «geraden» Beinachse werden bis zum Wachstumsabschluss noch weitgehend *ausgeglichen*. Ängstliche Eltern kann man mit gutem Gewissen trösten, dass sich das O- bzw. X-Bein noch «auswächst», allerdings in Jahren, nicht in Monaten.

Durch **konservative Maßnahmen** lässt sich das *Wachstum kaum beeinflussen*. Immer wieder wurde dies versucht, mit Schienen, Apparaten usw., doch ohne nachweisbaren Erfolg. Theoretisch wäre dies höchstens durch eine jahrelange, ununterbrochene Krafteinwirkung möglich. Praktisch lässt sich das kaum durchführen, so dass eine Schienen- oder Apparatebehandlung keinen Nutzen hat, der dem Aufwand entsprechen würde.

Bei den meisten Achsenabweichungen in diesem Alter ist jedoch eine *Behandlung auch nicht nötig*. Falls *nach* Abschluss des Wachstums immer noch eine erhebliche Fehlstellung bleiben sollte, kann sie durch eine **Osteotomie** korrigiert werden. Selten wird dies notwendig sein.

Kurz vor dem Verschluss der Wachstumsfugen ist es auch möglich, einen Achsenfehler durch eine *Epiphyseodese* der knienahen Epiphysenfugen (bei O-Bein lateral, bei X-Bein medial) zu korrigieren. Damit wird ein asymmetrisches Wachstum zu therapeutischem Zweck herbeigeführt (s. Kap. 5.5.2 mit Abb. 5.13 u. Kap. 63.2.2). Das Ausmaß der sich daraus bis zum Wachstumsabschluss ergebenden Korrektur kann allerdings *nicht* ganz genau berechnet werden (s.a. Kap. 28.2).

Auch bei Korrekturosteotomien im Wachstumsalter ist die genaue Berechnung des Schlussergebnisses kaum möglich. Osteotomien werden deshalb in diesem Alter nur bei schweren Deformitäten gemacht (s. Kap. 38.7 u. Kap. 22.2). In allen anderen Fällen ist es in der Regel besser, *bis zum Wachstumsabschluss zu warten*. Die Korrektur ist dann endgültig und kann genau geplant werden.

Nach Wachstumsabschluss

Konservativ lassen sich Achsenfehler nicht beeinflussen. Eine *Korrektur* ist *nur operativ* mittels einer **Osteotomie** möglich. Der **Zweck** einer solchen Operation kann sein:

- *kosmetisch*. Wenn ein Patient stark unter seinen «krummen Beinen» leidet, kann eine Korrekturosteotomie ausnahmsweise gerechtfertigt sein. Allerdings bleibt die Hautnarbe sichtbar, und es ist eine Kunst, bei der Operation genau im richtigen Ausmaß zu korrigieren, so dass der «Auftraggeber» dann auch wirklich zufrieden ist (**Abb. 66.43**).
- *therapeutisch*, bei Beschwerden, z. B. statisch bedingt oder bei beginnender Arthrose. Hängen die Beschwerden tatsächlich mit der Fehlstellung zusammen, sind Korrekturosteotomien in der Regel dankbare Operationen (s. Kap. 38.4 u. Kap. 66.9.3).
- *prophylaktisch*, zur Verhinderung einer späteren Arthrose. Bei dieser Indikation ist zu berücksichtigen, dass unsere wissenschaftlichen Grundlagen für eine solche Prophylaxe, insbesondere unsere Kenntnisse der **Prognose** der behandelten und der nicht behandelten Fehlstellungen, noch sehr spärlich sind.

Sicher führen ausgeprägte Fehlstellungen im Allgemeinen früher oder später zu Beschwerden, und die Gefahr, dass eine Arthrose entsteht, ist groß, doch hängen Auftreten und Progredienz einer Arthrose keineswegs nur von der Größe des Fehlstellungswinkels ab. Es ist bekannt, dass viele Achsenabweichungen bis ins hohe Alter beschwerdefrei ertragen werden und die *funktionelle Anpassung* des Bewegungsapparates an Abweichungen von der anatomischen Norm oft erstaunlich groß ist. Wir wissen also

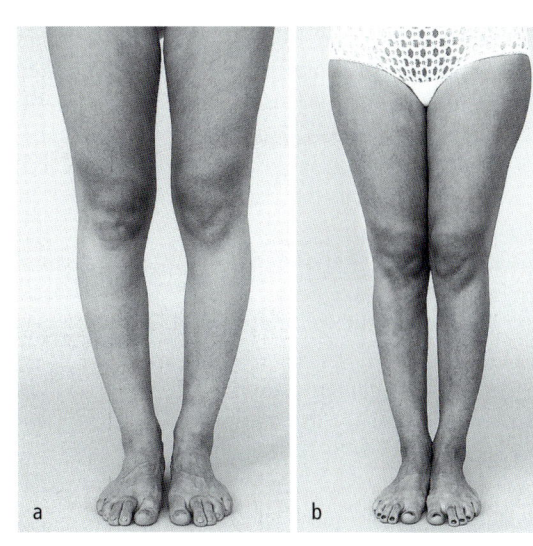

Abb. 66.43:
a) Dieser **O-Beine** wegen hatte *ihre 20-jährige Trägerin*, obwohl die Deformität relativ gering war, erhebliche Komplexe. Diese plagten die «Patientin» so stark, dass man sich schließlich zur beidseitigen Korrekturosteotomie entschloss. In solchen Grenzfällen (es handelt sich um eine Korrektur von wenigen Winkelgraden) sind Aufwand und Risiken der Operation in der Regel kaum gerechtfertigt.
b) Trotz längerer Rekonvaleszenz und zwei Narben war die Patientin mit dem Resultat zufrieden; auch dies ist bei solchen kosmetischen Indikationen nicht selbstverständlich.

nicht genau, welche Achsenfehler zu Beschwerden führen und welche nicht.

Die Entscheidung, welche Achsenabweichungen noch toleriert werden können und welche operiert werden sollen, ist eine verantwortungsvolle Aufgabe und bleibt bei Grenzfällen eine Ermessensfrage. Die nicht unerheblichen Risiken einer Osteotomie und ihre Unannehmlichkeiten (Schmerzen, länger dauernde Rekonvaleszenz, Narben etc.) sind gegen den möglichen, in weiter Ferne liegenden und unsicheren Nutzen abzuwägen. All dies ist mit dem Kandidaten eingehend zu besprechen, damit er auf Grund dieser Information die Entscheidung selbst treffen kann.

Mit dem Gesagten soll deutlich gemacht werden, dass *die therapeutische* und *die prophylaktische Indikation* zu einer Korrekturosteotomie scharf voneinander zu trennen und auch ganz unterschiedlich zu beurteilen sind (vgl. dazu «Prophylaktische Operationen», Kap. 9.3, Kap. 18.1.3 u. Kap. 25.4, und «Normabweichungen und Formfehler», Kap. 18.1.4 u. Kap. 39.1).

Im *Zweifelsfall* ist das *Zuwarten* unter regelmäßiger Kontrolle **eine praktikable Lösung**: Wenn erstmals Beschwerden auftreten, ist es für eine Operation nicht zu spät, und dem Patienten kann unmittelbar geholfen werden. Er wird dann eher zu einer Operation bereit und mit dem Resultat zufrieden sein.

Technisch wird eine Korrekturosteotomie wenn möglich am Ort der Fehlstellung angelegt, am besten wenig unterhalb oder oberhalb des Kniegelenkes (im spongiösen Bereich), da hier die Heilung am schnellsten erfolgt (Abb. 66.51).

66.7.3
Die einzelnen Fehlstellungen

Genu varum: O-Bein

Bei zusammengestellten Füßen klafft beim O-Bein zwischen den Knien ein Spalt. Seine Breite ist ein Maß für die Schwere des O-Beines (Abb. 66.42a). Die Patella liegt lateral von der Verbindungslinie Hüftgelenk-Sprunggelenk, und der physiologische Valguswinkel zwischen Femurschaft und Tibia fehlt.

Unter Belastung ist **der mediale Gelenkspalt** *überbeansprucht*, das laterale Seitenband wird überdehnt.

Ein O-Bein wird statisch schlechter kompensiert als ein X-Bein gleichen Ausmaßes und führt früher zu Beschwerden und zur *Arthrose* des Knies (s. Kap. 66.7.1). Varusstellungen müssen deshalb häufiger korrigiert werden als Valgusfehler (vgl. Kap. 66.7.2).

Frakturen von Ober- und Unterschenkel haben häufig die Tendenz, in Varusstellung abzuweichen. Dieser Tendenz sollte bei der Frakturbehandlung im Sinne der Arthroseprophylaxe entgegengewirkt werden.

O-Beine sind nicht selten ein Merkmal einer pyknischen Konstitution. Auffällig ist die Häufigkeit von schweren Genua vara *bei älteren Frauen*. Sie sind zum großen Teil erworben und erst im Klimakterium entstanden. Die mechanische Beanspruchung, eine Osteoporose sowie eine Gonarthrose mit Substanzverlust am medialen Gelenkspalt spielen die Hauptrolle (s. Kap. 38.4, Abb. 38.16–20, Kap. 66.9.1 u. Abb. 66.48).

Genu valgum: X-Bein

Wenn sich die Knie berühren, bleibt beim X-Bein zwischen den Innenknöcheln ein Zwischenraum. Seine Breite ist (bei nicht allzu ausgeprägter Adipositas) ein Maß für das X-Bein (Abb. 66.41 u. Abb. 66.42b).

Der physiologische Valguswinkel ist vergrößert. Bei Belastung wird das mediale Seitenband überbeansprucht, und der *äußere Gelenkspalt* steht unter vermehrtem Druck.

X-Beine sind oft Ausdruck einer asthenischen Konstitution. Sie werden im Allgemeinen besser ertragen und kompensiert als O-Beine und müssen entsprechend seltener korrigiert werden.

Genua valga und bestehende Knickfüße verschlimmern sich gegenseitig. Vor allem bei Kindern ist diese Kombination häufig. In diesen Fällen kann eine supinierende (medial aufrichtende) Einlage verschrieben werden (s. Kap. 38.6, Abb. 38.24 u. Kap. 65.5.2).

Valgusgonarthrose: siehe Kapitel 66.9.

Genu recurvatum

Das Knie ist *überstreckbar* und wird unter Belastung nach hinten hinausgedrückt (s. Abb. 38.15). Ursachen:

- Fehlstellungen nach Frakturen (z. B. hohe Tibiafrakturen, Frakturen der Epiphysenwachstumsfuge im Bereich der Tuberositas tibiae, s. Abb. 28.6), iatrogen nach Roux'scher Operation (s. Kap. 66.4.2) im Wachstumsalter und nach Knielähmungen (Quadrizepslähmung, s. Kap. 34.1.2 u. Abb. 38.15).
- Eine Hyperextension nach Knietrauma kann auch auf eine postero-laterale Bandinsuffizienz mit Verletzung des hinteren Kreuzbandes hinweisen (s. Kap. 66.15.4).
- Eine beidseitige leichte Überstreckbarkeit der Knie kann Ausdruck einer konstitutionellen allgemeinen Bandlaxität sein (s. Kap. 38.3 u. Abb. 38.14).

Pathophysiologie: Ein leichtes Genu recurvatum wird toleriert. Es kann durch die aktive Muskelkraft des *Quadrizeps* kompensiert werden. Bei stärkerer Deformität und Beschwerden kommt eine Korrekturosteotomie in Frage.

Bei Knielähmungen ist ein leichtes Genu recurvatum als eine Art Kompensation aufzufassen, weil dadurch das Knie im Stehen stabilisiert werden kann. Allerdings ist es eine rein passive Stabilisierung durch den dorsalen Kapsel- und Bandapparat. Dieser wird mit der Zeit überdehnt, und das Genu recurvatum nimmt zu. Überschreitet es ein gewisses Ausmaß, wird die Beanspruchung unerträglich, schmerzhaft, und das Gehen wird unmöglich. Eine *Osteotomie* darf das Genu recurvatum nicht ganz korrigieren, weil sonst das gelähmte Knie wieder instabil wird. Evtl. muss ein *Apparat* mit Anschlag zur Verhinderung der Rekurvierung getragen werden (s. Kap. 34.1.2, Abb. 34.5 u. Abb. 34.6).

Genu flexum

Viele Knieaffektionen, insbesondere die *Gonarthrose*, gehen mit einer leichten **Flexionskontraktur** einher: Das Knie kann nicht mehr voll gestreckt werden. Oft werden Stehen und Gehen dadurch beschwerlich (s. Kap. 38.2, Kap. 38.7 u. Abb. 38.7).

Zur Stabilisierung eines gebeugten Knies muss der Quadrizeps ständig angespannt werden. Ein Genu flexum führt deshalb beim Gehen und Stehen vorzeitig zu Ermüdung und auch zu Schmerzen.

Prophylaxe: Es ist wichtig, bei jeder Knieerkrankung und nach jeder Knieoperation durch gestreckte Lagerung und Bewegungsübungen die volle Streckstellung des Kniegelenkes zu erhalten (Abb. 17.1, Abb. 17.11, Abb. 34.8, Abb. 38.11).

Die **Therapie** ist jene der Grundkrankheit. Eine Korrektur ist selten konservativ (Quengel, s. Abb. 17.23), meist nur mittels einer Osteotomie, möglich. In manchen Fällen von schlaffen Lähmungen kann dadurch eine Stabilisierung des Kniegelenkes erreicht werden (s. Kap. 34.1.2 u. Abb. 34.5).

Bei *Gonarthroseoperationen* (Osteotomien, Endoprothesen) muss die Flexionskontraktur korrigiert werden.

66.8
Degenerative Kniegelenkerkrankungen

Nach dem Hüftgelenk wird das Knie am *häufigsten* von degenerativen Veränderungen befallen. Diese treten in drei Formen auf:

1. *Meniskusdegeneration:* Sie manifestiert sich durch Risse: siehe Meniskusläsion, Kapitel 66.6
2. Chondromalacia patellae
3. **Gonarthrose.**

66.8.1
Chondromalazie der Patella

Die «Chondromalacia patellae» ist *ein* **pathologisch-anatomischer** *Begriff:* Herdförmige Veränderungen des Patellaknorpels wie unregelmäßige, aufgeraute Oberfläche, zottige Auffaserung, Erweichung und Verdickung des Knorpels sind charakteristisch für diese eigentümliche Erscheinung. Ihre Ätiologie und Pathogenese ist nicht klar, ebenso wenig, welcher *Krankheitswert* ihr zukommt. Dem Arthroskopeur sind sie auffällig, vorwiegend an der medialen Facette (s. Kap. 66.4.1 mit Abb. 66.21, Abb. 66.18 u. Abb. 66.27), und er weiß nicht, was sie zu bedeuten haben und was er damit anfangen soll (vgl. dazu «Chondropathia patellae», Kap. 66.4.3, zur Nomenklatur). Vermutlich handelt es sich um einen degenerativen Abbau der Knorpelgrundsubstanz (s. Abb. 6.16 u. Abb. 6.17).

Klinik

Pathologisch-anatomischer Befund und Beschwerden gehen *nicht* parallel: Degenerative Erscheinungen am Knorpel sind häufig, auch ohne Beschwerden, vor allem bei älteren Menschen, während patelläre Kniebeschwerden ohne entsprechende Veränderungen am Knorpelbelag der Patella eher bei jüngeren Leuten vorkommen.

Die entsprechenden klinischen **Symptome** sind im Kapitel 66.4.3: «Chondropathia patellae» beschrieben. Gelegentlich ist ein direktes Knietrauma vorausgegangen. Typisch ist ein Reiben (Schneeballknirschen), wenn die Patella unter Belastung bewegt wird. Ein leichtes Reiben und Knacken kommt allerdings auch bei gesunden Knien vor. Im Übrigen können die Knorpelveränderungen weder mit klinischer noch mit röntgenologischer Untersuchung, sondern höchstens durch MRI, Arthroskopie oder -tomie nachgewiesen werden.

Therapie

Eine *kausale* Therapie ist nicht bekannt.

Verschiedene Operationen wurden für die Chondropathia patellae empfohlen. Sie sind beim «femoro-patellaren Schmerzsyndrom» in Kapitel 66.4.3 beschrieben. Einzelne davon können die Schmerzen manchmal kurzfristig zum Verschwinden bringen oder wenigstens mildern. Oft treten aber nach längerer Zeit die alten Beschwerden wieder auf. Eine befriedigende Lösung ist bisher noch nicht gefunden.

Es wurde die Vorverlagerung des Lig. patellae (Maquet, s. a. Kap. 66.4.3) vorgeschlagen in der Meinung, die Kraftwirkung des Quadrizeps könne dadurch verbessert werden. Diese Operation hat sich nicht bewährt.

66.8.2
Femoro-patellare Arthrose

Ätiologie

- posttraumatisch, v. a. nach Patellafrakturen
- als Spätfolge von angeborener oder anderer Patellapathologie (Dysplasien, Dystopien, habituelle Luxationen, «Hyperpressionssyndrom» usw. (s. Kap. 66.4.2).
- im Rahmen einer *Gonarthrose des ganzen Knies* (s. u.).

Pathologie und Klinik

Vorwiegend mechanischer Abschliff von Korpel und subchondralem Knochen. Eindrücklich ist der Befund auf Abbildung 37.4 in Kapitel 37.1.2.

Klinisch besteht ein femoro-patellares Schmerzsyndrom (s. Kap. 66.4.3), allerdings mit deutlichen objektiven Befunden: retropatelläres Reiben, verminderte Beweglichkeit und Verdickung der Patella, evtl. Erguss.

Radiologisch finden sich alle Zeichen einer Arthrose mit Dezentrierung, Gelenkspaltverschmälerung, v. a. im axialen Röntgenbild deutlich, Osteophyten etc. (s. **Abb. 66.44**).

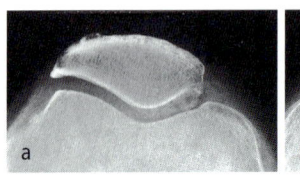

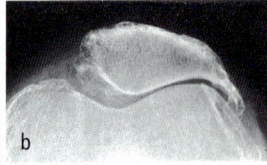

Abb. 66.44: Patellararthrose *im axialen Röntgenbild.*
a) Sklerosierte Randzacken lateral, lockere, blasige Osteophyten medial, bei beginnender generalisierter Arthrose des Kniegelenkes.
b) *Fortgeschrittene Arthrose* bei lateraler Subluxation der Patella. Subchondrale Sklerose, Gelenkspaltverschmälerung, Randzackenbildung bis weit nach lateral, die typischen Überlastungszeichen im lateralen Gelenkabschnitt. Der mediale Gelenkspalt ist erweitert und zeigt lockere, schaumartige Osteophytenbildung, als Ausdruck der fehlenden mechanischen Beanspruchung.

Therapie: In schweren Fällen von femoro-patellarer Arthrose ist die **Patellektomie** gelegentlich zweckmäßig. Mit anschließendem intensiven Quadrizepstraining ist eine weit gehende Wiederherstellung der Kniefunktion zu erreichen.

Bei isolierter femoro-patellarer Arthrose in höherem Alter kommt evtl. der alleinige **prothetische Ersatz** der Gleitflächen von Patella und Femurtrochlea in Frage. Die Operation wird eher selten gemacht.

Die femoro-patellare Arthrose ist häufig ein **Teilaspekt** einer *generalisierten Gonarthrose*. Bei Knieendoprothesen wird deshalb manchmal auch die Patellagelenkfläche ersetzt (s. Kap. 66.10.2).

66.9
Gonarthrose (Kniegelenkarthrose)

Die Arthrosen sind im allgemeinen Teil (Kap. 37.1) besprochen. Hier werden nur die für das Kniegelenk spezifischen Aspekte beschrieben.

Entsprechend der *anatomischen* **Dreiteilung** des Kniegelenkes kann die Arthrose mehr oder weniger isoliert im *medialen* oder *lateralen* tibio-femoralen Gelenkspalt oder im Femoro-Patellargelenk vorkommen (s. Kap. 66.8.2). Im fortgeschrittenen Stadium jedoch sind meistens *alle drei* Gelenkabschnitte betroffen.

66.9.1
Allgemeines

Ätiologie

Die Gonarthrosen entstehen vorwiegend auf dem Boden *vorbestehender Kniegelenkschäden*: Schäden am Knorpelbelag, Gelenkinkongruenzen mit mechanischer Überbeanspruchung, Fehlstellungen usw. Prädisponiert sind Übergewichtige, Frauen und Schwerarbeiter, aber auch manche Sportler.

Die *häufigsten* **Präarthrosen** sind:
- Dysplasien und Dystopien der Patella
- Achsenfehlstellungen (Genu varum und Genu valgum)
- Inkongruenzen und Gelenkschäden nach Frakturen
- posttraumatische Knorpelschäden und Instabilitäten (gehören zu den wichtigsten Ursachen einer Kniearthrose)
- Osteochondrosis dissecans
- Meniskusschäden und vor allem Status *nach Meniskusresektion*
- Arthritiden mit Restschäden (z. B. nach cP). Sie gehen nach Abheilung der Entzündung in das degenerative Stadium über.
- idiopathische Nekrosen von Femurkondylen bzw. Tibiaplateau (M. Ahlbäck, s. Kap. 66.11.1).

Primäre Arthrosen (ohne nachweisbaren Vorzustand) beginnen meistens im *medialen* Kniegelenkkompartiment. Dieses ist schon normalerweise stärker beansprucht als das laterale (s. Kap. 66.7.1; Abb. 66.39b).

Weitaus die häufigste Form ist die *Varus-Gonarthrose* bei älteren adipösen Frauen (**Abb. 66.45**).

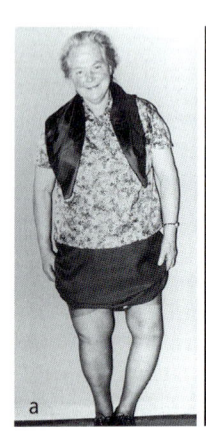

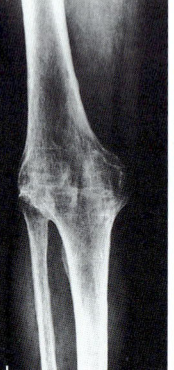

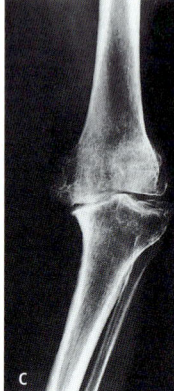

Abb. 66.45: Gonarthrose und Deformität.
a) Dieser *65-jährigen Frau* war bereits mehrere Jahre früher das rechte Knie wegen einer schweren *Varusgonarthrose* (s. Abb. 66.47) arthrodesiert worden. Mit dem versteiften rechten Knie (b) war sie, besonders da sie klein ist, wenig behindert und sehr zufrieden. Inzwischen war auch das linke Bein krumm und wegen der progredienten Arthrose (c) schmerzhaft geworden, so dass es auch operiert werden musste, und zwar wurde, da die Frau noch sehr aktiv war, und der Zustand des Knies es noch zuließ, eine Korrekturosteotomie (Valgisierung) gemacht, mit recht gutem Erfolg (Endoprothesen gab es damals noch nicht).
Warum so viele *ältere adipöse Frauen* O-Beine bekommen, ist bis heute nicht hinlänglich geklärt.

Diagnose

Eine früher durchgemachte Knieaffektion in der Anamnese kann bereits auf eine Gonarthrose hinweisen. Langsam beginnende *chronische Schmerzen* (Anlaufschmerz, Ermüdungsschmerz), rezidivierende Reizergüsse, eine leichte *Streck-* und *Beugehemmung* sind typisch. Die Kniegelenkkapsel ist in der Regel etwas verdickt, Entzündungszeichen sind gering, außer bei Reizergüssen nach Überbeanspruchung.

Am Anfang treten die Beschwerden nur nach größeren Anstrengungen auf, später häufiger. Der Verlauf ist wechselhaft, doch langsam und *stetig progredient* wie bei allen Arthrosen.

Das **Röntgenbild** zeigt im Anfangsstadium wenig.

Die obligate Gelenkspaltverschmälerung als erstes Zeichen kommt – anders als z. B. beim Hüftgelenk – nur auf genau *orthograd* getroffenen, im Stehen gemachten oder auf gehaltenen Bildern zur Darstellung (s. Kap. 66.2.2 u. Abb. 66.53).

Weitere Zeichen sind kleine Randzacken medial bzw. lateral neben dem Gelenkspalt, leicht vermehrte Sklerosierung der subchondralen Zonen. Später kommen unregelmäßige subchondrale Knochenstrukturen mit Sklerosezonen, Aufhellungen (Zysten) und Deformierungen dazu (**Abb. 66.46**).

Pathophysiologie

(Siehe auch «Seitliche Fehlstellungen in Gelenken», Kap. 38.4).

Eine entscheidende Rolle für den Verlauf der Gonarthrose spielen **Achsenfehlstellungen**. Dies geht aus vielen Beobachtungen hervor:

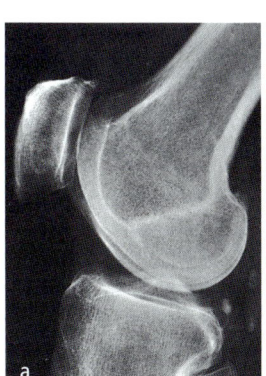

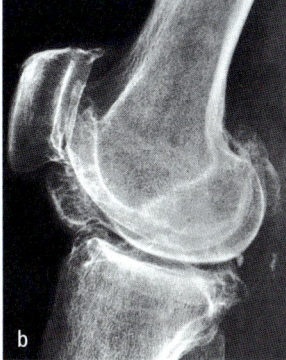

Abb. 66.46:
a) Kniegelenk einer *59-jährigen Frau*. Einziges Zeichen einer *beginnenden* **Gonarthrose** ist eine kleine Randzacke am oberen Patellapol.
b) *10 Jahre später:* Gonarthrose mit Unregelmäßigkeiten in der Knochenstruktur, Sklerosierung, ausgedehnten wabigen Osteophyten.

- Achsenfehlstellungen (Genu varum und Genu valgum) sind eine häufige *Ursache* der Gonarthrose: «Varus-» bzw. «Valgusgonarthrose».
- Gonarthrosen sind oft *asymmetrisch*, d.h. sie bleiben auf den medialen bzw. lateralen Kniegelenkabschnitt beschränkt, je nach der Lokalisation der mechanischen Überbeanspruchung. Dies führt dann rasch wiederum zu Seitenabweichungen der Kniegelenkachse (Genu varum bzw. valgum). So entsteht ein *Circulus vitiosus*. Dieser ist im Kapitel «Deformitäten» (s. Kap. 38.4, Abb. 38.17–19) ausführlich dargestellt.
- Viele Fehlstellungen entstehen und *verschlimmern* sich erst mit der Arthrose. Das typische Beispiel ist das zunehmende O-Bein der älteren adipösen Frauen. Auch diese Arthrosen sind in der Regel asymmetrisch, indem nur der mediale Kniegelenkabschnitt betroffen ist. Eine Ursache ist wahrscheinlich die bereits bei normalen Verhältnissen stärkere Belastung der medialen Kniehälfte (s. Kap. 66.7.1). Beim jungen Menschen wird sie durch Muskelkraft kompensiert, vor allem auch durch den Quadrizeps und den Tractus ileo-tibialis. Offenbar versagt dieser Mechanismus bei vielen älteren übergewichtigen Frauen.
- Fortgeschrittene Gonarthrosen haben fast immer eine Streckhemmung im Gefolge. Das so entstandene *Genu flexum* erhöht die mechanische Beanspruchung des Kniegelenkes und beschleunigt seinerseits den degenerativen Prozess.

Am Beispiel der **Varus-Gonarthrose** ist diese biomechanische *Wechselwirkung*, die rasch zu einem fatalen **Circulus vitiosus** führt, gut zu verfolgen (s. a. Kap. 9.2.1; Abb. 9.4, **Abb. 66.47** u. **Abb. 66.48**):

1. Bei einem Genu varum ist die *Beanspruchung* des Gelenkknorpels im *medialen* Gelenkspalt übermäßig groß, während der laterale Gelenkspalt weitgehend entlastet ist. Die Gonarthrose entwickelt sich deshalb fast ausschließlich medial.
2. Infolge der Abnutzung des medialen Knorpelbelages und der subchondralen Knochenschichten (bei der Eröffnung des Gelenkes sind die Schliffspuren deutlich zu sehen) entsteht auf der medialen Seite eine *Verschmälerung des Gelenkspaltes* und sukzessive Erniedrigung von medialem Tibiaplateau und Femurkondylus.
3. Durch diesen Substanzverlust medial knickt das Knie noch weiter in Varusstellung ab, die Achsenfehlstellung *nimmt zu*.
4. Im fortgeschrittenen Stadium werden unter der abnormen Beanspruchung die lateralen Seitenbänder gedehnt: Es entsteht zusätzlich ein Wackelknie mit seitlicher *Instabilität*.
5. Diese vermehrte Beanspruchung beschleunigt wieder die Arthrose.

Für das Genu valgum gilt sinngemäß dasselbe (**Abb. 66.49**).

Auch eine **primäre Gonarthrose** bei ursprünglich geraden Beinachsen bleibt selten lange Zeit sym-

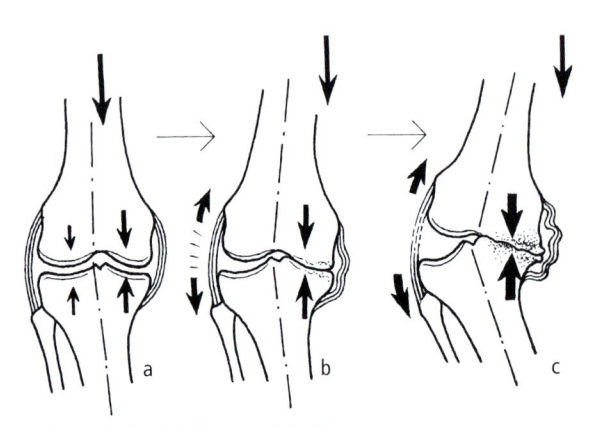

Abb. 66.47: Fehlstellung und Arthrose.
Progredienter Verlauf einer Gonarthrose bei Genu varum infolge eines Circulus vitiosus (Analoges gilt für das Genu valgum).
a) Genu varum mit Überbeanspruchung des medialen Kniegelenkabschnittes, führt zu
b) degenerativer Usurierung mit Substanzverlust medial und Banddehnung lateral. Damit nimmt die Fehlstellung zu.
c) Fehlstellung, Deformität und Fehlbelastung verschlimmern sich gegenseitig und führen, unbehandelt, bald zu völliger Insuffizienz und Zerstörung des Gelenkes.
Beachtenswert ist, dass *der laterale Gelenkabschnitt lange Zeit intakt bleibt.* Darauf beruhen die guten Resultate der **Korrekturosteotomie**.

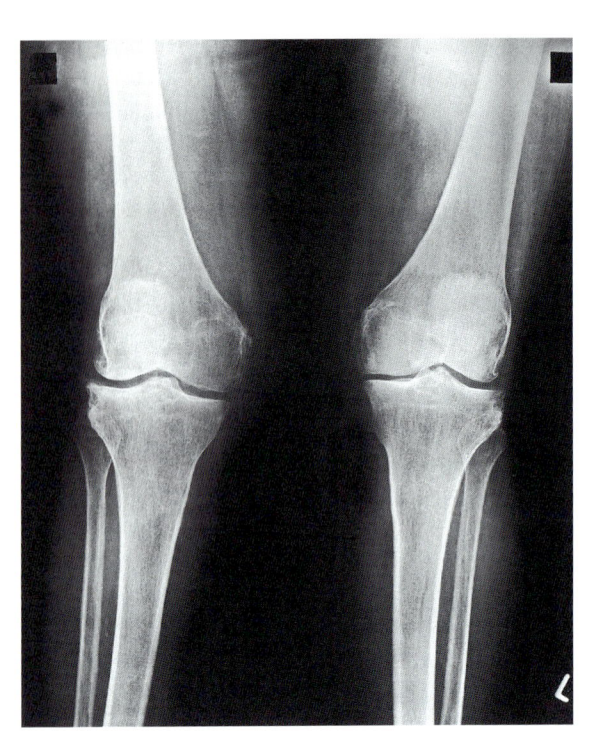

Abb. 66.49: Gonarthrose bei beidseitigem **Genu valgum** bei einer *70-jährigen Frau*. Die Arthrose ist am rechten Knie bereits weiter fortgeschritten als am linken. Mit Sklerose und Randzacken äußert sie sich fast ausschließlich am lateralen Gelenkabschnitt, entsprechend der Überbeanspruchung infolge der Fehlstellung.

Die Arthrose beim Genu valgum stellt das spiegelbildliche Gegenstück zur Varus-Gonarthrose dar, ist jedoch wesentlich weniger häufig. Auch hier ergibt die Korrekturosteotomie gute Resultate. *Alternative:* Unikompartimentale Endoprothese.

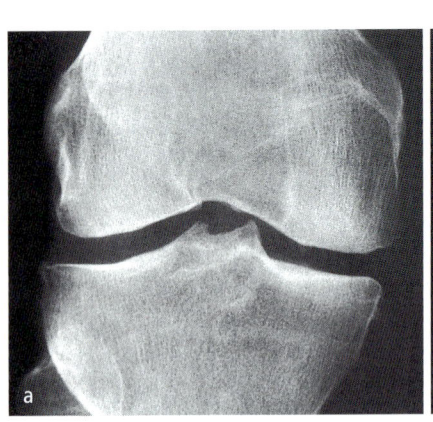

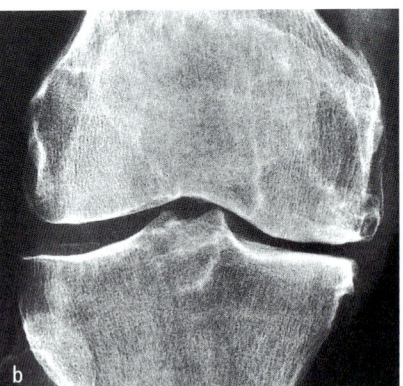

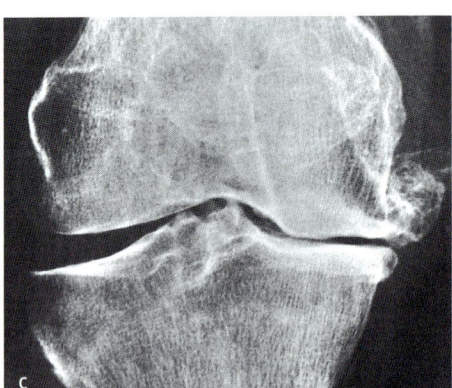

Abb. 66.48: Verlauf einer Gonarthrose bei einer *60-jährigen Frau* **mit Genu varum**.
a) Geringfügig verstärkte subchondrale Sklerose der medialen Kondylen von Tibia und Femur als einzige Zeichen der beginnenden Arthrose.
b) *Sechs Jahre später:* Zunahme der Varusstellung infolge Verschmälerung des medialen Gelenkspaltes. Der laterale ist eher etwas weiter geworden. Fortgeschrittene Arthrose im medialen Gelenkabschnitt mit Sklerosierung und Osteophyten.
c) *Weitere 4 Jahre später:* Der mediale Gelenkspalt ist unregelmäßig, praktisch verschwunden; am medialen Femurkondylus bereits Knochenusuren. Massive Sklerosierung, große Osteophyten medial. Der *laterale Gelenkspalt ist unverändert.* Der **Knorpelbelag** ist *medial* vollständig weggescheuert, *lateral* ist er noch intakt.
Jetzt wurde eine valgisierende Korrekturosteotomie gemacht. Obwohl es besser gewesen wäre, die Osteotomie früher, etwa im Stadium b zu machen, hat sie auch in diesem Stadium noch Aussicht auf Erfolg. *Alternative:* Unikompartimentale Endoprothese.

metrisch. Es hat sich gezeigt, dass die überwiegende Mehrzahl von Arthrosekenien zu Genua vara werden. Dies ist wohl ein Hinweis darauf, dass die normale Beanspruchung des Kniegelenkes eher im Varussinne wirkt (s. Kap. 66.7.1).

66.9.2
Prophylaxe und Therapie

Wie bei allen Arthrosen ist jede Therapie nur *palliativ*. Das Gelenk kann nicht «geheilt» werden. Umso wichtiger ist die Prophylaxe, d.h. die Behandlung der Präarthrosen, also der Grundkrankheit. Dabei hat das Verhindern und Korrigieren von Achsenfehlern besondere Bedeutung.

Immerhin genügen aber rein theoretische Überlegungen nicht für die Indikation von prophylaktischen Korrekturoperationen, denn sehr viele Knieachsenfehler werden ein Leben lang *ohne* Beschwerden ertragen.

Wenn aber Beschwerden vorhanden sind und Zeichen eines beginnenden degenerativen Prozesses vorliegen, sollte eine Korrektur erwogen werden. Ausschlaggebend ist der *Leidensdruck* der Patienten.

Konservative Therapie

Die konservative Therapie ist nicht im Stande, die Progredienz des Leidens aufzuhalten. Die Wirkung von Knorpelextrakten, -enzymen und ähnlichen Präparaten ist nicht erwiesen. So kann die konservative Behandlung lediglich eine *Schmerzlinderung* zum Ziel haben. Mehr kann sie nicht leisten. Solche Behandlungen sind im Rahmen der physikalischen und Balneotherapie zu finden.

Eine gewisse *Schonung* ist meist unumgänglich. Sie wird ohnehin mehr oder weniger von den Schmerzen erzwungen.

Mit der Einschränkung ihrer sportlichen Aktivitäten und einer **Anpassung ihres Lebensstils** können viele Patienten ihre Beschwerden in erträglichen Grenzen halten und weitgehend schmerzfrei leben.

Wichtig, doch meist schwierig ist die Reduktion des Übergewichtes.

Weiche Schuhsohlen und *Pufferabsätze* wirken stoßdämpfend, haben oft einen erstaunlichen Effekt auf die Schmerzen und sind dringend zu empfehlen (Abb. 64.84, Kap. 64.9.2 u. Abb. 66.87), und auch eine Erhöhung des äußeren Schuhrandes bei einem Genu varum kann manchmal etwas helfen.

Kniebandagen können die Führung des Gelenkes verbessern und damit die Schmerzen beim Gehen verringern (**Abb. 66.50**), und schließlich ist ein *Handstock* eine sehr nützliche und wirksame Hilfe.

Medikamente können systemisch oder intraartikulär angewendet werden. Vorsicht und Zurückhaltung sind bei intraartikulären Injektionen, insbesondere von Kortikoiden angebracht. Infekte und Gelenkdestruktionen als Folge davon sind nicht allzu selten.

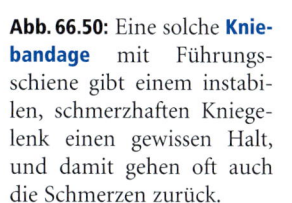

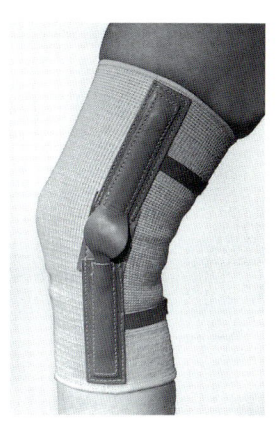

Abb. 66.50: Eine solche **Kniebandage** mit Führungsschiene gibt einem instabilen, schmerzhaften Kniegelenk einen gewissen Halt, und damit gehen oft auch die Schmerzen zurück.

Kniehülsen und **Knieführungsapparate** haben durchaus ihre Berechtigung zur Stabilisierung eines instabilen Knies (s. Abb. 66.87, Abb. 17.31 u. Kap. 17.11.5). Schwierigkeiten mit der Apparateversorgung ergeben sich bei starken Achsenabweichungen: Die Biegekräfte sind so groß, dass sie nicht mehr von einem äußeren Stützapparat aufgefangen werden können. X-Beinapparate berühren überdies beim Gehen das andere Knie. In solchen Fällen sollte die Fehlstellung wenn möglich operativ korrigiert werden.

66.9.3
Operative Behandlung der Gonarthrose

(Allgemeines s. Kap. 37.1.5)

Gelegentlich kann eine *Gelenkrevision*, evtl. mit Meniskektomie, den Zustand etwas verbessern, vor allem bei gleichzeitigen Meniskusschäden. Abgetragene Osteophyten bilden sich allerdings bald wieder. Insgesamt bringen Eingriffe im Gelenk (auch arthroskopische) wenig.

Knorpelersatz ist bis heute nicht gelungen. Näheres dazu bei «Degenerative Krankheiten», Kapitel 37.1.4 und «Osteochondrosis dissecans», Kapitel 31.5 und Kapitel 66.5.3.

Knienahe Osteotomie

Als kausale Therapie kann die *Korrektur einer Achsenabweichung* bezeichnet werden: Die knienahe Osteotomie hat deshalb große Bedeutung zur Behandlung der asymmetrischen, einseitigen Gonarthrosen mit seitlicher Fehlstellung erlangt, vor allem der Varusgonarthrosen, aber auch der Valgusgonarthrosen.

Sie erlaubt, den Circulus vitiosus von Arthrose

und Fehlstellung zu durchbrechen und dadurch die sonst unerbittliche Progredienz des Leidens aufzuhalten oder wenigstens zu verzögern (s.a. Kap. 38.4; **Abb. 66.51**).

Die **Wirkung der Operation** ist zweifach:

1. *Korrektur der Fehlstellung* und damit der pathologischen Beanspruchung des Kniegelenkes.
2. *Verlagerung der Belastung* vom arthrotischen Gelenkabschnitt in den (noch) nicht beschädigten auf der anderen Seite.

Die biomechanischen Verhältnisse wurden beschrieben: Bei seitlichen Fehlstellungen (Varus- bzw. Valgusgonarthrose) wird die eine Hälfte des Kniegelenkes infolge der Biegekraft unphysiologisch beansprucht und mit der Zeit mechanisch zerstört, während die andere Hälfte in der Regel *intakt* bleibt (vgl. Abb. 66.48). Die Korrekturosteotomie kehrt diese Verhältnisse um, so dass vorwiegend die intakte Hälfte beansprucht und die defekte entlastet wird (**Abb. 66.52**).

Gute **Voraussetzungen für eine Korrekturosteotomie** sind deshalb gegeben, wenn die Arthrose im Wesentlichen auf das mediale oder das laterale Kompartiment beschränkt ist, während die übrigen Gelenk-

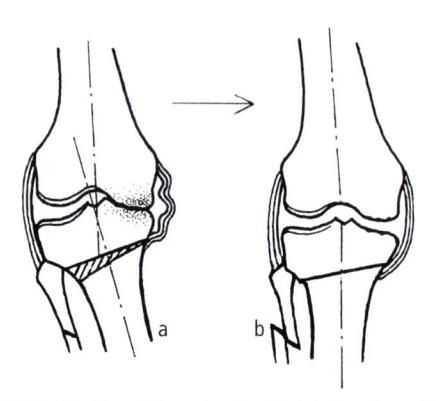

Abb. 66.51: Die **Korrekturosteotomie** ist die Operation der Wahl bei *Varusgonarthrosen jüngerer Patienten*. Die Korrektur ist auf verschiedene Weise und an verschiedenen Orten möglich (supra- bzw. infrakondylär).
a) «Asymmetrische» Gonarthrose, hier: «Varusgonarthrose»: Nur der mediale Gelenkabschnitt ist zerstört, der *laterale* ist noch *intakt*. Hier ist eine infrakondyläre Osteotomie mit lateraler Keilentnahme und Fibulaosteotomie eingezeichnet.
b) *Nach* der Osteotomie sollen die Achsenverhältnisse leicht überkorrigiert sein. Damit wird erreicht, dass der intakt gebliebene Gelenkabschnitt jetzt zum Tragen kommt und der Bandapparat wieder die Stabilisierung des Knies übernehmen kann.

Asymmetrische Gonarthrosen (Valgus- bzw. Varus-Gonarthrosen) sind häufiger als symmetrische, u. a. weil auch die primär symmetrischen mit der Zeit nach der einen oder anderen Seite abkippen. In vielen von diesen Fällen gibt die Osteotomie langfristig gute Resultate.

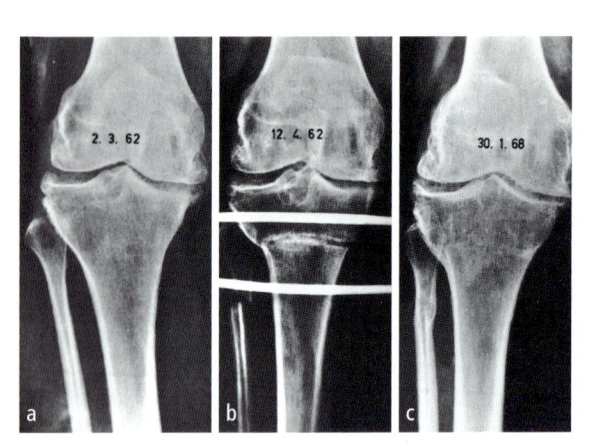

Abb. 66.52: Varus-Gonarthrose bei einer *60-jährigen Frau* mit zunehmenden Knieschmerzen. a) Vor der Operation, b) kurz nach der Tibiakopfosteotomie: Valgisierung und Kompression mit äußeren Spannern. c) *Sechs Jahre später:* Die 66-jährige Frau war beschwerdefrei.
Die Operationstechnik hat sich seither geändert, doch das *Prinzip ist gleich geblieben.*

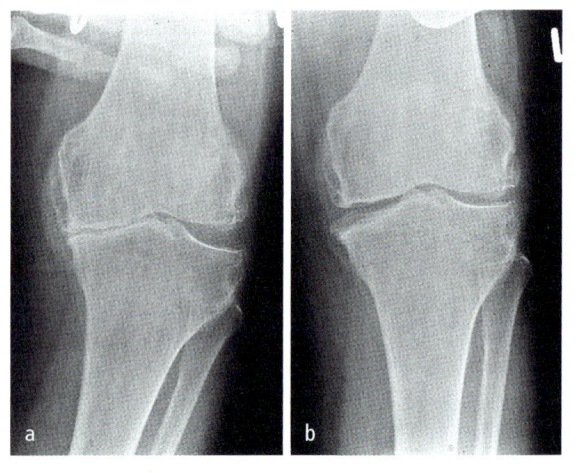

Abb. 66.53: Die **Bedeutung der gehaltenen Funktionsaufnahmen bei der Gonarthrose**.
a) *Röntgenaufnahme ap,* in Varusstress gehalten. Die Finger der haltenden Hand sind (zu Demonstrationszwecken ohne Bleihandschuh) zu sehen. Der *mediale* Gelenkspalt ist verschwunden, als Zeichen des vollständigen Knorpelverlustes im medialen Kniekompartiment. Der *laterale* Gelenkspalt ist etwas aufgeweitet, als Folge einer zunehmenden Dehnung der Seitenbänder unter der chronischen Varusbeanspruchung (Varus-Gonarthrose). Auf dem gewöhnlichen Röntgenbild im Liegen erschien der mediale Gelenkspalt normal weit.
b) Gleiches Knie, *gehalten in Valgusstellung*. Medialer Gelenkspalt weit offen, als Zeichen der Knochenusur mit Defekt am medialen Tibiaplateau. Der *laterale* Gelenkspalt ist hingegen *normal* weit, was zeigt, dass das laterale Kniekompartiment noch intakt, sein Knorpelbelag erhalten ist. Damit erscheint eine **Korrekturosteotomie** aussichtsreich.

Solche gehaltene Aufnahmen sind für die Operationsindikation hilfreich.
Alternative: Aufnahmen unter axialer Belastung, im Stehen, im Einbeinstand.

anteile noch *intakt* sind. Dies ist bei vielen Varus- und Valgusgonarthrosen der Fall.

Mit gehaltenen Röntgenbildern lässt sich das gut feststellen (s. **Abb. 66.53**). Solche **Funktionsaufnahmen** sind zur präoperativen Abklärung unerlässlich. Auch eine vorgängige Arthroskopie kann helfen.

Sofern noch eine ordentliche Beweglichkeit besteht (Flexion wenigstens 90°, Streckdefizit nicht mehr als etwa 10° bis 20°), kann auch bei erheblicher Fehlstellung und fortgeschrittener Arthrose mit einem guten Ergebnis gerechnet werden.

Besonders dankbar ist die Valgisationsosteotomie des Genu varum, während die Korrektur (Varisierung) des Genu valgum weniger konstante Besserung gibt. Behandlungsbedürftige X-Beine sind aber auch wesentlich seltener als die mediale Gonarthrose beim O-Bein.

Die **Resultate** *der Korrekturosteotomien* sind denn auch im Allgemeinen gut, vor allem hinsichtlich Schmerzen und Funktion, oft über viele Jahre hinweg, obwohl die Arthrose auf dem Röntgenbild nicht zurückgeht, sondern häufig mit der Zeit weiter fortschreitet.

Wenn die Osteotomie auch keine definitive Heilung bringen kann und die Beschwerden später wieder zunehmen, kann damit doch eine *Endoprothesenoperation* oft um viele Jahre *hinausgeschoben* werden. Dies ist vor allem für aktive Patienten mit einer noch längeren Lebenserwartung von entscheidender Bedeutung, denn Osteotomien lassen Rückzugsmöglichkeiten offen (so lässt sich z. B. jederzeit eine Endoprothese einbauen), während bei Misserfolgen nach Endoprothesen oft guter Rat teuer ist.

Richtlinien für die Indikation

Bei *unikompartimentalen* Gonarthrosen mit Fehlstellungen ist die knienahe Korrekturosteotomie für jüngere und auch ältere noch aktive Patienten die Therapie der Wahl.

Die Endoprothesen bleiben mit Vorteil für die älteren und invaliden Patienten reserviert, deren reduzierte Ansprüche an den Bewegungsapparat und kürzere Lebenserwartung eher den Risiken dieses Eingriffes entsprechen (s. Kap. 24.4, Abb. 25.5–25.7 u. **Abb. 66.54**).

Zur Technik

Bei der Operation ist eine geringfügige *Überkorrektur* anzustreben, sonst kommt es leicht zu einem Rezidiv der Fehlstellung mit den entsprechenden Beschwerden. Andererseits besteht die Gefahr, dass bei einer Überkorrektur das intakte Kniekompartiment zu Grunde geht.

Die häufigste **Komplikation** ist allerdings eine langdauernde oder definitive Fußheberlähmung durch eine *intraoperative Verletzung des Nervus fibularis* bei der hohen Tibiaosteotomie.

Grundsätzlich besteht die Möglichkeit unter- oder oberhalb des Knies zu osteotomieren. Ein Kriterium für die Wahl der Osteotomiestelle ist die Ebene des Kniegelenkspaltes: Man wird versuchen, sie möglichst *horizontal* einzustellen.

Weil bei medialer Arthrose meist das Tibiaplateau defekt ist, bei lateraler eher der Femurkondylus, werden die Valgisationsosteotomien für die (häufigen) O-Beine üblicherweise infrakondylär gemacht, die Varisationsosteotomien bei den (selteneren) X-Beinen eher suprakondylär.

In der Regel wird eine stabile Osteosynthese angestrebt (**Abb. 66.55**). Viele verschiedenen Techniken wurden angegeben. Alle haben ihre Tücken, keine ist narrensicher. Die **Schwierigkeiten** liegen:

- im Bestimmen der richtigen Osteotomiehöhe
- beim Einstellen des richtigen Korrekturwinkels
- im Erreichen einer genügenden Stabilität
- in der Nachbehandlung: Wenn möglich frühzeitige Mobilisation, ohne die knöcherne Konsolidation zu gefährden.

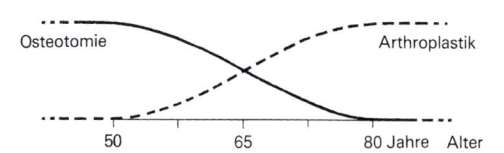

Abb. 66.54: Differenzialindikation für **Operationen bei Gonarthrose** (nach einem Vorschlag von G. CH. Bauer). Die *Osteotomie* ist die geeignete Operation für jüngere Patienten, während die *Arthroplastik* (Endoprothese) für ältere Patienten mit kürzerer Lebenserwartung und schwereren Deformitäten reserviert bleibt, da die Resultate der Endoprothesen auf lange Sicht unsicher sind.
Auch für andere Gelenke gelten grundsätzlich ähnliche Überlegungen.

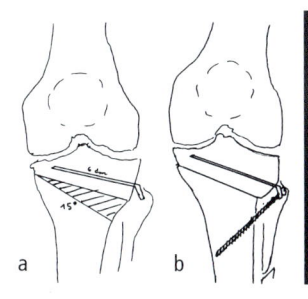

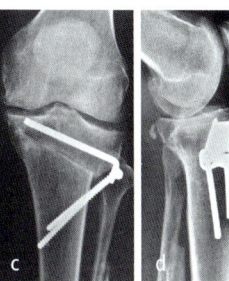

Abb. 66.55: Planungsskizze für eine infrakondyläre Valgisationsosteotomie bei Genu varum.
a) vor,
b) nach der Korrektur.
   Keilentnahme entsprechend der vorgesehenen Korrektur, Kompressionsosteosynthese mit Platte und Zugschrauben.
c) Röntgenkontrolle ap und
d) seitlich.

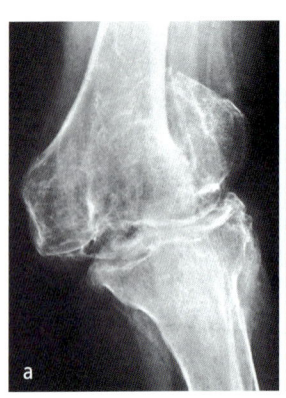

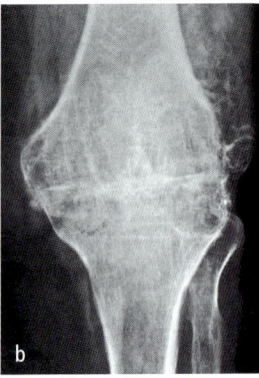

Abb. 66.56:
a) **Gonarthrose** mit schwerer Deformierung des Knies bei *alter angeborener Patelluxation* und entsprechender Quadrizepsinsuffizienz, eine ungünstige Voraussetzung für eine Endoprothese.
b) Zustand *drei Monate nach* **Arthrodese des Kniegelenkes**. Der knöcherne Durchbau erfolgt nach Resektion der Gelenkflächen und Kompression in kurzer Zeit. Schmerzfreiheit und Stabilität sind von Dauer.

- Bei einer Tibiaosteotomie ist immer auch eine Fibulaosteotomie notwendig. Dabei ist Vorsicht am Platz. *Cave:* Verletzung des Nervus fibularis.

Arthrodese

Eine «Knieversteifung» wird von den Patienten kaum mehr akzeptiert und von den Ärzten als «Niederlage» empfunden. Bei stark eingeschränkter Beweglichkeit und schwer defektem Knie gibt nach wie vor jedoch die Arthrodese gute Resultate: Schmerzfreiheit, Stabilität, gute Gehfähigkeit. Die Behinderung durch die Kniesteife ist weniger groß, als die Patienten (und die Ärzte) glauben (**Abb. 66.56** u. Abb. 66.45). Kleingewachsene Menschen kommen gut damit zurecht, langbeinige naturgemäß weniger (Sitzen, Bücken, Fußpflege).

Nicht einfach ist die Arthrodesierung nach Misserfolgen von Knieendoprothesen, doch bleibt, vor allem nach Infektionen, oft keine andere Wahl.

66.10
Die Knieendoprothese

Knieendoprothesen – noch vor wenigen Jahren Experimente – sind für *ältere Menschen* mit schweren, *invalidisierenden Gonarthrosen* die *Operation der Wahl*, vorausgesetzt, dass Indikation und Technik stimmen (s. **Abb. 66.57**). Mit diesen beiden steht und fällt der Erfolg.

Die **Knieendoprothetik** mit all ihren komplexen Problemen ist zu einem wichtigen Spezialgebiet der

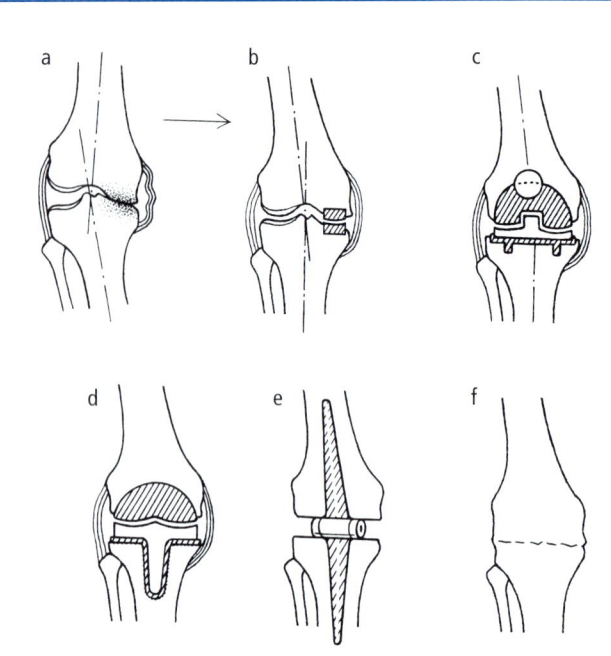

Abb. 66.57: Gelenkersatz am Knie.
a) Bei *asymmetrischen Gonarthrosen* im Anfangsstadium (hier Varusgonarthrose) kann der Ersatz der zerstörten Gelenkflächen (hier medial) genügen.
b) **Unikompartimentaler Gelenkersatz:** Die Interponate müssen so hoch gewählt werden, dass sie den Substanzverlust ausgleichen und so normale Achsenverhältnisse wieder hergestellt werden. Dies ist nur bei geringer Fehlstellung möglich.
c) Bi- bzw. **trikompartimentale Knieendoprothese** (schematisch) ohne Scharnier, aber *mit eingebauten Führungselementen und Bewegungssperren* (**semiconstrained**, «teilgekoppelt»). Tibiaplateau aus hochpolymerisiertem Polyäthylen (H.M.W.P. = High molecular weight polyaethylen), fest sitzend auf Grundplatte aus Metall (Titan), die mit Verankerungsstiften (gegen Rotation) unmittelbar auf dem Knochen befestigt ist.
Das Polyäthylengleitlager hat einen zentralen Pfeiler, der, zusammen mit den Seitenbändern, für Stabilität sorgen soll (Rotation, seitlich und ap). Es wirken hauptsächlich Druckkräfte und wenig Biegekräfte, doch treten Scherkräfte an den eingebauten Sperren auf, die zum Verschleiß des relativ weichen Polyäthylens führen können.
Femurschild mit oder ohne spezielle Patellaprothese.
d) **Bikompartimentale Endoprothese** (schematisch): *Stabilität und Führung allein durch die Seitenbänder und das doppelte bikonkave Tibiaplateau*, das beweglich auf der Metallplattform aufliegt, gesichert durch einen zentralen Pfeiler, der leichte Rotations- und Translationsbewegungen zulässt (**unconstrained**, «ungekoppelt»), und damit die normale Kniekinematik nachahmt. Bei guter Kongruenz werden die Druckkräfte gleichmäßig auf die Gelenkflächen verteilt (vgl. Abb. 3.19, Abb. 66.65 u. Abb. 66.66).
e) **Scharnierprothese** (schematisch): Bei schwerer Gelenkzerstörung und Bandinstabilität muss die Scharnierverbindung der Prothese die Seitenstabilität übernehmen (**constrained**, «gekoppelt»).
Solche Prothesen werden bei instabilen Knien, massiven Knochendefekten, Fehlstellungen und für Prothesenwechsel gebraucht. Im Normalfall werden Prothesen vorgezogen, die eine möglichst normale Kniekinematik erlauben.
f) **Kniearthrodese**, der letzte Ausweg.

Orthopädie geworden. Hier sollen einige *grundlegenden Aspekte der Operation* und einige *für den Praktiker wichtigen Gesichtspunkte* zur Sprache kommen:

- die Entwicklung der Knieendoprothese, ihre Funktion
- Resultate und Aussichten, Vorbedingungen
- Einiges zur Operationstechnik, Nachbehandlung; spezielle Probleme, schwierigere Operationen
- Komplikationen, frühe und späte
- Indikationen, Evaluation
- Revisionen.

66.10.1
Prothesenentwicklung

Nach vereinzelten früheren, wenig erfolgreichen Versuchen wurden, auf Grund der Erfolge der Hüftendoprothesen, seit den 1970er Jahren Knieendoprothesen systematisch entwickelt (**Abb. 66.58** bis **Abb. 66.61**):

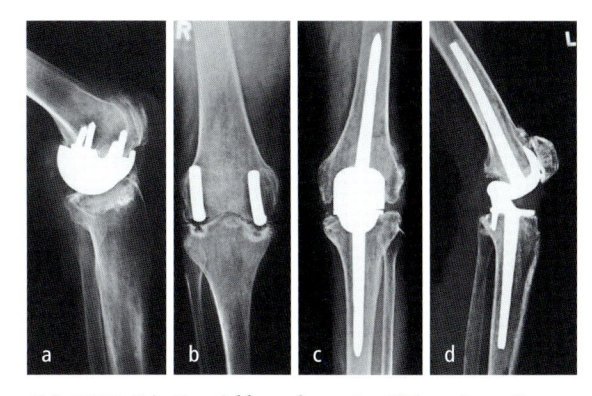

Abb. 66.58: *Die Entwicklung der* **ersten Knieendoprothesen**: *Mini- und Maxi-Konzepte.*
a) und b) *Gleitflächenersatz* (Schlittenprothese): Kleine, schmale, kreisrunde Schlitten auf schmalen Polyäthylen-Gleitschienen (Gunston). «Oberflächenersatz»: Möglichst kleiner Eingriff, Anatomie und Physiologie des Kniegelenkes sollten möglichst erhalten bleiben. Stabilität durch die Kniebänder. Dank minimaler Knochenresektion gute Rückzugsmöglichkeiten.
Die komplexe Kniemechanik war jedoch zu wenig berücksichtigt worden. Wegen der Rotations- und Gleitbewegungen liefen die Femurrollen nicht immer genau in den Gleitlagern, so dass es unter Belastung zu Usuren, zu Verschleiß und Lockerung der tibialen Gleitschiene kam.
c) und d): *Scharnierprothese* (Guépar): Das andere Extrem: Die ganze Kniemechanik und -stabilität wird in die massive Prothese eingebaut. Große Knochenresektion, Rückzug bei Misserfolg (z. B. Infektion) deshalb schwierig. Mechanische Probleme: harter (oft hörbarer) Anschlag, dadurch Usurierung; Biege- und Scherkräfte werden über das starre Scharnier direkt auf die Verankerung im Knochen übertragen, mit Gefahr der Lockerung.

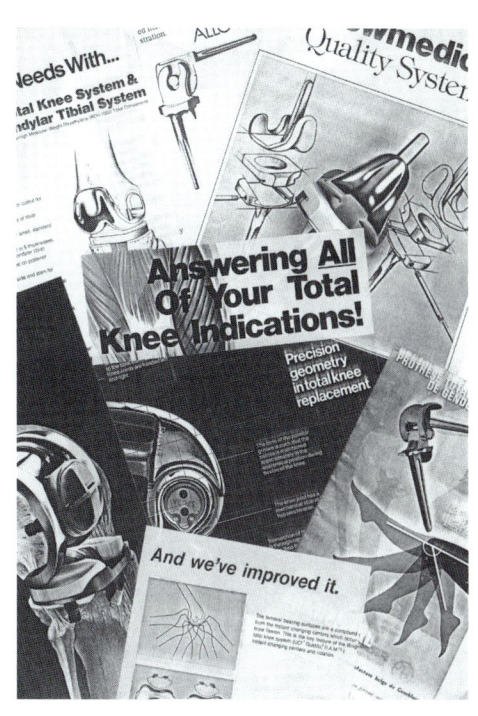

Abb. 66.59: Diese **Zusammenstellung verschiedener Knieprothesenmodelle** ist dem *Reklameteil einer führenden Fachzeitschrift* entnommen (Jahrgang 1981). Sie kann vielleicht zeigen, dass neben rein wissenschaftlichen und medizinischen noch eine Reihe anderer Faktoren mit im Spiel sind, und dass die ideale Lösung für alle Probleme trotz entsprechender Anpreisung (noch) nicht gefunden war. Die Entwicklung ist noch im Fluss. Verbesserungen sind noch möglich.
Eine vergleichbare Zusammenstellung (1999, Abb. 66.60) zeigt einen deutlich konvergierenden Trend zu einander *ähnlicheren Modellen*, als Zeichen dafür, dass viele «Kinderkrankheiten» erkannt und beseitigt wurden. Eine kritische Beurteilung und eine gewisse Zurückhaltung in der Anwendung scheinen nach wie vor angebracht.

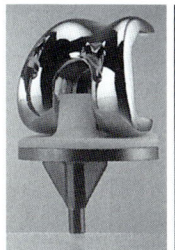

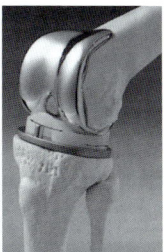

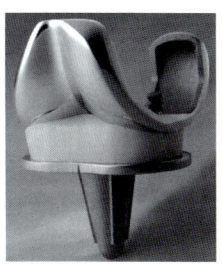

Abb. 66.60: Knieendoprothesen, Stand 1999.
Der *Unterschied* gegenüber 1981 (Abb. 66.59) ist deutlich: *Die drei Modelle gleichen sich* weitgehend (wie die Autos der 90er-Jahre). Diese Konvergenz zeigt, dass man einer zweckmäßigen Lösung näher kommt. Allerdings gibt es **feine Unterschiede:** Zum Beispiel ist die Form der Gleitflächen verschieden (vgl. Abb. 3.19 u. Abb. 3.20; Kap. 3.5.2). Dies kann auf lange Sicht über Erfolg und Misserfolg entscheiden. Gutes zu verbessern ist schwierig, und Neuerungen können neue Fehler haben, die sich evtl. erst nach Jahren zeigen. Modifikationen und «Verbesserungen» sind mit kritischer Vorsicht zu betrachten.

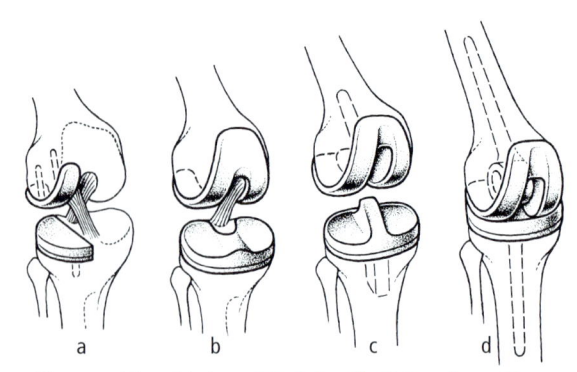

Abb. 66.61: Verschiedene **Prinzipien für Knieendoprothesen**.
a) **Unikompartimentaler** Oberflächenersatz *(Schlittenprothese)* Bei Varusfehlstellung ist oft das laterale Kompartiment erhalten, so dass nur das zerstörte mediale ersetzt werden muss. Eine Fehlstellung kann mit einem dickeren Implantat ausgeglichen werden. Analoges gilt für Valgusgonarthrosen.
b) Oberflächenersatz, ganzes Knie, «**non constrained** *prosthesis*». Die Stabilität des Gelenkes wird durch den Bandapparat und die Pfannenform der tibialen Gleitfläche gewährleistet, das hintere Kreuzband bleibt oft erhalten.
Da kein Scharnier eingebaut ist, wirken keine starken Biegekräfte auf das Implantatlager.
c) Höhere Stabilität des Gelenkes, teilweise in die Prothese eingebaut **(semi-constrained)**: Tiefere Gleitbahn, stärker gewölbt, Führung interkondylär, Sperre gegen hintere Schublade, als Ersatz des geopferten hinteren Kreuzbandes. Aber auch die Implantate sind gegen Biegung stabilisiert durch intramedulläre Zapfen oder Klingen.
d) Endoprothese *mit eingebautem* **Scharniergelenk** und damit vollständig eigenstabil (*«fully constrained»*). Wegen der starken Biegekräfte in seitlicher Richtung, welche das Scharnier auf die Implantatlager überträgt, muss die Stabilität der Prothese im Knochen durch lange intramedulläre Schäfte gesichert werden.

Scharnierprothesen baucht es auch heute noch zur Versorgung von anatomisch schwer veränderten, instabilen Knien, z. B. auch bei *Prothesenwechseln* (Kap. 66.10.4; Abb. 66.68). Für die übrigen, mehr oder weniger «normalen» Knie suchte man nach anderen, weniger radikalen Lösungen.

Oberflächenersatz (Schlitten)

Da bei vielen schmerzhaften Knieerkrankungen lediglich der Knorpelbelag defekt ist, sollte es möglich sein, nur diesen zu ersetzen (*resurfacing*). *Vorteile* sind: Kleinerer Eingriff, weniger primäre Komplikationen und bessere Rückzugsmöglichkeiten bei Misserfolg, da weniger Knochen reseziert werden muss. Die ersten einfachen so genannten «Schlittenprothesen» (Abb. 66.58a u. b) berücksichtigten aber die *komplexe Kinematik* des Kniegelenkes zu wenig, bei welcher auch Rotations- und Translationsbewegungen auftreten.
Flache Plateaus geben zwar gute Beweglichkeit, aber keine Führung und punktuelle Überlastung. Dieser *mechanischen Beanspruchung* waren vor allem die Kunststoffteile nicht gewachsen. Sie wurden abgeschliffen, zerschlissen, zerbrachen oder lockerten sich: Bei **einseitigen Gonarthrosen**, bei denen das gegenüberliegende Kompartiment noch intakt ist (Varus- bzw. Valgusgonarthrosen mit geringer Fehlstellung), ist der neuere **unikompartimentale Gelenkersatz** (mit kongruenten Implantaten) jedoch eine gute und wesentlich weniger radikale Alternative zur totalen Endoprothese (**Abb. 66.62** u. **Abb. 66.63**). Sie empfiehlt sich durch ihre geringere Morbidität besonders bei alten Patienten: siehe Kapitel 66.10.2.

Scharniergelenke

Die einfachste Konstruktion, um eine Instabilität zu kontrollieren und eine geführte Bewegung zu erzielen, ist die Prothese *mit einem starren Scharnier* (*«constrained replacement»*, «**gekoppelte» Prothese**»).
Dieser radikale Weg wurde auch zuerst beschritten, doch zeigten sich bald verschiedene *Nachteile*, wie harter (auch hörbarer) Anschlag, Abrieb, mechanische Zerrüttung und Metallosen, auch Brüche, weil die starken *Biege-* und *Schubkräfte* auf die Prothese und ihre *Verankerung* im Knochen übertragen werden. Damit steigt aber auch die Gefahr der Prothesenlockerung. Komplikationen und Misserfolge waren häufig. Überdies erfordern diese Prothesen ausgedehnte Knochenresektionen, was schlechte Rückzugsmöglichkeiten ergibt (Abb. 66.58 u. Abb. 66.61 d).

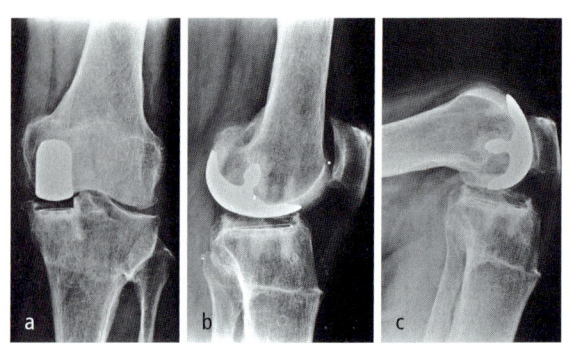

Abb. 66.62: Unikompartimentaler Gelenkflächenersatz.
Mediale Schlittenprothese, eingesetzt bei einer *69-jährigen Patientin* wegen *Varusgonarthrose*. Sitz und Bewegungsumfang der Prothese, *13 Jahre später:* a) ap-Bild, b) Seitenbild bei gestrecktem, c) bei gebeugtem Knie.
Die unikompartimentalen Prothesen sind besser als ihr Ruf.

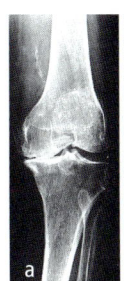

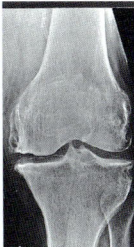

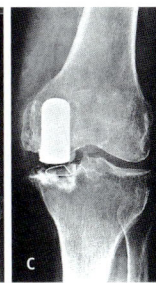

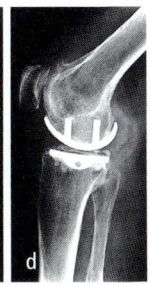

Abb. 66.63: Varusgonarthrose bei einer *70-jährigen Frau*.
a) *Gehaltenes Röntgenbild* in *Varusstellung*: der mediale Gelenkspalt ist verschwunden, erhebliche Fehlstellung.
b) Aufnahme in *Valgusstress*: der laterale Gelenkspalt ist noch intakt.
c) *Mediale Schlittenprothese*. Damit konnte medial der Defekt ausgeglichen und die Varusfehlstellung korrigiert werden.
d) Seitenansicht eines unikompartimentalen Oberflächenersatzes. Das Tibiaplateau hat einen Metallsockel.

«Semiconstrained Replacements»

Die Schwierigkeit bestand darin, gute *Beweglichkeit mit genügender Stabilität* zu verbinden, d.h. die seitlichen und die antero-posterioren Translationsbewegungen zu begrenzen, bei guter Flexion und Extension. Dies führte zur Entwicklung der so genannten «semiconstrained replacements», d.h. «teilgekoppelte» Prothesen, die kein starres Scharnier, auch keine feste Verbindung, aber doch eine gewisse eingebaute Stabilität haben (Abb. 66.61 c).

Um die Beanspruchung der Prothese und ihrer Verankerung im Knochen herabzusetzen und damit den Verschleiß und die Lockerungsgefahr zu vermindern, sollten die natürlichen *Rotations-* und *Rollbewegungen* in beschränktem Umfang *zugelassen*, aber durch eingebaute *Anschlagsperren* **begrenzt** werden.

Eine große Anzahl verschiedener Modelle wurde zu diesem Zweck entworfen. Eine physiologische Kniekinematik wurde damit aber nicht erreicht, und so haben diese Prothesen immer noch viele Mängel und Nachteile, u.a. vermehrter Materialabrieb mit Ergussbildung, Instabilität, auch weiterhin Verschleiß und Lockerung, sie sind also keineswegs ideal.

Bei anatomisch *schwerer veränderten Knien* muss man jedoch immer noch und immer wieder auf Prothesen mit größerer eingebauter Stabilität, semiconstrained oder constrained, bei Prothesenwechseln auf Revisionsprothesen mit Scharnier (s.u.) zurückgreifen.

«Unconstrained» Replacements (bi- und trikompartimentale Prothesen)

Tatsächlich hat *die Natur selbst* das Problem «Kniegelenk» auf geniale Weise optimal gelöst: Ideale Funktion dank idealer Anatomie. Die **Kinematik des normalen Kniegelenkes** beruht auf einem komplizierten *Zusammenspiel* von geometrisch genau definierten Gelenkkörpern, beweglichen Menisken (s. Kap. 66.1, Abb. 66.2 u. Abb. 66.32) und einem komplizierten Seitenbandapparat (s. Kap. 66.15.1), das den Bewegungsablauf in jeder Phase genau führt (in Kap. 6.3 u. Kap. 66.1 eingehend beschrieben): Physiologische Kraftübertragung, gleichmäßige Druckverteilung, Stabilität in jeder Stellung, großer Bewegungsumfang in der Sagittalebene, wobei auch gewisse Rotations- und Translationsbewegungen stattfinden.

Diesen Mechanismus – Stabilität und Beweglichkeit – *ohne* direkte Verbindung zwischen den beiden Gelenkteilen und *ohne* feste Anschläge versuchte man zu imitieren (**Abb. 66.64, Abb. 66.65**). Das physiologische Knie wurde zum Vorbild für die «unconstrained», «ungekoppelten» Prothesen (Abb. 66.61 b).

Die Hauptmerkmale dieser Implantate sind:

- *Kongruenz* der Gelenkflächen von Femur und Tibia, sowohl in der sagittalen als auch in der frontalen Ebene (vgl. Kap. 3.3.2 u. Abb. 3.19). Damit werden *Druckverteilung* und *Stabilität* gleichzeitig optimiert.
- *Kongruenz* möglichst in allen Stellungen des Knies. Beim normalen Gehen treten die größten Kräfte bei ca. 20° Flexion auf, beim Abwärtsgehen bei etwa 40° Beugung (s. Abb. 66.69).

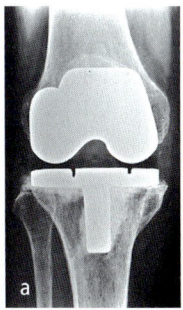

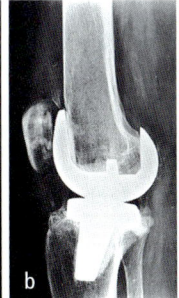

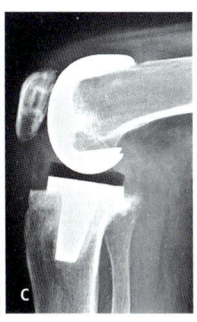

Abb. 66.64: Kniegelenkersatz. Beispiel einer Totalendoprothese.
a) ap-Bild, b) Seitenbild bei *gestrecktem*, c) bei *gebeugtem* Knie.
Die normale Anatomie und Funktion soll möglichst erhalten bzw. nachgeahmt werden. Ersatz aller Gelenkflächen, hier auch des Patello-femoral-Gelenkes. Führung der Bewegung durch die erhaltenen Seitenbänder und das Design der Prothese: Im orthograden Seitenbild (c) ist die Gleitrinne im Polyäthylen der tibialen Gelenkfläche zu sehen, darunter der Metallsockel, hier einzementiert.

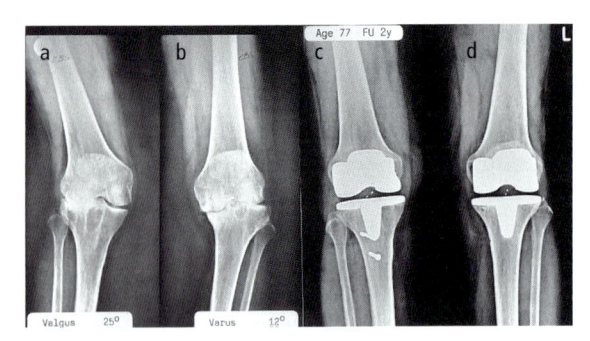

Abb. 66.65: Bedeutung der Achsenkorrektur.
Schwere *Valgusgonarthrose rechts* (a) und massive *Varusgonarthrose links* (b) mit Knochendefekten an den lateralen bzw. medialen Kondylen. Die Fehlstellungen mussten auf normale Werte korrigiert werden, was hier trotz der Substanzverluste mit «non-constrained» (ungekoppelten) Prothesen und ohne Knochenaufbau gelang (c und d). Bei stärkeren Fehlstellungen ist das oft nicht so einfach. *Korrekte Achsenverhältnisse* sind eine Voraussetzung für ein gutes Resultat.
Rechts (a und c) musste der Streckapparat temporär abgelöst werden, um genügend guten Zugang zu bekommen. Die Tuberositas tibiae wurde osteotomiert und am Schluss wieder mit Schrauben fixiert. Die Nachbehandlung muss darauf Rücksicht nehmen.

- *Führung* durch die konkave Form der Tibiagelenkfläche und einen intakten Seitenbandapparat. (Die Kreuzbänder spielen offenbar eine geringe Rolle, sie werden meistens geopfert).
- *Rotations-* und *Translationsbewegungen* sollen in physiologischem Rahmen möglich sein (s. Abb. 66.65).

Prothesen, die den **natürlichen Kniegelenksmechanismus** möglichst erhalten bzw. nachahmen, werden inzwischen zum Kniegelenksersatz überall da *bevorzugt*, wo die Anatomie des Knies noch einigermaßen erhalten ist. Die verschiedenen Modelle gleichen sich alle bis auf kleinere Details (Abb. 66.60 u. **Abb. 66.66**).

66.10.2
Voraussetzungen und Technik der Operation

Resultate und Aussichten

Nach der ersten Experimentierphase haben die Knieendoprothesen inzwischen Resultate gezeitigt, die denjenigen der Hüftarthroplastiken durchaus gleichkommen: *Schmerzlinderung* und gute *Gehfähigkeit* bei Patienten mit **Polyarthritis** und bei **älteren Patienten mit Gonarthrose**. Beide Gruppen strapazieren naturgemäß ihre Prothese wenig. Für diese geplagten Patienten ist die Knieendoprothese eine empfehlenswerte Operation, hier hat sie ihr wichtigstes Anwendungsgebiet.

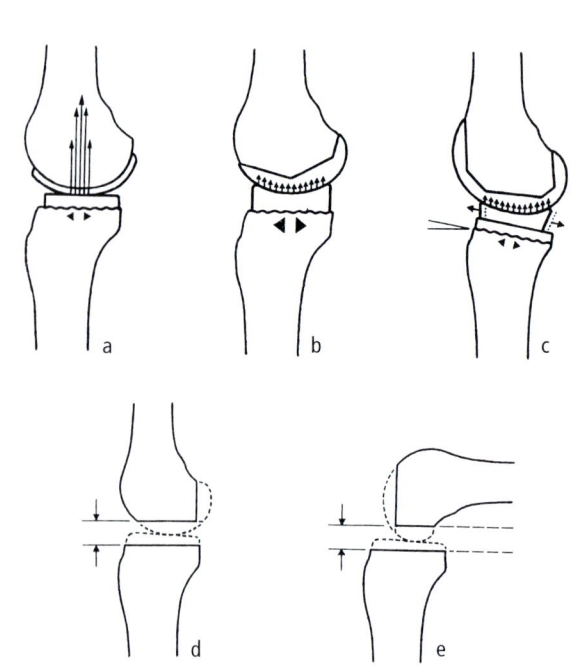

Abb. 66.66: a) bis c): **Beweglichkeit und Kongruenz:** *ein Dilemma der* **Knieprothesen**, *und eine mögliche Lösung*

a) Gute Beweglichkeit der Femurkondylen auf *flachem* Tibiaplateau ergibt (zu) hohe lokale Druckspitzen. Polyäthylen ist diesen nicht gewachsen (vgl. Abb. 66.70 u. Abb. 3.20). Wegen Abrieb und Zerstörung musste dieses Konzept verlassen werden.
b) Gute Kongruenz: *Gleichmäßige Druckverteilung* auf die doppelt konkave tibiale Gelenkfläche (vgl. Abb. 3.19). Infolge der straff geführten Bewegung treten aber erhebliche Scherkräfte auf, die sich auf die Verankerung des Tibiaplateaus übertragen. Dadurch steigt die Gefahr der Prothesenlockerung.
c) *Mobile Gleitlager* erlauben gute Kongruenz und gleichzeitig etwas freie Beweglichkeit auf dem flachen Tibiaplateau. Damit werden Druck im Gelenk und Scherkräfte an der Knochen-Implantatgrenze vermindert.
So wird die normale Kniekinematik imitiert (s. Kap. 66.1). Mobile (rotierende) Gleitlager sollen dabei die Funktion der Menisken nachahmen (s. Abb. 66.2).

d) u. e): **Knochenresektion und Stabilität**
Das Kniegelenk wird bei den «unconstrained» (ungekoppelten) Implantaten durch die *Seitenbänder* geführt und stabilisiert. Das funktioniert nur, wenn der Bandapparat in jeder Stellung genau die richtige Spannung hat. Dies wird erreicht durch eine korrekte Knochenresektion.
Der Resektion des Tibiaplateaus muss in Streckstellung (d) die Resektion des distalen Femurendes entsprechen (*«extension gap»*), in Flexion (e) jene der Femurkondylen dorsal (*«flexion gap»*). Dabei muss die korrekte Rotationsstellung beachtet werden.
Stimmt die Geometrie nicht, sind die Bänder entweder zu schlaff oder zu straff, wird das Gelenk instabil oder steif.

Wo immer möglich wird eine der neueren, bandgeführten «nonconstrained» Oberflächenersatzprothesen eingesetzt.

Jüngere Patienten, solche mit posttraumatischen Gonarthrosen, stellen in der Regel ganz *andere Ansprüche. Die Beanspruchung* der Implantate und ihrer Verankerung ist ungleich *höher*, so dass Verschleiß und Lockerung etc. eher zu erwarten sind.

Zudem haben diese Patienten eine *Lebenserwartung* von mehreren Jahrzehnten. Die große Frage bleibt natürlich, wie lange ihre Prothesen halten. Langzeitresultate über 10 und mehr Jahre sind noch spärlich. Man weiß jedoch, dass der Anteil der gut funktionierenden Implantate von Jahr zu Jahr etwas abnimmt, nicht anders als bei den Hüftprothesen. Man muss deshalb *damit rechnen, dass Prothesen auch wieder* **ausgewechselt** *werden müssen* (s. Kap. 66.10.4), möglicherweise mehrmals.

Allerdings werden die Chancen mit jeder weiteren Operation schlechter, und die *Komplikationsrate* steigt. Beliebig lassen sich Prothesen nicht auswechseln. Gelegentlich bleibt nur noch ihre Entfernung, eine Arthrodese, in ungünstigen Fällen eine Amputation.

Da aber die Erstoperation mit manchen Risiken behaftet ist (s. u.), sollte die Indikation dazu bei jüngeren Patienten nur in seltenen Ausnahmefällen gestellt werden.

Doch auch bei älteren Patienten ist Vorsicht und Zurückhaltung geboten (s. «Indikationen», Kap. 66.10.4).

Vorbedingungen für die Operation

Scharnierlose Gleitprothesen (unconstrained) können nur mit Aussicht auf Erfolg implantiert werden, wenn gute *anatomische Voraussetzungen* dafür vorhanden sind:

- gut **erhaltene Anatomie** und *Knochensubstanz* der Kondylen, damit die Implantate stabilen Halt finden
- keine massiven Varus- oder Valgusfehlstellungen. *Achsengerechte* Stellung ist für das Operationsergebnis entscheidend.
- keine massiven *Kontrakturen*, gute Beweglichkeit (etwa 90°). Die Operation bezweckt primär nicht eine Verbesserung der Beweglichkeit. Diese bleibt häufig etwa gleich, erreicht im Durchschnitt etwa 100° Flexion, bei voller Extension.
- intakter *Bandapparat*: Die Seitenbänder führen und stabilisieren das Knie, die Kreuzbänder spielen eine geringe Rolle.
- gute *Muskulatur*, v. a. ein gut funktionierender Streckapparat

- gute Weichteil- und Hautverhältnisse
- Massives Übergewicht ist ungünstig.

Wichtig ist die **Patientenselektion**. Gute *Aussichten auf Erfolg* haben:

- ausführlich informierte, kooperative Patienten
- Patienten mit ruhiger, vorwiegend sitzender Lebensweise
- Patienten ohne unrealistische Erwartungen (Sport)
- Patienten in vorgerücktem Alter, in gutem Allgemeinzustand, mit starken Knieschmerzen bei eindeutiger Gonarthrose.

Prothesendesign

Die zur Implantation notwendige Knochenresektion sollte möglichst sparsam sein.

Femurteil: doppelt-konvexe Kondylen ergeben gleichmäßige Druckverteilung, gute Führung der Bewegung und Stabilität; Pressfit ergibt gute Fixation.

Tibiaplateau aus Metall, mit Zapfen oder Klingen für Rotationsstabilität;
tibiales Gleitlager aus Polyäthylen, doppelt-konkav (in zwei Ebenen, ap. und seitlich), kongruent zu den Femurkondylen (vgl. Abb. 3.19), evtl. beweglich auf Tibiaplateau (Rotation bzw. a-p Rollgleiten). Mit diesen «mobile bearings» bzw. rotierenden Plattformen soll die Funktion der Menisken (Führung und Druckverteilung) imitiert werden (Abb. 66.66c). Tiefere Plateaus geben bessere Stabilität als flache.

Abflachung des vorderen Abschnittes der Gleitflächen verhindert (zusammen mit der hinteren Kapsel) eine Überstreckung.

Die **Patellagleitfläche** kann, muss aber nicht obligat ersetzt werden. Die Resultate des Ersatzes sind kaum besser, Komplikationen jedoch relativ häufig. In beiden Fällen sind Kongruenz und Zentrierung wichtig.

Nicht eindeutig entschieden ist die Frage, ob es besser sei, das hintere Kreuzband zu erhalten oder zu opfern. Die Resultate seien vergleichbar. Die meisten Systeme haben Implantate für beide Möglichkeiten.

Fixation ohne Zement, mit entsprechender Oberflächenstruktur (bone ongrowth), oder mit Zement.

Vergleichsstudien von Resultaten sind dringlicher als das Entwickeln neuer Prothesen ohne solche Kenntnisse: Vgl. dazu **Abbildung 66.69** und **Abbildung 66.70**.

Implantationstechnik

Präoperative Planung (Ausmessen auf langen ap-Röntgenbildern): Achsenfehler müssen korrigiert werden.

Hautschnitt und Weichteilbehandlung: Cave Durchblutungsstörungen von lateralen Hautlappen;

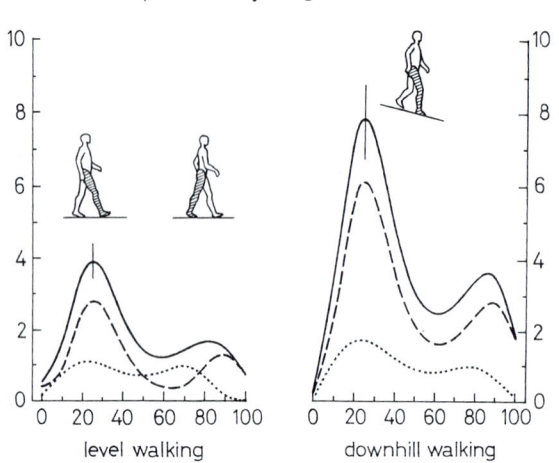

Abb. 66.69: Die **Belastung des Kniegelenkes beim Gehen** (nach kinetischen und kinematischen Untersuchungen von M. Kuster et al.[1])
Aufgezeichnet ist die Kraft auf die Kniegelenkflächen (als Mehrfache des Körpergewichtes: 0 bis 10) während der Standphase eines normalen Schrittes: Fersenkontakt bei 0, bis Abstoßen der Zehen bei 100.
Links: Geradeaus Gehen, *rechts:* Abwärtsgehen.
Die gesamte Kraft (———) ist auch noch aufgeteilt in den Anteil der Bodenreaktion (········) und jener der Muskelkraft (— — — —).
Die größte Kraft tritt auf in der *ersten Hälfte der Standphase*, beim «Abbremsen», eine kleinere Spitze beim Abstoßen des Fußes.
Die Kräfte beim *Abwärtsgehen* sind annähernd doppelt so groß wie beim Geradeausgehen. Die Spitzenbelastung erreichen bis achtmal das Körpergewicht!
Der größte Anteil an der gesamten Belastung stammt aus der Muskelkraft des Quadriceps. Er beträgt etwa 70% beim Geradeausgehen, ca. 80% beim Abwärtsgehen.
Die Hauptbelastung erfährt das Knie beim Geradeausgehen bei ca. 20° Flexion, beim Abwärtsgehen hingegen bei etwa 45°.
Knieendoprothesen, insbesondere ihre Polyäthylenplateaus müssen diesen *hohen Belastungen* standhalten (vgl. Abb. 66.70 u. Abb. 3.20). Wesentlich ist die möglichst *gleichmäßige Kraftverteilung* auf eine große Kontaktfläche, damit keine punktuellen Spitzenbelastungen auftreten. Zu erreichen ist dies nur bei größtmöglicher Kongruenz der Gelenkflächen, und dies bei jeder Stellung des Kniegelenkes (vgl. Abb. 3.19 u. Abb. 66.66)

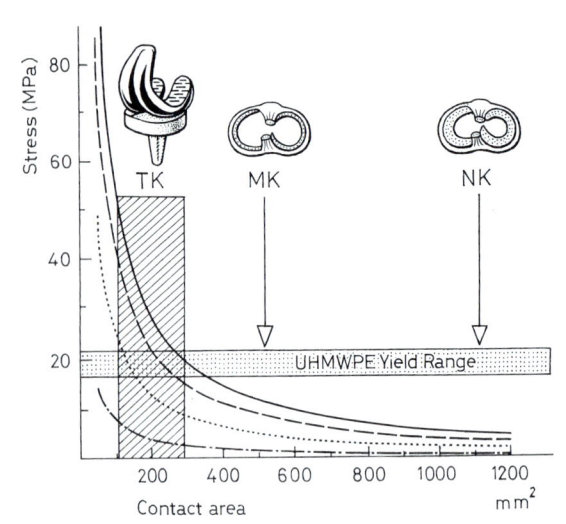

Abb. 66.70: Die **Beanspruchung des Tibiaplateaus** (nach Untersuchungen von M. Kuster et al.[1]).
Der Druck (in MPa) auf die Gelenkfläche in Abhängigkeit von der Größe (in mm²) der Kontaktfläche.
TK: Die derzeit gebräuchlichen Totalprothesen des Kniegelenkes haben Kontaktflächen in diesem Bereich.
MK: Ein *Knie ohne Menisken* (meniskektomiert) hat eine Kontaktfläche von etwa 500 mm², ein normales Knie (mit Menisken) eine solche von über 1000 mm².
Eine mittlere Belastung ist angenommen beim:
——— abwärts gehen
— — — treppab steigen
············ geradeaus gehen
—·—·—·— stehen
UHMWPE Yield Range: In diesem Bereich beginnen die *mechanischen Verschleisserscheinungen des Polyäthylens*.
Die Grafik zeigt, dass die Beanspruchung der Kniegelenksflächen sehr hoch ist und bei Kontaktflächen von 200 mm und weniger die mechanische Resistenz des Polyäthylens übersteigt. Damit erklären sich u.a. die rasche Zerstörung von Tibiaplateaus aus Polyäthylen bei wenig kongruenten, flachen und instabilen Knieendoprothesen (s. Abb. 3.20).
Bei der Entwicklung der Kunstgelenke stehen deshalb Stabilität und Kongruenz an erster Stelle (s.a. Abb. 66.66 u. Abb. 3.19).

---

1 M. Kuster et al.: Joint load considerations in total knee replacement. J. Bone Joint Surg. 79-B, 109 (1997)

bei engen Verhältnissen: temporäres Ablösen der Tuberositas tibiae.

Genaues Ausrichten («alignment») der Beinachse (Zielgeräte) ist Voraussetzung für gute Funktion (ca. 5° bis 8° Valgus im Femur). Resektionsschnitte am Femur anatomisch mit Schnittlehren (Pressfit), am Tibiaplateau genau horizontal; präzise Positionierung der Implantate.

Ausschlaggebend ist die *Stabilität*. Sie wird gewährleistet durch einen ausbalancierten Seitenbandapparat: Die physiologische Spannung der **Seitenbänder** in Extension und Flexion wird erreicht durch eine minuziös genaue Operationstechnik: exakte Knochenresektion (Extension- und Flexion-Gap, s. Abb. 66.66 d u. e), wo nötig seitliches Kapsel-Band-Release («die Knie-TP ist eine Weichteiloperation!»), die richtige Höhe der Implantate etc.

Das vordere Kreuzband wird ohne Nachteile geopfert (es ist oft bereits nicht mehr vorhanden). Das Erhalten des hinteren Kreuzbandes ist technisch nicht ganz einfach, offenbar aber auch nicht unbedingt nötig (s.o.).

Anatomisch richtige *Rotation* der Femurkomponente gegenüber der Tibia, sonst kann es zu Instabilität bei Flexion kommen; korrekte Rotation des Tibiaplateaus, damit die Patella richtig auf der Trochleagleitrinne zentriert ist.

Fixation mit oder ohne *Zement*? Diese Frage wird unterschiedlich beantwortet. Bei jüngeren Patienten wird eher zementfrei, bei Älteren eher mit Zement fixiert (Ausführlicheres dazu bei den Hüftendoprothesen, Kap. 64.10).

Patellaersatz oder nur Denervation und Resektion der Osteophyten. Die Zentrierung des *Streckapparates* ist entscheidend.

Die Operation erfordert große Erfahrung und ein ausgeklügeltes Instrumentarium. Auch müssen die notwendigen Implantate in verschiedenen Größen verfügbar sein.

Nachbehandlung

Die Nachbehandlung ist relativ einfach: vorsichtige frühe passive *Mobilisation*: vollständige Extension und langsam steigernde Flexion im Laufe der nächsten Wochen, evtl. auf der motorgetriebenen Schiene (Kinetec, s. Abb. 66.86, Kap. 17.3.3), wenn möglich bis zum rechten Winkel. *Schmerzgrenze beachten! Nicht forcieren!* Gehschule nach Wundheilung, d.h. nach wenigen Tagen. Antibiotika- und Thromboseprophylaxe.

Treppab gehen, Kniebeugen, Aufstehen aus dem Sitzen ohne Handhilfe und aus der Hocke sind große Kniebelastungen und nicht zu anzuraten, hingegen ist eine *Anpassung der Lebensweise* unumgänglich.

Sportliche Strapazen erträgt weder die Prothese noch das Knie.

Komplexe Probleme – Schwierigere Operationen

Größere *Achsenfehler* müssen korrigiert werden, durch Osteotomie oder Knochenresektion bzw. -aufbau.

Knochendefekte: Bei fortgeschrittener Arthrose und Polyarthritis sind häufig größere Abschnitte der Kondylen von Femur und/oder Tibia zerstört. Dann ist oft entsprechender Knochenaufbau (Transplantate) nötig (**Abb. 66.67**).

Instabilität: Im fortgeschrittenen Stadium, v.a. bei Polyarthritis und bei Arthrosen mit massiven Fehlstellungen, stellen sich schwierigere Probleme. Höhere Implantate, Knochenersatz, stabilere Prothesen (semi- oder fully constrained = Scharnierprothesen) sollen helfen (**Abb. 66.68**).

Kontrakturen: Die Korrektur ist notwendig, kann schwierig sein (s.u.)

Narben, Verwachsungen etc. nach früheren Operationen erheischen besondere Vorsicht. Wundheilungsstörungen sind häufiger.

Enger Zugang: temporäres Ablösen der Tuberositas tibiae.

Osteoporose: Gefahr von periprothetischen Frakturen.

Revisionsoperationen bei Infektionen, Prothesenlockerungen, Schmerzproblemen, Instabilitäten (s. Kap. 66.10.4).

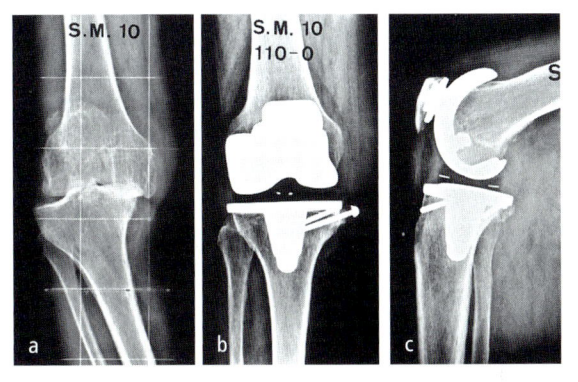

Abb. 66.67: Schwere **Varusgonarthrose** mit **Knochendefekten** an den medialen Kondylen (a). Korrektur der Fehlstellung durch *Knochenaufbau* am Tibiakopf medial (mit Schrauben befestigt) (b).
Die richtige Lage des mobilen Polyäthylen-Tibiaplateaus ist an den kleinen Metallmarkern im ap.- (b) und im Seitenbild (c) zu erkennen, in diesem auch die Kongruenz in Beugestellung.
Hier wurde die Patellagleitfläche ebenfalls ersetzt.

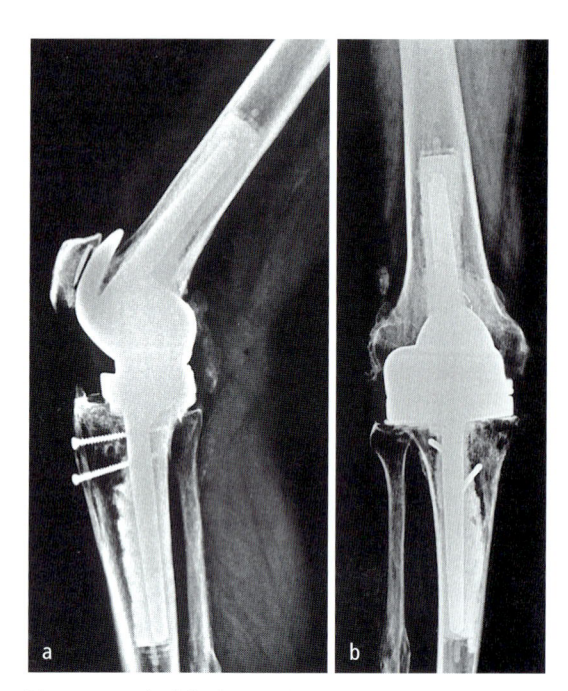

Abb. 66.68: Beispiel einer **geführten («constrained») Prothese**. Bei größeren Fehlstellungen, Instabilitäten, Knochendefekten etc. muss auf solche Modelle zurückgegriffen werden. Das Kniegelenk ist durch ein in der Prothese eingebautes *Scharnier* geführt. Die *Verankerung* im Knochen muss entsprechend stabil sein, hier sowohl tibial wie femoral durch lange einzementierte Schäfte im Markkanal.

- gute Beweglichkeit, keine Kontrakturen
- nur geringgradige Fehlstellung. Diese muss bei der Operation korrigiert werden, durch Spreizen des Gelenkspaltes, evtl. Bandrelease und genügend hohe Implantate.

Hauptsächliche *Spätkomplikationen*:

zunehmende Arthrose des *anderen* Kniekompartimentes, Lockerung, Abrieb.

Patella und Streckapparat

Patella und Streckapparat bieten notorisch Probleme, die immer noch ungelöst und entsprechend kontrovers sind. Ob die Patellagleitfläche auch ersetzt werden soll, ist nicht eindeutig klar. Manche Operateure tun dies regelmäßig, andere nur in Ausnahmefällen, und ihre Resultate sind nicht schlechter. Sicher ist, dass der *Patellaersatz* recht komplikationsanfällig ist (s. **Abb. 66.71**). Wenn nötig kann er nachgeholt werden.

Unikompartimentaler Gelenkersatz

Die Pathophysiologie der vorwiegend mechanisch bedingten Gonarthrosen bei Varus- und Valgusfehlstellungen wurde in Kapitel 66.9.3 beschrieben. Da das konvexseitig gelegene (laterale bzw. mediale) Kompartiment oft noch vollständig intakt ist, genügt manchmal der Ersatz der Gelenkflächen des defekten (konkavseitigen) Femurkondylus und Tibiaplateaus. Der Eingriff ist kleiner und hat eine kleinere Komplikationsrate. Bei *richtiger Indikation* und Technik lassen sich gute Resultate erzielen (Abb. 66.62 u. Abb. 66.63). Eine später eventuell notwendig werdende bi- oder trikompartimentale Prothese wird damit nicht kompromittiert.

Unikompartimentale *«Schlittenprothesen»* sind deshalb bei den asymmetrischen, z. B. den **Varus-Gonarthrosen** *eine Alternative* zum Totalersatz, und bei älteren Patienten auch zur knienahen Osteotomie.

Voraussetzungen für den Erfolg sind

- gut erhaltene Anatomie
- ein intaktes Kompartiment (bei Varusgonarthrose das laterale)
- gut erhaltener Bandapparat (inkl. Kreuzbänder)

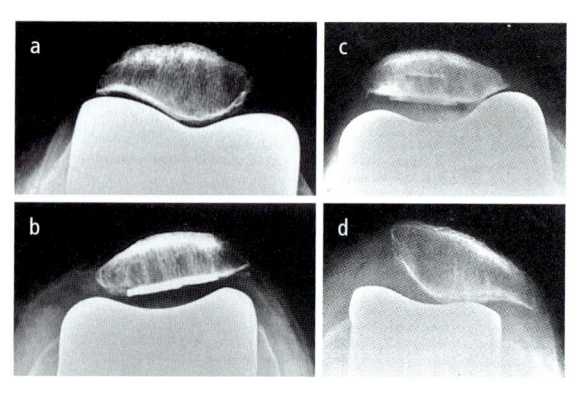

Abb. 66.71: Die **patellaren Gleitflächen** *im axialen Röntgenbild*.
Wegen Schwierigkeiten mit dem Streckapparat und gleichzeitiger femoro-patellarer Arthrose wurden zunehmend auch die patellaren Gleitflächen, zuerst femurseitig, dann auch an der Patella selbst, ersetzt.
a) Gute *Kongruenz* der Patella mit dem entsprechend geformten ventralen Schild des femoralen Prothesenteils.
b) Auf der Gegenseite wurde auch die *patellare Gelenkfläche ersetzt*. Ob die Ergebnisse damit besser sind, ist fraglich.
c) *Patellaprothese* (Polyäthylen) im axialen Bild. Lateral artikuliert jedoch der Knochen mit der femoralen Gleitfläche der Prothese; im Übrigen ist die Patella gut zentriert.
d) Diese Patella *subluxiert* aus der Prothesengleitrinne, eine häufige Störung bei Knieendoprothesen.
Andere Komplikationen sind Patellafrakturen, Usuren, Lockerungen der Patellaprothese. Manche klinischen Probleme mit dem Kniegelenkersatz kommen von Streckapparat und Patella, sowohl *mit* als auch *ohne* Patellaprothese.

66.10.3
Komplikationen

Die **Infektion** ist die schwerste und am meisten gefürchtete Komplikation, häufiger als bei Hüftendoprothesen (ca. 2%), teils wegen der exponierten Lage dicht unter der Haut, teils wegen der großen Implantate.

Eine tiefe Infektion kann eine (zweizeitige) *Revision* mit Auswechseln der Prothese notwendig machen. Gelegentlich jedoch ist die ersatzlose Entfernung oder eine Arthrodese notwendig. Wegen der großen Knochenlücke ist eine knöcherne Fusion nicht einfach zu erreichen. In seltenen Fällen ist eine Amputation nicht mehr zu umgehen.

Der *primäre Infekt* ist meist Folge einer Wundheilungsstörung, einer nicht ganz seltenen Komplikation ausgedehnter Eingriffe am Knie, mit oder ohne Hautnekrose.

Sekundäre Infekte sind immer möglich, auch nach Jahren, dann meist hämatogen.

Instabilität: Meist als Folge von technisch ungenügenden Operationen, mit Subluxationen, Luxationen von einzelnen Prothesenteilen, z. B. beweglichen Polyaethylen-Interponaten. Funktionelle Insuffizienz.

Kontrakturen: Normalerweise kann eine Flexion von etwa 90° mittels Physiotherapie, «Continuous Passive Motion» (s. Kap. 17.3.3; Abb. 66.86) innerhalb von Wochen und Monaten postoperativ wieder erreicht werden. Gelegentlich wird eine *Mobilisation in Narkose* gemacht, wenn nach zwei bis drei Monaten keine Fortschritte mehr erzielt werden (s. Kap. 38.2.2).

Hartnäckige und dauernde Steifigkeit kann verschiedene Ursachen haben, u.a. operationsbedingte mechanische. Gefürchtet ist die schmerzhafte und noch wenig verstandene so genannte **«Arthrofibrosis»**. Man kann versuchen, die intraartikulären Adhäsionen arthroskopisch zu lösen, doch sie trotzen oft allen Therapieversuchen.

Patella, Streckapparat: Luxation, Subluxation, Schmerzen, Patellatiefstand (Patella infera).

Intraoperative Komplikationen

Unmittelbare Operationskomplikationen sind neben den allgemeinen (Thromboembolie etc.):

- Wundheilungsstörungen, Hautnekrosen, v.a. bei größeren Eingriffen und Implantaten, nach unzweckmäßigen (medialen) Inzisionen, Blutungen im Zusammenhang mit einer Antikoagulation
- Verletzungen des N. fibularis, entsprechend seiner Lage nicht ganz selten
- Verletzung von Gefässen
- technische Fehler: falsche Position der Implantate, Instabilität oder zu viel Spannung
- Achsenfehler u.a. Fehlstellungen (Rotation).

Bei Knien, die schon ein- oder *mehrmals operiert* wurden, sind die Komplikationsraten höher. Fast alle diese Komplikationen sind iatrogen und *vermeidbar*.[4]

Spätkomplikationen

- *Synovitis* mit rezidivierenden Ergüssen, u.a. infolge von Abriebpartikeln
- *Implantatbruch* und *-verschleiß*, mit Instabilität, Abrieb von Polyäthylen und Metall (s. Abb. 3.20) usw.
- **Implantatlockerungen**, v.a. des Tibiaplateaus, sind auf lange Dauer vielleicht das größte Problem. Klinik: erneut zunehmende Schmerzen, v.a. unter Belastung; Unsicherheit, Instabilität, vermehrte Schwierigkeiten beim Gehen etc. Diagnose: radiologisch: Schmale Säume sind noch mit Stabilität vereinbar, größere weisen auf Lockerung hin, ebenso *Osteolysen*, Positionsänderung (*Migration*) eines Prothesenteils (meist des Tibiaplateaus). Evtl. Szintigraphie, evtl. Punktion und Bakteriologie (Infektion oder aseptische Lockerung?)
Therapie: Bei geringen, erträglichen Beschwerden ist eine Operation nicht zwingend. Bei stärkeren Schmerzen, Behinderung, zunehmendem Knochenschwund und Implantatwanderung drängt sich *ein Prothesenwechsel* auf.

- Die *Biomechanik* der aseptischen Endoprothesenlockerung entspricht jener der Hüftendoprothesen. Sie ist ausführlich dort beschrieben (Kap. 64.10.3) und gilt mutatis mutandis auch für das Kniegelenk.
- Probleme mit *Patellaprothesen* sind relativ häufig: «Malalignment», Subluxationen und Luxationen, Tiefstand (Patella infera), Verschleiß und Lockerung von Prothesen, Frakturen, Rupturen des Streckapparates, Weichteileinklemmungen (Hoffa) u.a.;
- *periprothetische Frakturen* (v.a. bei Osteoporose).

---

4 Ayers, D.C. et al.: Common Complications of Total Knee Arthroplasty. An Instructional Course Lecture. J. Bone Joint Surg. 79-A, 278 (1997)

66.10.4
Indikationen und Prognosen

Das *Ziel* der Operation ist *in erster Linie* **Schmerzbefreiung** und *bessere Gehfähigkeit* dank **Stabilität**.

Die **Beweglichkeit** steht nicht im Vordergrund: Für das *tägliche Leben* genügen ca. 90°, zum *Aufstehen* aus dem Sitzen sind 100° wünschenswert. Diese Werte werden in einfachen Fällen meistens erreicht. Die Beweglichkeit hängt aber weitgehend vom Vorzustand ab: Schlecht bewegliche Knie gewinnen oft etwas, gut bewegliche verlieren eher ein wenig.

Entscheidend jedoch für die Patienten sind ihr *Leidensdruck* und ihre *Lebensqualität*.

Daraus ergeben sich die folgenden **Indikationen**:

- Stark *gehbehinderte* Patienten mit *Polyarthritis*. Ihre Gehfähigkeit kann wesentlich verbessert und die Schmerzen können weitgehend eliminiert werden. Diese Patienten haben in der Regel geringe Ansprüche an ihre Gehleistung, haben eine vorwiegend sitzende Lebensweise und strapazieren ihre Kunstgelenke wenig. Für diese Patienten ist das künstliche Kniegelenk eine echte und dauerhafte Hilfe für das tägliche Leben.
- *Ältere Patienten* (etwa über 65 oder 70 Jahre) mit *schmerzhafter Gonarthrose* und stark eingeschränkter Gehleistung. Für diese größte Patientengruppe (ca. 90%) gilt Ähnliches. Ihre Lebensqualität kann wesentlich verbessert werden. Im Alter nimmt die körperliche Aktivität naturgemäß ab, die mechanische Beanspruchung der Prothese wird geringer, und die kürzere Lebenserwartung entspricht voraussichtlich in den meisten Fällen auch etwa der Langzeitprognose der Prothese.
- *Posttraumatische* Gonarthrosen: Oft sind es jüngere, aktive Männer mit hohen Ansprüchen und Erwartungen und entsprechend höherer Beanspruchung der Kniegelenke. Die Resultate sind, v. a. längerfristig, eindeutig schlechter als bei den anderen Gruppen. Andere Therapien sind vorzuziehen.
- Bei *jüngeren* aktiven Patienten (unter 60 Jahren) mit schmerzhaften chronischen Knieaffektionen und erheblichen Gehschwierigkeiten ist die Entscheidung schwieriger. Falls konservative Therapie und rekonstruktive Chirurgie keine Verbesserung des Zustandes bringen, kann eine Gelenksersatzoperation erwogen werden. Es handelt sich um *relative* Indikationen. Für den Entscheidungsprozess wesentlich ist die *Langzeitprognose* der Endoprothesen:

Langzeitresultate der Endoprothesen

Langzeitresultate sind noch (zu) wenig bekannt (Kap. 25). Man weiß jedoch, dass

- die Anzahl der guten Resultate mit den Jahren kontinuierlich abnimmt, ebenso wie bei den Hüftprothesen (vgl. Kap. 64.10.3)
- die Prothesen sich mit der Zeit abnützen können
- dadurch Abrieb entsteht, der zu Ergüssen führt
- auch nach Jahren hämatogene Infekte auftreten können.

Die *Implantatlockerung* ist für die Langzeitprognose wohl das größte Problem.

Evaluation

Die **«Lebensdauer»** der einzelnen Knieprothesenmodelle wird wie bei den Hüftprothesen üblicherweise mit Hilfe der «*survival analysis*» verglichen (Kap. 25.4, Abb. 25.5–25.7). Wie bei jenen ist die Beurteilung zu optimistisch und wenig patientenbezogen, indem erst der Prothesenwechsel den Endpunkt darstellt. Schmerzhafte oder schlecht funktionierende Prothesen werden damit nicht erfasst.

Auch die «*Scores*» (Insall, Lysholm u. viele andere) berücksichtigen vor allem einen Mix von technischen, radiologischen und abstrakt funktionellen Daten (z. B. Winkelgrade), während **für die Patienten** *die Schmerzlinderung* und ihre *praktische Funktionstüchtigkeit* sowie ihre Mobilität als Elemente ihrer *Lebensqualität* an erster Stelle stehen. Um diese besser zu erfassen, sind **patientenorientierte Nachkontrollen**, so genannte «*outcomes studies*» notwendig (s. Kap. 24.3 u. Kap. 25.3).

Mittels *Fragebogen* werden die Patienten selbst befragt, und ihre Beurteilung wird evaluiert (ICIDH s. Kap. 10.1.5; Kap. 25.3, WOMAC,[5] Patient-Specific Index[6] u.a.). Dabei tauchen *praktische Probleme* auf (Treppensteigen, Fußpflege, Autofahren, Angst vor Sturz, Aussehen, Freizeit) ebenso wie persönliche Einschätzung, Erwartungen etc., alles Dinge, die in ärztlichen Kontrollstudien selten oder gar nicht erscheinen, aber für die Patienten entscheidend sind (vgl. Kap. 10.1). Sie sollen bessere Entscheidungsgrundlagen für Operationsindikationen liefern. Der Weg dahin ist noch weit.

---

[5] Western Ontario and Mc Master University Osteoarthritis Index

[6] J. G. Wright at al.: The patient-specific index: Asking patients what they want. J. Bone Joint Surg. 79-A, 974–983 (1997)

Das Alter diktiert die Indikation

Immerhin ist eindeutig belegt, dass die Prognose der Knieendoprothese bei *jüngeren*, aktiven Patienten schlechter ist als bei Älteren, wohl weil die *mechanische Beanspruchung* bei Jüngeren in der Regel viel größer ist. Dabei sollte die Prothese doch viel länger, viele Jahrzehnte, einwandfrei funktionieren.

Zwar ist es möglich, gelockerte Prothesen auszuwechseln, doch geben diese **Revisionsoperationen** in der Regel nicht mehr die gleichen günstigen Resultate wie eine gute Primäroperation. *Die erste Prothesenversorgung ist eine einmalige Chance.* Zweit- und weitere Folgeoperationen sind immer Notlösungen, ihre Resultate nie mehr so gut. Daraus ergibt sich, dass die erste Prothese wenn möglich lebenslänglich funktionieren sollte.

Alter und Aktivität der Patienten gehören deshalb zu den wichtigsten Kriterien für die Indikation. Die meisten Kliniken beachten eine untere Altersgrenze als Richtlinie (z. B. 65 Jahre). Ausnahmen bedürfen dann einer besonderen Begründung.

Die Operationsindikation im Einzelfall

Man muss alle diese Überlegungen miteinbeziehen. Entscheidend sind schließlich der Leidensdruck des Patienten, seine individuellen Bedürfnisse und sein Charakter. Wichtig ist, dass seine *Erwartungen mit den realen Chancen übereinstimmen* und er gewillt ist, seine Lebensweise der verminderten Leistungsfähigkeit *anzupassen*. Utopische Vorstellungen führen zu Enttäuschungen. Eine eingehende Aufklärung durch den Operateur setzt den Patienten in den Stand, selbst zu entscheiden. Sie ist unabdingbare Voraussetzung für ein gutes Resultat.

Was heute lange Fragebögen mühsam für Statistiken zusammentragen, erfasste der praktisch tätige Orthopäde schon immer in seiner Sprechstunde, im Gespräch mit seinem Patienten, und formte daraus eine maßgeschneiderte Indikation für ihn. Mit der Statistik im Hintergrund wird er das noch besser können.

Revisionsoperationen

Wenn ein endoprothetisch versorgtes Knie *schmerzhaft* ist bzw. wird oder nicht mehr richtig funktioniert, liegt die Ursache in der Regel in einer der oben aufgelisteten Komplikationen. In manchen Fällen drängt sich eine Revisionsoperation auf, je nach Befund auch ein Prothesenersatz. *Nicht* immer aber ist die *Ursache der Schmerzen* klar. «Aufmachen und nachschauen» ist allerdings kein guter Plan. Revisionen sollten nur gemacht werden mit einer klaren Vorstellung, was operiert werden soll.

Diese Operationen, insbesondere **Prothesenwechsel**, sind schwieriger, aufwändiger, heikler und komplikationsanfälliger als Erstoperationen. So steigt die Infektionsrate mit jeder weiteren Operation. Im Narbengebiet treten leicht Weichteilnekrosen auf. Größere Knochendefekte, Instabilitäten, Kontrakturen etc. stellen oft schwierige Probleme. Häufig sind Knochentransplantationen und massivere «Revisionsprothesen», Scharnierprothesen mit eingebauter Stabilität («constrained», s. Kap. 66.10.2) notwendig.

Ähnliches gilt auch für Endoprothesenoperationen bei Knien, die schon eine oder mehrfache andere Operationen hinter sich haben. Zu den besonderen «Herausforderungen» zählen auch die periprothetischen suprakondylären *Frakturen*.

Alle diese Eingriffe gehören in die Hand erfahrener Operateure.

Zusammenfassung der Richtlinien für die Indikation

1. Starke Schmerzen und Gehbehinderung bei invalidisierten Patienten, für die keine andere Therapie zur Verfügung steht.
2. Schmerzhafte Gonarthrose bei alten Menschen, deren Aktivität eingeschränkt ist und die somit ihre Prothese nicht mehr stark strapazieren.
3. Bei jüngeren Patienten im arbeitsfähigen Alter wäre die Knieendoprothese zu reservieren für schwer Invalide (z. B. Polyarthritis usw.), die voraussichtlich ihre Prothese nicht mehr stark strapazieren werden.
4. Eine gute Entscheidungshilfe ist es, *die beiden* **Fragen**, *die jeder Patient stellt*, zu beantworten: *Was habe ich für die Zeit meines Lebens zu erwarten, wenn Sie mich operieren? Was geschieht, wenn man nicht operiert?*

66.11
Andere Knieaffektionen

66.11.1
Osteonekrose des medialen Femurkondylus (Ahlbäck)

Ätiologie, Pathologie und Klinik der Osteonekrose des medialen Femurkondylus entsprechen den *subchondralen Knochennekrosen* der Erwachsenen, wie sie in Kapitel 31.2 beschrieben sind. Die Krankheit ist recht selten, wird aber, da das Röntgenbild im Frühstadium negativ ist, leicht verpasst.

Hartnäckige Knieschmerzen älterer Menschen, am medialen Gelenkspalt, vor allem bei Beanspruchung,

Steroide oder Niereninsuffizienz in der Anamnese, plötzlicher Beginn, legen den Verdacht nahe.

Das Kernspintomogramm ist früh positiv, das Röntgenbild erst spät, wenn der Kondylus kollabiert (s. **Abb. 66.72**).

Die *MRI-befunde* sind allerdings nicht immer klar zu interpretieren: Nekrose oder Ödem? Manche normalisieren sich spontan nach längerer Zeit. Schonen und Abwarten kann angebracht sein. Falls der subchondrale Knochen einbricht und die Schmerzen konservativ nicht mehr beherrscht werden können, kommt praktisch nur eine (evtl. monokondyläre) Knieendoprothese in Frage.

66.11.2
Arthritiden des Kniegelenkes

Allgemeines zu den Arthritiden siehe Kapitel 32.5.

Klinik

Entzündliche Veränderungen des Kniegelenkes sind an den klassischen *Entzündungszeichen* leicht zu erkennen: Schwellung, Überwärmung und Schmerzen, bei akuten Entzündungen auch Rötung. Die Schwellung ist am Anfang vor allem durch einen *Kniegelenkerguss* bedingt. Das Knie wird in einer leichten Beugestellung krampfhaft steif gehalten. Bald kommt eine mehr oder weniger starke Kapselschwellung dazu. Beide können durch Palpation festgestellt werden.

Die immer nach kurzer Zeit einsetzende Muskelatrophie des Quadrizeps macht die Knieschwellung noch auffälliger (**Abb. 66.73**).

Arthritiden des Kniegelenkes sind verhältnismäßig häufig, wohl wegen der Größe und Exposition dieses Gelenkes. Alle Arthritisformen kommen am Knie vor. Nicht ganz selten sind Staphylokokkeninfekte nach intraartikulären Injektionen, vor allem mit Kortisonpräparaten.

Ätiologie der Arthritiden am Kniegelenk

1. Bakteriell:
   - *Staphylokokken* (häufig, nicht selten iatrogen)
   - Gonokokken
   - Tbc, Lyme-Borreliose
   - andere.
2. Rheumatisch:
   - rheumatoide Arthritis
   - Monarthritis anderer rheumatischer und unklarer Genese

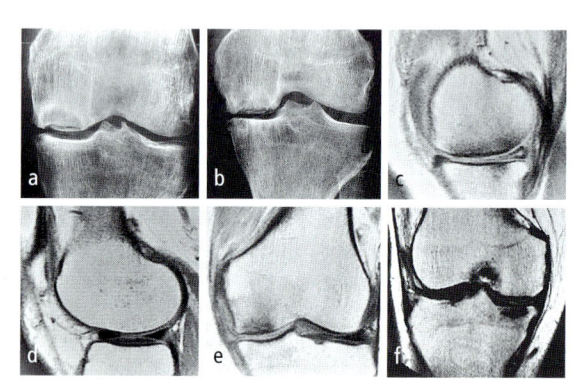

Abb. 66.72: Subchondrale Nekrose.
a) Kollaps des *medialen Femurkondylus* mit pathologischer *schleichender Fraktur* des nekrotischen Kondylus. Derart deutliche Röntgenbefunde sieht man nur im fortgeschrittenen Stadium.
b) In früheren Stadien sind Veränderungen im Röntgenbild sehr diskret. Hier ist die Nekrose des medialen Femurkondylus deutlich, doch war auch das gegenüberliegende Tibiaplateau nekrotisch (operativ verifiziert).
c) Im *MRI* erscheinen solche subchondrale Nekrosen früher, hier im medialen Kondylus (die Menisken sind ebenfalls pathologisch).
d) lateraler Kondylus zum Vergleich
e) ap-Bild desselben Knies
f) Nekrosen kommen auch unter der tibialen Gelenkfläche vor.

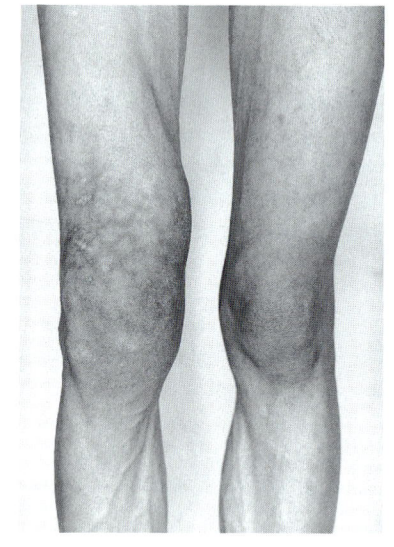

Abb. 66.73: Fortgeschrittene **Knietuberkulose** bei einem *21-jährigen Mann*, vor der Tuberkulostatika-Ära. Dank frühzeitiger Therapie – medikamentös und chirurgisch – sind derart schwere Veränderungen in Industrieländern heute selten geworden.

Die *typischen klinischen Zeichen*: Verdickung des Knies, verstrichene Konturen, Schwellung vor allem seitlich und oberhalb der Patella infolge des Ergusses, Marmorierung der Haut und – besonders wichtig als Frühzeichen – die *Quadrizepsatrophie*, in erster Linie des Vastus medialis, sind **bei jeder Entzündung des Gelenkes**, namentlich auch bei eitrigen Arthritiden, nach kurzer Zeit nachweisbar und für die Diagnose wesentlich. Es gilt, die *ersten Anzeichen* zu erkennen.

- abakterielle Entzündung *mechanischer* Ursache (Meniskus, Osteochondrose, Arthrose, Trauma).
3. Andere:
    - neurogen (Charcot) (s. Kap. 34.5.5)
    - Hämophilie (s. Kap. 39.1)
    - Gicht, Chondrokalzinose, Synovitis villonodularis pigmentosa usw.

Differentialdiagnose

Neben Anamnese und klinischem Befund (Temperatur, Blutbild, BSR) gibt die **Punktion** *des Kniegelenkes* den Ausschlag: Farbe, Transparenz, Leukozytenzahl, serologische, zytologische und vor allem bakteriologische Untersuchung des Ergusses lassen seine Natur erkennen (seröser Erguss, Eiter, Blut).

Veränderungen auf dem *Röntgenbild* können Hinweise auf die Grundkrankheit geben, treten aber meistens erst nach längerer Zeit auf.

Die einzelnen Arthritisformen *unterscheiden sich* vor allem *durch ihren* **Verlauf**: Bakterielle Infektionen (Staphylokokken, Tbc) und die rheumathoide Arthritis haben die Tendenz, das Gelenk langsam aber sicher zu zerstören und heilen oft erst mit der knöchernen *Ankylose* des Knies. Andere Arthritisformen sind weniger aggressiv, neigen zwar zu Rezidiven, heilen aber oft aus, manchmal mit einer restitutio ad integrum, oder aber sie führen mit der Zeit zu einer Arthrose (Abb. 2.5). Infektionen bei Endoprothesen siehe Kapitel 66.10.3.

Therapie

Bei allen Arthritisformen ist eine *konsequente Ruhigstellung* wesentlich: Bettruhe, Gipsschiene, bis die Symptome zurückgegangen sind. Rasche *Hospitalisation* kann entscheidend sein.

Im Übrigen richtet sich die Therapie nach der Ursache.

Bei **eitrigen Arthritiden** ist es manchmal möglich, das Gelenk durch prompte, gezielte Maßnahmen vor bleibenden Schäden zu bewahren: hochdosierte Antibiotika i.v., arthroskopische Spülung, evtl. Ausräumung der infizierten, stark verdickten Synovialmembran (Synovektomie).

Bei verschleppten Fällen, wenn der Zerstörungsprozess schon so weit fortgeschritten ist, dass eine Wiederherstellung nicht mehr erwartet werden kann, wird der Heilungsprozess durch eine *Arthrodese* wesentlich abgekürzt. Sie kann auch bei floridem Infekt durchgeführt werden. Die Entzündungszeichen gehen schlagartig zurück, und ein Rezidiv ist nicht zu befürchten (**Abb. 66.74**).

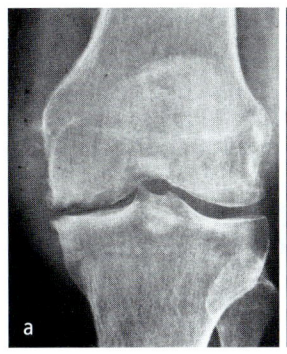

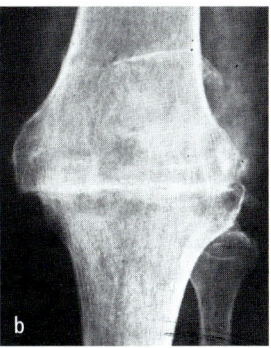

Abb. 66.74: **Septische Arthritis** des *Kniegelenkes:* Etwas fleckige Osteoporose. Defekte an der Gelenkfläche des medialen Femurkondylus (a). Im eitrigen Gelenkerguss wurden *Staphylokokken* nachgewiesen.
Da mit einer Heilung mit befriedigendem funktionellem Resultat nicht mehr gerechnet werden konnte, wurde eine *Arthrodese* gemacht, worauf die Infektion rasch ausheilte. Das Röntgenbild *vier Monate später* (b) zeigt die durchgebaute Arthrodese.

66.11.3
Seltenere Arthropathien

Neurogene Arthropathie: siehe Kapitel 34.5.5

Hämophilie: siehe auch Kapitel 39.1

Bei Hämophilie ist das Knie von allen Gelenken am meisten betroffen. Die rezidivierenden Blutergüsse (*Hämathros*) führen zur Knieversteifung, vorzugsweise in Beugestellung, und zur Arthrose. Es gilt, die Streckstellung als Funktionsstellung mit Schienen zu erhalten, evtl. mit Quengeln wieder zu erreichen, wobei wegen der Blutungsneigung besonders vorsichtig verfahren werden muss.

Operationen, auch nur Punktionen, sind bei Hämophilen grundsätzlich unter Ersatz des fehlenden Globulins möglich.

66.11.4
Lähmungen

Schlaffe Lähmung des Quadrizeps

(Allgemeines s. Kap. 34.3)

Femoralislähmungen nach Hüftoperationen sind nicht ganz selten. Der größere Teil davon ist reversibel, allerdings oft erst nach vielen Monaten.

Ein voller Ersatz des kräftigen Kniestreckers durch Muskeltransplantation ist nicht möglich. Bei Ausfall des Quadrizeps allein ist die *Kniestabilisierung* möglich durch einen kräftigen Glutaeus maximus und Triceps surae (s. Kap. 34.1.2). Ebenso kann das Knie mit einer Rekurvationsstellung einigermaßen stabilisiert werden. Auf diese Weise sind Kniegelähmte gehfähig. Andernfalls ist ein Gehapparat mit feststellbarem Kniegelenk notwendig (Abb. 34.3). Besondere Leistungen (Laufen, Steigen, sportliche Leistungen usw.) sind in jedem Fall erschwert.

Spastische Lähmungen

Für die zerebrale Paralyse ist eine mehr oder weniger ausgeprägte *Flexionsstellung* der Kniegelenke typisch. Diese sind aber meistens stabil und belastbar. Nur bei schwereren Fehlstellungen und jüngeren Patienten ist der Versuch einer Korrektur gerechtfertigt. Die Gefahr besteht, dass sich der Aspekt wohl verbessert, die *Gehfähigkeit* aber verschlechtert (s. Kap. 34.2.3).

66.11.5
Tumoren

(Allgemeines s. Kap. 33)

Die Kniegegend ist die häufigste Lokalisation des Knochensarkoms. Auch andere Tumoren bevorzugen das distale Femurende und die proximale Tibia. *Röntgenologische* Veränderungen, vor allem bei Kindern und Jugendlichen, müssen deshalb immer daraufhin angesehen werden (Abb. 33.13 u. Abb. 33.14).

Früher bot bei den malignen Geschwülsten die Amputation die einzige (geringe) Überlebenschance. Mit der kombinierten onkologischen Behandlung ist die Prognose etwas weniger hoffnungslos, die *gliederhaltende* hochspezialisierte Tumorchirurgie steht im Vordergrund. Nach ausgedehnten Blockexzisionen werden komplizierte *Rekonstruktionsoperationen* mit Hilfe von voluminösen Auto- und Homotransplantaten zum Knochen- und Gelenkersatz, Umkehrplastiken und speziell hergestellten Tumorprothesen notwendig (Abb. 33.18).

66.12
Affektionen der Weichteile

66.12.1
Zysten

Bei unklaren, dumpfen Schmerzen in der Kniekehle, vor allem beim Kniebeugen, kann man gelegentlich fluktuierende Zysten in der *Fossa poplitea* palpieren. Es kann eine abakterielle Bursitis der Bursa semimembranacea zwischen Gastrocnemius und Semimembranaceus sein oder eine so genannte **Baker'sche Zyste** in der Kniekehle, manchmal bis in die Wade hinunterreichend. Diese Baker'schen Zysten sind bei Kindern nicht so selten, aber meist symptomlos und gehen häufig spontan zurück.

Bei *Erwachsenen* entstehen sie als Ausstülpung der Kniegelenkkapsel bei chronischen Kniegelenkergüssen, z. B. bei einer Gonarthrose oder einer chronischen Meniskusläsion, einer abakteriellen Arthritis. Oft verschwinden sie spontan wieder. Wenn die Zysten so groß sind, dass sie stärkere Beschwerden verursachen, können sie exzidiert werden. Allerdings rezidivieren sie häufig, v. a. wenn die Ursache nicht behoben ist.

66.12.2
Meniskusganglien

Ein Meniskusganglion kommt durch Gallertbildung in einem *degenerierten lateralen Meniskus* zu Stande. Gefunden wird es fast immer als Vorwölbung im Bereich des äußeren Gelenkspaltes, wo es deutlich zu sehen und zu *palpieren* ist. Es kann eine unangenehme Spannung erzeugen, und oft kommen Meniskussymptome dazu.

Das Ganglion kann operativ entfernt werden. Wenn der geschädigte Meniskus entfernt ist, bildet es sich zurück.

66.12.3
Bursa praepatellaris

Die große subkutan vor der Patella gelegene Bursa ist wegen ihrer exponierten Lage nicht selten der Sitz von *Entzündungen*. Ein *Erguss* der präpatellaren Bursa ist eindeutig zu unterscheiden von einem Kniegelenkerguss durch seine Lage und die umschriebene Fluktuation vor der Patella, während das Kniegelenk selbst frei ist.

Chronische Bursitis

Die chronische Bursitis ist ein abakterieller Reizzustand der Bursa, hervorgerufen z. B. durch dauerndes Knien (Berufsschaden). In der verdickten Bursa bilden sich fibröse Stränge, reiskörnerähnliche Gebilde usw., welche auch palpiert werden können.

Bei der Punktion entleert sich ein seröser Erguss, der sich allerdings häufig wieder nachbildet, manchmal trotz Kortisoninjektionen. Dann bringt ihn nur die radikale Bursektomie zum Verschwinden.

Akute Bursitis

Durch *Verletzungen* kann leicht eine bakterielle Infektion (Staphylokokken) der Bursa praepatellaris entstehen. Alle Zeichen einer akuten lokalen Infektion – Rötung, Überwärmung, pralle Schwellung und starke Schmerzen – zeigen das Empyem an. Das

Kniegelenk selbst bleibt frei, doch die Flexion ist wegen der Spannungsschmerzen blockiert.

Das *Bursaempyem* muss wie ein Abszess inzidiert und drainiert werden. Bei Rezidiven ist die Bursektomie im entzündungsfreien Intervall zweckmäßig.

Prophylaktisch kann bei der *Wundversorgung* von frischen offenen Bursaverletzungen die Bursektomie indiziert sein.

66.13
Frakturen im Kniegelenk

Das Kniegelenk ist stark exponiert, sein komplizierter Bewegungsmechanismus anfällig für Verletzungen. Ein großer Teil aller Knieschäden sind deshalb Verletzungen und Verletzungsfolgen.

Intraartikuläre Frakturen des Kniegelenkes bringen immer die Gefahr einer späteren *Arthrose* mit sich, besonders wenn Stufen oder Defekte in den Gelenkflächen zurückbleiben. Dazu kommt eine Tendenz zur *Versteifung*, vor allem bei Frakturen im Bereich der Femurkondylen.

Zur Vermeidung dieser Komplikationen ist es das Ziel der Frakturbehandlung, möglichst anatomische Gelenkverhältnisse wiederherzustellen und das Knie frühzeitig zu mobilisieren. Die *stabile Osteosynthese* ist deshalb für Frakturen im Kniebereich besonders wichtig (vgl. Kap. 42.2.3 u. Kap. 43.4.2. Verletzungsfolgen: s. Kap. 66.16).

Frakturen der Femurkondylen

Das *Ziel* ist:

1. die anatomische Wiederherstellung der *Gelenkflächen*
2. die sofortige *Mobilisation* des Kniegelenkes.

Es kann am besten mit offener Reposition und innerer Fixation mit Schrauben und Winkelplatten erreicht werden (s. Kap. 65.1, Kap. 43.4.1 u. Kap. 43.4.3). Konservativ ist weder die Reposition noch eine Retention befriedigend möglich.

Patellafrakturen

Undislozierte Brüche können konservativ behandelt werden. Bei *klaffendem Frakturspalt* ist der Streckapparat gerissen und muss durch eine Osteosynthese nach dem Zuggurtungsprinzip (s. Kap. 3.3.1 u. Kap. 43.4.2) wiederhergestellt werden, gewöhnlich mit einer Cerclage, d.h. einer Drahtumschlingung vorne (s. Abb. 43.3 sowie «Verletzungen des Streckapparates», Kap. 66.14).

Einfache Tibiakopfbrüche (ohne Gelenkbeteiligung)

Das Ziel ist die Wiederherstellung der *anatomischen Achse* und rasche Mobilisation des Knies, am besten zu erreichen mit einer *Osteosynthese* (seitliche Stützplatten, s. Kap. 67.3.2 u. Kap. 43.4.2).

Die Kniemobilisation macht in der Regel weniger Probleme als bei den Femurkondylenfrakturen, da der Streckapparat (Quadrizeps, Patella), der vor allem die Kniebeweglichkeit bestimmt, nicht primär verletzt ist.

Intraartikuläre Frakturen des Tibiaplateaus

Auch bei den intraartikulären Frakturen des Tibiaplateaus ist das erste Ziel die exakte *Gelenkkongruenz* und eine korrekte *Achsenstellung* (s. a. Kap. 67.3.2).

Offene Reposition und innere Fixation wird empfohlen und ist bei einfachen Brüchen (zwei Fragmente) auch oft erfolgreich. **Operationen** bei dislozierten Tibiaplateaubrüchen oder bei Impressionsfrakturen sind allerdings nur sinnvoll, wenn die Gelenkflächen anatomisch genau wiederhergestellt werden können. Dies ist technisch *nicht einfach* und häufig gar nicht möglich:

J. Mast schreibt in seinem wegweisenden Buch:[7] «Comminuted fractures of the tibial plateau can present a very difficult technical problem. All too often, the first hour of surgery only sees the situation getting worse. As the fracture is exposed, the problem becomes more complex. Free central fragments are exposed and, because of instability, may even be removed to avoid their falling out of the wound. It is during this stage that the surgeon may have real doubts as to the wisdom of the decision to operate on such a fracture. The final result in these fractures may also be disappointing. Complication rates are high, particularly those of skin slough, infection, and late settling of the reduced fracture.»

Mast spricht aus **Erfahrung**. Operieren um jeden Preis ist nicht sinnvoll, denn *konservativ* behandelt heilen diese Frakturen an sich rasch und gut. Allerdings bleibt manchmal eine Inkongruenz, ein Wackelknie und eine Varus- bzw. Valgusstellung, welche zunehmen und zur Arthrose führen können. Doch: Nur bessere Langzeitresultate rechtfertigen Operationen.

Eine differenzierte **Beurteilung** und **Planung** *auf Grund einer* genauen **Analyse der Fraktur (Klassifikation)** ist notwendig. Eine solche ist *ausführlich* auf Seite 650–652 in Kapitel 42.3 *beschrieben*.

---

[7] Mast, J., R. Jakob, R. Ganz: Planning and Reduction Technique in Fracture Surgery. Springer, 1989

66.14
Verletzungen des Streckapparates

Verletzungen des Streckapparates kommen vor bei:

- *Patellafrakturen*, wenn der Bandapparat gerissen ist und die Fragmente klaffen (s. Kap. 66.13)
- Abriss der *Quadrizepssehne* von ihrem Ansatz an der Patella (bei vorbestandener Degeneration der Sehne)
- Abriss der *Patellarsehne* oder der Tuberositas tibiae.

Da die Patienten oft noch gehen können, wird die Diagnose gelegentlich verpasst. Wichtigstes Symptom: Aktives Strecken des Knies gegen Widerstand (Schwerkraft) ist nicht möglich. Damit der Streckapparat nicht insuffizient wird, muss er so bald wie möglich *operativ* wiederhergestellt werden, am besten mit einer belastbaren Naht (ggf. Drahtcerclage), so dass mit der Physiotherapie sofort begonnen werden kann.

66.15
Verletzungen der Kniegelenkbänder

Knie und Sport

Mit der rasanten Entwicklung des *Spitzensportes* und der verbesserten Diagnostik sind Bandverletzungen, vor allem solche des Kniegelenkes, und mit ihnen die Sporttraumatologen ins Rampenlicht der öffentlichen Medien sowie der Fachwelt gerückt. Vor allem beim *Fußball* und *Skisport* werden *die Kniegelenke extrem*, und häufig pathologisch, beansprucht.

Während ältere Menschen eher ihre mehr oder weniger osteoporotischen Knochen brechen, sind es bei diesen Sportlern oft die Bänder, die reißen. Neben Verkehrsunfällen sind *Sportverletzungen* die häufigste Ursache von Bandläsionen am Kniegelenk. So handelt es sich bei diesen Patienten meist um junge, muskelkräftige, gut trainierte Leute. Viele wollen oder müssen weiter Sport treiben, sei es aus ideellen oder finanziellen Gründen oder unter dem Druck der Öffentlichkeit. Eine Restitutio ad integrum wird gewünscht, und zwar umgehend, und dieses Ansinnen ist für den Chirurgen eine verlockende Herausforderung.

Die Bedeutung der Sportorthopädie

Anspruchsvolle Rekonstruktionsmethoden wurden entwickelt, mit denen in einzelnen Fällen ausgezeichnete Resultate erreicht wurden. In manchen anderen Fällen können allerdings die oft etwas unrealistischen Erwartungen nicht erfüllt werden: So kehren z.B. nur wenige Sportler nach Kreuzbandplastiken wieder zum Leistungssport zurück.

Solche Behandlungsmethoden lassen sich aus nahe liegenden Gründen *nicht ohne weiteres* erfolgreich auf andere Bevölkerungsgruppen übertragen. Ältere und weniger sportbegeisterte Menschen haben weniger hoch geschraubte Ansprüche und andere Probleme. Bei ihnen stehen Schmerzfreiheit, Arbeitsfähigkeit, Sicherheit und geringeres Risiko im Vordergrund. Sie haben manchmal wohl auch weniger eigene Möglichkeiten und *Motivation zur Rehabilitation*, wie sie zur Erreichung eines optimalen Resultates unerlässlich sind.

Trotzdem hat diese *Sportmedizin* viele Erkenntnisse *zur Pathophysiologie* gebracht (s.a. Kap. 23: «Sportorthopädie» u. Kap. 66.1: «Anatomie und Funktion») und für Diagnostik und Therapie neue Wege gewiesen.

66.15.1
Pathophysiologie der Bandverletzungen

(Allgemeines s. Kap. 3.6 u. Kap. 41.2)

Aktive Stabilität: Muskulatur und Propriozeption

Beim täglichen Gebrauch in Beruf und Sport wird das Knie in erster Linie aktiv durch die Muskulatur stabilisiert. Dieser Mechanismus funktioniert reflektorisch und schützt auch die Bänder vor Dehnung und Verletzung.

Die Schutzreflexe werden durch die Propriozeptoren der Gelenkkapsel aktiviert. Dieser Schutzmechanismus funktioniert sehr rasch, braucht aber doch eine gewisse minimale Zeit (0,2 bis 0,3 sec.). Langsame Überdehnungen werden somit bereits von der Muskulatur aufgefangen, doch wenn bei brüsken Unfällen die reflektorische Muskelaktion zu spät einsetzt, trifft die ganze Wucht der äußeren Kraft unmittelbar die *Bänder*, die dann als *zweite «line of defense»* das Gelenk schützen müssen. Normaler sportlicher Beanspruchung sind die Bänder mechanisch auch durchaus gewachsen, und es kommt nur selten zu schwereren Verletzungen. Ist die einwirkende äußere Kraft jedoch zu groß, und wirkt sie zu plötzlich, kommt es zur Distorsion, zu Zerrungen, zum Bandriss und schließlich zur Luxation (s. **Abb. 66.75**).

Die *Bänder* haben somit, neben der Führung des Bewegungsablaufes im Gelenk, zwei Schutzfunktionen (vgl. Kap. 6.4.3):

1. *mechanischer* Gelenkschutz (passiv)
2. *reflektorischer* Gelenkschutz (aktiv), mittels Propriozeption, Reflexbogen und Muskulatur (Kap. 3.6)

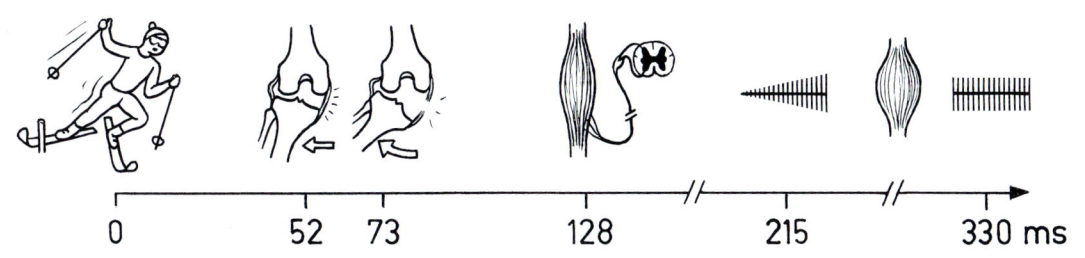

Abb. 66.75: Zeitlicher Ablauf eines Bänderrisses.
Der Riss erfolgt schon 1/20 Sekunde nach der akuten Krafteinwirkung. Der über Sehnen- und Muskelreflexe in Gang gesetzte Abwehrmechanismus kommt *zu spät*. Er wird nur bei relativ langsamer Überdehnung wirksam.
Bei *physiologischer* Beanspruchung ist das Gelenk durch die Muskulatur geschützt, bei brüsken Unfällen nur durch die Bänder.

Die erste Funktion ist gut bekannt. Sie ist verhältnismäßig einfach und steht bei den therapeutischen Bemühungen im Vordergrund.

Die *zweite* Funktion ist weniger bekannt, komplexer und schwieriger zu erfassen. Sie wurde deshalb auch in der Therapie bisher kaum berücksichtigt. Es wird aber zunehmend klar, dass die rein mechanische Betrachtungsweise zu kurz greift und Propriozeption und reflektorische Schutzfunktion der Muskulatur bei der Heilung von Bandverletzungen eine überragende Rolle spielen. Sie müssen in die *therapeutischen Konzepte* miteinbezogen werden, namentlich bei der Indikationsstellung und in der Nachbehandlung.

Das Potenzial der *Selbstheilung* und damit der konservativen Behandlung, ist wesentlich größer, als man lange Zeit annahm. Tatsächlich wirkt der **reflektorische Schutz des Gelenkes durch die Muskulatur** auch *nach* der Verletzung und ermöglicht *eine ungestörte Heilung der lädierten Bänder*.

Klinisch ist dieses Phänomen jedem Arzt bestens bekannt: Die manuelle Prüfung auf Instabilität ist oft schwierig oder unmöglich wegen der starken reflektorischen Muskelspannung, die einer Kontraktur gleichen kann. Der Patient kann nicht «entspannen». Propriozeption und Nozizeption verhindern reflektorisch eine neue Distorsion und schützen so das Gelenk. Dieser Schutz wirkt während der gesamten Heilungszeit weiter, bis die Bänder geheilt und wieder belastbar sind.

Der **Schmerz** hat dabei eine wesentliche **Schutzfunktion**. Physiotherapeuten müssen sich das immer wieder in Erinnerung rufen.

Während der normalen täglichen Aktivitäten (Stehen, Gehen, Sitzen) sind die Bänder nur wenig belastet. Größere Belastungen treten auf durch Kombinationen von äußeren Kräften mit ungewöhnlichen Muskelaktionen (Hocke, Springen, Stolpern, Yogasitz etc.), also vor allem bei Unfällen und im Sport.

Die Botschaft:

1. Die meisten Bandläsionen lassen sich *konservativ* behandeln.
2. Absolut starre Ruhigstellung ist nicht nötig. Schutz vor neuen Distorsionen genügt.
3. *Funktionelle* Behandlung ist möglich unter Beachtung der *Schmerzgrenze*!
4. Manche mechanischen Bandinstabilitäten können muskulär kompensiert werden und brauchen außer *Muskeltraining* keine Behandlung.
5. Das *Anpassen der Lebensweise* und das Vermeiden von neuerlichen Überbeanspruchungen und Unfällen sind für das weitere Schicksal des Knies entscheidend.

Passive Stabilität

Die passive Stabilität beruht auf einem sehr komplexen *Zusammenspiel* einer Vielzahl von Bändern. Die geometrisch-anatomischen Voraussetzungen wurden in Kapitel 66.1 aufgezeigt. Als zentraler Führungspfeiler wirken die Kreuzbänder, zur seitlichen und Rotationsstabilität tragen hauptsächlich die verschiedenen seitlichen Bänder bei und zur Stabilisierung in Streckstellung zusätzlich die hinteren Kapselbandstrukturen (**Abb. 66.76** u. **Abb. 66.77**).

Kein Band hat eine isolierte Funktion, alle wirken zusammen. Der Ausfall einzelner Bänder hat in der Regel relativ geringe Instabilität zur Folge. Umgekehrt sind aber bei stärkerer Gewalteinwirkung meist mehrere (synergistische) Bänder verletzt, was dann zu schwerwiegenden Instabilitäten führen kann. Wichtig, allerdings oft auch schwierig, ist deshalb eine *differenzierte Diagnostik*, und, falls man sich zur Operation entschließt, eine anatomisch genaue Reparation der zerrissenen Strukturen.

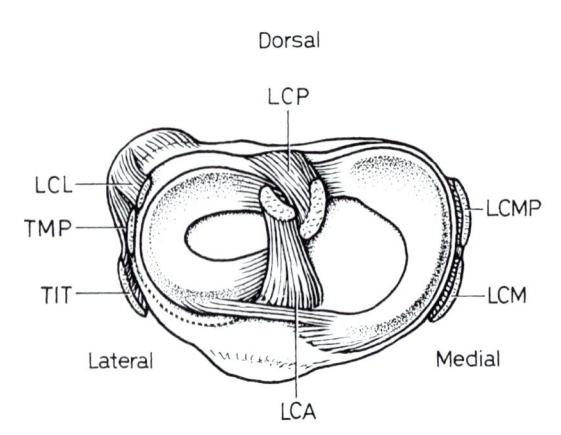

Abb. 66.76: Der **Bandapparat rings ums Knie**.
Das Tibiaplateau in Aufsicht mit den für die passive Stabilität wichtigsten Bändern
Medial:
- LCM = Ligamentum collaterale mediale
- LCMP = Ligamentum collaterale mediale posterius

Lateral:
- LCL = Ligamentum collaterale laterale
- TMP = Tendo musculi poplitei
- TIT = Tractus ilio-tibialis

Kreuzbänder:
- LCA = Ligamentum cruciatum anterius
- LCP = Ligamentum cruciatum posterius

Die *Seitenbänder* sind keine streng isolierten Strukturen, sondern sind in die Kapsel integriert. Wichtig sind v.a. die kräftigen postero-lateralen und medialen Anteile. Bandverletzungen heilen gut, solange die Fasern noch einigermaßen in Kontakt sind.

Die *Kreuzbänder* sind der zentrale Stabilisationspfeiler, vor allem für die Vor- und Rückwärtsbewegung. Wegen ihrer intraartikulären Lage ist ihre Blutversorgung prekär. Ihre Heilungstendenz schlecht, auch nach Nähten.

Der Drehpunkt für die (normalerweise bei weitgehend gestrecktem Knie geringe) *Rotation* wird hauptsächlich durch das hintere Kreuzband, das kräftigste der Kniebänder, fixiert (vgl. auch Abb. 66.82). Bei Verletzungen der Seitenbänder nimmt die Rotationsmöglichkeit zu. Dies ergibt unterschiedliche Schubladenphänomene in den verschiedenen Rotationsstellungen (vgl. Abb. 66.81).

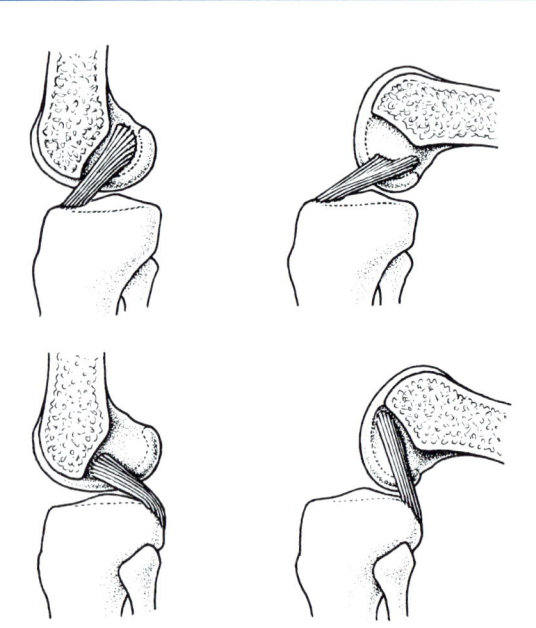

Abb. 66.77: Die **Kreuzbänder und ihre Insertionsstellen**.
Obere Reihe: das *vordere* Kreuzband, von der Fossa intercondylaris aus gesehen. Verlauf schräg nach vorne, von der Ansatzstelle hinten an der Innenseite des lateralen Femurkondylus zur Insertionsstelle vorne an der Eminentia intercondylaris der Tibia.
Bei Flexion dreht sich das Band aus. Es erlaubt damit eine leichte dosierte Verschiebung der Femurkondylen nach hinten, blockiert aber eine weitere Subluxation. Bei Insuffizienz dieses Bandes kommt die «vordere Schublade» zu Stande (s. Abb. 66.79), d.h. eine Subluxation des Tibiaplateaus nach vorne.
Untere Reihe: das *hintere* Kreuzband entspringt vorne an der Innenseite des medialen Femurkondylus und inseriert an der Tibiahinterkante. Es ist das *stärkste* Band am Knie. Es blockiert die Subluxation des Tibiaplateaus nach hinten («hintere Schublade», s. Abb. 66.78c).
Beide Bänder zusammen stabilisieren das Knie in der Frontalebene, d.h. in der ap-Richtung und führen die komplexe Roll-Gleit-Bewegung des Kniegelenkes (s. Abb. 66.3).
Diese Führungsfunktion hängt von der *genauen anatomischen Lokalisation* der Insertionsstellen ab. Rekonstruktionsoperationen, welche diese anatomischen Details nicht berücksichtigen, sind von vornherein zum Scheitern verurteilt.

Pathologische Anatomie

Bänderrisse erfolgen nicht nach dem «Alles-oder-Nichts-Gesetz». Die Schäden am Band sind je nach Größe der einwirkenden Kraft leichter oder schwerer (zur Pathophysiologie der Bandverletzungen s.a. Kap. 6.3, Kap. 6.4.3 u. Kap. 41.2).

Üblicherweise werden die **Bandverletzungen nach Schweregrad eingeteilt** in:

1. Dehnung
2. Zerrung
3. Ruptur

Dieser Definition entspricht auch die Stadieneinteilung I bis III. Eine scharfe Trennung der 3 Stadien ist indessen nicht immer möglich.

1. **Dehnung:** Das Band ist *intakt*, lediglich etwas gedehnt. Mikroskopisch findet man Risse und Blutungen. Sie sind das Substrat der einfachen «Distorsionen». Wenn sie nicht weiter strapaziert werden, heilen solche Verletzungen folgenlos aus.

2. **Zerrung** (Teilruptur): Einzelne Teile des Bandes sind zerrissen, doch ist seine Kontinuität noch *erhalten*. Diese Voraussetzung gehört zur Definition einer «Distorsion». Die erhaltenen Fasern dienen als «Ordnungsschiene» für die einwachsenden

Narben mit neuen kollagenen Fasern. Unter Schutz vor weiterer Überdehnung können auch solche Verletzungen ausheilen. Allerdings dauert es oft Wochen und Monate.

3. **Zerreißung**, *Totalruptur*: Das Band ist völlig durchtrennt bzw. ausgerissen, die Enden sind oft umgekrempelt, ins Gelenk eingeschlagen, sie berühren sich nicht mehr. Im gut durchbluteten Milieu haben auch diese Verletzungen unter günstigen Bedingungen eine gute Heilungstendenz, und in einigen Wochen (bei einfacheren Verletzungen rechnet man üblicherweise mit 6 Wochen) ist das Gelenk wieder stabil. Dies gilt etwa für die medialen Seitenbänder, etwas weniger für die lateralen.

Massive Verletzungen können aber auch chronische Instabilitäten mit Funktionsstörungen und manchmal erheblichen Beschwerden hinterlassen. In solchen Fällen werden die gerissenen Strukturen mit Vorteil repariert.

Anders die Kreuzbänder: Ihre Blutversorgung im Innern des Gelenkes ist prekär. Ein vollständig rupturiertes vorderes Kreuzband etwa heilt nicht wieder zusammen, auch wenn es genäht wird.

Eine genaue *Abgrenzung* der drei Stadien kann schwierig sein und ist nicht immer eindeutig möglich, sollte aber wegen der therapeutischen Konsequenzen immer versucht werden.

66.15.2
Funktionsprüfungen

Die Prüfung der passiven Kniestabilität, d. h. des Bandapparates, erfolgt klinisch mittels einer Reihe von Handgriffen (s. allg. Kniediagnostik, Kap. 66.2.1). Diese sind im Prinzip gleich für frische und veraltete Bandläsionen, bei frischen Verletzungen allerdings oft nur unter Anästhesie möglich. Die Untersuchung ist nicht einfach, erfordert Erfahrung und liefert nicht automatisch eine schlüssige Diagnose. Ihre Interpretation hängt von vielen Faktoren ab:

Die **Instabilität** *ist ein relativer Begriff*. Sie lässt sich nicht genau messen. Ein kleines Bewegungsspiel ist bei diesen Funktionsprüfungen normal. Die individuellen Unterschiede sind erheblich. Deshalb sind nur eindeutige *Seitendifferenzen* zwischen links und rechts verwertbar.

Die Stabilität hängt wesentlich vom *Beugungswinkel* des Knies ab: In Streckstellung ist das Knie normalerweise praktisch vollständig stabil, bei Beugung wird es zunehmend locker. Auch ist die laterale Seite allgemein etwas lockerer als die mediale.

Die Untersuchung setzt eine *entspannte Muskulatur* voraus. Das ist nicht immer leicht zu erreichen: Vor allem zu Beginn der Untersuchung spannen die Patienten ihre Muskulatur reflektorisch an, im Sinne einer natürlichen Schutzreaktion (vgl. Kap. 3.6 u. Kap. 66.15.1: «Aktive Stabilität»), sei es wegen Schmerzen bei frischen Verletzungen, sei es wegen Angst und Misstrauen gegen eine – trotz gegenteiliger Beteuerungen des Arztes – oft schmerzhafte Untersuchung, oder einfach weil sehr viele Leute große Mühe haben, ihre Muskulatur willentlich zu entspannen. Sie dazu zu bringen, erfordert oft ziemlich viel Geduld. Andernfalls lässt sich eine vorhandene Instabilität nicht nachweisen, da die angespannte Muskulatur allein das Knie zu stabilisieren vermag und damit die Prüfung behindert. Umgekehrt ist dies ein prognostisch günstiges Zeichen und kann ein Hinweis sein, dass eine konservative funktionelle Behandlung möglich ist.

Bei schweren frischen Verletzungen und starken Schmerzen kann deshalb oft nur eine Untersuchung *in Narkose* (mit Funktionsröntgen) genauere Aufschlüsse geben. Dies ist wichtig, wenn eine Operation erwogen wird.

Isolierte Risse einzelner Bänder sind relativ selten. Entsprechend dem Verletzungsmechanismus reißen, je nach Schwere der Verletzung, häufig mehrere (synergistische) Bänder. Die Verletzungsmuster sind somit vielfältig. Es gibt keine spezifischen Tests für einzelne Bänder, es werden lediglich typische «Instabilitäten» unterschieden (s. Abb. 66.81).

Auf verschiedene Weise wird versucht, eine Instabilität *quantitativ* zu objektivieren (etwa in Millimetern Aufklappbarkeit oder Schubladenverschiebung): Da die falsche Beweglichkeit stark von der Stellung des Kniegelenkes und der aufgewendeten Kraft abhängt, wäre eine möglichst genaue Standardisierung der Untersuchung wichtig:

Gehaltene Röntgenaufnahmen ap, etwa bei 30° Flexion, für die seitliche Instabilität sind manchmal hilfreich (Abb. 12.2 u. Abb. 66.88). Man kann dann die **Aufklappbarkeit** z. B. so quantifizieren:

- 3 bis 5 mm: +
- 5 bis 10 mm: + +
- >10 mm: + + +

Mechanische *Messgeräte* wurden entwickelt, welche bei standardisierter Kraftanwendung eine Schublade in Millimetern ablesen lassen.

Aber auch diese «objektiven» Messungen lassen sich trotz aller Bemühungen nie ganz exakt durchführen, und die Gefahr besteht, dass man sich von einer falschen Genauigkeit zu stark beeindrucken lässt.

Letztlich bleibt jede Untersuchung subjektiv und erfordert viel Erfahrung.

Prüfung der seitlichen Stabilität

Das Knie kann mit der einen, die Ferse mit der anderen Hand gehalten und seitlich bewegt werden, einmal in Streckstellung, einmal leicht gebeugt. Etwas leichter geht es, wenn der Untersucher den Fuß in der Achsel festklemmt und das Knie mit beiden Händen hält (s. Abb. 66.7a). So kann er es leicht in *Valgus-* bzw. *Varusstellung* bringen. Ein **Aufklappen des Kniegelenkes**, z.B. medial, äußert sich in einem elastischen Nachgeben bei Valgisierung und einem harten Anschlag bei Rückkehr in die Mittelstellung. Eine deutliche Aufklappbarkeit in Streckstellung ist selten. Dieser Befund weist auf eine schwere Verletzung hin, denn neben den Seitenbändern muss auch die hintere Kapsel medial gerissen sein. Intakt würde diese allein das gestreckte Knie stabilisieren. Bei stärkerer Aufklappbarkeit liegt meist auch eine Kreuzbandläsion vor.

Weniger massive Verletzungen, etwa einzelner Seitenbänder, können somit nur bei einer mehr oder weniger starken Flexionsstellung festgestellt werden. Die Prüfung wird deshalb meist *bei etwa 20° bis 30° Flexion* gemacht.

Prüfung der vorderen und hinteren Stabilität

Vor- und Rückverschiebung der Tibia gegenüber den Femurkondylen wird anschaulich als **«Schublade»** bezeichnet.

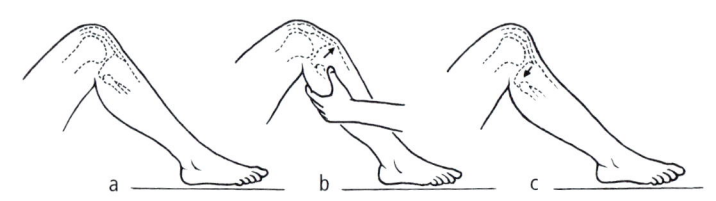

Abb. 66.78: Diagnose der dorso-ventralen Instabilität: im Liegen, Knie gebeugt, Fuß aufgestellt.
a) In dieser Stellung hat ein stabiles Knie, von der Seite betrachtet, seine normale, bekannte *Kontur*: Die Tuberositas tibiae springt ein ganz klein wenig vor.
b) **«Vordere Schublade»:** Wenn man von Hand den Unterschenkel etwas nach vorne zieht, kommt der Tibiakopf ein wenig mit, die Tuberositas tibiae springt stärker vor: ventrale Instabilität (s. Kap. 66.2.1; vgl. auch Abb. 66.7b).
c) **«Hintere Schublade»:** Bei dorsaler Instabilität fällt der Tibiakopf in Ruhestellung etwas zurück, hinter die Femurkondylen, die Tuberositas tibiae verschwindet. Bei Zug am Tibiakopf mit der Hand (wie bei b) kommt das Knie wieder in die richtige Lage. Seine Kontur normalisiert sich.

Mit diesem Handgriff ist eine Instabilität deutlich zu spüren. Es ist jedoch nicht leicht, die vordere von der hinteren Instabilität zu *unterscheiden*, denn das Gefühl ist bei beiden ähnlich. Es ist deshalb wichtig, den Aspekt der Kniekontur von Auge zu beurteilen. Auch die Art des Anschlages, ob hart oder weich, kann helfen.

Zweckmäßigerweise sitzt der Untersucher auf dem Fuß des liegenden Patienten und zieht bei etwa 60° bis 90° gebeugtem Knie den Tibiakopf mit beiden Händen nach ventral (Abb. 66.7b). Eine *vordere Schublade* liegt vor, wenn der Tibiakopf sich abnormal stark aus seiner normalen Lage nach vorne gegen einen zunehmenden elastischen Widerstand ziehen lässt (**Abb. 66.78a u. b**).

Auch bei einer *hinteren Schublade* lässt sich der Tibiakopf nach vorne ziehen, allerdings aus einer spontanen pathologischen hinteren Subluxationsstellung in die normale Lage, wo er mit einem leichten Anschlag gebremst wird (von einem gespannten intakten vorderen Kreuzband).

Da die beiden Schubladen ähnliche Phänomene ergeben, muss zuerst immer eine hintere Schublade ausgeschlossen werden, bevor eine vordere diagnostiziert wird. Das lässt sich vor allem bei veralteter hinterer Kreuzbandinsuffizienz an der unnatürlichen *Kniekontur* in Ruhestellung erkennen: Beim unverletzten, rechtwinklig gebeugten Knie springt die Tuberositas tibiae etwas vor. Bei Insuffizienz des hinteren Kreuzbandes verschwindet diese typische Kontur (s. Abb. 66.78c).

Funktionell sind anteriore Instabilitäten bei stärker gestrecktem Knie («Tiroir en extension», «*strecknahe Schublade*») oft von größerer klinischer Bedeutung, denn sie können schwerere Störungen verursachen. Manchmal, bei frischen Verletzungen, ist die Untersuchung in Flexion gar nicht möglich.

Deshalb ist der **Lachman-Test**, d.h. die Prüfung der *vorderen Schublade in annähernder Streckstellung*, eine besonders wichtige Untersuchung (**Abb. 66.79**). Auch isolierte vordere Kreuzbandverletzungen lassen sich damit ziemlich sicher diagnostizieren. Dabei werden (bei etwa 20° bis 30° Flexion) Tibiakopf und Femurkondylen mit je einer Hand gefasst und gegeneinander nach vorne und hinten verschoben.

Auch dieser Test funktioniert nur bei erschlaffter Muskulatur. Manchmal gelingt er besser in Seitenlage (Slocum). So lässt sich die Subluxationsbewegung nicht nur fühlen, sondern auch besser sehen.

Die Schubladen lassen sich auch im Sitzen, bei hängenden Unterschenkeln, prüfen, der Lachman auch aktiv im Liegen (mit einem Kissen unter dem Oberschenkel): Beim aktiven Anheben des Unterschenkels zieht der Quadrizeps den Tibiakopf nach ventral. Daraus wird ersichtlich, dass er ein Antagonist des vorderen Kreuzbandes ist.

Bei *Insuffizienz des vorderen Kreuzbandes* ist die normale stufenlose Roll- Gleitbewegung gestört, und es können vor allem an den lateralen Kondylen, die konvex und ohnehin weniger straff geführt sind, Subluxationsphänomene auftreten, die auch klinisch geprüft werden können, z.B. mit dem **Pivot-Shift-Test**

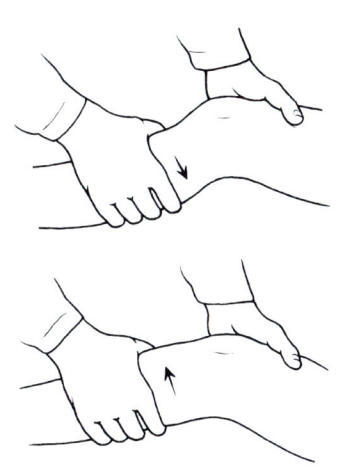

Abb. 66.79: Die Prüfung der **anterior-posterioren Instabilität** bei wenig (20°–30°) gebeugtem Knie **(Lachman)** entspricht den funktionellen Verhältnissen besser als der «Schubladentest» bei 90°, denn eine Instabilität äußert sich klinisch beim Gehen, d. h. bei wenig gebeugtem Knie. Die Aussagekraft des «Lachmantests» für die Schubladenphänomene ist deshalb besonders groß.
Die Stabilität des Knies wird geprüft, indem man mit beiden Händen den Tibiakopf und die Femurkopfkondylen abwechslungsweise nach vorne und hinten gegeneinander verschiebt. Auch hier ist der Aspekt der Kniekontur mit der Tuberositas tibiae wichtig.
Wichtig ist aber auch eine *entspannte Muskulatur*, sonst lässt sich keine Instabilität nachweisen. Die Kunst des Tests besteht darin, den Patienten dahin zu bringen, seine Muskulatur erschlaffen zu lassen. Bei frischen Verletzungen ist das selten ohne Narkose möglich.

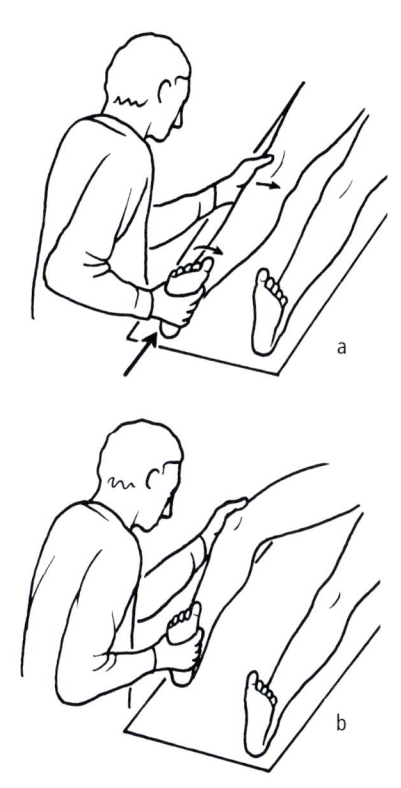

Abb. 66.80: Testen des vorderen Kreuzbandes.
Das **«Pivot-shift»-Phänomen** ist im Text erklärt.
Zu seiner Prüfung wird das gestreckte Bein außen am Knie und unten am Fuß gefasst (a). Bei Druck gegen das Knie (Valgisierung) und Innenrotation des Fußes, sowie Druck auf das Bein in Längsrichtung von der Fußsohle her, wird das Knie langsam flektiert (b).
Bei instabilem Kniegelenk spürt man bei etwa 30° Flexion ein «Einschnappen» des Kniegelenkes. Dabei springt der laterale Femurkondylus aus einer hinteren Subluxationsstellung in die Normalposition zurück.
Ein positives «Pivot-shift»-Phänomen ist praktisch beweisend für eine Insuffizienz des vorderen Kreuzbandes. Auch dieser Test funktioniert nur bei *erschlaffter Muskulatur*.
Es gibt noch eine Reihe weiterer Tests. Dies ist der Wichtigste. Er ist nicht ganz einfach.

(«*lateral pivot shift sign*», McIntosh): Der Untersucher hebt mit einer Hand das gestreckte Bein des liegenden Patienten am Fuß hoch, dreht es in Innenrotation und bringt durch Druck der anderen Hand von lateral das Knie in Valgusstellung. Jetzt beugt er langsam das Knie. Bei einer vorderen Kreuzbandinsuffizienz rollt dabei der laterale Femurkondylus über das Tibiaplateau nach hinten in eine Subluxationsstellung, bis er bei etwa 20° bis 30° Flexion mit einem deutlich spürbaren Schnappen wieder in die normale Lage springt, in dem Augenblick, da der Tractus ileo-tibialis über den Femurkondylus nach hinten gleitet, hier wieder als Kniebeuger funktioniert und die Tibia in ihre richtige Lage zurückzieht (**Abb. 66.80**).
Der «Pivot-shift-Test» ist pathognomonisch für eine *Insuffizienz* bzw. für einen Riss des *vorderen Kreuzbandes*. Das Luxationsphänomen kann auch in Seitenlage geprüft werden (Slocum, siehe oben), manchmal lässt es sich auch bei Extension aus der Flexion auslösen (Hughston, Losee). Der Pivot-Shift-Test verlangt einige Übung.
Die Schubladen können auch bei Innen- bzw. Außenrotation des Unterschenkels geprüft werden, wobei der Untersucher den Fuß im Sitzen in der entsprechenden Stellung fest hält. Damit erhält der Geübte etwas genaueren Aufschluss über die Rotationsinstabilitäten.
Genauere funktionell-anatomische Studien sowie die Analyse der Verletzungen haben gezeigt, dass die Stabilisierung des Kniegelenkes durch seine Bänder und Kapselanteile ein recht komplizierter Mechanismus ist: Seitenbänder, Kreuzbänder und Kapselanteile haben keine einfachen, voneinander unabhängigen Aufgaben, sondern spielen in vielfältiger Weise zusammen. Unfälle haben denn auch meist nicht isolierte Läsionen eines einzelnen Bandes, sondern komplexe Läsionen des Kapselbandapparates zur Folge (**Abb. 66.81**).

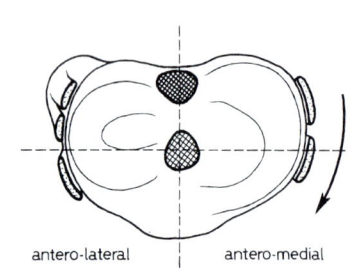

Abb. 66.81: Systematik der Instabilitäten.
Viele Bandverletzungen kommen durch forcierte *Rotation* zu Stande. Dabei verschiebt sich das Tibiaplateau gegenüber dem Femurkondylus.
Die *häufigste* Verletzung ist die Außenrotation der Tibia, z.B. wenn die Fußspitze hängen bleibt (Ski, Fußball). Der Tibiakopf verdreht sich in Pfeilrichtung und verschiebt sich in den anteromedialen Quadranten. Dadurch können schwere Verletzungen entstehen: Zuerst reißen die medialen Seitenbänder von hinten her (Semimembranosuseck), dann das vordere Kreuzband. Nicht selten reißt auch der Meniskus im Bereiche des Hinterhornes aus. O'Donoghue bezeichnet diese Verletzung als «unhappy triad», eine «unglückliche Kombination» (vgl. Abb. 66.15a). Die Systematik kennt auch Instabilitäten in alle anderen Quadranten. Sie sind seltener, vor allem die posterioren, sind aber ebenfalls schwere Verletzungen.
Das *Ausmaß* des Schadens ist sehr unterschiedlich: von einfachen Seitenbandzerrungen bis zur Kniegelenkluxation mit Zerreißung der meisten Bänder gibt es alles. Die Diagnostik im Detail und die Therapie dieser Verletzungen sind schwierig. Sie sind die Herausforderung der Sportchirurgen und -orthopäden.

Ausschlaggebend für die Kniefunktion ist jedoch die *Stabilität in der anterio-posterioren Richtung* – und diese wird weitgehend durch die Kreuzbänder gewährleistet (Abb. 66.82). Ihnen kommt deshalb für Prognose und Therapie besondere Bedeutung zu. Die wichtigsten Tests zu ihrer Prüfung sind Pivot-Shift und Lachman (Abb. 66.80 u. Abb. 66.79).

66.15.3
Diagnostik der frischen Bandverletzungen

Erste Triage

Schwere Knieverletzungen haben in der Regel auch massive Symptome zur Folge: Die Patienten können das Knie nicht mehr bewegen, nicht mehr aufstehen und das Bein nicht mehr belasten. Das Knie ist stark geschwollen, Knochen- und Knorpelverletzungen sind nicht auszuschließen. Der Unfall war auch entsprechend schwer: An der Spitze stehen Sportunfälle: Fußball, Skiunfälle, Spitzensport allgemein, aber auch Verkehrs- und Arbeitsunfälle. Sie erfordern meist notfallmäßige Hospitalisation und genauere stationäre Abklärung. Dies legen Anamnese und Situation bereits nahe.

Die alltäglichen «**Distorsionen**», «Verstauchungen», sind harmloser. Schon die Anamnese weist darauf hin: Stolpern, ein Fehltritt, Stufen, unebenes Gelände, Unachtsamkeit usw. Auch können die Patienten oft noch aufstehen, gehen oder wenigstens ein wenig herumhumpeln, und das Knie sieht weitgehend normal aus, kann vielleicht auch ein wenig bewegt werden, und eine Instabilität lässt sich bei der ambulanten Untersuchung nicht feststellen.

Hier ist keine aufwändige weitere Abklärung nötig. Der weitere Verlauf kann unter einem konservativen Regime abgewartet werden (s. u.).

Weitere Abklärung bei schweren akuten Knieverletzungen

Schwere frische Knieverletzungen sind in der Regel durch *Blutungen* ins Gelenk hinein gekennzeichnet. Ein sich rasch nach dem Unfall bildender Kniegelenkerguss entspricht deshalb fast sicher einem Hämarthros. In solchen Fällen muss die klinische Untersuchung oft ergänzt werden, etwa durch:

- **Gelenkpunktion**, mit der sich eine intraartikuläre Blutung verifizieren lässt (Fettaugen im Punktat stammen aus dem Knochenmark und weisen auf eine zusätzliche Fraktur hin)
- **Untersuchung in Narkose** (evtl. gehaltene Aufnahme)
- **Röntgenbilder** des Knies (ap. und seitlich) sind obligatorisch, um eine Knochenläsion zu erkennen bzw. auszuschließen.
- Die **Magnetresonanztomographie** ermöglicht eine gute Darstellung der Kniebinnenstrukturen auf nichtinvasive Weise: Kreuzbänder, aber auch Knorpel und Menisken, sind auf einwandfreien Bildern gut erkennbar (s. Abb. 66.13). Wenn die klinische Diagnose unsicher bleibt, ist das MRI der nächste Schritt in der Abklärung. Meist genügt er.
- Die **Arthroskopie**, als invasive Methode, kommt erst zum Zug, wenn die spontane Heilung nicht voran kommt. Sie ist bereits der erste Schritt zu einer rekonstruktiven Operation (Kap. 66.2.3). Sie dient der Verifikation der Diagnose und der Registrierung aller begleitenden intraartikulären Verletzungen.

66.15.4
Klinik und Therapie der frischen Bandverletzungen

Weitaus am *häufigsten* sind *Verletzungen der* **medialen Bänder**, manchmal zusammen mit solchen des *vorderen Kreuzbandes*, während Rupturen des hinteren Kreuzbandes und der lateralen Bänder ungleich seltener sind.

Eine häufige und typische Sportverletzung (Fußball, Ski) kommt durch eine Außenrotation des Unterschenkels unter Valgusstress bei gebeugtem Knie zu Stande, typisch etwa beim Hängenbleiben der Fuß- (bzw. Ski-)spitze in vollem Lauf (s. Abb. 66.75).

Dabei reißen zuerst die medialen Kapsel-Bandstrukturen, von hinten beginnend (dorso-medialer Pfeiler, Semimembranosus-Eck), und nicht selten reißt hier auch der mit diesen verwachsene mediale Meniskus ab, schließlich, bei größerer Krafteinwirkung, das vordere Kreuzband («unhappy triad», O'Donoghue, Abb. 66.35).

Die **postero-lateralen Strukturen**, die *lateralen Seitenbänder* und das *hintere Kreuzband* reißen nur bei massiver Krafteinwirkung (Verkehrs- und Sportunfälle). Es handelt sich meist um ausgesprochen schwere Verletzungen. Diese heilen nicht spontan und hinterlassen permanente Instabilitäten.

Oft ist eine Überstreckung ursächlich beteiligt. Sie lässt sich bei der Untersuchung auch als passive *Hyperextension* nachweisen, z. B. indem man das liegende Bein an den Zehen hochhebt (bei chronischer Insuffizienz sieht man sie schon im Stehen).

Bei Überstreckung ist auch das vordere Kreuzband angespannt und kann reißen.

Grundsätzliches zur Therapie (s. a. Kap. 41.4)

Wenn Therapieempfehlungen in der Traumatologie oft weit auseinander gehen, gilt das in besonderem Maß für Bandverletzungen. Als eine Selbstverständlichkeit möchte erscheinen, dass sich die Therapie an ihren Resultaten orientiert (vgl. Kap. 41.2). Offenbar sind diese schwer zu erfassen, teilweise kontrovers, und stichhaltige Vergleiche zwischen konservativer und operativer Behandlung sind rar in der Literatur.

Als Grundlage für die **Indikationen** *gilt die Einteilung von Kapitel 66.15.1 nach Schweregrad:*

1. **Einfache Distorsionen** mit lediglich etwas gedehnten Bändern heilen in einigen Wochen *spontan* aus. Ruhe, Eis und eine Kompressionsbandage genügen.
2. **Leichtere Zerrungen** und Zerreißungen des Kapsel-Bandapparates rings ums Knie *heilen* ebenfalls gut. Eine gepolsterte Bandagierung, für wenige Tage, Schonung vor neuerlicher Distorsion und funktionelle Behandlung sind adäquat.
Bei etwas ausgedehnteren partiellen Rissen von Kapselbändern allein ist eine Ruhigstellung, etwa in einer Schiene, für kurze Zeit, bis die Schmerzen und die Schwellung zurückgegangen sind, angezeigt, anschließend vorsichtige *funktionelle Therapie*, unter Schutz vor neuerlichen Distorsionen, evtl. mit Bandagen, Orthesen während etwa 6 bis 8 Wochen, damit die beschädigten Bänder nicht noch vollständig einreißen, sondern heilen können.
3. **Vollständige Bänderrisse:** In der Annahme, dass gerissene Bänder besser heilen sollten, wenn sie richtig adaptiert und genäht werden, wurde die Operation empfohlen. Vergleiche zwischen konservativer und operativer Therapie von isolierten medialen Seitenbandrissen haben gezeigt, dass die *Ergebnisse der konservativen Behandlung* ebenso gut sind und schneller erreicht werden als mit Operation.

Im Gegensatz dazu heilen **Kreuzbänder**, die in ihrem intraartikulären Verlauf gerissen sind, ausgesprochen schlecht, und zwar unabhängig davon, ob sie genäht wurden oder nicht. Der Unterschied liegt in der Blutversorgung: Die Seitenbänder sind in den Weichteilen der Kniegelenkskapsel gut eingebettet und vaskularisiert. Sie finden leicht wieder Anschluss an erhaltene Leitstrukturen. Die Kreuzbänder hingegen laufen frei durch das Kniegelenk. Ihre Blutversorgung ist prekär, und ihre Heilungstendenz ist schlecht.

Für die *Behandlung der vollständigen Bandrisse* ergibt sich aus diesen Erkenntnissen:

- Isolierte, insbesondere mediale Seitenbandrisse werden am besten konservativ behandelt.
- Manche schweren, kombinierten Verletzungen werden mit Vorteil operiert.
- Vollständig gerissene vordere Kreuzbänder können nicht genäht, höchstens ersetzt werden.

Die konservative Therapie der Bandverletzungen

In den *ersten Tagen*, bis die Schmerzen und die akute Schwellung abgeklungen sind: Ruhigstellung (Schienen, Bandagen), Hochlagerung, Analgesie, Kälte, Antiphlogesie.

So bald wie möglich *Mobilisation*, evtl. mit Braces, Orthesen, und vorsichtige, unbelastete, schmerzfreie (!) Bewegungsübungen: nur Flexion und Extension. Gehversuche mit Belastung unter Gelenkschutz. Muskeltraining (Quadrizeps).

Regelmäßige Kontrollen: Bei guten Fortschritten sind keine weiteren Abklärungen nötig, und nach ca. 6 bis 8 Wochen ist die Stabilität für normale Beanspruchung in der Regel wieder genügend – progrediente Leistungssteigerung.

Residuelle geringgradige Instabilitäten können meist durch *Muskelkrafttraining* wettgemacht werden. Relevant sind sie nur, wenn sie Beschwerden verursachen: Unsicherheitsgefühl, «giving way», Gangstörungen, Einknicken etc.

Verzicht auf anspruchsvolle sportliche Leistungen

und Anpassen der Lebensweise ist empfehlenswert und für viele Patienten akzeptabel. Auch Bandagen können helfen.

Falls die Behinderungen unerträglich sind und der Patient eine aktivere Therapie wünscht, können eingehendere Untersuchungen unternommen werden (MRI, Funktionsprüfungen), um begleitende Kniepathologie festzustellen und die Möglichkeit einer Operation abzuklären. Eine Arthroskopie kommt in Frage, falls eine Operation ernstlich ins Auge gefasst ist.

Die Indikation zur Operation

Eine Operation hängt von der Schwere und Ausdehnung der Verletzung, aber auch vom Alter und der Aktivität des Patienten ab. Je größer die Instabilität, je mehr Bänder gerissen sind, desto eher ist die Reparatur angezeigt, desto leichter ist sie aber auch zu bewerkstelligen, denn dank der Aufklappbarkeit ergibt sich besserer Einblick ins Innere des Kniegelenkes.

66.15.5
Mediale Seitenbandrisse

Mediale Seitenbandrisse ohne weitere Verletzungen werden *konservativ* behandelt, wie oben beschrieben.

Absolute Ruhigstellung ist nicht notwendig. Vorsichtige normale Bewegung (Flexion – Extension) strapaziert die Bänder in ihrem Heilungsprozess nicht. Die Muskulatur sorgt dank Propriozeptivität und Nozizeptivität für die Stabilität des Gelenkes, bis die gerissenen Bänder geheilt sind.

Wichtig ist hingegen, das Gelenk vor neuerlichen Distorsionen zu schützen. Dies bedeutet: Schonung, evtl. Führungsschienen, Verzicht auf frühzeitige (sportliche u. a.) Beanspruchung, keine neuen Traumen.

66.15.6
Laterale Bandrupturen

Laterale Bandrupturen sind meist schwere Verletzungen. Unbehandelt können sie permanente Instabilitäten hinterlassen, die später durch keine Bandrekonstruktion mehr zu heilen sind. Schwere Fälle werden deshalb in der Regel primär operiert. Oft sind größere Rekonstruktionen notwendig.

66.15.7
Kreuzbandverletzungen

Verletzungen des *vorderen Kreuzbandes* haben in Zusammenhang mit den extrem gestiegenen und auf weite Strecken unphysiologischen Belastungen in manchen Sportarten in den vergangenen Jahren unverhältnismäßig zugenommen. Zudem sind sie dank Knieverletzungen von Spitzensportlern ins Rampenlicht der Medien geraten, und die Kreuzbandplastik hat einen Boom erlebt. Ob und wann eine solche notwendig ist, bleibt kontrovers.

Risse des *hinteren Kreuzbandes* sind seltene schwere Verletzungen, meist von weiteren Verletzungen begleitet (dorsale Strukturen, Menisken) und werden meist operativ versorgt (**Abb. 66.82**).

Frische Verletzungen des vorderen Kreuzbandes

Ein vollständig gerissenes Kreuzband heilt spontan (und auch genäht, s. o.) nicht mehr. Die einzige Möglichkeit, es zu ersetzen, ist eine *Kreuzbandplastik* (Abb. 66.84). Dazu wird ein autologes Sehnentransplantat (z. B. aus der Patellarsehne oder vom Semitendinosus) an seiner Stelle eingezogen und befestigt, eine nicht ganz einfache, etwas heikle und nicht risikolose Operation. Damit lassen sich nicht nur frische, sondern auch veraltete Kreuzbandrisse reparieren. Die Resultate unterscheiden sich kaum.

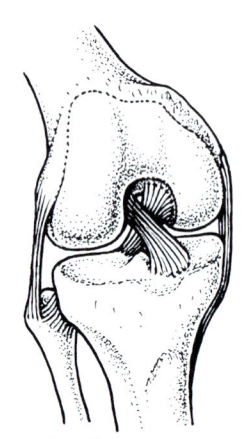

Abb. 66.82: Die Kreuzbänder.
Auf diesem Bild sind Verlauf und Ansätze der Kreuzbänder gut zu sehen, und man kann sich ungefähr ein Bild machen, wie sie zur Stabilität des Kniegelenkes beitragen. Sie erlauben eine gewisse Rotation um den zentralen «Pfeiler». Bei Außenrotation erschlaffen sie etwas, bei Innenrotation werden sie straffer: Bei voller Streckung bewirkt die «Schlussrotation» eine vollständige Stabilisierung. Diese kann bei vorderer Kreuzbandinsuffizienz gestört sein.
Entscheidend für eine reibungslose Funktion ist die anatomisch genau bestimmte *Lokalisation der Insertionsstellen*. Diese sind bei Reparations- und Ersatzoperationen zu beachten, sonst sind Rezidive vorprogrammiert (s. Abb. 66.85).
Die Kreuzbänder liegen *intraartikulär*, ihre Gefäßversorgung erfolgt nur über eine hintere Falte der Synovialmembran (vgl. Abb. 66.12c u. Abb. 66.15a). Gerissene Kreuzbänder heilen deshalb schlecht.

Andererseits verursachen längst *nicht alle* Kreuzbandrisse klinisch relevante Instabilitäten. Viele Menschen leben ohne vorderes Kreuzband und haben keine oder nur geringfügige Beschwerden.

Es besteht somit bei einfachen akuten Rissen kein Grund, sofort notfallmäßig zu operieren. Man kann ruhig unter *konservativer* Behandlung den spontanen Verlauf abwarten und verpasst nichts.

Das Vorgehen bei akuten Knieverletzungen mit Ruptur des vorderen Kreuzbandes hängt von den *Begleitverletzungen* ab. Besteht klinisch begründeter Verdacht auf solche, kann ein MRI sie meist aufdecken.

Ein an der Basis abgerissener *Meniskus* sollte erhalten, wenn möglich refixiert werden. Das Kreuzband schützt diesen (Abb. 66.35) und kann vielleicht in der gleichen Operation ersetzt werden. Eine Arthroskopie ist indiziert, wenn eine Operation vorgesehen ist. Sie kann weitere Binnenverletzungen aufdecken und dient damit der Operationsplanung.

Bei den übrigen, einfacheren Verletzungen kann man ohne weiteres 6 bis 12 Monate abwarten, ohne etwas zu versäumen.

Isolierte Kreuzbandrisse entstehen manchmal durch geringfügige Traumen. Die Anamnese gibt wichtige Hinweise. Ein positiver Lachman oder Pivot-Shift allein ist noch keine Indikation zur Operation. Isolierte Risse können funktionell konservativ behandelt werden, ebenso wie die partiellen Risse. Kombinierte Verletzungen verlangen u. U. eine Ruhigstellung, z. B. mit Gips oder Schiene, während einiger Wochen, zum Schutz der Seitenbänder während der Heilung.

Unter konservativer funktioneller Behandlung (s. Kap. 66.15.4) kann der weitere Verlauf abgewartet werden. In der Mehrzahl der Fälle heilen die begleitenden Weichteilverletzungen, insbesondere die Seitenbandrisse, aus, und die Patienten haben am Schluss keine Beschwerden mehr.

Bei der klinischen Prüfung bleibt vielleicht eine leichte vordere Schublade, doch beim normalen Gehen und für die physiologischen Belastungen des täglichen Lebens ist das Knie funktionstüchtig und stabil, dank guter Propriozeption und Muskulatur (aktive Stabilisierung, s. o.) meist auch für die Arbeit und eine sportliche Betätigung in vernünftigem Rahmen.

Viele Patienten können ihre *Lebensweise anpassen* und sind auch willens, ihre sportlichen Ambitionen zu reduzieren. Sie lernen auch, eine leichte Instabilität aktiv zu kompensieren, so dass keine Luxationsphänomene wie «giving way» etc. mehr auftreten.

In allen diesen Fällen ist eine Operation nicht notwendig.

Anders ist die Situation, wenn ein Spitzenfußballer wieder einen Weltcup oder ein Skistar das entscheidende Abfahrtsrennen gewinnen sollte. Macht's der Sportarzt möglich? Alle sitzen vor dem Fernsehschirm und warten auf ihn. Vielleicht schafft er es, unterstützt vom eisernen Willen und dem enormen Trainingspotenzial seines Klienten.

Manche Erfolge von Knieoperationen, inkl. Kreuzbandplastiken, werden unter solchen günstigen Bedingungen erzielt. Die langfristige Prognose dieser Knie sieht angesichts der weiteren extrem unphysiologischen Beanspruchung eher düster aus.

Den weniger sportbegeisterten Durchschnittspatienten, vor allem auch den älteren unter ihnen, ist mit expektativem Management und konservativer Behandlung besser gedient.

Chronische Instabilitäten

Falls nach Abschluss der konservativen Behandlung trotz längerer intensiver Physiotherapie *Instabilitätssymptome* verbleiben, die den Patienten ernsthaft stören (Unsicherheit, Instabilitätsgefühl, unvermitteltes Einknicken des Knies, «giving way», plötzlich einschießende Schmerzen bei bestimmten Bewegungen etc.), oder wenn er bestimmte sportliche Leistungen (im physiologische Rahmen, keine Extrembelastungen), die ihm lieb und wichtig sind, nicht mehr zu seiner Zufriedenheit ausführen kann und er deshalb eine aktive Therapie wünscht, dann ist es Zeit, die Möglichkeiten einer Operation mit ihm zu besprechen. Verpasst hat man nichts, die Kreuzbandplastik ist auch jetzt noch möglich, nicht schlechter als beim frischen Riss.

Die Kreuzbandplastik ist eine **elektive Operation**.

Die Indikation zur Operation wird allerdings nicht auf Grund des objektiven Befundes gestellt (dieser ist lediglich eine Voraussetzung dafür). Entscheidend ist allein der Leidensdruck des Patienten. Und ausschlaggebend für den Erfolg ist seine Motivation, vor allem in der Nachbehandlung.

Eine Reihe von Faktoren sind bei der **Indikation** zu berücksichtigen:

- Der *Kandidat für eine Operation* ist jung, aktiv, sportlich, hoch motiviert, belastet sein Knie stark in Beruf oder Sport, hat neben der Kreuzbandruptur eine Meniskusverletzung, weitere Knieschäden und eine erhebliche Laxität nach multiplen Traumen. Er ist guter Hoffnung und gewillt, ein Risiko und eine lange Rekonvaleszenz auf sich zu nehmen.
- *Konservative Behandlung* ist die Therapie der Wahl für die ältere Sekretärin mit einem isolierten Kreuzbandriss nach Treppensturz, die ihren kleinen Haushalt besorgt, in ihrer Freizeit vorwiegend liest und froh ist, möglichst rasch wieder gehen und arbeiten zu können. Hier steht die rasche Rehabilitation im Vordergrund.

- Die schwierigeren Entscheide liegen in der Zone zwischen diesen Extremen: Die beste Lösung muss für jeden Patienten auf Grund seiner *individuellen Situation* und der technischen Möglichkeiten des Behandlers gesucht werden.

Kreuzbandplastik als Arthroseprophylaxe?

Kontrovers bleibt die wichtige Frage, ob die Kreuzbandplastik spätere Schäden verhindern kann. Optimisten glauben daran: Chronische Instabilität schadet dem Meniskus, v.a. dem medialen Hinterhorn (s. Kap. 66.6.2; Abb. 66.35); Meniskusschäden und Meniskektomien führen mit den Jahren zur Arthrose. Und unter Belastung richte die Instabilität selbst Knorpelschäden an, wird vermutet. Und das lasse sich durch Operation vermeiden.

Sicher hat man guten Grund, bei begleitendem frischem Meniskusabriss beide Läsionen gleichzeitig zu reparieren, doch für Indikationen mit prophylaktischem Ziel fehlt derzeit die erforderliche Evidenz.

Es liegen *keine Studien* vor, die zeigen, dass bei einer symptomarmen vorderen Instabilität Arthrosen unter physiologischer Kniebeanspruchung häufiger auftreten würden, und schon gar keine, die beweisen, dass Arthrosen durch Kreuzbandplastiken verhindert werden könnten (unter erhöhter Belastung wohlgemerkt, da Sportfähigkeit ja gerade ein Ziel der Operation ist).

Tatsächlich ist die **Prognose**, sowohl *mit* als *ohne* Operation, keineswegs eindeutig. Nicht jeder Kreuzbandriss führt zur Arthrose, und viele Knie werden trotz Operation arthrotisch. Eine Korrelation besteht nicht. Die Operation scheint die Progredienz der degenerativen Veränderungen nicht verhindern zu können.[8,9] Lediglich für die Meniskektomie steht fest, dass die Langzeitresultate schlecht sind, und dies vor allem bei instabilen Knien.

Kniebeanspruchung und Arthrose

Ausschlaggebend für die Prognose ist offenbar in erster Linie die Beanspruchung des Kniegelenkes durch willentliche und unwillkürliche Aktionen. Diese sind sehr unterschiedlich:

- *Im täglichen Leben* (Stehen, Gehen etc.) ist das Kreuzband mechanisch nur wenig beansprucht. Insbesondere das normale Gehen ist ausgesprochen ökonomisch, und die auftretenden Scherkräfte sind sehr gering. Größere Kräfte treten nur auf beim Strecken des Knies unter Last, beim Aufstehen aus der Hocke, beim Abwärtsgehen (Quadrizeps), beim Springen etc., vor allem im Sport.

- Die *unphysiologischen*, oft traumatischen *Beanspruchungen*, wie sie im Spitzensport, beim Fußball, im Kampfsport, in der Leichtathletik etc. regelmäßig auftreten und auch gefordert werden, sind unvergleichlich höher. Ihnen ist auch ein normales Knie auf die Dauer nicht gewachsen, und die Arthrose ist vorprogrammiert.

Andererseits setzen ungenügendes Training, schwache Muskulatur, vorbestehende Knieschäden, Instabilität, frische Traumen und auch Operationen die Widerstandskraft des Knies erheblich herab.

Scott Dye, der sich intensiv mit der Sportpathologie des Knies befasst hat (vgl. Kap. 66.2.1), hat auch versucht, einen «Homöostasenbereich» zu definieren, innerhalb dessen ein Knie eine *bestimmte Beanspruchung erträgt, ohne Schaden zu nehmen.*[10] Dabei spielt die Größe der Belastung und ihre Dauer bzw. Frequenz eine Rolle. Entsprechende Überlastungsschäden lassen sich szintigraphisch und auch zum Teil im MRI nachweisen (Knorpel- und subchondrale Knochenverletzungen, «bone bruises»).

Für jedes Knie kann *eine individuelle* so genannte «Belastungshüllkurve» angegeben werden, welche *die* **zumutbare Beanspruchung begrenzt**[11] (s. **Abb. 66.83**). Es zeigt sich, dass dieser Bereich nach Verletzungen und Operationen stark eingeschränkt ist, dass also die Beanspruchung nach solchen Verletzungen (auch nach Kreuzbandersatz) herabgesetzt werden muss, wenn das Knie nicht strukturellen Schaden nehmen soll.

Tatsächlich ist die Beanspruchung der Kreuzbänder bei den gewöhnlichen täglichen Aktivitäten (Stehen, Gehen, Sitzen etc.) gering.[12] Große Belastungen entstehen ausschließlich durch die kombinierte Einwirkung von äußeren Kräften und exzessiven Muskelaktionen, also v.a. bei Unfällen und im Sport.

Als *Schlussfolgerung* ergibt sich, dass nur eine Anpassung der Lebensweise inkl. der sportlichen Ansprüche weitere Schäden vermeiden und einer späteren Arthrose vorbeugen kann. Und dies ist letztlich das Ziel der Behandlung von Kniebandverletzungen.

---

8 Daniel, D. M. et al.: Fate of the ACL- injured patient. A prospective outcome study. Am J. Sports Med. 22 (5) 1994

9 Friederich, N. F. et al.: Gonarthrose nach Verletzungen des vorderen Kreuzbandes. Eine Multizenterlangzeitstudie Z. Unfallchir. Versicherungsmed. 86 (2) 1993

10 Dye, Scott f. et al.: Restoration of osseous homeostasis after anterior cruciate ligament reconstruction. Am. J. Sports Med. 22 (5) 748–750, 1993

11 Dye, Scott f.: Envelope of load acceptance of the knee joint. Sports Med. 2000, Stockholm, June 1995

12 Frank, C. B. et al.: The Science of Reconstruction of the Anterior Cruciate Ligament (Current Concepts Review) J. Bone Joint Surg. 79-A, 1556 (1997)

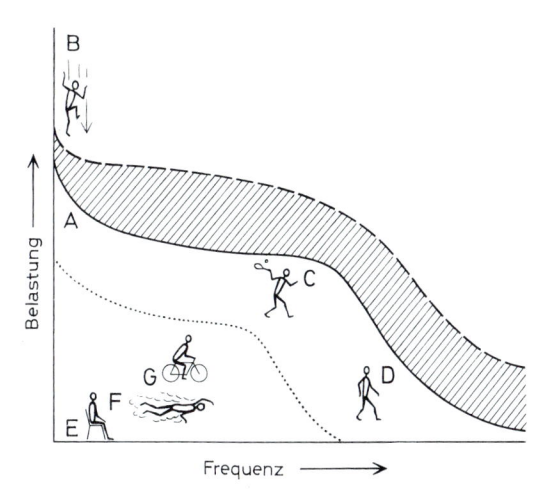

Abb. 66.83: Die **Beanspruchung des Kniegelenkes**.
Sie ist abhängig von der *Größe der Belastung* und deren *Dauer* (Frequenz). Sie ist für jedes Knie etwas anders, je nach Zustand, Training, Pathologie. Beanspruchungen unterhalb der (schraffiert) markierten Zone sind unschädlich (Bereich der Homöostase), solche oberhalb davon verursachen strukturelle Schäden (adaptiert nach Scott Dye[1]).
Bei vorbestehenden Gelenkschäden und nach Traumen verschiebt sich die «Belastungshüllkurve» nach unten und nach links, d.h. das Knie erträgt nur noch geringe Belastung, und dies weniger lange.
Für jedes Knie kann eine *individuelle* Kurve erstellt werden. Damit lässt sich die weitere Therapie steuern. Sie zeigt auch auf, wie der Patient seine *Lebensweise anpassen* und seine *sportlichen Ambitionen* einschränken sollte und welche Belastungen und Sportarten für ihn unbedenklich sind.
A: Sprung aus 2 Metern Höhe, B: Sprung aus 3 Metern Höhe, C: 2 Stunden Squash, D: Gehen 10 Kilometer, E: Sitzen im Stuhl, F: Schwimmen 10 Minuten, G: Fahrradfahren 20 Minuten.

---

[1] Dye, Scott F. et al: Factors Contributing to Function of the Knee Joint After Injury or Reconstruction of the Anterior Cruciate Ligament. AAOS Instructional Course Lectures, Vol. 48, 185 (1999)

Technik der vorderen Kreuzbandplastik

Der Ersatz des vorderen Kreuzbandes durch ein *freies autologes Sehnentransplantat* hat sich als bislang beste Methode erwiesen (Fremdmaterial hat sich nicht bewährt). Damit lassen sich nicht nur frische, sondern auch veraltete Läsionen reparieren (s. **Abb. 66.84**). Es handelt sich um einen **elektiven** *Eingriff ohne* Dringlichkeit.
Bei frischen Verletzungen soll auf jeden Fall einige Wochen gewartet werden, bis die Schwellung zurückgegangen ist.
Vor der Operation Stabilitätsprüfung in Narkose; evtl. diagnostische Arthroskopie.
Als Ersatz wurde häufig ein Streifen aus der *Patellarsehne* herausgeschnitten, mitsamt seinen Knochenansätzen an beiden Enden, die dann im Femur

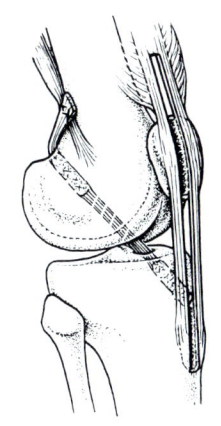

Abb. 66.84: Ersatz des vorderen Kreuzbandes.
Die normalen *Insertionsstellen* des Bandes müssen genau beachtet werden. Autologes Sehnengewebe kommt der Natur am nächsten hinsichtlich der mechanischen und biologischen Eigenschaften.
Hier findet der mittlere Streifen des *Ligamentum patellae* als Transplantat Verwendung. Die knöchernen Ansätze werden dabei mitverpflanzt und dienen zur Verankerung im Knochen von Tibiakopf und lateralem Femurkondylus.
Schäden an der Entnahmestelle (Schmerzen, Schrumpfung) lassen sich mit einem Transplantat aus einer anderen Sehne (z. B. Semitendinosus) vermeiden.

bzw. in der Tibia verankert werden. Diese Technik hat den Nachteil, dass die Patellarsehne verletzt wird, was später zu Schmerzen an dieser Stelle und evtl. zu Schrumpfung der Sehne führen kann (Patella infera). Deshalb werden auch wieder andere freie Transplantate (z. B. Semitendinosus) verwendet.
Entscheidend ist eine stabile Fixation, genau *an den anatomisch* **richtigen Insertionsstellen**, sonst hat das Band in einer Stellung zu viel, in der anderen zu wenig Spannung, blockiert die Bewegung, reißt aus oder nützt nicht viel (vgl. Fallbericht, Kap. 41.4 u. Abb. 66.85).
Die Technik ist anspruchsvoll und heikel (offen oder arthroskopisch assistiert).

Komplikationen und Probleme

Komplikationen (mehrheitlich iatrogen):

- falsche Platzierung und Ausriss (s. **Abb. 66.85**), Reruptur
- vorderer Knieschmerz, Impingement (Cyclops)
- Steife, Arthrofibrosis (besonders gefürchtet)
- Restinstabilität, Rezidiv
- Muskelschwäche
- Störungen, Schmerzen an der Entnahmestelle (lig. patellae)
- Infekt, Nervenverletzung.

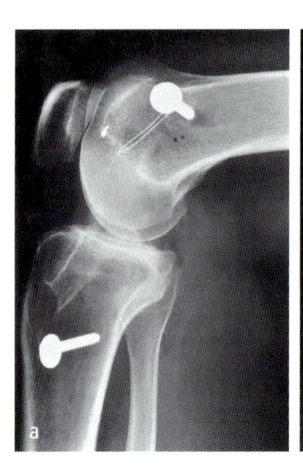

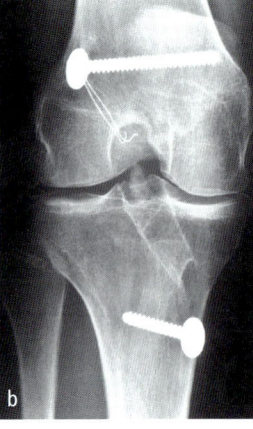

Abb. 66.85: Probleme mit der Kreuzbandplastik.
Bei dieser *30-jährigen Frau* war eine vordere Kreuzbandplastik gemacht worden, weil sie nach einem Skiunfall nicht mehr so gut skifahren konnte. Die Knochenblöcke des gestielten Transplantates aus der Patellarsehne waren durch Tunnels in Tibia und Femur (deutlich sichtbar) eingezogen und mit Schrauben verankert worden (vgl. Abb. 66.84).
Drei Monate nach der Operation wurde das Knie, weil es noch steif war, manuell mobilisiert. Auch *nach einem Jahr* war es noch schmerzhaft, instabil und steif.
Das *Röntgenbild* zeigte, dass der proximale Knochenblock aus seiner Verankerung im Femur ausgerissen war und frei in der Interkondylärgrube lag.
Die Analyse ergab, dass die Insertionsstelle am Femur (am Durchziehdraht zu erkennen) zu weit vorne lag (vgl. Abb. 66.77). Zwangsläufig musste deshalb das Band beim Beugeversuch ausreißen.
Es kam zu einer Haftpflichtklage, und zwar nicht in erster Linie wegen des «Kunstfehlers», sondern weil der Arzt der Patientin die Operation als «Arthroseprophylaxe» nahe gelegt hatte. Der Fall ist beschrieben in Kapitel 41.4.

Probleme:

- Wie *ändern* sich initiale Spannung und Länge im *Laufe der Zeit*? Neben den mechanischen sind auch die viskoelastischen Eigenschaften der Bänder von Bedeutung: Dehnung, Schrumpfung der Implantate, Narbenbildung auf längere Dauer etc.
- Im Normalfall schützt die *Muskulatur* die Bänder (Kap. 66.15.1). Ohne eine normale Muskelfunktion dehnen sich Bänder und Gelenkkapsel unter der Dauerbelastung, wie die schlaffen Lähmungen drastisch zeigen (vgl. Kap. 34.1.3 u. Abb. 38.15).
- Bei normaler Beanspruchung ist die *Stabilität* in erster Linie durch die neuromuskuläre Steuerung des Bewegungsablaufs gewährleistet, erst in zweiter Linie durch die rein mechanische Funktion der Bänder. Ihre *Propriozeptivität* spielt dabei eine sehr wichtige, bis heute wenig erforschte Rolle (s. Kap. 3.6 u. Kap. 66.15.1).
- *Resultate:* Relevant sind weniger die klinischen Tests (Lachman etc.), als vielmehr die *Beurteilung durch die Patienten selbst*: Schmerzen, Behinderungen im täglichen Leben, Gehleistung, differenzierte Sportfähigkeit. Outcomes Studies müssen diese mittels Patientenbefragungen erfassen.

Über die *spätere Prognose* (Arthrose) können nur Langzeitstudien Auskunft geben.

Nachbehandlung

Die Nachbehandlung dauert mehrere Monate und muss differenziert erfolgen: Einerseits muss das *Transplantat bis zur Ausheilung geschützt* sein (anfangs Ruhigstellung in voller Streckung), andererseits ist wegen der Gefahr der Arthrofibrose *baldmöglichste Mobilisation* (Flexion bis 90°) anzustreben. Geführte, schonende, wenig belastete Bewegung wird durch gezieltes *Muskeltraining* und, wenn nötig, durch Knieführungsgipse bzw. -apparate oder Bandagen erreicht, die mit einem Scharnier versehen sind, welches genau auf Höhe der Bewegungsachse des Kniegelenkes liegen sollte. Kontrollierte Bewegung («continuous passive motion», s. **Abb. 66.86**) und Muskeltraining spielen eine große Rolle; später, bei Wiederaufnahme des Sporttrainings, werden flexible Bandagen (braces) zum Schutz des Knies getragen (**Abb. 66.87**).

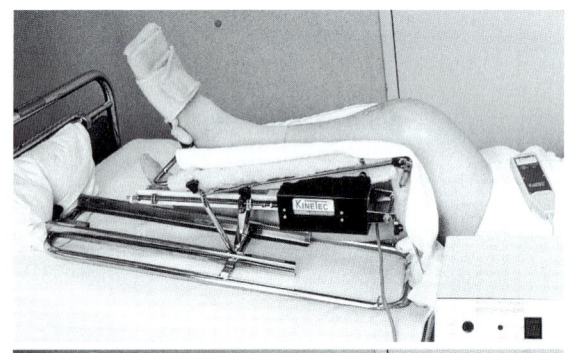

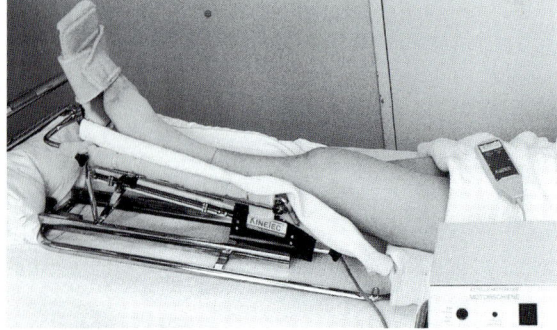

Abb. 66.86: Passive Mobilisation (*«Continuous passive motion»*) mittels motorgetriebener handgesteuerter Schienen (Kap. 17.3.3). Diese geben regelmäßige kontinuierliche begrenzte Bewegungsausschläge, die *vom Patienten selbst* entsprechend der Schmerzgrenze eingestellt und gesteigert werden können. Von solchen regelmäßigen langsamen passiven Bewegungen wurden überdies günstige trophische Wirkungen auf den Gelenkknorpel festgestellt (Salter).

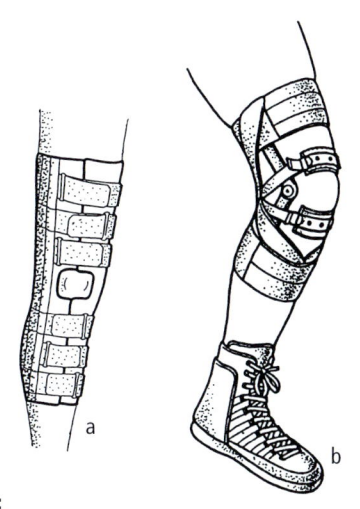

Abb. 66.87:

a) **Kniebandage** *zur Stabilisierung*. Knieorthesen sind bei vielen Knieproblemen eine ausgezeichnete Hilfe: bei Instabilität jeder Genese und Form (Achsenabweichungen, Schubladen), zur Ruhigstellung *bei Schmerzen*, Entzündungen, Gonarthrose, nach Verletzungen und Operationen. Je länger der Hebelarm und je besser angepasst, desto besser die Wirkung. Weich ist bequemer, starr stabiler. Alle Orthesen und Bandagen schränken die Flexion des Kniegelenkes je nach Bedarf mehr oder weniger stark ein.

b) **Kniebandage für den Sport** (functional bracing). Sie dient der Stabilisierung und geführten Bewegung des Kniegelenkes. Solche Bandagen dürfen nicht behindern, sondern sollen höhere Leistung ermöglichen. Die eingebauten Zügel und Bänder geben einen gewissen Schutz. Sie haben vor allem in der Nachbehandlung von Verletzungen einen wichtigen Platz.
Der **Sportschuh** hat eine Stabilisierungshilfe für das obere Sprunggelenk eingebaut und bietet einen beschränkten Schutz vor Distorsionen.

Die Rekonvaleszenz dauert lange: Arbeitsunfähigkeit im Mittel vier Monate, Rehabilitation bis zu einem Jahr.

Die **konservative Behandlung** der Kreuzbandläsion hat vor allem zum Ziel, durch Training von Kraft und Koordination der Muskulatur sowie der Propriozeptivität das natürliche Stabilisierungspotenzial zu fördern, unterstützt durch bewusstes Vermeiden von Subluxationsphänomenen beim Gehen und bei den üblichen Bewegungen des täglichen Lebens (ischiokrurale Muskulatur, Rotationskontrolle: Außenrotation des Unterschenkels in der Belastungsphase usw.).

Zusammenfassung

- Das Ziel der Behandlung ist ein auf lange Sicht *beschwerdefrei funktionstüchtiges* Knie.
- Viele Kreuzbandläsionen bleiben *asymptomatisch*, werden spontan kompensiert und können *konservativ* behandelt werden.
- Die Kreuzbandersatzoperation ist ein *elektiver*, anspruchsvoller Eingriff.
- Die Indikation dazu muss *individuell* gestellt werden. Ausschlaggebend ist der *Leidensdruck* des Patienten.
- Der erhoffte Nutzen einer Operation ist *abzuwägen* gegen die nicht unbedeutenden Risiken und die lange Rekonvaleszenz.
- Das hoch gesteckte Ziel, das bei jungen Leuten Sportfähigkeit miteinschließt, setzt intensive *Mitarbeit des Patienten* voraus. Auch dann lässt es sich nicht leicht und nicht immer erreichen.
- Für das Schlussresultat ist das *Anpassen* der Beanspruchung an den Zustand des Knies entscheidend (s. Abb. 66.83).
- Ob eine *Arthroseprophylaxe* durch Kreuzbandplastik möglich ist, bleibt zweifelhaft. Sicherer ist die Anpassung der Lebensweise inkl. der sportlichen Ansprüche.

66.16
Verletzungsfolgen

66.16.1
Veraltete Bandläsionen, Wackelknie

Instabile Kniegelenke, bei veralteten, nicht diagnostizierten oder nicht adäquat behandelten Bandverletzungen, aber auch nach operativer Versorgung, sind zwar nicht ganz selten, doch haben viele Patienten dank guter muskulärer Kompensation keine Beschwerden und kaum funktionelle Einbußen.

Ausgeprägte Seiten- oder Kreuzbandinsuffizienzen, besonders Kombinationen davon, können erhebliche Störungen verursachen.

Schmerzen stehen nicht im Vordergrund, doch können **Beschwerden** in Form von Schwäche und Unsicherheit, vor allem beim Abwärtsgehen, auf unebenem Boden und bei Richtungswechsel, als plötzliches Einknicken des Knies («giving way»), sowie als Schwellungen, Ergüsse, rezidivierende Distorsionen und gelegentlich als Einklemmungserscheinungen auftreten.

All dies macht sportliche Betätigung unmöglich und auch das normale Gehen oft recht beschwerlich. Selten führen in schweren Fällen stärkere Schmerzen und die Unmöglichkeit, das Knie zu belasten, zur Invalidität.

Die **Diagnose** wird gleich gestellt wie bei frischen Bandläsionen. Eine Anästhesie ist dazu nicht notwendig (**Abb. 66.88**).

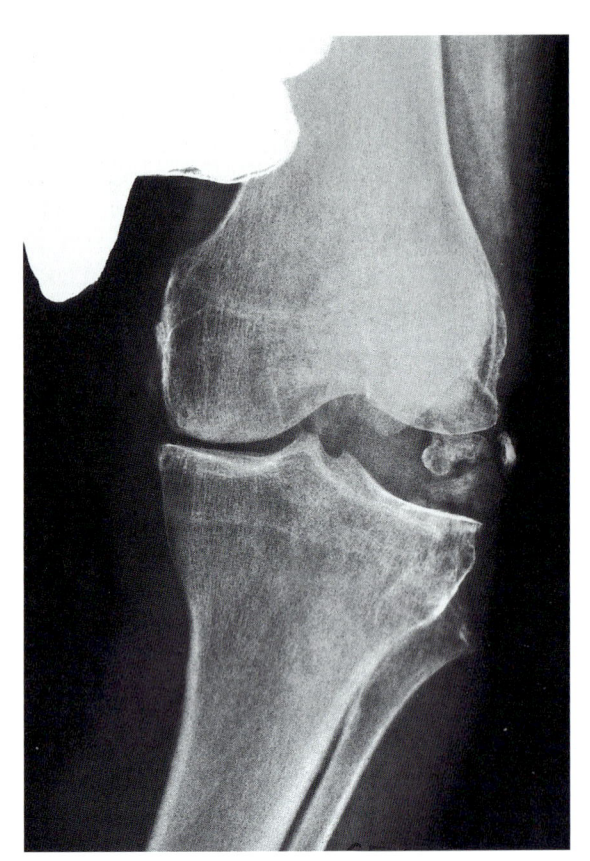

Abb. 66.88: **Funktionsaufnahme** des linken Knies eines *54-jährigen Mannes*, in Varusstellung gehalten (die Hand, welche das Knie in Varusstellung drückt, ist links oben als weißer Schatten des Bleihandschuhes zu erkennen). Die starke seitliche *Aufklappbarkeit* zeigt eine vollständige Insuffizienz von Seitenbändern und hinterer Kapsel, als Folge einer schweren Bandverletzung des Knies. Zu sehen sind auch abgesprengte Knochenfragmente und Weichteilverkalkungen. Solche postero-laterale Instabilitäten sind schwierig zu behandeln.

Therapie

Als erste Maßnahme muss immer der meist stark atrophische Quadrizeps auftrainiert werden. In leichteren Fällen gelingt es, aktiv durch Muskelkraft die Bandinsuffizienz zu kompensieren und die Beschwerden zu beseitigen.

Falls trotz kräftiger Muskulatur die Insuffizienz stört und *normales Gehen behindert*, taucht die Frage nach *operativen* Maßnahmen auf. Je nach Art der Läsion wurden für die verschiedenen Instabilitäten (hintere, vordere, laterale, kombinierte) zahlreiche **Ersatzplastiken** mittels Sehnen- und Muskeltranspositionen, auch künstliche Bänder, vorgeschlagen und ausprobiert. Die meisten haben auf die Dauer enttäuscht. *Kreuzbandplastiken* kommen immerhin in geeigneten Fällen in Frage (s. Kap. 66.15.7).

Schwere laterale, posteriore und v. a. postero-laterale Bandisuffizienzen mit *chronischer Varusinstabilität* (Abb. 66.88) lassen sich mit Bandplastiken kaum mehr reparieren. Als einzige Möglichkeit bleibt eine *Valgisationsosteotomie*.

Ein Erfolg ist nur bei guter Motivation und Mitarbeit des Patienten in der Nachbehandlung zu erwarten. Trotzdem sind gute Resultate eher die Ausnahme als die Regel.

Die **Indikation zur Operation** sollte deshalb mit Zurückhaltung gestellt werden. Gewünscht wird sie vor allem von aktiven, meist jüngeren Menschen, die auf ihre sportlichen Betätigungen nicht verzichten wollen oder können. Die meisten älteren Leute haben weniger hohe Ansprüche, sind im täglichen Leben weniger gestört und können sich mit einigen Einschränkungen leichter abfinden.

Auch bei vorgeschädigten Knien (Meniskus, Arthrose) sind die Resultate von Bandrekonstruktionen nicht gut. In allen diesen Fällen ist eine abwartende und begleitende Haltung vorzuziehen.

Der Verzicht auf eine Operation bedeutet nicht Resignation: Auch **konservative Therapie** kann substanzielle Hilfe sein:

- aktive **Heilgymnastik** mit dem Ziel, durch (isometrisches) Krafttraining den Quadrizepsmuskel in die Lage zu versetzen, die Bandinstabilität für den praktischen Gebrauch einigermaßen zu kontrollieren. Hier liegt ein wichtiges Potenzial, dessen Möglichkeiten ausgeschöpft werden sollten, bevor man sich zu aufwändigen und nicht risikolosen Operationen entschließt.
- Anpassung der **Lebensweise** an die Behinderung. Viele jüngeren Patienten erhoffen sich von einer Operation, dass sie nachher wieder Sport treiben können wie früher. Tatsächlich ist dies aber auch nach Kreuzbandplastiken selten möglich. Andererseits ist ein instabiles Knie den normalen Anforderungen des täglichen Lebens oft durchaus gewachsen, und viele Patienten lernen, ihre Lebensweise der Leistungsfähigkeit ihres Knies anzupassen. Es ist deshalb oft vernünftiger, ihnen zu helfen, sich im täglichen Leben zurechtzufinden, ihr Knie richtig zu gebrauchen, ihre Arbeitskraft zu erhalten, z. B. wenn nötig einen Arbeitsplatzwechsel oder eine Umschulung zu veranlassen.
- Neben dem radikalen, aber oft etwas unrealistischen Anspruch auf vollständige (operative) Wiederherstellung läuft die Erinnerung, dass **orthopädische Technik** vielen Patienten gut helfen kann, Gefahr, vergessen zu werden. Tatsächlich ist eine für ihre praktischen Bedürfnisse ausreichende Stabilisierung mit geeigneten *Bandagen* und *Orthesen* in den meisten Fällen möglich (Abb. 66.50). Jünge-

ren Leuten ermöglichen sie oft auch eine sportliche Betätigung (Abb. 66.87). Vor allem aber viele älteren Patienten sind froh darum und dankbar dafür. In der **Nachbehandlung** frischer Verletzungen und Operationen sind sie ebenfalls unentbehrlich. In leichteren Fällen kann eine einfache Bandagierung genügen, entweder mit einer elastischen Binde oder mit einer der zahlreichen käuflichen Kniebandagen. In schwereren Fällen ist manchmal ein orthopädischer Knieführungsapparat notwendig (s. Abb. 17.31).

Bei gleichzeitig vorliegenden anderen Kniegelenkschäden, wie sie nach schweren Knieverletzungen vorkommen, oder bei Schmerzen kann eine *Arthrodese* oder eine *Endoprothese* nötig werden.

66.16.2
Kniestrecksteife

Nach Knie- und Femurbrüchen, vor allem bei gleichzeitiger Verletzung des Streckapparates (Quadrizeps), bleibt manchmal die Kniebeugung ganz oder teilweise blockiert. Ursache ist eine ausgedehnte *Vernarbung der Kniegelenkkapsel* und eine narbige Verwachsung des Quadrizeps mit dem Femur. Kniesteifigkeit ist aber auch oft ein Problem nach Operationen, vorab bei Endoprothesen, Bandplastiken etc. Frühzeitige Mobilisation ohne die Wundheilung zu stören, schmerzfrei und ohne das Operationsresultat zu gefährden, ist oft eine heikle Gratwanderung. Weshalb einzelne Patienten eine **«Arthrofibrose»** bekommen, andere nicht, ist unklar.

Therapie

Durch forcierte *Mobilisation des Knies in Narkose* (nach Konsolidierung des Bruches bzw. nach Wundheilung) können die Kontrakturen manchmal gelöst werden, doch ist die Gefahr einer Refraktur oder einer Patellafraktur nicht klein.

Nach einwandfreier, reizloser Ausheilung der Unfallverletzung, wenn über längere Zeit eine intensive Physiotherapie keine Verbesserung der Beweglichkeit gebracht hat und ein harter Anschlag beim Beugen besteht, kommt eine *Arthrolyse* in Frage: Nach (arthroskopischer) Durchtrennung aller Verwachsungen zwischen Kniegelenk und Streckapparat ist eine Flexion bis zum rechten Winkel oft wieder möglich. Die so gewonnene Beweglichkeit postoperativ zu erhalten ist Aufgabe einer intensiven aktiven Heilgymnastik.

Bei der Kniegelenkmobilisierung ist allerdings zu beachten, dass ein gewisses Flexionsdefizit weniger hinderlich ist als eine auch nur geringe Streckhemmung (s. Kap. 38.2.1 u. Abb. 38.7). Deshalb sind Quadrizepstraining und Lagerung in Streckstellung nach allen Verletzungen und Operationen im Kniebereich besonders wichtig (Abb. 17.11).

66.16.3
Posttraumatische Fehlstellungen und Gonarthrose

Nach intraartikulären und knienahen Frakturen sind Spätschäden nicht selten. Grobe Fehlstellungen lassen sich durch sachgerechte Osteotomie korrigieren, eine posttraumatische Arthrose jedoch längst nicht immer vermeiden. Beurteilung und Therapie siehe bei «Fehlstellungen», Kapitel 38.4, und «Gonarthrose», Kapitel 66.9.

66.16.4
Insuffizienz des Streckapparates

Nach ungenügend behandelten Quadrizepssehnenläsionen kann eine invalidisierende *Knieschwäche* zurückbleiben. Die Patienten sind unsicher und stürzen leicht. Falls eine operative Wiederherstellung nicht möglich ist, kommt ein *Oberschenkelgehapparat* (mit feststellbarem Kniegelenk: «Schweizerschloss», wie bei einer Lähmung, s. Abb. 17.31) oder eine Kniearthrodese in Frage.

67 Der Unterschenkel

Allgemeines

Die überaus häufigen so genannten **«Beinleiden»** spielen sich vor allem am Unterschenkel ab: Varikosis, Thrombophlebitis, Ödeme, Hautveränderungen wie Ulcera cruris, Ekzeme usw. Sie begleiten, überdecken und komplizieren nicht selten orthopädische Leiden. Allgemeinzustand, Kreislauf, arterielle und venöse Zirkulation sind vor orthopädischen Operationen genau zu prüfen, wenn man keine unliebsamen Überraschungen erleben will.

Daneben sind **Frakturen** *und ihre Folgen* die häufigsten Schäden am Unterschenkel. Andere Affektionen sind selten. Mechanisierung, Mobilität, Verkehr und Sport haben die Hochenergieverletzungen des Unterschenkels mit schweren Weichteilschäden zu einem großen und schwierigen Problem gemacht.

Tragender Knochen des Unterschenkels ist die *Tibia* allein. Die *Fibula* hat keine Tragfunktion, doch ist eine einwandfreie Funktion des oberen Sprunggelenkes nur bei intakten anatomischen Verhältnissen zwischen distaler Tibia und Fibula gewährleistet.

67.1 Kongenitale Krankheiten

Crus varum congenitum und angeborene Tibiapseudarthrose

Die Verkrümmung (Crus varum) ist wahrscheinlich eine Vorstufe der Pseudarthrose. Es handelt sich um eine angeborene Fehlbildung der Tibia mit Varus- und Rekurvationsfehlstellung im mittleren und unteren Drittel (s. Abb. 2.6; Kap. 27.3). Ist die Kontinuität des Knochens erhalten, kann sich die Deformität auswachsen. In schwereren Fällen ist der Knochen so minderwertig und dünn, dass unter der Biegebelastung schon vor oder bald nach der Geburt eine Pseudarthrose entsteht.

Beim einfachen Crus varum congenitum genügt eine Schienenbehandlung. Korrekturosteotomien sind gefährlich, weil leicht daraus eine permanente Pseudarthrose entsteht.

Eine einmal etablierte Pseudarthrose heilt spontan nicht aus. Ohne Behandlung nehmen Fehlstellung und Verkürzung des Beines bis zum Wachstumsab-

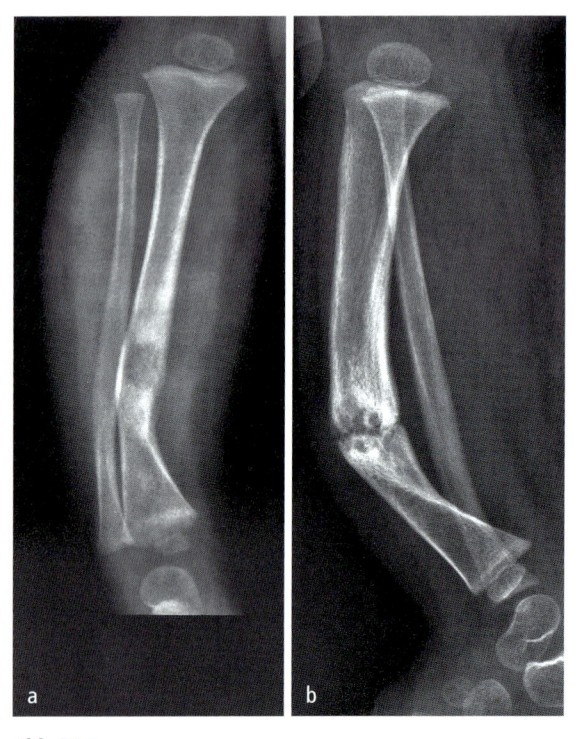

Abb. 67.1:
a) **Crus varum congenitum** bei einem *einjährigen Mädchen*. Es handelt sich bei dieser seltenen Affektion um eine Anlagestörung des Knochengewebes in der unteren Tibiadiaphyse, aus welcher leicht eine «angeborene Tibiapseudarthrose» entsteht, wie bei diesem Kind: b) Pseudarthrose und Zunahme der Deformität im Alter von *1 1/2 Jahren*.
Die Therapie dieses Schadens ist wegen der schlechten Heilungstendenz des Knochens recht schwierig, doch unbehandelt verschlimmert sich die Deformität progressiv.

schluss ständig zu. Verschiedene Operationsverfahren sind angegeben worden (Bypass-Span nach McFarland, Sandwich-Span nach Boyd). Es ist jedenfalls recht schwierig, die Pseudarthrose endgültig zur Ausheilung zu bringen. Refrakturen und erhebliche Beinverkürzungen sind häufig (s. Kap. 63.1.5). Oft ist eine Apparateversorgung notwendig. Die Behandlung erheischt viel Erfahrung und die Möglichkeit einer jahrelangen Kontrolle (**Abb. 67.1**).

Kongenitale Fibulaaplasie

Die kongenitale Fibulaaplasie ist eine Defekt-Missbildung, bei der ein größerer oder kleinerer Teil der Fibula fehlt. Wegen des asymmetrischen Wachstums kommt der Unterschenkel mehr und mehr in Valgusstellung, das untere Sprunggelenk ist stark deformiert. Operative Korrekturen, evtl. prothetische Versorgung werden notwendig.

67.2 Die Achillessehne

Entzündungen: Peritendinitis

Die Peritendinitis ist eine **akute**, schmerzhafte, druckdolente Schwellung infolge Entzündung des Peritenons, d.h. des lockeren Bindegewebes, in welchem die Sehne gleitet, ausgelöst durch Druck und Friktion eines Schaftschuhes an der Achillessehne, etwa nach langem Marsch. Typisch ist das feine Knarren (Krepitieren) bei Bewegungen, das besser zu fühlen als zu hören ist.

Therapie: Schonung, antiphlogistische Maßnahmen, Abpolstern, Vermeiden des Schuhdruckes, evtl. Absatzerhöhung. So heilt die akute Entzündung meist rasch, innerhalb von Tagen, aus.

Chronische Verläufe können überaus hartnäckig werden und sind dann auch sehr therapieresistent. Kortisoninjektionen dürfen nicht in die Sehne selbst appliziert werden, da dies zu Sehnenrupturen führen kann. Ob eine Resektion des peritendinösen Gewebes etwas nützt, ist fraglich.

Manchmal findet man aber auch eine schmerzhafte Schwellung der *Achillessehne selbst*, ohne weitere Entzündungszeichen, ein eminent chronisches Geschehen. Die Ursache einer solchen «Tendinitis» ist nicht immer klar. Da der Zustand Monate bis Jahre dauern kann, taucht auch einmal die Frage nach einer Operation auf. Eine solche hat nur einen Sinn, wenn makroskopisch pathologische Befunde nachweisbar sind, was längst nicht immer der Fall ist. Das MRI kann gelegentlich weiterhelfen. Eine Differenzierung gegenüber mikrotraumatischen und/oder degenerativen Prozessen ist in diesem *bradytrophen* Gewebe jedoch oft nicht möglich.

Degenerative Veränderungen

Degenerative Veränderungen sind mit zunehmendem Alter nicht selten. Sie können zu Rupturen führen.

Achillessehnenrupturen

Nur eine bereits durch degenerative Veränderungen *geschwächte* Sehne reißt. Deshalb sind vor allem *Männer* im *mittleren* und *höheren Alter* betroffen. Bei abrupter Belastung der Sehne: Absprung, Aufsprung beim Lauf, Skifahren, Tennis etc. kann sie teilweise oder ganz reißen, oft am Übergang der Sehne zum Muskel.

Die **Diagnose** wird manchmal *verpasst*, vor allem wenn der Verletzte noch gehen kann, was nicht selten ist. Sie wird gestellt aus Schmerzen, Schwellung und einer Schwäche beim Versuch, den Fuß gegen Widerstand plantar zu flektieren (Zehengang!). Der Riss kann oft als Delle palpiert werden, etwa am Übergang vom Muskel zur Sehne.

«Thompson's Squeeze-Test»: Beim knienden Patienten löst die Kompression der Wade keine Plantarflexion aus, wie auf der gesunden Gegenseite.

Therapie: Die Ansichten sind geteilt: In der Absicht, die Sehne wieder in der richtigen Länge zu reparieren, wurde lange Zeit regelmäßig operiert. Allerdings sind Komplikationen recht häufig: Vor allem Wundheilungsstörungen, Infektionen und Thrombosen. Und die Resultate scheinen nicht besser zu sein als nach konservativer Behandlung. Auch die *Nachbehandlung* ist gleich: Temporäre Ruhigstellung mit Blockierung der Dorsalextension, in der ersten Zeit in leichter Spitzfußstellung, dann funktionelle Nachbehandlung. Statt Gips bieten sich heute konfektionierte Schienen, «functional bracing»[1] oder spezielle Schaftstiefel an. Ohne Operation kein Krankenhausaufenthalt und eher kürzere Rekonvaleszenz. Eine gewisse Kraftverminderung bleibt oft, stört aber in der Regel kaum.

Bei jüngeren Patienten hat die Operation vielleicht Vorteile, ältere wird man eher konservativ behandeln. Auch wird man größere Diastasen eher operieren als kleine mit partiellen Rissen.

Ob perkutane Techniken bessere Resultate geben als offene, ist (noch) nicht erwiesen.

---

1 McComis, P. et al.: «Functional Bracing for Rupture of the Achilles Tendon». J. Bone Jt.Surg.79-A, 1799, 1997

67.3 Unterschenkelfrakturen

67.3.1 Unterschenkelschaftfrakturen

Wegen seiner Exposition ist das Schienbein besonders gefährdet. Komplikationen entstehen vor allem bei Verletzungen der dünnen Hautdecke von außen oder von innen her durch die Bruchfragmente: Hautnekrosen und Infektionen sind gefürchtete Komplikationen von Unterschenkelbrüchen (vgl. Kap. 42.3, Abb. 42.5, Abb. 42.14, Abb. 43.13, Abb. 32.13, Abb. 32.16, Abb. 45.6 u. Abb. 45.12).

Operativ versus konservativ

Unkomplizierte Tibiafrakturen haben eine gute natürliche Heilungstendenz. Die Kunst der Behandlung besteht in:

- Erhalten einer guten Achsenstellung
- einer frühen Mobilisierung der Patienten
- primum nil nocere, d. h. keinen neuen Schaden zu setzen.

Die ersten beiden Forderungen lassen sich leichter mit der Operation erfüllen, die dritte mit konservativem Vorgehen (vgl. Kap. 43.1).

O. Trentz schreibt, der Grundsatz «so konservativ wie möglich, so operativ wie nötig» gelte für die Unterschenkelfrakturen noch immer, doch müssten die Bedürfnisse der Patienten (Beruf, Komfort, Risiken einer längeren Extensions- und Gipsbehandlung) berücksichtigt werden (Trentz 1995).

Tatsächlich können fachgerechte **Osteosynthesen** bedeutenden Komfort und sehr schöne Resultate bringen, doch findet man (z. B. als Gutachter) auch immer wieder schwere Komplikationen mit äußerst langwierigen Verläufen und irreversiblen Schäden vor, hauptsächlich durch Fehler in der Behandlung, aber auch bei korrekt durchgeführten Operationen, dass also die **Risiken** *der operativen Behandlung* eindeutig größer sind als jene bei konservativem Vorgehen (vgl. Abb. 18.4, Kap. 18.1).

Die operative Knochenbruchbehandlung ist keine einfache Sache, die Frakturheilung dauert nicht weniger lang, eine Operation zur Metallentfernung kommt dazu, und gerade bei den Unterschenkelbrüchen gibt es in vielen Fällen durchaus valable **konservative Alternativen** (Debrunner 1961).

Die Wahl zwischen Komfort und Sicherheit fällt nicht immer leicht. Sie hängt praktisch von der Erfahrung und vom Können des Behandlers und seiner Infrastruktur ab, nicht zuletzt auch von seinem Temperament und von den Wünschen und Vorstellungen des Publikums.

Stabile Brüche

Je nach Bruchmechanismus, Bruchform und Weichteilverletzung (Periost) sind viele Unterschenkelfrakturen einigermaßen «stabil» (s. «Frakturbehandlung», Kap. 42.1; Abb. 42.1). Dazu gehören Frakturen ohne oder mit geringer Dislokation, bei welchen der Periostmantel wenigstens auf einer Seite erhalten ist, isolierte Tibiafrakturen mit intakter Fibula, einzelne quere Biegefrakturen. Andere lassen sich durch manuelle Reposition stabilisieren.

Solche Brüche können bei **Kindern** immer, aber auch oft bei Erwachsenen, gut mit primärem *Oberschenkelgipsverband* versorgt werden. Achsenfehler können verhindert werden, wenn der Gips nach dem 3-Punkte-Prinzip so angelegt wird, dass er gegen eine Abweichungstendenz wirkt (z. B. gegen Varisierungstendenz bei intakter Fibula). Korrekturen sind mittels Keilen des Gipses möglich (s. Abb. 44.4 u. Abb. 44.6). Nach Möglichkeit soll der Patient im *Gehgips* belasten **(Sarmientogips)**. Später kommt evtl. ein entlastender Gehapparat in Frage (Abb. 17.32).

Instabile Brüche

Instabile Brüche haben eine Tendenz, sich unter dem Muskelzug zu verkürzen: Es sind vor allem Schräg- und Spiralbrüche beider Unterschenkelknochen sowie Stück- und Trümmerbrüche.

Bei **konservativer Behandlung** müssen sie deshalb während einiger Zeit im Längszug gehalten werden (Abb. 17.18). Dieser darf nicht zu kräftig sein, weil er sonst zur Distraktion der Fragmente, verzögerter Heilung und Pseudarthrose führt.

Sobald wie möglich, d. h. sobald der Bruch eine gewisse Festigkeit erreicht hat (Test: Aktives Anheben des gestreckten Beines von der Unterlage), wird ein satt anliegender *Gehgips* angelegt, in welchem das Bein belastet werden kann und soll. Dies ist für die Trophik des Fußes und seiner Gelenke wesentlich.

Die konservative Behandlung von Unterschenkelfrakturen erheischt viel Sorgfalt und Geduld. Sie ist aber, fachgerecht durchgeführt, besser als ihr Ruf.

Vielfach wird allerdings der radikalere Weg beschritten, die Unterschenkelbrüche sofort durch eine **Osteosynthese** zu fixieren, vor allem, weil das Erhalten der korrekten Achsenstellung schwierig und mühsam ist, nicht selten aber auch, weil die Kunst der konservativen Bruchbehandlung (Böhler, Watson Jones) mancherorts bereits verloren gegangen ist.

Den unstreitbaren Vorteilen der Osteosynthese (einfachere Nachbehandlung, frühe Bewegungsübungen) stehen jedoch neue Nachteile und Gefahren gegenüber:

Die Infektionsgefahr ist vor allem wegen der oft **prekären Hautverhältnisse** an der Schienbeinvorderfläche nicht zu unterschätzen: Die Operation durch eine gequetschte Haut hindurch führt fast zwangsläufig zu einer Hautnekrose mit der Gefahr einer Infektion des Frakturgebietes und allen Folgen (Osteitis, infizierte Pseudarthrose). Das Risiko ist besonders hoch bei großzügiger Freilegung der Fraktur zur anatomischen Reposition und Osteosynthese mit Zugschrauben und Platten, aber auch beim Aufbohren des Markkanales für dicke, besser verklemmende und damit stabilere Marknägel. Solche Osteosynthesen sind bei Unterschenkelbrüchen kaum je absolut notwendig. In den letzten Jahren wurden sie abgelöst durch *gewebeschonendere* «biologische» Verfahren, unter denen

- die **Verriegelungsnagelung** für die geschlossenen Schaftfrakturen
- der **Fixateur externe** für offene Frakturen und für alle Brüche mit Haut- und Weichteilschäden

Bedeutung erlangt haben (s. Kap. 43.4.3 u. Kap. 43.4.4). Sie eignen sich vorzüglich auch für Mehrfragment- und Trümmerbrüche.

Auch relativ weit proximal gelegene oder distal Schaftbrüche können mit *Verriegelungsmarknägeln* stabilisiert werden (**Abb. 67.2**). Diese Nägel können dank des Verriegelungseffektes relativ dünn gewählt werden (kompakter «unreamed tibial nail», UTN). Die Markhöhle muss nicht oder nur wenig aufgebohrt werden. Für die Frakturheilung ist dies ein

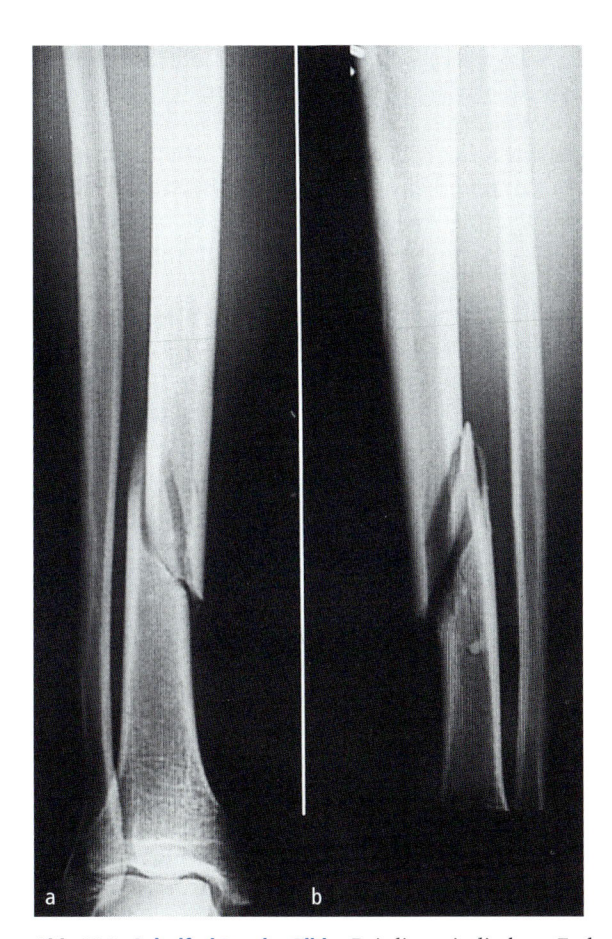

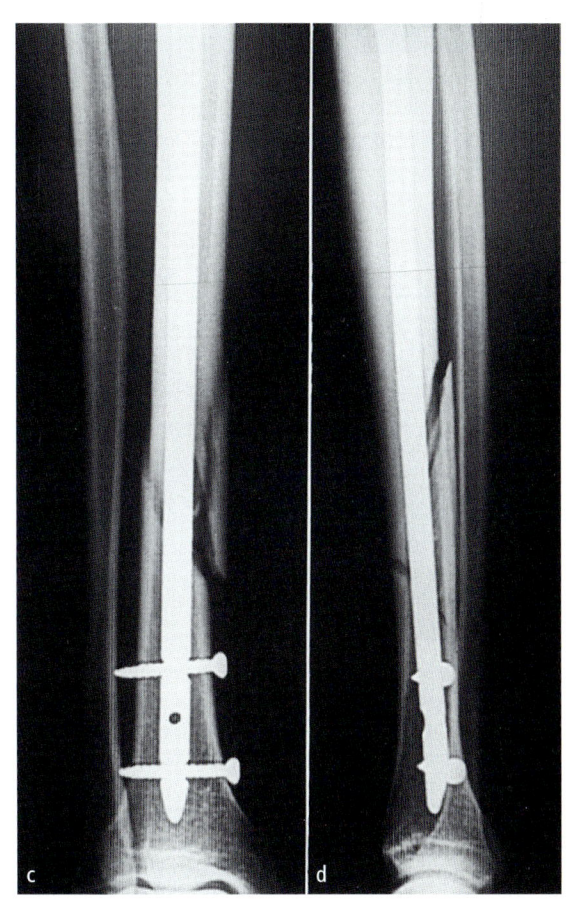

Abb. 67.2: Spiralfraktur der Tibia. Bei dieser indirekten Fraktur (Torsion) ist der Weichteilschaden vermutlich gering, die Heilungstendenz gut. Andererseits sind diese Frakturen primär instabil und konservativ auch nicht leicht in guter Stellung zu retinieren. Deshalb wird häufig operiert. Die *Plattenosteosynthese* wird vom **Verriegelungsmarknagel** konkurrenziert. Isolierte Tibiafrakturen (wie hier) haben zwar weniger Verkürzungs- dafür mehr Varisierungstendenz.
a) und b): Unfallbilder, ap. und seitlich. c) und d) postoperative Bilder.
Die Indikation zur Operation ist allerdings relativ: Einfachere Nachbehandlung, raschere Mobilisation, doch größeres Risiko. Auch konservativ, etwa mit einem Sarmientogips, sind gute Resultate zu erzielen.

großer Vorteil. Die Frakturen sind allerdings nicht voll belastbar (Ausriss bzw. Bruch von Schrauben oder Bolzen). Knorpelschäden und Restschmerzen im Knie, an der Einschlagstelle des Nagels, sind nicht ganz selten.

Die Schrauben für den *Fixateur externe* werden wenn möglich nur von der Schienbeinkante her eingebohrt, dort, wo sie keine Weichteile durchstoßen («Klammerfixateur», s. **Abb. 67.3**, Abb. 43.8 u. Abb. 43.13).

Bei Schrauben- und *Plattenosteosynthesen* wird besonders auf die Erhaltung der Zirkulation und einer lebensfähigen Hautdeckung geachtet (s. Kap. 43.2). Sie kommen v. a. im Metaphysenbereich zur Anwendung, evtl. als «Überbrückungsplatten» auch im Schaftbereich. In der Diaphyse wird der Verriegelungsnagel meistens vorgezogen.

Schwierige Probleme stellen die direkten Brüche mit Trümmerzonen, ausgedehnten Haut- und Weichteilzerstörungen, die **«Hochenergieverletzungen»** des Unterschenkels. Hier sind eine minimale, möglichst schonende Fixation der Fraktur (Fixateur externe) zur Ruhigstellung und eine adäquate Behandlung der Weichteilschäden und Hautdefekte notwendig, wobei mikrochirurgische und plastische Wiederherstellungsoperationen einen wichtigen Platz haben (vgl. Kap. 42.4.2).

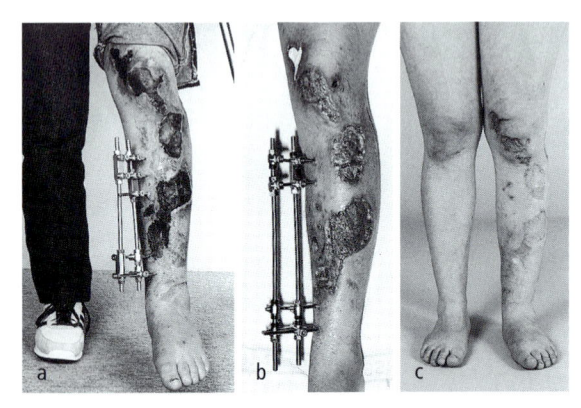

Abb. 67.3: Unterschenkelfraktur mit schwerer Weichteilschädigung.
a) Eine offene Osteosynthese verbot sich hier von vornherein wegen den ausgedehnten Hautkontusionen. Diese werden oft nekrotisch, schwarz, wie hier. Mit dem **Fixateur externe** können Reposition und Stabilität erreicht werden, ohne die Fraktur und die Weichteile zusätzlich zu schädigen. Der Patient ist mit Stöcken mobil.
b) Die beste Schraubenlage ist vorne *medial am Schienbein*, wo der Knochen unmittelbar unter der Haut liegt und keine weiteren Weichteile durchbohrt werden müssen. Dazu eignet sich der Klammerfixateur. Er ermöglicht eine offene Wundbehandlung. Die Hautnekrosen sind abgelöst, darunter liegt gut durchblutetes Granulationsgewebe, das mit Haut bedeckt werden kann.
c) Schlussresultat.

Bei sehr schweren Schäden mit **Begleitverletzungen** von Gefäßen und Nerven muss entschieden werden, ob Aussicht auf ein funktionsfähiges Bein besteht, oder ob die Rehabilitation nicht rascher, sicherer und besser mit einer *Amputation* erreicht werden kann (vgl. Kap. 42.4.2).

67.3.2
Tibiakopffrakturen

Soweit Tibiakopffrakturen **extraartikulär** sind, ist lediglich eine korrekte Achsenstellung von Bedeutung. Konservativ lässt sich diese nicht immer erreichen. Zwar heilen die Brüche an sich gut, doch ist die Behandlung mühsam, weshalb wenn möglich eine operative Fixation vorgezogen wird, am besten mit Platten und Schrauben (vgl. a. Kap. 66.13).

Bei den **(intraartikulären)** *Tibiaplateaubrüchen* steht die Kongruenz der Gelenkflächen an erster Stelle. Ihre Wiederherstellung ist fast nur mittels offener Reposition und interner Fixation möglich, gewöhnlich mit Platten.

Bei *jüngeren* Patienten handelt es sich mehrheitlich um Ausbrüche größerer Fragmente, *im Alter* wegen der *Osteoporose* häufig um Impressionsfrakturen, wobei das mediale oder das laterale Tibiaplateau eingestaucht und mehr oder weniger zertrümmert ist. Sie lassen sich konservativ kaum, und auch operativ oft nur schlecht und selten ideal, reponieren. Häufig bleiben Stufen im Gelenk zurück.

Um dies zu vermeiden, wird versucht, das eingedrückte *Plateau operativ anzuheben*. Damit es nicht wieder zusammenbricht, muss es mit Spongiosa unterfüttert und mit einer Platte seitlich abgestützt werden. Dass damit eine spätere Arthrose verhindert werden kann, ist jedoch nur bei einfachen Brüchen zu erwarten.

Verletzte Menisken sollten nicht entfernt, sondern erhalten und ggf. repariert werden.

Die Therapie der Tibiakopffrakturen hängt weitgehend von der Art der Fraktur ab. Für die Planung ist die *Frakturklassifikation* hilfreich. Die **Differentialindikation** ist ausführlich in Kapitel 42.3, Seite 650–652 beschrieben.

Operationen bei intraartikulären Tibiakopfbrüchen stellen oft heikle Probleme. Diese sind in Kapitel 66.13 angesprochen, inkl. des Kommentars eines Experten.

67.3.3
Distale Tibiafrakturen

Bei distalen Tibiafrakturen ist oft die tibiale Gelenkfläche des oberen Sprunggelenkes mitbetroffen (Pilon tibial, s. Kap. 68.6.1). Es gilt Ähnliches wie für die

Tibiakopffrakturen (vgl. Kap. 42.2.3 u. Kap. 66.13): Die anatomische Rekonstruktion des Gelenkes ist erstrebenswert, doch oft technisch schwierig oder unmöglich, die Prognose deshalb häufig schlecht (s. Kap. 68.6.1).

Besondere Sorge bereiten **Weichteilschäden**, seien sie unfallbedingt oder, bei älteren Patienten, vorbestehend (Varikosis, Ulzera), was die operativen Möglichkeiten einschränkt. Deshalb evtl. Minimalosteosynthese (Spickdrähte, Fixateur externe).

Die Osteosynthese der Tibiafrakturen setzt Erfahrung, genaue Beurteilung der Verletzung, vor allem auch der Weichteile, sowie einwandfreie Sterilität und Operationstechnik voraus. Dann kann sie Vorteile und gute Resultate erbringen.

Wo diese Voraussetzungen nicht gegeben sind, muss mit einer hohen Komplikationsrate gerechnet werden.

67.3.4
Brüche bei Kindern

Bei Kindern ist die **konservative** Bruchbehandlung die Methode der Wahl. Osteosynthesen sind mit ganz wenigen Ausnahmen kontraindiziert (s. Kap. 44.1).

Frakturen durch die *Tuberositas tibiae* tragen als Epiphysenfrakturen die Gefahr von Wachstumsstörungen in sich (s. Kap. 28.2.1 mit Abb. 28.6).

Proximale Tibiafrakturen, bei denen der mediale Bruchspalt klafft, haben eine starke Tendenz, im Verlauf des weiteren Wachstums noch weiter zu valgisieren. Anatomische Reposition scheint dies verhindern zu können.

67.3.5
Komplikationen bei Unterschenkelbrüchen

Tibialis-anterior-Syndrom

Beim Tibialis-anterior-Syndrom handelt es sich um ein *Kompartmentsyndrom* (s. Kap. 7.5 u. Kap. 42.4.4) Es kommt vor nach schweren Frakturen oder Operationen im proximalen Tibiabereich, auch bei Kindern. Ein Ödem oder Hämatom ist in der *vorderen Faszienlog*e zwischen Schien- und Wadenbein gefangen und drosselt durch seinen starken Druck die Blutversorgung der Muskulatur. Innerhalb weniger Stunden entsteht eine irreversible Ischämie der Streckmuskeln des Fußes, ein Analogon zur Volkmann'schen Kontraktur des Vorderarmes (s. Kap. 44.6 u. Kap. 47.2.5).

Zeichen der drohenden Gefahr sind starke Schmerzen und eine Lähmung der Zehen- und Fußheber. Geschlossene Gips- und andere Verbände müssen sofort vollständig geöffnet werden. Den intrakompartimentalen Druck kann man messen. (s. Kap. 42.4.4). Wenn er über 30 mm Hg steigt (normal: < 4.0 mm Hg), besteht eine **Notfallsituation**.

Oft hilft nur die sofortige ausgiebige *Spaltung der vorderen Faszien in den ersten Stunden*, um die Ischämie zu beheben. Wenn diese schon zu lange gedauert hat, geht die Muskulatur zu Grunde, fibrosiert und verkürzt sich, es entsteht mit der Zeit eine eigentliche Tenodese der Fuß- und Zehenheber mit weitgehender Versteifung des oberen Sprunggelenkes. Später auftretende Zehendeformitäten verursachen oft erhebliche Beschwerden und müssen operativ beseitigt werden.

Peronäuslähmung

Bei direkten Tibiakopffrakturen und als typische *Komplikation von hohen Tibiaosteotomien*, aber auch als Lagerungs- und Druckschäden, sieht man Peronäuslähmungen relativ häufig. Der N. fibularis ist besonders empfindlich auf Druck und Zug und liegt an einer anatomisch heiklen Stelle. Er erholt sich oft nur langsam und manchmal gar nicht, je nach Läsion. Weiteres siehe Kapitel 34.3 und Kapitel 69.4.2.

Spitzfuß und Hammerzehen

Diese Komplikationen sieht man nicht selten nach Unterschenkelbrüchen, bei verzögerter Heilung oder unzweckmäßiger Behandlung. Wenn der Fuß längere Zeit nicht belastet wird, hat er automatisch die Tendenz, eine Spitzfußstellung einzunehmen (meist mit leichter Supination), welche bald einmal irreversibel wird. Dieser Tendenz muss schon während der Frakturbehandlung aktiv begegnet werden: entweder durch *Fixierung des Fußes in Rechtwinkelstellung* (Gips, Schienen) oder durch aktive Fußhebergymnastik (s. Kap. 17.2, Abb. 17.10 c u. Kap. 38.2).

Gleicherweise können bei länger dauernder Immobilisierung und trophischen Störungen die *Zehen versteifen* und in eine Hammer- oder Krallenstellung kommen (s. Kap. 69.6.2), die starke Beschwerden verursacht, nicht selten als einzige Spätfolge einer Unterschenkelfraktur. Eine *zweckmäßige Nachbehandlung* (Gehgips, Zehengymnastik, Hochlagerung) hilft, Bewegungsarmut und Ödem und damit diese unangenehmen Zehendeformitäten vermeiden. Kontrakte Hammerzehen müssen operiert werden.

Hautdefekte, Infekte, Osteitis

Viele Knocheninfekte entstehen auf dem Weg über Hautdefekte: Bei primär offenen Frakturen, durch Hautnekrosen nach Kontusionen und – nicht ganz selten – nach Osteosynthesen (vgl. Kap. 32.4 u. Kap. 42.4.2).

Bei günstigen Verhältnissen wird man den frischen Hautdefekt möglichst sofort über dem Knochen schließen, evtl. mit Hilfe von Entlastungsschnitten oder Hautplastiken. Ebenso wichtig ist allerdings eine rigorose Stabilisierung der darunter liegenden Fraktur. Die Infektionsgefahr wird dadurch zweifellos herabgesetzt.

Andererseits führt das Einlegen von Fremdmaterial (Platten) unmittelbar *unter eine vorgeschädigte Haut* mit großer Wahrscheinlichkeit zu einer Hautnekrose und damit leicht zur Infektion.

Ist einmal der Knochen infiziert, müssen die infizierten Gewebe chirurgisch ausgeräumt werden, vor allem die sequestrierten Knochenteile.

Pseudarthrosen

Pseudarthrosen entstehen vor allem nach Trümmerbrüchen, gelegentlich nach ausgedehnten Knochenfreilegungen zum Zweck der Osteosynthese und bei Osteitis. Seit der Einführung der Osteosynthese sind sie nicht seltener geworden (Abb. 45.6 u. Abb. 45.12).

Für die *Behandlung* **vitaler** *Pseudarthrosen* hingegen ist die Druckosteosynthese die Methode der Wahl: Bei nicht verschobener Pseudarthrose Marknagelung; bei dislozierter Pseudarthrose Platte auf der konvexen Seite (Allgemeines s. Kap. 45.6).

Die **infizierte**, **atrophische** Pseudarthrose stellt besondere Probleme. Im Prinzip muss zuerst die knöcherne Heilung erreicht werden, durch Stabilisierung (Fixateur externe), Spongiosaplastik, evtl. Fragmenttransport (nach Ilisarow, s. Abb. 45.14). Die Infektion kann erst nach radikaler Ausräumung aller nekrotischer Gewebe ausheilen. Die Deckung von Hautdefekten verlangt oft besondere plastische, evtl. mikrochirurgische Techniken (Abb. 32.13, Abb. 32.16, Abb. 45.11 u. Abb. 45.13).

Fehlstellungen (s. a. Kap. 42.2 u. Kap. 38)

Fehlstellungen nach Unterschenkelschaftfrakturen machen sich gewöhnlich zuerst in den *Sprunggelenken* unangenehm bemerkbar. Die relativ häufige Varusstellung kann nur in geringem Ausmaß in diesen Gelenken kompensiert werden. Daraus können Schmerzen, Knickfuß, Kontrakturen in den Sprunggelenken, evtl. später Arthrosen entstehen. Eine Valgusstellung wird im Allgemeinen etwas besser ertragen (vgl. Kap. 25.4).

Rotationsfehlstellungen, vor allem die Innenrotation, äußern sich in Gangstörungen (s. Kap. 38.6).

Falls die Beschwerden erheblich sind, ist eine Korrekturosteotomie zu erwägen. Mit Vorteil wird sie im Bereich der metaphysären Spongiosa angelegt. Die Heilung erfolgt leichter als in der Kortikalis des Schaftes (s. Abb. 45.3).

Arterielle Zirkulationsstörungen

Bei Schmerzen in Beinen und Füßen müssen arterielle Durchblutungsstörungen differentialdiagnostisch von orthopädischen Leiden und radikulären Ausstrahlungen (Ischias) abgegrenzt werden. Die Anamnese (Claudicatio intermittens), die Prüfung der Fußpulse (A. dorsalis pedis und A. tibialis post.) und die Lagerungsprobe (Farbwechsel bei Hoch- und Tieflagerung, Ratschow) geben rasch wichtige Anhaltspunkte, die das weitere Vorgehen bestimmen.

Varikosis

Ödeme, Thrombosen, Ulcera cruris, Dermatosen, Entzündungen, Erysipel etc. sind recht *häufige Unfallfolgen* und erfordern oft langwierige Behandlungen. Sie müssen *vor Operationen* und bei der Begutachtung gebührend berücksichtigt werden (**Abb. 67.4**).

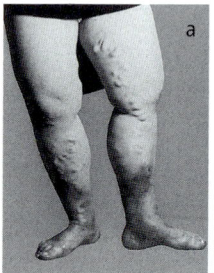

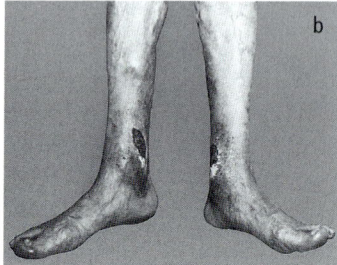

Abb. 67.4: **Varikosis** (a) und **Ulcera cruris** (b), was man gemeinhin unter «Beinleiden» versteht, sind sehr häufig, unangenehm, hartnäckig und auch schwierig zu behandeln. Die *Zirkulation* der Beine und Füße, venös und arteriell, ist im Alter, bei Adipositas und bei vielen Allgemeinerkrankungen sehr oft gestört. Bei der Beurteilung orthopädischer Krankheiten muss immer die Zirkulation mit berücksichtigt werden, besonders aber im Hinblick auf die Therapie, denn die «Beinleiden» sind eine Hauptursache von *Komplikationen* bei orthopädischen Operationen (Ödeme, Thrombosen, Embolien, Ulzera, Hautnekrosen).

68 Das obere Sprunggelenk

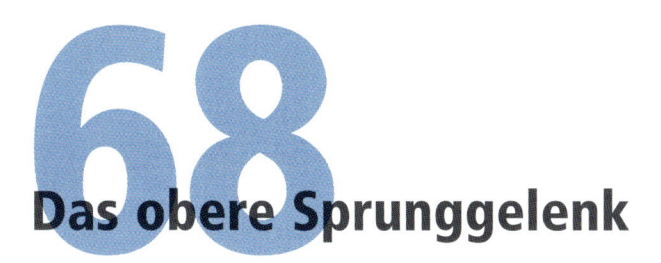

68.1 Allgemeines

Das obere Sprunggelenk ist **ein Scharniergelenk**, geführt und gehalten durch die Malleolen, die Syndesmose und kräftige Seitenbänder.

Die Bewegungen im oberen Sprunggelenk finden deshalb nur in einer Ebene statt (**Abb. 68.1**). Sie werden als

- *Dorsalextension* (Fußheben in Hackenfußstellung)
- *Plantarflexion* (Senken der Fußspitze in Spitzfußstellung)

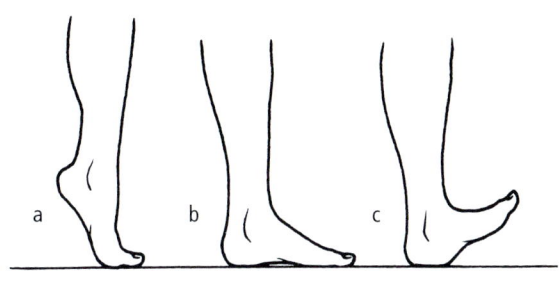

Abb. 68.1: Die Beweglichkeit des oberen Sprunggelenkes ist für Stand und Gang von besonderer Bedeutung und ist auch *im Stehen* am besten zu prüfen:
a) Die **Plantarflexion** ist zum Abstoßen beim Laufen und Springen nötig. Sie ermöglicht den Zehenstand. Andererseits ist eine *Spitzfußkontraktur* für das Stehen und Gehen sehr ungünstig.
b) Wenn bei geradem aufrechtem Stand die Fußsohle plantigrad auf dem Boden steht, bilden Unterschenkel und Fuß einen Winkel von 90°. Diese *Mittelstellung* ist die **Funktionsstellung**, die auch bei steifem oberem Sprunggelenk zum Stehen und Gehen am günstigsten ist. Zur temporären Fixation des Fußes, etwa im Gipsverband, sowie für Arthrodesen des oberen Sprunggelenkes ist diese **«plantigrade»** Stellung anzustreben.
c) Die **Dorsalextension** ist für das Abrollen wichtig. Sie ist leicht im Hackengang zu prüfen. Dieser setzt einen kräftigen M. tibialis anterior voraus.

Die genaue *Messung* des Bewegungsumfanges geschieht am besten wie auf Abbildung 11.17.

bezeichnet und werden von der *«plantigraden»* Rechtwinkelstellung (90° zwischen Unterschenkelachse und Fußsohle) aus gemessen. Diese ist die **Funktionsstellung** des Fußes, d.h. die normale Stellung beim Stehen und die günstige («plantigrade») Stellung bei versteiftem Fuß (Abb. 17.20 u. Tab. 38.4). Zur Biomechanik des OSG vgl. «Der normale Gang»: Kapitel 8.3; Abbildung 8.22.

Die **Diagnostik** des oberen Sprunggelenkes ist im Übrigen im «Fußkapitel», Kapitel 69.2, beschrieben.

Pathophysiologie

Die straffe *Syndesmose* gibt dem oberen Sprunggelenk eine gewisse Elastizität: Bei Dorsalextension wird die **Malleolengabel** durch die vorne etwas breitere Talusrolle gespreizt, und die Syndesmose wird angespannt. Dadurch wird das Gelenk, analog dem Kniegelenk, in der Standphase stabilisiert.

Bei *Plantarflexion* ist das obere Sprunggelenk hingegen etwas locker. Bleibt es während längerer Zeit in dieser Stellung (Spitzfußstellung), schrumpft die Syndesmose, und das Gelenk kann nicht mehr dorsal extendiert werden. Es entsteht eine Spitzfußkontraktur:

Spitzfußkontraktur

Wegen des Überwiegens der kräftigen Wadenmuskulatur kommt der Fuß bei längerem Nichtgebrauch (z. B. nach Unter- oder Oberschenkelbrüchen, bei Erkrankungen des Fußes, bei längerer Bettruhe), fast immer automatisch in Plantarflexion. Der fixierte Spitzfuß ist deshalb nicht selten die *Folge einer Verletzung* oder Krankheit, welche das Gelenk gar nicht direkt betroffen hatte.

Prophylaktisch wird diese schwere und vermeidbare Komplikation durch tägliche aktive oder passive Bewegungen und Ruhigstellung (Gips, Schiene, Apparat) in Funktionsstellung, d.h. mindestens Rechtwinkelstellung des Fußes, vermieden. Klinik und Therapie des Spitzfußes: Kapitel 69.4.1.

68.2
Arthritiden

Als **Ursachen** kommen in Frage:

- eitrige Arthritis, selten hämatogen, häufiger direkt durch Verletzungen, Spritzen, Operation (Staphylokokken, selten andere Erreger, z. B. Tbc.)
- rheumatoide Arthritis
- seltener andere.

Die Arthritiden des oberen Sprunggelenkes entsprechen in ihrem Verlauf dem allgemeinen Bild (s. Kap. 32.5). Schwellung und Druckdolenz vor und hinter den Malleolen weisen neben den übrigen typischen Befunden einer Arthritis auf die **Diagnose** hin. Bei akuter Entzündung wird der Fuß wegen des Gelenkergusses gern plantar flektiert gehalten. Die Spannung der Gelenkkapsel ist in dieser Stellung am geringsten und schmerzt am wenigsten.

Die *Gelenkpunktion* sichert die Diagnose. Auf dem Röntgenbild ist im Anfangsstadium nichts zu sehen. Später erscheinen eine Osteoporose und evtl. Destruktionsherde, und mit der Zeit verschwindet der Gelenkspalt (Abb. 32.18).

Der **Verlauf** hängt von der Ursache ab. Eitrige Arthritiden heilen auch unter aufwändiger *konservativer* Therapie nicht immer. Sie zerstören und versteifen das Gelenk. Wichtig ist, dass es in einer Funktionsstellung und nicht in Spitzfußstellung versteift (Schienen, Gips, siehe oben). Allerdings wird man nicht so lange warten. Die langwierige Krankheit kann durch *operative* Ausräumung des Infektes und gleichzeitige Arthrodese rasch geheilt werden. Dies ist auch im floriden Stadium möglich. Nach dem knöchernen Durchbau ist der Patient beschwerdefrei wieder gehfähig.

Auch die *chronische Polyarthritis* zerstört das Gelenk. Es wird aber oft nicht steif, sondern völlig instabil, so dass es nicht mehr belastet werden kann. Auch hier ist die Arthrodese angezeigt, sobald röntgenologische Zeichen einer Gelenkdestruktion sichtbar sind.

68.3
Osteochondrosis dissecans

Befallen sind bei der Osteochondrosis dissecans die oberen **Kanten der Talusrolle**, etwas häufiger die mediale als die laterale. Das Bild entspricht der Beschreibung in Kapitel 31.5. Allerdings kommt es selten zur Ablösung eines Dissekates und damit auch kaum zu Einklemmungserscheinungen.

Während bei der typischen Osteochondrosis (rundliche Dissektate in der medialen Taluskante) keine Ursache gefunden werden kann, ist in manchen Fällen, besonders bei lateraler Lokalisation, ein Trauma in der Anamnese zu finden, z.B. eine Verstauchung oder eine Abscherfraktur («*flake fracture*»). Allerdings treten die Schmerzen erst spät auf. Außer einer Druckdolenz ventral im Gelenk findet man bei der Untersuchung nicht viel.

Auch im **Röntgenbild** wird der Defekt leicht übersehen (**Abb. 68.2**). Auf nicht besonders guten oder etwas verkanteten ap-Bildern ist er meist gar nicht zu sehen, ebenso wenig auf Seitenbildern. Auch auf technisch einwandfreien Bildern (bei leichter Innenrotation genau auf den Gelenkspalt gezielte ap-Aufnahme) ist der Befund manchmal so diskret, dass er nur vermutet werden kann. Auf Tomographien, im CT und MRI wird er deutlich sichtbar. Wenn man nach der Krankheit sucht, findet man sie nicht so selten.

Therapie: Längere Ruhigstellung (Gehgips, evtl. Gehapparat) kann manchmal die Beschwerden so weit reduzieren, dass sie erträglich werden. Oft verschwinden sie auch spontan wieder, so dass keine Therapie mehr notwendig ist. Die Prognose bei nicht traumatischen Osteochondrosen ist verhältnismäßig gut, besser als bei traumatisch entstandenen Schäden.

Bei stärkeren Schmerzen ist die *operative Ausräumung* des Sequesters zu erwägen. Selten wird es möglich sein, ein Dissekat wieder zu befestigen. Dazu ist es meist zu klein. Man hofft, dass nach der Ausräumung der Defekt wieder vernarbt und es so weniger zur Arthrose kommt als ohne Operation. Dies ist auch arthroskopisch möglich. Vgl. auch Kapitel 66.53.

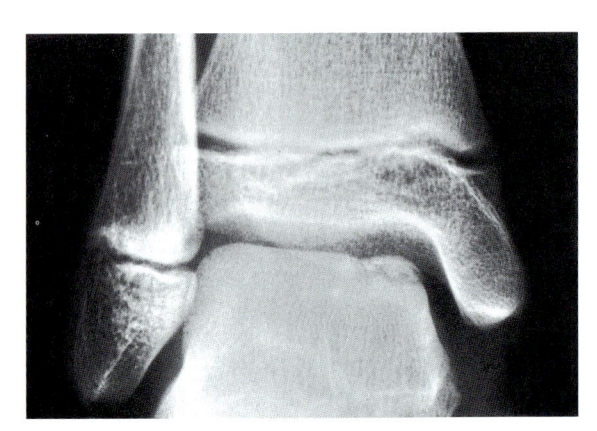

Abb. 68.2: Osteochondrosis dissecans tali, hier an der *medialen Kante der Talusrolle* bei einem 10-jährigen Kind. Der Befund ist unscheinbar, manchmal nur im Tomogramm (CT) nachzuweisen.

68.4
Arthrose des oberen Sprunggelenkes

Wegen der großen **Beanspruchung** dieses Gelenkes führen Inkongruenzen, Fehlstellungen und andere Schäden rasch zu Degenerationserscheinungen, also zur Arthrose. Besonders häufig ist diese *nach Luxationsfrakturen* des oberen Sprunggelenkes, und zwar hauptsächlich nach Verletzungen der Syndesmose mit Gabelsprengungen, nach Stauchungsbrüchen (s. «Pilon tibial», Kap. 68.6.1) sowie ungenügend reponierten Knöchelbrüchen. *Die Prophylaxe* der Arthrose beginnt mit der Behandlung von Frakturen, Fehlstellungen und Krankheiten des oberen Sprunggelenkes (Abb. 9.9–9.11).

Pathophysiologie, Verlauf und Symptome entsprechen der Arthrose in anderen Gelenken (s. Kap. 37.1).

Klinik

Langsam zunehmende unbestimmte *Schmerzen* im Knöchelbereich, vor allem bei längerem Gehen und Stehen, Anlaufschmerzen, evtl. beginnende Versteifung sind typisch. Entzündliche Zeichen fehlen oder sind gering.

Im **Röntgenbild** erscheinen in der Regel zuerst kleine Randzacken am medialen Malleolus und an der vorderen Tibiakante, später subchondrale Sklerose und Gelenkspaltverschmälerung. Bei genauem Hinsehen erkennt man nicht selten eine Inkongruenz, z. B. eine Fehlstellung des Malleolus fibularis, eine erweiterte Malleolengabel, eine leichte Verdrehung der Talusrolle (**Abb. 68.3**).

Im fortgeschrittenen Stadium können Schmerzen und Gehbehinderung sehr stark werden. Das Gelenk versteift mit den Jahren, meist mit einem Spitzfuß, wird aber kaum je von selbst knöchern fest.

Therapie

Im Anfangsstadium wird man versuchen, den Zustand mit **konservativen** Maßnahmen erträglich zu halten (Physiotherapie, Bäder usw.), diese haben aber nur eine palliative Wirkung.

Wichtig sind eine steife dicke weiche *Sohle mit Abrollrampe* (s. Kap. 69.8, Abb. 69.83 u. Abb. 69.85), evtl. hohe Stiefel. Bei Arbeitern kann ein Unterschenkelapparat, evtl. mit blockiertem Gelenk, die Arbeitsfähigkeit über längere Zeit erhalten. Eine Wiederherstellung des Gelenkes ist nicht möglich. Bei einer schweren Fehlstellung kann im Frühstadium evtl. eine *Korrekturosteotomie* die Progredienz bremsen (s. «Deformitäten», Kap. 38.4 u. Abb. 45.3).

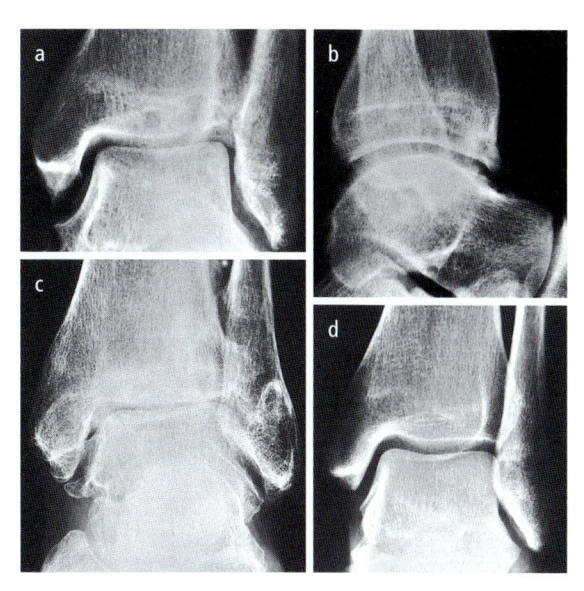

Abb. 68.3: Die Arthrose des oberen Sprunggelenkes.
a) Oberes Sprunggelenk von vorn und b) seitlich, mit posttraumatischer Arthrose.
Der Gelenkspalt ist noch erhalten, doch sieht man Randzacken am Malleolus und an der vorderen Tibiakante. Der subchondrale Knochen in der Tibia zeigt unregelmäßige Sklerosierung und zwei Geröllzysten. Die Talusrolle ist in der Malleolengabel eine Spur nach lateral und vorne verschoben. Der *27-jährige Mann* hatte vor einigen Jahren eine Luxationsfraktur des oberen Sprunggelenkes erlitten mit *Syndesmosesprengung*. Jetzt hat er Beschwerden.
c) Stark fortgeschrittene Arthrose bei einer *60-jährigen Frau* mit starken Schmerzen und weitgehend steifem Gelenk. Der Gelenkspalt ist kaum mehr zu sehen. Osteophyten an der Spitze der Malleolen und starke reaktive Sklerosierung des vom Knorpel entblößten Knochens kennzeichnen die reaktive Komponente des chronischen degenerativen Prozesses.
d) *Normales* oberes Sprunggelenk einer jungen Frau zum Vergleich.

Operationen

Im *fortgeschrittenen Stadium* ist die beste Operation nach wie vor die **Arthrodese** des oberen Sprunggelenkes, vorausgesetzt, dass sie in Funktionsstellung, mit der Fußsohle im rechten Winkel zum Unterschenkel, angelegt wird, evtl. mit einer leichten Valgusstellung. Varus, Spitz- und Hackenfuß sind für das Stehen und Gehen ungünstig (**Abb. 68.4**). Passendes Schuhwerk, richtige Absatzhöhe, evtl eine Abrollrampe sind wichtig.

Mit einer guten Arthrodese in richtiger Stellung ist die funktionelle Einbuße bemerkenswert gering. Die subtalaren und Mittelfußgelenke können die verloren gegangene Beweglichkeit weitgehend ersetzen. Betroffene können auch wieder Sport treiben, wandern und bergsteigen. Der Gang ist so wenig gestört,

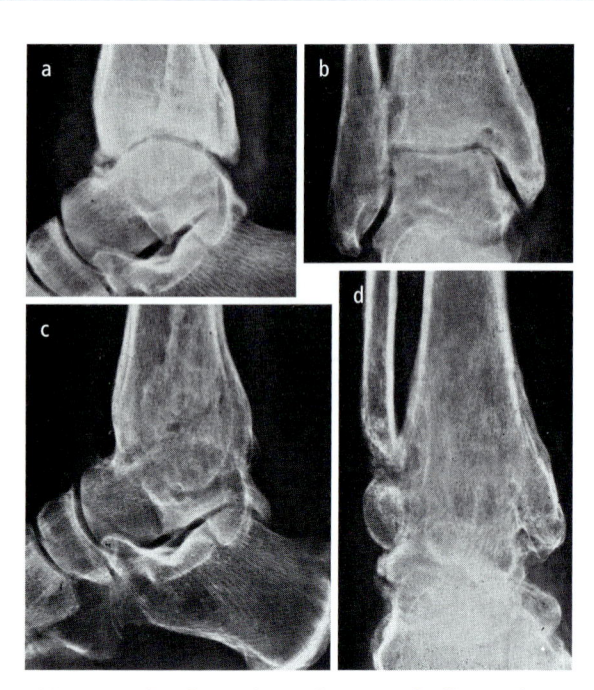

Abb. 68.4: Behandlung eines schwer geschädigten oberen Sprunggelenkes.
a) und b): Fortgeschrittene posttraumatische Arthrose des oberen Sprunggelenkes einer *54-jährigen Frau*. Wegen der Schmerzen, welche das Gehen sehr beschwerlich machten, wurde eine Arthrodese durchgeführt.

c) und d): Zustand *zwei Jahre nach der Operation*. Das obere Sprunggelenk ist in Funktionsstellung, d.h. *plantigrad* in Rechtwinkelstellung, knöchern versteift. Die Frau kann wieder beschwerdefrei und praktisch ohne zu hinken gehen. Die Versteifung wird durch die Beweglichkeit im unteren Sprunggelenk und im Mittelfuß weitgehend kompensiert, evtl. zusätzlich mit einer Abrollrampe an der Sohle (s. Abb. 69.85), so dass niemand die Versteifung bemerkt, was besonders für Frauen wichtig ist.

dass auch der Untersucher oft Mühe hat, zu erkennen, auf welcher Seite die Arthrodese gemacht wurde (vgl. Abb. 8.22–24). Die Patienten sind durchwegs *leistungsfähig, schmerzfrei* und zufrieden. Die bei Laien und Ärzten verbreitete Angst vor der «Fußversteifung» und damit die Abneigung gegen die Arthrodese sind unbegründet. Technisch gibt es verschiedene Methoden: siehe **Abbildung 68.5 a** und **b**.

Endoprothesen sind auch im Handel (**Abb. 68.5 c** u. **d**). Die Beanspruchung ist allerdings beträchtlich, ihre Langzeitprognose ungewiss. Auch sind beim normalen Gehen die Bewegungsausschläge im OSG relativ *gering* und nicht von essenzieller Bedeutung (s. «Ganganalysen», Kap. 8.3), d.h. der Vorteil einer Endoprothese gegenüber einer Arthrodese ist nicht sehr groß. Eine echte Indikation für eine Endoprothese ist wohl selten (PcP, Arthrose weiterer Fußgelenke, ältere Patienten) gegeben.

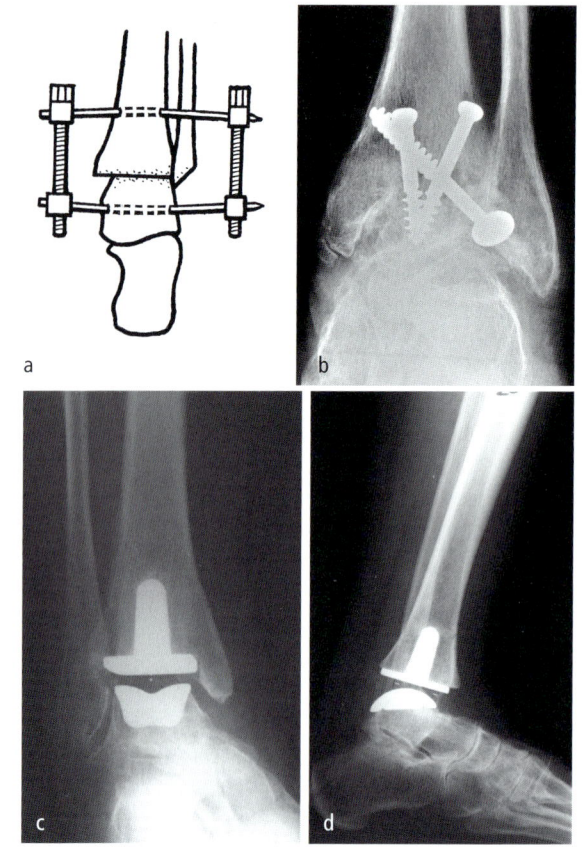

Abb. 68.5: Operationen des oberen Sprunggelenkes bei schweren Arthrosen und Arthritiden.
a) **Arthrodese:** Kompression und Fixation mit äußeren Spannern. Es gibt viele Methoden. Dies ist eine bewährte ältere.
b) Technisch anspruchsvoller ist die *Kompressionsarthrodese* mit Zugschrauben. Der Schlüssel zur Operation ist die erste Schraube. Sie muss sehr genau, knapp oberhalb des Sinus tarsi, gesetzt werden. Falls keine Spitzfußstellung vorliegt, ist die Operation auch arthroskopisch möglich.

Bei dieser *57-jährigen Patientin* wurden wegen schweren Arthrosen *beide* oberen Sprunggelenke versteift. Sie konnte sofort mobilisiert werden. *Zwei Jahre nach den Operationen* bestieg sie den Kilimandjaro.

c) u. d) **Endoprothese** des oberen Sprunggelenkes, ap. und seitlich, 9 Monate nach Operation, gutes Resultat.

Langzeitresultate fehlen. Die Operation ist noch weitgehend «experimentell». Ob die Endoprothese als Alternative zur Arthrodese bei bestimmten Fällen, z.B. bei älteren Leuten mit Arthrosen in den übrigen Fußgelenken, eine gute Indikation sein kann, wird die Zukunft weisen.

68.5
Instabilität

68.5.1
Habituelle Distorsion des oberen Sprunggelenkes

Manchmal nach einer oder mehreren traumatischen Distorsionen, gelegentlich auch bei einer konstitutionellen Lockerung des oberen Sprunggelenkes (dann häufig beidseitig), klagen die Patienten über ständiges Umknicken des Fußes nach außen (in Varus). Diese **Verstauchungen** sind jedes Mal recht schmerzhaft und verursachen Schwellungen am Außenknöchel und mit der Zeit auch im Intervall ständig Schmerzen, Schwäche und Unsicherheit.

Bei der *Untersuchung* lässt sich das obere Sprunggelenk lateral mehr oder weniger stark aufklappen, die fibularen Seitenbänder sind insuffizient. Gehaltene ap-Aufnahmen des Gelenkes (die Ferse wird von Hand oder in einem speziellen Gerät in Varusstellung gedrückt) zeigen die Talusrolle in der Malleolengabel nach außen gekippt. Eine **Aufklappbarkeit** von einigen wenigen Millimetern ist physiologisch, Vergleichsaufnahmen auf der Gegenseite sind zweckmäßig (**Abb. 68.6**).

Therapie

Im **akuten** Stadium geben ein straffer Klebeverband (Taping), eine U-Schiene, ein Aircast oder ein stabiler Schaftstiefel den nötigen Halt (**Abb. 68.7a**).

In manchen **chronischen** Fällen hilft die heilgymnastische Kräftigung der Pronatoren, vor allem der Fibularismuskulatur, sowie die Erhöhung des äußeren Randes der Schuhsohle und besonders die Versetzung und Verbreiterung des Absatzes nach lateral. Wenn nötig muss die Ferse durch eine Filzeinlage lateral im Schuh am Ausrutschen zur Seite gehindert werden (Abb. 68.7b). In den meisten Fällen bessert sich der Zustand unter *konservativer* Therapie mit der Zeit.

Bei chronischen, wiederholten Rezidiven ist die Reparatur des fibulotalaren Seitenbandapparates, sei es aus den Bandresten und dem Narbengewebe oder mittels eines freien Transplantates (Plantarissehne) eine gute *Operation*. Bei der Technik nach Evans bzw. Watson-Jones wird die Fibularis brevis-Sehne «geopfert».

68.5.2
Luxation der Fibularissehnen

Ein *seltenes* Ereignis. Nach Unfall oder spontan bei einer Anspannung schnellen die beiden Sehnen der Fibularismuskeln aus ihrer Rinne hinter dem Außenknöchel nach vorne heraus. Sie springen ebenso leicht wieder zurück, aber die Luxation kann sich jederzeit wiederholen. Sie verursacht starke Schmerzen, welche nur langsam verschwinden. Der Zustand ist unangenehm und lässt sich nur durch eine Operation endgültig beseitigen.

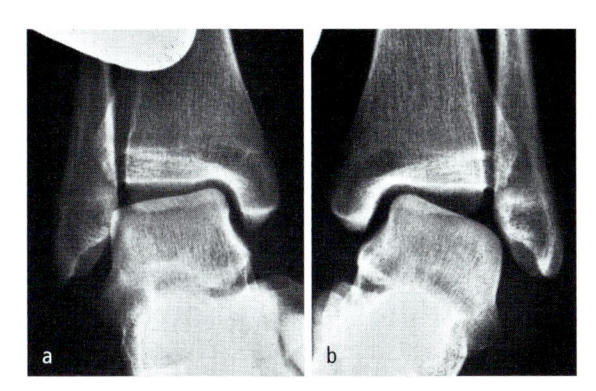

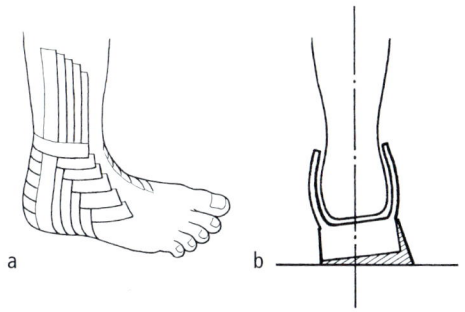

Abb. 68.6: Funktionsaufnahmen des oberen Sprunggelenkes, der Fuß in maximaler Adduktionsstellung gehalten, bei einem *15-jährigen Mädchen* mit rezidivierenden Distorsionen des linken Fußes (b): Starke *Aufklappbarkeit* des oberen Sprunggelenkes; die lateralen Seitenbänder sind insuffizient, größtenteils gerissen.
a) Auch bei intaktem Bandapparat kippt der Talus oft ein wenig in der Gabel bei der Funktionsaufnahme bei diesem Mädchen allerdings etwas stärker als normal. Eine leichte konstitutionelle Bandschwäche liegt hier auch auf der rechten, beschwerdefreien Seite vor.
b) Frische Bandläsionen mit einer Aufklappbarkeit dieses Ausmaßes heilen unter konservativer Behandlung (Air-Cast, stabilisierender Schaftstiefel etc.) in wenigen Wochen. Eine Operation ist nicht nötig.

Abb. 68.7:
a) Gekreuzter Klebeverband (Gibney) für leichtere **Distorsionen** *des oberen Sprunggelenkes*. Andere Möglichkeiten sind: elastische Verbände, Taping, Zinkleimverbände, Knöchelbandagen, Air-Cast in schwereren Fällen temporärer Gipsverband.
b) Erhöhung und Verbreiterung des Absatzes nach lateral hilft in manchen Fällen von habitueller Distorsion, indem sie der Kipptendenz entgegenwirken.

Die **Diagnose** ist bei luxierten Sehnen leicht zu stellen. Manchmal kann der Patient die Luxation produzieren. Sonst ist man auf die genaue *Anamnese* angewiesen.

Bei der *Operation* findet man eine Ausweitung der Sehnenscheide bis weit vor den Außenknöchel. Man versucht diese zu raffen. Eine andere Möglichkeit ist die Verriegelung durch einen kleinen Knochenspan am Malleolus fibularis.

68.6
Verletzungen des oberen Sprunggelenkes

68.6.1
Knöchelbrüche

Unverschobene Malleolarfrakturen heilen in der Regel folgenlos aus. Die eigentlichen **Luxationsfrakturen** des oberen Sprunggelenkes – um solche handelt es sich bei allen verschobenen Knöchelbrüchen – sind jedoch mehr oder weniger schwere intraartikuläre Verletzungen, denen die Gefahr eines bleibenden Schadens, vor allem einer späteren Arthrose, innewohnt (vgl. Kap. 9.2.1, Kap. 42.2.3 u. Abb. 9.11).

Besonders gefährdet sind Frakturen, bei denen nach Verschiebung der Gelenkflächen eine intraartikuläre Stufe zurückbleibt, z. B. nach Abbruch eines größeren *hinteren (Volkmann'schen) Dreiecks* oder nach ungenügend reponierten Malleolarfrakturen sowie bei Frakturen mit *Gabelsprengung*, d. h. Zerreißung der Syndesmose. Es hat sich gezeigt, dass einer genauen anatomischen Wiederherstellung der Gelenkverhältnisse für das Schicksal des Gelenkes große Bedeutung zukommt (s. Abb. 9.10).

Falls die **Gelenkkongruenz** millimetergenau erhalten ist oder durch manuelle Repositionsmanöver erreicht werden kann, ist die konservative Behandlung mit nur minimal gepolstertem Gips möglich. Dies sind allerdings eher Ausnahmen.

Die **Osteosynthese**, welche allein eine anatomisch genaue Reposition und Retention erlaubt, wurde deshalb bei den Knöchelbrüchen schon früh systematisch angewandt. In die verwirrende Fülle von Bruchformen bringt die einfache Einteilung von B. G. Weber Klarheit und eine therapeutische Richtlinie (**Abb. 68.8 a**, vgl. Kap. 42.3: AO-Klassifikation).

Um die *Knöchelgabel* genau zu *rekonstruieren*, wird bei der Operation zuerst die *Fibula*, und wenn diese oberhalb des Gelenkes gebrochen ist, die Syndesmose repariert, anschließend die übrigen Knochenverletzungen. Besondere Sorgfalt wird der Wiederherstellung der gesprengten Malleolengabel bei hohen Fibulafrakturen gewidmet («Maisonneuve-Fraktur», s. Abb. 68.8 b u. c).

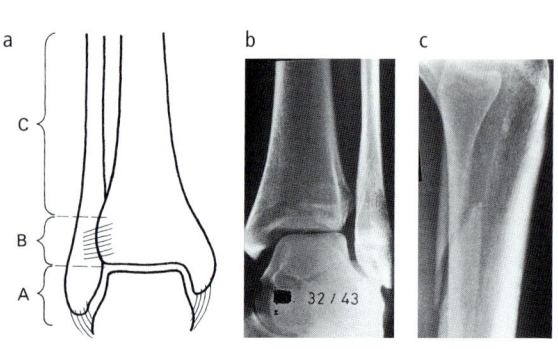

Abb. 68.8 a): Eine zweckmäßige **Einteilung der Knöchelbrüche** im Hinblick auf die Therapie hat die **Lokalisation der Fibulafraktur** zur Grundlage (B. G. Weber). Die AO-Klassifikation unterscheidet drei Typen: A, B und C, entsprechend der Mitbeteiligung der Syndesmose:
A: *Fibulafraktur* **unterhalb** *der Syndesmose*, diese bleibt intakt. In der Regel sind dies Adduktionsfrakturen.
B: Fibulafrakturen **auf Höhe** der Syndesmose. Diese ist mehr oder weniger geschädigt. Meist sind es Torsionsfrakturen. Sie stellen an Reposition und Fixation bereits höhere Anforderungen.
C: Fibulafraktur **oberhalb** der Syndesmose. Diese ist total gerissen. Solche schweren Verletzungen kommen durch Abduktion oder Torsion zu Stande. Die Wiederherstellung einer stabilen Malleolengabel ist wesentlich, stellt aber oft nicht ganz einfache Probleme.

Die meisten Knöchelbrüche werden heute *operativ* behandelt, sicher aber jene vom Typus C, wobei der Wiederherstellung der Fibula Priorität zukommt.

b) und c): *Zum Typ C*: Besonders heikel ist die **Gabelsprengung** mit *hoher Fibulafraktur* (Maisonneuve). Die *Diagnose* wird leicht verpasst, wenn die geringfügige Inkongruenz der Malleolengabel (breiterer Spalt zwischen Malleolus medialis und Talusrolle sowie zwischen Fibula und Tibia auf Höhe der Syndesmose) (b) übersehen und kein Röntgenbild des *ganzen* Unterschenkels (c) gemacht wird. Zur *Therapie*: Falls die Kongruenz der Fibula distal in der Incisura tibialis und das geringgradige «Spiel» der beiden Knochen in der Syndesmose nicht minutiös genau wiederhergestellt werden, ist mit einer baldigen Arthrose zu rechnen.

Theorie und Praxis der systematischen Osteosynthese bei instabilen Knöchelverletzungen, vor allem vom Typ B und C, überzeugen und haben sich bewährt. Die Operation ist eine Prophylaxe gegen Spätschäden.

Langzeitresultate haben allerdings gezeigt, dass auch gut operierte Knöchelbrüche nicht immer gegen spätere Arthrosen gefeit sind. Dies ist nicht erstaunlich, da durch die Wucht des Unfalles auch der Gelenkknorpel geschädigt wird (Kontusion, Abschilferung, «flake fracture»). Arthroskopische Befunde haben gezeigt, dass intraartikuläre Verletzungen (v.a. Knorpelschäden) häufiger und schwerer sind als oft angenommen.[1]

---

1 J. Bone Joint Surg. 82-B, 345 (2000)

Knöchelbrüche im Wachstumsalter

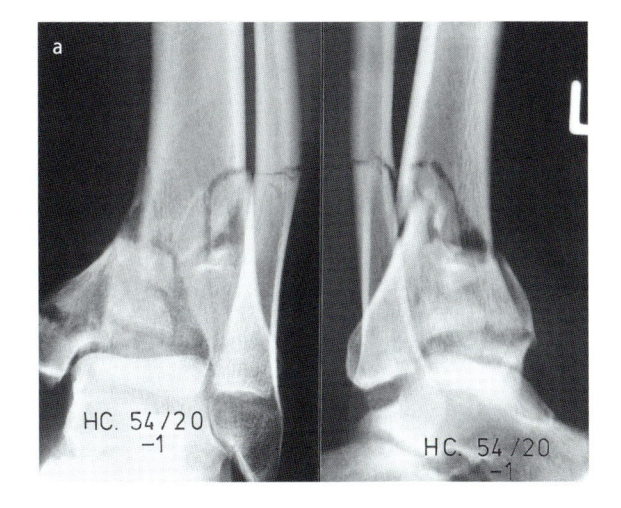

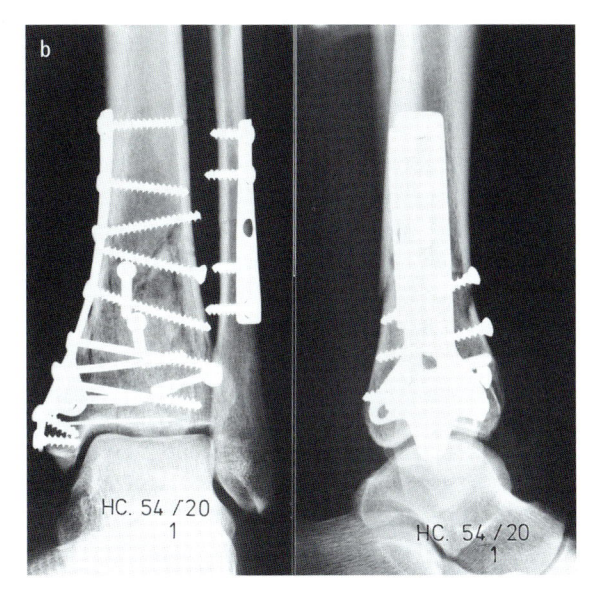

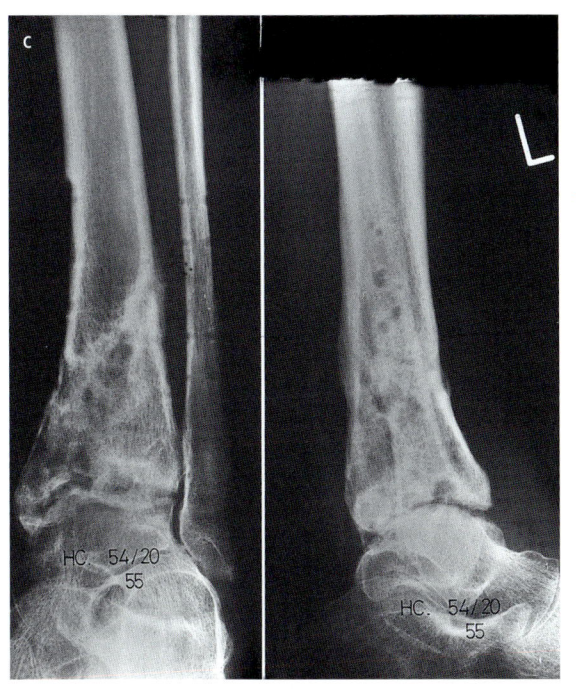

Einfache Außenknöchelbrüche vom Typ A haben bei konservativer Behandlung eine gute Prognose, auch bei nicht ganz anatomischer Reposition, und können gut im Gips behandelt werden.

Knöchelbrüche im Wachstumsalter

Sie können zu schweren *Deformitäten* führen, weil die *Epiphysenfugen* mitbetroffen sind. Die Behandlung solcher Frakturen ist deshalb heikel. Sie sind in Kapitel 44.3 beschrieben, die Wachstumsstörungen selbst in Kapitel 28.2.1 (Abb. 28.5 u. Abb. 44.7–12).

Stauchungsfrakturen des oberen Sprunggelenkes («Pilon tibial»)

Oft handelt es sich um Berstungsbrüche mit Impression der Spongiosa, vielen kleinen Fragmenten und starker *Zerstörung* der Gelenkfläche (**Abb. 68.9**). Eine anatomische Wiederherstellung der Gelenkverhältnisse ist wünschbar, doch technisch oft schwierig, in manchen Fällen unmöglich, ein Albtraum für den Operateur (vgl. dazu Kap. 42.2.3 u. Kap. 66.13). Die **Prognose** dieser Brüche ist deshalb auch mit Osteosynthese unsicher.

Ein durch die Stauchung entstandener Defekt muss ggf. mit autologer Spongiosa aufgefüllt werden. Vorsicht im Umgang mit der *geschädigten Haut* (Kontusion → Fixationsplatten → Hautnekrose → Infekt) ist geboten (s. a. Kap. 67.3.6).

◄ **Abb. 68.9: Distale intraartikuläre Tibiafraktur (Pilon tibial).**
a) *Unfallbild*. Solche Mehrfragmentenbrüche sind eine Herausforderung für den Chirurgen. Als versierter Operateur hat er sich ihr gestellt, das «Puzzle» in mühseliger Kleinarbeit wieder zusammengesetzt und mit zwei Platten und vielen Schrauben stabilisiert. Auf das *postoperative Röntgenbild* (b) konnte er stolz sein. Die *Jahreskontrolle* (c) zeigte allerdings bereits eine schwere posttraumatische Arthrose. Solche komplexe artikuläre Frakturen erweisen sich oft als irreparabel. Der Schaden am Gelenk, am Knorpel und an den Weichteilen ist zu groß, sodass auch bei guter Reposition der Gelenkfläche (was bei mehreren kleinen Fragmenten technisch nicht mehr möglich ist) die Arthrose nicht vermieden werden kann. Das Risiko solcher langwieriger Operationen (Hautnekrosen und Infektionen) ist sehr hoch. Eine schmerzfreie Versteifung in guter Stellung (Arthrodese) anzustreben, als dauerhafte Lösung, ist in solchen Fällen vielleicht besser.

68.6.2
Seitenbandverletzungen

(Allgemeines s. Kap. 41)

«Fußverstauchungen», **Distorsionen** des oberen Sprunggelenkes gehören zu den *häufigsten* Verletzungen überhaupt. In der Mehrzahl der Fälle handelt es sich um ein Abknicken des Fußes in Inversion – Supination. Dabei werden die lateralen (fibularen) Seitenbänder mehr oder weniger stark gezerrt, eingerissen oder ganz durchgerissen. Je nach Schwere der Verletzung sind Schmerzen, Schwellung, subkutanes Hämatom und Funktionsausfall (aktive Beweglichkeit, Belastungs-, Gehfähigkeit) mehr oder weniger stark ausgeprägt. Die lädierten Bänder sind druckempfindlich: vor und unterhalb der Malleolenspitze.

Röntgenbilder (ap in leichter Innenrotation, zur Darstellung des fibulo-talaren Gelenkspaltes) lassen Knochenläsionen ausschließen und die Kongruenz des oberen Sprunggelenkes beurteilen.

Gehaltene Aufnahmen (evtl. in Lokalanästhesie) zeigen den Grad der Aufklappbarkeit im Vergleich zur Gegenseite (Abb. 68.6b).

Eine genauere Differenzierung der Verletzung der einzelnen Bänder (Lig. fibulo-talare ant. etc.) ist nicht ganz einfach, aber auch nicht unbedingt notwendig, da die Behandlung sich nur nach der Schwere der Symptome richtet.

Verletzungen durch forcierte Eversion oder Plantarflexion sind seltener, ihre Diagnostik und Therapie analog.

Therapie

Gerissene Bänder sollten während einiger Zeit vor neuerlichen Zerrungen geschützt werden, damit sie ausheilen können (etwa 6 Wochen). Der **konservativen Behandlung** dienen, je nach Schwere der Verletzung, Bandagen, Unterschenkel- Knöchelschienen, Aircasts, spezielle Schaftstiefel mit Knöchelschutz, Orthesen.

Ein stark geschwollener, schmerzhafter Fuß sollte in den ersten Tagen ruhig gestellt und lokal antiphlogistisch (Kälte usw.) behandelt werden. Danach ist unbelastete Bewegung erlaubt, ebenso Belastung, sobald dies unter dem Schutz einer Schiene schmerzfrei möglich ist.

Theorie und Praxis: Die Bandläsionen des unteren Sprunggelenkes sind ein Paradebeispiel von «evidence-based medicine»: Vor der Ära der operativen Frakturbehandlung wurden sie gegipst und geschient, und chronische Bandinsuffizienzen (habituelle Verstauchungen) waren selten.

Zu Beginn der Euphorie der operativen Traumatologie wurde argumentiert, zerrissene Bänder könnten nur heilen, wenn ihre Kontinuität erhalten bliebe, weshalb alle gerissenen Bänder primär genäht wurden. Längerfristige Nachkontrollen zeigten dann *gleich gute Resultate* der konservativen wie der operativen Behandlung, jedoch raschere Arbeitsaufnahme bei den Nicht-Operierten. Seither sind Operationen wieder verpönt (vgl. Kap. 41.4).

Spätere **chronische Bandinsuffizienzen** sind auch nach konservativer Behandlung selten. Sie lassen sich auch nachträglich noch operativ sanieren (s. Kap. 68.5.1).

Gabelsprengung

Syndesmosenverletzungen ohne Knochenverletzungen sind selten. Meist ist gleichzeitig die Fibula gebrochen, entweder im mittleren Abschnitt oder unterhalb des Köpfchens (Knöchelbruch Typ C). Auf einer einfachen Röntgenaufnahme des Sprunggelenkes wird die Schwere der Verletzung oft nicht erkannt: Totale Syndesmosenrupturen, d.h. Sprengung der Malleolengabel, gehören zu den schwereren Verletzungen des oberen Sprunggelenkes. Wenn sie nicht einwandfrei heilen, bleibt eine Insuffizienz und *Inkongruenz*, welche zu Schwäche, Schmerzen und mit den Jahren zur Arthrose führt (Abb. 9.11).

Die genaue Wiederherstellung der Malleolengabel ist deshalb wichtig. Bei der Verschraubung der Syndesmose besteht die Gefahr, dass die Gabel starr und zu eng wird, was ebenfalls rasch zur Arthrose führt. Deshalb sollten nur *Stellschrauben* (die der Fibula eine gewisse Bewegungsfreiheit lassen) oder Kirschnerdrähte verwendet und nach wenigen Wochen wieder entfernt werden. Wichtig ist hingegen die Bandnaht und eine genügend lange Ruhigstellung.

Bei chronischen Gabelsprengungen haben Bandplastiken nicht immer Erfolg. Deshalb wird in Ausnahmefällen die Arthrodese der Syndesmodese gemacht, als Versuch, ein bewegliches Gelenk zu retten.

68.6.3
Verletzungsfolgen

Fehlstellungen im oberen Sprunggelenk können langsam entstehen, im Laufe von Jahren, nach Knöchelbrüchen im Wachstumsalter (s. Kap. 44.3), oder unmittelbar als Folge schlecht verheilter Frakturen. Bei Beschwerden und einigermaßen intaktem Gelenk kommt eine supramalleoläre *Korrekturosteotomie* in Frage (s. Abb. 45.3).

Ist allerdings das Gelenk selbst beschädigt, infolge Inkongruenz, Versteifung, Arthrose, Infektion usw., gibt die *Arthrodese* gute Dauerresultate (Details s. Kap. 68.4).

Tarsaltunnelsyndrom (s. a. Kap. 34.3.5)

Nach schweren (offenen) Knöchelbrüchen sieht man in seltenen Fällen Symptome, die auf eine *Einklemmung des Nervus tibialis* hinweisen: *Schmerzen* hinter dem Innenknöchel, in die Fußsohle ausstrahlend, mit Hyp- und Parästhesien (trockene Fußsohle), evtl. Lähmungserscheinungen der kleinen Fußmuskeln. Eine Neurolyse kann manchmal helfen.

69 Der Fuß

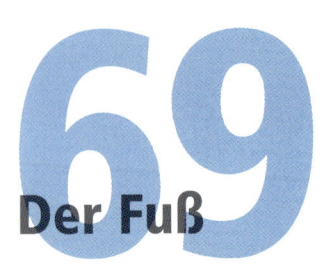

69.1
Allgemeines, Anatomie und Physiologie

Entwicklung und Funktion

Der menschliche Fuß ist das Ergebnis einer langen und zum Teil umwegigen **Evolution** von der Fischflosse über die Beine der Reptilien und die Lauffüße der Säuger, die Kletter- und Greiffüße der Primaten *zum Stand- und Lauffuß* unserer aufrechten zweibeinigen Spezies. Die Kenntnis dieser Entwicklung hilft wesentlich für das Verständnis der komplexen Morphologie und Funktion, z. B. der Torsion im Mittelfuß (Abb. 69.3), der Zehen, die ja eine rückläufige Entwicklung durchgemacht haben u.a.

Umso erstaunlicher ist die perfekte **Funktion**, die nicht nur ein lebenslanges Stehen, ausdauerndes Gehen und Laufen ermöglicht, sondern auch sportliche Spitzenleistungen in Ballett, Eiskunstlauf, Leichtathletik, Bergsport etc.

Genau abgestimmte Gelenkmechanik, präzis koordinierte Muskeldynamik und hoch entwickelte kybernetische Steuerungsprinzipien ermöglichen solche Leistungen. Gefragt ist einerseits Stabilität, andererseits Beweglichkeit und Kraft, schließlich extreme **Belastbarkeit** und gute Stoßdämpfung. Darüber hinaus haben Füße *ästhetische* und auch erotische Qualitäten, die für ihre BesitzerInnen und ihr Umfeld wesentliche Bedeutung haben (Abb. 69.42–46 u. Abb. 69.54).

Dies gilt auch für die **Schuhe**, ohne die in unserer Zivilisation nichts und niemand geht. All die Probleme, die sich aus dieser komplexen Situation ergeben, muss der Orthopäde in seine Aufgabe einbeziehen.

Epidemiologie

Viele Patienten suchen den Orthopäden wegen Fußbeschwerden auf. Dies liegt zum Teil an der *alten Vorstellung* von Laien und auch Ärzten, der Orthopäde sei der «Fußarzt» (vgl. S. 32). Zum anderen Teil sind tatsächlich Fußbeschwerden überaus häufig. Der Grund ist einerseits die große Belastung durch den aufrechten Gang, eine *phylogenetisch* junge Errungenschaft, an welche der menschliche Fuß vielleicht noch nicht ideal angepasst ist, andererseits unsere wenig physiologische **Lebensweise**, vor allem das Tragen von (nicht immer sehr zweckmäßigen) *Schuhen*.

Auch im modernen *Sport* (z. B. Fußball, Laufdisziplinen, Tanz) werden Füße oft mehr strapaziert, als ihnen zuträglich ist.

Das Stehen

Statisch gesehen kann der Fuß mit einem asymmetrischen Dreibeinstativ verglichen werden: Durch diese Konstruktion wird die **Standfläche** *vergrößert* (**Abb. 69.1**).

Kalkaneus, erster und fünfter Strahl entsprechen den drei Beinen. Drei «Fußgewölbe» tragen als «Schlussstein» den Talus: Die mediale und die laterale Längswölbung und die vordere Querwölbung.

Diese «Gewölbe» stützen sich auf dem Tuber calcanei sowie den Metatarsalköpfchen ab. Diese Stellen der Fußsohle tragen gleichmäßig verteilt die ganze Körperlast. Eine andere Belastungsverteilung führt fast immer zu Beschwerden. *An der Art der Fußsohlenbeschwielung* ist die **Belastungsverteilung** *leicht zu erkennen* (**Abb. 69.2**).

Häufig sind Abweichungen von der Norm statisch bedingt: Abflachung der medialen Längswölbung = *Senk-Plattfuß*, Verlust der vorderen Querwölbung = *Spreizfuß*.

Eine Überhöhung der Längswölbung wird als *Hohlfuß* bezeichnet (weitere Definitionen s. Kap. 69.4, vgl. Abb. 69.5 u. Abb. 69.7).

Eng mit der Ausbildung der Fußwölbung hängt die **Torsion des Fußes** zusammen: Phylogenetisch gehört

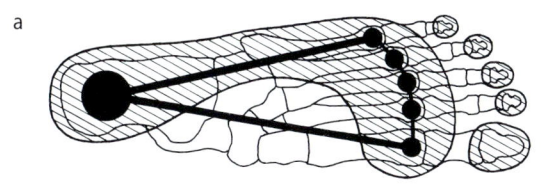

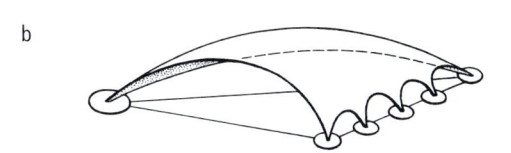

Abb. 69.1: Die Belastung des Fußes konzentriert sich vorwiegend auf die **Ferse** hinten und den **Fußballen** vorne. Beim gesunden Fuß ist die Längswölbung dazwischen nur wenig belastet. Knochenstützpunkte sind das Tuber calcanei und die **fünf Metatarsaleköpfchen**. Eine statische Insuffizienz, ein Einknicken dieser Längswölbung führt zu einer Abflachung der Fußsohle, in milder Form zum Senkfuß, bei völliger Abplattung zum Plattfuß, oft mit statischen Beschwerden.

Der Fuß wurde lange Zeit als ein Dreibeinstativ aufgefasst, und es wurde neben der *Längswölbung* auch eine so genannte vordere Querwölbung postuliert, in der Annahme, dass die Hauptlast auf dem ersten und dem fünften Strahl ruhe, während die mittleren Metatarsaleköpfchen weniger Last tragen. Am unbelasteten Fuß ist die «Querwölbung» deutlich. Unter Belastung verschwindet sie jedoch und alle fünf Metatarsaleköpfchen stehen in einer Reihe nebeneinander auf dem Boden (vgl. Abb. 69.2).

Überbeanspruchung *an einer Stelle* führt rasch zu Schmerzen, zu Druckstellen, Schwielen und den typischen «Hühneraugen» (Clavi), wie man sie bei jeder unphysiologischen Druckbeanspruchung der Fußsohle findet, z. B. bei den sehr häufigen *Spreizfußbeschwerden* (s. **«Metatarsalgie»**, Kap. 69.5.4).

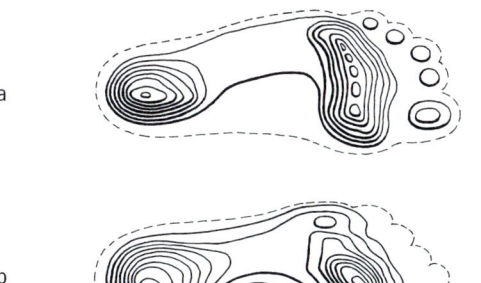

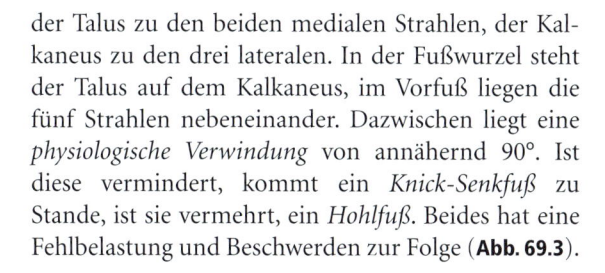

Abb. 69.2: Druckpodogramme mit Kurven gleichen Druckes auf der Fußsohle.

a) Podogramm mit **normaler Druckverteilung**. Deutlich sind die Abstützpunkte zu sehen. Die dazwischen liegenden Fußwölbungen sind weitgehend unbelastet. Belastet sind die Ferse und der Fußballen, wo die Belastung sich mehr oder weniger gleichmäßig auf alle fünf Metatarsaleköpfchen verteilt. *Druckplattenuntersuchungen* an gesunden Füßen zeigen, dass beim Stehen und Gehen die Last auf dem Fußballen sich ständig hin und her verschiebt, dass *die Belastung von Großzehenballen, mittleren und lateralen Metatarsaleköpfchen* in einem **dynamischen Gleichgewicht** steht. Dieses Gleichgewicht ist sehr empfindlich (*Transferbeschwerden*, s. Kap. 69.5.4). Andere als diese normale Druckverteilung auf die Fußsohle ist fast immer schmerzhaft (s. Abb. 69.7 u. Abb. 69.29).

b) Druckpodogramm bei **Spreizfuß**: Die Belastung des Fußballens ruht fast ausschließlich auf den *Metatarsaleköpfchen II bzw. III*. Dies ist die Ursache der unangenehmen Metatarsalgie (s. Kap. 69.5.3).

der Talus zu den beiden medialen Strahlen, der Kalkaneus zu den drei lateralen. In der Fußwurzel steht der Talus auf dem Kalkaneus, im Vorfuß liegen die fünf Strahlen nebeneinander. Dazwischen liegt eine *physiologische Verwindung* von annähernd 90°. Ist diese vermindert, kommt ein *Knick-Senkfuß* zu Stande, ist sie vermehrt, ein *Hohlfuß*. Beides hat eine Fehlbelastung und Beschwerden zur Folge (**Abb. 69.3**).

Das Gehen

Bei einem normalen Schritt wird der Fuß von der Ferse über den äußeren Fußrand abgerollt und dann vom Fußballen über die Zehen vom Boden abgestoßen (**Abb. 69.4**). Das «Abrollen» in dieser so genannten **«Standphase»** des Schrittes erfolgt bei normalen Verhältnissen vor allem im *oberen Sprunggelenk*. Ist dieses steif, ist die **Abrollbewegung** erschwert, vor allem wenn eine Fehlstellung (Spitzfuß, Hackenfuß) dazukommt. Das Abrollen erfolgt dann unmittelbar zwischen Fuß und Boden. Es kann mit einer *Abrollrampe* am Schuh (s. Kap. 69.8) erleichtert werden (Abb. 69.83).

Unebenheiten der Unterlage, vor allem eine seitliche schiefe Ebene, werden im unteren Sprunggelenk durch Pro- und Supinationsbewegungen ausgeglichen. Bei Schädigung dieses Gelenkes bereitet vor allem das Gehen auf unebenem Boden Beschwerden. Bei einer fixierten Pro- oder Supinationsstellung (Knick- resp. Klumpfuß) wird der Fuß nicht mehr *plantigrad* aufgesetzt, sondern nur noch auf dem inneren resp. äußeren Fußrand. Diese falsche Belastung ist schmerzhaft.

Folgende automatische Muskelaktionen kennzeichnen den normalen Gang: In der **Schwungphase** heben die Fußhebermuskeln den Vorfuß an, und beim Aufsetzen des Fußes auf den Boden bremsen sie ihn (s. a. «Myokinesigramm», Kap. 8.3). Sind sie gelähmt

IIIC. Untere Extremitäten

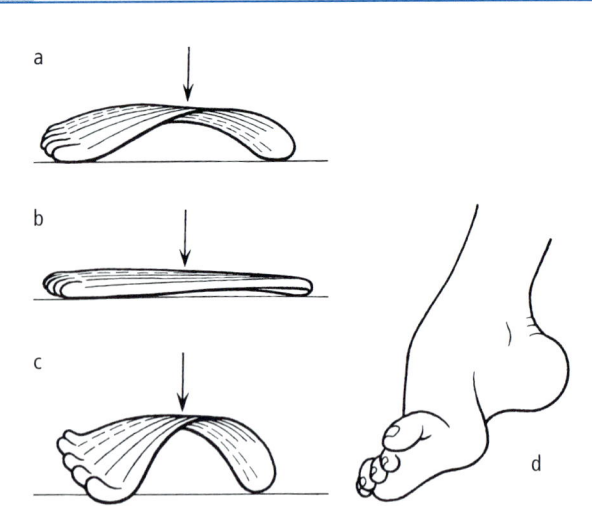

Abb. 69.3: Die Fußtorsion.
Im Vorfuß liegen die fünf Strahlen des Fußskelettes nebeneinander auf der Unterlage. Verfolgt man die Strahlen von den Zehen nach proximal, erkennt man, dass die beiden lateralen Strahlen in den Kalkaneus sich fortsetzen, die drei medialen hingegen in den Talus. Im Mittelfuß hat somit eine *Verwindung* von fast 90° stattgefunden: Der *Kalkaneus* liegt unten, als alleiniger Stützpunkt auf dem Boden, während der *Talus* auf dem Kalkaneus reitet, mit dem Sprunggelenk artikuliert und so das Körpergewicht trägt (a) (vgl. Abb. 69.5).
Aus dieser Torsion ergibt sich erst **die mediale Längswölbung**, und diese ist offenbar auch *ein schwacher Punkt* in der Statik des Fußes: Zu geringe Torsion mit abgeflachter Längswölbung ist das Kennzeichen des Senk- und Plattfußes (b), während die spiegelbildliche Deformität, der Hohlfuß (c), wegen zu starker Torsion statische Beschwerden macht.
Aufgehobene oder übermäßige Torsion bedeutet mangelnde oder zu starke Verwindung des Vorfußes gegen den Rückfuß, d.h. Hochstand, bzw. Tiefstand des ersten Strahles, des Großzehenballens. Im aufrechten Stand wirkt sich dies paradoxerweise im **Rückfuß** aus, weil der Fußballen immer flach auf dem Boden aufliegen muss und dann der Rückfuß nicht mehr gerade aufgesetzt werden kann: Beim *Knickplattfuß* kommt er in eine *Valgusstellung*, bei *Hohlfuß* dagegen in *Varusstellung* mit entsprechender Überlastung des medialen bzw. des lateralen Fußrandes.
d) Übermäßige Verwindung mit Varusstellung der Ferse und Tiefstand des Großzehenballens.

(Hängefuß), entsteht ein so genannter *Steppergang*. Der Fuß muss höher angehoben werden als normal, damit die Fußspitze den Boden nicht berührt, und beim Auftreten wird sie vor der Ferse aufgesetzt (s.a. Kap. 69.4.2).

In der Standphase und vor allem zum Abstoßen ist hauptsächlich der Trizeps wichtig, in der letzten Phase auch die Zehenbeuger. Ohne die Kraft dieser Muskeln bleibt der Gang lahm und langsam, kräftiges Abstoßen, Laufen oder Springen sind nicht mehr möglich (vgl. Physiologie des Stehens und Gehens, Kap. 8.2 u. Abb. 69.4).

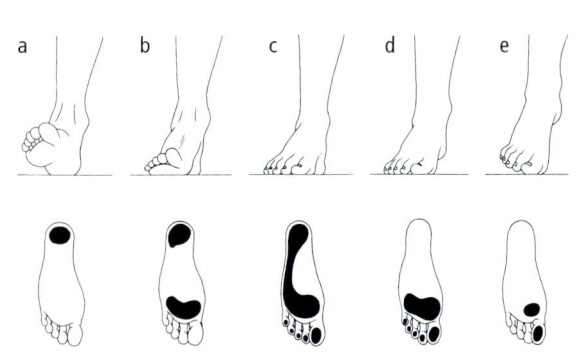

Abb. 69.4: Das **Abrollen beim Gehen**.
a) Beim Aufsetzen der Ferse steht der Fuß in leichter Varusstellung. Entsprechend sind bei den meisten Leuten die Absätze hinten außen abgewetzt.
b) Abrollen über den Außenrand des Fußes.
c) Erst zuletzt wird die Großzehe abgesetzt.
d) Hochheben der Ferse und Abstoßen mit dem Fußballen.
e) Kräftiges Abstoßen mit dem Großzehenballen. Die Großzehe wird zuletzt vom Boden abgehoben, der Fuß steht jetzt leicht valgisiert.

Funktionsstellung des Fußes

(vgl. Kap. 38.1; Tab. 38.4)

Die **plantigrade Stellung** *des Fußes* ermöglicht das aufrechte Stehen: Die Fußsohle liegt horizontal, der Unterschenkel steht senkrecht dazu. Das obere Sprunggelenk steht dabei in Mittelstellung (Neutralstellung = 0°, vgl. Kap. 11.4), das untere in einer Mittelstellung zwischen Pro- und Supination.

Diese Funktionsstellung des Fußes ist Voraussetzung für eine befriedigende Steh- und Gehfunktion. Ein *in Funktionsstellung versteifter* Fuß ist noch erstaunlich funktionstüchtig und für seinen Träger meist besser als ein Fuß mit noch teilweise beweglichem Sprunggelenk, aber mit einer Fehlstellung, welche ein plantigrades Aufsetzen des Fußes verhindert (Abb. 69.23; «Prophylaxe der Spitzfußkontraktur», s. Kap. 68.1).

69.2
Diagnostik des Fußes

Aus **Anamnese**, **Inspektion** und **klinischem Befund** lässt sich in der überwiegenden Mehrzahl aller Fälle eine Diagnose stellen. Der Fuß ist einer sorgfältigen manuellen Untersuchung gut zugänglich, und mit einiger Übung lassen sich an feinen Zeichen die meisten Störungen erkennen.

Natürliche *Ergänzung* ist das **konventionelle Röntgenbild**, das genaueste Abbild des Skelettes und seiner Veränderungen. Wer mit diesen einfachen Mitteln nicht auskommt, hat wenig Aussicht, mit komplizierten Untersuchungen zum Ziel zu gelangen. Außer in einzelnen besonderen Fällen wird er die Situation eher verwirren als klären.

Anamnese

Wichtig ist, nach früheren Verletzungen zu fragen (Frakturen, Distorsionen), nach Art und Dauer der Beschwerden und ihrer Abhängigkeit vom Stehen und Gehen. Beruf und sportliche Betätigung des Patienten können Anhaltspunkte geben, ebenso die Form und Abnützung der *Schuhe* (Abb. 69.8).

Für die Diagnose am wichtigsten ist die klinische **Untersuchung**. Dazu sollten beide Beine wenigstens bis über die Knie frei gemacht werden, das gesunde Bein zum Vergleich. Die Untersuchung erfolgt im Stehen, im Gehen und im Liegen oder Sitzen (vgl. auch Kap. 11).

Untersuchung im Stehen

Die *Form des Fußes unter Belastung* (**Abb. 69.5** u. Abb. 69.22):

- mediale Fußwölbung zu flach = *Senkfuß*
- ganz abgeplattet = *Plattfuß*
- zu hoch = *Hohlfuß*
- quere Wölbung des Vorfußes verbreitert und eingesunken = *Spreizfuß*.

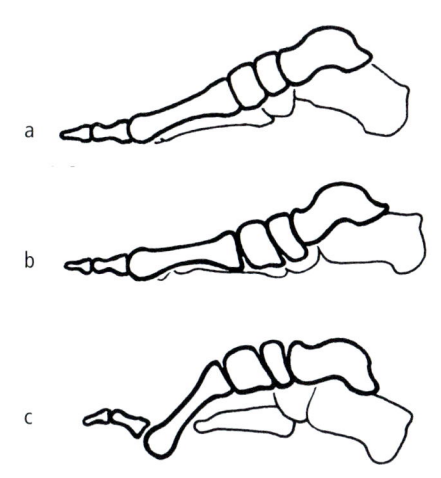

Abb. 69.5: Die mediale Längswölbung, *der Schlüssel zur Statik des Fußes*. Sie wird klinisch und auf seitlichen, im Stehen aufgenommenen Röntgenbildern beurteilt.
a) *Normalerweise* bildet die mediale Fußwölbung, als wichtigste Tragstruktur des Fußes, einen leicht geschwungenen Bogen.
b) *Abflachung* und *Einknicken* der medialen Längswölbung ist Ausdruck einer Fußinsuffizienz: **Senk-** und **Plattfuß** sind die morphologischen Korrelate. Die normale Torsion des Vorfußes gegenüber dem Rückfuß ist aufgehoben: Valgusstellung des Rückfußes.
c) Die *Überhöhung* der medialen Längswölbung ist verbunden mit einer übermäßigen Torsion (Verwindung) im Fuß. Der Rückfuß steht in Varusstellung, der erste Strahl steht steil, das Köpfchen des Metatarsale I ist überlastet. Dies sind die Merkmale des **Hohlfußes**. (Vgl. auch Abb. 69.3.)

Rückfuß von hinten gesehen:
- Kalkaneus in Valgusstellung = Knickfuß
- Kalkaneus in Varusstellung = Klumpfuß (vgl. auch Begriffsbestimmung, Kap. 69.4).

Zehenstellung: Die Zehen sollten im Stehen den Boden berühren und gut beweglich sein.

Untersuchung im Gehen

Dazu ist ein längerer Korridor besser geeignet als ein kleines Untersuchungszimmer. Die genaue Beobachtung des Ganges lässt oft bereits eine Diagnose stellen: *Hinken* wegen Lähmung, Versteifung oder Schmerzen (eine schmerzhafte Fußsohlenpartie wird nicht auf dem Boden aufgesetzt, eine schmerzhafte Bewegung vermieden: Schonhinken).

Störungen des normalen Abrollvorganges, Verdrehung oder Verkantung des Fußes beim Gehen, sowohl in der Standphase als in der Schwungphase, werden geprüft.

Zehengang ist bei Trizepslähmung oder Achillessehnenriss nicht möglich. Schmerzen im Großzehengrundgelenk bei Hallux rigidus.

Hackengang ist bei Fußheberlähmung (Hängefuß) oder fixiertem Spitzfuß (fehlende Dorsalextension im oberen Sprunggelenk) nicht möglich (Abb. 68.1c).

Untersuchung im Sitzen und Liegen

Beweglichkeit der Fußgelenke: Die Bewegung des Fußes ist eine Kombinationsbewegung mehrerer Gelenke. Jedes Gelenk wird einzeln geprüft und mit der Gegenseite verglichen (vgl. Kap. 11.4).

Oberes Sprunggelenk: Am besten bei gebeugtem Knie (um die Spannung des M. gastrocnemius auszuschalten). *Dorsalextension* normal etwa 30°, *Plantarflexion* etwa 40° von der Mittelstellung aus, in der Sagittalebene gemessen zwischen vorderer Tibiakante und Fußsohle am Rückfuß (Kap. 68.1; Abb. 68.1 u. Abb. 11.17).

Die *seitliche Stabilität* kann am besten im Sitzen bei hängendem Bein geprüft werden: Die eine Hand umfasst die Ferse, die andere hält den Unterschenkel fest. Eine geringgradige Aufklappbarkeit, vor allem lateral, ist physiologisch. Aussagekräftig sind vor allem Seitenunterschiede (vgl. Kap. 68.5).

Eine *Gabelsprengung* (Insuffizienz der Syndesmose) gibt sich durch spürbaren Anschlag der Talusrolle gegen die Malleolen bei raschen seitlichen Rüttelbewegungen kund (vgl. Kap. 68.6).

Unteres Sprunggelenk: Bewegungen um eine schräge Achse: Einwärtsdrehung (*Supination*) mit etwas Adduktion und Plantarflexion kombiniert: *Inversion* (Maulschellenbewegung).

Auswärtsdrehung (*Pronation*) mit etwas Abduktion und Dorsalextension kombiniert: *Eversion*.

Der Vorfuß wird mit der einen, die Knöchelgegend mit der anderen Hand gehalten, und die Drehbewegungen des Fußes um den Talus herum werden geprüft bei fixiertem oberen Sprunggelenk (**Abb. 69.6** u. Abb. 11.18).

Normalerweise gibt die Supination einen größeren Ausschlag als die Pronation.

Mittelfußgelenke: Im *Chopart-* und im *Lisfrancgelenk* sind beträchtliche dorsoplantare Bewegungen möglich. Sie werden geprüft, indem mit der einen Hand der Rückfuß (Kalkaneus), mit der anderen der Vorfuß (die Metatarsalia) gehalten werden (s. Abb. 11.18). Diese Gelenke können eine mangelnde Beweglichkeit des oberen Sprunggelenkes teilweise ausgleichen (z. B. nach einer Arthrodese).

Zehen: Gute aktive Beweglichkeit der Zehen ist für einen leistungsfähigen Fuß wesentlich. Beim Gesunden *berühren* die Zehenkuppen *den Boden* im Stehen und entlasten den Fußballen. Beim Gehen helfen sie am Ende der Standphase zum Abstoßen. Zehenversteifungen, zumal in Fehlstellung (Hammerzehen, Hallux rigidus), sind sehr häufige Ursachen von Fußbeschwerden.

Inspektion

Unbelastet sieht die Fußform oft anders aus als im Stehen. So ist bei schlaffen Knickfüßen z. B. die mediale Längswölbung nur im Stehen abgeplattet, ohne Belastung ist sie normal.

Die Dicke der *Hornhaut* an der **Fußsohle**, die Art und Ausdehnung von Gehschwielen sowie Clavi (Hühneraugen) geben guten Aufschluss über die Belastung und ihre Verteilung. Mit einem *Fußabdruck* (Podogramm, s. u.) kann die **Belastungsverteilung** objektiviert werden (Abb. 69.2, **Abb. 69.7** u. Abb. 69.11):

Normalerweise sind in erster Linie die Ferse und die Metatarsalköpfchen (v. a. I und V), belastet, weniger der Fußaußenrand und die Fußballenmitte. Stärkere Belastung der Metatarsalköpfchen II und III ist fast immer mit Schmerzen verbunden (Spreizfuß). Der mediale Fußrand berührt normalerweise den Boden nicht. Ist er belastet, spricht man von Plattfuß.

Auch kleinere Abweichungen von einer «normalen» Fußform (Hammerzehen, kleinere knöcherne Vorsprünge, «Exostosen») verursachen wegen Schuhdruck leicht Schmerzen in gewöhnlichen Serienschuhen. **Druckstellen** sind zu erkennen an Druckempfindlichkeit, Rötung, Schwielen und Clavi.

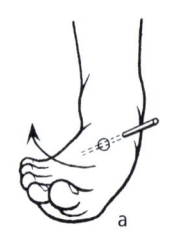

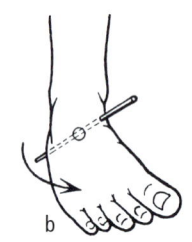

Abb. 69.6: *Die Messung der* **seitlichen Bewegungen** *im Rück- bzw. im Vorfuß sind in Abbildung 11.18 dargestellt. Tatsächlich sind die Bewegungen im* **unteren Sprunggelenk** *aber keine einfachen Bewegungen in der Frontalebene sondern eine kombinierte Bewegung in drei Ebenen, da die Bewegungsachse dieses Gelenkes schräg, von vorne medial oben, nach hinten lateral unten, verläuft.*

Die *Eversion* (a) ist somit eine Kombination von **Pronation** mit Abduktion und Dorsalextension des Vorfußes, während die *Inversion* (b) eine **Supination** mit gleichzeitiger Adduktion und Plantarflexion ist. Die drei Bewegungen sind nicht zu trennen. Die Kombinationsbewegung kann gut als «Maulschellenbewegung» des ganzen Fußes um den Talus herum beschrieben werden.

Diese Bewegung ist für die Statik des Fußes von wesentlicher Bedeutung und hängt eng mit der auf Kapitel 69.1 beschriebenen und in Abbildung 69.3 dargestellten Fußtorsion zusammen, indem Torsionsvarianten und -fehler im unteren Sprunggelenk ausgeglichen werden müssen, damit *der Vorfuß* **plantigrad** *auf dem Boden steht*. Daraus ergeben sich statische Deformationen, insbesondere der auswärts gedrehte Knickfuß bei abgeflachter Längswölbung (Senkplattfuß) und der nach innen gedrehte Klumpfuß bei erhöhter Längswölbung (Hohlfuß).

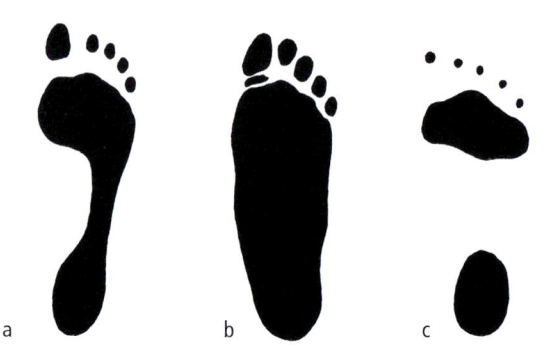

Abb. 69.7: Fußsohlenabdrücke, wie man sie in der Badeanstalt auf den nassen Steinen sieht. und wie sie der Orthopädiemechaniker für die Konfektion der Einlagen abnimmt.

Die Belastung ruht auf Ferse und Fußballen, äußerer Fußrand und Zehen liegen normalerweise auch auf dem Boden auf. Auffällig ist die Aussparung der medialen Längswölbung.

Die gewöhnliche Fußspur gibt bereits weit gehende Auskunft über die Belastungsverhältnisse am Fuß.
a) *Normale Fußspur.*
b) *Plattfußspur:* Die mediale Fußwölbung liegt ganz auf dem Boden auf.
c) *Hohlballenfußspur:* Belastet ist fast nur der Fußballen, oft berühren die Zehen den Boden nicht.

Sehr gut sind die Belastungsverhältnisse bei der Inspektion der Fußsohle zu erkennen an der Hautbeschaffenheit, Dicke, Farbe, Beschwielung usw.

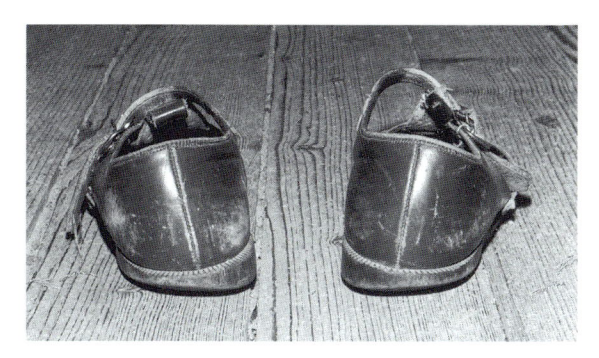

Abb. 69.8: Schuhinspektion.
Bei diesen Schuhen ist der Absatz stark auf der *Außenseite* abgelaufen, obwohl der Knabe, der sie trug, erhebliche *Knickfüße* hatte. Die schiefen Fersen drückten seitlich aus den Schuhen gegen den Schaft, so dass der Knabe schließlich fast «neben» dem Schuh stand. Hier hilft keine gewöhnliche Einlage, sondern nur ein gerader Schuh mit kräftigem Schaft, evtl. mit Schaleneinlage (vgl. Kap. 69.5.2 u. Abb. 69.36).
So kann die Inspektion der (getragenen) Schuhe wertvolle Hinweise für die Therapie geben.

Ohne *Inspektion der* **Schuhe** ist die Untersuchung des Fußes unvollständig. An den neuen Sonntagsschuhen ist nicht viel zu sehen. Die Patienten sollten ältere, viel *getragene Schuhe* zeigen. Die Sohle ist normalerweise am meisten unter dem Fußballen, etwas medial von der Mitte abgewetzt und am Absatz hinten mehr auf der Außenseite (lateral). Bei Knickplattfuß wird der Schuh vor allem medial, bei Klumpfuß am Außenrand abgenutzt. Gelegentlich wird bei einem Knickfuß *paradoxerweise* der Absatz *auf der Außenseite* abgelaufen (vgl. Kap. 69.5.2, **Abb. 69.8**).

Auch das Oberleder wird entsprechend der Fußform seitlich ausgetreten. Beschwerden können allein schon durch *zu kleine* und *unzweckmäßige Schuhe* entstehen.

Zirkulationsprüfung

Zirkulationsstörungen beginnen häufig an den Füßen, besonders an den Zehen. Die Prüfung der Zirkulation gehört zur Fußuntersuchung: Palpation des Pulses der A. dorsalis pedis und der A. tibialis. Bei guten *Fußpulsen* kann eine **arterielle Durchblutungsstörung** praktisch ausgeschlossen werden, außer bei einem Diabetes. Weiteres siehe Kapitel 11.5.5: «Angiologie».
Ödeme treten in der Regel zuerst an den Füßen auf. Einseitiges Ödem spricht für lokale Ursache, beidseitiges für allgemeine.

Sensibilitätsprüfung

Eine genaue Prüfung ist wichtig, u. a. weil eine *Ischias* häufig Fußschmerzen verursacht, und weil eine Sensibilitätsstörung der Fußsohle schwere *trophische Störungen* zur Folge hat (Diabetes).

Röntgen

Standardaufnahmen des Fußes umfassen oberes Sprunggelenk ap und seitlich, ganzer Fuß seitlich, Vorfuß dp, evtl. schräge Aufnahme (Mittelfuß und unteres Sprunggelenk). Aufnahmen *im Stehen* zeigen die wahren Verhältnisse unter Belastung. So kommen die statischen Deformationen erst richtig zur Darstellung.

Gelegentlich sind *Spezialaufnahmen* notwendig: axiale Kalkaneusaufnahme, gehaltene Aufnahme des oberen Sprunggelenkes in Inversion, resp. Eversion, um eine Bandinsuffizienz aufzudecken, axiale Aufnahmen der Sesambeine.

Gezielte Aufnahmen (lateraler Gelenkspalt) und Tomographien (CT) des oberen Sprunggelenkes sind manchmal notwendig, um eine Osteochondrosis tali erkennen zu können (s. Kap. 68.3).

Die Bilder mit den vielen übereinanderprojizierten Knochen und Gelenken sind nicht immer einfach zu lesen. *Vergleichsaufnahmen* beider Füße und Tomogramme (in der Sagittalebene) können hilfreich sein.

Andere bildgebende Verfahren

Das **Computertomogramm** zeigt die komplizierten anatomischen Verhältnisse der kleinen Fußgelenke in der dritten Ebene, und in manchen Einzelheiten besser, als dies auf gewöhnlichen Röntgenbildern möglich ist. In unklaren Fällen (Arthrosen, Frakturen) kann dies eine große Hilfe sein. Die *Interpretation* ist allerdings auch nicht einfach. Gutes Vorstellungsvermögen und ein Leitscan zur Lokalisation der einzelnen Schnitte sind Voraussetzung (s. **Abb. 69.9**).

Im **MRI** sind vor allem *die Weichteile* zu sehen: Sehnen, Bänder, Muskeln, Tumoren, Zysten, intraossäre Veränderungen. Die Schwierigkeit liegt auch hier in der *Interpretation*: Anatomie der verschiedenen Schnittebenen, Identifizierung der Strukturen, Unterscheiden von normal und pathologisch.

Die **Szintigraphie** kann gelegentlich einen heißen Herd zeigen, der die Pathologie zu lokalisieren erlaubt. Manchmal führt sie aber auch auf eine falsche Fährte.

Alle diese Spezialuntersuchungen sind nur bei ganz bestimmten, *gezielten Fragestellungen* hilfreich, sonst produzieren sie mehr Probleme, als sie lösen (**Abb. 69.10**).

Abb. 69.9: Anatomie des Fußes im Computertomogramm.
a) *Leitscan* mit eingezeichneten Schnittebenen, ungefähr senkrecht zur Längsachse des Fußes. (Das Bild steht Kopf zur besseren Orientierung.)
b) *Schnitt 11* auf Höhe der *Talusrolle*: Oberes Sprunggelenk mit Tibia und Malleolus fibularis, sowie hinteres unteres Sprunggelenk, nach oben konvex, unten das Tuber calcanei. Alle *Gelenke* sind *kongruent*. Der Talus hat praktisch allseitig Gelenkflächen. Nur an wenigen Stellen treten Gefäße ein. Er ist deshalb stark ischämiegefährdet und neigt bei Frakturen zu Nekrosen.
c) *Schnitt 15:* Vorderes *unteres Sprunggelenk*, nach oben leicht konkav. Der Sinus tarsi ist ausgespart. Oben ist der Innenknöchel angeschnitten.
d) *Schnitt 18,* durch den vorderen Abschnitt von *Talus* und *Kalkaneus*. Das Sustentaculum tali des Kalkaneus bildet medial noch die einzige Gelenkfläche. Lateral der Sinus tarsi.
   Auf diesem Schnitt sind die Einstellungsparameter so gewählt, dass die *Weichteile* kontrastreich zur Darstellung kommen. Man sieht das gekammerte Fettpolster der Fußsohle, das als straffes und unverschiebliches *Druckpolster* dient, neben den Handflächen die einzige Struktur des Körpers, die permanent starken Druck aufnehmen kann. Verletzungen oder Infektionen dieses Polsters und der Fußsohlenhaut können schwer wiegende Folgen haben. Auch *Operationen* an diesen Strukturen sind heikel und mit einem erhöhten *Risiko* belastet (Nekrosen von Haut, Unterhaut und Fettgewebe, Infektionen, Vernarbungen mit Schmerzen, die das Stehen und Gehen beschwerlich bis unmöglich machen können).
e) *Schnitt 26* auf Höhe von *Navikulare* und *Kuboid*. Als helle Zone erkennt man das tangential geschnittene Gelenk des Navikulare mit dem Taluskopf.
   Auffällig ist die *Torsion*, die im Verlaufe der Längsachse des Fußes stattfindet: Auf den bisherigen Schnitten stand der Kalkaneus unter dem Talus, sogar eher etwas medial. Jetzt steht das Kuboid (als Fortsetzung des Kalkaneus) bereits etwas lateral vom Navikulare. Auf Höhe des Vorfußes erreicht die Torsion 90°, so dass die Metatarsalköpfchen nebeneinander stehen (vgl. auch Kap. 69.1 u. Abb. 69.3).
f) *Schnitt 36* durch den *Mittelfuß*. Die Ossa cuneiformia haben ihren Namen zu Recht: Keilbeine. Unbelastet bilden sie einen Bogen ähnlich einer römischen Brücke, das anatomische Substrat der «Querwölbung» des Fußes (vgl. Abb. 69.41).
g) *Schnitt 43* durch die *Metatarsalia*: Die Querwölbung ist erhalten, der mediale Fußrand steht hoch, der laterale tief. Die Mittelfußknochen sind Röhrenknochen mit einer harten Kortikalis.

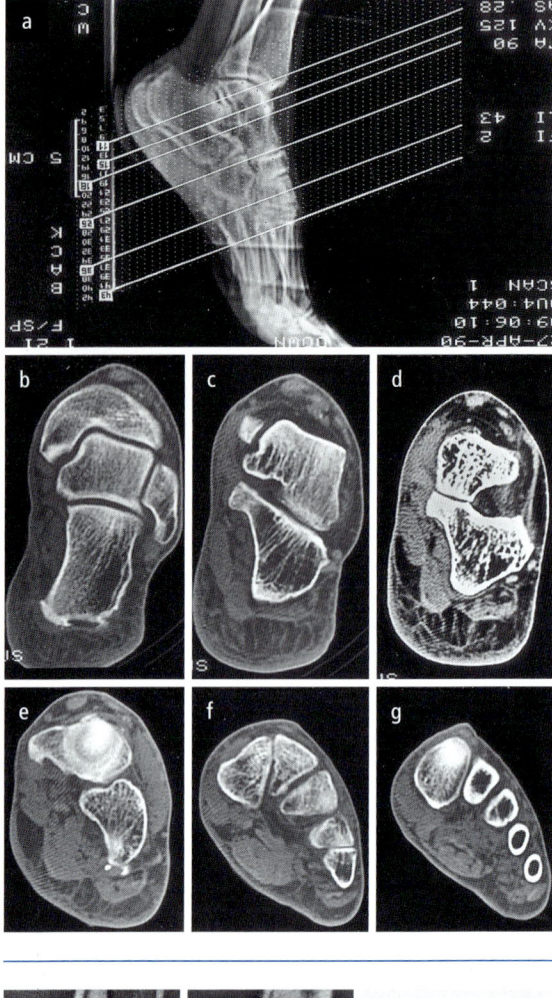

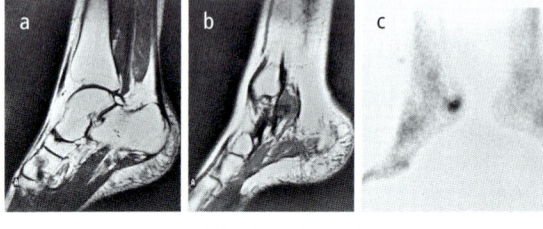

Abb. 69.10: Weitere bildgebende Verfahren.
a und b: **MRT** (Längsschnitte) des Fußes (s. a. Kap. 13.4; Abb. 13.28).
a) Sagittaler Schnitt in der Mitte durch Tibia, Talus, Kalkaneus, Navikulare, Cuneiforma. Zu sehen sind weiter: Sprunggelenke; Muskulatur dunkelgrau, Fettgewebe weiß, *Sehnen schwarz*: Achillessehne, M. tibialis anterior schräg geschnitten. Daran wird einsichtig, dass die Kontinuität einer Sehne sich auf schmalen Schnitten nicht feststellen lässt.
b) Längsschnitt in einer medialen Ebene, durch den *Innenknöchel*. Auch hier Sehnen und Bänder schwarz. Hinter dem Malleolus medialis, neben der Sehne des M. tibialis posterior, eine Zyste (dunkelgrau). Diese ließ sich auch sehr leicht tasten.
c) **Szintigramm** der Füße eines *50-jährigen Mannes*, der über *Fersenschmerzen* klagte. Ein Herd in der rechten Ferse, wahrscheinlich entzündlicher Natur. Klinisch und radiologisch sonst keine pathologischen Befunde. Mit der Zeit verschwanden die Beschwerden wieder.

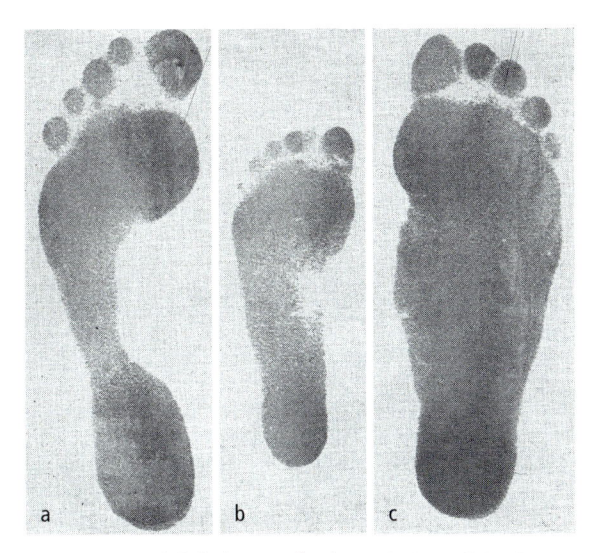

Abb. 69.11: *Auf einfache Art* gibt der **Fußsohlenabdruck**, von einem Stempelkissen genommen, guten Aufschluss über Form und Belastung der Einlagen. Der Sohlenabdruck eignet sich dazu besser als ein Gipsabdruck.
a) *Normaler* Fuß eines Erwachsenen.
b) Normaler *Kinderfuß*. Die Fußwölbung ist bei Kindern oft noch nicht ausgeprägt.
c) *Plattfuß*.
Solche «Podogramme» sind gute objektive Dokumente.

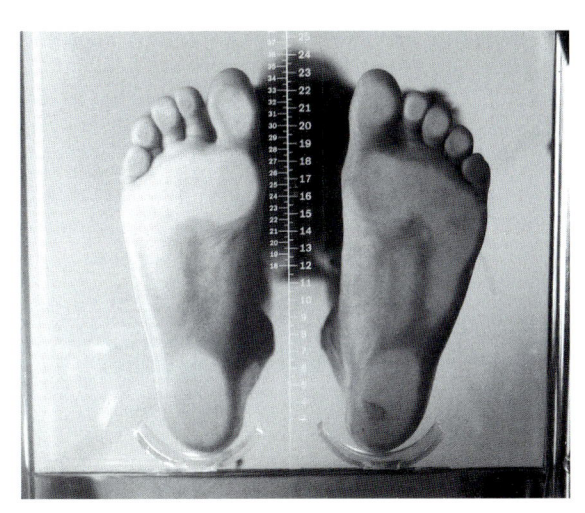

Abb. 69.12: *Im Spiegel des* **Podometers**, eines einfachen Gerätes, kann man die Fußsohlen des auf einer Glasplatte stehenden Patienten von unten sehen. Die belasteten Sohlenpartien sind flach eingedrückt.

Podogramme sind einfache Sohlenabdrücke, welche auf verschiedene Weise, am einfachsten mit Stempelfarbe auf Papier, gemacht werden können (**Abb. 69.11**). Schon die Spuren nasser Füße auf trockenem Stein lassen schön die belastete Sohlenfläche erkennen. Differenziertere Verfahren zeigen die Belastungsverteilung auf der Fußsohle, z. B. eine Überbelastung der mittleren Metatarsalköpfchen beim Spreizfuß.

Für praktisch-therapeutische Zwecke genügt in der Regel die *Inspektion der Fußsohle*: An den Druckschwielen ist eine Fehlbelastung leicht zu erkennen (s. Abb. 69.7, Abb. 69.43 u. **Abb. 69.12**).

Kinder kann man zur Dokumentation ihrer Fußform auch *auf den* **Fotokopierer** stellen (s. Abb. 69.30).

Ganganalyse

Eine etwas aufwändige, aber in besonderen Fällen sehr aufschlussreiche Untersuchungsmöglichkeit für *spezielle Zwecke*: Schuhversorgung, Operationsindikationen u. a.

(Allgemeines: s. «Ganganalyse», Kap. 8.3 u. Kap. 13.8.3).

69.3
Kongenitale Fehlbildungen

Unter den angeborenen Fußdeformitäten ist der *Klumpfuß* die wichtigste. Der angeborene *Plattfuß* ist selten, aber nicht weniger harmlos. Angeborener *Pes adductus* und *Pes calcaneus* sind häufigere aber gutartigere Fehlbildungen (**Abb. 69.13**).

Die Ursache dieser Krankheiten ist nicht bekannt. Der angeborene Klumpfuß ist erblich. Bei den letztgenannten harmloseren Deformitäten spielt möglicherweise die intrauterine Lage eine Rolle.

Kongenitale Fehlbildungen am Fuß in allen Varianten füllen als Raritäten ganze Atlanten (Spaltfuß, Makrodaktylie, Defekte, Polydaktylie, Syndaktylie usw.). Sie stellen sowohl *funktionelle* als auch *kosmetische* Probleme. Mit adäquater Orthesen- und Schuhversorgung kann viel erreicht werden. Operationen um die Gehfähigkeit zu verbessern und solche mit kosmetischer Indikation sind Sache erfahrener Kinderorthopäden.

Tarsale Koalitionen verursachen gelegentlich im Adoleszentenalter Beschwerden (s. «Kontrakter Knick-Plattfuß», Kap. 69.5.3).

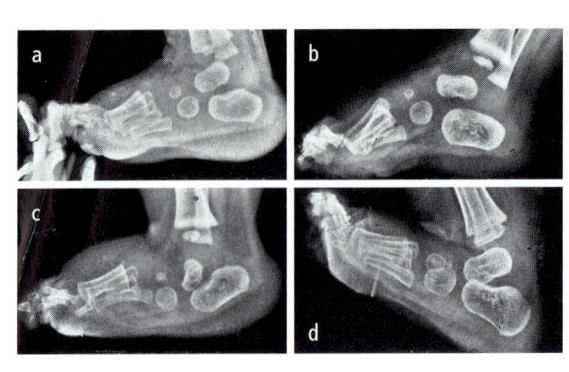

Abb. 69.13: Zur **Untersuchung des Fußes beim Neugeborenen**.
Wichtig ist die **Beweglichkeit**, vor allem *im Rückfuß*, im Bereiche von Talus und Kalkaneus. Die meisten angeborenen Störungen sind **Kontrakturen**.
a) *Normales Fußskelett eines Säuglings.* Talus und Kalkaneus stehen in einem Winkel von etwa 30° zueinander. Bei Dorsalextension durch Hochklappen des Vorfußes sollte die Ferse tiefer treten.
b) *Kongenitaler Klumpfuß* im Seitenbild (Kap. 69.3.1). Talus und Kalkaneus stehen parallel, die Ferse steht hoch, der Fuß kann nicht dorsal extendiert werden (Spitz- und Hohlfußkomponente).
c) *Kongenitaler Plattfuß.* Hier steht der Talus vertikal, der Taluskopf zeigt gegen die Fußsohle, der Vorfuß kann wohl angehoben werden, doch die Ferse kommt nicht herunter, sie bleibt hoch infolge einer Verkürzung der Achillessehne (Kap. 69.3.1). Eine ähnliche Deformität kommt zu Stande bei unzweckmäßiger Redression des kongenitalen Klumpfußes: der sog. «Tintenlöscher»- bzw. «Tamponfuß». In beiden Fällen ist der Vorfuß im Chopartschen Gelenk nach oben abgeknickt, die Fußsohle durchgedrückt, und schließlich bleibt ein kontrakter Plattfuß zurück (s. Kap. 69.5.3). In allen diesen Fällen ist die frühzeitige Verlängerung der Achillessehne wesentlich.
d) Fuß in starker *Dorsalextension.* Wenn auch die Plantarflexion ohne Schwierigkeiten gelingt, ist dieser Fuß in Ordnung.

69.3.1
Angeborener Klumpfuß (Pes equino-varus congenitus)

Die Art der Vererbung ist nicht genau bekannt. Knaben sind etwa doppelt so häufig betroffen wie Mädchen. Vielfach sind beide Füße deformiert.

Tatsächlich ist der Klumpfuß der Inbegriff des «Krüppelfußes». In schweren, unbehandelten Fällen gehen die Patienten auf dem Fußrist, und die Fußsohle schaut nach innen oben.

Morphologie

Immer hat die Deformität *vier Komponenten*:

1. *Pes equinus* = Spitzfuß: Steilstellung im oberen Sprunggelenk, Hochstand der Tuber calcanei bei Verkürzung der Achillessehne.

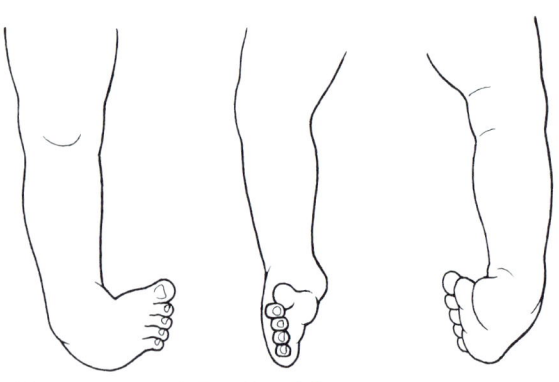

Abb. 69.14: Kongenitaler Klumpfuß.
Der Fuß ist bereits bei der Geburt in dieser Stellung fixiert. Die Deformität hat vier Komponenten: 1. Die *Varusstellung* des Rückfußes ist die schwer wiegendste. 2. Der *Spitzfuß* (Equinus) ist meist stärker ausgeprägt als auf diesem Bild. 3. *Hohlfuß* (Cavus) und 4. *Adduktion* des Vorfußes. Dünne hohe Wade. Der Fuß steht auf dem äußeren Fußrand.

2. *Pes varus:* extreme Supinationsstellung des unteren Sprunggelenkes
3. *Pes adductus* = Sichelfuß: der Mittelfuß und die Zehen sind einwärts gedreht. Oft Subluxation des Navikulare vom Taluskopf nach medial.
4. *Pes cavus* = Hohlfuß: die Längswölbung ist erhöht.

Es handelt sich aber nicht nur um eine Fehlstellung der *Gelenke*, sondern um eine schwere Fehlbildung des *Fußskelettes*, vor allem der **Fußwurzel**, also des Talus und seiner Umgebung, sowie der Bänder und Sehnen, welche medial und dorsal stark *kontrakt* sind. Auch einzelne Muskeln sind anatomisch verändert: Regelmäßig besteht z.B. eine *Wadenatrophie*, die zeitlebens bleibt und nicht Folge einer Gipsbehandlung ist, wie die Eltern häufig glauben (**Abb. 69.14** u. Abb. 69.20).

Diagnose

Die Fehlbildung ist augenfällig schon *bei der Geburt*. Allerdings haben Säuglinge oft eine der Form nach ähnliche, jedoch harmlose Gewohnheitshaltung. Bei dieser kann der Fuß jedoch aktiv und passiv normal bewegt werden. Im Gegensatz dazu ist *der echte Klumpfuß* weitgehend **kontrakt** und *steif*, und die Fehlstellung lässt sich durch den Druck der redressierenden Hand *nicht korrigieren*. Typisch sind die dünne kurze Wade und auch das Röntgenbild (**Abb. 69.15**).

Manchmal ist der Klumpfuß nur eine Manifestation multipler Missbildungen, z.B. bei der Arthrogrypose. Solche «teratologische» Formen sind in der Regel besonders schwer und therapieresistent.

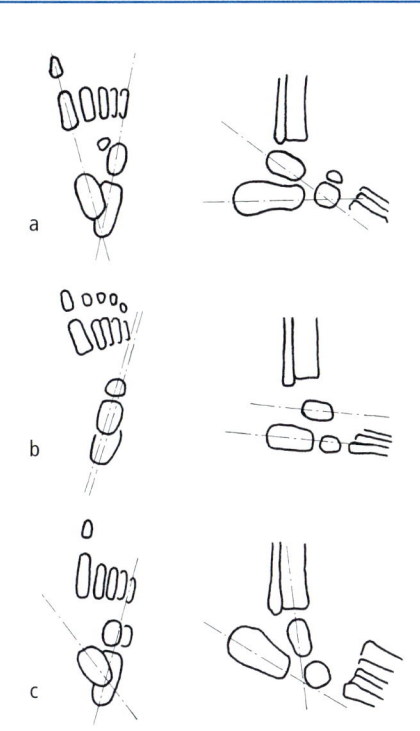

Abb. 69.15: Röntgenpausen von Neugeborenenfüßen, in ap- bzw. seitlicher Projektion zeigen, dass die Deformation im Rückfuß, vor allem im unteren Sprunggelenk, sitzt.
a) **Normale** Verhältnisse: Deutlich offener *Winkel zwischen den Längsachsen von Talus und Kalkaneus.*
b) *Beim kongenitalen* **Klumpfuß** ist der Winkel zwischen Talus und Kalkaneus weitgehend oder vollständig aufgehoben. Das untere Sprunggelenk ist in maximaler Supinationsstellung fixiert. Hochstand der Ferse.
c) Das Gegenstück bildet *der angeborene* **Plattfuß**. Der Winkel zwischen Talus und Kalkaneus ist stark vergrößert, der Taluskopf zeigt zum Boden. Starke fixierte Pronationsstellung im unteren Sprunggelenk, doch steht auch hier die *Ferse zu hoch.*

Ist nur der Vorfuß deformiert und kontrakt, aber die Fußwurzel frei, handelt es sich um einen Pes adductus, eine gutartige Variante (s. Kap. 69.3.2).

Verlauf

Unbehandelt nimmt die *Fehlbildung im Laufe des Wachstums noch zu.* Die Gelenke (oberes und unteres Sprunggelenk, Chopart) subluxieren, die Knochen wachsen schwer deformiert, die Kontraktur der Weichteile nimmt weiter zu und der Fuß versteift vollständig. Er bleibt wesentlich kleiner als ein normaler. Viele unbehandelten Kinder gehen auf dem äußeren Fußrand, manche sogar auf dem Fußrist, die Sohle nach oben. Dass sie trotzdem oft noch erstaunlich gut gehen können, ist ein weiteres Beispiel für die Wirksamkeit der *funktionellen Anpassung* (Abb. 69.29).

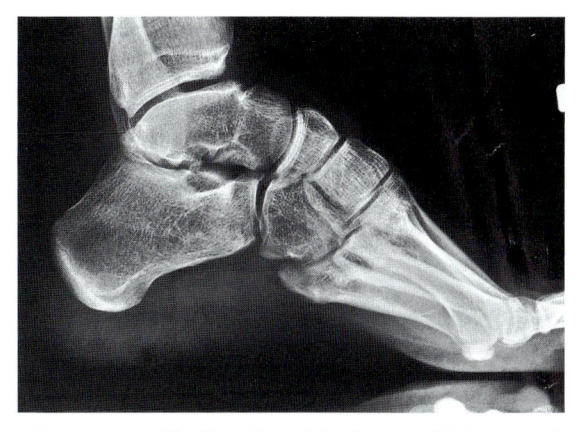

Abb. 69.16: Residueller Klumpfuß eines *15-jährigen Mädchens*, das seit der Geburt behandelt worden war; doch die Korrektur von Hohlfuß und Spitzfuß war ungenügend. Der *Talus* ist überdies *deformiert*, die Talusrolle entrundet, und beide Sprunggelenke lassen bereits die *beginnende Arthrose* erkennen. Ihre Beweglichkeit ist stark eingeschränkt. Das Mädchen hat keine Beschwerden, doch ist damit zu rechnen, dass solche später unter Belastung, beim Gehen, auftreten. Dann wird möglicherweise eine Arthrodese des unteren Sprunggelenkes und des Choparts («Double-Arthrodese», s. Abb. 69.82), unter Korrektur der Fehlstellung, notwendig werden.

Bei geduldiger konsequenter Behandlung von Geburt an lassen sich solche Spätfolgen in einem großen Prozentsatz der Fälle vermeiden, doch gibt es immer wieder rebellische Klumpfüße, die sich nicht vollständig, oder nur unter Verlust der Beweglichkeit, korrigieren lassen.

In der Regel aber verursacht die *fehlerhafte* **Belastung des äußeren Fußrandes Beschwerden**, und mit der Zeit werden auch die deformierten Gelenke arthrotisch und schmerzhaft (**Abb. 69.16** u. Abb. 69.20). Unbehandelte Klumpfüße sieht man noch in Entwicklungsländern, *residuelle Deformitäten* hingegen durchaus auch in Industrieländern. Dazugekommen sind jene durch *Überkorrektur*.

Frühbehandlung

Fortgeschrittene Deformitäten können erfahrungsgemäß weder konservativ noch operativ befriedigend korrigiert werden. Nur die *Behandlung im Säuglingsalter* gibt Aussicht auf ein gutes Resultat, d.h. einen anatomisch korrigierten und funktionstüchtigen Fuß, der auch in späteren Jahren keine Beschwerden verursacht.

Die Frühbehandlung (Beginn in den ersten Tagen nach der Geburt) ist die *Therapie der Wahl*: Das Skelett ist noch zur Hauptsache knorpelig, der Fuß noch einigermaßen formbar. Es gilt, die prospektive Potenz der noch nicht voll ausdifferenzierten Gewebe im Stadium des intensivsten Wachstums auszunützen (**Abb. 69.17**).

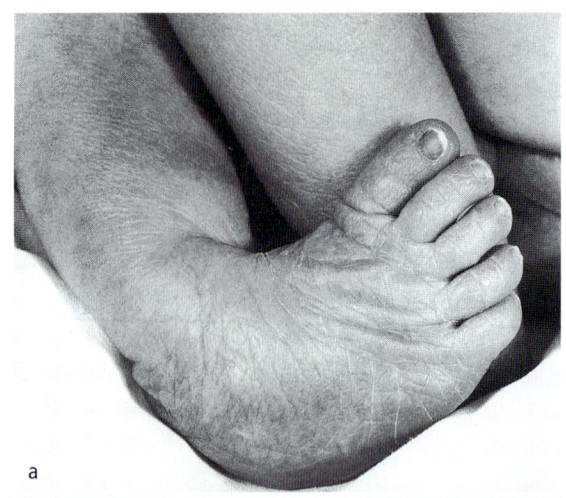

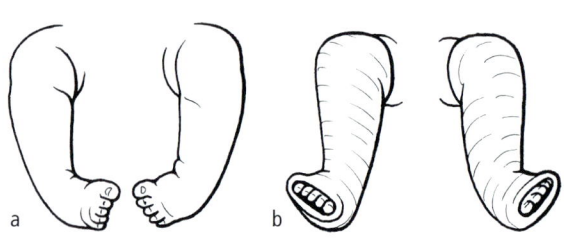

Abb. 69.18: Frühbehandlung des angeborenen Klumpfußes (a) mit Etappengipsen (b). Die Füßchen werden zuerst manuell redressiert, darauf wird ein *Gips in Korrekturstellung* für wenige Tage, später Wochen, angelegt. Dieses Prozedere wird solange wiederholt, bis die Stellung vollständig korrigiert ist.
Die Kunst besteht darin, eine wirksame Korrektur am richtigen Ort zu erreichen, ohne dass Druckstellen im Gips entstehen.
In der Regel genügt es, die Gipse nur bis unterhalb des Knies anzulegen.

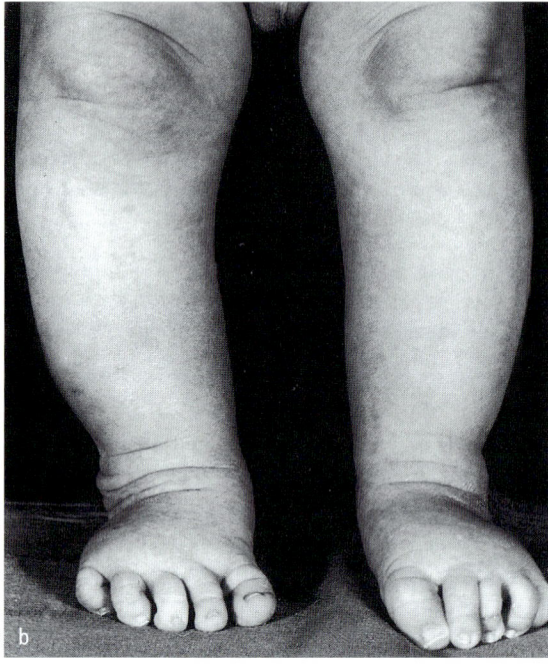

Behandlungsprinzip

Die Korrektur in einem Akt ist nicht möglich. Die Zerstörungen wären zu groß und ein Rezidiv oder eine Überkorrektur fast sicher zu erwarten.

Das Prinzip der Behandlung besteht darin, die Deformität **mit kleinen Kräften** über **längere Zeit** hinweg schrittweise zu *korrigieren* und die gewonnene Korrekturstellung ununterbrochen zu erhalten, damit sie nicht sofort wieder verloren geht.

Dieses Ziel wird am besten mit der *manuellen Redression* und die Erhaltung der damit erzielten Korrektur mit einer *Etappengipsbehandlung* erreicht. Auf diese Weise gelingt es, leichte Fälle voll auszukorrigieren, die schwereren wenigstens teilweise, und vor allem die besonders schädliche Varusdeformierung zu beheben (s. a. Kap. 17.10.1, Abb. 17.22, u. **Abb. 69.18**).

Redressions- und Gipstechnik

In den ersten Wochen ist der Kinderfuß schmal und weich und lässt sich gut manuell redressieren und formen. Schon nach einem halben Jahr ist dies bei den schon dicken und kräftigen Füßen kaum mehr möglich. *Die* **Technik** muss gelernt sein, die Deformität muss gezielt durch Fingerdruck redressiert werden, nicht ganz einfach bei den kleinen Dimensionen.

Zur Retention ist nach wie vor der alte *Gips* am besten geeignet: formbar, anschmiegsam, gut zu handhaben und auch wieder zu entfernen. Damit die Gipse nicht verrutschen, wird das dünne Wattepolster auf die Haut geklebt, am besten mit einer Mastixlösung, die auch angenehm riecht.

Die Gipse können ein paar Tage bis wenige Wochen belassen werden. Eine genaue Kontrolle ist unbedingt nötig: Schmerzen (Druckstellen), livid-rote oder weiße Zehen sind Alarmzeichen!

Abb. 69.17:
a) **Kongenitaler Klumpfuß** *kurz nach der Geburt.* Der Fuß war in dieser Stellung steif und konnte von Hand nicht in eine normale Stellung gebracht werden, doch ließ er sich innerhalb der ersten Lebensmonate schrittweise redressieren. Die durch Manipulation erreichte Korrektur wurde mit kleinen Gipsen erhalten, die wöchentlich erneuert wurden.
b) Beim ersten Aufstehen konnte der Knabe richtig *auf die Fußsohle stehen.* Von der ursprünglichen Deformität sieht man noch deutlich die relativ harmlose Vorfußadduktion. Die Korrekturstellung muss mit Nachtschienen und Einlagen noch lange Zeit erhalten werden. Mit *regelmäßigen Kontrollen* sollen Rezidive frühzeitig erkannt werden. Der linke Fuß war normal.

Die kleinen *Gipse* werden zweckmäßigerweise *nicht mit Instrumenten entfernt*, sondern nach einem längeren Wasserbad durch Abwickeln der Binden. So sieht man Kinder selten weinen.

Eine starke **Kontraktur der Achillessehne** lässt sich hingegen oft manuell nicht beheben. Stattdessen würde beim Versuch, auch den Spitzfuß manuell zu redressieren, der Vorfuß zu stark aufgebogen, während die Ferse nicht herunterkommt. So entsteht der gefürchtete *Tamponfuß* («Tintenlöscher» oder «Schaukelfuß»), eine schwere, meist iatrogene Form des Plattfußes (Abb. 69.13 c).

Operationen

Um diesen schwerwiegenden Schaden zu vermeiden, muss in etwa ³/₄ aller Fälle nach einigen Monaten die **Achillessehne operativ verlängert** werden (**Abb. 69.19**). Gleichzeitig wird durch eine *hintere Kapsulotomie* die Kontraktur der Sprunggelenke gelöst; anschließend muss die Gipsbehandlung noch einige Zeit weitergeführt werden. In schwereren Fällen sind weitere Operationen notwendig, am häufigsten die Lösung der Kontrakturen (Verlängerung des M. tib. post., Reposition des nach medial subluxierten Navikulare auf den Taluskopf) am medialen Fußrand (*mediale Weichteillösung*). Allzu radikale «Release»-Operationen können allerdings leicht über das Ziel hinausschießen und hinterlassen dann schwere schmerzhafte Deformitäten (Knick-Plattfuß). Klumpfußoperationen sind Gratwanderungen.

Nachbehandlung und Kontrollen

Die Behandlung kann auch nach scheinbar guter Korrektur noch nicht als abgeschlossen betrachtet werden. Die Deformität hat eine starke **Tendenz zu rezidivieren**, besonders, wenn sie nicht wirklich vollständig korrigiert wurde. Eine leichte Überkorrektur, vor allem der Varuskomponente, ist deshalb notwendig. Auch dann muss die Erhaltung der korrigierten Stellung mit Apparaten, Nachtschienen und Einlagen noch längere Zeit fortgesetzt werden (Abb. 69.19 b). Eine **regelmäßige Kontrolle** *während der ersten Lebensjahre*, ja bis zum Wachstumsabschluss, ist wichtig, damit man Rezidive, welche plötzlich den Zustand wieder verschlechtern können, frühzeitig erkennen und wieder behandeln kann (**Abb. 69.20**).

Das bisher Gesagte gilt für den günstigen Fall einer früh begonnenen und konsequent über Monate und Jahre durchgeführten Behandlung eines redressierbaren Klumpfußes.

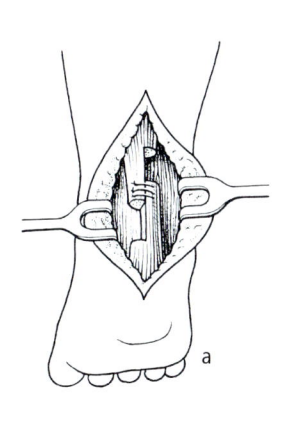

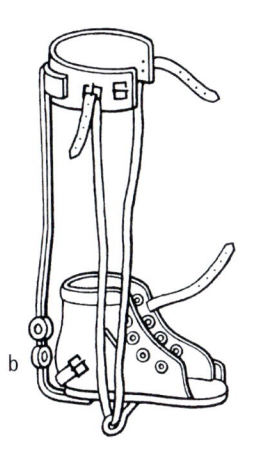

Abb. 69.19: Therapie des Klumpfußes.
a) In bis zu drei Vierteln aller Fälle lässt sich der Fersenhochstand nicht konservativ beheben. Dann ist eine Z-förmige *Verlängerung der Achillessehne* mit Seit-zu-Seit-Naht und eine hintere Kapsulotomie angezeigt.
b) Eine konsequente Nachbehandlung ist unerlässlich, weil sonst leicht Rezidive entstehen. Nach einer längeren Gipsperiode sind *Nachtschienen* zweckmäßig mit Fersengelenk und Seitenzügel, damit gleichzeitig der Varus- und der Spitzfußtendenz begegnet werden kann.
Eine andere zweckmäßige Nachtschiene für beidseitige Klumpfüße ist in Abbildung 17.30 gezeigt.

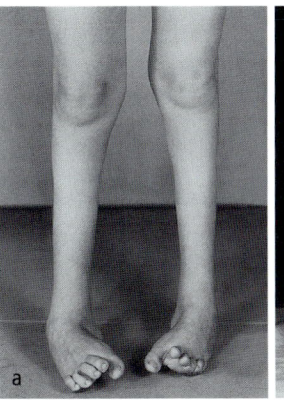

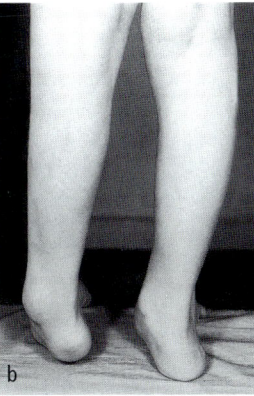

Abb. 69.20: Residuelle bzw. rezidivierende Klumpfüße.
a) *beidseits*, b) *links*. Von hinten ist die Varusstellung des Rückfußes deutlich zu sehen. Das *Gehen auf der Außenkante* macht erhebliche Beschwerden.
Diese Füße sind zu spät oder zu wenig konsequent behandelt worden, oder die Behandlung wurde zu früh abgebrochen ohne weitere Kontrollen.
In diesem Stadium ist eine *konservative Korrektur nicht mehr möglich*. Auch Weichteiloperationen genügen nicht. Korrekturen am Skelett sind notwendig. In der Regel ist eine Arthrodese des unteren Sprunggelenkes und des Chopart (Double-Arthrodese) nach Wachstumsabschluss die beste Lösung zur Korrektur der Fehlstellung.

Residuelle Klumpfüße

Oft genug aber kommen die kleinen Patienten zu spät, sind unsachgemäß und unzweckmäßig anbehandelt oder zu früh aus einer ungenügenden Behandlung entlassen worden. So erklärt sich der große Teil der residuellen Klumpfüße *nach dem ersten Lebensjahr*. Ein anderer Teil sind spätere Rezidive oder aber schon von Anfang an rebellische Klumpfüße, welche jeder manipulativen Therapie trotzen (Abb. 69.20).

Bei dieser Sachlage ist die ärztliche Tendenz zu radikalen Weichteiloperationen verständlich. Die Versuchung, das komplexe Problem auf einen Schlag ein für alle Male zu lösen, endet jedoch leicht in einer Katastrophe, mit einem verkrüppelten, schmerzhaften Plattfuß. Die Langzeitresultate modernerer Methoden sind abzuwarten. Geduld ist erste Voraussetzung für eine erfolgreiche Klumpfußtherapie.

Behandlung des residuellen Klumpfußes

Für diese Fälle ist eine ganze *Reihe von Operationen* im Gebrauch: Weichteildurchtrennungen zur Lösung der Kontrakturen am medialen und hinteren Fußrand, Sehnentransplantationen von medial nach lateral, um einzelne Supinatoren (Tibialis anterior oder posterior) in Pronatoren zu verwandeln, Korrekturen mit Extension nach Ilisarow (s. Kap. 38.7; Abb. 38.25 u. Abb. 63.12). Später, wenn das Knochenskelett weiter entwickelt ist, kommen Knochenoperationen in Frage: Korrekturosteotomien von Kalkaneus (Dwyer: Lateral verschieben ist besser und leichter als Achsenkorrektur durch Keilosteotomie), aber auch Kuboid, Talus, der Metatarsalia oder der Tibia; und schließlich, wenn gegen Abschluss des Wachstums das Skelett weitgehend verknöchert ist, Arthrodese der subtalaren Gelenke (*Double-Arthrodese*): Durch entsprechende Keilentnahme kann praktisch jede Deformität, insbesondere die ungünstige Varusstellung vollständig korrigiert werden (Abb. 69.82).

Trotzdem bleiben in vielen Fällen schwierige **Schuhprobleme** zu lösen. Immer ist der Fuß kleiner als ein normaler. Absatzerhöhungen wegen Spitzfuß, Abrollrampen (s. Kap. 69.8) bei steifen Gelenken, Stützeinlagen, Erhöhung des medialen oder lateralen Schuhrandes können an Konfektionsschuhen angebracht werden. Oft kann aber nur ein anspruchsvoller orthopädischer Maßschuh befriedigen.

Wer soll Klumpfüße behandeln?

Aus dem bisher Gesagten wird klar, wie langwierig und mühsam, wie schwierig und oft undankbar die Klumpfußbehandlung sein kann. *Leichtere Fälle*, welche sich durch einige manuellen Redressionen und Etappengipse korrigieren lassen, mögen in der pädiatrischen Praxis zu behandeln sein. Die Mehrzahl der Klumpfüße erheischt aber eine *kombinierte konservative und operative Behandlung*. Ein individueller Behandlungsplan kann nur auf Grund langer Erfahrung und genauer Kenntnis des einzelnen Falles aufgestellt und auch konsequent durchgeführt werden. Deshalb ist es wesentlich, dass die Behandlung während ihrer ganzen Dauer in denselben Händen liegt. Diese Voraussetzung ist in größeren Kliniken nicht immer gegeben. Der mit den spezifischen Problemen und Techniken der Klumpfußbehandlung vertraute, erfahrene Orthopäde in der Praxis ist hingegen gut in der Lage, eine solche oft *jahrelange Behandlung* zu übernehmen und auch zu Ende zu führen.

69.3.2
Pes adductus congenitus (Sichelfuß, Metatarsus varus)

Pes adductus congenitus ist eine *relativ häufige* aber *harmlosere* Formvariante als der Klumpfuß. Der Vorfuß und die Zehen, vor allem die Großzehe, schauen stark einwärts, die Sohle hat Nierenform (s. Abb. 69.22 i). Der Fuß ist sonst frei beweglich. Er steht plantigrad, und der Rückfuß ist im Gegensatz zum Klumpfuß normal. Ist der Vorfuß weich und leicht redressierbar, ist die *Prognose in der Regel gut*. Manipulationen, welche die Eltern nach Anweisung selbst durchführen können, evtl. Redressionsgipse, selten Apparate, *genügen*, wenn sie in den ersten Wochen nach der Geburt angewendet werden, und meistens mildert sich die Adduktionsstellung. Ganz verschwindet sie allerdings oft nicht mehr. Beschwerden verursacht sie aber praktisch nie, außer bei engem Schuhwerk (**Abb. 69.21a**).

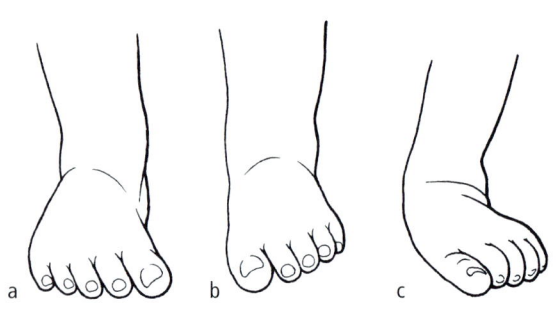

Abb. 69.21:
a) Beim **Sichelfuß** (Pes adductus) schauen Vorfuß und vor allem Zehen nach einwärts. Das Kriterium der relativen Harmlosigkeit dieser Deformität ist der gut bewegliche, normal konfigurierte Rückfuß.
b) *Normaler Säuglingsfuß*.
c) Sehr häufig sieht man den relativ harmlosen, weichen kindlichen **Knicksenkfuß**. Nur in sehr seltenen Fällen liegt ein echter Pes planus congenitus mit fixiertem Fersenhochstand vor.

Gleitende Übergänge bestehen zwischen einer habituellen Supinationshaltung des Säuglings (zumal bei Bauchlagekindern), die eine Adduktionsstellung lediglich vortäuscht, und einer kontrakten Adduktionsstellung des Metatarsus, die sich nicht über die Mittelstellung hinaus redressieren lässt. In solchen Fällen, vor allem wenn sie schon einige Monate alt sind, ist eine entsprechend energischere Therapie, ähnlich wie beim kongenitalen Klumpfuß, angezeigt mit Etappengipsen, Apparaten, Schiene, doch nur selten Operationen. Bei Kleinkindern Lösung der Weichteile am medialen Fußrand (abductor hallucis), später evtl. Osteotomien der Metatarsalia.

69.3.3
Einwärtsgang (Toeing in)

Nicht selten werden Kinder mit starkem Einwärtsgang zum Orthopäden gebracht. Er muss dann versuchen herauszufinden, ob es sich um **eine harmlose Gewohnheit** handelt, wie man sie bei kleinen Kindern *häufig sieht*, wenn sie die ersten Gehversuche machen (s. Kap. 39.2), oder eine Torsionsvariante im Bereich von Hüften, Knie oder Unterschenkel (s. Kap. 64.3.3), oder einen Pes adductus (Metatarsus varus).

Die Differenzierung ist oft nicht leicht, und nicht selten hat man den Eindruck, dass eine Kombination verschiedener Faktoren die Einwärtsdrehung der Füße bewirkt. Beschwerden haben die Kinder in der Regel nicht, und meist mildert sich der Einwärtsgang im Laufe der Jahre. Bei Erwachsenen ist er selten stark ausgeprägt. Eine Therapie erübrigt sich.

Nur in *seltenen* Fällen, wenn die Füße beharrlich stark einwärts schauen, vor allem bei rebellischen Klump- oder Sichelfüßen, und wenn eine konservative Behandlung mit einer Nachtschiene (Ponsetischiene: durch Querstab verbundene Schuhe, Abb. 17.30a) oder mit Gipsen keinen Erfolg bringt, ist eine Drehosteotomie im distalen Unterschenkel eventuell besser in der Lage, die Fehlstellung zu korrigieren, als ein Eingriff am Fuß selbst.

69.3.4
Andere angeborene Deformitäten

Pes calcaneo-valgus congenitus (angeborener Hackenfuß)

Die Hackenfußstellung ist schon bei der Geburt auffällig: Fußrist und Zehen liegen der vorderen Tibiakante an (auch beim normalen Säugling kann der Fuß stark dorsal extendiert werden, doch nicht in diesem Maß). Der schlaffe Plattfuß ist in Pronation abgeknickt (Valgusstellung), die Ferse steht tief, in der Verlängerung der Tibiaachse, im Gegensatz zur hoch stehenden Ferse beim so genannten «angeborenen Plattfuß» (siehe unten), der kontrakt ist.

Vielleicht spielen eine Hyperlaxität und die Stellung im Uterus eine Rolle bei der Entstehung dieser Deformität, sie ist ebenfalls in der Regel recht *harmlos*: Einige Redressionen und evtl. Gipse in Spitzfußstellung genügen fast immer. Der Fuß entwickelt sich normal weiter (Abb. 69.21c).

Pes planus congenitus (Talus verticalis, angeborener Plattfuß)

Es handelt sich um eine *recht schwere kontrakte Fehlbildung* mit Luxation des Navikulare nach dorsal über den Taluskopf, auch schwierig und wenig dankbar zu behandeln. Glücklicherweise ist sie *selten*. Die Mehrzahl der Plattfüße bei Kindern sind schlaff und gehören zur Kategorie «Pes calcaneo-valgus» (siehe oben).

Diagnose: Der Fuß ist stark in Pronation abgeknickt, der Taluskopf springt am medialen Fußrand gegen die Fußsohle vor. Beim Versuch, den Fuß vorne anzuheben, bleibt die Ferse wegen einer starken Verkürzung der Achillessehne hoch stehen. Der Vorfuß ist im Chopart aufgebogen. Im Röntgenbild ist das Tuber calcanei nach hinten oben gerichtet, der Taluskopf hingegen schaut nach plantar (Abb. 69.13c u. Abb. 69.15c).

Die *Behandlung* ist im Prinzip ähnlich wie jene des Klumpfußes, nur in umgekehrter Richtung (Reposition des luxierten Naviculare). Sie ist oft langwierig und nicht immer sehr erfolgreich. Eine Achillessehnenverlängerung ist immer notwendig.

69.4
Erworbene Fußdeformitäten und Lähmungen

Begriffsbestimmung und Morphologie

Die folgenden *Definitionen* beziehen sich auf die *anatomische Fußform*, unabhängig von Ätiologie oder Pathogenese (**Abb. 69.22**).

1. **Spitzfuß** (Pes equinus): *fixierte Plantarflexion* im oberen Sprunggelenk. Im Stehen kann die Ferse nicht auf den Boden gestellt werden, deshalb ist nur Zehenstand leicht möglich (Kap. 69.4.1). Wenn die passive Dorsalextension leicht möglich ist, nur die aktive nicht (*Fußheberlähmung*), spricht man von **Hängefuß** (Kap. 69.4.2).
2. **Hackenfuß** (Pes calcaneus): Gegenstück des Spitzfußes: Der Fuß steht in Dorsalextension. Nur die Ferse ist belastet; Zehenstand ist nicht möglich (Kap. 69.4.3).
3. **Klumpfuß** (Pes varus): *Fixierte Varusstellung* im Rückfuß, nur die Außenkante des Fußes ist belastet. Pronation ist nicht möglich. Ein reiner Pes

varus ist selten, meist wird mit Klumpfuß eine Kombination von Pes varus, equinus, adductus und cavus bezeichnet (s. Kap. 69.4.5).

4. **Knickfuß** (Pes valgus): *Valgusstellung* des *Rückfußes*. Im Extremfall steht der mediale Fußrand am Boden auf. Knickplattfuß. Meist kommt dazu eine Abduktionsstellung des Vorfußes (Kap. 69.4.6).
5. **Plattfuß** (Pes planus): Die Längswölbung des Fußes ist aufgehoben, die ganze *Fußsohle liegt auf* dem Boden auf, insbesondere das Naviculare und der Taluskopf (Kap. 69.4.6). Ist die mediale Längswölbung nur etwas *abgeflacht*, nicht ganz plattgedrückt, spricht man von **Senkfuß**.
6. **Hohlfuß** (Pes cavus): Die Längswölbung, vor allem die mediale, ist *überhöht*, die Fußsohle hohl, nur Ferse und Fußballen berühren den Boden (Kap. 69.4.4).
7. **Spreizfuß** (Pes transverso-planus): Die vordere Querwölbung ist *durchgedrückt*, der Vorfuß dadurch verbreitert, die Metatarsalköpfchen II und III werden stärker belastet (Kap. 69.4.6).

Die genannten Deformitäten können **angeboren** oder auf verschiedene Weise **erworben** sein, z. B. durch Lähmungen, als Verletzungsfolge, andere entstehen unter der Last des *Körpergewichtes* (**statische Deformitäten**, s. **Tab. 69.1**, **Tab. 69.2** u. **Abb. 69.22**).

In der Folge werden *die einzelnen Deformitäten* besprochen. Der Einfachheit und Übersicht halber ist eine Einteilung nach dem rein **morphologischen Aspekt** gewählt, welche die Ätiologie nicht berücksichtigt. Die Behandlung der einzelnen Deformitäten

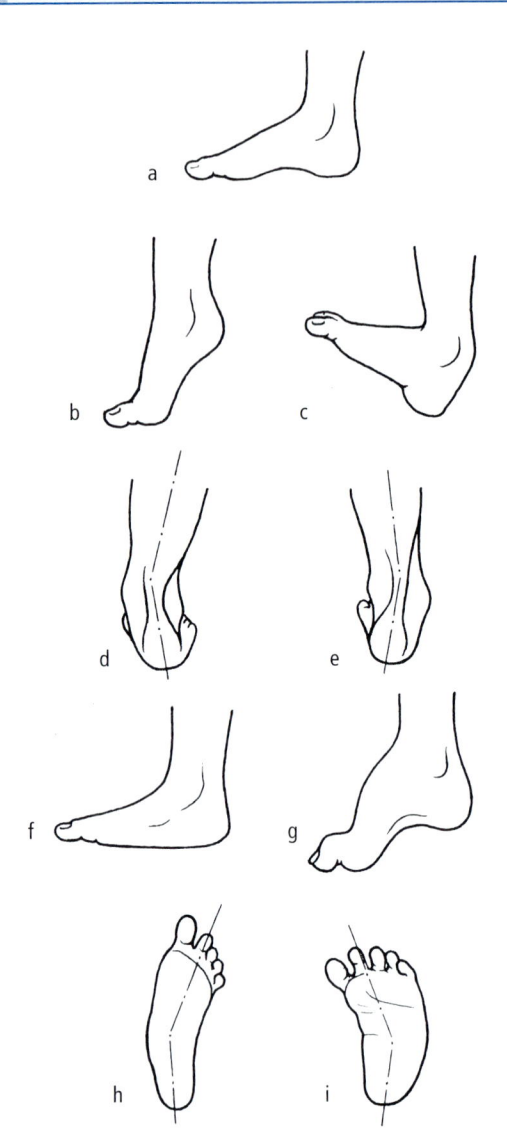

Abb. 69.22: **Klassierung von Fußdeformitäten** in **Gegensatzpaaren**.
a) *Normale* Fußform.
b) *Spitzfuß* und c) *Hackenfuß*: gegensätzliche Fehlstellungen des oberen Sprunggelenkes. Der Fuß ist fixiert in einer Stellung, bei welcher die Fußspitze resp. die Ferse nach unten weist.
d) *Knickfuß* und e) *Klumpfuß*: Valgus- bzw. Varusfehlstellung im Rückfuß.
f) *Senk-* bzw. *Plattfuß* und g) *Hohlfuß*: abgeflachte bzw. überhöhte mediale Fußwölbung (aufgehobene bzw. übermäßige Torsion des Vorfußes gegenüber dem Rückfuß).
h) *Pes abductus* (meist als Begleitsymptom beim Knickfuß) und i) *Pes adductus* (Sichelfuß).

Tabelle 69.1: **Übersicht über die häufigste Ätiologie von Fußdeformitäten.**

1. Spitzfuß: spastische Lähmung, posttraumatisch, schlaffe Lähmung, iatrogen (ungenügende Prophylaxe bei Bettlägerigen)
2. Hackenfuß: schlaffe Lähmung
3. Klumpfuß: angeboren, Lähmungen, posttraumatisch
4. Knickfuß: statisch, Lähmungen
5. Hohlfuß: neurogen
6. Plattfuß: statisch, posttraumatisch, Lähmungen
7. Spreizfuß: statisch, Polyarthritis

Tabelle 69.2: **Typische Kombinationen.**

1. Spitzfuß – Varus – Hohlfuß = **Klumpfuß**: angeboren; Lähmungen
2. Hohl – Spreizfuß = **Hohlballenfuß**: neurogen
3. **Knick-Plattfuß:** Lähmungen, statisch, posttraumatisch

richtet sich oft mehr nach der Form, und wo sich Unterschiede aus der Ursache ergeben, sind sie in den einzelnen Abschnitten aufgeführt:

69.4.1
Spitzfuß (Pes equinus)

Der Spitzfuß ist eine *fixierte Plantarflexion* (Flexionskontraktur) des Fußes. Die Fußspitze kann weder aktiv noch passiv angehoben werden. Der Fuß steht nur auf dem Fußballen, die Ferse berührt den Boden nicht. Die Fehlstellung ist im *oberen Sprunggelenk* fixiert.

Pathogenese

Der Spitzfuß ist eine der *häufigsten Kontrakturen*. Die mannigfaltigen Ursachen und der Entstehungsmechanismus sind im Kapitel 38.2: «Kontrakturen», ausführlich beschrieben. Mehrere Faktoren wirken zusammen, so dass eine Spitzfußkontraktur leicht entsteht, während das Gegenteil, ein Hackenfuß, überaus selten ist.

- Die Plantarflexoren des Fußes (v.a. der Trizeps) überwiegen schon normalerweise den einzigen Dorsalextensoren des Fußes, den Tibialis anterior (die Zehenextensoren allein sind nicht einmal im Stande, den unbelasteten Vorfuß anzuheben).
- Bei Inaktivität, Ruhigstellung und Schmerzen, vor allem auch im Bett (Bettdecke!), nimmt der Fuß praktisch immer automatisch eine Spitzfußstellung ein. Diese wird sehr rasch kontrakt und fixiert (Abb. 38.12).
- Die Anatomie des oberen Sprunggelenkes prädestiniert zur Spitzfußkontraktur (s. Kap. 68.1).

Ätiologie

- Angeboren (als Komponente beim kongenitalen Klumpfuß, selten isoliert)
- Spastische Lähmungen (C.P., Hemiplegie) (Abb. 34.12)
- Schlaffe Lähmungen (Poliomyelitis, manchmal nach Peronaeuslähmung) (Abb. 34.7 u. Abb. 34.8)
- Posttraumatisch: nach Verletzungen des oberen Sprunggelenkes, aber auch nach Unterschenkelfrakturen, Fußverletzungen usw. Die posttraumatische Spitzfußstellung entsteht oft iatrogen (Gips oder andere Fixation in Spitzfußstellung, Inaktivität, Vernachlässigung der Erhaltung einer guten Funktionsstellung) (Abb. 32.16 u. Abb. 43.8).
- Im Anschluss an andere Affektionen des Fußes und Beines, die mit Inaktivität, Ruhigstellung und Schmerzen einhergehen.

Prophylaxe

Die Prophylaxe des Spitzfußes ist deshalb besonders wichtig: *Erhalten der Funktionsstellung* (Rechtwinkelstellung des Fußes) bei der Lagerung, Immobilisierung und Fixierung des Fußes. Aktive und, falls dies nicht möglich ist, tägliche passive Mobilisation usw. Zur Prophylaxe des Spitzfußes siehe bei «Kontrakturen», Kapitel 38.2, und «oberes Sprunggelenk», Kapitel 68.1. Besonderes Augenmerk ist diesem Punkt bei der Frakturbehandlung der unteren Extremitäten zu schenken.

Klinik

Das erzwungene Gehen auf der Fußspitze ist *beschwerlich* (**Abb. 69.23**). Schmerzen können im Fußballen durch Überbelastung entstehen, vor allem wenn gleichzeitig noch eine Varusstellung besteht. Auch ist das Bein durch die Spitzfußstellung *zu lang* geworden. Gelegentlich wird zum Ausgleich das Knie nach hinten durchgedrückt, was mit der Zeit zu einem Genu recurvatum führt (Abb. 38.11c u. d).

Der Spitzfuß kann aber auch eine funktionelle Anpassung zum *Ausgleich einer Beinverkürzung* sein (Abb. 63.6).

Bei *Lähmungen* sind die Verhältnisse wesentlich komplexer. Sie sind weiter unten beschrieben.

Manche **kleinen Kinder** gehen auf den Zehen, wenn sie laufen lernen (tip-toe). Neurologische Zeichen fehlen. Mit der Zeit verliert sich diese Gewohnheit, ohne dass man weiß, was die Ursache war.

Behandlung

Die Behandlung hängt vor allem vom funktionellen Zustand und etwaigen Beschwerden sowie von der Ursache ab. Dient der Spitzfuß dem *Beinlängenausgleich* und verursacht keine Beschwerden, soll der **Absatz am Schuh** so weit *erhöht werden*, dass der Fuß bequem mit der ganzen Sohle aufsteht. Bei stärkerer Steilstellung des Fußes muss die Längswölbung mit einer *Einlage* oder mit einem *Schuhbett* unterstützt werden, damit die Ferse gut aufliegt und der Fuß nicht nach vorne rutscht; evtl. muss der ganze Schuh geändert und angepasst werden, und manchmal ist ein Maßschuh nötig.

In den meisten anderen Fällen wäre es besser, den *Spitzfuß zu beseitigen*. Nicht immer ist dies leicht möglich. Höchstens Kontrakturen im Anfangsstadium, z.B. nach kurz dauernder Ruhigstellung, lassen sich noch manuell oder mit einer Quengelbehandlung (s. Kap. 17.10.2 u. Kap. 38.2.2) korrigieren, oft

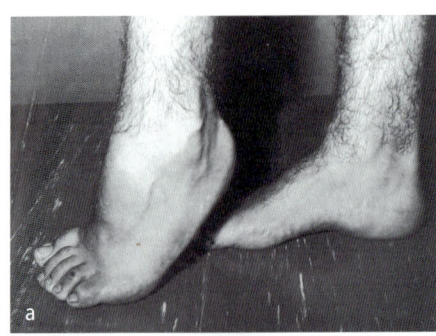

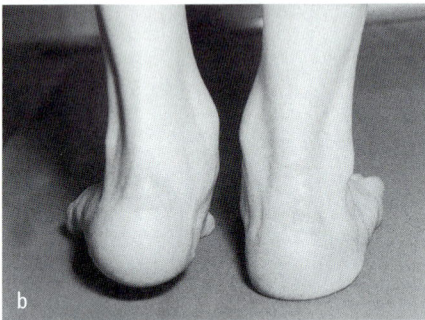

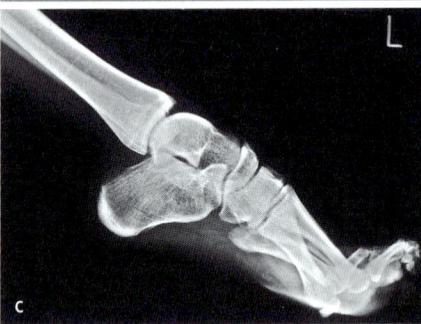

Abb. 69.23:
a) Der **Spitzfuß** (links im Bild) bedeutet eine erhebliche *Funktionsstörung*. Beim Gehen und Stehen wird nur der Vorfuß belastet und der Fuß kann nicht über die Ferse abgerollt werden. Dadurch wird das Bein auch funktionell zu lang.
b) Auch ein *Spitzfuß leichten Grades*, wie links auf dem Bild, lässt sich leicht entdecken im aufrechten Stand: Die Ferse berührt den Boden nicht.
c) *Röntgenbild* des linken Fußes eines *15-jährigen Mädchens* mit *spastischem* Spitzfuß: Die Fehlstellung ist hauptsächlich im oberen Sprunggelenk fixiert.

aber ist eine operative Lösung der Weichteilkontrakturen notwendig.

Operationen

Die klassische Operation ist die *Achillessehnenverlängerung*, eine der ältesten orthopädischen Operationen. Die Sehne wird Z-förmig durchtrennt, damit sie wieder Seit-zu-Seit vernäht werden kann (Abb. 18.7). Oft müssen zusätzlich noch andere Weichteilkontrakturen im Bereich der hinteren Sprunggelenkkapsel gelöst werden, und in schweren Fällen, vor allem bei posttraumatischen Spitzfüßen, führen Weichteiloperationen überhaupt nicht zum Ziel.

Falls das obere Sprunggelenk beschädigt und schmerzhaft ist, hat es keinen Sinn zu versuchen, es wieder beweglich zu machen. Die Korrektur des Spitzfußes kann dann am besten mit einer Arthrodese des oberen Sprunggelenkes erreicht werden.

Lähmungsspitzfüße

Bei *spastischen* und auch bei manchen schwereren schlaffen Lähmungen ist ein leichter Spitzfuß geradezu *notwendig zur Stabilisierung des Knies*: Der Spitzfuß drückt das Bein im Stehen und Gehen nach hinten und verhindert so das Einknicken im Knie (vgl. «Statik und Dynamik des Stehens und Gehens», Kap. 8.2, bei schlaffen Lähmungen, Kap. 34.1 und bei Spastizität, Kap. 34.2).

Die Korrektur des Spitzfußes ist in diesen Fällen nicht unbedingt das Richtige. Die Operation ist heikel und ziemlich unberechenbar. Falsch indizierte und übermäßige Achillessehnenverlängerungen oder z. B. die Operation nach Lambrinudi können leicht zur Dekompensation und zur Katastrophe führen. Die Patienten können sich dann nur noch im Kauergang fortbewegen. Operationen am Gastrocnemius sind weniger gefährdet.

Eine genaue Ganganalyse ist notwendig, und bei *Spastikern* ist die geduldige *konservative Therapie* mit Schienen und Orthesen sicherer und besser. Bei ausgedehnten schlaffen Lähmungen hat die Operation nur einen Sinn, wenn nachher keine Stützorthese mehr notwendig ist.

69.4.2 Hängefuß

Ursache des Hängefußes ist eine *Lähmung* der Dorsalextensoren, vor allem des *M. tibialis anterior*, wie sie typisch ist für den Ausfall des *N. fibularis*. Dieser ist offenbar besonders empfindlich. Die **Peronaeuslähmung** ist *die häufigste Fußlähmung*, ihre Ursache ist meist eine Drucklähmung durch Schienen, Gipsschalen, Unterschenkelgipse usw. (s. Kap. 34.3 u. Abb. 17.20), aber auch nicht ganz selten die Folge von Operationen an Hüfte, Knie und Unterschenkel. Entsprechend wichtig ist natürlich die *Prophylaxe*.

Bei der Untersuchung kann die Fußspitze nicht gehoben werden, sie hängt vorne hinunter, z. B. in der Schwungphase beim Gehen. Der Patient ist deshalb gezwungen, *bei jedem Schritt den Fuß so hoch zu heben*, dass die Fußspitze nicht am Boden nachschleift.

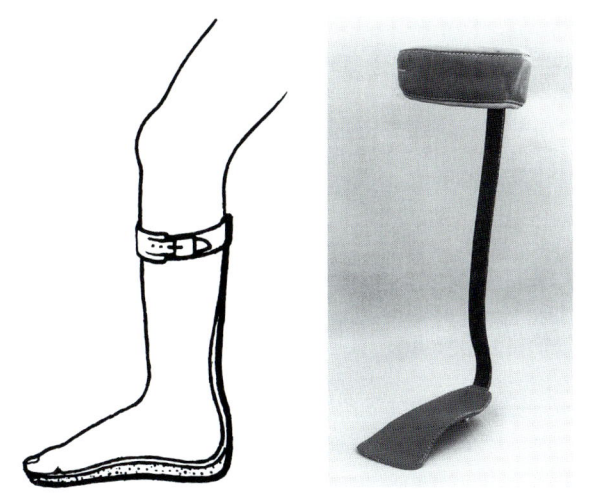

Abb. 69.24: Hängefußschiene.
Stützung des Vorfußes durch eine Schuheinlage, welche im rechten Winkel fest mit einem Stab verbunden ist, der am Unterschenkel angeschnallt wird. Die Einlage wird im Schuh getragen. Der Stab kann auch direkt am Schuh befestigt sein.

Dieser so genannte **«Steppergang»** ist mühsam und auffällig. Die Deformität ist nur am unbelasteten Fuß zu sehen, im Stand verschwindet sie, der Hängefuß kann – im Gegensatz zum Spitzfuß – plantigrad aufgesetzt werden.

Ohne aktive Maßnahmen entsteht jedoch bald eine Spitzfußkontraktur. Solche konservative Maßnahmen sind: Lagerung und Fixierung in Rechtwinkelstellung, tägliche passive Dorsalextensionsübung, elektrische Muskelreizung (wenn mit einer Reinnervation in nützlicher Frist gerechnet werden kann), Schienen in Rechtwinkelstellung des Fußes, aus Gips oder Kunststoff (**Abb. 69.24**). Bei der so genannten **«Peronaeusschiene»** ist eine Einlage an einer bis unters Knie reichenden Feder oder an einem Stab rechtwinklig zum Unterschenkel fixiert und stützt die Fußsohle. Damit *erleichtert sie das Gehen*. Auch bei irreversiblen Lähmungen ist sie sehr hilfreich und wird häufig verordnet (*«Heidelbergerschiene»*, s. a. Abb. 17.29b).

Operativ ist eine Wiederherstellung der fehlenden Dorsalextension nicht möglich. Sehnentransplantationen vermögen den Ausfall nicht zu ersetzen. Es bleibt einzig die Versteifung des oberen oder unteren Sprunggelenks übrig. Eine subtalare Arthrodese (nach Lambrinudi mit Entnahme eines vorderen Keiles) wird vor allem gemacht, wenn gleichzeitig noch eine seitliche Fehlstellung besteht (Varus oder Valgus; **Abb. 69.25** u. Abb. 69.82).

Spanverriegelungsoperationen, so genannte «Arthrorhisen» sind nicht zuverlässig.

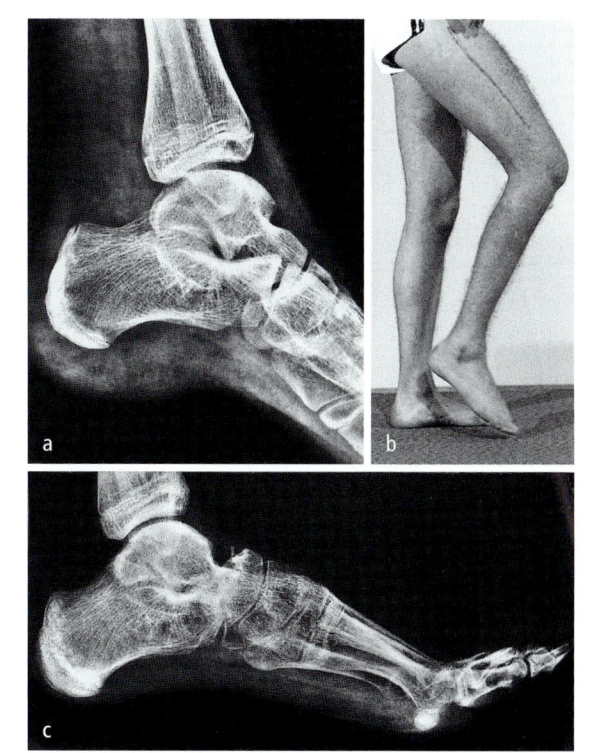

Abb. 69.25: Hängefuß: a) Im Röntgenbild, bei einem *13-jährigen Mädchen mit Fibularislähmung* bei Polyradikulitis: Wegen der Lähmung der Fußhebermuskeln fällt der Fuß vorne herunter. Dies hat einen sog. **«Steppergang»** zur Folge (b): Damit die herunterhängende Fußspitze nicht am Boden hängen bleibt, wird das Bein bei jedem Schritt abnorm hochgehoben. Beim Auftreten wird die Fußspitze zuerst auf den Boden aufgesetzt, was oft ein klappendes Geräusch erzeugt.
c) Kontrollbild des Fußes von Abbildung a), *1 Jahr nach Stellungskorrektur* im Chopartschen Gelenk mit subtalarer Arthrodese.
Die *«Double-Arthrodese»* (s. Abb. 69.82) gestattet, mittels geeigneter Keilentnahme, verschiedene Fußdeformitäten zu korrigieren. Hier war der Keil ventral entnommen worden (Operation nach Lambrinudi).

69.4.3
Hackenfuß (Pes calcaneus)

Die Ursache des Hackenfußes ist eine **Lähmung des Trizeps im Entwicklungsalter**. Mit dem Verschwinden der Poliomyelitis ist auch der Hackenfuß selten geworden. Das Tuber calcanei bleibt kurz und steil, es steht fast senkrecht unter dem Unterschenkel, der Vorfuß wird kaum aufgesetzt. In schweren Fällen knickt der Fuß nach hinten ab. Die Propulsion beim Gehen fehlt (**Abb. 69.26**).

Mit Maßschuhen, bei welchen der Absatz nach hinten verlängert ist, oder mit Orthesen kann der Zustand funktionell verbessert werden. Bei Beschwerden, stärkerer Deformität und Fußinstabilität kommt

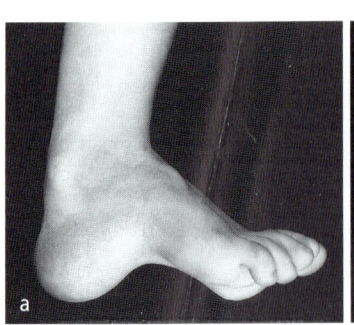

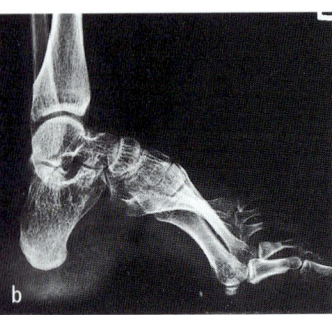

Abb. 69.26: Hackenfuß.
a) Die Ferse steht weit vorne. Die Hohlfußkomponente ist deutlich.
b) Hackenfuß bei poliomyelitischer Fußlähmung. Der Kalkaneus steht steil.

nur die Arthrodese der Sprunggelenke in Frage. Muskeltransferoperationen sind zu wenig effizient.

Eine Trizepslähmung **im Erwachsenenalter** hat kaum mehr eine Deformität zur Folge. Lediglich die Kraft zum Abstoßen fehlt, der Gang ist lahm. Bei Instabilität kann ein Stützapparat nötig sein.

69.4.4
Hohlfuß (Pes cavus) und Hohlballenfuß

Morphologisch ist der Hohlfuß etwa das Gegenstück zum Plattfuß. Die *Längswölbung*, vor allem die mediale, ist *übermäßig hoch*, der **Rist** entsprechend **hoch gesprengt**. Auf seinem Scheitel können Druckstellen vom Schuhoberleder entstehen. Der Rückfuß steht meist mehr oder weniger stark in Varusstellung. Dies rührt von einer übermäßigen Verwindung («Tor-

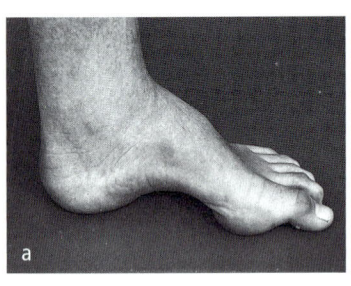

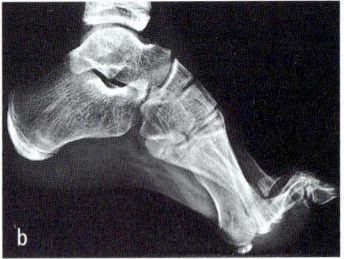

Abb. 69.27:
a) **Hohlfuß** eines *13-jährigen Knaben*. Die Längswölbung des Fußes ist überhöht. *Der hohe Rist* kann zu Beschwerden infolge Schuhdruckes Anlass geben. Hohlfüße sind häufig neurogen bedingt und können erstes Symptom eines heredodegenerativen Nervenleidens sein. Dieser Knabe hatte, wie schon seine Mutter, eine neurale Muskeldystrophie.
b) Röntgenbild eines Hohlfußes. Deutlich zu erkennen ist die Steilstellung des ersten Metatarsale, das fast senkrecht auf dem Boden steht. Dies entspricht einer Verwindung des Vorfußes im Sinne der Pronation. Die Überlastung des ersten Metatarsalköpfchens ist auch an einer Umbaustörung des Sesambeines zu erkennen. *Die Zehen* kommen in eine Krallenstellung. Dieser *14-jähriger Knabe* hatte eine spastische zerebrale Lähmung. (Vgl. auch Abb. 69.3 u. Abb. 69.5 c.)

sion», s. Kap. 69.1) des Vorfußes in Pronation gegenüber dem Rückfuß, mit starker Steilstellung des ersten Strahles her: Unbelastet steht das Köpfchen des Metatarsale I tiefer als dasjenige des Metatarsale V (zu testen mit einem Block unter Ferse und lateralem Fußrand). Beim Stehen und Gehen auf ebenem Boden *kippt* dadurch der Fuß leicht nach außen (Abb. 69.3 c u. d, Abb. 69.5 c u. **Abb. 69.27**).

Ätiologie: Leichtere Fälle von hochgesprengtem Rist können konstitutionelle Varianten sein. Ausgeprägte Hohlfüße haben fast immer eine *neurologische Ursache* (hereditäre, familiäre Krankheiten, andere Systemerkrankungen des ZNS, amyotrophische Lateralsklerose, neurogene Muskelatrophie, Friedreich'sche Ataxie usw., s. «Neurologische Erkrankungen», Kap. 34.2 u. Kap. 34.5). Hyperaktivität von Peronäus longus und Tibialis anterior deformieren den Fuß im Wachstumsalter.

Wahrscheinlich spielt auch eine Parese der kleinen Fußmuskeln eine Rolle in der Pathogenese: Das Überwiegen der langen Zehenbeuger und -strecker über die kurzen führt immer zu einer *Krallenbildung* der Zehen.

Klinik: Entsprechend der Ursache entwickelt sich die Deformität sehr langsam, während Jahren, im Adoleszenten- und bis ins Erwachsenenalter. Auch die Beschwerden treten schleichend auf. Der Fuß versteift zunehmend. Schuhprobleme führen den Patienten zum Arzt: *Druckstellen* oben auf dem Rist, an der Fußsohle des Ballens, an den Zehen.

Die meisten Beschwerden gehen in der Regel vom Vorfuß aus: Die Metatarsalia stehen steil und nach vorne gespreizt, der größte Teil der Belastung liegt auf dem Fußballen. Druckschmerzhafte Schwielen an der Fußsohle sind der Ausdruck der unphysiologischen Überbeanspruchung. Sie liegen genau unter den Metatarsalköpfchen, oft unter dem ersten, wenn dieses besonders tief steht, häufiger unter dem zweiten oder dritten, als Ausdruck des gleichzeitig bestehenden Spreizfußes: Hohlballenfuß. Bei stärkerer Varusstellung ist auch das Metatarsalköpfchen V überlastet (Abb. 69.7 c).

Die *Zehen* sind in der Regel stark eingekrallt und mehr oder weniger versteift. Im fortgeschrittenen Stadium berühren sie den Boden nicht mehr («Hammerzehen», «Krallenzehen», s. Kap. 69.6.2), fehlen also zur Entlastung des Fußballens. Im gewöhnlichen Schuhwerk entstehen schmerzhafte Druckstellen an den Zehenkuppen (Clavi). Auch die deformierte Ferse stört im Schuh. Die Beschwerden können so stark werden, dass die Patienten kaum noch normale Schuhe tragen können. Wegen der Varusstellung der Ferse hat der Fuß nicht selten die Tendenz abzukippen («habituelle Distorsion», s. Kap. 68.5.1).

Behandlung: Da die Grundkrankheit selten einer Therapie zugänglich ist, muss der Fuß *orthopädisch* *versorgt* werden. Der Schuh muss weit sein und vor allem für den hohen Rist und die eingekrallten Zehen genügend Platz bieten. Weil die Versorgung mit Einlagen schwierig ist (die Längswölbung sollte nicht noch höher angehoben werden, als sie schon ist), und weil der Hohlfuß in der Regel kürzer und breiter ist als ein normaler Fuß, ist das Problem mit Konfektionsschuhen oft kaum mehr zu lösen. Maßschuhe müssen über dem nach einem Abguss des Fußes hergestellten Leisten angefertigt werden. Besonders schwierig ist die Entlastung des schmerzhaften Fußballens. Sie erfordert eine sorgfältige Abstützung der Ferse und der Fußwölbung bis knapp hinter die Metatarsalköpfchen. Einer Abkipptendenz muss mit einer Versetzung des Absatzes nach lateral begegnet werden.

In *schweren Fällen* versucht man operativ die Fußform und damit die unphysiologische Belastung zu normalisieren. Auch dies ist nicht einfach, und die Resultate befriedigen nicht immer. Die Durchtrennung der Fußsohlenaponeurose (Steindler) hilft nur in leichten Fällen. Je nach der individuellen Situation kommen Sehnentransplantationen, vor allem an der Großzehe (transmetatarsale Verlagerung des Extensor hallucis longus, kombiniert mit der Arthrodese des Endgelenkes nach Jones), sowie Knochenoperationen an den Zehen (Teilresektionen, s. bei «Hammerzehen», Kap. 69.6.2), Mittelfußosteotomien, Keilosteotomie des Tuber calcanei (Dwyer), subtalare Arthrodese, Double-Arthrodese (Lambrinudi; s. Abb. 69.25 u. Abb. 69.82) oder eine Kombination mehrerer Eingriffe in Frage.

69.4.5
Erworbener Klumpfuß (Pes varus)

Neben dem angeborenen Klumpfuß (s. Kap. 69.3.1) gibt es auch im Lauf des Wachstums und später noch erworbene Klumpfüße. Sie entstehen wegen eines Muskelungleichgewichtes infolge schlaffer Lähmung der Peronealmuskulatur oder spastischer Lähmung bei C. P., im Erwachsenenalter vor allem nach Hemiplegien. Neben der Varusfehlstellung ist die Spitzfußkomponente meistens, wenn auch nicht immer, stark ausgeprägt. Morphologische Beschreibung siehe Kapitel 69.3.1 (**Abb. 69.28**).

Beschwerden entstehen aus der *Überlastung des äußeren Fußrandes*, welche leicht zu erkennen ist an der Fußsohle, am belasteten Fuß und am Schuh. Auch hat der Fuß die Tendenz seitlich umzukippen (Distorsion in Supination; **Abb. 69.29**).

Behandlung: Wie beim Hohlfuß ist die Versorgung mit gewöhnlichen Konfektionsschuhen nur in leichten Fällen befriedigend. Mit Einlagen lässt sich der steife Fuß nicht geradestellen, er muss in seiner fixierten Fehlstellung gefasst und gestützt werden. Die Verbreiterung des Absatzes nach lateral kann die Stabilität verbessern.

In schwereren Fällen sind nach individuellen Leisten gefertigte Maßschuhe notwendig. Die Schuhsohle muss senkrecht zur Beinachse, nicht parallel zur Fußsohle, stehen.

Wie beim kongenitalen Klumpfuß nimmt die operative Therapie einen wichtigen Platz ein.

Bei spastischen Klumpfüßen kann evtl. die Durchtrennung der Sehne des Tibialis posterior, zusammen mit einer Achillessehnenverlängerung, eine schwere Kontraktur mildern, z. B. bei einer Hemiplegie. Falls es der Allgemeinzustand noch zulässt, ist die sub-

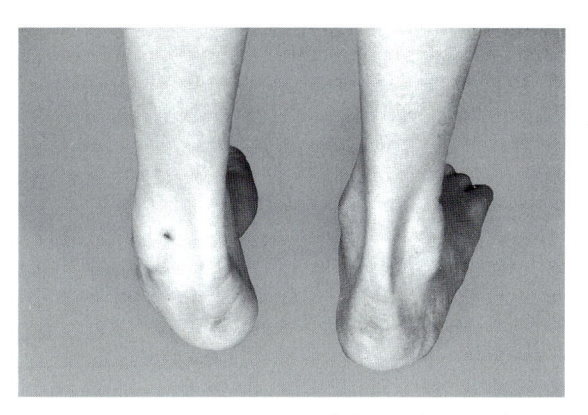

Abb. 69.28: Pes varus (Klumpfuß) links. In der Ansicht von hinten ist die Fehlstellung der Ferse am besten zu sehen. Der Außenknöchel springt stark vor, der Innenknöchel nicht, die Achillessehne ist medial verlagert, der Fuß steht ausschließlich *auf dem äußeren Rand*, was fast immer früher oder später zu Beschwerden führt. Stellung und Profil des rechten Fußes sind normal.

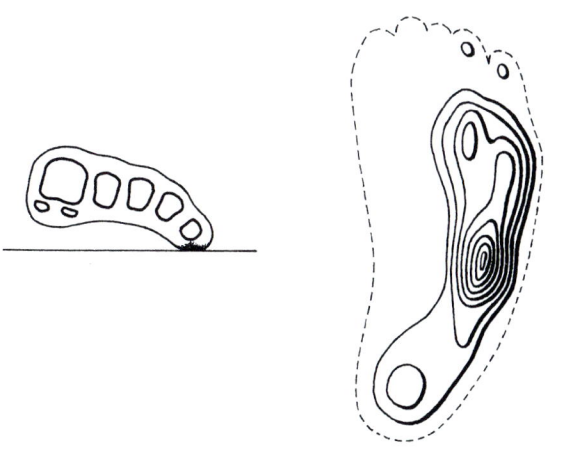

Abb. 69.29: Fehlbelastung beim **Klumpfuß**.
Wegen der fixierten Varusstellung liegt die ganze Körperlast auf dem *äußeren Fußrand*, der dazu nicht geeignet ist. *Druckstellen*, Schwielen, Hühneraugen und Schmerzen sind die Folgen. Eine Entlastung ist in der Regel nur mit fußformgerechter Einbettung im Maßschuh (ohne Korrekturversuch!) möglich. Besser ist meist die Stellungskorrektur mittels Double-Arthrodese (s. Abb. 69.82).

talare Arthrodese (Double-Arthrodese) mit lateraler Keilentnahme zur Korrektur der Fehlstellung die Operation der Wahl (Abb. 69.82).

69.4.6
Knickfuß, Plattfuß und Spreizfuß

Diese drei Fußdeformitäten sind weitaus *häufiger* als die bisher genannten. Wie jene können sie auch verschiedene Ursachen haben, z. B. Lähmungen, rheumatische Arthritiden und Fußverletzungen. Der *überwiegende Teil* dieser Deformitäten sind jedoch Folgen einer statischen Insuffizienz und werden deshalb unter diesem Titel im folgenden Kapitel: 69.5 abgehandelt.

69.5
Statische Fußinsuffizienz: Knick-, Platt- und Spreizfuß

69.5.1
Allgemeines

Begriff

Die *Last des Körpergewichtes* und der *Druck zu kleiner* oder sonstwie *ungeeigneter Schuhe* üben eine deformierende Kraft auf den Fuß aus. Ist diese Kraft zu groß (Übergewicht, Modeschuhe) und der Fuß zu schwach, dieser Kraft zu widerstehen, spricht man von statischer Insuffizienz und von statischen Deformitäten (vgl. Kap. 38.5).

Bedeutung

Die Mehrzahl aller Patienten, welche die Sprechstunde des Orthopäden wegen Fußproblemen aufsuchen, haben statische Deformitäten: Viele Kinder werden von ängstlichen Eltern gebracht oder vom Schularzt beanstandet, erwachsene Patientinnen kommen mit ihren Schuhproblemen zum Arzt, wenn die Pediküre nicht mehr helfen kann. Und viele Menschen kommen zum Orthopäden, weil ihre Füße bei ihren *sportlichen Ambitionen* streiken und schmerzen. Eine breite Palette von einfachen und komplizierten Hilfen steht zur Verfügung, doch sind die Erwartungen dieser Patienten oft völlig unrealistisch. Gespräch, *Aufklärung* und *konservative Stützung* sind angezeigt, doch die Operationen, auf welche sie hoffen, nur selten. Hier beginnen die Schwierigkeiten.

Der Fuß im Wachstumsalter

Die Füße von Neugeborenen sind in der Regel überaus gut beweglich, ihre Bänder sind noch elastisch und dehnbar. Die Füße können alle möglichen Stellungen

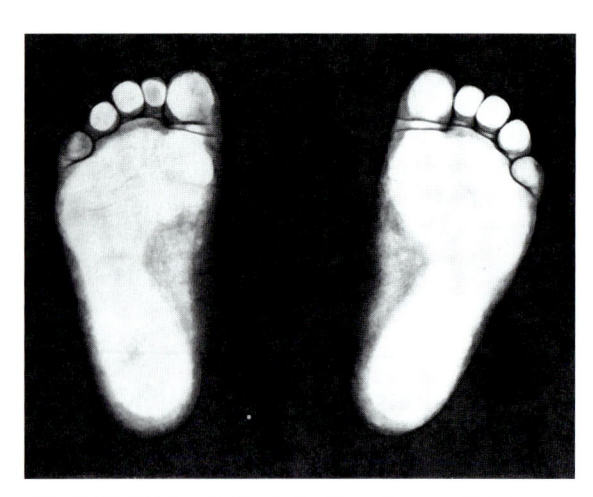

Abb. 69.30: **Fotokopie der Fußsohlen** eines *zweijährigen gesunden Knaben*. Die mediale Wölbung ist noch nicht ausgespart. Dies ist ein normaler Fuß, kein Plattfuß.
Die *Dokumentation* von Kinderfüßen ist denkbar einfach mit einem gewöhnlichen Fotokopierapparat.

einnehmen. Dies ist nicht beängstigend, solange sie in allen Richtungen frei beweglich sind (die seltenen Ausnahmen siehe bei «kongenitale Deformitäten»). Die Bedenken der Eltern können zerstreut werden.

Beginnt das Kind aufzustehen, muss sich der Fuß erst an seine neue Funktion, die Körperlast zu tragen, gewöhnen. Er ist noch recht schwach und weich und knickt leicht um. Auch dieser «Knickplattfuß» gibt zu keinen Befürchtungen Anlass (Abb. 69.21 c).

Die ersten Gehversuche sind noch ungelenk. Viele Kinder werden wegen eines Einwärts- oder Auswärtsganges gebracht. Auch dies sind fast immer individuelle Varianten, die noch in den Normbereich fallen (s. Kap. 39.2) und sich mit der Zeit (Monate, Jahre) ausgleichen.

In den ersten Jahren haben alle Kinder ein gut ausgebildetes subkutanes Fettpolster, auch an den Fußsohlen. Eine Fußwölbung ist deshalb noch nicht zu erkennen. Auch ein solcher scheinbarer «Plattfuß» ist natürlich harmlos (Abb. 69.11 b u. **Abb. 69.30**). Eltern machen sich Sorgen. Dies ist legitim. Die Füßlein brauchen zwar keine Therapie, aber die Eltern ein Ohr und eine freundliche Erklärung.

Im Schulalter werden die Füße denen der Erwachsenen ähnlich. Die Wölbungen werden deutlich. Allerdings ist das Skelett noch weicher, die Gelenke und Bänder sind noch dehnbarer. Unter Belastung knickt der Fuß im unteren Sprunggelenk leicht nach innen, der Taluskopf springt medial etwas vor, und der Kalkaneus kippt ein wenig in Valgus um. Unbelastet sieht der Fuß normal aus (**Abb. 69.31**).

Die Kinder haben in der Regel *keine Beschwerden* und sind voll leistungsfähig. Es handelt sich eher um eine Variante des Normalen als um einen pathologi-

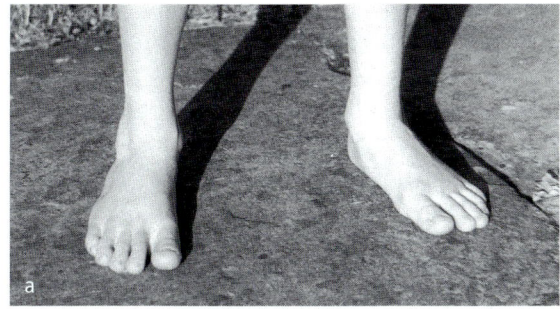

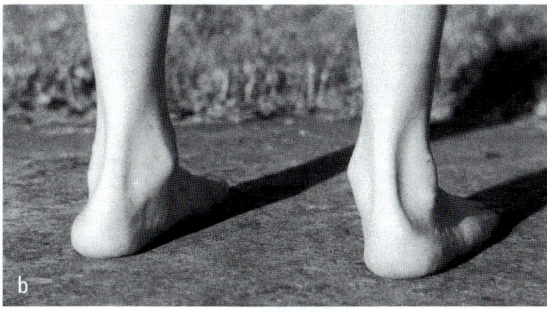

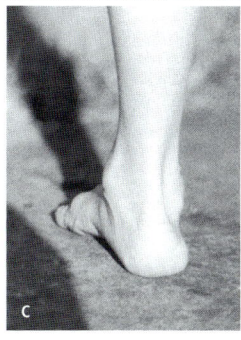

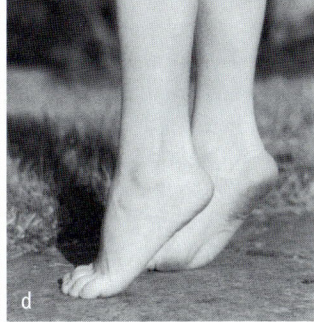

Abb. 69.31:
a und b) Dieser *8-jährige Knabe* hat im Stehen eine deutliche leichte Abknickung des Rückfußes in **Valgusstellung**. Sehr viele Kinderfüße sehen so aus, sind *gesund* und voll leistungsfähig.
c) Der Knabe kann den Fuß *aktiv aufrichten*.
d) Im Zehenstand *verschwindet* die Valgusstellung, und eine gut geformte Fußwölbung erscheint. Eine Therapie ist hier nicht notwendig. Die meisten Kinder haben ja einen natürlichen Bewegungsdrang und laufen auch viel barfuß. Manche Orthopäden verschreiben Stützeinlagen. Wenn z. B. die Schuhe schief getreten werden, oder wenn Kinder Schmerzen haben, können diese manchmal helfen.

schen Zustand: Im Kindesalter ist ein schlaffer Knickfuß oder Knicksenkfuß bis zu einem gewissen Grad physiologisch (s. «Normvarianten», Kap. 39). Der Fuß wird **nach Abschluss des Wachstums** etwas starrer und knickt unter Belastung weniger um.

Nur bei ausgeprägter Abknickung oder bei Schmerzen ist eine Therapie notwendig: Schuheinlagen richten den Fuß auf und stützen ihn.

In allen Fällen ist jedoch ein einlässliches Gespräch mit den Eltern (und dem Kind!) notwendig. Sie haben ein Recht darauf, ernst genommen zu werden, gerade auch, wenn keine Behandlung nötig ist.

Schuheinlagen

Die Bedeutung der Schuheinlage für die richtige Entwicklung des kindlichen Fußes ist sicher oft *überbewertet* worden, in Ärzte- wie in Laienkreisen. Es darf nicht verschwiegen werden, dass dieser Umstand auch kommerziell ausgenutzt wurde. Tatsache ist, dass praktisch *keine Untersuchungen und Statistiken* vorliegen, welche *den prophylaktischen Wert der Schuheinlage wissenschaftlich stichhaltig erweisen:* **Längsschnittuntersuchungen** müssten sich über Jahrzehnte erstrecken und sind deshalb nur in Einzelfällen durchgeführt worden. Die ganze Problematik hat *Dennis Wenger* ausgezeichnet dargestellt.[1] Er gibt neben fundierter wissenschaftlicher Information auch praktischen Rat für den Umgang mit Eltern und ihren Sorgen (s. a. «Evidence-based Prophylaxis» in Kap. 22.2, Fußnote).

Querschnittsuntersuchungen (z. B. an Schulklassen) zeigen lediglich, dass Knickfüße bei Kindern häufiger vorkommen als bei Erwachsenen und dass Knicksenkfüße längst nicht immer mit einer verminderten Leistungsfähigkeit und mit Beschwerden verbunden sind. *Einlagen bleiben trotzdem* **ein wichtiges Thema**.

Manche Kinder mögen sie nicht, sei es, weil sie drücken, unbequem sind, nicht passen oder was immer. Wenn sie empfohlen oder verschrieben wurden, entsteht leicht ein Kampf zwischen gewissenhaften Eltern und rebellischem Kind. Der Arzt kann diesen Streit schlichten: Indem er glaubwürdig erklärt, dass der Fuß sich auch ohne Einlagen normal entwickelt, entlastet er die Eltern von ihrer Verantwortung.

Dies alles will nicht sagen, dass in Einzelfällen, z. B. wenn die Schuhe stark medial abgelaufen und ausgetreten werden, bei gleichzeitig bestehenden X-Beinen, bei muskel- und bänderschwachen Füßen, bei starkem Abknicken und vor allem bei Beschwerden, eine gute Einlage nicht ihren Sinn hätte (s. Kap. 69.5.2).

Bei der großen Mehrzahl der *Kinder mit leichten Knickfüßen* genügen allerdings kräftige, genügend große Schuhe, evtl. mit Fußbett, die Empfehlung des Barfußganges und vor allem die Beruhigung der Eltern, die von der Verantwortung für spätere Folgen befreit werden möchten. Gelegentlich ist Letzteres allerdings nur durch Verschreiben einer Stützeinlage möglich (vgl. Kap. 39.3).

---

1 D. Wenger: «Flatfoot and Children's shoes» in: D. Wenger, M. Rang: «The Art and Practice of Children's Orthopaedics», Raven Press, New York, 1992.

69.5.2
Knickfuß (Pes valgus)

Morphologie

Ein *gesunder Fuß* hat normalerweise einen leichten Valgusknick. Im Stehen von hinten betrachtet ist die physiologische Achse des Kalkaneus ein wenig in Valgus gegen die Senkrechte geneigt (s. Abb. 69.31). Im Mittel beträgt der Winkel etwa 7°. Eine Streuung von einigen Graden ist noch nicht als pathologisch anzusehen. Das Lot von der Spitze des Malleolus medialis fällt normalerweise etwas medial neben die Standfläche. Am unbelasteten Fuß ist diese Knickung nicht vorhanden.

Nur Füße mit *stärkerer* **Abknickung des Rückfußes** sind als *Knickfuß* zu bezeichnen. Die Übergänge sind fließend (**Abb. 69.32**).

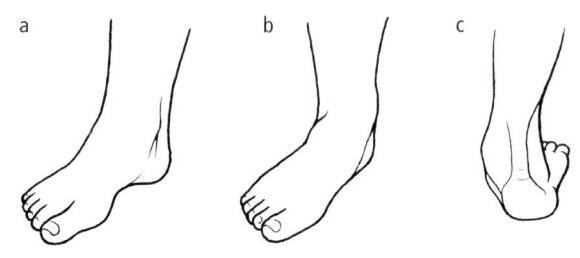

Abb. 69.32: Schlaffer Knick- und Senkfuß.
a) *Unbelastet* (z. B. im Liegen) hat der Fuß normale Form, die mediale Längswölbung ist vorhanden.
b) *Unter Belastung*, im Stehen, flacht die Längswölbung medial ab, Taluskopf und Navikulare springen stärker nach medialplantar vor, der Rückfuß knickt in Valgusstellung (c) um und der Vorfuß wird stärker abduziert.

Unter Belastung erleidet jeder Fuß eine gewisse Deformation in diesem Sinne. Aber auch stärkere Knick- und Senkfüße machen längst nicht immer Beschwerden (vgl. Abb. 69.31 u. Abb. 69.7b).

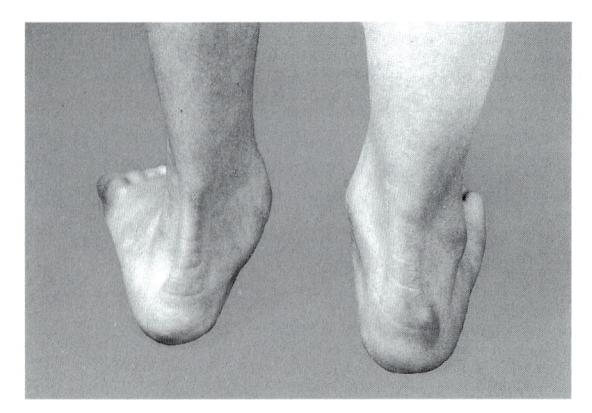

Abb. 69.33: Ausgeprägter Knickfuß links bei einem *11-jährigen Knaben*. Der mediale Knöchel steht stark vor, der laterale verschwindet.

Die Abknickung findet im unteren Sprunggelenk statt und *entspricht einer Pronationsbewegung*. Die schiefgestellte Bewegungsachse dieses Gelenkes und seine enge Beziehung zum Chopart'schen Gelenk bringt es mit sich, dass gleichzeitig mit der Valgusknickung eine *Abduktion des Vorfußes* und eine Abflachung der medialen Längswölbung, ein *Senkfuß*, entsteht. Neben dem Malleolus medialis springt auch das Navikulare als «zweiter Knöchel» stärker vor. Im Extremfall ist die Längswölbung vollkommen abgeplattet und liegt der Standfläche auf (Plattfuß; **Abb. 69.33** u. Abb. 69.39).

Die Deformität entspricht einem Verlust der normalen Torsion des Fußes (vgl. Abb. 69.3) Der Vorfuß ist gegenüber dem Rücksuss supiniert.

Ätiologie

Neben dem rein statischen Knickfuß, bei welchem konstitutionelle Faktoren eine Hauptrolle spielen (Hyperlaxität, asthenischer Habitus, Adipositas usw.), kann eine Valgusknickung auch durch *Lähmung* (vor allem des M. tibialis posterior), durch eine spastische Kontraktur (v. a. der Peronealsehnen: s. «Kontrakter Knick-Plattfuß», Kap. 69.5.3) oder posttraumatisch (s. Kap. 69.14.3) entstehen.

Auch die *Ruptur der Sehne des M. tibialis posterior* kann zu einem progredienten Knick-Plattfuß führen. Nicht immer wird der Zusammenhang erkannt. Diagnose und Therapie siehe Kapitel 69.9.2.

Klinik

Der statische Knick- und Knicksenkfuß an sich ist *meistens* eine *recht harmlose* Angelegenheit. Zur Beurteilung im Einzelfall sind die Beschwerden wichtiger als der morphologische Befund. Auch stärkere Deformitäten verursachen selten Beschwerden. Klagen Patienten mit Knickfüßen über Schmerzen, muss man, besonders bei Kindern, immer auch nach anderen Ursachen suchen.

Therapie

In der Mehrzahl der Fälle ist *keine Behandlung nötig*. Der Wert der *Stützeinlage* **im Kindesalter** wurde in Kapitel 22.2 und im vorigen Abschnitt erörtert. Während des zweiten Lebensjahres genügen gute Schuhe mit Fußbett.

Beim Erwachsenen ist eine *Stützung des Fußes* mit einer Einlage nur sinnvoll, wenn Beschwerden (rasche Ermüdbarkeit, gelegentlich Wadenkrämpfe, Fußsohlenschmerz am Abend) als Zeichen der Überbeanspruchung bestehen. Diese Beschwerden können damit meist beseitigt werden.

Stützeinlagen

Die Schuheinlage muss die mediale Längswölbung stützen. Die üblichen, überall käuflichen Konfektionseinlagen haben alle eine solche **mediale Abstützung** (**Abb. 69.34** u. **Abb. 69.35**). In einfachen, leichteren Fällen genügt sie. Daneben sollte die Ferse aufgerichtet werden. Dazu dient ein **medialer Fersenkeil**. Dieser muss ausdrücklich verordnet werden. Die Einlage soll den Rückfuß supinieren, sie kann deshalb auch einfach als «supinierende Einlage» rezeptiert werden zu Handen des Orthopädiemechanikers. Gelegentlich wird der mediale Fußkeil am Absatz angebracht (**Abb. 69.36**).

Wird die Einlage durch den Keil stark schräg gestellt, muss sie **lateral mit einem angehobenen Rand** versehen werden, damit die Ferse nicht seitlich von der Einlage abrutscht (**Abb. 69.36d** u. **e**).

Manche Kinder und Jugendliche mit Knickfüßen treten paradoxerweise die Absätze auf der Außenseite aus: Dies hat den gleichen Grund: Die abgeknickten Fersen drücken seitlich aus dem Schuh heraus. Manchmal wird zum Kummer der Eltern ein Schuh nach dem anderen in wenigen Wochen schief getreten und abgelaufen. In diesen Fällen hat der Fersenkeil paradoxe Wirkung. Er muss erniedrigt oder entfernt werden. Auch hier braucht die Einlage auf der Außenseite einen hohen Rand. Die *Schuhe* sind offensichtlich auch zu weich und sollten durch stärkere ersetzt werden (Abb. 69.8 u. Abb. 69.36).

Die Wirksamkeit der «Torsionseinlage» mit Schrägschnitt (Hohmann) ist fraglich.

Der *Lähmungsknickfuß* (z. B. nach Poliomyelitis) erfordert im Kleinkindesalter gelegentlich einen Gehapparat, wenn mit einer Schaleneinlage die Abknickung nicht verhindert werden kann. Sobald das knöcherne Skelett einigermaßen entwickelt ist, kann eine extraartikuläre Arthrodese mittels eines Knochenspanes im Sinus tarsi (Grice) gemacht werden. Nach Wachstumsabschluss ist die Double-Arthrodese (unteres Sprunggelenk und Chopart) das beste Ver-

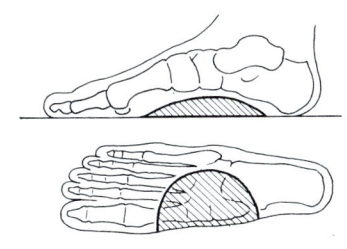

Abb. 69.34: Stützung der medialen Fußwölbung, bei leichten und mittelschweren schlaffen **Knick- und Senkfüßen**, mit einer *einfachen Einlage*. In vielen Schuhen ist bereits ein entsprechendes «Fußbett» eingebaut.
Bei schweren und vor allem bei *kontrakten Plattfüßen* ist eine solche Aufrichtung *nicht mehr möglich*. Auch erträgt der mediale Fußrand den Druck der Einlage nicht. In solchen Fällen muss die Einlage *der Fußform angepasst* werden; eine Korrektur soll nicht angestrebt werden, es geht lediglich um das Hohllegen der schmerzhaft überlasteten Stellen an der Fußsohle.

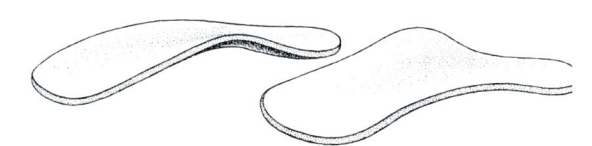

Abb. 69.35: Solche **einfache** anspruchslose **Stützeinlagen** bringen vielen Leuten mit leichten statischen Fußbeschwerden Erleichterung. Eine eigentliche Aufrichtung ist nicht angestrebt (ein medialer Fersenkeil fehlt hier).
Viele solche Einlagen werden aus Serienfabrikation ohne Umweg über den Arzt direkt an das Publikum verkauft. Sie helfen oft und schaden selten, kosten allerdings an manchen Orten mehr als sie wert sind.
Wenn Probleme auftauchen, etwa weil vorhandene Beschwerden nicht verschwinden, muss sich der Arzt einschalten und dem Patienten zu einer individuell angefertigten Einlage verhelfen.
Kinder brauchen in den Regel etwas anspruchsvollere, maßgemachte Schaleneinlagen, oder, weit häufiger, gar keine Einlagen. (Vgl. dazu auch Kap. 22.2: «Prophylaktische Maßnahmen bei Kindern».)

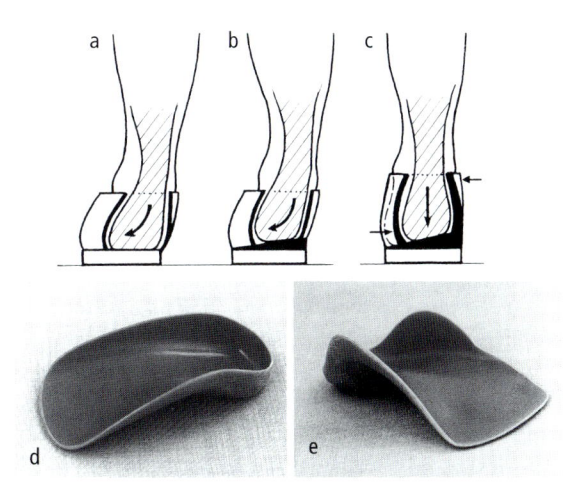

Abb. 69.36: Aufrichtung des Knicksenkfußes im Schuh.
a) Schiefstellung der Ferse in weichem Schuh (vgl. Abb. 69.8).
b) Eine Einlage mit *medialem Fersenkeil* kann die Ferse aufrichten, aber sie rutscht leicht nach außen ab.
c) Neben dem Fersenkeil ist ein *seitlicher Halt der Ferse* wesentlich: Entweder in einem kräftigen Schuh oder in einer schalenförmigen Einlage, wie sie für Kinder gerne verschrieben werden (s. Abb. 69.35).
Knickfußeinlagen für Kinder: d) Schaleneinlage, e) Einlage mit hochgezogenem seitlichen Rand.

fahren, den Fuß zu stabilisieren (auch bei spastischen Lähmungen; Abb. 69.82). Weiteres siehe auch bei «Plattfuß».

69.5.3
Plattfuß (Pes planus)

Der Name bezeichnet einen Fuß, dessen *Längswölbung völlig plattgedrückt* ist. Im Gegensatz zum Knicksenkfuß bleibt die Deformität auch im unbelasteten Zustand bestehen. Die Übergänge sind fließend. Beim **flexiblen Plattfuß** richtet sich das mediale Längsgewölbe im Zehengang und beim Anheben der Großzehe oft noch auf, beim **rigiden Plattfuß** nicht mehr. Der statische Plattfuß ist der Endzustand eines dekompensierten Knicksenkfußes, das Fußskelett hat der Körperlast nicht standgehalten.

Die **Ursache** dieser Insuffizienz ist mannigfaltig:

- kongenital (selten)
- statisch (konstitutionelle Band- und Muskelinsuffizienz)
- Lähmungen: schlaff (z. B. Polio), spastisch (z. B. C.P.)
- entzündlich: rheumatoide Arthritis
- posttraumatisch: z. B. nach Kalkaneus- und anderen Fußfrakturen (Abb. 69.89)
- Ruptur der Sehne des M. tibialis posterior (s. Kap. 69.9.2)
- Arthrose subtalar und im Mittelfuß (s. Kap. 69.8.2)
- der «kontrakte Plattfuß» (s. u.)
- andere.

Form und Funktion

Ein Fußabdruck zeigt, dass die ganze Fußsohle den Boden berührt (Abb. 69.11 c). In extremen Fällen ist die Längswölbung umgekehrt und nach unten konvex (Tampon). Neben der abgeplatteten Längswölbung fällt wie beim Knickfuß eine *Abduktion des Vorfußes* und eine Valgusstellung des Rückfußes auf. An Stelle der medialen Längswölbung steht der Taluskopf oder das Navikulare am Boden auf (**Abb. 69.37**). An dieser Stelle können Schmerzen auftreten. Sonst verursacht der Plattfuß, wenigstens der rein statisch bedingte, in der Mehrzahl der Fälle keine oder relativ *wenig Beschwerden*. Auch die Leistungsfähigkeit braucht nicht eingeschränkt zu sein. Viele Leichtathleten haben Plattfüße. Wichtig ist zu wissen, dass die Beschwerden keineswegs mit der Schwere der Deformität parallel gehen. Für die **Beurteilung** und **Therapie** sind weniger die morphologischen Befunde als *die tatsächlichen Beschwerden* und etwaige Nebenbefunde (Arthrosen) ausschlaggebend.

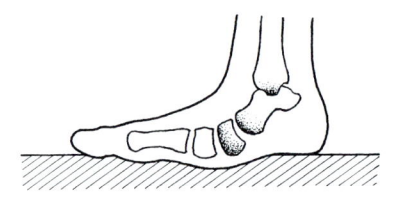

Abb. 69.37: Beim **Plattfuß** ist die **mediale Fußwölbung abgeflacht**, in schweren Fällen nach unten durchgebogen. Typisch ist das Vorspringen des Navikulare, seltener des Taluskopfes, nach medial und plantar, wo diese Knochenvorsprünge gegen den Boden drücken und schmerzhaft werden können.
Mit einer Einlage die mediale Fußwölbung anzuheben und wiederherzustellen ist nicht mehr möglich und würde nur die Schmerzen verschlimmern, denn diese Füße sind meist schon ziemlich steif. Einlage oder Fußbettung können nur den Zweck haben, die *schmerzhaften Partien zu entlasten*, d. h. hohlzulegen und abzupolstern.

Solange keine Beschwerden bestehen, ist *keine* Therapie notwendig.

Schmerzen

Plattfüße, vor allem die nicht rein statisch bedingten, sind oft mehr oder weniger *versteift*. In diesem Fall sind Beschwerden häufiger. Schmerzen können ausgehen von verschiedenen Stellen:

- Überlastung einer *Sohlenpartie*: Dann ist die Abstützung und Aussparung dieser Druckstelle im Schuh, evtl. durch eine Einlage, notwendig. In schweren Fällen ist dies nur in Spezialschuhen mit Korkfußbett oder mit Maßschuhen möglich.
- Überlastung der *Bänder und Gelenke* (statische Beschwerden), häufig durch vermehrtes ungewohntes Stehen und Gehen. Auch hier ist gute Abstützung mittels Einlagen, Fußbett oder Maßschuhen wesentlich. Eine Entlastung durch Einschränkung der Beanspruchung des Fußes kann notwendig werden.
- *Arthrose* in einem oder mehreren subtalaren oder Mittelfußgelenken. Eine Ruhigstellung dieser Gelenke mittels Spezialeinlage, Abrollrampe am Schuh, kräftigem Maßschuh, evtl. Gehapparat, oder die operative Versteifung der arthrotischen Gelenke sind erforderlich (**Abb. 69.38**).

Fußbettung

Bei allen drei Formen muss man versuchen, eine bessere Belastungsverteilung und Stützung zu erreichen. Bei *versteifter* Deformität sind Einlagen mit dem Zweck einer Korrektur der Deformität (z. B. Anheben

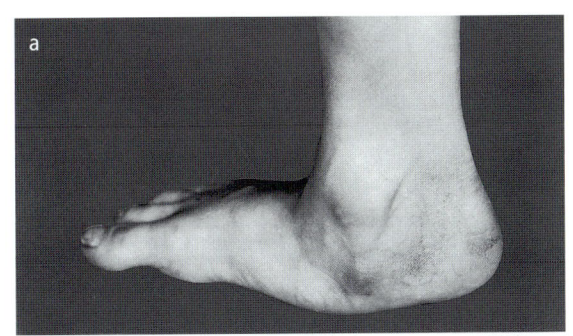

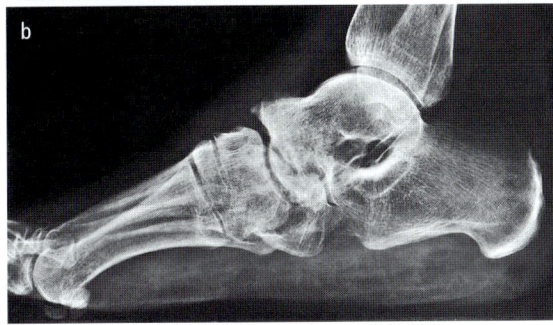

Chopart'schen Gelenkes, die subtalare Arthrodese (Double-Arthrodese), z. B. bei Plattfuß nach Kalkaneusfraktur oder kontraktem Plattfuß (Abb. 69.82 u. Abb. 69.89).

Der schwere kindliche Plattfuß

Auch wenn die Bedeutung des Knickfußes im Wachstumsalter nicht überbewertet werden darf, bleiben die (seltenen) schweren Knickplattfüße bei Kindern und Jugendlichen ein leidiges Problem, zumal da sie gelegentlich (nicht immer) hartnäckige Beschwerden verursachen. Manchmal genügt eine gute supinierende Schaleneinlage, den Fuß einigermaßen aufzurichten und die Beschwerden zum Verschwinden zu bringen. Die Deformität allerdings verschwindet auch nach jahrelangem Einlagetragen nicht und bleibt oft ein Ärgernis für die Eltern des kleinen Patienten, über das Geduld und aufklärende Worte hinweghelfen müssen (**Abb. 69.39**).

Eine *große Anzahl von Behandlungsmethoden* ist ersonnen worden, den Knickplattfuß bei Kindern zu korrigieren: Mit konservativen Maßnahmen ist wenig zu erreichen. Operationen an Sehnen (Rückverlagerung des Tibialis anterior), an Kapseln und Bändern (Transposition des Talus über den Kalkaneus), extraartikuläre Arthrodesen (Grice, s. Kap. 69.5.2) und andere mehr wurden mit mäßigem Erfolg versucht. Als Methode der Wahl hat sich keine zu halten vermocht. Bis heute ist die Behandlung des schweren schlaffen Knickplattfußes im Kindesalter unbefriedigend geblieben. Am besten ist es wohl, die Deformität durch eine Einlage abzustützen und sie im Übrigen zu lassen wie sie ist, solange sie keine oder nur wenig Beschwerden verursacht. Über die Behandlung *nach Wachstumsabschluss* siehe oben und im nächsten Abschnitt.

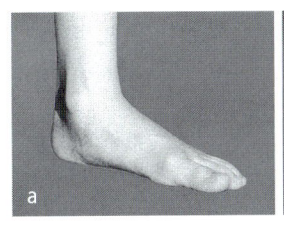

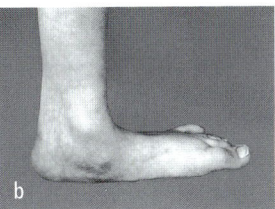

Abb. 69.38:
a) **Extremer Plattfuß**: Die Fußwölbung ist völlig durchgetreten, konvex statt konkav. *Die Belastung der Fußsohle medial, wo Taluskopf und Navikulare der Unterlage aufliegen, kann starke Schmerzen verursachen.*
Mit Stützeinlagen zur Korrektur ist hier nichts zu erreichen, da der Druck zur Aufrichtung der Wölbung die Schmerzen in der Fußsohle nur verstärkt. Solche Füße brauchen *Einlagen oder Maßschuhe*, welche *der Deformität genau angepasst sind*, den Auflagedruck gleichmäßig verteilen und die schmerzhaften Druckstellen entlasten.
b) **Posttraumatischer Plattfuß** einer *48-jährigen Frau*, die bei einem Schlittenunfall in der Jugend sich multiple Frakturen im Bereich des Mittelfußes zugezogen hatte und als Folge davon eine schwere *Arthrose im Chopartschen Gelenk*. Die Schmerzen der Patientin rühren teils von der Arthrose, teils von der Fehlbelastung des Plattfußes her.

der medialen Fußwölbung) meist *nicht* zweckmäßig. Besser ist eine gleichmäßige weiche *Abstützung der bestehenden Fußform, ohne Korrekturversuch*. In manchen Fällen genügen Einlagen nicht und Maßschuhe sind notwendig. Wichtig ist, dass der Fuß so eingestellt wird, wie er in seiner Deformität auf dem Boden auftritt. Die Schuhsohle muss senkrecht zur Unterschenkelachse stehen, unabhängig von der Stellung der Fußsohle.

Eine gute **Schuhversorgung** kann recht schwierig sein. Eine gewisse Hartnäckigkeit im Verfolgen des Zieles und im Umgang mit Handwerkern lohnt sich. So gelingt es in manchen Fällen, nach einer Vielzahl von Versuchen, gelegentlich nach Monaten und Jahren, schließlich doch noch eine Lösung zu finden.

Eine *Alternative* ist in schweren Fällen die operative Versteifung des unteren Sprunggelenkes und des

Abb. 69.39:
a) Dieser Fuß eines *8-jährigen Knaben* hat, wie die Füße sehr vieler Kinder, im Stehen eine etwas **abgeflachte Längswölbung**. Das ist bei Kindern *im Bereiche der Norm*. Am unbelasteten Fuß oder im Zehenstand erscheint die Wölbung wieder (vgl. Abb. 69.31). Solche Füße sind *gesund* und voll leistungsfähig.
b) **Plattfuß** eines *11-jährigen Mädchens*. Diese Deformität kann Beschwerden machen. Sie braucht eine gute Abstützung, doch lässt sie sich kaum befriedigend korrigieren.

Der kontrakte Knick- oder Plattfuß des Jugendlichen

Der kontrakte Knick- oder Plattfuß des Jugendlichen ist ein typisches Krankheitsbild: Im Adoleszentenalter wird ein vorher symptomloser Knickfuß plötzlich im Verlauf von wenigen Tagen *schmerzhaft*, meistens im Anschluss an eine größere Belastung (stundenlanges Stehen, «Lehrlingsplattfuß» usw.). Das Stehen und Gehen ist überaus beschwerlich, und oft werden die Patienten dadurch für längere Zeit arbeitsunfähig. Von selbst bessert sich der Zustand kaum.

Die Untersuchung deckt eine fast vollständige **Blockierung des subtalaren Gelenkes** in Pronationsstellung auf. Die Kontraktur ist, wenigstens im Anfangsstadium, myogen, d.h. durch eine Dauerkontraktur der Fibularismuskulatur und der Zehenextensoren bedingt. Sie lässt sich nicht überwinden. Der Patient kann die Muskeln nicht willentlich entspannen, und jeder passive Supinationsversuch löst Schmerzen aus. Nur eine Ausschaltung der Pronatoren durch eine Leitungsanästhesie des Peroneusnervs oder eine Narkose zeigt, dass das untere Sprunggelenk selbst an sich noch beweglich wäre.

Der *pathogenetische Zusammenhang* ist nicht genau bekannt, doch besteht sicher ein Circulus vitiosus zwischen der Überlastung des Plattfußes, einem schmerzhaften Reizzustand im subtalaren Gelenk und der krampfartigen Verspannung der Muskulatur zur Blockierung dieses Gelenkes, welche ihrerseits wieder Schmerzen verursacht und dadurch die Kontraktur verstärkt (s.a. «Kontrakturen», Kap. 38.2.1).

Als **Ursache** des Reizzustandes im unteren Sprunggelenk findet man gelegentlich *Skelettveränderungen* auf dem Röntgenbild:

- eine knöcherne Verbindung zwischen Kalkaneus und Navikulare (seltener zwischen Kalkaneus und Talus), die im Laufe des Wachstums verknöchert (schräge Aufnahme, CT). Diese «*Coalitio calcaneonavicularis*» ist kongenital angelegt.
- eine angeborene Verkürzung und Verbreiterung des Taluskopfes und -halses evtl. mit Randzacken als Zeichen einer Arthrose.
- andere Arthrosezeichen im unteren Sprunggelenk oder Chopart (Abb. 69.81).

Als Ausdruck einer Störung im subtalaren Gelenk, meist einer Arthrose, oft als Traumafolge, kommen myogene Kontrakturen dieser Gelenke nicht nur bei Jugendlichen, sondern auch im mittleren Erwachsenenalter und ohne Plattfußdeformität vor.

Man spricht dann besser von *Pronationskontraktur*.

Die **Behandlung** ist mühsam und langwierig: Bei leichten Fällen können im Anfangsstadium eine gut stützende Schaleneinlage (ohne Versuch die Deformität zu korrigieren) und eine gewisse Schonung genügen, sonst wird eine länger dauernde Ruhigstellung (Gips, Gehapparat, evtl. Liegekur) notwendig. Vorsichtige Mobilisierungsversuche, auch im Wasserbad und in Dauerextension, evtl. nach Lokalanästhesie im Sinus tarsi, sollen die Kontrakturen lösen und damit den Circulus vitiosus unterbrechen. Nicht immer sind diese Maßnahmen erfolgreich. Gelegentlich ist ein Berufswechsel notwendig. In behandlungsresistenten Fällen bleibt als Ausweg die Operation: Die Arthrodese des ohnehin weitgehend versteiften schmerzhaften unteren Sprunggelenkes (Double-Arthrodese; Abb. 69.82).

Lassen sich bei einer Fußkontraktur röntgenologische Zeichen von Veränderungen am unteren Sprunggelenk wie oben beschrieben finden, wird man sich leichter und früher zur Arthrodese entschließen.

Bei einer nachgewiesenen Koalition kann die Knochenbrücke reseziert werden. Nicht immer sind die Resultate gut.

69.5.4 Spreizfuß

Epidemiologie

Weit *häufiger* als der Knickplattfuß verursacht *die Insuffizienz des Vorfußes*, der Spreizfuß, Beschwerden. Bei den Patienten handelt es sich größtenteils um *Frauen* im mittleren und vorgerückten Alter, die über Schmerzen in Vorfuß und Zehen und Schwierigkeiten mit ihrem Schuhwerk klagen.

Ursachen

Die Ursache des Spreizfußes ist weitaus am häufigsten *konstitutionell* und *statisch*. Daneben findet man Spreizfußbeschwerden regelmäßig bei Hohlfüßen (s. Kap. 69.4.4) und nicht selten nach schweren Verletzungen von Unterschenkel und Fuß. Besonders hartnäckige Spreizfußbeschwerden treten bei chronischer Polyarthritis auf, aber auch gelegentlich bei anderen Fußerkrankungen mit Versteifungen im Bereich der Mittelfußknochen (s. «Kontrakter Spreizfuß», S. 1156).

Biomechanik

Das statische Konzept der «vorderen Querwölbung», wonach die Metatarsalköpfchen in einem Bogen angeordnet sind und die randständigen Köpfchen I und V die Hauptlast tragen, ist in dieser Form nicht haltbar und muss durch eine *dynamische Sichtweise* ergänzt werden: Druckplattenmessungen[2] zeigen, dass die **Druckverteilung** *beim gesunden, beweglichen Fuß* im Stehen dauernd ändert und dass sich die Last zwischen den fünf Metatarsalköpfchen ständig hin und her verschiebt und gleichmäßig auf diese verteilt. So ergibt sich ein dynamisches Gleichgewicht, das eine lokale Überbeanspruchung verhindert. Beim Gehen wandert die Belastung ohnehin bei jedem Schritt von lateral nach medial (vgl. Abb. 69.4).

Beim gesunden, flexiblen Fuß ist im *unbelasteten* Zustand tatsächlich eine «vordere Querwölbung» vorhanden, im *belasteten* Zustand hingegen stehen *alle Metatarsalköpfchen auf dem Boden* (vgl. Kap. 69.1).

Flexible und rigide Vorfüße

Probleme mit der Überbeanspruchung einzelner Metatarsalköpfchen, v.a. Schmerzen, so genannte **«Metatarsalgien»**, entstehen hauptsächlich bei strukturell *rigiden* Vorfüßen, wo eine gleichmäßige Lastverteilung nicht mehr möglich ist.

Es wird deshalb zwischen *flexiblen* und *steifen* Vorfüßen unterschieden. Die einfache **Beweglichkeitsprüfung** *der Metatarsalia* ist für die Beurteilung und die Indikationsstellung für etwaige Operationen wesentlich:

Während das Metatarsale II ziemlich starr im Mittelfuß verankert ist, haben die lateralen Metatarsalia normalerweise eine erhebliche Bewegungsfreiheit, und auch der erste Strahl ist nicht ganz steif. Die dorso-plantare sowie die seitliche Beweglichkeit werden geprüft.

Klinik

Der *morphologische Befund* beim statischen Spreizfuß ist eindeutig:

1. Die normalerweise am unbelasteten Fuß vorhandene *Querwölbung des* **Vorfußes** ist unter dem Gewicht der Körperlast eingesunken und völlig **abgeflacht**.
2. Dadurch werden *die fünf Metatarsalknochen fächerförmig* gegen vorne auseinander *gespreizt* (Spreizfuß), der **Vorfuß** ist **verbreitert** (**Abb. 69.40** u. Abb. 69.56).

Jede dieser beiden Deformitäten verursacht besondere Beschwerden, welche auf verschiedene Art zu behandeln sind:

1. Die *eigentlichen Spreizfußbeschwerden* (**Metatarsalgie**) entstehen durch die unphysiologische Belastung des Vorfußes: Die randständigen Metatarsalköpfchen der Strahlen I und V «stehen in der Luft», die ganze Last tragen die *mittleren Metatarsalköpfchen*, v.a. II, oft auch III. Sie springen nach plantar vor und können hier leicht getastet werden. Druck auf diese Stelle löst den typischen Spreizfußschmerz aus, sowohl beim Gehen als auch bei der Palpation. Die *Fußballenhaut* weist hier Hornhautverdickungen, *Schwielen* und in fortgeschrittenen Fällen äußerst druckempfindliche Clavi (s. «Hühneraugen», S. 1154) auf. Diese machen das Gehen zur Qual. Die normale Gehschwiele unter dem I. Metatarsalköpfchen fehlt hingegen oft ganz (**Abb. 69.41** u. Abb. 69.43).
2. Die *sekundären Spreizfußbeschwerden* sind vor allem **Zehenbeschwerden** und kommen weitaus am häufigsten dadurch zu Stande, dass der durch die Abflachung breiter gewordene *Vorfuß samt den Zehen nicht mehr in normale Schuhe hineinpasst* (**Abb. 69.42**, Abb. 69.55 u. Abb. 69.44).

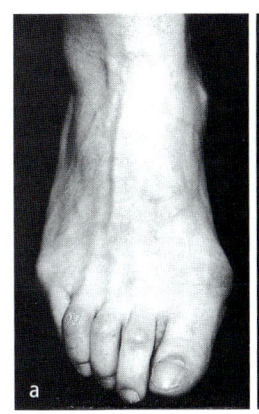

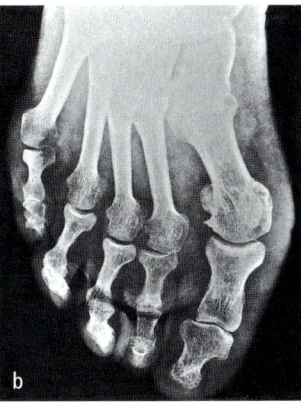

Abb. 69.40: Spreizfuß
a) Vorfuß *breiter* als Rückfuß, Hallux valgus, Hammerzehen II–IV.
b) Die Metatarsalia weichen vorne fächerförmig auseinander. Am breitesten ist der Fuß auf Höhe der Metatarsalköpfchen (Weichteilschatten).

Die randständigen Metatarsalköpfchen I und V *drücken seitlich nach außen gegen den Schuh* (Groß- resp. Kleinzehenballen, «bunion»). Auch hier entstehen mit der Zeit **Druckstellen**, Schwielen, Hühneraugen und damit starke Schmerzen.

Durch den Druck der sich verengenden Schuhspitze werden *die randständigen Zehen* vorne wieder *gegen die mittleren Zehen gedrängt*:

- die Großzehe nach auswärts (gegen die Fußachse): *Hallux valgus* (s. Kap. 69.6.1)
- die Kleinzehe nach innen: *Digitus quintus varus* (s. Kap. 69.6.2)
- Die mittleren Zehen werden von vorne zusammengedrückt und krallen sich ein: *Hammerzehen* (s. Kap. 69.6.2).

---

[2] J. Bone Joint Surg. 81-B (1999), 199

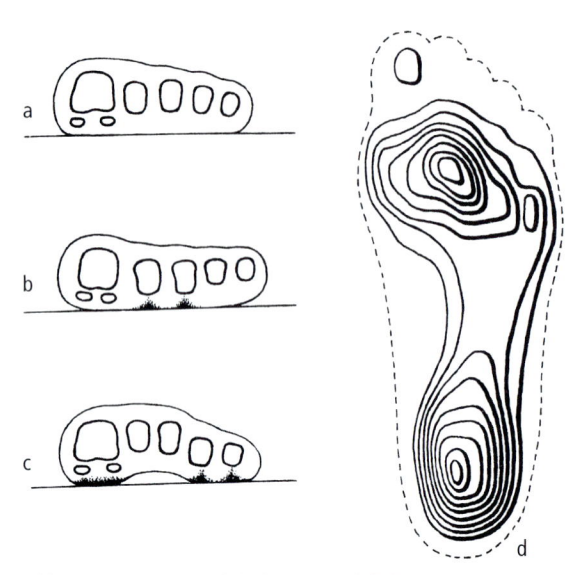

Abb. 69.41: Metatarsalgie beim Spreizfuß.
a) Normalerweise ist die Last im Stehen und Gehen *gleichmäßig* auf alle fünf Metatarsalköpfchen verteilt (vgl. Kap. 69.1), und die Fußsohle ist nicht übermäßig beschwielt.
b) Beim Spreizfuß ist der Fußballen verbreitert und in der Mitte durchgedrückt. Die *Metatarsaleköpfchen II und/ oder III sind überlastet*, die Fußsohlenhaut weist dort abnormal dicke Hornhaut auf, und es bilden sich sehr schmerzhafte *Druckschwielen* («Hühneraugen», Clavi).
c) Eine Operation bei solchen schmerzhaften Zuständen besteht im Anheben der Metatarsaleköpfchen II und III mittels Osteotomie (s. Text). Die Dosierung ist heikel. Überkorrektur führt zu sehr schmerzhaften und therapieresistenten «*Transferbeschwerden*», d.h. Überbelastung der benachbarten Köpfchen I, IV und V.
d) Das **Druckpodogramm** *des Spreizfußes*. Überbelastung der mittleren Metatarsaleköpfchen (II und/oder III). Diese müssen entlastet werden, am besten mit entsprechenden Einlagen (s. Text).

Alle diese **Zehendeformitäten** sind *typische Begleiterscheinungen des Spreizfußes* und gehören zu den häufigsten Ursachen von Fußbeschwerden überhaupt (Abb. 69.73 u. Abb. 69.74). Sie sind mehr oder weniger zwangsläufig Folge des Missverhältnisses zwischen der Insuffizienz des Vorfußes, welcher in die Breite drängt, und dem *Druck zu enger*, modischer *Schuhe*. Die Zehen werden vorne im Schuh zusammengepresst, bedrängen sich gegenseitig und drücken aufeinander, was Fehlstellungen und schmerzhafte Clavi zur Folge hat. Gleichzeitig verlieren sie ihr Bewegungsspiel und mit der Zeit auch ihre Beweglichkeit. In schweren Fällen entstehen groteske Deformitäten (**Abb. 69.43**; vgl. damit Abb. 27.6 u. Abb. 69.54, um zu sehen, was ein gesunder Fuß *auch* sein kann).

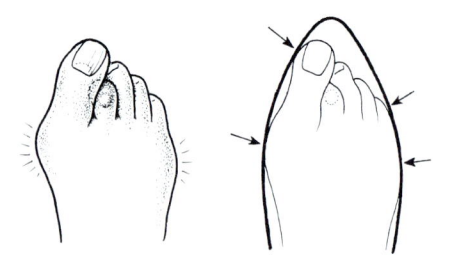

Abb. 69.42: Zehendeformitäten führen, neben den Metatarsalgien, am häufigsten zu *Beschwerden beim Spreizfuß*, und zwar praktisch immer *durch* **Druck im Schuh**: Der breite Vorfuß hat im schmalen Schuh keinen Platz mehr und wird *von beiden Seiten zusammengequetscht*. Das gibt Druckstellen und Schmerzen vor allem seitlich am medialen Metatarsalköpfchen (dem «*Hallux*», wie er landläufig bezeichnet wird) oder auch am lateralen. Vorne werden die Zehen in den engen Schuhspitzen zusammengepresst, eingestaucht und kommen einander in die Quere. Dadurch kommt eine typische Zehendeformität zu Stande: die *Hammerzehe*.

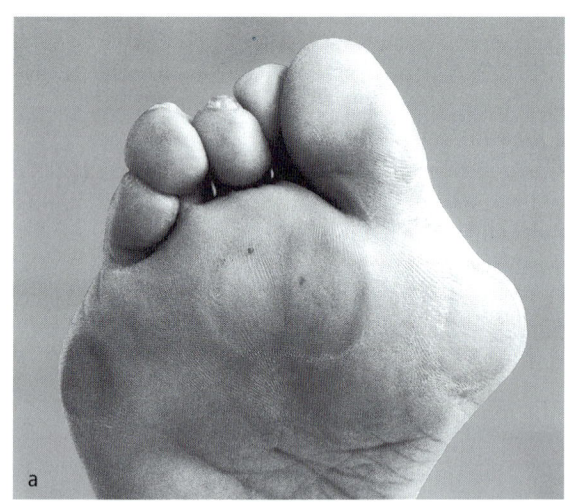

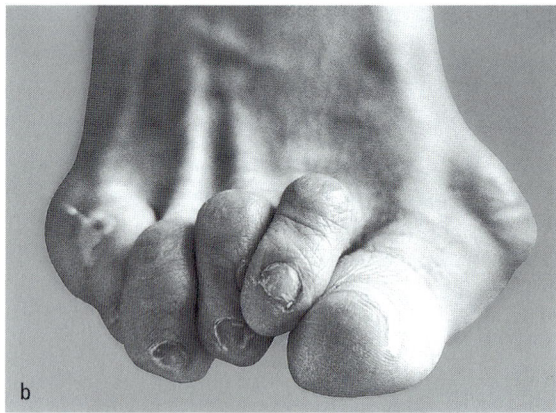

Abb. 69.43: *Die Ursachen der* **Spreizfußbeschwerden**.
a) *Schwielen* unter den Köpfchen der Metatarsalia II und III, die typische, umschriebene Stelle, wo die Schmerzen bei Belastung, also beim Stehen und Gehen, und auch bei der Palpation auftreten: «Metatarsalgie».
b) Vorne im Schuh haben die *Zehen zu wenig Platz* und werden in der Schuhspitze zusammengepresst. Die äußeren Zehen verdrängen die inneren, welche in eine Krallenstellung geraten (Hammerzehen). Durch den Druck des Schuhes und der Nachbarzehen bilden sich Schwielen, schmerzhafte *Hühneraugen*.

Zweifellos spielt ein gestörtes Gleichgewicht der **Zehenmuskulatur** ebenfalls eine Rolle: Das Überwiegen der langen Beuger und Strecker über die kurzen kann neurologische Ursachen haben, ist aber in den meisten Fällen eine Folge des unphysiologischen oder verhinderten Muskelspiels im Schuh.

Verlauf

Lange Leidensgeschichten kennzeichnen die Anamnese solcher Füße. Immer wieder werden neue Schuhe ausprobiert, doch keine passen. Regelmäßig werden die «*Hühneraugen*» von der Pediküre weggeschabt, geätzt oder geschnitten, und immer bilden sie sich von neuem. Salben und Pflaster, Filzstücke und Gummiringlein werden mit großer Geduld täglich appliziert. Überall suchen diese Patientinnen Rat, doch der simplen Erkenntnis, dass ihre *Schuhe vorne viel zu eng* sind und ihre breiten Füße einfach nicht hineinpassen, verschließen sie sich hartnäckig. An dieser Tatsache lässt sich wohl so wenig ändern wie an der Schuhmode, welche die Form des Frauenschuhes seit jeher bestimmt hat und weiterhin diktieren wird. Schon Aschenbrödels Schwester wollte sich lieber die Füße zurechtschneiden lassen, als auf elegante Schuhe verzichten. Bis heute ist dies kaum anders geworden: Viele Frauen lassen sich lieber ihre Halluces valgi operieren, als unförmig große Schuhe zu tragen (**Abb. 69.44** u. **Abb. 69.45**). Vgl. Kapitel 69.13: «Schuhe für gesunde und kranke Füße».

Tatsächlich entspringt diese Haltung nicht einfach mangelnder Einsicht oder individueller Verschrobenheit, sondern ist **ein gesellschaftlich-kulturelles Phänomen**, an dessen Entstehen *das männliche Geschlecht* vermutlich größeren Anteil hat als die Frauen selbst. Dies zeigt z. B. die Behandlung der Füße der jungen Chinesinnen (**Abb. 69.46**): Der Frauenfuß wird in höheren Gesellschaftsschichten (und bei Leuten, die dazu gehören möchten) umfunktioniert zum Schmuckstück, Luxusobjekt und Zeichen des Reichtums, aber auch zu einer Fessel: Mit solchen Füßen kann die Frau nicht arbeiten, aber auch nicht weglaufen.

Die *westliche Schuhmode* zeigt dieselben Merkmale, wenn auch in gemilderter Form. Die Klagen der Patientinnen können deshalb nicht einfach bagatellisiert werden. Der Wunsch nach einer Operation ist verständlich. Ihm unbesehen zu entsprechen wäre jedoch ebenso verkehrt, wie ihn grundsätzlich abzuschlagen. Echte Hilfe kann nur eine auf die individuellen Bedürfnisse der Patientin zugeschnittene Indikation bringen. Im Abschnitt über Zehenoperationen wird näher darauf eingegangen (s. Kap. 69.6.2).

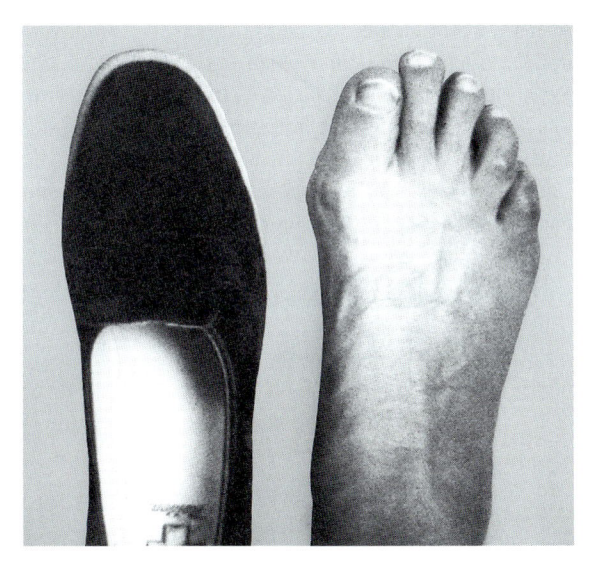

Abb. 69.44: *Diesen* **Schuh** bezeichnete die Patientin, die sich ihren Hallux valgus schon vor Jahren hatte operieren lassen, als «bequem», den breitesten, den sie besitze. Sehr viele Frauen mit Spreizfüßen tragen noch wesentlich engere Schuhe und sind empört, wenn der Arzt einen *Zusammenhang zwischen Schuhform, Zehendeformitäten und Beschwerden* vermutet. Der Zwang der Mode ist derart, dass diese Frauen, auch wenn sie sich zu breiteren Schuhen bequemen würden, im Handel kaum solche finden. Einige *praktische Ratschläge* finden sich in Kapitel 69.13.

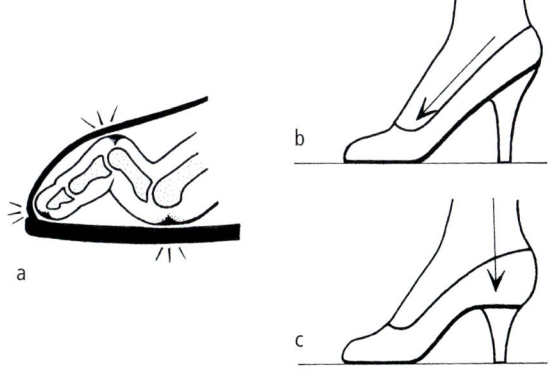

Abb. 69.45: Zehen und Schuh.
a) Im engen und zu kurzen Schuh eingeklemmte und gestauchte Zehen verkrüppeln, sie haben keine Bewegungsmöglichkeit und kommen in eine typische verkrampfte *Fehlstellung* hinein: Hammerzehen sind eine der häufigsten Ursachen von Fußbeschwerden, vor allem bei Frauen.
b) Im engen Schuh mit *hohem Absatz* rutscht der Fuß auf der schiefen Ebene nach vorne ab, der ganze Druck kommt vorne auf die Zehen.
c) Schuhe mit hohen Absätzen müssen eine gute Fußwölbung mit einem *Plateau für die Ferse* eingebaut haben, damit das Körpergewicht auf dem Absatz ruht und nicht auf die Zehen drückt.

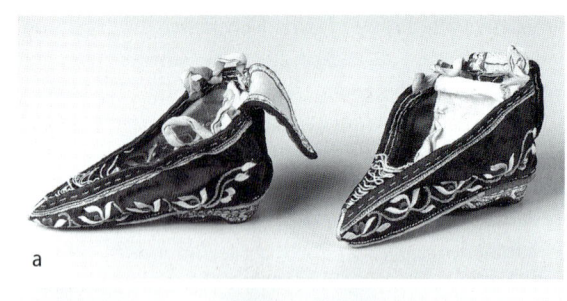

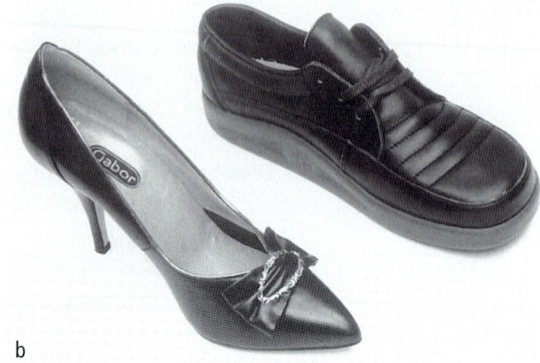

Abb. 69.46: Schuhe spielen eine Hauptrolle bei Fußproblemen.

a) **Traditionelle Schuhe** einer *erwachsenen Chinesin*. Diese Schuhe sind genau 13 cm lang. Von Geburt an werden die Füße straff bandagiert, damit sie klein bleiben. Mit derart verkrüppelten Füßen können die Frauen nicht weit laufen.

b) **Zwischen Mode und Funktion**
Zwischen einem modernen Turnschuh, einem breiten flachen Trotteur und einem schmalen, spitzen Hackenschuh hat man (Frau) die Qual der Wahl. Dem Fuß selbst bleibt nur die Qual, eine Wahl hat er nicht.
Zwischen Zweckmäßigkeit (Arbeit, Sport) und Ästhetik (Repräsentation, Mode) lassen sich bei etwas gutem Willen, Einsicht und Geduld oft befriedigende Lösungen finden, mit denen auch der Fuß seine Bequemlichkeit hat (s. Kap. 69.13).
Sei es zur Arbeit, in der Freizeit, bei Sport oder Tanz, zur Opernpremiere, in der Stadt, im Büro, im Haus, im Wald oder im Gebirge: *für jeden Anlass den richtigen Schuh.*
Schuhberatung ist zwar nicht so spektakulär wie operieren, führt aber auch seltener zu irreversiblen Schäden und Haftpflichtfällen als manche Schnellschussoperation bereits nach der ersten Konsultation. Bewährt hat sich bei Fußproblemen in der Praxis: Zuerst Versuch mit konservativen Maßnahmen (mit viel Geduld und Zwischenkontrollen), während mehreren Wochen, evtl. Monaten, und erst, wenn all dies nicht hilft, nach weiteren Konsultationen und Besprechungen, eine richtig indizierte Operation. Mit diesem Rezept hat sich ein Freund von mir zufriedene Patientinnen, einen guten Namen und eine blühende Praxis erworben.

Behandlung

Der «Spreizfuß» ist ein komplexes Problem, bei welchem verschiedene Faktoren eine Rolle spielen: Wesentlich für die Beurteilung ist die Beweglichkeit der Metatarsalia und ihre Stellung zueinander.

Beim Gesunden stehen die *Metatarsalköpfchen* schön regelmäßig angeordnet in einer harmonisch geschwungenen Reihe. Wenn eines dieser Köpfchen aus der Reihe tanzt, sei es zu lang oder zu kurz, steht es *zu tief* oder *zu hoch* (s. Abb. 69.41), ist die Funktion gestört, und Schmerzen sind gewöhnlich die Folge.

Primäre und sekundäre **Zehendeformitäten** (Hammerzehen, Hallux valgus, Luxationen in den Zehengrundgelenken etc.) wirken sich oft *zusätzlich* auf die Stellung der Metatarsalia und die Metatarsalgie aus. Solche strukturelle Komponenten sind zu berücksichtigen und ggf. in den Behandlungsplan mit einzubeziehen.

Die operative Behandlung dieser Zehendeformitäten (Hallux valgus, Hammerzehen usw.) wird in den entsprechenden Abschnitten beschrieben (s. Kap. 69.6.1 bzw. Kap. 69.6.2).

Die **eigentlichen Spreizfußbeschwerden** (*Metatarsalgien*) hingegen sollten, wenn immer möglich, zunächst einmal *konservativ* behandelt werden.

Die permanente Aufrichtung einer plattgedrückten vorderen Querwölbung ist nicht mehr möglich, weder durch Muskeltraining noch mit Weichteiloperationen. Das Ziel der Behandlung ist die *Entlastung der druckschmerzhaften Partien* der Fußsohle, in der Regel der Metatarsalköpfchen II und III in der Mitte des Fußballens. Die Last muss auf andere Partien der Fußsohle verteilt werden, vor allem auf die Ferse, die Längswölbung und die Gegend knapp hinter den Metatarsalköpfchen (**Abb. 69.47**).

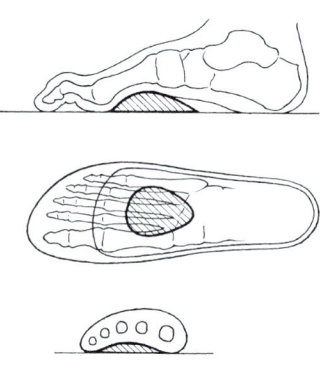

Abb. 69.47: Die Behandlung der Metatarsalgie beim *Spreizfuß* ist in der Regel konservativ. Das Prinzip ist die Entlastung des schmerzhaften Fußballens mittels *retrokapitaler Pelotte*.
Die schmerzhaften Metatarsalköpfchen des 2. und 3. Strahles müssen hohlliegen. Die Abstützung muss weiter hinten erfolgen. Im Bild ist *die richtige Stelle der Pelotte* in Bezug auf das Fußskelett eingezeichnet.

Einlagenbehandlung

Eine solche «*retrokapitale Abstützung*», eine so genannte «Spreizfußpelotte» ist in vielen Konfektions- und «Gesundheitsschuhen» fest eingebaut oder als isolierte Gummipelotte («Fußbett») käuflich. In den meisten serienmäßig hergestellten normalen Schuheinlagen ist eine solche Abstützung zumindest rudimentär vorhanden. Sie wird von einem normalen Fuß wohl als angenehm empfunden, genügt aber in der handelsüblichen Ausführung kaum, einen schmerzhaften Spreizfuß richtig zu entlasten. Dazu sind die Pelotten in der Regel zu niedrig und zu weich. Eine gute Abstützung muss hoch und darf nicht eindrückbar sein, damit die Belastung richtig aufgenommen und vom schmerzhaften Fußballen abgehoben wird. In nicht allzu schweren Fällen ist eine *individuell angefertigte Spreizfußeinlage* die beste Lösung. Besonders muss darauf geachtet werden, dass die Pelotte nicht zu weit vorn sitzt und auf die Metatarsalköpfchen drückt, welche ja entlastet werden sollen, und dass der vordere Rand der Einlage nicht genau unter den schmerzhaften Fußballen zu liegen kommt und drückt. Ein bis zu den Zehen vorgezogener Lappen an der Einlage verhindert dies (**Abb. 69.48**). In hartnäckigen Fällen ist eine schwellenförmige *retrokapitale Pelotte* quer über die ganze Breite der Einlage effizienter oder eine hufeisenförmige Erhöhung rings um das schmerzhafte Köpfchen, womit dieses hohlgelegt und entlastet werden kann.

Weiche, dicke Sohlen sind in jedem Fall zu empfehlen!

Als Ergänzung ist eine Abrollrampe am Schuh zweckmäßig (Abb. 69.85). Bei der so genannten «Schmetterlingsrolle» bleibt unter dem oder den schmerzhaften Metatarsalköpfchen eine Delle ausgespart.

Kontrollen: Man darf nicht erwarten, dass eine Spreizfußeinlage nach der ersten Anprobe schon genau passt. *Gegebenenfalls muss sie mehrmals abgeändert und besser angepasst werden*, bis der richtige Abstützeffekt erzielt wird und die Schmerzen verschwinden. Metalleinlagen können mit dem Hammer zurechtgeklopft werden, Kork- und Ledereinlagen lassen sich abschleifen und aufstocken, verschiedene starre Kunststoffe sind in erhitztem Zustand plastisch formbar. In jedem Fall muss der Orthopädiemechaniker im Stande und willens sein, eine Einlage nicht nur zu verkaufen, sondern auch *individuell anzupassen* und bei Bedarf wieder abzuändern (**Abb. 69.49**).

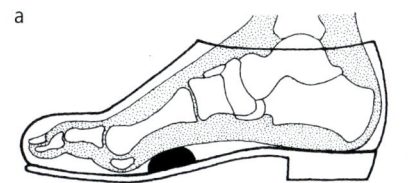

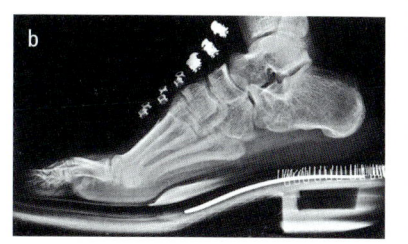

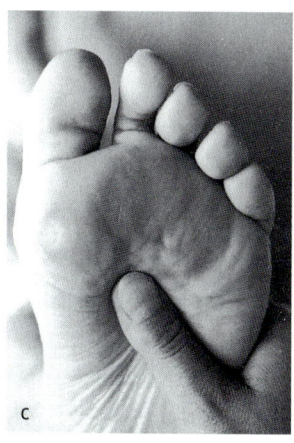

Abb. 69.48: Die Wirkung der Spreizfußeinlage.
a) Die Spreizfußpelotte im Schuh ist schwarz gezeichnet. Es muss eine «retrokapitale Abstützung» des Fußes sein, sie muss also *hinter* den Metatarsalköpfchen liegen, damit diese entlastet werden.
b) Die (im Röntgenbild weiße) *Pelotte* an richtiger Stelle im Schuh. Ein häufiger Fehler ist eine Pelotte, die zu weit vorne liegt und auf die Metatarsalköpfchen drückt, statt sie zu entlasten.
c) Hinter dem Fußballen lässt sich die Fußsohle mit dem Daumen leicht eindrücken. *An diese Stelle* muss die Pelotte zu liegen kommen.

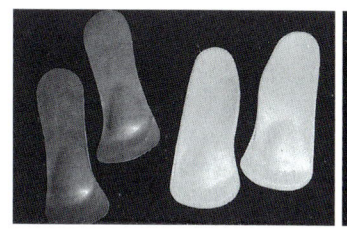

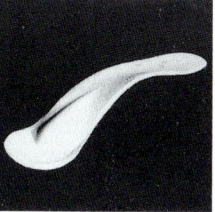

Abb. 69.49: Spreizfußeinlagen verschiedener Ausführung mit retrokapitaler Pelotte, gegen Metatarsalgie. In einfachen Fällen genügt eine schmale Pelotte, gelegentlich ist eine breite Abstützung quer über die ganze Einlage günstiger. In schwierigen Fällen muss die Form der Einlage der Fußform *individuell angepasst* werden, wobei die Druckstellen gezielt hohl gelegt werden sollen (Hufeisenform). *Rechts* eine Einlage für Schuh mit hohem Absatz.
Leder ist immer noch ein sehr gutes Material, vor allem bei stärkerer Schweißbildung.

Weitere Therapie

Fußgymnastik zur Lockerung von Versteifungen im Vorfuß sowie Fußbäder ergänzen die Behandlung.

Ausgeprägte *Hammerzehen* können durch ihre Steilstellung das Metatarsaleköpfchen nach unten drücken und dadurch den plantaren Druck erhöhen (Abb. 69.73b). In solchen Fällen kann eine Hammerzehenoperation auch die Metatarsalgie zum Verschwinden bringen oder die Schmerzen an der Fußsohle wenigstens mildern (s. Kap. 69.6.2).

Häufig ist ein *Hallux valgus* Teil der Deformität. Falls er Beschwerden verursacht und operiert werden soll, kann sich die Korrekturosteotomie am Metatarsale I auch auf die Metatarsalgie günstig auswirken. Eine Hallux-valgus-Operation allein mit dem Zweck, die Schmerzen an der Fußsohle zu beseitigen, ist eine zu unsichere und zweifelhafte Indikation.

In relativ wenigen Fällen genügen die beschriebenen konservativen Maßnahmen nicht, die «Metatarsalgie», d.h. die Schmerzen unter den Metatarsalköpfchen, zu beseitigen. Spezialschuhe mit steifer Sohle und Korkeinlagen zur belastungsfreien Einbettung des Vorfußes oder entsprechende Maßschuhe werden notwendig.

Gewarnt werden muss vor *Operationen* (z.B. Osteotomien n. Helal) zur Anhebung der mittleren Metatarsalköpfchen bei gewöhnlichen flexiblen Spreizfüßen. Sie sind heikel in der Dosierung, nicht ungefährlich und sollten erst in Betracht gezogen werden, wenn alle anderen Möglichkeiten mit Geduld ausgeschöpft wurden. Indiziert sind sie in der Regel nicht bei beweglichen, sondern nur bei kontrakten Spreizfüßen. Dort sind sie auch beschrieben (s. S. 1156).

Mit *konservativen* Mitteln ist es möglich, die große *Mehrzahl* der eigentlichen Spreizfußbeschwerden am Fußballen zum Verschwinden zu bringen (dazu auch Kap. 69.13). *Zurück bleiben* die durch den Spreizfuß verursachten Zehenbeschwerden (s. Kap. 69.6.2), welche mit einer Einlage kaum vollständig zu beheben sind, die seltenen Ausnahmefälle, bei denen *Operationen* an den Metatarsalknochen angezeigt sind (siehe «Kontrakter Spreizfuß», S. 1156), sowie einige *besonderen Probleme*, welche den gewöhnlichen Spreizfuß gelegentlich komplizieren. Sie werden im Folgenden besprochen.

Komplikationen

Clavi (Hühneraugen) sind eine überaus *häufige* Erscheinung beim Spreizfuß. Die Haut der Fußsohle und der Zehen hat eine eigentümliche Art, auf lokalisierten chronischen Druck zu reagieren: Die Hornhautschicht verdickt sich und bildet mit der Zeit eine harte Schwiele. An der Stelle des größten Druckes, d.h. wo dicht unter der Haut ein Knochenvorsprung liegt, wächst die Hornschicht, das Stratum corneum, auch ins Subkutangewebe hinein. Mit der Zeit bildet sie einen nach innen gerichteten, oft mehrere Millimeter *tiefen harten Dorn* aus, welcher bei Druck richtig «ins Fleisch sticht» und überaus *starke Schmerzen* verursachen kann. Solche «Clavi» oder «Hühneraugen» entstehen überall, wo ein Knochen unter der Haut gegen den Schuh drückt (Abb. 69.73 u. Abb. 69.74).

Fußsohlenwarzen (Verruca plana) werden gelegentlich mit Hühneraugen verwechselt. Die Differentialdiagnose ist aber fast immer möglich (**Abb. 69.50** u. Kap. 69.10.1, Abb. 69.86). Unzweckmäßig ist das Herausschneiden, Ausbrennen, Verätzen usw. von «Hühneraugen», etwa weil die Diagnose nicht klar ist. Im Zweifelsfall kann der Dermatologe helfen.

Beim *Spreizfuß* sind es etwa ein Dutzend *Stellen, wo solche Clavi mit Vorliebe sitzen:*

- an der Fußsohle unter dem Metatarsalköpfchen II und/oder III
- medial am Metatarsalköpfchen I (so genannte «Exostose» am Hallux valgus, s. Kap. 69.6.1)
- lateral am Metatarsalköpfchen V (so genannte «Exostose beim «Digitus V varus», dem Gegenstück des Hallux valgus, s. Kap. 69.6.2)
- dorsal auf den Köpfchen der Grundphalangen der Zehen II–V bei Hammerzehen (s. Kap. 69.6.2; **Abb. 69.51**)
- an der Spitze der Zehen II–V bei Hammer- oder Krallenzehen
- zwischen zwei Kleinzehen, wenn Knochenvorsprünge gegeneinander drücken (Interdigitalclavus, s. Kap. 69.6.2).

Behandlung: Die Schwielen können mit dem Skalpell schichtweise *weggeschnitten* werden. Der ebenfalls

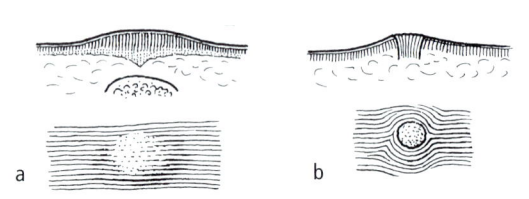

Abb. 69.50:
a) **Hühnerauge (Clavus)**, oben im Querschnitt, unten Aufsicht. Stark verdickte Hornschicht an der Stelle der größten Belastung, d.h. genau über dem darunter liegenden Knochen. Dort bildet sich mit der Zeit ein Dorn aus verhornter Haut, der ins Fleisch sticht und sehr schmerzhaft ist. Man kann den ganzen Clavus, d.h. die *verhornte Haut mitsamt dem Dorn mit dem Skalpell herausschneiden*, ohne dass es blutet. Das ist die Spezialität des Fußpflegers; aber auch dem Arzt, der es macht, ist der Patient sehr dankbar, denn er wird damit schlagartig von seinen Schmerzen befreit. Ohne gleichzeitige kausale Behandlung bilden sich die Clavi allerdings bald wieder.
b) *Differenzialdiagnose:* **Dornwarze** (Verruca plana): In der Regel nicht genau über dem belasteten Knochen, scharf gegen die Umgebung abgegrenzt (die Hautlinien machen einen Bogen darum herum). Die Warze selbst besteht aus weichen Papillen mit kleinen schwarzen Stippchen, und wenn man hineinschneidet, blutet es stark (s.a. Abb. 69.74 u. Abb. 69.86). Behandlung: siehe Kapitel 69.10.1.

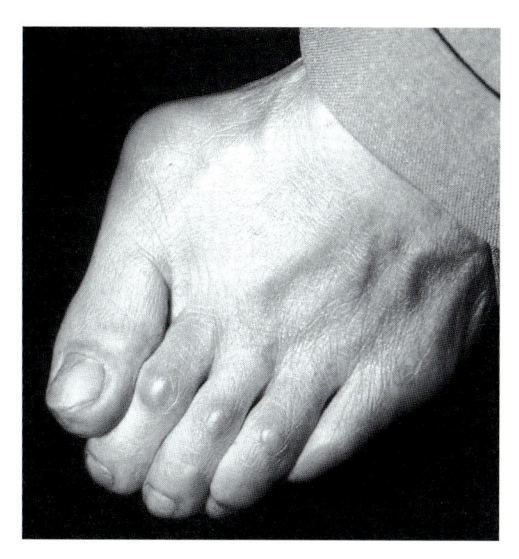

Abb. 69.51: Hühneraugen (Clavi) entstehen überall dort, *wo der Schuh drückt*, bei diesem Spreizfuß an typischer Stelle, auf den Köpfchen der Kleinzehengrundphalangen. Diese Zehen werden zu Hammerzehen (vgl. Abb. 69.45).

dem Stratum corneum zugehörige *Dorn* wird dann gut sichtbar als gelblicher oder weißer, glasiger Pfropf in der gut durchbluteten, roten Fußsohlenhaut. Bei sorgfältigem Vorgehen kann man ihn *herausschneiden, ohne dass es blutet*, bis überall das rosarote Stratum germinativum durchschimmert. Sofort lassen die Schmerzen nach. Diese Behandlung wird – mehr oder weniger gründlich – auch von der Pediküre durchgeführt; sie ist rein symptomatisch. Wenn der Schuhdruck nicht beseitigt wird, bilden sich die Dorne in kurzer Zeit nach, und die Beschwerden beginnen von neuem.

Ideal wäre natürlich eine echt kausale Therapie, etwa die (operative) Beseitigung einer Insuffizienz, doch ist eine solche in vielen Fällen nicht möglich, unsicher, aufwändig, mit weiteren Unannehmlichkeiten, Risiken und längerer Rekonvaleszenz verbunden, so dass vor allem auch *älteren Menschen* mit einfacheren **symptomatischen Maßnahmen** oft besser geholfen ist.

Diese bestehen entweder in der Entlastung der Druckstelle (entlastende Einlage, besser angepasstes, genügend weites Schuhwerk, welches nicht drückt, evtl. umschriebene Ausweitung des Oberleders durch den Schuhmacher, ringförmige Filz- oder Gummipolster, kleine weiche Kissen hinter den Hammerzehen über den Grundgelenken usw.) oder in der operativen Entfernung (Resektion) der unter der Druckstelle liegenden Knochenvorsprünge. An den Zehen ist dieses Vorgehen einfach und zweckmäßig. Die Metatarsalköpfchen sollten jedoch bei gewöhnlichen Spreizfüßen nicht reseziert werden, weil sie einen wichtigen und unentbehrlichen Stützpunkt des Fußes bilden. Ihr Verlust kann schwere Insuffizienzerscheinungen, Funktionsstörungen und Beschwerden zur Folge haben (Ausnahmen siehe beim kontrakten Spreizfuß, s. u.). Therapie der Hammerzehen: siehe Kapitel 69.6.2.

Morton'sche Interdigitalneuralgie

Gelegentlich klagen Spreizfußpatienten über eigenartige, stechende, bohrende, oft *plötzlich einschießende* heftige Schmerzen in der Fußballe, welche manchmal in die kleinen Zehen ausstrahlen. Die Schmerzen können auch nachts im Bett auftreten. Diese Symptome sind für gewöhnliche Spreizfußbeschwerden *nicht typisch*, wohl aber für eine Interdigitalneuralgie.

Bei der **Untersuchung** findet man eine Druckdolenz in der Grube zwischen den Metatarsalköpfchen III und IV, seltener in einem benachbarten Interspatium, manchmal einen Druckschmerz bei seitlicher Kompression des Vorfußes oder eine leichte Sensibilitätsstörung an den schmerzhaften Zehen (**Abb. 69.52**). Im MR lässt sich manchmal ein Neurom nachweisen.

Eine gute **Spreizfußeinlage** kann die Schmerzen meistens lindern. Bringt sie keinen Erfolg, kann eine lokale Infiltration, in eindeutigen Fällen eine **Operation**, die lästigen Schmerzen beseitigen.

War die *Diagnose* richtig, findet man bei der Exploration des Interdigitalraumes zwischen den Metatarsalköpfchen eine kolbenförmige Verdickung des Interdigitalnerven, knapp vor seiner Aufgabelung. Das veränderte Nervenstück wird reseziert. Die histologische Untersuchung zeigt eine narbige Verdickung des Nerven, ein Neurom. Die Schmerzen verschwinden in der Regel sofort.

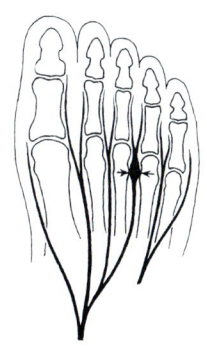

Abb. 69.52: Mortonsches Neurom des dritten Interdigitalnerven, die häufigste Lokalisation. Der sensible Nerv wird im Interdigitalraum zwischen zwei Metatarsalköpfchen gequetscht und bildet hier eine narbige Verdickung, die bei der Operation gut zu erkennen ist. Durch queres Zusammendrücken des Fußes können die stechenden Schmerzen oft ausgelöst werden, gelegentlich findet man einen kleinen Sensibilitätsausfall an den benachbarten Zehen.
Wenn die *Spreizfußeinlage* nicht hilft, erreicht man durch die Exzision des Nerven mit dem Neurom in der Regel Schmerzfreiheit.

IIIC. Untere Extremitäten

Die Ursache der Neurombildung ist nicht bekannt. Es lohnt sich aber, das Krankheitsbild zu kennen und nach ihm zu suchen, weil die Behandlung einfach und dankbar ist.

Der kontrakte Spreizfuß

Ein gewöhnlicher Spreizfuß ist beweglich. Am hängenden Fuß lässt sich die Querwölbung passiv leicht wieder formen. Es gibt aber auch vollständig *versteifte* Spreizfüße, bei welchen die Beweglichkeit der Metatarsalia gegeneinander aufgehoben ist. (Normalerweise sind besonders die lateralen Metatarsalknochen ziemlich beweglich.)

Meistens findet man an solchen Füßen mehr oder weniger schwere *Gelenkveränderungen im Mittelfuß und an den Zehengrundgelenken*. Das bekannteste Beispiel ist der Spreizfuß bei der chronisch progredienten Polyarthritis (Avantpied plat triangulaire). Aber auch posttraumatische und statische Arthrosen der kleinen Gelenke können solche kontrakten Spreizfüße verursachen. Häufig sind die Zehen im Grundgelenk nach dorsal luxiert, sie sitzen in Hammerstellung dem Vorfuß oben auf und drücken die mittleren Metatarsalköpfchen zusätzlich nach unten. Fast immer besteht auch ein schwerer Hallux valgus (**Abb. 69.53** u. Abb. 69.73b).

Behandlung: Einlagen genügen in diesen Fällen kaum mehr, weichgepolsterte Maßschuhe sind kein Luxus. Die operative Sanierung der Zehen ist manchmal im Stande, den Zustand zu bessern, aber nicht immer. **Verschiedene Operationen** zur Spreizfußsanierung wurden angegeben. Weichteiloperationen (Bandplastiken usw.) nützen nichts, *Osteotomien* an den mittleren Mittelfußknochen (II, III und IV), um die schmerzhaften Metatarsalköpfchen anzuheben, schon eher. Das *Gleichgewicht* zwischen den fünf Metatarsalköpfchen ist allerdings sehr heikel, und grobe Verschiebungen haben so genannte «*Transferbeschwerden*» zur Folge: Wenn die zwei oder drei mittleren Metatarsaleköpfchen stark angehoben werden, können sehr schmerzhafte Überlastungserscheinungen unter den randständigen Köpfchen I und V auftreten, welche kaum mehr zu beheben sind. Vorsicht mit diesen Operationen ist am Platz. Die Metatarsalköpfchenreihe muss harmonisch verlaufen und darf nicht brüsk unterbrochen werden.

Technisch simpel war die einfache subkapitale Osteotomie, bei welcher die Köpfchen spontan ihren richtigen Platz einnehmen sollten (Helal). Das taten sie nicht immer, und es kam zu irreparablen Katastrophen mit Überlastung benachbarter Köpfchen (Transferprobleme). *Basisosteotomien* sind etwas besser dosierbar.

Dann wurde versucht, die Verschiebung der Köpfchen nach dorsal und hinten bei der *subkapitalen Osteotomie* genauer zu planen und besser zu fixieren, und es wurden dazu Minischrauben und -Instrumente etc. entwickelt (Weil). Die Techniken sind etwas heikel und diffizil, doch werden ansprechende Resultate gemeldet, komplikationsloser Verlauf vorausgesetzt. Probleme sind: richtige Indikation, die Dosierung, der Zustand des Zehengrundgelenkes (Luxation), eine stabile Fixation, Gefahr von Pseudarthrose und Fehlstellung, die Nachbehandlung. Mittel- und längerfristige Resultate stehen noch aus.

Eine *Erkenntnis* hat sich ergeben: Die einzelnen Zehen und Metatarsalia können *nicht isoliert* betrachtet werden, jedes Köpfchen hat seinen Platz. Der Fuß muss als Ganzes beurteilt und behandelt werden. So besteht auch immer eine Wechselwirkung zwischen der Metatarsalgie und den regelmäßig auch vorhandenen Hammerzehen (s. Kap. 69.6.2).

In schweren Fällen, wenn die Patienten kaum mehr gehen können, bei Invaliden und Polyarthritikern, ist *ausnahmsweise* die *Resektion* der *Metatarsalköpfchen* erlaubt (Alignement nach Lelièvre, Clayton). Dabei werden alle Metatarsalköpfchen auf gleicher Höhe reseziert. Die Schmerzen gehen zurück, und die Gehfähigkeit wird besser.

69.6 Statische Zehendeformitäten

Die überaus häufigen statischen Zehendeformitäten entstehen in erster Linie beim *Spreizfuß* und wurden dort bereits erwähnt (s. Kap. 69.5.4).

Wesentliche, aber nicht ausschließliche pathogenetische Bedeutung haben **die vorne zu engen Schuhe**,

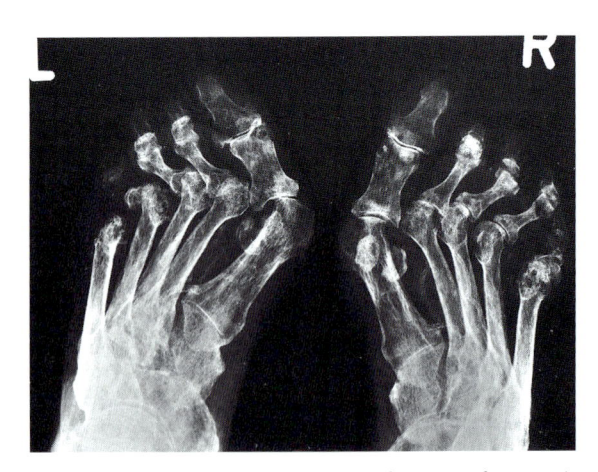

Abb. 69.53: Kontrakter Spreizfuß als Folge einer *rheumatoiden chronischen Polyarthritis*. Die Zehen sind deformiert und steif, daneben macht das Auftreten starke Schmerzen an den Fußballen unter den mittleren Metatarsalköpfchen. In solchen schweren Fällen kann die Osteotomie der betroffenen Metatarsalia oder ausnahmsweise eine Resektion aller Metatarsalköpfchen (Lelièvre, Clayton) angezeigt sein.

welche den Zehen keinen Spielraum lassen. Diese verlieren dadurch ihren ursprünglich großen aktiven Bewegungsumfang und versteifen langsam in einer Zwangsstellung. Der Vergleich mit Füßen von Kindern und Menschen, welche normalerweise barfuß gehen, macht erst richtig klar, wie weit Füße in engen Schuhen verkrüppeln und sich vom Naturzustand entfernen können (**Abb. 69.54**, **Abb. 69.55** u. **Abb. 69.56**).

Die typischen Deformitäten sind im Folgenden beschrieben:

- *Hallux valgus*
- *Hammerzehen* (Zehen II bis V)
- *Digitus quintus varus*.

Meistens kommen sie zusammen vor bei Spreizfüßen, und häufig verschlimmern sie sich gegenseitig.

69.6.1
Hallux valgus

Definition

Der Hallux valgus ist eine *Abweichung der Großzehe nach lateral*. Was viele Laien als «Hallux» bezeichnen und glauben, es sei ein langsam wachsender Knochenvorsprung, ist das wegen des Valgusknickes der Großzehe nach medial vorspringende Metatarsalköpfchen, eine «Pseudoexostose» («bunion»).

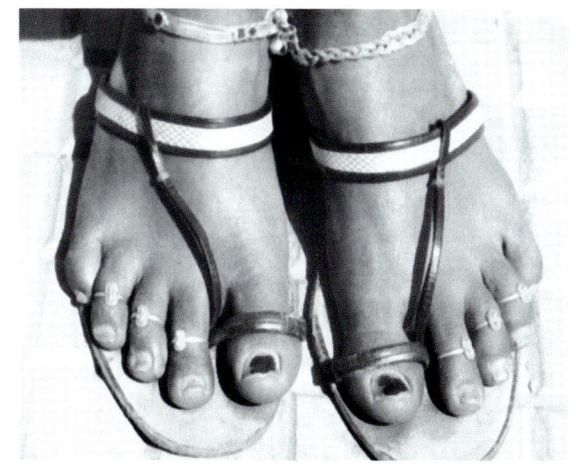

Abb. 69.54: In manchen wärmeren Ländern tragen die Frauen **Sandalen statt Schuhe** oder *gehen barfuß*. Halluxvalgus-Probleme kennen sie nicht. Sie haben, wie diese *Inderin*, gerade Großzehen. Auch die Kleinzehen lassen sich sehen, besonders wenn sie mit Zehenringen geschmückt sind, wie hier. Die Knöchel ziert eine kleine Kette.
Das Gegenstück waren die kleinen schmalen Füße der Frauen im alten *China*, welches zeigt, wie weit Füße durch Schuhe deformiert werden können (Abb. 69.46).
Nicht nur die Form der Schuhe, sondern auch *die Form der Füße* ist weitgehend von der Mode abhängig.

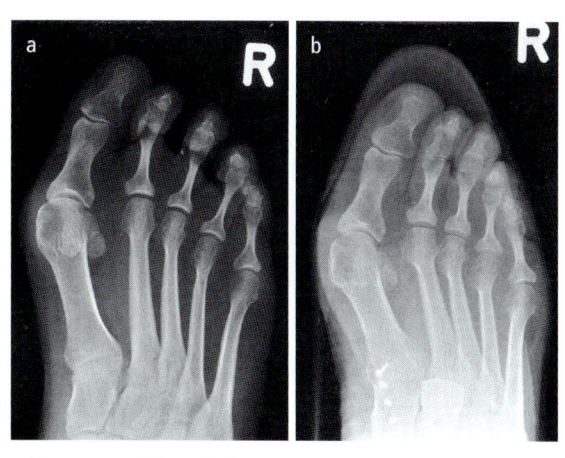

Abb. 69.55: Fuß im Schuh.
a) *Leichter Spreizfuß*. Die *50-jährige Frau* hatte zeitweise Beschwerden.
b) *Der gleiche Fuß im Schuh*. Die Verschmälerung durch den seitlichen Druck auf die Metatarsalköpfchen I und V ist deutlich, ebenso die stärkere Konvergenz der Zehen und die Akzentuierung des Hallux valgus.

Die *Schmerzen* beim Hallux valgus gehen fast immer von der seitlichen *Druckstelle* am ersten Metatarsalköpfchen aus («Bunion»). Oft bildet sich dort eine Bursa, die sich durch das ständige Reiben infizieren kann.
Durch die Fehlstellung der Großzehe kommen **die kleinen Zehen in Raumnot**, werden ihrerseits deformiert und geraten oft über oder unter die Großzehe, was alles ebenfalls schmerzhaft ist.
Enge Schuhe spielen eine wesentliche Rolle bei der Deformierung des Spreizfußes. Die Schmerzen entstehen fast immer durch den Druck des Schuhes. Schmale, spitze Schuhe sind aber eines der wichtigsten Attribute der Damenmode, und nur wenige Frauen möchten darauf verzichten. Wenn sie wenigstens zu Hause Pantoffeln, und bei der Arbeit breite Schuhe tragen, ist ihnen schon viel geholfen.

Epidemiologie

Der *Hallux valgus* ist das wohl *häufigste Problem* in der orthopädischen Praxis in Industrieländern. Vorwiegend bei *Frauen*, schon bei jungen Damen recht häufig, bei älteren in städtischen Verhältnissen dann schon beinahe obligat. Die jungen Patientinnen kommen eher wegen der *Ästhetik* zum Arzt, die älteren wegen *Schmerzen*.

In Drittweltländern und bei Kindern ist der Hallux valgus ausgesprochen selten.

Ätiologie

Viele Theorien wurden vorgeschlagen, keine kann für sich allein alle Aspekte erklären. Wahrscheinlich spielen verschiedene Faktoren eine Rolle: Disposition (oft familiär, s. **Abb. 69.57**), Insuffizienz (Bänder, Muskeln), Metatarsus I varus, gestörtes Muskelgleichgewicht, Zivilisationskrankheit, Schuhe.

IIIC. Untere Extremitäten

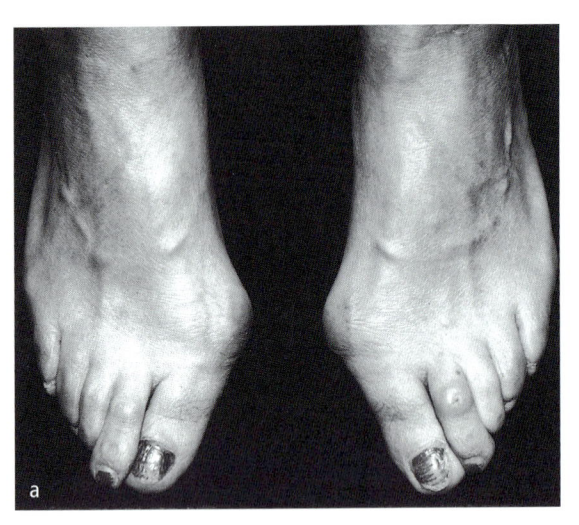

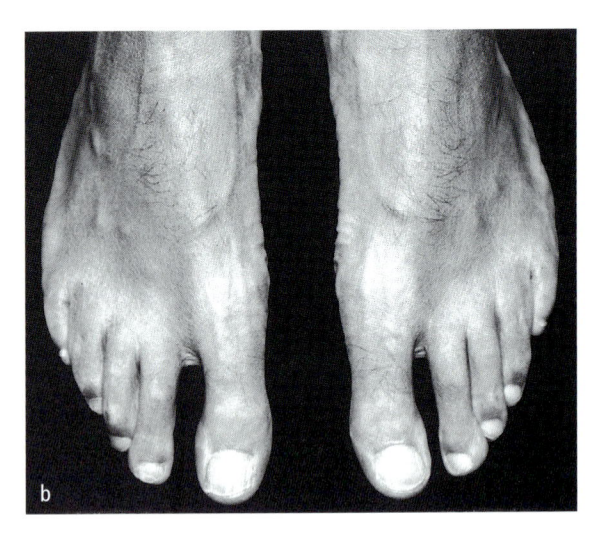

Abb. 69.56: Die Stellung der Großzehe.
a) Typischer *Hallux valgus mit Spreizfüßen* bei einer *48-jährigen Dame*, welche sich, wie die meisten Frauen, den Schuhmodeströmungen nicht entziehen konnte und wollte. Die Deformität hat seit der Jugend ständig etwas zugenommen. Zuerst war sie reversibel, jetzt ist sie *fixiert*. Schmerzhaft ist der mediale Vorsprung des Metatarsalköpfchens der Großzehe, wo oft eine entzündete Bursa zu finden ist («*bunion*»), seltener auch das Großzehengrundgelenk.
b) Die Füße eines *40-jährigen Mannes*. Solche völlig gerade Großzehen, wie sie der barfuß gehende Mensch natürlicherweise hat, sieht man in unseren Breiten noch bei *Kindern* und bei Erwachsenen mit schmalen Füßen. Die meisten Frauen haben eine mehr oder weniger stark ausgeprägte Valgusstellung der Großzehe, zuerst nur im Schuh, später fixiert.
Der Zusammenhang mit der Spreizfußdeformität, d.h. mit dem fächerförmigen Auseinanderweichen der Metatarsalstrahlen (Metatarsus I varus), wird deutlich im Vergleich zwischen a) und b).

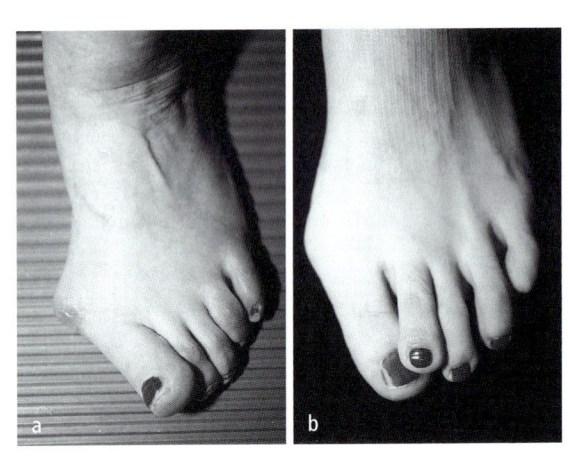

Abb. 69.57: Mutter, 55 (a) und Tochter, 30 (b). Der Hallux valgus kommt oft *familiär gehäuft* vor. Hier besteht offenbar eine **Disposition**.

Vorkommen: idiopathisch, fast immer zusammen mit Knick-, Platt- und obligat mit Spreizfuß, sodann sekundär bei Lähmungen, Polyarthritis, posttraumatisch usw.; praktisch nie angeboren.

Pathogenese

Von Natur aus ist der *Normalfuß vorne am breitesten*, und die Zehen bilden die gerade Fortsetzung der Mittelfußknochen. Kinderfüße haben deshalb noch Fächerform (und vernünftige Kinderschuhe ebenfalls).

Fächerförmige Füße passen jedoch in keinen geschlossenen Konfektionsschuh für Erwachsene hinein. Eine gewisse Abweichung der Großzehe nach lateral (gegen die Fußachse hin) muss deshalb als Begleiterscheinung der Zivilisation angesehen werden. Die ersten Schuhprobleme und Beschwerden stellen sich denn auch praktisch immer erst bei Adoleszenten und jungen Frauen ein.

Solange *die Großzehe* noch **aktiv abgespreizt** (abduziert) werden kann (mit Hilfe des *M. abductor hallucis*), entsteht kaum ein Hallux valgus. Was aber Kinder noch können, können die meisten Erwachsenen, zumal Frauen, nicht mehr. Dem Zug des M. adductor hallucis und dem Druck der Schuhspitze, welche die Großzehe in Valgusstellung drängen, steht dann keine aktive Kraft mehr entgegen. Ist die Deformität erst einmal permanent geworden, zieht die lange Strecksehne die Großzehe noch stärker in Valgusstellung (Abb. 69.55 u. Abb. 69.62).

Klinik

Obwohl der Hallux valgus in der Damenwelt weit verbreitet ist, verursacht er in der *Mehrzahl der Fälle keine oder wenig Beschwerden*.

Das Problem Nummer eins ist in der Regel das Aussehen. Dass ein «Halluxfuß» als Makel gilt und empfunden wird, hat mit Kultur, Gesellschaft, Zivilisation, Tradition und Mode zu tun und braucht nicht weiter erörtert zu werden. Tatsache ist, dass Halluxoperationen zu den *häufigsten kosmetischen Operationen* in der Orthopädie gehören. Kosmetische? Dieses Statement empfinden manche als unfreundliche Provokation: Sind es nicht die Schmerzen, die die Patientinnen zum Orthopäden treiben?

Die Sache ist komplexer: Die Schuhe spielen eine Hauptrolle in diesem Drama. Nicht nur verstärken sie die Fehlstellung, sie sind auch die Ursache von Schmerzen. «Ohne Schuhe keine Halluxschmerzen», eine Binsenwahrheit, doch versuchen Sie einmal, Ihren Patientinnen dies zu erklären!

Wenn **Schmerzen** auftreten, beginnen sie in der Regel an der Stelle, wo das Metatarsalköpfchen I nach medial vorspringt («Exostose», «Pseudoexostose», «bunion»). Hier ist jetzt der Fuß am breitesten, hier *drückt der enge Schuh* am stärksten. Leicht kommt es zu mechanischen Reizerscheinungen an der Haut und am darunterliegenden Schleimbeutel, zu Entzündungen, Schwellungen, abakteriellen und auch gelegentlich eitrigen *Bursitiden*. Der Schuhdruck unterhält sie, so dass daraus ein **chronisch rezidivierender, schmerzhafter Zustand** wird.

Zweckmäßige, weite, vorne breite *Schuhe* sind praktisch immer im Stande, diese *Schmerzen zum Verschwinden zu bringen*, wie ungezählte Beispiele von jungen und alten Frauen beweisen, doch hat man als Arzt Hemmungen, solche Dinge ernsthaft zu erwähnen oder gar zu empfehlen, denn das wird in der Regel als Zumutung empfunden. Manche Frauen wollen und manche können nicht auf elegantes oder wenigstens einigermaßen ansehnliches Schuhwerk verzichten. *Womit die Kosmetik doch wieder zum Thema Nummer eins wird.* Und damit zu einem wesentlichen Faktor bei der Operationsindikation.

Am Ende und mit den Jahren kommen oft doch wieder die **Beschwerden:** Das Großzehengrundgelenk wird wegen der Schiefstellung oft schmerzhaft, seine Beweglichkeit nimmt ab, es wird inkongruent und mit der Zeit arthrotisch. Die Deformität nimmt progredient zu und kann im Endstadium einen Valguswinkel bis zu 90° erreichen, die zweite Zehe kommt unter Druck, hat keinen Platz mehr und kommt auf die erste zu reiten, Hammerzehen und Spreizfußschmerzen kommen in fortgeschrittenen Stadien fast immer dazu (Abb. 69.43 u. Abb. 69.56): Wegen der Schwäche des ersten Strahles werden der zweite und dritte stärker belastet.

Lässt sich all dies mit einer *frühen Korrekturoperation* zuverlässig und definitiv verhindern? Da *Langzeitresultate* der neueren Methoden noch *fehlen*, lässt sich diese Frage nicht eindeutig beantworten. Von der Hohmann'schen Osteotomie weiß man immerhin, dass dies in manchen Fällen möglich ist.

Behandlung

Sicher hat das Tragen von *Schuhen*, welche den Zehen *genügend Spielraum* für aktive Bewegungen lassen, eine große **prophylaktische** Bedeutung, ebenso *aktives Abspreizen* der Großzehe als regelmäßige Übung.

Bei Beschwerden helfen eine Zeit lang lokale antiphlogistische Applikationen, ringförmige Polster, bei akuten abakteriellen Entzündungen evtl. auch einmal lokale Infiltrationen von Hydrokortison. Solche Entzündungen sind sehr häufig, heilen aber fast immer rasch unter richtiger Behandlung, d.h. vor allem, wenn der Schuh nicht mehr drückt. *Mit Einlagen allein verschwinden die Schmerzen nicht.* Solche helfen nur, wenn gleichzeitig eine Metatarsalgie besteht.

Weit gehende Beschwerdefreiheit erzielt man praktisch immer mit geeignetem Schuhwerk (vorne besonders weite Schuhe, seitliches Ausweiten des Oberleders, offene Schuhe wie Sandalen usw., Maßschuhe), doch sind solche Schuhe auf dem Markt nicht leicht zu finden und werden auch selten gewünscht. Immerhin lassen sich oft gute individuelle Lösungen finden, z.B. mit *verschiedenem Schuhwerk für verschiedene Aktivitäten*: im Haus, im Garten, in der Stadt, für gesellschaftliche Anlässe, Freizeit und Sport (s.a. Kap. 69.3: «Schuhe»).

Allerdings geht es häufig darum, den Patientinnen wieder zu ermöglichen, «normale», d.h. modische, Konfektionsschuhe zu tragen. *Die Fußform soll «korrigiert» werden.* Dies kann nur mit einer Operation erreicht werden. Da die Hallux-valgus-Operationen nicht immer befriedigend ausfallen, eine erhebliche Komplikationsrate und nicht so selten schlechte Spätresultate haben, ist Zurückhaltung geboten, vor allem bei jungen Frauen.

Was ist von einer Hallux-valgus-Operation zu fordern? Permanente Beseitigung von Schmerzen, eine kosmetisch ansprechende, dauerhafte Korrektur, eine Verschmälerung des Vorfußes, gute Längenverhältnisse der Zehen, keine Überkorrektur, gutes Alignement von erster und zweiter Zehe, gute Beweglichkeit im Vorfuß, dann natürlich gute Gehfähigkeit, sowohl barfuß als auch im Schuh, wobei die Zehen Bodenkontakt und Kraft zum Abstoßen haben sollten. Auch sollten beide Füße etwa gleich groß (und schmal) sein, wegen der Schuhe.

Ferner wird gefordert: kurze Rekonvaleszenz, einfache Nachbehandlung, keine Komplikationen, einfacher, zuverlässiger, risikoarmer und bewährter Eingriff, ein erfahrener, geschickter Operateur und eine für das individuelle Problem geeignete Methode.

Fußchirurgie muss heute höheren Anforderungen genügen als früher.

Indikation zur Operation

Die Indikation sollte *wenn möglich nur wegen Beschwerden* und nicht aus rein kosmetischen Gründen gestellt werden. Auch rein *prophylaktische* Operationen lassen sich nicht leicht rechtfertigen, da die Prognose sowohl mit als auch ohne Operation nicht zuverlässig vorausgesagt werden kann.

Um echte Hilfe zu bringen, muss eine Operation auf die **individuellen Bedürfnisse** zugeschnitten sein. Dazu müssen nicht nur die Füße der Patientin, sondern auch ihre Vorstellungen und Wünsche genau analysiert werden. Das eine ist so wichtig wie das andere.

Anamnese: Stehen die Schmerzen im Vordergrund? Oder aber die Probleme mit der Ästhetik, mit der Schuhmode, mit der Umgebung (Gesellschaft, Geschäft, Ehemann usw.) oder die Leistungsfähigkeit (Wandern, Sport, Tanzen usw.)?

Dies abzuklären erfordert ziemlich viel Zeit und ist oft schwieriger als die Operation selbst, ermöglicht aber erst eine sinn- und hilfreiche Entscheidung, ob eine und wenn ja welche Operation Aussicht auf einen für die Patientin befriedigenden Erfolg hat.

Untersuchung: Zu berücksichtigen sind die individuelle Form der Füße, die Längenverhältnisse der einzelnen Strahlen, klinisch und radiologisch (Füße d-p im Stehen!): Metatarsalia und Zehen (**Abb. 69.58**) und ihre Winkelabweichungen (**Abb. 69.59**), die Beweglichkeit bzw. Steife. Der Zustand der übrigen Zehen und der lateralen Metatarsaleköpfchenreihe muss in die Planung miteinbezogen werden.

Zehenoperationen sind differenzierte Eingriffe und keine Bagatellen. In der orthopädischen Sprechstunde sehen wir immer noch zu viele unzufriedenen und gehbehinderten Patientinnen mit schlechten Resultaten, zum Teil mit irreversiblen Schäden und Schmerzen.

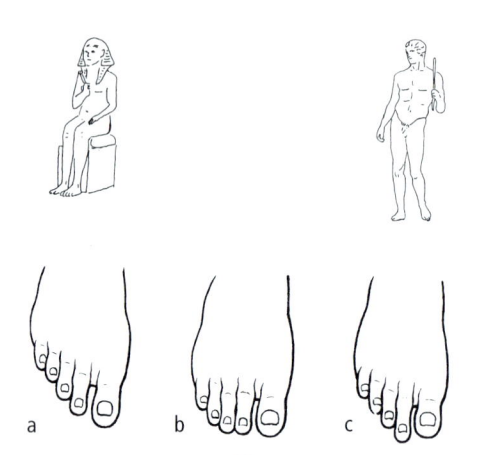

Abb. 69.58: Zehen gestern und heute.
Im *alten Ägypten* scheint eine lange Großzehe als Schönheitsideal gegolten zu haben (a), während bei den *altgriechischen Plastiken* meist die zweite Zehe die längste ist (c). In unseren Breiten sind häufig erste und zweite Zehe gleich lang (b).
Diese Unterschiede spielen nicht nur in der Kunstgeschichte, der Ästhetik und der Mode eine erhebliche Rolle, sondern auch bei der **Operationsindikation**: Eine kurze Großzehe sollte wenn möglich nicht noch weiter verkürzt werden. Bei einer überlangen Großzehe wirkt sich eine Verkürzung hingegen eher günstig aus. Dies ist bei der Wahl der Operationsmethode zu berücksichtigen.
Die fünf Zehen sollen nicht nur einzeln, sondern müssen auch als *eine harmonische Reihe* betrachtet werden. Das Längenverhältnis der Metatarsalia ist ebenfalls zu beachten.

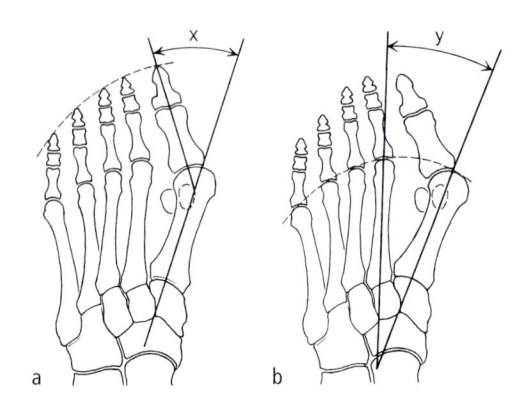

Abb. 69.59: *Etwas* **Geometrie am Vorfuß**.
1. *Die Zehenlänge.* Sie springt als erstes in die Augen und ist damit für die Kosmetik entscheidend (a). Sie spielt auch bei der Schuhversorgung eine wichtige Rolle. Wenn einzelne Zehen länger sind als die übrigen, kommen sie meistens mit der Zeit unter Druck und werden zu Hammerzehen. Falls die Unterschiede zwischen links und rechts groß sind, wird das Kaufen von Schuhen zu einem Problem. Dies ist bei einer Operationsplanung zu berücksichtigen.
2. *Die Länge der Metatarsalia.* Die Metatarsaleköpfchen stehen normalerweise in einer Reihe nebeneinander (b), wobei auch das Gewicht gleichmäßig auf alle verteilt ist. Sind einzelne Metatarsalia kürzer als andere, oder stehen sie höher, lastet mehr Druck auf den Benachbarten, was zu Transfer-Metatarsalgien führt, eine nicht allzu seltene und sehr therapieresistente Operationsfolge. Der Metatarsaleindex ist deshalb bei der Operationsplanung zu berücksichtigen.
3. *Der Hallux valgus-Winkel* (x). Er ist ein Maß für die Deformität. Zuverlässig zu messen ist er nur auf Röntgenbildern ap im Stehen (a).
4. *Der Metatarsale I-Winkel* (y) ist ein Maß für den Metatarsus I varus (b). Ist dieser ausgeprägt, stellt sich die Frage einer Korrektur (Osteotomie), im Rahmen der Therapie eines Hallux valgus. Auch dieser Winkel kann nur zuverlässig auf Bildern im Stehen gemessen werden.

Bei der Beurteilung von Vorfußproblemen und **bei der Therapieplanung** sind diese geometrischen Aspekte zu berücksichtigen.

Operationsmethoden

Die Hallux-valgus-Operation ist eine der häufigsten orthopädischen Operationen überhaupt. Über 100 Methoden sind beschrieben und empfohlen worden, und es werden laufend neue erfunden. Die meisten sind wieder verschwunden, eine stattliche Anzahl ist in Gebrauch. Schon die *Zahl* der Operationsmethoden zeigt, dass es *kein* narrensicheres und *kein* für alle Fälle absolut zuverlässiges Verfahren gibt.

Eingriffe an den Weichteilen sollen das muskuläre Gleichgewicht wiederherstellen. Dieses ist naturgemäß labil und bleibt es auch nach der Operation. Überkorrektur oder Rezidive kommen immer wieder vor, auch noch nach Jahren.

Permanentere Korrekturen liefern die **Knochenoperationen** (Osteotomien), doch sind Planung, Realisierung und Nachbehandlung heikler, Aufwand und Risiken größer und die ist Heilungszeit länger.

Eine *Kombination* stellt die Basisresektion nach Brandes dar, auch heute noch eine der häufigsten und zuverlässigsten Operationen.

Die einzelnen Operationen:

- Am einfachsten wäre es, *die vorspringende «Exostose» zu resezieren*. Bei relativ *kleinem* Valguswinkel bei *jungen Patienten* mit beweglichen Gelenken kann dieser kleine Eingriff zweckmäßig sein, doch wird das Großzehengrundgelenk dabei tangiert, und es kann zu seiner schmerzhaften Versteifung kommen. Auch wird die Valgusstellung nicht korrigiert, und Rezidive sind daher nicht selten.
  Deshalb wird diese Operation meistens mit einer **Tenotomie** zur Stellungskorrektur kombiniert (**Mc Bride**, du Vries): Die Sehne des M. adductor hallucis wird von ihrem Ansatz am lateralen Sesambeinchen abgelöst (in einer anderen Modifikation wieder am Metatarsale I inseriert). Damit soll dieser Muskel, statt die Grundphalanx zu valgisieren und damit die Deformität zu verschlimmern, das Metatarsale adduzieren helfen (s. **Abb. 69.60**). Allerdings sind *Rezidive* und *Überkorrekturen* nicht so selten. Wird zu viel und zu nahe am Gelenk reseziert, kommt es vor, dass die Zehe nach medial subluxiert, vor allem dann, wenn auch das laterale Sesambein entfernt wurde. Der daraus entstehende *Hallux varus*, eine stark abstehende Großzehe, ist eine sehr unangenehme, kaum mehr befriedigend zu korrigierende Komplikation (**Abb. 69.61**).

- Langfristig bewährt hat sich bei *älteren PatientInnen* die **Operation nach Brandes** (in Amerika nach *Keller* benannt): Sie besteht in der **Resektion** der so genannten «Exostose» sowie **der Basis der Grundphalanx** (je nach Fall ein Drittel bis die Hälfte der Grundphalanx) (**Abb. 69.62** bis **69.64**). Die Groß-

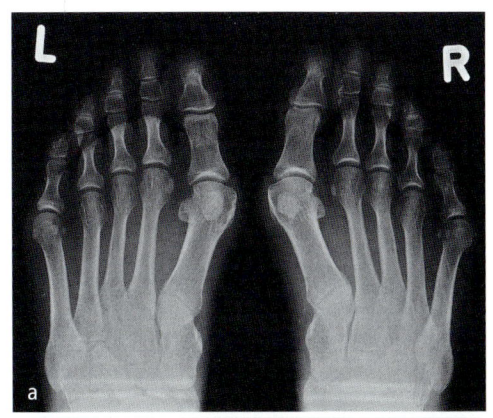

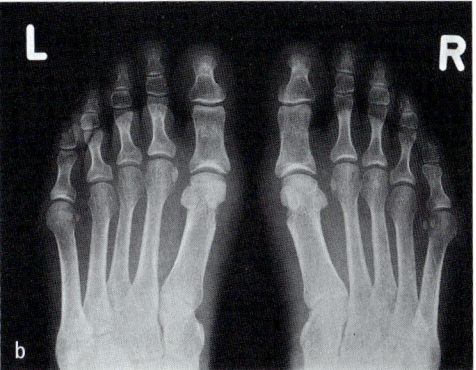

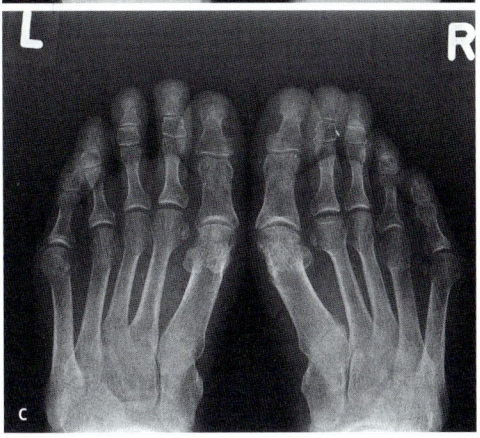

Abb. 69.60: Langzeitverlauf nach «konservativer» Operation: *48-jährige Frau*. Relativ geringgradige Deformität (a), Schmerzen v. a. lokalisiert medial am Metatarsaleköpfchen: Einfache **Resektion** dieser schmerzhaften **«Exostose»** und **Weichteil«release»**: Die Sehnen von caput obliquum und transversum des M. adductor hallucis, welche die Großzehe valgisieren, werden vom lateralen Sesambeinchen abgetrennt (b) (nach der *Technik von Mc Bride* werden sie an das Metatarsale fixiert, nach den Erfahrungen der Campbell-Clinic sei das nicht nötig).
Langzeitresultat 15 Jahre später (c): Gelenk und Stellung einigermaßen erhalten. Keine Schmerzen. Trage jetzt «vernünftige» Schuhe.
Kommentar: Dieser relativ kleine Eingriff ist nur bei geringer Deformität angebracht. Die Großzehe sitzt ein wenig «auf Messers Schneide» zwischen Rezidiv und Überkorrektur. Bei zu ausgedehntem Release, wenn auch noch das laterale Sesambein entfernt wird, und wenn medial am Gelenk zu viel reseziert wird, luxiert die Großzehe leicht nach medial, eine üble Komplikation (s. Abb. 69.61).

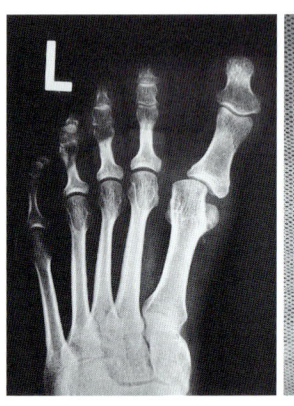

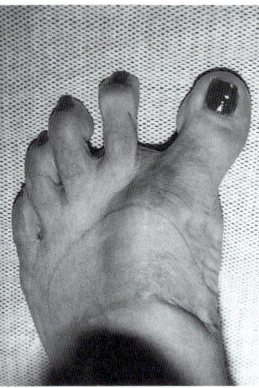

Abb. 69.61: Hallux varus, als Folge einer **Überkorrektur** eines Hallux valgus: Übertriebene Weichteillösung im Bereiche des lateralen Sesambeines, zu ausgedehnte und zu gelenknahe Resektion der «Exostose» (z. B. beim «Mc Bride») können zur Subluxation im Grundgelenk und zu dieser sehr unangenehmen Fehlstellung führen. Oft hilft nur noch die Arthrodese.

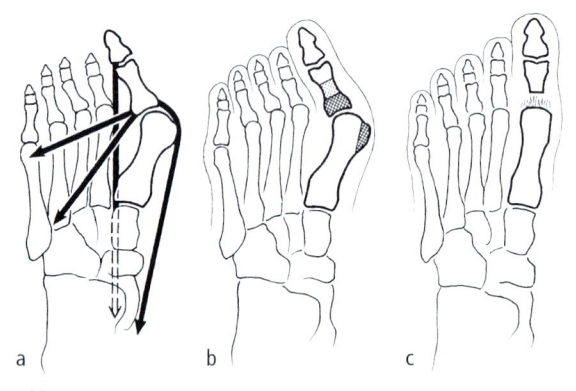

Abb. 69.62:
a) **Die Dynamik des Hallux valgus.** Zwei starken, kurzen Adduktoren steht der Abductor hallucis als Antagonist gegenüber. Nur wenige Erwachsene können jedoch die Großzehe noch *aktiv abspreizen*.
Ist die Valgusstellung einmal entstanden, so wird der Zug der langen Großzehenstrecksehne ebenfalls zu einer deformierenden Kraft.
Bei geringer Fehlstellung und intaktem Großzehengrundgelenk kann es gelingen, durch Sehnentranspositionen die Stellung zu korrigieren. Allerdings sind die Resultate nicht immer genau voraussehbar.
b) Trotz vieler neuer Operationsmethoden ist die **Resektionsoperation nach Brandes** bzw. *Keller* eine der besten Operationen für viele *ältere PatientInnen* geblieben: Je nach Deformität wird ein größeres oder kleineres Stück aus der Grundgelenkbasis reseziert (2/3, wie Brandes vorschlug, sind in der Regel zu viel), zudem die störende «Pseudoexostose» medial am Metatarsalköpfchen. Dieses selbst soll als Fußstützpunkt erhalten bleiben. Häufig ist es nötig, die lange Großzehenstrecksehne zusätzlich zu verlängern.
c) Durch die Resektion verschwindet die schmerzhafte seitliche Druckstelle, die Großzehe wird kürzer und lässt sich leichter gerade richten. An der Stelle des Gelenkes entsteht eine mehr oder weniger straffe Narbe, eine Pseudarthrose, die ein *schmerzfreies Abrollen* beim Gehen ermöglicht.

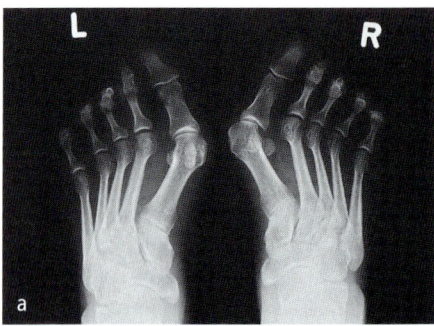

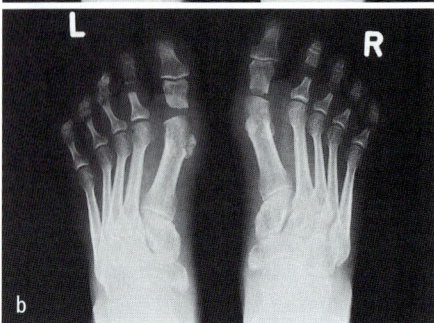

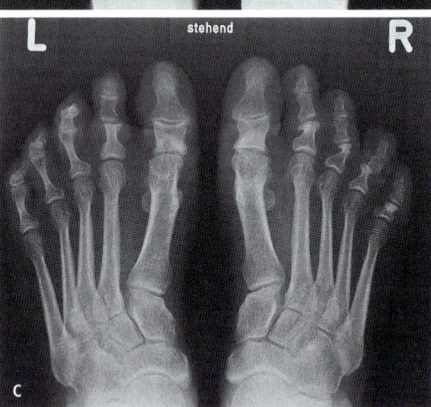

Abb. 69.63: Langzeitverlauf nach **Hallux-valgus-Operation nach Brandes** bzw. *Keller* bei Hallux valgus, Spreizfuß beidseits und Hammerzehen. *50-jährige Frau.* Operation wegen Schmerzen an den «Exostosen»: Resektion der Basis der Großzehengrundphalangen (ca. 1/2) und der «Exostosen», Raffung der Kapsel über dem Köpfchen des Metatarsale I, Resektion der Köpfchen der Grundphalanx der zweiten Zehe links und aller kleinen Zehen rechts.
a) *Vor Operation:* Massive Fehlstellung, rechts ist das Großzehengrundgelenk bereits subluxiert und zeigt die ersten Anzeichen einer Arthrose.
b) Röntgen kurz *nach Operation*. Die Patientin konnte nach vier Tagen nach Hause und mit einem Verband herumgehen. Ihre Arbeit als Hauswartin konnte sie nach zwei Monaten wieder aufnehmen.
c) *Langzeitresultat nach 15 Jahren:* Kosmetisch befriedigendes Resultat, gute Geh- und Arbeitsfähigkeit, gute Beweglichkeit, leicht verminderte Kraft der Großzehen.

Kommentar: Die Patienten können schon kurz nach der Operation wieder herumgehen, auch wenn *beide Seiten gleichzeitig operiert* worden sind. Der «Brandes» ist besser als sein Ruf. Bei richtiger Indikation und Technik ist er für viele *ältere Patienten* eine hilfreiche Operation, geeignet v. a. bei überlanger, nicht bei kurzer Großzehe. Eine bereits vor der Operation bestehende Metatarsalgie wird durch die Halluxoperation *nicht* beeinflusst.

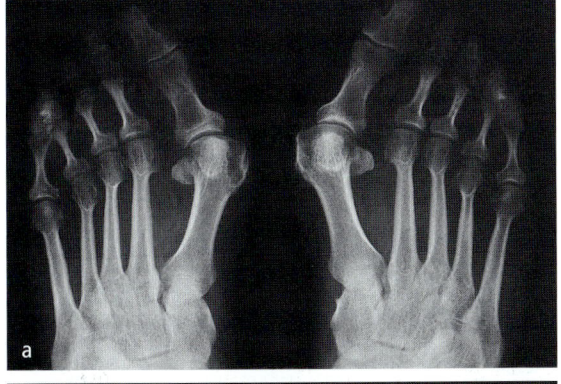

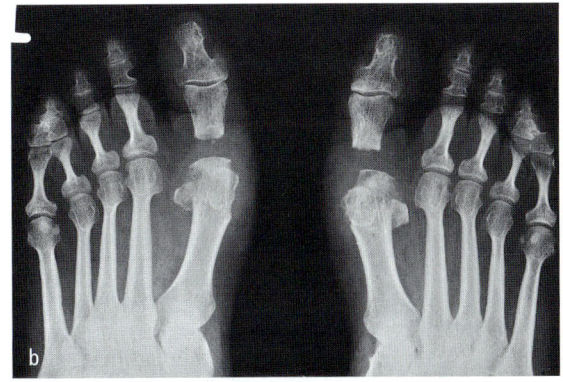

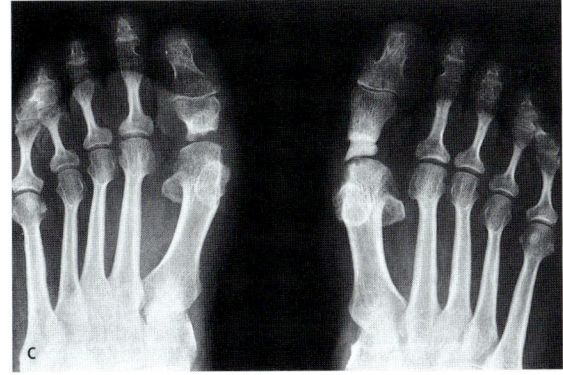

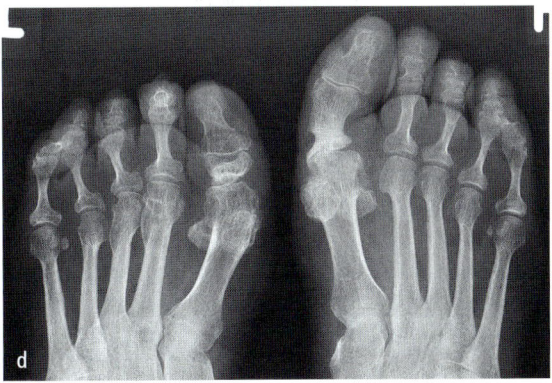

Abb. 69.64: «Outcomes»-Studie. *50-jährige Frau:* Langfristige Entwicklung nach **beidseitigem Brandes** wegen Hallux valgus mit erheblicher Deformität und Schmerzen (a). Resektion von ca. ½ der Grundphalanx, auf beiden Seiten gleich (b). Rechts bildet sich nach einiger Zeit neuer Knochen an der Resektionsstelle, links nicht, obwohl beidseits gleich vorgegangen wurde (c). In der Folge deutliche Verkürzung links, rechts nur wenig.
Nach 20 Jahren (d) ist der linke Fuß deutlich deutlich kürzer geworden als der rechte. Bezüglich des klinischen Befundes (Beweglichkeit, Kraft, Beschwerden) besteht allerdings kaum ein Unterschied.
Kommentar: *Die Langzeitprognose* ist immer *offen*. Die weitere Entwicklung der Fußform lässt sich nicht mit Sicherheit voraussagen. Mit der Operation ist jedenfalls noch lange kein Endzustand erreicht, doch können die Halluxschmerzen in der Regel weitgehend und dauerhaft beseitigt werden.
Unterschiede zwischen linken und rechtem Fuß bezüglich Aussehen ergeben Probleme mit der Aesthetik, verschieden große Füße auch mit der Schuhversorgung.

zehe kann dadurch geradegerichtet werden. Sie wird allerdings auch etwas kürzer. An der Stelle der resezierten Knochen bildet sich eine zuerst schlaffe, später mehr oder weniger stabile, aber doch einigermaßen bewegliche und schmerzfreie Pseudarthrose aus. Der Fuß ist wegen der verminderten Kraft der Plantarflexion der Großzehe etwas geschwächt, im Übrigen aber funktionstüchtig. Vor allem passt er wieder in «normale» Konfektionsschuhe hinein (**Abb. 69.65**). Bei dieser Operation

Abb. 69.65:
a) **Nachbehandlung** nach **Brandes'scher Operation**: Verband der Großzehe in Korrekturstellung. In dieser Zeit tragen die Patienten zweckmäßigerweise vorne offene Schnürschuhe.
b) Fuß einer *48-jährigen Frau*, einige Jahre nach Brandes'scher Operation: Der schmerzhafte Vorsprung ist verschwunden, die Großzehe steht gerade, ist allerdings etwas verkürzt. Dafür ist die Patientin beschwerdefrei gehfähig und kann wieder marktgängige Schuhe tragen. An der *zweiten Zehe* war die Hammerzehenstellung operiert worden. ▶

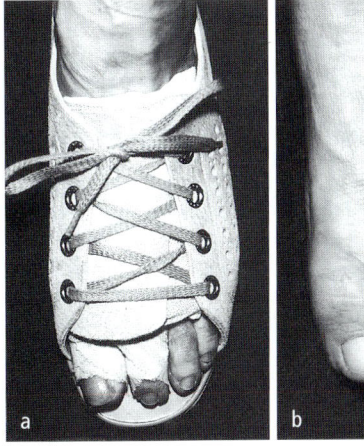

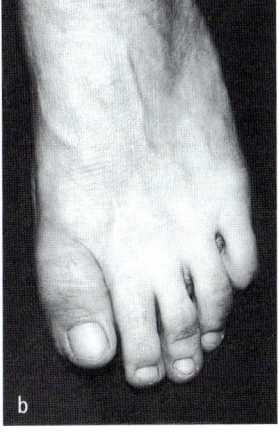

spielt *das Ausmaß der Resektion* eine Rolle: Die Zehe sollte nachher weder als schlaffes Anhängsel am Fuß schlottern, noch in einer neuen Fehlstellung versteifen. Um Letzteres zu vermeiden, wird *ein Interponat* gebildet, indem die Kapsel über dem Metatarsaleköpfchen gerafft und vernäht wird. Zweckmäßig ist es dabei, die Sesambeinchen aus ihrer lateralen Fehlstellung herauszulösen (Lelièvre). Zusätzlich ist es in der Mehrzahl der Fälle angebracht, die lange Strecksehne etwas zu verlängern. Fixation mit 8er-Verband oder Kirschnerdraht. Mobilisation und Belastung sind sofort möglich.

Als kosmetische oder «Wiederherstellungsoperation» kann der «Brandes» jüngeren, anspruchsvollen Patientinnen nicht empfohlen werden, doch ist er eindeutig besser als sein Ruf. Ihn, wie das mancherorts Mode ist, pauschal als «unzulässige Fußverstümmelung» abzutun, ist Unsinn. Tatsächlich sieht man immer noch gelegentlich junge Frauen, die «dank» eines falsch indizierten, technisch schlecht durchgeführten «Brandes» irreversibel gehbehindert sind und mit einem unansehnlichen, schmerzhaften Fuß leben müssen, doch am richtigen Patienten richtig indiziert und technisch korrekt durchgeführt, kann er eine große Hilfe sein.

Ältere Patientinnen können nach dem wenig belastenden Eingriff rasch wieder normal gehen und sind dankbar, dass sie ihre Beschwerden zuverlässig los sind. In vielen Fällen mit stärkerer Deformität, bei langer Großzehe und wenn das Grundgelenk bereits geschädigt ist (Versteifung, Arthrose), ist das Verfahren eine gute Indikation.

Abb. 69.66: Langzeitverlauf nach Osteotomie: *24-jährige Frau* mit Hallux-Beschwerden bei auffallender Deformität, links stärker als rechts (a). Als während der nächsten zwei Jahre die Schmerzen noch zunahmen, entschloss sich die Patientin zur Operation: Korrekturoperation durch *retrokapitale Osteotomie* links und Verschiebung des Metatarsaleköpfchens nach lateral (b). Fixation mit Kirschnerdraht, Mobilisation im Gehgips. Ein Jahr später dieselbe Operation rechts (c).
Resultat *nach 15 Jahren* (d): Normale Gehfähigkeit, keine Beschwerden, Fußform befriedigend.
Kommentar: Bei jungen Frauen mit Beschwerden ist eine Formkorrektur angebracht. Dies kann in den meisten Fällen mit einer *Verlagerung des Metatarsale I-Köpfchens nach lateral* erreicht werden (wo und wie die Osteotomie gelegt und wie sie fixiert wird, ist ein technisches Problem, das je nach Schule und Fall verschieden gelöst werden kann).
Zweizeitiges Vorgehen hat Vorteile gegenüber der gleichzeitigen Operation beider Füße: Die Patientinnen können sofort wieder herumgehen, Komplikationen sind seltener. Der beste Beweis, dass die Operation ein Erfolg war, ist der Entschluss der Patientin, sich *auch die andere* Seite operieren zu lassen. ▶

- Bei **jüngeren Patientinnen** mit unbeschädigtem Gelenk sollte mit einer Operation die Wiederherstellung normaler Fußverhältnisse angestrebt werden. Wichtig ist nicht nur das Geraderichten der Großzehe, sondern gleichzeitig die Korrektur eines Metatarsale I varus, die Verschmälerung des Vorfußes. Die meisten der gängigen gelenkerhaltenden Operationen haben dieses zum Ziel und versuchen, es mit **Osteotomien des ersten Metatarsalknochens** zu erreichen:
- Die *retrokapitale Verschiebeosteotomie des Metatarsale I* nach **Hohmann** hat sich bewährt. Die Lang-

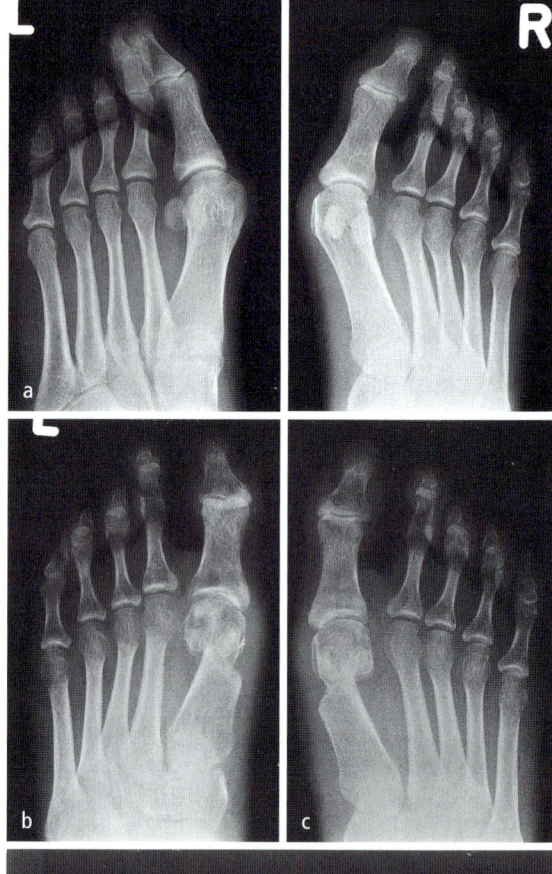

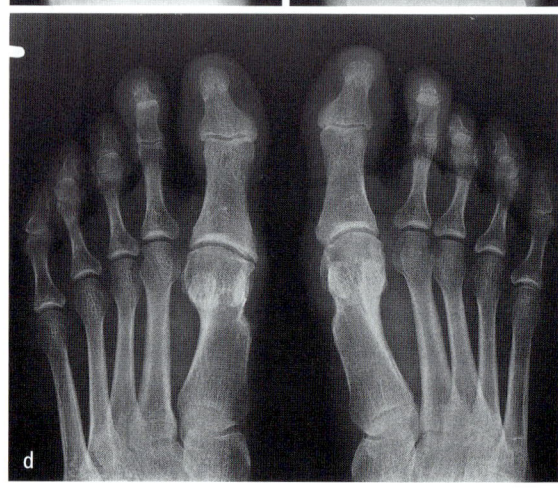

zeitresultate sind bekannt und bei richtiger Indikation und Technik sowohl klinisch wie auch kosmetisch gut. Die Operation erfordert allerdings eine wesentlich längere Heildauer (6 bis 10 Wochen) als die Resektion (**Abb. 69.66**).
- Viele der moderneren Verfahren sind technische **Modifikationen des «Hohmann»**. Sie alle, wie auch die Osteotomien am Schaft, haben das gleiche Ziel: Mittels einer Osteotomie soll das Köpfchen des Metatarsale I lateralisiert und, je nach Situation, ein wenig nach plantar versetzt, und der erste Strahl soll je nach Längenverhältnissen wenn nötig etwas verkürzt oder verlängert werden.

Zur Technik der Osteotomien

Die *retrokapitale Osteotomie* (z. B. **Chevron**) lässt keine starke Verschiebung zu, die Osteotomie im Schaft (z. B. **Scarf**) etwas mehr. Größere Verschiebungen sind nur mit der Basisosteotomie möglich. Bei dieser wird manchmal zusätzlich noch eine Osteotomie der Grundphalanx (z. B. **Akin**) gemacht.

Der Vorteil dieser Osteotomien ist die Möglichkeit, die Verschiebung genau zu dosieren und sie auch zu stabilisieren. Die Methoden sind zum Teil recht aufwändig, heikel und deshalb auch komplikationsanfällig.

Technisch ist es nicht ganz einfach, das Köpfchen genügend zu verschieben, seine richtige Position zu finden und auch noch mit einer möglichst stabilen Osteosynthese für eine einfache Nachbehandlung zu sichern. Die meisten dieser Methoden (Chevron, Scarf, Kramer usw.) unterscheiden sich vor allem in der Technik, und die Diskussion dreht sich entsprechend zumeist um technische Details: Ort, Art und Richtung der Osteotomie, gewünschte Verschiebung, Fixation der Stellung, mit Drähten, Schrauben usw. Jede Methode hat ihre Vor- und Nachteile: Schwierigkeit, Sicherheit, Zuverlässigkeit, Komplikationen, Rezidive, Pseudarthrosen, Fehlstellungen etc., wobei der so genannte «fiddling factor» immer mit von der Partie ist (manche Operateure sind geschicktere Bastler als andere). Stabile Osteosynthesen an diesen kleinen Knochen sind technisch nicht ganz einfach, und jede neue Modifikation wird enthusiastisch begrüßt. Wenn dann die Komplikationen und Fehlschläge langsam bekannt werden, folgt die neue, bessere Version; Fortschritt «by trial and error».

Wesentlich ist, dass die **Architektur des Fußes**, seine Tragfunktion und die Verhältnisse der Metatarsaleköpfchen und der fünf Zehen untereinander stimmen: Nicht zu lang und nicht zu kurz, nicht zu tief und nicht zu hoch. Eine genaue Analyse all dieser Parameter *vor* der Operation und die *genaue Planung* der beabsichtigten Verschiebung ist Voraussetzung für den Erfolg (**Abb. 69.67**).

Fixation und **Nachbehandlung** müssen zuverlässig die Stellung erhalten und eine ungestörte, rasche Konsolidation garantieren. Wenn z. B. *gleichzeitig* beide Seiten operiert werden und den geplagten Patientinnen erst noch zugemutet wird, schon kurz nach der Operation wieder ohne entlastende Schuhe, Schienen oder Gips herumzugehen, ist das Risiko, dass etwas schief geht, beträchtlich. Zu viele Fehlstellungen, verzögerte, gestörte Heilungen, Pseudarthrosen, Strukturdefekte, Infektionen, Köpfchennekrosen etc. gingen und gehen noch auf das Konto ungenügender präoperativer Abklärung, Planung und Durchführung von ungenügend indizierten Eingriffen.

Stärkere varische Abweichungen des Metatarsale I können nicht mehr mit distalen Osteotomien, sondern müssen mit **Basisosteotomien** korrigiert werden. Auch hier gibt es verschiedene Varianten.

Deformitäten auf Höhe der Grundphalanx können mittels Osteotomie an dieser Stelle korrigiert werden.

Natürlich sind auch verschiedene Kombinationen möglich.

Sehr häufig müssen störende *Deformitäten der Kleinzehen* (**Hammerzehen**, s. Kap. 69.6.2) ebenfalls und gleichzeitig korrigiert werden. Meist besteht ein mehr oder weniger ausgeprägter *Spreizfuß*. Der Fuß ist immer als Ganzes zu betrachten. Die Operationsplanung erfolgt entsprechend (s. **Abb. 69.68** u. **Abb. 69.69**).

Gelegentlich, besonders auch nach missglückten anderen Eingriffen, kann mit einer **Arthrodese** *des Großzehengrundgelenkes* ein kosmetisch und funktionell befriedigendes Resultat erreicht werden (**Abb. 69.70**). Wichtig ist die richtige Stellung der Großzehe. Sie muss zum Schuh (Absatzhöhe!) passen: Zu gestreckt macht das Abrollen schwierig und gibt Druck auf das Interphalangealgelenk, bei zu viel Dorsalextension drückt das Oberleder auf die Zehe.

Mancher Fehlschlag von Halluxoperationen kann nur mit einer Arthrodese gerettet werden.

Operationen, bei welchen das Metatarsalköpfchen teilweise oder ganz reseziert wird (Mayo, Hueter), berauben den Fuß eines seiner wichtigsten Stützpunkte und sind deshalb ungünstig. Sie sind weitgehend aus dem Repertoire verschwunden.

Eine interessante Operation hat **Regnauld** angegeben: Die Basis der Grundphalanx wird reseziert, aber, anders als beim Brandes, etwas verkürzt wieder eingesetzt. Damit wird die übermäßige Verkürzung vermieden. Die Langzeitresultate sind erstaunlich gut. Auch *theoretisch* ist die Operation interessant: Es ist die einzige Transplantation einer ganzen Gelenks-

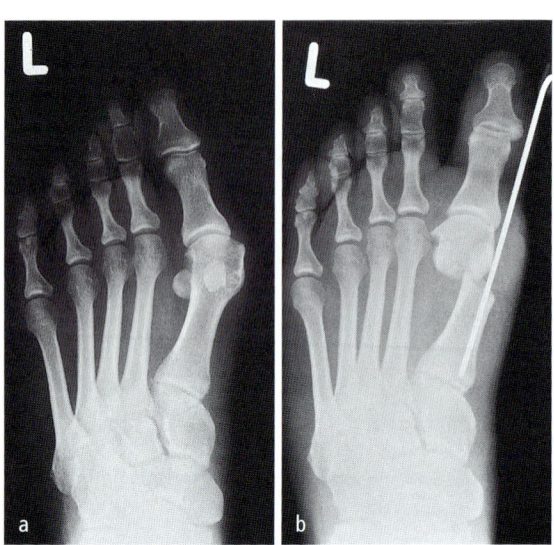

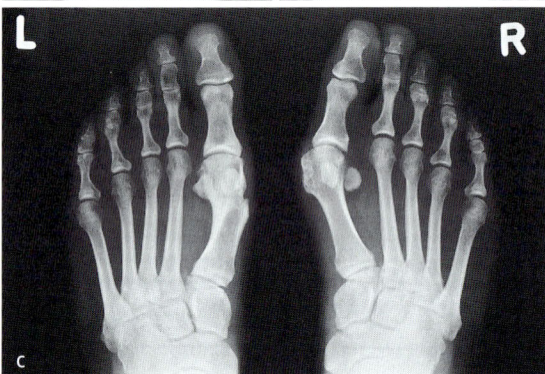

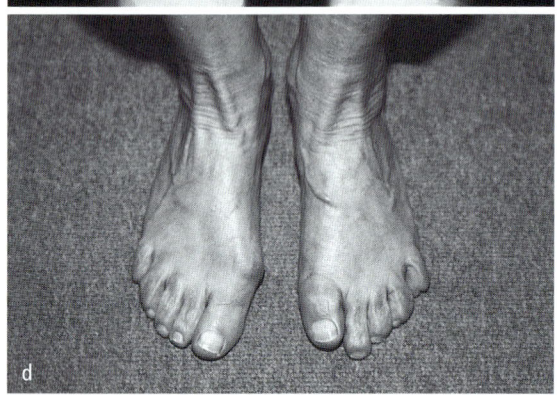

Abb. 69.67: Hallux valgus, Langzeitresultat nach Korrekturoperation:

a) *präoperativ: 37-jährige Frau*, erheblicher Metatarsus I valgus
b) *postoperativ*, nach *subkapitaler Osteotomie links*, einfache Fixation mit einem Kirschnerdraht.
c) Röntgen nach *1 Jahr*: Konsolidation
d) und e) Resultat *nach 15 Jahren*. Beachte die Adaptation des Metatarsale I durch Knochenumbau.

Die jetzt 52-jährige Frau ist beschwerdefrei und unbeschränkt gehfähig, trägt allerdings weite, bequeme und relativ flache Schuhe. Die Patientin ließ sich den rechten Fuß nicht operieren, weil sie rechts kaum Beschwerden hat.

Ein Problem ist in solchen Fällen manchmal die Asymmetrie der Füße: kosmetisch und für die Schuhversorgung.

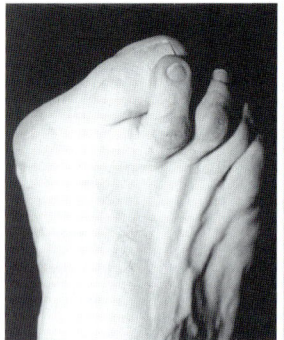

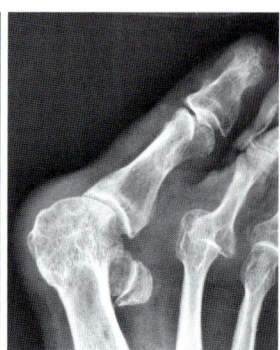

Abb. 69.68: Zehenpathologie. Massiver *Hallux valgus* mit Subluxation des Großzehengrundgelenkes, Lateralverschiebung der Sesambeine und beginnender Arthrose. Außenrotation der Großzehe.

Die zweite Zehe ist im Grundgelenk *luxiert*, steht hoch, über der Großzehe und drückt das Metatarsalköpfchen nach unten. Dadurch Überlastungsschmerz am Fußballen unter Met II: Metatarsalgie.

Alle diese Pathologien hängen eng zusammen und müssen für den Therapieplan auch zusammen berücksichtigt werden. Falls eine Operation des Hallux valgus vorgesehen ist, sollte auch *das luxierte Grundgelenk der zweiten Zehe reponiert* werden.

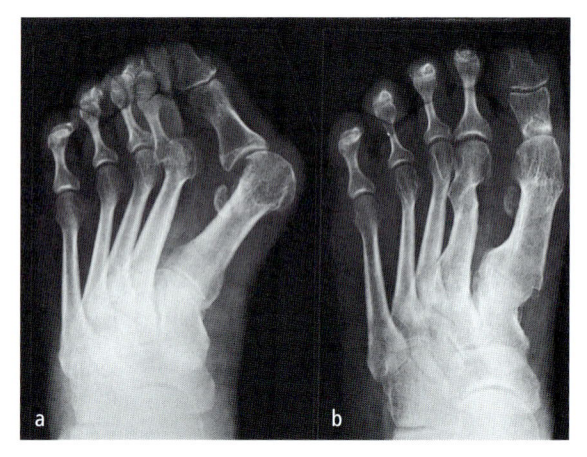

Abb. 69.69: *Schwerste* **Deformität des ganzen Vorfußes**, *multiple Korrekturen.*

a) Zustand *vor Operation*: Hallux valgus, Spreizfuß, Luxation der 2. Zehe.
   Korrektur des Metatarsus varus I durch Basisosteotomie des 1. Mittelfußknochens und Basisresektion der Grundphalanx (Brandes), Reposition des Grundgelenkes der 2. Zehe, kombiniert mit retrokapitaler Osteotomie des Metatarsale II.
b) Zustand *fünf Jahre später*.

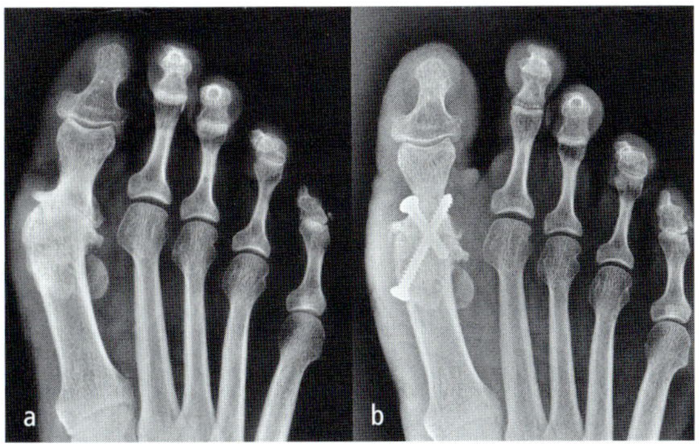

Abb. 69.70: Arthrodese des Großzehengrundgelenkes.
Bei stärkeren Fehlstellungen, bei schmerzhaften Versteifungen und auch nach missglückten Operationen ist die Arthrodese des MP I-Gelenkes oft eine gute Lösung. Kritisch sind die Stellung (leicht dorsalextendiert) und die knöcherne Konsolidation.
a) *Ankylose* mit Schmerzen nach einer Operation wegen Hallux valgus.
b) *Arthrodese*, mit zwei Schrauben fixiert.

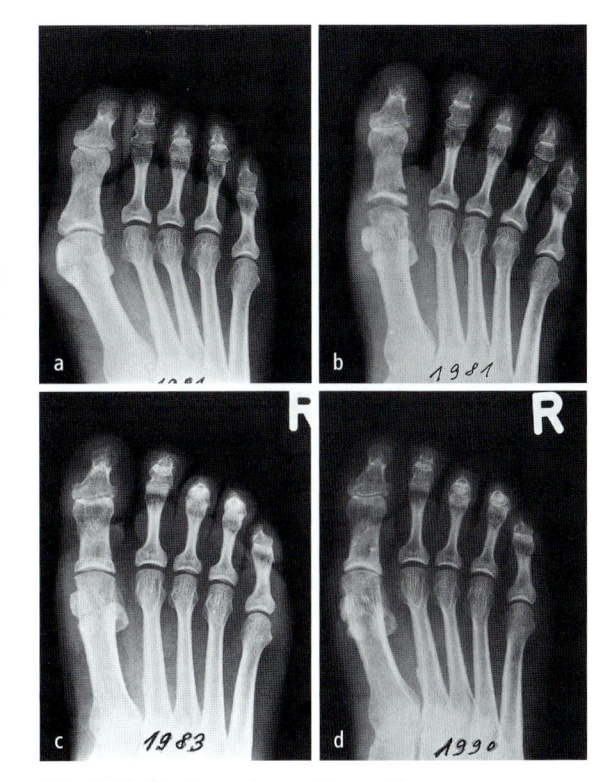

hälfte (ohne Gefäßanschluss) mit bekannten langfristigen Resultaten: Das Gelenk bleibt erhalten. *Die Erforschung* dieses Phänomens wäre eine besondere Untersuchung wert (**Abb. 69.71**).

Es versteht sich von selbst, dass auch **Endoprothesen** ausprobiert wurden. Silasticimplantate funktionierten als Platzhalter. Damit konnte die Verkürzung der Zehe bei der Basisresektion (Brandes) verhindert werden. Lockerungen, späte Deformitäten und Infekte trübten die Resultate. Der Regnauld (s. o.) erreichte das gleiche Ziel auf annähernd ideale Weise. Leider geriet er in Vergessenheit.

Langfristig resorbierbare Platzhalter, die das Einwachsen von Bindegewebe erlauben würden, wären denkbar. Versuche mit stabil verankerten Metallprothesen sind noch im experimentellen Stadium. Entscheidend werden erst die *Langzeitresultate* sein.

Abb. 69.71: *Die Operation von* **Regnauld**.
Um den Hauptnachteil der Basisresektion nach Brandes zu eliminieren, nämlich eine übermäßige Verkürzung der Großzehe, hat Regnauld diese Basis ein wenig gekürzt, aber gleich wieder eingesetzt. Es war eine geniale Idee, dieses «autologe Transplantat» als Platzhalter zu verwenden anstelle von Silastic- oder anderen Prothesen. *Die Resultate* sind funktionell und kosmetisch gut, die Replantate wachsen wieder ein, und erstaunlicherweise bleibt das Gelenk auch nach Jahren funktionstüchtig, als Beispiel einer autologen Gelenkstransplantation mit nachgewiesen guten Langzeitresultaten, eine bemerkenswerte Seltenheit.
Fallbeispiel: *40-jährige Frau*, a) *vor*, b) *nach* Operation. c) Kontrollröntgen nach *1 Jahr* und d) *nach 16 Jahren*. Die Zehe ist schmerzfrei beweglich, der Gelenkspalt nur minimal verschmälert.

Komplikationen und ihre Ursachen

- *Wundheilungsstörungen*, Hautnekrosen, Infektionen: v. a. bei Zirkulationsstörungen (Voruntersuchung ungenügend, Indikation zu wenig exakt), bei (zu) ausgedehnten, länger dauernden Eingriffen, ungenügender Nachbehandlung und -betreuung, zu engen Verbänden. Ignorieren von Schmerzen, zu späte Verbandwechsel
- *verzögerte Heilung*, Pseudarthrosen bei Osteotomien: zu wenig Knochenkontakt, instabile Osteosynthese, sekundäre Dislokation; ungenügende postoperative Entlastung, Ignorieren von Schmerzen, ungenügende Ruhigstellung, zu frühe Belastung mit Zusammenbruch von Osteosynthesen und Verschiebungen mit Fehlstellungen
- *Reflexdystrophie* (Sudeck): ungenügende Schmerzbekämpfung, ungenügende Ruhigstellung, verzögerte Heilung, unzweckmäßige Indikation, mehrere Operationen
- *avaskuläre Nekrose* des Metatarsalköpfchens: unsachgemäße Osteotomie
- *Restschmerzen*, neue Schmerzen: falsche Diagnose (z. B. Hallux valgus statt Hallux rigidus), falsche Indikation, unsachgemäße Operation, schmerzhafte Narben, Transferprobleme, Narbenneurome, Mehrfachoperationen etc.
- *Fehlstellung* (Hochstand) des Metatarsalköpfchens I mit Transferschmerzen an den benachbarten Me-

tatarsaleköpfchen, z. B. bei zu starker Verkürzung des Metatarsale I
- *Überkorrektur:* Hallux varus, die schlechteste Komplikation bei Weichteiloperationen (Mc Bride) und «Exostosen»-Resektion: überdosierte Korrektur (Abb. 69.61)
- *Transferschmerzen* nach Osteotomien (v. a. retrokapitalen) an den Metatarsalknochen
- *Hammerzehenbeschwerden*, v. a. an der zweiten Zehe: ungenügende Planung, zu kurze Großzehe
- Zu kurze oder zu lange Großzehe: ungenügende Planung. Fußform, Zehenlänge und Metatarsalindex nicht beachtet, unzweckmäßige Operation (**Abb. 69.72**)
- *Rezidiv* oder residueller Hallux valgus: ungenügende Korrektur bzw. am falschen Ort (z. B. bei starkem Metatarsus varus)
- *Versteifungen:* Gelenkschaden prä- oder postoperativ, Basisresektion zu knapp
- Schwäche und *fehlender Bodenkontakt* der Zehen (häufig): Planung und Durchführung der Operation, übermäßige Basisresektion
- ungünstige Zehenstellung nach Arthrodese, Schuhdruck, Schmerzen
- *Unzufriedenheit* mit dem kosmetischen Resultat: vor allem bei mangelnder Absprache, bei rein kosmetischen und prophylaktischen Operationen
- *Schmerzen* und *Gehbehinderung* sind zu häufig und nicht selten permanent und irreversibel.

Die Kombination von mangelhafter Anamnese, ungenügender Absprache mit den Patienten, unrealistischen Erwartungen, mangelhafter Aufklärung, ungeeigneter Indikation, ungenügender Planung, technischen Fehlern, unzweckmäßiger Nachbehandlung und mangelhafter Kommunikation führt gradlinig zum Haftpflichtprozess.

Medikolegale Aspekte

Orthopädische Operationen, insbesondere solche am Fuß, und unter diesen mit Abstand die Zehenoperationen zählen zu den Spitzenreitern unter den Haftpflichtfällen. Die Ursachen sind bekannt. Sie liegen zu gleichen Teilen in der immer anspruchsvolleren Technik und im Verhältnis des Chirurgen zu seinen Patienten. Die Erste ist lernbar, das Zweite weniger: Das Interesse des Arztes an einer guten Beziehung zu seinen Patienten wird vorausgesetzt. Technik und Psychologie: Das kann zu einem Spagat werden. Die Erfahrung zeigt, dass Unzufriedenheit und Streit fast immer mit einer mangelhaften Kommunikation beginnen.

Füße und Zehen sind schön oder hässlich, auf Füßen steht und geht man ein Leben lang, ohne oder

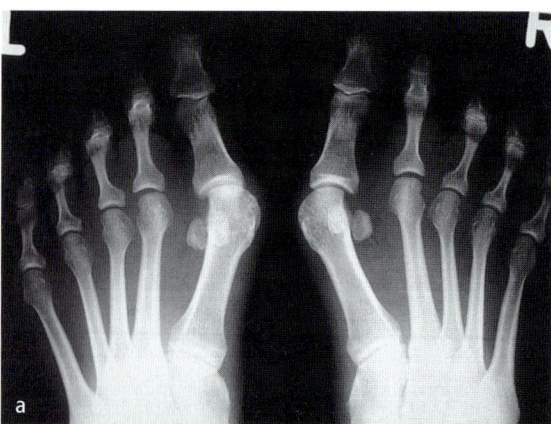

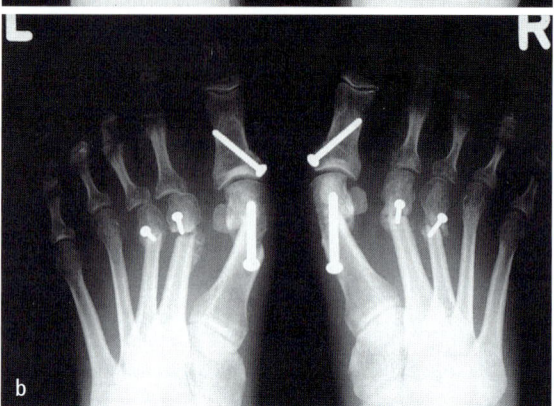

Abb. 69.72: Probleme und Komplikationen bei Zehenoperationen.
a) *Hallux valgus* mäßigen Grades beidseits, *Spreizfuß* und leichte Metatarsalgie.
b) Status nach mehreren «Korrektureingriffen» und «Osteosynthesen» an beiden Füßen: 1.: Subkapitale Osteotomien an den Metatarsalia I, 2.: Osteotomien der Grundphalangen I, 3.: subkapitale Osteotomien an den Metatarsalia II und III beider Füße.
Das Resultat war unbefriedigend: Verzögerte Heilung, Pseudarthrosen, Fehlstellung, Luxation des Grundgelenkes der zweiten Zehe links, verminderte Belastbarkeit, Dauerschmerzen. Die Patientin konnte nur mit zwei Krückstöcken gehen. Der Operateur musste sie schließlich zur «Sanierung» einem erfahreneren Spezialisten überweisen.
Kommentar: Weniger wäre mehr gewesen. Die Tendenz, 1. jede Abweichung von der «Norm» korrigieren und 2. alles gleichzeitig zu operieren zu wollen, ist mit erhöhtem Risiko verbunden und von einer erheblichen Komplikationsrate begleitet.
Schließlich ist 3. die Möglichkeit von Osteosynthesen mit miniaturisierten Schrauben (Scarf, Weil, etc.) sehr verlockend, und die Werbung der Produzentenfirmen verleiten Operateure zu einfach scheinenden Eingriffen. Tatsächlich sind diese Möglichkeiten aber wegen der kleinen Dimensionen der Fußknöchelchen begrenzt und erfordern eine äußerst präzise Technik, die an Mikrochirurgie grenzt.
Vorfuß- und Zehenchirurgie galt lange Zeit als einfach und problemlos, wurde an den Schluss des Operationsprogramms verwiesen und an Assistenten delegiert. Fußoperationen, die einer Qualitätskontrolle genügen sollen, sind anspruchsvolle Eingriffe und sind deshalb die Domäne erfahrener und technisch versierter Orthopäden.

mit Schmerzen. Fuß- und Zehenoperationen sind verantwortungsvolle Eingriffe. Nur längere Erfahrung, psychologisches Verständnis, Eingehen auf die individuellen Bedürfnisse und Wünsche, sorgfältige Indikation und Technik ergeben gute Resultate und zufriedene Patienten. **Fußchirurgie** ist eine der Handchirurgie vergleichbare anspruchsvolle Spezialität geworden.

69.6.2
Hammerzehen

Definition

Flexionskontraktur im proximalen Interphalangealgelenk (PIP). Meist ist das Grundgelenk (Metatarso-Phalangealgelenk, MP) stark überstreckt, das Endgelenk (distales Interphalangealgelenk, DIP) häufig ebenfalls.

Als *Krallenzehen* werden manchmal Zehen mit einer zusätzlichen Flexionskontraktur im Endgelenk bezeichnet, evtl. auch einer Subluxation im Grundgelenk.

Bedeutung

Hammerzehen sind ausgesprochen *häufig in der alltäglichen orthopädischen Praxis*. In Lehrbüchern und Publikationen werden sie jedoch als uninteressante Banalitäten recht stiefmütterlich behandelt, im überlasteten Klinikbetrieb leider oft ebenso.

Dankbar aber ist ihre Behandlung, und *dankbar* sind auch die geplagten Patientinnen dafür. Deshalb soll hier etwas ausführlicher darauf eingegangen werden.

Pathophysiologie

Hallux valgus und Hammerzehen kommen als die typischen statischen Zehendeformitäten *meistens zusammen* vor, bei Spreizfüßen fast zwangsläufig mit den Jahren. Sie sind Folgen der selben Fußinsuffizienz.

Im **zu engen Schuh** stoßen die Zehen vorne an, werden zusammengestaucht und deformiert. Infolge der Bewegungsarmut verkümmern die kleinen Fußmuskeln, welche die Zehen strecken sollten. In diesem Stadium wird die Verkrümmung noch verschlimmert durch den Zug der langen Zehenbeuger und -strecker, die sich immer mehr verkürzen.

Die Zehen *verlieren den Bodenkontakt*, so dass die ganze Last auf den Metatarsalköpfchen liegt, was wiederum zu Metatarsalgien führt.

Ätiologie

– weitaus *am häufigsten statisch*
– angeborene Zehendeformitäten, selten
– neurologische Störungen, vor allem beim Hohlfuß (s. Kap. 69.4.4) und bei spastischen Lähmungen
– als Folge von Fuß- und Beinverletzungen, besonders nach längerer Immobilisation, auch wenn die Zehen selbst nicht unmittelbar betroffen waren
– entzündliche Erkrankungen des Fußes, wie die chronische Polyarthritis.

Entstehungsmechanismus und Aspekt sind in allen Fällen ähnlich.

Morphologie

Die Hammerzehenstellung ist charakteristisch: Dorsalextension im Grundgelenk und starke Flexion im Mittelgelenk. Das Endgelenk kann gebeugt, überstreckt oder gerade stehen. Die Deformität nimmt in der Regel langsam aber stetig zu. Die Zehen werden kürzer, beanspruchen aber mehr Platz in der Höhe. Das *Köpfchen der Grundphalanx* steht am Oberleder an, und hier entsteht das erste **schmerzhafte Hühnerauge (Clavus)**, häufig an der zweiten Zehe, doch folgen die übrigen Zehen in der Regel nach (**Abb. 69.73**).

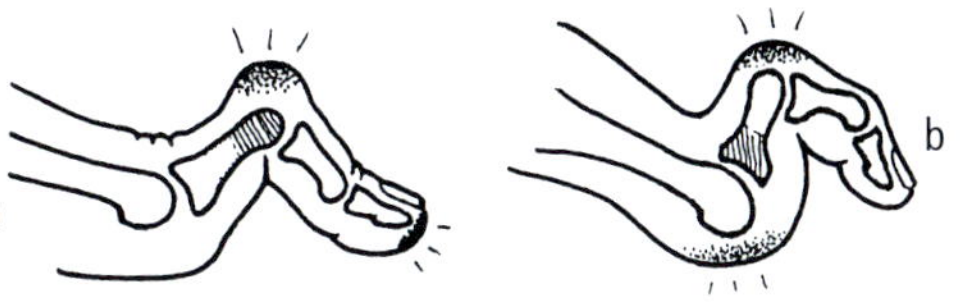

Abb. 69.73: Hammerzehen, Krallenzehen. Zehengrundgelenk stark nach oben dorsalextendiert, proximales Interphalangealgelenk übermäßig flektiert. Endgelenk manchmal gebeugt, oft auch gestreckt. Die Zehen sind oft richtig verkrüppelt, kontrakt, kaum mehr beweglich, in den Schuhen und zwischen den übrigen Zehen eingeklemmt und gequetscht. An allen Vorsprüngen sitzen schmerzhafte Clavi, Hühneraugen (punktiert), vor allem auf dem Grundphalanxköpfchen, aber auch auf der Zehenkuppe.
Wenn die Patienten keine weiten Schuhe tragen wollen und das Abpolstern nicht hilft, ist die ausgiebige *Resektion des Grundphalanxköpfchens* in der Regel die beste Lösung (a) (schraffiert gezeichnet).
Abb. b) zeigt, wie eine steil gestellte Grundphalanx durch Druck von oben auf das Metatarsalköpfchen die Schmerzen am Fußballen verschlimmert («Krallenzehe»). Die Hammerzehenoperation (wie bei a) kann durch Streckung der Zehe auch die Metatarsalgie mildern.
Bei **Subluxation** des Zehengrundgelenkes, wenn die Grundphalanx oben auf dem Metatarsalköpfchen steht, ist eine Reposition anzustreben. Die Resektion der Basis (b) (schraffiert) gibt schlechte kosmetische Resultate und ist nur selten angezeigt.

Manchmal, vor allem bei starker Flexionstellung im Endgelenk, sitzen *die schmerzhaften Clavi an der Zehenspitze*, wenn diese gegen die Schuhsohle drückt (Krallenzehe). Besonders schmerzhaft ist eine Druckstelle am Zehennagel.

Gelegentlich findet man einen Clavus seitlich an einer Zehe, gegen welchen ein Knochenvorsprung der benachbarten Zehe drückt: *Interdigitalclavus*. Da er zwischen den Zehen im feuchten Milieu liegt, ist er weich (soft corn), im Gegensatz zu den harten Hühneraugen (hard corn) an den Akren.

Bei fortgeschrittenen und schweren Fällen schieben sich benachbarte Zehen über- und untereinander, vor allem auch, wenn ein Hallux valgus die kleinen Zehen zur Seite drängt.

Manchmal *luxieren* die Zehen im Grundgelenk nach dorsal, sitzen dem Metatarsalköpfchen oben auf und drücken dieses hinunter. Dadurch wird die Metatarsalgie verschlimmert.

Beschwerden verursachen bei allen Zehendeformitäten vor allem die **Druckstellen** im Schuh, die Clavi (s. Kap. 69.5.4, Abb. 69.45 u. **Abb. 69.74**).

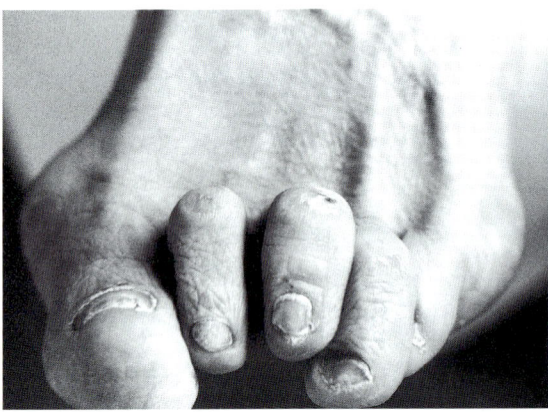

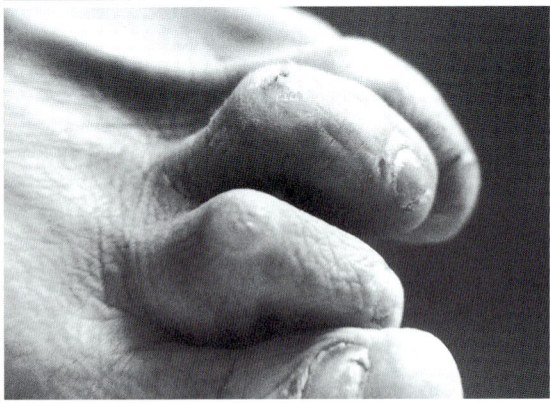

Abb. 69.74: Hammerzehen bei einer *65-jährigen Frau*. Diese Zehen sind in einer Flexionskontraktur versteift. Oben auf dem Köpfchen der Grundphalanx sitzen **schmerzhafte Hühneraugen, Clavi**. Man kann diese entfernen, doch bilden sie sich unter dem Druck des Schuhes immer wieder neu. Für solche schmerzhafte Zehen ist die *Resektion des Köpfchens der Grundphalanx* (nach Hohmann) eine zweckmäßige Operation (Abb. 69.73 a).

Behandlung

Zehengymnastik und passive Streckung sind höchstens im Anfangsstadium wirksam, und nur, wenn Schuhwerk getragen wird, das genügend Bewegungsfreiheit für die Zehen lässt.

Manche Frauen tragen vorne offene Schuhe und sind damit beschwerdefrei (Abb. 69.54). Geschlossene Konfektionsschuhe mit weichem Oberleder, welche für die Hammerzehen genügend Platz lassen, sind auf dem Markt nicht leicht zu finden.

Viele älteren Frauen behelfen sich mit kleinen Filz- oder Gummipolstern, mit Verbändchen oder käuflichen Schlingen, womit die Zehen nach unten gebunden werden können. Regelmäßige Pediküre muss die sich immer wieder neu bildenden Hühneraugen entfernen. In vielen Fällen genügen diese palliativen Maßnahmen.

Bei hartnäckigen Beschwerden kann nur eine **Operation** wirklich helfen.

Sind die Zehen noch beweglich, kann vielleicht noch ein Sehnentransfer (lange Beugesehne nach dorsal) die Deformität beheben. Sind sie schon versteift, ist eine *Operation am Knochen* notwendig. Sie besteht üblicherweise in der **Resektion** des nach oben vorspringenden **Köpfchens der Grundphalanx**, wo auch der Clavus sitzt (Hohmann; Abb. 69.73 a). Die Zehe muss genügend gekürzt werden, damit kein Rezidiv entsteht. Deshalb wird ein Stück des Grundgliedschaftes mitreseziert und die lange Strecksehne wenn nötig verlängert. Jetzt kann die Zehe manuell gerade gerichtet werden.

Diese Stellung wird am Schluss der Operation fixiert, am besten mit einem Achtertourenverband nach Hohmann oder, wenn nötig, mit einem Kirschnerdraht. Vor allem bei älteren Leuten ist darauf zu achten, dass der Verband nicht drückt und stranguliert, weil sonst Drucknekrosen und Gangrän entstehen können. Aus demselben Grunde ist es vorsichtiger, bei der Lokalanästhesie kein Adrenalin zu verwenden.

Die Patienten können nach der kleinen Operation sofort wieder herumgehen und sind dankbar, denn die Clavi und die Schmerzen verschwinden nach einiger Zeit definitiv.

Besteht eine *Luxation im Grundgelenk*, wird die Reposition angestrebt, mittels Weichteillösungen (dorsale Kapsulotomie), Sehnenverlängerung usw. Die Knochenresektion erfolgt jedoch ebenfalls am besten am Köpfchen der Grundphalanx. Die Korrekturstellung muss intra- und postoperativ gesichert werden.

Die Resektion der Basis der luxierten Grundphalanx ist ungünstig, denn die Zehe sitzt dann als kraftloses Anhängsel oben auf dem Fuß, und die Statik ist gestört. Sinnvoller wäre eine Entlastung durch Korrektur des Tiefstandes des Metatarsalköpfchens, wie sie beim Spreizfuß in Kapitel 69.5.4 beschrieben wurde. Die dort erwähnte Osteotomie nach Helal ist zu wenig genau dosierbar. Die Verkürzung und Anhebung des Köpfchens darf nur wenige Millimeter betragen, sonst kommt es zu sehr unangenehmen und therapieresistenten *Transferbeschwerden* durch Überlastung der benachbarten Metatarsalköpfchen.

Bei **Zehenoperationen** geht es in der Regel nicht nur um eine einzelne Zehe, sondern darum, *die ganze Zehenreihe* möglichst wieder in eine Linie zu bringen. Deshalb muss die Länge der einzelnen Zehen berücksichtigt werden, und deshalb vermeidet man auch Zehenamputationen wenn immer möglich, damit die Deformität der übrigen Zehen nicht noch zunimmt (Abb. 69.59).

Oft allerdings müssen mehrere, manchmal alle Zehen operiert werden, damit der Fuß schmerzfrei wird.

Digitus quintus varus

Diese Deformität ist das genaue *Spiegelbild* des Hallux valgus an der Kleinzehe, kommt allerdings seltener vor. Ursache und Beschwerden sind ähnlich:

Spreizfuß und Druck an der Seite des vorspringenden Köpfchens des Metatarsale V.

Auch die *Behandlung* ist ähnlich wie beim Hallux valgus: Bei jungen Mädchen kann mit einer retrokapitalen Osteotomie des Metatarsale V, ähnlich der Operation bei Hallux valgus, die Deformität korrigiert werden.

Hallux malleus

Als Hallux malleus wird die Hammerzehenstellung der Großzehe bezeichnet. Das Endgelenk ist in einer Flexionsstellung fixiert. Die Ursache ist meistens ein Hohlfuß (s. Kap. 69.4.4), eine Kontraktur der langen Großzehenmuskeln nach Verletzung, z.B. nach offenen Unterschenkelfrakturen mit Verklebung der Sehnen im Wundgebiet oder trophischen Störungen. Schmerzhafte Druckstellen im Schuh entstehen über dem Endgelenk und an der Spitze der Großzehe.

Hilft das Abpolstern im Schuh nicht, kann die Fehlstellung der Zehe mittels einer Arthrodese des Endgelenkes in Streckstellung korrigiert werden. Bei einer Steilstellung des Metatarsale I (Hohlfuß) kann die Rückverlagerung der langen Strecksehne auf dieses Metatarsale angeschlossen werden.

Hallux rigidus: siehe Kapitel 69.8.3.

69.7
Lokalisierte Veränderungen am Fußskelett

Am Fuß gibt es mehrere genau umschriebene Stellen, wo charakteristische Knochenveränderungen, manche davon harmlose Skelettvarianten, beträchtliche *Schmerzen* verursachen können. Schuhdruck ist in der Regel die auslösende Ursache.

69.7.1
Fersenschmerzen

Fersenschmerzen sind eine *häufige Klage* in der orthopädischen Sprechstunde. Nicht immer ist eine eindeutige Diagnose möglich. *In jedem Fall* aber können weiche, dicke Sohlen und ein gutes Fußbett empfohlen werden. Die meisten Fersenschmerzen verschwinden mit diesen Maßnahmen, oder auch spontan nach einiger Zeit. Bei einigen findet man eine *spezifische Ursache:*

69.7.2
Die so genannte «Haglund'sche Exostose»

Bei *Kindern* und *Jugendlichen*, die über *Fersenschmerzen* klagen, springt gelegentlich das **Tuber calcanei** hinten oben, neben dem Ansatz der Achillessehne, stark vor. Vom *Druck des hinteren Schuhrandes* ist die Haut gerötet, entzündet, und manchmal entsteht eine Bursitis zwischen Achillessehnenansatz und Kalkaneus oder eine Fußblase. Klinisch hat man den Eindruck einer echten Exostose, im Röntgenbild ist aber höchstens der hintere obere Kalkaneuspol etwas stärker ausgeprägt, eine an sich belanglose Skelettvariante.

Die **Therapie** ist im akuten Stadium antiphlogistisch, im chronischen protektiv (Polster, Filzkleber). Die Beschwerden werden manchmal nur durch bestimmte Schuhe, z.B. Skischuhe, ausgelöst, und es genügt, diese zu wechseln oder den Schuh an der betroffenen Stelle auszuweiten oder abzupolstern.

Man kann natürlich ein Knochenstück aus dem hinteren oberen Pol des Tuber calcanei hinter der Achillessehne abmeißeln. Besser ist allerdings, sich nicht von den jugendlichen Patienten drängen zu lassen, denn häufig sind sie mit dem Resultat (schmerzhafte Narben, Rezidiv, Achillodynie etc.) nicht zufrieden. Mit etwas Geduld und Beharrlichkeit lässt sich fast immer eine *konservative* Lösung finden.

69.7.3
Apophysitis calcanei

Fersenschmerzen im Wachstumsalter werden manchmal auf eine Umbaustörung der knöchernen Apo-

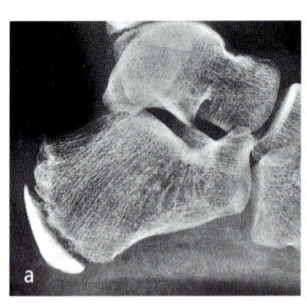

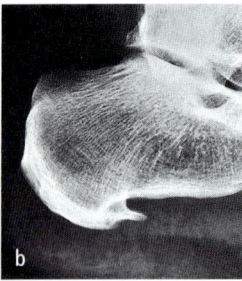

Abb. 69.75:
a) **Kalkaneusapophyse** bei einem *12-jährigen Knaben*. Eine dichte Struktur des Knochenkernes, wie hier, auch unregelmäßige Auflockerungen, gehören oft mit zum radiologischen Bild der *normalen* Fersenentwicklung. Fersenschmerzen bei Kindern haben möglicherweise manchmal hier ihre Ursache, in anderen Fällen ist vielleicht ein leichter Knickfuß oder eine Überlastung des Achillessehnenansatzes die Ursache. Fast immer heilt die Sache von selbst, spätestens wenn der Apophysenkern mit dem Kalkaneus knöchern verschmilzt.
b) **Fersensporn** bei einem *51-jährigen Mann*, an der Insertionsstelle der Plantaraponeurose am Kalkaneus. Nicht selten *Zufallsbefund* ohne Symptome. Schmerzen an dieser Stelle kommen aber auch vor ohne Sporn.

physe des Tuber calcanei zurückgeführt. Unregelmäßigkeiten und Sklerosierung der Apophyse erinnern röntgenologisch an osteochondrotische Veränderungen, wie man sie etwa beim Morbus Schlatter an der Tuberositas tibiae sieht. Sie gehören aber zum *normalen radiologischen Aspekt* des Apophysenkernes am Tuber calcanei (**Abb. 69.75a**).

Die Schmerzen sind möglicherweise Ausdruck einer Überbeanspruchung der knorpeligen Wachstumszone, vielleicht durch den Zug der Achillessehne; sie verschwinden nach einiger Zeit spontan wieder. Eine gute Stützeinlage hilft meistens rasch.

Achillessehne: siehe Kapitel 67.2 und Kapitel 69.9.1.

69.7.4
Fersensporn

Typisch sind stechende *Schmerzen an der Fußsohle* unter dem Kalkaneus bei Auftreten, genau dort, wo die plantare Faszie entspringt, also etwas medial und vor dem Hauptbelastungspunkt der Ferse. Im seitlichen Röntgenbild sieht man an dieser Stelle einen knöchernen, nach vorne gerichteten Sporn, und es liegt nahe, diesem die Schuld an den Schmerzen zuzuschreiben. Allerdings findet man solche «Fersensporne» häufig auch *ohne* Beschwerden. Wahrscheinlich ist ein Reizzustand, eine mechanische Entzündung an der Insertion der Plantarfaszie die Ursache der Schmerzen (Abb. 69.75b u. Abb. 69.10c). Nicht selten zeigt die Szintigraphie dort einen Aktivitätsherd.

Behandlung: In erster Linie wird der Schmerzpunkt entlastet, etwa mit einem ringförmigen Polster am Schuh selbst oder mit einer Einlage, damit die druckdolente Stelle unbelastet in die Delle zu liegen kommt. Dicke, weiche Sohlen und Dehnübungen sind hilfreich. Kurzwellen, evtl. Stoßwellen, und in hartnäckigen Fällen lokale Kortisoninfiltrationen werden zusätzlich angewandt. Diese *konservativen Maßnahmen* genügen in der Regel, die Schmerzen mit der Zeit zum Verschwinden zu bringen, und nur selten wird man zu einer Operation Zuflucht nehmen. Dabei wird der Ursprung der Plantarfaszie vom Kalkaneus abgetrennt.

69.7.5
Der dorsale Fußhöcker («Silfverskjöld-Exostose»)

Ein umschriebener *Knochenvorsprung am Fußrist* ist gelegentlich Ursache von Schuhdruck und Schmerzen bei älteren Kindern und Jugendlichen. Meistens lassen sie sich durch kleine Änderungen am Schuh beseitigen, etwa durch Ausweitung des Oberleders oder eine weichgepolsterte Zunge im Schuh. Wenn dies nicht genügt, kann der knöcherne Vorsprung, welcher dem Metatarsale I und dem Os cuneiforme I zugehört, abgemeißelt werden. Allerdings ist zu bedenken, dass dabei ein Gelenk verletzt wird, was möglicherweise später zur Arthrose führen könnte.

69.7.6
Überzählige Fußknochen

So genannte *akzessorische Knochenkerne* sind auf Fußröntgenbildern häufig zu sehen, ohne dass sie Beschwerden verursachen.

Diese *Zufallsbefunde* sind von Frakturen oder anderen pathologischen Zuständen zu unterscheiden (**Abb. 69.76**).

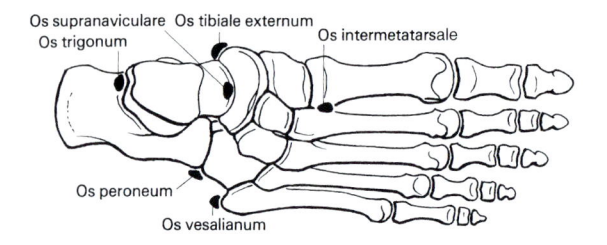

Abb. 69.76: Akzessorische Fußknochen (nicht verschmolzene Knochenkerne) haben in der Regel nur für die Diagnostik Bedeutung: Man muss sie als *harmlose Varianten* auf dem Röntgenbild erkennen.
Manchmal können sie schmerzhaft werden, etwa nach einem Trauma. Außer dem Os tibiale externum gibt kaum eines dieser Knöchelchen zu Operationen Anlass.

Das **Os tibiale externum** verursacht als einziger akzessorischer Knochen manchmal spontan Beschwerden. Es sitzt einem stark vorspringenden Naviculare (Os naviculare cornutum) medial auf, ist aber von diesem selbst durch eine Synchondrose, eine knorpelige Verbindung, abgesetzt. Im dorso-plantaren Röntgenbild des Fußes ist dies gut zu sehen, ein häufiger Zufallsbefund ohne Beschwerden (**Abb. 69.77**).

Bei einem gleichzeitig bestehenden Knicksenkfuß springt der Knochen stark nach medial-plantar vor und kann durch Schuhdruck schmerzhaft werden. Auch die Traumatisierung der Synchondrose kann Schmerzen auslösen.

Eine Schuheinlage kann helfen. Sie muss die mediale Wölbung stützen, darf aber nicht auf das schmerzhafte Os tibiale externum drücken.

Bei hartnäckigen Schmerzen kann es operativ entfernt werden. Die Insertion der Sehne des M. tibialis posterior liegt unmittelbar daneben und darf nicht verletzt werden.

Ein **Os trigonum**, unmittelbar hinter dem Talus gelegen, ist ebenfalls kein seltener Befund. Er muss gelegentlich in einem Gutachten von einer Fraktur des Talus abgegrenzt werden. Möglich ist allerdings auch, dass seine Traumatisierung hartnäckige Schmerzen verursacht.

Die übrigen Zusatzknochen am Fuß sind seltener und verursachen kaum Beschwerden.

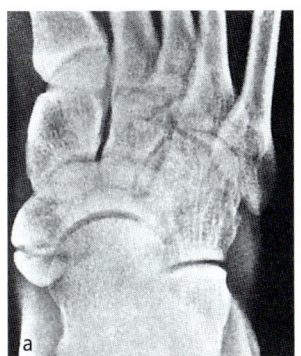

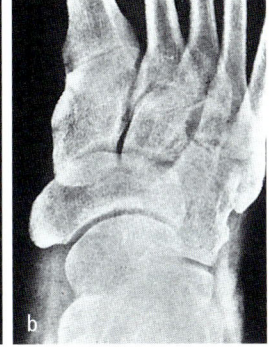

69.7.7
Osteochondrose des Os naviculare (Köhler I)

Die Osteochondrose des Os naviculare ist ein typisches Beispiel einer juvenilen aseptischen Knochennekrose, wie sie in Kapitel 31.4 beschrieben wurden. Die Krankheit erscheint im Alter von *3 bis 5 Jahren* mit meist geringfügigen Fußschmerzen. Im Röntgenbild können die typischen Stadien des Knochenumbaues im Verlauf des etwa 2 Jahre dauernden Prozesses gut verfolgt werden. Dieser endet mit der weitgehenden Wiederherstellung der Knochenstruktur des Naviculare (**Abb. 69.78**). Da die Krankheit *von selbst* heilt, ist höchstens wegen der Schmerzen einige Zeit lang Schonung oder Ruhigstellung notwendig. Zurück bleibt manchmal eine geringfügige Deformität, welche zu späteren arthrotischen Veränderungen führen kann.

Abb. 69.77:
a) **Os tibiale externum**, ein vom Navikulare abgesetzter akzessorischer Knochenkern, der häufigste überzählige Fußknochen, ist auf dem dp-Bild besser zu erkennen als auf einer Seitenaufnahme. Der stark vorspringende Höcker medial kann im Schuh drücken.
b) *Normales Bild* zum Vergleich. Bei diesem Fuß springt allerdings das Os naviculare stark nach medial vor (os naviculare cornutum). Dies ist vor allem bei Knick- und Plattfüßen der Fall und kann auch zu Schmerzen Anlass geben.

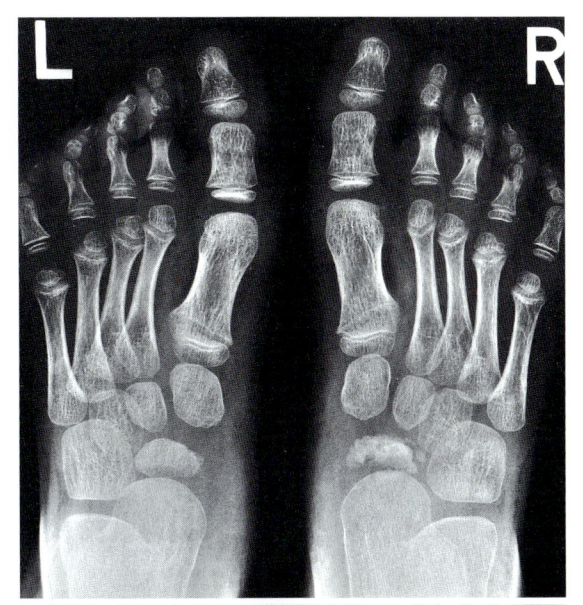

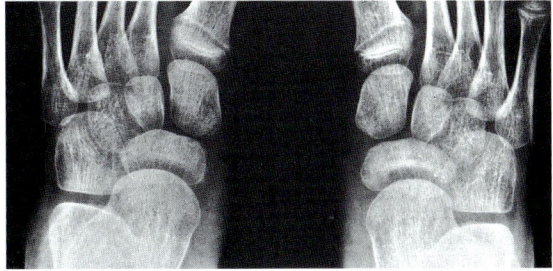

Abb. 69.78: Osteochondrose des Os naviculare pedis rechts bei einem *Knaben im Schulalter* (Köhler I).
Oben: Mit 7 Jahren: Schollenartige Auflockerung des Knochenkernes (links normale Verhältnisse).
Unten: Zwei Jahre später ist die Spongiosastruktur wieder aufgebaut. Die durchgemachte Krankheit ist noch an einer leichten Deformierung zu erkennen.

69.7.8
Osteochondrose an den Metatarsalköpfchen (Köhler II, Freiberg)

Auch die Osteochondrose an den Metatarsalköpfchen ist wie die vorige eine juvenile Osteochondrose (s. Kap. 31.4). Sie beginnt im *Adoleszentenalter* mit Spreizfußbeschwerden. Das Röntgenbild zeigt die charakteristischen Veränderungen der *Nekrose* der vorderen oberen, gelenkknorpeltragenden Hälfte des Metatarsalköpfchens II, selten III. Der nekrotische Abschnitt kann sich als *Dissekat* demarkieren. Das Metatarsalköpfchen erleidet dann mit der Zeit eine erhebliche Deformation mit Verbreiterung und Verkürzung. Die Heilung hinterlässt einen *Defekt* (**Abb. 69.79**).

Klinisch entsteht langsam eine etwas schmerzhafte Verdickung und eine mehr oder weniger starke Versteifung des Zehengrundgelenkes. Sie ist Ausdruck einer Arthrose und tritt manchmal erst nach Jahren auf. Daraus entstehen *Schmerzen* vor allem *beim Abrollen* des Fußes beim Gehen, d.h. bei gewaltsamer Dorsalextension der Zehe.

Konservativ kann man mit einer Abrollrampe und einer festen, langen Einlage, bei der das betroffene Metatarsalköpfchen ausgespart bleibt, versuchen Abhilfe zu schaffen. Bei stärkeren Restbeschwerden ist eine *Operation* angezeigt, wenn möglich unter Erhaltung des Gelenkes (Toilette), evtl. mit Osteotomie des Metatarsale, um die Nekrosezone aus dem Gelenkbereich weg zu bringen.

69.7.9
Ermüdungsfrakturen

Die **«Marschfraktur»** ist ein typisches Beispiel eines Ermüdungsbruches (s. Kap. 40.5). Nach größeren Marschleistungen ohne Unfall auftretende Schmerzen im Mittelfuß bei untrainierten Menschen, z. B. Rekruten, aber auch ohne besondere Beanspruchung bei älteren Menschen, lassen an eine solche «schleichende Fraktur» (Stressfraktur) denken. Die Schmerzen werden verstärkt durch Belastung, so dass das Gehen beschwerlich wird.

Auf die **Diagnose** weist neben der Anamnese der lokale Druckschmerz im Bereich eines Metatarsalschaftes und evtl. eine umschriebene Verdickung hin. Ein frühes *Röntgenbild* zeigt oft noch keine Veränderungen oder nur eine haarfeine Fissur und evtl. eine kaum sichtbare periostale Auflagerung an der Diaphyse eines der mittleren Metatarsalknochen.

Die Szintigraphie ist von Anfang an positiv.

Im Verlauf der nächsten Tage und Wochen entsteht ein großer *spindelförmiger Kallus*. Wenn dieser auf dem Röntgenbild erscheint, ist nicht nur die Diagnose, sondern auch die rasche spontane Heilung der Fraktur gesichert (**Abb. 69.80**).

Behandlung: Eine kurzfristige Schonung genügt, zweckmäßig ist eine Stützeinlage. Die Heilung dauert selten länger als zwei Monate.

Die Krankheit ist nicht besonders häufig, wichtig ist deshalb, sie zu erkennen und richtig zu beurteilen.

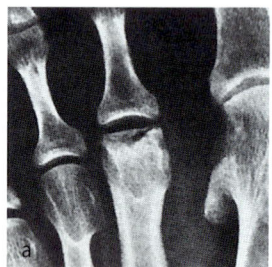

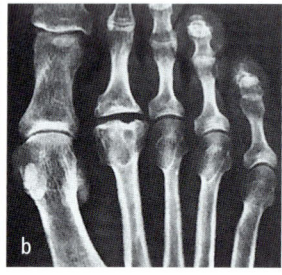

Abb. 69.79: Osteochondrose des 2. Metatarsalköpfchens (Freiberg-Köhler II).
a) Bei einer *20-jährigen Frau*. Am gelenkbildenden Ende des Metatarsalköpfchens ist ein Dissekat zu erkennen.
b) Bei einer *36-jährigen Frau*. Spätstadium mit Arthrose des Zehengrundgelenkes. Die Gelenkfläche der Grundphalanx ist auch deformiert und *arthrotisch* verändert. Das Gelenk ist ziemlich steif, und vor allem das Abrollen ist schmerzhaft.

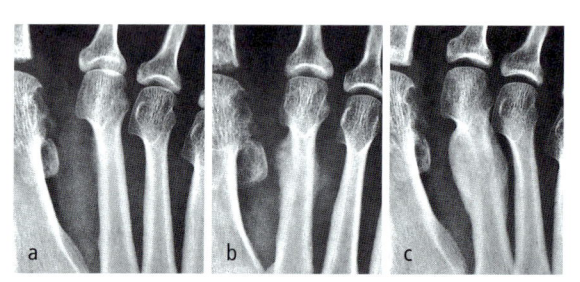

Abb. 69.80: Ermüdungsfraktur des 2. Metatarsalknochens, auch «Marschfraktur» genannt, kommt nicht nur bei Rekruten, sondern nicht so selten auch bei älteren, untrainierten Leuten, bei Osteoporose, vor. Hier das Beispiel einer *35-jährigen Frau*:
a) Auf dem *ersten* Röntgenbild, das wegen der Schmerzen gemacht wurde, ist nur bei genauer Betrachtung ein feiner periostaler Schatten zu sehen.
b) *Drei Wochen* später ist bereits eine ausgedehnte Kallusbildung deutlich.
c) *Nach zwei weiteren Monaten* ist die Fraktur mit einem dicken Kallus ausgeheilt. Der Frakturspalt selbst war kaum zu sehen.

69.8
Arthritiden und Arthrosen der Fußgelenke

69.8.1
Arthritis

Die **chronische Polyarthritis** kann alle Fuß- und Zehengelenke befallen und schwere Deformitäten mit Gangstörungen und Schmerzen verursachen (s. «Oberes Sprunggelenk», Kap. 68.4; «Kontrakter Spreizfuß», Kap. 69.5.4; «Hammerzehen», Kap. 69.6.2, sowie Abb. 69.53).

Die **Gicht** (s. a. Kap. 36.3) befällt mit Vorliebe das Großzehengrundgelenk. Typisch sind schmerzhafte Anfälle mit akut entzündlichen Erscheinungen wie bei einer akuten Infektion. Die Usuren im Röntgenbild sind charakteristisch.

Die Behandlung ist medikamentös. Im akuten Stadium ist Ruhigstellung notwendig.

Infektiöse Arthritiden und Osteomyelitiden am Fuß können durch offene Verletzungen entstehen, und besonders durch lokale Infektionen (Wunden, Gangrän, Malum perforans) bei Diabetes (s. Kap. 69.12), schließlich auch hämatogen (Osteomyelitis, Tuberkulose).

Die *Behandlung* erfolgt nach den allgemeinen Richtlinien (s. «Infektionen», Kap. 32.5).

Eitrige Arthritis- und Osteomyelitisherde müssen meist chirurgisch ausgeräumt werden. Zerstörte Gelenke werden am Mittelfuß (unteres Sprunggelenk, Chopart, Lisfranc) arthrodesiert, an den Zehen reseziert.

69.8.2
Arthrosen im Mittel- und Rückfuß

Arthrosen an den Fußgelenken sieht man vor allem *nach Verletzungen*, sodann nach angeborenen und erworbenen Krankheiten, aber auch spontan.

Am häufigsten ist die *Arthrose des* **unteren Sprunggelenkes** nach Kalkaneusfraktur (s. Kap. 69.14.2), seltener aus anderen Ursachen.

Das untere Sprunggelenk ist weitgehend steif und schmerzhaft, vor allem bei seitlichen Bewegungen, etwa beim Gehen auf unebenem Boden. Das klinische Bild und die Behandlung entspricht dem *kontrakten Fuß* (s. Kap. 69.5.4; **Abb. 69.81**).

Bei der Schuhversorgung sind eine steife aber weiche Sohle und eine Abrollrampe (Fußrolle) wichtig.

Bei starken Beschwerden ist die **Arthrodese** *des unteren Sprunggelenkes und des Chopartschen Gelenkes* (beide Gelenke bilden funktionell eine Einheit) angezeigt: *Double-Arthrodese* (**Abb. 69.82**).

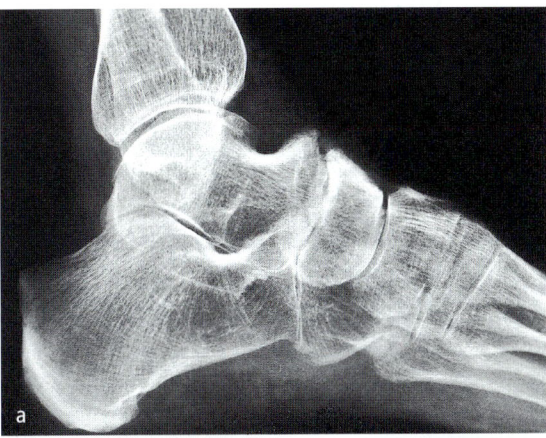

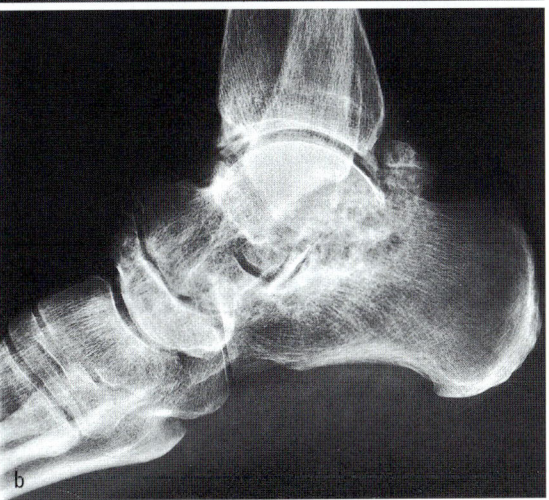

Abb. 69.81:
a) **Arthrose im Chopartschen Gelenk** bei einer *61-jährigen Frau*. Der Fuß ist steif und schmerzhaft, das Gehen stark behindert. Wenn mit geeignetem Schuhwerk (evtl. Maßschuhe) die Beschwerden nicht erträglich gemacht werden können, ist die Arthrodese des Chopartschen Gelenkes und evtl. auch des damit zusammenhängenden unteren Sprunggelenkes angezeigt (Double-Arthrodese).
b) **Arthrose des unteren Sprunggelenkes** bei *60-jährigem Mann*, der wegen der Schmerzen kaum mehr gehfähig ist. Auch hier ist die *subtalare Arthrodese* (inkl. Chopart: Double-Arthrodese) indiziert.

Bei ausschließlichem Befall eines einzelnen Fußgelenkes kann auch die isolierte Arthrodese desselben in Frage kommen.

Arthrosen im Bereich **des Mittelfußes** (Lisfranc) sieht man gelegentlich nach Frakturen. Die Gelenke müssen dauerhaft entlastet und ruhig gestellt werden: Im Schuh mit weicher Sohle und steifer Einlage und Abrollrampe (**Abb. 69.83** u. Abb. 69.85a), in hartnäckigen Fällen mit einer Arthrodese dieser Gelenke.

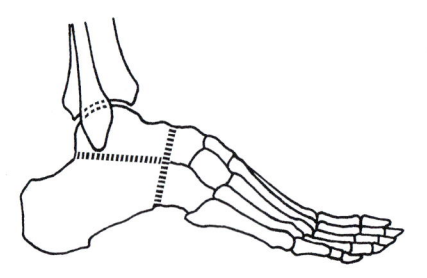

Abb. 69.82: *Die sog.* **Double-Arthrodese**.
Die Arthrodese des *unteren Sprunggelenkes* und des Chopartschen *Mittelfußgelenkes*, die sog. Double-Arthrodese (im englischen Sprachraum: Triple arthrodesis) ist wohl eine der wichtigsten orthopädischen Operationen am Fuß: Bei Arthrosen und anderen, etwa posttraumatischen Schäden des unteren Sprunggelenkes dient sie der Beseitigung der Schmerzen (die subtalare Arthrose, d.h. des unteren Sprunggelenkes allein, genügt in diesen Fällen in der Regel nicht).

Durch geeignete Keilentnahmen bei der Operation können fast alle *Fußdeformitäten korrigiert* werden, insbesondere die Varusstellung, so dass die Double-Arthrodese auch die geeignete Operation bei veralteten Klumpfüßen ist.

behindert und schmerzhaft ist (normalerweise ist sie bis 90° möglich), liegt ein «Hallux rigidus» vor. Oft spürt man deutlich die druckdolenten Osteophyten dorsal über dem Großzehengrundgelenk.

Im Röntgenbild findet man immer eine mehr oder weniger fortgeschrittene Arthrose des Großzehengrundgelenkes als Grund der Versteifung. Die Ursache der Arthrose kann ein Trauma gewesen sein, meistens ist es nicht möglich, sie zu ermitteln (**Abb. 69.84**).

Das Abrollen des Fußes beim Gehen wird vermieden, der Fuß wird stattdessen nur auf der Ferse oder auf dem äußeren Fußrand aufgesetzt, damit die Großzehe den Boden nicht berührt.

Behandlung: Eine durchgehend *starre aber weiche Sohle* mit einer *Abrollrampe* hat oft erstaunliche Wirkung. Das Abrollen erfolgt dann zwischen Schuh und Boden und nicht mehr im Zehengelenk. Solche Abänderungen lassen sich an Konfektionsschuhen anbringen (Zehenrolle; **Abb. 69.85b**).

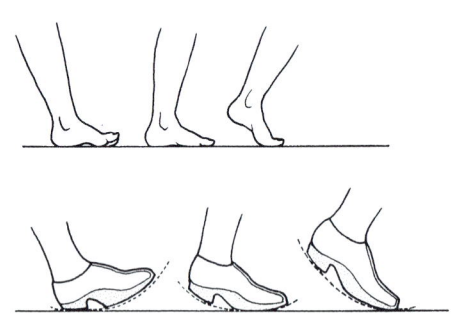

Abb. 69.83: Die Wirkung der Abrollrampe beruht auf dem Prinzip des wandernden Drehpunktes. Während des Abrollen beim Barfußgang durch Bewegung in den Fußgelenken geschieht, bewegt sich der Schuh mit starrer Sohle und Abrollrampe wie ein Tintenlöscher auf dem Boden, wobei der Fuß während des ganzen Schrittes in derselben Stellung bleibt, was eine *Ruhigstellung der Gelenke* im Mittel- und Vorfuß bewirkt.

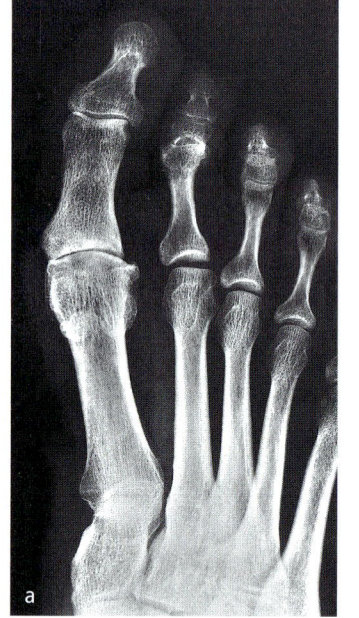

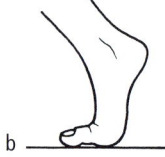

69.8.3
Arthrosen im Großzehengrundgelenk: Hallux rigidus

Arthrosen im Großzehengrundgelenk sieht man gelegentlich als Folge von Trauma, Osteochondrose oder Gicht, nicht selten aber auch ohne ersichtliche Ursache. Sie sind unter dem Bild des Hallux rigidus bekannt: Wenn Patienten, vor allem Männer, über Schmerzen im Bereich des ersten Strahles klagen, welche besonders beim Gehen zunehmen, lohnt es sich die **Beweglichkeit des Großzehengrundgelenkes** zu prüfen, z. B. indem man den Patienten auffordert, auf den Zehen zu gehen. Wenn dabei die Dorsalextension

Abb. 69.84:
a) Das Röntgenbild des **«Hallux rigidus»**: Arthrose des Großzehengrundgelenkes bei *50-jähriger Frau*. Der Gelenkspalt ist fast verschwunden, die Zehe hat nur noch geringe Beweglichkeit. Das Gelenk ist schmerzhaft beim Gehen.
b) Beim Hallux rigidus ist die Dorsalextension, und damit der *Zehenstand*, nicht mehr möglich. *Dies ist ein* **einfacher Test**. Schmerzen treten vor allem auf beim Abrollen, weil dabei auch die Großzehe in Dorsalextension gedrückt wird. Oft macht der Patient deshalb Ausweichbewegungen, etwa eine Außenrotation des Fußes.

Eine Abrollrampe (Zehenrolle) hilft in manchen Fällen. In den übrigen muss mittels einer Operation das Grundgelenk wieder flexibel gemacht oder aber versteift werden.

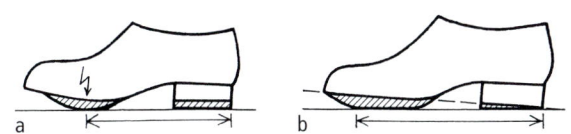

Abb. 69.85: Abrollrampe (Rolle) *bei Arthrosen*, Metatarsalgien und anderen *Beschwerden im Mittelfuß*, auch nach Arthrodesen. Sie ermöglicht das Abrollen des Fußes mit steifer Sohle, wirkt also als Ruhigstellung der Fußgelenke.
a) Eine Abrollrampe *relativ weit* **hinten** ergibt Schutz der Gelenke des *Mittelfußes*, leichtes Abrollen, aber weniger Halt, während
b) eine Rolle *weiter* **vorn** (*Zehenrolle*, etwa bei Hallux rigidus, siehe oben), das Abrollen eher etwas bremst, aber mehr Stabilität für das Kniegelenk gibt.

Wenn diese Lösung nicht befriedigt, ist die **Operation** anzuraten. In einfachen Fällen, wenn das Gelenk noch einigermaßen intakt ist, kann evtl. eine so genannte «Cheilotomie», d.h. die Entfernung der dorsalen und seitlichen Randosteophyten, die Beweglichkeit wieder verbessern, wenigstens für einige Zeit.

Bei jüngeren Patienten, stark beschädigtem Gelenk oder bei kurzer Großzehe ist eine *Arthrodese* in guter Stellung eine zuverlässige definitive Lösung (s.a. Kap. 69.6.1).

Bei älteren Patienten, bei weitgehend zerstörtem Gelenk oder bei langer Zehe kann durch Resektion der Basis der Großzehenphalanx das versteifte Gelenk mobilisiert werden: *Operation nach Brandes* wie beim Hallux valgus (s. Abb. 69.62).

69.9
Weichteilerkrankungen am Fuß

69.9.1
Peritendinitis der Achillessehne

Als **Überlastungsschaden** nach ungewohnten Anstrengungen (Sport, Militärdienst) und durch Reiben von unzweckmäßigem Schuhwerk (hoher Schaft) entsteht eine mechanische Entzündung des Gleitgewebes um die Achillessehne. Dieses schmerzt bei Druck und Dehnung, d.h. bei Dorsalextension des Fußes. Bei Bewegungen ist ein deutliches Knirschen zu palpieren, welches die Diagnose sichert.

Bei prompter *Schonung*, evtl. vollkommener Ruhigstellung und antiphlogistischer Behandlung klingen die *akuten* Symptome bald ab. Eine temporäre Absatzerhöhung zur Entlastung der Achillessehne kann nützlich sein.

Chronische Verdickungen und Infiltrationen können überaus hartnäckig und therapieresistent sein (s. dazu Kap. 67.2).

69.9.2
Ruptur der Tibialis-posterior-Sehne

Eine Ruptur der Tibialis-posterior-Sehne kann Ursache eines schweren **Knickplattfußes** sein (s. Kap. 69.5.3). Die Diagnose wurde früher kaum je gestellt. Da es sich um eine degenerative Ruptur handelt, fehlt ein eigentliches Unfallereignis oft. Die funktionelle Prüfung zeigt den Ausfall der Sehne. Schmerzen und statische Insuffizienz rufen nach einer *Therapie*. Die Restitution der Sehne ist oft nur mit aufwändigen Plastiken möglich und nicht immer erfolgreich. Dann kann eine Arthrodese notwendig werden.

69.9.3
Tendovaginitis crepitans

Am häufigsten ist die Sehnenscheide des *M. tibialis anterior* von einer Tendovaginitis crepitans betroffen, selten andere Sehnen. Ursache und Symptome sind gleich wie bei der Peritendinitis der Achillessehne (s. Kap. 69.9.1).

Die Krepitation, ein «Schneeballknirschen», ist bei Bewegung deutlich zu spüren.

Die Behandlung besteht ebenfalls in Schonung, Ruhigstellung (evtl. Gehgips) über längere Zeit und antiphlogistischen Maßnahmen.

69.9.4
Bursitiden am Fuß

Kleine **Schleimbeutel** entstehen an Orten chronischer Reizung des Fußes am Schuh, also vor allem über Skelettvorsprüngen wie beim Hallux valgus, bei der Haglundexostose (zwischen Achillessehne und Kalkaneus), über dem Fußrist usw. Diese Schleimbeutel können sich akut entzünden und verursachen dann starke Schmerzen, die Patienten können die Schuhe kaum mehr anziehen.

Lokale *antiphlogistische Behandlung* und Schonung bringt die akute Entzündung rasch zum Verschwinden. Sie kann aber jederzeit wieder auftreten, solange der Schuh drückt. Schuhabänderungen oder Maßschuhe können hier Abhilfe schaffen. Die radikale Kur ist das operative Entfernen der Knochenvorsprünge (s. bei «Hallux valgus», Kap. 69.6.1, «Hammerzehen», Kap. 69.6.2, «Lokale Skelettveränderungen», Kap. 69.7).

69.9.5
Muskulatur als Ursache von Fußschmerzen

Fußschmerzen sind überaus *häufig*, und oft findet man keine Ursachen dafür im Fuß selbst, hingegen druckempfindliche und bei Dehnung *schmerzhafte*

Muskelpartien im Unterschenkel, in der Wade evtl. einen Hartspann. Die Pathophysiologie dieser Erscheinungen ist nicht bekannt, doch lohnt sich ein Therapieversuch immer. *Physiotherapie* ist alleweil harmloser als jede Operation, und viele Fußschmerzen verschwinden nach einiger Zeit, sei es mit oder ohne Therapie.

69.10
Krankheiten der Fußsohle

69.10.1
Verrucae plantares, Dornwarzen

Gewöhnliche Hautwarzen (Viruswarzen) kommen auf der Fußsohle ziemlich häufig vor, hauptsächlich bei Kindern und Jugendlichen, die Hallenbäder usw. besuchen. Sie verursachen recht starke Schmerzen beim Stehen und Gehen. Sie sind nicht erhaben wie etwa die Warzen an den Fingern, sondern vom Belastungsdruck eingeebnet (Verruca plana). Leicht werden sie deshalb für Clavi gehalten (s. Kap. 69.5.4), können aber deutlich von diesen *unterschieden* werden bei genauerem Hinsehen, und wenn man die Fußsohlenhaut etwas mit den Fingern spreizt: Warzen wachsen an allen möglichen Orten, nicht nur an Druckstellen. Sie sind scharf abgesetzt von der normalen Fußsohlenhaut, sind weniger hart und bestehen aus vielen kleinen Papillen mit einzelnen kleinen schwarzen Stippchen. Beim Versuch, sie zu schneiden, bluten sie sofort stark, ebenfalls im Gegensatz zu den Clavi (Abb. 69.50 u. **Abb. 69.86**).

Behandlung: Warzen verschwinden in der Regel mit der Zeit von selbst. Wenn sie aber das Gehen trotz abpolstern und evtl. Entlastungseinlagen stark behindern, müssen sie entfernt werden: Mit wiederholten Salicylsäureapplikationen, evtl. vorsichtig mit dem Elektrokauter, mit Kürettage oder Kryotherapie. Keine Therapie sollte Narben hinterlassen. Misserfolge und Rezidive sind aber nicht selten.

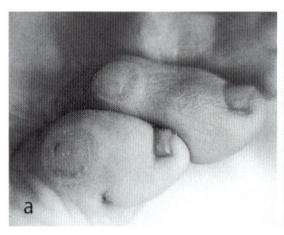

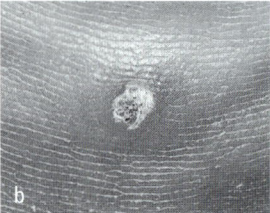

Abb. 69.86: a) **Clavi** (Hühneraugen) an typischer Stelle bei Hammerzehen, b) **Verruca plana** (Dornwarze) auf der Fußsohle. Während die Clavi immer an Druckstellen über Knochenvorsprüngen sitzen, findet man die Warzen auch an anderen Stellen (vgl. Abb. 69.50).

69.10.2
Sklerodermie

Bei dieser Krankheit atrophiert das subkutane Fettpolster, und die Haut wird papierdünn. An der Fußsohle wirkt sich das natürlich sehr unangenehm aus. Diese Patienten haben starke Schmerzen beim Stehen und Gehen. Auch *ohne* Sklerodermie sieht man gelegentlich derartige schmerzhafte Fußsohlen. Nur die sorgfältige weiche Abpolsterung mit einer genau angepassten und von feinem Leder überzogenen Einlage und dazu weichen Gummisohlen machen das Gehen einigermaßen erträglich.

69.10.3
Malum perforans

Eine *Störung der normalen Innervation* der Fußsohle, wie sie bei Systemerkrankungen des ZNS (Spina bifida, diabetische Neuropathie, Lues usw.), aber auch nach peripheren Läsionen (z. B. Verletzungen des N. ischiadicus oder des N. tibialis) vorkommt, kann schwere **trophische Störungen** zur Folge haben. Das *Fehlen der normalen Schmerzreaktion* führt leicht zu *Ulzerationen* an Belastungspunkten der Fußsohlenhaut, die kaum mehr spontan ausheilen, weil die Patienten ohne große Beschwerden darauf herumgehen (Abb. 29.3 d).

Immer besteht die Gefahr einer *Infektion*, vor allem beim **Diabetes** (Kap. 69.12). Es ist jedoch außerordentlich schwierig, oft unmöglich, solche Defekte zur Heilung zu bringen. Der Versuch einer operativen Sanierung macht die Sache oft noch schlimmer. Eine vollständige Ruhigstellung und Entlastung über Wochen und Monate ist praktisch schwierig. Am besten ist es wohl, mit einem Maßschuh die ulzerierte Druckstelle hohlzulegen und so zu entlasten. Liegt das Ulkus unter einem Metatarsalköpfchen, kann die Resektion dieses Knochens notwendig werden.

69.11
Die Zehennägel

Zehennagelfalzinfektionen (Paronychien) sind sehr häufig, vor allem an der Großzehe. Schuhdruck begünstigt und unterhält sie. Fast immer entstehen diese Infektionen bei einem eingewachsenen Zehennagel **(Unguis incarnatus)**. Diesem Übel wird oft durch Zurückschneiden der Nagelecken abzuhelfen versucht, worauf sie nur noch tiefer einwachsen. Als Prophylaxe ist es wichtig, die Großzehennägel *gerade* statt gebogen zu *schneiden* und die Ecken vorne vorstehen zu lassen. Sie können dann nicht mehr einwachsen.

Sind sie bereits eingewachsen, hebt man sie mit einer Nagelfeile heraus und klemmt ein alkoholgetränktes Wattebäuschchen darunter (**Abb. 69.87 a** u. **b**).

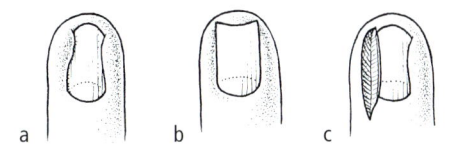

Abb. 69.87: Eingewachsene Zehennägel sind eine sehr häufige Ursache von Infektionen am Nagelfalz: *Paronychien*.
a) Um dem Einwachsen des Nagels vorzubeugen, schneiden viele Patienten die Nagelecken ab, was das Übel nur verschlimmert: Das Fleisch wuchert über den Nagel und dieser wächst noch tiefer ein.
b) Durch sorgfältige Nagelpflege und das Geradeschneiden der Nägel, wobei die Ecken stehen gelassen werden, kann das Einwachsen und damit die Infektion verhütet werden.
c) Chronische Paronychien heilen meist erst, nachdem der Nagelfalz mitsamt der Wurzel exzidiert worden ist.

Zehennagelprobleme sind häufig, lästig und oft sehr schmerzhaft. *Podologen* und *Podologinnen* (Pediküre) haben eine Ausbildung und viel Geduld. Bei vielen Fußübeln ist ihre Hilfe unentbehrlich, und man nimmt sie gern in Anspruch. Sie haben auch z. B. kleine Spangen, ähnlich wie Büroklammern, um die Seitenkanten verkrümmter Nägel aufzubiegen etc.

Paronychien, die mit Fußbädern nicht heilen, müssen operiert werden. Im *akuten* Stadium kann der Zehennagel, evtl. nur eine Hälfte, entfernt werden. Er wächst wieder nach. Im *chronischen* Stadium wird eine Keilexzision gemacht, bei welcher der seitliche Nagelrand bis zur Basis und mitsamt dem Nagelbett tief aufgeschnitten wird. Nur wenn wirklich die ganze Matrix bis zur Wurzel entfernt wurde, wächst der Nagel nicht mehr nach (Abb. 69.87 c).

Bei der **Onychogryphose** ist der Großzehennagel missgebildet und sieht aus wie eine Tierkralle. Das Schneiden wird mühsam. Zangen, Feilen oder Aufweichen werden nötig. Der Nagel kann ausgerissen werden, wächst aber wieder nach. Die Missbildung wird endgültig entfernt, indem das ganze Nagelbett mit der Matrix ausgeschnitten wird.

Nagelmykosen sind zwar nicht schmerzhaft, aber oft lästig. Ihre Behandlung ist undankbar: Lokale Applikationen erreichen den Pilz im Nagel nicht, systemische Behandlungen mit Antimykotika dauern viele Monate, und auch die zusätzliche Entfernung des Nagels bringt keineswegs immer den erhofften Erfolg.

Eine kleine kaum erkennbare **subunguale Exostose** kann starke Schmerzen unter dem Zehennagel verursachen. Auf einem seitlichen Röntgenbild ist sie manchmal zu erkennen. Sie muss entfernt werden.

69.12
Der diabetische Fuß

(Allgemeines zu den diabetischen Komplikationen: s. Kap. 29.2.3 u. Abb. 29.3)

Von der **diabetischen arteriellen Verschlusskrankheit** sind viele, v. a schlecht eingestellte Diabetiker betroffen. Der «diabetische Fuß» ist eine therapeutische Krux, nicht zuletzt auch wegen der erhöhten *Infektanfälligkeit* des Diabetikers. Der Diabetes gehört zu den häufigsten Ursachen von *Amputationen*.

Trockene oder feuchte Gangrän, letztere meist infiziert, erfordern Operationen, wobei die Frage, ob und wo amputiert werden muss, oft nicht einfach zu beantworten ist. Im Unterschied zur Arteriosklerose sind vorwiegend die peripheren kleinen Arterien betroffen. So können die peripheren Pulse noch palpabel sein, während bereits einzelne Zehen nekrotisch und schwarz werden. Umgekehrt haben die Diabetiker im Allgemeinen bessere Chancen, mit kleineren Amputationen davonzukommen (s. Kap. 70.1). Bei trockener Nekrose kann u. U. die Demarkation abgewartet werden.

Beim «Diabetikerfuß» wird das Risiko von *Komplikationen* durch *weitere Pathologien* erhöht: Eine Störung des Kollagenstoffwechsels führt zu Steifigkeit und zu einem Schwund des subkutanen Fettpolsters.

Die **diabetische Neuropathie** (Kap. 34.5.4) kann, wegen der verminderten Schmerzempfindung vom Patienten unbemerkt, leicht zu kleinen Verletzungen und Ulzera an Druckstellen, an Zehen und Fußsohle führen, mit nachfolgender Infektion. Das *Malum perforans* der Fußsohle, das infiziert und nie ausheilt, ist typisch für den Diabetes (Kap. 69.10.3). Frühsymptome sind Parästhesien, auch etwa brennende Schmerzen, entzündete und geschwollene Füße, die eine Osteomyelitis vermuten lassen.

Betroffen ist vor allem die Fußsohle unter den Metatarsaleköpfchen, da die motorische Neuropathie häufig zu Hammer- und Krallenzehen führt.

Prophylaxe und Therapie

Peinlich genaue *Fußpflege* und eine gut entlastende, genau angepasste Schuhversorgung mit Abpolstern und Weichbettung von Druckstellen sowie geeigneten Einlagen sind besonders wichtig und können solche Schäden und manche Amputation vermeiden helfen, doch auch hier sind manchmal Operationen notwendig.

Schließlich kann die **diabetische Osteoarthropathie** zu Knochen- und Gelenkzerstörungen und Deformationen führen, die leicht mit einer Osteomyelitis zu verwechseln sind (Charcot-Gelenk, s. Kap. 34.5.4, Abb. 34.26). Betroffen ist zuerst meistens der Vorfuß, später aber auch Mittel- und Rückfuß.

Im akuten ersten Stadium, und auch in der Phase des Umbaues ist der Fuß der statischen Belastung nicht gewachsen. Hier hilft nur eine entlastende Unterschenkel-Orthese. *Konservative* Behandlung ist zweckmäßiger als eine Operation. Minuziöse Hygiene und passende Schuhversorgung gehören dazu.

Wichtig ist die internistisch richtige Einstellung des Diabetes, der in solchen Fällen oft entgleist ist und erst mit einer chirurgischen Entfernung der nekrotischen und infizierten Gewebe wieder ins Gleis kommt.

Eine gute *Schulung* und lebenslange **Betreuung** der gefährdeten Diabetiker kann ihnen unnötige Amputationen ersparen.

69.13
Schuhe für gesunde und kranke Füße

Barfuß gehen ist am gesündesten. Jäger und Träger naturnaher Völker haben kräftige, gesunde Füße. *Kinder* laufen im Garten, in der Stube, am Strand barfuß und bekommen kräftige gesunde Füße. In unseren Breiten sind jedoch Schuhe Mode.

Eskimos müssen ihre Füße vor Kälte und Nässe schützen, wir die unseren vor Scherben und Splittern, und Hundekot an den Füßen passt nicht in die gute Stube. Fußball und Trekken brauchen andere Schuhe als Tanzen. Der Schuh ist Schutz und Hilfe. **Geeignetes Schuhwerk ist funktional.**

Traditionsgemäß ist er aber auch ein Schmuckstück, nicht zuletzt als Statussymbol und im Dienste erotischer Symbolik, damit Spielball der Mode (Abb. 69.46). Derart umfunktioniert, wird er nicht selten zum Feind des Fußes. Die **Inspektion der Schuhe** ist deshalb für die Diagnose unverzichtbar (Abb. 69.8). Schwache, schmerzhafte, verkrüppelte Füße brauchen dann wiederum *die richtigen Schuhe als Heilmittel*.

Geeignetes Schuhwerk, kleine **Änderungen an Konfektionsschuhen** und in schwierigen Fällen *Maßschuhe* sind überaus wirksame Hilfsmittel im Armamentarium des Orthopäden. Die meisten sind sehr einfach und logisch in ihrer Wirkung. Es lohnt sich, sie zu kennen und daran zu denken. Sie setzen keine höheren Fachkenntnisse voraus und sind mit etwas gesundem Menschenverstand durchaus sinnreich zu verordnen zuhanden eines Orthopädieschuhmachers. Deshalb werden sie hier in einem eigenen Kapitel besprochen.

Was ist geeignetes Schuhwerk?

Schuhe sollen den *Zweck* erreichen, für den sie vorgesehen sind:

- Schutz vor Kälte, Nässe und Verletzungen
- gute Auflagefläche für die lasttragende Fußsohle
- guten Halt für den Fuß als Ganzes und die Fußgelenke im Besonderen
- in erster Linie aber *keine Behinderung* der normalen Fußfunktion: Gut dem individuellen Fuß angepasste Form, vor allem **genügend Spielraum für ein freies Zehenspiel**.

Patienten mit etwas *breiten Füßen* haben oft große Mühe, geeignete Schuhe zu finden, müssen von einem ins andere Schuhgeschäft laufen, bis sie einen genügend breiten Schuh finden. Die Mühe lohnt sich indessen immer.

Kinder brauchen keine besonderen Spezialschuhe, auch in der Regel keine Einlagen (s. Kap. 69.5.1). Wichtig ist, dass ihre Schuhe strapazierfähig und vor allem immer *groß genug* sind. Ihre Füße wachsen schnell, die Schuhe nicht. Turn- und Sportschuhe sind zweckmäßig, es brauchen nicht die teuersten zu sein.

Erwachsene tragen mit Vorteil *für jede Aktivität den geeigneten Schuh:* für Alltag, Arbeit, Freizeit, Sport. Er zeichnet sich aus durch:

1. **Schutz:** z. B. feste vordere Kappe bei Arbeiten mit schweren Gewichten, auch beim Rasenmähen! Spezielle Schuhe für manche Sportarten, Wandern, Bergsteigen usw. Schutz vor Nässe, Kälte etc.
2. **Fußbett:** gute Druckverteilung, der Fußsohle angepasst. Eine *weiche, dicke Sohle* wirkt als *Puffer*, kann die harten Schläge beim Gehen auf hartem Pflaster abfangen und hilft erstaunlich gut bei vielen Schmerzen, nicht nur im Fuß, sondern auch in Knie und Hüfte. Die meisten Turn- Sport- und Laufschuhe haben solche Sohlen. Ein Städtebummel mit harten dünnen Sohlen kann eine Tortur sein, nicht nur bei Arthrosen und statischer Fußinsuffizienz. Einzelne schmerzhafte Druckstellen sind leicht zu erkennen (Schwielen, Clavi) und sollen gezielt lokal entlastet werden, mit einer entsprechenden, individuell angefertigten Einlage oder im Schuh (im Fußbett) selbst.
3. **Halt:** Bei Gehen auf unebenem Boden, für wenig *stabile Fußgelenke*, bei vielen Laufsportarten. Eine gute Fersenbettung ist wesentlich; evtl. hochgezogener und verstärkter Schaft. Für instabile obere Sprunggelenke gibt es gute Spezialschaftstiefel mit eingebauten seitlichen Verstärkungen.

Probleme ergeben sich v.a. mit modischen Schuhen: Flache Sohlen sind zweckmäßiger und funktionaler als *hohe Absätze*, bei denen die Füße nach vorne rutschen und die Zehen zusammengequetscht werden (s. Abb. 69.45 u. Abb. 69.55).

Ungünstig ist der *vorne schmale, spitz zulaufende Schuh*, weil darin die Zehen keinen Spielraum haben und mit der Zeit verkrüppeln. Wir raten den Patientinnen, diese schönen Schuhe nur zu den besonders wichtigen Anlässen anzuziehen und **im Alltag** wenn möglich flache, weite und *bequeme Schuhe* zu tragen.

Ganz allgemein werden meist zu kleine, *zu enge Schuhe* getragen (und im Schuhgeschäft empfohlen!). Nur schon etwas breitere oder eine Nummer größere Schuhe bringen viele Schmerzen zum Verschwinden.

Abänderungen an Serienschuhen

Sehr oft, häufiger als man denkt, lassen sich mit relativ einfachen Änderungen an Serienschuhen Schmerzen beseitigen. Neue Schuhe drücken fast immer irgendwo. Mit dem Tragen passt sich der Schuh dem Fuß etwas an. Alte Schuhe sind meist bequem. Die Leidenszeit vom neuen zum alten Schuh lässt sich abkürzen: Der Schuhmacher kann neue Schuhe in der Regel punktuell *gezielt ausweiten*, dort, wo der Schuh drückt, seien es Exostosen, Osteophyten, Schwielen, entzündliche Druckstellen, Hühneraugen an Zehen, Fußrist, Sohle oder Ferse.

Aussparungen an Einlagen, Filzringe, Klebefilzstücke haben den gleichen Zweck, sind einfach und effizient.

Viele Änderungen kann der **Orthopädieschuhmacher** an normalen Serienschuhen vornehmen (**Abb. 69.88**). Sie sind bei den entsprechenden Indikationen beschrieben:

- *Pufferabsätze*, v.a. bei schmerzhaften Gelenken (Kap. 64.9.2, Abb. 64.84)
- *Abrollrampen*, bei steifen schmerzhaften Sprung- und Mittelfußgelenken (Kap. 69.8.2, Abb. 69.85a)
- *Zehenrollen* bei steifen, schmerzhaften Zehen: (Kap. 69.8.3, Abb. 69.85b)
- *Sohlenversteifung:* Bei normalen Schuhen ist die Sohle flexibel, damit der Fuß normal abrollen kann. Bei versteifenden Arthrosen der Fuß- und Zehengelenke ist eine flexible Sohle ungünstig. Das Abrollen strapaziert die Gelenke und ist schmerzhaft. Mit einer steifen Laufsohle werden diese Gelenke etwas ruhig gestellt (meist in Kombination mit einer Abrollrampe).
- *Fußbett:* Bei gewöhnlichen, einfachen Schuhen ist die Brandsohle, d.h. die Auflagefläche des Fußes flach. Viele Sport- und auch andere Schuhe haben ein eingebautes Fußbett. Dieses soll den Druck gleichmäßig verteilen.

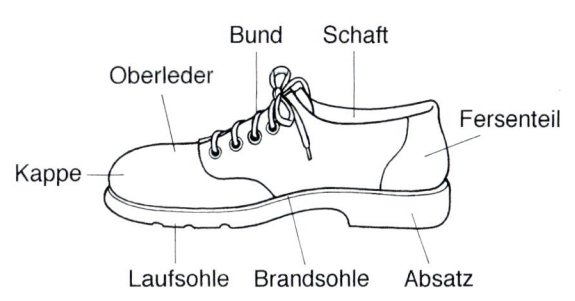

Abb. 69.88: Schuhe und **Änderungen an Schuhen**.

Der Schuh bildet mit dem Fuß eine Schicksalsgemeinschaft. Am Schuh hängt das Wohl und Wehe des Fußes. Als erstes ist die *richtige Schuhwahl* entscheidend: Bequem, zweckmäßig, groß genug, damit die Zehen genug Bewegungsfreiheit haben.

Manche Schmerzen sind banal, z.B. Druckstellen im zu wenig gut angepassten Schuh, und sind einfach zu beheben:
- *Laufsohle:* Sie gibt den Bodenkontakt. Sie kann zu hart, zu dünn, evtl. zu flexibel sein. Sie sollte dick und weich sein. Dicke Gummisohlen, wie sie in vielen Sportschuhen integriert sind, haben eine gute Pufferwirkung.
- *Brandsohle:* Sie gibt den Fußkontakt. Evtl. ist sie zu rigide, nicht dem Fuß angepasst. Bei Schmerzen an der Fußsohle sind Änderungen notwendig: Einlagen oder ein Fußbett: Druckstellen. (Metatarsalgie, Fersenschmerzen etc.)
- *Kappe:* zu eng, Druckstellen an den Zehen, Hammerzehen, Hühneraugen etc.
- *Oberleder:* zu knapp, zu hart. Druckstellen dorsal durch Falten beim Abrollen bei dünner, flexibler Sohle.
- *Fersenfassung:* guter Halt, keine Druckstellen am Rand,
- *Absatz:* nicht zu hoch, jedoch breit, Pufferabsatz.
- *Schaft:* niedrig oder über Knöchel zur Verstärkung, oft Druckstellen am Rand.
- *Bund:* guter Halt, aber kein Druck auf den Rist. Schnürung oder Schnallen erlauben eine flexible Adaptation: Nicht zu straff, nicht zu locker, je nach Anforderung.

- *Schmerzen an der Fußsohle* sind fast immer die Folge von punktueller Überlastung (Abb. 69.2). Solche umschriebene Druckstellen sind in der Regel leicht erkennbar an Schwielen und lokalisierter Druckdolenz. Sie lassen sich durch «Hohllegen» entlasten. Das individuell in den Konfektionsschuh eingepasste oder eingebaute Fußbett (z.B. aus Kork) ist eine Alternative zur Einlage, wenn diese nicht genügt, z.B. bei versteifenden Fußdeformitäten, u.a. bei Hohlfuß, Klumpfuß, Plattfuß, und speziell auch bei Metatarsalgien (Kap. 69.5.4, Abb. 69.47) und Fersenschmerzen (Kap. 69.7.1).
- Schmetterlingsrollen sollen bei *Metatarsalgien* die äußeren Metatarsaleköpfchen stützen, die mittleren entlasten (Abb. 69.48).
- *Sohlenerhöhungen*, lateral oder medial bei Varus- bzw. Valgusabweichungen des Fußes. Schlaffe, bewegliche Fehlstellungen können korrigiert werden, steife hingegen nicht. Sie lassen sich nicht in eine gerade Stellung zwingen, sondern müssen so

eingebettet werden, wie sie stehen. So braucht z. B. ein schlaffer Knickfuß eine mediale Erhöhung (Abb. 69.36), ein versteifter hingegen eine Bettung mit medialer Vertiefung (Abb. 69.37). Wesentlich ist, dass der Schuh immer im Lot aufgebaut ist, d.h. dass die Schuhsohle gerade auf dem Boden steht und nicht schief auftritt.

- *Absatzerhöhungen*, z. B. bei Spitzfuß (Kap. 69.4.1); einseitig auch zum Beinlängenausgleich (Abb. 63.7, Kap. 63.2.1). Schuhe mit hohen Absätzen sollen ein gutes, horizontales Fersenbett haben, damit der Fuß nicht nach vorne rutscht und die Zehen gequetscht werden (Abb. 69.45).
- zum *Beinlängenausgleich* kann natürlich auch die ganze Sohle erhöht werden. Das macht aber den Schuh klobig. Viele Patienten ziehen die alleinige Absatzerhöhung vor (Kap. 63.2.1).
- *Absatzverbreiterung*, z. B. bei habituellen Distorsionen (Kap. 68.5.1, Abb. 68.7), zur Verbesserung der seitlichen Stabilität des oberen Sprunggelenkes.
- *Fersenbettung* individuell, bei Fersenschmerzen, Instabilität etc., evtl. mit seitliche Verstärkung zur Verbesserung der Stabilität (Kap. 68.5.2, Abb. 69.36).
- *Fersenfassung*: Oft sind Schuhe hinten zu weit, die Ferse rutscht heraus. Mit einer auf der Innenseite eingeklebten seitlichen und hinteren Polsterung kann dem Übel abgeholfen und der Fersenhalt verbessert werden.
- *Schaft*: Druckstellen sind leicht zu finden und müssen beseitigt werden durch Ausweiten, Abpolstern. Oft ist ein anderer, breiterer, größerer Schuh nötig.
- *Schaftrand:* Manche schmerzhaften Druckstellen entstehen durch Reiben des Schaftrandes auf der Haut, z. B. auf dem Rist oder an der Ferse. Auch hier kann der Schuhmacher Abhilfe schaffen durch Versetzen des Randes, Ausweiten oder Abpolstern.
- *Schaftverstärkung:* Die Stabilität des oberen Sprunggelenkes kann verbessert werden durch Erhöhung und Verstärkung des Schaftes über die Knöchel hinauf (Kap. 68.5.1).
- *Innenschuhe:* stärker deformierte Füße lassen sich einbetten in einer weichen, nach Modell angefertigten Schuhform, die in einen normalen Serienschuh eingepasst wird. Damit hat der Patient einen «Maßschuh im Konfektionsschuh» (Abb. 63.8). Vorteil: lässt sich bei Bedarf leicht ändern, billiger. Nachteil: Der Schuh muss etwas größer sein.
- *verschiedene Schuhgrößen:* Ungleich große Füße brauchen entweder je einen Schuh von zwei Paaren verschiedener Größe oder aber Platzhalter bzw. einen Innenschuh für den kleineren Fuß.

Kontrolle: Verschreiben allein genügt nicht. In der Regel gelingt die Schmerzbefreiung nicht auf Anhieb. Oft müssen nachträglich noch Druckstellen behoben, störende Unregelmäßigkeiten ausgebügelt werden. Diese kommen meist erst zum Vorschein, wenn der Patient *den Schuh ein paar Tage oder Wochen getragen* hat. Dann ist eine *Kontrolle beim Arzt* fällig. Es gehört zum **Service des Orthopädieschuhmachers**, diese Mängel noch zu korrigieren. Unterbleiben diese Kontrollen, bleiben die Schuhe allzu oft im Schrank stehen oder landen im Abfalleimer. Schade um die Arbeit.

Maßschuhe

Grobere Deformitäten, stark schmerzhafte, schlecht belastbare Füße lassen sich oft nur noch mit Maßschuhen befriedigend versorgen. Solche werden *nach Maß und Modell* in Einzelanfertigung hergestellt vom Orthopädieschuhmacher, einem entsprechend ausgebildeten Fachhandwerker, und sind entsprechend teuer. Manche Patienten sind jedoch darauf angewiesen. Sie sind damit geh- und arbeitsfähig, während sie sonst praktisch invalide wären. Für diese Menschen sind fachmännisch gefertigte Maßschuhe ein Segen, und man wir sie ihnen nicht verweigern. Von einem einmal hergestellten Leisten können weitere Exemplare angefertigt werden.

69.14
Fußverletzungen: Frakturen

69.14.1
Allgemeines

Der Unfallmechanismus gibt bei Frakturen die ersten und wichtigsten diagnostischen und prognostischen Hinweise.

Stauchungsfrakturen kommen durch Stürze und zunehmend durch Verkehrsunfälle («Bremsbein» bei Auffahrunfällen) zu Stande. Abknickung nach innen hat mediale, solche nach außen laterale Verletzungen zur Folge, axiale und plantare Stauchungen haben wieder andere Formen (Talus, Kalkaneus). Es handelt sich meist um schwere Verletzungen, oft um Luxationen oder Luxationsfrakturen (s. u.).

Ausschlaggebend ist die begleitende **Weichteilverletzung**. Ihr gilt die erste und größte Aufmerksamkeit. Dies gilt besonders auch für die *Quetschverletzungen*, d. h. Frakturen, welche durch den Fall von schweren Gewichten auf den Fuß zu Stande kommen.

Leichtere, harmlosere Verletzungen (Zehenfrakturen) entstehen durch Stoß gegen harte Gegenstände, bei Distorsionen etc.

Diagnostik

Klinischer Aspekt (Fußform, Hautverletzung, Hämatom), Schmerzlokalisation und Funktionsausfall geben die wichtigsten Anhaltspunkte. *Konventionelle Röntgenbilder* genügen in der Regel. Evtl. sind Aufnahmen in speziellem Strahlengang (schräg) nötig zur Darstellung einzelner Gelenke oder Knochen (subtalares Gelenk, Lisfranc, Metatarsalia, Zehen). Die Interpretation der Bilder ist nicht ganz einfach.

Prognose

Veränderungen der *normalen Fußform* haben schmerzhafte statische Störungen, Gehbehinderung und Probleme mit der Schuhversorgung zur Folge: Abplattung der Längswölbung (Plattfuß), Varus- bzw. Valgusfehlstellung, Verdrehungen im Vorfuß.

Verwerfungen in der Reihe der *Metatarsalköpfchen*, d.h. Störungen der Querwölbung, haben Transferbeschwerden im Vorfuß zur Folge («Spreizfuß», Kap. 69.5.4: «Metatarsalgie»).

Teilversteifungen sind häufig. Störend sind sie vor allem im Talo-Naviculargelenk und in den Zehengrundgelenken, während die übrigen Gelenke (Mittelfuß) schon normalerweise wenig beweglich sind. Sie können ohne wesentlichen Schaden versteifen oder, wenn sie später Schmerzen verursachen, arthrodesiert werden.

Ungenügende Durchblutung, Sensibilitätsstörungen als Folge von verletzten Nerven und Hautschäden und -narben sind am Fuß besonders schwerwiegende Komplikationen. Sie machen das Gehen mühsam, die Schuhversorgung schwierig und sind immer sehr schmerzhaft.

Ungünstige Verläufe sind nicht selten durch eine zusätzliche Sudeck'sche Dystrophie (Kap. 45.1) gekennzeichnet.

Das Ziel jeder Therapie muss sein, all dies möglichst zu verhindern.

Therapie

Die Therapie wird richtungsweisend bestimmt durch die Schwere der Verletzung und die zu erwartende Prognose:

Bei *Weichteilschäden*, so vorhanden, haben diese erste Priorität. Hier gilt das «primum nil nocere». Ebenso wichtig ist die Erhaltung bzw. *Wiederherstellung einer funktionstüchtigen Fußform*, sei es, wo möglich, konservativ, andernfalls evtl. offen (Luxationsfrakturen).

Die **Fixation** ist oft mit Verbänden (Zehen), Schienen oder im Gips möglich, bei instabilen Frakturen häufig am besten mit Kirschnerdrähten, selten mit Schrauben, Platten. Nach kurzer Ruhigstellung (Hochlagerung) ist in vielen Fällen die Ambulation *mit Belastung* im Gehgips oder mit Spezialschuh möglich. Damit kommt die Rehabilitation besser voran als ohne Gips und ohne Belastung.

Beweglichkeit (aktiv plantar, passiv dorsal) ist vor allem in den Zehengrundgelenken wichtig. Diese bleiben auch im Gips frei.

69.14.2 Kalkaneusfraktur

Beim *Sturz aus großer Höhe* wird das Fersenbein oft so zusammengestaucht, dass ein **Plattfuß** zurückbleibt. Die gesamte Statik des Fußes ist gestört, die Ferse steht hoch und ist verbreitert, wodurch es zu schmerzhaftem Impingement am Außenknöchel kommen kann.

In der Mehrzahl der Fälle ist das untere Sprunggelenk mitbetroffen. Dies führt meist zu einer *Versteifung* und, infolge der Inkongruenz der Gelenkflächen, oft zu einer **posttraumatischen Arthrose**. Deformität, Fehlstellung, Fehlbelastung machen das Gehen, vor allem auf unebenem Boden, schmerzhaft (**Abb. 69.89**).

In der **konservativen Behandlung** der frischen Fersenbeinbrüche wurde deshalb versucht, mit Extensionen, Nagelaufrichtungen, Phleps'schen Zwingen usw. die Fuß- und Fersenform wieder herzustellen. Dies bedingt eine lange Ruhigstellung und Entlastung.

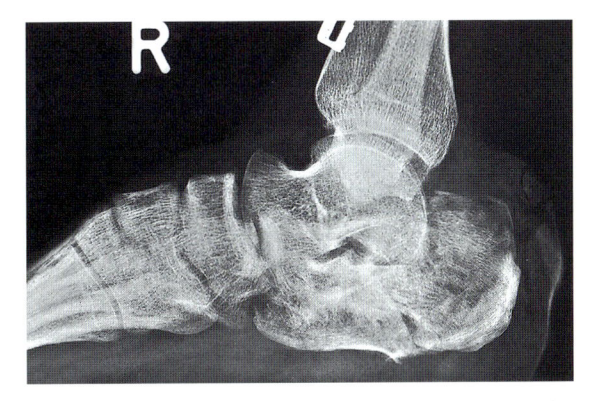

Abb. 69.89: **Posttraumatischer Plattfuß** und Arthrose des unteren Sprunggelenkes mit Versteifung, nach massiver **Kalkaneusfraktur.** Solche Verletzungen machen häufig sehr hartnäckige Schmerzen, teils vom Gelenk, teils vom Plattfuß ausgehend (s. Kap. 69.5.3). Einlagen, gut angepasstes Schuhwerk sind immer nötig, oft auch die subtalare Arthrodese, doch gelingt es nicht immer, die Beschwerden zu beseitigen. Die erste Behandlung der Kalkaneusfraktur ist deshalb besonders wichtig. Allerdings besteht keine Einigkeit, welches die beste Methode sei (primäre Mobilisation, konservative Reposition, Osteosynthese). Art und Ausmaß der Verletzung spielen eine wesentliche Rolle.

Wahrscheinlich sind die Ergebnisse eher besser, wenn auf Repositionsmanöver verzichtet, sofort mit der Mobilisation und frühzeitig mit der Belastung begonnen wird.

In der Hoffnung, diese ungünstige Prognose der intraartikulären Kalkaneusfrakturen zu verbessern, wird versucht, sie *offen zu reponieren* und mit kleinen Platten zu stabilisieren. Bei den meist ausgedehnten Trümmerzonen mit vielen kleinen Fragmenten ist dies nicht einfach, oft auch gar nicht anatomisch genau möglich (**Abb. 69.90**, vgl. a. Kap. 42.2.3 u. 4). Die Gefahr einer Nervenverletzung (bei medialem Zugang), von residuellen Schmerzen, aber auch von Hautschäden und Infektionen nach Operationen ist allerdings nicht klein, denn die Gewebe im Bereich der Fußsohle sind straff und wenig dehnbar.

Die ideale und gefahrlose Behandlung der stark gestauchten sowie der intraartikulären Fersenbeinbrüche ist *noch nicht* gefunden. Das Resultat hängt wohl in erster Linie von der Art und Schwere der Verletzung ab.

69.14.3
Der posttraumatische Plattfuß

Die **orthopädische Versorgung** des posttraumatischen Plattfußes erfolgt mit einer individuell angefertigten Einlage. Sie soll nur die Fußsohle gleichmäßig abstützen, denn die Korrektur einer Fehlstellung ist damit wegen der Versteifung nicht möglich.

Ein kräftiger hoher Schuh mit starrer Sohle und Abrollrampe gibt guten Halt und stellt das schmerzhafte untere Sprunggelenk wenigstens teilweise ruhig. Bei stark *schmerzhafter Arthrose* ist die Double-Arthrodese angezeigt (Abb. 69.82).

69.14.4
Luxationen und Luxationsfrakturen im Mittelfuß

Durch massive Gewalteinwirkung entstehen manchmal schwere Verletzungen der Fußwurzel- und Mittelfußknochen:

- *Talusfrakturen:* Sie sind besonders gefürchtet wegen der Gefahr einer Nekrose der Talusrolle. Die Nekroserate ist besonders hoch bei zusätzlicher Luxation.
- Luxationsfrakturen des *unteren Sprunggelenkes*
- Luxationsfrakturen im *Chopart* oder *Lisfranc*
- multiple *Metatarsalfrakturen*.

Solche Verletzungen werden nicht selten übersehen oder falsch interpretiert. Die Röntgenbilder des Fußes mit den vielen kleinen Knochen und Gelenken sind nicht leicht zu lesen. Aufnahmen in mehreren Ebenen evtl. Vergleichsaufnahmen der Gegenseite helfen, ebenso das CT (s. Abb. 69.90).

Es ist wichtig, solche **Verletzungen zu erkennen** und die *Dislokation sofort* so gut wie möglich zu *reponieren*. Veraltete nicht reponierte Fußfrakturen und -luxationen können schwere statische Beschwerden verursachen: Schmerzen wegen Fehlstellungen mit Druckstellen, Plattfuß, versteiften Gelenken, Zehendeformitäten und Arthrosen.

Korrekturoperationen sind später oft schwierig und unbefriedigend. Besser ist die Arthrodese eines geschädigten Gelenkes in guter Stellung.

Metatarsalefrakturen

Die *Metatarsalia I und V* sind die «Eckpfeiler» des Vorfußes. Sie sollten nach Frakturen wieder richtig zu stehen kommen. Deshalb werden sie eher einmal offen reponiert und fixiert als die drei mittleren

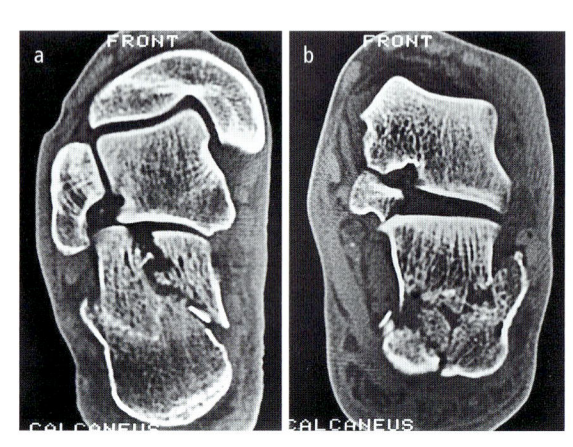

Abb. 69.90: Kalkaneusfrakturen im CT.
Auf konventionellen Röntgenbildern sieht man hauptsächlich die Einstauchung des Tuber calcanei und die Abflachung der Längswölbung des Fußes. Erst im CT kommen die Details dieser meist *komplexen Frakturen* zum Vorschein. Die Beteiligung des unteren Sprunggelenkes wird deutlich.
a) *Einstauchung des Tuber calcanei.* Der gelenktragende Teil des Fersenbeines ist auseinander geborsten, das hintere *untere Sprunggelenk inkongruent*, das laterale Fragment des Kalkaneus ist verschoben und stößt gegen den Außenknöchel. Dies führt oft zu permanenten Beschwerden an dieser Stelle.
b) *Stauchungsbruch* des Tuber calcanei und Abbruch des Sustenaculum tali. Dieses ist zum Sinus tarsi hin disloziert, das *untere Sprunggelenk* klafft, es ist inkongruent. Auf konventionellen Röntgenbildern ist die Schwere der Verletzung nicht eindeutig zu erkennen. Eine anatomisch genaue Reposition ist kaum möglich. Solche Brüche enden meist mit weitgehend steifen unteren Sprunggelenken und bleiben oft dauernd schmerzhaft bei voller Belastung.

Das CT ist für die Beurteilung von Frakturen im Fuß eine wertvolle Hilfe. Dank genauerer Analyse der Verletzung ist die Behandlung differenzierter möglich.

(II bis IV). Diese dürfen hingegen nicht «aus der Reihe tanzen» (in der Frontalebene), weil es sonst zu Metatarsalgien («*Transferbeschwerden*») kommen kann. Kirschnerdrahtfixationen sind u.a. bei instabilen Reihenfrakturen zweckmäßig.

Gelegentlich machen Frakturen an der *Basis des Metatarsale V* Probleme (verzögerte Heilung, Pseudarthrose), die eine kleine Operation erfordern.

69.14.5
Posttraumatische Fehlstellungen und Versteifungen

Nach Zehenverletzungen, Frakturen und Quetschungen, aber auch im Verlauf einer länger dauernden Immobilisation bei Unterschenkelfrakturen und Fußverletzungen, vor allem bei unzweckmäßiger Behandlung, *versteifen* sehr häufig *einzelne oder alle Zehen*. Beschwerden entstehen hauptsächlich bei gleichzeitigen Fehlstellungen: Hammerzehen (s. Kap. 69.6.2).

Als **Prophylaxe** ist intensives Zehenspiel und wenn möglich der funktionelle Gebrauch des Fußes (Gehen mit Belastung im Gips!) bei allen diesen Verletzungen wesentlich.

Fixierte steife **posttraumatische Hammerzehen** werden gleich behandelt wie die statischen Hammerzehen (s. Kap. 69.6.2): operativ mit Teilresektionen.

Nicht ganz selten sind *traumatische Tenodesen*: Sehnenverklebungen im Bereich einer inneren Narbe, z. B. der Sehne des Flexor hallucis longus, was zu einem Hallux malleus (s. Kap. 69.6.2) und anderen Fehlstellungen (Spitzfuß) führt. Gelegentlich ist dann eine operative Tenolyse dieser verwachsenen Sehnen notwendig.

Posttraumatische **Hautdefekte**, besonders an Ferse und Sohle, stellen schwierige, gelegentlich fast unlösbare Probleme, wenn der Fuß wegen schmerzhafter Narben nicht belastet werden kann, bei schlechter Heilungstendenz und fehlender Sensibilität. Falls mit geeigneter Schuhversorgung und plastischen Operationen kein befriedigender Zustand erreicht werden kann, ist ein Entlastungsapparat zweckmäßig, in extremen Fällen ist die Amputation zu erwägen.

70 Amputationen und Prothesenversorgung

«Amputation is one of the meanest yet one of the greatest operations in surgery; mean when resorted to where better could be done, great as the only step to give comfort in life.»
Sir William Ferguson

70.1 Amputationen

70.1.1 Allgemeines

Ursachen

Amputationen können

1. *angeboren* oder
2. *traumatisch* entstanden sein, oder aber
3. *chirurgisch* durchgeführt werden müssen, am häufigsten wegen Störungen der arteriellen Zirkulation, sodann nach schwersten Verletzungen oder bei malignen Tumoren.

Diese verschiedenen Gruppen stellen auch ganz *verschiedene Probleme* für Patient und Arzt (**Tab. 70.1**).

Indikation zur Amputation

Sie ist gegeben:

1. wenn ein Bein, seltener ein Arm, oder ein Teil davon *nicht erhalten werden kann*: ischämische Nekrose, Gangrän (am häufigsten bei Arteriosklerose und Diabetes), irreparable Gefäßverletzung usw.
2. als *lebensrettende Operation* bei bestimmten malignen Tumoren, schweren, infizierten Verletzungen usw.
3. wenn das Glied oder ein Teil desselben derart geschädigt ist, dass es *mehr stört als nützt* und auch mit orthopädischen Apparaten usw. nicht mehr funktionstüchtig gemacht werden kann, also etwa ausnahmsweise bei schweren Schmerzzuständen, bei ausgedehnten Sensibilitätsausfällen oder Hautdefekten an der Fußsohle, nur sehr selten bei schweren unheilbaren Infektionen.
4. bei *Nachamputationen*, Stumpfkorrekturen, wenn die Prothesenversorgung dies erfordert, oder bei Stumpf- und Phantomschmerzen, Osteomyelitis, Durchblutungsstörungen etc.

Bei **schweren frischen Verletzungen** steht man oft vor dem verantwortungsvollen Entscheid, ob ein Versuch zur *Erhaltung* des Gliedes sinnvoll ist, oder ob *primär amputiert* werden soll: Der Versuch zur Erhaltung ist nicht ungefährlich. Das Leben des Patienten kann durch unstillbare Blutung oder durch Intoxikation bei beginnender Gangrän ernsthaft bedroht sein. Ein schwer verletztes und verstümmeltes, schmerzhaftes Glied kann auch später eine schwere, vor allem auch psychische Belastung werden, wenn der Patient lange Zeit arbeitsunfähig bleibt, die Wiederherstellung nicht gelingt und später die Amputation doch noch erwogen werden muss. Der *Entschluss* dazu ist nach den langwierigen Mühen für Patient und Arzt nicht leichter als am Anfang (vgl. Kap. 42.4.2). Die Amputation unmittelbar nach dem Unfall wird in der Regel leichter akzeptiert, und die Rehabilitation kann sofort an die Hand genommen werden, ein physiologisch und sozial nicht zu unterschätzender Vorteil. Damit soll nicht der Sofortamputation das Wort geredet werden. Vielmehr geht es darum, frühzeitig **die Prognose** und *die Chancen einer Restitution möglichst genau* **abzuschätzen**:

Bei *Skelettläsionen* wie Pseudarthrosen, Fehlstellungen, Gelenkzerstörungen und Infektionen sind die Aussichten einer Wiederherstellung und Rehabilitation verhältnismäßig günstig (stabile Osteosynthese, Korrekturosteotomien, Arthrodesen, Infektausräumung). Auch das Schicksal schwerer *Weichteilschäden*

Tabelle 70.1: Amputation und Rehabilitation: Die drei Lebensalter.

	Kinder	**Erwachsene**	**Alte**
Ätiologie (hauptsächlich)	– kongenital – traumatisch – Tumoren	– traumatisch – Tumoren	– Gefäßkrankheiten (Arteriosklerose, Diabetes)
Ausgangslage – physisch	– sehr gute Heilung – sehr gute funktionelle Anpassung – weiteres Wachstum verändert Stumpfform	– gute Heilung – meist gute funktionelle Anpassung	– häufig Wundheilungsstörungen – geringe funktionelle Anpassung – verminderte Kraft – oft beidseitig
– psychisch	– ausgezeichnete Adaptation und Umstellung – Kooperation meist noch mangelhaft – noch starke Abhängigkeit von der Umgebung	– gute Kooperation	– Anpassungsfähigkeit beschränkt – oft abhängig und hilflos
Konsequenzen für die Therapie 1. Amputation	– möglichst sparsam! – Wachstumsfugen erhalten! – evtl. endgültige Versorgung erst nach Wachstumsabschluss – am besten in speziellen Zentren	– sparsam – gute Stumpfversorgung möglich und nötig – evtl. plastische und Mikrochirurgie	– Substanz möglichst erhalten – Amputationshöhe bestimmen braucht Erfahrung – überlange Unter- und Oberschenkelstümpfe sind bei Gefäßpatienten ungünstig
2. Prothesenversorgung	– anspruchsvoll	– meist gut möglich	– oft schwierig
3. Rehabilitation	– braucht viel Kenntnis, Einfühlung, Geduld – Teamarbeit – große Möglichkeiten, lohnt sich immer, Erfolg aber stark von der Einstellung der Umwelt abhängig	– meist gut möglich	– oft sehr mühsam. Beschränktes Ziel: Patient soll möglichst unabhängig werden. Auch dies oft nicht mehr zu erreichen

ist dank der Mikrotechnik der plastischen und Gefäßchirurgie besser geworden.

Ungenügende Blutversorgung, *Sensibilitätsstörungen* mit Ulzera und Infekten sowie ausgedehnte *Hautdefekte an Fußsohle* und Ferse hingegen haben eine schlechtere Prognose und erfordern eher einmal eine Amputation. Auch Hautplastiken (Verschiebelappen) an Fußsohle oder volar an Hand und Fingern befriedigen wegen der fehlenden Sensibilität oft nicht.

Körperintegrität und Psyche

Alle Menschen haben ein tief verwurzeltes, intensives Gefühl ihrer eigenen körperlichen Integrität, aber (als Gesunde) auch eine genaue Vorstellung, wie ihre Mitmenschen aussehen sollten.

Kaum ein körperlicher Schaden verletzt diese Gefühle und Vorstellungen so stark wie eine Amputation. Die daraus entstehenden Probleme belasten den Betroffenen in *doppelter Weise*: Schwerer noch als die eigene körperliche Verstümmelung ist die offene oder versteckte Ablehnung – oft auch in Form von Mitleid kompensiert – zu ertragen, zu verarbeiten und zu überwinden.

Die psychologischen Probleme spielen denn auch eine große Rolle, vor allem bei *Kindern*, Jugendlichen und Frauen, und zwar sowohl beim Entschluss zu einer Amputation als auch bei der Prothesenversorgung, der Rehabilitation und Reintegration in ein normales Leben.

Die Amputation darf nicht als Resignation und Eingeständnis einer erfolglosen Behandlung betrachtet werden, wie das noch zu oft geschieht.

70.1.2
Behandlungsziel

> «Amputation is the beginning and not the end of a treatment.»
>
> *Sir Reginald Watson-Jones*

Die Amputation ist nicht das Ende, sondern ein Beginn, nämlich der erste Schritt zur Rehabilitation. Die psychologischen Probleme für den Patienten sind ohnehin groß genug. Wenn der Arzt ihm eine positive Einstellung zur Amputation und für ein sinnvolles Leben danach vermitteln kann, ist viel gewonnen. Deshalb wird *schon vor der Operation* die Prothesenversorgung und die Rehabilitation geplant und vorbereitet.

Das *Ziel* ist:

1. die **Wiederherstellung der Funktion**: für Beinamputierte das *Stehen* und *Gehen*; für Armamputierte das *Greifen*
2. eine **akzeptable kosmetische** Versorgung, vor allem bei jüngeren Patienten und Frauen.

Beinamputierte sollten wenn immer möglich und so rasch als möglich wieder gehfähig gemacht, also mit einer Prothese versorgt werden.

Das **Ziel der operativen Stumpfversorgung** ist deshalb ein

- schmerzfreier
- gut durchbluteter
- sensibler
- frei beweglicher
- formgerechter (prothesengerechter)
- tragfähiger Amputationsstumpf mit guter Weichteildeckung.

Anschließend soll *frühzeitig* die Prothese angepasst werden, damit der Amputierte so bald wie möglich in einer intensiven Gehschulung wieder stehen und gehen lernt.

Obere Extremitäten: Nach Amputationen an Hand und Arm ist die Rehabilitation komplizierter. Das Ziel ist *ein guter Griff*. Nicht in jedem Fall ist eine Prothesenversorgung notwendig. Manche Patienten können ihren Amputationsstumpf dank erhaltener Sensibilität besser gebrauchen als eine Prothese.

Bei *Ohnhändern* ist eine Versorgung notwendig. Es stellt sich das Problem, ob mit einer plastischen Operation der Stumpf greiffähig gemacht werden kann (Krukenberg'sche Zange), oder welche Prothesen am zweckmäßigsten sind (s. Kap. 70.4).

Alter der Patienten

Das Alter spielt für Beurteilung, Behandlungsplan und Prognose eine wesentliche Rolle: Deutlich lassen sich **drei Altersgruppen** unterscheiden, welche sich weitgehend mit den ätiologischen Gruppen decken: *angeborene, traumatische, gefäßbedingte* Amputationen.

1. Der **Erwachsene** jüngeren und mittleren Alters im Vollbesitz seiner psychischen und physischen Kräfte bringt gute Voraussetzungen für die Rehabilitation mit. Amputation und Prothesenversorgung können meist nach einem bestimmten Schema erfolgen und sind vergleichsweise einfach.
2. *Am häufigsten* müssen **geriatrische Patienten** amputiert werden, und zwar wegen Gefäßerkrankungen. Ihnen fehlen in der Regel diese günstigen Voraussetzungen. Die Rehabilitation stellt schwierige, oft kaum lösbare Probleme.
   Die Amputation ist nur eine Folge der *Grundkrankheit*, und diese schreitet unaufhaltsam weiter fort. Oft muss früher oder später auch auf der Gegenseite amputiert werden. Beidseitig im Oberschenkel Amputierte z. B. haben kaum eine Chance, je wieder gehfähig zu werden, solche mit Unterschenkelamputationen jedoch schon. Deshalb sollte sparsam amputiert werden. Das Bestimmen der Amputationshöhe erheischt gerade bei Gefäßpatienten große klinische Erfahrung. Höher oben zu amputieren als unbedingt nötig, in der Meinung, damit Wundheilungsstörungen sicher vermeiden zu können, lässt sich heute nicht mehr vertreten.
   Bei **Diabetikern** sind vor allem die peripheren Abschnitte betroffen. Hier sind oft lokal begrenzte Amputationen (z. B. im Fuß) möglich. Mit der Entfernung von Gangrän und Infekt bessert sich auch ein schlechter Allgemeinzustand (s. a. Kap. 69.12, Kap. 29.2.3 u. Abb. 29.3).
3. **Bei Kindern** ist die Aufgabe noch schwieriger und vielfältiger, dafür aber besonders dankbar. Wachstum, psychomotorische Entwicklung, Umwelt, speziell die Rehabilitation von Kindern mit multiplen Missbildungen, stellen besondere Probleme, welche nicht schematisch gelöst werden können. Die Anforderungen an die Betreuung solcher Kinder sind besonders groß (s. Tab. 70.1). Zur Prothesenversorgung von angeborenen Extremitätendefekten siehe Kapitel 27.2.3.

70.2
Beinamputationen

70.2.1
Amputationshöhe

Es mag banal und selbstverständlich klingen, wird aber oft über komplizierten Diskussionen vergessen: Je mehr vom Bein erhalten bleibt, desto besser kann der Amputierte gehen.

Wertvolle, weil nicht oder nur schlecht ersetzbare Strukturen sind besonders:

- *die Fußsohle* (Haut mit subkutanem Polster). Sie trägt problemlos das volle Körpergewicht. Kein auch noch so guter Stumpf kann das. Auch Teile der Fußsohle sind deshalb erhaltenswert.
- *das Kniegelenk,* das erst den sicheren kraftvollen, ästhetisch leichten Gang ermöglicht. Kein künstliches kann das eigene Kniegelenk auch nur annähernd gleichwertig ersetzen.

Auf welcher Höhe soll nun amputiert werden? Grundsätzlich soll so sparsam wie möglich, aber so viel wie nötig amputiert werden.

Ältere Schemata stammen aus Kriegszeiten, wo nur radikale Chirurgie Leben retten konnte, und nur bestimmte geeignete Stümpfe in die damals verfügbaren Prothesen passten. Diese Richtlinien gelten nicht mehr, denn die moderne Orthopädietechnik kann fast jeden Stumpf adäquat versorgen, und je weiter peripher die Amputation liegt, desto besser und sicherer kann der Patient nachher gehen. Heute gilt deshalb die Forderung, so viel Länge als möglich zu *erhalten*, aber auch Wundheilungsstörungen möglichst zu vermeiden.

Allerdings haben auch ausgeklügelte technische Untersuchungsmethoden keine eindeutigen *Kriterien* für die optimale Amputationshöhe liefern können, und der Operateur ist in erster Linie auf seine klinische Untersuchung, die Anamnese und die Beurteilung der Gewebe während der Operation angewiesen. Je größer seine Erfahrung ist, desto besser werden seine Resultate sein. Jedenfalls sind Amputationen keine Eingriffe für Anfänger. Wesentlich ist nicht nur, was weg muss, sondern vor allem, was und wie es erhalten werden kann.

Der Stumpf muss *schmerzfrei tragfähig* und *prothesengerecht geformt* sein. Daraus ergeben sich die zweckmäßigsten Amputationshöhen.

Allgemein gilt: *Lange Ober- und Unterschenkelstümpfe bringen funktionelle Vorteile* für das Gehen (langer Hebelarm, mehr Kraft), sind jedoch *bei Gefäßpatienten* ungünstig.

Die einzelnen Amputationsniveaus

Zehengrundgelenk (Exartikulation): *Großzehe:* Abstoßen beim Gehen gestört. Zehen II bzw. III: führt zu Hallux valgus. Zehen IV und V. stört wenig. Evtl. kleine Zehenprothese im Schuh (nicht bei Gefäßpatienten).

Vorfuß (transmetatarsal): Wenn die Ansatzpunkte der langen Fußmuskeln (Peronei, Tibiales) erhalten sind, bleibt der Fuß im Gleichgewicht. Eine Vorfußprothese verhindert das Rutschen im Schuh. Je weiter rückwärts amputiert wird, desto stärker ist die Spitzfußtendenz, weil der Zug der Achillessehne überwiegt.

Rückfuß: *Vorteil:* voll belastbarer Stumpf dank Fußsohlenhaut. Kalkaneus (evtl. auch Talus) können mit der Tibia arthrodesiert werden, damit die Ferse nicht umkippt (*Pirogoff*). Versorgung mit Prothese in Form eines Innenschuhes genügt oft, und der Patient kann zur Not auch ohne Prothese gehen.

Exartikulation im oberen Sprunggelenk (*Syme*) mit Erhaltung der Fußsohle (Ferse), und, bei Kindern, der Epiphysenwachstumszone. Auch bei Diabetes geeignet. Technisch anspruchsvoll.

Unterschenkelamputation: Die Erhaltung des Kniegelenkes ist ein unschätzbarer Vorteil.

Amputation z. B. etwa 11 bis 13 cm unterhalb des Kniegelenkspaltes. Längere Stümpfe verbessern dank dem längeren Hebelarm die Führung der Prothese und das Gehen wesentlich, neigen aber zu trophischen Störungen und sind deshalb für Gefäßpatienten ungeeignet. Kurze Stümpfe sind schwieriger zu versorgen, sind aber trotzdem wertvoll. Ein gut belastungsfähiger Stumpf wird im Normalfall mit einer Unterschenkelprothese ohne Oberschenkelteil versorgt werden: Vollkontakt mit Soft-socket = maximal mögliche Abstützung des Stumpfes selbst, ohne Hohlraum. Ein Teil des Gewichtes wird am Tibiakopf und auf der Patellarsehne abgestützt (PTB-Prothese: «Patellar Tendon Bearing», s. Kap. 7.3.2). Aufhängung evtl. mit Kondylenbettung möglich (**Abb. 70.1**).

In seltenen Fällen muss eine durch ein mechanisches Kniegelenk mit der Prothese verbundene Oberschenkelhülse einen Teil des Gewichtes tragen und die Prothese führen helfen.

Amputation im Kniegelenk (*Exartikulation*): Statt im Oberschenkel zu amputieren, kann man in geeigneten Fällen (Kind: Epiphysenwachstumsfugen, aber auch bei Gefäßpatienten) die Femurkondylen als Stützpunkt erhalten. Vorteil: Volle Belastbarkeit des Stumpfendes. Die Versorgung solcher Stümpfe ist erst möglich geworden, seit das mechanische Kniegelenk so konstruiert werden kann, dass es unter oder neben dem distalen Femurende im Prothesenschaft Platz findet.

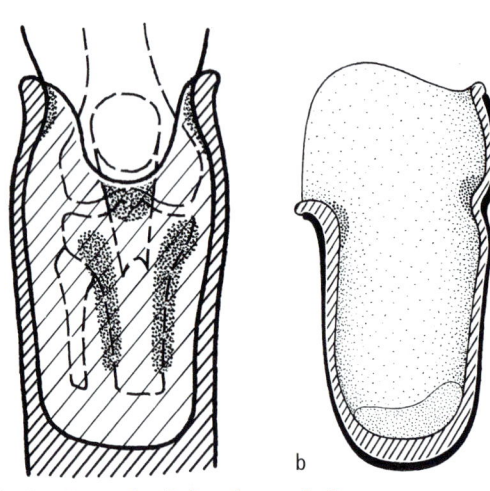

Abb. 70.1: Unterschenkelprothesenschaft.
a) *Querschnitt.* Punktiert sind die Stellen, wo der Stumpf im Schaft abgestützt werden kann: Beidseits der Tuberositas tibiae an den Tibiakondylen und auf der Patellarsehne. Diese *Abstützpunkte* ermöglichen meistens eine Unterschenkelprothese ohne Oberschenkelschaft: Kurzprothese, P.T.B.-Prothese (Patellar Tendon Bearing). Bei der sog. K.B.M.-Prothese (Kondylen-Bettung-Münster) ist der Schaft seitlich über das Knie hochgezogen, wodurch er ohne Aufhängung hält und man auf Tragriemen verzichten kann.
b) *Längsschnitt:* außen *Gießharzschaft*, armiert mit Kohlefasergeflecht (schwarz), innen *Weichwandschaft* (schraffiert). Die Abstützung unter der Patella liegt auf gleicher Höhe wie der Gegenhalt in der Kniekehle. Bei ungenügender Weichteildeckung wird das Stumpfende zusätzlich gepolstert. Der Weichwandschaft überragt den Gießharzschaft, v. a. in der Kniekehle, und ist hier besonders dick.

Oberschenkelamputation: Wenn sich eine Amputation unterhalb oder im Kniegelenk nicht mehr realisieren lässt, ist man gezwungen – vor allem bei arteriellen Durchblutungsstörungen – das Bein im Oberschenkel abzusetzen. Der Verlust des Kniegelenkes macht das Gehen jedoch zu einem Balanceakt. Manche Amputierte werden nicht mehr gehfähig.

Das *Stumpfende* soll etwa 15 cm oberhalb der Femurepikondylen liegen. Längere Stümpfe sind kolbig statt konisch, haben schlechtere Zirkulation und sind weniger gepolstert, doch gibt jede zusätzliche Länge mehr Stabilität und Sicherheit beim Gehen. Je kürzer hingegen der Stumpf, desto stärker kommt er in Abduktions- und Flexionsstellung, und desto schwieriger ist er im Prothesenschaft stabil zu fassen.

Wenn möglich wird eine den Stumpf im Schaft eng umschließende Prothese (*Kontaktschaft*) angepasst. Der Stumpf soll mindestens einen Teil des Körpergewichtes tragen, ein Teil wird im Schaft aufgenommen und das restliche Gewicht am oberen Schaftrand vom so genannten Tubersitz (**Abb. 70.2**): Der Schaftrand wird am Gesäß so modelliert, dass das Sitzbein

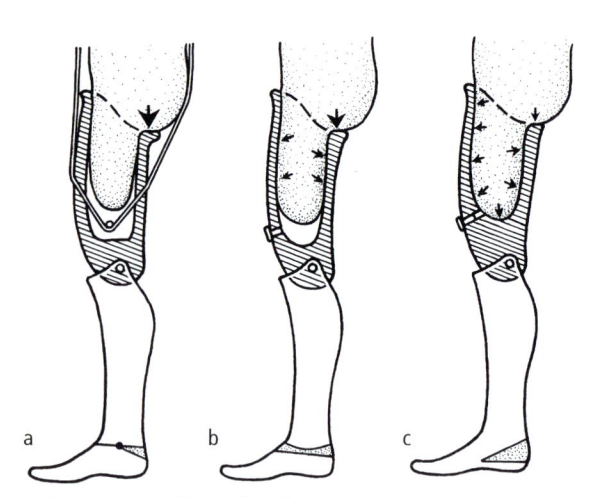

Abb. 70.2: Oberschenkelprothesen.
a) Bei diesem *älteren Modell* ist der Stumpf vom Köcher nur im oberen Teil richtig gefasst. Es benötigt deshalb eine Aufhängung mit Gurten über die Schulter. Das Körpergewicht ruht fast ausschließlich auf dem «Tubersitz». Der Amputierte «sitzt» regelrecht auf dem Köcherrand. Technisch weniger anspruchsvoll, billig.
b) **Haftprothese** mit Kontaktschaft, wobei das Stumpfende nicht aufliegt. Dank dem Kontakt haftet die Prothese beim Anheben des Beines, eine Aufhängung ist nicht nötig. (Ein Ventil sorgt für das Vakuum.) Ein kleiner Teil des Körpergewichtes wird vom Stumpf selbst übertragen. Die Saugwirkung des Vakuums ruft Schäden an den Weichteilen des Stumpfendes hervor, deshalb kaum mehr gebraucht (s. Kap. 70.3.3).
c) **Vollkontaktschaft:** Die beste Lösung, wo sie möglich ist. Der Stumpf hat überall engen Kontakt mit der Prothese und trägt Gewicht, wodurch der Tubersitz entlastet wird. Durch den guten Kontakt werden auch die Nachteile der Sogwirkung vermieden. Angestrebt wird größtmögliche Endbelastung.
Unten: Verschiedene **Prothesenfüße:** a) Fuß mit Sprunggelenk. b) Fuß mit Pufferring (Greißinger), erlaubt eine geringgradige Bewegung in allen Richtungen. c) SACH-Fuß (Solid Ankle Cushioned Heel), ohne Gelenk, mit gepuffertem Absatz, eine einfache, robuste Konstruktion.

richtig auf dem Prothesenrand reitet (querovale Form). Mit der längsovalen Form wird versucht, der Abduktionstendenz des Stumpfes zu begegnen: Abstützung zwischen Trochantermassiv und aufsteigendem Sitzbeinast. Das Stumpfende soll möglichst viel Last tragen.

Die *Aufhängung* ist oft ein Problem: Eine kräftige Muskulatur kann in günstigen Fällen die Prothese tragen (Haftprothese). Weniger günstig ist die Saugprothese, welche durch Vakuum hält: Zirkulationsstörungen am Stumpf sind nicht selten. So bleibt gelegentlich nur das Aufhängen mit einem Riemen über die Schulter (Suspensionsprothese; Abb. 70.2 a).

Bei sehr kurzem Stumpf ist ein Beckenkorb zur Führung notwendig.

Exartikulation im Hüftgelenk und Hemipelvektomie. Es sind außerordentlich große und verstümmelnde

Operationen, welche höchstens bei Sarkomen und schweren Verletzungen einmal in Frage kommen. Die Prothese braucht einen Beckenkorb.

Amputationen bei Kindern

Bei Kindern wird man versuchen, möglichst *sparsam* zu amputieren. Auch unkonventionelle Stümpfe können wertvoll und funktionstüchtig sein.

Solange das epiphysäre *Längenwachstum* noch andauert, kommt es vor, dass ein knöcherner Amputationsstumpf aus dem Weichteilstumpf herauswächst (v. a. am Oberarm und Unterschenkel, s. a. Kap. 28.3, Abb. 28.8), was dann eine Nachamputation notwendig macht. Am Oberarmstumpf kann eine Winkelosteotomie dies evtl. verhindern (s. Kap. 70.4).

Kinder sollten eine Prothese bekommen, sobald sie sie brauchen, d. h. bei Gehbeginn. Einfache Konstruktionen sind zweckmäßig, sie können leichter dem Wachstum angepasst werden (vgl. a. Kap. 27.2.3).

Mit Prothesen für die obere Extremität eilt es weniger (s. Kap. 70.4). Kinder lernen allerdings rasch und spielerisch mit myoelektrischen Prothesen umzugehen.

70.2.2
Die Technik der Amputation

Sie richtet sich nach den Erfordernissen der vorgesehenen Prothese. Der Stumpf muss *schmerzfrei* und *belastbar* sein. Bei arteriellen Durchblutungsstörungen muss auf einer Höhe amputiert werden, wo die **Zirkulation** *für eine Primärheilung* des Stumpfes ausreicht. Stumpfnekrosen infizieren und machen eine Nachamputation nötig.

Bei der Schnittführung ist bereits die Prothesenversorgung zu berücksichtigen: *Narben* stören vor allem dort, wo der Stumpf das Körpergewicht auf die Prothese übertragen soll. Schmale Hautlappen sind gefährdet. Eine gewebeschonende Technik ist selbstverständlich.

Die *Form des Stumpfes* bei Amputationen durch die Diaphyse soll konisch und nicht am Ende kolbig verdickt sein, damit er gut in den Prothesenköcher eingeführt und eingepasst werden kann. Überschüssige Weichteillappen verursachen trophische Störungen und sind ebenso ungünstig wie zu geringe Polsterung des Knochenstumpfes. Die Haut soll ohne Spannung über dem gepolsterten Stumpf liegen.

Zur Versorgung des *Knochenstumpfes* hat sich die **myoplastische Amputation** bewährt: Die Muskulatur wird über das Knochenende gezogen. Sie polstert den Knochen gut ab und kann Druck übertragen. Dies ergibt einen «aktiven» Stumpf. Dieser ist kräftig und die Führung der Prothese besser. Schließlich ist durch die Muskulatur eine gute Zirkulation des Stumpfes gewährleistet. Dies ist besonders wichtig, da Zirkulationsstörungen im Stumpf zu den häufigsten Komplikationen nach Amputationen gehören. Bei Gefäßpatienten ist die Myoplastik allerdings nicht angezeigt, wegen der Nekrose- und Infektionsgefahr.

Die *Nervenstümpfe* sollen tief genug in der Muskulatur eingebettet liegen, damit keine schmerzhaften Neurome entstehen.

Primärheilung und saubere Hautverhältnisse sind wesentlich, denn adhärente Narben sind empfindlich und erschweren die Prothesenversorgung.

Das Risiko von **Wundheilungsstörungen** ist allerdings bei Amputationen deutlich *größer* als bei anderen Operationen. Breite Wundflächen, geschädigte Gewebe, gestörte Blutversorgung und nicht selten Infektionen sind die Ursachen. Im Zweifelsfall, und bei Infektionen immer, soll die Amputationswunde offen behandelt und erst bei sauberen Wundverhältnissen sekundär verschlossen werden.

Die **Nachbehandlung** hat vor allem die Aufgabe:

1. Wundheilungsstörungen zu vermeiden bzw. früh zu erkennen: leicht komprimierende Verbände, die aber weder drücken noch strangulieren dürfen, Flachlagerung, Drainage, täglicher Verbandwechsel usw.

sowie nach abgeschlossener Wundheilung:

2. *Kontrakturen* durch Lagerung und Bewegungstherapie zu verhindern (s. Kap. 70.3.3)
3. die unvermeidliche *Atrophie* des Stumpfes durch Bandagieren zu beschleunigen, damit der Stumpf bald seine endgültige Form bekommt. Mit einem «Airsplint» kann gleichmäßiger Druck ausgeübt werden.
4. Schon vorher, d. h. sobald es die Wundheilung zulässt, wird *eine* **Behelfsprothese** *angepasst*. Ein Gipsköcher mit einer Stelze genügt. Damit wird der Patient sofort auf die Beine gestellt.

Die Anpassung der *definitiven Prothese* ist erst möglich, wenn die Schwellung zurückgegangen und der Stumpf etwas atrophiert ist. Dieser *Schrumpfungsprozess* dauert einige Wochen. Er wird unterstützt durch kräftiges Umwickeln mit elastischen Binden. In dieser Zeit wird bereits intensive Gehschulung und aktives Stumpftraining betrieben (**Abb. 70.3**). Die *endgültige Stumpfform* wird erst nach einem halben bis einem Jahr erreicht. Vermehrt werden **Interimsprothesen** verwendet (z. B. aufblasbare).

Lässt man den Patienten im Bett liegen, bis die endgültige Prothese fertig ist, entstehen Kontrakturen, er verliert den Mut und lernt unter Umständen nie mehr, mit einer Prothese zu gehen.

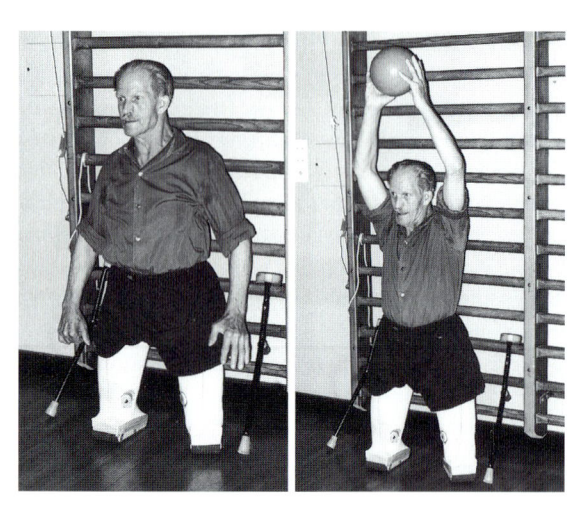

Abb. 70.3: Rehabilitation eines Doppelamputierten: *So früh als möglich* wird mit einfachen *Behelfsprothesen* das Gleichgewicht im Stehen trainiert. Mit kurzen Stümpfen geht es leichter. Der Wille des Patienten, das Ziel zu erreichen, nämlich gehen zu lernen, ist an seiner gespannten Aufmerksamkeit zu erkennen. Es gilt, den Patienten schon vor der Operation auf dieses Ziel hin zu lenken.

Auch Einfachamputierte werden so bald als möglich mit einer provisorischen Prothese ausgerüstet, damit die Gehschulung sofort beginnen kann. Manche Doppelamputierte und alte Oberschenkelamputierte lernen das Gehen allerdings kaum mehr. Es ist dann besser, sie konsequent für ein *Leben im Rollstuhl* zu rehabilitieren.

Aus den genannten Gründen ist die so genannte *Sofortprothesenversorgung* propagiert worden, d.h. das Eingipsen des Amputationsstumpfes und Anlegen einer Behelfsprothese unmittelbar nach der Operation. Dieses Verfahren setzt aber große Erfahrung, Beherrschung der Technik und genaue postoperative Überwachung voraus. Fehlen diese Voraussetzungen, ist die Methode gefährlich (Zirkulationsstörungen, Nekrosen, Wundheilungsstörungen).

Das gleiche Ziel wird jedoch erreicht mit der **Frühversorgung**. Nach Wundheilung, d.h. nach wenigen Wochen, wird eine Prothese angepasst, damit der Stumpf möglichst rasch belastungsfähig und der Patient gehfähig wird. Die erste Prothese ist praktisch immer ein provisorischer Behelf. Es gibt viele Möglichkeiten, vom Gipsköcher mit Stelze über aufblasbare «Prothesen» bis zur Definitiven (als Testprothese).

70.3 Prothesenversorgung und Rehabilitation

70.3.1 Allgemeines

Prothesen und ihre Träger

Dass ein *Kunstglied* das eigene bei weitem nicht in jeder Beziehung ersetzt, merkt der Patient erst, wenn er es bekommt: Es ist leblos, kraftlos, gefühllos, schlecht steuerbar, es klappert, fühlt sich anders an und sieht nie wie ein lebendiges aus. Diese erste Enttäuschung muss der Arzt dem Amputierten überwinden helfen. Auch eine gut passende Prothese wird er zwar nie so empfinden können «als wär's ein Stück von mir», doch ist sie ihm ein unentbehrliches Mittel zum Zweck: sein eigenes Leben unabhängig zu führen. Dies zu erkennen hilft ihm am besten das Beispiel eines Leidensgenossen, der mit seiner Prothese vollständig integriert ist. Dieser kann ihm auch Ratschläge und Tricks vermitteln, die andere nicht aus Erfahrung kennen.

Prinzipien

- Einwandfreie *Funktion* ist erste Voraussetzung. Mit einer Beinprothese soll der Amputierte ohne Schmerzen und übermäßige Anstrengung sicher gehen können. Der Bewegungsablauf sollte möglichst flüssig und natürlich sein. Dies ist im Normalfall mit den heutigen Prothesen weitgehend realisierbar.
- *Kosmetik:* Hier sind die Anforderungen naturgemäß unterschiedlich. Die moderne Orthopädietechnik kann aber auch gehobenen Ansprüchen weitgehend gerecht werden.
- *Rasche Herstellung:* Es ist sehr wichtig, dass die Patienten nicht wochen- und monatelang auf ihre Prothese warten müssen. Technisch ist die Fertigung einer Beinprothese in wenigen Tagen möglich. Die Kostenfrage muss frühzeitig abgeklärt werden.
- *Dauerhaftigkeit, Wartung, Reparaturen.* Prothesen sind ständiger großer Beanspruchung und somit auch entsprechendem Verschleiß unterworfen. Trotz der modernen Materialien und Konstruktionen ist die Prothese auf Pflege und der Patient auf einen funktionierenden Service angewiesen (Weiteres s. im Kapitel «Orthopädietechnik», Kap. 17.11.1).

Indikation

Amputierte können zwar mit zwei Krückstöcken auch ohne Prothesen gehen, doch in unseren Breiten sollte ihnen eine solche zustehen, falls sie damit auch wirklich *gehen können* und wollen. Nicht alle können, so z. B. manche Alten, Kranken, Gelähmten, Doppelamputierten oder anderweitig Behinderten. Diesen ist mit einem *Rollstuhl* besser geholfen.

Wenn der Amputierte den Willen hat, wieder gehen zu lernen und ein normales Leben zu führen, finden sich auch die technischen Möglichkeiten für eine adäquate Versorgung und Rehabilitation. Andernfalls sind alle noch so gut gemeinten Bemühungen umsonst.

Im Weiteren hängt die *Prothesenversorgung* vom *Stumpf* ab. Auch ungünstige Stümpfe kann der Orthopädiemechaniker heute oft befriedigend versorgen. Wo seine Kunst dazu nicht ausreicht, sollte ihn der Chirurg mit einer Stumpfrevision unterstützen.

Materialien

Holz, Leder, pflanzliche und tierische Textilien, als natürliche organische Materialien dem Menschen seit jeher vertraut und *angenehm zu tragen*, sind auch die Werkstoffe des traditionellen Prothesenbaus. Die moderne Orthopädietechnik hat jedoch mit wenigen Ausnahmen (Holzschaft für Oberschenkelstümpfe: leichter nachzupassen, gute Wärmedämmung) auf Kunststoffe umgestellt. Die *technischen Möglichkeiten* und Vorteile sind ungleich größer: Festigkeit, geringes Gewicht, Leichtbauweise, gute Formgebung, bessere Kosmetik, Haltbarkeit und Verarbeitung, leichtere Pflege usw. Darauf will man nicht verzichten. Die Wahl liegt weitgehend beim Handwerker und beim Kunden, dem Patienten. Dem Arzt verbleiben *Planung* und *Kontrolle* der «reibungslosen» Funktion.

70.3.2 Endgültige Prothesenversorgung

Die endgültige Prothesenversorgung ist ein Spezialgebiet der **technischen Orthopädie** geworden. In dafür eingerichteten Zentren werden Versorgung und Rehabilitation in enger Zusammenarbeit zwischen Prothesenbauer, Orthopäden und Rehabilitationsspezialisten (Gehschulung, Physiotherapie, Fürsorge, Berufsschulung) von der Amputation bis zur Wiedereingliederung in den Arbeitsprozess durchgeführt. Der Orthopäde sollte *so viel davon verstehen*, dass er *Stumpfkrankheiten* behandeln und den Sitz der Prothese *kontrollieren* kann. Entscheidend ist eine gute psychologische, ggf. psychiatrische Betreuung.

Aufbau der Prothese

Damit die Prothese *richtig ins Lot* kommt, richtet sie der Prothesenbauer von unten nach oben, d. h. vom Fuß hinauf zum Amputationsstumpf und nicht umgekehrt. Die Prothese muss den Gesetzen der «Statik der aufrechten Haltung» genügen (s. Kap. 8.1; **Abb. 70.4**).

Da die Muskeln fehlen, müssen die Gelenke ähnlich stabilisiert werden wie bei einer Lähmung (s. «Passive Gelenkstabilisierung», Kap. 8.2, und «Kniestabilisierung bei schlaffer Lähmung», Kap. 34.1.2). Daraus folgt, dass das *Kniegelenk* ein wenig hinter dem Schwerpunktlot liegen muss, ebenso das *Fußgelenk*. Letzteres hat in der Regel eine geringe allseitige Beweglichkeit, damit der Gang weich wird, und eine Sperre gegen Dorsalflexion zur Stabilisierung des Knies oder einen Gummiabsatz zur Pufferung (SACH-Fuß, Abb. 70.2 c). Kontrakturen müssen ausgeglichen werden (s. Abb. 70.4 b).

Das *Kniegelenk* hat eine Extensionssperre und mehr oder weniger komplizierte Gelenkmechanis-

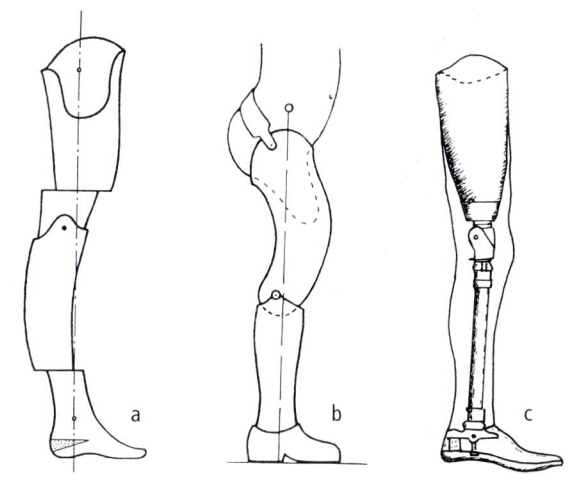

Abb. 70.4:
a) Der **Aufbau der Prothese** erfolgt *von unten nach oben*. Er muss der Statik und Dynamik des Stehens und Gehens genügen (s. Kap. 8). Um die *Kniestabilität* zu verbessern, kann das Kniegelenk etwas nach dorsal hinter das Schwerpunktlot versetzt werden.
b) Einbettung eines Oberschenkelstumpfes mit *Flexionskontraktur*: Körperachse und Prothese müssen im Lot sein. Besser ist allerdings, durch zweckmäßige Nachbehandlung eine Kontraktur zu vermeiden.
 a) und b) *Schalenbauweise:* die Außenwand (aus Holz oder Gießharz) bildet das tragfähige Skelett.
c) *Rohrskelettkonstruktion*. Sie wird mit Schaumstoff verkleidet. So entspricht sie eher dem menschlichen Vorbild. Die tragenden Teile werden in Modularbauweise zusammengesetzt. Damit sind Länge und Achse leicht verstellbar, und Passteile (z. B. Knie, Fuß) lassen sich leicht austauschen. Allerdings sind diese Prothesen weniger robust.

men, um einen möglichst physiologischen Gang zu ermöglichen (pneumatische bzw. hydraulische Schwungphasensteuerung). Einfache Prothesen sind oft besser als komplizierte.

Stumpfeinbettung

Die Stumpfeinbettung ist das Schwierigste bei der Prothesenversorgung. Der Schaft wird nach einem **Gipsmodell** gefertigt. Er muss satt und unbeweglich sitzen und darf unter Belastung weder drücken noch «pumpen». Modelle zu nehmen ist eine besondere Kunst. Die tragenden Flächen müssen sehr genau ausgeformt und modelliert werden (s. a. Abb. 70.1). Ein *kontrakter*, nicht achsengerecht stehender Stumpf muss wenn nötig abgewinkelt in den Schaft eingebettet werden, damit *die* **Prothese im Lot** *steht* (Abb. 70.4 b).

Das *Stumpfende* selbst soll so viel Gewicht wie möglich tragen, sonst müssen höher oben Abstützpunkte gesucht werden (Abb. 17.27).

Der Stumpf wird möglichst gut gefasst, damit er im Stehen nicht in den Prothesenschaft einsinkt. Es sollen keine Hinterschneidungen, keine Hohlräume, aber auch keine Druckstellen entstehen, da sonst leicht Zirkulationsstörungen, Stauungen und dermatologische Probleme auftauchen (s. Kap. 70.3.3).

In der *Schwungphase* muss der Stumpf die Prothese tragen, was besondere Probleme aufwirft (s. Unterschenkel- bzw. Oberschenkelamputation, Kap. 70.2.1). Die Prothese sollte beim Gehen nicht «pumpen».

Angestrebt wird somit eine möglichst feste Verbindung zwischen Stumpf und Schaft. Dies ist am besten erreichbar mit einem engen *Kontakt auf der ganzen Berührungsfläche*, ein so genannter **«Vollkontakt»**. Überdies soll auch die Endbelastung des Stumpfes bis zur Grenze der Belastbarkeit ausgenützt werden.

Eine wesentliche Neuerung ist der Silikon-Strumpf (Inliner) mit Adapter für den Prothesenschaft. Er gibt eine gute Haftung der Prothese, ohne dass eine stärkere epikondyläre Klammerung am Knie oder Ellbogen notwendig ist, und erleichtert die Druckverteilung in heiklen Stümpfen.

Die Prothese sollte so konstruiert sein, dass sie die Patienten *ohne fremde Hilfe selbst anziehen* können. **Fußprothesen** müssen individuell angepasst werden, in der Form von *Innenschuhen*, wobei die verbliebenen Fußsohlenabschnitte voll tragen sollen.

Keine Prothese passt auf Anhieb. Patient und Arzt müssen hartnäckig darauf drängen, dass **Nachanpassungen** vorgenommen werden, bis die Prothese so gut sitzt, dass der Amputierte *schmerzfrei gehen* kann. Druckstellen müssen entlastet und abgepolstert und Hohlräume aufgefüllt werden. Da sich der Stumpf auch später immer wieder ändert, ist die Prothese nie endgültig fertig. Der Amputierte darf und soll darauf bestehen, dass der Orthopädiemechaniker jederzeit auch später die Prothese zu seiner Zufriedenheit revidiert.

Gehschule und Rehabilitation

Gehschule und Rehabilitation sind nach Chirurgie und Prothesenversorgung das dritte Glied in der Behandlung Amputierter. Krankengymnastik und Gehschule sind sehr anspruchsvoll und erfordern besondere Kenntnisse: Stumpf und Prothese sind ungewohnte Vorgaben in der Physiotherapie. Der *Stumpf* selbst braucht Bandagierung und Training, und der Gang mit der Prothese ist asymmetrisch, zumindest am Anfang unsicher, mühsam und schwierig, und jedenfalls anders als mit zwei Beinen (vgl. Kap. 8.3). Aufstehen, Stehen, Hinsetzen, der Gebrauch der Stöcke, aber auch die **alltäglichen Bewegungen** und Verrichtungen wie Ankleiden, das Anziehen der Prothese usw. müssen *beigebracht, gelernt* und *geübt* werden (s. «Gehschule», Kap. 17.3.4). Das Ziel ist ein *normales Leben*, das bis hin zu Tanz und Sport für Amputierte reicht.

Die Vorbereitung darauf ist am besten in einem spezialisierten Zentrum möglich, wo alle *Fachleute* vom medizinischen Personal über die Handwerker bis zum Rehabilitationsteam mit ihrer Erfahrung und ihren Möglichkeiten zur Verfügung stehen. (Weiteres dazu im Abschnitt «Rehabilitation», Kap. 19)

70.3.3
Stumpfkrankheiten

Die Prothesenversorgung ist manchmal erschwert oder unmöglich wegen eines unzweckmäßigen oder kranken Stumpfes. Es ist Aufgabe des Orthopäden, in Zusammenarbeit mit dem Prothesenbauer, Abhilfe zu schaffen.

Narben: Hautnarben von Verletzungen oder Infektionen, vor allem wenn sie mit dem Knochenstumpf verwachsen sind, und auch indurierte Unterhautpartien sind manchmal sehr empfindlich auf Druck oder Zug. In der Regel ist eine operative Stumpfkorrektur nötig.

Infektionen nach Amputationen sind nicht selten. Entzündungen, Fisteln und Sequester (Kronensequester) verhindern eine Prothesenversorgung. Sie müssen operativ ausgeräumt werden.

Schlechte Stumpfform: Der Orthopädiemechaniker wird versuchen, auch schlechte Stümpfe gut zu versorgen. Er stößt dabei auf Grenzen. Zu dicke, zu lange und unförmige Stümpfe müssen auf die richtige konische Form nachamputiert werden.

Amputationsstümpfe ändern oft mit der Zeit ihre Form (Atrophie, Wachstum), was einen neuen Schaft nötig macht.

Das Stumpfödem ist eine *häufige* Komplikation, zuerst im Anschluss an die Amputation selbst, später infolge von äußerem Druck und Strangulation durch Verbände oder Prothesenschaft, durch Abflussbehinderung äußerer und innerer Genese. Eine Verdickung des Stumpfes kann auch in lokalen Zirkulationsstörungen (siehe unten) oder einer Herzinsuffizienz ihre Ursache haben.

Druckstellen: Am Stumpfende von Femur oder Tibia, an der vorderen Tibiakante und am Fibulaköpfchen entstehen häufig Druckstellen von der Prothese. An diesen Stellen muss natürlich zuerst der Schaft gut ausgefräst und weich abgepolstert werden. Schädlich ist es auf lange Sicht, unter dem Stumpfende einen Hohlraum im Prothesenschaft auszusparen, weil durch das Vakuum eine sehr unangenehme venöse Stauung im Stumpf entsteht, welche ihn ödematös auftreibt (Stumpfödem, s. o.). Wenn trotz einwandfreier Prothesenanpassung die Druckstellen nicht verschwinden – manche primären Stümpfe sind schlecht, weil die Amputation notfallmäßig durchgeführt werden musste – so ist eine *Nachamputation*, wenn möglich mit myoplastischer Versorgung, angezeigt.

Zirkulationsstörungen und dermatologische Probleme: Eine sehr häufige Komplikation unpassender Schäfte sind venöse Rückflussstörungen im Amputationsstumpf mit tiefblauer Verfärbung, starker ödematöser Auftreibung des Stumpfes, Schmerzen, übermäßiger kalter Schweißbildung und sekundären Hautschädigungen wie Ekzemen, Dekubitus, Ulzera, Atherome (Prothesenrandknochen) usw. Die Patienten können die Prothese nur kurze Zeit oder gar nicht mehr tragen.

Ursachen dieser Zirkulationsstörungen sind: zu lange Stümpfe, vor allem größere Weichteillappen ohne Knochen und Muskulatur, das Tragen von Saugprothesen mit Vakuum in einem Hohlraum unter dem Stumpf, Strangulationen am Schafteingang wegen Hinterschneidungen, schmerzhafte Stümpfe, welche deshalb zu wenig gebraucht werden, Allergien sowie mangelnde Stumpfhygiene. Die wichtigste Prophylaxe ist die *Vollkontaktprothese*.

Eine myoplastische Stumpfkorrektur sowie ein zweckmäßiger Prothesenschaft, welcher überall in Kontakt mit dem Stumpf steht (Kontaktschaft), ebenso eine peinlich genaue, regelmäßige *Stumpftoilette* sind Voraussetzungen für eine Verbesserung. Eine Herzinsuffizienz wäre zu beheben. Oft widersetzen sich solche Zirkulationsstörungen aber hartnäckig allen Behandlungsversuchen.

Kontaktdermatiden entstehen durch direkte chemische Irritation oder Allergien. Wenn ein Material des Prothesenschaftes sich mittels Test eindeutig als Allergien erwiesen hat, muss darauf verzichtet werden. Im Übrigen können saubere Anpassung des Schaftes und Stumpfhygiene meist helfen.

Auch das häufige und sehr **lästige Schwitzen** kann Folge von ungünstigen Zirkulationsverhältnissen am Stumpf sein. Dann bringt bessere Stumpfbettung (Vollkontakt, konische Bettung) manchmal Abhilfe.

Stumpfschmerzen: Eine häufige Komplikation. Ursachen sind Infektionen, Reizzustände, Druck, Entzündungen, Zirkulationsstörungen etc. Diese müssen erkannt und behandelt werden. Als so genannte **Phantomschmerzen** werden solche bezeichnet, welche der Amputierte in seinem nicht mehr vorhandenen Fuß empfindet. Sie sind gefürchtet wegen ihrer Intensität und ihrer Resistenz gegenüber Behandlungsversuchen. Bei Kindern kommen sie nicht vor.

Ihre genaue Ursache ist nicht bekannt. Narbenneurome, Zirkulationsstörungen, schmerzhafte Narben usw. können eine Rolle spielen. Eine Nachresektion des betroffenen Nerven (N. tibialis, N. ischiadicus) und eine Stumpfkorrektur mit myoplastischer Stumpfversorgung können vielleicht helfen.

Kontrakturen: Nach Amputationen im Oberschenkel fallen Muskelansätze von Adduktoren und Beingewicht weg. Der Stumpf hat dann die Tendenz, in Abduktions- und Flexionsstellung zu gehen. Schon in den ersten Wochen nach der Amputation kann eine Kontraktur in dieser Stellung entstehen, wenn sie nicht aktiv bekämpft wird mit Lagerung in Streckstellung (keine Kissen unter dem Stumpf!), Bauchlage und aktiver Gymnastik (vgl. Kap. 38.2.1).

Einmal vorhandene Kontrakturen sind schwierig oder nicht mehr zu beseitigen. Sie erschweren die Prothesenversorgung und das Gehen später außerordentlich.

Für Kniekontrakturen in Flexionsstellung nach Unterschenkelamputation gilt Ähnliches. (Über die Einbettung kontrakter Stümpfe, s. Kap. 70.3.2 u. Abb. 70.4 b).

70.4
Amputation und Prothesen an der oberen Extremität

Grundsätzlich soll so wenig wie möglich amputiert werden. Jede erhaltene *Stumpflänge ist wertvoll*, besonders an Hand und Fingern.

Die Funktion von Hand und Arm sind wesentlich komplexer als jene der unteren Extremitäten, vor allem weil die *Sensibilität* eine überragende Rolle spielt. Eine prothetische Versorgung kann deshalb auch im besten Fall nur einen bescheidenen Ersatz geben. Je nach Situation ist auch dieser für den Patienten nützlich (Ohnhänder, Schwerarbeiter), häufig jedoch behilft er sich besser mit seinem *sensiblen Stumpf* und der gesunden Hand.

Ziel einer funktionellen Versorgung ist ein *Griff*. Gelegentlich wird aber lediglich eine kosmetische Versorgung gewünscht. Je nach individuellen Anforderungen und Möglichkeiten kommen grundsätzlich vier Prothesenarten in Betracht:

1. die **Schmuckhand** mit beschränkter Funktion
2. die **passiven Greifarme**: Stabile Prothesen mit verschiedenen Ansatzstücken (Haken, Haltern, Klauen), welche unter Umständen auch passiv in Pro- bzw. Supinationsstellung gebracht werden können. Sie sind einfach, strapazierbar und eignen sich deshalb vor allem für Schwerarbeiter, Landwirte usw.
3. **aktive Greifarme** (*Eigenkraftprothese*): Greifmechanismen werden durch körpereigene Bewegungen (z. B. der Schulter) betätigt. Unterarmstümpfe eignen sich am besten. Je höher die Amputation (Oberarm), desto geringer die Wirkung (**Abb. 70.5**).
4. **Fremdkraftprothesen** werden mit Servomotoren elektrisch betrieben und durch Körperbewegung oder eigene Muskelkontrakturen *gesteuert* (myoelektrische Prothese, s. **Abb. 70.6**).

Die beiden letzten Gruppen gestatten zunehmend feinere Bewegungen, jedoch keine schwereren Arbeiten. Sie sind kompliziert und anspruchsvoll, aber für manche Patienten (Ohnhänder!) außerordentlich wertvoll. Manche Patienten arbeiten lieber und besser mit ihren sensiblen Stümpfen als mit den gefühllosen Ersatzprothesen.

Gerade bei Ohnhändern ist die *operative* Umwandlung des Vorderarmstumpfes in eine Greifzange (*Krukenberg*) als Alternative in Erwägung zu ziehen.

Die Versorgung von Oberarmstümpfen ist schwierig, v.a. wegen der Rotation. Die Stabilität kann durch eine Winkelosteotomie des Humerusstumpfes (Marquardt) verbessert werden.

Dysmeliekinder haben uns interessante Einblicke in die Lern- und Sinnesphysiologie von Ein- und Ohnhändern vermittelt. Die Prothesen werden von den Kindern als Spiel- und Werkzeuge betrachtet und entsprechend behandelt. Als solche sind sie wertvoll, doch ins Körperschema einbezogen werden sie nicht. Näheres darüber im Kapitel «Angeborene Störungen», Kapitel 27.2.3 und Abbildung 27.6.

Wer sich weiter für Amputationen und Prothesen interessiert, dem sei das ausgezeichnete Buch von *R. Baumgartner* empfohlen, das sich auch leicht und mit Genuss liest, was in der deutschen Fachliteratur nicht alltäglich ist (siehe Literaturverzeichnis).

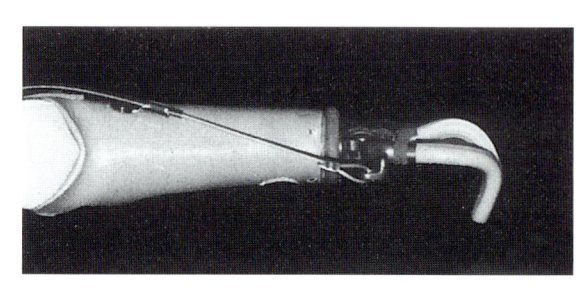

Abb. 70.5: Für viele Armamputierte ist der **einfache, kräftige Haken** das beste Werkzeug. Er lässt sich in jede Drehstellung bringen und durch Schulterzug öffnen.

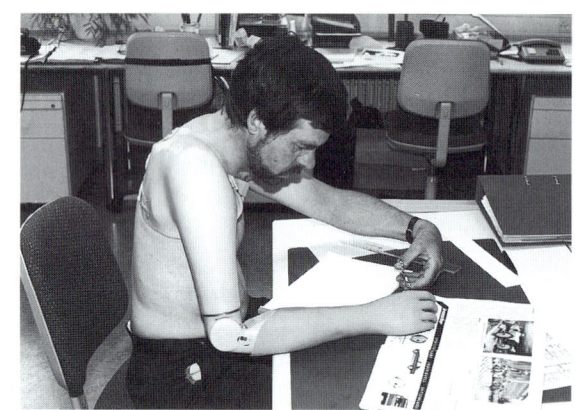

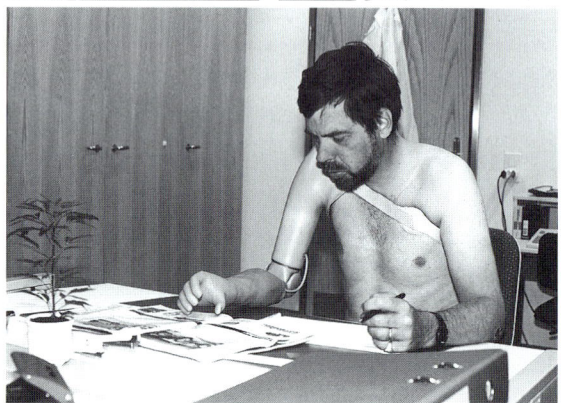

Abb. 70.6: Layouter bei seiner Arbeit, mit **myoelektrischer Oberarmprothese**. Ellbogengelenk mit Servomotor, *gesteuert durch Schulterbewegungen*. Damit kann er die Hand von der Unterlage hochheben, wieder hinlegen und auf diese Weise Papier, Lineal usw. auf dem Tisch festhalten, so dass sie sich nicht verschieben, während er mit der anderen Hand arbeitet.
Ebenfalls motorgetrieben und elektrisch von der Schulter aus durch Druckkontakte gesteuert, lässt sich die Hand öffnen und schließen und kann so einen Gegenstand mit einer einstellbaren Kraft (z. B. 4 kg) festhalten.
Die frühere pneumatische Prothese war zu schwach, zu unbequem und zu schwer, so dass ihr Besitzer sie bei der Arbeit meist weglegte und sich mit allerlei Tricks zu helfen suchte.

B
Bibliographie – Weiterführende Literatur

«Dieser Trottel liest alles.» Mit diesem Ausspruch gab der Internist Prof. Löffler zu uns Studenten vor fünfzig Jahren seiner Verachtung für den Vielleser drastischen Ausdruck. Besser Auswählen und mehr Denken statt wahllos Lesen war schon damals sein Rat. Wie viel aktueller ist er im Zeitalter der elektronischen Bibliothek. Am Angebot fehlt es nicht, dieses ist riesig. Die *Auswahl* ist das Problem.

Was will (sollte) ich lesen und wozu?

- Als *Prüfungsvorbereitung*? Dafür gibt es genug einschlägige Literatur mit Prüfungsfragen, «self assessment examinations» etc. auf dem Markt.
- Um *eine neue Methode zu lernen*? Das Angebot an «Kochbüchern», «How to do it»-Anleitungen ist gross, auch elektronisch interaktiv etc. Lesen allein genügt selten. Kurse, Workshops, Klinikbesuche, Fortbildungsveranstaltungen, Kongresse, Praktika sind in der Regel unumgänglich.
- Gezielt suchen, um *meine Patienten besser beraten und behandeln* zu können? Was ist für meine praktische Arbeit relevant, und was ist lediglich reine Wissensvermehrung, ohne praktische Konsequenz für meine Tätigkeit (anderes Gebiet, spezielle Techniken etc.)? Hier soll das folgende Literaturverzeichnis helfen.
- Einen *Weg zu relevanter Literatur* versucht und verspricht die «Evidence-based Medicine» mittels kritischer Analyse und Auswahl der «Papers» (vgl. dazu Kap. 24.3, S. 426).
- *Die neuesten Publikationen* sind nicht automatisch besser als frühere. Sie können jedoch eine Hilfe bei der Literatursuche sein, sofern sie eine aktuelle Bibliographie haben.
- Genau umschriebene, *spezifische Themen* findet man per PC im Internet, in Datenbanken, mittels geeigneter Suchmaschinen etc. eher in Zeitschriften als in Büchern. Wahlloses «Surfen» frisst allerdings enorm viel Zeit und bringt oft wenig im Vergleich zum Aufwand.
- *Selektive Bibliographien* können hilfreich sein, wie z.B. die «Selected Bibliography» der Amerikanischen Academy of Orthopaedic Surgeons (AAOS): Ausgewählte Artikel werden kommentiert, ein Versuch, die Spreu vom Weizen zu scheiden.
- Eine weitere Methode ist die *Vorzensur*: Renommierte Zeitschriften wie z.B. Das Journal of Bone and Joint Surgery evaluieren die eingesandten Arbeiten im Voraus und publizieren selektiv nur die für gut Befundenen («*Peer Review*»).

Gezielt suchen, selektiv lesen

Die folgende kleine Bibliographie soll ein wenig mithelfen, gezielt zu suchen und selektiv zu lesen, damit Lesen der täglichen praktischen Arbeit dient und nicht nur alle Zeit wegfrisst (vgl. **Abb. 71.1**).

Hurwitz, S. R. et al.: Orthopaedic Information Mastery: Applying Evidence-Based Information Tools to Improve Patient Outcomes While Saving Orthopaedists' Time (The Orthopaedic Forum). J Bone Joint Surg. 82-A, 888 (2000).

Bhandari, M., Swiontkowski, M. F. et al.: User's Guide to the Orthopaedic Literature: How to Use an Article about a Surgical Therapy (Current Concepts Review). J Bone Joint Surg. 83-A, 916 (2001).

Katcher, B. S.: Medline. A Guide to effective Searching. Ashbury Press, S. Francisco 1999.

	Häufiges Problem	Seltenes Problem
Patientenorientiertes Problem	**Das Beste** Die beste Quelle für POEMs *Relevanz I*	**Zweite Wahl** evtl. wenig relevant für die tägliche Praxis *Relevanz II*
Krankheitsorientiertes Problem	**Vorsicht** kann vom Problem ablenken *Relevanz III*	**Überflüssig** nur lesen wenn sehr interessiert *Relevanz IV*

Abb. 71.1: Relevante und andere Lektüre.
4 Arten von Evidenz. Von hoher bis zu geringer Bedeutung für die klinische Praxis. POEM = Patient-Oriented Evidence that Matters.
adaptiert aus: Hurwitz, S. R. et al. The Orthopaedic Forum. J. Bone Joint Surg. 82-A, 889 (2000) (Genaueres s. S. 426)

Die folgende Liste empfohlener Literatur ist als *Wegweiser zum weiterführenden Schrifttum* gedacht. Es kann sich im Folgenden nur darum handeln, aus der unübersehbaren Literaturflut eine rudimentäre Auswahl anzubieten. Notgedrungen bleibt diese Auswahl subjektiv und willkürlich.

Hinweise zum Gebrauch dieser Bibliographie

- Aufgeführt sind empfehlenswerte zeitgenössische Standardwerke als *Referenz- und Nachschlagwerke*, sodann einzelne Bücher und Arbeiten zu bestimmten Themen, u.a. auch solche zu grundsätzlichen Fragen praktischer orthopädischer Tätigkeit.
- *Zeitschriftenartikel* wurden nur ausnahmsweise aufgenommen, wenn sie von besonderer Bedeutung erschienen oder im Text zitiert wurden. «Papers» müssen und können aus der ständig anwachsenden Flut im Internet gezielt gesucht werden.
- *Ältere Schriften* wurden wegen ihrer grundlegenden Bedeutung und Kompetenz aufgenommen. Sie entstanden oft unter weniger Zeitdruck als manche neuere, was sich in fundierter Argumentation und überzeugender Präsentation niederschlägt. Elektronisch sind sie (noch) kaum zu finden.
- Die weiterführende und empfohlene Literatur ist *nach Themen* (statt alphabetisch) *geordnet* (gleich wie im Textteil). Dies soll dem Leser die Suche erleichtern.
- Einzelnen Titeln sind kurze *Kommentare* beigefügt [in Klammern], ebenfalls als Hilfe für den Leser.

1.
Zeitschriften – Journals

Journal of Bone and Joint Surgery (J Bone Joint Surg.). American and British Volumes, 10 bis bzw. 6mal jährlich. Seit 1919. [Die führende englischsprachige Zeitschrift für orthopädische Chirurgie. Offizielles Organ der meisten amerikanischen und britischen orthopädischen Fachgesellschaften. Hohes Niveau dank strenger Selektion durch die Herausgeber. Jährliches Sach- und Autorenregister.]

Clinical Orthopaedics and Related Research (Clin. Orthop.). monatlich, in Buchform. Lippincott, Philadelphia. [Nach dem J Bone Joint Surg. das bedeutendste orthopädische Publikationsorgan (nordamerikanisch). Vor allem auch für Grundlagenforschung oft zitiert. «Each volume has a single topic, guest edited by leading specialists, and original articles on orthopaedics and basic sciences.»]

Zeitschrift für Orthopädie und ihre Grenzgebiete (Z. Orthop.). Enke, Stuttgart. [Gegründet 1892 von A. Hoffa als «Zeitschrift für orthopädische Chirurgie». Organ der Deutschen Gesellschaft für Orthopädie und Traumatologie.]

Revue de Chirurgie Orthopédique et réparatrice de l'appareil moteur (Rev. Chir. Orthop.). [Organe de la Société Française de Chirurgie Orthopédique et Traumatologique.]

Acta orthopaedica scandinavica (Acta Orthop. Scand.). [Englisch. Schwerpunkt Grundlagenforschung.]

Der Orthopäde. Springer, Heidelberg. [Seit 1972. Jedes Heft ein Thema. Übersichtsinformation zum aktuellen Stand, durch Fachspezialisten.]

Archives of Orthopaedic and Traumatic Surgery. [Gegründet 1903 als «Archiv für Orthopädische und Unfallchirurgie»), seit etwa 1980 fast ausschließlich englisch.]

Daneben existieren zahllose Zeitschriften für bestimmte **Spezialgebiete**, z. B.:
- *Journal of Paediatric Orthopaedics.* Part A: Pediatric Orthopedic Society of North America. Part B: European Paediatric Orthopaedic Society
- S*pine,* die führende internationale Zeitschrift für Orthopädie und Chirurgie der Wirbelsäule
- *Unfallheilkunde – Traumatology.* Springer, Berlin.
- *Arthroskopie*
- *Osteoporosis International*
- *Journal of Hand Surgery* (British and European Volume)
- *European Spine Journal*
- *Knee Surgery, Sports Traumatology and Arthroscopy*
- *Foot and Ankle International.* The Official Journal of the American Orthopaedic Foot and Ankle Society. Williams and Wilkins, London.

Periodica

Instructional Course Lectures. American Academy of Orthopaedic Surgeons, Rosemont I. Commissioned lectures by the AAOS. [«The state of the art», zu aktuellen orthopädischen Themen, geschrieben von Autoritäten in ihrem Fach. Cumulative Index. Erscheint jährlich, zum Teil auch im J Bone Joint Surg.}

Orthopaedic Knowledge Update. Home Study Syllabus. American Academy of Orthopaedic Surgeons. [Auch auf CD-ROM. Etwa alle 3 Jahre.]

Current Orthopaedics. Churchill Livingstone. [In Vierjahreszyklen werden die einschlägigen orthopädischen Themen referiert (seit 1986).]

Current Opinion in Orthopaedics. Revue Journal. [Abstracts von Originalartikeln aus anderen Zeitschriften.]

Auch viele andere Zeitschriften bringen ausschließlich oder nebst anderem kurze **Zusammenfassungen** (Abstracts) von Originalarbeiten aus anderen Quellen, mit oder ohne Kommentar, für den eiligen Leser.

2.
Lehrbücher

Lehrbücher der gesamten Orthopädie

Hier sind einige Orthopädielehrbücher vom kleinen Taschenbuch zum mehrbändigen Werk aufgeführt. In der Regel dienen die *Ersteren den Studenten*, für Prüfungen und als Gedächtnisstütze, die *Letzteren als Nachschlagewerke* dem bereits Erfahrenen. Wer aber während der Fachausbildung, zur «postgraduate» Weiterbildung, als Hausarzt, Allgemeinpraktiker, Grundversorger, aber auch als Kinderarzt, Chirurg, Rheumatologe, Radiologe, Neurologe, in der Physiotherapie, Sportmedizin etc. einen **Begleiter** braucht, ein *Lehr-* und **Lesebuch**, wird *ein umfassendes Werk mittleren Umfanges* (wie das vorliegende) wählen, in welchem er auch die *Grundlagen* und die *Zusammenhänge* findet. Hinweise zu Diagnostik, konservativer Therapie und Indikation sind für ihn wichtiger als operationstechnische Details.

Krämer, J., Grifka, J.: *Orthopädie.* Begleittext zum Gegenstandskatalog. 6. Aufl. Springer, Berlin 2001. [Für die Prüfung.]

Niethardt, F. U., Pfeil, J.: *Orthopädie.* 3. Aufl. Hippokrates, Stuttgart 1997 [Für Studenten didaktisch gut geeignet.]

Krämer, K.-L., Stock, M., Winter, M.: *Klinikleitfaden Orthopädie.* Untersuchung, Diagnostik, Therapie, Notfall. 3. Aufl. G. Fischer, Ulm 1997. [Ein {dickes} Taschenbuch für den gestressten Klinikassistenten.]

Wirth, C. J. (Hrsg.): *Praxis der Orthopädie.* 3. Aufl.. Bd. 1: Konservative Orthopädie, Bd. 2: Operative Orthopädie. Thieme, Stuttgart 2001.

Barr, A. G., Harnden, A. (Eds.): *Orthopaedics in Primary Care.* Butterworth Heinemann, Oxford 1997. [For the primary-care physician: Which conditions can he treat and which should be referred to an orthopaedic surgeon? Even this book can not give the final answer.]

Greene, W. B. (Ed.): *Essentials of Musculoskeletal Care.* American Academy of Orthopaedic Surgeons (AAOS), Rosemondt, Ill. 2001. [«This seven-hundred page text covers the conditions commonly presenting to the provider of primary care. It gives sufficient information over a wide variety of conditions, carefully and thoughtfully considering the initial mode of management and decisions as to referral, with «red flags», which indicate the need for surgical evaluation and treatment.» (M. Laurence, JBJS 83-B, 1088, 2001).]

McRae, R.: *Pocketbook of Orthopaedics and Fractures.* Churchill Livingstone, Edinburgh 1999 [Flexibles Taschenbuch, mit Zeichnungen des Autors.]

Salter, R. B.: *Textbook of Disorders and Injuries of the Musculoskeletal System.* Introduction to Orthopaedics, Rheumatology, Metabolic Bone Disease, Rehabilitation and Fractures. 2nd ed. Williams and Wilkins, Baltimore 3rd ed. 1999.

Solomon, L.: *Apley's System of Orthopaedics and Fractures.* 8th ed. Arnold, London 2001 [In England das Standardwerk für Studenten und Assistenten; deutsch als *Orthopädie* bei Ed. Medizin, Weinheim 1991.]

Apley, A. G., Solomon, L.: *Concise System of Orthopaedics and Fractures.* 2nd ed. Butterworth, London 1994 [Kurzfassung des Obigen.]

Duthie, R. B., Bentley, G.: (Eds.): *Mercer's Orthopaedic Surgery.* 9th ed. Arnold, London 1996. [British Standard Postgraduate Text.]

Witt, A. N. et al.: *Orthopädie in Praxis und Klinik* (Fortsetzung des Handbuches der Orthopädie, von G. Hohmann, M. Hackenbroch), 2. Aufl., in 7 Bänden. Thieme, Stuttgart. Bd. I 1980, Bd. II 1981, Bd. IV 1982, Bd. VI 1982, Bd. III 1984, Bd. VII 1985 und 1987, Bd. V 1990.

Lehrbücher der Kinderorthopädie

Hefti, F. (Ed.): *Kinderorthopädie in der Praxis.* Springer, Berlin, Heidelberg 1998.

Niethard, F. U.: *Kinderorthopädie.* Thieme, Stuttgart 1997.

Rang, M.: *Kinderorthopädie.* Aus dem Amerikanischen von R. P. Meyer und J. Löhr. 2. Aufl., Verlag Hans Huber, Bern 2002. [Knapp, informativ, gut geschrieben.]

Wenger, D. R., Rang, M.: *The Art and Practice of Children's Orthopaedics.* Raven Press, New York 1992. [Hervorragend geschrieben und illustriert, ein reiner Lesegenuss! Mit kommentierter Literatur.]

Staheli, L. T.: *Practice of Pediatric Orthopedics.* Lippincott Williams & Wilkins, Philadelphia 2001. [Frisch, fröhlich und bunt.]

Broughton, N. S. (ed.): *A Textbook of Pediatric Orthopaedics.* Harcourt Brace, London 1997 [Melbourne school, one-man-book, concise.]

Tachdjian, M.O: *Pediatric Orthopedics.* 3rd ed., 4 Vols., W. B. Saunders, Philadelphia 2000. [Umfassendes amerikanisches Standardwerk. Ein «Einmannbuch».]

Morrissy, R. T., Weinstein, S: L. (Eds.): *Lowell and Winter's Pediatric Orthopaedics.* 5th ed., 2 Vols. Lippincott, Philadelphia 2001.

3.
Allgemeines

Geschichte der Orthopädie

Valentin, B.: *Geschichte der Orthopädie.* Thieme, Stuttgart 1961. Nachdruck 1991.

Rang, M.: *Anthology of Orthopaedics.* Livingstone, Edinburg/London 1969.

Rang, M.: *The Story of Orthopaedics.* Saunders, Philadelphia 2000 [Anregende Lektüre.]

Le Vay, D.: *The History of Orthopaedics.* Parthenon, Casterton Hall, UK 1990.

Peltier, L. F.: *Fractures.* A History and Iconography of their Treatment. Norman Publ., San Francisco 1990.

Neumann, H. W., Pap, G.: (Red.): *Geschichte der deutschen Orthopädie.* Orthopäde. Bd. 30, Heft 10, Okt. 2001. [Von der DOG 1901 bis zur *DGOOC 2001.*]

Hackenbroch, M.: Zur Entwicklungsgeschichte der Orthopädie. In: Witt, A. N. et al.: *Orthopädie in Praxis und Klinik,* Handbuch, Band 2. Thieme, Stuttgart 1981.

Rütt, A.: *Geschichte der Orthopädie im deutschen Sprachraum.* Enke, Stuttgart 1992.

H. Debrunner: *Geschichte der Schweizerischen Gesellschaft für Orthopädie 1942–1965.*

H. Fredenhagen (Hrsg.): *Geschichte der Schweizerischen Gesellschaft für Orthopädie 1967–1992.* Hans Huber, Bern 1992.

Anatomie des Bewegungsapparates

Die Anatomie des Bewegungsapparates ist die Grundlage der orthopädischen Chirurgie. Für die Darstellung der Zugangswege siehe auch Nr. 5: «Operationslehre». Für die bildgebende Diagnostik siehe auch Nr. 4: «Orthopädische Radiologie».

Benninghoff, A., Goerttler, K.: *Lehrbuch der Anatomie des Menschen,* Band 1: Allgemeine Anatomie und Bewegungsapparat, 15. Aufl. Urban & Schwarzenberg, München/Berlin 2002. [Biomechanischer Ansatz.]

Kapandji, I. A.: *Funktionelle Anatomie der Gelenke.* 3. Aufl. Bd. 1: Obere Extremität. Bd. 2: Untere Extremität. Bd. 3: Rumpf und Wirbelsäule. Hippokrates, Stuttgart 1999. [Schematisierte und kommentierte Zeichnungen zur menschlichen Biomechanik.]

Thiel, W.: *Photographic Atlas of Practical Anatomy.* 4 Vols.: Part I: Abdomen, Lower Limbs; Part II: Head, Neck, Upper Limbs, Thorax. Springer, Berlin 1997/1999.

[«With the passing of the dissecting room, these volumes are a permanent record of what the current student might have been shown in days gone by. It is the ultimate in the art of cartography.» (M. Laurence, JBJS 83-B, 1088, 2001).]

von Lanz, T., Wachsmuth, W.: *Praktische Anatomie.* 3 Bände. Springer, Berlin 1938. Fortgeführt von Lang, J., Wachsmuth, W.: *Bein und Statik* (Band I/4). Springer, Berlin/Heidelberg/New York 1972. *Rücken* (Band II/7) 1982. [Ein gültiges Standardwerk.]

Williams, P. L. et al.: *Gray's Anatomy.* 38th ed. Churchill Livingstone, Edinburgh 2000. [Hervorragend bebilderte, umfassende Darstellung.]

Die wissenschaftliche Basis der Orthopädie

Weinstein, S. L., Buckwalter, J. A.: *Turek's Orthopaedics: Principles and their Application.* 5th ed. Lippincott, Philadelphia 1994. [Das bekannte Einmannbuch, neu herausgegeben. Gute Darstellung der Grundlagen.]

Dee, R., Hurst, L. C. et al. (Eds.): *Principles of Orthopaedic Practice.* 2nd. ed. McGraw Hill, New York 1997. [Single source text, review of current literature.]

Buckwalter, J. A. et al. (Eds.): *Orthopaedic Basic Science.* American Academy of Orthopaedic Surgeons (AAOS), Rosemont, Il. 1999.

Albright, J. A., Brand, R. A. (Eds.): *The Scientific Basis of Orthopaedics.* 2nd ed. Appleton-Century-Crofts, New York 1987.

Cohen, J., Bonfiglio, M., Campbell, C. J.: *Orthopedic Pathophysiology in Diagnosis and Treatment.* Churchill Livingstone, New York 1990. [Mit einer ausgewählten, kommentierten Bibliographie.]

Bullough, P. C.: *Atlas of Orthopaedic Pathology,* with Clinical and Radiological Correlations. 3rd ed. Mosby, St. Louis 1996. [Grundlagen. Gut bebildert, z. T. farbig.]

Uhthoff, K. H.: *The Embryology of the Human Locomotor System.* Springer, Berlin 1990.

Biomechanik

Cochran, G. V.: *A Primer of Orthopaedic Biomechanics.* Churchill Livingstone, New York 1982. Dt.: *Orthopädische Biomechanik.* Enke, Stuttgart 1988. [Anschaulich, einfach, (fast) ohne Formeln.]

Burstein, A., Wright, T. M.: Fundamentals of Orthopaedic Biomechanics. Williams & Wilkins 1994. . Dt.: *Biomechanik in Orthopädie und Traumatologie.* Thieme, Stuttgart 1997. [Sehr viele Zeichnungen; auch Gelenkmechanik.]

Nordin, M., Frankel, V. H.: *Basic Biomechanics of the Musculoskeletal System.* 3rd ed. Lippincott Williams & Wilkins, Philadelphia 2001.

Lucas, G. L., Cooke, F. W., Friis, E. A.: *A Primer of Biomechanics.* Springer, New York 1999.

Brinckmann, P., Frobin, W., Leivseth, G.: *Orthopädische Biomechanik.* Thieme, Stuttgart 2000.

Black, J.: *Biological Performance of Materials.* Fundamentals of Biocompatibility. 3rd ed. Marcel Dekker, New York 1999. [Hervorragende, umfassende Darstellung der Grundlagen der Implantatchirurgie, die ethischen Probleme eingeschlossen; mit kommentierter Literatur.]

Schneider, E. (Hrsg.) *Biomechanik des menschlichen Bewegungsapparates,* Erkenntnisse, Methoden und Perspektiven. Springer, Berlin 1997. [Mit Literatur.]

Mow, V. C., Hayes, W. C. (Eds.): *Basic Orthopedic Biomechanics.* Raven Press, 2nd ed. New York 1997.

Radin, E. L. et al.: Practical *Biomechanics for the Orthopaedic Surgeon.* 2nd ed. Wiley, New York 1992.

Enlow, D. H.: *Principles of Bone Remodeling.* Thomas, Springfield 1963. [Wie die Knochen ihre makroskopische Form bekommen.]

Frost, H. M.: *Bone Remodeling Dynamics.* Thomas, Springfield 1963. [Die zellulären Veränderungen.]

Mow, V. C. et al. (Eds.): *Biomechanics of Diarthrodial Joints.* 2 Vols. Springer, New York 1990.

Black, J.: *Orthopaedic Biomaterials* in Research and Practice. Churchill Livingstone, New York 1988. 2nd ed. 1992.

Inman, V. T., Ralston, H. J., Todd. F.: *Human Walking.* Williams & Wilkins, Baltimore 1981.

Perry, J.: *Gait Analysis. Normal and* Pathological *Function.* Slack Inc., Thorofare, New Jersey 1992. [Die grundlegenden Arbeiten aus dem Rancho los Amigos Medical Center in Kalifornien.]

Hennerici, M. et al.: *Gangstörungen.* Grundlagen und computergestützte Ganganalyse. Springer 2001.

Buckwalter, J. A. et al.: *Articular Cartilage.* Part I: Tissue Design and Chondrocyte-Matrix Interactions. Part II: Degeneration and Osteoarthrosis, Repair, Regeneration, and Transplantation. J Bone Joint Surg. 79-A, 600, 612 (1997) [Eine gute Übersicht.]

O'Driscoll, S. W.: *The Healing and Regeneration of Articular Cartilage* (Current Concepts Review). J Bone Joint Surg. 80-A, 1795 (1998).

Altman, D. A. et al.: *Molecular Biology and Spinal Disorders.* A Survey for the Clinician. Spine, 24, 723 (1999).

Huard, J., Fu, F. H.: *Gene Therapy and Tissue Engineering in Orthopaedics and Sports Medicine.* Birkhäuser, Basel 2000.

Einige grundlegende ältere Bücher zur Biomechanik

Kummer, B.: *Bauprinzipien des Säugerskelettes.* Thieme, Stuttgart 1959.

Knese, K.: *Knochenstruktur als Verbundbau.* Thieme, Stuttgart 1958.

Knese, K.: Stützgewebe und Skelettsystem. In: *Handbuch der mikroskopischen Anatomie des Menschen,* Band 2, Teil 5. Springer, Berlin/Heidelberg/New York 1979.

Meyer, G. H.: *Die Statik und Mechanik des menschlichen Knochengerüstes.* Leipzig 1873.

Roux, W.: *Gesammelte Abhandlungen über Entwicklungsmechanik der Organismen.* Leipzig 1895.

Wolff, J.: *Das Gesetz der Transformation der Knochen.* Berlin 1892. Engl: *The Law of Bone Remodelling.* 1986.

Strasser, H.: *Lehrbuch der Muskel- und Gelenkmechanik.* Springer, Berlin 1908.

Fick, R.: *Handbuch der Anatomie und Mechanik der Gelenke.* G. Fischer, Jena 1910/1911.

Pauwels, F.: *Gesammelte Abhandlungen zur funktionellen Anatomie des Bewegungsapparates.* Springer, Berlin, 1965 (engl. 1980). [Die Arbeiten von Pauwels gehören auch heute noch zu den Grundlagen der orthopädischen Biomechanik.]

Saunders, J. B., Inman, V. T., Eberhard, H. D.: The Major Determinants in Normal and Pathological Gait. *J Bone Joint Surg.* 35-A, 543 (1953) [Classic that set the groundwork for all further studies of gait.]

Fischer, O.: *Der Gang des Menschen.* Leipzig 1896–1903. Engl.: *The Human Gait.* 1987.

Steindler, A.: *Kinesiology of the Human Body.* Thomas, Springfield 1955.

Krompecher, ST.: *Die Knochenbildung.* Jena 1937.

Urist, M. R. (Ed.): *Fundamental and Clinical Bone Physiology.* Lippincott, Philadelphia 1981.

Vaughan, J.: *The Physiology of Bone,* 3rd ed. Clarendon Press, Oxford 1981.

Sevitt, S.: *Bone Repair and Fracture Healing in Man.* Livingstone, Edinburgh 1981.

4. Orthopädische Diagnostik

Anamnese

Adler, R., Hemmeler, W.: *Praxis und Theorie der Anamnese.* 3. Aufl. Fischer, Stuttgart 1992.

Dahmer, H. und J.: *Gesprächsführung. Eine praktische Anleitung.* 2. Aufl. (Taschenbuch) Thieme, Stuttgart 1989.

Buddeberg, C., Willi, J.: *Psychosoziale Medizin.* 2. Aufl. Springer, Berlin 1998.

Bochnik, Hackhausen, W. (Hrsg.): *Personenorientierte Diagnostik und Begutachtung.* Fehler vermeiden und Qualität verbessern. Urban u. Fischer, München 1999. [Behinderung und Beeinträchtigung feststellen statt nur die Krankheit etikettieren: in der Orthopädie besonders wichtig.]

Guardiola, P. M., Gruber, U.: *Wie sagt's der Arzt auf Englisch, Französisch, Italienisch, Spanisch Türkisch, Serbokroatisch, Russisch und Albanisch?* 2. erw. Auflage, Hans Huber, Bern 2000.

Untersuchungstechnik

Debrunner, H. U., Hepp, W. R.: *Orthopädisches Diagnostikum.* 6. Aufl. Thieme, Stuttgart 1994.

Hoppenfeld, S.: *Physical Examination of the Spine and Extremities.* Appleton-Century-Crofts, New York 1976. Dt.: *Klinische Untersuchung der Wirbelsäule und der Extremitäten.* 2. Aufl. Fischer, Stuttgart 1992. [Ein systematischer Untersuchungsgang. Text und Zeichnungen.]

McRae, R.: *Clinical Orthopaedic Examination.* 4th ed. Churchill Livingstone, London 1997. [Ein Bilderbuch mit über 700 Strichzeichnungen des Autors.] Dt.: *Klinisch-orthopädische Untersuchung,* 3. Aufl. Fischer, Stuttgart 1995.

Bernbeck, R., Sinios, A.: *Vorsorgeuntersuchungen des Bewegungsapparates im Kindesalter.* Urban & Schwarzenberg, München 1975.

Dvorák, J., Dvorák, V.: *Manuelle Medizin, Diagnostik.* 5. Aufl. Thieme, Stuttgart 1997.

Frisch, H.: *Programmierte Untersuchung des Bewegungsapparates.* Chirodiagnostik. 8. Aufl. Springer, Berlin 2001.

Buckup, K.: *Klinische Tests an Knochen, Gelenken und Muskeln.* 2. Aufl. Thieme, Stuttgart 2000.

Gerhardt., J. J., Rippstein, J. R.: *Gelenk und Bewegung.* Neutral-0-Methode, SFTR-Protokollierung, Messtechnik. Hans Huber, Bern 1992.

Ryf., Chr., Weymann, A.: *Range of Motion.* AO Neutral-Null-Method. Measurement and Documentation (engl./dtsch.). Thieme, Stuttgart 1999.

Hislop, H. J. et al.: *Daniel's und Worthingham's Muskeltests.* Manuelle Untersuchungstechniken. 7. Aufl. Fischer, Stuttgart 1999.

Wieben, K., Falkenberg, B.: *Muskelfunktion. Prüfung und klinische Bedeutung.* 2. Aufl. Thieme, Stuttgart 1997. [Ein nützliches Taschenbuch.]

Perry, J.: *Gait Analysis.* McGraw-Hill, New York 1992

Ganganalyse s. a. «Biomechanik» (unter Nr. 3)

Funktionsdiagnostik, Fähigkeitsassessment

Margoles, M. S., Weiner, R.: *Chronic Pain. Assessment, Diagnosis, and Management.* CRC Press, New York 1999. [Chronische Schmerzen zermürben. 80% haben (z. T. larvierte) Depressionen etc.]

Dubs, L.: Der Patient als Experte – ICIDH und MARA-Modell. In: Hontschik, B., Th. v. Uexküll: *Psychosomatik in der Chirurgie. Integrierte Chirurgie – Theorie und Therapie..* Schattauer, Stuttgart, New York 1999. [Patientbezogene Diagnostik als Grundlage patientorientierter Therapie in der Orthopädie.]

ICIDH. International Classification of Impairments, Disabilities, and Handicaps. WHO 1980, N. Y. [Nur wenn die ICD in der Orthopädie durch die ICIDH ergänzt wird, ist patientenorientierte Therapie möglich.]

Matthesius et al.: *ICIDH (deutsch). Internationale Klassifikation der Schädigungen, Fähigkeitsstörungen und Beeinträchtigungen.* Ein Handbuch zur Klassifikation der Folgeerscheinungen der Erkrankungen. Hans Huber, Bern 1995. [Einführung in die Funktionsdiagnostik und das Fähigkeitsassessment.]

Zusammenhänge

Adler, C.-P.: *Knochenkrankheiten,* Diagnostik makroskopischer, histologischer und radiologischer Strukturveränderungen des Skelettes. 2. Aufl. Springer, Berlin 1998. [Die pathologisch anatomische Basis.]

Resnik, D. (Ed.): *Diagnosis of Bone and Joint Disorders.* 6 Vols. 3rd ed., Saunders, Philadelphia 1994. [Ein ausgezeichnetes Nachschlagewerk.]

Bernstein, J.: Decision Analysis (Current Concepts Review). *J Bone Joint Surg.* 79-A, 1404 (1997) [Methodik ökonomischer Diagnostik und ihre Anwendung.]

Konventionelle Röntgendiagnostik

Das konventionelle Röntgenbild ist auch heute noch das wichtigste bildgebende Instrument in der Hand des Orthopäden. Dem, der es zu lesen versteht, erlaubt es in der Mehrzahl der Fälle, eine Diagnose zu stellen.

Erste Voraussetzung für eine treffsichere Diagnostik ist die richtige *Einstelltechnik,* sodann eine gute Kenntnis des *normalen Skelettröntgenbildes* und normaler, nicht pathologischer *Varianten.* Für die *Beurteilung* müssen zuerst *abnormale Befunde* als solche erkannt und beschrieben werden. Erst dann lassen sie sich *klassifizieren,* d.h. einer *Diagnose* zuordnen. Für jeden dieser Schritte gibt es geeignete Bücher. Einige sind in dieser Reihenfolge hier aufgelistet.

Hafner, E., Meuli, H. C.: *Röntgenuntersuchung in der Orthopädie. Methode und Technik.* 2. Aufl. Huber. Bern/Stuttgart/Wien 1976.

Bernau, A.: *Orthopädische Röntgendiagnostik – Röntgeneinstelltechnik.* 3. Aufl. Urban & Schwarzenberg, München 1994.

Lutz, K.-Ch.: *Einstelltechniken in der Traumatologie.* Thieme, Stuttgart 1992.

Zimmer, E. A., Zimmer-Brossy, M.: *Lehrbuch der röntgendiagnostischen Technik.* Für Röntgenassistentinnen und Ärzte. 5. Aufl. Springer, Heidelberg 1998.

Keats, Th. E., : *Atlas of Normal Roentgen Variants that may Simulate Disease.* 5th ed. Year Book Medical Publishers, Chicago 1992. Dt.: *Röntgenatlas der Normvarianten. Röntgenbilder, die Krankheiten vortäuschen.* Fischer, Stuttgart 1990.

Brossmann et al. (Ed.): Freyschmidt's «Köhler/Zimmer». *Grenzen des Normalen und Anfänge des Pathologischen in der Radiologie des kindlichen und erwachsenen Skeletts.* 14. Aufl. Thieme, Stuttgart 2001 [Ein Standardwerk.]

Birkner, R.: *Das typische Röntgenbild des Skelettes. Standardbefunde und Varietäten vom Erwachsenen und Kind.* 2. Aufl. Urban & Schwarzenberg, München 1990.

Bohndorf, K., Imhof, H. et al.: *Radiologische Diagnostik der Knochen und Gelenke.* Thieme, Stuttgart 1999. Engl. 2001.

Dihlmann, W. Bandick, J.: *Die Gelenksilhouette.* Das Informationspotential der Röntgenstrahlen. Springer, Berlin 1995.[Eine genaue Analyse des konventionellen Röntgenbildes (ggf. mit Lupe und Grelleuchte) zeigt oft mehr als alle anderen bildgebenden Verfahren; von einem Meister seines Faches.]

Voegeli, E.: *Praktische Skelettradiologie.* 3. Aufl. Huber, Bern/Göttingen/Toronto 1999. [Röntgenbilder richtig lesen.]

Helms, C.A.: *Fundamentals of Skeletal Radiology.* 2nd ed. Saunders, Philadelphia 1994. [Applikation, Interpretation.]

Renton, R: *Orthopaedic Radiology: Pattern Recognition and Differential Diagnosis.* Martin Dunitz, London 1990.

Hellinger, J.: *Messmethoden in der Skelettradiologie.* Thieme, Stuttgart 1993.

Cowell, H. R.: Radiographic Measurements and Clinical Decisions (Editorial*). J Bone Jt. Surg.* 72-A, 319–333, 1990.

Freyschmidt, J.: *Skeletterkrankungen. Klinisch-radiologische Diagnose und Differentialdiagnose.* 2. Aufl. Springer, Berlin/Heidelberg 1997.

Greenspan, A.: *Orthopedic Radiology. A Practical Approach.* 3rd ed., Williams and Wilkins, Philadelphia 2000. Dt.: *Skelettradiologie,* 662 S. Ed. Medizin VCH, Basel 1990.

Freiberg, A.: The Radiology of Orthopaedic Implants. An Atlas of Techniques and Assessment. Mosby, St. Louis 2001. [Osteosynthesematerial und Endoprothesen sind auf konventionellen Röntgenbildern besser zu beurteilen als auf CT und MRI.]

Gocht, H.: *Handbuch der Röntgenlehre zum Gebrauch für Mediziner.* 7. Aufl. Enke, Stuttgart 1921 (1. Aufl. 1898). [Das erste Röntgenhandbuch wurde von einem deutschen Orthopäden geschrieben!]

Übrige bildgebende Diagnostik

Der Vergleich von *computertomographischen* und *kernspintomographischen* mit *anatomischen* Schnittbildern bildet die Grundlage der bildgebenden Diagnostik. In den letzten Jahren sind viele instruktive Bildbände und Atlanten dazu erschienen, z.B.:

Berquist, T. H.: *MRI of the Musculoskeletal System.* 4th ed., Lippincott, Philadelphia 2000.

Berquist, T. H.: *Pocket Atlas of MRI Musculoskeletal Anatomy.* Lippincott Raven, Philadelphia 1995.

Stoller, D. W. (Ed.): *Magnetic Resonance Imaging in Orthopaedics and Sports Medicine.* 2nd ed., Lippincott, Philadelphia 1997.

Resnik, D., Kang, H. S.: *Internal Derangement of Joints.* Emphasis on MRI Imaging. W. B. Saunders, Philadelphia 1997. [Ein Standardwerk.]

Vahlensieck, M., Reiser, M.: *MRT des Bewegungsapparates.* Thieme, Stuttgart 1997 .

Taylor, J.A.M., Resnik, D.: *Skeletal Imaging: Atlas of the Spine and Extremities.* Saunders, Philadelphia 2000.

Firooznia, H. et al.: *MRI and CT of the Musculoskeletal System.* Mosby, St. Louis 1992. [Die verschiedenen apparativ generierten Bilder im Vergleich mit anatomischen Schnittbildern.]

Hahn K., Heine J., Thelen M.: *Indikationen zu CT, MRT und Szintigraphie in Orthopädie und Traumatologie.* Enke, Stuttgart 1994. [Differentialindikationen, statt wahllos alle zusammen!]

Stoller, D. W. (Ed.): *MRI, Arthroscopy, and Surgical Anatomy of the Joint.* Lippincott-Raven, Philadelphia 1999. [Integrierte, gezielte Diagnostik.]

Graf, R., Schuler, M: *Sonographie am Stütz- und Bewegungsapparat bei Erwachsenen und Kindern.* 2. Aufl. Thieme, Stuttgart 1988.

Gerber, Th.A., Prim, J., Michel, B. A.: *Sonographie des Bewegungsapparates.* Thieme, Stuttgart 2000 [Die Möglichkeiten und Grenzen der Methode werden sorgfältig aufgezeigt: Diese eignet sich v. a. für Weichteilpathologie.]

Fornage, B.: *Musculoskeletal Ultrasound.* (Clinics in Diagnostic Ultrasound, Vol 30). Churchill Livingstone, New York 1995.

Bahk, Y.-W.: *Combined Scintigraphic and Radiographic Diagnosis of Bone and Joint Diseases.* 2nd ed. Springer, Berlin 2000.

Collier et al: *Skeletal Nuclear Medicine.* Mosby, St. Louis 1996.

Fogelman, I. et al.: *An Atlas of Planar and SPECT Bone Scans.* Mosby, St. Louis 1989.

Diagnostische Arthroskopie

In den letzten Jahren ist eine Reihe von Lehrbüchern über Arthroskopie erschienen; hier sei nur eines als Beispiel genannt. Weitere siehe bei «Operationstechnik» (Nr. 5) und bei «Kniegelenk» (Nr. 12).

Hempfling, H.: *Einführung in die Arthroskopie.* Fischer, Stuttgart 1988.
Noble, J.: *Unnecessary arthroscopy* (Editorial). J Bone Jt. Surg. *74-B*, 797, 1992.

5.
Orthopädische Therapie

Allgemeines

Krämer, K.-L., Stock, M., Winter, M.: *Klinikleitfaden Orthopädie, Untersuchung, Diagnostik, Therapie, Notfall.* 9. Aufl. Fischer, Ulm 1997. [Für den Klinikassistenten.]
Swiontkowski, M. F.: *Manual of Acute Orthopaedic Therapeutics.* 5th ed. Lippincott Williams & Wilkins, Baltimore, London 2000.
Köhle, K., Raspe, H.-H. (Hrsg.): *Das Gespräch während der ärztlichen Visite.* Empirische Untersuchungen. Urban & Schwarzenberg, München 1982.
Hutson, M. et al.: *Patient's Recall of Preoperative Instructions for Informed Consent for an Operation.* J Bone Jt. Surg. *73-A,* 160, 1991.
Höfling, S.: *Psychologische Vorbereitung auf chirurgische Operationen.* Untersuchungen bei erwachsenen Patienten mit elektiven Eingriffen. Springer, Heidelberg 1988.
Eisner, B.: *Die Aufklärungspflicht des Arztes, Die Rechtslage in Deutschland, der Schweiz und den USA.* Huber, Bern/Göttingen/Toronto/Seattle 1992.
Bucholz, R. W. and others: *Orthopaedic Decision Making.* 2nd ed. Mosby, St. Louis 1996.
Weiteres siehe auch: Zwischen Wissenschaft und Patient (Nr. 6).

Konservative Therapie

Morgan, W. L., Engel, G. L.: *The Clinical Approach to the Patient.* Saunders, Philadelphia 1969. Dt.: *Der klinische Zugang zum Patienten.* Hans Huber, Bern 1977.
Venbrocks, R.: *Medikamentöse Therapie in der Orthopädie.* Enke, Stuttgart 1991.
Miehle, W.: *Medikamentöse Therapie rheumatischer Erkrankungen.* 2. Aufl. Thieme, Stuttgart 2000.
Waldvogel, H. H.: *Analgetika, Antinozizeptiva, Adjuvanzien. Handbuch für die Schmerzpraxis.* 2. Aufl. Springer, Berlin 2001. [Wichtig v. a. auch für das postoperative Mangement.]
Bernau, A., Heeg, P., Rompe, G., Rudolph, H.: Intraartikuläre Injektionen und Punktionen. *Dtsch. Ärztebl.* 96, A1905, 1999.
Fischer, J.: *Schmerztherapie mit Lokalanästhetika.* Thieme, Stuttgart 2000. [Oft wirksamer als systemische Analgetika.]
Tilscher, H., Eder, M.: *Infiltrationstherapie (therapeutische Lokalanästhesie),* 3. Aufl. Hippokrates, Stuttgart 1996.
Bernau, A., Kottler, B. M.: Notfallbehandlung in der Praxis bei Zwischenfällen nach Injektionen. *Z. Orthop.* 128, 322–327, 1990.
Krämer, J., Nentwig, Ch. G.: *Orthopädische Schmerztherapie.* Enke, Stuttgart 1999. [Bei den meisten orthopädischen Patienten stehen die Schmerzen an erster Stelle.]
Loeser, J. D. et al. (Eds.): *Bonica's Mangement of Pain.* 3rd ed. Lippincott Williams & Wilkins, Philadelphia 2001 [2100 p; The Bible of Pain.]
Margoles, M. S., Weiner, R.: *Chronic Pain. Assessment, Diagnosis, and Mangement.* St. Lucie CRC Press LLC, New York 1999. [Schmerzbekämpfung ist mehr als symptomatische Behandlung. Sie wirkt auch präventiv. Sie gehört zu den wichtigsten orthopädischen Aufgaben.]

Physiotherapie

Gillmann, H.: *Physikalische Therapie,* Grundlagen und Wirkungsweisen. Thieme, Stuttgart 1981.
Schmidt, K. L., Drexel, H. et al. (Hrsg.): *Lehrbuch der Physikalischen Medizin und Rehabilitation.* 6. Aufl. G. Fischer, Stuttgart 1995.
Hüter-Becker, A.: *Physiotherapie.* (15 Bände). Bd. 1: Schewe, H.: *Biomechanik, Arbeitsmedizin, Ergonomie.* Bd. 7: Heipertz, W.: *Orthopädie.* Thieme, Stuttgart 1999.
Böger, G. W., Möller, F. W.: *Physiotherapie in der Orthopädie und Rheumatologie.* 2. Aufl. Hippokrates, Stuttgart 1999.
Haarer-Becker, R., Schoer, D.: *Checkliste Physiotherapie in Traumatologie und Orthopädie.* Thieme, Stuttgart 1996.
Knauth, K., Reiners, B., Huhn, R.: *Physiotherapeutisches Rezeptierbuch.* Vorschläge für physiotherapeutische Verordnungen. 7. Aufl. Springer, Berlin 1996.
Hislop, H. J. et al.: *Daniel's and Worthingham's Muskeltests. Manuelle Untersuchungstechniken.* 7. Aufl. Fischer, Stuttgart 1999.
Janda, V.: *Manuelle Muskelfunktionsdiagnostik.* 4. Aufl. Urban & Fischer, München 2000.
Scharll, M.: *Orthopädische Krankengymnastik. Lexikon und Kompendium.* 6. Aufl. Thieme, Stuttgart 1980.
Klein-Vogelbach, S.: *Funktionelle Bewegungslehre.* 5. Aufl. Springer, Berlin 2001.
Spring, H. et al.: *Dehn- und Kräftigungsgymnastik.* 5. Aufl. Thieme, Stuttgart 2000.
Bobath, K.: *A Neurophysiological Basis for the Treatment of Cerebral Palsy.* 2nd ed. Spastics Internat. Med. Publ., Heineman, London 1980.
Eggers, O.: *Ergotherapie bei Hemiplegie.* 2. Aufl. Springer, Berlin 1982.
Cyriax, J.: *Textbook of Orthopaedic Medicine.* Vol. 2: *Treatment by Manipulation, Massage and Injection,* 11th ed. Baillière Tindall, London 1984.
Cyriax, J. H., Cyriax, P. J.: *Cyriax' Illustrated Manual of Orthopaedic Medicine.* 2nd ed. Butterworth Heinemann, London 1996. [Der Altmeister und seine Frau in Wort und Bild.]
Jentschura, G., Janz, H-W.: *Beschäftigungstherapie.* 2 Bände, 3. Aufl. Thieme, Stuttgart 1979.
Stork, U.: *Technik der Massage.* 17. Aufl. Enke, Stuttgart 1999.
Frisch, H.: *Programmierte Therapie am Bewegungsapparat. Chirotherapie.* 3. Aufl. Springer, Berlin 1999.
Dvorák, J., Dvorák, V.: *Checkliste manuelle Medizin.* Thieme, Stuttgart 1990.
Dvorák, J. et al.: *Manuelle Medizin, Therapie.* 3. Aufl. Thieme, Stuttgart 1997.
Kosel, H.: *Rehabilitations- und Behindertensport.* 2. Aufl. Pflaum, München 1999.
Scheepers, C. et al.: *Ergotherapie – vom Behandeln zum Handeln.* Thieme, Stuttgart 1999.

Melhorn, J. M.: Rediscovering Occupational Orthopaedics for the Next Millenium (Commentary). *J Bone Joint Surg.* 81-A, 587 (1999).

Rehabilitation: s. unter Nr. 5

Orthopädietechnik

Freuler, F., Wiedmer, U., Bianchini, D.: *Gipsfibel 1. Geläufige Fixationen und Extensionen bei Verletzungen im Erwachsenenalter* (Kliniktaschenbuch). 2. Aufl. Springer, Heidelberg 1986.

Strache, D.: *Moderne stabilisierende Verbände. Gips und Kunststoff.* Springer, Berlin 1987.

Härter, R. et al.: *Checkliste Gipstechnik, Fixationsverbände.* Thieme, Stuttgart 1998.

Schleikis, A.: *Gips und synthetischer Gipsverband.* Herkömmliche Fixation und funktionelle Stabilisation. Steinkopf, Darmstadt 2000. [Notwendig, nicht nur kurz vor der Prüfung! Vom «Gipser» selbst.]

Baumgartner, R. et al.: *Grundkurs technische Orthopädie.* Orthesen und Prothesen verordnen und anpassen. Thieme, Stuttgart 2001.

Bähler, A.-R.: *Orthopädietechnische Indikationen.* Hans Huber, Bern 1996. [Umfassend, hervorragend illustriert.]

Hohmann, D., Uhlig, R.: *Orthopädische Technik.* 8. neu bearbeitete Auflage. Enke 1990.

American Academy of Orthopaedic Surgeons (Bunch, W. H., Ed.): *Atlas of Orthotics. Biomechanical Principles and Applications.* 2nd ed. Mosby, St. Louis 1985.

Rose, G. K.: *Orthotics, Principles and Practice.* W. Heinemann, London 1986.

Prothesenversorgung: siehe Nr. 12.

Orthopädische Operationen: Zugänge

Anatomisch richtige Zugangswege sind das A und O für gute Planung und Durchführung orthopädischer Operationen. Anatomiebücher und -atlanten sind die notwendige Basis im täglichen Operationsbetrieb.

Hoppenfeld, S., de Boer, P.: *Surgical Exposures in Orthopaedics.* The Anatomic Approach. 2nd ed. Lippincott, Philadelphia 1994. [Didaktisch gut.]

Mc Rae, R.: *Practical Orthopaedic Exposures.* Churchill Livingstone, London 1988. Dt.: *Zugänge in der chirurgischen Orthopädie.* Mit Originalillustrationen des Autors. Fischer, Stuttgart 1989.

Bauer, R., Kerschbaumer, E., Poisel, S.: *Operative Zugangswege in Orthopädie und Traumatologie.* 3. Aufl. Thieme, Stuttgart 2001. Engl.: *Operative Approaches in Orthopedic Surgery and Traumatology.* [Hervorragende Darstellung.]

Henry, A. K.: *Extensile Exposures,* 3rd ed. Churchill Livingstone, Edinburgh/London 1995. [Ein Klassiker.]

Colton, C. L., Hall, A. J.: *Atlas of Orthopaedic Surgical Approaches.* Butterworth, London 1991. [«An atlas is like the chart of the navigator, showing the structures which may be encountered and warning of the dangers to be avoided. Keyhole surgery should only be permitted, when a thorough knowledge has been acquired of the essential clockwork at risk.» (A. N. Henry).]

Vor und nach der Operation

Anästhesie: Präoperative Abklärung, Indikation, Vorbereitung und Durchführung von Narkosen und Regionalanästhesien sind für den Erfolg orthopädischer Operationen entscheidend. Dafür muss auf die entsprechende Spezialliteratur verwiesen werden.

Nicolls, A., Wilson, I.: *Perioperative Medicine.* Oxford University Press 2000. [Alles, was Operateur und Assistent wissen müssen.]

Jage, J.: *Schmerz nach Operationen.* Ein Leitfaden zur Therapie. Wissenschaftl. Verlagsgesellsch. Stuttgart 1997. [Ein von Operateuren oft unterschätztes Thema.]

Petracic, B.: *Funktionelle Nachbehandlung operierter Knochenbrüche.* 2. Aufl. Thieme, Stuttgart 1983.

Hardegger, F., Bianchini, D.: *Nachbehandlungsfibel. Verbände, Lagerungen und Procedere nach traumatologisch-orthopädischen Operationen* (Kliniktaschenbuch). Springer, Heidelberg 1979.

Bläsius, K., Kaps, H.-P.: *Nachbehandlungsfibel Orthopädie.* Thieme, Stuttgart 1992.

Operationstechnik

Da diese Techniken ständig wechseln, sind die Bücher meist nur kurze Zeit aktuell. Einige werden regelmäßig nachgeführt. Im Übrigen muss Neueres in den einschlägigen Zeitschriften und auf Fortbildungsveranstaltungen gesucht und in Kursen im klinischen Bereich erworben werden.

Bauer, R., Kerschbaumer, F., Poisel, S.: *Orthopädische Operationslehre.* 3 Bände. Thieme, Stuttgart. Band I: *Wirbelsäule:* 1991. Band II: *Becken und untere Extremitäten:* 1995. Band III: *Schultern und obere Extremitäten:* 1997.

Canale, S. T. (Ed.): *Campbell's Operative Orthopaedics.* 4 Vols., 9th ed., Mosby, St. Louis 1997. [Das Standardnachschlagewerk. Operative Technik, aber auch Krankheiten, Indikationen. Schule Memphis, USA. Seit der ersten Auflage 1939 ständig nachgeführt.]

Mc Collister Evarts, C. (Ed.): *Surgery of the Musculoskeletal System.* 2nd ed., 5 Vols. Churchill Livingstone, New York 1990. [Mit Campbell vergleichbar, international.]

Müller, M. E., Allgöwer, A., Willenegger, H.: *Manual of Internal Fixation.* 3rd ed. Springer, Berlin/Heidelberg/New York 1992.

Chapmann, M. W.: *Chapman's Orthopaedic surgery.* 3 Vols. 3rd ed. with 286 contributors. Lippincott, Philadelphia 2001. [Operationstechnik pure.]

Charnley, J: *Compression Arthrodesis.* Livingstone, Edinburgh 1953. [Ein Klassiker.]

Rieker, C. et al. (Eds.): *World Tribology Forum in Arthroplasty* (Montreux, Okt. 2000). H. Huber, Bern 2001. [Alle Systeme, Designs, Materialien.]

Epps, Ch. H. (Ed.): *Complications in Orthopaedic Surgery.* (2 Volumes), 3rd ed. Lippincott, Philadelphia 1995.

Leach, R. E., Hoaglund, F. T., Riseborough, E. J. (Eds.): *Controversies in Orthopaedic Surgery.* Saunders, Philadelphia 1982.

Rothman, R. H., Hozak, W. J.: *Complications of Total Hip Arthroplasty.* Saunders, Philadelphia 1988.

Cowell, H. R.: Wrong-Site Surgery (Editorial). *J Bone Joint Surg.* 80-A, 463 (1998).

Birch, R. et al.: Iatrogenic Injuries of Peripheral Nerves. *J Bone Surg.* 73-B, 280 (1991). [Gehören zu den häufigsten Fehlern.]

Stöhr, M.: *Iatrogene Nervenläsionen.* 2. Aufl. Thieme, Stuttgart 1996.

Kouyanou, K. et al.: Iatrogenic Factors and Chronic Pain. *Psychosomatic Medicine* 59, 597 (1997). [Spielen häufiger eine Rolle als viele Orthopäden glauben.]

Strobel, M.: *Arthroskopische Chirurgie.* Springer, Berlin 1998. Engl.: *Manual of Arthroscopic Surgery.* 2001.

Hempfling, H.: *Neue Techniken in der Arthroskopie.* Marseille, München 2000.

Chow, C. Y. (Ed.): *Advanced Arthroscopy.* Springer, New York 2001.

Mc Ginty, J. B. (Editor in Chief), Caspari, R. B., Jackson, R. W., Pehling, G. G., (Section Editors): *Operative Arthroscopy.* 2nd ed. Raven Press, New York 1996. [Standardwerk der amerikanischen Pioniere.]

Sprague, N. F. III. (Ed.): *Complications in Arthroscopy.* Raven Press, New York 1989. [Gibt es! Aus den Fehlern anderer lernen.]

Zarins, B., Marder, R. A. (Eds.): *Revision of Failed Arthroscopic and Ligament Surgery.* Blackwell Science, Malden, Massachusetts 1998.

Meyer, V. E., Black, M.J.M.: *Microsurgical Procedures.* Vol. 8: *Hand and Upper Limb,* Churchill Livingstone, Edinburgh 1991.

Weber, U. et al. (Hrsg.): *Orthopädische Mikrochirurgie.* Thieme, Stuttgart 1993.

Nolte, L. P., Ganz, R. (Eds.): *Computer Assisted Orthopedic Surgery* (CAOS). Hogrefe Huber, Seattle, Göttingen, Bern 1999.

Aebi, M., Regazzoni, P. (Eds.): *Bone Transplantation.* Springer, Berlin 1989.

Keating, J. F., McQueen, M. M.: Substitutes for Autologous Bone Graft in Orthopaedic Trauma. *J Bone Joint Surg.* 83-B, 3 (2001). [Gute Übersicht.]

Enneking, W. F., Campanacci, D. A.: Retrieved Human Allografts. A Clinicopathological Study. *J Bone Joint Surg.* 83-A, 971 (2001). [Das langfristige Schicksal großer Knochentransplantate.]

Reddi, A. H.: International Conference on Bone Morphogenetic Proteins, 2000 Lake Tahoe, Calf. *J Bone Joint Surg.* 83 bis 1 Suppl. 1, Part 1 und 2 (2001).

Vgl. auch: «Operative Frakturbehandlung» (Nr. 9).

Rehabilitation

Fichtner, H. J.: *Berufliche Rehabilitation bei Erkrankungen des Haltungs- und Bewegungsapparates.* Band 3 von: *Rehabilitation und Prävention,* Springer 1977.

Delbrück, H., Haupt, E. (Hrsg.): *Rehabilitationsmedizin.* Urban u. Schwarzenberg, München 1996.

Brotzman, S. B.: *Clinical Orthopaedic Rehabilitation.* Mosby 1996.

Felder, H. et al.: *Ambulante Rehabilitation.* Thieme, Stuttgart 1998.

Nickel, V. L., Botte, M. J.: (Eds.): *Orthopaedic Rehabilitation.* 2nd ed. Churchill, Livingstone 1992.

Guttmann, Sir L.: *Textbook of Sport for the Disabled.* Alden Press, Oxford 1976.

Lowman, E., Lannefeld. J.: *Aids to Independent Living.* Selfhelp for the Handicapped. McGraw-Hill, New York 1969. [Alle denkbaren Hilfsmittel. Ein Fotoatlas.]

Pro Infirmis (Hrsg.): *Rehabilitationseinrichtungen.* Verzeichnis der medizinischen Einrichtungen, Sonderschulen, Eingliederungsstätten, Werkstätten, Wohn- und Pflegeheime für Behinderte. Zentralsekr. Pro Infirmis, Zürich.

Weiteres bei «Orthopädietechnik», Nr. 5, und bei «Amputationen», Nr. 12.

6.
Orthopädie zwischen Wissenschaft und Patient

Ratgeber für Patienten

Viele Patienten wünschen mehr Ratschläge und Verhaltensanweisungen, als der Arzt Zeit hat, ihnen selbst zu geben. Neben Adressen von Selbsthilfegruppen sind Broschüren und kleine Bücher oftmals hilfreich, von denen es z.B. bei Ed. Medizin, Weinheim, eine Reihe gibt: «*Hinweise und Ratschläge*», dort u.a.:

Münzenberg, K. J.: *Erkrankungen der Gelenke und Knochen im Alter.* Ed. Medizin 1992.

Eine weitere Reihe «Sachbücher Ratgeber» gibt es u. a. im Trias-Verlag, Stuttgart.

Grundfragen patientenorientierter Medizin

Dubs, L. (Hrsg.): *Orthopädie an der Schwelle.* H. Huber, Bern, Göttingen 2000. [Orthopädie im derzeitigen Umfeld.]

Szabo, R.M.: Principles of Epidemiology for the Orthopaedic Surgeon. (Current Concepts Review). *J Bone Joint Surg.* 80-A, 11–120 (1998).

Burstein, A. H., Cohen, J: Measurements in the Conduct of Research. (Editorial). *J Bone Jt. Surg.* 75-A, 319, 1993. [Das Dilemma.]

Rudicel, S. et al.: The randomized Clinical Trial in Orthopaedics.. Obligation or Option? *J Bone Jt. Surg.* 67-A, 1284, 1985.

Labelle, H. et al.: Lack of Scientific Evidence for the Treatment of Lateral Epicondylitis of the Elbow. An Attempted Metaanalysis. *J Bone Jt. Surg.* 72-A, 646, 1992.

Lippert, F. G., (Ed.): *Psychomotor skills in orthopaedic surgery.* Williams & Wilkins, Baltimore, London 1984.

Leemann, R. A.: *Schulmedizin – Alternativmedizin.* Disput, Konfrontation, Konsens, Kooperation? Buchverlag Wetzikon 1997 [Ein Chirurg macht sich Gedanken.]

Bochnik, Hackhausen, W. (Hrsg.): *Personenorientierte Diagnostik und Begutachtung.* Urban u. Fischer, München 1999.

Dubs, L.: Der Patient als Experte – Einführung in eine evidenzbasierte Orthopädie. *Z. Orthop.* 138, 289 (2000).

Wright, J. G. et al.: The Patient-Specific Index: Asking Patients what they Want. *J Bone Joint Surg.* 79-A, 974 (1997) [Leitlinie für Funktionsdiagnostik und patientenorientierte Therapie.]

Pynsent, P. B. et al. (Eds.): *Assessment Methodology in Or-*

thopaedics. Butterworth Heinemann, Oxford, 1997 [Gute, fundierte Übersicht.]
Dubs, L.: Der Patient als Experte – ICIDH und MARA-Modell. In: Hontschik, B., Th. v. Uexküll: *Psychosomatik in der Chirurgie. Integrierte Chirurgie – Theorie und Therapie.* Schattauer, Stuttgart, New York 1999.
ICIDH. *International Classification of Impairments, Disabilities, and Handicaps.* WHO 1980, N.Y. [Nur wenn die ICD in der Orthopädie durch die ICIDH ergänzt wird, ist patientenorientierte Therapie möglich.]
Matthesius et al.: *ICIDH (deutsch). Internationale Klassifikation der Schädigungen, Fähigkeitsstörungen und Beeinträchtigungen.* Ein Handbuch zur Klassifikation der Folgeerscheinungen der Erkrankungen. Hans Huber, Bern 1995. [Einführung in die Funktionsdiagnostik und das Fähigkeitsassessment.]

Ethik – Bio-Psycho-Soziales

Jaspers, K.: *Der Arzt im technischen Zeitalter.* Technik und Medizin, Arzt und Patient. Piper, München 1986.
von Troschke, J., Schmidt, H. (Hrsg.): *Ärztliche Entscheidungskonflikte.* Falldiskussionen aus rechtlicher, ethischer und medizinischer Sicht. Enke, Stuttgart 1983.
Knessl, J.: *Medizinische Ethik aus heutiger Sicht.* Birkhäuser, Basel 1989 [Geschrieben von einem Orthopäden.]
Bondolfi, A., Müller, H.-J. (Hrsg.): *Medizinische Ethik im ärztlichen Alltag.* EMH Schweizer Ärzteverlag/Schwabe, Basel 1999.
Hierholzer, G. und S. (Hrsg.): *Chirurgisches Handeln.* Fragen – Überlegungen – Antworten. Thieme, Stuttgart 1989.
Nissen, R.: *Randbemerkungen zur ärztlichen, besonders der chirurgischen Berufsführung.* Huber, Bern/Göttingen/Toronto 1974.
Bleuler, E.: *Das autistisch-undisziplinierte Denken in der Medizin.* 5. Aufl. Springer, Berlin, 1919 (Nachdruck 1985).
ADDS Guide to the ethical Practice of Orthopaedic Surgery. American Academy of Orthopaedic Surgeons, 1990.
Müller, R. T., Bergmann, K. O.: *Haftungsgefahren und Risikomanagement in Orthopädie und Chirurgie.* Thieme, Stuttgart 2000.
Buddeberg, C., Willi, J.: *Psychosoziale Medizin.* 2. Aufl. Springer, Berlin 1998.
Adler, R. H.: *Psychosomatik als Wissenschaft.* Integrierte Medizin gedacht und gelebt. Schattauer, Stuttgart/New York 2000.
Balint, E., Norell, J. S. (Hrsg.): *Fünf Minuten pro Patient.* Eine Studie über die Interaktionen in der ärztlichen Praxis. Suhrkamp, Frankfurt a/Main 1975. [Wesentlich und oft vernachlässigt.]
Hontschik, B., Th. v. Uexküll: *Psychosomatik in der Chirurgie.* Integrierte Chirurgie – Theorie und Therapie. Schattauer, Stuttgart, New York 1999.
Dubs, L.: Orthopädie – Das Irrationale der Biomechanik. in: Hontschik, B., Th. v. Uexküll: *Psychosomatik in der Chirurgie.* Schattauer, Stuttgart, New York 1999.
Margoles, M. S., Weiner, R.: *Chronic Pain. Assessment, Diagnosis, and Management .* CRC Press, New York 1999.
Kouyanou, Kyriaki et al.: Iatrogenic Factors and Chronic Pain. *Psychosomatic Medicine* 59, 597 (1997).
Wall, P. D., Melzack, R.: *Textbook of Pain.* 4th ed. Churchill Livingstone, Edinburgh 1999.

Weiteres siehe bei: Anamnese, Nr. 5, und Therapie, Allgemeines, Nr. 4.

Langzeitforschung – Outcomes Research

Debrunner, A. M.: Einführung zum Thema. *Orthopäde 8,* 1 bis 4 und 93–97, 1979.
Rineberg, B. A.: A Call to Leadership. The Role of Orthopaedic Surgeons in Musculoskeletal Outcomes Research. (Editorial). *J Bone Jt. Surg. 72-A,* 1439, 1990.
Gartland, J L: Orthopaedic Clinical Research, Deficiencies in Experimental Design and Determinations of Outcome. *J Bone Jt. Surg. 70-A,* 1357–1371, 1988.
Cowell, H. R.: Hard Decisions from Soft Data. (Editorial). *J Bone Jt. Surg. 72-A,* 1441, 1990. [«Outcomes Studies will be used in the future to determine medical practice.»]
Pynsent, R., Fairbank J., Carr, A.: *Outcome Measures in Orthopaedics.* Butterworth and Heinemann, Oxford 1993. [Critical analysis of surgical results.]
Garellik, G. et al.: Specific or General Health Outcomes Measures in the Evaluation of Total Hip Replacement. A Comparison between the Harris Hip Score and the Nottingham Health Profile. *J Bone Joint Surg.* 80-B, 600 (1998) [Ein Beispiel unter vielen.]
Finerman, G.A.M. et al. (Eds.): *Total Hip Arthroplasty Outcomes.* Churchill Livingstone, New York Edinburgh 1998 [Alles Bisherige seit Charnley.]
Engelhardt, P.: *Das Risiko der sekundären Arthrose nach Hüftluxation, Morbus Perthes und Epiphyseolysis capitis femoris.* Thieme, Stuttgart 1988. [Eine ausgezeichnete Studie von Spontanverläufen über viele Jahrzehnte.]
Engelhardt, P.: Therapeutische Entscheidungsfindung bei der Epiphyseolysis capitis femoris vor dem Hintergrund von Langzeitverläufen. In: Debrunner, A. M. (Hrsg.): *Langzeitresultate in der Orthopädie.* Enke, Stuttgart 1990.
Blauth, W., Ulrich, H.-W.: *Spätergebnisse in der Orthopädie.* Springer, Berlin 1986.
10-Jahresergebnisse in der Orthopädie. I. Teil: Das Hüftgelenk. *Orthopäde* 8, 1–92, 1979.
10-Jahresergebnisse in der Orthopädie. II. Teil Knie – Fuß – Wirbelsäule – Schulter. *Orthopäde* 8, 93–222, 1979.
Debrunner, A. M. (Hrsg.): *Langzeitresultate in der Orthopädie. Grundlagen für orthopädische Operationen.* Enke, Stuttgart 1990.
Debrunner, A. M.: Langzeitforschung in der SGO. In: *Geschichte der Schweizerischen Gesellschaft für Orthopädie.* Huber, Bern 1992.
Koch, P., Müller, M. E.: Langzeitresultate von Hüftoperationen. In: Debrunner, A. M. (Hrsg.): *Langzeitresultate in der Orthopädie.* Enke, Stuttgart 1990.
Meyer, H. R.: Vergleichsstudie Hallux-valgus-Operation. In: Debrunner, A. M. (Hrsg.): *Langzeitresultate in der Orthopädie.* Enke, Stuttgart 1990.
Lettin, A. W. et al.: Survivorship Analysis and Confidence Intervals. *J Bone Jt. Surg.* 73-B, 729, 1991.
Carr, A. J. et al.: Survival Analysis in Joint Replacement Surgery. *J Bone Jt. Surg.* 75-B, 178, 1993 [mit Literatur.]
Chung, S. M.: Methods for locating the «missing patients» in long-termfollow-up studies. *J Bone Jt. Surg.* 53-A, 1448–1451, 1971.
Krämer, K.-L., Maichl, Fr.-R: *Scores, Bewertungsschemata und Klassifikationen in Orthopädie und Traumatologie.* Thieme, Stuttgart 1993.

Statistik, Publizieren, Lesen

Bhandari, M., Swiontkowski, M. F. et al.: *User's Guide to the Orthopaedic Literature: How to Use an Article about a Surgical Therapy.* (Current Concepts Review). J Bone Joint Surg. 83-A, 916 (2001).

Hall, G. M. (Ed.): *Publish or Perish.* Wie man einen wissenschaftlichen Beitrag schreibt, ohne die Leser zu langweilen oder die Daten zu verfälschen. Huber, Bern, Göttingen 1998 [«Die wenigsten wissenschaftlichen Autoren publizieren aus Lust an der Sprache, sondern weil sie veröffentlichen müssen.»]

Hüsler, J., H. Zimmermann: *Statistische Prinzipien für medizinische Projekte.* 3. Aufl. H. Huber, Bern 2000.

Norman, G. R., Streiner, D. L.: *PDQ Statistics. 2nd ed.* B. C. Decker, Toronto 1999. [«By reading this book, you won't actually be able to do any statistics, but you will understand what researchers are doing, and may even be able to tell when they are doing it wrong.» Ein kritisches Büchlein zum Verständnis von Statistiken in wissenschaftlichen Arbeiten.]

Begutachtung, Haftpflicht

Rompe, G., Erlenkämpfer, A.: *Begutachtung der Haltungs- und Bewegungsorgane.* 3. Aufl. Thieme, Stuttgart 1998. Vor allem deutsches Recht.

Fredenhagen, H.: *Das ärztliche Gutachten.* Ein Leitfaden für Ärzte, Experten, Versicherer Rechtsanwälte, unter spezieller Berücksichtigung der Traumatologie des Bewegungsapparates. 3. Aufl. Hans Huber, Bern 1994.

Foy, M. A., Fagg, P.S.: *Medicolegal Reporting in Orthopaedic Trauma.* Churchill-Livingstone, London 1990.

Varian, J.P.W.: *Handbook of Medicolegal Practice.* Butterworth, London 1991.

7. Teilgebiete der Orthopädie

Kinderorthopädie

Lehrbücher siehe Nr. 2.

Wenger, D. R., Rang, M.: *The Art and Practice of Children's Orthopaedics.* Raven Press, New York 1992. [Hervorragend, praxisbezogen, mit kommentierter Literatur.]

Tachdjian, M. O.: *Clinical Pediatric Orthopedics.* The Art of Diagnosis and Principles of Management. Appleton & Lange, New York 1997 [Der kleine Bruder des 4-bändigen T.]

Staheli, L. T.: *Fundamentals of Pediatric Orthopedics.* 2nd ed. Lippincott-Raven, Philadelphia 1998.

Flehmig, I.: *Normale Entwicklung des Säuglings und ihre Abweichungen*, 4. Aufl. Thieme, Stuttgart 1991.

Exner, G. U.: *Normalwerte in der Kinderorthopädie.* Wachstum und Entwicklung. Thieme, Stuttgart 1990.

Hensinger, R. N.: *Standards in Pediatric Orthopedics.* Tables, Charts, and Graphs Illustrating Growth. Raven Press, New York 1986.

Tanner, J. M. et al.: *Assessment of Skeletal Maturity and Prediction of Adult Height.* 3rd ed. Saunders, London 2001.

Sutherland, D. H. et al.: The Development of Mature Gait. J Bone Joint Surg. 82-A, 336 (1980) [«Ein Klassiker» (M. Rang).]

Graf, R.: *Sonographie der Säuglingshüfte und therapeutische Konsequenzen.* Ein Kompendium. 5. Aufl. Thieme, Stuttgart 2000.

Ozonoff, M. B.: *Pediatric Orthopedic Radiology.* Saunders, Philadelphia 1992.

Wenger, D. R. et al.: *Corrective Shoes and Inserts as Treatment for Flexible Flatfoot in Infants and Children.* J Bone Jt. Surg. 71-A, 800, 1989.

Epps, C. H., Bowen, J. R. (ed.): *Complications in pediatric orthopaedic surgery.* Lippincott, Philadelphia 1997.

Siehe auch «Deformitäten und statische Störungen», Nr. 8, und bei den einzelnen Lokalisationen.

Sportorthopädie

Ballreich, R.: *Grundlagen der Biomechanik des Sports.* Enke, Stuttgart 1988.

Hollmann, W., Hettinger, T.: *Sportmedizin.* Arbeits- und Trainingsgrundlagen, 4. Aufl. Schattauer, Stuttgart 2000.

Biener, K.: *Sportunfälle.* Epidemiologie und Prävention. 2. Aufl. Hans Huber, Bern 1992.

Garrett, W. E. et al. (Eds.): *Principles and Pratice of Orthopaedic Sports Medicine.* Lippincott Williams & Wilkins, Philadelphia 2000.

Engelhardt, M. et al.: *GOTS-Manual Sporttraumatologie.* Hans Huber, Bern 1997.

Peterson, L. Renström, P.: *Sports Injuries. Their Prevention and Treatment.* 2. Aufl. Martin Dunitz, London 1986. Dt.: *Verletzungen im Sport.* Handbuch der Sportverletzungen und Sportschäden für Sportler, Übungsleiter und Ärzte. Deutscher Ärzteverlag, Köln 1987.

Williams, J.G.R: Diagnostic Picture Tests in Injury in Sport. Wolfe Medical, London 1988. Dt.: *Sportverletzungen.* In: Reihe Diagnostische Übungen, Ed. Medizin, Weinheim, 1989.

Perrin, D. H. (Ed.): *The Injured Athlete.* 3rd ed. Lippincott-Raven, Philadelphia 1999.

Haaker, R.: Sportverletzungen, was tun? 2. Aufl. Springer Heidelberg 1998.

Reid, D. C.: *Sports Injury – Assessment and Rehabilitation.* Churchill Livingstone, New York 1992.

Hutson, M. A. (Ed.): *Sports Injuries: Recognition and Management.* Oxford University Press, Oxford 1990. [Photographs of the famous, unnamed but instantly recognisable, add authority as well as entertainment, and the measured analysis of mechanisms make management logical.]

Geriatrische Orthopädie

Newmann, R. J.: *Orthogeriatrics.* Comprehensive Orthopaedic Care for the Elderly Patient. Butterworth Heinemann, London 1992.

Goldstein, T. S.: *Geriatric Orthopaedics: Rehabilitative Management of Common Problems.* Aspen Publ. 1990.

Baumann, H. et al.: *Bewegung und Sport bei älteren Menschen.* Meyer & Meyer, Aachen 1997.

Masdeu, G. C. et al. (Eds.): *Gait Disorders of Aging.* Falls and Therapeutic Strategies. Lippincott Raven, Philadelphia 1997.

Bougie, J. D. et al.: *The Aging Body*. Conservative Management for Common Neuromuscular Conditions. Appleton & Lange, Maidenhead 2001.

8.
Orthopädische Krankheiten

Aegerter, E., Kirkpatrick, J. A.: *Orthopaedic Diseases. Physiology, Pathology, Radiology*. 4th ed. Saunders, London 1975.
Cohen, J., Bonfiglio, M., Campbell, C. J.: *Orthopedic Pathology in Diagnosis and Treatment*. Churchill Livingstone, New York 1990. [Mit kommentiertem Literaturverzeichnis.]
Bullough, P. G. (Ed.): *Bullough and Vigorita's Orthopaedic Pathology*. 3rd ed. Mosby-Wolfe, Baltimore 1997. [Grundlagen. gut bebildert, z.T. farbig.] Dt.: Bullough, P. G., Vigorita, V. J.: *Orthopädische Krankheitsbilder*. Pathologie – Radiologie – Klinik. Ein Farbatlas. Thieme, Stuttgart 1987.
Vigorita, V. J.: Orthopaedic Pathology. Lippincott Williams & Wilkins, Philadelphia 1999 [Schöne Bilder.]

Angeborene Krankheiten

Beighton, R: *Inherited Disorders of the Skeleton*, 2nd ed. Churchill Livingstone, London 1988.
Wynne-Davies, R., Hall, C. M., Appley, A. G.: *Atlas of Skeletal Dysplasias*. Churchill Livingstone, Edinburgh/London 1985.
Siehe auch einzelne Lokalisationen.

Wachstumsstörungen

Tanner, J. M.: *Wachstum und Reifung des Menschen*. Thieme, Stuttgart 1962.
Rang, M.: *The Growth Plate and its Disorders*. Livingstone. Edinburgh/London 1969.
Pförringer, M., Rosemeyer, B. (Hrsg.): *Die Epiphysenfugen*. Perimed, Erlangen 1987.
Eulert, J., Thomas, W.: *Der partielle Verschluss der Epiphysenfuge. Klinische und experimentelle Untersuchungen*. Enke, Stuttgart 1980.

Skeletterkrankungen

Adler, C.-R: *Knochenkrankheiten*. Diagnostik makroskopischer, histologischer und radiologischer Strukturveränderungen des Skelettes. 2. Aufl. Thieme, Stuttgart 1997. [Die pathologisch anatomische Basis.]
Lichtenstein, L.: *Diseases of Bone and Joints*. 2nd ed. Mosby, St. Louis 1975.
Seibel, M. J., Starke, H.: *Metabolische Osteopathien*. Handbuch für Klinik und Praxis. Schattauer, Stuttgart 1997.
Jaffé, H. L.: *Metabolic, Degenerative and Inflammatory Diseases of Bones and Joints*. Lea & Febiger, Philadelphia 1972.
Wynne-Davies, R., Fairbank, T. J.: *Fairbank's Atlas of General Affections of the Skeleton*. 2nd ed. Livingstone, Edinburgh 1976.

Arlet, J., Mazières (Eds.): *Bone Circulation and Bone Necrosis*. Springer, Berlin/New York 1990.
Bruns, J.: *Osteochondritis dissecans*. Enke, Stuttgart 1996.
Urbaniak, J. R. et al.: *Osteonecrosis*. Etiology, Diagnosis, and Therapy. American Association of Orthopaedic Surgeons, Rosemont, Il. 1998
Crock, H. V. (Ed.): *An Atlas of Vascular Anatomy of the Skeleton and Spinal Cord*. Martin Dunitz, London 1996 [Ein Bilderbuch. Grundlagen.]

Knocheninfektionen

Burri, C., Neugebauer, R. (Hrsg.): *Infektion von Knochen und Gelenken*. 2. Aufl., Hans Huber, Bern 1990. [Prophylaxe und Therapie.]
Schlossberg, D. (Ed.): *Orthopedic Infection*. Springer, New York 1988.
Gustilo, R. B. et al.: *Orthopaedic Infection. Diagnosis and Treatment*. Saunders, Philadelphia 1989.
Peters, K. M. et al.: *Bakterielle Infektionen der Knochen und Gelenke*. Enke, Stuttgart 1997.
Perry, C. R.: *Bone and Joint Infections*. Martin Dunitz, London 1996.
Kinzl, L., Fleischmann, G., Bauer, W.: *Diagnostik und Therapie der traumatischen Osteitis*. Unfallchirurg, Springer, Berlin 1995.
Macnicol, M. F.: Patterns of Musculoskeletal Infection in Childhood (Editorial). *J Bone Joint Surg*. 83-B, 1 (2001) [Mit Literatur.]
Shaw, B. A. et al.: Acute Septic Arthritis in Infancy and Childhood. *Clin. Orthop*. 257, 212 (1990).
Pandey, S.: *Clinical orthopaedic Diagnosis*. Rakjkamal Press, Delhi 1995 [From India. Emphasis on bone infection, neglected fractures and dislocations, tuberculosis, polio. Orthopaedics in the developing world.]
Tuli, S. M. (Ed.): *Tuberculosis of the Skeletal System*, 2nd ed. Jaypee Br. Med. Publ. 1997 [«More important worldwide than arthroplasty.» (Laurence, JBJS 79-B, 345).]

Tumoren: Pathologie

Lichtenstein, L.: *Bone Tumors*. 5th ed. Mosby, St. Louis 1977.
Jaffé, H. T.: *Tumors and Tumorlike Conditions of the Bones and Joints*. Lea & Febiger, Philadelphia 1961. [Ein Klassiker.]
Schajowicz, F.: *Tumors and Tumorlike Lesions of Bone*, 2nd ed. Springer, New York/Heidelberg/Berlin 1993.
Unni, K. K.: *Dahlin's Bone Tumors*. General Aspects and Data on 11087 Cases. 5th ed. Lippincott Raven, Philadelphia 1996. [Die Erfahrung der Mayoklinik.]
Fechner, R. E., Mills, S. E.: *Tumors of Bones and Joints*. Atlas of Tumor Pathology, 3rd series, fasc. 8. Armed Forces Institute of Pathology, Washington D. C. 1992.
Dorfman, H. D., Czerniak, B.: *Bone Tumors*. Mosby, St. Louis 1998. [«The standard».]

Tumoren: Klinik

McCarthy, E. F.: *Differential Diagnosis in Pathology: Bone and Joint Disorders.* Igaku-Shoin, New York/Tokio 1996.

Mirra, J. M.: *Bone Tumors: Clinical, Radiologic and Pathologic Correlations.* Lea and Febiger, Philadelphia 1989.

Grimer, R. J., Sneath, R. S.: Diagnosing Malignant Bone Tumours (Editorial). *J Bone Jt. Surg.* 72-B, 754–6, 1990.

Freyschmidt, J., Ostertag, H.: *Knochentumoren: Klinik, Radiologie, Pathologie.* 2. Aufl. Springer, Berlin 1998.

Campanacci, M.: *Bone and Soft Tissue Tumors.* 2nd ed. Springer, Wien, 1999. [Die Erfahrung der größten orthopädischen Klinik in Italien, des Istituto Ortopedico Rizzoli in Bologna.]

Enneking, W. F. et al.: *Clinical Musculoskeletal Pathology.* CD-ROM. Univ. of Florida, Gainsville 1998. [Die Erfahrung des führenden Tumorchirurgen in den USA.]

McKillop, J. H. et al.: *Benign and Malignant Bone Disease.* Churchill Livingstone, Edinburgh 1991. [Nuklearmedizinische Diagnostik.]

Mankin, H. J. et al.: The Hazards of Biopsy in Patients with Malignant Primary Bone and Soft Tissue Tumors. *J Bone Joint Surg.* 64-A, 1121 (1982).

Enneking, W. F. (Ed.): *Limb salvage in musculoskeletal oncology.* Churchill Livingstone, New York 1987.

Langlais, F., Tomeno, B. (Eds.): *Limb Salvage.* Major Reconstructions in Oncologic and Nontumoral Conditions. Springer, Berlin 1991. [Dr. Johnson might have described such revision surgery as «the triumph of hope over experience» (JBJS *74-B,* 324).]

Neurologische Affektionen

Hoppenfeld, S.: *Orthopaedic Neurology.* A Diagnostic Guide to Neurological Levels. Lippincott, Philadelphia 1977. Dt.: *Orthopädische Neurologie* (mit Zeichnungen des Autors). Enke, Stuttgart 1980.

Mumenthaler, M., Mattle, H.: *Neurologie. Ein Lehrbuch für Ärzte und Studenten.* 10. Aufl. Thieme, Stuttgart 1997.

Mumenthaler, M.: *Neurologische Differentialdiagnostik.* Symptome – Syndrome. 4. Aufl. Thieme, Stuttgart 1988.

Huckstep, R. L.: *Poliomyelitis.* A Guide for Developing Countries – Including Appliances and Rehabilitation for the Disabled. Livingstone, Edinburgh/London/New York 1976.

Illingworth, R. S.: *The Development of the Infant and Young Child Normal and Abnormal.* 9th ed. Livingstone, Edinburgh 1997.

Feldkampf, M., Matthiass, H. H.: *Diagnose der infantilen Zerebralparalyse im Säuglings- und Kindesalter.* 2. Aufl. Thieme, Stuttgart 1988.

Bleck, E.: *Orthopaedic Management in Cerebral Palsy.* Blackwell, Oxford 1987.

Bobath, K.: *Neurophysiological Basis for the Treatment of Cerebral Palsy.* 2nd ed. Heineman, London 1980.

Bobath, B.: *Abnormale Haltungsreflexe bei Gehirnschäden.* 4. Aufl. Thieme, Stuttgart 1986.

Vojta, V.: *Die zerebralen Bewegungsstörungen im Säuglingsalter.* Frühdiagnose und Frühtherapie. 6. Aufl. Enke, Stuttgart 1999.

Thom, H.: *Die infantilen Zerebralparesen.* 2. Aufl. Thieme, Stuttgart 1982.

Aebi, U.: *Das normalbegabte zerebral bewegungsgestörte Kind.* Hans Huber, Bern 1974.

Bobath, B.: *Die Hemiplegie Erwachsener.* 4. Aufl. Thieme, Stuttgart/New York 1985.

Jay, P. E.: *Hilf Dir selbst. Ratschläge für Hemiplegiker und ihre Angehörigen.* 2. Aufl., Hans Huber, Bern/Göttingen/Toronto 1981. [Ein sehr praktisches nützliches Büchlein.]

Mumenthaler, M., Schliak, H., Stöhr, M. (Hrsg.): *Läsionen peripherer Nerven und radikuläre Syndrome.* 7. Aufl. Thieme, Stuttgart 1998.

Terzis, J. K., Smith, K. L.: *The Peripheral Nerve Structure, Function, and Reconstruction.* Raven Press, New York 1990.

Birch, R., Bonney, G. W., Wynn Parry, C. B.: *Surgical Disorders of the Peripheral Nerves.* Churchill Livingstone, London 1998. [Nachfolger von Seddons grundlegendem Werk.]

Omer, G. E. et al. (Eds.): *Management of peripheral Nerve Problems.* 2nd. ed. W. B. Saunders, Philadelphia 1998 [Schmerzen, Nervenläsionen, Lähmungen sind zentrale Themen.]

Millesi, H.: *Chirurgie der peripheren Nerven.* Urban u. Schwarzenberg, München 1992.

Kline, D. G. et al. (Eds.): *Operative Results for Major Nerve Injuries, Entrapments, and Tumors.* Saunders, Philadelphia 1995 [Von Neurochirurgen geschrieben.]

Martini, A.: *Das Amputationsneurom.* Enke, Stuttgart 1988.

Buck-Gramcko, D. (Hrsg.): *Motorische Ersatzoperationen an der oberen Extremität,* Bd. 1: *Schultergürtel, Oberarm, Ellbogen,* Bd. 2: *Hand und Unterarm.* Hippokrates, Stuttgart 1991.

Kopell, P. H., Thompson, W. A.: *Peripheral Entrapment Neuropathies,* 2nd ed. Williams und Wilkins, Baltimore 1976.

Guttman, L.: *Spinal Cord Injuries.* Comprehensive Management and Research. Blackwell Scientific Publ. Oxford, London 1976.

Gerner, H. J.: *Die Querschnittlähmung.* Erstversorgung, Behandlungsstrategie, Rehabilitation. Blackwell, Berlin 1992.

Dietz, V: *Querschnittslähmung.* Kohlhammer, Stuttgart 1996.

Broughton, N. S., Menelaus, M. B.(Eds.): *Menelaus' Orthopaedic Management of Spina Bifida Cystica.* 3rd ed. W. B. Saunders, Philadelphia 1998.

Jerusalem, F.: *Muskelerkrankungen.* 2. Aufl. Thieme, Stuttgart 1991, 3. Aufl. §Ziers, St.§ 2000.

Psychosomatik

Adler, R. H. : *Psychosomatik als Wissenschaft.* Integrierte Medizin gedacht und gelebt. Schattauer, Stuttgart/New York 2000.

Ernst, Klaus: *Praktische Klinikpsychiatrie.* 3. Aufl. Kohlhammer, Stuttgart 1995. [Zum Umgang mit psychisch Kranken.]

Hontschik, B., Th. v. Uexküll: *Psychosomatik in der Chirurgie.* Integrierte Chirurgie – Theorie und Therapie. Schattauer, Stuttgart, New York 1999.

Willert, H.-G., Willert-Wetzel, G. (Hrsg.): *Psychosomatik in der Orthopädie.* Hans Huber, Bern 1991.

Margoles, M. S., Weiner, R.: *Chronic Pain.* Assessment,

Diagnosis, and Management. CRC Press, New York 1999.

Wall, P. D., Melzack, R.: *Textbook of Pain*. 4th ed. Churchill Livingstone, Edinburgh 1999.

Rheumatische und degenerative Gelenkerkrankungen

Miehle, W. et al.: *Rheumatologie in Praxis und Klinik*. 2. Aufl. Thieme, Stuttgart 2000.

Schumacher, H. R.: *Primer on the Rheumatic Diseases*. 9th ed. Edition Arthritis Foundation, Atlanta 1988.

Müller, W., Schilling, F.: *Differentialdiagnose rheumatischer Erkrankungen*. 2. Aufl. Aesop, Basel 1992.

Gerber, J., Michel, B. A. et al (Hrsg.): *Rheumatologie in Kürze*. Klinisches Basiswissen für die Praxis. Thieme, Stuttgart 1998. .

Hettenkofer, H.-J.: *Rheumatologie*. Diagnostik, Klinik, Therapie. Thieme, Stuttgart 1997.

Koopman, W. J. (Ed.): *Arthritis and Allied Conditions*. A Textbook of Rheumaology. 2 Vols. 14th ed. Williams & Wilkins, Baltimore 2001 [Mc Carthy (13 eds.) is now Koopman.]

Dieppe, P. A. et al. : *Atlas of Clinical Rheumatology*. Oxford Univ. Press, Oxford. Gower Medical Publ. London, 1986 [Schöne Bilder!]

Gschwend, N.: *Die operative Behandlung der chronischen Polyarthritis*. 2. Aufl. Thieme, Stuttgart 1977. Engl.: *Surgical Treatment of Rheumatoid Arthritis*. Thieme, Stuttgart 1989.

Clayton, M. L., Smyth, Ch.J. (Eds.): *Surgery for Rheumatoid Arthritis, a Comprehensive Team Approach*. Churchill Livingstone, London 1992.

Flatt, A. E.: *The Care of the Arthritic Hand*, 5th ed. Mosby, St. Louis 1995.

Thabe, H. (Hrsg.): *Praktische Rheumaorthopädie*. Chapman & Hall 1997.

Moskowitz, R. W. et al. (Eds.): *Osteoarthritis*. Diagnosis and Medical/Surgical Management. Saunders, Baltimore 2001.

Brandt, K. D.: *Diagnosis and Nonsurgical Management of Osteoarthritis*. Professional Communications. Caddo, Okl. 1996.

Grifka, J., Ogilvie-Harris, J. D. (Eds.): *Osteoarthritis*. Fundamentals and Strategies for Joint-Preserving Treatment. Springer, Berlin 1999.

Hackenbroch, M. H.: Degenerative Gelenkerkrankungen. In: Witt, A. N. et al.: *Orthopädie in Praxis und Klinik*, Band IV. Thieme, Stuttgart 1982.

Pauwels, F.: *Atlas zur Biomechanik der gesunden und kranken Hüfte*. Springer, Berlin/Heidelberg 1973.

Morrey, B.F (ed.): *Reconstructive Surgery of the Joints*. 2 Vols. 2nd ed. Churchill Livingstone, New York 1996. [The Mayo experience. Umfassend, aber naturgemäß wohl schon bald wieder out of date.]

Gartland, J. J.: Orthopaedic Clinical Research, Deficiencies in Experimental Design and Determinations of Outcome. *J Bone Jt. Surg.* 70-A, 1357–1371, 1988.

Rieker, C. et al.(Eds.): *World Tribology Forum in Arthroplasty*. Hans Huber, Bern 2001.

Freiberg, A.: *The Radiology of Orthopaedic Implants*. An Atlas of Techniques and Assessment. Mosby, St. Louis 2001.

Deformitäten und statische Störungen

Gerhardt., J. J., Rippstein, J. R.: *Gelenk und Bewegung*. Neutral-0-Methode, SFTR-Protokollierung, Messtechnik. Hans Huber, Bern 1992.

Staheli, L. T.: Lower Positional Deformity in Infants and Children. *J Pediatr. Orthop.* 10, 559 (1990) [Good review.]

Pauwels, F.: *Gesammelte Abhandlungen zur funktionellen Anatomie des Bewegungsapparates*. Springer, Berlin 1965.

Müller, M. E. (Hrsg.): *Posttraumatische Achsenfehlstellungen an den unteren Extremitäten*. Huber, Bern/Stuttgart/Wien 1967.

Clark, J.M.P.: *Tether, Contracture and Deformity*. Heineman, London 1976.

Hardegger, F., Bianchini, D.: *Nachbehandlungsfibel. Verbände, Lagerungen und Procedere nach orthopädisch-traumatologischen Operationen*. Springer, Berlin/Heidelberg 1979.

Paley, D.: *Principles of Deformity Correction*. Springer, Berlin 2001. [Geometrisch genau.]

Beighton, P. et al.: *Hypermobility of Joints*. 2nd ed. Springer, London 1989 [In-depth review of the topic.]

Exner, U. G.: *Normalwerte in der Kinderorthopädie*. Wachstum und Entwicklung. Thieme, Stuttgart 1990.

Jani, L. et al.: Verlauf der idiopathischen Coxa antetorta. *Orthopäde* 8, 5, 1979.

Salenius, P., Vankka, E.: The Development of the Tibiofemoral Angle in Children. *J Bone Jt. Surg.* 57-A, 259, 1975.

Staheli, L. T. et al.: Lower-extremity rotational problems in children. Normal values to guide management. *J Bone Jt. Surg.* 67-A, 39, 1985. [The basis of scientific treatment.]

Weichteilaffektionen, vaskuläre Probleme

Abramson, D. I., Miller, D. S.: *Vascular Problems in Musculoskeletal Disorders of the Limbs*. Springer, Berlin/Heidelberg/New York 1981.

Mubarak, S. J., Horgens, H. R.: *Compartment Syndromes and Volkmann's Contracture*. Saunders, Philadelphia 1981.

Lanz. U.: Ischämische Muskelnekrosen. *Hefte zur Unfallheilkunde*, Heft 139. Springer, Heidelberg 1979.

Becker, W., Krahl, H.: *Die Tendopathien*. Grundlagen, Klinik, Therapie. Thieme, Stuttgart 1978.

Stanish/Curwin/Mandell: *Tendinitis*. Etiology and Treatment. Oxf. Univ. Press, Oxford 2000.

9.
Traumatologie des Bewegungsapparates

Überlastungsschäden

Müller, W.: *Überanstrengungsschäden des Knochens*. Barth, Leipzig 1944. [Eine grundlegende Arbeit.]

Devas, M.: *Stress Fractures*. Livingstone, Edinburgh/London 1975.

Cotta et al. (Hrsg.): *Die Belastungstoleranz des Bewegungsapparates*. Grundlagenforschung in der Sportmedizin. Thieme, Stuttgart 1980.

Wirth, C. J.: *Überlastungsschäden im Sport*. Thieme, Stuttgart 1993.

Bandverletzungen

Siehe bei den einzelnen Gelenken.
Jäger, M., Wirth, C. J.: *Kapselbandläsionen. Biomechanik, Diagnostik und Therapie.* Thieme, Stuttgart 1979.

Die Literatur insbesondere zur Frakturbehandlung ist unüberblickbar und wächst ungebremst. Hier sind zuerst einige der wegweisenden grundlegenden Werke aufgeführt, sodann einige zur Diagnostik, zu allgemeinen Fragen und zu speziellen Themen der konservativen und der operativen Frakturbehandlung. Technische Details ändern sich sehr rasch und müssen in der aktuellen Literatur gesucht werden.

Frakturbehandlung: grundlegende ältere Werke

Böhler, L.: *Die Technik der Knochenbruchbehandlung.* 3 Bände und Ergänzungsband. Maudrich, Wien 1929. 13. Aufl. 1957, 2. Reprint 1996. [Der Klassiker der konservativen Frakturbehandlung.]
Böhler, L.: *Bericht über die bei 3308 Unterschenkelbrüchen in den Jahren 1926–1950 im Wiener Krankenhaus erzielten Behandlungsergebnisse unter Benützung des Hollerithverfahrens* (Heft 54 der Hefte zur Unfallheilkunde). Springer, Berlin/Heidelberg/New York 1957.
Watson-Jones, R.: *Fractures and Joint Injuries.* 2 Volumes, 4th ed. Livingstone, Edinburgh/London 1955. 5th ed. by J. N. Wilson 1976. [The Classic of British conservative fracture treatment.]
Charnley, J.: *The closed treatment of common fractures.* 3rd ed. Livingstone, Edinburgh/London 1970. [Ebenfalls ein Klassiker.]
Danis, R.: *Théorie et pratique de l'ostéosynthèse.* Masson, Paris 1949. [Ein Pionier]
Küntscher, G.: *Praxis der Marknagelung.* Schattauer, Stuttgart (1962) [Zur Zeit des 2. Weltkrieges von ihm «erfunden.» Mein erster Vortrag: «Der Küntschernagel», 1945 im Gymnasium vor meinen staunenden Mitschülern gehalten. A.D.]
Trueta, J.: Blood Supply and the Rate of Healing of Tibial Fractures. *Clin. Orthop.* 105, 11 (1974).
Müller, M. E., Allgöwer, M., Willenegger, H.: *Technik der operativen Frakturbehandlung.* Springer, Berlin/Heidelberg/New York 1963. [Die erste AO-Bibel.]

Allgemeine Traumatologie, Lehrbücher

Rüther, A., Trentz, O., Wagner, M.: *Unfallchirurgie.* Urban u. Schwarzenberg, München 1995
Goris, R.J.A., Trentz, O. (Eds.): *The Integrated Approach to Trauma Care.* Springer, Berlin 1995.
Heckman, J. D., Bucholz, R. W. (Eds.): *Rockwood and Green's Fractures in Adults.* 2 Vols. 5th ed. Lippincott Williams & Wilkins, Philadelphia 2001. [Was der «Campell» für die Orthopädie, ist der «Rockwood» für die Frakturen.]
Tscherne, H. *Unfallchirurgie.* Springer, Berlin. Erschienen sind bisher: Tscherne, H., Regel, G.: *Trauma-Management* 1997; Tscherne, H., Blauth, M.: *Wirbelsäule* 1998; Tscherne, H., Pohlemann, T.: *Becken und Acetabulum* 1998.
Trentz, O., Bühren, V: *Checkliste Traumatologie.* 5. Aufl. Thieme, Stuttgart 2000.
Müller, M. E., Allgöwer, M., Willenegger, H.: *Manual der Osteosynthese. AO-Technik.* 3. Aufl. Springer, Berlin/Heidelberg/New York 1992. Engl.: *Manual of Internal Fixation. Techniques Recommended by the AO-ASIF Group.* Contribution on Biomechanics by S. M. Perren. 3rd ed. 1991.
Mc Rae, R.: *Practical Fracture Treatment.* 3rd ed. Churchill-Livingstone, Edinburgh 1994. [Ein Bilderbuch.] Dt.: *Praxis der Frakturbehandlung.* 3. Aufl. Fischer, Stuttgart 1995.
Connolly, J. F.: *De Palma's The Management of Fractures and Dislocations: An Atlas.* 3rd ed., 2 Volumes. Saunders, Philadelphia 1981. [Älteres amerikanisches Standardwerk.]
Sarmiento, A., Latta, L.: *Closed Functional Treatment of Fractures.* Springer, Berlin/Heidelberg/New York 1981. Dt.: *Nichtoperative funktionelle Frakturenbehandlung.* 1984. [Wegweisender Klassiker. Weltweit wird die überwiegende Mehrzahl der Knochenbrüche konservativ behandelt.]

Allgemeines zu Prophylaxe, Diagnostik und Klassifikation von Frakturen

Taimela et al.: The Relation of Low Grade Mental Ability to Fractures in Young Men. *Internat. Orthopaedics* (Sicot) 15, 75, 1991.
Berquist, T. H.: *Imaging of Orthopedic Trauma.* 2nd ed., Raven Press, New York 1992. [«The authors obviously place much emphasis upon good communication between radiologists and orthopaedic surgeons.» (JBJS 74-B, 636).]
London, P. S.: *The Anatomy of Injury and its Surgical Implications.* Butterworth, London 1991. [Anatomy is still the basis in diagnosis and treatment of injury.]
Thelen, M. et al.: *Radiologische Diagnostik der Verletzungen von Knochen und Gelenken.* Thieme, Stuttgart 1993.
Müller, M. E. et al: *The Comprehensive Classification of Fractures.* Part I: Long Bones. Part II: Pelvis and Acetabulum. Springer, Berlin 1990. CD-ROM 1997.

Konservative und operative Frakturbehandlung

Sarmiento, A., Latta, L.L.: *Functional Fracture Bracing.* Tibia, Humerus, Ulna. Springer 1995.
Connolly, J. F. (Ed.): *Fractures and Dislocations.* Closed Management. 2 Vols. Saunders, Philadelphia 1995. [Reich bebildert.]
Kreklau, B., Ramazadeh, R.: *Repositionstechniken in der Unfallchirurgie.* Geschlossene Techniken bei Luxationen und Frakturen. Thieme, Stuttgart 1999.
Schleikis, A.: *Gips und synthetischer Gipsverband.* Steinkopf, Darmstadt 2000. [Unverzichtbar, vom «Gipser», dem Fachmann, selbst.]
Tscherne, H., Nerlich, M. L. (Hrsg.): *Repositionstechnik bei Frakturen und Luxationen.* Springer, Berlin 1988.
Schatzker, J., Tile, M. (Eds.): *The Rationale of Operative Fracture Care.* 2nd ed. Springer, Berlin 1996. [Die Praxis zum AO-Manual.]
Rüedi, T. P., Murphy, W. M.: *AO Principles of Fracture Management.* Thieme, Stuttgart/New York 2000 [Das AO-Manual weitergeschrieben.]

Schatzker, J.: Changes in the AO/ASIF Principles and Methods. *Injury* 26 (Suppl. 2) 51 (1995). [«Even ‹callus› is now a politically acceptable word and is no longer regarded as indicative of treatment failure.» (D. L. Hamblen, JBJ 79-B, 345).]

Mast, J., Jakob, R., Ganz, R.: *Planning and Reduction Technique in Fracture Surgery.* Springer, Berlin/New York 1989. [«Biologische» Osteosynthesen.]

Wade, R. H. et al.: Preoperative Planning in Orthopaedics: A Study of Surgeon's Opinions. *Injury* 29 (10) 785 (1998).

Browner, B. D., Jupiter, J. B., Levine, A. M., Trafton, P. G.: *Skeletal Trauma, Fractures, Dislocations, Ligamentous Injuries.* 3 Vols., 3rd ed. Saunders, Philadelphia 1998. [«The main difference between this and other AO-texts is the emphasis on the broader, modern philosophy of the biology of fracture care as opposed to the older, stricter teaching of anatomical reduction and rigid internal fixation.» (JBJS 75-A, 798).]

Bunker, T. D., Colton, C. L., Webb, J. K.: *Frontiers in Fracture Management.* Martin Dunitz, London 1989. [«This is a splendid book» (A. G. Apley, JBJS 72-B, 159).]

Boxma, H.et al.: Randomized Controlled Trial of Single-Dose Antibiotic Prophylaxis in Surgical Treatment of Closed Fractures. *Lancet* 347, 1133 (1996).

Whiteside, L. A. et al.: The Acute Effects of Periosteal Stripping and Medullary Reaming on Regional Bone Blood Flow. *Clin. Orthop.* 131; 266 (1978).

Wenda, K. et al.: Pathogenesis of Pulmonary Complications following Intramedullary Nailing. *Unfallchir.*, 91, 432 (1988).

Krettek, C. et al.: Recurrent Rotational Deformity of the Femur after Static Locking of Intramedullary Nails. *J Bone Joint Surg.* 79-B, 4 (1997).

Heitemeyer, U. et al.: Severely Comminuted Femoral Shaft Fractures: Treatment by Bridging-Plate Osteosynthesis. *Arch Orthop Trauma Surg.* 106, 327 (1987).

Wagner, R. et al.: Complications of Plate Osteosynthesis of the Femoral Shaft. *Unfallchir.*, 97, 139 (1994).

Kessler, S. B., Schweiberer, L.: *Refrakturen nach operativer Frakturbehandlung.* Springer, Berlin 1988. [Die Schädigung der Vitalität des Knochens ist die entscheidende Ursache.]

Weber, B. G., Magerl, F.: *Fixateur Externe.* AO-Gewindespindel-Fixateur, Wirbelfixateur. Springer, Berlin 1985. Engl.: *The External Fixateur.* 1985

Ilizarow, G. A.: *Transosseous Osteosynthesis. Theoretical and Clinical Aspects of the Regeneration and Growth of Tissue.* Springer, Berlin 1991. [Ilizarows scientific life's work.]

Golyakhovsky, V., Frankel, V. H.: *Operative Manual of Ilizarov Techniques.* Mosby, St. Louis 1993.

De Bastiani et al. (Eds.): *Orthofix External Fixation in Trauma and Orthopaedics.* Springer, New York 2000.

Fink, B.: *Die Weichgewebe bei der Kallusdistraktion.* Springer, Berlin 2000. [Der limitierende Faktor bei der Gliedmaßenverlängerung.]

Petracic, B.: *Funktionelle Nachbehandlung operierter Knochenbrüche.* Thieme, Stuttgart 1979.

Border, J. R. et al. (Eds.): *Blunt multiple Trauma.* Comprehensive Pathophysiology and Care. M. Dekker, New York 1990.

Stober, R.: *Chirurgische Therapie des Weichteilschadens.* Hans Huber, Bern 1991. [Ein kompetentes Buch.]

Koval, K. J., Zuckerman, J. D. (Eds.): *Fractures in the Elderly.* Lippincott-Raven, Philadelphia 1998.

Obrant, K. (Ed.): *Management of Fractures in Severely Osteoporotic Bone.* Orthopaedic and Pharmacological Strategies. Springer, London, Berlin 2000. [Ein wichtiges und allgegenwärtiges Thema der Traumatologie.]

Siebert, W. et al.: Postoperative Teilbelastung – Was macht der Patient wirklich? *Orth. Praxis* 3, 196 (1993). [Alte Menschen können nicht «teilbelasten».]

Court-Brown, Ch.M. et al. (Eds.): *Management of open Fractures.* Martin Dunitz, London 1996. [Die Weichteilverletzung steht im Vordergrund.]

Kouyanou, Kyriaki et al.: Iatrogenic Factors and Chronic Pain. *Psychosomatic Medicine* 59, 597 (1997).

Margoles, M. S., Weiner, R.: Chronic Pain. Assessment, Diagnosis, and Management. St.Lucie CRC Press LLC, New York 1999.

Russell, W. L. et al.: Limb Salvage Versus Traumatic Amputation. A Decision Based on a Seven-Part Predictive Index. *Ann. Surg.* 213, 473 (1991).

Georgiadis, G. M., Behrens, F. F. et al.: Open Tibial Fractures with Severe Soft-Tissue Loss. Limb Salvage Compared with Below-the-Knee Amputation. *J Bone Joint Surg.* 75-A, 1431 (1993). [Mit freien Lappenplastiken können heute viele Glieder gerettet werden, doch machen nicht selten Komplikationen (Infektion, Non-Union, Fußversteifung, trophische Störungen, Frustration bei protrahierten Verläufe) das Resultat zunichte.]

Hansen, St.jr.: The Type IIIC Tibial Fracture. Salvage or Amputation (Editorial). *J Bone Joint Surg.* 69-A, 799 (1987). [Oft gibt die primäre Amputation bessere Voraussetzung für eine baldige, erfolgreiche Rehabilitation.]

Beurteilung

Jeffreys, E.: *Prognosis in Musculoskeletal Injury: A Handbook for Doctors and Lawyers.* Butterworth, Oxford 1991. [Every time we make a prognosis, we make an «informed guess» at the prognosis. How do we know?]

Foy, M. A., Fagg, P. S.: *Medicolegal Reporting in Orthopaedic Trauma.* Churchill Livingstone, London 1990.

Frakturen bei Kindern

Blount, W. P.: *Fractures in Children.* Williams and Wilkins, Baltimore 1955, Reprint 1977. Dt.: *Knochenbrüche bei Kindern.* Thieme, Stuttgart 1957. [Dieses Buch mit seinen Zeichnungen ging um die Welt.]

Weber, B. G. et al.: *Die Frakturbehandlung bei Kindern und Jugendlichen.* Springer, Berlin/Heidelberg/New York 1979. Engl.: *Treatment of Fractures in Children and Adolescents.* 1980.

Rang, M., : *Children's Fractures.* 2nd ed. Lippincott, Philadelphia 1983. [Gut geschrieben. Das Wesentliche. Für den praktischen Gebrauch, immer noch aktuell.]

von Laer, L.: *Frakturen und Luxationen im Wachstumsalter.* 4. Aufl. Thieme, Stuttgart 2001.

Beaty, J. H., Kasser, R. J. (Eds..): *Rockwood and Wilkins' Fractures in Children.* 5th ed. Lippincott Williams & Wilkins, Philadelphia 2001. [Umfassend.]

Green, N. E., Swiontkowski, M. F. (ed.): *Skeletal Trauma in Children.* 2nd ed. Saunders, London 1998.

Ogden, J, A.: *Skeletal Injuries in the Child.* 3rd ed. Springer, New York 2000.

Brouwer, K. J.: Torsional Deformities after Fractures of the Femoral Shaft in Childhood. A Prospective Study 27–32 Years after Trauma. *Acta Orthop Scand Suppl.* 195, 1 (1981).

Aitken, A. P., Magill, H. K.: Fractures involving the distal epiphyseal cartilage. *J Bone Jt. Surg.* 34-A, 96, 1952.

Salter, R. B., Harris, W. R.: Injuries involving the epiphyseal plate. *J Bone Jt. Surg.* 45-A, 587, 1963.

Verletzungsfolgen

Knocheninfektionen s. a. Nr. 8

Weber, B. G., Cech, O.: *Pseudarthrosen.* Pathophysiologie, Biomechanik, Ergebnisse. Huber, Bern/Stuttgart/Wien 1973 (engl. 1976).

Sharrard, W.J.W.: A Double-blind Trial of Pulsed Electromagnetic Fields for Delayed Union of Tibial Fractures. *J Bone Joint Surg.* 72-B, 347 (1990). [20 bzw. 25 Patienten.]

Kristiansen, T. K. et al.: Accelerated Healing of Distal Radial Fractures, with the Use of Specific, Low-intensity Ultrasound. A Multicenter, Prospective, Randomized, Double-blind, Placebo-controlled Study. *J Bone Joint Surg.* 79-A, 961 (1997). [Je 30 Patienten.]

Veldman, P. H. et al.: Signs and Symptoms of Reflex Sympathetic Dystropy: Prospective Study of 829 Patients. *Lancet* 342, 1012 (1993).

Müller, M. E. (Hrsg.): *Posttraumatische Achsenfehlstellungen an den unteren Extremitäten.* Hans Huber, Bern 1967.

Hierholzer, G., Müller, K. H.: *Korrekturosteotomien nach Traumen an der unteren Extremität.* Springer, Berlin 1984.

Burri, C., Neugebauer, R. (Hrsg.): *Infektion von Knochen und Gelenken.* 2. Aufl., Hans Huber, Bern 1990.

Mubarak, S. J., Horgens, H. R.: *Compartment Syndromes and Volkmann's Contracture.* Saunders, Philadelphia 1981.

Willy, Chr. et al.: *Das Kompartmentsyndrom.* Springer, Berlin 1998.

10.
Obere Extremitäten

Hohmann, G.: *Arm und Hand, ihre Erkrankungen und deren Behandlung.* Bergmann, München 1949. [Mit scharfem klinischem Blick beobachtete Pathologie.]

Peimer, C. A. (Ed.): *Surgery of the Hand and Upper Extremity.* 2 Vols. McGraw Hill, New York 1995. [Gute Darstellung.]

Jobe, F. W. et al. (Eds.): *Operative Techniques in Upper Extremity Sports Injuries.* Mosby, St. Louis 1996.

Schulter, Arm

Tossy, J. D.: et al.: Acromioclavicular Separations: Useful and Practical Classification for Treatment. *Clin. Orthop.* 28. 111 (1963).

Echtermeyer, V. et al.: Errors and Dangers in the Treatment of Fractures and Pseuarthroses of the Clavicle. *Langenbecks Arch Chir*, 364, 351 (1984).

Böstman, O. et al.: Complications of Plate Fixation in Fresh Displaced Midclavicular Fractures. *J Trauma* 43, 778 (1997).

De Palma, A. F.: *Surgery of the Shoulder.* 2nd ed. Harper and Row, New York 1973. [Amerikanischer Klassiker, mit einer Studie zum Spontanverlauf von Schulterpathologie.]

Iannotti, J. P. et al. (eds.): *Disorders of the Shoulder.* Diagnosis and Management. Williams & Wilkins, Philadelphia 1999.

Copeland, S. (ed.): *Shoulder Surgery.* W. B. Saunders, Philadelphia 1997. [Concise, for the non-specialist.]

Rockwood, Ch. A., Matsen, F. A.: *The Shoulder.* 2nd ed. 2 Volumes, Saunders 1998. [Das umfassende Werk über das Schultergelenk.]

Craig, E. V. (Ed.): *The Shoulder.* Raven Press, New York 1995. [Operationstechnik.]

Hodler, J., Wirth, W.: *Gelenkdiagnostik mit bildgebenden Verfahren: Schulter.* Huber, Bern/Göttingen/Seattle 1992.

Gächter, A., Freuler, F. et al.: *Schulterdiagnostik.* Springer, Berlin 1996.

Bunker, T. D., Wallace, W. A.: *Shoulder Arthroscopy.* Martin Dunitz, London 1991.

Resch, H., Beck, E.: *Arthroskopie der Schulter.* Diagnostik und Therapie. Springer, Berlin 1991. (Engl. 1992.)

Bauer, R. et al.: *Orthopädische Operationslehre: Schulter und obere Extremitäten.* Thieme, Stuttgart 1997. [Schöne farbige Bilder.]

Watson, M. S. (Ed.): *Surgical disorders of the Shoulder.* Churchill Livingstone, London 1990.

Habermeyer, P., Schweiberer, L. (Hrsg.): *Schulterchirurgie.* 3. Aufl. Urban & Fischer, München 2001.

Meyer, R. P., Gächter, A. (Hrsg.): *Schulterchirurgie in der Praxis.* Springer, Berlin 2001.

Flatow, E. L. et al.: Instability of the Shoulder: Complex Problems and Failed Repairs (Instr. Course Lectures, AAOS). *J Bone Joint Surg.* 80-A, 122, 1998.

Mumenthaler, M.: *Der Schulter-Arm-Schmerz.* Leitfaden für die Praxis. 2. Aufl., Hans Huber, Bern 1982.

Burkhead, W. Z. (ed.): *Rotator Cuff Disorders.* Williams and Wilkins 1996.

Triffit, P. D. et al.: The Relationship between Motion of the Shoulder and the Stated Ability to Perform Activities of Daily Living. *J Bone Joint Surg.* 80-A, 41, 1998. [Praktische Auswirkungen von Schulterpathologie. Sie bestimmen Indikation und Outcome.]

Bigliani, L. K., Levine, W. N.: Subacromial Impingement Syndrome. *J Bone Joint Surg.* 79-A, 1854, 1997.

Vitale, M. G. et al.: Geographic Variations of Rates of Operative Procedures Involving the Shoulder, Including Total Shoulder Replacement, Humeral Head Replacement, and Rotator Cuff Repair. *J Bone Joint Surg.* 81-A, 763, 1999. [Die Indikationen sind offenbar kontrovers.]

Warner, J.J.P., Iannotti, J. P., Gerber, Chr. (Eds.): *Complex and Revision Problems in Shoulder Surgery.* Lippincott Raven, Philadelphia 1997. [Für Spezialisten, von Superspezialisten.]

Neer, C. S.: *Shoulder Reconstruction.* Saunders, Philadelphia 1990. [Geschrieben von einem Pionier der Schulterendoprothetik.]

Oberarm, Ellbogen, Unterarm, Handgelenk

Szyszkowitz, R. et al.: Die Frakturen des proximalen Humerus. *Unfallchirurg* 102, 422 (1999).

Sarmiento, A. et al.: Functional Bracing of Fractures of the Shaft of the Humerus. *J Bone Joint Surg.* 59-A, 596 (1977). [Noch und wieder aktuell.]

Norris, T. R. (ed.): *Shoulder and Elbow.* Orthopaedic Knowledge Update. American Academy of Orthopaedic Surgeons 1997.

Morrey, B. F.: *The elbow and its disorders.* 3rd ed. Saunders, Philadelphia 2000.

Wadsworth, T. G. (Ed.): *The Elbow.* Livingstone, Edinburgh 1982.

Wadsworth, T. G.: *Atlas of Elbow Surgery.* Churchill Livingstone, Edinburgh 1998.

Hildebrand, K. A. et al.: Functional Outcome of Semiconstrained Total Elbow Arthroplasty. *J Bone Joint Surg.* 82-A, 1379, 2000 [mit Literatur.] 43.

Jupiter, J. B.: Complex Fractures of the distal Part of the Humerus and Associated Complications. *J Bone Joint Surg.* 76-A, 1252 (1994).

Summerfield, S. L. et al.: Heterotopic Ossification of the Elbow. *J Should Elbow Surg.* 6, 321 (1997).

Bauer, G. et al.: Post-traumatic Radioulnar Synostosis after Forearm Fracture Osteosynthesis. *Arch Orthop Trauma Surg.* 110, 142 (1991).

Cooney, W. P. et al. (Eds.): *The Wrist.* Diagnosis and Operative Treatment. Mosby, St. Louis 1998. [Schule Mayo-Klinik.]

Watson, K. H., Weinzweig, J. (Eds.): *The Wrist.* Lippincott Williams & Wilkins, Philadelphia 2001 [80 Autoren und 1000 S. nur über das Handgelenk.]

Gelberman, R. H. (Ed.): *The Wrist.* Raven Press, New York 1994. [Operationstechnik.]

Fernandez, D. L., Jupiter, J. B.: *Fractures of the Distal Radius.* Springer, Berlin 1995.

Hand

Aus der unübersehbaren Literatur sind nur einige wenige Bücher ausgewählt.

Schmidt, H.-M., Lanz, U.: *Chirurgische Anatomie der Hand.* Hippokrates, Stuttgart, 1992.

Zancolli, E. A., Cozzi, E. P.: *Atlas of Surgical Anatomy of the Hand.* Livingstone, New York 1992. [Hervorragende Abbildungen (Präparate).]

Meals, R., Seeger, L.: *An Atlas of Forearm and Hand.* Cross-Sectional Anatomy with Computed Tomography and Magnetic Resonance Imaging Correlation. Deutscher Ärzte-Verlag, Köln 1991.

American Society for Surgery of the Hand: *The Hand.* Examination and Diagnosis, 3rd ed. Churchill Livingstone, New York 1990.. Primary Care of Common Problems. 2nd ed. Churchill Livingstone, New York 1990. Dt.: *Die Hand. Klinische Untersuchung und Diagnostik, Primärtherapie häufiger Erkrankungen und Verletzungen.* Springer, Berlin 1990. [Übersetzung der amerikanischen Taschenmanuale.]

Tubiana, R. et al.: *Examination of the Hand and Wrist.* Martin Dunitz, London 1998.

Gilula, L. A., Yuming, Y. (Eds.): *Imaging of the Wrist and Hand.* Saunders, Philadelphia 1996.

Rudigier, J.: *Kurzgefasste Handchirurgie.* 4. Aufl. Hippokrates, Stuttgart 1997.

Boyes, J. H.: *Bunnell's Surgery of the Hand.* Lippincott, Philadelphia 1964. [Der Vater der Handchirurgie.]

Smith, P.: *Lister's The Hand.* Diagnosis and Indications. 4th ed. Livingstone, Edinburgh/London/New York 2001.

Jupiter, J. (Ed.): *Flynn's Hand Surgery.* 4th ed. Williams & Wilkins, Philadelphia 1991.

Green, P. D., Hotchkiss, R. N., Pederson, W. C. (Eds.): *Green's Operative Hand Surgery.* 2 Vols., 4th ed. Churchill Livingstone, New York 1999.

Hoffmann, R.: *Checkliste Handchirurgie.* 2. Aufl. Thieme, Stuttgart 1999.

Amadio, P. C.: What's New in Hand Surgery? (Speciality Update). *J Bone Joint Surg.* 83-A, 473, 2001. [Solche Updates gibt es regelmäßig für alle Spezialitäten.]

Flatt, A.: *The Care of Congenital Hand Anomalies.* 2nd ed. Mosby, St. Louis 1994.

Buck-Gramcko, D.: *Congenital Malformations of the Hand and Forearm.* Churchill Livingstone, London 1998.

Buck-Gramcko, D.: *Die handchirurgische Sprechstunde.* Leitfaden für Chirurgen, Orthopäden und Allgemeinmediziner. Hippokrates, Stuttgart 1992.

Buck-Gramcko, D., Hoffmann, R., Neumann, R.: *Der handchirurgische Notfall.* 2. Aufl. Hippokrates, Stuttgart 1989.

Krimmer, H.: *Der posttraumatische karpale Kollaps.* Springer, Berlin 2000.

Flatt, A. E.: *The Care of minor Hand Injuries.* 4th ed. Mosby, St. Louis 1979.

Foucher, G. (Ed.): *Fingertip and nailbed Injuries.* Churchill Livingstone, London 1991. [«It describes the anatomy and the functions of the fingertip, the considerable merits of conservative treatment, the limitations of skin grafting and replantation, every conceivable kind of flap and also the special problems of injuries in children.» (A. G. Apley, JBJS *74-B*, 480).]

Flatt, A. E.: *The Care of the Arthritic Hand.* 4th ed. QMP Mosby, St. Louis 1995.

Tubiana, R. et al.: *Dupuytren's Disease.* Martin Dunitz, London 2000.

Green, D. P., Hodgkiss, R. N., Pederson, W. C. (Eds.): *Operative Hand Surgery.* 2 Volumes, 4th ed. Churchill Livingstone, London 1999. [Ein gutes Nachschlagewerk, mit der persönlichen Meinung der Autoren am Schluss jedes Kapitels.]

Wynn-Parry, C. B. (ed.): *Management of Pain in the Hand and Wrist.* Churchill Livingstone, London 1991. [«A masterpiece» (*74-B*, 168).]

Segmüller, G.: *Operative Stabilisierung am Handgelenk.* Hans Huber, Bern 1973.

Wynn-Parry, C. B.: *Rehabilitation of the Hand.* 4th ed. Butterworths, London 1981.

Sturzenegger, M., Bohli, E.: *Schienenbehandlung an der Hand.* Hans Huber, Bern 1991.

11. Wirbelsäule

Anatomie, Pathologie, Diagnostik

Kapandji, I. A.: *The Physiology of the Joints, annotated diagrams of the mechanics of the human joints. Vol. 3: The Trunk and the Vertebral Column.* 2nd ed. Livingstone, Edinburgh/London 1974. Deutsch bei Hippokrates, Stuttgart 1999.

Töndury, G.: *Entwicklungsgeschichte und Fehlbildungen der Wirbelsäule.* Hippokrates, Stuttgart 1958. 2. Aufl. 1990.

White, A. A., Panjabi, M. M.: *Clinical Biomechanics of the Spine.* 2nd ed. Lippincott, Philadelphia 1990. [Grundlagen und Klinik sind auf überzeugende Weise verknüpft.]

Nachemson, A. et al. (Ed.): *Neck and Back Pain.* The Scientific Evidence of Causes, Diagnosis, and Treatment. Williams and Wilkins, Philadelphia 2000. [Eine Schule in kritischem Lesen und Denken. Was man weiß und was man (noch) nicht weiß. Erstaunlich: Für viele moderne chirurgische Konzepte fehlen die Grundlagen.]

Brocher, J.E.W., Willert, H. J.: *Differentialdiagnose der Wirbelsäulenerkrankungen.* 6. Aufl. Thieme, Stuttgart 1980.

Dvorák, J., Dvorák, V.: *Manuelle Medizin, Diagnostik.* 5. Aufl. Thieme, Stuttgart 1996.

Uhlenbrock, D.: (Hrsg.): *MRT der Wirbelsäule und des Spinalkanals.* Thieme, Stuttgart 2001.

Boden, S. D. et al.: Abnormal Magnetic-Resonance Scans of the Cervical Spine in Asymptomatic Subjects. A Prospective Investigation. *J Bone Joint Surg.* 72-A, 1179 (1990) [keine Op.-Indikationen auf Grund v. MRI allein!]

Allgemeines, Beurteilung, Therapie

Weinstein, J. N. et al. (Eds.): *Essentials of the Spine.* Raven Press, New York 1995. [Kurz, prägnant, zur Sache.]

Frymoyer, J. W. et al. (Eds.): *The Adult Spine: Principles and Practice.* 2 Vols. 2nd. ed. Lippincott-Raven, Philadelphia 1997. [«Excellent treatise, that places pathology, diagnosis and treatment in the milieu of economic, social and disability-related issues surrounding spinal disorders.» (JBJS 79-A, 1598).]

McCulloch, J, A, et al. (Eds.): *Macnab's Backache.* 3rd ed. Williams & Wilkins, Baltimore 1997. [Umfassende, kompetente, klare Darstellung aller wesentlichen Aspekte.]

Herkowitz, H. N. et al. (Eds.): *Rothman – Simeone The Spine.* 2 Vols, 4th ed. Saunders, Philadelphia 1998. [«This classic book ... will be the standard reference text for the next ten years» (A. Nachemson).]

Gerber, N. et al.: *Rückenschmerzen.* Wann banal? Wann gefährlich? Wie abklären? Wie behandeln? Hans Huber, Bern 1998.

Boden, S. D., Wiesel, S. W. et al.: *The Aging Spine.* Essentials of Pathophysiology, Diagnosis and Treatment. Saunders, Philadelphia 1991.

Konservative Therapie

Mayer, T. G., Mooney, V., Gatchel, R. J.: *Contemporary Conservative Care for Painful Spinal Disorders.* Lea & Febiger, Philadelphia 1991.

Gonzales, E. G., Materson, R. S. (Eds.): *The Nonsurgical Management of Acute Low Back Pain.* Cutting through the AHCPR Guide lines. Demos Vernande, New York 1997. [Ein kritischer Versuch, aus Metaanalysen Evidenz zu gewinnen: Was nützt, was nicht?]

Pfingsten, M., Hildebrandt, J. (Hrsg.): *Chronischer Rückenschmerz.* Wege aus dem Dilemma. Huber, Bern 1998. [Ein kleines Büchlein; ein notwendiger «Paradigmenwechsel».]

Tilscher, H., Eder, M.: *Der Kreuzschmerz aus ganzheitsmedizinischer Sicht.* 2. Aufl. Hippokrates, Stuttgart 1998. [Konservative Therapie, klassische und andere.]

Nentwig, Ch.G., Krämer, J., Ullrich, C. H. (Hrsg.): *Die Rückenschule.* Aufbau und Gestaltung eines Verhaltenstrainings für Wirbelsäulenpatienten. 3. Aufl. Enke, Stuttgart 1997.

Kaisser, P. J., Höfling, S.: *Münchner Manual zur Orthopädischen Rückenschule.* 2. Aufl. Springer, Berlin 1995.

Maitland, G. D.: *Manipulation der Wirbelsäule.* 2. Aufl. deutsche Übersetzung des bekannten englischen Lehrbuches, Springer, Berlin 1994.

Operative Therapie

Bauer, R., Kerschbaumer, F., Poisel, S.: *Orthopädische Operationslehre,* Band 1: *Wirbelsäule.* Thieme, Stuttgart 1991. [Zugänge und Techniken. Ein hervorragender Bildatlas.]

Louis, R.: *Chirurgie du rachis.* Anatomie chirurgicale et voies d'abord. Springer, Berlin/Heidelberg/New York 1982. (Englisch 1983). Dt.: *Die Chirurgie der Wirbelsäule,* 1985. [Ein schöner Atlas.]

Bridwell, K. H., De Wald, R. L. (Eds.): *The Textbook of Spinal Surgery.* 2 Vols. 2nd ed. Lippincott, Philadelphia 1996. [The American approach: Everything about every operation.]

Dickson R. A.: *Spinal Surgery, Science and Practice.* Butterworth, London 1990. [The British approach: Principles, and more conservative.]

Findlay, G., Owen, R. (Eds.): *Surgery of the Spine, a Combined Orthopaedic and Neurosurgical Approach.* 2 Vols. Blackwell, Oxford 1992.

Torrens, M. J., Dickson, R. A. (Eds.): *Operative Spinal Surgery,* 333 p. Churchill Livingstone, London 1991. [Ein Gemeinschaftswerk von Orthopäden und Neurochirurgen.]

Krag, M. H.: Biomechanics of Thoraco-lumbar Spinal Fixation, a Review. *Spine* 16, 3 S. pp. 84–99, 1991.

Balderston, R. A., An, H. S. (Eds.): *Complications in Spinal Surgery.* Saunders, Philadelphia 1991.

Pihlajamäki, H. et al.: Complications of Transpedicular Lumbosacral Fixation for Non-traumatic Disorders. *J Bone Joint Surg.* 79-B, 183 (1997).

Boden, S. D.: *The Failed Spine.* Lippincott, Williams & Wilkins, Philadelphia 2001. [Die erfolglos operierten Rückenpatienten.]

Porter, R. W.: *The Spine and Medical Negligence.* BIOS

Scientific, Washington D.C. 1998. [«Understanding the Fundamentals of Spinal Surgical Errors» (JBJS 82-A, 298).]

Stöhr, M. et al.: *Evozierte Potentiale.* 3. Aufl. Springer, Berlin 1996.

Halswirbelsäule

Dvorak, J., Grob, D.: *Halswirbelsäule – Diagnostik und Therapie.* Thieme, Stuttgart 1999.

Clark, Ch. R. (Ed.): *The Cervical Spine.* 3rd ed. Lippincott Williams & Wilkins, Philadelphia 1998.

Szpalski, M. et al.: *The Degenerative Cervical Spine.* Lippincott Williams & Wilkins, Philadelphia 2001.

Gunzburg, R., Szpalski, M. (Eds.): *Whiplash injuries: Current Concepts in Prevention, Diagnosis and Treatment of the Cervical Whiplash Syndrome.* Lippincott-Raven, Philadelphia 1998. [Mehr offene Fragen als Evidenz; «kein Befund» ist nicht gleichbedeutend mit «keine Läsion».]

Die Wirbelsäule im Wachstumsalter

Weinstein, St.L.: *The Pediatric Spine.* Principles and Practice. 2nd. ed. Lippincott Williams & Wilkins, Philadelphia 2000. [«Standardwerk» für Skoliosen etc.; die Op.-Techniken in einem anderen Band: Pediatric Spine Surgery. 2nd ed. 2001.]

Berquet, K.H.: *Zwillingsuntersuchungen über die menschliche Haltung und Formelemente der Wirbelsäule.* Ergebn. Chir. Orthop., Springer, Berlin 1965.

Bradford, D., Hensinger, R.N. (Eds.): *The Pediatric Spine.* Thieme, Stuttgart 1985.

Murray, P.M., Weinstein, S.L. et al.: The Natural History and Long-Term Follow-up of Scheuermann Kyphosis. *J Bone Joint Surg.* 75-A, 236 (1993).

Stadelmann, A., Waldis, M.: Scheuermann – eine prognostische Diagnose? In: Debrunner, A.M. (Hrsg.): *Langzeitresultate in der Orthopädie.* Enke, Stuttgart 1990.

Lonstein, J.E., Bradford, D.S., Winter, R.B. et al.: *Moe's Textbook of Scoliosis and other Spinal Deformities.* 3rd ed. Saunders, Philadelphia, 1995. [Gute Zusammenfassung aus dem führenden Minneapolis Scoliosis Center. Ein Klassiker, neu aufgelegt.]

Leatherman, K.D., Dickson, R.A.: *The Management of Spinal Deformities.* Wright, London 1988

Lonstein, J.E. et al.: The Prediction of Curve Progression in Untreated Idiopathic Scoliosis During Growth. *J Bone Joint Surg.* 66-A, 1961 (1984). [Milde Kurven nehmen oft nur wenig zu und brauchen nur Überwachung, keine Therapie.]

Ascani, E. et al.: Natural History of untreated Idiopathic Scoliosis after Skeletal Maturity. *Spine* 8, 242 (1986).

Weinstein, S.L. et al.: Idiopathic Scoliosis. Long-Term Follow-up and Prognosis in Untreated Patients. *J Bone Jt. Surg.* 63-A, 703, 1981.

Cowell, H.R.: Radiographic Measurements and Clinical Decisions (Editorial). *J Bone Jt. Surg.* 72-A, 319–333, 1990.

Morrissy, R.T.: Measurement of the Cobb Angle on Radiographs of Patients Who Have Scoliosis. *J Bone Jt. Surg.* 72-A, 320, 1990. [Ein Kriterium mit einer Reihe von Problemen.]

Green, N.E.: Part-time Bracing of Adolescent Idiopathic Scoliosis. *J Bone Joint Surg.* 68-A, 738 (1986). [Auch 16 statt 24 Stunden genügen.]

Stagnara, P.: *Spinal Deformity.* Butterworths London 1987. [Übersetzung des Buches des französischen Altmeisters der Skoliose.]

Bunch, W.A., Patwardhan, A.G.: *Scoliosis. Making Clinical Decisions.* Mosby, St. Louis 1989. [The principles of decisionmaking can be applied to orthopaedic surgery in general.]

Cotrel, J.L., Dubousset, J. et al.: New Universal Instrumentation in Spinal Surgery. *Clin. Orthop.* 227, 10 (1988). [Sie macht drei-dimensionale Korrektur möglich.]

King, H.A., Moe, J.H., Bradford, D.S. et al: The Selection of Fusion Levels in Thoracic Idiopathic Scoliosis. *J Bone Joint Surg.* 65-A, 1302 (1983). [Ein fundamentales Problem, beeinflusst Balance, Spätprognose.]

Ducker, T.B., Brown, R.H.: *Neurophysiology and Standards of Spinal Chord Monitoring.* Springer, Berlin 1988.

Scheier, H.: *Prognose und Behandlung der Skoliose.* Thieme, Stuttgart 1967.

Saraste, H.: Spondylolysis and Spondylolisthesis. *Acta Orthop. Scand.* Suppl. 251, 84 (1993).

Hefti, F. et al.: Spontanverlauf bei Spondylolyse und Spondylolisthese. *Orthopäde* 23, 220 (1994).

Harris, I.E., Weinstein, S.L.: Long-term Follow-up of Patients with Grade II and IV Spondylolisthesis. *J Bone Joint Surg.* 69-A, 960 (1987). [In-situ-Fusion gibt gute Resultate.]

Suezawa, Y., Jacob, H.A.C.: *Zur Ätiologie der Spondylolisthesis.* Die Wirbelsäule in Forschung und Praxis, Band 94. Hippokrates, Stuttgart 1981.

Fellmann, N., Spring, H. (Hrsg.): *Spondylitis ankylosans/Morbus Bechterew.* Hans Huber, Bern 1989.

Degenerative Wirbelsäulenleiden, Kreuzschmerzen, neurologische Komplikationen

Baud, B.: *Leben mit der Bandscheibe.* Ein Brevier für Bandscheibengeschädigte. 7. Aufl., Hans Huber, Bern 2002.

Maurice-Williams, R.S.: *Spinal Degenerative Disease.* J. Wright and Sons, Bristol 1981.

McCulloch, J, A, et al. (Eds.): *Macnab's Backache.* 3rd ed. Williams & Wilkins, Baltimore 1997. [Ein Klassiker.]

Jayson, M.I.V. (d.): *The Lumbar Spine and Back Pain.* 4th ed. Churchill Livingstone, Edinburgh 1992. [Der Zusammenhang zwischen anatomischen Strukturen und Rückenschmerz ist komplex. Hier werden alle relevanten Aspekte kompetent besprochen.]

Wiesel, S.W. et al.: *The Lumbar Spine.* 2 Vols., 2nd ed. Saunders, Philadelphia 1996.

Weinstein, J.N., Gordon, St.L. (Eds.): *Low Back Pain: A Scientific and Clinical Overview.* American Academy of Orthopaedic Surgeons (AAOS), Rosemont, Il. 1997.

Spitzer, W.O. et al.: Scientific Approach to the Assessment and Management of Activity-related Spinal Disorder. A Monograph for Clinicians. Report of the Quebec Task Force on Spinal Disorders. *Spine* 12, Nr. 7S (Europ. Ed., Suppl. 1), S1–S59, 1987.

Waddell, G.: A New Clinical Model for the Treatment of Low-Back Pain. *Spine* 12, Nr. 7, 632, 1987. [Epidemiologie, somato-psycho-soziale Zusammenhänge.]

Waddell, G.: *The Back Pain Revolution.* Churchill Livingstone, London 1998. [Guidelines for the management of non-specific low back pain.]

Frymoyer, J. W., Gordon, S. L. (Eds.): *New Perspectives on Low Back Pain.* AAOS, 1989. Research projects.

Pope, M. H., Anderson, G.B.J, Frymoyer, J. W., Chaffin, D. B.: *Occupational Low Back Pain. Assessment, Treatment and Prevention.* Mosby, St. Louis 1991.

Benini, A., Magerl, F. (Hrsg.): *Die degenerative Instabilität der Lendenwirbelsäule.* Ursachen – Symptome – Diagnose – Therapie. Hans Huber, Bern 1991.

Szpalski et al. (Eds.): *Lumbar Segmental Instability.* Lippincott Williams & Wilkins, Philadelphia 1999. [Controversies on a controversial subject.]

Laser, T:: *Lumbale Bandscheibenleiden.* Diagnostik und konservative Behandlung. 4. Aufl. Zucksschwerdt, München 1999.

Mattmann, E.: *Ischias! Was tun?* Hans Huber, Bern 1997. [Praktisch, prägnant und kurz. Die Erfahrung eines Neurochirurgen.]

Postaccini, F.: *Lumbar Disc Herniation.* Springer, Wien 1998.

Krämer, J.: *Bandscheibenbedingte Erkrankungen.* Ursachen Diagnosen, Behandlung, Vorbeugung, Begutachtung. 4. Aufl. Thieme: Stuttgart 1997.

Benini, A.: *Der lumbale Bandscheibenschaden.* Instabilität, Diskushernie, Wirbelkanalstenose. Kohlhammer, Stuttgart 1991.

Boos, N et al.: The Diagnostic Accuracy of MRI Work perception and Psychosocial Factors in Identifying Symptomatic Disc Herniations. *Spine* 20, 2613 (1995).

Milette, P. C. et al.: Differentiating Lumbar Disc Protrusions, Disc Bulges, and Discs with Normal Contour but Abnormal Signal Intensity. *Spine* 24, 44 (1999). [Die Gefahr «falsch positiver» Befunde.]

Gunzburg, R. et al. (Eds.): *Lumbar Spinal Stenosis.* Lippincott Williams & Wilkins, Philadelphia 1999.

Nixon, J. E., with 20 contributors: *Spinal Stenosis.* Edward Arnold, London 1991.

Benini, A. (Hrsg.): *Komplikationen und Mißerfolge der lumbalen Diskus-Chirurgie.* Hans Huber, Bern 1989.

Wilkinson, H. A.: *The Failed Back Syndrome, Etiology and Therapy.* 2nd ed. Springer, Berlin 1992. [Ein gutes Buch zu einem zunehmend wichtigen Thema.]

Wirbelsäulenverletzungen

Müller, E. J. et al.: *Wirbelsäulenverletzungen.* Thieme, Stuttgart 1997. [Grundlagen, Management, konservative Behandlung.]

Levine, A. M. et al. (Eds.): *Spine Trauma.* Saunders, London 1998.

Capen, D. A., Haye, W. (Eds.): *Comprehensive Management of Spine Trauma.* Mosby, St. Louis 1998. [«For the modern day practicioner».]

Magerl, F., Aebi, M. et al.: A Comprehensive Classification of Thoracic and Lumbar Injuries. *Eur. Spine J.* 3, 184 (1994).

Cotler, J. M. et al. (Ed.): *Surgery of Spinal Trauma.* Lippincott Williams & Wilkins, Philadelphia 2000.

Meyer, P. R. (Ed.): *Surgery of Spine Trauma.* Churchill Livingstone, New York 1989. [Die persönliche Erfahrung des Leiters eines der größten Zentren für Wirbelsäulenverletzungen in den USA.]

Dick, W.: *Innere Fixation von Brust- und Lendenwirbelfrakturen.* 2. Aufl. Huber, Bern/Göttingen/Toronto 1987. Engl.: *Internal Fixation of the Thoracic and Lumbar Vertebrae.* 1989.

Becken

Kissling, R., Michel, B. A. (Hrsg.): *Das Sacroiliakalgelenk.* Grundlagen, Diagnostik und Therapie. Enke, Stuttgart 1997.

Harrison, D. E. et al.: The Sacroiliac Joint: a Review of Anatomy and Biomechanics with Clinical Implications. *J Manip. Phys. Ther.* 20, 607 (1997).

Tile, M.: *Fractures of the Pelvis and the Acetabulum.* 2nd ed. Williams & Wilkins, Baltimore 1995.

Lüscher, N. J.: *Decubitus Ulcers of the Pelvic Region.* Diagnosis and Surgical Therapy. Hogrefe and Huber, Toronto 1992.

12.
Untere Extremitäten

Hohmann, G.: *Fuß und Bein.* Ihre Erkrankungen und deren Behandlung. Bergmann, München 1951. [Auch heute noch eine Fundgrube für die orthopädischen Probleme des Alltags.]

Weil, S., Weil, H. U.: *Mechanik des Gehens.* Thieme, Stuttgart, 1966.

Zum menschlichen Gang siehe auch Nr. 3.

Beinlängendifferenzen

Menelaus, M. B. (Ed.): *The Management of Limb Inequality.* Churchill Livingstone, London 1991.

Green, S. A. (Ed.): *Limb Lengthening.* In: The Orthopedic Clinics of North America, Vol. 22, no. 4, 1991. Saunders, Philadelphia.

Anderson, M., Green, W. T., Messner, M. B.: Growth and predictions of growth in the lower extremities. *J Bone Jt. Surg.* 45-A, 1, 1963.

Greulich, W. W., Pyle, S. I.: *Radiographic atlas of skeletal development of the hand wrist.* 2nd ed. Stanford University Press, Stanford 1976; 1998.

Operative Techniken: siehe Nr. 5 und Nr. 9.

Hüfte, Allgemeines

Pauwels, F.: *Atlas zur Biomechanik der gesunden und kranken Hufte.* Springer, Berlin/Heidelberg/New York 1973. (Engl. 1976, franz. 1977); [wunderschöne Röntgenbilder.]

Tschauner, C. (Hrsg.): *Die Hüfte.* Enke, Stuttgart 1997. [Eine Übersicht.]

10-Jahres-Ergebnisse in der Orthopädie. 1. Teil: Das Hüftgelenk. Heft 1 von: *Orthopäde*, Band 8, 1979.

Hüfterkrankungen beim Kind

Graf, R.: *Sonographie der Säuglingshüfte und therapeutische Konsequenzen*. Ein Kompendium. 5. Aufl. Thieme, Stuttgart 2000.

Engelhardt, P.: *Das Risiko der sekundären Arthrose nach Hüftluxation, Morbus Perthes und Epiphyseolysis capitis femoris*. Thieme, Stuttgart 1988. [Eine ausgezeichnete Studie von Spontanverläufen über viele Jahrzehnte.]

Jani, L. et al.: Verlauf der idiopathischen Coxa antetorta. *Orthopäde* 8, 5, 1979.

Wynne-Davies, R.: Acetabular Dysplasia and Familial Joint Laxity: Two Etiological Factors in Congenital Dislocation of the Hip. *J Bone Joint Surg.* 52-B, 704 (1970). [A Review of 589 Patients and their Families.]

Wiberg, G.: Studies on Dysplastic Acetabula and Congenital Subluxation of the Hip. *Acta Chir. Scand. Supp.* 58, 83 (1933). [Wiberg führte den CE-Winkel ein. Dieser ist auch heute noch das wichtigste Kriterium für die Dysplasie.]

Tönnis, D., Legal, H.: *Die angeborene Hüftdysplasie und Hüftluxation im Kindes- und Erwachsenenalter*. Grundlagen, Diagnostik, konservative und operative Behandlung. Springer, Berlin 1984.

Krämer, J.: *Funktionelle Behandlung der Hüftdysplasie und Hüftverrenkung*. 2. Aufl. Bücherei des Orthopäden, Band 14. Enke, Stuttgart 1982.

Mubarak, S. J. et al: Pitfalls of the Pavlik Harness in the Management of Congenital Dysplasia, Subluxation or Dislocation of the Hip. *J Bone Joint Surg.* 63-A, 1239 (1981). [How to use it correctly.]

Schreiber, A., Meyer, H. R.: Spätresultate konservativ behandelter kongenitater Hüftluxationen, 40 Jahre nach der Reposition. *Z. Orthop.* 100, 265, 1965.

Staheli, L. T.: Surgical Management of Acetabular Dysplasia. *Clin. Orthop.* 264, 111–121, 1991.

Leunig, M. et al.: Rationale of Periacetabular Osteotomy and Background Work. *J Bone Joint Surg.* 83-A, 438 (2001).

Catterall, A.: *Legg-Calvé-Perthes' Disease*. Churchill Livingstone, Edinburgh 1982. [Eine Klassifikation mit prognostischer Relevanz.]

Schulitz, K. P., Dustmann, H. O.: *Der Morbus Perthes*. Ätiopathogenese, Diagnostik und Therapie. 2. Aufl. Springer, Berlin 1998.

Engelhardt, P.: Therapeutische Entscheidungsfindung bei der Epiphyseolysis capitis femoris vor dem Hintergrund von Langzeitverläufen. In: Debrunner, A. M. (Hrsg.): *Langzeitresultate in der Orthopädie*. Enke, Stuttgart 1990.

Walters, R. et al.: *Joint destruction: A sequel of unrecognized pin penetration in patients with slipped capital femoral epiphysis*. Proceedings of the hip society, Mosby, St. Louis 1980.

Debrunner, A. M.: Prophylaktische Spickung der «gesunden» Seite bei Epiphyseolysis capitis femoris. *Arch. orthop. Unfallchir.* 57, 243, 1965. [Ins Gelenk penetrierende Nägel werden im Röntgenbild nicht ohne weiteres erkannt.]

Boitzy, A.: *La fracture du col du fémur chez l'enfant et l'adolescent*. Masson, Paris 1971.

Hüfterkrankungen beim Erwachsenen

Hackenbroch, M.: *Die Arthrosis deformans der Hüfte*. Thieme, Leipzig 1943.

Harrison, M.H.M., Schajowicz, F., Trueta, J.: Osteoarthritis of the Hip: A study of the nature and evolution of the disease. *J Bone Jt. Surg.* 35-B, 598, 1953.

'Tronzo, R. G. (Ed.): *Surgery of the Hip Joint*. 2 Vols., 2nd ed. Springer, New York 1984 and 1987.

Hackenbroch, M. H.: Koxarthrose. in: Witt, A. N. et al.: *Orthopädie in Praxis und Klinik*. Bd. VII. Thieme, Stuttgart 1987.

Callaghan, J. J. et al. (Eds.): *The Adult Hip*. 2 Vols. Lippincott-Raven, Philadelphia 1998. Bd. 1: allg., Bd. 2: Joint Replacement.

Bauer, R. et al. (Eds.): *Atlas of Hip Surgery*. Thieme, Stuttgart 1996.

Seewald, K., Debrunner, A. M.: Untersuchungen über die Veränderung des nicht erkrankten Hüftgelenkes bei Hüftankylosierten. *Z. Orthop.* 9, 288 (1964). [CE-Winkel und Hüftbeanspruchung.]

Müller, M. E.: *Die hüftnahen Femurosteotomien*. 2. Aufl. Thieme, Stuttgart 1971.

Schatzker, J. (Ed.): *The Intertrochanteric Osteotomy*. Springer, New York 1984.

Morscher, E. (Hrsg.): *Die intertrochantere Osteotomie bei Coxarthrose*. Hans Huber, Bern 1971.

Liechti, R.: *Die Arthrodese des Hüftgelenkes und ihre Problematik*. Springer, Berlin/Heidelberg/New York 1974.

Charnley, J.: *Low Friction Arthroplasty of the Hip*. Theory and Practice. Springer, Berlin/Heidelberg/New York 1979. [Mustergültiger Bericht, wie man eine Endoprothese seriös entwickelt und testet, bevor sie zum Handel freigegeben wird. Charnley's Prothese ist heute noch der «Goldstandard» und sein Buch Pflichtlektüre für alle, die sich mit Gelenkersatz befassen.]

Waugh, W.: *John Charnley, The Man and the Hip*. Springer, Berlin 1990. [Eine Biographie.]

Wright, J. G. et al.: Ask Patients what they Want. Evaluation of Individual Complaints before Total Hip Replacement. *J Bone Joint Surg.* 76-B, 229 (1994).

Ochsner, P. : *Die Hüfttotalprothese*. Implantationstechnik und lokale Komplikationen. Springer, Berlin 2002.

Schmalzried, Th.P. et al.: Wear in Total Hip and Knee Replacements (Current Concepts Review). *J Bone Joint Surg.* 81-A, 115 (1999).

Morris, R.: Evidence-based Choice of Hip Prostheses (Editorial). *J Bone Joint Surg.* 78-B, 691 (1996).

Malchau, H., Herbertz, P., Ahnfelt, L.: Prognosis of Total Hip Replacement in Sweden. Follow-up of 92 675 Operations Performed 1978–1990. *Acta Orthop. Scand.* 64, 497 (1993).

Amstutz, H. C. (Ed.): *Hip Arthroplasty*. Churchill Livingstone, New York 1991. [Die amerikanische (kalifornische) Erfahrung, zusammengetragen von einem Pionier, mit einem Kapitel über «survivorship analysis».]

Finerman, G.A.M. et al. (Eds.): *Total Hip Arthroplasty Outcomes*. Churchill Livingstone, New York Edinburgh 1998. [Resultate seit Charnley's «Low Friction Arthroplasty».]

Zweymüller, K. (Hrsg.): *10 Jahre Zweymüller-Hüftendoprothese*. 2. Wiener Symposium. Hans Huber, Bern 1990.

Lettin, A. W. et al.: Survivorship Analysis and Confidence Intervals. *J Bone Jt. Surg.* 73-B, 729, 1991.

Gross, M.: *A Critique of the Methodologies Used in Clinical Studies of Hip-Joint Arthroplasty Published in the English-Language Orthopaedic Literature.* J Bone Jt. Surg. 70-A, 1364, 1988.

Wroblewski, B. M.: *Revision Surgery in Total Hip Replacement.* Springer, London 1990. [John Charnleys Spätresultate aus der Sicht seines Nachfolgers.]

Rothman, R. H., Hozack, W. J.: *Complications of Total Hip Arthroplasty.* Saunders, Philadelphia 1988.

Villar, R. N. et al.: *Revision Hip Arthroplasty.* Butterworth Heinemann, London 1996. [Alles, was dazugehört; eine Wissenschaft für sich.]

Bono, J. V. et al.: *Revision Total Hip Arthroplasty.* Springer, Berlin 1999. [Ursachen von Lockerungen.]

Steinberg, M. E., Garino, J. P. (Eds.): *Revision Total Hip Arthroplasty.* Lippincott Williams & Wilkins, Philadelphia 1999. [Prothesenwechsel: bald so häufig wie primäre TPs.]

Weil, H. U. (Ed.): *Segmental Idiopathic Necrosis of the Femoral Head.* Springer, Berlin 1981. [Die Hilflosigkeit diesem Krankheitsbild gegenüber kommt hier zum Ausdruck. Sie hat sich seither kaum geändert.]

Pauwels, F.: *Der Schenkelhalsbruch, ein mechanisches Problem.* Enke, Stuttgart 1935 (auch in: Pauwels, F.: Gesammelte Abhandlungen zur funktionellen Anatomie des Bewegungsapparates. Springer, Berlin/Heidelberg 1965). (Franz. 1979, engl. 1980). [klassische Biomechanik.]

Marti, R., Dunki Jacobs, P. B.: *Proximal Femoral Fractures.* Operative Techniques and Complications. 2 Vols. Medical Press, France 1993.

Letournel, E., Judet, R.: *Fractures of the Acetabulum.* 2nd ed. Springer, Berlin/Heidelberg/New York 1993.

Matta, J. M.: *Fractures of the Acetabulum: Accuracy of Reduction and Clinical Results in Patients Managed Operatively within Three Weeks after the Injury.* J Bone Joint Surg. 78-A, 1632 (1996).

Bolhofner, B. R. et al.: *The Results of Open Reduction and Internal Fixation of Distal Femur Fractures Using a Biological (Indirect) Reduction Technique.* J. Orthop. Trauma 10, 372 (1996).

Ceder, L. et al.: *Prognostic Indicators and Early Home Rehabilitation in Elderly Patients with Hip Fracture.* Clinical Orthopaedics and Related Research, 152, 173–84 (1980).

Kniegelenk

Smillie, I. S.: *Diseases of the Knee Joint.* 2nd ed. Livingstone, Edinburgh/London 1980. [Ein Standardwerk, von einem hervorragenden Kliniker geschrieben.]

Helfet, A.: *Disorders of the Knee.* 2nd ed. Lippincott, Philadelphia/Toronto 1982.

Dye, Scott F.: *An Evolutionary Perspective of the Knee.* J Bone Joint Surg. 69-A, 976 (1987). [Entwicklung der Anatomie aus dem Funktionswandel.]

Dye, Scott F. et al.: *Conscious Neurosensory Mapping of the Internal Structures of the Human Knee Without Intraarticular Anesthesia.* Am. J. Sports Med. 26, 773 (1998). [Grundlagenforschung im Selbstversuch.]

Strobel, M. et al..: *Diagnostik des Kniegelenkes.* 3. Aufl. Springer, Berlin 1995. Engl.: *Diagnostic Evaluation of the Knee,* 1990.

Sick, H., Bourguet, J.-L.: *Imaging Anatomy of the Knee Region.* Anatomy – CT – NMR. Frontal – Sagittal – Horizontal Slices. Springer, Berlin 1988. [Anatomie als Basis der bildgebenden Diagnostik.]

Strobel, M. et al.: *Arthroskopie des Kniegelenkes.* Grundprinzipien, diagnostische Arthroskopie, arthroskopische Chirurgie. 3. Aufl. Dtsch. Ärzteverlag. Köln 1998. Engl. 2001 bei Springer.

Dandy, D. J.: *Arthroscopic Surgery of the Knee.* Livingstone, Edinburgh 1981. Dt.: *Arthroskopie des Kniegelenkes.* Ein diagnostischer Farbatlas. Thieme, Stuttgart 1989.

Joyce, M. J., Mankin, H. J.: Caveat Arthroscopos: Extra-articular lesions simulating intra-articular pathology of the knee. J Bone Jt. Surg. 65-A, 289, 1983. [Besser zuerst ein konventionelles Röntgenbild!]

Radin, E. L., Fulkerson, J. P. et al.: Anterior Knee Pain (Symposium). Contemp. Orthop. 22, 453 (1991). [Excellent Review.]

Fulkerson, J. P. (Ed.): *Disorders of the Patellofemoral Joint.* 3rd Ed. Williams & Wilkins, Baltimore 1997. [«Arbitrary alterations to the the biomechanics of the patellofemoral joint are as likely to make it function worse as to improve it.» (Goodfellow, JBJS 79-B, 701).]

Jackson, A. M.: Anterior Knee Pain (Review article). *J Bone Joint Surg.* 83-B, 937 (2001). [Übersicht, mit Literatur.]

Hehne, H.-J.: *Das Patellofemoralgelenk.* Funktionelle Anatomie - Biomechanik - Chondromalazie und operative Therapie. Enke, Stuttgart 1983. [Gute Übersicht und eigene Untersuchungen zu diesem komplizierten Gelenk, kritische Wertung einiger Operationsmethoden, Literatur.]

Insall, J. N., Scott, W, N. (Eds.): *Surgery of the Knee.* 3rd ed., 2 Vols. Churchill Livingstone, New York 2001.

Mancuso, C. A. et al.: Patients' Expectations of Knee Surgery. J Bone Joint Surg. 83-A, 1005 (2001).

Fu, F. H. et al. (Eds.): *Knee Surgery.* 2 Vols. Williams & Wilkins, Baltimore 1994. [Bd. 1: Grundlagen, Resultate, Komplikationen.]

Löhnert, J., Raunest, J.: *Arthroskopische Operationslehre des Kniegelenkes.* Biermann, Zülpich 1990.

Weiss, C. B. et al.: Non-operative Treatment of Meniscal Tears. J Bone Joint Surg. 71-A, 811 (1989).

Macnicol. M. F., Thomas, N. P.: The Knee after Meniscectomy (Editorial). J Bone Joint Surg. 82-B, (2000).

Henderson, R. C. et al.: Variability of radiographic measurement of bow leg deformity in children. J. Pediatr. Orthop. 10, 491, 1990.

Morley, A.J.M.: Knock-knee in Children. Br. Med. J. 2, 976 (1957). [X-beine und Plattfüße sind häufig und verschwinden ohne Therapie (M. Rang).]

Debrunner, A. M., Seewald, K.: Die Belastung des Kniegelenkes in der Frontalebene (zur Frage der Präarthrose des Knies). Z. Orthop. 98, 580 (1964). [Beim normalen Gehen erfährt das Knie eine Varusbeanspruchung.]

Paley, D.: *Principles of Deformity Correction.* Springer, Berlin 2001. [Geometrisch genau).

Nicod, L. (Hrsg.): *Die Gonarthrose.* Biomechanik, Pathologische Anatomie, Klinik, Therapie. Huber, Bern/Stuttgart/Wien 1970. [Eine Übersicht.]

Maquet, P.: *Biomécanique du genou.* Application à la pathogénie et au traitement chirurgical de la gonarthrose. Springer, Berlin/Heidelberg/New York 1977 (Engl. 1978). [Basiert auf den Arbeiten von Pauwels.]

Krackow, K.: *The Technique of Total Knee Arthroplasty.* Mosby, St. Louis 1990.

Rand, J. A. (Ed.): *Total Knee Arthroplasty.* Raven Press, New York 1993. [The very latest information. How long shall the results last?]

Eulert, J. et al. (Hrsg.): *Praxis der Knieendoprothetik.* Springer, Berlin 2000.

Kuster, M. et al.: Joint Load Considerations in Total Knee Replacement. *J Bone Joint Surg.* 79-B, 109 (1997).

Goldberg, V. M. (Ed.): *Controversies of Total Knee Arthroplasty.* Raven Press, New York 1991.

Laskin, R. (ed.): *Controversies in Total Knee Replacement.* Oxford UP, Oxford 2001. [In Dialogform, mit Moderator. «Views are changing on an almost daily basis».]

Engh, G. A., Rorabeck, C. H. (Eds): *Revision Total Knee Arthroplasty.* Williams & Wilkins, Baltimore 1997. [Immer häufiger, immer schwieriger.]

Malek, M. M.: *Knee Surgery.* Complications, Pitfalls and Salvage. Springer, New York 2000.

Verletzungen des Knies

Smillie, I. S.: *Injuries of the Knee Joint,* 5th ed. Livingstone, Edinburgh/London 1978. [Ein Standardwerk; Grundlagen, klinische Diagnostik, Beurteilung.]

Müller, M. E. (Hrsg.): *Posttraumatische Achsenfehlstellungen an den unteren Extremitäten.* Huber, Bern/Stuttgart/Wien 1967. [Eine Übersicht.]

Bennett, W. F. et al.: Tibial Plateau Fractures: A Study of Associated Soft-Tissue Injury. *J. Orthop. Trauma* 8 (3), 183 (1994).

Chan, P. S. et al.: Impact of CT Scan on Treatment Plan and Fracture Classification of Tibial Plateau Fractures. *J. Orthop. Trauma* 11, 484 (1997).

Waddell, J. P. et al.: Fractures of the Tibial Plateau: A Review of ninety-five Patients and Comparison of Treatment Methods. *J. Trauma* 21, 376 (1981).

Young, M. J. et al.: Complications of Internal Fixation of Tibial Plateau Fractures. *Orthop. Rev.* 23, 149 (1994).

Bostrom, A.: Fracture of the Patella. A Study of 422 Patellar Fractures. *Acta Orthop. Scand.,* Suppl. 143, 1–80 (1972).

Kniebänder

Liorzou, G.: *Knee Ligaments: Clinical Examination.* Springer, Berlin 1990. [Ein etwas saloppes Bilderbuch. Alle Tests haben Namen.]

Müller, W.: *Das Knie. Form, Funktion und ligamentäre Wiederherstellung.* Springer, Berlin/Heidelberg 1982.

Pap, G. et al.: Detailed Analysis of Proprioception in Normal and ACL-deficient Knees. *J Bone Joint Surg.* 81-B, 764 (1999).

Casteleyn, P.-P. et al.: Non-operative Management of Anterior Cruciate Ligament Injuries in the General Population. *J Bone Joint Surg.* 78-B, 446 (1996).

Frank, C. B. et al.: The Science of Reconstruction of the Anterior Cruciate Ligament. *J Bone Joint Surg.* 79-A, 1556 (1997). [Grundsätzliches, Indikationen.]

Jakob, R. P., Stäubli, H.-U. (Hrsg.): *Kniegelenk und Kreuzbänder.* Anatomie, Biomechanik, Klinik, Rekonstruktion, Komplikationen, Rehabilitation. Springer, Berlin 1990.

Daniel, D. M., Akeson, W. H., O'Connor, J. J.: *Knee Ligaments.* Structure, Function, Injury and Repair. Raven Press, New York 1990.

Bochdansky, T. et al.: *Rehabilitationsprogramm nach Knieoperationen.* Springer, Berlin 1991.

Unterschenkel, oberes Sprunggelenk

Mau, H.: *Die ischämischen Kontrakturen der unteren Extremität und das Tibialis-anterior-Syndrom.* Enke, Stuttgart 1969.

Rhinelander, F. W.: Tibial Blood Supply in Relation to Fracture Healing. *Clin. Orthop.* 105, 34 (1974).

Bon, L. B. et al.: Displaced Isolated Fractures of the Tibial Shaft Treated with Either a Cast or Intramedullary Nailing. *J Bone Joint Surg.* 79-A, 1336 (1997).

Debrunner, A. M.: *Ergebnisse der Unterschenkelbruchbehandlung am Bürgerspital Solothurn 1954–58.* Inaug. Diss. Univ. Zürich 1961.

Ganzoni, N.: *Die gestielte Muskellappenplastik am Unterschenkel.* Enke, Stuttgart 1991.

Hansen, Jr, S. T.: The Type III C Tibial Fracture. Salvage or Amputation? *J Bone Jt. Surg.* 69-A, 799, 1987.

Jerosch, J., Geske, B.: *Das funktionelle Kompartment-Syndrom am Unterschenkel.* Enke, Stuttgart 1993.

Heim, U.: *Die Pilon-tibial-Fraktur.* Klassifikation, Operationstechnik, Ergebnisse. Springer, Berlin 1991.

Mast, J.: Pilon Fractures of the Distal Tibia: A Test of Surgical Judgement. In: Tscherne, H. et al.: *Major Fractures of the Pilon, the Talus, and the Calcaneus.* Springer, Berlin 1993.

Inman, V. T.: *The Joints of the Ankle.* Williams & Wilkins, Baltimore 1976. 2nd ed. 1991 by Stiehl, J. B.: *Inman's Joints of the Ankle.* [Biomechanische Grundlagen.]

Weber, B. G.: *Die Verletzungen des oberen Sprunggelenkes.* 2. Aufl., Hans Huber, Bern 1972. [Klassifikation, ORIF.]

Michelson, J. D.: Fractures about the Ankle. (Current Concepts Review). *J Bone Joint Surg.* 77-A, 142 (1995).

Kristensen, K. D. t al.: Closed Treatment of Ankle Fractures. Stage II Supination-Eversion Fractures Followed for 20 Years. *Acta Orthop. Scand.* 56, 107 (1985).

Fuß

Milel, M., Pfeffer, G. (Eds.): *Selected Bibliography of the Foot and Ankle with Commentary.* AAOS 1992.

Sarrafian, S. K.: *Anatomy of the Foot and Ankle.* Descriptive Topographic, Functional. 2nd ed. Lippincott, Philadelphia 1993.

Debrunner, H. U. u. Jacob, H. A. C.: *Biomechanik des Fußes.* 2. Aufl. Enke, Stuttgart 1998.

Hohmann, G: *Fuß und Bein.* Ihre Erkrankungen und deren Behandlung. 5. Aufl. Bergmann, München 1951. [Auch ein deutscher Klassiker; und auch heute noch eine Fundgrube klinischer Orthopädie.]

Rabl, C., Nyga, W.: *Orthopädie des Fußes.* 7. Aufl. Enke, Stuttgart 1994.

Klenerman, L. (Ed.): *The Foot and its Disorders.* 3rd ed. Blackwell Scientific Publ., Oxford/London 1991.

Alexander, I. J.: *The Foot.* 2nd ed. Churchill Livingstone, Edinburgh 1997. Dt.: *Der Fuß,* Untersuchung und Diag-

nostik. Springer, Berlin 1991. [Gut illustrierte Propädeutik.]
Coughlin, M. J., Mann, R. A.: *Surgery of the Foot and Ankle.* 2 Vols. 7th ed. Mosby, St. Louis 1999. [Nachfolger des Standardwerkes von Du Vries.]
Myerson, M. S. (Ed.): *Foot and Ankle Disorders.* 2 Vols. W. B. Saunders, Philadelphia 2000. [Nachfolger des Standardwerkes von Jahss.]
Jahss, M. H. (Ed.): *Disorders of the Foot and Ankle: Medical and Surgical Management.* 2nd ed. 3 Volumes. Saunders, Philadelphia 1991.
Banks, A. S. et al. (Eds.): *McGlamry's Comprehensive Textbook of Foot and Ankle Surgery.* 2 Vols. 3rd ed. Williams & Wilkins, Baltimore 2001.
Hansen, S. T., Jr.: *Functional Reconstruction of the Foot and Ankle.* Lippincott Williams & Wilkins, Philadelphia 2000.
Cohen, J., Cowell. H. R.: Corrective Shoes (Editorial). *J Bone Jt. Surg.* 71-A, 799, 1989.
Staheli, L. T. et al.: The longitudinal arch. A survey of 882 Feet in normal children and adults. *J Bone Jt. Surg.* 69-A, 426, 1987. [Leichte Plattfüsse bei Kindern sind normal und wachsen sich aus.]
Wenger, D. R. et al.: Corrective Shoes and Inserts as Treatment for Flexible Flatfoot in Infants and Children. *J Bone Jt. Surg.* 71-A, 800, 1989. [Sie ändern den Spontanverlauf nicht.]
Turco, V.: *Clubfoot.* Livingstone, Edinburgh 1981.
Ponseti, I. V.: *Congenital Clubfoot. Fundamentals of Treatment.* Oxford University Press, New York 1996. [Die Erfahrung eines Meisters: Konservative Behandlung mit begrenzten operativen Eingriffen gibt die besten Resultate.]
Döderlein, L. et al.: *Der Klumpfuß.* Springer, Berlin 1999.
Rose, G. K.: *Pes planus.* The Foot – An Instructional Course. British Orthopaedic Foot Surgery Society, Glasgow 1982.
Engelhardt, P.: *Orthopädische Fußchirurgie.* Ein Manual für Klinik und Praxis. Steinkopf, Darmstadt 2000.
Pisani, G.: *Fußchirurgie.* (Deutsche Ausg.) Thieme, Stuttgart 1998.
Valtin, B. (Ed.): *Forefoot Surgery.* Expansion Scientifique Francaise, Paris 1997.
Meyer, H. R.: Vergleichsstudie Hallux-valgus-Operationen. In: Debrunner, A. M. (Hrsg.): *Langzeitresultate in der Orthopädie.* Enke, Stuttgart 1990.
Zollinger, H.: *Osteonekrosen der Metatarsalköpfchen.* Enke, Stuttgart 1988.
Zollinger, H. (Hrsg.): *Sehnenschäden am Rückfuß.* Hans Huber, Bern 1992.
Baumgartner, R., Stinus, H.: *Die orthopädietechnische Versorgung des Fußes.* 3. Aufl. Thieme, Stuttgart 2001.
Münzenberg, K. J.: *Orthopädisches Schuhwerk.* Konstruktion – Indikation – Musterrezepte. Steinkopf, Darmstadt 1998.
Grifka, J.: *Einlagen, Schuhzurichtungen, orthopädische Schuhe.* 3. Aufl. Enke, Stuttgart 1997.
Bähler, A.-R.: *Orthopädietechnische Indikationen.* Hans Huber, Bern 1996.
Mackrodt, W. et al.: *Der orthopädische Schuh.* Lehrbuch für Orthopädie-Schuhmacher. 2. Aufl. Huber, Bern 2001. [Auch hilfreich für Ärzte.]
Baxter, D. E.: *The Foot and Ankle in Sport.* Mosby, St. Louis 1995.
Guyton, G. P. et al.: The Diabetic Foot. Basic Mechanisms of Disease.(Instructional Course Lecture). *J Bone Joint Surg.* 83-A, 1084 (2001). [Ein nicht nur für Orthopäden wichtiges Thema.]
Bowker, J. H. et al. (Eds.): *Levin and o'Neal's The Diabetic Foot.* 6th ed. Mosby, St. Louis 2001.
Bischof, F. et al.: *Der diabetische Fuß.* Maurer, Geislingen 1996.
Tscherne, H., Schatzker, J.: *Major Fractures of the Pilon, the Talus, and Calcaneus.* Springer, Berlin 1992.
Forgon, M., Zadravecz, G.: *Die Kalkaneusfraktur.* Springer, Berlin 1990.

Amputationen

Baumgartner, R., Botta, P.: *Amputation und Prothesenversorgung der unteren Extremität.* Indikationsstellung – operative Technik – Nachbehandlung -Prothesenversorgung – Gangschulung – Rehabilitation. 2. Aufl. Enke, Stuttgart 1995. [Das Standardwerk.]
Baumgartner, R.: *Amputationen und Prothesenversorgung bei arteriellen Durchblutungsstörungen.* 2. Aufl. Enke, Stuttgart 1995.
Baumgartner, R.: *Amputation und Prothesenversorgung beim Kind.* Enke, Stuttgart 1977.
Gerhardt, J. J., Kings, P. S., Zettl, J. H.: *Amputations. Immediate and Early Prosthetic Management.* Hans Huber, Bern 1982.
Kostuik, J. P.: *Amputation Surgery and Rehabilitation. The Toronto Experience.* Churchill Livingstone, New York/Edinburgh/London 1981.
American Academy of Orthopaedic Surgeons: *Atlas of Limb Prosthetics, Surgical and Prosthetic Principles.* 2nd ed. Mosby, St. Louis 1992.
Kristen, H., Marten, G., Winkler, W.: *Die Mobilisierung Beinamputierter.* Maudrich, Wien 1986.
Baumgartner, R., Botta, P.: *Amputation und Prothesenversorgung der oberen Extremität.* Enke, Stuttgart 1997.
Atkins, D. J., Meier, R. H.: *Comprehensive Management of the Upper Limp Amputee.* Springer, Berlin 1989.

A
Abbildungsnachweis

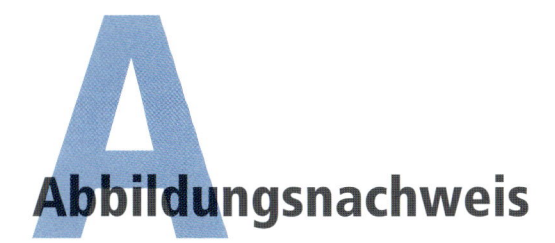

Für alle Abbildungen, die mir Kollegen und Freunde zur Verfügung gestellt haben, möchte ich herzlich danken. *Die Nummern hinter den Namen entsprechen den Abbildungsnummern im Text.* Die übrigen Abbildungen stammen vom Autor, aus seiner Tätigkeit an der orthopädischen Universitätsklinik Balgrist, Zürich, am Kantonsspital St. Gallen, am Universitätsspital Bern, am Stadtspital Triemli, Zürich, und in der privaten Praxis.

Aufdermaur, M., Prof., Pathologisches Institut, Luzern: 6.16, 30.3, 37.7, 56.1
Bähler, A., Orthopädie-Technik, Zürich: 59.20, 64.39b, 70.5
Balmer und Krauer, Orthopädisches Atelier, Zürich: 59.19, 64.39a, 66.50, 69.8, 69.11, 69.12, 69.36d-e, 69.45
Berquet, K.-H., Prof., Schweinfurt: 55.2
Blount, W. P.: *Fractures in Children*, Baltimore, 1955: 44.1
Brügger, A.: *Die Erkrankungen des Bewegungsapparates und seines Nervensystems.* G. Fischer, Stuttgart 1977: 27.6
Burri, C., Neugebauer, R.: *Infektion von Knochen und Gelenken.* Hans Huber, Bern 1990: 32.11, 32.13, 32.15, 32.16, 42.14, 43.7, 43.8, 43.10, 43.13, 45.13, 67.3
Caron, J., Prof., Hôpital orthopédique, Université, Lausanne: 34.10
Cech, O., Prof., Prag, CFR: 38.25, 63.12, 63.13, 63.23
Dambacher, M., Prof., Orthopädische Universitätsklinik Balgrist, Zürich: 30.2, 30.7, 30.8, 51.12
Debrunner, H. Prof., Basel/Zürich: 60.5, 66.73
Debrunner, H. U., PD, Bern: 21.7
Dubs, L., Dr. med., Winterthur: 10.2, 10.3, 16.1, 21.6
Dvorak, J., Prof., Zürich: 13.1, 13.18
Dye, Scott, M. D., s. Literaturverzeichnis: 66.6
Engelhardt, P., Orthopädische Universitätsklinik, Balgrist, Zürich: 33.13b, 64.22, 64.58
Engelhardt, P., PD, St. Gallen: 15.5, 25.2, 26.5
Exner, G. U., PD, Zürich: 33.18, 64.31
Flumenbaum, W., «Terre des Hommes», Lausanne: 34.4
Frenk, E., Prof., Lausanne: 69.86b
Ganz, R., Prof., Klinik für orthopädische Chirurgie, Universität, Bern: 33.12, 33.13a, 46.4, 64.48
Grass, U., Zürich: 8.3
Grob, D., PD, KWS, Zürich: 59.24
Güntert, H., Spital Wil, SG: 48.7
Hartmann, A., Basel: 10.6, 16.2, 33.23
Hartung, E., Dr. rer. nat.: «Analyse und Bewertung der Belastung durch Heben und Tragen schwerer Lasten». in: J. Jerosch et al: «Berufsbedingte Erkrankungen der Wirbelsäule». Enke, Stuttgart 1996: 59.2a u. b
Hefti, F., Prof. Dr. med., Kinderorthopädische Universitätsklinik, Basel: 64.39a
Heim, U., PD Dr. med, Bern: 68.9
Heinzel, E, Nuklearmedizinische Abteilung, Stadtspital Triemli, Zürich: 2.10, 13.33b, 33.14
Henke, G., Dr. med. Bern: 36.7, 57.6, 57.9
Hodler, J., Prof. Dr. med., Orthopädische Universitätsklinik Balgrist, Zürich: 46.10, 46.17, 51.15, 59.42
Jacob, H., Dr. ing., Orthopädische Universitätsklinik Balgrist, Zürich: 8.19
Jucker, A., Leiter des Radiolog. Institutes, Kantonsspital, Schaffhausen: 33.4
Kieser, Ch., Dr. med., Zürich: 66.85
Kissling, R., Prof. Dr. med., Orthopädische Universitätsklinik Balgrist, Zürich: 45.1
Klinik für orthopädische Chirurgie, Universität, Bern: 27.4, 28.3e–g, 32.7
Klinik für orthopädische Chirurgie, Kantonsspital, St. Gallen: 2.8, 5.4, 27.3, 28.2, 28.5, 28.6, 28.7, 32.17, 32.20, 33.7, 33.10, 33.17, 33.22, 33.26, 34.15, 38.6, 38.8, 40.1, 40.4, 43.14, 45.6, 60.3, 60.4, 61.4, 64.24, 64.41, 64.49, 64.60, 64.62, 64.67, 64.70, 64.88, 64.127, 64.128, 65.2, 66.45, 66.52, 66.74, 67.1, 70.3
Klinik W. Schulthess, Zürich: 66.65, 66.67, 66.68
Kundert, H. J., Kinderchirurg. Abteilung Stadtspital Triemli, Zürich: 15.2, 33.5, 33.6
Kuster, M., Dr. med., Orthopädische Klinik, Kantonsspital, St. Gallen: 66.69, 66.70, 66.83
Landolt, M., Dr. med., AO International, Davos, CH: 48.3, 67.2, 68.8b
Leutenegger, A., Prof. Dr. med., Rhätisches Kantonsspital, Chur: 42.12
Lintner, F., Prof., Wien: 64.116a
Magerl, F., Klinik für orthopädische Chirurgie, Kantonsspital, St. Gallen: 61.1
Matter, P., Prof., Davos: 4.19
Mattmann, E., Neurochirurg. Abteilung, Stadtspital Triemli, Zürich: 59.43
Meuli, Chr., Prof., Klinik für orthopädische Chirurgie, Universität, Bern: 4.4, 5.12, 17.37
Meyer, H. G.: *Die Statik und Mechanik des menschlichen Knochengerüstes.* Leipzig 1873: 2.2, 2.4b
Meyer, H. R., Dr. med., Zürich: 25.4, 69.40, 69.46, 69.51, 69.56, 69.57, 69.61, 69.65, 69.67–72, 69.80

Morscher, E., Prof., Orthopädische Universitätsklinik, Basel: 63.9, 64 116 b
Müller, M. E.: *Die hüftnahen Femurosteotomien.* 2. Aufl. Thieme, Stuttgart 1971: 9.8
Müller, Maurice E., Prof., Bern: 18.5, 42.7, 42.10
Mumenthaler, M., Prof., Neurologische Klinik, Universität, Bern: 47.4 b, 69.25 b
Nittner, H., Dr. med., Zürich: 64.108
Orthopädische Universitätsklinik Balgrist, Zürich: 0.2, 5.7, 25.2, 33.18, 38.3 a–d, 64.18, 64.19, 64.68, 66.17, 70.6
Paul, R. Dipl. Ing., Bau-BG Wuppertal, Technische Abteilung, Dortmund: 59.2 c
Pauwels, Friedrich: *Atlas zur Biomechanik der gesunden und kranken Hüfte.* Springer, Heidelberg 1973: 9.13
Pauwels, Friedrich: *Gesammelte Abhandlungen zur funktionellen Anatomie des Bewegungsapparates.* Springer, Berlin 1965: 2.3, 3.7, 3.8, 3.9, 5.10, 8.6, 9.12, 64.1, 64.4
Pellaton, M., Dr. med., La Chaux de Fonds: 66.62, 66.64, 66.71
Perren, St., Prof., Davos: 3.12, 4.9
Petri, Ch., Dr. med., Zürich: 27.1
Rang, M.: Wenger, D., Rang, M.: «The Art and Practice of Children's Orthopaedics». Raven Press, N.Y. 1993: 16.3, 16.4
Rauschning, W., Prof., Uppsala: 13.2, 13.11, 13.19, 51.13, 59.30, 59.38
Regazzoni, P., Prof. Dr. med., Chirurgische Universitätsklinik, Basel: 42.3
Rinikcr, Ch., Dr. mcd., Zürich: 46.18
Rippstein, P., Dr. med, Klinik W. Schulthess, Zürich: 68.5 b
Rüttimann, B., Prof., Zürich: 70.6
Scheier, H., Prof., Klinik Wilhelm Schulthess, Zürich: 56.5, 57.7, 57.13, 57.14, 57.15, 57.16
Schenk, R., Prof., Anatomisches Institut, Universität, Bern: 1.4, 1.5, 2.7, 2.11, 2.13, 2.15, 3.11, 3.17, 4.13, 4.15, 4.17, 5.3, 6.1, 6.2, 31.2, 37.14
Scherz, H., Hausen am Albis, ZH: 1.7
Schneider, R., Prof. Dr. med., Biel: 64.87
Scholder, P., PD, Dr. med., Lausanne: 0.3
Schreiber, A., Prof., Zürich: 13.17
Schweizer Illustrierte, Zürich: 17.8, 34.23
Schweizerische Rheumaliga, Zürich: 36.3
Schweiz. Stiftung für das cerebral gelähmte Kind, Bern: 34.14, 34.16, 49.16
Segmüller, G., Dr. med., St. Gallen: 13.33 a, 49.19
Siebenmann, R., Prof., Pathologisches Institut, Stadtspital Triemli, Zürich: 6.18, 30.6, 37.4, 37.5, 59.9, 64.74
Simmen, B., PD Dr. med., Klinik W. Schulthess, Zürich: 48.12
Stadtspital Triemli, Zürich:
– von Büren, U., Institut für Röntgendiagnostik: 66.37
– Kieser, Ch., Chirurgische Abteilung: 66.15
– Siegrist, H., Klinik für Rheumatologie: 36.2, 36.5, 60.2
Taillard, W., Prof., Clinique orthopédique et de traumatologie, Université, Genève: 34.12, 34.24, 55.9, 69.23, 69.26, 69.28, 69.33, 69.38 a, 69.39 b
Uehlinger, K., Dr. med., Zürich: 12.3, 13.12, 13.16, 53.10, 59.28, 59.29, 59.44, 61.7, 61 110 b
Venel, Jean-André, 1788 (Bibliothèque cantonale, Universitaire de Lausanne), von P. Scholder, Lausanne: 0.3
Watson-Jones, R., Sir: «Fractures and Joint Injuries». Livingstone, Edinburgh 1957: 43.2
Weber, B. G., Prof., Klinik für orthopädische Chirurgie, St. Gallen: 44.12, 52.1
Weiss, H., Zürich/Meilen: 49.12
Wolff, J.: *Das Gesetz der Transformation der Knochen.* Berlin 1892: 2.5 a
Zirkus Knie, Rapperswil: 27.2

Sachregister

Kursive Zahlen kennzeichnen einschlägige, wichtige und ausführliche Abschnitte, u.a. dort, wo mehrere Hinweise stehen.

A

Abbildungsnachweis *1223*
Abduktion 193
Abduktionskontraktur, Hüfte 198, 605, 913, 927
Abgangswinkel der Rippen von der Wirbelsäule (Mehta) 832
Abklärung, psychiatrische 566
Abklärungsfalle 565
Abrasio 589
– patellae 1052
Abrieb 71
– Polyäthylen 364
Abriebpartikel 79, 81, 995, 1007
Abriebprodukte 978
Abrollrampe 1115, 1153, *1175*, 1181, 1184
Absatzerhöhung 915, 1177, 1182
– bei Beinverkürzung 920
Abspreizbehandlung 945
Abspreizhemmung der Hüfte 937
Abszess 496 ff.
– paravertebraler 893
Accuracy 215
Acetabulum: siehe Azetabulum
Ac-Gelenk (s.a. Akromio-Klavikulargelenk) 727
Achillessehne 242
– Peritendinitis 1177
Achillessehnenriss 1107
Achillessehnenverlängerung 1133, 1138
Achillodynie 1171
Achondroplasie 459
Achsenabweichungen 596
– Messungen 198
Achsenfehler an den unteren Extremitäten und ihre möglichen Folgen *618*
– synoptische Liste 618
Achsenfehlstellungen bei Frakturen 642
– – bei Kindern 685 f.
– – Toleranz 642
– Knie 1061
Achsenkorrektur durch Epiphysenwachstum 108, 685
Achsenskelett und Nervensystem 781

Ac-Winkel (Acetabulumwinkel) 927, 940
Adaptationsosteosynthesen 358
Adduktionskontraktur 198, *605*, 788, 912 f., 927, 977
Adler, Rolf 566
Adoleszentenkyphose 821
Adoleszentenskoliose 832
Aggravanten 698
Aggravation 851
Aggrecan 112
Ahlbäck, M. 1085
Aircast 1117, 1120
Airsplint 1191
Aitken-Klassifikation 689
Akademie, universitäre 28
Akin 1165
Akromegalie 475
Akromioklavikulargelenk 720
– Luxation 720
Akromion 724, 727, 730
Akromioplastik 728
aktive Bewegungstherapie 293
akute Lumbago 857 f.
– konservative Therapie 864
Ala- und Obturatoraufnahme 1013
Albee Span 873
Albers-Schönberg: siehe Marmorknochenkrankheit
Algodystrophie *695*
– Hüfte 973
Algorithmen 263
Alignement (Le Lièvre, Clayton) 1156
– der Beinachse 1081
Allgemeinchirurgie und Frakturbehandlung 658
allgemeine Orthopädie 454 ff.
Allgemeinkrankheiten, Skelettveränderungen *474f.*
allogener Knochen 60
Allografts 361
Alltagsfähigkeiten 167, 300
Alltagsfunktion 437
alternative Heilmethoden 417, 568
– Medizin 308, 390
Altersatrophie 398, 480
– physiologische 481
Altersfrakturen 479
Altersosteoporose 480
altersspezifische Leistungskurve (MARA) 397
Amelie 461

Amputationen, traumatische 1186
Amputationen und Prothesenversorgung *1186 ff.*
– Alter der Patienten 1188
– Indikation 1186
– bei Kindern 1191
– myoplastische 1191
– obere Extremität *1195 f.*
– primäre, bei offenen Frakturen 654
– und Rehabilitation 1187, *1192 ff.*
– Technik 1191
Amputationshöhe 1189 f.
Amputationsstumpf (s. a. Stumpf) 1194
– Abstützung 318
Amyloidose 511
amyotrophische Lateralsklerose 559
Analgesie 364
Analgetika 305
Analogskalen 185
Anamnese 169, *175 f.*
– Technik *184 f.*
Anästhesie 364
– epidurale 365
– Risiken 348
Anästhesievisite 348
Anatomie am Lebenden 191
Andry, Nicolas *32*, 278, 401, 815
aneurysmatische Knochenzysten 519
angeborene Krankheiten *457 ff.*
angiogene Ossifikation 54, 97
Angiologie 200
Angst *169*, 266
Ankylose 126, 602 f.
– bindegewebige, nach Infekt 507
– in Funktionsstellung 508
– knöcherne 354
– – Knie 50
Anlaufschmerz 586, 977
Anpassung, funktionelle *46*, 279, 621
Antekurvation 597
Antetorsion 625, 923
– radiologische Messung 924
Antetorsionswinkel des Schenkelhalses (AT) 622, 935
Antibiotika 306, 498, 506
– bei Knocheninfekten 506
Antirheumatika, nichtsteroidale 305
Anulus fibrosus 778, 879
AO: siehe Arbeitsgemeinschaft für Osteosynthesefragen
AO-Klassifikation der Frakturen 645 f.
Aplasie des M. pectoralis 462
Apley, A. Graham *427 f.*, 434
– Test nach 1059
Apophyseopathie der Tuberositas tibia *1054*
Apophysitis calcanei 1171
Apparate, orthopädische 308 f.
– – für die untere Extremität 323
apparative Diagnostik *210 ff.*
Apprehension Sign, Knie 1045
Apprehension-Test, Schulter 722 f.
Arachnodaktylie 461, 610
Arachnoiditis 889
Arbeitsfähigkeit 270 f., 367
Arbeitsgemeinschaft für Osteosynthesefragen, schweizerische (AO) 358, 661
Arbeitshypothese 174, 417

Arbeitsklima 351
Arbeitsmedizin 271 f., 370, *375*
Arbeitsplatz 271, 377
– für Behinderte 377
– rückengerechter 849
– zweckmäßiger 865
Arbeitsplatzabklärung 864
Arbeitstherapie 375
Arbeitsunfähigkeit, Dauer 367
Armplexuslähmungen 553
Armprothesen 1195
Armschmerzen 716, 759, 794, 800
Artefakte, im MRI 232
Arteria vertebralis 800
arterielle Verschlusskrankheit 477
– Zirkulation 200
– Zirkulationsstörungen 1191
– – Unterschenkel 1112
Arteriographie 217, 691
Arteriosklerose 1186
Arthralgien 509
Arthritiden, reaktive 509
Arthritis, eitrige 507
– – des Erwachsenen 507
– – des Säuglings 499
– Ellbogen 739
– Fuß *1175*
– Hand 764
– Handgelenk 749
– Hüfte 969 f.
– Ileosakralgelenke 905
– Knie 1086
– rheumatische *570 ff.*
– Schulter 733
– septische 497, 507 ff.
– Sprunggelenk, oberes 1114
– – unteres 1175
– Tbc 509
– urica 577
Arthro-CT 217
Arthrodese *354*
– bei Arthrosen 591
– beste Stellung (Tabelle) 607
– bei Gelenkinfektionen 508
– interkarpale 754
– oberes Sprunggelenk 1115
– subtalare: siehe unteres Sprunggelenk
Arthrofibrose 1102
Arthrographie 217, 950
– Hüfte 941 f.
– Knie 1036, 1059
– bei Prothesenlockerung 1000
– Schulter 726
Arthrogrypose 461
Arthrolyse 361, 535, 609 f.
– Knie 1105
Arthro-MRI 217, 232, 726, 729, 975
Arthropathie, diabetische 477
– neurogene 561
Arthroplastik 357
– Endoprothesen *355*
Arthrose 123, *579 ff.*
– Ätiologie 579
– Daumensattelgelenk 766

Sachregister

– Ellbogen 740
– nach extraartikulären Frakturen 700
– femoro-patellare 1067
– Fuß 1146, *1175*
– nach Gelenkbrüchen 700
– Großzehengrundgelenk 1176
– Hand 766
– Handgelenk 750
– Histologie 584
– Hüfte *975 ff.*
– Knie *1068 ff.*
– Operationen bei 589 ff.
– Pathogenese 150 f., 579
– pathologische Anatomie 581
– posttraumatische 152 f., 581, 643, *700*
– primäre 580 f.
– Schultergelenk 735
– sekundäre 580 f.
– Sprunggelenk, oberes 1115
– – unteres 1146 f., 1175
Arthrosis deformans 579, 582, 981
Arthroskopie 34, 123
– diagnostische *247*
– – Kniegelenk *1036 f.*
– – Schulter 719, 726
– Hüftgelenk 929
– Technik 1040
arthroskopische Operationen *359*
– – am Knie 1040, 1060
Arthrotomie 353, 499
– Knie 1061
Ärzte als Berufsgruppe 386
– und andere Helfer 283
– und Industrie 386
Arzt-Patient-Verhältnis 386, 568
Arztwechsel 267, 351
Asepsis 349
aseptische Hüftkopfnekrose 948
Assessment (Beurteilung) 370, 384, 427
– of Assessment 427
Assimilationsstörungen, Wirbelsäule *808*
AT-Winkel: siehe Antetorsionswinkel
Ataxien 541
Athetose 541
Atlanto-Okzipital-Gelenk 797
Atlas 797
Aufbau und Funktion des Bewegungsapparates *41 ff.*
Aufklappbarkeit Knie 1093 f.
– oberes Sprunggelenk 1120
Aufklärung 336
– richtige 339
Aufnahmetechnik *204*
aufrechter Gang *142*, 614 f.
Aufrichtekorsett 825
Aufrichteosteotomie, Schenkelhals 154, 933, 1017
Aufrichtung, Wirbelsäule 825, 897
Auskultation 199
Aussagekraft, statistische 444
äußere Fixation *670*
äußere Spanner: siehe Fixateur externe
ausstrahlende Schmerzen 859
Auswärtsgang 624 f., 935, 1142
autologe Chondrozyten 125

– Knorpelzellen 364
– Spongiosa 872
Avantpied plat triangulaire 1156
avaskuläre Knochennekrosen 486 f.
axiale Belastung 65
Axis 797
Axonotmesis 548
Azetabuloplastik 951, 984
Azetabulumfrakturen 1012
Azetabulumwinkel (Ac-Winkel) 927, 940

B

Badekuren 588
Baker'sche Zyste 230, 1088
Bakteriologie 507
– bei Infektionen 495
Balint, Michael 563
Balneotherapie 304, 588
Bandagen für den Sport 413
Bandagist 316
Bandapparat, chronische Überdehnung 611
Bänderrisse: siehe Bandläsionen
Bandinsuffizienzen, chronische, des OSG 1120
Bandläsionen *635 f.*
– Knie *1090 ff.*
– – Systematik 1096
– konservative Therapie 1097
– oberes Sprunggelenk 1120
– Operationsindikation 637
– Pathophysiologie *1090 ff.*
– beim Sport 412
– zeitlicher Ablauf 1091
Bandnaht, primäre 637
Bandplastiken 361, 638
– Knie 1098 f.
– oberes Sprunggelenk 1117
Bandrupturen, laterale, Knie 1098
Bandscheibe (s. a. Diskus) 778 f.
– intradiskaler Druck 778
– Pathophysiologie 851
Bandscheibendegeneration 852
Bandscheibenprolaps (s. a. Diskushernie)
– lumbal *878 ff.*
– zervikal 800
Bandscheibenprotrusion 879, 888
Bandscheibenschaden 864
Bandscheibenvorfall: siehe Diskushernie
Bandverletzungen: siehe Bandläsionen
Bang'sche Krankheit 511
Bankart, Operation 724
Bankart's lesion 722
Barlow 937
Barsony, Aufnahme nach 789, 809, 905
Basisfunktionen 264, 329
Basisresektion nach Brandes 1161
Bassett, C. A. L. 705
Bauchbandagen 325, 781, 867
Bauchmuskulatur 781
– Lähmung 820
Baumgartner, R. 322, 1196
Bayes'sches Theorem 250
Beanspruchung, biomechanisch wirksame *148 ff.*
– des Gelenkknorpels 113

– mechanische, der Gewebe *64 ff.*
– – des Kallus *94 f.*
– als pathogenetischer Faktor *148 ff.*
Bechterew: siehe Spondylitis ankylopoetica
Becken 604, *904 f.*
Beckenfehlstellung 912
Beckenfrakturen 906, 1012
Beckenosteotomie 951
– nach Chiari 951, 955, 984
– nach Salter 951, 961
Beckenschiefstand 605, 616
– bei Beinlängendifferenz 912
– Diagnose 188
– fixierter 921
– bei Hüftleiden 926
– bei Skoliosen 784, 833
Bedürfnishierarchie 160, 163, 201, *262*, 409
Bedürfnisse, individuelle 169
Beeinträchtigungen (Handicaps) 163
Begutachtung 162, 167, 173, 284, 569
– siehe auch Gutachten
Behandlung *259 ff.*
– chiropraktische 303
– elektrische 304
– kausale 277
– konservative *286 ff.*
– manuelle 303
– medikamentöse 304 f.
  operative *329 ff.*
– symptomatische 277
Behandlungsmöglichkeiten zu Hause 270
Behandlungsplan 201, 282, 574
Behandlungsvereinbarung 338
Behandlungsziel 279
Behelfsprothesen 1191
Behindertensport 376
Bein *910 ff.*
– und Fuß *910 ff.*
Beinachsen (s. a. Achsenfehler) 198, 596, 1061 f.
– alignement 1081
– im Kindesalter 622, 1063
– Messung (s. a. Achsenfehler) 198
Beinlängenausgleich 1182
Beinlängendifferenzen bei Hüftendoprothesen 921
– nach Hüftoperationen 349
Beinlängendifferenzen: siehe Beinlängenunterschiede
Beinlängenmessung 188, 198, 913
Beinlängenunterschiede *911 ff.*
– Ausgleich 915 f.
– – Indikation 920 f.
– – Möglichkeiten 915 f.
– Auswirkungen *616*, 914 f.
– echte und funktionelle 198, *912*, 927
– funktionelle 198, *912*
– – Therapie 921
Beinleiden, venöse 1112
Beinverkürzung 198, 911 f.
– Messung 198
Beinverlängerung 917 f.
– nach Ilisarow 918 f.
Belastung, exzentrische 151
Belastungsdeformitäten 610, 615
belastungsstabile Osteosynthesen 679
Bennett'sche Fraktur 766

Beratung des Patienten 265, *269 f.*
– Checkliste 270
Beratung im Einzelnen 270
Bernard, Claude 24
Bernstein, J. 249
Berquet, K.-H. 812
Berstungsbrüche 899
Berufswahl 270, 375
Beschäftigungstherapie: siehe Ergotherapie
Beschleunigungstrauma, kranio-zervikales 804
Bestrahlungsschäden 467 f., 487
Betreuung, psychische 260
– soziale 373
Better, O. S. 657
Bettruhe 287
Beugekontraktur: siehe Kontraktur
Beurteilung der Leistungsfähigkeit des Bewegungs-
 apparates 201, 279 f.
– – – Liste 202
Beurteilungskriterien für die Wirbelsäule 816
– für Operationen 329, 340
Beweglichkeit, abnorme 193, 610, 635 f.
Beweglichkeitsprüfung, passive 192
Bewegung und Ruhe, ein Gegensatz? 286 f.
Bewegungsapparat *39 ff.*
– Aufbau und Funktion *41 ff.*
– Biomechanik und Pathophysiologie *39 ff.*
– funktionelle Untersuchung 201 f.
– Gewebe *41 f.*
– integrierte Leistung 279, *280*
– Leistungen 202
– – (Tabelle) 202
– mechanische Funktion *42*
– Pathophysiologie *39 ff.*
– Statik und Dynamik *134 ff.*
– Steuerung *46*, 121
– Traumatologie *633 ff.*
Bewegungseinschränkung und Fehlstellung 604 f.
Bewegungsprüfungen *192 ff.*
Bewegungssegment (Wirbelsäule) *776 ff.*
– Pathologie 779
bewegungsstabile Osteosynthesen 656
Bewegungsstörung, zerebrale 147, *539 ff.*
Bewegungstherapie *291 f.*
– aktive *293 f.*
Bewegungsumfang 173
Bias 425
Bibliographie *1197 ff.*
Biegebeanspruchung 65, 68
Biegungsbrüche 644 f.
bildgebende Diagnostik 211, 244
Bildgebung 243
Bindegewebe 41, *83 f.*
Biointegration 75
Biokompatibilität 61
biologische Osteosynthese 661, 665
Biomaterialien *78 ff.*
Biomechanik 27, 31, *40*, *76 ff.*
– Beanspruchung der Gewebe *148 ff.*
– Hüftgelenk 922
Biopsie 246, 498, *515*
bio-psycho-sozialer Zugang 391
Biphosphonate 485
bipolare Kopfprothese 1015

Bizepssehne, Ruptur 732
Bleuler E. 155, 440
Blockwirbel 809
Blount, W. 683, 835
– Genu varum 1064
– Klammerung 916
Blutergelenk 474
Bluterkrankheit 474
Blutkörpersenkungsgeschwindigkeit (BSR) 215
Bluttransfusionen 347, 349
BMP: siehe Bone Morphogenetic Protein
Bobath, K. und B. 298, 543, 558
Bogendefekt 843
Böhler L. 311, 659, 868, 897
bone bruise 1100
Bone Morphogenetic Protein (BMP) 61, 360, 364, 873
bone remodeling 52, 56
bösartige Knochentumoren 521
Bouchard'sche Arthrose 766
Boundary Lubrication 115
Boutonniere (Knopflochdeformität) 765
Brachialgien 716, 759, 794, 800
Brandes, Operation 1161
Brandsohle 1181
Brodie-Abszess 501
Bruchart 644f.
Brüche: siehe Frakturen
Bruchfestigkeit 78
BSR, Spezifität 215
Bunion 1149, 1157, 1159
Burmesterkurven 1027
Bürokratie 569
Bursa praepatellaris 1088
– semimembranacea 1088
– subacromialis 726, 729
Bursitis, eitrige 511
– Fuß 1177
– olecrani 741
– trochanterica 1012

C

cages 873
Caissonkrankheit 487
Calcitonin 305, 478, 483
Calcium 484f.
Calvé (vertebra plana) 490
Caput obstipum: siehe Schiefhals
Caput-ulnae-Syndrom 749
Caries sicca 509
Carpaltunnel: siehe Karpaltunnel
Catterall, A. 959
Cauda equina-Syndrom 554, 879, 885
CCD-Winkel 927
CE-Winkel (Zentrum-Eckenwinkel) 940, 953
– als Risikofaktor 441
– Wiberg 923, *927*
cerebral: siehe zerebral
cerebrale Paralyse (C.P.) 539ff.
Cerebralparalysen 457
cervical: siehe zervikal
Chang, R.W. 448
Charcot'sches Gelenk 561, 1180, 477
Charnley, J. 34, 363, 420, 435, 592, 987, 1003, 1007

Checkliste Abklärung einer Behinderung 202
– orthopädische Beratung 270
– Untersuchung 183
Checklisten zur Diagnostik *254ff.*
Cheilotomie 1177
Chemonukleose 888
Chemotherapie 524
Chevron 1165
Chiari, K., Operation 951, 955
Chief Complaint 169, 184
Chiropraktik 867
chiropraktische Behandlung 303
– Techniken 868
Chirurgie, arthroskopische 1060
– minimal invasive 888
– und Orthopädie 28
– orthopädische 25
chondrale Ossifikation 54, 97, 103
Chondroblastom 520
Chondrodystrophie 459
Chondrokalzinose 594, 1087
Chondrolyse 966, 968
Chondrom: siehe Enchondrom 519
Chondromalacia patellae 1048, *1067*
Chondromalazie 115, 124, 582
Chondromatose 493, 738
Chondropathia patellae 1047
Chondroprotektiva 125, 589
Chondrosarkom 522
Chondrose, Wirbelsäule
Chondrozyten 113, 116
– autologe 125
Chondrozytentransplantation 589, 1055
Chopart'sches Gelenk 197, 1126, 1175
chronische Osteomyelitis *499f.*
– Polyarthritis 570ff.
Chung, St. M. K. 434
Claudicatio intermittens der Cauda equina 889
Claudicatio spinalis 889f.
Clavicula 719
Clavi 1123, 1126, 1149, *1154*, 1169f., 1180
Clayton 1156
– Operation 572
Cloward 802
Coalitio calcaneo-navicularis 1148
Cobb (Skoliosewinkel) 829, 831
Cokzygodynie 906
Colles'sche Fraktur 649, 752
Complex Regional Pain Syndrome (CRPS) 567, 695
Compliance 838, 920, 947
– Korsett 834
– bei Skoliosepatienten 825
Computer, in der Diagnostik 174
Computertomographie 216, *217ff.*
– bei Diskushernie 882
– Indikationen 221f.
– quantitative 224, 484
Constant, C.R. 717
Containment, bei M. Perthes 959
Containment-Prinzip 960
Contergan 458
Continuous Passive Motion 115, 295, 1102
core decompression 973
cortical drift 105

Cotrel 839
Coxa antetorta 545, 618, 935
Coxa saltans: siehe Schnappende Hüfte
Coxa valga 107, 468, *935*
– – Beanspruchung 152, 922 f.
– – paralytica 538, 935
– – – bei Hüftlähmung 545
Coxa vara 107, 468, *932*, 961
– – adolescentium 962 f.
– – Beanspruchung 152, 922 f.
– – congenita 930, 933
– – (M. Perthes) 955 f.
Coxarthrose *975 ff.*
– abakterielle Begleitentzündungen 979
– Entstehung 981
– Pathophysiologie 979 f.
– posttraumatische 1017
– primäre 977
– sekundäre 977
– Therapie 982
Coxitis, bakterielle 970
– fugax 969
– rheumatica 971
– septische 970
– tuberkulöse 971
C. P. = Cerebrale Paralyse 539
cP = chronische Polyarthritis 570
C-reaktives Protein 496
creeping substitution 52, 486
Crus varum 619
– – congenitum 1106
CT-gesteuerte Operationen 224
CT-gestützte Navigation 219
Cubitus valgus 741 f.
– – Ulnarislähmung 741
– varus 742 f.
Cushing 573
– Morbus 475
Cushing-Syndrom 480
Cyriax 867
Cysten: siehe Zysten

D

Danis, R. 97, 656
Dashboard-injury 1013
Datenbanken 440
Datenerhebung 449
Datenmaterial, ungenügendes 450
Datenschutz 387
Dauerfestigkeit 65
Daumen 759
– Opposition 759
– schnellender 768 f.
Daumensattelgelenk 766
De Quervain, Tendovaginitis 751
Dead Arm Syndrome 723
Débridement 124
Debrunner, H. 23, 392
Deckplatten 823
– Einbrüche 780
– Schäden 822 f.
Décollement 506, 645
Defektpseudarthrose 704, 706, 708

Deformitäten 173, *595 ff.*
– Fernwirkungen auf den übrigen Bewegungsapparat *616 f.*
– fixierte und nicht fixierte 598
– sekundäre 616
– statische 598, 614 ff.
– – und aufrechter Gang 614 f., 1136
– – Fuß *1142 ff.*
Deformitäten und statische Störungen *595 ff.*
– Ursachen 600
– – Tabelle 599
– Vermeidung und Behandlung *617 f.*
Degeneration, Gelenkknorpel 123 f.
– Sehnen 627 f.
degenerative Erkrankungen (Arthrosen) *579 ff.*
– – andere 594
– – der Wirbelsäule *848 ff.*
– Spondylolisthesis 889
Dehnübungen 1172
Dehnungsmessungen 93
Dehnungstheorie (Perren) 98, 664
Dekompression 869, 903
– bei neurologischen Komplikationen 869
– Rückenmark 557
– bei Spondylolisthesis 847
Dekortikation 505, 706
Dekubitalulzera 314, 555
Dekubitusprophylaxe 555
Deltoideuslähmung 733
Demarkierung 488
Dens axis 798
Densfraktur 803
Densitometrie 482, 484
Depressionen, larvierte und manifeste 867
depressive Verstimmungen, larvierte 697
Derotationsosteotomie 625, 935, 950
Derotations-Varisations-Osteotomien 950
Desault-Gips 737
Descartes 390
Desepiphyseodese 473
Developmental Displacement/Dysplasia of the Hip (DDH) 936
Diabetes 321, 1186
Diabetiker, Amputationen 1188
diabetische arterielle Verschlusskrankheit 1179
diabetische Arthropathie 477
– Komplikationen 477
– Neuropathie 477, 1179
– Osteoarthropathie 1179
diabetischer Fuß 477, 1179
Diagnosen, dringliche (Checkliste) 254
– für Krankheiten und Kranke *159 ff.*
Diagnose, funktionelle *159 f.*, 201, 279
– nosologische 160
– in der Orthopädie *159 ff.*
– patientenorientierte 159 f.
– quantitative *161*
Diagnoseplan, rationaler 212
Diagnosetechnik, orthopädische *183 ff.*
Diagnostik, apparative *210 ff.*
– – Grundsätzliches 210
– bildgebende 211, 244
– Checklisten *254 f.*
– «ex iuvantibus» 276

– funktionelle 161
– ganzheitliche 187
– interventionelle 224
– kinderorthopädische 404
– orthopädische *157ff.*
– psychosomatischer Erkrankungen 564f.
– der Wirbelsäule *783ff.*
diagnostische Tests, Aussagekraft 249
– Treffsicherheit 243
diaphysäre Dysplasie 955
Diaphysenfrakturen beim Kind 684f.
Diastematomyelie 809
Diathermie 304
Dickenwachstum, periostales 105, 685
Differentialdiagnose, Rückenschmerzen 858
– Tumoren 515
– Zervikobrachialgien 716, 794, 800
Digitus quintus varus 1171
Diplegie, spastische 541f., 544
Disassembling 80, 363, 740, 990
Diskographie 792, 859, 871, 883, 885
Diskopathien 848
Diskushernie (s. a. Bandscheibe)
Diskushernie *878ff.*
– Computertomogramm 882
– laterale (intra- und extraforaminale) 885
– lumbale *878ff.*
– mediale 801
– Operation 869, 886f.
– – Spätfolgen nach 888
– Operationsindikation 887
– radikuläre Syndrome 881
– zervikale 800, 802
Diskushernienkrankheit, Spontanprognose der 886
Diskusprothese 869
Dissekat 492, 1055
Distorsionen *636*, 1096, 1120
Distraktion, langsame 918
Distraktionsmethode 663, *666f.*
– von Ilisarow 919
Distraktionsverletzungen 899
Distraktor 918
Dokumentation 173, 191, 201, 277, 280, 418, 421, 433, 449
Doppelblindstudie 423
Doppelcup 994, 1007
Dornfortsatzbrüche 900
Dornwarze: siehe verruca plantaris 1178
Dorsalextension (Fuß) 193, 197, 1113
Double-Arthrodese 1134, 1141f., 1147, 1175, 1184
Drehgleiten 847, 852
Drehmann'sches Zeichen 964
dreidimensionale Darstellung 896
– Knochendarstellung 224
– Rekonstruktionen (3-D) 790
Dreikörperverschleiß 1007
Dreiphasen-Szintigramm 235
Dreipunkte-Gips 312, 320, 685
Dreipunktekorsett 898
Drei-Punkte-Prinzip 318, 320
Druckdiagramm des Fußes 1123
– dynamisches 144
Druckkraft R, resultierende 118, 120, 136, 152, 922
Druckosteosynthese 90, 98, 358
– bei Pseudarthrosen 705

Druckplattenmessungen 1149
Druckstellen (Haut) 314, 555
– schmerzhafte 1180
Dual-Energy X-Ray Absorptiometry (DEXA) 484
Dubousset 839
Dubs, L. 162, 166, 168, 422
Duchenne'sches Hinken 926
– Phänomen 189
Dunn-Aufnahme 935, 963
Dupuytren'sche Kontraktur 768
Durchblutungsstörungen, arterielle 1112, 1191
Dwyer 1134, 1141
– Operation 839
Dye, Scott 45, 109, 1100
– Selbstversuche 419, 1030f.
dynamische Neutralisation 873, 890
– Verriegelung 1021
Dynamisierung 100, 358, 669, 675
Dysmelie 461, 1196
Dysostose, Hüfte 976
Dysostosen generalisierte 459
Dysostosis enchondralis 460, 976
Dysplasie, angeborene, des Hüftgelenkes *936ff.*
– diaphysäre 955
– fibröse 478
– residuelle, Hüftgelenk 954
Dystrophia musculorum progressiva 562
Dystrophie, Sudeck'sche 655, *695*, 760

E

Eden-Brun, Operation 723
Ehlers-Danlos-Syndrom 610
Einbeinstand 135, *139*, 191
– Prüfung 189
Eingliederung 369f.
Einlage, bei Beinverkürzung 915
Einlagen 270, *1143*, 1153
– für Kinder *1143*
– schalenförmige 1145
– bei Spreizfuß 1153
– supinierende 1145
Einleitung 25
Einwärtsgang (Toeing in) *624*, 935, 1135, 1142
Ekchondrom: siehe kartilaginäre Exostose
ektopische Verkalkungen 133
Elastin 83
Elastizität des Knochens 67
Elastizitätsgrenze 65
Elastizitätslehre 42
elektrische Behandlung 304
– Untersuchung der Muskel- und Nervenerregbarkeit 246f.
Elektrodiagnostik, neurologische 246
Elektromyographie (EMG) 246, 549
Elektromyokinesigraphie 247
Elektroneurographie 247
Elektroneuromyographie (ENMG) 549
Elektrophysiologie 129
Elektrostimulation 837
Ellbogenarthrolysen 609
Ellbogenbeweglichkeit 295, 610
Ellbogenfrakturen 741
– bei Kindern 690, 741f.
Ellbogengelenk *738ff.*

– Arthritis und Arthrose 739
– Beugefähigkeit im 738
– Endoprothesen 740
Ellbogenplastiken 740
Elmslie, Operation 1052
Empyem 494, 499, 507
Enchondromatose 460
Enchondrome 519
endokrine Skelettstörungen 475
Endoprothesen 78 f., *355*, 1116, 1167
– bei Arthrosen (s. a. einzelne Gelenke) *591 f.*, 986 ff.
– Ermüdungsbrüche bei 90, 355, 990
– Indikation für 593
– infizierte 505
– Komplikationen 594
– langfristiges Schicksal von 443
– Langzeitprognose 355
– Langzeitresultate 1084
– Langzeitverläufe 441 f.
– Lockerung 991 f., 1083
endoskopische Verfahren 877
Engelhardt, P. 334, 431, 441, 448, 945
enger Spinalkanal 889
Enneking (GTM-System) 516
Enthesiopathie 628
Entlastung, beim Gehen 289, 296
Entlastungsapparate 324
Entlastungsprinzip (Zuggurtenprinzip) 69
Entscheidungsanalyse *249 f.*
Entscheidungsfindung 261, 265, 330
Entscheidungsgrundlagen 445
Entscheidungshilfe 438
Entwicklung und Wandlung im Wachstumsalter 466
Entwicklung, motorische, des Kleinkindes 542
eosinophiles Granulom 519
Epicondylitis humeri radialis 740
epidemiologische Studien 423
epidurale Anästhesie 365
Epiphyse, Blutversorgung 497
– Wachstum 103
Epiphysenfrakturen *687 f.*
Epiphysenfuge 103 f., 683
– Blockierung 470
– – operative 916
– mechanische Festigkeit *104*, 109
– Störungen des Wachstums *466 ff.*
Epiphysengleiten: siehe Epiphyseolyse
Epiphysenlösung: siehe Epiphyseolyse
Epiphysensprengung 473
Epiphysenwachstumszone 105
– Schädigung, lokalisierte 467
Epiphyseodese 470, 473, 916, 966
– definitive 916
Epiphyseolyse 104
– juvenile, des Hüftgelenkes *962 f.*
– – – akute *963 f.*
– – – chronische 963
– – – gesunde Gegenseite 968
– spontane 110
– traumatische 110, 686
Epiphyseolysis capitis femoris *962 ff.*
Erb'sche Plexuslähmung 553
Erbkrankheiten 271, 457
«Erfahrungsmedizin» 417

Erfolgskontrolle 167, 431, 439
– nichtärztliche 439
Ergonomie 66, 272
Ergotherapie 291, *297*, 316, 374, 558, 575
– bei PcP 575
Ermüdungsbrüche 52, *88*, 629 f., 844
– bei Femurkopfnekrose 972
– bei Implantaten 89, 355
– bei Knochennekrosen 488
Ermüdungsgrenze 88
Ernährung 270
Erregernachweis 498
Erstoperation 352, 995, 1079
Erwerbsfähigkeit 160, 163, 264
Ethik in der Orthopädie 385
Ethikkommissionen 385, 388
Evaluation 421, 647
– der Frakturbehandlung 647
– von Knieprothesen 1084
Evaluationsmöglichkeiten 435
Evans 1117
Eversion 1126
Evidence-based Medicine 282, 384, 418 647, 838
– in der Orthopädie *422 ff.*, 425
Evidence-based Prophylaxis 403
Evolution 26, 43, 45, 109, 811, 843, 1122
evozierte Potenziale 247
Ewing-Sarkom 523
Exartikulation 1189
Exostosen, kartilaginäre 519
– multiple kartilaginäre 460
– subunguale 1179
Experiment 82, 386, 403, 417, 419
Explantat 81
Extension Gap 1078
Extension und Flexion 193
Extensionsbehandlung 310, 947 f.
– bei Frakturen 685, 692
– Wirbelsäule 886
extrakorporale Stoßwellen (ESWT) 706, 726, 1172
Extremitäten, obere *713 ff.*
– untere *909 ff.*
Extremitätendefekte 462
Extremitätenfehlbildungen 461

F

Facettengelenke siehe Fazettengelenke
Fähigkeiten, praktische 384
Fähigkeitsassessments 384
Fähigkeitsstörungen (Disabilities) 159, 163
Fahrlässigkeit 280
Failed Back Surgery Syndrome 876
Fallhand 767
Fallserien 444
Fallstudien 424
Falsifikation 418
Familienanamnese 186
Fascia lata 1010
Faserknochen 55, 91
Faserknorpel 112
Faszien 84
Fazettengelenke 803, 851
Fehlbildungen, kongenitale 457

Sachregister

– Liste der lokalisierten *465*
– multiple 461
Fehldiagnosen, in der apparativen Diagnostik 213
Fehlermanagement 388
Fehlschläge, Rückzugsmöglichkeiten 352
Fehlstellungen 596
– Gelenk (Tabelle) 601
– – seitliche *612ff.*
– und Wachstum 468, 685
fehlverheilte Frakturen 699
Feinnadelpunktion 515
Femoralislähmung 552, 1087
Femoropatellargelenk *1042f.*
Femur *1019*
– Antetorsion 923
– Deformitäten *932f.*
– Fehlstellungen 1022
– Osteotomie 917, 935, 983, 1023
– – hüftnahe 590, 983
– – bei kongenitaler Hüftluxation 950
– posttraumatische Osteitis 1023
– Pseudarthrosen 1021
– Wachstumsstörungen 107, 469, 471, 930
Femuraplasie 916
Femurdefekt, kongenitaler 934
Femurende, proximales: siehe auch Schenkelhals
– – Beanspruchung 48, 152, 922
Femurfrakturen 399, *1019f.*
– distale 1022
Femurkondylen, Frakturen der 1089
Femurkopfnekrose *972f.*
– idiopathische *972*
Femurosteotomien bei Revisionsoperationen 1002
Femurschaftfrakturen 1019
Femurtorsion 923
Fenestration 887
Ferguson (Skoliosewinkel) 831
Fernwirkungen von Deformitäten auf den übrigen Bewegungsapparat *616f.*
Fersenbettung 1180, 1182
Fersenexostose, Haglund'sche 1171
Fersenkeil, medialer 1145
Fersenschmerzen 1171
Fersensporn 1172
Fersenstand 140, 190
Fibrillation, des Knorpels 123
Fibrom, nicht ossifizierendes 517
Fibromyalgie 577, 858
Fibrosarkom 522, 528
fibröse Dysplasie 478
fibröser Kortikalisdefekt 517
Fibrositis 577
Fibulaaplasie, kongenitale 1107
Fibulahypoplasie 465
Fibularislähmung 314, 552, 1111, 1138
Fibularissehnen, Luxation 1117
fiddling factor 1040, 1165
Finger, gefühllose 762
– schnellender 768
– Sensibilitätsstörungen 762
– steife 760
Fingerbeugesehnen 760
Finger-Boden-Abstand (FBA) 786, 881
Fingergrundgelenke 770

Finite-Element-Modelle 65
Fischer, O. 142
Fischwirbel 481f., 891
Fistel 495, 500, 505
Fistelfüllung 217, 501
Fistulographie 500, 1010
Fitnesstraining 302
Fixateur externe 75, 667, *670f.*
– – bei Infektionen 504
– – bei Kreuzschmerzen 871
– – Prinzip des *670f.*
– – bei Pseudarthrose 707
– – bei Spondylose 860
– – Stabilität des 76
Fixateur interne 874, 901
Fixation, äußere *670f.*
Fixationsmethoden, geschlossen versus offen 660
Flachrücken 776, 813, 817
Flake Fractures 636, 1118
Flèche 785
flexion gap 1078
Flexionskontrakturen 788, 926
Fluorbehandlung 485
Fluorose 485
Follow up 433
Forage 1052
Form, Bedeutung für die Funktion 595
– und Funktion *45*
– und Haltung der Wirbelsäule *811ff.*
Forschung, biomechanische *77*
– klinische 34, 417, 419, *420f.*, 422, 425, 444
– in der Orthopädie 419, 422
Forschungsprojekte 417
Fotokopierer 1129
Fragebogen, praktische Probleme mit den 439
Fragilitas osseum: siehe Osteopsatyrosis
Fragmenttransport, nach Ilisarow 505
Frakturbehandlung *639ff.*
– bei Kindern *683ff.*
– konservativ oder operativ? *659f.*
– konservative 640, *661*, 676
– operative, Prinzipien der *661ff.*
– Richtlinien 678
Frakturen *639ff.*, *87ff.*
– Achsenfehler 642
– – bei Kindern 685
– – Toleranz 642
– im Alter 679
– Becken *906f.*, 1012
– Belastbarkeit 100f.
– Ellbogen 741f.
– – bei Kindern 690
– Epiphysen 687f.
– Fehlstellungen 641f.
– fehlverheilte 699
– Femur 1019
– Femurkondylen 1089
– und Frakturheilung *87ff.*
– Fuß *1182*
– gelenknahe bei Kindern *686f.*
– Hand 770
– Hüftgelenk 1012f.
– Hüftgelenkpfanne 1012
– Humerus 737

– infizierte *502 f.*
– intraartikuläre 643
– Kalkaneus 1183 f.
– bei Kindern 683 ff.
– – Behandlungsrichtlinien (Tabelle) 692
– Klassifikation *645 f.*
– Kniegelenk *1089 f.*
– Metaphysen 686 f.
– bei Neugeborenen 691
– offene 653
– Pathologie und Beurteilung *639 ff.*
– pathologische 87, 628
– – bei Skelettmetastasen 527
– – bei Tumoren 513
– Pathophysiologie *87 ff.*
– periprothetische 1008, 1083
– pertrochantere *1016*
– primär stabile 639
– pseudarthrosengefährdete 704
– Radius 745
– – loco classico 649, *752 f.*
– Rotationsfehler 642
– Scaphoid 748
– Schenkelhals 154, *1014*
– schleichende 88, 629
– – Schenkelhals 933, 974
– sekundär stabile 639
– Sprunggelenk 1118
– stabile 97, 101, 639
– – der Wirbelsäule 896
– Stellung 641
– Therapiekonzepte *659 ff.*
– Tibia 1108 f.
– unstabile 639, 897
– Unterarm 745 f.
– Unterschenkel *1108 f.*
– – stabile 1108
– Weichteilverletzungen, begleitende 656
– Wirbelsäule *896 ff.*
Frakturform 645
– Prognose 648
– und Weichteilschaden *644 f.*
Frakturheilung *91 f.*
– unter Kompression 98
– natürliche 87, *91 f.*
– Pathophysiologie *91 f.*
– «primäre» oder «sekundäre»? 664 f.
– unter stabiler innerer Fixation *97 f.*
– Theorie *91 f.*
– verzögerte 92 ff., 645, 649
Frakturkallus (s. a. Kallus) 50, 91 f.
– als Stabilisator 664
Frakturkrankheit *655*
Frakturmechanismus *644*, 648
Frakturreposition 302, 641, 663
– Fehlstellung, Toleranz 443
– bei Kindern 684
– durch Längszug 663
Frakturrisiko 479
Freiberg (Köhler II) 1174
freie Gelenkkörper 492 f.
– – Ellbogen 738
– – Knie 1054
– Marktwirtschaft 387

Freikörper-Diagramm 64
Fremdkörpergranulome 1008
– bei Hüftprothesen 997
Freud, Sigmund 390, 567
Friedreich-Ataxie 557, 1140
Frozen Shoulder 733
Frühbehandlung (Checkliste) 254
Führungsapparat 323, 611, 614, 1071, 1105
Functional Bracing 661
Funktion und Form *45*, 595
– praktische 605
– Verbesserung der 278
funktionale Selbstständigkeitsmessung 166, 201
funktionelle Anpassung 27, *46*, 279, 621
– Beinlängendifferenz *912*
– – Messung 198
– – Therapie 921 f.
– Bewegungslehre 298
– Diagnostik 161
– Untersuchung des Bewegungsapparates *201*
funktioneller Knochenumbau *49 f.*
Funktionsdiagnose 262, 330
– ein Planungsinstrument *159*, 279
Funktionsdiagnostik 27, 280, 370
Funktionseinheit Gelenk 117 f.
Funktionsröntgenaufnahmen 205
– Halswirbelsäule 799
– Knie 1093
– Sprunggelenk 1117
– Wirbelsäule 789, 859
Funktionsstellung der Gelenke 138, 194, 287, 536 f.
– – Bedeutung *606*
– – Tabelle 607
Funktionsstörungen 186
Funktionstest 189
Fusion: siehe Spondylodese
Fuß *1122 ff.*
– Anatomie und Physiologie *1122*
– Beweglichkeitsmessung 197, 1113, 1125
– Deformitäten, Begriffsbestimmung 1135
– – erworbene *1135 f.*
– diabetischer 477, 1179
– Diagnostik *1124 f.*
– Funktionsstellung 1113, 1124
– Insuffizienz, statische 1142 f.
– kongenitale Fehlbildungen *1129 f.*
– Lähmungen 1135 f.
– Luxationen und Luxationsfrakturen *1184*
– Pronation 1126
– Querwölbung 1148
– Sensibilität 1127, 1178
– Supination 1125
– Torsion 1144
– Verletzungen *1182 ff.*
– im Wachstumsalter *1142*
– Zirkulation 1127
Fußamputationen 1189
Fußbett 1153, 1180 f.
Fußbettung 1146
Fußchirurgie 1169
Fußgelenke, Arthritiden und Arthrosen *1175*
Fußgewölbe: siehe Fußwölbung
Fußheberlähmung 1073
Fußhebermuskulatur 140, 1113, 1123

– Ischämie 1111
– Lähmung 551 f., 1138
Fußhöcker, dorsaler 1172
Fußknochen, überzählige 1172 f.
Fußpflege 1179
Fußschmerzen 1177
Fußschwielen 1126, 1154
Fußsohle, Dornwarzen 1178
– Druckverteilung 1123
Fußsohlenabdruck 1126, 1129
Fußsohlenaponeurose 1141
Fußtorsion 1122 f.
Fußverstauchungen 1120
Fußwölbung 1123 f.
– mediale, Stützung 1144
– quere 1148
Fußwurzel 1175

G

Gabelsprengung (Sprunggelenk) 153, 1120, 1125
Gadolinium 229, 232
Galeazzi-Fraktur 745
Gammanagel 1017
Gang, Auswärtsgang 624 f.
– Einwärtsgang 624, 935
– mit Krückstöcken 296
– Mechanismus 142 f.
– der menschliche 138 f., *142 f.*, 172
– Störungen 146, *172*
– Untersuchung 138, 190
Ganganalyse 143 f., 615, 1129, 1138
– automatisierte 143
Gangdiagnostik, klinische 146
Ganglion 751, 1088
Gangrän 477, 1179
Gangstörungen 146
Gantryneigung 221
ganzheitliche Betrachtungsweise 167
– Diagnostik 187
– Methoden 308
Ganzheitsmedizin 261, 382, 417
Ganzkörperszintigraphie 236 f., 514
Garden, Einteilung von 154, 1014
Ga-Szintigraphie 497
Gebrauchsfunktion 300
– Üben der *276*, 296
Geburtslähmungen 553
Geburtsverletzungen 553, 691
Gefäßverletzungen 345
– bei Frakturen 657
Gehapparate 323, 1108
Gehbad 297
Gehbarren 326, 530
Gehböcke 326, 543
Gehgips 290, 312
Gehhilfen 326
Gehschule *296*, 326, 530, 543
– nach Amputation 1194
Gehstöcke 326, 982
– Handhabung 296
Gelenk, subtalares: siehe Sprunggelenk, unteres
Gelenke *111 ff.*
– Bänder, Verletzungen 127, *635 ff.*

– Beanspruchung 71
– Beweglichkeit 172 f., *192 ff.*
– – funktionelle Bedeutung *194*, 604
– – Messung *193 ff.*
– Deformitäten 600 f.
– Druckverteilung 118, 151
– Dysplasie 109
– Entwicklung *108 f.*
– – Störung der 472
– Erguss 125, 191
– – Knie 1036
– Fehlstellungen *596*, 602 f.
– – siehe auch Kontrakturen
– Frakturen 643
– Funktionsstellung 138, 287, 607
– – Bedeutung *606*
– hypermobile *610 f.*
– Infektionen *507 f.*
– instabile *595 ff.*, 700
– Instabilität 635
– – Einteilung 637
– Knorpel und *111 ff.*
– künstliche 355
– Luxationen: siehe dort
– Messungen 193 ff.
– Physiologie *111 ff.*
– seitliche Fehlstellung *612 ff.*
– Stabilisierung *119*, 135
– – aktive und passive *136*
– – durch den Bandapparat 119
– – durch die Muskulatur 120
– – bei Restlähmungen 531
– Stabilität 119, *135*, 173
– – bei Lähmungen 531
– – und Teilschwerpunkt 135
– steife *172*, *595 ff.*
– überstreckbare *610 f.*
Gelenkendoprothesen *355*, 591 ff.
– Indikation 593
Gelenkfrakturen *650 f.*, 659
Gelenkgeometrie 118, 638
Gelenkinkongruenz 109, 116, 152, 472, 580, 643
– posttraumatische 152, 643
Gelenkkinematik 118
Gelenkknorpel 112 f.
– Beanspruchung 113
– Degeneration 123 f., 579
– Eigenschaften 112 f.
– Reaktionen und Regenerationen *122 f.*
Gelenkkongruenz 109, 114, 116, 580, 923
– nach Frakturen 643
Gelenkkontrakturen (s. a. Kontrakturen) 127, 602 f.
Gelenkkörper, freie 492
– – Ellbogen 738
– – Knie 1054
Gelenkmäuse 492, 1055
– siehe auch Gelenkkörper, freie
Gelenkmechanik 66, 118, 121
– Kniegelenk 1026
Gelenkmessungen *192 ff.*
Gelenkoperationen bei cP, wiederherstellende 574
Gelenkprothesen: siehe Gelenkendoprothesen
Gelenkpunktion 246, 499
– Knie 1036

Gelenkresektion 357, 590
Gelenkrheumatismus 570
Gelenkschmerzen 305
Gelenkschmierung 115
Gelenkspaltverschmälerung 582, 586
Gelenkstabilisierung bei Restlähmungen 531
Gelenkstabilität 120, 635
Gelenksteifen *602 ff.*
Gelenktoilette 248, 589
Gelenktuberkulose 509
Gelenkverletzungen: siehe Verletzungen
Gelenkversteifung: siehe Ankylose, Arthrodese und Kontraktur
Gentamycin 507
Gentechnik 77, 80
Gentechnologie 364
Genu flexum 618, 1066
– recurvatum 610 f., 618, 1066
– – bei Lähmungen 531
– – nach Wachstumsstörungen 471
– valgum 613, *1061, 1066*
– – Allgemeines 597, 618
– – nach Bestrahlung 468
– – Fernwirkung 616
– – und Gonarthrose 151, 1070
– – beim Kind 622, 1063
– – und Knickfuß 616
– – Messung 198
– – Pathophysiologie 613
– varum 613, 618, *1061, 1066*
– – Allgemeines 597, 618
– – Beanspruchung 151
– – Blount 1053
– – Fernwirkung 616
– – und Gonarthrose 151, 1069
– – beim Kind 108, 622, 1063
– – Messung 198
– – Pathophysiologie 612
Geradrücken 776, 813, 824
Geriatrische Orthopädie 397
Geröllzysten 122, 150, 583, 979
Geschichte der Orthopädie *31 ff.*
Gespräch 253, 265
– und Betreuung *265 ff.*
Gesprächsführung *178 f.*
Gesundheitsökonomie 30
Gesundheitspolitik 261
gesundheitspolitische Entscheide 167
Gesundheitswesen 30, 182, 385, 389, 440
Gewebe des Bewegungsapparates *41 f.*, *63 ff.*
– – mechanische Beanspruchung *64 ff.*
Gewinde, von AO-Schrauben 72
Gibbus 510, 819, 893, 896
Gicht 577, 1175
Gießharzschaft 1190
Gips, Aufgabe 308
– Drei-Punkte- 312, 685, 1108
Gipse, redressierende 308
Gipskeilen 314, 686
Gipskorsett 312, 837, 897 f.
Gipslendenmieder 868 f.
Gipsmodelle 313
Gipstechnik *311 f.*
Girdlestone, Resektionsplastik 1011

Giving Way 1030, 1045, 1097, 1103
Gleichgewicht 542
– labiles 135
– stabiles und labiles 134
Gleitfurche 943
Gleitlager, mobile 1078
Gleitwirbel 843, 847
Glenohumeralgelenk: siehe Schultergelenk
Gliederkette, Stabilisierung 137, 532
Glisson'sche Schlinge 311, 886
Glutaeus medius 136, 926
Gocht, Hermann 33, 203
Goethe, Faust 2. Teil 245
Gonarthrose 612, *1068 ff.*
– einseitige 1076
– Pathophysiologie 151, 612, 1069
– posttraumatische 1084
– unikompartimentale 1073
– bei Varus- bzw. Valgusstellung 151, 613
Goniometer 192, 787
Gonitis 1086
– tuberkulöse 1086
Gonorrhoe 511
Graf, R. 938
– Einteilung von 939
Granulom, eosinophiles 519
Green (Wachstumsprognose) 917
Greifarm 1196
Grenznutzen 30, 389
Grice, Arthrodese 546, 1145
Griffarten 758
Großzehe 1159
Großzehengrundgelenk 197, 577, 1126, 1159, 1175
– Arthrodese 1165
– Arthrose 1176
Grundbedürfnisse 329
Grundfunktionen 371
Grundlagen der Orthopädie *37 ff.*
Grundlagenforschung 426
Grundstellung 139, 597
– für Gelenkmessung 194
Grünholzfraktur 640, 684
Gschwend, N. 574, 728, 740
GTM-System (Enneking) 516
Gutachten 171, 194, 284
– siehe auch Begutachtung
Gutachterfragen 569

H

habituelle Luxationen *635*
Hackenfuß 1139
– Hackenfuß, angeborener 1135
Haftpflicht 82, 335, 806, 1039
Haftpflichtansprüche 386
Haftpflichtforderungen 133, 330
Haftpflichtfragen 284
Haftpflichtklagen 280, 335, 351
Haftpflichtprozesse 388, 679
Haglund'sche Fersenexostose 1171
Halbwirbel 809
Hallux malleus 1171
– rigidus 1176
– valgus 1149, *1157 ff.*

Sachregister

– – Operation 1159
– – -Winkel 1160
– varus 1162
Halo-Traktion 311, 803
Hals und Thorax *794 ff.*
Halskragen 802
Halsrippe 794
Halswirbelsäule *797 ff.*
– degenerative Erkrankungen 799 f.
– posttraumatische Instabilitäten 803
– Spondylodese, ventrale 802
– Trauma und Traumafolgen *803 f.*
Halswirbelverletzungen 803
Haltung 785, *811 ff.*
– aktive und passive 812
– und Deformität 814 f.
– schlaffe 812
– skoliotische 785, 828
Haltungsgymnastik 298, 817
Haltungsprobleme 396, 622
«Haltungsschäden» 815
Haltungsstörungen 622, 816
Haltungsturnen 817, 819, 824
Haltungsvarianten 622
Haltungswandel 623
Hämangiom 519, 895
Hämarthros 474, 1096
– Knie 1058
hämatogene Osteomyelitis 496
Hämatome 365
Hammerzehen 1140, 1149, *1169 ff.*
– posttraumatische 1111
Hämodynamik des Knochens 487
Hämophilie 474, 1087
Hanausek-Apparat 945
Hand 604, *756 ff.*
– und Arm *714 ff.*
– Arthritis und Arthrose 764
– Frakturen 770
– Funktionsstellung 760 f.
– als Greiforgan 756
– Infektionen 759 f.
– kongenitale Deformitäten 763
– Lähmungen 552, 766
– pathophysiologische Besonderheiten 757
– polyarthritische 575, 764
– – Chirurgie der 575
– schmerzhafte Narben 761
– Sehnenverletzungen 759 f.
– Sensibilität 547
– Sudeck'sche Dystrophie 760
– Verletzungen 769 f.
– – frische 759 f.
– – offene 770 f.
– verstümmelte 763
Handgelenk *746 ff.*
– Arthrose 750
– Funktionsstellung 748
– Ganglion 751
– Kinetik 746
– Totalprothese 750 f.
– Verletzungen 752 ff.
Handgelenkmanschette 750
Handstöcke 326

Handwurzel: siehe Handgelenk
Hängefuß 551 f., 1138
Harrington 838
Harris'sche Wachstumslinie 105 f., 470
Harris-Hip-Score 437
Hausarzt 25, 284, 677, 712
Haushaltgeräte 575
Hautdefekt, bei Knocheninfekt 506
Hautkontusion 646
Hautnähte 86
Hautnekrose 314, 709
Hauttransplantate, vaskularisierte 709
Hautwarzen: siehe verruca plantaris
Havers'scher Knochenumbau 55, 91
Heberden'sche Knötchen 766
Heidelbergerschiene 551
Heilgymnastik *291 f.*
– bei Gelenkkontrakturen 608
– bei Lähmungen 530
– nach Operationen 366 f.
– bei spastischen Lähmungen 543
Heilung, verzögerte 92 ff., 95, 645, 649, 704
Heine-Medin'sche Krankheit: siehe Poliomyelitis
Helal 1156, 1171
Hemiendoprothese 736
Hemilaminektomie 887
Hemilumbalisation 808, 827
Hemiparese des Erwachsenen 558
Hemipelvektomie 1190
Hemiplegie (Hemiparese) 558
– bei CP 541
Hemisakralisation 808
Hemivertebra 809
Herbert-Schraube 749
Hexadactylie 465
Hexenschuss 783, 857
Hibbs 838, 873
High energy trauma 644
Hilfsmittel, für Behinderte 327
– – (Tabelle) 327
– orthopädietechnische 377
Hilgenreiner'sche Linie 940
Hill-Sachs-Läsion 722
Hinken 46, *172*, 190, 615
– bei Lähmungen 531
Hippokrates 31, 721
Hirnschädigung, perinatale 539
Histologie in der Tumordiagnostik 513, 515
HIV 60
HMWP, High Molecular Weight Polyaethylen 592
Hochenergie-Verletzungen 644
Hochlagerung 287, 365
Hoffmann-Tinel'sches Zeichen 549
Hohlballenfuß 557, 1140
Hohlfuß 1124 f., *1140*
Hohlschrauben 1015
Hohmann, Modifikationen des 1165
– Operation bei Epicondylitis 741
– – bei Hallux valgus 1164
– – bei Hammerzehen 1170
homologer Knochen 361
Homöostasenbereich 1100
Hooke'sches Gesetz 64
hormonelle Störungen 475

Hormongleichgewicht 962
Hornschwielen: siehe Clavi
Hueter-Volkmann'sches Gesetz 107
Hüftbiographie 432
– lebenslange 931 f.
Hüftdiagnostik bei Kindern 931
Hüftdysplasie 976
– angeborene 941
– Prävention von 241
Hüfte: siehe auch Hüftgelenk
– Abduktoren 136
– Anatomie, normale 925
– Flexionskontraktur 605, 819, 926
– Lähmungen 538, 934
– Längsschnittuntersuchung 932
– Langzeitprognose 931
– Reifeverzögerung 936
– schnappende, schnellende 1012
– Sonographie, bei Säuglingen 938
– Tumoren 974
– unreife 939
– im Wachstumsalter *929*
Hüftendoprothese 81
– Beinlängendifferenzen 921
Hüftgelenk *922 ff.*
– Abspreizhemmung beim Neugeborenen 937
– Arthritis (Coxitis), bakterielle *970*
– – rheumatoide 971
– Arthrodese 970, 984
– Arthrographie 941 f., 1000
– Arthrose *975 ff.*
– – Therapie 982
– Arthroskopie 929
– Beanspruchung *136*, 152 f., 922
– Beweglichkeitsprüfung 196, 926
– Biomechanik und Pathophysiologie 922 f.
– degenerative Krankheiten *975 ff.*
– Diagnostik *924 ff.*
– Dysplasie, angeborene *936 ff.*
– entzündliche Erkrankungen *969 f.*
– intraartikuläre Pathologie 974
– im Kindesalter *929*
– Kongruenz 116
– Kontrakturen 605, 926, 977
– – Auswirkungen auf die Beinlänge 912
– Lähmungen nach Operationen 1012
– Luxation, angeborene (und -dysplasie) *936 ff.*
– – – Arthrographie 941
– – – operative Behandlung 948 f.
– – – Pathophysiologie 943
– – – Therapie 945 f.
– – – veraltete 954
– – bei Lähmungen 538
– – bei septischer Coxitis 499
– – traumatische 487
– – zentrale 1013
– Luxationsfrakturen 1013
– Operationen 950 f., 965 f., 982 f.
– – bei Kindern, prophylaktische 931
– Präarthrose 976
– Resektion 1011
– Röntgenbilder, Ausmessung 927
– Stabilisierung *135*, 926
– temporäre Luxation 975

– Totalendoprothesen *986 ff.*
– – Migrationsmessung 208
– Untersuchung 196, *926*
– – beim Neugeborenen 937
– Verletzungsfolgen 1017
– Wachstumsstörungen 469, 930
Hüftgelenkersatz 986 ff.
Hüftinsuffizienz 926
Hüftkopf, Blutversorgung 930
Hüftkopfnekrose 936, 1013
– aseptische 948
– bei Epiphyseolyse 967
– idiopathische *972*
– juvenile (s. a. Perthes) 955
– im Kindesalter 930
– nach Schenkelhalsfraktur 1017
Hüftkopfprothese 1015
– nach Schenkelhalsfraktur 1015
Hüftleiden, degenerative (s. a. Coxarthrose) *975 ff.*
Hüftluxation 1013
Hüftprothesen, Lebensdauer der 993
Hüftreifestörungen 241
Hüftrevisionschirurgie 1002
Hüftschnupfen 969
Hughston-Test 1095
Hühneraugen: siehe Clavi
Humerus 737
Humeruskopffraktur 735 f.
Humerusschaftfraktur 737
Hunter, John 102
HWS-Distorsion 804
hyaliner Knorpel 111 ff., 122
Hydrotherapie 304
Hydroxyapatit 44, 79, 1005, 1009
Hyperlaxität, konstitutionelle 723
Hyperlordose 819, 844
– bei Coxarthrose 977
hypermobile Gelenke *610 f.*
Hyperparathyreoidismus 476
Hyperpressionssyndrom 1067
– laterales 1049

I

iatrogene Faktoren 568
– Nekrosen 653
– Nervenläsionen 657
– Schäden 345 ff.
– Verletzungen 888
ICD (International Classification of Diseases) 159
ICIDH (International Classification of Impairments, Disabilities and Handicaps) 159, *162 ff.*, 191, 194, 201, 262, 280, 330, 370, 384, 1084
– praktische Bedeutung 165 f.
idiopathische Femurkopfnekrose 972
– Skoliose *828 ff.*
Iliitis condensans 905
Iliosakralgelenke *904 f.*
– Beweglichkeit 904
Ilisarow, G. A. 55, 609, 1134
– Beinverlängerung nach 918 f.
– Fragmenttransport 505, 1112
– Kortikotomie 919
– Verlängerungsapparat 709, 918 f.

Impingement 725, 975
– am Außenknöchel 1183
Impingement-Syndrom 728
– Schulter 727
Implantate 80, 82, 362, 419
– Beanspruchung 89 f.
– Ermüdungsbrüche 89 f.
– Material 363 f.
– modulare 80
– permanente 363
– resorbierbare 78
– ungekoppelte 1078
– Wahl der 995
Implantatgrenze 591
Impression, basiläre 797
In vitro-Experimente 419
Inaktivitätsosteoporose 288, 481
Indikationen *275 ff.*
– zur Operation *330 ff.*
– – bei Diskushernien 886
– – individuelle 340
– – kosmetische 340
– – – bei Skoliosen 842
– orthopädischer Behandlung *275 ff.*
Indikationsgespräch 338
Indikationsstellung 27
– zweifelhafte 638
individuelle Bedürfnisse 169
Indomethacin 62, 603
Industrie 417
Infekt, nosokomialer 503
Infektarthritis 507
Infektionen 347
– am Bewegungsapparat *494 ff.*
– nach Operation 349
– Störung der Knochenbruchheilung 504
Infektionskrankheiten des Skelettes 494 f.
– – seltene 511
Infektionsprophylaxe 350
Inferenz-Statistik 446, 449
Infiltrationen, gezielte 217, 792
– lokale 305
infizierte Pseudarthrosen 504, 707 f.
Information 253
– des Patienten 251 f., 265, *334 f.*
Informationsinflation 426
Informationspflicht 344
Informationsprotokoll *335 ff.*
Informed Consent 338, 344
Informed Decision Making 384
Ingrowth 1004, 1079
Inhaltsübersicht *5 f.*
Inhaltsverzeichnis *8 ff.*
Injektionen, intraartikuläre 589
– lokale 306, 573
Inkongruenz: siehe Gelenkinkongruenz
Inlay 71, 81
Innenrotation 624
– Hüfte 926
Innenrotationsschmerz 997
Innenschuh 1182
– bei Beinverkürzung 915
Insertionstendopathien 628
Inspektion *186 f.*

– im Gehen 190
– im Stehen 188
Instabilität, chronische, des Knies 1099
– Gelenke 127, *595 ff.*, 612, 635
– segmentale 859
– Wirbelsäule 852, 897
Instrumentation 876, 878, 903
– mittels transpedikulärer Schrauben 874
Insuffizienz, der Hüftgelenkmuskulatur 926
– von Strukturen des Bewegungsapparates 149
integrale Schmerztherapie 307
Interartikularportion 843
Interdigitalclavus 1170
Interdigitalneuralgie, Morton'sche 1155
Interface 1004, 1008
Interimsprothesen 1191
interkarpale Arthrodese 754
Interkostalneuralgie 784, 796, 860
Internal Derangement, Knie 1055
Internationale Klassifikation der Krankheiten (ICD) 163
Internationale Klassifikation der Schädigungen, Fähigkeitsstörungen und Beeinträchtigungen siehe ICIDH
Interphalangealgelenk 757
– distales (DIP) 1169
– proximales (PIP) 1169
Interpositionsarthroplastik 357
interventionelle Diagnostik 224
– Radiologie 217
– Schmerztherapie 307, 869
Interzellularsubstanz, Bildung von 42
– Funktion 41 f.
Intraobserver Reliability 647
Intraoperative Komplikationen 345
Intrinsic-plus Stellung 757, 761, 770
Invalidenrenten 376, 862
Invalidensport 556
Invalidität 201, 270, 280, 370, 698
– Beratung 270
– Beurteilung 201
– Rehabilitation 369 f.
– bei Rückenschmerzen 862
– Stufen 371
Inversion (Fuß) 1125
Inzidenz 404
Ischämie 489
– der Extensorenloge 1111
– Muskelnekrose 690, 742
Ischiadikuslähmung 552
Ischias, akute 880
– Behandlung, konservative 886
– Diagnose 784
Ischiometrie 927
Isoelastizität 75, 1008
isometrisches Muskeltraining 292
isotonische Muskelübungen 292

J

Jaffe-Lichtenstein 478
Jenseits der Wissenschaft 383 f.
Jobe-test 726
Judet, R. 987
juvenile Hüftkopfnekrose (s. a. Perthes) 955

K

Kahnbein: siehe Os naviculare bzw. Os scaphoideum
Kalkaneusapophyse 1171 f.
Kalkaneusfraktur *1183*
Kalkaneussporn 1172
Kallus, Festigkeit 92 f.
– Fraktur 91
– mechanische Beanspruchung *94 f.*
Kallusbildung 50, 58, 91 f., 703, 919
– nach Osteosynthese 97
Kallusdifferenzierung 94 f.
Kallusmanschette 93
Kalzifikation 100
Kalzitonin: siehe Calcitonin
Kalzium 484 f.
Kamptodaktylie 465
Kaplan/Meier Survivorship Analysis 434
Kapsulotomie, hintere 1133
Karbonfaser-Verbundtechnik 324
karpale Teilarthrodesen 747
karpaler Kollaps 747, 754
Karpaltunnelsyndrom *751 f.*
kartilaginäre Exostosen 519
– – multiple 460
Karzinommetastasen 525
Kauda-equina-Syndrom (s. a. Cauda equina) 554
Kausalgie 550, 695
Kausalitäten 451
Keilwirbel 809, 823
Keller-Brandes, Operation 1161
Keramik 80, 364
Keramikkopf 81, 1007
Kerbeffekt 70, 88
Kernspintomographie *225 ff.*
– Indikationen 233 f.
Kienböck'sche Krankheit 748
Kinderfrakturen *683 ff.*
– Behandlungsrichtlinien 692
– Einteilung *689*
Kinderlähmung, spinale 529
– zerebrale 539
Kinderorthopädie 29, *401 ff.*
– Checklisten zur Diagnostik *254 f.*
– Hüfte 929 f.
kinderorthopädische Diagnostik 404
– Themen, Liste 406
kinderorthopädischer Alltag *401*
Kinematik des Kniegelenkes 119
kinematische Untersuchungen 1080
Kinetec 1081
Kittlinien 487
Klammerfixateur 673
Klammerung nach Blount 916
Klassifikation 161
– von Behinderungen aus Krankheitsfolgen 162
– der Frakturen *645 f.*
– von Garden 1014
– der offenen Frakturen 654
– von Verletzungen 161
– der Weichteilschäden 646
– der Wirbelfrakturen 899
Klaviertastenphänomen 720
Klavikula *719*
Klavikulafrakturen 719

Klavus: siehe Clavi
Klebeverbände 413
klinische Forschung 34, 417, 419, *420 f.*, 422, 425, 444
– Ganganalyse 146
– Signifikanz 447
– Untersuchung des Bewegungsapparates 183
Klinodaktylie 465
Klippel-Feil 465, 797
Klumpfuß, angeborener *1130 f.*
– erworbener *1141*
– residueller 1134
– teratogenetischer 1130
Klumpke'sche Plexuslähmung 553
Kneeing in 625
Knick-, Platt- und Spreizfuß *1142 ff.*
Knickfuß 622, *1144*
– als Normvariante 622
– bei X-Bein 616 f.
Knickplattfuß 1146
– kontrakter *1148*
Knicksenkfuß 1142
Knie 604, *1025 ff.*
– Achsenfehlstellungen 1061
– Ankylose 50
– Lähmungen 531 f., 1066, 1087
– – Kompensation 532
– Mobilisation 1105
– und Sport 1090
   Streckapparat, Insuffizienz 1105
– – Verletzungen 1090
– Streckhemmung 1060
Kniebandagen 1071
Kniebelastung 1027
Knieendoprothese 81
– Lastverteilung 79
Knieführungsapparate 323, 611, 1066, 1071, 1105
– bei Lähmungen 534
Kniegelenk 295, *1025 ff.*
– Ankylose 50
– Arthritiden 1086
– Arthrodese 1074, 1087
– Arthrographie 1036
– Arthropathien, seltene 1087
– Arthrose *1068 ff.*
– Arthroskopie 247
– – diagnostische *1036 ff.*
– arthroskopische Operationen 1040
– Bandapparat 1027, 1090 ff.
– Bandläsionen *1090 ff.*
– – veraltete 1103
– Beanspruchung 1101
– Blockierung 1055
– degenerative Krankheiten *1068 ff.*
– Diagnostik *1029 ff.*
– Endoprothesen *1074 ff.*
– Erguss 1030, 1058, 1086
– Exartikulation 1189
– Frakturen *1089 f.*
– Funktionsröntgenbilder 1033, 1093, 1104
– Gelenkmechanik 1026
– Kinematik 119, 1077
– Kreuzbänder 1027, 1091
– Luxation, angeborene 1041
– Osteochondrosis dissecans 1054

– Präarthrosen 1068
– Punktion 1036
– Rotationsbewegung 1026
– Schädigung der Wachstumszonen, 468, 1053
– Schlussrotation 1026
– Schmerzen im 1030 f.
– Schubladenphänomen 1032, 1094
– Seitenbänder 1027, 1091
– Stabilitätsprüfung 1030, 1093
– Tunnelaufnahmen 1033, 1054
– Untersuchung bei Bandläsionen 1093
– – klinische 1029, 1058
– Verletzungen 1089 f.
– Verletzungsfolgen *1103 f.*
Kniekompartiment, mediales 612
Kniekondylenabstand 1063
Knieprothesen, Evaluation von 1084
Kniescheibe (s. a. Patella) 1042
Knieschmerz, vorderer 1048
Kniestrecksteife 1105
Knieversteifung 1074
Kniewinkel, beim Kind 622, 1063
– Messung der 1062
Knöchelbrüche 1118
– Einteilung 1118
Knöchelgabel 1118
Knochen *48 ff.*
– allogener 60
– Atrophie: siehe Osteoporose
– funktioneller Aufbau *49 ff.*
– – Umbau *49 f.*
– homologer 60, 361
– Infekte 495
– das Leben des *48 ff.*
– mechanische Eigenschaften 66
– nekrotischer 55, 487
Knochenabbau *55*, 105
Knochenbank 60, 360
Knochenbildung 53 f.
– ektopische *61*, 694, 1023
– induzierte 59
– spontane 59
Knochenbildungsmatrix, Knorpel als 111
Knochenbruchbehandlung *639 ff.*
– konservative 661
– operative 661
Knochenbrüche *639 ff.*
– Ermüdungs- und pathologische *88*, 628 f.
– bei Kindern 683 ff.
– offene, infizierte *502 f.*
– Richtlinien für die Behandlung 678
Knochenbruchheilung *91 ff.*
– natürliche *91 f.*
– «primäre» 97, 664 f.
– Störungen 93 f.
– – bei Infekt 504
– verzögerte 92 ff., 645, 649
Knochenbrüchigkeit, angeborene 459
Knochendefekt und Knochenbildung 505
Knochendeformitäten *596 f.*
– Behandlung von 601
– Ursachen von 600
Knochenersatz 61, 360 f.
Knochenfibrom 517

Knochengewebe, Reaktion und Regeneration *57*
Knochen-Implantatgrenze (s. a. Interface) 364, 591, 1005, 1008
Knochenkerne, akzessorische, Fuß 1172
Knochenkrankheiten, verschiedene *478 ff.*
Knochenläsionen, tumorvortäuschende 517
Knochenmetastasen 525
Knochennekrosen 99 f., *486 ff.*
– aseptische 486, *490 f.*
– avaskuläre 99 f., 486 f.
– bei Frakturen 652 f.
– iatrogene 490
– idiopathische 487
– bei Osteomyelitis 495
– subchondrale 488 ff.
Knochenphysiologie *48 ff.*
Knochenschwund, Behandlung 484
Knochensequester 60, 486, 495 f., 501
Knochenspäne 51, 70, 360, 488
Knochentransplantation *59 f.*, 70, 347, 360, 501
– autologe 59
– bei Pseudarthrose 707
– bei Tumoren 523
Knochentumoren *512 ff.*
– Histologie 515
– primäre 513
– Systematik 515
Knochenumbau *49 f.*
– Histologie *53*
– ständiger *52*, 55, 91
Knochenverlängerung 917 f.
Knochenwachstum *102 ff.*, 395
– enchondrales, Steuerung des *105 f.*
– Geometrie 105
– Störung des 467
Knochenzement 75, 363, 592, 1003
Knochenzysten, aneurysmatische 519
– juvenile 518
Knopflochdeformität (Boutonniere) 765
Knorpel und Gelenk *111 ff.*
– als Gewebe 111 f.
– hyaliner 122
– als Knochenbildungsmatrix 111
Knorpelersatz 1071
Knorpelersatzoperationen 589, 1055
Knorpelkallus 94
Knorpelschäden 123, 580
Knorpelstoffwechsel 115
Knorpeltransplantate 493
Knorpeltransplantation 1055
Knorpelverletzungen 248
Knorpelwachstum 125
Knorpelzellen, autologe 364
Köhler I (Os naviculare) 1173
Köhler II (Metatarsale) 1174
Kohortenstudien 444
Kokzygodynie: siehe Coccygodynie
Kollagen 83 f.
Kollaps, karpaler 754
Kommunikation 391
– insuffiziente 267
– nonverbale 179
– ungeeignete 178
Komorbidität 263, 399

Kompartmentsyndrom 132, 348, 657, 745, 1111
Kompensationsmechanismen, bei schlaffen Lähmungen 531 f.
Komplementärmedizin 308
komplexe regionale Schmerzsyndrome *695 ff.*
Komplikationen, diabetische 477
– intraoperative 345
– postoperative 347
– vermeidbare 345
Kompression, interfragmentäre 665 f.
Kompressionsarthrodese 508, 1074, 1116
Kompressionsfrakturen 643, 896
Kompressionsosteosynthese 97, 100, 662, 664 f., 705
Kompressionsstrümpfe 309, 316, 321
Kompressionssyndrome peripherer Nerven 551
Kondylenbrüche, Ellbogen 690, 741 f.
Kondylenfrakturen, Femur 1022
Konfektionsschuhe, Änderungen *1180*
kongenitale Fehlbildungen *457*
– Krankheiten 457
– Pseudarthrosen 463
– Wirbelfehlbildungen *808*
Kongruenz: siehe Gelenkkongruenz
konservative Frakturbehandlung *661*, 676
– oder operative Frakturbehandlung? 659 f.
– Therapie *286 ff.*
konstitutionelle Hyperlaxität 723
Kontaktfläche, Relativbewegungen *73*
Kontaktschaft 1190
Kontraindikationen 265
Kontrakturen 127, 138, 173, *602 ff.*
– arthrogene 603
– Behandlung *608*
– Dupuytren'sche 768
– Hüfte 196, 605, 912, 926
– – Messung 196
– ischämische 603, 690, 742
– bei Lähmungen 536, 555
– bei Poliomyelitis 536
– Prophylaxe 287, 606
– bei spastischen Lähmungen 544
– Störungen der aufrechten Haltung und des Gehens 605 f.
– Therapie *608*
– Volkmann'sche 603 f., 690, 742
Kontrastmittel 229
Kontrastmitteluntersuchungen (s. a. Arthrographie) 217
Kontrollen, postoperative 365
– regelmäßige 181
Kontrollstudien 422
konventionelle Röntgendiagnostik *203 ff.*
Konversionsstörungen 567
Kopfprothese, bipolare 1015
Korbhenkel 1061
Körperhaltung: siehe Haltung
Körperintegrität und Psyche 1187
Körpersprache 179, 564
Korrektur von Deformitäten 278, 608 f., 621
– – operative 354
Korrekturosteotomien 354, 602, 614, 620, 699 f., 1065, 1071
Korrosionsphänomene 80
Korsettbehandlungen bei Jugendlichen 837
Korsette 325, 867, 897
– Compliance 834
– bei Skoliose 834 f.

Kortikalis 48
Kortikalisdefekt, fibröser 517
Kortikosteroide 306
– Komplikationen 573
Kortikotomie 919
kosmetische Indikation 340
– – bei Skoliosen 842
Kosten/Nutzen-Analyse 261
Kosten/Nutzen-Verhältnis 25, 389, 440
Kostenbewusstsein 301
Kostenträger 212
kosto-sternales Syndrom (Tietze, M.) 796
Koxarthrose: siehe Coxarthrose
Krafttraining 410
– isometrisches 292 f.
Krallenhand 768
Krallenzehen 1170
kranio-zervikales Beschleunigungstrauma 804
Krankengymnastik: siehe Heilgymnastik
Krankenhauspflege 283
Krankenschwester 282 f., 366
Krankheiten, kongenitale 457
– orthopädische *455 ff.*
Kreuzband, vorderes *1098 f.*
Kreuzbänder 637, 1091, 1097
– und ihre Insertionsstellen 1092
– Mechanik 118, 1027
Kreuzbandläsionen 1094
Kreuzbandplastik 127, 1099 f., 1101
Kreuzbandverletzungen *1098 f.*
Kreuzschmerzen 857, *861 ff.*
– Behandlung *864 ff.*
– Differentialdiagnose 858
– Langzeitverlauf von 861
– praktisches Management 863
– Risikofaktoren 849
– Triage 862
Krückstöcke 326
– Gehen mit 296
Krukenberg 1196
Krus varum: siehe Crus varum
Kubitus: siehe Cubitus
Kunstfehler 280, 330, 638, 1102
Kyphose 785, 795, 811, 893
– juvenile (Scheuermann) *821 ff.*
– bei Osteoporose 891
Kyphoskoliose 537

L

labiles Gleichgewicht 135
Laboruntersuchungen 247
Labrum articulare 953
– glenoidale 974
Labrumläsionen 975
Labrumpathologie bei Dysplasien 953
Lachman-Test 1094
Lagerung 287, 365
– korrekte im Bett 606
– bei Lähmungen 536
– postoperativ 365
Lagscrew 74
Lähmungen 173, 529 ff.
– Fuß 1135 f.

– Hand 766
– Hüfte 935
– Knie 532, 1087
– Kompensationsmechanismen 531 f.
– N. femoralis, N. ischiadicus 1012
– periphere 547 ff.
– – orthopädische Therapie 550
– – Tabelle 552
– bei Poliomyelitis 529 f.
– des Quadrizeps 532, 1087
– bei Querschnittsläsionen 553 ff.
– der Rumpfmuskulatur 820
– schlaffe 529 f.
– – Komplikationen 536
– – mit Sensibilitätsstörungen 547 ff.
– Schulter 733 f.
– spastische 539 ff.
– – bei Erwachsenen 547
– – mit Sensibilitätsstörungen 553 ff.
– zerebrale 539
Lähmungshinken 190
Lähmungsknickfuß 1145
Lähmungsskoliosen 537, 560
Lähmungsspitzfüße 1138
Lambotte 656
Lambrinudi 1138, 1141
– Operation 1139
Lamellenknochen 43, 54 f., 66
laminäre Luftströmung 350
Laminektomie 557, 887 f., 895
Längenausgleich: siehe Beinlängenausgleich
Längenmessung der unteren Extremitäten 198, 913
Längenwachstum 103 f., 468, 472
– enchondrales 103 f.
– nach Frakturen bei Kindern 685
– Störungen 468
– überschießendes 470
Längsschnittstudien 429
Längsschnittuntersuchung, Hüfte 932
Längswölbung, mediale 1125, 1140, 1144, 1146
Langzeitforschung 27, 276, 429 f.
– Organisation 433 f.
Langzeitprognose, Hüfte 931
Langzeituntersuchungen 156
– als Grundlagen orthopädischer Indikationen 440 f.
– bei Kindern 334, 622
Langzeitverläufe 421, 440 ff.
– bei Antetorsion 935 f.
– bei kongenitaler Hüftluxation 932, 945
– nach M. Perthes 957 f.
– von A. Venel 32 f.
Lasègue'sches Zeichen 881
Lastwechsel 88
Lateral Release 1052
Lauenstein-Aufnahme 927, 963
Laufsohle 1181
Learning Curve 877
Lebensalter 383
– und Krankheiten (Checkliste) 254
Lebenserwartung 393, 442
Lebensqualität 25, 264, 277, 435, 437, 438
– bei Tumormetastasen 526
Lehrbücher 1198

Lehrgerüst 92
Lehrlingsplattfuß 1148
Leibbinden 325, 781, 867
Leichtbauweise 49
Leistenschmerz 925
Leistungen des Bewegungsapparates 201
– – (Tabelle) 202
Leistungserbringer 388
Leistungsgrenze 628
Leistungsstufen 201
Lelièvre 1164
– Operation 572
Lendenlordose 775, 814, 820
Lendenmieder 325, 868
Lendenwirbelsäule, Beanspruchung der 850
Leonardo da Vinci 1061
Less Invasive Stabilisation System (LISS) 668, 1021
Letournel, E. 1013
Lift Off 726
Lig. fibulo-talare ant. 1120
Ligamentotaxis 664, 666
Limbus 974
– Hüftgelenk 941
– knorpeliger 953
– Schultergelenk 722
Limbusschäden 732
Lisfranc'sches Gelenk 1126, 1175
LISS (Less Invasive Stabilising System) 668, 1021
Literatur, weiterführende 1197 ff.
Literaturverzeichnis 1197
Little'sche Krankheit 541
Lockerung, aseptische 79
Lockerungsgymnastik 297
Loge de Guyon 752
Logensyndrome 348
lokale Infiltrationen 305
– Injektionen 306, 573
Looser'sche Umbauzonen 474, 629, 933, 974
Lordose 786, 811, 813, 820, 926
Lorenz, Adolf 936
Losee-Test 1095
Low Friction Arthroplasty 1007
Lues 511
Lumbago 615, 848, 861 ff. siehe auch: Kreuzschmerzen
– akute 783, 843, 857 f., 880
– – konservative Therapie 864
– Differentialdiagnose 858
– Therapie 864
lumbale Spinalstenose 889
lumbales Schmerzsyndrom, eine Klassifikation für den praktischen Gebrauch 862
Lumbalisation 808
Lumballordose 788
Lumbalskoliose 830
Lumbosakralgrenze 789
lumbovertebrales Schmerzsyndrom 861
Lunatumnekrose 748
Lungenembolie 348
Luque, Operation 839
Luxatio coxae congenita 936 ff.
Luxationen 635 ff.
– Akromio-Klavikulargelenk 720
– und Bandverletzungen 635 f.
– Fibularissehne 1117

– habituelle 635
– – Schulter *722f.*
– Hüfte, angeborene *936ff.*
– krankhaft erworbene 635
– Patella 1045
– bei schlaffer Lähmung 538
– bei spastischer Lähmung 545
– traumatische 635
– willkürliche 635
Luxationsfraktur, Sprunggelenk 1118
Luxations-Perthes 469, 930, 947, *948*
Lymphome, maligne 523

M

M. abductor hallucis 1158
M. tibialis posterior 1133
– – Ruptur der Sehne 1146
Madelung'sche Deformität 746
Magerl, F. 871, 897
Magnetresonanztomographie *225ff.*
– Indikationen 233f.
Magnusson 897
Maisonneuve 1118
Maitland 867
Malalignment 1083
maligne Tumoren *521f.*
Malleolenabstand 1063
Malleolengabel 1118
Malum coxae senile 977
Malum perforans 477, 1178
Mammakarzinom, Metastasen 525
Manipulation 609
– orthopädische 302, 868
Manualmedizin 904
manuelle Medizin 787
– Schwerarbeit 850
– Therapie 303, 868
Maquet, P. 1043, 1052
MARA (Mean Age Related Ability) 397, 429
MARA-Modell (Mean Age Related Ability) *167f.*, 280f., 370
– praktische Bedeutung 168
Marknagel 358, 668
– Fehlstellung bei 642
– bei Femurfrakturen 1019
– bei Kindern 685
– Tibia 1109
– Wachstumsstörungen nach 470
Marknagelung 660
Marktwirtschaft, freie 387
Marmorknochenkrankheit 459
Marschfrakturen 52, 89, 630, 1174
maschinelle Therapie 302
Maß und Modell 320
Massage 301, 578
Maßschuhe (s. a. Schuhabänderungen) 270, 1134, 1137, 1141, 1147, 1154, 1178, *1182*
– bei Beinverkürzung 915
Materialermüdungsbruch 78, 990
Materialprobleme 1009
Matti/Russe, Spongiosaspaneinlagerung 749
McKenzie 867
McBride, Operation 1161
McIntosh, Test 1095

McKee, Hüftendoprothese 987
McMurray, Operation 983
Mechanik 27
– des Gelenkes 118
– in der Orthopädie *63ff.*
mechanische Beanspruchung 67
– – des Knochens 67
– – als pathogenetischer Faktor *148ff.*
– Eigenschaften des Knochens 66
– Festigkeit des Frakturkallus 94f.
Mechanorezeptoren 85
Medianuslähmung 552, 767
Medikamente 125
medikamentöse Therapie 304f.
Mehrfachoperationen 353, 357, 877
Mehrfachverletzungen 397
Mehrfragmentbrüche 669
Mehta (Abgangswinkel der Rippen von der Wirbelsäule) 832
Membrana interossea 745
Menarche 829
Meningozele 559, 809, 834
Meniscus discoides 1041
Meniskektomie, arthroskopische 1061
Meniskektomien 1057
Menisken 122
– Funktion 1027, *1056*
– künstliche 1061
Meniskusganglion 1088
Meniskusläsionen *1056ff.*
Meniskusriss 1060
Meniskusschäden, chronische *1058*
Meniskustests 1058
Meniskusverletzungen 1056f.
Meniszektomie, Spätfolgen 441
Mennel-Test 905
menschlicher Gang *142f.*, 614
Meralgia paraestetica 1012
Messung der Gelenkbeweglichkeit 192ff.
– an Röntgenbildern *207*
– weitere 198
Metaanalyse 425, 444
Metacarpo-Phalangealgelenk 757
Metall/Metall 1007
Metallentfernung 78, 101, 362, 657, *677*, 680
– bei Infekt 505
Metallose 1009
Metaphyse 103, 497, 686f.
– Tumoren 516
Metaphysenfrakturen *686f.*
Metastasen 525
– osteolytische 525
– osteoplastische 525
Metatarsale I-Winkel 1160
– V, Osteotomie 1171
– Ermüdungsfraktur 1174
– Osteotomie 1156, 1164
Metatarsalfrakturen 1184
Metatarsalgie 1123, 1149
Metatarsalköpfchen 1123, 1149f.
– Osteochondrose (Köhler II) 1174
Metatarso-Phalangealgelenk (MP) 1169
Metatarsus I varus 1158
– varus 1134, siehe auch Pes adductus

Methode medizinischer Forschung 417
Methylmetacrylat 1003
Meyer, H. R. 20, 435, 1223
Meyer, G. H. 49
Meyerding, Grad 1–4 843
Microfracture-Technik 1052, 1055
Mieder: siehe Lendenmieder
Migraine cervicale 800
Migration 1001
– von Endoprothesen 997 f., 1083
Mikrochirurgie 362, 502
Mikulicz'sche Linie 199, 1061 f.
Milkmansyndrom 474, 629
Milwaukee-Korsett 831, 837
Minervagips 803
miniinvasive Operationen 347
minimal invasive Chirurgie 888
– Eingriffe 281
– Techniken 877
Missbildungen: siehe Fehlbildungen
Misserfolg von Operationen 349
Mittelfuß 1175, 1184
Moberg, Aufleseprobe nach 762
Mobile Bearings 1079
Mobilisation 287
– in Narkose 608
– passive 295, 302, 608
– postoperative 366
Modifikationen 363, 996
modulare Implantate 80
– Modelle 1009
– Prothesensysteme 81
– Systeme 363
Molekularbiologie 77, 80
Monoparese 541
Monteggia-Fraktur 745
Morbus: siehe Eigenname
Morquio 459
Morton'sche Interdigitalneuralgie 1155 f.
Motorfahrzeug-Haftpflichtfälle 806
motorische Einheit 128
MRI (MRT) 225 ff.
MRT (Magnetresonanztomographie) 225 ff.
Müller, M. E. 18, 90, 341, 435, 647, 927, 987, 999, 1007
Multicenterstudien 417
Multiple Sklerose 559
Multiples Myelom 526
Muskelarbeit 130
– dynamische und statische 291
Muskelatrophie 131, 288, 293
Muskelbeschwerden, rheumatische 578
Muskeldehnübungen 295
Muskeldehnung 413
Muskeldystrophie, progressive 562, 935
Muskelischämie: siehe Ischämie
Muskelkompressionssyndrom 412
Muskelkontrakturen 132, 603
Muskelkrankheiten 562 f.
Muskelnekrose 132
Muskelphysiologie 129
Muskelprüfung 199
Muskelrelaxantien 306
Muskelrelaxation 364

Muskelschäden 129
Muskelschmerzen 782
Muskelspindeln 129
Muskelstatus 199
Muskeltraining 130 f., 291
– isometrisches 292, 866
– bei Rückenschmerzen 866
Muskeltransferoperationen 1140
Muskeltransplantationen 362
Muskeltranspositionsoperationen 362, 534, 551
Muskelverlängerungen, dosierte 546
Muskelverletzungen, beim Sport 412
Muskulatur 128 ff.
– Atrophie und Hypertrophie 131
– pathologische Reaktionen 132
– physiologische Reaktionen 131
Myelo-CT 871
Myelographie 792, 859, 871
– lumbale 217, 884
Myelom, multiples: siehe Plasmozytom
Myelomeningozele 559, 809, 834
Myelopathie, chronische 801
– zervikale 801
Myofibrille 128
Myogelosen 578, 782, 857, 860
Myokinesigraphie 142 f., 247
Myopathien 562
Myositis ossificans 133, 691
– – Ellbogen 742
– – progressiva 461
– – Quadrizeps 1024

N

N. musculocutaneus 735
N. ulnaris, Kompression des 752
Nachbehandlung, ambulante 368
– nach Frakturen bei Kindern 691
– nach Operationen 301, 365
– nach Osteosynthesen 675 f.
Nachkontrollen 384
– ambulante 368
– operierter Patienten 429
– regelmäßige 433
– – periodische 430
Nachtestwahrscheinlichkeit 250
Nachtschienen 322
Nackengriff 717
Nackenschmerzen 794, 800
Nadelpunktion 515
Nägel: siehe Zehennägel
Nagelkanalinfektion 674
Nagelperforation, unerkannte 968
Narben 86
Narbenkontrakturen 603
Narbenneurome 550
Natriumfluorid 485
naturwissenschaftliche Basis 275
Navigation, CT-gestützte 219
Nearthrose 808
Nebenschilddrüsenadenom 476
Neer, Stadien nach 728
Negativ- und Positivlisten 332
Nekrosen, iatrogene 653

– Knochen: siehe Knochennekrosen
– Muskel 132
nekrotischer Knochen 55
Neoplasien 515
Nerven, periphere 133
– – Regeneration 549
Nervenläsionen, iatrogene 657
– periphere *547ff.*
– – (Tabelle) 552
Nervennaht 549
Nervensystem und Achsenskelett 781
Nervenverletzungen 352, 549
– bei Frakturen 657
Nervus: siehe einzelne Nerven
Neugeborene, Screening 939
Neugeborenenuntersuchung 242, 464
– Checkliste *257*
– Fuß 1130
– Hüfte 937
Neuralgie, interkostale 784
– Morton'sche 1155
Neurapraxie 548
Neurochirurgie 29
Neurofibromatose 461, 810, 828
neurogene Arthropathie 561
Neurologie 29
neurologische Affektionen *529ff.*
– – verschiedene 557
– Elektrodiagnostik 246
– Untersuchung 199
Neurom, interdigitales 1155
– Narben- 550
Neuroorthopädie *529ff.*, 546
Neuropathie 547
– diabetische 477, 1179
neuropathische Gelenke 561
Neurotmesis 549
Neutralisation, dynamische 873, 890
«Neutralisationsplatte» 665
Neutral-0-Methode *193*
Neutralwirbel 831
nicht-invasive Alternativen 264
nichtsteroidale Antirheumatika 305
Non-Disease 181, 405
Non-Union 93, 97, 649
Normalspannung 69
Normalstellung, anatomische 193
Normalverteilung, Gauss'sche 623
Normalwerte 333, 623
Normvarianten 279, 333, 404
– häufige, bei Kindern *622ff.*
– im Skelettröntgenbild 206f.
Normwerte 333, *623*
nosokomialer Infekt 503
Notfälle, orthopädische (Checkliste) *254*
Nottingham Health Profile (NHP) 438
nozizeptorische Reflexe 129
Nucleus pulposus 778, 879
– – Gewebe 880
Nukleotomie, automatisierte 888
– perkutane 888
– – endoskopische 888
Nulldurchgang (der Belastung) 73
Null-Durchgangsmethode 193

O

O-Bein: siehe Genu varum
Oberarm *737*
– Amputationsstumpf 1191, 1196
Oberarmprothese 1196
obere Extremitäten *713ff.*
Oberflächenschmierung 115
Oberleder 1181
Oberschenkel *1019f.*
– Frakturen 1019
– Infektionen 1023
– Pseudarthrose 1022
– Tumoren 1023
Oberschenkelamputation 1190
Oberschenkelapparat 323
– bei Quadrizepslähmung 534
Oberschenkelatrophie 1028, 1086
Ödeme 655, 1112
O'Donoghue 1097
offene Brüche 653f.
Ohnhänder 379, 1196
Ökonomie 388
Olekranon 741
– Frakturen 690
Oligoarthritis 509
Ollier'sche Krankheit 460
Ongrowth 75, 79, 1004
Ontogenese 109, 615, 775
Onychogryphose 1179
Operation: siehe Lokalisation bzw. Name
Operationen *329ff.*
– ambulante 359
– arthroskopische 359
– – am Knie 1040
– aufgeschobene 676
– bewährte und weniger bewährte 332
– CT-gesteuerte 224
– dankbare 332
– Grundmuster 353
– Komplikationen *344ff.*
– kosmetische 699, 1159
– miniinvasive 347
– Misserfolg 349
– Nachbehandlung 365
– notfallmäßige 676
– orthopädische 344
– – Terminologie (Tabelle) 353
– prophylaktische 155f., *333*, 430
– – Kriterien 334
– bei Rückenschmerzen 869f.
– therapeutische *334*
– am wachsenden Skelett 405
Operationsbericht 365
Operationserweiterungen 336
«Operationsfalle» 566
Operationsindikation 165, 263, 276, *330ff.*
– bei Bandverletzungen 637
Operationsinformation *335*
Operationskomplikationen 133
Operationslehren 343
Operationsnarben 86
Operationsplanung 340
Operationsrisiken 345
Operationsskizzen 336

Operationstechnik, orthopädische 343
operative Frakturbehandlung 661 ff.
– Knochenbruchbehandlung 661
– Skoliosebehandlung 838
– Therapie *329 ff.*
Organogenese 458
ORIF (Open Reduction, Internal Fixation) 665
Orthesen 315, *322 f.*
– Abstützung 319
Orthopädie, allgemeine 454 ff.
– geriatrische 397
– Geschichte 31 ff.
– und Industrie 363
– des mittleren Alters 397
– und Pädiatrie 401
– und Psyche 390 f.
– regionale *711 ff.*
– zwischen Wissenschaft und Heilungsauftrag *416 f.*
Orthopädieschuhmacher 316, 1180
Orthopädietechnik *315 f.*
orthopädietechnische Hilfsmittel 377
– Versorgung, Prinzipien 317
orthopädische Diagnosetechnik *183 ff.*
– Krankheiten *455 ff.*
– Notfälle (Checkliste) *254*
– Operationen *329 ff.*, 344
– – Grundmuster 353
– Röntgenuntersuchung 203 ff.
– Schuhe: siehe auch Schuhabänderungen *1180 ff.*
– Therapie *259 ff.*
orthopädischer Status 191
Ortolani, Zeichen 937 f.
Os lunatum 748
– naviculare pedis 1173
– scaphoideum 748 f.
– tibiale externum 1173
– trigonum 1173
Osgood-Schlatter'sche Erkrankung 1054
Osler, William 175, 187, 275
Ossifikation 53 f.
– angiogene 54, 97
– chondrale 54, 97
– enchondrale 104
Ossifikationsformen 54
Osteitis 494, 499 f., 707
– posttraumatische *502 f.*
Osteoarthropathie, diabetische 1179
Osteoblasten 53, 91, 103
Osteochondrom 519
Osteochondrose, juvenile *490 f.*
– – Hüfte (Perthes) *955 ff.*
– – Scheuermann 821 f.
– Metatarsalköpfchen (Köhler II) 1174
– Os lunatum 748
– – naviculare (Köhler I) 1173
– Wirbelsäule 824, 854
Osteochondrosis dissecans *492 f.*
– – Ellbogen 738
– – Hüfte 971
– – Knie 1054
– – Talusrolle 1114
Osteodystrophia fibrosa generalisata 476
Osteofibrosis deformans juvenilis 478
osteogen 61

Osteogenese 59, 919
– durch Distraktion 919
Osteogenesis imperfecta 459
Osteoid-Osteom 520
Osteoidsaum 54, 104
osteoinduktiv 61
Osteoklasie 31
Osteoklasten 53, 103
Osteoklastom 520
osteokonduktiv 61
Osteolyseherde 997, 1008
Osteolysen 58, 355, 990, 995, 1009
Osteomalazie 475, 892
Osteomyelitis 494 f.
– akute 496
– chronische *499 f.*
– hämatogene 496
– im Kindesalter 496
– nach Marknagelung 1020
– posttraumatische (s.a. Osteitis) *499 f.*, 653
– bei Pseudarthrose 707
– sclerosans 501
Osteone 43 f., 487
Osteonekrosen 486
– Ätiologie von 487
– des Femurkondylus 1085
– Femurkopf 972 f., 1017
– spontane: siehe Osteochondrosen, juvenile
Osteopathien, renale 475
Osteopenie 479, 484
Osteophyten 58, 583, 587, 853
– bei Coxarthrose 978 f.
– bei Gonarthrose 1070
– Halswirbel 799
Osteophytenbildung 58
Osteoporose 206, 288, *479 ff.*, 655, 784
– im Alter 398
– Epidemiologie der 484
– lokalisierte 58
– postmenopausale 481 f., 489
– sekundäre 480 f.
– senile 480
– Sudeck 655, 695
– transitorische 973
– Wirbelsäule 891
Osteoporosekrankheit, Klinik 482
Osteoporoseprophylaxe 484
Osteopsatyrosis 459
Osteosarkom 53, 521
Osteosklerose: siehe Marmorknochenkrankheit
Osteosynthese (s.a. einzelne Lokalisationen) 90, *357 f.*, 640 f., 643, 653, 664, 705
– belastbare 358
– belastungsstabile 679
– bewegungsstabile 656
– biologische 661 f., 665
– Gefahren 90, 358, 470, 653, 685
– infizierte 503, 707
– bei infizierten Pseudarthrosen 707
– instabile 664
– bei Kindern 688
– Misserfolge 662
– Plattenbruch 89
– bei Pseudarthrosen 95 f.

– stabile 358, 640
– Stabilität der 664
– übungsstabile 101
Osteosynthesematerial 78, 90
– Entfernung von 101, 505, 657, *677*, 680
– Ermüdungsbrüche 89
Osteosynthesetechniken im Wachstumsalter 688
Osteotomie (s. a. einzelne Lokalisationen) *354*, 602, 609, 614, 620 f.
– gelenknahe, bei Arthrosen *589*
– hochdiaphysäre, nach Schanz 954
– intertrochantere 935, 950, 967, 983, 1017
– knienahe 614, 1071
– Metatarsale I 1164
– periazetabuläre 951
– retrokapitale 1165
– subkapitale, Hüfte 967
Osteozyten 43 f., 54
Ostitis deformans (Paget) *478*
Ostitis fibrosa cystica generalisata 476
Östrogene 485
Outcome Studies 173, 201, 371, 384, 423, *431 f.*, 731, 1084, 1163
Outcomes Research 261, 440
Overhead-Extension 948, 1022

P

P.T.B.-Prothese 1189
Pädiatrie und Orthopädie 29
Paget'sche Erkrankung *478*
Painful Arc 121
– Syndrome 726
palliative chirurgische Eingriffe, bei Skelettmetastasen 526
Palliativmedizin 387
Palpation 191
Panaritium 764
Pancoast-Tumor 794
Paraparese 555
Paraplegie (s. a. Querschnittlähmung) 553 ff.
Parästhesien 1179
Paratenonitis: siehe Peritendinitis
Parathyreoidea, Adenom 476
Parese: siehe Lähmung
– zerebrale 539
Parkinson'sche Krankheit 561
Paronychie, Finger 764
– Zehen 1178
passive Gelenkbewegungen 295
– – Messung 192
Patella alta 1045, 1050
– Arthrose 1067
– axiale Aufnahme 1033
– baja bzw. infera 1050
– bipartita 1041
– Chondromalazie 1067
– Chondropathie 1047 f.
– Kontaktflächen 1044
– Pathologie 1042 ff.
Patelladystopie 1045
Patellaersatz 1081 f.
Patellafrakturen 643, 1089 f.
– bei Kindern 690
Patellagleitfläche 1079

Patellaluxation, angeborene 1041
– habituelle und Patelladysplasie *1045 f.*
Patellapelotte 1052
Patellaprothese 1082
Patellarsehnenriss 1090
Patellasyndrom 1044 f.
Patellektomie 1068
Patello-femorales Schmerzsyndrom *1047 f.*
Patello-Femoralgelenk 1042
pathologische Frakturen 87, 628
– – bei Knochenzysten 518
– – bei Skelettmetastasen 526
– – – Therapie 527
– – bei Tumoren 513
– Schmerzverarbeitung 284
Pathophysiologie des Bewegungsapparates *39 ff.*
– der Fraktur und Frakturheilung *87 ff.*
– der Wirbelsäule *775 f.*
Patient Controlled Analgesia 365
Patient als Experte 436
– der rückenoperierte 774
– zufriedener und unzufriedener 335
Patientenfragebogen 437
Patienteninformation 330, 337 f.
– (Mitteilen der Diagnose) *251 ff.*
patientenorientierte Diagnose 159 f.
– Therapie *261 ff.*
Patientenzufriedenheit 366
Patient-Specific Index 371
Pauwels, F. 49, 69 f., 91, 108, 136, 148, 152, 154, 922, 983, 1017
Pavlik-Bandage 945 f.
PcP (Progressiv chronische Polyarthritis) 570
Pectus excavatum: siehe Trichterbrust
Pediküre 1170
Pektoralisaplasie 462
Pelotte, retrokapitale 1152 f.
Periarthritis humero-scapularis 724 f.
– – Zusammenfassung 732
Periarthropathie 577
periazetabuläre Osteotomien 951
Periost 91, 105, 497, 639
– beim Kind 684
periostales Dickenwachstum 105
Peripheral Entrapment Neuropathy 551
periphere Nerven 133
– Nervenläsionen *547 ff.*
periprothetische Frakturen 1008
Peritendinitis der Achillessehne 1107, 1177
perkutane Techniken 877
Peronäus longus 1140
Peronäus: siehe Fibularis
Peronäuslähmung, nach Tibiaosteotomien 1111
Peronäusschiene 322, 1139
Perren, St. 72, 95, 664
– Dehnungstheorie 98
Perthes'sche Krankheit 491, *955 ff.*
– – pathologische Anatomie 491
pertrochantere Frakturen *1016*
Pes adductus congenitus *1134*
– calcaneo-valgus congenitus 1135
– calcaneus 1129, 1139
– cavus 1140
– equino-varus congenitus *1130 f.*
– equinus 1137

– excavatus: siehe Pes cavus
– planus *1146*
– – congenitus 1135
– valgus 1136, *1144*
– varus 1130, 1141
Pfannendach 152, 923, 941
– subchondrale Sklerose 923
Pfannendachplastik: siehe Azetabuloplastik
Pfannendachwinkel (Ac-Winkel) 927, 940
Pfannenerker: siehe Pfannendach
Pfannenlockerung, bei Hüftprothese 994
Pfaundler 459
Pflege 166, 261
– im Krankenhaus 282, 366
Pflegeplanung 372
Phantomschmerz 1195
Pharmakotherapie 304
«Philosophie» der Orthopädie 382 f.
Phemister 917
Phokomelie 461
Phosphatase, alkalische 478
Photographie als Dokument 209
Phylogenese 109, 614 f., 775
physikalische Applikationen 303
– Therapie, Ziele und Mittel (Tabelle) 300
Physiologie des Stehens und Gehens *138 f.*
physiologische Altersatrophie 481
PhysiotherapeutInnen 283, 299
Physiotherapie 291
– zur Nachbehandlung 366
Pierre-Marie-Strümpell-Bechterew 576, 892
Pilon tibial 1119
Piriformis-Syndrom 1012
Pirogoff Amputation 1189
Pivot-shift-sign, lateral 1095
Plantarfaszie 1172
Plantarflexion 197, 1113
Plantarwarzen 1178
Plasmozytom 526
plastische Chirurgie 502
– – Operationen 362
Plattenosteosynthese 90, 99, 653, 665
– Femur 1021
– infizierte 503
– bei Pseudarthrose 705
– Tibia 1110
Plattfuß 626, *1146 f.*
– angeborener 1135
– flexibler 1146
– kontrakter 1148
– posttraumatischer 1184
– Prognose 626
– rigider 1146
– schwerer kindlicher 1147
– Ursachen 1146
Plazebowirkung 282, 286
Plexus brachialis 797
– – Lähmung: siehe Plexusläsion
Plexusläsion 549, 553
Plica synovialis 1037
Podogramm 1123, 1129, 1150
Poisson'sche Zahl 114
Poliomyelitis 31, 529 f.
Pollex flexus 769

Polyarthritis 1156
– Behandlung 572
– Chirurgie 574 f.
– chronische 570 ff.
– Fuß 1156, 1175
– Hand 764
– progressiv chronische 570 ff.
Polyäthylen 71, 80 f., 364, 1007
– hochmolekulares 1007
Polyäthyleninlay 71
Polyäthylenpartikel 1007
Polydaktylie 1129
Polypragmasie 262, 282, 306
Polyradiculitis 557
Polytrauma 29, 397, 657
Ponsetischiene 322, 1135
Popliteacyste 1088
Popper, Karl 418
Positiv- und Negativlisten 332
Postdiskektomiesyndrom 889
postoperative Komplikationen 347
– Kontrollen 365
– Rehabilitation 370
postoperatives Schmerzmanagement 349, 364
Postpoliomyelitissyndrom 531
Post-test Probability 250
Posttest-Wahrscheinlichkeit 250
posttraumatische Arthrose 152 f., 581, 643, *700*
– Belastungsstörung 567
– Gonarthrosen 1084
– Kyphose 898
– Osteitis *502 f.*, 653, 707
Präarthrose 152, 441, 580
– Hüfte 931, 976
praktische Fähigkeiten 384
– Funktion 605
Prätest-Wahrscheinlichkeit 250
Prävalenz 250, 404
Prävention, sekundäre 402
Präventivmedizin 32 f.
Press-fit 79, 1006
Pre-test Probability 249
Pridie-Bohrung 493, 589, 1055
primäre Amputation 654
– Knochenheilung 97
Primärstabilität 1003
Primum nil nocere 280
Probebiopsie 515
Problempatient, rückenoperierter 876
Processi uncianti 800
Prognose 331, 429, 441
– des M. Perthes 957
– von Torsionsvarianten 625
Pronation und Supination 193, 195, 744
– – des Fußes 197, 1125
Pronationskontraktur 1148
prophylaktische Maßnahmen, Anforderungen an 625
– – bei Kindern *402*
– – Operationen 155 f., *333*, 430
– – Kriterien 334
Prophylaxe von Deformitäten 617
– von Kontrakturen 606
Prophylaxis, Evidence-based 403
Propriozeption 1090

propriozeptive Rezeptoren 126
Propriozeptivität 636, 1102
Prospektiv oder retrospektiv? 424
prospektive Studien 424, 448
Prostatakarzinom, Metastasen 525
Proteoglykane 112
Proteoglykansynthese 116
Prothesen (Kunstglieder) 315, *1186f.*
– Aufbau 1193
– bi- und trikompartimentale 1077
– Endoprothesen: siehe dort
– myoelektrische 1191, 1196
– für die obere Extremität *1195*
– Rotationsstabilität 1002f.
– teilgekoppelte 1077
– ungekoppelte 1078
– zementfreie 1003f.
Prothesenbruch 990
Prothesendesign 1079
Prothesenentwicklung 1075
Prothesenlockerung, Hüfte 991f.
Prothesenschaft, Verankerung 1003
Prothesensysteme, modulare 81
Prothesenversorgung *1186ff.*
– und Rehabilitation *1192f.*
Prothesenwechsel 1001, 1083, 1085
– prophylaktischer 1001
Protrusio acetabuli 976
Protrusion 888, 1015
– Bandscheibe 879
proximales Femurende: siehe Femurende
– Interphalangealgelenk (PIP) 1169
Pseudarthrose 93ff., 649, *701ff.*
– avitale 702
– Biomechanik *93f.*
– Einteilung 703
– infizierte 504, 707f.
– Klinik 701
– kongenitale 463
– nach Osteosynthese *703*
– Schenkelhals 1014, 1017
– Theorie der Entstehung 93ff.
– Therapie 704f.
– Tibia, angeborene 1106
– vitale 701f.
Pseudoexostose 1157, 1159
Pseudogicht 594
Pseudoparalyse 728
pseudoradikuläre Schmerzen 887
– Symptome 781
Pseudospondylolisthesis 847, 852, 859
Psyche und Orthopädie 162
psychiatrische Abklärung 566
psychische Betreuung 266f.
Psychopathologie 566
Psychosomatik 165, 267, 698, 851
– in der Orthopädie *563ff.*
Psychotherapie 267, 568
pubertärer Wachstumsschub 104, 110, 467, 780, 821, 828f., 962
Publikationen 418
– Beurteilung von 425
– und Statistik 444
Publizieren 388

Pufferabsatz 982, 1181
Pulled elbow 742
Punktion, diagnostische 246, 499, 792
– Kniegelenk 1036
Putti und Platt, Operation 723
Pyarthros: siehe Arthritis, eitrige
Pyle and Greulich, Atlas 209, 917

Q

QCT 224, 484
Quadrantensyndrom 698
Quadrizeps 293, *1028f.*
– Atrophie 1028, 1030
– Funktion 140
– Insuffizienz 1105
– Lähmung 552, 611, 1087
Quadrizepssehne, Abriss 1090
Quadrizepstraining 1046
– isometrisches 1043
Qualitätskontrolle 167, 169, 173, 182, 301, 333, 389, 439
Qualitätsmanagement 385, 390
Qualitätssicherung 389, 422
quantitative Computertomographie (QCT) 224, 484
Quebec Task Force on Spinal Disorders 863
Quengelgipse 313, 609
Querschnittlähmung 553ff., 840, 893
– Dekubitusprophylaxe 555
– irreversible 901
– Rehabilitation 556
Querschnittssyndrome 557
Questionnaires 437f.

R

Rachitis 474
– Vitamin-D-resistente 475
rachitischer Rosenkranz 796
Radialislähmung 552, 737, 767
radikuläres Syndrom *881*
Radiokarpalgelenk 746
Radiologie, interventionelle 217
– und Orthopädie 29
Radio-Synoviorthese 574
radioulnare Synostose 738
Radioulnargelenk 744, 746
Radiusfraktur 640, 745
– loco classico 649, *752f.*
Radiushypoplasie 746
Radiusköpfchen 472, 741
– Fraktur 741
– Luxation 738, 745
Rahmenfixateur 673
Randleistenabtrennung 823
Randomisierung 423f., 447
Randzacken 587, 853
– spondylotische 854f.
Rang, Mercer 176, 284, 402
Rationierung 263, 388f., 440
Rätsel der Sphinx 382
Rauschning, W. 211, 227, 791, 879, 882
Reaktionen und Regeneration des Knochengewebes *57*
reaktive Arthritiden 509
Recklinghausen, v. 476

Recombinant Human Bone Morphogenetic Protein (rhBMP) 873
Redression, manuelle 302, 1132
Reflex Sympathetic Dystrophy (RSD) 695
Reflexbogen 46, 121
Reflexdystrophie 550, 695
Reflexe, motorische 542
– nozizeptorische 129
Refrakturen 89, 101, 359
– nach Femurschaftfrakturen 1022
Regionalanästhesie 348, 364
regionale komplexe Schmerzsyndrome 695ff.
– Orthopädie 711ff.
regionales Schmerzsyndrom 721
Regnauld 1165, 1167
Rehabilitation 32, 164, 269, 274, 280, 291, 296, 369ff.
– und ICIDH 165
– bei Kreuzschmerzen 863
– bei Paraplegie 556
– postoperative 370
– nach Prothesenversorgung 1188, 1194
– bei spastischen Lähmungen 546
– zeitliche Koordination 372
Rehabilitationsprogramm, bei Rückenschmerzen 864
Rehabilitationsteam 372
Reha-Hilfen 327f., 377f.
– für Einhänder 379
Reifeverzögerung, Hüfte 936
Reihenuntersuchungen 334, 622f.
– bei Antetorsion 935f.
Reinraumtechnik 350
Reintegration 280
Rekonstruktionsoperationen, bei Tumoren 524
Rekonvaleszenz 367
Rekurvation 597
Relativbewegungen an der Kontaktfläche 73
Remodeling 965
renale Osteopathien 475
Replantation, Finger 771
Replantationschirurgie 654
Reposition, Hüfte 948
– indirekte 661
– offene 950
– siehe auch Frakturreposition
Repositionshindernisse 942
Resektionsarthroplastik 357, 590
– nach Girdlestone 1011
Resistenzbildung 306
Resistenzprüfung 498
resorbierbare Implantate 78
Ressourcenknappheit 263
Restfähigkeiten 194
Restlähmungen, nach Poliomyelitis 530f.
resultierende Druckkraft (R) 118, 120, 136, 152, 922
Retikulosarkom 523
Retrolisthesis 790, 847, 852, 859
retrospektive Studien 424
– – Statistiken 448
– Untersuchungen 433f.
Revisionsoperation 352, 1010, 1085
– bei T.P. 1001
Revisionsprothesen 1002, 1085
Rezeptoren, propriozeptive 126
rheologische Modelle 83f.

Rheumafaktoren 571
Rheumaliga 270
Rheumaorthopädie 570, 572
rheumatische Erkrankungen 570ff.
Rheumatismus 570
– extraartikulärer 577f.
rheumatoide Arthritis 570ff., 1086
Rheumatologie 28, 570
– und Orthopädie 28
Rhizarthrose 766
Riesenwuchs, hypophysärer 475
Riesenzell-Tumor 520
Ringfixateur 918f.
Ringsequester 674
Rippe, Hals- 794
Rippenbuckel 785, 829f.
Rippenfrakturen 796
Rippenthorax 795
Risiken 281
– und Komplikationen 350f.
– von Operationen 344ff.
– perioperative 348
Risiko und Verantwortung 23f.
Risikofaktoren 441
Risikomanagement 344, 351
Risser'sches Zeichen 833
Rollator 327
Rollgehbahn 142
Roll-Gleitbewegung 1026
Rollstühle 378, 556
rollstuhlgängige Architektur 378
Röntgen, W. 33
Röntgenaufnahmen 203ff.
– Beurteilung 205f.
– gehaltene 205
– – Knie 1093
– – Sprunggelenk 1117
– Hüftgelenk, Ausmessung 927
– Messungen an 207f.
– Winkelmessung 207
– – Skoliose 831
– Wirbelsäule 789
Röntgenbestrahlung 304
– bei Tumoren 525
Röntgenbestrahlungsschäden 467f., 487
Röntgenbilder 203ff.
Röntgendiagnostik, konventionelle 203ff.
Röntgeneinstelltechnik 204
Röntgenischiometrie 207, 927
Röntgenuntersuchung, orthopädische 203ff.
Rosenkranz, rachitischer 796
Rotationsfehlstellungen 618, 642, 686
Rotatorenmanschette 724ff.
– Ruptur 728f.
– Verkalkung 726
Rotatorenmanschettenriss 725
Rotatorenmanschettenverletzungen 121
Roux, F. 49
– Operation nach 470, 1047
Rücken, Formen 813, 817
rückengerechtes Verhalten 850
Rückenmarkskompression 895, 900
– nichttraumatischer Genese 557
Rückenmarksverletzungen 553ff., 803

Rückenmuskulatur 781, 817, 825, 866
- Lähmung 537, 820, 828
Rückenoperation 774, 878
rückenoperierter Problempatient 876
Rückenschmerzen 861 f.
- Behandlung 864 ff.
- und Beinlängenunterschiede 915
- chronische, therapeutische Möglichkeiten 865
- Differentialdiagnose 858
- Epidemiologie 849
- Operationen bei 869
Rückenschule 782, 864, 867
Rückenstützen 325, 867
Rückenturnen 819
Rucksackverband 719
Ruhe und Bewegung, zwei orthopädische Behandlungsprinzipien 286 f.
Ruhigstellung 287 f.
- probatorische 860
- Wirkung (Tabellen) 288
Rundrücken 813, 824
Ruptur: siehe Sehnenruptur

S

SACH-Fuß 1190
Sacrum acutum 820
Sakralisation 808
Sakrum und Becken *904 ff.*
Salter, R. 329, 417, 689, 949, 951, 968
Salutogenese 166, 262
Sarkom, osteogenes 521
- parossales 522
Sarkomere 128
Sarmiento, A. 661
Sarmiento-brace 737
Sarmientogips 1108
Säuglingsarthritis 499
Säuglingscoxitis 970
Säuglingshüfte, Ultraschalluntersuchung der 938
Säuglingsskoliosen 832
Säuglingsuntersuchung 464
- (Checkliste) 254, 257
- Fuß 1130
- Hüfte 937
Scalenus: siehe Skalenus
Scaphoidfraktur 748, 752
Scaphoidpseudarthrose 749
Scapho-lunäre Dissoziation 747
Scapula: siehe Schulterblatt
Scarf 1165
Schädigungen (Impairments) 163
Schaftfrakturen 659
- instabile 640
- bei Kindern 684 f.
- Stellung 641
Schaftstiefel 1117
Schanz'sche Wattekravatte 799
Schanz'scher Kragen 802
Scharniere, mechanische 320
Scharniergelenk 118
- Knie 1076
Scharnierprothesen 1085
Schaufensterkrankheit 889

Schaukelfuß 1133
Scheibenmeniskus 1041
Scheier, H. 432
Schenk, R. 54, 56, 96 f.,104
Schenkelhals: siehe auch Femurende, proximales
- Antetorsion 934
- - Rückbildung 935 f.
- Aufrichtung 108
- Beanspruchung 48, 923
- Deformitäten 932 f.
- Frakturen 154, *1014*
- - bei Kindern 690, 1015
- Pseudarthrose 1014
- Torsionsvarianten 934 f.
- Wachstum 106
- - Störungen 107, 469, 930
- Wiederaufrichtung 950
Schenkelhalsbruch, Mechanik 154
Schenkelhalswinkel 152, 935
Scherb, R. 143
Scherkräfte 65, 70, 74
Scheuermann'sche Krankheit 817, *821 ff.*
Schichtaufnahmen (Tomographien) 216
Schiefhals (Tortikollis), angeborener, muskulärer 794
Schienen zur Ruhigstellung 322
Schlatter'sche Erkrankung 1054
schlechte Haltung 622
schleichende Fraktur (s.a. Ermüdungsbruch) 88, 629
Schleimbeutel: siehe Bursa
Schleudertrauma der Halswirbelsäule 800, *804*
Schlittenprothesen 1076, 1082
Schlottergelenk: siehe Wackelgelenk
Schlüsselbein: siehe Klavikula
Schlussrotation, Knie 1026, 1028
Schmerz *170 f., 184*
- als Symptom 184
Schmerzen, ausstrahlende 859
- - Arm 716
- - Bein 784, 880, 925, 956, 963
- pseudoradikuläre 887
Schmerzgrenze 301, 608, 697, 1081
Schmerzlokalisation 565
Schmerzmanagement, postoperatives 349, 364
«Schmerzmännlein» 565
Schmerzmittel 305
Schmerzsyndrom, lumbales, Klassifikation für den praktischen Gebrauch *862*
- lumbovertebrales *861*
- patello-femorales 1047 ff.
- regionales 721
Schmerzsyndrome 278
- komplexe regionale *695 ff.*
- rätselhafte *698 f.*
Schmerztheorien 277
Schmerztherapie 277 f.
- integrale 307
- interventionelle 307, 869
Schmerzverarbeitung 698
- pathologische 284
Schmerzwahrnehmung 567
Schmerzzeichnung 887
Schmetterlingsrollen 1181
Schmierung 115
Schmorl'sches Knötchen 822 f.

Sachregister

schnappende Hüfte 1012
Schnappphänomen der Hüfte, beim Neugeborenen 937
schnellende Hüfte 1012
schnellender Finger 768 f.
Schober, Messung nach 786
Schollenstadium 491
Schraube, AO- 72
Schreibkrampf 767
Schritt (Analyse) 139, 142
Schubkräfte 70
Schublade, strecknahe 1094
Schubladenphänomen 1032, 1094
Schubspannungen 65
Schuhabänderungen 270, 1137, 1145, 1147, 1153, 1171, 1176, *1181*
– bei Fußdistorsion 1117
– zum Verkürzungsausgleich 915
Schuhe, für gesunde und kranke Füße *1180 ff.*
Schuheinlagen: siehe Einlagen
schulärztliche Untersuchungen 254
– – (Checkliste) 257
Schule 271
Schulmedizin 382, 417
Schulmöbel 818
Schulter: siehe auch Schultergelenk *715 ff.*
– Diagnostik 715 f.
– Lähmung 733 f.
– steife 731, 733
Schulterblatt 720
– abstehendes 829
– Bewegungen 716 f., 727
Schulterblatthochstand 721
Schulterblattknacken 721
Schulterendoprothese 734 f.
Schulterfunktionsbeurteilung 717
Schultergelenk 121, 715 ff.
– Arthritis 733
– Arthrographie 726
– Arthrose 735
– Beweglichkeitsprüfung 194, 716 f.
– habituelle Luxation *722 f.*
– instabiles 722 f.
– Luxation 635
– – habituelle *722 f.*
– – traumatische 721
Schultergürtel *719 f.*
Schulter-Hand-Syndrom 698, 721
– Differentialdiagnose 716, 794, 801
Schulterhochstand 721, 829
Schulterluxation, willkürliche 724
Schulterschmerzen 732 f.
Schultersteife 737
Schürzengriff 717
Schwanenhalsdeformität (Swanneck) 765
Schwankungsbreite, physiologische 623
Schwarze Schafe 387
Schweizerische Arbeitsgemeinschaft für Osteosynthesefragen (AO) 71, 358
Schweizerschloss 323, 1105
Schweizersperre 323
Schwerarbeit, manuelle 850
Schwerpunkt und Standfläche 134
Schwielen 1180
Schwungbein 139, 190, 1194

Schwungphase 139, 142, 144
Schwungphasensteuerung, hydraulische 1194
Schwurhand 768
Scintigraphie: siehe Szintigraphie
SCIVORA-Verletzung (Spinal Cord Injury Without Radiographic Abnormality 804
Scores 371, 434, 1084
Screening, Säuglingshüften 939
segmentale Instabilität 859
Segmenttransport, nach Ilisarow 708 f.
Sehnen 84
– degenerative Veränderungen 594
Sehnen- und Muskelverletzungen bei Frakturen 656
Sehnennaht, Hand 759 f.
Sehnenoperationen 362
Sehnenriss: siehe Sehnenruptur
Sehnenruptur 628
– Achillessehne 1107
– Bicepssehne 732
– Fingerstrecksehnen 572
– bei Polyarthritis 575, 764
– Quadrizepssehne 1090
– Supraspinatussehne 728
Sehnenscheidenentzündung: siehe Tendovaginitis
Sehnenscheidenhygrom 751
Sehnenscheidenphlegmone 764
Sehnentranspositionen 362, 534, 552
Sehnenverlängerungen 544
Sehnenverletzungen bei Frakturen 656
– Hand 759 f.
Seitenbänder 119
– Funktion 119, 126
Seitenbandrisse, Knie, mediale 1098
sekundäre Prävention 402
Sekundärstabilität 1004
Selbstheilungstendenz 166
Selbsthilfen, für Behinderte 327
– bei Polyarthritis 575 f.
Selbstversuche von Scott Dye 419, 1031
Selbstverwirklichung 262
Self Assessment 731
Self Healing Disease 957
Semiconstrained Replacements 1077
semimaligne Tumoren 517
Semitendinosus 1101
Senkfuß 1144
Senkungsabszess 893
Sensibilität, Bedeutung der 547, 762
– protektive 548
– Prüfung nach Moberg 547, 762
Sensitivität 214
septische Arthritis 497
– – Hüfte 970
Sequester 486, 495 f., 501
– bei Wirbel-Tbc 894
Serienschuhe, Abänderungen 1181
Serratuslähmung 552
Sesambein 1161 f.
Shared Decision Making 384
Shaving 123, 360, 589
Sichelfuß 1134
Signifikanz 451
– klinische 447
– statistische 444, 447

Silasticimplantate 1167
Silfverskjöld-Exostose 1172
Silikon-Strumpf 1194
Simulanten 698
Simulation 567, 851
Sitzhaltung 141, 813
– mit steifer Hüfte 606
Skalenussyndrom 794
– Differentialdiagnose 794
Skapula: siehe Schulterblatt
Skelettalter 209, 962
– Bestimmung 917
Skelettanlage des Embryos 102
Skelettentwicklung 466
Skelettkarzinose 525
Skelettmetastasen 513
Skelettsystemerkrankungen *459f.*
Skelettszintigraphie 52, *235f.*, 525, 703
Skeletttuberkulose 510
Skelettveränderungen bei Allgemeinkrankheiten *474f.*
Skelettwachstum *102ff.*, 466
Sklerodermie 1178
Sklerose, lokalisierte 58
– – bei Osteomyelitis 500
– multiple 559
– subchondrale 58, 151, 153, 583, 587, 941
– – bei Überbeanspruchung 151
– – Pfannendach 923
Skoliose 596, 605, 795, 811, 819, *827ff.*
– Ätiologie 827
– bei Beckenschiefstand 616, 785
– Behandlung, Indikationsschema 835
– – Prinzipien 835
– bei Beinlängendifferenz 912
– bei Erwachsenen 856
– idiopathische *828ff.*
– – Progredienz 829
– infantile 832
– kongenitale 809, 828
– Krümmungswinkel 831
– Messung nach Cobb 831
– Operationen 834
– – Indikationen 841
– operierte, Langzeitprognose 841
– paralytische 537, 828
– Prognose 832
– Progredienz 832
– – einer Sekundärkrümmung 841
– Reoperation 841
– sekundäre Deformitäten 616
– Spondylodese 838
– strukturelle 827
– symptomatische *833f.*
– Therapie der 834
– als Wachstumskrankheit *828ff.*
Skoliosebehandlung, operative 838
Skoliosekorsette 834
Skoliosepatienten, Compliance bei 825
Skoliosezentren 834
skoliotische Haltung 599, 605, 785, 814, 828, 912
Skorbut 475
Slap-Läsionen 732
Slocum-Test 1094

Sohlenerhöhungen 916, 1181
Solidarität 387
somatoforme Störungen 567
somato-psycho-soziales Modell 162
Sonographie *239f.*
– Hüfte *938f.*
Sozialarbeit 271
soziale Betreuung 373
Spalthautlappen 502
Spanbett, Vitalität des 505
Spanentnahme 60, 360, 505
– vom Beckenkamm 872
Spanlager 59, 872
Spannungsoptik 68, 70
spannungsoptische Methoden 65
Spannungsspitzen 150
Spannungstrajektorien 49
Spastikerzentren 546
spastische Lähmungen *539ff.*
Spätresultate: siehe Langzeitergebnisse
Spätschäden nach Operationen am wachsenden Knochen 443
Spätszintigraphie 236
Speicherkrankheiten 475
Spezialisierung 712
Spezialschuhe, bei Beinverkürzung 920
spezielle Orthopädie (regional) 711 ff.
Spezifität 214
Sphinx, das Rätsel der 382
Spina bifida 809
– – mit neurologischen Erscheinungen 559
– – occulta 809
Spinal Cord Monitoring 840
Spinalstenose *889f.*
– lumbale 889
Spitzensport und Breitensport 411
Spitzensportler 410
Spitzfuß 1137
– bei Beinverkürzung 616
– spastischer 542, 544
– nach Unterschenkelfraktur 1111
Spitzfußkontraktur 536, 1113
– Prophylaxe 606
– Stand und Gang bei 606
Spondylarthritis ankylosans: siehe Spondylitis ankylopoetica
Spondylarthrose 854
– Halswirbelsäule 799
Spondylitis 509, *892f.*
– ankylopoetica *576f.*, 892
– – Iliosakralgelenke 905
– Tbc *892f.*
Spondylodese 853, *869f.*
– bei Diskushernie 889
– bei Frakturen 901
– Halswirbelsäule 802, 804
– Indikation 870
– bei Skoliose 838
– bei Spondylolisthesis 846
– Technik 873
– bei Tumoren 895
Spondylodiszitis 889, 894
Spondylolisthesis 817, *843ff.*
– degenerative 847, 889
– neurologische Komplikationen 845

Spondylolyse 810, 843
Spondyloptose 843 ff.
Spondylose 780, *848 ff.*
– hyperostotische 855 f.
– sekundäre 855
– zervikale 799 f.
Spongiosa, autologe 59, 360, 707, 872
– homologe 360
Spongiosabrüche 653
Spongiosaplastik 59, 101, 360, 501 f., 708
– bei Pseudarthrose 707
– bei Tumoren 523
Spongiosastraße 505
Spontanfraktur 87, 482, 628
– bei Skelettmetastasen 527
– bei Tumoren 513
– von Wirbelkörpern 479
Spontanprognose 331, 334, 459
Spontanverläufe 276, 429
– Statistiken 448
Sport 271, 376
Sportarten, risikoarme 409
Sportfähigkeit 168, 264, 411, 1103
Sportmedizin 242, 409 ff.
Sportorthopädie 396, *409 ff.*
Sportschäden *627 ff.*
Sportunfälle 1096
Sportverletzungen 409, *411 ff.*, 627 f.
– Liste 414
– Therapie von 413
Sprechstunde, orthopädische 268
Spreizfuß 1123, *1148 ff.*
– Biomechanik 1148
– kontrakter 1156
Spreizfußeinlage 1153
Spreizfußpelotte 1153
Spreizhose 945
Sprengel'sche Deformität 721
Springen und Laufen 141
Sprunggelenk, oberes *1113 ff.*
– – Arthritiden 1114
– – Arthrodese 1115
– – Arthrose 1115
– – Bandläsionen 1120
– – Bewegungsprüfung 197, 1113
– – Endoprothese 1116
– – Extraartikulation 1189
– – Frakturen 1118
– – Funktionsaufnahmen 1117
– – habituelle Distorsion 1117
– – Instabilität 1117
– – Osteochondrosis dissecans 1114
– – Stauchungsfrakturen 1119
– – Verletzungen *1118 f.*
– unteres 1148
– – Arthrodese 1134, 1139, 1141 f., 1147, 1175, 1184
– – Arthrose 1148, 1175
– – Beweglichkeit 1125 f., 1148
– – Bewegungsprüfung 197
Spüldrainage 501, 507, 709
Spül-Saug-Drainage 508
Stabilisierung eines Gelenkes 119, *135*, 531 f.
– einer Gelenkkette 120

Stabilisierungsmethoden, Allgemeines *74 f.*
Stabilität *72 f.*
– des Fixateur externe 76
– einer Fraktur 639 f., 684
– Kniegelenk 531 f., 611 f., 1090
– von Wirbelfrakturen 899
Staffel, F. 813
Staging, eines Tumors 514, 516
Standardaufnahmen 204
Standardoperationen 343
Standbein 139, 190
Standphase 139, 142, 144
Staphylococcus aureus 494
– epidermidis 494, 507
Staphylokokken 507
Staphylokokkeninfekt 494
Statik 27
– der aufrechten Haltung *134*
– und Dynamik des Bewegungsapparates *134 ff.*
statische Beschwerden 615
– Deformitäten 598, 614 ff.
– – und aufrechter Gang *614 f.*
– Störungen 595 ff.
Statistical Power 444
Statistik, analytische 446
– beschreibende 445
– in der Orthopädie *444 ff.*
– Probleme 448
statistische Aussagekraft 444
– Signifikanz 444, 447
Status, orthopädischer 191
Stauchungsbrüche 643
– Wirbelsäule 896
Stehen und Gehen *138 f.*
steife Finger 760
– Gelenke *172*, 595 ff.
– Schulter 733
Steifigkeit 93
Steindler 1141
Steinmann Zeichen 1058
Stellatumblockaden 697
Stellung, beste für Arthrodese (Tabelle) 607
Steppergang 140, 1124, 1139
Sternoklavikulargelenk 719
Steroidosteoporose 480
Steuerung 122
Stoffwechselkrankheiten 474
Stoffwechselvorgänge, Gelenk 115
– im Gelenkknorpel *43*
– im Knorpel 115
Stoßwellen 304, 1172
– extrakorporale (ESWT) 706, 726
Strahlenschäden 467 f., 487
Strahlenschutz 203 f.
Strain 64
Streckapparat, Knie 1028, 1042
– – Verletzungen 1090, 1105
Streckgrenze 67
Strecksehnenruptur, Finger 572
Stress 64
– Protection 99, 662
– Relaxation 84
– und Strain im Knochen 67
Stressfrakturen *629 f.*

Stretching 130, 295, 413
Studien, epidemiologische 423
Stufensteigen 139
Stumpfeinbettung 1194
Stumpfform 1191
Stumpfkorrektur, myoplastische 1195
Stumpfkrankheiten, nach Amputationen 1194
Stumpfödem 1195
Stumpfschmerzen 1195
Stützapparate, äußere 322
Stützeinlagen *1145*
– siehe auch Einlagen
Stützkorsett, bei Spondylolisthesis 845
subchondrale Knochennekrosen 488 ff.
Subluxationen, Allgemeines 635
– angeborene, des Hüftgelenkes 941
– residuelle 954
subunguale Exostose 1179
Sudeck 206
Sudeck'sche Dystrophie 481, 655, *695*
– – Arm 721
– – Hand 760
Sudeck-Syndrom *695 ff.*
Supination und Pronation, Arm 195, 744
– – Fuß 197, 1125 f.
Supraspinatussehne 725
– Verkalkung 726
Supraspinatussehnenriss 728
Survival Analysis 434, 439, 593, 994
Survivorship Analysis 450
– Curves 434, 442, 993
Sutherland, David 146
Swanneck (Schwanenhalsdeformität) 765
Syme-Amputation 1189
Symphyse 904
Symphysensprengung 907
Symptome, orthopädische *169 ff.*, 184 f.
– pseudoradikuläre 781
– radikuläre (Tabelle) 881
Synchondrosen 904
Syndaktylie 461, 763, 1129
Syndesmose 1118
Syndesmosenverletzungen 1120
Syndrom, patello-femorales 1047 f.
– radikuläres 881
– vertebrales 881
Synostose, radio-ulnare 738
Synovektomie 361, 1087
– bei Gelenkinfektion 508
– bei PcP 573
– bei Tbc-Arthritis 511
Synovialflüssigkeit 115 f.
Synovialmembran 116, 125, 571
– Stoffwechselfunktion 115
Synovial-Sarkom 528
Synovitis 978
– transitorische 969
– villosa pigmentosa 528
Syringomyelie 794
Szintigraphie 52, *235 f.*, 514
– in der Diagnostik der Prothesenlockerung 999
– Ganzkörper- 53, 236
– bei Knochenumbau 59
– bei Metastasen 525

– bei Pseudarthrose 703
– Wirbelsäule 792

T

Taillard, W. 814, 817
Taillendreieck 829
Talo-Naviculargelenk 1183
Talonette 915
Talus 1124, 1130
– verticalis 1130, 1135
Talus-Kalkaneus-Winkel 1130 f.
Talusrolle 1114, 1131
– Nekrose 1184
Tamponfuß 1130, 1133
Taping 413, 1052
tarsale Koalitionen 1129
Tarsaltunnelsyndrom 1121
Tbc-Arthritis 509
Teamarbeit 351, 372
technische Hilfsmittel für Funktionsstörungen von Händen und Armen 379
technische Orthopädie *315 ff.*
Teilmensikektomie 1060
Teilschwerpunkte 135
teleologische Betrachtungsweise 45
Teleradiologie 217
Tendinitis 1107
– calcarea 726
Tendomyopathie 577
Tendoperiostitis 578
Tendovaginitis crepitans 751
– eitrige 511
– des M. tibialis anterior 1177
– stenosans 768
– – de Quervain 751
Tennisellbogen 740
Tenodese 362
– traumatische, Fuß 1185
Tenotomie 362, 559
TENS 304
Teratogenese 458
Terminologie orthopädischer Operationen (Tabelle) 353
Teschendorff Röntgenaufnahme 854
Test Power 249
Testanalyse 250
Tests, diagnostische, Aussagekraft 249
Tethered Cord 809
Tetraplegie 554, 556
Thalidomid 457 f.
Therapie: siehe auch Behandlung
– konservative *286 ff.*
– medikamentöse 304 f.
– operative *329 ff.*
– orthopädische *259 ff.*
Therapieplan 262, 574
Therapieschwelle 249 f.
Therapieziele 264
Thermalbäder 304
Thomas, H. O. 32
Thomas'scher Handgriff 926
Thomasbügel 318, 324, 960
Thompson's Squeeze Test 1107
Thorakalskoliose 830
Thrombophlebitis 200

Thrombose 200, 348
Thromboseprophylaxe 307
Tibia 1106
– Frakturen 1108 f.
– – distale 1110
Tibiakopfbrüche *650 f.*, 1110, 1089
– Diagnostik 651
Tibialis anterior 1140
– – Syndrom 1111
Tibiaplateau 122
– Beanspruchung 1080
– intraatrikuläre Frakturen 650 f., 1089
Tibiaplateaubrüche 1110
Tibiapseudarthrose 1112
– angeborene 1106
Tierexperimente 419
Tietze, M., kosto-sternales Syndrom 796
Tinel-Zeichen 550
Tiroir en extension 1094
Tissue Engineering 34, 77, 80, 364
Titan 79, 995, 1004
Titancages 873
TNM-System 516
Toeing in 624
Tomographie, konventionelle 216
– (Schichtaufnahmen) 216
Torsion des Fußes 1122 f.
Torsionsbrüche 644
Torsionseinlage 1145
Torsionsprobleme an den unteren Extremitäten 624
Torsionsskoliose 829
Torsionssteifigkeit 93
Torsionsvarianten 624
– Schenkelhals 934 f.
Tortikollis (Schiefhals) 794 f.
– erworbener 795
– spastischer 795
Totalendoprothese 355, 591 f., *592 ff.*
– Hüfte *986 ff.*
– – Bruch 990
– – Infektion 988 f., 1010
– – Lockerung 991 f.
– – Überlebenskurve von 593
– – Wechsel 1001
– – zementlos 1003
– Kniegelenk *1074 ff.*
Totalhüftendoprothese, ökonomische Studien 986
Totalprothese: siehe Totalendoprothese
Totalprothesenwechsel 1000
Trabekelstruktur 48 f.
Tractopexie 1010
Tractus ilio-tibialis, Funktion 69
Training, funktionelles 292, 297
– – Arm und Hand 297
– gezieltes 628
Trainingsberatung 630
Trainingszustand 628
Trajektorien 49
Traktionsfraktur 641, 666
– bei Kindern 690
Transferbeschwerden 1123, 1171, 1183, 1185
Transferfunktionen 540, 544
Transferprobleme 1156
Transferschmerzen 1167

transitorische Ödeme 489
– Osteoporose 973
translaminäre Verschraubung 878
transpedikuläre Schraube 874, 901
Trapeziuslähmung 552, 734
Traumatologie des Bewegungsapparates *633 ff.*
Treatment Threshold 250
Treffsicherheit, diagnostische 243
– eines Tests 215
Tremor 558
Trendelenburg'sches Phänomen 189, 926
Triage bei Kreuzschmerzen 862
Tribologie 80, 1006 f.
Trichterbrust 465, 795
Trigger Point 132, 867
Triggerpunkt-Behandlung 578
Trillat 1052
Triple-Osteotomie 951
Trochanterepiphysenfuge 107, 468, 930
trophische Störungen, bei Lähmungen 539
Trümmerfrakturen 645, 652, 669
Tscherne, H. 645 f.
Tuberkulose 509
– Hüftgelenk 971
– Kniegelenk 1086
– Schultergelenk 734
– Wirbelsäule 892
Tuberositas tibiae, Apophyseopathie 1054
– – Transposition 1047
– – – Gefahren 1047, 1052
– – Verlagerung 1052
– – Wachstumsstörungen 471
Tubersitz 318, 1190
tumorähnliche Veränderungen *517*
Tumorbiopsie 515
Tumoren, benigne 519 f.
– des Bewegungsapparates *512 ff.*
– Femur 1023
– Hüfte 974
– Klassifizierung 515
– Knie 1088
– maligne *521 f.*
– Metastasen 525
– Therapie *523 f.*
– Weichteile 528
– Wirbelsäule 895
tumorvortäuschende Knochenläsionen 517
Tunnelsyndrome 551, 694
Typhus 511

U

Überbeanspruchung 149, 627
Überbein: siehe Ganglion
Übergangswirbel 808
Überinformation? 339
Überinterpretation 213, 233, 243
Überkopfbewegungen 727
Überkopftätigkeiten 731
Überlastungs- und Sportschäden *627 ff.*
Überlastungserscheinungen, beim Sport 413
Überlastungsschäden *627 ff.*
Überlebenskurve von Hüftendoprothesen 994
Überlebensraten von Endoprothesen 442

übungsstabile Osteosynthesen 101
Übungsstabilität 662
Ulcus cruris 1112
Ulna, Verkürzungsosteotomie 746
Ulnaende, distales 747
Ulnarislähmung 551, 741, 768
Ulnarisschädigung 741
Ultraschalluntersuchung 239
– Hüfte 938 f.
Ulzera, trophische 1112, 1178
Umbau, funktioneller *49f.*
Umbauzonen, Looser'sche 474, 629, 974
Unconstrained Replacements 1077
Unfallanalyse 806
Unfallchirurgie 29, 657
– und Orthopädie 29
Unfallfolgen, funktionelle Betrachtungsweise von 634
– psychische 682
Unfallhergang 644
Unfallmechanismus 644
Unfallprophylaxe 402, 410, 682
Unguis incarnatus 1178
Unhappy Triad 1097
unikompartimentaler Gelenkersatz 1076, 1082
Unkovertebralgelenke 799
– Arthrose 799 f.
«Unruhekallus» 664
Unterarm *744f.*
Unterarmdrehgelenk 744
Unterarmfrakturen 745
Unterschenkel *1106 f.*
– Frakturen *1108 f.*
Unterschenkelamputation 1189
Unterschenkelapparat 323, 1140
Unterschenkelfrakturen *1108 f.*
– Komplikationen 1111
Unterschenkelschaftfrakturen 1108
Untersuchung, Allgemeines *179*
– funktionelle, des Bewegungsapparates *201*
– Fuß 1125 f.
– im Gehen 190
– der einzelnen Gelenke 194 ff.
– Hüfte 926
– klinische, des Bewegungsapparates 183
– Knie 1029, 1058, 1093 f.
– manuelle 191
– des Neugeborenen 464, 937
– – Fuß 1130
– neurologische 199
– retrospektive *433 f.*
– schulärztliche 254
– – (Checkliste) 257
– Schulter 715 f.
– Sprunggelenk, oberes 1113
– im Stehen 188 f.
– Wirbelsäule 784

V

Valgus (s. a. Achsenfehlstellungen) 596
Valgusgonarthrose 613, 1070, 1076
van Neck 490
Varikosis 1112
Varus (s. a. Achsenfehlstellungen) 596

Varusgonarthrose 151, 612, 1062, 1069, 1076
– Pathogenese 151
Vaskularisation, bei Frakturen 652
– Hüftkopf 930 f.
Vektordiagramm 64
Venel, André 32
Venenthrombosen 200
Venographie 217
venöse Zirkulation 200, 1112
Verantwortung 23, 281
Verbundbau 49, 55
Vererbung 458
Verhalten, rückengerechtes 850
Verhebetrauma 784, 857, 865, 880
Verkalkungen, ektopische 133
– Muskulatur 133, 555
– Rotatorenmanschette 726
Verkrümmung, sekundäre 616, 912
Verkürzungsausgleich 915
Verkürzungshinken 172, 914, 978
Verkürzungsosteotomien *917f.*
Verlängerungsapparat 918
– nach Ilisarow 709
Verlängerungsosteotomien 917 f.
Verlaufskontrollen 162, 181, 430
– langfristige 27, 334, 430, 622
– – im 18. Jahrhundert 32
– – bei Antetorsion 935 f.
– – bei kongenitaler Hüftluxation 932, 945
– – bei M. Perthes 957 f.
Verletzungen des Bewegungsapparates 633 ff.
– iatrogene 888
Verletzungsfolgen *693ff.*
– Tabelle 693
Verletzungsmechanismus 636
Verriegelungsmarknagel 1019
– Femur 1021
Verriegelungsnagel 668, 1109
Verruca plantaris 1178
– – Differentialdiagnose 1154
Versicherungsmedizin 171, 569
Versicherungsneurosen 851
Versicherungsneurotiker 698
Verstauchungen 636, 1096
Versteifung, operative: siehe Arthrodese
Versuchsmodell 420
Vertebra plana 490
vertebrales Syndrom 881 f.
Vertrauensverhältnis 267
verzögerte Heilung 92 ff., 96, 645, 649, 704
Vierfeldertafel 250, 435
Vierpunktegang 296
Virchow 390
VISI-Deformität (Volar Flexed Intercalated Segmental Instability) 754
Viskosität 114
Vitamin-C-Mangel 475
Vitamin-D-Mangel 474
Vitamin-D-resistente Rachitis 475
Volkmann'sche Kontraktur 603, 690, 742
Volkmann'sches Dreieck 1118
Vollkontaktprothese 1195
Vorderarm: siehe Unterarm
vorderes Kreuzband *1098 f.*

Vorfuß 1148 f.
– flexibler und rigider 1149
Vorsorgeuntersuchungen 162
– siehe auch Neugeborenenuntersuchung
Vorspannung 73
Vortestwahrscheinlichkeit 250

W

Wachstum *102 ff.*
– appositionelles *102*
– Beeinflussung 916
– der Epiphysenfugen 103
– – Störungen 466 ff.
– interstitielles *102*
– des Skelettes *102 ff.*
Wachstumsalter 395
Wachstumshemmung 468, 916
Wachstumshormon 109
Wachstumslinie, Harris'sche 105, 470
Wachstumsphase 395
Wachstumsschub, pubertärer 104, 110, 467, 780, 821 f., 828, 962
Wachstums-Stimulation 916
Wachstumsstörungen der Epiphysenfugen 466 ff., 911
– lokalisierte *467*
– – Prophylaxe und Therapie 472
– bei Poliomyelitis 538
– Skelettuberkulose 510
– der Wirbelsäule *821 ff.*
Wachstumstabellen (Green und Anderson) 917
Wackelgelenk 612
– bei Lähmungen 537
Wackelknie 1103
Waddell, G. 861
– Signs 851
– Test 851
Wadenatrophie 1130
Wagner-Apparat 918
Wahl des diagnostischen Verfahrens *242 f.*
Wahleingriffe 275
Wahloperationen 264, *330*, 430
Waldenström, H. 968
Wandlung des Bewegungsapparates 394
Wärmebehandlung 303
Warzen, plantare 1178
Wasserbehandlung: siehe Hydrotherapie
Watson-Jones, R. 659, 987, 1117
Weber, B. G. 723, 1118
Weichteilinfektionen *511*
Weichteilnekrosen, nach Plattenosteosynthese 506
Weichteilrheumatismus 577 f.
Weichteilschäden bei Frakturen 644 f.
– – Klassifikation 646
– bei infizierten Frakturen 503
Weichteiltumoren *528*
Weichteilverletzungen bei Frakturen 656
– beim Sport 412
weiterführende Literatur *1197 ff.*
Wellenplatte 667, 1021
Wenger, Dennis R. 176, 284, 1143
Werkarzt 375
Whiplash-injury 804
Wiberg, G. 1042, 1047

– CE-Winkel 923, *927*
– – als prognostischer Faktor 441
Wiedereingliederung 274, 280, 296, 369, 371 f.
– siehe auch Rehabilitation
– bei Rückenschmerzen 866
Wiederherstellungschirurgie 410
Wiederherstellungsoperationen 127
Williams 867
Winkelmessung der Gelenke 194 f.
Wirbelanatomie 791
Wirbelbogen 778, 810, 843
Wirbeldeckplatten 821 f.
Wirbelfehlbildungen 809
Wirbelfrakturen *896 ff.*
– instabile 902
– Klassifizierung 899
– stabile 902
– – und instabile 896
– Stabilität von 899
Wirbelfusion: siehe Spondylodese
Wirbelgelenke, kleine 779, 852
Wirbelgleiten 843
– ohne Spondylolyse *847*
Wirbelkanal, Anatomie 882
Wirbelkompressionsfrakturen 892, 899
Wirbelkörper, Pathologie 780
– Spontanfrakturen 479
Wirbelmetastasen 525, 895
Wirbelpunktion 792
– transpedunkuläre 869
Wirbelsäule *773 ff.*
– Bedeutung der Muskulatur 325, 781, 866
– Beurteilung der Leistungsfähigkeit und Prognose 816
– Bewegungsprüfung 195, 776, 786
– Bewegungssegment 777 f.
– – Instabilität 777
– Deformitäten, fixierte 616, 819
– degenerative Krankheiten *848 ff.*
– – – Ursachen 857
– Diagnostik 783 ff.
– Entwicklung 821
– Entwicklungsgeschichte 615, 775
– Fehlbildungen, kongenitale *809*
– Form und Beanspruchung 776
– Form und Haltung *811 ff.*
– Frakturbehandlung, operative 900 f.
– Frakturen *896 ff.*
– Funktionsröntgen 790, 803
– Fusion: siehe Spondylodese
– Haltung *811 f.*
– Infektion: siehe Spondylitis
– Instabilität 777, 852, 897
– – als Schmerzursache? 852
– klinische Untersuchung *784 f.*
– Korsettbehandlung 325, 867
– Muskulatur 781
– Ontogenese 775
– Osteoporose 891
– Pathophysiologie *775 f.*
– Röntgenuntersuchung 789
– Spaltbildungen 810
– Tumoren 895
– Untersuchung *784 f.*

– Verletzungen *896 ff.*
– Wachstumsstörungen 821 ff.
Wirbelsäulenchirurgie 775, 878
Wirbelsäulendeformitäten bei Systemerkrankungen 810
Wirbelsäulenerkrankungen *773 ff.*
– degenerative *848 ff.*
– entzündliche 892 f.
– verschiedene 891
Wirbelsäulenpathologie, Übersicht 782
Wirbelsegmente, instabile 859
Wirbelverletzungen *896 ff.*
Wirbelverschiebungen 847
Wissenschaft 28
– als Grundlage 383
– jenseits der *383 f.*
wissenschaftliche Forschung in der Orthopädie 419
– Methode 417
Wolff, J. 49
WOMAC 371, 437, 1084
Workshops 343
Wrong Level 888
Wrong Site Surgery 345
Wurfsportarten 724
Wurzelblockaden 886

X

X-Bein (s. a. Genu valgum) 616 f., 1061, 1066

Z

Zehendeformitäten 1149 f.
– statische *1156 ff.*
Zehenfrakturen 1182
Zehengymnastik 1170
Zehenmuskulatur 1151
Zehennägel *1178 f.*
Zehennagelfalzinfektion 1178
Zehenoperationen 1160 f.
Zehenrolle 1176, 1181
Zehenschmerzen 1149
Zehenstand 140, 190, 1113, 1125, 1176

Zeit als Dimension 383
– als Faktor in der Orthopädie *392 f.*
Zeitmangel 267
Zeitschriften 1198
Zellfunktionen 42 f.
Zement 592, 1003
– siehe auch Knochenzement
zementfreie Implantation 1079, 1081
Zementierungstechnik 79, 1003
Zementköcher 1002
zementlose Prothesen 1003
Zementmantel 997 f.
Zementpressionstechnik 987
Zentrum-Kollum-Diaphysenwinkel (CCD) 927
zerebrale Bewegungsstörungen 147, *539 ff.*
– – Heilgymnastik 298
– Parese (C. P.) *539 f.*, 542
Zerebralparese 810
– infantile *539 ff.*
zervikale Myelopathie 801
Zervikalsyndrom 800
Zerviko-Brachialgien 716, 721, 800
– Differentialdiagnose 716, 794, 801
zerviko-zephales Syndrom 800
Ziehlke 839
Zirkulation, arterielle 200
– venöse 200
Zirkulationsstörungen, Unterschenkel 1112
Zitationsindex 388
Zohlenzeichen 1043, 1050
Zuggurtung 690
Zuggurtungsosteosynthese 666
Zuggurtungsprinzip 69
Zugschraube (lag screw) 74, 666
Zweiklassenmedizin 387, 389, 440
Zweitoperation 995
Zwergwuchs 459
– hypophysärer 475
Zweymüller 1004
Zwillingsuntersuchung 812
Zwischenwirbelscheibe: siehe Bandscheibe
Zysten, Kniekehle 1088
– subchondrale 583, 587, 979

Schlüssel zum Gegenstandskatalog (GK 3)

Kapitel

1. Grundlagen

1.1	Anatomie, Pathophysiologie und Biomechanik	1–9
1.2	Anamnese und klinische Untersuchung	10–11
1.3	Bildgebende Verfahren und Endoskopie	12–13
1.4	Behandlungsmethoden	15–18
1.5	Soziale Orthopädie	15, 19–26

2. Generelle Erkrankungen

2.1	Kongenitale Deformierungen	27, 39
2.2	Metabolische Knochenerkrankungen	29
2.3	Knocheninfektionen	32
2.4	Knochengeschwülste und tumorähnliche Veränderungen	33
2.5	Weichteilgeschwülste	33
2.6	Muskel- und Sehnenerkrankungen	7, 41
2.7	Bindegewebserkrankungen	30
2.8	Sonstige Knochenerkrankungen	30
2.9	Gelenkerkrankungen	6, 36–38
2.10	Orthopädische Auswirkungen von Krankheiten des Nervensystems bzw. der Gefäße	34, 45
2.11	Verletzungen der Bewegungsorgane und deren Folgen	23, 28, 41–45

3. Regionale Erkrankungen

3.1	Halswirbelsäule	52–53
3.2	Zervikobrachiale Region	53
3.3	Schulter und Oberarm	46–47
3.4	Ellenbogen	47–48
3.5	Hand und Finger	49
3.6	Thorax	52
3.7	Brust- und Lendenwirbelsäule	34–61
3.8	Becken	62
3.9	Hüfte	64
3.10	Knie	66
3.11	Unterschenkel und Knöchelregion	67–68
3.12	Fuß	69

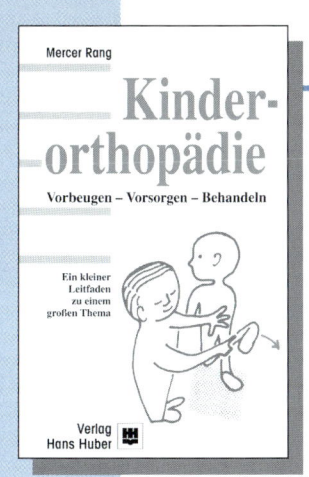

Mercer Rang

Kinderorthopädie

Vorbeugen – Vorsorgen – Behandeln

Aus dem Amerikanischen von Rainer-Peter Meyer und Jochen Löhr.
2., unveränd. Aufl. 2002. 123 S., 90 Abb., Kt € 22.95 / CHF 39.80
(ISBN 3-456-83656-2)

Mit viel angelsächsischem Humor und klaren Stellungnahmen: eine Einführung vom Autor des weltbesten Lehrbuchs der Kinderorthopädie.

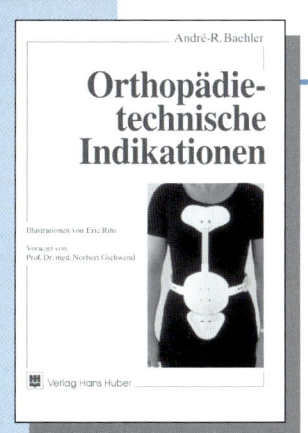

A.-R. Baehler

Orthopädietechnische Indikationen

Geleitwort von N. Gschwend.
1996. 592 S., 1382 Abb., Gb € 149.00 / CHF 262.00
(ISBN 3-456-82784-9)

Das Standardwerk der Orthopädietechnik. Der Autor stellt darin die vielen zur Verfügung stehenden orthopädietechnischen Therapie-Möglichkeiten vor. Ausführlich werden Krankheiten und Deformitäten von Fuß, Knie, Hüfte, Hand, Ellenbogen, Schulter dargestellt und Therapievorschläge mit Text und bildlichen Versorgungsbeispielen dokumentiert. Der Autor bringt in diesem Buch seine langjährige Erfahrung ein, die für den Praktiker auf dem ganzen Gebiet der Orthopädie-Technik ein unentbehrliches Nachschlagewerk ist.

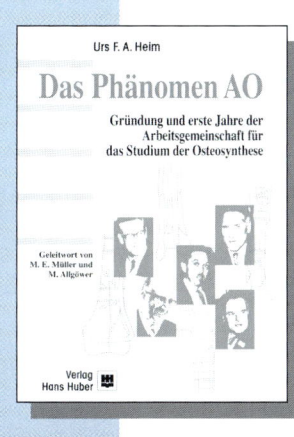

Urs F. A. Heim

Das Phänomen AO

Gründung und erste Jahre der Arbeitsgemeinschaft für das Studium der Osteosynthese (1958-1963)

Mit einem Geleitwort von M. E. Müller und M. Allgöwer.
2001. 246 S., 157 Abb., Gb € 39.95 / CHF 68.00 (ISBN 3-456-83638-4)

In der neueren Medizingeschichte ist die «Arbeitsgemeinschaft für Osteosynthesefragen» eine ungewöhnliche Erscheinung. Der Autor beschreibt als Zeuge und Praktiker die Gründungszeit und die ersten schwierigen Jahre.

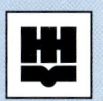

Verlag Hans Huber
Bern Göttingen Toronto Seattle

http://Verlag.HansHuber.com